LEXIKON DER KOSMETISCHEN PRAXIS

BEARBEITET VON
IN- UND AUSLÄNDISCHEN FACHLEUTEN
AUS WISSENSCHAFT UND PRAXIS

SCHRIFTLEITUNG

R. VOLK UND F. WINTER
WIEN

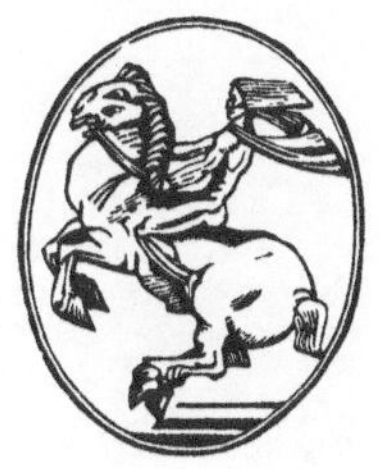

WIEN
VERLAG VON JULIUS SPRINGER
1936

ISBN-13: 978-3-7091-5149-5 e-ISBN-13: 978-3-7091-5297-3
DOI: 10.1007/978-3-7091-5297-3

SOFTCOVER REPRINT OF THE HARDCOVER 1ST EDITION 1936

Vorwort

Seit dem Erscheinen des „Handbuches der Kosmetik“ sind fast drei Jahrzehnte verflossen. Trotzdem seither eine Reihe ausgezeichneter einschlägiger Bücher veröffentlicht wurde, schien es bei der immer größer werdenden Bedeutung der Kosmetik in der Medizin und im sozialen Leben an der Zeit, das reichhaltige kosmetische Wissen auf breiterer Grundlage zu behandeln. Der Verlag hat es nun versucht, diesen Stoff lexikographisch anzuordnen, um so dem Leser ein Nachschlagewerk in die Hand zu geben, das ihm eine rasche, sichere Orientierung in allen einchlägigen Fragen ermöglicht. Im Interesse der Einheitlichkeit mußten gewisse Abschnitte, sowohl auf medizinisch-pharmakologischem wie populär-kosmetischem Gebiete, zusammenhängend abgehandelt werden. So wurde auch Wert darauf gelegt, die kosmetische Pharmakologie in stärkerem Maße, als dies gewöhnlich üblich ist, zu betonen, um es dem Leser zu ermöglichen, sich über die Wirkung der einzelnen Stoffe zu orientieren und auch neue Kombinationen zu finden. Ähnlich wurde es mit gewissen technischen Details gehalten, deren Bedeutung bisher nicht richtig eingeschätzt worden war.

Nicht nur dermatologische Fragen, sondern auch einschlägige Kapitel aus anderen Teildisziplinen wurden einbezogen, auch Methoden der Laienkosmetik fanden ausführliche Behandlung, um auch auf diesem Gebiet hinreichende Information zu bieten.

Die kosmetisch-chirurgische Operationstechnik fand, durch zahlreiche Abbildungen illustriert, gebührende Berücksichtigung, soll doch der Kosmetiker wenigstens die Indikation und den Gang einer Operation kennen, auch wenn er sie nicht selbst ausführt.

Es ist nicht leicht, die Grenze zwischen Dermatologie und reiner Kosmetik zu ziehen, noch schwerer, aus der ungeheuren Fülle von Präparaten die richtigen auszuwählen. So könnte es vielleicht scheinen, als ob in mancher Beziehung mit der Anführung so zahlreicher Präparate zu weit gegangen wäre, anderseits könnte vielleicht mancher Leser dieses oder jenes Kapitel oder Präparat vermissen.

Die einzelnen Kapitel wurden von namhaften Spezialisten verfaßt; ihnen sowie der Schriftleitung sagt auch an dieser Stelle der Verlag seinen Dank.

Wien, im April 1936

Der Verlag

Vorwort

A

Aachener Thermalseife soll enthalten:

Kal. jodat.	15,0	Sapo virid.	120,0
Kal. bromat.	7,0	Ol. Lavandulae	1,0
Calc. sulfuric.	36,0		

— Zu Thermalseifenbädern bei Hautleiden.

Abbinden. Ein auch heute noch, besonders in Laienkreisen gerne geübtes Verfahren, um kleine gestielte Tumoren zum Abfallen zu bringen. Mit einem sterilen Seidenfaden wird die kleine Geschwulst nahe an ihrem Abgange von der Haut fest umschnürt, nach einigen Tagen fällt sie dann ab. Eine gewisse Gefahr ist immer darin gelegen, daß im nekrotisierenden Gewebe leicht Infektionen zustande kommen.

Abbrechen der Haare, s. Alopecia areata; Lepothrix; Trichophytie; Trichorrhexis nodosa; Trichoclasia idiopathica.

Abdocain ist p-Aminobenzoyldiaethylaminoaethanolchlorhydrat DAB 6. (E. Schnell, Chemische Fabrik G. m. b. H., Berlin-Hohenschönhausen.) Kokainersatz.

Aberglaube in der Kosmetik. Der Aberglaube in der Kosmetik hat drei Äste im Bereiche der *Magie*. In ihm vereinigt sich die Magie der Heileinwirkung, Magie der Persönlichkeitswirkung und Magie der Sexualbeeinflussung entsprechend den geheimen Wurzeln der Kosmetik überhaupt. Bei der magischen Heilwirkung wird es sich vor allem um Behebung von Schönheitsmängeln handeln, also im Grunde um eine magische Medizin. Bei der magischen Persönlichkeitswirkung werden Mittel in Anwendung gebracht werden, die das Kraftfeld der Person mit Hilfe der Steigerung der äußeren Erscheinung erweitern wollen. Die magische Sexualbeeinflussung wird durch Verschönerung oder auch nur durch vermeintliche Verschönerung die sexuelle Anziehungskraft zu steigern bestrebt sein. Wir finden daher in der Kosmetik fast alle Formen des Aberglaubens wieder, die in den magischen Heilweisen überhaupt vorkommen. Auch das Entfernen von Sommersprossen ist Heilung. Zauberformeln, „Besprechen", Handauflegen, Übertragen des „Manu", jener geheimnisvollen, magischen Weltkraft, die in bestimmten Personen wohnt, Verknüpfung der Heilung mit bestimmten Symbolen aus der Tier- und der Pflanzenwelt. Schließlich wird — gerade wie bei Krankheiten — das Auftreten gewisser Schönheitsfehler mit bestimmten Handlungen in Verbindung gebracht und dementsprechend die Entfernung dieser Fehler wiederum mit bestimmten, vorgeschriebenen Handlungen verknüpft. Persönlichkeits- und Sexualmagie grenzt unmittelbar an dieses in seinen Grundprinzipien wenig modifizierbare magische Ritual und mengt sich zum Teil unentwirrbar damit.

Die *Gestirne*, insbesondere der Mond, die auf- und untergehende Sonne spielen, wenn man von astrologischen Formeln der Beeinflussung der Körperbeschaffenheit des unter besonderen Konstellationen Geborenen absieht, im kosmetischen Aberglauben selten eine Hauptrolle. Sie sind meist Teile eines kosmetischen Rezeptes oder Verfahrens, indem bei Zubereitung von Kosmeticis auf bestimmte Mond- und Sonnenstellungen Wert gelegt wird. Das gleiche gilt bei der späteren Anwendung dieser Mittel. „Bei Vollmond oder bei Neumond gepflückte Kräuter haben einzig die gewünschte Wirkung." Freilich liegt diesem Aberglauben, der über die ganze Erde verbreitet ist, vielleicht doch eine richtige Beobachtung zugrunde, da tatsächlich Farben-, Duftbereitung und wahrscheinlich auch andere chemische Vorgänge innerhalb der Pflanzen nach neueren Versuchen von der Strahlenart der eben anwesenden Hauptgestirne beeinflußt werden. Fraglich ist es allerdings, ob diese Beeinflussung groß genug ist, um besondere Wirkungsweisen zu ermöglichen. Aber schließlich — auch unseren nicht abergläubischen Rezepten, besonders wenn es sich um Extrakte, Dekokte usw. handelt, fehlt nicht der minutiöse Eigensinn. Die Anwendung des Zaubermittels bei Vollmond oder Morgengrauen ist weit verbreitet. So schreibt z. B. ein uraltes böhmisches Rezept gegen schlechten Körpergeruch vor: „Nimm Männchen von der Schlange, schneide vier Finger breit von ihren beiden Enden Fleisch ab, lege es in Wein, zieh es heraus, verreibe es mit Anis und Myrrhe, lasse es trocknen, pulverisiere es sodann. Von diesem Pulver tue in Wein und trinke ihn bei Morgengrauen."

In diesem Rezept ist auch schon ein anderes wichtiges Hauptmittel des kosmetischen Aberglaubens enthalten: der *tierische Körper*. Die Beziehung von Tier zu Dämon und damit zu Krankheit und Körperbeschaffenheit gehört zur Urmagie aller Völker. Dabei scheinen jene Tiere, die einen instinktiven Abscheu im Menschen erregen, also vor allem Amphibien und Käfer, besonders bevorzugt zu sein, was leicht erklärlich ist, da das starke Ekelgefühl, das sie hervorrufen, gerade als Zeichen ihrer „Kraft", ihrer umstimmenden Einwirkung auf den Organismus angesehen wird. Schlangen, Kröten, Skorpione spielen daher eine besondere Rolle, aber auch Mäuse, Ratten. Wir werden später sehen, wie das Ekelhafte überhaupt vielleicht das stärkste und verbreitetste Kosmetikum im Aberglauben aller Völker ist. Ein Beispiel für den kosmetischen Tieraberglauben ist der Brauch, einen ausgefallenen oder gezogenen Zahn hinter dem Ofen über den Kopf zurück auf den Ofen zu werfen und zu sprechen: „Maus, gib mir deinen eisernen Zahn, ich will dir meinen knöchernen geben." Damit sollen die Zähne erhalten werden. In Serbien verwendet man gegen rote Nase und gedunsenes Gesicht Igelhaut. Man nimmt einen Sack auf den Kopf und verbrennt unter dem Kinn die Igelhaut, so daß der Rauch über das Gesicht steigt. Die Fette vieler Tiere, z. B. gerade auch Igelfett, werden gerne als Salbengrundlagen genommen.

Viel größere *magische Kraft* als dem Tiere wohnt natürlich *dem Menschen* selber inne. Diese Kraft wohnt ihm inne, solange er lebt, aber auch — und darauf beruht ja aller Gespensteraberglaube und das tausendfältige Leichenzeremoniell der Völker — nach seinem Tode. Menschliche Körperteile von Lebenden, also Haare, Nägel, abgeschnittene Glieder sind weitverbreitete magische Kosmetika, besonders zum Zwecke der Sexualbeeinflussung. Zähne von Gehenkten und Ermordeten werden vielfach als Glücks-, aber auch als kosmetische Amulette getragen. Bei den Neuseeländern tragen die Frauen die Zähne ihrer verstorbenen Männer in den Ohren. Der Leichenfinger ist ein viel und vielfach angewendetes Kosmetikum. Eine Steigerung erfährt seine Wirkung, wenn er von Kindern stammt, die bei der Geburt gestorben sind. Menschenfett ist gleichfalls ein früher sogar in den Apotheken geführtes Mittel. In Abessinien schneiden die Krieger den gefallenen Feinden den Phallus ab und tragen ihn am Gürtel oder als Kopfschmuck, um dadurch ihre Persönlichkeitswirkung durch die „Kraft" ihres Gegners zu erhöhen.

Man kann die eigenen Schönheitsfehler nach alter magischer Weise auch in einen anderen Menschen „fahren" lassen. Gegen Warzen benützt man in Serbien den Saft des Schöllkrautes. Man bestreicht damit die Warze und sagt: „Gott gebe, daß das Eklige zum Ekligen gehe."

Die Elementarkräfte finden sich gleichfalls im kosmetischen Aberglauben. Besonders der Blitz wird als Fabrikationsfaktor oft herangezogen. Schon PLINIUS berichtet, daß Zahnstocher von einem vom Blitze getroffenen Baum besonders günstig für die Erhaltung der Zähne sind. In Serbien bereitet man eine Seife gegen Mitesser aus Katzen- und Hasenfett, Kreide, Thymian, Marienkraut und aus Asche eines vom Blitze getroffenen Baumes.

Ebenso spielen besondere von Menschen gebrauchte Gegenstände eine Rolle bei der Zubereitung von Schönheitsmitteln, Weihwasserbecken oder Gefäße, in denen man Weihwasser aus der Kirche oder gar vom heiligen Land geholt hat (z. B. gegen Leberflecke).

Metalle und Edelsteine beweisen auch in der Kosmetik ihre magischen Kräfte. In Indien dienen kupferne Finger- und Zahnringe nicht bloß als Schmuck, sondern auch als magische Gegenmittel gegen unreinen Teint. Die Rolle der Edelsteine ist groß. In Indien bedeutet Diamant Venus, Rubin Sonne, Topas Jupiter usw. Türkis, am Bande getragen, schützt vor Furunkeln. In Java tragen die Frauen „Katzenauge" (opalähnlicher Stein), um sich den Männern angenehm zu machen. In Persien spielt der Türkis eine bedeutende Rolle, meistens in Form eines weiblichen Busens.

Den mächtigsten Antrieb erhält der Aberglaube in der Kosmetik aus der Sphäre der *sexuellen Magie*. Daraus erklärt es sich, daß alle Körperausscheidungen, ganz besonders der „*Unrat*", im kosmetischen Aberglauben aller Völker geradezu einen überragenden Platz einnehmen. Die Zusammenhänge stellen KRAUSS-BOURKE so dar: 1. Das Mächtigste und Gewaltigste ist der Geschlechtstrieb und der Beischlaf als seine Äußerung. 2. Die sichtbaren Abzeichen sind die Geschlechtsteile und ihre Ausscheidungen. 3. An erster Stelle stehen die Geschlechtsteile. Ihre Mittel sind Same und Scheidenausfluß. 4. Den Geschlechtsgliedern nächstverwandte Teile (erogene Zonen) sind an zweiter Stelle vornehmlich der After, die Harnröhre, die Brüste, der Mund, das Ohr, das Auge, die Achselhöhlen, der Nabel, das Haar, die Finger und Zehen. 5. Alles, was in diesen Teilen enthalten ist oder aus ihnen hervorquillt, zuzüglich Blut und Speichel, aber auch das „Wort" allein, kann zur Bezwingung des Geistes dienen. 6. Die übrigen Geschöpfe sind dem Menschen in so mancher Hinsicht überlegen und daher auch ihre Ausscheidungen als Heilmittel häufig den menschlichen vorzuziehen. 7. Skor (Unflat) und Eros (Geschlechtstrieb) sind im Vorstellungskreis des Primitiven eine untrennbare Einheit.

Der *Unrat als Kosmetikum* ist seit primitiven Zeiten bis auf unsere Tage ein Agens, das mehr gebraucht wird, als man ahnte und ahnt. SCHURIG berichtet: „Die hübschesten Frauen haben sich das Gesicht mit Dreck beschmiert und der heilige Hieronymus tadelte deswegen die Damen seiner Zeit sehr hart." In manchen Gegenden waschen sich die Frauen das Gesicht mit Windeln, auf die ein neugeborenes Kind zum ersten Male uriniert hat. Das soll die Sommersprossen vertreiben (angeblich besonders in Nordamerika gebräuchlich). Im Bergischen heilt der eigene Harn rauhe, gerissene Haut, wird aber auch als letztes, nie versagendes Mittel gegen Heiserkeit verwendet (O. SCHELL). Am beliebtesten und mit ganz besonderer Kraft begabt ist im Aberglauben aller Zeiten der Knabenharn. Er entfernt Sommersprossen und Leberflecke, ist auch gut gegen Scheidenausfluß (Waschungen). Gegen Muttermale bei Kindern verwendet man die Krusten in Nachtgeschirren. Selbst Kindspech wurde gegen Muttermale angewandt. In Nordamerika legen Frauen Menstrualblut als Schönheitsmittel aufs Gesicht. Das Destillat aus Menschenkot führt schon PARACELSUS als „Zibethum occidentale" an.

In CHRISTIAN FRANZ PAULLINI: „Heilsame Dreckapotheke" (1696), in SCHURIG: „Chylologia" (1725), aber auch in PLINIUS und in manchem römischen Dichter der Kaiserzeit kann man tausenderlei Rezepte des Unratsaberglaubens finden. PLINIUS z. B. gibt an: Gegen alle Flecke und Unreinheiten der Gesichtshaut legt man Taubenmist auf, gegen Flechten Mäusekot; Brandnarben: Taubenmist in Essig gelöst, Krokodilkot gegen Sommersprossen, eine Auflage von Stiermist wird den Wangen rosige Farbe verleihen. GALEN berichtet, wie beliebt bei den römischen Damen Krokodilkot war und auch der Kot von Staren, die mit Reis gefüttert wurden. AVICENNA erwähnt als „Haarfarbewiederhersteller" Hundeurin (soll noch heute in Paris gebräuchlich sein). BOURKE nennt unter anderem eine ganze Reihe von Tieren, deren Exkremente von den verschiedensten Völkern aus abergläubischen Beweggründen als Kosmetika und Heilmittel verwendet werden. So wird gegen Haarausfall gebraucht: Menschenharn oder Taubenkot, Katzenkot, Rattenkot, Mäusekot, Gänsekot. Auch gegen Warzen.

Berühmt war die „Aqua omnium florum". Man sammelte Kot von Bullen und Kühen, aber nur im Monat Mai, und destillierte ihn mit Wasser. Das Destillat hatte den an unser Parfum „*Millefleurs*" erinnernden Namen und galt als Allheilmittel.

Ein besonderer Aberglaube wird in Tibet und darüber weit hinaus bis tief in die anderen großen asiatischen Gebiete mit dem Kote des Dalai-Lama getrieben. Zu gewissen Zeiten nährt sich der oberste Priester fast nur vegetarisch, ohne Zwiebel, Knoblauch, ohne Genuß des Tabaks. Sein Kot wird gesammelt und getrocknet und zu kleinen Kügelchen geformt, die unter der Bezeichnung „*Padung*" an die Gläubigen verkauft werden. Diese tragen ihn als besonderes, Kraft und Schönheit spendendes Amulett am Halse oder sie verzehren ihn gar. Ein ähnlicher Fall des Aberglaubens findet sich übrigens auch in der französischen Geschichte. Im Jahre 1125 legte man in mehreren Provinzen Frankreichs dem Oberhaupte einer Sekte „*Tranchelin*" große Kraft bei. Man trank seinen Urin und verwahrte seinen Kot als Reliquie.

Abführ- (Purgier-) Mittel. Die wichtigsten Mittel sind:

Aloe. In Gestalt der feingepulverten Droge oder des Extraktes zur Herstellung von Pillen verwendet. Pillen des widerlichen Geschmackes wegen gut überziehen (Gelatine, Silber, Zucker o. dgl., auch Bestreuen genügt oft). Gutes, kräftiges Laxans, das aber bei längerem Gebrauch zu katarrhalischen Reizungen des Dickdarms führen kann, daher meist mit anderen Laxantien kombiniert. Dosen: 0,05—0,1—0,3 pro dosi für schwache, 0,3—1,0 für starke Wirkung.

Rp. Aloes pulv. 3,0
Tuber. Jalapae 1,5
Spir. saponat. 0,4
M. f. pil. Nr. XXX, argento obduce.
S. Je 3 Stück 2mal täglich.

Rp. Extract. Aloes
Extract. Rhei comp. .... aa 3,0
Pulv. et succ. Liquir. q. s.
u. f. pil. Nr. XXX, consp. Lycopod.
S. Morgens und abends 2 Pillen.

Rp. Extract. Aloes 10,0
Extract. Cascar. sagrad. sicc. 5,0
Sal. Carolin. fact. 2,0
Rad. Liquirit. 1,0
Ol. Foenicul. gtt. V.
M. f. pil. Nr. C, consp. Lycopod.
S. Morgens und abends je 2 Stück.

Rp. Aloes pulv.
Extract. Hyoscyami .... aa 1,2
Chinini sulfurici. 0,6
Ferr. sulfurici. 0,4
M. f. pil. Nr. CXX, consp. Lycopod.
S. Gegen chronische Obstipation bei Neigung zu Leibschmerzen. 1—2mal täglich 1 Pille.

Bitterwasser, s. weiter unten bei Magnesium sulfuricum.

Carica, Feige. In Form des Feigensirups Sirupus Caricae, einfach oder zusammengesetzt als mildes Laxans. Häufig auch als Zusatz zu kombinierten Abführmitteln. Als getrocknete Feigen häufiger Zusatz zu Purgier- und Abmagerungstees.

Cholsäure, Acidum cholalicum. Besonders in Form von Suppositorien, diese wirken spezifisch erregend auf den Dickdarm, so daß 10—20 Minuten nach Einführung prompter Stuhl erfolgen soll.

Rp. Acid. cholalici ... 0,4—0,6
Butyr. Cacao 3,0
M. f. suppositor. Nr. VI.
S. 1—2 Stück einführen.

Faulbaumrinde, Cortex Frangulae. Sicher wirkendes, mildes und billiges Laxans. — *Rinde* im Dekokt 25,0 zu 150,0—200,0 Wasser. 1—2mal täglich eine Tasse voll zu nehmen.

Rp. Cort. Frangulae 25,0
coque cum Aq. dest. .... q. s.
ad colaturam 150,0
inspiss. .... ad 25,0
et adde Spir. dilut. 20,0
S. Tinctura Frangulae. Abends 1—2 Teelöffel.

— Als *Fluidextrakt* 20—40 Tropfen. — Als *Extractum siccum* zu Pillen usw.

Rp. Extract. Frangul. sicc.
Fruct. Carvi pulv. ..... aa 10,0
Mucil. Gummi arab. ...... q. s.
u. f. pil. Nr. C, consp. pulv. Rhiz. Irid.
S. 3mal täglich je 5 Pillen.

Hefe, Faex, besitzt auch mild abführende Wirkung. 1 haselnußgroßes Stück Preßhefe mit Wasser gemischt mehrmals täglich zu nehmen.

Isazen (Diazetyl-Diphenolisatin). Tabletten zu je 0,005 1—3 Stück zu nehmen. Gut verträgliches Laxans.

Jalapenknollen, Tubera Jalapae. Gutes Laxans, aber vorsichtig zu dosieren. — *Tubera Jalapae.* Dosen 0,3—0,5 (Kinder 0,1—0,3). 2—3 Dosen pro die, in kurzen Abständen zu nehmen. Maximum pro die 1,0—1,2.

Rp. Tuber. Jalapae 3,5
Tartar. depurat. 6,5
M. f. pulv.
S. 3 Messerspitzen pro die.

— *Resina Jalapae,* meist vorzuziehen. Dosen 0,03 bis 0,12—0,2. Maximum pro die 0,6, in 3 Dosen mit $^1/_2$stündigen Intervallen. Dosen von 0,3—0,6 haben stark drastische Wirkung. —

Sapo jalapinus.

Rp. Resin. Jalapae
Sapon. medicat. .... aa
S. 0,1—0,3 mehrmals täglich als mildes Abführmittel, 0,3—1,0 als Drasticum.

Kalium sulfuricum, 1,0—2,5 mehrmals täglich in Wasser gelöst. Meist in Gemischen verwendet.

Kalomel, Hydrargyrum chloratum (mite). Sehr gut wirkend. Dosen 0,3—0,5, am besten halbe Dosen in $^1/_2$stündigen Intervallen. Tritt 6—8 Stunden nachher kein Stuhl auf, ist ein Abführmittel zu geben. Kinder 0,01—0,05 mehrmals täglich.

Rp. Hydrargyr. chlorat. ... 0,2
Tuber. Jalapae pulv. 1,0
M. f. pulv. D. tal. dos. Nr. III.
S. 2 Pulver in $^1/_2$stündigen Intervallen.

Kaskararinde, amerikanische Faulbaumrinde, Cortex Rhamni Purshianae (Cortex Cascarae sagradae). Gutes Laxans. Seltener wird die Rinde selbst als Dekokt 10,0—20,0 zu 200,0 Wasser verwendet. Meist in Form des Extraktes, Extractum Cascarae sagradae fluidum oder siccum. Zur direkten Verwendung meist Fluidextrakt, 2,0—4,0 pro dosi, eventuell 1—2 Teelöffel. Vom Trockenextrakt etwa 0,5 pro dosi. Wirkung oft erst nach 12 Stunden.

Rp. Extract. Cascar. sagrad. fluid.
Aq. dest.
Sir. Zingiberis .... aa 10,0
M. D. S. 2mal täglich 1 Eßlöffel.

Rp. Extract. Cascarae sagrad. sicc. 10,0
Rad. Liquir. pulv. 5,0
Magnes. ustae 0,5
Mucil. Gumm. arab. q. s.
u. f. pil. Nr. C, obduce Balsam. tolutan.
S. 2mal täglich je 3 Stück.

Kaskaraspezialitäten des Handels: Cascara BARBER sind Pastillen aus Kaskaraextrakt. — *Peristaltin,* angeblich ein Gemisch der Glykoside der Kaskararinde. — *Darman,* Tabletten, jede Tablette enthält 0,17 Kaskaraextrakt und 0,03 Phenolphthalein. — *Pararegulin.* Emulsion aus Paraffinöl mit 10% Kaskaraextrakt in Gelatinekapseln von je 3,0. — *Regulin.* Trockenes Gemisch von Agar-Agar mit 25% Kaskaraextrakt. Ein analoges Präparat läßt sich durch 8tägige Mazeration von Agar-Agar 50,0 mit Kaskarafluidextrakt 15,0 und Trocknen der Masse erhalten. — *Sagradabohnen* sind bohnenförmige Schokoladedragees mit einem Gehalt von 0,5 Kaskaraextrakt pro Dragee.

Kassienmus, Pulpa Cassiae Fistulae. Tee- und eßlöffelweise wie Tamarindenmus, auch als Zusatz zu abführenden Latwergen, Mixturen usw.

Koloquintenextrakt, Extractum Colocynthidis (siccum). Drastisches Abführmittel. In zu großen Dosen leicht heftige Leibschmerzen, blutiger Stuhl (Reizungen). Maximaldosis 0,05 pro dosi, 0,15 pro die. Die Mutterdroge Fructus Colocynthidis wirkt analog. Maximaldosis 0,3 pro dosi, 1,0 pro die.

Rp. Fruct. Colocynth. pulv. 2,0
Aloes pulv.
Scammonii pulv. .... aa 3,5
Kal. sulfuric. pulv. 0,5
Ol. Caryophyll. 0,5
M. f. pil. Nr. C, consp. Lycopod.
S. 3—6 Pillen täglich.

Rp. Extract. Colocynth. .. 0,24
Extract. Aloes 2,4
Resin. Jalapae
Sapon. medicati ...... aa 1,2
Spiritus 0,2
M. f. pil. Nr. XXX.
S. Pilulae laxantes fortes. Morgens 1—3 Stück.

Extractum Colocynthidis compositum ist ein Gemisch aus (links einfach, rechts c. sapone):

Rp. Extract. Colocynth. sicc. 3,0
Extract. Rhei 5,0
Aloes 10,0
Resin. Scammon 8,0
Maximaldosen 0,1 pro dosi, 0,3 pro die.

Rp. Extract. Colocynth. compos.
Sapon. medicat. .... aa 2,0
Ol. Chamomill. citr. 0,5
M. f. pil. Nr. XXX, consp. Lycopod.
S. 1—2 Pillen auf einmal. Maximal 4—5 Pillen pro Tag.

Magnesia usta, gebrannte Magnesia und ***Magnesium carbonicum,*** Dosen 3,0—5,0. Häufig mit Rhabarber kombiniert.

Pulvis Magnesiae cum Rheo

Rp. Magnes. ustae (seu carbon.) 10,0
Elaeosacchar. Foenicul..... 7,0
Rad. Rhei pulv........... 3,0
M. f. pulv. Div. i. part. aeq. Nr. X.
S. 3—4 Pulver täglich.

Magnesium sulfuricum siccum (Bittersalz) wirkt am kräftigsten. Dosen 1,5—4,0 (vom kristall. Salz 2,0—6,0). Sehr gute Wirkung als brausendes Magnesiumsalz, *Magnesium sulfuricum effervescens.*

Rp. Magnes. sulfuric. sicc. 30,0
Natr. bicarbon............ 8,0
Acid. tartar.............. 6,0
M. f. pulv.
S. 1—2 Teelöffel in 1 Glas Wasser.

— Magnesiumsulfat ist mit Natriumsulfat der wesentlichste Bestandteil der *Bitterwässer.*

Hunyadi Janos-Bittersalz.

Rp. Natr. sulfuric. sicc... 198,0
Magnes. sulfuric. sicc..... 195,0
Natr. bicarbon. 9,0
Natr. chlorat............ 2,8
Kal. sulfuric. 43,0

Friedrichshaller Bittersalz.

Rp. Kal. sulfuric........ 1,0
Natr. sulfuric. sicc....... 40,0
Natr. chlorat............ 115,0
Natr. bicarbon. 10,0
Natr. bromat.. 1,4
Magnes. sulfuric. sicc..... 133,0

— Diese Salzmengen für 10 Liter künstliches Bitterwasser. Von den Salzgemischen selbst 1—2 Kaffeelöffel für 1/4 Liter warmes Wasser. Glasweise zu nehmen.

Manna. Dosen 15,0—50,0 mehrmals täglich. Sehr mildes Laxans.

Rp. Mannae............ 60,0
Aq. dest................ 150,0
Tartar. natron........... 30,0
Elaeosacchar. Citri....... 25,0
M. D. S. stündlich 1 Eßlöffel voll.

Milchserum, Serum Lactis. 1 Wasserglas voll als schwaches Purgans.

Natrium sulfuricum. Kristallisiert 10,0—50,0 in Pulvern. Siccum 5,0—25,0. Meist in Gemischen verwendet.

Rp. Natr. sulfuric. sicc... 44,0
Natr. chlorat............ 18,0
Natr. bicarbon. 36,0
Kal. sulfuric. 2,0
S. 1 Teelöffel in 1 Glas warmes Wasser gelöst, morgens zu nehmen. Eventuell 2—3mal wiederholen mit 1/4stündiger Pause. (Künstliches Karlsbader Salz.)

Rp. Natr. sulfuric. sicc. 25,0
Acid. tartar. 0,25
Aq. dest................ 150,0
Sir. Rhamn. cathart. 25,0
S. Stündlich 1 Eßlöffel.

Phenolphthalein. Zuerst als „Purgen" in die Therapie eingeführt. Purgen enthält davon pro dosi (Tablette): 0,05 für Kinder, 0,1 für Erwachsene und 0,5 für Bettlägerige. Weniger für dauernde, habituelle Verwendung. Hier oft Unwirksamkeit durch Gewöhnung, auch mehrfach Nierenreizungen beobachtet (schwere Nephritis bis zur Anurie). Auch stärkste Mastdarmreizungen (Tenesmen, Proktitis), Exantheme. Cavete also zu starke Dosen. Mittlere Dosen 0,06—0,1. Für Bettlägerige kommt man mit 0,25—0,3 pro dosi gut aus.

Rp. Phenolphthaleini 2,5
Cacao pulv. 2,5
Sacchar. Lact............ 2,0
Sacchar. alb............. 2,0
Amyli.................. 1,0
Solut. Vanillini (3 : 100)... 0,25
Spir. dilut................ q. s.
u. f. Tabulettae Nr. XXV.
S. 2—3 Tabletten auf einmal.

— Zahlreiche Spezialitäten des Handels enthalten Phenolphthalein: *Laxinkonfekt* enthält Apfelmark und Phenolphthalein. — *Darmol.* Schokoladetabletten mit je 0,1 Ph. — *Chocolin.* Schokolade mit 0,5% Ph. — *Purgierkonfekt,* pro dosi 0,15 Ph. — *Purgella:*

Rp. Phenolphtal. 0,25
Tartar. natronat. 75,0
Natr. bicarbon. 25,0
Acid. tartar. 27,4
Elaeosacchar. fructicos.... 100,0

— Andere Phenolphthaleinspezialitäten sind u. a.: Laxan, Laxanin, Laxaphen, Novolax, Phenalin, Purgolade und Scavuline.

Phosphate. Von solchen wirkt Natriumphosphat als Purgans. Dosen 0,5—2,0 mehrmals täglich. Solution 25 : 100,0 mehrmals täglich 1 Eßlöffel.

Rp. Natr. phosphorici... 30,0
Aq. Aurant. flor......... 150,0
Sir. Rubi Idaei.......... 20,0
S. 1/2—1stündlich 1 Eßlöffel.

— Analog wirkt *Natrium phosphoricum effervescens.* Mittlere Dosis 4,0, 2—3mal täglich.

Podophyllum, Radix Podophylli, als Extractum fluidum 0,5—0,75 pro dosi, als Tinctura Podophylli 1,0—1,5 pro dosi. Gut wirkend ohne Schmerzen, analog auch *Podophyllinum,* das mit *Resina Podophylli* identisch ist. Wirkt besser als die Wurzel. Vorsicht bei der Dosierung! Mittlere Dosen 0,01—0,03—0,05 in Pulvern und Pillen. Größte Einzelgabe 0,1. Größte Tagesgabe 0,2—0,3 (!). Mildes, aber energisches Laxans, gibt leicht breiigen Stuhl, ohne Kolikschmerzen. Auch bei habitueller Obstipation gut wirkend, da nicht leicht Gewöhnung eintritt.

Rp. Podophyllini
Extract. Hyoscyami
Rad. Liquiritiae .... aa 0,4
Sir. simpl. gtt. X.
M. f. pil. Nr. XXX.
S. Abends 1—2 Pillen.

Rp. Podophyllini......... 0,6
Extract. Rhei compos.
Extract. Aloes
Sapon. jalapin.......... aa 2,6
M. f. pil. Nr. LX, consp. Lycopod.
S. Täglich 3—5 Pillen bei chronischer Verstopfung.

Radix Liquiritiae, Süßholz, besitzt mild purgierende Wirkung. Am besten kombiniert mit anderen Purgantien, z. B. in Form des Brustpulvers als besonders mildes Laxans für Kinder und Schwangere.

Rp. Sacchar. alb......... 10,0
Fol. Sennae.............. 3,0
Rad. Liquir. pulv......... 3,0
Fruct. Foenicul........... 2,0
Sulf. depurat............. 2,0
M. f. pulv. Div. i. part. aequal. Nr. V.
S. Brustpulver. Täglich 2—3 Pulver.

Rhabarberwurzel, Radix Rhei. Unschädliches und sicher wirkendes Laxans. — *Wurzel* 0,4—4,0 pro dosi, Gaben in kurzer Reihenfolge mehrmals täglich zu nehmen. Auch in Pillen, Pulvern usw. — *Extractum Rhei* 0,5—1,0 mehrmals täglich. — *Extractum Rhei compositum* enthält:

Rp. Extract. Rhei 6,0
Extract. Aloes 2,0
Resin. Jalapae 1,0
Sapon. medicat. 4,0
Dosen 0,1—0,5, eventuell 1,0 in Pillen.

Rp. Extract. Rhei compos. 7,5
Extract. Colocynthid....... 1,0
Spir......................q. s.
u. f. pil. Nr. LX.
S. Abends 1—2 Pillen bei chronischer Verstopfung.

Rp. Extract. Rhei....... 2,5
Extract. Aloes 0,75
Resin. Jalapae
Podophyllini .... aa 0,5
Ol. Menthae 1,0
F. pil. Nr. L.
S. 1—2 Pillen 2mal täglich.

— *Fructus Rhamni catharticae, Kreuzdornbeeren.* Mildes Laxans. Meist als *Sirupus Rhamni catharticae* 1—4 Eßlöffel voll (Kinder Teelöffel). Die Droge wird auch trocken als Zusatz zu Tee usw. verwendet.

Ricinusöl, Oleum Ricini. Gut wirkendes Laxans, aber für länger andauernden Gebrauch ungeeignet. Dosen 1/2—1 Eßlöffel mehrmals täglich. Löffel anwärmen. Eventuell Mischungen mit Kognak, Zitronensaft, heißem Tee usw. Um den widerlichen Geschmack zu mildern, vorher eine Pfefferminzpastille nehmen lassen, eventuell auch Spiritus Menthae oder Menthollösung zum Öl vor dem Einnehmen zugeben; oft auch in Gelatinekapseln. Angenehm zu nehmen ist ein Rizinusgelee aus Öl. Ricini 8,0 und Cetaceum 1,0 (warm lösen und erstarren lassen). Zu Emulsionen nur sehr wenig Gummi nehmen, da dieser die Rizinuswirkung beeinträchtigt. Gut sind Eigelbemulsionen (Rizinus-Mayonnaise).

Scammoniaharz, Resina Scammoniae. (Cavete Verwechslung mit Scammonium!) Gutes Laxans, aber Vorsicht bei der Dosierung. Mittlere Dosen 0,03—0,1 mehrmals täglich. Größte Tagesgabe 0,5 (eventuell 1,0 für drastische Wirkung). Einzelgaben von 0,15—0,2 wirken drastisch!

Rp. Resin. Scammoniae... 2,0
Extract. Rhei compos.
Rad. Rhei pulv........aa 4,0
Spir. Vini dil............ q. s.
u. f. pil. Nr. C, consp. Lycopod.
S. Morgens und abends 2 Pillen.

Scammonium. Unter dieser Bezeichnung wird der eingetrocknete Milchsaft des aleppischen Scammoniums verwendet. Laxans zu 0,05—0,15 mehrmals täglich, zu 0,3—0,6 in mehreren Dosen rasch hintereinander als Drastikum. (Cavete Verwechslung mit Resina Scammoniae!)

Schwefel. (Sulfur depuratum). 0,5—1,0 mehrmals täglich als mildes Laxans. Für stärkere Wirkung 3,0—8,0 pro dosi. — *Sulfur praecipitatum.* 0,1—0,5 milde, 3,0—5,0 starke Wirkung. Auch häufig zu kombinierten Präparaten mit herangezogen.

Rp. Sulfur. praecip...... 10,0
Magnes. carbon.
Rad. Rhei pulv.
Elaeosacchar. Foenic.... aa 5,0
M. f. pulv.
S. 2—3 Eßlöffel zu nehmen.

Rp. Sulfur. depurat.
Tartar depurat........ aa 25,0
Rhiz. Calami
Rhiz. Zingiberis....... aa 5,0
M. f. pulv.
S. Abends 1 Teelöffel.

Sennablätter, Folia Sennae. Gut wirksames Laxans, das aber bei vielen Personen heftige Leibschmerzen hervorruft. — *Blätter.* Dosen 0,5—1,5 2mal täglich; für stärkere Wirkung 2,0—4,0. (Vorsicht bei empfindlichen Personen.) Sehr häufig kombiniert mit Rheum usw.

Rp. Fol. Sennae pulv...... 20,0
Tartar. depurat.
Rad. Rhei pulv....... aa 5,0
Elaeosacchar. Citri....... 2,0
Sacchar. alb............. 25,0
M. f. pulv.
S. Morgens 1—2 Teelöffel mit heißer Milch zu nehmen.

Rp. Infus. Sennae..... 100,0
Natr. tartar............ 15,0
Sir. Mannae............ 25,0
M. D. S. 1 Eßlöffel, eventuell mehrmals bis zur Wirkung.

Auch als Wiener Trank (Infusum Sennae compositum), als Sirupus Sennae, Sirupus Sennae cum Manna und Electuarium Sennae anzuwenden. — *Fluidextrakt.* Dosen 1—3 Teelöffel als Purgans.

Tamarinden, Tamarindenmus, Pulpa Tamarindorum. Dicker Extrakt 25,0—60,0 pro dosi. Auch als Zusatz zu Latwergen usw. Sehr häufig mit Senna kombiniert, auch als Konfekt und Tamarindenschokolade (Tamar-Indien).

Taraxacum, Löwenzahn, Pissenlit. Dekokt der ganzen Pflanze 5,0—15,0 zu 100,0 Wasser als mildes Laxans. 2—3 Eßlöffel. — *Extractum Taraxaci.* 0,5—2,0 mehrmals täglich. Wenig wirksam.

Vaselinöl, Oleum Paraffini. Als reines Öl eßlöffelweise, 1—4 Eßlöffel pro die, als Laxans. Auch in Form von Vaselinölemulsionen zur Gleitförderung und Lösung des Kotes.

Vaselinölemulsionen.

Rp. Ol. Paraffini alb..... 30,0
Gummi arabic............ 15,0
Tragacanthae............ 1,5
Saccharini............... 0,1
Ol. Cinnamom. gtt. IV.
Aq. dest............ ad 100,0
M. f. emuls.
S. Morgens und abends 1 Eßlöffel.

Rp. Ol. Paraffin. alb.... 180,0
Lact. condensat.
Sirup. simpl.......... aa 90,0
Aq. Cinnamom.
Aq. Calcis........... aa 120,0
M. f. emuls.

— Zweckmäßig sind hier auch oft Zusätze von 1% Phenolphthalein o. a. — *Vaselinölmayonnaise.* Aus Vitellum Ovi Nr. I und Oleum Paraffini 300,0—500,0 wird eine steife Mayonnaise geschlagen. Von dieser 1—2 Eßlöffel zu Speisen (Salat) zusetzen, eventuell 4 Eßlöffel.

Zitrate und Tartrate. Neutrales zitronensaures Natrium, Natrium citricum. In Dosen von 1,0 mehrmals täglich, bzw. 1—2 Teelöffel in Wasser gelöst 2—3mal täglich zu nehmen. Mildes angenehmes Laxans. — *Zitronen-weinsaures Natrium.* 4,0—8,0 pro die, 2,0 pro dosi. Auch teelöffelweise wie Natrium citricum. — *Weinsaures Natrium, Natrium tartaricum,* wirkt wie Tartarus natronatus. Dosen 5,0—10,0. — *Weinstein, Tartarus depuratus.* Dosen 4,0—8,0 in Pulvern. — *Tartarus natronatus* (Kalium-Natriumtartrat). Besonders in Form des brausenden Mittels *Pulvis aerophorus laxans* verwendet.

Rp. I. Tartar. natronat.... 7,5
Natr. bicarbon...... 2,5
D. ad capsul. coerul.
II. Acid. tartar......... 2,0
D. ad capsul. alb.
S. 1 Dosis als Laxans in Wasser gelöst, zuerst I lösen, dann II zusetzen und nach Umrühren trinken.

Rp. Tartar. natronat..... 50,0
Natr. bicarbon.
Sulfur. praec.......... aa 10,0
Sacchari alb.............. 25,0
Ol. Citri.................. 0,1
M. f. pulv.
S. 3—4mal täglich 1 Eßlöffel.

Purgierspezialitäten des Handels: Außer den erwähnten, Sagradaextrakt oder Phenolphthalein enthaltenden Spezialitäten sind Pillen, Pulver usw. mit Aloe, Rhabarber, Faulbaumrinde, Sennablätterextrakt usw. häufig im Gebrauch.

Aloespezialitäten: Brandts Schweizerpillen, Marienbader Pillen, Karlsbader Pillen usw. Das bekannte Limosan (Laxative) enthält z. B. Sennablätterextrakt und Cort. Frangulae. Abführende Teegemische (Species laxantes) enthalten meist Sennablätter, oft auch Rhabarber, Faulbaumrinde, seltener auch Aloe. Genannt seien: Marienbader Tee, Kneipptee, Maikur-Tee, Chambardtee, Dallofftee und Hamburger Tee (s. auch Abmagerungsmittel).

Wo irgend tunlich, frisches oder gekochtes Obst bzw. getrocknete Feigen, Pflaumen, Rosinen, Datteln und so weiter, auch Tamarinden sowie natürliches Bitterwasser als natürlich wirkende Laxantien vorziehen. Auch Walnuß- und Haselnußkerne wirken oft bei sehr hartnäckiger Obstipation ausgezeichnet. Empfohlen wird auch, ein Glas kaltes oder lauwarmes Wasser auf nüchternen Magen morgens zu trinken.

S. auch Ernährung.

Abhärtung, s. Klima; Luftbad; Hydrotherapie; Mode.

Abmagerung, s. Bauchwand; Busen; Ernährung; Fettresektion; Gymnastik und Sport.

Abmagerungsmittel zur äußerlichen Verwendung. Inwieweit solche Mittel, die meist Jod, Jodsalze und Bromide bzw. Meerpflanzenextrakte, wie Extractum Fuci vesiculosi u. a., als entfettendes Prinzip enthalten, tatsächlich durch äußerliche Anwendung (Einreibung) lokal entfetten, bzw. in Form von Bädern sogar generell durch äußerliche Einflüsse abmagernd wirken können, bzw. tatsächlich wirken, sei dahingestellt.

Lokale Entfettung soll mittels Gallenpräparaten (Gallseife usw.) durch Einreiben möglich sein (s. Amiral), lokale Reduktion soll auch durch Essig- und Salzwasserkompressen bewirkt werden können (s. auch Reduzieressig).

Solche äußerlich wirkende Reduziermittel werden als Salben, Lösungen, Seifen usw. zur örtlichen Einreibung mit Massage hergestellt oder als Badezusätze (Reduzierbadesalze).

Wenn solche Präparate Jod, Jodsalz oder Bromide enthalten, darf ihnen eine Möglichkeit entfettender Wirkung zuerkannt werden, nicht aber jenen zahlreichen Produkten des Handels, die lediglich brausende Badesalze sind (Gemische von Natrium bicarbonicum, Stärke, Weinsäure, Glaubersalz usw.), bei denen der Effekt als mehr „suggestiver" Art zu bezeichnen ist.

Salzen, die zum größten Teil aus Natriumchlorid bestehen, darf bei Verwendung größerer Dosen die Möglichkeit abmagernder Wirkung zuerkannt werden, ebenso auch jenen, die erhebliche Mengen Magnesiumsulfat enthalten.

Reduzierbadesalze.

Rp. Natr. chlorat. 150,0	Jodkali 3 g
Magnes. sulfuric. 1,0	Bromkali 10 „
Kal. sulfuric. 0,5	Magnesiumsulfat 600 „
Magnes. chlorat. 2,0	Natriumsulfat 300 „
Natr. sulfuric. 5,0	Natriumchlorid 3600 „
Natr. bicarbon. 10,0	

Mischung bei 35°, gut trocknen und dann zufügen:
Kal. bitartar. 5,0
$^1/_4$ kg für ein Vollbad.

Rp. Kal. jodat. 3,0
Kal. bromat. 12,0
Kal. chlorat. 25,0
Magnes. chlorat. 30,0
Calcii chlorat. 380,0
Natrii chlorat. 550,0
S. Reduziersalz für Badezwecke. 500 g für ein Vollbad.

Verschiedene Präparate zur Abmagerung durch äußerliche Anwendung:

Jodkaliseifenlösung.

Rp. Kal. jodat. 15,0
Natr. thiosulfur. 0,15
Kal. caust. 0,15
Sapon. pulv. 100,0
Aq. dest. 100,0
Spir. Vini 720,0
S. Mit dieser Lösung die zu entfettenden Stellen kräftig einreiben.

—

Rp. Vaselini alb. 100,0
Ol. Paraff. alb. 600,0
Alc. cetyl. 300,0
Kal. jodat. 30,0
Natr. thiosulfur. 6,0
Aquae 100,0
Fette schmelzen, das im Wasser gelöste Thiosulfat zusetzen und kaltrühren.

Rp. Tannini 28,0
Tinct. Jodi 2,0
Kal. jodat. 4,0
Sapon. medic. pulv. 453,0
S. Mit Wasser die Applikationsstelle einschäumen, den Schaum eintrocknen lassen. Nach $^1/_2$ Stunde abwaschen.

—

Jodvaseline zur Massage.

Rp. Tinct. Jodi simpl. 12,5
Vaselini alb. 287,5

Auch Salben mit Aluminiumsalzlösungen (essigsaurer Tonerde usw.) sollen entfettend wirken. Zu diesem Zwecke müssen die Salben einen Gehalt von etwa 15—20% Aluminiumsalzlösung besitzen.

S. auch Badezusätze (Schaumbäder, Schlankheitsbäder); Reduzieressig.

Entfettungstee und verschiedene Entfettungsmittel des Handels:

Rp. Fruct. Anis. stell. 20,0
Fol. Farfarae
Cort. Frangul.
Fol. Sennae
Fruct. Foenicul.
Rhiz. Graminis aa 50,0
Flor. Tiliae
Fruct. Juniperi
Rad. Levistici
Rad. Rhei aa 30,0
Rad. Liquirit. 80,0
Caricar. concis. 30,0
1 Eßlöffel voll für 2 Tassen Wasser zum Abkochen.

Rp. Herb. Veronic. 100,0
Fuci vesiculos. 40,0
Carrageen 10,0
Herb. Equiseti 20,0
Fol. Pruni ceras. 15,0
Fruct. Amomi 1,0
Caryophyll. pulv. 1,0
1 Eßlöffel für 2 Tassen Wasser zum Abkochen.

—

Rp. Extract. Fuci vesiculos. 6,0
Extract. Frangul. sicc. 5,0
Extract. Rhamni purshian. sicc. 5,0
Extract. Aloes 2,0
Extract. Rhei 1,0
Carrageen pulv. 1,0
M. f. pill. Nr. 100.

Weitere Teesorten s. auch Abführmittel.

S. ferner: Clarks Entfettungssalze; Cormiod; Corpulin; D. F. S. Entfettungstabletten; Fettex; Fett-Reduzin; Fettweg; Fukosin; Fucovesin; Graziana; Kissinger Entfettungstabletten; Sarsaparill-Entfettungsessenz; Schlankol; Schlankheitsbad Leichner; Sendai Entfettungspillen; Sibaja-Entfettungstabletten.

Abrador. Bimssteinhaltige Seife zur Händereinigung. (Luhn & Co. G. m. b. H., Barmen-Ritt.)

Abreibung, s. Hydrotherapie; Wechseljahre.

Absengen der Haare, s. Hypertrichosis.

Absplitterungen der Haarrinde, s. Trichonodosis.

Abstehende Ohren, s. Ohrmuschel.

Absterben der Finger, s. Raynaud.

Abstinenz, sexuelle, s. Akne vulgaris; Genitale, männliches.

Abszeß, paradentaler, s. Zahnfleisch.

Abszessin wird als „Anti-Staphylo- und Streptokokkenpräparat" bezeichnet und soll eine ganz besondere Darstellungsform des Schwefels in Tablettenform enthalten. Das Mittel soll bei Furunkeln, Abszessen u. dgl. angewendet werden. (Laboratorium Chima S. A., Konstanz.) (S. auch Schwefel).

Abwetzen der Haare, s. Kindesalter.

Acacia (Gummi), s. Katechu; Gummi arabicum.

Acadino-Fußbadetabletten sollen Formaldehyd und Aromazusätze enthalten und „erfrischende" Fußbäder liefern. (Merz & Co., Frankfurt a. M.)

Acanthosis nigricans, eine Affektion ohne bekannte Ursache, die durch verdickte rauhe Haut mit starker Vergröberung der Hautleisten, die durch Pigmentierung ein ausgesprochen schwärzliches Aussehen besitzen, charakterisiert ist. Nach und nach entstehen auch papillomatöse Wucherungen, welche oft parallel in Reihen angeordnet sind. Von der Erkrankung, deren Lieblingsstellen Hals, Brust, Achsel- und Leistengegend und die Mundwinkel (wie überhaupt Stellen mit Hautfalten) sind, ist hauptsächlich das mittlere Lebensalter meist in symmetrischer Anordnung befallen, wobei sich bei einem Teil der Kranken bösartige Wucherungen an inneren Organen (Magenkarzinom) vergesellschaftet finden. Eine gutartige Form wird meist bei jugendlichen Individuen angetroffen, ohne daß sonstige Störungen des Allgemeinbefindens nachzuweisen wären, gelegentlich höchstens Hypazidität des Magens (A. n. juvenilis), doch sind auch schon eine Reihe benigner Spätformen beobachtet. Mehrmals wurde Erblichkeit der Erkrankung aufgedeckt, auch an endokrine Ursachen ist zu denken. Die Affektion ergreift ferner Mundhöhle und Lippen, Zunge, Rachen- und Kehlkopfschleimhaut, dort fehlt die Hyperpigmentierung. Die Behandlung kann nur in hornerweichenden Salben, ferner Röntgenbestrahlung bestehen (s. Innere Krankheiten; Mundhöhle, Lippen, Pigmentierung).

Acanthosis verrucosa seborrh., s. Alterswarzen.

Accélérateur, s. Haarfärbemittel.

Acerdol ist Kalziumpermanganat (s. Mangan).

Acetoform (essigsaure Tonerde fest Kalle) soll eine Verbindung von Hexamethylentetramin mit Aluminiumazetozitrat sein. Durch Verdampfen von Liq. Alumin. acet. unter Zusatz von Hexamethylentetramin und Zitronensäure erhalten. Als Ersatz der essigsauren Tonerde. (Kalle & Co., Biebrich.)

Aceton, Acetonum. Leichtentzündliche Flüssigkeit, mischbar mit Wasser, Alkohol, Aether, Chloroform, Fetten und aetherischen Ölen. Löst Fette, Harze, Kollodium, Kautschuk usw. Technisch verwendet als Lösungsmittel für Zelluloid o. dgl. bei der Herstellung von Nagellacken, ebenso als „Entferner" für solche Lacke (s. Nagelpflege). Durch Lösen von Schießbaumwolle erhält man das Aceton-Kollodium (Collosin oder Filmogen). Zur Behandlung eiternder Wunden (1%ige Acetonlösung in 1%iger Natriumkarbonatlösung zu Verbänden). Aceton bringt Reinigung der Geschwüre und Abstoßung der gangraenösen Partien. Gute Wirkung besonders bei Pyozyaneuseiterungen. Cavete simultane Jodbehandlung wegen Bildung von ätzendem Jodaceton. Kombination von Aceton 10,0 mit Jodoform 3,0—5,0 gutes blutstillendes Antisepticum, besonders bei tiefen Knochenwunden. Aceton wirkt also desinfizierend, styptisch und granulationsfördernd in der Wundbehandlung. Auch als entfettendes Mittel bei seborrhoischen Zuständen allein oder als entfettender, keimtötender Zusatz zu Salben o. dgl. (z. B. Baume Duret, s. dort).

Acetonalkohol.

Rp. Acetoni 30,0
Spir. Vini dil............ 70,0

ein ausgezeichnetes Mittel zur Händedesinfektion. Nach Waschen mit Seife werden die Hände etwa 3—6 Minuten lang mit Acetonalkohol abgerieben.

Acetonresorcin, von milderer Wirkung wie Resorcin. Gleiche Indikation wie Resorcin.

S. auch Akne vulgaris; Glycerolatum aromaticum; Kohlensäureschnee.

Acetonal ist Aluminium-Natriumazetat. Verwendung wie essigsaure Tonerde.

Acetozon ist Azetylperoxyd (Azetonperoxyd). Wird als Sauerstoffentwickler (Persalz) verwendet (s. auch Persalze).

Acetum, s. Essig.

Achorion, s. Pilzerkrankungen; Trichophytie.

Achselhöhle, s. Individualgeruch; Odoronopräparate; Röntgen; Schweißabsonderung; Trichomykosis palmellina.

Achselhöhlenabszeß, s. Schweißdrüsenabszeß; Lichtbehandlung; Röntgen; Schweißabsonderung.

Acida, s. Säuren unter den verschiedenen deutschen Bezeichnungen.

Acidum asepticum oder **aseptinicum** ist ein Gemisch von 100 Wasserstoffsuperoxydlösung (1,5 p. c.), 5 g Borsäure und 3 g Salizylsäure (s. auch Aseptin und Aseptol).

Acrimonia sanguinis, s. Akne vulgaris.

Acrochorda sind kleine Papillome, welche im Bereiche des Bartes und des behaarten Kopfes zerstreut, oft in außerordentlich großer Zahl vorkommen; am Ort des ersten Auftretens sieht man nicht selten eine Gruppe dicht beisammen stehender Geschwülstchen. Es scheint sich um ein infektiöses Agens zu handeln, gerade durch das Rasieren und kleinste Schrunden wird eine Propagation offenbar verursacht; deshalb nützt auch die chirurgische Entfernung nicht dauernd, über kurz oder lang erscheinen sie wieder. Solange nur vereinzelte Papillome bestehen, wäre die Desikkation oder der Mikrobrenner zu versuchen, eventuell nachträgliche Betupfungen mit 3—5% Salizyl- oder 1½%igem Sublimatspiritus. Medikamentöse Behandlung (Arsen, Hydrarg. jodat. flav. 3mal tägl. 0,01—0,02), Röntgen, Radium sind meist ohne oder ohne dauernden Erfolg. Am besten wirkt die lokale Applikation mit Arsen; man kann diese mit einer Depilation verbinden, wodurch man dem Patienten das Rasieren erspart. Man verschreibt:

Rp. Auripigmenti
Amyl. Oryzae .... aa 25,0
Calcariae vivae 15,0

—Das Pulver wird mit gleichen Teilen Wasser verrieben, mit einem Holzspatel aufgetragen und nach einigen Minuten abgeschabt und gründlich abgewaschen. Wichtig ist, daß frischer ungelöschter Kalk verwendet wird, weil sonst die Ätzwirkung und die Depilation unvollständig ist. Auch treten leicht Reizerscheinungen bei täglicher Anwendung auf. Statt dessen kann man auch ein anderes Depilatorium gebrauchen, doch muß hernach Arsen extern angewendet werden, entweder in Form einer 10—30% Fowlerlösung in Spir. sapon. kalin. oder der „Ascro"-Seife. Auch Betupfungen mit einer ebenso starken spirituösen Lösung von Liq. arsenic. Fowleri führen zum Ziele. Man beginne mit den niedrigeren Verdünnungen, um Reizungen zu vermeiden.

Activoplast ist die geschützte Bezeichnung von medikamentösen Kautschukpflastern, die, weil sie auf eine undurchlässige Guttaperchaunterlage gestrichen sind, besondere Tiefenwirkung haben sollen. (Vulnoplast, Lakemeier A. G., Bonn.)

Adams Sen-Sen, Analyse GRIEBEL: Ein dem Cachou ähnliches Erzeugnis in Form kleiner quadratischer Stückchen, das unter Verwendung von Süßholzsaft, Süßholzwurzelpulver und etwas Maisstärke hergestellt und sehr stark parfümiert war, insbesondere mit Patschuli. (American Chicle Company, New York.)

Addisonsche Krankheit, s. Innere Krankheiten; Mundhöhle; Pigmentierung.

Adenoide Vegetationen (Rachenmandelvergrößerung). Die Gaumenmandeln, die Rachenmandel und die am Zungengrund befindlichen Zungenmandeln bilden eine physiologische Einheit, den lymphatischen Schlundring. Diese Gebilde bestehen alle aus derselben Gewebsart, die dem Bau der Lymphdrüsen verwandt ist. Normalerweise bilden diese Gebilde kein Atemhindernis, doch können sie aus unbekannten Gründen im Kindesalter derartige Dimensionen annehmen, daß sie operativ entfernt werden müssen; dies gilt vor allem für die Rachenmandel, die durch ihre Lage am Dach des Nasenrachenraumes auch bei verhältnismäßig unerheblicher Vergrößerung zu Behinderung der Nasenatmung führen kann. Die im Volke für die Vergrößerung der Rachenmandel übliche Bezeichnung „*Nasenpolypen*" stimmt nicht: erstens sitzen diese „Polypen" nicht in, sondern hinter der Nase, zweitens sind es keine Polypen (d. h. Schleimhautwucherungen), sondern eine Zunahme des normalerweise vorhandenen lymphatischen Gewebes. Die Vergrößerung der Rachenmandel kommt bisweilen schon im Säuglingsalter vor. Die behinderte Nasenatmung erschwert das Saugen, da der Säugling normalerweise, ohne abzusetzen, während des Trinkens durch die Nase atmet. Ist die Nasenatmung aufgehoben, dann ist das Kind gezwungen, fortwährend abzusetzen: es wird unruhig, weint, verweigert die Nahrung, verschluckt sich öfters und bricht dann; in schweren Fällen bleibt nichts anderes übrig, als die operative Entfernung der Rachenmandel; der erfahrene Arzt wird sich nur ungern zu diesem Eingriff bei Säuglingen und Kleinkindern bis etwa 4 Jahren entschließen, da die Wachstumstendenz des adenoiden Gewebes in diesem Alter so groß ist, daß trotz gründlicher Entfernung der Rachenmandel diese nachwächst. Oft werden dann mehrere neuerliche Eingriffe im Laufe der Jahre erforderlich sein. Mit *Facies adenoidea* (s. dort) (Adenoidengesicht) bezeichnet man jene charakteristische Gesichtsbildung, die auf starker Vergrößerung der Rachenmandel beruht. Das Aussehen ist so typisch, daß man die Wahrscheinlichkeitsdiagnose schon beim Anblick des Kindes machen kann: der Mund steht offen, Speichel fließt ab (s. Artikel „Speichelfluß"), die Lippen sind verdickt, die Oberlippe bedeckt die Zähne des Oberkiefers nicht; der Gesichtsausdruck ist blöde. Der harte Gaumen ist spitzbogenförmig, der Brustkasten mangelhaft entwickelt, die Haltung schlaff. Der Schlaf ist unruhig, die Kinder schnarchen mit offenem Mund, schreien oft aus dem Schlaf, manchmal besteht Bettnässen. Die geistige Entwicklung bleibt zurück, die Kinder sind mißmutig, unaufmerksam und können sich in der Schule nicht konzentrieren.

Die Entfernung der adenoiden Vegetationen ist dann angezeigt, wenn bedeutende Behinderung der Nasenatmung besteht, ferner wenn häufige Katarrhe der oberen Luftwege und — was besonders oft vorkommt — Erkrankungen des Mittelohres auf sie zurückgeführt werden müssen.

Die Facies adenoidea und die mit ihr häufig vergesellschaftete Deformierung des Brustkorbes kommt auch bei angeborener Enge der Nase und des Nasenrachens vor, ohne daß adenoide Vegetationen vorhanden wären.

Man darf nicht erwarten, daß sehr bald nach der Entfernung der Rachenmandel die Facies adenoidea verschwindet. Die häufige Vergesellschaftung mit Anomalien der Zahnstellung erfordert die Korrektur derselben; erst dann wird allmählich auch der entstellende Gesichtsausdruck schwinden. Bis in die letzte Zeit war man über die Aufgabe des lymphadenoiden Gewebes (der Rachen-, Gaumen- und Zungenmandeln) im menschlichen Körper im unklaren. Wohl wußte man, daß die im zweiten Lebensjahre meist entstehende Vergrößerung der Mandeln um die Zeit der Pubertät sich wieder verringert, um dann weiterhin bis ins Greisenalter einer langsamen Schrumpfung zu verfallen; über die eigentliche Funktion war man sich uneinig. Die Gaumenmandeln sollten ein Schutzorgan gegen Erkältungen des Kehlkopfes, der Luftröhre und der Bronchien sein. Die unsinnigsten Ideen und Hypothesen waren und sind beim Volke im Umlauf: so soll die Entfernung des adenoiden Gewebes bei Knaben deren spätere Potenz ungünstig beeinflussen. In der letzten Zeit glaubt PELLER durch umfassende statistische Arbeiten nachgewiesen zu haben, daß das adenoide Gewebe einen hemmenden Einfluß auf das Längenwachstum des Körpers, auf die Entwicklung des Brustumfanges und auf die Gewichtszunahme habe.

S. auch Mundatmung.

Adenoma sebaceum, auch nach der ersten eingehenderen Beschreibung von PRINGLE 1892 als *„Pringlesche Krankheit“* bezeichnet, ist selten, dafür aber wegen seines vorzugsweisen Sitzes im Gesicht recht auffallend. Es kommt gelegentlich mit der erbbiologisch ebenso interessanten tuberösen Hirnsklerose zusammen vor.

Beim Adenoma sebaceum handelt es sich um zahlreiche, gelbliche bis gelbrote, erhabene, halbkugelige oder leicht zugespitzte, an Talgdrüsen erinnernde, schmerzlose Knötchen von Stecknadelkopf- bis Linsengröße. Ihr Sitz im Gesicht bevorzugt die Nase, die Nasenlippenfurchen, die mittleren Wangenteile, weniger andere Gesichtsbezirke, wie Umgebung der Augen und des Gehörganges. Daneben finden sich in ausgeprägten Fällen kleine warzenähnliche Bildungen und Pigmentanhäufungen. Hierdurch entsteht eine gewisse Ähnlichkeit mit der RECKLINGHAUSENschen Krankheit. Die Verteilung ist immer symmetrisch. Ausnahmsweise sind kleinere Veränderungen schon bei der Geburt vorhanden. In der Regel erscheinen sie allmählich vom dritten Lebensjahr an, besonders aber bei jungen Mädchen im Schulalter und in den Entwicklungsjahren. Häufig sind Störungen der Intelligenz vorhanden (Unbegabtheit, Schwachsinn). Dies weist auf eine Beteiligung des Gehirns (tuberöse Hirnsklerose) hin. Man findet das Adenoma sebaceum nicht nur unter dem Material der Hautkrankheiten, sondern auch in Anstalten für geistig minderwertige Kinder. Jedoch sind ebenso oft die mit diesem Leiden behafteten Personen ganz normal, mitunter sogar Menschen von ausgesprochener Intelligenz. Es handelt sich hier, ebenso wie bei der RECKLINGHAUSENschen Krankheit um eine schon bei der Geburt angelegte Mißbildung der Haut, die familiär auftreten kann und, wie gesagt, vererbbar ist. Verwechslungen mit anderen naevusartigen Geschwülstchen, wie Trichoepitheliome, Syringome, sind klinisch, aber nicht histologisch möglich.

Da das Leiden das Gesicht und wiederum besonders Frauen, die dadurch auch in ihrer Berufstätigkeit behindert sein können, bevorzugt, so ist der Wunsch nach Behandlung sehr berechtigt. Je nach der Ausbreitung des Leidens kommt ein verschiedenes Vorgehen in Frage. Bei massenhaften kleineren Knötchen mit oberflächlichem Sitz gibt die wiederholt ausgeführte Kompressionsbestrahlung mit der KROMAYERschen Quarzlampe (30—45 Minuten) zuweilen zufriedenstellende Ergebnisse. Sie ist einer viel zu oberflächlich wirkenden Schälkur mit der Höhensonne vorzuziehen. Bei vereinzelten größeren Knötchen ist eine Behandlung mit flüssiger Kohlensäure und nachfolgender vorsichtiger Röntgenbestrahlung ähnlich wie bei der Behandlung der Keloide am Platze. Auch Radium oder Buckybestrahlung kann versucht werden. Elektrolyse oder oberflächliche Koagulation durch Diathermie, Kaltkaustik erreichen in geübten Händen gute kosmetische Ergebnisse. Doch ist diese Behandlungsart gegenüber der Quarzlampenbestrahlung viel mühsamer. Von einer Ätzung mit Trichloressigsäure, wie sie auch empfohlen worden ist, möchten wir abraten.

Adeps lanae, s. Lanolin.

Adeps saponaceus. *Steadine.* Die Pharmakopoe läßt dieses Präparat aus partiell verseiftem Schweinefett mit Wasser und Alkoholzusatz bereiten. DIETRICH schlägt ein Gemisch aus Sapo unguinosus 25,0 und Adeps suillus 75,0 vor. In dieser Form werden beide Präparate rasch ranzig und sind nur für Ex-tempore-Bereitungen zulässig.

Ein guter Ersatz könnte aus Stearinkaliseife und Unguentum leniens (mit Vaselinöl) hergestellt werden, der auch für kosmetische Dauerpräparate verwendbar ist, eventuell auch aus Adeps benzoatus und weißer Kaliseife mit Vaselinzusatz usw.

Rp. Sapon. stearinic. kalin.	17,0	*Rp.* Sapon. stearinic. kalin.	20,0
Vaselini	8,0	Vaselini	15,0
Ungt. lenient.	75,0	Adip. benzoat.	65,0

Adeps suillus, s. Schweinefett.

Aderlaß. Das Hauptanwendungsgebiet des therapeutischen Aderlasses sind juckende Leiden, wie Urticaria, akute und chronische Ekzeme, Pruritus senilis u. dgl. Man kann mit einer dickeren STRAUSSschen Kanüle aus der gestauten Kubitalvene bei einem erwachsenen Menschen gefahrlos 200—300 ccm entnehmen. Zweckmäßiger ist es, jeden Tag kleinere Aderlässe (50—100 ccm) zu machen. Zum Ersatz der verlorengegangenen Eiweißkörper werden solche aus den Geweben in die Blutbahn aufgenommen, die wie artfremde Proteïnkörper wirken. Auf einem ähnlichen Grundsatz beruhen die Injektionen hypertonischer Traubenzuckerlösungen, die den Geweben Wasser entziehen, wodurch es zu einer Ausschwemmung von Eiweißstoffen kommt (intravenöse Einspritzungen von 15—30 ccm einer 25—50%igen Lösung, 4—8mal innerhalb 1—2 Wochen).

Adhaesivum ist ein flüssiges Heftpflaster aus Kollodium, Zinkoxyd und Karmin. (Hausmann A. G., St. Gallen.)

Adipinsäure, Acidum adipinicum. Leicht löslich in heißem Wasser und Alkohol. Wird jetzt immer häufiger, z. B. als Ersatz der teureren Weinsäure usw., als Kohlensäureentwickler bei Badesalzen oder auch als Neutralisationsmittel nach dem Shampoonieren (Haarglanzpulver) verwendet. Auch die β-Methyl-Adipinsäure verhält sich analog; man findet diese häufig unter dem Namen Adipinsäure im Handel.

Adiplantin, eine „Pflanzensaftsalbe“, die auch auf nässenden Hautflächen haftet und zusammenhängende feine Häutchen darauf bildet. Bei Rhagaden, Rissen u. dgl. Hat sich bei varikösen Beingeschwüren, Brandwunden, Hautdefekten traumatischer Natur und besonders als Schutzsalbe bei röntgenbestrahlten Hauttumoren sehr gut bewährt. Für die spezielle Dermatologie wurde Adiplantin mit Teer kombiniert (Carboplantin) und kann überall, wo Teer angezeigt ist, mit guten Erfolgen angewendet werden. (Chemische Fabrik Helfenberg i. Sa.)

Adipositas dolorosa, s. Ernährung; Innere Krankheiten; Lipome.

Adoniskraut enthält ein giftiges Alkaloid Adonidin. Soll in Form alkoholischen Auszuges 1 : 5 zu äußerlicher, lokaler Anwendung gegen Fettleibigkeit (Einreibungen) verwendet werden.

Adorin enthält Salizylsäure, Paraformaldehyd und Talkum und soll als Fußschweißpuder angewendet werden. (Schering-Kahlbaum A. G., Berlin N 65.)

Adosina-Enthaarungspulver, Analyse GRIEBEL: Calciumsulfid, Kieselgur, Reisstärke. (L. R. Bernhardt, Braunschweig.)

Adrenalin = Suprarenin oder o-Dioxyphenylaethanolmethylamin (hydrochlorid) ist eines der wirksamen Hormone der Nebennieren und wird sowohl aus der Drüse wie auch synthetisch in chemisch reiner Form dargestellt. Die wässerigen Lösungen sind nur bei schwach saurer Reaktion haltbar, durch Sauerstoff oder Alkali werden sie rasch unter braunroter Färbung zerstört. Seine hervorragendste Eigenschaft ist, daß bei seiner Einwirkung auf die Gefäßwände diese kontrahiert und blutleer werden, wovon kosmetisch bei chronischen Hyperaemien, wie z. B. Gesichts- und Nasenrötungen (Rosacea), Gebrauch gemacht wird. Seine kosmetische Wirkung (Bleichung) ist eine vorübergehende. JOSEPH empfiehlt in solchen Fällen:

Rp. Solut. Adrenalini hydrochlorici (1 : 1000) 5,0—7,5	Zinci oxydati Lanolini .... aa ad 20,0

— Innerlich gibt man 10—20 Tropfen oder 1/2—1 Tablette gegen Urticaria. UNNA empfiehlt auch:

Rp. Solut. Adrenalini hydrochlorici (1 : 1000) . 5,0	Aq. dest. .... ad 100,0
Sirup. simpl. 20,0	Stündlich 1 Teelöffel.

Die Haltbarkeit des Adrenalins in Salben kann durch Zugabe von einigen Tropfen einer schwachen Säure gesteigert werden.

Im Handel kommt Adrenalin sowohl in Lösung (1 : 1000) wie auch in Tabletten (zu 1 mg) und in Substanz unter verschiedensten Namen vor, z. B.:

Adrenalin, Parke u. Davis; Suprarenin-I. G.; Adrenosan-Sanabo; Paranephrin-Merck; Suprarenalin-Armour & Co.; Tonogen-Richter.

Rp. Adrenalini hydrochlorici 0,05	*Rp.* Solut. Adrenalini hydrochlorici (1 : 1000) 1,0
Ung. lenient. 30,0	Extract. Hamamelid. 1,0
S. starke Bleichsalbe.	Ungt. lenient. 30,0
(CERBELAUD)	(GASTOU)

Adsorgan ist Chlorsilberkieselsäuregel (40%), Silberkohle (Argocarbon) (10%) und Kakaomasse, gezuckert und aromatisiert. Grauschwarzes, annähernd geruchloses, nicht unangenehm schmeckendes Pulver.

Innerlich bei Hautleiden, als deren Ursache man intestinale Intoxikationserscheinungen vermuten kann, wie bei Akne, Urticaria, Ekzemen u. dgl. Mehrmals täglich 1—2 Teelöffel. (Chemische Fabrik v. Heyden A. G., Dresden-Radebeul.)

Afenil, Calciumchlorid-Carbamid, Calciumchloridharnstoff. Wirkung: Wie Calcium chloratum. Man spritzt in die Blutbahn 10 ccm einer 10%igen Lösung jeden zweiten bis dritten Tag. Auch tritt das Wärmegefühl bei den Einspritzungen wie beim Calcium chloratum (s. dieses) auf. Intramuskulär (5—10 ccm) wird es wegen Schmerzhaftigkeit gewöhnlich nicht verwendet. Nicht verwendet soll Afenil werden bei Herzkranken, Arteriosklerotikern und Zuckerkranken. (Knoll A. G., Ludwigshafen.) OP mit 1 und 5 Ampullen zu 10 ccm.

Affektschweiß, s. Psyche.

Affenhand, s. Nervenleiden.

Afridol ist oxymercuri-o-toluylsaures Natrium. Es kommt in Form der Afridolseife mit etwa 4 p. c. Afridol (= etwa 2 p. c. Quecksilber) in den Handel. Afridol wird nicht, wie etwa Sublimat, durch Seife ausgefällt und damit unwirksam. Die Seife dient zur Händedesinfektion und zur Behandlung von Hautkrankheiten. (I. G. Farbenindustrie A. G., Leverkusen a. Rh.)

Agar-Agar, Gelatina japonica. Quillt mit Wasser auf. Mit kochendem Wasser erhält man eine Lösung, die beim Erkalten gallertartig erstarrt (Agar-Agarschleim). Agar-Agarschleim besitzt eine feste Konsistenz, ein solcher von 0,5% Agar-Agar ist einem Gelatineschleim von 3—3,5% gleichwertig.

Kocht man 1 Teil Agar-Agar mit 200 Teilen Wasser, so erhält man nach dem Erkalten eine schlüpfrigschleimige Lösung (glyzerinähnlich).

Zu Hautpflegemitteln, zu Hautfirnissen, wie Gelatine, auch als Zusatz zu Bädern (Ersatz von Kleiebädern) überhaupt, wie andere Schleimdrogen.

Glyzerin-Agar-Agar-Gelee.

Agar-Agar 20,0	Wasser 750,0
Glyzerin 250,0	Zur Hautpflege.

Die Agar-Agarschleime verderben leicht und müssen z. B. mit Nipagin konserviert werden.

Agarizin, s. Pharmakologie; Schweißabsonderung.

Agarol. Homogenes Gemisch von Mineralöl, Agar-Agar, Phenolphthalein. Laxans.

Ahornholzstäbchen, s. Nagelpflege.

Ahsghada A, Hormon-Büstencreme (Pharka, Fabrik pharmaz. Präparate, Berlin), ist eine parfümierte Salbe aus gelber Vaseline, in der Organpräparate überhaupt nicht nachweisbar waren.

Aino, s. Körperschönheit.

Airol ist Wismutoxyjodidgallat und findet als antiseptisches Wundstreupulver Verwendung (s. Wismut).

Akaroidharz, Resina Xanthorroeae, Resina Acaroidis. Es gibt ein rotes und ein gelbes Akaroidharz. Die Harze enthalten Benzoesäure- und Zimtsäureester neben anderen Bestandteilen.

Sie werden zu Räuchermitteln verarbeitet, alkoholische Lösungen derselben werden ihres Wohlgeruches wegen kosmetischen Mitteln zugesetzt (selten).

Akinesie, metaparalytische, s. Gesichtslähmung.

Akkusektor, s. Diathermie.

Akne eczématique, s. Rosacea.

Aknekeloid des Nackens, Therapie, s. Dermatitis papillaris nuchae; Radium.

Akne medicamentosa, s. Brom-, Chlor-, Jodakne.

Aknemesserchen, s. Akne vulgaris.

Akne rosacea, s. Rosacea; Radium.

Aknesan ist eine Aknesalbe, die nach Angabe aus Liniment. Zinci oxydat. oleat., Ungt. Elemi, Zinci oxydat., Phenol. Acid. salicyl. besteht. (Hirisan-Gesellschaft, Leipzig C 1.)

Akne varioliformis sive nekrotica ist keine wirkliche Akne, da sie keine Beziehungen zu den Talgdrüsen aufweist. Diese sogenannte Akne besteht aus perifollikulären, meist linsengroßen, flach erhabenen, lebhaft roten bis blauroten, von einem zentralen, fest eingelagerten nekrotischen Schorf eingenommenen Herden. Nach Entfernung des Schörfchens tritt ein seichtes, wie mit dem Locheisen gestanztes, graugelbes Geschwür zutage, das nach 2—3 Tagen wieder überhäutet ist. Nach Abfall des Schorfes bleibt oft eine leicht eingesunkene blatternarbenähnliche Narbe zurück. Der Schorfbildung geht eine kurze, nur 1—2 Tage dauernde entzündliche Phase voraus, während welcher die Hautveränderungen als akuminierte, gelblichrote, exsudative Knötchen erscheinen.

Die nekrotisierenden Knötchen pflegen meist in Schüben an bestimmten bevorzugten Stellen aufzutreten. Vor allem werden die Stirnhaargrenze sowie die Schläfen befallen. Häufig trifft man auch Knötchen auf der ganzen behaarten Kopfhaut und in der Okzipitalgegend an. Seltener entsteht in der Sternal- und Interskapulargegend ein kleinhandtellergroßer, aus dichtgedrängten Knötchen zusammengesetzter Herd. Auch Stirne, Nasenwurzel, Nasenflügel und die Bartgegend weisen vereinzelte, typische Elemente auf.

Der *Verlauf* der Krankheit kennzeichnet sich durch zahlreiche, während mehrerer Jahre wiederkehrende Eruptionen des gleichen Typus und die sich anschließenden, leicht eingedellten Narben. Diese Neigung zu Rezidiven schränkt einigermaßen die an sich günstige Prognose ein.

Die *Ursache* der Akne nekrotica ist heute noch unbekannt. Zwar wird in den Krusten der Knötchen eine reichhaltige Mischflora aufgefunden, deren kausale Bedeutung ist aber nicht sichergestellt. Öfters leiden Patienten mit Akne nekrotica an rezidivierenden Bronchitiden. Bei denselben Kranken trifft man ferner auch häufig seborrhoische Zustände sowie Magendarmstörungen dyspeptischer Natur. Die Erkrankung tritt meist nach der Pubertätszeit, gewöhnlich zwischen den Zwanziger- und Vierzigerjahren auf.

Die Akne nekrotica ist meist eine leicht erkennbare Erkrankung. Höchstens kann sie mit dem papulösen oder tubero-ulzerösen Syphilid der Kopfhaut verwechselt werden. Wenn Zweifel bestehen, werden serologische Blutreaktionen und Untersuchungen auf Spirochaeten die Entscheidung geben.

In der *Therapie* der Akne nekrotica fällt der örtlichen Behandlung die Hauptrolle zu: Waschungen mit heißem Wasser und Seife oder Einfettungen mittels 2—5%igem Salizylvaselin zur Entfernung der Krusten. Im Anschluß daran werden antiseptische Salben, wie z. B. 10%ige weiße Praezipitatsalbe oder 10%ige Schwefelsalben angewandt oder allabendliches Einschmieren der erkrankten Hautpartien mit:

Rp. Resorcini
Ichthyoli .... aa 1,0
Sulf. praec. .... 1,5—2,5
Vaselini
Lanolini .... aa ad 50,0

oder
Rp. Hydrarg. sulf. rubri ... 0,3
Sulf. praec. 3,0
Vaselini .... ad 30,0
oder
1/2%iger Sublimatspiritus zum Betupfen.

— Morgens Abreiben mit 2%igem Salizylspiritus. Die bei Akne vulgaris vielfach verwendete Hautmassage ist hier kontraindiziert. Gegen Rückfälle schützt aber die Therapie nicht. Selbstverständlich soll auf etwaige dyspeptische Beschwerden Rücksicht genommen werden. Insbesondere sind pathologische, alimentäre Gärungsbeschwerden durch Diätvorschriften zu vermeiden. Aus diesem Grunde werden von einigen Autoren einschlägige Diätvorschriften angegeben, so schaltet Sabouraud während der Behandlung der Akne nekrotica das Brot aus der Nahrung gänzlich aus, in der Annahme, die Gärungsvorgänge dadurch herabzusetzen. Die Therapie soll auch nach Ablauf der Effloreszenzen längere Zeit fortgesetzt werden, eine Arsentherapie wäre zu versuchen.

S. auch Röntgen; Schwefel.

Akne vulgaris. Die Akne vulgaris sive juvenilis (gemeine Finnen) stellt eine außerordentlich verbreitete Hauterkrankung dar, welche meist um die Zeit der Geschlechtsreife aufzutreten pflegt. Es handelt sich dabei also um eine richtige Pubertätsdermatose, denn eine unerläßliche Bedingung ihrer Entwicklung ist die Seborrhoe, jene durch die abnorm vermehrte Tätigkeit der Talgdrüsen hervorgerufene fettige Beschaffenheit der Haut, deren Auftreten gleichzeitig mit der Ausbildung der sekundären Geschlechtsmerkmale erfolgt. Und in der Tat ist die seborrhoisch veränderte Haut — die behaarte Kopfhaut ausgenommen — der konstante Sitz der Akneveränderungen. Daher lokalisieren sie sich mit Vorliebe am Stamm und Sternaldreieck sowie an den oberen und medialen Anteilen des Rückens. Ferner sind die mittleren Partien des Gesichtes, der Nacken und die hintere Ohrgegend von der Akne bevorzugte Stellen. Die Grundlage jeder Akne soll ferner nach Unna neben Seborrhoe eine Verhornungsanomalie bilden, die darin besteht, daß die Umwandlung der Epithel- in Hornzellen sich langsam vollzieht, während die Abstoßung der obersten Hornzellenschichten eine ungenügende ist. Ein morphologisch untrügliches Merkmal der Akne juvenilis, gleichzeitig die Bedeutung des seborrhoischen Terrains kennzeichnend, bilden die sogenannten *Mitesser* (s. dort) oder *Komedonen*, d. h. schwach prominierende, grau bis schwarz gefärbte, in die Follikelmündungen eingelagerte, punktförmige Pfröpfe. Durch seitlichen Druck lassen sie sich leicht als gelblichweiße, „würmchenähnliche" Zapfen herausdrücken, deren Farbenton mit der schwarzen Kuppe ihres oberen Endes gegen die Umgebung scharf absticht. Diese Mitesser bestehen aus dichtgedrängten, verhornten Zellen und enthalten reichliche Mengen von Mikroorganismen, unter anderen den feinen, nach Unna-Hodara benannten *Aknebacillus*. Dieser wurde von mehreren Forschern mit dem Staphylococcus albus identifiziert. Ob dem Aknebacillus eine sichere ätiologische Bedeutung zukommt, ist zurzeit immer noch nicht bewiesen. Denn trotz zahlreicher und eingehender Versuche ist es bis jetzt noch nie gelungen, mit dem Aknebacillus die Seborrhoe sowie die Komedonen experimentell zu erzeugen. Dafür kommt immer mehr die Auffassung zur Geltung, im Aknebacillus nur einen an sich harmlosen Saprophyten zu betrachten, der sich sekundär in dem ihm einen günstigen Nährboden darbietenden Komedonen angesiedelt hat. Die Komedonen vermögen allein das ganze Krankheitsbild zu beherrschen: ihr zahlreiches Auftreten in reiner Form auf der mit ihrem fettigen Glanz so charakteristischen Gesichtshaut ruft die sogenannte *Akne punctata* hervor. Im übrigen kommt auch die Akne punctata von der öligen Seborrhoe unabhängig vor. In der Mehrzahl der Fälle vergesellschaften sich die Komedonen mit entzündlichen Knötchen und Pusteln auf allen möglichen Entwicklungsstufen, welche dann der Akne juvenilis ihr klinisch charakteristisches Gepräge verleihen. So sind stecknadelkopf- bis erbsengroße und größere, violettrote, mitunter lebhaft gerötete druckempfindliche Knötchen zu sehen, die entweder einen Komedo oder eine Pustel *(Akne pustulosa)* aufweisen, öfters aber gut abgeschlossene, halbkugelige bis walnußgroße kutan-subkutane Hautabszesse bilden können. Follikulitiden und Abszesse verlaufen schubweise und treten in unregelmäßigen Intervallen auf, so daß eine vollentwickelte Akne juvenilis ein überaus buntes Krankheitsbild bietet: nebst reinen Mitessern sind zahlreiche, lebhaft gerötete, mit einer stecknadelkopfgroßen, gelblichen Pustel versehene Ostiofollikulitiden, violettrote, furunkuloide Abszesse, kutan-subkutane, sagokörnerähnliche Talgdrüsenretentionszysten, Keloide und braun pigmentierte, atrophische Narben miteinander gemischt. Die Neigung zur Narbenbildung ist nämlich bei Akne juvenilis ganz besonders ausgesprochen und dadurch kommt dieser Erkrankung auf dem Gebiete der *sozialen Kosmetik* die allergrößte Bedeutung zu. Der langwierige Verlauf der Akne juvenilis übt sehr oft auf das Gemüt des Kranken eine nicht zu unterschätzende, deprimierende Wirkung aus. Einem jeden Fachmann sind solche Aknepatienten bekannt, die von einem Arzt zum andern laufen und gleichzeitig verzweifelt und hoffnungsvoll sich ungeduldig auf jede neue Behandlungsmethode der Akne stürzen.

Diese sich von der Pubertätszeit an über Jahre erstreckenden entzündlichen Veränderungen der Akne juvenilis lassen sich im Grunde genommen mit der Annahme einer ausschließlich von außen nach innen gerichteten Ätiologie nicht vereinbaren. Man bekommt vielmehr den Eindruck, als ob die Keime, welche die Akneknoten hervorrufen, von innen her auf dem Blutwege in die Haut gelangen würden, so daß man sich fragen muß, ob die kutan-subkutanen, livide bis violettrot verfärbten Hautabszesse der Akne juvenilis nicht etwa tuberkulöse, kolliquative Gummen sind, die sich vor allem und einfach durch ihr Auftreten auf einem seborrhoischen Terrain kennzeichnen würden. Die Mitwirkung eines tuberkulo-bazillären Zustandes beim Zustandekommen der Akne juvenilis wurde schon von Lungenärzten ab und zu vermutet (JESSEN), ergeben doch statistische Untersuchungen sogar eine Aknebeteiligung bei Lungentuberkulösen in über einem Drittel der Fälle. Im übrigen weisen RAMELs Versuche auf die Möglichkeit einer tuberkulösen Ätiologie hin, indem die Verimpfung von scheinbar sterilem, frischem, noch nicht aufgebrochenen Knoten entnommenem Inhalt auf Meerschweinchen eine abgeschwächte Tuberkulose verursachte. Es ist wohl möglich, daß diese Hauterkrankung oft als eine gemischte Superinfektion der seborrhoisch veränderten Haut zu betrachten sei, die endogen (auf dem Blutwege) durch einen schwach virulenten Tuberkelbazillus, exogen durch die gewöhnlichen Hautsaprophyten (Aknebacillus, Staphylococcus) erfolge.

Aus einer solchen ätiologischen Anschauung geht nun ohne weiteres hervor, wie wichtig es ist, eine auf die Aktivierung der gesamten Abwehrkräfte des Organismus gezielte *Allgemeinbehandlung* anzustreben. Öfters sind Aknepatienten schwächlich aussehende Individuen mit blassem Teint. In der Tat werden Akneausschläge von *Sonnenbädern* (s. dort) sehr günstig beeinflußt. Der Aufenthalt in Gegenden mit Höhenklima wird aus denselben Gründen für die jugendlichen Aknepatienten mit praetuberkulösem Habitus empfohlen. Auffallend, manchmal sogar verblüffend sind die klinischen Heilungen der Akneschübe bei jüngeren Leuten, die während ihrer Sommerferien systematisch See- und Sonnenbäder zu nehmen pflegen. Unter zunehmender Pigmentierung gehen die Knoten zurück und es flachen zugleich die bestehenden Narben in ausgedehntem Maße ab. Leider liefert diese Naturbehandlung selten Dauerresultate; sehr oft entstehen Rückfälle in den nassen Zeitperioden. Einen guten Ersatz bieten die Bestrahlungen mit der sogenannten *künstlichen Höhensonne*. Die gesamte Körperoberfläche wird in 3—4tägigen Intervallen den Strahlen ausgesetzt (Beginn mit einer Höhensonneneinheit). Die Belichtungsintensität wird so gesteigert, daß ein kräftiges Erythem ersten Grades nach jeder Bestrahlung erzielt wird. Doch tritt allmählich eine Gewöhnung der Haut ein, so daß nach einer Reihe von Sitzungen Pausen eingeschaltet werden müssen.

Neben diesen allgemeinen physikalischen Heilmethoden mit indirekter Wirkung ist eine *Lokalbehandlung* der Akne vulgaris unerläßlich, denn die Mitesser bilden für die Hautsaprophyten (vor allem für den Staphylococcus albus) um so bessere Brutstätten, je mehr sie die Stauung in den Talgdrüsen bewirken. Da die Komedonen auf der einen Seite den Ausgangspunkt von sekundären Follikulitiden darstellen, auf der andern Seite vielleicht als Locus minoris resistentiae die Lokalisation der endogen bedingten kleingummösen tuberkulösen Knoten provozieren, so ist ihr systematisches Entfernen an sich angezeigt. Zu diesem Zwecke werden kleine, zentral gebohrte Löffel, sogenannte *Komedonenquetscher* (nach UNNA; s. dort) verwendet, welche die manuelle Auspressung der Komedonen mit Schonung der erkrankten Haut bei nicht zu hochgradigen Entzündungserscheinungen derselben ermöglichen. Es ist ratsam, daß der Arzt selbst den Patienten in diese Methodik einarbeitet. Es sollten nur die größeren, entzündungsfreien Mitesser systematisch herausbefördert werden. Erfolgreich erweist sich auch in der Beziehung die Hautmassage, und zwar die mittels eines antiseptischen Puders (Sulfoderma) ausgeübte Streichung (Effleurage). Die günstige Wirkung läßt sich durch die mechanische, doch gewaltlose Expression der Talgdrüsen sowie durch eine bessere Durchströmung der Blut- und Lymphgefäße erklären. Diese prophylaktische Behandlung ist dem Quetschen der eitrigen Komedonenfollikulitiden weitaus vorzuziehen. Größere, abszeßähnliche Akneknoten sticht SAALFELD an und entleert den Inhalt durch die kleine Öffnung mittels ganz kleiner BIERscher Saugglocken. Selbstverständlich darf diese Prozedur nur vom Arzt beschlossen und durchgeführt werden. Denn allzuoft sind Aknepatienten, durch ihren Ausschlag psychisch sehr mitgenommen, dazu geneigt, ihre Gesichtshaut beständig zu reizen, indem sie Mitesser und Aknepusteln bzw. -knötchen zwischen den Fingern zerdrücken. Durch solche wiederholte Mißhandlungen entstehen nicht nur Verschlimmerungen des Leidens, sondern es steigern diese provozierten Schübe noch die psychische Unruhe des Patienten. Als „*plastische Massage*" (s. Massage) wurde von L. JACQUET, dann auch von NOBL die systematische, unter allmählicher Steigerung der Intensität durchgeführte Knetung der Gesichtsweichteile zur mechanischen Lokalbehandlung der chronisch-entzündlichen Aknekomponente eingeführt. Sie mag wohl bei besonders torpiden, mit indurierten Infiltraten versehenen Aknefällen von Nutzen sein, ist jedoch durch die Röntgenbehandlung in den Hintergrund zurückgedrängt worden.

Zum Entfernen der kleineren Mitesser und zur gleichzeitigen Bekämpfung der erweiterten Hautporen sind systematische Massagen der seborrhoisch veränderten Hautpartien mittels sogenannten Schüttelmixturen besonders empfehlenswert. Wird dieses Gemisch abends auf die Haut aufgetragen, so kommt es unter Verdunstung des flüssigen Anteils die ganze Nacht über zu einer schälenden wie antiseptischen Wirkung. Menschen mit empfindlicher Haut sollen nur jeden Morgen mit der Schüttelmixtur eine wenige Minuten dauernde Massage der erkrankten Hautbezirke durchführen. Durch die pulverigen Bestandteile der Mixtur werden nämlich die fettigen Hautbeläge absorbiert und die Talgdrüsensekrete wegmassiert. Außerdem kommt der Schüttelmixtur eine wichtige antiseptische Wirkung zu, wenn desinfizierende, mehr oder weniger aktiv wirkende Mittel der Trockenpinselung einverleibt werden. Vor allem seien hier Resorzin, Schwefel und Quecksilber als die am meisten in Betracht kommenden Substanzen genannt. Dem Resorzin kommt eine keratolytische Wirkung zu, die besonders zur Auflösung der fettigen Hornmassen dient. Schwefel in jeder Form war von jeher als Medikament der Wahl gegen die Seborrhoe anerkannt, während die Quecksilbersalze, insbesondere Zinnober, eine ausgezeichnete antiseptische Wirkung entfalten. Es seien z. B. zwei altbewährte Rezepte von Schüttelmixturen angegeben:

a) *Resorzin-Schwefel-Schüttelmixtur.*

Rp. Resorcini 5,0
Sulfur. praec.
Talc. venet.
Zinci oxydat.
Acid. boric.
Glycerini .... aa 10,0
Aq. dest.............. ad 100,0

b) *Zinnober-Schwefel-Schüttelmixtur.*

Rp. Resorcini........... 5,0
Cinnabaris 1,0
(Hg. sulfurat. rubri)
Sulfur. praec............. 10,0
Zinci oxydat.
Talc. venet. .... aa 15,0
Glycerini .... 10,0—20,0
Spiritus 50% .... ad 100,0

Die Entfernung des Medikamentes wird morgens meist mit *heißen Waschungen* (gewöhnliches bzw. mit

Solut. VLEMINCKX versetztes Wasser) vorgenommen. Reicht die Abspülung nicht aus und ist die ölige Seborrhoe besonders ausgeprägt, so wird die Reinigung der Gesichtshaut mittels eines mit Benzin oder noch besser mit Aceton purissim. befeuchteten Wattebausches vorgenommen. Auch sind alkoholische Gesichtswaschungen gut verwendbar:

Rp. Thymoli 0,2
Mentholi............... 0,5
Spir. Vini .... ad 100,0

Anschließend wird eine dünne Schicht einer nicht schmierenden, leicht resorbierbaren Creme auf die massierten und bepinselten Hautgegenden eingerieben, um der fortgesetzten schälenden Wirkung der Resorzinschüttelmixtur vorzubeugen. In dieser Hinsicht möchten wir die reizlose UNNAsche Eucerincreme empfehlen. Ferner sei noch folgendes Rezept erwähnt:

Rp. Adip. lanae 1,0
Tragacanth. 1,0
Ungt. cetylic.
(oder Dermocetyl) 23,0
Aq. dest. .... ad 50,0
Pulv. radic. Irid. florent... q. s.

Resorzin-Schwefel- bzw. Zinnober-Schüttelmixturen werden ab und zu nicht vertragen, so daß bei täglicher Behandlung nach einer gewissen Zeit Reizwirkungen entstehen. In der Tat sind „irritable Formen" der Akne vulgaris bekannt, welche öfters hellblonde, lymphatisch aussehende Menschen betreffen. Von vornherein energisch angewandte antiseptische Mittel verschlechtern den bestehenden Ausschlag, lösen neue Knötchenschübe aus und können sogar Reizekzeme bewirken. Daher soll die Behandlung in solchen Fällen besonders mild eingeleitet werden: erfahrungsgemäß üben feuchte Umschläge mit einer verdünnten VLEMINCKXschen Lösung (1—2 Teelöffel auf $^1/_2$ bis $^3/_4$ Liter gekochten Wassers) eine günstige Wirkung aus. Solut. VLEMINCKX enthält Schwefel und entfaltet sowohl antiparasitäre bzw. antiseborrhoische wie antiekzematöse Wirkungen. Abends werden abwechslungsweise milde Resorcin-Zink-Wismut-Salben:

Rp. Resorcini 0,15
Zinci oxydat.
Bismut. subnitr. .... aa 3,0
Ungt. lenient. boric. 5%,
Ungt. simplic. ...... aa ad 30,0

oder Thigenol- bzw. Ichthyolpasten z. B.:

Rp. Thigenoli 0,6
Bismut. subnitr. 3,0
Lanolini et Vaselini .. aa ad 30,0

für die Nacht aufgetragen. Morgens werden die Salbenreste durch die Vleminckxwaschung entfernt. Sehr gut bewährt sich auch bei irritablen Aknefällen Schwefel in kolloidalem Zustand, sei es in Salben- oder in Pulverform: Sulfidal, Sulfoform, Schwefeldiasporal. Unter anderen seien das französische Präparat „Azufrol" (in Salbenform) von Couturieux (Paris) hergestellt, ferner der deutsche Puder „Sulfoderm" genannt. Das hautfarbene Sulfoderm eignet sich besonders gut zur ambulanten Behandlung und wird tagsüber wie ein gewöhnlicher Toilettepuder angewendet.

Bei einer Anzahl von Patienten spielen die entzündlichen Erscheinungen der Akne sowie die Komedonen der Seborrhoe gegenüber eine untergeordnete Rolle. Im Vordergrund steht hier eine ausgesprochene ölige Seborrhoe, welche insbesondere der Gesichtshaut eine fettig-glänzende, lästige Beschaffenheit gibt. In solchen Fällen werden meistens häufige Seifenwaschungen verordnet (Glyzerin-Mandelseifen, eventuell mit Zusatz von Borax, und zwar 2 Teelöffel vom sogenannten Kaiserborax auf 1 Liter warmen Wassers). Nach der Waschung wird von mancher Seite eine kräftige Abreibung des Gesichtes mittels eines groben Handtuches empfohlen, um eine mechanische Reinigung der Follikelmündungen herbeizuführen. Zum gleichen Zwecke bedient man sich gelegentlich der Marmor- bzw. Bimssteinseifen.

Rp. Sulfur. praec. 2,0
Marmor. pulv. grossi
Sapon. medical. pulv. aa 9,0

Doch führt diese, wenn täglich durchgeführte Prozedur zu Reizungen: die Haut wird spröde, rissig und weist eine erhöhte Ekzembereitschaft auf. Man tut in diesem Falle besser, die Seifenwaschungen durch Abspülungen mit Solut. VLEMINCKX oder durch das wohlbekannte *Kummerfeldsche Waschwasser*:

Rp. Sulfur. praec. 1,0
Spir. camphor.
Spir. Lavandulae ..... aa 2,0
Spir. Coloniens. 4,0
Aq. dest. 60,0

zu ersetzen. Nach der morgens vorgenommenen Seifenwaschung wird dann die Gesichtshaut gepudert, sei es mit Sulfoderm oder mit dem folgenden von UNNA angegebenen hautfarbenen Puder:

Rp. Zinc. oxyd.......... 5,0
Magnes. carbon........... 4,0
Bol. alb................ 2,5
Bol. rubr. 0,5
Amyl. Oryz. .... ad 30,0

oder

Zinc. oxyd............. 5,0
Sol. Eosin spirit. 1% ... 10,0
Lycopod. .... ad 100,0

Diese Behandlung hat den Vorteil, nicht nur die entstellenden Akneveränderungen zu verdecken, sondern außerdem noch eine kontinuierliche antiseptische Wirkung auszuüben.

Unter den entzündlichen Akneveränderungen sind neben den oberflächlichen Knötchen bzw. Follikulitiden noch tieferliegende Infiltrate vorhanden, welche sich durch die bis jetzt erwähnten Lokalbehandlungsmethoden kaum beeinflussen lassen. Diese kutansubkutanen, fluktuierenden, unter der Haut livide bis bläulichviolett aussehenden Knollen zeichnen sich durch ihren äußerst torpiden Verlauf aus. Sich selbst überlassen, brechen sie meist allmählich nach zentraler Erweichung nach außen durch und gehen dann sehr langsam unter Hinterlassung von hypertrophischen Narben (Keloid) oder von atrophischen, violettbraun verfärbten Hautvertiefungen zurück. Zur Lokalbehandlung der sogenannten tieferen Hautinfiltrate sind in erster Linie Quecksilberpflaster in 20%iger Konzentration (Firma Beiersdorf, Hamburg) zu empfehlen. Pflasterstücke von passender Größe werden abends auf die vorher mit Benzin bzw. Azeton entfetteten erkrankten Hautstellen aufgelegt und über Nacht liegen gelassen. Die Prozedur wird 3—4mal abends bis zur Verflüssigung der gummösen Gebilde wiederholt; dann wird der Abszeß mit einem spitzen Thermokauter eingestochen und entleert. Unter Aussparung der zentralen Öffnung wird weiterhin täglich Quecksilberpflaster auf das Infiltrat aufgelegt bis zum Schwinden der infiltrierten, derben Stellen. Die Wirkung des Hg-Pflasters macht sich nämlich nach zwei Richtungen hin geltend: meistens beschleunigt das Hg-Pflaster den unter natürlichen Umständen so trägen Heilungsverlauf der Akneknoten, indem es diese viel schneller zur Erweichung und Ausstoßung bringt. Manchmal aber können frisch aufgeschossene Infiltrate unter Hg-Pflasterbehandlung abortiv verlaufen, d. h. sie gehen glatt, ohne Abszeßbildung vollständig zurück.

In den letzten Jahren werden vielfach die *Röntgenstrahlen* (s. dort) zur Behandlung der entzündlichen Akneveränderungen herangezogen. In der Tat vermögen sie mitunter kosmetisch sehr schöne, wenn auch nicht endgültige Erfolge zu erzielen. Nur sollte die Röntgentherapie dann eingreifen, wenn die oben angeführten Lokalbehandlungen sich als ungenügend erweisen. Vor allem bewähren sich Röntgenstrahlen bei der Komedonenakne, gegen die hartnäckigen Hautinfiltrate mit Neigung zur Keloidbildung, ferner gegen die sogenannte *körnige, subkutane Akne*, die aus zahlreichen, hautfarbenen, besonders an Kinn und Stirn sitzenden, derben, reiskörnergroßen Prominenzen besteht. Ob letztere, wie öfters angegeben, kleinen Talgdrüsenretentionszysten entsprechen, ist noch nicht sicher entschieden. Daß die Röntgentherapie der Akne nur von denjenigen durchgeführt werden darf, welche die Technik vollkommen beherrschen, ist selbstverständlich. Was die Anwendungsarten anbelangt, kommen zwei Methoden in Betracht:

a) Die von den amerikanischen Autoren (MAC KEE) besonders erprobte, fraktionierte Röntgenbehandlung: Ein Viertel einer sogenannten Röntgen-Hauteinheit wird ohne Filter unter 90—100 Kilovoltspannung auf die zu behandelnde Hautgegend appliziert. In internationale Einheiten (r) umgerechnet ergibt sich folgende Dosis: Spannung = 90 Kilovolt. Filter = 0. Milliampere = 1. Haut-Fokus-Abstand = 24 cm. Offene Bestrahlung 133″ = 33 r (sogenannte effektive r). Es finden insgesamt 16 Bestrahlungen jede Woche 1 mal statt.

b) Filtrierte, mittelharte Strahlen werden in Intervallen von 10 Tagen 2—4 mal abgegeben: 2 Serien pro Jahr. Technische Bedingungen: Spannung 90—120 Kilovolt. Filter 0,5—1,0 mm Al. Dosis: 100—200 r (internationale Einheiten).

Die erstere Methode (fraktionierte Dosen) soll nach der Ansicht von MAC KEE der letzteren überlegen und gefahrlos sein. Seit der systematischen Bearbeitung der Röntgentherapie ist die früher hier und dort empfohlene *Kohlensäureschneebehandlung* meist entbehrlich geworden. Sie wird gegen vereinzelte, besonders hartnäckige Akneknoten verwendet: der passende Kohlensäurestift wird unter mäßigem Druck während 15—30 Sekunden appliziert.

Da der Krankheitsprozeß bei Akne vulgaris sowie bei Rosacea in seinem Anfang wenigstens sich in den obersten Epidermisschichten abspielt, so werden öfters „*Schäleffekte*" (s. Schälkuren) angestrebt, die am einfachsten durch Seifenwaschungen verwirklicht werden. Der Seife, insbesondere der Schmierseife, kommt nämlich nebst desinfizierender auch eine keratolytische Wirkung zu. Aus diesem Grunde bildet Sapo viridis und kalinus einen wichtigen Bestandteil der sogenannten Schälpasten. Zwar haben seit der Einführung der Röntgentherapie die früher sehr beliebten Schälkuren zur Lokalbehandlung der Akne an Bedeutung abgenommen. Sie können jedoch manchmal bei hartnäckigen Formen mit reichlicher Pustelbildung zu recht guten Erfolgen führen. In Betracht kommt hier vor allem die LASSARsche Schälsalbe:

Rp. β-Naphtholi	10,0	Sapon. virid.	
Sulfur. praec.	50,0	Vaselin. flav.	aa 20,0

Eine messerrückendicke Schicht dieser Salbe wird aufgestrichen, am ersten Tage $^1/_4$—$^1/_2$ Stunde belassen und dann vorsichtig entfernt. An den folgenden Tagen wird die Wirkungszeit allmählich erhöht, bis der Patient die Salbe einen ganzen Tag hindurch aushalten kann. Meistens treten starke Reaktionserscheinungen auf, an die sich dann die klinische Heilung anschließt. Schälkuren können auch noch auf andere Weise erzielt werden, namentlich durch lokale *Quarzbelichtungen* mittels der Höhensonne oder der KROMAYERschen Quarzlampe. Durch sukzessive, mit zunehmender Intensität durchgeführte Belichtungen werden erythematöse, entzündliche Reaktionen beliebigen Grades hervorgerufen, die zur Schälung der behandelten Hautpartien führen. Es werden im ganzen 10—15 Belichtungen mit 3—4 tägigen Intervallen durchgeführt, wobei die Quarzlampe entweder aus der Entfernung (5—10 cm) auf die Haut wirkt oder direkt auf diese aufgedrückt wird. Insbesondere kommt das zweite, sogenannte Kompressionsverfahren bei hartnäckigen, tieferen Infiltraten zur Anwendung. Noch erhöht wird die Tiefenwirkung durch Einschaltung einer Blauglasscheibe, welche die kurzwelligen Ultraviolett- und Wärmestrahlen ausschaltet, die tieferpenetrierenden aber durchläßt.

Bis jetzt sind vorwiegend neben der physikalischen Allgemeinbehandlung Mittel zur äußeren Lokalbehandlung der Akne vulgaris erörtert worden. Was nun die *diätetische Therapie* der Akne anbelangt, können hier nur einige Winke gegeben werden, da einigermaßen konstante therapeutische Erfolge bei Aknefällen trotz strikter Innehaltung diätetischer Vorschriften nicht sicher wurden. Zwar geben gewisse Patienten immer wieder an, daß Rückfälle ihres Ausschlages besonders nach Genuß von ganz bestimmten Speisen (Käse, gesalzene oder stark gewürzte Kost usw.) aufzutreten pflegen. Solche Angaben sollen selbstverständlich von Fall zu Fall berücksichtigt werden. Öfters findet man unter den Aknepatienten Schnellesser oder solche, die an Obstipation leiden. Daß die letztere den hartnäckigen Verlauf der Akne vulgaris unterstützt und ihre Rückfälle begünstigt, ist eine geläufige Beobachtung. Daher soll in erster Linie für einen regelmäßigen Stuhlgang gesorgt werden. Bitterwässer, Karlsbader Salz kämen gelegentlich in Betracht. Vielfach wurden früher, um der von manchem Autor angenommenen Autointoxikationstheorie Rechnung zu tragen, darmdesinfizierende Mittel verwendet (Kalomel, Menthol, Naphthalin, KOPPsche Aknedragees von der Firma Laboschin-Berlin). Zu diesem Zweck ist neuerdings ein deutsches Präparat angegeben worden, das sogenannte Vallathen (Firma Johann Ch. Bellas, Arzneimittelfabrik, Berlin SW 29), das neben Schwefel und Darmdesinfizienten noch Blutdrüsenextrakte enthält (s. auch Rosacea). Nicht so selten klagen Aknepatienten über Magen- bzw. Darmstörungen, die aber meistens unbestimmter Natur sind und öfters dem Krankheitsbilde der sogenannten nervösen Dyspepsie entsprechen. Mit Rücksicht auf eine tuberkulöse Komponente der Akne juvenilis kann hier die GERSONsche Diät versucht werden. In Anbetracht der Schutzwirkung, welche der Sekretion des Hauttalges gegen die Infektion der Talgdrüsen zugesprochen wird, ist ferner eine kohlehydratreiche Diät bei der diätetischen Behandlung der Akne am Platze, da unter reichlicher Darreichung von Kohlehydraten die Menge des Hauttalges größer werden soll.

Von einer internen Behandlung der Akne ist nicht viel zu erwarten, ganz ungeachtet der unzähligen, von Laien so gepriesenen sogenannten „Blutreinigungsmittel". Die volksmedizinische Anschauung, wonach Akne vulgaris der kutane Ausdruck eines „schlechten Blutes" sei, erfreut sich nämlich heute noch immer im Publikum einer großen Beliebtheit. In der Tat stellt aber dieser Glaube an die „*Acrimonia sanguinis*" der mittelalterlichen Humoralpathologie eine wissenschaftlich unbegründete Anschauung dar.

Von vielen Seiten werden Hefepräparate zur peroralen Aknebehandlung empfohlen in der Annahme, daß Hefen auf die Staphylokokken, denen bis jetzt die ausschließliche Ursache der entzündlichen Akneveränderungen zugeschrieben wurde, eine spezifische Wirkung ausüben. Die perorale Hefetherapie der Akne scheint uns aber in dieser Hinsicht noch hypothetisch und ihre klinischen Erfolge sind bis jetzt jedenfalls sehr dürftig.

Unter den innerlichen medikamentösen Mitteln sollen aber doch die Arsenikpräparate erwähnt werden, die bei schwächlich aussehenden, anaemischen, jugendlichen Aknepatienten die natürlichen Abwehrkräfte des Organismus heben. Arsenik wird peroral verabreicht, z. B. entweder in der bekannten Form des Liquor Fowleri:

Rp. Liq. Fowleri 20,0
Spir. Menth. pip. 40,0
3mal täglich 3—15 Tropfen in steigenden Dosen in der bekannten Weise

oder als Arsylen (HOFFMANN-LA ROCHE: 3mal pro die 1 Pille während 20 Tagen; die Kur wird 2—3mal im Jahre wiederholt). Es können aber auch Arsenikpräparate, wie Arsylen, Solarson intramuskulär bzw. subkutan eingespritzt werden. Das früher viel verordnete Ichthyol (Ichthyol., Aq. dest. aa 3mal täglich 20—30 Tropfen stark verdünnt in Wasser) ist unserer Ansicht nach entbehrlich.

Bei jugendlichen Aknepatientinnen spielen die Menses bzw. die Geschlechtsdrüsen in bezug auf die Pathogenese der Akneschübe eine unverkennbare Rolle. Meist schießen frische Akneknötchen um die Zeit der Periode auf. Dabei muß wohl an anatomische (Retroflexio uteri usw.) wie an funktionelle Anomalien der Geschlechtsorgane von Fall zu Fall gedacht werden. Bei innersekretorischen Störungen sollen entsprechende Hormonpräparate versucht werden (Progynon, Schering; Hogival, Bad Homburg; Ovoglandol, Roche usw.). Daß der im Volke verbreitete Glaube, wonach *sexuelle Abstinenz* Akne hervorrufe, völlig unbegründet sei, müssen wir hier betonen.

Bis zur heutigen Zeit wird bei hartnäckigen Aknefällen Staphylokokkenvakzine empfohlen, wurde sie doch als eine spezifisch eingestellte Behandlungsmethode betrachtet. Sie wird in steigenden Konzentrationen subkutan bzw. intramuskulär bei Aknepatienten vielfach eingespritzt. Die Erfolge solcher Kuren sind keineswegs konstant. Ab und zu einmal bewirkt allerdings die Vakzine eine fieberhafte Allgemeinreaktion und es gehen frische Akneknötchen zurück, meistens aber bleibt der Ausschlag unverändert bestehen, wenn nicht sogar, wie es gelegentlich auch beobachtet werden kann, neuere Schübe aufschießen. Mißerfolge kommen bei der perkutanen Vakzinebehandlung vor; ähnlich steht es mit dem Histopin (nach WASSERMANN), einem in Salben- oder Gelatineform angewandten Extrakt aus Staphylokokken oder mit dem von BESREDKA eingeführten sogenannten Antivirus, das in Salben- bzw. flüssiger Form zu spezifischen Lokalverbänden benützt wird (sogenannte *Immunizols*, GREMY). Die Unzulänglichkeit der Staphylokokkenvakzinetherapie erklärt sich nach Ansicht RAMELS von selbst, wenn in den staphylogenen Follikulitiden keine direkte äußere Hautinfektion, sondern die vorübergehende Aufflackerung der saprophytischen Hautstaphylokokken durch den primären, endogen, haematogen bedingten Ausschlag tuberkulösen Ursprunges erblickt wird. Die mit der Staphylokokkenvakzinetherapie erzielten Erfolge sind im Grunde genommen nicht besser und nicht schlechter wie diejenigen einer *unspezifischen Reiztherapie*. Die letztere sollte demnach erst in den hartnäckigen Aknefällen, bei denen die üblichen, oben angeführten therapeutischen Versuche versagen, herangezogen werden. Zur Durchführung einer parenteralen unspezifischen Reiztherapie stehen nun allerdings sehr verschiedene Mittel zur Verfügung. So kann das menschliche Blut selbst, sei es das Eigen- (Autohaemotherapie), sei es das von Gesunden gelieferte Blut (Heterohaemotherapie), als Reizmittel verwendet werden. Es werden meist 2—3mal wöchentlich 4—10 ccm Eigenblut intraglutaeal eingespritzt. Wenn nach 12 Einspritzungen keine Besserung eingetreten ist, soll die Behandlung abgebrochen werden. Eine mitunter günstig wirkende Proteinkörpertherapie stellen Einspritzungen von Milch dar: am einfachsten wird Kuhmilch durch Kochen sterilisiert und direkt intramuskulär in Dosen von 4—10 ccm eingespritzt. Man kann auch gebrauchsfertige Präparate verwenden, so z. B. das Aolan, ferner Lacvax (WANDER). Den gleichen Zweck erfüllt Caseosan (LINDIG). Eine chemische Reiztherapie wird vielfach mittels Terpentinderivaten durchgeführt: meistens spritzt man $\frac{1}{4}$—1 ccm einer 20%igen Terpentinlösung in Ol. Olivar. Da aber nicht selten schmerzhafte Lokalreaktionen nach deren Gebrauch auftreten, wird das gewöhnliche Terpentin durch das schmerzlose Olobintin, Terpichin, Terpestrol ersetzt.

In Anbetracht der RAMELschen Ansicht von der tuberkulösen ätiologischen Komponente scheint a priori bei Akne ein therapeutischer Versuch mit Tuberkulin am Platze zu sein. KEMERI rät, pyogene Herde (Zähne, Tonsillen, Blinddarm usw.), soweit solche auffindbar sind, vorher zu entfernen. Über den Wert der Tuberkulinkuren bei der Akne vulgaris wird im übrigen erst die Zukunft entscheiden, da bis jetzt auf diesem Gebiet eine systematische Tuberkulinbehandlung nie durchgeführt wurde. Viel soll aber auch damit nicht erwartet werden. Eine weitere spezifische Aknebehandlung könnte ferner mit Goldpräparaten versucht werden, welche seit einigen Jahren in das therapeutische Rüstzeug für fragliche tuberkulöse Hauterkrankungen miteinbezogen worden sind. Die bisherigen Ergebnisse sind noch recht spärlich, regen aber zu weiteren Versuchen an. Zu erwähnen sind noch die mitunter recht befriedigenden Ergebnisse eines innerlich dargereichten physikalisch-chemisch veränderten Hammelblutextraktes (sogenannte *Diatonine*, Labor R. L. D., Paris), das von RAMEL neuerdings therapeutisch verwendet wurde. Besonders wirksam erweist sich die Diatonine bei Patienten mit anaemisch-skrofulösem Habitus, die an hartnäckigen, rezidivierenden, papulo-pustulösen entzündlichen Schüben leiden. Die Aknetherapie ist eine schwierige und langwierige, sie kann nicht genug individuell geführt sein. Eines sollte von vornherein jedem Aknepatienten klargemacht werden, nämlich, daß Geduld und Ausdauer zwei zum Erfolg unerläßliche Bedingungen sind.

Nur zu oft aber erweist sich die Gesinnung der Aknepatienten als eine sehr mißtrauische, und daran sind wohl zu einem guten Teile die Ärzte selber schuld, die sich der Behandlung ihrer Aknepatienten in zu leichter Weise annehmen. Allzuoft wird von Medizinern behauptet, Akne vulgaris sei eine oberflächliche Dermatose, die nach den Zwanzigerjahren spontan abheile, obschon eine objektive, sorgfältige Beobachtung auf den nur relativen Wert solcher Vorstellungen hinweist. So erklärt es sich, daß Aknepatienten den Fachmann unter der Bedingung aufsuchen, in möglichst kurzer Frist von ihrem Hautleiden ein- für allemal genesen zu können. Entspricht aber die angeratene Therapie nach einigen Wochen ihren Erwartungen nicht, so wird alsbald die Behandlung abgebrochen. Daß zahlreiche Mißerfolge gelegentlich zur Psychose führen und den Grund zu allem möglichen therapeutischen Unfug bilden können, ist klar. Daher ist es für den Arzt eine notwendige Aufgabe, den Aknepatienten über das Wesen seiner Erkrankung aufzuklären, soll die Aknebehandlung sachgemäß durchgeführt und nicht dem Zufall oder gar dem Kurpfuscher überlassen werden.

S. Diathermie; Ernährung; Filiforme Dusche; Heliotherapie; Jodschwefel; Kaustik; Lichtbehandlung; Massage; Psyche; Radium; Röntgen; Rotationsinstrumente; Schälkuren; Seborrhoe; Yatren; Zinn.

Chirurgische Behandlungsmethoden. Solche sind beim *Mitesser* in jenen Fällen angezeigt, bei denen eine konservative Behandlung entweder versagt hat oder nicht schnell genug zum Ziele führt. Im Prinzip handelt es sich um eine instrumentelle, unblutige oder blutige Entfernung des Komedonenpfropfes; hierbei kann sich der Eingriff lediglich auf den Follikeltrichter beschränken oder auch den sezernierenden Teil der Talgdrüse miteinbeziehen. Die Anwendung des *Komedonenquetschers* (s. dort) in seinen verschiedenen Modifikationen stiftet bei entzündeten Komedonen (Akne vulgaris) und bei zystischer Erweiterung des Follikels (Riesencomedo) oft mehr Schaden als Nutzen an. Durch Druck und Quetschung wird die Ausbreitung des entzündlich-infektiösen Prozesses auf das perifollikuläre Gewebe begünstigt; es kann zu einer die ursprüngliche Grenze des Prozesses weit überschreitenden Infiltration, Einschmelzung und schließlich Narbenbildung kommen. Der Komedonenquetscher und ähnliche auf Druck- oder Saugwirkung beruhende Instrumente sind dort angebracht, wo es sich um die Beseitigung einzelner oder gruppiert stehender Mitesser ohne stärkere entzündliche Erscheinungen (Acné sébacée cornée der französischen Autoren) handelt. Man erleichtert sich das Herauspressen festsitzender Mitesser, wenn der Follikeltrichter mit einem feinen Messerchen oberflächlich geschlitzt wird.

Sehr leicht und unblutig läßt sich der Komedonenpfropf mittels eines hohlmeißelartigen Instrumentes herausholen, welches in verkleinerter Form dem ophthalmologischen Hohlmeißel zur Fremdkörperentfernung entspricht. Dem gleichen Zwecke dient das Ausbohren der Komedonen mittels feinster, zahnärztlicher Stahlbohrer *(Beutelrockbohrer)* nach R. O. Stein. Eine Verletzung des Ausführungsganges und des Drüsenkörpers läßt sich hierbei kaum vermeiden, doch schadet dies im Hinblick auf den beabsichtigten Zweck nichts. Ohne umfangreiches Instrumentarium läßt sich die Entfernung der Komedonen unter bewußter Verletzung des Drüsenausführungsganges und des sezernierenden Drüsenanteiles durch subkutane Schlitzung mittels des von Moncorps angegebenen *Aknemesserchens* (Lautenschläger-München) bewerkstelligen. Über die Technik des Eingriffes s. später. Diese Methode gibt bei richtiger Technik ein völlig narbenfreies Resultat. Zurückhaltung mit diesem Verfahren ist nur bei Komedonen am Platze, welche unterhalb des unteren Mandibularrandes sitzen; erfahrungsgemäß birgt im Halsbereich jede Kontinuitätstrennung die Gefahr einer unschönen Narbenbildung in sich. Ebenso wird man von diesem und anderen, blutigen Verfahren in jenen seltenen Fällen absehen, bei denen es zu einer keloidartigen Narbenbildung im Bereiche der zur Einschmelzung gelangten Aknepusteln kommt. Wichtig ist es, während der Behandlung den Kopf des Patienten so zu fixieren, daß die das Messerchen führende Hand einen Stützpunkt hat und ausfahrende Bewegungen ängstlicher Kranken nicht möglich sind. Am besten geschieht der Eingriff am liegenden Patienten, wobei der Arzt am Kopfende steht, für seine rechte Hand einen Stützpunkt hat und mit der linken Hand fixiert. Bei sehr empfindlichen Patienten kann man von der iontophoretischen Anaesthesie nach Wirz Gebrauch machen. Nachbehandlung genau wie bei der Akne (s. diese).

Die Behandlungsdauer der Akne vulgaris läßt sich mittels chirurgischer Maßnahmen wesentlich abkürzen. Sie bezwecken 1. eine rechtzeitige Entleerung von Eiter aus der Talgdrüse und deren Umgebung und damit vorbeugend eine möglichst wenig auffällige Narbenbildung oder 2. eine partielle oder totale Zerstörung einzelner, erkrankter Talgdrüsen und ihrer Ausführungsgänge ohne Hinterlassung auffälliger Narben.

Die älteste, bereits von Kaposi empfohlene und auch heute noch geübte Methode einer chirurgischen Behandlung der Akne vulgaris ist die *Stichinzision.* Dieselbe ist besonders in jenen Fällen angezeigt, bei denen es zu Knotenbildungen mit nachfolgender Abszedierung (Akne conglobata) und als Folge letzterer zu auffälliger und kosmetisch störender Narbenbildung kommt. Es ist nicht immer leicht, den richtigen Zeitpunkt zu finden, in welchem mit dem Versuch, durch konservative Maßnahmen (Karbol-Quecksilber-Pflaster, Kataplasmen, Alkoholverbände, Quarzlicht-Kompressionsbestrahlung, Röntgen, Vakzine- und Reizkörpertherapie) eine eitrige Einschmelzung hintanzuhalten, aufgehört und an dessen Stelle eine Stichinzision vorgenommen werden muß. Die Stichinzision bezweckt eine frühzeitige Entleerung des Eiters, welcher sich in der Tiefe im Bereich des Talgdrüsenkörpers und dessen Umgebung gebildet hat, bevor es zu einer Einschmelzung von Gewebe, spontanem Durchbruch nach der Oberfläche und im Anschluß hieran zu auffälliger Narbenbildung kommt. Mit der Incision soll nicht so lange gewartet werden, bis es zu den Anzeichen einer die Hautoberfläche erreichenden Einschmelzung (durch Sondendruck nachweisbare Fluktuation, Bildung eines Eiterküppchens) gekommen ist; es muß vielmehr schon vorher inzidiert werden. Andernfalls erfüllt die Stichinzision wohl die Aufgabe einer Eiterentleerung und kürzt den Verlauf um einige Tage ab, das Zustandekommen von unter Umständen recht auffälligen Narben vermag sie jedoch dann nicht mehr zu verhindern. Als Instrument eignet sich besonders ein etwa 1 cm langes und 2—3 mm breites, bajonettartiges Messerchen, ähnlich dem in der Ophthalmologie üblichen Graefeschen Linearmesser. Eine Anaesthesie ist bei der Kürze und Geringfügigkeit des Eingriffes kaum nötig. Bei besonders empfindlichen Patienten empfiehlt sich eine Vereisung mit Chloraethylspray; häufig genügt auch eine durch kräftiges Emporheben einer Hautfalte bewerkstelligte *Anaesthesia dolorosa.* Ist es bereits zur Fluktuation gekommen, wird nicht in deren Bereich inzidiert, sondern etwas seitlich davon. Hierdurch gelingt es häufig noch, die dünne Hautbedeckung über dem Abszeß zu erhalten. Durch sanften Druck und nicht durch robustes Quetschen wird der Eiter aus der genügend tief und parallel zur Spaltrichtung der Haut anzulegenden Stichinzision entleert. Am darauffolgenden Tage wird der Schorf abgehoben und der inzwischen angesammelte Eiter nochmals durch vorsichtigen Druck entleert. Gute Dienste leistet das Auflegen von Mullkompressen mit 50—70% Alkohol auf die Inzisionsstelle (zirka 10 Minuten mehrmals am Tag); schon am folgenden Tag ist die Entzündung fast völlig geschwunden. Die Domäne der Stichinzision ist die Akne conglobata mit massiven Infiltraten. Für weniger schwere Formen dagegen stellt sie eine zu grobe Methode dar. Das gleiche gilt für das *Stanzverfahren mittels der* Kromayer*schen Stanzen.* Je nach dem Zwecke (Lochinzision mit Entfernung eines vereiterten Komedo, Herausstanzen eines ganzen Akneknotens) werden verschieden große Stanzen gewählt. Die Schmerzhaftigkeit des Verfahrens ist bei geschicktem und raschem Arbeiten nicht größer als die einer Stichinzision. Die vollständige Trennung des herausgestanzten Zylinders wird nach Anheben mittels Pinzette durch einen Scherenschlag vorgenommen.

Das gleiche wie mit der Stichinzision und dem Stanzverfahren, nämlich Entleerung von Eiter und partielle Zerstörung des Talgdrüsenkörpers und seines Ausführungsganges, läßt sich auf schonendere und elegantere Weise mittels der ***subkutanen Schlitzung der Talgdrüsen nach*** Moncorps (Münch. med. Wschr. 1929, S. 997) erreichen. Instrumentarium: Einschneidiges Aknespezialmesserchen (Lautenschläger-München). Die zum Feststellen der auswechselbaren Messerchen am Griff befindliche Schraube dient zugleich der Orientierung über die Lage von Schneide und Rücken; es ist in den Dimensionen so beschaffen, daß es, in den Drüsenporus eingeführt, ohne Verletzung der Hautoberfläche und des oberen Drittels des Ausführungsganges bis zum Drüsenfundus vorgeschoben werden kann. Es darf hierbei weder bluten noch schmerzen, andernfalls hat man es falsch gemacht und den Drüsenausführungsgang in seinem oberen Drittel durchstoßen. Man fühlt deutlich am Widerstand, wenn die Messerspitze den Drüsenfundus erreicht hat. Jetzt wird das Messerchen noch etwa 1—2 mm in der gleichen Richtung vorgestoßen und dann der Drüsenkörper dadurch subkutan geschlitzt, daß die Schneide gegen die Hautoberfläche geführt wird. Drehpunkt der Messerlängsachse in Höhe des Porus. Dann wird das Messer wieder zur ersten Position zurückgeführt und in dieser Stellung um 90° über den Rücken gedreht. In dieser Stellung wird eine schaufelartige Bewegung ausgeführt, indem die Messerbreitseite beim Herausziehen leicht gegen die Hautoberfläche gedrückt wird. Durch diese Manipulation wird 1. die Drüse und der untere Teil des Ausführungsganges subkutan geschlitzt und 2. ein Teil des Drüseninhaltes und der im Ausführungsgang befindliche Comedo nach außen befördert. Vermutlich spielt neben der partiellen Zerstörung der Drüse auch das kleine, subkutane Haematom bei dem Heilungsvorgang eine Rolle. Bei einiger Übung lassen sich in einer Sitzung von 10 Minuten Dauer 50—60 Talgdrüsen subkutan schlitzen. Aus jedem Follikelostium blutet es nach der subkutanen Inzision; meist quellen nur einige Tropfen Blut hervor. Hat man die vorgesehene Anzahl von Subkutanschlitzungen vorgenommen, so bedeckt man die behandelten Stellen für zirka 5 Minuten mit in 70% Alkohol getränkten Mullkompressen. Nach Abnehmen der Alkoholkompressen werden die noch blutenden Stellen kräftig komprimiert und mit Suprarenin betupft. Nach 1—2 Minuten haben sich um die behandelten Follikelostien anaemische Höfe gebildet. Der Patient wird in seiner Erwerbstätigkeit in keiner Weise behindert. Bis zur nächsten Behandlung (Intervall 2—3 Tage) werden keine Salben oder Pasten angewandt, sondern dem Kranken die Weisung gegeben, die behandelten Stellen nicht zu waschen, die kleinen, stecknadelkopfgroßen Schorfe an den Follikelostien nicht abzukratzen und zur Reinigung lediglich 50% Weingeist zu benutzen. Bevor in der zweiten Sitzung neue Bezirke angegangen werden, werden die in der ersten Sitzung geschlitzten Drüsen revidiert, indem die Blutkrüstchen abgehoben werden und der im oberen Drittel des Ausführungsganges angesammelte Eiter oder das Sekret durch eine grabstichelähnliche Manipulation mit der Breitseite des Aknemesserchens entfernt wird. Eine Anaesthesie ist nicht erforderlich; es empfiehlt sich, wie bei der Stichinzision, innerhalb einer kräftig gequetschten Falte den Eingriff vorzunehmen. An den entzündeten Follikeln schmerzt er etwas mehr als an den nichtentzündeten. Das Verfahren ist gleichermaßen für die Beseitigung von Komedonen wie für die verschiedenen Formen der Akne vulgaris geeignet. Die Kranken nehmen die Unannehmlichkeit dieser manchmal etwas schmerzenden Behandlungsmethode gern auf sich, weil sie bald — oft schon nach der zweiten bis dritten Sitzung — erkennen, daß sich der Befund rapid bessert. In der Tat läßt sich auf diese Weise ohne Zuhilfenahme von Salben und Pasten eine Akne in kürzerer Zeit zum Verschwinden bringen, als dies mit den konservativen Maßnahmen möglich ist. Die chirurgische Behandlungsmethode ist ebenso wie die Salben-, Pasten- und Lichttherapie rein symptomatisch, sie enthebt den behandelnden Arzt nicht der Verpflichtung, übergeordnete oder mit der Akne vergesellschaftete Krankheitszustände zu berücksichtigen. Auch nach der chirurgischen Behandlung kommen erklärlicherweise Rezidive vor, doch sind sie für gewöhnlich nicht von der gleichen Intensität und lassen sich durch Schlitzung in kurzer Zeit zum Verschwinden bringen. Nicht nur die offenbar erkrankten und entzündeten, sondern auch die scheinbar gesunden und lediglich von einem Komedo obturierten Follikel sollen mit der Methode angegangen werden, weil häufig Eiter im Bereiche des Drüsenkörpers vorhanden ist, ehe eine entzündliche Reaktion von außen deutlich wahrnehmbar ist, und von diesen Talgdrüsen alsdann Rezidive ausgehen.

S. auch Lichtbehandlung; Radium; Rotationsinstrumente.

Waschwässer, Linimente, Schüttelmixturen usw.

Rp. Hydrarg. bichlorat. . 0,1
Mucil. Gumm. arab...... 5,0
Glycerini 5,0
Aq. Amygdal. amar. 10,0
Spir. Vini 25,0
Aquae 100,0
(Nach BULKLEY-UNNA)

—

Rp. Acid. acet.......... 6,0
Tinct. Benzoes 6,0
Spir. camphorat. 6,0
Spir. Vini .... ad 100,0
(Nach PHILIPPSON)

—

Rp. Sol. VLEMINCKX.... 5,0
Ol. Lini 10,0
Aq. Calcis 10,0
Zinc. oxydat. 15,0
Calcii carbon............ 15,0

Rp. Sulfur. praec....... 15,0
Glycerini 40,0
Tinct. Quillaiae 10,0
Spir. camphorat. 100,0
Aq. Rosar. 310,0
Ol. Lavandul. 0,5
S. Gegen Pickel und Ausschläge.
(GUILLOT)

—

Rp. Sulfur. praec. 20,0
Spir. sapon. kal. 20,0
Bals. peruv. 2,0
Camphorae 2,0
Glycerini 2,0
Aq. Coloniens. 60,0
(Modif. n. EICHHOFF)

Vollbäder mit Solut VLEMINCKX oder Einpinselungen mit dieser Lösung bis zur Schälung. KUMMERFELDsches Waschwasser gut zu verwenden, auch ZEISSLsche Pasta (s. dort), Trockenpinselungen mit Schwefel, Ichthyol usw. nach JOSEPH, HERXHEIMER, NEISSER und VEIEL (s. Trockenpinselungen und Lotio Zinci).

Salben, Pasten usw.

Rp. Sulfur. praec.
Betanaphtholi .... aa 5,0
Sapon. virid............. 3,0
Vaselini 30,0
(EICHHOFF)

—

Rp. Tannini 5,0
Sulfur. praec............ 10,0
Zinc. oxydat. 17,5
Amyli................... 17,5
Vaselini 50,0
(JOSEPH)

—

Rp. Sulfur. praec........ 2,0
Kal. carbon. 1,0
Mitini 17,0
(seu Eucerini)
(JESSNER)

Rp. (Resorcini.......0,5—1,0)
Ichthyoli................ 1,0
Sulfur. praec............ 10,0
Zinc. oxydat. 4,0
Amyli 4,0
Vaselini .... ad 50,0
(SCHÄFFER)

—

Rp. Sulfur. praec. 10,0
Bals. peruv.
Camphorae .... aa 1,5
Sapon. virid............. 3,0
Adip. suill. 30,0
(EICHHOFF)

S. auch Schälpasten.

Zur Erweichung bzw. Bleichung von Mitessern werden noch folgende Verschreibungen empfohlen:

Rp. Acid. acet. dil. 10% .. 1,2
Glycerini 2,0
Talci.................... 7,0
M. u. f. pasta.
S. Pasta gegen Mitesser. Über Nacht liegen lassen und am Morgen mit warmem Wasser abwaschen.

Rp. Boracis 5,0
Kal. carbon. 2,0
Aq. dest. 93,0

—

Rp. Alumin. 10,0
Aq. dest. 62,0
Tinct. Benzoes 5,0
Amyli q. s. u. f. pasta.

Rp. Boracis 1,0
Sapon. kalin. alb. 10,0
Aq. Rosar. 200,0

Rp. Perhydroli (MERCK) . 5,0
Lanolini 25,0
Butyr. Cacao 15,0

Rp. Hydrog. hyperoxyd. . 30,0
Lanolini anhydr. 30,0

Rp. Boracis 10,0
Aq. dest. 250,0
Spir. Vini 100,0

Essigpasta (nach UNNA).

Rp. Bol. alb. 40,0
Glycerini 30,0
Acid. acet. 30% 20,0
oder:

Essig-Alaun-Eiweiß-Pasta (nach UNNA).

Rp. Past. Alum. albumin.. 20,0
Acet. aromat. 20,0
Lanol. anhydr. 8,0
Sulfur. praec. 2,0

Zu kräftigem Entfetten:

Rp. Hydrog. peroxyd. ... 7,5
Benzini 5,0
Spir. Lavandul. .... ad 50,0

Das Triaethanolamin hat die Eigenschaft, die Haut außerordentlich rasch zu erweichen, ohne sie im geringsten zu reizen. Ganz außerordentlich gut wirken auch Triäthanolaminseifen durch Einschäumen des Gesichtes.

Rp. Triaethanolamini 8,0
Kal. carbon. 1,0
Aq. Hamamelid. 65,0
Aq. Rosar. 26,0
S. Mitesserwasser.

Rp. Triaethanolamini 6,0
Boracis 2,0
Glycerini 4,0
Spir. Vini 23,0
Aq. dest. 65,0
S. Mitesserwasser.

Rp. Stearini 5,0
Ol. Paraffini 15,0
Lanolini anhydr. 5,0
Cerae albae 5,0
Triaethanolamini 15,0
Aq. dest. 55,0
S. Emulsion gegen Mitesser.

Als in vielen Fällen erfolgreich sei hier auch der Dunstverband mit Pepsinsalzsäure (UNNA) erwähnt.

Akremninseife soll eine Natronseife mit Polysulfiden und Anis- und Fenchelöl für Bleiarbeiter und Maler sein.

Akrodermatitis atrophicans, s. Atrophie.

Akromegalie, s. Innere Krankheiten; Nase; Seborrhoe.

Akromikrie, s. Nägel.

Akrozyanose, s. Kälteschädigungen; Massage; Rote Hände; Vasomotorisch-trophische Neurosen.

Aktinimeter, s. Kromayerlampe.

Aktinomykose. Erreger: *Aktinomyzeten, Strahlenpilze* (s. dort). Im erkrankten Gewebe sind die Pilze leicht als kleine, etwa stecknadelkopfgroße Partikelchen zu erkennen. Diese werden als Drusen bezeichnet.

Die Übertragung auf den Menschen geschieht meist durch aktinomyzeshaltige Getreidegranen, die sich im Zahnfleisch, der Haut, der Lunge oder im Darme festsetzen. So kommt es, daß unter der Haut und besonders der des Halses Knoten entstehen, die anfänglich teigig sind und später bretthart werden. Die Haut nimmt eine livide Farbe an. Die Knoten erweichen, es kommt zur Perforation. Aus dieser Öffnung entleert sich ein fadenziehendes, die kleinen Drusen enthaltendes Sekret. Da sich immer neue Knoten bilden, entsteht oft eine große, etagenförmig angeordnete, knotige, bretharte, livide Veränderung der einzelnen Halsseiten. Die Perforation erfolgt öfter auch nach innen, es können größere Abszeßhöhlen entstehen.

In der Haut tritt die Aktinomykose als derbes phlegmonöses Infiltrat auf, das durch den Zerfall umschriebene Geschwüre mit festen Granulationen bildet; später resultiert ein kallöser, mit Fisteln durchsetzter Wall. Dieser Prozeß kann flächenhaft fortschreiten, er kann aber auch in die Tiefe dringen und zur Zerstörung von Knochen und Gelenken führen. In ganz seltenen Fällen können auch die Lippen als Teilerscheinung befallen werden.

Setzt die Therapie nicht rechtzeitig ein, so ist die Prognose recht ernst zu stellen, da Metastasen auftreten können. Therapie: Große Gaben von Jodkali und Röntgentiefenbestrahlungen an den erreichbaren Stellen führen zu guten Resultaten.

S. auch Mundhöhle; Radium; Röntgen.

Aktinotherapie, s. Lichtbehandlung; Röntgen.

Aktoprotin, s. Reizbehandlung.

Akzessoriuslähmung, s. Gesichtslähmung; Nervenleiden.

Alacetan. Basisch essigsaures-milchsaures Aluminium. Zu Kühlsalben (10%ig) und Lösungen (0,2—0,3%ig) nach Art der essigsauren Tonerde.

Alapurin, angeblich reines Wollfett.

Alaun, *Alumen.* Aluminium-Kaliumsulfat, Kristalle, die an der Luft verwittern. Löslich 1 T. Alaun in 11 Teilen kaltem und 0,2 Teilen siedendem Wasser. Die wässerige Lösung reagiert sauer. Auf 200° erhitzt, verliert der kristallisierte Alaun sein Kristallwasser und geht in gebrannten Alaun, *Alumen ustum,* über. Alaun wirkt desinfizierend, entzündungswidrig, adstringierend und styptisch, in Substanz auch leicht ätzend. Er wird zu adstringierenden Gesichtswässern, zu Bädern bei Frostbeulen, hier auch als Salbe (4—8%), verwendet, ferner zu Rasiersteinen (s. dort), als Blutstiller (Stifte), als Mundspülwasser, Zusatz zu Zahnpulvern, bei Hyperhidrosis (Streupulver), auch zu Vaginalspülungen usw. Die Pasta Aluminis albuminata von UNNA wird speziell gegen Gesichtsröte, bei Pigmentanomalien (Ephelides) usw. als bleichendes Mittel empfohlen.

Rp. Aluminis 4,0
Aq. Aurant. flor. 50,0
Aq. Rosar. .... ad 120,0
S. Adstringierendes Gesichtswasser.

Rp. Aluminis 22,5
Alumin. sulfurici 37,5
Kal. chlorici 0,5
Schmelzen und Stifte gießen.
S. Blutstiller.

Rp. Alum. ust. .... 1,0—2,0
Magnes. carb.
Pulv. rhizom. Irid. .... aa 10,0
Caryophyll. pulv. 0,1
S. Gegen Achselschweiß. In Musselinsäckchen füllen.
(DEBAY)

Alaun wird auch zur Herstellung von Liquor Aluminii subacetici (essigsaurer Tonerdelösung) verwendet, z. B.:

Rp. Plumb. acet. crist.... 5,0
Aluminis 25,0
S. In 1 Liter Wasser gelöst und von dem Niederschlag von Bleisulfat abfiltriert, gibt dies Pulver 1 Liter essigsaure Tonerdelösung.

Rp. Aluminis 5,0
Calcii acetic. 25,0
S. In 1 Liter Wasser gelöst gibt dies Pulver 1 Liter essigsaure Tonerdelösung.

Alaun-Eiweiß-Liniment.

Rp. Aluminis pulv. subtil. 4,0
Albumin. Ovi recent. ... Nr. II
Spir. camphorat. 2,0
Zu einem gleichmäßigen Liniment zu verreiben.

Alaun-Eiweißpasta (Pasta Aluminis albuminata) (nach UNNA). Diese wird wie folgt bereitet:

I. Album. ovi sicc. 17,0
Aq. dest. 70,0

II. Aluminis 8,0
Aq. dest. 70,0
Heiß lösen.

Man gibt die heiße Alaunlösung zu der kalten Albuminlösung und dampft das Gemisch auf 87,0 ein.

Dann fügt man hinzu:

Tinct. Benzoes 3,0
Ol. amygdalar. 8,0
Spir. aromat. 2,0
und verreibt kräftig im Mörser.

Weiche Alaun-Eiweiß-Pasta.

Rp. Past. Alumin. albumin. 20,0
Ungt. Bism. oxychlorat. .. 10,0

Alaun-Eiweiß-Essig-Pasta.

Rp. Aceti 10,0
Past. Alumin. albumin. ... 20,0

Alaunsteine, s. Rasieren; Rasiersteine.

Alaunwurzel, Rhizoma Geranii maculati, enthält besonders Gerbstoff, Harz, Stärke u. a.

Abkochungen und Auszüge dienen als adstringierende Mittel zur Mundpflege, zu Umschlägen u. dgl.

Albeocreme ist eine Wundkühlsalbe aus Lanolin, Borsäure und Aluminiumacetat. (Dr. R. u. Dr. O. Weil, Frankfurt a. M.)

Albertan, angeblich eine Aluminiumverbindung eines Kondensationsproduktes höherer Phenole und Formaldehyd. Als Antisepticum empfohlen. (Lohmann A. G., Fahr a. Rh.)

Albertol ist eine alkoholisch-ätherische Lösung von Kunstharz, die als Hautfirnis dient.

Albin ist eine Zahnpasta. Analyse MANNICH und SCHWEDES: 1,8 p. c. Wasserstoffsuperoxyd, Calciumsulfat, Glyzerin, Pflanzenschleim. (Pearson & Co. A. G., Hamburg.)

Albinismus, s. Haarfärben; Hornhautfärbung; Lichtbehandlung; Nervenleiden; Pigmentierung.

Albinpuder soll austrocknend und geruchzerstörend wirken und dürfte Peroxyde oder Persalze enthalten. (Pearson & Co. A. G., Hamburg.)

Albopixol ist ein farbloses Teerpräparat, das in Form der 5—10 p. c. A. enthaltenden Albopixolseife und der Albopixol-Sulfidalseife, die außerdem noch Sulfidal enthält, im Handel ist. (A. H. A. Bergmann, Waldheim i. Sa.)

Albothyl ist ein Schwefelöl aus bituminösem Schiefer mit 10 p. c. Schwefel. Es wird wie Ichthyol bei Hautkrankheiten, gegen Frostbeulen usw. angewendet. (Byk-Guldenwerke A. G., Berlin NW 7.)

Albumin, Eiereiweiß, Albumen Ovi, enthält etwa 14% Albumin und 86% Wasser.

Trockeneiweiß, Albumen Ovi siccum, wird durch vorsichtiges Trocknen des flüssigen Eiweißes erhalten. Gummiähnliche Masse, die in Wasser aufquillt und schließlich zu einer trüben Flüssigkeit löslich ist. Frisches Eiweiß und wässerige Trockeneiweißlösungen gehen rasch in Fäulnis über. Frisches flüssiges Eiweiß wird zu Ex-tempore-Präparaten in der Kosmetik benutzt, besonders aber in der Hauskosmetik bzw. der Schönheitspflege in den Instituten in Form der Eiweißpackung (Eiweißmaske) (s. Eiweißpackung; Hauskosmetik; Masken). Trockeneiweiß dient zur Herstellung der Alaun-Eiweiß-Pasta (s. Alaun) und ähnlicher Präparate (s. auch Hühnerei).

Albuminseifen, s. Kaseinseifen.

Alburnal-Präparate sollen hochkonzentriertes, säurefreies Wasserstoffsuperoxyd und geeignete Zusätze enthalten und zur Zahn- und Mundpflege dienen. A.-Kaupastillen, -Mundwasser, -Zahnpulver. (Bernhard Hadra, Apotheke z. weißen Schwan, Berlin.)

Alda-Fußbad. Soll Sauerstoff entwickeln und Fichtennadelöl, Seife und Soda enthalten. (Walter Bühner, Bremen.) *Alda-Fußcreme* soll ähnlich der Pasta Lassari zusammengesetzt sein. *Alda-Stift.* Ein Salbenstift in Gelatinehülle gegen Hornhaut, Warzen, Hühneraugen.

Aldehyde, höhere, s. Fettaldehyde.

Aldoform ist eine Formaldehydseifenlösung mit 10 p. c. Formaldehyd. (Chem. Industrie A. G., Sankt Margarethen, Schweiz.)

Aleppobeule, s. Tropen.

Alformin ist eine Lösung von basischem Aluminiumformiat. Enthält etwa 14% basisches Formiat neben 3% freier Ameisensäure. Wird als Antisepticum und Adstringens verwendet. (Max Elb, Dresden.)

Algal ist milch-weinsaures Aluminium, das in 10 bis 20%iger wässeriger Lösung wie Liquor Aluminii acetici Anwendung finden soll. (Pharmax G. m. b. H., Berlin.)

Algorol, ein Mittel zur Behandlung von Frostbeulen, soll eine alkoholhaltige Lösung von etwa 2 p. c. Campher, 3,25 p. c. Kaliumjodid und 0,5 p. c. Sublimat sein. (Neue Apotheke, Altenburg.)

Alizarin (Dioxy-Anthrachinon). Roter Farbstoff der Krappwurzel (s. dort). Alizarin ist unlöslich im Wasser, löslich im Alkohol. Interessiert in Form der Alizarinlacke als vorzügliche Schminkefarbe, auch zum Färben von Zahnpasten usw. sehr gut geeignet.

Alkalisilikate, s. Wasserglas.

Alkaliton ist ein Mittel gegen Hyperhidrosis und soll Essigäther, Essigsäure, Formalin und etwa 0,8 p. c. Salizylsäure gelöst enthalten. (F. Grabow, Berlin.)

Alkannawurzel, *Radix Alcannae.* Die Wurzelrinde enthält zirka 6% roten Farbstoff Alkannin, ein Anthrazenderivat, das dem Alizarin sehr nahe stehen dürfte (Oxyanthrachinon). Alkannin ist löslich in Alkohol, Aether und heißem Fett, unlöslich in Wasser. Alkannin ist auch in isoliertem Zustand im Handel, man bedient sich desselben oder der Droge selbst hauptsächlich zum Rotfärben von Fetten, Haarölen und Lippenpomaden. Mit Alkalien schlägt die rote Farbe des Alkannins in Blau um.

Rote Alkannatinktur.

Geraspelte Wurzelrinde...	20 g
Alkohol	100 „
Essigsäure 30%	1 „

Blaue Alkannatinktur.

Wurzelrinde	10 g
Ammoniaksoda	10 „
Wasser..................	65 g
Alkohol	35 „

8 Tage.

Fette Alkanninlösung.

Geraspelte Wurzelrinde...	250 g
Vaselinöl, weiß	1 l

Die Alkanna wird in ein Musselinsäckchen eingeschlossen und mit dem Vaselinöl erwärmt. Man läßt drei Tage warm mazerieren und preßt das Säckchen gut aus.

Alkimol, s. Sonnenlichtschädigungen.

Alkohol, Spiritus Vini, Alkohol, Weingeist, Aethylalkohol. Nur in bester, fuselfreier Qualität verwendbar. Der Alkohol des Handels hat einen Gehalt von 95—96 Vol.-% absoluten Alkohol (Alkoholprozente sind usuell stets Volumprozente). Die Pharmakopoe (nicht jene aller Staaten) versteht unter *Spiritus Vini* Alkohol von 90—91%. Praktisch wird aber für kosmetische Zubereitungen auf alle Fälle der *Spiritus Vini* (concentratus) mit 95—96 Vol.-% anzuwenden sein. Der *Spiritus dilutus* der Pharmakopoe hat etwa 68% Alkohol und wird durch Verdünnen von 7 Raumteilen Alkohol mit 3 Raumteilen Wasser erhalten (also etwa 70% 95%igen Alkohols). Die Kontrolle des Alkoholgehaltes geschieht mittels des Alkoholometers oder durch einfache Araeometer durch Ermittlung des spezifischen Gewichtes.

Absoluter Alkohol von etwa 99,8 Vol.-% wird durch Entwässern des 96%igen Alkohols erhalten (behandeln mit wasserentziehenden Mitteln, wie Ätzkalk, Chlorcalcium usw., und Destillieren). Alkohol wird in absoluter Form kosmetisch relativ selten verwendet. Er wird als energischeres Entfettungsmittel, z. B. bei Seborrhoe, empfohlen.

Alkohol ist ein bekanntes Lösungsmittel für unzählige Medikamente, Riechstoffe usw. *Kosmetisch-therapeutische Wirkung:* Die Wirkung des Alkohols ist eine tonische, die Durchblutung der Haut fördernde, also kräftigende im allgemeinen Sinne. Alkohol wirkt entfettend, was immer zu bedenken ist. Es sollte auch in normalen Fällen aus diesem Grunde nie zu stark konzentrierter Alkohol verwendet werden (Haarwässer für den täglichen Gebrauch), ebenso bei Applikation auf die Haut, die durch konzentrierten Alkohol gereizt und durch Fettentziehung spröde wird. Aus diesem Grunde benutzt man im Durchschnitt zu Haarwässern etwa 50—70% Alkohol (Vol.-%), der in dieser Konzentration auch zu Abreibungen des Gesichtes verwendet werden kann. Bei seborrhoischen Zuständen kann aber starke Alkoholkonzentration als Entfettungsmittel direkt indiziert sein. Alkohol wirkt auch kräftig desinfizierend, verdünnter Alkohol energischer als konzentrierter. Nach EPSTEIN ist das Konzentrationsoptimum des als Desinfektionsmittel anzuwendenden Alkohols 50%, nach BEYER 70%. Verdünnter Alkohol steht als Desinfiziens einer 0,1%igen Sublimatlösung nur wenig nach. Alkoholzusatz erhöht auch die keimtötende Wirkung anderer Körper, so wirken alkoholische Seifenlösungen kräftiger antiseptisch als wässerige (müssen aber zirka 50% Alkohol enthalten, um effektiv wirksamer zu sein). Auch Sublimat und andere werden in ihrer Wirkung durch Alkohol nicht unerheblich unterstützt. Alkohol wirkt bei Luftzutritt, infolge Wärmeentziehung, kühlend auf die Haut, unter Luftabschluß appliziert (Kompressen), erzeugt er, durch Verhinderung der die Kühlwirkung auslösenden Verdunstung, Wärmegefühl und Hautreizung. Zu Kompressen wird 30—40% iger Alkohol verwendet, z. B. bei entzündlichen Zuständen aller Art usw. Zur Händedesinfektion meist als 70%iger Alkohol, eventuell mit Zusatz von 5% Tannin oder Festalkohol (s. dort). S. auch Augenschädigungen; Chiralkol; Ernährung; Festalkohol; Franzbranntwein; Lidgeschwülste; Lidkrampf; Schälkuren; Spiritus aethereus; Verjüngung; Wechseljahre.

Alkoholeinspritzungen, s. Gesichtslähmung; Naevi.

Alkohol zur Desinfektion, s. Seife.

Alkoholismus, s. Nasenröte; Rosacea.

Alkoholstifte, Styli spirituosi, nach UNNA, sind mit Festalkohol identisch. Die Stiftmasse wird durch Auflösen von Stearinnatronseife in 96%igem Alkohol bereitet. In entsprechende Formen gegossen, liefert diese Lösung nach dem Erkalten feste Stifte, die in gutschließenden Behältern abgegeben werden müssen. Die Stiftmasse nimmt leicht die verschiedensten Medikamente auf. Ein kleiner Zusatz von Glyzerin ist zweckmäßig, um auf der Haut einen zarten Firnis zu erhalten. Zur Herstellung der Alkoholstifte löst man 5 g Natriumstearat in einem Gemisch von 2 g Glyzerin und 100 g Alkohol durch gelindes Erwärmen, inkorporiert die Arzneistoffe und gießt in Stiftformen aus. Härtere Stifte werden durch Lösen von 20,0 Stearinnatronseife in 80,0—100,0 Alkohol erhalten (s. Festalkohol).

Allactol soll milch-weinsaures Aluminium sein, dessen wässerige Lösung wie Liquor Aluminii acetici Anwendung finden soll. (Pharmax G. m. b. H., Berlin.)

Allergie, s. Ernährung; Nasenfluß; Prurigo; Pruritus; Seborrhoe; Trichophytie; Urticaria.

Allicepan ist ein flüssiger Auszug aus Zwiebeln und Rettich, der u. a. bei Furunkulose, Akne, Rosacea, übermäßigen Schweißabsonderungen sowie Ekzemen angewendet werden soll. (Willmar Schwabe, Leipzig O 29.)

Allotransplantation. Unter Allotransplantation versteht man die Einpflanzung körperfremden, toten Gewebes in den Organismus. Die Allotransplantation tritt gelegentlich an Stelle der Knochenüberpflanzung zur Ausnützung einer Stützfunktion. Sie wird aber, wenn auch seltener wie früher, verwendet zur Ausfüllung von Lücken (z. B. Schädel) und dient schließlich dem Versuch, Körpergewebe durch Zwischenschalten eines fremden Körpers dauernd zu trennen bzw. ein Verwachsen der Gewebe zu verhüten. In der kosmetischen Chirurgie werden heute wohl kaum noch Allotransplantationen vorgenommen. Eine Ausnahme macht das Elfenbein, das gelegentlich als Knochenersatz zur Aufrichtung oder Stützung von Sattelnasen oder bei der Nasenplastik verwendet wird. Sonstige Stoffe, die noch zur Allotransplantation verwendet werden, sind die Edelmetalle und besonders das Zelluloid, das sich gut formen läßt und auch im Körper gut erhalten bleibt. Auch das Paraffin gehört zu den früher in der Kosmetik vielfach verwendeten Fremdkörpern. Heute ist es zum mindesten zum Ausgleich von Formfehlern im Gesicht meist abgelehnt.

Alloxan. Ein Harnstoffderivat, das zur Herstellung einer Schminke (SCHNOUDA) verwendet wird. Durch den Ammoniakgehalt der Hautausdünstungen rötet es die Applikationsstelle allmählich. Zum Gebrauch löst man das Alloxan in heißem Wasser und inkorporiert diese Lösung in die Fettmasse. Alloxan wird öfter für Lippenrotstifte empfohlen und auch verwendet. Es dürfte indes, da Alloxan auf der Lippe keinesfalls so kräftige Rottöne hervorbringen kann, als es die derzeitige Mode des Lippenschminkens erfordert, der Erfolg solcher Alloxanlippenstifte recht problematisch sein. Eine unangenehme Zugabe, speziell bei Lippenstiften, ist sicher auch der urinöse Geruch und Geschmack dieses Präparats. Tatsächlich sind die sogenannten „Alloxan"-Lippenstifte des Handels meist Eosin-Stearat-Präparate (s. Lippenstifte).

Alopecia generalisata, s. Psyche.

Alopécie en clairières, s. Syphilis.

Alopécies des ongles, s. Nägel.

Alopeksan, flüssig, soll Weingeist, Wasser, Glyzerin, Chloralhydrat, Resorcin, Kölnischwasser enthalten und gegen Haarkrankheiten und Haarausfall verwendet werden. (Chem. Labor. Reisa, Elbe.) Von derselben Firma Alopeksansalbe.

Alopezie, syphilitische, s. Syphilis.

Alopezien, (s. auch Haarausfall.)

Alopecia areata (kreisförmiger Haarausfall).

Unter Alopecia areata verstehen wir den plötzlichen oder langsamen Ausfall der Haare in Form kreisförmiger, rundlicher, ovaler Flecke auf dem behaarten Kopf, bei Männern auch im Barte, in seltenen Fällen auch am Körper. Die Flecke können entweder spontan schneller oder langsamer abheilen oder sich vergrößern und konfluieren, in schwereren Fällen kann sich auch eine *totale Alopezie* der Haare des Körpers einstellen, die Jahre und Jahrzehnte braucht, um abzuheilen, oder niemals abheilt.

In leichten Fällen bleibt es bei dem aufgetretenen Flecke, in schwereren erscheinen nach Wochen neue oder die Stellen konfluieren und bilden größere, handtellergroße Flächen. Das Übergreifen auf die Augenbrauen ist prognostisch ungünstig, da es nur bei den malignen Fällen beobachtet wird.

Der Haarausfall wird manchmal durch Jucken und Brennen eingeleitet, meist erfolgt er aber ohne Vorboten plötzlich. Die kranken Stellen der Haut sind weiß, elfenbeinfarbig und glatt, ohne Zeichen einer Erkrankung, man sieht auf ihnen tote Haare, schwarze Punkte in den Follikeln (aus Follikelsekret und abgebrochenen Haaren bestehend) und am Rande abgebrochene Haare. Diese sind keulenförmig und oft trichorrhexisartig aufgefasert; sie sehen wie Ausrufungszeichen (!) aus. Ihr Erscheinen am Rande ist ein Zeichen für die Progredienz des Prozesses, da sie sehr bald spontan ausfallen. Hauptsächlich werden Erwachsene befallen. Bei Kindern kommt es oft zu einer vollkommen kahlen Zone, die bandförmig um den behaarten Kopf verläuft *(Ophiasis)*. Im allgemeinen verläuft die Erkrankung ohne Komplikationen. Ob Halsdrüsenschwellungen mit ihr zusammenhängen, ist noch nicht einwandfrei erwiesen. Dagegen findet man namentlich bei allen schwereren Fällen, die auch den Körper befallen, sehr häufig leichtere oder schwerere Nagelveränderungen. Auch Auftreten von Vitiligo ist beobachtet worden.

Die Ätiologie ist noch nicht eindeutig geklärt, es stehen sich hier noch verschiedene Theorien gegenüber:

1. Die parasitäre, für sie spricht der Umstand, daß epidemieartiges Auftreten beobachtet wurde, gegen sie die Unmöglichkeit, einen Mikroorganismus nachzuweisen oder durch Schuppen oder erkrankte Haare das Leiden zu übertragen.

2. Die trophoneurotische Theorie, nach welcher die auslösende Ursache eine Störung der vegetativen Nervenfasern darstellt; doch müßten diese Störungen sehr feiner Natur sein, ihre Wirkung erfolgte auf dem Wege über die Kapillargefäße.

3. Die innersekretorische, sie wird gestützt dadurch, daß in einer großen Zahl der Fälle Veränderungen der Schilddrüse, Dermographismus und abnorme Schweißabsonderung beobachtet werden können. Auch hereditäre und familiäre Zusammenhänge müssen beachtet werden.

Die *Heilungsaussichten* sind in der Mehrzahl der Fälle günstig, es ist aber insofern Vorsicht geboten, als der kreisförmige Haarausfall nach einiger Zeit sich wiederholen kann, entweder an denselben oder an neuen Stellen, da die Erkrankung oft schubweise auftritt und nach Zeiten der Ruhe plötzlich wieder neue Herde entstehen. Es ist nie von vornherein zu beurteilen, wie sich der Verlauf gestalten wird. Diese Erkrankung kann bei bestimmten dazu disponierten Personen aus unbekannter Ursache alle paar Jahre rezidivieren. Selbst in schweren Fällen, wo man schon jede Hoffnung aufgegeben hatte, sind oft nach Jahren noch Heilungen eingetreten. Bei Fällen, die $^1/_2$ Jahr rezidivfrei bleiben, sieht man seltener neue Herde erscheinen.

Im allgemeinen wird die Heilung in leichteren Fällen 2—3 Monate dauern, in schwereren rezidivierenden manchmal 1—2 Jahre, bei den ganz schweren universellen läßt sich überhaupt keine Prognose stellen.

Die *Behandlung* ist in erster Linie eine örtliche. Da die parasitäre Ursache nicht von der Hand zu weisen ist, ist es zweckmäßig, die erkrankten Haare am Rande durch Ausziehen zu entfernen. Von Medikamenten kommen solche in Frage, die eine Hyperaemie hervorrufen und antiseptisch wirken. Die Dosierung soll möglichst nicht zu kräftig sein, damit stärkere Entzündungen der erkrankten Kopfhaut vermieden werden. Am bequemsten sind spirituöse Waschungen mit Sublimat.

Rp. Sublimati....... 0,5—1,5
Spir. dil............ ad 200
S. Haarspiritus. Gift!

Mit diesem Haarspiritus werden die erkrankten Partien 2—3mal täglich betupft, ebenso täglich der ganze behaarte Kopf eingerieben. An Stelle des angegebenen Haarwassers kann man auch Spiritus mit Karbolsäure, Epicarin oder anderen Irritantien verwenden,

Rp. Epicarini
Resorcini............ aa 1,5
Tinct. Cantharid.

Tinct. Capsici........ aa 10,0
Bals. peruv............ 1,0
Spir. dil............. ad 200,0

oder man wendet früh einen Spiritus an und abends eine Salbe mit Perubalsam, Pilokarpin, Chinin und vor allem Chrysarobin, Cignolin (oder anderen Irritantien).

Rp. Cignolini bzw. Chrysarobini............ 0,3—0,6
Bals. peruv............ 0,5
Pilocarp. hydrochlor...... 0,3
Chin. hydrochlor......... 0,3
Ungt. lenient.......... ad 30,0

Rp. Ol. Croton......... 10,0
Cer. albae
Butyr. Cacao......... aa 5,0

Diese Salben werden jeden Abend auf dem behaarten Kopf eingerieben (Vorsicht, Bettwäsche!). Für die Barthaare ist der Verfärbung wegen das Cignolin nur in der Dosis 0,03 auf 30 möglich. Auch Schüttelpinselungen mit Traumatizin leisten gute Dienste.

Manche pinseln auch die erkrankten Stellen mit Jodtinktur, Karbolsäure oder Essigsäure (starke oberflächliche Ätzung), doch kommt man meistens auch ohne so eingreifende Therapie zum Ziele. Zur stärkeren Hyperaemisierung führen auch Vereisungen mit Chloräthylspray (1—2 Minuten), Bestreichungen mit Kohlensäureazetonbrei und Aufpinselungen von Analgit.

Neben der medikamentösen Therapie mit Salben und reizenden Haarwässern ist die Bestrahlung mit Höhensonne oder mit der KROMAYERschen Quarzlampe in der Entfernung von 5—10 cm die Methode der Wahl.

Die Kompressionsbelichtung mit der Finsen- oder Quarzlampe ist in schweren Fällen wirkungsvoller; man bestrahlt das erstemal anliegend 5 Minuten und steigert später auf 10 Minuten und länger. Jede Bestrahlung soll eine leichte Dermatitis zur Folge haben.

Es ist wichtig, daß man regelmäßig und lange behandelt und den Mut nicht sinken läßt. Durch langdauernde Behandlungen läßt sich oft doch noch ein Erfolg erzielen. Wenn die Haare wieder wachsen, darf die Behandlung nicht abgebrochen werden, sondern man muß dann trotzdem noch eine Zeit lang weiter behandeln, um Rückfälle zu vermeiden und die zunächst pigmentarmen und flaumig nachwachsenden Haare in der Entwicklung zu stärken.

In einer Reihe von Fällen hat Röntgen-Reiztherapie zu recht guten Erfolgen geführt. Man gibt in achttägigen Abständen 3—4mal $1^1/_2$ X bei 0,5 mm Aluminiumfilter.

Daß man natürlich auf innersekretorische Störungen achten und eventuelle Erkrankungen der Eierstöcke berücksichtigen muß, bzw. den Grundumsatz in verdächtigen Fällen festzustellen hat, ist selbstverständlich. Mitunter hat man von Einspritzungen mit Thyreoidin und Hypophysin Günstiges gesehen. Bei Zusammenhang mit Störungen der Sexualsphäre kann man neben der örtlichen Behandlung Eierstock- bzw. Hodenpräparate versuchen. So haben verschiedene Autoren (VOLK, URBACH, HÖCKER) selbst schwerste Formen mit fast universellem Haarverlust zur Heilung gebracht; man gibt jetzt gerne Progynon B oleosum, Prolan allein oder in Verbindung mit Prolutan oder Unden. Bezüglich Dosierung und Kombinationsmöglichkeit müssen Erfahrungen noch gesammelt werden, immer muß man sich dem Einzelfall anpassen. Auch allgemeine Roborantien, Arsen, As mit Eisen, werden oft mit Erfolg angewendet, ebenso unspezifische Reizkörpertherapien (Aolan, Cholin, Detoxin).

Alopecia atrophicans, fleckförmige Atrophie des Haarbodens *(Pseudopelade)*.

Die Erkrankung, die unbemerkt und ohne jede Beschwerden, gelegentlich auch mit einer leichten Seborrhoe einhergehend, beginnt, besteht in dem Auftreten weißer, elfenbeinfarbiger, manchmal leicht rosa angehauchter, rundlicher, aber auch unregelmäßiger, leichtvertiefter Flecke, die auf dem behaarten Kopfe sich bilden. Charakteristisch ist für diese Erkrankung die mehr unregelmäßige Form (im Gegensatz zur Alopecia areata sieht man auch nirgends atrophische Haare in der Peripherie) und der atrophische, narbige, leicht eingesunkene Zustand der Haut. Bei seitlichem Druck gelingt es, feinste Fältchen abzuheben. Die Flecke können sich vergrößern und mit anderen zusammenwachsen und so allmählich sich verbreitern. Im allgemeinen schreitet die Krankheit nur sehr langsam vorwärts und ergreift selten den ganzen

Kopf, manchmal ist auf großen kahlen Flecken als einziger Haarrest eine Anzahl kleiner dreieckiger behaarter Zwickel übriggeblieben. Über die Ursache der Erkrankung wissen wir nichts, vielleicht ist sie auf die Einwanderung eines Mikroorganismus in den Haarfollikel zurückzuführen. Diese Art des Haarausfalles scheint bei Frauen häufiger zu sein als bei Männern, wenigstens sieht man die Anfangsstadien weit seltener beim Mann. Man könnte zwar annehmen, daß ein großer Teil der männlichen Glatzen auf dem Vorgang der atrophischen Alopezie beruht, doch fehlen die Zwischenstufen so gut wie immer.

Die Frauenglatze aber beruht, wie sich leicht beobachten läßt, meistens auf dieser Alopezieform.

Die Prognose ist wegen der vollständigen Vernarbung der Follikel ungünstig, deshalb muß sich die Behandlung zur Hauptsache darauf beschränken, ein weiteres Fortschreiten des Leidens zu verhindern: Ultraviolettbestrahlungen bis zur Hyperaemie, $^1/_2$% Sublimat-, 1% Karbol-, 10% Anthrasolalkohol, 3—5% Salizyl-Resorzin- mit 2% Mentholspiritus. Salizyl-, Schwefelsalben, 2% Pyrogallol- oder $^1/_4$% Cignolinvaselin.

Bei der *Folliculitis decalvans* (Quinquaud) kommt es zur narbigen Atrophie durch Pustelbildung um die Haare, welche ausfallen, gleichzeitig geht die Haarpapille zugrunde. Auch da hat Schwefel und Resorzin einen günstigen Einfluß.

Alopecia neurotica
(Haarausfall aus nervösen Ursachen).

Unter Alopecia neurotica verstehen wir alle Fälle, die durch nervöse Ursachen hervorgerufen werden, obwohl auch für die Alopecia areata in bestimmten Fällen eine derartige Ursache angenommen wird. Im Gegensatz zu letzterer ist der Haarausfall unregelmäßig, hat nicht die für die Alopecia areata charakteristische rundliche, scharf abgegrenzte Form, sondern verläuft mehr strichförmig, dreieckig oder landkartenartig mit zackiger Begrenzung. Es kommt niemals wie bei dem kreisförmigen Haarausfall zu einem totalen Haarausfall, der Übergang von den erkrankten zu den gesunden Stellen ist ein mehr allmählicher.

Alopecia neurotica entsteht durch Verletzung bestimmter Nerven, wie dies bei Unglücksfällen oder operativen Eingriffen der Fall sein kann. Auch nach Sturz auf den Kopf hat man wiederholt derartige Haarausfälle gesehen. Im Kriege ist Haarausfall nach schweren Schußverletzungen beobachtet worden. Doch muß beachtet werden, ob der Haarausfall in einzelnen Fällen nicht durch die wegen der Verletzung vorgenommene Röntgendurchleuchtung entstanden ist.

Auch im Verlaufe von Neuralgien kann es zu fleckförmigem Haarausfall kommen. Nach Gehirngrippe, ferner bei Epileptikern, bei progressiver Paralyse, ebenso bei Hysterischen kann nervöser Haarausfall eintreten.

Allgemein bekannt ist der Haarausfall nach Gemütserregungen und Schreck. So ist eine ganze Reihe von Fällen beschrieben, wo es nach Schreck (z. B. infolge von Blitzschlag) zu Haarausfall gekommen ist. Nach Unglücksfällen sieht man zuweilen recht ausgedehnte, rasch fortschreitende Alopezien des Kopfes. Die Prognose ist im allgemeinen günstig, da verletztes Nervengewebe sich oft weitgehend regeneriert, doch ist der Pigmentgehalt der nachwachsenden Haare oft geringer.

Alopecia parvimaculata
(epidemische kleinfleckige Kinderalopezie).

Unter diesem von Dreuw gegebenen Namen ist eine Reihe von kleinfleckigen Haarausfällen beschrieben worden, die vermutlich ätiologisch sehr verschiedener Art sind. Sie sollen in Asylen, Schulen usw. bei Kindern epidemisch vorkommen. Die kahlen Flecke sind rundlich, scharf abgegrenzt bei anscheinend normaler Kopfhaut. Die Erkrankung heilt nach einer gewissen Zeit wieder ab oder die Flecke gehen in narbige Atrophie über.

Pilze als einheitliche Ätiologie sind bisher nicht gefunden worden. Werther hat vor einiger Zeit über ein eigenartiges Zusammenfallen von Mikrosporie und Alopecia parvimaculata berichtet. Die Therapie wird in desinfizierenden Waschungen und ebensolchen Salben und in der Anwendung von Höhensonne und Röntgenreizdosen bestehen.

Alopecia pityrodes,
Pityriasis capitis (Schinnenkrankheit).

Die Krankheit entwickelt sich sehr oft schon bei Kindern im Alter von 6—12 Jahren. Es kommt auf anscheinend normaler Haut auf dem behaarten Kopfe zu Schuppenauflagerungen. Diese Schuppen können mehlig oder kleienartig sein und die Kopfhaut sieht dann aus, als ob sie eingepudert wäre. Oder die Schuppen sind größer und können in den höchsten Graden die Kopfhaut als eine kreidige, grauweiße Schicht überziehen; sie sind entweder über den ganzen Haarboden gleichmäßig verteilt oder sie treten in fleckförmiger, umschriebener Form auf. Sehr oft werden sie von den Patienten zunächst gar nicht bemerkt. In schweren Fällen sind die Kleider des Kranken mit Schuppen bedeckt und sehen wie mit Mehl bestäubt aus. Bei jedem Kämmen oder Bürsten fallen zahllose Schüppchen oder Schuppen auf die Kleider herab (Pityriasis sicca). In manchen Fällen klagen die Patienten über leichtes Jucken der Kopfhaut. Durch Seifenwaschungen lassen sich die Schuppen meist leicht herunterbringen; nach ihrer Entfernung zeigt sich eine scheinbar normale Haut. Aber die Schuppen erscheinen auch bei regelmäßigen Waschungen fast immer wieder, wenn die Erkrankung selbst nicht systematisch behandelt wird. Zuweilen kommt es im Anschluß an die Pubertät zur Entwicklung größerer und fettigerer Schuppen. Es kann sich dann eine fette, schmierige Masse auf dem Kopf bilden, die seifenartige Konsistenz hat und die wie eine weiche Schmierseifenschicht aussieht (Pityriasis steatoides).

Über die Ursache der Erkrankung sind sich die Autoren noch nicht einig. Von manchen wird behauptet, daß die Schinnenkrankheit durch Hautpilze (Pityrosporon Malassez bzw. Morococcus Unna) verursacht werde. Sicher ist, daß sich die genannten Hautpilze bei allen Formen der Pityriasis vorfinden. Inwieweit sie aber an der Erkrankung mit Schuld tragen und ob sie nicht lediglich als Schmarotzer zu betrachten sind, bedarf noch wissenschaftlicher Klarstellung. Die Pityriasis des behaarten Kopfes, die, wie erwähnt, schon im Kindesalter beginnen kann, dauert meist viele Jahre. Zuweilen ist sie mit der Seborrhoea capitis (Schmerfluß), die an anderer Stelle besprochen wird, vergesellschaftet. Wenn auch die Haut nach der Entfernung der Schuppen bei oberflächlicher Betrachtung normal zu sein scheint, so ist sie doch krankhaft verändert, wie dies histologische Untersuchungen lehren. Diese krankhaften Veränderungen der Kopfhaut führen im Laufe der Jahre zu Haarausfall. Meist tritt dieser Haarausfall schleichend ein. Die Haare, die von Natur aus eine bestimmte Länge haben und erst bei dieser ausfallen sollen, wachsen nicht mehr zu voller Länge aus, gehen vielmehr schon früher zugrunde. Störungen des Allgemeinbefindens, fieberhafte Erkrankungen aller Art, äußere Schädlichkeiten, wie nachteilige Einflüsse der Atmosphäre oder unsachgemäße Haarpflege wirken in ungünstigem Sinne auf die Schinnenkrankheit ein und verstärken den Haarausfall. Derselbe kann dann plötzlich einmal geradezu bedrohlich werden.

In der Mehrzahl der Fälle gelingt es, die Pityriasis im Laufe der Zeit zu beseitigen, nur erfordert die Behandlung außerordentlich viel Geduld und muß eigentlich in leichtem Grade dauernd durchgeführt werden (Seifenwaschungen, spirituöse Einreibungen, eventuell Haarpomaden). Häufig gelingt es nur, auch bei der größten Sorgfalt, die Haarverdünnung zu verzögern. Die Aussichten auf restlose Beseitigung des Haarausfalles schwinden aber besonders in dem Falle, wo die Pityriasis mit der Seborrhoe verbunden ist, da dieselbe sehr schwer zu beeinflussen ist (s. Seborrhoea capitis).

Alopecia praematura (frühzeitiger Haarausfall).

Dieser Haarausfall kann schon sehr früh, zwischen dem 10. und 20. Jahre beginnen und dadurch frühzeitig zur Kahlheit führen, ohne daß am Haarboden krankhafte Veränderungen festzustellen sind. Während es bei den Frauen meistens lediglich zu vorübergehendem Haarausfall kommt und sich der Haarverlust durch Nachwuchs meist bald wieder ausgleicht, schreitet beim Manne die Erkrankung in den meisten Fällen weiter. Der Haarausfall kann sehr schnell einsetzen oder er fängt allmählich an. Er kann gleichmäßig fortschreiten oder ist in seiner Intensität wechselnd, so daß Monate mit rapidem Haarausfall und wieder Monate mit ganz schwachem Haarausgang vorkommen. Charakteristisch ist, daß die Ersatzhaare, die nachwachsen, immer schwächer, dünner und minderwertiger werden, eine geringere Lebenskraft zeigen, deshalb relativ rasch wieder ausfallen und schließlich nicht mehr ersetzt werden. Die Erkrankung beginnt meist auf dem Scheitel in der Gegend des Haarwirbels. Es bildet sich ein tonsurähnlicher Fleck an der betreffenden Stelle, der allmählich immer größer wird. Meist kommt es auch noch zu Haarausfall an den seitlichen Partien der Stirnhaargrenze. Es entstehen dort zwei scharfe Winkel, die nun ihrerseits immer mehr in das Haargebiet hineindrängen, allmählich auch die Mitte der Stirn mitnehmen und zu einer sogenannten hohen Stirn führen. Die tonsurähnlichen, haarlosen Partien auf dem Scheitel vereinigen sich unter Umständen mit der von vorne kommenden Alopezie, bis schließlich oft schon in den Dreißigerjahren nur hinten und an den Seiten des Kopfes noch ein mehr oder weniger starker Ring von Haaren besteht, während oben auf dem Kopfe eine entweder vollständige Glatze oder ein mit flaumigen Haaren besetzter Haarbestand übrigbleibt. An Stelle der verdünnten Haare finden sich stark vergrößerte Talgdrüsen; diese erzeugen durch ihre Talgabsonderung eine ständig fettglänzende Oberfläche. Der Haarausfall bei der Frau ist selten allein auf Seborrhoe, meist auf Beeinflussung der Kopfhaut durch wiederholte leichte und schwerere Erkrankungen sowie Störungen des Allgemeinbefindens zurückzuführen, doch ist das Ausmaß jedenfalls ein weit geringeres, vollständige Glatzenbildung selten. Auffallend ist, daß viele Männer, bei denen frühzeitig starker Haarausfall auf dem Kopfe einsetzt, überaus starke Barthaare und Haare an den übrigen Körperpartien haben.

Unter den Ursachen des frühzeitigen Haarausfalls spielt die Erblichkeit eine besonders große Rolle. Es gibt ganze Familien, in welchen alle männlichen Mitglieder sehr früh die Haare verlieren. Ferner findet sich frühzeitiger Haarausfall bei Menschen, die langdauernde Krankheiten, schwere Nervenstörungen durchgemacht haben und einen erschöpften Eindruck machen. Da der Haarausfall häufig mit starken Neuralgien und sich oft wiederholenden Kopfschmerzen verbunden ist, ist auch diesen eine Ursache an dem frühzeitigen Haarausfall mit beizumessen. Ferner dürfte eine vernachlässigte, schlecht geführte Pflege des Kopfhaares eine Rolle spielen. Auf der andern Seite kann aber auch wieder eine übertriebene Haarpflege, wie sie bei familiär mit Haarausfall belasteten Patienten durchaus erklärlich ist, schaden und den Haarausfall beschleunigen. Gemeint ist hier zu häufiges Waschen des Kopfes, zu starkes Austrocknen desselben, zumal bei geringem Fettgehalt, unsachgemäße Kopfmassage.

Eine große Rolle bei der Entstehung des frühzeitigen Haarausfalles spielt wahrscheinlich auch die innere Sekretion. Dysfunktion der Hypophyse, der Nebennieren, der Schilddrüse sind für den Haarausfall verantwortlich gemacht worden. Auch die Sexualdrüsen scheinen von Bedeutung zu sein, vor allem die sexuelle Entwicklung. Dafür spricht auch die Rückbildung der Haare bei Kastrierten. Vor der Pubertät kastrierte Eunuchen bekommen weder im Gesicht noch in der Schamgegend Haare. Einzelne Forscher halten die Glatze für ein mehr oder weniger ausgebildetes sekundäres Geschlechtsmerkmal. Auch die Calvities frontalis adolescentium, also die in Form einspringender Dreiecke symmetrisch an der Außenseite der Stirnhaargrenze gelegenen, mit Flaumhaaren bedeckten oder haarlosen Flecke des geschlechtsreifen Mannes sollen weiter nichts sein als sogenannte sekundäre Geschlechtsmerkmale. Wir dürfen aber nicht vergessen, daß die Rasse und Konstitution bei der Bildung der Glatze eine wichtige und ausschlaggebende Rolle spielen; es gibt Rassen, bei denen eine Kahlheit nicht oder selten eintritt, und demgegenüber solche, bei denen auch eine frühzeitige Glatzenbildung die Regel ist. Es gibt ferner Familien, in denen die männlichen Mitglieder etwa zu demselben, manchmal sehr frühen Lebensalter die ersten Zeichen einer Glatzenbildung zeigen.

Aber auch noch andere Momente spielen bei der Entstehung und Ausbreitung der Glatze sicherlich mit. So die Zugwirkung der Stirn- und Hinterkopfmuskeln, welche im ersten Mannesalter mit dem Erstarken der Gesamtmuskulatur zunimmt, ferner die Gestaltsveränderung des Schädels, welche den genannten Muskeln eine größere Wirkungsfläche darbietet, weiter das stärkere Wachstum des männlichen Schädels und die Tatsache, daß das Wachstum der Haut mit dem Wachstum des Schädels nicht immer gleichen Schritt hält. Die Verschieblichkeit der Haut über der Glatze ist ganz wesentlich gegenüber der behaarten Kopfhaut herabgesetzt, sie beträgt zahlenmäßig weniger als die Hälfte. Das Tragen einer schweren, den Kopf scharf umschließenden, harten Kopfbedeckung, deren Druck auf die den Kopfboden versorgenden Blutgefäße und Nerven, das relativ starke Schwitzen der Männer, all das mag den frühzeitigen Haarausfall und den schweren Verlauf desselben beim männlichen Geschlecht mitbedingen. Die Heilaussichten sind im allgemeinen nicht günstig, doch gelingt es zuweilen, vor allem wenn die Patienten frühzeitig kommen, den Haarausfall wenigstens hinsichtlich seiner Schnelligkeit und Heftigkeit aufzuhalten. Oft aber hört mit dem Aussetzen der Behandlung der Erfolg wieder auf, und die Krankheit geht immer weiter. Bei familiärer Belastung sind die Heilaussichten natürlich besonders schlecht. Doch man muß auch hier versuchen, die Glatzenbildung wenigstens zu verzögern und den Bestand zu erhalten, da diese ihren Träger in sozialer und materieller Beziehung schädigen kann. Progynoninjektionen wären zu versuchen, weil man in einzelnen Fällen von ihnen auch bei Männern günstige Wirkung auf das Haarwachstum gesehen haben will.

Alopecia senilis.

Der Haarausfall im Alter ist nicht scharf von der Form des frühzeitigen Haarausfalles zu trennen. Wenn der Mensch sich dem 60. Lebensjahre nähert, oft schon von Mitte der Vierzigerjahre an, gewöhnlich von Mitte der Fünfziger an, werden die Haare meist grau und weiß und fangen an auszugehen. Dieser Zustand ist eine Alterserscheinung und meist von anderen Übeln des Alters begleitet, dem Schlechterwerden und Ausfallen der Zähne, dem Abnehmen der Sehschärfe, dem Runzligwerden der Haut und einem mehr oder weniger deutlichen Rückgang der Körperkräfte. Der Haarausfall befällt im Alter sowohl Männer als auch Frauen, doch werden auch hier, ähnlich wie bei dem frühzeitigen Haarausfall, die Männer am schwersten betroffen. Während bei den Männern der senile (Alters-) Haarausfall fast immer oder wenigstens außerordentlich häufig zur Glatzenbildung führt, ist dies bei Frauen nur in ganz seltenen Fällen und nie in so starkem Maße wie bei den Männern der Fall. Nach einer Statistik kamen auf 10% männlicher Kahlheit nur $^1/_4$% weiblicher und auch diese nur im hohen Alter und in geringem Maße. Die Angst der Frauen vor der Glatze ist daher im allgemeinen nicht berechtigt. Wie die Haut ihre Elastizität und ihre Spannkraft verliert, so verliert auch das Haar im Alter seinen Glanz und wird minderwertiger. Der Nachwuchs wird kürzer, dünner und schließlich durch Lanugohaare ersetzt. Nicht nur die Kopfhaare sind von dieser senilen Alopezie ergriffen, sondern es kommt im Greisenalter zuweilen auch zum Ausfall der Brust- und Schamhaare, manchmal auch zu einem Schütterwerden der Barthaare. Einige Autoren glauben, daß der Haarausfall im Alter ähnlich anderen senilen Rückbildungen, wie sie am Ende des Lebens an allen möglichen Organsystemen auftreten, durch Veränderungen an den Blutgefäßen eingeleitet wird. Das reiche Gefäßnetz, welches die Haarbälge umspinnt, wird infolge arteriosklerotischer Prozesse verengt und geht zugrunde. Es kommt zu einer Schädigung der Haarbälge, die immer schwächere Haare produzieren und endlich zugrunde gehen. Die Heilaussichten des senilen Haarausfalls sind naturgemäß recht schlecht. Neue Haare wachsen nicht mehr nach, zumal wenn die Rückbildung der Haaranlage schon weit fortgeschritten ist. Doch wird auch ab und zu über einzelne Fälle berichtet, in denen selbst im Alter eine Behandlung Erfolg hatte.

Alopecia symptomatica
(vorübergehender Haarausfall).

Ein vorübergehender Haarausfall tritt nach einer Reihe von Krankheiten bzw. Schwächezuständen bei Männern und vorzüglich bei Frauen auf. Er ist als gutartig zu betrachten, da es meist in relativ kurzer Zeit zum Wiederersatz der ausgefallenen Haare kommt. Der Haarausfall kann ganz plötzlich erfolgen und so stark sein, daß die Patienten, wenn sie an den Haaren ziehen, eine Handvoll Haare in der Hand haben, wie dies meist nach fieberhaften Erkrankungen der Fall ist. Oder der Haarausfall tritt langsam und allmählich auf, bei kachektischen Zuständen und langdauernden Krankheiten, er kann diffus den ganzen Kopfboden gleichmäßig befallen oder fleckweise auftreten, wie dies z. B. bei der Syphilis im zweiten Stadium der Fall ist. Mit ganz wenigen Ausnahmen sind bei dieser Art von Haarausfall am Haarboden selbst keine krankhaften Veränderungen nachweisbar. Es handelt sich wahrscheinlich entweder um Erscheinungen der allgemeinen Unterernährung oder um toxische Einwirkungen auf die Haarwurzel. Meist kommt es erst 8—10 Wochen nach einer durchgemachten Krankheit, also einer Grippe (manche Grippeepidemien gehen mit besonders häufigem Haarausfall einher), einem Typhus, einer Gesichts- und Kopfrose, einem Scharlach, einer Lungenentzündung, einer Blinddarmentzündung, einer schweren fieberhaften Angina, einem Gelenkrheumatismus oder im Anschluß an das Wochenbett zum Ausfall der Haare. Der Haarboden wird allmählich immer lichter. Vor allem die Frauen, die lange Haare tragen, bringen keine Frisur mehr zustande und kommen deshalb zum Arzt. Besonders bleichsüchtige, durch Examenarbeiten oder beruflich überanstrengte junge Mädchen leiden an vorübergehendem Haarausfall. Sehr oft klagen die Kranken über Anfälle von Migräne, leiden an Neuralgien oder Neuritiden. Auch bei Krebskranken, Tuberkulösen, Zuckerkranken, Schilddrüsenkranken (Myxödem), Menschen mit ernsten Ernährungsstörungen beobachtet man symptomatischen Haarausfall. Ferner spielen klimatische Verhältnisse bei dieser Art Haarausfall eine Rolle, z. B. bei Aufenthalt in den Tropen. Kranke, die sich an der See oder im Gebirge übermäßig und in ungewohnter Weise der Sonne oder den Witterungseinflüssen ausgesetzt haben, klagen oft einige Wochen darnach über Haarausfall. Manchmal ist bei diesem vorübergehenden Haarausfall die Kopfhaut sehr schmerzempfindlich; es genügt zuweilen schon Berühren des Haares, um Schmerzempfindung auszulösen. Manche Patienten können den Kopf nachts kaum auflegen, so weh tut ihnen die Kopfhaut, obwohl an dieser keine sichtbaren Veränderungen vorhanden sind. Ab und zu haben die nachwachsenden Haare wenigstens zunächst eine andere Farbe als früher, blondes Haar kann z. B. dunkler nachwachsen. Die Heilaussichten sind aber beim symptomatischen Haarausfall (besonders bis zum 40. Lebensjahre) günstig. Stets wachsen die Haare im vollen Umfange wieder nach. Eine Unterstützung durch geeignete Allgemein- und Lokalbehandlung ist angezeigt. Beim Haarausfall nach Lues genügt die antiluetische Therapie, lokale Applikationen sind meist überflüssig.

Alopezie durch Anwendung chemischer Präparate.

Chemische Präparate können zum Haarausfall führen. Dies geschieht entweder durch direkte Einwirkung oder auf dem Wege über eine Hautentzündung des Haarbodens. Solche lokalen Entzündungen sind meistens Teilerscheinungen allgemeiner Hautentzündungen, die durch den schädlichen Stoff entstanden sind. Diese Mittel sind einerseits *Schwermetalle*, vor allem Quecksilber, Arsenik, seltener Wismut, Blei, Jod, anderseits gewisse *organische Verbindungen:* Antipyrinhaltige Arzneien, Barbitursäuresalze (Veronal usw.), Naphthalin, Salvarsan, Farbstoffe (Ursol, Pellidol, Paraphenylendiamin). So kann jedes Medikament, das idiosynkrasisch allgemeine Hautentzündungen hervorbringt, zum Haarausfall führen. Davon sind die kosmetisch angewandten, meistens absolut harmlosen Stoffe nicht ausgenommen.

Haarausfall ohne lokale Entzündung

des Kopfbodens sind die zu therapeutischen Zwecken erzeugten *Thalliumalopezien*, die wahrscheinlich durch Beeinflussung des endokrinen Systems und des vegetativen Nervensystems zustande kommen. Aus diesem Grunde ist auch der merkwürdige Umstand zu erklären, daß Kinder vor der Pubertät das Gift besser vertragen als Erwachsene. Daher ist auch von einer therapeutischen Verwendung bei Erwachsenen (Hypertrichosis, Sykosis) dringend abzuraten. Gibt man Thallium aceticum Kindern in der Gabe von 6—7 mg pro Kilogramm Körpergewicht in einer Dosis auf einmal ein, so fallen nach kurzer Zeit die Haare aus. Der Haarausfall beginnt 6—8 Tage nach dem Einnehmen, zwischen dem 12. und 14. Tage ist der Ausfall am stärksten, bis zum 19. Tage ist meistens vollkommene Kahlheit erreicht. Die Augenbrauen fallen nicht völlig aus, gewöhnlich in den lateralen Partien zuerst. Das Thallium wurde wegen dieser enthaarenden Wirkung gerne zur Heilung der Pilzkrankheiten der behaarten Kopfhaut bei Kindern benutzt, um die Gefahren der Röntgenenthaarung zu vermeiden. Es wird auch kombiniert mit Röntgenstrahlen in verminderter Dosis beider angewandt. Der Haarausfall tritt leider nicht mit absoluter Sicherheit ein und es gibt eine Anzahl von Nebenerscheinungen nervöser Art bei dieser Therapie.

Das Thallium wird in den letzten Jahren oft als Vergiftungsmittel von Selbstmördern oder zur Fruchtabtreibung verwendet (Rattengift, Zelokörner). In diesen Fällen, welche oft nicht tödlich verlaufen, sieht man ausgedehnte langdauernde Kahlheiten. Im Tierversuch ist schon lange der Haarausfall nach Abrin (ein Eiweißgift aus Abrus precatorius, Jequirity, Paternostererbse) bekannt; er führt zu den Haarausfällen nach Infektionskrankheiten über, welche vermutlich ebenfalls auf Giftwirkungen von Bakterientoxinen beruhen.

Alopezie nach Röntgen.

Im Anschluß an Röntgenbestrahlungen der Haut tritt je nach dem Grade der Bestrahlung vorübergehender oder dauernder Haarausfall ein. Der vorübergehende soll die krankhaften Haare entfernen, um als schmerzlose und schnelle Epilation bei Mikrosporie, Trichophytie und Favus angewendet zu werden. Bei Röntgenschädigungen zweiten und dritten Grades kann ein nachfolgender dauernder Haarausfall eintreten. Außerdem scheint es eine Reihe von Fällen zu geben, in denen ungewollt bei normaler Belichtungszeit und Dosierung nach Bestrahlung der Kopfhaare eine Daueralopezie eintreten kann. Derartige Beobachtungen sind in der letzten Zeit öfter gemacht worden; worauf diese Überempfindlichkeit der Haut beruht, die bei exakter Anwendung von Röntgenstrahlen zu einer dauernden Schädigung führt, ist nicht bekannt.

Alopezien durch mechanischen Druck.

Solche Alopezien kommen bei der Geburt an den Schläfen beim Passieren des Kindes durch den Druck der Beckenknochen oder bei Zangengeburt vor. Außerdem sind bandartige diffuse Alopezien in Japan (Alopecia gradus) als Folge der Frisur bekannt und ebensolche in Westgrönland als Folge der nationalen Haartracht. Auch in Deutschland sind im Kreise Stade ähnliche Erkrankungen beobachtet worden.

Hierher gehört auch die sogenannte „Pseudoalopezie der Säuglinge“ am Hinterhaupt infolge Abwetzens der Haare am Kissen.

Alopezien, narbige,

nach verschiedenen Hautkrankheiten. Es handelt sich um narbige Prozesse, die die Haarpapille zerstören und dadurch zu örtlicher Kahlheit führen. Hier spielen ganz besonders die pyodermieartigen Erkrankungen eine Rolle, wenn sie lange bestehen, in die Tiefe gehen und dadurch zur Zerstörung der Papille führen. Auch die sykotischen Prozesse, wenn sie auf die Kopfhaut übergehen, gehören hierher. Unter den Pilzerkrankungen der Haut führt der Favus und die tiefe Trichophytie (Kerion Celsi) zur Atrophie. Außer Tumoren und Organnaevi, welche die Papille zerstören und zur örtlichen Atrophie führen, kommen noch der Lupus erythematodes, der Lupus vulgaris, die sklerodermieartigen Erkrankungen in Frage. Auch die Spätlues wird durch die Bildung von Gummata und ulzerösen Syphiliden zur narbigen Alopezie führen.

S. auch Atrophie; Favus; Psyche; Röntgen; Schilddrüse; Schwefel; Seborrhoe; Trophische Störungen.

Alpecin ist ein nach Vorschrift von Prof. Bruck-Altona hergestellter Haarspiritus, „der die wirksamen Bestandteile des Steinkohlenteers, Schwefel und Salizylsäure, neben tonisierendem Chinin, dem juckstillenden Menthol und antiseptischem Thymol in saurer Lösung enthält“. (Dr. August Wolff, Chemische Fabrik, Bielefeld.)

Alpenblütencreme, Tiroler, besteht laut Analyse des Untersuchungsamtes Stuttgart aus Calciumkarbonat, Talcum, Zinkoxyd, phenolsulfosaurem Zink und weißem Vaselin. (Otto Clement, Innsbruck.)

Alpenrosenblut, Tiroler. Nach Angabe eine Abkochung aus Alpenrosen, Alpenraute, Birkenblättern, Blutwurzel, Eibenholz, Eichenrinde, Pappelknospen, Speik, unter Zusatz von Tonerde, Birkensaft, Glyzerin und Parfum. Schüttelmixtur als Kosmetikum gegen unreine Haut. (Einsiedler-Werke, Kufstein-Tirol und Oberaudorf a. Inn.)

Alpinol. Natürliches Schwefelpräparat aus bituminösem Ölschiefer, dunkelbraun, dick, zäh, in Glyzerin und Wasser löslich, mit Salben leicht verreibbar. (Alpine Chemische A. G., Kufstein-Tirol.)

Alsol (Liquor Alsoli) ist eine 50%ige Aluminiumacetotartratlösung mit Zusatz von 5% Essigsäure, um Trübungen durch Kalk- und Magnesiumkarbonate beim Verdünnen mit gewöhnlichem Wasser zu verhindern. Wirkung: Wie Liquor Aluminii aceticotartarici. Desinficiens, Adstringens, Desodorans, als $^1/_4$—2%ige Lösung zu verwenden.

Alsolcreme. $^1/_2$% Alsol enthaltende Fettcreme, bei Ekzem, Intertrigo, Handpflege.

Alsolsalbe (Ungt. Alsol.). 10% Alsol bei Dermatitiden, Fissuren, Pernionen, Sonnenbrand.

Alsolstreupulver. $^3/_4$% Alsol, zieht stark Feuchtigkeit an.

Liquor Nov-Alsoli, eine Lösung von essig-ameisensaurem Aluminium, die in der gleichen Weise wie essig-weinsaures Aluminium hergestellt wird, nur daß dabei die Weinsäure durch eine entsprechende Menge Ameisensäure ersetzt wird. Farblose, fast geruchlose Flüssigkeit von saurem und zusammenziehendem Geschmack. Wirkung und Anwendung: Wie Alsol. (Athenstaedt & Redecker, Hemelingen b. Bremen.)

Alterserscheinungen. Die Alterserscheinungen erfordern in kosmetischer Hinsicht um so eher ein Eingreifen, je mehr der einzelne Mensch aus gesellschaftlichen, beruflichen und anderen Gründen bestrebt ist, die Anzeichen der vorrückenden Jahre der Umgebung nicht zu nachdrücklich vor Augen zu führen. Für manche Berufszweige (Bühnen- und Filmkünstler) kann das Altern, besonders das vorzeitige, den Schluß des Berufslebens bedeuten, vor allem, wenn die Betroffenen nicht in ein dem Alter mehr entsprechendes Rollenfach übergehen können; auch in anderen Berufen wird der durch die Alterserscheinungen als bejahrt Gekennzeichnete im Konkurrenzkampfe zurückstehen; nicht zuletzt spielt im Liebesleben und in sexueller Beziehung die äußere Erscheinung eine gewichtige Rolle, wenn nicht das Schönheitsideal des Alters — und nicht wenige Menschen verschönert das Alter, macht sie interessanter und eindrucksvoller — mit den Jahren erworben wird.

Der Vorgang des Alterns macht sich nicht in der ganzen Ausdehnung der Haut in gleichem Maße geltend; gerade die unbekleideten Körperteile zeigen in der Regel die deutlichsten Alterserscheinungen. Vorgänge am *Fettgewebe,* am Unterhautzellgewebe, aber auch gleichzeitig an den tieferen Fettschichten leiten den Altersvorgang schon sehr früh ein und begleiten ihn durch das ganze Leben. Dem kindlichen und jugendlichen Gesicht ist eine gleichmäßige Rundung, besonders der Wangen, manchmal unterbrochen von Wangen- und Kinngrübchen, eigen; im Laufe der Jahre nimmt diese kindliche pralle Füllung der Backen ab: die Wangen, beim Säugling halbkugelige Gebilde, werden schon im Kindesalter deutlich flacher. In der Pubertät (15.—17. Jahr) schwindet manchmal alles Fett, die Wangen werden hohl, zwischen ihnen tritt die Nase scharf hervor, die Augen kommen tiefer zu liegen. Um das 30. Lebensjahr, manchmal wesentlich früher, öfter erst etwas später, schwindet das Fett unter dem Jochbogen, dessen Umrisse dadurch stärker hervortreten; um etwa dieselbe Zeit wölbt sich auch die Haut über den Augenbrauen mehr vor; im weiteren Fortschritte dieser Verschiebungen des Fettpolsters senkt sich das Wangenfett abwärts (*Hängebacken*), bei fettreicheren Personen bildet sich ein *Doppelkinn* aus; an den Seiten des Halses, aber auch an der Vorderseite, schwindet die Fettanlage und die Haut wirft sich leichter in Falten; aus dem Winkel zwischen Kinn und Hals kann das Alter, namentlich bei Frauen, abgelesen werden: fehlend bis zum 20. bis 22. Jahr, beginnende Falte von einer Wange zur anderen vom 25. Jahr an, tiefe Falte vom 35. Jahre an. Weitere Fettgewebsverschiebungen machen sich an der Brust geltend (s. Busen) und in hohem Grade am Bauche; die Fettmassen häufen sich in den unteren Partien an, es entsteht der *Hängebauch* (s. dort), am Nacken bilden sich Fettwülste. Meist, allerdings erst in höherem Alter, kommt es zum allmählichen Schwinden des Fettes an Händen, Armen und Unterschenkeln. Während die erwähnten Veränderungen im Gesicht und am Halse bei den meisten Menschen sich auswirken, treten sie am übrigen Körper in sehr verschiedener Weise zu Tage, weil vielfach körperliche Betätigung (Sport) die unschönen plastischen Folgen durch gute Entwicklung der Muskulatur ausgleicht und weniger deutlich macht. Auf der anderen Seite äußern sich noch keineswegs krankhafte Gewichtsverluste durch Schlaffheit der Haut, die besonders am Halse zu weit zu sein scheint, bei Frauen durch auffallend schlaffe Brüste.

Die als Alterszeichen wichtigen Faltenbildungen beruhen nicht allein auf dem Schwunde und der Verschiebung des Fettpolsters, sondern es spielt auch die Ausbildung und der Gebrauch der Muskeln hierbei eine Rolle; vor allem aber erfolgen in der Haut selbst Veränderungen, die zu einer *Falten- und Furchenbildung* (s. dort) führen: die Haut wird fetter und legt sich in grobe Falten oder sie wird dünner und weniger elastisch und es kommt im Laufe der Jahre zur Runzelbildung; beide Vorgänge können nebeneinander verlaufen. Am stärksten sind Falten und Runzeln an den mimisch meist beteiligten Stellen, Gesicht und Händen, ausgebildet. Die eigentlichen, zunächst sehr feinen Altersfurchen sind zum größten Teil auf Verdünnung und Elastizitätseinbuße der eigentlichen Haut zurückzuführen. Die feinsten, ersten Fältchen können schon sehr frühzeitig auftreten; manchmal bereits um das 20. Lebensjahr, noch ausgesprochener vom 30. Jahre an entstehen zarte Längsfalten an den oberen und unteren Augenlidern; sehr charakteristische feine Fältchen verlaufen konvergierend von den Schläfen nach den äußeren Augenwinkeln, die sogenannten „*Krähenfüße*“, auf der Stirne zeigen sich horizontal verlaufende (Gedanken-) Furchen; die Nasolabialfalte prägt sich vertieft aus, von den Mundwinkeln nach außen und abwärts ziehende Furchen scheinen den Mund zu vergrößern. Diese Furchen als Kennzeichen der vorgerückten Jahre verleihen dem Gesicht einen herberen, strengeren, oft traurigeren Ausdruck. Bei Leuten, die berufsmäßig die mimischen Muskeln stark betätigen, bei Schauspielern und Rednern, sehen wir besonders ausgeprägte Furchenbildungen im Gesicht; dieses wird allmählich immer ausdrucksvoller und geistiger und insofern bilden diese Falten und Runzeln nicht immer eine kosmetisch mißliebig empfundene Entwicklung. Die ersten feinen Furchen, die mangelnde Weichheit und Rundung geben dem Gesichte des Mannes den Ausdruck größerer Strenge, Gereiftheit, Willenskraft; ein vom Alter weniger berührtes weiches, faltenloses, rundliches Gesicht kennzeichnet den Besitzer als mädchenhaft und weichlich; umgekehrt werden bei den jungen Mädchen die ersten Alterserscheinungen unwillig hingenommen; der herbere Gesichtsausdruck ist ein frühes Zeichen des älteren Mädchentums. Neben diesen einfachen atrophischen Vorgängen der Haut in ihrer Gesamtheit mit Einschluß der Beteiligung des darunterliegenden Fettes, die eine Verdünnung, eine Abnahme der Turgeszenz und Polsterung zur Folge haben, kommt es zu degenerativen Veränderungen in der Haut, bei denen ein wenn auch schon atrophisches, doch noch fast vollwertiges Gewebe durch ein andersgeartetes minderwertiges ersetzt wird; die eigentliche Lederhaut geht teils durch das Alter, teils aber, und in vielleicht noch höherem Grade, durch die Einflüsse der Außenwelt (Wind, Wetter, Sonne) ganz eigenartige Veränderungen ein; treten dieselben sehr frühzeitig in die Erscheinung, so sprechen wir von praesenilen Altersveränderungen, entspricht der Vorgang im wesentlichen dem vorgerückteren Alter, so hat man es mit der senilen degenerativen Atrophie der Haut zu tun, die vor allem auf weitgehenden Veränderungen an den elastischen Fasern und am Bindegewebe beruht; bei letzterem macht sich vor allem ein Schwund geltend. Während das normale elastische Gewebe wegen seiner geringen Ausdehnung und feinen Verteilung auf das äußere Aussehen der Haut gar keinen Einfluß ausübt, veranlaßt seine Massierung bei der senilen und praesenilen degenerierten Haut einen trübgelben Ton, der an den des alten Elfenbeins oder der frischen Butter erinnert. Die von der Degeneration stark betroffene Haut ist durch die Zunahme des degenerierten Gewebes eher verdickt (also nicht eigentlich atrophisch und dünn wie bei der einfachen Altersatrophie); sie ist weich und schlaff anzufühlen und uneben, da die Degenerationen in der Regel sich nicht gleichmäßig entwickeln, sondern Strecken unveränderter oder einfach atrophisch veränderter Haut von Degenerationsgebieten unterbrochen werden. Die degenerierte Haut ist nicht eine reine Alterserscheinung, der degenerative Vorgang wird neben dem Alter ganz erheblich durch Witterungseinflüsse begünstigt, und zwar spielen wahrscheinlich Lichtwirkungen eine besondere Rolle. Bei Berufsarten, welche den Menschen den Einflüssen der Witterung in hohem Grade aussetzen, auch bei sportlicher Betätigung vorwiegend im Freien, treten an den unbedeckten Teilen solche praesenile Erscheinungen schon in sehr frühen Jahren, vom 25.—30. Jahr an, auf. Je nach der Berufsart spricht man von einer *Landmannshaut* (s. dort), einer *Seemannshaut*, einer *Farmerhaut*; man findet sie auch bei Kutschern, Bergbewohnern und anderen im Freien bei Wind und jedem Wetter tätigen Menschen. Gekennzeichnet ist die Haut solcher Menschen außer durch die Degeneration des elastischen Gewebes und die Schädigungen des Bindegewebes durch oft scheckige Pigmentierungen, Stauungen mit diffuser zyanotischer Verfärbung, Gefäßerweiterungen, Hornschichtverdickungen bis zu wahren Schwielenbildungen. Der Ausdruck „*verwitterte Haut*“ trägt der Ursache dieser Veränderungen Rechnung. Die Witterungseinflüsse, besonders die chemisch wirksamen Sonnenstrahlen, führen vor allem an den unbedeckten und der Sonne preisgegebenen Teilen, also im Gesicht, am Halse (*Cutis rhomboidalis*, s. dort), an den Armen und den Rücken der Hände zu diesen Veränderungen, während die einfache Altersatrophie mehr die bedeckten Teile befällt. Der Lidspaltenfleck (*Pinguecula*) der älteren Leute, oft schon in früheren Jahren beobachtet, eine dreieckige graugelbliche Verdickung im Lidspaltenteil der Bindehaut des Augapfels, zeigt dieselben Veränderungen wie die degenerierte Haut und kommt wahrscheinlich auch durch Witterungseinflüsse zustande.

Die *Farbenveränderung* der alternden Haut beruht zum Teil auf diesen Veränderungen des elastischen Gewebes; aber dazu kommt noch eine andere Verteilung des eigentlichen Pigments in der Haut. Das Hautpigment kommt beim Europäer bei der kindlichen und jugendlichen Haut gar nicht oder je nach der Rasse in gleichmäßiger Tönung der Haut zur Geltung; bei sehr hellen Rassen — ich sehe ab von der oft erwünschten Bräunung der Haut durch Sonnenbestrahlungen — hat es auf die Färbung der Haut keinen Einfluß; Wangen „wie Milch und Blut" deuten auf eine Färbung der Haut nur durch die Blutversorgung hin. Aber im Alter treten deutlich Pigmentierungen in die Erscheinung; die Pigmentverteilung wird eine unregelmäßigere: neben abnorm weißen pigmentfreien Gebieten treten umschriebene gelbe bis braune Verfärbungen auf (Chloasma, besonders bei Frauen); bei den Degenerationen, die ins Gebiet der See- und Landmannshaut gehören, sind oft recht starke, diese Zustände kennzeichnende Pigmentierungen vorhanden.

Im allgemeinen ist die Haut älterer Leute blässer als die jugendfrischer, weil bei ihnen die allgemeine Blutversorgung der Haut eine schwächere und trägere und der Füllungsgrad der oberflächlichsten feinen Hautgefäße geringer ist; dagegen wirkt sich in kosmetisch unerfreulicher Weise mit den fortschreitenden Jahren die Neigung zur Erweiterung kleinerer oder größerer Gefäße aus, meist auf den prominenten Teilen der Wangen und der Nase; es können einzelne rote Gefäßreiserchen streifen- oder sternartig auftreten, manchmal in so großem Maße, daß eine diffuse Rötung zustande kommt, aus der sich, wenn man die oberflächlichsten Äderchen durch Glasdruck entleert, ein deutliches Netz, aus tiefen Gefäßen bestehend, hervorhebt. Diese Gefäßanomalien sind vielfach nicht reine Alterswirkungen, sondern bei ihnen spielen atmosphärische Einflüsse (durchgemachte Kälteeinwirkungen, Sonnenbestrahlungen), aber auch innere Vorgänge, Wirkungen von seiten des Verdauungstraktus, der Geschlechtsorgane, Schädigungen durch regelmäßigen Genuß berauschender und erregender Getränke eine ursächliche Rolle. Die auf derselben Grundlage sich entwickelnde „*rote Nase*" (s. Nasenröte) tritt oft schon in relativ frühen Jahren auf; es ist durchaus nicht richtig, daß sie meist durch zu starken Alkoholgenuß entsteht. Äußere und innere Vorgänge, auch zu reichliche Mahlzeiten führen zunächst zu einer vorübergehenden Gesichts- und Nasenröte; im Laufe der Jahre werden die Veränderungen dauernd, aus vorübergehenden Gefäßerweiterungen bildet sich ein stets sichtbares Adernetz. Bei Frauen bleibt der Zustand gewöhnlich, wenn er nicht therapeutisch beeinflußt wird, auf dieser Stufe stehen. Bei Männern bildet sich auf dem Boden dieser „Couperose" nicht so selten die Knollen- oder Pfundnase (Rhinophyma) aus.

Die *Oberhaut* älterer Leute ist auffallend trocken; sie nimmt an der Atrophie der Lederhaut teil und wird um so dünner, je mehr die Jahre fortschreiten; ihre Oberfläche wird rauh und spröde und schilfert in dünnen, trockenen Schüppchen ab. Während die Hautporen bei Jugendlichen nur bei bestimmten krankhaften Zuständen deutlicher hervortreten, kommt es in höherem Alter häufig zu einer Verdeutlichung und Vertiefung der Poren, besonders auf der Nase. Solche punktförmige Vertiefungen der Haut bei stärkerer Gelbfärbung haben zu dem Ausdruck „*Zitronenhaut*" (s. dort) geführt. Durch die verdünnte Oberhaut schimmern die Venen blaufarben hindurch oder die geschlängelten Gefäßstränge treten über das Hautniveau hervor, besonders auf dem Handrücken.

Die Übergänge der Haut in die Schleimhaut, in sehr auffallender Weise die *Lippen* (s. dort), nehmen an den durch die fortschreitenden Jahre veranlaßten Störungen teil. Die Lippe verliert an rosiger Frische; mehr blaue Töne verändern das Kirschrot der Jugendlichen; immer deutlichere Furchenbildungen, senkrecht zum Munde gestellt, treten an die Stelle der ursprünglichen Prallheit in die Erscheinung; gleichzeitig aber rollt sich die Lippe mit den Jahren mehr nach innen ein, so daß das Lippenrot immer schmäler wird; das geschieht in verstärktem Maße, wenn das Fehlen der vorderen Zähne den Lippen ihre Stütze nimmt und dann der ausgesprochene Greisenmund entsteht; künstliche Zähne bieten keinen vollen Ersatz, da die Lippe selbst schwach und runzelig geworden ist und nur durch das künstliche Gebiß entfaltet wird. Senkrecht zum Munde gestellte Falten zwischen Lippenrest und Nase bilden sich erst in höherem Alter aus.

Die Altersveränderungen der Haut treten in sehr verschiedenem Grade und in sehr verschiedener Kombination in die Erscheinung; für ihr Auftreten spielen nicht bloß die Jahre, sondern auch die Veranlagung in ihrer Beziehung zu Rasse und Familie, besonders aber der Einfluß der Umwelt, der Lebensweise, der Beschäftigung, der Bekleidung usw. eine entscheidende Rolle; das gilt besonders auch für die Schnelligkeit ihrer Entwicklung. Wollte man schematisieren, so ließen sich auf einer solchen Grundlage eine ganze Reihe gut gekennzeichneter Typen unterscheiden: das blasse bis graugelblich gefärbte Gesicht des alternden Stubenmenschen mit seiner besonders in die Augen fallenden Runzelung, der ähnliche, aber in mancher Hinsicht doch verschiedene Typus des Lebemanns, bei dem eventuell sportliche Betätigungen ihre Zeichen hinterlassen haben, die See- und Landmannshaut mit ihrer Rauhigkeit und Verdickung, ihrer Neigung zu warziger Schwielenbildung, ihren Teleangiektasien, ihrer Scheckung durch verschiedentlich angeordnete Pigmentierungen — und dazu noch weitere Typen, die je nach den Geschlechtern ganz verschieden wirken.

An Veränderungen des *Haarkleides* sehen wir sowohl ein Zuviel als ein Zuwenig als Folgen der fortschreitenden Jahre. Der übermäßige Haarwuchs führt bei Männern, allerdings erst im weiter vorgerückten Alter, stark in die Augen springend im 5. und 6. Lebensjahrzehnt, zur Entwicklung kräftiger struppiger Haare am Nacken, am äußeren Gehörgang, auf der häutigen Nase, in den vorderen Partien des Naseninneren (Vibrissen, Borsten) und an den Augenbrauen. Bei der Frau treten, allerdings meist schon viel früher, ähnliche Entwicklungen am Kinn und an den Wangen auf, die an den Männerbart erinnern. Bei dunkelhaarigen Frauen kommt es mitunter schon bald nach der Pubertät zum Auftreten von schwachen, wimperartigen Härchen über den Mundwinkeln, die bei stärkerer Ausprägung und weiterem Übergang auf die Haut zwischen Oberlippe und Nase kosmetisch unerfreulich wirken. Die eigentlichen „*Altweiberbärte*" entstehen zur Zeit des Klimakteriums oder kurz vorher, es wandeln sich die Lanugohaare in Barthaare um; meist kommt es nicht zu einem so exzessiven Wachstum wie beim Manne; aber die 2—3 cm langen gekräuselten Stoppeln wirken auch schon sehr entstellend. Nicht so arg, aber doch auch manchmal ein Grund zum kosmetischen Eingreifen, ist die im Laufe der Jahre oft zunehmende Behaarung an den Streckseiten der Arme und Beine, besonders bei dunkelhaarigen Frauen. Viel seltener hat es die Kosmetik mit zu starker Ausprägung des Haarkleides beim Manne zu tun; ich denke an das exzessive Wachstum desselben bei manchen Männern auf Brust und Armen (s. Hypertrichosis).

Weit regelmäßiger tritt der Schwund des Haarkleides mit der Zunahme der Jahre in die Erscheinung. Die Stärke des einzelnen Haares, die Dichte und Länge der Kopfhaare nimmt mit dem Alter ganz gesetzmäßig ab, eine unabänderliche Alterserscheinung, die kosmetisch gar nicht aufzufallen braucht; es gibt Menschen, die auf dem Kopfe, auch noch im Greisenalter, ein recht vollständiges Haarkleid besitzen, aber bei der Mehrzahl, vor allem der Männer, werden die Haare immer spärlicher, und schließlich tritt der Zustand ein, den wir als *Glatze* (s. dort) bezeichnen. Es ist keineswegs völlig entschieden, wie weit wir die Bildung der Glatze als eine reine Alterserscheinung bezeichnen dürfen; der Ausdruck Altersglatze ist eigentlich nur für die Fälle anwendbar, wo bei sonst intakter Kopfhaut die Glatzenbildung erst in höheren Jahren, um das 55.—60. Jahr, auftritt (s. Alopezien, Behaarung). Bei Frauen kommen der Glatzenbildung ähnliche Veränderungen zwar auch vor, doch in weit geringerem Grade; vollständige Glatzenbildung bei der Frau ist selten, obwohl auch bei ihr das Haar im Laufe der Jahre dünner und weniger dicht wird und nur langsamer wächst.

Es ist strittig, in welchem Grade das *Grau- und Weißwerden der Haare* (*Canities*, s. dort) als reine Alterserscheinung zu bewerten ist. Beziehungen zum Alter liegen ohne Zweifel vor; bei der Mehrzahl der Menschen erscheinen zwischen dem 30. und 40. Lebenjahre, manchmal auch schon früher, vereinzelte weiße Haare, die allmählich immer zahlreicher werden. Die Mischung weißer Haare mit der ursprünglichen Haarfarbe läßt von meliertem Haare sprechen. Um die Sechzig herum wird das Weißwerden des Kopfhaares in der Regel sehr deutlich, doch gibt es auch Menschen, welche vorzeitig ergrauen, und demgegenüber behalten manche noch bis ins Greisenalter ihr ursprünglich gefärbtes Kopfhaar.

Auch die *Nägel* (s. dort) ändern sich im Alter, sie werden trockener, härter, manchmal auch dicker. Eine sichere Alterserscheinung ist die Ausbildung der Längsleisten, die manchmal gruppenweise angeordnet in größerer oder geringerer Zahl über die Nagelplatte laufen; durch stärkeres Hervortreten der Längsleisten kann es zur Spaltung der Nägel am freien Rande kommen. In höherem Alter werden die Nägel trüber und gräulich verfärbt.

An den *Zähnen* (s. dort) treten mit eigentlichen Alters- und Abnützungserscheinungen gemeinsam Veränderungen auf anderer Grundlage, chemisch oder bakteriell bedingt, auf, führen zu Mangelhaftigkeiten des Gebisses, wirken verunstaltend und drücken den Trägern oft schon in jungen Jahren die Zeichen eines vorzeitigen Alterns auf. Die Zahnkaries ist keine Alterserscheinung, dagegen ist es aber die Abnützung der Zähne, die Abrasio, die Abschleifung der Zähne durch das Kauen. Sie erfolgt in weiten Grenzen gesetzmäßig; schon im 3. Lebensjahrzehnt sind an den Schneidezähnen feine strichförmige Abschleifungslinien sichtbar; die Abrasio betrifft zunächst nur den Schmelz, erreicht durchschnittlich um das 40. Jahr das Zahnbein, welches nach und nach in immer größerer Ausdehnung freigelegt wird und durch dunklere Verfärbung sich kosmetisch unliebsam äußert. Vielfach sind deutliche Abnützungserscheinungen, gekennzeichnet durch dunkle Dentinfiguren, schon viel früher erkennbar. Die Rauhigkeit der Kost, der Beruf usw. äußern sich in sehr verschiedener Weise. Die Zähne alter Leute lösen sich normalerweise aus dem Kiefer, indem durch Atrophie der Knochenlamelle die Alveole vom freien Rande aus immer weiter zerstört wird, *Atrophia alveolaris senilis*; aber bei manchen Menschen kommt es schon sehr frühzeitig, im jugendlichen Alter und bei sonst anscheinend gesunden Personen, zu dem gleichen Vorgange, also zu einer *Atrophia alveolaris praecox*, in diesem Falle, wie in dem des höheren Alters, unter dem Bilde des scheinbaren „Längerwerdens" der Zähne. Je nachdem entzündliche Prozesse (Alveolarpyorrhoe) den Vorgang begleiten oder nicht, spricht man von einer *Paradentitis oder Paradentose*. In den Begriff der Paradentose fallen die normale Altersatrophie der Alveolen und der praesenile gleiche Vorgang, welcher die Betroffenen anfangs nur durch das scheinbare Längerwerden der Zähne beunruhigt. Treten zu den erwähnten Veränderungen noch weitere zahnschädigende Krankheiten, kommt es zu Zahnsteinablagerungen und unter ihnen zu weiteren Zerstörungen, sind dann größere oder geringere Zahndefekte durch Lockerung der Zähne und Bruch entstanden, die noch vorhandenen durch Abnutzung und Verlust des Schmelzes gelb bis schwarzbraun geworden, so bietet der Mund beim Öffnen ein Bild, welches den Befallenen oft viel älter erscheinen läßt, als es der Wirklichkeit entspricht; gesellt sich dazu noch infolge von Karies ein übler Mundgeruch, so wird Auge und Nase in gleicher Weise beleidigt; der unschöne Zustand mahnt, der Pflege der Zähne und ihrer Instandhaltung durch einen Zahnarzt schon von früher Jugend an besondere Aufmerksamkeit zu schenken. Gebißdefekte führen weiters zu Störungen des Verdauungstraktus und die Atrophie der Alveolen gibt Anlaß zu Rückbildungen der Kieferknochen, die zusammen mit den eingefallenen Wangen durch Fettschwund und Erschlaffung der Gesichtsmuskulatur und den verdünnten Lippen das Altern kennzeichnen und unterstreichen. Das Endergebnis ist der zahnlose Mund des Greises mit dem vortretenden spitzen Kinn, welches schon vor dem eigentlichen Greisenalter so oft das Gesicht besonders älterer Mädchen charakterisiert.

Die Veränderungen an den *Stützgeweben* (Bindegewebe, Knorpel und Knochen) und an den Muskeln, die in Abhängigkeit von den Gefäßen und Nerven und auch aus sich heraus mit den fortschreitenden Jahren in ihrer Leistungsfähigkeit abnehmen, sind auf die äußere Gesamterscheinung insofern von Einfluß, als sie den Gealterten, oft auch den zu früh Gealterten, mitkennzeichnen; die Haltung wird weniger straff, die Bewegungen verlieren an Kraft; zwischen der elastischen Haltung und Beweglichkeit der jungen Leute und der gebückten, langsam fortschleichenden Gestalt des Greises kommen alle möglichen Übergänge vor, die dann um so weniger in die Erscheinung treten, wenn gute körperliche Veranlagung, Übung, zweckmäßige Lebensweise den erwünschten jugendlicheren Eindruck fördern, die um so früher und ausgeprägter sich äußern, je mehr eine unzweckmäßige Lebensweise, zu schwere, durch keine Ruhepausen ausgeglichene körperliche Arbeit, ungenügender Schlaf, Alkoholmißbrauch und vor allem schwere, den Körperverfall begünstigende Erkrankungen ein frühzeitiges Altern bedingen.

Wenden wir schließlich den Veränderungen des *Nervensystems* und des *Geisteslebens* im Hinblick auf das Älterwerden unsere Aufmerksamkeit zu, so haben wir es an dieser Stelle viel weniger mit den eigentlichen Altersnervenkrankheiten und Alterspsychosen zu tun als mit den noch in den Grenzen der normalen, aber leider oft sehr früh auftretenden Wandlungen der Psyche; der Eindruck, den der Mensch auf Grund seiner geistigen Funktionen ausübt, wechselt ja im Laufe der Jahre in viel ausdrucksvollerer Weise, als es der einzelne Mensch selbst bemerkt. Mit dem Älterwerden im weitesten Sinne nimmt die Erregbarkeit des Menschen äußeren Eindrücken gegenüber allmählich ab, Freude und Schmerz verraten sich nicht mehr so lebhaft wie in jüngeren Jahren, natürlich in individuell sehr weiten Grenzen. Bei dem Kinde bedarf es sehr kleiner Anlässe, um stürmische Äußerungen der Freude, starkbetonte der Trauer auszulösen, der reife Mensch reagiert auch auf schwerere Anlässe viel ruhiger, der Gealterte nimmt seelisch tief ergreifende Ereignisse eher apathisch entgegen. Die psychomotorischen Äußerungen auf Grund dieses schwereren Ansprechens des Affektlebens unterstreichen die Veränderungen der Persönlichkeit im Wandel der fortschreitenden Jahre: sie werden mit den zunehmenden Jahren zunächst kräftiger und ausdrucksvoller, verlieren dann an Lebhaftigkeit, um in späteren Jahren bei noch mehr verminderter Reaktion sich schwächer zu äußern und dabei an Ausdruck eher abzunehmen. Die quecksilberne Beweglichkeit des Kindes, die unharmonisch wirkende Eckigkeit und Ungeschicklichkeit der Flegel- und Backfischjahre, die Elastizität des Jünglings und der Jungfrau, das kraftbewußte Auftreten des reifen Menschen, die Steifigkeit älterer Personen, die Gebücktheit des matt schleichenden Greises sind Stationen auf einer Stufenleiter, die einerseits auf Veränderungen der Stützsubstanzen, vor allem aber auf solchen des Seelenlebens beruhen und auch in kosmetischer Hinsicht nicht gering zu werten sind, wenn es sich darum handelt, den Menschen möglichst jugendlich zu erhalten.

Individuelle Verschiedenheit in dem Zeitpunkte ihres Beginnes, in dem Grade ihrer Entwicklung, je nach der körperlichen Veranlagung, nach der Beschäftigung usw. tritt im Geistesleben noch deutlicher in die Erscheinung. In noch höherem Grade als die angeborene Veranlagung spielt hier die zum Teil von der Berufstätigkeit abhängige ganze geistige Entwicklung und Ausbildung eine maßgebende Rolle. Der körperliche Arbeiter wird auch geistig schneller altern, wenn ihn nicht neben seiner Berufstätigkeit geistige Bestrebungen jünger erhalten. Der Kopfarbeiter wird in ganz entsprechender Weise um so auffallender geistig altern, je mehr seine Kopfarbeit eine rein mechanische ist und je weniger ihn neben der eigentlichen Berufstätigkeit eine anderweitige geistesbelebende Tätigkeit geistesfrischer, lebendiger erhält. Der Verfall der Persönlichkeit bei Berufsunterbindung in wirtschaftlich schlechten Zeiten ist nur zu bekannt.

Von eigentlichen *Alterskrankheiten*, soweit sie nicht an anderer Stelle Erwähnung fanden, die kosmetisch mehr oder weniger von Interesse sind, kommen nur wenige hier in Betracht. Die in kleinen ziegelroten Flecken auftretende *Purpura senilis* (s. dort) auf den Streckseiten der Vorderarme und Handrücken, die bei alten Leuten mit verwitterter Haut öfter beobachtete Purpura factitia senilis, die senilen Angiome und Teleangiektasien, die senilen Talgdrüsennaevi, das Keratoma senile sind dem Greisenalter eigentümliche Bildungen, kommen aber teilweise, besonders bei früh gealterter Haut, schon in mittleren Jahren vor. Die eigentlichen Alterswarzen (Verrucae seniles) finden sich meist nur bei alten Leuten, werden aber in seltenen Fällen schon in relativ jungen Jahren beobachtet. Des öfteren viel zu früh für das Lebensalter beginnt die *Presbyakusie*, die Altersschwerhörigkeit, und verdient dann durch ihre Einwirkung auf das Mienenspiel kosmetisches Interesse; das gleiche gilt für die *Presbyopie*, die Alterssichtigkeit, die Abnahme der Akkomodationsbreite der Linse.

Die Abnutzungs- und Degenerationsvorgänge an den *Gefäßen* beeinflussen durch die Abnahme der Elastizität und Kontraktilität in die Augen fallend den körperlichen Eindruck. Sie bedingen natürlich nicht den Vorgang des Alterns, aber ihre Veränderungen, auf welche bei Erörterung einer hygienisch zweckmäßigen und also auch kosmetisch anratsamen Lebensweise Rücksicht zu nehmen ist, steigern die Alterserscheinungen an den äußerlich vor Augen liegenden Organen. Ich weise auch auf die Beziehungen der Arteriosklerose zum fortschreitenden Alter hin. Oft zeigen noch jugendliche Personen ohne sonstige Zeichen einer Gefäßerkrankung, ohne Arteriosklerose oder sonstige Leiden an den Schläfen auffallend dicke, stark geschlängelte Gefäße, die sie wesentlich älter erscheinen lassen. Auch die sogenannten Blutdrüsen, die Drüsen mit innerer Sekretion (Schilddrüse, Geschlechtsdrüsen, Nebennieren usw.) altern wie die anderen Organe, sie beeinflussen in sehr deutlicher Weise viele Zeichen der vorgerückten Jahre. Es ist also wohl verständlich, daß ihre Berücksichtigung in der Therapie auch bei Alterserscheinungen von Nutzen sein kann, derart, daß ihre dem Körper zugeführten Wirkungsstoffe (Hormone) Alterserscheinungen bessern oder gar zum Schwinden bringen können.

Wie es eine Schönheit des Kindes, des Jünglings und der Jungfrau gibt, so hat auch das reife Alter und das Greisenalter körperliche und geistige Merkmale, die es besonders schön gestalten. Aufgabe der Kosmetik ist es, nur solche Zustände zu beeinflussen, die entweder in zu frühen Jahren sich äußern, oder solche, die im weitesten Sinne des Wortes verunstalten, also nur ganz bestimmte Alterserscheinungen, die den harmonischen Eindruck der Persönlichkeit ungünstig gestalten. Da die Alterserscheinungen nur zum Teil durch die Konstitution des einzelnen bestimmte Vorgänge sind, zum großen Teil durch Einwirkungen der Umwelt, unzweckmäßige Lebensweise, geringe oder schwerere krankhafte Abweichungen sich entwickeln, so sind wir in der Lage, bis zu einem gewissen Grade verhütend zu wirken, und es ist auf die Vorbeugung der Alterserscheinungen um so mehr Wert zu legen, als bei den sich nach und nach entwickelnden Vorgängen des Alters die frühzeitige Beeinflussung die erfolgreichere ist. Zur Verhütung des vorzeitigen Auftretens der Alterserscheinungen ist vor allem eine der Persönlichkeit gut angepaßte Körper- und Hautpflege von Bedeutung. Wenn auch viele Alterserscheinungen mit der Bezeichnung der Abnutzungsvorgänge zu kennzeichnen sind, so wäre doch eine völlige Schonung der Organe der unzweckmäßigste Weg. Körperliche und geistige Betätigung mit den nötigen Ruhepausen, genügender Schlaf, Maßhalten in allen Dingen, nicht übertriebener Alkoholgenuß, Mäßigkeit auch im Genuß erregender Getränke (Kaffee), im Tabak, auch in den Freuden der Liebe sind Grundbedingungen für eine kosmetisch sich günstig auswirkende Lebensweise. Fehler in dieser Hinsicht äußern sich in wohlbekannten Typen: das blasse, welke, früh runzelige Gesicht des Lebemannes und der Lebedame als Folgen mangelnder Nachtruhe, des Aufhaltens in schlecht gelüfteten Räumen, des regelmäßigen Genusses die Gefäße schädigender Reizmittel; der bleiche Stubenmensch, den Mangel körperlicher Betätigung frühzeitig altern läßt; der körperliche Arbeiter, der überanstrengt, ohne Erholungszeit in schlecht ventilierten Räumen sein Leben zubringt. Demgegenüber zeigt der Landarbeiter bei oft schwererer körperlicher Arbeit ein gesünderes

Aussehen, wenn auch die Tätigkeit in Wind und Wetter seiner Haut ihre Verwitterungsmerkmale nicht erspart, und auch der sportlich Tätige bleibt länger elastisch und jugendlich.

Störungen der *inneren Organe*, die einen mehr, die anderen weniger, der Verdauungsorgane, des uropoetischen Systems, der Geschlechtsorgane, des Blutes fördern und unterstützen das Auftreten der Alterserscheinungen. Wir werfen einen kurzen Blick auf die zweckmäßige Ernährung. Selbstverständlich gibt es keine für jedermann gültige Diät, die in gewissen Grenzen vor Alterserscheinungen schützt; es kann sich im folgenden nur um allgemeine, im Einzelfalle zu individualisierende Maßnahmen handeln. Es macht sich heute die Ansicht geltend, daß der Mensch früher zu viel Wert auf die Fleischnahrung gelegt hat; das ist ganz berechtigt, dagegen ist es keineswegs richtig, daß eine reine Pflanzenkost das Wünschenswerte ist; die Zusammensetzung der Nahrung, die dem Menschen auch unter den hier zu beobachtenden Gesichtspunkten am zuträglichsten ist, muß eine gemischte sein, so schreibt es uns der Bau unserer Verdauungsorgane vor. Im allgemeinen soll der Mensch mit Maß Fleisch genießen, die Hauptmenge seines Nahrungsbedürfnisses aber durch Gemüse, Obst, Milch und Eier decken. Für die Zusammenstellung der Kost spielt die Berufstätigkeit eine entscheidende Rolle, ferner aber auch die Konstitution, je nachdem es sich um Menschen handelt, die die Neigung haben, leicht Fett anzusetzen, oder um solche, die schwer an Gewicht zunehmen. Für die Vorbeugung der Alterserscheinungen spielt eine große Rolle die Sorge für eine schnelle Beseitigung der Schlacken des Stoffwechsels, eine geregelte Verdauung; beide Ziele gehen vielfach Hand in Hand. Zweifelsohne hat eine mangelhafte Verdauung, ein nicht regelmäßiger Stuhlgang einen ungünstigen Einfluß auf das kosmetisch erfreuliche Aussehen. Die Kost ist so zu gestalten, daß mindestens einmal täglich ein leichter Stuhlgang sich regelmäßig einstellt. Vielfach gelingt es bei Darmträgheit, der häufigen chronischen atonischen Obstipation, neben gewissen erzieherischen Anordnungen (Versuch der Stuhlentleerung zu bestimmten Zeiten, Vornahme der Darmentleerung nicht im Drange der Geschäfte, sondern in Ruhe), allein durch gewisse Vorschriften, welche die Ernährung betreffen, segensreich zu wirken: genügende Flüssigkeitszufuhr; wo keine Schonung des Darmes angezeigt ist, wie bei der spastischen Obstipation, grobes Brot, schlackenreiche Gemüse, Honig, Honigkuchen, frisches und getrocknetes Obst (Feigen und Backpflaumen). Körperbewegung, dem Alter angepaßte Übungen, Bauchmassage, eventuell Selbstmassage, geeignete hydriatische Maßnahmen werden den Erfolg unterstützen; bei Aufstellung der Kost ist bei älteren, manchmal auch bei jüngeren Leuten, auf die Neigung zu Blähungen Rücksicht zu nehmen. Erst wenn diese sozusagen natürlichen Mittel nicht helfen, kommen leichte Abführmittel, Gleitmittel (Paraffin, Ölpräparate, wie Paraffinal und Agarol usw.) in Betracht. Manchmal ist es notwendig, durch Stuhlzäpfchen eine Einfettung des Darmausgangs zu erzielen; sie sind bei Vorhandensein von Haemorrhoiden den Darmeinläufen vorzuziehen. Wenn alle diese Mittel versagen, so kämen die milderen alkalisch-salinischen Wässer oder die stärker wirkenden Bitterwässer oder andere Abführmittel (Schwefel, Leopillen usw.) in Frage, ebenso die Wahl eines entsprechenden Badeaufenthaltes.

Eine besondere Bedeutung als Vorbeugungsmittel gegen frühzeitige Alterserscheinungen haben klimatische Einwirkungen und Anwendung der Wasserheilverfahren einschließlich geeigneter Badekuren. Sie verbinden mit der allgemeinen Einwirkung auf den Gesamtorganismus eine direkte Inangriffnahme der Haut gegenüber, die ja als Sitz kennzeichnender Altersveränderungen besondere Berücksichtigung erfordert. Badekuren reißen noch dazu den Menschen aus den störenden und schädigenden Wirkungen des Alltagslebens heraus, zwingen ihn durch Spaziergänge in frischer Luft und körperliche Übungen gesundheitsgemäß zu leben, schützen ihn vor den aufregenden Gemütsbewegungen des Berufes — es ist nicht wunderbar, daß der Mensch von einer solchen Kur frischer und in kosmetisch erfreulicherer Verfassung zurückkehrt. Zweckmäßig angeordnete Badekuren, wenn sie dem Zustande des Herzens und der Gefäße des einzelnen angepaßt sind, haben einen ganz wesentlichen Einfluß auf die Auffrischung der verschiedensten Organe, vor allem der Haut. Zwischen zu Hause vorgenommenen Anwendungen des Wasserheilverfahrens und entsprechenden Kuren in einem Badeorte bestehen doch recht große Unterschiede. Sicherlich hat die regelmäßige Anwendung kalten (möglichst weichen) Wassers, sei es in Form von Bädern, sei es im Notfalle in Duschen, bei vielen Menschen eine erfrischende Wirkung, die das Äußere verjüngt, eine gute Wirkung auf den Teint hat; natürlich muß auf diese wirkungsvollen Vornahmen dort verzichtet werden, wo der Einfluß der Kälte bei bestimmten Empfindlichkeiten oder Leiden die Applikation des kalten Wassers verbietet. Eine Empfehlung verdienen dort, wo schonender vorgegangen werden muß, regelmäßige Luftbäder. Sie härten in nicht zu brüsker Weise die Schleimhäute ab, wirken anregend und belebend auf alle möglichen Funktionen, nicht zum wenigsten auch auf die Stimmung. In anderen Fällen wieder sind warme oder heiße Badeprozeduren angezeigt; heiße Bäder, auch Schwitzbäder, haben auch ihren Wert zur Bekämpfung der ältermachenden Fettsucht, sie bedingen ein schlankeres und jugendlicheres Aussehen. Verjüngungsbäder im strengsten Sinne des Wortes gibt es allerdings nicht, aber fraglos führen ganz im allgemeinen Badekuren zu Erfolgen, die cum grano salis solchen Zielen nahekommen. Einen besonderen Ruf in dieser Hinsicht besitzen radiumführende Quellen — Gastein, Oberschlema u. a. Diese und ähnliche Bäder haben als Thermen mit besonders gegen Rheumatismus und andere im Alter häufig vorkommende Leiden geeigneten Salzen bei älteren Leuten und solchen, welche vorzeitig gealtert sind, einen gut begründeten Ruf.

Schon oben wiesen wir auf die Veränderungen des Geisteslebens im Laufe der fortschreitenden Jahre hin. Hier ist die Stelle zu betonen, daß Ärger und Aufregungen nicht allein durch die durch sie veranlaßten Verzerrungen der mimischen Muskulatur nach und nach ungünstig wirken, daß das Gemütsleben erschütternde traurige Vorgänge ein vorzeitiges Altern bedingen, daß Kummer und Sorgen zu welkeren und schlafferen Gesichtszügen führen, daß dagegen ein von schweren Erschütterungen nicht gestörtes Dasein mit eher frohen Sinneseindrücken dem Menschen länger die Zeichen der Jugendlichkeit sichert. Das sind Zustände, die wohl teilweise außer Bereich der menschlichen Beeinflussung liegen, immerhin kann der Mensch durch Willenskraft, durch Zügelung seiner Gefühlsäußerungen viel in dieser Hinsicht zu seinem Besten beitragen. In dem gleichen Bestreben muß der Mensch, den seine Berufstätigkeit nicht genügend oder zu monoton geistig beschäftigt, es versuchen, durch eine entsprechende Nebentätigkeit, eine ernstere Liebhaberei seinem Geistesleben eine edlere Färbung zu geben. Erfrischend und verjüngend wirken in dieser Hinsicht Reisen mit ihren vielen neuen Eindrücken aus dem Reiche der Natur und der Kunst; sie schützen vortrefflich vor der vorzeitigen Entwicklung der Merkmale des erschlaffenden Geistes.

Geeignete Badeprozeduren beschränken ihre Wirksamkeit nicht nur auf die Beeinflussung der Darmtätigkeit, auf die Beseitigung rheumatischer und anderer mehr dem Alter eigener Störungen, auf eine Anfrischung der Haut und des Gesamtorganismus, sie sind auch von ganz besonderem Werte bei bestimmten Organerkrankungen, die kosmetisch Berücksichtigung erfordern. Die Fahlheit und Welkheit vieler Frauen bei Krankheiten der Geschlechtsorgane und die kosmetisch erfreuliche Wirkung der Stahl-, Sol- und Moorbäder in dieser Hinsicht ist wohlbekannt. Das frischere Aussehen junger Mädchen nach dem Genuß von Stahlquellen und nach Stahlbädern zeigt, daß auch über eine Einwirkung auf die blutbildenden Organe eine wirkungsvolle Bekämpfung und Hintanhaltung von Alterserscheinungen möglich ist.

Den sogenannten Verjüngungsmitteln, besonders Überpflanzungen von Geweben junger Tiere, wird neben anderen Verjüngungserscheinungen auch ein günstiger Einfluß auf den Zustand der Haut im Sinne einer Beseitigung der Alterserscheinungen zugesprochen. Auf diesem Gebiete dürfen die Hoffnungen nicht zu weit gesteckt werden. Nach den bisher gemachten Erfahrungen handelt es sich um vorübergehende Wirkungen, die nach einiger Zeit den früheren Zustand wieder zurückkehren lassen. Dagegen können verschiedene Hormonpräparate (Novepithel, Schilddrüse, Hypophysin, Ovarialpräparate) zuweilen bei gewissenhafter Indikationsstellung mit Vorteil angewendet werden; auch die Kombination der sogenannten Organtherapie mit Eigenblutinjektionen hat manchmal günstig gewirkt, doch liegen auf diesem Gebiete noch zu geringe Erfahrungen vor. Alle diese bei unsachgemäßer Vornahme nicht ungefährlichen Kuren bedürfen zu ihrer Ausführung der Leitung eines auf diesem Gebiete besonders erfahrenen Arztes. Auch einige allbekannte Arzneimittel sind in der Behandlung der Altersveränderungen ab und zu von Nutzen, vor allem das Eisen, das Arsen und das Jod. Das Jod erweist sich als wertvoll, wenn Veränderungen der Gefäße (Arteriosklerose) seine Anwendung erfordern; Eisen bessert unter Umständen den Zustand des Blutes und wirkt auf diesem Wege; Arsen ist als Auffrischungsmittel wohlbekannt.

Während wir bei einer Reihe von Alterserscheinungen der verschiedensten Organe teils mehr durch allgemeine Maßnahmen, teils auch mit besonderer Berücksichtigung der durch das Alter und die Abnützung geschädigten Gewebe nützlich wirken können, sind wieder andere Alterserscheinungen ihrer Natur nach weniger einer Beeinflussung zugänglich. Bei der Degeneration der Haut, auch bei der einfachen Altersatrophie derselben können wir nur indirekt durch eine zweckmäßige Lebensweise (s. oben) vorbeugend wirken; bei den Schädigungen durch Wetter und Sonne ist auch nur eine vorbeugende Beeinflussung denkbar. Bei den Schädigungen des Gebisses dagegen wird der Zahnarzt sehr notwendige und nützliche Eingriffe vornehmen müssen, abgesehen davon, daß eine vernünftige Mundpflege von Jugend auf für die Erhaltung eines schönen guten Gebisses erforderlich ist.

Wir haben schon oben erwähnt, daß bestimmte Gefäßveränderungen in der Haut, besonders des Gesichtes, Rosacea usw., auf dem Boden äußerer Schädigungen oder innerer Störungen sich entwickeln, ausgelöst und gefördert werden. Die Kenntnis der Ursachen gibt uns Fingerzeige für vorbeugende Maßnahmen. Aber hier handelt es sich um Schädigungen, die auch einer direkten Behandlung zugänglich sind (s. dort). Je frühzeitiger die Behandlung eintritt, um so aussichtsreicher ist sie, die zweckmäßig schon dann eingeleitet wird, wenn die Rötungen der Rosacea nur zeitweise nach Erregungen und Schädigungen aller Art (Alkohol-, Kaffeegenuß usw.) auftreten. Umschriebene Gefäßneubildungen, kleine Angiome, Teleangiektasien sind der Ignipunktur, der Kohlensäureschneebehandlung usw. zugänglich. Eine besonders wichtige Aufgabe ist die Behandlung der Altersrunzeln und -falten. Über ihre Beseitigung durch Diathermie liegen noch nicht genügend Erfahrungen vor. Stellt man die Anforderungen nicht zu hoch, so kann man in gewissen Grenzen mit Massage Gutes erzielen, vor allem durch eine bessere Blutversorgung der Haut der weiteren Runzelbildung Einhalt tun. Daß durch sie bei völlig entwickelter Greisenhaut kaum ein Erfolg zu erwarten ist, liegt auf der Hand. Von großem Wert ist die Massage der Haut und darunter liegender Gewebe bei Entwicklung des reichlicheren Fettansatzes, wie man ihn bei Frauen, die in die Jahre kommen, beobachtet. Es sei hinzugefügt, daß die Hautmassage, die Massage überhaupt, soll sie einigen Nutzen und keinen Schaden stiften, von geschulter Hand und nach den Regeln der Technik erfolgen muß. Die Beseitigungen der Faltenbildungen auf operativem Wege finden an anderer Stelle ihre Erörterung (s. Plastik, chirurgische).

Von den Veränderungen der Behaarung durch die fortschreitenden Jahre stellt die Hypertrichosis der Frauen, vor allem im Gesicht, nicht so selten aber auch an den Armen, den kosmetisch tätigen Arzt vor wichtige und leider oft recht schwierige Aufgaben. Die Beseitigung störender Haare findet an anderer Stelle eingehende Erörterung. Bei der Schwierigkeit und Unzulänglichkeit dieser Vornahmen ziehen viele Frauen es vor, durch Epilation mit der Pinzette oder Rasieren ihre Haare zu entfernen, chemische Epilatorien anzuwenden — Maßnahmen, die bei empfindlicher Haut nicht ohne Schädigungen verlaufen — oder sie wenden Haarschneidemaschinen an. Letztere arbeiten ohne jede Reizung der Haut, geben aber nicht so saubere Erfolge wie der Rasierapparat. Bei hellgefärbten Haaren sind besonders kurzschneidende Haarschneidemaschinen sehr empfehlenswert, bei dunklen Haaren können die kurzen übrigbleibenden Stoppeln unschön wirken.

Bei dem Haarausfall durch das Alter werden wir um so bessere Erfolge haben, je mehr andere gut beeinflußbare Komponenten des Haarausfalls mitspielen. Die außerordentliche Verbreitung der Seborrhoe, die Möglichkeit anderer leichter Entzündungsvorgänge auf dem Kopfe, die auch bei sorgfältiger Untersuchung sich dem Auge entziehen können, lassen es ratsam erscheinen, in jedem Falle eine Behandlung nach den allgemeinen Grundsätzen des Haarausfalles einzuleiten; manchmal werden auch da noch Erfolge erzielt, wo die Sachlage anfangs aussichtslos erschien.

Zur Verschleierung des Grau- und Weißwerdens der Haare dienen die verschiedenen Haarfärbemethoden. Ganz mit Recht wird ein grauer Schnurrbart als besonders altmachend gerügt und seine Beseitigung als die radikalste Methode empfohlen. Auch bei grauem Kopfhaar und weiter fortgeschrittener Glatzenbildung wird ein mit der Haarschneidemaschine kurz gehaltener oder rasierter Kopf vielleicht mitunter kosmetisch günstiger wirken als ein Kranz grauer, auch eventuell gut braun oder schwarz gefärbter Haare um die Glatze. Bei allen zur Maskierung des Alters und Hervorhebung der Jugendlichkeit angewandten künstlichen Eingriffen ist darauf zu achten, daß die Harmonie des Eindrucks gewahrt wird. Wir erwarten keinen 70jährigen Menschen mit blondem oder braunem dichten Kopfhaar und gleichem Bart und keine alten Menschen mit blendend weißen Zähnen. In noch höherem Maße verdient die Einstellung des Affektlebens auf das Alter eine Berücksichtigung; der absichtlich schwerflüssige und gravitätische junge Mensch wirkt ebenso unnatürlich und unerfreulich wie der quecksilbrige und allzu lebhafte Greis, der Backfisch, der die gereifte Frau darstellen will, ebenso lächerlich wie die zu kokette ältere Frau.

S. auch Körperschönheit; Massage; Verjüngung; Wechseljahre.

Alterswarzen, auch als *Verrucae seniles,* Verrucae seborrhoicae bezeichnet, sind scharf umschriebene linsen- bis fünfpfennigstückgroße, mit einem dicken, festhaftenden grauen bis schwärzlichen fettigen Überzug versehene, flache, hornige Erhabenheiten, welche manchmal in großer Zahl am Stamm, seltener an den freigetragenen Teilen sich gelegentlich schon vor dem 30. Jahre, in der Regel zwischen dem 50. und 60. Lebensjahre entwickeln. Da oft gleichzeitig auch Gefäßnaevi, weiche Fibrome auftreten, werden sie von mancher Seite den Naevi tardi zugezählt. Nach Entfernung der Kruste kommt eine wabenartige, weiche Fläche zur Ansicht. — Es besteht keine Tendenz zu maligner Degeneration. Zur Entfernung verwendet man 5—10% Resorzin-Schwefel-Salbe, Salizylkollodium, Pyrogallolpflaster, eventuell Thermokauter.

Seniles Keratom, auch als senile Warze der Gesichtshaut bezeichnet, tritt in Form scharf abgesetzter gelber Flecke oder warziger Erhebungen auf. Es trägt eine grau oder braun gefärbte Horndecke, die sich leicht zerreiben läßt; zu ihrer Entfernung benötigt man einige Gewalt, unter ihr zeigt sich eine warzige Oberfläche. Man findet sie manchmal schon im mittleren, häufiger im höheren Alter, und zwar im Gesicht, besonders an Stirn und Nase, auf dem Handrücken, seltener am Vorderarm und am Halse. Da sie sich doch häufiger in Karzinome umwandeln, ist eine genaue Beobachtung notwendig, bei Auftreten einer Ulzeration, kleiner Hornperlen am Rande, krustöser Umbildung des Hornbelages ist der Verdacht auf Malignität gerechtfertigt, Exzision oder energische Strahlentherapie durchzuführen. Sonst sind ebenfalls keratolytische Prozeduren wie oben angezeigt.

Altweiberbärte, s. Alterserscheinungen.

Alucetol sind Tabletten mit etwa 1 g Aluminium acetico-lacticum, löslich in warmem und kaltem Wasser. Wirkung und Anwendung: Wie essigsaure Tonerde, als 0,5—1%ige Lösung. (Gehe & Co. A. G., Dresden, N.)

Alucol ist gallertartiges Aluminiumhydroxyd. Kosmetisch hauptsächlich äußerlich als Adstringens, als Zusatz zu Pasten. Indiziert u. a. bei Intertrigo, nässenden Ekzemen usw. Innerlich auch als Darmadstringens (s. auch Alutan).

Alumicet ist essigsaure Tonerde in Pulverform, die, 1 : 10 gelöst, ein dem Liquor Aluminii acetici gleichwertiges Präparat ergeben soll.

Alumiform. Ameisensaure Tonerde in Pulverform.

Aluminium- (Tonerde-) Verbindungen. Von großer Bedeutung als Adstringentien und Antiseptica.

Aluminiumacetat, essigsaure Tonerde, Aluminium aceticum, ist ein basisches Acetat (sogenanntes $^2/_3$-Acetat), das nur in Form einer Lösung als essigsaure Tonerdelösung, Liquor Aluminii acetici, erhalten wird. Verdampft man diese Lösung zur Trockene, so entstehen basische Acetate, die in Wasser unlöslich sind. Gibt man der Lösung vor dem Eindampfen Essigsäure, Zitronensäure oder andere Säuren hinzu oder Hexamethylentetramin, so erhält man beim Eindampfen lösliche Salze in Form von Derivaten des Aluminiumacetats (sogenannte feste essigsaure Tonerde) (s. auch Aluminiumacetotartrat; Lenicet; Eston). Essigsaure Tonerde ist eine klare, farblose Flüssigkeit, die nur begrenzt haltbar ist und sich allmählich von selbst zersetzt unter Abscheidung unlöslicher Verbindungen. Durch Zusatz von 2% Borsäure läßt sich die Lösung haltbarer machen und dauernd klar erhalten (s. auch Alaun). Mildes, keimtötendes und adstringierendes Mittel. Die essigsaure Tonerdelösung hat eine stark entquellende Wirkung. Nässende Flächen werden daher schnell trocken. Sie wirkt nach dieser Richtung stärker als Borsäurelösung. Diese hat aber wieder die größere Reizlosigkeit für sich, denn essigsaure Tonerde wirkt auf Schleimhäute und auf epithelfreie Wundflächen leicht ätzend (HERRMANN). Dient, stark verdünnt, (etwa 1 Eßlöffel auf $^1/_2$—1 Liter Wasser), zur Reinigung und Pflege einer empfindlichen Haut, zu Umschlägen bei Hautreizungen, intertriginösen Erscheinungen, bei Hyperhidrosis, Frostschäden, auch zu Spülungen der Scheide u. dgl. Will man eine solche Lösung noch reizloser gestalten, so verdünnt man nicht mit Wasser, sondern mit einer 2%igen Borsäurelösung (SCHÄFFER) und kann dann auch etwas mehr essigsaure Tonerdelösung nehmen. Sehr häufig wird sie als Zusatz zu Kühlsalben, 5—10—20%, genommen.

Kühlsalbe mit essigsaurer Tonerde (nach UNNA).

Rp. Liq. Alumin. acetic.
Eucerin. anhydric. . . . . . aa 25,0

Kühlsalbe mit essigsaurer Tonerde.

Rp. Liq. Alumin. acetic. . 3,0
Aq. dest. 6,0
Lanolini
Vaselini . . . . aa ad 30,0

Vielfach wird essigsaure Tonerde auch zur Mundpflege benützt, wobei man 1 Teelöffel voll auf ein Glas Wasser als Mundspülwasser nimmt.

Aluminiumacetotartrat, essig-weinsaure Tonerde, Aluminium acetico-tartaricum. Gelbliches Salz. Löslich in Wasser 1 : 1. — *Liquor Aluminii acetico-tartarici.* Dicke, sirupöse Flüssigkeit mit einem Gehalt von 45% Aluminiumacetotartrat. Die Lösung wird wie essigsaure Tonerdelösung, aber stärker verdünnt angewendet, da sie etwa 4mal so stark ist wie diese. Sie wird in wässeriger Lösung (1 Teelöffel bis 1 Eßlöffel auf 1 Liter Wasser) zu Spülungen, Waschungen und Umschlägen verwendet, wirkt adstringierend und kräftig desodorisierend. Bei Hyperhidrosis (5—10% Lösung) ganz besonders empfohlen, eventuell auch unter Heranziehung des Trockensalzes in Form von Streupulvern und so weiter (s. auch Alsol).

Rp. Alumin. aceticotartar. 2,0
Natr. perboric. 13,0
S. In 100 Teilen Wasser lösen.

Man erhält so eine Lösung mit 3% Wasserstoffsuperoxyd und 2% essigsaurer Tonerde.

(S. auch Peracetol.)

Aluminiumborat, Aluminium boricum. Weißes, in Wasser unlösliches, in Säuren und in Kali- oder Natronlauge lösliches Pulver. Adstringierendes und keimtötendes Streupulver, bei Intertrigo, Hyperhidrosis u. dgl.

Aluminium, bor-ameisensaures, Aluminium boroformicicum. Perlmutterglänzende, in Wasser und Alkohol lösliche Schuppen. In Wasser gut lösliches, adstringierendes und keimtötendes Mittel zu Umschlägen und Waschungen, wie Liquor Aluminii acetici. Besonders wirkungsvoll bei profusen Schweißen.

Aluminium boro-tannicum (s. Kutol).

Aluminium boro-tartaricum (s. Boral).

Aluminiumchlorid, Aluminium chloratum. Zur Verwendung kommt meist das wasserhaltige, kristallinische Aluminiumchlorid. Das wasserfreie Salz wirkt in trockener Form heftig wasserentziehend und stark ätzend. In wässeriger Lösung kann es wie das kristallisierte Aluminiumchlorid in entsprechend schwächeren Mengen verwendet werden. Der offizinelle Liquor Aluminii chlorati enthält 10% wasserfreies Aluminiumchlorid. Leicht löslich in Wasser, in Alkohol 1 : 15. In 3%iger Lösung des wasserfreien Salzes bzw. 5—6%iger Lösung des kristallisierten Salzes zu Umschlägen und Waschungen benutzt, als Adstringens und Antisepticum. Aluminiumchlorid dissoziiert sehr leicht und hat ausgesprochene Säurewirkung. Aluminiumchlorid ist äußerst wirksam bei profusen Schweißen aller Art und von kräftig desodorisierender Wirkung bei Hyperhidrosis. Im Handel sind zahlreiche kosmetische Mittel zur Desodorisierung des Schweißgeruches, wie z. B. das bekannte *Odor-o-no*, das in verschiedener Stärke hergestellt wird (10—15% krist. Aluminiumchlorid enthaltend).

Rp. Aluminii chlorati crist. 15,0
Aq. dest. 85,0
Mittel gegen Achselschweiß nach Art des Odor-o-no

—

Rp. Aluminii chlorati crist. 12,0
Acid. lact. (75%) 3,0
Aq. dest. 85,0
S. Gegen Achselschweiß.

—

Rp. Aluminii chlorati crist. 15,0
Acid. acet. dil. 5,0
Aq. dest. 85,0
S. Gegen Achselschweiß.

Aluminiumformiat, ameisensaures Aluminium, Aluminium formicicum. Farblose Kristalle, leicht löslich in Wasser. Als Antisepticum (3—5%) und bei Hyperhidrosis (s. auch Ormicet). — *Basisches Aluminiumformiat,* s. Alformin. — *Basisches formaldehydschwefligsaures Aluminium,* s. Moronal.

Aluminiumgallat, s. Gallal.

Aluminiumhydroxyd, Aluminium hydroxydatum. Entweder als frischgefälltes, kolloidales Hydroxyd mit etwa 90% Wasser als Gel zu Pasten usw. benutzt oder aber in Form eines nach dem Austrocknen erhaltenen feinen weißen Pulvers. Als kolloidales Hydroxyd zu adstringierenden Pasten, in trockener Form als antiseptisches Streupulver bei nässenden Ekzemen usw. (s. auch Alucol; Alutan).

Aluminium-Kaliumsulfat, s. Alaun.

Aluminiumlaktat, Aluminium lacticum, milchsaures Aluminium. Gelbliches Pulver, löslich in Wasser. Eine heiß hergestellte Lösung mit 8% Aluminiumlaktat bleibt beim Erkalten klar. Stärkere Lösungen geben Abscheidungen. Eine Lösung mit 7% Aluminiumlaktat kann an Stelle des Liquor Aluminii acetici angewendet werden. — *Milch-weinsaures Aluminium,* s. Algal; Fixin; Lacalut; Lavatal. — *β-naphtholdisulfosaures Aluminium,* s. Alumnol.

Aluminiumoleat, Aluminium oleinicum. Löslich in Äther, Fetten und Ölen, nicht in Vaselinöl usw. Antisepticum, in ätherischer Lösung als Hautfirnis als Ersatz des Traumaticins. Wird auch zur Bereitung von Pflastern verwendet (s. Traumaticin).

Aluminiumstearat, Aluminium stearinicum. Weißes, plastisches Pulver verschiedener Zusammensetzung (primäres, sekundäres und tertiäres Stearat), oft auch freie Stearinsäure enthaltend. Unlöslich in Alkohol, löslich in Fetten, auch in Vaseline, die stark verdickt wird. Vorzüglich verwendbar zu adstringierenden Salben und Streupudern, in letzterer Form sehr wirkungsvoll bei Hyperhidrosis, speziell bei Fußschweiß.

Aluminiumsulfat, Aluminium sulfuricum, schwefelsaure Tonerde. Löslich in 1,2 Teilen Wasser mit saurer Reaktion, in Weingeist fast unlöslich. Als 5%ige Lösung zu adstringierenden und keimtötenden Umschlägen. War ein Bestandteil des alten SCHEIBLERschen Mundwassers. Wirkung jener des Alauns analog, wird wie dieser als Stypticum usw. verwendet, oft mit Alaun kombiniert.

Rp. Alumin. sulfuric. 65,0
Aluminis ust. 35,0
Schmelzen und Stifte gießen.
S. Blutstiller.

Besonders gute styptische Wirkung erzielt man bei Mitverwendung von Kaliumchlorat (chlorsaurem Kali) (s. Alaun). — *Basisches Aluminiumsulfat, Liquor Aluminii subsulfurici, basisch schwefelsaures Aluminium.* Mildes Antisepticum und Adstringens, ist zum Gebrauch mit der 10fachen Menge Wasser zu verdünnen.

Erwähnt seien noch:

Aluminium-Hexamethylensulfat, das speziell bei Fußschweiß (Bromhidrosis) vorzüglich verwendbar ist.

Aluminium-Kaliumsulfophenat. Weiße, kristallinische Masse, löslich in Wasser. Gutes Adstringens und Antisepticum mit styptischer Wirkung. Soll sich speziell bei Bromhidrosis und Hyperhidrosen aller Formen gut bewährt haben.

Aluminium-Natriumacetat, s. Acetonal.

Die Zahl der als Spezialitäten unter Phantasienamen vertriebenen Ersatzmittel für essigsaure Tonerde und anderer Aluminiumpräparate ist Legion. Viele sind recht zweckmäßig, andere weniger.

S. ferner: Acetoform; Acetonal; Alacetan; Albertan; Alformin; Algal; Alsol (Novalsol); Alucol; Alumnol; Alutan; Boral; Kutol; Eston; Formeston; Gallal; Icca; Lacalut; Lavatal; Lenicet; Mollentum; Moronal; Ormicet; Peracetol; Subeston; Tonacet.

Alumnol ist β-naphtholdisulfosaures Aluminium. Antisepticum und Adstringens von relativ großer Tiefenwirkung. In 0,5—3%iger wässeriger Lösung oder als 10%iges Streupulver, auch als 10%ige Salbe bei Ekzemen, Seborrhoe usw. Auch schwächere Salben 3—5%. In 10—20%iger Konzentration Ätzwirkung!

Rp. Alumnoli 10,0
Talci 45,0
Amyli 45,0
S. Adstringierendes Streupulver.

—

Rp. Alumnoli 10,0
Lanol. anhydr. 50,0
Ol. Paraffini 35,0
Ceresini 5,0
S. Bei Ekzem, Seborrhoea capitis usw.

—

Rp. Alumnoli
Ol. Ricini aa 2,0
Collodii ad 20,0
S. Bei derb infiltrierten Hautentzündungen.

Alusancreme soll aus weißem Vaselin und essigsaurer Tonerdelösung bestehen und als Kühl- und Hautsalbe Verwendung finden.

Alutan ist gallertartiges Aluminiumhydroxyd. Anwendung: Wie Alucol (s. dort).

Alveolarpyorrhoe, s. Zahnfleisch.

Alypin ist das Chlorhydrat des Benzoyläthyltetramethyl-Diamido-Isopropylalkohols. Anaestheticum, wie Kokain-Chlorhydrat verwendet. (I. G. Farbenindustrie A. G., Leverkusen.)

Amandine (PIESSE).

Gummi arabicum 62,0
Honig 185,0
Seifenpulver 92,0
Mandelöl 1000,0
Benzoemilch 125,0
Bittermandelöl 4,0
Wasser q. s.

Man weicht den Gummi in Wasser auf und verreibt den Schleim mit dem Honig. Dann gibt man das Mandelöl und die Benzoemilch und schließlich das Seifenpulver hinzu und verarbeitet zu Pasta. Als kosmetische Pasta zur Hautpflege.

Amarantrot, Caesarlack, ist ein Karmin-Aluminiumlack. Vielfach ist auch unter dem gleichen Namen ein Aluminiumlack aus Rotholz oder von Alizarin im Handel. Wertvolle Schminkefarbstoffe usw., besonders für rote Fettschminken (Lippenstifte usw.) (s. auch Florentiner Lack).

Amasin ist eine formaldehydhaltige Salbe für geschlossene Frostschäden. (P. Beiersdorf & Co. A. G., Hamburg 30.)

Amblyopia ex anopsia, s. Schielen.

Amblyoskop, s. Schielen.

Ambra, s. Individualgeruch.

Ambra, graue, Ambra grisea. Die echte Ambra kommt in grauen Konglomeraten in den Handel, die einen wachsartigen Geruch aufweisen. Auf glühende Kohlen gestreut, entwickelt die Ambra einen Wohlgeruch von unbeschreiblicher Feinheit, der auch durch genügend langes Ausziehen der Ambra in Form der Ambratinktur für Parfumeriezwecke nutzbar gemacht werden kann. Abgesehen von seltener Verwendung bei Räuchermitteln, wird die Ambra in Substanz niemals, sondern nur in Form der Ambratinktur in der Parfumerie verwendet.

Ambratinktur (Tinctura Ambrae). 30 g echte, graue Ambra werden zerkleinert und mit 30 g Milchzucker gemischt und unter Zufügen eines Teiles des zur Tinktur zu verwendenden Alkohols zu einer homogenen Pasta verrieben. Diese Pasta wird mit 1 Liter 95% Alkohol aufgenommen und unter öfterem Umschütteln mindestens 1 Jahr ziehen gelassen. Zu frische Ambratinkturen sind wertlos. Unter einjähriger Lagerung ist nicht an eine wirkliche Nutzbarmachung der unendlichen Vorzüge dieser Tinktur zu denken. Nur eine solche alte Tinktur läßt den köstlich-feinen, ganz unaufdringlichen und so festhaftenden Geruch der echten Ambra voll zur Geltung gelangen.

Die sogenannte künstliche Ambra des Handels zeigt in geruchlicher Hinsicht nur eine schwache Analogie mit der echten Ambra, es sind diese Präparate meist Labdanumgemische, die einen mehr balsamischen, aber konventionell als „ambraartig“ bezeichneten Geruch besitzen. Die typische Wirkung der echten Ambra kann aber durch kein Ersatzprodukt wiedergegeben werden.

Ambra künstlich, Ambra grisea artefacta. Im Handel sind zahlreiche Surrogate der echten Ambra, die jedoch eine mehr balsamische Note zum Ausdruck bringen.

Ambraparfum.

Essenz.

Ambra künstl. konkret	25,0	Cumarin	1,0
Jasmin absol.	2,0	Patschuliöl	0,5
Rosenöl echt	2,0	Styrax flüssig	5,0
Eichenmoos-Resinoid	0,5	Perubalsam	5,0
Sandelöl ostind.	1,0	Rosenöl künstl.	20,0

S. auch Parfum.

Ameisenaldehyd, s. Formaldehyd.

Ameisensäure, Acidum formicicum, ein hautreizendes Mittel, als Zusatz (5—10%) zu Kopfwässern gegen Alopezie (besonders Alopecia areata). Das Handelsprodukt enthält zirka 25% Ameisensäure. Große Bedeutung hat Ameisensäure in der Kosmetik nicht. Sie dient u. a. auch zur Herstellung des Ameisenspiritus, Spiritus Formicarum:

Rp. Acid. formicic, ... 5,0
Aq. dest. 25,0
Spir. Vini .... ad 100,0

Wird zu reizenden Einreibungen bei Alopecia, zu Hauteinreibungen usw., auch zu Bädern (125,0 bis 250,0 für 1 Vollbad) verwendet.

Amide der Fettsäuren. Von solchen werden verschiedene hergestellt, die, ähnlich wie die Anilide, gute Emulgatoren abgeben.

Amidoazotoluol als epithelisierendes Mittel wie Scharlachrot und Pellidol (s. dort).

Amido-Diphenylamin, Amidol, Amidophenol, s. Anilinhaarfarben.

Amidosäuren, s. Humagsolan; Silvikrin.

Amiral ist ein aus Rindergalle hergestelltes Präparat, das durch äußerliche Anwendung lokal entfettend (abmagernd) wirken soll. Auch als Amiralseife im Handel.

Ammoniakflüssigkeit, Liquor Ammonii caustici, *Salmiakgeist,* wird praktisch meist kurz als Ammoniak bezeichnet. Durch Einleiten von Ammoniakgas in Wasser bereitet. Im Handel vom spez. Gew. 0,91, enthält etwa 25% Ammoniak, oder spez. Gew. 0,925, enthält etwa 20% Ammoniak. Verdünnte Ammoniaklösungen zur Emulgierung (0,96) etwa 10% Ammoniak, (0,97) etwa 7%.

Ammoniak wirkt stark ätzend. Flüchtiges Alkali, das zur Herstellung von kosmetischen Mitteln häufig Verwendung findet. Auch als entfettendes Mittel (Haare), als Riechmittel (Riechsalze), als Adjuvans bei der Haarbleiche, als Prophylacticum bei Insektenstichen usw. verwendet. Ammoniak emulgiert Neutralfette und Fettsäuren (Stearin usw.), liefert aber keine beständigen Seifen, also nur Emulsionen, bei denen nur ein Teil der Fettsäure usw. in Form eines Ammoniumsalzes vorhanden ist, während ein großer Teil der Fettsäure in unverändertem Zustande in der Emulsion enthalten ist. In frisch bereiteten Ammoniakemulsionen kann das Ammoniumsalz der Fettsäure zwar dominieren (etwa 70%), doch spaltet dieses Salz bald Ammoniak ab, bis auf relativ geringe Mengen Ammoniumsalz, das selbst in trockenem Zustande den gebundenen Ammoniak auch beim Kochen hartnäckig festhält (s. auch Ammoniumstearat; Unguenta). Bei Neutralfetten geht die partielle Verseifung durch Ammoniak viel weniger weit und werden viel oberflächlichere Emulsionen erhalten als aus freien Fettsäuren. In keinem Falle liefert Ammoniak aber vollwertige, beständige, schäumende Seifen, wir dürfen die Reaktionsprodukte des Ammoniaks mit Fettsäuren usw. also keinesfalls als „Seifen“, sondern nur als Ammoniakemulsionen bezeichnen. Zur Herstellung der Stearatcremes soll Ammoniakflüssigkeit in nicht stärkerer Konzentration als 10% (spez. Gew. 0,96) verwendet werden, empfohlen wird zirka 7%iger Salmiakgeist (spez. Gew. 0,97).

Alkoholischer Ammoniak, Liquor Ammonii caustici spirituosus, wird durch Einleiten von Ammoniakgas in Alkohol erhalten; er enthält zirka 10% NH_3.

Ammonium.

Ammoniumkarbonat, Ammonium carbonicum. Weiße Kristalle von ammoniakalischem Geruch. Nur langsam und allmählich in 3—4 Teilen kaltem Wasser löslich, kein warmes Wasser verwenden, da dieses Entweichen von Ammoniakgas verursachen würde. Bekannt auch unter dem Namen *Hirschhornsalz,* weil es bei der trockenen Destillation, Verbrennen tierischer Stoffe (Horn) entsteht. Zur Herstellung ammoniakalischer Riechsalze, auch als Zusatz zu Haarfärbemitteln, Haarwaschmitteln usw. (Shampoons, Trockenshampoons). Unna hat es innerlich bei Urticaria empfohlen:

Rp. Ammonii carbon. 5,0
Liq. Ammon. anisat. 5,0
Sirupi simpl. 20,0
Aq. Menth. pip. .... ad 200,0
S. 3mal täglich 1 Kaffeelöffel zwischen den Mahlzeiten.

Oder eine Lösung von Ammon. carbon. 5,0 in Wasser 100,0 (alle 2 Stunden 1 Kaffeelöffel in einem Glase Wasser).

Rp. Ammon. carbon. 4,0
Boracis 6,0
Aquae 160,0
Solve et filtra, adde:
Ol. Bergamott 0,3
Spir. Vini 40,0
S. Zum Reinigen der Haare.

Ammoniumchlorid, Chlorammonium, Ammonium chloratum, Salmiak. Löslich in 3 Teilen kaltem und 1,3 Teilen heißem Wasser. Zu Riechsalzen mit Ätzkalk gemischt.

Rp. Ammon. chlorat. 10,0
Calcar. ust. 10,0
Mischen und in gut schließende Gläser füllen. (Entwickelt Ammoniakgas.)
S. Riechsalz.

Paschkis hat die Verwendung von Ammoniumchlorid u. a. auch zur Behandlung von Sommersprossen empfohlen. Nach Moncorps soll das weiße Quecksilberpraezipitat bei einer analogen Verwendung (Ephelides) im wesentlichen durch das hieraus auf der Haut entstehende Ammoniumchlorid wirksam sein (s. auch Sommersprossen). Ammoniumchlorid wird kosmetisch auch zu Kältemischungen verwendet (s. Kältemischungen; Kühlpapier).

Ammoniumlinoleat. Gelbbraune pastenförmige Masse, nach Ammoniak und Leinöl riechend. Ammoniakemulsion aus Linolsäure mit schwankendem Gehalt an Ammoniumlinoleat. Vorzüglicher Emulgator für Fette, Kohlenwasserstoffe usw. Löslich in Alkohol, ätherischen Ölen, Fetten usw., in Wasser allmählich verteilbar. Man übergießt das Ammoniumlinoleat mit der für die Emulsion erforderlichen Menge Wasser, läßt 12 Stunden stehen, bis das Wasser völlig aufgesaugt ist und rührt dann kräftig um, bis eine homogene Pasta entstanden ist. Diese Pasta dient (zuvor auf etwa 95° C erwärmt) für die Emulsion als Grundlage, die bereits das nötige Wasser einschließt. Zur Bereitung der fertigen Emulsion hat man also nur nötig, das zu emulgierende Wachs usw. zu schmelzen und in die Pasta einzurühren.

Ammoniumnitrat, Ammonium nitricum. Löslich in 0,5 Teilen kaltem Wasser und 20 Teilen Alkohol. Wässerige Lösungen als Kühlmittel (Kühlpapier) zu Kompressen usw.

Ammoniumoleat wird ebenfalls als Emulgator benützt, ist aber weniger wirksam als das Linoleat. Soweit es der Eigengeruch des Ammoniumlinoleats bzw. Oleats zuläßt, können diese Emulgatoren zur Herstellung zahlreicher kosmetischer Spezialpräparate Verwendung finden.

Ammoniumpersulfat, Ammonium persulfuricum, ist ein Persalz. Weiße Kristalle, die in Wasser (2 Teile) unter starker Sauerstoffentwicklung löslich sind. Schmeckt unangenehm, ähnlich wie Natriumpersulfat. Wird als Sauerstoffentwickler wie andere Persalze (s. dort) verwendet.

Ammoniumperkarbonat kann ebenfalls als Sauerstoffentwickler verwendet werden.

Ammoniumstearat. Man findet im Handel unter diesem Namen pastenförmige oder pulverförmige Produkte, die sehr schwankende Mengen Ammoniumstearat bzw. Ammoniumpalmitat enthalten und in der Hauptsache aus emulgiertem (nicht völlig verseiftem) Stearin bestehen. Das pastenförmige Produkt des Handels ist im wesentlichen eine konzentrierte Ammoniakstearatcreme mit sehr geringem Gehalt an Ammoniumsalz der Fettsäure, das pulverförmige Produkt soll in frischem Zustande etwa 70% Ammoniumstearat (?) enthalten und 30% Stearin, Werte, die, soweit sie überhaupt zutreffend sind, erheblichen Schwankungen unterliegen, da sich sehr leicht Ammoniak abspaltet. Wir kommen der Wahrheit wohl am nächsten, wenn wir solchen Produkten etwa 30% Ammoniumstearat und 70% Stearin im Mittel zuerkennen. (Solche Produkte als Ammoniak-„Seifen" zu bezeichnen, ist daher durchaus unangebracht.) Als Emulgatoren empfohlen, große praktische Bedeutung kommt ihnen aber wohl nicht zu, weil der Praktiker sich Stoffe analoger Wirkung besser und sicherer durch Bereitung konzentrierter Ammoniakstearatcremes selbst herzustellen in der Lage ist.

Ammoniumsulfid, Schwefelammonium, Ammonium sulfuratum. Farblose Flüssigkeit, an der Luft gelb werdend. Wird durch Einleiten von Schwefelwasserstoffgas in Ammoniakflüssigkeit erhalten. Riecht stark nach Schwefelwasserstoff. Selten als Entwickler bei Haarfärbungen.

Amor-Skin-Creme soll angeblich Hormone (??) aus dem Unterhautzellgewebe der Schildkröten und Rieseneidechsen als „hautregenerierendes" Prinzip enthalten und die Haut glätten. Außerdem sollen Fettkörper, tierisches Eiweiß, Peptone, Aminosäuren u. a. in diesem Präparat enthalten sein. Nach Angaben Prof. Bickels hergestellt von Amor Skin Corporation, Berlin-Grunewald.

Ampallang, s. Naturvölker.

Amphitrite ist eine flüssige Ölsäureseife zur Kopfwäsche gegen Schuppen, Haarausfall usw. (Labor. E. Küchler, Dresden A 28.)

Amputationen.

Armamputationen. Die Krüppelfürsorge hat uns gelehrt, welch enorme Fähigkeiten und Möglichkeiten sich im Armstumpf befinden, wenn er nicht von Kleidung bedeckt ist und wenn er keine Prothese trägt. Ja, mit zwei Stümpfen, bei denen nur noch ein kurzer Teil des Unterarmes erhalten ist, lernen die Kinder alle täglichen Verrichtungen, wie Essen, Schreiben, Anziehen usw., ohne jedes Hilfsmittel auszuführen. Das Tastgefühl der Haut ist es, das den Stumpf jeder Art von Prothese weit überlegen macht. Jeder jugendliche Armamputierte, auch wenn er nur einseitig amputiert ist, ist deshalb dahin zu beeinflussen, daß er den kosmetischen Gesichtspunkt in den Hintergrund stellt und möglichst viel mit seinem Stumpf arbeitet. Ob man dann z. B. einen langen Unterarmstumpf nach der *Krukenbergmethode* zu einer Schere umwandelt, indem man aus Radius und Ulna zwei hautbekleidete *Greiffinger* macht, bleibt beim einseitig Amputierten bis zu einem gewissen Grade Geschmackssache und hängt nicht wenig davon ab, welchen Beruf der Betreffende ergreifen will oder ergriffen hat. Der einseitig amputierte Kopfarbeiter wird hier immer noch eine Prothese bevorzugen, die besonders in der Form sich der gesunden Seite aufs engste anzugleichen hat. Bei gewissen Berufen, etwa dem Schauspielerberuf, wird man auf diesen kosmetischen Gesichtspunkt noch verschärftes Gewicht legen und an Stelle einer Exartikulation im Handgelenk lieber eine tiefe Unterarmamputation ausführen, weil hierdurch die Anbringung der *künstlichen Hand* an der richtigen Stelle erleichtert wird. Im übrigen sollte am Arm stets mit äußerster Sparsamkeit amputiert werden, um möglichst viel an Funktion für die Prothese zu retten. Auch kurze Stümpfe haben eine gewisse Bedeutung, indem sie ein natürliches Pendeln der Prothese beim Gehen gestatten oder für die Funktion des Armes in anderer Richtung (z. B. für den Fingerschluß) nutzbar gemacht werden können. Hat sich der Amputierte daran gewöhnt, ohne Prothese zu gehen, so kann für ihn die Erhaltung des Schulterkopfes, selbst wenn die Amputation dicht unterhalb desselben stattfand, noch von kosmetischem Wert sein; denn dann ist er noch in der Lage, fertige Kleidung zu tragen.

Beinamputationen. Die verschiedenen Arten der Beinamputationen spielen insofern eine kosmetische Rolle, als natürlich der Amputierte seinen Gliedverlust möglichst verdecken will. Es ist weniger schwer, die Form eines normalen Beines nachzuahmen, als seine Funktion. Der Funktionsausfall verrät den Amputierten. Auch hier sind aber in den letzten Jahren Fortschritte gemacht worden insofern, als durch bestimmte Bandagenführung (z. B. Unterschenkelprothese ohne Kniescharnier) die Stumpfkräfte im Kniegelenk besser ausgenützt werden als früher, so daß der Unterschenkelamputierte z. B. sehr gut auch mit gebeugtem Knie auftreten kann. Der Gang wird dadurch viel natürlicher. Beim Oberschenkelamputierten wird heute dem Bein am besten eine Stellung gegeben, die mehr den Anforderungen des Ganges als denen des symmetrischen Stehens gerecht wird. Der Fuß kommt dabei in leichte Spitzfußstellung, so daß der Absatz um einige Zentimeter über dem Erdboden schwebt. Der Amputierte kann dann das Bein besser durchschwingen, und die Folge ist die, daß er es nicht mehr nötig hat, beim Durchschwingen die amputierte Beckenseite zu heben oder gar, was besonders unschön wirkt, das Durchschwingen der Prothese durch unschöne Verstärkung der Fußabwicklung auf der gesunden Seite zu erleichtern. Das künstliche Kniegelenk, das ein kosmetisch einwandfreies Sitzen gestattet, ist heute für jeden Oberschenkelamputierten zu fordern. Bestimmte Amputationsarten, die noch heute in den Lehrbüchern stehen und früher allgemein üblich waren, haben sich besonders in kosmetischer Beziehung für den Anbau einer Prothese als ungünstig erwiesen. Hierher gehört der lange Pirogowstumpf, bei dem die Knöchelgegend zu stark ausladet, und der lange Grittistumpf. Der Chopartstumpf ist zwar funktionell gesehen, besonders wenn er nach der Vorschrift BIESALSKIS im oberen und unteren Sprunggelenk arthrodesiert wird, einer der besten Stümpfe, aber vom kosmetischen Gesichtspunkt aus ist er nicht einwandfrei, denn die Versorgung mit einer Prothese bewirkt eine mindestens beim weiblichen Geschlecht auffallende Vergrößerung des Fußes. Hier ist der mittellange Unterschenkelstumpf in kosmetischer Beziehung überlegen.

Amsali-Haarwasser, ein Haarwasser mit Salizylverbindungen nach E. UNNA. Bei Alopecia pityrodes. (P. Beiersdorf & Co., Hamburg.)

Amylacetat, Essigsäure-Amylester, dient als Aroma- und Lösungsmittel, speziell für Nagellack (s. dort).

Amyloform wird durch Einwirkung von Formaldehyd auf Stärke hergestellt. Weißes, geruchloses Pulver, mit Wasser quellbar, aber keinen Kleister mehr liefernd. Wirkungsvolle Formaldehydverbindung, die völlig reizlos ist. Als antiseptisches, austrocknendes und härtendes (gerbendes) Mittel bei Hyperhidrosen aller Art u. a.

Amylum, s. Stärke.

Anaestheform ist das dijodparasulfonsaure Salz des p-Amidobenzoesäureaethylesters. Auf der Zunge und an den Lippen erzeugt es Gefühllosigkeit. (Dr. E. Ritsert, Frankfurt a. M.)

Anaesthesie. Die Allgemeinnarkose kommt wohl nur für die Wiederherstellungschirurgie und für die größeren plastischen Eingriffe in Betracht. Die Vereisung mit Chloräthyl reicht für kleinere Sachen aus, die mitunter in der wenig gefrorenen Haut sogar leichter ausgeführt werden können, Stanzungen, Fräsungen. — Auch das Zusammenpressen der Haut zwischen zwei Fingern macht die Stelle unterempfindlich. Man sei aber nicht allzu zurückhaltend mit der subkutanen Anwendung des Novokains, es arbeitet sich viel sicherer, wenn der Patient keine Schmerzen fühlt und ruhig hält. Die Anaesthesierung mittels Iontophorese wird nur selten zur Ausführung kommen.

Anaesthesin, Anaesthesinum ist p-Amidobenzoesäureaethylester. Fast unlöslich in kaltem Wasser, schwer in kochendem Wasser, leicht in Alkohol, Aether usw., in fettem Öl 1 : 40. Schmerz- und juckstillendes Mittel bei Ekzemen, Pruritus, in Streupulver oder Salben. Salben 1—5%, wesentlich höhere Konzentrationen (in der Literatur bis zu 20% angegeben!) können oft akute Hautentzündungen (Röte, Bläschenbildung, Schwellungen) hervorrufen. Streupuder 1—2%ig, meist zugleich mit Dermatol, bei Salben erhöht gleichzeitiger Zusatz von Menthol die juckstillende Wirkung (1—2% Menthol).

Rp. Anaesthesini 5,0
Bismut. subgall........... 2,0
Zinci oxydat. 10,0
Amyli 50,0
Talci 33,0

—

Rp. Anaesthesini 5,0
Mentholi................ 1,5
Zinci oxydat. 2,5
Ungt. lenient. .... ad 100,0
Bei Pruritus.

—

Rp. Anaesthesini 3,0
Mentholi. 0,5
Aesculini 1,5
Zinci oxydat. 5,0
Ungt. lenient. .... ad 100,0
S. Bei Sonnenbrand.

S. auch Sonnenlichtschädigungen.

Anakarden, Fructus Anacardii, sogenannte Elefantenläuse, Früchte des Akajoubaumes, ost- oder westindischer Provenienz (meist erstere), wurden in Form der alkoholischen Lösung eines Petrolätherextraktes zum Schwarzfärben der Haare empfohlen und benutzt (Nachwaschen mit Ammoniak). Der Kardolgehalt dieser Droge, der ihr die Wirkung eines blasenziehenden Mittels (Vesicans), ähnlich wie bei den Kanthariden, erteilt, läßt ihre Verwendung zum Haarfärben recht bedenklich erscheinen (s. auch Haarfärben).

Anakusinpfropfen. Weiche, plastische Masse zum Verschließen des Gehörganges beim Baden, zum Schutze gegen Zugluft und laute Geräusche. (Arthur Löw, Wien III.)

Analekzem, s. Ekzem; Intertrigo.

Anaphylaxie, s. Ernährung.

Ande, Hühneraugenmittel, von A. KRAUS in Düsseldorf. Analyse GRIEBEL-WEISS: Mit Fluoreszein gefärbte, rund 5%ige Natronlauge.

Andriolsalben nach TRUTTWIN sind Salben, die wasserlösliche jodwismutsaure Salze enthalten. Für kosmetische Zwecke kommen in Frage: Andriol-Uransalbe III, Andriol-Wismutsalbe, Andriol-Wismut-Streupulver. Keimtötende, adstringierende Salben bei Intertrigo, Ekzemen, Fissura ani, Pilzkrankheiten, Frostbeulen u. dgl. (Dr. Hans Truttwin, Dresden A 1.)

Androkinin ist männliches Sexualhormon. Dosierung und Verwendung wie andere Hormonpräparate dieser Art (s. auch Keimdrüsen).

Andropogongrasöl, s. Individualgeruch.

Anethol. Das aromatische Prinzip des Anisöles u. a., das in reiner 100%iger Form das Anisöl vorteilhaft ersetzen kann.

Anetodermie, s. Atrophie der Haut.

Angioektasien, s. Lippen; Mundhöhle; Pigmentierung; Naevi.

Angiokeratom (MIBELLI) ist ausgezeichnet durch das Auftreten kleiner Geschwülstchen von dunkelroter bis bleigrauer Farbe und durch Verdickung der Hornschicht, wobei eine rauhe, warzige Oberfläche entsteht, unter der die erweiterten Blutgefäße durchscheinen. Es ist nicht gerade häufig. Sein Sitz ist meistens an den Fingern. Die Erkrankung, die sich an Kälteschädigungen anschließt, bleibt jahrelang stationär. Die Behandlung besteht in einer Zerstörung durch Elektrolyse oder den Thermokauter.

Angiome, s. Alopecia senilis; Alterserscheinungen; Bindehautgeschwülste; Diathermie; Kaustik; Lippen; Mundhöhle; Naevi; Nasenbluten; Pigmentierung; Radium; Röntgen.

Angioneurosen, s. Psyche.

Angioneurotisches Ödem, s. Ödem.

Angiosarkom des Nagelbettes, s. Nägel.

Angulus infectiosus (vitiosus) oris, s. Faulecke.

Anilinhaarfarben (Oxydationshaarfarben). Hierher sind die Haarfärbemittel zu rechnen, die mit gewissen Anilinderivaten, vor allem Aminbasen bzw. deren Salzen (Sulfaten oder Chlorhydraten) hergestellt sind und durch Oxydation mit einem geeigneten Entwickler (Wasserstoffsuperoxyd oder Persalzen) brauchbare Haarfärbungen liefern. Am besten wirken die freien Aminbasen usw., während deren Salze (Sulfate oder Chlorhydrate) schwächer oder viel langsamer färben (das gleiche gilt in viel stärkerem Maße auch von den Sulfoderivaten), dafür sind diese Derivate aber beständiger beim Lagern, zersetzen sich als Lösungen weniger leicht wie die freien Basen. Praktisch läßt sich eine Zersetzung der Anilinhaarfarbenlösungen, die bei längerem Lagern wenigstens zum Teil auch in gut schließenden Flaschen unvermeidlich ist (teilweises Unwirksamwerden durch Oxydation), durch Zusatz von Reduktionsmitteln, wie Natriumsulfit, eventuell auch Resorzin (Vorsicht wegen Reizwirkung!) u. a. in genügender Weise verzögern. In geeignetem Verhältnis angewandt, verzögern solche Reduktionsmittel die Oxydation auf dem Haar, also die eigentliche Färbung, nur in geringem Maße. Anderseits bewirkt aber auch der Zusatz von Reduktionsmitteln, ganz besonders von Natriumsulfit, Verringerung möglicher Reizwirkung der Anilinhaarfarbe, weshalb die meisten Haarfarben dieser Art Natriumsulfit enthalten (vgl. weiter unten). Alle Anilinhaarfarben müssen in Form zweiteiliger Haarfarben in Gebrauch genommen werden, also in wohlverschlossenen Flaschen wird die eigentliche Farblösung (Lösung von Aminbasen) und der Entwickler (Oxydator in Form von Wasserstoffsuperoxydlösung geeigneter Konzentration, bzw. Persalzen in geeigneter Menge) getrennt gehalten. Unmittelbar vor der Färbung werden die Färbelösung und der Entwickler in geeignetem Verhältnis gemischt und das Gemisch aufgetragen. Die Konzentration (Gehalt an aktivem Sauerstoff) des Entwicklers spielt für den Ausfall der Farbtönung eine entscheidende Rolle, so daß Anilinfarblösungen gleicher Konzentration mit verschieden starken Entwicklern erheblich verschiedene Färbungen geben, ein Umstand, der größte Beachtung verdient (vgl. weiter unten). Charakteristisch für die Anilinhaarfarben ist der oft schon unmittelbar nach der Färbung auftretende rotviolette Schein, der sich nach kurzer Zeit in mißliebigster Weise zu verstärken pflegt. Durch geschickte Kombination der einzelnen Anilinderivate läßt sich dieser Mißstand mildern, ebenso durch Nachbehandlung mit Eisensalz, Mangansalz u. a., ganz vermeiden läßt er sich aber auf die Dauer fast nie. Wenn, trotz dieser Nachteile, die Haarfärbung mit Anilinderivaten immer häufiger geübt wird, so hat dies seinen Grund in der äußerst einfachen Anwendung derselben und der raschen Erzielung äußerst dauerhafter Haarfärbungen. Man verwendet meist wässerige, oft aber auch alkoholische Lösungen geeigneter Anilinfarbstoffe, je nach den Löslichkeitsverhältnissen. Nach der Art des Farbstoffes und der zu erzielenden Nuance schwankt der Gehalt der Farblösungen bei der Anwendung etwa zwischen 1% und 5%, auch mehr. Da die Anilinfarbstofflösung zur Verwendung mit etwa der gleichen Menge Wasserstoffsuperoxyd bzw. Persalzlösung gemischt wird, sind die Konzentrationen der eigentlichen Farbstammlösungen etwa doppelt so groß (2—10%) zu nehmen.

Paraphenylendiamin, auch kurz „Para" genannt, war der erste zum Haarfärben benützte Anilinfarbstoff. Seine Verwendung hat aber schwere Schädigungen der Gesundheit zur Folge, daher ist die Verwendung des Paraphenylendiamins in allen Kulturstaaten streng untersagt, was aber nicht hindert, daß wir diesen Farbstoff trotz aller Verbote immer wieder in Haarfärbemitteln antreffen. Unter dem Namen *Ursol* finden wir diesen Farbstoff in der Pelzfärberei im Gebrauch, auch werden tote Haare (Perücken usw.) mit Para gefärbt, was zulässig ist, da sich das Verbot nur auf die Färbung lebenden Haares erstreckt. Zu erwähnen ist, daß bei empfindlichen Personen die Berührung solcher mit Para gefärbter Pelze bzw. falscher Haare mit der bloßen Haut (Reibung am Halse bei Pelzen und so weiter) zu schweren ekzematösen Affektionen führen kann. Nach den Untersuchungen von COLMAN und LOEWY soll Zusatz von Natriumsulfit zu Paraphenylendiaminlösungen die toxische Wirkung aufheben, es wurde indes nicht der Nachweis dadurch tatsächlich erzielter Unschädlichkeit des Paraphenylendiamins erbracht, während anerkanntermaßen ein Zusatz von Natriumsulfit zu anderen Anilinderivaten, wie z. B. Paratoluylendiamin u. a., die auch hier, aber nur in viel schwächerem Maße bestehende Möglichkeit einer Reizwirkung gänzlich aufhebt. Die nachstehend angeführten Anilinderivate sind fast überall zur Färbung lebenden Haares zugelassen, doch ist z. B. diese Erlaubnis für Paratoluylendiamin meist von der Bedingung abhängig, daß dessen Lösungen Natriumsulfit enthalten müssen. Tatsächlich sind Paratoluylendiamin und andere Aminbasen auch unter normalen Verhältnissen und bei sachgemäßer Anwendung völlig unschädlich, was natürlich aber nicht ausschließt, daß bei bestehender Idiosynkrasie sogar mit diesen harmlosen Farbstoffen Hautreizungen auftreten können, desgleichen durch unvernünftige Verwendung (Tränken der Kopfhaut mit Farblösung usw.). Während der Menstruation dürfen Färbungen mit Anilinfarben niemals vorgenommen werden. Erwähnt seien hier kurz die Versuche von MEYER (Chem.-Ztg., Oktober 1929, S. 765), der gewisse Säurederivate des Paraphenylendiamins (Salizylat, Gallat, Laktat u. a.) herstellte und diese Säurederivate zum Haarfärben benützte. Hierbei konnte festgestellt werden, daß niemals Reizerscheinungen auftraten, selbst bei längerem Kontakt mit der Haut.

Paratoluylendiamin ist heute sicher der zur Haarfärbung am häufigsten verwendete Anilinfarbstoff. Gibt gute Tönungen von Blond bis Schwarz, nur besitzen diese Farben meist einen rötlichvioletten Reflex, der sich mit der Zeit oft rasch verstärkt. Man kann diese Mißfärbung aber durch Zusatz von Amidodiphenylamin, Diamidodiphenylamin u. a. zur Lösung des Paratoluylendiamins erheblich mildern, auch durch Nachbehandlung des gefärbten Haares mit Eisensalzen, Mangansalzen, Alkalisulfiden usw. Paratoluylendiamin ist löslich in Wasser und Alkohol. Wird meist in rein wässeriger, besser schwach alkoholischer (etwa 10%) Lösung verwendet, obligatorisch ist, wie bereits erwähnt, Zusatz von Natriumsulfit (vgl. auch unten).

Paraamidophenol (Rodinal). Löslich in Wasser und Alkohol (beschränkte Mengen). Gibt rotblonde und Mahagonitöne. Wichtig als Nuanceur. Auch in Form des Chlorhydrats verwendet.

Orthoamidophenol verhält sich ziemlich analog.

Metol (Methyl-p-Amidophenolsulfat). Löslich in Wasser und Alkohol. Kastanienbraune Töne, auch Mahagoni.

Amidol (2,5-Diamido-1-phenolsulfat oder Chlorhydrat) verhält sich wie Metol.

Paraamidodiphenylamin. Fast unlöslich in Wasser, löslich in Alkohol. Allein verwendet gibt es graue Töne, hellgraue bei leichter, dunkelgraue bei stärkerer Oxydation. Allein zum Haarfärben nicht verwendbar. Wichtig als Zusatz zu Paratoluylendiamin u. a., um rötlichviolette Reflexe zu verhindern. Substantiv in Kombination mit Metaderivaten (Metaphenylendiamin und Metatoluylendiamin) für braune Töne.

1,4-*Diamidodiphenylamin.* Ziemlich löslich in Wasser, löslich in Alkohol. Bei schwacher Oxydation bräunliches Dunkelgrau, bei stärkerer bläuliches Schwarz. Dient hauptsächlich als Zusatz, um häßliche Mißtöne (z. B. bei Paratoluylendiaminfärbungen) zu verhindern.

Dimethyl-p-Phenylendiamin. Dieses Produkt ist zwar offiziell als nicht toxisch wirkend zugelassen, kann jedoch zu Hautreizungen Veranlassung geben. Von seiner Verwendung ist abzuraten. Gibt braune Töne mit violettem Schein.

Metaphenylendiamin und *Metatoluylendiamin* werden hauptsächlich als Nuanceure zur Verhinderung häßlicher Reflexe mitverwendet. Mit p-Amidodiphenylamin kombiniert geben sie gute braune Töne.

Orthophenylendiamin wird in ähnlicher Weise verwendet.

Sulfoderivate sind unschädlich, leider ist aber die Färbwirkung dieser Körper gegenüber jener der freien Aminbasen erheblich abgeschwächt und erfordert viel Zeit (oft 1 Stunde und mehr), um genügend kräftig zum Ausdruck zu kommen. Ihre Verwendung kann nur in Sonderfällen befürwortet werden. Hierher gehören u. a.: Sulfoparaphenylendiamin (Châtainbrauntöne), Sulfo-o-Amidophenol (blonde Töne), Sulfo-p-Amidophenol (blonde Töne), Sulfo-p-Amidodiphenylamin (braune Töne) und Sulfodiamidodiphenylamin (schwarze Töne).

Nitroderivate sind nur in Form ihrer Sulfoderivate zum Färben lebenden Haares zulässig. Am häufigsten verwendet wird Sulfodinitrophenol, meist mit Metaphenylendiamin kombiniert, z. B.:

Für Schwarz.		Für Braun.	
Sulfodinitrophenol	3,0	Sulfodinitrophenol	0,5
Metaphenylendiamin	0,5	Metaphenylendiamin	3,5
Alkohol 50%	80,0	Alkohol 50%	100,0

Kurz angeführt seien noch folgende Anilinderivate: 2-Sulfo-4-Diamidobenzol, 5-Sulfo-2-Amido-1-Phenol, 2,7-Dioxybenzo-p-Thiazin, 2,4-Dinitro-4-Oxydiphenylamin, 1,4-Diamido-5-Methylbenzol, Nitroso-2,4-Diamido-1-Methylbenzol, Naphthylendiamin, Amidophenyltolylamin usw.

Entwickler. In sehr häufigen Fällen verwendet man als solchen Wasserstoffsuperoxydlösungen geeigneter Konzentration. Diese haben jedoch den Nachteil schwankenden Gehaltes an aktivem Sauerstoff und jenen der Unbeständigkeit infolge Abspaltung von Sauerstoff. Da nun der Oxydationsgrad, der direkt vom Sauerstoffgehalt des Entwicklers abhängig ist, beim Ausfall der Nuance eine entscheidende Rolle spielt, können Schwankungen im Sauerstoffgehalt des Entwicklers zu schweren Unzukömmlichkeiten führen, diese sind übrigens bei Verwendung von Wasserstoffsuperoxydlösung fast die Regel. Praktisch können wir mit der gleichen Lösung eines Anilinderivates bei verschiedenem Oxydationsgrad ganz verschiedene Tönungen erhalten (vgl. weiter oben). Soweit wir über wirklich stabile Persalze konstanten Sauerstoffgehaltes verfügen, ist es besser, solche (in Tablettenform) in genau dosierter Menge zu verwenden und diese erst unmittelbar vor Verwendung der Haarfarbe in wenig Wasser lösen zu lassen, bzw. in der Farblösung selbst zur Lösung zu bringen. Man hat hierzu Natriumperborat vorgeschlagen, doch ist dieses Salz in neutralen oder alkalischen Flüssigkeiten nur wenig löslich, was seine Verwendung erschwert. Ammoniumpersulfat kann gut verwendet werden, doch ist dessen Gehalt an aktivem Sauerstoff relativ gering. Am besten bewährt hat sich Harnstoffsuperoxyd (Hyperol), das u. a. von der Firma Gedeon Richter in Budapest in Tabletten verschiedener Dosierung (0,5 g, 1 g usw.) nach Wunsch geliefert wird. Jede dieser Tabletten ist mit einem unsichtbaren Schutzüberzug versehen, der absolute Haltbarkeit des Produktes in gut verschlossenem Gefäß gewährleistet. In einzelnen Fällen kann man die Oxydation mit Kaliumpermanganatlösung durchführen.

Eugatol. Diese bekannte Haarfarbe setzt sich im wesentlichen wie folgt zusammen:

Braun.		*Schwarz.*	
Sulfo-p-Phenylendiamin	4,0	Sulfo-p-Amidodiphenylamin	4,0
Calc. Soda	2,0	Calc. Soda	2,0
Wasser	100,0	Wasser	100,0

Blond.	
Sulfo-o-Amidophenol	4,0
Calc. Soda	2,0
Wasser	100,0

Für andere Nuancen kommen noch andere Anilinfarbstoffe in Betracht, z. B. Naphthylendiamin, Amidophenyltolylamin u. a. Als Entwickler Wasserstoffsuperoxyd.

Weitere bekannte Anilinfarben des Handels sind unter anderem *Aureol* und *Primal,* die sich ungefähr wie folgt zusammensetzen:

Aureol.	
Metol	1,0
p-Amidophenolchlorhydrat	0,5
p-Amidodiphenylamin	0,6
Natriumsulfit krist.	0,5
Alkohol 50%	50,0

Primal.	I	II	III
Paratoluylendiamin	2,5	5,0	7,5
Natriumsulfit krist.	5,0	10,0	15,0
Wasser	100,0	100,0	100,0

Mit geeignetem Entwickler zu verwenden.

Beispiel zur Herstellung einer Anilinhaarfarbe nach Art des *Inecto, Immedia* usw.

Diese Haarfarben werden im Sortiment in 2 Flaschen à 10 ccm abgegeben. Eine Flasche enthält die Anilinfarblösung, die andere Pastillen von Harnstoffsuperoxyd à 0,5 g. Unmittelbar vor Gebrauch werden die Pastillen mit dem Fassungsinhalt des entleerten Pastillenfläschchens (10 ccm) an Wasser übergossen, darin durch Zerdrücken und Rühren gelöst und diese Entwicklerlösung mit den 10 ccm Farblösung des anderen Fläschchens gut vermischt, schließlich wird das Gemisch aufgetragen.

Schwarz.

Flakon I.	
p-Toluylendiamin	0,6
p-Amidodiphenylamin	0,06
Natriumsulfit krist.	1,0
Wasser dest.	7,5
Alkohol	2,5
	10 ccm

Flakon II enthält 5 Pastillen à 0,5 Harnstoffsuperoxyd. Vor Auftragen im Fassungsinhalt des Fläschchens (10 ccm) in Wasser zu lösen, zum Inhalt von I geben, mischen und auftragen.

Nach $^1/_2$—$^3/_4$ Stunden Einwirkung waschen!

Braun.

Flakon I. enthält 5 ccm der mit gleichen Teilen Wasser auf 10 ccm verdünnten Lösung I. von Schwarz.

Flakon II. 5 Pastillen Harnstoffsuperoyd à 0,5.

Dauer $^1/_2$ Stunde.

Châtain,

Flakon I. enthält die gleiche Lösung wie Braun.

Flakon II. 3 Pastillen à 0,5.

Dauer $^1/_2$ Stunde.

Blond.

Flakon I.	
Sulfo-o-Amidophenol	0,3
p-Toluylendiamin	0,1
Natriumsulfit krist.	0,5
Wasser	10,0
	10 ccm

Flakon II. 2 Pastillen à 0,5.

Dauer 20 Minuten.

Andere Farblösungen.

1. p-Toluylendiamin	2,5	2. p-Toluylendiamin	7,5
Diamidodiphenylamin	0,3	Diamidodiphenylamin	0,8
p-Amidophenol	0,1	Natriumsulfit krist	15,0
Natriumsulfit krist	5,0	Wasser	90,0
Wasser	80,0	Alkohol	10,0

Mit geeignetem Entwickler zu verwenden.

Haarfärbemittel. (D. R. P. 541.404 v. 14. VI. 1927. Frau Ida Fehrmann in Danzig.) Es wurde gefunden, daß Haarfärbemittel, die aus Mischungen von Hämatoxylin und Verbindungen der aromatischen Reihe z. B. Diaminen und Aminophenolen, bestehen, überraschenderweise frei von den Nachteilen sind, die beim Gebrauch der bisher üblichen Haarfärbemittel entstehen können.

Aniridie, s. Hornhautfärbung.

Anisaldehyd. Weißdorngeruch. Produkt von ausgedehnter Anwendungsfähigkeit.

Anisöl (Ol. Anisi fruct.), aetherisches Öl aus Anissamen, wird besonders zum Aromatisieren von Mundpflegemitteln verwendet, zusammen mit Pfefferminzöl, Nelkenöl usw. Auch als Ungeziefermittel.

Anissamen, Fruct. Anisi, werden als alkoholischer Auszug zu Mundwässern o. dgl. verwendet.

Anissäure, Acidum anisicum. Diese Säure wurde als Ersatz der Salizylsäure empfohlen. Weiße Kristalle, schwer löslich in kaltem, leicht in siedendem Wasser, leichtlöslich in Alkohol, Aether usw. Sie wirkt antiseptisch, antithermisch und fäulniswidrig, aber nicht keratolytisch. Findet in der Wundbehandlung Verwendung in Salben, alkoholischer Lösung usw. (1 : 100—1 : 10).

Ankyloblepharon, s. Lidspaltenplastik.

Ankylose ist eine vollkommene knöcherne Verschmelzung der Gelenkenden. Als häufigste Ursache sind zu nennen: Verletzungen, Gelenkeiterungen, Gelenktuberkulose, Arthritis. Ankylose in ungünstiger Stellung (z. B. Ellbogengelenk in Streck-, Knie- oder Hüftgelenk in stärkerer Beugestellung) erfordert Beseitigung durch Keilosteotomie oder besser bogenförmige Osteotomie. Bei kräftigen Patienten und erhaltener Muskulatur ist eine *Arthroplastik* (s. Plastik) in den Fällen zu erwägen, in denen an einem Glied mehrere Gelenke versteift sind oder beide Hüft- oder beide Kniegelenke. Die Mobilisierung tuberkulöser Gelenke wird jedoch von den meisten Autoren abgelehnt. Jede *Gelenkplastik* erfordert subtilste Technik und während der Nachbehandlung energische Mitarbeit des Patienten.

Anna Csillag-Haarwuchspräparate enthalten nach Angabe tierische und pflanzliche Fettstoffe, Kräuter und aetherische Öle. (Anna Csillag, Frankfurt a. M. und Wien.)

Anonychie, s. Nägel.

Anetodermie, s. Atrophie.

Anthrakosis cutis, s. Pigmentierung.

Anthranilsäuremethylester (Methylium anthranilicum) ist Orthoamidobenzoesäuremethylester. Das Geruchsprinzip des Orangenblüten- und Neroliöles. Einer der wichtigsten Riechstoffe der modernen Parfumerie, der in vielen natürlichen Riechstoffen enthalten ist. Zu Orangenblüten-, Tuberosen-, Jasmin- und vielen anderen Kompositionen unentbehrlich, auch u. a. zur Herstellung künstlichen Neroliöles. Wird neuerdings auch als Lichtschutzmittel empfohlen (s. auch Sonnenlichtschädigungen).

Anthrarobin, Anthrarobinum, Dioxyanthranol. Gelbbraunes bis hellschokoladenfarbenes Pulver, geruchlos, nahezu geschmacklos, sehr schwer löslich in kaltem Wasser, leichter in heißem Wasser. Es löst sich in 10 Teilen kaltem und in 5 Teilen heißem Alkohol. In Natronlauge löst es sich mit rotbrauner Farbe, an der Luft wird die Lösung bald violett. Ein mildes Ersatzmittel für Chrysarobin. Es empfiehlt sich bei Psoriatikern mit Überempfindlichkeit gegen Chrysarobin und wird gebraucht in Form einer 10—20%igen Lanolinsalbe, einer 10%igen Traumaticinsuspension oder 10%igen Glyzerinlösung auch im Gesicht und am Kopf. Es wird auch als antiparasitäres Mittel bei Herpes tonsurans, Pityriasis versicolor, Pyodermien, intertriginösen Erscheinungen usw. verwendet. Färbt Haut und Wäsche, und auch die Haare rotbraun. Zur Behandlung von parasitären Erkrankungen eignet sich besonders die von ARNING angegebene Anthrarobinpinselung, die ursprünglich zur Behandlung oberflächlicher Furunkel bestimmt war:

Rp. Anthrarobini	2,0
Tumenol. ammon.	8,0
Tinct. Benzoes	30,0
Aetheris	20,0

Pinselung nach ARNING.

Rp. Anthrarobini	1,5
Tumenol. ammon.	
Glycerini	aa 3,0
Spirit.	20,0
Aetheris	15,0

Abgeänderte Pinselung nach ARNING für empfindliche Fälle (NEISSER).

Anthrarobin-Borax-Lösung.

Rp. Anthrarobini	20,0
Boracis	35,0
Glycerini	
Spiritus	aa 90,0

Anthrasol ist eine Mischung aus gleichen Teilen gereinigtem Steinkohlen- und Wacholderteer mit einem Zusatz von Pfefferminzöl; ein leicht flüssiges, hellgelbes in Alkohol, fetten Ölen und flüssigem Paraffin und Vasogen sich leicht lösendes Produkt. In absolutem Alkohol ist es in jedem Verhältnis, in 90%igem Alkohol bis 10% löslich. Dieses Teerpräparat hat den Vorzug, daß es farblos ist, der Geruch ist allerdings noch immer ziemlich durchdringend. Mildes Teerpräparat. Es kann auch in Form von Salben (3—10%ig) und Kopfwässern auf dem behaarten Kopf angewendet werden. (Knoll A. G., Ludwigshafen a. Rh.)

Anthrasol-Lenigallol-Pasta.

Rp. Anthrasoli	2,0
Lenigalloli	3,0
Past. Zinci	ad 30,0
M. f. ungt.	

(Für Ekzeme im subakuten Stadium.)

Anthrasol-Glyzerin-Salbe.

Rp. Anthrasoli	
Ungt. adip. lan.	aa 3,0
Ungt. Glycerini	ad 30,0
M. f. ungt.	

(Für pruriginöse, nicht entzündliche Hautaffektionen.)

Anthrasol-Streupulver.

Rp. Anthrasoli	5,0
Zinc. oxyd.	
Talc. venet.	aa ad 50,0
M. f. pulv.	

(Hyperhidrosis.)

Anthrasol-Haarspiritus.

Rp. Anthrasoli	3,0
Eucalyptoli	2,0
Resorcini (od. Euresoli 3,0)	7,0
Spirit.	120,0
Mixt. oleos. bals.	15,0

Schäffersche Psoriasissalbe.

Rp. Anthrasoli	
Hydrarg. praec. alb. (od. Sulfur. praec. 10,0).	aa 10,0
Ungt. simpl.	
Ungt. lenient.	aa ad 100,0

Anthrasol C ist gereinigter Birkenteer ohne besondere Zusätze (s. auch Teere).

Antifebrin, Acetanilid. Bekanntes Antipyreticum, heute nur mehr selten als solches verwendet. Wurde kosmetisch in Form einer Lösung in verdünntem Alkohol, die nach Verdunsten auf der Haut einen weißen Überzug läßt (flüssiger Puder), zur Verwendung empfohlen. Berüchtigt als Verfälschungsmittel vieler organischer Verbindungen und Riechstoffe.

Antifuma-Mundwasser, zum Abgewöhnen bzw. Einschränken des Nikotingenusses" angepriesen. Ist nach HOFMANN eine etwa 0,1%ige wässerige Silbernitratlösung, die etwas Alkohol enthält und mit Pfefferminzöl u. a. aromatisiert ist. (R. Heim & Co., Neustadt, Sachsen.)

Antihel (nach Vorschrift Dr. FRIEDENTHAL, Wien).

Rp. Ungt. simpl.	30,0	Aesculini	1,0
Chinin. bisulfuric.	1,5	S. Lichtschutzsalbe.	

Antihydrotika, s. Schädigungen; Schweißabsonderung.

Antilux ist eine Gletscher- und Sonnenbrandsalbe, die als wirksame Substanz 2-naphthol-6,8-disulfosaures Natrium enthalten soll. (Allchemie, Wien I.) (S. auch Erytheme; Lichtschäden; Sonnenlichtschädigungen.)

Antimonoxyd, Stibium oxydatum praecipitatum, richtiger Antimontrioxyd. Ein weißes kristallinisches Pulver, in Wasser fast unlöslich, ebenso in Salpetersäure. Dient zur Herstellung von Nagelpolierpasten.

Antimontrisulfid, Stibium sulfuratum nigrum, Spießglanz, schwarzes Schwefelantimon. Grauschwarzes Pulver, unlöslich in Wasser, löslich in warmer Salzsäure, unter Schwefelwasserstoffentwicklung. Unter dem Namen „Kohol" wird es in Ägypten zur Schwärzung der Lidränder und der Augenbrauen benützt. (Der moderne Kohol wird aber wohl ausschließlich mit Lampenruß bereitet.)

Anti-Nikotin, ein Gurgelwasser zur Entwöhnung von Tabakgenuß, ist eine rund 0,2%ige Silbernitratlösung, die mit Pfefferminz schwach aromatisiert ist. (A. Müller & Co., Fichtenau.)

Antiphlogisticum Dr. KLOPFER ist eine wasserentziehend, entzündungswidrig und schmerzstillend wirkende Umschlagpasta, die nach Angabe aus Tonerdesilikat, Schwefelzink, reinem Glyzerin und kleinen Mengen Oleum jodatum, Eugenol und Salizylsäure-Bornylester besteht. Die Pasta dient zu warmen Umschlägen, die 12—24 Stunden liegenbleiben. Indikationen u. a.: Lungenentzündung, Pleuritis, Bronchitis, Pharyngitis, Laryngitis, Drüsenschwellungen. Verrenkungen, Rheuma, Lumbago, Gelenkentzündungen, Furunkulose, zur Linderung der Schmerzen bei Gallenblasenleiden, Nierenkoliken. (Dr. Klopfer G. m. b. H., Dresden A 20.)

Antiphlogistine ist eine Bolus-Glyzerin-Pasta, die in heißem Zustande als Ersatz der Kataplasmen (Brei- und Senfumschläge) verwendet wird. Wenn heiß und in genügend dicker Schicht auf die Haut aufgestrichen, soll sie die Wärme 12—24 Stunden halten. Das amerikanische Produkt wird wie folgt bereitet: Bolus alba (ausgeglüht) 100,0 und Glyzerin 28 Bé 100,0 werden zur Pasta verarbeitet, der noch Borsäure 10,0 beigemischt wird. Das Gemisch wird einige Zeit im Wasserbade erwärmt und dann Pfefferminzöl 0,1, Gaultheriaöl (oder Methylsalizylat) 0,1 und Eukalyptusöl 0,1 zugegeben. Die von Denver Co. in Berlin hergestellte Antiphlogistine enthält auf 1000,0 Grundmasse aus gleichen Teilen Bolus und Glyzerin 1,2 Borsäure, 0,2 Salizylsäure und 0,15 Jod, außerdem Eukalyptusöl, Pfefferminzöl und Gaultheria- (Wintergreen-) Öl bzw. Methylsalizylat.

Antipyonin, s. Boricin.

Antipyrin ist Phenyl-dimethyl-Pyrazolon. Farblose Kristalle, löslich in 1 T. Wasser oder Alkohol, wirkt antineuralgisch und analgetisch. 0,5—1,0 mehrmals täglich. Maximalgaben 2,0 pro dosi, 6,0 pro die.(!) *Antipyrin-Nebenwirkungen.* Das Antipyrin macht in einer ganz erheblichen Anzahl von Fällen neben seiner Linderungswirkung auf Schmerzen, auf Fieber und anderen Hauptwirkungen noch Nebenerscheinungen in Gestalt von Ausschlägen (Exantheme an der Haut, Exantheme an der Schleimhaut; s. auch Lippen; Mundhöhle). Die Hautausschläge sind entweder allgemeine Erytheme von oft schwerer, hochfieberhafter Art oder umschriebene kleine, sogenannte fixe Exantheme. Sie haben die Eigentümlichkeit (daher werden sie als „fixe" Exantheme bezeichnet), bei erneutem Einnehmen des Antipyrins immer an denselben Stellen wieder hervorzukommen. Sie können sogar durch äußere Einreibungen von Antipyrinlösungen an diesen Stellen zum Vorschein gebracht werden. Sie sind anfangs entzündliche rote Flecke von einigen Tagen Dauer. Unter Wiederholung der Ausschläge bildet sich braunes Pigment an der entzündeten Stelle und mit der Zeit kann ein erst hellbrauner, dann dunkler werdender, zum Schluß fast schwarzer Fleck entstehen. Bei der recht häufigen Lokalisation an sichtbaren Stellen, Gesicht, Hals, Arm, Hand, hat das fixe Antipyrinexanthem recht große kosmetische Bedeutung. Erkennung der Ursache (Frage nach Kopfschmerzen, Alkoholintoxikation mit Katzenjammer) und Vermeidung des Antipyrins und seiner Mischungen: Salipyrin, Migränin, Ditonal, aber auch vieler unter unerkenntlichen Namen verborgenen, die die Zusammensetzung nicht ohne weiteres erkennen lassen, sind die Grundlage der Heilung. Man sehe bei allen in ihrer Zusammensetzung unbekannten Stoffen nach der chemischen Deklarierung auf der Packung!

Eine mißbräuchliche Benutzung des Antipyrins in der Kosmetik ist die als flüssiger Puder, z. B.:

Rp. Antipyrini pur.	10,0	S. Eau Mystère de Néréa. Aufstreichen und 2 Minuten eintrocknen lassen.
Aq. Rosar.	40,0	
Glycerini	10,0	

Bei Personen, die Idiosynkrasie gegen Antipyrin zeigen, kann es schwere Hautaffektionen hervorrufen. Ersetzt man das gefährliche Antipyrin durch Acetamilid (Antifebrin), so erzielt man ebenfalls den gleichen kosmetischen Effekt, ohne schädliche Nebenwirkung (s. auch Lippen; Mundhöhle).

Antiseptin, Zincum boro-thymolicum.

Rp. Zinc. sulfuric.	85,0	Wird als Antisepticum zu Salben o. dgl. gegen verschiedene Hautkrankheiten empfohlen.
Thymoli	2,5	
Acid. boric.	10,0	
Zinci jodati	2,5	

Antisol-Mundwasser, Dr. SCHÄFERS, soll „desinfizieren und das Rauchen abgewöhnen oder dasselbe nach Belieben einschränken". Nach PEYER eine etwa 0,075%ige Silbernitratlösung in zirka 8% Alkohol enthaltendem Wasser und etwas Menthol und Anisöl.

Antisolan, ein Mittel zum Schutze der Haut gegen Sonnenbrand, soll Menthol, Thymol und aetherische Öle in Salbengrundlage enthalten. (Emplastra G. m. b. H., Bingen a. Rh.) (s. auch Sonnenlichtschädigungen.)

Antisud GREINER soll antiseptische Bestandteile, Borax, Formaldehyd und Alkohol enthalten und zur Bekämpfung von Körpergerüchen, Schweiß usw. dienen. (Hermann Greiner, Leipzig.)

Antisudol, gegen lästigen Geruch von Fuß- und Achselschweiß. Analyse GRIEBEL: Eine mit Formaldehydlösung versetzte, rund 6%ige Seifenlösung. (Adolph Prager M. Herting Nachf. in Berlin.)

Antisudor ist ein Mittel gegen übelriechenden Schweiß, es soll Salizylsäure, aber keinen Formaldehyd gelöst enthalten. (Hausmann A. G., St. Gallen.)

Antisudrin ist ein Mittel gegen Fußschweiß in Puderform, das aus Bolus, Talkum und einem Tannin-Formaldehyd-Kondensationsprodukt bestehen soll. (Adler-Apotheke, Jüchen.)

Antisykon soll aus Pflanzendestillaten und -auszügen hergestellt sein und Saponine, Gerbstoffe, Harze, aetherische Öle, Zibosal („Zinkboryldisalizylat"), Salizylsäure und Thymol enthalten und gegen Bartflechte Anwendung finden. (Haidle & Maier, Stuttgart.)

Antitätan ist ein Salbenpräparat zur Entfernung von Tätowierungen, das angeblich aus Alkali-Zinksalbe besteht und Ätz- und Sauerstoffwirkung vereinigen soll. (Dr. Laboschin A. G., Berlin.) (s. auch Tatauierungen.)

Antivirus, s. Akne vulgaris.

Antorin, ein Mittel gegen übermäßige Schweißabsonderung, das 10% Borsäure, 3% Weinsäure, 1% Gaultheriaöl, 2% Fruchtaether und 84% Rosenspiritus enthalten soll. (H. Noffke, Berlin SW.)

Anytin, 33%ige wässerige Lösung von Ichthyolsulfonsäure. Als 1—2%ige Lösung zu Umschlägen bei akuten Hautentzündungen, intertriginösen Erscheinungen usw. (Cordes, Hermanni & Co., Hamburg.)

Aolan, s. Reizbehandlung.

Äpfelsäure, Acidum malicum, wird hin und wieder zu sauren Gesichtswässern, kosmetischen Salben usw. benützt.

Aphonie, s. Stimmstörungen.

Aphrogede-Verjüngungscreme soll bestehen aus Kaolin, Glyzerin, Mentholöl, Thujaöl und Salizylsäure Gegen Hautunreinigkeiten. (Lab. Debou, Erfurt.)

Aphthen, s. Mundhöhle.

Aplasia moniliformis, s. Monilethrix.

Apokrine Drüsen der Axilla, s. Schweißdrüsenabszeß.

Apollopulver ist Tragantpulver mit Farb- und Aromazusätzen zum Befestigen künstlicher Gebisse. (Geo Dötzer, Frankfurt a. M.)

Aprosexie, s. Mundatmung.

Aquaresin ist technisches Glykolborat. Harzige, fast farblose Masse, leicht löslich in Wasser, Alkohol usw. Dient als elastischer Zusatz zu Schleimen aller Art, auch als substantives Vehikel in Form von Schleim. Die Lösung in konz. Alkohol ist mit Kollodium mischbar (Collodium elasticum).

Arabolith. Laut Angabe radioaktiver Schwefelschlamm aus Baden b. Wien, enthält auch Silikaterden, Balsamharze u. a. Rosa Pulver, in Breiform auf die Haut als „Kosmetische Gesichtspackung" zur Erzielung glatter Haut aufzutragen. (Bundesapotheke Mariahilf, Wien VI.)

Arachisöl, s. Erdnußöl.

Arc électrode, s. Diathermie.

Argyrie, s. Innere Krankheiten; Pigmentierung.

Argyrose der Bindehaut, grauschwärzliche Verfärbung durch Silberimprägnation. Vermeidung länger dauernder Anwendung von Silberpräparaten: Behandlung der Argyrose verspricht nicht viel Erfolg. Empfohlen wurde: Injektion von 0,3 ccm einer 30—50%igen Jodkalilösung in die oberflächliche Schicht der Bindehaut in etwa 8 mm langem Stichkanal; starke Reaktion durch etwa 2 Wochen; Wiederholung der Injektion an immer neuen Stellen. — Behandlung mit 10%igem unterschwefligsaurem Natron (s. auch Schädigungen; Pigmentierungen).

Aristol ist Dithymoljodid, Thymolum jodatum (s. auch Jod). Rotbraunes, geschmackloses, in Wasser unlösliches, lichtempfindliches Pulver von schwachgewürzigem Geruch. In Alkohol, Aether und fetten Ölen löst es sich mit geringem Rückstande. 45% Jod. Bei Psoriasis, Sykosis als 5—10% Salben, 10%ige Traumaticin- oder Kollodiumsuspension. (I. G. Farbenindustrie A. G., Leverkusen a. Rh.) In Salbenform auch gegen Sonnenbrand (s. Sonnenlichtschädigungen).

Ariston-Salbe, gegen Frostbeulen, Geschwüre usw., soll aus Wachs, Öl, Mennige, Terpentin, med. Seife, Kochsalz, Campher und Mastix bestehen. (Apotheker Flascha, Gleiwitz.)

Arme, Pflege, s. Hauskosmetik; Massage.

Arniflor-Zahnpasta ist mit einem Auszug aus Arnikablüten hergestellt. (Dr. Willmar Schwabe, Leipzig.)

Arnikablüten, Flores Arnicae. Als Tinktur oder fetter Auszug als haarwuchsförderndes Mittel verwendet. In analoger Weise wird Arnikawurzel, Radix Arnicae gebraucht.

Arnikatinktur.

Trockene Blüten	100 g
Alkohol 65%	1000 „

8 Tage, passieren mit Ausquetschen.

Arnikawurzeltinktur.

Wurzel	20 g
Alkohol 70%	100 „

Arnikaöl.

Trockene Blüten	40 g
Alkohol	30 „

Man befeuchtet und läßt einige Stunden stehen, dann erhitzt man die mit Alkohol befeuchteten Blüten mit:

Olivenöl	400 g

unter Umrühren, bis aller Alkohol verjagt ist. Schließlich passiert man unter Ausquetschen.

Wird auch als Infus zu Bädern verwendet; als Badezusatz heute fast gänzlich obsolet. Speziell die alkoholischen Auszüge haben hautreizende Wirkung, bei empfindlichen Personen (Idiosynkrasie) blasige Dermatitiden möglich.

Arnika-Haaröl, -Haarpomade, -Haarwasser, -Seife, -Seifenspiritus, -Zahnpasta, -Zahnpulver sind mit aus frischem Kraut bereiteten Arnikaauszügen hergestellte Kosmetika. (Dr. Wilmar Schwabe, Leipzig.)

Arnisan-Glyzerin. Analyse Aufrecht: Borsäure 1,5 p. c., Glyzerin 25,0 p. c. Rest Karrageenschleim, Parfum. (Petersen & Hansen, Kopenhagen.)

Arnotan (nach Allard) ist eine Chlorcalcium-Gummilösung mit 5% Chlorcalcium. Wirkung und Anwendung: Intravenös bei denselben Leiden wie Calcium chloratum (s. dort). (P. Beiersdorf, Hamburg 30.)

Aromata in der modernen Kosmetik. Die Kosmetik verwendet die aromatischen Mittel entweder als Korrigens oder als spezifisches Adjuvans; erstere Verwendung geschieht im Sinne einer Geruchs- bzw. Geschmacksverbesserung der Präparate, letztere im Sinne eines Wohlbehagen auslösenden Zusatzes, der die Anwendung des Präparates möglichst angenehm gestalten soll. Endlich aber kann dem aromatischen Zusatz auch die Rolle einer substantiven Basis zukommen und dies in den so häufigen Fällen, in denen die belebend-erfrischende Wirkung guter und geeignet dosierter Aromata so weit in den Vordergrund tritt, daß in dieser Wirkung der eigentliche kosmetische Effekt des Präparates zu suchen ist. Die Verwendung der Riechstoffe als Korrigentia bezweckt naturgemäß eine Milderung gewisser wenig angenehmer Eigengerüche eines Präparates, doch dürfen wir uns praktisch nur recht wenig von einer korrigierenden Wirkung der Aromata versprechen, soweit es sich nicht um ganz schwache Eigengerüche handelt. Praktisch ist es auf die Dauer durchaus unmöglich, gewisse unangenehme Eigenschaften der Grundstoffe des Präparates durch Parfumierung zu korrigieren. Dies trifft besonders zu für ranzige oder sonst wenig angenehm riechende Fettkörper, fuselhaltigen Alkohol usw. Auch der widerliche Bocksgeruch des Hammeltalges läßt sich nicht korrigieren, weshalb dieses Fett a priori auszuschließen ist. Zu strenger Teergeruch kann durch Zusatz geeigneter Aromata ganz beträchtlich gemildert werden, dagegen ist der bei Depilatorien immer wieder gemachte Versuch, den Schwefelwasserstoffgeruch durch Parfumzusatz zu verdecken, wenig geeignet, die Verwendung dieser Sulfidpräparate angenehmer zu machen; man erhält bei solchen Versuchen meist Resultate, die das Übel noch verschlimmern. Ganz besonders wichtig ist aber die Verwendung der Aromata und speziell der eigentlichen Riechstoffe in der modernen Kosmetik, im Sinne eines spezifischen Adjuvans und auch als substantive Basis, weil erst dadurch dem ästhetischen Moment in der Kosmetik Rechnung getragen wird. Als Beispiel für diesen Fall soll hier der Perubalsam erwähnt werden, ebenso der Styrax, die sowohl als Aromatisierungsmittel als auch als Specifica (Skabies, Alopecia usw.) verwendet werden können, dann Salizylsäureester, die als Bestandteile vieler Parfums, aber auch als Specifica gegen Rheuma, als Antiseptica usw. Verwendung finden. Dasselbe trifft u. a. zu für Eukalyptusöl, Menthol, Rosmarinöl und viele andere. Zur Verwendung der Riechstoffe, namentlich solcher von starken Geruchseffekten, als Adjuvans zur direkten Unterstützung des kosmetischen Effekts sei der Fall eines Mittels zur Bekämpfung abundanter Schweiße angeführt. Man kann z. B. ein desodorisierend bzw. schweißhemmend wirkendes Präparat (Formaldehydlösung, Aluminiumchloridlösung nach Art des Odor-o-no usw.) mit entsprechend widerstandsfähigen Riechstoffen parfumieren, um an der Applikationsstelle zugleich geruchsverbessernde Wirkung zu erhalten. Von der Beihilfe der Parfumierung dürfen wir uns nur wenig bei übelkeitserregenden Schweißen nach Art der Bromhidrosis versprechen. In früheren Zeiten ist der Parfumierung eines ärztlich verordneten kosmetischen Präparates seitens des ärztlichen Praktikers nur wenig Aufmerksamkeit zugewendet worden. Der geradezu ungeheuer zu nennende Aufschwung der kosmetischen Industrie und damit auch des Verbrauches an populären kosmetischen Mitteln fordert aber heutzutage gebieterisch, daß auch von ärztlicher Seite diesem ästhetischen Moment in der Kosmetik mehr Aufmerksamkeit zugewendet wird. Bei einiger Kenntnis der Psyche der Frau, die doch immer das weitaus stärkste Kontingent der Verbraucherklasse von kosmetischen Mitteln stellt, wird es verständlich, daß ihr auch das beste kosmetische Präparat von unappetitlichem Aussehen oder wenig angenehmem Geruch zu längerem Gebrauche nicht zusagen kann und sie gegen ein solches — durchaus berechtigterweise — bald Widerwillen empfindet.

In der eigentlichen Parfumerie spielt die Subtilität der Materie eine große Rolle und verlangt Einhaltung gewisser ungeschriebener und schwer definierbarer Gesetze, von denen die Harmonie einer Geruchsmischung abhängig ist. Ebenso muß auch zwischen den verwendeten Riechstoffen und der kosmetischen Basis bzw. dem Vehikel Harmonie bestehen, so daß die Parfumierung dauernd angenehm empfunden wird.

Unterschätzen wir jedenfalls nicht den wohltätigen Einfluß der Riechstoffe auf das Nervensystem, der allein für sich schon einen deutlich umschriebenen kosmetisch-therapeutischen Effekt darstellt.

S. auch Riechstoffe, allgemeine Charakteristik.

Aromatic Oil Spray (Nebula aromatica).

Phenol	0,2 g	Zimtöl	0,2 g
Menthol	0,2 „	Nelkenöl	0,2 „
Thymol	0,1 „	Birkenteeröl	0,5 „
Campher	0,3 „	Paraffinum liquidum soviel, daß das Gesamtgewicht 100 g beträgt.	
Benzoesäure	0,3 „		
Eukalyptol	0,2 „		

Aromatic Ozoniser.

Latschenkieferöl	20,0	Weinsprit	1000,0
Eukalyptusöl	10,0	Das Präparat wird unter Zusatz von Wasser in einer flachen Schale z. Verdunsten aufgestellt.	
Lavendelöl, Mitcham	40,0		
Sellerieöl	10,0		

Aromatische Tinktur, Tinctura aromatica ist ein aromatischer Drogenauszug. Nach Ph. Germ:

Rp. Cort. Cinnamomi Ceyl.	10,0	Fruct. Cardamomi	2,0
Rad. Zingiberis	4,0	Spir. Vini dilut.	100,0
Rad. Galangae	4,0	14 Tage mazerieren.	
Caryophyllor.	2,0	Als Aromaticum verwendet.	

Arquebusade, weiße, ist ein Wundwasser, das nach folgender Vorschrift bereitet werden kann:

Pfefferminzblätter	10 g	Wermutblätter	10 g
Rosmarinblätter	10 „	Lavendelblüten	10 „
Rautenblätter	10 „	Alkohol 70%	200 „
Salbeiblätter	10 „	Wasser	500 „

Arrhenal (Adrian) ist methyl-arsinsaures Natrium. Bei Dermatosen in Ampullen zu 0,05 und 0,1, als Granula 0,01 und 0,02, in Tabletten zu 0,025. Dosis 10—20 Tropfen, 1—2 Injektionen, 2—6 Granula, 1—3 Tabletten.

Arsacetin ist azetyl-arsanilsaures Natrium. Anwendung wie Atoxyl (s. dort).

Arsamon, eine sterile 5%ige Lösung von monomethylarsinsaurem Natrium (s. dort), die angeblich noch einen die Einspritzung schmerzlos machenden Zusatz hat. Mild wirkendes Arsenpräparat. Unter die Haut oder in den Muskel alle 1—2 Tage 1 ccm der 5%igen Lösung, mehrere Wochen lang (20—30 Einspritzungen). (Chemische Fabrik von Heyden A. G., Radebeul-Dresden.)

Arsan, eine Verbindung von Arsentrioxyd mit Glidin (Kleber). Bräunliches, amorphes, in Wasser unlösliches Pulver mit 3,8—4,4% Arsen. Bei Akne, seborrhoischen und ekzematösen Zuständen. Innerlich in Tabletten (0,001 g As) 3mal täglich 1—2 Tabletten. (Dr. Klopfer, Dresden A 20.)

Arsenige Säure, Acidum arsenicosum, Arsenigsäureanhydrid.

Weißer Arsenik, Arsentrioxyd, As_2O_3 bzw. As_4O_6. Wirkung und Nebenwirkung: Die arsenige Säure ist ein starkes Gift. Kennzeichnend für die akute Arsenvergiftung sind heftige Magen- und Darmerscheinungen (choleraähnliches Bild), die nicht auf Ätzwirkung zu beziehen sind, da sie auch nach subkutaner und intravenöser Einverleibung auftreten, sondern in der Hauptsache auf eine starke Kapillarerweiterung im Darm. Bei langsamem Vergiftungsverlauf werden auch schwere Ernährungsstörungen infolge fettiger Entartung (Leber, Herz, Nieren), Steigerung der Stickstoffausfuhr, Hautausschläge, Blutungen und Lähmungen beobachtet. Eine *chronische* Vergiftung mit kleinen, allmählich gesteigerten Gaben, wie wir sie in der Kosmetik verwenden, kommt selten und nur unter besonderen Umständen zustande, da der Körper sich bis zu einem gewissen Grade an das Gift gewöhnt (Arsenikesser der Steiermark). Im allgemeinen werden die üblichen therapeutischen Arsengaben gut vertragen, doch gibt es Personen mit einer gewissen Empfindlichkeit, die bald zum Aufgeben der Darreichung zwingt. Beginnt man nach Wochen wieder mit dem Mittel, so kann man mitunter bei schon viel kleineren Dosen unangenehme Nebenerscheinungen beobachten. Es ist also weitgehende Überempfindlichkeit eingetreten. Innere Arsendarreichung führt zur Hebung des ganzen Ernährungszustandes. Es tritt vermehrter Fettansatz auf, daher wird die Haut straffer, elastischer, glatter, ein Grund, weshalb es zu kosmetischen Zwecken häufig verabreicht wird. So enthalten viele Präparate, die durch innere Anwendung einen vollen Busen erzeugen sollen, Arsen. Aus den angeführten Gründen ist eine meistens eintretende Gewichtszunahme erklärlich, und gegebenenfalls beobachtet man auch Wachstumsförderung. Wahrscheinlich wird auch Bildung der roten Blutkörperchen bzw. des Haemoglobins gesteigert. Bei chronischer Vergiftung kommt es zu einer Lähmung der Kapillaren und zu entzündlichen Zuständen der Haut und Schleimhäute (Conjunctivitis, Rhinitis, Angina). Neben Erythemen sehen wir Arsenzoster, Arsenmelanosen, durch den Reiz des im Epithel abgelagerten Arsens entstehen Hyperkeratosen und karzinomatöse Bildungen. In den *akuten* Stadien jener Dermatosen, bei welchen Arsen gerne und mit bestem Erfolge angewendet wird (Psoriasis, Lichen ruber planus), sei man mit der Dosierung vorsichtig, da sonst neuerliche Aussaat, ja sogar Erythrodermien folgen können. In höheren Konzentrationen wirkt es lokal ätzend und dient zur Zerstörung von Geschwülsten, ist auch Bestandteil von Ätzpasten. Anwendung: Von Acidum arsenicosum beträgt die einzelne Höchstgabe 0,005, die höchste Tagesgabe 0,015. Man soll es immer *nach* den Mahlzeiten geben, um Reizungen der Verdauungsorgane zu vermeiden. Auf allen Arsenlösungen bildet sich leicht Schimmel, daher sind immer nur kleine Mengen zu verschreiben.

Darreichungsformen: a) als Lösung:

Rp. Acid. arsenicos..... 0,25
Aq. dest............... 50,0
3mal täglich 3—5 Tropfen, jeden 3. Tag um 1 Tropfen steigen bis zu 10 Tropfen, dann langsam zur Anfangsdosis zurückkehren.

Das allmähliche Ansteigen der Arsendosis findet seine natürliche Erklärung, der Abfall kann rascher erfolgen (s. auch FOWLERsche Lösung; Liquor Kalii arsenicosi).

b) als Pillen, Kompretten u. dgl. Eine sehr bekannte Verordnungsform sind die asiatischen Pillen.

Rp. Acid. arsenicos....... 0,1
Extract. Faecis 4,0
Piper. nigri 3,0
Glycerin.................. 3,0
Aq. dest.................. 1,0
M. f. pil. Nr. 100.
Mit 3mal täglich 1 Pille beginnend, bis 3mal täglich 5 Pillen (Maximaldosis) steigend.

Verordnet man in obiger Formel Acid. arsenicos. 0,25 oder gar 0,5 statt 0,1, so kann man entsprechend die Zahl der Pillen herabsetzen, oder man überschreitet die Maximaldosis, was oft nicht zu vermeiden ist, um starke Arsenwirkungen zu erzielen, oder

Rp. Acid. arsenicos....... 0,5
Piper. nigri 5,0
Gummi arab. 1,0
Aq. dest. q. s. u. f. pil. Nr. C.
S. 3mal täglich 1 Pille, eventuell in Kombination mit Solut. Fowleri 10,0, Tinct. Ferri pomati 20,0, 3mal täglich 5 bis 25 Tropfen bei Psoriasis nach GEBERT.

Handelsfertiges Präparat: Comprettae cum acid. arsenicos. 0,001 g (MBK).

c) Als Einspritzung in die Blutbahn:

Rp. Acid. arsenicos....... 0,1
Aq. dest. ebullient........ 10,0
Täglich oder jeden zweiten Tag eine Einspritzung, mit 0,1 ccm beginnend, bis 1 ccm steigend.

d) Als Einspritzung unter die Haut empfehlen sich mehr die Salze der arsenigen Säure, wie Natrium arsenicosum, arsenigsaures Natrium, s. dieses.

e) Als Ätzmittel kann arsenige Säure wegen ihrer Giftigkeit nur mit Vorsicht und bei kleinen kosmetisch störenden Herden, wie oberflächlichem Hautkrebs (Kankroid), Lupus u. dgl., verwendet werden. Man gebraucht in solchen Fällen, die allerdings recht schmerzhafte *Cosmi*sche Ätzpasta:

Rp. Acid. arsenicos.
Creosoti .... aa 1,0
Opii pur................ 0,5
Hydrarg. sulfur. rubr. 3,0
Vaselini .... 12,0—24,0

Nach UNNA läßt sich die arsenige Säure in Pflasterform zur Beseitigung von Warzen verwenden:

Rp. Acid. arsenicos... 0,2—0,5
Emplast. Hydrarg. ciner... 10,0
M. f. emplastrum.

Rp. Oleini crudi 10,0
Plumb. oxydat. 2,0
F. C. a. Emplastr. adde
Acid. arsenicos. 1,0
(LANG)

S. auch Ätzpasten.

Liquor Kalii arsenicosi, Solutio arsenicalis Fowleri, Fowlersche Lösung, ist im wesentlichen eine durch Umsetzung von arseniger Säure mit Kaliumkarbonat oder Kaliumbikarbonat erhaltene Lösung von Kaliumarsenit. Höchste Einzelgabe 0,5 g, größte Tagesgabe 1,5 g. Die Lösung wird innerlich als Tropfen nach den Mahlzeiten gegeben. 1 Tropfen FOWLERsche Lösung der gewöhnlichen Tropfflaschen wird gerechnet mit 0,5 mg As_2O_3.

Rp. Liquor. Kalii arsenicosi 5,0
Aq. Menth. pip. ...... ad 15,0
3mal täglich 6—10—15 Tropfen, allmählich steigend.

Bei Kindern im ersten bis zweiten Lebensjahr:

Rp. Liquor. Kalii arsenicosi gtts. X
Aq. dest............ ad 100,0
Täglich 1—3 Teelöffel (1 Teelöffel = 1/2 Tropfen).

Tinctura ferri arsenicalis:

Rp. Liquor. Kalii arsenicosi 5,0
Tinct. Ferri pomati....... 15,0
3mal täglich 8—10 Tropfen.

Die FOWLERsche Lösung wurde früher auch zu subkutanen Einspritzungen verwendet, die aber schmerzhaft sind.

Arsenigsaures Natrium, Natrium arsenicosum, ist ein farbloses, in Wasser lösliches Pulver. Innerlich als Tropfen oder als Pillen zu 0,001—0,005.

Rp. Natrii arsenicosi . 0,1—0,2
Pulv. et Succ. Liquirit.... aa 5,0
F. pil. Nr. 100.

3mal täglich 1 Pille steigend bis 3mal täglich 3 Pillen und dann wieder fallend. Zur Einspritzung unter die Haut oder in den Muskel:

Rp. Natrii arsenicosi 0,5
Aq. Phenolat. (3%) ... ad 50,0

Täglich oder jeden zweiten Tag 1/2—1 ccm. Eine alte von NEISSER angegebene Formel lautet:

Rp. Acid. arsenicosi 0,3
Natr. carbonic. q. s. ad saturat.
Aq. phenolat. (3%) ... ad 30,0

Dosierung wie oben. Es entsteht hierbei in der Lösung arsenigsaures Natrium. Ein handelsfertiges Präparat sind die MBK-Amphiolen Natrium arsenicosum 0,002, 0,005, 0,01. Außerdem für Arsenkuren mit steigenden und fallenden Gaben: OP mit 20 Ampullen steigend von 0,001 auf 0,01 und fallend auf 0,001.

Arsenspezialitäten: Arsen-Triferrin ist arsen-paranukleinsaures Eisen. Bei Anaemie, Chlorose, Hautkrankheiten, die Arsentherapie erfordern. 3mal täglich 1 Tablette oder 3mal täglich je 0,3 Pulver.

Arsen-Triferrol ist eine aromatische Lösung von arsen-paranukleinsaurem Eisen. Analoge Verwendung wie Triferrin. 3—4mal täglich 1 Eßlöffel.

Arsen-Athensa. Gemisch von arseniger Säure mit alkalifreiem Eisensaccharat. Mit 15,0—20,0 pro die beginnen, innerhalb 8 Tagen auf 50,0 (zirka 4 Eßlöffel) steigern, 3 Wochen bei dieser Dosis bleiben, 2 Wochen langsam wieder vermindern.

Arsen-Eisentropon. Kombination von Arsen, Eisen und Eiweiß. Anwendung wie Arsen-Triferrin u. a. Bei Hautkrankheiten steigend und wieder fallend von 3mal täglich 1 Tablette bis 3mal täglich 5 Tabletten und mehr.

Arsen-Elektroferrol. Kolloidale Eisenlösung mit Zusatz von kolloidalem Arsen. 0,2—1,0 ccm intravenös, zwischen den einzelnen Injektionen Zwischenraum von 4—6 Tagen. Zahl der Injektionen etwa 10.

Arsen-Ferratin-Tabletten. Eisen- und arsenhaltiges Präparat. Zur Arsentherapie. 3—4mal täglich 1–2 Tabletten während der Mahlzeiten zu zerkauen.

Arsen-Ferratose. 5%ige Lösung von Arsen-Ferratin. 3–4mal täglich 1—2 Teelöfel oder 1 Eßlöffel nach den Mahlzeiten.

Arsen-Protoferrol. Kombination von kolloidalem Eisen und kolloidalem Arsen. 2mal täglich 1 Tablette bis 2mal täglich 8 Tabletten, dann allmählich absteigend.

Arsa-Lecin. Eisen-Eiweißmetaphosphat mit Arsenzusatz. 3mal täglich ein Kinderlöffel. Weitere Arsenspezialitäten s. folgende: Arrhenal, Arrhylen, Atoxyl, Astonin, Arsan, Arsamon, Arsylen „Roche", Optarson.

Arsenmelanose, s. Pigmentierung.

Arsylen „Roche". Salze der Allyl-Arsensäure; das Natriumsalz zu Injektionen, das Kalziumsalz in Form von Granula zu je 0,01 g gegen Psoriasis, Ekzem, Furunkulose usw. Auch als Roborans bei Anaemie. Dosierung: subkutan, intramuskulär oder intravenös anfangs 0,5 ccm, allmähliche Steigerung bis zu 2mal täglich 4 ccm, per os 2—3mal täglich 1 Korn (Granula) zu 0,01 g Arsylen (= 0,0045 g Arsen). (Hoffmann-La Roche, Berlin und Grenzach.)

Arterienlappen, s. Plastik; Wangenplastik.

Arthrodese, s. Gang — Fehlgang — Hinken.

Arthroplastik, s. Ankylose; Fetttransplantation.

Arya-Laya. „Salböl zur Körperpflege nach zarathustrischen Grundsätzen" ist parfumiertes Mineralöl.

Arzneiexantheme, s. Schädigungen; Mundhöhle.

Asaprol (Merck) ist reines β-naphtholmono-sulfosaures Calcium. Als Antisepticum verwendbar. In 5%iger wässeriger Lösung als Wundantisepticum, auch als Gurgelwasser. Salben 5—10% bei Ekzem. Innerlich 0,5 pro dosi als Darmantisepticum, 1—2mal täglich empfohlen.

Asbo ist eine Zahnpasta, die Myrrhenharz, Seife, Aluminium aceticum basicum, Thymol, Calciumcarbonat, Glyzerin und Aromastoffe enthalten soll. (Dr. Paul Hühner, Düsseldorf.)

Aescochinin soll ein Kondensationsprodukt von Äsculin und Chinin sein (Chiningehalt etwa 50%). Als Schutzmittel gegen Sonnenbrand wie Äsculin zu verwenden (s. auch Lichtschutzmittel; Sonnenlichtschädigungen).

Aesculin, *Aesculinum,* das Glukosid der Roßkastanienrinde. Fast unlöslich in kaltem, ziemlich löslich in heißem Wasser (1 : 12), leicht löslich in alkalisiertem Wasser. Wird als Lichtschutzmittel gegen Sonnenbrand verwendet (s. auch Sonnenlichtschädigungen; Zeozon; Ultrazeozon).

Aseptin ist ein Borsäurepräparat, das als Antisepticum verwendet wird.

Aseptincreme ist eine Boroglyzerinhautcreme der Firma Bergmann & Co., Radebeul b. Dresden.

Aseptol ist ein wasserstoffsuperoxydhaltiges Gemisch von Borax und Borsäure mit kleinen Mengen Salizylsäure.

Rp. Boracis	30,0	Acid. salicyl.	0,5
Acid. boric.	6,0	Hydrogen. peroxyd. (3%).	15,0

Aseptol-Mundwassertabletten sind peroxydhaltige Tabletten, mit Pfefferminzöl aromatisiert. (Dr. K. Aschoff, Schwanen-Apotheke, Bad Kreuznach.)

Asmü, s. Sonnenlichtschädigungen.

Asordin soll eine Emulsion von Kohlenstofftetrachlorid sein. Verwendung wie Tetrachlorkohlenstoff (s. dort).

Asperities faciei, s. Gesichtspflege.

Asphyxie (Akroasphyxie), s. Kälteschädigungen; Raynaud; Rote Hände.

Aspirin (Acidum acetylosalicylicum) als Analgeticum und Antineuralgicum. Es kann durch Nebenerscheinungen, am häufigsten Herpes im Gesicht, zuweilen kosmetisch störend wirken.

Asteatosis, s. Seborrhoe.

Astigmatismus, s. Schielen.

Astonin, „schwach", besteht aus einer Lösung von Natr. glycerinophosphoric. 0,1, Natr. monomethylarsenicic. 0,05 und Strychnin. nitric. 0,0005. Astonin „stark" enthält die $1^1/_2$fache Menge Arsen und Strychnin. Mildwirkendes Arsenpräparat. Unter die Haut oder in den Muskel, alle 1—2 Tage 1 ccm der 5%igen Lösung (20—30 Einspritzungen).

Atemstörungen können von einer ganzen Reihe erkrankter Organe ihren Ausgang nehmen. Das Atemzentrum, das im verlängerten Mark liegt, kann durch Vergiftungen oder andere Erkrankungen in höherem oder geringerem Grade gestört sein. Bei der Tabes kommt es durch Larynxkrisen oder Lähmung der Stimmbandnerven zu schweren Atemstörungen. Die Stimmritzenkrämpfe der Säuglinge beruhen ebenfalls auf nervöser Basis. Die Atemstörungen bei behinderter Nasenatmung (s. Adenoide Vegetationen; Mundatmung) können nie bedrohlich werden, weil die Mundatmung vikariierend eintritt, wohl aber wird der Klangcharakter der Stimme (s. Sprachstörungen; Stimmstörungen) stark verändert. Bedenklicher sind schon die Atemhindernisse im Mund und Rachen. Schwellungen der Zunge bei Mundbodenphlegmone, vergrößerte und entzündete Gaumenmandeln, der bei Kindern häufige Rachen- (Retropharyngeal-) Abszeß führen zwar selten zur Erstickung, können aber doch bedeutende Atemnot verursachen. Die häufigste Ursache eines mechanischen Atemhindernisses geben die Erkrankungen im Kehlkopf; der echte Croup, die akuten Entzündungen des Kehlkopfes (Glottisödem, Phlegmone, Erysipel), manchmal auch Fremdkörper, die zu plötzlich einsetzender Atemnot Veranlassung geben; bei den höheren Graden der Kehlkopfstenose ist vornehmlich die Einatmung erschwert, die Ausatmung bei weitem nicht in demselben Maße. Der Lufthunger prägt sich schon in dem ängstlichen, blassen, oft mit kaltem Schweiß bedeckten Gesicht des Kranken aus. Die Nasenflügel werden bei jeder Einatmung erweitert, die Atmungsmuskeln arbeiten kräftiger, zur Verstärkung der Einatmung und zur Hebung des Brustkorbs werden die Hilfsmuskeln herangezogen, die Muskeln außen am Halse spannen sich deutlich, das Jugulum und die Schlüsselbeingruben werden eingezogen, ebenso der untere Teil (Schwertfortsatz) des Brustbeins und die untersten Rippen. Der Kehlkopf macht in der Regel sehr lebhafte Bewegungen nach abwärts und aufwärts. Im letzten Stadium der Atemnot, dem der Erstickung, werden die Atembewegungen oberflächlicher, ihre Frequenz größer, die Haut nimmt eine bläuliche Farbe an (Zyanose) und unter Schwinden des Bewußtseins tritt Stillstand der Atmung auf. Die langsam wachsenden Geschwülste des Kehlkopfes bewirken, auch wenn sie bereits ein beträchtliches Passagehindernis abgeben, kaum merkbare Atemnot, wenn sich der Patient ruhig verhält; erst bei körperlicher Anstrengung tritt sie zu Tage. Die Anpassungsfähigkeit des Körpers an verringerte Luftzufuhr ist erstaunlich, vorausgesetzt, daß das Atemhindernis langsam wächst. Eine häufige Ursache des Atemhindernisses in der *Luftröhre* ist der Kropf; er reicht oft weit unter das Brustbein hinab und kann Verbiegungen und Kompressionen der Luftröhre, Erweichung der Luftröhrenknorpel hervorrufen. Für dieses Leiden, das langsam beginnt, gilt dasselbe wie für die langsam wachsenden Kehlkopfgeschwülste: beim Stiegensteigen, Laufen, Bücken usw. zeigt sich zuerst Atemnot. Es gibt auch viele andere Ursachen für die Kompression der Luftröhre: Verbreiterung der Aorta, Geschwülste des Mittelfellraumes u. a.

Fremdkörper, die in die Luftröhre gelangen, können, wenn sie einen beträchtlichen Teil derselben verlegen, zu hochgradiger Atemnot Veranlassung geben; hat der Fremdkörper einmal die Luftröhre verlassen und ist er in einen der Bronchi gelangt, dann hört meist auch die Atemnot auf, da zwar der zu dem betreffenden Lungenlappen gehörige Bronchus verstopft ist, die anderen Lungenlappen aber genügend Luft erhalten, um den Ausfall wettzumachen. Selbstverständlich kann auch die Lunge selbst, wenn ein beträchtlicher Teil durch irgendwelche Prozesse ausgeschaltet ist, zu Atemnot Veranlassung geben, so schwere Lungenentzündungen, bei denen ganze Lungenlappen vorübergehend funktionsunfähig werden und Zerfallsprozesse der Lunge (kavernöse Lungentuberkulose). Exsudate des Brustfellraumes können die Lunge von außen derart unter Druck setzen, daß große Partien derselben nicht atmen. Einen ähnlichen, wenn auch vorübergehenden Effekt hat der Pneumothorax, die künstliche Lufteinblasung in die Brusthöhle. Bei der Lungenblähung (dem Emphysem) kommt die Atemstörung dadurch zustande, daß die dem Gasaustausch dienenden Lungenbläschen (die Alveolen) durch Dehnung funktionsuntüchtig werden. Die Atmung bei dieser Erkrankung ist dadurch charakterisiert, daß das Stadium der Ausatmung verlängert ist (exspiratorische Dyspnoe). Dasselbe Merkmal weist auch das *Bronchialasthma* auf, das meist auf nervöser Basis einen Krampf der kleinen Bronchialverzweigungen zur Ursache hat. Auch bei vollkommen gesunden Luftwegen können Atemstörungen bestehen, so bei Erkrankungen des Blutes selbst (Anaemien aller Art, Störungen der Blutzusammensetzung), weil der normale Gasaustausch zwischen der Atemluft und dem Blut gestört ist. Auch zu dünne Luft (Hochgebirge, Ballon- und Aeroplanfahrten), ferner schlechte Zusammensetzung der Atemluft (Sauerstoffmangel, erstickende und giftige Gase, Dämpfe oder Staub, Industrie-, Kampfgasunfälle) können zu höchstgradiger Atemnot führen. Bei einem Teil dieser Erkrankungen entsteht die Atemnot durch Schädigung der Lunge oder der Bronchien; genügende Luftzufuhr ist durch Sauerstoffmangel oder durch Schwellung, Entzündung oder Zerfall des Gewebes unmöglich. Diese Erscheinungen treten je nach der chemischen Zusammensetzung der Gase, Dämpfe oder Staube sofort oder erst nach einiger Zeit (bis zu 8 Stunden später!) auf. Eine nervöse Erkrankung ist die chronische progressive Muskeldystrophie, bei der die ganze Skelettmuskulatur in jahrelangem Leiden dem Schwund verfällt, zum Schluß auch die Atemmuskulatur des Halses, der Rippen und die Zwerchfellmuskel, so daß der Tod durch Erstickung eintritt. Auch Herzleiden führen oft zu Atemstörungen: bei ausgesprochenem Versagen der Herztätigkeit kommt es zu Lungenödem (Austritt von Blutwasser [Serum] in die Lungenbläschen und Bronchien), der Patient erstickt in seinem Blutwasser.

Die *Behandlung* der Atemstörungen richtet sich selbstverständlich nach dem Grundleiden. Dauernde soziale Schädigungen sind nicht selten. Bei Tabes ist die Atemnot oft so stark, daß ein Luftröhrenschnitt gemacht werden muß und der Patient genötigt ist, dauernd eine Kanüle zu tragen; dasselbe gilt von jenen Kropfträgern, bei denen trotz operativer Entfernung des Kropfes durch den langdauernden Druck desselben auf die Luftröhre diese ihre natürliche Starrwandigkeit verloren hat und in einen schlaffen Schlauch verwandelt ist (Tracheomalazie). Das Kanületragen hat viele Nachteile: die Luft dringt ohne vorherige Befeuchtung in die Lunge ein, die Stimme ist verschleiert, das Sprechen erschwert, der Patient ist genötigt, beim Sprechen die Kanüle mit dem Finger zuzuhalten. Bei Männern kann zwar die Kanüle unter dem Hemdkragen verborgen getragen werden, doch fällt dies Frauen bei der jetzigen Mode viel schwerer; sie sind genötigt, Stehkragen oder Bänder am Halse zu tragen. Bei behinderter Nasenatmung kann zwar durch entsprechende Eingriffe viel zu deren Behebung beigetragen werden, doch bleibt trotz allen Maßnahmen das *Schnarchen* (s. dort) oft bestehen. Das bei Atemhindernissen im Kehlkopf und in der Luftröhre auftretende eigenartig ziehende pfeifende Geräusch *(Stridor)* kündigt schon auf Entfernung von mehreren Metern an, daß der Träger dieses Stridors an irgendeiner Krankheit leidet, beim Schlafen pflegt sich dieses Geräusch bis zu lautem Pfeifen zu steigern. Es handelt sich vorwiegend um einen inspiratorischen Stridor, während das bei der Ausatmung bestehende Geräusch weniger ausgesprochen ist. Alle an Atemnot leidenden Personen sind in ihrer Arbeitsfähigkeit beeinträchtigt, besonders wenn sie körperliche Arbeit leisten müssen, aber auch gesellschaftlich schwer behindert.

Aether, Aethylaether. Mischbar mit Alkohol, Chloroform, Schwefelkohlenstoff, aetherischen Ölen, löst Fette, Harze und Paraffin. Als Lösungsmittel, Entfettungsmittel, z. B. bei Seborrhoe, zum Entfernen von Pflasterresten von der Haut usw. (s. auch Spiritus aethereus). In sehr reinem Zustande (Aether pro narkosi) zur Narkose. Als Aether camphoratus (Campher 1,0, Aether 9,0) als örtliches Betäubungsmittel.

Rp. Aetheris	10,0	Tinct. Benzoes	5,0
Spir. Vini	5,0	S. Zu Waschungen bei Seborrhoe.	

Aetherische Öle (s. Riechstoffe, allgemeine Charakteristik), terpenfreie und sesquiterpenfreie, sind aetherische Öle, denen die darin vorkommenden Terpene und Sesquiterpene entzogen wurden. Hierdurch wird eine oft beträchtliche Zunahme der Geruchs- bzw. Geschmacksintensität erzielt (bei manchen auf das 30—70fache!). Außerdem sind solche Öle leichter in stark verdünntem Alkohol bzw. auch mehr in Wasser löslich. Man benutzt die terpenfreien Öle für schwach alkoholische Flüssigkeiten, doch läßt, praktisch gesprochen, ihre geruchliche Wirkung durch eine ausgesprochene Fadheit viel zu wünschen übrig. In geschmacklicher Hinsicht bewähren sie sich besser und werden als wertvolle Geschmacksstoffe viel verwendet.

Aetherspray (s. auch Chloraethyl). Durch Ampullen spezieller Konstruktion, die mit Chloraethyl gefüllt in den Handel kommen, ist man in der Lage, beliebige Körperstellen durch Besprayung zu vereisen. Man erzielt hierdurch lokale Anaesthesie bei kleinen chirurgischen Eingriffen, die Behandlung mit Aetherspray wurde aber auch in kurativer Hinsicht, bei einigen Hautkrankheiten (wiederholte Vereisung) empfohlen. Die Spraybehandlung wurde auch zur Bekämpfung der Alopecia herangezogen, auch zur Entfernung von Warzen und anderen kleinen Tumoren.

Aetherweingeist, s. Spiritus aethereus.

Atherome. Das Atherom (*Balggeschwulst* oder *Grützbeutel* wegen seines Inhaltes genannt) wird von seinem Träger oder dessen Umgebung immer als kosmetischer Fehler empfunden werden. Diese schmerzlose Bildung entsteht meist auf dem behaarten Kopf, seltener im Gesicht oder an den Geschlechtsteilen (Hodensack). Von Erbsengröße bis Faustgröße anwachsend, erscheint es erst im mittleren oder späteren Lebensalter, gelegentlich familiär. Bei ihrem Lieblingssitz auf dem Kopfe führen die Atherome durch den dauernden Druck auf die Haaranlagen in ihrem Bereich allmählich zu deren Absterben und damit zu einem bleibenden Haarausfall, sie treten dann um so mehr in Erscheinung. Ihr Beginn fällt den Trägern durch Hängenbleiben des Kammes auf. Beim Sitz im Gesicht ist die sie überziehende Haut durch Gefäßerweiterungen verändert, rötlich spiegelnd, während Kopfatherome die normale Hautfarbe für gewöhnlich bewahren. Jede Balggeschwulst kann sich entzünden und vereitern, dann schmerzt sie. In seltenen Fällen entwickelt sich auf ihrem Boden ein Hauthorn (s. dort) oder ein Hautkrebs. Die Balggeschwülste beruhen meist auf einer angeborenen Mißbildung in Form von Abschnürung von Talgdrüsenanlagen. Ihr Inhalt wird durch die Produktion dieser versprengten Talgdrüsen geschaffen. Umschlossen werden die Geschwülste von einem Balg, einer ziemlich dicken bindegewebigen Haut, die innen mit gewöhnlichem Hautepithel ausgekleidet ist.

Daneben gibt es die sogenannten „*falschen Atherome*". Sie gleichen den eben beschriebenen klinisch fast vollkommen, sitzen aber häufiger im Gesicht, können jedoch an jeder anderen Körperstelle vorkommen, am seltensten vielleicht auf dem Vorzugsort der echten Atherome, dem behaarten Kopf. Sie sind jedoch im Gegensatz zu ihnen durch den Verschluß des Ausführungsganges einer normalen Talgdrüse und eine dadurch bedingte Talgretention entstanden und haben meistens eine punktförmige oder größere Öffnung. Sie liegen oberflächlicher, ihr Inhalt läßt sich ausdrücken und kommt als Wurst talgartiger Massen aus der Öffnung heraus.

Obwohl die Atherome vom kosmetischen Standpunkt gesehen stark stören, gibt es Kranke, die aus einer Scheu vor dem Messer ihre Entfernung immer wieder herausschieben, bis Entzündungen, Fistelbildungen entstehen oder gar bis bösartige Entartung die Heilung in Frage stellen.

Die *Behandlung* ist in erster Linie eine chirurgische, wie sie FRANKE u. a. angegeben haben, d. h.: Auf dem behaarten Kopfe werden die Haare abrasiert oder mit feiner Schere abgeschnitten — Abreiben mit Alkohol und Jodpinselung, Einspritzen von Novokain zwischen Geschwulst und Haut — dann folgt nach vorsichtigem Schnitt über der Höhe der Geschwulst die Aushebelung des Balges mit der gebogenen Schere. Die Wundränder legen sich meist von selbst zusammen. Wenn das nicht richtig geschieht oder es stärker blutet, zieht man sie durch seitlichen Druck zusammen und drückt mit einem Tupfer die betreffenden Hautstellen gegen den Schädel, gegebenenfalls sind 1—2 Nähte zu legen, dann steht die Blutung schnell, Einpinseln mit Kollodium, darüber eine dünne Watteschicht. Das Kollodium löst sich später von selbst. Ein zweiter Besuch ist nur bei ängstlichen Kranken notwendig. Der Eingriff ist so einfach, daß ihn auch der chirurgisch Ungeübte vornehmen kann.

Außer dieser rein chirurgischen Behandlung gibt es noch weitere sogenannte unblutige Verfahren, die aber nicht immer unblutig sind. Mit einem Spitzbrenner wird in der Mitte der Geschwulst ein etwa linsengroßes Loch gebrannt, man drückt den Inhalt heraus, hebt die Haut durch Fassen mit einer Pinzette ab, geht mit einer rinnenförmigen Sonde zwischen Haut und Atheromsack ein und entfernt den Sack durch vorsichtiges Herausziehen mit einer zweiten Pinzette. Die Stelle wird mit Jodtinktur bepinselt, und bei etwaiger Blutung ein kleiner Tampon in die Wundhöhle eingefügt. Er kann schon am nächsten Tag wieder entfernt werden, es folgt ein Kollodiumwatteverband.

Ein anderes Verfahren übt BODE: Ein etwa 6—7 cm langer, $^1/_2$ cm Durchmesser starker Kaliumkaustikumstift wird an einem Ende mit Papier oder einem anderen undurchlässigen Stoff zum Schutz der eigenen Finger umwickelt. Die Kuppe des Atheroms wird mit einem Wassertropfen angefeuchtet und mit dem Kaliumkaustikumstift die angefeuchtete Haut solange eingerieben, bis sich die Poren deutlich verfärbt zeigen. Um die Umgebung der Atheromkuppe zu schützen, hat man vorher Zinkpasta soweit aufgetragen, daß nur $^2/_3$ der Einreibungsfläche frei sind. Für die nächsten 2—3 Wochen kann man das Atherom sich selbst überlassen, es muß aber darauf geachtet werden, daß es vor Druck (Hutrand) geschützt wird. Unterdessen hat sich die eingeriebene Fläche stark verschorft. Der Schorf wird von den Rändern her mit Blattsonde oder Spatel abgehoben, kleinere Atherome hängen samt Balg an diesem festen Schorf, bei größeren und sehr großen wird man am besten vom Schorfrand her vorsichtig mit der Sonde die gesunde Haut rings um die Geschwulst abheben und nun den ganzen Balg mit Inhalt von der Unterlage loslösen. Die entstehende Wundfläche pudert man reichlich mit Dermatol und überläßt sie sich selbst. Sie heilt in etwa 2—4 Tagen. Gegen den brennenden Schmerz in den ersten 24 Stunden kann man innerlich irgendein Betäubungsmittel (Veramon) geben. In den meisten Fällen wird es nicht nötig sein. Weiterhin ist, um den Schnitt zu umgehen, das Stanzverfahren von KROMAYER empfohlen worden, um darnach den Sack herauszupräparieren. Bei gutem Verschluß der Wunde mit Kollodium heilt die Wunde in 4—7 Tagen.

Als ein Verlegenheitsverfahren für besonders messerscheue Kranke — dafür aber im Enderfolg unsicher — hat das an verschiedenen Tagen zu wiederholende Einspritzen von reinem oder Sublimatäther in die Geschwulst zu gelten. Es ist darauf zu achten, daß bei der nach etwa 8—12 Tagen einsetzenden Entleerung der Zyste der Balg mit entfernt wird.

S. auch Rotationsinstrumente.

Athetose, s. Nervenleiden.

Aethrole sind wohlriechende antiseptische Seifen (z. B. Fliederaethrol), die ein Gemisch von Seife und Terpineol darstellen. Sie enthalten 30—50% Terpineol, das in Verbindung mit Seife ein in Wasser klar lösliches, sirupartiges Produkt liefert. Die Aethrole sind sehr wirksame Antiseptika und Desinfektionsmittel. 1%ige Lösungen töten z. B. Bact. coli bereits in 1 Minute.

Formaethrole sind Aethrole, die 25% Formaldehyd (Formalin) enthalten (s. auch Sifinon). (Chemische Fabrik, Flörsheim a. M.)

Aethylendiamin ist eine farblose, ammoniakalisch riechende Flüssigkeit, leicht löslich in Wasser und Alkohol. Als starke Base bildet es mit Fettsäuren Seifen, die gute Emulgatoren sind. Löst Eiweißstoffe (Kasein, Albumin usw.), Schwefel und viele andere Körper. Durch Aethylendiamin gelöstes Eiweiß koaguliert beim Erwärmen nicht. Aethylendiamin ist auch ein gutes Emulgens für Fette, speziell für Vaseline.

Atochinol ist Phenyl-Chinolincarbonsäure-Allylester. Anwendung wie Atophan (s. dort). (Gesellschaft f. Chem. Industrie, Basel.) (S. auch Chemie der Haut.)

Atophan (s. auch Novatophan) ist Phenyl-Chinolinkarbonsäure. Innerlich gegen Hautkrankheiten 0,5 bis 1 g 3—4mal täglich. (Schering-Kahlbaum A. G., Berlin.) (S. auch Pharmakologie der Haut.)

Atoxyl ist arsanilsaures Natrium. Arsenverbindung zu Injektionen oder innerlich als Ersatz der arsenigen Säure. Wegen seiner bedenklichen Nebenerscheinungen, wie Störung der Sehkraft usw., nur mehr selten verwendet.

Atresie (des Hymens und der Scheide), s. Mißbildungen der Geschlechtsteile.

Atrix ist ein Depilatorium in Cremeform, das Calciumsulfhydrat, andere Schwefelverbindungen des Calciums, Kreide und Bindemittel enthält. (P. Beiersdorf & Co. A. G., Hamburg.)

Atrophie, s. Trophische Störungen.

Atrophie der Haut. Wir sprechen von einer Atrophie der Haut, wenn diese durch Gewebsschwund, dadurch bedingte Verdünnung und Abnahme der Elastizität und Reduktion der Polsterung usw., kurz durch

Rückbildung ihrer feineren Bestandteile, Verkleinerung oder Verminderung derselben gegenüber der normalen Haut Mangelhaftigkeiten zeigt. Ein atrophischer Zustand der Haut ist häufig, tritt auch nicht selten in kosmetisch störender Weise in Erscheinung. Er kann rein als solcher bestehen oder sich an entzündliche Krankheiten anschließen. Schwierig ist die Abgrenzung von der eigentlichen Narbenbildung; zwischen beiden Zuständen bestehen fließende Übergänge; die eigentlichen Narben und ihnen entsprechende Vorgänge sollen hier nicht weiter berücksichtigt werden.

Eine einfache Atrophie stellt die *senile* und *präsenile Atrophie* der Haut dar; die graulich bis weißlich gefärbte, vielfach runzelige, dünne Haut, durch welche die Gefäße hindurchschimmern, mit Schwund des Fettpolsters, trockener, schuppender Oberhaut, ihrer oft fleckförmigen Pigmentierung, wie wir sie bei alten und frühzeitig gealterten Leuten, auch als Folge schwerer Krankheitszustände finden, ist meist eine einfache Atrophie; aber häufig treten bei ihr noch andere Veränderungen hinzu, die schon einer *degenerativen Atrophie* angehören, vor allem weitgehende Umwandlungen des elastischen Gewebes und Bindegewebes (s. Elastisches Gewebe; Altersveränderungen). Nahe der präsenilen degenerativen Atrophie, eine Verquickung einfacher und degenerativer Atrophie steht die sogenannte Seemannshaut oder Landmannshaut, die Folge andauernder Witterungseinflüsse, ferner die rautenartige Furchung am Nacken älterer Leute mit den ausgesprochenen Kennzeichen einer Degeneration (s. Cutis rhomboidalis nuchae).

Ebenfalls ein recht buntes Bild bieten die *Poikilodermieformen* dar mit ihrer Mischung aus braunen und gelbbraunen Pigmentierungen, aus eigenartiger Marmorierung der Haut, Atrophien, Teleangiektasien, sowohl die seltenere, meist am Stamm vorkommende *Poikilodermia vascularis atrophicans*, als die eher im Gesicht und am Hals beobachtete *Poikilodermia pigmentosa reticulata.* Teilweise hängen diese Fälle wohl mit innersekretorischen Störungen zusammen, teilweise handelt es sich vielleicht um keimplasmatisch bedingte Hautatrophien. Ihr Bild erinnert an die ähnliche, bunt erscheinende *Röntgenatrophie*, die Folge zu starker oder zu oft wiederholter Röntgenbestrahlungen mit ihren kosmetisch gefürchteten schweren Folgen. Als *Anetodermie (Anetodermia erythematosa maculosa)* bezeichnet man fleckweise auftretende ödematöse, leicht gerötete Herde, die mit deprimierten, von knittrig welker Haut bedeckten Flecken abheilen; es gibt auch eine solche, bei welcher Lues ätiologisch in Frage kommt. Bei der *Acrodermatitis atrophicans* (idiopathische Hautatrophie), welche meist die Beine, aber auch die Hände und Arme befällt, ist die Haut anfangs livide rot, etwas geschwellt; nach und nach entsteht immer zunehmende Atrophie, so daß die Oberhaut zerknittert erscheint wie dünnes Zigarettenpapier; die erweiterten Gefäße schimmern durch die papierdünne Oberhaut hindurch, oft treten sie als blaue Stränge über sie hervor. Diese Endstadien erinnern an die Atrophien nach Abheilung der zirkumskripten und der universellen Sklerodermie und der Sklerodaktylie und an die Atrophien nach der Raynaudschen Krankheit. Die genannten Krankheiten führen zu Atrophien von verschiedener Ausdehnung und sind daher von verschiedener kosmetischer Bedeutung. Als rein kosmetische Störung ist die *Weißfleckenkrankheit* („*white spot disease*"), die Entwicklung scharf umschriebener milchweißer, meist am oberen Teile des Rumpfes und der unteren Halsgegend sitzender Flecken, hervorgegangen aus ganz kleinen Sklerodermieherdchen aufzufassen; ihr Bild erinnert weitgehend an die weißen kleinen Närbchen nach einer Akne an Brust und Rücken.

Eine ganz seltene Krankheit ist die mehrfach familiär beobachtete ***Atrophodermia vermicularis***, das Auftreten eines feinen normalfarbigen Maschenwerks von Bälkchen und Streifen, die zwischen sich kleinste Vertiefungen aufweisen. Dadurch entsteht im Gesichte bei Kindern und jugendlichen Personen ein Bild, ähnlich einem oberflächlich von Würmern zernagten Holzbrett.

Eine große Reihe der Hautatrophien schließt sich an andersartige Erkrankungen an, es sind dies also ausgesprochen *sekundäre Atrophien*, wie einige der oben erwähnten; sie zeigen teilweise schon Übergänge zu Narbenbildungen. Ich erwähne die besonders im Gesicht zu schweren kosmetischen Störungen führenden Fälle von abgeheiltem Lupus erythematodes; auch auf dem Kopfe kann es durch diese Erkrankung zu dauernden Entstellungen (kahle Flecke) kommen; nach Pilzerkrankungen, besonders Favus, bleiben auf dem Kopfe dauernde atrophisch-narbige Hautstellen zurück; manche Formen des umschriebenen Haarausfalles bestehen in narbig-atrophischen, von den Haarfollikeln ausgehenden Herden, so die Alopecia atrophicans (Folliculitis decalvans) und die in kleineren weißen Flecken auftretende, aber ohne Follikulitiden verlaufende Pseudopelade; der Lichen ruber atrophicans ist eine Abart des Lichen ruber, die mit Atrophien endigt; selten ist eine narbige Atrophie, die inmitten urtikarieller Erhebungen auftritt, die *atrophierende Urticaria* und in vielen hunderten von münzenförmigen Herden den Rumpf bedecken kann; beim *Ulerythema ophryogenes (Keratosis pilaris rubra atrophicans)* bildet sich an den Augenbrauen, an Stirn und Wangen, seltener am Halse jugendlicher Personen nach Rötung, Schuppung und Hervortreten der Haarfollikel eine allmählich sich entwickelnde Atrophie mit Ausfall der vorhandenen Haare. Für dieselbe Erkrankung an den Oberarmen bedeutet die atrophisierende Abheilung in kosmetischer Beziehung eine nicht unerwünschte Besserung und eine Befreiung von der oft unbeliebten starken Behaarung; wo das Leiden aber das Gesicht befällt und zu Atrophie führt, hat es kosmetische Bedeutung.

Daß die *Behandlung* der Atrophien ein ganz undankbares Gebiet darstellt, braucht nicht betont zu werden; immerhin ist es möglich, besonders dort, wo es sich um unregelmäßig angeordnete Atrophien handelt, durch warme Bäder, leichte Massagen, Einfettungen eventuell mit schälenden Salben den Schönheitsfehler zu bessern. Etwas aussichtsreicher ist eine Beseitigung der Begleitzustände der Atrophie, die Einwirkung auf die zu stark vortretenden Blutgefäße und die diffuse Rötung durch möglichst heiße, kurzzeitige Applikationen und den Tonus der Gefäße hebende Medikamente, Ichthyolsalben usw. Die Schwierigkeiten, eine einmal entstandene Atrophie zu bessern — von Beseitigung kann nicht die Rede sein — macht es dem Arzte zur Pflicht, Hautleiden, die im Endresultat zu Atrophien führen, so zu behandeln, daß die Atrophie möglichst leicht und gleichmäßig ausfällt, in anderen Fällen aber, wo eine Atrophie nicht einzutreten braucht oder nicht eintreten dürfte, so zu behandeln, daß eine Atrophie vermieden wird, vor allem durch Maßnahmen, die gerade aus kosmetischen Gründen unternommen werden. Ein Schulbeispiel für den letzten Satz sind die öfter beobachteten Atrophien nach der Röntgenbehandlung zum Zwecke der Haarentfernung. Es ist hier nicht der Ort, alle die Maßnahmen zu schildern, die der Röntgenologe nicht zum wenigsten aus kosmetischen Gründen zu befolgen hat, um unerwünschte Nebenwirkungen der Bestrahlungen zu vermeiden; nur soviel sei bemerkt, daß sorgfältige Abdeckung der nicht zu bestrahlenden Teile selbstverständlich einen integrierenden Bestandteil der Röntgenprophylaxe darstellt, daß gerade bei kosmetisch angezeigten Bestrahlungen Schädigungen um so eher zu verurteilen sind, und daß nur unter bestimmten Bedingungen Röntgenbestrahlungen erlaubt sind, die mit mehr oder weniger großer Wahrscheinlichkeit zu Atrophien und Narbenbildungen führen müssen. Von der Verdeckung entstellender Atrophien durch geeignete Firnisse oder Puder wird an anderer Stelle die Rede sein.

S. auch Alterserscheinungen; Lippen; Mundhöhle; Raynaud; Röntgen.

Atropinum methylonitricum, Atropinmethylnitrat, *Eumydrin*. Weißes kristallinisches Pulver. Leicht löslich in Wasser und Alkohol. Sehr schwer löslich in Aether und Chloroform. Wie Atropinsulfat (s. dort). Man gibt 0,001—0,0025 g innerlich. (I. G. Farbenindustrie A. G., Leverkusen a. Rh.)

Atropinum sulfuricum, Atropinsulfat, schwefelsaures Atropin. Das Alkaloid Atropin ist d + l-Hyoscyamin. Das Atropin wird meist aus der Belladonnawurzel oder aus den Samen von Datura Stramonium L., dem Stechapfel gewonnen. Arzneiliche Verwendung findet hauptsächlich Atropinsulfat, ein weißes, kristallinisches, aus feinen Nädelchen bestehendes Pulver, löslich in 1 Teil Wasser, in 3 Teilen Weingeist, fast unlöslich in Aether und in Chloroform.

Von Bedeutung in der Kosmetik ist die hemmende Wirkung des Atropins auf die Schweißabsonderungen. Bei Störungen, die auf der Basis einer Hyperhidrosis entstehen, z. B. bei manchen Ekzemen und Mykosen, kann eine Atropinverordnung die äußere Behandlung wirksam unterstützen. Auf die Hyperhidrosis selbst hat das Atropin jedoch meist nur einen vorübergehenden Einfluß. Bei Behandlung mit Atropin muß der Patient immer unter Beobachtung bleiben. Neben der Verminderung der Schweißsekretion beobachtet man nicht selten ein lästiges Gefühl der Trockenheit im Munde und im Halse durch Hemmung der Speichelabsonderung. Bei Aufnahme größerer Mengen entstehen Vergiftungserscheinungen. Anwendung: Größte Einzelgabe 0,001 g, größte Tagesgabe 0,003 g. Man gibt Atropinum sulfuricum bei Angioneurosen und Neurosen der Haut, besonders bei Urticaria, Hyperhidrosis.

Rp. Atropin. sulfur. 0,01
Aq. dest.
Glycerin. .... aa 2,0
Pulv. Traganth. q. s. ut fiant pilul. Nr. 10.
Täglich 2 Pillen.
(SCHWIMMER)

Rp. Atropin. sulfur. 0,01
Aq. dest. 10,0
2mal täglich 10 Tropfen.
Diese Lösung kann auch sterilisiert subkutan gegeben werden, 0,25—1 ccm.

Pilulae antihydroticae.

Rp. Atropin. sulfur. 0,01
Pulv. Rad. Liquir.
Extr Gentianae q. s. ut fiant pilul. Nr. 20.
3mal täglich 1 Pille.

Kompretten „MBK“ mit Atropinum sulfuricum zu 0,0005 in OP zu 10 und 25 Stück.

S. auch Atropinum methylonitricum; Novatropin.

Ätzalkalien.

Kaliumhydroxyd, Ätzkali, Kalium hydroxydatum, Kalium causticum. Stark hygroskopische Masse, in Wasser unter Wärmeentwicklung leicht löslich (1 : 1), auch löslich in Alkohol usw. Wird in der Kosmetik als Zusatz zu Ätzpasten, Ätzstiften u. dgl. zum Ätzen von Warzen, Hühneraugen usw. benützt. In entsprechender Verdünnung als offizineller Liquor Kalii caustici (von 15% KOH) zur Erweichung und Beseitigung von Hyperkeratosen (Verrucae, Tylomata, Clavi usw.) verwendet. In Form von Kalilauge verschiedener Konzentrationsgrade zur Herstellung von Kaliseifen und Spezialseifen (Rasierseifen usw.). Mol.-Gew. KOH 56.

Rp. Kal. caust. fus. 50,0
Calcar. ust. 25,0
S. Masse für Ätzstifte für Hühneraugen (PASCHKIS).

Rp. Kal. caust. fus. 5,0
Aq. dest. 100,0
S. Zusatz zu 1 Liter Wasser zu Fußbädern bei ausgedehnter Schwielenbildung (PASCHKIS).

Natriumhydroxyd, Ätznatron, Natrium hydroxydatum, Natrium causticum, wird wie Kaliumhydroxyd verwendet, erweicht Hyperkeratosen, aber weniger rasch und energisch wie Kaliumhydroxyd. Der offizinelle Liquor Natrii caustici ist 15%ig. Mol.-Gew. NaOH 40. In der Seifenindustrie zum Herstellen der Natronseifen in Form technischer Natronlauge verschiedener Konzentrationsgrade.

Ätzkalk, s. Calcium.

Ätzpasten, Pastae causticae, Pastae escharoticae, zur Zerstörung von krankhaften Geweben (Wucherungen, Geschwülsten usw.). Haben heute nur wenig Bedeutung, da durch chirurgische Eingriffe, Kaltkaustik (Kohlensäureschnee), Elektrolyse usw. ersetzt, mit besserem Erfolg und weniger sichtbaren Narben. Ätzpasten werden aus indifferenten Pulvern, wie z. B. Amylum, und Ätzmitteln hergestellt, manchmal auch erst unmittelbar vor Gebrauch ex tempore, aus geeigneten Pulvergemischen mit Wasser oder Alkohol zur Pasta angerührt.

Ätzpasta (nach UNNA).

Rp. Calcar. ust.
Kal. caust.
Sapon. kalin.
Aquae aa.
S. 10 Min. lang liegen lassen, dann abwaschen. (Ätzung schmerzhaft.)

Pulvis ad pastam causticam viennensem.

Rp. Calcar. ust. 5,0
Kal. caust. pulv. 6,0
Getrennt verreiben und dann mischen. Vor Gebrauch mit Alkohol zur Wiener Ätzpasta anreiben.

Arsen-Ätzpasta.

Rp. Acid. arsenicos. 10,0
Amyli 60,0
Aq. dest. q. s. u. f. pasta.
S. Für Warzen.

Chlorzink-Ätzpasta.

Rp. Zinc. chlorat. 80,0
Aq. dest. 10,0
anreiben und zusetzen:
Zinc. oxydat. 20,0
Farin. Tritic. 60,0
M. u. f. pasta spissa.

Ätzliniment (nach HEBRA).

Rp. Kal. caust. 15,0
solve in:
Aq. dest. 35,0
adde:
Ol. Lini 50,0

Canquoinsche Ätzpasta, s. Zink.

Cosmische Ätzpasta, s. Arsenige Säure.

Ätzstifte, Bacilli caustici (Styli caustici). Diese dienen zum Wegätzen kleiner Tumoren, sie werden in der Kosmetik fast nur mehr zum Wegätzen von Warzen, Hühneraugen o. dgl. benützt.

Rp. Kal. caust. 20,0
Calcar. ust. 10,0
Schmelzen und in Formen gießen.

Rp. Kal. chlorici 10,0
Kal. nitrici 30,0
Zinc. chlorat. 60,0

Rp. Zinc. chlorat. 20,0
Kal. chlorici 10,0

Höllensteinstifte werden durch Formen geschmolzenen Silbernitrats in bekannter Weise hergestellt.

Aufbißschiene, s. Zahnkrankheiten.

Aufgesprungene Lippen, s. Lippen.

Aufschlämmungen (Schüttelmixturen), Laevigationes oder Mixturae. Hierunter versteht man in Wasser unlösliche Substanzen, die in einer Flasche mit einem wässerigen Vehikel überschichtet abgegeben werden. Letzteres erhält noch geeignete Zusätze (wie Tragantschleim, Glyzerin, Sirup usw.), um die beim Umschütteln eintretende Suspension des Bodensatzes möglichst gleichmäßig zu gestalten, bzw. die Partikelchen des Niederschlages möglichst lange in Suspension zu halten.

Eau de Lys (Schminke).

Zinkoxyd	10 g
Glyzerin (28°)	20 „
Talkum	10 „
Rosenwasser	960 „

Kummerfeldsches Waschwasser.

Praezip. Schwefel	12,5 g
Campherspiritus	25 „
Glyzerin (28°)	75 „
Eau de Cologne	125 „
Rosenwasser	762,5 „

Aufsplittern der Haare, s. Lepothrix; Trichorrhexis nodosa.

Aufstoßen, s. Singultus.

Augenbäder (s. auch Augenwässer). Außer den Augenwässern kommen Kräutermischungen o. dgl. zum Baden der Augen in Anwendung. Aus diesen wird dann durch Infundierung vor Gebrauch ein Tee bereitet, mit dem die Augen gebadet werden, oder die Kräutergemische werden in Mullsäckchen gefüllt und diese nach Eintauchen in heißes Wasser aufgelegt.

Rp. Flor. Chamomillae	45,0
Fol. Menthae pip.	8,0
Fol. Hamamelidis	20,0
Fruct. Foenic. dulc.	5,0
Flor. Lavandulae	10,0
Acid. boric.	2,0
Flor. Sambucci	10,0

Alle Ingredienzien fein gepulvert.
S. Augenbadekräuter.

Rp. Fol. Hamamelid.	20,0
Flor. Chamomill.	70,0
Acid. boric.	2,0
Fruct. Foenicul.	3,0
Fol. Menthae pip.	5,0

S. Augenbadekräuter.

Rp. Furfur. Amygdal. dulc.	50,0
Acid. boric.	2,0
Flor. Chamomill.	38,0
Fol. Hamamelid.	10,0

Augenbrauen, Schuppenbildung. Bei Auftreten trockener, leichter Schuppen (Affektion leicht seborrhoischer Art) muß Behandlung mit spirituösen und fetten Einreibungen (Ol. Ricini in Alkohol gelöst) einsetzen. Achte auf Sykosis und parasitäre Erkrankungen!

Rp. Ol. Rusci	2,5
Acid. salicyl.	1,5
Spir. vini	35,0
Aquae	6,0
Ol. Ricini	2,0

Rp. Betanaphtholi	0,1
Saloli	0,1
Ungt. lenient.	10,0

Bei leichten Schuppen Einfetten mit Rizinusöl oder schwach desinfizierenden Salben.

Rp. Ol. Ricini	10,0
Balsam. peruv.	10,0
Spir. Vini	30,0

Rp. Chinin. sulfuric.	1,0
Ungt. lenient.	8,0

Rp. Anthrasoli	2,0
Balsam. peruv.	3,0
Acid. salicyl.	1,0
Resorcini	1,0
Mentholi	0,2
Spir. Vini	43,0
Ol. Ricini	3,0

Augenbrauenersatz (s. auch Lidplastik). Die Augenbrauen gehen am häufigsten bei Skalpierungen und ausgedehnten Verbrennungen verloren. Das ist deshalb von Bedeutung, weil gleichzeitig meist auch in der Nähe die Stirn- und Kopfhaut fehlt oder sehr weitgehend geschädigt ist. Ist die Kopfhaut in der Mitte, etwa in der Schädelhöhe erhalten, so läßt sich sehr einfach ein über der Ohrmuschel gestielter schmaler Kopfhautlappen (LEXER) an Stelle der Augenbraue einpflanzen. Da es sehr auf die symmetrische Anordnung der Augenbrauen ankommt, so muß der Defekt, in den der Lappen eingepflanzt wird, auf Millimeter genau der Augenbraue der anderen Seite in Richtung und Form entsprechen. Die Operation kann ohne weiteres in örtlicher Betäubung ausgeführt werden. Nach etwa 14 Tagen wird der Stiel des Lappens durchtrennt und so weit nötig zurückverpflanzt. Die Haare der neugebildeten Augenbraue müssen naturgemäß gelegentlich mit der Schere geschnitten werden.

Fehlt die Kopfhaut in der Mitte des Schädels oder noch weiter nach hinten, so ist doch häufig selbst bei Skalpierungen ein schmaler Saum in der Hinterhauptgegend erhalten. Um einen Lappen aus der Hinterhauptgegend bis zur Augenbraue gestielt zu überpflanzen, verwendet man am besten das Verfahren von LEXER. Der Lappen wird in Gestalt eines Spannraupenlappens (SCHMERZ) zunächst in die Gegend oberhalb der Ohrmuschel und von da aus weiter bis zur Augenbraue verpflanzt. Das Vorgehen ist im einzelnen folgendes: Zunächst wird ein schmaler, mit Haar besetzter Hautlappen, dessen Basis oberhalb der Ohrmuschel liegt, umschnitten. Dann wird das freie Ende des Lappens an die Basis herangebracht und hier durch einige Nähte fixiert. Nach etwa 10—14 Tagen wird der ursprüngliche Stiel durchtrennt und nun der Lappen nach vorn in einen frisch gesetzten Defekt verschoben und gestreckt. Gelingt es damit nicht, bereits die Stelle der Augenbraue zu erreichen, so muß der Lappen von neuem an der Rückseite abpräpariert und wieder als Spannraupenlappen an der Lappenbasis angenäht werden, bis es dann schließlich gelingt, durch neue Streckung des Lappens ihn an die richtige Stelle zu bekommen.

Man könnte in einem solchen Falle auch einen haartragenden schmalen Kopfhautlappen zunächst als Wanderlappen in einer Wunde des Unterarms zur Anheilung bringen, um ihn dann nach Durchtrennung des Stiels nach genügend langer Einheilung direkt nach Ablösung und neuer Stielung an Stelle der Augenbraue einzupflanzen (v. HACKER).

Augenbrauenfärbung, s. Wimpernfärbung.

Augenbrauenkosmetik. Wegen ihrer Bedeutung für den Gesichtsausdruck waren die Augenbrauen stets besonderes Objekt der Kosmetik. Je nach den herrschenden Schönheitsbegriffen galt bald die eine, bald die andere Form der Augenbrauen als erstrebenswert, z. B. gehörten bei den alten Griechen (wie auch bei den heutigen Persern) über der Nasenwurzel zusammengewachsene Augenbrauen, die sogenannten *Räzeln*, zum Schönheitsideal.

Die Korrektur der Länge und Breite der Augenbrauen wird teils durch Epilation und Rasieren, bzw. Implantation von Haaren, teils durch Färbung, eventuell Tatauierung zu erreichen gesucht.

Vollständiges Rasieren der Augenbrauen kann durch Herabfließen des Schweißes zu Blepharitis oder Bindehautentzündung führen (FEILCHENFELD). Die Implantation von Haaren kann daher bei Mangel von Augenbrauen, z. B. in einer Narbe, auch notwendig sein. Zur Verwendung gelangt entweder ein Stück behaarter Kopfhaut (LEXER) oder ein Wanderlappen (s. Augenbrauenersatz; Wimpernüberpflanzung) oder — bei nur teilweisem Mangel des Augenbrauenbogens — ein schmales Stück des vorhandenen Teiles (MORAX).

Schwarzfärbung der Augenbrauen wird gewöhnlich mit Tusche oder Kohle, andere Färbungen werden mittels Henna u. a. (s. Haarfärbemittel) durchgeführt. Wie KRAUPA mitteilte, können Haarfärbemittel neben Ekzemen hinter den Ohren und dem Nacken auch Lidekzeme hervorrufen.

Augenbrauenöl (und Wimpernöl) soll die Haare geschmeidig erhalten und das Wachstum fördern. Hier kommen meist parfumierte Vaselinölpräparate zur Verwendung, auch Gemische von Vaselinöl mit vegetabilischen fetten Ölen usw., oft mit Campherzusatz (s. auch Brillantines).

Rp. Ol. Ricini	25,0
Ol. Amygdal. dulc.	75,0
Ol. Camphor. aether.	0,2
Ol. Rosae art.	0,2

S. Wimpern- und Augenbrauenöl.

Rp. Vaselini flav.	50,0
Ceresini	2,0
Cer. albae	13,0
Ol. Ricini	35,0

S. Augenbrauensalbe.

Rp. Ol. Ricini	60,0
Ol. Olivar.	30,0
Ol. camphorat.	10,0
Ambrae artif.	0,5

S. Ambraöl für Brauen und Wimpern.

Rp. Ol. Paraffini	
Ol. Olivar.	aa 10,0
Ol. Camphor. aeth.	0,03

Auch Brillantinen aller Art lassen sich zu diesem Zwecke verwenden, sehr häufig auch nur gelbe Vaseline oder nur Rizinusöl.

Augenbrauenstifte, s. Gesichtspflege; Schminken.

Augencremes zum Bestreichen der Lider gegen Erschlaffen und der umliegenden Hautpartien (gegen Krähenfüße, Lidfalten usw.). Hier sind fette Lanolinpräparate, Coldcream o. dgl., mit Zusatz von Lecithin und Cholesterin, besonders geeignet (s. Nährcremes für die Haut). Als Spezialcreme für diesen Zweck wird folgendes Präparat empfohlen:

Rp. Cer. albae	25,0	Cholesterini	1,5
Lanol. anhydr.	15,0	Butyr. Cacao	5,0
Ol. Amygdal. dulc.	49,0	Ol. Rosae art.	0,3
Lecithini ex ovo	4,0	Tinct. vanillae	1,2

Augenfeuer (Schöne Augen). Analyse AUFRECHT: Etwa 1 p. c. Borsäure in Karrageenschleim. Nach anderen Angaben Borsäure in Tragantschleim.

Augenglanz. Er hängt einerseits mit der Schärfe der Abbildung von Lichtquellen auf der Hornhaut, anderseits mit dem Kontrast dieser Abbildung gegenüber der Umgebung (Unterlage) zusammen. Der „Glanz" ist daher — bei normaler Hornhautoberfläche — größer: 1. Wenn mehr Licht von der Hornhaut reflektiert wird, breitere Lidspalte, weiteres Hervorragen des Auges, eventuell größere Menge der Tränen, die die Oberfläche noch glatter gestalten; 2. wenn ein stärkerer Kontrast durch eine dunklere Iris (Sehfelder), weitere Pupille, wohl auch durch dunklere Umgebung (dunkle Wimpern und Augenbrauen) geliefert wird; 3. wenn der Kontrast durch lebhaftere Beweglichkeit der Augen und dadurch bedingte fortwährende Änderung der Abbildungen auf der Hornhaut auffälliger wird; 4. wenn diese Beweglichkeit der Abbildungen auf der Hornhaut gegenüber der Unterlage, der Iris, durch eine tiefere Vorderkammer anscheinend größer wird.

Zur — vorübergehenden — Erhöhung des Augenglanzes wird eine oder mehrere der erwähnten Bedingungen herbeigeführt, so Weiteröffnen des Auges, Dunkelfärbung der Wimpern und Brauen, lebhafte Bewegungen des Auges, eventuell Erweiterung der Pupille durch Atropin oder Homatropin (wegen der Störung des Nahsehens, bei älteren Leuten wegen Glaukomgefahr bedenklich).

S. auch Exophthalmus.

Augenglas. Die Notwendigkeit, bestehende Refraktionsanomalien durch vorgesetzte Linsen zu korrigieren, führte zu mannigfachen Versuchen, die dadurch herbeigeführte Veränderung des Gesichtes kosmetisch möglichst erträglich zu gestalten. Je nach der Geschmacksrichtung wurde bald versucht, die Augengläser möglichst unauffällig zu machen (randlose Gläser, querovale, der Lidspalte entsprechende Form usw.), bald durch direkte Betonung des Augenglases dem Gesicht ein neues Charakteristikum zu verleihen (Einglas *[Monokel]*, starke Betonung der Fassung, runde und eckige Form). Die Wichtigkeit genauer Korrektion und die dadurch bedingte häufigere Anwendung von Zylindergläsern führte zu langsamer Verdrängung der Kneifer *(Zwicker)* durch die besser sitzende Brille.

In letzter Zeit wurde versucht (HEINE), die Augengläser durch die fast unsichtbaren *Haftgläser* (*Kontaktgläser* von FICK), die früher nur für bestimmte Fälle verwendet wurden, zu ersetzen. Es sind feine, ähnlich der Hornhaut gekrümmte Glasschalen, die in den Bindehautsack eingeführt, ringsum auf der Sklera breit aufsitzen und vor der Hornhaut einen kapillaren Hohlraum lassen. Da letzterer durch Tränenflüssigkeit ausgefüllt wird und diese annähernd gleichen Brechungsindex hat wie die Hornhaut, so ist die Hornhautvorderfläche — und der etwa durch sie hervorgerufene Astigmatismus — optisch ausgeschaltet. Durch verschieden starke Krümmung der Vorderfläche des Haftglases läßt sich die restliche Refraktionsanomalie (Myopie, Hypermetropie) weitgehend korrigieren. Das Einsetzen des Glases wird zuerst vom Arzt nach Kokainisierung vorgenommen, und zwar entweder mit freier Hand oder mit einem Sauggummi (z. B. nach SIEGRIST). Zur Verhütung von Luftblasen unter dem Haftglas kann man dasselbe mit physiologischer Kochsalzlösung gefüllt einsetzen oder nachträglich mit einer dünnen Tränensackspritze Kochsalzlösung hinter das Haftglas spritzen oder das Haftglas einsetzen, während der Kopf unter Wasser gehalten wird. Wenn das Glas gut sitzt, entsteht jedoch meist keine Luftblase, bzw. resorbiert sie sich nach kurzer Zeit. Das Entfernen geschieht durch Einschieben eines Stäbchens (Schielhaken, Sonde, Glasstäbchen) unter den Rand des Haftglases und Herüberheben desselben über das Unterlid. Schon nach überraschend kurzer Zeit lernen es die Patienten, selbst das Haftglas einzusetzen und zu entfernen, später auch ohne Kokainisierung. Während manche Patienten das Haftglas viele Stunden vertragen, können sich andere auf die Dauer nicht an das Haftglas gewöhnen. Derzeit werden zweierlei Haftgläser erzeugt, von Zeiss-Jena geschliffene, völlig durchsichtige Gläser, von Müller-Wiesbaden geblasene Gläser, die den Skleralteil weiß, nur den Hornhautteil durchsichtig haben. Die geschliffenen Gläser sind optisch einwandfrei, werden aber von manchen Patienten wegen des etwas scharfen Randes (Kompression der Gefäßchen auf der Sklera?) nicht durch längere Zeit vertragen. Die geblasenen Gläser werden wegen ihrer glatten Oberfläche, des stumpfen Randes und vielleicht wegen der angeblich besseren Anpassung an die Sklera im allgemeinen etwas besser vertragen, doch erreichen sie in der Regel nicht die optische Höhe der geschliffenen Gläser. Es ist jedoch wohl nur eine Frage des technischen Fortschrittes (z. B. Versuche CSAPODYS durch Paraffinabgüsse des Augapfels individuell guten Sitz zu erzielen), den beiden Forderungen, optischer Genauigkeit und guter Verträglichkeit, in gleicher Weise Rechnung zu tragen, worauf möglicherweise eine weitgehende Verdrängung der „Augengläser" durch die unsichtbaren Haftgläser zu erwarten ist.

Bei Doppelbildern infolge von Augenmuskellähmung wird zur Ausschaltung des einen Bildes gewöhnlich ein Mattglas verordnet, bei dem die Vorderfläche des Glases aufgerauht ist. Weniger auffällig ist es, wenn die Hinterfläche matt und die Vorderfläche etwas konvex (z. B. + 4 D) gemacht wird.

Augenmuskellähmung, s. Nervenleiden; Schielen.

Augenprothese, s. Kunstauge.

Augenschädigung durch Schönheitsmittel. Zusammenballungen von Puder und Farbenpartikelchen um die Zilien können zu einer Blepharitis Anlaß geben. Jedenfalls muß bei bestehender Blepharitis an eine schädigende Wirkung dieser Mittel gedacht werden. Einmal sah BAB eine Lidschwellung nach Schwarzfärbung der Brauen und Wimpern. Seither sind solche Fälle mehrfach beschrieben, besonders nach Gebrauch von Ursol. Von amerikanischer Seite sind gerade in letzter Zeit Beobachtungen mitgeteilt worden, bei denen es nach Anwendung von „Lashlure", offenbar einem Paraphenylendiaminpräparat, als Wimpern- und Augenbrauenschminke nicht nur zu schwersten Dermatitiden, Conjunctivitis, Blepharitis mit Lidabszessen, sondern auch zu Erkrankung der Hornhaut kam, welche in einem Falle zur Erblindung auf beiden Augen führte.

S. auch Augenbrauenkosmetik.

Augentränen, s. Trichiasis.

Augenwässer zum Baden der Augen. Zur prophylaktischen Spülung der Augen im Augenspülglas werden vor allem 3%iges Borwasser, Kamilleninfusion, Fenchelwasser bzw. Gemische derselben, oft auch mit Hamameliswasser, benutzt. Ganz unzweckmäßig, ja oft direkt gefährlich ist das in der Laienkosmetik (Hauskosmetik) oft empfohlene und geübte Spülen mit Salzwasser.

Rp. Aq. Hamamelidis	20,0
Infus. Chamomillae	80,0

Rp. Infus. Chamomillae	90,0
Aq. Hamamelidis	10,0
Acid. boric.	3,0

Rp. Aq. Foeniculi	50,0
Aq. Menthae	10,0
Acid. boric. solut.	40,0

Rp. Ol. Foenicul. dulc. aeth.	0,3
Aq. ebull.	30,0

Das ätherische Öl mit Magnesiumkarbonat anreiben, kochendes Wasser zusetzen, gut umschütteln und in geschlossenem Gefäß 24 Stunden stehen lassen. Filtrieren.
S. Fenchelwasser.

Auch eine Infusion von Kornblumen (Flores Cyani) wird als entzündungswidrig wirkendes Mittel zum Baden der Augen empfohlen (s. auch Augenbäder).

Augenwimpern, Mißwuchs, s. Trichiasis.

Augenzittern, angeborenes, s. Nervenleiden.

Auligen ist Diäthyl-Xanthogenat. In 1—2%iger alkoholischer Lösung gegen Seborrhoe, in stärkeren Konzentrationen gegen Akne und Ekzeme aller Art.

Aura Sommersprossencreme. Analyse GRIEBEL: Parfumierte Lanolin-Vaselin-Salbe, die Natriumborat, eine Wismutverbindung (anscheinend Xeroform) und etwas Zinkoxyd enthielt. (Heinrich Hennigson, Berlin-Lichterfelde.)

Auramin, O. Pyoktanin, Pyoktaninum aureum, ist ein gelber Diphenylmethanfarbstoff. Schwer löslich in Wasser, leicht löslich in Alkohol. Zum Färben von Seifen usw. Therapeutisch als Antisepticum bei eiternden Wunden, Ekzemen und Geschwüren.

Salben 2—10%ig, Streupulver 1—2%ig, Verbandgaze und Watte 0,1%ig, eventuell auch 2—10%ig, auch als Wundstifte zur Sterilisation von frischen Wunden oder eiternden Geschwüren. Die Wunde wird mit dem in Wasser getauchten Stift bestrichen, bis sich eine feste Farbdecke gebildet hat. Die Pulver werden bis zur Bildung eines Schorfes, der spontan abgestoßen wird, aufgestreut.

S. auch Methylviolett.

Aurantiasis cutis, s. Pigmentierung.

Aurantiol ist ein Riechstoff, wahrscheinlich ein Kondensationsprodukt von Methylanthranilat und Hydroxyzitronellal (vielleicht auch ein einfaches Gemisch beider). Besitzt starken Orangenblütengeruch, wird zu Nachbildungen desselben herangezogen (s. auch Orangenblütenöl).

Aureol, s. Anilinhaarfarben; Schädigungen.

Aureoline ist ein Wasserstoffsuperoxydhaarwasser zum Goldgelbfärben der Haare. (Dr. M. Albersheim, Frankfurt a. M.)

Aurikularanhänge, s. Ohr; Ohrmuschel.

Auripigment, Arsenum sulfuratum flavum, gelbes Schwefelarsen, Arsentrisulfid. Gelbes, amorphes, in Wasser und Salzsäure unlösliches Pulver, löslich in Alkalien, Alkalikarbonaten und Alkalisulfiden, auch in Ammoniakflüssigkeit, in Ammoniumkarbonat und in Ammoniumsulfidlösung. Hornsubstanzlösendes Mittel. Als Haarentfernungsmittel (Depilatorium).

Rp. Auripigmenti	2,0
Calcar. hydric.	10,0
Amyl.	5,0

Dieses Pulver wird mit etwas Wasser zu einem Brei angerührt und für 2—3 Minuten auf die zu enthaarende Stelle aufgetragen.

Rp. Calcariae ustae	25,0
Auripigmenti	5,0

M. f. pulv. subtiliss.
D. S. Rhusma Turcorum.
1 Teil dieses Pulvers wird mit 4 Teilen Wasser zu einem Brei angerührt und auf die zu enthaarende Stelle aufgetragen.

Rp. Auripigmenti	4,0
Calcariae ustae	48,0
Amyli tritic.	40,0

Aq. fervid. q. s. u. f. pasta.
S. Pasta depilatoria.

Anm.: Das Rhusma hat historisches Interesse. Seine Anwendung ist wegen Intoxikationsgefahr äußerst bedenklich. Die modernen Depilatorien (s. dort) wirken auch besser und sind, entsprechend verwendet, ungefährlich.

S. auch Hypertrichosis.

Aurophos, s. Gold.

Aurosis = Aurantiasis, blauviolette, s. Verfärbung nach Goldinjektion.

Ausfallserscheinungen, s. Verjüngung; Wechseljahre.

Ausfluß, übelriechender, s. Nasenreinigung.

Autoinokulation, s. Pockenschutzimpfung.

Autointoxikation, s. Ernährung.

Autotoxische Dermatosen, s. Ernährung.

Autovakzine, s. Akne vulgaris; Bartflechte; Furunkulose.

Avivieren der gefärbten Haare, s. Haarfärbemittel.

Axungia benzoata, s. Fettkonservierung; Schweinefett; Talge.

Ayers Hair Vigor dient zur Haarpflege. Es soll enthalten: Glyzerin, Schwefel, Capsicum, Salvia, Chinin, Chlornatrium und Wasser. (J. C. Ayer & Co., Lowall, Mass.)

Azufrol, s. Akne vulgaris.

B

Babcocksches Verfahren, s. Krampfadern.

Babymiracreme. 80 Teile Paraffinsalbe werden im Wasserbade mit 4 Teilen gepulverter Benzoe eine Stunde lang digeriert, hierauf abgeseiht und mit 20 Teilen Lanolin, je 15 Teilen Zinkoxyd und Stärke und mit 5 Teilen Borsäure vermischt.

Bäcker-Beinstellung, s. Genu valgum.

Badekugeln, Globuli ad balneum, sind in Kugelform gebrachte Badezusätze.

Rp. Calcii sulfurat.	100,0
Natr. chlorat.	50,0
Natr. thiosulfur.	30,0
Natr. carbon. crist.	5,0
Gummi arab.	10,0
Glycerini	20,0

Aquae q. s. u. f. globuli Nr. II.

Rp. Calcii sulfurat.	40,0
Natr. chlorat.	10,0
Extract. Quillajae	5,0

Sol. Gelatin. spiss. q. s. u. f. globul. Nr. I.
S. Globuli sulfurati ad balneum. 2 Kugeln für 1 Vollbad. (Schwefelbad.)

Eisenkugeln, Stahlkugeln, Globuli martiales (Eisenweinstein, Tartarus ferratus). Aus Weinstein pulv. 5,0 und Eisenfeile 1,0 wird mit Wasser ein Brei bereitet, der solange sich selbst überlassen wird, bis eine Probe sich ziemlich vollständig mit grüner Farbe in Wasser löst. Nun setzt man für je 100,0 des Gemenges Gummi arabicum 1,0 zu und dampft ein, bis die Masse zäh genug geworden ist, um Kugeln daraus zu formen. Jede Kugel benötigt etwa 35,0 bis 40,0 der frischen Masse und wiegt nach dem Trocknen etwa 30,0. Zweckmäßig überzieht man jede einzelne Kugel nach dem Trocknen mit einer Haut aus Gummi arabicum o. dgl. 3 Kugeln für ein Eisenvollbad (s. auch Badezusätze).

Bademilch (mit Türkischrotöl). Bei allen aetherische Öle enthaltenden Badezusätzen ist zu beachten, daß die Öle in sogenannter wasserlöslicher Form vorhanden sind, d. h. daß sie bei der Bereitung des Bades nicht auf der Oberfläche des Wassers schwimmen, sondern im Wasser fein verteilt bleiben. So empfahl beispielsweise AUGUSTIN zur Herstellung eines hochprozentigen Badebalsams folgende Emulsion: 200 g Türkischrotöl, mit Kalilauge neutralisiert, werden mit 350 g der gewählten Riechstoffmischung verrührt. Dann gibt man noch 50 g Pottaschelösung von 20° Bé und 400 g klare, flüssige Seife, 10%ig, hinzu. Dieser Balsam ist gelblichbraun und kann noch nach Belieben gefärbt werden. Dickflüssiger wird dieser Balsam, wenn man nur 100 g Türkischrotöl nimmt, dafür aber 100—150 g doppelt destilliertes Olein zugibt, und das ganze mit Pottaschelösung verseift.

Je nach Art des verwendeten aetherischen Öles braucht man auf 1 Teil Öl 3—4 Teile Türkischrotöl, mit dem man das aetherische Öl durch starkes Schütteln mischt. Es entstehen blanke Flüssigkeiten, die beim Eingießen in warmes Wasser eine Milch ergeben. Da es im Handel verschiedene Qualitäten Türkischrotöl gibt, kann man nicht ohne Vorversuche gleich das richtige Mischungsverhältnis finden (s. auch Badezusätze).

Baden, s. Menstruation; Schwangerschaft.

Badezusätze, (s. auch Fußbadezusätze weiter unten und bei Schweißabsonderung.)

a) Therapeutische Badezusätze.

Die angegebenen Mengen beziehen sich auf ein Vollbad von zirka 250 Liter für Erwachsene. Für ein Sitzbad (20—30 Liter) ist $^1/_8$, für ein Fußbad (10 Liter) $^1/_{10}$ zu rechnen, für ein Kindervollbad (für kleinere Kinder etwa 30—40 Liter) etwa $^1/_6$. Indifferente Zusätze können in Wannen aller Art, differente Ingredienzien, wie Säuren, Eisensalze, Moorbäder, Schwefelbäder usw., nur in Porzellan- oder Hartholzwannen genommen werden.

Agar-Agarbad, s. Kleienbad.

Alaunbad.

Rp. Aluminis 250,0
In heißem Wasser lösen und dem Bade zusetzen.

Alkalisches Bad. Zur Erweichung von Hornmassen, bei Clavi, bei der Keratosis pilaris. Für ein solches kann man folgende Zusätze verwenden:

Rp. Kal. carbon........ 200,0
oder
Natr. carbon. sicc. 200,0
eventuell
Natr. carbon. crist....... 500,0

Rp. Natr. carbon. sicc.. 40,0
Natr. bicarb. 70,0
Boracis 100,0
Glycerini 200,0
Die Salze in heißem Wasser lösen und dem Bade zusetzen.

Alkalisches Seifenbad.

Rp. Sapon. medic. (seu domest.).............. 250,0
Boracis................. 50,0
Kal. carbon............. 25,0
Das Gemisch mit heißem Wasser einweichen, dann heiß lösen und dem Bade zusetzen.
oder:
Rp. Sapon. medic. pulv. 250,0
Natr. carbon. sicc........ 50,0

Ameisenbad.

Rp. Spir. formicar...... 200,0
oder
Acid. formicic. (25%).... 15,0

Arnikabad.

Rp. Tinct. Arnicae
Mellis depur. .... aa 250,0

Bolus- (Ton-) Bad bei Ekzem, Pemphigus. Bolus alba 500,0 mit warmem Wasser q. s. zu einer Milch verrühren und diese in das Bad einrühren. In vielen Fällen kommt auch ein kombiniertes Bolus-Stärkebad zur Verwendung. Bolus 300,0 und Stärke 200,0 zusammen mit kaltem Wasser zur Milch anrühren und diese zusetzen.

Eichenlohebad, s. Tanninbad.

Eichenrindenbäder. $^1/_4$—1 kg Eichenrinde (Gerberlohe) wird mit der sechsfachen Menge Wasser gekocht (etwa $^1/_4$ Stunde), durchgeseiht und die dunkelbraune Flüssigkeit dem Badewasser zugesetzt (bei Urticaria, Pruritis, Prurigo, chronischem Ekzem); entsprechende Mengen als Fußbadezusätze bei Hyper-, Dyshidrosis.

Eisen-Kohlensäure-Bad.

Rp. Ferr. sulfuric........ 100,0
S. Nr. 1.

Rp. Acidi tartarici 20,0
S. Nr. 2.

Rp. Natrii bicarbon. 60,0
S. Nr. 3.

Zuerst Nr. 1 im Badewasser lösen, dann Nr. 2 zusetzen, zuletzt Nr. 3 (unmittelbar vor dem Einsteigen des Badenden).

Eisen- und Stahlbäder wie die nachfolgenden bei Anaemie, Chlorose, allgemeinen Schwächezuständen, chronischen Genitalerkrankungen.

Rp. Ferri sulfurici....... 100,0
In heißem Wasser lösen und zusetzen.

Rp. Tartar. ferrati 100,0
Aq. fervent. 900,0
Lösen und filtrieren und dann dem Bad zusetzen.

(Tartarus ferratus, s. Badekugeln.)

Fangobad (Schlammbad). Ist im wesentlichen ein Eisen-Humus-Bad. Der italienische Fango von Battaglia (s. Fango, Balneotherapie) wird vor dem Zusatz auf etwa 34° im Wasserbad erhitzt und dann in geeigneter Menge dem Bade zugesetzt. Mengen wechselnd. Trockenes Fangopulver wird mit heißem Wasser zu Brei angerührt und dann dem Bade zugesetzt. Oder man verwendet *Fangosalz* (künstliches).

Rp. Ferr. sulfuric. 840,0
Ammon. sulfuric......... 50,0
Natr. sulfuric............ 50,0
Natr. chlorat............ 60,0
Von diesem 500—1000 g zusetzen.

(S. auch Masken; Hauskosmetik; Schlammpackungen.)

Fichtennadelbad (s. Balneotherapie). Extract. Pini silvestr. 250,0 werden mit Ol. Pini silvestr. 50,0 und Spir. Vini 50,0 gemischt. Dann setzt man soviel Wasser zu, daß eine dicke, milchige Flüssigkeit entsteht (s. auch Badezusätze, aromatische).

Fichtennadel-Kohlensäurebad. Extract. Pini silvestr. 500,0, Natr. bisulfuric. 75,0 und Natr. bicarbon. 75,0 werden gemischt. Der Extrakt muß wasserfrei sein, auch die Salze. Unmittelbar vor dem Baden im Badewasser verrühren.

Flohsamenbad, s. Heusamenbad.

Formalinbad. 40—50 g Formaldehydum sol. auf ein Vollbad, dazu Saft von 2—3 Zitronen. Bei Hyperhidrosis, als Fuß- oder Handbäder bei lokalisierter Hyperhidrosis.

Gelatinebad.

Rp. Gelatinae alb. 500,0
Aq. fervent. 2000,0
Den erhaltenen Schleim dem Bad zusetzen.

Heusamenbad (Flohsamenbad). Aus Semen Psyllii 200,0 wird mit heißem Wasser q. s. ein Schleim bereitet, dieser koliert und dem Bade zugesetzt.

Jodbad (in Holzwannen zu nehmen). Bei Lues, Skrofulose (Gegenindikation: Herzschwäche, Hyperthyreoidismus). 1. Kal. jodat. 50,0, im Badewasser lösen; 2. (nach LUGOL) folgende Lösung zusetzen (in 3 verschiedenen Stärken gebräuchlich):

	I	II	III
Rp. Kalii jodati	15,0	20,0	24,0
Jodi	8,0	10,0	12,0
Aq. dest.	625,0	625,0	625,0

Kamillenbad (juckreizlindernd). Kamillenblüten 200,0—250,0 mit heißem Wasser infundieren, auspressen und das Infus dem Bade zusetzen.

Kaseinbad. Kasein trocken 100,0, Borax 30,0 mischen, in warmem Wasser lösen und dem Bade zusetzen. Oder Kaseinnatrium 120,0 in warmem Wasser lösen und zusetzen. Eventuell auch aus Milch frisch gefälltes Kasein unter Alkalizusatz in warmem Wasser lösen und dem Bade zusetzen. Bei entzündlichen Dermatosen.

Kleienbad (juckreizlindernd bei Ekzemen). Weizenkleie 1—2 kg mit heißem Wasser 5000,0 auskochen und den durchgeseihten Auszug dem Bade zusetzen. Als Ersatz werden Agar-Agarbäder empfohlen. Ein Schleim aus Agar-Agar 150,0—300,0 in Wasser 2000,0 wird dem Bade zugesetzt.

Kochsalzbad. Zur allgemeinen Kräftigung und Unterstützung des Kreislaufes (s. Salzbad).

Kohlensäurebäder (s. Balneotherapie). Die primitivste Form derselben besteht in Lösen einer entsprechenden Menge Natriumbikarbonat im Badewasser und darauffolgendem Zusatz einer Säure, z. B. Essigsäure, Adipinsäure, Phosphorsäure, Zitronensäure, Weinsäure usw., oder saurer Salze, wie Natriumbisulfat, saures Natriumphosphat (Mono- oder Dinatriumphosphat) usw., in speziellen Fällen auch Stearin (s. Schaumbäder).

Rp.		
I. Natr. bicarbon.	420,0	Die ganze Menge für ein Vollbad von 250 Liter. Man löst zuerst das Gemisch I und setzt dann II zu.
Natr. chlorat.	1400,0	
Calc. chlorat.	210,0	
II. Natr. bisulfuric.	210,0	

Bei Überleitung von CO_2 aus der Bombe wird das Gas nicht direkt in die Wanne geleitet, sondern zuerst unter Druck mit kaltem Wasser gemischt und das mit CO_2 gesättigte Wasser vorsichtig mit dem warmen Wasser vermengt. Sehr zweckmäßig erscheint auch ein Zusatz von Amylum, speziell Amylum solubile (von letzterem etwa 200 g auf ein Vollbad) oder Karrageenschleim o. dgl., weil hierdurch eine gleichmäßige Entwicklung und Einwirkung kleiner Kohlensäurebläschen auf die Haut erzielt wird (s. auch Schlankheitsbad).

Kräuterbad.

Rp. Flor. Chamom. elect.
Fol. Menth. pip.
Fol. Salviae
Fol. Rosmarini
Herb. Thymi .... aa 100,0
Mit 2—3 Liter heißem Wasser einen starken Auszug bereiten und dem Bad zusetzen.

---

*Rp.** Flor. Chamom. 100,0
Fol. Menthae pip. 100,0
Fruct. Vanillae 5,0
Flor. Lavandulae 125,0
Cumarini 5,0
Ol. Patchouli 0,1
Ol. Caryophyll. 0,2
Ol. Citri 0,2
Amyli trit. 50,0
Sapon. domest. 50,0
Rhiz. Iridis 100,0
Die Kräuter fein vermahlen, mit Seife, Stärke, Iriswurzel und Cumarin mischen, die aetherischen Öle zugeben und alles gut verreiben und mischen. In ein Mullsäckchen gefüllt im heißen Badewasser ziehen lassen. (Statt Fruct. Vanillae 5,0 kann auch Vanillin 0,2 genommen werden.)

Laugenbad (bei Psoriasis, Akne, als erweichendes Hand- oder Fußbad). Pottasche 200,0—500,0 oder 100,0—250,0 Kristallsoda für ein Vollbad, meist aber noch geringere Mengen. Die empfohlene Verwendung von ätzender Alkalilauge zu diesem Zweck ist abzulehnen. Seltener als Vollbad, meist als Teilbad (Hyperkeratosen) verwendet.

Leimbad (s. auch Gelatinebad; Schwefel-Leimbad). Mit gewöhnlichem Kölnerleim hergestellt. Leim 1000,0 in Wasser 5000,0 quellen lassen, durch Erwärmen zur Lösung bringen und für ein Vollbad zusetzen.

Leinsamenbad. 250 g Leinsamen mit 5 Liter heißem Wasser infundieren und das nach Ausquetschen der Samen erhaltene Infus für ein Vollbad verwenden.

Lindenblütenbad. 500 g getrocknete Lindenblüten mit 5000,0 Wasser infundieren und das unter Ausquetschen der Blüten erhaltene Infus für ein Vollbad zusetzen.

Meerwasserbad.

Rp.		
Natrii chlorat.	800,0	
Magnes. chlorat.	110,0	
Magnes. sulfuric.	65,0	
Calcii chlorati	20,0	
Kal. bromati	3,0	
Kal. jodati	2,0	

Für ein Vollbad in heißem Wasser gelöst zu nehmen.

(S. auch Salzbad.)

Mehlbad (bei Ekzemen und pemphigoiden Erkrankungen). Dieses wird in analoger Weise wie das Stärkebad bereitet, wirkt auch ähnlich, nur verschieden durch den Klebergehalt des Mehles. Man rührt aus Weizen- oder Hafermehl 300,0 mit kaltem Wasser 2000,0 einen dünnen Brei an, der dem Bade zugerührt wird.

Milchbad. Dieses hat nur historisches Interesse, in Form der Vollmilchbäder der Schönen des Altertums (Poppaea) und der Empirezeit (Madame Tallien). Zusatz von Kuhmilch zu Vollbädern könnte eventuell in Frage kommen. Praktisch werden moderne Milchbäder aber entweder mit Kaseinemulsionen bereitet (s. Kaseinbad) oder durch Zusatz geeigneter kosmetischer Fettmilchpräparate aus dünnem Lanolin-Euzerin-Wachs, Stearinemulsionen (s. Laits de Beauté). Auch Zusatz emulgatorhaltiger Öle in kleineren Mengen gibt moderne Milchbäder (s. Badezusätze, Ölbad).

Moorbad (s. Balneotherapie). 50 kg Moorerde zusetzen und unter Rühren verteilen. Oder man nimmt 1—2 kg Moorlauge oder 500—1000 g Moorsalz (künstliches).

Rp.		
Ferri sulfurici sicc.	900,0	
Natrii sulfuric. sicc.	40,0	
Calcii sulfuric.	20,0	
Magnesii sulfuric. sicc.	20,0	
Ammonii sulfurici	20,0	

S. Künstliches Moorsalz (Franzensbader), in heißem Wasser lösen und dem Bad zusetzen.

(s. auch Moorerde.)

Lohtanninbad. 200 g 25%ige Tanninlösung oder die Abkochung von 2 kg Gerberlohe in 5 Liter Wasser auf ein Vollbad (s. Balneotherapie; Tanninbad).

Luftperlbad. Die Luft wird unter Druck gesetzt und mittels eines Verteilers dem Wannenwasser zugeführt.

Mutterlaugensalze, künstliche (Salia factitia ad balnea mineralia). Die angegebenen Mengen trockenen Salzes für ein Vollbad zu nehmen, bzw. als Mutterlauge verwenden, die man durch Lösen des Salzgemisches in 2—3 Teilen Wasser erhält.

Friedrichshall.

Rp.	
Natrii chlorat.	377,0
Natrii bromat.	3,0
Kal. chlorat.	50,0
Calcii chlorat.	190,0
Magnes. chlorat.	370,0
Calcii sulfuric.	10,0

Hallein.

Rp.	
Natr. chlorat.	693,0
Magnes. chlorat.	270,0
Natrii bromat.	4,2
Calcii sulfuric.	10,0
Natrii sulfuric.	22,8

Kreuznach.

Rp.	
Natrii chlorat.	63,0
Calc. chlorat. fusi	750,0
Kal. chlorat.	75,0
Magnes. chlorat.	110,0
Natrii bromat.	2,0

Reichenhall.

Rp.	
Kal. chlorat.	60,0
Lithii chlorat.	1,5
Natrii bromat.	8,5
Magnes. chlorat.	720,0
Natrii chlorat.	140,0
Magnes. sulfuric.	70,0

Ölbäder. Solche Bäder sind z. B. bei xerotischen Zuständen der Haut wertvoll, auch prophylaktisch im allgemeinen Sinne. Ihre therapeutische Wirkung kann durch medikamentöse Zusätze auf die wichtigsten kosmetischen Anomalien der Haut, wie Akne, Rosacea, Ekzeme, Pruritus, intertriginöse Zustände usw., ausgedehnt werden. Diese Bäder sind auch, ganz abgesehen von einer spezifisch therapeutischen Wirkung, wertvoll für Personen, die auch im heißen Bade größere Wärmeverluste zeigen und nach dem Bade frösteln (anaemische Zustände usw.). Hier bewirkt der Ölzusatz ein wohltuendes Gefühl der Erwärmung nach dem Bade, das sonst nicht zu erzielen ist. Das Prinzip des Ölbades ist Zusatz eines so vorbehandelten fetten Öles, daß dieses mit dem warmen Wasser des Bades beim Eingießen und Umrühren sofort eine dichte, gleichmäßige, milchige Emulsion zu bilden vermag, wodurch der Körper des Badenden von einer dünnen Fettschicht umgeben ist. Diese Eigenschaft des Öles wird durch Lösen geeigneter Emulgatoren (Triaethanolamin, Cetylalkohol, Ammoniumlinoleat usw.) im Öl leicht erreicht. Auch konzentrierte, fette, wässerige Emulsionen können zur Anwendung kommen (vgl. auch Ölshampoon). — *Badeöle* (Mengen für ein Vollbad, nach Bedarf zu vermehren).

Rp. Ol. Olivar. 100,0
Sapon. kalin. 25,0
Sulforicinati 2,0
Mischen und bis zum Klarwerden erwärmen. Milder wirkt dieses Öl, wenn statt Sapo kalin. Triaethanolaminseife verwendet wird.

Rp. Ol. Olivar. 100,0
Saponis Tri (oleinici) 10,0
Bis zur Lösung erwärmen.

Rp. Ol. Olivar. 75,0
Butyr. Cacao 25,0
Alcohol. cetyl. 4,0
Lanol. anhydr. 6,0
Vaselini 6,0
Aq. fervent. 34,0
Der Cetylalkohol wird in den Fetten warm gelöst und dann das heiße Wasser eingerührt.
S. Säurebeständige Badeemulsion, zur Aufnahme aller Medikamente geeignet.

Vor Anwendung am besten mit heißem Wasser zu verdünnen. Kurz erwärmen, bis eine gleichmäßige Milch resultiert, die dem heißen Badewasser unter Umrühren zugesetzt wird. Auch Cetylalkoholemulsionen mit Ungt. leniens u. dgl. lassen sich verwenden (s. Cetylalkohol und Unguenta). Durch Mitverwendung größerer Mengen Triaethanolamin (im Überschuß) können hier Bäder mit hauterweichendem Effekt, ohne jede Reizwirkung erhalten werden (s. Triaethanolamin).

Paraffinbäder (s. Hydrotherapie).

Permanganatbad (bei Furunkulose, Akne). Kalium permanganicum 3,0—4,0 für ein Vollbad, eventuell mehr (Rotweinfarbe des Wassers). Bräunt die Haut und befleckt die Wanne und Wäsche.

Salzbad. Einfaches Salzbad: 2 kg Kochsalz oder Steinsalz im Badewasser lösen. Sehr geeignet ist auch das Staßfurter Badesalz, das eine ähnliche Zusammensetzung hat wie das Seesalz (s. Meerwasserbad; Solbäder).

Sandbad (s. Hydrotherapie). Feiner Flußsand (Quarzsand) wird auf etwa 50° C erhitzt (eventuell auf 55—60° Maximum) und in eine Holzwanne oder Kiste eine etwa 10 cm hohe Schicht des warmen Sandes eingefüllt, auf die der Patient in eine Decke gehüllt gelegt wird. Nun wird der ganze Körper mit heißem Sand zugedeckt mit Ausnahme der Brust und der Bauchdecke, die frei bleiben müssen. Dieses Bad ist kräftig schweißtreibend und ruft starke Hyperaemie hervor. Besonders zweckmäßig als Teilbäder für die Extremitäten.

Sauerstoffbäder bei Atherosklerose, Hypertonie werden in der Hauptsache aus Peroxyden oder Perboraten, z. B. Natriumperoxyd oder Natriumperborat mit Hilfe von Manganborat oder Metallsaccharaten (Eisenoxydsaccharat) als Katalysatoren bereitet. Die Bereitung des Ozetbades nach SARASON z. B. ist folgende: 300 g Natriumperborat werden in das fertige Bad hineingeschüttet, worauf man etwas Manganborat als Katalysator, es über die ganze Wasserfläche verteilend, hinzufügt. Die Entwicklung der Gasperlen beginnt nach 1—3 Minuten und dauert etwas über $^1/_4$ Stunde. In den ZUCKERschen Sauerstoffbädern werden an Stelle der Manganverbindungen tierische Enzyme verwandt. A. STEPHAN empfiehlt zur Herstellung von Sauerstoffbädern das Hydrogenium peroxydatum technicum, 2 Liter für ein Bad' das vor der Abgabe in der Apotheke mit Natronlauge zu neutralisieren ist und als Katalysator Hepin (eine Leberkatalase) 10,0 oder an dessen Stelle 30,0 Manganborat. Sauerstoffbäder des Handels sind folgende: Dr. BERGMANNS Sauerstoffbäder, den Ozetbädern ähnlich (Li-il-Werke G. m. b. H., Dresden). Biox-Sauerstoffbäder enthalten Natriumperborat und als Katalysator Blut mit einem indifferenten Pulver vermischt (Max Elb, G. m. b. H., Dresden). Hepin-Sauerstoffbäder „Hadra“: 6%iges Wasserstoffsuperoxyd Merck und als Katalysator Hepin, eine Leberkatalase von den Behring-Werken, Marburg (Bernhard Hadra, Apotheke zum Weißen Schwan, Berlin C). LEITHOLFS Sauerstoffbäder: Natriumperborat und als Katalysator eine grüne, nach Lavendelöl riechende Flüssigkeit von unbekannter Zusammensetzung (Hugo Leitholf, Chemische Fabrik in Krefeld). Ozet-Sauerstoffbäder: Natriumperborat und als Katalysator wahrscheinlich ein Mangansalz (L. Elkan Erben, G. m. b. H., Berlin O). Ozonal- und Sedlozon-Sauerstoffbäder: Natriumsuperoxyd und Natriumbikarbonat (Dr. W. A. Sedlitzky in Hallein und Berchtesgaden). Sauerstoffbäder „Byk“: Natriumperborat und als Katalysator ein Mangansalz (Byk-Guldenwerke, Berlin NW 7). Zeozon-Sauerstoffbäder: Natriumperborat und als Katalysator Haematogen.

Badepulver, sauerstoffhaltig. Scharfgetrocknetes, entwässertes Natriumkarbonat 500 g werden mit 100 g Wasserstoffsuperoxyd 3% gemischt. Dabei saugt die Soda das Wasserstoffsuperoxyd so vollständig auf, daß ein staubig-trockenes Pulver resultiert, das zweckmäßig durch ein Sieb geschlagen wird. Kann nach Belieben parfumiert und gefärbt werden. Ist bei trockener Aufbewahrung unbegrenzt haltbar. Beim Lösen in Wasser tritt sofort ohne Katalysator Sauerstoffabspaltung ein (nach Pharm. Centralhalle).

Schaumbäder. Diesen wird bei längerem, regelmäßigen Gebrauch eine abmagernde Wirkung zugeschrieben. Inwieweit die mit den Schaumbädern in diesem Sinne gemachten Erfahrungen diese Annahme rechtfertigen konnten, sei dahingestellt. Daß eine solche Wirkung aber durchaus im Bereiche der Möglichkeit liegt, ist nicht zu leugnen, da die wesentliche Wirkung des Bades als „Schaumpackung“ starken Schweißausbruch und damit Verlust an Körpergewicht auslöst. Die ursprüngliche Form des Schaumbades war nicht die eines Seifenbades, sondern eines Saponinbades, in dem der Schaum durch Einblasen von Luft, Sauerstoffgas oder Kohlensäuregas erzeugt wurde. Die Möglichkeit toxischer Nebenwirkung, die bei Saponinverwendung stets gegeben ist, hat dazu geführt, daß die Saponinschaumbäder nunmehr fast allgemein durch das Seifenschaumbad ersetzt wurden, das nachstehend nach Angaben von AUGUSTIN beschrieben werden soll. Eine gute Schaumbasisseife liefert einen dichten Schaum, der mit nur $^1/_{10}$ Volumverlust etwa 24 Stunden beständig ist. 250 g guter Schaumbasisseife liefern etwa 100 Liter Schaum. Um eine solche Seife herzustellen, verseift man ein Fettgemisch, bestehend aus 50% Kokosfettsäure, 30% Palmölfettsäure und 20% Stearin mit der nötigen Menge Lauge, die zu 15% aus Kalilauge 40 Bé und zu 85% aus Natronlauge 38 Bé bestehen soll. Die fertige Seife wird nach dem Übertrocknen in Bänder ausgewalzt und diese getrocknet. Aus diesen trockenen Seifenbändern bereitet man nun folgendes Gemisch: Trockene Seifenbänder 100 Teile werden mit Türkischrotöl 1 Teil, Pflanzenlezithin 2 Teile, Stearinpulver 5 Teile und Natriumbikarbonat 3 Teile auf der Piliermaschine zusammengeknetet und kommt entweder in Flockenform oder als Pulver oder als Schaumbasisseife zur Verwendung. In die durch Einlassen von sehr heißem Wasser und Wiederablassen desselben vorgewärmte Badewanne streut man 250 g der Seifenbasis in dünner Schicht aus, gießt 10 Liter sehr heißes Wasser darauf und bringt sie durch Umrühren zur Lösung. Nun schlägt man diese Seifenlösung mit einem Schaumbesen o. dgl. zu einem dichten Schaum, der zum Bade benützt wird. Das Gemisch von Stearin und Natr. bicarbon. gibt in genügend heißem Wasser Veranlassung zu Kohlensäureentwicklung, die während des Schaumbades simultan auf den Körper wirkt. Wichtig ist, daß der ganze Körper des Badenden bis zum Halse von Schaum bedeckt ist. Die Dauer des Bades ist verschieden. Im Mittel soll sie $^1/_2$ Stunde betragen, solange hält der Schaum in unveränderter Höhe der Schicht vor, nach dieser Zeit verringert sich sein Volumen, allerdings nur wenig. (250 g Seife geben etwa 100 l Schaum.)

Schlammbad (s. Fangobad).

Schlankheitsbäder (Leichner u. a.). Unter diesem Namen kommen seit einiger Zeit im Handel brausende Stärkebäder vor, die abmagernd wirken sollen. Daß die behauptete „abmagernde, schlankmachende" Wirkung solcher Mischungen durch nichts begründet ist, darüber ein Wort zu verlieren, erscheint unnütz. Eine für ein Vollbad ausreichende Mischung dieser Art wird wie folgt bereitet:

Rp. Amyli solubilis pulv. 200,0
Natrii bicarbon. 50,0
Acidi adipinici 30,0
M. D. ad chart. paraffin.

Die zur Entwicklung kommende, nur sehr geringe Menge Kohlensäure fällt therapeutisch nicht ins Gewicht (s. auch Reduzierbadesalze bei Reduzier-[Abmagerungs-] Mittel).

Schmierseifenbad. $^1/_4$—1 kg Schmierseife dem Bade zusetzen, eventuell vorher aufkochen.

Schwefelbad (s. auch Badekugeln; Balneotherapie). Kal. sulfurat. 50,0—200,0 vorher in Wasser auflösen, dann ins Badewasser gießen. Für ein alkalisches Schwefelbad nimmt man ein Gemisch von Kal. sulfurat. 100,0, Natr. carbon. crist. 250,0 (s. auch Thiopinolbad). — *Schwefel-Leim-Bad.* Gequollener Tischlerleim 500,0 in Wasser 1000,0 heiß lösen. Diese Lösung einem Vollbade, in dem vorher Kalischwefelleber 100,0 aufgelöst wurde, zusetzen. — *Aachener Schwefelbad* (künstlich).

Rp. Calcii sulfurat. 45,0
Natr. chlorat. 15,0
Kalii jodati 2,0
Kalii bromati 2,0

Rp. Calcii sulfurat. 50,0
Natr. carbon. sicc. 30,0
Natr. chlorat. 10,0
Natr. sulfuric. sicc. 10,0
Für ein Vollbad. Eventuell setzt man dem Salzgemisch noch Sapo kalinus 136,0 zu.

Auch unter Verwendung des Liquor Calcii sulfurati (VLEMINCKXsche Lösung) werden gut wirksame Schwefelbäder bereitet. Man nimmt 100—200 ccm auf ein Vollbad, für Kinder 50 ccm. Säurezusatz (Vorsicht! vgl. unten!) erhöht die Wirkung des Bades mit VLEMINCKXscher Lösung erheblich.

Rp. Solut. Vleminckx 200,0
S. Nr. I.

Rp. Acid hydrochlor. 15,0
Acid. sulfuric. dil. 30,0
S. Nr. II.

Zuerst Nr. I, dann unmittelbar vor dem Einsteigen Nr. II zusetzen.

Sehr wirksam ist Schwefel in statu nascendi, in feinverteiltem Zustand, der im Bade aus Natriumthiosulfatlösung abgeschieden wird. — Man löst im Badewasser 50,0—150,0 Natriumthiosulfat und rührt während des Einsteigens 25—75 g starken Essig zu. Auch der kolloidale Schwefel ist zu Schwefelbädern verwendbar. Zu Schwefelbädern können Zinkwannen, wenn nicht anders möglich, zur Not verwendet werden, nur muß man Sorge tragen, daß das Badewasser so rasch als möglich abgelassen wird. Der manchmal empfohlene Zusatz größerer Mengen von Säuren, um starke Schwefelwasserstoffentwicklung hervorzurufen, ist nicht unbedenklich, da Schwefelwasserstoff inhaliert giftig wirkt. In manchen Fällen empfiehlt es sich, in dem Schwefelbade 150—200 g Gelatine, vorher mit Wasser eingeweicht, zur Lösung zu bringen, um manchmal vorkommenden Reizwirkungen vorzubeugen.

Senfbad (zur Anregung der Herzfunktion und Respiration). Senfsamen 500,0 werden mit kaltem Wasser etwa $^1/_2$ Stunde stehen gelassen und das ganze dem Bade zugesetzt. Besser Senfspiritus 50,0 für ein Vollbad oder ätherisches Senföl 2,0, gelöst in Alkohol 25,0. Während des Bades die Wanne möglichst bedecken. Schutz der Augen und Atmungsorgane gegen die Reizungen flüchtigen Senföles.

Silikatbad. 200,0—300,0 Wasserglas für ein Vollbad, eventuell mit Säurezusatz 150,0—200,0 Salzsäure 25%. Bleicht die Haut.

Solbäder sind starke Salzbäder. Einfaches Solbad 3 kg Kochsalz, starkes Solbad 4—5 kg Kochsalz, extrastarke Solbäder 6—8 kg Kochsalz.

Stärkebad. Man rührt Stärke 300,0 mit kaltem Wasser 2000,0 zu einer dünnen Milch an, die dem warmen Badewasser zugesetzt wird. In vielen Fällen wird auch Erhöhung des Stärkezusatzes auf etwa 500,0 für ein Vollbad in Frage kommen, eventuell auch Verwendung löslicher Stärke (vgl. Schlankheitsbäder). Ein alkalisches Stärkebad wird bereitet, indem man ein Gemisch gleicher Teile Stärke und Natriumbikarbonat mit Wasser anrührt und zusetzt. GASTOU empfiehlt vorheriges Anreiben dieses Gemisches mit wenig Olivenöl zur Pasta und von dieser etwa 100,0 für ein Vollbad zuzusetzen (vorher mit warmem Wasser anzurühren).

Sublimatbad (bei Furunkulose, Akne). Sublimat 5,0—10,0 gelöst in verdünntem Alkohol (70%) 90,0 für Erwachsene, 1—3 g für Kinder auf ein Vollbad oder einfach als Pastillen zusetzen. Achte auf Intoxikationen!

Tanninbad (Eichenlohebad). 1. Tannin 50,0 gelöst in Wasser 200,0; 2. Tannin 50,0, Ol. cadin. 0,5 gelöst in Alkohol (80%) 200,0; 3. ein Dekokt von Eichenrinde 500,0—1000,0 in Wasser 6000,0.

Teerbäder kann man in der Weise verabreichen, daß man die zu behandelnden Hautpartien mit reinem Teer einpinselt und den Patienten dann auf $^1/_4$—$^1/_2$ Stunde in ein warmes Bad setzt. Bei allgemeinem Hautjucken pinselt man den ganzen Körper ein mit:

Rp. Picis betulinae
Ol. Fagi aa 50,0
Ol. Olivarum
Spiritus aa 25,0

Nach einem $^1/_2$stündigen warmen Bade wird der Körper mit grüner Seife abgeseift. Oder:

Rp. Ol. cadini 50,0
Vitelli Ovi unius
Extr. liquid. cort. Quillajae 10,0
Aquae ad 200,0
Wird mit 200,0 warmem Wasser gemischt, unter kräftigem Schütteln dem Bade zugesetzt. (BALZER)

Sonst setzt man Lösungen oder Suspensionen von Teer unter Umrühren dem Bade zu, wie:

Teerbad (nach GROSS).

Rp. I. Ol. Rusci 100,0
Liqu. Ammon. caust. 20,0
Sehr gut und lange, mindestens $^1/_2$ Stunde rühren.

Rp. II. Gelatin. alb. 10,0
Aquae 50,0
Im Wasserbad vollständig lösen.

Rp. III. Natrii carbonic. cryst. 10,0
Aquae 50,0
Warm lösen.

Die Lösungen II und III werden gut gemischt. Wenn die Mischung nur noch lauwarm ist, wird sie der Mischung I zugefügt und so lange gerührt, bis eine dunkelbraune, gelatinöse Masse entstanden ist, die man zum Gebrauch in einigen Litern warmen Wassers löst und nach erfolgter Lösung unter beständigem Umrühren in die Badewanne schüttet.

Teerbad.

Rp. Ol. Rusci 100,0
Spir. saponat. kalin.
Aq. dest. aa 75,0
Wird kräftig geschüttelt und dann in dünnem Strahl unter Umrühren in das lauwarme Bad gegossen.

Wirkung und Anwendung: Bei Ekzemen, seborrhoischen Ekzemen, Pilzerkrankungen, wie Pityriasis versicolor, Erythrasma, Psoriasis u. a. — *Saures Teerbad* mit Balnacid (s. dort) nach KLINGMÜLLER. Balnacid 100,0—250,0 für ein Vollbad.

Thiopinolbad. 150,0 Thiopinol (MATZKA) für ein Vollbad, für Kinder 50,0.

Tintenbad nach UNNA gegen Pruritus.

Lösung I.		Lösung II.	
Rp. Tannini	10,0	*Rp.* Ferri sulfurici	20,0
Aq. dest.	190,0	Aq. dest.	180,0

Von jeder Lösung 50—100 g für ein Vollbad im Badewasser zusammengießen.

Trubbad. Trub, ein Abfallprodukt der Brauindustrie, enthält ein diastatisch wirkendes Enzym, das bei Anwesenheit von Hefe die Vergärung von Dextrin bewirkt; für ein Bad werden 40—50 kg Trub verwendet, außerdem eine Wasserkanne Bierhefe und bei schlechter Vergärung $^1/_2$—1 kg geschrotetes Malz. Zuerst wird nur ein Drittel der Trubmenge mit der Hefe zur Vergärung gebracht und die übrige Substanz erst dann mit heißem Wasser verrührt. Temperatur 35—40° C, Dauer des Bades 10—20 Minuten. Das Bad ist in der Wirkung dem Moor- und Schlammbad beinahe gleichwertig und hat dasselbe Indikationsbereich.

Zinksulfatbad, in Email- oder Holzwannen zu nehmen. Schwaches Bad: Zinc. sulfuric. 20,0 und Acid. hydrochlor. dil. (25%) 10,0; starkes Bad in zehnfacher Menge (DARIER). Liefert ein kräftig adstringierendes Bad ohne unangenehmes Gefühl.

b) Aromatische Badezusätze.

Diese bewirken in ihren verschiedenen bekannten Formen alle nur die Aromatisierung, Soda- und Boraxpräparate dieser Art gleichzeitig auch Enthärtung des Badewassers. Sie kommen als

kristallinische Badesalze in den Handel und bestehen aus kleinen Kristallen (von etwa Erbsengröße) von Natriumkarbonat, Steinsalz oder Glaubersalz. Auch Natriumthiosulfat wird in Kristallform als Basis für Kristallbadesalze verwendet. Die Kristallsoda verwittert leicht an der Luft, sie muß daher in gut schließenden Gläsern abgegeben werden. Auch Steinsalz verwittert leicht. Befeuchten der Sodakristalle mit kalt gesättigter Alaunlösung (etwa 5 g für 1 kg Salz) soll das Verwittern verhindern (FOUQUET). Natriumthiosulfat beeinträchtigt manche zarte Gerüche auf die Dauer, ist also nicht immer zu empfehlen. Soda gibt mit vielen Riechstoffen häßliche Verfärbungen, die die parfumierten Sodabadesalze unansehnlich machen, auch zerstört das Alkali auf die Dauer viele Riechstoffe. Das beste Material für Kristallsalze dieser Art ist Steinsalz. Als Handelspräparate werden diese Salze mit Anilinfarben zart gefärbt und entsprechend parfumiert geliefert. Man löst die Farb- und Riechstoffe in wenig Alkohol und mischt sie mit den Kristallen, bis diese gleichmäßig gefärbt und parfumiert sind. Abfüllen in gut schließende helle Gläser.

Zur Herstellung von *Badesalzen in Pulverform oder komprimiert als Tabletten, Würfel usw.* werden Speisesalz, Borax, Ammoniaksoda, entwässertes Glaubersalz (Natr. sulfuric. sicc.), Natriumbikarbonat, Trinatriumphosphat u. a. genommen. Für brausende Badesalze dieser Art kommen entsprechende Mischungen mit Natrium bicarbonicum, Stärke und Säuren (Weinsäure, Zitronensäure, Adipinsäure usw.) oder sauren Salzen (Natriumbisulfat, Natriumbitartrat und so weiter) in Frage. In letzterem Falle ist darauf zu achten, falls die Kohlensäureentwicklung aus Präparaten, die nur aus einer Tablette bestehen, erfolgen soll, daß alle Salze wasserfrei (auch kristallwasserfrei) zur Verwendung gelangen (s. unten). Bei Herstellung brausender Würfel in einem Stück ist Mitverwendung von Stärke zwar nicht absolut obligatorisch, doch stets zu empfehlen (vgl. unten).

Grundkörper für nicht brausende Badesalzpulver:

Rp. Boracis	50,0	*Rp.* Natr. carbon. sicc.	100,0
Sal. culin.	250,0	Boracis	50,0
Natr. bicarbon.	150,0	S. Etwa 20,0 für 1 Vollbad.	

Brausende Badesalze (Badewürfel). Zweckmäßig werden solche Präparate in zwei getrennten Tabletten abgegeben, von denen eine die Säure bzw. das saure Salz, die andere das Natr. bicarbon. enthält.

Rp. I. Natr. sulfur. sicc	100,0	Amyli	25,0
Natr. bicarbon.	300,0	Acid. tartar.	225,0
Sacch. Lactis	25,0	Man formt Tabletten zu 10,0 von jeder Mischung. Je eine Tablette (Würfel) von beiden Mischungen für 1 Vollbad.	
Amyli	25,0		
Rp. II. Natr. sulfur. sicc.	100,0		
Sacch. Lactis	25,0		

Anderseits ist es bei entsprechend sorgfältiger Bereitung auch möglich, solche Salze in einer einzigen Tablette (zirka 20,0 schwer) herzustellen, wenn nur absolut wasserfreie (auch kristallwasserfreie) Salze verwendet und wenn Stärke oder Talkum als Puffersubstanzen zugesetzt werden.

Rp. Boracis	400,0	Ol. Citri	2,0
Natr. sulfuric. sicc.	200,0	Mit Fluoreszein oder Uranin gelb färben und Würfel prägen. Eventuell vorher die Masse mit Aether granulieren.	
Natr. bicarbon.	300,0		
Acid. tartar.	225,0		
Sacch. Lactis	50,0		
Amyli	75,0	S. Brausendes Fichtennadelbadesalz für Tabletten usw.	
Ol. Pini silv.	25,0		
Cumarini	2,0		

Wie bereits kurz erwähnt, ist Stärkezusatz hier zwar nicht obligatorisch, doch stets zu empfehlen, um die Haltbarkeit der Tablette möglichst zu erhöhen. Anderseits wirkt die Anwesenheit von Stärke durch Verkleisterung im Badewasser hemmend auf zu stürmische Kohlensäureentwicklung, was, soweit hier Kohlensäurewirkung überhaupt in Frage kommt, nur zweckmäßig ist (vgl. Kohlensäurebäder). Man mischt zunächst die Weinsäure innig mit der Stärke, ehe man sie der Mischung einverleibt.

Rp. Amyli	270,0	Ol. Pini Piceae	8,0
Natr. bicarbon.	750,0	Ol. Eucalypti	0,5
Acid. tartar.	563,0	Ol. Citri	0,5
Natr. chlorat.	200,0	Cumarini	1,0
S. Brausendes Badesalz.		Bornylii acetici	1,0
		Ol. Pini sibiric.	2,0
Rp. Natr. bicarbon.	300,0	Uranini	q. s.
Natr. bisulfuric.	275,0	S. Brausende Fichtennadelbadetabletten (je 20,0).	
Amyli	50,0		

Anm.: Wichtig ist eine starke Fluoreszenz beim Auflösen im Wasser für die Fichtennadel-Badesalze, weil sie der Verbraucher gewöhnt ist und schätzt. Für 1 kg Mischung wird man mit etwa 1,2 g Fluoreszein oder Uranin auskommen. Eine sehr einfache, durchaus zweckmäßige Vorschrift für eine Tablettenmasse für brausendes Badesalz ist folgende:

Rp. Natr. bicarbon.	1000,0
Acid. tartar.	750,0
Amyli	100,0

Hieraus können Badesalztabletten in beliebiger Färbung und verschiedenem Geruch hergestellt werden. Bei Verwendung der Grundmasse für Fichtennadelsalz ist für obige Menge etwa 1,5 g Fluoreszein oder Uranin zuzusetzen.

Badeextrakte sind alkoholische Lösungen von Riechstoffen.

Badefluide sind Riechstoffzubereitungen, die flüssige Seife enthalten. Oft werden auch diese Fluide als Badeextrakte bezeichnet. Sie sind meist klare Flüssigkeiten, aber auch milchige Emulsionen von Riechstoffen kommen als Badeextrakte in den Handel.

Fichtennadel-Badeessenz.

Rp. Extract. Pini silv...	500,0	Ol. Eucalypti	3,0
Ol. Pini silv.	25,0	Bornylii acet.	1,0
Cumarini	5,0	Spir. Vini	150,0
Ol. Citri	3,0	Fluoresceini	0,7

Fichtennadel-Badefluid (Bademilch).

Rp. Sapon. kalin.	50,0	Ol. Rosmarini	2,0
Solve in Aq. dest.	800,0	Ol. Citri	5,0
Tunc adde:		Spir. Vini	50,0
Liq. Ammon. caust. 25%	50,0	Methylii anthranilici	1,0
Ol. Pini silv.	70,0	Fluorescini	q. s.
Cumarini	5,0	Man emulgiert das ganze durch	
Ol. Eucalypti	3,0	kräftiges Schütteln.	
		Etwa 50,0 auf ein Vollbad.	

(S. auch Bademilch.)

Diverse Parfummischungen für Badepräparate. Für 1 kg Grundmasse (Pulver, Kristalle oder Lösung) sind etwa 15—20 g Parfum erforderlich, in vielen Fällen wird man auch mit etwa 12 g gut auskommen. Das Parfum ist vor Zusatz in wenig Alkohol aufzulösen.

Lavendel.		*Rose.*	
Rp. Ol. Lavandulae. ver..	45,0	*Rp.* Ol. Rosae artif.	40,0
Ol. Spicae	25,0	Ol. Rosae ver.	2,0
Ol. Bergamottae	5,0	Ol. Geranii afr.	20,0
Cumarini	0,3	Geranioli	100,0
Ol. Rosae artif.	0,3	Jononi methyl	3,5
Linalooli	3,0	Ol. Patchouli	0,05

Eau de Cologne.		*Flieder.*	
Rp. Ol. Bergamottae	15,0	*Rp.* Ol. Syringae artif.	40,0
Ol. Citri	5,0	Heliotropini	1,0
Ol. Aurant. dulc. cort.		Ol. Rosae artif.	3,0
(Ol. Portugal)	2,5	Aldeh. anisici	0,3
Ol. Lavandulae	4,0	Terpineoli	60,0
Ol. Rosmarini gall.	3,0	Methylii anthranilici	0,3
Ol. Petitgrain	3,0		
Ol. Neroli artif.	5,0		

S. ferner: Balnochlorina; Balsamoschwefelbad; Bioxbad; Collosulfan; Correnatumseife; Dermagen-Hautbad; Fangopin; Fluidosan; Fluinol; Moorparaffin; Peng; Schaumbad Sandow; Schwarzwälder Moorbadeextrakt; Schlankheitsbad Leichner; Staßfurter Badesalz; Thiopinol; Thiosal; Thilaven; Thioterpen; Cytinbad.

c) Fußbadezusätze (s. auch Frostbeulenmittel; Schweißabsonderung).

Die Fußbadesalze des Handels sind alkalische Mittel, meist Soda- oder Natriumbikarbonatgemische, oft mit Seife.

Antiseptisches Fußbad.

Rp. Acid. salicyl.	25,0	Natr. bicarbon.	340,0
Acid. boric	50,0	Amyli	10,0
Acid. tartar.	50,0	Leicht brausend.	
Boracis	500,0		

Von vorzüglicher prophylaktischer und kurativer Wirkung bei beginnender Hyperhidrosis pedum.

Sogenanntes Lohtannin-Fußbad. Dieses besteht im wesentlichen aus Eichenrindenabkochung. In Pulverform verabreicht man entweder nur Tanninpulver oder geeignete Kompositionen auf Basis von Tannin.

Rp. Tannini	80,0	*Rp.* Tannini	80,0
Boracis	20,0	Acid. boric	10,0
		Alumin.	5,0
		Acid. tartar.	5,0

Von diesen Pulvern nimmt man etwa 20—30 g für ein Fußbad (s. auch Sulfmutat).

Flüssige Fußbadezusätze (1 Eßlöffel pro Liter Wasser).

Alaun pulv.	5,0	Formalin	100,0
Borsäure	35,0	Eau de Cologne	50,0
Wasser	800,0	Wasser	850,0
Eau de Cologne	50,0		
Alkohol	110,0		

Fußbadesalze.

Brausend.			
Borax	200,0	Natriumbikarbonat	500,0
Natriumsulfat entwäss.	260,0	Seifenpulver	500,0
Natriumbikarbonat	300,0	Parfum	q. s.
Weinsäure pulv.	225,0	Natriumbikarbonat	300,0
Stärke	35,0	Ammoniaksoda	500,0
Fichtennadelöl	5,0	Borax	100,0
Cumarin	0,5		

Sauerstoff-Fußbadesalze (s. auch Saltrate Rodell).

Rp. Natriumperborat	350,0	Seifenpulver	150,0
Natriumbikarbonat	200,0	Borax	300,0

Bei auch nur einigermaßen bestehender Tendenz zu übermäßigem Fußschweiß sind saure Fußbäder besser am Platze, ebenso Zusätze von Adstringentien (Alaun u. a.) oder Formalin. Sehr zweckmäßig ist auch nach Anwendung eines alkalischen Fußbades eine Nachsäuerung mit Toiletteessig o. dgl.

S. ferner: Acadino; Aldafußbad; Ceverin; Chinosol; Cytinbad; Duroform; Kombi-Fußbadetee; Kukirol; Pedian; Pedisept; Perydal; Schwefel.

Baktol. Chlorthymolseife. Indikationen: Zur Hände- und Instrumentendesinfektion. Wundbehandlung bei Impetigo, Pyodermien.

Balanitis adhaesiva, s. Genitale, männliches.

Balggeschwulst, s. Atherome.

Ballen, s. Hallux valgus.

Ballenfuß, s. Fußdeformitäten.

Balnacid. Schwarze Flüssigkeit, aus Buchenholzteer gewonnen. Als Badezusatz bei Ekzem und Pyodermien, Akne, Pruritus, Urticaria. 200 ccm für ein Vollbad. Bei Ekzem auch Trockenpinselungen mit Balnacid 10,0, Zinc. oxydat 40,0, Talci 40,0, Glycerini 35,0, Spiritus (40 %) 50,0. (Chem. Fabrik Flörsheim a. M.)

Balneotherapie. *Allgemeines.* (Bereitung der Bäder s. Badezusätze). Bäder und Waschungen sind die Grundpfeiler der persönlichen Hygiene. Diese Tatsache haben die großen Religionsstifter erkannt und sie im Ritus fixiert. Welche Bedeutung sie bei Griechen und Römern spielten, dafür sind noch die monumentalen Badeanlagen Zeugen. Im Mittelalter ging die gute Sitte verloren, teils weil das häusliche Bad umständlich war, die öffentlichen Badestuben durch Unreinlichkeit und Vorschubleistung zur Sittenlosigkeit schwere ansteckende Krankheiten verbreiteten. Die mangelnde Reinlichkeit und der schlechte Geruch wurde in der guten Gesellschaft durch Puder, Schminke und Parfum verdeckt. Erst die französische Revolution brachte da Wandel und mit Ende des 18. Jahrhunderts finden wir auch wieder Bademöglichkeiten in Privathäusern.

Als kalte Bäder bezeichnet man solche von einer Temperatur zwischen 19—21° C, kühle 22—27° C, laue 27—34° C, warme 35—40° C, heiße von 40—44° C.

Als Bäder mit zugleich adstringierender Wirkung auf die Haut sind die aus der Rheumabehandlung bekannten Lohtanninbäder zu betrachten. Von ähnlicher Wirkung sind die Eichenrindenbäder (s. Badezusätze). Auch die Moorextraktbäder (s. Badezusätze) üben eine adstringierende Wirkung aus, welche auf dem Gehalt des Moorextraktes an Eisensulfat beruhen. Diese Bäderformen kommen bei entzündlichen Reizungen der Haut in Frage. Die eigentlichen Moorbäder rufen außerdem eine tiefgehende Hyperaemisierung hervor und beeinflussen mechanisch (durch Reibung und Druck) die Kapillaren und die gesamte Blutzirkulation. Daher kommt der Konsistenz der Schlamm- und Moorbreie für die therapeutische Wirkung eine nicht zu unterschätzende Bedeutung zu. Durch die Hyperthermie des Moorbades, in welchem dem Körper nur geringe Wärmemengen entzogen werden, können die Immunisierungsvorgänge angeregt und dadurch chronische Entzündungszustände günstig beeinflußt werden. Die Wirkung des Moorbades kann durch Zusatz von Mineralsalzen, Eichenrinde, aetherischen Ölen, durch hautreizende Stoffe sowie durch Durchleiten eines galvanischen oder faradischen Stromes erhöht werden. Letzteres ist besonders bei rheumatischen und neuralgischen Erkrankungen indiziert. Gegenindikatonen sind Neigung zu Blutungen, hoher Blutdruck, Herzleiden.

Ähnlich wirken die Schlamm- oder Fangobäder (s. Badezusätze), die zumeist Schwefelverbindungen und geringe Radiummengen enthalten. Der Schlamm ist chemisch indifferent und hauptsächlich thermisch wirksam. Am bekanntesten ist der Fango di Battaglia, der Schlamm aus Pistyan und die Limane am Schwarzen Meer.

Die Schwefelbäder spielen bei der Behandlung von Hautkrankheiten eine wichtige Rolle, sowohl als künstlich bereitete, wie auch als natürliche Schwefelthermalbäder (Aachen, Wiessee, Nenndorf, Eilsen, Baden bei Wien, Baden in der Schweiz, Schinznach, Sebastiansweiler usw.). Unter den für die Kosmetik in Betracht kommenden Hautaffektionen, die sich für Schwefelbäderbehandlung eignen, sind vor allem die Akne vulgaris und die Seborrhoe, seborrhoische Ekzeme, Psoriasis, Prurigo, Rosacea zu nennen. Künstliche Schwefelbäder s. Badezusätze. Die Schwefelbäderwirkung besteht sowohl in einer direkten Einwirkung des Schwefels auf die Hautoberfläche, teils ist sie auch eine indirekte, indem aus dem Badewasser Schwefel in Form von Schwefelwasserstoff in den Körper aufgenommen wird, der dann durch Erhöhung des Stoffwechsels und durch seine Wiederausscheidung durch die Haut einen heilsamen Einfluß ausübt.

Beim Lichen pilaris (Keratosis pilaris) werden Seifenbäder zur Erweichung und Abstoßung der überschüssigen Hornsubstanz empfohlen. Daneben erfolgen regelmäßige Abwaschungen mit heißem Seifenwasser und die Auftragung von Kaliseife auf die Haut. Bei demselben Leiden hat übrigens SAALFELD auch von dem Gebrauche der Moorbäder sehr gute Erfolge gesehen.

Eine weitere, sehr große Gruppe von Badezusätzen umfassen die Gasbäder, von denen die Kohlensäurebadezusätze die älteren sind. Die Kohlensäurebäder haben sich in Verbindung mit einer Eisentrinkkur, also bei ihrer Anwendung als kohlensaure Stahlbäder, vor allem bei der Akne bewährt, wenn diese die Folge von Bleichsucht und anderen Allgemeinerkrankungen ist, welche die Ernährung und die Funktion der Haut beeinträchtigen. Ist die Akne als eine Autointoxikation vom Darm her aufzufassen, so kommen für die Trinkkur statt der Stahlquellen mehr die alkalisch-salinischen oder die Kochsalzwässer in Betracht. Auch Bitterwässer werden hierbei angewendet, wenn eine stärkere abführende Wirkung beabsichtigt ist.

Teerbäder seien hier nur kurz erwähnt.

Eine Erfindung der jüngsten Zeit sind die sogenannten Entfettungsbäder (s. Badezusätze), Erzeugnisse, denen es an jeder wissenschaftlich fundierten Begründung mangelt und deren Zusammensetzung auch mit Recht schamhaft verschwiegen wird. Es ist wirklich nicht ganz einzusehen, inwiefern z. B. Soda und Stärke Badezusätze sein sollen, die eine „entfettende“ Wirkung haben, es sei denn, daß das Fett sich auf der Außenseite der Haut befände.

Schließlich seien noch die jüngst angegebenen Schaumschwitzbäder angeführt. Man bringt in eine Wanne wenig Wasser und einen Schaumerzeuger (Seife, Saponin o. dgl.) und leitet komprimierte Luft oder Sauerstoff ein. Die entstehende feste Schaumdecke wirkt schweißtreibend.

Auch die Ölbäder sind als Neuerung zu erwähnen.

In der Kosmetik spielen aber auch Bäder mit Zusätzen von Mineralquellensalzen oder Aromaten eine wichtige Rolle, sei es, daß dabei künstliche Zusätze verwendet werden oder daß man sich der Mutterlaugensalze der natürlichen Mineralbäder oder natürlicher aromatischer Mittel bedient. Viel im Gebrauch sind die aromatischen Zusätze zu Bädern, am meisten verwendet man dabei Fichtennadelpräparate. Die in Tablettenform oder in flüssiger Form dem Badewasser zugesetzten, mit Uranin o. dgl. gefärbten Präparate verleihen diesem eine grünlich schillernde Färbung, das Badewasser bekommt einen angenehmen Geruch, der auch nach Verlassen des Bades an der Haut haften bleibt. Eine wesentliche Veränderung der Hautfunktion kann aber durch diese kleinen Mengen von Zusätzen wohl nicht erzielt werden. Einen stärkeren Hautreiz übt dagegen der Fichtennadelextrakt aus. Nach diesen Bädern verbleibt der Geruch auch länger an der Hautoberfläche, als nach Gebrauch der erst erwähnten Präparate. Doch achte man darauf, daß nur ganz reiner Fichtennadelextrakt (Extractum Pini silvestris) verwendet wird, da verunreinigte Präparate leicht einen Hautausschlag hervorrufen können. Wegen der größeren Bequemlichkeit der Anwendung werden im allgemeinen die Badetabletten oder flüssigen Fichtennadelölpräparate dem eigentlichen Fichtennadelextrakt in der häuslichen Anwendung vorgezogen.

Neuerdings haben findige Fabrikanten die „sprudelnde“ Fichtennadelbadetablette erfunden, ein Badezusatz in Tablettenform, der beim Einwerfen in das Bad eine natürlich nur geringfügige Menge Kohlensäure entwickelt. Von einer therapeutischen Bedeutung dieser Kohlensäuremenge kann nicht gesprochen werden. Gegenüber der Zahl der Fichtennadelbäder treten die sonst noch im Handel befindlichen Extrakt- bzw. Drogenaromabäder in den Hintergrund. Man handelt noch Thymian-, Kalmus-, Haferstroh-, Heublumenbäder usw.

Der Gebrauch von Eisenwässern und Arsenikwässern ist in Verbindung mit entsprechenden Bädern in solchen Fällen von Haarausfall zu empfehlen, welche auf allgemeiner Konstitutionsschwäche und insbesondere auf Blutarmut beruhen. Trinkkuren mit Bitterwässern und alkalisch-salinischen Quellen (Karlsbad, Marienbad, Mergentheim, Neuenahr, Tarasp usw.) dienen zur Bekämpfung der Gärungsvorgänge im Darm gegen das Auftreten von Akne und anderen verunzierenden Hauterkrankungen. Durch Kräftigung der allgemeinen Konstitution und auch insbesondere der Hautfunktion üben die Solbäder sowie die Seebäder bei vielen Hautveränderungen einen heilsamen Einfluß aus (bei Hyperhidrosis, Seborrhoe und deren Folgen). Bei den Seebädern spielen neben der reinen Wirkung des Wassers natürlich auch der Salz- und Jodgehalt derselben eine große Rolle sowie die günstige Beeinflussung des Organismus durch Luft und Sonne.

Wir sehen, daß auch die Balneotherapie in der Hauptsache durch Bekämpfung der Ursachen bei einer Reihe von entstellenden Hautkrankheiten von Bedeutung für die Kosmetik ist. Außerdem sind natürliche Thermalbäder der verschiedensten Form sowie die erwähnten künstlich bereiteten Bäder geeignet, durch direkte örtliche Einwirkung auf die Haut zur Beseitigung mancher Hautentstellungen beizutragen.

S. auch Pharmakologie; Schädigungen.

Balnochlorina (v. Heyden, Dresden-Radebeul) ist ein parfumiertes und gefärbtes Chloramin (Chlorina), das als Badezusatz bei Hyperhidrosis, Furunkulose oder dergleichen dient. 10 g für ein Sitzbad (20 Liter), für ein Vollbad die gleiche Menge, eventuell 20 g (s. auch Chloramin [Chlorina]).

Balnosol nach Hofrat O. KUTSCHERA. Eine Roßkastanienbaumrindenextrakt (Aesculin) enthaltende Vaselin-Lanolin-Salbe. Zur Verhütung von Sonnenbrand. (Chem.-Pharm. Werke des Landes Steiermark, Graz.)

Balsame, Balsama.

Balsamum divinum.

Terpentin	20,0
Olivenöl	80,0
Erhitzen, dann zugeben:	
Siambenzoe, pulv.	1,0
Oliban, pulv.	1,0
Styrax liq.	1,0
Aloetinktur	10,0
Erhitzen, passieren und zugeben:	
Wacholderöl	0,5
Angelikaöl	0,2

Balsamum Locatelli.

Olivenöl	80,0
Gelbes Wachs	30,0
Perubalsam	10,0
Schmelzen und zufügen:	
Kino	7,5
Gelöst in	
Alkohol	q. s.

Mailänder Balsam.

Eau de Cologne	95,0
Moschustinktur	3,0
Vanilletinktur	2,0

Balsamum Vitae Hoffmanni.
Hoffmannscher Lebensbalsam
(Mixtura oleobalsamica).

Perubalsam	4,0
Nelkenöl	1,0
Ceylonzimtöl	1,0
Zitronenöl	1,0
Lavendelöl	1,0
Macisöl	1,0
Thymianöl	1,0
Alkohol	240,0

Chiron-Balsam.

Olivenöl	50,0
Terpentin	10,0
Gelbes Wachs	10,0
Campher	0,2
Perubalsam	2,5
Carmin	0,1

Wundbalsam (Weißer Balsam).

Weißes Wachs	20,0
Olivenöl	40,0
Schmelzen und zugeben:	
Terpentin	20,0
Rosenwasser	20,0

Balsamum tranquillans.

Bilsenkrautöl	100,0
Lavendelöl	0,1
Pfefferminzöl	0,1
Rosmarinöl	0,1
Thymianöl	0,1

Brustwarzenbalsam.

Perubalsam	7,5
Mandelöl	15,0
Tragantschleim	15,0
Rosenwasser	62,5

(Emulgierter Balsam.)

Kommandeurbalsam
(Permès-Balsam).

Angelikawurzel	10,0
Johanniskraut	20,0
Aloe	10,0
Myrrhe	10,0
Oliban	10,0
Benzoe	60,0
Tolubalsam	60,0
Alkohol 80%	720,0

14 Tage ziehen lassen.

Balsamo ist eine Dermatolsalbe gegen Pruritus und Frostbeulen. (Vulnoplast-Lakemeier A. G., Bonn.)

Balsamum sulfuris, s. Leinöl.

Bamberöl, s. Insektenstiche.

Bandolinen, s. Haarfixiermittel.

Bandrowskische Base, s. Schädigungen.

Bang-Infektion, s. Ernährung.

Barbo compositum. Eine Haarfarbe aus Pyrogallol und Kupfersulfat. (Barbo-Laboratorium, Berlin W 62.)

Bardanawurzel, s. Everonpräparate.

Barfußgehen, s. Plattfuß; Schwielen.

Barium. In der modernen Kosmetik spielen gewisse Verbindungen des Bariums, die früher häufiger verwendet wurden, so gut wie gar keine Rolle mehr, um so mehr, seit man in Erkenntnis der Giftigkeit des Ba-Ions ihre Verwendung zu kosmetischen Zwecken untersagt hat.

Bariumkarbonat, Barium carbonicum. Schweres weißes Pulver, unlöslich in Wasser, nur löslich in Säuren.

Bariumsulfat, Barium sulfuricum, Schwerspat. Weißes schweres Pulver, unlöslich in Wasser usw. Beide wurden früher zu Schminken gebraucht, jetzt noch zum Niederschlagen von Farbstoffen bzw. zum Strecken der Mineralfarben. Bariumhaltige Farben sind aber für die Kosmetik unzulässig.

Bariumsulfid, Barium sulfuratum. In Wasser löslich unter Bildung von Bariumsulfhydrat, hierbei bleibt als Verunreinigung vorhandenes Bariumsulfat, eventuell auch Kohleteilchen (nur bei ungereinigten Sorten) ungelöst zurück. Diente früher fast ausschließlich, jetzt auch noch häufig zur Herstellung moderner Depilatorien. Seine Wirkung als hornlösendes, haarzerstörendes Mittel ist eine vorzügliche. In letzter Zeit wurde die Verwendung von Bariumsulfid zu Enthaarungsmitteln teilweise untersagt, teilweise auf einen so geringen Gehalt beschränkt, daß dieses Sulfid jetzt besser durch Strontiumsulfid ersetzt worden ist.

Rp. Barii sulfurati	30,0	Amyli	40,0
Talci	15,0	Mentholi	0,1
Zinc. oxydat	15,0		

(S. auch Depilatorien.)

Bariumpasta, s. Röntgen.

Barium-Platinzyanürtablette, s. Röntgen.

Bärlappsamen, s. Lycopodium.

Barlowsche Krankheit als Vitamin-C-Mangel, s. Ernährung.

Bartflechte (gewöhnliche, nicht parasitäre) = *Folliculitis barbae (Sycosis simplex, S. vulgaris, S. coccogenes, non parasitaria),* ist eine vorwiegend bei Männern vorkommende, durch Eiterkokken bedingte Erkrankung der Haarfollikel und deren Umgebung, die nicht selten durch ein vorausgegangenes seborrhoisches Ekzem oder einen Furunkel im Gesicht bzw. ein anderes, mit Eiterung einhergehendes örtliches Leiden eingeleitet wird; sie kann aber auch spontan auftreten im Anschluß an Schädlichkeiten, die mit dem Rasieren zusammenhängen. Kleinste Verletzungen beim Aus- und Nachrasieren, durch unzweckmäßige Messerführung oder unscharfe Klingen bedingt, ferner schlechte Rasierseifen, energischer Gebrauch des Alaunsteins sind hierfür anzuschuldigen. Das Zustandekommen der Affektion wird begünstigt durch Zartheit der Gesichtshaut und durch besonders starken Bartwuchs; mitunter erkranken auch hypertrichotische Frauen an Haarbalgentzündungen der Wangen, des Kinns und des Halses, wenn sie beim Auszupfen der Haare verunreinigte Pinzetten benützen und durch Zerren der Haarfollikel kleine Epithelverletzungen setzen. Eine weitere Ursache der Folliculitis barbae ist das *Einwachsen der Haare* am Halse an den Stellen, an denen der Kragenrand scheuert. Bei Patienten, die sich nicht täglich rasieren, werden durch das Reiben des Kragenrandes die Haare von ihrer Wachstumsrichtung abgedrängt und epidermiswärts zurückgebogen; dadurch bohren sie sich in die Hautoberfläche ein und krümmen sich korkzieherartig zusammen. Andere Haare können von vornherein die Haut nicht gerade durchdringen und rollen sich unter der Epidermis zusammen. Das hängt vielfach von angeborener Krümmung der Haarwurzeln ab. Diese sogenannten eingewachsenen Haare erreichen oft eine beträchtliche Länge ($^1/_2$—$^3/_4$ cm) und führen zu einer entzündlichen Reaktion, welche erst zur Ausheilung kommt, wenn mit einer Pinzette das eingewachsene Haar vollständig entfernt wird. Oft ist es notwendig, mit einem spitzigen Skalpell oder einer Nadel dieses spiralige Haargebilde aus der Epidermis förmlich auszugraben, um das Infiltrat zur Resorption zu bringen. Manche empfindliche Patienten zeigen zahllose derartige Entzündungsherde in der Kehlkopfgegend und an den seitlichen Halspartien.

Die Folliculitis barbae ergreift nur die starren, markhaltigen Grannenhaare und verschont die Lanugohaare. Die Entzündung beginnt im Haarbalg und verbreitet sich dann auf die Umgebung des Haartrichters. Es bilden sich zunächst kleine, von einem hyperaemischen Hof umgebene Knötchen; diese wandeln sich alsbald in Pusteln um, welche von einem Haare durchbohrt sind; aus ihnen entleert sich gelblicher Eiter, der an der Oberfläche zu Krusten und Borken eintrocknet. Das Haar wird durch diesen Prozeß entweder spontan abgestoßen oder es läßt sich unschwer samt der Wurzelscheide ausziehen; die letztere ist glasig gequollen, verdickt und weißlich verfärbt. Durch Zusammenfließen einzelner Effloreszenzen entstehen gerötete und geschwollene Scheiben, die stellenweise schuppen und die Haarbalgpusteln nur an der Peripherie erkennen lassen. Im Schnurrbart entwickelt sich die Folliculitis meist im Anschluß an chronischen Schnupfen, dessen Sekret zur Infektion der Haarbälge führt. Die Oberlippe ist in solchen Fällen geschwollen und druckschmerzhaft, die einzelnen Knötchen können zu größeren oder kleineren Scheiben konfluieren, welche mit grüngelben Krüstchen bedeckt sind. Oft erstreckt sich die Affektion auch auf den Naseneingang und führt zu kleinen Follikulitiden und Furunkeln im Naseninnern (Folliculitis nasi). Die Folliculitis barbae zieht sich oft sehr lange hin und verläuft, wenn keine entsprechende Behandlung einsetzt, ausgesprochen chronisch, indem stets neue Stellen befallen werden, auch wenn die alten ausheilen. Da der Prozeß fast immer die Haarpapille intakt läßt, ist ein nennenswerter Haarverlust nicht zu befürchten. Trotzdem kommen ausgedehnte Vernarbungen vor, weil ja doch eitrige Einschmelzung zum Untergang von Gewebe führt.

Die *Diagnose* der Folliculitis barbae ist in ausgesprochenen Fällen leicht, doch können Verwechslungen der einfachen Bartflechte, mit der tiefen *Trichophytie (Sycosis parasitaria)* vorkommen; diese erzeugt ähnliche Bilder, aber es sind doch bei ihr vorzugsweise unregelmäßig verteilte, scharf umschriebene Knoten. Sie sitzen in der Hals- oder Kinngegend, sind meist deutlicher begrenzt und überschreiten die Ränder der bebarteten Haut viel häufiger als die staphylogene Sykosis. Der Pilznachweis in den Haaren und die positive Kutireaktion mit Trichophytin sind wichtige Hilfsmittel zur Differentialdiagnose. Vom *Ekzem der Gesichtshaut* unterscheidet sich die Sycosis vulgaris durch das Fehlen unregelmäßig konturierter, entzündlicher und nässender Scheiben, welche auch auf die nicht bebarteten Abschnitte des Gesichtes übergreifen. Die *Impetigo des Gesichtes* steigt nicht in die Tiefe des Haartrichters und erzeugt oberflächliche Pusteln, die zu honiggelben dicken Krusten eintrocknen.

Die durch Sykosis bedingte kosmetische Störung ist auffallend und lästig, da tägliches Rasieren zu neuen Infektionen der Haarbälge führt und daher verboten werden muß. Hierdurch sind aber zahlreiche Kranke, die beruflich auf ein gepflegtes Äußeres Gewicht legen müssen, schwer geschädigt.

Die *Behandlung* der Folliculitis barbae besteht zunächst darin, daß man das Rasieren für einige Tage untersagt. Die erkrankten Hautpartien werden hierauf mit einer Zilienpinzette sorgfältig epiliert und über die befallenen Stellen hinaus wird eine schmale Sicherungszone scheinbar gesunder Haare ebenfalls entfernt, um eine Neuinfektion zu verhindern. Sind die Herde ganz besonders ausgedehnt, so kann die Epilation auch mit Röntgenstrahlen durchgeführt werden. Wir epilieren den Bart in vier einander überkreuzenden Feldern, und zwar 1. Wange rechts, 2. Kinn mit Oberlippe, 3. Regio submentalis und 4. Wange links. Für jedes Feld ist eine Sitzung ausreichend (mittelharte Strahlung 7 H durch 2 mm Aluminium); Ober- und Unterlippe sind durch Bleiblech abzudecken. Die Barthaare dürfen von der Röntgenbehandlung an nicht mehr rasiert werden, damit sie beim Beginn des Ausfalls leicht ausgezogen oder auch nur abgewischt werden können. Sind die Haare gesund und werden sie durch das nachwachsende Haar nicht ausgestoßen, so müssen sie manuell epiliert werden, wenn sie Veranlassung zur Bildung knotenförmiger, fibröser Fremdkörpertumoren geben, welche kosmetisch stören. Nach Röntgenbestrahlung gelingt es zirka am 18. Tage, die Haare schmerzlos zu entfernen.

Die Epilation mit der Pinzette oder mit Röntgenstrahlen kann jedoch nur vorgenommen werden, wenn keine allzu starken entzündlichen Reizerscheinungen vorhanden sind. Um dieselben zum Rückgange zu bringen, empfehlen wir zunächst Umschläge mit essigsaurer Tonerdelösung (1 : 5 Wasser) oder mit 70%igem Alkohol (1 : 2 Wasser) oder mit 3%iger wässeriger Borlösung oder mit 1%iger wässeriger Resorzinlösung. Besonders empfindliche Haut kann auch mit Kamillenteeumschlägen behandelt werden. Um die Krusten und die Infiltrate besser zu erweichen, legt man direkt auf die Haut eine dünne Schicht von Borcreme

Rp. Solutio acid. bor. aquosi (3%) 40,0
Lanol. anhydr............ 40,0
Vaselini 20,0

darüber kommen die oben erwähnten Umschläge, welche stündlich zu wechseln sind und deren resorptionsfördernde Wirkung durch Auflegen eines Thermophors gesteigert werden kann. Sind die akuten Reizerscheinungen geschwunden, so wird die Epilation durchgeführt. An der Hautoberfläche sich ansammelnde Sekretmassen werden zweimal täglich durch Waschungen mit Boraxwasser (2 Kaffeelöffel voll Kaiserborax auf 1 Liter lauwarmen Wassers) vorsichtig entfernt und, falls dieses reizt, Bäuschchen mit Olivenöl oder Unguentum emolliens zur Reinigung verwendet. Auf die krustenfreie Haut appliziert man mehrmals des Tages, je nach der Empfindlichkeit der Affektion, entweder Salbenverbände oder Schüttelpinselungen. Man beginnt zunächst mit den mildesten Salben, z. B. Zink-Wismut-Salbe oder 5% weißer Praezipitatsalbe:

Rp. Hydrarg. praec. albi
Zinc. oxydat. .... aa 1,5
Eucerin. anhydr. ..... ad 30,0

Die Anwendung der angeführten milden Salben kann man ebenfalls mit Umschlägen kombinieren. Allmählich verwendet man stärkere Mittel, etwa Ichthyol 2—3%, Schwefel 5—10%, Tumenol 2—5%. Eine weiche, milde Tannin-Schwefel-Pasta hat ROSENTHAL für die Behandlung der Sycosis barbae angegeben:

Rp. Tannini .... 0,4—1,0
Sulfur. praec. .... 1,0—2,0
Zinc. oxydat
Amyli................ aa 2,5
Vaselin. flav. .... ad 20,0

Bei weiterer Besserung des Zustandes kann man tagsüber Schüttelpinselungen und nur des Nachts Salbenverbände verordnen. Von guter Wirkung ist eine Schüttelpinselung mit 3—5% Salizyl, 5—10% Schwefel oder Thigenol oder eine Zinnoberschüttelpinselung. Des Nachts hat sich im subakuten Stadium der Sykosis die *Brookesche Pasta* außerordentlich bewährt; sie enthält als wirksamen Bestandteil das Hydrargyrum oleinicum:

Rp. Hydrarg. oleinici (5%) 28,0
Vaselin. flav............ 14,0
Zinc. oxyd. 7,0
Amyli 7,0
Acid. salicyl.
Ichthyoli .... aa 1,0

Diese Pasta muß so hergestellt werden, daß sie außerordentlich weich und leicht verreibbar ist, eventuell muß reinstes Olivenöl zugesetzt werden, wenn sie infolge langen Lagerns des Hydrargyrum oleinicum eine zu harte Konsistenz aufweist. Werden die Quecksilbersalben, infolge von Idiosynkrasie gegen das Quecksilber, nicht vertragen (Dermatitis) oder versagen sie in ihrer Wirkung, so nützen manchmal feinverteilte Schwefelsalben (aus sogenanntem kolloiden Schwefel, besonders Sulfolin, Sulfoform, Schwefeldiasporal). Will man auf subakute infiltrierende Herde von Sycosis barbae besonders energisch einwirken, so kann man über Nacht Pflaster auflegen lassen. Am besten eignen sich hierzu die sogenannten Trikoplaste, welche sich außerordentlich exakt der Hautoberfläche anschmiegen und dachziegelförmig übereinander in Streifen gelegt werden. Sie enthalten $2^1/_2$%iges, 5%iges oder 10%iges Salizylseifenpflaster mit Ichthyol- oder Karbol-Quecksilber-Zusatz. Am besten ist es, Pflaster- und Salbenapplikationen abwechselnd zu verwenden. Die von WASSERMANN angegebene Histopinsalbe hat oft einen günstigen Einfluß und eignet sich auch zur Verhütung von Rezidiven.

Als unterstützendes Verfahren der Lokaltherapie ist eine *Vakzinebehandlung* zu versuchen. Am besten wirkt noch Autovakzine, welche in steigenden Dosen verabreicht wird. Man beginnt mit etwa 100 Millionen Keimen pro dosi und steigt in entsprechenden Intervallen auf 1000—3000 Millionen. Auch die unspezifische Reiztherapie kann herangezogen werden in Form von intramuskulären Injektionen mit Aolan, Kaseosan, Yatren oder dem von KLINGMÜLLER angegebenen Terpentin-Olivenöl-Gemisch. Oft werden wir gefragt, wann mit dem Rasieren wieder begonnen werden kann. Anfangs sind vorsichtig tastende Versuche angezeigt. Falls eine ganz milde Rasiercreme oder der Schaum einer überfetteten Seife (Niveaseife) gut vertragen wird, darf 2mal wöchentlich rasiert werden, sonst ist nur das Kürzen der Haare mit Haarschneidemaschine gestattet.

Zur *Prophylaxe* der Sycosis barbae sind alle Schädlichkeiten zu vermeiden, die eine Infektion der Haarbälge mit sich bringen können. Ein besonderes Gewicht ist auf die Hygiene des Rasierens zu legen (s. dort).

Sonstige Rezeptur:

Rp. Ungt. Wilkinson. ... 50,0
Ichthyoli ... 10,0
Acid. salicyl. ... 3,0
Ungt. simpl. ... ad 100,0

—

Rp. Ichthyoli ... 5,0
Ol. Rusci ... 5,0
Sapon. virid. ... 5,0
Vaselini ... 8,0
Lanol. anhydr. ... ad 30,0

—

Rp. Acid. salicyl. ... 1,5
Resorcini ... 2,5
Ichthyoli ... 3,0
Ol. Fagi crud. ... 15,0
Sapon. virid. ... 15,0
Sulfur. praec. ... 3,0
Adip. benzoat. ... 25,0

Rp. Sulfur. depurat. ... 2,5
Camphorae
Bals. peruv. ... aa 1,0
Sapon. virid.
Adip. suill. ... aa 10,0
(EICHHOFF)

—

Rp. Acid. salicyl. ... 1,5
Ol. Rusci ... 10,0
Spir. sapon. kalin
Spir. Vini ... aa 15,0
(EICHHOFF)

—

Rp. Ol. cadin. ... 5,0
Ichthyoli ... 5,0
Sapon. kalin. ... 20,0
S. Zum Einschäumen.

LÜTJE, Altona, läßt aus Strontiumsulfid 1,5, Amylum 2,0 und Wasser 8,0 eine Anreibung bereiten, die bis zur Verkleisterung erhitzt wird, und empfiehlt diese Salbe als Enthaarungsmittel (s. Depilatorien), ebenso als Spezifikum bei Sykosis und anderen parasitären Affektionen. Nach LÜTJEs Angaben soll Bartflechte nach dreimaliger Behandlung mit diesem Mittel verschwunden sein.

Bartflechte, gewöhnliche, s. Antisykon. — parasitäre, s. Trichophytie; Tricho-Yatren; Trichosykon Kallé; Trichophytin; Trichon. — (Pilzflechte), s. Lichtbehandlung; Schwefel. — Iontophoresebehandlung, s. Iontophorese.

Bartwichse, ungarische, s. Haarfixiermittel.

Basacidon-Zahnpasta nach Prof. TRAUBE soll enthalten: Rhodannatrium, Calciumsaccharat, Aluminiumtartrat, Thymol, Glyzerin, Pfefferminzöl und Zahnpastengrundstoffe. (Labopharma, Berlin-Charlottenburg 5.)

Basalzellenkarzinom, s. Röntgen; Krebs.

Basedow, s. Psyche; Schilddrüse.

Bassorin, s. Tragant.

Bassorinfirnis nach ELLIOT ist ein Hautfirnis aus Tragant, Glyzerin und Dextrin. Wird auch unter Zusatz von Zinkoxyd hergestellt.

Bauch, s. Körperschönheit.

Bauchbruch, s. Hängebauch.

Bauchdecken, schlaffe, s. Bauchwand; Kleidung.

Bauchspeicheldrüse, s. Pankreas.

Bauchwand. Das weibliche Geschlecht ist durch physiologische Vorgänge in der Pubertät, in der Schwangerschaft und im Klimakterium starken Überdehnungen der Bauchwand ausgesetzt, die häufig schwere, irreparable Schädigungen zurücklassen können.

In der Pubertätszeit, wenn sich aus dem kindlichen Habitus die weiblichen Formen entwickeln, lagert sich häufig am Leib des jungen Mädchens eine erhebliche Fettschicht ab. Hierdurch werden die Bauchdecken in einem Maße überdehnt, daß richtige *Dehnungsstreifen* auftreten; diese waren früher, als man sie noch für das zuverlässigste Charakteristikum der Schwangerschaft hielt, von unheilvoller Bedeutung. Noch vor 100 Jahren hat man hieraus die Indizien für einen Kindesmord abgeleitet und daraufhin die Todesstrafe verhängt. Bringen die jungen Mädchen die übermäßige Fettablagerung später durch Hungerkuren zum Schwinden, bleibt häufig die Bauchwand überdehnt und schlaff.

Gleiche Vorgänge — übermäßige Fettablagerung mit folgender Schrumpfung — spielen sich in stärkerem Maße bei der Schwangerschaft ab. Hier kommt es fast regelmäßig zu kleinen Einrissen in das Unterhautzellgewebe, die dann als *Schwangerschaftsnarben* weiterbestehen. Ebenso bleibt nach der starken Ausdehnung des Leibes während der Schwangerschaft recht häufig eine überdehnte Bauchwand zurück. Wenn in diesem überdehnten Gewebe, wie das meist der Fall ist, Fett abgelagert wird, entwickeln sich schwere Formen von *Fett- und Hängebäuchen* (s. Hängebauch). Die hochgradigsten Entwicklungsstadien derselben finden sich bei Frauen, deren Körper durch konstitutionelle Schwäche zur Erschlaffung disponiert sind. Wenn eine solche Frau — von asthenischem Typ — zudem mehrere Kinder und besonders große Kinder bekommen hat, so kommt es zu hochgradigsten Formen dieser Entstellung. Es ist tragisch, daß die „Höherentwicklung", welche jede Frau durch die Schwangerschaft erfährt, erhebliche Verschlechterungen des Körpers zur Folge haben kann! Im Klimakterium lagert sich in diesen erschlafften Bauchdecken mit Vorliebe Fett ab. Hinzu kommt, daß eine Reihe dieser Frauen infolge Störung ihrer endokrinen Funktionen, besonders der Hypophyse, zur Fettablagerung neigt und daß bei vielen Frauen der Fettansatz im Klimakterium den Unterbauch bevorzugt.

Das *Schönheitsideal* ist kein feststehendes. Das beweisen die weiblichen Modelle der Spätrenaissance. Das Zeitalter des Boticelli hat Frauen mit schlaffen Bäuchen bevorzugt. Dieses Ideal wurde noch unterstrichen durch die damalige Mode, welche bewußt den Bauch hervorhob. In unserem Zeitalter des Sports ist alles Schlappe, Schlaffe verpönt. Hinzu kommt, daß auch Störungen in der Konfiguration des Bauches Krankheitsbeschwerden machen. Ein gut Teil der Kreuzschmerzen und der ziehenden

Schmerzen im Unterbauch werden auf Zerrungen und Überdehnungen der Bauchmuskeln zurückgeführt. Es muß deshalb unsere Aufgabe sein, diesen Schädigungen vorzubeugen. Es sollte noch mehr als bisher, gerade in diesen drei kritischen Zeiten, die für den Frauenkörper wichtig sind — Pubertät, Gravidität und Klimakterium —, durch eine bewußte Gymnastik- und Sportbetätigung wirksame Prophylaxe betrieben werden.

Diese Bestrebungen finden leider keine gute Unterstützung durch die Bauchwand selbst, denn gerade der Bauch ist der Teil des Körpers, der am wenigsten „fest" gebaut ist. Alle anderen Teile des Körpers haben ein festes Innen- oder Außenskelett, das für intensive Inanspruchnahme einen guten Widerstand bietet. Der Bauch hat hinten nur die relativ schwache Achse der Wirbelsäule, vorn und seitlich sind nur die Muskeln und Sehnen, die Halt geben. Diese Nachgiebigkeit ist wichtig für die Schwangerschaft, weil ja der Bauchraum eine ganz andere Ausdehnung als sonst haben muß. Gleichzeitig ist aber diese Nachgiebigkeit der Bauchwand auch die Gefahr für eine Überdehnung. Ein großer Teil dieser Schäden läßt sich nur schwer wieder beseitigen. Eine vernünftige Diät, die einem zu schnellen Fettansatz in der Pubertät entgegentritt, und Sport wie Gymnastik können gerade in den Entwicklungsjahren vor Überdehnungen schützen.

Von dem gleichen Gesichtspunkt aus sollte auch die Schwangerschaft geleitet sein. Auch hier hindere man einen übergroßen Fettansatz durch Überernährung und lasse durch Massage und eine leichte Gymnastik für eine gute Erhaltung der Bauchdecken sorgen. Man verbietet häufig ganz irrig gerade in der Schwangerschaft alles, was die Bauchmuskulatur zur Arbeit anregt, Störungen der Schwangerschaft befürchtend. Es ist eine falsche Vorstellung, daß Schwangere sich nicht bücken oder die Beine übereinanderschlagen dürfen. Die Muskeln müssen kräftig bleiben, um die Geburtsarbeit gut zu überwinden. Schon vor einer Reihe von Jahren hat BARFURTH gezeigt, daß die häßlichen Schwangerschaftsstreifen durch Massage der Bauchdecken vermieden werden können, und SIEBER hat ein lesenswertes Büchlein (Ist Gymnastik in der Schwangerschaft angezeigt? Stuttgart, 1928) gerade der Gymnastik der Schwangeren gewidmet.

Es gibt nach unseren Erfahrungen keine Bedenken, in der normalen Schwangerschaft Massage und Gymnastik zu treiben. Nur die Tage der Periodenzeit sollten ausgelassen werden. Auch Sport, besonders Schwimmen und Golfspiel, kann in der Schwangerschaft vorsichtig weitergepflegt werden. Die schwangere Frau schützt sich vor einer Überdehnung der Bauchwand durch das Tragen fester *Leibgurte*. Der Einwand, daß durch das künstliche Festhalten des Leibes die Muskulatur erschlaffe, ist nicht berechtigt. Gerade das Festbandagieren zwingt die Muskulatur des Bauches zur Anspannung und fördert ihren Tonus in besonders wirksamer Weise. Das gilt auch für den Fetthängeleib außerhalb der Gravidität, besonders in der Klimax. Wenn man bei solchen Bäuchen kräftige Leibbinden tragen läßt, wird die Bauchmuskulatur viel straffer. Sie bleibt in einer Dauerkontraktur und massiert durch diesen Kontraktionszustand das Fett weg. Gleichzeitig soll durch Gymnastik, Massage und vor allem durch einen Sport, der den organischen Umwandlungen des Körpers der Wechseljahre Rechnung trägt, für eine gute körperliche Betätigung gesorgt werden.

Auch für die Technik der Bauchoperationen sind neben allgemein-chirurgischen Gesichtspunkten kosmetische Rücksichten wichtig geworden. Gewiß kommt es in erster Linie darauf an, daß die Schnittführung einen guten Zugang zum Operationsfeld gewährt und daß die Wunde eine feste Narbe gibt, die ein primäres Auseinanderweichen nach der Operation oder das sekundäre Entstehen von Bauchnarben verhütet. Gerade die Bauchnarbe der Frau ist durch die Schwangerschaft einer besonders starken Belastungsprobe ausgesetzt. Außerdem aber verlangt die Frau mit Recht, daß den Erfordernissen der Kosmetik durch unsichtbare Bauchnarben Rechnung getragen wird. Die Bevorzugung des vaginalen Operationsweges ist diesen ästhetischen Wünschen gerecht geworden. Wenn die vaginale Operationsmethodik bald wieder durch abdominale abgelöst worden ist, so liegt das vor allem an der Verbesserung ihrer Technik. Wir haben gelernt bei der Schnittführung am Bauche schwache Stellen zu vermeiden, die Nerven zu schonen und bei der Naht eine feste Muskelfasziennarbe zu erzielen. Außerdem ist die Drainage durch die Bauchdecken eingeschränkt, weil an solchen Stellen die Disposition für Bauchbrüche geschaffen ist. Eine gute Rekonstruktion der Bauchwand ist erst möglich geworden, als man die Naht in isolierten Schichten an die Stelle der durchgreifenden Nähte setzte. Es liegen dann übereinander eine Nahtschicht des Peritoneums als unterste Schicht, dieser folgen nach oben die Nahtreihe der Muskulatur, dann der Muskelaponeurose, dann des Fettgewebes und als oberflächlichste Naht die Hautnaht. Die Wahl des Nahtmaterials ist von geringerer Bedeutung. Man bevorzugt jetzt wohl ausschließlich das resorbierbare Katgut für alle versenkten Nähte. Da aber selbst mit dieser Operationstechnik eine ideale Narbe keineswegs gesichert ist, werden, besonders für die Operationen des Unterbauches, d. h. vom Nabel abwärts, Schnitte gewählt, die die Bauchwand wie der Faszienquerschnitt nach PFANNENSTIEL quer durchtrennen. Bei diesem Schnitt wird dicht oberhalb der Symphyse, noch im Bereiche der Pubes, ein Querschnitt durch Haut, Fett und Faszie geführt. Die Größe des Schnittes hängt von der Größe des gewünschten Zuganges zur Bauchhöhle ab. Nun wird die Faszie ausgiebig von der unter ihr liegenden Muskulatur abgelöst. In der Mittellinie, wo die Faszie fester der Unterlage aufliegt, muß das meist scharf geschehen, seitlich läßt sich die Ablösung gut stumpf mit der Hand ausführen. Es gelingt ohne jede Schwierigkeit, die Faszie nach oben bis zum Nabel, nach unten bis an die Symphyse und seitlich bis an die queren Muskelfasern der tiefen vorderen Bauchmuskeln abzulösen. Nach der queren Durchtrennung dieser oberen Schichten wird die Muskulatur und das Peritoneum in der Längsrichtung durchtrennt. So schafft man sich einen Zugang zur Bauchhöhle, der für jede große Operation im Unterbauch ausreicht. Das sei besonders betont, weil häufig aus diesem Grund der Pfannenstielschnitt abgelehnt wird. Bei Versorgung der Bauchwunde wird zuerst die Bauchwunde durch eine fortlaufende Naht des Peritoneums, die am oberen Winkel beginnt, geschlossen. Der gleiche Faden vereinigt dann die Muskulatur der Rekti in der Mittellinie, nachdem beim Übergang vom Peritoneum zur Muskulatur ein Sicherheitsknoten mit diesem Faden geschlungen ist. Dieser Knoten soll ein Aufgehen beider Nähte verhüten, wenn ein Teil des Fadens reißt. Die Fortführung des Peritonealfadens auch durch die Muskulatur bezweckt ein festes Aneinanderbringen der beiden übereinanderliegenden Schichten. Dadurch sollen tote Räume vermieden werden, in denen sich Wundsekret ansammeln könnte. Ein solcher Hohlraum findet sich vor allem im unteren Wundwinkel oberhalb der Symphyse. Von WERTH (Frankenstein) ist die postoperative Füllung der Blase mit Borwasser empfohlen worden, damit die Blase von unten den Hohlraum abflacht. Wir vermeiden diese Gefahr der Bildung des toten Raumes an der Symphyse besser, wenn der fortlaufende Faden beim Übergang von dem Peritoneum zur Muskulatur alles Gewebe dieser Höhle mehrfach mitfaßt. In ähnlicher Weise wird die Lücke an dem Wundwinkel zwischen Muskel und Faszie ausgeschaltet, wenn der fortlaufende Faden zum Schluß durch die Unterfläche der Faszie oben am Nabel durchgeführt wird. Es folgt die fortlaufende Katgutnaht der Faszie mit guter Vereinigung der seitlichen Winkel. Wenn der Schnitt seitlich über den Rektus hinausgeht, werden hier die Faszienblätter der seitlichen tiefen Bauchmuskeln eröffnet. Diese Faszien weichen dann auseinander und müssen gut wieder vereinigt werden. Zuweilen ist es dabei nötig, das Trigonum Petiti zu schließen, wenn seine Schenkel stark auseinandergewichen sind. Das gelingt am besten mit dem fortlaufenden Faszienfaden, der tangential den Rektusmuskel mitfaßt. Eine Fettnaht ist unnötig, über der Faszie wird gleich die Haut vereinigt. Um die Naht möglichst unsichtbar zu machen, nähen wir die Haut mit einem feinsten Katgutfaden intrakutan. In beiden Wundwinkeln wird der Hautfaden nach innen geknüpft. An den Knotenstellen bleibt sonst der Endpunkt der Naht sichtbar, auch besteht die Gefahr, daß gerade von diesen Punkten aus Keime in die Tiefe gelangen. Mit dieser Schnittführung wird die Bauchnarbe ganz besonders fest. Postoperative Hernien kommen fast nicht vor. Außerdem hat eine Eiterung der Bauchwände oft geringe Bedeutung für die Festigkeit der Narbe, denn gerade nach Eiterung bildet die Faszienmuskelschicht eine ganz besonders feste Narbe.

Es ist wichtig, daß bei der Frau die Bauchnarbe unsichtbar wird. Die Lage des Schnittes im Bereiche der Pubes und die feine intrakutane Naht machen die Wunde später fast unauffindbar. Dieser Schnittführung sollte man sich auch bei anderen Operationen in der Bauchhöhle bedienen. So gelingt die Entfernung des Wurmfortsatzes von einem analogen Schnitt durch den Mac-Burney-Punkt und nach außen vom Rektusmuskel meist ohne Schwierigkeiten.

Wenn die Erschlaffung der Bauchdecken höhere Grade erreicht und durch konservative Maßnahmen eine Festigung der Bauchwand nicht erreicht wird, ist es zuweilen notwendig, durch Operation der schweren Entstellung abzuhelfen.

Häufig wird der Operateur von der Patientin gebeten, bei Gelegenheit einer Bauchoperation, die aus anderen Gründen notwendig ist, ein „ordentliches Stück Fett" aus der Bauchwand mitzunehmen. Eine solche kosmetische Nebenoperation ist bei jedem Bauchschnitt — Längsschnitt oder Querschnitt — möglich. Allerdings müssen dann die Querschnitte sehr groß gemacht werden, weil sonst in den Wundwinkeln häßliche Wülste entstehen. Diese großen Weichteilwunden heilen nicht immer glatt, besonders wenn sie mit infektiösem Material aus der Bauchhöhle in Berührung kommen. Sind die Hängebäuche so hochgradig, daß die Trägerin unter der Deformität ihres Aussehens physisch und psychisch schwer leidet, so sind spezielle Operationsmethoden erforderlich. Schepelmann hat sich um diese Operationstechnik besonders verdient gemacht.

Die Indikation zu den wirklich großen Bauchplastiken darf nicht zu leicht gestellt werden. Es ist doch immer ein großer Eingriff, bei dem leicht Wundstörungen eintreten. Aus dem gleichen Grunde sollte nicht gelegentlich einer Operation in der Bauchhöhle nebenbei eine ausgedehnte Bauchplastik mitgemacht werden. Die plastische Operation der Bauchwand ist indiziert bei Frauen, die in ihrem Erwerbsleben durch einen übergroßen Fetthängebauch behindert werden. Gelingt es nicht, diesen bedauernswerten Geschöpfen durch eine passende Leibbinde einen guten Halt zu geben oder verursacht der Leibgurt einen beschwerlichen Dekubitus, sollte operiert werden. Auch intertriginöse Ekzeme in den überhängenden Falten mit unangenehmer Schweißabsonderung können zu einer solchen Qual werden, daß man sich zu einer Operation entschließen muß. Herzstörungen und Darmbeschwerden werden bei Hängebauch besonders häufig beobachtet. Es ist erstaunlich, wie durch die Entfernung der großen Fettmassen nach der Operation die Bewegungsfreiheit in hohem Maße gebessert ist. Gerade heute, wo die Arbeitsfähigkeit des Individuums so wichtig ist, sollte auf die Möglichkeit einer Verbesserung durch die plastische Operation mehr Wert gelegt werden. Wenn dann gleichzeitig die Operation auch die Heiratsfähigkeit erhöht, kann man wirklich von einer Idealoperation für die Frau reden.

Es sieht unschön aus, wenn der Leib der Frau die Narben verschiedener operativer Eingriffe aufweist. Die Hypertrophie der Appendixoperationen hat fast vor keinem Bauch haltgemacht. Auch die operative Ära der großen Gynaekologie hat für genügend Narben gesorgt. Nicht selten finden sich am Bauch einer einzigen Frau die Narben nach Gallenblasen-, Magen-, Appendix- und Unterleibsoperationen. Es sollte das Bestreben des Operateurs sein, die alte Narbe für die neue Operation zu benützen. Der neue Schnitt heilt sehr gut, auch wenn er durch das Gewebe der alten Narbe hindurchgelegt wird.

Die Verbesserung unschöner *Bauchnarben* (s. Narben; Narbenverschönerung) ist zuweilen ästhetisches Bedürfnis. Wenn an der Narbe ein Narbenbruch entstanden ist, muß in erster Linie dieser in Angriff genommen werden. Diese sind seltener geworden, seitdem die Drainage und Tamponade durch die Bauchdecken immer mehr eingeschränkt ist und seitdem die Schnittführung und Nahttechnik gerade die Physiologie der einzelnen Bauchwandschichten besser berücksichtigt. In allen diesen Fällen muß die ganze Narbe herausgeschnitten und die einzelnen Schichten der Bauchwand wie bei jeder primären Bauchoperation exakt vernäht werden. Dabei macht zuweilen bei großen Defekten die Vereinigung der Muskulatur und der Faszie Schwierigkeiten. Doch gelingt es bei ausgiebiger Ablösung der Faszie eigentlich immer, die einzelnen Schichten zusammenzubekommen. Nur in Ausnahmefällen kann die Autotransplantation von Streifen der Fascie lata aus dem Oberschenkel notwendig werden. Für den gleichen Zweck ist die Verwendung von Rinderfaszie empfohlen, die in gebrauchsfertigem Zustand in den Handel gebracht wird (Braun-Melsungen).

Wenn nur die äußere Haut auseinandergewichen ist und unschön aussieht, ist die Narbenkorrektur sehr einfach in Lokalanaesthesie ausführbar.

Nicht zu aktiv sei man bei der Behandlung von Narbenkeloiden. Auch die neue Narbe pflegt bei der allgemeinen Anlage zur keloiden Entartung, die solche Individuen auszeichnet, meist der gleichen Degeneration anheimzufallen. Deshalb versuche man, die Keloidnarbe durch Bestrahlung mit Röntgen oder Radium wieder flach und schmal zu bekommen. Die Erfolge mit dieser Methode sind durchwegs sehr befriedigend.

An *Hüfte* und *Gesäß* kommt es zuweilen zu häßlicher Erschlaffung aller Gewebsschichten, die vom ästhetischen Gesichtspunkt einer Korrektur bedürfen. Bekanntlich neigt gerade der Hüftgürtel zu starker Ablagerung von Fett in den verschiedenen Zeiten der Körperentwicklung bei der Frau. Hierzu kommt noch, daß gerade dieser Körperteil bei gewissen konstitutionellen Typen und bei endokrinen Störungen (Hypophyse) von starken Fettansammlungen bevorzugt wird. Es werden dann Hypertrophien der an sich schon bei der Frau nicht schwach entwickelten Fettschicht über den Glutaeen gezüchtet, die keineswegs hinter der Steatopygie der Hottentottenfrauen zurückstehen.

Meist genügt es der Frau, durch ein festes Mieder, das weit über die Fettwülste des Gesäßes nach oben und unten herübergreift, die grobe Verunzierung zu verdecken. Wenn dann aber diese Fettanhäufung später durch eine gewollte Abmagerung abgelöst wird, verschwindet zwar das Unterhautfettgewebe, aber die überdehnte Haut geht nicht auf das frühere Maß zurück. Diese hängt dann in breiten, schlaffen Falten herab und wirkt sehr häßlich. Es ist begreiflich, daß in solchen Fällen eine operative Verbesserung gewünscht ist. Da nur der Hautüberschuß entfernt zu werden braucht, ist das operative Vorgehen relativ einfach. Von einem großen Bogenschnitt parallel der Crista ilei und etwa zwei Querfinger breit kaudalwärts von ihr gelegen, wird das Hautfettgewebe weit abwärts abgelöst. Dieser von der Unterlage abpräparierte Hautfettlappen, dessen Lage und Breite von der notwendigen Korrektur abhängig ist, wird nach oben, d. h. kranialwärts, gezogen, bis die Falten verschwinden. Man bekommt so einen guten Maßstab für den Überschuß und kann ohne Gefahr einen breiten halbmondförmigen Lappen abschneiden. Der obere Rand dieser wegfallenden Lappen ist gegeben durch den ersten Schnitt, der untere wird gewählt nach der Größe des zu entfernenden Gewebes. Das große Wundgebiet ziehen versenkte Nähte zusammen, über die dann nur die Hautnaht gelegt wird.

Diese Schnittführung eignet sich am besten für alle Plastiken an den Hüften und am Gesäß. Sie hat den Vorzug, daß sie in der Spaltrichtung der Haut liegt und daß ihre Narbe beim Sitzen nicht stört. Mit dieser Methode wird nicht nur die Gesäßhaut fest gestrafft, auch die seitlichen Hautwülste am Bauch werden gut zum Verschwinden gebracht. Deshalb können in gleicher Weise die seitlichen Bauchfettwülste allein operativ beseitigt werden.

Bauchwickelung, s. Wochenbett.

Baume Duret (Pharmacie Duret, 19, Boulevard Malesherbes, Paris). Ein vorzügliches Mittel bei Seborrhoe, besonders juckendem Ekzema seborrhoicum, auch zur antiparasitären Behandlung bei fast allen in Betracht kommenden kosmetischen Affektionen verwendbar.

Rp. Picis liq.	18,0	Ol. Ricini	40,0
Ol. cadin.	15,0	Sulf. praec.	15,0
Resorcini	2,0	Boracis	36,0
Mentholi	5,0	Glycerini	54,0
Guajacoli	5,0	Acetoni	80,0
Camphorae	40,0	Lanolini hydr.	100,0

Baumwollsamenöl, Oleum Gossypii. Das durch Pressen gewonnene, gereinigte fette Öl der Samen der verschiedenen Gossypiumarten. Das Öl ist blaßgelb, geruchlos, von mildem, nußartigem Geschmack. An der Luft trocknet es schwach. Unter 12° scheidet es festes Fett aus, bei etwa 0 bis —5° wird es fest. Anwendung: Nach K. Herxheimer soll es sich besonders zur Herstellung des Spiritus saponatus kalinus eignen. Praktisch ist dieses Öl in der Kosmetik fast ohne Bedeutung.

Bayöl (Oleum Myrciae acris). Dieses ätherische Öl ist ein Bestandteil des Bayrum-Haarwassers. Sehr häufig wird es mit Zimtblätteröl u. a. zusammen als Bayrumaroma verwendet. Z. B.:

Bayrumaroma.

Rumessenz künstl.	8,0 g	Zimtblätteröl	0,5 g
Bayöl	3,0 „	Vanillin	0,2 „
Zitronenöl	1,0 „	Rosenöl künstl.	0,3 „

(S. Bayrum.)

Bayrum. Ursprünglich durch Mazeration der Blätter von Myrcia acris in Rum und Destillation hergestellt (St.-Thomas-Bayrum). Jetzt unter Verwendung von Bayöl in alkoholischen Lösungen mit anderen Riechstoffen kombiniert. Man erhält ein dem echten Bayrum gleiches Produkt nach folgender Vorschrift:

Bayrum, feinste Qualität.

Alkohol	700 ccm
Wasser	300 „
Jamaikarumessenz extrastark	12 g
Vanillin	0,5 „
Bayöl	4 „
Zitronenöl	1 „
Nelkenöl	0,3 „
Zimtblätteröl	0,5 „
Neroliöl künstl.	0,3 „
Rosenöl echt	0,2 „
Vanilletinktur	10 „
Zuckercouleur	q. s.

Eis-Bayrum.

Bayrum	1 l
Menthol	2—5 g

Bayrum II.

Alkohol	600 ccm
Wasser	400 „
Rumessenz	10 g
Bayöl	2 „
Zitronenöl	0,5 „
Portugalöl	0.3 „
Zimtblätteröl	0,5 „
Vanillin	0,5 „
Zimtöl Ceylon	0,05 „
Zuckercouleur	q. s.

Bayöl	5 g
Pimentöl	1 „
Orangenöl	1 „
Spiritus	400 ccm
Wasser	400 „
Westind. Rum (Santa Cruz)	200 „

Beausche Linien, s. Nägel.

Becherelektrode nach Weidenfeld, s. Hypertrichosis.

Bednarsche Aphthen, s. Mundhöhle.

Beeinflussung der Hautoberfläche, Gefäße, Nerven, Schweißdrüsen, Haare, s. Pharmakologie der Haut.

Befestigungsschienen, s. Zähne.

Behaarung des Menschen.

1. *Das Haarkleid in den verschiedenen Lebensaltern. Das fötale Haarkleid.* Nur kurze Zeit während seines intrauterinen Lebens besitzt der menschliche Fötus eine amphibienähnliche, nackte, völlig haarlose Haut, in vielen Beziehungen vergleichbar der Haut junger Frosch- oder Salamanderlarven. Schon 60—100 Tage nach der Befruchtung zeigen sich über den Augen und sehr bald auch an der Stirne und Oberlippe die ersten Spuren der Haaranlagen als weißliche Verdickungen der lebhaft rot schimmernden Oberfläche, aus denen dann nach weiteren drei Wochen die ersten Wollhärchen hervorsprießen. Sie sind über den Augen und an der Oberlippe durch besondere Länge ausgezeichnet. Die gesamte Körperoberfläche des männlichen sowohl als auch des weiblichen Fötus ist von einem feinen Flaumpelze überzogen, und frei von Härchen bleiben nur die Lippen, die Brustwarze, der Nabel, die Handflächen und die Fußsohlen. Die Haare und Haargruppen des fötalen Haarkleides vereinigen sich zu sogenannten Haarströmen. Die Richtung der Haare hängt von den Spannungslinien der Haut ab, senkrecht zur Hautoberfläche sind nur die Wimperhaare eingesetzt. Alle übrigen durchbohren in schräger Richtung die Haut, wobei die Haarwurzeln bei größeren Haaren die Lederhaut vollkommen durchdringen und in das subkutane Fettgewebe hinabreichen. Durch die Schrägstellung der Haare bilden die Schäfte den sogenannten *Haarstrich.* Die *Haarströme,* welche aus schräggestellten, einander teilweise deckenden und wie die Schuppen eines Panzers geschichteten Haarschäften zusammengesetzt sind, konvergieren nach Punkten, welche als *Haarwirbel* bezeichnet werden. Gleichgerichtete Haarströme vereinigen sich zu sogenannten *Haarfluren,* die in den Haarwirbeln sich treffen. Die Entstehung der Haarwirbel ist in engem Zusammenhang mit dem anatomischen Aufbau und den Funktionen der darunterliegenden Haut- und Muskelpartie. *Schopfähnliche* Haarwirbelbildung beobachten wir dort, wo durch Involution eines Hautanhanges Entspannung eingetreten ist, wie z. B. der Ohrschopf und Steißschopf

beweist. Der Scheitelwirbel des Haarbodens kann in seltenen Fällen als ein Doppelwirbel auftreten, und zwar soll nach VOIGT bei Taubstummen auffällig häufig diese Abweichung zu beobachten sein. Nach der Ausstoßung der Primärhaare, welche ungefähr mit dem achten Fötalmonate beendet ist, beginnt das sogenannte kindliche Haarkleid zu sprießen. Die Haare des Neugeborenen sind pigmentreicher als das Primärhaar, die Wimpern zeigen bereits einen kleinen Markkanal, während Augenbrauen und Kopfhaare noch marklos sind. Die Farbe variiert von Hellblond über Dunkelblond bis zu Schwärzlich. Die Rassencharaktere sind beim Neugeborenen schon deutlich angelegt. Die stärkeren Augenbrauenhaare und die Wimpern stehen einzeln, nicht mehr in Gruppen. Die Wollhärchen bilden einen fast farblosen, nur bei günstiger Beleuchtung auffälligen Flaumpelz im Gesicht und auf der gesamten Körperoberfläche. Am Kreuzbein findet sich das bereits oben erwähnte *Steißschöpfchen* und über dem DARWINschen Knötchen, dem Rudimente der umgeschlagenen Ohrspitze, finden wir oft das charakteristische *Ohrschöpfchen.*

Das Haarkleid des Kindes. Das vollausgebildete Haarkleid des Kindes zeigt an den Kopfhaaren zwei Eigenschaften, die für diesen Lebensabschnitt ganz besonders charakteristisch sind. Viel mehr Kinder als Erwachsene sind blond. Die blonde Haarfarbe, die so oft mit Blauäugigkeit verbunden auftritt, ist ein Merkmal der Jugendlichkeit. Selbst im späteren Leben dunkel gefärbte Kopfhaare machen manchmal ein blondes Stadium durch. Ein zweites Kennzeichen des kindlichen Kopfhaares ist die Lockung. Neben der Färbung der Haare ist für den Gesamteindruck derselben der Querschnitt maßgebend. Straffe und schlichte Haare besitzen annähernd einen kreisförmigen Querschnitt, krause einen unregelmäßig elliptischen, lockige einen ovalen. Aufgefallen ist von jeher ein Zusammenhang zwischen Temperament und Haarwachstum in dem Sinne, daß lockiges Haar und sanguinisches Temperament, schlichtes Haar und melancholisches Temperament sich häufig zusammenfinden. Von diesem Gesichtspunkt aus läßt sich die Lockung des Kinderhaares erklären. Die reflektorische Erregung der Hautgefäße erfolgt in der Jugend als Ausdruck von Gemütsbewegung viel rascher als beim Erwachsenen, Erröten, Weinen und Lachen — die unbewußten Reflexe des Seelenlebens — sind viel intensiver, Erweiterung und Verengerung der Haargefäße um die Papillen finden in buntem Wechsel statt und erzeugen die Ringellöckchen der Kinder. Im weiteren Verlaufe des Lebens tritt mit dem abnehmenden Ausdruck der Gemütsbewegungen, welche bewußt unterdrückt werden, die reflektorische Erregung der Hautgefäße immer seltener ein und infolge der regelmäßigeren Blutversorgung der Haarpapille wird das Kopfhaar des Erwachsenen stärker, schlichter und straffer.

Das Haarkleid des Erwachsenen. Den mächtigsten Einfluß auf die Entwicklung des Haarkleides haben bekanntlich die Geschlechtsdrüsen. Beim Kinde bis zum 13. Jahre sind Gesicht, Hals, Rumpf und Beine mit feinen, wenig gefärbten und kurzen Flaumhaaren überzogen. Kopfhaut, Augenbrauen und Zilien zeigen bereits Dauerhaare. Der Eintritt der Pubertät ist ein mächtiger Anstoß für die Weiterentwicklung des menschlichen Haarkleides; das auf der kindlichen Entwicklungsstufe stehenbleibende Lanugohaar findet sich bei der erwachsenen Frau im Gesicht, an den Ohren, am Hals, am Rumpf und an den Extremitäten, beim Mann an einem großen Teile des Gesichtes außerhalb der Bartregion, vor allem stets an den Augenlidern, an der Nase, am äußeren Ohr, an vielen mehr oder weniger ausgedehnten Stellen des Halses, fast immer an der Beugeseite des Oberarms, in der Ellen- und Kniebeuge und am Fußrücken. Die nach dem Eintritt der Geschlechtsreife am menschlichen Haarkleid erkennbaren Differenzen bestehen in einem späteren und unvollständigeren Auftreten der Terminalbehaarung beim weiblichen Geschlechte. Das Kopfhaar des Weibes weist im allgemeinen eine größere Länge auf als beim männlichen Geschlechte, dessen Kopfhaarwuchs in vorgeschrittenem Mannesalter physiologischerweise kürzer und spärlicher wird. Die Achselbehaarung der Frauen unterscheidet sich kaum von der der Männer, nur daß bei Frauen häufiger ein verspätetes Auftreten derselben beobachtet wird. Die Schambehaarung der Frau gleicht in ihrer Form und in ihrer Begrenzung durch eine fast gerade oder nach oben schwach konvexe Linie der des Jünglings von 15—17 Jahren. Beim Manne mit stärkerer Terminalbehaarung verliert sich die scharfe Abgrenzung des Haarwuchses nach oben, indem sich die ganze vordere Bauchwand, von der Mittellinie beginnend, bis zum Nabel und darüber, mit Terminalhaar bedeckt. Als ausgesprochen sekundärer Sexualcharakter kann das Auftreten des Terminalhaares als Bart beim Manne gelten. Beim Weibe verstärkt sich wohl auch zur Zeit des Hervorbrechens der Terminalhaare in Achselhöhle und auf dem Schamberge die Flaumbehaarung von Lippen und Wangen, nach kurzer Zeit jedoch bleibt das Wachstum des weiblichen Bartflaumes stehen, um erst nach Verlust der Eierstockfunktion in der Menopause eine neue Tendenz zur Ausbildung stärkeren Terminalhaares erkennen zu lassen. Ein gut funktionierendes Ovarium scheint Bedingung für die Beschränkung der Terminalbehaarung auf Achselhöhle und Schamberg beim Weibe zu sein. Umgekehrt bildet bei dem Manne der haarreichen Menschenrassen das Vorhandensein eines gut funktionierenden Hodens die Bedingung für die völlige Ausbildung des Terminalhaares.

Ein interessanter Geschlechtsunterschied des menschlichen Haarkleides ist an dem Verlaufe der Stirnhaargrenze zu erkennen. Bei Kindern beiderlei Geschlechtes zieht sie in Form eines geschwungenen, kontinuierlichen Bogens von der Praeaurikulargegend der einen zu der anderen Seite. Betrachtet man den Kopf eines Kindes bis etwa zum 15. Lebensjahre von der Seite, so deckt das Kapillitium, ähnlich einer Haube, den kindlichen Schädel. Nirgends zeigt die bogenförmige Linie der vorderen Haargrenze Zacken oder Einbuchtungen, bis auf einen leicht angedeuteten Vorsprung an der höchsten Stelle des Bogens. Nach dem Eintritt der Pubertät ändert sich die vordere Haargrenze beim Manne in ganz typischer und charakteristischer Weise. Zu beiden Seiten der Mittellinie, rechts und links in der Gegend der beiden Stirnhöcker, beginnt sich der Haarboden allmählich zu lichten. Es entstehen beiderseits zwei einspringende Winkel, die im Laufe einiger Jahre an Ausdehnung zunehmen und zur Freilegung zweier dreieckiger Hautfelder führen. Diese zwei dreieckigen Hautfelder verwandeln die vordere bogenförmige Grenze des kindlichen Kapillitiums in eine gebrochene Linie, die genau entsprechend der Mitte der Stirne eine deutlich vorspringende Zacke aufweist. Die griechischen Künstler kannten diese Zacke sehr wohl und sie zählt mit zu den Schönheiten des menschlichen Gesichts. Die Ausbildung dieser beiden eben geschilderten kahlen Flecke gehört zu den charakteristischen Stigmata des männlichen Kopfes und ist ein Zeichen des geschlechtsreifen Individuums, genau so wie etwa der Schnurrbart. STEIN hat vorgeschlagen, diesen beiden kahlen Feldern einen eigenen Namen zu geben und sie als *Calvities frontalis adolescentium* (s. dort) zu bezeichnen. Bei Mädchen und Frauen verlaufen die vorderen Konturen der Haargrenze ganz analog wie beim Kinde in Form eines ungebrochenen Bogens. Die Stirnzacke ist oft kaum angedeutet, die Stirnhöcker werden nicht bloßgelegt, sondern bleiben mit dichtem Haarwuchs bedeckt. Erst wenn die Frauen sich dem Klimakterium nähern, wenn ihre Gesichtszüge sich verschärfen und an der Oberlippe und am Kinn die ersten borstigen Härchen des Frauenbartes sich zeigen, dann beginnt auch an ihrer Haargrenze eine sichtbare Wandlung zum männlichen Typus. Die weiche bogenförmige Linie des Kapillitiums, die der Stirne des Weibes den frauenhaften Ausdruck verleiht, bekommt bald früher, bald später zwei charakteristische Einbuchtungen, die zwar niemals so tief einspringende Winkel wie beim Manne bilden, aber immerhin eine deutliche Anleh-

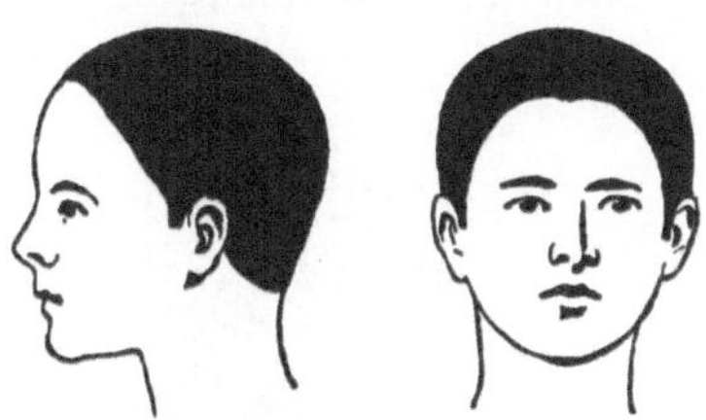

Abb. 1a. Haargrenze vor Eintritt der Pubertät.

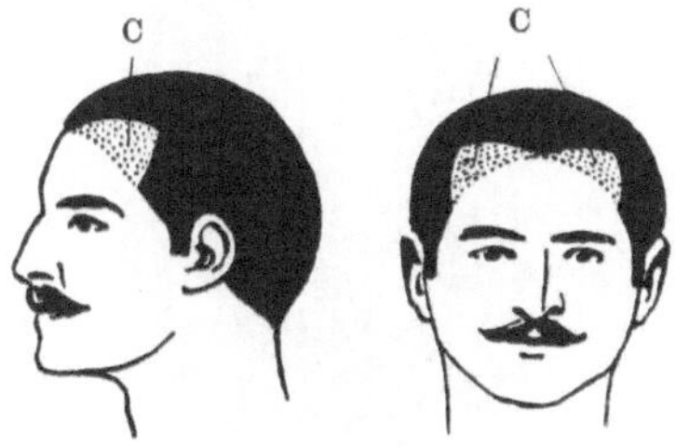

Abb. 1b. Haargrenze des Mannes (C = Calvities frontalis).

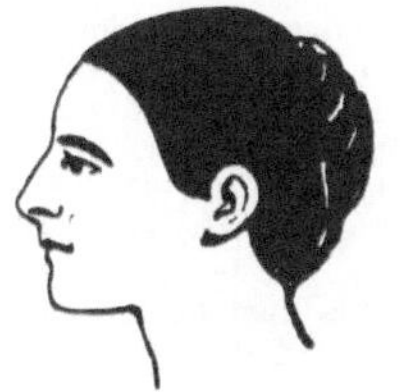

Abb. 1c. Haargrenze der Frau.

nung an die Calvities frontalis adolescentium erkennen lassen. Eine ebensolche Veränderung der vorderen Stirnhaargrenze findet man bei manchen Frauen während der Schwangerschaft angedeutet. Dieser Befund läßt sich mit der bekannten Tatsache, daß Schwangere so oft einen leichten Bartanflug zeigen, sehr gut vereinen. Ferner hat Stein beobachtet, daß auch bärtige Frauen, die eine abnorm tiefe Stimme besaßen und infolge eines wenig ausgebildeten Genitales an Menstruationsstörungen litten, fast regelmäßig eine mehr weniger entwickelte Calvities frontalis darboten. Am interessantesten aber war es, erwachsene Männer zu untersuchen, die jenen Symptomkomplex aufwiesen, den man gewöhnlich als eunuchoiden Typus bezeichnet. Die Eigenart dieser männlichen Individuen ist charakterisiert durch die Unterentwicklung des Genitales, eine kindliche Stimme, mangelnden Bartwuchs und weibliche Behaarungslinie am Genitale. Bald sind sie hoch aufgeschossen und hager, bald untersetzt, fettleibig, von weiblichen Körperformen. Fast regelmäßig verlaufen bei ihnen die vorderen Grenzkonturen des Kapillitiums genau so wie beim Weibe und Kinde, d. h. von der einen Praeaurikulargegend zur anderen zieht die Haargrenze in leicht geschwungenem Bogen, ohne die zwei normalen, für den geschlechtsreifen Mann so charakteristischen, einspringenden Zacken rechts und links von dem Stirnvorsprung des Haarbodens zu bilden (Abb. 1b). Das Zustandekommen der Calvities frontalis adolescentium läßt sich in folgender Weise erklären: Unter dem Einflusse der Entwicklung des Hodens wandelt sich der größte Teil des Flaumhaares beim Manne in Terminalhaare um. Diesen unter dem Einfluß der Sexualhormone sich bildenden Hautfeldern mit stärkerer Behaarung wäre die Calvities frontalis adolescentium gegenüberzustellen als eine Minusvariante des männlichen Haarkleides.

Zusammenfassend können wir als Geschlechtsunterschiede der Behaarung die Verschiedenheit der Ausbildung des Terminalhaares bei Mann und Frau bezeichnen. Der weibliche Typus der Behaarung ist identisch mit dem des 15- bis 16jährigen Jünglings. Die Jugendlichkeit des weiblichen Typus bis zur Menopause äußert sich nicht nur in der Beschränkung des Terminalhaarwuchses auf Achselhöhle und Schamberg, in der Weiterbildung des Kinderkopfhaarwuchses, sondern bei näherer Prüfung ergeben sich alle als weiblich bezeichneten Eigenschaften, körperliche wie geistige, zugleich als charakteristisch für den jugendlichen Typus.

Beim Manne ist der Eintritt der Geschlechtsreife verbunden mit der Verdrängung des Lanugohaarkleides durch Terminalhaare nicht nur in den Achselhöhlen und an den Geschlechtsteilen, sondern auch durch die Bartentwicklung im Gesichte. Parallel mit den somatischen Eigenschaften des männlichen Typus und mit den seelischen Qualitäten des männlichen Charakters wird als Folge eines gut funktionierenden Hodens das Lanugohaar immer mehr und mehr zurückgedrängt und auf dem ganzen Körper bis auf geringe Reste durch Terminalhaare ersetzt. Auch die für den kindlichen Typus charakteristische Gruppenstellung der Kopfhaare geht dem Manne im späteren Lebensalter verloren; beim alternden Manne werden schließlich auch die Lanugohärchen am Naseneingang und im Ohr in Dauerhaare verwandelt, die als charakteristische Haarbüschel das beginnende Senium kennzeichnen.

Eine für das Haarkleid des Mannes charakteristische Anomalie ist die *Glatzenbildung* (s. *Alopecia senilis*). Die Auffassung, daß sie ausschließlich auf eine Erkrankung des Haarbodens, nämlich die Seborrhoe, zurückzuführen ist, scheint deshalb unrichtig, weil die komplette Glatze scharfrandig gegen das übrige noch behaarte Kapillitium abschneidet, während die Seborrhoe ja die gesamte Kopfhaut befällt. Was uns an der Glatze interessieren muß, ist die Tatsache, daß nicht nur der Haarausfall allein diesen Zustand charakterisiert, sondern neben dem Haarausfall stellt sich ein atrophisierender Prozeß im Laufe der Jahre ein, der das Epithel und das Bindegewebe miteinbezieht.

Genetisch beruht der Haarausfall nicht auf einer primären Schädigung der Haarmatrix oder des Follikelapparates durch die Seborrhoe, sondern es liegt hier überstürzte Haarneubildung mit vorzeitiger Erschöpfung der Regenerationsquellen vor. Diese überstürzte Haarneubildung spielt sich unter dem Einfluß bestimmter hormonaler Reize in stürmischem Tempo ab und braucht dabei die dem Epithel von der Anlage her innewohnenden Reparationsenergien in kürzester Zeit auf. Steins Ansicht nach ist die Glatzenbildung eine Minusvariante des männlichen Haarkleides, welche bei vielen Rassen mit der seborrhoischen Konstitution vergesellschaftet ist. Unterstützt wird diese Meinung durch folgende Befunde: 1. Fehlen der Glatze bei geschlechtsreifen Frauen, 2. Fehlen der Glatze bei

Eunuchen, 3. Fehlen der Glatze bei bestimmten Völkerstämmen trotz vorhandener Seborrhoe. Die Muselmannen Algiers sind trotz intensiver Seborrhoe frei von Glatzen (s. auch Alopezien).

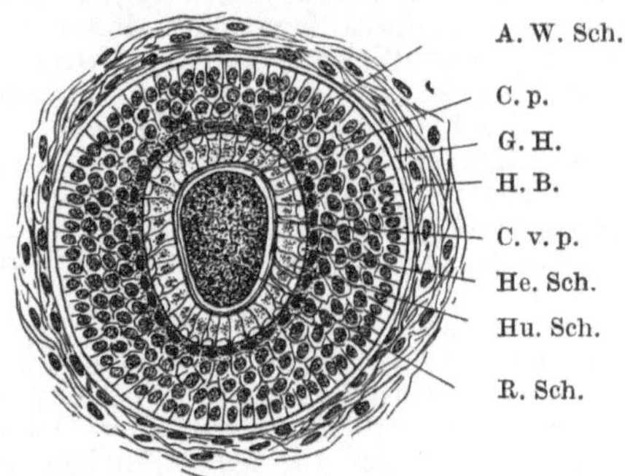

Abb. 2. Querschnitt durch ein markloses Haar und seine Hüllen (etwa in der Mitte des Follikels getroffen); Kopfhaut. Vergr. 260. (Nach KYRLE, Histo-Biologie der normalen Haut.)
H. B. Haarbalg, Ringfaserlage, G. H. Glashaut. A. W. Sch. äußere Wurzelscheide, He. Sch. Henlesche Schicht, Hu. Sch. Huxleysche Schicht, C. v. p. Cuticula vaginae pili, C. p. Cuticula pili, R. Sch. Rindenschicht.

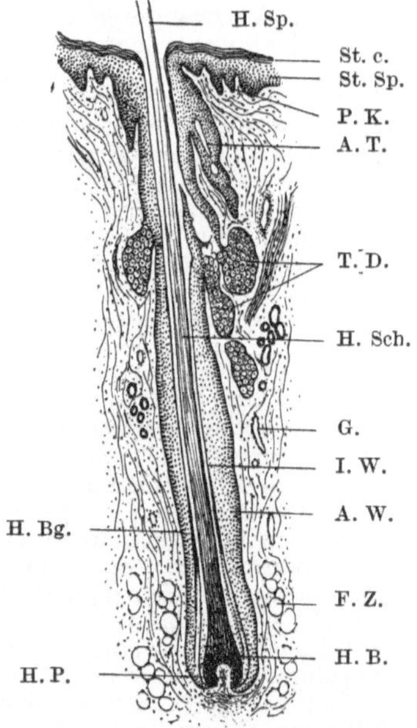

Abb. 3. Schnitt durch einen Haarfollikel mit Haar und Talgdrüse aus der Kopfhaut eines Erwachsenen; Übersichtsbild, Vergr. 42. (Nach KYRLE, Histo-Biologie der normalen Haut.)
St. c. Hornschicht, St. sp. Stachelzellenschicht, P. K. Papillarkörper mit Capillare, H. Sp. Haarspitze, H. Sch. Haarschaft, H. B. Haarbulbus, H. P. Haarpapille, H. Bg. Haarbalg, T. D. Talgdrüse mit Ausmündung in den Follikel, A. W. äußere Wurzelscheide, I. W. innere Wurzelscheide, F. Z. Fettzellen der Subcutis, G. Gefäß, A. T. Ausführungsgang einer Talgdrüse, seitlich getroffen.

2. *Aufbau und Farbe des Haares. Aufbau des Haares.* An jedem Haar unterscheidet man Spitze, Schaft und Wurzel. Mit dem Schaft ragt es frei über die Oberfläche heraus, mit der Wurzel steckt es in dem sogenannten Follikel oder Haarbalg, einer Einstülpung der Epidermis, die von geschichtetem Bindegewebe umschlossen wird. Die Wurzel sitzt mit ihrem unteren hutförmig aufgetriebenen Ende der Haarpapille auf, welche eine kugelförmige Erhebung am Follikelboden darstellt und allseitig von dem Bulbus des Haares umschlossen wird. Nach außen mündet der Haarbalg mit einer trichterförmigen Erweiterung, dem sogenannten Follikeltrichter. In diesen münden auch die das Haar begleitenden Talgdrüsen. Unterhalb dieser Stelle ist der Follikel in der Regel am engsten, im Bereiche desselben treten hauptsächlich die Nerven an den Haarbalg heran, denselben in Form eines Geflechtes umspinnend. Zu den meisten Follikeln zieht ein eigener Muskel, der aus glatten Muskelfasern besteht. Dieselben entspringen meist mit mehreren Zipfeln im Korium knapp unterhalb der Papillarschicht; zu stärkeren Bündeln vereinigt, ziehen sie von hier in leicht S-förmiger Krümmung nach unten und außen, derart, daß die

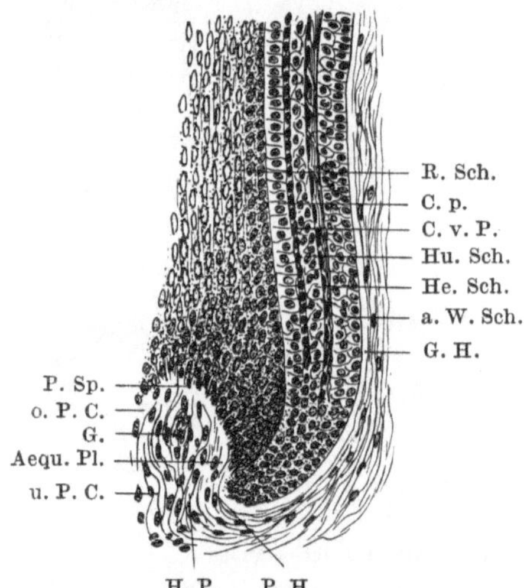

Abb. 4. Schnitt durch den Boden eines Follikels mit Papille und Haarbulbus, sowie Wurzelscheiden; Kopfhaut. Vergr. 260. (Nach KYRLE, Histo-Biologie der normalen Haut.)
H. P. Haarpapille mit Gefäß (G.), u. P. C. unterer Papillenconus, Aequ. Pl. Aequatorialplatte, o. P. C. oberer Papillenconus, P. Sp. Papillenspitze, P. H. Papillenhals, G. H. Glashaut, a. W. Sch. äußere Wurzelscheide, He. Sch. Henlesche Schicht, Hu. Sch. Huxleysche Schicht, C. v. p. Cuticula vaginae pili, C. p. Cuticula pili, R. Sch. Rindenschicht des Haares, pigmentiert.

dem Haare zugehörigen Talgdrüsen in die Öffnung des Winkels zu liegen kommen, dessen Schenkel einerseits vom Musculus arrector pili und anderseits vom Haarbalg gebildet werden. Zieht sich der Muskel zusammen, so wird das Haar aufgerichtet und die Talgdrüsen entleert. Dieses Phänomen tritt bei plötzlicher Kältewirkung in Erscheinung, wird als *Cutis anserina* bezeichnet und hat offensichtlich den Zweck, die Körperoberfläche mit einer dünnen Fettschicht zu überziehen, einer allzu raschen Verdunstung entgegenzuarbeiten und auf diese Weise den Körper vor Wärmeverlust zu schützen.

Der histologische Aufbau des Haares ist relativ einfach; durchwegs sind es verhornte Zellen, die dasselbe zusammensetzen. An vollausgebildeten Haaren unterscheidet man deutlich drei Zonen: das Mark, die Rindenschicht und das Deckhäutchen. Nicht jedes Haar besitzt ein Mark, beispielsweise mangelt es dem Lanugohärchen und, wo es vorhanden ist, findet es sich in der Regel nur in der Wurzel und nicht an der Spitze. Vor allem sind die dicksten Haare markhaltig, regelmäßig ist dies der Fall bei den Haaren des Bartes, der Augenbrauen und der Schamgegend. Die Zellen des Markes sind verhornte, kernlose Elemente von annähernd kubischer Gestalt; sie enthalten mitunter Luftbläschen, weshalb das Mark im auffallenden Lichte als weißglänzender, im durchfallenden als schwarzer Streif erscheint. Die Rinde des Haares — stets der Hauptbestandteil desselben — ist aus den sogenannten Faserzellen aufgebaut, spindelförmigen Hornplättchen, die mit ihrer Achse parallel zur Richtung des Haares stehen und fest miteinander verkittet sind. Sie enthalten Pigment und bestimmen damit die Farbe des Haares. Gelegentlich finden sich zwischen den Rindenzellen in ähnlicher Weise, wie wir dies vom Haarmark geschildert haben, kleinste Luftbläschen. Das Haar steckt mit seiner Wurzel im Follikel, welcher verschieden tiefe, taschenförmige Einsenkungen des Bindegewebes, die von Epithel ausgekleidet sind, bildet. Wir unterscheiden einen bindegewebigen Anteil des Balges und einen epithelialen, der als *Wurzelscheide* bezeichnet wird und hauptsächlich die Befestigung des Haares besorgt. Der bindegewebige Haarbalg besteht aus zirkulär verlaufenden kollagenen und elastischen Fasern. Wo der Balg vollausgebildet ist, ist er aus drei Lagen aufgebaut: einer äußeren, längsverlaufenden, einer mittleren, zirkulären und einer inneren, homogenen, die *Glashaut* genannt wird. An die Glashaut schließen sich die Wurzelscheiden an, deren es bekanntlich zwei gibt: eine äußere und eine innere. Die äußere ist die direkte Fortsetzung des Oberflächenepithels, die innere Wurzelscheide, von der das Haar unmittelbar umschlossen wird, entsteht unabhängig von der Oberflächenepidermis aus Zellagen am Grunde der Haartasche; sie wächst mit dem Haar nach oben und endet an der Einmündungsstelle der Talgdrüse in Form von Hornschüppchen und Bröckeln. Beim Durchtritt durch den Haartrichter besitzt das Haar demnach keine innere Scheide mehr.

Farbe des Haares. Die Farbe des menschlichen Haares ist abhängig von dreierlei Faktoren. Die wichtigste Rolle spielt das Melanin, welches in Form von korpuskulären Farbstoffkörnern in den Zellen der Haarpapille und des Haarschaftes in größerer oder geringerer Menge vorhanden ist. Außerdem mischt sich diesem lichtblond bis tiefschwarz abgetönten Melanin die Eigenfarbe der Hornzellen bei, welche in dünner Schicht grünlich durchscheinend ist. Die Tatsache, daß Hornzellen einen grünlichen Farbenton besitzen, ist zuerst von UNNA festgestellt worden. Diese Tingierung betrifft die Hornsubstanz in ihrer Gänze, sie ist nicht, wie die Schwarzfärbung, an korpuskuläre Elemente gebunden, welche in der Zelle suspendiert sind, sondern diffus auf die gesamte verhornte Masse verteilt. Zerlegt man z. B. ein Rinderhorn in dünne Scheiben, so kann man im durchfallenden Lichte diese grünliche Nuance deutlich erkennen. Albinotische Individuen zeigen ganz die gleiche grünliche Tinktion ihrer Haarsträhne; diese Haare entbehren jeglichen korpuskulären Pigmentes und bestehen ausschließlich aus vollkommen ungefärbten Hornzellen, wodurch sie den typischen, ganz eigenartigen Stich ins Grüne erhalten. Die angeborene Pigmentarmut des Haares ist auch mit anderen Symptomen des Albinismus vergesellschaftet. Die gesamte Hautoberfläche scheint vollkommen ungefärbt, desgleichen die Chorioidea und die Iris. Mitunter ist der Albinismus in Generationen vererbbar. Auch der Luftgehalt des Haarschaftes ist imstande, den optischen Eindruck der Farbe zu beeinflussen. Er verursacht gemeinsam mit dem Schwunde des Melanins das Ergrauen des Haarkleides. Die Farbe des Haares steht in gewisser Beziehung zu seinem Durchmesser. Die dünnsten Haare sind blond, etwas dicker sind die braunen und schwarzen und am dicksten die sogenannten roten. Nach den Angaben eines englischen Autors enthält ein blondes Kapillitium 140.000—150.000 Haare, ein braun- bis schwarzhaariges etwa rund 100.000 und ein rothaariges nur deren 30.000. Die Dicke des roten Haares macht es auch begreiflich, daß wir bei Rothaarigen so außerordentlich selten Glatzenbildung finden, weil eben diese dicken Haarschäfte der progredienten Atrophie, wie sie der Glatzenbildung zugrunde liegt, erfolgreich widerstehen. Zwei Varianten der Haarfarbe, welche wir in der Säugetierreihe noch häufig vorfinden, fehlen dem menschlichen Haarkleide. Die sogenannte Wildfarbe des Haares entsteht dadurch, daß der einzelne Haarschaft in verschiedenen Segmenten verschieden gefärbt ist. Blonde Ringe wechseln in bunter Reihe mit bräunlichen und schwarzen. Diese Schutzfärbung zeigen sehr viele freilebende Tiere und sie verlieren sie durch Domestikation. Die zweite Farbe, welche das menschliche Haarkleid nicht mehr aufweist, ist die als Schimmelfärbung bezeichnete weiße Nuance. Ursprünglich war sie die Schutzfarbe der in arktischen Regionen freilebenden Säugetiere. Bei Menschen kommt die Schimmelfarbe des Haarkleides nicht mehr vor, sie ist nicht identisch mit dem Prozesse des Ergrauens.

Ein außerordentlich interessantes und noch vollständig ungeklärtes Phänomen ist das *Ergrauen des Haarkleides*, welches entweder inselförmig auftritt und dann als *Poliosis* bezeichnet wird oder das gesamte Haarkleid diffus befällt: *Canities* (s. Alterserscheinungen). Die Ursache des Ergrauens liegt in dem Schwunde des Pigments und in dem Eintritt von Luft in den Haarschaft. BLOCH hat mit Hilfe seiner Dopareaktion nachgewiesen, daß das Pigment beim ergrauenden Haare schwächer wird und im Bulbus des weißen vollständig fehlt. Die Matrixzellen der Haarpapille enthalten keine Substanzen mehr, die sich mit Dopa tingieren. Die Färbung des normalen Haares wird verursacht durch Funktion der in den Haarmatrixzellen vorhandenen Dopaoxydase. Das physiologische Ergrauen der Kopf- und Barthaare beruht nach BLOCH auf einem im Alter eintretenden Schwund dieser Substanz. Es wird nicht das früher pigmentierte Haar sekundär pigmentlos, sondern es wird vielmehr durch ein weißes ersetzt. Man sieht im mikroskopischen Bilde oft in der unmittelbaren Umgebung der pigmentlosen Haarpapille teils dicht an dieselbe gelagert, teils verstreut im angrenzenden Bindegewebe verästelte mesodermale Chromatophoren. Zahlreiche Pigmentforscher (METSCHNIKOFF, EHRMANN u. a.) haben angenommen, daß beim Ergrauen das Abströmen des Pigmentes in die Chromatophoren des Papillarkörpers eine Rolle spielt. Im Gegensatze zu der Ansicht BLOCHs steht NAEGELI. Denn nach BLOCHs Hypothese wäre ein Ergrauen innerhalb weniger Tage und Wochen unmöglich, der Vorgang des Ergrauens müßte vielmehr mindestens einige Monate in Anspruch nehmen; doch gibt es ohne Zweifel Fälle, in denen das Ergrauen innerhalb bedeutend kürzerer Zeiträume einsetzte. Auch konnte NAEGELI einwandfrei und durch Messungen ein Fortschreiten des Ergrauens von der Spitze zur Basis des Haares nachweisen.

Inseln in Form von grauen Haarschöpfen auf dunkel gefärbtem Kapillitium finden wir mitunter als familiäre Eigentümlichkeit, welche sich in Generationen weiter vererbt. Aber auch durch Krankheit können solche ergraute Stellen auftreten und längere Zeit bestehen bleiben. Die Vitiligo des behaarten Kopfes geht einher mit der Bildung derartiger depigmentierter Territorien, welche bei sonst dunklen Haaren eine förmliche Scheckung des Kopfhaares zur Folge haben. Wenn Alopecia areata des Kapillitiums ausheilt, so beobachten wir manches Mal, daß die Haare vollkommen depigmentiert, fast weiß, nachwachsen und erst nach langer Zeit ihre normale Farbe wieder annehmen.

Viel häufiger als das inselförmige Ergrauen ist das diffuse. Es ist physiologisch mit zunehmendem Alter. Allerdings ist der Zeitpunkt des Grauwerdens individuell außerordentlich verschieden. Es gibt Familien, in denen alle Mitglieder sehr frühzeitig ergrauen, ohne daß sie sonst irgendeine Konstitutionsanomalie aufweisen. Bemerkenswert ist die Beobachtung, daß Männer, welche im frühen Lebensalter schon grau werden, selten eine Glatze bekommen. Jugendliche Grauköpfe scheinen zur progressiven Atrophie der Haarpapille, wie sie der Glatzenbildung zugrunde liegt, nur wenig disponiert zu sein. Die Canities des Haarkleides wird im allgemeinen begünstigt durch chronische, mit Schwächung des Organismus einhergehende Krankheiten, durch depressive Gemütszustände, durch Kummer und Sorgen. Lebhaft diskutiert wird in der Literatur die Frage des plötzlichen Ergrauens. Einwandfreie Beobachter haben solche Fälle veröffentlicht. Es handelt sich immer um Menschen, die infolge eines schweren Schrecks oder Schocks im Laufe einer Nacht ergrauen. Bekanntlich soll z. B. das Haar der Maria Antoinette einen Tag vor ihrer Hinrichtung erbleicht sein. Auch im Weltkriege sind vereinzelte Fälle plötzlichen Ergrauens beschrieben worden, welches bei Soldaten nach Granatverschüttungen sich einstellte. Versuchen wir, dieses plötzliche Ergrauen zu erklären, so müssen wir auf einen histologischen Befund zurückgreifen, den seinerzeit LANDOIS erheben konnte. Ein Mann ergraute plötzlich im Laufe einer Nacht während eines Anfalles von Säuferwahnsinn, in welchem er von schreckhaften Phantasiegebilden gequält wurde. LANDOIS fand in den histologisch untersuchten Haaren, und zwar sowohl in der Rinde als auch im Mark, zahlreiche Luftbläschen, welche dem Haare den exquisit grauen Schimmer verliehen. Beim plötzlichen Ergrauen handelt es sich scheinbar um eine akut einsetzende Auflockerung des Haarschaftes auf Grund einer durch Schockwirkung bedingten trophischen Störung. Wir können dieselbe besser verstehen, wenn wir uns daran erinnern, daß durch Angst und Schreck eine sogenannte Gänsehaut eintritt, welche durch Kontraktion der Musculi arrectores pilorum bedingt ist und mit einer Aufrichtung des Haarkleides einhergeht. Dauert die Sträubung des Haarkleides lange Zeit hindurch, so kann infolge des Muskelzuges eine Anaemie der Haarpapille verursacht werden, welche bei längerer Dauer die strukturelle Beschaffenheit des Haarschaftes derart schädigen kann, daß Luftbläschen in die Rinden- und Markschicht eindringen.

Alle Versuche, das Ergrauen des Haarkleides zu bekämpfen, haben bis jetzt fehlgeschlagen. Manchmal gelingt es, durch rechtzeitig verabreichte Arsentherapie das Fortschreiten des Ergrauens hinauszuschieben; es ist jedoch sehr fraglich, ob es möglich ist, bereits depigmentierte Haare durch pigmentierte zu ersetzen. Auch allgemein roborierende Kuren sind vielfach versucht worden. LORAND empfiehlt Totalbestrahlungen des ganzen Körpers mit Höhensonne und behauptet, nach einer mehrwöchigen Kur Dichter- und Dunklerwerden des Kopfhaares gesehen zu haben. Vereinzelte Beobachter berichten von einer Pigmentierung bereits ergrauten Kopfhaares durch Röntgenbestrahlung; STEIN konnte sich jedoch niemals von diesem Effekt überzeugen. Auch nach Verwendung BUCKYscher Grenzstrahlen tritt trotz vorübergehender Pigmentierung der Kopfhaut keine Änderung im Pigmentgehalt des Haares ein. Große Hoffnungen knüpfte man an die Therapie des Ergrauens mit Drüsenextrakten und mit sogenannten Verjüngungsoperationen. VORONOFF erwähnt das Wiederwachsen pigmentierter Kopfhaare bei graukopfigen alten Männern, denen er Affenhoden implantiert hatte. Desgleichen soll mitunter die Unterbindung der Samenleiter nach STEINACH einen derartig verjüngenden Effekt auslösen, ebenso liegen vereinzelte Beobachtungen vor über Wiederwachsen und Nachdunkeln der Haare nach durchgeführter Pinselung der Samenstranggefäße mit Karbolsäurelösung nach DOPPLER. Allen diesen Berichten gegenüber ist große Skepsis am Platze. Sie entbehren jeder objektiv festgehaltenen Grundlage, beruhen auf einem allgemeinen Eindruck des unter der Suggestion des Operateurs stehenden Patienten und bedürfen dringendst der Nachprüfung nicht voreingenommener Fachleute. Auch die diätetische Behandlung frühzeitigen Ergrauens ist höchst problematisch. Daß bessere Ernährung im allgemeinen das Haarkleid dichter und glänzender und mitunter auch dunkler pigmentiert macht, ist eine den Tierzüchtern schon seit vielen Jahrhunderten bekannte Tatsache. In gewissen Grenzen gilt dies natürlich auch für den Menschen. Die Annahme, man könnte durch Zufuhr bestimmter Nährpräparate den Pigmentgehalt des Haares steigern, ist jedoch vollständig aus der Luft gegriffen und entbehrt jedes experimentellen Fundamentes. Wenn daher Patienten mit ergrauten Haaren Abhilfe verlangen, so kann man, falls Arsenkuren und roborierende Maßnahmen den gewünschten Erfolg nicht brachten, sie nur auf das Haarfärben verweisen.

Der Haarwechsel. Während der Haarwechsel im Tierreiche sehr häufig das gesamte Haarkleid auf einmal befällt — ein Prozeß, den man gemeinhin als *Mauserung* bezeichnet —, vollzieht sich derselbe beim Menschen vollkommen unmerklich und ist nur auf wenige Haare und Haargruppen beschränkt, doch ist er vorhanden. Die einzelnen Haararten haben eine sehr verschiedene Lebensdauer. Dieselbe beträgt bei den Flaumhaaren nur $4^1/_2$ Monate und ist auch bei den Augenwimpern nur sehr kurz, während sie beim Kopfhaar 3—5 Jahre und bei manchen Frauenhaaren sogar über 7 Jahre erreicht. Das Wachstum des Haares kommt, wenn seine Lebensdauer abgelaufen ist, zum Stillstand, worauf früher oder später seine Abstoßung erfolgt. Dieselbe ist zunächst in einer verminderten Nahrungszufuhr zur Haarpapille gegeben. Infolgedessen sistiert der Zellnachschub in den Schichten der inneren Wurzelscheide und der Rindensubstanz, nachdem die Bildung der Markzellen, sofern eine solche überhaupt stattfand, schon früher eingestellt wurde. Dadurch, daß sich von außen nach innen zuerst die Wurzelscheide und dann der Haarschaft von der Papille loslösen, nimmt das Ende des Haares die Form eines nach unten abgerundeten Kolbens an. Die Papille wird durch fortschreitende Atrophie zu einer kleinen Zellgruppe von gallertigem Aussehen, verschwindet aber nicht ganz. Mit dem erlöschenden Wachstumsdruck des im Haarbalg zentral gelegenen Haarzylinders beginnt sich ein Gegendruck, welcher von dem bindegewebigen Anteile der äußeren Wurzelscheide ausgeht, geltend zu machen. Das Kolbenhaar rückt im Haarbalg empor und zwischen der Haarpapille und dem Kolbenhaare schließt sich infolge des Gewebsturgors das Lumen der Haartasche. In diesem Zustande kann das Kolbenhaar längere Zeit liegen bleiben, von ihm führt zu der nun vollständig atrophischen Papille ein Epithelstrang, der aus der zusammengefallenen äußeren Wurzelscheide besteht. Die Ausstoßung des Kolbenhaares erfolgt, wenn das neue Haar gebildet wird; letzteres bringt es eigentlich erst vollständig zum Ausfall. Das neue Haar entsteht dadurch, daß die atrophische Haarpapille wieder aufblüht, sie nimmt allmählich an Umfang zu und nähert sich mehr und mehr ihrer ursprünglichen Gestalt. In dem Abschnitt des Epithelstrangs, der der Haarpapille anliegt, treten in Form von Kern- und Zellteilungen

Regenerationserscheinungen auf, die zur Bildung einer regelmäßig angeordneten Epithelhaube um die sich vergrößernde Papille führen. Es kommt so zur Entwicklung eines neuen Haarkegels. Die Zellen im Bereiche desselben vermehren sich so stürmisch, daß sie bald in dem ihnen zugewiesenen Raum nicht mehr Platz finden und sich nur dadurch solchen schaffen, daß sie die heranwachsende Papille nach abwärts drängen. Während dieses Hinabrückens der Papille wird der Haarkegel allmählich länger, die Differenzierung seiner Zellen schreitet fort und führt zur Bildung des neuen Haares. Dasselbe durchbricht die früher kollabierten Anteile der inneren Wurzelscheide, bohrt sich gewissermaßen durch dieselbe einen Kanal und kommt so an das alte Haar heran. Der Follikel beherbergt demnach jetzt zwei Haare: ein Papillen- und ein Kolbenhaar. Je mehr ersteres hervorwächst, um so mehr wird der Kolben gelockert, er wird gewissermaßen von dem jungen Haare vor sich hergestoßen und fällt schließlich aus. Bei jungen Männern, welche an beginnender Glatzenbildung leiden, ist ein wesentlich rascherer Haarwechsel festzustellen, als er normalerweise in der Scheitelregion des Schädels vorkommt. Der gesunde Haarboden stößt die Haare nur relativ sehr langsam ab, und wenn wir bei normalen Individuen die ausgekämmten Haare untersuchen, so finden wir die Zahl derselben sehr gering und sie sind sämtlich an ihrem freien Ende von der Schere des Friseurs abgeschnitten. Wenn aber überstürzter Haarwechsel vorliegt, so zeigen die in großer Zahl ausgefallenen Haare ein freies Spitzenende, da sie häufig schon ausfallen, bevor sie von der Schere des Friseurs gekürzt worden sind. Es lassen sich daher aus dem mikroskopischen Befunde der ausgekämmten Haare in dieser Hinsicht Rückschlüsse auf die Schnelligkeit des Haarwechsels ziehen (POHL-PINKUS). Der Haarwechsel geht an dem Haarbalg und der Haarpapille nicht spurlos vorüber, die Papille rückt stets etwas nach aufwärts, mit anderen Worten, jedes neue Haar bildet sich an einer höheren Stelle des Follikels als sein Vorläufer, aber auf der alten Papille. In diesem eigenartigen Neubildungsvorgang liegt schon begründet, daß jeder Haarwechsel den Follikel näher seinem Ende bringt, und in der Tat sehen wir, daß der Balg im selben Verhältnis der Verödung anheimfällt, als dieses Spiel sich wiederholt. Follikel, in deren Inneren ein reger Haarwechsel stattgefunden hat, erscheinen durchwegs nur mehr als kurze Einstülpung des Oberflächenepithels, oft nicht weiter als bis in die Mitte der Cutis reichend; tragen sie überhaupt noch ein Haar, so ist dies nur mehr ein kurzer, dünner Stummel. Vom Boden des Balgs aber zieht ein gefäßhaltiger Bindegewebsstrang, der *Haarstengel*, bis in die Subcutis und meldet, wo der Follikel seinerzeit seinen tiefsten Punkt gehabt hat.

S. auch Alopecia praematura, simplex; Verjüngung; Weiblicher Körper.

Behenöl, Oleum Moringae, ist nur selten echt im Handel anzutreffen. Es gilt im Volksglauben als haarwuchsfördernd und wird (selten) als Haaröl verwendet.

Beine, plumpe. Die plumpen Unterschenkel der jungen Mädchen mit wenig ausgesprochener Wadenbildung hält RÖMICH für eine Teilerscheinung der konstitutionellen Fettsucht, welche dabei nicht nur in der Massigkeit, sondern auch in der Verteilung des Fettgewebes zum Ausdruck kommt. Es ist vermehrt und reicht bis ins Korium, ja bis unter die Epithelschicht. Die Behandlung wurde teils konservativ durch Dauerkompression, Massage, Wärme versucht wie auch operativ mittels Fadendrainage und subkutaner Fasziendurchtrennung. Subkutane Ablösung des Fettes von der Subkutis mittels Tenotom und Entfernung desselben soll gute Resultate geben (s. auch Fettresektion; Hauskosmetik; Wadenplastik).

Beinschwarz, Ebur ustum, ist eine feingepulverte Knochenkohle, die auch als schwarzer Farbstoff in der Kosmetik Verwendung finden kann. Besser verwendbar ist aber Lampenschwarz (s. dort).

Beinverkürzung und Verkürzungshinken. Eine Beinverkürzung macht sich kosmetisch ungemein störend bemerkbar, da die Last des Rumpfes bei jedem Schritt, den das verkürzte Bein macht, herabsinkt und dann wieder beim Belasten des längeren Beines gehoben werden muß. Diese Gangtechnik bedeutet eine große Kraftverschwendung, ganz abgesehen von der kosmetischen Störung, die eben in dem ungleichmäßigen asymmetrischen Bewegungsablauf ihren Ausdruck findet. Man unterscheidet:

1. *Anatomische Verkürzung.* Bei dieser ist das eine Bein aus irgendeiner Ursache (z. B. schlecht verheilter Oberschenkelbruch, Coxa vara usw.), tatsächlich kürzer als das andere.

2. *Funktionelle Verkürzung.* Das Bein ist nicht kürzer als das andere, aber infolge einer fehlerhaften, oft versteiften Stellung des Beines im Hüftgelenk, meist Adduktionsstellung, erscheint beim Stehen und Gehen das Bein kürzer. Häufig vergesellschaften sich beide Ursachen von Verkürzung. In jedem dieser beiden Fälle kann es zu einem *Verkürzungshinken* kommen.

Die *Behandlung der Beinverkürzung* ist gerade aus kosmetischen Gesichtspunkten sehr notwendig und dankbar. Besteht eine funktionelle Verkürzung infolge fehlerhafter Stellung im Hüftgelenk, so ist dieselbe unbedingt, unblutig oder operativ (Osteotomien), zu beseitigen. Besteht eine anatomische Verkürzung, so kann dieselbe bis zu etwa 2 cm unberücksichtigt bleiben, da sie durch leichte Beckensenkung auf der Seite des verkürzten Beines gut ausgeglichen wird. Stärkere Verkürzungen bedürfen einer Spitzfußeinstellung des Fußes im Stiefel mit einem Korkausgleich. Bei noch stärkeren Verkürzungen kann ein *Schienenschuh* mit Korkausgleich erforderlich werden, über den erst wieder ein orthopädischer Stiefel gearbeitet wird, und bei hochgradigen Verkürzungen können echte Prothesen mit künstlichem Fuß notwendig werden. Auf operativem Wege läßt sich eine gewisse Verlängerung des verkürzten Beines bis zu einigen Zentimetern durch Verlängerungsosteotomien erzielen. Auch kann in Erwägung gezogen werden, das gesunde Bein, welches ja zu lang ist, durch Osteotomie zu verkürzen und in seiner Länge der verkürzten Seite anzugleichen (s. auch Spitzfuß).

Bellsches Phänomen, s. Gesichtslähmung.

Bemalung, s. Körperschönheit; — aus erotischen und religiösen Gründen, s. Naturvölker; — bei den alten Ägyptern, s. Kosmetik in der Kunst.

Bénédictins (Eau dentifrice des Révérends Pères Bénédictins), bekanntes französisches Mundwasser (Name gesetzlich geschützt). Ähnliche Produkte können nach einer der folgenden Vorschriften erhalten werden:

Rp. Ol. Cinnam. Ceyl.	1,0
Ol. Menth. pip.	10,0
Ol. Anisi	2,0
Ol. Anisi stell.	2,0
Ol. Caryophyll.	2,0
Ol. Rosae ver.	0,1
Heliotropini	0,5
Tinct. Benzoes	30,0
Tinct. Coccion.	80,0
Spir. Vini	750,0

—

Rp. Ol. Cinnam. Ceyl.	1,0
Ol. Menth. pip.	12,0
Ol. Anisi	5,0
Ol. Caryophyll.	2,0
Ol. Rosae ver.	0,2
Mentholi	0,5
Vanillini	0,2
Heliotropini	0,3
Tinct. Myrrhae	50,0
Tinct. Benzoes	30,0
Balsam. peruv.	0,5
Tinct. Vanillae	5,0
Color. rubr.	q. s.
Spir. Vini	850,0

Bénédictins-Zahnpasta Nicht schäumende Pasta. Ein ähnliches Produkt kann nach folgender Vorschrift erhalten werden:

Rp. Corpor. Pastae	1000,0	Ol. Rosae ver.	0,1
Ol. Menth. pip.	10,0	Ol. Cinnam. Ceyl.	0,8
Ol. Anisi stell.	1,5	Ol. Caryophyll.	1,5
Ol. Anisi	2,0	Tinct. Benzoes	3,0
Mentholi	0,5	Tinct. Bals. tolutan.	1,0
Heliotropini	0,3	Solut. Carmini	q. s.

Benzaldehyd, sogenanntes künstliches Bittermandelöl, wird als Ersatz des echten Bittermandelöls verwendet.

Benzin, Benzinum Petrolei, Petrolaether, ist eine farblose, leicht bewegliche Flüssigkeit, die sehr flüchtig und leicht brennbar ist. Es ist ein ausgezeichnetes Fettlösungsmittel, das auch eine empfindliche Haut nur selten reizt. Man benützt es daher zur Entfettung von Haut und Haaren z. B. bei Seborrhoea oleosa. Es ist aber wegen der Feuersgefahr mit Vorsicht zu verwenden. Öfteres Betupfen mit Benzin bei Nasenröte wird empfohlen.

Benzinemulsionen.

Benzinemulsion mit Ammoniumlinoleat. 1. Man inkorporiert 70 g Alkohol in 70 g Ammoniumlinoleat und gibt 850 g Benzin hinzu. Man erhält so eine klare gelbe Flüssigkeit, die sich mit 100% Wasser zu einer milchigen unbegrenzt haltbaren Benzinemulsion mischen läßt. 2. 7 g Ammoniumlinoleat werden mit 43 g Wasser übergossen und nach dem Aufsaugen (s. oben) zur Pasta verarbeitet. Der Pasta werden 7 g Alkohol und 43 g Benzin einverleibt, worauf man ein dickes Öl erhält, das leicht 100% und mehr Wasser aufnimmt.

Benzinemulsion mit Triaethanolaminseife. In 150 g Benzin löst man 10 g Triaethanolaminstearat und fügt dann allmählich unter Umschütteln 250 g Wasser zu. Diese Emulsionen sind vorzügliche Entfettungsmittel für die Haare.

Benzinoform, ein technisch reiner Tetrachlorkohlenstoff (s. dort), der als Ersatzmittel für Benzin dient.

Benzoe, Resina Benzoe. Ohne weitere Bezeichnung verstehen wir unter dem Namen Benzoe die

Siam-Benzoe. Diese enthält als wesentliches Prinzip freie Benzoesäure und Verbindungen dieser Säure mit Harzalkoholen, wenig Vanillin usw., jedoch keine Zimtsäure. Sie ist leicht löslich in warmem Alkohol und teilweise in Fetten. Mit Fett digeriert, erteilt Benzoe dem Fett einen sehr angenehmen vanilleartigen Geruch und schützt dieses längere Zeit vor dem Ranzigwerden (benzoinierte Fette). *Benzoetinktur* wird durch Lösen von 180 g Benzoe in 1 Liter 96%-Alkohol hergestellt (für Parfumeriezwecke). Die Pharmakopoe läßt 1 Teil Benzoe in 5 Teilen Alkohol lösen. Benzoe hat schwach antiseptische und keratoplastische Eigenschaften. Sie wird therapeutisch nur in Form der Tinktur als Vehikel für Medikamente als Hautfirnis gebraucht, manchmal auch (1 : 4) mit Wasser verdünnt in Form einer milchigen Emulsion (sogenannte Jungfernmilch) gegen Perniones und Verbrennungen. Sehr häufig in der Parfumerie als Aromaticum bzw. Fixateur für mannigfaltige Zwecke, auch zu Räuchermitteln, Zahnpflegemitteln usw.

Sumatra-Benzoe nähert sich in ihrer Zusammensetzung mehr dem Styrax. Sie enthält freie Zimtsäure und Verbindungen dieser Säure mit Harzalkoholen, daneben nur Spuren von Benzoesäure und Vanillin. Sie ist nicht gänzlich in Alkohol löslich und nur zum geringen Teil in Fetten. Ihre antiseptische, keratoplastische und vor allem antiparasitäre Wirkung ist eine sehr ausgeprägte, es kann Sumatra-Benzoe daher in ziemlich analoger Weise wie Styrax therapeutisch verwendet werden. Auch in der Parfumerie wird sie in analoger Weise wie die Siam-Benzoe gebraucht.

Benzoe-Resinoid wird aus beiden Sorten durch Petrolaetherextraktion gewonnen und ist ein wertvoller Riechstoff für die Parfumerie.

Benzoefett, s. Fettkonservierung.

Benzoesäure, Acidum benzoicum. In Betracht kommt praktisch nur die synthetisch gewonnene (e Toluolo). Wenig löslich in Wasser, löslich in Alkohol usw. Wirkt keimtötend. Als Antisepticum und juckstillendes Mittel in Salben 1—10%, Streupulvern, Lösungen usw. Auch als Konservierungsmittel für Fette usw. Ihre antiseptische Wirkung steht jener der Salizylsäure kaum nach, nach manchen Autoren soll sie in dieser Beziehung der Salizylsäure überlegen sein. Auch als antiparasitäres Mittel bei Hautkrankheiten, bei Fußschweiß usw. Speziell als Antisepticum in der Mundpflege sehr häufig verwendet (als Ersatz der Salizylsäure). Ihr Natriumsalz, das

Natriumbenzoat, Natrium benzoicum, wird als Konservierungsmittel häufig verwendet (s. Konservierungsmethoden). Es ist löslich in Wasser (56%) und weniger in Alkohol (7,5%) (s. auch Schädigungen).

Benzoeseife. Von milder antiparasitärer Wirkung.

Rp. Resin. Benzoes	5,0	Benzoe und Vanillin durch Er-
Spir. Vini	5,0	wärmen im Wasserbad in Lösung
Tinct. Bals. tolutan.	5,0	bringen und zu Sapon. medicat.
Vanillini	1,0	1000,0 zusetzen.

Benzol, Benzolum, Steinkohlenbenzin. Für arzneiliche und kosmetische Zwecke kommt nur das Reinbenzol des Handels in Frage, das als Benzolum purum, „kristallisierbar" bezeichnet wird, weil es bei 0° kristallinisch erstarrt. Klare, farblose, leichtflüssige, stark lichtbrechende Flüssigkeit von eigenartigem Geruch und brennendem Geschmack. Siedepunkt etwa 80—82°. Es ist sehr leicht entzündlich, daher feuergefährlich. In Wasser ist es unlöslich, mischbar mit absolutem Alkohol, Methylalkohol, Äther, Eisessig, Chloroform, Azeton. Mit Alkohol von 90% gibt es zunächst eine trübe Mischung, die bei weiterem Zusatz von Weingeist klar wird. Es löst viele organische Stoffe, besonders Harze, Fette, Kautschuk. Wirkung und Anwendung: Hauptsächlich als Lösungsmittel für Teer, Cignolin usw., zur Hautentfettung, zur Vorbehandlung bei seborrhoischen Ekzemen und bei seborrhoischer Alopezie.

Benzozon, Benzoylacetylsuperoxyd. Farblose Kristalle, Schmelzpunkt 40°. Das Benzozon des Handels wird durch Mischen mit der gleichen Menge eines unlöslichen, reizlosen Pulvers haltbar gemacht. Wirkt keimtötend durch Sauerstoffabgabe. Als desinfizierende Salbe bei Hautmykosen, Intertrigo usw. (Parke, Davis u. Co.) (s. auch Acetozon; Persalze).

Benzoylsuperoxyd, ein Persalz (Sauerstoffentwickler) (s. auch Acetozon; Benzozon; Persalze).

Benzylacetat (Benzylium aceticum) ist ein wichtiger Bestandteil des Jasminblütenöles und wird in großem Maßstab als synthetisch gewonnener Ester zu Nachbildungen des Jasmingeruches usw. benützt.

Benzylalkohol. Von schwachem Eigengeruch. Trotzdem kommt dieser Riechstoff sehr häufig zur Verwendung, um zu starke Gerüche zu mildern. Benzylalkohol ist auch ein wesentlicher Bestandteil des Jasminaromas. Wurde auch als zahnsteinlösendes Mittel empfohlen (s. auch Zahnsteinentfernungsmittel).

Bergamottöl (Oleum Bergamottae). Ist ein Bestandteil des Kölnischen Wassers (Aqua Coloniensis). Es wird aber ferner in ausgedehntem Maße zu Parfums aller Art benützt, z. B. bei Veilchen, Eßbukett, Chypre u. a.

Eau-de-Cologne-Aroma.

Bergamottöl	1 g	Rosmarinöl	0,3 g
Zitronenöl	0,5 „	Lavendelöl	0,2 „
Pomeranzenöl süß (Portugalöl)	0,5 „	Neroliöl	0,5 „

In vielen Fällen kann das echte Bergamottöl durch das künstliche Bergamottöl (Oleum Bergamottae arteficiale) ersetzt werden. Bergamottöl soll die Ursache der Berlocque-Dermatitis sein (s. dort).

Beri-Beri, s. Ernährung; Tropen.

Berlocque-Dermatitis, s. Lichtschäden; Pigmentierung; Schädigungen; Sonnenlichtschädigungen.

Bertramwurzel, Radix Pyrethri, von Anacyclus pyrethrum. Tinctura Pyrethri, Bertramwurzeltinktur, wird hergestellt aus 1 Teil grobgepulverter deutscher Bertramswurzel und 5 Teilen verdünntem Weingeist (60%ig). Tinctura Pyrethria aetherea, wird hergestellt aus 1 Teil Bertramwurzel und 10 Teilen Aetherweingeist durch Mazeration. Auszüge aus der Wurzel werden als Zusatz zu Mundwässern gebraucht. Tinctura Pyrethri composita, Hamburger Mundwasseressenz:

Rp. Radic. Angelicae		Spir. diluti 2000,0
Radic. Pyrethri	aa 10,0	Man digeriert, preßt und fügt hinzu
Cort. Cinnamomi		
Resin. Guajaci	aa 40,0	Spir. Cochleariae 600,0
Ligni Santali rubri	150,0	

Anm.: Radix Pyrethri nicht verwechseln mit Pyrethrumblüten (s. dort).

Berufskrankheiten und Kosmetik. Jede berufliche und gewerbliche Beschäftigung, längere Zeit ausgeübt, wird auf der Haut ihre Spuren hinterlassen. Diese werden vor allem auf den unbedeckten Hautstellen, wie Gesicht und Händen, auftreten und haben dadurch ein großes kosmetisches Interesse, aber auch an allen anderen Hautstellen, die physiologisch oder chemisch gereizt werden, finden sie sich vor. Wir unterscheiden zwei große Gruppen von Hautveränderungen, die durch Beruf und Arbeit hervorgerufen werden. Das sind die Berufskennzeichen (Stigmata) und die Berufskrankheiten, die beide jedoch nicht scharf voneinander abgegrenzt werden können. Wir finden die ersteren bei fast allen Personen, die regelmäßig und lange Zeit eine bestimmte Tätigkeit ausüben, die letzteren nur bei einem Teile der die Tätigkeit ausübenden Personen, wobei auch die Disposition eine Rolle spielt.

Wir verstehen unter den *beruflichen Stigmata* Veränderungen der Haut, welche durch länger dauernde Beschäftigung in einem bestimmten Berufe zustande kommen, ohne daß dadurch die Funktionstätigkeit beeinträchtigt wird, ja im Gegenteil, manche von ihnen, wie z. B. die Schwielenbildungen, ermöglichen ein leichteres und exakteres Arbeiten. Wir teilen die beruflichen Kennzeichen in solche vorübergehender und solche bleibender Natur ein. Zu den *vorübergehenden* gehören die Färbungen von außen, die Auflagerungen, die Einrisse und Hautaufschürfungen, die Nagelveränderungen, die Färbungen von innen (Pigmentierungen), die Schwielen- und Mitesserbildungen. Die *bleibenden* Stigmata zerfallen in Blutgefäßveränderungen (Erweiterungen, Krampfaderbildungen, Blutgefäßneubildungen), in Bindegewebs- und Schleimbeutelbildungen, in Narben, in Hautschwund und Verwitterung, in Einsprengungen und Tätowierungen. (Einteilung nach BLASCHKO-OPPENHEIM.) Vom kosmetischen Standpunkt aus kommen die Einrisse und Hautaufschürfungen als bald vorübergehende Veränderungen sowie die Bindegewebs- und Schleimbeutelbildungen, die sich auf bedeckten Hautstellen entwickeln, nicht in Betracht.

Was die *Färbungen* betrifft, so müssen wir hierbei unterscheiden solche, welche durch einfache Reinigung durch Wasser und Seife zu beseitigen sind, und solche, bei denen nur eingreifende Prozeduren, wie Chemikalien oder physiologische Abschuppungen, die Färbung entfernen. In den allermeisten Fällen wird nur die oberflächlichste Schicht der Epidermis gefärbt, die Hornschicht wird imbibiert oder die Farbe in Form von kleinen Partikeln oder als Lackschicht aufgelagert, oder es findet eine chemische Bindung der Farbe mit der Hornschicht statt. Im letzteren Falle wird die Färbung nur durch die physiologische Abschuppung wieder normal. Bei Wasserfarben genügt die Reinigung mit Wasser und Seife, bei Teer- und Lackfarben, bei Ölfarben müssen Waschungen mit Öl, Terpentin und Spiritus, Chlorkalklösungen usw. vorgenommen werden. Durch diese Mittel wird die Haut sehr in Anspruch genommen. Das Terpentin, das eine große Verbreitung als Reinigungsmittel, z. B. bei den Färbern, besitzt, ist eine ekzematogene Substanz und erzeugt Ekzeme. Waschungen mit Chlorkalk erzeugen Hyperhidrosis. Es ist also vom Standpunkte der Kosmetik aus wichtig zu wissen, daß man jene Lösungen und Reinigungsmittel nimmt, die die Haut am wenigsten schädigen. Selbstverständlich kommt es hier auch auf die allgemeine Beschaffenheit der Haut an, ob wir einen hellen oder dunklen Typus, ob wir eine ichthyotische (Fischschuppenkrankheit) oder eine seborrhoische Haut vor uns haben.

Die *Nagelveränderungen* (s. Nagelkrankheiten), die durch den Beruf hervorgerufen werden, zeigen große Entstellungen der Nägel, z. B. die halbmondförmige Abhebung der Nägel bei Wäscherinnen, die Veränderungen der Nägel durch Schweinsborsten bei Selchern, die Verdickung des Daumennagels bei Uhrmachern durch das Öffnen der Uhren usw. Diese können prophylaktisch verhütet werden durch Kenntnis des Mechanismus des Zustandekommens. Sind die Nagelveränderungen einmal ausgebildet, so hilft nur Einstellung der Arbeit und Kurzschneiden der Nägel. In jedem Falle von Nagelveränderung durch den Beruf muß genau die Art der Ausübung des Berufes und die Stoffe, mit denen gearbeitet wird, gekannt sein, um die auftretenden Veränderungen zu verhüten. Die gröbsten und manchmal unheilbaren Veränderungen der Nägel werden durch Säuren und Alkalien hervorgerufen.

Was die *Pigmentierungen* (s. dort) betrifft, die dadurch entstehen, daß die unbedeckten Körperstellen von der Sonne, vom Wind und vom Wetter getroffen werden (das sogenannte Abbrennen), wie bei Sportlern, Landleuten, Matrosen, Gärtnern, Kutschern usw., so sieht man nach anfänglicher Rötung (Sonnenbrand) Gelb- und Braunfärbung der Haut, die das ganze Gesicht ohne scharfe Grenzen gegen den behaarten Kopf zu, den Hals, bei Frauen den Kleiderausschnitt, den Nacken und die Handrücken bedeckt. Bei langdauernder Einwirkung der oben angeführten Schädlichkeiten entwickelt sich dazu die *Hautverwitterung*, die unheilbar ist und deshalb auch zu den bleibenden Berufskennzeichen gerechnet werden kann (Seemanns- oder Landmannshaut, Farmerskin) (s. auch Berufskrankheiten, Hautschwund). Die Prophylaxe besteht in der möglichsten Vermeidung der oben angeführten Ursachen, in der Anwendung von Lichtschutzmitteln (große Strohhüte, Schleier, Lichtschutzsalben) und in reichlicher Einfettung der Haut überhaupt. Diese Hautpigmentierung, die beim Aussetzen der Arbeit allmählich zurückgeht, finden wir auch bei Berufen, die in großer Hitze, bei strahlender Wärme ausgeübt werden. Die Braunfärbung kann man durch schälende Salben und bleichende Mittel allmählich beseitigen. Zu den Pigmentierungen durch den Beruf gehören auch die durch Arsen hervorgerufenen Schwarzfärbungen der Haut *(Arsenmelanose)* (s. Pigmentierung), daneben kommen auch selten Perforationen der knorpeligen Nasenscheidewand bei Arsenarbeitern vor (Schutzmaske!) und die durch das Silber hervorgerufene Blaufärbung *(Argyrie)*

(s. dort). Die erstere beobachtet man bei Tapetenarbeitern, Tierausstopfern, Schweinfurtergrünerzeugern, die letztere bei Versilberern, Silberschmieden, Glasperlenerzeugern usw. Beide Pigmentierungen betreffen den ganzen Körper, sind an den unbedeckten Stellen am intensivsten und verschwinden nur sehr allmählich bei Aussetzen der Arbeit.

Die *Schwielen* (s. dort), die Wucherungen der gedrückten und geriebenen Hornschicht sind, führen nur selten die Notwendigkeit einer kosmetischen Behandlung herbei. Nur wenn sie sich an sichtbaren Stellen befinden (Handrücken, Handteller, behaarter Kopf, bei Athleten, Sportlern, Turnern, bei Tänzerinnen auch an den sonst bekleideten Körperstellen) und besonders ausgebildet sind, erfordern sie ein kosmetisches Eingreifen. Dieses besteht in der Erweichung und Auslösung. Dabei ist zu bemerken, daß eine radikale Entfernung der Schwiele durch das Ausschneiden nicht geboten erscheint, weil die zarte Narbe, die sich nach dieser radikalen Operation ausbildet, oft für den Träger schmerzhaft wird und ihn bei seiner Arbeit behindern kann. Die Auslösung der Schwiele geschieht entweder mit dem Messer oder durch Auskratzen mit dem scharfen Löffel mit nachträglicher Ätzung blutender Gefäße. Die Erweichung der Schwiele erfolgt mit allen hornlösenden Mitteln. Hier ist in erster Linie die Salizylsäure zu nennen, die in Form von 10—15%igen Salizylseifenpflastern oder 10—15%igem Salizylkollodium angewendet wird. Bei ausgedehnten Schwielenbildungen empfehlen sich Umschläge von Schmierseifenlösung oder die Anwendung von Schmierseife, auf Leinwand gestrichen, unter Schutz der gesunden Umgebung durch Pflaster (Schmierseifenverband). Eine Vorbehandlung der Schwiele kann nur durch Bäder oder durch Einwickeln der Schwiele in impermeable Stoffe (Kautschukleinwand) durch Mazerationswirkung stattfinden. In den schwersten Fällen hat man durch Bestrahlung der gewucherten Hornschicht durch Röntgenstrahlen, Grenzstrahlen, auch Radium Erfolg gesehen.

Bei den *Mitesserbildungen* (s. Mitesser), die wir bei allen Personen finden, die mit Teer, Petroleum, Benzin, Pech, Holzstaub oder anderen Staubarten zu tun haben, sollen gründliche Waschungen mit Wasser und Seife, Abreibungen mit spirituösen Lösungen angewendet werden. Die einzelnen Komedonen entfernt man mit dem Komedonenquetscher. Selbstverständlich ist auch hier die Einstellung der Arbeit notwendig. Als Prophylaxe sind vor allem gründliche Reinigungsbäder und Waschungen mit Seife und Bürste zu empfehlen.

Von den *bleibenden Stigmata* interessieren den Kosmetiker die Blutgefäßneubildungen (Teleangiektasien), die sich hauptsächlich im Gesicht bei durch Sonne, Wind und Wetter geschädigter Haut entwickeln. Die Entfernung dieser erfolgt entweder durch Skarifikation (parallele feine Schnitte mit einem Skarifikationsmesser) oder durch Elektrolyse, indem man die elektrolytische Nadel in die erweiterten Gefäßchen führt, oder durch Kaltkaustik. Ist die Gefäßneubildung sehr dicht angeordnet, so wendet man Grenzstrahlen und Radiumtherapie an.

Was die *Narbenbildungen* betrifft, die als Berufskennzeichen auftreten, bei Schmieden an den Vorderarmen, bei Fleischern nach Verletzungen durch Messer an den Fingern und Händen, bei Gießern als Narben auf den Fußrücken, bei den Klempnern und Korbflechtern an den Handtellern als parallele linienförmige Narben, so erfordern diese keine kosmetische Behandlung. Anders steht die Sache mit den häufigen Narbenbildungen nach Verbrennungen, Verätzungen und Erfrierungen sowie nach anderen, durch den Beruf entstandenen Hautgeschwüren (s. weiter unten).

Zu den bleibenden Stigmata sind auch die *Venenerweiterungen* (Varikositäten) zu rechnen, die wir an den Beinen jener Personen sehen, die bei gewisser Disposition ihren Beruf im Stehen ausüben, namentlich dann, wenn ein Bein mehr belastet ist. Diese Venenerweiterungen, im Volke Krampfadern genannt, kommen bei Bäckern, Kellnern, Schlossern, Schmieden, Tischlern, Wäscherinnen, Metallschleifern usw. vor, zumeist einseitig, besonders hochgradig bei Tischlern und Bäckern. Sie können durch ihre starke Entwicklung zur Berufsbehinderung führen, zu Ekzemen und zu Geschwürsbildungen Veranlassung geben. Die Prophylaxe besteht in der Anwendung von Binden und Gummistrümpfen, die, sollen sie wirksam sein, in horizontaler Lage angelegt und entfernt werden müssen. Ausgedehnte Varizenerweiterungen werden entweder mit Injektionen, chirurgisch oder durch Kombination beider Verfahren behandelt.

Zu den entstellendsten Berufskennzeichen können manchmal die *Einsprengungen* und *Tätowierungen* führen. Unter Einsprengungen versteht man die Ablagerungen von Partikeln des Materials, das bearbeitet wird, und des Materials, mit dem man arbeitet, unter die Haut, wobei bei der Einsprengung die unverletzte Haut direkt von dem Material durchbohrt wird, während die Tätowierung durch Eindringen des Fremdkörpers in die bereits verletzte Haut zustande kommt wie bei der künstlichen Tätowierung Je nach dem Material, das unter die Haut gelangt und dort im Bindegewebe abgelagert wird, sind diese Berufskennzeichen vorübergehend, wenn durch die Körpersäfte das Material aufsaugbar gemacht wird, oder bleibend, wenn dies nicht der Fall ist. Alle Einsprengungen und Tätowierungen durch Kohle (Kohlenarbeiter, Gasarbeiter, Munitionsarbeiter, Jäger und Soldaten durch Pulverexplosionen) sowie durch Gesteinsarbeiten, durch Silber, Gold usw. sind bleibend. Einsprengungen und Tätowierungen von Eisen, Stahl, bei den Eisenhüttenarbeitern, Müllern und so weiter, sind vorübergehend, obwohl es sehr lange dauert, bis diese unter dem Einflusse der Körpersäfte aufgesaugt werden. Die stärksten Entstellungen findet man bei Einsprengungen mit gleichzeitiger Narbenbildung nach Pulverexplosionen, Verbrennungen, Granatexplosionen, wie wir sie im Kriege kennengelernt haben und wo oft das ganze Gesicht durch die reichlichste Kohleneinsprengung blauschwarz gefärbt ist. Die Beseitigung der Einsprengungen und Tätowierungen (s. Tatauierung) ist ein sehr schwieriges Kapitel der Dermatologie. So wie die künstlichen Tätowierungen, die mit chinesischen Tuschen, Zinnober und anderen mineralischen Farben hergestellt werden, nur durch Ätzung oder durch chirurgische Verfahren entfernt werden können, so ist dies auch bei den beruflichen Einsprengungen und Tätowierungen der Fall. Wo die Ausschneidung möglich ist, bleibt sie das einfachste Verfahren und jenes, welches die besten kosmetischen Resultate gibt. Sonst muß man Ätzpasten, Galvanokaustik, Kaltkaustik und andere Verfahren zur Entfernung der Fremdkörper anwenden. Es wurden auch Verfahren empfohlen, die durch Einspritzung von Lösungsmitteln unter die Haut die unlöslichen Fremdkörper in lösliche überführen sollen. Aber diese Methoden haben sich nicht bewährt.

In bezug auf die *Berufskrankheiten*, die wir in 1. Verbrennungen, Verätzungen und Erfrierungen, 2. Hautveränderungen durch elektrischen Starkstrom und Röntgenschädigungen, 3. in die Erkrankungen der Talg- und Schweißdrüsen, 4. in die Hautgeschwülste und Krebse, 5. in die Nagel- und Haarerkrankungen, 6. in Hautentzündungen, worunter die häufigsten Berufskrankheiten, das Berufsekzem fällt, 7. in Schwarzfärbungen, Wucherungen der

Hornschicht und in Hautschwund und schließlich 8. in die beruflichen Infektionskrankheiten teilen, kommen vor allem in kosmetischer Beziehung die Verbrennungen, Verätzungen und Erfrierungen in Betracht. Die Verbrennungen und Verätzungen, namentlich die letzteren, sind dadurch ausgezeichnet, daß sie mit sehr entstellenden, schrumpfenden und gewucherten Narben ausheilen. Dadurch entstehen im Gesichte Verziehungen der Augenlider, der Nase, der Lippen, der Ohren, Verwachsungen der unteren Kinnhaut mit der Halshaut, die wohl das höchste Maß an Entstellung bedingen können. Diese hochgradigen Entstellungen, die nach Säureverätzung entstehen, sind auch dem Volke wohlbekannt, weshalb die Eifersuchts-Vitriolattentate mit Schwefelsäurebegießungen des Gesichtes erfolgen. Bei Flammen-, Dampf- und Explosionsverbrennungen des Gesichtes ist von vornherein das Augenmerk auf sorgfältigste Vermeidung von Verwachsungen und Verziehungen zu richten. Bei Säure- und Alkaliverätzungen muß man, wenn man frühzeitig in die Lage kommt, solche Fälle zu behandeln, trachten, Neutralisierungsmittel, bei Säuren Alkalilösungen (Sodalösungen), bei Alkali- und Salzverätzungen verdünnte Säuren anzuwenden. Um Verwachsungen der Lippen, der Nasenlöcher, der Augenlider zu verhüten, sind diese Stellen durch eingelegte Salbenlappen zu trennen. Ist es zu Verziehungen und gewucherten Narbenbildungen (Keloiden) gekommen, dann hilft nur das chirurgische Verfahren, das im Ausschneiden der Narben und Ersatz durch Hautplastik besteht.

Ein besonderes Kapitel bilden die akuten *Erfrierungen* (s. Kälteschädigungen), die hauptsächlich an Nase und Ohren und an den Händen und Füßen entstehen und die zum Absterben kleinerer oder größerer Hautteile führen. Bei den akuten Erfrierungen, z. B. bei Touristen im Schneesturm, müssen die harten, weißen, der Blutzirkulation entbehrenden Teile mit Schnee energisch gerieben werden und zuerst die Erfrorenen in kalte und dann allmählich in immer wärmer temperierte Räume gebracht werden. Es ist ein großer Fehler, diese Erfrierungen durch Wärme behandeln zu wollen. Auch die Behandlung der drittgradigen Erfrierungen mit Umschlägen, die früher geübt wurde, ist veraltet. Man behandelt jetzt trocken mit sterilem Streupulver und mit Heißluft und erzielt in bezug auf die Erhaltung von anscheinend bereits abgestorbenen Geweben viel günstigere Resultate. Bei den Erfrierungen zweiten Grades an Händen und Füßen erfolgt sehr oft ohne Ersatz Abstoßung der Nägel.

Bezüglich der *elektrischen Verbrennungen* ist zu bemerken, daß dabei häufig eine Metallimprägnierung durch die Verpuffung des Metallmaterials, durch das der elektrische Strom fließt, erfolgt. Das sind tiefbraune oder schwarze Färbungen, die nur durch die physiologische Abschuppung entfernt werden. Die Röntgen- und Radiumschäden sind äußerst entstellend. Im Gesichte und auch an anderen Stellen zeigen sich Scheckungen, Hautverdickungen, Narbenbildungen, Gefäßbäumchen und Hautschwund, die sogenannte *Röntgenhaut.* Diese Entstellung ist nicht zu beseitigen und es können sich auf dieser Haut ein Röntgengeschwür und sogar ein Röntgenkrebs entwickeln.

Von großer Wichtigkeit in bezug auf die Kosmetik sind die Erkrankungen der *Talg- und Schweißdrüsen,* wie wir sie bei Arbeitern, die mit Chlor, Brom, Teer, Erdöl, Petroleum, Paraffin, Benzin, Vaselin, Maschinenöl, Wagenschmiere, Holzstaub und anderen Staubarten usw. beschäftigt sind, beobachten können. Dabei entstehen zuerst Mitesser, dann Entzündungen um diese, daselbst kleine Abszesse, welche mit Narbenbildung abheilen können. Diese Erkrankungen sind zumeist im Gesichte lokalisiert und dauern so lange an, als die Arbeit fortgesetzt wird. Die ärgsten Grade dieser Veränderungen findet man bei Köhlern, Korkstein- und Brikettarbeitern und bei Schuhmachern. Diese Veränderungen haben auch besondere Namen bekommen, z. B. *Teer-* und *Pechhaut.* Bei jenen Arbeitern, die mit dem Isolieren von elektrischen Drähten mit Isoliermasse, die gewöhnlich aus gechlorten Naphthalinen besteht, beschäftigt sind, kommt die sogenannte *Pernakrankheit* vor, wobei das Gesicht in starkem Grade von Pickeln und Mitesserbildung befallen ist. Die Behandlung dieser schwer entstellenden kosmetischen Schädigung ist sehr schwierig. Als Prophylaxe gilt sorgfältigste Reinigung mit Seife und Wasser und spirituösen Lösungen nach der Arbeit. Die Behandlung besteht im Aussetzen der Arbeit, Ausdrücken der Komedonen, Öffnen der Abszeßknoten und Anwendung von Schälkuren. Von Erkrankungen der *Schweißdrüsen* (s. dort) interessieren hier nur die übermäßige Schweißproduktion an den Händen der Arbeiter, die sich mit Chlorkalk die Hände reinigen (Färber) und die Bildung von gefärbtem Schweiß (blauer Schweiß bei Methylenarbeitern, grüner Schweiß bei Messingarbeitern).

Die *Haare* werden durch den Beruf vielfach geschädigt. Man findet Ausfall der Haare durch Licht- und Hitzeeinwirkung, durch gewisse Vergiftungen (Arsen und Chlor) nach Hautentzündungen (Trinitrotoluoldermatitis). Durch entsprechende Behandlung und bei Aussetzen des schädigenden Agens ist die Prognose im allgemeinen beim beruflichen Haarausfall eine günstige. Übermäßiges Haarwachstum findet man manchmal an gedrückten und geriebenen Stellen, z. B. bei Sackträgern auf der Schulter; doch zeigt sich zumeist bei Druck im Beruf Verminderung der Anzahl der Haare oder Haarausfall, z. B. bei jenen Leuten, die die Lasten auf dem Kopfe tragen, Maurer, Lastträger mit Bändern, die über dem Kopfe getragen werden. Verfärbungen der Haare sieht man in Chlorfabriken, wobei das Chlor das Haar bleicht, bei Munitionsarbeitern, die mit Pikrin arbeiten, wodurch Bronzefärbung der Haare entsteht, bei Kupferschmelzarbeitern eine grünlichschwarze Färbung. Diese Färbungen können nur nach Aussetzen der Arbeit durch das Nachwachsen normal gefärbter Haare verschwinden.

Die Veränderungen, die durch die *Hautentzündungen* entstehen, sind zumeist vorübergehender Natur. Die akuten Hautentzündungen, die zu den stärksten vorübergehenden Entstellungen führen, wie zu hochgradiger Schwellung, starkem Nässen, zur Krustenbildung, sind ganz vorübergehend und fallen nicht in das Gebiet der Kosmetik. Anders steht es mit den chronischen Hautentzündungen (chronische Gewerbeekzeme), wobei die Haut oft dauernd verändert ist. Durch das lange bestehende Gewerbeekzem wird die Haut verdickt, unelastisch, spröde, trocken, mit Schuppen bedeckt, von tiefen Furchen durchzogen, die Haare fehlen oder sind abgebrochen. Da die Berufsekzeme zu den häufigsten Berufsschädigungen gehören, so kommen diese Hautentstellungen häufig zur Beobachtung. Die Prophylaxe besteht in all den Mitteln, die ein Gewerbeekzem verhüten. Die Behandlung ist ungemein schwierig und besteht in der Anwendung dermatologischer Prozeduren und eventueller Grenzstrahlen- und Röntgentherapie. Ein Rezidivieren wird sehr oft beobachtet.

Die *Hautgeschwülste,* namentlich die Hautkrebse, führen zu starken Entstellungen. Der Teerkrebs sitzt gewöhnlich im Gesicht und entwickelt sich hier auf einer Teerhaut und kann, falls nicht rechtzeitig eingegriffen wird, zu Zerstörungen der Augenlider, Nase,

Lippen führen. Die Prophylaxe hat für den frühzeitigen Wechsel der Arbeit zu sorgen (nicht länger als 5 Jahre mit der krebserzeugenden Substanz in Berührung bleiben); die Behandlung ist eine chirurgische, eine radiologische oder Kombination beider Verfahren.

Die Schwarzfärbungen *(Melanodermien)*, die übermäßige Hornwucherung *(Hyperkeratose)* schwinden allmählich nach längerer Zeit bei Aussetzen der Arbeit. Wir finden sie zumeist bei den Berufen, die mit jenen Stoffen in Berührung kommen, die auch die Erkrankungen der Talg- und Schweißdrüsen hervorrufen (s. oben).

Der *Hautschwund* (Atrophie), den wir im Gefolge von Einwirkung des Lichtes, der Röntgenstrahlen, Chemikalien, langdauerndem Gebrauch von Wasser und Seife sehen und der sich in einer Verdünnung, Blaufärbung, zigarettenpapierähnlicher Beschaffenheit und Transparenz der Haut äußert, kann nicht mehr beseitigt werden, da er durch ein endgültiges Zugrundegegangensein der elastischen Fasern in der Haut hervorgerufen ist. Am häufigsten wird der Hautschwund im Gesicht als Verwitterung beobachtet, bei allen Leuten, die beruflich sich der Sonne, den Unbilden der Witterung aussetzen müssen (wie Matrosen, Landleute, Jäger, Fischer) oder die, wie die Hochofenarbeiter und Schmiede, bei offenem Feuer arbeiten. Die Haut wird braun, gefaltet, welk, unelastisch; die Talgdrüsen sind erweitert, Warzenbildung wird beobachtet und schließlich kann sich ein Krebs entwickeln.

Die kosmetischen Schäden der *akuten Infektionskrankheiten* sind vorübergehender Natur. Bei den chronischen Infektionskrankheiten spielen die Fadenpilzerkrankungen (Trichophytien) insofern eine Rolle, als sie zu bleibendem Haarausfall und zu Narbenbildungen im Bart und auf der Kopfhaut führen können. Wir finden diese beim Stallpersonal, bei Kutschern, Friseuren und Pflegeschwestern. Die *Hauttuberkulose* (s. Tuberkulose der Haut) im Berufe kommt als sogenannter Leichentuberkel bei Fleischhauern, Selchern, Leichendienern, Krankenpflegerinnen, Medizinern, aber auch bei jenen Berufen vor, wo man sich häufig kleine Verletzungen der Haut zuzieht und wo Tuberkelbazillen entweder am Material haften oder durch tuberkulöse Mitarbeiter in die kleinen Verletzungen der Haut gelangen, also bei Schuhmachern, Bergleuten, Strohhutarbeitern, Kürschnern usw. Dieser, einer großen Warze gleichende Leichentuberkel schreitet weiter und ist im Gesichte und an den Händen oft sehr entstellend. Er wird durch chirurgische oder lichttherapeutische Maßnahmen beseitigt, hinterläßt aber eine, wenn auch oft unscheinbare Narbe. Bedeutende Entstellungen kann die Syphilis als Berufskrankheit im Tertiärstadium hervorrufen, wenn sie sich, wie so oft, im Gesicht lokalisiert. An Syphilis im Beruf erkranken Ärzte, Wärterinnen, Hebammen, Sektionsdiener, ferner Wäscherinnen durch infizierte Wäsche, dann jene Arbeiter, wo der Mund im Berufe eine Rolle spielt, wie Glasbläser, Musiker und Tapezierer. Die rechtzeitig eingeleitete Therapie verhütet hier schwere Entstellungen.

S. auch Verbrennungen.

Besprechen der Warzen, s. Aberglauben; Warzen.

Beutelrockbohrer, s. Akne vulgaris.

Bewegungsmassage, s. Massage.

Bibiana ist eine Sonnenbrandheilsalbe. Nach Angabe aus Paraffinsalbe, Wollfett, etwa 2 p. c. ameisensaurer Tonerde, Hamamelisextrakt, Katechu- und Ratanhiatinktur sowie Menthol bestehend. (Chem. Fabrik Dr. Rupp und Dr. Wischin A. G., München.)

Bibianol ist ein Massage- und Hautfunktionsöl, das aus ultraviolettbestrahltem Öl und Auszügen aus Kamille, Kalmus, Arnika, Lavendel und Wasserminze bestehen soll.

S. auch Sonnenlichtschädigungen.

Bienen, s. Insektenstiche.

Bienenwachs, s. Wachs.

Biersche Sauggglocke, s. Furunkulose.

Bimsstein, Lapis pumicis oder Pumex, ein vulkanisches Mineral. Spröde, scharf und rauh anzufühlende Stücke von weißlicher, grauer, gelblicher und bräunlicher Farbe. Die Wirkung ist eine mechanische. Der Bimsstein dient zum Abreiben von starken Hautverhornungen, Hühneraugen usw. Bei ausgedehnten Verhornungsanomalien, wie Lichen pilaris, Ichthyosis, benützt man Seifen, denen Bimssteinpulver zugesetzt ist. Er dient auch zur Beseitigung von Haarwuchs, wie z. B. Frauenbart, und bei lästiger Behaarung der Frauenbeine. Zu diesem Zwecke gibt es besonders zugeschliffene, sogenannte Poliersteine nach SCHWENTER-TRACHSLER, und zwar einen wetzsteinförmigen und einen mit Handgriff versehenen (W. Mielck, Schwanenapotheke, Hamburg 36). Nach K. UNNA wird der Polierstein mit Pernatrolseife zusammen gebraucht. Einschäumen mit Pernatrolseife 2—10 Minuten, die noch feuchte Haut 2—5 Minuten mit Polierstein bearbeiten, trocken abwischen und eine milde Salbe auflegen. Neben diesem genannten Polierstein sind im Handel noch eine große Anzahl anderer, die zum Teil aus geglätteten Bimssteinstükken bestehen, zum Teil aber aus Bimssteinpulver mit einem geeigneten Bindemittel, wie z. B. Gips, hergestellt sind (Wonderstone). Gepulvert wird der Bimsstein Seifen, sowohl pulverförmigen als auch Stückseifen, zugesetzt, um die mechanische Reinigungskraft derselben zu erhöhen. Bimssteinpulver dient auch als Zahnpulver, schädigt aber den Zahnschmelz (besser nicht zu diesem Zweck zu verwenden!).

Rp. Lapidis Pumicis pulv. . 3,0
Saponis pulv. . . . . ad 30,0
Bimssteinseife.
(KLEMPERER-ROST)

S. auch Hypertrichosis; Narben; Schleifmittel; Schälkuren.

Bimssteinseife. Meist eine kaltgerührte Kokosleimseife mit etwa 20% Bimsstein. Als Händereinigungsmittel und Schleifmittel zur Öffnung der Follikel, z. B. bei Seborrhoe oleosa, Lichen pilaris usw. (s. auch Ichthyosis vulgaris).

Binde (Hera-, Emylis-), s. Kleidung; Menstruation; Wochenbett.

Bindegewebsgeschwülste, s. Fibrome.

Bindehaut, künstliche Färbung, s. Hornhautfärbung.

Bindehautersatz, s. Lidplastik.

Bindehautgeschwülste, gutartige. Die kosmetisch wichtigste ist das Dermoid, angeborene halbkugelige Geschwulst, auf dem Limbus reitend. Therapie: Sorgfältige Abtragung, sofort darnach Hornhauttatauierung (s. Hornhautfärbung), Bindehautnaht. Zysten werden angestochen oder abgetragen, Polypen, Papillome, Naevi (s. dort) abgetragen, der Grund mit Lapis verätzt.

Bei Granulationsgeschwülsten nach Verletzung oder Operationen (besonders Schieloperation!) wird bis zur Abschnürung gewartet, dann der dünne Stiel durchschnitten.

Angiome (s. dort) werden elektrolytisch entfernt. Über Lymphangiektasien s. dort.

Bindehautkatarrh (Conjunctivitis). Von hauptsächlichem kosmetischen Interesse ist nur der „chronische" Bindehautkatarrh, der relativ selten als primäre

Krankheit vorkommt (Berufserkrankung, dauernde Einwirkung von Schädlichkeiten mechanischer, chemischer Art, Infektion durch Diplobazillen usw.). Meist ist er die Folge einer chronischen Lidrandentzündung (s. dort), einer Stellungsanomalie oder eines Brechungsfehlers des Auges (Notwendigkeit einer stärkeren Innervation der äußeren Augenmuskeln zum Zwecke der Fixation) und muß entsprechend behandelt werden (s. auch Augenbrauenkosmetik; Lidrandentzündung).

Binzsche Salbe, s. Kälteschädigungen.

Biodermaplexsalbe gegen Hautröte, Pusteln usw. soll Sulfur, Ferrum phosphor., Na mur., Hydrarg. sulf. rbr., Lanolin und Vaselin enthalten. (Biochemisches Laboratorium, Apotheke Rudolf Stäglich, Leipzig.) Auch als Biodermaplexspiritus im Handel.

Bioxbad, Biox-Sauerstoffbad besteht nach Angabe aus Natriumperborat mit einem Fermentkatalysator. Es kommt auch „mit Fichtennadelzusatz" und als „extrastark" und „extrastark mit Fichtennadelzusatz" in den Handel. (Max Elb A. G., Dresden A.)

Biox-Zahnpflegemittel sind Wasserstoffsuperoxyd abspaltende Präparate.

Biozyme ist ein Hefepräparat, das bei Akne und Furunkulose Verwendung findet. Bei Akne 3mal täglich 1 Eßlöffel vor dem Essen, allmählich ansteigend bis zu 4 Eßlöffel (SAALFELD). (Vial & Uhlmann, Frankfurt M.)

Birkenblätter, Folia Betulae, in Form wässeriger und alkoholischer Auszüge der viel Gerbstoff und Sapamin enthaltenden Blätter zur Bekämpfung des Haarausfalles empfohlen.

Birkenhaarwasser:

Alkohol	700	ccm
Wasser	300	„
Birkenknospenöl, leicht lösl.	4	g
Zitronenöl	1	„
Cumarin	0,3	„
Ionon	0,2	„
Rosenöl künstl.	1,5	„

Gelb färben.

(Mit Birkensaft und Euresol, nach Art des DRALLEschen Birkenwassers.)

Birkensaft	400	ccm
Alkohol	600	„
Birkenknospenöl, leicht lösl.	3,5	g
Rosenöl künstl.	0,5	„
Zitronenöl	0,5	„
Bergamottöl	0,5	„
Vanillin	0,3	„
Euresol	5	„
Perubalsam	1	„

S. auch Dralles Birkenwasser.

Birkenknospen, Gemmae Betulae oder Turiones Betulae, enthalten Betulol und ein ätherisches Öl. Die Knospen werden in Form von Tinktur zu Haarpflegemitteln verwendet.

Birkenknospenöl (Oleum Betulae turion.). Dieses sehr paraffinreiche Öl wird meist in entparaffiniertem Zustand als leichtlösliches Birkenknospenöl (Ol. Betulae turion. solubile) zu Kopfwässern (Birkenwasser) verwendet. Auch in der Nachbildung der Farnkrautgerüche (Fougère) spielt es eine Rolle.

Birkenwasseraroma.

Rp. Birkenknospenöl, leicht lösl.	2	g
Rosenöl künstl.	1	„
Zitronenöl	0,3	„
Pomeranzenöl süß (Portugalöl)	0,3	„
Cumarin	0,1	„

Birkenrinde, Cortex Betulae, nicht zu verwechseln mit der Rinde der amerikanischen Birke Betula lenta, die Methylsalizylat enthält. Die Rinde von Betula alba enthält Tannin und ein Glykosid Betulin (10—12%). Betulin gilt als haarwuchsförderndes Mittel ebenso wie das in den Birkenknospen enthaltene Betulol. Die Rinde wird also wie der Birkensaft, der Betulin und Betulol enthält, gegen Haarausfall verwendet. Um das Betulin aus der Rinde zu isolieren, verfährt man wie folgt: Man kocht die Birkenrinde mit einer alkalischen Lösung aus und erhält so eine rotgefärbte Lösung. Diese wird mit verdünnter Salzsäure angesäuert, wobei sich das Betulin in roten Flocken abscheidet. Man filtriert, wäscht säurefrei und trocknet. Dieses Produkt ist ein sehr wirksamer Zusatz zu Haarwässern.

Birkensaft, Birkenbalsam. Man bohrt in der Zeit von Mitte März bis Mitte April kräftige, nicht zu dünne Birken etwa 3 cm, höchstens 5 cm tief an der Südseite an und sammelt den Saft durch ein in das Bohrloch eingekittetes dünnes Rohr. Nach Gewinnung des Saftes schließt man das Bohrloch durch einen eingeschlagenen runden Holzpfropfen und verschmiert alles mit Lehm. Man zapft durchschnittlich, ohne dem Baum zu schaden, 2 Liter, bei dicken Bäumen auch mehr Saft ab, muß aber den Bäumen eine mehrjährige Ruhezeit gewähren. Zur Herstellung von Birkenhaarwasser.

Birkenteer, s. Teer.

Birkinin ist nach Angabe im Vakuum eingedickter, dialysierter Birkensaft zur Haarpflege. (Max Wagner, Leipzig, Charlottenstraße 17/19.)

Bismolan enthält nach Angabe 10 p. c. Wismutoxychlorid und soll an Stelle von Zinkpasta angewendet werden. (Vial & Uhlmann, Frankfurt a. M.)

Bismutol. Gemisch aus Bismutum phosphoricum solubile und Natrium salicylicum. Als Streupulver mit Talcum 1 : 5, ferner in Salben 10—20%, als Lösung zu Umschlägen 1—4%. Keimtötendes und adstringierendes Mittel. (Dr. Radlauers Kronenapotheke, Berlin W 8.)

Bismutose, eine Wismuteiweißverbindung mit etwa 22% Wismut und etwa 66% Eiweißstoffen. Ein weißes, geschmackloses Pulver, in Wasser unlöslich, in verdünnter Kali- oder Natronlauge löslich. Leicht adstringierend; zur Heilung und Verhütung von intertriginösen Erscheinungen als Streupulver. (I. G. Farbenindustrie A. G., Leverkusen a. Rh.)

Bistouri diathermique, s. Diathermie.

Bittermandelöl, aetherisches, Oleum Amygdalarum (amarum) aethereum. Nur ein sehr kleiner Teil des im Handel befindlichen aetherischen Bittermandelöls wird aus bitteren Mandeln (s. dort), der weitaus größte Teil aus Aprikosenkernen gewonnen. Es enthält Benzaldehyd und Cyanwasserstoff, besitzt also toxische Eigenschaften, weshalb man dieses aetherische Öl jetzt fast ausschließlich als blausäurefreies Öl herstellt und verwendet. Dient als Aromastoff, sehr häufig wird es durch Benzaldehyd ersetzt (s. dort; Individualgeruch).

Bitterwasser, s. Abführmittel.

Blanc de Perles ist Wismutoxychlorid; auch Bismutum subnitricum fand man früher unter dieser Bezeichnung im Handel. Weißer Farbstoff zu Schminken. Wird heute nur wenig mehr gebraucht, da es viele Nachteile hat. Es dunkelt allmählich in Berührung mit der Haut und ist auch bei regelmäßigem Gebrauch schädlich. So wird es in der modernen Kosmetik häufig durch Zinkkarbonat ersetzt. Andere weiße Grundfarben für Puder und Schminke, wie z. B. Titandioxyd, übertreffen das Wismutoxychlorid an Deckkraft ganz erheblich (s. Titandioxyd).

Blapsinsalbe, -seife, -spiritus soll aus Kali- und Natronseife mit Perubalsam, aetherischem Öl, Talcum und Chrysarobin bestehen und gegen Schuppenflechte angewendet werden. (Karl Töpfer, Naumburg a. d. S.)

Bläschenausschlag, s. Herpes simplex.

Blasenektopie, s. Mißbildungen der Geschlechtsteile.

Blastomykose. Erreger: Sproßpilze, die botanisch noch nicht exakt klassifiziert sind. Der mikroskopische Nachweis von Hefezellen gelingt im nativen Präparat unter Zusatz von 1% Natronlauge. Außerdem kann man sie im Schnitte nachweisen. Methoden sind von Russel und von Busse angegeben.

Man unterscheidet zwei Arten, die Busse-Buschkesche, durch Saccharomyzeten hervorgerufene, und die amerikanische Blastomykose *(Gilchristsche Krankheit)*. Nach Buschke lassen sich bei der endemischen, durch Saccharomyzeten bedingten Blastomykose massenhaft Hefezellen nachweisen. Diese liegen teils einzeln, teils in Sproßform im Gewebe. Bei der Gilchristschen Krankheit sind die Parasiten viel spärlicher, sie liegen entweder frei im Granulationsgewebe oder sind in Riesenzellen eingeschlossen. „Sie sind runde, doppeltkonturierte, ovale oder elliptische Gebilde, mitunter noch in Sproßform zusammenhängend."

Krankheitsbild: Die Busse-Buschkesche Form beginnt mit akneartigen Knötchen, besonders im Gesicht, sie schmelzen sehr bald ein. Die einzelnen Herde vergrößern sich, neue kommen hinzu und dadurch entstehen Plateaux, die mit mehr oder weniger Eiter belegt sind und Ulzerationen aufweisen. Durch zentrale Abheilung können Ringe und verschiedenste Figuren entstehen. Der Verlauf ist sehr chronisch, allmählich stellen sich Metastasen an den inneren Organen ein, an denen die Patienten zugrunde gehen. Die Gilchristsche Dermatose entwickelt sich aus papulösen oder papulo-pustulösen Gebilden. Nachdem diese Erscheinungen zerfallen sind, treten in den Geschwürchen übermäßige Granulationen auf, die an der Oberfläche nicht verhornen. Da aus kleinen, in der Tiefe gelegenen Abszessen sich Eiter entleert, bildet dieser im Verein mit den papillomatösen Wucherungen bei größerer Ausdehnung ein Bild, das an eine Tuberculosis verrucosa erinnern könnte, wenn nicht die Hyperkeratose fehlte. Auch diese Art ist nur bei haematogener Aussaat gefährlich, da sie dann Metastasen in den inneren Organen hervorruft, die zum Exitus führen.

Therapie: Jodkali oder Jodnatrium intern in großen Dosen.

S. auch Mundhöhle.

Blattern, s. Pockenschutzimpfung.

Blattsilber (Halsted), s. Verbandtechnik.

Blauholz, Campêcheholz, Lignum Campechianum, enthält ein Chromogen Haematoxylin, das sich durch Oxydation in Haematein verwandelt. Letzteres ist der eigentliche Farbstoff des Blauholzes. Im Handel befindet sich auch trockener Blauholzextrakt, der in Wasser löslich ist. (Auch flüssige, sirupöse Extrakte sind im Handel anzutreffen.) Frische Abkochungen des Blauholzes besitzen eine rotviolette Farbe und geben, ohne Beize, rote Töne (Campêchekarmin). Mit Säuren geht die Farbe in Gelb über, mit Alkalien durch Purpurrot zu Blau und Violett (Haemateinbildung). Mit Kupfersalzen, Eisen- und Chromsalzen erhält man reines Schwarz, mit Aluminium- und Zinnsalzen blauviolette Töne. In der Kosmetik zu Schminken und Haarfärbemitteln. Die Verwendung des Blauholzes zum Haarfärben betreffend sei kurz folgendes erwähnt: Blauholz reagiert mit vielen Metallsalzen, besonders Eisen und Kupfer, unter Bildung gefärbter Reaktionsprodukte, die zum Haarfärben gut geeignet sind, wenn der Blauholzextrakt entsprechend verwendet wird. Eine ganz besondere Bedeutung kommt dem Blauholzextrakt bei den Breiumschlägen zu, besonders bei den Hennarastiks. Die Erfolge mit Blauholzextrakt bei flüssigen Haarfarben sind wenig befriedigend wegen der mangelhaften Haltbarkeit speziell der Eisenreaktionsprodukte. In Verbindung mit Henna und bei Anwendung der künstlichen Erwärmung (feuchte Wärme im Wärmeapparat von genügend langer Dauer) sind die erhaltenen Resultate besonders bei Schwarzfärbungen ganz vorzüglich, ein Umstand, auf den hier besonders aufmerksam gemacht sei. Das Haematoxylin wird auch in reiner Form aus Blauholzextrakt gewonnen und dient u. a. als Zusatz zu Haarfärbemitteln. Kombinationen mit Henna, mit Metallsalzen und Anilinfarbstoffen. Häufig wird aber auch der gereinigte, völlig lösliche, trockene Blauholzextrakt unter dem Namen Haematoxylin (technisch) verwendet. Dieser enthält aber nur zirka 12—15% reines Haematoxylin (s. Haematoxylin).

Blaulicht, s. Gesichtspflege; Kromayerlampe.

Blausucht, s. Innere Krankheiten.

Blei. Die Salze des Bleis, die therapeutisch allgemeine Verwendung finden, kommen für die eigentliche Kosmetik nur in selteneren Fällen zur Anwendung, da sie hier nicht so große Vorteile bieten, daß man ihre toxische Wirkung mit in den Kauf zu nehmen genötigt wäre. Ihre Verwendung zu kosmetischen Mitteln, wie Schminken, Haarfarben usw., ist aber *streng untersagt*. Außer dem gelben *Bleioxyd, Bleiglätte, Lithargyrum,* kommt auch hin und wieder das rote *Bleioxyd, Mennige, Minium* zur Pflasterbereitung in Frage.

Cerussa, basisches Bleikarbonat, Plumbum subaceticum, ist zur Bereitung von Schönheitsmitteln verboten. In einzelnen Fällen wird es in Form des Ungt. Cerussae benützt.

Neutrales Bleiazetat, Plumbum aceticum (Sal Saturni, Bleizucker). Man stellt dieses Salz her durch Auflösen von Bleiglätte in Essigsäure. Es ist löslich in 2 Teilen kaltem und 0,5 Teilen kochendem Wasser, ebenso in 28 Teilen Alkohol. Die wässerige Lösung ist trüb und wird an der Luft stärker getrübt unter Ausscheidung von basischem Karbonat. Dient als Adstringens und Linderungsmittel in Form von Umschlägen oder als Salbe.

Basisches Bleiazetat, Bleiessig, Liquor Plumbi subacetici. Dieses Bleisalz ist nur in Form von Lösung bekannt. Man erhält diese Lösung, wenn man 300 g neutrales Bleiazetat mit 100 g Bleiglätte und 50 g Wasser $1^1/_2$ Stunden kocht. Zum Reaktionsprodukt gibt man dann 950 g Wasser, schüttelt gut und erhitzt zirka $^1/_4$ Stunde. Dann läßt man erkalten und dekantiert die klare Flüssigkeit vom Bodensatz. Diese Lösung muß vor Luft geschützt aufbewahrt werden, sonst scheidet sich unlösliches basisches Karbonat aus.

Bleiwasser (Aqua Plumbi).

Bas. Bleiazetat	2 g
Dest. Wasser	98 „

Goulardsche Lösung (Aqua Plumbi Goulardi).

Lösung von bas. Bleiazetat	2 g	Dest. Wasser	90 g
		Alkohol	8 „

Bleieucerinsalbe (nach Unna).

Rp. Liquor Plumbi subacetici	10,0	Aq. dest.	40,0
		Eucerin anhydric.	50,0

Unguentum Plumbi, Bleisalbe, besteht aus 1 Teil Bleiessig und 9 Teilen weicher Salbe (Unguentum molle).

Unguentum Cerussae, Bleiweißsalbe, besteht aus 3 Teilen Bleiweiß und 7 Teilen weißem Vaselin. Austrocknende und leicht adstringierende Salbe.

Bleiwasserliniment (nach Boeck), *Bleiwassertrockenpinselung:*

Rp. Talci, Amyli..... aa	50,0
Glycerini	20,0
Aq. Plumbi..............	100,0

Bleistearat, Plumbum stearinicum. Feines, fettig anzufühlendes, weißlichgelbes, in Wasser unlösliches

Pulver. Es wird hauptsächlich zur Herstellung des Diachylonstreupulvers, Pulvis inspersorius diachylatus (s. dort), verwendet.

Bleichcreme A gegen Nasenröte. Analyse Griebel: Vaselin, Zinkoxyd, Safrol, Campher und ein dem Tumenol ähnliches Präparat. (Schroeder-Schenke, Berlin.)

Bleichmittel, s. Haarbleichmittel; Nagelpflege; Persalze; Schädigungen; Schälkuren; Sommersprossen; Wasserstoffsuperoxyd; Zähne.

Bleifolie, s. Augenglas; Röntgen.

Bleigummi, s. Augenglas; Röntgen.

Bleikamm (s. auch Haarfärbekamm). Kämme aus Blei werden zum Haarfärben verwendet. Bei öfterem Durchkämmen der Haare mit diesem Kamm tritt allmählich dunklere Färbung durch Bildung von Bleisulfid ein (Schwefelgehalt des Haares). Zwecks Beschleunigung der Färbung kann man die Haare auch vorher mit einer Schwefelleberlösung, Natriumthiosulfatlösung o. dgl. tränken.

Bleisalz- (Pflaster-) Schädigungen, s. Haarfärben, ärztlicher Teil; Schädigungen.

Bleisaum, s. Mundhöhle.

Bleischalen, s. Augenglas.

Blendungserscheinungen, s. Lichtschäden.

Blepharitis, s. Lidrandentzündung; Röntgen; Radium.

Blepharochalasis, s. Elastisches Gewebe; Lidfalten; Faltenbildung; Ptosis. — phimose, s. Lidfalten; Lidspaltenplastik. — rhaphie, s. Lidspaltenplastik. — spasmus, s. Lideinstülpung; Lidkrampf.

Blinzeln, s. Kindesalter.

Blondierungsmittel, s. Haarbleichmittel; Pharmakologie der Haut.

Blutarmut, s. Ernährung.

Blutcysten, s. Radium.

Blütenöle, allgemeine Charakteristik. Das riechende Prinzip der Blüten ist mit wenigen Ausnahmen (Rose, Orangenblüten und Reseda) außerordentlich delikater Natur und wird durch höhere Temperaturen, oft schon solche über 50°, geschädigt. Die empfindlichen Blüten werden mit kaltem Fett (Enfleurage à froid) extrahiert, die weniger empfindlichen durch Extraktion mit heißem Fett (Mazeration) in Form von Blütenpomaden oder fetten Blütenölen erhalten. Alle Blütensorten vertragen aber die direkte Extraktion mit Petrolaether, die auch heute in immer größerem Maßstab in Grasse zur Anwendung gelangt und die Essences concrètes liefert, die das Blütenaroma mit den natürlichen Wachs- und Harzstoffen der Pflanze gemischt darstellen. Diese Essences concrètes sind also Rückstände der Extraktion mit flüchtigem Lösungsmittel und liefern durch Elimination der Wachse und Harze der Blüte die Essences absolues, die das Blütenaroma in höchster Reinheit verkörpern. Diese Form der Blütenöle ist heute die modernste, während die früher ausschließlich bekannten Produkte der fetten Extraktion (also mit nicht flüchtigem Lösungsmittel), die als Blütenpomaden in den Handel kommen und eine ziemlich langwierige Auswaschung mit Alkohol nötig machen, immer weniger konsumiert werden. Die Auszüge der Blütenpomaden zeigen übrigens einen störenden Fettgeruch, was auch mit dazu beigetragen hat, daß sie heute ziemlich obsolet geworden sind. Jedenfalls gestattet die Form der Essences concrètes (solides) oder absolues eine wirklich genaue Dosierung des aromatischen Prinzips, während der Gehalt der alkoholischen Auszüge der Pomaden an solchem immer nicht unerhebliche Schwankungen aufweist. In manchen Fällen werden auch zuerst Pomaden hergestellt und diese dann extrahiert (Concentrés de pommades). Dies trifft besonders bei jenen Blüten zu, die nach dem Pflücken weiterleben, also noch Riechstoff bilden, wie Jasmin und Tuberose. So ergibt Jasminblütenextraktion, die direkt mit frischgepflückten Blüten vorgenommen wurde, nur zirka ein Zehntel der Ausbeute im Vergleiche mit jener, die durch Extraktion der mit Riechstoff angereicherten Pomade erhalten wird. Bei Tuberosenblüten ist letztere Methode von etwa 13mal größerer Ausbeute als jene der direkten Extraktion.

Die Blütenöle kommen von Grasse in Südfrankreich aus als Essences absolues, Essences liquides oder Essences concrètes in den Handel. Die wichtigsten Sorten sind: Jasminöl (Ol. Jasmini odoratissimi); Orangenblütenöl (Essence de fleurs d'oranger, Ol. Aurant. flor.); Cassieblütenöl (Ol.Acaciae Farnesian.); Rosenblütenöl (Ol. Rosae Gall. flor.); Tuberosenöl (Essence de Tubéreuse, Ol. Tuberosae); Jonquilleöl (Ol. Jonquillae); auch Nelkenblütenöl und Narzissenblütenöl sind im Handel. Zur Erzielung feinster Geruchseffekte ist die Verwendung dieser echten Blütenöle unentbehrlich (s. auch Riechstoffe und die einzelnen Vertreter der Blütenöle in alphabetischer Anordnung im Text).

Blütenöle, künstliche, s. Ambraparfum; Cassieblütenöl; Chypre; Cyklamenblütenöl; Eßbukett; Fliederblütenöl; Fougère; Gartennelkenblütenöl; Heliotropblütenöl; Heugeruch; Hyazinthenblütenöl; Indische Blumen; Jasminblütenöl; Jockey Club; Jonquilleblütenöl; Kleeblütenöl; Lavendelkompositionen; Narzissenblütenöl; Neroliöl; Orangenblütenöl; Rosenöl: Speik; Tuberosenblütenöl; s. auch Parfum; Riechstoffe.

Blutgefäßmäler, s. Angiome.

Blutimbibition, s. Nägel.

Blutreinigungsmittel, s. Akne vulgaris; Abführmittel.

Blutschwamm, -schwär, s. Röntgen.

Blutstillende Mittel, Haemostatica, Styptica (s. auch Eisenchloridwatte bei Watte).

Rp. Tannini	5,0
Aq. dest.	120,0
Spir. Vini	10,0

Rp. Alumin.	3,0
Tannini	1,5
Aq. dest.	100,0

Rp. Alumin. sulfuric.	10,0
Ferr. sesquichlor.	10,0
Aq. dest.	100,0
Acid. sulfuric. dil.	1,0

Rp. Cupr. sulfuric.	12,5
Alumin.	12,5
Aq. dest.	100,0
Acid. sulfuric. dil.	1,0

Blutstillstifte.

Rp. Alumin. sulfuric.	37,5
Alumin.	22,5
Kal. chloric.	0,5
Aq. dest.	7,0

Man schmilzt den Alaun und das Alumin. sulfuric. mit dem Wasser, gibt zu der geschmolzenen Masse das chlorsaure Kali und gießt in Formen aus.

Rp. Aluminis	35,0
Alumin. sulfuric.	64,0
Formalini	1,0

Schmelzen und Gießen.

Pulvis stypticus (nach Unna).

Rp. Tannini	10,0
Aluminis	10,0
Gummi arab. pulv.	10,0
Colophonii pulv.	10,0

S. auch Styptizin.

Blutungen, s. Blutungen aus dem Munde; Mundhöhle; Wechseljahre.

Blutungen aus dem Munde verpflichten den Arzt, genau zu untersuchen, wo das Blut herstammt, um darnach seinen Heilplan einzurichten. Vom kosmetischen Standpunkt interessieren die allerdings häufigen Fälle, in denen das Zahnfleisch schon bei geringem Druck leicht blutet, wenn man mit der Zahnbürste darüber hinfährt, und beim Kauen harter Bissen. Diese Neigung zum Bluten des Zahnfleisches findet sich besonders bei der Paradentose. Auch tief unter die Zahnfleischpapillen eindringender Zahnstein lockert die Schleimhaut und macht sie leicht verletzlich. Schon beim Ansaugen des Speichels nimmt dieser rasch eine blutige Beimengung an. Auch Erkrankungen der Mundschleimhaut, angefangen von geringen Graden der Entzündung, Bläschenbildung bis zu den Geschwüren im Munde führt zu Blutungen aus dem Munde (s. unter Stomatitis). Beim Nasenbluten kann es passieren, daß das Blut durch den Nasenrachenraum in den Mund fließt und mit dem Speichel ausgespieen wird; das macht Unkundige öfters ängstlich, hat aber natürlich nichts auf sich.

Blutwallungen, s. Ernährung; Rosacea; Wechseljahre.

B. o. Man findet in amerikanischen Reklamen von geruchbeseitigenden Mitteln diese Abkürzung nicht selten. Sie bedeutet Bad odom = schlechter Geruch oder Body odom = auffallender, störender Körpergeruch, besonders von Achselschweißen her.

Boecks Bleiwasserliniment, s. Blei.

Boerocerin ist ein Gemisch von etwa 70% Cholesterin und 30% Cholesterinalkoholen (aus dem Wollfett isoliert). Wird als Emulgator empfohlen. Schon 2% sollen Fetten, Ölen, Vaselin usw. eine Aufnahmefähigkeit von 200—300% Wasser erteilen.

Bohnen, weiße, Semen Phaseoli, Fabae albae, werden besonders in der Hauskosmetik zu Gesichtspasten verwendet, auch als Ersatz der Mandelkleie, und zwar in gepulvertem Zustand als Bohnenmehl (Farina Fabarum). Wichtig auch zur Maskenbehandlung (Bohnen-Milch-Pasten usw.). Besonders geeignet zu Gesichtspasten, Masken o. dgl. in Form weichgekochter, zu feinem Brei passierter Bohnen (s. auch Masken; Hauskosmetik).

Bohrer, s. Rotationsinstrumente.

Bolly-Puder ist ein wismuthaltiger Wund- und Kinderpuder. (Merz & Co., Frankfurt a. M.)

Boluphen ist ein mit Formaldehyd und Karbolsäure versetzter Bolus. Als Wundantisepticum, austrocknend, adsorbierend und desinfizierend, meist als Trockenpulver oder Schüttelmixtur bei eiternden, jauchigen Wunden, alten Ulzerationen, intertriginösen Zuständen, Ekzemen usw. Meist in 10%iger Konzentration.

Rp. Boluphen 10,0
Zinc. oxydat. 25,0
Boli albae 25,0
Calc. carbon. praec. 25,0
Magnes. carbon. 15,0
S. Wundstreupulver.

Auch als Schüttelmixtur.

Bolus alba, weißer Ton, *Argilla, Kaolin,* Kaolinum. Praktisch ist kein Unterschied zu machen zwischen Bolus, Argilla und Kaolin. Gereinigte Sorten, durch Ausziehen mit Salzsäure, Auswaschen bzw. Ausschlämmen allein verwendbar, die feinsten Sorten sind die osmotisch erhaltenen Kaoline (s. Osmosekaolin). Weißes Pulver, meist mit Graustich, der beim Anfeuchten stark hervortritt. Boluspasten sind also stets von grauer (eventuell graugelber) Farbe. Mit wenig Wasser gibt er plastische Massen von eigenartigem Geruch. Ton ist ein austrocknendes, aufsaugendes Mittel, er schützt die Haut und wirkt adsorbierend und entgiftend (desinfizierend) auf durch Bakterien infizierte Hautstellen. Wird in ausgedehntem Maße zur Herstellung von Pudern, Pasten, Schminken o. dgl. verwendet, auch zu Bädern (500,0 für 1 Vollbad) bei erkrankter, empfindlicher Haut, um die Reizwirkung des Wassers zu mildern (wirkt hier ähnlich wie Amylum). UNNA stellte fettfreie Pasten aus Kaolin und Glyzerin her für fettempfindliche Personen. Analog stellt man aus gleichen Teilen Kaolin und Glyzerin Pasten nach Art der Antiphlogistine (s. dort) her, die als Ersatz von Breiumschlägen (Kataplasmen) dienen und, heiß aufgetragen, die Wärme mehr als 12 Stunden halten sollen. Auch Bolusölpasten werden hergestellt.

Kaolinpasta (nach UNNA).
Rp. Kaolini 25,0
Glycerini 25,0

Rp. Bol. albae
Talci .... aa 20,0—25,0
Ol. Olivar. .... ad 100,0
S. Bolusöl.

Kaolin-Ichthyol-Pasta (nach UNNA).
Rp. Ichthyoli 10,0
Kaolini 60,0
Glycerini 30,0

Bolus rubra, roter Bolus, ist ein fettiger, mit Eisenoxyd verunreinigter Bolus. Er wird als Färbemittel für Puder und Schminken verwendet (s. Pulvis cuticolor Unna u. a.). Seine praktische Bedeutung in der Kosmetik ist aber sehr gering, da man gleichmäßigere Färbungen durch Verwendung gebrannten Ockers (roten Eisenoxyds) erhält.

Bolus, brauner, Sienaerde, Terra di Siena (s. Ocker). S. auch Pharmakologie der Haut.

Bombastuspräparate sind Kosmetica, die Auszüge aus Salbeikraut und Salbeiblüten enthalten sollen. Im Handel sind B.-Haarcreme, B.-Hautcreme, B.-Kölnischwasser mit Blütenduft und mit Waldesduft, B.-Mundpillen, B.-Mundwasser, herb und süß, B.-Mundwasser-Bonbons und -Pastillen, B.-Zahncreme und -Zahnpulver. (Bombastus-Werke, E. A. Bergmann, Freital-Zauckerode bei Dresden.)

Bonoprotan, s. Reizbehandlung.

Boracid-Fußschweißpuder enthält nach Angabe Walrat, Borax, Talcum, Borsäure, Magnesiumkarbonat, Zinkoxyd. Als Parfum Cumarin. (Laboratorium der Karlvorstadt-Apotheke Stuttgart.)

Boral ist lösliches Aluminiumborotartrat, das trocken und in Lösung wie essigsaure Tonerde Anwendung findet. Boralcreme dient zur Hautpflege und als Mittel gegen Frostschäden. Im Handel ferner B.-Bolus, 10%ig, und B.-Salbe, 5%ig. (Labopharma G. m. b. H., Berlin-Charlottenburg.)

Borax, Natrium boracicum (biboracicum) ist löslich in ungefähr 25 Teilen Wasser von 15°, in 0,5 Teilen siedendem Wasser, reichlich auch in Glyzerin, ist aber in Alkohol nahezu unlöslich. Wichtiges Konservierungsmittel für kosmetische Präparate, da Borax Schimmelbildung verhindert. Er hat schwach keimtötende Eigenschaften. Durch hydrolytische Dissoziation hat Borax sowohl milde Alkaliwirkung als auch Borsäurewirkung. Auf Grund der Alkaliwirkung eignet er sich als Zusatz zu hartem Wasser, um es weich zu machen; Entfettungsmittel bei starker Tätigkeit der Talgdrüsen (Seborrhoea oleosa) und mildes Schälmittel, bei Sommersprossen, Hautverfärbungen u. dgl. Als 2—5%ige Lösungen zu Waschungen; $1/_2$—1 Teelöffel auf eine Waschschüssel Wasser, wenn dasselbe hart ist. Bepinselungen mit 10—20%igen Lösungen in Glyzerin zur Beseitigung von Sommersprossen und anderen oberflächlichen Hautverfärbungen. 2—5%ige Lösungen als Mundwasser.

Neutraler Borax (Boroborax). Man schmilzt 10 g Borax mit 5,5 g Borsäure zusammen und pulvert die Schmelze. Wirkt wie Borax, aber noch reizloser, da Alkalinebenwirkung hier beseitigt ist.

Rp. Boracis 5,0
Ungt. lenient. 20,0
S. Gegen Frostbeulen.

Kaiserborax, eine besondere Handelsmarke des Borax, die den Forderungen des Arzneibuches entspricht.

Bordeauxrot ist ein Naphthalin-Naphtholazofarbstoff. Leicht löslich in Wasser, färbt schön rot. Für Schminken und zum Färben diverser Kosmetica.

Borgon-Präparate gegen Schweiß enthalten u. a. Borsäure und Salizylsäure. (J. Essers, Düsseldorf.)

Boricin (Antipyonin). Gleiche Teile Borax und Borsäure werden in Wasser q. s. heiß gelöst und die

Lösung zur Trockene eingedampft. Rückstand pulvern. Antisepticum.

Borlan ist ein Hautkosmeticum aus Borsäure, Lanolin und Vaselin. (Hirschenapotheke, Wien.)

Borneol, s. Campher.

Bornylazetat (Bornylium aceticum) ist das riechende Prinzip der Fichtennadeln. Synthetisch aus Borneol hergestellter Ester, der zu Nachbildungen des Fichtennadelduftes verwendet wird.

Bornylsalizylat, s. Salit.

Borochol, s. Busen.

Borofax ist nach Angabe Borsalbe. (Burroughs, Wellcome & Co., London.)

Boroform. Zusammensetzung:

Rp. Formalini	5,0	Borax in Wasser lösen und Formalin zusetzen.
Boracis	2,0	
Aquae	100,0	

Dient als Antisepticum.

Boroform (Phiag, Wien III). Die Basis dieses Produktes soll ein Kondensationsprodukt von Formaldehyd mit dem Natriumsalz der Glyzerinoborsäure sein. Antisepticum.

Boroglyzerin, s. Borsäure.

Borolin ist Franzbranntwein zu Einreibungen vom Apotheker C. Brady, Wien I.

Borosalizylat. Man mischt Borsäure 35,0 und Natriumsalizylat 17 g, verreibt im Mörser mit Wasser zu einer Pasta, die bald sehr hart wird. Nach Erhärten trocknen und fein pulvern. Als Antisepticum.

Borosalizylsäure (Borsalizyl). Durch Lösen von 1 Teil Borsäure in 5 Teilen heißem Wasser, dann Zusatz einer Lösung von 2 Teilen Salizylsäure in 10 Teilen Alkohol, Mischen und Zur-Trockene-Dampfen wird die Mischung erhalten. In ähnlicher Weise werden bereitet: Borweinsäure, Borkarbolsäure, Borameisensäure, Borbenzoesäure, Borphosphorsäure, Borzitronensäure, Borgallensäure usw. Diese Borsäurepräparate können geeignete kosmetische Verwendung finden.

Borosan ist eine wasserhaltige Vaselinsalbe mit Cetylalkohol hergestellt, die Borsäure enthält. (Fresenius, Frankfurt a. M.)

Boroxyl, ein Borsäurepräparat, das als Antisepticum verwendet wird.

Rp. Acid. boric.	5,0
Hydrogen. peroxyd. 3%	3,0
Aq. dest.	ad 100,0

Borsäure, Acidum boricum. Löslich in Wasser (4% maximal), Alkohol (5%), Glyzerin (1 : 4) u. a. In 3%iger wässeriger Lösung als Borwasser gebraucht. (4%ige Lösungen scheiden bei niedriger Temperatur Borsäure aus, für beständige Borsäurelösungen ist die Maximalkonzentration 3%.) Mildes, aber doch kräftig wirkendes Antisepticum und Desinfiziens, wirkt auch adstringierend und entzündungswidrig. Borsäure verhindert Schimmelbildung nicht. Borsäure ist eine anodine Säure, die selbst in konzentriertem Zustande die Haut nicht reizt. Aufstreuen von Borsäure in Substanz auf offene Wunden kann aber zu Vergiftungen führen. Streupulver 10—30%ig mit Talcum, Salben 5—10%ig. In der Kosmetik zur Pflege der Haut viel verwendet (Gesichtswasser), therapeutisch wertvoll bei Hyperhidrosis, Akne vulgaris, Rosacea und entzündlichen Erscheinungen aller Art. In Form des 3%igen Borwassers auch zu regelmäßigen Augenspülungen (Augenwasser) prophylaktischer Art und gegen leichte Entzündungen.

Borsalbe.

Rp. Acid. boric.	5,0
Ungt. lenient.	45,0

Listersche Salbe.

Rp. Acid. boric.	
Ol. Amygdal.	
Cerae alb.	aa 10,0
Lanolini	20,0

Borsalizylglyzerin.

Rp. Acid. boric.	20,0
Acid. salicyl.	20,0
Glycerini	80,0

Man erhitzt das Gemisch im Wasserbad bis zur völligen Lösung, alsdann gibt man 20 g Magnesiumoxyd (Magnesia usta), hinzu und läßt erkalten. Man erhält so eine dickflüssige Lösung, die eine sehr ausgesprochene antiseptische Wirkung entfalten kann. Würde man den Zusatz der Magnesia usta unterlassen, so erhielte man keine Lösung, sondern eine kristallinische Masse.

Unguentum acidi borici solubile.

Rp. Acid. boric.	5,0—10,0
solve in:	
Glycerin.	40,0
misce cum:	
Tragacanth.	3,0
Spir. Vini	4,0
tritur. adde:	
Aq. calid.	43,0

Borglyzerin-Lanolin I.

Rp. Acid. boric.	1,0
Glycerini	4,0
Aq. dest.	20,0
Paraffin. solid.	20,0
Paraffin. liquid.	30,0
Adipis Lanae	5,0
Ol. Bergamottae	0,5
Ol. Citri	0,5

Mildes antiseptisches Hautpflegemittel.

Boroglyzerin.

Rp. Glycerini	10,4
Acid. boric.	6,2

Man gibt dieses Gemisch nun in eine flache Schale und verdampft im Wasserbade, bis die Masse, auf Glas gesetzt, erstarrt. Man gießt nun das Ganze auf mit Talcum eingestaubte Glasplatten aus und bewahrt die erstarrte Masse in gutschließenden Gefäßen auf.

Borsäure-Perubalsam-Salbe (ekzematöse und intertriginöse Erscheinungen).

Rp. Acid. boric.	5,0
Solve in Glycerino	5,0
Adde Balsami peruvian.	1,0
Adip. Lanae anhydric.	ad 30,0

Borglyzerinsalbe (Unguentum boroglycerinatum).

Rp. Acid. boric.	2,5
Glycerini	
Ungt. Paraffin.	aa 6,25
Adip. Lanae	8,0

Borglyzerin-Lanolin II.

Rp. Acid. boric.	1,0—1,5
Glycerini q. s.	
Lanolini	10,0
Vaselini	ad 30,0

Borlanolin in Stangen.

Rp. Sebi benzoinati	30,0
Lanolini	60,0
Acid. boric. pulv.	10,0

Wird in Stangen gegossen. Gegen Intertrigo.

Aseptin (s. dort). Boroxyl (s. dort).

Borsyl, ein Schweißpuder. Soll bestehen aus:

Borsäure	20,0
Cetylalkohol	1,0
Borax	1,0
Walrat	0,5
Talcum	69,5

Borysche Mischung, s. Eucalyptolum.

Botot-Mundwasser, Eau de Botot (Name gesetzlich geschützt), ein bekanntes französisches Mundwasser, das im wesentlichen wohl ein entsprechend aromatisierter Auszug aus Rad. Pyrethri, Rad. Ratanhiae, Rad. Galangae, Semin. Anisi u. a. ist, z. B.:

Rp. Semin. Anisi stell.	25,0
Caryophyll. pulv.	25,0
Rad. Galangae	25,0
Cort. Cinnam. ceylan.	5,0
Cort. Cinnam. Cassiae	20,0
Gallar. pulv.	5,0
Balsam. peruv.	5,0
Ol. Menth. pip.	50,0
Ol. Rosae ver.	1,0
Ol. Naphae ver.	0,5
Coccionell. pulv.	10,0
Rad. Pyrethri	15,0
Rad. Ratanhiae	15,0
Rhiz. Iridis	10,0
Spir. Vini	1000,0

14 Tage unter Umschütteln ziehen lassen, dann unter Auspressen filtrieren.

Rp. Ol. Anisi	40,0
Ol. Cinnam. ceylan.	50,0
Ol. Caryophyll.	5,0
Tinct. Vanillae	40,0
Tinct. Myrrhae	40,0

S. Essenz für Eau de Botot in Alkohol zu lösen.

Rp. Ol. Cinnam. ceylan.	1,0
Ol. Caryophyll.	2,0
Ol. Anisi	3,0
Ol. Anisi stell.	2,0
Ol. Menth. pip. angl.	10,0
Tinct. Myrrhae	20,0
Tinct. Coccionell.	60,0
Cremor. Tartar.	2,0
Aq. Rosar.	50,0
Spir. Vini	ad 1000,0

S. Botot-Mundwasser nach CERBELAUD.

Die unter Benützung von Drogen hergestellten Nachbildungen des Eau de Botot übertreffen an Feinheit des Geschmackes die mit isolierten aetherischen Ölen usw. hergestellten ganz erheblich.

Botot-Zahnpasta, eine nichtschäumende Zahnpasta der Firma Botot, Paris. Ein ähnliches Präparat erhält man wie folgt:

Rp. Corpor. Pastae	1000,0	Ol. Anisi	3,0
Ol. Anisi stell.	2,0	Ol. Rosae ver.	0,15
Ol. Menth. pip.	10,0	Tinct. Myrrhae	5,0
Ol. Cinnam. ceyl.	1,0	Sol. Carmini	q. s.
Ol. Caryophyll.	2,0		

Böttger, Enthaarungsmittel nach, s. Depilatorien; Hypertrichosis.

Boudet, Enthaarungsmittel nach, s. Hypertrichosis.

Bourbonal (Vanillal, Vanirom), unzutreffend auch als Aethylvanillin bezeichnet, ist der Aethylaether des Protokatechualdehyds. Es wird wie Vanillin verwendet und soll etwa 4mal stärker sein als dieses.

Bradyphagie, s. Ernährung.

Brand, Sonnen-, Gletscher-, s. Lichtbehandlung; Lichtschäden.

Brandaus Fußschweißmittel, s. Liquor antihidrorrhoicus.

Brandliniment, s. Kühlpasten.

Brandnarben, s. Verbrennungen.

Braune Salbe von Lassar, Unguentum fuscum Lassari, ist eine Teer-Schwefelsalbe, ähnlich der Wilkinsonschen Salbe (s. dort). Herstellungsvorschrift für braune Salbe Lassar s. Teere. Man bezeichnet auch eine Perubalsamsalbe als „braune Salbe" (s. Perubalsam).

Braunfärbung der Haut, s. Schädigungen.

Braunkohle. Alkalische Auszüge aus Braunkohle werden als Haarfärbemittel benützt. Die färbenden Stoffe sind die Huminsäuren (s. auch Huminsubstanzen).

Braunstein, s. Mangan; Badezusätze.

Bräunung der Haut, künstl., s. Hautbräunungsmittel; Schminken.

Breiumschlagfärbung, s. Haarfärbetechnik.

Brennesselkraut, Herba Urticae, enthält Ameisensäure, die die Ursache des Brennens auf der Haut ist. Ein altes Hausmittel gegen Haarausfall.

Brennessel-Haarwasser. Man stellt zunächst einen Brennesselextrakt wie folgt her:

Frische Brennesseln	1000 g	Wasser	300 ccm
Zerquetschen und zufügen:		Perubalsam	1,5 „
Alkohol	2000 „	Bergamottöl	1,5 „
Man läßt 8 Tage ziehen und filtriert dann unter Ausquetschen.		Ylang-Ylangöl	2 „
		Heliotropin	0,5 „
		Moschustinktur	1 „
Brennesselextrakt (wie oben bereitet)	700 ccm	Rosenöl bulg.	0,3 „
		Grün färben.	

Brillantgrün ist ein grüner Triphenylmethanfarbstoff. Goldglänzende Kristalle, löslich in Wasser, Alkohol und Fetten. Zum Färben von Seifen, Haarwässern usw. Therapeutisch als Antisepticum in der Wundbehandlung in wässeriger Lösung 0,05—0,1%. Bei Brandwunden auch in Ol. Paraffini gelöst (0,05 : 100). Salben 1—2%ig (Vaselinsalben, die durch Lösen von 0,5 g Brillantgrün in 1 ccm Alkohol und Zufügen der nötigen Menge Vaselin bereitet werden). Auch bei Epidermophytien 1%ige alkoh. Lösung.

Brillantines sind Mittel zum Glänzendmachen der Haare. Sie stehen den Haarölen sehr nahe.

Flüssige Brillantines. Hier haben wir zunächst die ganz fetten, nichtalkoholischen Brillantines, die eigentlich nichts anderes sind als Haaröle. Diese Brillantinehaaröle, besonders die stark fetten, werden nur seltener verwendet, alkoholische Brillantines dagegen häufiger. Von den flüssigen Brillantines sind von besonderem Interesse folgende Sorten: 1. Schüttelbrillantines (nichthomogene, alkoholische Brillantines); 2. homogene, alkoholische Brillantines (alkoholische Rizinusöllösungen). — *Schüttelbrillantines.* Diese Präparate bestehen aus einem nichtalkoholischen fetten Öl, wie Olivenöl oder Vaselinöl und einem alkoholischen Extrait. Die fertige Schüttelbrillantine besteht aus etwa zwei Dritteln fetten Öles und etwa einem Drittel alkoholischen Parfums, läßt also deutlich zwei getrennte Schichten wahrnehmen, die erst vom Verbraucher durch kräftiges Schütteln gemischt werden, so daß eine Art Fett-Alkohol-Emulsion auf das Haar aufgetragen wird. — *Rizinusölbrillantines.* Diese stellen den Typus der feinen flüssigen Brillantine dar und lassen sich, vorausgesetzt, daß nur feinstes Rizinusöl erster Pressung (medicinale) verwendet wird, auch sehr gut und fein parfumieren. Wie erwähnt, sind dies alkoholische Lösungen von Rizinusöl. Der Gehalt dieser Lösungen an Rizinusöl schwankt zwischen 50% und 10%. Im Mittel nimmt man 30% Rizinusöl. Die schwach fetten Rizinusbrillantines sind sogenannte Kräuselbrillantines, die zum Wellen der Haare mit dem Brenneisen verwendet werden, allein diese Verwendung ist längst durch die Dauerwellung überholt.

Kräuselbrillantine.

Rizinusöl	10,0—20,0	Mit Zusatz von Parfum, z. B.
Alkohol, 95%ig	90,0	0,2 Ol. Rosar.

Feste Brillantines. Eigentliche Kristallbrillantines, das heißt solche mit kristallinischem Aussehen, sind in letzterer Zeit mehr in den Hintergrund getreten, um solchen zwar transparenten Aussehens, aber ohne kristallinische Struktur Platz zu machen (feste Brillantines). Als Körper für feste Brillantines kommt heute nur gutes amerikanisches Vaselin in Frage. Eventuell werden noch Zusätze, wie Harz, Lanolin u. dgl., gemacht.

Körper für feste Brillantine.		*Körper für Kristallbrillantine.*	
Weißes amerikan. Vaselin	200 g	Vaselinöl	200—250 g
Helles Harz	50 „	Walrat	50 „
Lanolin	50 „		

Dieser letzte Körper gibt ein schönes, transparentes, kristallinisches Produkt, läßt aber Schuppen im Haar. Besser durch folgende Mischung zu ersetzen:

Stearin	200 g
Vaselinöl	750 „

Um schöne Kristallisation zu erhalten, muß man recht langsam erkalten lassen (in angewärmte Gefäße ausgießen).

S. auch Haarpflege.

Brom, Bromum. Therapeutisch in Form der Bromsalze: Bromammonium, Bromkalium, Bromnatrium, Bromcalcium, Bromlithium, Bromstrontium und Brommagnesium verwendet. Bromsalze wirken als Schlaf- und Beruhigungsmittel. Kosmetisch kommt ihre Anwendung per os und intravenös zur Milderung des Juckreizes in Frage. Die gewünschte Wirkung macht sich erst nach längerer Zeit und wiederholten Gaben bemerkbar. Cavete Bromismus (Bromakne, Bromoderma, Katarrhe der Luftwege, Magen- und Darmstörungen usw.). Meist Bromnatrium, Kaliumbromid wegen seiner ungünstigen Wirkung auf die Herztätigkeit oft bedenklich. Dosen: 0,5—2,0 pro dosi 3mal täglich, stark mit Wasser verdünnt, nach den Mahlzeiten. Auch als Mixtura nervina:

Rp. Kal. bromat.	8,0	Aq. dest.	ad 200,0
Ammon. bromat.		3mal täglich 1 Eßlöffel.	
Natr. bromat. aa	4,0		

Analog Erlenmeyersches Bromsalzwasser oder brausendes Bromsalz von Sandow. Bei stark juckenden Dermatosen häufig Kombination von Brom und Antipyrin indiziert. Z. B.:

Rp. Natr. bromat.	12,0	Aq. dest.	ad 200 0
Antipyrini	6,0	D. 3mal täglich 1 Eßlöffel.	

Intravenös anfangs 5 ccm, am folgenden Tage 10 ccm einer 10%igen sterilen Bromnatriumlösung in Kochsalz (Natr. bromat. 2,0, Solut. Natr. chlorat. [0,85%] 20,0). Im ganzen 10—15 Injektionen.

Bromspezialitäten: Ekzebrol. 10%ige Lösung von Strontiumbromid in Traubenzuckerlösung. Injektion 10 ccm. (Tosse & Co., Hamburg.) — *Ektobrom.* 10%ige Natriumbromidlösung zur Injektion. Alle 2 Tage eine intravenöse Injektion von 3—5 ccm, steigend bis zu 10 ccm. (Chem. Fabrik Güstrow i. M.) Zahlreiche organische Bromverbindungen sind zur Verwendung per os im Handel, im allgemeinen enthalten diese aber sehr wenig Brom. Erwähnt seien als solche Bromipin, Sabromin, Bromeigon, Bromalbazid, Bromglidine, Bromalin, Ureabromin und Adamon (s. auch Bromocoll; Bromotan; Bromuth).

Bromakne. Unter den mannigfaltigen Hauterscheinungen, die im Anschluß an den internen, meist lange Zeit hindurch fortgesetzten Gebrauch von Brompräparaten auftreten, stellt die sogenannte Bromakne ein häufiges Syndrom dar. Sie besteht in einem papulo-pustulösen, auf seborrhoisch veränderten Hautpartien, d. h. auf Gesicht, Sternalgegend und Rücken lokalisierten Ausschlag. Der Entstehungsmechanismus ist bei Bromakne gleich demjenigen der Jodakne: das im Körper angehäufte und durch die Talgdrüsen ausgeschiedene Brom ruft daselbst einen entzündlichen Reiz hervor und steigert allem Anschein nach die Virulenz der Hautsaprophyten. Noch hypothetisch ist es, ob sich eine indirekte Bromwirkung in Form einer haematogenen Verschleppung von bis dahin latent gebliebenen Keimen in die Haut dazu gesellt. Die lokale, endogen bedingte Talgdrüsenreizung durch Brom steht fest, indem dieses Element im Pustelinhalt bei Bromakne chemisch nachgewiesen werden konnte. Klinisch unterscheidet sich Bromakne von Akne vulgaris durch ihr plötzliches Auftreten und die dadurch bedingte gleichzeitige Anwesenheit vieler gleichaltriger Aknepusteln. Mitunter kann die Bromakne sich mit den sonstigen Hauterscheinungen der Bromintoxikation (bullöse Ausschläge, tumorartige, vegetierende Hautinfiltrate) kombinieren.

Meistens wird Bromakne bei Nervenkranken (besonders Epileptikern) angetroffen, die längere Zeit hindurch Brompräparate einnehmen. Nach Aussetzen des Medikamentes gehen die Bromakneveränderungen meist zurück und hinterlassen je nach dem Entwicklungsgrade des Ausschlages mehr oder weniger ausgesprochene Narben. Es können aber noch monatelang ununterbrochen auch nach dem Sistieren des Broms neue Akneknötchen auftreten, sei es infolge des während längerer Zeit im Organismus kumulierten Broms, sei es infolge einer Akne vulgaris, die nachträglich noch durch das Brom ausgelöst worden ist.

Was über die *Lokalbehandlung* der Akne vulgaris gesagt wurde, findet auch für die Therapie der Bromakne Anwendung.

S. auch Ekzem; Pruritus; Wechseljahre.

Bromelia, s. Neroline.

Bromhidrosis, s. Schweißabsonderung.

Bromidin, s. Pharmakologie der Haut.

Bromocoll, Bromtanninleimverbindung mit 20% organisch gebundenem Brom und 30% Leim. Schwach gelbliches, geruchloses und geschmackloses Pulver, das man innerlich zu 1—6 g mehrmals täglich gibt. Äußerlich gebraucht man das Bromocollum solubile, das 62,5% Bromocoll und 37,5% Borax enthält. Am meisten benützt wird eine gebrauchsfertig hergestellte 10%ige Lösung des B. solubile, die auf die Haut aufgepinselt werden kann, ferner als Salbe 5—10%ig, als Trockenpinselung 10—20%ig, rein auch als Streupulver. Wirkung und Anwendung: Stark juckstillendes Mittel, das man innerlich und äußerlich verabreicht, bei ekzematösen Erkrankungen, bei Hautjucken, bei Frostleiden. (I. G. Farbenindustrie A. G., Leverkusen a. Rh.) Handelsform: Bromocolltabletten zu 0,5 g; 20% Bromocollsalbe in Tuben zu 25 und 100 g; 10% Bromocollseife, Bromocoll-Suppositorien (s. auch Frostinsalbe; Tannobromin [alkohollösliches Bromocollpräparat]).

Bromostrontiuran. 10%iger Strontiumchloridharnstoff + Natriumbromid. Indikationen: Akutes und chronisches Ekzem, Urticaria, Pruritus, Neurodermitis, juckende Dermatosen, Intoxikationsdermatitiden.

Bromotan, Methylenbromtanninharnstoff, hellbraunes, geschmackloses, in Wasser unlösliches Pulver. Als Streupulver oder 10%ige Salbe bei juckenden Hautleiden.

Brom-Styrol, auch „Hyacinthin" genannt (s. Phenylazetaldehyd). Riechstoff von betäubendem Hyazinthengeruch. Besonders für Seifen.

Bromuth ist Bismutum tribromphenylicum der Firma Société Chimique de l'Avranches, Vernier-Genève.

Bronchialasthma, s. Atemstörungen.

Bronzediabetes, s. Innere Krankheiten; Pigmentierung.

Brookesche Pasta, s. Bartflechte.

Brüchigkeit der Haare, s. Haarfärbung.

Brückenarbeiten, -vorrichtungen, s. Zähne.

Brückenlappen, s. Plastik.

Brust, -pflege, -plastik, -warze, s. Busen; Gymnastik und Sport; Hauskosmetik; Mammaplastik; Massage; Schwangerschaft; Weiblicher Körper; Wochenbett.

Brustwarzenbehaarung, s. Hypertrichosis.

Bubikopf, s. Haarpflege.

Bubisan ist ein Dauerwellenfixativ. (Kosmasept-Ges. Dr. Fürstenberg m. b. H., Berlin.)

Buchenholzteer, s. Fagacid.

Buchenkernöl, Bucheckernöl, Oleum Fagi silvaticae (pingue). Durch Auspressen aus den Früchten der Rotbuche, die etwa 42% Öl enthalten. Wird nur schwer ranzig und läßt sich leicht dauernd konservieren. Sehr mildes Öl, das in der Kosmetik manchmal zu Hautpflegemitteln empfohlen wird. Die Bezeichnung „pingue" empfiehlt sich, um Verwechslungen mit Buchenteer (s. Teer) zu vermeiden.

Buchholzverfahren, s. Haltungsfehler.

Bückeburger Hühneraugenpflaster Probat enthält Salizylsäure, Milchsäure und Seifenpflaster. (Georg König, Bückeburg.)

Buckelbildung, s. Gymnastik und Sport.

Bühnenschminken, s. Theaterschminken.

Bulbusauge, s. Kunstauge.

Bullosis, s. Epidermolysis bullosa.

Bunzen. Unter Bunzen versteht man das schnelle, senkrechte Einstoßen des Mikrobrenners, eines Platinbrenners oder Paquelins mit Benzingebläse oder eines Galvanokauters in die Haut, so daß die Hautoberfläche Stich neben Stich getroffen und verschorft wird. Das Einstoßen des Brenners muß möglichst kurz und schnell, als multiple Ignipunktur ausgeführt werden, da nur so die Heilung unter dem Schorf erfolgen kann. Beläßt man nämlich das glühende Platin in dem Gewebe auch nur für Sekunden, so zerstört man zwar das Gewebe in unmittelbarer Nähe des Metalls vollkommen, in etwas weiterer Entfernung aber vom Spitzbrenner wird das Gewebe nur erhitzt und verkocht, nicht aber verbrannt, und in seiner Lebens- und Regenerationsfähigkeit gestört. Die schnelle, multiple Ignipunktur kann ganz ohne Lokalanaesthesie ausgeführt werden, da der Schmerz bei der kurzen Hitzeeinwirkung nur gering ist.

Zum Entfernen der im Gesicht bei älteren Menschen häufig vorkommenden, recht störenden Teleangiektasien auf den Wangen, in den Nasenwinkeln und auf der Nase selbst kann der Spitzbrenner Anwendung finden. Mit dem bis zur leichten Rotglut erhitzten Brenner wird das sichtbare Gefäß zunächst oberflächlich mit einer kurzen, schnellen Bewegung in seinem ganzen Verlauf nachgezogen. Dieses Vorgehen wird mehrmals wiederholt, besonders wenn es sich um ein tiefer in der Haut liegendes Gefäß handelt, bis das Gefäß vollkommen zerstört ist. Verlaufen die Gefäße sehr eng neben- und übereinander, so begnügt man sich zunächst mit dem Verschorfen der größten Gefäßlinien und bunzt dann die zwischen ihnen liegenden Hautpartien, die oben erwähnte Ignipunktur. Die Heilung der operierten Stellen — es bedarf keiner Lokalanaesthesie, sofern der Brenner leicht und geschickt gehandhabt wird — erfolgt rasch und ohne Narben in 8—10 Tagen. Sollte in Ausnahmefällen doch eine Lokalanaesthesie notwendig sein, so empfiehlt sich die Nervenanaesthesie, da bei der lokalen Infiltrationsanaesthesie viele Gefäße für das Auge zurücktreten und auch der Glühstift in dem wasserhaltigen Gewebe schlechter arbeitet und das Gewebe leicht verkochen läßt, ohne es zu verschorfen. Auch zur Behandlung des Lichen pilaris, der Megaloporie und des Furunkels wird Ignipunktur verwendet.

Burgit-Ballenpflaster, -Fußbad, -Hühneraugenpflaster. Zusammensetzung nicht bekannt. Das Pflaster ist wohl ein Salizylpräparat. (Burgit G. m. b. H., Berlin W 35.)

Burgunderharz, s. Fichtenharz.

Bürsten, s. Gesichtspflege; Haarfärbemittel; Haarpflege; Trichorrhexis nodosa.

Bürstenbäder, s. Rosacea.

Buschmannbrust, s. Körperschönheit.

Busen, weiblicher. Beim Neugeborenen beiderlei Geschlechtes sind 12—15 strahlenförmig angeordnete Drüsenschläuche angelegt. Äußerlich sind nur die beiden Warzenflecke sichtbar, in deren Mitte sich ein Grübchen oder ein feiner schräger Spalt befindet. Erst vom 5. Lebensmonat ab bildet sich die kleine, kaum die Oberfläche überragende Brustwarze. Im 10.—12. Jahre beginnt beim Mädchen das Wachstum der Brustwarze als erstes Zeichen der beginnenden Geschlechtsreife. Allmählich schwellen subkutan die Drüsenschläuche und wölben den Warzenhof, der an Breite zu gewinnen pflegt, empor. Diese Entwicklungsstufe wird als *Brustknospe* bezeichnet. Nach und nach wird im weiteren Umkreis des Warzenhofes ein regellos wachsendes Filzwerk von Bindegewebsfasern gebildet, das nunmehr auch die den Warzenhof umgebende Haut zu einem Hügel emporhebt. Noch unverändert sitzt ihm das Jungstadium der Brustknospe auf. Diese Entwicklungsstufe heißt daher *Knospenbrust.* Das Vorherrschen der festen, bindegewebigen Grundlage verleiht der jungfräulichen Knospenbrust die bekannte Härte. Erst nachdem die Menses längst im Gange sind, beginnt der eigentliche Vorgang der Reifung. Er beruht auf der Unterpolsterung der Haut und Durchsetzung des Bindegewebs- und Drüsenkörpers mit Fettgewebe. Der Warzenhof senkt sich in die Ebene der umgebenden Haut, das Hauptkennzeichen der reifen Brust. Unter natürlichen Bedingungen geht die Entwicklung und Reifung der Brust schrittweise vor sich und ist dem Aufbau des übrigen Körpers und der Fortpflanzungsorgane harmonisch angepaßt.

Nicht selten ist aber die Ordnung dieses Ablaufs gestört. Hierbei zeigt es sich, daß bei vorzeitigem Eintritt der ersten Menses die Neigung zu Bildung unterentwickelter und schlaffer, bei verspätetem Eintritt dagegen zu Bildung überentwickelter, fetter und überstürzt reifender Brüste besteht. Sexualfunktion und Körperaufbau sind aneinander gebunden.

Für die Beurteilung der Schönheit pflegen wir die Betrachtung der reifen, in Funktionsruhe befindlichen Brustdrüse und unseren europäischen Zeitgeschmack zugrunde zu legen.

Als Norm für die Größe gilt eine Brust, die von einer Männerhand gerade noch umspannt werden kann. STRATZ gibt für den Durchmesser der Grundfläche 10—12 cm an. Diese Zahl ist aber nur ein Richtmaß, die Brust soll vielmehr im Verhältnis zum Körperbau stehen. Die zu kleine Brust kann sowohl bei mageren als auch bei fettleibigen Frauen vorkommen. Sie geht vielfach mit einem Warzenfehler einher. Die zu große Brust ist fast immer auf einen Wachstumsreiz in den Pubertätsjahren zurückzuführen. Während die zu kleine Brust des natürlichen Reizes entbehrt, ist die übergroße Brust wegen ihrer Aufdringlichkeit als Schönheitsfehler zu werten.

Die Brustdrüse liegt dem M. Pectoralis maior von der 3.—6. Rippe an. Die Brustwarze hat ihren Sitz auf der 4. Rippe. Genaue Anhaltspunkte geben die Medioklavikularlinie und der untere Pektoralisrand; ihr Kreuzungspunkt bezeichnet den idealen Sitz der Mamille. Bei dem breiten Thorax liegt dieser Kreuzungspunkt höher, bei dem schmalen — absolut gemessen — tiefer. Also nicht der hohe Ansatz, sondern der natürliche Ansatz hat den Anspruch, schön genannt zu werden. Ein besonders hoher Sitz findet sich als Rassenmerkmal bei Hottentottenfrauen.

Bei einer gut abgesetzten Brust ist der Sulcus in seinem unteren Bereich bis zum axillaren Pektoralisrand frei und deutlich gezeichnet. Bei der schlecht abgesetzten Brust hingegen wird der Sulcus teils durch die überhängende Brustfalte, teils durch einen lateralen Fettwulst überlagert. Die Brust geht dabei in diesen Fettwulst unmittelbar über. Die gut abgesetzte Brust ist Teilerscheinung und Folge eines harmonischen Körperaufbaus, einer natürlichen Fettverteilung, eines guten Turgors und einer tadellosen Hautstraffung. Gut abgesetzt ist daher fast ausnahmslos die Knospenbrust. Mit der zunehmenden Fettdurchsetzung geht die gute Absetzung aber meist verloren. Als erstes Anzeichen stellt sich das „Fließen" der Brust ein (Formänderung bei Lagewechsel des Körpers).

Der *Form* nach unterscheidet man: 1. Die Scheiben- oder Schalenform (Höhe 3—5 cm); 2. die Halbkugel- oder Apfelform (Höhe 5—6 cm); 3. die Kegel- oder Birnenform (Höhe 6—7 cm und mehr). Die ersten beiden Formen findet man in schönster Ausbildung bei den weißen Rassen, die letztere bei Naturvölkern. Im allgemeinen gilt die Schalen- und Halbkugelform als die schönere. Insbesondere die Scheibenform ist infolge ihrer größten Anheftungsfläche und ihrer geringsten Höhe die dauerhafteste und der Senkung am wenigsten unterworfene. Sie erscheint auch als die zweckmäßigste Anpassung an den aufrechten Gang. Helena besaß Schalenbrüste, welche wegen ihrer Schönheit berühmt waren.

Ebenso wie die Brust selbst sind auch Brustwarze und -hof nach Größe, Form und Pigmentierung verschieden. Am schönsten erscheint eine mittelgroße Brustwarze, die mit ihrer Kuppe den Warzenhof kaum überragt, im erigierten Zustande aber so groß wird, daß sie für den Mund des Kindes gut faßbar wird. Der Warzenhof schwankt in seiner Größe von 2—5 cm Durchmesser. Bei der gut abgesetzten und straffen Brust ist er kreisförmig, bei beginnender Senkung wird er elliptisch. Die Farbe von Warze und Warzenhof ist blaßrosa bis dunkelbraun. Die Pigmentierung geht nicht immer mit der Haarfarbe Hand in Hand. Helle Blondinen verfügen häufig über einen dunklen, dunkelhaarige Frauen dagegen können einen kaum gefärbten Warzenhof aufweisen. Bei Rothaarigen ist der Warzenhof häufig pigmentlos oder schimmert in einem zarten Lila oder Blau, das dann auffällig gegen die lebhaft rot gefärbten Ausführungsgänge der MONTGOMERYschen Drüsen kontrastiert. In der Schwangerschaft nimmt die Pigmentierung von Warze und Warzenhof oft in starkem Maße zu, so daß beide in tiefstem Schokoladebraun bis Braunschwarz erscheinen. Das Richtmaß für die Entfernung der Brustwarzen voneinander ist 21 cm. Die Brustwarzen sollen mit ihren Achsen entweder parallel zueinander stehen oder etwas seitlich und nach unten divergieren. Der Volksmund sagt: sie müssen einander böse sein.

Eine besondere Bedeutung für die Schönheit der Brust hat die Haut. Die Haut ist über den Brüsten meist weißer und zarter als die des übrigen Körpers. Von besonderer Wichtigkeit ist aber ihre Straffheit, d. h. der Widerstand, den sie ihrer Dehnung entgegenzusetzen vermag. Teils durch den aufrechten Gang, teils durch die Inanspruchnahme durch Atmung und Armbewegungen ist die Haut einer dauernden Zugwirkung ausgesetzt. Bei nicht ausreichender Spann- und Widerstandskraft kommt es zu leichteren und schwereren Überdehnungen, die sich nicht nur an der Haut selbst, sondern auch in der Brustform auswirken (Hängebrust mit ihren Folgeerscheinungen).

Am häufigsten sind die Bildungsanomalien der Brustwarze. Die ungewöhnliche Kleinheit der Brustwarze wird als *Mikromastie* bezeichnet (Zurückbleiben auf pueriler Entwicklungsstufe). Die „*Schlupfwarze*" ist eine in eine Grube des Warzenhofes eingesenkte Brustwarze, die bei genügender Weite des Warzenhofringes aus der Tiefe herausgezogen werden kann. Bei der „echten *Hohlwarze*" bleibt die Warzengrube bestehen, ohne daß eine Brustwarze zur Ausbildung gelangt. Die „*Spaltwarze*" ist durch einen queren Spalt in eine obere und untere Lippe geteilt. Die „flache Warze" beruht auf einer mangelhaften Entwicklung der longitudinalen Muskulatur.

Ganz selten kommt auch das völlige Fehlen von Warze und Drüse vor (Aplasie). Häufiger als Defekte sind aber *akzessorische* Brustwarzen. Sie zeigen sich im Gebiete der Milchleisten, am häufigsten an der Vorderseite des Thorax, unterhalb der Mamillen, seltener in der Achselhöhle (*Hypermastie*).

Die „*Zitzenbrust*' ist eine Mamma, der jede plastische Fülle fehlt, die aber über einen vollkommenen Drüsenapparat und eine gut entwickelte Brustwarze zu verfügen pflegt. Die Stillfähigkeit erweist sich meistens als durchaus ausreichend. Trotz der physiologischen Vollwertigkeit ist die Brust aber als ein schwerer Schönheitsfehler zu bewerten.

Die „*infantile*" Brust ist durch die Kleinheit der Brustwarze, aber auch durch das Fehlen bzw. die Nichtansprechbarkeit des Drüsenanteils charakterisiert. Die infantile Brust ist eine Teilerscheinung des allgemeinen Infantilismus, der mit Amenorrhoe einherzugehen pflegt.

Unter „*Oberbrust*" versteht man eine Bildung, die häufiger ostasiatischen Frauen, seltener der Europäerin eigen ist: einen Fettwulst, der sich von den Brüsten nach den Schultern zu erstreckt. Da in diesem Fettwulst zuweilen Wärzchen, Grübchen, Pigmentierungen oder Haarwirbel anzutreffen sind, wird die Oberbrust als eine rudimentäre Milchdrüse aufgefaßt. Eine solche Oberbrust findet sich zuweilen auch bei antiken Kunstwerken, z. B. bei der Venus von Milo. Es ist daher anzunehmen, daß sie in früheren Zeitaltern häufiger war. Nach unserer heutigen Auffassung sind jedoch alle Rückschläge und Erinnerungen an niedrigere Entwicklungsstufen als Fehler anzusehen.

Bei *Asymmetrie* der Brüste ist meist die linke die größere. Die Anthropologen vermuten, daß dies ein Resultat der Vererbung sei, weil die Mütter aus Gründen ihrer Rechtshändigkeit die linke Brust beim Stillen zu bevorzugen pflegen. Die Asymmetrie wird schon bei den alten Indern erwähnt und als ein so schwerer Fehler bewertet, daß er Grund darbietet, ein Mädchen nicht zu heiraten. Auch für unsere heutige Auffassung stellt die Asymmetrie in höherem Grade einen unschönen Anblick dar.

Unter den erworbenen Schönheitsfehlern spielt die bedeutendste Rolle die *Hängebrust*. Sie tritt in zwei Formen auf: 1. als pralle, fette, hypertrophische; 2. als schlaffe, welke Hängebrust. Jede der beiden Formen hat ihre besondere Entstehungsursache. Die pralle Hängebrust entsteht entweder als Teilerscheinung allgemeinen Fettansatzes oder aber infolge Wachstums des Drüsengewebes an einem sonst schlanken Körper. Meist ist es die Pubertätszeit, in der dieses Wachstum in ungewöhnlichem Ausmaß einzusetzen pflegt. Größe und Gewicht einer solchen Brust können unglaubliche Grade erreichen. Unter dem Gewicht schiebt sich zunächst die Basis der Brust abwärts, soweit es die Anheftung an das retromammäre Zellgewebe erlaubt. Sodann erfolgt eine Verschiebung des Drüsenfettkörpers in dem Sinne, daß sich die oberen Massen über die unteren zu senken suchen. Die Haut, fast ausschließlich der oberen Brusthälfte, wird dabei immer mehr und mehr gedehnt, bis endlich auch ihre Ausdehnungsfähigkeit erschöpft ist. Die dem Drüsenkörper eingepflanzten Bindegewebszapfen der Haut verhindern es, daß die Brust wie ein Senkungsabszeß völlig in den unteren Teil des Hautsackes einsinkt.

Die schlaffe Hängebrust entsteht meist infolge Abmagerung einer großen oder prallen Brust, manchmal nach schweren akuten Erkrankungen oder aber auch als unerwünschtes Ergebnis einer übertriebenen Abmagerungskur. In selteneren Fällen entsteht sie primär im Anschluß an eine Hypertrophie des Drüsengewebes und zeigt hierbei denselben Senkungsvorgang wie die pralle Hängebrust.

Die Haut zeigt bei der Hängebrust unschöne Veränderungen. Bei der fetten Hängebrust sind es häufig die erweiterten Venen, die entweder als breite Zeichnungen oder aber als feine Äderung (Caput medusae) den Stauungszustand, in dem die Brust sich befindet, anzeigen. Besonders unschön erscheint die rotbläuliche, an erfrorene Haut erinnernde Verfärbung der abhängigen Partien. Bei der schlaffen Brust sind es hingegen Falten, Runzeln und Narben (Striae), die auf den Schwund der Fettunterlage und auf Überdehnung und Zerreißung der elastischen Fasern zurückzuführen sind. Eine schmutzigbraune Verfärbung der Haut findet sich hier häufig nach Schwangerschaft und Stillzeit. STRATZ vertritt die Ansicht, daß sich die Schönheit der Brust länger erhält, wenn sie gestillt hat. Nach anderen Beobachtungen steht dagegen fest, daß jeder Turgorwechsel, möge er nun künstlich durch Mast- und Abmagerungskuren oder physiologisch durch Schwangerschaft, Stillen und Abstillen herbeigeführt sein, in der Absetzung und Form der Brust und in der Zeichnung der Haut seine Spuren hinterläßt.

Die Schönheitspflege hat die Erhaltung der Hautspannkraft und der Brustform zur Aufgabe. Während die Pflege der Haut mit der allgemeinen Körperpflege Hand in Hand geht, erfordert die Erhaltung einer schönen Brustform die Beachtung vieler besonderer

Momente. Ein unnatürlicher Fettansatz in den Entwicklungsjahren ist durch eine grundlegende Änderung der Ernährung, durch Gymnastik, Sport, Bäder abzudrosseln. Umgekehrt ist bei verzögerter körperlicher Entwicklung, bei einem Hinauszögern der weiblichen Fettpolsterung eine kalorienreiche Ernährung, Entlastung von körperlicher und geistiger Anstrengung erforderlich. Höhenklima, Hochseeklima und Milieuänderungen wirken oft umstimmend. Zuweilen erzielt eine medikamentöse und Hormonbehandlung, die auf die Regulierung der meist gestörten Menstruation hinzuzielen hat, glänzende Erfolge. Wichtig ist das Fernhalten sexueller Reize, denn erotisierende Einflüsse haben einen starken Einfluß auf den Reifungsprozeß der Brust. Bei einer überstürzten Reifung wird das Stadium der Knospenbrust einfach übersprungen, bei gehemmter Entwicklung kommt ein normaler Reifungsprozeß gar nicht zustande. In beiden Fällen leidet die Schönheit.

Ein wichtiges Vorbeugungsmittel gegen die Hängebrust ist ein geeigneter und früh genug angelegter Büstenhalter. Der „Halteapparat" der Brust ist ein sehr mangelhafter. Das von manchen Autoren beschriebene „Lig. suspensorium mammae", eine von der Clavicula ausgehende leichte Verstärkung der retromammären Faszie, ist nur selten zu finden. Die Brust ist in der Hauptsache in der Haut verankert. Eine Stärkung der Pektoralismuskeln hat also auf die Festigkeit der Brust und auf die Erhaltung ihrer Form nur insofern Einfluß, als die körperliche Betätigung einer besseren Hautdurchblutung zustatten kommt. Dasselbe gilt für Massage der Brust. Der Wert des Büstenhalters beruht nun darauf, daß er der Brust eine Stütze darbietet, daß er Stauungen und damit Vergrößerungen der Brust vorbeugt und daß er die Haut entlastet. Der Büstenhalter soll daher kein Schnürleibchen (Kompressor), sondern ein Tragleibchen (Suspensor) sein. Er soll zwei schalenförmige, die Brust tragende und stützende Behälter und einen elastischen Verschluß im Rücken oder unter dem Sinus haben. Für Frauen mit kleiner Brust erübrigt sich meist das Tragen eines Büstenhalters. Frauen mit natürlich entwickelter oder übergroßer und hängender Brust sind aber auf das Tragen dieses Kleidungsstückes unbedingt angewiesen. Sein Tragen empfiehlt sich auch aus Gründen der Ästhetik und Dezenz weiblicher Kleidung.

Die infantile, die Zitzen- und die zu klein gebildete Brust ist eine Crux medicorum. Wenn einmal das Reifealter erreicht wurde, ist der Arzt nach dem Stande der heutigen Erkenntnis therapeutisch ziemlich machtlos. Die zur Vergrößerung der Brustdrüse empfohlenen Hormonpräparate erzeugen in großen Dosen höchstens eine vorübergehende Schwellung des Drüsenrudiments und der Brustwarze. Auch zu Kolostrumbildung kann es kommen. Damit ist den Frauen aber nicht gedient. Bei schlankem Körperbau sind Mastkuren angebracht, weil mit dem allgemeinen Fettansatz auch das Volumen der Brust zunimmt. Fettleibige Frauen lehnen diese Behandlung begreiflicherweise ab. Über den Erfolg mit Muttermilchinjektionen liegt eine vereinzelte Erfahrung vor. Empfohlen werden auch Massage, Stauungsbehandlung mit Saugpumpe, Diathermie. Die „orientalischen Pillen" „zur Erzielung einer vollen Büste" enthalten Arsen, sie sind daher den Mastkuren an die Seite zu stellen. Zu warnen ist vor Paraffininjektionen wegen der akuten Gefahren und Spätfolgen (Erblindung infolge Abwanderung in die Blutgefäße des Auges, Zusammenballungen und damit verbundene schwerste Entstellungen und Behinderung der Atmung und Körperbewegung, Schmerzhaftigkeit, langjährige Eiterungen u. dgl. m.). Aussichtsreicher ist die Einpflanzung von Eigenfett, das den Bauchdecken oder Oberschenkeln entnommen wird. Die Einheilung ist eine gute, wenn das Fett nicht gequetscht und in ein nichtinfiziertes Wundbett eingefügt wird. Eine Überkorrektur ist erforderlich, weil das Fett zum großen Teile wieder resorbiert wird. Eine bequemere Handhabung stellt die von Max JOSEPH empfohlene Injektion flüssigen Menschenfettes dar. Wenngleich ein großer Teil schwindet, so sei doch die leichte Applikation und die Ungefährlichkeit Grund genug zur Anwendung. Wegen der großen Resorbierbarkeit des Menschenfettes wird auch die Mischung mit Hammeltalg versucht.

Bei Vorhandensein von einigem Fettmaterial kann mittels eines einfachen Radiärschnittes die Brust dadurch vorspringender gestaltet werden, daß man ihren Ansatz höher legt und das vorhandene Füllmaterial in eine konische Form zusammenrafft.

Am häufigsten wird der Arzt wegen der Hängebrust um Abhilfe gebeten. Konservative Maßnahmen sind aussichtslos, es sei denn bei ganz leichten Formen der schlaffen Hängebrust, bei welchen eine Mastkur zu einem einigermaßen befriedigenden Resultat zu führen vermag. Die pralle, fetthypertrophische Brust kann durch starke Abmagerungskuren in eine schlaffe Hängebrust umgewandelt werden. Denselben Erfolg zeitigen Jod- und Schilddrüsenpräparate (Vorsicht bei Hyperthyreosen).

Bei frühzeitig erfaßten Fällen von Pubertätshypertrophie kann die Röntgenbestrahlung in Hand eines erfahrenen Röntgenologen noch manches retten, indem die Proliferation zum Stillstand oder die Drüse sogar zur Verkleinerung gebracht werden kann. Der Erfolg beruht auf der erhöhten Radiosensibilität proliferierenden Gewebes. Auch vom Inkret der männlichen Keimdrüse scheint eine das Wachstum der weiblichen Brustdrüse hemmende Wirkung auszugehen.

Bei schweren Formen von Hängebrust kommt aber nur die *Mammaplastik* (s. dort) in Frage. Ihren Zweck erfüllt die Operation dann, wenn sie neben einem ästhetisch befriedigenden Resultat auch die Stillfähigkeit erhält. Die verschiedenen Methoden unterscheiden sich voneinander durch die Schnittführung (besonders im Umkreis des Warzenhofes) und durch die Wahl des Ortes, an dem die Resektion des überschüssigen Gewebes vorgenommen wird. Besondere Schwierigkeiten bereitet die Schaffung der Symmetrie und die Rezidivsicherung. Für die Rezidivsicherung scheinen die Methoden, welche die Haut nicht kopffußwärts spannen, sondern medial-lateralwärts „raffen", zuverlässiger zu sein. Die Nahtstellen erfordern eine besonders sorgfältige Behandlung, weil sie infolge der Atem- und Armbewegungen unter weniger günstigen Bedingungen als etwa Bauch- oder Extremitätennarben heilen müssen. Als Komplikationen können bei der Mammaplastik (außer der vermeidbaren Warzennekrose) eintreten: Fett- und Drüsennekrosen, Hautnekrosen, Eiterungen infolge Nachblutung u. dgl. Die Mammaplastik ist eine sehr verantwortliche Operation, die eine Spezialerfahrung voraussetzt.

Kleinere Fehler der Brust, wie die Schlupfwarze, sind ebenfalls operativer Abhilfe zugänglich (Methode von SELLHEIM).

Zuweilen ist die operative Verkleinerung eines übergroßen Warzenhofes oder die Korrektur einer keloid entarteten Narbe erforderlich. Für die Entfernung kleiner, in Nähe der Brustwarze befindlicher Knoten empfiehlt sich die Schnittführung im Bereiche des Warzenhofes.

Die Hängebrust ist in ihren hypertrophischen Formen nicht nur eine Entstellung, sondern auch als Krankheit aufzufassen. Die Beschwerden sind mannigfacher Art: Kreuzschmerzen und Schmerzen in den Brüsten, die auf die Stauung und einschnürende Kleidung zurückzuführen sind und die sich vor der Periode oft unerträglich zu steigern pflegen. Die Achselträger der Büstenhalter schneiden tiefe Furchen in die Haut und vermehren das Unbehagen. Die Atmung ist behindert, über dem Herz bildet die schwere Brust ein Wärmekissen, das bei Hitze oder bei körperlichen Anstrengungen eine ungeheure Last und Behinderung bedeutet. Hierzu gesellt sich oft ein Wundsein im Sulcus, zuweilen nässende Ekzeme, die Brennen und Schmerzen verursachen. Die Haltung beim Sitzen und Gehen ist eine vornübergebeugte, sie wirkt sich nach und nach in einer unschönen, fixierten Kyphose aus. Alles in allem genommen, ist die hypertrophische Brust als ein innersekretorisch bedingtes Krankheitsbild aufzufassen. Infolge der damit häufig verbundenen großen Beschwerden bedeutet die hypertrophische Brust eine Beeinträchtigung der Arbeitsfähigkeit. Bei darstellenden Künstlerinnen, Gymnastikerinnen, Frauen, die beruflich in Sport oder Modeindustrie tätig sind, ist eine übergroße und hängende Brust aber nicht nur körperlich hinderlich, sondern verringert auch die Leistungsfähigkeit und Eignung für den Beruf. So kann die hypertrophische Brust teils wegen der verursachenden Beschwerden, teils aus ästhetischen Gründen zu Beeinträchtigung oder sogar völliger Arbeitsunfähigkeit führen.

Bedeutend sind die Rassenunterschiede zwischen Kultur- und Naturvölkern. Sie beziehen sich insbesondere auf die Form und die Ausbildung von Warze und Warzenhof. Während bei den Kulturvölkern die Schalen- und Halbkugelform der Brust vorherrscht, findet sich bei den Naturvölkern die Kegel- bzw. konische Form häufiger. Eine Übertreibung der konischen ist die Ziegeneuterform. Die bei den Kulturvölkern hie und da vorkommende Asymmetrie ist bei den Naturvölkern viel häufiger. Anthropologen und Reisende erwähnen ihrer oft bei den Weddas, den Tasmanierinnen, Negerinnen, Hereros und den Buschweibern. Der Warzenhof pflegt bei der reifen Brust der Kulturvölker dem Brustkörper flach aufzuliegen, also „scheibenförmig“ zu sein. Bei den Naturvölkern ist er meist „gewölbt“, wie „getrieben“, schalenförmig, ja bei manchen Völkern sogar halbkugel- bis kugelförmig, so daß er dem übrigen Brustkörper wie eine Glocke aufsitzt. A. Bloch hat diese Warzenhöfe in besonders ausgeprägter Form in der Südsee und bei den Araberinnen gefunden und nannte sie in einem in Paris gehaltenen Vortrag „auréole en relief“. Bei noch anderen Völkern kommt es vor, daß der Äquatorialumfang des Warzenhofes größer sein kann als die Basis, deshalb erscheint der Warzenhof von der übrigen Brust wie abgeschnürt. Die Brust hat dadurch die Form eines Flaschenkürbisses. Solche Brüste hat man bei Kaffermädchen beobachtet. Interessant ist jedenfalls die Feststellung, daß die bei den Naturvölkern persistierende Knospenbrust (mit gewölbtem Warzenhof) beim Kulturmenschen nur mehr vorübergehend als Jugendform in Erscheinung tritt. So wiederholt sich die ältere Entwicklungsstufe als Übergangsform, um der Weiterentwicklung und Vervollkommnung entgegenzustreben.

Im Sexualleben des Mannes spielt die weibliche Brust eine große Rolle. Sie ist eines der stärksten Reizmittel. Da die Fettunterpolsterung nur beim menschlichen Geschlecht und nicht einmal bei den höchststehenden Menschenaffen vorkommt, ist es gerade die Wölbung und Straffheit der Brust, die den hervorragendsten Geschlechtsschmuck des Weibes und sein stärkstes körperliches Reizmittel darstellt. „Das Menschenweib trägt seine Brustdrüsen auf der Spitze eines beim aufrechten Gange weithin sichtbaren Hügels, welcher bei Tage das Geschlecht des Trägerorganismus weithin signalisiert und in der Dunkelheit dem Tastsinn die gleiche Aufklärung vermittelt.“ Es ist bekannt, daß Frauen mit atrophischer oder infantiler Brust den Mann meist nicht zu reizen vermögen, ja sogar abstoßend auf ihn wirken können, und daß Frauen, die ihre Brustwölbung infolge einer Amputation verloren haben, häufig im Eheglück Schiffbruch erleiden. Es ist daher unendlich wichtig, daß der operierende Arzt nur bei feststehender Malignität eine Amputation der Brust vornimmt und in allen anderen Fällen, auch wenn es sich um schwerer zugängliche gutartige Neubildungen handelt, die Mammaplastik ausführt, selbst wenn die Patientin, in Verkennung des Wertes ihrer Brüste, mit einer Amputation einverstanden ist. In früheren Jahren wurde die Amputation an Stelle der Mammaplastik bei der gutartigen hypertrophischen Brust häufiger ausgeführt.

Die große sexualpsychologische Bedeutung der weiblichen Brust erhellt auch aus der großen Beachtung, die ihr bei Naturvölkern zuteil wird. Bald soll sie durch den Brei getöteter Insekten in ihrem Wachstum gefördert werden, wie in Neuguinea, bald mit Busenschnüren niedergehalten und in die Länge gezogen, wie in Südafrika, bald mit ledernen Riemen zusammengepreßt wie in Paraguay, bald in taschenartigen Leibchen vorsorglich geborgen, wie bei den Hindus, bald mit kostbarem Schmuck und mit Amuletts geziert, bald tätowiert, bald durch Ausschneiden der Brustwarzen verstümmelt oder auch ganz weggeschnitten werden, wie bei den russischen Skopzen. Der zurückgewiesene heidnische Freier läßt der heiligen Agathe die Brüste verstümmeln, um sie für einen anderen Mann begehrensunwert zu machen, und die wilden Scharen des Attila schneiden den unglücklichen Weibern ihrer Feinde die Brüste ab, um die größte Rache zu nehmen, die ihre Phantasie kennt. Sexuelle Anbetung des Mannes baut der weiblichen Brust Denkmäler, sexueller Haß und Perversität aber verurteilen sie zum Martyrium.

Die Frau, auch die unerfahrene, ist sich des sexuellen Reizes, der von ihrer Brust ausgeht, wohl bewußt. Aus dieser Tatsache erklärt es sich, warum die Frau unter Fehlern ihrer Brust ganz besonders schwer leidet. Die atrophische und infantile Brust ist es daher, die sehr häufig die Frau zum Arzte führt. Aber auch die hypertrophische Brust kann die Ursache von Minderwertigkeitsgefühlen werden, die sich mehr und mehr zu steigern pflegen, wo sie einmal Wurzel gefaßt haben. Das junge Mädchen, bei dem eine starke Scham ausgeprägt ist, empfindet die Überbetonung seines Geschlechtes als beschämend und entwürdigend. Als Reaktion stellen sich Ängstlichkeit, Unsicherheit, Menschenscheu ein. Frauen mit Busenfehlern fühlen sich überall und immer beobachtet, belächelt und verspottet, sie vergleichen sich dauernd mit anderen, natürlich gebauten Frauen, das kosmetische Gebrechen bildet den ganzen Inhalt ihres Denkens und führt sie schließlich zu der Überzeugung, daß sie für das männliche Geschlecht abstoßend wirken und ihre weibliche Bestimmung verfehlt haben. Das sexuelle Interesse, das der weiblichen Brust zukommt, drückt sich auch in der *Mode* der Kulturvölker (s. dort) aus.

Büstenpflegemittel.

Zu den rationellen Büstenpflegemitteln gehören milde fette Salben (Cold Cream usw.) oder Stearatcremes, Puder usw., auch kräftigende (tonische) Abreibungen mit schwach alkoholischen Lösungen von Borsäure, schwachem Salizylspiritus bei seborrhoischer Tendenz der Haut, besonders auch Hamamelispräparate. Wunde Brustwarzen (auch Tendenz hierzu!) verlangen sorgfältige Pflege, um Bildung schmerzhafter Rhagaden zu verhindern, auch bei intakten Warzen ist oft prophylaktische Behandlung mit indifferenten, fetten Salben, keratoplastischen Mitteln (Balsame) usw. angezeigt. Spezielle Fürsorge erfordern bestehende Hyperhidrose unter den Brüsten (Hängebrust), die bei Vernachlässigung lokale Pilzinfektion (Epidermophytie, Erythrasma) begünstigen kann. Prophylaktisch häufiges Waschen, reichliches Einpudern mit mineralischen Streupudern (Talcum usw., keine Stärke), Adstringentien (Alaun usw.), leichte spirituöse Abreibungen (schwacher Salizyl- oder Resorzinspiritus), eventuell antiparasitär-prophylaktische Behandlung durch ganz schwache Teerpräparate (1%ige Anthrasollösung, 3—5% Ungt. Wilkinsonii usw.). Daß bei starker Schweißsekretion auch hier (durch Reiben der Wäsche usw.) ausgedehntere entzündliche Affektionen (intertriginöse Ekzeme) möglich sind, ist selbstverständlich.

Baume de Lausanne.

Rp. Cer. flav.	80,0
Ol. Olivar.	300,0
Terebinthin.	60,0
Bals. peruv.	10,0
Camphorae	1,0
S. Brustwarzenbalsam.	

Rp. Bals. peruv.	5,0
Boracis	2,5
Ol. Amygdal.	30,0
Vitell. Ovi unius	
S. Gegen wunde Brustwarzen.	

Zum Einreiben der Brust.

Rp. Acid. salicyl.	0,5
Mentholi	0,25
Spir. Vini	100,0
Glycerini	20,0
Aq. Hamamelid.	500,0
Aq. Rosar.	380,0

Busenmittel.

Diese Bezeichnung hat einen recht anrüchigen Klang, denn sie dient als Sammelname für jene charlatanesken Erzeugnisse, die auf die Gutgläubigkeit der Menschen spekulieren. Es gibt kein kosmetisches Präparat als Mittel, um schlaffe Brüste zu spannen, es gibt auch kein solches, kleine Brüste groß und große klein zu machen. Einige derartige Vorschriften aus der Literatur seien hier ohne weiteren Kommentar wiedergegeben.

Ochsenmark	28,0
Lanolin wasserfrei	28,0
Kochsalz	28,0
Hamameliswasser	112,0
S. Zum Vergrößern der Brüste (englische Vorschrift).	

Wasser	32,0
Alkohol	22,0
Glyzerin	2,0
Benzoetinktur	1,0
Hamamelisextrakt	10,5
Weinsäure	0,24
Zitronenspiritus	0,4
S. Um schlaffe Brüste fester zu machen.	

1. Salbe.		*2. Lotion.*	
Jodkalium	28,0	Alaun	28,0
Lanolin wässer.	72,0	Wasser	28,0

(*Mittel, um den Umfang der Brüste zu verringern*).

Busenwasser. Arnikatinktur 100,0 werden mit Alkohol 600,0 gemischt, parfumiert, dann gießt man langsam Wasser 280,0 zu und filtriert.

Busencreme.

Stearin	180,0
Pottasche	18,0
Glyzerin 28 Bè	300,0
Lanol. anhydr.	40,0
Weißes Wachs	10,0
Wasser	1600,0

Hieraus wird lege artis eine Stearatcreme bereitet. Ein Zusatz von 2—5% Lezithin soll das Präparat „hochwertiger" machen.

Die Zahl der „Busenmittel" ist Legion, auch nur einen Teil davon aufzuzählen, erübrigt sich, da sie, wie schon erwähnt, wertlos sind, vielfach ganz indifferente Bestandteile enthalten.

Büste, s. Busen.

Büstenhalter, s. Busen; Kleidung.

Butter, Butyrum Vaccae. Das Fett der Kuhmilch wird seit undenklichen Zeiten auch in der Hauskosmetik als Hautpflegemittel verwendet, entweder in Form der Kuhmilch, des Rahmes oder der Butter. Butterfett wird äußerst rasch ranzig und läßt sich überhaupt nicht auch nur einigermaßen dauernd konservieren, außer (für eine gewisse Zeit) durch Zusatz von Kochsalz. Gesalzene Butter ist aber kosmetisch nicht verwendbar. Kosmetisch kann also das Butterfett in Form frischer Milch (als Emulsion mit Kasein zusammen), frischen Rahmes oder frischer Butter Verwendung finden oder in Form frisch ausgelassenen, entwässerten und filtrierten Butterfettes natürlich nur in ex tempore hergestellten Präparaten. In dieser Form ist Butterfett etwas haltbarer, wird aber ebenfalls bald ranzig.

Byrolin ist ein Hautpflegemittel aus Lanolin, Glyzerin, Borsäure und Vaselin. (Auch Campher- und Menthol-Byrolin sind im Handel, ferner Byrolin-Seife und Byrolin-Wund- und -Kinderpuder.) (Dr. Graf & Co., Berlin-Neubabelsberg.)

B. Z.-Wax ist Glykol-Cetyl-Stearo-Myristinat; wird als Emulgator und als Ersatz des Bienenwachses benützt.

C

Siehe auch K und Z

Cabiven ist 66%ige Traubenzuckerlösung zur Krampfaderverödung. (Dr. Thilo & Co., Mainz.)

Cachous, Grains de Cachou, sind Mundpillen zur Verbesserung des Atemgeruches. Sie hatten früher einmal große Bedeutung, werden heute aber relativ selten verwendet.

Grains de Cachou Prince Albert.

Muskatblüten pulv.	27 g	Tonkinmoschus	0,3 g
Kardamomen pulv.	5 „	Pfefferminzöl	1 „
Nelken pulv.	2,5 „	Zitronenöl	0,7 „
Vanille pulv.	8 „	Neroliöl	0,4 „
Süßholz pulv.	35 „	Ceylonzimtöl	0,2 „
Zuckerpulver	20 „	Tragant und Wasser	q. s.

Mundpillen.

Gebrannter Kaffee	70 g
Holzkohle pulv.	25 „
Borsäure	25 „
Zucker	70 „
Vanillin	0,5 „
Menthol	0,5 „

Pastilles Turques (Raucherpastillen).

Zuckerpulver	2000 g
Zitronensäure	7 „
Rosenöl	0,2 „
Tonkinmoschus	0,2 „
Vetiveröl	1 „
Tragantschleim	q. s.

Cadmium.

Schwefelcadmium, Cadmium sulfuratum, wird unter dem Namen Cadmiumgelb als Farbstoff verwendet. Dient besonders als Schminkfarbe. Mit Ultramarin o. a. gemischt, gibt es schön grüne Farben für Schminken usw.

Cadmiumhaarfarben. Lösliche Cadmiumsalze wurden als blonde Haarfarben vorgeschlagen (Cadmiumsulfidbildung). Sie sind als Haarfarben wenig geeignet und außerdem höchst gefährlich, daher mit Recht verboten.

Cadogel, ein durch fraktionierte Destillation von Oleum cadinum hergestelltes reizloses Teerpräparat, in dem sich der Teer in kolloidem Zustande befinden soll. Eine lichte, bräunlichgelbe Flüssigkeit, die sich an der Luft oxydiert und dann reizen soll. Fast geruchlos, wenig färbend. Es sind immer frisch bereitete Salben 10—33—66%ig zu verwenden. Wie Anthrasol verwendbar, besonders gegen Pruritus und Intertrigo. (Chinoin A. G., Ujpest b. Budapest.)

Cadol ist ein Teerhaarwaschmittel. (Syngala G. m. b. H., Wien.)

Café au lait-Flecke, s. Pigmentierung.

Calciferol, englische Bezeichnung für Vitamin D.

Calciglycin ist eine Verbindung von Calciumchlorid und Aminoessigsäure (Glykokoll). Es ist ein weißes, luftbeständiges kristallinisches Pulver, fast geschmacklos und sehr leicht löslich in Wasser. Es wird innerlich gebraucht wie Calcium chloratum. Man gibt 3mal täglich 3 Tabletten. Für Kinder 3mal täglich 1—2 Tabletten. Handelsform: Tabletten zu 0,25 = 0,2 Calciumchlorid. (Chemische Fabrik Arthur Jaffé, Berlin.)

Calcihyd (in Deutschland Hexakalk). Doppelverbindung von Calciumchlorid und Hexamethylentetramin. Als Pulver, Tabletten zu 0,5, Sirup 10%ig, Injektionslösung in Phiolen zu 10 ccm. Antiphlogisticum und Desinfiziens. D.: 3mal täglich 1—3 Tabletten oder 1/2 Kaffeelöffel. (Chemosan Union, Wien.)

Calcinol ist neutrales glukonsaures Calcium (8,9% Ca). 10%ige sterile Lösung in Ampullen zu 10 ccm und als Granulat. Intravenös, intramuskulär oder subkutan bzw. per os bei sämtlichen Indikationen der Kalktherapie. D.: 10 ccm jeden 2.—3. Tag, auch täglich oder 3mal täglich 3,0 Granulat (1 Meßglas voll), Kinder die Hälfte. (Riedel-De Haen A. G., Berlin.)

Calcipot mit 6% Calcium ist ein Gemisch von Calciumzitrat (28%) und Calcium-Glyzero-Phosphat (2%). Pulver und Tabletten zu 1,0 (3 Tabletten entsprechen etwa 1,0 Chlorcalcium oder 1,25 Calc. lact.). D.: Mehrmals täglich 2—3 Tabletten bzw. 1 Teelöffel Pulver. 10 ccm subkutan oder intravenös. Kinder die Hälfte. Indikation: Bei Urticaria usw. (Tropon-Werke Dinklage & Co., Köln-Mülheim.)

Calciril, eine Zusammenstellung von Calciumchlorid mit fruchtsaurem (diglykolsaurem) Natrium, neben Bindemitteln und Geschmackszusätzen. Weißes, leicht in Wasser lösliches Pulver, das die Wirkungen des Calciumchlorids hat, aber besser vertragen werden soll. Man gibt 3mal täglich 2—4 Tabletten zu 1 g mit einem Kalkgehalt, der 0,2 Calciumchlorid entspricht. (Calcion G. m. b. H., Berlin.)

Calciron ist eine Lösung von Calc. glycerinophosphor., Calc. phospholact. und Kal. sulfoguajac. in Malzsirup. D.: 3mal täglich 1 Kaffeelöffel. (Trenka, Wien.)

Calcium.

Calciumbenzoat, Calcium benzoicum. Farblose Kristallnadeln. Löslich in 20 Teilen kaltem Wasser. Es wird hauptsächlich innerlich als Antisepticum verwendet (0,6—2,0). Erweichendes Mittel bei Hyperkeratosen (analog Chlorcalcium) mit dem Vorzug simultan antiseptischer Wirkung. In Salben (5—10%) oder in Lösung (4%) bzw. Streupulver, auch gegen Hyperhidrosis, Intertrigo usw.

Calciumborat, Calcium boricum (tetraboricum) ist ein Tetraborat. Weißes Pulver, fast unlöslich in kaltem, wenig löslich in heißem Wasser, leicht löslich in Glyzerin, namentlich beim Erwärmen. Äußerlich in Form von Salben (10—20%) oder Streupulvern (5—10%) gegen nässende Ekzeme, gegen Schweißgeruch bei Hyperhidrosis, bei Verbrennungen usw.

Calciumkarbonat, Calcium carbonicum. Wir unterscheiden — *Schlämmkreide, Creta praeparata, Creta laevigata,* die aus kieselsäurehaltigem Calciumkarbonat besteht und — *gefällten kohlensauren Kalk, Calcium carbonicum praecipitatum,* der kieselsäurefrei, als leichtes, lockeres Pulver auf chemischem Weg erhalten wird. Zu beachten sind hier die oft erheblichen Schwankungen des spez. Gew., daher Qualität *leve* und *levissimum* im Handel. Wird als Schlämmkreide zu Putz- und Schleifmittel (infolge Kieselsäuregehalt) benützt, so zu Zahnpulvern, Zahnpasten, Kreidepasten für therapeutische Zwecke (UNNA) usw. Als gefälltes Karbonat ebenfalls zu Zahnpasten und Pulvern, als austrocknendes Mittel zu Streupudern usw. Zufolge mangelnder Kieselsäure ist seine Schleifwirkung (bzw. mechanisch-detersive Wirkung) nur gering. Die speziellen Formen des Calciumkarbonats in Gestalt gewisser Drogen, wie präparierte Austernschalen (Conchae praeparatae), Marmor (Marmor album), weiße Koralle (Corallium album), rote Koralle (Corallium rubrum) und Ossa Sepiae, sind für die Kosmetik als durchaus obsolet zu betrachten.

Calciumchlorid, Calcium chloratum: 1. *Calcium chloratum crystallisatum* wirkt entzündungshemmend, juckstillend, setzt die Durchlässigkeit der Kapillaren herab. Man gibt es innerlich 1—4 g pro Tag bei Hautentzündungen und bei Neigungen dazu, bei Überempfindlichkeitserscheinungen und bei vasomotorischen Störungen der Haut (Urticaria). Ferner bei Pruritus, Hyperhidrosis und Pernionen.

Rp. Calcii chlorat. cryst.	30,0	3mal täglich einen Kaffeelöffel
Succ. Liquiritiae	30,0	bis 1 Eßlöffel und mehr.
Aq. dest.	ad 300,0	

Auch als MBK-Kompretten zu 0,1 g Calcium chloratum purum crystallisatum Merck erhältlich, Erwachsenen bis 15 Stück dieser Tabletten pro Tag. Man soll sie vor dem Schlucken zerkauen lassen. Vielfach werden Chlorcalciumlösungen auch intravenös gegeben. Man spritzt von einer 10%igen Lösung 5 bis 10 ccm sehr langsam ein. Man muß die Patienten darauf aufmerksam machen, daß während der Einspritzung ein Wärmegefühl im ganzen Körper auftritt, das an sich völlig belanglos ist. Man gibt wöchentlich 2—3 Einspritzungen, im ganzen etwa 10. Um die Lösung länger in der Gefäßbahn zu erhalten, setzt man ihr 3% Gummi arabicum zu (s. auch Afenil).

Rp. Calcii chlorat.	10,0	Aq. dest.	ad 100,0
Gummi arabic.	3,0	Intravenös 10—20 ccm.	

Äußerlich wird auch das kristallisierte Salz, ähnlich wie das entwässerte, als erweichendes Mittel verwendet. — 2. *Calcium chloratum siccum purum,* meist in granulierter Form (granulatum neutrale) als wasserentziehendes, erweichendes Mittel bei Hyperkeratosen usw., in Form von Pasten oder Salben (5—15%) auch gegen Perniones verwendet.

Unguentum Calcii chlorati (nach UNNA).

Rp. Ungt. cerei	10,0
Lanol. anhydr.	20,0
Solut. Calcii chlorat. 33,3%ig	40,0

3. *Calcium chloratum crudum* wird zu Bädern benützt. Man gibt 200 g auf ein Vollbad (Chlorkalk, s. dort).

Calciumhydrosulfid, Calciumsulfhydrat, Calcium hydrosulfuratum, ist nur in Lösung bekannt. Es ist sehr unbeständig. Wirkt hornlösend (keratolytisch) und wurde früher zu Epilationszwecken benützt (s. Depilatorien). Es wird heute praktisch wohl kaum mehr verwendet.

Calciumhypochlorit, Calcium hypochlorosum purum. Caporit I. G. Farben. Das rohe technische Produkt ist identisch mit Chlorkalk (s. dort). In reinem Zustande weißes Pulver, leicht und klar in Wasser löslich. Wird wie Chlorkalk als Antisepticum und Desinfiziens in wässeriger Lösung (0,15—0,2%) verwendet. Auch als Salben (5—10%) und Streupulver (s. auch Dakinsche Lösung bei Chlorkalk).

Calciumlaktat, Calcium lacticum, milchsaures Calcium, ein weißes, kristallinisches Pulver, das sich langsam in 20 Teilen kaltem Wasser löst. Es wirkt wie Calcium chloratum und hat die gleichen Indikationen, ist aber im Geschmack angenehmer als dieses. Man gibt es innerlich zu 0,5—2,0 mehrmals täglich in Lösung oder Calcium lacticum, Calcium phosphoricum aa mehrmals täglich 1 Messerspitze bis zu 1 Teelöffel in Wasser, Suppe usw. Es kommt auch in Form der mit Zucker überzogenen Comprettae c. Calcio lactico MBK zu 0,5 in den Handel. Man läßt Erwachsene täglich 5—6 Kompretten unzerkaut hinunterschlucken. Kann auch äußerlich wie Calcium chloratum verwendet werden.

Calcaria usta, Calciumoxyd, Calcium oxydatum, Ätzkalk, gebrannter Kalk, zerfällt mit Wasser unter starker Wärmeentwicklung zu einem lockeren Pulver von Calciumhydroxyd (gelöschter Kalk). Durch Verdünnen mit Wasser erhält man die Kalkmilch. Durch Abgießen des nach Absetzen überstehenden klaren Wassers und Ersatz durch frisches Wasser erhält man das Kalkwasser Aqua Calcis (s. dort). Der ungelöschte Ätzkalk wird zu Ätzungen, z. B. in Form von Ätzpasten, wie Wiener Ätzpasta, Ätzpasta nach UNNA, u. a. verwendet (s. Ätzpasten). Auch als Zusatz zu Depilatorien wurde früher ungelöschter Kalk verwendet, jetzt noch im Rhusma Turcorum.

Calciumperborat, Calcium perboricum, ein Persalz (s. dort), das aktiven Sauerstoff abspaltet. Wird als Zusatz zu bleichenden Zahnpulvern verwendet (s. auch Leukozon).

Calciumphosphate. Es existieren 3 Arten, das primäre (Monocalciumphosphat), das sekundäre (Dicalciumphosphat) und das tertiäre (Tricalciumphosphat). Die beiden ersten sind saure Salze, das tertiäre Phosphat ist ein neutrales, gesättigtes Calciumphosphat. — *Calcium phosphoricum acidum.* Das primäre, stark saure Phosphat ist löslich in Wasser und wird, wie andere saure Salze, z. B. als Kohlensäureentwickler, zu Bädern bzw. Badezusätzen (brausende Badesalze) verwendet. Das sekundäre schwach saure Phosphat ist praktisch ohne Interesse. — *Das tertiäre, neutrale Calciumphosphat* wird zu Zahnpulvern und Zahnpasten verwendet. Es ist unlöslich in kaltem Wasser, beim Erwärmen mit Wasser wird es in Monocalciumphosphat übergeführt.

Calcium sulfoichthyolicum, Ichthyolcalcium, braunes, geruch- und geschmackloses Pulver, fast unlöslich. Innerlich in Pillen usw. gegen Darmstörungen bei Akne usw. 0,2—0,4 pro dosi 3mal täglich und mehr. (Cordes, Hermanni & Co., Hamburg.)

Calciumsulfat, Gips, Calcium sulfuricum. Durch Erhitzen des natürlich vorkommenden Gipses als gebrannter Gips, Calcium sulfuricum ustum, Gypsum ustum erhalten. Mit der Hälfte seines Gewichtes Wasser zusammengerührt, erstarrt der Gips bald zu einer harten Masse. Kosmetisch kommt seine Verwendung zu Korrektur-Gipsverbänden in Frage, ferner als Bindemittel bei Kompaktschminken, Pudersteinen, Nagelsteinen, Enthaarungssteinen o. dgl.

Calciumsulfid, Calcium sulfuratum, Kalkschwefelleber. Graugelbliches, oft rötliches Pulver, mit Wasser befeuchtet, geht es in Calciumsulfhydrat und Calciumhydroxyd über, wenig löslich in Wasser (1 : 500). Ist ein Gemisch von Calciumpolysulfiden und Calciumsulfat von wechselndem Sulfidgehalt. Dient zu Schwefelbädern, zur Herstellung von Depilatorien, z. B. Calciumsulfid und Ungt. Glycerini aa, messerrückendick aufzutragen und nach 5—10 Minuten abzuwaschen (übliche Vorsichtsmaßregeln, s. Depilatorien). Äußerlich auch noch in Salben usw. gegen Hautausschläge, innerlich zu 0,005—0,01 mehrmals täglich (wie Kalischwefelleber) gegen Hautkrankheiten.

Liquor Calcii sulfurati, Schwefelkalklösung Vleminckxsche Lösung, Solutio Vleminckx, ist eine wässerige Lösung von Kalkschwefelleber. Sie wird hergestellt durch Kochen von Kalkmilch mit Schwefel und enthält als wesentlichen Bestandteil Calciumpentasulfid und daneben Calciumthiosulfat. Zwecks Bereitung dieser Lösung verfährt man wie folgt: 1 Teil Ätzkalk wird mit Wasser abgelöscht und mit 20 Teilen Wasser verrührt, dann werden 2 Teile Schwefel zugesetzt und bis zur Lösung des Schwefels gekocht. Lösung durchseihen, Rückstand auspressen und, falls Filtrat mehr als 12 Teile beträgt, auf diese Menge eindampfen. Die Lösung läßt man klar absitzen und dekantiert die klare gelbrote Flüssigkeit. Gut verschlossen aufzubewahren. Sie wird verwendet bei Akne, seborrhoischen Ekzemen, parasitären Erkrankungen. Es wirkt auch als Schälmittel und Enthaarungsmittel. Als 2—20%ige Trockenpinselung und als 2—5—10%ige Salben. Vielfach dient es auch zur Bereitung von Schwefelbädern.

Calciumsulfit, Calcium sulfurosum, wird therapeutisch nur selten verwendet, kann aber kosmetisch als Antisepticum und Desinfiziens und als Konservierungsmittel von Interesse sein. — Wichtiger ist *Calciumbisulfit, Calciumbisulfurosum,* das nur in Form einer Lösung bekannt ist, die an der Luft schwefelige Säure abspaltet. Als Desinfektionsmittel und Antisepticum bei Hautkrankheiten (UNNA).

Unguentum Calcii bisulfurosi (nach UNNA).

Rp. Ungt. cerei	10,0	Solut. Calc. bisulfuros.	
Lanol. anhydr.	20,0	(spez. Gew. 1,06—1,10)	40,0

Calciumsuperoxyd, Calcium peroxydatum, ein Persalz, das aktiven Sauerstoff entwickelt. Weißes Pulver mit zirka 80% reinem Superoxyd (mindere Sorten nur zirka 50%). Als bleichender Zusatz zu Zahnpulvern o. dgl.

Calciumthiosulfat, Calcium thiosulfuricum, Calcium hyposulfurosum. Farblose Kristalle in der gleichen Menge Wasser löslich. Seines Gehaltes an labilem Schwefel wegen ist dieses Produkt, ebenso wie Natriumthiosulfat, sehr interessant als Schwefel in statu nascendi (durch Oxydation oder Einwirkung von Säuren) abspaltendes Mittel, besonders bei seborrhoischen Erkrankungen des Gesichtes und der Kopfhaut (s. auch Natriumthiosulfat bei Natrium).

S. ferner: Afenil; Calciferrol; Calciglycin; Calcihyd; Calcilosa; Calcinol; Calcipot; Calciril; Calciron; Calcium chloratum Heisler; Calciumdiasporal; Calcium Egger; Calcium Resorpta; Calcium Sandoz; Calcodylin; Cal-Med; Calorose; Kalzan; Oscalsan.

Calcium chloratum Heisler. 10- und 20%ige Lösung von Calc. chlorat. in Ampullen zu 5 und 10 ccm. Zur intravenösen Kalktherapie. (Dr. Heisler, Chrast b. Chrudim, Č. S. R.)

Calciumdiasporal. Doppelverbindung von arabonsaurem und galaktansaurem Calcium in steriler Lösung. Ampullen zu 10 ccm. 2mal wöchentlich 10 ccm intravenös oder intramuskulär. (Dr. Klopfer, Dresden.)

Calcium Egger. Sterile Lösung einer komplexen organischen (nicht genau charakterisierten) Calciumverbindung. 10 ccm entsprechen 0,12 Ca. Ampullen zu 2, 5 und 10 ccm. Intramuskulär und intravenös. (Dr. Egger, Budapest.)

Calcium hydrosulfuratum, s. Martins Enthaarungsmittel; Depilatorien.

Calcium Resorpta. Saponinhaltiges Calciumpräparat nach KOFLER. 3 Formen: Sirup, rote Dragees oder weißes, granuliertes Pulver bzw. Tabletten. Dosen: 4—5mal täglich 1 Eßlöffel Sirup bzw. mehrmals täglich 2 Tabletten oder 1 Teelöffel Pulver. (Gehe & Co., Dresden.)

Calcium Sandoz, eine Verbindung von Calcium und Glukonsäure, die innerlich, intravenös und auch intramuskulär gegeben wird. Bei Hautentzündungen oder bei Neigungen zu Hautentzündungen in die Vene oder in den Muskel, alle 2—3 Tage Erwachsenen 10 ccm, Kindern 2—5 ccm. Innerlich erhalten Erwachsene 2—3mal täglich 1 gehäuften Kaffeelöffel des Pulvers, Kinder die Hälfte.

Calcodylin, Calciumkakodylat, kakodylsaures Calcium, ein weißes, in Wasser und Alkohol leicht lösliches Pulver. Subkutan zu 1 ccm (= 12 mg Arsen) der im Handel befindlichen 2,5%igen, mit RINGERscher Flüssigkeit hergestellten Lösung. (Artur Jaffé, Berlin.)

Callus, s. Schwielen.

Cal-Med ist malonsaures Calcium (22% Calcium). Pulver und Tabletten zu 1,5. D.: 3mal täglich 1 Tablette oder 1 Teelöffel in Milch oder Brei verrührt. (Dr. Tell & Co., Berlin.)

Calmitol ist ein Gemisch von Jodochlor-Campher-Aldehyd (7 g), Menthol (4 g) und Hyoszinoleat (0,1 mg). Als Aetheralkohollösung (Calmitol flüssig) und als Calmitolsalbe mit 10% Calmitol im Handel. Indikation: Ekzeme, Pruritus, Prurigo, Urticaria, Seborrhoe usw., speziell zur Linderung des Juckreizes. (Siegfried, Zofingen Schweiz.)

Calorose ist eine Lösung von Invertzucker, d. h. einem Gemisch aus Traubenzucker und Fruchtzucker. Anwendung: Wie Traubenzucker. Intravenöse Einspritzungen von Calorose 1 : 10 in die Vene oder 1 : 20 subkutan. (Chemische Fabrik Güstrow i. Meckl.)

50%ige und 60%ige Caloroselösung in Ampullen von 5 und 10 ccm zur Venenverödung als Varico-Calorose.

Calotsche Pasta.

Rp. Jodoformii	5,0	1,0	Guajacoli	5,0	10,0
Acid. carbol.	2,5	5,0	Lanol. anhydr.	50,0	50,0
Camphorae	4,25	8,5	Cetacei	50,0	50,0
Betanaphtholi	1,0	2,0			

Lanolin und Walrat schmelzen und hierzu die Anreibung der übrigen Ingredienzien zugeben, verrühren bis zur Lösung der Anreibung, dann bis zum Erkalten weiterrühren. Gegen verschiedene Dermatosen empfohlen.

Calvities frontalis adolescentium, s. Behaarung; Haarausfall.

Campêcheholz, s. Blauholz.

Campher, Japancampher, Camphora, ist der feste Anteil des aetherischen Campheröles. Durchscheinende kristallinische weiße Masse, leicht löslich in Alkohol, Aether, Chloroform, fetten und aetherischen Ölen, wenig löslich in Wasser (1,7 : 1000). Bildet mit Salol, Thymol, Menthol, Phenol, Resorzin, Naphthol, Pyrogallol, Chloralhydrat, Mono- und Dichloressigsäure u. a. zusammengerieben ölige Verbindungen, die auch bei gewöhnlicher Temperatur flüssig bleiben. Solche Verbindungen werden als Karbol-Campher, Resorzin-Campher, Thymol-Campher, Naphthol-Campher usw. therapeutisch verwendet. Um Campher zu pulverisieren, muß man ihn vorher mit Alkohol anfeuchten. Therapeutische Wirkung: Leicht keimtötend und schmerzstillend, auch juckstillend, entzündungswidriges (aufsaugendes) Mittel bei Frostbeulen usw. Fördert die Wundheilung (Campherwein).

Der synthetische Campher gleicht äußerlich dem echten Campher. Man hat ihn als vollkommenen Ersatz des Naturproduktes vorschlagen wollen, ein solcher ist aber nicht anzuraten, auch nicht für den äußerlichen Gebrauch. Wie stets, so ist auch hier das Kunstprodukt im Vergleich mit dem Naturprodukt minderwertig.

Camphersalbe. Meist 20% Campher, seltener 10% in Ungt. cereum, Ungt. leniens, Ungt. Paraffini o. dgl.

Camphervaselin ist 10%ig.

Campherspiritus, Spiritus camphoratus. 10%ig.

Campheröl, fettes, Oleum camphoratum. Campher 10,0 warm gelöst in Olivenöl 90,0.

Campheressig.

Campher	1 g
Alkohol	9 „
Essig	90 „

Campherliniment.

Seifengeist	50 g
Campher	5 „
Mandelöl	5 „
Alkohol	40 „

Opodeldok.

Seifengeist	700 g
Camphergeist	250 „
Ammoniak 10%ig	30 „
Rosmarinöl	15 „
Thymianöl	5 „

Camphereis.

Weißes Wachs	50 g
Walrat	480 „
Rizinusöl	250 „
Campher	107 „
Benzoesäure	10 „
Zitronenöl	2 „

Campherliniment, ammoniakalisch.

Campheröl aether.	20 g
Ölsäure	60 „
Ammoniak 10%ig	20 „

Campherkreide (Zahnpulver).

Campher	10 g
Schlämmkreide	190 „

Campherwein, Vinum camphoratum. Campher 1,0 wird mit Gummischleim 3,0 angerieben und die Mischung unter allmählichem Zusatz von Weißwein 45,0 emulgiert. Zur Wundbehandlung. Vor Gebrauch umzuschütteln.

Campher-Frostsalbe.

Rp. Camphorae	5,0
Bals. peruv.	2,5
Vaselini	ad 50,0

Juckstillende Salbe (nach JOSEPH).

Rp. Camphorae trit.	5,0
Chloral. hydrat.	5,0
Vaselini	40,0

Campho-Menthol. Gleiche Teile Campher und Menthol werden jedes für sich gepulvert und bis zur Verflüssigung zusammengerieben.

Resorzin-Campher. Gleiche Teile Campher und Resorzin zusammenreiben bis zur Verflüssigung.

Salol-Campher. Campher 10,0 und Salol 14,0 zusammenreiben bis zur Verflüssigung.

Thymol-Campher. Gleiche Teile Thymol und Campher zusammenreiben bis zur Verflüssigung.

Naphthol-Campher. Campher 2,0 und Betanaphthol 1,0 zusammen erwärmen, bis zur Verflüssigung. Nach dem Erkalten sirupöse Flüssigkeit.

Karbol-Campher (Camphrol). Karbolsäure 3,0, *Campher* 6,0 und Alkohol 1,0 zusammenreiben bis zur Verflüssigung. Nach anderer Vorschrift gleiche Teile Campher und Karbolsäure (s. Calotsche Pasta; Fondant aux quatre liquides).

Campheröl, aetherisches. Wird therapeutisch als Zusatz zu Linimenten ähnlich wie Campher benützt, meist aber als Ersatz für Terpentinöl als Lösungsmittel usw.

Camphorated chalk ist ein in England beliebtes, mit Campher versetztes, desinfizierendes und entzündungswidriges Zahnpulver (s. Zahnpulver; Campherkreide bei Campher).

Canadische Frostsalbe besteht nach Angabe aus Campher, Benzoe, Eukalyptusöl und Schweineschmalz. (Amalien-Apotheke, Dresden.)

Canangaöl (Oleum Canangae). Dieses dem Ylang-Ylang-Öl (Ol. Unonae) verwandte Öl wird sehr häufig zu allerhand Kompositionen verwendet, auch zur Herstellung künstlichen Ylang-Ylang-Öles usw.

Canangawasser ist ein Toilettewasser, das in früheren Jahren (Vorkriegszeit) ein bedeutender Exportartikel für Überseeländer war.

Canangawasseröl (Grundkomposition).

Methylsalizylat	20 g
Zitronenöl	20 „
Patschuliöl	40 „
Nelkenöl	40 „
Geraniumöl	500 „
Canangaöl, Java	600 „
Bergamottöl	700 „

Canangawasser.

Alkohol	30 l
Iristinktur	1500 g
Bittermandelöl	3 „
Moschustinktur	400 „
Bergamottöl	300 „
Zitronenöl	100 „
Canangaöl	400 „
Ylang-Ylang-Öl	50 „
Wasser	15 l

Canities, s. Alterserscheinungen; Behaarung; Psyche.

Cannabis (Oleum), s. Hanföl.

Canquoinsche Ätzpasta, s. Zink.

Capillidol soll den Haarboden desinfizieren und Haarausfall beseitigen. Analyse AUFRECHT: Campher, Chloralhydrat, Weinsäure, Salizylsäure, Tannin, Weingeist; in der Deklaration ist auch noch Tinctura Capsici genannt. (Laboratorium Pharma, Bad Salzbrunn.)

Caporit ist reines Calciumhypochlorit (s. Calcium). (I. G. Farbenindustrie.)

Capsicum, Tinctura Capsici, Spanischpfeffertinktur, die aus 1 Teil grob gepulvertem Spanischem Pfeffer und 10 Teilen Alkohol hergestellt wird. Als Spanischer Pfeffer werden die getrockneten, reifen Früchte bezeichnet. Der Spanische Pfeffer enthält das kristallinische, blasenziehende Capsicin und ein braunrotes, sehr scharf schmeckendes Öl, das Capsicol. Die Tinktur wird als hautreizender, haarwuchsfördernder Zusatz 10—20%ig zu Kopfwässern, zu Mund- und Gurgelwässern und gegen Frostbeulen verwendet.

Rp. Tinct. Capsici 10,0
Spir. camphorati 100,0
Gegen Frostbeulen.

Analog wird auch eine Tinktur des *Cayennepfeffers* von Piper cayennense (Capsicum minore) verwendet. Der gewöhnliche schwarze oder weiße Pfeffer von Piper nigrum kommt kosmetisch kaum in Frage. Interessant ist parfumerietechnisch nur das aetherische Pfefferöl von Piper nigrum.

Capsicin ist der Aetherextrakt aus Fructus Capsici. 1 Teil Capsicin entspricht etwa 14 Teilen Fructus Capsici.

Captol, ein Kondensationsprodukt von Chloral und Gerbsäure. Keimtötendes, Fettabsonderung beschränkendes, Haarwuchs förderndes Mittel bei Seborrhoea capitis (EICHHOFF). Anwendung: 1—2%ige alkoholische Captollösung. Captolflecke in der Wäsche lassen sich durch verdünnte Salzsäure oder durch Oxalsäure entfernen.

Captolhaarwasser.

Rp. Captoli
Chlorali hydrati
Acidi tartarici........ aa 1,0
Ol. Ricini 0,5
Spir. diluti 100,0
Parfum ad libitum.

Ein Captolhaarwasser nach EICHHOFF wird von Ferd. Mühlens, Köln a. Rh., hergestellt.

Captolpomade.

Rp. Captoli
Acidi tartarici......... aa 2,0
Lanolini 5,0
Vaselini 90,0
Parfum ad libitum.

Caput Medusae, s. Busen; Innere Krankheiten.

Caput mortuum ist ziemlich reines Eisenoxyd, das in den verschiedensten Nuancen von Rotbraun bis Braunviolett im Handel vorkommt. Zu Schminken (Schattentöne der Augenlider, Bühnenschminken usw.).

Caput obstipum, s. Schiefhals.

Carbo, s. Kohle.

Carboneol nach K. HERXHEIMER, ein Teerpräparat, das dadurch gewonnen wird, daß man Steinkohlenteer in Tetrachlorkohlenstoff löst und den Verdampfungsrückstand in Chloroform aufnimmt. Tiefschwarze, dünne Flüssigkeit von nicht unangenehmem Geruch. Auf die Haut gestrichen, bildet sie schwarze Krusten. Rein oder in Alkohol gelöst, auch als Pasta und Salbe. Reizloses Teerpräparat (s. Teere). (Doktor Fresenius, Hirsch-Apotheke, Frankfurt a. M.)

Carboneum tetrachloratum, s. Tetrachlorkohlenstoff; Schwefelkohlenstoff.

Carboplantin, eine Zusammenstellung von Steinkohlenteer, Liquor Aluminii acetici und Adiplantin (s. dort). Wirkung und Anwendung: s. Teere.

Carboraffin, s. Kohle.

Carboterpin, konzentrierte Lösung von Steinkohlenteer und Terpentinöl (K. HERXHEIMER). Tiefbraune Flüssigkeit von nicht unangenehmem Geruch. Wirkung und Anwendung: s. Teere. (Dr. Fresenius, Frankfurt a. M.)

Carcinoma cutis, s. Radium.

Cardol, s. Anakarden.

Carpina-Heilsalbe zur Haut- und Wundbehandlung. Wirksame Bestandteile dijodresorzinmonosulfosaures Kalium, o-Oxydiphenylkarbonsäure, Coaltar und Zinkoxyd. (Friedrich Schaefer, Darmstadt.)

Carrara-Trockenseife ist ein Händereinigungsmittel. Analyse AUFRECHT: Calciumkarbonat und -sulfat, Magnesiumkarbonat, Wachs, Stearin, Geraniumöl.

Carthamus tinctorius, Färberdistel, Safflor. Die gelben Blüten enthalten zwei verschiedene Farbstoffe, einen gelben, der wertlos ist, und einen roten Farbstoff, das Carthamin (Carthaminrot). Der gelbe Farbstoff wird durch Ausziehen der Blüten mit Wasser entfernt, es bleibt der wasserunlösliche rote Farbstoff Carthamin zurück.

Carthamin, Carthaminrot, Safflorrot, ein grünlich schillerndes, dunkelgefärbtes Pulver, das in Alkohol. Alkalien, Eisessig usw. mit prächtig roter Farbe löslich ist. Carthamin ist ein wertvoller Schminkfarbstoff (Rouge en tasse) (s. auch Schminken).

Casanthrol (UNNA) ist eine Mischung von Unguentum Caseini UNNA mit 10% Extractum Lithanthracis, den in Aether und Benzol löslichen Bestandteilen des Steinkohlenteers. Dicke, zähe Emulsion, welche auch beim Erwärmen kein Fett abscheidet. Wirkung und Anwendung: s. Teere.

Casil ist nach Angabe „kiesel-essigsaure Tonerde adsorbiert und eingetrocknet mit kolloider und mit feingemahlener Tonerde". Es wird als Wundpuder teils rein, teils als Casil-Bor-Puder (40%ig), Casilpasta (Wollfett, Paraffin, Casil) und als Casilpuder (Hautjucken, Hyperhidrosis, Kinderpflege) in den Handel gebracht. (Lecin-Werk Dr. Ernst Laves, Hannover.)

Cassieblütenöl, Oleum Acaciae Farnesianae, ist ein Blütenöl, das in Grasse gewonnen wird. Nicht zu verwechseln mit Cassiaöl, dem chinesischen Zimtöl. Auch gute künstliche Cassieblütenöle sind im Handel. Wird in der Parfumerie verwendet.

Castoreum, Bibergeil. In Betracht kommt das kanadische Castoreum (Castoreum canadense), das einen feineren Geruch besitzt als das sibirische Produkt. Häutige Beutel, vom Biber stammend. Die Beutel kommen bei beiden Geschlechtern vor und sind nicht, wie man früher annahm, die Testikel des männlichen Tieres. In der Parfumerie nur in Form der Tinktur oder auch des Resinoids (Petrolaetherextrakt) als Riechstoff (Fixiermittel) verwendet.

Castoreumtinktur (Tinctura Castorei). 50 g fein zerhackte Beutel werden mit 1 Liter Alkohol 96%ig übergossen und unter Umschütteln 2—3 Monate ausgezogen.

Castor Oil, s. Oleum Ricini.

Catamin ist eine ganz angenehm riechende Salbe aus kolloidalem Schwefel (5%), Zinkoxyd (10%), juckstillenden Pflanzenextrakten und Vaselin. Bei Akne, Rosacea, seborrhoischen Ekzemen, Scabies. (I. D. Riedel, Berlin.)

Cauterium actuale ist das glühende Eisen der alten Chirurgie.

Cavernome, s. Kavernome.

Cearin (ISSLEIB), eine Salbengrundlage aus 1 Teil weißem Karnaubawachs und 4 Teilen flüssigem Paraffin. (J. D. Riedel-E.-De Haen A. G., Berlin.)

Cehasol wird als Ammon. sulfo-cehasolic. bezeichnet und ist ein schwefelhaltiges Schwelprodukt aus bituminösem Schiefer. (Indikation etwa die des Ichthyols.) Handelsformen u. a.: Cehasol-Bolus als Streupuder.

Cehasolseife mit 5 und 10 p. c. Cehasol zur Pflege des Teints, gegen Haarausfall, Schuppen. („Cehasol" Kommandit-Ges. Seidel & Co., Wien XX.)

Ceolat ist ein aus fettsauren Ceriumsalzen bestehendes Erzeugnis.

Ceolatlösung ist eine 10%ige Ceracetatlösung, die ebenso wie essigsaure Tonerde verwendet werden soll.

Ceolatpulver ist stearinsaures Cer zu Streupulverzwecken.

Ceolatsalbe ist fettfrei und enthält 30 p. c. Ceracetat. Wundsalbe. (Rhenania-Kunheim A. G., Berlin.)

Cera, s. Wachs.

Ceratcreme Schleich. Nach Angabe Pasta cerata (Schleich), Vaselinum flavum aa 50,0, Zincum oxydatum 10,0, Ol. Rosae gtt. V, Solut. Eosini gtt. II. (Chem. Fabrik Schleich G. m. b. H., Berlin.)

Cerate, Wachssalben (s. auch Cold Cream; Lippenpomaden; Unguenta; Wachspasta Schleich).

1. *Wasserhaltige Cerate.*

Ceratum simplex.

Rp. Cerae flav.	10,0
Ol. Amygdal.	35,0
Aquae	25,0

Ceratum Galeni.

Rp. Cerae alb.	10,0
Ol. Amygdal.	40,0
Aq. Rosar.	30,0

Ceratum Vaselini compos.

Rp. Vaselini alb.	50,0
Cetacei	5,0
Cerae alb.	50,0
Paraff. liq.	7,5
Aq. Rosar.	50,0

Ceratum Vaselini.

Rp. Cerae flav. seu alb.	5,0
Vaselini	95,0

Nimmt etwa 75% Wasser auf.

Emulgierung mit Ammoniak o. dgl., auch unter Zusatz von Cetylalkohol, Lanettewachs, Triaethanolamin usw., liefert viel beständigere wasserhaltige Cerate (s. auch unter 3).

2. *Wasserfreie Cerate.*

Ceratum compositum.

Rp. Cerae albiss.	20,0
Paraffini liq.	40,0
Stearini	
Vaselini	aa 20,0

Cera Magica.

Rp. Cerae flav.	32,0
Paraffini moll.	20,0
Paraffini liq.	83,0

3. *Nichtfettende bzw. halbfette Cerate.* Diese werden nach Art der Stearate hergestellt durch chemische Emulgierung, am besten mit Ammoniak. Falls Karbonatemulgierung (Pottasche) angewendet werden soll, was aber weniger zu empfehlen ist, da die Ammoniakcerate viel schöner sind, ist zu beachten, daß bei Verwendung von Wachs allein oder in erheblicheren Mengen daran zu denken ist, daß 100 g konserviertes Wachs 32 g Pottasche benötigen, um eine glatte, körnchenfreie Emulsion zu geben. Bei Wachs-Ammoniak-Emulsionen kommt man aber mit der gleichen Menge Ammoniak, wie z. B. für Stearin nötig, aus, also für 100 g Wachs 40 g Ammoniak, spez. Gew. 0,97 (s. auch Stearatcremes).

Rp. Cerae alb.	150,0
Ol. Paraff. alb.	50,0
Boracis	7,0
Liq. Ammon. caust. dil. (0,97)	60,0
Aquae	500,0

Rp. Cerae alb.	150,0
Ol. Paraff. alb.	50,0
Boracis	7,0
Kal. carbon.	48,0
Aquae	500,0

Rp. Cerae alb.	150,0
Glycerini	70,0
Boracis	7,0
Liq. Ammon. caust. dil. (0,97)	60,0
Aquae	400,0

Bereitung wie Stearatcremes (s. dort).

Ceratvaselin Schleich. Gleiche Teile Vaselin und Wachspasta.

Cerebossalz (Speisesalz) ist nicht hygroskopisches Natriumchlorid. Es soll aus 97,36% NaCl und 2,64% Calciumphosphat bestehen; nach anderen Angaben soll dieser Zusatz aus einem Gemisch von Natriumphosphat und Ammoniumchlorid bestehen. Diese Zusätze bezwecken die hygroskopischen Eigenschaften des im Kochsalz stets enthaltenen Magnesiumchlorids auszuschalten. Auch die Kosmetik hat oft Interesse an nicht hygroskopischem Kochsalz (Badesalze usw.).

Ceresin, Ceresinum. Das Paraffinum solidum der Pharmakopoe. (Diese Bezeichnung, die nur zu Mißverständnissen Anlaß gibt, ist für die Kosmetik als obsolet zu bezeichnen.) Ceresin wird durch Reinigen des rohen Ozokerits (Erdwachses) gewonnen, es ist aber kein reines Ozokerit, wie dies vielfach angenommen wurde, sondern ein Gemisch von Ozokerit und Hartparaffin (s. Paraffin). Gutes Ceresin soll nicht mehr als zirka 12% Paraffin enthalten, größere Zusätze sollten als Verfälschung beanstandet werden. Leider ist aber ein höherer Paraffinzusatz fast die Regel, so daß viele Ceresinsorten des Handels paraffinartige Beschaffenheit aufweisen, d. h. sie sind teilweise transparent, viel weicher, fettig im Griff und teilweise bei Handwärme knetbar. Das Ceresin unterscheidet sich von den Paraffinsorten durch eine rein weiße Farbe, einen nicht fettigen Griff und seine Undurchsichtigkeit, ferner durch seinen höheren Schmelzpunkt, bedingt durch größere Härte des Ceresins, daher ist dieses bei Handwärme nicht knetbar. Schmelzpunkt zwischen 74 und 85°. Unlöslich in Wasser, fast unlöslich auch in warmem Alkohol, löslich in Aether, Aceton, Petrolaether u. a. Ceresin dient als Zusatz zu harten Salben, Salbenstiften, Stangenpomaden usw. In manchen Fällen kann es wohl durch Hartparaffin bis zu einem gewissen Grad ersetzt werden, jedoch durchaus nicht in jeder Beziehung, weil in vielen Fällen gerade der hohe Schmelzpunkt des Ceresins die gewünschte, auch in heißem Klima möglichst unveränderte Konsistenz der Präparate zu erzielen gestattet. Rohes Ceresin ist gelblich, das weiße Ceresin des Handels wird hieraus durch Bleichen erhalten. Die intensiv gelb gefärbten Sorten des Handels (gelbes Ceresin) bestehen aus künstlich aufgefärbtem Rohceresin. Diese künstliche Färbung geschieht oft auch in fraudulöser Absicht bzw., um dem Ceresin ein dem Bienenwachs ähnliches Aussehen zu geben.

Cerolin ist Hefefett, das aus getrockneter Hefe durch Ausziehen mit einem Fettlösungsmittel gewonnen wird. Gelbbraune, honigartige Masse von schwachem Hefegeruch. Es soll enthalten: Glyzeride der Laurinsäure, Palmitinsäure, Stearinsäure, ferner Lecithin, Cholesterin, ein aetherisches Öl und Vitamine. Wird hauptsächlich in Gestalt von Pillen gegeben. 3mal täglich 1—3 Pillen zu 0,1 g 1/2 Stunde vor den Mahlzeiten. (C. F. Boehringer & Söhne, G. m. b. H.. Mannheim-Waldhof.)

Cerumen, s. Ohrschmalzpfropf.

Cerussa, s. Blei.

Cetaceum, s. Walrat.

Cetylalkohol. Dieser im Walrat als Ester vorkommende Alkohol ist ein vorzügliches Emulgens, das stark hydrophile Salbengrundlagen liefert, die auch für saure Medikamente geeignet sind. Cetylalkohol ist ein mechanischer, aber nicht substantiver (körpergebender) Emulgator, er kann also nur als Adjuvans bei der Emulgierung von Fetten, fetten Ölen, Wachsen, Vaselin usw. herangezogen werden (s. Stearinester [Tegin]). In Verbindung mit Lanol. anhydr. und Vaselin liefert Cetylalkohol Salbengrundlagen, die dem Ecuerin zum mindesten gleichwertig sind. Cetylalkohol zeigt auch spezifische therapeutische Eigenschaften, die ihn in der Kosmetik besonders wertvoll erscheinen lassen. So wirkt er mit Borsäure kombiniert in Form von Streupulvern lindernd bei Pruritus, Ekzema, Perniones usw.

Salbengrundlage I (Bergwein).

Paraffin	145,0	Vaselinöl weiß	175,0
Lanol. anhydr.	240,0	Cetylalkohol	40,0

Diese ergibt mit 400—600 g Wasser von 70° C verrührt eine ziemlich harte Salbe. Mit 600 g Wasser und 300 g weißem Vaselinöl erhält man aus dieser Grundmasse (600 g) eine feste, fette Creme, eine Art Ungt. leniens.

Salbengrundlage II (Bergwein).

Paraffin	200 g	Vaselinöl weiß	630 g
Lanol. anhydr.	50 „	Cetylalkohol	120 „

Diese Mischung absorbiert bis zu 250% wässeriges Vehikel und gibt in diesem Verhältnis eine gute Salbengrundlage. Ersetzt man das Wasser durch Kalkwasser, Bleiwasser, essigsaure Tonerdelösung o. dgl., erhält man Kühlsalben gegen Sonnenbrand usw., die kosmetisch gute Dienste leisten können. Gibt man zu 600 g der Salbengrundlage I 400 g Wasser (70°) und 1400 g weißes Vaselinöl, so erhält man eine dicke Milch. Aus 600 g Salbengrundlage I mit 400 g Wasser und 1880 g weißem Vaselinöl erhält man ein milchiges Präparat, das in Aussehen und Konsistenz der Kuhmilch ähnlich ist.

Hautcremes mit Cetylalkohol.

I. Cetylalkohol	6,0	II. Weißes Wachs	6,0
Vaselin weiß	10,0	Cetylalkohol	4,0
Weißes Wachs	10,0	Lanolin wasserfrei	25,0
Lanolin wasserfrei	14,0	Vaselinöl weiß	25,0
schmelzen und einrühren;		Wasser	40,0
		Benzoesaures Natron	0,3
Wasser	60,0		
darin warm gelöst:			
Benzoesaures Natron	0,3		

Diverse stark hydrophile Salbenkörper mit Cetylalkohol (s. auch Unguenta).

Rp. Lanol. anhydr.	20,0	*Rp.* Cerae alb.	5,0
Cerae alb.	5,0	Lanol. anhydr.	25,0
Vaselini alb.	30,0	Ol. Paraff.	50,0
Ol. Paraff. alb.	30,0	Ceresini	5,0
Alcoh. cetyl.	15,0	Alcoh. cetyl.	15,0
Rp. Vaselini alb.	25,0	*Rp.* Ol. Paraff. alb.	70,0
Ol. Paraff.	50,0	Paraffini	20,0
Cerae alb.	5,0	Lanol. anhydr.	5,0
Stearini	5,0	Alcoh. cetyl.	10,0
Alcoh. cetyl.	15,0	Aquae	100,0

Cetylphosphat. Moderner Emulgator, der, wie auch Cetylsulfonat (s. dort), als Ersatz der Fettalkoholsulfonate verwendet werden kann (s. auch Fettalkoholsulfonate).

Cetylsulfonat (cetylsulfosaures Natrium). Alkali-, kalk- und säurebeständiger Emulgator. Weißes Pulver, leicht löslich in Alkohol und heißem Wasser. Eine 10%ige Lösung in heißem Wasser erstarrt beim Erkalten zu einer salbenartigen Masse. Die wässerige Lösung schäumt nur schwach, besitzt aber ein gutes Reinigungsvermögen. Cetylsulfonat wird meist in Gemischen mit anderen Emulgatoren unter Phantasienamen in den Handel gebracht. In Verbindung mit Lanolin liefert es stark hydrophile Salbengrundlagen. Es kann frei verwendet werden, da es nicht unter den Patentschutz auf Fettalkoholsulfonate fällt. (Ebenso auch Cetylphosphat.)

Chalazion, s. Gerstenkorn; Hagelkorn; Schwefel.

Chalodermie, s. Elastisches Gewebe.

Chamo Bürger ist ein nach dem Ysatverfahren hergestellter Kamillenauszug, der u. a. bei Infektionen der Mundhöhle, ferner bei Hautausschlägen, Verletzungen, Verbrennungen aller Art als Umschläge angewendet werden soll. Im Handel ist das Präparat als Liquidum, Gelatineperlen, Suppositorien, Salbe, Puder. (Ysatfabrik Wernigerode a. H.)

Chaphipha, s. Geschichte der Kosmetik.

Cheilitis glandularis apostematosa exfoliativa, s. Lippen.

Cheiropompholyx, s. Dyshidrosis.

Chelidoniumsaft. Der frisch aus dem Kraut austretende Milchsaft von Chelidonium majus L., Schöllkraut, wird zur Beseitigung von Warzen benützt. Innerlich wirkt das Kraut giftig.

Chemie der Haut. Unsere Kenntnisse von den in der Haut vorhandenen Substanzen sowie den chemischen Vorgängen in der lebenden Haut sind zum großen Teil jüngeren Datums. Die Hauptursache dieser Erscheinung ist, daß die Haut im Gegensatz zu den anderen Organen nichts Einheitliches, sondern eine Vereinigung wesentlich verschiedener Organteile mit ihren verschiedenartigen Funktionen darstellt.

Der *Wassergehalt* der Haut ist niedrig. Nur das Skelett und Fettgewebe sind noch wasserärmer. Die Haut der Erwachsenen enthält zirka 74% Wasser, in den inneren Organen findet sich zirka 78%; der Wassergehalt der Haut ist aber, je nach dem Alter, großen Schwankungen unterworfen. Bei Säuglingen und im Alter werden nach Urbach erhöhte Wasserwerte gefunden. Die Hauptmenge des Wassers ist im Bindegewebe vorhanden. Die Horngebilde besitzen nur ungefähr 16% Wasser. Die Gesamtmenge des Hautwassers ist als Depot für den Körper von Wichtigkeit, denn nach großen Wassergaben wird ein Sechstel in der Haut deponiert. Außer der Wasserabgabe des Körpers durch den Urin wird von seiten der Haut sowohl durch die Schweißdrüsen als auch durch die Epidermis hindurch ständig Wasser abgegeben, obwohl die Haut infolge der Epidermisschicht und des fettigen Überzuges bis zu einer gewissen Grenze imstande ist, sich vor Wasserverlusten zu schützen. Der Großteil der Wasserverluste der Haut dient zur Regulierung der Körpertemperatur. Die Menge des durch unmerkliche Wasserabgabe *(Perspiratio insensibilis)* ohne Mitwirkung der Schweißdrüsen ausgeschiedenen Wassers beträgt zirka ein Viertel (500—600 ccm) der gesamten Wasserausscheidung des Körpers. Die Gesamtwasserausscheidung der Haut beträgt im Ruhezustand normal zirka 950 ccm, bei körperlicher Arbeit und chronischer Wasserzufuhr sind diese Werte stark erhöht.

Die Haut ist das wichtigste *Kochsalzdepot* des Körpers. Sie ist das chlorreichste Organ und enthält gewöhnlich ein Drittel der im Körper vorhandenen Chloride. 28—77% des zugeführten Kochsalzes werden in der Haut abgelagert. Der normale Kochsalzgehalt der Haut beträgt im Durchschnitt 257 mg-%. Die Hauptbedeutung im Wasser- und Kochsalzhaushalt kommt dem Hautbindegewebe zu. Das Kochsalz wird von der menschlichen Haut auch nach außen, und zwar fast ausschließlich durch die Tätigkeit der Schweißdrüsen befördert. Der Kochsalzgehalt der insensiblen Abdunstung beträgt nur 0,06%. Die ausgeschiedenen Kochsalzmengen sind vom Kochsalzgehalt der Nahrung und der Schweißmenge abhängig; besonders groß sind die ausgeschiedenen Kochsalzmengen beim Arbeitsschweiß gegenüber dem Wärmeschweiß.

Aus den *Aschenanalysen* der Gesamthaut lassen sich nur grobe Schlüsse über die Depotfunktionen, nicht aber über den Zusammenhang des Mineralstoffwechsels der Haut mit den übrigen Lebensfunktionen gewinnen. Gesonderte Untersuchungen der einzelnen Hautpartien lassen sich sonst nur qualitativ auf histochemischem Wege durchführen (Gans). Aus diesem Grunde sind wir über die Mineraldepotfunktionen der Haut verhältnismäßig gut unterrichtet, weniger über die funktionellen Schwankungen der einzelnen Aschenbestandteile in der Epidermis bei verschiedenen normalen und pathologischen Zuständen.

Der *Kalium- und Calciumgehalt* der normalen Gesamthaut ist wahrscheinlich durch die Nahrung nur wenig beeinflußbar. Beim Altern wird eine Erhöhung des Calciumgehaltes gefunden. Eine Verminderung des Calciums bei gleichzeitiger Erhöhung der Kaliummenge ist bei entzündlichen Hautprozessen vorhanden. Bei den histochemischen Untersuchungen verschiedener Hautpartien fand WATERMANN, daß im normalen Zustande Kalium fast nur in Epidermis, Haarbildungen, Drüsen und Horngebilden vorhanden ist, während Calcium sich ausschließlich im kaliumarmen Bindegewebe histologisch nachweisen läßt. Ein ähnlicher Gegensatz besteht zwischen kaliumreichen Talgdrüsen und calciumarmen Schweißdrüsen. Jede Irritation der Haut durch Röntgen, Lichteinwirkung, Teerpinselung usw. kann eine Veränderung dieses Verhältnisses durch Eindringen des Calciums aus der Cutis in die Epidermis bewirken. Da nach BROWN das Calcium zirka 40% der Summe der Kationen von Kalium, Calcium, Magnesium, Natrium in der Gesamthaut ausmacht, so muß die Epidermis noch salzreicher sein als die salzreiche Cutis. Im Durchschnitt kommen auf 100 g trockener Haut 46 mg-% Kalium, 290 mg-% Calcium, 36 mg-% Natrium, 30 mg-% Magnesium. Eine Konstanz der Mineralquotienten, wie z. B. K : Ca, besteht nicht.

Über den *Schwefelgehalt* der Haut liegen nur Gesamtbestimmungen vor, welche den wechselnden Schwefelgehalt des Keratins mitbestimmen. Die entfettete, von den Horngebilden nicht befreite Haut enthält nur geringe *Phosphor*mengen (0,04—0,08% des Frischgewichtes). Höhere Phosphorwerte der Haut (0,12% P) wurden in der Säuglingshaut bestimmt. Von den Halogenen (mit Ausnahme von Chlor) wird Fluor nur in sehr geringen Mengen in der Haut gefunden, wenn diese auch höher als die der Muskel, Knorpel und Sehnen sind. Die Fluorwerte der Haut sind 1,6—1,9 mg-%, in der Säuglingshaut 0,7 mg-%, in den Horngebilden 8—16 mg-%. Der Bromgehalt der Haut ist normal sehr gering (0,5 mg-%). Nach chronischen großen Bromgaben fand GUTKNECHT eine Verdrängung des Chlorids durch das Bromid in der Haut, wobei die Haut Werte bis 0,38% zeigte und mehr Brom als Chlor enthielt. Jod konnte normal in der Haut nicht nachgewiesen werden. Nach kleinen chronischen Jodidgaben wird nach FELLENBERG Jod in der Lunge und in der Haut gespeichert, wobei das in der Lunge vorhandene schnell ausgeschieden, das in der Haut und den Haaren abgelagerte nur langsam abgegeben wird. Kieselsäure wurde in der Trockensubstanz der Gesamthaut in Mengen von 4—5 mg-% gefunden. Der Kieselsäuregehalt der Haarasche schwankt in weiten Grenzen (3—30% der Gesamtasche), wobei kein sicherer Zusammenhang mit der Haarfarbe vorhanden ist. Der hohe Kieselsäuregehalt kann auch zum Teil durch den aus den Haaren nur schwer entfernbaren Staub verursacht sein. Im Zusammenhang mit erhöhter Kieselsäurezufuhr zum Organismus konnte SCHULZ das Auftreten von Akne, papulösen Exanthemen usw. beobachten. Im Alter nimmt der SiO_2-Gehalt der Haut ab.

Über den Aluminiumgehalt der Haare liegt nur eine vereinzelte Angabe von WIECHOWSKI vor, der einen Wert von 30 mg-% fand. Der normale Arsengehalt der menschlichen Haut beträgt 0,01 mg-%, beim Altern wurden bis aufs Doppelte erhöhte Werte gefunden. In den Haaren ist nach HEFFTER Arsen bis 0,05 mg-% in gebundener unlöslicher Form enthalten. Eine Speicherung des Arsens im Haar und in Horngebilden findet man bei chronischer Arsenzufuhr, nicht aber bei akuten Vergiftungen. Nach chronischer Arsenvergiftung fungiert das Haar oft monate-, ja jahrelang als Ausscheidungsorgan für die im Körper zurückgebliebenen Arsenspuren.

Chemie des Schweißes. Normal werden Werte zwischen 600—800 ccm pro Tag ausgeschieden. Das spezifische Gewicht sowie die Menge der Trockensubstanz zeigen ebenfalls weitgehende Schwankungen (spez. Gew. 1001—1020, Trockensubstanz 0,8—2,8%). Der Kochsalzanteil der Trockensubstanz beträgt zirka 75%. Der Arbeitsschweiß ist gegenüber dem Wärmeschweiß kochsalzreicher, ebenso der der bedeckten Körperstellen (Brust). Besonders hoch sind die Kochsalzwerte nach einer eiweißreichen, flüssigkeitsarmen Nahrung. Die übrigen anorganischen Stoffe zeigen ebenfalls wechselnde Werte, und zwar Kalium 0,0009—0,14%, SO_4 0,008—0,05%, Phosphor etwa 0,0015%, Jod in geringsten Spuren. Nach Einnahme von Borsäure, Jod, Arsen und Schwermetallen können diese im Schweiß nachgewiesen werden. Es wurde auch eine ganze Reihe organischer Substanzen im Schweiß gefunden, z. B. Eiweiß, Aether, Schwefelsäure, Phenole, Skatoxyl, Indoxyl, Harnstoff-Harnsäure und verschiedene aliphatische Säuren. Ebenso wurden im Schweiß Cholin und cholinartige Substanzen bis 1 mg-% festgestellt. Im Hitzeschweiß menstruierender Frauen sind die Cholinwerte bis auf das 100fache gegenüber der Norm erhöht. Die Menge des durch den Schweiß ausgeschiedenen Stickstoffs beträgt bis zu 5% der Gesamtausscheidung. Der Schweiß zeigt einen Traubenzuckergehalt von 5—40 mg-% bei Diabetikern. Nach Schwitzen werden höhere Traubenzuckergehalte beobachtet, wobei der erhöhte Blutzucker auf die Norm zurückgeht.

Fett und Lipoide der Haut. Bei der Untersuchung der Fette und fettartigen Substanzen werden drei Gruppen unterschieden: 1. Die Gruppe der eigentlichen Fette, bestehend aus den Glyzeriden der verschiedenen Fettsäuren, besonders der Palmitin-, Stearin- und Ölsäure, sowie den freien Fettsäuren. 2. Der unverseifbare Anteil, hauptsächlich aus Cholesterinen und höheren Alkoholen bestehend sowie deren Ester mit Fettsäuren. 3. Die Phosphorverbindungen der Fette oder Lipoide genannt (Lecithin usw.) und ihre stickstoffhaltigen Spaltprodukte (Cholin).

Als Fettsäureverbindungen kommen neben den hier aufgezählten auch hochmolekulare Alkohole in Betracht. In den Hautfetten sind von der Gruppe der Lipoide nur geringe Spuren vorhanden. Anderseits konnte ein Lecithinspaltprodukt, und zwar Cholin, in verhältnismäßig großer Menge in der Haut nachgewiesen werden. Besonders hohe Cholinhautwerte werden während der Menstruation gefunden. Nach UNNA und Mitarbeitern sind in der menschlichen Haut keinerlei Oxy- oder Isocholesterine vorhanden. Der unverseifbare Anteil besteht neben den Cholesterinen aus anderen hochmolekularen Alkoholen. LINSER fand in demselben einen azetonunlöslichen Anteil, der nach AMESEDER Eikosylalkohol ($C_{20}H_{41}OH$) ist; ebenso konnten im Schweißfett eine Reihe niederer molekularer Fettsäuren nachgewiesen werden, die auch den Geruch des Schweißes teilweise bedingen. Von den Cholesterinestern wird die Hauptmenge nicht durch die Talgdrüsen, sondern durch die Hautoberfläche und mit der Hornsubstanz abgeschieden. Mit zunehmendem Alter findet BÜRGER und SCHLONKA eine Verminderung der Cholesterinmenge von 211 mg-% auf 102 mg-% beim Greis.

Die Hautfette sind an verschiedenen Hautstellen in verschiedener Zusammensetzung vorhanden. Besonders differieren die Sekret- und Zellfette untereinander. Während die Sekretfette einen Cholesteringehalt von 1,4—2,8% und eine Zunahme des freien Cholesterins zeigen, haben die Hautfette einen Cholesteringehalt von 16—20%. Weitere Differenzen zeigen die einzelnen Hautschichten. Das subkutane Fettgewebe besteht hauptsächlich aus den Glyzeriden, Stearin, Palmitin und Ölsäure. Das Fettsäuregemisch der Subcutis enthält 4,3—6,3% Stearinsäure, 17 bis 21% Palmitinsäure, 65—87% Ölsäure, 0,33% Unverseifbares. Außer den vorher erwähnten Fettsäuren sind Myristinsäure, Laurinsäure und geringe Mengen freier flüchtiger Fettsäuren nachgewiesen worden. Die Jodzahl des Fettes ist beim Säugling niedriger und steigt erst während des 1. Lebensjahres bis zum Normalwert an. Außer den Nebennieren ist das subkutane Fettgewebe trotz seines geringen Cholesteringehaltes das wichtigste Cholesterindepot des Körpers.

Die Fette der Hautoberfläche bestehen hauptsächlich aus Fettsäureestern hochmolekularer Alkohole, besonders des Cholesterins. Das Fett der obersten Hautschicht hat gegenüber den tieferen Hautschichten einen erhöhten Cholesteringehalt. In der Cutis sind wahrscheinlich Lipoideiweißverbindungen vorhanden. Der Fettgehalt der menschlichen Haut schwankt zwischen 0,7—10%. Das Fett der Hautoberfläche besteht kolloidchemisch aus einer gleichmäßigen Fettphase ohne Einschluß von Wasser.

Die Menge des täglich ausgeschiedenen Fettes ist schwer zu bestimmen, insbesondere weil, wie SCHUR und GOLDFARB zeigten, die Talgabsonderung der Haut bis zu einem gewissen Sättigungsgrad stattfindet, nach dessen Erreichen die Sekretion aufhört. Erst nach Wegnahme des Fettes findet neuerliche Sekretion statt, wobei das Gleichgewicht nach zirka 15 Minuten erreicht wird.

Die Menge des ausgeschiedenen Fettes ist je nach der Körperstelle verschieden. Am meisten wird am Nasenrücken, Nasenflügel, Kinn, Ohrmuschel, am wenigsten am Nacken, Brust und Schultergegend ausgeschieden. Die Menge der täglichen Fettausscheidung beträgt nach ROSENFELD zirka 2 g. Sie ist bei niederer Temperatur vermindert und teilweise auch durch nervöse Einwirkungen beeinflußbar. Keine Veränderungen bewirken körperliche Arbeit, Schweißsekretion und Arzneimittel. Die Fettausscheidung wird zentral vom Zwischenmittelhirn über die Hypophyse reguliert.

Bei pathologischen Zuständen sind wahrscheinlich bei einer ganzen Reihe von Dermatosen Veränderungen von Fetten zu finden. Bei Seborrhoea oleosa fand LINSER qualitative Veränderungen des Hautfettes, und zwar abnorm hohe Jod- und Säureverseifungszahlen, einen niedrigen Schmelzpunkt und eine Verminderung des Cholesteringehaltes, was eine Vermehrung der freien und der ungesättigten Fettsäuren bedeutet. In Psoriasis- und Ichthyosisschuppen ist das Fett besonders cholesterinreich. Eine Verminderung der Talgabsonderung wurde bei Diabetikern und bei experimenteller Bromakne gefunden. Nach G. BROU besitzen Haut- und Haarcerumenfette bakterizide Fähigkeiten.

Von den *Kohlehydraten* (s. dort) ist Glykogen in der menschlichen Haut nur in den sezernierenden Schweißdrüsenzellen, in den äußeren Haarwurzelzellen und gelegentlich in den Talgdrüsen enthalten. Starker Glykogengehalt wurde in der Haut von Fötussen und bei verschiedenen pathologischen Zuständen gefunden. Der Dextrosegehalt der Haut beträgt 45—50% des Blutzuckers. Nach Zuckerbelastung waren die Zuckerkurven der Haut viel träger als die des Blutzuckers.

Eiweißkörper der Epidermis. Die Eiweißkörper der Epidermis und Cutis unterscheiden sich stark voneinander. Neben den die Hauptmasse der Epidermis bildenden Keratinen enthalten die Epidermiszellen einen mit schwachen Alkalien extrahierbaren, mit Essigsäure wieder fällbaren Eiweißkörper, welcher wahrscheinlich den Mucoiden nahesteht. Das Gerüst der Epidermiszellen ist von einem basischen Eiweißkörper, welcher von UNNA Spongioplasma genannt wurde, gebildet. Eine nähere Untersuchung dieser Eiweißkörper fehlt.

Das die Hauptmenge aller Horngebilde bildende *Keratin* (s. dort) zeigt je nach dem Alter, Ursprung und Funktion eine verschiedenartige chemische Zusammensetzung. Allen Keratinen gemeinsam ist die Unlöslichkeit in Wasser, Alkohol und Aether und der hohe Tyrosin- und Schwefelgehalt. Die Totalhydrolyse der Aminosäuren von Keratinen ergab bei Keratinen verschiedener Herkunft auseinandergehende Resultate. Der gesamte Schwefelgehalt ist auch nach neueren Untersuchungen (REMINGTON) in Form von Zystin vorhanden. UNNA unterscheidet ein in rauchender Salpetersäure unlösliches Keratin A der Oberhaut, welches keine Xanthoproteinreaktion gibt und hauptsächlich die Hautoberfläche bildet, ein in rauchender Salpetersäure lösliches, eine positive Xanthoproteinreaktion gebendes Keratin B, welches hauptsächlich in den Nagelzellen vorhanden ist, während Keratin C bei positiver Xanthoproteinreaktion unlöslich in konzentrierter Salpetersäure ist. Das Keratin C bildet den Hauptinhalt der Haare und Federn.

Über die tatsächlichen chemischen Vorgänge der Verhornung ist nichts Sicheres bekannt.

Eiweißkörper der Cutis. Das Bindegewebe der Haut enthält neben dem Kollagen und Elastin geringe Mengen mit Kochsalz extrahierbarer, hitzekoagulabler Eiweißkörper. Nach der Kochsalzextraktion kann durch klares Wasser eine mucoidartige Substanz extrahiert werden. Das Kollagen bildet die Hauptmenge der Eiweißkörper der Cutis. Die Kollagene verschiedener Tierarten sowie die der verschiedenen Organe des gleichen Tieres unterscheiden sich untereinander. Beim Lösen wird das Kollagen in Leim umgewandelt. Nach Entfernung des Wassers bei 130° gelingt es nicht, die frühere leichte Wasserlöslichkeit wieder zu gewinnen. Bei der Totalhydrolyse ist Tyrosin nur spurenweise (0,01%), Valin, Zystin und Tryptophan überhaupt nicht, Glykokoll (25%), Prolin und Oxyprolin (24%) sowie Argirin (2%) und Allanin (8,7%) in großen Mengen gefunden worden. Zu den charakteristischen Kollageneigenschaften gehört sein Unlöslichwerden mit Gerbsäure, Formalin und Schwermetallsalzen. Nach dieser Behandlung ist das Kollagen gegen Fäulnis widerstandsfähig, worauf auch die Ledergewinnung beruht.

Die Eiweißkörper der elastischen Fasern werden *Elastine* benannt, wobei verschiedene Elastine differierende Eigenschaften aufweisen. Das Hautelastin ist gegen Pepsinverdauung, verdünnte Säuren und kochendes Wasser widerstandsfähiger als Kollagen. Durch Trypsin wird es verdaut.

Über die pathologischen Veränderungen der Eiweißkörper bei verschiedenen Hauterkrankungen sind bis jetzt keine Untersuchungen durchgeführt worden.

Fast alle in tierischen Zellen vorhandenen *Fermente* sind in der Haut nachgewiesen worden. Über die Bedeutung und Lokalisation der einzelnen Fermente der Haut sind nur wenige endgültige Ergebnisse bekannt. Von den Oxydoreduktionssystemen sind in der Haut das Sulfhydril (S. H.)-System und das Fermentsystem des Zuckerabbaus nachgewiesen worden. Die Fähigkeit des anoxybiotischen Zuckerabbaus wurde nur in der Epidermis gefunden. Dehydrase-Fermente sind für die Untersuchung mancher Gewerbedermatosen (Ursol- und Photographendermatitis) von Bedeutung. Durch Lokalanaesthesie kann nach PERUTZ die Dehydrasewirkung zeitweilig aufgehoben werden. In der letzten Zeit hat die Bestimmung des diastatischen Ferments der Haut diagnostische Bedeutung bekommen.

Physikalische Chemie der Hautoberfläche und Permeabilität der Haut. Die *Wasserstoffionenkonzentration der menschlichen Haut* ist je nach der untersuchten Schicht verschieden. Alle Epidermiszellen reagieren stärker sauer als das Blut (Wasserstoffionengefälle). Die saure Reaktion („Säuremantel der Haut" nach MARCHIONINI) ist am stärksten in den Basalzellen und nimmt gegen die Hornschicht ab. Die Hornschicht selbst ist stärker sauer als die Basalzellen. Die saure Reaktion der Hautoberfläche entspricht nach SCHADE und MARCHIONINI einem P_H 3—5. Die Untersuchungen von LUSTIG und PERUTZ ergaben, daß die saure Reaktion der Hautoberfläche auch nach Entfernung der Schweißprodukte und des Fettüberzuges konstant vorhanden ist. Sie ist durch das Schwitzen beeinflußbar. Die saure Reaktion fehlt nur bei Erkrankungen, bei welchen die oberste Epithelschicht nicht vorhanden ist, oder bei den mit Nässen einhergehenden Dermatosen. Nach Abschabung der obersten Hautschicht wird das saure P_H schnell wieder regeneriert, ein Vorgang, der durch die offizinellen Umschlagwasser unterstützt wird. Im Zusammenhang mit der sauren Hautreaktion steht die desinfizierende Eigenschaft der Hautoberfläche. Verschiedene Bakterienstämme, auf die mit Seife gewaschene Haut gebracht, sind nach 10 Minuten bis zu 95% abgetötet, mit Ausnahme der Fingernagelgegend. Fettige Hautüberzüge verhindern je nach ihrer Durchlässigkeit und Dichte diesen Vorgang, so daß bei Verwendung mancher Fettcremes nach mehreren Stunden die Bakterien wieder gefunden werden.

Die Haut steht auch mit der Außenwelt in *Gasaustausch,* indem sie von der Luft Sauerstoff aufnimmt und Kohlensäure abgibt. Die Stärke dieses Gasaustausches wird durch die Hautdicke und die Dichte des Kapillarnetzes beeinflußt und ist beim Menschen sehr gering. Die Sauerstoffaufnahme beträgt im günstigsten Falle ein Hundertsiebenundzwanzigstel des durch die Lunge aufgenommenen Sauerstoffes und genügt nicht im entferntesten für den Sauerstoffbedarf der Haut. Die Kohlensäureabgabe beträgt im ruhenden Zustand 7—9 g Kohlensäure in 24 Stunden. Beim Ansteigen der Temperatur bis zum Schweißausbruch steigt die Kohlensäureabgabe bis auf das 4fache, was mit der erhöhten Kohlensäureproduktion der Hautdrüsen im Zusammenhang steht. Auch bei pathologischen Prozessen ist eine Erhöhung der Kohlensäureausscheidung gefunden worden. Außer der Sauerstoffaufnahme findet auch ein langsamer Durchtritt anderer Gase bei günstigen äußeren Bedingungen (Kohlensäurebad) statt.

Die menschliche Haut zeigt, abgesehen von individuellen Schwankungen, je nach der untersuchten Hautstelle und des Zustandes der Haut, eine verschiedene *Absorptionsfähigkeit.* Wasser wird infolge der schlechten Benetzbarkeit der Hautoberfläche nur nach längerer Einwirkung und in geringen Mengen aufgenommen. Mit Hilfe des Wassers (Bäder) können auch lipoidunlösliche Stoffe von der Haut resorbiert werden. Eine Aufnahme derselben findet manchmal mit Hilfe von Salbenvehikeln statt. Lipoidlösliche Stoffe werden, insofern sie nicht vollkommen wasserunlöslich sind, im allgemeinen von der Haut resorbiert. Durch starke Durchblutung der Haut an heißen Tagen und bei ödematöser Haut ist eine Behinderung der Absorption, bei Fieber eine Steigerung vorhanden. Für die Resorption ist nach MONCORPS der Vehikelträger und seine Emulsionsform von Wichtigkeit. Bei der Adsorption aus Salben ist das mechanische Moment der (Stärke der) Einreibung als wichtiger Faktor anzusehen.

Cherry-Tooth-Pasta (Kirschenzahnpasta) ist eine Spezialzahnpasta der Firma Gosnell in London. Ihre Aromatisierung ist von jener der gebräuchlichen Zahnpasten durchaus abweichend. Sie enthält kein Pfefferminzöl o. dgl., sondern ist im wesentlichen mit Gewürznelkenöl aromatisiert. Nachstehend eine Vorschrift für eine gute Nachbildung des Originals:

Rp. Tragacanthae pulv..	18,0	Ol. Caryophyllor. elect. (Zanzibar)	30,0
Glycerini 28 Bé	660,0	Ol. Rosae ver.	0,3
Solut Carmini	120,0	Ol. Geranii afric.	0,6
Tinct. Sacchar. tost.	50,0	Aether. Cerasor. artef.	6,0
Cretae laevig. (95)	2400,0		

(S. auch Zahnpasten.)

Chinarinde, Cortex Chinae, enthält Chinin und Tannin als glykosidische Verbindung. Ihre kosmetische Wirkung bei Haarausfall, soweit feststehend, ist nicht nur auf Chinin allein, sondern auch auf das China-Tannin zurückzuführen, wahrscheinlich auf eine Art Komplexwirkung beider (s. Chinin). Auszüge aus der Chinarinde werden zu Chininhaarwässern und Chininhaarspiritus bei Alopezie verwendet, ferner auch als tonischer Zusatz zu Mundwässern, Zahnpasten u. dgl. Zu Zahnpulvern wird zu diesem Zwecke gepulverte Chinarinde genommen, wässerige Abkochungen dienen als Gurgelwasser. (Tonische, kräftigende und entzündungswidrige Wirkung der Chinarinde bei lockerem, entzündetem Zahnfleisch usw.).

Chinatinktur, Tinctura Chinae, wird hergestellt durch Ausziehen von 1 Teil gepulverter Rinde mit 5 Teilen Alkohol von 70% 4 Wochen.

(S. auch Quininehaarwasser; Alopezien.)

Chininhaarwasser.

Rp. I. Tinct. Chinae	120,0	Spir. Vini	560,0
Spir. Vini	440,0	Aquae	300,0
Aquae	300,0	Macera agitand. per dies XXX. tunc filtra cum express. adde:	
Ol. Geranii	1,5		
Ol. Rosae art.	1,0		
Ol. Rosae ver.	0,5	Bals. peruv.	1,5
Tinct. Moschi	1,0	Ol. Rosae art.	1,5
Color. rubr. (Extract. Rocellae)		Ol. Rosae ver.	0,3
		Ambrae art.	0,5
Tinct. Sacchar. tost.	q. s.	Vanillini	0,3
—		Extract. Rocellae, Tinct. Sacchar. tost.	q. s.
Rp. II. Cort. Chinae rasp.	40,0		
Rad. Ratanhiae rasp.	10,0		

Chinin und Chininsalze. *Innerlicher Gebrauch:* Hin und wieder gibt es ausgesprochene Überempfindlichkeit gegen Chinin. Diese äußert sich in verschiedensten Hauterscheinungen, wie z. B. in scharlachähnlichen Ausschlägen, die von Fieber begleitet sind, in Ekzemen, örtlichen Ödemen, Blutaustritten in die Haut, auch im Darm und in den Nieren. Manche Personen sind so empfindlich, daß schon geringe Mengen Chininsalze genügen, um ein allgemeines unerträglich juckendes Nesselfieber hervorzurufen. Die Überempfindlichkeit kann auch plötzlich bei solchen Personen auftreten, die vorher Chinin ohne Beschwerden vertragen haben. Sie kann sich auch darin zeigen, daß die schweren Vergiftungssymptome, wie Taubheit, Amblyopie usw., die sonst nur nach sehr großen Chinindosen vorkommen, sich schon bei geringen Gaben einfinden (s. Ekzem; Mundhöhle; Urticaria; Schädigungen). Man tut gut, immer erst kleine Dosen als Prüfdosis vorauszuschicken. Werden größere Chinindosen schlecht vertragen, so kann man ihnen jedesmal 0,5—1,0 Antipyrin oder 0,3 g Pyramidon beigeben. Die Verträglichkeit des Chinins wird hierdurch oft eine bessere. Man gibt bei Urticaria 0,025—0,05 eines der Chininsalze in Kapseln mehrmals täglich. Beim Erythematodes gibt man täglich 2 mal 0,5 g, 10 Minuten darauf pinselt man die Stelle mit Jodtinktur ein, 5 Tage lang, dann 5 Tage Pause und hierauf Wiederholung (HOLLÄNDER). Chinin kann auch intramuskulär und intravenös gegeben werden.

Rp. Chinin. hydrochloric.	5,0
Natr. chlorat.	0,75
Aq. dest.	100,0
Lauwarm 5—10 ccm in die Vene.	

Rp. Chinin. hydrochloric.	3,0
Antipyrin	2,0
Aq. dest.	ad 10,0
1 ccm in den Muskel.	

Rp. Chinin. hydrochloric.	5,0
Urethan	2,5
Aq. dest.	ad 50,0
5 ccm in den Muskel.	

Ein Chinin-Urethan ist auch in „MBK"-Amphiolen mit 0,25 g Chinin in 1 ccm und 0,5 g in 2 ccm erhältlich.

Auch zur Verödung von Krampfadern werden Chinin-Urethan-Lösungen benützt:

Rp. I. Chinin. hydrochloric.	0,4
Urethan	0,2
Aq. dest.	3,0
Stärkere Lösung nach GENEVRIER.	

Rp. II. Chinin. hydrochloric.	0,2
Urethan	0,1
Aq. dest.	3,0
Schwächere Lösung nach POURNAY.	

Man beginnt die Einspritzung in die Krampfader mit $^1/_4$ ccm der stärkeren oder $^1/_2$ ccm der schwächeren Lösung und steigt bis zu $^3/_4$ und 1 ccm der stärkeren Lösung. Man kann an mehreren Stellen in einer Sitzung spritzen, gehe aber nicht über 3 ccm der stärkeren Lösung hinaus.

Äußerlicher Gebrauch: Konventionell schreibt man den Chininsalzen (analog Auszügen aus der Chinarinde) eine günstige Wirkung auf den Haarwuchs zu, ihre Verwendung zur Bekämpfung bzw. Prophylaxe der Alopezie ist also eine sehr häufige, obwohl ihre spezifische Wirkung in dieser Hinsicht etwas problematisch erscheint und oft auch entschieden bestritten worden ist, was ganz speziell die isolierten Chininsalze betrifft. Viele Autoren erkennen nämlich dem Chinarindenauszug therapeutische Wirkung in diesem Sinne zu, die sie aber im wesentlichen dem Chinatannin zuschreiben, bzw. auf eine Art Komplexwirkung des Chinaalkaloids und des Chinatannins zurückführen. Im Sinne dieser Theorie dürfte von allen Chininsalzen dem Chinintannat haarwuchsfördernde Wirkung zukommen bzw. sollten andere Chininsalze zur Unterstützung ihrer Wirkung stets simultan mit Tannin Verwendung finden, am besten aber wohl vielleicht Chinarindenextrakte zur Bekämpfung der Alopezie herangezogen werden. Sicher kommt dem Chinin und seinen Salzen im allgemeinen Sinne eine kräftig keimtötende Wirkung zu. Von ganz besonderer Wichtigkeit sind aber gewisse Chininsalze (nicht alle!) als spezifisch wirkende Lichtschutzmittel, erfahrungsgemäß besonders Chininbisulfat. Die Wirksamkeit dieses Salzes wird nach der Theorie von NAVARRE (s. Sonnenlichtschädigungen) mit der besonders kräftigen blauen Fluoreszenz seiner wässerigen Lösung begründet. Das neutrale Chininmonosulfat fluoresziert in wässeriger Lösung nicht (bzw. nur ganz schwach in sehr verdünnter Lösung), ebenso die Chlorhydrate des Chinins, ein Umstand, der die Ansicht vieler Autoren zu bestätigen scheint, daß diese Chininsalze (wie auch andere) als Lichtschutzmittel nicht oder weniger geeignet sind. Übrigens bringt auch bei Chinin, Chininmonosulfat und Chininchlorhydrat schwaches Ansäuern mit Schwefelsäure stark blaue Fluoreszenz hervor, es dürften also vielleicht schwefelsaure Lösungen des Chinins und vieler Chininsalze bessere Lichtschutzwirkung besitzen.

Chinin. Seine Verwendung kommt zurzeit kosmetisch zum äußerlichen Gebrauch nicht in Frage.

Chininchlorhydrat, Chininum hydrochloricum, salzsaures Chinin. Gegen Haarausfall und als Lichtschutzmittel. In letzterer Hinsicht Wirkung bestritten. Wässerige Lösung fluoresziert fast nicht, bzw. ganz schwach in großer Verdünnung. Leicht löslich in heißem Wasser und in 3 Teilen Alkohol.

Chininformiat, Chininum formicicum, wurde zur Bekämpfung der Alopezie als besonders geeignet empfohlen.

Chininoleat, Chininum oleinicum. Dickes Öl. Ist keine einheitliche Verbindung, sondern ein Gemisch von etwa 50% Chininoleat und 50% Ölsäure. Löslich in Alkohol und Ölen. Soll bei Alopezie sehr wirksam sein, auch als wirkungsvolles Lichtschutzmittel empfohlen (NAVARRE).

Chininphosphat, Chininum phosphoricum, löslich in Wasser und Alkohol. *Chininsalizylat, Chininum salicylicum,* löslich in Wasser. Gegen Alopezie und als Antisepticum.

Chininsulfat, Chininum sulfuricum, schwefelsaures Chinin. Gegen Alopezie und als Lichtschutzmittel. In letzterer Hinsicht Wirkung strittig. Wässerige Lösung fluoresziert überhaupt nicht. Löslich in Alkohol 1 : 6 (heiß), fast unlöslich in kaltem Wasser.

Chininbisulfat, Chininum bisulfuricum. Ganz besonders als Lichtschutzmittel von anerkannt guter Wirkung. Wässerige Lösung zeigt stark blaue Fluoreszenz.

Chinintannat, Chininum tannicum, löslich in Alkohol. Bewährt bei Haarausfall (s. Tannochininhaarwasser). Für prophylaktische Wirkung beschränken wir uns auf einen Gehalt an Chininsalz, der im Mittel etwa 0,1%, eventuell 0,2—0,5% beträgt. Eventuell wird mit der gleichen Menge Tannin zu kombinieren sein (s. Quininehaarwässer). Für kurative Zwecke bei bestehender Alopezie müssen wir erheblich höhere Mengen Chininsalz nehmen, etwa 3—5%, und nicht versäumen, dasselbe mit etwa der gleichen Menge Tannin simultan zur Anwendung zu bringen, soweit nicht Chinintannat zur Anwendung kommt. Von Chinintannat sind in solchen Fällen 6—10% zu nehmen. In dieser Konzentration kommt also der stark alkoholische Chininhaarspiritus zur Verwendung, der lokal appliziert und mit dem Wattebausch aufgerieben wird (s. auch Haarwässer).

Rp. Chinin. sulfuric.	2,5
Tannini	2,5
Bals. peruv.	1,0
Spir. Vini	ad 50,0
S. Chininhaarspiritus zum Einreiben bei Alopecia.	

Rp. Chinin. sulfuric.	3,0
Tannini	3,0
Ol. Rosmarini	2,0
Tinct. Capsici	1,0
Ungt. lenient.	ad 50,0
S. Chininsalbe gegen Alopecia.	

Rp. Chinin. tannic.	6,0
Bals. peruv.	1,0
Spir. Vini	ad 50,0
S. Tannochininspiritus.	

Rp. Chinin. hydrochlor.	2,5
Tannini	2,5
Bals. peruv.	1,0
Ol. Ricini	1,0
Tinct. Cantharid.	0,3
Spir. Vini	ad 50,0
S. Haarspiritus bei Alopecia.	

Chininhaarwasser, s. Quininehaarwasser.

Chinobletten sind Chinosoltabletten mit 0,04, 0,5 und 1,0 g Chinosol, je nach Größe. Sie dienen zur Bereitung wässeriger Chinosollösungen. (Chinosol-Fabrik A. G., Hamburg.)

Chinoin ist ein Teerpräparat aus Oleum cadinum gewonnen. Wie Teer verwendet (s. auch Cadogel).

Chinolin, Chinolinum. Flüssigkeit von eigenartigem Geruch. Wird als Antisepticum verwendet, besonders für Mundpflegemittel, auch bei Hautkrankheiten zu Pinselungen (5%). Gurgelwässer 0,2%.

Chinomint sind Mundpastillen mit Chinosol. (Chinosol-Fabrik A. G., Hamburg.)

Chinosol (8-Oxychinolinsulfat). Hellgelbes, kristallinisches Pulver. Geruch schwach safranartig, Geschmack brennend, leicht löslich in Wasser, schwer löslich in Alkohol, unlöslich in Aether. Ein Antisepticum, das kein Eiweiß fällt und nicht ätzend wirkt. Bei Ekzemen, Pyodermien, Pilzerkrankungen Waschungen oder Verbände 1 : 1000 bis 250; 1—2—5—10%ige Salben bei Akne, Psoriasis, Ekzem. 0,5 Chinosol mit 100,0 Amylum als Kinderstreupulver. Auch zur Heilung von Ekzema solare (Sonnenbrand) empfohlen. (Chinosolfabrik, Hamburg.)

Chinosolkinderstreupulver.

Rp. Chinosoli	0,5
Amyli Tritici	19,5
Lycopodii	80,0

Chinosolstreupulver gegen Fußschweiß.

Rp. Chinosoli	2,0
Amyli Tritici pulv.	10,0
Talci	ad 100,0

Chinosolpomade.

Rp. Chinosoli	3,0
Aq. dest.	6,0
Seb. ovil	ad 50,0

Chinosolmundwasser.

Rp. Chinosoli	0,4
Aq. dest.	250,0
Spiritus	150,0
Mentholi	1,0
Ol. Menth. pip.	1,0
Ol. Anisi	1,0
Ol. Caryophyllor.	1,0

Chinosolzahnpulver.

Rp. Chinosoli	5,0
Calc. carbonic. praec.	70,0
Magnes. carbonic.	25,0
Eucalyptoli	0,5
Mentholi	0,5

Chiralkol, ein Festalkohol zur Händedesinfektion, bestehend aus 86 Teilen Alkohol und 14 Teilen darin gelöster Kernseife. 20 g 5 Minuten lang in die Haut der Hände gerieben, soll die gleiche Desinfektionskraft haben wie 150 ccm absoluter Alkohol (s. auch Festalkohol; Festakol; Seife).

Chlamydozoen, s. Pilzerkrankungen.

Chloasma, s. Altersveränderungen; Diathermie; Ernährung; Innere Krankheiten; Kaustik; Kohlensäureschnee; Lichtschäden; Lippen; Massage; Pigmentierung; Schälkuren; Schwangerschaft.

Chlorakne (*Pernakrankheit*, s. Berufskrankheiten) stellt eine Berufserkrankung dar, die dem klinischen Bilde der Akne vulgaris sehr ähnelt. Die Erkrankung befällt Arbeiter, die mit der Herstellung von Chlor und Natronlauge aus Kochsalz auf elektrolytischem Wege beschäftigt oder überhaupt Chlordämpfen ausgesetzt sind. Nach längerer Tätigkeit entsteht eine Hauterkrankung des Gesichtes, des Rumpfes und der Genitalien. In sehr ausgesprochenen Fällen können auch krankhafte Veränderungen an Armen und Oberschenkeln und Allgemeinerscheinungen auftreten. Die Chlorakne beginnt mit einem Ausschlag im Gesicht mit besonderem Befallensein der Gegend um die Augen, ferner an den Schläfen sowie hinter den Ohren, der in der Bildung von zahlreichen Mitessern besteht, viel stärker als bei der Akne vulgaris. Die Gesichtshaut weist eine schmutziggraue Verfärbung auf und wird allmählich spröde. Durch sekundäre bakterielle Ansiedlungen entstehen die bläulichroten, abszeßbildenden, charakteristischen Infiltrate (s. Akne vulgaris, Ätiologie). Mitunter werden Allgemeinsymptome, wie Schwindel, Conjunctivitis und Bronchialkatarrhe beobachtet. Bei einer größeren Anzahl von Patienten wurde längere Zeit nach dem Auftreten der Chlorakne Tuberkulose festgestellt.

Über die Ursache der Chlorakne sind die Ansichten noch geteilt. Die auffallende Ähnlichkeit der Chlorakne mit Akne vulgaris legt die Vermutung nahe, die Chlorakne sei nichts anderes als eine gewöhnliche, durch toxische Stoffe, die aus der elektrolytischen Chlorgewinnung entstehen, „biotropisch" ausgelöste Akne vulgaris. Die genannten Akneknoten stehen in strenger Abhängigkeit zum seborrhoischen Terrain, insofern als die Seborrhoe für deren Lokalisation von ausschlaggebender Bedeutung ist.

Daß die Entfernung der Arbeiter aus ihrer Werkstätte jeder Behandlung vorangehen muß, ergibt sich von selbst. Nun kann sich aber die Erkrankung auch nach der Entfernung durch wiederholte Schübe in die Länge ziehen. Was die Allgemein- und Lokalbehandlung der Chlorakne betrifft, gilt für sie das über die Akne vulgaris Gesagte (s. Akne vulgaris).

Chloralhydrat, Chloralum hydratum. Farblose, bei 50—51° schmelzende Kristalle von stechendem Geruch. Sie lösen sich leicht in Wasser, Alkohol und Aether, weniger in fetten Ölen und Schwefelkohlenstoff. Mit Campher verrieben gibt es eine ölige Flüssigkeit, durch Kali- und Natronlauge wird es unter Bildung von Chloroform und Alkaliformiat zerlegt. In wässeriger Lösung spaltet es allmählich Chlorwasserstoff ab, die Lösungen müssen daher stets kalt und frisch hergestellt werden. Chloralhydrat, sonst als Schlafmittel verwendet, gibt man in der Kosmetik als Zusatz zu Haarwässern und in Lösungen gegen Hautjucken. Örtlich kann Chloralhydrat stark reizend wirken. In stärkeren Konzentrationen als Salbe oder Umschläge auf die Haut gebracht, ruft es schmerzhafte Rötungen und Blasenbildungen und auf Wunden einen oberflächlichen Ätzschorf hervor. In Lösungen mit oder ohne andere Zusätze als Kopfwasser, zu haarwuchsfördernden Pomaden. Ein Haarwasser, das als Ersatz für Captolhaarwasser (s. Captol) anzusehen ist, ist folgendes:

Rp. Chloral. hydrat.	2,0
Tannini	1,0
Acid. tartarici	1,0
Ol. Ricini	0,25
Aq. dest.	35,0
Aq. Coloniens.	5,0
Spiritus	ad 100,0

Pomade gegen Haarausfall.

Rp. Chloral. hydrat.	5,0
Sublimati	0,2
Corpor. pomadin.	95,0

Rp. Chloral. hydrat.	5,0
Aq. dest.	
Spiritus	aa ad 100,0
D. S. Kopfwasser.	

Juckstillende Salbe.

Rp. Chloral. hydrat.	
Camphor. trit.	
Mentholi	aa 5,0
Vaselini	ad 50,0
(NEISSER)	

Chloramin, Tolamin, Chlorina, Aktivin, ist p-Toluolsulfonchloramidnatrium, weißes, kristallinisches Pulver von schwachem Geruch nach Chlor; 1 Teil löst sich in etwa 6 Teilen Wasser, die Lösungen sind klar und schwach alkalisch. Der Gehalt an Chlor beträgt etwa 12,6%. Es fällt kein Eiweiß. Starkes Desinfektionsmittel. Bei der Anwendung in ausgedehnterer Weise ist auf die Nieren achtzugeben. Als 0,1—0,2%ige Lösung zu Umschlägen, 5—10%ig als Streupulver. Um Zinkpasten völlig steril zu machen, hat man einen Zusatz von 2—5% Chloramin empfohlen. (Heyden A. G., Dresden-Radebeul.)

(S. auch Septamitstreupulver; Balnochlorina.)

Chloraethyl, Aethylium chloratum, Aether chloratus, Aethylchlorid. Klare, farblose, äußerst leicht flüchtige, leicht bewegliche Flüssigkeit, spez. Gew. 0,92, Siedepunkt 12—12,5°, von aetherähnlichem Geruch. Es ist in Wasser wenig löslich, mischbar mit Alkohol, Aether, Chloroform, aetherischen und fetten Ölen. Im Handel auch in Ampullen spezieller Konstruktion mit Klappdeckel. Nimmt man solch eine geöffnete Ampulle mit nach unten gehaltener Öffnung in die Hand, so schießt das Aethylchlorid infolge der Körperwärme in einem dünnen Strahl heraus. Richtet man diesen Strahl auf die Haut, so wird infolge der schnellen Verdunstung Kälte frei, welche die betreffende Hautstelle zum Gefrieren bringt. (Aetherspray.) Zur Anaesthesierung bei kleinen kosmetischen Operationen, zur Beseitigung von Warzen und anderer kleiner Geschwülste, die man täglich gefrieren läßt.

Chlorina, s. Chloramin.

Chlorinaseife enthält 4% Chloramin. (Seifenfabrik Schmidt, Döbeln.)

Chlorkalk, Calcaria chlorata, ist als technisches Calciumhypochlorit aufzufassen (Gemenge von solchem mit Calciumhydroxydverbindungen des Calciumhypochlorits). Weißes, nur teilweise in Wasser lösliches Pulver mit 37—39% wirksamem Chlor (Minimum 25% obligatorisch). Wirkt durch Abgabe von Chlor und Sauerstoff keimtötend, auch adstringierend und entzündungswidrig. Wässerige filtrierte Lösungen zu desinfizierenden Umschlägen (1,0—10,0 zu Wasser 100,0), 5—10%ige Salben mit Vaselin gegen Frostbeulen (BINZ). Auch zu Mund- und Gurgelwässern bei Foetor ex ore, zu lokalen Bädern bei übelriechenden Exsudaten (5—10,0 auf Wasser 500,0), zu Vollbädern 250,0—500,0 (s. auch Kaliumhypochloritlösung bei Kalium; Natriumhypochloritlösung bei Natrium; Calciumhypochlorit bei Calcium).

Dakinsche Lösung zur Desinfektion.

Rp. Calcar. chlorat.	20,0	Acid. boric.	4,0
Aq. fontan.	1962,0	filtra.	
Natr. carbon.	14,0		

Die gleiche Lösung mit reinem Calciumhypochlorit hergestellt ist ungleich wirksamer.

Eau de Javelle ist technische Kaliumhypochloritlösung und wird wie folgt bereitet: Chlorkalk 20 Teile werden allmählich mit Wasser 400 Teile übergossen und eine Lösung von Pottasche 14,0 in Wasser 200,0 zugesetzt. Nach dem Absetzen filtrieren. Diese Lösung dient nur zu technischen Zwecken als Bleich- und Desinfektionsmittel, auch als Desodorans. Zu Umschlägen usw. wird stets die DAKINsche Lösung vorzuziehen sein.

Chlorkautschuk (Pergut, Tornesit). Chlorverbindung des Kautschuks. Löslich in Benzin, Benzol, Aceton, Essigaether, fetten Ölen usw. Eine 65%ige Lösung in Benzol bildet eine gallertartige Masse. Wird zu säurefesten Lacken verwendet. Kann vielleicht auch therapeutische Verwendung finden, ähnlich dem Traumaticin.

Chlormetakresol Raschit. Farblose Kristalle von schwachem, nicht unangenehmem Geruch. Ungiftiges Desinfektionsmittel, sehr energisch wirkend (LAUBENHEIMER). Zusatz von 0,05—0,1% verhindert Schimmelbildung und Fäulnis (Konservierung) und macht die Präparate völlig keimfrei. In Wasser zu etwa 0,4% löslich, wird meist in alkalischer Lösung verwendet (s. auch Sagrotan; Phobrol).

Chlorobleichcreme soll Bismutum subnitricum, Hydrargyrum praec. alb., Zincum peroxydatum enthalten und gegen Leberflecke, Sommersprossen usw. Anwendung finden. (Leo-Werke Dresden.)

Chlorodont-Zahnpasta ist eine nichtschäumende Zahnpasta mit chlorsaurem Kali. Cave Reizung!

Chloroform, Chloroformium. Es ist eine farblose, bewegliche, süßlich riechende Flüssigkeit von hohem spezifischem Gewicht (1,502), leicht flüchtig (Siedepunkt 62,05°). Um Zersetzungen zu verhüten, wird für den medizinischen Gebrauch dem Chloroform etwa 1% Alkohol zugesetzt. In Wasser ist es nur wenig löslich. Mit Alcohol absolutus, Aether, fetten und aetherischen Ölen ist es in jedem Verhältnis mischbar. Mit wasserhaltigem Alkohol gibt es trübe Mischungen, die erst auf weiteren Alkoholzusatz klar werden. Nicht mischbar mit Glyzerin, gutes Lösungsmittel für Jod, Schwefel, Paraffine, Fette, Harze, Kautschuk. Chloroform ist wohl brennbar, aber nicht leicht entzündlich. Keimtötendes, fettlösendes Mittel, das zur Entfernung von fest haftenden Salben- und Pflasterresten dient. Auf die Haut gebracht, ruft es infolge der schnellen Verdunstung ein Kältegefühl hervor, das bald von einem leichten Gefühl des Brennens und einer rasch vorübergehenden Hautrötung abgelöst wird. Auch als Träger für Arzneimittel, z. B. Chrysarobin, 5—10%ig bei Psoriasis.

Chlorophyll, der grüne Farbstoff der Pflanzen. Durch geeignete Extraktion grüner Blätter (Spinat, Brennessel usw.) gewonnen. Im Handel in flüssiger und fester Form, öllöslich und alkohollöslich (auch wasserlöslich). Hat den Nachteil, wenig lichtecht zu sein.

Chlorose, s. Innere Krankheiten.

Chloroseife ist eine überfettete Seife, die 5 p. c. Succus Cucumeris und Perborat enthalten soll. Zu Waschungen bei Leberflecken, Sommersprossen und anderen Hautbleichzwecken. (Leo-Werke, Dresden.)

Chlorsaures Kali, s. Kaliumchlorat.

Chlorthymol. Kräftiges Desinfektionsmittel. Nur wenig löslich in Wasser (0,3 : 1000). Chlorthymol ist in alkalischer oder Seifenlösung weniger wirksam, am besten wirkt es in saurer Lösung.

Chlorxylenol, löslich in Wasser 0,4 : 1000. Kräftiges Desinfektionsmittel (s. Sagrotan).

Cholecit, ein Haartonicum, enthält Cholesterin und Eilecithin. (Bernhard & Schenck, Siegburg.)

Cholesteatom, s. Ohrenfluß.

Cholesterin, Cholesterinum, hat in der modernen Kosmetik größte Bedeutung gewonnen, seit es in isolierter Form zur Verfügung steht (SCHERING). Findet sich u. a. in Galle, Blut, Eigelb, Hirn usw., überhaupt in fast allen organischen Körpersekreten. Wollfett enthält große Mengen von Estern des Cholesterins (sehr verschieden, 54%, auch weniger, zirka 30%). Auch das Kammfett der Pferde (Adeps colli equini) enthält bedeutende Mengen Cholesterin, ebenso Ochsenmarkfett ziemlich viel, kleine Mengen finden sich im Lebertran, der Kuhbutter und wahrscheinlich auch in der Kakaobutter. Cholesterin ist unlöslich in Wasser und nur wenig löslich in Alkohol, gut löslich in Fetten und Vaselin. Alkohol von 96% löst maximal 1%, doch scheidet sich ein Teil bei niedrigen Temperaturen wieder aus. Alkohol von 90% löst maximal 0,5%, stärker verdünnter Alkohol viel weniger (s. Cholesterinhaarwässer). Kohlenstofftetrachlorid, Natriumcholat und Fettalkoholsulfonate sollen die Löslichkeit des Cholesterins in Alkohol wesentlich (?) fördern, ebenso Isopropylalkohol und Aethylazetat. Das Cholesterin enthält etwa 0,01 bis 0,017% Ergosterin, das durch ultraviolettes Licht in Vitamin D übergeführt wird (aktiviertes Cholesterin) (s. auch Vitamine; Lanolin). Obwohl die Möglichkeit einer wirkungsvollen perkutanen Zufuhr des Cholesterins in Form von Salben, alkoholischen Lösungen usw. nicht einwandfrei bewiesen ist, wird Cholesterin heute in ausgedehntestem Maße zur Herstellung von „Hautnährmitteln" und zu „Regenerationshaarwässern" herangezogen, besonders in simultaner Verwendung von Cholesterin und Lecithin (s. Nährcremes; Cholesterinhaarwässer). Neben Cholesterin findet man im Wollfett u. a. noch seine Derivate Metacholesterin und Isocholesterin in sehr geringen Mengen. Ob auch Oxycholesterinderivate, bzw. Oxymetacholesterin *(Eucerit)* tatsächlich im Lanolin vorkommen bzw. daraus abgeschieden werden können, ist sehr fraglich (WINDAUS) (s. Lanolin; Seborrhoe; Alopezie; Chemie der Haut; Schwefelcholesterin).

Cholesterincremes, s. Nährcremes.

Cholesterinhaarwässer. Seit wir das Cholesterin in isoliertem Zustande besitzen und wissen, daß es als wichtiger Bestandteil der Talgdrüsensekrete einen hervorragenden Anteil an der Ernährung der Papillen des Kopfhaares nimmt, ist man bestrebt, „regenerierende" Haarwässer bzw. alkoholische Einreibemittel mit Cholesterin herzustellen. Inwieweit es bisher gelungen ist, das Wachstum der Haare durch Cholesterinzufuhr in Form alkoholischer Lösungen zum Einreiben der Kopfhaut tatsächlich zu fördern, sei dahingestellt, jedenfalls setzt die äußerst geringe Löslichkeit des Cholesterins in Alkohol der Bereitung genügend konzentrierter Cholesterinhaarwässer große Schwierigkeiten entgegen (s. Cholesterin). Zur Verbesserung der Löslichkeit des Cholesterins hat man Zusätze von Tetrachlorkohlenstoff, fettsauren Alkalien und Isopropylalkohol herangezogen, die die Löslichkeit auch, allerdings in recht bescheidenem Maße, erhöhen. Der widerliche Nachgeruch des Isopropylalkohols ist hierbei eine recht unerfreuliche Komplikation und dessen Anwesenheit auch sonst nicht vorteilhaft für die Wirkung des Haarwassers. Bessere Resultate scheinen durch Mitverwendung von Natriumcholat oder Aethylazetat zu erzielen zu sein. Praktisch kommen also, wie bereits kurz erwähnt, cholesterinhaltige Haarwaschwässer mit verdünntem Alkohol überhaupt nicht in Frage, sondern nur Einreibemittel mit starkem Alkohol (Spiritus Cholesterini). In manchen Fällen kombiniert man die Cholesterinwirkung mit jener des Lecithins, auch hormonale Substanzen (Testishormon, Ovarialhormon, Hypophysenextrakte usw.) kommen manchmal hinzu und sollen durch perkutane Hormonwirkung den Effekt erhöhen.

I. Alkohol	90,0
Wasser	10,0
Cholesterin leicht lösl.	0,5
Isopropylalkohol	5,0
Tetrachlorkohlenstoff	3,0
Glyzerin	3,0

II. Cholesterin	1,0
Rizinusöl	0,5
Heliotropin	0,5
Alkohol 95%ig	ad 100,0

III. Isopropylalkohol	5	g
Glyzerin	3	„
Tetrachlorkohlenstoff	3	„
Cholesterin	0,25	„
Lecithin	0,1	„
Wasser	13	„
Alkohol 95%ig	ad 100,0	„

Aussichtsvoller muß die Verwendung von Cholesterin in fetter Lösung bzw. fein suspendiert in Salben erscheinen, auch in Form wässerig-fetter Emulsionen (mit Stearinestern, Triaethanolamin usw. bereitet) dürfte eine Cholesterinzufuhr in erheblich größeren Mengen möglich sein. Tatsächlich ist die Löslichkeit des Cholesterins in Fetten und Ölen eine ungleich bessere, weshalb auch in vielen Fällen zur Bekämpfung des Haarschwundes fette Cholesterinpräparate mit besserem, rascherem Erfolge verwendet werden können als alkoholische Lösungen äußerst schwacher Konzentration. Man hat übrigens schon früher den beträchtlichen Cholesterinestergehalt (oft bis zu zirka 54%) des Lanolins in Form von Lanolinemulsionen und Lanolinhaarwuchssalben (meist aus Lanolin und Schwefel o. dgl.) zur Bekämpfung des Haarschwundes nutzbar zu machen versucht, auch neuerdings werden analoge Anregungen gegeben, um cholesterinhaltige Haarwässer in Form solcher Lanolinemulsionen herzustellen (WINTER): 1. Man mischt 10 g wasserfreies Lanolin und 20 g Wasser und fügt 0,5 g Seife in 20 ccm Wasser gelöst hinzu. Man verreibt dieses Gemisch innigst im Mörser und gibt dann nach und nach 200 (bis 250) g warmes Wasser und 5 ccm Benzoetinktur oder ein anderes Parfum dazu. — 2. 50 g wasserfreies Lanolin, 25 g Kokosöl, 25 g Seifenpulver, 8 g Boraxpulver und 80 g Wasser erhitzt man zusammen und verreibt die Masse im Mörser. Dann setzt man in kleinen Mengen unter anhaltendem Reiben ein Gemisch aus 400 g Rosenwasser, 400 g Orangenblütenwasser, 0,2 g Bergamottöl und 0,2 g Moschustinktur zu. Auch hier kann man ein anderes Haarwasserparfum als das angegebene verwenden. Neuerdings werden auch cholesterin- und lecithinhaltige fette Haarpackungen empfohlen (s. Haarpackungen).

Cholesterinmilch, s. Laits de Beauté.

Cholin, s. Busen.

Cholinchlorid bei Narben, s. Narben.

Cholsäure, s. Abführmittel.

Cholsaure und taurocholsaure Salze (cholsaures Natrium), s. Galle.

Chrom (s. auch Chromsäure).

Kaliumbichromat, Kalium bichromicum, kann zur Färbung der Haare verwendet werden, ist aber gefährlich und mit Recht untersagt. Auch gegen Fußschweiß empfohlen (5—10% Lösungen), wird aber mehr und mehr verlassen, da die Vergiftungsgefahr stets imminent ist, besonders bei empfindlichen Personen (Idiosynkrasie). Chromsalze besitzen übrigens auch gar keine besonders ausgeprägte spezifische Wirkung bei Hyperhidrosis pedum und sind durch viel harmlosere, besser wirkende Spezifica überholt. Das gleiche gilt für das

gelbe Kaliumchromat, Kalium chromicum flavum, von dessen Verwendung zu Haarfärbemitteln oder zur Bekämpfung des Fußschweißes nur abzuraten ist. Dasselbe gilt auch in dieser Hinsicht von der Chromsäure (s. dort).

Chromgelb ist Bleichromat. Es wird wohl als Schminkfarbe verwendet, ist aber gefährlich und daher verboten, es ist zu den giftigen Farben zu rechnen.

Chromhidrosis, s. Schweißabsonderung.

Chromoblastomykose, s. Tropen.

Chromoform, eine Verbindung der Dichromsäure mit Methylhexamethylentetramin. Orangerotes, kristallinisches Pulver, leicht löslich in heißem Wasser, in kaltem nur zu etwa 3%. Schwer löslich in Alkohol. Die wässerige Lösung spaltet beim Erwärmen oder bei Zusatz von Säuren oder Laugen Formaldehyd ab. Desinfizierendes, Geruch und übermäßige Schweißabsonderung beseitigendes Mittel, als Chromoformschweißpuder. Ist als Chromderivat nicht unbedenklich. (Dr. K. H. Schmitz, Breslau.)

Chromsäure, Acidum chromicum. Hingewiesen sei zunächst darauf, daß zahlreiche leicht oxydierbare anorganische und organische Stoffe, die Chromsäure zu Chromoxyd, mitunter unter sehr heftiger Reaktion, reduzieren, so daß beim Zusammenbringen mit Alkohol, Glyzerin, Zucker, Gerbsäure, Kork u. dgl. unter Umständen eine Entzündung eintreten kann. In starken Konzentrationen wirkt Chromsäure als Ätzmittel, in geringeren Stärken wurde sie auch gegen Fußschweiße angewendet, doch ist ihre Verwendung zu diesem Zwecke besser zu unterlassen (s. Chrom). In Substanz ätzt sie tief, aber langsam und hinterläßt einen trockenen Ätzschorf, der sich nach 6—8 Tagen abstößt. Bei ganz schwachen Lösungen macht sich eine mehr adstringierende Wirkung bemerkbar. Zum Wegätzen von Warzen, Papillomen und anderen kleinen Hautgeschwülsten werden mit einem Glasstäbchen einige Kristalle direkt aufgetragen oder 30—50%ige Lösungen verwendet. Bei Leukoplakien, bei Zahnfleischentzündungen benützt man 5—10%ige Lösungen. Gegebenenfalls läßt man nach BOECK der Chromsäureätzung gleich eine Ätzung mit 10%iger Höllensteinlösung oder mit einem Höllensteinstift folgen. Es tritt dabei eine braunrote Verfärbung der verätzten Partien ein. Nach Anwendung der Chromsäure im Munde lasse man reichlich mit Wasser nachspülen, da sonst mitunter Erbrechen eintreten kann. Bei Fußschweiß wird nach einem Fußbad auf die gut abgetrocknete Haut eine 5%ige Lösung wöchentlich 1mal, im ganzen etwa 3mal, aufgepinselt. Hautrisse und wunde Stellen sind dabei auszusparen wegen Vergiftungsmöglichkeit.

Wie bereits oben und im Kapitel Chrom erwähnt, sollte die Verwendung von Chromsäure oder chromsauren Salzen bei Fußschweiß besser unterbleiben (besonders bei offenen Stellen). Man setzt hierbei den Patienten, übrigens ohne jeden Vorteil, stets drohender Vergiftungsgefahr aus, ganz abgesehen von der hier unvermeidlichen, ganz widerlichen Beschmutzung der Füße und Fußbekleidung.

Chronatseife gegen Hyperhidrosis soll Kalium- und Natriumsalze der Chromsäure und Wasserstoffsuperoxyd enthalten. (J. Eichler, Düsseldorf.)

Chrysarobin, Chrysarobinum, ist der Hauptbestandteil (bis etwa 70%) des Goapulvers (Araroba). Ein leichtes, gelbes, an der Luft braun werdendes kristallinisches Pulver. Es ist ein entzündungserregendes und antiparasitäres Mittel. Auf unverletzter Haut bewirkt Chrysarobin in schwachen Konzentrationen bald eine Abschilferung der obersten Hornschicht, Verengerung der Blutgefäße und damit Abnahme etwaiger entzündlicher Erscheinungen. Bei Einwirkung stärkerer Konzentrationen tritt eine Entzündung der Haut auf, die oft sehr heftig sein kann. Nach anfänglicher diffuser Rötung entsteht unter Jucken und Brennen eine starke Schwellung. Die Entzündung bleibt nicht immer auf den Ort der Anwendung des Chrysarobins beschränkt, sondern breitet sich oft weiter über diesen Bezirk hinaus aus. So kann bei einer Behandlung des Körpers auch im Gesicht eine Chrysarobindermatitis auftreten. Beim Abheilen der Entzündung schält sich die mittlerweile braunrot verfärbte Hornschicht der Haut ab. Die Verfärbung teilt sich gegebenenfalls auch den Nägeln, die rot, und den Haaren, die gelblich werden, mit.

Besonders empfindlich gegen Chrysarobin sind die Schleimhäute der Augen. Anwendung von Chrysarobin im Gesicht oder am Kopf ist am besten zu vermeiden.

Hauptsächlich zur Behandlung der Psoriasis in 2—20%igen Salben und Pflastern oder als 5—10%ige Lösungen bzw. Suspensionen in Chloroform oder Traumaticin. In schwächeren Konzentrationen, etwa 0,1—0,5—1—3%ig, eignet es sich zur Behandlung parasitärer Leiden, wie Herpes tonsurans, Pityriasis versicolor, Erythrasma usw. Ferner behandelt man damit Alopecia areata. Es findet vielfach Verwendung als Pflaster.

Alle Chrysarobinzubereitungen lasse man niemals mit dem Finger auf die Haut auftragen, sondern nur mit Borstenpinseln oder Zahnbürste. Bei ihrer Anwendung muß man immer mit Hautentzündungen rechnen.

Chrysarobin verfärbt die Wäsche zunächst braungelb. Die Flecken werden nach dem Waschen violett und sind wohl nie mehr ganz zu entfernen. Man muß auch darauf achten, daß Wäsche, die mit Chrysarobin in Berührung gekommen ist, gesondert gewaschen wird, da sich die Verfärbung leicht auf andere Wäschestücke überträgt. Es soll die Möglichkeit bestehen, Chrysarobinflecken durch Rohnaphtha aus der Wäsche zu entfernen (Fürst).

Chrysarobinleim (nach Unna).

Rp. 1. Gelatinae albae ... 5,0
2. Aq. dest. 50,0
3. Glycerini 90,0
4. Chrysarobini subt. pulv. 5,0
Man löst 1 in 2, fügt 3 hinzu, dampft auf 95,0 ein und mischt mit 4.

Chrysarobin-Traumaticin.

Rp. Chrysarobini 1,0
Traumaticini 9,0

Psoriasissalbe (nach Dreuw).

Rp. Chrysarobini
Ol. Rusci .... aa 20,0
Acid. salicylic. 10,0
Sapon. viridis
Vaselini .... aa 25,0

Chrysarobinpasta (nach Neisser).

Rp. Chrysarobini
Zinc. oxydat.
Amyli .... aa 5,0
Lanolini .... ad 50,0

Chrysarobinstift.

Rp. Chrysarobini 15,0
Colophonii 2,5
Cerae flavae 17,5
Ol. Olivar. 15,0
Leni calore liquat. effund. in chart. cylind. S. Styli unguinosi.

Zusammengesetzte Chrysarobinsalbe (nach Unna).

Rp. Chrysarobini 5,0
Ammonii sulfoichthyolici .. 5,0
Acidi salicylici 2,0
Vaselini 88,0

Chrysarobinöl.

Rp. 1. Chrysarobini 1,0
2. Chloroformii 7,0
3. Ol. Lini 7,0
Man löst 1 in 2 und fügt 3 hinzu.

Psoriasissalbe (nach Hübner).

Rp. Chrysarobini 0,25
Calc. carbon.
Zinc. oxydat. .... aa 20,0
Ol. Lini
Aq. Calcis .... aa ad 100,0
Neben Anwendung dieser Salbe noch intravenöse Einspritzungen von Natrium salicylicum (s. d.).

Chrysarobinspiritus.

Rp. Alcohol. absolut. ... 100,0
Chrysarobini .... 0,5—0,1—0,15
Ol. Ricini .... 0,5—2,0
Vor dem Gebrauch zu schütteln, zur Behandlung der Alopecia pityroides.

S. auch Alopecia areata; Favus; Trichophytie.

Chrysoidin, ein brauner Azofarbstoff. Löslich in Wasser. Zum Färben von Seifen usw.

Chypre (Oleum Cypriae), ein Phantasieparfum bzw. ein künstliches aromatisches Öl sehr variabler Zusammensetzung (s. auch Parfum).

Chypre.

Sandelöl westind. .... 160 g
Heliotropin .... 6 „
Cumarin .... 60 „
Cedernöl .... 100 „
Resinoid Eichenmoos ..... 45 „
Amylsalizylat .... 15 „
Vanillin .... 8 „
Patschuliöl .... 35 g
Vetiveröl .... 45 „
Sandelöl ostind. .... 40 „
Bergamottöl .... 150 „
Rosenöl künstl. .... 50 „
Terpineol .... 15 „
Moschustinktur .... 25 „
Ketonmoschus .... 15 „

Cignolin. Gelbes kristallinisches Pulver, unlöslich in Wasser, ziemlich leicht löslich in Chloroform, Aether, Benzol und anderen organischen Lösungsmitteln. Wie Chrysarobin bei Pilzerkrankungen, Sykosis, Pityriasis versicolor, Erythrasma, Alopecia areata, Frostbeulen. Da es aber viel kräftiger wirkt als dieses, wird es in geringeren Stärken angewendet. Als Pinselung 0,25—1—2—3%ig gelöst in Benzol oder Azeton oder Benzol-Traumaticin zu gleichen Teilen. Als Salben 0,1—0,25—0,5—1—5%ig. Gegebenenfalls auch kombiniert mit 10% Oleum Rusci und 5—10% Acidum salicylicum. Als 0,1—1%ige Trockenpinselungen. Auf Reizwirkungen achtgeben! Es tritt aber bald eine Gewöhnung der Haut an das Mittel ein. Die Verfärbung der Haut und der Wäsche ist nicht so stark wie bei Chrysarobin. (I. G. Farbenindustrie A. G., Leverkusen a. Rh.)

Rp. Cignolini 1,0
Cycloformii 10,0
Acid. salicyl. 10,0
Collod. .... ad 100,0
Bei Psoriasis.

Rp. Acid. salicyl. 5,0
Cignolini 2,5
Ol. Rusci 10,0
Lanolini 20,0
Vaselini .... ad 50,0
Bei Trichophytien.

Cimol ist ein Phantasiename für Türkischrotölprodukte (Sulforicinate). (L. Pfeiffer, Mannheim.)

Ciriaether, s. Haarpflege.

Cissurae crinium, s. Trichoptilosis.

Citral (Geranial, Lemonal) ist ein Terpenaldehyd, der z. B. im Zitronenöl (3,5—5%) vorkommt. Besitzt starken Zitronengeruch und Geschmack. Dient als Aromastoff.

Citronellal, ein dem Citral ähnlicher Terpenaldehyd, der besonders im Citronellöl, Zitronenöl u. a. vorkommt. Er besitzt ein kräftiges Zitronenaroma. Findet als Riechstoff besonders zur Seifenparfumierung Verwendung.

Citronellol (Citronellolum). Terpenalkohol von sehr feinem Rosengeruch. Wird wie Geraniol verwendet (s. dort).

Citronellöl, Ceylon und Java (Ol. Citronellae). Wird zu billigen Parfumerien, hauptsächlich zu billigen Seifen verwendet.

Clarks Entfettungssalze. Badesalz gegen Fettleibigkeit. Nach Untersuchungen der Pharm. Acta Helv. (1933) entspricht das bei 150° zur Gewichtskonstanz getrocknete Entfettungssalz folgender Zusammensetzung: Natriumkarbonat (wasserfrei) 75,98%, Natriumtetraborat (wasserfrei) 4,81%, Feuchtigkeit 18,97%. Daneben sind noch Riechstoffe zugesetzt. Außerdem finden sich darin Spuren Eisen, Chlorid und Sulfat, die wohl als Verunreinigungen anzusehen sind. (Sté des Sels Clarks [S. A. S.], Paris.)

Clasen, Enthaarungsmittel nach, s. Hypertrichosis.

Clavus, s. Hühneraugen; Radium; Röntgen; Schwielen.

Cleansing Cream. Englische Bezeichnung für besondere Reinigungscremes, die aber im allgemeinen auch fetten, wasserhaltigen Hautcremes (Cold Creams usw.) gegeben wird. Praktisch läßt sich mit jeder guten Fettcreme die Haut reinigen (s. auch Hauskosmetik; Reinigungscreme; Triaethanolaminseifen).

Clitoris bifida, s. Mißbildungen der Geschlechtsteile.

Clysopompe, s. Nasenreinigung.

Coal Tar (Steinkohlenteer), s. Teer.

Cobalt. Die Salze des Cobalts, besonders Cobaltnitrat, Cobaltum nitricum (seltener auch Cobaltchlorür) kommen kosmetisch lediglich zur Herstellung von Haarfärbemitteln in Betracht. Ihre Verwendung gilt als unschädlich, sie ist es auch bei zweckentsprechender Anwendung beim Haarfärben (Vermeidung des „Tränkens“ der Haare und des Haarbodens usw.).

Cobaltgrün, Rinmanns Grün, ist eine Zink-Kobalt-Verbindung. Kann auch in der Kosmetik verwendet werden.

Cobaltnitrat bildet rote, an der Luft leicht zerfließende Kristalle, die in Wasser und Alkohol leicht löslich sind. Auch als Katalysator bei Sauerstoffbädern (ebenso Cobaltborat und Cobaltoxyd).

Cobalthaarfarben, s. Nickel- und Cobalthaarfarben.

Cochenille, Coccionella. Getrocknete Insekten der Spezies Coccus Cacti, die den roten Farbstoff Karmin enthalten. Besonders in Form der Cochenilletinktur zum Färben kosmetischer Präparate verwendet. Die Tinctura Coccionellae der Pharmakopoe ist eine gelbrote Lösung, die für kosmetische Zwecke unverwendbar ist, auch der Liquor coccineus der Pharmakopoe ist wenig geeignet.

Tinctura Coccionellae cosmetica.

Cochenille pulv.	100,0	Wasser	1000,0
Alaun pulv.	25,0	Alkohol	500,0
Weinstein	25,0		

Man erhitzt das Wasser zum Sieden, wirft die gepulverte Cochenille hinein und rührt gut um. Dann gibt man Alaun und Weinstein hinzu, erwärmt schwach unter Rühren bis alles gelöst, nimmt vom Feuer und läßt erkalten. Nach dem Erkalten Alkohol zusetzen und 4 Wochen ziehen lassen, dann filtrieren.

Cold Creams (s. auch Unguenta, Unguentum leniens). Für die Zwecke der Schönheitspflege kommt die primitive Vorschrift der Pharmakopoe für Unguentum leniens in beträchtlich modifizierter Form zur Anwendung. Grundlegend wichtig ist, daß nur konserviertes Wachs (s. Wachskonservierung) verwendet wird, da sonst das Auftreten eines widerlichranzigen Geruches unvermeidlich ist. Im allgemeinen empfiehlt es sich, auch das verderbliche Mandelöl durch gutes weißes Vaselinöl zu ersetzen. Boraxzusatz ist als Konservierungsmittel (eventuell auch als Emulgens) zu empfehlen, ebenso Zusätze von Natriumbenzoat, Paraoxybenzoesäureester usw. Ein Zusatz von Stearin fördert die feste Konsistenz und das schöne Aussehen der Cold Creams, es fördert aber auch (z. B. als Boraxemulsion) die Hydrophilie des Präparates und verhindert das Ausschwitzen wässerigen Vehikels.

Moderne Cold Cream (Unguentum leniens cosmeticum).

Rp. Cerae albiss. conserv.	54,0	Aq. Rosar.	72,0
Cetacei	30,0	Boracis	10,0
Stearini albiss.	43,0	Natrii benzoici	1,0
Ol. Paraffini albiss.	200,0		

Ex-tempore-Bereitung von Cold Cream.

Rp. Cerae albiss. conserv.	135,0
Cetacei	75,0
Vaselini albiss.	540,0

Zusammenschmelzen und in eine gut angewärmte Weithalsflasche einfüllen. Dann eine heiße Lösung v.

Boracis	12,0

in

Aq. Rosar.	180,0

zusetzen und das Gemisch bis zum Erkalten schütteln. (Idelsohn.) Der Boraxlösung setzt man unmittelbar vor dem Zumischen das nötige Parfum hinzu.

Coldilan ist eine Leimmasse zum Imprägnieren der Strümpfe als Frostschutz. (Kaiser-Josephs-Apotheke, Wien VIII.)

Colgate-Seife. Produkt der Firma Colgate. Am bekanntesten ist die Rasierseife von Colgate (s. Rasierseifen.)

Collemplastra, s. Pflaster.

Colloform, eine Formaldehydgelatine analog dem Glutol oder Glutoform (s. Glutol).

Collosin, Filmogen, ist eine mit Campher versetzte Lösung von Zellulosehydrat in Aceton, ein klares, hellgelbes Präparat, das, auf die Haut aufgetragen, eine fest anhaftende, undurchdringliche, nicht brüchig werdende Decke bildet, welche durch Waschen mit Wasser nicht entfernt wird. Es dient als Basis für pulverförmige und lösliche Arzneimittel und eignet sich besonders als Träger für Pyrogallussäure (2—5%ig) bei Psoriasis, hartnäckigem seborrhoischem Ekzem u. dgl., wobei Schwarzfärben der Haut vermieden wird. Nach Leistikow soll aber das Gesicht bei der Verwendung des Pyrogallus-Filmogen nicht gewaschen werden.

Collosulfanbad. Flüssiger Badezusatz für Bäder mit kolloidem Schwefel. (Schwabe, Leipzig.)

Coloboma auris, s. Ohr.

Combustinsalbe gegen Verbrennungen aller Art, auch zur Heilung von Sonnenbrand, Intertrigo, Ekzemen usw. empfohlen.

(Combustin-Werk Eulitz, Fährbrücke i. Sa.)

Congelatio, s. Kälteschädigungen.

Contagenhaarwasser ist ein Cholesterin und gelösten Schwefel enthaltendes, fettreich und fettarm im Handel befindliches Haarwasser. (Schwabe, Leipzig.)

Cormin soll bestehen aus Acid. lactic., Acid. salicylic. aa 3,75, Kollodium 7,5; Hühneraugenmittel. (Apotheke zur Mariahilf, Wien.)

Cormiod, eine jodhaltige Massagecreme (Dr. Klopfer, Dresden.)

Cornilin. Hühneraugenmittel. Ein Guttaperchapflastermull, der Salizylsäure und Extractum Cannabis enthält und dem ein Leukoplaststreifen beigegeben ist. (P. Beiersdorf & Co., Hamburg.)

Cornina, Hühneraugenringbinde mit Filzring und Salizylsäurekern. (P. Beiersdorf & Co., Hamburg.)

Cornu cutaneum, s. Hauthorn; Lidgeschwülste; Lippen.

Corodenin ist die wässerige Lösung des Natriumsalzes der 8-Aethoxychinolin-5-sulfosäure mit einem Zusatz von Suprareninchlorhydrat. Die Lösung dient besonders als Augenschutz gegen ultraviolette Strahlen bei Filmaufnahmen. 10—15 Minuten vor der Aufnahme wird 1 Tropfen in jedes Auge geträufelt. Auch als Lichtschutzmittel für die Haut in Salben usw.

Corodenin-Lichtschutzsalbe, eine 5%ige Salbe. (J. D. Riedel-E. de Haën A. G., Berlin-Britz.)

S. auch Lichtschäden; Sonnenlichtschädigungen.

Corpulin, ein Entfettungsmittel, soll aus Blasentangextrakt, Tamarinden und Cascara sagrada bestehen. (König Salomo-Apotheke, Berlin.)

Correnatumseife ist ein Badezusatz, der Seife, Campher, Menthol und Fichtennadelextrakt enthalten soll.

Cosmétiques (Haar-Stangenpomaden), s. Haarfixiermittel.

Cosmische Salbe ist eine Ätzsalbe mit arseniger Säure.

Rp. Cinnabaris	30,0
Carbon. animal.	2,0
Sanguin. Dracon.	3,0
Acid. arsenicos.	10,0

S. Kosmisches Ätzpulver (Pulvis arsenicalis Cosmi).

Aus diesem Pulver wird die Salbe wie folgt bereitet:

Rp. Pulv. arsenicalis Cosmi	1,5
Ungt. narcotico-balsamici (Hellmund)	12,0

S. Salbe.

S. auch Arsenige Säure.

Coupe-rose, s. Rosacea.

Coxa vara ist eine Adduktionsverbiegung des Schenkelhalses, indem der Winkel zwischen Schaft und Hals geringer als 108° ist (die normalen Variationen liegen zwischen 108° und 140°). Der Trochanter maior steht höher als normal und springt stärker hervor. Das Bein ist verkürzt. Ursprung und Ansatz der Glutaealmuskulatur sind durch den Trochanterhochstand einander genähert, so daß die Muskulatur insuffizient geworden ist (positives TRENDELENBURGsches Phänomen, Trendelenburghinken). Der häßliche Gang, rasche Ermüdbarkeit und häufig auch starke Schmerzen (Coxa vara contracta) erfordern eine Behandlung. Man unterscheidet zwei Gruppen dieser Erkrankung, die idiopathische Coxa vara (angeborene Coxa vara — erworbene Coxa vara, wie Überlastungskoxa, *Coxa vara adolescentium*, die eine Epiphysenlösung aus innerer Ursache oder durch Gewalteinwirkung ist) und die *symptomatische Coxa vara* (als Folge einer Systemerkrankung, wie Rachitis, Osteomalazie, Osteodystrophia fibrosa, Chondrodystrophia fetalis, Arthritis deformans, senile Osteoporose, Syringomyelie; als Folge lokaler Schädigung, wie lokale Malazie — Perthes — und angeborene Minderwertigkeit — kongen. Luxatio coxae — wie lokale entzündliche Prozesse und schließlich als Folge äußerer Gewalteinwirkung). Je nach Sitz der Krümmung werden trochantere, zervikale, epiphysäre und kapitale Formen unterschieden.

Die klinischen Zeichen sind: 1. der Hochstand des Trochanters, der bei Einseitigkeit des Leidens durch gleichzeitiges doppelseitiges Abtasten der Darmbeinkämme und der Trochanterspitze leicht festzustellen ist (nach BRAGARD ist die Entfernung Darmbeinkamm—Trochanterspitze zwei Drittel der Entfernung Tuber—obere Darmbeinhorizontale; diese mit dem MARTINschen Anthropometer vorgenommene Messung gestattet eine Beurteilung der Verhältnisse auch bei doppelseitiger Coxa vara); 2. die Bewegungseinschränkung im Sinne einer Abduktionsverminderung, die nicht nur in einem knöchernen Anschlag ihre Ursache hat, sondern ebenso durch Bänder- als auch Muskelspannungen bedingt ist; 3. die Funktionsstörung des Hüftgelenkes (positiver Trendelenburg). Die Bestimmung des Neigungswinkels aus dem Röntgenbild ist unzuverlässig (Abhängigkeit desselben im Röntgenbild von Ante- bzw. Retrotorsion des Schenkelhalses, Rotation des Oberschenkels); Methoden zur Messung sind u. a. angegeben von ALSBERG, LANGE.

Bei der angeborenen Coxa vara handelt es sich um ein Höhertreten des Femurschaftes gegenüber dem Schenkelhals infolge einer Anlagestörung des Halses oder Fehlens der Verknöcherung. Die Diagnose wird durch das charakteristische Röntgenbild gestellt (kurzer Schenkelhals mit Aufhellungszone, verbreiterte, unregelmäßige Epiphysenlinie).

Die häufigste *Ursache* bildet die Rachitis. Im Gegensatze zur angeborenen Coxa vara ist hier die Prognose günstig. Spontanheilung kommt häufig vor. Die am längsten bekannte Form ist die Coxa vara adolescentium (Epiphysenlösung), die wohl in der Mehrzahl traumatisch bedingt ist, wozu wahrscheinlich noch eine konstitutionelle Veranlagung kommt (familiäres Auftreten!).

Die *Behandlungsmethoden* der Coxa vara sind außerordentlich zahlreich. Die rachitische Coxa vara kann durch Extension umgeformt werden, solange die Knochen noch weich sind. Der Dauerzug kann schließlich noch versucht werden während der ersten Lebensjahre bei der angeborenen Coxa vara (Nagelextension; Zinkleim-Gips-Extensionsverband nach PITZEN). Dieselbe Wirkung wird durch zunehmende Spreizung im Gipsverband erzielt. Redressement wird empfohlen zur Aufrichtung leichterer Fälle angeborener Coxa vara (Epiphysenlösung, dann Bein in Abduktions- und Innenrotationsstellung eingipsen). Fast unübersehbar sind die Methoden, die durch Operation am Knochen die schwere Funktionsstörung beseitigen sollen (blutige Epiphysenlösungen; Osteotomien, linear, keilförmig, im Halsteil, subtrochanter, Resektionen, Gabelung usw.). Bei rachitischer Coxa vara kommt das operative Verfahren nur dann in Betracht, wenn die unblutigen Verfahren ohne Erfolg waren, wenn eine Spontanbesserung unter längerer Beobachtung ausgeblieben ist und wenn kein Erweichungsprozeß mehr vorliegt. Bei der angeborenen Coxa vara ist Operation häufiger indiziert, da diese Form eine ausgesprochene Neigung zur Verschlechterung besitzt.

Endausgänge der nicht geheilten Coxa vara: Pseudarthrose, Arthritis deformans, zunehmende Deformierung von Kopf und Pfanne, Reizzustände in der überanstrengten Muskulatur.

Credésche Salbe, s. Silber.

Cremal ist eine salbenförmige Stearinnatronseife, die als Salbengrundlage und auch mit Zusätzen von Zinkoxyd, Schwefel und Teer im Handel ist. (Einhorn-Apotheke, Frankfurt a. M.)

Cremes sind kosmetische Salben zur Hautpflege. S. Cold Creams; Eucerinum arteficiale; Eumattan; Eucerin; Glyzerincremes; Glyzeringelees; Hamameliscremes; Kasein; Kühlcremes; Kühlsalben; Lanolincremes; Nährcremes; Rasiercremes; Reinigungscremes; Sauerstoffcremes; Stearatcremes; Unguenta; Vaselin; Zitronencremes.

Crème Simon. Diese bekannte französische Creme ist eine Stärke-Glyzerolat-Creme nach Art des Ungt. Glycerini, die mit Zinkoxyd versetzt und entsprechend parfumiert in den Handel kommt. Ein sehr ähnliches Präparat erhält man nach folgender Vorschrift:

Rp. Amyl. trit.	100,0	Cumarini	0,5
Aq. dest.	100,0	Heliotropini	0,5
Glycerini	1300,0	Moschi art.	0,1
Coque et f. mucilago spiss. cui adde:		Ol. Rosae	0,25
		Tinct. Fab. Tonka	15,0
Tragacanthae pulv.	0,5	Tinct. Benzoes	40,0
Zinc. oxydat.	50,0	Amylii salicyl.	2,0
Tritur. misce et adde:			

Crépons de Strasbourg, Crépons d'Espagne. Rote Schminkwattetampons (s. auch Schminken).

Cristolax. Paraffin-Malz-Extrakt aa partes in trockener Form. Laxans. 3,0 mehrmals täglich.

Cud bear, s. Orseille.

Culex soll ein Kondensationsprodukt von aromatischen Säuren und Estern mit Formaldehyd sein, Schutzmittel gegen Insektenstiche. (Chem. Industrie A. G., St. Margarethen.)

Cumarin (Cumarinum), auch Tonkabohnencampher genannt, ist in den aromatischne Pflanzen außerordentlich verbreitet und findet sich z. B. in den Tonkabohnen, dem Steinklee, Waldmeister u. a. Cumarin ist ein wertvoller Riechstoff, der in unzähligen Kompositionen Verwendung findet.

Cuprex enthält eine organische lipoidlösliche Kupferverbindung in einem organischen Lösungsmittel. Klare, blaugrüne, aromatisch riechende Flüssigkeit (feuergefährlich). Zur Abtötung von Kopf-, Filz- und Kleiderläusen. (E. Merck, Darmstadt.)

Cuprex neu ist eine farblose und fast geruchlose Lösung einer organischen Kupferverbindung, die wie Cuprex verwendet wird.

S. auch Parasiten.

Curacit ist ein Gemenge von Gallensäuren, die als Alkalisalze (Cholate, Taurocholate) unter dem Namen

Curacit oder Curacitnatron in den Handel kommen. Besitzt stark reinigende Wirkung, unterstützt also die Seifenwirkung ganz erheblich. In saurer Lösung natürlich unverwendbar. Auch emulgierend wirkend. Wirkung des Curacits ähnlich jener des cholsauren Natrons (s. Galle), das es ja auch enthält.

Curelljo ist laut Analyse TSCHIRCH parfumierte Roggenkleie und soll zur Entfettung fettigen Haares dienen. (Curelljo G. m. b. H., Wernigerode a. H.) (S. auch Haarpflege.)

Cutis anserina, s. Behaarung; Psyche.

Cutisapol ist nach Angabe eine Krätzensalbe aus β-Naphthol, Perubalsam, Fett und Seifengrundlage. (Vulnoplast Lakemeier A. G., Bonn a. Rh.)

Cutis laxa, s. Elastisches Gewebe.

Cutis vagantium, s. Parasiten.

Cutis rhomboidalis nuchae. Man findet bei alten Leuten, gelegentlich aber auch schon vor dem 30. Jahr, eine ausgesprochene Faltenbildung, besonders am Hals und Nacken; ja sie stellt sich manchmal schon im jugendlichen Alter als Furchenbildung dar; die Haut ist in sehr charakteristischer Weise durch tiefe lange Einkerbungen in große und kleine Rauten geteilt. Diese rhomboidale Nackenhaut ist grob, rauh, uneben und verdickt und hat eine bräunliche bis braunrote Farbe. Bei stark ausgeprägten Fällen sieht es aus, als wäre die Haut zwischen den Rhomben tief eingeschnitten und vernarbt; diese eventuell vorzeitig auftretende Alterserscheinung verstärkt der Einfluß der Witterung. Die Affektion ist recht häufig, ausgeprägter bei Männern, schwächer bei Frauen. PINKUS weist darauf hin, daß primär bei diesen und ähnlichen Verhältnissen vor allem durch Muskelbewegungen die Furchen bedingt sind und diese sich dann vertiefen, wenn die dazwischenliegende Haut durch äußere Einflüsse degeneriert und verdickt wird. LOOS fand sie bei Teerarbeitern auffallend häufiger und glaubt, daß durch die Einatmung der Teerdämpfe eine Photosensibilisation (Acridin) zustande kommt.

S. auch Alterserscheinungen; Atrophie.

Cutis verticis gyrata ist eine *angeborene* eigentümliche Faltenbildung der *normalen* Kopfhaut; daneben gibt es eine *symptomatische* gleiche Erkrankung, bei welcher aber mikroskopisch verschiedene Veränderungen nachgewiesen werden können, wie Residuen nach chronischen Entzündungen — auch die Dermatitis papillaris capillitii kann zu ähnlichen Zuständen führen — oder Naevi, akromegale Veränderungen, Tumoren. Das sind also erworbene Bildungen der Kopfhaut, während die eigentliche Cutis verticis gyrata in der Anlage vorhanden ist, wenn auch oft erst später zur Ausbildung kommt. Vorwiegend am Hinterkopf, doch vielfach auch weitere Partien der Kopfhaut einschließend, findet man Wulstungen, welche durch tiefe Furchen voneinander getrennt sind. Es schaut aus, als ob die Haut zu groß geworden wäre und sich aus diesem Grunde in Falten legt, gleichzeitig läßt sie sich von der Unterlage in weitem Maße abheben, ist also locker angeheftet. Die Wülste verlaufen entweder von vorn nach rückwärts parallel *(Cutis verticis striata)* oder das Bild ähnelt mehr dem Windungsmuster der Gehirnoberfläche *(Cutis verticis mammellonata)*. Auf der Höhe der Falten gehen die Haare nach verschiedenen Richtungen auseinander und scheinen spärlicher zu sein, in den Falten dichter zu stehen. — Therapeutisch kommt nur die Exzision und Naht in Frage, wobei nicht selten mehrere Sitzungen erforderlich sein werden.

Cycloform, p-Amidobenzoesäureisobutylester. Weißes, kristallinisches Pulver, geruch- und geschmacklos, in Wasser schwer löslich, leicht löslich in Alkohol und Aether, auch in fetten Ölen. Schmerz- und juckstillendes Mittel wie Anaesthesin. Als jucklindernder Puder bei Pruritus ani oder vulvae und bei Intertrigo (10%ig mit Talcum). Bei schmerzhaften Rhagaden und Fissuren, Brandwunden 5—10%ige Salbe oder Pasta. (I. G. Farbenindustrie.)

Cydoniacreme.

Walrat	10 g	Quittenschleim	50 g
Lanolin	20 „	Wasser	20 „
Mandelöl	30 „	Rosenöl	0,05 „
Schmelzen und schaumig-rühren, dann zufügen:		Neroliöl	0,05 „

Cydonia (Fructus C.), s. Quittenkerne.

Cyklamenblütenöl, Oleum Cyclaminis (europaei), das Blütenöl des Alpenveilchens, existiert nicht in natürlichem Zustande. Zur Wiedergabe des Cyklamengeruches benützt man Kunstprodukte.

Künstliches Cyklamenblütenöl.

Cyclamen des Alpes.

Jasmin liq.	1 g	Methyljonon	3 g
Rose liq.	0,5 „	Muguet comp.	3 „
Rosenöl, künstl.	3 „	Amylsalizylat	0,8 „
Hydroxylcitronellal	12 „	Solution Iris (50 : 1000)	0,8 „

Cys-Dovan-Haarkur. Innerlich und äußerlich anzuwendendes Haarwuchsmittel, angeblich hauptsächlich dialysierter Hornstoff (Cystin). Auch als Cys-Dovan-Haarseife.

Cytinbad (Verjüngungsbad Dr. med. Oberdörffer) entspricht in der Zusammensetzung nach PEYER dem Cytinfußbad. Nach PEYER enthält ferner Eukalyptuscytin etwa 0,075 g Eukalyptusöl, Fichtennadel-Cytin-Alpenkräuter-Bad etwa 0,55 g Kienöl, Rheumacytin etwa 0,2 g Methylsalizylat, Nervencytin etwa 0,25 g Melissenöl je Badezusatz. (Cytin-Werk, München.)

Cytinfußbad besteht nach PEYER aus 75 g parfumierter Kristallmasse, die aus 80 p. c. Kochsalz, 12 p. c. Natriumsulfat, 6 p. c. Soda und 1 p. c. Magnesiumoxyd besteht. (Cytin-Werk, München.)

D

Dahliaviolett, Hofmanns Violett, ein Gemisch von Fuchsinderivaten. Löslich in Wasser und Alkohol. Violetter Farbstoff zum Färben von Seifen usw. Gegen Erysipel, Furunkulose, Sykosis, Herpes, Ekzeme und andere Hautkrankheiten. Salben 1—2%, auch 5%ig!

Dakryops, s. Tränendrüse.

Dakrysol, ein cholesterinhaltiges Haarwuchsmittel. Es besteht aus dem Dakrysol A = einem Cholesterinpräparat, dem Dakrysol B = einem organischen Schwefelpräparat (Diaminodithiodilaktylsäure) und der Dakrysolseife = einer überfetteten Schwefel-Kolloid-Seife. Alle drei Präparate sind Flüssigkeiten. Präparat A und B werden morgens und abends abwechselnd auf die Kopfhaut eingerieben. Die Seife dient lediglich zur Kopfwaschung.

Dakryzystorrhinostomie, s. Tränenträufeln.

Daktylitis syphilitica, s. Syphilis.

Dakula ist ein Lippenstift. Er ist gelb und erzeugt auf feuchter Haut eine frische rote, guthaftende Farbe. Der Stift kann auch zum Färben der Wangen und Fingernägel dienen. Enthält vermutlich Eosinstearat. (Dakula, Chem.-techn. Laboratorium, Kiel-E.)

Dammarharz, Resina Dammar, ist leicht löslich in Chloroform, Benzol und Schwefelkohlenstoff, nur teilweise löslich in Alkohol, Aether, Petrolaether, Toluol, Azeton, Essigsäure. Das Harz beginnt bei 75° zu erweichen, wird bei 100° dickflüssig. Es bildet einen Bestandteil des Heftpflasters und wird gebraucht zur Herstellung von Klebewachs, für Perücken, künstliche Bärte usw.

Dammplastik, s. Prolaps.

Dammriß, s. Schwangerschaft.

Dampfbad, s. Gesichtspflege; Hauskosmetik.

Dampfdusche, s. Hydrotherapie. — Dampfstrahldusche, s. Gesichtspflege.

Dampfkastenbad, s. Balneotherapie.

Dariersche Krankheit, s. Mundhöhle; Psorospermosis.

Darmbad, *subaquales* (Brosch und Aufschnaiter). Es stellt eine ununterbrochene Spülung des Dickdarmes dar, die bis zum Dünndarm reicht und mit dem sogenannten „*Enterocleaner*" ausgeführt wird. Die Spülung wird in einem warmen Vollbad vorgenommen, wobei das Zuflußrohr in den Darm reicht, während das verbrauchte, kotführende Abflußwasser in ein Schauglas geleitet wird, um den ausgespülten Darminhalt untersuchen zu können. Die einfachste Form der Abdichtung des Ablaufwassers gegenüber dem Badewasser stellt der neue österreichische Enterocleaner dar, bei welchem der Patient im Gegensatz zu dem deutschen und amerikanischen Modell ganz frei auf dem Spülkopf sitzt, nicht fixiert ist und weder Hüftgurten noch Sandsäcke oder Luftpolster benötigt. Zur Regelung der Druckstärke der Einlaufflüssigkeit dient ein eigener Regulator, der vom Wärter oder Patienten selbst bedient wird und bei spastischen Spannungen eine sofortige Unterbrechung der Spülung erlaubt. Das Spülwasser (25—30 Liter) soll eine Temperatur von 38—42° C haben; zur Sicherheit, um bei herzschwachen Personen Kollaps und Ohnmachtsanfälle zu vermeiden, werden 5—10 g Tee oder 10—20 g Salz auf 25 Liter Wasser zugesetzt. Es können auf diese Weise auch Medikamente, wie Salizyl, Jod, Urotropin, direkt dem Darme zugeführt werden. Eine ausführliche Zusammenstellung des Vorganges beim Bade mit dem Enterocleaner, der durch einige Handgriffe an jede Badewanne angebracht werden kann, ist zu ersehen aus den Anweisungen des Enterocleanerapparate-Vertriebsbureaus, (Wien IX). Eine vorteilhafte Abart des subaqualen Darmbades stellt das *Trockendarmbad* nach Urbach (Darmbadeapparate, Pforzheim) dar. Bei diesem wird aus einem Irrigator, der in einer Höhe von zirka 2 m angebracht ist, Spülflüssigkeit innerhalb $^1/_2$—$^3/_4$ Stunde in den Darm geleitet, der sich nach einer gewissen Menge spontan entleert und dann sofort wieder neuerlich mit Flüssigkeit gefüllt wird (im ganzen 20—30 Liter). Als Indikationen für das subaquale Darmbad sind zu nennen vor allem atonische und spastische Obstipationen, chronische Dickdarmkatarrhe, Flatulenz, Wurmkrankheiten, Haemorrhoiden, Stauungs- und Entzündungszustände im kleinen Becken, Gärungs- und Sekretionsanomalien des Dünndarmes. Ferner Neurosen, klimakterische und endokrine Störungen, Stoffwechselkrankheiten bei intaktem Kreislauf und normaler Nierenfunktion, Dysmenorrhoen, verschiedene Dermatosen (Urbach), wie Analekzeme, Pruritus, Furunkulose, Akne. Gegenindikationen sind ausgesprochene Kreislaufschwäche, schwere Arteriosklerose, Nephritis und Nephrosen, Hypertonie, Basedow, Darmaffektionen mit Gefahr der Perforation, Marasmus, Kachexie.

Darwinsche Spitze, s. Ohrmuschel.

Dauerbad, s. Balneotherapie.

Dauerwellung der Haare (Ondulation permanente) und Dauerwellpräparate. Diese Art der Ondulation wird sehr häufig in gewissem Sinne mit der Wasserwellung verwechselt bzw. im Prinzip identifiziert. Vor allem ist die irrige Ansicht verbreitet, daß auch hierzu Schleimlösungen bzw. Schleimharzfixative Verwendung fänden. Nur die Dauerwellung ergibt Ondulationen, die gegen Feuchtigkeit (Ausdünstungen der Haut, Schweiß usw.) widerstandsfähig sind, ja sogar durch Waschen der Haare mit Wasser nicht verändert werden. Wenn sie sorgfältig gemacht werden, halten die Dauerwellen etwa drei Monate, manchmal etwas länger, oft auch nur auf kürzere Zeit. Die Haare werden mit alkalischen, nicht klebrigen Flüssigkeiten getränkt, die bezwecken, die notwendige Erweichung der Keratinhülle vor dem späteren Anwärmen zu erzielen. Manchmal setzt man diesen Dauerwellwässern auch etwas Türkischrotöl oder fettes Öl hinzu, auch Seifenzusätze sollen die Erweichung der Keratinschicht fördern helfen. Diesen Präparaten kommt hier also nur eine vorbereitende, erweichende Wirkung zu, während die eigentliche Wellung durch längeres Erwärmen in speziell konstruierten Apparaten nach Aufwickeln der imprägnierten Haarsträhne auf heizbare Spulen geeigneter Form erzielt wird (sogenanntes „Kochen" der Haare).

Durch die hohle Spule geht, je nach Konstruktion des Wärmeapparats, elektrischer Strom oder Wasserdampf, der die Heizung besorgt. Unfälle, wie Verbrennung der Haare, sind bei den elektrisch betriebenen Heizapparaten leider relativ häufig zu beobachten, weshalb der Wasserdampfheizung unbedingt der Vorzug gegeben werden sollte. In letzter Zeit scheint man denn auch immer mehr zur Dampfondulation überzugehen.

Bei dem sogenannten Dauerwellen „ohne Apparat" werden die Haare auf speziell konstruierte Heizspulen aufgewickelt, die im Innern eine mit Ätzkalk gefüllte Patrone enthalten. Nach dem Aufwickeln der Haare wird aus dieser Patrone durch tropfenweise Wasserzufuhr die zur Wellung nötige Wärme entwickelt. Über die mit letzterem Verfahren erzielten Erfolge sind die Ansichten geteilt, es liegen jedoch gute Erfolge vor, die aber oft nicht gerne zugegeben werden.

Wiederholt sei, daß nur ein längeres sachgemäßes Erwärmen der entsprechend imprägnierten Haare wirkliche Dauerwellen erzeugen kann, womit auch die Wichtigkeit gut zusammengesetzter Dauerwellwässer dargetan ist. Diese Imprägnierungspräparate sind der Individualität des Haares gut anzupassen (härteres oder weicheres Haar usw.). Standardpräparate, die ohne weiteres für alle Haare gleich gut wirken, gibt es nicht (s. auch weiter unten).

Was nun die Mitverwendung fetten Öles anlangt, die auch hier oft in Frage kommt, so sei zunächst der irrigen Ansicht entgegengetreten, als handle es sich bei solchen Ölen um einfache Schleimlösungen. Man verwendet als Zusätze bei der Dauerwellung tatsächlich fette Öle (Rizinusöl, Rüböl, Olivenöl usw.), auch Türkischrotöl (Sulforizinate). Allerdings kommt beim Dauerwellen nicht immer eine Behandlung mit fettem Öl in Frage, es werden hier unter dem Namen „Dauerwellöl" auch manchmal dicke Seifenlösungen verwendet, ebenso werden manchmal alkalische Lösungen mit Ölzusatz oder Glyzerin als Dauerwellöle bezeichnet.

Sogenannte Dauerwellöle.

I. Man verseift:		II. Borax	200 g
Olivenöl	37 g	Wasser	600 „
mit		Lösen und zusetzen:	
Kalilauge 50 Bé	14 „	Glyzerin	50 „
unter Zusatz von etwas Alkohol.		Ammoniak (0,97)	50 „
Man neutralisiert mit Türkischrotöl und gibt Wasser bis zu einem Gesamtgewicht von	1000 „		
zu.			
Sirupöse Flüssigkeit.			

Daraus geht hervor, daß man es tatsächlich oft mit einer irreführenden Bezeichnung zu tun hat, indem Seifen- oder alkalische Glyzerinlösungen als „Öle" in den Handel kommen. Besondere Fixateure werden beim Dauerwellen überhaupt nicht verwendet, da nur die Erwärmung beim Eintrocknen fixierend wirkt. Die Individualität des Haares betreffend, sei noch folgendes bemerkt: Viele Haare absorbieren das zur Erweichung der Keratinschicht nötige Alkali nur schwer, andere wieder nehmen es leicht auf. So genügen für letztere schwächere Alkalilösungen, während erstere konzentriertere Alkalilösungen brauchen, bzw. muß auch die Proportion des Ölzusatzes (oder Glyzeringehaltes) der Dauerwellenwässer entsprechend eingestellt werden, um die nötige Elastizität der Keratinschicht zu erreichen. Schnitzler empfiehlt für beide Fälle folgende Normen:

Leicht aufnehmende Haare:		*Schwer aufnehmende Haare:*	
Ammoniak (0,91)	120 ccm	Pottasche	30 g
Borax	5 g	Borax	30 „
Türkischrotöl	15 „	Natriumbikarbonat	10 „
Dest. Wasser	ad 1000 „	Glyzerin	20 „
		Wasser	ad 1000 „

Dauerwellwässer:

I. Triaethanolamin	50 g	Ammoniak 25%	3 g
Borax	25 „	Wasser	ad 1000 „
Türkischrotöl	10 „		
Wasser	ad 1000 „	III. Ammonkarbonat	10 g
		Natriumbikarb.	20 „
II. Flüssige Seife	10 g	Borax	20 „
Türkischrotöl	5 „	Wasser	1000 „
Natriumthiosulfat	5 „		

Ölbehandlung beim Dauerwellen und echte Dauerwellöle. Der Gebrauch fetter Öle verfolgt neben dem Weichmachen der Keratinschicht vor allem den Zweck, das Haar gegen schädliche Alkaliwirkung beim Erwärmen zu schützen. Das fette Öl soll auch verhindern, daß das Haar zu trocken und spröde wird. Besonders mit Wasserstoffsuperoxyd vorgebleichte Haare sind sehr trocken und widerspenstig gegen die Dauerwellung, sie erfordern unbedingt Ölbehandlung.

Dauerwellöl (nach Schnitzler).		*Dauerwellöl II.*	
Rüböl	50 g	Türkischrotöl	50 g
Haselnußöl	30 „	Wasser	30 „
Aether. Spiköl	5 „	Triaethanolaminoleat	20 „

S. auch Haarpflege; Mode.

Daumenersatz. Kein Teil der Hand ist so wichtig wie der Daumen, da er allein ein richtiges Greifen ermöglicht, als Gegengewicht gegen die Finger. Deshalb wurde er ja auch von den alten Ärzten als Gegenhand (Anticheir) bezeichnet. Es muß daher bei Verlust des Daumens das Bestreben bestehen, ihn zu ersetzen, um die Greiffunktion der Hand wiederherzustellen. Der Ersatz wird nötig, wenn beide Phalangen oder große Teile derselben fehlen, er ist ganz besonders nötig, wenn auch der Mittelhandknochen des Daumens verlorengegangen ist. Zweck hat im letzteren Falle der Ersatz nur dann, wenn zum wenigsten die Muskulatur des Daumenballens erhalten und funktionstüchtig ist. Nicoladoni war der erste, der mit vollem Erfolg im Jahre 1897 einen Daumenersatz vornahm. Von den verschiedenen Methoden, die er empfahl, war die wichtigste die Überpflanzung der zweiten Zehe auf den Daumenstumpf. Die Überpflanzung konnte so vorgenommen werden, daß auch die Sehnen Anschluß fanden. Seit diesem ersten gelungenen Versuche Nicoladonis ist der verlorene Daumen öfters mit Erfolg ersetzt worden. Statt der zweiten Zehe wurde auch die große Zehe überpflanzt. So von Payr, Halberg und Hörhammer, die deshalb die große Zehe wählten, um gleichzeitig den Metacarpus ersetzen zu können. Wenn es sich nur um den Ersatz der Phalangen handelt, ist die große Zehe weniger geeignet, da sie zu groß ist und an der Hand unschön wirkt.

Außer Zehen wurden auch gestielte Hautwalzen zum Ersatz des Daumens verwendet. In der Hautwalze wurde vorher ein Knochenstück aus der Tibia, Fibula oder Rippe zur Einheilung gebracht (Nicoladoni). Nöske hat statt des Tibiaspans die Verwendung einer Grundphalanx etwa der 2.—4. Zehe oder auch die Verwendung von zwei Phalangen mit Zwischengelenk empfohlen.

Eine dritte Methode, die gleichfalls von Nicoladoni angeregt wurde, entnimmt das Ersatzmaterial für den Daumen derselben oder der anderen Hand. Es sind meistens Finger, die irgendwie geschädigt und funktionell doch nicht mehr vollwertig waren, zur Überpflanzung verwendet worden. Gelegentlich ist aber z. B. der kleine Finger geopfert worden, um den funktionell viel wichtigeren Daumen zu ersetzen.

Die Wahl des Ersatzmaterials muß sich selbstverständlich nach den jeweiligen Verhältnissen richten. Hat man einen funktionell unbrauchbaren Finger derselben Hand zur Verfügung, so ist seine Verwendung am einfachsten und gibt ein gutes kosmetisches Resultat. Ehe man einen gesunden Finger opfert, wird man lieber die zweite Zehe verwenden. Bestehen auch dagegen irgend welche Bedenken, so begnügt man sich mit einer Hautwalze, die freilich kosmetisch das am wenigsten günstige Resultat ergeben wird, aber dafür immer anwendbar ist, vielleicht am besten in der Abänderung von Nöske.

Die Überpflanzung einer Zehe auf den Daumen ist nicht nur technisch schwieriger als die beiden anderen Methoden, sondern es bestehen auch gewisse Bedenken wegen der notwendigen Fixierung von Hand und Fuß durch 14 Tage bis 3 Wochen. Es gehört eine gewisse Gelenkigkeit dazu, Hand und Fuß in einer günstigen Stellung aneinander zu bringen, und daher kommt die Methode fast nur bei Kindern zur Anwendung. Selbst wenn es aber möglich ist, Hand und Fuß bequem aneinander zu lagern, wird das Resultat der Plastik häufig dadurch noch in Frage gestellt, daß die feste Fixierung beider Teile nur mangelhaft gelingt. Auch gut angelegte Gipsverbände erlauben eine gewisse gegenseitige Beweglichkeit beider Teile und die Gefahr, daß der Lappenstiel irgendwie gedrückt oder gezerrt wird, läßt sich nur sehr schwer verhüten.

Was die technische Seite der Operation ganz im allgemeinen betrifft, so wird zunächst der Daumenstumpf zur Überpflanzung vorgerichtet. Zu diesem Zwecke wird die Haut des Stumpfes ringsherum angefrischt, ohne dabei mehr Haut, als unbedingt notwendig, zu opfern. Dann werden die Streck- und Beugesehnen, wenn sie nicht in ausgedehnterer Weise in Verlust gegangen sind oder sich sehr weit zurückgezogen haben, freigelegt und mit einem Seidenfaden vorläufig angeschlungen. Nun wird je nach Wahl des Ersatzmaterials ein gut ernährter Lappen gebildet, der den Ersatzteil enthält und ernährt. Will man eine Hautwalze aus der Brusthaut oder Oberschenkelhaut verwenden, so muß dieser Teil natürlich in einer Voroperation hergerichtet sein. Man umschneidet etwa 3—4 Wochen vor der Überpflanzung einen entsprechend großen Hautlappen, lagert ein entsprechend langes Knochenstück ein und schließt den Lappen zu einer Walze. Das Knochenstück soll möglichst allseitig mit Periost umgeben werden, darauf ist bei der Entnahme zu achten. Man schneidet bei der Entnahme des Knochenstückes das Periost so viel breiter, daß man das Knochenstück ringsherum einhüllen kann. Bei der eigentlichen Überpflanzung ist, wie schon oben kurz bemerkt, die Aneinanderlagerung des Ersatzstückes und des Daumenstumpfes von größter Bedeutung. Es muß gelingen, die Hautbrücke des Ersatzstückes so zu lagern, daß die Ernährung unter allen Umständen ungestört durch die Brücke vor sich gehen kann, bis eine sichere Hautverbindung zwischen den beiden Teilen eingetreten ist. Diese feste Verbindung pflegt nach 14—21 Tagen (lieber etwas länger, als zu kurz) erfolgt zu sein. Bei der Verwendung einer Zehe hat NICOLADONI ursprünglich die Aneinanderlagerung von Hand und Fuß derselben Seite empfohlen. HÖRHAMMER hat, wie es uns scheinen will, mit Recht geraten, zum Ersatz des rechten Daumens den linken Fuß und umgekehrt zu verwenden, da es für den Operierten leichter ist, diese Extremitätenabschnitte dauernd aneinander zu halten. Die Fixierung beider Teile aneinander gelingt am besten mit einem ungepolsterten Gipsverband, da alle Polsterung einen gewissen Grad von Verschieblichkeit beider Teile gegeneinander erlaubt und dadurch die Gefahr der Lappenstielschädigung heraufbeschworen wird. Der ungepolsterte Gipsverband muß selbstverständlich sehr genau angelegt werden, um unter allen Umständen eine Ernährungsstörung der Extremitätenabschnitte zu verhüten. HÖRHAMMER hat empfohlen, den Gipsverband, der die beiden Extremitätenabschnitte umschließt, an einem Galgen aufzuhängen, um dadurch dem Operierten das Liegen zu ermöglichen. Auch dieser Vorschlag scheint sehr beachtenswert, und wir haben ihn mit bestem Erfolg zur Ausführung gebracht.

Was die eigentliche Operation betrifft, so wird man bei Verwendung einer Zehe den Stiel auf den Fußrücken verlegen, die Zehe vor einem ringförmigen, in der Beugefalte verlaufenden Schnitt im Grundgelenk exartikulieren und diese Wunde möglichst schließen. Der Stiel muß so lang sein, daß die Zehe eine gewisse Beweglichkeit besitzt, um in der richtigen Richtung aufgesetzt werden zu können. Bei der Exartikulation legt man die Beugesehne frei, hyperextendiert die Zehe vor dem Durchschneiden der Beugesehnen, so daß man ein möglichst langes Stück Sehne erhält, um es mit den freigelegten Beugesehnen des Daumenstumpfes in Verbindung bringen zu können. Die günstigsten Verhältnisse findet man dann, wenn z. B. von der Grundphalanx noch ein kleines Knochenstück vorhanden ist. Dieses wird angefrischt und ein Stück der Grundphalanx der Zehe geopfert, um beide Teile in knöcherne Berührung miteinander zu bringen. Bei Kindern heilen solche Teile, wie wir mehrfach erfahren haben, sehr gut zusammen. Sind Sehnen und Knochen miteinander in Verbindung gebracht, so wird die Haut der Zehe, so weit es geht, zirkulär mit der Haut des Stumpfes durch feinstes Nahtmaterial vernäht.

Bei der Verwendung von Fingern lassen sich bestimmte Regeln für die Technik nicht aufstellen. Man wird aber in der Mehrzahl der Fälle zweckmäßigerweise nicht einen dorsalen, sondern einen volaren Hautlappen bilden, da dann die Heranbringung des Ersatzstückes an den Stumpf wesentlich leichter ist.

Fehlt auch der Metacarpus oder Teile desselben, so sind die technischen Schwierigkeiten größer. Dann kann man mit Erfolg, wie der Fall von HÖRHAMMER zeigt, die große Zehe überpflanzen, oder es muß eine Hautwalze in größerer Ausdehnung verwendet werden, nachdem man ein Knochenstück in die erhaltene Muskulatur des Daumenballens eingepflanzt hat. Hier lassen sich allgemeine Regeln nicht aufstellen, Möglichkeiten bestehen in genügender Zahl. Anwendbar sind auch die Verfahren von GUERMONPREZ, KLAPP, MICOTTI, PERTHES, die weniger kosmetische als funktionelle Gesichtspunkte in den Vordergrund stellen. Es handelt sich dabei im Prinzip um den Ersatz des Daumens durch beweglich gemachten Metacarpus I.

Daviskrone, s. Zahnersatz.

Dawgeli-Salbe ist eine Salbe, die nach Angabe aus Bismut. subgallic., Ichthyol, Bals. peruv., Acid. boric., Zinkoxyd, Talcum, Ol. Cacao, Vilburine (Vaselin) besteht und gegen Wundsein, offene Füße, Beinschäden, Geschwüre, Ulcus cruris, Intertrigo, Impetigo und Ekzeme Anwendung finden soll. (Dawgeli-Laboratorium, Langendreer, Westf.)

Deckpasten werden aus Gleitpuder und Fetten, eventuell unter Wasserzusatz hergestellt (s. Mattan). UNNA versteht hierunter solche Deckpasten, welche die Haut nur mit einer dünnen matten Schicht überziehen, zum Unterschied von den Zinkpasten o. dgl., die auf der Haut eine viel dickere Schicht zurücklassen.

Rp.	Gleitpuder art.	40,0
	Ungt. pomadin.	40,0

Die moderne Kosmetik stellt an Stelle dieser alten Präparate viel vollkommenere Deckpasten her, z. B. unter Verwendung von Titandioxyd, Zinkstearat usw. bzw. guter Puderkörper (s. Puder). Auch die Verwendung des Lanettewachses unterstützt die hautdeckende Wirkung, da dieses schon allein die Haut mit einer dünnen, matten Schicht überzieht.

Moderne Deckpasta.

Rp. Cer. Lanette	10,0	Amyli	20,0
Vaselini alb.	35,0	Zinci oxydat.	20,0
Lanol. anhydr.	5,0	Bol. alb.	5,0
Titan. bioxyd.	5,0		

S. ferner: Alaun-Eiweiß-Pasta; Kasein, Kaseinpasta; Kühlpasten; Mattan; Mattcremes; Pasten; Schälpasten; Zahnpasten; Zinkpasten.

Als besonderer Typ der kosmetischen Deckpasten sind die Kreidepasten nach UNNA zu nennen, die, dünn aufgestrichen, sofort zu trockenen, firnisartigen Decken eintrocknen. Ihre Indikation besteht erstens in Ruhigstellung und Eintrocknung feuchter, ödematöser, entzündlicher Flächen im Gesicht, am Hals und an den Händen, zweitens in der Trockenlegung von stark angreifenden Medikamenten auf der Haut und Fixierung von schmierigen und leicht verwischbaren Salben durch die kosmetisch einwandfreie, weiße Kreidepastendecke (s. auch Zinkpasten).

Decline ist ein amerikanischer Handelsname für Paraffinöl.

Défardeurs, s. Theaterschminken.

Degea, s. Radium.

Dehnungsstreifen, s. Bauchwand.

Dekortikation, s. Nase; Rosacea; Tatauierung.

Delial-Salbe, ein Lichtschutzmittel, enthält neben einem strahlenabsorbierenden Stoff (Aeskulin, Chininsalz ?) als entzündungswidriges Mittel Kamillenextrakt (s. auch Lichtschutzmittel).

Densos ist ein Mund- und Gurgelwasser. Formaldehydwasser. (Fritz Schulz A. G., Leipzig.)

Dentakain-Zahnpasta. Kali-chloricum-Zahnpasta mit Sapo medicatus und aetherischen Ölen. (Dr. Eduard Blell A. G., Magdeburg N.)

Dentamo-Zahnpulver enthält nach Angabe Weinsäure, Calciumphosphat, Calciumkarbonat, Natriumchlorid, Natriumbikarbonat und Geschmackszusätze. Soll beim Gebrauch Kohlensäure entwickeln. (Merz-Werke, Frankfurt a. M.-Rödelheim.)

Dentin, s. Zähne.

Dentition, verlangsamte, s. Verjüngung.

Dentol-Mundwasser, ein besonders in Frankreich verwendetes Karbolmundwasser. Ein ähnliches Produkt erhält man nach einer der folgenden Vorschriften:

Rp. Acid. carbol. crist.	5,0	Ol. Anisi stell.	15,0
Glycerini	100,0	Ol. Caryophyll.	2,0
Aquae	150,0	Ol. Citri	1,0
Spir. Vini	850,0	Mentholi	2,0
Resin. Benzois	15,0	Coccionell. pulv.	10,0
Ol. Menth. pip.	7,0		

Dentol-Zahnpasta, eine schäumende Seifenpasta mit Karbolsäure. Ein ähnliches Präparat ergibt folgende Vorschrift:

Rp. Calc. carbon. praec. leviss. (35)	600,0	Acid. carbol. crist.	9,0
Sapon. medic. pulv.	200,0	Ol. Menth. pip.	10,0
Glycerini 28 Bé	400,0	Ol. Anisi stell.	10,0
Aquae	200,0	Ol. Citri	3,0
		Sol. Carmini	q. s.

Dentozon. Mundwassertabletten, die Sauerstoff entwickeln und Salizylsäuremethylester enthalten sollen. (Germosan-Werk G. m. b. H., München.)

Depilatorien, Depilatoria. Zur Epilation auf chemischem Wege wurden seit altersher haarzerstörende Präparate verwendet, zur Epilation auf mechanischem Wege das Harzpflaster und der Bimsstein. In der modernen Kosmetik spielt die Epilation eine sehr bedeutende Rolle und beschränkt sich heute längst nicht mehr auf die Entfernung unerwünschten Gesichtshaarwuchses bei Frauen (Damenbart), sondern erstreckt sich auch auf Epilation der Axillen, der Arme und der Beine. Wenn auch der Entfernung der Haare, z. B. in der Axilla, Bedenken gegenüberstehen (Reizungen, Schweißekzeme, Abszesse usw.), wird die Epilation dieser Stelle durch die herrschende Abendkleidermode, Ausübung von Sport usw. in ästhetischem Sinne geradezu erzwungen. Es liegt auf der Hand, daß hauptsächlich Frauen von Enthaarungsmitteln Gebrauch machen, doch ist auch vielen Männern mit starkem Körperhaarwuchs derselbe bei Sportbetätigung, in den Strandbädern peinlich.

Die Verwendung von chemischen Epilationspasten seitens der Adepten gewisser Religionen, die die Anwendung des „Schermessers" untersagen, zur Entfernung des Bartes, sei hier nur kurz gestreift. Das klassische *Rhusma* der Orientalen, Rhusma Turcorum, hat heute nur rein historisches Interesse. Seine Zusammensetzung ist z. B.:

Rp. Auripigment. (Arsentrisulfid)	40,0	Calcar. ust.	300,0
		Amyli	600,0

Dieses Mittel wird in Pastenform wie die modernen Depilatorien verwendet. Seine Anwendung ist aber gefährlich und bringt auch bezüglich Wirkung keine Vorteile gegenüber den modernen Depilatorien.

Das *Boettgersche (Martinsche)* Enthaarungsmittel besteht aus einer mit frisch bereitetem Calciumhydrosulfid hergestellten Pasta mit Stärke und Ätzkalk, das Boudetsche Mittel wird in analoger Weise mit Natriumsulfhydrat bereitet.

Rp. Calc. caust. pulv.	10,0	Aquae q. s. ut f. pasta mollis.
Natr. sulfurat. hydr.	3,0	(Boudet)
Amyli	10,0	

Da diese Depilatorien sehr unbeständig sind, ihre Wirkung auch ungewiß und nur in frisch bereitetem Zustande erfolgreich ist, können dieselben heute als obsolet bezeichnet werden.

Moderne Depilatorien. Die moderne Kosmetik benützt entweder beständige Sulfide der Erdalkalien in Form eines Gemisches trockener Pulver, die erst unmittelbar vor Gebrauch mit Wasser zur Pasta angerührt werden, oder aber salbenartiger Produkte (Taky), die unter Verwendung von Alkalipolysulfiden aus Stärke, Kreide, Glyzerin usw. bereitet werden. Die erstere Form ist aber die zuverlässigste, da bei Pasten o. dgl. immer die Gefahr besteht, daß die Sulfidwirkung infolge Zersetzung im feuchten Präparat erheblich verringert wird. Über den Applikationsmodus bzw. die schädlichen Nebenwirkungen der Erdalkalisulfide, Alkalipolysulfide usw. (Bariumsulfid, Strontiumsulfid, Calciumsulfid, Natriumsulfid, Kaliumsulfid) ist zunächst folgendes zu sagen:

Die Sulfide wirken unter Abspaltung von Schwefelwasserstoff und Bildung von Hydroxyd, welch letzteres (das gilt besonders für das bei Verwendung von Alkalisulfiden entstehende Ätzalkali) die Haut stark reizt. Es ist bei Verwendung der Depilatoria also stets eine gewisse Vorsicht am Platze, ganz besonders wenn es sich um Epilation empfindlicher Körperstellen, wie der Lippen und Achselhöhlen, handelt. Es sollte das Mittel also stets zuerst vorsichtig an weniger empfindlichen Teilen des Körpers (Arm, Handrücken) ausprobiert werden, ehe man es auf empfindlichere Körperstellen appliziert. Bei Epilation der Lippen ist auch der schädlichen Einflüsse eingeatmeten Schwefelwasserstoffes zu gedenken und ein Verstopfen der Nasenlöcher mit Watte in Erwägung zu ziehen. Der lästige Geruch nach faulen Eiern, der beim Anmachen des Pulvers mit Wasser stets auftritt, ist eine Begleiterscheinung, die mit in den Kauf genommen werden muß. Eine nach dem Abwaschen des Depilatoriums auftretende schwache Rötung der Applikationsstelle ist die Regel, soll aber nicht unbeachtet bleiben, sondern sofort präventiv behandelt werden, indem man zunächst mit sauren Lösungen (Zitronensäure, Essig, Salizylsäure, Borsäure usw.) nachwäscht, wobei nur wässerige, nichtalkoholische Lösungen in Frage kommen, alsdann Cold Cream aufreibt und schließlich überpudert. (Am besten nur reines Talcum aufstreuen, keine parfumierten, gefärbten Puder.) In vielen Fällen genügt auch reichliches Einpudern, vorheriges Waschen mit verdünnter Säurelösung dürfte aber immer angebracht sein, um die Ätzwirkung der entstehenden Hydroxyde aufzuheben.

Nach Fröschel und Weiss soll die Irritation durch Zusatz von Aluminiumsulfat, das mit den sich beim Befeuchten der Sulfide entstehenden kaustischen Verbindungen ein nichtkaustisches kolloidales Hydroxyd bildet, vermieden werden können.

Die Schädlichkeit der Enthaarungsmittel ist stets, abgesehen von den stark toxisch wirkenden Sulfiden des Arsens (Rhusma der Orientalen), eine relative, läßt sich aber jedenfalls bei den erlaubten Mitteln durch entsprechende Sorgfalt wohl fast stets vermeiden, es muß indes vor Nachlässigkeit in dieser Beziehung eindringlichst gewarnt werden.

Unna empfahl seinerzeit Verwendung von Bariumsulfid, das auch heute in geeigneten Gemischen noch verwendet wird, z. B.:

Rp. Barii sulfurat.	10,0
Amyli	20,0
Zinc. oxydat.	10,0

Nach heutigen Begriffen ist Bariumsulfid zufolge Giftigkeit der Ba-Ionen nicht unbedenklich und ist seine Verwendung in vielen Staaten (auch in Deutschland und Österreich) untersagt. Man verwendet heute an Stelle des Bariumsulfids Strontiumsulfid, dessen epilierende Wirkung die gleiche ist, ohne die Nachteile der Ba-Ionen.

Die Verwendung von Strontiumsulfid ist auch überall zugelassen, allerdings legen einzelne Staaten dem Hersteller kosmetischer Mittel bezüglich eines zulässigen Maximalgehaltes gewisse Beschränkungen auf.

Rp.	schwach	stark
Strontii sulfurat.	80,0	80,0
Zinc. oxydat.	125,0	40,0
Amyli	150,0	40,0
Mentholi	1,0	0,6

Zur Anwendung wird aus diesen Pulvern mit wenig Wasser eine dicke Pasta hergestellt, diese mit einem Holzspatel auf die behaarte Stelle aufgeschmiert (nicht zu dick, messerrückendick genügt) und auf der Applikationsstelle eintrocknen gelassen (etwa 5—7 Minuten). Dann wird abgeschabt, mit reichlich Wasser gewaschen, nachgesäuert, abgetrocknet und mit einer fetten Creme eingerieben, schließlich reichlich eingepudert (s. oben).

Rp. Stront. sulfurat. 8,0
Alum. sulfuric. 0,8
Amyli 14,0
Talci .... ad 25,0
S. Mildes Depilatorium mit Aluminiumsalz zur Fällung der Hydroxyde.

Rp. Strontii sulfurat. ... 8,0
Amyli 10,0
Zinc. oxydat. 10,0
Mentholi................. 0,3
S. Mittelstarkes Depilatorium.

Moderne salbenförmige Depilatorien (nach Art des Taky u. a.). Solche Mittel sind, wenn sorgfältig bereitet, ziemlich lange beständig, allerdings können sie bei längerem Lagern auch viel ihrer Wirksamkeit einbüßen. Diese Präparate werden meist unter Verwendung eines Natriumsulfid-Stärkekleisters hergestellt und enthalten etwa 10—15% Sulfid.

Rp. Natr. sulfurat. 36,0
Amyli 42,0
Aquae 200,0
Vaselini 10,0
Zinc. oxydat. 5,0

Man löst das Sulfid in 100,0 Wasser und erhitzt diese Lösung zum Sieden. Anderseits bereitet man mit den restlichen 100,0 Wasser und der Stärke eine Anreibung, die in die siedende Sulfidlösung eingetragen wird, worauf man unter Rühren bis zur Verkleisterung erhitzt. Dem Kleister fügt man Vaselin und Zinkoxyd zu und mischt (etwa 12%ig).

Eine andere Enthaarungscreme dieser Art kann wie folgt bereitet werden: 50 g Tragant werden mit 10 g Glyzerin übergossen und dann wird durch Zufügen einer warmen Lösung von 150 g Natriumsulfid in 500 g Wasser ein Schleim bereitet, den man mit 200 g Talcum und 30 g Zinkoxyd sowie 25 g geschmolzenem Vaselin vermischt (zirka 15%ig).

Von Frau Schwenter Trachsler und Karl Unna wurde eine kombinierte Sauerstoff-Poliermethode zur Beseitigung der übermäßigen Behaarung bei Frauen empfohlen. Diese Methode eignet sich besonders für die Hypertrichosis der Blondinen mit intensivem, kurzem Lanugoflaum, ferner für die weißblonde Backen- und Kinnbehaarung der Blondinen oder Brünetten mit langen, schwer sichtbaren Haaren und drittens für die allgemeine dunkle Körperbehaarung von schwarzbehaarten Frauen. Die Behandlung besteht a) in einer Sauerstoffvorbehandlung: Einseifen mit dem leicht angefeuchteten Pernatrolstift 10% (Mielck), 2—10 Minuten lang. Bei empfindlichen Personen tritt Brennen auf. b) Die eingeschäumte noch feuchte Hautstelle wird mit Polierpuder (Pulvis cutifricius) 2—5 Minuten lang gerieben, bis die Haut sich energisch rötet. Will man eine stärkere Politur erzielen, so benützt man die Mielckschen Poliersteine: Pilzform für Wangen, Arme und Hals, Wetzsteinform für Gegend von Nase und Lippen. Diese Steine werden angefeuchtet, mit Pulvis cutifricius bedeckt und so gerieben. Für mittelschwere Fälle genügt jedoch die Politur mit Stein ohne Puder oder lediglich mit Puder. Man hüte sich davor, die Politur zu übertreiben, da sonst Erosionen entstehen und sich zu häßlichen, schlecht heilenden Wunden entwickeln können. Nach der Politur wird die Haut getrocknet und mit Gelanthcreme bedeckt. Diese Behandlung wird 2mal täglich angewandt und erzielt Beseitigung des Bartes je nach der Lage des Falles nach 1—6 Monaten. (S. auch Bimsstein.)

Flüssiges Depilatorium.

Natriumsulfid .... 10 g
Hamameliswasser......... 100 „

Zum Nachwaschen.

Zitronensäure .... 2—5 g
Wasser.................... 1 l

Dieses Depilatorium ist weniger irritierend und von sehr guter Wirkung. Selbstverständlich ist auch hier sofort zu waschen, anzusäuern und reichlich einzupudern.

Enthaarungscreme nach Dr. Lütje. Diese Creme soll, nach Angabe des Erfinders, ohne jeden irritierenden Einfluß auf die Haut sein und sich sogar ganz vorzüglich zur Entfernung der Barthaare statt des Rasierens eignen.

Strontiumsulfid .... 15 g
Stärke .... 20 „
Wasser.................. 80 „

Man mischt gut durch und erhitzt zum Kochen und so lange, bis Verkleisterung eintritt. In gutschließenden Gefäßen vor Luft und Licht geschützt abgeben. Applikationsdauer 7 Minuten. Nach Piuck (Ö. P. 130.825) werden die Haut nicht angreifende Depilatorien unter Zusatz von Eiweiß zu Erdalkalisulfiden usw. hergestellt. Nach Herz (Am. P. 1,899.707) stellt man ein Enthaarungsmittel her, das aus einer konzentrierten alkalischen Lösung eines zinnsauren Salzes (Stannits) und einem Stabilisator, z. B. Kalium-Natrium-Tartrat, besteht. Andauerndes Tränken der Haare mit Wasserstoffsuperoxyd bleicht dieselben zunächst und bewirkt allmählich Abbrechen, wirkt also auch in gewissem Sinn epilierend. Die von Sabouraud empfohlene Behandlung mit Thalliumazetat wird wohl nie praktische Bedeutung gewinnen, auch sie ist nur eine langwierige progressive Art der Haarentfernung, zudem ist Thalliumacetat stark toxisch. Als mechanisch haarentfernendes Mittel ist der Bimsstein schon erwähnt, der in Form des modernen, präparierten Bimssteines in dünnen Scheiben (mit Fingerhalter) sehr gut epiliert, ohne daß die Haut verletzt wird. Das Ausreißen der Haare mit dem Pechpflaster o. dgl. ist eine barbarische Operation, die übrigens auch zu Entzündungen führen kann. Moderne Psilothra dieser Art sind folgende:

I. Bleipflaster .... 250 g
Elemiharz .... 400 „
Gelbes Wachs .... 100 „
Benzoe .... 100 „
Kolophonium .... 75 „
Dammarharz .... 75 „
Zusammenschmelzen und auf Stoff aufstreichen.
(S. auch Harzstifte.)

II. Jodtinktur .... 3 g
Terpentinöl .... 6 g
Rizinusöl .... 4 „
Alkohol .... 48 „
Kollodium............... 100 „
Dieses Kollodium wird 3- oder 4mal aufgetragen und der nach dem Eintrocknen gebildete Überzug mit einemmal entfernt, wodurch sämtliche Haare der Applikationsstelle ausgerissen werden.

Die Epilationen finden in der Kosmetik vielfach Verwendung, nicht nur zum vorübergehenden Entfernen lästiger Haare im Gesicht (Frauenbart, Achselhaare, diffuse Körperbehaarung, besonders bei Frauen), sondern auch zur Beseitigung von akuten und chronischen Eiterprozessen an behaarten Körperpartien, bei Nackenfurunkulose, eitrigen und mykotischen Bartflechten, Kopftrichophytie usw. Zu gleicher Zeit mit der Enthaarung werden hierbei die Staphylokokken durch die starke Schwefelwirkung geschädigt. Schließlich bewirkt die Hornlösung durch das starke Schwefelmittel Entlastung des Horndrucks und Entspannung der Hautentzündung durch Öffnung der Poren und dadurch automatisch Befreiung von dem quälenden Jucken.

S. ferner: Adosina; Atrix; Clasen-Enthaarungsmittel; Enthaarung; Evacreme; Foral; Formosan; Hypertrichosis; Lippen; Martins-Enthaarungsmittel; Mirol; Rasiersieg; Rasilit; Rasillova; Razorless Shaving Powder; Roli-Enthaarungsplättchen; Schädigungen; Taky; Wimpernfärbung.

Die meisten Depilatorien des Handels bestehen aus Strontiumsulfid, Zinkoxyd und Weizenstärke.

Dercumsche Krankheit, s. Lipome; Innere Krankheiten.

Dermagen-Hautbad. Die Zusammensetzung wird wie folgt angegeben: „In der Dermatologie bewährte Therapeutica (Salizylate, Schwefel-Zink-Ionen), Salze natürlicher Heilquellen (Chloride jedoch im Mindestmaß), Decocte bituminöser (mooriger) Stoffe in wasserlöslicher Form." Das Bad soll für zahlreiche Dermatosen, wie chronisches Ekzem, Akne vulgaris, Furunkulose, Psoriasis, Urticaria, Lichen, vasomotorische Neurosen, Pemphigusformen usw. Anwendung finden. Dermagen ist geruchlos, Wanne und Wäsche können nicht beschädigt werden. (Chemisch-Technische Gesellschaft G. m. b. H., München-Pasing.)

Dermalin, dem Lanolin ähnliche, reizlose, sterile Salbengrundlage.

Dermaprotin, s. Reizbehandlung.

Dermaseife ist eine überfettete Schwefelseife, die in 3 Stärken mit 0,25, 0,5 und 1 p. c. gelöstem Schwefel in den Handel kommt. Die schwächste Sorte (Nr. I) soll als Toilette- und Kinderseife verwendet werden, die anderen Sorten gegen Flechte, Pruritus, Mitesser. (Dr. Willmar Schwabe, Leipzig.)

Dermatitis congelationis, s. Kälteschädigungen.

Dermatitis exsiccans palmaris, s. Tropen.

Dermatitis follicularis, s. Akne conglobata; Keloid; Radium; Röntgen.

Dermatitis papillaris capillitii ist eine bei Männern an der Haargrenze des Nackens vorkommende Hauterkrankung. Zuerst bilden sich derbe, follikuläre, mit Borken und Krusten bedeckte Knötchen und Pustelchen, die zusammenfließen und ein in die Tiefe reichendes Infiltrat erzeugen. Die Eiterung ist sehr gering. Unter dem Einflusse der Vernarbung entsteht ein blaßroter, derber, mit Einziehungen versehener Hautwulst, aus dem in Büscheln zusammenstehend Gruppen von Haaren herausragen. Diese Haarbüschel finden sich bei solchen Kranken auch schon normalerweise an anderen Stellen am Kopfe. Durch das Einschmelzen einzelner Infiltrate kommt es zur Bildung kleinerer oder größerer Höhlen, aus denen sich das wuchernde Granulationsgewebe vorwölbt, was ein papillomatöses oder wabig-drusiges Aussehen hervorbringt. In differentialdiagnostischer Hinsicht unterscheidet sich die Dermatitis papillaris capillitii von der manchmal am gleichen Orte lokalisierten Akne conglobata dadurch, daß letztere aus vereiterten Komedonen hervorgeht und kugelige, bläulich-graue Knoten bildet, die zentral erweichen und einen oft sehr reichlichen, dünnen, grauen Eiter entleeren, der nicht wie bei der Dermatitis papillaris Staphylokokken in Reinkultur, sondern eine Mischflora enthält. Aus einzelnen, nicht vereiterten solchen Höhlen oder Follikularcystchen kommt auf Druck eine talgartige Masse heraus. Nie führt dieser Prozeß zu einer sklerosierenden Entzündung; auch zeigt er nie solche Haarbüschel wie die andere Erkrankung. Dagegen findet man ähnliche konglobierte Akneknoten bei diesen Kranken gelegentlich auch am behaarten Kopf, in der Achselhöhle oder am Stamm. Die Dermatitis papillaris bleibt aber auf die Nackengegend beschränkt und wird nie universell.

Das Leiden ist von langer Dauer. Es macht jedoch außer etwas Hautjucken keine wesentlichen Beschwerden; in kosmetischer Hinsicht wirkt allerdings die derbe Platte am Nacken störend. Auch ist die anhaltende Eiterung und Beschmutzung der Wäsche sehr unangenehm, wozu noch der Umstand kommt, daß das Tragen hoher oder steifer Kragen unmöglich wird. Die Kranken werden also in gesellschaftlicher Beziehung durch den sonst gutartigen Prozeß sehr belästigt.

Die *Therapie* der Wahl ist die Röntgenbestrahlung. Sie bringt im Laufe von 1—2 Monaten in nicht zu veralteten Fällen Heilung, in schweren wenigstens deutliche Besserung. Besonders ernste und hartnäckige Formen sensibilisiert man vor Einleitung der Röntgenbehandlung durch energische Quarzlampenbelichtung bis zur Erzielung eines Erythems. Auch Hochfrequenztherapie kann zu gleichem Zwecke benützt werden. Auf der Höhe der Reaktion läßt man dann je nach der Schwere des Falles $^1/_2$—$^3/_4$—1 Erythemdosis (Filter 1 mm Aluminium) folgen, wobei die Umgebung sorgfältig abzudecken ist. Nach 3—4 Wochen nötigenfalls Wiederholung mit gleicher Dosis. Es tritt zwar nach den mehrmaligen Erythemdosen eine leichte Atrophie der bestrahlten Hautstellen und eine stärkere Pigmentierung in der Umgebung auf, doch ist diese Nebenwirkung im Vergleich zu den Beschwerden des früheren Leidens nur gering einzuschätzen. In Ermanglung der Strahlentherapie sowie als palliative Behandlung in der Zwischenzeit sind spirituöse Betupfungen, Salben, Umschläge und Pflaster zu verwenden; doch sind alle diese Mittel im Vergleich zur Röntgenbestrahlung weniger wirksam.

Man verschreibt schälende und desinfizierende Salben, welche des Abends einzureiben sind:

Salizyl-Schwefel-Tannin-Salbe.

Rp. Acid. salicyl. ..	1,0— 5,0	Tannini..................	5,0
Sulfur. praec........	10,0—20,0	Vaselin. flav.	ad 100,0

Bei vorübergehenden Reizzuständen sind Umschläge mit sechsfach verdünnter essigsaurer Tonerde zu empfehlen, welche statt mit Wasser auch teilweise mit 50%igem Alkohol versetzt werden kann. Abwechselnd mit diesen können auch 1—2%ige Resorzinwasserkompressen aufgelegt werden. Eine intensivere Wirkung der feuchten Kompressen ist dadurch zu erreichen, daß über dieselben ein Thermophor gelegt wird. Tagsüber wäscht man die Stellen mit Schwefel-Resorzin-Salizyl-Seife und betupft sie hernach mit Salizyl-, Resorzinspiritus oder 10%igem Formalinalkohol. Papillomatöse Partien werden nach Epilation der kranken Haare durch Elektrokoagulation oder Galvanokaustik zerstört. Hypertrophische Narben s. a. a. O. Die von Dermatitis papillaris befallene Hautpartie bedarf ständiger ärztlicher Überwachung. Einzelne aufschießende follikuläre Knötchen oder Pustelchen müssen mit spitzigem Messer eröffnet und sorgfältig entleert werden. Die kleinen Eiterhöhlen sind mit verdünnter Jodtinktur oder mit 5%iger Trichloressigsäure zu ätzen. Nach beendeter Behandlung ist vor allem darauf zu achten, daß durch entsprechende Maßnahmen das Scheuern der Kleider an der Nackenhaut vermieden wird. Das Tragen steifer Kragen ist daher zu verbieten.

S. auch Aknekeloid; Röntgen.

Dermatitis verrucosa, s. Tropen.

Dermatol ist Bismut. subgallicum (s. Wismut).

Dermatopathia cyanotica, s. Pigmentierung.

Dermazym ist eine Salbengrundlage, die aus aufgeschwemmter, gereinigter Bierhefe bestehen soll. Fettfrei und wasserhaltig, trocknet auf der Haut zu einem gut haftenden Überzug ein. Kann mit allen Fetten usw. gemischt werden.

Dermichthol (Leukichthol) ist ein entfärbtes Ichthyolpräparat, das wie Ichthyol verwendet wird (s. auch Eutirsol). (Cordes, Hermanni & Co., Hamburg.)

Dermographismus, s. Ernährung; Schwangerschaft; Urticaria.

Dermollan ist eine Hautpflege- und Wundsalbe, die Lanolin, Borsäure und Zinkoxyd enthalten soll. (Stadt-Apotheke, Zittau, Sa.)

Dermosapol ist eine überfettete Seifenmasse, die aus Fetten, Walfett und Erdwachs hergestellt sein und als Salbengrundlage dienen soll. (Vulnoplast-Lakemeier A. G., Bonn a. Rh.)

Dermotherma besteht nach Angabe aus Mixtur. Camphorat. thymolisat. 2,0, Tinctura Capsici et Arnicae aa 2,0, Massa constituens 94,0. Ein Mittel zum Einreiben gegen Hautkälte, besonders gegen kalte Füße, Erfrierungen als Rubefaciens. (Luitpold-Werk, Chem.-pharm. Fabrik, München.)

Dermothermostat, s. Hydrotherapie.

Desensibilisierung, s. Ernährung; Erytheme; Pruritus; Urticaria.

Desichthol, Ichthyolum desodoratum, ist Ichthyolammonium, das durch Einleiten von Wasserdampf von den riechenden und schmeckenden flüchtigen Stoffen befreit ist. Ein Ichthyolpräparat zum inneren Gebrauch, wie Ichthyol (s. dort).

Desikkation, s. Diathermie; Kaustik.

Desitin ist nach Angabe Extractum ex Oleo Jecoris Aselli chloratum. Es kommt u. a. in den Handel in Form von Desitin-Medizinal-Puder, bestehend aus Zinkoxyd und Talcum mit 10 p. c. Desitin, Desitinsalbe, Lanolin-Vaselin-Salbe mit Zinkoxyd, Talcum und 17 p. c. Desitin, sowie als Unguentum Desitin molle. Bei zahlreichen Hautleiden, u. a. auch Frost, Ulcus, Akne, Herpes, Hyperhidrosis anwendbar.

Desitin-Strahlenschutzsalbe soll nach Angabe als wirksame Bestandteile u. a. Chlorlebertran enthalten und bei Röntgenverbrennungen, akuter Röntgendermatitis, Röntgenspätschäden und Röntgenberufsschäden Anwendung finden.

Desitinolan, halbflüssige Lebertransalbe ohne Zinkoxyd usw. zum Ausgießen von Wundhöhlen und zum Durchtränken von Verbänden.

(Desitin-Werk Carl Klinke, Hamburg.)

Detoxin, s. Reizbehandlung.

Dextrin, Dextrinum, Stärkegummi. Gummiartiges Umwandlungsprodukt der Stärke, dessen Lösungen rechts drehen. Gereinigtes Dextrin bildet körnige, gummiähnliche, fast farblose bis gelblichbraune Massen oder ein weißes bis gelbliches Pulver, das sich in Wasser klar oder fast klar auflöst. Dextrinlösungen werden durch Jodlösung mehr oder weniger weinrot gefärbt. In Alkohol ist das Dextrin unlöslich, aus der wässerigen Lösung wird es durch Alkohol gefällt. Dextrin wird zur Herstellung von Hautfirnissen benützt. UNNA verwendet es unter Zusatz von Arzneimitteln zur Herstellung von fettfreien Pasten. Zur Herstellung derselben werden Dextrin, Glyzerin und Wasser zu gleichen Teilen auf dem Wasserbad unter Ersatz des verdunstenden Wassers bis zur völligen Auflösung des Dextrins erwärmt. Wird auch vielfach zur Herstellung sogenannter „Bartwichsen“ verwendet. Zur Herstellung des Dextrinschleimes rührt man 335 g Dextrin mit 400 g kaltem Wasser an, gibt diese Mischung zu 600 g heißem Wasser und erhitzt unter Umrühren zum Sieden.

Dextroform, durch Kondensation von Dextrin mit Formaldehyd erhalten. Gelbliches Pulver, löslich in Glyzerin und Wasser. Zu desodorisierenden Streupudern, z. B. bei Hyperhidrosis aller Formen, verwendbar, wie Amyloform (s. dort).

Dextrose, s. Traubenzucker.

Deye-Creme, s. Sonnenlichtschädigungen.

Deyla-Salbe enthält nach Angabe „Benzoesäurebenzylester, Zimtsäure, bituminösen Schwefel und Zinc. oxyd. in Naftalan mit Vaselin und Adeps lanae“. Als „Wund- und Heilsalbe“ auch bei Verbrennungen, Frostbeulen, Beingeschwüren, Furunkeln, Haemorrhoiden, Wundsein Erwachsener und der Säuglinge. (Adler-Apotheke Walter Rievers, Deutsch-Eylau.)

D. F. S.-Entfettungstabletten sollen Extr. Fuci vesiculosi, Extr. Frangulae, Extr. Cascarae und Cortex Cascarae enthalten. (Chemosan-Union, Wien.)

Diabetes, s. Ernährung; Innere Krankheiten; Pruritus; Schwielen.

Diachylonstreupulver, Pulvis inspersorius diachylatus:

Rp. Acid. borici pulv. ...	3,0
Plumbi stearinici pulv. ...	9,0
Amyli	88,0

Ein desinfizierendes, Geruch und Absonderung einschränkendes Streupulver bei intertriginösen Erscheinungen, für feuchte Hautflächen und übermäßige Schweißabsonderungen (s. auch Pflaster; Unguenta).

Diaderma, s. Sonnenlichtschädigungen.

Diadermin, Diadermine, ist ein Glyzerinseifengelee (s. Glyzeringelees). Im Handel finden sich unter dieser Bezeichnung oft recht verschiedene Produkte, die aber alle Glyzerin und Seife enthalten (s. auch Hautpflegemittel).

Dialon, Diachylonwundpulver Engelhard, besteht aus 3% Emplastrum Lithargyri, 4% Borsäure und 93% anderen Beimischungen. Bei gesteigerten Schweißabsonderungen, bei Intertrigo u. dgl. Ein ähnliches Präparat ist *Diapul.* (Apotheker K. Engelhard, Frankfurt a. M.)

Diamido-Diphenylamin, s. Anilinhaarfarben.

Diaspasmata, s. Naturvölker.

Diastema, s. Zahnfleisch.

Diät, s. Akne vulgaris; Alopezien; Bauchwand; Ernährung; Seborrhoe; Tuberkulose; Urticaria.

Diathermie in der Kosmetik.

I. Allgemeiner Teil.

Die Diathermie ist die hauptsächlichste Verwendungsmethode der hochfrequenten Ströme in der Medizin.

Hochfrequenzströme = Wechselströme von hoher Frequenz wurden zuerst von N. TESLA dargestellt. Sie wurden 1892 von D'ARSONVAL für Heilzwecke empfohlen. Die Reizwirkung dieser Ströme ist sehr gering. Es können verhältnismäßig große Stromstärken therapeutisch Verwendung finden, so daß mit diesen Strömen im menschlichen Körper *Widerstandswärme (Joulesche Wärme)* zu erzeugen ist. Den Wert dieser Tatsache erkannte zuerst v. ZEYNEK 1898. Er arbeitete mit v. PREYSS und v. BERND eine Methode für die menschliche Therapie aus. NAGELSCHMIDT erkannte unabhängig von ihnen die Bedeutung der Ströme und gab der Methode den Namen Diathermie.

Um niederfrequente Wechselströme in hochfrequente Ströme zu transformieren, braucht die Medizin den Diathermieapparat. Dieser hat einen Primär- oder Erregerkreis, in dem Schwingungen erzeugt werden, deren Zahl außerordentlich hoch sein kann, und welche die Frequenz der Wechsel bedingt. Der Erregerkreis besteht im allgemeinen bei den deutschen Apparaten aus Kondensator, Selbstinduktion und Funkenstrecke. Meist durch Induktion wird die Energie nun auf einen Sekundär- oder Therapiekreis übertragen. Der Sekundärkreis führt ebenfalls Kondensator und Selbstinduktion. Die Kreise müssen in Resonanz miteinander stehen. Aus dem Therapiekreis erfolgt die Abnahme des Stroms zur Behandlung, der mittels Kabels und Elektroden an den Patienten geleitet wird. Zwischen zwei zirka gleichgroßen, parallel zueinander an den Körper gelegten Elektroden verlaufen *Stromlinien*, die eine ziemlich gleichmäßige Durchwärmung in ihm bewirken. Gewebe geringeren Widerstandes werden allerdings von den Stromlinien bevorzugt. Dies ist in kurzen Worten der Vorgang, mit dem die Durchwärmung erreicht wird; er wird als medizinische Diathermie bezeichnet.

In neuester Zeit verwendet man zur Durchwärmung *Kurzwellen*. Wellenlängen sind eine andere Berechnungsart der Frequenz der Schwingungen. Wellen von zirka 3—30 m Länge nennt man Kurzwellen im Gegensatz zu den bei der Diathermie verwandten Wellen von zirka 300—600 m. Die so gewonnenen Ströme durchdringen das Gewebe gleichmäßiger. Ferner brauchen die Elektroden dem erkrankten Körperteil nicht direkt, blank, aufgelegt zu werden. Dadurch werden Verbrennungen vermieden. Diese Vorteile haben den Kurzwellen in der Therapie, besonders entzündlicher Erkrankungen, schnell Beachtung verschafft, doch auch bei Gelenksaffektionen, Zirkulationsstörungen u. a. m.

Verdichtet man bei der oben genannten Anordnung die Stromlinien an einem Punkt durch fehlerhaftes Anlegen einer Elektrode oder absichtlich, indem man einer Flächenelektrode eine kleine, z. B. Nadelelektrode, gegenüberstellt, so erhält man eine Verbrennung. Diese hat bestimmte Eigenschaften, die man zu operativen Maßnahmen verwendet — *chirurgische Diathermie.*

In der Kosmetik verwendet man drei Methoden der chirurgischen Diathermie: 1. die Elektrokoagulation; 2. die Elektrotomie (das elektrische Schneiden); 3. die Elektrodesikkation.

1. Die einfachste Methode ist die *Elektrokoagulation* (s. dort), Koagulation, Gewebsverkochung, die bei der oben erwähnten Anordnung an der kleinen aktiven Elektrode auftritt. Sie zerstört das Gewebe, indem sie dasselbe in eine weiße, koagulierte Masse, eine Nekrose durch Gerinnung des Zelleiweißes, verwandelt.

Die Operationsmethode hat sich aus der *„de Forestschen Nadel“* entwickelt. Doyen, Czerny, Werner verwendeten sie 1910—1912. Dann erregte sie besonders das Interesse einiger Dermatologen. Sie wurde erst Gemeingut der Ärzte in dem Maße, als die medizinische Diathermie sich Anerkennung verschaffte. — Es kann nämlich prinzipiell jeder Diathermieapparat zur Koagulation verwendet werden. Wichtig ist dabei, daß der Strom fein dosierbar ist. Für kosmetische Zwecke werden kleine Stromstärken gebraucht. Dafür werden auch besondere kleine Apparate gebaut. Der Strom ist für Koagulation verwendbar, wenn bei schwacher Einstellung in Sekunden um die ins Gewebe eingestochene Nadelelektrode ein weißer, kleiner, an Größe allmählich zunehmender Hof von koaguliertem Gewebe auftritt und wenn dieser Vorgang abgeschwächt oder verstärkt werden kann.

Man arbeitet mit dem koagulierenden Strom, indem man die indifferente Elektrode einer beliebigen Stelle des Körpers anlegt. Dann wird die aktive Knopfelektrode auf das Gewebe, das man entfernen will, aufgesetzt oder eine Nadelelektrode so tief eingestochen, als Koagulation, die längs der Nadel auftritt, beabsichtigt ist. Nun wird der Strom eingeschaltet und das Gewebe verkocht. Unter Schutzverband trocknet die koagulierte Masse zu einem Schorf, der sich nach 2—3 Wochen abstößt und eine zunächst leicht gerötete, deprimierte Narbe zurückläßt, die sich langsam entfärbt und ausgleicht. Einige Monate später ist oft nach kleinen kosmetischen Operationen selbst mit der Lupe kaum mehr die Stelle zu finden, an der man gearbeitet hat.

Will man größere Gebilde zerstören, sind Plattenelektroden oder mehrere Einstiche erforderlich.

Auch größere Wunden heilen mit guten, weichen Narben. Die Heilung zieht sich aber länger hin. Schon aus diesem Grunde wird die Vorsicht des Patienten geringer und die Wunde wird Schädigungen ausgesetzt, die sich ungünstig auf das Endresultat auswirken. Man sei daher bei größeren kosmetischen Eingriffen darauf gefaßt, daß Narben zurückbleiben und richte sein Verhalten darnach ein. Namentlich ist häufige Vorstellung zur Kontrolle der Wundheilung zu verlangen.

Durch Veränderung von Stromstärke und Abstand der Löschfunkenstrecke kann die Wirkung verschieden gestaltet werden. Allerfeinste Dosierung wird bei der *Epilation* (s. dort) gebraucht. Dabei wird bezweckt, in der Tiefe des Haarfollikels die erste Koagulation, welche in der Umgebung der Spitze einer Nadel auftritt, zur Zerstörung der Haarmatrix zu verwenden. An der Follikelmündung darf dabei keine sichtbare Koagulationswirkung zustande kommen (s. unten).

2. Die zweite Methode der Anwendung der chirurgischen Diathermie ist das Schneiden mit dem elektrischen Strom, die *Elektrotomie* (Kowarschik), das *Diathermiemesser*, die *Lichtbogenoperation*, *endotherm knife*, *bistouri diathermique*, *arc électrode*, *acusector* — dies nur die häufigsten Namen. Sie ist eine alte Verwendungsart der hochfrequenten Ströme in der Chirurgie, die aber in Vergessenheit geriet.

Der Amerikaner de Forest wandte sie zuerst an. Sie wurde als *kalter Kauter* oder de Forestsche Nadel bezeichnet. de Forest arbeitete mit ungedämpften hochfrequenten Strömen, die er durch den Paulsenschen Lichtbogen erhielt (s. unten). M. Cohn besprach 1909 die Methode in Deutschland, Czerny, Werner, L. Meyer griffen sie auf. Statt des Lichtbogens der Paulsenlampe verwendete Czerny die Funkenstrecke und arbeitete zweipolig, er koagulierte also (bipolare Forestisation, Lichtbogenoperation). Die de Forestsche Nadel geriet, „wohl weil die technischen Bedingungen, die das Schneiden erfordert, vernachlässigt wurden“ (Kowarschik), in Vergessenheit. Wyeth und von Kelly entdeckten die Methode 1924—1926 von neuem, als man in Amerika Diathermieapparate mit ungedämpften Schwingungen (Elektronenröhren) baute.

Zum Schneiden brauchte man früher vollkommen ungedämpfte Schwingungen, welche Apparate mit Elektronenröhren (wie sie Amerika und Frankreich bauen) ergeben. Den deutschen Firmen ist es gelungen, mit Funkenstreckenapparaten Schwingungen zu erzielen, die praktisch den ungedämpften gleichen. Mit diesen Apparaten, die eine Funkenübergangszahl bis zu 100.000 in der Sekunde haben, schneidet man ganz wie mit Röhrenapparaten, ohne den Vorteil der dauerhaften Funkenstrecke aufgeben zu müssen. Bei Apparaten, welche den Diathermiestrom in solcher Form liefern, müssen schädliche faradische Reizungen ausgeschlossen sein.

Die aktive Elektrode, Nadel, Messer, Drahtschlinge schneidet bei dieser Stromart Haut, Faszie, Muskel ohne Widerstand, Fett bietet geringen Widerstand, Knochen läßt sich nicht schneiden. Die Schnittwirkung kommt durch Fünkchen zwischen Elektrode und Gewebe zustande, „wohl mechanische Sprengung des Gewebes durch kleinste Dampfexplosionen bei Überhitzung des Zellwassers" (Kowarschik). Man erhält einen glatten Schnitt. Die koagulierende Wirkung kann durch Veränderung der Funkenstrecke und Schnelligkeit der Schnittführung den jeweiligen Erfordernissen angepaßt werden. Je mehr Koagulation, desto weniger blutende Gefäße, desto weniger Möglichkeit, daß Keime und Geschwulsttrümmer durch „versiegelte" Gefäße in die gesunde Umgebung geraten. Aber je mehr Koagulation, desto unmöglicher, nach dem Schnitt Gesundes von Krankem zu unterscheiden, und desto langsamere Heilung. Bei sehr geringer Koagulation kann unter Umständen eine Naht „per primam" heilen. Im allgemeinen muß aber die Heilung der Granulation überlassen werden (s. unten).

3. Neben diesen beiden Methoden verwendet die Kosmetik die *Desikkation, Elektrodesikkation,* Gewebseintrocknung. Dies ist eine Zerstörung von Gewebe durch die eintrocknende, verkohlende Wirkung des überspringenden Funkens.

Die gewebszerstörende Wirkung von Funken, die aus einem Hochspannungstransformator von Tesla oder Oudin abgeleitet werden, war schon d'Arsonval bekannt. Bordier benützte sie 1902 zur Entfernung von Warzen und Naevi, Strebel 1904 zur Zerstörung von Lupusknoten und Neubildungen. Keating-Hart baute eine Behandlungsmethode aus, die er *Sideration* nannte, von Pozzi stammt der Name *Fulguration.* Die Funken waren 10—15 cm lang. Es war eine unexakte Methode, die mit dem Bekanntwerden der Koagulation verschwand.

Verbindet man aber einen Diathermieapparat mit einer Tesla- oder Oudinspule und bringt sie in Resonanz mit ihm, so verwandelt man den starken, niedergespannten Diathermiestrom in einen schwachen, hochgespannten Strom. Die dieser Anordnung entnommenen Funken, deren Länge man beliebig variieren kann, geben auf der Haut eine eintrocknende, verschorfende oberflächliche Zerstörung. Die Narben nach Heilung des Defekts sind dementsprechend glatt, unter Umständen unsichtbar. In geeigneten Fällen ist dies für oberflächliche Gebilde eine brauchbare Methode. Sie wird als Desikkation bezeichnet.

Ähnlich in der Wirkung sind die kleinen Apparate, die einfach aus einer eisengefüllten Spule und einem Neefschen Hammer bestehen und viel von Laien benützt werden (z. B. *Radiolux,* s. dort).

Mit *Kurzwellenapparaten* ist es prinzipiell ebenfalls möglich, chirurgische Eingriffe vorzunehmen. Die Apparate müssen allerdings dazu besondere Einrichtungen aufweisen. Größere Erfahrungen darüber bestehen zurzeit noch nicht.

Als aktive Elektrode verwendet man bei der Koagulation Knöpfe, Platten und Nadeln verschiedener Stärke, letztere am besten mit Bajonettknickung, die die Tiefe des Einstichs besser abzuschätzen erlauben. Die Elektrotomie wird mit handlichen Messerchen, Nadeln, namentlich Drahtschlingen der verschiedensten Größen und Stärken ausgeführt, die auch serienweise in Bestecken zusammengestellt sind und manchmal gleichzeitig Knöpfe oder Ringe zur Koagulation (Blutstillung) tragen (Wucherpfennig). Die Desikkation verwendet etwas stärkere Nadeln. Zu feine Elektroden werden hierbei durch Hitze zerstört.

Als inaktive Elektrode dienen, wie bei der medizinischen Diathermie, Bleiplatten oder dünne Zinnelektroden, die sich dem Körper anschmiegen, auch Metallnetze (Kupfergazebinde, Sanitas). Wichtig ist, daß die Elektroden gut anliegen und fest mit dem Kabel verbunden sind, da Ablösung zu Verbrennungen führt. Mit dem Siemensschen „Chirurgie-Mikrotherm" (L. Böhmer) arbeitet man in der Kosmetik einpolig. Hier kommt die inaktive Stromleitung kapazitiv, durch Tisch, Fußboden, Apparat zustande. Die Desikkation wird einpolig ausgeführt.

Die chirurgische Diathermie übt wenig Reiz auf Entzündungs- und Bindegewebszellen aus. Die Heilung der durch sie gesetzten Wunden ist daher langsam, aber es erfolgt meist eine glatte, weiche Narbenbildung, selbst bei ursprünglich großem Defekt. Durch Koagulation oder die besondere Art der Gewebsdurchtrennung verschließt, „versiegelt" die chirurgische Diathermie Blut- und Lymphbahnen und eröffnet sie nicht wie das Messer. Sie verhindert, im Gegensatz zu diesem, die Aussaat von Bakterien und Geschwulstzellen in den Körper des Operierten, so daß auch bösartige Gebilde angegangen werden können. Dabei operiert man mit wenig Vorbereitung, aseptisch, Blutungen treten aus kleinkalibrigen Gefäßen bei kleinen Operationen kaum auf, jedenfalls stehen sie bei weiterer Koagulation. Es wird kein Gefäß unterbunden, keine Naht gelegt. Das ist bei kosmetischen Operationen im allgemeinen angenehm, bei Malen und Geschwülsten der Säuglinge und Kleinkinder aber bedeutungsvoll, da Schock und Blutverlust vermieden werden. Man zerstört schnell, selbst größere Gebilde, und die Operation ist beendet, bevor das Kind zum Bewußtsein des Schmerzes kommt. Wenn nötig, genügt ein kurzer Rausch. Die Wunde, die nach dem Eingriff zurückbleibt, ist schmerzlos.

Die technische Ausführung der Operation ist einfach. Die Beurteilung der Wirkung erfordert Beobachtung und Erfahrung. Die Arbeit mit dem Elektrotom kann so geschehen, daß nach dem Schnitt gesundes und krankes Gewebe unterscheidbar ist, und zwar besser als nach der Messeroperation, da das Gesichtsfeld nicht ständig durch nachsickerndes Blut verdeckt wird. An frischem Fleisch, z. B. Rinderherz, können Übungen im Arbeiten mit chirurgischer Diathermie angestellt werden.

Grundsätzlich wird man diathermische Operationen in Infiltrationsanaesthesie vornehmen, denn die Behandlung ist schmerzhaft. Kleine Linsenflecke, weiche Male, Spinnenmale werden aber so schnell koaguliert, daß der Schmerz der Infiltrationsbetäubung unangenehmer ist. — Die Hypertrichose ist wegen der Ausdehnung der Fläche und der öfter notwendigen Wiederholung der Behandlung für Anaesthesie ungeeignet. Die Epilation ist bei guter Apparatur nicht übermäßig schmerzhaft. — Kinder werden häufig, wenn nicht von der Anaesthesierung abgesehen werden kann, in Allgemeinnarkose operiert werden müssen.

Explosible Stoffe, alle mit Aether, Benzin, Alkohol usw. getränkten Tupfer müssen vor Einschalten des Stromes aus dem Operationsraum entfernt sein. Nach Aether- oder Chloraethylrausch kann an Mund und Nase operiert werden. Ausgeatmete Gase explodieren nicht. Bei Vereisungsanaesthesie und Desinfektion an behaarten Körperteilen ist daran zu denken, daß brennbare Flüssigkeiten auf der Haaroberfläche zwar meist schnell verdunsten, nicht aber innerhalb dichter Haare, so daß dort die Explosionsmöglichkeit länger bestehen bleibt.

Die durch chirurgisch diathermische Operationen gesetzten Wunden muß man im allgemeinen durch Granulation heilen lassen. Die Nachbehandlung hat nach dermatologischen Prinzipien zu geschehen. Von ihr hängt zum großen Teil das endgültige Resultat ab. Die einfachste Behandlung ist die beste. Kleine Eingriffe nach Desikkation bleiben ohne Verband, nach Koagulation und Elektrotomie genügt ein kleiner Hansaplaststreifen. Größere Wunden sezernieren stärker. Man muß durch Borsalbe oder Borzinksalbe, Argent.-Perubalsamsalbe, Unguentolan verhüten, daß der Verbandstoff an der Wunde anklebt. Im Gesicht pudere man nur mit Dermatolstreupuder. BORDIER empfiehlt zur Wundreinigung Waschungen mit physiologischer Lösung, denen er durch Zusatz von einigen Tropfen Jodtinktur, Jodjodkalilösung (1 : 2 : 20) oder Wasserstoffsuperoxyd (15/100) eine desinfizierende Wirkung gibt.

Die medizinische Diathermie, Durchwärmung, spielt in der Kosmetik eine geringe Rolle. Auch die Kurzwellenbehandlung wird wenigstens zurzeit noch wenig verwendet. Aktive Hyperaemie, stärkere Durchblutung bei vollkommener Reizlosigkeit sind Nerven und Entzündung beruhigende (bisweilen auch anregende), Schmerz und Krampf stillende Effekte. Man verwendet sie bei Symptomen allgemeiner körperlicher Minderwertigkeit, die kosmetisch belästigen: rote, kalte, schweißige Hände, rote Nasen, Frostbeulen, Gefäßnervenschwächen, Störungen der Blutversorgung der Gewebe. Man muß sich darüber klar sein, daß die Diathermie eine von den vielen Methoden ist, die einmal mehr, einmal weniger Erfolg bringen, manchmal einen psychischen Einfluß haben. Auch die Symptome schwerer Hautkrankheiten, wie Hautatrophie und Sklerodermie, sind kosmetisch störend. Eine Behandlung mit medizinischer Diathermie kann mitunter empfohlen werden. Sie bessert bisweilen, wenigstens zeitweise, das störende Aussehen.

II. Klinischer Teil.

Male, Naevi werden mit Koagulation eventuell Desikkation zerstört oder mit der Schlinge ausgeschnitten. Haare in vorspringenden Malen werden durch die Koagulation der Gebilde zugleich zerstört, Haare in flachen Malen müssen gesondert epiliert werden (s. unten).

Harte *Hornmassen* bieten dem Strom einen Widerstand, dem er auszuweichen sucht. Sie werden vor der Koagulation mit Salizylsalben erweicht oder im ganzen mit der Schlinge herausgeschnitten. Systematisierte, zur Verhornung neigende Talgdrüsen- und sonstige Organmale sind ausgedehnte, meist reichlich tief ins Unterhautgewebe reichende Bildungen. Die Resultate der chirurgischen Diathermie sind dementsprechend weniger zufriedenstellend. Große, tiefe Wunden, langsame, oft schmerzhafte Wundheilung, Neigung zu erneutem Wuchern der Gebilde, schließlich Bildung dicker, wulstiger Narben — Keloide — stören den Erfolg.

Pigmentmale:

Flache, hellbraune Male müssen bis in größere Tiefen der Lederhaut zerstört werden, andernfalls tritt nach Heilung der Wunde in der Narbe wieder brauner Farbstoff zutage. Je heller, flacher und größer diese Male sind (café au lait), desto mehr ist zu beachten, daß jeder Eingriff eine Narbe hinterläßt, und je größer und tiefer der Eingriff, desto weniger hat der Arzt das endgültige Resultat in der Hand. Hält man sich dies vor Augen, wird die Entscheidung nicht schwer, wann eine Behandlung vorzunehmen, wann sie zu widerraten ist.

Tiefschwarze Male wird kein Arzt ohne Zwang angehen. Ist bei Wachstum oder ungünstiger, ständig Reizung ausgesetzter Lage die Operation notwendig, so muß mit chirurgischer Diathermie operiert werden, da nur diese Operationsmethode die Bösartigkeit von Geschwülsten nicht anregt und Aussaat von Geschwulstzellen während der Operation verhindert. Zur Infiltrationsanaesthesie umspritzt man weit in der Umgebung und operiert im gesunden Gewebe. Der kosmetische Erfolg ist sekundär, meist aber zufriedenstellend.

Nicht zu große Tierfellmale können chirurgisch-diathermisch behandelt werden, wenn Exzision und Naht nicht geeignet sind. Ziemlich tiefes Abschälen mit der Schlinge, Heilung unter Borzinksalbe, Nachbehandlung wieder auftretender Pigmentationen mit Koagulation wäre der technische Gang.

Epheliden (Sommersprossen) und Chloasma (Pigmentierung bei inneren Leiden) behandle man im allgemeinen nicht mit dem Strom, sondern mit Sonnenschutz- und Bleichsalben. Bei Chloasma ist das zugrunde liegende Leiden zu beachten. Zur Behandlung mit dem Strom oder Mikrobrenner gehört unbedingt beste Technik.

Blutgefäßmale, Haemangiome, Blutschwämme:

a) Kavernöse, kutane Angiome werden mit CO_2-Schnee behandelt. Bleiben Reste zurück, so sind diese mit Koagulation zu zerstören. Kleine kutane, kavernöse Angiome können mit der Schlinge herausgeschnitten werden. Die Sicherheit einer schönen Narbe ist bei CO_2-Schneebehandlung am größten, während Elektrotomie oft wenig befriedigt.

b) Kavernöse, subkutane Angiome werden, wenn nicht zu ausgedehnt, mit dem Messer exzidiert und genäht, mitunter starke, schwer stillbare Blutung. Sehr diffizile Stellen, Auge, Nase, Ohr, Geschlechtsteil, Gelenksfalten der Finger und Zehen, namentlich bei Säuglingen, wenn an Messer, Naht und Plastik nicht zu denken ist, kann man erfolgreich mit Koagulation behandeln. Die Behandlung nimmt lange Zeit in Anspruch. Man wird sich meist scheuen, gerade an den genannten Stellen energisch genug zu operieren, auch läßt sich oft nur Fortschritt auf Fortschritt aufbauen. Das endgültige Resultat ist aber überraschend gut. Das gilt selbst für die ganz ausgedehnten Fälle von kavernösen, kutanen und subkutanen Haemangiomen der Gesichtshaut bei Säuglingen. Neben der chirurgischen Diathermie steht die Radiumbehandlung. Man muß von Stelle zu Stelle entscheiden, ob diese oder jene Behandlung angezeigt ist.

Die Spinnenmale, Naevi aranei, werden durch Koagulation des großen mittleren Gefäßes beseitigt.

Alle kavernösen Angiome wachsen schnell. Sie müssen, sobald sie erkannt sind, behandelt werden. Nur die Spinnenmale verschwinden manchmal von selbst.

c) Die flachen Gefäßmale, Haemangioma simplex, Feuermale, Portweinmale, wachsen im allgemeinen nur mit dem Wachstum des Trägers, sie wuchern nicht. Eine operative Behandlung führt zu Rezidiven und häßlichen hypertrophischen Narben. Meist ist dringend zu raten, sie zu unterlassen. Kleinere, sehr auffallende Herde, namentlich in der Umgebung der Augen, kann man manchmal in langer, mühsamer Behandlung durch Koagulation mit Einstichen von 2 mm Tiefe und mehr beträchtlich bessern (s. Kohlensäureschnee; Radium).

d) Für Lymphgefäßmale gilt das über Blutmale Gesagte. Vorsicht ist bei ihnen am Platze, da sie viel seltener und somit unsere Erfahrungen geringer sind.

Hypertrichose. Frauenbart, abnorme Behaarung muß mit Elektrolyse oder mit Koagulation epiliert werden, andere ungefährliche Behandlungen, die zum Ziele führen, existieren einstweilen nicht. Bei Behandlung mit Koagulation führt man eine feine, mit Bajonettkrümmung versehene Nadel, die praktisch an einem möglichst leichten Nadelhalter (L. BÖHMER) befestigt ist, in den Follikel, bis die Nadelspitze unter den Bulbus in die Matrix vorgedrungen ist. (BORDIER läßt nur bis an den Bulbus einführen, was unserer Erfahrung nach nicht genügt.) Dann läßt man den koagulierenden Strom einwirken. Wenige Sekunden genügen zur Zerstörung der Matrix. Das Haar läßt sich dann mit der gequollenen Wurzelscheide ohne Widerstand herausziehen. Die leichte Entfernbarkeit des Haares nach der Behandlung ist aber kein absoluter Beweis, daß die Matrix genügend geschädigt ist, Koagulation an der Follikelmündung soll nicht auftreten, so bleibt das Maß der Behandlung dem Gefühl vorbehalten, was eine erfolgreiche Anwendung der Methode oft erschwert. Durch die Koagulation wird die Haarwurzel in 2—5 Sekunden zerstört, wozu die sonst gerne ausgeübte Elektrolyse 30—60 Sekunden braucht. Zu viel führt zu Narbenbildung, zu wenig bedingt Rezidive.

Zur Entfernung von vulgären und senilen (seborrhoischen) *Warzen* ist der Strom gut anwendbar. Sie werden mit der Schlinge herausgeschnitten. Die meist nötige Infiltrationsanaesthesie erfordert bei kleinen Patienten oft viel Überredung. Manchmal hilft die Chloraethylvereisung. — Alle Warzen, namentlich aber die tiefsitzenden auf Handflächen, Fußsohlen und am Nagelrand, werden mit wenig Koagulation geschnitten, damit die Schnittfläche übersehbar ist. Bleibt krankes Gewebe zurück, tritt unfehlbar ein Rezidiv auf. Juvenile Warzen, die auf interne und externe medikamentöse Therapie nicht ansprechen, können mit Desikkation entfernt werden.

Hauthörner, Feigwarzen (Condylomata accuminata), Blutgefäßwarzen (Granuloma teleangiektodes) und das Xanthoma planum palpebrarum werden mit der Diathermieschlinge herausgeschnitten oder koaguliert. Man darf nicht zu oberflächlich arbeiten, sonst rezidivieren die Gebilde. Beim Xanthom ist gleichzeitig fettarme Diät angezeigt. Milien können vorsichtig koaguliert werden, ebenso Hydrocystome. Mollusca contagiosa werden ausgedrückt und mit Desikkation nachbehandelt, es sind sehr oberflächliche Gebilde. Talgdrüsenadenome verschorfe man etwas tiefer mit Desikkation.

Das *Keloid* (Krebsscherennarbe) ist mit der Schlinge herauszuschneiden und mit harten Röntgenstrahlen oder besser mit Radium nachzubestrahlen. Ohne Strahlennachbehandlung bilden sich die Keloide wieder.

Die Keloidakne (Finnen und dicke Narben am Nacken) wird man teils koagulieren, teils schneiden, aber ebenfalls nachbestrahlen.

Tätowierungen können durch die Diathermieschlinge entfernt werden. Die Hautpartie wird wie ein Apfel geschält. Man soll möglichst nicht nachzeichnen, sondern größere Teile des Bildes als Fläche entfernen. Bleiben in der Tiefe Pigmentreste zurück, wird mit Pyrogallussalbe (2—3%ig) nachgeätzt. Dadurch können Pigmentreste leicht entfernt werden können. Die großen Wundflächen heilen langsam unter sorgfältiger Überwachung und Pflege — indifferente Salben, Reinigen, Freiluftbehandlung, Lichtbehandlung — mit glatten, weichen Narben.

Akne, Finnenkrankheit: Man kann frisch entstehende Pusteln mit Einstich koagulieren und unter Umständen zur Eintrocknung bringen. Immerhin sind die konservativen Verfahren die endgültig dankbareren.

Die erweiterten Gefäße der Rosacea, Kupferfinne, werden mit Koagulation oder Desikkation nachgezeichnet. Es treten Rückfälle und weitere Gefäß- und Gewebswucherungen auf, wenn die allgemeine Hautpflege und die ätiologische Behandlung keinen Erfolg haben. — Beim Rhinophym, Pfundnase, ist die Diathermieschlinge die Methode der Wahl. Die Knoten werden über einem in das Nasenloch eingeführten Finger heruntergeschält, worauf schnelle, glatte Heilung eintritt. Bordier empfiehlt Koagulation mit zwei aktiven, gegeneinander isolierten, an einem Griff befindlichen Nadel- oder Pinzettenbranchenelektroden (Méthode bipolaire). Es ist zu beachten, daß das gewucherte Gewebe der Pfundnase weich und morsch, daneben ziemlich unempfindlich ist.

Einzelne kleinere Knoten der Neurofibromatosis (v. Recklinghausenscher Krankheit) kann man mit den Methoden der chirurgischen Diathermie angehen. Die Wunden heilen öfters mit leicht verdickten Narben, die aber kosmetisch den ursprünglichen Geschwülsten vorzuziehen sind.

Die chronischen Veränderungen des *Erythematodes* lassen sich neben der dringend notwendigen allgemeinen Behandlung unter Umständen beträchtlich durch CO_2-Schnee oder Elektrodesikkation bessern. Auch vorsichtiges Schälen mit der Schlinge kann, allerdings seltener, gute Resultate ergeben. Oberflächliches Arbeiten genügt, es scheint, daß der Reiz der Behandlung in Verbindung mit einer geeigneten Allgemeinbehandlung die Resorption der Infiltrate anregt.

Bei einiger Kenntnis und Übung ist die chirurgische Diathermie für die Kosmetik eine sehr brauchbare und ungefährliche Operationsmethode. Eine Verletzung wichtiger Nerven und größerer Gefäße muß natürlich vermieden werden, ebenso ist Knorpel und Knochen zu schonen. Verletzung von Knorpel und Knochen mit den hochfrequenten Strömen kann zu unangenehmer Fistelbildung führen.

S. auch Alterserscheinungen; Behaarung; Dermatitis papillaris; Faltenbildung; Gesichtspflege; Kälteschädigungen; Kaustik (unipolare und bipolare Diathermie); Lidgeschwülste; Lidhaut, Haare an der; Lidverletzungen; Lippen; Milien; Mundhöhle; Narben; Pigmentierung; Raynaud; Schälkuren; Schwielen; Tatauierungsentfernung; Verbrennungen; Verjüngung; Warzen; Wechseljahre (Diathermie der Hypophyse, der Unterleibsorgane).

Diathese, exsudative, s. Ekzem; Ernährung; Innere Krankheiten; Kindesalter; Nasenekzem; Prurigo.

Diatonine, s. Akne vulgaris.

Diffusyl besteht nach Angabe aus „Sulfur Collóo, Arnika, Arsen. alb., Echinacea, Antivirus der Eitererreger in hom. Verd." und soll bei Furunkulose sowie Furunkeln größerer und kleinerer Art in Gaben von 2stündlich 1 Tablette angewendet werden. (Doktor Willmar Schwabe, Leipzig O 29.)

Diha-Sporteinreibung soll Campher, Arnika, Rosmarin und Seifenspiritus enthalten. (Joh. G. W. Opfermann, Köln.)

Dijod-Thymol, s. Aristol; Jod.

Dijosan-Frostbademittel besteht nach Angabe aus „Kalialaun, Siam-Benzoe, gerbsaurem Alaun und Weinsäure". (Dr. Johannsen, Chem.-pharm. Fabrik.)

Dijosan-Hautbalsam gegen spröde und gerötete Haut besteht nach Angabe aus Glyzerin, Alkohol und Ätznatron. (Dr. Johannsen, Chem.-pharm. Fabrik, Bremen.)

Dijozol soll eine konzentrierte alkoholische Lösung eines dijodierten Salzes von Phenolsulfosäure darstellen und als Desinfiziens und Desodorans Anwendung finden.

Dijozolseife besteht nach Angabe aus 14 p. c. Kernseife und 86 p. c. einer Mischung von Dijozol und absolutem Alkohol. Seifencreme zur Händedesinfektion und gegen Insektenstiche.

(Trommsdorff, Chem. Fabrik, Aachen.)

Dimethyl-p-Phenylendiamin, s. Anilinhaarfarben.

Dinitro-Phenol (Sulfo-), s. Anilinhaarfarben.

Distichiasis, angeborene Zweireihung der Wimpern. Die zweite Reihe, meist feine Lanugohärchen, steht an den Ausführungsgängen der MEIBOMschen Drüsen; dadurch werden öfter Augenentzündungen hervorgerufen. Es kommt hier nur Epilation (s. Trichiasis) in Frage, da von einer Lidrandplastik keine kosmetisch einwandfreien Resultate zu erwarten wären.

Docteur Pierre-Mundwasser, Eau Dentifrice du Docteur Pierre. Eine Nachbildung dieses bekannten französischen Mundwassers kann z. B. nach folgender Vorschrift erhalten werden:

Rp. Semin. Anis. stell.	425,0	Ol. Anisi	120,0
Coccionellae pulv.	50,0	Ol. Menth. pip.	40,0
Spir. Vini	3000,0	Heliotropini	2,0
14 Tage mazerieren und unter Auspressen filtrieren. Dem Filtrat füge zu:			

Docteur Pierre-Zahnpasta, mit starkem Anisgeschmack, ist eine nichtschäumende Pasta; ein ähnliches Produkt wird wie folgt erhalten:

Rp. Corpor. Pastae	1000,0	Heliotropini	0,15
Ol. Anisi stell.	8,0	Ol. Rosae ver.	0,15
Ol. Menth. pip.	3,0	Tinct. Benzoes	5,0
Ol. Caryophyll.	0,3	Solut Carmini	q. s.

Donucol soll eine mit Staphylokokkenantigen hergestellte Salbencreme gegen Akne, Ekzeme, Bartflechte usw. sein. (Dr. Nußbaum & Co., Würzburg.)

Doppelkinn, s. Alterserscheinungen; Faltenbildung; Gesichtspflege; Kinnplastik.

Doppellappen, s. Lippen; Lippenplastik; Plastik; Wangenplastik.

Doppelsehen, s. Augenglas.

Dopplersche Methode, s. Verjüngung.

Doramad, s. Radium.

Dorsalinzision, s. Genitale, männliches.

Dossadont-Zahnpasta soll Calciumkarbonat, Kaliumchlorat, Benzol, Thymol, Seife, Pfefferminzöl und andere aetherische Öle enthalten. (C. Stephan G. m. b. H. Dresden A 19.)

Dostrahseife soll Nafalan und Magnesiumsuperoxyd enthalten. (Dr. E. Strahls chem. Laboratorium, Hamburg 13.)

Douche filiforme, s. Filiforme Dusche.

Dowelkrone, s. Zahnersatz.

Drachenblut, Resina Draconis. Das Harz der Früchte von Daemonoropsarten. Drachenblut erweicht im heißen Wasser, löst sich in Alkohol, Chloroform, Eisessig, Benzol, Schwefelkohlenstoff, hinterläßt aber bis zu 20% Verunreinigungen. In Aether, Petrolaether und Terpentinöl ist das Harz unlöslich. Als färbender Bestandteil zu Pflastermischungen und Zahnkitt verwendet.

Dralles Birkenwasser, ein alkoholisches Kopfwasser, das Birkensaft und Borsäure, nach neueren Untersuchungen auch Euresol enthält. Ein ähnliches Präparat ist folgendes:

Birkensaft	400,0	Bergamottöl	0,5
Alkohol	600,0	Neroliöl künstl.	0,3
Euresol	5,0	Cantharidentinktur	2,0
Birkenknospenöl (leicht lösl.)	2,5	Capsicumtinktur	5,0
Zitronenöl	0,5	Tannin	2,5

(S. auch Birkenwasser.)

Dreckapotheke, s. Aberglauben; Geschichte der Kosmetik.

Drula-Bleichwachs gegen Sommersprossen, Leberflecke und sonstige Hautunreinigkeiten sowie zum Schutze der Haut gegen direkte Sonnenbestrahlung. Enthält weißes Quecksilberpraezipitat, Magister. Bismuti, Zinkoxyd und Schwefel, fette Öle, Walrat und Wachs. Auch eine Drula-Seife ist im Handel. (Dr. Druckrey, Quedlinburg.)

Dry-Shampoo, s. Trockenshampoon.

Dukami-Salbe, Hautkosmeticum für Kinder, soll aus Vaselin mit Zusätzen von Wismut und Zink nach Dr. BÖHME bestehen. (Hensel-Werke, Stuttgart-Cannstatt.)

Dulciderm-Rasierroller. Alaunsteine in Rolleform. (Pharmazeutische Industrie G. m. b. H., Offenbach a. M.)

Dulciform. Paraform-Zucker-Pastillen als Mund- und Rachendesinfiziens. (Dr. Paul Bruch A. G., Wiesbaden.)

Dulmincreme enthält nach Angabe 15 p. c. Erdalkalisulfide. Depilatorium. (Dr. M. Albersheim, Frankfurt a. M.)

Dumexsalbe. Extr. Hamamelid., Camph. japon., Acid. carbolic., Adeps lanae, Vaseline americ.-„Neutral" desgl. ohne Campher. Gegen Ulcus cruris, Verbrennungen, Dermatitis, Phlegmone, Pyodermien, Pruritus, Intertrigo, Akne, Ekzeme, Frostwirkungen, Sonnenbrand u. a. m. (Lab. „Miros", Berlin NO 18).

Dunkelfärbung, s. Innere Krankheiten; Schädigungen.

Dunlopmethode, s. Zahnfleisch.

Durchwärmung, s. Diathermie.

Duroform ist ein Formaldehyd enthaltender Salbenstift gegen Fußschweiß. Soll $33^1/_3$% Formaldehydlösung enthalten. (Schwan-Apotheke, Mannheim.)

Dusche, Dampf-, Wechsel-, s. Hydrotherapie.

Dymal ist salizylsaures Didymium. Als Streupulver bei Verbrennungen, Wunden und Ekzemen. Auch als 10%ige Salbe.

Dysarthrie, s. Sprachstörungen.

Dyshidrosis, *Cheiropompholyx,* wird eine Erkrankung an Hand und Fuß bezeichnet, die in der Eruption von kleinen Bläschen besteht und meistens heftig juckt, ja sogar schmerzt. Die Bläschen können an den feinen weißen Damenfingern im Beginn so klein sein, daß sie nur als ganz schwache Granulierung erscheinen. Da die Affektion recht häufig rezidiviert, vermögen die Kranken, welche das Leiden und seine richtige Behandlung deshalb sehr wohl kennen, das Vorwärtsschreiten zu verhindern, indem sie die Hände pudern und über Nacht in einen Leinensack voll Talcum stecken; sie benützen nur austrocknende Mittel und hüten sich, Salben anzuwenden. Diese Behandlung stillt am besten das Jucken: was aber die Hauptsache ist, sie hindert, falls der Ausbruch nicht zu heftig ist, das Weiterschreiten zu einer sehr lästigen, entstellenden und wochenlang dauernden Hautkrankheit. Schreitet die Krankheit fort (viele starke Ausbrüche tun das in Tagen, sogar Stunden), dann bedecken sich die Finger namentlich seitlich und volar mit einer Unzahl dicht nebeneinander stehender Bläschen von Stecknadelkopfgröße, die nicht platzen, da die Hornschicht und Epidermis dieser Stellen sehr derb ist. Die Bläschen fließen zusammen, so daß sie ein Wabenwerk und allmählich eine große Blase bilden, und es können Abhebungen über die ganze Finger- und Handfläche entstehen. Finger und Handteller werden dick, manchmal unförmig und sind mit vorragenden Bläschenpolstern bedeckt. All das kann noch unter unverletzter Hautoberfläche vor sich gehen. Dann ist der Spannungsschmerz außerordentlich groß. Öffnet sich allmählich doch hier und da eine Blase, dann fließt fadenziehende klebrige Flüssigkeit heraus; bald darnach tritt Eiterung ein, die Finger, ja die ganze Hand kann zu einer großen roten Wundfläche werden, auf der Lappen der Blasendecken anhaften. Geht der Ausbruch nicht so stürmisch vor sich, dann kann, ehe die

Blasen platzen, eine Aufsaugung der Flüssigkeit eintreten, die Haut ist dann mit abgehobener dicker Hornschicht bedeckt, die in Lappen allmählich sich abstößt. Die Krankheit tritt meistens bei starker Erwärmung der feuchten Luft, also im März, Mai bis Juni und zuweilen in den Herbstmonaten auf, wenn die Temperatur von einem Tag zum andern, namentlich aber vom Morgen bis zum Mittag um 10—15° steigt. Sie ist aber nicht immer von der Temperatur abhängig. Fast stets sind zugleich mit den Händen auch die Fußsohlen und die Zwischenzehenräume befallen. Die Ursache liegt anscheinend an den Füßen, wo schon immer eine mehr oder weniger starke *Epidermophytie* (s. dort) (Schälung und Entzündung durch Einwirkung von Epidermophytonpilzen, vom KAUFMANN-WOLFFschen Oidium, von Blastomyzeten [Athletes Foot, Ringworm sind englische Namen für diese Krankheit]) besteht. Die schnell auftretende feuchte Hitze ist der Auslösungsfaktor der akuten Dyshidrosis.

In dasselbe Gebiet gehört die Abschälung der Finger und Hände, in kleinen Hornringen bis zu großen Finger- und Handflächen, Fußsohlen, Fußrücken bedeckenden dünnen Hornschälungen.

Die akute Eruption heilt in einigen Wochen durch halbstündige tägliche kalte, warme oder sogar heiße Bäder mit Resorzin $^1/_{1000}$, 1%ige Borsäure, $^1/_{1000}$ Sublimat, $^1/_{1000}$ Kali hypermanganicum und Verband mit Talcum oder Fissanpuder, Bleivaselin, HEBRAsche Bleisalbe; die schälende Form durch Bedeckung mit Trikoplast medicinale mit $2^1/_2$—5% Acidum salicylicum. Bei Erkrankung der Hände sind stets die Füße, auch wenn sie nur sehr schwach erkrankt sind, zu behandeln, da es scheint, als sei die Dyshidrosis der Hände oft nur ein toxisches Epidermophytid. Die wenig erkrankten Füße sind in diesen Fällen mit Spiritus- (Alkohol-) Abwaschungen (nicht stärker als 30%) und Pudern zu behandeln. Nur die heftigen Fußerkrankungen erfordern ebenfalls Bäder, Puderbedeckung und Auseinanderhaltung der Zehen durch eine Schicht hydrophilen Verbandmull. Vorbeugung durch Alkoholwaschungen und Puder beim allerersten Beginn der Lufterwärmung im Frühjahr. Manche Fälle sind außerordentlich hartnäckig und ziehen sich als dauernde Schälung bis tief in den Sommer hinein.

S. auch Epidermophytie; Schweißabsonderung.

Dysphasie, s. Sprachstörungen.

Dystrophie der Nägel, s. Nägel; Röntgen. — Dystrophie, hypophysäre, s. Verjüngung.

Dysurie, s. Verjüngung.

E

Eau de Cologne, Kölnischwasser, Aqua (Spiritus) Coloniensis. Wurde früher ausschließlich durch alkoholische Destillation geeigneter aromatischer Drogen hergestellt, jetzt fast immer durch einfaches Lösen geeigneter aetherischer Ölmischungen in Alkohol. Ein gutes Eau de Cologne enthält etwa 70—80% Alkohol, billigere Sorten (Bade-Eau-de-Cologne) 50—60%. Unterhalb 50% Alkohol läßt sich nur ganz minderwertige Ware herstellen. Die Verwendung terpenfreier Öle hat sich wenig bewährt. Bei der Herstellung ist stets so zu verfahren, daß man zunächst das Ölgemisch abwägt und möglichst einige Tage stehen läßt. Dann mischt man stets zuerst Alkohol und Wasser, löst also die Öle in dem vorher verdünnten Alkohol auf. Würde man die Öle zuerst in konzentriertem Alkohol lösen und dann Wasser zusetzen, so erhielte man sehr hartnäckige Trübungen, die sich durch Filtrieren oft nur schwer entfernen lassen. Je länger das frische Eau de Cologne lagern kann, desto feiner ist sein Aroma. Feine Sorten haben 1 Jahr und länger Lagerung. Unter einer Lagerzeit von mindestens 4 Wochen sollte in keinem Falle filtriert und abgegeben werden.

Eau de Cologne durch Destillation:

Eau de Cologne Jean-Marie Farina (nach DURVELLE).

Frisches Melissenkraut	10 kg	Alkohol	25 l
Rosmarinblüten	5 „	Wasser	4 „
Iriswurzel	1 „		

Man zerhackt die Pflanzen möglichst fein, pulverisiert die Iriswurzel, übergießt mit dem verdünnten Alkohol und läßt in der Destillationsblase 12 Stunden ziehen. Dann destilliert man bei mäßigem Feuer alles ab und gibt zum Destillat:

Alkohol	25 l	Neroliöl	60,0
Bergamottöl	310,0	Petitgrainöl	60,0
Zitronenöl	250,0	Lavendelöl	120,0
Portugalöl	250,0		

Man läßt einen Monat ziehen und füllt dann ab. Ferner:

Eau de Cologne I.

Alkohol	700,0
Wasser	200,0
Neroliöl	3,0
Petitgrainöl	1,0
Zitronenöl	8,0
Portugalöl	8,0
Bergamottöl	8,0
Rosmarinöl	2,0
Lavendelöl	2,0
Benzoetinktur	5,0

Essenz für Eau de Cologne
(alkoholfreie Ölmischung).

Bergamottöl	10,0
Zitronenöl	5,0
Portugalöl	5,0
Rosmarinöl	3,0
Lavendelöl	2,0
Petitgrainöl	3,0
Neroliöl	2,0

12,0—15,0 in 1 Liter 70—80%igen Alkohol gelöst, geben ein gutes Eau de Cologne.

Eau de Cologne II.

Alkohol	800,0
Wasser	200,0
Neroliöl Bigarade	4,0
Petitgrainöl	1,0
Bergamottöl	10,0
Zitronenöl	5,0
Portugalöl	5,0
Rosmarinöl	2,5
Lavendelöl	2,5
Benzoetinktur	5,0
Moschustinktur	1,0
Rosenöl, bulg.	0,1
Iristinktur	2,0

Bade-Eau-de-Cologne
(auch als Haarwasser zu verwenden).

Alkohol	600 ccm
Wasser	400 „
Essenz	6,0

Phantasie-Eau-de-Cologne.

Eau de Cologne Chypre.

Eau de Cologne	1 l	Essence Chypre	5,0
Alkohol	900 ccm	Iristinktur	50 ccm
Wasser	100 „	Castoreumtinktur	10 „
Eichenmoostinktur	20 „	Solution Patchouli (50 : 1000)	3,0
Sandelöl ostind.	1,0	Moschus künstl.	0,5
Cumarin	1,0		
Vetiveröl	0,5		

Eaux de Cologne Russes und Eaux de Cologne Ambrées. Beide Sorten Eaux de Cologne sind von sehr großer Bedeutung in der modernen Parfumerie. Eine Unterscheidung zwischen diesen beiden Arten läßt sich nur sehr schwer durchführen, da sie eine fundamental sehr große Analogie aufweisen.

Eau de Cologne Russe.

Cumarin	0,3	Benzoetinktur	15,0
Jonon	0,1	Tolutinktur	15,0
Ketonmoschus	0,1	Moschuskörnertinktur	30,0

Iristinktur	25,0	Rosmarinöl	0,3
Moschustinktur	5,0	Verbenaöl franz.	0,5
Bergamottöl	8,0	Vanilletinktur	30 ccm
Zitronenöl	6,0	Castoreumtinktur	5 „
Lavendelöl	2,5	Alkohol	900 „
Mandarinenöl	2,0	Wasser	100 „
Neroliöl	0,5		

Eau de Cologne Ambrée.

Eau de Cologne	1 l	Moschustinktur	15,0
Moschus Ambrette	5,0	Ambra künstl.	3,0
Vanillin	4,0	Tolutinktur	10,0

S. auch Haarwässer.

Eau de Cologne, festes. Ein solches in Form paraffinähnlicher oder gelatineartiger Massen kann wie folgt hergestellt werden: 1. 1 kg Paraffin wird im Wasserbade bei gelinder Wärme geschmolzen und in die Schmelze vorsichtig etwa 20—25 g Eau-de-Cologne-Öl (s. Eau-de-Cologne-Essenz) eingerührt und das Ganze in geeignete Formen ausgegossen. 2. Stearin 85 g werden in 500 g Alkohol gelöst. Anderseits löst man 13 g Ätznatron in 400 g Alkohol, mischt die beiden Lösungen und erwärmt leicht bis zum Klarwerden. Dann gibt man etwa 25 g Eau-de-Cologne-Öl zu und gießt in Formen. Festes Eau de Cologne, meist in Stiftform als Migränemittel usw.

S. auch Lichtschäden; Pigmentierung; Schädigungen.

Eau de Javelle, s. Chlorkalk.

Eau de Lavande, Lavendelwasser, Aqua (Spiritus) Lavandulae. Lavendelwasser ist im wesentlichen eine Lösung von aetherischem Lavendelöl in Alkohol. Als eigentliche Grundlage benützt man aber in der Parfumerie komplexe Parfummischungen, bei denen Lavendelöl wohl die Hauptrolle spielt, dessen Eigengeruch jedoch durch Zusätze, wie Rosenöl, Cumarin, Bergamottöl usw., viel feiner, origineller und abgerundeter zum Ausdruck kommt.

Zusammengesetzte Lavendelessenzen.

I. Lavendelöl franz.	250,0	II. Lavendelöl	250,0
Spiköl franz.	50,0	Bergamottöl	50,0
Cumarin	10,0	Zitronenöl	20,0
Rosenöl künstl.	50,0	Spiköl	30,0
Bergamottöl	80,0	Rosenöl echt	2,0
Sandelöl ostind.	3,0	Rosenöl künstl.	13,0
Zitronenöl	17,0	Cumarin	6,0

Von solchen Essenzen genügen etwa 30 g für 1 Liter Alkohol von 80%, um ein gutes Lavendelwasser herzustellen. Für feinere Sorten etwa 50 g. Durch Zusatz von künstlichem Ambra o. dgl. erhält man die Eaux de Lavande Ambrées.

Rp. Eau de Lavande	1 l
Ambra künstl.	3,0
Ambrettemoschus	3,0

Eau de Labarraque, s. Natrium.

Eau de Lubin ist ein balsamisches Toilettewasser der Firma Lubin in Paris. Ein ähnliches Präparat läßt sich wie folgt herstellen:

Jasminöl echt (liq.)	0,6	Zibettinktur	3,0
Tolutinktur	6,0	Bergamottöl	9,0
Benzoetinktur	24,0	Zitronenöl	3,0
Myrrhentinktur	6,0	Geraniumöl	1,2
Moschustinktur	3,0	Myrtenöl	3,0
Nelkentinktur	60,0	Neroliöl	0,6
Perutinktur	3,0	Portugalöl	1,2
Castoreumtinktur	3,0	Alkohol	650,0

Eau de Lys de Lohse, s. Odelys.

Eau de Portugal, s. Portugal-Haarwasser.

Eau de Quinine, s. Quinine-Haarwasser.

Eau de Vie brasilienne, s. Gongonha.

Eaux de Beauté, s. Gesichtswässer.

Ebur ustum, s. Beinschwarz.

Ecalen ist ein Hühneraugenpflaster, das nach Angabe 50 p. c. Salizylsäure in einer Fettmischung enthält. (Löwen-Apotheke, Sepdelenwerk Alexander Müller, Bad Kreuznach.)

Ederma (Vernix caseosa arteficialis) ist ein Mittel gegen das Wundwerden der Säuglinge. (Dr. S. Meyer & Co., A. G., medizinische Abt., Berlin SW 68.)

Effecton „F" (femin.), „M" (maskul.). Konz. Hormonpräparat aus tierischen Geschlechtsdrüsen und Hypophysenvorderlappen, unter Beigabe von Coffein, Extr. Muriae puamae, Extr. Colae fluid. und Vinum Xerense comp. Für sämtliche Störungen und Insuffizienzen der Potenz, wie auch für allgemein sich nicht sexuell manifestierende Schwäche- und Krankheitszustände. Als Allgemeintonicum bei allen möglichen Erschöpfungs-, Erregungs- und Verstimmungszuständen sowie Irregularitäten des Stoffwechsels der Haut und des vegetativen Nervensystems. (Dr. A. Bernard Nachf., Berlin SW 19)

Effleurage, s. Massage.

Ei, s. Hühnerei.

Eibischwurzel, Radix Althaeae, die Wurzel von Althaea officinalis L., Eibisch. Aus der Wurzel hergestellter Schleim dient zu hautreizmildernden Umschlägen. Pulverisierte Eibischwurzel wird auch Waschpasten, Waschpulvern und Pudern wegen ihrer reizmildernden Eigenschaften zugesetzt.

Eichenmoos, Muscus arboreus. In Wirklichkeit handelt es sich keineswegs um das Moos des Eichenbaumes, sondern um Baummoose oft verschiedener Provenienz, namentlich des Pflaumenbaummooses Evernia prunastri. Wichtig für Parfumeriezwecke in Form der Tinktur oder der Petrolaetherextrakte (Resinoide) bzw. der Alkoholextrakte (Essence absolue) des Eichenmooses.

Eichenmoostinktur (Tinctura Musci arborei). 250 g trockenes, pulverisiertes Moos werden mit 1,25 Liter Alkohol von 96% übergossen. Nach 14 Tagen dekantieren, auspressen und filtrieren. Es empfiehlt sich, das Moos vorher 12 Stunden in Wasser liegen zu lassen, es dann auszupressen und nochmals 12 Stunden in Rosenwasser einzulegen. Dann wird ausgepreßt, das Moos getrocknet und pulverisiert. Alsdann wird es erst mit Alkohol ausgezogen.

Eichenmoosresinoid (Resinoidum Musci arborei, Extractum Musci arborei, Extractum Everniae). In verschiedenen Formen im Handel. Auch als entfärbtes Produkt, das aber geruchlich minderwertig ist. Der starke Wachs- und Harzgehalt (unlösliche Teile) des nativen Eichenmoosextraktes hat Veranlassung gegeben zur Herstellung wachsarmer Extrakte bzw. Alkoholextrakte (Essence absolue), die gut bzw. völlig und leicht in Alkohol löslich sind.

Eichenmoos ist heute einer der wichtigsten Riechstoffe der modernen Parfumerie und kommt in unzähligen Mischungen zur Verwendung. Klassisch ist seine Verwendung in den Noten Chypre und Fougère, ebenso in den schwülen Buketts moderner Richtung (s. auch Resinoide).

Eichenrinde, Cortex Quercus, Eichenlohe. Gepulvert als adstringierender Streupuder. Als Abkochung 10,0—20,0 auf 100,0 als Mund- und Gurgelwasser. Zu Waschungen bei Fußschweißen. Ferner zu Bädern, bei chronischen Ekzemen, Frostschäden, Pruritus und Urticaria. Man nimmt auf ein Vollbad $^1/_2$—1 kg der Rinde, die man vorher mit einer kleineren Menge Wasser abkocht. Für Teilbäder entsprechend weniger.

Eidol soll ein Haarwasser mit Eigelbgehalt sein. (Stephan, Stresemann & Zielke G. m. b. H., Dresden.)

Eieröl, Oleum Ovorum (Ovi). Frisches Eigelb wird in einer Schale auf dem Wasserbad unter Umrühren solange erhitzt, bis es geronnen ist und eine Probe beim Drücken zwischen den Fingern fettes Öl austreten läßt. Dann wird die Masse in ein leinenes Preßtuch gepackt und zwischen erwärmten Preßflaschen ausgepreßt. Das Öl läßt man an einem warmen Ort absetzen und filtriert es dann im Warmwassertrichter. Es wird in kleinen, völlig angefüllten Flaschen mit guten Korken kühl und dunkel aufbewahrt und ist ein gelbes oder rötlichgelbes fettes Öl, das bei mittlerer Temperatur dickflüssig ist, bei 25° dünnflüssig und klar ist. Bei 5—10° erstarrt es und wird fest. Es neigt zum Ranzigwerden. Wird zur Pflege der Brustwarzen stillender Frauen verwendet. Als Haaröl verwendet, soll es graues Haar allmählich dunkler färben.

Oleum Ovi arteficiale.
(Eierölersatz.)

Rp. Ol. Arachidis 88,0
Butyr. Cacao 10,0
Cerae flav. 2,0

Eierstock, s. Keimdrüsen; Psyche; Verjüngung.

Eierstockerkrankungen, s. Alopecia areata. — Eierstockfunktion, s. Behaarung; Menstruation. — Eierstockhormone, s. Wechseljahre; Busen. — Eierstockpräparate, s. Atrophie; Pruritus. — Eierstocktransplantation, s. Zwitter.

Eifelfango ist ein Mineralschlamm, der in der Nähe des Bades Neuenahr gefunden wird und ebenso zu Umschlägen und Packungen angewendet wird, wie der Fango von Bataglia (s. Fango).

Eigelb, Vitellum Ovi, Eidotter, in frischem Zustande gelbe Emulsion mit etwa 50% Wasser und 29—36% Fett, enthält u. a. Cholesterin und Lecithin als kosmetisch wichtige Bestandteile. Bei 80° C gerinnt es. Gewicht eines Dotters 16—18 g. Frisches Eigelb dient als Emulgator und Bindemittel für Ölemulsionen, zu Eigelbmasken, Eigelbsalben (Unguentum domesticum), zu Haarpflegemitteln (Eishampoons, hier weniger opportun) usw. Nur zu Ex-tempore-Präparaten, in Form solcher besonders zur Hautpflege wichtig, zufolge seines Gehaltes an Cholesterin und Lecithin. Frisches Eigelb geht rasch in Fäulnis über, Zusätze von Benzoesäure, benzoesaurem Natron, Borsäure (1,5%) oder Nipagin usw. ermöglichen Konservierung auf einige Zeit, ebenso Aufbewahrung unter Öl.

Trockeneigelb, durch vorsichtiges Trocknen zu bereiten, ist haltbar, doch wird das darin enthaltene Fett (Eieröl) leicht ranzig (Konservierung mit Paraoxybenzoesäureestern!). Wird in analoger Weise benützt wie das frische Eigelb.

Trockenvollei, durch Trocknen von Eiweiß und Eigelb zusammen erhalten.

S. auch Eiweiß; Eishampoon; Haarpflege; Hauskosmetik; Hühnerei; Mayonnaisen; Ölshampoon.

Eigelbmaske, s. Gesichtspflege; Haarpflege; Masken.

Eigelbsalbe, s. Unguentum domesticum.

Eigelbwaschung, s. Haarpflege.

Eigenbluteinspritzung findet Anwendung bei Akne vulgaris, Herpes, Ekzemen, Urticaria, Pruritus, Furunkeln (s. dort). Man entnimmt 5—10 und mehr Kubikzentimeter Blut aus der Vene und injiziert dies sofort subkutan unter die Bauchhaut oder in den Muskel des Gesäßes des betreffenden Patienten, wöchentlich 1—2mal. Furunkel kann man auch mit Eigenblut umspritzen. Besonders gute Erfolge sieht man oft beim Erysipel, bei welchem man oft kritischen Abfall der Temperatur, sogar unter Kollapserscheinungen (vormittags injizieren!) beobachten kann und ein Weiterschreiten der Erkrankung verhindert wird. Durch die geänderten biologischen Bedingungen wirkt das eigene Blut wie ein artfremdes Eiweiß.

Eigon-Frostsalbe ist eine mit Jodeigon (Jodeiweißverbindung mit 20 p. c. Jod) hergestellte Frostsalbe. (Chem. Fabrik Helfenberg A. G., Helfenberg b. Dresden.)

Eihaarwaschmittel, s. Eishampoon.

Einglas, s. Augenglas; Ptosis.

Einwachsen der Haare, s. Bartflechte. — der Nägel, s. Nagelpflege.

Eisabreibungen, s. Gesichtspflege.

Eisen, Ferrum. Metallisches Eisen (Eisenpulver) kommt kosmetisch als Zusatz zu pulverförmigen Haarfärbemitteln (Kataplasmafärbung) wie Henna-Rastiks in Frage, ferner zur Herstellung von Tartarus ferratus (s. Badekugeln). Eisensalze wirken in entsprechender Verdünnung adstringierend, haemostatisch, in konzentriertem Zustande manche auch ätzend (Eisenchlorid).

Eisenazetat, Ferrum aceticum. Braunrote Masse, in kaltem Wasser und Alkohol langsam, aber klar löslich. Durch heißes Wasser erfolgt Zersetzung unter Bildung wasserunlöslicher Salze. Kann zu Haarfärbemitteln, auch gegen Fußschweiß, Perniones usw. verwendet werden. Eble empfahl es zusammen mit Schwefelbalsam zum Haarfärben.

Eisenchlorid, Ferrum sesquichloratum. In konzentriertem Zustande gelbe, trockene Masse, die sehr hygroskopisch ist (Ferrum sesquichloratum siccum). Sehr häufig auch in Form des Liquor Ferri sesquichlorati benützt, zu Haarfarben aber am besten nur in Substanz.

Konzentrationstafel der Eisenchloridlösungen der einzelnen Pharmakopoeen.

Liq. Ferr. sesquichlorati.	England	Frankr.	Schweiz	Amerika	D.A.V.
Eisenchlorid in Substanz.	21,6%	43,3%	48,2%	48,2%	62,9%.

In verdünntem Zustande wirkt es adstringierend und haemostatisch, in konzentriertem Zustande ätzend. Wird zu Haarfärbemitteln, blutstillenden Mitteln (Eisenchloridwatte usw.), in entsprechender Verdünnung (2—3%) auch gegen Fußschweiß und Frostbeulen gebraucht. In konzentriertem Zustand auch als Ätzmittel bei Granulationen, Kondylomen usw., ferner auch als simultan styptisch und ätzend wirkendes Mittel, nach Abtragen von Warzen, Papillomen usw. mit scharfem Löffel.

Rp. Liq. ferri sesquichlorat.. 20,0
Aq. dest. 30,0
Spir. Vini 10,0
S. Gegen Fußschweiß.

Eisenlaktat, Ferrum lacticum, löst sich nur langsam in etwa 40 Teilen kaltem Wasser und in 12 Teilen siedendem Wasser, sehr schwer in Alkohol. Es wurde zu Haarfarben empfohlen (Pfaff), wird jedoch wohl kaum angewendet.

Ferri-Ferrozyanid, Berlinerblau, das früher oft als Farbstoff für Schminken empfohlen wurde, heute aber nicht mehr gebraucht wird.

Ferrosulfat, Eisenvitriol, Ferrum sulfuricum. Das reine Salz (crystallisatum) bildet grünliche Kristalle, welche leicht in 1,8 Teilen kaltem und 0,5 Teilen siedendem Wasser klar löslich sind, aber unlöslich in Alkohol und Aether. Die wässerige Lösung bräunt sich rasch an der Luft unter Abscheidung von basischem Salz. Auch die Kristalle bräunen sich rasch an feuchter Luft.

Ferrum sulfuricum crudum. Grüne Kristalle, die in 2 Teilen Wasser trübe löslich sind. Das rohe Salz wird ausschließlich zu Bädern benützt, als Adstringens und schweißbeschränkendes Mittel bei Fußschweiß, zum Haarfärben am besten nur reines Salz.

S. Atrophie; Ernährung; Haarfärben; Warzen.

Eisenhaarfarben. Die Haarfarben auf Basis von Eisensalzen sind leider nur wenig haltbar und kommen praktisch für den Haarfärbefachmann nur in Form komplexer Gemische mit anderen Metallsalzen in Frage, welche Zusätze den Eisensalzen eine größere Haltbarkeit verleihen. Ganz vorzüglich verwendbar sind Eisensalze bzw. metall. Eisen oder Eisenoxyd in Rastikskompositionen und ganz besonders bei den Henna-Rastiks. Auch Silber-, Kobalt- und Nickelsalze und vor allem Kupfersalze erhöhen die Beständigkeit der Keratin-Eisenfarblacke auf dem Haar und vertiefen die Nuance. Solche Zusätze kommen aber nicht an jene heran, die, nach Art der Henna, der Galläpfel u. a., die Färbekraft und Beständigkeit der Eisenfarben in ganz besonderem Maße akzentuieren. Bei solchen Gemischen bewirkt, besonders bei den Schwarznuancen, gleichzeitige Mitverwendung von Blauholzextrakt besonders kräftiges Anfärben der Eisensalze, wobei allerdings längere Einwirkung feuchter Wärme vorausgesetzt ist.

Die Verwendbarkeit des Eisens und seiner Salze ist also rein praktisch auf die Pastenapplikation (Rastiks) oder den Breiumschlag (Henna-Rastiks) beschränkt, Lösungen von Eisensalzen haben nur wenig praktischen Wert, es sei denn als Hilfsmittel zum Korrigieren gewisser Reflexe und anderer Fehler oder in Kombination mit anderen Metallsalzen (Kobalt, Silber, Nickel, Kupfer usw.).

Blond.

Nr. 1.		Nr. 2.	
Eisenchlorid	10 g	Pyrogallol	30 g
Wasser	500 „	Wasser	1 l

Braun

Nr. 1.		Nr. 2.	
Ferrosulfat (schwefelsaures Eisenoxydul)	100 g	Schwefelkalium	50 g
Wasser	1 l	Wasser	1 l
		oder besser:	
		Pyrogallol	30 g
		Wasser	1 l

Schwarz

Nr. 1.		Nr. 2.	
Eisenchlorid	100 g	Pyrogallol	50 g
Wasser	1 l	Wasser	1 l

Auch die Eisenlösungen müssen in dunklen Flaschen aufbewahrt werden, da sie lichtempfindlich sind.

— **-moorbäder,** s. Badezusätze.

— **-quellen, -säuerlinge,** s. Trinkkuren.

Eisessig, s. Essigsäure; Schädigungen.

Eishampoon. Ein solches kann z. B. wie folgt ex tempore bereitet werden:

Eishampoon.

Seifenspiritus	100 g	Wasser	830 g
Eigelb von 4 Eiern		Zitronenöl	30 „
Ammoniak (0,97)	10 „	Geraniumöl	1 „

Die Verwendung von frischem Eidotter als Reinigungsmittel (Emulgens für Fett) für Haar und Haarboden ist nicht unbedenklich, insofern als der klebrige Eidotter sehr hartnäckig den Haaren anhaftet und nur schwer mit Wasser heruntergespült werden kann. Solche zurückbleibende Eigelbteilchen gehen rasch in Fäulnis über und können so großen Schaden bringen. Diese Nachteile lassen sich vermeiden, wenn man das frische Eigelb in Form eines Eiölshampoons (s. Ölshampoon) anwendet. Eine bessere Form des Eishampoons ist die Verwendung einer Eidotterseife: man stellt zunächst eine Seife nach folgendem Ansatz her:

Kokosöl	250 g
Rindstalg	250 „
Natronlauge 36° Bé	250 „

Die genaue Laugenmenge ist zu ermitteln und nach der Verseifung vorhandener Alkaliüberschuß mit Türkischrotöl o. dgl. zu neutralisieren. Sobald der Verband eingetreten ist, wird zu diesem Seifenleim das Gelbe von 36 Eiern zugerührt und darauf geformt. Unter Verwendung dieser Eidotterseife kann man dann fertige Eishampoons wie folgt herstellen:

Eishampoonpasta.		*Eishampoonpulver.*	
Neutr. Seife pulv.	200 g	Eidotterseife	400 g
Eidotterseife	300 „	Neutr. Seife pulv.	500 „
Dest. Wasser	695 „	Natriumbikarbonat	50 „
Ammoniak (0,92)	5 „	Borax	50 „
Geraniumöl	1 „		
Zitronenöl	2 „		

Viele Eishampoonpräparate des Handels werden auch mit Trockeneigelb hergestellt, enthalten aber meist nur so geringe Mengen Eigelbsubstanz, daß von einer spezifischen Wirkung des Eigelbs als reinigendes Emulgens nicht die Rede sein kann. Viele sogenannte Eigelbpräparate enthalten aber gar kein Eigelb, dessen Gegenwart durch Gelbfärbung des Präparates vorgetäuscht werden soll. Keinesfalls kann von der Verwendung von Eigelb beim Waschen der Haare etwa eine Zufuhr von Nährstoffen in Gestalt des im Eidotter enthaltenen Cholesterins oder Lecithins erwartet werden. Eine solche Wirkung ist selbst durch Haarpackungen mit Eigelb bei genügend langem Kontakt schwerlich zu erwarten.

S. auch Haarpackungen; Ölshampoon.

Eiskompressen, s. Hauskosmetik.

Eiskopfwässer sind Haarwässer mit Mentholzusatz. Im Mittel nimmt man 5 g Menthol für 1 Liter (s. auch Eis-Bayrum bei Bayrum).

Alkohol	600 ccm	Menthol	5 g
Wasser	400 „	Eau-de-Cologne-Öl	3 „

Eispräparate, sogenannte (s. auch Eiskopfwässer), sind Präparate, die Menthol enthalten und kühlend (eisig) wirken.

Eispomade.		*Campherschnee.*	
Walrat	250 g	Agar-Agar	30 g
Vaselinöl	1250 „	Wasser	2500 „
Menthol	15 „	Stearin	150 „
		Ammoniaksoda	20 „
Mentholeis.		Kakaobutter	150 „
Walrat	100 g	Alkohol	150 „
Vaselinöl	100 „	Campher	50 „
Menthol	10 „	Menthol	10 „

Camphereis.

Campher	20 g	Ceresin	50 „
Vaselin	80 „	Menthol	1 „

Eiweiß, s. Albumin und Hühnerei; Gesichtspflege; Seborrhoe.

— **-Kohlehydrat-Diät,** s. Ernährung.

— **-körper,** s. Chemie der Haut.

— **-maske,** s. Gesichtspackungen; Gesichtspflege; Masken.

— **-pasta,** s. Alaun.

Ekblepharon, s. Kunstauge.

Ektrobrom, Lösung von 10%igem Natriumbromid in 4%iger Kaloroselösung. Alle 2 Tage eine intravenöse Einspritzung von 3—5 ccm, steigend bis zu 10 ccm. Bei juckenden Hautleiden. (Chem. Fabrik Güstrow in Güstrow i. M.)

Ektogan besteht aus 45—60% Zinkperoxyd und Zinkhydroxyd. Anwendung wie Zincum peroxydatum (s. dort). (Kirchoff und Neirath, Berlin W 15.) (S. auch Persalze; Zink.)

Ektopie der Blase, s. Mißbildungen der Geschlechtsteile.

Ektosporen, s. Pilzerkrankungen.

Ektothrix, s. Trichophytie.

Ektropium, s. Lidausstülpung; Lidplastik. — cicatricum (Narbenektropium), s. Tränenträufeln. — paralyticum, s. Lidausstülpung. — senile (Wischektropium), s. Lidausstülpung. — spasticum, s. Lidausstülpung.

Ekzebrol, eine farblose Flüssigkeit, bestehend aus 10% Strontiumbromat, in 20%iger Traubenzuckerlösung. Gegen Urticaria, juckende Hautleiden, Hautentzündungen und Neigungen zu Hautentzündungen. Man spritzt jedesmal 10 ccm in die Vene. Bei Einspritzung tritt starkes Wärmegefühl im Körper auf. (E. Tosse, Hamburg.)

Ekzem. Mit dem Namen Ekzem bezeichnet man meistens oberflächliche Hautentzündungen, sowohl akut entstandene und schnell verlaufende als auch ganz langwierige.

Das Ekzem kann langwierig sein, wenn auch in wechselnder Form, oder schnell vergehen. Die Hautentzündung, welche wir mit dem Namen Ekzem bezeichnen, besteht in Schwellung, Rötung, Bläschenbildung, Nässen und Krustenbildung.

Die kosmetische Bedeutung ist groß, ganz besonders, wenn das Gesicht, der Hals, die Hände betroffen sind. Ein Mensch, der von Ekzem befallen ist, kann so entstellt sein, daß er sich unter Menschen nicht sehen lassen kann. Das Ekzem ist aber eine heilbare, also vorübergehende Hautentzündung, nur je nach der Art der Ursache schwer oder leichter heilbar. Auch wenn es lange dauert, ja sogar wenn es eines von denen ist, die jahrelang bestehen, bleibt es doch immer eine Erkrankung, deren Elemente schnell wechseln. Die Grundlage für ein Ekzem ist die Überempfindlichkeit der Haut gegen einzelne oder gegen alle möglichen Reize. Es können äußere Reize sein, aber auch solche, die infolge einer Veränderung der inneren Organe, also der Säfte, auf die Haut hingeleitet werden.

Tritt die Entzündung akut mit all den oben genannten Symptomen, mit darauffolgender Abtrocknung und Abschälung auf, wie es geschieht, wenn die Ursache schnell gefunden und ausgeschaltet wird, dann kann der Ablauf wenige Tage oder nur einige Wochen betragen, bis die Haut wieder zart und glatt ist. Gelingt es aber nicht, die Ursache auszuschalten und erträgt die Haut nicht die angewandten Mittel, so kommt es zu immer wiederholten Neuausbrüchen. Das Ekzem währt dann nicht nur jahrelang, sondern führt durch Hautverdickung, Rauhigkeit, wunde Stellen zu einer schweren Entstellung.

Der Anfang kann bereits im frühen Säuglingsalter liegen. Die Schädlichkeit der Nahrung, der Kleidung, der Säuberung oder der Unsauberkeit erzeugt Ekzeme, die lokal beginnen, sei es im Gesicht (Milchschorf), sei es um After und Geschlechtsteile, und sich dann über den ganzen Körper ausbreiten. Stirn, Wangen und Kinn, auch der Hals sind rot, wund oder krustig, von Kratzwunden bedeckt, von tiefen eiternden Rhagaden durchzogen, triefen von Nässe, die Falten zwischen den Beinen und der ganze Bauch sind dunkelrot, naß und riechen nach dem zersetzten Sekret (s. auch Intertrigo), namentlich bei dicken Kindern. Unter strenger, namentlich flüssigkeitsarmer Diät und ganz reizloser, aber ein wenig desinfizierender und trocknender äußerer Behandlung heilen diese Ekzeme manchmal erstaunlich schnell. Gar nicht selten bekommt ohne äußere Behandlung ein überfüttertes Kind, nunmehr in seiner Gewichtszunahme zurückgehalten, seine Ruhe wieder, kratzt nicht mehr, schläft wieder gut, sieht hübsch aus und ist gesund. Heftigere Ekzemausbrüche bleiben aber auch bei erfahrener Behandlung oft bestehen, wenn auch schwächer und in trockener, schuppiger Form. So ein Ekzemkind leidet gar nicht selten auch weiterhin an juckenden Ausschlägen. Im 2.—6. Jahre entstellt das Ekzem meistens nicht mehr so sehr das Gesicht, es lokalisiert sich mehr an den Ellbeugen, den Kniekehlen und den Handrücken, und weiterhin kommen, auch wenn die zurzeit wirksamste Behandlung, bestehend in kleinen Dosen oberflächlicher Röntgenbestrahlung, Erfolg hat, immer wieder hier oder da neue Ekzemschübe hervor. Trotz der erheblichen Ernährungs- und Schlafstörung, die diese juckende Krankheit hervorruft, werden die Ekzemkinder doch meistens kräftige gesunde Menschen, die von ihrem Leiden zu verschiedenen Zeiten ihres Lebens befreit werden. Aber in der Zwischenzeit ist der Zustand häufig qualvoll.

Zunächst leiden die Kinder unter den frühen Zeichen des Symptomenkomplexes, für den der Name der *exsudativen Diathese* (s. Diathese, exudative) recht gut ist. Diese Diathese dürfte die Ursache sein, daß die Kinder auf Schädlichkeiten, die anderen wenig anhaben, mit schweren Ausschlägen reagieren. Außer der hier besprochenen Hautveränderung gehören zum Symptomenbild der exsudativen Diathese aber noch manche andere entstellende Haut- und Schleimhautzeichen. Solche sind Asthma, Schnupfen in der Art des Heufiebers, welche genau so wie dieser Teil der exsudativen Diathese eine Überempfindlichkeitsreaktion gegen bestimmte, in der Luft schwebende, schleimhaut- und hautreizende Stoffe ist, ferner seborrhoische Ausschläge an der Nase und an Mund und Augen. Gegen die Pubertätszeit tritt recht oft wieder eine neue Periode der Verschlimmerung auf, mit Übergehen in das *Spätekzematoid* Rosts. Dieses ist nun schon deutlicher als Überempfindlichkeitsreaktion der Haut erkennbar. Sie besteht oft gegen unvermeidliche Schädigungen aus der Nahrung oder in der Empfindlichkeit gegen äußere Reize, Wasser, Seife, Sonne, Luft mit ihren Staubpartikeln, erkennbar durch vorzugsweises Befallensein der freigetragenen Haut, an Gesicht, Händen, Armen und Beinen. Trotz der Langwierigkeit dieser Ekzeme und ihrer geringen Beeinflußbarkeit durch die gewöhnliche alte Salbenbehandlung ist doch vor allzu häufiger und zu starker Behandlung mit den gutwirkenden Röntgenstrahlen zu warnen, dagegen radioaktive Stoffe, vor allem Thorium-X sowie Aufenthalt in Seeklima (Ostsee, weniger Nordsee, aber besonders am Mittelländischen Meer) oder in warmem Klima zu empfehlen. Alle diese chronischen, als diathetisch anzusehenden oder durch Überempfindlichkeit bedingten Ekzeme, die aus der Kindheit stammen und die wir noch nicht bequem zu heilen vermögen, bringen langdauernde kosmetische Störungen hervor. Die Haut im Gesicht ist dunkel, graubraun, in mehr oder weniger tiefe Falten gelegt, wie sie dem Alter noch lange nicht entsprechen. Die Oberfläche ist rauh, schält sich in kleieförmigen Schuppen oder in großen Lamellen ab, Augenbrauen und Wimpern sind abgebrochen durch Kratzen und Reiben, mehr oder weniger große, flache Kratzwunden, Krüstchen, Blutschorfe bedecken sie. Die Hände sehen nicht besser aus, die Finger sind wund, oft bei Neuausbrüchen mit Bläschen bedeckt, die Haut der Handrücken ist dick, lederartig trocken und grob faltig. Die übrigen Hautteile sind viel seltener ergriffen. Das spricht einesteils für äußere stoffliche Einwirkungen, andernteils für sehr erhebliche Beteiligung des Lichtes.

Im Gegensatz zu den bisher besprochenen chronischen Hautentzündungen von Ekzemform stehen die bei weitem häufigeren akuten Hautentzündungen. Auch hier ist eine angeborene oder durch längeren Umgang mit den schädlichen Stoffen entstandene Überempfindlichkeit die Grundlage, aber die auslösende Ursache ist ein äußerer, vermeidbarer Reiz.

Dieser Reiz kann von der verschiedensten Art sein, von den häufigsten und banalsten Stoffen an, wie z. B. Naphthalin, Teerpräparate, Kölnischwasser, namentlich Stoff- oder Pelzfärbungen, schlechtes Vaselin, Pflanzenarten, wie Rhus, Chrysanthemen, haarige Pflanzen, vor allem einige Primelsorten, gewisse Holzsorten, bis zu ganz seltenen und schwer ausfindbaren Stoffen, die den allermeisten Menschen nichts schaden, z. B. Radiergummi, Streichholzschachteln, Stricknadeln u. a., oder die zwar allgemein reizend wirken, aber nur ganz ausnahmsweise an die Haut des Menschen herankommen. Die Haut wird bei diesen akuten Dermatitiden, die man eine Zeitlang vom wirklichen Ekzem abgetrennt hat, neuerdings aber wohl mit Recht in dieses einreiht, an den offen getragenen Körperstellen (besonders Gesicht), welche zuerst mit den Schädlichkeiten in Berührung kommen, rot, bedeckt sich mit kleinen dichtstehenden wasserhellen Bläschen. Das Gesicht sieht verdickt, oft geradezu unförmig verschwollen aus und juckt entsetzlich. Nach den Wangen kann Stirn, Kinn, Nase, Ohren, der gesamte Hals und seltener auch der behaarte Kopf befallen werden. Oft sind die Hände und Vorderarme zugleich erkrankt. Wie bereits gesagt, deutet dieses Befallensein zunächst der unbekleidet getragenen Hautteile die äußere Ursache an. Die weitere Verbreitung auf andere Körperteile, Arme, Brust, Rücken verwischt diesen Gedanken, doch weist die akute Form der Entzündung immer auf einen bestimmten, von außen herkommenden Reiz hin. Wohl die meisten akuten Ekzeme sind als bei überempfindlichen Personen toxisch erzeugte anzusehen. Es gibt wohl keinen einzigen Stoff, gegen den nicht gelegentlich einmal ein Mensch überempfindlich ist. Man müßte fast die gesamten Stoffe der Chemie aufführen, wollte man annähernd erschöpfend sein, wenn auch einzelne, wie die oben genannten, ferner Chinin, Quecksilber, Jod, Brom, Eukalyptus, Kodein, Novokain unter den Medikamenten besonders oft derartige Nebenerscheinungen machen. Für unsere Besprechung ist es bedeutungsvoll, daß zu den ekzemerzeugenden Stoffen viele kosmetische Präparate gehören, denn Bestandteile von Pudern, Gesichtswässern, Kopfeinreibungen, Haarfarben, Cremes, Schminken, die allgemein empfohlen und benützt, also doch wohl von den meisten Menschen anstandslos vertragen werden, ihnen die gewünschten Schönheitsverbesserungen bringen, sind für eine geringe Anzahl schwere Hautgifte (s. Schädigungen durch Kosmetica). Für manche Stoffe sind viele Menschen, für manche ist nur ganz selten einmal ein Mensch überempfindlich, manchmal ist es leicht, die Ursache des Ekzems herauszufinden, manchmal gelingt es nur durch einen Zufall, oft überhaupt nicht, und doch deutet die Entzündungsform mit Sicherheit darauf hin, daß hier ein ganz bestimmtes Gift zugrunde liegen muß. Zuweilen ergibt sich nach jahrelangem Suchen eine ganz naheliegende Ursache, eine Streichholzsorte, eine Küchenschürze aus Gummistoff, eine Sorte Siegellack, ein Hutband, die Brille, ein selten getragenes Kleid oder ein Pelz, Möbellack oder irgendetwas Merkwürdiges, was einen Menschen entstellte, schwer krank machte oder ihm den gesellschaftlichen Umgang verleidete.

Die *Ursache* dieser Ekzeme wird am sichersten durch systematische Hautuntersuchung mit der *Testmethode* gefunden. Die Krankheit entsteht fast immer durch einfache Berührung mit dem reizenden Stoff. Dementsprechend erfolgt die Testprobe auch durch einfache Auflegung der zu prüfenden Stoffe auf die zu prüfende Haut (Läppchenprobe). Nur selten wird auf angeritzte Haut oder mit Einspritzung die Prüfsubstanz zugeführt. Als Testsubstanz dienen alle durch die Ausfrage des Patienten nach seinen Lebensgewohnheiten (Essen, Wohnen, Kleidung, Schlafen) und nach seiner Beschäftigung erhaltenen Anhaltspunkte. Außerdem vornehmlich Nahrungsstoffe, Medikamente aller Art, Pflanzen und vieles andere. Wie es auch mit der Ursache sei, die Erkrankung verschwindet erst dann, wenn die Haut durch möglichst reizlose Behandlung widerstandsfähiger gemacht, gestärkt und vor dem Giftstoff abgeschlossen wird. Darin besteht ein großer Teil der Salbenwirkung, wobei allerdings die erste Vorbedingung ist, daß der Giftstoff nicht gerade ein fettlöslicher ist.

Aus dem akuten Ekzem wird leicht ein chronisches Ekzem, wenn einesteils die Ursache immer weiterwirkt, ohne daß eine Unempfindlichkeit allmählich sich einstellt, und wenn anderseits unter der Wirkung der entzündlichen Hautveränderung die Gewebe gegen andere, banale Stoffe überempfindlich werden (polyvalente Überempfindlichkeiten), oder sogar gegen ihre eigenen Säfte. Man beschuldigt da oft, und wohl auch mit Recht, die Erregbarkeit der Nerven sowie die abnorme Reaktion der Gefäße oder auch der Oberhaut selbst auf die veränderten Stoffwechselprodukte, die vom Darm und anderen inneren Organen her den gesamten Körper durchspülen. Die ausgedehnten chronischen Ekzeme gleichen denen, welche wir als die Folgen der Kindheitsekzeme beschrieben haben.

Es gibt aber auch kleinere, umschriebene Ekzemflächen, nicht selten an sichtbaren Hautflächen, an Hand, Nacken, Hals oder sogar am Gesicht, mit starker Hautverdickung oder als Herde einzeln stehender Knötchen, die durch ihr unausgesetztes Jucken die Lebensfrische und das Gesamtaussehen eines Menschen verschlechtern können. Man bezeichnet sie als *Neurodermitis chronica* (s. dort) oder als *Lichen* VIDAL.

Dieselbe Folge des Alt- und Schrumpligmachens erzeugen viele heftig juckende Anal- und Genitalekzeme namentlich bei Frauen, die mager, frühgealtert und unleidlich, ungeduldig, nervös erscheinen, und aus denen nach einer Heilung mittels unserer Licht- und Röntgentherapie wiederaufgeblühte, um viele Jahre verjüngte Menschen werden.

Das Ekzem sollte hier nur so weit erörtert werden, als es den Kosmetiker interessiert, bzw. als es durch kosmetische Mittel hervorgerufen werden kann. Die *Behandlung* gehört unbedingt in die Hand des Dermatologen, sie ist manchmal sehr langwierig und bedarf großer Erfahrung. Wer diese nicht hat, lasse die Hand davon. Denn auch die durch äußere Ursachen veranlaßten Ekzeme verschwinden oft nicht auf Fortfall der Schädlichkeit und indifferente Behandlung, besonders wenn sie bereits längere Zeit bestanden und schwerere Veränderungen der Haut verursacht haben. Anführung von Rezepten ist daher unnötig, selbstverständlich verlangen besondere Formen, z. B. das seborrhoische, das parasitäre Ekzem, auch eine besondere Therapie!

S. auch Bartflechte; Dyshidrosis; Elephantiasis der Augenlider; Epidermophytie; Ernährung; Heliotherapie; Hydrotherapie; Lichtbehandlung; Lidrandentzündung; Lippen; Mammaplastik; Nägel; Nasenekzem; Ohrenfluß; Ohrringe; Psyche; Prurigo; Radium; Röntgen; Skarifikation; Schädigungen; Schälkuren; Seborrhoe; Vakzinebehandlung; Verjüngung.

Ekzema intertrigo-Therapie, s. Schweißabsonderung.

Ekzema maginatum, s. Epidermophytie.

Ekzematoid, spätexsudatives, s. auch Prurigo.

Elarson (chlorarsenobehenolsaures Strontium). Bei Akne, seborrhoischen Zuständen und zur allgemeinen Verbesserung des Aussehens der Haut. Innerlich in

Tabletten, von denen jede 0,5 mg Arsen enthält. Erwachsene erhalten 3mal täglich 1, steigend auf 3mal täglich 2—3—4 Tabletten nach dem Essen. (I. G. Farbenindustrie A. G.)

Elastine, s. Chemie der Haut.

Elastisches Gewebe. Die eigentliche Lederhaut, das unter der Oberhaut (Epidermis) gelegene Stützgerüst der Haut, besteht aus einem dichten Flechtwerk weißer Bindegewebsfasern, in welchem ein feines Maschenwerk gelber elastischer Fasern ausgespannt ist. Die Elastizität der Haut beruht auf dem Gesundheitszustande des Bindegewebes, in welchem das elastische Gewebe ein festes Stützgewebe (Hautskelett) darstellt. Kommt es an dem elastischen Fasernetz zu krankhaften Veränderungen, so können diese nach verschiedener Richtung zu kosmetisch unerwünschten Zuständen führen. Ihr Schwund oder ihre Umwandlung in ein minderwertiges Gewebe, d. h. ihre Degeneration, nimmt dem bindegewebigen Geflecht seine Stütze, die Haut wird schlaffer. Die Degeneration des elastischen Gewebes besteht in einer Massenzunahme, einer Art Aufquellung des in der normalen Haut sehr zierlichen feinen Faserwerks; die Fasern bilden dann entweder ein dichtes Gewirr oder sie zeigen weitere formliche Veränderungen, zerfallen in mehr oder weniger große Körner und verkleben zu großen Klumpen. Diese Massenzunahme des elastischen Gewebes, führt, im Gegensatze zu der einfachen Atrophie, zu einer Verdickung der Haut und bewirkt weiter durch die Verdrängung des Bindegewebes eine Abnahme der Elastizität der Haut; das Gewebe, in welchem eine solche elastische Faserdegeneration in größerem Umfange erfolgt, ist also aufgetrieben, weniger gut gepolstert; es ist nur dort, wo die Degeneration gleichmäßig stark fortgeschritten ist, glatt; da aber die Degeneration meistens in sehr ungleichmäßiger Weise sich abspielt, hat man eine unregelmäßig leicht gewulstete Oberfläche vor sich. Es wirkt sich dabei auch die gelbe Farbe des gelben elastischen Gewebes kosmetisch aus; da es bei dieser Degeneration an Masse zugenommen hat, und da sich der Vorgang noch dazu wesentlich in den obersten Schichten der Lederhaut abspielt, so hat die betroffene Haut eine eigentümliche gelbe Farbe, die an die des alten Elfenbeins, an die der frischen Butter erinnert, manchmal noch ausgesprochener gelb erscheint; durch Hinzutritt von Stauungserscheinungen in den obersten Hautschichten kommen mehr blaurötliche Verfärbungen zustande. Diese die alternde oder vorzeitig gealterte Haut kennzeichnenden Farbenveränderungen haben bei den Altersveränderungen (s. dort) Erwähnung gefunden. Erwähnenswert ist auch der sogenannte „*Lidspaltenfleck*“ (*die Pinguecula*“, so benannt, weil man irrtümlich als Ursache der Veränderungen eine Fetteinlagerung annahm), eine bei älteren Leuten, manchmal aber auch schon in früherem Lebensalter auftretende trübe oder leicht graugelbliche Verdickung auf der Bindehaut des Augapfels, die durch die Degeneration des elastischen Gewebes bedingt ist.

Wir kennen, meist symmetrisch am Hals, am Rumpf und in den Beugen der großen Gelenke, aber auch an anderen Körperstellen mit Freilassung des Gesichtes gelegene, leicht erhabene Knötchen oder Streifen, oft zu einem Maschenwerk angeordnet, von elfenbeinerner oder cremeartiger oder auch ausgesprochen gelblicher Farbe, eine Affektion, die durch Veränderungen am elastischen Gewebe bedingt wegen ihrer Ähnlichkeit mit den Xanthomen als *Pseudoxanthoma elasticum* bezeichnet wird. Die ergriffenen Hautstellen zeigen oft die Symptome einer besonderen Dehnbarkeit. Familiäres Auftreten ist häufig beobachtet. Zuerst von Engländern, später auch anderweitig bestätigt, wurden die *angioid streaks*, gefäßähnliche Streifen im Augenhintergrund, beschrieben. Man nimmt heute an, daß es sich um eine auf kongenitaler Grundlage beruhende Systemerkrankung des elastischen Gewebes handelt. Ähnliche Veränderungen von mehr geschwulstartigem Charakter sind die *Elastome oder Naevi elastici*, seltenere kleine gelbliche Erhabenheiten. Kosmetisch bedeutungsvoller ist das ***Kolloidmilium***, da diese Geschwulstform besonders das Gesicht, aber auch andere Körperstellen in Form disseminierter, kleiner rundlicher, etwas durchscheinender, weiß- bis zitronengelber, eine gelatinöse Masse enthaltender Knötchen befällt; es wird ebenfalls durch degenerative Vorgänge am elastischen Gewebe verursacht. Das diffuse Elastom und die ***Zitronenhaut*** sind Bezeichnungen für besonders ausgedehnte und stark ausgeprägte, vielleicht endokrin bedingte Formen der Altersveränderungen der Haut (Eunuchoide). Die örtliche Zunahme des elastischen Gewebes mit ihren färberischen Folgeerscheinungen findet sich auch in der Umgebung verschiedener anderer krankhafter Zustände, um größere und kleinere eigentliche Geschwülste, um entzündliche und narbige Bildungen; ich erinnere an ihr besonders häufiges Vorkommen beim Erythematodes und an die ganz eigenartige gelbe Verfärbung mancher Atrophien und Narben, der Impfnarben am Arm, der Striae distensae an Bauch, Beinen und Brust nach Schwangerschaften.

Noch zwei seltenere Formen der Elastizitätsveränderungen der Haut sollen hier kurz Erwähnung finden, obwohl bei ihnen keine sicheren Beziehungen zum elastischen Gewebe bestehen: bei der *Cutis laxa, der Gummihaut*, handelt es sich um eine eigenartige Hautveränderung, bei der sich die Haut umschriebener Körperbezirke oder fast des ganzen Körpers abnorm dehnen läßt, aber beim Nachlassen des Zuges sofort wieder in ihre ursprüngliche Lage zurückspringt. Es liegt also eine sehr vollkommene Elastizität, eine Hyperelastizität vor, der die Bezeichnung Gummihaut gut Rechnung trägt; sie ist nicht durch besondere Veränderungen am elastischen Gewebe verursacht, vielmehr ist das Bindegewebe eigenartig umgestaltet; öfter ist Erblichkeit beobachtet. Ihr Gegenstück bildet die *Chalodermie*, die Schlaffhaut, bei der die Haut in großen massigen Falten herabhängt und beispielsweise an den unteren Körperteilen den Eindruck macht, als ob der Mensch in weite, faltige Pluderhosen gekleidet wäre. Kleinere Formen dieser Chalodermie sind an den Augenlidern häufig, *Blepharochalasis*, Erschlaffung der Lidhaut; sie können nur operativ beseitigt werden. Bei der Chalodermie finden sich Veränderungen in der tiefen Lederhaut und Subcutis bestehend in Mangel an dicken Bindegewebsfasern und elastischen Fasern. Die geschilderten Zustände gehören offenbar in das Gebiet der ausgesprochenen Mißbildungen und können in ihren kosmetischen Schädigungen eventuell durch Maßnahmen der plastischen Chirurgie (s. Plastik) beseitigt werden.

Die Abweichungen von der normalen Elastizität der Haut, die (s. oben) zum Teile nur mit Schädigungen des elastischen Gewebes zusammenhängen und durch die allerverschiedensten Faktoren beeinflußt werden, können am genauesten durch das von SCHADE konstruierte Elastometer zahlenmäßig bestimmt werden.

S. auch Alterserscheinungen; Atrophie der Haut.

Elastizität der Haut, s. Alterserscheinungen; Elastisches Gewebe; Weiblicher Körper; Verjüngung.

Elastoplast sind elastische Pflasterbinden bzw. Klebepflaster, die wasserfest sind, d. h. der Patient kann auch mit der angelegten Binde baden. Bei Stauungen im Unterschenkel, Krampfadern, Unterschenkelekzem usw. Die Verbände können, wenn keine Beschwerden auftreten, 4—6 Wochen liegen bleiben. (Beiersdorf, Hamburg.)

Elbozon nach Hofrat Dr. ZUCKER soll aus kolloidaler Tonerde bestehen und zu Spülungen und Waschungen Verwendung finden. (Max Elb A. G., Dresden A 28.)

Elefantenläuse, ostindische, s. Anakarden.

Elektrische Verbrennungen, s. Berufskrankheiten.

Elektrischer Brenner, s. Kaustik.

Elektrischer Lichtbogen, s. Kaustik.

Elektrodesikkation, s. Diathermie; Kaustik.

Elektrokoagulation, s. Diathermie; Adenoma sebaceum; Dermatitis papillaris; Hypertrichosis; Kaustik; Narben; Röntgen; Schwielen; Verbrennungen.

Elektrolyse (griechisch Lysis, Lösung) ist die Zersetzung von in Flüssigkeit gelösten chemischen Verbindungen durch den elektrischen Strom. Alle in Flüssigkeit gelösten chemischen Verbindungen befinden sich, auch wenn kein elektrischer Strom durchgeleitet wird, im Zustand der elektrolytischen Dissoziation, d. h. sie sind in sogenannte Ionen (elektrisch geladene Teile) aufgespalten. Sind diese Teile positiv elektrisch aufgeladen, so heißen sie positive Ionen (Kationen), sind sie negativ geladen, negative Ionen (Anionen). Wird nun ein elektrischer Strom durch diese Lösung geleitet, so wandern die positiv geladenen Kationen zum negativen Pol (negative Elektrode, Kathode), die negativ geladenen Anionen dagegen zum positiven Pol (positive Elektrode, Anode) und dadurch tritt eine Zersetzung der chemischen Verbindung ein. Die Zerfallprodukte scheiden sich an den Elektroden entweder als feste Körper (Metalle) oder als Gase aus. So entsteht bei der Elektrolyse von Wasser (H_2O) an der positiven Elektrode Sauerstoff (O), an der negativen Wasserstoff (H); bei der Elektrolyse einer Kochsalzlösung (NaCl) (das entspricht der Elektrolyse im tierischen und menschlichen Körper) wird am positiven Pol Chlor (Cl), am negativen das Metall Natrium (Na) abgeschieden. Da sich das Natrium infolge der Gegenwart von Wasser sofort zu Natriumhydroxyd (Natronlauge, Ätznatron) verbindet und die Ausscheidung der Ionen nur unmittelbar an den Polen erfolgt, ist es verständlich, daß sich die Kathode zu einer streng lokalisierten Ätzung (Zerstörung) von gesundem oder krankhaftem Gewebe ausgezeichnet eignet. Da zudem die Menge der gebildeten Lauge genau im Verhältnis zu der Menge des durchgeleiteten Stromes steht und dieser sich exakt messen läßt, ist die alkalische Gewebsätzung und damit die Zerstörung des Gewebes genau zu dosieren.

Die Elektrolyse wurde 1875 zuerst von MICHEL in St. Louis zur Entfernung der Wimpern bei Trichiasis angegeben, dann von HARDAWAY in die Dermatologie eingeführt. Sie dient hauptsächlich zur Entfernung kleiner Tumoren (Gewächse) der Haut und zur Beseitigung unerwünschter Haare (Epilation).

Als Stromquelle verwendet man entweder eine elektrische Batterie (Tauchbatterie, Trockenelement) von zirka 30—60 Volt Spannung oder einen Apparat, der den Netzstrom des Elektrizitätswerkes zu dem für die Elektrolyse erforderlichen schwachen Gleichstrom umformt (Pantostat, Multostat). Zwischen Kraftquelle und Körper sind in die vom negativen Pol der Elektrizitätsquelle ausgehende Leitung ein regulierbarer Widerstand (Rheostat) und ein Galvanometer (Milliamperemeter) zur Regulierung und Messung des durch den Körper geleiteten Stromes eingebaut. Die Pole unterscheidet man dadurch, daß beim Eintauchen beider Pole in Wasser am negativen Pol zahlreiche Bläschen (Wasserstoff) aufsteigen, am positiven Pol dagegen nur wenig oder gar keine, oder auch dadurch, daß angefeuchtetes rotes Lackmuspapier beim Durchleiten des Stromes am negativen Pol blau verfärbt wird (Laugenbildung), am positiven Pol dagegen rot bleibt. Die positive Elektrode wird als indifferente Elektrode verwendet, d. h. sie dient nur zur Einführung des Stromes in den Körper und ruft keine Veränderung des Gewebes hervor; sie besteht aus einer mit dem positiven Pol der Stromquelle durch Draht verbundenen biegsamen Metallplatte; die Metallplatte ist an der dem Körper anliegenden Seite mit einem gepolsterten Stoff überzogen, damit sie angefeuchtet werden kann und der Haut gut anliegt; sie wird an einem Arm festgebunden und gewährleistet so eine gleichmäßige Überleitung des Stromes. Es genügt auch eine Metallelektrode, die der Patient in der Hand festhält. Die negative Elektrode wird als differente Elektrode verwendet, d. h. sie ruft die gewünschte Zerstörung des Gewebes hervor; sie besteht aus reinem Metall und kann nach Bedarf geformt sein; meistens wird eine einfache dünne Nadel verwendet, die auf einem Nadelhalter armiert ist; an dem Nadelhalter ist ein Stromunterbrecher angebracht; durch Druck auf den Knopf des Halters wird der Strom unterbrochen, beim Loslassen geschlossen. Die Nadel wird mit unterbrochenem Strom (also unter Druck mit dem Finger auf den Knopf) in die zu behandelnde Stelle eingestochen und hierauf der Strom durch Loslassen des Knopfes geschlossen.

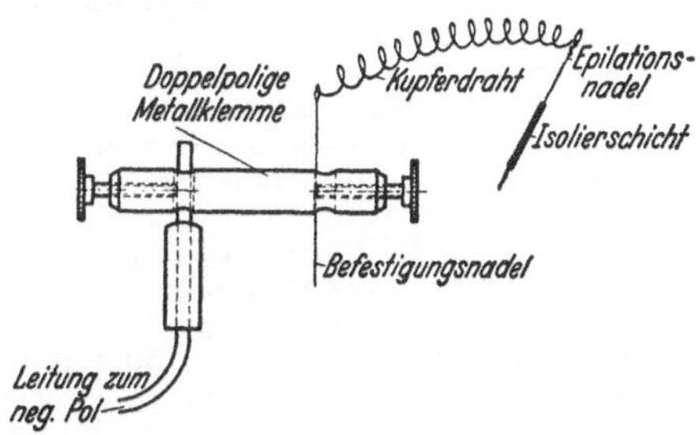

Abb. 1. Montage der Epilationsnadel nach KROMEYER.

Da alle Nadelhalter, welche zur Stromunterbrechung eingerichtet sind, plump und unhandlich sind und eine so exakte Führung, wie sie z. B. zur Epilation erforderlich ist, nicht erlauben, hat schon BROCQ Nadeln verwendet, die in einem $2^1/_2$ cm langen, 3 mm dicken facettierten Zylinder montiert sind und dadurch eine leichtere Führung gestatten. Weit besser aber ist die von KROMAYER eingeführte Montage der Nadel (s. Abb. 1). Der von der negativen Elektrode kommende Zuleitungsdraht endigt in einen Pol einer doppelpoligen Klemme; in dem anderen Pol dieser Klemme ist eine gewöhnliche Nähnadel befestigt, mit der die Klemme an einer beliebigen Stelle der Kleidung des Patienten fixiert werden kann. Die Nähnadel dient zugleich dazu, den Strom durch einen haarfeinen, spiralig gerollten Kupferdraht von zirka 20 cm Länge zur Elektrolysenadel weiterzuleiten. Die nun nur an dem feinen elastischen Kupferdraht hängende Epilationsnadel kann denkbar leicht geführt werden. Ein weiterer Vorteil ist der, daß die Elektrolysenadel, wenn sie in die Haut eingeführt ist, ohne gehalten zu werden, stecken bleibt und dadurch die Hand zur Bedienung des Widerstandes frei wird. Während bei Anwendung des Nadelhalters entweder eine zweite Person den Widerstand bedienen muß oder der Operateur nach Loslassen des Knopfes sofort mit voll eingeschaltetem Strom zu arbeiten gezwungen ist, wird bei dieser Anordnung die Nadel stromlos eingeführt und dann mit derselben Hand der Strom, je nach der Empfindlichkeit des Patienten, durch langsames Ausschalten des Widerstandes gesteigert.

Die Wirkung der Elektrolyse ist abhängig einerseits von der Stärke des Stromes, gemessen in Milliampere, und anderseits von der Zeitdauer der Einwirkung. Das Produkt von Stromstärke und Zeitdauer ist das Maß für die verabfolgte Strommenge und damit für die Wirkung der Elektrolyse. Wenn z. B. ein Strom von 1 Milliampere 2 Minuten passiert, so ist die Wirkung genau so groß, wie wenn ein Strom von 2 Milliampere 1 Minute durchgeleitet wird; in beiden Fällen sind 2 Milliampereminuten (M. A. M.) gegeben worden.

Je nach dem Zweck, dem die Elektrolyse dienen soll, bedarf es verschiedener Methodik und Dosierung. Will man kleine Tumoren, z. B. Warzen, entfernen, so sticht man die Nadel am Rande der Warze parallel oder leicht schräg zur Oberfläche etwa so tief ein, daß die Spitze unter die Mitte der Warze zu liegen kommt. Dann läßt man einen Strom von $^1/_2$—3 Milliampere Stärke zirka $^1/_2$—2 Minuten wirken. Wird die Nadel durch Zerstörung des Gewebes locker und bildet sich reichlich Schaum aus Wasserstoffbläschen, der neben der Nadel hervorquillt oder die Haut emporhebt, so unterbricht man die Elektrolyse und sticht an einer anderen Stelle der Warze wieder ein. Bei mittleren Warzen kommt man mit 2—4 Einstichen aus; bei größeren Tumoren muß man dieses Verfahren so oft wiederholen, bis der ganze Tumor schwammig weich und mißfarben geworden ist. Es bildet sich im Verlauf der nächsten Tage ein trockener Schorf, der nach 8—14 Tagen abfällt. Sind dann noch Reste des Tumors vorhanden, so wird die Elektrolyse wiederholt. Man kann auf diese Weise Warzen aller Art, Fibrome, weiche farblose und pigmentierte Naevi (Muttermäler), spitze Kondylome (Feigwarzen), kleine Feuermäler, Naevi aranei, Xanthome, Kankroide und andere ähnliche Tumoren der Haut und Schleimhäute entfernen. Auch zur Entfernung von Keloiden, Narben, Tätowierungen und kleinen Pigmentierungen hat man die Elektrolyse angewandt, doch ist sie hierbei anderen Methoden nicht gewachsen. Das Verfahren ist bequem und nur wenig schmerzhaft; es haften ihm aber zwei Nachteile an; man kann den Sitz der Nadel in der Tiefe nicht sehen und daher nur schätzen. Sticht man zu flach, so wird der Tumor nicht ganz zerstört und es gibt einen Rückfall; sticht man zu tief, so wird unnötig viel gesundes Gewebe zerstört und es entsteht eine häßliche Narbe. Der zweite Nachteil ist der, daß selbst bei richtigem Sitz der Nadel durch die alkalische Ätzung die Haut manchmal zu unschöner Narbenbildung angeregt wird. Beide Nachteile werden vermieden, wenn man an Stelle der Elektrolyse Rotationsinstrumente (Stanzen nach KROMAYER) verwendet.

Zu den bisher genannten Zwecken kann der zur Stromöffnung und -schließung eingerichtete Nadelhalter ohne Nachteil angewandt werden, da es sich um verhältnismäßig grobes Arbeiten handelt. Ganz anders liegen die Verhältnisse bei der Epilation, sie erfordert ein außerordentlich feines Arbeiten, und hier zeigt sich die Überlegenheit der von KROMAYER angegebenen vorerwähnten Montage der Nadel.

Zur *Epilation* wird der Patient auf einen Stuhl mit Kopfstütze gelagert und gut beleuchtet. Nach Fixation der indifferenten Elektrode am Arm wird die Haut des Operationsfeldes angespannt und die Nadel stromlos entweder mit einer Schiebepinzette oder besser mit der Hand in den Haarbalg eingeführt. Man benützt die allerfeinsten *Perlnadeln* (so genannt, weil sie zum Aufreihen kleiner Perlen hergestellt werden) und versucht, mit der Nadelspitze tastend, die dicht am Haar gelegene Follikelöffnung zu treffen; das ist durchaus nicht leicht und erfordert viel Übung und eine sichere, ruhige Hand; ist das gelungen, so gleitet die Nadel unter leichtem Druck ohne jede Kraftanwendung in die Tiefe und stößt erst an der Haarpapille auf Widerstand; bei gebogenen Haarwurzeln kann die Nadel den Haarbalg perforieren und irrt dadurch von der Haarpapille ab; um das zu vermeiden, wendet man Nadeln mit stumpfer Spitze an, die den Haarbalg nicht so leicht perforieren; je nach der Stärke des Haares und Länge des in der Haut liegenden Teiles muß man zirka 3—8 mm tief eingehen, um die Nadelspitze an die Haarpapille zu bringen; es empfiehlt sich, bei schrägstehenden Haaren die Nadel in der Richtung des Haarschaftes einzuführen. Wenn die Follikelöffnungen schwer zu sehen sind, kann man sie durch Einreiben der Haut mit einer dünnen Jod- oder Methylenblaulösung sichtbar machen; sie treten dann als schwarzbraune bzw. schwarzblaue, dicht am Haar liegende Punkte hervor; bei schrägstehenden Haaren liegen die Follikelöffnungen meist an der Stelle, an welcher das Haar und die Haut den spitzesten Winkel bilden. Nach Einführen der Nadel läßt man je nach der Dicke des Haares $^1/_2$—2 Milliampereminuten einwirken und beobachtet während dieser Zeit Haar, Uhr und Galvanometer. Die Wirkung ist genügend, wenn sich nach Entfernung der Nadel das Haar ganz leicht herausziehen läßt und sein Haarbulbus entweder stark aufgequollen oder besser gänzlich zerstört ist, was man daran erkennt, daß das Haar wie abgebrochen aussieht. Ist das nicht der Fall, so muß nochmals eingestochen und weiter elektrolysiert werden. Man kann auch vor dem Entfernen der Nadel an dem Haar ziehen und versuchen, ob es schon einem ganz leichten Zug mit der Pinzette folgt; tut es das, so kann die Elektrolyse unterbrochen werden. Zur Entfernung kleinerer Haare, deren Wurzel in der Cutis oder dicht unter ihr endet, braucht man $^1/_2$—1 M. A. M., für größere Haare, die tief bis in die Subcutis reichen, zirka 2 M. A. M. oder mehr. Während der Elektrolyse sieht man aus der Follikelmündung neben der Nadel Schaumbläschen hervortreten und es kommt zur Bildung einer blassen Quaddel um das Haar. Im Zentrum bildet sich in den nächsten Tagen ein kleiner Schorf, der nach zirka 1 Woche abfällt und einer kleinen Delle Platz macht, die später zwar immer undeutlicher wird, aber doch als punktförmige weiße Einziehung dauernd bestehen bleibt.

Bei diesem Verfahren wird der Haarbalg mit der ihn umgebenden Haut in seiner ganzen Länge und damit auch die Haarpapille zerstört; es bildet sich also auch längs des ganzen Haarbalges eine Narbe; je weniger Strom gegeben wird, desto kleiner ist die Narbe, desto größer aber die Gefahr, daß die Papille nicht zerstört ist und das Haar wieder wächst. Je mehr Strom man gibt und je sicherer man dadurch die Haarpapille zerstört, desto größer wird die Gefahr, eine sichtbare Narbe zu hinterlassen.

Beide Gefahren werden durch die *gedeckten Nadeln* oder *Subkutannadeln* nach KROMAYER (Siemens-Reiniger-Veifa, Berlin) vermieden. Diese Nadeln sind an ihrem Schaft mit einer sehr feinen, dunkel gefärbten und dadurch leicht sichtbaren Isolierschicht überzogen, von der nur die Spitze in 1—3 mm Ausdehnung frei ist. Man sticht diese Nadeln, deren Einführung in die Haut durch die Isolierschicht nicht erschwert wird, in den Haarbalg so ein, daß die ungedeckte Spitze in der Höhe der Haarpapille liegt, die Isolierschicht in der Lederhaut; es werden also die blanke Spitze und einige Millimeter der isolierten Partie in die Haut eingestoßen (s. Abb. 2). Die Elektrizität tritt dann nur an der Spitze aus und zerstört dort subkutan die Papille (Subkutanelektrolyse), dagegen entsteht an der Oberfläche weder eine Kruste noch später eine Narbe. Nach Epilation mit der gedeckten Nadel sieht man an der Haut, außer einer geringen Schwellung durch die in der Tiefe erfolgte Gasentwicklung, überhaupt keine Spuren. Auch der Schmerz ist bedeutend geringer, da in den tieferen Hautschichten weniger Nervenendigungen liegen als in den oberflächlichen.

Man hat außerdem bei dieser Methode den Vorteil, größere Strommengen ohne Gefahr einer Narbenbildung geben zu können und dadurch eine bessere Gewähr für volle Zerstörung der Papille. Natürlich kann auch bei subkutaner Epilation nicht beliebig viel Strom gegeben werden; je nach dem oberflächlicheren oder tieferen Sitz der Nadel wird die Lederhaut in kürzerer oder längerer Zeit von unten her zerstört; man erkennt das daran, daß die Haut direkt um die Nadel herum bläulich durchzuschimmern beginnt und muß dann sofort die Elektrolyse unterbrechen.

Die Zahl der Haare, die man in einer Sitzung entfernen kann, beträgt zirka 20—60 und hängt von der Empfindlichkeit des Patienten und der Geschicklichkeit des Arztes ab. Manche Patienten vertragen Ströme von 4—6 Milliampere, so daß man

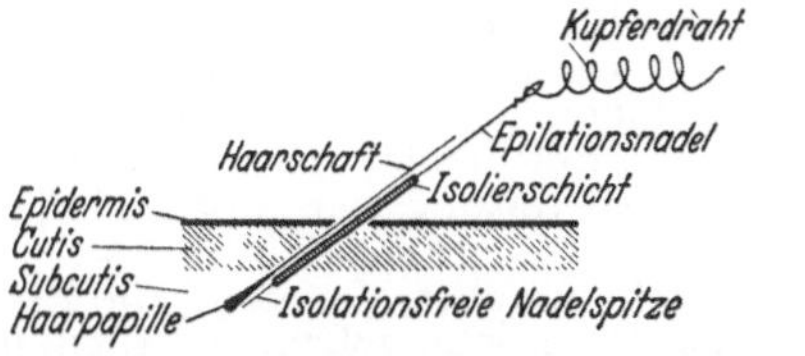

Abb. 2. Lage der Subkutannadel in der Haut.

bei ihnen selbst für größere Haare, welche die Strommenge von 2 M. A. M. zur Zerstörung brauchen, mit 20—30 Sekunden auskommt. Bei dichtem Haarwuchs empfiehlt es sich nicht, in einer Sitzung nur an einem kleinen Bezirk zu arbeiten und dicht nebeneinanderstehende Haare zu entfernen, weil dabei die Gefahr des Ineinanderfließens der Zerstörungsherde besteht und außerdem eine auffallende kahle Stelle entsteht; es ist besser, die Arbeit in jeder Sitzung über die ganze behaarte Partie zu verteilen.

Es sind verschiedene Methoden angegeben worden, um gleichzeitig mehrere Haare elektrolytisch zu entfernen (multiple subkutane Elektrolyse). Diese Methoden haben sich aber auf die Dauer nicht bewährt, da die Widerstände in den einzelnen Haaren sehr verschieden sind und daher den Haaren, die geringeren Widerstand entgegensetzen, zu große Strommengen zugeführt werden, während andere in der gleichen Zeit zu wenig erhalten. Das führt im ersten Falle zu Narben, im zweiten zu Rezidiven. Sie seien deshalb nur kurz erwähnt:

Kromayer führt mehrere Nadeln, deren jede an einem dünnen Kupferdraht hängt, in verschiedene Haarfollikel ein. Die Kupferdrähte laufen zusammen und werden gemeinsam mit dem negativen Pol verbunden. Entsprechend der Zahl der Nadeln wird der Strom verstärkt. Bei dieser Methode ist bei großer Aufmerksamkeit eine Beobachtung der einzelnen Haarfollikel und rechtzeitige Unterbrechung möglich, wenn nicht zu viele Nadeln (3—5) verwendet werden. Die Kontrolle des Auges ist aber nicht möglich bei der Methode von Weidenfeld, der ebenfalls mehrere Nadeln einführt und ihre Enden durch Neigen des Kopfes in einen mit Wasser gefüllten Becher, der mit der Kathode in leitender Verbindung steht, eintaucht.

Eine kleine Zahl lästiger Haare zu entfernen ist nicht allzu mühsam, dagegen wird der Unerfahrene leicht geneigt sein, die Mühe und die Zeit zu unterschätzen, die eine dauernde Beseitigung einer stärkeren Hypertrichosis (übermäßige Behaarung) erfordert. Ein Frauenbart z. B. besteht aus vielen hunderten oder sogar tausenden von Haaren; entfernt man 30 Haare pro Stunde, so braucht man für tausend Haare mehr als einen Monat täglich einstündiger Arbeit. Meistens ist aber ein tägliches Arbeiten wegen zu starker Reaktion der Haut nicht durchführbar, so daß die Arbeit auf mehrere Monate verteilt werden muß. Damit noch nicht genug. Ein Teil der Haare rezidiviert trotz sorgfältiger Arbeit in den folgenden Monaten, denn es ist nicht möglich, beim Einstich jede Haarpapille mit Sicherheit zu treffen; sie kann höher oder tiefer liegen, als man taxiert, oder das Haar kann in der Tiefe abbiegen, so daß die Nadel weit entfernt von der Papille zu liegen kommt und sie nicht zerstört. Auch Doppelhaare, die nur einen Schaft, aber zwei Papillen haben, können die Ursache eines Rezidives sein. Man muß deshalb nach einigen Monaten einen Teil der Arbeit wiederholen und kann daher ohne zu hoch zu greifen, für die definitive Beseitigung eines größeren Frauenbartes getrost $^1/_2$—1 Jahr rechnen. Da das Leiden den Befallenen aber meist sehr lästig ist, ihnen geselligen Verkehr verleidet und sie stark deprimiert, entschließen sich trotzdem viele zu dem Opfer an Zeit und Geld.

S. auch Adenoma sebaceum; Angiokeratom; Enthaarung, chirurgische; Hypertrichosis; Lidgeschwülste; Lidhaut, Haare an der; Narben; Naevi; Rotationsinstrumente; Sklerodermie; Syringome; Verbrennungen; Warzen; Zylindrome.

Elektrotomie, s. Diathermie; Kaustik.

Elemi. Weiches, terpentinartiges Harz, löslich in Aether, Essigaether, Chloroform, Schwefelkohlenstoff, Benzol, Toluol und warmem Alkohol. Es enthält bis zu 30% aetherisches Öl. Es hat hautreizende Eigenschaften, ähnlich wie Terpentin. Es wird hauptsächlich zu Räuchermitteln und zur Herstellung aromatischer Tinkturen verwendet.

Elephantiasis. Durch verschiedenste Erkrankungen kann es zu einer Zunahme des Umfanges einzelner Teile des Körpers kommen, der klinische Ausdruck dafür ist die Bezeichnung Elephantiasis. — Pathologisch-anatomisch spielt sich der Prozeß immer in der Cutis und Subcutis, vor allem in den Lymphbahnen daselbst ab, wobei entzündliche Vorgänge zunächst zu Stauungen, dann zu Bindegewebszunahme führen. Wenn wir auch dispositionelle Momente annehmen müssen, da selbst unter scheinbar gleichen Umständen nicht immer die Veränderung eintritt, so können wir doch gewisse Ursachen als feststehend ansehen, welche allerdings auch miteinander konkurrieren. Sehr verständlich ist es, daß mechanische Hindernisse, welche zu Stauungen Veranlassung geben, bei längerem Bestande auch die Hypertrophie des Bindegewebes herbeiführen. — So können Herz- und Nierenkrankheiten u. a. zunächst Ödeme hervorrufen, dann elephantiastische Verdickungen veranlassen; durch lokale Kompressionen infolge von Tumoren, Verstopfung von Lymphgefäßen, Narben, Behinderung des Lymphabflusses nach Exstirpation der Drüsen in inguine oder beim Mammakarzinom in der Axilla, beim varikösen Symptomenkomplex kann es zur Massenzunahme kommen. Öfter sich wiederholende Erfrierungen, staphylo- und streptogene Entzündungen, und dazu gehört vor allem das Erysipel, bewirken oft hochgradige Entstellung, wobei das letztere sich ja gerade im Gesichte gerne lokalisiert. Chronische Infektionen

(Tuberkulose, Lues) spielen häufig eine Rolle, die Lues hat nicht selten eine Vergrößerung der Genitalsphäre (Penis, Skrotum, Vulva) zur Folge, ad anum und ad nates können die Tuberkulose und das Lymphogranuloma inguinale zu großen Verunstaltungen Anlaß geben. An den unteren Extremitäten gibt es eine scheinbar genuine Form ohne bekannte Ursache, bei dieser findet man Sklerosierungen im Gewebe, Starrheit der Gefäße und variköse Lymphgefäßerweiterungen. In den Tropen wird die Filaria sanguinis Bancrofti als ätiologisches Moment angeschuldigt, doch scheint es, daß die Verstopfung der Lymphwege allein nicht, wie man früher annahm, Schuld daran ist, sondern in vielen Fällen dürfte die Filariosis den Boden für sekundäre Infektionen vorbereiten. Die Beri-Beri-Erkrankung bringt manchmal ganz groteske Tumoren zustande. Wenn wir also im Einzelfall eine Ursache auffinden, so dürfen wir nicht glauben, daß sie allein Schuld an der Elephantiasis sein muß, sondern sollen immer denken, daß auch andere Umstände mitspielen können.

Die Erkrankung ist in ihrem Verlaufe sehr wechselnd, meist chronisch, entweder allmählich immer mehr zunehmend, oft sehen wir auch leichte Besserungen oder längeren Stillstand. Zur Entstellung kommt natürlich auch die Bewegungsbehinderung hinzu, noch größer wird der Schaden, wenn der darunterliegende Muskel und Knochen leidet. Die Hautoberfläche ist glatt, glänzend, fahl, öfter aber auch livid verfärbt, nach und nach verändert sich auch das Oberflächenbild, man findet dann Verdickung der Oberhaut, Auftreten von Lymphzysten, die gelegentlich platzen und eine Lymphorrhoe verursachen.

Die Elephantiasis befällt den Stamm selten, meist sind Extremitäten, besonders die unteren, das Genitale ergriffen, aber auch die Augenlider, die Schleimhaut des Mundes und der Lippen als Folge von Zahnfleisch- und Zahnwurzelinfektionen. Bei der seltenen diffusen *Fibromatose der Gingiva* bleibt oft nichts anderes übrig als Exzision des Zahnfleisches und Entfernung der Zähne und Anfertigung einer Prothese. Es sei hier auch des traumatischen Ödems des Handrückens Erwähnung getan, das unter gewissen Umständen nach Verletzungen als prall elastischer Tumor dieser Gegend auftritt und konservativ kaum zu beheben ist. Empfohlen wird Sympathikektomie und Seidenfadendrainage längs des Unterarmes.

Konservativ ist bei der Elephantiasis wohl meist wenig auszurichten. Prophylaktisch wäre das mechanische Hindernis zu beseitigen, Hochlagerung der Extremitäten durch längere Zeit nach Drüsenausräumung, Vermeidung von Infektionen, jedenfalls soll man bestrebt sein, diese rasch zur Heilung zu bringen (Reizkörpertherapie, Wärme, Rotlichtbestrahlungen). Eine ganze Reihe von therapeutischen Methoden ist empfohlen, man kann sie in den Anfangsstadien anwenden, doch werden sie nur in seltenen Fällen zu einem dauernden Erfolg führen. Neben Hochlagerung, Einbandagieren, Gummistrümpfen wird Fibrolysin, Thiosinamin, Pregllösung injiziert, Röntgenbestrahlungen durchgeführt. Quecksilbereinreibungen, Kalomeleinspritzungen dürften nur bei luetischer Grundlage helfen. Schmerz rät tägliche Senfmehlpackungen von 5 Minuten bis zu 2 Stunden an. Die Elephantiasis der Augenlider wird mit Injektionen von 40%igem Alkohol behandelt.

Meist wird das operative Eingreifen notwendig sein. Bei Auftreten von elephantiasisartigen Schwellungen an der oberen Extremität bei karzinomatöser Infiltration in der Umgebung der die Vena subclavia begleitenden Lymphbahn kommt eine kosmetische Anzeigestellung nicht mehr in Frage. In einem solchen Falle wird man dann noch einmal zum Messer greifen, wenn, wie häufig, starke Schmerzen die Schwellung begleiten. Eine gewisse Besserung läßt sich erwirken, wenn man nach dem Vorschlag von Payr ein Stück aus dem Schlüsselbein herausnimmt.

Die chirurgische Behandlung der gewöhnlichen Elephantiasis hat das Ziel, nicht nur vorübergehend den Umfang der Extremität, etwa durch Entfernung von erkranktem Gewebe, zu vermindern, sondern vielmehr das Wiederauftreten der ödematösen Durchtränkung zu beseitigen. Geeignet sind zur Operation besonders die Fälle, bei denen die Lymphstauung im Vordergrund steht und noch keine zu schweren sekundären Veränderungen der Haut, besonders in den abhängigen Teilen, eingetreten sind. Man wird sich aber auch nur dann zu einem in erster Linie aus kosmetischen Gründen auszuführenden Eingriff entschließen, wenn eine bereits sehr auffallende Umfangsvermehrung an der Extremität zu beobachten ist, die sich durch konservative Maßnahmen nicht verbergen läßt. Die Anzeigestellung zu einem chirurgischen Eingriff hängt auch noch davon ab, ob bei Ruhe und Hochlagerung die Schwellung, d. h. der Abfluß der gestauten Lymphe, in ausreichendem Maße stattfindet. Nur in solchen Fällen kann ein wirklich gutes Resultat erwartet werden. Man wird daher der operativen Behandlung eine längere Vorbereitungszeit vorausschicken müssen, in der die betreffende Extremität in steiler Suspension gehalten wird. Bei länger bestehenden Fällen soll man diese Vorbereitungszeit über einige Wochen ausdehnen.

Die ersten erfolgreichen Versuche, die Elephantiasis chirurgisch zu behandeln, gehen auf Mikulicz zurück. Allerdings waren sie nicht von Dauererfolg begleitet. Er entfernte kleinere und größere Weichteillappen aus der Haut und dem Subkutangewebe. Die von Mikulicz geübte Anlegung von vielen Hautstichen führte nur zu ganz vorübergehenden Abschwellungen. Die später geübte Injektionsbehandlung mit Fibrolysin, die von Castellini empfohlen war, und die durch Hautexzision unterstützt wurde, scheint in manchen Fällen recht gute Erfolge gehabt zu haben.

Einen Fortschritt brachte die Methode von Handley. Er legte nach genügender Vorbereitung durch Hochlagerung einen starken Seidenfaden in das Subkutangewebe der ganzen Extremität, um dadurch um diesen Fremdkörper herum einen zentral gerichteten Lymphstrom zu erzielen. Mit diesem Verfahren scheinen vereinzelt gute Erfolge auch an anderen Körperstellen (Vulva) erzielt worden zu sein.

Aber auch dieses Vorgehen trat in den Hintergrund, seitdem von Lanz der Vorschlag gemacht wurde, am Faszienmantel der Muskulatur chirurgisch einzugreifen. Da die Faszie bei allen Elephantiasisfällen stark verdickt und ödematös erscheint und da zweifellos eine einseitig von innen und außen erfolgte Lymphzirkulation durch die Faszie stattfindet (Schweigger und Seidel), so hat Lanz diesen Faszienmantel durch lange Einschnitte durchbrochen und nach Freilegung des Knochens Verbindungen der oberflächlichen Lymphbahnen mit der Markhöhle hergestellt, dadurch, daß er mehrere Löcher in dem Röhrenknochen anlegte und die Faszienstreifen in diese Knochenhöhlen hineinleitete. Außerdem hat er noch eine große Reihe von Öffnungen in die Fascia lata eingeschnitten.

Von ähnlichen Gedanken, nämlich die Faszienscheidenwand zwischen dem oberflächlichen und tiefen Lymphraum zu beseitigen, sind Payr und Condoleon ausgegangen, als sie ihre Operationen empfahlen. Condoleon hat zunächst die Faszie in großer Ausdehnung durchtrennt und herausgeschnittene Faszienstreifen zwischen die Muskeln gelagert. Später hat er dann die Faszie in großer Ausdehnung in der Längsrichtung der Extremität entfernt, da er bei seinen ersten Operationen öfters nur vorübergehenden Erfolg hatte.

PAYR hat ebenfalls von großen Hautschnitten, die sich über den ganzen Ober- oder Unterschenkel erstreckten, die Faszie in weiter Ausdehnung freigelegt und Faszienstücke in einer Breite von 5—8 cm und einer Länge, die dem Hautschnitt entsprach, teils scharf, teils stumpf von der Muskulatur abgelöst. Die so freigelegten Muskeln werden mit den freien Faszienrändern durch etwa 5 cm auseinanderstehende Seidenknopfnähte an das Unterhautzellgewebe angenäht. Durch die Befestigung des Subkutangewebes an der Muskulatur soll eine bei jeder Bewegung eintretende Saugwirkung auf das Unterhautzellgewebe ausgeübt werden. Nach der PAYRschen Operation wird über den sterilen Verband eine zentralwärts gewickelte Gummibinde zur Kompression angelegt und die Zirkulation durch Hochlagerung weiter verbessert. In der Nachbehandlung werden Massage, Wärmebehandlung, Elektrisieren und Bewegungsübungen empfohlen. Das operierte Glied soll außerdem noch wochenlang gewickelt oder durch Tragen eines Gummistrumpfes komprimiert und während der Nacht hoch gelagert werden. KIMURA nahm in geeigneten Fällen multiple Exzisionen des kranken Gewebes vor und legte aus der gesunden Umgebung breit gestielte Haut-Unterhautlappen in die Wunde ein, durch welche die Zirkulation hergestellt werden sollte.

An der oberen Extremität, an der glücklicherweise Elephantiasis viel seltener ist, müssen eventuelle Faszienexzisionen an den hinteren Teil der Innenseite des Armes gelegt werden, um die langen Hautnarben möglichst wenig sichtbar zu machen. Beim Anlegen der Nähte ist größte Sorgfalt auf eine genaue Aneinanderlagerung der Wundränder zu verwenden. Die Nähte dürfen nur mit dünnstem Nahtmaterial ausgeführt und müssen größtenteils am 3. bzw. 4. Tage entfernt werden.

S. auch Fetttransplantation; Hängebauch; Innere Krankheiten; Kälteschädigungen; Lippen; Massage; Mundhöhle; Nase; Rotlauf.

Elephantiasis der Lider, enorme Verdickung der Lider, besonders des Oberlides: 1. Aus angeborener Anlage langsam heranwachsendes Lymphangiom; 2. erworbener Zustand von fibromatöser Verdickung nach wiederholter Entzündung (Erysipel, Ekzem, rezidivierende akute Tränensackentzündung); 3. Lappenelephantiasis durch Neurofibrome bei der RECKLINGHAUSENschen Krankheit, manchmal mit Hydrophthalmus vergesellschaftet.

Therapie: Wiederholte Injektionen von 40% Alkohol (GOLOWIN) nach Vorspritzen von 2% Kokain durch dieselbe Nadel oder wiederholte multiple Exzisionen der Haut und des Unterhautzellgewebes mit horizontaler Schnittführung und sorgfältiger Naht; eventuell nachfolgende Ptosisoperation. Rezidive häufig.

S. auch Lidgeschwülste; Rotlauf.

Elfenbein, s. Allotransplantation. — Elfenbeineinpflanzung, s. Nase. — Elfenbeinplättchen, s. Nägel. — Elfenbeinstäbchen, s. Massage.

Elityran. Schilddrüsenpräparat, mit der Wirkung der Gesamtdrüse. Indikation: Unterfunktion der Schilddrüse, wie Myxödem, Kretinismus, Intelligenzstörung, Adipositas, Ulcus cruris. Zur Verhütung von Thrombosen und zur Anregung der Kallusbildung, ferner zur Anregung der Diurese.

Elubacreme, Luftbadsalbe. Soll Antiseptica, Menthol und Anaesthesin enthalten und gegen Sonnenbrand u. dgl. Anwendung finden. (Apotheker Kammerer, St. Blasien.)

Emaillieren des Gesichtes. Unter dieser Bezeichnung wurde das palliative Bestreichen des Gesichtes mit Zinkleim, Zinkpasten, Zinktrockenpinselungen usw. verstanden, das den Zweck verfolgte, Runzeln und andere Defekte der Gesichtshaut, wie rote Flecken usw., zu verdecken. Es handelt sich hier um eine Art groben Schminkens, das in ähnlicher Form heute nur von Schauspielern in Form der Teintgrundierung (s. Theaterschminken) benützt wird, in der ästhetischen Kosmetik unserer Tage spielt das eigentliche „Emaillieren" keine Rolle mehr. Es behindert das Mienenspiel schon deshalb, weil jede stärkere Muskelaktion die aufgetragene Masse zum Abbröckeln bringt, die Schäden der Haut werden aber auch bei längerer Anwendung entschieden vergrößert.

Email für das Gesicht. Zum Emaillieren des Gesichtes nimmt man meist Zinkleime, z. B.:

Rp. Zinc. oxydat. 30,0
Gelatin. alb. 40,0
Glycerini 50,0
Aquae 40,0
S. Heiß lösen und warmflüssig auftragen.

(S. auch Zinkleime.)

Ein Gesichtsemail besonderer Art:

Rp. Zinci hydroxydati recenter praecip. 28,4
Glycerini 0,6

Das frischgefällte Zinkhydroxyd wird abfiltriert und abgepreßt, dann noch feucht mit Glyzerin zur Pasta verrieben. Wird kalt aufgetragen.

Emaillieren der Nägel. Hierunter ist das Aufreiben einer Wachspolierpasta zu verstehen (s. auch Nagelpoliermittel).

Emeko wird als Teerhaarwaschmittel bezeichnet. (Chem. Labor. E. Meyer & Co., Bamberg.)

Emollotine wird als „Glyzerin- und Gurkencreme" bezeichnet. Ein Hautpflegemittel. (A. Motsch & Co., Wien IV.)

Empyroform, ein Kondensationsprodukt aus Holzteer und Formaldehyd, stellt ein graubraunes, trockenes, nicht hygroskopisches Pulver dar, welches in Wasser unlöslich, sich dagegen in Azeton, Alkohol, Aether, kaustischen Alkalien und Chloroform leicht löst. Der schwache, nicht mehr an Teer erinnernde Geruch, der dem Mittel anhaftet, verschwindet in Salben und Tinkturen vollständig. Keimtötendes, austrocknendes, entzündungswidriges, juckstillendes und Schweißabsonderung beschränkendes Mittel. Bei Ekzemen, intertriginösen Erscheinungen usw. als 1—10%ige Salbe, als 5—15%ige Trockenpinselung. Als Firnis 5—10%ig gelöst in Chloroform und Benzoetinktur zu gleichen Teilen; als Streupulver rein oder mit Zinkoxyd und Amylum. (Schering-Kahlbaum A. G., Berlin.)

Emsolith-Zahnpulver ist mit Emser Salz, Bolus alba und Aromaticis hergestellt. (Pharm. Industrie K.-G., Wiesbaden-Erbenheim.)

Emulsionen, allgemeine Charakteristik. Emulgieren heißt, einen geeigneten Fett- oder Wachskörper mit wässerigem Vehikel in Form einer möglichst homogenen Salbe oder Flüssigkeit innigst vermischen. Dies kann entweder durch chemische Veränderung (partielle Verseifung) der Fette usw. erreicht werden oder auf mechanischem Wege durch Zusatz von Gummischleim o. dgl. (vgl. unten).

Emulsionen sind also mehr oder minder stark wasserhaltige Präparate, die Fett- bzw. Wachskörper in möglichst inniger Mischung mit dem wässerigen Vehikel enthalten, und in welchen diese Mischung von Fett und Wasser so dauerhaft ist, daß keine Abscheidung wässerigen Vehikels erfolgen kann. Bestehen diese Emulsionen in der Hauptsache aus Fettkörpern, so bezeichnen wir sie als „Wasser in Fettemulsionen, bzw. Wasser in Ölemulsionen", wenn die im Überschuß vorhandenen Fette flüssig sind (Öle), resultiert eine flüssige (milchige) Emulsion, sind sie konsistent, eine feste, cremeartige Masse. Enthalten solche Emulsionen Wasser in erheblichem Überschuß, so bezeichnen wir sie als „Fett in Wasseremulsionen bzw. Öl in Wasseremulsionen" und sind solche Präparate meist flüssige Präparate, deren Konsistenz zwischen jener der Kuhmilch und jener dicker Sahne schwanken kann, aber auch solche Emulsionen (z. B. Stearatcremes mit zirka 80% Wasser) können salbenartige Konsistenz aufweisen (s. Stearatcremes).

Moderne Technik der Emulsionsbereitung. Die klassische Technik der Emulsionsbereitung aus Fettkörpern usw. nach den älteren Methoden, z. B. durch Schleime (mechanische Emulgierung) oder durch Alkalien (partielle Verseifung, chemische Emulgierung), hat, soweit sie nicht als selbstverständlich bekannt vorausgesetzt werden darf, vorstehend Erwähnung gefunden, übrigens werden solche Methoden noch in den Kapiteln Mandelpasten und Stearatcremes berührt werden.

Die modernen Emulgatoren gestatten es, durch einfaches Zufügen einer wässerigen Lösung wasserlöslicher Emulgiermittel zu dem flüssigen bzw. verflüssigten zu emulgierenden Fettkörper, mühelos eine beständige Emulsion beliebig zu regulierender Dichte zu erhalten. Analog werden in anderen Fällen bei wasserunlöslichen Emulgatoren durch Auflösen einer entsprechenden Menge Emulgator in dem zu emulgierenden Fett durch einfaches Zufügen warmen Wassers und Schütteln bzw. Rühren solche Emulsionen erhalten. Die modernen Emulgatoren ermöglichen übrigens auch die Herstellung stärker hydrophiler Salbenkörper, als dies früher möglich war, bzw. sie machen uns u. a. vom Eucerin unabhängig, das früher als der einzig bekannte stark hydrophile Salbenkörper im Gebrauch war. Auch die Emulgierung der Mineralfette gelingt heute durch diese Emulgatoren spezieller Art viel leichter und gibt viel vollkommenere Resultate, ohne daß wir hierzu genötigt wären, Ölsäure oder Seife mitzuverwenden, deren Anwesenheit in vielen kosmetischen Präparaten oft durchaus unerwünscht ist. Ebenso können wir z. B. Benzin, aetherische Öle usw. heute mit Hilfe der modernen Emulgatoren in vollkommener Weise emulgieren, was bei den alten klassischen Methoden überhaupt nicht in zufriedenstellender Weise erreichbar war. Folgend ein kurzer Überblick über die modernen Emulgiermittel und ihre Wirkung.

Triaethanolamin und Triaethanolaminseifen sind chemische Emulgiermittel (s. die betreffenden Kapitel). Zu den chemischen Emulgatoren neuer Art gehören auch Glykopon (Triaethanolamin-Linoleat, s. Triaethanolaminseifen), ferner Ammoniumoleat und Ammoniumlinoleat (s. Ammonium). Alle anderen modernen Emulgatoren sind mechanische Emulgiermittel in bezug auf verseifbare Fette und Wachse. Von solchen sind zu nennen:

Stearinalkohol, Myristylalkohol s. Lanettewachs; Cetylalkohol, s. dort; Stearinester, besonders Glykolmonostearat, das sogenannte Tegin, s. Stearinester; Fettalkoholsulfonate, s. dort; Sapamin, s. dort; Cetylsulfonat und Cetylphosphat, s. dort; auch Fettalkoholsulfonate; Türkischrotöl, s. dort; Cholate, Taurocholate und Igepon, s. Galle; Anilide der Stearinsäure, Myristinsäure und Laurinsäure, s. Anilide. Auch Cholesterin bzw. besonders die aus dem Wollfett abgeschiedenen Oxycholesterinderivate sind vorzügliche Emulgatoren speziell für Vaselin und gestatten es, stark hydrophile Salbengrundlagen nach Art des Eucerins herzustellen, soweit solche nicht vollkommener durch Zusatz von Cetylalkohol o. a. zu Vaselin herzustellen sind. Die Amide gewisser höherer Fettsäuren finden ebenfalls als Emulgatoren Verwendung.

Auch Gemische verschiedener Typen der erwähnten Emulgatoren sind unter allen möglichen Phantasienamen im Handel: Glykolmonostearat mit einem kleinen Zusatz von Sapaminphosphat als Tegacid, Gemische höherer Fettalkohole (Stearinalkohol, Myristylalkohol), ebenso Gemische von Triaethanolamin mit Fettalkoholsulfonaten (Neutralisationsprodukt) usw.

S. auch Eucerin; Eucerinum arteficiale; hydrophile Salbenkörper bei Unguenta.

Emylisbinde, s. Kleidung.

Encephalitis, s. Trophische Störungen.

Encephalocele, s. Nase.

Endodermin, ein nach Angaben von WINKLER zusammengesetzte „Hormonsalbe" zur örtlichen Behandlung der verschiedensten Hautkrankheiten. (Chem. Fabrik „Syngala", Wien.)

Endosporen, s. Pilzerkrankungen.

Endotherm knife, s. Diathermie.

Endothrix, s. Trichophytie.

Enelbin ist ein zu schmerzstillenden warmen Umschlägen bestimmtes Präparat aus Bolus mit Glyzerin und antiseptischen Zusätzen in Pastaform nach Art der Antiphlogistine. (Fabrik pharm. Präparate S. Neumeier, Frankfurt a. M.)

Engadina, s. Sonnenlichtschädigungen.

Enophthalmus, Tiefliegen des Auges. Ursache: Verringerung des Orbitalinhalts (Abmagerung, operative Entfernung eines retrobulbären Tumors) oder Nachgeben der Orbitalwand (Trauma, Sympathikusparese, HORNERsches Syndrom). Therapie: Im ersterwähnten Falle Hebung des Ernährungszustandes; sonst machtlos (s. auch Pupillenkosmetik; Nervenleiden).

Entbindungslähmung. Bei zwei Dritteln der Fälle liegt eine operative (Wendung, Zange, Armvorfall, Arm auf Rücken), bei einem Drittel spontane Geburt vor. Die Ursache ist meist in einer Schulterdistorsion, auch Epiphysenlösung oder Luxation, die teilweise mit Kompression des Plexus brachialis einhergehen, zu suchen; nur ausnahmsweise liegt eine Zerreißung des Plexus vor. Symptome: Bewegungshemmung, Innenrotationskontraktur, eventuell Lähmung der Muskeln, die vom ERBschen Punkt (V., VI. Zervikalnerven) aus erregbar sind (M. deltoideus, biceps, Brachialis int., Infraspinatus), später Atrophie, Verkürzung. Therapie: Bei frischer Verletzung ist der Oberarm in 90° Abduktion und stärkster Außenrotation zu lagern, Massage, Elektrisation. Meist bilden sich die Lähmungen zurück. Bleiben sie bestehen, so handelt es sich um Plexusschädigung; Nervennaht ist zu versuchen. Bei veralteten Fällen kommt Kontrakturbeseitigung durch Rotationsosteotomie in Frage; in vielen Fällen genügt die Durchtrennung des M. suprascapularis (SPITZY). Ist in Fällen echter ERBscher Lähmung die Plexusrevision ohne Erfolg gewesen, so ist das Schultergelenk zu arthrodesieren und der Bizeps durch den Pectoralis maj. mit Seidensehne zum Unterarm (nach LANGE) zu ersetzen.

Entengang, -watscheln, s. Gang.

Enterocleaner, s. Darmbad.

Entfärben der Zähne, s. Lichtbehandlung.

Entfettungsmittel, s. Abmagerungsmittel.

Enthaarung, chirurgische. Neben den vielen in heutiger Zeit empfohlenen chemischen Enthaarungsmitteln, die trotz aller Anpreisungen immer nur für verhältnismäßig kurze Zeit die sichtbaren Haare beseitigen, die Follikel aber keineswegs zerstören, so daß die Haare nach kurzer Zeit wieder über der Oberfläche der Haut erscheinen, gibt es auch Verfahren zur wirklichen Zerstörung. Die bisher wirksamste Methode zur Zerstörung einzelner Haare ist die Elektrolyse. Bei Lappenplastiken brauchen wir aber gelegentlich eine Methode, die für die Dauer das Haarwachstum verhindern. Es handelt sich um solche Verfahren, bei denen haarlose Hautlappen aus behaarten Körpergegenden in Schleimhautdefekte gebildet werden sollen, so z. B. bei der Wangen-, Lippen- oder Kinnplastik, bei der besonders Halshaut-, Brusthaut- oder gar Kopfhautlappen zur Verwendung kommen. Dasselbe gilt für den plastischen Ersatz der Nasenschleimhaut. Die zu langen Büscheln anwachsenden Haare stören auch die gelungenste Schleimhautplastik in für den Patienten unerträglicher Weise. Der Vorschlag, solche Lappen, bevor sie überpflanzt werden, chirurgisch zu enthaaren, stammt von RÉTHI. Wir haben uns mehrfach davon überzeugt, daß seine Methode ausgezeichnete Resultate liefert. Sein Vorgehen ist folgendes: Nach der üblichen Vorbereitung der Haut umschneidet er einen Lappen und präpariert die Haut von der Subcutis ab. Man sieht dann in der Subcutis die Haarfollikel liegen und entfernt sie mit der Cooperschere. Finden sich aber einzelne Follikel in der Haut selbst, so rasiert er, die Follikel damit zerstörend, die Haut innen an der betreffenden Stelle. Dann wird der Lappen zurückgelagert und mit einem Druckverband versehen, während er mit einigen Nähten in seiner Umgebung fixiert wird. Nach etwa 2 Wochen kann dann der haarlose Lappen zur Überpflanzung verwendet werden.

S. auch Depilatorien; Hypertrichosis.

Entropium, s. Lideinstülpung.

Entrupal ist eine Haarfarbe. Analyse GRIEBEL: Wässerige, glyzerinhaltige Wismutsalzlösung mit Schwefelmilch- und Parfumzusatz. Im Handel sind ferner: Entrupal-Fichtennadel-Kamillen-Seife und Entrupal-Teer-Seife. (Chem. Fabrik Max Ludewig & Co. G. m. b. H., Berlin-Charlottenburg.) Dieses progressive Haarfärbemittel wird ganz unberechtigterweise als „kein Färbemittel" zur Regenerierung des natürlichen Haarfarbstoffs empfohlen. In letzter Zeit sollen auch kleine Zusätze von Cholesterin gemacht worden sein, wohl um die „Regenerationswirkung" anscheinend zu rechtfertigen.

Entzündungen, s. Schädigungen.

Entzündungsbereitschaft, s. Ernährung.

Enukleation des Augapfels. Über die Ausführung derselben s. Kunstauge. An blinden, kosmetisch guten Augen mit heftigen Schmerzen, z. B. bei absolutem Glaukom, kann, wenn kein anderer Grund zur Enukleation zwingt, statt derselben eine Durchschneidung der neben dem Nervus opticus verlaufenden sensiblen Fasern in Form der Neurotomia optico-ciliaris, eventuell mit nachträglicher Entfernung einer etwa bestehenden Katarakt ausgeführt werden. Bei starker Schrumpfung des Augapfels kann man zur Verbesserung des Aussehens statt einer Enukleation so vorgehen, daß man die äußeren Augenmuskeln durchschneidet. Dadurch wird der Augapfel wieder rund (WECKER).

S. auch Hornhautnarbe; Kunstauge.

Envies (Neidnägel), s. Nägel; Nagelpflege.

Enzyme, s. Fermente.

Eosin (Tetrabrom-Fluoresceïn). Wichtiger roter Farbstoff, löslich in Alkohol, fast wenig löslich in Wasser. Lösungen zeigen stark grünliche Fluoreszenz. Sehr häufig zu Schminken benützt, auch zum Färben diverser kosmetischer Präparate.

Eosinstearat wird durch Zusammenschmelzen von 1 Teil Eosin mit 9 Teilen Stearin und durch kurzes Erhitzen der so erhaltenen Masse hergestellt. Wertvoller Schminkefarbstoff, speziell für Lippenschminken (s. auch Lippenstifte).

Ephedrin, salzsaures, ein Alkaloid mit ähnlicher Wirkung wie Adrenalin, soll aber weniger toxisch wirken, dabei größere Wirkungsdauer besitzen. S. auch Pharmakologie der Haut; Urticaria.

Epheliden, s. Sommersprossen.

Ephetonin ist Phenylmethyl-Amino-Propanol-Hydrochlorid. Weißes Pulver, löslich in 2 Teilen Wasser und zirka 40 Teilen Alkohol. Per os, subkutan und rektal als Ersatz des Adrenalins, vor dem es den Vorzug längerer Wirkung besitzen soll. Dosierung wie Adrenalin und Ephedrin. Bei Urticaria und Schwellungen in der Mundhöhle empfohlen (s. auch Mundhöhle; Urticaria).

Epiblepharon senile, s. Lidfalten; Ptosis.

Epicarin, β-Oxynaphthyl-o-oxy-m-toluylsäure. Rötliches Pulver, schwer löslich in heißem Wasser, Eisessig, Benzol, Chloroform, leicht löslich in Alkohol, Aether und Aceton. In Ölen ist es nicht löslich, doch lassen sich ölige Lösungen mit Zuhilfenahme von wenig Aether oder Aceton herstellen, ebenso stellt man Salben mit Vaselin oder Lanolin her. Antiparasitäres Mittel, ungiftig, aber nicht absolut reizlos; schält die oberflächlichen Epidermisschichten, daher bei oberflächlichen Pilzerkrankungen. Wird ferner verwendet bei pruriginösen Krankheiten, Frostbeulen usw. Bei Dermatomykosen, Pityriasis, Herpes tonsurans, gegen Pruritus und seborrhoischen Haarausfall 10%ige alkoholische Lösung.

Rp. Epicarini 5,0
Zinci oxydati 3,0
Sapon. virid. 50,0

Bei Prurigo nach KAPOSI 2—5%ige Salbe; bei Alopecia areata 5%iger Epicarinspiritus, bei Seborrhoe des Kopfes 5—10%igen Spiritus (aber nur bei *Dunkelhaarigen*), oder

Rp. Epicarini
Resorcini .... aa 5,0
Tinct. Capsici .... 10—20,0
Spir. Vini .... ad 100,0

(I. G. Farbenindustrie A. G.)

S. auch Alopecia areata; Schweißabsonderung.

Epidermal ist die Bezeichnung für ein „Glyzerin-Honig-Gelee" der Firma Pharmacie Vial, Paris.

Epidermin.

Rp. Cer. flav. 40,0
Schmelzen und zugeben:
Mucil. Gumm. arab. 60,0
Die Gummilösung heiß einrühren und das Ganze bis zum Erstarren kaltrühren.

Epidermolysis bullosa (Bullosis) ist eine angeborene Eigentümlichkeit der Haut, Blasen zu bilden. Längeres Reiben auf einer Hautstelle, längerer Druck vermag bei jedermann eine Blase zu erzeugen. Bei dem an Epidermolysis bullosa Leidenden ist zur Blasenbildung aber nur ein sehr geringes Trauma nötig. Selbst die gewöhnliche Berührung der Gebrauchsgegenstände führt schon zur Blasenbildung. Hände und Füße sind vornehmlich befallen, entsprechend der vorzugsweisen traumatischen Einwirkung auf diese Körperteile. Ein solcher Kranker kann seine Hände ohne Störung überhaupt nicht benützen und leidet dauernd an Schmerzen an der Haut der Füße. Die Epidermisablösung kann in den höheren Schichten erfolgen, aber auch in tieferen oder die gesamte Epidermis löst sich an umschriebenen, linsen- bis talergroßen Stellen von ihrer Unterlage ab. Die Blase platzt, die tieferen Epidermisschichten oder sogar das Bindegewebe liegen frei und es entsteht eine Wunde, welche wieder abheilt.

Die Epidermolysis bullosa gehört zu den in der Erbmasse liegenden Leiden. Sie kommt erblich in mehreren Generationen vor (Epidermolysis bullosa hereditaria): in diesen Fällen sind die Blasen oberflächlich und die Heilung tritt ohne Narbenbildung ein; oder sie kommt nur in einer Generation vor, dann aber oft bei mehreren Geschwistern. Nur in diesem letzteren Falle hinterläßt die Krankheit mehr oder weniger starke Narben an den befallenen Stellen (dystrophische Form der Epidermolysis bullosa).

SIEMENS hebt als eigene Form die Bullosis spontanea congenita heraus, bei welcher die Blasen spontan erscheinen; um diese zu diagnostizieren, muß man Lokalisation und Anamnese beachten, es spricht dafür das schubweise Auftreten unter Allgemeinstörungen.

Zuweilen hört die starke Neigung zur traumatischen Blasenbildung im erwachsenen Alter auf oder wird wenigstens geringer. In anderen Fällen fehlt die Krankheit in früherer Jugend und tritt erst etwa vom 9. Jahr an hervor. Ursache und Heilungsmethoden sind bisher unbekannt.

S. auch Mundhöhle.

Epidermophytie. Ihre Erreger, das Epidermophyton inguinale oder Epidermophyton KAUFMANN-WOLFF, sind bei der mikroskopischen Untersuchung an zahlreichen viereckig septierten Myzelien, die sehr leicht voneinander getrennt werden können, erkennbar. Die Haare selbst werden niemals von den Pilzen befallen.

Krankheitsbild: Die Epidermophytie tritt mit Vorliebe an den Oberschenkeln, in der Gegend der Genitalien, am Nabel, in den Achselhöhlen, unter der weiblichen Brust und an den Bauchfalten auf; zu ihr gehören die dyshidrotischen Ekzeme und die häufigen Schälungen an Händen und Zehen zum großen Teil. Die von SABOURAUD als Epidermophytia inguinalis bezeichnete Krankheit ist eine besondere Lokalisation des Ekzema marginatum Hebra. Auch dieser Name bezog sich vorzugsweise auf inguinale intertriginöse Erkrankungen, es wurden aber unter ihm auch anders lokalisierte, scharf umschriebene scheibenförmige Erkrankungen verstanden; sie mußten Ekzemtypen, wenn auch scharf begrenzt, darstellen, also nässen, krustenbedeckt sein, nachher abschälen oder abschuppen. SABOURAUDS Darstellung bringt ein ganz anderes, viel schärfer umrissenes, systematisiertes Bild zustande, an welches sich jene ekzemartigen, hyphomyzetenerzeugten Scheibenformen anschließen lassen, die als Epidermophytia superficialis bezeichnet werden. Die inguinale Epidermophytie stellt oft eine ausgedehnte, wunde, nässende rote Fläche am ganzen Unterbauch, den Geschlechtsteilen, den Oberschenkeln und dem Gesäß dar mit sekundärer Staphylokokkeninfektion, die zu schwerer Furunkulose führen kann. Sehr eigenartig ist das Bild der Epidermophytie an Händen und Füßen, sie erinnert hier sehr an die Dyshidrosis. Von dieser kann die Epidermophytia dyshidrotica häufig nur durch ihren unterminierten, weiterkriechenden Rand und durch den Pilznachweis in den Decken der Bläschen unterschieden werden. Der Pilznachweis ist an den Zwischenzehenräumen am leichtesten und dort auch dann noch zu führen, wenn alle anderen Stellen vergeblich abgesucht sind. Er gelingt fast immer, wenn noch Bläschen vorhanden sind; denn nur in deren Decken sind die Pilze nachweisbar. Ist dies nicht der Fall, so könnte man daran denken, daß die Unmöglichkeit des Pilznachweises daran liegt, daß die Affektion an den Händen wie auch am Körper keine Pilzaffektion, sondern nur ein Epidermophytid sei (BLOCH). Auffallend ist, daß die Epidermophytien, bei denen die Erreger doch nur in den oberflächlichsten Hautschichten sitzen, auf *Epidermophytin*, das analog dem Trichophytin hergestellt und angewendet wird, reagieren. Eine Gruppenverwandtschaft zwischen Epidermophytie und Trichophytie besteht anscheinend nicht (U. SCHOLTZ). Es ist ferner sehr interessant, daß auch die Epidermophytien durch Epidermophytide, die den Trichophytiden sehr ähneln, kompliziert werden können. *Erosio interdigitalis* kann eine superfizielle Epidermophytie sein. Sie ist sehr leicht daran zu erkennen, daß zwischen zwei oder mehr Fingern oder Zehen Bläschen auftreten, die einem Nässen Platz machen. Das ganze Gewebe ist eigentümlich aufgelockert, schwammig und häufig von einer eigenartigen weißen Farbe. Da durch Hefe-, Schimmel- und Soorpilze ebenfalls dasselbe klinische Bild hervorgerufen werden kann, hat man diese Erkrankung auch als Erosio interdigitalis blastomycetica benannt.

Therapie: Anwendung von Desinfizienzien, 30%iger Schwefelzinkpasta, Wilkinson, Sulfanthren, Lenigallol 3—5—10%, Ichthyol und Kombinationen dieser Mittel, Jodtinktur. Sehr gut bewährt hat sich die Behandlung mit Jodtinktur und nachfolgender Einstreuung von Fissan-Ichthyolpuder. Empfohlen wird 0,4 Ac. hydrochlor. conc. ad 100,0 Alkohol (70%); Normolaktol 1 : 2 Wasser; auch 1%ige alkoholische Brillantgrünlösung. Später können dann Streupuder mit Tannoform, Ichthoform, Dermatol, Xeroform, auch Ac. bor. pulv. Anwendung finden und auch jene Mittel, welche bei Hyperhidrosis angeführt sind. Nicht selten entstehen Rhagaden zwischen den Zehen, diese müssen zunächst zur Ausheilung gebracht werden durch Einlagen mit Lebertran-Diachylon-Salbe, 2% Salizyllanolin, Kühlpasten, Perubalsamsaben, bei stärkerer entzündlicher Reizung vorübergehend Umschläge mit Kalkwasser, 1% Resorzin. Bei starken Schmerzen Puder oder Salbe etwa nach folgender Vorschrift:

Rp. Mentholi 0,3
Acid. boric.
Anaesthesini .... aa 3,0—5,0
Tannoformii .... 5,0—10,0
Talc. ven. .... ad 50,0

Diese lokalen Maßnahmen werden durch intrakutane Impfungen mit Epidermophytin wirksam unterstützt.

S. auch Dyshidrosis; Schweißabsonderung.

Epidor, neutrale, wenig fetthaltige Salbengrundlage für feste und ölige (nicht wässerige) Substanzen, bestehend aus einer Öl-Wachs- (Japanwachs-) Emulsion. Reizlos. (Dr. Hans Truttwin, Dresden.)

Epidor purum, kosmetische Salbe mit geringem Fettgehalt. Für die tägliche Körperhygiene der Erwachsenen und der Kinder. Bei Rhagaden, intertriginösen Erscheinungen usw. (Dr. Hans Truttwin, Dresden.)

Epikanthus (Mongolenfalte), eine bei der als „Mongoloid" bekannten Entwicklungsstörung besonders stark entwickelte, in geringerem Maße aber auch sonst nicht gar zu seltene senkrechte Faltenbildung der Haut nasal vom medialen Augenwinkel. Manchmal verschwindet sie während des Wachstums von selbst. Bei Erwachsenen kann sie durch die Rhinorrhaphie nach AMMON-KUHNT, Entfernung eines ganz oberflächlichen Hautstückes über dem oberen Teil des Nasenrückens in Form einer senkrechten Ellipse — hierauf horizontale Naht —, beseitigt werden. VERWEG erzeugt durch einen >—förmigen Schnitt im Bereiche der Falte, der > -förmig vernäht wird, einen starken Horizontalzug und bringt dadurch die Falte zum Verstreichen. Häufig besteht gleichzeitig ein Tiefliegen der Nasenwurzel. Dann kommt eine Paraffinprothese oder besser Fetteinpflanzung in Betracht. Will man die Operation vermeiden, so kann man durch eine entsprechende Klemmerbrille (OPPENHEIMER) die Epikanthusfalten zum Verstreichen bringen.

S. auch Lidfalten. — lateralis, s. Lidspaltenplastik.

Epilation (Technik), s. Bartflechte; Diathermie; Distichiasis; Elektrolyse; Favus; Haarausfall; Lidrandentzündung; Röntgen. (Mittel chem., s. Depilatorien.)

Epiphora, s. Tränenträufeln.

Epiphysis, s. Zirbeldrüse.

Epispadie, s. Mißbildungen der Geschlechtsteile.

Epispasmus, s. Phimose.

Epithelaussaat, s. Transplantation.

Epithelioma adenoides cysticum, s. Zylindrome.

Epithelioma contagiosum, s. Molluscum contagiosum.

Epitheliome, s. Krebs der Haut; Kohlensäureschnee; Radium; Röntgen.

Epithelogen, Becks Wismutpasta, dient zur Hautpflege, zur Beseitigung leichter Entzündungserscheinungen der Haut und besteht aus 30 Teilen Wismutkarbonat, 30 Teilen Wismutsubnitrat, 60 Teilen Vaselin, 5 Teilen Paraffinsalbe und 5 Teilen weißem Wachs (s. auch Becksche Pasta).

Eponychium, s. Nägel; Nagelpflege.

Erdnüsse, Arachiden, Arachides, liefern ein fettes Öl, das als wohlfeiler Ersatz des Olivenöles benützt wird (s. Erdnußöl). Auch die Arachiden können nach dem Schälen zu Pasten, ähnlich wie Mandeln und Haselnüsse, verwendet werden, jedoch sind die Emulsionen, namentlich die Fruchtfleischpasten aus Arachiden, lange nicht so schön wie die Mandel- oder Haselnußpasten. Durch Rösten lassen sich auch aus den Erdnüssen braune und schwarze Schminkfarbstoffe gewinnen.

Erdnußöl, Oleum Arachidis, ist das aus den geschälten Samen der Erdnuß durch kaltes Auspressen gewonnene Öl. Hellgelbes, geruchloses Öl von mildem Geschmack. Es erstarrt etwa bei — 3°. Es besteht in der Hauptsache aus den Glyzeriden der Ölsäure und Leinölsäure, vielleicht auch einer besonderen Fettsäure, der Hypogaeasäure. Die beim Erkalten festwerdenden Anteile bestehen aus den Glyzeriden der Arachinsäure, Lignocerinsäure und vielleicht auch der Palmitinsäure. Ein billiger Ersatz für Oleum Olivarum.

Erdwachs, s. Ozokerit.

Erfrierung, s. Atrophie; Berufskrankheiten; Hydrotherapie; Kälteschädigungen; Klima; Kohlensäureschnee; Mode; Ohr; Schälkuren.

Ergosterin ist ein dem Cholesterin verwandtes dreifach ungesättigtes Sterin. Es kommt in sehr kleinen Mengen als ständiger Begleiter des Cholesterins vor und liefert bei Bestrahlung mit ultraviolettem Licht Vitamin D (Provitamin) (s. auch Cholesterin; Lanolin; Vitamine).

Ergrauen, s. Alterserscheinungen; Behaarung; Pigmentierung; Psyche. — intermittierendes, s. Pili annulati.

Eribu, Schweißmittel, zur Bekämpfung von Fuß- und Achselschweiß. Ist eine schwach aromatisch riechende wässerige Lösung, die Salizylsäure, Borsäure und Kaliumsalze dieser Säuren enthält. (Erich Buchmann, Nordhausen a. H.)

Ernährung. A. *Zur Erhaltung und Förderung von Gesundheit und Schönheit.* Die Nahrung hat einerseits das Material zum Aufbau des werdenden und sich entwickelnden Organismus sowie zum steten Ersatz der im Laufe des Lebens sich abnützenden und zugrunde gehenden Gewebe (Haut, Blutkörperchen, Knochen usw.), anderseits den Betriebs- und Brennstoff für die funktionierende Maschine zu liefern, als welche der lebende Körper angesehen werden kann. Daraus geht hervor, daß es sowohl auf das richtige Quantum der zugeführten Nahrung, als auch auf ihre richtige Qualität und Zusammensetzung ankommt. Der Nahrungsbedarf erstreckt sich somit auf Quantität und Qualität der Nahrung. Betrachten wir zunächst den Nahrungsbedarf des gesunden Durchschnittsmenschen, dann die Verschiedenheiten dieses Bedarfes nach Konstitution und Krankheitsveranlagung, und zwar in quantitativer und qualitativer Hinsicht.

a) *Der Nahrungsbedarf des gesunden Durchschnittsmenschen.* 1. *Quantität.* Das erforderliche Nahrungsquantum wird durch den sogenannten Wärmewert oder *Kaloriengehalt* ausgedrückt. Die Nahrung verbrennt im Körper zum großen Teil, indem schließlich ihr Kohlenstoff mit dem eingeatmeten Sauerstoff zu CO_2, ihr Wasserstoff zu H_2O oxydiert wird und die übrigen Bestandteile (N, S usw.) im sogenannten intermediären Stoffwechsel höchst komplizierte oxydative Umwandlungen erfahren. Der Oxydationsprozeß liefert eine bestimmte Menge Wärme, die zur Aufrechterhaltung der Körpertemperatur dient, und liefert chemische Energie, die der tierische Organismus unmittelbar in mechanische Energie umzuwandeln vermag. Zum Unterschiede von einer leblosen Maschine, etwa einer Dampfmaschine braucht der lebende Organismus hierzu nicht erst die Umwandlung der chemischen Energie in Wärme, um Arbeit zu leisten, weshalb eigentlich die quantitative Bewertung des Nahrungsbedarfes nach dem Brennwert der Nahrung nur annähernd richtig ist. Unter Brennwert versteht man diejenige Wärmemenge, die bei der Verbrennung der betreffenden Nahrung entsteht. Als Maßeinheit gilt dabei die Kalorie oder Wärmeeinheit. Eine (große) Kalorie ist diejenige Menge Wärme, welche erforderlich ist, um 1 Liter Wasser von 0° auf +1° zu erwärmen. Der Wärmewert (Kaloriengehalt) der Nahrung läßt sich in sogenannten Kalorimetern, in denen sie unter reichlicher Zufuhr von O_2 verbrannt wird, unmittelbar messen und entspricht für Kohlehydrate und Fett auch genau der Verbrennungswärme, welche diese Stoffe im Organismus liefern, da sie auch hier zu CO_2 und H_2O verbrennen. Der im Kalorimeter ermittelte Brennwert des Eiweißes dagegen läßt sich nicht mit der im Körper vom Eiweiß gelieferten Wärmemenge identifizieren, weil der N des Eiweißes im Organismus zum Teil zu Harnstoff umgewandelt und als solcher nicht verbrannt, sondern im Harn ausgeschieden wird. Der Brennwert des Eiweißes im Organismus ist somit nicht direkt bestimmbar, sondern von Rubner errechnet. Die Brennwerte unserer Nahrungsstoffe im Organismus sind demnach folgende: 1 g Kohlehydrat liefert bei seinem Übergang in CO_2 und H_2O 4,1 Kalorien; 1 g Fett liefert bei seinem Übergang in CO_2 und H_2O 9,3 Kalorien; 1 g Eiweiß liefert bei seinem Übergang in CO_2, H_2O und Harnstoff 4,1 Kalorien; 1 g Alkohol liefert bei seinem Übergang in CO_2 und H_2O 7,0 Kalorien.

Das Gesetz der *Isodynamie der Nahrungsstoffe* von Rubner besagt, daß sich diese einzelnen Nahrungsstoffe gegenseitig nach Maßgabe ihres Brennwertes vertreten können. Dem Gesagten zufolge hat dieses Gesetz natürlich nur im Rahmen der Nahrungsquantität und auch da nur beschränkte Geltung.

Mit der oben gemachten Beschränkung läßt sich also der Nahrungsbedarf des Menschen in Kalorien ausdrücken und bestimmen. Wie läßt sich diese Bestimmung durchführen? Die sehr schwierige Methode der direkten Messung der vom menschlichen Körper abgegebenen Wärmemenge eignet sich nicht zu allgemeiner Verwendung. Wesentlich einfacher gestaltet sich die Berechnung des Kalorienbedarfes aus der Bestimmung des O-Verbrauches und der durch die Lunge abgegebenen CO_2-Menge, wobei sich eine befriedigende Übereinstimmung der mit beiden Methoden ermittelten Werte ergeben hat. Diese letztgenannte Untersuchung des *respiratorischen Gaswechsels* gestattet also die Berechnung der vom Organismus benötigten Kalorienmenge. Diese setzt sich aus folgenden Komponenten zusammen: 1. Der Grundumsatz (G. U.), d. i. jene O_2-Menge bzw., entsprechend umgerechnet, jene Kalorienmenge, die der Organismus bei absoluter körperlicher und geistiger Ruhe in völlig nüchternem Zustande benötigt. 2. Die Steigerung dieses Bedarfes durch die Nahrungsaufnahme (die sogenannte spezifisch-dynamische Nahrungswirkung, welche für Eiweiß am höchsten und für Fett am geringsten ist). 3. Die Steigerung durch Muskel- und geistige Arbeit.

Niedrige Außentemperatur sowie Höhen- und Seeklima erhöhen den Kalorienbedarf. Je nach Größe, Gewicht, Alter und Geschlecht schwanken die Werte des G. U., die sich nach den an Tausenden von gesunden Menschen ermittelten Werten bei erwachsenen Männern zwischen 1000 und 2000 Kalorien, bei erwachsenen Frauen zwischen 1000 und 1700 Kalorien bewegen. Für einen Mann von 40 Jahren, 70 kg und 170 cm Körpergröße beträgt der G. U. 1600 Kalorien, für eine Frau von 40 Jahren, 60 kg und 160 cm Körpergröße beträgt er 1400 Kalorien. Um den Nahrungsbedarf eines Menschen zu berechnen, fügt man zu dem G. U. 10—12% als Wert für die spezifisch-dynamische Nahrungswirkung und sehr verschieden hohe Werte entsprechend der pro Tag geleisteten Arbeit hinzu. Für 1 Stunde Arbeit wird über den G. U. hinaus benötigt, z. B. bei geistiger Arbeit 7—8 Kalorien, Schreibarbeit 20 Kalorien, rednerischer Betätigung 85 Kalorien, Schuhmacherarbeit etwa 100 Kalorien, Gehen 130—200 Kalorien, Radfahren 180—300 Kalorien, Holzsägearbeit um 400 Kalorien usw. Demnach bewegt sich der Nahrungsbedarf in recht weiten Grenzen je nach der Arbeitsleistung. Für geistige Arbeiter mit vorwiegend sitzender Beschäftigung beträgt er zirka 2300 Kalorien, für mäßige Muskelarbeit (auch Ärzte) zirka 3000 Kalorien, für körperliche Schwerarbeiter bis zu 5000 Kalorien und mehr.

Wird der individuelle Nahrungsbedarf nicht gedeckt, so kommt es zur Einschmelzung der im Organismus vorhandenen Fettvorräte, also zur *Abmagerung* (s. dort), bei längerer Dauer dieses Zustandes wird auch die übrige Substanz der inneren Organe herangezogen. Bei ausgehungerten Individuen findet man eine Verkleinerung (Atrophie) der Organe. Wird der individuelle Nahrungsbedarf überschritten, so wird der Überschuß als Fett gespeichert, es kommt zu vermehrtem *Fettansatz*. Dieser erfolgt vor allem im Unterhautzellgewebe bestimmter Körperpartien, ferner im Bauchraum und an der Herzoberfläche. Die Fettverteilung an der Körperoberfläche hängt von konstitutionellen und rassenmäßigen Einflüssen, von der Tätigkeit bestimmter Drüsen mit innerer Sekretion und von Einflüssen des Nervensystems auf das Fettgewebe ab.

Der normale Durchschnittsmensch erhält sein Körpergewicht annähernd konstant, obwohl er sich um seinen etwa errechneten Nahrungsbedarf nicht kümmert. Er verfügt also über einen sehr genau arbeitenden Regulationsmechanismus, der die Konstanz des Körpergewichtes verbürgt und die Aufnahme einer entsprechenden Nahrungsmenge automatisch gewährleistet. Dieser Regulationsmechanismus setzt sich zusammen einerseits aus einer Anzahl sogenannter *Gemeingefühle*, welche die Nahrungsaufnahme und den Energieverbrauch regulieren, wie Appetit, Sättigungsgefühl, Bewegungs- und Betätigungsdrang, Ermüdungsgefühl usw., anderseits aus der normalen Schilddrüsenfunktion, welche die Verbrennungsgröße des Körpers reguliert. Die Schilddrüse bestimmt die Höhe des G. U. Wird dem Organismus zuviel Nahrung zugeführt, so schützt ihn eine automatisch einsetzende Überfunktion der Schilddrüse bis zu einem gewissen Grade vor übermäßigem Fettansatz, indem der G. U. ansteigt und auch jede Muskelarbeit mit einem stärkeren O-Verbrauch einhergeht, den Organismus also mehr Kalorien kostet. Der Organismus arbeitet unökonomischer. Leidet der Organismus an mangelhafter Ernährung, so drosselt eine automatisch einsetzende Unterfunktion der Schilddrüse die Verbrennungsprozesse, der Organismus benötigt weniger Kalorien, er arbeitet ökonomischer. In beiden Fällen bedeutet die Anpassung der Schilddrüsenfunktion an das Nahrungsausmaß ein Mittel zur Konstanterhaltung des normalen Körpergewichtes.

2. *Qualität.* Zur Erhaltung der Gesundheit und damit auch der Schönheit ist nicht nur ein bestimmtes Kalorienquantum, sondern auch eine bestimmte qualitative Zusammensetzung der Nahrung erforderlich. Vor allem ist ein gewisser *Eiweißgehalt der Nahrung* unter allen Umständen nötig, um den Körperbestand zu erhalten, bzw. um dem wachsenden Individuum die Möglichkeit zu geben, seine Körpersubstanz aufzubauen. Der lebende menschliche Körper enthält etwa 80% Wasser und 20% feste Substanz. Von dieser betragen die Eiweißstoffe etwa 85%. Es hat sich aus vielfachen Erfahrungen und Untersuchungen ergeben, daß der erwachsene Mensch etwa 85—100 g Eiweiß pro Tag benötigt, um seine Gesundheit und volle Leistungsfähigkeit zu bewahren. Die Eiweißkörper bestehen bekanntlich aus einer mannigfaltigen Kombination verschiedenartiger Aminosäuren, wobei die Zahl und Art dieser Aminosäuren außerordentlich wechseln kann. Auf dieser Verschiedenheit beruhen auch die Unterschiede der einzelnen Eiweißkörper. Bei der Verdauung der Nahrung werden die Eiweißkörper in ihre Spaltprodukte zerlegt und die einzelnen Aminosäuren von der Darmwand aufgesaugt. Sodann wird ein Teil von ihnen zum erforderlichen Körpereiweiß neu aufgebaut, d. h. also in einer bestimmten Zahl und Art zusammengefügt. Der andere, größere Teil wird verbrannt und liefert, wie die anderen Nahrungsstoffe, Wärme, wobei der N der Aminosäuren als Harnstoff, der Schwefel als Schwefelsäure im Harn zur Ausscheidung gelangt. Da die Eiweißkörper im Durchschnitt 16% N enthalten, so pflegt man auch der Kürze wegen den Eiweißgehalt der Nahrung in Gramm N, multipliziert mit 6,25, auszudrücken. Die erforderliche Eiweißmenge entspricht somit etwa 14 g N. Es ist klar, daß der kindliche wachsende Organismus relativ sehr viel mehr Eiweißkörper als der Erwachsene benötigt. Der natürlich ernährte Säugling verwendet $^1/_3$ bis fast $^1/_2$ des Milch-N zum Aufbau seiner Gewebe. Es kommt aber nicht nur auf die Menge des benötigten Eiweißes, sondern auch auf die Art der Eiweißkörper an. Die „biologische Wertigkeit" einer bestimmten Eiweißart richtet sich nämlich nach ihrem Gehalt an bestimmten Bausteinen, die der Organismus selbst aufzubauen nicht imstande ist. So gibt es mehr oder minder hochwertige Eiweißstoffe, je nach den sie zusammensetzenden Komplexen von Aminosäuren. Tierische Eiweißkörper sind im allgemeinen hochwertiger als pflanzliche, Milch- und Fleischeiweiß daher wertvoller als das Getreideeiweiß. Von den Pflanzeneiweißen stehen Kartoffel und Reis am höchsten, das Broteiweiß ist verhältnismäßig minderwertig. Beim gesunden Erwachsenen soll etwa ein Drittel des Eiweißes von biologisch hochwertiger Qualität sein.

Wird Eiweiß in unzureichender Menge dem Organismus zugeführt, so wird auch bei sonst kalorisch genügender Ernährung der Organismus schweren Schaden leiden. Bei kindlichen Organismen leidet das Wachstum, bei Erwachsenen kommt es nach längerer Zeit zu schwerer Beeinträchtigung der

Organfunktionen, die Widerstandsfähigkeit gegen Krankheiten wird vermindert, die Funktion der Geschlechtsorgane gehemmt und, wie ein heroischer Selbstversuch eines Arztes in jüngster Zeit wiederum ergeben hat, ist eine sehr eiweißarme Ernährung mit einer vollen Leistungsfähigkeit des Organismus unvereinbar. Ist ein Mensch längere Zeit mit einer unzureichenden N-Menge ernährt worden, so verhält er sich einer dann folgenden größeren Eiweißmenge gegenüber wie ein Rekonvaleszenter nach schwerer Krankheit oder wie ein schnell wachsender Säugling, d. h. das zugeführte Eiweiß wird zu einem großen Teil zum Ersatz und Aufbau der geschädigten Gewebe verwendet und im Körper zurückgehalten, statt Verbrennungswärme zu liefern. Wird einem Organismus Eiweiß im Überschuß zugeführt, so wird es einfach verbrannt und der zugehörige N mit dem Harn ausgeschieden. Eine Mästung ist mit einem Überschuß an Eiweißnahrung allein nur in ganz beschränktem Ausmaße möglich, insofern die Verbrennung der anderen Stoffe durch den Überschuß an Eiweiß hintangehalten wird.

Fette und Kohlehydrate können sich zwar als Energiespender in der Nahrung gegenseitig vertreten, da sie beide vom Organismus vollständig verbrannt werden können, dennoch ist eine gewisse Menge von K. H. in der Nahrung nötig, da der aus ihnen unmittelbar entstehende Traubenzucker das vornehmlichste Brennmaterial der Zellen, insbesondere des Muskels darstellt und bei Fehlen von K. H. in der Nahrung saure Substanzen im intermediären Stoffwechsel entstehen, die einen schädigenden Einfluß auf den Organismus ausüben. Diese sogenannten *Ketonkörper* (Azeton, Azetessigsäure, β-Oxybuttersäure) bilden sich sehr wahrscheinlich immer dann, wenn für die Beistellung des unter allen Umständen notwendigen Traubenzuckers K. H. der Nahrung fehlen und Fette herangezogen werden müssen, wenn also ein unter normalen Ernährungsbedingungen nicht stattfindender Ab- und Umbau der Fettsubstanz vor sich geht. Auch bei vollkommener Nahrungsentziehung tritt eine solche Ketonkörperbildung und Ausscheidung ein, da das körpereigene Fett eingeschmolzen und zur Bereitstellung des Zuckers verwendet wird.

Da der kalorische Nährwert der Fette mehr als doppelt so groß ist wie der der K. H., so ermöglicht das Fett, mit einer viel geringeren Nahrungsmenge auszukommen. Dazu kommt der weit höhere Sättigungswert des Fettes gegenüber K. H. Unter *Sättigungswert* einer Nahrung versteht man die Zeit, während welcher sie die Verdauungsorgane in Anspruch nimmt. Je fettreicher die genossene Nahrung ist, desto weniger voluminös und weniger häufig muß daher die Nahrungsaufnahme sein, weswegen der moderne Kulturmensch auf eine entsprechend fettreiche Nahrung angewiesen ist. Ein bestimmtes notwendiges Minimum an Fett oder K. H. läßt sich aber zum Unterschied von Eiweiß nicht angeben, es schwankt nach Klima, Beschäftigung, Gewohnheit und Leistungsfähigkeit der Verdauungsorgane. Schließlich gewinnen die Fette noch an Bedeutung wegen ihrer Beziehung zu den Vitaminen, von denen a. a. O. die Rede sein soll. Jedenfalls sind für einen gesunden Menschen nicht nur Eiweißkörper, sondern auch K. H. und Fette in der Nahrung notwendig. Es hat sich gezeigt, daß das völlige Fehlen eines dieser Stoffe ebenso schädlich ist wie die ganz einseitige *Überfütterung* mit einem von ihnen (GIGON). Insbesondere beim unfertigen, wachsenden Organismus kann eine solche einseitige Ernährungsweise unter Umständen Schädigungen der Blutbildung herbeiführen, die sich durch entsprechende Änderung der Ernährung prompt beseitigen lassen (GLANZMANN).

Ein wichtiger Bestandteil pflanzlicher Nahrungsmittel ist die *Zellulose*, welche die pflanzliche Zelle mit einer dünnen Hülle umgibt und für die Verdauungssäfte unangreifbar ist. Wir besitzen kein Ferment zur Aufspaltung der Zellulose. Diese wird vielmehr durch die Bakterien des Darmes angegriffen und teilweise gelöst, was aber erst im unteren Dünndarm sowie im Dickdarm erfolgt. Dadurch werden vielfach erst die durch die Zellulose eingeschlossenen Zellbestandteile der Verdauung zugänglich. Zarte Zellmembranen, wie sie etwa die Kartoffel- oder Weizenzellen besitzen, werden ohne weiteres gelöst, von gröberen Zellulosehüllen kann nur ein Teil zur Auflösung kommen. Deshalb geht bei allen zellulosehaltigen Nahrungsmitteln ein mehr oder minder großer Teil des durch die chemische Analyse ermittelten N und Kalorienwertes mit dem Stuhl verloren. Diese anscheinend wenig wertvollen zellulosehaltigen Nahrungsmittel spielen aber dadurch eine wichtige Rolle, daß sie die Tätigkeit des Darmes kräftig anregen. Von diesem Standpunkt ist grobes Brot, Gemüse, Salat, Obst von Bedeutung für die regelmäßige Darmtätigkeit.

Von größter Wichtigkeit für eine zuträgliche Ernährung sind die in den letzten Jahren besonders intensiv studierten *Vitamine* (s. dort).

Zu unbedingten Erfordernissen der Nahrung gehört auch ein entsprechender Gehalt an *Wasser* und Salzen. Das Durstgefühl regelt automatisch das Quantum der Flüssigkeitszufuhr. Es gibt in dieser Hinsicht sehr große individuelle Unterschiede, ohne daß man sagen könnte, daß Leute, die gewohnheitsmäßig einen sehr geringen Flüssigkeitsbedarf haben und dementsprechend sehr wenig trinken, geringe Harnmengen mit einem relativ konzentrierten Harn ausscheiden, sich in ihrer Disposition zu bestimmten Krankheiten von jenen unterscheiden, die große Flüssigkeitsmengen zu sich zu nehmen pflegen und große Mengen eines wenig konzentrierten Harns produzieren. Insbesondere ist es ein auch unter Ärzten sehr verbreitetes Vorurteil, als ob bei Leuten mit gesunden Kreislauforganen und gesunden Nieren große Flüssigkeitsmengen an sich zu einer Steigerung des arteriellen Druckes disponieren würden. Menschen mit einem Diabetes insipidus (Wasserharnruhr) können jahre- und jahrzehntelang ihren Organismus mit gewaltigen Wassermengen durchspülen, ohne eine Drucksteigerung zu bekommen. Nur wo eine Funktionsstörung des Herzens oder der Nieren, bestimmte Erkrankungsformen der Leber (Zirrhose) oder eine abnorme Speicherungstendenz des Unterhautzellgewebes für Wasser, wie sie bei konstitutioneller Fettsucht vorliegt, die normale Ausscheidung großer Flüssigkeitsmengen verhindert, nur dort ist eine Beschränkung der Flüssigkeitszufuhr am Platze, sowie anderseits bestimmte Erkrankungen, wie z. B. Steinbildung oder Infektionen der abführenden Harnwege die Zufuhr besonders großer Flüssigkeitsmengen empfehlenswert erscheinen lassen. Es ist auch ein viel verbreiteter Irrtum anzunehmen, daß es für die Verdauung oder Ausnützung der Nahrung einen Unterschied macht, ob während des Essens, vor oder nachher getrunken wird.

Die zum Aufbau des Körpers und zum Ersatz notwendigen *Salze*, vor allem das für das Skelett erforderliche Calciumphosphat, sind in allen Pflanzen und Tieren, die als Nahrung genossen werden, enthalten, so daß sie keine besondere Berücksichtigung in der Ernährung erfordern. Große Mengen Kalk brauchen insbesondere schwangere und stillende Frauen. Der Kalk ist am reichlichsten in der Kuhmilch und im Käse enthalten. Das zum Aufbau des Blutfarbstoffes notwendige Eisen ist insbesondere in Spinat, Rüben und anderen Gemüsen vorhanden, auch Fleischprodukte und Eier sind eisenreich. Die Kochsalzmenge, welche zur Geschmacksverbesserung verwendet wird, ist je nach den landesüblichen Kochsitten und nach dem Geschmack etwas verschieden, es dürfte auch für den gesunden, normalen Menschen ohne Belang sein, ob mehr oder weniger davon genossen wird.

Alkohol, dessen Brennwert verhältnismäßig hoch ist, da 1 g 7 Kalorien liefert, und der im Körper vollständig verbrannt wird, kommt als Nährmittel unter normalen Verhältnissen nicht in Frage, da die schädlichen Wirkungen größerer Alkoholmengen dem entgegenstehen. *Kaffee* und *Tee* haben nur als sogenannte Genußmittel und nicht als Nahrung Bedeutung. Genußmittel sind sie dank ihres Wohlgeschmackes, ihrer anregenden Wirkung auf das Zentralnervensystem und auf die Magensaftsekretion. Kaffee besitzt auch einen hohen Sättigungswert. Auch Kakao hat diese Eigenschaften. Schokolade ist bekanntlich eine Mischung von etwa gleichen Teilen Kakao und Zucker. Gewürze dienen gleichfalls nur zur Geschmacksverbesserung und als Erreger der Magensaftsekretion.

In neuerer Zeit hat man vielfach angenommen, daß das längere Kochen der Speisen ihren biologischen Wert für den Organismus herabsetze, was sich jedoch bis auf die Zerstörung des Vitamins C nicht hat erweisen lassen. Die von manchen Fanatikern angepriesene *Rohkost*, d. h. die ausschließliche Ernährung mit ungekochten Vegetabilien, ist trotz des hohen Vitamingehaltes als Dauerkost unter allen Umständen abzulehnen. Die zur Erreichung des notwendigen Kalorienquantums erforderlichen gewaltigen Mengen an Nahrung bilden nicht nur eine Überlastung des Darmes, sondern sind auch wegen der Notwendigkeit häufiger Mahlzeiten für den Kulturmenschen unrationell. Nur aus kurativen Gründen, dort, wo eine längerdauernde fleischfreie Kost mit einem geringeren Kalorienquantum zugeführt werden soll, kommt eine zeitweilige und meist auch nur teilweise Rohkost in Betracht (bei gewissen Nieren- und Gefäßkrankheiten, Gicht, Fettsucht).

b) *Die Ernährung bei abnormer Konstitution und bestimmter Krankheitsveranlagung.* Während der normale Durchschnittsmensch sich auf den präzise arbeitenden Regulationsmechanismus seines Körpergewichtes (Gemeingefühle, Schilddrüse) verlassen kann und das Quantum seiner Nahrungs- und Flüssigkeitszufuhr durchaus dem instinktiven Bedürfnis des Organismus überlassen darf, muß sich ein mit abnormer *Fettsuchtanlage* behafteter Mensch Beschränkungen auferlegen, die seinem instinktiven Bedürfnis zunächst nicht entsprechen, wenn er den anlagemäßigen und zwangsläufig sich entwickelnden abnormen Fettansatz vermeiden will. Ein solcher Mensch mit ererbter konstitutioneller Anlage zur Fettsucht hat die Tendenz, die von ihm aufgenommene Nahrung in erster Linie in seinen Fettlagern zu deponieren, statt sie für die Bedürfnisse des normalen Betriebes im Organismus zu verwerten. Da für die Ablagerung von Fett nicht nur genossenes Fett, sondern vor allem K. H. in Betracht kommen, so wird ein solcher Mensch zweckmäßig seine Nahrung so einrichten, daß er den gesamten Kalorienwert der Nahrung niedrig hält und dabei auf eine möglichst reichliche Eiweißzufuhr bei stark beschränkter Fett- und K. H.-Zufuhr Bedacht nimmt. Auf diese Weise kann auch ein mit der Krankheitsanlage zur Fettsucht behafteter Mensch den Bestand seines Organismus und seine Leistungsfähigkeit erhalten und dabei die Tendenz zu abnormem Fettansatz hemmen. Dazu wird ein solcher Mensch zweckmäßigerweise die aufgenommene Flüssigkeits- und Kochsalzmenge einschränken, um die mit der Fettsucht einhergehende abnorme Wasserspeicherung in den fettbildenden Geweben hintanzuhalten. Der reichliche Eiweißkonsum ist hierbei nicht nur zur Erhaltung des Körperbestandes vonnöten, sondern auch zur Anregung der Schilddrüsenfunktion zweckmäßig.

Umgekehrt werden Menschen mit der konstitutionellen Anlage zur *Magerkeit* gut daran tun, in ihrer Ernährung insbesondere K. H. und Fett zu bevorzugen und den Eiweißkonsum nicht über das erforderliche Minimum zu steigern. Eine solche Ernährung kommt für Leute mit besonders aktiver Schilddrüsentätigkeit in Frage, wie sie nicht selten unter den Magersüchtigen zu sehen sind.

Bei hereditärer Belastung mit *Zuckerkrankheit* (Diabetes mellitus), also dort, wo eine gewisse Gefährdung in dieser Richtung angenommen werden kann, hatte man früher gemeint, eine zucker- und K. H.-arme Kost als zweckmäßig empfehlen zu müssen. Nach unseren heutigen Erkenntnissen scheint dies aber nicht gerade das Richtige zu treffen. Wir wissen, daß der Blutzuckergehalt, der ja durch K. H.-reiche Kost hochgehalten wird, den adäquaten Reiz für das Inselorgan der Bauchspeicheldrüse darstellt, und daß K. H.-freie Ernährung durch den Wegfall dieses Reizes eine vorübergehende Insuffizienz des Inselorgans bewirken kann. Da bei einem zu Diabetes disponierten Menschen schwer zu sagen ist, ob ein Training oder möglichste Schonung und Ruhigstellung das richtige Verfahren darstellt, so wird es sich empfehlen, von einer vorbeugenden diätetischen Beeinflussung solcher Menschen abzusehen, solange nicht wirkliche Zeichen einer mangelhaften Pankreasfunktion vorhanden sind.

Bei Menschen mit konstitutioneller Anlage zu Gicht, d. i. also zur krankhaften Ablagerung *harnsaurer Salze* an Gelenken, Knorpeln und im Bindegewebe, pflegt man die Einschränkung jener Nahrungsmittel zu empfehlen, welche als Harnsäurebildner in Betracht kommen. Diese in den Zellkernen vorhandenen, sogenannten Purinkörper sind insbesondere reichlich in den Innereien der Tiere, wie Bries (Thymus), Leber, Niere, Hirn, ferner in manchen Fischen, wie Lachs, Forelle, Hecht, Häring, Sardinen, Sardellen, Anchovis, dann in Kaviar und Austern, in geringerer Menge in allen Fleischsorten sowie in Linsen anzutreffen. Fast frei von Purinkörpern sind Milch, Käse, Eier, Mehlfrüchte, Gemüse und Obst. Da man aber heute weiß, daß es auch bei der Gicht weniger auf den im allgemeinen gestörten Purinstoffwechsel als auf besondere, in den Geweben selbst sich abspielende Vorgänge ankommt, die in das Gebiet der Überempfindlichkeit *(Allergie)* gehören, so wird man auch mit derartigen diätetischen Vorschriften im Sinne einer Vorbeugung nicht allzu strenge sein. Bei nicht gichtischen, chronischen Gelenkerkrankungen und sogenannten rheumatischen Schmerzzuständen kommt eine Beschränkung in diätetischer Hinsicht überhaupt nicht in Frage, wie sie von falschen Voraussetzungen ausgehend auch heute noch vielfach geübt zu werden pflegt. Bei bestimmten Überempfindlichkeitszuständen (Allergie), wo die Einnahme ganz bestimmter Nahrungsmittel mehr oder minder schwere Krankheitserscheinungen zur Folge hat, ist die Vermeidung der betreffenden Nährstoffe eine selbstverständliche Forderung. Es handelt sich da um Menschen, die etwa auf Hühnerei, bestimmte Obstsorten, Kuhmilch, gewisse Getreidearten usw. irgendeine Form von Überempfindlichkeitserkrankung, sei es von seiten der Haut (Urticaria, QUINCKEsches Ödem, Ekzem usw.), von seiten des Magendarmtraktes oder in Form von Asthma oder Migräne bekommen.

B. *Kosmetische Hautleiden und Ernährung.* Es ist seit langem bekannt, daß der Ernährung bei der Entstehung von Hautkrankheiten eine bedeutende Rolle zukommt. Auch das Volk weiß, daß gewisse Menschen nach Einnahme von Krebsen, Fischen, Erdbeeren usw. einen *Nesselausschlag (Urticaria)* bekommen, der nach dem Aussetzen dieses Nahrungsmittels prompt verschwindet. So einfach wie in diesem Falle liegen die Dinge freilich nicht immer und es bedarf oft langwieriger Untersuchungen, um den schädlich wirkenden Stoff in der Nahrung oder eine Stoffwechselstörung, die die Speisen in krankhafter Weise verändert, festzustellen.

Wir wollen gleich vorwegnehmen, daß Hautleiden, die auf Basis eines Diabetes mellitus (Zuckerkrankheit) entstanden sind, und zwar Ekzeme, Urticaria, Pruritus (Jucken), Furunkulose sowie das Xanthoma diabeticum (s. dort), durch eine antidiabetische Diät geheilt oder zumindest sehr günstig beeinflußt werden können. Nur darf man bei der Stellung der Diagnose einer diabetischen Hauterkrankung nicht nur die Harnanalyse heranziehen, sondern muß, wenn diese negativ ausfällt, eine Untersuchung des Blutzuckers, eventuell Belastungsprobe vornehmen.

Kurz sei auch hier das bei Leber- und Nierenleiden, aber auch einer Reihe an sich nicht krankhafter Zustände, wie Schwangerschaft und Wochenbett, auftretende Xanthom erwähnt, das durch sein Vorkommen an den Lidern (Xanthoma palpebrarum, Xanthelasma) sehr entstellend wirkt (s. dort).

Bei Nährschäden, die ihre Ursache in mangelhafter Nahrungsaufnahme bei schweren Magen- und Darmkrankheiten haben, wird die Haut nicht nur gelblichblaß, sie wird auch trocken und spröde und zeigt eigentümliche Pigmentierungen *(Chloasma cachecticorum)*. Auch Schuppung und Neigung zu Blutungen kann auftreten. Eine derartige Haut ist Infektionen gegenüber weit weniger widerstandsfähig als die gesunde. Auch Störungen des Nagelwachstums (Nageldystrophien) im Anschluß an langdauernde Unterernährung wurden beschrieben.

Einen Nährschaden quantitativer Natur im Sinne einer Überernährung stellt eine zu kochsalzreiche Kost oder der übermäßige Gebrauch von Kochsalzbrunnen dar, der zu Haarausfall, Empfindlichkeit der Kopfhaut und gesteigerter Talgdrüsensekretion führt. Vielleicht gehört hierher auch ein Teil der Ekzeme bei Kindern mit exsudativer Diathese, da der Entzug der offenbar übermäßigen Milchnahrung die sonst jeder äußeren Therapie trotzenden Hauterscheinungen zum Verschwinden bringt.

Eine Verfärbung der Haut kann durch zu reichlichen Genuß von karotin- und xanthophyllreichen Gemüsen zustande kommen, indem das gelbe Pigment der Karotten, des Spinats und Salats, der Tomaten, der Butter und des Eigelbs eine Überladung des Bluts mit Farbstoff bewirkt *(Hyperlipochromie)*. Diese Gelbfärbung der Haut im Gesicht, an den Handflächen und Fußsohlen *(Xanthosis cutis)* ist somit alimentär bedingt und kann nur durch eine Koständerung beeinflußt werden.

Unter den Nährschäden qualitativer Natur spielen die sogenannten *Avitaminosen* eine bedeutende Rolle. Hierher gehört vor allem das bekannte Krankheitsbild des Skorbuts, das durch Fehlen des Vitamins C in der Nahrung entsteht, also bei langdauernder Ernährung mit Konserven (Pökelfleisch auf Schiffen) und Fehlen frischer Gemüse. Bekanntlich führt die Zufuhr von frischen Zitronen einen blitzartigen Umschwung des schweren Krankheitsbildes herbei. Die Ätiologie der Pellagra (s. dort) ist noch nicht eindeutig geklärt.

Erkrankungen der Haut durch *infizierte Nahrungsmittel* sind verhältnismäßig selten. Hierher gehört die *Maul- und Klauenseuche,* die durch rohe Milch und Butter übertragen wird und sich in Schwellung der Lippen und Blasenbildung auf der Schleimhaut der Wangen, Lippen und des Gaumens sowie Entzündung des Nagelbetts an Fingern und Zehen äußert. Die heute immer mehr zunehmende Geflügeltuberkulose kann durch rohe Eier kranker Hennen zu dieser schweren Hauterkrankung beim Menschen führen. In neuester Zeit lernte man auch Hautausschläge kennen, die durch Infektion mit roher Milch von mit Bacillus Abortus infectiosi Bang infizierten Kühen hervorgerufen werden.

Die alimentären *Intoxikationen,* also Gilftwirkungen durch Nahrungsmittel, äußern sich in verschiedenen Hautausschlägen, welche denen ähneln, die durch Arzneimittel bei Überempfindlichen entstehen. Es ist nicht immer von vornherein zu entscheiden, ob es sich um Idiosynkrasien handelt oder ob Toxine (Giftstoffe), die sich unter dem Einfluß von Bakterien in eiweißreichen Nahrungsmitteln (Fleisch, Fische, Käse, Milch) bilden, an diesen Erkrankungen schuld sind. In diese Gruppe gehören die bei übermäßigem Alkoholgenuß als Dermographismus, Lichen Vidal und Pruritus auftretenden Hauterscheinungen, die durch Alkoholentzug prompt schwinden. Solche Hautausschläge können auch durch Selbstvergiftung entstehen (autotoxische Dermatosen), wenn Darmerkrankungen vorliegen, welche die Nahrungsmittel in abnormer Weise verändern. Die Haut wird dann erst gegen diese veränderten Produkte der Nahrung überempfindlich. Eine besondere Bedeutung kommt hierbei der Obstipation (Stuhlverstopfung) zu, die entsprechend zu behandeln ist (s. dort). Da man bei der diätetischen Behandlung von Magendarmstörungen streng individualisieren muß, sind allgemein gültige Vorschriften nicht zu geben.

Die *Überempfindlichkeit (Allergie)* gegenüber gewissen Nahrungsmitteln (Nahrungsmittelallergie) ist eine heute immer häufiger erkannte Ursache zahlreicher Fälle von Urticaria, Lichen urticatus, Prurigo, Pruritus sowie toxischer Exantheme und Ekzeme. Besteht eine dieser nicht nur durch ihren Juckreiz, sondern auch kosmetisch störenden Krankheiten längere Zeit und läßt sie sich durch äußere Mittel nicht beeinflussen, dann muß eine Überempfindlichkeit gegen einen in der Nahrung des Patienten befindlichen Stoff, ein *Nahrungsallergen,* in Betracht gezogen und gesucht werden. Haben wir den Verdacht, daß es sich um ein Eiweißallergen handelt, dann setzen wir den Kranken durch 2—3 Tage auf eiweißfreie Kost (z. B. Wasserkakao, Gemüse, Obst, Mehlspeise, z. B. Kartoffelteig ohne Milch und Eier). Dabei ist zu beachten, daß nicht nur animalisches Eiweiß, also Fleisch in jeder Form, Eier, Milch und Käse, sondern auch vegetabilisches Eiweiß, wie Bohnen, Erbsen, Linsen, Brot, Bananen usw., aus der Diät gestrichen werden müssen. Bei Idiosynkrasie gegen ein bestimmtes Obst oder Gemüse muß dieses ebenfalls aus der Nahrung weggelassen werden. In den seltenen Fällen, wo sich nach dieser Zeit die Hauterscheinungen nicht bessern, ist es geraten, den Kranken für weitere 2 Tage auf eine strenge Diät zu setzen, die aus Tee, Zucker und Alkohol besteht. Erfolgt nun auf eine dieser Kostformen ein Nachlassen des Juckreizes oder der Hauterscheinungen, dann ist der Verdacht auf eine Nahrungsmittelallergie als Ursache der Dermatose gerechtfertigt. Es werden nun bei sonst gleicher eiweißfreier Kost die einzelnen Nahrungsmittel systematisch einzeln in den nächsten Tagen zugesetzt, um durch eine allergische Reaktion den schädlichen Stoff festzustellen.

Zu beachten ist bei diesen Prüfungen, daß die Verträglichkeit eines Nahrungsmittels oft von seiner Zubereitung abhängt. Es können z. B. gekochte Eier anstandslos vertragen werden, während eine Idiosynkrasie gegen rohe Eier besteht. Es gibt auch eine

Überempfindlichkeit gegen eine Gruppe von Nahrungsmitteln, also Milch und Fleisch gleichzeitig. Auch die Menge des zugeführten Allergens ist wichtig, da z. B. ein kleines Quantum Milch gut vertragen wird, während auf $^1/_2$ Liter der Ausbruch einer Urticaria erfolgt.

Haben wir bei wiederholter Prüfung den schädlichen Stoff festgestellt, so versuchen wir, den Patienten von seiner Überempfindlichkeit zu befreien, ihn zu desensibilisieren.

Bei seltenen Speisen, wie Hummern, Erdbeeren usw., ist es das einfachste, diese ein für allemal zu meiden. Handelt es sich um eine erst kurz bestehende Unverträglichkeit einer Eiweißart, dann bewährt sich 14tägiges Aussetzen jeglichen Eiweißes. Setzt man nach dieser Zeit vorsichtig dieses Eiweiß, z. B. Fleisch zu, dann wird es reaktionslos vertragen. Das langsame Zusetzen von Eiweiß in steigenden Dosen ohne vorhergehende Karenzzeit ist schwieriger und erfordert spezielle Fachkenntnisse. Die Desensibilisierung mittels intrakutaner Injektionen ist wegen der Möglichkeit eines anaphylaktischen Schocks nur in der Hand eines sachkundigen Fachmannes ganz ungefährlich.

Die erfolgreichste und dabei einfachste Behandlung für den Nichtfacharzt ist die spezifische Peptontherapie, um welche sich LUITHLEN die größten Verdienste erworben hat (Peptone sind Abbauprodukte des Eiweißes). Diese beruht auf dem Prinzip, den Kranken durch Verabfolgung von minimalen Gaben des schädlich wirkenden Stoffs 1 Stunde vor der Zeit, in der er größere Mengen dieses Stoffs zu sich nimmt, also der eigentlichen Mahlzeit, vor der sonst sicher eintretenden anaphylaktischen Reaktion zu schützen. Die Erfolge dieser Reaktion sind erst wirklich befriedigende, seit diese Therapie streng spezifisch ist, also die verschiedensten animalischen und vegetabilischen artspezifischen Peptone zur Verfügung stehen.

Die Chemosan-Union in Wien brachte auf Veranlassung von URBACH zwei Packungen von Peptonen unter dem Namen *Propeptan* in den Handel. Die diagnostische Packung enthält die wichtigsten animalischen und vegetabilischen Peptone à 0,1 g (Ei, Milch, Rindfleisch, Kalbfleisch usw.), von denen 1—2 Tabletten vor der Mahlzeit genommen werden. Tritt kein Juckreiz nach der Mahlzeit ein und ist somit die Art des schützenden Peptons sichergestellt, so werden nun die therapeutischen Packungen verwendet, die je 10 Stück eines bestimmten Peptons enthalten. In Fällen hochgradiger Idiosynkrasie kann auch eine Empfindlichkeit gegen die Peptone selbst bestehen; dann gibt man nur $^1/_3$—$^1/_2$ Tablette vor der Mahlzeit oder fügt den Tabletten einige Tropfen LUGOLscher Lösung zu, wodurch eine bessere Verträglichkeit der Peptone erzielt wird.

Es wird nun $^3/_4$—1 Stunde vor der sonst allergisch wirkenden Mahlzeit, in welcher der schädliche Stoff, z. B. das Rindfleisch, in nicht zu großen Mengen enthalten sein soll, 1—2 Tabletten spezifisches Pepton, also in diesem Falle Rindfleischpepton gegeben. Werden durch diese Peptonvormahlzeit die schädlichen Wirkungen der Hauptmahlzeit aufgehoben oder wenigstens wesentlich gemildert, so soll die dauernde Desensibilisierung (Unempfindlichmachung) dadurch erreicht werden, daß der Kranke täglich das oder die bei ihm Allergie hervorrufenden Nahrungsmittel bei gleichzeitiger Vorlage der betreffenden Peptontabletten zu sich nimmt. Manchmal gelingt diese Desensibilisierung in verhältnismäßig kurzer Zeit. Wird sie später durch eine allzu große Dosis des z. B. in unserem Falle schädlichen Rindfleisches wieder gebrochen und der Kranke wieder überempfindlich, dann läßt sich die Unempfindlichkeit durch neuerliche Peptongaben wiederherstellen. Zu beachten ist bei der Peptonbehandlung, daß die Peptone nicht während der Verdauung der vorhergehenden Mahlzeit gegeben werden, die Zahl der Mahlzeiten soll also auf drei reduziert und in der Zwischenzeit jede Nahrungsaufnahme, mit Ausnahme von Wasser, verboten werden. Sorge für regelmäßige Darmtätigkeit erscheint wichtig, jedoch ist von Abführmitteln womöglich kein Gebrauch zu machen. Am ehesten bewährt sich zur Reinigung des Darms von den durch eine krankhafte Darmtätigkeit erzeugten Proteinabbauprodukten das sogenannte subaquale Darmbad (s. Darmbad).

In den Fällen, in denen es nicht gelingt, das schädliche Agens herauszufinden, kann man den Patienten von seinen quälenden Symptomen befreien, indem man ihn nur das essen läßt, wofür artspezifische Peptone vorhanden sind. Es werden also vor einer Mahlzeit, die z. B. aus Rindfleisch mit Kartoffeln und Mehlspeise besteht, $^3/_4$—1 Stunde vorher Rindfleisch-, Kartoffel-, Ei-, Weizenmehl- und Milchpepton eingenommen. Mit dieser Modifikation kann man nicht nur vorübergehende, sondern zuweilen auch dauernde Erfolge erzielen, wenn man exakt sämtliche Peptone der in der Diät enthaltenen Speisen vor den Mahlzeiten nehmen läßt.

Die Entzündungsbereitschaft der Haut hängt enge mit ihrer chemischen Zusammensetzung zusammen. Diese läßt sich, wie LUITHLEN gezeigt hat, durch die Ernährung ändern. Im Tierversuch zeigen mit „saurem Futter" (Hafer) ernährte Kaninchen eine stärkere Hautempfindlichkeit als nach Gemüsefutter, ebenso steigert Salzsäurezufuhr die Reaktionsfähigkeit der Haut, während Kalkzufuhr sie herabsetzt. Beim gesunden Menschen ist über diesen Einfluß einer einerseits eiweißreichen, anderseits fett- und kohlehydratreichen Nahrung noch wenig bekannt. LUITHLEN empfiehlt auf Grund seiner Theorie zur Herabsetzung der Entzündungsbereitschaft eine Diät, die nur aus ausgekochtem Rindfleisch und Vegetabilien bei vollständigem Mangel an Kochsalz besteht. Da beim Ekzem der Wasser- und Salzgehalt der Haut erhöht ist (URBACH), so ist die manchmal gute Wirkung einer salzarmen Kost verständlich. Man erzielt die Entwässerung und Entchlorung der Haut bei akuten Ekzemen oft sehr gut durch eine Milchkur (DARDEL-MEYER), indem man durch 3 Tage je 1 Liter mit 1 Liter Eau de Vichy oder destilliertem Wasser gibt und dabei möglichst Bettruhe einhalten läßt. Nachher wird durch mehrere Tage eine gemischte salzlose Kost verordnet. In letzter Zeit ist PERUTZ bei der Behandlung akuter Ekzeme für die Wasserentziehung durch pharmakologische Mittel, die im Anschluß an die Milchtage und die salzlose Kost gegeben werden, eingetreten. Er verabreicht 3 Tage lang im Anschluß an eine 2tägige kochsalzarme Kost 3mal täglich 0,5 Diuretin und dazu 1—2mal täglich 0,015 Luminal. Auf dieselbe Weise, nämlich durch die Salz- und Eiweißarmut der Kost, dürften die Erfolge der Rohkost bei Urticaria und Ekzem zu erklären sein.

Die heute in der Dermatologie bekannteste kochsalzfreie Diät ist die einerseits von GERSON, bzw. in einfacherer Form von SAUERBRUCH und HERMANNSDORFER ausgearbeitete Kost. Es handelt sich um eine kochsalzarme, sehr vitaminreiche Nahrung, die auch in ihrer Zusammensetzung in bezug auf Eiweiß, Fett und Kohlehydrate geändert ist. Beide Kostformen betonen rohe pflanzliche und tierische Kost, wie rohes Obst und Gemüse, Eier und Milch sowie geschabtes Fleisch. Das Braten und Kochen soll möglichst kurz sein. Zu dieser Kost wird täglich 45 g Phosphorlebertran gegeben. Das Kochsalz kann durch ein halogenfreies Speisesalz ersetzt werden (Hosal, Gertosal usw.).

Der Zweck beider Kostformen ist die Umstimmung des Stoffwechsels. Die Frage, ob der Wirkungsmechanismus davon abhängt, daß die Kost, wie GERSON behauptet, alkalisierend, nach HERMANNSDORFER dagegen säuernd ist, bleibt vorläufig unentschieden. Tatsache ist, daß diese Diättherapie bei der Behandlung der Hauttuberkulose Ausgezeichnetes leistet. Sie muß monatelang fortgeführt werden. Die küchentechnisch leichter durchführbare ist die SAUERBRUCH-HERMANNSDORFERsche, die auch von den Kranken lieber genommen wird.

Die Gersonkost ist sehr fettreich, dagegen kohlehydratarm und mäßig eiweißreich. Sie enthält im Durchschnitt 2820 Kalorien täglich, die sich auf 67 g Eiweiß, 170 g Fett und 235 g Kohlehydrate, darunter 12 g Eiweiß in Gemüse und Obst, verteilen. Eier sind verboten, nur Dotter gestattet, Sahne verboten. Milch 200 bis 250 g täglich. Täglich 2 Liter Gemüse- und Obstsäfte (Mineralsalze!). Der Kochsalzgehalt dieser Nahrung beträgt 1,6—2,7 g NaCl täglich. Durch Entziehung von Kochsalz, Anreicherung an Calcium, Phosphor und Kalium (Mineralogen) kommt es zu einer Umstimmung im Mineralstoffwechsel. Es werden außerdem strenge Rohkosttage als „Stoffwechselstoß" eingeschaltet.

Die SAUERBRUCH-HERMANNSDORFERsche Diät gibt hohe Fettmengen und wenig Kohlehydrate. Die Kochsalzentziehung bei Zufuhr von Kalium und Erdalkalien (Gemüse, Salat, Obst) wirkt stark entwässernd. Es werden durchschnittlich etwa 3000 Kalorien täglich zugeführt, die sich auf 90 g Eiweiß, 160—200 g Fett, 220 g Kohlehydrate, 100 g rohes Gemüse, 375 g rohes Obst in 5 bis 7 kleinen Mahlzeiten verteilen, außerdem bei beiden Diäten Mineralogen. Die Kochsalzarmut spielt wohl eine ganz bedeutende Rolle (VOLK).

Eine besondere Stellung nehmen die Kinderekzeme ein, die eine exquisite Abhängigkeit von der Ernährung zeigen. Die verschiedenen Forscher sind bezüglich ihrer Entstehung keineswegs einig. Jedenfalls steht fest, daß neben der örtlichen Therapie die innere Ursache des Leidens festgestellt und sachgemäß behandelt werden muß. Es muß daher eine Unter- oder Überernährung oder eine zu einseitige Kostform beseitigt bzw. geändert werden.

Es gibt keine einheitliche Ekzemdiät, sondern nur eine Richtigstellung der fehlerhaften Ernährung, eventuelle Eliminierung eines nutritiven Allergens und Beeinflussung des Stoffwechsels, um die konstitutionell abwegigen Gewebe zur Norm zurückzuführen.

ADOLF CZERNY betrachtete das nässende Säuglingsekzem als Ausdruck einer allgemeinen Stoffwechselstörung, die er *exsudative Diathese* nannte. Er unterschied einerseits den pastösen, fetten, anderseits den mageren Säuglingstypus. Bei solchen Säuglingen soll jede Überernährung vermieden werden, die Milchnahrung ist einzuschränken, Eier völlig zu vermeiden. FINKELSTEIN vertritt die Ansicht, daß diese Kost, vor allem der Entzug der Milch mit ihrem hohen Salzgehalt entquellend wirke. Er gab eine Ekzemsuppe an, die aus dem Käsegerinnsel geronnener Milch besteht, das mit etwas Molke und Zucker aufgeschwemmt wird, also eine eiweiß- und fettreiche, salzarme Nahrung darstellt. Daneben gibt es zahlreiche andere Ernährungsschemen verschiedener Forscher. Eine andere Auffassung des Säuglingsekzems ist die, daß es sich um eine anaphylaktische Reaktion auf die in den Kreislauf gelangenden Proteinbestandteile handelt. Bei Brustkindern müssen die schädlichen Stoffe aus der Nahrung der Mutter eliminiert werden.

Die Therapie wird bei überfütterten Kindern mit ekzematösen Erscheinungen in der Einschränkung der Trinkmenge bestehen; es werden vom dritten Monat an 750—800 g Milch gegeben, eventuell 2 Mahlzeiten durch Schleim- oder Malzsuppen ersetzt. Ältere Säuglinge bekommen salzarme Gemüse und mit Wasser zubereitete Breikost. Bei konstitutionell schlecht gedeihenden und durch irgendwelche Komplikationen geschädigten Säuglingen hat eine Diättherapie einzusetzen, die die Darmstörungen beseitigt. Die Hauterscheinungen, die beim pastösen (fetten) Typus der oben erwähnten exsudativen Diathese vorkommen, sind der sogenannte *Gneis*, dicke Krusten und Borken auf dem Scheitel und Hinterkopf, ferner der sogenannte *Milchschorf* auf Wangen und Kinn, stark juckende, meist aufgekratzte und mit Krusten bedeckte Bläschengruppen, die sich leicht sekundär infizieren. Diese Säuglinge sollen durch eine knappe, salz- und fettarme Ernährung, wie wir sie oben geschildert haben, in ihrer hydrolabilen Körperbeschaffenheit günstig beeinflußt werden, wobei rasche Gewichtsabnahmen zu vermeiden sind. Vom sechsten Monat an können Suppen, Gemüse und Obst gegeben werden, vom neunten Monat an zweimal wöchentlich Fleisch. Eier, Rahm, Butter und zuckerreiche Mehlspeisen sind verboten. Nur 200 ccm Milch erlaubt.

Bei Ekzemen richtig ernährter Kinder hilft manchmal eine völlige Umstellung der Ernährung, indem man zwischen Milchgemischen, Malzsuppen, Buttermilch usw. wechselt, wobei die gute Wirkung vielleicht durch Änderung der Darmflora erreicht wird. Manchmal wirkt auch Rohkost in Form des BIRCHER-MÜSLI (in Wasser eingeweichte Haferflocken mit Kondensmilch, Zitrone und geriebenen Äpfeln und Nüssen).

Die Ekzeme des späteren Kindesalters äußern sich meist als Neurodermitis an den Gelenkfalten. Die Ernährungstherapie hat hier selten Erfolge, doch läßt sich manchmal durch Hautprüfungen eine Überempfindlichkeit gegen gewisse Nahrungsmittel feststellen. Zuweilen ergibt das Ernährungsexperiment oder die Methode der Propeptankost ein nutritives Allergen als Ursache der Erkrankung. Die Hautprobe auf eine nutritive Allergie wird mit je einem Tropfen Hühnereilösung, roher Milch, Weizenbrei usw. mit dem Pirquetbohrer angestellt unter Einhaltung aller Vorsichtsmaßregeln für eine richtige Bewertung der Hautreaktion. Bei Nachweis einer nutritiven Idiosynkrasie wird das schädliche Nahrungsmittel weggelassen. Erfolgt dadurch allein keine Besserung, dann geht man zu einer vorsichtigen intrakutanen Desensibilisierung über, indem man kleinste Mengen des schädlichen Stoffs in die Haut einspritzt.

Eines der häufigsten und störendsten Hautleiden ist die *Akne vulgaris*, die meist zur Zeit der Geschlechtsreife auftritt. Neben anderen Ursachen läßt sich der Einfluß von Magen- und Darmstörungen auf das Entstehen neuer Pusteln durch mannigfache Erfahrungen zeigen, und zwar, wie es scheint, in der Weise, daß diese Störungen Gelegenheit für die Resorption von Giftstoffen aus dem Magen- oder Darminhalt geben, wobei nach BLOCH die Hauterkrankung nicht die direkte Folge der Giftstoffe ist, sondern diese bedingen eine Umstimmung des Terrains, auf dem ein exogener Faktor, also eine äußere Ursache, erst die Hauterkrankung auslöst. Gewisse Speisen haben dieselbe Wirkung auf das Emporschießen neuer Pusteln, namentlich solche, die nicht ganz frisch zubereitet werden und Zersetzungsprodukte enthalten, wie Wildbret, Konserven, Fische, reife Käsesorten, oft auch Wurstzeug und saure Speisen, wie Gurken und Sauerkraut. Auch fette Speisen pflegen Akneeruptionen hervorzurufen, sogar ölige Nüsse, Mandeln und Haselnüsse, Süßigkeiten usw.

Man wird daher stets nach der Tätigkeit von Magen und Darm fragen, und falls diese mangelhaft ist, an ihre Regelung gehen. Eine große Rolle spielt die Beseitigung einer bestehenden Obstipation (s. dort) und damit die Wegschaffung der Zersetzungsprodukte des Darms. In neuester Zeit wurden von URBACH bei Fällen von Akne mit Obstipation Darmbäder verabreicht, das sind Spülungen des Darms mit großen Mengen Flüssigkeit (zirka 15 Liter), wodurch eine gründliche Entleerung des Darms von seinem schädlichen Inhalt erzielt wird. Daneben muß auf den Zustand der Zähne und gutes Kauen der Nahrung geachtet werden. Französische Autoren beschuldigen die in mangelhaft zerkautem Zustand in den Magen gelangenden Speisen des schädlichen Einflusses auf die Verdauung und haben von der „*Bradyphagie*", dem Langsamessen, gute Erfolge gesehen.

Die Ernährung wird hauptsächlich aus einer laktovegetabilischen Diät bestehen. Wir wissen, daß der Keimgehalt des Darms bei verschiedener Ernährung verschieden ist, und zwar ist er bei Fleichfressern größer als bei Pflanzenfressern. Es nimmt daher der Gehalt des Darms an Fäulnisprodukten bei einer eiweißarmen Kost ab, die zweckmäßig reich an Kohlehydraten sein soll, da die bei der Zersetzung der letzteren entstehenden Säuren den Fäulnisprozessen im Darm entgegenwirken. Vielleicht ist es neben dem Kohlehydratgehalt der Milch auch die besondere Eigenschaft des Milcheiweißes, welche die oft günstigen Wirkungen erklärt. Man wird also bei Aknekranken den Fleischgenuß einschränken und von Eiweißkörpern hauptsächlich Milch und Eier geben. Reichlich Kohlehydrate, viel Obst, wenig Fette. Keine blähenden Gemüse. Anderseits gibt es Patienten, welche gerade nach Eiergenuß starke Schübe aufweisen; absolut feststehende Regeln für die Ernährung sind demnach nicht aufzustellen.

Daß bestimmte Speisen und Genußmittel, die durch Steigerung der Herztätigkeit zu Blutwallungen im Gesicht führen und die Entzündungserscheinungen der Akne, namentlich wenn sie einen Einschlag zur sogenannten Rosacea-Form zeigt, verstärken, wie gewürzte Speisen, Tee, Kaffee, Alkohol, zu vermeiden sind, liegt auf der Hand.

Eine Gruppe von Patienten mit Akne bilden blutarme junge Mädchen. Bei diesen wird man trachten, den Ernährungszustand zu heben und durch Arsengaben sowohl den Appetit als die Blutarmut zu bessern.

Der erste Gedanke bei der Untersuchung eines Patienten mit *Furunkulose* wird der eines bestehenden Diabetes mellitus (Zuckerkrankheit) sein; wir werden auf Harn- und Blutzucker untersuchen lassen. Fallen diese Untersuchungen positiv aus, dann leitet man sofort eine strenge antidiabetische Diät ein, und zwar eine strengere als sie im allgemeinen üblich ist, solange noch neue Furunkel auftreten. Mit der Beseitigung der Ursache der Furunkulose wird diese bald verschwinden. Es soll aber auch dann keine laxe Handhabung der vorgeschriebenen Diät eintreten und der Patient weiterhin unter Aufsicht eines seinen Stoffwechsel kontrollierenden Fachmannes bleiben.

NEISSER empfahl sogar in Fällen von Furunkulose ohne Zuckernachweis eine antidiabetische Diät.

Eine zweite Stoffwechselstörung, bei der häufig Furunkulose auftritt, ist die Fettsucht. In diesem Falle ist eine Entfettungsdiät einzuleiten, die den individuellen Bedürfnissen des betreffenden Patienten angepaßt sein muß (s. diese).

S. auch Schilddrüse; Schwangerschaft; Sonnenlichtschäden; Schwefel.

Erosio interdigitalis, s. Epidermophytie.

Erröten und Erbleichen des Gesichtes, s. Massage; Psyche.

Ersatzchirurgie, s. Kinnplastik; Lidplastik; Plastik; Wangenplastik; Zähne.

Erschlaffung des Unterlides, s. Gesichtslähmung; Nervenleiden.

Erymen sind Gurgeltabletten, die Myrrha, Alaun, Formalin, Menthol, Zitronensäure, Pfefferminzöl und Milchzucker enthalten sollen. (Löwen-Apotheke J. Karsten, Kahla i. Thür.)

Erysipel, s. Rotlauf.

Erysipeloid. An den Händen, besonders von Menschen, die mit Wild, Fischen, rohem Fleisch zu tun haben (Hausfrauen, Köchinnen, Lebensmittelverkäuferinnen, Fleischhauer, Fischhändler usw.), entsteht oft eine schmerzhafte blaurote Schwellung. Es ist ein Finger oder mehrere befallen, aber auch Handrücken, seltener die Hohlhand. Der Schmerz der meistens als steif empfundenen Finger ist im leichteren Grad ein Spannungsschmerz, es kann aber auch ein sehr heftiger und dauernder Schmerz eintreten wie bei einer Gelenkentzündung oder bei einem eitrigen Fingergeschwür (Klopfen mit dem Pulsschlag). Die Affektion beginnt klein und breitet sich schnell bis zu ihrer vollen Größe aus. Diese kann sehr verschieden sein, von Groschengröße bis über die ganzen Ober- und Unterflächen beider Hände. Meistens ist die Erkrankung gering und nur auf einen Finger, besonders den Daumen oder Zeigefinger, beschränkt. Neben dem Schmerz, der übrigens öfter fehlen kann, stört das Aussehen der dicken roten Stelle.

Dauer von wenigen Tagen bis zu Monaten; Rezidive bei erneuter Arbeit der genannten Art sind häufig. Es handelt sich um eine Infektion mit dem Erreger des Schweinerotlaufs. In vielen Fällen wirkt Injektion des Antiserums heilend, doch sind auch Ausnahmen vom Erfolg dieser Behandlung bekannt, meistens führt lokale Behandlung (feuchte Umschläge mit Resorzin, Bleiwasser und ähnlichen milden Mitteln, Perubalsamverband, Ichthyol, Röntgenbestrahlung, Ultraviolettbestrahlung) in einigen Wochen zur Heilung.

Erythem, Licht-, Wärme-, s. Lichtbehandlung; Psyche. — Sonnen-, s. Sonnenlichtschäden. — Verbrennungen.

Erythema induratum Bazin, s. Radium.

Erythema palmare hereditarium, s. Rote Hände.

Erythema urticatum, s. Lippen.

Erythematodes. Die Affektion, deren Zugehörigkeit zur Tuberkulose von immer mehr Forschern angenommen wird — in letzter Zeit wurden bei einer großen Zahl auch spezifische Augenerkrankungen gesehen (KREN) —, tritt in Form roter, scharf begrenzter Scheiben auf, welchen weißliche Hornmassen aufgelagert sind, die tief in die Follikel hineinragen. Hebt man diese festhaftenden Schuppen mit einiger Gewalt ab, so sieht man an der Unterseite vielfache, stachelige Fortsätze, die aus den Follikeltrichtern herausgeholt wurden. Meist findet man nebenbei erweiterte Follikel und feinste erweiterte Gefäßchen. Sehr häufig wird das Gesicht befallen; vereinigen sich die Flecke durch Konfluenz zu größeren Plaques, dann nimmt die Affektion die charakteristische Schmetterlingsform an, wobei die Nase dem Körper des Schmetterlings entspricht, während sich an beiden Wangen die Flügel ausbreiten. — Seltener werden die Hände und Finger ergriffen, auch am Stamm zerstreut etablieren sich die Flecke, ebenso am Lippenrot, zuweilen auch auf der Mundschleimhaut. Im Gegensatz zum Lupus vulgaris erkrankt die behaarte Kopfhaut in kleinerem oder größerem Umfange, und da der Erythematodes oft mit atrophischer Narbe abheilt, kann es zu dauernder Haarlosigkeit kommen. Man muß sehr genau zwischen der chronischen, torpiden und der mehr akuten Form unterscheiden, dabei bedenken, daß auch die erstere jederzeit exazerbieren kann: unter Aussaat lebhaft roter

Plaques führt diese bei höheren Graden unter schweren Allgemeinerscheinungen bisweilen zum Tode. Reizungen, in deren Gefolge gelegentlich Ausbreitungen entstehen, werden nicht nur durch Sonne und intensivere Belichtung hervorgerufen, sondern auch therapeutische Maßnahmen sind imstande, dies zu bewirken. — Es ist daher Pflicht, vor jeder eingreifenden Therapie sich von dem Reaktionszustand der Herde zu überzeugen, im Anfang lieber vorsichtiger vorzugehen und immer mit dem Mindestmaß an Energie auszukommen, bei irgendwie stärkeren Irritationen hierbei in der Dosierung zurückzugehen. Anderseits soll aber doch die Behandlung möglichst früh einsetzen und die Erkrankung zur Heilung zu bringen trachten, um schwerere Atrophien, welche dauernd entstellend sind, zu vermeiden. In den mehr akuten irritativen Fällen wird man sehr milde Salben und Cremes verwenden, eventuell Betupfen mit 60%igem Alkohol, dem 1 bis 2% Resorcin oder Salizyl zugesetzt wird. Später geht man dann zu 2—5% Resorcin- oder Ichthyol-Zink-Pasta, oder

Rp. Thigenoli 0,4
Zinc. oxyd.
Bismut. subnitr .... aa 1,0
Ungt. Lenicet.
Ungt. cerei ....aa ad 20,0

über. Die mehr chronischen Fälle können sowohl lokal als auch allgemein energischer angegangen werden. Für ersteres kommen nächst Pyrogallolsalbe (5—10%), Pyrogallol-, Quecksilber- und Resorzinguttaplaste, Schälpasten, ferner Kohlensäureschnee mit 5 Sekunden beginnend, Blaulichtdruckbestrahlungen mit Kromayerlampe, Finsenlampe zur erfolgreichen Anwendung, während man sich von Röntgen und Radium nicht zuviel versprechen darf. Jadassohn empfiehlt Doramadsalben bzw. Doramadalkohol, Frau Noël die Douche filiforme. Auch Tuschierungen mit Acid. carbol. liquef. oder mit 30- bis 50%igem Resorzinalkohol können Heilung herbeiführen oder unterstützen. — Bukowsky hat

Rp. Acid. salicyl. 4,0
Pyrogalloli 1,0
Collodii 10,0

Unna

Rp. Acid. salicyl.
Sapon. virid.......... aa 2,0
Collodii 20,0

empfohlen. Als Allgemeinbehandlung führt die Holländerkur manchmal zum Ziele: 2mal 0,5 Chinin hydrochl. täglich, 10 Minuten nach Einnahme Bestreichen der Stelle mit Tinct. jodi, nach 5—8 Tagen Aussetzen, bis die Reizerscheinungen zurückgegangen sind.

Oppenheim steigt allmählich zu viel höheren Dosen (8mal 0,5) an und macht keine Pausen. Vor allem wirken aber Injektionen von Goldlösungen (Triphal, Aurophos, Lopion usw.) oft ausgezeichnet, in letzter Zeit wenden wir gerne das Aurodetoxin und Solganal B. oleosum (beide intramuskulär, auch in Kombination mit Arsen intern) an. Durch die gleichzeitige Verabreichung von Arsen und Gold im Neocrisol hat Noguer-Moré sehr gute Erfolge erzielt. Steiner empfahl dann interne Darreichung von Solut. arsenic. Fowl., bis leichte Reizerscheinungen auftreten, dann Einsetzen der Solganalbehandlung. Volk hat eine Behandlung mit Spirozid angegeben, die in manchen Fällen erfolgreich ist, auch dabei allmählich ansteigend, ebenso wie bei den Goldpräparaten. Man gibt anfangs auf nüchternen Magen in der Früh an drei aufeinanderfolgenden Tagen je 1 Pastille Spirozid à 0,25, bei Herdreaktionen wird die Dosis noch verringert, andernfalls erhöht bis zu 2—3—3 Pastillen. Nach je drei Tagen wird 3 Tage pausiert. Man kann zu Gesamtdosen von 100—120 Pastillen gehen, natürlich unter genauer Kontrolle des Patienten. In sehr renitenten, verzweifelten Fällen wurde auch oberflächliche Verschorfung mit dem Platinbrenner, respektive mit dem Holländerschen Heißluftbrenner durchgeführt, doch hat man da immer mit stärkerer Narbenbildung zu rechnen. Jedenfalls bedarf die Behandlung des Erythematodes größter Erfahrung neben sehr leicht beeinflußbaren Fällen gibt es genug solche, welche den Bemühungen größten Widerstand entgegensetzen und an die Ausdauer der Patienten, an die Kunst des Therapeuten höchste Anforderungen stellen.

S. auch Lippen; Radium; Sonnenlichtschädigungen.

Erythemdosis, s. Radium; Röntgen.

Erytheme. Als Erytheme werden die entzündlichen, meist vorübergehenden Rötungen der Haut bezeichnet, wie verschieden auch ihre Herkunft sein mag. An sich stellt das Erythem, ganz banal, nur eines der vier Kardinalsymptome jeder Entzündung dar. Bei gewissen Hautentzündungen bzw. -infektionen erweist sich die Rötung als das vorwiegende Merkmal.

Die vielgestaltige Fülle der Rötungen läßt sich in zwei Gruppen einteilen. Die mehr *umgrenzten*, lokalisierten Erytheme entstehen oft durch äußere Ursachen, wie Reiben der Kleider, besonders bei stärkerem Schwitzen, durch Verwendung schädlicher, stark alkalischer Rasierseifen und schlechte Messer, Reizung durch aufgerauhte Hemdkragen, woraus sich dann leicht eine Dermatitis papillaris nuchae entwickeln kann. Auch lokal angewendete Medikamente, Pflaster, erzeugen oft erythematöse Veränderungen der Haut. Zur Behebung wird man vor allem die Schädlichkeiten zu beseitigen haben, nach dem Rasieren ist die Alkaliwirkung auf die Haut durch einen Rasieressig zu paralysieren, sonst wird man symptomatisch durch Puder, milde Salben auf die Affektion einwirken, z. B.:

Rp. Zinc. oxyd.......... 6,0
Talci 14,0
Ungt. lenient............. 1,0
Mentholi.................. 0,03
S. Streupuder.

Rp. Ungt. lenient........ 15,0
Aq. Rosar. 15,0
Paraff. liq. 20,0
Stearini 5,0
Lanolini hydr. 10,0
Butyr. cacao 5,0
S. Kühlsalbe.

Es sei auch der Form von *Wallungsröte* im Gesicht Erwähnung getan, welche bei manchen Personen mit Verdauungsstörungen und Dysphagien nach dem Essen erscheinen. Bei Schnellessern tritt an der Nase eine starke Rötung mit Pulsationen auf *(Erythrose digestive)*; gegen diese Formen wird neben Behebung der Ursachen plastische Massage empfohlen. — Die Erytheme durch Hitzewirkung bilden häufig zuerst eine netzartige Rötung, welche dem subkutanen Venennetze der Haut entspricht. Diese kann so bleiben oder in eine diffuse Rötung bei Fortdauer der Wärmewirkung übergehen und hinterläßt eine oft recht intensive Pigmentierung. Eine solche *Livedo racemosa e calore* findet man besonders oft bei Menschen mit ausgesprochener Cutis marmorata.

Die mehr *diffusen* Erytheme werden nach ihrer Ursache in die symptomatischen und idiopathischen Erytheme unterschieden. Das symptomatische Erythem als Teilerscheinung einer wohl definierten, allgemeinen Krankheit besitzt kaum eine kosmetische Bedeutung. Es wird vorwiegend bei Allgemeinerkrankungen, wie Grippe, Diphtherie, Sepsis, kruppöser Pneumonie und Ileotyphus angetroffen und weist oft eine auffallende Ähnlichkeit mit den infektiösen Exanthemen (Masern, Scharlach, Röteln) auf. Es ist meist flüchtiger Natur, kann aber doch differentialdiagnostische Schwierigkeiten gegenüber den akuten Exanthemen machen.

Neben den ätiologisch-definierten Erythemen infektiöser Art sind symptomatische erythematöse Ausschläge toxischen Ursprungs bekannt, welche nach dem Gebrauch der verschiedensten Arzneistoffe entstehen können, von denen hier nur die bekanntesten, wie das Chinin-, Antipyrin-, Luminal-, Jodoform-, Quecksilber-, Arsen- bzw. Goldsalz-Erythem genannt sein sollen.

In die Gruppe der idiopathischen, mehr diffus ausgebreiteten Erytheme gehört die sogenannte *vierte Krankheit*, deren klinisches Bild mit dem eines mild verlaufenden Scharlachs die größte Ähnlichkeit aufweisen kann. Es handelt sich dabei auch um eine kontagiöse, erythematöse Erkrankung, die zwar mit den klassischen Exanthemen (Masern, Röteln und vor allem Scharlach) in engerer Beziehung steht, von diesen jedoch unabhängig zu sein scheint.

Das infektiöse Erythem *(Erythema infectiosum)* ist eine ziemlich seltene, meist in kleinen Epidemien auftretende, ansteckende Erkrankung, die sich vorwiegend durch das Vorkommen von figurierten, exsudativen Rötungen am Gesicht sowie an der Streckseite der oberen Extremitäten auszeichnet. Schon während der peripheren Ausbreitung der quaddelartigen Flecke flachen die zentralen Anteile der Effloreszenzen ab und nehmen einen mehr düsterroten bis schieferblauen Ton an. Der Übergang zur gesunden Haut ist gegen die Ohrmuschel zu und in der Unterkiefergegend besonders scharf. Mund- und Nasengegend bleiben meist ausgespart. An der Streckseite der Arme, wo die Erkrankung eine ausgesprochene Neigung zur Symmetrie zeigt, sind die Ellenbogengegenden am stärksten befallen. Seltener werden Gesäß und die unteren Extremitäten in Mitleidenschaft gezogen. Der Rumpf, welcher aber meist verschont bleibt, weist ein fleckiges, blaßrotes Exanthem auf oder es nimmt die Form eines masern-, ja sogar scharlachähnlichen Ausschlags an. Das Erythem dauert durchschnittlich 10—15 Tage und heilt dann allmählich unter gelegentlicher Hinterlassung einer vorübergehenden Pigmentierung ab. Allgemeinerscheinungen sind beim infektiösen Erythem kaum vorhanden. Manchmal setzt im Anfangsstadium eine subfebrile Temperatur sowie eine gewisse Unruhe ein. Im Blutbild ist eine ausgesprochene Leukopenie, ferner eine Vermehrung der Eosinophilen nachzuweisen. Behandlung symptomatisch (Puder, Kühlsalben).

Das *Erythema exsudativum multiforme oder polymorphe Erythem* ist ein meist an den Streckseiten der Finger und Hände sowie an den Halsseiten in ziemlich symmetrischer Anordnung lokalisierter Ausschlag. Sein zu bestimmten Jahreszeiten (Frühjahr und Herbst) häufigeres Auftreten ist möglicherweise von gewissen physikalisch-klimatischen Faktoren abhängig. Es besteht aus linsen- bis münzengroßen, ovalen oder kreisrunden und leicht erhabenen Hautflecken, deren Farbe im Zentrum einen mehr violettroten, an der Randzone hingegen einen hellroten Ton aufweist. Unter der verdünnten Oberhaut schimmert ein mehr oder weniger ausgesprochenes seröses Exsudat durch, das dem Herd eine eigentümliche, an Samt erinnernde Beschaffenheit verleiht. Diese Exsudatbildung ist wohl das charakteristischste Gepräge des aus diesem Grunde auch „exsudativ" genannten Erythems. Sie läßt sich an den flüchtigsten Formen nachweisen und kann mitunter eine solche Intensität erreichen, daß es zu einer wahren, bläschenartigen Eruption kommt. Diese mehr bullösen Typen befallen außer den oben erwähnten Hautpartien auch noch die Mundschleimhaut, wobei die vereinzelten oder zusammenhängenden, oberflächlichen, diphtheroiden und blutigen Beläge dem Patienten oft lästige Eß- und Schluckbeschwerden verursachen. Die Rückbildung des exsudativ-entzündlichen Vorgangs geht im zentralen Anteil vor sich, d. h. die zentrale Abflachung geht Hand in Hand mit der peripheren Ausbreitung, was am besten an der Bildung eines deutlich erhabenen, lebhaft geröteten Saumes erkennbar ist. Durch diese lokalen und sukzessiven Schübe erhalten die Herde ein recht figuriertes Aussehen, das sogenannte „Kokardenbild". Ferner fließen die benachbarten, primär runden Effloreszenzen ineinander und führen zur Bildung polyzyklischer Figuren, welche zu der an sich schon ausgesprochenen Polymorphie der Scheibenrose wesentlich beitragen. Nicht selten, doch weniger häufig als die bisher angeführten Hautgegenden, werden die Vorderarme sowie die Unterextremitäten befallen.

In der Mehrzahl der Fälle tritt der Ausschlag bei sich sonst wohlfühlenden Menschen auf. Doch können mitunter Allgemeinerscheinungen wie Fieber, vorübergehende arthralgische Erscheinungen, sogar richtige Gelenkanschwellungen (in den Knie-, Schulter- und Handgelenken) dem Ausschlag vorangehen oder ihn begleiten, ja sogar überdauern. Im Urin sind manchmal geringe Eiweißmengen nachweisbar. Wiederholte Attacken sind nicht selten. Man brachte auch diese Tatsache mit der „rheumatoiden" Natur der Erkrankung in Zusammenhang, während Ramel meint, daß dies dem vorübergehenden Aufflackern einer schlummernden, tuberkulösen Primärinfektion bei klinisch gesunden Patienten entsprechen würde. Dieser haematogene Ursprung würde unter anderem die Neigung zu Rezidiven sowie die Ansteckungslosigkeit der Erkrankung ohne weiteres erklären. Demzufolge empfiehlt Ramel, der Pflege der von Scheibenrose befallenen Patienten besondere Sorgfalt zuzuwenden.

Neben der scheinbar spontan auftretenden Scheibenrose, sind noch polymorphe Erytheme im Verlauf von ursächlich wohldefinierten Infektionskrankheiten (Gonorrhoe, Syphilis, Typhus abdominalis u. a.) beschrieben worden.

Gegen die mitunter sehr lästigen Mundschleimhautveränderungen werden Gurgeln und lokale Anwendungen von anaesthesierenden Mitteln verschrieben:

1. Emulsio gummosa cum Anaesthesino 5%: zum Gurgeln mehrmals täglich.

2. a) *Rp.* Argenti nitrici .. 0,3
Cocain. hydrochl. 0,6
Aq. dest. .... ad 30,0

b) *Rp.* Trypaflav.... 0,15—0,30
Cocain. hydrochl. 0,6
Aq. dest. .... ad 30,0
S. Zum Bepinseln.

Interne Behandlung: gegen die fieberhaften, mit Arthralgien einhergehenden Formen wird intern öfters Aspirin verschrieben; 3mal täglich 0,5 g per os. Ferner sind von den Anhängern der rheumatoiden Ätiologie Atophan und Atochinol empfohlen worden. Des weiteren wird Calcium in Sirupform verabfolgt:

Rp. Calcii chlorat.
Sirup. liquirit. .... aa 20,0
Aq. dest. ....ad 250,0
MDS. 1 Eßlöffel 3mal täglich.

Neuerdings wurde von Ramel mit meist gutem Erfolg eine kombinierte, aus Goldsalzen und Kalkpräparaten bestehende Behandlung eingeführt: Es werden jede Woche Krysolgan (oder ein anderes Goldpräparat) je einmal zu 0,001—0,005 g und Calcium „Sandoz" je zweimal zu 10 ccm intravenös eingespritzt. Die Einspritzungen erfolgen in der Regel in Abständen von 2 bzw. 3 Tagen. Durch diese kombinierte Goldkalkbehandlung, besonders bei den fieberhaften, nach Art einer leichten Sepsis verlaufenden polymorphen Erythemen, sind auffallend rasche Besserungen beobachtet worden.

Die Goldkalkbehandlung setzt möglichst früh nach Beginn der Scheibenrose ein und dauert nicht nur so lange klinische Zeichen der Erkrankung vorhanden sind, sondern über 5—6 Wochen, vom Anfang der

Krankheit an gerechnet, an. Rückfälle können auch so trotzdem nicht verhindert werden.

Die an Erythema exsudativum Erkrankten sehen mitunter leidend und abgemagert aus. Sie zeigen öfters Neigung zu Gewichtsabnahme, obschon sie keine objektiven, krankhaften Veränderungen aufweisen. Roborierende Mittel, wie Phytin-Arsen-Präparate (Arsylen, Arsenfortonal, Solarson), ferner Lebertran allein oder mit Malzzusatz (Jemalt Wander), sind hier von Nutzen. Von einigen Autoren wird die sogenannte indirekte Röntgenbehandlung gepriesen: es werden ungefilterte, weiche Röntgenstrahlen auf die Zervikal- und Lumbalbezirke der Wirbelsäule ($^1/_5$—$^1/_4$ E.D.) appliziert, die Erfahrungen sind aber noch nicht hinreichend. Jedenfalls erfolgt die Abheilung der Erkrankung restlos ohne kosmetische Störungen.

Das *knotige Erythem (Erythema nodosum)* befällt vorwiegend die Streckseite beider Beine und wird meistens bei Kindern oder jungen Leuten beider Geschlechter beobachtet. Die Zeichen einer Allgemeinerkrankung sind stets vorhanden, und zwar viel deutlicher ausgeprägt als beim Erythema exsudativum multiforme. Sie gehen meist dem Ausschlag voraus und überdauern ihn nicht allzu selten. Sie zeichnen sich unter anderem durch ein bis 39° steigendes, remittierendes Fieber, Appetitlosigkeit, Kopf-, Muskel- und Gelenkschmerzen aus. Manchmal geht dem Exanthem eine Angina voraus. Der Ausbruch des Ausschlags erfolgt dann meist sehr akut. Es entstehen disseminierte, diffus begrenzte, rosarot bis düsterrote, druckempfindliche, bis walnußgroße, über die Haut deutlich erhabene Knoten. Diese bleiben fast immer isoliert und sind stets in mehreren Exemplaren auf beiden Tibiakanten zu sehen. Selten werden andere Hautgegenden in Mitleidenschaft gezogen (Vorderarme, Fußrücken). Nachdem sie 2—3 Tage unverändert geblieben sind, verändern sich dann allmählich die Knoten, indem sie die Farbe wechseln, wie das gewöhnlich bei der Resorption eines einfachen subkutanen Blutergusses der Fall ist. Daher die für das nodöse Erythem häufig gebrauchte Benennung „kontusiformes Erythem".

Innerhalb 3—4 Wochen ist die Erkrankung meistens abgelaufen. An Stelle der früheren Knoten bleibt die Haut für Wochen noch bräunlich pigmentiert, schält sich manchmal ab. Der Patient fühlt sich in der Regel matt und sieht müde aus. In der Tat entwickeln sich bei manchen Rekonvaleszenten die Zeichen einer aktiven Tuberkulose im Anschluß an den Ausschlag. Bei jungen Kindern wird manchmal sogar ein unmittelbarer Übergang vom nodösen Erythem in eine progredient-letal verlaufende Form der Tuberkulose, wie Basilarmeningitis oder Miliartuberkulose, beobachtet. Ominöse Formen des Erythema nodosum können auch Jünglinge treffen, doch sind meist ihre Folgen nicht so augenfällig wie bei den oben erwähnten. Bei diesen Patienten heilt das Erythem zwar aus, aber sie bleiben für Wochen schwächlich, und es läßt sich meist innerhalb der sechs folgenden Monate ein tuberkulöser Herd in Form einer Brustfellentzündung oder eines aktiven Lungenprozesses klinisch nachweisen. Wohl ist für viele Fälle der Erkrankung bei Kindern ein Zusammenhang mit Tuberkulose fast sicher. Anders beim Erwachsenen, bei welchem auch eine rheumatische Ätiologie zu bestehen scheint (gute Wirkung der Salizylpräparate); von manchen Forschern wird das Erythema nodosum als eine infektiöse, durch einen bis jetzt noch nicht aufgefundenen Erreger bewirkte Erkrankung angesehen, deren Ansteckungsfähigkeit somit zwar behauptet, aber nie recht bewiesen wurde. Der idiopathischen, kontusiformen Dermatitis werden überdies symptomatische, d. h. im Laufe von bestimmten Infektionskrankheiten auftretende nodöse Erytheme sekundärer Natur gegenübergestellt, z. B. im Verlaufe oder sogar im Proruptionsstadium der Syphilis.

Aus den therapeutischen Bemühungen sei nur herausgehoben, daß RAMEL empfiehlt, im Anschluß an die Salizylbehandlung oder mit ihr gleichzeitig kombiniert die auch für das Erythema exsudativum angegebene Goldkalktherapie anzuwenden. Diese ist speziell auch bei solchen Erythema-nodosum-Fällen zu empfehlen, die auf Salizyl nicht reagieren.

Erythrasma. Erreger: Mikrosporon minutissimum, gekennzeichnet durch lange, dünne, kaum verzweigte Fäden, zwischen denen einzelne oder in Haufen angeordnete kleine Sporen liegen. Krankheitsbild: Der Ausschlag beginnt mit ganz kleinen bräunlichen Herden, die schnell wachsen und konfluieren. Die einzelnen Herde werden etwa handtellergroß, sind scharf begrenzt, gelbbraun, rötlichbraun bis dunkelsepiabraun, fein schuppend. Sie sitzen mit Vorliebe an den Oberschenkeln, in der Gegend des Skrotums oder der Vulva, kommen aber auch am Nabel, unter den Mammae und in den Achselhöhlen vor. Subjektive Beschwerden fehlen entweder ganz oder sind nur äußerst gering. *Therapie:* Regelmäßiges Baden und Entfernung der oberflächlichen Zellagen mittels Seifen läßt die Herde oft von selbst verschwinden. Einreibungen mit einer 10%igen Salizylsalbe oder deren Kombination mit 10%iger Hg. praecipitat. alb., Wilkinsonsalbe, führt ebenfalls bald zum Verschwinden. In renitenten Fällen 5—10%iger und höherprozentiger Anthrarobinlack (mit Tinct. Benzoes). Macht Flecken in der Wäsche.

Indessen gibt es Menschen, die trotz der größten Mühe diese an sich belanglose Erkrankung, die sie durch ihr Vorhandensein allein in ihrem Sauberkeitsgefühl stört, nicht beseitigen können, und die durch das mit den Jahren immer Größerwachsen der braunen Flecke sehr gestört werden. Diese Erkrankung dürfte nicht als übertragbares Leiden angesprochen werden, da zur Erkrankung wiederum nicht der wohl stets vorhandene Pilz, sondern die Anlage der Haut der wichtigere Umstand ist.

S. Schweißabsonderung.

Erythromelalgie, s. Vasomotorisch-trophische Neurosen.

Erythromelie, s. Atrophie der Haut.

Erythrophobie, s. Psyche; Vasomotorisch-trophische Neurosen.

Erythrozyanose, s. Kälteschädigungen; Rote Hände.

Essbukett ist eine Parfumkomposition.

Essbukett.

Bergamottöl	150 g	Resinoid Styrax	15 g
Zitronenöl	30 „	Irisöl konkret	1 „
Portugalöl	60 „	Castoreumtinktur	30 „
Linalool	10 „	Zibet künstl.	1 „
Lavendelöl	8 „	Rosenöl bulg.	3 „
Rosenöl künstl.	15 „	Jasmin liq.	2,5 „
Jasmin künstl.	15 „	Rose liq.	2 „
Citronellol	3 „		

S. Parfum.

Essence, s. Riechstoffe; Parfum.

Essence d'Orient, s. Fischsilber.

Essig, Acetum. Entweder durch Essigsäuregärung als natürlicher Essig oder durch Verdünnung von Eisessig bzw. Acidum aceticum dilutum von 30% mit Wasser als Kunstessig erhalten. Starke Essige haben einen mittleren Gehalt von 6% reiner Essigsäure, schwächere Sorten enthalten etwa 4% im Mittel. Kleine Zusätze von Oenanthaether (Oleum Vitis viniferae) oder von Essigaether sind zu empfehlen, z. B.: Acetum Vini artificiale:

Rp. Acid. acet. glac.	55,0	Aeth. acet.	0,5
Aq. dest.	945,0	Ol. Vit. vinif.	0,5

Mit Zuckercouleur gelblich, eventuell durch Zugabe von 1 g Malvenblüten rötlich färben.

Die kosmetische Wirkung des Essigs ist jener der verdünnten Essigsäure analog. Er wird daher als adstringierendes (tonisches), hornschichterweichendes, juckstillendes und neutralisierendes Mittel, ebenso auch zum Bleichen von Pigmentierungen (Comedones usw.) sehr häufig verwendet. Auch zu Kompressen zur lokalen Abmagerung (Reduzieressig) (s. auch Reduzieressig). Geeignete Zusätze verstärken die spezifische Essigsäurewirkung der Essige, bzw. modifizieren sie zweckentsprechend. Aromatische Zusätze bezwecken in erster Linie Erzielung eines angenehmen Geruches, in vieler Hinsicht bewirken Aromata aber auch z. B. Akzentuierung der Bleichwirkung (bei Comedones, Ephelides usw.), wobei aber zu bedenken ist, daß z. B. aetherische Öle meist dem Präparat eine irritierende Wirkung erteilen können, die nicht erwünscht ist. Dasselbe gilt in vieler Beziehung von dem häufig geübten Alkoholzusatz.

Acetum aromaticum cosmeticum.

Rp. Ol. Cinnamon. Ceyl.	1,0
Ol. Juniperi	1,0
Ol. Lavandulae	1,0
Ol. Menth. pip.	1,0
Ol. Rosmarini	1,0
Ol. Citri	2,0
Ol. Caryophyll.	2,0
Balsam. tolutan.	3,0
Acid. acet. dil. (30%)	650,0
Spir. Vini	440,0
Aq. dest.	1900,0

Acetum salicylatum (Pennès).

Rp. Acid. salicyl.	1,0
Acid. acet. glac.	6,0
Ol. Eucalypti	0,5
Aq. Coloniens.	ad 100,0

Acetum camphoratum.

Rp. Camphorae	1,0
solve in:	
Spir. Vini	10,0
tunc adde:	
Aceti Vini	90,0

Kosmetisch werden Essige sehr häufig zur Herstellung von Pasten oder in Form von Kompressen benützt (Komedonenbehandlung usw.). Zu solchen Zwecken sind aber Essigpräparate mit einem wesentlich höheren Alkoholgehalt als 25—30% und solche, die größere Mengen aetherischer Öle enthalten, aus oben erwähnten Gründen wenig geeignet. Für diese Zwecke wird am besten einfacher Essig herangezogen. Auch der durch Infundierung von Kräutern hergestellte aromatische Essig der Pharmakopoe kann verwendet werden:

Rp. Fol. Menthae piperitae	
Fol. Rosmarini	
Fol. Salviae	aa 25,0
Rad. Angelicae	
Riz. Zedoariae	
Caryophyllorum	aa 5,0
Aceti	1000,0
Acidi acetici (96%)	50,0

Die Drogen werden mit dem Essig 6 Tage mazeriert und die Essigsäure der filtrierten Kolatur zugesetzt.

Unnas *Komedonenpasta.*

Rp. Acid. acet. dil.	20,0
Glycerini	30,0
Bol. alb.	40,0

Die sogenannten *Toiletteessige (Vinaigres de Toilette)* sind besonders kräftig und fein aromatisierte alkoholische Essige, die hauptsächlich als erfrischender Zusatz zum Waschwasser, zu Räucherungen usw. Verwendung finden.

Kosmetisch sind sie als die Nerven belebende, erfrischende Präparate aufzufassen, denen natürlich aber auch die spezifische Essigsäurewirkung als neutralisierendes tonisches Mittel o. dgl. zukommt (Spritzessig nach dem Rasieren usw.) (s. auch Rasieressige; Rasierspritzwässer).

Vinaigre Ambré.

Alkohol	800 ccm
Wasser	185 „
Eisessig	15 „
Resinoid Labdanum	5,0
Vanillin	5,0
Bergamottöl	10,0
Zitronenöl	5,0
Neroliöl	1,0
Essigaether	3,0

Vinaigre de Lubin.

Aromatischer Essig	30,0
Alkohol	850,0
Benzoe	95,0
Perubalsam	30,0
Neroliöl	2,0
Macisöl	1,0

Vinaigre de Bully.

Alkohol	5 l	Neroliöl	5,0
Wasser	5 „	Benzoetinktur	100 ccm
Bergamottöl	30,0	Tolutinktur	60 „
Zitronenöl	30,0	Styraxtinktur	60 „
Portugalöl	12,0	Nelkenöl	3,0
Rosmarinöl	5,0	Eisessig	150,0
Lavendelöl	5,0		

Essigaether (Essigsäureaethylester), Aether aceticus. Mit Alkohol und Aether ist er in jedem Verhältnis mischbar, auch mit Chloroform, Fetten und aetherischen Ölen. Der reine Essigaether des Handels enthält etwa 98% Aethylacetat und etwa 2% Alkohol und Wasser. Er ist leicht entzündlich, aber weniger feuergefährlich als Aether. Ein aromatisches Mittel, das auch als Lösungsmittel für viele kosmetische Arzneimittel in Frage kommt. Auch wird es vielfach Riechsalzen beigefügt, ferner zu erfrischenden Abreibungen der Haut (Franzbranntwein u. a.).

Essigsalbe, Unguentum Aceti.

Rp. Ungt. cerei	10,0
Lanolin. anhydr.	20,0
Aceti	40,0

Essigsäure, Acidum aceticum.

Die *konzentrierte Essigsäure, Eisessig, Acidum aceticum glaciale,* ist eine stark saure ätzende Flüssigkeit, die bei niederer Temperatur kristallinisch erstarrt (Eisessig). Sie enthält 96—99% reine Essigsäure und ist in Wasser, Alkohol und Aether in jedem Verhältnis löslich. Gutes Lösungsmittel für aromatische Substanzen (aetherische Öle usw.), daher auch, besonders in verdünnter Form (Essig), zum Infundieren von aromatischen Drogen bzw. Lösen aetherischer Öle usw. benützt (aromatische Essige). Eisessig dient in der Kosmetik zur Bereitung von Riechpräparaten (Riechfläschchen usw.), zur Herstellung verdünnter Essigsäure bzw. von Kunstessigen, ferner als Ätzmittel für Hyperkeratosen, wie Warzen, Hühneraugen, Papillome usw. Zu bemerken ist, daß Ätzungen mit Eisessig, auch unter den selbstverständlichen Vorsichtsmaßnahmen (Schutz der umliegenden Hautpartien), äußerst schmerzhaft sind.

Verdünnte Essigsäure, Acidum aceticum dilutum. Die Pharmakopoe versteht hierunter eine 30%ige Essigsäure, die durch Verdünnen von 100 Teilen Eisessig mit 220 Teilen Wasser erhalten wird. In dieser Konzentration wird Essigsäure nur als Zusatz zu kosmetischen Präparaten verwendet, niemals direkt. Verdünnte Essigsäure wird meist in Form der kosmetischen Essige angewandt. Sie wirkt adstringierend, juckstillend und hornschichtlösend, bei gewissen Pigmentanomalien (Comedones, Ephelides usw.) auch bleichend. Kosmetisch wichtig ist auch ihre Verwendung als neutralisierendes Mittel (Aufhebung der Alkaliwirkung der Seife, Vermeidung von Reizwirkung der als Depilatorien zur Anwendung kommenden Sulfide, Neutralisierung alkalischen Fußschweißes bei Bromhidrosis usw.). In Form von Kompressen verwendet, soll verdünnte Essigsäure auch die lokale Abmagerung an der Applikationsstelle fördern helfen (s. Reduzieressig).

Unna hat eine ganze Anzahl von Rezeptvorschriften unter Benützung von Essigsäure für dermatologische und kosmetische Zwecke angegeben.

Kühlsalbe mit Essigsäure.

Rp. Adip. Lanae	
Acid. acetic. dil.	
Adip. benzoati	aa

Schwefelsalbe mit Essigsäure.

Rp. Adip. Lanae.	6,0
Acid. acetic. dil.	7,0
Adip. benzoat.	6,0
Sulfuris praec.	2,0

S. auch Alopezien.

Essigsaure Tonerde, s. Aluminium; Pharmakologie der Haut.

Essigsaure-Tonerde-Tabletten D. F. S. bestehen nach Angabe aus zwei Tablettensorten, je eine solche von Plumbum aceticum und von Alaun. Sie sollen bei gemeinsamem Lösen eine der essigsauren Tonerde ähnliche Flüssigkeit ergeben (was aber nur sehr bedingt zutreffen kann). (Dr. F. Stohr G. m. b. H., Wien.)

Ester-Dermasan, eine 10% Salizylsäure enthaltende Seifengrundlage, die mit Salizylsäurephenyl- und -benzylestern und mit Benzyl-Phenylradikalen angereichert ist. Keimtötende, hornschichtlösende Seifensalbe. Kommt auch als Teer-Dermasan mit 5% Liquor carbonis detergens oder 10% Oleum Fagi und als 10%iges Chrysarobin-Dermasan in den Handel. (Dr. Rudolf Reiß, Berlin.)

Esthiomène, s. Geschlechtskrankheiten der Frau; Lymphogranuloma inguinale.

Eston, ein festes Tonerdepräparat, welches in alkalischer Umgebung langsam und dauernd essigsaure Tonerde abspaltet. Es soll ein basisches Zwei-Drittel-Aluminiumacetat, verstärkt durch Aluminiumsulfat, sein und stellt ein feines, weißes, in Wasser fast unlösliches Pulver dar. Reizlos, keimtötend und adstringierend. Es kommt rein und gemischt mit indifferentem Pulver, als Puder, Salben, Pasten usw. in den Handel. (Kripke, Dr. Speier & Co., Berlin.) Handelsform: Eston-Streupuder, 50%ig, Eston-Schweißpuder, 20%ig, Eston-Kinderpuder, 5%ig, Eston-Vaselin, Eston-Peruvaselin, Eston-Zinkpasta, Eston-Schwefelvaselin, Eston-Frostsalbe, Eston-Eumattan-Creme.

Etee-Insektencreme soll Salizylsäure und Ammonium sulfoichthyolicum enthalten. Auf die Stichstelle aufstreichen.

Etee-Sonnenbrandcreme soll Extractum Fol. Juglandis, Borax und Ammonium sulfoichthyolicum enthalten. Als Prophylakticum gegen Sonnen- und Gletscherbrand sowie gegen Sommersprossen.

Eucaphen, s. Campher.

Eucerin, Eucerinum (anhydricum). Das wasserfreie Eucerin des Handels ist nach Angaben der Literatur ein Gemisch von 95% Vaselin bzw. Paraffinsalbe und 5% Oxycholesterinderivaten, die durch Abscheiden aus Wollfett (Abbau der Cholesterinester) erhalten wurden (s. auch Lanolin). Nach UNNA sollen ausschließlich aus dem Wollfett isolierte Oxy-metacholesterinverbindungen (sogenanntes Eucerit) als Zusatz bei Herstellung des hydrophilen Vaselines verwendet werden. Es sollen nach UNNAs Angaben also 6% Alkohole der Metacholesterinreihe, neutralen, indifferenten Kohlenwasserstoffen zugesetzt, das Eucerin ergeben. Eucerin ist eine vorzügliche, stark hydrophile Salbengrundlage, die etwa 200% Wasser aufnimmt. Nach Zusatz geeigneter Mengen Olivenöl erhöht sich die Wasseraufnahmefähigkeit auf etwa 320%. Mit der gleichen Menge Wasser liefert Eucerin das Eucerinum hydricum des Handels. Dieses von UNNA in die Therapie eingeführte Produkt hat sich stets vorzüglich bewährt und zeichnet sich durch leichte Resorbierbarkeit und absolute Reizlosigkeit aus.

Wir wissen heute, daß gutes, reines Vaselin, besonders in Form stark wasserhaltiger Emulsionen, ein wertvolles Hilfsmittel zur Hautpflege darstellt, namentlich aber in komplexen Fett- bzw. Wachsgemischen hydrophiler Art. Wir wissen auch, daß die vorzüglichen Eigenschaften des Eucerins im wesentlichen auf verständnisvoller Ausgestaltung der Vaselinwirkung in Form hydrophiler Salbengrundlagen beruhen.

Seit wir Cholesterin in isoliertem Zustand zur Verfügung haben und seit wir über eine sehr große Anzahl von Emulgatoren verfügen, sind wir in der Lage, gute Ersatzprodukte des Eucerins herzustellen (s. auch Hydrophile Salbenkörper bei Unguenta).

Rp. Eucerini 5,0
Ol. Citri gtt. II
Tinct. Alcam. gtt. III
Cer. flav. .... q. s.
Lippenpomade.

Rp. Liq. Ammon. caustic.
Eucerin. anhydric...... aa 10,0
Bei Mückenstichen.

Rp. Sulfur praec. 3,0
Aceti 4,0
Bol. alb. 6,0
Eucerini .... ad 25,0
Zur Aufquellung von Komedonen.
(Nach KLEMPERER-ROST.)

Eucerinum arteficiale (s. auch Hydrophile Salbenkörper und Eucerinum arteficiale bei Unguenta). Eine Anzahl von Vorschriften zur Nachbildung des Eucerins ist in den vorerwähnten Abschnitten enthalten, auf die verwiesen sei. An dieser Stelle soll nur eine prinzipielle Erwähnung gewisser fundamentaler Möglichkeiten zur Nachbildung des Eucerins in Form hydrophiler Paraffinsalbengrundlagen stattfinden (s. auch Unguentum Paraffini bei Unguenta).

Schon geringe Zusätze (5%) von Lanolinum anhydr., Olivenöl, Wachs usw. fördern die Hydrophylie der Paraffinsalben (Wasseraufnahme zirka 75%). Zusätze von 10—15% gestatten es, Produkte zu erhalten, die leicht etwa 150% Wasser aufnehmen. Durch Verwendung moderner Emulgatoren, wie Cetylalkohol, Lanettewachs u. a., lassen sich Produkte herstellen, die 200—300% Wasser, eventuell mehr aufnehmen, ebenso lassen sich durch geeignete Kombinationen von Paraffinsalbe bzw. Vaselin mit Cholesterin, Lanolinum anhydr., Wachs, fetten Ölen, Ölsäure usw. allein oder unter gleichzeitiger Verwendung von Cetylalkohol usw. stark hydrophile, säurefeste Salbengrundlagen nach Art des Eucerins bereiten.

Eucerit soll nach UNNAs Angaben aus reinem Oxymeta-cholesterin bestehen und nach Abscheiden aus dem Wollfett dem Eucerin seine typischen Eigenschaften verleihen (s. auch Eucerin; Lanolin). Tatsächlich ist Eucerit aber wohl ein Gemenge verschiedener Cholesterinderivate, das auch Cholesterin selbst enthält (s. auch Cholesterin).

Eucrinol (POLLAND) ist eine alkoholische Lösung von Pellidol (s. dort), die als haarwuchsförderndes Mittel verwendet wird.

Euderma, s. Sonnenlichtschädigungen.

Euformal, wasserlösliches Pulver, das 75% Dextrin und 25% Formalin enthält. Adstringens und Antisepticum. (Medico, Konstanz a. B.)

Eugallol, Pyrogallolmonoacetat, in Wasser leicht löslich. In den Handel kommt es als rotbraune, 33% Aceton und 66% Pyrogallolmonoacetat enthaltende, in Wasser, Alkalien, Aether und Aceton lösliche Flüssigkeit. Nicht ungiftig und auch nicht ohne Reizwirkung. Wirkung und Anwendung: wie Pyrogallol (s. dort). Man kann nach GRÜNEBERG die reduzierende Wirkung des Eugallols dadurch erhöhen, daß man, nachdem es auf die erkrankten Stellen aufgepinselt ist, nach $^1/_4$—$^1/_2$ Stunde Zinkoxyd aufstreut oder in dünner Schicht Zinkpasta darüber legt. Wurde bei Psoriasis u. a. empfohlen. (Knoll A. G., Ludwigshafen a. Rh.)

Eugatol „Agfa", ein ungiftiges Haarfärbemittel (s. auch Anilinhaarfarben; Schädigungen).

Eugelan ist ein Leinsamenschleim, der in üblicher Weise verwendet wird (s. Leinsamen).

Eugenol. Das aromatische Prinzip der Gewürznelken, das sich auch in vielen anderen Aromen vorfindet. Es wird häufig statt Nelkenöl zu Kompositionen (auch zu Mundpflegemitteln) verwendet, ebenso z. B.

bei Nachbildung des Geruches der Gartennelke. Es wirkt analog dem Nelkenöl kräftig keimtötend.

Euguform soll ein teilweise acetyliertes Kondensationsprodukt aus Formaldehyd und Guajakol sein. Grauweißes Pulver, unlöslich in Wasser. Antiseptisches Wundstreupulver.

Eukalyptol, Eucalyptolum und **Eukalyptusöl,** Oleum Eucalypti. Eukalyptol ist der wesentliche Bestandteil des Eukalyptusöles von E. globulus, es ist identisch mit Cineol, das im Cajeputöl u. a. enthalten ist. Eukalyptol und Eukalyptusöl besitzen analoge Eigenschaften und werden zu gleichen Zwecken auch therapeutisch verwendet.

Beide wirken keimtötend und Insekten vernichtend. Besonders als antiseptischer Zusatz zu Mundpflegemitteln, auch Kaumitteln (Eukalyptus-Menthol) benützt. Auch bei Geschwüren als schmerzstillendes Mittel. Auch in 10—20%iger öliger Lösung zu intramuskulären Injektionen bei Psoriasis, Ekzemen aller Art usw. empfohlen.

Die Reizwirkung des Eukalyptols ist nicht größer als jene anderer aetherischer Öle, seine therapeutischen Eigenschaften dagegen sehr wertvoll. Es ist ganz ungerechtfertigt in den Verdacht gekommen, die Ursache von Ekzemen der Lippen usw. zu sein. (Solche können bei Mißbrauch z. B. zu stark aromatisierter Mundpflegemittel wohl auftreten, sind aber in diesem Falle durch Reizwirkung der Aromata im allgemeinen bedingt.)

Eukalyptusmundwasser.

Eucalyptol	20,0
Menthol	20,0
Nelkenöl	5,0
Pfefferminzöl	1,0
Alkohol 90%	1000,0

Mittel gegen Fliegen.

Eucalyptol	20,0
Essigaether	20,0
Betanaphthol	5,0
Camphergeist	50,0
Anisöl	2,0
Alkohol	500,0

S. auch Ekzem; Mundhöhle; Schädigungen.

Eukrosan, „biologisches Haarstärkungswasser", ist eine glyzerinhaltige Wismutsalzlösung (vermutlich Zitrat), die auch wenig Cholesterin enthält, mit einem Bodensatz von praezipitiertem Schwefel. (A. Wolff, Berlin-Charlottenburg.) (S. auch Entrupal.)

Eukutol soll neben Cholesterin (wahrscheinlich auch Lecithin) Vitamin D und Hormonextrakte (Testis, Ovarium usw.) enthalten. Als Salbe und Haarwasser, auch als Hautöl u. dgl. im Handel. (Promonta G. m. b. H., Hamburg.)

Eumattan ist eine Salbengrundlage aus Vaselin, Lanolin. anhydr. und Karnaubawachs, die etwa 50% Wasser enthält und noch etwa die dreifache Menge Wasser binden können soll. Dient zur Herstellung der Mattanpasten (s. Mattan) und als kosmetische Salbengrundlage, ähnlich wie Eucerin (s. auch Eucerin; Eucerinum arteficiale; hydrophile Salbenkörper bei Unguenta). Ähnliche Präparate:

Rp. Vaselini alb.	35,0
Alcohol. cetyl.	5,0
Lanolin. anhydr.	7,5
Cerae Carnaub. depurat.	2,5
Aquae	50,0

Rp. Vaselini alb.	60,0
Lanolin. anhydr.	12,0
Cerae Carnaub. depurat.	2,5
Cerae alb.	2,5
Alcohol. cetyl.	3,0
Aquae	20,0

S. Wasserärmere Form.

Eumidrin, s. Atropin.

Eunuchen, s. Alopecia simplex; Behaarung; Stimmstörungen; Verjüngung.

Euresol, Euresolum, ist Monoacetyl-Resorzin. Gelbliche ölige Masse von schwachem, angenehmem Geruch, unlöslich in Wasser, leicht löslich in Alkohol usw.

Wird wie Resorzin verwendet, dringt aber tiefer in die Haut ein als dieses. Euresol wirkt nicht reizend oder giftig und verfärbt Haare und Haut nicht. Nicht haltbar in Seifen. Salbe 10%, Euresolspiritus 5—10% gegen Alopecia, Sykosis, Akne usw., überhaupt besonders bei parasitären Affektionen aller Art. Auch gegen Perniones.

Rp. Euresoli	2,0
Eucalyptoli	2,0
Ol. Terebinth.	2,0
Collod. elast.	ad 20,0

S. Zum Aufpinseln bei Frostbeulen.

Rp. Euresoli	6,0
Ol. Ricini	25,0
Ungt. lenient.	29,0

S. Euresolsalbe.

Euresol-Haarwasser. Für gewöhnliche Haarwässer (Lotions) soll nicht über 1% Euresol hinausgegangen werden. Für Euresolhaarspiritus (zum Einreiben mit Wattebausch) nimmt man 2—3% Euresol, eventuell auch 5—10%.

Spiritus pro capillis cum Euresolo.

Rp. Euresoli	25,0
Spir. Vini	800,0
Aquae	200,0
Mentholi	0,5
Ol. Rosmarin.	2,0
Ol. Citri	1,0
Balsam. peruv.	3,0

Zusammengesetzter Euresol-Haarspiritus.

Rp. Euresoli	8,0
Sublimati	0,2
Formalini	5,0
Ol. Ricini	10,0
Spir. Vini	230,0

Eurobin, Chrysarobinacetat, rotgelbes, in Wasser unlösliches, in Aceton und Chloroform lösliches Pulver. In Aceton für sich allein oder mit Eugallol oder Saligallol zusammen gelöst, als mild wirkendes Chrysarobinpräparat.

Eutirsol ist ein Seefelder Schieferöl, das fast vollständig von den Riechstoffen und den die Färbung bedingenden Bestandteilen befreit ist und bei dem gleichzeitig die therapeutisch wirksamen Thiophenkörper angereichert sind. Es stellt eine ölige, leicht bewegliche, hellgelbe Flüssigkeit von schwachem Geruch dar, die sich in fast allen organischen Lösungsmitteln löst. Spez. Gew. 0,96. Enthält 12—13% Thiophenschwefel. Nicht wasserlöslich, sondern nur öl- und fettlöslich. Wegen seines hohen Gehaltes an Thiophenhomologen dunkelt es unter dem Einfluß von Luft und Licht leicht nach und muß daher unter besonderen Vorsichtsmaßnahmen aufbewahrt und verarbeitet werden. Aus diesem Grunde ist das Präparat nur in Originalpackungen erhältlich. Anwendung wie Ichthyol.

Solutio Eutirsol, wasserlöslich; Flüssigkeit mit 5% und 10% Eutirsol in einem indifferenten Lösungsmittel. (Cordes, Hermanni & Co., Hamburg.)

S. auch Leukichthol.

Eutrichol ist ein innerlich zu nehmendes Mittel gegen Haarausfall. Es soll nach Angabe enthalten: Schilddrüseninhaltsstoffe, Testesinhaltsstoffe, Arsen, Kieselsäure, resorbierbares Keratin. Dies ist I für Männer. Ein II ist für Frauen bestimmt. (Pragochemia, Chem. Fabrik, Prag.)

Euvaselin, ein weißes Vaselin mit einem Zusatz von Ceresin und Wollfett. Eine milde, reizlose Salbengrundlage und Hautpflegemittel. (Dr. R. Reiß, Berlin.)

Euxesis ist eine Rasiercreme zum Rasieren ohne Wasser. Zusammensetzung nicht bekannt. (A. S. Lloyd, London.)

Eva-Creme ist ein Depilatorium, das aus Erdalkalisulfid und angeblich besonderen hochmolekularen Stärkesorten bestehen soll. (Röbel & Fiedler, Leipzig.)

Excoriations neurotiques des jennes filles, s. Psyche.

Exophthalmus, Hervortreten des Augapfels. In leichteren Graden manchmal angeboren, sonst die Folge der Basedowschen Krankheit oder eines raumbeengenden Prozesses hinter dem Auge. Hochgradiger, besonders aber einseitiger Exophthalmus kann auch von rein kosmetischen Gesichtspunkten aus einen Eingriff bedingen. Durch Verengerung der Lidspalte mittels einer Tarsorrhaphie (s. Lidspaltenplastik) kann man oft ein recht befriedigendes Resultat erzielen. Dasselbe gilt auch für Fälle, wo durch ein abnorm großes Auge, wie bei Myopie oder Hydrophthalmus, ein „Pseudoexophthalmus" entsteht.

Exsudative Diathese, s. Ernährung; Nasenekzem; Prurigo.

Extätol, eine Mischung von Phenol, Kalium causticum und anderen Ätzmitteln sowie Salizylsäure, Glyzerin und Milchzucker. Ätzmittel zur Entfernung von Tätowierungen. Mit besonderen Nadeln wird der Ätzstoff in die Tätowierungen gebracht. Durch eine besondere Salbe wird der Ätzerfolg noch weiter bis zur Entfernung allen Farbstoffes gesteigert. Auch zur Entfernung von kleineren Naevi. (Lupusan G. m. b. H., Berlin W 35.) (s. auch Tatauierung.)

Exzision, subepidermoidale, s. Rotationsinstrumente.

F

Facies adenoidea, s. Adenoide; Mundatmung.

Facies Hippokratis, s. Innere Krankheiten.

Fadendrainage, s. Elephantiasis.

Fadenförmige Dusche, s. Filiforme Dusche.

Fallhand, s. Nervenleiden.

Falten- und Furchenbildungen des Gesichtes und Halses.

Man unterscheidet Falte und Furche. Erstgenannte ist eine Prominenz über dem Hautniveau, während letztgenannte eine grad- oder krummlinige Vertiefung darstellt. Das Primäre der Furchenbildung ist die Faltenbildung. Die Faltenbildungen können eine nur temporäre willkürliche Erscheinung sein, wie sie z. B. durch die gewollte oder ungewollte Betätigung der mimischen Muskulatur an der Stirn entstehen, sie führen mit der Zeit zu Furchenbildungen. Die feinen Bildungsfalten und -furchen (vor allem das Papillarleistenmuster derHandteller und Fußsohlen) bleiben hier außer Betracht.

Die Falten- und Furchenbildung hat verschiedene Ursachen; teils ist sie physiologisch, teils pathologisch bedingt. Für die Altersschätzung spielt sie eine wichtige Rolle, insofern, als man aus dem Nachweis von Falten und Furchen innerhalb bestimmter Hautbezirke auf das Alter des betreffenden Individuums schließen kann (L. R. Müller). So treten z. B. die vom äußeren Augenlidwinkel ausstrahlenden Furchen, im Volksmund auch als Krähenfüße bezeichnet, zu Beginn des 3. Lebensjahrzehnts auf. Neben diesen physiologisch hervorgerufenen Veränderungen spielen die durch übergeordnete, krankhafte Prozesse (Abmagerung) bedingten Fälle nur eine untergeordnete Rolle. Solange die Haut beim jugendlichen Individuum noch ihre Elastizität und Turgeszenz besitzt, bewirkt, abgesehen von den physiologischen Beugefalten und -furchen, die Muskeltätigkeit kaum regelrechte Furchenbildung. Bereits gegen das 3. Jahrzehnt dagegen führt gewohnheitsmäßiges Grimassieren (Stirnrunzeln, Herabziehen der Mundwinkel, Zusammenkneifen der Augen) zu bleibenden Furchenbildungen. Zu Beginn vermögen neben der Selbsterziehung des Patienten konservative Maßnahmen (Massagen, Diathermie, hydrotherapeutische Maßnahmen) der weiteren Ausprägung Einhalt zu tun oder zumindest das Tempo der Furchenbildung zu verzögern.

Ihrer Genese nach unterscheidet man zweckmäßig Knickungs- und Senkungsfurchen. *Senkungsfurchen* kommen durch das Herabsinken bestimmter Gesichtspartien, insbesondere der Wange zustande. Wird die Ptose frühzeitig genug behoben, so gleicht sich auch die Senkungsfurche aus. Die *Knickungsfurche* dagegen, die sich aus den Senkungsfurchen entwickeln können oder durch eine übermäßige Beanspruchung der mimischen Muskulatur (quere Stirnfalten) zustande gekommen sind, lassen sich weder durch konservative noch operative Methoden, soweit letztere lediglich eine Straffung des betreffenden Hautbezirks bewirken, völlig ausgleichen. Hier führt nur die Unterpolsterung der Furche mit körpereigenem Material (Fett, epidermisfreie Cutis) zum Ziel. In wirklich idealer Weise dieses Ziel zu erreichen, ist sehr schwer.

Die *Hängewange (Meloptose)* (s. auch Alterserscheinungen) ist entweder durch ein Zuweitwerden der Haut nach Abmagerung (schlaffe [atrophische] Hängewange) oder durch eine meist partielle Zunahme des subkutanen Fettpolsters bei gleichzeitigem Nachlassen des bindegewebigen Stützapparats (hypertrophische Hängewange) bedingt. Mischformen zwischen beiden Typen kommen vor: z. B. schlaffatrophische Hängewange mit zirkumskripter Fettansammlung unterhalb und seitlich der Mundwinkel. Bei längerem Bestand von Senkungsfalten bilden sich in der Tiefe Knickungsfurchen aus. In jenen Fällen, wo es bei einem Individuum mit reichlichem Fettpolster durch eine schwere Erkrankung zu einer raschen Abmagerung und einem Turgorverlust der Haut und deren Folge, ptotischen Erscheinungen, Furchenbildung gekommen ist, vermögen nach Eintritt der Gesundung konservative Maßnahmen die Rückbildung der Meloptose zu unterstützen.

Ausschlaggebend zur Vornahme von Faltenoperationen darf nicht der Wille des Patienten, sondern das wohl zu erwägende Für oder Wider des Arztes sein! Der Entscheid, ob operiert wird oder nicht, hängt im wesentlichen von drei Punkten ab: 1. objektiver Befund, vom ästhetischen Gesichtspunkt aus gewertet, 2. Motivierung des Wunsches nach einer Korrektur von seiten des Patienten und 3. objektiver Befund hinsichtlich Genese und Typus der Meloptose. Ad 1: Faltenbildung ist, vom ästhetischen Standpunkt aus gesehen, keineswegs immer verbesserungsbedürftig. Auch ein altes, zerfurchtes Gesicht kann schön sein. In seiner ästhetischen Wirkung ist der Effekt einer Faltenentfernung durchaus nicht zwangsmäßig mit dem Eindruck eines verjüngten Aussehens identisch. Es gibt eine Grenze, über die hinaus die Faltenoperationen den Gesamteindruck nicht zu verbessern vermögen, ja im Verein mit den Hilfsmitteln der konservativen Kosmetik den Eindruck des verbrauchten, alten und dies ververbergen wollenden Menschen in peinlicher Weise verstärken. Nur dann, wenn gewichtige, durch das Erwerbsleben oder die Individualität des Patienten gegebene Gründe (Sänger, Schauspieler u. ä.) vorliegen, wird in solchen Fällen dem Wunsch nach einer Faltenoperation entsprochen werden können.

Ad 2: Die den Arzt zwecks Vornahme einer Faltenkorrektur aufsuchenden Patienten führen als Motiv ausschließlich oder vorwiegend ästhetische Gründe an, oder aber es handelt sich um eine soziale Indikation. Zur ersten Gruppe sind Frauen zu zählen, die vielfach nicht so sehr selber durch ihr Aussehen gestört sind, als sie vielmehr eine Abkehr des Mannes von der alternden Frau fürchten. Hierbei ist es wichtig, die psychische Einstellung in der subjektiven Bewertung der Faltenbildung richtig zu beurteilen und in Erfahrung zu bringen, welche Erwartungen an das zu erreichende Resultat von seiten des Patienten geknüpft werden. Vielfach hat der Laie, gestützt auf Berichte der Tagespresse oder anderer Stellen, eine übertriebene Vorstellung von der Leistungsfähigkeit und Erfolgsdauer der Falten- oder sogenannten Raffungsoperationen. Diese vor der Operation auf das richtige Maß zu reduzieren, wird der selbstkritische und erfahrene Arzt nicht versäumen. In der Frage, ob in jedem Falle der Wunsch des Patienten nach einer Beseitigung der altersphysiologischen Faltenbildung für die Vornahme eines operativen Eingriffs maßgebend ist, wird von einem Teil der Chirurgen dem Patienten in jedem Falle bedingungslos das Recht auf eine Korrektur zugestanden; ein anderer Teil — und zwar finden sich unter diesen gerade die bekanntesten Chirurgen mit der längsten und größten Erfahrung auf dem Gebiete der plastischen Chirurgie — vertritt einen zurückhaltenderen Standpunkt hinsichtlich der zu Kategorie II zählenden Fälle. Es bestehen ärztlich-ethisch keine Bedenken zur Vornahme der Operation, sofern nicht die vom Patienten angeführte, soziale Indikation nur als Deckmantel (sehr häufig) für andere Beweggründe dient. In den meisten Fällen stellt der Patient an den Arzt die Frage nach der Dauer des durch die Operation gewonnenen Erfolges. Um hierzu und zur Frage der Methodik (Größe und Lage der Narben) Stellung nehmen zu können, muß durch Anamnese, genaue Inspektion und Palpation der Grund für die Falten- und Furchenbildung klargestellt werden. Abgesehen von den im Individuum selbst gelegenen und den durch die Technik der Operation gegebenen Faktoren (rasches Altern, Gewichtsschwankungen), wird die Erfolgsdauer des Eingriffs von der Genese und der Lokalisation der Faltenbildung bestimmt.

I. *Wangenfalten:* Faltenoperationen werden von den Patienten am häufigsten wegen ptotischer Erscheinungen im Bereich der Wangen verlangt. Einzelheiten siehe im speziellen Teil der einzelnen Faltenoperationen. Die besten Resultate hinsichtlich der Dauer des Erfolges zeitigen die schlaffen, atrophischen Formen, weniger gute der Mischtypus und die am wenigsten befriedigenden die hypertrophischen Hängewangen. Der Grund hierfür liegt in der Verteilung des subkutanen Fettpolsters; dasselbe ist nicht in gleicher Dicke über der ganzen Wange vorhanden, vielmehr innerhalb einzelner Partien schwächer oder stärker ausgebildet. Insbesondere sind umschriebene Fettansammlungen unterhalb der Mundwinkel und Ohrläppchenansatz verbindenden Linie zu beachten. Sofern nicht bei der Operation diese Fettwülste und -inseln besonders berücksichtigt werden, zeigen sie schon in relativ kurzer, nach Wochen oder Monaten zu rechnender Zeit die Neigung, sich innerhalb der gestrafften Hautpartien zu modellieren und dadurch den erreichten Erfolg mehr oder minder zu beeinträchtigen.

Prinzip: Durch innerhalb der Haargrenze oder an deren Übergang zur unbehaarten Gesichtshaut und längs physiologischer Faltenbildung liegender Hautbezirke vorgenommene Hautexzisionen, eventuell ausgedehnte Mobilisation und Vernähung der Wundränder wird die ptotische Hautpartie gestrafft und dadurch die Falten- und Furchenbildung ausgeglichen. Knickungsfurchen verschwinden nicht völlig, sondern werden innerhalb der gestrafften Hautpartien nur unauffälliger.

Ausführung: Bezüglich der Schnittführung gibt es eine ganze Reihe von Modifikationen: nach der Größe des Eingriffs eingeteilt, von der ovalären Hautexzision innerhalb der behaarten Temporalgegend bis zur U-förmigen Umschneidung des Ohrmuschelansatzes mit weitgehender Loslösung und Resektion der Gesichtshaut (s. Abb. 1—8). Im allgemeinen ist festzustellen, daß die größeren Eingriffe unter Einbeziehung der Prae- und Postaurikulargegend zu Resultaten von längerer Dauer als die zaghaften Ovalär-, Dreiecks- und Trapezexzisionen innerhalb der behaarten Temporalgegend führen. Von prinzipiell sehr großer Bedeutung sowohl für das beabsichtigte Resultat als auch für das Vermeiden unerwünschter Wirkungen ist eine sachgemäße Regulierung der Spannung durch die Naht. Die Hautnaht ist durch versenkte Nähte möglichst spannungsfrei zu halten; innerhalb der nicht durch das Haupthaar verdeckten Hautpartien (vor dem Ohr, Ohrläppchenansatz) soll die Vereinigung der Wundränder ohne jegliche Spannung erfolgen. Dies ist nur bei sachgemäßer Schnittführung und richtiger Nahttechnik möglich. Besondere Vorsicht ist in der Gegend des Ohrläppchenansatzes am Platze: wird hier die Haut unter Spannung vereinigt und der Schnitt in der von JOSEPH beschriebenen Art zu nah an den Ansatz herangeführt, so ist eine auffällig breite, hypertrophische Narbe mit sehr häßlicher Ausziehung des Ohrläppchens unausbleibliche Folge. Des weiteren ist es notwendig, eine Spannungsdifferenz zwischen rechts und links und damit auffällige und nachzukorrigierende Asymmetrien beider Gesichtshälften zu vermeiden. Wer hierfür nicht das erforderliche Augenmaß besitzt, muß zu dem Hilfsmittel der Schablone und des Kraniometers greifen oder, noch besser, die Ausführung kosmetischer Operationen unterlassen.

Vorbereitung des Patienten: Am Vorabend der Operation gründliche Seifenspirituswaschung des Kopfhaares mit Rasur abwärts von der beabsichtigten Exzision bis zur Haut-Haar-Grenze oder, falls dies aus äußeren Gründen von den im Erwerbsleben stehenden Patienten abgelehnt wird, Kurzschneiden der Haare nur im Bereich der beabsichtigten Exzision mittels Scheere. Festlegung der Haare in unmittelbarer Umgebung der Exzision mittels Kollodiums. Lokalanaesthesie.

1. *Schnittführung innerhalb der behaarten Kopfhaut:* Zuerst wird der obere Rand der ovalären Exzision bis zur Subcutis umschnitten und gegen den unteren, vorerst mit dem Messer nur oberflächlich angezeichneten Bogenschnitt von der Unterlage abpräpariert. Geschieht das Abpräparieren in der richtigen Schicht und mit Vorsicht, so läßt sich eine Verletzung der oberflächlichen Temporalgefäße und damit jede größere Blutung vermeiden. Während mit der linken Hand der untere Wundrand hinaufgezogen und so die erforderliche Spannung erzielt wird, umschneidet die rechte Hand den unteren Wundrand in Höhe des oberen Wundrandes, so daß ein Ovalärschnitt zustande kommt. Dieses Vorgehen ist empfehlenswerter als die sofortige Exzision eines ovalär oder elliptisch gestalteten Hautstückes, weil man es auf diese Weise viel mehr in der Hand hat, ein Zuviel oder Zuwenig in der Fortnahme des überschüssigen Hautmaterials zu vermeiden. Der Anfänger begeht meist den Fehler, daß er zu wenig „spannt"; immerhin ist dieser Fehler weniger schwerwiegend wie eine übermäßig starke und dazu in der Zugrichtung falsch orientierte „Spannung". Insbesondere führt eine in der Längsachse zu steil gestellte und zu umfangreiche Ovalärexzision im Schläfengebiet unter Umständen zu einer anfänglich sehr entstellenden, glücklicherweise sich aber durch die Nachgiebigkeit der Haut mit der Zeit wieder ausgleichenden Schlitzaugenstellung. Bei geringgradigen Ptosen soll der nun-

mehrige untere Wundrand nach Möglichkeit nicht mehr unterminiert werden, als für die Vereinigung der Wundränder erforderlich ist. Exakte Blutstillung. Die Hauptspannung haben subkutane Katgutnähte zu tragen; die Knopf-Hautnähte werden

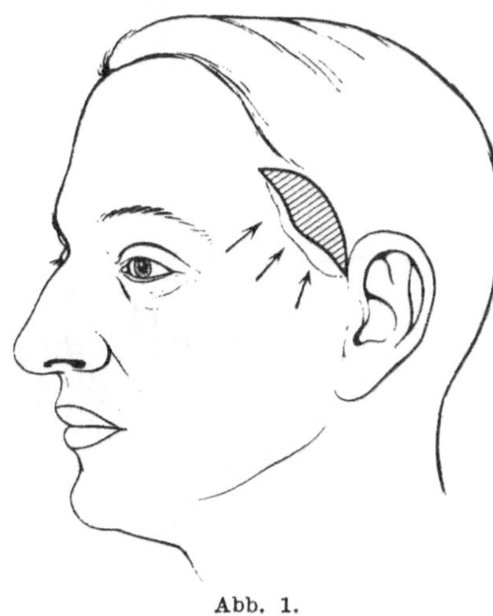

Abb. 1.

an den Stellen der größten Spannung mit kräftiger Seide ausgeführt, an den übrigen Stellen genügt Seide Nr. 1 in Abständen von zirka 3—5 mm. Eine brauchbare Hilfe ist hier die Matratzennaht in Kom-

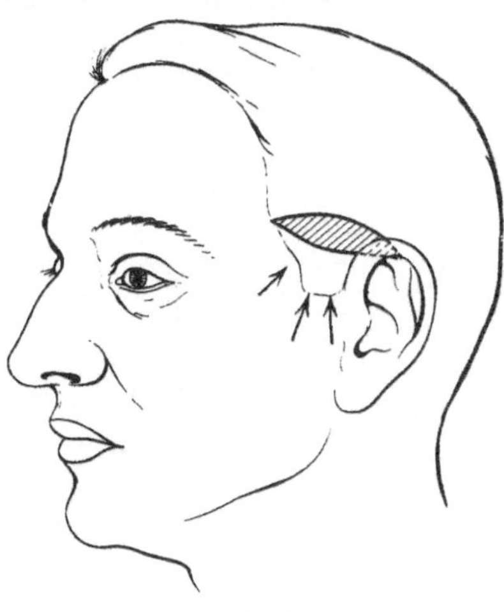

Abb. 2.

bination mit kurzen Gummischlauchstücken. Die Fäden läßt man lang und benützt sie zur Fixation des gerollten, als Wundbedeckung dienenden Mullstreifens (Xeroform- oder Dermatolgaze); darüber Mastisolverband.

Vom 4. Tag ab beginnt man mit der wechselweisen Entfernung der Nähte. Die spannungtragenden Nähte bleiben bis zum 10. Tag liegen, sofern sich keine entzündlichen Erscheinungen am Stichkanal zeigen. Nach Entfernung jeder Naht und Betupfen des Stichkanals mit Alkohol oder Tinct. Jodi wird zur Sicherung der Nahtlinie ein die beiden Stichöffnungen verbindender Kollodiumstreifen gezogen. Wundstörungen sind selten. 4 Wochen post op. bereits beginnt die strichförmige Narbe abzublassen. Wesentlich für den mittels ovalärer Hautexzisionen zu erreichenden Grad der Raffung ptotischer Partien

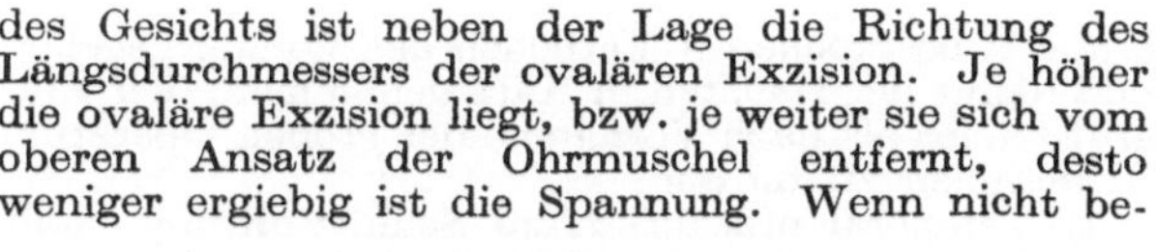

des Gesichts ist neben der Lage die Richtung des Längsdurchmessers der ovalären Exzision. Je höher die ovaläre Exzision liegt, bzw. je weiter sie sich vom oberen Ansatz der Ohrmuschel entfernt, desto weniger ergiebig ist die Spannung. Wenn nicht be-

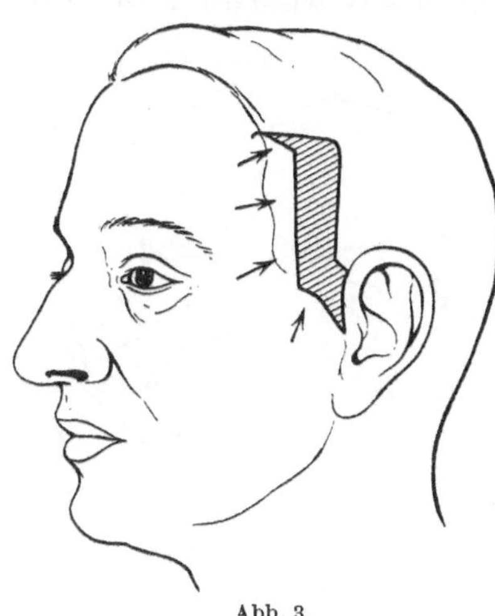

Abb. 3.

sondere Gründe dagegen sprechen, empfiehlt es sich, die Exzision nahe der Haut-Haar-Grenze vorzunehmen. Die Form der zu exzidierenden Hautpartie und die Richtung der Längsachse ist je nach der erforderlichen

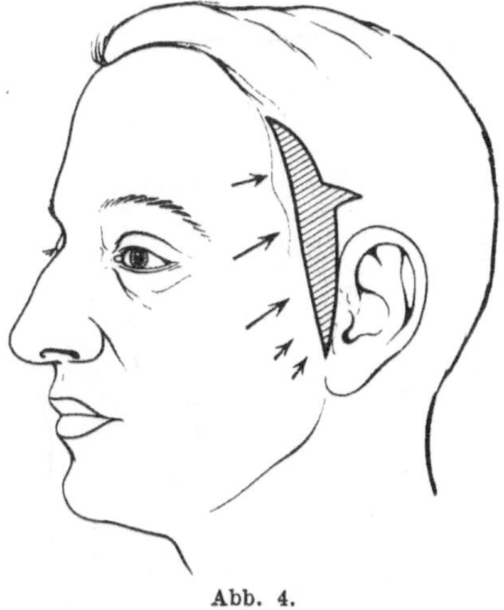

Abb. 4.

Spannungsrichtung zu modifizieren (s. Abb 1, 2). Je horizontaler die Längsachse der ovalären oder elliptischen Hautexzision liegt, desto mehr wandert der Hautstraffungseffekt von der Nasolabialfalte gegen den Kieferwinkel zu.

2. *Schnittführung innerhalb der behaarten Kopfhaut und der Prae- und Postaurikulargegend* bedingt für den Patienten einen weitaus größeren Eingriff als die Exzision ovalärer oder elliptischer Hautstücke in der Temporalgegend. Der mit diesen Methoden zu erreichende Effekt ist jedoch größer und dauerhafter. Für gewöhnlich finden diese ausgiebigen Straffungsmethoden nur bei schweren Fällen von Meloptose Anwendung, bei denen sich die Falten- und Furchenbildung nicht nur auf die Wangen beschränkt, sondern auch die Hals- und Kinnpartie betrifft. Bei beginnender Meloptose wird vielfach den kleineren,

unter 1. besprochenen Methoden der Vorzug gegeben und damit der Nachteil in Kauf genommen, den Eingriff früher als nach Vornahme der großen Operation wiederholen zu müssen.

a) Temporal praeaurikulare Schnittführung stellt einen Kompromiß zwischen den unter 1. und 2. b) aufgeführten Methoden dar. Von den einzelnen Autoren (Noël, Hunt u. a.) werden verschiedene Schnittführungen gewählt und die jeweilige Methode der Richtung und Höhe der zu straffenden Hautpartien angepaßt (s. Abb. 3, 4, 5, 6). Lexer verwendet mit Vorteil einen S-förmigen Schnitt und eine S-förmige Exzisionsfigur, ebenfalls schräg in der vorderen Haargrenze. Durch das Vernarben des S-förmigen Schnitts wird die Gesichtshaut nicht nur nach hinten gespannt, sondern auch der untere Teil gehoben. Er fügt dann noch ovaläre Exzisionen hinter der Ohrmuschel hinzu, um einen stärkeren Einfluß auf die untere Gesichtspartie zu bekommen (Kleinschmidt), so daß dieses Vorgehen zu den im folgenden besprochenen Methoden überleitet. Zur Vermeidung von Schwellung der Augenlider und Haematomen empfiehlt es sich, für die ersten 3 Tage einen komprimierenden Wickelverband anzulegen. Außerhalb des Bereichs der behaarten Kopfhaut, in der Praeaurikularregion, verwendet man entweder die Knopfnaht mit sterilem Roßhaar bzw. feinster Seide oder die wellenförmig hin und her geführte Subkutikularnaht (s. Naht).

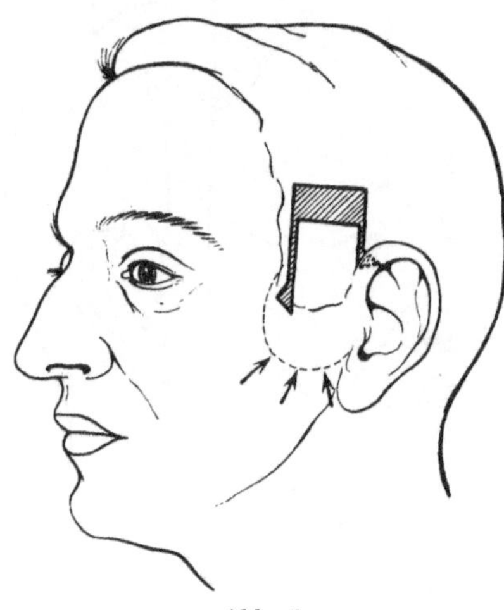

Abb. 5.

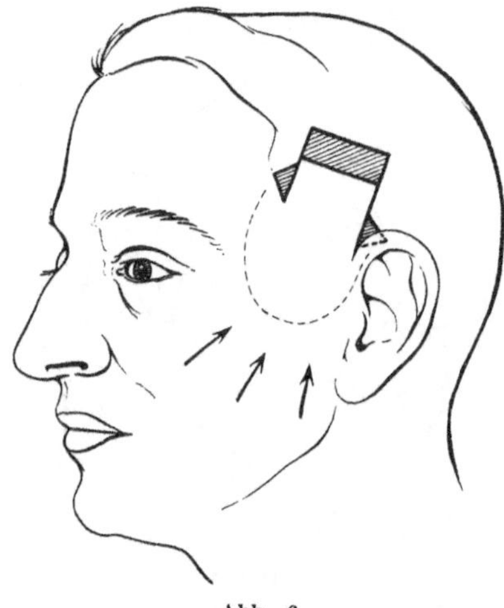

Abb. 6.

b) Temporal prae- und postaurikulare Schnittführung (Joseph, Noël u. a.) gestattet die größtmögliche Hebung und Straffung ptotischer Hautpartien. Die Gesichtshaut muß vom unteren Wundrand aus beträchtlich unterminiert werden, um auch wirklich straffen zu können; hierbei hat man sich streng an die Cutis-Fett-Grenze zu halten, bzw. darf nur in der obersten Fettschicht die Haut mobilisieren, um eine Verletzung der Fazialisäste zu vermeiden. Der Forderung nach einer später möglichst unauffälligen Narbenlinie wird am besten die von Joseph angegebene Schnittführung gerecht; dieselbe verläuft von der Temporalgegend zum oberen, vorderen Ohrmuschelansatz, zieht über die Höhe des Tragus und umkreist das Ohrläppchen, um schließlich, längs des hinteren Ohrmuschelansatzes laufend, gegen das Hinterhaupt abzuwinkeln (s. Abb. 7, 8). Um nicht einige Wochen nach sonst durchaus gelungener Plastik durch ein sehr häßlich wirkendes, auffälliges Ausgezogensein der beiden Ohrläppchen unangenehm überrascht zu werden, muß man aber zwei Dinge beachten: 1. die das Ohrläppchen umgreifende Partie der Nahtlinie muß von jeglichem Zug entlastet sein und 2. das Ohrläppchen ist vorübergehend oder

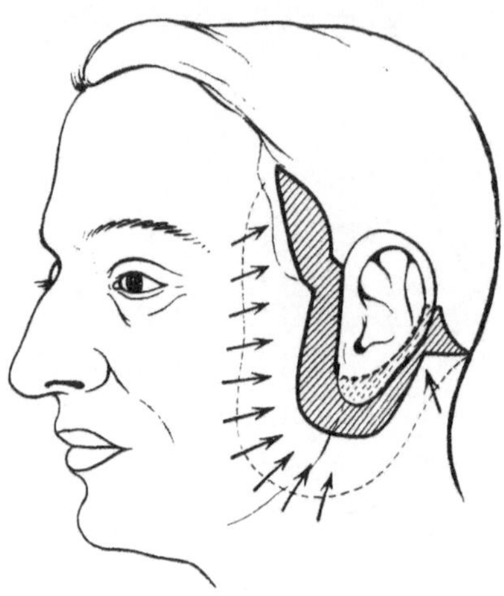

Abb. 7.

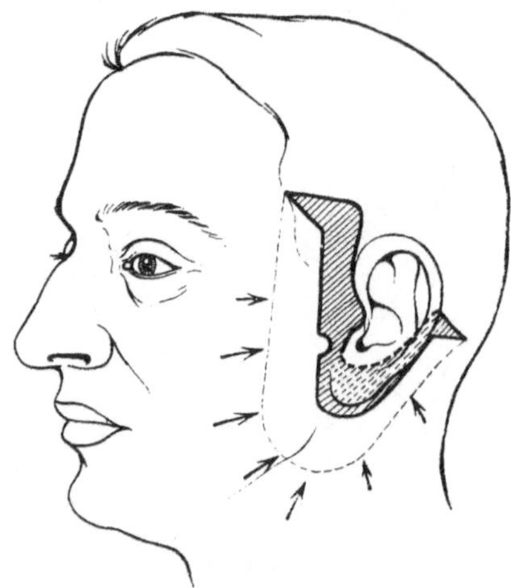

Abb. 8.

dauernd am Wangenansatz abzutrennen (NOËL) (s. Angewachsenes Ohrläppchen). Die Spannung ist so zu regulieren, daß sie von der innerhalb der Temporal- und Hinterhauptgegend verlaufenden Wundlinie getragen wird. Die ptotische Gesichtshaut wird nach oben und hinten gestrafft. Letzteres macht sich besonders im Bereich der am Hinterhaupt verlaufenden Schnittlinie bemerkbar. Um hier eine Zipfelbildung zu vermeiden, ist es notwendig, am Endpunkt des über das Hinterhauptbein ziehenden Schnitts eine Dreiecksexzision vorzunehmen (s. Abb. 9). Die Gesichtshaut ist außerordentlich dehnbar, so daß in ausgeprägten Fällen von Meloptose sehr erhebliche Hautmengen, speziell in der Gegend des Ohrläpchenansatzes, in Wegfall kommen. Der Ungeübte geht aus Furcht vor einem Zuviel an Spannung meist zu zaghaft vor und muß schon bald nach der ersten Operation nachspannen. Waren in der Verlängerung der Nasolabialfalte nahe dem Unterkieferrand polsterartige Fettansammlungen vorhanden, so ist damit zu rechnen, daß diese schon bald nach der Operation durch die dehnbare Haut sich wieder durchmodellieren. Hierdurch wird bereits nach kurzer Zeit das Operationsresultat verschlechtert. In diesen Fällen kann man so vorgehen, daß man entweder mit resorbierbarem (Katgut) oder nicht resorbierbarem Nahtmaterial eine SNELLENsche Sutur anlegt; in ersterwähntem Fall bleibt das Nahtmaterial liegen, während bei Verwendung von Silk der Faden nach 14 Tagen entfernt werden muß. Eine absolut sichere Gewähr bietet dieses Vorgehen aber auch nicht. Technik s. Abb. 10 u. 11. Die Hauptspannung liegt innerhalb des Temporal- und Hinterhauptbereichs; in erster Linie wird sie von kräftigen Katgutnähten getragen. Man beginnt die Naht wechselweise von den Endpunkten der Schnittführung aus. Hierdurch wird der untere Wundrand in der Gegend des Ohrläppchenansatzes dem oberen Wundrand fast spannungslos genähert. Die für die Deckung des seiner Hautbedeckung entblößten Tragus bestimmte Zunge im Bereich des vorderen Wundrandes muß hinsichtlich ihrer Höhe (s. Abb. 12) sehr genau berechnet werden. Im Bereich der Praeaurikulargegend wird mit feinster Seide unter Verwendung runder Darmnadeln genäht; mit der Entfernung der Nähte wird an diesen Stellen wechselweise bereits 48 Stunden post op. begonnen; nach Entfernen des Fadens verwendet man einen Jodkollodiumstreifen. Um die Wundlinie während des Heilungsprozesses möglichst zu entspannen, wird für die ersten 4 Tage ein Heftpflaster- oder Mastisol-Zugverband über den Kopf angelegt (s. Abb. 13). Praktisch bewährt sich im Bereich der Temporal- und Hinterhauptgegend sehr gut die Gummirohr-Matratzennaht (s. Naht); man tut

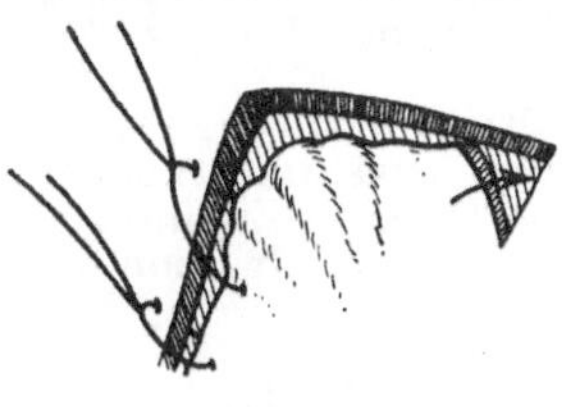

Abb. 9.

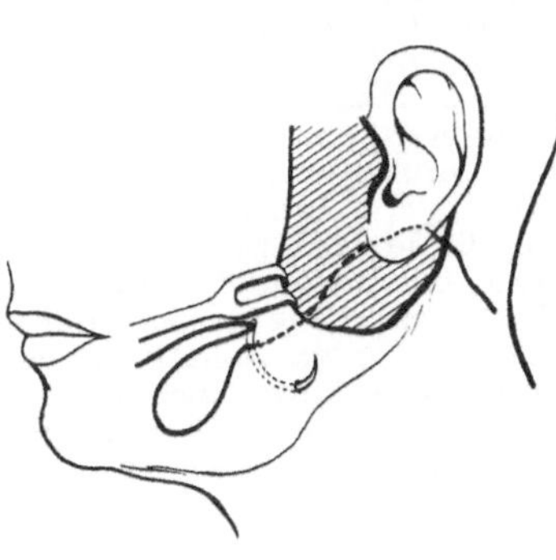

Abb. 10.

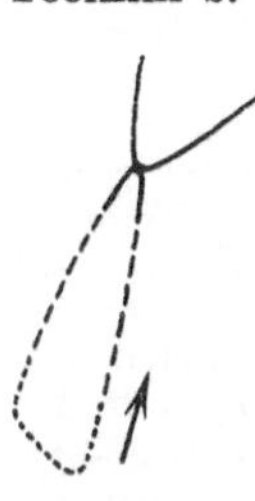

Abb. 11.

gut, nicht fortlaufend zu nähen, sondern immer nur zwei Gummistücke hintereinanderzuschalten. Dies hat den Vorteil, daß bei Stichkanaleiterung, einem übrigens seltenen Vorkommen bei Straffungsoperationen, jederzeit die betreffende Naht entfernt werden kann, ohne eine Dehiszenz der ganzen Nahtlinie befürchten zu müssen.

Als Nahtmaterial für die Spannung tragenden Nähte ist ein sich nicht mit Wundsekret imbibierender Faden der gewöhnlichen Seide vorzuziehen (Zelluloidzwirn).

Komplikationen im Heilungsverlauf sind bei sachgemäßer Technik sehr selten. Bei weitgehender Unterminierung der Gesichtshaut kann es zu postoperativen Haematomen kommen, doch resorbieren sich diese meist innerhalb weniger Tage. Die i. v. Verabfolgung von 10 ccm einer 10%igen Calciumchloratlösung ist aus prophylaktischen Gründen zu empfehlen. Geringe Temperatursteigerungen bis 37,8° innerhalb der ersten 12 Stunden post op. stellen kein alarmierendes Symptom dar. Recht gute Dienste leistet die Applikation von Eisbeuteln über den Verband; besonders wichtig und erwünscht ist deren gefäßkontrahierende Wirkung während der ersten 5 Stunden post op. Der Wundschmerz ist auch bei weitgehender Unterminierung erträglich und mit Gaben von 0,3 g Pyramidon, 0,5 g Gelonida antineuralgica oder Optalidon zu beheben. Opiate sind fast stets entbehrlich. Bei Stichkanaleiterung: Entfernung der Naht, Betupfen mit Jodalkohol.

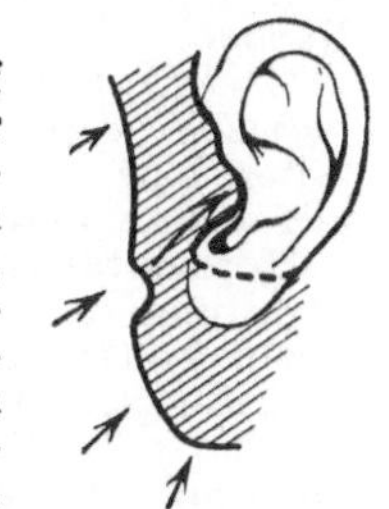

Abb. 12.

Spätkomplikationen betreffen lediglich die kosmetische Beschaffenheit der Narbe. Bei Nichtberücksichtigen des über die Umschneidung der Ohrläppchenregion Gesagten kann es zu unschöner, hypertrophischer Narbenbildung und Ausziehung des Ohrläppchens kommen. Dieses Vorkommnis ist als Fehler in der Technik vermeidbar. Mitunter sieht man bei ursprünglich einwandfreier, lineärer Narbe im Verlauf einiger Wochen ein Breiterwerden der Narbe; dies ist entweder die Folge einer unter zu großer Spannung gelegten Naht oder von in der Persönlichkeit des Patienten gelegenen, von manchen Autoren auch als Bindegewebsschwäche bezeichneten Faktoren.

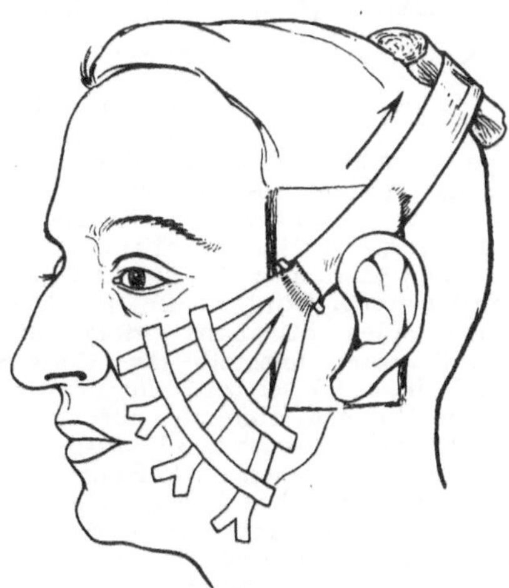

Abb. 13.

Prognose: Die ovalären und elliptischen Exzisionen im Bereiche der Temporalgegend vermögen nur selten länger als 1—$1^1/_2$ Jahre wirksam zu bleiben. Mitunter muß schon bedeutend früher „nachgespannt" werden (6—8 Monate). Nicht viel besser sind die Resultate bei Ausdehnung der Schnittführung bis in die Praeaurikulargegend (2a). Bei der unter 2b genannten Methode hält die Wirkung, sofern nicht beträchtliche Gewichtsschwankungen eintreten, 2—5 Jahre an. Nach dieser Zeit ist eine Wiederholung der Operation erforderlich. Hierbei hält man sich hinsichtlich der Schnittführung an die alten Narben.

II. *Stirnfalten:* Man unterscheidet horizontal und vertikal verlaufende Knickungs- und Senkungsfalten bzw. -furchen. Indikation s. unter Indikation, allgemeine und Faltenbildung des Gesichtes.

Horizontal verlaufende Furchen und Falten: Durch Straffung der Stirnhaut gelingt es wohl, die ptotischen Faltenbildungen zu beheben, nicht jedoch die Knickungsfurchen völlig zu beseitigen.

Prinzip der Korrektur: Exzision eines Hautstreifens innerhalb der behaarten Kopfhaut, Unterminierung der Stirnhaut und Vereinigung der Wundränder unter Spannung. Ausführung der Operation: Je niedriger die Stirn ist, um so mehr kommt die Schnittführung in den Bereich der behaarten Kopfhaut zu liegen. Bei hohen Stirnen rückt die Schnittführung nahe an die Stirn-Haar-Grenze. Bei Männern mit gelichtetem Haupthaar oder Glatzenbildung kommt diese Operation nicht in Frage, weil die Faltenbildung der Stirn gegenüber einer offen liegenden und auffälligen Narbe das kleinere Übel darstellt. Schnittführung s. Abb. 14.

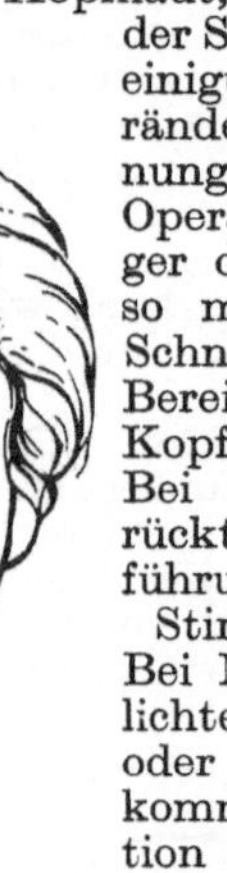

Abb. 14.

Eine genügende Straffung der Stirnhaut ist nur dann möglich, wenn die Stirnhaut zumindest in ihrem mittleren Abschnitt bis zur Glabella unterminiert wird (SMITH, NOEL u. a.). Die Mobilisation der zu straffenden Stirnhaut erfolgt am besten stumpf, und zwar innerhalb der Cutis-Subcutis-Grenze; auf diese Weise wird die unvermeidliche, postoperative Haematombildung auf ein Minimum reduziert. Die Hautnaht ist durch versenkte Katgutnähte möglichst zu entlasten. Als Hautnaht kommen entweder Seidenknopfnähte oder die mehrfach unterbrochene Matratzennaht mit Gummiröhren (s. Naht) in Betracht. Sehr wesentlich für den weiteren Verlauf ist ein sachgemäßer Kompressionsverband. Wird dieses versäumt, so kommt es zu einem beträchtlichen, subkutanen Haematom mit allen seinen Folgeerscheinungen (Schwellung und Verfärbung der Augenlider, Wandern des Haematoms der Schwere nach über die Nase und Schläfe, mindestens 2 Wochen anhaltende Entstellung, Gefahr der Vereiterung [selten]). Über die Augenbrauen werden gerollte Mullkompressen gelegt und mittels Kompressionsverbands (flache Achter- und Zirkulärtouren abwechselnd) fixiert; der Verband bleibt 3—4 Tage liegen. Hierdurch kann eine Schwellung der Augenlider und Nase vermieden werden. Senkrecht gestellte Knickungsfurchen im Bereich der Glabella werden weder durch diese Operation noch durch ovaläre Hautexzisionen im Bereich der Temporalgegend in befriedigender Weise ausgeglichen. Was die Dauer des Operationserfolges betrifft, gehen die Meinungen auseinander. Es ist richtig, daß die bloße querovale Exzision eines Hautstreifens von einem nur vorübergehenden Erfolg begleitet ist; unterminiert man jedoch die Stirnhaut nach dem Vorschlag von NOËL bis zur Glabella, so fällt die Straffung viel ausgiebiger aus und bleibt auch hinsichtlich der Dauerwirkung länger erhalten.

Senkrecht verlaufende Falten und Furchen sind meist nur wenige Zentimeter lang und betreffen vorwiegend die Gegend der Glabella. Zu ihrer Beseitigung wird entweder die direkte Exzision oder die Unterpolsterung der Furchen mit Fett empfohlen. Dringend zu warnen ist vor der früher viel geübten Anwendung von Paraffininjektionen (s. Paraffinom). Wenn auch die direkte Exzision der Falten meistens wenig auffällige Narben hinterläßt, so geht man mit dieser Methode doch ein gewisses Risiko ein, da man es auch mit nachfolgender Röntgenbestrahlung nicht absolut in der Hand hat, die Bildung hypertrophischer Narben zu verhindern. Besonders geeignet für die Fettunterpolsterung sind kurze, tief eingeschnittene Furchen. Technik: Schnittführung über der Braue oder am unteren Ende der Knickungsfurche (s. Abb. 15). Unterminierung der Haut nur im Bereiche der Einsenkung mittels schmalen, zweischneidigen und flach gebogenen Messers oder Schaffung der subkutanen, zur Aufnahme des Fettes bestimmten Tasche nach Inzision der Haut mittels Skalpells durch einen entsprechend dicken, kurzen Troikart. Die Entnahme des Fettes erfolgt am besten in der Gegend des Darmbeinkammes. Erst nachdem die meist unbedeutende Blutung durch Kompression zum Stillstand gekommen ist, erfolgt die Fettentnahme. Hierbei ist jedes unnötige Quetschen und Abkühlen des Transplantates zu vermeiden. Die Unterpolsterung gelingt mittels Troikarts leicht, besonders dann, wenn das Fett im Zusammenhang mit einem Faszienstreifen entnommen wird. Die Technik der Einführung zeigt Abb. 16. Man muß im Überschuß unterpolstern, weil im Verlauf der nächsten Wochen eine beträchtliche Resorption des Fettes stattfindet. Die vorher eingesunkene Furche muß sich nach der Transplantation als flacher Wulst zu erkennen geben. Nach etwa 4—6 Wochen läßt sich das endgültige Resultat beurteilen; nach 8—10 Tagen ist bereits eine weitgehende Abflachung des Wulstes eingetreten, so daß der unbefangene Beschauer kaum noch Spuren des Eingriffes wahrnimmt. Der Schluß der kleinen Inzisionswunde hat mit großer Sorgfalt zu geschehen; insbesondere dürfen in die Nahtlinie nicht Reste des Fetttransplantates vorfallen. Der Wundschluß wird entweder mittels 1—2 Knopfnähten oder mittels Roßhaar-Subkutikularnaht vorgenommen. Der Nachteil der Fettunterpolsterung liegt in der Schwierigkeit, das Ausmaß der Resorption richtig zu beurteilen und das richtige Maß der Überkorrektur zu treffen (geringe Mengen Flüssigkeit bei Lokalanaesthesie verwenden). Gute Resultate wird nur derjenige mit

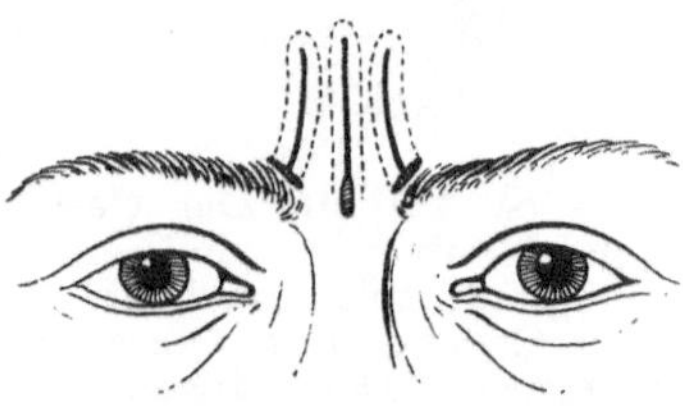

Abb. 15.

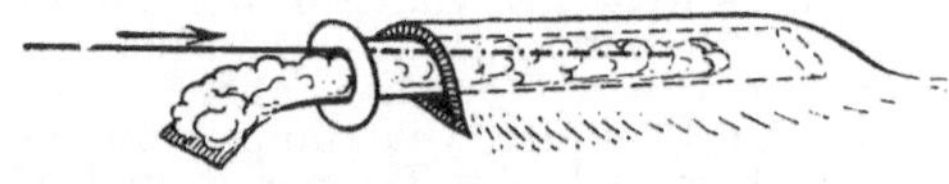

Abb. 16.

dieser Methode haben, der mit ihr vertraut ist und weiß, daß bei unachtsamer Behandlung des Fettes eine größere Resorption, frühzeitig bindegewebige Umwandlung oder Nichteinheilen des Transplantates zu gewärtigen ist. Bei richtiger Technik jedoch gibt diese Methode auch hinsichtlich des Dauererfolges ausgezeichnete Resultate.

III. *Faltenbildung der Kinngegend, Doppelkinn* (s. dort). Das Doppelkinn kommt dadurch zustande, daß das Kinn mit einer bogenförmigen, tiefen Furche von dem oberen, stark gewulsteten Halsteil abgegrenzt und in diesen hineingezogen ist (PINKUS). Diese Wulstung im oberen Halsteil, auch als *Kehlbraten* bezeichnet, findet sich sowohl bei allgemeiner Adipositas als auch bei weiblichen Patienten, ohne daß jeweils eine allgemeine Adipositas vorliegt, als ein Charakteristicum der für die alternde Frau typischen, herdweisen Fettzunahme. Es sind verschiedene Schnittführungen zur Beseitigung dieses lokalisierten Fettwulstes und damit der Furchen- und Faltenbildung angegeben worden; im Prinzip handelt es sich um eine Entfernung des subkutanen Fettes von einem in der natürlichen Faltenbildung gelegenen Schnitt aus. NOËL setzt einen dreieckigen Defekt und vernäht die Wundränder zu einer querverlaufenden Naht. Die von der gleichen Autorin geübte Exzision eines längsgestellten Haut-Fett-Ovales hält KLEINSCHMIDT für wenig zweckmäßig, weil eine auffällige, längsgestellte Narbe resultiert. Die bisher erreichten Erfolge der kosmetischen Doppelkinnoperationen befriedigen nicht: eine ideale Profillinie wird nur selten erreicht, dagegen ist eine unschöne, hypertrophische Narbenbildung auch bei sachgemäßer Nahttechnik keine allzu seltene, unerwünschte Folge.

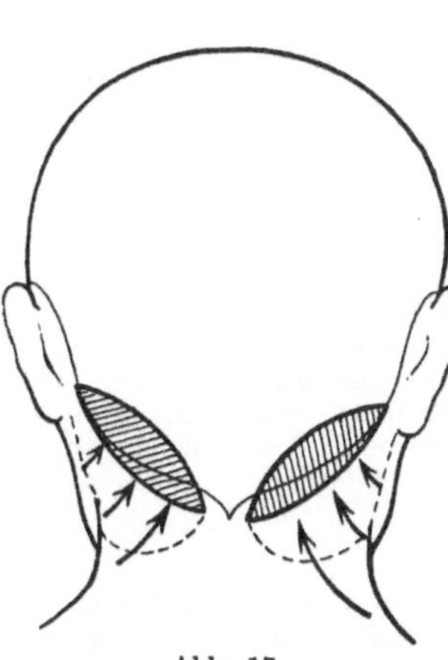
Abb. 17.

IV. *Faltenbildungen des Halses:* als alleinige Erscheinung geben die im Bereiche des Halses befindlichen Falten nur selten Anlaß zu kosmetischen Operationen. Meist sind sie Teil- und Begleiterscheinungen anderer Faltenbildung im Bereich des Gesichtes, insbesondere der Wangen. Die Halsfalten und -furchen kommen auf verschiedene Weise zustande; teils sind sie Ausdruck physiologischer Vorgänge, teils Folge der bei Besprechung der Faltenbildungen im Gesicht erwähnten übergeordneten Prozesse. Beim Mann laufen die Falten und Furchen anders als bei der Frau (PINKUS). Beim Manne sind die Halsfalten nur selten Gegenstand kosmetischer Eingriffe, während Frauen sehr häufig den Wunsch nach einer die Halsfalten betreffenden Operation äußern. Es sollen daher nur kurz die bei der Frau anzutreffenden Typen der Halsfalten und -furchen erwähnt werden. Man unterscheidet zirkulär und längsgestellte Falten und Furchen. Erstere sind eine physiologische, oft schon in relativ jungen Jahren auftretende Erscheinung. Die Faltenbildung tritt besonders bei Kopfdrehungen und seitlichen Beugungen zutage; man sieht zwischen den vom Warzenfortsatz gegen den Kehlkopfknorpel laufenden Furchen sich die Halshaut in breite, hohe Falten legen (PINKUS). Diese Falten sind durch die Tätigkeit der Skelettmuskulatur bedingt; sie bilden sich auch nach entsprechenden Faltenoperationen wieder und stellen kein dankbares Objekt dar. Anders dagegen verhält es sich mit den ptotischen Faltenbildungen des Halses, wie sie besonders in Begleitung der schlaffen Hängewange zu beobachten sind. Man findet ein Überhängen der unteren Wangenpartie über den unteren Unterkieferrand in das obere Drittel der Halsregion, ferner schlaffe, senkrecht gestellte, meist symmetrische Falten an der Vorderseite des Halses, gegen die beiden Kinnwinkel zu verstreichend. Diese Faltenbildungen kann man bei genügender Mobilisation der Gesichts- und Halshaut mittels der bei der Hängewangenoperation beschriebenen Methoden in befriedigender Weise korrigieren. In extremen Fällen entfernt NOËL im Bereiche der Nackenregion an der Haut-Haar-Grenze symmetrische Hautovale und spannt nach Mobilisation nach hinten oben (Abb. 17). Hinsichtlich der Dauererfolge gilt das bei Besprechung der Faltenbildungen im Bereiche der Wangen Gesagte.

S. auch Alopecia senilis; Alterserscheinungen; Atrophie; Hauskosmetik; Körperschönheit; Lidfalten; Masken; Massage; Wechseljahre.

Die reparative Behandlung bereits vorhandener ausgesprochener Runzeln durch kosmetische Präparate, Massage o. dgl. ist nur in beschränktem Maße erfolgreich. Dagegen läßt sich prophylaktisch durch rationelle Gesichtspflege manches dagegen tun.

Rp. Spir. Lavandulae.... 10,0	*Rp.* Aluminis 5,0
Spir. Rosmarini 10,0	Aq. Rosar. 100,0
Tinct. nuc. vomic......... 2,0	Spir. Vini 45,0
Tinct. cort. Citr. 20,0	S. Mixture astringente contre les rides (GASTOU).
diss., tunc adde:	
Tinct. Ratanhiae 1,0	
Boracis................... 10,0	*Rp.* Tannini 3,0
Aq. Rosar. 150,0	Spir. Vini 150,0
S. Gegen Runzeln (GASTOU).	Aq. dest. 150,0
	Aq. colon. 50,0
Rp. Lanolini 10,0	S. Gegen schlaffe Haut (GUILLOT)
Cort. Chinae pulv. 2,0	
Tannini 1,0	*Rp.* Bals. peruvian. 5,0
Sulfur. praec. 3,0	Mellis rosat. 5,0
Paraff. liq. 10,0	Pastae cerat. (SCHLEICH). 30,0
S. Gegen Runzeln (GUILLOT).	S. Gegen Gesichtsfalten.

Auch Kompressen werden empfohlen:

Rp. Amyli Solan. 200,0	Rhiz. Irid. pulv. 100,0
Amyli Oryzae 700,0	Ol. odorat. 5,0

Wird in kleine Mullsäckchen abgefüllt (à 50,0). Das Säckchen in warmes Wasser tauchen und auflegen.

Fanghi di Sclafani ist eine Erde vulkanischen Ursprungs. Dieselbe besteht hauptsächlich aus elementarem Schwefel in sehr feiner, kristallinischer, in Schwefelkohlenstoff löslicher Form. Daneben sind Mineralsalze und Reste pflanzlichen und tierischen Ursprungs enthalten. Das Präparat wird besonders bei Akne rosacea empfohlen. Man verreibt es mit einigen Tropfen Wasser zu einem Brei, der schnell eintrocknet und über Nacht auf dem Gesicht bleibt (s. Schwefel).

Fango, Linimentum minerale, ist ein Mineralschlamm verschiedener Provenienz und Zusammensetzung. Meist werden die italienischen Fangosorten von Battaglia, Abano oder Montegrotto, die vulkanischen Ursprunges sind, verwendet, ferner auch Quellenabscheidungen, wie Mineralschlamm aus Pistyan, Nenndorf, Teplitz usw. Besondere Fangoarten sind auch der Fango aus Sandfjord (Schweden), Levico-Ocker u. a., Eifelfango (s. dort). Die gewöhnlichen Fangoarten enthalten im Mittel etwa 42% Mineralbestandteile, Eisen, Calcium, Magnesium, Tonerde usw., seltener auch Schwefel, letzterer ist in größeren Mengen nur in den Mineralfangoarten, die als Niederschläge von Schwefelquellen gewonnen werden, enthalten. Ein Schwefelfango besonderer Art, der in der Hauptsache aus vulkanischem Schwefel besteht, wird in Sclafani gewonnen (s. Fanghi di Sclafani). Im Handel findet man auch eine ganze Anzahl von Kunstprodukten, die als Fangoschlamm, Royal Beauty-Clay usw. bezeichnet werden. Fango wird zu Bädern, Packungen und Umschlägen zur allgemeinen Pflege des Gesichts, auch zur Bekämpfung von Akne, Rosacea usw. verwendet (s. auch Badezusätze; Eifelfango; Masken; Moorerde).

Fangobäder, s. Badezusätze.

Fangopackungen, s. Gesichtspflege; Hauskosmetik; Masken.

Fangopinbad, radioaktives, ist nach Angabe ein Jod-Alkali-Seifenbad mit radioaktivem Thermalschlamm, Thiosulfonverbindungen und Fichtennadelaroma. (Propharma G. m. b. H., Leipzig.)

Färben der Lippen, s. Lippen; Schminken.

Färberdistel, s. Carthamus.

Farblacke. Unter solchen verstehen wir auf gewissen Substraten niedergeschlagene Farbstoffe (Karmin, Rotholzfarbstoff, Alizarin, Teerfarbstoffe usw.). Von Substraten sind zu nennen Aluminiumhydroxyd, Bariumsulfat, Zinkoxyd, Kaolin u. a. Sehr häufig fällt man die Farbstofflösungen (basische Farbstoffe, wie z. B. Fuchsin, Methylviolett usw.) mit Tannin aus, um schöne Lacke zu erhalten, manchmal genügt es auch, die Farbstofflösung einfach mit dem Substrate (Kaolin, Zinkoxyd usw.) zu schütteln, um einen Niederschlag des Farbstoffes auf das Substrat zu erhalten. Diese Lacke haben eine größere Deckkraft als die Stammfarbstoffe und sind besonders zur Herstellung gut deckender Fettschminken in der Kosmetik geschätzt (Lippenstifte usw.). Ungeeignet für den kosmetischen Gebrauch, weil schädlich, sind Barytlacke und Bleilacke.

Farbsteine, s. Körperschönheit.

Färbungen, s. Berufskrankheiten.

Farbveränderungen (Alters-), s. Alterserscheinungen; Schädigungen.

Farnkraut, s. Fougère.

Faszien-Transplantation. Nachdem sich gezeigt hatte, daß das Sehnengewebe zwar transplantationsfähig, aber zum Ersatz von Sehnen nur schwer in ausreichenden Mengen aus demselben Organismus zu gewinnen ist (Czerny, Kirschner, Rehn), kam Kirschner auf den Gedanken, Sehnen aus Faszien zu bilden. Bei den Versuchen Kirschners hat sich gezeigt, daß die Faszie zu Transplantationszwecken in hervorragender Weise geeignet ist. Spätere Versuche experimenteller Art haben dann erwiesen, daß die frei transplantierte Faszie lange Zeit auch ihre funktionellen Eigenschaften beibehält, so daß sie nicht nur zum Sehnenersatz, sondern überall da Verwendung finden kann, wo Defekte aus funktionstüchtigem Gewebe ersetzt bzw. überpflanzt werden soll. Daher ist das Faszienmaterial auch für die kosmetischen Operationen im Gesicht und an den Händen von großer praktischer Bedeutung geworden. Faszie ist aus jedem Organismus in fast unbegrenzter Menge zu gewinnen. Braucht man große und zugfeste Stücke, so werden sie mit Vorteil aus der Fascia lata entnommen. Stücke bis zu 25—30 cm Länge und etwa 10 cm Breite können leicht umschnitten werden. Ein funktioneller Schaden an der Entnahmestelle wurde nie beobachtet. Die Technik der Entnahme ist außerordentlich einfach. Unter lokaler Schmerzbetäubung wird die Haut und das Subkutangewebe bis auf die Faszie vorsichtig gespalten, das Subkutangewebe abpräpariert, die freigelegte Faszie in der gewünschten Größe umschnitten und unter größter Schonung der Faszienlappen herausgetrennt. Zu kosmetischen Zwecken wird die Faszie in erster Linie bei der *Fazialislähmung* (s. dort), bei der *Ptosis der Augenlider* (s. dort), bei der Wiederherstellung von Sehnen an den Händen usw. erfolgreich verwendet.

Faulecke, ***Angulus infectiosus (vitiosus) oris, Perlèche,*** beruht wahrscheinlich auf einer Streptokokkeninfektion, ist daher übertragbar, am ehesten durch Kuß, Eß- und Trinkgeschirr, weshalb in dieser Hinsicht Vorsicht geboten ist. Man trifft sie häufiger bei Kindern, sie ist jedoch auch bei Erwachsenen nicht selten. Auf geröteter Haut kommt es, meist doppelseitig, an den Mundwinkeln zu Erosionen, Schrunden und Krustenbildung. Das Übel setzt mitunter der Behandlung großen Widerstand entgegen. Vor allem hüte man sich vor Verwechslungen mit Herpes (der aber gewöhnlich nicht doppelseitig auftritt und rascher abläuft) und mit syphilitischen Manifestationen. — Zur Behandlung eignet sich Pinselung mit 2—5%iger Argentumlösung (Schwarzfärbung!), Argentum-Perubalsam-Salbe, weiße Praezipitatsalbe, Ichthyol-Schwefel-Vaselin mit Zusatz von Acid. salicyl. Touchieren mit H_2O_2. Eichhoff empfiehlt Salbentherapie.

Rp. Resorcini
Zinc. oxydat. .... aa 1,0
Vaselini 15,0

Rp. Acid. boric.
Zinc. oxydat.
Benzoes. .... aa 0,5
Vaselini 10,0

Darier gebraucht Steresolpinselung, das ungefähr die Zusammensetzung des Mastisols hat. In sehr renitenten Fällen kann Röntgenbestrahlung bei weitgeöffnetem Munde, ähnlich wie bei Ekzem, zur Heilung führen. Bei Speichelfluß, besonders im Schlafe, hilft manchmal schon Einfetten mit indifferenter Salbe und Einpudern, doch wird man trachten, auch die Ursache des Speichelns zu beseitigen, wodurch der Reiz desselben wegfällt.

S. auch Lippen.

Faunsohr, s. Ohr.

Favus. Eine rechtzeitige Erkennung des Favus ist deshalb von großer Wichtigkeit, weil die Skutula zu einer dauernden Atrophie und damit zu starken Verunstaltungen führen.

Erreger: *Achorion Schönleinii.* Befällt mit Vorliebe die behaarte Kopfhaut und bei Männern die Genitalien. Kommt hauptsächlich im jugendlichen Alter vor. Hauptcharakteristikum ist die Bildung des Skutulum. Dieses ist ein napfförmiges, in der Mitte gedelltes Schüsselchen, das häufig von einem Haar durchbohrt ist. Dem Skutulum entspricht auf der Kopfhaut eine Vertiefung, an der später eine Atrophie eintritt. Diese Skutula bestehen aus einer Reinkultur von Pilzen und weisen mikroskopisch Sporen und Pilzfäden auf. In typischen Fällen sind die Skutula leicht zu erkennen, bei vernachlässigten Kranken dagegen sind sie oft von Schuppen und Krusten bedeckt. Nach Beseitigung von sekundären Effloreszenzen erkennt man sie leicht daran, daß sie nach Betupfen mit Alkohol eine schwefelgelbe Farbe annehmen. Die erkrankten Haare selbst sehen wie bestaubt aus. Bei der mikroskopischen Untersuchung findet man im Haar kurze Fäden und Luftblasen, die in ganz auffallender Weise in gewissen Abständen angeordnet sind. Beides zusammen gibt ein absolut typisches und charakteristisches Bild.

Während die Skutula beim Favus des behaarten Kopfes so gut wie immer vorkommen, können sie bei Erkrankungen der übrigen Haut vollkommen fehlen. Hier kann der Favus in der Form einer oberflächlichen Trichophytie mit runden, roten, schuppenden, am Rande mit Bläschen versehenen Scheiben auftreten, oder er macht nur kleine, runde, leicht schuppende Herde. In beiden Formen findet man die Skutula häufig, aber nicht immer. Die Diagnose dieser Herde wird meist dadurch erleichtert, daß zugleich ein Favus des Kopfes besteht. Bei unklaren Fällen sollte sie aber durch den Pilznachweis gesichert werden.

Favus der *Nägel:* Häufig werden auch die Nägel befallen. Sie werden dann glanzlos, zerfasert, brüchig und sind oft verdickt. Der Favus unterscheidet sich von der Trichophytie der Nägel durch eine auffallend gelbliche Farbe und dadurch, daß sich die Pilze verhältnismäßig leicht darstellen lassen.

Ähnlich wie bei der Trichophytie kommt es auch beim Favus zu Aussaaten über den ganzen Körper, zu *Faviden,* die sich in Form eines kleinpapulösen, leicht schuppenden oder eines lichenoiden Exanthems bemerkbar machen.

Der Favus befällt mit Vorliebe Kinder und heilt mit der Pubertätszeit ab, manchmal erstreckt er sich aber auch in das höhere Alter hinein. Die Prognose ist insofern ungünstig zu stellen, als die Skutula, wie schon berichtet, eine Atrophie hervorrufen und die vom Favus befallenen Haare atrophieren und nicht wieder wachsen.

Therapie: Die Behandlung des Kopffavus besteht darin, daß man die Kopfhaut reinigt und dann eine Epilation mittels Röntgenstrahlen oder Thallium oder einer Kombination von beiden vornimmt. Bis zum Ausfall der Haare ist gründliche Reinigung und Desinfektion der Kopfhaut zu beobachten und auch weiter bis zum neuen Wachstum der Haare durchzuführen. Ob unsere Therapie Erfolg gehabt hat, sieht man, wenn die Haare wieder gewachsen sind. Zeigen sich wieder Pilze, so müssen wir Epilation und Desinfektion wiederholen, und zwar so lange, bis keine Pilze mehr nachgewiesen werden können. Beim Favus der unbehaarten Haut werden wir mit großer Vorsicht die Skutula von der Unterlage abheben und die erkrankten Partien mit Jodtinktur, Salizylspiritus und 10—30%iger Schwefelzinkpasta behandeln. Es bedarf natürlich einer langen Kontrolle, um eine definitive Heilung festzustellen. An den Nägeln achte man besonders auf Rezidive. Jod-Jodkalilösungen, Salizylpräparate (15%ige Salizylpasten), Sublimatumschläge, kataphoretische Applikationen von Sublimat (1 : 1000) und Jodlösungen (LUGOLsche Lösung) kommen da in Frage. Eine völlige Abfeilung der Nägel und der Hornmassen unter den Nagelplatten erleichtern die Einwirkung der Antiseptica. Häufig wird auch eine Pflastertherapie zweckmäßig sein; zu bevorzugen sind Pflasterverbände mit einer $^1/_4$—1%igen Chrysarobinzinkpasta.

S. auch Röntgen.

Faexalin, Medizinalhefe. Indikationen: Haut- und Infektionskrankheiten, insbesondere Furunkulose, Darmstörungen.

Fazialiskrampf. Eine Entstellung kommt gelegentlich durch den Fazialiskrampf zustande. Meist sind alle möglichen inneren Mittel zur Anwendung gekommen, wenn der Chirurg aufgesucht wird. Zwei Möglichkeiten bestehen, die Wirkung des gereizten Nerven abzuschwächen. Erstens kann die Nervenleitung durch Dehnung (BAUM) oder auch die Vereisung (PERTHES) zeitweise unterbrochen werden. Einige Wochen bis Monate später treten allerdings meist die Reizerscheinungen in der alten Stärke wieder auf. Die vorübergehende Schädigung durch die Behandlung — Dehnung bzw. Vereisung — muß als abgeklungen gelten. Die zweite Möglichkeit, den Nervenkrampf abzuschwächen, besteht darin, einen Teil der Fazialisäste dauernd zu zerstören, ohne den Nervenstamm zu schädigen. Der Eingriff ist einfach. Am vorderen Rande der Ohrspeicheldrüse wird ein Hautschnitt angelegt und die aus der Kapsel austretenden Nervenäste aufgesucht. Von diesen werden durch elektrische Reizung diejenigen bestimmt, die Krampfzustände hervorrufen. Diese Äste werden dann durchtrennt (FRAZIER, STIEDA).

Fazialislähmung, s. Alopecia areata; Faszientransplantation; Gesichtslähmung; Innere Krankheiten; Massage; Nervenleiden; Ohrmuschel; Tränenträufeln.

Fehlgang, s. Gang.

Feigwarzen, spitze, s. Kondylome; Diathermie; Elektrolyse; Radium.

Feilen, s. Nagelpflege.

Fel tauri, s. Galle.

Fellitin ist eine Gallseife, die gegen Frostbeulen empfohlen wird. (Toellner, Bremen.)

Fenchel, Fructus Foeniculi, sind die Früchte von Foeniculum vulgare Mill. und Varietäten. Geruch angenehm aromatisch, stark fenchelartig, Geschmack gewürzhaft süßlich. Aufgüsse von Fenchel dienen zur Augen- und Mundpflege. Das aetherische Fenchelöl wird vielfach zum Parfumieren von Zahnwässern benützt (Ol. Foeniculi dulc.).

Fenchelwasser, Aqua Foeniculi, wird durch Destillation aus frisch zerquetschten Fenchelsamen, der mit etwas Wasser 12 Stunden vorher mazeriert wurde, mit Wasserdampf gewonnen (Verhältnis 1 : 30). Das frisch destillierte Fenchelwasser enthält oft so große Mengen überschüssigen Fenchelöls, daß dasselbe obenauf schwimmt. Man kann auch Fenchelwasser durch Mischen herstellen. Man läßt 1 g Fenchelöl zu diesem Zweck mit 2 Liter lauwarmen Wassers kräftig schütteln. Zur Mund- und Augenpflege.

Fencheltinktur, Tinctura Foeniculi composita, Essentia ophthalmica Romershausen. 100 Teile Fruct. Foeniculi, 500 Teile Spir. dilut. werden 3 Tage mazeriert. Im Filtrat 1 Teil Ol. Foeniculi gelöst. Verdünnt mit destilliertem oder Regenwasser zur Augenpflege.

Romershausens Augenwasser, Aqua ophthalmica Romershausen, besteht aus Tinct. Foeniculi comp. (s. dort) 1 Teil und Aq. dest. 5 Teile. Milchig getrübte, schwach grüne Flüssigkeit. Zur Pflege der Augen, mit 5 Teilen Regenwasser oder destilliertem Wasser verdünnt.

Fensterglas, s. Lichtschäden.

Fermente, Fermentkomplexe (Enzyme). Man hat Fermentkomplexe als Zusatz zu Reinigungsmitteln vorgeschlagen, kosmetisch kämen solche Zusätze also in erster Linie für Haarwaschmittel in Frage. Der Fermentzusatz bezweckt, die Reinigungskraft der Seife durch Verdauung der Fetteilchen des Schmutzes und dadurch leichtere Loslösung und Entfernung derselben zu erhöhen. Man benützt zu diesem Zwecke die Enzyme des Pankreas, die in alkalischen Gemischen wirken, vor allem Pankreatin (Tryptin), dann aber auch die Lipase und andere Enzyme, die im Pankreas vorkommen, z. B.:

Shampoonpulver.

Natronkernseife pulv.	55 g	Natriumbikarbonat	15 g
Kokosseife pulv.	20 „	Pankreatin	5 „
Borax	5 „		

Unter Verwendung von Fettalkoholsulfonaten oder Sapaminen (unter Ausschluß von Seife oder Alkali) kann man auch Haarwaschmittel mit Pepsin herstellen, das bekanntlich nur in sauren Mischungen wirksam ist. Inwieweit solche Mittel eine besondere Wirkung entfalten können, sei dahingestellt. Die therapeutische Kosmetik bedient sich des Pankreatins und besonders des Pepsins zur Verdauungsbehandlung von Geschwüren und Furunkeln, ferner bei Narbenkeloiden (s. auch Chemie der Haut; Pankreatin; Pepsin).

Fermocyl, ein Hefepräparat mit Pankreassubstanz in Tablettenform gegen Akne, Furunkulose usw. 2—3mal täglich 1—2 Stück vor der Mahlzeit zu nehmen.

Fernambukholz (Pernambukholz, Brasilienholz), s. Rotholz.

Fernbestrahlung, s. Kromayerlampe; Radium.

Ferrum candens, s. Kaustik.

Fesseln, Pflege, s. Hauskosmetik.

Festalkohol oder Festakol (Markenbezeichnung), ist ein fester Alkohol, der durch Lösen von 20 Teilen Natronseife in 80 Teilen Alkohol erhalten wird (s. auch Alkoholstifte; Chiralkol; Eau de Cologne, feste; Seife zur Händedesinfektion bei Seife).

Fetron, eine Salbengrundlage, die aus einer Mischung von 3% Stearinsäureanilid und 97% Vaselin besteht. Das Präparat hat bei gleicher Geschmeidigkeit einen höheren Schmelzpunkt als Vaselin. Es verflüssigt sich also nicht so leicht auf der Haut wie Vaselin. (S. auch Anilide der Fettsäuren.)

Fett. Unter Fett am menschlichen Körper versteht man 1. die fettige Absonderung der Oberfläche (Absonderung aus den Talgdrüsen), vielleicht auch Verfettung und Cholesterinbildung in der Hornschicht (s. Seborrhoe); 2. die Fettablagerungen unter der Haut im subkutanen Gewebe, die das Fettpolster der Haut bilden. Im Säuglingsalter ist ein starkes Fettpolster normal und abhängig von der Menge der Ernährung und der Fähigkeit des Kindes, ein Übermaß von Nahrungsstoffen zu verdauen. Im Kindesalter ist starker Fettansatz, wenn auch ermöglicht durch Überfütterung, doch häufig nicht nur einfache Nahrungsfolge, sondern von endokrinen Abnormitäten abhängig. Diese gleichen sich meistens vom 12.—14. Lebensjahre von selbst wieder aus, sogar oft da, wo andere Zeichen endokriner Insuffizienz weiter bestehen (Kleinheit der Hoden, Ähnlichkeit des Habitus mit dem der Dystrophia adiposo-genitalis). Später verschwindet auch der Hypogenitalismus und der Kleinwuchs durch plötzlich einsetzendes Wachstum. In einer Anzahl von Fällen bleibt der starke Fettansatz (nicht immer mit Kleinwüchsigkeit) das ganze Leben über bestehen.

Im Pubertätsalter einsetzender auffallender Fettansatz dürfte, wenn er auch nie bei mangelhafter Ernährung auftritt, doch vorzugsweise endokrin bedingt sein, während weiterhin, vom 20. Jahr an, die Vorliebe für starkes Essen und Trinken den Fettansatz hervorbringt. Der Fettansatz des Alters, namentlich bei Frauen nach der Menopause, hat wiederum endokrine Ursachen. Die Lokalisation des Fettes ist in den verschiedenen Altersstufen und bei den beiden Geschlechtern nicht dieselbe, aber typisch für Lebensalter und Geschlecht.

S. auch Bauchwand; Chemie der Haut; Ernährung; Körperschönheit.

Fettaldehyde. Unter dieser Bezeichnung werden in der Parfumerie höhere Aldehyde, wie Hexylaldehyd, Heptylaldehyd, Octylaldehyd usw. bis Duodezylaldehyd, Tredecylaldehyd usw., als Riechstoffe verwendet. In kleinsten Spuren verwendet, liefern sie sehr raffinierte Parfums. (Näheres vgl. WINTER, Handbuch der gesamten Parfumerie und Kosmetik. 2. Aufl. Wien 1932.)

Fettalkohole. Die korrespondierenden Fettalkohole werden wie die Fettaldehyde als Riechstoffe verwendet (C^6 bis C^{13}). Besonderes Interesse scheint diesen Fettalkoholen auch in kosmetischer Hinsicht als Muttersubstanz der Fettalkoholsulfonate zuzukommen (s. auch Fettalkoholsulfonate). Die höheren Glieder der homologen Reihe der Fettalkohole (C^{14}, C^{16}, C^{18} usw.), wie Palmitin-, Stearin-, Myristinalkohol u. a., sind als vorzügliche Emulgatoren, z. B. als „Lanettewachs", bekannt (s. auch Emulsionen; Lanettewachs; Stearinalkohol).

Fettalkoholsulfonate sind Schwefelsäureester bzw. echte Sulfoderivate (Sulfosäuren) höherer Fettalkohole. Sie kommen in neutralisiertem Zustande, z. B. als Laurylsulfonat, Oleylsulfonat usw., in den Handel. Schmierseifenähnliche oder ölige Produkte, löslich in Wasser und wie Seifen schäumend. Kräftig reinigend und stark entfettend. Alkohol beeinträchtigt die Schaumkraft. Bilden mit den Erdalkalien des Wassers keinen Niederschlag und sind in alkalischer wie saurer Lösung von guter Schaumkraft. Wurden wie Sapamine (s. dort) als Ersatz der Seife in sogenannten „seifenfreien" Shampoons usw. vorgeschlagen und verwendet (s. Onalkali). Über ihre Zweckmäßigkeit sind die Ansichten geteilt, man neigt im allgemeinen jetzt aber mehr zu jener, daß die Fettalkoholsulfonate vom kosmetischen Standpunkt aus durch zu brutale Fettentziehung schädlich wirken. Auch hinterläßt ihre Anwendung auf der Kopfhaut ein unangenehmes schmieriges Gefühl, sie können praktisch also wohl die Seife niemals ganz ersetzen, wie dies behauptet wurde. Ihre Herstellung und Anwendung steht übrigens unter Patentschutz, wodurch sie der freien Verwendung entzogen sind. Ähnlich wirken z. B. Cetylsulfonat und Cetylphosphat (s. dort). Diese Produkte sind frei verwendbar, fallen also unter keinen Patentschutz. Fettalkoholsulfonate, Cetylsulfonat und Cetylphosphat werden auch als Emulgatoren empfohlen (s. auch Sapamine; Shampooniermittel; Texapon).

Fettansatz, s. Hängebauch; Körperschönheit; Massage; Mode; Schwangerschaft; Verjüngung; Wechseljahre; Wochenbett.

Fettbeseitigung der Hautoberfläche. Übermäßige Fettigkeit der Hautoberfläche ist häufig. Kosmetische Bedeutung hat sie nur im Gesicht und auf dem Kopf. Sie äußert sich am Körper durch glattes, leicht klebriges Gefühl und oft durch einen besonders unangenehmen ranzigen Fettzersetzungsgeruch. Diese Eigentümlichkeit ist sogar bei Menschen, die täglich baden, zu beobachten, denn es scheint Wasser und Seife bei manchen Menschen einen Hautreiz auszuüben, der zu vermehrter Talgdrüsenabsonderung führt. Recht häufig findet man den eigentümlichen fettigen Gefühlseindruck bei vollkommen trockener glatter Haut ganz allein an den Warzenhöfen der Brustdrüsen.

Im Gesicht bewirkt die außerordentliche Menge und Größe der Talgdrüsen sehr leicht eine zu starke Fettigkeit. Die durch ihren Glanz auffallende übermäßige Fettabsonderung wird erzeugt 1. durch die angeborene Beschaffenheit der Hautanlage (seborrhoische Konstitution der Haut), zu der 2. entzündliche Veränderungen in Gestalt der Akne hinzukommen.

Wir wissen durch Versuche, daß das künstlich von der Hautoberfläche entfernte Fett (Benzinabwaschung) sich schnell wieder ersetzt; in wenigen Minuten bis zu 1 Stunde ist ein fettiger Hautüberzug in der vorherigen Stärke wieder da, die nicht überschritten wird. Das ist ganz ebenso, wie eine trockengewischte Schleimhaut alsbald wieder Schleim absondert, aber nur genau soviel wie vorher. Die klinische Beobachtung lehrt aber, daß häufige Entfettungsmaßnahmen doch allmählich zu einer verstärkten Fettabsonderung führen. Ganz besonders wirkt das Waschen mit Seife in dieser Richtung. Es ist ratsam, die von Kindheit an ausgeübten gewöhnlichen Waschmethoden in solchen Fällen zu vermeiden und sie durch angepaßtere zu ersetzen: für Milderung der Waschschäden dienen folgende Methoden: 1. Benützung von abgekochtem (auch Regen-, d. h. destilliertem) Wasser. 2. Zusatz von Natron bicarbonicum 1 Teelöffel in 3—5 Liter. Borax wird häufiger benützt, aber mit geringerem Erfolg, doch sind Mischungen verschiedener Natronsalze mit Natron bicarbonicum als Hauptbestandteil recht verwendbar. 3. Fortlassen der Seife. 4. Fortlassen des Wassers und Ersatz durch 30% Spir. Vini, nach Bedarf allmählich bis zu starkem Spiritus mit Zusatz von $^1/_4$% Thymol, $^1/_2$% Menthol aufsteigend. Die starke momentane Entfettung wird durch eine milde Creme ersetzt. Zur verstärkten Entfettung kann vor der Spirituswaschung eine besondere fettlösende Substanz, am stärksten Benzin oder ein Petrolaether, genommen werden. Dies ist aber wohl nur bei ganz besonders hochgradiger Fettabsonderung nötig. 5. Reine Puderbehandlung.

Wenn die übermäßige Fettabsonderung des Gesichts, wie so oft, die Folge innerer Leiden ist (Darmleiden, Tuberkulose, Salbengesicht der postenzephalitischen Zustände, allgemeine nervöse Überspannung, Blutarmut), wird die lokale Behandlung nicht allein helfen, sondern man muß auf das Grundleiden — falls möglich — einwirken.

Fetteinpflanzung, s. Epikanthus; Fetttransplantation.

Fette, Entwässern derselben.

Entwässern des Schweinefettes.

Schweinefett ....1000 g
Wasserfreies Natriumsulfat............ 20—30 „

Man schmilzt das Fett im Wasserbad, füllt das gepulverte Natriumsulfat in Mullsäckchen, hängt diese in das geschmolzene Fett und digeriert eine Stunde unter Umrühren. Wird am besten in Steingut- oder Porzellantöpfen aufbewahrt. Durch dieses Entwässerungsverfahren erzielt man auch eventuell Desodorisierung.

Entwässern des Talges.

Rindstalg (Premier jus)..1000 g
Wasserfreies Natriumsulfat .... 50 „

Analoges Verfahren.

Fette, gehärtete, sind künstlich gehärtete fette Öle, bei denen durch Wasserstoffanlagerung ungesättigte flüssige Ölsäureester in feste Stearinsäureester usw. übergeführt wurden. Sie haben das Aussehen talgartiger Fette. Auch Walratöl läßt sich härten und gibt ein festes walratähnliches Produkt, ferner gibt es gehärtete Trane u. a.

Fette und Wachse. *Eigenschaften und Wirkung in kosmetisch-therapeutischer Hinsicht.* Alle kosmetisch zu verwendenden Fette müssen von größter Reinheit sein, dürfen nicht ranzig sein und, falls sie von Natur aus zu Ranzidität neigen, sind sie nur in entsprechend konservierter Form in Gebrauch zu nehmen. Leider ist bei vielen korruptiblen Fetten eine absolute Dauerkonservierung nicht sicher möglich, doch kann hier durch moderne Methoden eine Konservierung auf längere Zeit erzielt werden, was in vielen Fällen genügt. In dieser Beziehung ist die Kosmetik berechtigt, viel höhere Anforderungen zu stellen wie die Pharmakopoe, dies schon aus dem Grunde, weil kosmetische Präparate nur in seltenen Fällen als Ex-tempore-Zubereitungen dispensiert werden, sondern fast stets Dauerpräparate sind, die oft besonders lange Zeit unverändert haltbar sein müssen. Praktisch ist es also besser, leicht korruptible Fette und Öle, wie süßes Mandelöl, Olivenöl u. a., kosmetisch überhaupt von der Verwendung auszuschließen, soweit es sich, wie fast stets, um Dauerpräparate handelt, und diese Öle z. B. durch Vaselinöl zu ersetzen. (Der hier oft gemachte Einwand, daß Vaselinöl bzw. Vaselin als schwer resorbierbar, kosmetisch indifferent oder gar schädlich seien, läßt sich nach dem heutigen Stand unseres Wissens nicht aufrechterhalten.) Gleich rigorose Anforderungen kommen natürlich für das Gebiet der kosmetischen Therapie, bei ärztlichen Verschreibungen zur Heilung pathologischer Zustände nicht in Frage, weil es sich ja hier meist um Ex-tempore-Bereitungen handelt; dagegen, vielleicht weniger rigoros bezüglich Auswahl einzelner Fettstoffe, müssen bei den zahlreichen Salbenspezialitäten des Arzneihandels berechtigte Anforderungen dahin gestellt werden, daß die korruptiblen Fette (Schweinefett, Talg, Olivenöl, Mandelöl usw.) nur in konserviertem Zustande zur Verwendung gelangen sollten, soweit sie nicht durch Ungt. Paraffini, Vaselin o. dgl. ersetzbar sind. Sesamöl, Arachisöl u. a. sind ebenfalls korruptibel, aber weniger leicht wie Olivenöl, besonders Arachisöl läßt sich viel besser konservieren als Mandelöl und Olivenöl. Rüböl und Baumwollsamenöl (Kotonöl) schalten für kosmetische Zwecke überhaupt aus. Rizinusöl wird nur schwer ranzig (praktisch fast nicht) und läßt sich jedenfalls leicht und dauernd konservieren. Seine Verwendung war bisher allerdings fast nur auf Brillantinen und andere fette Zubereitungen zur Haarpflege beschränkt, man zieht es aber in letzter Zeit mehr und mehr auch zu Hautpflegemitteln heran. Ein vorzügliches, leicht resorbierbares fettes Öl besitzen wir im Walratöl, Spermazetöl, das nicht korruptibel ist und in der Hautpflege andere Öle ganz ersetzen kann, ein Umstand, der weniger bekannt ist. Ein zur Hautpflege vorzüglich geeignetes fettes Öl ist das Haselnußöl, das allerdings leicht ranzig wird, sich aber sehr gut mit Paraoxybenzoesäureestern konservieren läßt. Es ist weniger leicht verderblich als z. B. süßes Mandelöl. Ähnlich kann auch Bucheckernöl verwendet werden. Was nun die festen Fette anlangt, so sei zunächst die Kakaobutter genannt, die durch ihren niedrigen Schmelzpunkt (unterhalb der Körpertemperatur), auf die Haut aufgetragen, wie ein fettes Öl wirkt. Kakaobutter wird, vor Luft und Licht geschützt aufbewahrt, fast niemals ranzig, läßt sich auch durch Konservierung leicht vor dem Ranzigwerden schützen. Sie ist leicht resorbierbar und fördert die Resorption anderer Fette. Schweinefett ist gut resorbierbar, aber leicht korruptibel und schwer dauernd zu konservieren. Seine Verwendung zu kosmetischen Dauerpräparaten ist nicht zu empfehlen.

Talgsorten. Die Kosmetik versteht unter Talg, *Sebum*, nur guten Rindstalg, mit absoluter Verwerfung des bockig riechenden und leicht zur Ranzidität neigenden Hammeltalges, zum ausdrücklichen Unterschied von Pharm. Germ., die, übrigens aus unerfindlichen Gründen, Hammeltalg vorzieht. Entsprechend gereinigt (frei von Eiweißteilchen) und entwässert, läßt sich Rindstalg auf lange Zeit konservieren. Immerhin ist in der Kosmetik auch die Verwendung des Talges zu Hautpflegemitteln nicht gebräuchlich, er wird nur zu Stangenpomaden für das Haar (Cosmétiques), zu Stangenfettschminken o. dgl. herangezogen (Sebum benzoatum).

Lanolin zeichnet sich durch besonders rasche und tiefe Resorbierbarkeit aus, es übertrifft in dieser Hinsicht alle anderen Fettstoffe, ebenso fördert Lanolin die Resorbierbarkeit anderer Fettstoffe erheblich. Bekannt ist die außerordentlich ausgeprägte Hydrophilie des wasserfreien Lanolins.

Wachs (Bienenwachs) wird gut resorbiert und ist in Form des gelben Naturwachses unbegrenzt haltbar, das weiße Bienenwachs muß in frischem Zustande konserviert werden, es ist als konserviertes Wachs dauernd haltbar (s. Wachskonservierung).

Walrat wurde früher als kosmetisch indifferent angesehen, nach neueren Feststellungen liefert Walrat wertvolle Zellbaustoffe für die Haut, in Form von Cetylalkoholester. Er wird auch ziemlich gut resorbiert, namentlich in geeigneten komplexen Gemischen mit Wachs usw. (Cold Cream).

Karnaubawachs findet bei der Herstellung der Gleitpuder u. a. Verwendung, auch als die Hydrophilie (Emulgierung) fördernder Zusatz zu Salben (z. B. Eumattan, s. dort).

Japanwachs, besser Japantalg zu nennen, ist kein Wachs, sondern als Glyzerinester ein echtes Fett, gehört also zu den Talgarten. Es wird sehr rasch ranzig, von seiner Verwendung zu Hautpflegemitteln ist überhaupt abzuraten.

Ochsenmarkfett und Knochenfett (Wasserknochenfett) kommen für Hautpflegemittel nicht in Betracht. Ochsenmarkfett wird besonders zu Haarpomaden benützt.

Vaselin, Vaselinöl, Ceresin, Paraffin, Unguentum Paraffini. Die Mineralfette sind chemisch indifferent und unbegrenzt haltbar. Voraussetzung für ihre Verwendung ist natürlich größte Reinheit, insbesondere absolute Säurefreiheit! In nativem Zustande werden die Mineralfette nur wenig (fast gar nicht) resorbiert, besitzen aber eine ausgezeichnete Oberflächenwirkung, die jene anderer Fette bei weitem übertrifft und oft sehr wertvoll ist (prompte Resorption durchaus nicht immer erwünscht). Die Resorption der Mineralfette wird durch Zusätze gewisser anderer Fettstoffe erheblich gefördert, namentlich durch Lanolin, Cholesterine usw., ebenso durch Gegenwart von Wasser, in Form der Vaselinemulsionen, bzw. durch Herstellung geeigneter hydrophiler Salbenkörper mit Vaselin (z. B. Eucerin, das zu 95% aus Vaselin bzw. Ungt. Paraffini besteht, und viele andere). Kokosöl und Palmkernöl sind kosmetisch als Fette nicht verwendbar, weil sie rasch ranzig werden und auch, selbst in frischem Zustande, freie Fettsäuren enthalten, die die Haut besonders stark reizen. Kokosöl wird zu Seifen verwendet, Palmkernöl ist dagegen für kosmetisch einwandfreie Seifen nicht geeignet.

Freie Fettsäuren. Von solchen kommt nur die Stearinsäure (Gemisch von Stearinsäure und Palmitinsäure), das Stearin des Handels, in Frage. Dieses steht, wie Unna betont, dem menschlichen Hautfett sehr nahe. Nur ölsäurefreies Stearin ist kosmetisch einwandfrei, da Ölsäure die Haut stark reizt.

Lanettewachs (Stearin- und Palmitinalkohol) (s. dort) und *Cetylalkohol* (s. dort) leisten wertvolle Dienste als Emulgatoren und sollen die Resorption vieler Fette erheblich fördern können.

Komplexwirkung von Fettgemischen. Es ist sicher anzunehmen, zum Teil auch erwiesen, daß die Elementarwirkung eines Fettstoffes in Gemischen mit anderen Fetten erheblich verändert zum Ausdruck kommen kann, namentlich im Sinne leichterer Resorption. So fördern Lanolin und Kakaobutter ganz erheblich die Resorption anderer Fette, ebenso bewirken geringe Zusätze von Lanolin (oder anderen Cholesterinfetten bzw. Cholesterin) die kosmetische bzw. Tiefenwirkung der Mineralfette usw. Auch die Form der Anwendung eines Fettstoffes spielt für den kosmetischen Effekt oft eine entscheidende Rolle, es ist also nicht gleichgültig, ob wir ein Fett in nativem Zustand oder emulgiert bzw. mit größeren oder kleineren Mengen Wasser zur Emulsion verbunden zur Anwendung bringen. So können in Fällen, in denen pures Fett nicht vertragen wird, Fettemulsionen gute Dienste leisten und umgekehrt.

Fettex-Entfettungstabletten. Analyse Griebel: Abführstoffe, darunter Aloe, Rhabarberextrakt, Rhabarberpulver. (Erha-Haus, Hänel, Berlin.)

Fettfreie Cremes. Diese Bezeichnung auf tatsächlich fettfreie Cremes, wie z. B. Glyzerolatcreme nach Art der Crème Simon angewendet, ist zutreffend. Meist versteht man darunter aber „nicht fettende“ Cremes, wie Stearate usw., in dieser Hinsicht ist obige Bezeichnung aber ein Nonsens (s. auch Glyzerincremes; Stearatcremes).

Fettgemische, hydrophile, s. Unguenta, hydrophile Salbenkörper.

Fettgeschwülste, s. Lipome.

Fetthernien, s. Lidfalten.

Fetthüften, -gesäß, s. Bauchwand.

Fettkonservierung (s. auch Wachskonservierung).

Benzoinierung. Dem Verderben unterworfene Fette werden durch Benzoinieren einigermaßen gegen Ranzigwerden geschützt, eine Gewähr für absolute Haltbarkeit ist aber bei dem benzoinierten Fett (Adeps benzoatus) nicht gegeben. Immerhin gelingt es, die Fette auf diese Weise ziemlich lange zu konservieren, manche Fette leichter (Olivenöl, Talg u. a.), andere schwerer (Mandelöl, Schweinefett u. a.). Wichtig ist, daß die festen Fette (Talg, Schweinefett usw.) in möglichst wasserfreiem Zustande konserviert werden, schon kleine Mengen Wasser beschleunigen das Ranzigwerden ungemein und erschweren natürlich auch die Konservierung. Das Entwässern der Fette vor der Konservierung wird durch Digerieren des geschmolzenen Fettes mit entwässertem Natriumsulfat bewirkt. Man nimmt etwa 3—5% des Fettgewichtes an Natriumsulfat, füllt dieses in Mullsäckchen, die in das warme Fett eingehängt werden. Wichtig ist auch ein „Läutern“ der festen Fette mit darauffolgender Entwässerung, bevor man benzoiniert. Das Läutern geschieht durch Schmelzen des Fettes (Talg, Schweinefett usw.) in Salzwasser und gutes Durchrühren bei längerer Erwärmung im Wasserbad. Dann läßt man erstarren, preßt aus, wäscht mit Wasser bis zum Verschwinden der Chlorreaktion im Waschwasser, preßt nochmals aus und entwässert mit Natriumsulfat. Dann konserviert man in üblicher Weise. Bei fetten Ölen fällt die Entwässerung und Läuterung natürlich fort, diese werden direkt konserviert. Beim Läutern der Fette müssen auch Eiweißteilchen sorgfältig entfernt werden, sonst wird jede Konservierung illusorisch. Zwecks Konservierung der Fettkörper verwendet man Zusätze, wie Benzoe, Styrax, Tolubalsam, Benzoesäure, Borsäure und andere. Hauptsächlich wird Benzoe (oder Benzoesäure) verwendet, weshalb man auch meist von „benzoinierten“ Fetten spricht. Man nimmt z. B. 1 kg Fettkörper und 50 g zerriebene Siam-Benzoe.

Die Benzoe wird in ein kleines Säckchen gegeben, das aus gut durchlässigem, aber nicht zu grobmaschigem Gewebe hergestellt ist (Mull). Das Säckchen wird gut zugebunden und an einer langen Schnur in das geschmolzene Fett eingehängt. Man digeriert zirka eine Stunde im Wasserbad, dann stellt man beiseite und läßt das Säckchen mit der Benzoe 24 Stunden mit dem wiedererstarrten Fett in Berührung. Nach dieser Zeit schmilzt man von neuem, nimmt das Säckchen heraus und läßt das konservierte Fett im Aufbewahrungsgefäß erkalten. Die Benzoe (und auch Tolubalsam oder nichtgereinigter Styrax) färbt das Fett gelblich. Ist diese Verfärbung unerwünscht, so ersetze man die Benzoe durch 20 g Benzoesäure für 1 kg Fett. Auch Borsäure kann verwendet werden (50 g für 1 kg Fett), auch Salizylsäure wurde empfohlen (20 g für 1 kg Fett). Durvelle empfiehlt 100 g Benzoe und 50 g Borsäure für 1 kg Fett. Tolubalsam ist weniger zur Konservierung geeignet. Sumatrabenzoe ist dagegen ebenfalls verwendbar.

Konservierung durch Ester der p-Oxybenzoesäure. In allerletzter Zeit hat man in dieser Richtung so gute Erfolge erzielt, daß diese Art der Konservierung in vielen Fällen wohl die sicherste ist, um Fette vor dem Ranzigwerden zu bewahren. Man löst z. B. 0,3 g Methylester der p-Oxybenzoesäure in 100 g Fett unter leichtem Erwärmen auf. Das so konservierte Fett ist außerordentlich beständig. Von höheren Estern der p-Oxybenzoesäure können viel kleinere Mengen ausreichen.

Fettpasta von UNNA, s. Pasta adiposa.

Fettpuder sind Pudergemische, die kleine Mengen Fettstoffe enthalten, die die Wirkung des Fettpuders auf die Haut besonders wohltätig gestalten sollen, weil sie zu starkes Austrocknen vermeiden helfen (s. auch Vasenol).

Fettpuderkörper.

I. Talcum .... 650 g
Zinkweiß .... 350 „
Cold Cream .... 20 „
Die Cold Cream wird geschmolzen und mit einem Teile des Puderkörpers innigst verrieben. Dann wird abgesiebt und dieses fette Pulver dem Rest des Puderkörpers beigemischt. Statt Cold Cream lassen sich auch Lanolin oder beliebige geeignete Fettkörper oder Gemische benützen, z. B.:

II. Vaselinöl, weiß ...... 20 g
werden mit
Stärke .... 1000 „
innigst verrieben und dann zugemischt:
Zinkweiß .... 300 g
Talcum .... 600 „

III. Lanolin. anhydr. ...... 5 g
Aether .... 20 „
lösen und mischen mit
Stärke .... 45 „
Aether verdampfen lassen, pulvern und zufügen:
Talcum .... 50 „

IV. Lanolin. anhydr. ...... 30 g
Aether .... 25 „
Magnesiumkarbonat ...... 125 „
Talcum .... 750 „
Die aetherische Lösung zunächst mit 250 g Talcum mischen, verdunsten lassen und dann die übrigen Pulver zumischen.

Sehr zweckmäßig werden Fettpuder auch mit neutralen Stearinesteremulsionen hergestellt, z. B.:

Stearinester (Tegin) ...... 150 g
Lanolin. anhydr. .... 150 „
Vaselin .... 100 „
weißes Wachs .... 50 „
schmelzen und zusetzen:
Wasser .... 1000 „
Die fertige Emulsion wird mit
Talcum .... 2000 g
geknetet, der Teig trocknen lassen, die Masse fein gepulvert und gesiebt.

Fett-Reduzin ist nach Angabe „ein nach besonderem Verfahren haltbar gemachtes Magnes. superoxyd. besonders hohen Sauerstoffgehalts, welches auf Blut und Säfte regenerierend einwirkt und im Dünndarm fettspaltend wirkt.“ (A. Daniel, Kassel.)

Fettresektion aus kosmetischen Gründen. *An den Armen, dem Nacken, den Hüften, den Oberschenkeln, dem Gesäß, den Knöcheln* finden sich gelegentlich auch bei ganz jungen Frauen übermäßige Ansammlungen von subkutanem Fett, und nicht selten wird der Wunsch ausgesprochen, durch lokale Fettresektionen die befallenen Teile schlanker zu machen. Häufig sind alle möglichen Abmagerungskuren vorausgegangen, ohne daß der gewünschte Erfolg dadurch erzielt worden wäre. Im Gegenteil waren die Erfolge oft insofern unerwünscht, als zwar eine Abmagerung stattgefunden hatte, aber gerade in den Gelenkgegenden z. B. stärkere Schwellungen zurückgeblieben waren oder daß die erweiterte Haut durch den Schwund des subkutanen Fettes nun in großen Falten herunterhing. Besonders bei älteren Menschen mit herabgesetzter Hautelastizität werden solche Beobachtungen gemacht. Zu chirurgischen Eingriffen soll man sich nur dann entschließen, wenn wirklich übermäßige Fettentwicklung vorhanden ist, bzw. wenn die Haut nach einer Abmagerungskur gewissermaßen zu weit für die übrigen Weichteile geworden ist. In allen Fällen ist mit großer Vorsicht vorzugehen und darauf zu achten, daß nicht zuviel von Haut und subkutanem Fettgewebe entfernt wird, da besonders das in großen Massen vorhandene subkutane Fett nur mangelhaft mit Blutgefäßen versorgt ist. Entfernt man daher zuviel Haut und subkutanes Fettgewebe, so muß man bei der Naht eine gewisse Spannung ausüben, was selbstverständlich zu Ernährungsstörungen führen kann. Die Folge davon sind Wundrandnekrosen, die zum wenigsten dazu führen, daß die Narbe unregelmäßig und unschön wird. Das soll aber unter allen Umständen bei Operationen verhütet werden, die kosmetischen Zwecken dienen. Unter keinen Umständen darf mehr Fett als Haut entfernt werden. Die Schnitte verlaufen zunächst senkrecht zur Oberfläche bzw. Unterlage. Wenn man sich der Faszie nähert, so laufen sie in der Tiefe keilförmig zusammen. Ist die Entfernung eines nur schmalen Hautfettstückes notwendig, so können beide Schnitte von vornherein etwas keilförmig gegeneinander geneigt angelegt werden. An den Enden treffen die Schnitte, die zur Resektion eines Hautstückes angelegt werden, zu einem spitzen Winkel zusammen, so daß bei der Naht ein allmählicher Übergang in die übrige Hautoberfläche stattfindet. Auch die Tiefe der Resektionsschnitte soll aus demselben Grunde an den Enden geringer werden als die in der Mitte. A. NOËL macht mit Recht darauf aufmerksam, daß man am besten das subkutane Fett nicht bis auf die Faszie ausschneidet, sondern daß eine dünne Lage von subkutanem Fett auf der Unterlage zurückbleiben soll, um das Festwachsen der Narbe auf der Unterlage zu verhüten. Die Naht muß selbstverständlich mit feinsten Nadeln und feinstem Nahtmaterial ausgeführt werden. Häufig sind einzelne subkutane Annäherungsnähte notwendig, um Taschenbildung zu vermeiden und ein exaktes Aneinanderlagern der dicken Wundränder zu sichern. Beim Anlegen dieser subkutanen Nähte verwendet man möglichst dünnes Katgut und darf den Faden beim Knüpfen nur ebenso weit anspannen, daß die Aneinanderlagerung erreicht ist, da auch durch solche subkutanen Nähte Störungen in der Ernährung eintreten können. Beim zu festen Zusammenziehen wird häufig flüssiges Fett, das die Wundheilung stört, aus den Wundrändern herausgepreßt.

Auf das Anlegen des Verbandes ist sehr viel Sorgfalt zu verwenden. Sehr zweckmäßig hat sich das Bestreichen der Wundränder mit Mastisol in etwas weiterer Umgebung gezeigt. Die Wunde selbst bleibt frei von Mastisolanstrich. Auf diese klebrig gemachte Haut wird dann ein Stück Köper, die rauhe Seite auf die Haut, ohne Druck aufgelegt. Durch das Verkleben der feinen Stoffhärchen mit der Haut wird, selbst wenn einmal an einer Stelle ein etwas stärkerer Zug eintreten sollte, dieser auf eine große Fläche übertragen. Ein solcher Verband ist Heftpflasterverbänden in Streifenform jedenfalls vorzuziehen.

Die Entfernung der Fäden geschieht zu verschiedenen Zeiten. Man kann schon nach 3—4 Tagen den größten Teil der Hautnähte entfernen. Der Rest bleibt etwa bis zum 7. Tage. Man muß die Entfernung natürlich so vornehmen, daß man zunächst nicht mehrere nebeneinanderliegende Fäden herausnimmt, sondern höchstens zwei nebeneinanderliegende und dann immer wieder einen bis zwei überspringt.

An der oberen Extremität sind am häufigsten die *Oberarme* befallen, und hier läßt sich auch am leichtesten die leider ja unumgängliche Narbe verbergen. Man entnimmt den unterhalb der Achselhöhle beginnenden, bis zur Ellenbeuge reichenden, langgestreckten, mit lanzenspitzenähnlichen Enden umschnittenen Lappen der Innenseite des Oberarmes im Sulcus bicipitalis int. verlaufend. Ehe man den Lappen umschneidet, hat man sich selbstverständlich genau darüber zu unterrichten, wie weit die beiden

Hautschnitte voneinander entfernt sein dürfen, ohne daß durch die folgende Naht eine Ernährungsstörung befürchtet werden muß. Praktisch kann man das am ehesten dadurch erreichen, daß man in der Längsrichtung der Extremität an verschiedenen Stellen eine Hautfalte unter mäßiger Spannung aufhebt und die Punkte, die beiderseits an der Basis der Falte gelegen sind, durch Einritzen mit dem Messer kennzeichnet. Die eigentlichen Schnitte führt man dann aber je nach der Entwicklung des subkutanen Fettgewebes etwa $^1/_2$—1 cm einwärts dieser gekennzeichneten Linie. Nachdem man so genau über die Schnittführung unterrichtet ist, wird noch einmal mit Aether und Alkohol gewaschen und die Haut jodiert. Dann werden am besten, unter Spannung der Haut, die Schnitte gleich in einem Zuge geführt. Man erzielt so am ehesten gerade Schnitte.

Andere gehen anders vor, z. B. A. Noël beginnt zunächst distal mit der Umschneidung, löst den ganzen Lappen los, hebt ihn auf und beginnt gleich mit der Naht. Dann wird wieder ein Teil des Lappens abgelöst und wieder genäht usw. Auf diese Weise kann die Breite des Hauptlappens dem jeweiligen Umfange der Extremität recht gut angepaßt werden. Aber die gerade Schnittführung ist schwieriger.

Die Entfernung des übermäßig entwickelten Subkutanfettes am *Bauch* ist unter „Hängebauch" ausführlich besprochen. Was dort über die Entfernung von Haut- und Subkutanfettgewebestreifen gesagt ist, gilt auch für die Operationen an anderen Körperstellen. So können an den *Hüften* und an den *Oberschenkeln* und *aus dem Gesäß* ganz erhebliche Mengen von Fett entfernt werden. Die Schnitte haben in der Regel in der Längsrichtung zu verlaufen bzw. sich vorhandenen Hautfalten anzupassen, da sie so die besten kosmetischen Resultate geben.

Für das *Gesäß* schlägt A. Noël ebenfalls senkrecht verlaufende Schnitte vor, und zwar etwa der Richtung des N. ischiadicus folgend und bis auf den Oberschenkel reichend. Bei sehr reichlicher Fettentwicklung entnimmt sie beiderseits aus zwei parallel verlaufenden, etwa 10—15 cm auseinanderliegenden Stellen Haut und Fett.

Bei *starker Fettentwicklung* um die *Knöchel* herum können ebenfalls mehrere Schnitte, die teilweise vor, teilweise hinter den Knöcheln gelegen sind, zur Ausschneidung von Haut und Subkutanfettgewebe dienen.

S. auch Hängebauch; Wadenplastik.

Fettsäureamide, s. Amide der Fettsäuren.

Fettschminken, s. Gesichtspflege; Schädigungen; Schminken.

Fettsucht. Die Fettsucht ist nicht nur ein die äußere Körperform außerordentlich beeinträchtigendes Leiden. Sie gibt auch durch das bei Fettleibigen vorkommende Reiben zweier Hautflächen aneinander und damit verbundene starke Transpiration Anlaß zu sogenannten intertriginösen Ekzemen, die sich namentlich in der Bauch- und Leistengegend, bei Frauen unterhalb der Brüste finden und sehr hartnäckig sind.

Wir unterscheiden die durch Überernährung zustande gekommene *Mastfettsucht* und die auf einer abnormen Erbanlage beruhende *konstitutionelle Fettsucht,* welche weitaus die Mehrzahl aller Fettsuchtsfälle darstellt. Die Anlage zur Fettsucht erstreckt sich auf den Hormonapparat, bestimmte nervöse Regulationsmechanismen, das fettspeichernde Bindegewebe und verschiedene, die Stoffwechselvorgänge regulierende Organe. Je größer der Anteil der Überfütterung und mangelnden Muskeltätigkeit an der Entstehung der Fettleibigkeit ist, desto besser sind die Aussichten einer Entfettungskur, die zunächst rein diätetisch sein wird. Aber auch die konstitutionelle Fettsucht pflegt meist mit einer Mast- und Faulheitsfettsucht kombiniert zu sein, die sich durch das gesteigerte Nahrungsbedürfnis infolge der krankhaften Fettspeicherungstendenz des Bindegewebes (Lipophilie) und die verminderte Bewegungstendenz erklärt. In allen Fällen von Fettleibigkeit hat also zunächst die „Bilanztherapie" einzusetzen, die eine Reduktion der Energiezufuhr und Steigerung der Energieabgabe bezweckt und deren genauere Durchführung am Schlusse dargestellt werden soll. Je größer der konstitutionelle Anteil der Fettsucht ist, desto mehr andere als diätetische Maßnahmen müssen angewendet werden.

Um die kalorische Unterernährung wirksamer zu gestalten, erhöhen wir die Verbrennungsgröße des Organismus durch erhöhte Muskelarbeit und durch Schilddrüsenpräparate. Der Ofen, den der menschliche Organismus darstellt, brennt gleichsam mit größerer Flamme, indem der Sauerstoffverbrauch erhöht wird (Steigerung des Grundumsatzes). Zu betonen ist, daß wir Schilddrüsenpräparate geben unabhängig davon, ob eine Insuffizienz der Schilddrüse vorliegt oder nicht, ferner daß diese Therapie immer mit einer Diätkur kombiniert sein muß, da sonst der gesteigerte Nahrungsbedarf automatisch durch Steigerung des Appetits befriedigt wird. Die Tatsache, daß die Tendenz des Bindegewebes zur Fettanhäufung mit einer solchen zu abnormer Wasserspeicherung einhergeht, führt uns zur Reduktion des Körpergewichts durch Verhinderung der Wasseransammlung im Bindegewebe. Es hat den Anschein, als ob dadurch auch die Neigung zu abnormer Assimilation und Fettspeicherung bekämpft würde, obwohl ein exakter Beweis dafür noch aussteht. Wir verfügen demnach die diätetische Einschränkung der Flüssigkeitszufuhr und des Kochsalzes in der Nahrung, einerseits um das Durstgefühl herabzusetzen, anderseits um entwässernd zu wirken, da das NaCl im Körper eine entsprechende Menge Wasser bindet. Die Fettleibigen müssen sich also das Vieltrinken von Wasser, Suppen, Tee oder Kaffee abgewöhnen, Alkohol ganz meiden. Die zur Zubereitung der Speisen erforderliche Menge Salz ist auf 2—4 g pro Tag zu beschränken und zur Geschmacksverbesserung eines der salzig schmeckenden kochsalzfreien Tafelsalze zu verwenden. Auch von salinischen Abführmitteln (Marienbader, Kissinger usw. Salzwässer) machen wir besonders in Fällen von gleichzeitiger Leberschwellung und Meteorismus Gebrauch.

Eine stoßweise Entwässerung erzielen wir durch Verwendung von quecksilberhaltigen Diureticis (Salyrgan oder Novurit, Neptal). Dabei sind alle Vorsichtsmaßregeln zu beachten, die bei Verordnung von Quecksilberkuren geboten sind. Man kann die Wirkung der Quecksilberdiuretica noch durch Säuerung des Organismus steigern und gibt zu diesem Zwecke nach Saxl und Erlsbacher Ammoniumchlorid in der Form der „Gelamontabletten" (der österreichischen Heilmittelstelle). Häufig läßt sich ein Wasserverlust und damit eine erhebliche Gewichtsabnahme in der Weise erzielen, daß eine größere Flüssigkeitsmenge, etwa $1^1/_2$ Liter dünner ungezuckerter Tee, früh nüchtern im Verlaufe $^1/_2$ Stunde getrunken wird. Dieser „Wasserstoß" kann zu überschießender Ausfuhr von Flüssigkeit führen.

Der nach einer energischen Entwässerung auftretende Gewichtsanstieg läßt sich sehr gut durch Thyreoidin bekämpfen, das neben seiner oxydationsfördernden Eigenschaft auch noch Wasser und Salz mobilisiert und zur Ausscheidung bringt.

Eine schwierige Aufgabe ist die Beseitigung der *lokalisierten* Lipomatose, des abnormen Fettansatzes an bestimmten Körperpartien. Hier muß zu der allgemeinen Gewichtsverminderung kunstgerechte Massage der betreffenden Körperabschnitte treten; lipomatöse Beine sollen außerdem tagsüber in elastischen Strümpfen stecken. Endlich kann auch die kosmetische Chirurgie bei der Exzision eines Fettbauches oder durch eine Mammaplastik Wertvolles leisten.

Zum Schlusse sei eine Standardentfettungskost angegeben, die ja nach der Individualität des Falles modifiziert werden kann. Sie besteht aus 300 g magerem Fleisch, in zubereitetem Zustande gewogen, 300 g Gemüse, 300—500 g Obst, 2 Semmeln à 40 g, 20—30 g Fett und 2—4 g Salz zur Zubereitung der Speisen. Maximale Einschränkung der Flüssigkeitszufuhr. Als Äquivalente können Wurst, Käse, Eier, Fisch, Kartoffel, Reis, Milch entsprechend berechnet gelten. Diese Diät enthält etwa 85 g Eiweiß und 85 g Kohlehydrate und annähernd 1100 Kalorien.

Namentlich in Fällen von arteriellem Hochdruck bei Fettleibigen wird man spezielle Karenztage einschalten, die in der Darreichung von 3/4 Liter Milch, Obst oder Kompott nach Belieben bestehen. Die angeführten entwässernden Maßnahmen haben mehr Aussicht auf Erfolg, wenn man dabei Bettruhe einhalten läßt.

S. auch Abmagerungsmittel; Ernährung; Glandula thyreoidea; Gymnastik und Sport; Hydro- und Balneotherapie; Schilddrüse; Innere Sekretion.

Fetttransplantation. Das Fett ist heute eines der Gewebe, die mit am häufigsten zu Transplantationen verwendet werden. Nicht nur zur Auspolsterung eingesunkener Oberflächenbezirke, z. B. im Gesicht, an der Brust, sondern auch zur Verhütung der Wiedervereinigung bzw. Vernarbung gewisser Gewebe wird es benützt. So hat man es (Lexer) besonders bei der traumatischen Epilepsie dazu verwandt, um nach Ausschneidung des Hirnnarbenbezirkes eine Wiederverwachsung des Hirns mit Knochen bzw. Hautbedeckung zu verhüten. Außerdem wurde freitransplantiertes Fett aus ähnlichen Gründen vielfach zur Einhüllung bzw. Einscheidung von Nerven, Gefäßnähten usw. benützt. Nach Lexer und anderen hat sich das freitransplantierte Fett auch in der Arthroplastik bewährt, wo es als Puffer zwischen die beiden neugebildeten Gelenkteile eingelegt wird. Das Fett ist nicht nur als reines Subkutanfettgewebe, sondern häufig auch zugleich mit dem oberflächlichen Fasziengewebe erfolgreich verpflanzt worden. Das freitransplantierte Fettgewebe behält verhältnismäßig lange seine natürliche Beschaffenheit. Da, wo es belastet oder gequetscht wird, verwandelt es sich in mehr oder weniger straffes Bindegewebe unter Schwund der Fettzellen. Die Technik der freien Fetttransplantation ist einfach. Die Lager von subkutanem Fettgewebe sind im Organismus in ausreichender Menge vorhanden. Braucht man keine allzu großen und dicken Stücke, so wird man das Fett aus dem Subkutangewebe der Wundnachbarschaft entnehmen. Braucht man große und dicke Stücke, die unter Umständen zu einer kosmetischen Schädigung der Entnahmestelle führen würden, so entnimmt man das Fett der Glutaeal- oder Oberschenkelgegend. Aus der letzteren wird es zweckmäßigerweise dann entnommen, wenn man gleichzeitig Faszie transplantieren will, die ja in Gestalt der Fascia lata in reichlicher Menge vorhanden ist.

S. auch Nervenleiden.

Fettweg Dr. Köster, homoeopathische Entfettungstabletten, enthalten nach Angabe Fucus vesicul., Phytolacca decandra, Radix Arnicae. (Dr. Köster & Co. G. m. b. H., Berlin.)

Feuermäler, s. Diathermie; Elektrolyse; Kromayerlampe; Massage; Pigmentierung.

Fibrokeratom, s. Fibrome.

Fibrolysin ist eine sterilisierte Lösung von Thiosinamin (s. dort) und Natriumsalizylat. Es kommt in den Handel in Ampullen von 2,3 ccm Inhalt mit 0,2 g Thiosinamin und etwa 0,14 g Natriumsalizylat. Wie Thiosinamin bei wuchernden, unschönen Narben und Keloiden. Als Einspritzung unter die Haut, in den Muskel und in die Vene. Alle 1—3—5 Tage eine ganze Ampulle, intravenös weniger. Die Einspritzungen unter die Haut sind meist schmerzlos. Die Zahl der Einspritzungen kann bis zu 50 Stück betragen. Es ist auch ein Fibrolysin-Guttaplast im Handel (s. Guttaplaste). (E. Merck, Darmstadt.)

S. auch Dermatitis papillaris; Elephantiasis; Fibrome; Keloide; Lidverletzungen; Narben; Sklerodermie; Verbrennungen.

Fibroma molluscum, s. Neurofibrome.

Fibrome oder Bindegewebsgeschwülste kommen als entstellende Leiden in verschiedenen Formen vor. Man unterscheidet pathologisch-anatomisch, ebenso wie chirurgisch harte und weiche Fibrome. Es sind angeborene, aber oft erst im späteren Leben in Erscheinung tretende Fehlbildungen der Haut. Eine Vergesellschaftung mit Lipomen ist beobachtet.

Nach der äußeren Form zerfallen sie in:

1. Glatte Fibrome: Es sind dies ganz kleine bis mandelgroße Geschwülstchen im Gesicht und am Körper. Sie entstehen allmählich und meist erst in dem dritten Lebensjahrzehnt, nehmen an Größe nach dem Alter hin zu. Viele treten erst vom fünfundzwanzigsten Jahr ab auf. Sie gehören in das Gebiet der Muttermäler oder Naevi. Oft läßt sich ein richtiger, von Naevuszellen gebildeter Naevus nicht von einem gleichgroßen und gleichgestalteten Fibrom, welches nur aus Bindegewebe besteht, unterscheiden. Haarentwicklung auf den Knötchen deutet auf Naevuszellstruktur. Manche sind braun pigmentiert.

2. Warzige und traubenförmige Fibrome: Für ihren Aufbau gilt dasselbe wie für die glatten Fibrome. Sie bestehen meistens aus flach erhabenen, sehr oft etwas überhängenden Geschwülstchen, klein bis mehrere Zentimeter im Durchmesser, rund oder oval und sind bis 1 cm hoch. Die Oberfläche ist in halbkugelige, tropfen- oder eiförmige Läppchen zerteilt, zwischen denen dunkel gewordene Hornschicht als Ausfüllung liegt. Die Follikelöffnungen sind oft erweitert und von Hornmassen ausgefüllt. Wo diese überwiegen, sind die warzigen Bildungen an ihrer Oberfläche grau, ähnlich senilen Warzen. Diese Bildungen sind oft stark pigmentiert.

3. Fibroma pendulum: Die kleineren sind hautfarbene, kaum sichtbare und wenig über die Umgebung erhabene Geschwülstchen oder etwas größere, wie kleine Anhänge über die Hautoberfläche hervortretende Hautzipfelchen. Diese beiden, von denen die letzteren an Zahl überwiegen, kommen nebeneinander an der dünnen faltigen Gesichtshaut (besonders Augenlider) und am Halse, zuweilen ihn wie eine Kette umsäumend, vor. Sie können vereinzelt, aber auch zu Dutzenden auftreten. Sie werden nie größer als stecknadelkopf- bis höchstens hanfkorngroß und gehen nicht in die größeren Formen über.

Die größeren Fibromata pendula sind wieder teils reine Fibrome, teils Lipofibrome, teils Naevuszelltumoren, bei ihnen kommen manchmal verhornte Zelleinlagerungen vor. Sind diese reichlich, so sind die Tumoren gelb, sonst eigentümlich dunkelgrau mit gelber oder rötlicher Sprenkelung, meist sind sie erbsengroß bis kirschgroß, länglich oder kugelig. Sie treten einzeln oder in geringer Zahl, mitunter auch in einer so großen Aussaat wie die ersterwähnten „kleinen Formen“ auf. Ganz große Fibromata pendula, bis zu mehreren Pfund schwer, sind lästig durch ihre Größe, auch wenn sie an verdeckten Stellen (Rücken, Genitale) sitzen (s. auch Neurofibrome.)

4. Neurofibrome, s. unter Neurofibrome und „RECKLINGHAUSENsche Krankheit".

5. Die verbreitetste Form der harten Fibrome sind die hypertrophischen Narben bzw. die Keloide (s. dort) (Narbengeschwülste, Wulstnarben). Zum Unterschiede von der gewöhnlichen Narbenbildung der Haut, bei der sich das zellreiche neue Bindegewebe allmählich wieder zurückbildet und, wenn auch nicht in seiner Anordnung, so doch in seiner Raumabmessung ungefähr den vorher vorhanden gewesenen Raum einnimmt, kommt es bei einer hypertrophischen oder Wulstnarbe zur ausgesprochenen Bindegewebswucherung. Bei dunklen Rassen sind Keloide häufiger. Man hat früher je nach der Entwicklung aus normalem (?) Gewebe „echte bzw. Spontankeloide" und bei Entwicklung aus einer Narbe „Narbenkeloide" unterscheiden wollen. Diese Unterscheidung ist an sich wohl überflüssig und nicht immer durchführbar, da man nie eine oberflächliche vorausgegangene Verletzung ausschließen kann. Die sogenannten echten bzw. Spontankeloide sind mehr bandartig und zeigen an ihren Randabschnitten nicht so selten scherenförmige, in das gesunde Gewebe übergreifende Ausläufer. Diesen verdanken sie den Namen (χηλή = Krebsschere). Ihre Oberfläche ist in der Regel von feinen Gefäßen durchzogen, ihr Sitz in über der Hälfte der Fälle die vordere Brusthaut, besonders in der Nähe des Manubrium sterni, aber auch Oberarm und Rücken, sogenannte Spontankeloide kommen im Gesicht, an Handtellern und Fußsohlen kaum zur Beobachtung. Hier können sie für Frauen besonders störend sein, sie sind gelegentlich schmerzhaft. Das auf einer nachweisbaren Verletzung sich entwickelnde Narbenkeloid ist eine bläulichrote, Erbsen- bis Bohnengröße erreichende, oft bis 1 cm die Hautoberfläche überragende, scharf abgrenzbare Geschwulst. Bisweilen durch Schmerzen, häufiger durch sein Aussehen störend, kann man es entsprechend seiner Entstehungsursache überall finden. Doch neigen nicht alle Körperstellen eines Keloidträgers gleich stark zur Keloidbildung, bei entsprechendem Sitz führt das Narbenkeloid mitunter auch zu funktionellen Störungen. In Gegenden, wo noch Ohrringlöcher gestochen werden, trifft man es zuweilen an beiden Ohrläppchen, im Gesicht kann es im Anschluß an Aknepusteln, nach Entfernung von Haaren durch Elektrolyse oder Diathermie, nach oberflächlichen Ätzungen, Verbrennungen, am Halse nach chirurgischer Entfernung tuberkulöser Drüsen, an den Oberarmen nach Pockenimpfung erscheinen. Selten ist eine allgemeine Keloidosis am Körper in Form vieler scheinbar von allein entstandenen kleineren und größeren Geschwülsten, wie das bei Tuberkulösen einmal vorkommt.

6. Das Fibrokeratom (UNNA) ist eine harte, spitze, auf dünnem Stiel aufsitzende Geschwulst am Augenlid, an der Nase, einer papillären Warze, auch einem kleinen Hauthorn ähnlich. Es besteht aus sehr langen Bindegewebspapillen, die von verhorntem Epithel bedeckt sind. Das Gebilde kann zentimeterlang werden.

Bei der *Behandlung* der glatten Fibrome sind vereinzelte größere für die Entfernung günstiger als massenhaft kleinere. Während man jene herausschneidet, ist für diese die Kaltkaustik zu empfehlen. Man sticht mit der spitzen Elektrode bis zur Hautoberfläche in das Fibrömchen ein, verschorft es, indem man die Nadel nach allen Richtungen führt. Nach 10—14 Tagen fallen die Schorfe ab.

Bei Entfernung der der Hautoberfläche kalottenförmig aufsitzenden warzigen, traubenförmigen Fibrome sind Narben unvermeidbar; Aufgabe der Kosmetik ist es, diese möglichst unauffällig zu gestalten, sorgsame Naht nach dem Herausschneiden. Bei der Neigung der Narbe, hypertrophisch zu werden, ist eine prophylaktische Röntgen- oder Radiumbestrahlung angebracht

Besonders unauffällige Narben erzielt man bei Anwendung der protrahierten Elektrolyse: Verteilung auf 8—20 Sitzungen unter Verwendung schwächster Stromstärken: Zwischenräume zwischen den einzelnen Sitzungen ungefähr 14 Tage. Wenig geübt werden die Ätzmethoden, obwohl man bei Vertrautheit mit der Technik hiermit kosmetisch recht gute Ergebnisse erzielen kann. Als Ätzmittel kommen in Frage: konz. Trichloressigsäure und Acid. carbol. liquefact. Man läßt die Ätzflüssigkeit nur 1—2 Minuten auf das Fibrom einwirken, bei kleineren in einem aufgesetzten Glasröhrchen, und entfernt sie dann bei Verwendung von Trichloressigsäure durch Aufsaugen mittels Watte und Abwischen und bei Verwendung von Acid. carbol. liquefact. durch Neutralisation des Phenols mittels absoluten Alkohols. Die Umgebung ist durch Zinkpasta abzudecken. Meist ist eine mehrmalige Ätzung in Zwischenräumen von 10—14 Tagen erforderlich. Die Behandlung der Neurofibrome s. unter Neurofibrome.

Die kleinen „Fibromata pendula" knipst man mit feiner gebogener Schere ab, es blutet wenig und ist, bei dem Mangel von Gefühlsnerven in diesen kleinen Bildungen, kaum schmerzhaft. Der Schorf fällt in 8—14 Tagen ab. Rückfälle an derselben Stelle kommen nicht vor. Auch die größeren hängenden Fibrome trägt man nach Infiltration des Stiels mit krummer Schere ab und stillt die Blutung durch Aufdrücken eines Tupfers oder Abtupfen mit Eisenchloridlösung mittels eines spitzen, mit dünner Watte umwickelten Stäbchens. Die Elektrolyse eignet sich ebenso zur Zerstörung, ist aber schmerzhafter. Bei vereinzelten gestielten kleinen Fibromen kann die einfache Laienmethode des Abbindens ebenso zweckmäßig sein. Die Geschwülstchen trocknen durch Unterbrechung der Blutzufuhr ein und fallen ab.

Die Behandlung der Keloide kann deshalb nicht im einfachen Herausschneiden bestehen, weil man bei der Neigung solcher Personen zur Fibrombildung dadurch nur ein neues und schlimmeres Keloid schaffen würde. Ebenfalls nur wenig und selten nützt die oft empfohlene Fibrolysin- (Merck) Einspritzung (alle 2—3 Tage 1 Ampulle) oder Thiosinamin (15%ige alkoholische Lösung nach HEBRA oder 10%ige wässerige Glyzerin-Thiosinamin-Lösung nach DUCLAUX) in das Keloid oder das Auflegen von Thiosinamin-Guttaplast oder Einspritzung mit 1—3%iger Kochsalzlösung. Nach neueren Erfahrungen bringen Pepsin-Salzsäure- oder Pepsin-Bor-Umschläge

Rp. Pepsin (WITTE)	1,0	oder	
Acid. boric...............	3,0	Acid. hydrochloric.	0,5
		Aq. dest.............	ad 100,0

bei monatelanger Anwendung im Verein mit Einmassieren und Verband mit Bor-Pepsin-Salbe

Rp. Pepsini.............	1,0
Acid. boric.	3,0
Vaselini	ad 100,0

auch Pepsin-Salzsäure-Pflaster (Beiersdorf) oder iontophoretische Zuführung von 2% Jodkalium (10—20 Milliampère, Kathode, 10') günstigere Ergebnisse. JEANSELME und GIRAUDEAU empfehlen neuerdings wieder die von RANEFFT angegebene Elektrolyse. Gute Resultate erzielt man ebenso durch Röntgen ($^2/_3$ E. D. oder $^1/_3$ E. D. bei 3 mm Al.-Filter), besonders nach voraufgegangener CO_2-Erfrierung (20 oder 10"). Kurzfristige Sitzungen, die etwa 8 Wochen und länger auseinanderliegen, sind angebracht. Hat man Radium zur Verfügung, so ist es, hinreichend gefiltert, das Mittel der Wahl. In der überwiegenden Zahl aller Fälle führt nach FUHS (Med. Klinik 1934, Nr. 5, S. 160) die ausschließliche Radiumbestrahlung zu kosmetisch befriedigenden Ergebnissen. Flachere, nur mäßig über die Hautoberfläche vorspringende Keloide, nicht über 5 mm, werden ausschließlich mit Radium bestrahlt. Höhere und gegen die Bestrahlung widerstandsfähigere Formen kann man chirurgisch und mit Radium gleichzeitig angehen, indem man sie entweder herausschneidet und exakt näht, oder besser zunächst mit dem Skalpell oder Thierschmesser flach abträgt, nicht mit der elektrischen Schlinge, unmittelbar darnach die Radiumbehandlung als Kontaktbestrahlung mit Plattenträgern folgen läßt (3—5 mgeh β- und γ-Strahlen, bzw. 8—12 mgeh γ-Strahlen) (mgeh = Milligrammelementstunde) bei ausgedehnten oder mit Dominiciröhrchen (20—40 mgeh β- und γ-Strahlen, bzw. 50—100 mgeh γ-Strahlen): bei schmäleren und längeren fibrösen Wucherungen in Pausen von 2—4 Wochen und darüber während der ersten 6—8 Bestrahlungen. Die Behandlungsdauer kann bis zu zwei Jahren betragen, sie richtet sich nach der Ansprechbarkeit des Keloids, an sich sprechen die hypertrophischen Narben besser an als die sogenannten Spontankeloide. Spätschädigungen sind tunlichst zu vermeiden und auftretende Teleangiektasien mit der Elektrokoagulationsnadel zu beseitigen. Der endgültige kosmetische Erfolg kann durch Überdeckung der durch die Bestrahlung abgeflachten Keloide mit hautfarbenen Pudern oder Fettschminken erhöht werden. Jedenfalls ist Vorsicht und größte persönliche Erfahrung notwendig.

Um die Zahl der Sitzungen herabzusetzen, kann man das Keloid auch dadurch abzuflachen suchen, daß man es vorher „drainiert“. Nach Einspritzung von 2% Novocain-Suprarenin-Lösung werden im Bereich des Keloids zahlreiche, in 1% Oxyzyanatlösung aufbewahrte dicke Seidenfäden durch das fibröse Gewebe gezogen; die einzelnen Fäden sollen einen Abstand von etwa 1 cm voneinander haben, der Eingriff muß unter streng aseptischen Kautelen vorgenommen werden. Die Fäden bleiben 10—14 Tage liegen; alle 3 Tage wird ein Verbandwechsel vorgenommen und hierbei das Fadenende, sofern es verkrustet ist, etwas gekürzt. Die Fäden haben eine dochtartige, drainierende Wirkung. Nach 3—4maliger Wiederholung dieses Verfahrens gelingt es, eine Verkleinerung der Geschwulst zu erzielen; die bedeckende Haut runzelt sich, das fibröse Gewebe wird weicher und eindrückbar. Allein mit dieser Methode kann man kein Keloid zur völligen Rückbildung bringen; als vorbereitender Eingriff dagegen leistet sie ebenso wie die von KROMAYER angegebene „subepidermoidale Exzision der Keloidmassen“ gute Dienste. Nach der Angabe dieses Autors wird das Keloid mit einem Zylindermesser von 3—4 mm Durchmesser senkrecht durchstanzt, und zwar durch seine ganze Dicke hindurch bis ins subkutane Gewebe hinein. Der ausgestanzte Hautzylinder wird an der Grenze des subkutanen Gewebes mit der Schere abgeschnitten. Derartige Stanzöffnungen legt man in Abständen von 2—3 mm auf der ganzen Oberfläche des Keloids an, so daß das Keloid siebartig durchbohrt ist. Nun schiebt man dicht unter der Epidermis ein feines Skalpell von einer Stanzöffnung zur anderen hindurch und trennt durch parallel der Epidermis geführte Schnitte diese von dem eigentlichen Tumor des Keloids, der alsdann mit Pinzette, Schere und Messer aus seinen Verbindungen mit dem subkutanen Gewebe gelöst und zerstückelt aus den Stanzöffnungen herausgeholt wird. Die siebartig durchlöcherte Epidermis legt sich gleich einem THIERSchen Transplantationslappen auf das subkutane Gewebe, das von den Rändern der Stanzöffnung aus rasch unter Schorf epithelisiert wird. Nach dieser Heilung unter Schorf wird nunmehr die physikalische Behandlung mit Licht und Radium angewandt, um eine Wiederkehr des Keloids im Keime zu ersticken.

S. auch Geschwülste; Mundhöhle; Narben; Nase; Neurofibrome.

Fibula, s. Naht.

Fichtenharz, Resina Pini, ist am Stamm eingetrockneter Saft (Terpentin). Besonders helle Harzsorten sind geschätzt, z. B. W. W.-Harz usw. Fichtenharz enthält stets größere Mengen verharzten Terpentinöls. Von dunkleren Harzsorten kommt dem

Kolophonium Interesse zu. Kolophonium ist der bei der trockenen Destillation des Terpentinöles in der Blase verbleibende Rückstand (enthält etwa 3% Terpentinöl).

Weißes Pech, Pix alba, Pix burgundica, ist der bei der Wasserdampfdestillation des Terpentinöles in der Blase verbleibende, trübe, weißliche Rückstand. Ein analoges Produkt kann auch aus Kolophonium durch Kochen mit Wasser erhalten werden, auch aus dem weißen Pech erhält man durch Erhitzen bis zur Verjagung des Wassers kolophoniumähnliche, transparente, dunkelgefärbte Massen. Fichtenharz, Kolophonium und weißes Pech werden in der Pflasterfabrikation benützt, auch als Zusatz zu Haarpomaden, zur Herstellung von Harzseifen bzw. harzhaltigen Seifen usw.

Fichtennadelextrakt. Wird als Badezusatz usw. verwendet. Herstellung wie folgt: Die jungen Sprossen verschiedener Pinusarten oder die Nadeln von Pinus silvestris (Kiefer) werden mit der 5fachen Menge siedenden Wassers übergossen. Man läßt 12 Stunden stehen, preßt ab und dampft bei mäßiger Wärme zu dünner Extraktkonsistenz ein. Dem erkalteten Extrakt wird unter Umrühren etwas Fichtennadelöl zugesetzt. Auf ein Vollbad rechnet man 250 g dieses Extrakts (s. Badezusätze).

Fichtennadelöl verschiedener Provenienz (Oleum Pini). Verschiedene Sorten des Handels, wie Oleum Pini silvestris, Oleum Pini Pumilionis, Oleum Piceae u. a., werden zur Aromatisierung von Badezusätzen (Koniferenbäder), zu Zerstäuberflüssigkeiten u. dgl. benützt (Tannenduft).

Filarien, s. Elephantiasis; Tropen.

Filiforme Dusche, Douche filiforme, besteht in der Anwendung eines Wasserstrahls von $^1/_2$, 1 oder $1^1/_4$ mm Durchmesser und wechselnder Temperatur, der unter einem Druck von 5—12 Atm. herausgeschleudert wird, und zwar wird dieser Druck durch Preßluft, Kohlensäure, Stickstoff oder Sauerstoff erzeugt.

Der Gedanke, bestimmte Hautleiden mit der filiformen Dusche zu behandeln, stammt von Dr. VEYRIERES-La Bourboule.

Von 1902—1922 kam in der Abteilung von Dr. BROCQ, dann bis 1928 in der Abteilung von Dr. HUDELO im Hospital St. Louis die filiforme Dusche zur Anwendung, aber da die Apparate unförmig, geräuschvoll und unzweckmäßig waren, sah sich das Ehepaar NOËL veranlaßt, durch die Firma Testu eine Apparatur herstellen zu lassen, die allen Anforderungen genügt.

Die Apparatur (s. Abb.):

Ein außerordentlich starkwandiger Metallzylinder, der 20 Liter Wasser von der gewünschten Temperatur faßt, steht in Verbindung mit einem Behälter (*R*), der mit Preßluft oder einem anderen Gas — je nach dem Lande, wo der Apparat angewandt wird — gefüllt ist. Drei Manometer zeigen an: den Druck im

Behälter (*C*), den für die Dusche gewünschten Druck (*M*), den Druck im Absperrmanometer (*D*). Ein Sicherheitsventil (*S*) ist vorhanden.

Der Zylinder ist auf eine Beanspruchung von 35 Atm. geprüft, die aber nie benötigt wird. Die Auffüllung geschieht durch eine besondere Öffnung (*B*) mittels Kannen (wobei man die Temperatur mit Hilfe des Thermometers reguliert) oder durch ein Rohr, welches den Apparat mit einem Wassererhitzer verbindet.

Bei Anwendung von Kohlensäure sinkt die Temperatur in einigen Augenblicken um 10°, um dann konstant zu bleiben. Diese Abkühlung ist also zu berücksichtigen, indem man das Wasser auf einen Wärmegrad bringt, der um 10° höher als der gewünschte liegt.

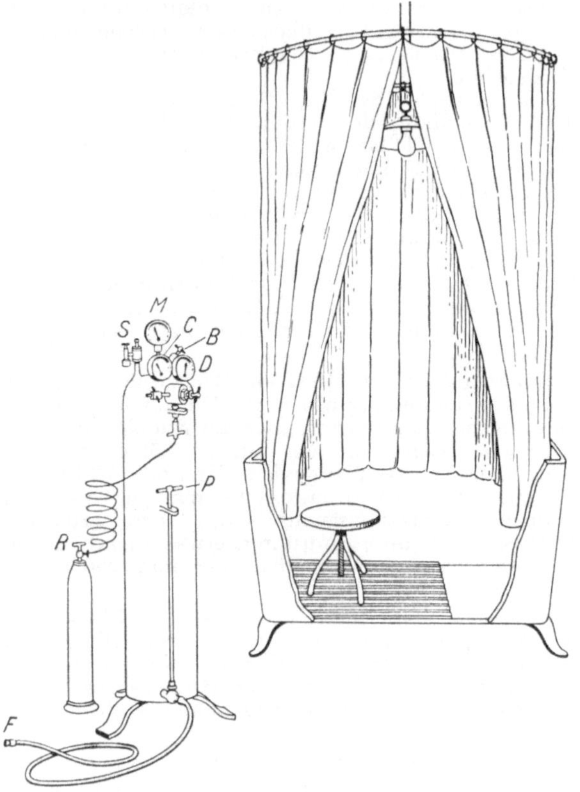

Abb. 1.

Im unteren Teil des Zylinders befindet sich ein Griff (*P*), mittels dessen man die Dusche in Betrieb setzt, wobei dann das Wasser durch ein kleines Kupfermundstück (*F*) austritt, in dem ein Einsatz angebracht ist, der das Kaliber des Wasserstrahls bestimmt.

Außer dieser Apparatur, die mit Behälter und Kasten 70 kg wiegt, gibt es tragbare Apparate mit einem Behälter für 4 Liter Wasser im Gewichte von 17 kg.

Aufstellung: Man kann die Dusche aufstellen:

1. In einem gekachelten Raum. Der Pat. sitzt auf einem Drehschemel; die Füße sind abgewandt und ruhen auf einem Holzrost, um Einnässen der Schuhe zu vermeiden.

2. In einer Badewanne, in welcher der Pat. sitzt. In die Wanne reichen Gummivorhänge hinein, um Verspritzung von Wasser im Raum zu verhindern.

3. In einer Zimmerecke, einfachstes Vorgehen, welches jedem Praktiker ermöglicht, die filiforme Dusche anzuwenden. Der Pat. sitzt innerhalb eines Zinkgefäßes, welches der Form der Zimmerecke angepaßt ist; in dieses reichen Gumivorhänge hinein. Ist kein Abfluß vorhanden, so entfernt man das Wasser mittels eines Hebers. Nach beendeter Behandlung wird der Behälter entleert.

Bekleidung: Wenn der Arzt geschickt ist und den Wasserstrahl zu richten versteht, ist ein Gummimantel für ihn überflüssig. Der Pat. bekommt als Schutzkleidung 1. ein Tuch um den Hals, das vorne zusammengelegt wird, wenn es sich um eine Gesichtsdusche handelt; 2. eine Gummipelerine, hinten geschlossen, welche die Füße bedeckt; 3. einen kleinen Gummiumhang, der dem Halstuch eng anliegen muß; 4. eine Badehaube zum Schutz der Haare.

Nach dieser Vorbereitung kann der Pat. die eleganteste Kleidung ruhig anbehalten, ohne daß diese naß wird. Hat man eine Hautstelle am Rücken oder an den unteren Körperbezirken zu behandeln, so läßt man den Kranken sich ganz auskleiden und stellt ihm einen Bademantel und Sandalen zur Verfügung.

Wirkungsweise: Mit der Fadenstrahldusche, die als „Wasserkürette" bezeichnet werden kann (NOËL), bezweckt man eine Abstoßung erkrankter Gewebspartien. Die filiforme Dusche, gewissermaßen eine „intelligente Kürette" (VEYRIERES), zerstört in elektiver Weise schlechtes Gewebe und fördert dessen Erneuerung, ohne im allgemeinen die geringste Narbe zu hinterlassen, bietet also überraschende Vorzüge.

Vorgehen: Während der ersten Sitzung muß man vorsichtig sein, um das Vertrauen des Kranken zu gewinnen; dann kann man den erforderlichen Druck rasch erreichen. Die Erfahrung lehrt die zweckmäßige Variierung der verschiedenen Faktoren: Wärme, Druck und Anwendungsdauer. Der Wasserstrahl kann von $^1/_2$—$1^1/_4$ mm Kaliber abgestuft werden; er wird in einem Abstand von 15—20 cm gewöhnlich senkrecht auf die Hautoberfläche gerichtet. Es empfiehlt sich, die linke Hand leicht auf den Kopf des Pat. zu legen, um ihn bei der Gesichtsdusche leicht drehen zu können.

Die Wärme wechselt zwischen 35 und 50°, spielt aber keine wesentliche Rolle bei der Behandlung, sondern vielmehr der Druck.

Dieser schwankt zwischen 5 und 10 Atm., selten darüber. In allen Fällen steigert man — nach zunächst geringer Intensität, die schockartig die Hautoberfläche etwas betäubt — so weit, daß die erkrankten Gewebspartien rücksichtslos entfernt werden, da dies für den Erfolg der Behandlung erforderlich ist.

Dauer: Die Sitzungen wechseln in ihrer Dauer je nach dem Zustand der Pat., deren Nervosität und Ermüdung, welche im Anschluß an die vorhergehende Behandlung aufgetreten ist und übrigens nicht erheblich zu sein pflegt. Im allgemeinen nimmt man eine Behandlung 2—10 Minuten lang vor. Die Dauer der Einwirkung auf jeden Punkt darf nur einige Sekunden betragen und soll von einer sehr kurzen Pause gefolgt werden, die man bei ungeduldigen Kranken verlängern muß. Das Vertrauen des Pat. trägt sehr stark dazu bei, die Sitzungen verlängern zu können, um die Gesamtdauer der Behandlung möglichst abzukürzen.

Reaktion: Die Dusche führt zu einer Abstoßung des kranken Gewebes, die stets von einer ganz umschriebenen und rasch zu stillenden Blutung begleitet ist. Ein Verband ist nicht erforderlich, sondern man läßt die austretende seröse Flüssigkeit durch Auflegen einer sterilen Kompresse aufsaugen. Am nächsten Tage zeigt sich eine dünne Krustenbildung, die man am Morgen und Abend mit Aether oder Campherspiritus abwäscht und dann mit Talcum pudert. Salben und Wasser sind zu vermeiden. Die Kruste fällt etwa am 6. Tag ab, es zeigen sich rote Streifen, die allmählich abblassen, um dann ganz zu verschwinden.

Anwendungsgebiet: Die Fadenstrahldusche ist ein Behandlungsmittel der Wahl für umschriebenen *Pruritus mit Lichenifikation:* a) umschriebenen Pruritus, b) kleine neurodermitische Bezirke, die bis ins Gesunde kürettiert werden müssen und dann in einer oder zwei Sitzungen abheilen können, c) ausgedehnte *Neurodermitis*, die eine größere Zahl von Sitzungen erfordert. Aber etwa nach der vierten Behandlung läßt der Juckreiz nach oder ist geschwunden; Fälle von Pruritus, die 10, 20, selbst 30 Jahre lang jeder Behandlung getrotzt hatten, sind durch die Dusche geheilt worden (Strahl von 1 oder 1/2 mm, je nach der Ausdehnung des Herdes, Druck von 8—10, unter Umständen 12 Atm., Temperatur bis zur Grenze der Verträglichkeit. *Generalisierter Pruritus* reagiert mitunter gut auf allgemeine sorgfältige Duschenanwendung, wobei überall Dermographismus auftritt [Strahl von 1 1/4 mm]. Mitunter tritt scheinbar schnelle Heilung ein, aber nach einigen Tagen ist der frühere Zustand wieder da, so daß man nur von einer — immerhin wesentlichen — Besserung reden kann.

An unbedeckten Körperstellen ist kein Verband anzulegen; bekleidete Körperstellen sind mit Mullkompresse und Binde zu bedecken, aber sobald wie möglich der Luft auszusetzen.

Akne: a) Bei der juvenilen Akne und bei Seborrhoe werden die erkrankten Hautanteile durch die Kürettewirkung der Dusche schnell beseitigt, ohne das benachbarte Gewebe zu verletzen. Die Hautporen ziehen sich zusammen, die Seborrhoe vermindert sich (Strahl von 1 mm, Temperatur 45°, Druck von 8—10 Atm.). Vor Anwendung der Dusche empfiehlt es sich, alle Mitesser sorgfältig zu eröffnen; die so geleerten Follikel werden durch den Strahl vollkommen gesäubert, oft auch exkoriiert, was zur Verödung der Talgdrüsen führt. — Nach erfolgter Heilung ist von Zeit zu Zeit eine Reinigung der Haut durch Beduschen mit 8—10 Atm. Druck anzuraten. b) Die miliare Akne und die *Rosacea* werden in milder Weise in kleinen Abschnitten behandelt, wobei man die Ablösung größerer Hautfetzen, deren Vernarbung längere Zeit beanspruchen würde, vermeiden soll. Die Gefäße sollen aber zum Aufplatzen gebracht werden (Strahl von 1/2 mm, Druck 6 Atm., Temperatur unwesentlich).

Kongestionszustände reagieren gut auf Duschenbehandlung, die anfangs halbwöchentlich, dann wöchentlich und schließlich monatlich ausgeführt wird, und zwar ohne daß eine Exkoriation auftritt; man soll nur eine intensive Blutüberfüllung hervorrufen (Strahl von 1 1/4 mm, Druck 8 Atm., Temperatur 45°). Die Vorstadien der Rosacea, die durch hochgradige *Gesichtsröte* nach den Mahlzeiten oder bei Temperaturwechsel gekennzeichnet sind, gehen zurück und verschwinden bei sorgfältiger Duschenbehandlung.

Sykosis wird ebenfalls durch die Dusche gut beeinflußt.

Die Dusche ist eine Behandlungsmethode, die den bisher bekannten auch für folgende Erkrankungen gleichwertig ist:

Lichen planus, chronische Ekzeme und Parakeratosen, kleine Herde von *Lupus vulgaris* und *Lupus erythematodes*, kleine Naevi, Keloide usw.

In kosmetischer Hinsicht reinigt sie in ausgezeichneter Weise die Haut, unterdrückt oder vermindert die Seborrhoe und verengert die Hautporen. Sie bewirkt eine umschriebene Hautmassage, die der von Hand bewirkten (schlechter zu lokalisierenden) überlegen ist; sie fördert den Blutumlauf und unterdrückt Kongestionszustände des Gesichtes.

Filmogen, s. Collosin.

Finger, toter, s. Psyche; Raynaud.

Fingerkuppe, fehlende, wird so ersetzt, daß man die Zehenkuppe der 2. Zehe samt Nagel frei transplantiert (NICOLADONI), für den Daumen ist die große Zehe zu nehmen. — In ähnlicher Weise ist bei Verunstaltungen der Fingerspitzen vorzugehen, nachdem man die Narben exzidiert hat.

Fingerlutschen, s. Kindesalter; Nagelpflege.

Finnenkrankheit, s. Diathermie.

Finsen, s. Kromayerlampe; Lichtbehandlung; Tuberkulose der Haut.

Firnisse, s. Hautfirnisse; Pharmakologie; Schädigungen.

Fischleim, Hausenblase, Ichthyocolla. Unter diesem Namen wird die zubereitete Blase des Störs und anderer Fische verwendet. Kommt in dünnen Platten in den Handel, die in Wasser rasch erweichen und fast vollständig darin löslich sind. Man weicht 43 g Hausenblase in 375 g kaltem Wasser ein und löst das Ganze nach zirka 6 Stunden durch Erwärmen. Nach dem Erkalten gibt man 125 g Alkohol hinzu. Als Klebemittel, besonders zur Bereitung von englischem Heftpflaster.

Fischschuppenkrankheit, s. Ichthyosis vulgaris.

Fischsilber (Orientessenz) wird aus den Schuppen besonderer Weißfischarten (Alburnus, Lucidus, Atherina, Presbyter u. a.) gewonnen. Im Handel unter dem Namen Essence d'Orient in Form einer Aufschwemmung der Schuppenteilchen in Aceton, gleichzeitig etwa 1% Pyroxylin (Schießbaumwolle) enthaltend. Beim Stehen setzen sich die Fischsilberteilchen zu Boden, beim Schütteln entsteht aber eine homogene, perlmutterartig glänzende Flüssigkeit, die etwa 20% Fischsilber suspendiert enthält. Fischsilber wird kosmetisch zur Herstellung perlmutterglänzender Nagellacke verwendet, die Versuche, es auch zur Herstellung von Hautcremes zu verwenden, waren nicht zufriedenstellend.

Fissan ist eine Pulversubstanz, die aus Milcheiweiß (Kasein), Diatomeen und einem bestimmten Kieselsäurederivat, einem basischen Siliciumfluorid besteht. Letzteres kann große Mengen Wasser aufnehmen, ohne zu verklumpen und feucht zu werden. Es hat außerdem eine außerordentliche Oberfläche, 150 qm pro Gramm. Sehr leicht: das Raumvolumen eines Kilogramms beträgt 20 Liter. Reizloses Hautpflegemittel. Besonders geeignet zur Trockenlegung feuchter Hautflächen. Wird auch bei Ekzemen und anderen entzündlichen Hautleiden verwendet. Es ist erhältlich als Fissan-Schüttelmixtur, als Fissan-Öl in einer sich nicht zersetzenden Ölemulsion, als Fissan-Kinder- und Wundpuder, Fissan-Schweißpuder, der einen besonders hohen Gehalt an Diatomeen hat, als Fissan-Pasta, die kein Vaselin enthält und eine Milcheiweiß-Fettemulsion darstellt. (Deutsche Milchwerke A. G., Zwingenberg, Hessen.) (S. auch Fy-Yasta; Sonnenlichtschädigungen.)

Fissanal (Fissuranal) enthält Diacetylamidoazotoluol, Papaverin, Anaesthesin, Extr. Belladonnae, Aqua Hamamelidis. Bei Pruritus, Fissura ani usw. (Österreichische Heilmittelstelle, Wien.)

Fistula auris congenita, s. Ohrmuschel.

Fixationsschiene, s. Zahnfleisch.

Fixativ, s. Haarpflege.

Fixin ist gekörntes Aluminiumlaktat. Als Adstringens.

Flavicid, ein Acridinfarbstoff, ist 2,7-Dimethyl-3-dimethylamino-6-amino-10-methylacridiniumchlorid. Rotbraunes Pulver, leicht löslich mit rötlichgelber Farbe in Wasser und in Alkohol. Stärker verdünnte

Lösungen schillern grün. Die wässerigen Lösungen schmecken bitter und schäumen stark beim Schütteln. In wässerigen Lösungen 1 : 5000, unter Umständen auch stärker bis 1 : 100 zu desinfizierenden Umschlägen bei Furunkulose, Pyodermien und Pilzkrankheiten, Ekzemen usw. Als 2%iges Streupulver, als Salben, 1—2%ige alkoholische Lösungen zu Pinselungen.

Flavicidresorbin ist Resorbin mit 1% Flavicid. (I. G. Farbenindustrie A. G., Leverkusen a. Rh.)

Flechte, scherende, s. Trichophytie.

Fleckentfernung beim Haarfärben, s. Haarfarben, Fleckentfernung.

Flexoresine sind Kondensationsprodukte von Methylcumarin mit Polyterpenen. Flüssig-zähe oder harzige Massen. Für Pflaster, Pomaden usw.

Fliederblütenöl (Oleum Syringae). Was unter diesem Namen im Handel anzutreffen ist, sind Kunstprodukte. Natürliches Fliederblütenöl existiert nicht.

S. Parfum.

Terpineol	450 g	Canangaöl, Java	50 g
Ylang-Ylangöl	50 „	Ketonmoschus	7,5 „
Rosenöl künstl.	100 „	Heliotropin	50 „
Benzylacetat	50 „	Bromstyrol	15 „
Neroliöl Bigarade	30 „	Hydroxycitronellal	50 „

Fliederhaarwasser, s. Haarwässer.

Flohsamen, s. Psylliumsamen.

Floraform ist ein wohlriechendes Formaldehyd-Seifen-Präparat, das in entsprechender Verdünnung als Antisepticum für die Körperpflege der Frau Anwendung finden soll. Auch als Creme im Handel. („Oemeta“, Chemische Werke G. m. b. H., Berlin W 15.)

Florentiner Lack, ein Tonerdelack des Karmins oder des Rotholzfarbstoffes. Wird als Schminkefarbe verwendet (Lippenstifte usw.).

Floridawasser ist ein Toilettewasser.

I.		II.	
Ceylon-Zimtöl	0.9	Cassiaöl	1,8
Petitgrainöl	50,0	Nelkenöl	0,3
Lavendelöl	45,0	Lavendelöl	50,0
Bergamottöl	30,0	Zitronenöl	10,0
Zitronenöl	15,0	Benzoetinktur	50,0
Iristinktur	70,0	Iristinktur	40,0
Benzoetinktur	40,0	Alkohol	3.000,0
Tonkatinktur	180,0	Wasser	1.000,0
Alkohol	3.000,0		
Wasser	1.000,0		

Flügelfell (Pterygium). Ungefähr dreieckiger Fortsatz der Bindehaut, der von innen oder außen auf die Hornhaut zieht. Ätiologischer Zusammenhang mit der Pinguecula. Bei progressiven Fällen ist die Spitze sulzig verdickt, bei stationären nicht. Ein ähnliches Bild entsteht durch Hinüberziehen der Bindehaut auf die Hornhaut infolge eines vernarbenden peripheren Geschwürs und besonders bei Keratitis marginalis superficialis, sogenanntes *Pseudopterygium.*

Die Operation besteht in sorgfältiger Abtragung des auf der Hornhaut liegenden Teiles bis in die durchsichtige Hornhautschicht, Glättung des Grundes; darnach Unterminierung des benachbarten Bindehautteiles in Form eines Dreieckes. Das letztere wird entweder exzidiert oder nach schief oben oder schief unten vernäht oder umgeschlagen peripherwärts unter die Bindehaut genäht. Wichtig ist exakte Naht der Bindehaut, da das freie Überhäuten lange Zeit in Anspruch nimmt. Die beim Pterygium meist verstrichene Plica semilunaris kann man durch eine Faltenbildung mittels einer Naht wiederherstellen (Stoewer).

Bei dem Pseudopterygium genügt, wenn es über dem Limbus hohl liegt, einfache Durchtrennung, da es sich dann zurückzieht; sonst muß es abgetragen werden (bei Verdünnung der Hornhaut gefährlich, daher zu unterlassen).

Fluide sind meist transparente Liquida, die ziemliche Mengen Glyzerin enthalten, oft auch schleimige Bestandteile. Indes kann man auch flüssige Emulsionen hierher zählen, besonders solche, die mit Schleimen oder Fluidkörpern kombiniert wurden. Die Fluide sind also Kosmetica, die ihrem Charakter nach nicht scharf von anderen schlüpfrigen kosmetischen Flüssigkeiten unterschieden werden können.

Die einfachste Form des kosmetischen Fluids ist das Toiletteglyzerin.

Toiletteglyzerin.	
Glyzerin 28 Bé	1000,0
Wasser	500,0
Rosenöl bulg.	0,5
Rosenöl künstl.	1,0

Fluide Cosmétique.	
Alkohol	400 ccm
Glyzerin	500 „
Wasser	1100 „
Menthol	2,0
Heliotropin	10,0

Transparentes Fluid.	
Wasser	500,0
Glyzerin	400,0
Dünner Tragantschleim	50,0

Emulsionsfluid, nicht transparent.	
Wasser	700,0
Karrageenmoos	5,0
Borax	5,0
Glyzerin	207,0
Stearin	5,0
Ammoniak (0,97)	20,0

Fluidosan-Schaum-Schwitzbad ist ein Badezusatz, der aus mehreren getrennten Bestandteilen besteht. Beim Einschütten in die zu einem Drittel bis halb gefüllte Badewanne bildet sich eine beständige, 20—30 cm hohe Schaumdecke. Unter ihrer Einwirkung entsteht der Schweißausbruch des Badenden. Unter dem Namen „Fluidosan“ sind auch zahlreiche andere Badezusätze im Handel. (Fluidosan-Fabrik, Berlin N 54.)

Fluinol ist ein fluoreszierendes Koniferennadelpräparat zur Herstellung von Fichtennadelbädern. Die gelbgrün schimmernde Fluoreszenz hat suggestiven Wert. Bewährt hat sich der Zusatz von Fluinol zu Kohlensäurebädern. Diese „Fichtennadelperlbäder“ wirken mild und beruhigend auf alle Erregungszustände.

Wolf gab für ein ähnliches Präparat folgende Vorschrift:

Fluoreszein	0,5	Ol. Pini silvestr. aa	2,5
Ammoniak	1,0	Alkohol ad	100,0
Ol. Pini Pumil.			

Statt Fluoreszein kann man auch Uraningelb nehmen (s. auch Badezusätze).

Fluor. Der Fluor ist keine Krankheit, sondern nur ein Symptom, das durch vielerlei Ursachen bedingt sein kann. Der Ausfluß wird hervorgerufen durch eine Hypersekretion der Drüsen an den äußeren Genitalien: *vestibularer* Fluor. Hier produzieren die großen Drüsen des Scheideneingangs, die Bartholinischen Drüsen zusammen mit den kleinen zahlreichen Vestibulardrüsen, ein dünnflüssiges Sekret.

Der *Fluor vaginalis* entsteht in der Scheide. Man hat ihn früher geleugnet, weil die Scheidenschleimhaut keine Drüsen besitzt, es muß deshalb die vaginale Hypersekretion auf einer Transsudation durch die Epitheldecke beruhen. Man hat in den letzten Jahren erkannt, daß Änderungen im Chemismus und Mikrobismus der Scheide die Ursache für die Entstehung des vaginalen Fluors sind. Anderseits ist es nicht berechtigt, alle Erkrankungen der Scheide mit Variationen des Reinheitsgrades (Bakterienflora und Zellgehalt), des Säuretiters und des Glykogengehaltes ursächlich in Verbindung zu setzen. Gerade die Funktion der Scheidenschleimhaut ist abhängig von endokrinen Vorgängen, die vom Ovarium bzw. von der Hypophyse (Allan-Doisy, Zondek-Aschheim) gesteuert werden.

Gegenüber dem Vaginalfluor ist der *uterine* Fluor in den Hintergrund getreten. Diese Vernachlässigung ist vielleicht durch die Erkenntnis bedingt, daß die Uterushöhle schleimproduzierende Drüsen nicht besitzt, die Ursprungsstätte des uterinen Fluors ist fast ausschließlich der Zervikalkanal.

Der genitale Fluor hat mannigfache *Ursachen*, diese sind durch mechanische, chemische, infektiöse und psychische Momente bedingt. Schlechtsitzende Unterkleidung, scheuernde Menstruationsbinden, Pessare u. dgl. können Fluor durch mechanischen Reiz hervorrufen. Als chemische Ursachen müssen Gewerbeschäden und eine große Reihe sexueller Kosmetica angesehen werden. Es wird immer noch zu viel und mit Mitteln, die nicht indifferent genug sind, gespült. Es gelingt doch nicht, die Scheide frei von pathogenen Bakterien zu machen, statt dessen aber werden die biochemischen Lebensvorgänge der Scheidenschleimhaut erheblich gestört.

Bei weitem aber überwiegen in der Fluorgenese infektiöse Ursachen. Kolibazillen, Gonokokken sowie die gewöhnlichen Eitererreger spielen die größte Rolle. Dabei sollte aber nicht vergessen werden, daß auch Soorpilz und Trichomonas vaginalis häufige Ursachen sind.

Erst in letzter Zeit ist der psychogene Faktor für das Fluorproblem in den Vordergrund getreten. Es brauchen nicht nur sexuell erotische Ursachen herangezogen werden, jedes psychische Trauma kann den Fluor auslösen, hinzu kommt, daß auch gewisse konstitutionelle Typen zu Sekretionsstörungen der Genitalien disponiert sind. Der exakten Diagnose entspricht eine spezifische Therapie. Scheideneingang und Scheide selbst werden am besten mit 2—10%iger Höllensteinlösung behandelt. Bei starker Schleimproduktion des Gebärmutterhalses ist der zähe Schleim zuerst durch unverdünnte Antiforminlösung zu beseitigen, dann erst wirkt die Ätzbehandlung. Spezifische bakterielle Infektion reagiert gut auf bakterizide Substanzen. Die örtliche Behandlung kann unterstützt werden durch eine Beeinflussung des Allgemeinbefindens, durch Kalk, Eisen, Arsen und Organpräparate. Die psychische Komponente bedarf nicht selten psychisch-therapeutischer Beratung.

Fluoreszein (Resorcinphthalein). Gelber Anilinfarbstoff. Löslich in Alkohol und alkalisiertem Wasser, wenig löslich in Wasser. Die Lösungen besitzen eine besonders starke grünliche Fluoreszenz. Für Toiletteseifen (5 g für 100 kg), besonders aber zum Färben von Fichtennadelpräparaten. (S. auch Eosin; Uraningelb.)

Flüssige Haut = Kollodium als Heftpflaster (s. auch Pflaster, flüssige).

Fluxus sebaceus, s. Seborrhoe.

Folliculite dépilante des parties glabres, s. Ulerythema.

Folliculitis barbae, s. Bartflechte; Radium.

Folliculitis decalvans, s. Alopecia atrophicans.

Folliculitis sklerotisans nuchae, s. Dermatitis papillaris.

Folliculitis sycosiformis atrophicans, s. Ulerythema.

Folliculitis vestibuli nasi (Folliculitis vibrissarum) ist eine oberflächliche Staphylodermie der mit starren Haaren versehenen Follikel des Naseneingangs und kommt sowohl allein als in Verbindung mit Sykosis vulgaris der Oberlippe vor. Ihre Entstehung verdankt sie ähnlichen Ursachen wie die Sykosis barbae. Im Naseneingang treten einzelne Pusteln auf, aus deren Mitte ein Haar herausragt. Dieses läßt sich leicht, wenn auch unter Schmerzen, ausziehen und hat oft eine dicke gequollene Wurzelscheide. Dicht beieinander stehende Pusteln erzeugen größere Infiltrate, die mit Borken oder Krusten bedeckt sind und eine Anschwellung der Nasenspitze bewirken. Die Nase selbst ist hellrot, geschwollen und außerordentlich druckschmerzhaft. Die Folliculitis der Vibrissen wird begünstigt durch das Vorhandensein chronisch-entzündlicher Prozesse im Naseninnern. Sie rezidiviert leicht, manche Menschen haben sie jahrelang und dauernd. Patienten mit Rhinitis vasomotoria oder hypertrophischen Schleimhautkatarrhen neigen besonders zu derartigen rezidivierenden Haarbalgentzündungen. Interessant ist die Tatsache einer gewissen familiären Disposition.

Die Erkrankung beginnt mit starkem Hitzegefühl an der Nasenspitze und mit einer umschriebenen Druckempfindlichkeit der Nasenhaut, welchem im Innern der Nase eine dicke Pustel um ein Haar herum entspricht. Zieht man das Haar aus, so kann sehr rasch Heilung eintreten. Andernfalls nimmt die Entzündung rasch zu, die Nase wird schmerzhaft, dick und rot, glänzend. In diesem Stadium empfiehlt sich das Einlegen von Wattebäuschchen, mit 30% Alkohol getränkt, in das befallene Nasenloch. Empfindliche Kranke nehmen $^1/_2$%ige wässerige Resorzinlösung oder 3%iges Borwasser oder ein Gemisch von essigsaurer Tonerde und Alkohol (1 Teil essigsaure Tonerde, 1 Teil 70%iger Alkohol, 4 Teile Wasser). Von manchen Autoren wird $^1/_4$%ige wässerige Schmierseifenlösung (Sapo viridis) empfohlen. Ist die Entzündung und Schwellung zurückgegangen, so beschicken wir die Wattebäuschchen mit erweichenden desinfizierenden Salben:

Rp. **Acid. salicyl.**	**1,0**	**Ungt. diachylon.**	
Ichthyoli (oder Cehasoli) ..	**2,0**	**Ungt. simpl.**	**aa 10,0**
Zinc. oxydat.	**2,0**		

Sehr bewährt hat sich Protargolcreme:

Rp. **Protargoli**	**3,0**	**Eucerin. anhydr. (oder Eumattan)**	**10,0**
solve in Aq. frigid. q. s., adde		**Ungt. emollient.**	**ad 30,0**

Bei Vernachlässigung können sich aus kleinen und unscheinbaren Nasenfollikulitiden große Furunkel mit schweren Allgemeinerscheinungen entwickeln, diese brechen mitunter nach außen durch und heilen durch Abstoßung nekrotischer Teile des Nasenflügels mit kosmetisch sehr störenden Defekten. Ja, es sind auch Fälle beobachtet worden, in denen von einem derartigen Nasenfurunkel aus eine allgemeine Sepsis erfolgte. Man muß daher auch kleinen Follikulitiden der Nase entsprechende Aufmerksamkeit schenken und sie durch geeignete Therapie so schnell wie möglich zur Ausheilung bringen.

Die beste Prophylaxe gegen die Folliculitis vibrissarum ist die Behandlung des chronischen Nasenkatarrhs in Verbindung mit sorgfältiger Epilation der Nasenöffnungen. Die Nasenhaare lassen sich mit der Zilienpinzette leicht ausreißen, die dabei auftretenden Schmerzen sind nicht stark. Manche Autoren rühmen als Prophylakticum gegen Folliculitis vibrissarum nach erfolgter Epilation das Einlegen von Wattetampons, die in Pyocyanase eingetaucht werden, oder das Einschmieren des Naseninneren mit Histopinsalbe oder Quecksilbersalben (roter oder weißer).

In letzter Zeit hat sich zur Epilation der Nasenhaare die Radiumbestrahlung als sehr geeignet erwiesen.

Fondant aux quatre liquides (Calot), s. Karbol-Sulforicinat.

Foral ist ein anscheinend alkalisulfidhaltiges Depilatorium. (L. Wirz, Basel.)

Forestsche Nadel, s. Diathermie.

Formadermine soll ein Kondensationsmittel aus 25 p. c. Formol und 75 p. c. Guajakol sein. Rein und mit Talcum gemischt als Desodorans, Wund-, Schweißpuder usw. (Laboratoire des Produits Usines du Rhône, Paris.)

Formaldehyd-Kasein entsteht durch Einwirkung von Formaldehyd auf Kasein als ein der Formaldehydgelatine ähnliches Produkt. Löst sich nur langsam in verdünnten Säuren. Dient als antiseptisches Streupulver für Wunden usw.

Formaldehydlösung, Formalin, Formol, Formalinum, Formaldehydum solutum. Wässerige, stechend riechende, ätzend wirkende, etwa 35—40%ige Lösung von Formaldehydgas in Wasser. Kräftig keimtötend und desodorisierend in entsprechend verdünnter Form, ätzend in konzentriertem Zustande. Spezificum bei Hyperhidrosis (Pinselungen, Waschungen, Salben, Streupuder o. dgl.). Vorsicht bei bestehendem Wundsein der Füße, erst Rhagaden usw. zur Ausheilung bringen, bevor Formalinbehandlung einsetzt. Dosierung: Streupuder 3—5%, Salben 5—8% (oft weniger), Pinselungen 10—20%. Ätzungen (Warzen usw.) sehr schmerzhaft, vorher anaesthesieren! Auch in Form flüssiger alkoholischer Seifen, auch als 5%ige feste, überfettete Seife (diese leicht zersetzlich und von problematischer Wirkung), bei Seborrhoe, Hyperhidrosis usw.

Rp. Formalini	1,0
Thymoli	1,0
Zinc. oxydat.	35,0
Talci	63,0
S. Streupuder.	

Rp. Formalini	10,0
Vaselini	10,0
Lanolin. anhydr.	20,0
S. Ungt. Formaldehydi (UNNA).	

Formaldehyd-Kaliseifenlösung.

Rp. Formalini	40,0
Sapon. kalin.	40,0
Spir. Vini	20,0

S. auch Dermatitis papillaris; Furunkulose; Lidgeschwülste; Lysoform; Schädigungen; Schweißabsonderung.

Formaldehydseife, s. Lysoform; Seife.

Formalin, Formol, s. Formaldehydlösung.

Formalincreme D. F. S. ist ein formaldehydhaltiges Fußschweißmittel. (Dr. F. Stohr G.m.b.H., Wien III.)

Formalin-Lenicet-Pasta und -Puder sind Präparate, die Formaldehyd, Lenicet (s. dort) und Zinkpasta bzw. Pudergrundstoffe enthalten. Gegen lästige und übelriechende Schweißabsonderungen. (Dr. Rudolf Reiß, Rheumasan- und Lenicet-Fabrik, Berlin.)

Formenthol-Tabletten, die Formaldehyd und Menthol enthalten und zur Munddesinfektion Verwendung finden sollen. (Dr. Schweitzer & Co., Berlin.)

Formeston soll ein basisches Aluminium-Aktoformiat sein. Anwendung und Wirkung wie Eston (s. dort). Angeblich wirksamer (s. auch Subeston).

Formidin besteht angeblich aus einer Verbindung von Salizylsäure, Formaldehyd und Jod und soll als Desinfektionsmittel, u. a. auch als Streupulver Verwendung finden. (Parke, Davis & Co., London.)

Formoform, ein Gemisch von Paraform (10%) mit Talcum. Desinfizierender, Geruch beseitigender und Schweißabsonderung einschränkender Puder. (Krewel-Leuffen, Eitorf a. Sieg.)

Formokalmin-Tabletten Dr. A. B. sollen „Menthol-Formalin“ enthalten und zur Munddesinfektion dienen. (Dr. Albert Bernard Nachflg., Berlin.)

Formosan Simon ist ein Entfettungsmittel in Tablettenform, das aus einer jodhaltigen Meeresalge hergestellt sein soll. (Simons Apotheke, Berlin.)

Formotannin wird hergestellt, indem man 5 g Tannin und 20 g Formalin mischt und zu diesem Gemisch 5 g konzentrierte Schwefelsäure zugibt. Man mischt gut durch und tut nach einer halben Stunde die Masse in kaltes Wasser, wo sie sich in Form rotbrauner Flocken ansammelt. Der Niederschlag wird säurefrei gewaschen und getrocknet. Leicht löslich in Alkohol. Ist nicht identisch mit Tannoform (s. dort). Dient zur Pflege der Kopfhaut, z. B. als Zusatz zu Haarwässern.

Foetor ex ore, s. Mundgeruch.

Fougèreöl, Farnkrautöl, Oleum Osmundae. Sogenannte aromatische Farnkrautextrakte o. dgl. sind Phantasiegemische, die eine phantasievoll aufgefaßte Wiedergabe des Geruches des Königsfarns Osmunda regalis darstellen.

Fougère.

Heliotropin	20 g	Moschustinktur	5 g
Amylsalizylat	10 „	Zedernöl	50 „
Cumarin	20 „	Lavendelöl	50 „
Patschuliöl	5 „	Resinoid-Eichenmoos	5 „
Xylolmoschus	4 „	Ambra künstl.	2 „
Tolutinktur	10 „	Rosenöl künstl.	3 „

Fowlersche Lösung, s. Arsenige Säure.

Fox-Fordycescher Zustand, s. Lippen.

Fragilitas crinium, s. Trichoptilosis.

Framboesie, s. Tropen.

Franzbranntwein, Spiritus Vini gallici, ein altes Hausmittel zum Einreiben bei Gliederschmerzen usw. Auch zum Frottieren der Kopfhaut bei Schuppen und Haarausfall empfohlen.

Rp. Tannini	1,5
Ol. Vit. vinifer.	0,3
Tinct. aromat.	2,0
Aeth. acetic.	3,0
Spir. Aeth. nitros.	10,0
Spir. Vini	1000,0
Aq. dest.	700,0

Spiritus Vini gallici (BEROL).

Rp. Tinct. aromatic.	0,4
Spir. Aeth. nitros.	0,5
Tinct. Ratanh. gtt. VI.	
Spir. Vini	100,0
Aq. dest.	ad 200,0

Franzbranntwein mit Menthol.

Alkohol	65,0
Wasser	35,0
Menthol	
Kochsalz	
Essigaether	aa 0,5

Franzbranntwein mit Salz.

Alkohol	65,0
Wasser	35,0
Essigaether	
Kochsalz	aa 0,5

Frasen, s. Narben; Rotationsinstrumente.

Frauenbart, s. Atrophie; Diathermie; Elektrolyse; Hypertrichosis; Radium; Rasieren; Röntgen.

Frauenbrust, s. Gymnastik und Sport.

Frenulum, s. Genitale, männliches.

Frigicid soll Karbolsäure, Bleiessig, sulfonisiertes Schieferöl und Perubalsam enthalten und gegen Frostbeulen, besonders schwereren Grades, Anwendung finden. (Fabrik pharm. Präparate Karl Engelhard, Frankfurt a. M.)

Frigorol (Eiskopfwasser) besteht nach Angabe aus:

Rp. Mentholi	1,5	Spir. dil.	100,0
Aether acet.	2,5	Linaloli gtt. X	
Spir. Coloniens.	15,0	Terpineoli gtt. IV.	

Das Mittel soll als Zusatz bei Kopfwaschungen und in unverdünntem Zustande als schmerzstillendes Mittel bei Kopfschmerz, Migräne, Nerven- und rheumatischen Schmerzen angewendet werden. (Salomonis-Apotheke, Dresden A.)

Friktion, s. Massage.

Frisiercreme, s. Haarfixiermittel.

Frisur, s. Dauerwellen; Körperschönheit; Mode; Wasserwellen.

Frostalla ist kolloidales Mangansuperoxyd, das als Firnis o. dgl. zu Pinselungen und Fußbädern bei Frostbeulen empfohlen wird. (L. Elkan Erben, Berlin.) (S. auch Kälteschädigungen.)

Frostbeulen, s. Kälteschädigungen; Lichtbehandlung; Massage.

Frostheil Dr. Bufleb ist nach Angabe eine Lanolin-Vaselin-Salbe mit Jodkali, Aether, Campher, Karbolsäure, Oleum Camphor. nigrum (?), Bergamott- und Lavendelöl. (Dr. H. Bufleb & Co. A. G., Leipzig.)

Frostinbalsam, Tannobrominkollodium, ist eine Lösung von 1 Teil Tannobromin in 10 Teilen 4%igem Kollodium, der 1 Teil Alkohol und 0,5 Teile Benzoetinktur zugesetzt sind. Der Balsam dient zum Bepinseln geschlossener Frostschäden. (I. G. Farbenindustrie A. G., Leverkusen a. Rh.)

Frostinsalbe ist eine 10%ige Bromocoll-Resorbin-Salbe, die sich besonders zum Bedecken offener Froststellen eignet. (I. G. Farbenindustrie A. G., Leverkusen a. Rh.)

Frostolcreme. Zwei Formen: Nr. 1, gegen Frostbeulen, soll eine Lanolinsalbe mit Campher, Perubalsam und Bleiessig, Nr. 2, gegen offene Frostschäden, soll eine Ichthyol und Gerbsäure enthaltende Lanolinsalbe sein. (Pharm. Industrie G. m. b. H., Offenbach a. M.)

Frostsalbe Pfarrer Heumann besteht nach Angabe aus:

Infusorienerde	5,0	Bolus	10,0
Menthol	2,0	Salbengrundlage	75,0
Gerbsäure	5,0		

(Ludwig Heumann & Co., Nürnberg.)

Frostschäden, s. Klima; Ohr.

Frostubex-Frostbadekur. Nach Angabe Tabletten aus Alaun und Chinosol zu Bädern und Frostubex-Creme, Unguentum Populi, zur Einreibung. (Merz & Co., Chem. Fabrik, Frankfurt a. M.)

Frottieren, s. Hydrotherapie.

Fuchsin, ein Rosanilinderivat. Mit blauroter Farbe ohne Fluoreszenz leicht in Wasser und Alkohol löslich. Sehr häufig verwendeter Farbstoff für Schminken, Puder usw.

Fucovesin ist ein Entfettungsmittel in Tablettenform aus Fucus vesiculosus. (Dr. Hugo Remmler A. G., Berlin.)

Fucus vesiculosus, Blasentang, enthält organische Jodverbindungen und Bromide. Jodgehalt sehr schwankend. Im Mittel etwa 2% für lufttrockenen Tang. Meist in Form des Extraktes zu Entfettungsmitteln für innerlichen und äußerlichen Gebrauch (Reduziersalze o. dgl.) verwendet.

Fukosin-Tee und -Tabletten sollen aus Fucus vesiculosus bestehen bzw. hergestellt sein und als Entfettungsmittel Verwendung finden. (Hof-Apotheke, Dresden.)

Fulguration, s. Diathermie; Kaustik.

Fuligenol, durch Digerieren von Lampenruß mit Alkohol gewonnenes Produkt. Wird als Teerpräparat entsprechend verwendet. (Dr. Fresenius, Frankfurt a. M.)

Fuligo, s. Lampenschwarz.

Funktionsöle für die Haut, sogenannte, s. Hautöle.

Funktionsstörungen, s. Gang.

Furchen, Furchenbildung, s. Atrophie; Faltenbildung; Massage.

Furunculin-Zyma (Furonculine) ist eine Dauerhefe, verursacht nicht wie frische Hefe Blähungen und ist länger haltbar als diese. Wird auch äußerlich verwendet. Innerlich 3mal 1 Eßlöffel nach den Mahlzeiten. Bei Akne vulgaris, Akne rosacea. (Zyma A. G., München.)

Furunkulose ist eine häufige Erkrankung. Sie gehört zu den Pyodermien, d. h. Erkrankungen der Haut durch Eitererreger, speziell durch Staphylokokken, meist durch den Staphylococcus pyogenes aureus. Sie besteht in dem Auftreten von mehreren Furunkeln, die in der Regel benachbart, seltener an weit voneinander entfernten Stellen der Körperoberfläche auftreten können. Die einzelnen Furunkel entstehen durch Eindringen von solchen Eitererregern — von außen — in die Haarbälge, Schweiß- und Talgdrüsen oder durch Epitheldefekte in der Haut nach Verletzungen, Kratzen usw. Es ist experimentell nachgewiesen, daß durch Einreiben der normalen Haut mit Kulturen des Staphylococcus pyogenes aureus Furunkel entstehen. Die von einem Haar- oder Drüsenfollikel ausgehenden Furunkel haben meist zentral einen Eiterpunkt — Pustel —, aus der ein Haar hervortritt. Die dadurch hervorgerufene Entzündung kann auf die Oberhaut beschränkt sein (Pustel) oder nur die Follikel und deren nächste Umgebung betreffen (Folliculitis) oder tiefer bis ins subkutane Gewebe reichen und in diesem Falle oft erheblichen Umfang annehmen (Furunkel, Karbunkel). Furunkel können überall auftreten in der Haut. Lieblingsstellen sind der Nacken und das Gesicht, sodann Gesäß und Genitalgegend, seltener Rumpf und Glieder. Der Schmerz ist meist sehr groß. Die Gefahr der Sepsis, namentlich bei den Gesichts- und Lippenfurunkeln, ist nicht ganz gering. Im Gesicht und am Nacken (Kragenrand) haben sie vor allem kosmetische Bedeutung, teils durch ihr Bestehen selbst im akuten Zustande, teils durch Narben und Operationsfolgen nach der Heilung. Zur Lebensrettung (ansteigendes Fieber bei Gesichtsfurunkel, tiefen Phlegmonen am Nacken u. a.) ist jede Operation, sei sie noch so entstellend, auszuführen. Sonst aber möge man nur mit sehr großer Zurückhaltung an die breite Spaltung eines Furunkels an sichtbarer Stelle herangehen. Den Furunkel am Naseneingang (näheres siehe S. 169) inzidiere man von der Schleimhaut aus, den in der Oberlippe am Rande des Lippenrotes mit scharfem Messer.

Selten wird es nötig sein, größere Furunkel, namentlich sogenannte Karbunkel, alsbald mit dem Messer anzugehen. Wenn sie noch nicht in die Tiefe, in das subfasziale Gewebe eingedrungen sind, sollte womöglich versucht werden, mit konservativen Methoden eine Heilung herbeizuführen. Der von chirurgischer Seite vielfach empfohlene Kreuzschnitt, die Abtragung einer größeren Hautpartie über Furunkelabszessen mit der elektrischen Schneideschlinge, eventuell kombiniert mit der Venenunterbindung usw., führen stets zu großen, entstellenden Narben, die an sichtbaren Körperstellen irgendmöglich vermieden und nur in verzweifelten Fällen durchgeführt werden sollten.

In der Regel ist nicht ein frischer einzelner Furunkel gefährlich und der Ausheilung schwer zugänglich, sondern erst das Auftreten zahlreicher solcher nebeneinander, verbunden mit einer gewissen zunehmenden Schutzlosigkeit des befallenen Organismus gegen die Keime. Darum ist auch hier die Prophylaxe ganz besonders wichtig.

Man kennt eine ganze Anzahl von Erkrankungen, die zur Furunkulose praedisponieren: Diabetes, Nierenerkrankungen, Blutkrankheiten, Ekzeme usw. Auch nach stark konsumierenden Allgemeinerkrankungen, Typhus, Scharlach, Gelbsucht usw., bei Säuglingen mit schweren Ernährungsstörungen sieht man die Neigung zur Furunkulose besonders häufig, weil offenbar die Abwehrkräfte des Organismus in diesen Krankheiten stark vermindert sind und dadurch der Körper gegenüber diesen Infektionen mehr oder weniger wehrlos wird. Die Besserung dieses Zustandes geht in der Regel der Hebung des Allgemeinzustandes parallel. Man wird also darauf das Hauptaugenmerk richten, darf aber darüber nicht vergessen, jede Ansteckung möglichst auszuschalten, also durch besondere Sauberkeit, Pflege der Haut, sorgfältige Beobachtung kleiner Verletzungen (Aufgelegensein) dem Eindringen von Eitererregern vorzubeugen. Dazu sind leichte antiseptische Bäder mit Schwefelbeimischung, mit Kalipermanganat-, Oxyzyanatbeigaben, Abwaschungen gefährdeter Stellen mit antiseptischen Glyzerinlösungen, z. B.:

Rp. Sol. acid. boric. 3%
Glycerini .... aa 10,0
Spir. dilut. .... ad 100,0

empfehlenswert. Hautstellen, die Reibungen ausgesetzt sind, sollten gut gepudert werden. Die Hebung der Immunität gegen Staphylokokken, die wir bei der großen Infektionsmöglichkeit als ein unbedingtes Erfordernis für die Erhaltung der Gesundheit ansehen, kann durch *Vakzination* (s. Vakzinebehandlung) herbeigeführt werden. Es ist jedoch zu beachten, daß stark heruntergekommene Leute, namentlich Kinder, vielfach nicht imstande sind, in diesem Zustande besondere Abwehrkräfte zu bilden. Darum soll frühzeitig an die Möglichkeit gedacht werden, durch passive Übertragung von Immunkörpern Furunkelerkrankungen vorzubeugen. Erfahrene Kinderärzte namentlich übertragen schwer erkrankten Säuglingen Blut von den Eltern oder sonstigen Anverwandten, wobei natürlich die Blutgruppe des Spenders und das Zusammenstimmen mit der des Empfängers beachtet werden muß. Wenn man von solchen Spendern nur das ausgeschleuderte *Blutserum* (ohne Blutkörperchen) überträgt, ist eine Gefahr nach dieser Richtung hin nicht vorhanden. Man kann die Immunität des Blutspenders auch durch Vakzination mit der Autovakzine des an Furunkeln Erkrankten erheblich verbessern *(vakziniertes Serum)*. Größere Abszesse und Hautnekrosen, Phlegmonen mit allgemein septischen Erscheinungen, Fieber usw. sind Erscheinungen, die mit der mangelhaften Abwehr gegen Eitererreger in Zusammenhang stehen, und man muß deswegen ganz besonders darauf sehen, hier bei Zeiten die Immunität zu stärken. Die allermeisten Gesunden besitzen infolge der fast dauernden Infektionsmöglichkeit mit Eitererregern eine mehr oder weniger große Immunität dagegen. Der Furunkelkranke unterscheidet sich von dem Gesunden nicht dadurch, daß bei ihm Eitererreger in größerer und giftigerer Menge auf der Haut vorhanden sind, sondern daß er eine geringe Abwehrfähigkeit besitzt. Diese kann also durch das Blutserum jedes Gesunden verbessert werden, wobei es natürlich auch gewisse graduelle Unterschiede geben wird. Unser Rat ist also, bei schwerer Furunkulose mit Neigung zu septischen Erscheinungen möglichst bald mit großen Mengen von Blutserum Gesunder zu kommen und damit die Immunität des Erkrankten zu heben. Auch eine *Umspritzung* frischer Herde, namentlich bei den gefährlichen Gesichtsfurunkeln *mit Eigenblut* (s. Eigenbluteinspritzung) hat sich vielfach bewährt. Dieselbe darf natürlich nicht direkt in das eitrige Gewebe, sondern nur in die gesunde Umgebung gemacht werden.

Für gewöhnlich wird es also genügen, durch solche vorbeugende Maßnahmen der Entstehung größerer Furunkel entgegenzuwirken und die Abheilung kleinerer herbeizuführen. Man wird Pusteln eröffnen und desinfizieren, wozu wir besonders das Acid. carbolic. liquefact. empfehlen, das mit einer feinen Pinzette, die in die Lösung getaucht ist, in die Abszeßhöhle gebracht wird. Wichtig ist, dazu immer einen Tupfer mit Spiritus bei der Hand zu haben, um die überfließende Karbolsäure sofort wieder von der Haut zu entfernen. Die Behandlung wirkt nicht bloß stark desinfizierend, sondern auch anaesthesierend und wird von den Kranken namentlich an den empfindlichen, viel bewegten Stellen im Gesicht, am Hals usw. sehr angenehm empfunden. Man kann auch größere Abszesse (Karbunkel) mit dieser Methode sanieren. Es besteht keine Gefahr, in einen solchen Abszeß eine kleine Menge Acid. carbolic. liquefact. einzubringen mit der Pinzette oder mit einer Injektionsspritze, deren Spitze abgestumpft ist. Wenn man in die Pustel eingeht und den Abszeß für ein paar Minuten mit Karbol füllt, dann werden selbstverständlich größere Mengen Eiterbakterien abgetötet und eine ausgezeichnete Abstumpfung der Schmerzhaftigkeit herbeigeführt. Man darf sich dabei nicht begnügen, sondern soll in akuten Fällen mehrfach am Tage dies machen. Die Gefahr einer Karbolvergiftung kann nach unseren Erfahrungen nur ganz gering eingeschätzt werden. Andere Desinfektionsmittel, Sublimat, Jodtinktur, Borsäure, Höllensteinlösung usw. wirken viel weniger antiseptisch und vermehren die Schmerzhaftigkeit in der Regel stark. Zur mechanischen Entfernung des Eiters ist die BIERsche Saugglocke und Ausspülen mit Wasserstoffsuperoxyd empfehlenswert. Man muß dazu aber die Öffnung erweitern durch einen kleinen Schnitt bis in die Abszeßhöhle. Mit der Karbolbehandlung, die durch Einlegen eines mit Karbol getränkten Tupfers in den Abszeß verstärkt werden kann, läßt sich in der Regel auch dies vermeiden. Im übrigen soll alles unterlassen werden, was einer weiteren Infektion der Haut Vorschub leistet. Man soll den Verband nicht mit Pflastern oder feuchten Verbänden anlegen, die die Haut mazerieren und die Haarbälge angreifen. Ein richtiger antiseptischer Trockenverband mit Mull und einer guten Lage Watte darüber ist viel besser, wenn er auch vielfach weniger bequem für den Kranken ist. Die Eiterfistel und Umgebung kann durch antiseptische Salben geschützt und dadurch dem Kranken erträglicher gemacht werden. Mastisolverband ist besser als Pflasterverband. Die Hände des Kranken sollen möglichst mit den Krankheitsherden gar nicht in Berührung kommen. Häufiges Händewaschen, Desinfektion, Nägelschneiden, Bürsten, Wäschewechsel ist dringend zu empfehlen. Auch der Arzt oder die Schwester, die den Kranken verbinden, müssen auf eigene Desinfektion größten Wert legen. Bei der Wäsche ist vor allem auf heißes Bügeln zu achten, da durch die Hitze die Eitererreger besser abgetötet werden und ein großer Wäscheverbrauch deswegen nicht nötig ist. Beschmutzte Wäsche muß natürlich bald gekocht und durch Bügeln sterilisiert werden. Wäsche- (Kragen-) Ränder sollen nie scharf und reibend sein! (Abreiben mit Glättolin [s. dort]).

Eine wesentliche, vorbeugende Maßnahme ist die Epilation der an Furunkulose erkrankten Hautpartien. Dies betrifft namentlich die Bart-, Nacken- und Genitalgegend. Epiliert wird mit Röntgenbestrahlung, die nach 10—14 Tagen zum schmerzlosen Ausfallen der Haare führt. Die Haare sollen mit einer entsprechenden Pinzette durch kundige Leute möglichst sorgfältig ohne Gewalt und Schmerzhaftigkeit entfernt werden. Bei dieser Epilation muß natürlich ebenfalls auf das Aussehen an den sichtbar getragenen Körperstellen Rücksicht und lieber eine weitere Ausdehnung der Enthaarung in Kauf genommen werden, um die Symmetrie zu wahren, als daß scharf begrenzte haarlose Herde sichtbar werden und so ein auffallendes Aussehen entsteht, das sich später vielleicht durch Hautverfärbung noch längere Zeit bemerkbar macht.

Auch für sich allein ist der Furunkel namentlich auf dem behaarten Kopf erfahrungsgemäß nicht selten von Haarausfall begleitet. Es können so mehr oder weniger zahlreiche, markstückgroße, haarlose Stellen entstehen, die aber nach einer gewissen Zeit sich wieder von selbst behaaren.

In die Prophylaxe der Furunkulose gehört auch die Bestrahlung beginnender Furunkel, entzündeter Herde in der Haut, deren Ursache allermeist Follikulitiden in der Tiefe sind. Durch eine entsprechende

Bestrahlung mit weichen Röntgen- oder Kurzwellenstrahlen gelingt es dann und wann, solche Furunkel im Entstehen zu unterdrücken. Wir haben bessere Erfahrungen mit Röntgen- als mit Grenzstrahlen gemacht. Die Röntgenenergie kann hier gut unterhalb der Epilationsdosis liegen und die Bestrahlung kann dann auch mehrfach wiederholt werden.

Unter den medikamentösen Mitteln gegen Furunkel spielen prophylaktisch antiseptische Einreibungen gefährdeter Körperteile mit spirituösen Lösungen von $^1/_2$—1% Sublimat, Oxyzyanat, Formol, Karbolsäure eine Rolle. Empfehlenswert sind dazu Zusätze mit 5—10% Glyzerin. Sehr gut wirkt auch die Zinktrockenpinselung:

Rp. Sol.. acid. bor. 3%	Zinc. oxydat.
Glycerini .... aa 30,0	Talc. Venet. ....aa ad 100,0

Ilonsalbe, Eucupinsalbe, Antiphlogistine, BROOKEsche Salbe, Hg-Pflaster, Zinnobersalbe, ARNINGsche Tinktur u. a. m. Man soll dabei nicht sparsam sein, sondern lieber größere Körperteile einreiben oder anstreichen, als nur kleine Bezirke um die Furunkel herum. Graue Salbe, Ungt. ciner., Ichthyol sind bewährte Deckmittel, namentlich auch zur Linderung der subjektiven Beschwerden der Kranken und zur Erweichung der Infiltrate. Jodtinktur ist wegen der häufigen Reizung der Haut — Idiosynkrasien! — nicht empfehlenswert. Feuchte Verbände mit essigsaurer Tonerde, Bleiwasser usw., die oft Linderung der Schmerzen im akuten Stadium bringen, sollten nur über Hautpartien gelegt werden, die durch Salben gegen Mazeration geschützt sind.

Wir bevorzugen zur Öffnung von Abszessen den Spitzbrenner, Kaltkaustik, die KROMAYERsche Stanze. Die Öffnungen sollten, wie schon betont, so klein als möglich angelegt werden, wobei natürlich der Eiter ungehinderten Abfluß haben muß, ohne daß eine dauernde Entstellung durch die Narbe, namentlich an den sichtbar getragenen Körperteilen, entstünde. Multiple Ignipunktur bringt oft selbst größere Furunkel zur Heilung; auch Röntgen hat gerade im Beginn günstigen Erfolg.

Von der internen Therapie mit Schwefel, Hefepräparaten usw. haben wir nie Erfolg gesehen. Auch die BIERsche Methode mit homoeopathischen Sulfurjodatum-Dosen D 3, D 6 (Firma Schwabe, Leipzig) wird jetzt wohl wenig angewendet. Von Hefepräparaten soll frische Bierhefe die beste Wirkung haben (BROCQ), während Trockenhefe und Hefepräparate (Furunkulin, Mykodermin, Cerolin, Levurinose, Fermocyltabletten) dieser nachstehen. — Von französischer Seite werden Zinnpräparate (Stannoxyl, Bardanol, Lerostan, Hordostan) empfohlen, auch kolloidales Mangan, ferner Phosphor (Gallyl) verabreicht, doch gehen die Meinungen über Zweckmäßigkeit dieser Therapie noch weit auseinander.

Furunkel des Naseneingangs. Der Furunkel des Naseneingangs entsteht dadurch, daß Eitererreger in die Ausführungsgänge der dort befindlichen Hautfollikel (Vibrissae) eindringen. Die Haut der Nasenspitze und des Naseneingangs erscheint geschwollen, gerötet, glänzend, gespannt und ist bei Berührung äußerst schmerzhaft. Die Schmerzen sind oft sehr heftig, sie strahlen bisweilen über die ganze Gesichtshälfte aus. Oft ist es nicht ganz leicht, den Sitz des Furunkels festzustellen, besonders schwierig ist es, wenn er sich ganz vorn in der Nasenspitze entwickelt hat; oft kann man den genauen Sitz des Furunkels erst durch Druck mit dem Sondenknopf feststellen. In manchen Fällen bildet sich der Furunkel zurück, ohne daß es zur eitrigen Einschmelzung kommt, meist jedoch bildet sich ein kleiner gelber Punkt als Zeichen dafür, daß Eiterbildung eingetreten ist.

Ein Furunkel im Naseneingang ist stets als nicht zu leicht zu nehmende Krankheit zu betrachten. Da vom Naseneingang aus abführende Lymphgefäße zur Schädelbasis ziehen, kann es auf diesem Wege zu ernsten Komplikationen kommen. Die erkrankte Partie soll möglichst in Ruhe gelassen werden, vor allem soll der Patient vor dem Versuch gewarnt werden, den Furunkel etwa ausdrücken zu wollen. Die Behandlung bestehe in Ruhe, feuchtwarmen Umschlägen mit Einlagen mit verdünntem Alkohol (20—30%) und lokaler Wärmeanwendung. Eine Inzision des Furunkels ist meist nicht notwendig; sie ist besser zu unterlassen, da dabei die Gefahr besteht, daß Lymphbahnen eröffnet werden (eventuell kann eine Ignipunktur ausgeführt werden).

S. auch Ernährung; Lichtbehandlung; Lippen; Reizbehandlung; Röntgen; Rotationsinstrumente.

Fuß, s. Gang; Lähmung des Fußes; Trophische Störungen. — Spreiz-, Plattfuß, s. Hallux valgus. — Knickfuß, s. Hohlfuß.

Fußbäder, s. Badezusätze; Balneotherapie; Hydrotherapie; Schweißabsonderung; Schwielen.

Fußdeformitäten. Die Abweichungen des Fußes von seiner Mittelform spielen in kosmetischer Hinsicht eine sehr große Rolle. Schon der normale Fuß zeigt in seinem Bau große individuelle Unterschiede. Zum Verständnis der Fußdeformitäten ist es unerläßlich, etwas von der Entwicklung derselben zu verstehen. Dazu ist es erforderlich, sich über die im Fuß befindlichen Gelenke wenigstens einigermaßen zu orientieren.

Gelenke des Fußes. Wir unterscheiden das obere Sprunggelenk, dessen Achse quergestellt ist und dessen oberer Gelenkanteil vom Unterschenkel bzw. vom Schien- und Wadenbein mit den beiden Knöcheln gebildet wird. Mit diesen ist das Sprungbein (Talus) des Fußes in einer Art von Scharniergelenk verbunden. In diesem Gelenk findet die Bewegung des Fußes zum Unterschenkel, die Hebung (Dorsalflexion) und Senkung (Plantarflexion) statt. Zur Hebung des Fußes dienen drei Muskeln (Tibialis anticus, Extensor hallucis und Extensor digitorum), zur Senkung dient neben den übrigen Fußmuskeln vor allem die Wadenmuskulatur (Gastrocnemii und Soleus). Das zweite wichtige Gelenk des Fußes ist das untere Sprunggelenk. Das untere Sprunggelenk wird in seinem oberen Abschnitt gebildet von dem Sprungbein und in seinem unteren Abschnitt von dem Fersenbein (Calcaneus), dem Kahnbein (Naviculare) und dem Pfannenband. Die Achse des Gelenkes verläuft von vorne innen oben nach hinten außen unten. In diesem Gelenk findet statt eine Bewegung desjenigen Anteils des Fußes, der unter dem Sprungbein gelegen ist. Durch Innendrehung kommt es zur Supination, durch Außendrehung zur Pronation. Die wichtigsten Muskeln für die Supination sind der Tibialis anticus und posticus, für die Pronation die Peronei, besonders der Peroneus brevis. Die dritte Bewegungsmöglichkeit des Fußes befindet sich im Vorfuß. Die von den fünf Mittelfußknochen gebildete Vorfußplatte einschließlich der Zehen kann passiv (bei Belastung) oder zum Teil auch aktiv so verdreht werden, daß der innere Abschnitt dieser Platte tiefer tritt und der äußere höher. Man bezeichnet dies als Torsion. Ist das Umgekehrte der Fall, so spricht man von Detorsion. Derjenige Muskel, der eine Torsion der Vorfußplatte direkt hervorbringt, ist der Peroneus longus. Der Muskel, der für die Detorsion von besonderer Bedeutung ist, ist der Tibialis anticus. Die Beweglichkeit dieser Vorfußplatte spielt physiologisch eine große Rolle bei seitlichen Lageveränderungen des Unterschenkels zum Fußboden, z. B. bei der Grätschstellung. Sie ergänzt die ihrer Größe nach ungenügenden Bewegungen im unteren Sprunggelenk, und zwar ergänzt die Detorsion die Supination und die Torsion die Pronation. Dadurch bleibt die Vorfußplatte immer in voller Berührung mit dem Erdboden. Nimmt man an, daß die Platte des Rückfußes (Talus und Calcaneus) senkrecht steht, so ist die Vorfußplatte um 90° gegen den Rückfuß verdreht, verwunden. Man nennt das *Verwindung* des Fußes. In der Pathologie spielt diese Verwindung eine ganz bedeutende Rolle. Übertriebene Zunahme dieser Verwindung entsteht durch Supination im unteren Sprunggelenk und Torsion. Die innere Fußwölbung nimmt dann über das Mittelmaß hinaus zu (z. B. beim Klauenhohlfuß). Übertriebene Abnahme dieser Verwindung entsteht durch Pronation im unteren Sprunggelenk und Detorsion. Die innere Fußwölbung nimmt ab (Knickplattfuß).

Stellung und Beweglichkeit der Zehen. Die normale Stellung der einzelnen Zehenglieder hängt ab von dem Gleichgewicht zwischen den kurzen Zehenmuskeln, welche das Grundglied beugen und die Endglieder strecken, und zwischen den langen Zehenmuskeln, welche teils das Grundglied strecken (Extensor hallucis bzw. Extensor digitorum), teils das Endglied bzw. die Endglieder beugen (Flexor hallucis longus, Flexor digitorum longus sowie Flexor digitorum brevis). Die Bewegung der Zehen (Plantarflexion), insbesondere der Großzehen, spielt bei der Abwicklung des Fußes eine große Rolle.

Die kosmetische Bedeutung der Fußdeformitäten ist einmal in den Fehlformen des Fußes und zweitens in der meist damit verbundenen Gangstörung begründet. Die Formveränderungen sind oft schon durch die Schuhbekleidung hindurch sichtbar, besonders ausgesprochen bei der heutigen Halbschuhmode, so z. B. der Ballenfuß, der Plattfuß; ferner die ausgesprochenen angeborenen Deformitäten, wie besonders der Klumpfuß. Zehendeformitäten können besonders beim unbekleideten Körper (Luft-, Sonnenbad, Seeaufenthalt) zur Geltung kommen. Die durch die Fußdeformitäten hervorgerufene Gangstörung fällt schon am bekleideten Körper außerordentlich auf, und zwar besonders deshalb, weil die wichtigste Funktion des Fußes, nämlich die Abwicklung vom Boden, die den elastisch federnden Gang hervorruft, bei den meisten Fußdeformitäten gestört ist. Das übertriebene Nach-einwärts- oder Nach-auswärts-Setzen der Fußspitzen wirkt auch kosmetisch sehr unschön und hängt fast immer mit einer Fußdeformität im weitesten Sinne zusammen, wenn nicht eine Verdrehung der Unterschenkelknochen in sich nach einwärts oder nach auswärts stattgefunden hat.

Fußeinreibemittel. Zur Kräftigung der Füße besonders alkoholische Abreibungen mit Eau de Cologne, Franzbranntwein oder Spezialpräparaten.

Rp. Tannini	3,0
Bals. peruv.	2,0
Aq. Coloniens.	95,0

Rp. Camphorae	3,0
Mentholi	0,5
Acid. salicyl.	0,5
Tannini	1,0
Formalini	1,0
Aq. Coloniens.	194,0

Rp. Chinosoli	1,0
Aq. Coloniens.	99,0

Rp. Formalini	5,0
Tannini	5,0
Acid. boric.	10,0
Mentholi	0,5
Spir. Vini	80,0
Aq. Coloniens.	80,0
Tinct. Benzoes.	5,0
Tinct. Arnic.	15,0

Fußpflege, s. Hauskosmetik.

Fy-Yasta, Handelsbezeichnung für Fissanpräparate in Österreich.

G

Gadose, eine Salbengrundlage aus Eidotter, Vaselin, Wollfett mit einem Wasseraufnahmevermögen von 400%. Reizlose Salbengrundlage. (J. E. Stroschein, Berlin.)

Gaillardsche Sutus, s. Lideinstülpung.

Galbanumharz, Mutterharz, Resina Galbanum, kommt zur Herstellung von Pflastern in Betracht.

Galgantwurzel, Radix Galangae, wird hin und wieder für Mundwässer und Räuchermittel verwendet. Tinktur 1 Teil in 5 Teilen Alkohol von 70%. Enthält auch ein aetherisches Öl, Oleum Galangae, das zu Räuchermitteln verwendet werden kann (selten!).

Gallal ist basisches Aluminiumgallat, Aluminium subgallicum, unlöslich in Wasser, löslich in Alkalien und Säuren, Desinfiziens, Adstringens und Desodorans. Gegen übelriechende Schweiße und Ozaena.

Galläpfel, Gallae. Die Galläpfel enthalten Tannin und Gallussäure. Europäische Galläpfel enthalten zirka 30% Tannin, türkische (Aleppo) 60% und chinesische 77%. Wenn man die Galläpfel mit Wasser kocht oder sie mit verdünnten Mineralsäuren behandelt, geht das Tannin in Gallussäure über. Beim Rösten der Galläpfel entsteht zuerst ebenfalls Gallussäure, schließlich aber Pyrogallol. Auf diesem Prinzip beruht die Herstellung des persischen Haarfärbemittels Rastik. Galläpfel werden als Adstringens, analog dem Tannin, benützt, wie alle gerbstoffhaltigen Drogen.

Galläpfeltinktur, Tinctura Gallarum.

Galläpfel pulv.	100 g
Alkohol 60%	500 „

Gallacetophenon oder Trioxyazetophenon ist das Alizaringelb C der Badischen Anilin- und Sodafabrik Ludwigshafen. Hat eine viel schwächere Wirkung als Pyrogallol (s. dort), sonst dieselbe Anwendung wie genanntes Mittel.

Galle, Rindergalle, Fel Tauri. Frischer Gallensaft ist nur kurze Zeit haltbar, besser haltbar ist Fel Tauri inspissatum. Dient zur Herstellung von Gallenseifen, die ursprünglich als Fleckseifen Verwendung fanden, sie sollen aber auch gegen Frostbeulen wirksam sein (s. Fellitin), auch als äußerliche, lokal wirkende Abmagerungs- (Entfettungs-) Mittel wurden Gallseifen und Gallpräparate empfohlen (s. Amiral). Galle wurde auch zu Einreibungen bei knotigen Verhärtungen, besonders der Brüste, empfohlen.

Rp. Fell. tauri recent.	100,0	S. Linimentum Sanctae Mariae.
Salis culinar.	20,0	Bei knotigen Verhärtungen der
Ol. Papaveris	10,0	Brüste zum Einreiben.

Als wichtige Gallenbestandteile, die jetzt auch in isolierter Form im Handel erhältlich sind, seien genannt:

Cholsaures und taurocholsaures Natrium, die als Emulgatoren empfohlen wurden. Besonders das Taurocholat besitzt kräftig emulgierende Wirkung, es ist auch das eigentliche emulgierende Prinzip der Galle. Natriumcholat wurde auch als Zusatz zu cholesterinhaltigen Kopfwässern empfohlen, weil es die Löslichkeit des Cholesterins in Alkohol begünstigen soll (auch jene des Lecithins). Zusatz von cholsaurem Natron zu Seifen usw. soll diesen eine außerordentlich milde Wirkung verleihen. Erwähnt sei hier auch noch das

Taurin (Amido-Isathionsäure), ebenfalls ein wichtiger Gallenbestandteil. Taurin gibt in Verbindung mit Chloriden der höheren Fettsäuren (Stearinsäure, Ölsäure, Laurinsäure usw.) nach Neutralisierung ganz vorzügliche Emulgatoren, die sogenannten Igepone, die als seifenähnliche Produkte auch kräftig schäumen (s. auch Curacit).

Gallerten, anorganische, werden analog den organischen Gallerten wie Gummigallerte, Karrageengallerte, Gelatinegallerte usw. zur Herstellung fettfreier Cremes, Pasten o. dgl. benützt. Sie bestehen aus gefälltem Aluminiumhydroxyd, Zinkhydroxyd oder Magnesiumhydroxyd, auch Kieselsäuregel wird zu diesem Zwecke verwendet (s. Kieselsäuregel). Diese Hydroxyde kommen als Pasten in den Handel, welche etwa 80—85% Wasser und 15% Hydroxyd enthalten. Die anorganischen Gallerten lassen sich auch mit organischen Gallerten gemischt zur Verwendung bringen und zur Herstellung fettfreier Pasten o. dgl. benützen (s. auch Aluminium; Kieselsäure; Silicol; Zink).

Gallussäure, Acidum gallicum, Trioxybenzoesäure. Löslich in 85 Teilen kaltem Wasser von 15°, leicht in siedendem Wasser, in 6 Teilen Weingeist, in 40 Teilen Aether oder in 12 Teilen Glyzerin. Wenig löslich in Chloroform, Benzol oder Benzin. Wirkt adstringierend, aber weil sie Eiweiß nicht fällt, weniger stark als Tannin. Sie dient zur Herstellung von Mundwässern.

Galmei, Lapis calaminaris, ein weißliches, rötliches oder bräunliches Mineral, das hauptsächlich aus Zinkkarbonat und Zinksilikat besteht. Es wird gepulvert und als austrocknender Puder benützt.

Galvanokaustik, s. Kaustik.

Gamazismus, s. Sprachstörungen.

Gang — Fehlgang — Hinken. Die wichtigste Funktion des Bewegungsapparates ist der aufrechte Gang. Sein Ziel ist die Fortbewegung der Rumpfmasse einschließlich der Arme durch abwechselndes Stützen und Schwingen eines Beines. Je mehr es gelingt, eine möglichst gleichmäßige, nicht durch unschöne Schwankungen, Hebungen und Senkungen des Rumpfes beeinträchtigte Vorwärtsbewegung des Rumpfes zu erzielen und je gleichmäßiger alle Teile des Bewegungsapparates, Beine, Arme, an diesem Bewegungsspiel teilnehmen, desto harmonischer, flüssiger, leichter, müheloser, schöner erscheint uns der Gang eines Menschen. Dieses Ideal des aufrechten Ganges wird nur in den seltensten Fällen verwirklicht, denn hierzu gehört außer einer vollendeten harmonischen Form des sogenannten peripheren Bewegungsapparates (Knochen, Gelenke, Muskeln) noch außerdem ein gesundes harmonisches Zentralnervensystem und eine ausgeglichene harmonische Seele.

Individuelle Unterschiede des Ganges. Wie kein Gesicht dem andern gleicht, so gleicht auch beim Gesunden kein Gangcharakter dem anderen. Zu diesem Gangcharakter liefern alle Teile des Bewegungsapparates einschließlich des Nervensystems und der Psyche ihren Beitrag. Wie am Gesicht und an der Sprache, können wir den Menschen oft schon aus großer Ferne an den individuellen Eigentümlichkeiten seines Ganges erkennen. Je mehr aber der Gangcharakter von dem erstrebten Ideal des harmonischen Ganges abweicht, desto leichter prägt er sich uns ein. Manche Menschen bevorzugen z. B. irgendeine bestimmte Teilbewegung des Ganges, z. B. betonen sie stark die Abwicklungsfunktion des Fußes (häufig bei lebhaften Menschen) oder sie bevorzugen die Streckbewegung der Hüftgelenke und fördern ihre Vorwärtsbewegung mehr durch dieses als durch die Fußabwicklung. Wieder andere, so z. B. alte Leute, arbeiten am meisten durch die Kraft ihrer Kniegelenke und überanstrengen sie infolgedessen häufig. Bei jungen Mädchen in den Entwicklungsjahren sieht man häufig ein starkes Herabsinken der unbelasteten Beckenseite. Andere zeigen eine starke, oft einseitig betonte Armbewegung bei dieser oder jener Haltung der Ellenbogengelenke. Auch der Beruf oder das Temperament (Seefahrer, Offiziere, Lastträger, Choleriker, Phlegmatiker) kann dem Gange seinen eigentümlichen Stempel aufdrücken. Ja, sogar der einzelne Mensch geht zu verschiedenen Zeiten verschieden und gibt dadurch insbesondere Aufschluß über den Grad seiner geistigen und körperlichen Frische sowie die Art seiner Gemütsverfassung.

Die Fehlgängigkeit ist der Ausdruck für einen so stark unharmonischen Ablauf des Ganges, daß damit unwillkürlich der Gedanke des Krankhaften verbunden wird. Besonders unschön wirkt die für links und rechts verschiedene Beanspruchung der Beine, die zusammenfassend als *Hinken* bezeichnet wird.

Ursachen der Fehlgängigkeit können sein: Erkrankungen des Zentralnervensystems (z. B. Kinderlähmung, Rückenmarksschwindsucht, Hirnschlag), Leitungsstörungen im peripheren Nervensystem (z. B. durch Nervenverletzung), psychische Erkrankungen (z. B. hysterisches Hinken) sowie alle möglichen Erkrankungen des peripheren Bewegungsapparates (Knochen, Gelenke, Muskeln). Unter den letzteren Ursachen seien einige wichtige herausgegriffen:

1. Fehlgang durch Funktionsstörung des *Hüftgelenks*. Die gute Funktion des Hüftgelenks ist die Voraussetzung für eine normale Schrittgröße. Die Schrittgröße beim Vorsetzen des linken Beines verlangt eine normale Beugefähigkeit des linken Hüftgelenks und eine normale Streckfähigkeit im rechten Hüftgelenk. Die vollkommene Streckfähigkeit ist dabei von besonderer Bedeutung. Sie kann nur sehr unvollkommen durch andere Ersatzbewegungen ausgeglichen werden, und zwar durch verstärkte Streckung der Lendenwirbelsäule. Ist die Wirbelsäule aber z. B. versteift oder läßt sie sich nicht genügend strecken, so kann eventuell auch eine Beckendrehung um eine vertikale Achse zum Ausgleich dienen.

Beim Belasten eines Beines in der sogenannten Periode des Aufstehens (FISCHER) ist der Rumpf in der Frontalebene auf eine gute Sicherung im Hüftgelenk angewiesen. Ein gesunder Glutaeus medius ist hierfür die Voraussetzung ebenso wie normale mechanische Bedingungen im Hüftgelenk. Ist diese Sicherung eine ungenügende, so tritt das sogenannte *Hüfthinken* auf, das sich in zweierlei Symptomen äußern kann, die außerordentlich ungünstig die Kosmetik des Ganges beeinflussen. Entweder das Becken sinkt auf der Seite des Schwungbeines stark herab, so daß das Durchziehen des Beines erschwert ist, oder aber der Rumpf wird, um die Arbeitslast des Glutaeus medius zu mildern, bei jedem Schritt stark nach der Seite des Standbeines geworfen (sogenanntes *Entenwatscheln*). Bei Schmerzhaftigkeit des Hüftgelenks treten ähnliche Ausgleichserscheinungen auf. Ferner wird die Belastungszeit des krankseitigen schmerzhaften Beines abgekürzt. Von besonders ungünstiger kosmetischer Bedeutung ist jede Beugungsbeschränkung im Hüftgelenk, wenn der Patient sitzen muß. Ferner macht das Anziehen von Schuh, Strumpf und Beinkleidern große Schwierigkeiten.

Die Behandlung des Hüfthinkens ist eine sehr verschiedene, je nach dem Grundleiden. So kann bei einer Versteifung des Hüftgelenks mit guter Erhaltung der Muskulatur eine operative Mobilisierung zur Herstellung der Beweglichkeit nach verschiedenen Methoden (LEXER, PAYR) vorgenommen werden. Ist aber körperliche Arbeit von dem Patienten zu leisten, so dürfte sich eine solche Operation nicht empfehlen. Abnorm starke Beweglichkeit, so z. B. das Schlottergelenk bei vollständiger Hüftlähmung, kann durch eine operative Feststellung *(Arthrodese)* funktionell und kosmetisch gebessert werden. Ausschlaggebend sollte aber hier nicht die Kosmetik sein, sondern die zu erwartende Funktion des gesamten Bewegungsapparates unter gleichzeitiger Berücksichtigung des Berufes oder der Berufsmöglichkeiten. Bei Ausfall einzelner Hüftmuskeln kann ein operativer Ersatz durch entferntere Muskeln vorgenommen werden. Insbesondere kann der Glutaeus maximus aus dem Erector trunci vermittels der LANGEschen Technik ersetzt werden und der Glutaeus medius aus dem Vastus lateralis. Ist kein günstiges Muskelmaterial vorhanden, so können Schienen mit künstlichen Muskelzügen oder künstlicher Ersatz des Glutaeus medius die Lähmung mechanisch bessern. Zur Beseitigung von Schmerzen im Hüftgelenk können entlastende Schienenapparate benützt werden. Sie brauchen aus kosmetischen Gründen nicht in jedem Falle auf den Erdboden zu reichen, vielmehr können auch Schienen, die nur das Becken und den Oberschenkel umfassen, das Hüftgelenk wesentlich entlasten und die Schmerzen lindern.

2. Fehlgang durch Funktionsstörung des *Kniegelenks.* Die besondere Bedeutung des Kniegelenks beim Gehen liegt darin, daß es in der Standbeinperiode in Verbindung mit der Drehung im Fußgelenk die gleichmäßig fließende Vorwärtsbewegung des Rumpfes in elastischer Weise garantiert. Das Kniegelenk entlastet den Fuß besonders in der Periode, in der der Fuß mit der ganzen Sohle auftritt, indem es ihm die Förderung der Rumpfbewegung durch kräftige Streckung im Kniegelenk abnimmt. In der Periode des Schwingens wird das Kniegelenk aktiv mit den Kniebeugern stark gebeugt, damit der Fuß nicht anstößt. Beim langsamen Gang werden die Bewegungen des Kniegelenks verhältnismäßig wenig in Anspruch genommen.

Die *Steifheit des Kniegelenks* bedeutet für den Gang eine schwere kosmetische Störung. Dies gilt besonders für das beschleunigte Tempo, bei dem das Kniegelenk normalerweise viel stärker bewegt wird. Bei langsamem Gehen fällt die Versteifung dagegen weniger auf. Zum Ausgleich der fehlenden Kniebeugung muß die Beckenseite auf der Seite des Schwungbeines stärker gehoben werden oder durch vermehrte Plantarflexion bei der Abwicklung des gesunden Beines eine gleichmäßige Hebung des Rumpfes in dieser Periode herbeigeführt werden. Auch beim Sitzen ist das versteifte Kniegelenk von großem kosmetischen Nachteil. Ähnlich wie beim Hüftgelenk, sollte eine blutige Mobilisierung des Kniegelenks nur dann vorgenommen werden, wenn der Patient nicht zu der körperlich arbeitenden Klasse gehört, denn allzu häufig ist die gewonnene Beweglichkeit mit einer Herabminderung der Belastungsfähigkeit des Beines verbunden.

Der *Verlust der Kniestreckmuskulatur,* der besonders häufig bei der Kinderlähmung eintritt, macht bei gut beweglichem Kniegelenk keine so erhebliche Gangstörung, wie man allgemein annimmt. Immerhin wird zum Ersatz des Muskels eine übertriebene Vorschnellbewegung des Oberschenkels erforderlich, die besonders bei schnellem Gang sehr unschön wirkt. Tritt aber zu dieser Lähmung noch eine wenn auch nur geringe Streckbeschränkung, so ist der Gang sofort ein ganz bedeutend schlechterer, denn zur Kompensation von Lähmung und Streckbeschränkung wird nun noch eine sehr unschöne Rumpfvorbeugung bei jedem Schritt erforderlich, die dazu dient, das Kniegelenk nicht mehr durch den Streckmuskel, sondern durch Schwerpunktverlagerung zu strecken. Dem Ersatz des Kniestreckmuskels muß also stets vorangehen die Wiederherstellung der vollen Streckfähigkeit im Kniegelenk. Dazu dienen teils unblutige Methoden (z. B. Quengelmethode), teils blutige (partikuläre Osteotomien). Erst die zweite Aufgabe ist dann der Muskelersatz, der entweder durch Kraftübertragungsapparate vom Rumpf her oder Gummizüge erfolgen kann oder, was besonders im jugendlichen Alter zu bevorzugen ist, durch Sehnenverpflanzung. Zum Ersatz des gelähmten Quadriceps dienen hier in erster Linie der Sartorius, der Tensor fasciae latae oder ein bzw. mehrere Kniebeuger. Die Lähmung der Kniebeugemuskeln spielt nicht eine so wesentliche Rolle wie die der Strecker. Eine Möglichkeit, diese operativ durch Sehnenverpflanzung zu ersetzen, fehlt bisher. Um ein besseres Durchschwingen des Beines zu ermöglichen, kann man versuchen, in geeigneten Fällen das ganze Bein wie bei Oberschenkelamputationen (s. Amputationen) statisch so einzustellen, daß die Gefahr des Anstoßens mit der Fußspitze verringert wird. Der Fuß kommt dabei in leichte Spitzfußstellung, so daß die Hacke schwebt, das Knie wird leicht in Beugestellung eingestellt. Wenn die Natur, wie nicht selten, diese Einstellung zufällig erreicht hat, ist es ein großer Fehler, diese Einstellung zu beseitigen.

Ausgedehnte Lähmungen des Kniegelenks können aus funktionellen Gründen in seltenen Fällen zur künstlichen blutigen Versteifung (Arthrodese) Veranlassung geben. Aber sowohl kosmetisch als auch funktionell (besonders beim Sitzen) wirkt dieser Eingriff so ungünstig, daß man ihn fast immer vermeiden sollte. Das Kniegelenk wird dann durch eine Schiene festgestellt, deren Kniescharnier eine Vorrichtung erhält, die beim Gehen in Streckstellung festgestellt wird.

Schmerzhaftigkeit des Kniegelenks, wie sie aus den verschiedensten Gründen, besonders bei chronischen Gelenksentzündungen, auftritt, führt zum sogenannten *Schonungshinken,* dessen Charakter wieder in der Abkürzung der Belastungszeit besteht. Ist die Belastung als solche schmerzhaft, so kann ein entlastender Schienenhülsen- oder Bandapparat den Gelenkdruck herabmindern, indem der Patient seine Körperlast nunmehr vom Tuber ischii auf den oberen Teil der Schiene (Sitzring) und durch sie auf den Fußboden überträgt. Die Gangstörung wird dadurch, soweit sie durch die schmerzhafte Belastung bedingt war, wieder ausgeglichen. Ist der Schmerz — wie oft — dadurch bedingt, daß nur die letzten Grade der Streckung Schmerzen auslösen, so kann eine Schiene, die durch einen Anschlag im mechanischen Kniescharnier diesen letzten Teil der Streckung ausschaltet, die Schmerzen beseitigen und den Gang kosmetisch und funktionell günstig beeinflussen. Solche Schienen werden heute zweckmäßig aus Leichtmetall hergestellt und können kosmetisch verhältnismäßig strengen Anforderungen standhalten.

3. Fehlgang durch Funktionsstörung des *Fußes.* Die physiologische Bedeutung des Fußes vom kosmetischen und funktionellen Gesichtspunkt aus betrachtet liegt im folgenden: In der Periode des Aufstehens, also vom Aufsetzen der Hacke bis zum Ende des Abwickelns, ermöglicht der Fuß ein elastisches Aufsetzen der Rumpflast ohne stärkere Erschütterungen. Die Voraussetzung dafür ist vor allem ein intaktes und von guter Muskulatur umspieltes oberes Sprunggelenk. Beim Aufsetzen der Hacke geschieht die elastische Bremsung durch Anspannung der Dorsalflektoren und langsames Nachgeben derselben, so daß die ganze Fußsohle erst allmählich auf den Boden aufgesetzt wird. Sodann tritt die Wadenmuskulatur in Tätigkeit, und zwar ganz besonders dann, wenn die Drehungsachse von der Hacke nach vorne bis zum Ballen gewandert ist, und es zur eigent-

lichen Abwicklung über den Ballen kommt. Diese Funktion des Fußes, bei der eine künstliche Verlegung der Drehachse von der Hacke bis zum Ballen stattfindet, bewirkt eine Verlängerung der Ausschrittgröße, die zu den Aufgaben des Fußes beim Gehen gehört. Die Anpassung des Fußes an unebenen Boden verlangt in Verbindung mit den Forderungen zur Erhaltung des Gleichgewichts ein intaktes unteres Sprunggelenk sowie eine intakte Vorfuß- oder Metatarsalplatte (s. Fußdeformitäten).

In der Periode des Schwingens dagegen spielen fast ausschließlich die Fußheber (Extensor digitorum, Extensor hallucis und Tibialis anticus) eine Rolle, indem sie verhindern, daß die Fußspitze den Boden berührt.

Die kosmetische Behandlung der Funktionsstörung des Fußes. Bei Versteifung des oberen Sprunggelenks muß der Fuß ohne Schuh in leichter Spitzfußstellung stehen. Steht er nämlich rechtwinklig zum Unterschenkel, so kommt durch den Absatz eine Erhöhung der Ferse zustande und die Fußspitze schwebt in der Luft. Die künstliche operative Mobilisierung des Fußes sollte nur in Ausnahmefällen ausgeführt werden, da der Eingriff nicht einfach, der Erfolg unsicher ist. Die Operation ist fast immer sowohl vom kosmetischen als auch vom funktionellen Gesichtspunkt aus gesehen überflüssig. Ist aber eine Versteifung in einer fehlerhaften Stellung erfolgt, so kommt entweder eine unblutige oder bei knöcherner Versteifung eine blutige Stellungskorrektur durch parartikuläre Osteotomien in Frage. Leichte Spitzfußstellung muß aber bleiben mit Rücksicht auf den Absatz des Schuhs.

Bei Ausfall von Fußmuskeln kommt die Sehnenverpflanzung in Betracht, besonders bei jugendlichen Individuen (s. Lähmung des Fußes). Der Ersatz der Fußheber kann z. B. aus den beiden gesunden Peronei genommen werden, der Ersatz der Wadenmuskulatur aus dem Flexor hallucis longus, Flexor digitorum und Peroneus longus (s. Lähmung des Fußes). Ist das Muskelmaterial in einem gelähmten Fuß ungenügend, so kann der Fußmechanismus durch eine künstliche Versteifung des unteren Sprunggelenks (Arthrodese) vereinfacht werden. Das vorhandene Muskelmaterial kann dann zur Versorgung der Plantarflexion und Dorsalflexion verwendet werden (Sehnenverpflanzung).

Bei Schmerzhaftigkeit des oberen Sprunggelenks, die natürlich zu einer mangelhaften Abwicklung und einem Schonungshinken führt, kommt die Indikation einer operativen Versteifung wohl nur selten in Frage; sie sollte aber in geeigneten Fällen, z. B. nach Unfällen, in Erwägung gezogen werden. Weniger kosmetisch günstig wirken Schienen, die entweder den Fuß entlasten, indem die Körperlast an den Gelenkknochen des Unterschenkels oder am Tuber ischii abgefangen wird, und bei denen die freie Gelenkbewegung des Fußscharniers entweder begrenzt oder vollkommen ausgeschaltet wird.

Bei Versteifung des unteren Sprunggelenks ist die kosmetische und funktionelle Gangstörung eine sehr geringe. Eine Mobilisation kommt hier nicht in Frage. Nur muß natürlich bei Versteifung die Mittelstellung zwischen Pro- und Supination erreicht sein, damit die Sohle mit ihrer ganzen Fläche den Erdboden berührt (s. Fußdeformitäten; Lähmung des Fußes).

S. auch Gymnastik und Sport; Körperschönheit; Massage.

Ganglion, s. Überbein.

Gangrän, hysterische, s. Psyche. — des Ohres, s. Ohr. — symmetrische, s. Raynaud; Kaustik; Schwielen.

Gänsehaut, s. Psyche.

Garasine, eine Salbe mit 3% des Ammoniumsalzes der Monochlor-oxy-naphtholsäure. Juckstillendes Mittel bei Pruritus vulvae et ani, Urticaria, allgemeinem Hautjucken usw. (P. Beiersdorf & Co., Hamburg.)

Gartennelkenöl, Oleum Dianthi caryophylli. Das Blütenöl wird in Grasse hergestellt und kommt als *Essence d'Oeillet absolue* in den Handel. Meist benützt man künstliche Nachbildungen des echten Blütenöls, z. B.:

Gartennelkenöl künstlich.

Isoeugenol	500 g	Canangaöl	30 g
Eugenol	150 „	Phenylacetaldehyd	10 „
Citronellol	50 „	Amylsalizylat	50 „
Phenylaethylalkohol	50 „		

Gaswechsel, respiratorischer, s. Ernährung.

Gaumenmandeln, s. Atemstörungen; Adenoide.

Gaumendefekt, s. Mundhöhle; Sprachstörungen.

Gefäßanlage, s. Innere Krankheiten; **-erweiterungen,** s. Bunzen; Elektrolyse; **-lagerung,** s. Innere Krankheiten; **-mäler,** s. Diathermie; Kaustik; Lippen; Massage; Mundhöhle; Nase; Naevi; Radium; Thorium X; **-zeichnung,** s. Innere Krankheiten.

Geflügeltuberkulose, s. Ernährung.

Gehörgangverschluß, s. Ohrmuschel.

Gelanthum (Unna), Gelanth, ist ein Hautfirnis in Form eines gelblichen Schleims, der in kurzer Zeit auf der Haut zu einer glänzenden, elastischen Decke eintrocknet, die leicht mit Wasser abzuwaschen ist. Dünn aufgestrichen, läßt es einen fast unsichtbaren Überzug. Mit fast allen gebräuchlichen Medikamenten mischbar, auch mit fetten Ölen, wenn diese vorher mit Gummi arabicum emulgiert wurden. Feste Fette und Vaseline werden von Gelanth direkt emulgiert. Gibt mit Ichthyol einen trockenen, gut abwaschbaren Firnis, der sich z. B. als Sonnen- und Wetterschutzmittel vorzüglich eignet, nach eventuellem Zusatz von Aesculin o. dgl. Gelanth nimmt auch Sublimat und Pyrogallol ohne Zersetzung auf. Gelanthum hält Arzneimittel, wie z. B. Salizylsäure, Zinkoxyd, Schwefel usw., in feinster Suspension wie im Salbenvehikel. Mit wenig Zinkoxyd erhält man aus Gelanth den Cremor Gelanthi, Gelanthcreme, die kosmetisch als Deckfirnis verwendet wird. Gelanth ist ein gemischter Tragant-Gelatine-Schleim mit Glyzerin sowie Thymol und Benzoesäure als Konservierungsmittel. Unna hat diesen Firnis unter Verwendung sogenannter „Meta"-Gelatine hergestellt, einer Gelatine, der durch längeres Erhitzen von wässeriger Gelatinelösung auf über 100° das Gerinnungsvermögen genommen wurde (s. Gelatine).

Vielfach wird das Gelanthum aber unter Verwendung gewöhnlicher Gelatine mit nicht schlechterem Erfolge hergestellt. Man erhält so ein etwas konsistenteres Gelanthum, was auch oft erwünscht ist.

Gelanthum (Unna).

Rp. Gelatinae alb. (Meta)	2,5
Tragacanthae	2,5
Glycerini	5,0
Aq. dest.	90,0
Thymoli	0,1
Acid. benzoic.	0,3
Ol. Rosae gtt. I.	

Zink-Eucerin-Gelanth.

Rp. Gelanthi	10,0
Zinc. oxydat.	10,0
Eucerini cum aqua	10,0

Cremor Gelanthi Unna (Gelanthcreme).

Rp. Gelanthi	85,0
Zinc. oxydat.	5,0
Vaselin. alb.	10,0
f. emulsio cui adde:	
Spir. aromat.	0,5

Resorzin-Ichthyol-Gelanth.

Rp. Ichthyoli	5,0
Resorcini	5,0
Acid. salicyl.	2,0
Eucerini cum aqua	10,0
Gelanthi	78,0

Gelatine (Gelatinae, Hautleime) (s. auch Hautfirnisse; Zinkleime). *Allgemeines.* Gelatinae sind im wesentlichen Glyzeringelatinen, die in entsprechender

Konzentration gute wasserlösliche Hautfirnisse liefern; mit größerem Glyzeringehalt entstehen Gelees zur Hautpflege (s. Glyzeringelees; Kaloderma). Kosmetisch interessieren uns an dieser Stelle nur die glyzerinärmeren Präparate, die als häutchenbildende Mittel bzw. Vehikel für Medikamente zur Firnisbehandlung Verwendung finden. Ihrer Zusammensetzung und Wirkung nach decken sie sich vollständig mit jener der Hautfirnisse, sie sind also de facto nichts anderes als wasserlösliche Hautfirnisse nach Art des Gelanthum u. a.

Gelatina Cerussae (UNNA).

Rp. Gelatin. alb.	5,0
Aq. dest.	65,0
Glycerini	20,0
Plumb. carbon.	10,0

Gelatina Ichthyoli cum Zinco (UNNA).

Rp. Gelatin. alb.	10,0
Aq. dest.	40,0
Glycerini	25,0
lösen und mit folgender Anreibung mischen:	
Zinc. oxydat.	10,0
Glycerini	13,0
Ichthyoli	2,0

Glyzeringelatine (Gelatina glycerinata).

	Weich	Hart
Gelatine	15 g	25 g
Wasser	30 „	25 „
Glyzerin	55 „	50 „

Man weicht die Gelatine 1/2 Stunde im Wasser ein, gibt das Glyzerin hinzu und erhitzt bis zur Lösung. Diese Massen, besonders Gelatina dura, sind gußfähig und werden zur Herstellung von Stangen bzw. Stäbchen (Bacilli, Bougies usw.) verwendet.

Gelatinestangen.

	Harte	Weiche
Gelatine	7,5 g	5 g
Wasser	10 „	15 „
Glyzerin	10 „	5 „

Auflösen und in Formen gießen.

Gelatine, japanische, s. Agar-Agar.

Gelatine, weiße, Gelatina alba, ist reiner tierischer Leim aus Knochen. Besteht fast ganz aus Glutin. Sie quillt in Wasser auf und löst sich in gequollenem Zustand leicht in warmem Wasser. Unlöslich in Alkohol und Aether. Eine warme 1%ige Gelatinelösung erstarrt beim Erkalten zu einer klebrigen Gallerte. Durch Kochen von Gelatinelösungen mit verdünnten Säuren, ebenso längeres Erhitzen auf über 100° verliert die Gelatine ihre Gerinnungsfähigkeit (Metagelatine, Gelatina liquefacta). Beim Quellen nimmt Gelatine etwa die 27fache Menge Wasser auf. Schleime aus Gelatine werden im Mittel 25 : 1000, dünnere 15 : 1000 bereitet. Tannin fällt Gelatine aus Lösungen, Alaun und die meisten Säuren nicht. Mit Formaldehyd entsteht unlösliche Formaldehydgelatine (Härtung), mit Chromsalzlösungen befeuchtet und dem Sonnenlicht ausgesetzt bildet Gelatine unlösliche Chromgelatine. Gelatineschleime faulen besonders leicht, müssen daher gut konserviert werden (z. B. mit Nipagin, nicht unter 0,15%!, dickere Schleime 0,2%). Dient zur Herstellung von Hautleimen, Zinkleimen, Hautfirnissen, Hautcremes, Hautgelees, meist mit Glyzerin zusammen, auch zu Bädern (Pruritus), gegen Frostbeulen (aufpinseln konzentrierter warmer Lösungen), auch zur Herstellung von Gelatinekapseln, Gelatinestangen usw. Die Gelatinehautfirnisse liefern einen Überzug, der die Haut besonders gut schützt, dabei aber die Feuchtigkeit (Sekrete) durchläßt (s. auch Glutol; Hautfirnisse; Zinkleim).

Gelatinelack.

Rp. Gelatinae alb.	50,0
Gummi arab.	10,0
Acid. salicyl.	0,5
Aquae	100,0
Einweichen, zur Lösung erhitzen, passieren und folgende Anreibung zusetzen:	
Amyli Tritic.	20,0
Aquae	40,0

Unter Rühren das Ganze zum Sieden erhitzen und kochen, bis die Masse gleichmäßig geworden ist. In Formen gießen. Zum Gebrauch durch Erwärmen verflüssigen. Kann als Basis für Hautfirnis o. dgl. verwendet werden.

Gelatina Zinci, s. Zinkleime.

Gelbfärbung der Haut, s. Elastisches Gewebe; Ernährung; Innere Krankheiten.

Gelenkveränderungen, s. Nervenleiden; Trophische Störungen.

Gelose, s. Agar-Agar.

Gelo-Wax ist eine bienenwachsähnliche Masse. Wahrscheinlich ein Gemisch von Mono- und Diglykolstearat. Ähnliche Körper sind Glycera-Wax, Flexo-Wax, Emu-Wax u. a. (s. dort).

Genitale, männliches. *Balanitis* (Eicheltripper), bei Befallensein der Eichel allein, Balanoposthitis, wenn auch die Vorhaut mit ergriffen ist. Durch Zersetzung von Sekret bei mangelhafter Reinlichkeit kommt es zu einer oberflächlichen Entzündung der Eichel und des inneren Vorhautblattes, die besonders bei Diabetikern, bei Gonorrhoe und syphilitischen Erkrankungen höhere Grade erreichen kann. Es entleert sich aus dem oft verengten Praeputium eine große Menge grünlichgelben Eiters. Gelegentlich kommt es zur Eindickung des Sekretes und zur Bildung von *Praeputialsteinen.* Durch oft wiederholte Balanitiden wird das innere Praeputialblatt und die Glans leukoplakisch, pergamentartig atrophisch, was zu Verengerung der Vorhaut, auch zu Verwachsungen derselben mit der Glans führt (Balanitis xerotica obliterans STÜHMER). Aber auch die freiliegende Glans kann sich durch immer wiederkehrende Reize xerotisch verändern. Eine viel unangenehmere Abart ist die Balanitis circinata erosiva, welche durch fusiforme und spirilläre Mikroorganismen hervorgerufen wird. Es entstehen an der Glans oberflächliche polyzyklische Bogen, welche von einem zarten weißen Epithelsaum begrenzt sind, die Sekretion ist sehr übelriechend und reichlich. Bei dieser Form entwickeln sich zuweilen Geschwüre vom Charakter der Nosokomialgangraen, welche zu Zerstörungen der Vorhaut, der Eichel und des Schwellkörpers führen können, mit Temperatursteigerungen und Drüsenschwellungen einhergehen. Die Sekretion nimmt putriden Charakter an. — Die Affektion rezidiviert leicht. — Ähnliche Erkrankungen kommen auch bei Frauen am Introitus vaginae vor.

Die Diagnose gegenüber der Gonorrhoe wird sich im allgemeinen leicht durch Nachweis des Erregers nach Ausspülung des Praeputialsackes stellen lassen. Syphilitische Primäraffekte können bei Verengerung durch Punktion der Lymphdrüsen diagnostiziert werden, immer wird man aber bestrebt sein müssen, eine etwaige Verengerung der Vorhaut zu beseitigen, um das Terrain inspizieren zu können, denn auch spitze Kondylome und Karzinome sind von einer Balanitis begleitet.

Die Balanitis simplex bedarf gründlicher Reinigung mit Kal. hypermang., H_2O_2, Borsäurelösung, 1—2% Resorzinwasser, dann Trockenlegung mit 10—20% Dermatol-, Xeroform-, Tannoformpuder, wobei zweckmäßig öfters des Tages zu wechselnde Gazestreifen eingelegt werden. Viel hartnäckiger ist die Balanitis erosiva circinata, deren Behandlung besonders sorgfältig durchgeführt werden muß, etwa in derselben Weise. Tuschieren mit schwachen Argentumlösungen jeden zweiten Tag, Einlegen von 10% Protargol-, 10% weißer Praezipitatsalbe, eventuell Höhensonnebestrahlungen. Bei stark belegten Erosionen schwache Kupferlösungen (0,5—1,0 : 1000,0). Zur Verhinderung von Rezidiven Einstauben mit Zinc. oxyd., Acid. tannic. aa, Zwischenlegen von

Gaze. Eine sich entwickelnde Phimose wird man durch Ausspritzungen mit Kal. hypermang., Wasserstoffsuperoxyd, Stopfungen des Vorhautsackes mit Gaze, die mit Borsäure, essigsaurer Tonerde getränkt ist, zu beheben trachten, gelingt dies nicht, so muß zur Operation geschritten werden (s. Phimose).

Ein nicht seltenes Leiden ist der *Krampfaderbruch (Varikokele)*, es handelt sich um eine Erweiterung und Schlängelung der Gefäße des Samenstranges. Die Hodenhälfte ist vergrößert, hängt tiefer herab, ist erfüllt von einer vogeldarmähnlichen Schwellung, die kompressibel ist, durch die Bauchpresse zunimmt, bei längerem Gehen und Stehen durch den Zug Beschwerden macht. In leichteren Fällen genügt ein gut sitzendes Suspensorium, in schwereren wird der Plexus pampiniformis exstirpiert, wobei natürlich Samenstrang, Arteria spermatica und 1—2 Venenstämme geschont werden müssen.

Hier sei auch der *Prophylaxe gegen Geschlechtskrankheiten* Erwähnung getan, und zwar nur der persönlichen Prophylaxe. Diese bezieht sich vor allem auf Maßnahmen beim Geschlechtsverkehr. Selbstverständlich soll auf die Möglichkeit einer extragenitalen Infektion stets Rücksicht genommen werden, vor allem bei Ärzten, Pflegepersonal, Hebammen. Sorgfältigste Reinlichkeit, Beachtung jeder Verletzung, besonders der Hände, Untersuchung mit Gummihandschuhen werden Schutz bieten. Aber auch bei anderen Berufen bestehen gewisse Gefahren, so bei Glasbläsern infolge Benützung des Ansatzes durch verschiedene Personen; durch Blasinstrumente, durch Gläser, Eßbesteck, Rauchrequisiten, Rasierzeug, durch Küssen, besonders auf den Mund, können Übertragungen vorkommen.

Einen absoluten Schutz gibt es also, wie wir sehen, nicht, da aber doch die meisten Infektionen durch den Geschlechtsverkehr erfolgen, wird er sich vor allem auf diesen beziehen. — Da soll nun hervorgehoben werden, daß Enthaltsamkeit im allgemeinen nicht schadet, besonders bei Menschen nicht, die frühzeitig heiraten. — Doch ist dieselbe bei Männern bis zur Ehe besonders selten. Man schützt sich wohl noch am besten durch ein Kondom, nur muß es von guter Qualität sein, auch achte man darauf, daß beim Abstreifen die äußere Fläche nicht mit der Haut in Berührung kommt. Gegen gonorrhoische Ansteckung bewähren sich Einträufelungen von 10—20% Protargol-, Transargan-, 5—10% Albargin-, Ichthargan-Glyzeringemisch in die Fossa navicularis, unmittelbar post coitum und nach vorhergehender Harnentleerung, ebensolche Salbenpräparate, oder von Stäbchen (Choleval, Delagon, Caviblen u. a.). Man unterlasse aber nicht, nach dem Verkehr die Umgebung des Genitales gründlich mit Wasser und Seife zu reinigen, hierauf mit schwacher Sublimatlösung oder 30%iger Kalomelsalbe zu desinfizieren, da ja paragenital sitzende Ulcera mollia oder syphilitische Effloreszenzen zu Infektionen Anlaß geben können. — Hat ein suspekter Koitus stattgefunden, ist man seiner Sache nicht sicher, so wird eine Kur mit Spirozid eingeleitet, und zwar 3—4 Tabletten à 0,25 morgens auf nüchternem Magen durch 3 Tage, dann 3 Tage Pause, der Zyklus soll 3—4mal wiederholt werden.

Genitale, weibliches. Nicht selten kommt ein angeborener *Defekt des Dammes* zur Beobachtung. Die äußeren Geschlechtsorgane stehen in breiter Verbindung mit dem Darmrohr. Am After fehlt dann der Schließmuskel, so daß der Darminhalt nicht willkürlich zurückgehalten werden kann. Mit der Schaffung eines neuen Dammes und exakter Naht des Schließmuskels wird die Fehlleistung behoben.

Häufiger ist das angeborene *Fehlen der Scheide.* — Dieser Scheidendefekt findet sich auch bei Frauen, die sonst keinerlei Störungen in den weiblichen Körperformen haben. Selbst die äußeren Genitalien sind völlig wohlgestaltet. Nur dicht hinter jener Stelle, wo der Scheideneingang beginnt, findet sich eine quere Verschlußmembran. Der Defekt wird meist erst beobachtet, wenn diese jungen Frauen in das sexuelle Leben eintreten. Vorher hätte vielleicht das Ausbleiben der Menstruation schon aufmerksam machen können, doch wurde dieses häufig nicht beachtet oder mit Blutarmut u. dgl. in Verbindung gebracht.

Sitzt der Verschluß sehr tief, so ist ein Geschlechtsverkehr unmöglich. Da diese Frauen aber durchweg normal empfinden, sind in den letzten Jahren sehr ingeniöse operative Methoden zu seiner Behebung ausgebildet worden (Schubart, Baldwin, Wagner usw.). Obgleich diese Eingriffe nicht immer unerheblich sind, müssen sie doch ausgeführt werden, damit die Frau das Gefühl der Vollwertigkeit bekommt.

Wenn ein kurzes Scheidenrudiment bestand, hat man früher versucht, diese kurze Scheide zu vertiefen und den Scheidenblindsack mit Hautlappen von der Vulva auszukleiden (Mackenrodt, Pfannstiel, Sarwey). Andere haben in diese Scheidenwundhöhle peritonale Lappen eingepflanzt (v. Ott, Stöckel). Alle diese Methoden wurden aufgegeben, weil der Hohlraum wieder zusammenschrumpfte und die Hautstückchen nicht einheilten. Es ist neuerdings Kirschner und Wagner gelungen, gute Resultate der Scheidenplastik zu erzielen. Es werden große Epidermislappen in den künstlichen Hohlraum im Septum vesico-rectale eingelegt und hier durch eine Schwammprothese festgehalten. Wenn diese Methode weiter erfolgreich sein sollte, so wird sie wegen ihrer Ungefährlichkeit die anderen operativen Methoden zurückdrängen, die eine Dünndarmschlinge oder einen Teil des Rektums in den Hohlraum am Damm einnähen. Denn diese beiden Methoden sind kompliziert, auch ist die Dünndarmmethode mit einer recht hohen Mortalität belastet.

Die *Scheidenplastik* bringt besonders gute Resultate in jenen Fällen, wo funktionsfähige innere Genitalien vorhanden sind und nur die Scheide fehlt. Es ist verschiedentlich dann eine Schwangerschaft und Geburt gesunder Kinder beobachtet worden (Wagner).

Der angeborene Scheidenverschluß hat mit dem angeborenen Scheidendefekt das Fehlen der Menstruation gemeinsam, nur unterscheiden sich die beiden dadurch, daß beim Scheidenverschluß die inneren Genitalorgane gut ausgebildet zu sein pflegen. Es finden sich normale Ovarien, normale Tuben und ein vollfunktionierender Uterus. Im distalen Teil des Genitaltraktus ist eine feste Membran gespannt, die den Abfluß der Genitalsekrete verhindert. Vor der Pubertät ist die Sekretion gering, erst mit dem Einsetzen der Menstruation wird alle 4 Wochen aus dem Uterus Blut und Schleimhaut abgestoßen, die nicht nach außen abfließen können. Je länger der Verschluß unentdeckt bleibt, desto größer ist die Blutgeschwulst. Die Krankheit ist leicht zu erkennen, wenn bei der Betrachtung der äußeren Genitalien die Scheide verschlossen ist und wenn sich hier eine blaurote Geschwulst vorwölbt. In diesem gestauten Blut können sich lebensgefährliche Zersetzungsvorgänge abspielen. Meist genügt die Durchtrennung der Abschlußmembran, um den teerfarbigen Inhalt zum Abfluß zu bringen. Sind auch die inneren Organe, vor allem die Eileiter, mit Blut gefüllt, so müssen diese durch einen Leibschnitt entfernt werden, weil sie sich sonst nachträglich von unten infizieren. Der Scheidenverschluß ist meist nicht angeboren, sondern tritt erst in den Kinderjahren auf, wenn durch Kinderkrankheiten (Masern, Scharlach, Diphtherie) ausgedehnte Nekrosen der Scheidenschleimhaut mit sekundärer Verwachsung der Scheidenwände hervorgerufen wurden.

Neben dem Fehlen des *Hymens* kommen noch andere angeborene Teildefekte der Vulva zur Beobachtung, z. B. Fehlen der großen und häufiger der kleinen Schamlippen, auch der Klitoris. Als seltenster Absonderlichkeiten sei schließlich der angeborenen „Doppelmißbildungen" an den weiblichen Geschlechtsteilen gedacht (z. B. Verdoppelung der Vulva), Folgen schwerer Entwicklungshemmungen, die freilich häufiger an lebensuntauglichen Früchten als beim lebenden Menschen beschrieben worden sind.

Hautkrankheiten der äußeren Genitalien treten in der gleichen Art auf wie an den übrigen Stellen des Körpers, werden aber hier als relativ größere Störungen empfunden, weil sie ganz besonders oft heftig jucken und auch leicht Beeinträchtigung des Sexuallebens mit sich bringen.

Recht häufig sind die intertriginösen Ekzeme (Epidermophytie), die Psoriasis, sowie Entzündungen des Scheideneingangs mit oberflächlichen Ulzerationen. Eine besondere Entstellung erzeugen die Verschwärungen der Esthiomène (Lymphogranuloma, Ulcus chronicum vulvae) und die heftig juckende Kraurosis vulvae (narbige Verengerung). Es sei auch darauf verwiesen, daß zur Zeit der Menstruation Dermatosen nicht so selten exazerbieren, manchmal aber auch in verschiedenen Formen auftreten, um nach Ablauf der Menses spontan zu verschwinden (Erytheme, Follikulitiden, Herpes u. a.).

Auch die *Geschlechtskrankheiten* haben für die Kosmetik der Frau eine gewisse Bedeutung — nicht nur, weil sie am Körper der Frau organische Veränderungen hervorrufen, sondern weil sie zu schwerem psychischen Krankheitsgefühl führen.

Die *Gonorrhoe* hat einerseits öfter Depressionen zur Folge, vor allem wenn von der Frau eine Übertragung erfolgt ist. Anderseits ist sie für die Frau schwerwiegend, weil sie nicht selten mit schmerzhaften Entzündungen der inneren Genitalorgane einhergeht, die zu allgemeiner Schwäche führen. Auch kommt es im Gefolge der Gonorrhoe zu Entzündungen der äußeren Geschlechtsteile mit Geschwürbildungen, zu Vereiterungen der Bartholinischen Drüsen und zur Ausbildung spitzer Kondylome. Die Entzündungen der inneren Geschlechtsorgane machen nicht selten Operationen notwendig, deren Narben erhebliche Deformierungen der äußeren Bauchwand verursachen.

Soweit die *Syphilis* Erscheinungen an den äußeren Genitalien der Frau verursacht, hat sie nur geringe Bedeutung für unsere Betrachtungen, höchstens durch schwere gummöse Zerstörungen, die aber sehr selten sind.

Eher hat kosmetische Bedeutung das Ulcus molle, der weiche Schanker, da es dabei zu langdauernden Eiterungen der Leistendrüsen kommt, die häufig kosmetisch schlecht aussehende Bubonarben hinterlassen.

Hierher gehören die destruierenden Veränderungen im Verlaufe der *Esthiomène,* einer eigenartigen, wahrscheinlich zum Lymphogranuloma inguinale gehörenden Geschwürbildung an den äußeren Genitalien. Sie führt zu tiefer trichterförmiger Zerstörung des Scheideneingangs, unter Umständen wiederum zu außerordentlich großer und bleibender Anschwellung der großen und kleinen Schamlippen und am After (Elephantiasis).

Genu valgum, X-Bein (Bäckerbein), ist eine seitliche Knochenabbiegung in der Kniegelenkgegend im Sinne der Konvexität nach innen. Nach Böhm sind Genu varum und valgum infantum — soweit sie nicht rachitisch sind — der Ausdruck variierender Entwicklung. Von einer Deformität kann erst bei Fehlformen stärkeren Grades oder zu unpassender Zeit gesprochen werden. Die Beine des Neugeborenen sind physiologischerweise O-förmig gekrümmt; um die Wende des zweiten Lebensjahres beginnt sich die Krümmung in das Gegenteil umzukehren. Die X-Beinstellung erreicht ihren Höhepunkt etwa im sechsten Lebensjahr. Von einer Therapie kann abgesehen werden. Bei leichter Vermehrung kommen Übungen (Kniebeugen bei korrigiert gehaltenem Bein, Plattfußübungen, Türkensitz, Übungsapparat zur aktiven und passiven Überkorrektur nach Lange) und Einlagen nach Gipsabguß, die den Fuß supinieren, in Frage. Der Knickfuß begünstigt die Entwicklung des Genu valgum. Bei schwereren Fällen im Kleinkindesalter wird man außerdem korrigierende Nachtschienen (Bein in Streckstellung, Rotationsmöglichkeit zu vermeiden!) anwenden. Der Behandlungserfolg wird durch Umrißzeichnungen in mehrmonatigen Abständen kontrolliert.

Die häufigste Ursache des pathologischen X-Beines ist die Rachitis. Diese zu behandeln, ist die erste Forderung. Ist die Rachitis noch florid, die Knochen weich, so kann eine Osteoklase versucht werden oder die Korrektur in Etappengipsverbänden nach Jul. Wolff geschehen. Sitzt der Krümmungsscheitel nahe dem Gelenk, so besteht bei diesen Methoden die Gefahr einer Epiphysenlösung. Ist der Knochen bereits erhärtet, so wirkt sich das Redressement nur an den Bändern aus. Bei allen X-Beinen stärkeren Grades und auch leichteren Grades jenseits des sechsten Lebensjahres ist die operative Behandlung das sicherste Verfahren. Der offenen linearen oder keilförmigen Osteotomie von einem Hautschnitt an der Innenseite des Condylus femoris aus ist vor der subkutanen oder Stichosteotomie der Vorzug zu geben. Der Knochenschnitt liegt dicht oberhalb der Epiphysenlinie. In seltenen Fällen ist neben der Oberschenkel- eine Unterschenkelosteotomie erforderlich. Gipsverband für etwa 6 Wochen, Übungsbehandlung, Massage, Heißluft. Zur Sicherung des Resultates ist für etwa ein Jahr eine Nachbehandlungsschiene zu verordnen. Neben der orthopädischen Behandlung läuft antirachitische Behandlung (Höhensonne, Vigantol) einher. Handelt es sich um spätrachitisches Genu valgum, so hat sich die Verabreichung von Phosphorpräparaten bewährt.

Im Kleinkindesalter kann bei X-Beinen nicht zu starken Grades (muskel-bänderschlaffe X-Beine) mit Erfolg eine korrigierende Nachtschiene angewandt werden. Die Schiene liegt der Außenseite des Beines an, muß hoch hinauf bis zum Trochanter reichen und besitzt am Ober- und Unterschenkel gut gepolsterte Schellen. Gegen diese wird die Kniegelenksgegend durch eine gutsitzende, eventuell nach Gipsabguß hergestellte ledergewalkte Kappe gezogen. Der Fuß ist gegen eine Sohlenplatte fixiert. Das Kniegelenk ist in der Schiene in Streckstellung steifgestellt. Bei der Konstruktion ist besonders darauf zu achten, daß das Bein keine Rotationsmöglichkeiten hat. Daneben sind gymnastische Behandlung, Massage, Salzbäder angezeigt. Das Wachstum führt im Laufe von 1—2 Jahren zu einem Ausgleich der X-Beinstellung.

Genu varum, die O-förmige (nach außen konvexe) Verbiegung der Ober- und Unterschenkelachse mit Scheitel in der Kniegelenkgegend. Ursache: Rachitis (physiologisches Genu varum, s. Genu valgum). Wie beim Genu valgum kommen Osteoklase (über Keil oder in Osteoklast) oder Osteotomie der Oberschenkel (suprakondylär), des Unterschenkels (dicht unterhalb der Tuberositas tibiae) oder beider Knochen in Frage, je nach Sitz der Verkrümmung. ERLACHER betont, daß es eine rein kosmetische Indikation zur Osteotomie bei Erwachsenen nicht gibt (Voraussetzung sind Schmerzen oder Berufsbehinderung).

Geosan. Nach Angabe in der Hauptsache Collodium elasticum. Anwendung als „flüssiges" Heftpflaster. (Georg Ernst jun., Soest, Westf.)

Geraniol (Geraniolum). Rosenartig riechender Terpenalkohol, von ganz hervorragender Wichtigkeit in der modernen Parfumerie. Zur Wiedergabe des Rosengeruches, als Ersatz für das teure echte Rosenöl, in Form komplexer Riechstoffgemische (künstliche Rosenöle).

Geraniumöl (Oleum Geranii, Oleum Pelargonii). Öle verschiedener Provenienz (Réunion-, französisches und afrikanisches Öl) dienen in der Parfumerie als billiger Ersatz des echten Rosenöles. Wegen ihres rosenähnlichen Geruches werden sie auch sonst sehr häufig als Parfum benützt.

Geraniumwurzel, Radix Pelargonii, von Pelargonium roseum, enthält zirka 35% Tannin und wird als Ersatz der Ratanhiawurzel verwendet (Adstringens). Zum Unterschied von letzterer enthält Geraniumwurzel freies Tannin, kein Tanninglukosid.

Geranylacetat (Geraniolum aceticum), der Essigester des Geraniols, leistet vorzügliche Dienste bei Rosenkompositionen und vielen Phantasiebuketts. Es eignet sich ganz besonders gut als wesentliche Basis von Parfums für Cremes.

Gerbsäure, s. Tannin.

Gerson-Sauerbruch-Herrmannsdorfer-Diät, s. Akne vulgaris; Ernährung.

Gerstenkorn (Hordeolum), akute, schmerzhafte (zum Unterschied gegen Hagelkorn!) eitrige Entzündung einer Lidranddrüse, oft mit stürmischer Schwellung der Umgebung. Große Neigung zu multiplem Auftreten (Hordeolosis). Therapie: Heiße Umschläge, erst bei Annäherung des Eiters an die Oberfläche eventuell Inzision (nicht viel drücken!). Bei gehäuftem Auftreten ist prophylaktisch Aufstreichen von 1%iger Noviformsalbe, Einstreichen von 0,3‰iger Sublimatsalbe in den Bindehautsack, häufiges Entfernen des Sekretes aus den Ausführungsgängen mittels Massage und vor allem Vermeidung des Reibens und Wischens mit dem Finger zu empfehlen. Achtung auf Diabetes!

S. auch Hagelkorn; Lidrandentzündung.

Gerstenmehl-Honigpasta, s. Hauskosmetik.

Geruch, s. Individual- und Rassengeruch.

Geschichte der Kosmetik. Trotz allen Fortschritten und weltanschaulichen Wandlungen, trotz dem proteusartigen Wechsel des Schönheitsideals bei Völkern, in Kulturkreisen und Zeiten scheinen Mittel und Ziele der Kosmetik im Grundsatz gleich geblieben zu sein: Körper-, insbesondere Hautpflege, Beseitigung von Entstellungen, teils aus emotionalem Reinigungs- oder erotischem Verschönerungstrieb, teils bewußt oder unbewußt, um Krankheit zu vermeiden. Das sind die Motive, die wir zur Zeit den kosmetischen Gebräuchen aller Epochen und der Gegenwart unterlegen. Daß Kosmetik aber auch ganz anderen, viel schwerer oder überhaupt nicht „verständlichen" Zwecken gedient haben muß, wird uns bewußt, wenn wir einen Blick auf die Verzierungen werfen, die sich in unseren Museen an den Körpern urzeitlicher und primitiver, aber auch schon geschichtlicher Menschen finden. Die sorgfältigen Perückenbauten, die wohlgekräuselten langen Bärte der assyrischen Göttergestalten, die halb Tier halb Mensch sind, die Masken und Kopftrachten der primitiven Medizinmänner — alle diese nicht mit Wechsel des Schönheitsideals und der Sitten erklärbaren wunderlichen Gebräuche sind im Innersten mit der Mentalität der betreffenden Völker, Stämme und Kulturkreise verknüpft, sie haben offenbar nichts zu tun mit Hautpflege, Reinigungsbedürfnis, erotischer Anlockung usw. Vielmehr handelt es sich um eigene Ausdrucksformen, um ein Ritual, das mitwirkt bei der Herstellung der Verbindung des Menschen mit dem Zentrum des Stammes, das der Einkörperung des Individuums in die Gemeinschaft, seiner Verschmelzung mit dem Repräsentanten dieser Gemeinschaft, dem Tier oder dem Gotte dient. Das kosmetische Ritual stellt den Ausdruck des Monumentalen her, dessen der Primitive bedarf, um leben und handeln, d. h. auf seine Umgebung einwirken zu können. Abgesehen von völlig primitiven Stämmen, wie den Kubu, wird man kaum eine menschliche Gemeinschaft in irgendeiner Zeit finden, in der nicht kosmetische Tendenzen und in ihrer Folge auch medizinisch und hygienisch „nützliche" Gebräuche nachzuweisen sind. Der Mensch der jüngeren Steinzeit formt den Kamm, der vorgeschichtliche Chirurg muß es durch Anwendung von Fixationsmethoden bei gebrochenen Gliedern verstanden haben, Entstellungen zu vermeiden, worauf u. a. die Schienenfunde in ägyptischen Gräbern deuten. Salben aus Ägypten zeigen die grundsätzlich gleichen Bestandteile wie unsere heutigen Salben. Schließlich spiegeln sich die Fortschritte der allgemeinen Medizin auch in dem Stande der kosmetischen Methoden, besonders in ihrem weiteren, die „Wiederherstellungschirurgie" umfassenden Sinn.

Das tritt schon bei den Kulturvölkern des alten Orient hervor. Hier ist bereits eine jüngere Stufe gegenüber der „ritualen" Kosmetik des Primitiven erklommen. In der reich gegliederten altorientalischen Kosmetik offenbart sich bereits die Tatsache, daß Körperpflege dem Orientalen ein genau so elementares Bedürfnis ist wie etwa die Nahrungsaufnahme. Auch dem Angehörigen der unbemittelten Schichten sind im alten Ägypten Salben und Öle so lebenswichtig wie Essen und Trinken. Aber Kosmetik ist auf dieser Kulturstufe nicht nur Gegenstand reiner Empirie, sondern hat auch das ärztliche Denken beschäftigt, wie verschiedene Angaben in der medizinischen Sanskritliteratur beweisen. Die Inder waren es auch, deren kosmetischem Bedürfnis die Erfindung der Rhinoplastik zu danken ist. Freilich geriet diese indische Entdeckung später völlig in Vergessenheit, und wir wissen nicht, ob die sizilische Empirikerfamilie der Branca, die zu Beginn des fünfzehnten nachchristlichen Jahrhunderts die Rhinoplastik wieder einführte, irgendwelche Kunde von ihren indischen Vorgängern hatte.

Alle Quellen, sowohl die literarischen wie die Befunde von Gegenständen, stimmen überein in bezug auf die Mannigfaltigkeit und den hohen Stand der altägyptischen Kosmetik.

Mindestens im alten Reich war Körperbemalung und wohl auch Tatauierung üblich. Später trat das Schminken des Gesichts und das Salben der Glieder wie der Haare in den Vordergrund. Bekannt sind die kennzeichnenden Schminkstreifen der ägyptischen Statuen. Für den Aufenthalt im Jenseits mußten vom Toten sieben Arten Salböl und zweierlei Arten Schminke mitgebracht werden. Es gab grüne, aus Malachit gefertigte Schminke für das untere Augenlid und schwarze Schminke. Diese, die Augensalbe („Me-sdemet" gleich στίμμι stibium, Bleiglanz), begegnet uns als gebräuchliche Schminke seit der XII. Dynastie. Im alten Reich bereitete man die Schminke selbst, später wurde sie in Büchschen aufbewahrt, die die Gestalt des glückbringenden Hausgottes Bes hatten oder die von Affen, Igeln usw. Ein Salbkegel auf dem Kopf, der in der althebräischen

Sitte (Psalm 133, 2) und noch heute bei der Bevölkerung Südnubiens wiederkehrt, diente der Monumentalität der Erscheinung, aber auch zur Verbreitung von Wohlgerüchen, vielleicht auch zur Geschmeidigmachung des Haares. Es mag in dieser Sitte die besondere Bedeutung zum Ausdruck kommen, die dem Kopf als dem „Hegemonikon", dem wichtigsten Glied im menschlichen Körper zugeschrieben wird. Diese uralte Auffassung ist bekanntlich auch ein Bestandstück pythagoraeischer Lehre (Alkmaion von Kroton). In ihr erscheint der Kopf als das Dach eines Hauses, aber auch als Ursprungsort aller Krankheiten (der „Katarrhe") und mag deswegen besonderer Pflege und Verzierung wert sein. Parfums, Pomaden aus Löwen-, Nilpferd-, Krokodil-, Katzenfett, Spiegel sowie Pastillen gegen üblen Mundgeruch gehören zu den Gegenständen des täglichen Bedarfs.

Die wichtigste Quelle der ägyptischen Medizin, der Papyrus Ebers (entdeckt in Luksor 1874), der in die Zeit um 1500 v. Chr. zu datieren ist, offenbart die große Rolle der Priesterärzte, Apotheker und sonstigen Sachverständigen an der ägyptischen Kosmetik. Diese erscheint hier in systematischer Form abgehandelt. Es werden die Arzneien gegen Haarausfall und Ergrauen des Haares durchgenommen. Besonders empfohlen wird das Blut von einem schwarzen Kalb, in Öl gekocht. Dieser Vorschrift liegt wohl die sympathetische Vorstellung der Übertragung des schwarzen Haares des Tieres auf den Menschen zugrunde. Geröstete Eselsklauen, Vulva einer Hündin, Hemet-Körner, Gummi, bestimmte Würmer, alles das in Öl gekocht, sind die typischen ägyptischen Rezepte. Es folgen noch solche zum Schutze der Augenbrauen gegen Ergrauen, Mittel zur Entfernung des Haares usw. Später bringt der Text Mittel gegen Ekzem, zur Änderung der Hautfarbe, zur Verschönerung des Körpers, wobei Mehl und Seesalz eine wichtige Rolle gespielt zu haben scheinen. Ähnlich sind die Mittel zur Vertreibung der Runzeln im Gesicht. Endlich ist die reiche Kosmetik der Zähne zu erwähnen. Zahlreiche Mittel werden angegeben zur „Stärkung des Zahnes" und zur Beseitigung von Zahngeschwulst. Viel zitiert ist das berühmte „Kyphi-Mittel", das von dem spätgriechischen Begründer der Pharmakologie, Dioskorides (erstes nachchristliches Jahrhundert), in sein Werk aufgenommen wurde. Es war ein Räuchermittel, aber auch für Mundpillen zur Verbesserung des Mundgeruches gedacht. Es besteht aus: trockene Myrrhen, Wacholderbeere, Weihrauch, Cyperus, Aloeholz, sebel- (Weihrauch ?-) Harz, Kalmus vom Lande t'ahi (in Asien), inekuun-Körner, Mastix (?), Saft vom niinben-Baum (Styrax ?), zermahlen, zerreiben, auf Honig tun, kochen, mischen, zu Kügelchen formen.

Wie in der medizinischen Literatur der Ägypter üblich, finden sich hier in bunter Mischung die magisch-sympathetischen Mittel aus dem Tierreich und der Dreckapotheke neben wohlerprobten „rationellen" Arzneien aus dem Pflanzen- und Mineralreich. Es ist im höchsten Maße bemerkenswert, daß sich für die im Eberspapyrus erwähnten kosmetischen Mittel eine fortlaufende Überlieferung bis in unsere Zeit nachweisen läßt. Zuerst Bestandteile der zünftigen Medizin, werden sie von dieser vergessen, um in der „Volksmedizin" weiterzuleben.

In dieser Hinsicht besonders bemerkenswert ist der Bericht des Prospero Alpini über die Medizin der Ägypter aus dem sechzehnten nachchristlichen Jahrhundert. Als venetianischer Gesandtschaftsarzt hielt sich Alpini von 1581—1584 in Ägypten auf und gibt als Ergebnis seiner sehr gründlichen Beobachtungen dort eine Schilderung, die bei der Stetigkeit der Überlieferungen, wie wir annehmen dürfen, auch die Verhältnisse widerspiegeln mag, wie sie viele Jahrhunderte früher in Ägypten geherrscht haben. Zeigt doch die heutige Fellachenmedizin nach zuverlässiger Angabe durchaus Anklänge an die Arzneikunde der Papyri. Nach Alpini ist die Kosmetik ein den Ägyptern vertrautes Gebiet. Namentlich waren Süßwasserbäder zu kosmetischen Zwecken beliebt. Nach den Bädern folgten die üblichen Parfumierungen und Salbungen. Die Haarpflege der Ägypterinnen steht hinter der der Italienerinnen zurück. Das ganze Kopfhaar wird in einen seidenen Beutel gesteckt, also eine eigentliche Kopftoilette nicht gemacht. Dafür wird desto mehr Sorgfalt auf die Toilette der Schamgegend gelegt. Sie erfolgt während des Bades. Es gilt als unschön, Schamhaare zu besitzen. Sie werden entfernt. Die Schamspalte muß durchaus frei von ihnen sein. Die Parfums und Salben der ägyptischen Badetoilette sind: Moschus, Ambra, Zibet und ähnliches. Die Zahl der verwendeten Substanzen zum Aufputz des Schamberges ist unglaublich groß. Endlich ist unter den kosmetischen Verfahren die Erzeugung von Fettleibigkeit bei der Frau zu nennen. Diese von den Primitiven her wohlbekannte Sitte der Mästung von Frauen (Venus von Willendorf) wird von Alpini für die ägyptische Frau seiner Zeit angegeben. Dafür, daß diese Sitte dort eine alte Tradition besitzt, mag sprechen, daß sie auch bei den alten Hebräerinnen, den gelehrigen Schülern der Ägypter, geübt wurde, obschon dem Schönheitsideal der Ägypter, nach ihren Bildwerken zu urteilen, ein überschlanker Habitus entsprochen haben dürfte.

Die reich entwickelte Kosmetik der Ägypter war jedenfalls das Vorbild der ebenfalls hoch ausgebildeten Kosmetik der Israeliten. Die Bibel, vor allem der Talmud, sind reich an Hinweisen, welche wichtige Rolle die Schmückung des Frauenkörpers in früheren, vor allem späteren nachexilischen Zeiten gespielt hat. Ist auch der Talmud erst in nachchristlicher Zeit redigiert worden, so ist doch sein Inhalt, besonders der medizinische, das Erzeugnis einer viel älteren Periode, etwa der alexandrinischen Zeit, d. h. des dritten vorchristlichen Jahrhunderts. In der Bibel ist mehrfach vom „*Puch*" die Rede. Dieses Wort bedeutet Schminke aus Bleiglanzerz (Stibium, Antimon; s. oben; die ägyptische Augensalbe „sdemet"). Es wird gebraucht in Verbindung mit dem Auge. „Keren ha-puch" ist ein Horn oder eine Büchse zu Aufbewahrung dieser Schminke. Das Puch wird auch im Talmud genannt nebst dem erforderlichen Zubehör in Gestalt des „*Makchol*"-*Augenschminkers*, eines aus Metall, Elfenbein und Holz verfertigten Instruments in Form einer kurzen glatten Sonde zum Auftragen der Substanz, ferner der „*Sch'phophereth*", eine Schale. „*Malquet*" ist eine Epilationszange, ein Zwickeisen, das dem Instrument der römischen Barbiere entspricht, „*Negustre*" ist ein Nagelmesser (griech. χνηστί͵ριον). Religiöse Gründe konkurrieren mit kosmetischen Gebräuchen, so das Verbot des Scherens und Rasierens, das Verbot der täglichen Öleinreibung während der Trauer, das Gebot des Waschens zur Beseitigung der „Schedim", d. h. der Dämonen, die in der talmudisch-kabbalistischen Überlieferung auch als feinst-körperlich gedachte Krankheitserreger figurieren. Tatsächlich spielen solche Vorstellungen in der älteren Entwicklung der kontagionistischen Vorstellungen der Pathologie (Paracelsus, J. B. van Helmont) eine Rolle, die sich auf die neuplatonisch-judaistische Tradition zurückführen läßt. Als Kopfreinigungsmittel finden sich Soda („*nether*"), Seifenkraut („*ahala*"), ein pflanzliches Kalisalz („*borith*"). Weinessig dient zur Beseitigung von Schweiß. „*Chaphipha*" ist das Kopfwaschen, das die Frau vor dem Reinigungsbad nach Ablauf der Menstruation vornimmt. Eine Seife — Mischung von Fett und Asche — wird seit dem vierten nachchristlichen Jahrhundert als allgemein gebräuchliches Waschmittel erwähnt.

Was für die Kosmetik im Harem des persischen Hofes zu Susa geleistet wurde, ergibt sich aus den Vorbereitungen, denen sich die Favoritinnen vor ihrer Zulassung zum König unterziehen mußten, wie sie das Buch Esther schildert. Bemalung der Augen, die in der Zeit der Bibel noch unbekannt ist und zur Zeit der Könige nur von Frauen zweifelhaften Rufes geübt wurde, erscheint in der Mischnah als allgemein übliche Sitte, die, wenn auch nur mit gewissem Grollen, anerkannt wird. Nach dem Talmud ist der Ehemann verpflichtet, seiner Frau eine bestimmte Summe für Kosmetika auszusetzen, deren Höhe nicht gering ist. Es werden genannt das Salamanderöl zur Epilation, der Balsam von Gilead zur Hautpflege, desgleichen Baumöl, Myrrhenöl, Rosenöl, Kalmus, Zimmet, Kassia, Galbanum, Weihrauch, Narden. Der Talmud erwähnt den Zahnersatz, eingesetzte natürliche oder künstliche Zähne aus hartem Holz oder Metall, insbesondere Gold. Sehr wichtig ist die breite Verwertung der Massage als kosmetisches Hilfsmittel, die allerdings schon viel früher von seiten der Chinesen in ein System gebracht worden ist und in ihrer Anwendung bei den Israeliten auf griechisch-römische Vorbilder (Asklepiades) zurückzuführen sein mag.

Der griechisch-römische Kulturkreis hat mit seinem Ideal der harmonischen Körpergestaltung, des Maßhaltens und Ausgleichs der Gegensätze, der Körperpflege eine besonders hervorragende Stelle in der Praxis des täglichen Lebens wie im medizinischen und belletristischen Schrifttum gegeben. Wenn „Iatrik" für den antiken Menschen nach Galenus im Beseitigen des „Zuviel" und Hinzufügen des „Zuwenig" besteht, so ergibt sich daraus von selbst die Bedeutung der Kosmetik in diesem Kulturkreis.

Allgemein bekannt sind die Salbungen und Striegelungen aus dem Leben der Gymnasien und Palaistren, von dem uns Vasenbilder Kunde geben. Es gab hier das Myron, bestehend aus mehreren Fettarten und Parfum, Oesypus, ein Schafwollfett aus Athen, als Grundlage der üblichen Hautcreme, Diapasmata, das sind Puder zur Aufsaugung des Schweißes und Parfumierung, Psimythion (kohlensaures Blei) als weiße und künstlichen Zinnober als rote Schminke.

Eine bis ins einzelne und kleinste ausgearbeitete Diätetik hatte den Körperbau des Athleten und den des gesunden Normalmenschen zu kontrollieren und vor Extremen zu bewahren. So ist es nicht erstaunlich, daß auch in das klassische hippokratische Schriftenkorpus, in dem Orthopädie und Massage einen bedeutenden Platz beanspruchen, kosmetische Vorschriften Eingang fanden — man mag auch hierin Berührungspunkte mit dem ägyptischen Schrifttum wiederfinden. Eine Verreibung von Eidechsenleber in Olivenöl, mit unvermischtem Wein aufgestrichen, soll dem Gesicht ein schönes Aussehen verleihen, während die Galle der grünen Eidechse die Schönheit zerstört. Zur Glättung von Runzeln verreibe man Molybdän in einem steinernen Mörser, gieße Wasser darüber, welches einen Monat gestanden hat, und forme Kügelchen daraus. Sobald diese trocken geworden sind, lasse man sie in Olivenöl zergehen und gebrauche sie.

Alle diese kosmetischen Notizen bilden aber noch keine systematische Bearbeitung des Gebietes. Trotz der Unzahl der erhaltenen Rezepte kann auch in dem berühmten Lehrbuch der Pharmakologie von Dioskorides (erstes nachchristliches Jahrhundert) von einer solchen nicht die Rede sein. Auch bei den römischen Enzyklopädisten wie Celsus finden sich nicht mehr als Andeutungen. Er spricht im 6. Buch seiner „Medicina" vom Ausfallen der Haare und ihrer Behandlung, von Glatzen, Finnen, Sommersprossen, Muttermalen. Ein Mittel zur Färbung von Narben stammt von dem zur Zeit des Kaisers Augustus lebenden Chirurgen Tryphon. In Einzelzweigen ist auf italischem Boden allerdings schon eine besondere Höhe frühzeitig erreicht worden, so auf dem Gebiete des Zahnersatzes. Wir erwähnten diesen schon bei der Besprechung der talmudischen Kosmetik. Hier, bei den Juden, mag eine alte phönizische Tradition einschlägige Kenntnisse vermittelt haben. Denn in einem Grab von Sidon hat man künstliche Zahnbefestigungen mit Golddraht gefunden. Unsere hauptsächlichen Kenntnisse von antiker Zahnersatzkunst stammen jedoch aus dem etruskischen Kulturkreis. In der Nekropole von Tarquinii haben sich komplizierte Brückenapparate gefunden. Sie bestehen aus Goldstreifen von 5 mm Breite mit Querleisten, zwischen denen die falschen Zähne befestigt wurden. In einem Falle wurde hierzu der Schneidezahn eines Kalbes verwendet und so zugeschnitten, daß er das Aussehen zweier menschlicher Zähne hat. Solche Prothesen hatten offenbar nur kosmetische, keine funktionelle Bedeutung. Diese Zahnersatzkunst dürfte in engem Anschluß an den hohen Stand der etruskischen Goldschmiedekunst entstanden sein, die auf sehr frühe Zeiten zurückgeht, etwa 900 v. Chr. Aus römischer Zeit sind Goldkronen bekannt.

Ein anderer Einzelzweig der äußeren Körpergestaltungskunst, der frühzeitig im klassischen Altertum zur Blüte kam, war die plastische Wiederherstellungschirurgie. Nichts fürchtete der Grieche mehr als Gebrechlichkeit und Krüppeltum. In Alexandreia, dem Hochsitz der nachhippokratischen Heilkunde, wurde dieser Zweig der Chirurgie besonders gepflegt. Man beschäftigte sich mit Nasen-, Lippen-, Ohrenchirurgie, Mittel zur Krampfaderverödung durch Freilegen und Ausbrennen wurden ersonnen. Auch die *Posthioplastik*, die Wiederherstellung des Praeputiums, wurde geübt.

Die Zeit des sogenannten Sittenverfalls in Rom brachte mit der hohen Blüte kosmetischer Praktiken auch die literarische Sonderbearbeitung der Kosmetik. Von sprichwörtlichem Raffinement sind die kosmetischen Mittel jener Zeit, wie sie uns von den Dichtern, besonders den Satyrikern, aber auch von den Medizinern, insbesondere Galenus (um 130 n. Chr.) überliefert sind, die Haarfärbemittel aus Nußschalen, alkalischen (kalk- oder ascheversetzten) Seifen, essigsaurem Blei usw., die Mittel zur Epilierung, die Pasten aus Brotkrume und Milch zur Bedeckung der Haut während der Nacht, die am Morgen mit Eselsmilch zu beseitigen waren (Poppaea), die Kleien- und sonstigen Bäder. Gebadet wurde zu allen Zeiten, aber aus den verschiedensten Motiven. Das Baden des Primitiven oder seine Wassergebräuche haben mit Reinlichkeit kaum etwas zu tun, sie dienen der Scheidung und Fernhaltung von Dämonen, vor allem den Geistern der Verstorbenen, dann aber auch indirekt der Heilung, z. B. dort, wo man annimmt, daß der wasserscheue Dämon dem betreffenden nicht in das Wasser folgen kann. Bei den Indern „tilgte das Wasser die Sünden". Die Reinigungsvorschriften für die Priester bei den orientalischen Völkern sind von der Entwicklung des Badewesens nicht zu trennen. In assyrischen Palästen finden sich Baderäume bereits auch im Harem. Nach der Menstruation erlangt die jüdische Frau ihre Reinheit durch das Bad, die „Mikvah", wieder. Es mußte in fließendem, „lebendigem" Wasser genommen werden. Bei Homer gehört die Badewanne bereits zum üblichen Hausgerät, das Fußbad zur selbstverständlichen Bewirtung des Fremden (wie in der Bibel). Den verwickelten Prozeduren des antiken Bades liegt der einfache, im Hellas der Urzeit entwickelte Plan zugrunde, daß der Badende nach dem eigentlichen kalten oder warmen Reinigungsbade, bei dem alkalische Seifen Verwendung fanden, sich einer Einreibung mit Salbe und Ölen unterzieht. Vor dem Bade rieb man sich zur Reinigung mit Fett ein, das zusammen mit der Staubkruste mit Hilfe eines Striegels abgekratzt wurde. Das Schwitzbad (pyriaterion), spartanischen Ursprungs, wurde meist als Heißluftbad genommen, dann wurde mit kaltem Wasser übergossen. Der wesentliche Fortschritt des römischen Badewesens bestand in der Einführung der Luftheizung. Kellergewölbe, hohle Wände und Rohrleitungen dienten der Fortleitung der warmen Luft. Auch bei den Römern schließt sich an das lauwarme und heiße Bad, verbunden mit Abreibungen und Schwitzen, das kalte Schwimmbad, dann das Striegeln und Salben.

Nicht nur Ärzte, auch Laien bemühten sich um Systematik oder wenigstens Kodifizierung des kosmetischen Wissensschatzes. So nennt GALEN die Königin Kleopatra als Verfasserin eines solchen Versuches. Sicher beginnt in dieser Zeit eine neue Phase in der Geschichte der Kosmetik, eingeleitet von den ersten nachweisbaren wissenschaftlichen und systematischen Sonderbearbeitungen der Toilettekunst durch Ärzte. GALEN selbst, der abschließende Systematiker der griechisch-römischen Medizin, bearbeitet diesen Gegenstand in der ihm eigenen Ausführlichkeit im ersten Buch einer seiner Schriften über Therapie unter Anlehnung an seine Vorgänger, unter denen er neben den bekannten ASKLEPIADES, SORAN, ARCHIGENES, HERAKLIDES von Tarent, den sonst nur gelegentlich erwähnten kaiserlichen Leibarzt CRITO hervorhebt, einen Vertreter der Empirikerschule aus dem ersten vorchristlichen Jahrhundert, als Verfasser einer aus vier Büchern bestehenden Schrift über Kosmetik. „In vier Büchern", sagt GALEN, „hat CRITO sehr sorgfältig fast alle kosmetischen Mittel zusammengestellt mit Einschluß derjenigen, die nur eine Schönheit vortäuschen, aber keine wahre Schönheit erzeugen. Aus diesem Grunde werde ich sie hier übergehen und nur diejenigen nennen, die die natürliche Schönheit erhalten. Ich kenne zwar sehr genau alle die Schminken, die eine glänzende Haut erzeugen, ebenso diejenigen, welche die Brustwarzen bei Jungfrauen stärken und die die Hoden noch nicht mannbarer Jünglinge klein erhalten, ebenso diejenigen, welche das Wachstum der (Scham-) Haare verzögern. Aber es geniert mich, hierüber zu schreiben, in höherem Maße noch, die Dinge aufzuzählen, die CRITO erörtert hat, nämlich die aromatischen Parfums für die Kleider, das Bespritzen der Lagerstätte und Wandelhallen, die Räucherungen und die verschiedenen Arten von Salben und Pasten. Alle diese Dinge liegen ganz außerhalb des Bereiches der wissenschaftlichen Medizin." Diese Stelle scheint uns überaus bedeutsam für den Stand und die Entwicklung der Kosmetik in spätrömischer Zeit, deren Geist und Bedürfnisse aus unserem Gebiet eine besondere „Wissenschaft" machen. — GALEN selbst spricht noch ausführlicher von den Mitteln, die den Haarwuchs beeinträchtigen, von den Bartrasurmitteln („*Psilothra*") nach ARCHIGENES, ferner von den Mitteln zur Förderung des Haarwuchses, über den Haarschinn, die kleieförmigen Abschuppungen der Kopfhaut, Ungeziefer usw.

Seit GALEN bildet die Kosmetik eine stehende Rubrik in den Lehr- und Schulbüchern der Pathologie und Therapie und genießt unter der Bezeichnung „Ornatus" oder „Decoratio" als legitimierter Anhang dauerndes Bürgerrecht in dem medizinischen Schrifttum. Die byzantinischen Mediziner sind auch in der Kosmetik ganz von GALEN abhängig. PAULUS VON AEGINA (siebentes nachchristliches Jahrhundert) empfiehlt die Mittel zur Erzeugung weißer fleckenfreier Haut sowie zum Schutz der Zähne.

Einen größeren Einfluß auf die Entwicklung der Kosmetik haben die Araber geübt. Ihr großes Interesse und ihre originellen Leistungen in Arzneimittel-, Pflanzenkunde und Chemie sind dem zugute gekommen. Anregungen mögen auch in den rituellen Vorschriften des Islams über Bartfärbung, Parfumieren am Feiertag, die Verwendung von Mouches gegen bösen Blick gegeben gewesen sein. Sehr eingehend behandeln RHAZES sowie AVICENNA den Gegenstand (neuntes bzw. zehntes Jahrhundert). Es findet sich hier der gesunde Standpunkt, daß das Wohlbefinden des Menschen für sein äußeres Aussehen entscheidend ist, daß also alle Kosmetik ihren Hebel bei der Gesunderhaltung des Organismus anzusetzen hat. In breiterer Ausführung als vorher erscheint bei den Arabern auch die sexuelle Diätetik und Kosmetik. Eine dem MAIMONIDES zugeschriebene Abhandlung gab der Vermutung Raum, daß die Araber auch Mittel zur Vergrößerung des Penis, zur Erhaltung und Vortäuschung der Jungfrauenschaft und ähnliches verwendet haben.

Das Mittelalter hat uns zwei treffliche Bearbeitungen der Kosmetik in den von JUL. PAGEL aufgefundenen und erschlossenen Schriften des französischen Chirurgen HEINRICH VON MONDEVILLE (14. Jahrhundert) und seines Schülers GUY DE CHAULIAC (um 1363) überliefert. MONDEVILLE umgrenzt zunächst das Gebiet der Kosmetik scharf. Er trennt ausdrücklich von ihr die Behandlung der Dermatosen. Die Kosmetik soll nur gestreift werden. Denn: „ihre Ausübung widerstrebt Gott und der Gerechtigkeit". Hier, im Mittelalter wird also die Hybris bewußt, die in der willkürlichen Veränderung der Körperform liegt, während die antike Medizin (GALEN) mehr an ihrem unwissenschaftlichen Charakter Anstoß nimmt. MONDEVILLE sagt, die Kosmetik diene ja für gewöhnlich nicht zur Behandlung einer Krankheit, sondern gehe darauf aus, zu täuschen und zu vertuschen. Er fände keinen Gefallen an ihr. Indessen möchte ein Wundarzt, falls er in der Provinz oder in Städten seinen Aufenthalt nähme, wo reiche und vornehme Damen in großer Zahl wohnen, aus der Kenntnis der Kosmetik und dem Rufe, davon etwas zu verstehen, größten Vorteil ziehen, und überdies Frauengunst erwerben, die in diesen Zeiten alles für das Fortkommen bedeute und mitunter nützlicher sei als die Liebe des Papstes oder Gottes. Im Grundsatz steht MONDEVILLE auf dem Standpunkt, daß örtliche ohne Allgemeinbehandlung zwecklos ist. Zur Entfernung von Flecken und Verunzierungen des Gesichts gehört auch die Anwendung von Schröpfköpfen, Dampf-, Wasser- und Schwitzbädern. Die Beseitigung von zu starker Gesichtsröte erfordert regelmäßige Leibesöffnung und allgemein ableitende Mittel (Aderlaß, Blutegel, Schröpfen). Erst dann folgt die medikamentöse Behandlung. — GUY DE CHAULIAC faßt wiederum sein Kosmetikkapitel sehr weit.

Die Kosmetik ist im Mittelalter Gebiet der Chirurgie, des gelernten Wundarztes, während der studierte Physikus sich weniger mit ihr abgibt. Freilich finden sich auch in den Werken des bekannten Hofmannes, Diplomaten, Laientheologen, Arztes, Chemikers und „Magikers" ARNALD VON VILLANOVA (13. Jahrhundert) hierhergehörige Traktate, die in manchem den Ausführungen Mondevilles gleichen.

Das dem Mittelalter nicht ganz fremde Ideal universalen unvoreingenommenen Wissens und des „Wissen ist Macht" führt den Philosophen ROGER BACON in seiner Schrift über die Erhaltung der Jugend zur Angabe der Vorschriften über Erneuerung der Haare, „daß die weißen ausfallen und schwarze nachwachsen".

Das ausgehende Mittelalter bringt auch die Wiederaufnahme der *Rhinoplastik* durch die Wundarztfamilien BRANCA und später VIANEO in Sizilien bzw. Kalabrien, von der uns LEON. FIORAVANTI aus Bologna, der Autor eines besonderen kosmetischen Balsams, berichtet. In Deutschland wurde das Verfahren bekannt durch den Chirurgen HEINRICH VON PFOLSPEUNDT, der es selbst von einem Italiener ausgeführt sah. Aber schon nach der größeren Veröffentlichung über diesen Gegenstand von dem Chirurgen TAGLIACOZZI zu Ende des 16. Jahrhunderts wurde die Methode wieder vergessen.

Die Renaissance mit ihrer Orientierung am klassischen Altertum, mit ihrer neuen Art, den Menschen, nämlich die Körperformen (Anatomie!) zu sehen und wiederzuentdecken, brachte einen Aufschwung der Gymnastik oder doch wenigstens der Begeisterung an ihr. 1601 erschienen die sechs Bücher des humanistischen Arztes HIERON. MERCURIALIS „de arte gymnastica", die auch ein kosmetisches Kapitel enthalten. Im allgemeinen steht die zeitgenössische kosmetische Literatur auf keiner hohen Stufe, die Toilettenkünste drängen sich durchaus in den Vordergrund. Man hascht nach möglichst originellen und langen Zusammenstellungen von Mitteln. Schon der Titel der meisten Schriften enthüllt die Tendenz, sekrete Dienste zu leisten. Trotz mancher guter Ratschläge in der Zahn- und Mundpflege tritt diese Tendenz plump hervor in der italienischen Kosmetik des Arztes GIOVANNI MARINELLI. Die seltsamsten und abenteuerlichsten Mittel preist er zur Haarfärbung an, so Rebenasche, Aufguß von Lupinenblüten, Salpeter u. a. Als Mittel gegen Haarausfall werden gerbstoffhaltige Drogen, auch Sauerampfer empfohlen. — Selbst der berühmte Anatom FALLOPIO schreckt nicht davor zurück, sich mit der „Decoratio" zu beschäftigen (Padua 1566). Der bekannte neapolitanische Gelehrte (Nichtarzt) GIAMBATT. DELLA PORTA widmet in seiner „Magia naturalis" (1589) einen Abschnitt dem Schminken und „anderen Kunstmitteln zur Weiberzier". Auch die Paracelsisten und Alchemisten tragen zur Vermehrung, wenn auch nicht eben zur Vertiefung des kosmetischen Arsenals bei. Immerhin deutet die Empfehlung regelmäßigen Stuhlganges bei Unreinheiten der Haut seitens dieser Autoren auf eine vertiefte Einsicht dieser viel verkannten und doch recht fruchtbaren Richtung hin. FRANCISCUS MERCURIUS VON HELMONT, Hofmann, Kavalier, Alchimist, mystischer Philosoph und Hebraist, um die Wende des 17. Jahrhunderts, beschäftigte sich nicht nur, wodurch er bekannt geworden ist, mit Taubstummenunterricht, sondern hat auch einen orthopädischen Stuhl zur Wiederherstellung verkrümmter Wirbelsäulen konstruiert.

Von einer „rationellen" Kosmetik im engeren Sinne kann nicht vor dem Pariser Arzte PIERRE LE CONTE die Rede sein. Er veröffentlichte zusammen mit BARTH. BURALIS die Disputation: „Ergo faciei nitor ex intus adsumptis" (Paris 1616) und ließ 1641 zusammen mit ROB. MERLET die Schrift folgen: „Ergo pulchritudo sanitatis effectus". Mit diesen beiden Abhandlungen ist der uralte Gedanke GALENS und der Araber wieder aufgenommen, daß alle wahre Schönheit des Körpers und seiner Formen aus dem normalen Verhalten des Organismus folgt. Und schon hier, bei LE CONTE, begegnen wir ersten Äußerungen eines Gefühls für die Überlegenheit des Natürlichen über das Gekünstelte, die Gegensätze sind wie gut und schlecht, ein Gefühl, das bekanntlich mit ROUSSEAU am Ende des 18. Jahrhunderts zum vollen Durchbruch kommt und sicher auch auf die Entwicklung der modernen Hygiene und Kosmetik rückgewirkt hat. Der Gedanke der Notwendigkeit allgemeiner Körperhygiene und Gesundheit zur Bewahrung äußerer Schönheit ist seit LE CONTE nicht mehr aus dem einschlägigen Schrifttum verschwunden. Außer dem schon genannten PORTA empfiehlt z. B. SCHURIG in seiner „Syllepsiologie" (Dresden 1731) Sorge für Leibesöffnung als vorzügliches Mittel, die Schönheit zu befördern. — Ein sonst unbekannter Autor MARC. ANTON. ZIMARA wird als Verfasser eines „Thesaurus reconditus de medicamentis, quae humano corpori venustam formam inducunt" (Frankfurt 1625) genannt (HALLER), das viel zitierte Werk von LOUIS GUYON: „Le miroir de beauté et de santé corporelle contenant toutes les difformités, maladies tant internes qu'externes" (Lyon 1615) sei angeführt, da es die Kosmetik wenigstens kurz berühren soll (HALLER), ebenso eine kosmetische Schrift des italienischen Arztes JOH. STEPHANUS (abgedruckt in der Ausgabe der Schriften von JEAN PREVOST, Frankfurt 1666).

Die Einführung des kölnischen Wassers (Farina) hat schon seit dem Ausgang des Mittelalters der praktischen Kosmetik eine gewisse Richtung gegeben, hinzu kam der Einfluß der Parfumeure, die zugleich Giftmischer waren, an den Höfen der Renaissanceherrschaften. Am französischen Hofe hatte sich eine besondere Etikette herausgebildet. Bestimmten Ständen waren bestimmte Schminken vorbehalten. Die Mouches gehörten zum täglichen Anzug. Man kann geradezu von kosmetischen En- und Epidemien für diese Zeiten sprechen. In England und Österreich kamen dann zu Ende des 18. Jahrhunderts reaktive Bestrebungen in Gang, dem Überhandnehmen der kosmetischen Unsitte durch staatliche Verbote zu begegnen. 1779 verbot das englische Parlament die Schminke als gesundheitsschädlich, 1787 belegte Joseph II. aus dem gleichen Grunde die Schminke mit hohem Zoll. Es ist die Zeit, in der Rousseaus Ruf „Zurück zur Natur" ertönt. In dieser Zeit dringt auch die Badehygiene allmählich durch und löst die raffinierte Kosmetik ab. Seit der Römerzeit waren Badegelegenheiten in Privathäusern zwar nicht vergessen, aber die „Hausbadstüblein" der vornehmen Ritter- und Bürgerhäuser traten an Bedeutung doch ganz zurück gegenüber den bekannten gemeinsamen Badstuben des Mittelalters, die im bürgerlichen Leben die Rolle von Versammlungsstätten bekamen und daher auch zu Brutstätten von Seuchen, insbesondere der Lepra und Syphilis wurden. Die Einrichtung der Badstuben, insbesondere der „Freibäder" für Arme beleuchtet die große Wertschätzung des Schwitzbades im Mittelalter, das für das Individuum etwa an Bedeutung dem regelmäßigen Aderlaß gleichkommt und für die Gesellschaft den Platz für Bildung und Austausch der „öffentlichen Meinung" abgibt. Seit dem Ende des XV. Jahrhunderts jedoch geriet das öffentliche Badewesen völlig in Verfall. Seit dem 18. Jahrhundert verbreitet sich mehr und mehr das Baden in Privathäusern. Es ist allgemein bekannt, wie spärlich die Waschgelegenheiten in den Behausungen berühmter Männer selbst des ausgehenden 18. Jahrhunderts waren. Das Baden wurde durch die raffinierte Kosmetik der Schminken, Parfums und Perükken, aber auch durch zahlreiche tagsüber vorgenommene Klistiere ersetzt, wie es von den Damen des französischen Hofes im 18. Jahrhundert berichtet wird. Erst seit Mitte des XIX. Jahrhunderts beginnt die Entwicklung des modernen Volksbadewesens, das von England seinen Ausgang nimmt. (1842 Begründung der ersten Volksbade- und Waschanstalt in Liverpool und kurz darauf in London.)

Die Neubegründung der Zahnheilkunde und des Zahnersatzes hatte schon der Anfang des 18. Jahrhunderts mit PIERRE FAUCHARD gebracht (1728). Sie führte zur Herstellung nicht nur kosmetisch, sondern auch funktionell wirksamer Prothesen aus Porzellan, Tierzähnen usw.

Endlich dürfen kosmetische Überlegungen als Keimzelle der Pockenimpfung angesprochen werden.

Schon in früher Zeit ließen die Menschenhändler in Afrika ihre Objekte mit Pockenmaterial impfen, um sich vor geschäftlichen Verlusten zu schützen (SIGERIST). Im Harem von Konstantinopel waren die gleichen kosmetischen Rücksichten für die Pockenimpfung maßgebend. Es ist bekannt, wie diese Methode der Variolation, der Impfung mit menschlichem Pockenmaterial, in England durch die Lady Mary MONTAGUE aus Konstantinopel eingeführt und nach Vorprüfung bei den Prinzen angewandt wurde (1722). Um die Wende des 18. Jahrhunderts wurde sie durch JENNERs Vakzination, die Impfung mit Kuhpockenlymphe, ersetzt.

Trotz des Umschwunges der Weltanschauung durch die Aufklärung bringt diese Zeit eine Fülle populärer Bearbeitungen der Kosmetik durch Ärzte in modernen Sprachen: die „untrüglichen Rezepte, die jugendliche Schönheit der Damen und Herren zu erhöhen, zu verlängern und herzustellen", die Schriften über „Weiberzierung" (WEIKARD), die „Lettres sur plusieurs maladies causées par l'usage du rouge et du blanc" (1760), die „Nouvelles secrets pour conserver la beauté des dames" (1780), den „Arzt für Liebhaber(innen) der Schönheit" (1789) usw.

Der Übergang zum 19. Jahrhundert wird eingeleitet von Hufeland, der im ersten Band seiner „gemeinnützigen Aufsätze" (1814) auch der Kosmetik gedenkt, und allgemeine Gesundheit als ihre beste Grundlage bezeichnet. Gesundheit hängt von normaler Transpiration, von Reinheit und gleichmäßiger Verteilung der Säfte ab. Solche Lehren geben der vorzugsweise populären Literatur die Richtung, die jetzt in der Kosmetik ganz vorherrscht. Die Verfasser der vielen „Schönheitskatechismen", „Schönheitsapotheken" usw. sind berufsmäßige Popularisatoren aus Ärzte-, Apotheker-, Chemisten-, Schriftstellerkreisen. Joh. Barthol. TROMMSDORF, Apotheker und Chemiker in Erfurt (gest. 1837), versuchte sogar einen neuen Namen für die Kosmetik einzuführen: „Kallopistria oder die Kunst der Toilette für die elegante Welt" (1804). Hersteller und Erfinder kosmetischer Mittel sind oft Laien. Das berühmte „Kummerfeldsche Waschwasser" ist eine Erfindung der Schauspielerin Franziska Karoline KUMMERFELD (1745 bis 1815). Das Rezept gelangte nach ihrem Tode in Besitz des Weimarer Hofapothekers K. A. HOFMANN. Einen höheren Stand zeigen die Schriften von den sechziger Jahren an. Der diätetische Standpunkt ist bei vielen recht deutlich. Die Kosmetik ist ein Gebiet der Dermatologie geworden. Mit der Ausbildung der elektrischen Methoden der Akupunktur, der Anwendung von Strahlen im weitesten Sinne, der rationellen Begründung der Massage und anderer orthopädisch-chirurgischer Methoden der Plastik und „Wiederherstellungschirurgie" hat die Kosmetik das Niveau angewandter Medizin und Biologie erlangt.

Schrifttum: BÄUMER, Ed., Geschichte des Badewesens. Breslau. 1903. — ERMAN-RANKE, Ägypten und ägyptisches Leben im Altertum. Tübingen 1923. — GUMPERTs Kosmetik. Leipzig: Thieme. 1931. — PAGEL, Jul., Max Josephs Handbuch der Kosmetik. Leipzig. 1912. — PREUSS, Biblisch-talmudische Medizin. Berlin. 1911. — SIGERIST, H. E., Medizin. Welt, 47—49. 1931.

Geschlechtskrankheiten, s. Genitale, männliches; Genitale, weibliches.

Geschlechtsmerkmale, s. Alopezien; Behaarung; Busen; Körperschönheit; Verjüngung; Weiblicher Körper.

Geschlechtsverkehr, Hygiene des. Für die Frau ist der erste Geschlechtsverkehr von weit größerer Bedeutung als für den Mann, weil körperliche Umstellungen mit solchen seelischer Natur verknüpft sind. Die Frau hat viel mehr Widerstände zu überwinden. Es ist Sache des männlichen Partners, durch Takt und rücksichtsvolle Schonung diesen Übergang von der Jungfräulichkeit zur geschlechtstätigen Frau zu erleichtern.

Neben dieser örtlichen Veränderung am Genitale der Frau hat man der sexuellen Betätigung auch Veränderungen des übrigen Körpers zugeschrieben. Schon CATULL und nach ihm viele andere glauben, daß das Äußere der Frau durch den Sexualverkehr charakteristische Veränderungen erfährt. Eine Zunahme des Halsumfanges, wohl durch eine Vergrößerung der Schilddrüse, soll ein untrügliches Symptom der verlorenen Jungfernschaft sein. Wir kennen zwar heute die engen Wechselbeziehungen zwischen Schilddrüse und Eierstock, aber für die dem Geschlechtsverkehr unmittelbar folgende Veränderung des Schilddrüsenkörpers fehlt doch immer noch der exakte Beweis. Zweifellos hat der Geschlechtsverkehr eine Bedeutung für die Frau, die „alte Jungfer" liefert die negative Bestätigung. Doch ist es nicht sicher, ob bei diesem Symptomenkomplex nicht eher der Unterdrückung der Fortpflanzungstätigkeit statt der experimentell erwiesenen Spermaresorption die verjüngungshemmende Bedeutung zukommt.

Für viele Frauen ist der Verlust des Hymens eine Entstellung, weil das Vorhandensein des Jungfernhäutchens häufig die Voraussetzung für die legitime Eheschließung ist. Es kann deshalb zuweilen der Arzt vor die Frage einer operativen Wiederherstellung des Hymens gestellt werden. Es ist nicht schwer, die Reste des Hymens ohne großen Eingriff wieder zu einem neuen Hymen zu vereinigen. Man braucht nur die freien Ränder der Carunculae myrtiformes anzufrischen und die Wundflächen durch feinste Katgutnähte zu adaptieren. Bei solchem restaurierten Hymen fehlen natürlich bei der Defloration nicht die typischen Symptome der Blutung und der Schmerzen. Bei diesem kleinen Eingriff, der in örtlicher Betäubung ausgeführt werden kann, kommt es weniger auf exakte anatomische als auf die funktionelle Wiederherstellung an.

Umgekehrt kann auch ein rigides Hymen Veranlassung für ärztliches Eingreifen geben, weil es die Defloration unmöglich macht oder durch seine schmerzhafte Überempfindlichkeit Abwehrreaktionen im Sinne eines *Vaginismus* auslöst. Es besteht sonst die Gefahr, daß gerade in der jungen Ehe der Grundstein für einen Vaginismus als Dauerzustand und für die mit ihm verbundene Frigidität gelegt wird. Es genügt in hochgradigen Fällen nicht, das Hymen in Narkose zu sprengen oder durch radiäre Schnitte zu erweitern, sondern es ist ratsam, das Hymen bis auf den Grund abzutragen und die Wundfläche zu vernähen. Hier wäre die artifizielle Defloration der jungen Mädchen, wie sie bei Naturvölkern geübt wird, sicherlich eine empfehlenswerte Methode.

Geschwülste, bösartige. Unter bösartigen Geschwülsten versteht man in der Medizin und Pathologie Karzinome (Krebsgeschwülste) und Sarkome.

Da es sich um schwere, lebensbedrohende Leiden handelt, tritt ihre kosmetische Bedeutung in den Hintergrund. Bösartige Geschwülste an den sichtbaren Körperteilen müssen aber doch hier erwähnt werden, weil einesteils verhältnismäßig harmlose epitheliomatöse Geschwülste zuweilen bösartig werden, an Ort und Stelle weiterfressen und auch durch Ausbreitung im Körper (Metastasen) zum Tode führen, anderseits die Deckung herausgeschnittener oder ausgebrannter Karzinome eine sehr wichtige Frage ist, zumal unsere Operationen meistens das Leben für sehr lange Zeit erhalten und nicht selten sogar vollkommene Heilerfolge haben.

Die Röntgenwarze an den Händen und Fingern der Röntgenologen sowie an anderen röntgenbestrahlten Menschen und Körperstellen wirkt nicht nur unschön, sondern muß auch wegen maligner Entartung beachtet, womöglich recht frühzeitig entfernt werden.

Geschwüre, s. Heliotherapie; Kälteschädigungen; Lichtbehandlung; Nervenleiden; Ohr; Trophische Störungen.

Gesicht, rotes, s. Filiforme Dusche; Gesichtspflege; Hauskosmetik; Innere Krankheiten.

Gesichtsfarbe, s. Innere Krankheiten; Kleidung.

Gesichtshypertrophie, halbseitige, s. Neurofibrome.

Gesichtslähmung, Fazialislähmung, kann zentral, d. h. durch eine Unterbrechung der von der Hirnrinde zum Fazialiskern führenden Bahnen, oder peripher, d. h. durch eine Störung im Kern des Nerven in der Medulla oblongata oder in seinem Verlaufe von dort bis in die mimische Muskulatur hervorgerufen werden. Die exakte diagnostische Unterscheidung stützt sich auf das Ergebnis der elektrischen Untersuchung: Nur die periphere Lähmung geht mit Entartungsreaktion einher. Klinisch unterscheiden sich die beiden Lähmungstypen in der Regel schon dadurch, daß die zentrale Lähmung den Stirn- und Augenast des Nerven — infolge seiner doppelseitigen zentralen Innervation — zu verschonen pflegt. Die periphere Lähmung wirkt gerade durch die Mitbeteiligung des Augenastes entstellender. Das Offenstehen des Auges *(Lagophthalmus)*, das Fehlen des Lidschlages, der Ausfall der Blinzelbewegung und des Sichtbarbleibens des Augenweiß bei aktivem Lidschluß *(Bellsches Phänomen)* bedeuten eine schwere Entstellung. Die regelmäßig sich einstellende Conjunctivitis und das Tränenträufeln verstärken noch die kosmetische Störung.

Die Lähmung der unteren Fazialisäste äußert sich in einer Schiefstellung der Mundspalte und der Unfähigkeit, den Mundwinkel seitwärts zu verziehen, den Mund kräftig zu schließen, zu pfeifen usw. Auch diese Symptome pflegen bei zentralen Lähmungen weniger intensiv zu sein als bei peripheren.

Die zentrale Fazialislähmung ist meist Teilerscheinung einer Hemiplegie, die ihrerseits auf verschiedensten Hirnleiden beruhen kann: Arteriosklerose, Lues, multiple Sklerose und Geschwulstbildung sind in erster Linie in diagnostische Erwägung zu ziehen. Meist wird die Behandlung der kosmetischen Folgen hinter der Therapie des Grundleidens zurückzustehen haben.

Die periphere Lähmung des VII. Hirnnerven wird am häufigsten durch entzündliche Erkrankungen des Ohres hervorgerufen. Nicht ganz selten wird der Nerv bei Radikaloperationen in Mitleidenschaft gezogen. Manchmal ist die Erkrankung des Facialis Teilerscheinung einer Polyneuritis oder Poliomyelitis; in beiden Fällen ist sie gelegentlich doppelseitig. Die harmloseste Form ist die sogenannte rheumatische Form. Hier tritt die Fazialislähmung plötzlich, gelegentlich unter Fiebererscheinungen auf, ohne nachweisbare Felsenbeinerkrankung. Manche Autoren stehen allerdings auf dem Standpunkt, daß die sogenannte rheumatische Fazialislähmung auch einer Periostitis des Fazialiskanales ihre Entstehung verdankt, andere erklären sie für eine Neuritis. Schließlich, aber nicht am seltensten, wird die Fazialislähmung als Komplikation bei Schädelbasisbrüchen, die durch die Pyramide hindurchgehen, beobachtet.

Die Prognose der Fazialislähmung läßt sich schon zeitig an Hand des elektrischen Befundes stellen. In den leichten Fällen sieht man eine Rückbildung aller Symptome unter Behandlung mit Wärme, Massage und vor allem elektrischem Strom. Die Wahl der Stromart ist abhängig von dem jeweiligen Befund: Ist die Muskulatur faradisch erregbar, so wird faradischer Strom angewandt. Andernfalls ist allein die Behandlung mit galvanischem Strom wirksam. Man ruft durch Öffnen und Schließen des Stromes Kontraktionen der gelähmten Muskeln hervor.

Von eigentlichen kosmetischen Störungen und ihrer Behandlung wird man erst sprechen können, wenn die Aussicht auf Rückbildung der Lähmung geschwunden ist. Über diesen Zeitpunkt entscheidet die elektrische Untersuchung.

Stellt sich die elektrische Erregbarkeit wieder her, ohne daß die willkürliche Beweglichkeit zurückkehrt, so spricht man von einer *Gewohnheitslähmung* oder metaparalytischen *Akinesie*. Diese Störung ist besonders häufig im Kindesalter. Bei Erwachsenen sieht man sie nach ungeeigneter oder ungenügender Behandlung. Es handelt sich dabei nicht um eine hysterische Erscheinung. Die Therapie ist schwierig und langwierig; sie hat in einer Kombination von elektrischer Reizung und Innervationsübungen, am besten vor dem Spiegel, zu bestehen.

Eine verhängnisvolle Entstellung bedeutet die nach Fazialislähmung sich häufig einstellende Kontraktur der gelähmten Gesichtsseite. Diese ist oft verknüpft mit abnormen Mitbewegungen in den vorher gelähmten Muskeln und mit ticartigen Zuckungen (s. Tic). Versuche, diesem Ausgang vorzubeugen, kranken daran, daß die eigentliche Ursache des Vorgangs nicht bekannt ist. Zeigen sich Zeichen der Kontraktur, so wird man jede Reiztherapie abbrechen und versuchen, durch Anodengalvanisation die Erregbarkeit des Nerven herabzusetzen. Erfahrungsgemäß versprechen diese Behandlungsmethoden nicht sehr viel. Um so mehr mahnen derartige Folgeerscheinungen, den richtigen Zeitpunkt für eine kausale Therapie nicht zu versäumen. Bildet sich eine periphere Fazialislähmung nicht zurück, sinkt die elektrische Erregbarkeit trotz geeigneter Behandlung, so muß man eine chirurgische Behandlung in Erwägung ziehen. Die Zeit für die Indikationsstellung liegt im allgemeinen zwischen dem 6. und 9. Monat; für ein sicheres Urteil ist aber stets die Beobachtung des elektrischen Befundes über einen gewissen Zeitraum notwendig. Die Verletzungen, und zwar sowohl die durch Operation, als auch die durch einen Schädelbasisbruch, sind sehr häufig einer Spontanheilung nicht zugänglich. Das trifft ganz besonders für die Fälle zu, bei denen entweder ein Stück des Nerven verlorengegangen oder der Nerv durch Verschiebung der Kanalwände abgequetscht oder komprimiert worden ist. Da man aber, falls nicht gerade eine während der Operation festgestellte Verletzung vorliegt, nicht imstande ist, Genaueres über den Zustand des Nerven, z. B. nach einem Schädelbasisbruch, auszusagen, und da die Fazialislähmung auch nach Quetschungen oder Blutungen in den Nerven oder in den Canalis facialis noch nach Monaten verschwinden kann, so soll man mit einem eventuell operativen Eingriff zur Wiederherstellung des Nerven oder zum Ersatz der Funktion auf andere Weise nicht zu frühzeitig bei der Hand sein.

Operative Maßnahmen:

a) *Nervennaht.* Bei der guten Regenerationsfähigkeit des Facialis ist daran zu denken, den Nerven direkt zu nähen. Die einfache Naht ist auch verschiedentlich erfolgreich durchgeführt worden, so von Wölfler und Etzold. Sydenham hat den Nerven im Kanal freigelegt und einen Defekt mit Katgutfäden überbrückt. Er hat dabei angeblich einen guten Erfolg gehabt. Im übrigen wird die Nervennaht genau so wie jede andere Nervennaht dadurch bewerkstelligt, daß man mit feinsten Seiden- oder Katgutnähten, die nur das Perineurium fassen, die beiden Stümpfe des Nerven axial aneinanderlagert.

b) *Nervenanastomose.* Der freigelegte und durchtrennte Facialis wird mit einem anderen in der Nähe befindlichen Nerven in Verbindung gesetzt, um den Nervenfasern des gesunden Nerven die Möglichkeit zu geben, in die Fazialisbahn hineinzuwachsen und seine Funktion zu übernehmen. Dieser Versuch ist von BALLANCE 1895 gemacht worden. Über Erfolge haben FAURE, der 1898 zuerst den Nervus accessorius verwendete, und später KÖRTE berichtet. KÖRTE überpflanzte den Nervus hypoglossus. Seit dieser Zeit sind zahlreiche, sicher an die hundert derartige Operationen mit mehr oder weniger gutem Erfolge durchgeführt worden. Von den zur Verfügung stehenden Nerven sind etwa gleich häufig der Accessorius und Hypoglossus als Leitnerven herangezogen worden. Wenn es auch vollkommene Versager gab, so ist doch in vielen Fällen ein Teilerfolg erzielt worden, insofern, als es wenigstens gelang, die Symmetrie des Gesichtes in der Ruhe und bei willkürlichen Bewegungen so weit wiederherzustellen, daß die Schädigung weniger auffällig war. Die unwillkürliche Innervation beim Ausdruckswechsel konnte fast nie so weit beeinflußt werden, daß sie den normalen Verhältnissen entsprach. Bei der willkürlichen Innervation mußte man in fast allen Fällen auch noch Mitbewegungen der von den spendenden Nerven innervierten Muskulatur und die Atrophie dieser Muskulatur in Kauf nehmen. Diese Nebenerscheinungen machten sich beim Accessorius durch Lähmung des Trapezius und Sternocleidomastoideus bzw. deren Mitbewegung unangenehmer bemerkbar als bei der Verwendung des Hypoglossus, bei dem sich die Störungen auf die äußerlich nicht sichtbare Atrophie und Funktionsstörung der Zunge beschränkt. Aus diesem Grunde wurde vielfach der Hypoglossus gewählt. Die verschiedensten Möglichkeiten der Operationstechnik sind gegeben und mit wechselndem Erfolg versucht worden. Das einfachste Verfahren ist, den Facialis an seiner Austrittsstelle aus dem Foramen mastoideum aufzusuchen, ihn hier zu durchtrennen, in derselben Wunde den Nervus accessorius oder hypoglossus freizupräparieren, ihn distal zu durchtrennen und nun den zentralen Spendernervstumpf mit dem peripheren Fazialisstumpf durch Perineuriumnähte zu vereinigen. Es kann aber auch so vorgegangen werden, daß nur ein Teil des Spendernerven abgeteilt und dieses abgeteilte Stück mit dem peripheren Fazialisstumpf in Verbindung gesetzt wird. Oder es kann der periphere Fazialisstumpf in einen seitlichen Einschnitt des freigelegten Spendernerven, ohne daß dieser durchtrennt wird, eingenäht werden. Schließlich können auch beide genannten Nerven so verwendet werden, daß der periphere Fazialisstumpf mit dem durchtrennten zentralen Akzessoriusstumpf und zur weiteren Unterstützung mit dem durchtrennten Ramus descendens nervi hypoglossi vereinigt werden (GRANT).

Mit allen Verfahren sind Erfolge erzielt worden, wie es scheint am häufigsten mit der zuerst geschilderten Methode, die allerdings auch am häufigsten ausgeführt wurde.

Außer den beiden genannten Nerven sind auch Versuche mit dem Nervus glossopharyngeus angestellt worden. Wesentliches scheint damit nicht erzielt worden zu sein.

c) Auf andere Weise hat ROSENTHAL die Nervenleitung der gelähmten Muskeln wiederherzustellen versucht. Nach dem Vorgang von HEINEKE hat er gestielte Muskellappen aus dem Musculus temporalis bzw. Musculus masseter in die gelähmte Muskulatur des Auges bzw. des Mundes geleitet mit dem Ziel, die Neurotisation der gelähmten Muskulatur durch das Einwachsen der Nerven des verpflanzen Muskelstückes zu erreichen. Sein Vorgehen entsprach etwa dem von LEXER (s. Abb. 1). Er legte aber besonderen Wert auf die Erhaltung der Nerven in den überpflanzten Muskelabschnitten. LEXER verfolgt heute mit seiner Muskelplastik die gleichen Ziele wie ROSENTHAL, d. h. die muskuläre Neurotisation.

d) Schließlich ist noch auf ganz andere Weise vom Nervensystem aus eine Heilung der Fazialislähmung versucht worden, nämlich durch die Durchtrennung des Halssympathicus bzw. Exstirpation des oberen Halsganglions. Nach LERICHE, NOVIKOFF, JIANU und BUZOIANU u. a. verschwindet schlagartig nach dieser Operation der Lagophthalmus und ein Teil der übrigen Erscheinungen. Auf die von den verschiedenen Autoren gegebenen Erklärungen für diese Erscheinung kann hier nicht eingegangen werden; die Methode wird auch keineswegs allseits anerkannt.

e) *Muskelverpflanzung.* Obwohl durch die verschiedenen geschilderten Nervenoperationen teilweise gute Erfolge erzielt wurden, blieben doch selbst bei den gelungensten Eingriffen manche Wünsche unerfüllt, abgesehen von den vollkommenen Versagern. Dabei stellt jede Nervenverpflanzung immerhin einen recht großen Eingriff dar, und es werden Muskelgebiete des Spendernerven in unangenehmer Weise beeinträchtigt. Daher kam man schon verhältnismäßig früh auf die Idee, durch Muskelplastik die Wirkung des gelähmten Nerven zu ersetzen. Etwa gleichzeitig (im Jahre 1908) kamen GOMOIU und LEXER auf den Gedanken, Teile von Muskeln abzuspalten, um sie zur Hebung des Mundwinkels zu verwenden. Ersterer schlug zuerst ein Stück des Kopfnickers vor, während LEXER einen Teil der Nervus masseter und temporalis empfahl. LEXER hat, wie schon erwähnt, seine Methode etwas abgeändert, um außer der mechanischen Wirkung der Muskeln, die im Augenblick wirksam ist, auch die Vorteile des Einwachsens der Muskelnerven in die gelähmten Muskeln dem Operierten zugute kommen zu lassen. Muskelplastiken sind von verschiedenen Autoren mit Erfolg ausgeführt worden. Außer den Genannten wird von BRUNNER, PERTHES u. a. darüber berichtet.

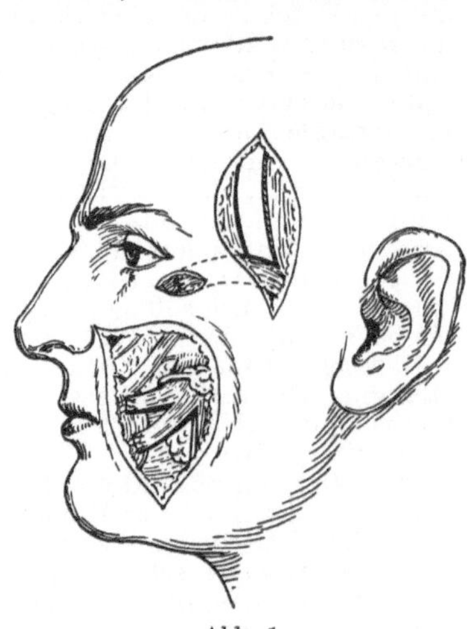

Abb. 1.

Die Operation ist verhältnismäßig einfach. Man legt den vorderen Masseterrand bzw. Temporalisrand durch einen kleinen Schnitt frei, spaltet einen Teil desselben ab, und zwar möglichst in ganzer Länge, bohrt einen subkutanen Kanal nach dem Mundwinkel bzw. Augenwinkel und befestigt hier den Muskel mit einer Naht (Abb. 1).

Änderungen dieses Verfahrens bezogen sich hauptsächlich darauf, daß mit dem Muskel gleichzeitig das Periost am Ansatz bzw. sogar ein kleines Knochenplättchen zur besseren Haltgewinnung am Mundwinkel mitgenommen und fixiert wurde. Die Erfolge dieser Muskelverpflanzung sind im allgemeinen recht gut gewesen für die Statik des Gesichts ebenso wie bei der Nervenverpflanzung, weniger für die Dynamik. Einzelne Autoren, z. B. PERTHES, haben die Muskelplastik der Nervenplastik vorgezogen.

f) Auf einem ähnlichen Prinzip beruht die freie *Faszientransplantation* zur Hebung des Mundwinkels

(KIRSCHNER). Ursprünglich wurde zu demselben Zwecke von BUSCH ein Silberdraht verwendet, dessen Einlegen jedoch eine gewisse Starre verursachte und auch sonst gelegentlich zu Unzuträglichkeiten führte. Auch versenkte Seidenfäden wurden zu demselben Zwecke benützt.

Freilich besteht hier nicht die Möglichkeit, daß Nerven wie aus dem lebenden gestielten Muskellappen in die gelähmten Muskeln einwachsen, wie das ROSENTHAL (s. oben) als Hauptvorzug der Muskelplastik betrachtet. Dafür ist aber die Operation wesentlich einfacher und hat sich in der Praxis mehrfach gut bewährt. Am besten geht man so vor, daß man einen etwa 15 cm langen und etwa 1 cm breiten Faszienstreifen der Fascia lata entnimmt, den Jochbogen freilegt, von hier aus einen stumpfen Kanal nach dem Mundwinkel bohrt und durch eine kleine Öffnung in der Haut den Streifen nach außen hindurchzieht (Abb. 2). Von dieser letzteren Öffnung wird durch die Muskulatur des Musculus orbicularis ein schmaler stumpfer Kanal nach unten außen gebohrt und hier wieder eine kleine Hautöffnung angelegt. Dann wird der Streifen auch durch diesen Kanal nachgezogen. Schließlich wird von der letzteren Öffnung wieder ein subkutaner Kanal bis zum Jochbogen zurück angelegt und der Streifen wieder nach dem Jochbogen zurückgeleitet (Abb. 2). Hier werden die beiden Faszienzügel, der eine hinter, der andere vor dem Jochbogen durchgeführt und durch einige Nähte in sich und mit dem Periost des Jochbogens verbunden, nachdem vorher durch genügendes Anziehen eine vollkommen symmetrische Stellung der beiden Mundwinkel (eher etwas überkorrigieren!) erzielt worden war. MOSKOWICZ hat zu dem Durchziehen des Faszienstreifens eine Nadel verwendet.

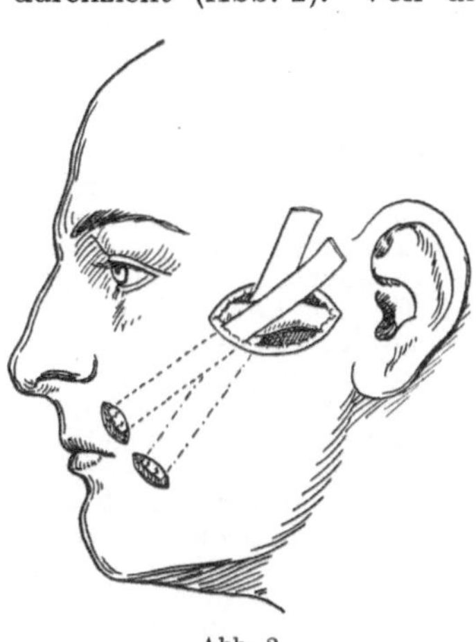
Abb. 2.

Prothesen.

Zum Schluß soll erwähnt werden, daß auch Prothesen zur Hebung des Mundwinkels angegeben wurden. So berichtete OMBREDANNE von einem Golddrahthaken, der an einer Goldspange beweglich befestigt war, die an einem Zahn im Oberkiefer angelegt und abgenommen werden konnte. Der Haken wurde in den Mundwinkel eingehängt und erhielt diesen in der richtigen Stellung. Der Träger konnte den ganzen Apparat selbst anlegen und abnehmen. OMBREDANNE erwähnt, daß auch ROBIN 1917 schon einen derartigen Haken konstruiert hatte. 1929 ist dieselbe Idee durch BLUME und SCHOLZ mit Erfolg zur Ausführung gebracht worden.

Entschließt man sich aus irgendeinem Grunde nicht zur Operation, so gibt die Lähmung des Augenschließmuskels wenigstens die Anzeige für einen kleineren Eingriff. Ist nämlich der Augenast des Facialis längere Zeit gelähmt, so erschlafft das Unterlid und stülpt sich nach außen um. Die freiliegende Schleimhaut, die stets sich einstellende Bindehautentzündung und das Offenstehen des Auges bilden eine schwere Entstellung, ganz abgesehen davon, daß die Entzündung für den Augapfel selbst bedrohlich ist. Von den Augenärzten sind verschiedene Methoden entwickelt worden, durch Raffung des Unterlides bzw. durch Verlagerung der Lidspalte Abhilfe zu schaffen. Es wird sogar vorgeschlagen, diesen Eingriff zur Vorbeugung der Conjunctivitis schon vorzunehmen, wenn die Prognose der Fazialislähmung noch nicht entschieden ist. Im allgemeinen wird man aber im ersten Stadium mit einer konservativen Behandlung der Bindehautentzündung auskommen: Einstreichen von Borsalbe in den Konjunktivalsack und unter Umständen Bedeckung des Auges mit einem Uhrglasverband.

Eine andere Methode, mit deren Hilfe man im chronischen Stadium eine Verengerung der pathologisch weiten Lidspalte herbeizuführen suchte, nämlich die Durchschneidung des Halssympathicus, hat sich keinen Eingang verschafft.

S. auch Nervenleiden.

Gesichtsölbäder, s. Gesichtspackungen.

Gesichtspackungen (s. auch Hauskosmetik; Masken).

Paraffinpackung, s. Hydrotherapie; Masken.

Eiweißpackung (Eiweißmaske). Diese wird meist in einfacher Weise dadurch erhalten, daß man das Gesicht der liegenden Patientin mit frischem, klarem Hühnereiweiß übergießt, dieses verteilt und eintrocknen läßt. Nach dem Eintrocknen (eventuell längere Zeit liegen lassen) mit Wasser abwaschen. Nach einer anderen Methode wird frisches Eiweiß zu Schnee geschlagen, mit etwas Zitronensaft, eventuell auch Glyzerin (besser fetter Hautmilch) gemischt und mit dem Pinsel aufgetragen. Häufig wird auch aus Eiweiß und Mandelkleie, Weizenmehl, Bohnenmehl o. dgl. eine Pasta angerührt und diese aufgetragen.

Eigelbpackung, s. Masken.

Lehmpackungen sind im Prinzip identisch mit Tonpackungen oder Tonmasken (s. Hauskosmetik; Masken). Man nimmt hier aber statt zur Pasta angemachten Bolus usw. Lehm bzw. Lehmerde, die zum Gebrauch angefeuchtet, zur Pasta geknetet und als solche aufgelegt wird.

Fango- (Schlamm- oder Moor-) Packung, s. Masken.

Ölpackungen und Ölbäder für das Gesicht. Hierzu verwendet man fette Öle aller Art, am besten solche, die durch Zusatz eines Emulgators (Triaethanolamin, Triaethanolaminseife, Cetylalkohol, Tegin o. dgl.) leicht mit warmem Wasser heruntergewaschen werden können, soweit dies erforderlich erscheint. (Prophylaktische Maßnahme bei normalen Verhältnissen.) Nur frische, nicht ranzige Öle sind zu verwenden. — *Ölpackungen* werden durch Tränken von Watte mit geeignet präpariertem Öl und Auflegen (Ölkompressen) gemacht. Man kann so aus Watte und Öl richtige Masken formen, die das ganze Gesicht bedecken (s. Masken). — *Gesichtsölbäder* werden durch Auftragen (Einreiben) mit Ölen ausgeführt, eventuell auch wasserhaltige emulgierte Öle (Wasser-in-Öl-Emulsionen) genommen (Fälle, in denen reines Öl nicht gut vertragen wird). Für Ölbäder eignet sich auch sehr gut geschmolzene Kakaobutter, die warm aufgetragen wird. (Ölpackungen für das Haar, s. Haarpackungen; Ölshampoon.)

Hafermehlpackungen für das Gesicht entsprechen der Mehlpackung oder Mehlmaske (s. Hauskosmetik; Masken). Solche Spezialpackungen werden auch aus Hafermehl 150,0, Kamillen pulv. 2,0, Lindenblüten pulv. 3,0, Arnikablüten 2,0 als Grundmasse empfohlen. Man bereitet aus dieser mit einer Mischung von Hamameliswasser 40,0 und Wasser 160,0 eine Pasta, die aufgetragen wird. Gurkensaft mit Wasser verdünnt kann als adstringierendes Pastenvehikel benützt werden, auch viele andere Vehikel (Kuhmilch, Fettemulsionen usw.)

Sauerstoffpackungen. Die Anwendungsart dieser Packungen besteht im Prinzip darin, daß man geeignet unter Verwendung von Persalzen hergestellte trockene Pulver mit Wasser oder säurehaltigen Flüssigkeiten (Zitronensaft, Essig usw.) zu einer dicken Pasta anmacht und diesen Teig auf das Gesicht bringt, wo er entsprechend lange bleibt und eine Art Maske bildet. Als sauerstoffabgebendes Salz wird meist Natriumperborat verwendet. Der Körper dieser Pulver besteht aus Stärke, Bolus, Talcum. Mandelkleie, Infusorienerde, Iriswurzelpulver u. dgl. Die hieraus mit Perboratzusatz bereiteten trockenen Pulver müssen gut trocken verpackt werden und werden erst unmittelbar vor Auftragen mit Wasser, Zitronensaft, Essig u. dgl. angefeuchtet und zur Pasta geknetet (s. auch Gesichtspflege).

Sauerstoffpulver.

Rp. Talci 500,0
(oder
Talci 300,0
Farinae Tritici .... 200,0)
Terrae siliceae 250,0
Boli alb. 150,0
Natr. perboric. 100,0

—

Rp. Farinae Tritici 700,
Farinae Amygdalar. 200,0
Natr. perboric. 100,0

—

Rp. Farinae Amygdalar. 200,0
Farinae Tritici 500,0
Terrae siliceae 100,0
Boli alb. 50,0
Natr. perboric. 150,0

Diese Pulver enthalten im Mittel 10% Natriumperborat. Auch solche mit nur 5% und weniger sind im Handel. Es empfiehlt sich jedenfalls Vorsicht beim Gebrauch wegen unliebsamer Schädigungen. Alkoholische Flüssigkeiten zum Anmachen des Teiges sind absolut zu vermeiden, da der Alkohol bei Luftabschluß im Kataplasma stark reizend wirkt. Am besten nimmt man einen aromatischen Essig oder folgende Mischung:

Rp. Acid. acetic. glac. .. 30,0
Acid. citric. 12,0
Ol. Citri 2,0
Bals. peruv. 0,5
Aq. Rosar. .... ad 1000,0

In vorerwähnter Form kommen solche Sauerstoffpackungen als Fertigprodukte in den Handel. Die angewandte Kosmetik arbeitet meist mit ex tempore hergestellten Pasten (Mehlpasten, Tonpasten usw.), die am besten 5—10% Natriumperborat und eine äquivalente Menge Säure (Borsäure, Zitronensäure usw.) enthalten, das der Pastengrundlage unmittelbar vor Gebrauch zugemischt wird. Dann bereitet man die Pasta unter Wasserzusatz und trägt auf.

S. auch Gesichtspflege; Natriumperborat bei Natrium; Persalze; Wasserstoffsuperoxyd.

Gesichtspflege. *Allgemeines:* Schönheitspflege im eigentlichen Sinn ist ein ausgesprochener Beruf für Frauen. Die Frau eignet sich infolge ihrer weichen, zarten Hände, ihres Geschmackes und ihres Einfühlungsvermögens besonders zur Ausübung der Gesichtspflege. Eine verständnisvolle Kosmetikerin wird sofort erkennen, wo ihre Tätigkeit einzusetzen hat und welche Ausgleichsmöglichkeiten gegeben sind. Zum Beispiel wirkt ein blasses Gesicht mit dunklen Augen immer krankhaft und leblos. Durch die Hilfe der kosmetischen Mittel wird der krasse Unterschied verwischt und scheinbar natürliche Schönheit erzielt. Eine der Hauptaufgaben der Schönheitspflegerin ist es, den „Typus" der Frau, wenn er überhaupt zeitentsprechend ist, zu betonen und mit dem herrschenden Schönheitsgeschmack in Einklang zu bringen. Die Schönheiten, die die Natur verliehen, hervorzuheben und zu unterstreichen, die Schwächen nach Möglichkeit zu kaschieren, ist ferner Aufgabe der Kosmetikerin. Ein Universalmittel für alle diese Aufgaben haben wir nicht, und nur durch sachgemäße, individuelle Behandlung kann etwas erreicht werden. Wer wirklich Erfolg bei Ausübung der kosmetischen Tätigkeit haben will, muß außer der Geschicklichkeit seiner Hände auch seelisches Fingerspitzengefühl haben. Das Vertrauen zur kosmetischen Kunst wird schon gewonnen, wenn die Kundin sieht, daß das Behandlungszimmer peinlich adrett ist und daß alles getan wird, um ihr das Gefühl der absoluten Sauberkeit und Hygiene zu geben. Selbstverständlich wäscht sich die Schönheitspflegerin in Gegenwart der Kundin die Hände. Alle Produkte, Schalen und Apparate, die sich stets in bestem Zustande befinden müssen, liegen in erreichbarer Nähe der ausübenden Kosmetikerin, damit jede unnötige Bewegung, die eine Nervosität auslösen könnte, vermieden wird.

Sehr häufig wird die Frau infolge des Auftretens einzelner Runzeln und Falten veranlaßt, kosmetische Hilfe in Anspruch zu nehmen. Besonders die kleinen Fältchen an den Augenwinkeln, die wie Krähenfüße aussehen und von den Franzosen „pattes d'oie" genannt werden, verraten, daß die erste Jugend vorüber ist. Die Furchen vom Nasenflügel zum Kinn bzw. Mundwinkel sind wiederum Runen, die die Zeit, falsche Ernährung, Krankheit, Sorgen und seelische Konflikte oder auch ein allzu intensiv gelebtes Leben eingegraben haben. Die Haut wird welk, schlaff und farblos, Durchblutung und Belebung fehlt ihr. Oft bewirken auch Muskelspannungen, die dauernd in derselben Richtung geübt werden, unangenehme Falten. Bekannt sind die Lachfalten an Augen und Mund, wie auch die Zornes- oder Unmutsfalten zwischen den Augenbrauen. Es gibt kein Schema, das in jedem Falle bei der Behandlung verwendet werden kann. Um aber einen Begriff zu geben, wie sich dieselbe in den meisten Fällen vollzieht, seien nacheinander die gebräuchlichsten Methoden angeführt. Wir beginnen mit einer Säuberung des Gesichtes, um Puder, Schminkreste und Unreinlichkeiten zu entfernen. Dazu eignet sich jede einwandfreie Reinigungscreme (fett oder halbfett mit Vaseline), die den Schmutz in den Poren erweicht und welche mit einem guten Gesichtswasser dann von der Oberfläche der Haut entfernt wird. Dann folgt in vielen Fällen ein *Dampfbad* (s. auch Hauskosmetik), bei dem Wasserdämpfe in einem elektrisch geheizten Kessel erzeugt werden. Diese Dämpfe werden mittels zweier Schläuche durch Düsen in einem feinen Strahl der Gesichtshaut zugeführt. Da die Dämpfe keine hohe Temperatur aufweisen, entziehen sie der Haut nicht unnütz den notwendigen Fettgehalt. Eine allzu häufige Anwendung des Gesichtsdampfbades ist aber schädlich. Als aromatische Zusätze kann man Kamille, Rosmarin oder Fenchelsamen, die sich besonders gut zur Pflege der Augen eignen, verwenden.

Nach vorsichtigem Abtrocknen der Haut beginnt der wichtigste Teil der Behandlung: die *Massage* (s. auch dort). Sie ist ein geeignetes Mittel, um eine schlaffe Haut zu straffen und die Falten zum Verschwinden bringen zu helfen. Wenn die Massage Erfolg haben soll, darf sie sich nicht auf das Gesicht beschränken, sondern sie muß sich auch auf den Hals, oft auch auf den Rücken erstrecken. Für die Schönheitsspezialistin kommen zwei Arten von Manipulationen in Frage, nämlich Haut- mit Unterhautzellgewebemassage und Massage der Muskeln. In vielen Fällen ist eine Streich- oder Vibrationsmassage angebracht, oft ist ein leichtes Kneten oder Klopfen mehr am Platze.

Die Handmassage ist mühselig und setzt besondere Kenntnisse der Anatomie der Gesichtsmuskeln voraus. Dafür ist sie auch allen anderen Methoden, die man mittels der Apparate ausübt, in ihrer Wirksamkeit wesentlich überlegen. Kein Apparat, und wäre er noch so gut konstruiert, kann den feinfühligen Finger ersetzen. Viele Kosmetikerinnen verwenden deshalb ausschließlich die Handmassage. Eine sehr vorteilhafte Wirkungssteigerung erfährt die Massagebehandlung, wenn man ihr eine Anwendung des sogenannten *Radiolux* (s. dort) folgen läßt. Bei dem Radiolux oder einem der anderen Hochfrequenzapparate gibt es die verschiedensten Anwendungsformen. Die Kosmetikerin hat einen Hartgummigriff, in den eine Glaselektrode eingefügt ist, in der Hand und fährt mit dieser Elektrode langsam streichend auf der eingefetteten Haut auf und ab. Sie vermeidet dabei streng das Auftreten von Funken, die entstehen, wenn die Elektrode etwas von der Haut entfernt wird. Diese Funken sind schmerzhaft und machen die Kundin unruhig und nervös. In der Wirkung ähnlich, aber vielleicht von einer stärkeren Suggestivkraft ist die zweite Methode der Verwendung. Hier schaltet sich die Kundin durch das Halten eines Metallgriffes in den Hochfrequenzstrom ein, während die Kosmetikerin das Gesicht massiert. Es entsteht dabei ein angenehmes Prickeln an den Berührungsstellen. Durch die Funken- und Glimmlichtentladung der Elektroden wird in der Haut und in den betreffenden Geweben eine stärkere Durchblutung erzielt. Es ist angebracht, nicht immer den gleichen Apparat oder dasselbe Schema zu benützen, wie es überhaupt immer ratsam ist, für Abwechslung innerhalb des Rahmens, welcher der Kosmetikerin vorbehalten ist, zu sorgen. Nicht jede Haut spricht in gleicher Weise auf eine Methode an; auch wird der Wechsel der Apparate suggestiv oft günstig empfunden. Zur Verwendung hochgespannter Ströme bei der Faltenbehandlung des Gesichts werden aus einer schmiegsamen Masse (Plastilin o. dgl.), die durch Überziehen mit Stanniol leitfähig gemacht wird, Masken geformt. Die auf die betreffende Partie des Gesichts angepreßte Maske wird an den Diathermieapparat angeschlossen. Diese Behandlung, welche bei nicht ganz sorgfältiger Bedienung schwere Verbrennungen hervorrufen kann, ist den Ärzten zu überlassen und nicht durch die Kosmetikerin auszuführen. Die *Gesichtsdiathermie* (s. Diathermie) soll dahin wirken, daß die Durchblutung der Haut besser wird, damit sich der Turgor hebt und die Schlaffheit beseitigt wird. Die negative Elektrode liegt am Nacken, während die positive (mindestens 200 ccm), die aus plastischem Material bestehen soll, dem Gesicht angepaßt wird. Man bedient sich dazu des Plastilins, das an der Unterseite mit Stanniol bedeckt wird, welch letzteres man an einer Stelle zur Befestigung der Klemme über den Rand hinaufhebt (FASAL) oder des Negokolls, welches, warm aufgelegt, beim Erkalten ein plastisches Material abgibt, seine Leitfähigkeit wird durch Zugabe von Bronzepulver erhöht (POLLER); R. O. STEIN benützt einen flachen Gummischwamm, welcher an der Innenseite einen Stanniolbelag hat (HARTMANNsche Elektroden). Die Behandlung erfolgt jeden zweiten Tag, Beginn mit 10 Minuten, steigend bis 30 Minuten bei 0,5—1 Ampère.

Als *Höhensonne* (s. auch Lichtbehandlung) genügt vollkommen das kleine Tischmodell. Es ist sehr schwierig, eine allgemein gültige Regel für die Belichtungsdauer anzugeben (s. Höhensonne); diese und der Hautabstand von der Lampe hängen von der Empfindlichkeit der Haut, die erst geprüft werden muß, ab, vor allem auch von der Art der Wirkung, die wir zu erzielen beabsichtigen. Schälkuren, die starke Belichtung verlangen, gehören in allen Fällen zur Domäne des Arztes. Wir wollen meist durch kurze Bestrahlungen der Haut nur ein frischeres, gesünderes Aussehen verleihen. Die Ultraviolettstrahlen vermindern auch die Talgabsonderung bei fettiger Haut. Ein frisches Aussehen wirkt suggestiv günstig auf unser körperliches und seelisches Befinden ein. Ein neues Verfahren, das auch der Pflege des Gesichts dienen soll, ist die *Hormonmethode* (SPUHL). Warmblüter-Hormonpasta, die bei normaler Temperatur von fester Konsistenz ist, wird in einem besonderen Apparat (Hormonaapparat) verflüssigt und dann mit einer Temperatur von etwa 50° C auf die Haut aufgespritzt. Das Aufspritzen der heißen Masse ist vollkommen schmerzlos und wird überhaupt nicht als heiß empfunden. Es hängt dies mit der Streuwirkung des Apparates zusammen. Die heiße Pasta gibt Wärme an die Haut ab, wodurch die Blutgefäße derselben erweitert werden. Da aber die Wärmezufuhr verhältnismäßig nur minimal ist, so werden die feinen Blutgefäße nicht überdehnt. Die Hormonpasta soll in die durchwärmte Haut eindringen. Zur Förderung der Resorption der Pasta schließen wir eine sorgfältige Handmassage mit gut eingefetteten Fingerkuppen an (s. Nährcremes für die Haut). Um eine bessere Durchblutung der Haut zu erzielen, dienen noch einige andere Instrumente. Der *Nickelplätter*, eine bügeleisenförmige Metallplatte mit langem Stiel, wird vor der Benützung durch Eintauchen in heißes Wasser erwärmt. Dann wird die Haut durch Auftragen eines Fettes gut gleitend gemacht und mit dem Nickelplätter bearbeitet, indem man wie beim Plätten mit dem warmen Instrument auf der Haut hin und her fährt. Dagegen macht man mit dem *Patter*, der aus Weichgummi oder dünnem Metall hergestellt ist und eine gute Federung besitzt, leicht klopfende Bewegungen. Aus hygienischen Gründen gibt man diesem Werkzeug Überzüge aus Leinen, die man nach jedem Gebrauch erneuert. Noch wirksamer ist der Gebrauch von ganz weichen *Bürsten*. Durch Bürsten wird die Haut glatter und erhält ein rosiges Kolorit. Für den Nacken kann man stärkere Bürsten verwenden, besonders dann, wenn Fettansatz an dieser Stelle vorhanden ist. Zur Unterstützung dieser Behandlung und zur Beseitigung des Doppelkinns (oft ist auch Vorbeugung notwendig) dienen einige Mensendiekübungen, wie Kopfschleudern, Kopfrollen usw.

Die *Mininlampe* mit Rot- und Blaulicht ist ein wichtiges Requisit für die Schönheitspflege geworden. Sie dient zur Beruhigung der Nerven und zur Anregung des Stoffwechsels (blau) oder zur Milderung von Entzündungserscheinungen (rot). Auch zum Trocknen der verschiedenen Gesichtspackungen ist diese, starke Wärme ausstrahlende Lampe sehr geeignet.

Die Wirkung der *Packungen* (s. Gesichtspackungen; Masken) auf die Haut ist ganz verschieden. Man soll ausprobieren, was am besten vertragen wird und was am wirksamsten ist. Fango- und Moorpackungen (Schlammpackungen) werden bei welker, matter und schlaffer Haut angewendet. Der Fangoschlamm, ein graues, trockenes Pulver, wird mit warmem Wasser angerührt und der so entstandene Brei auf das Gesicht aufgetragen. Die Moorpackungen sind dagegen fix und fertig in Tuben käuflich. Hat man eine fette, gelbliche, graue oder fleckige Haut zu behandeln, so wählt man eine *Sauerstoffpackung* (s. Gesichtspackungen). Der im Natriumperborat enthaltene aktive Sauerstoff wird durch Auflösen des Pulvers frei und wirksam; die bleichende Wirkung ist auch hierauf zurückzuführen. Beim Anrühren mit kaltem Wasser ist darauf zu achten, daß sämtliche Teile des Pulvers sich zu einer sahnedicken Masse gleichmäßig auflösen. Man trägt den Brei mit einem Pinsel auf die Gesichtshaut auf, läßt aber Augenbrauen und Augenwimpern frei. Um den Sauerstoff zur intensiveren Wirkung zu bringen, darf der Brei nicht zu dick aufgetragen werden, messerrückendick genügt (s. auch Sauerstoff-Spray-Behandlung).

Für die „*Maske mit Eigelb*" genügt es meist, daß man das Eigelb gut durchrührt und aufpinselt oder mit der Hand aufträgt. Es bildet sich sehr bald ein fester Überzug, unter dem sich die Haut infolge der Wasserentziehung strafft. Die Maske bleibt nun solange auf der Haut, bis sie ganz trocken geworden ist. In 15 Minuten ist dieser Zustand gewöhnlich eingetreten. Bei besonders empfindlichen Frauen, besonders bei Blondinen und Rothaarigen, mische man das Eigelb mit Oliven- oder Rizinusöl, das man tropfenweise, wie bei Zubereitung einer *Mayonnaise* hinzugibt. Die Mischung wird jedesmal frisch zubereitet. Auch das Eiweiß dient zur Straffung der Haut. Oft muß es aber erst präpariert werden, und zwar mit Zitronensaft, Alaunlösung, einem Körnchen Salz o. dgl. Mit einer solchen Eiweißmischung erzielt man gute Resultate bei Falten und Runzeln (s. auch Eiweißpackung; Hauskosmetik; Masken). Für die Gesichtspflege verwendet man auch häufig eine *Paraffinmaske*, die das Gesicht straffen und verjüngen hilft. Obwohl diese sehr heiß aufgetragen wird, empfindet man sie als angenehm, weil bei Applikation des Paraffins sich eine Wasserschicht zwischen Paraffin und Haut bildet (s. Masken). Zum Abwaschen der Masken (ausgenommen Paraffin, das nach dem Erstarren wie eine Haut abgezogen wird) dient meist lauwarmes Wasser, bei der Eiweißpackung Sahne. Zum Schluß gibt man kalte Kompressen, manchmal auch eine Abreibung mit Eis.

Die Massage kann man auch zu Hause betreiben. Man klopfe mit den Fingerspitzen beider Hände den Hals, die Partie vom Kinn zu den Nasenflügeln, gehe dann weiter, die Augen- und Schläfenpartie behandelnd. Zuletzt folgt die Stirne. Selbstverständlich darf nicht mit der ganzen Hand geklopft werden, es arbeiten nur die Fingerspitzen, genau wie beim Klavierspiel. Kurze Nägel sind Vorbedingung und eine etwas gepolsterte Fingerkuppe von Vorteil. Morgens reinige man die fettarme Haut mit unabgekochter Milch. Gut ist auch der Schleim von Haferflocken, der nicht nur säubert, sondern auch konserviert. Eine Abreibung mit Alkohol ist bei trockener Haut nicht angezeigt, man kann seine austrocknende Wirkung durch Zugabe von etwas Rizinusöl mildern. Als Puderunterlage benützt man bei einer trockenen Haut eine Fettcreme. Den Überschuß an den Nasenwinkeln und an der Kinnpartie entfernt man mit *Teintpapier* oder einem weichen Tuch und gibt dann einen unschädlichen Reispuder darüber.

Asperities faciei, Xerosis. Wenn es einer Haut an dem genügenden Fettgehalt fehlt, so wird sie spröde und rauh, die Geschmeidigkeit geht verloren. Manche Menschen besitzen von Haus aus eine sehr geringe Talgsekretion, ganz besonders blonde Personen, die fast immer eine sehr dünne, zarte, trockene Haut haben. Auch scharfe Luft und Kälte trocknen die Haut aus. Es kommt leicht zu Rhagaden am äußeren Augenwinkel und um die Mundwinkel, welche, besonders bei sekundären Infektionen, schwer heilen. Gegen dieselben Abtupfen mit H_2O_2, Auftragen einer 1—2%igen Thigenolsalbe, der auch etwa 5% Bism. subnitr. oder Ac. salicyl. zugesetzt werden kann. Man kann Personen mit zu geringer Fettabscheidung nicht genug vor einer allzu häufigen Wasserbenützung warnen. In der falschen Annahme, der Haut etwas Gutes anzutun, waschen sie sich so viel wie möglich — vielleicht sogar noch mit Seife. Das Gesicht wird durch diese unsachgemäßen Reinigungsprozeduren noch spröder und trockener, es stellt sich schließlich ein unerträgliches Spannungsgefühl ein. Man tut in solchen Fällen gut daran, den Gebrauch von Wasser und Seife zunächst vollständig zu verbieten. Um die Haut zu säubern, genügt es, am Abend eine unparfumierte Vaselincreme — unparfumiert deshalb, weil die synthetischen und auch die natürlichen Parfums zuweilen derart reizen, daß Entzündungen entstehen — auf das Gesicht aufzutragen und dort einige Minuten einwirken zu lassen. Hierauf nehme man etwas Watte, in lauwarmem Wasser gut ausgedrückt, gieße etwas Gesichtswasser, das aus einer schwach alkoholhaltigen Borsäurelösung besteht, darüber und reibe Gesicht und Hals damit ab, bis sich keine Hautunreinigkeiten auf der Watte mehr zeigen. Nach der Reinigung sucht man durch Einfetten die Haut geschmeidig zu machen. Seifen sollen nur ausnahmsweise gebraucht werden (Albumosenseife, Lanolinseife usw.), die Waschungen erfolgen am besten abends vor dem Schlafengehen, damit das Gesicht nicht gleich der Außenluft ausgesetzt werde. Es gibt die verschiedensten Salbengrundlagen, die mehr oder weniger gut wirken. Obenan steht Wachs, dann folgen Lanolin, Kakaobutter, Walrat, Mitin, Mattan, Eucerin sowie das Vaselin. Man muß ausprobieren, welche Fettart bzw. Fett- oder Wachskomposition am besten vertragen wird. Ein gutes Hilfsmittel sind die fetten Öle, wie Mandelöl, Haselnußöl, Rizinusöl usw., natürlich dürfen diese Öle nicht ranzig sein. (Leider werden gerade Olivenöl und Mandelöl rasch ranzig, sind auch schwer zu konservieren.) Vorteilhaft sind Waschungen mit Mitteln, wie Alaun, essigsaurer Tonerde, Mandelkleie oder Milch (1 Teil + 2 Teile Wasser) sowie Massage.

Rp. Ungt. Wilsonii 75,0
Ungt. Hydrarg. praec. alb. (5%) 25,0

——

Rp. Stearati simpl. cum Vasel. 38,0
Ungt. lenient. 15,0
Mattani 25,0
Bals. peruv. 2,0

Rp. Eucerini 60,0
Aq. Hamamelid. 20,0
Butyr. Cacao 15,0
Tinct. Benzoes 5,0

——

Rp. Aq. Hamamelid. 35,0
Eucerini 38,0
Lanol. anhydr. 25,0
Bals. peruv. 2,0

Glyzerin ist zu vermeiden. Ölbäder des Gesichts, Kleienbäder, reichliches Einfetten mit milden Salben. Auflegen von Zinkpasten mit höherem Fettgehalt als die offizinellen Zinkpasten, die oft stark austrocknend wirken (s. Seborrhoe). Aufgetragene Zinkpasten mit Öl abwaschen. Auch Mattan mit verstärktem Fettgehalt verwenden, Mayonnaisenbehandlung oder Milkudermwaschungen. Beginn der Behandlung möglichst mit indifferenten fetten Salben, fetten Pasten usw. Dann vorsichtig mit schwacher weißer Praezipitatsalbe oder ganz schwachen Teerpräparaten, soweit letztere erforderlich erscheinen und dieselben vertragen werden.

Rp. Hydrarg. praec. alb. 5,0
Ungt. lenient. 50,0
Vaselini 45,0

——

Rp. Anthrasoli 5,0
Pastae Zinci 60,0
Vaselini 20,0
Lanol. anhydr. 15,0

Rp. Hydrarg. praec. alb. 2,5
Anthrasoli 3,5
Lanol. anhydr. 25,0
Vaselini 19,0

——

Rp. Pastae Zinci 65,0
Ungt. Wilkinson. 10,0
Ungt. lenient. 10,0
Vaselini 15,0

Eine etwas *großporige, fettreiche* Haut bedarf einer ganz anderen Behandlung. Besonders stark ist die Fettabsonderung in diesen Fällen an den Nasenflügeln, am Kinn und zwischen den Augenbrauen. Am Abend reibe man sie mit einem guten Gesichtswasser, das nicht zu alkoholhaltig ist, ab. Menschen mit starker Hautsekretion pflegen sich häufig das Gesicht mit stark alkoholischen Wässern abzuwaschen. Sie glauben, die Hypersekretion dadurch eindämmen zu können — tatsächlich wird jedoch das Gegenteil erreicht. Die Drüsen reagieren mit einer erhöhten Tätigkeit, je mehr Fett ihnen gewaltsam entzogen wird. Nach der Abreibung fette man mit einer Creme ein, die sehr wasserreich ist, und gebe besonders viel unter die Augen. Durch eine unsachgemäße Massage wird die Runzelung der an sich lockeren Haut der Lider vermehrt. Deshalb ist auch hier nur Klopfmassage anzuwenden und jedes Streichen zu vermeiden. Am Morgen reinige man das Gesicht mit Seifenschaum — soweit Seife vertragen wird und ihr Gebrauch indiziert ist — und warmem Wasser und spüle möglichst kalt nach. *Wechselkompressen* (heiß und kalt) erhöhen die Blutzirkulation und sind sehr zu empfehlen. Dann reibe man die Haut nur wenig ab und klopfe Gesicht und Hals völlig trocken.

Die krankhaften Folgezustände der starken Fettabsonderung (seborrhoische Ekzeme, Rosacea usw.) sind selbstverständlich rein ärztlicher Kompetenz (s. Seborrhoe).

Bei der als *Pityriasis simplex alba* (dartre furfuracée) bezeichneten Erkrankung, die besonders gerne Kinder befällt, findet man an den Wangen, am Kinn, manchmal aber auch an anderen Körperstellen runde oder ovale Flecke oder auch größere Hautpartien mit polyzyklischer Begrenzung, welche mit feinen, kleienartigen Schuppen bedeckt sind, die darunterliegende Haut ist leicht gerötet oder normal. Diese Stellen bleiben bei Sonnenbräunung weiß. Die Ansicht SABOURAUDs, daß es sich um eine Streptokokkeninfektion handelt, wird wohl von den meisten nicht geteilt. Auch da findet man oft, daß schlechte Seife und oftmaliges Waschen mindestens mit eine Ursache ist. Die Affektion schwindet übrigens leicht auf Salbenbehandlung mit Schwefel, weißer Praezipitatsalbe, Hydrargyr. sulfuric. basicum.

Bei fetter Haut: Schwefeltherapie, Resorzin, Borsäure, Ichthyol usw., in vielen Fällen Fettanwendung, um die harten Fettkrusten zur Lösung und Abstoßung zu bringen (Ölpackungen, Ölbäder), auch alkalische Waschungen, Seifenwaschungen usw.

Rp. Boracis	5,0
Glycerini	18,0
Natr. sulfurat.	10,0
Aquae	500,0

Rp. Sulf. praec.	5,0
Kal. carbon.	5,0
Aq. dest.	5,0
Lanol. anhydr.	15,0
Vaselini	15,0

Rp. Boracis	10,0
Acid. salicyl.	1,0
Aq. dest.	1000,0

S. Borax-Salizyl-Lösung nach VEIEL gegen entzündliche Prozesse.

Rp. Resorcini	1,0
Zinc. oxydat.	7,5
Glycerini	3,5
Acid. boric.	3,5
Ol. Amygdal. dulc.	50,0
Aq. Calcis	ad 100,0

(JOSEPH)

Rp. Kal. carbon.	5,0
Aq. dest.	5,0
lösen und zufügen:	
Sulf. praec.	10,0
Ol. Amygdal. dulc.	5,0
Adip. benzoat.	35,0

S. Unguentum sulfuratum nach HELMERICH.

S. auch Seborrhoea oleosa, besonders Salben, die nach entsprechender Änderung des Vehikels (statt austrocknender Pasten fette Salben o. dgl.) hier verwendbar sind.

Nun seien noch einige Volksmittel erwähnt, die früher gebräuchlich waren, aber heute mehr oder weniger in Vergessenheit geraten sind. Da ist vor allem der frisch ausgepreßte *Gurkensaft*, den man einige Zeit in die Haut einziehen läßt, Abreibungen mit Tomaten und Erdbeeren und *Petersilienwaschungen*, die man hauptsächlich gegen Sommersprossen anwendet. Die Petersilienblätter werden über Nacht in Wasser gelegt und mit diesem Wasser wäscht man sich täglich. Zum Thema „Waschen" sei bemerkt, daß *Regenwasser* ein gern gebrauchtes Schönheitsmittel, besser als abgekochtes Wasser oder solches mit chemischen Zusätzen versehenes sein soll. Um eine wirklich schöne, reine Haut zu erzielen, muß eine vernünftige Pflege des gesamten Körpers getrieben werden. Wir müssen den Hautstoffwechsel durch geeignete Maßnahmen anregen und üben im Bade durch Benützung von harten Bürsten oder Luffa, eventuell auch in Verbindung mit See- oder Marmorsand, eine mechanische Reizung aus. Alle diese Maßnahmen sind im Hause leicht anzuwenden, nur sei vor Übertreibungen gewarnt.

Zu einer zeitgemäßen, vollkommenen Schönheitspflege gehört auch „*Schminken*" (s. Schminktechnik). Die Farbtöne richtig zu wählen und die Deckmittel an der geeigneten Stelle aufzutragen und vorsichtig zu verwischen, ist die Hauptkunst des Schminkens. Die Mittel, die nötig sind, um eine gute Wirkung zu erreichen, müssen vor allen Dingen so unschädlich und indifferent wie möglich sein. Es gibt verschiedene Arten von Schminken: Fettschminke, Trockenschminke, Schminkwässer, Schminkpuder und Schminkcremes.

Vor dem Auftragen von Schminke reibe man zuerst das Gesicht mit einer Matt- oder Fettcreme ein, je nach der Beschaffenheit der Haut. Hierauf gibt man ein Fettrot in der gewünschten Farbe auf die Wangen, verstreicht dieses vorsichtig und gibt dann reichlich Puder darüber. Hierzu benützt man am besten Watte, eventuell in Gaze gehüllt, die man nach jedem Gebrauch erneuert. Bei Anwendung von Trockenschminke trägt man ebenfalls erst etwas Creme auf das Gesicht auf, pudert, verteilt vorsichtig das „Rouge" und überpudert dann leicht noch einmal, um die Fläche glatt erscheinen zu lassen. Die Anwendung der trockenen Schminke ist weniger kompliziert und für weniger geschickte Frauen schon deshalb empfehlenswert. Auch wirkt sie weich und natürlich. Bei der Auswahl des Tons richtet man sich nach seiner Hautfarbe — dunkle Frauen benötigen ein anderes Rouge als helle Blondinen. Es ist gut, die Lippen vor Benützung des *Lippenstiftes* etwas einzufetten. Die Augenbrauen werden mit dem *Augenbrauenstift* nachgefärbt und eventuell verlängert. Auch die Wimpern werden nachgefärbt und mit einem schmalen Bürstchen gut gebürstet. Die oberen Wimpern bürstet man nach oben, die unteren nach unten. Für Film und Bühne kann man sich lange Wimpern kaufen oder anfertigen lassen, die angeklebt werden. Bei Blondinen macht man häufig eine Dauerfärbung der Wimpern und Brauen — sie hält 3—4 Wochen vor und erspart das Tuschen.

Für Tennisspiel, Autofahrten oder Bergtouren ist nichts anderes zu verwenden als eine Schutzcreme und Puder. Jede Nachhilfe ist bei den unerbittlichen Sonnenstrahlen erkennbar, und selbst die als unübertrefflich angepriesenen „Schminken im Bade" halten dem Sonnenlicht nicht stand.

Alle die hier aufgezählten Schönheitsmittel, mögen sie auch noch so gut und angeblich indifferent für die Haut sein, können doch einmal die Haut reizen, zumal wenn sie empfindlich ist. Deshalb müssen wir für die Nachtstunden die aufgetragenen Stoffe gründlich und doch schonend entfernen. Das geschieht mit Hilfe der sogenannten Abschminke. Dann folgt eine Waschung des Gesichts, um alle eventuell schädlichen Schminkreste gründlich zu entfernen und die Poren frei zu machen.

S. auch Hauskosmetik; Schminktechnik; Schönheitsinstitute.

Gesichtsrose, s. Rotlauf.

Gesichtswaschungen, s. Gesichtspflege; Hauskosmetik; Hydrotherapie.

Gesichtswässer, Eaux de Beauté. Als solche finden wir zu prophylaktisch-ästhetischem Gebrauch wässerige oder schwach alkoholische Lösungen, letztere am besten nicht über 30% Alkohol, Maximum 50%, stärker nur in Ausnahmefällen bei sehr fetter Gesichtshaut. Als spezifisch wirkende Zusätze bei fetter Haut vor allem Borax, bei normaler Haut besser schwache Säuren, wie Borsäure, Benzoesäure usw., auch Zitronensäure (Zitronensaft), salizylsäurehaltige Teintwässer, 1—2%ig. Auch adstringierende Mittel, wie Alaun usw., werden in wässeriger Lösung verwendet, ebenso Balsamemulsionen (Jungfernmilch usw.). Für fettarme Haut sind fette Emulsionsgesichtswässer, wie Lanolinmilch o. dgl., indiziert. Als bei normaler Haut universell brauchbar hat sich eine einfache Borsäurelösung in verdünntem Alkohol erwiesen:

Rp. Acid. boric. ......2,0—3,0
Spir. Vini 40—50% ad 100,0

Bei empfindlicher, trockener Haut geht man mit dem Alkoholgehalt auf etwa 30% herunter, eventuell legt man nach Gebrauch etwas Fettcreme auf.

Adstringierendes Gesichtswasser.

Rp. Aq. Hamamelidis	10,0
Aluminis	0,3
Alumin. aceticotartar.	0,2
Acid. citr.	0,2
Acid. boric.	1,5
Mentholi	0,02
Cumarini	0,1
Ol. Rosae	0,1
Spir. Vini	50,0
Aquae	100,0

Lilionèse.

Rp. Kal. carbon.	5,0
Boracis	10,0
Aq. Rosar.	80,0
Aq. Aurant. flor.	70,0
Aq. Coloniens.	80,0

Antiseptisches Wasser.

Rp. Acid. salicyl.	0,2
Acid. benzoic.	0,3
Glycerini	5,0
Spir. Vini	15,0
Aq. Rosar.	ad 100,0

Rosée de Mai.

Rp. Boracis	1,0
Natr. thiosulfur.	10,0
Glycerini	10,0
Aquae	170,0
Aq. Coloniens.	10,0

S. Gesichtswasser, das auf der Haut Schwefel in statu nascendi abspaltet.

Rp. Bals. peruv.	0,2
Spir. camphor.	8,0
Aq. Rosar.	150,0
Spir. Vini	50,0

Honey-Water.

Rp. Mell. depurat.	8,0
Aq. Rosar.	100,0
Aq. Aurant. flor.	30,0
Aq. Coloniens.	100,0
Ol. Meliss. citr.	0,6

Eau des Princesses.

Rp. Aq. Coloniens.	60,0
Aq. Rosar.	140,0
Spir. camphor.	3,0
Kal. carbon.	1,0
Glycerini	12,0

Zitronen-Campherwasser.

Rp. Boracis	10,0
Aq. dest.	160,0
Succ. Citri recent.	20,0

Man löst den Borax im Wasser, gibt den Zitronensaft zu und gießt dieses Gemisch in folgende Lösung:

Spir. Lavandulae	10,0
Spir. camphorat.	5,0
Spir. Vini	50,0

und mischt das ganze gut.

S. auch Gesichtspflege; Hauskosmetik; Papillantin.

Gewebseintrocknung, -verkochung, s. Diathermie.

Gewohnheitslähmung, s. Gesichtslähmung.

Gewürznelken, Nelken, Caryophylli, enthalten ein aetherisches Öl, das Nelkenöl (s. dort). Sie werden in Form der Tinktur als Aromaticum benützt, meist aber durch den Petrolaetherextrakt (Gewürznelken-Resinoid) ersetzt. Das Aroma der Gewürznelke wird dagegen nur unvollkommen durch das aetherische Nelkenöl wiedergegeben.

Die gepulverte Droge wird auch zu Kaumitteln (Cachous), Zahnpulvern, Sachetpulvern usw. verwendet. (Gewürznelkenöl, s. Nelkenöl.)

Gicht, s. Ernährung.

Gilchristsche Krankheit, s. Blastomykose.

Gingifix ist eine Pasta zur Zahnfleischmassage, die aus Karlsbader Salz, Magnesia, Menthol, Myrrhe und Kalziumkarbonat bestehen soll. (Schäfers Apotheke, Berlin W.)

Gingivadentol soll eine Emulsio Myrrhae oleosa cum Thymolo sein und zur Zahnfleischmassage dienen. (Kynazon-Werk, Würzburg.)

Gingivan ist ein Mundwasser, das nach Angabe „eine Kombination von Aluminiumverbindungen in höchstkonzentrierter Lösung unter Zusatz eines geschmackkorrigierenden und desodorierenden Mittels" darstellt. (Apotheke Ronneburg i. Thür.)

Gingivitis, s. Mundhöhle.

Gingivosan soll Bestandteile frischer Kamillenblüten sowie aetherische Öle enthalten und als adstringierendes und erfrischendes Mundwasser bei Erkrankungen des Zahnfleisches und der Mundhöhle Verwendung finden. (Pharmadenta Labor. Teplitz-Schönau.)

Ginsterblütenöl (Oleum Genistae), nur selten als natürliches Öl, meist als Kunstprodukt im Handel.

Gips, s. Calciumsulfat.

Gisa-Puder soll aus Bolus alba, Calcium carbonicum und Magnesium carbonicum bestehen und als Wund- und Kinderpuder angewendet werden. (Adler- Apotheke, Amberg.)

Givasan-Zahnpasta und -Zahnpulver enthält nach Angabe Hexamethylentetramin. (J. D. Riedel-E. de Haen, Berlin-Britz.)

Glättolin. Kleine Blöcke aus Karnaubawachs und Talkum zum Glätten rauher Kragenränder (s. Furunkulose).

Glashaut, s. Behaarung.

Glatze, s. Alopecia senilis und simplex; Alterserscheinungen; Behaarung; Lichtbehandlung; Pityriasis capitis; Seborrhoe.

Glaubersalz, s. Natriumsulfat.

Glaukobinde „Mollis" ist ein gebrauchsfertiger Zinkleimverband, der aus einer luftdicht verpackten Gazebinde besteht, die mit einem weichen Zinkleim imprägniert ist. Nach dem Anlegen erhärtet die Binde. Zu Kompressionsverbänden bei Stauungen in den Unterschenkeln, Krampfadern u. dgl. (Lohmann A. G., Fahr a. Rh.)

Glaukoderma ist ein Hautpflegemittel aus Gelatine, Honig, Glyzerin und Wasser, mit Rose oder Veilchen parfumiert. (Lohmann A. G., Fahr, a. Rh.)

Gleitpuder, Pulvis fluens (nach Unna und Pinkus).

Gleitpuder natürlich.

Rp. Zinc. oxydat.	5,0
Lycopodii	95,0

Gleitpuder künstlich I (ohne Zinkoxyd).

Rp. Amyl. Solan.	98,0
Cerae Carnaub.	1,0
Magnes. carbon.	1,0

Gleitpuder natürlich (cuticolor)

Rp. Zinc. oxydat.	5,0
Lycopodii	95,0
Sol. Eosini (1%)	10,0

Gleitpuder künstlich II (mit Zinkoxyd).

Rp. Amyl. Solan.	89,0
Zinc. oxydat.	10,0
Cerae Carnaub.	1,0

Das Karnaubawachs wird zweckmäßig in wenig Aether oder heißem Alkohol gelöst und die Lösung mit den Pulvern gut verrieben.

Gleitpuder künstlich mit Zinkoxyd (cuticolor)

wird durch Zusatz von:
Sol. Ichthyoli (1%)
Sol. Eosini (1%) .... aa 5,0
zu Rezept II erhalten.

Wie Eosinlösung, soll hier die Ichthyollösung lediglich zur Erzielung der Hautfarbe dienen. Von allen Stärkesorten ist zur Herstellung der Gleitpuder Kartoffelstärke wegen ihrer körnigen Struktur am besten geeignet. Gleitpuder sind gut austrocknende Pulver, die sich auch auf feuchter Haut nicht zusammenballen. Beim natürlichen Gleitpuder ist es das Lycopodium, beim künstlichen die mit einer Karnaubawachsschicht überzogene Kartoffelstärke, die dem Pulver seine charakteristischen Eigenschaften gibt. Diese bestehen darin, daß infolge des Abstandes der einzelnen Körnchen im Pulver (Luftgehalt der Mischung) niemals ein Zusammenbacken des Puders auf der Haut eintritt, aber trotzdem beim Aufreiben mit den Fingern eine homogene, festhaftende Puderschicht als Hautdecke erhalten wird. Die Gleitpuder nehmen auch beim künstlichen Produkt noch, unterstützt durch einen Gehalt an Magnesium carbonicum, leicht Fett auf und geben in geeignetem Verhältnis mit Fett bzw. Fett-Wasser-Gemischen gute Deckpasten, die auf der Haut eine matte, nicht fettglänzende Schicht bilden und als Mattane bekannt sind (s. Deckpasten; Kühlpasten; Mattan).

Gletscherbrand, s. Lichtbehandlung; Lichtschäden; Sonnenlichtschädigungen.

Gletscherbrandsalben, besonders zum Schutze der Lippen.

Rp. Talci	35,0	Ferr. oxydat. rubr.	2,0
Vaselini	40,0	Umbrae	8,0
Lanol. anhydr.	10,0	Acid. boric.	3,0
Aquae	15,0		

Eventuell auch Zusätze von Aesculin oder anderen Lichtschutzmitteln (s. auch Hautbräunungsmittel; Sonnenlichtschädigungen).

Gletscherbrandsalbe D. F. S. Enthält nach Angabe Bismutum subnitric. 3,38 p. c., Zincum oxydatum 6,76 p. c., Alumen acet. sol. 5,76 p. c. (Dr. Franz Stohr G. m. b. H., Wien.)

Gletscherbrandsalbe nach Hofrat Dr. Kutschera. Nach Angabe eine Salbe, die Kastanienextrakt (wohl Roßkastanienrindenextrakt, daher Aesculin ?), Zinkoxyd, Lanolin und Vaselin enthält. Zur Verhütung von Gletscher- und Sonnenbrand. (Chem.-pharm. Werke des Landes Steiermark, Graz.)

Gletscher-Mattan, eine Lichtschutzpasta. Ähnliche Produkte:

Rp. Chinin. bisulfur.	2,5	*Rp.* Chinin. bisulfur.	1,5
Terrae siennens.	2,5—5,0	Aesculini	1,0
Mattani	ad 50,0	Mattani	ad 50,0
S. Gletschermattan braun.		S. Gletschermattan weiß.	

Glissonsche Schlinge, s. Skoliose.

Glossitis Moeller, s. Mundhöhle.

Glossy skin, s. Trophische Störungen.

Glotzauge, s. Innere Krankheiten; Nase; Schilddrüse.

Glutarsäure, s. Multisept.

Glutol (Glutoform) ist Formaldehydgelatine. Wird durch Einwirkung von Formalin (Formol) auf Gelatinclösung erhalten. Man nimmt 500 g Gelatine und löst sie in möglichst wenig Wasser. Zu dieser Lösung gibt man 25 g Formalin hinzu und verdampft zur Trockene. Der Rückstand wird fein gepulvert. Gelbliches Pulver. Antiseptisches Wundstreupulver, auch bei Hyperhidrosis verwendbar.

Glycera-Wax ist Glykoldistearat. Wird als Emulgator und als Körper zu Salben usw. verwendet.

Glycerin, s. Glyzerin.

Glycerine and Cucumber ist ein Schönheitsmittel folgender Zusammensetzung:

Cetaceum	2,0	Aq. Rosarum	100,0
Cera alba	3,0	Aq. Amygd. amar.	25,0
Sapo medicat.	3,0	Acid. salicyl.	0,1
Amygdalae dulces	50,0	Spiritus	50 ccm
Aq. dest.	150,0	Parf. q. s.	

Glycerolatum aromaticum (K. Herxheimer). Es besteht aus 4 Teilen Tragant, 30 Teilen Aceton, 46 Teilen Glyzerin, 18 Teilen destilliertem Wasser und 4 Teilen Parfum. Das Präparat ist durchsichtig, es können ihm auch lösliche und unlösliche Arzneimittel zugesetzt werden. Hautpflegemittel.

Glyco-Wax ist wahrscheinlich ein Glykolderivat einer natürlichen Wachssäure (Cerotinsäure ?). Soll in Amerika besonders häufig als Ersatz des Bienenwachses verwendet werden.

Glykol (Aethylenglykol) und seine Derivate. Farblose, dickliche Flüssigkeit, löslich in Wasser und Alkohol. Das Glykol hat viel Ähnlichkeit mit dem Glyzerin, das es in gewissen Fällen, aber nicht immer, ersetzen kann. Es kann jedenfalls in vielen Fällen an Stelle von Glyzerin als schlüpfriges Vehikel bei der Bereitung von Pasten usw. mit herangezogen werden, ganz besonders indiziert ist aber seine Verwendung als Ersatz des Glyzerins in Präparaten, die Wasserstoffsuperoxyd bzw. Persalze enthalten (Sauerstoffpasten usw.), weil Glykol keine Abspaltung von aktivem Sauerstoff veranlaßt wie Glyzerin.

Von Derivaten seien genannt:

Glykolstearate. Das Monostearat ist unter dem Namen Tegin bekannt (s. Stearinester). Nach neueren Angaben soll Tegin ein Gemisch von Glyzerin-mono- und -distearat sein bzw. Glyzerinstearate enthalten. Die Glykolstearate sind vorzügliche Emulgatoren, ebenso andere Glykolester, wie Glykololeat und Glykoldioleat, Glykolmyristinat, Glykol-stearo-myristinat (B. Z.-Wax) u. a.

Glykol-mono- und -diacetat sind gute Lösungsmittel, Glykolphthalat dient als erweichendes Mittel, vor allem aber als Bindemittel für Kompaktpuder.

Glykolborat, das sogenannte Aquaresin, leistet als häutchenbildendes Mittel usw. gute Dienste (s. Aquaresin).

Diglykol (Diaethylenglykol) ist ein Dissolvens für Kollodiumwolle, Zelluloid, Harze, Kautschuk usw. (s. Glykopon). Der Monoaethylaether des Diglykols wird unter dem Namen Carbitol als Lösungsmittel für Riechstoffe und andere Zwecke empfohlen.

S. auch Gelo-Wax; Glycera-Wax; Glykopon; Glyco-Wax; Propylen-Glykol.

Glykopon. Im engeren Sinne bezeichnet man mit dem Sammelnamen Glykopone Polyglykole, wie Diglykol (Glykopon AA), Triglykol (Glykopon AAA) usw., die als Lösungsmittel u. dgl. Verwendung finden. Indes ist zu beachten, daß man praktisch unter Glykopon kurzweg Triaethanolamin-Linoleat versteht, das als Emulgator Verwendung findet (s. Triaethanolamin). Auch Aether der Polyglykole werden als Glykopone (Lösungsmittel) bezeichnet, so z. B. Carbitol (s. dort) als Glykopon S.

Glyzerin, Glycerinum. Reines Glyzerin ist eine wasserhelle, farblose, sirupöse Flüssigkeit. Spez. Gew. 1,23, entsprechend 28° Baumé (14% Wasser). Mischbar mit Wasser, Alkohol und Alkoholaether in jedem Verhältnis, nicht mit Aether, Chloroform und fetten Ölen. Glyzerin löst viele Substanzen (Arzneimittel usw.), doch löst es keine Fette und fetten Öle, aetherische Öle in nur sehr geringen Mengen.

Löslichkeitstabelle verschiedener Körper in Glyzerin.
In 100 Teilen Glyzerin sind löslich:

Kristallsoda	98 Teile	Essigsaures Blei	20 Teile
Ammoniaksoda	8 „	Kohlensaures Ammoniak	20 „
Pottasche	10 „	Sublimat	6,6—7,5 „
Borax (saure Lösung)	50—60 „	Benzoesäure	10 „
Borsäure	65 „	Zitronensäure	100 T. u. mehr
Jodkali	40 „	Gallussäure	10 Teile
Ferrosulfat	25 „	Milchsäure	100 T. u. mehr
Kupfersulfat	30 „	Salizylsäure	sehr wenig
Kaliumsulfid	25 „	Tannin	50 Teile
Kochsalz	10 „	Silbernitrat	100 T. u. mehr
Kaliumchlorat	33 „	Jod	2 Teile
Schwefel	0,1 „	Ätznatron	leicht
Zinkchlorid	50 „	Ätzkali	„
Alaun	40 „	Natriumbikarbonat	50 Teile
Eiweiß	100 T. u. mehr	Natriumthiosulfat	leicht
Karbolsäure	„ „	Resorzin	„
Seife	„ „	Thymol	1 Teil
Gummi arabicum	„ „		

In geeignetem Verhältnis mit Wasser verdünnt, macht Glyzerin die Haut geschmeidig und wird in zahllosen kosmetischen Präparaten aus diesem Grunde angewendet. In konzentriertem Zustand entzieht es der Haut Wasser und macht sie spröde. Bei entzündlichen Affektionen ist auch verdünntes Glyzerin oft nicht angezeigt, besonders bei Heilung von Ekzema solare (Sonnenbrand), aufgesprungenen Lippen usw. Bei empfindlichen Personen kann auch verdünntes Glyzerin bei völlig intakter Haut im Gesicht hartnäckige Rötungen hervorrufen und oft schwere Reizerscheinungen auslösen. Dies trifft u. a. auch häufig für die rasierten Bartpartien bei Männern zu, weshalb die Verwendung von Glyzerin zu Rasierpräparaten oft kontraindiziert ist. Auf der Haut der Hände wird verdünntes Glyzerin im allgemeinen gut vertragen. Sehr wertvoll ist Glyzerin als schlüpfriges, hygroskopisches Vehikel in Pasten, um sie vor dem Austrocknen zu schützen und ihnen Geschmeidigkeit zu verleihen.

Glyzerincremes, Unguenta Glycerini composita (s. auch Unguenta).

Rp. I. Glycerini 235,0
Amyli 20,0
Aquae 130,0
Gelatinae 4,0
II. Stearini 10,0
Kal. carbon. 1,0
Aquae 50,0
III. Zinc. oxydat. ... 120,0
Titan. bioxydat. 25,0
Man löst Gelatine in Wasser und bereitet aus I ein Glyzerolat. Nun bereitet man aus II eine Stearatcreme, vereinigt I und II noch warm und rührt das Gemisch III nach vorherigem Sieben ein. Schließlich parfumiert man. Zur Konservierung etwa 0,2% Nipagin zusetzen.

Rp. Ungt. Glycerini 150,0
Zinc. oxydat. 10,0

Rp. Ungt. lenient. 50,0
Ungt. Glycerini 30,0
Zinc. oxydat. 6,0
Glycerini 4,0

Rp. I. Amyli 50,0
Aquae 60,0
Glycerini 400,0
II. Cetacei 40,0
Lanol. anhydr. 10,0
Aq. Rosar. 180,0
III. Zinci oxydat. ... 50,0
Aus I ein Glyzerolat bereiten, aus II eine Salbe bereiten, I uud II mischen, dann III nach Absieben zusetzen. Mit 0,2% Nipagin konservieren.

S. auch Crème Simon.

Glyzeringelees, Gelatinae glycerinatae compositae (s. auch Kaloderma).

Rp. Tragacanthae pulv.. 5,0
Glycerini 52,0
Aq. calid. 125,0
M. tritur. u. f. mucilago cui adde:
Acid. salicyl. 0,3
Spir. Vini 3,0
Mentholi 0,4
Heliotropini 0,3
S. Kühlgelee.

Rp. Gelatinae japon. 2,0
Glycerini 35,0
Aquae 75,0
Mentholi 0,3
Heliotropini 0,5
Ol. Citri 1,0
S. Agar-Agargelee kühlend.

Rp. Sapon. medicat. pulv. 12,5
Glycerini 87,5
Die Seife im Glyzerin durch Erwärmen lösen und erstarren lassen.
S. Seifen-Glyzerin-Gelee (Diadermin).

Rp. Gelatinae alb. 6,0
Mellis depur. 50,0
Glycerini 80,0
Aquae 100,0
Ol. Bergamottae 1,0
Ol. Naphae 1,0
Acid. salicyl. 1,0
S. Glyzerin-Honig-Gelee.

S. auch Gelatine.

Glyzerinsalbe (Unguentum Glycerini), s. Unguenta.

Glyzerinsalizylat (Glykosal) wird als Antisepticum und Antirheumaticum empfohlen.

Glyzerinseifen, s. Seife.

Glyzerolat (Glycerolatum Amyli) ist ein Glyzerin-Stärke-Gelee, dessen Zusammensetzung im wesentlichen jener des Unguentum Glycerini der Pharmakopoe entspricht (s. auch Glyzerincremes; Unguenta).

Glyzyrrhizin. Saponinartiger Körper der Süßholzwurzel (10—15%). In heißem Wasser leicht löslich. Die wässerigen Lösungen erstarren gallertartig. Schmeckt süß. Als Schaummittel auch zu Zahnpasten verwendbar.

Gneis, s. Ernährung; Kindesalter.

Gochtsche Zehenschiene, s. Schwielen.

Godesia-Haarwasser soll nach Angabe aus Kölnischwasser, Perubalsam, Kanthariden, Pilokarpin und Weingeist hergestellt sein. (Dr. Leidecker & Co. G. m. b. H., Köln-Lindenthal.)

Gold, Aurum. Die arzneiliche Anwendung von Goldverbindungen hat in den letzten Jahren größeren Umfang angenommen, nachdem es gelungen ist, Verbindungen von geringerer Giftigkeit herzustellen. Man verwendet Goldpräparate besonders bei Lupus erythematodes, Herpes miliaris, Psoriasis. Bei der ersteren Krankheit werden wohl die besten Erfolge erzielt. Die Goldpräparate müssen verhältnismäßig vorsichtig angewendet werden, da zuweilen unangenehme Nebenerscheinungen (Exantheme, Nierenschädigungen) auftreten. Die Anwendung verursacht auch manchmal Herd- und Allgemeinreaktionen (cave floride Lungentuberkulose). Die wichtigsten Goldpräparate sind:

Krysolgan, 4-Amino-2-aurothiophenolkarbonsaures Natrium. (Schering-Kahlbaum A. G., Berlin.) Ampullen mit 0,0001, 0,0005, 0,001, 0,005, 0,01, 0,025, 0,05, 0,1 g Pulver. Intravenös, mit $^1/_{10}$ mg beginnend. Die Lösungen sind jedesmal frisch herzustellen mit sterilem, destilliertem Wasser. Solange Reaktionen lokaler oder allgemeiner Natur (Temperaturmessung!) eintreten, keine Steigerung der Dosis, und je nach der vorhanden gewesenen Reaktion Wiederholung der gleichen Dosis nach 5—8 Tagen (gilt für alle Goldpräparate). Bei Eintritt anaphylaktoider Exantheme Aussetzen der Behandlung. Die einzelnen Dosen erhöht man im gegebenen Falle um das 2—$2^1/_2$fache bis zur Höchstdosis von 0,025 g. Gesamtdosis 0,075 bis 0,25 g.

Triphal, das Natriumsalz der Aurothiobenzimidazokarbonsäure. Ungiftiger als das vorige, ist auch zur Psoriasisbehandlung empfohlen. Anwendung: Intravenös. In 1—5 ccm sterilem, destilliertem Wasser gelöst. Allmählich steigend von 0,005—0,2 g. (I. G. Farbenindustrie A. G., Leverkusen a. Rh.) Ampullen mit 0,001, 0,0025, 0,005, 0,01, 0,025, 0,05, 0,1 g.

Aurophos, eine Kombination von Gold und Natriumverbindungen einer aminophenylphosphinigen und der unterschwefligen Säure mit 27,3% Gold. Intravenös, in kleineren Dosen auch intramuskulär. Ampullen mit 0,001—0,1 g.

Natriumaurochlorat zur intravenösen Injektion in Dosen von 0,001—0,1 g, aufgelöst in Natriumthiosulfat. Billiger als die übrigen Goldpräparate, ohne in der Wirkung wesentlich nachzustehen.

Aurodetoxin mit 12% Goldgehalt zur intramuskulären Injektion in Dosen von 0,01—1,0 g, vereinigt die Gold- mit der Detoxinwirkung. Wird selbst in den höheren Dosen gut vertragen, sehr wirksam beim Erythematodes. Bei schlechter Verträglichkeit wird empfohlen, noch nebenbei Detoxin zu geben. Über gute Wirkung wird auch bei subakuten und chronischen Arthritiden berichtet (Johann A. Wülfing, Berlin.)

Golddiasporal (Klopfer, Dresden) ist ein mildes Goldpräparat, besonders bei empfindlichen Erythematodes gut verwendbar.

Solganal, aromatische Goldverbindung, das Dinatriumsalz der 4-Sulfonmethyl-amino-2-auromerkaptobenzol-l-sulfonsäure mit 36,5% Gold. Es ist relativ ungiftig. Gelegentliche Exantheme sollen von selbst in einigen Tagen schwinden auch bei Fortsetzung der Solganalbehandlung, im allgemeinen nicht über 1 g pro dosi hinausgehen. Intravenös. Das Präparat kommt als Lösung in Ampullen in den Handel; um die Exanthembereitschaft noch weiter herabzudrücken, empfiehlt es sich, die Lösung in den Ampullen zu gleichen Teilen mit einer 1,8%igen Kochsalzlösung zu verdünnen, wodurch die Konzentration einer physiologischen Kochsalzlösung erzielt wird. Bei Lupus erythematosus wird mit 1 mg begonnen und über 10 mg, 20 mg, 50 mg bis 100 mg gesteigert. (Schering-Kahlbaum A. G., Berlin.) In Originalkartons mit je 1 Ampulle: Dosis I 0,01 g in 1 ccm (1%ige Lösung), Dosis II 0,05 g in 1 ccm (5%ige Lösung), Dosis III 0,1 g in 1 ccm (10%ige Lösung), Dosis IV 0,25 g in 2,5 ccm (10%ige Lösung), Dosis V 0,5 g in 5 ccm (10%ige Lösung), Dosis VI 1,0 g in 10 ccm (10%ige Lösung).

Solganal B, *Aurothioglukose*, ein Goldpräparat, das intramuskulär und subkutan anwendbar ist (A. Feldt). Konzentrierte wässerige Lösungen sind dunkelbraun gefärbt. Nebenerscheinungen sollen selten sein, und wenn sie auftreten, in milden, bald abklingenden Formen. 10%ige Lösungen sind gewebsisotonisch. Wesentlich stärkere oder schwächere Lösungen sind infolge der Anisotonie schmerzhaft. Lupus erythematosus pflegt meistens schon auf kleine Dosen zu reagieren, es reichen gewöhnlich $^1/_{10}$ Dosis I bis Dosis III (0,001 g bis 0,1 g) zur Heilung aus. Man gibt es anfangs 2mal, dann 1mal wöchentlich. Das Lösungsmittel ist den betreffenden Dosen in Ampullen gesondert beigegeben. (Schering-Kahlbaum A. G., Berlin.) In Originalkartons mit je 1 Ampulle trockenen Pulvers und 1 Ampulle Lösungsmittel: Dosis I 0,01 g Solganal B und 1 ccm physiologische Kochsalzlösung, Dosis II 0,05 g Solganal B und 0,5 ccm Aq. dest., Dosis III 0,1 g Solganal B und 1 ccm Aq. dest., Dosis IV 0,25 g Solganal B und 2,5 ccm Aq. dest., Dosis V 0,5 g Solganal B und 5 ccm Aq. dest., Dosis VI 1,0 g Solganal B und 10 ccm Aq. dest.

Solganal B oleosum in 2- und 20%iger Konzentration bildet durch die ölige Suspension die Möglichkeit, größere Mengen von Gold dem Körper einzuverleiben und ein Depot zu setzen. Die Injektionen werden intramuskulär gegeben von 0,002—0,2 pro dosi. Außerordentlich gut bei Erythematodes. (Schering-Kahlbaum A. G., Berlin.)

Lopion, ein auroallylthioharnstoffbenzoesaures Natrium mit etwa 43% Gold. Ein trockenes, in Wasser leicht lösliches Pulver. Die Lösungen erscheinen je nach der Konzentration heller oder dunkler bräunlich. Soll eine herabgesetzte Giftigkeit haben. Bei Lupus erythematodes. Intravenös, die Dosis wird in 5—10 ccm sterilem, destilliertem Wasser gelöst. Die Anfangsdosis beträgt gewöhnlich 0,01 bzw. 0,025, die zweite 0,05, die dritte 0,075, die vierte 0,1 g. Dann folgt jeweils eine Erhöhung um 0,05. (I. G. Farbenindustrie A. G., Leverkusen a. Rh.) Einzelampullen mit 0,01, 0,025, 0,05, 0,1, 0,25, 0,5, 0,75 g.

S. auch Akne vulgaris; Lippen.

Goldeinlage, s. Zahnkrankheiten.

Gomina argentina, eine Schleimbrillantine bzw. Bandoline, die im wesentlichen aus Tragantschleim besteht. Ein ähnliches Präparat:

Rp. Tragacanthae pulv.	9,0	Natr. benzoic.	5,0
Aquae	2000,0	Color. rubr.	q. s.

Natriumbenzoat und Farbe im Wasser lösen und mit dem Tragant lege artis einen Schleim bereiten, der entsprechend parfumiert wird.

Gongonha (Eau de Vie brasilienne) ist nach Angabe ein Franzbranntwein zur nervenstärkenden Einreibung. (Parfumerie Oja A. G., Berlin.)

Gonorrhoe, s. Genitale, männliches und weibliches.

Gottsteinsche Tamponade, s. Nasenreinigung.

Grain de beauté, s. Pigmentierung.

Granatrinde, Cortex Granati. Kosmetisch findet die Droge Verwendung wegen ihres hohen Gerbsäuregehaltes. Sie enthält zirka 25% Tannin. In gleicher Weise wie die Cortex Granati werden auch die Cortex Granati fructuum, Granatapfelschalen, und die Flores Granati, Granatblüten, verwendet. Abkochungen dienen als adstringierendes Mittel, zur Mundpflege, zu Umschlägen u. dgl.

Granugenol, ein gereinigtes Vaselinöl. Zur Wundbehandlung. Es regt die Granulation an, beschleunigt die Heilung.

Granugenpasta enthält nach Angabe Granugenol, Vaselin, Lanolin, Zinkoxyd, Talcum und Bolus. Anwendung bei verschiedenen Hautkrankheiten.

Granugenpuder enthält nach Angabe 7 p. c. Granugenol und Bolus. Er wird als Wund- und Kinderpuder angewendet. (Knoll A. G., Ludwigshafen a. Rh.)

Granuloma annulare, s. Radium.

Granuloma pyogenicum seu teleangiectaticum, s. Diathermie; Kohlensäureschnee; Lippen.

Granuloma teleangiectaticum, s. Lippen.

Granuloma trichophyticum, s. Trichophytie.

Granulosis rubra nasi ist eine Erkrankung des kindlichen Alters. Auf dem häutigen Teile der Nase treten bis stecknadelkopfgroße, rote, weiche Knötchen auf, die aber mit der Sonde nicht eindrückbar sind und auf Druck restlos verschwinden; sie konfluieren nicht, gewöhnlich wird gleichzeitig stärkeres Schwitzen der Nase beobachtet. Mitunter sind auch angrenzende Partien des Gesichtes befallen, doch hinterläßt die Affektion kaum jemals Residuen, ab und zu einige kleinere Teleangiektasien. Da sie mit der Pubertät gewöhnlich verschwindet, bedarf sie eigentlich kaum jemals einer Behandlung. Die Kinder sind öfter schwächlich oder skrofulös, auch akroasphyktische Erscheinungen werden beobachtet, in solchen Fällen leiten wir eine entsprechende roborierende Therapie ein. Lokal kann vorsichtige Röntgen- oder Radiumbestrahlung versucht werden. Mit Salben (Schwefel-, Resorzin-, Ichthyolvaselin) ist wohl kaum etwas zu erreichen. — Einzelne größere Knötchen können elektrokaustisch angegangen werden.

S. auch Röntgen.

Grauer Star (Katarakt). Er gibt manchmal auch aus rein kosmetischen Gründen Anlaß zu einem Eingriff, vor allem in Fällen von Katarakta complicata mit schlechter Projektion (Unfähigkeit, die Richtung eines einfallenden Lichtes anzugeben), trotzdem die Extraktion also keine Aussicht auf Besserung des Sehvermögens bietet. Es wird die Linse entfernt, um das störende Weiß der Pupillen zu beseitigen. In Fällen, in denen die Linsenentfernung untunlich erscheint, z. B. nach schwerer Iridozyklitis, kann statt derselben eine Tatauierung der Hornhaut (s. Hornhautfärbung) im Pupillarbereich ein ziemlich befriedigendes Resultat ergeben.

S. auch Pupillenkosmetik.

Graziana-Zehrkur, ein Entfettungsmittel, das anscheinend aus Fucusvesiculosus-Pulver besteht.

Greiffinger, s. Amputationen. Greiffunktion, s. Daumenersatz.

Grießkorn, s. Milium.

Grossesse nerveuse, s. Wechseljahre.

Grotan, komplexe Verbindung des Parachlormetakresols mit dem Natriumsalz desselben. Festes, geruchloses, nicht hygroskopisches Präparat in Tabletten zu 1,0. In 0,5—2%iger Lösung als verhältnismäßig ungiftiges und wirksames Desinfektionsmittel. Zu Umschlägen bei Akne, Furunkulose, bei parasitären Leiden usw. (Schülke & Mayr, Hamburg.)

S. auch Sagrotan.

Grundumsatz, s. Alopecia areata; Ernährung.

Grünspanpflaster (Emplastrum (Ceratum) Aeruginis), ein Hühneraugenpflaster folgender Zusammensetzung:

Rp. Cerae flav.	10,0	Terebinthinae	4,0
Resin. Pini	5,0	Aeruginis	1,0

Für dieses obsolete Präparat ist in der modernen Kosmetik kein Platz.

Grützbeutel, s. Atherom.

Guajakol, Guajacolum, Brenzkatechinmonomethylaether, ist im Buchenholzteerkreosot enthalten und wird sowohl aus diesem gewonnen als auch synthetisch dargestellt. Zu rein dermatologischen Zwecken werden gebraucht:

Euguform, dargestellt durch Einwirkung von Formaldehyd auf Guajakol und nachfolgende Azetylierung. Feines, weißes, fast geruchloses Pulver, unlöslich in Wasser, löslich in Aceton.

Euguform solubile ist eine 50%ige Lösung von Euguform in Aceton. Schmerzlinderndes, reizstillendes, entzündungswidriges Mittel bei Akne, Furunkulose, Brandwunden, intertriginösen Erscheinungen als Streupulver oder als 5—10%ige Salbe. (Chemische Fabrik Güstrow, Dr. Hillringhaus und Dr. Heilmann A. G., Güstrow i. M.)

Gummi arabicum, arabisches Gummi. Das Gummi löst sich in der doppelten Gewichtsmenge Wasser langsam, aber vollständig zu einem klaren, meist gelblichen, klebrigen, geruchlosen Schleim von fadem Geschmack. Durch längeres Trocknen oder Erhitzen auf 120—150° wird Gummi in Wasser nicht mehr völlig löslich, sondern nur teilweise quellbar. Gummilösungen röten Lackmuspapier schwach. Sie werden durch Alkohol gallertartig gefällt, da das Gummi in Alkohol unlöslich ist. Auch in Glyzerin ist es unlöslich, die wässerigen Lösungen sind aber mit Glyzerin mischbar. Gummilösung ist unverträglich mit starken Säuren, Metallsalzen, Bleiessig, mit Bromiden, Sulfaten, Oxalaten, Silikaten, und Alkohol. Die oxydierende Wirkung des Gummi arabicum und die dadurch bedingte Unverträglichkeit mit zahlreichen Arzneimitteln beruht auf dem Vorhandensein von Enzymen (Oxydasen). Zu den mit Gummi arabicum nicht verträglichen Arzneimitteln gehören neben den genannten noch Gallussäure, Phenol, Pyrogallol, Naphthol. Eine oxydierende Wirkung der Gummilösung tritt nicht ein, wenn man sie vorher auf 100° erhitzt. Hauptsächlich in Form von Mucilago Gummi arabici, Gummischleim (s. Schleime), als Bindemittel für Emulsionen, als Zusatz zu Suspensionen, um die festen Substanzen besser in Schwebe zu halten und auf der Haut besser zum Haften zu bringen, wie z. B. beim KUMMERFELDschen Waschwasser, bei Schüttelmixturen usw. Bei Entzündungen wirkt es wie alle anderen Schleimstoffe reizmildernd.

Gummigürtel, s. Kleidung.

Gummigutt, Gummi Guttae, bildet mit 2 Teilen Wasser eine lebhaft gelbe Emulsion. Wird als Reizmittel bei Geschwüren verwendet, auch zu Nagellacken o. dgl. (s. auch Abführmittel).

Gummihaut = Cutis laxa, s. Elastisches Gewebe.

Gummikleidungsstücke, s. Mode; Schwangerschaft.

Gurgelwässer, s. Mundspülwässer.

Gurjunbalsam, Balsamum Gurjunae. Gelbbrauner, dicker Balsam, dem Copaivabalsam sehr ähnlich. Enthält ein aetherisches Öl, das nur wenig Eigengeruch zeigt und als Streckmittel für aetherische Öle usw. Verwendung findet. Der Gurjunbalsam zeigt analoge Eigenschaften wie der Copaivabalsam (antiparasitäre Wirkung). Gurjunbalsam 10,0, Kaliseife 0,5 und Wasser 50,0 geben eine steife Emulsion, die bei Hautausschlägen gute Dienste leistet.

Gurke, Cucumis. Gurkensaft ist ein altes Hausmittel zur Hautpflege und wird wie folgt hergestellt:

Die Gurken zerquetschen und auspressen. Dem passierten Saft setzt man 25% seines Volumens an Alkohol zu und bewahrt in gutschließenden Flaschen auf (auch mit 0,15% Nipagin gut zu konservieren).

Gurkenessenz (Gurkentinktur).

2000,0 feingehobelte Gurken werden mit 2,5 Liter Alkohol übergossen und 8 Tage lang infundiert. Dann passiert man unter Ausquetschen.

Gurkencreme.

Mandelöl	500 g
Lanolin	2500 ,,
Schmelzen und zusetzen:	
Gurkensaft	3000 ,,
Borsäure	50 ,,
Vanillin	5 ,,

Gurkenmilch.

Seifenpulver	10 g
Weißes Wachs	10 ,,
Wasser	250 ,,
Gurkensaft	500 g
Walrat	10 ,,
Olivenöl	10 ,,
Glyzerin	50 ,,
Mandeln	80 ,,
Pottasche	4 ,,
Borax	5 ,,

Man stößt die Mandeln mit dem Wasser zur Pasta an, bereitet aus den übrigen Ingredienzien eine Emulsion und vereinigt schließlich Mandelpasta und Fettemulsion.

S. auch Gesichtspflege; Kombella.

Gurkennase, s. Rosacea.

Gurkenpomade, s. Haarpomaden.

Gurkensaft, s. Gesichtspflege.

Gürtelrose (Herpes zoster), s. Lichtbehandlung; Zoster.

Guttapercha ist der erstarrte Milchsaft verschiedener Palaquiumarten. Kommt in dunklen Platten oder Blättern in den Handel. Ziemlich hart, lederartig und im Gegensatz zu Kautschuk fast gar nicht elastisch. Erweicht bei 50° C, wird knetbar und läßt sich bei etwa 80° C beliebig formen. Bei 150° C schmilzt Guttapercha zu einer dünnen Flüssigkeit. In Wasser ist sie unlöslich, in siedendem Wasser wird sie klebrig und fadenziehend. In Alkohol und Aether löst sie sich nur teilweise, völlig oder bis auf geringe Verunreinigungen löslich ist sie in Chloroform, Schwefelkohlenstoff, Benzol, Toluol, Petroleum, Terpentinöl und anderen aetherischen Ölen. Bei längerem Aufbewahren an der Luft wird sie durch Oxydation brüchig. Bei Luftabschluß, unter Wasser ist sie viel länger haltbar. Dient zur Herstellung von Hautfirnissen, z. B. Traumaticin (s. dort) sowie der Collemplastra und Guttaplaste.

Guttaplaste (Guttaperchapflastermulle) sind aus den Salbenmullen entstanden durch Zusatz von Harzen und klebenden Stoffen zur Salbenmullmasse. Das Mullgerüst sicherte diesen ersten Pflastermullen eine bis dahin unerreichte Schmiegsamkeit und Elastizität. P. G. UNNA und P. BEIERSDORF verbesserten diese Pflastermulle durch Verwendung einer impermeablen Grundlage von Guttapercha und Benützung von Gummi elasticum sowie gereinigter Tonerde als Konstituens für die Medikamente und erzielten hierdurch völlige Reizlosigkeit und tadellose Klebkraft. Während bei den alten Emplastra extensa das Medikament in der Pflastermasse in gänzlich unkontrollierbarer Weise suspendiert war und nur in geringem Prozentsatze zugesetzt werden konnte, lassen sich nunmehr Pflaster praktisch mit jedem gewünschten Prozentsatze des Medikamentes sowie genau kontrollierbaren Dosierungen herstellen. Aus dem gänzlich reizlosen Zinkguttaplast entwickelte sich das weiße Kautschukheftpflaster „Leukoplast". Die chirurgischen Heftpflaster sind auf durchlässiges Gewebe: Kretonne, Schirting usw. gestrichene Kautschukpflaster.

Dagegen sind Guttaperchapflastermulle oder Guttaplaste Pflaster, welche eine Unterlage von feinmaschigem Mull besitzen, in welche eine undurchlässige dünne Guttaperchaschicht hineingewalzt ist. Sie sind daher schmiegsamer als die Kautschukpflaster, ihre Klebkraft ist zwar geringer, weil ihnen die klebrigen Zusätze von Harzen fehlen, aus demselben Grunde sind sie aber reizloser und können mehr Medikamente einschließen. Die Dosierung wird logischerweise nicht in Prozenten, sondern in Grammen pro Quadratzentimeter angegeben. Die Wirkung der Guttaplaste ist bedingt 1. durch die zweckmäßige Applikation des hochkonzentrierten Medikamentes, 2. durch die Quellung der Hornschicht und der unteren Oberhautschichten infolge der undurchlässigen Guttaperchadecke. Hierauf beruhen die großen Tiefenwirkungen. Die meisten Medikamente lassen sich in die Guttaplaste inkorporieren.

Angewendet werden sie hauptsächlich bei chronisch infiltrativen Krankheitsprozessen, tiefsitzenden Eiterungen, wie Furunkeln, Abszessen, und mit keimtötenden Mitteln bei parasitären Erkrankungen.

Die Guttaplaste werden hergestellt von P. Beiersdorf & Co., A. G., Hamburg und kommen mit den verschiedensten medikamentösen Zusätzen in den Handel, z. B. Borsäure, Quecksilber, Salizylsäure, Pepsin, Karbolsäure, Resorcin, nach Dreuwscher Vorschrift usw. Näheres ist aus der Preisliste zu ersehen.

S. auch Kautschuk.

Gymnastik und Sport. Gymnastik, d. h. gymnastische Körperbetätigung und Sport in freier Luft und Sonnenlicht betrieben, sind die einfachsten und besten Schönheitsmittel. In einer natürlich und vernünftig empfindenden Zeit wird eine gut gebräunte Haut, ein straff gespannter muskulöser und geschmeidig, elastisch bewegter Körper für schön gehalten. Schönheits-, Gesundheits- und Zweckmäßigkeitsbegriff decken sich da. Vollendete Schönheit ist ohne volle Gesundheit, Gesundheit nicht ohne zweckmäßige Körperbetätigung denkbar. Die meisten Menschen haben nur wenig Zeit für Körperpflege und Ausbildung, darum muß man wissen, welche Art körperlicher Betätigung den einzelnen am meisten fördert, welche Gymnastik- und Sportart vorhandene körperliche Entstellungen und Fehler am schnellsten ausgleicht.

Gymnastik und Sport muß dem Gesundheitszustand und der Altersstufe angepaßt sein. Überarbeitung führt zu Gesundheitsstörungen und damit meist auch zu kosmetischer Schädigung. Also ist das Maß der beruflichen Anstrengung zu berücksichtigen. Gerade auch für kosmetische Zwecke soll Gymnastik und Sport Ausgleich sein sowohl für ungenügende Ausarbeitung entweder des ganzen Körpers oder einzelner Teile, wie für durch den Beruf zu befürchtende körperliche Entstellungen. Für jede Berufsarbeit muß die entsprechende Ausgleichsgymnastik gewählt, schon in den Fortbildungsschulen gelehrt und durch Bildtafeln in Fabriken und Betrieben dargestellt werden.

Vorübergehende Gesundheitsstörungen, denen schwere seelische Aufregungen gleichstehen, zwingen zu zeitweiser Einschränkung. Die Periode der Frau nötigt infolge der Blutverschiebung (vermehrte Blutfülle im Rumpf, verminderte in den Gliedmaßen) zur Vermeidung übergroßer Anstrengung (Training, Preßübungen usw.), erlaubt aber, ja fordert normale Bewegung. Von zweckdienlicher Gymnastik- und Sportarbeit erwarten wir Kräftigung des Herz-, Gefäß- und Atmungssystems, wovon das frische gesunde Aussehen abhängt und frühzeitiges Altern verhütet wird, weiter Kräftigung der Muskulatur — von genügend entwickelter Muskulatur ist das Körperrelief abhängig — und günstige Einwirkung auf Nervensystem und Psyche; darum ist Gymnastik und Sport hier nur zweckdienlich, wenn sie Freude macht. Das hängt ab von Alter, Körpertyp und allgemeinem Gesundheitszustand. Das Kind braucht Schnelligkeitsübungen, die Jugend Geschicklichkeits- und Schnellübungen, der Erwachsene Kraft, das Alter vornehmlich Dauerübungen. Nie darf Gymnastik langweilig sein, darum soll sie, wenn möglich, in fröhlicher Gemeinschaft erfolgen; Einzelgymnastik soll man nackt vor dem Spiegel vornehmen, auch um entstehende Mängel sichtbar zu machen wie durch erreichte Fortschritte neu anzuregen.

Der *Körpertyp* ist wichtig: lange schlanke Menschen neigen zur Leichtathletik und haben davon den größten Vorteil (Lauf, Sprung, Ballspiele, Rasensport, Tennis). Dadurch wird auch der hier oft vorhandene zu schmale Thorax entwickelt (dafür besonders gut Seilspringen und Medizinball). Kurze untersetzte Leute eignen sich für Schwerathletik (Ringen, Boxen, Steinstoßen, die hier oft kosmetisch ungünstig wirkende Schwerfälligkeit wird durch Jiu-Jitsu gut beeinflußt). Prinzipiell sollen aber beide Typen auch Übungen aus der anderen Gruppe machen, zumal wenn ihr Beruf sie zu einer Arbeit zwingt, die ihrer Körperanlage entspricht.

Kaum ein Körper ist so mißgestaltet, daß er nicht durch körperliche Ausbildung gebessert werden könnte. Die soziale Bedeutung der Überwindung der Minderwertigkeitsgefühle, die im ganzen Leben, vor allem in den Entwicklungsjahren eine höchst unheilvolle Rolle spielen, rechtfertigt hier weitestgehende Ausnützung von Sport und Gymnastik zu kosmetischen Zwecken.

Die Entwicklung der Muskulatur basiert auf der Beanspruchung durch Übung. Diese Übung muß Reizarbeit sein, d. h. über das Maß der sonst geleisteten Körperarbeit hinausgehen. Nicht übermäßig lange und langsame Arbeit, sondern kurze, aber Atmung, Herz und Gelenke scharf beanspruchende Arbeit ist nötig. Auch zur Beeinflussung einzelner Körperteile ist stets einleitende allgemeine Körperbetätigung notwendig, um vom Gefäß- und Atmungssystem aus die notwendige Blut- und Sauerstoffmenge zur Verfügung zu stellen.

Schönheit in Haltung und Bewegung ist bedingt durch Geschmeidigkeit und Kraft; der Steigerung der Geschmeidigkeit, der Grundlage ruhiger fließender Bewegungen, wie schöner schneller Bewegungen, dienen Schnelligkeitsübungen wie Dehnungsübungen. Schnelligkeitsübungen sind kurzdauernd, aber anstrengend vorzunehmen; stets folgt ihnen eine Ruhepause im Liegen. Solche Übungen sind außer Lauf und Sprung schnelles abwechselndes Stoßen der Arme nach vorn, oben und der Seite (stehend), abwechselndes Stoßen der Beine nach oben (liegend auszuführen). Die Dehnungsübungen sind langsam in allen Gelenken auszuführen, um die Bewegungsfähigkeit in den Gelenken zu erhöhen (Gehen auf den Fußspitzen mit gestrafftem Körper und gleichzeitigen Streck-, Beuge- und Rollbewegungen in Hand-, Ellenbogen und Schultergelenken, dann im Liegen Beugen und Strecken der Fuß- und Kniegelenke und weitgehende Rollbewegungen in den Hüften). Die Dehnungsbewegungen in den Schultergelenken beeinflussen günstig die verkürzten Brustmuskeln bei schlechter Haltung und Anlage zu Rundrücken; gleichzeitig müssen aber da, wie bei allen verkürzten Muskeln, z. B. auch auf der Rückseite der Oberschenkel (als Folge zu hoher Schuhabsätze), die dann immer überdehnten Gegenmuskeln durch entsprechende aktive Arbeit verkürzt werden. Also bei verkürzten Brustmuskeln neben Rollübungen in den Schultern, die zweckmäßig durch Atemübungen unterstützt werden, Anspannung der Rückenstrecker und des Trapezius, bei Verkürzung der Unterschenkelbeuger Streckübungen auch des Quadrizeps usw.

Der *Kraftentwicklung* dienen Übungen mit Hanteln, Eisenstäben, Kugeln, Widerstandsapparaten, Widerstandsübungen mit einem Kameraden, Turnübungen am Reck usw. Kraftentwicklungsübungen können nur wirksam sein, wenn einem hinreichend ausgeruhten Körper genügend Nährstoffe durch ein normal funktionierendes Gefäß-, Atmungs- und Verdauungssystem nutzbar gemacht werden können. Ruhekuren werden also auch oft genug zur kosmetischen Therapie gehören. Der moderne Mensch liegt zu wenig und sitzt zu viel, auch darauf beruhen oft Stauungserkrankungen in Beinen und Bauch mit ihren kosmetischen Entstellungen (Krampfadern, Hängebauch, Verdauungsstörungen und deren Folgen).

Zum Schönheitsbegriff gehört die ebenfalls durch Gymnastik zu erreichende Freiheit in Haltung und Bewegung: die künstlerische Gestaltung des Menschenbildes, die gefördert wird auch durch Beobachtung des eigenen und anderer bewegter und ruhender Körper. Besuch entsprechender Vorführungen, von Museen ist darum schon für Jugendliche ein kosmetisch wichtiges Erziehungsmittel.

Die Psyche ist in den Dienst der Kosmetik zu stellen, bewußt nach Alter und Veranlagung. Das naive Kind braucht fröhliche Spielgymnastik, die schon Wert- und Vergleichsurteile ermöglicht und so auch Stolz und Selbstbewußtsein erweckt. Bewegungsarbeit in der Pubertätszeit wird oft entscheidend für das Leben: es ist zu fordern Hemmung übertriebenen Selbstbewußtseins durch Einordnung in Gemeinschaftsspiele und kämpferische Betätigung (Turnen, Kampfspiele usw.), wie Beseitigung von Minderwertigkeitsgefühlen (Einzelausbildung, Beseitigung von Schäden). Schwer ist diese künstlerisch-kosmetische Gestaltung des Erwachsenen, der, meist auf ein sehr geringes Maß von Bewegungsumfängen eingestellt, zeigt, daß sein Selbstgestaltungswille erstorben ist und so einen müden alten Eindruck macht. Hier kann Gymnastik, namentlich Spielgymnastik viel erreichen. Lockerung und Beweglichmachung wird bei versteiften Männern wie Frauen meist zu erreichen sein erst durch Gymnastik und Spiel, auch im Tanz und Gesellschaftsspiel. Der *Tanz* ist ein sehr wertvolles kosmetisches Förderungsmittel in der Hinsicht; Spiele, Medizinball, andere Spiele, die den ganzen Körper beanspruchen, haben den Wert der Lösung von der Zweckmäßigkeitsmaske, die Beruf und Arbeit schafft, und dem starr und bewegungslos machenden Einfluß der Sorgen.

Auch vom kosmetischen Standpunkt aus muß man schon beim Kleinkind an die Vermeidung bzw. Beseitigung körperlicher Entstellung denken. So wird durch zeitweise Bauchlage schon im zweiten Lebensmonate die Hals- und Rückenmuskulatur gestärkt. Die Beobachtung des sitzenden Kindes Ende des ersten Lebensjahres zeigt, ob Knochen und Muskulatur gut entwickelt sind: *Buckelbildung* beim Sitzen verrät mangelhafte Muskulatur, die sich aber nicht beschränkt auf die Rückenmuskulatur, sondern hier nur zuerst bemerkt wird. An den anderen Körperteilen würde man erst beim Gehen und Stehen die gleichen Schäden sehen, wenn jetzt nicht mit der Gesamtbearbeitung des Körpers begonnen wird. (Säuglingsgymnastik nach NEUMANN-NEURODE und nach DEPPE.)

Die Beinmuskulatur entwickelt sich häufig noch durch den Lauf genügend, während schwache Muskulatur des Rückens, des Schultergürtels und der Arme bei ungenügender Beeinflussung schlapp bleibt und zunächst zum *Rundrücken* führt (Gefahr der Rückgratverkrümmung, schlechte Brustentwicklung usw.). Die Gegenarbeit besteht in Gymnastik im Liegen, Kriechübungen, Seilspringen, Schaukelringe, Nackenschaukel nach NEUMANN-NEURODE, Schwimmen, alles nach ärztlicher Anordnung. Die erste Beobachtung von Buckelbildung, seitlicher Verschiebung der Wirbelsäule, aber auch von X- und O-Beinen erfordert ärztlichen Rat gerade auch vom Gesichtspunkte späterer kosmetischer Schäden aus, abgesehen von den gesundheitlichen Gefahren.

X-Beinstellung zeigt sich oft schon mit 3—4 Jahren, namentlich bei schwammigen muskelschwachen Kindern, und ist in dieser Zeit am besten zu bekämpfen: Dehnungsübungen der gesamten Beinmuskulatur, namentlich der äußeren Seite. Korrektur des X-Beines ist besonders nötig bei stärkerer Knickungslinie eines Beines, weil durch Schiefstellung des Beckens Wirbelsäulenverkrümmung droht. X-Bein führt leicht zu Knick- und Plattfuß. Der kindliche Plattfuß wird nicht nur durch Einlagen und Stützschuhwerk geheilt, sondern auch durch entsprechende Gymnastik der Unterschenkel und Fußmuskulatur in Verbindung mit Massage, außer systematisch-orthopädischen Gymnastikübungen im Liegen in Spielform, Ball-, Medizinballspiel mit den Füßen, Widerstandsübungen zweier Kinder mit den Füßen, Greifspiele mit den Füßen. Schwachfußleiter nach NEUMANN-NEURODE; gegen das X-Bein außerdem Sitzen im Schneidersitz mit entsprechenden Übungen.

Beginnendes O-Bein wird gebessert durch Übungen namentlich der inneren verkürzten Ober- und Unterschenkelmuskel, auch der Fußsohlenmuskulatur, Gehübungen auf schmalem, erhöht liegendem Brett usw. Abgesehen von schweren rachitischen Beinentstellungen, die chirurgisches Eingreifen erfordern, können die durch X- und O-Bein zu befürchtenden Entstellungen durch diese Gymnastik in Verbindung mit Massage verhütet werden. Vor der sogenannten Lockerungsgymnastik ist hier zu warnen, hier kommen Dehnungs- und Kraftentwicklungsübungen in Frage.

Der schöne *Gang* wird in früher Jugend vorbereitet: der Gang soll leicht, federnd, weit ausgreifend sein. Darum leichtes Schuhwerk für Kinder, auch bei Plattfußanlage; möglichst Sandalen, im Sommer ohne Strümpfe, soviel wie möglich auf Sand und Rasen barfuß gehen lassen; Fußspitzenlaufspiele, Kletterübungen an Tau und Stange. Schweres Schuhwerk der Kinder führt zum stampfenden Gang. Auf die Vermeidung der Mitbewegungen des Beckens ist schon in der Kindheit zu achten. Auch der Erwachsene kann seinen Gang noch bessern durch lockere Laufübungen, Seilspringen, Hüftgelenkübungen im Liegen und Stehen; auch viele der modernen Tänze tragen zur Lockerung der Beingelenke bei; Tanzunterricht ist auch sonst vielfach älteren ungelenken Leuten zu empfehlen. Verdickuugen an den Knöcheln und der Achillessehne werden durch Fußrollbewegungen und Selbstmassage beseitigt.

Entwicklung und Erhaltung einer schön geformten *Frauenbrust* (Busen) ist abhängig von der Spannkraft der gesamten Körpergewebe. Die schlaffe Hängebrust ist Folge allgemeiner Magerkeit und mangelnder Hautstraffheit, oft ist sie die Folge unzweckmäßiger Entfettungskuren. Beides soll schon in der Kindheit bekämpft werden; ausgezeichnet wirkt auch bei zu großer Magerkeit regelmäßiges Schwimmen, wodurch bei allgemeiner Gewichtszunahme ein festes Unterhautzellgewebe mit der notwendigen Fetteinlagerung und gute Brustmuskulatur erzielt wird. Das übermäßig fette Kind mit der späteren Gefahr der übergroßen Brust benötigt Schnelligkeitsübungen und sehr energische Arbeit der Brustmuskulatur. Schon die in der Entwicklung begriffene Brust braucht gutsitzende Büstenhalter, die jetzt und später auch bei jeder Sportbetätigung zu tragen sind. Die Verkleinerung einer zu großen Brust ist durch Gymnastik und Massage nur schwer zu erzielen.

Fett- und Gewichtsverminderung ohne spätere Entstellung (Hängebrüste, hängende Gesäßsäcke, spitze scharfe Gesichtszüge) kann nur erzielt werden durch allmählich gesteigerte Körperarbeit bei ärztlich festgesetzter Diät: Liegegymnastik bis zum Schweißausbruch im gut durchwärmten Raum, gegebenenfalls bekleidet. Vor der Gymnastik energische Ganzmassage und regelmäßige Gesichtsmassage. Die unschönen Fettmassen sammeln sich vornehmlich an wenig bewegten Körperstellen (Knie, Hüften, Hals und Nacken, bei Männern in der Oberbauchgegend), also sind diese Stellen starker Bewegung zu unterziehen nach vorhergehender Lockerungsmassage. Bei zu fettem Gesäß z. B. werden Rollungen des ganzen Körpers im Liegen um seine Längsachse ohne Hilfe der Arme vorgenommen, Bergsteigen, das unter Umständen durch Treppensteigen ersetzt werden kann. Arbeit der Nackenmuskulatur in Verbindung mit der Schulter und des oberen Rückens (Tragen eines leichten Gewichtes auf dem Kopf im Schwebegang, auf einer schmalen erhöhten Holzleiste mit nach den Seiten erhobenen Armen usw.) arbeitet dem häßlichen Fettbuckel auf dem Trapeziussehnenspiegel entgegen und gibt stolze Kopfhaltung, auch Ballspiel mit dem Kopf wirkungsvoll.

Ausarbeitung des Schultergürtels ist schon in früher Jugend nötig zur Vermeidung schlechter Brustgestaltung: Ballspiele mit nicht zu leichtem Ball, Seilspringen, Handstand, Radschlagen, Rückwärtsschwimmen, Crawlschwimmen dehnt und stärkt die Oberarme, dehnt den Brustkorb, arbeitet die seitlichen Bauchmuskeln gut durch und kräftigt Unterschenkel und Fußmuskulatur.

In der *Schwangerschaft* schützt systematische Gymnastik vor Entstellung der Brüste, Erschlaffung der Bauchdecken, Schwangerschaftsstreifenbildung usw. (s. KIRCHBERG: Massage und Gymnastik in Schwangerschaft und Wochenbett, 2. Aufl. Berlin: Julius Springer. 1933). Der schon vordem trainierte Körper setzt in der Schwangerschaft die gewohnte Gymnastik fort mit Ausnahme der Tage, wo sonst die Periode zu erwarten wäre (Rumpfgymnastik im Liegen, später im Sitzen, Ballspiele, Beinarbeit im Liegen, Atmungsgymnastik, vorsichtiges Bergsteigen; zu warnen ist vor Grätschstellungen und Pressungen). Auch für die vordem nicht trainierte Frau ist der Anfang der Schwangerschaftszeit auszunützen für gymnastische Kräftigung, da der weibliche Körper in dieser Zeit eine neue Wachstums- und Entwicklungsperiode durchmacht. Tragen einer gutsitzenden und verstellbaren elastischen Bauchbinde ist während der ganzen Zeit notwendig.

Im *Wochenbett* wird sobald wie möglich nach ärztlicher Anordnung die Gymnastik wieder aufgenommen und fortgesetzt, bis vollständige Rückbildung erfolgt ist. Nähren stört die Schönheit der Brust meist weniger als vorzeitiges Absetzen.

Bei der Auswahl bestimmter Sportzweige für die Frau muß auf die Neigung des Frauenkörpers zu verschiedenen Senkungen Rücksicht genommen werden. Daher sind alle Arten von Springen, insbesondere Skispringen, sowie Heben von Gewichten nicht besonders anzuraten. Alle Übungen jedoch, durch welche Beckenbodenmuskulatur und Kreuz gekräftigt werden, sind angezeigt, so z. B. das Skilaufen und alle Arten der Gymnastik. Eine gesunde Frau braucht sich zur Zeit der Menstruation sicherlich nicht besonders zu schonen und sie kann sogar leichten Sport betreiben. Doch erscheint es als absolut schlecht, während dieser Zeit zu schwimmen und gerade zu diesem Zeitpunkt Höchstleistungen vollbringen zu wollen.

Regelmäßig betriebener Sport macht bei vernünftiger Ernährung die Frau nicht knabenhaft schlank, sondern schafft den vollschlanken Typ mit abgerundeten Formen, normalem Unterhautzellgewebe und das Relief kräftiger Muskelbildung. Die Hüftbreite der Frau soll die Schulterbreite etwas übersteigen. Vom Manne verlangt man breite feste Schultern, hohen breiten Brustkorb mit sichtbarem Einschnitt in der Oberbauchgegend, schlanke Hüftpartie.

Die *Haltung* wird seitlich vor dem Spiegel stehend korrigiert: die Füße stehen parallel mit hochgezogenem Spann mit Druck auf die inneren Fußkanten und Hacken, die Waden werden nach vorne gespannt zur Vermeidung der Säbelwaden, die innere Oberschenkelmuskulatur gut angespannt zum Ausgleich von X- und O-Bein. Der obere Teil des Beckens wird durch Anspannung der Gesäßmuskulatur zurückgezogen, damit das Becken senkrecht steht. Der Oberkörper zeigt eine lockere gerade Linie ohne Einbuchtung in der Leistengegend und ohne vorgeschobenen Bauch. Der Kopf steht senkrecht über dem Rumpf mit leicht erhobenem Kinn. In dieser Stellung erfolgt Wippen auf den Fußspitzen.

Atmungsgymnastik ist für gesunde Leute nur nötig zur Unterstützung anderer gymnastischer Arbeit. Sie dient der Erhaltung der Elastizität des Brustkorbes und der Straffung der Bauchmuskeln. Sie ist wichtig bei Entstellungen des Brustkorbes: Trichterbrust, Folgen von englischer Krankheit, einseitigen Einziehungen nach Lungenaffektion (seitlich biegende Atmungsübungen). Älteren Leuten mit beginnender Brustkorbstarre ist Atmungsgymnastik nützlich: bewußtes Übergehen von der Brustatmung zur Flankenatmung, Nasenatmung mit langsamem Ausatmen und Einziehen des Bauches.

Das *Sonnenbad* ist kosmetisch nur wertvoll in Verbindung mit Gymnastik. Leichter Schweißausbruch ist dabei gut, einölen und einfetten zweckwidrig, weil es die Hauttätigkeit hindert. Es hat kosmetisch-sportlichen Wert nur da, wo nach längerer Betätigung in strahlender Sonne die Haut ausgedörrt ist. Doch ist gegen das übertriebene Abbrennenlassen Stellung zu nehmen, können doch sogar nach allzu starkem Sonnenbrand Narben zurückbleiben. Bei dieser Gelegenheit sei auch auf die Notwendigkeit des Tragens von *Schneebrillen* beim Skilaufen und bei Gletschertouren hingewiesen, die zur Hauptsache natürlich auf einen Schutz der Augen abzielen. Daneben sei jedoch auch eines kosmetisch wichtigen Momentes gedacht: durch das ständige Zukneifen der Augen, die nicht durch Brillen gegen das grelle Sonnenlicht geschützt sind, entstehen Falten an den Augenlidern und um diese herum, die zu der Entwicklung von „Krähenfüßen“ Anlaß geben können.

Kosmetisch wertvoll sind also alle Sportarten, die bei leichtester Bekleidung Sonne und Luftzutritt zum Körper ermöglichen, Beweglichkeit und Körperbeherrschung erzielen, also alle Ballspiele (überall möglich und billig), Schwimmen, namentlich für Überschlanke und bei schlechter Brustkorbbildung, Eislauf zur Beweglichmachung und Haltungserziehung, Bergwanderung und Skilauf als Geschicklichkeit- und Kraftübung, Reiten bei schlechter Haltung des Oberkörpers, Laufspiele, Tennis (erfordert aber Ausgleichsarbeit für den linken Arm), Rudern (gute Entfettung, Beweglichmachung der Bauchgegend, Ausbildung des Schultergürtels), regelmäßige weite Fußwege und Bergwanderungen, namentlich für ältere, für diese auch Golfspiel. Bei Behinderung sportlich gymnastischer Arbeit ist notwendig tägliche Durcharbeitung aller Gelenke in dem für jedes Gelenk möglichen weitesten Bewegungsumfange.

Daß die sportliche Betätigung gewisse Gefahren mit sich bringt, ist selbstverständlich, sie werden um so größer, je mehr der Sport Selbstzweck wird, Knochenbrüche, Verrenkungen, Schleimbeutelentzündungen, schwerere Hautverletzungen und ihre Folgen in kosmetischer Hinsicht sind dann unliebsame Begleiterscheinungen. Unschön wirkt die Hypertrophie der Waden- und Oberschenkelmuskulatur bei Berufstänzerinnen, die unproportionierte Gestaltung des Unterarmes bei Tennisspielern. Gewisse Zweige haben ihre bestimmten Verletzungen. So häufen sich Frakturen des Nasenbeines beim Boxer und Fußballspieler, Othaematome, Verletzungen des Ohrknorpels entstehen leicht beim Ringer durch Kopfgriffe, man kennt eine „Hockey"-Nase nach Infraktionen des Nasenbeines mit nachfolgender Höckerbildung. Die „Schmisse" vom Fechten werden vielfach noch dekorativ empfunden. Bergsteigen, Wintersport können leicht schwere Erfrierungen zur Folge haben, passionierte Reiter, Ruderer und Tennisspieler weisen an den Händen Schwielen auf, das Radfahren, besonders Jugendlicher, bei stark nach vorn geneigtem Oberkörper führt zur Buckelbildung. Diese und andere Konsequenzen sind meist zu vermeiden, wenn die Betätigung in vernünftiger Weise betrieben wird, sonst wird eben Vernunft Unsinn, Wohltat Plage.

S. auch Alopezieformen; Bauchwand; Busen; Lähmung des Fußes; Massage; Prolaps; Schwangerschaft; Wechseljahre; Weiblicher Körper; Wochenbett.

Gynaekomastie ist eine Vergrößerung der Brustdrüse, welche zuweilen bei jungen Männern mit der Pubertät auftritt und sich bei höheren Graden störend bemerkbar macht. Es ist dies wohl auf endokrine Einflüsse zurückzuführen und unter solchen Umständen auch in vorgerücktem Alter, wenn auch nicht oft, zu beobachten. Zunächst kann man versuchen, durch Hormonpräparate einen Rückgang zu erzielen. Sonst kommt operatives Vorgehen in Betracht, indem man unterhalb der Brust eingeht und tiefere Partien der Brustdrüse entfernt. Bei KURTZAHNS Methode werden durch bogenförmige Schnitte Hautlappen und ein großer Teil des Drüsenkörpers entfernt.

H

Haar wie neu, Hennigsons-Haarfarbe-Wiederhersteller (Heinrich Hennigson, Berlin-Lichterfelde). Analyse GRIEBEL-WEISS: Eine Glyzerin enthaltende, parfumierte Flüssigkeit mit graubräunlichem, aus Schwefel und basischem Wismutsalz bestehenden Bodensatz.

Haarausfall. Wie bei jeder Erkrankung, gilt auch hier als erstes Prinzip, je nach den Ursachen die Behandlung zu individualisieren. Man darf über die lokale Behandlung der Haarkrankheit die Behandlung des Allgemeinzustandes, der oft die Ursache ist, nicht vergessen. Ganz besonders bei *Alopecia symptomatica* (s. Alopezien) ist auf die Kräftigung des meist geschwächten Körpers größter Wert zu legen. Haarausfall im Gefolge von Bleichsucht, wie wir ihn sehr häufig im Entwicklungsalter junger Mädchen erleben, verschwindet meist bei Hebung des Kräftezustandes. Auch Haarausfall bei oder nach schweren Erkrankungen heilt mit Rückkehr der Körperkräfte. Roborierende Diät, häufiger Aufenthalt in frischer Luft, Bäder und kräftigende Ganzwaschungen, vernünftige Gymnastik, Erholungsaufenthalt unterstützen den Erfolg örtlicher Behandlung.

Zu versuchen ist in allen diesen Fällen meist auch das schon seit altersher bei Haarausfall immer wieder erprobte *Arsen,* und zwar genügen meist kleine Dosen, die allerdings 3—4 Monate hindurch genommen werden müssen, entweder in der Form der Arsen-Ferratose, des Arsoferrins oder in Tropfenform als Solutio arsenicalis Fowleri mit Eisen. Von guter Wirkung ist auch oft eine Kur mit Dürkheimer Maxquelle.

Sonst hat man bei Haarausfall mit innerer Behandlung nicht viel erreicht. So glaubten einige Autoren, durch Humagsolan, das die spezifische Ernährung des Haares anregen und steigern sollte, im Anfang Besserung gesehen zu haben. Doch sind die Erfolge sehr umstritten.

Auch *Diätkuren,* die man zur Behandlung des Haarausfalls anwandte, haben nicht weitergeführt. Man versuchte, bestimmte chemische Substanzen, die sich in den Haaren finden, mit der Nahrung zuzuführen und glaubte so die Haare zu stärken und hinsichtlich ihres Wachstums günstig beeinflussen zu können. Eine Art *Leimfütterung,* die aus Suppen besteht, welche durch langes Kochen von Fleisch und Knochen hergestellt werden, soll in einigen Fällen von Haarausfall Besserung gebracht haben. Vielleicht sprechen bei dem Erfolg aber Suggestion und die meist nebenher noch angewendete lokale Behandlung wesentlich mit.

Namentlich in England wird zur erfolgreichen Behandlung des Haarausfalles *Pilocarpin* empfohlen. Man gibt es entweder in Tropfenform in der Dosis von 0,005 (2mal täglich) oder als Injektionen (wöchentlich 2mal 0,005—0,01).

Obwohl manche Formen des Haarausfalles hormonaler Natur zu sein scheinen oder wenigstens durch innersekretorische Einflüsse mit verursacht werden können, hat die *Organotherapie* beim Haarausfall bisher keine großen Erfolge gehabt. Dies rührt zum Teil daher, daß einmal die feineren Vorgänge und Störungen der inneren Sekretion bei den betreffenden Formen des Haarausfalls noch nicht erforscht sind, dann aber auch daher, daß die von uns benützten innersekretorischen Präparate oft noch viel zu schwach sind. In der letzten Zeit wird über Erfolge mit Progynon berichtet.

Aus all dem geht hervor, daß man eine lokale Behandlung des Haarbodens nicht entbehren kann. Man wird sie vor allem in den Fällen versuchen, wo keine sichtbaren Erkrankungen der Kopfhaut vorliegen, also auch bei der Alopecia symptomatica, aber auch bei der Alopecia praematura, der Alopecia senilis, eventuell auch der Alopecia neurotica. Daß natürlich der Haarausfall, der infolge Erkrankung des Haarbodens entsteht, in erster Reihe die Alopecia pityrodes und Alopecia seborrhoica lokal behandelt werden müssen, ist selbstverständlich.

Mit der *örtlichen Behandlung* versucht man zu erreichen:

1. Reinigung des Haarbodens, Entfernung der Schuppen und eventueller kranker Auflagerungen.
2. Herbeiführung einer mehr oder weniger starken Hyperaemie, um die Haarpapillen zur Förderung des Nachwuchses anzuregen.
3. Eventuelle Zuführung desinfizierender Medikamente, da für verschiedene Formen des Haarausfalles, so die Alopecia pityrodes und Alopecia seborrhoica, von mancher Seite ein parasitärer Ursprung angenommen wird.

Wie dies bei der Haarpflege bereits eingehender besprochen ist, sind also bei der örtlichen Behandlung zunächst Waschungen mit Wasser und Seife zu verordnen; nur dürfen diese meistens nicht zu häufig vorgenommen werden, wie bei gesunden Haaren, da der kranke Haarboden manchmal Waschungen nicht so gut verträgt. Ähnliche Maßnahmen wie diese und die nächst geschilderten kommen auch prophylaktisch bei der Alopezie auf seborrhoischer Grundlage in Betracht, die jedoch nur dann erfolgversprechend sind, wenn nur eine spärliche, leichte und trockene Schuppung besteht. Als Wasch- und Nachspülwasser eignen sich 3%ige Boraxlösung oder adstringierende Abkochungen von Kamille oder Feldkümmel. Hartes

Wasser kocht man ab und setzt etwas Glyzerin oder Natron oder Soda zu (1 Teelöffel auf 1 Liter). Als Seife verwendet man Teerschwefelseife, Pittylen-Kaliseife oder flüssige Teerseifen (Schering, Pixavon usw.). Auch Waschungen mit Quillajatinktur (Panamaseifenrinde) sind von guter Wirkung. Bei fettiger Kopfhaut empfiehlt sich die Verwendung von Schwefel-Sapalkol oder Spirit. sapon. kalin. Im übrigen wird auf das bei der Haarpflege Gesagte verwiesen.

Zur Entfernung der Schuppen, die auf der Kopfhaut sehr zäh aufsitzen können, wird zweckmäßig am Abend vor der Kopfwäsche eine Schwefelsalizylsalbe oder ein Salizyl-Mitigal- (1—5%), Rizinus- (20%), Olivenöl (ad 100,0) aufgetragen (s. unten).

Wichtig ist die möglichst tägliche und viele Monate lang durchgeführte Anwendung spirituöser Haarwässer. Man setzt diesen Haarwässern tonisierende und hyperaemisierende Medikamente zu und versucht dadurch die Erkrankung des Kopfbodens auszuheilen oder aufzuhalten und den darniederliegenden Haarnachwuchs anzuregen. Die Verordnung der Haarwässer muß individuell dem einzelnen Fall angepaßt sein. Am besten wird man die Haarwässer täglich einmal anwenden und je nach dem Fettigkeitsgehalt der Haut eventuell noch Pomaden für den Haarboden oder Öle anraten (1—2mal pro Woche).

Zweckmäßig ist dabei, den Haarausfall zu kontrollieren. Oft klagen die Patienten nach Einleitung einer Haarkur zunächst über einen verstärkten Haarausfall. Man muß sie dann beruhigen und ihnen sagen, daß durch die mit dem Einreiben verbundene mechanische Reizung sogenannte Kolbenhaare, die an und für sich schon verloren sind und nur lose in der Haut stecken, ausfallen. Bei Frauen empfiehlt es sich daher, die jeweils ausgekämmten Haare wöchentlich zu sammeln und sich die pro Woche ausgegangenen Haare vorzeigen zu lassen. Sowohl die Kranken wie der Arzt sehen dann bald, ob die gesammelten Haarpakete geringer werden.

Besonders auf das Ausgehen junger Haare ist dabei zu achten, da man daraus auf den Grad der Erkrankung Rückschlüsse ziehen kann. Gehen mehr als 25% junger Haare aus, so ist der Haarausfall als prognostisch ungünstig zu betrachten. Um sich darüber ein Bild zu machen, lasse man an drei aufeinanderfolgenden Tagen die Haare sammeln. Man trennt beim Manne die sogenannten *Spitzenhaare* von den *Scherenhaaren* und bei der Frau die Haare von über 15 cm Länge und die unter 15 cm Länge. So läßt sich leicht der Prozentsatz des Ausfalls junger, kurzer Haare errechnen.

Bei fettiger Kopfhaut gibt man ein spirituöses Haarwasser ohne Fett. Manchmal wirkt auch bei sehr fettigen Haaren ein bei Nacht einzustreuender austrocknender Puder gut, der am besten früh wieder leicht ausgebürstet wird, z. B. ein Sulfodermpuder oder

Rp. Sulfur. praec. 20,0	Rhizoma Iridis pulv. 10,0
Lycopodii 30,0	S. Haarpuder (von ZUMBUSCH).

auch Sufidal in 10%iger wässeriger Aufschwemmung. Als starker Schwefelpuder gilt folgende Zusammensetzung:

Rp. Sulfur. praec. 30,0	Calc. sulfurati 4,5
Calc. phosphor. 30,0	Talci 30,0

Sind der Haarboden und ebenso die Haare sehr trocken, so setzt man dem spirituösen Haarwasser etwas Öl zu, am besten Oleum Amygdalarum oder Ol. Ricini.

Die Zahl der den Haarwässern zuzusetzenden hyperaemisierenden Medikamente ist groß. Nur einige können hier aufgeführt werden. Es sind meist Tinkturen oder Extrakte, die man seit altersher als hautreizende Mittel kennt, und die auch in der Volksmedizin öfters Verwendung finden: Chinarinde (Tinct. Chinae), Arnika (Tinct. Arnicae), Spanische Fliegen (Tinct. Cantharidum), Ameisensäure (Spirit. Formicarum), Eukalyptus (Tinct. Eucalypti), Nieswurz (Tinct. Veratri), und Tinct. Aconiti, Tinct. Capsici (Spanischer Pfeffer), Gerbsäure (Tannin, Tannobromin, Captol), Essigsäure, Teer (Anthrasol, Liq. carb. deterg. angl.) usw.

Ein solches leicht hyperaemisierende Wirkung ausübendes Haarwasser hat z. B. ungefähr folgende Zusammensetzung:

Rp. Tinct. Capsici	Tinct. Cantharidum.... aa 5,0
Tinct. Arnicae	Aq. dest.
Tinct. Chinae	Spir. dilut............ aa 125,0

Ist Juckreiz und Schuppenbildung vorhanden, so kann man Chloralhydrat hinzufügen, das eine antipruriginöse und gleichzeitig stimulierende Wirkung hat, ebenso Perubalsam.

Rp. Captoli	Tinct. Cantharidum... aa 10,0
Chloralhydrat .... aa 1,0	Bals. peruv. 1,0
Tinct. Chinae	Spir. dilut. .... ad 200,0

Bei blonden oder weißen Haaren empfiehlt es sich, ein nicht färbendes Haarwasser anzuwenden, z. B.:

Rp. Acid. salicyl. 2,0	Tinct. Veratri
Resorc. albi (oder Euresol	Tinct. Formicar....... aa 10,0
5,0) 2,0	Ol. Amygd. oder Ol. Ricini 1,0
	Spir. dilut.
	Aq. dest............ aa 125,0

Je nach der Stärke des Haarausfalles und dem Erfolg der Behandlung wird man in der Zusammensetzung der Haarwässer wechseln. Wichtig ist, daß sie auch tatsächlich auf die Kopfhaut aufgetragen und nicht lediglich die Haare damit befeuchtet werden. Bei der Frau wird das Haar gescheitelt und dann das Haarwasser mittels eines Schwämmchens oder Pinsels auf den Scheitel aufgetragen. Die Behandlung wird so auf dem ganzen Kopfe vorgenommen, daß immer 2 Finger breit weiter wieder ein neuer Scheitel gezogen wird.

Manchmal wirken recht gut auch Haarwässer mit Essigsäure, wie sie namentlich in England viel angewendet werden.

Rp. Acid. acetic. 8,0	*Rp.* Acid. acetic. 16,0
Resorcini 4,0	Boracis pulv. 4,0
Spir. odor. 30,0	Glycerini 12,0
Aq. Rosarum 120,0	Spir. Vini 16,0
	Aq. Rosarum .... ad 250,0

Als einige weitere Haarwässer seien angeführt:

Rp. Bals. peruv. 5,0	Ol. Ricini 5,0
Tannini 3,0	Spir. Vini .... ad 200,0
Chinini sulf. 0,5	——
Tinct. Capsici 10,0	*Rp.* Acid. citr. 10,0
Spir. Vini 100,0	Euresoli 8,0
——	Aq. Coloniens. 100,0
Rp. Ol. Eucalypti 5,0	Ol. Ricini 5,0
Bals. peruv. 4,0	Spir. Vini 77,0
Ol. Rosmarini 5,0	——
Chinini hydrochlor. 1,0	*Rp.* Pilocarpin. hydrochlor. 0,3
Tinct. Capsici 6,0	Thymoli 0,5
Tannini 2,5	Kal. jodati 3,0
Aq. Coloniens. 160,0	Bals. peruv. 1,5
——	Spir. Vini 200,0
Rp. Epicarini 3,0	
Acid. borici 10,0	

Sehr oft genügen aber die spirituösen Haarwässer allein nicht, sondern man reibt außer diesen noch Pomaden in den Haarboden ein, die natürlich nicht aus dicken, zähflüssigen Salbengrundlagen, sondern aus weichen, oft mit Ölen vermischten Salben bestehen müssen. Als derartige Salbengrundlagen empfehlen sich Ungt. leniens, (mit 5% Ol. Amygd. vermengte) Rindermarkpomaden (Medulla bovis) usw. Diesen Salben setzen wir dann die hyperaemisierenden, tonisierenden oder desinfizierenden Mittel zu (Ol. Sabinae, Ol. Crotonis, Ol. Eucalypti), Teerpräparate (Anthrasol), z. B.:

Rp. Acid. salicyl......... 0,6
Anthrasoli............... 1,5
Ol. Sabinae gtt. III
Ungt. lenient.
Ol. Amygd...........aa ad 30,0

Auch Zusätze von Chinosol oder Natriumthiosulfat sind wirksam. Bei der *Pityriasis capitis* und der *Seborrhoea capitis* und der durch diese beiden Erkrankungen hervorgerufenen Alopezie muß neben der hyperaemisierenden Behandlung nach neueren Auffassungen noch eine desinfizierende Behandlung erfolgen. Als Mittel der Wahl gelten hier die verschiedenen *Schwefelpräparate*. Bei der weniger gefährlichen und prognostisch durchaus günstigen Pityriasis capitis hat oft schon ein einfaches Thiopinolhaarwasser (mit oder ohne Fett) ganz guten Erfolg. Bei den schwereren Formen von Alopecia seborrhoica verwendet man außer dem Thiopinol Sulfoformspiritus ohne bzw. mit Fett, der fertig im Handel zu beziehen ist, oder man rezeptiert:

Rp. Sulfoformii......... 5,0
Ol. Olivar................ 45,0
Alc. abs.
Aether Petrol......... aa 25,0
Ol. Lavandulae gtt. XII

oder:

Rp. Euresoli............ 5,0
Sulfoformii.............. 3,0
Ol. Amygd............... 1,0
Acid. salicyl............. 2,0
Spir. dil.
Aq. dest...........aa ad 120,0

Am zweckmäßigsten, besonders bei den schweren Formen der Alopecia seborrhoica, verordnet man neben den spirituösen Einreibungen Schwefelsalben, die am besten wöchentlich 2mal abends auf das gescheitelte Haar mit einer Zahnbürste oder einem Borstenpinsel eingerieben werden, z. B.:

Rp. Mitigal............ 3,0
Acid. salicyl............. 0,3
Ol. Croton. gtt. III
Ungt. lenient............ 22,0
Ol. Amygdal..........ad 30,0

oder

Rp. Sulfur. praec....... 3,0
Anthrasoli............... 1,5
Chin. hydrochlor.......... 0,3
Ol. Sabinae gtt. X
Ungt. lenient......... ad 30,0

Auch das früher erwähnte Mitigalsalizylöl und Sulfoformöl ist hier am Platze. Die Schwefelstearatsalbe hat z. B. folgende Zusammensetzung:

Rp. Sulfur. praec....... 3,0
Zinci oxyd.............. 2,0
Bals. peruv.............. 1,5
Stearati simpl......... ad 50,0
(cum vaselin.)

Die lokale Schwefeltherapie kann unterstützt werden durch Injektionen von Schwefelpräparaten (Schwefeldiasporal u. a.). Von einer ganzen Reihe von Autoren sind zur desinfizierenden Behandlung auch *Quecksilberpräparate* empfohlen worden, doch muß man mit denselben wegen der Quecksilberüberempfindlichkeit gewisser Patienten vorsichtig sein.

Rp. Hg. praec. alb... 1,5—2,0
Hg. chlorat. mit...... 2,5—5,0
Vaselini.............. 30,0
(Bronson)

oder

Rp. Sublimati....... 0,1—0,3
Resorcini................ 4,0
Chloral. hydrat............ 4,0
Ol. Ricini........... 1,3—2,0
Spir. Vini.............. 120,0
(Jackson)

In ganz schweren Fällen von Seborrhoe werden wir uns, namentlich wenn ein Ekzema seborrhoicum damit verbunden ist, zu einer energischeren Salbenbehandlung entschließen müssen und neben stärkeren Teerpräparaten eventuell noch *Chrysarobin* und *Cignolin* zusetzen. Eine leichte Verfärbung der Haare läßt sich hier meist nicht vermeiden.

Rp. Sulfur. praec.
Anthrasoli
Acid. salicyl.............aa 1,5
Cignolini................ 0,01
Ungt. lenient............30,00

Lassar's kombinierte Methode: 1. Zehn Minuten lang die Kopfhaut mit starker Teerseife einseifen. 2. Abspülen der Seife zuerst mit lauem, dann kühlerem Wasser. 3. Frottieren des Kopfes mit:

Rp. Sublimati.......... 0,5
Aquae.................150,0
Glycerini................ 50,0
Aq. Coloniens............ 50,0

4. Trockenreiben des Kopfes mit:

Rp. β-Naphtholi........ 0,5
Spir. Vini..............100,0

5. Reichliche Einreibung mit:

Rp. Acid. salicyl......... 2,0
Tinct. Benzoes........... 3,0
Adip. Taur. ped..........100,0

Gaucher empfiehlt folgende Durchschnittsbehandlung: Man wäscht zunächst mit hochprozentiger Teerseife, läßt den Schaum etwas eintrocknen und spült dann ab. Daran anschließend kräftige Entfettung und Abstoßung der Schuppen durch Frottieren mit folgender Lösung:

Rp. Aether. sulfur....... 50,0
Spir. camphor...........100,0
Liq. Ammon. caust....... 20,0

Dann Einreiben mit:

Rp. Sulfur. praec....... 3,0
Resorcini................ 0,5
Vaselini................. 26,5

Oder nach analoger Vorbehandlung durch Waschen mit Teerseife, Waschen der Kopfhaut alle 2 Tage mit 5—10%iger Natriumbikarbonatlösung oder folgendem Präparat:

Rp. Boracis............. 15,0
Aether. sulfur............ 15,0
Aquae..................250,0

Nachdem die Schuppen beseitigt sind, wird die Kopfhaut mit Schwefelsalbe behandelt:

Rp. Sulfur. praec....... 3,0
Vaselini................. 30,0

In letzter Zeit ist ein Haartonikum *Trilysin* vielfach empfohlen worden. Es enthält Cholesterin und soll bei äußerer Anwendung wegen seines Cholesteringehaltes das Haarwachstum spezifisch anregen. Experimentelle Untersuchungen haben gezeigt, daß von einer Spezifizität nicht die Rede sein kann. Die Hauptwirkung wird eben wie bei den anderen Haarwässern auch beim Trilysin eine hyperaemisierende sein.

Für ganz besonders hartnäckige Fälle von Haarausfall hat man die *Iontophorese* mit Ammoniak und Chinin verwendet.

Auch durch *Vereisung* mit Sulfoformaether hat man auf die erkrankte Kopfhaut zu wirken versucht, und glaubte, den Nachwuchs der Haare fördern zu können. Beim Sulfoformaether wirkt einmal der Kältereiz und dann das als leichter Belag auf der Haut zurückbleibende Sulfoform, das in die Haut eingesprayt wird.

Wir wissen, daß das *Licht* einen großen, wachstumfördernden Einfluß auf die Haare und die Epidermis ausüben kann. Man hat gesehen, daß im Hochgebirge in Sonnenheilstätten Kinder, die lange Zeit dort waren, ihr Gesicht von einem dichten Flaum bedeckt hatten. Wir machen uns diesen wachstumfördernden Einfluß des Lichtes auch bei den Erkrankungen des Kopfhaares und des Haarbodens zunutze. Wenn es auch nicht immer gelingt, normalstarke Haare hervorzubringen, so ist es doch manchmal noch möglich, schwache Lanugohärchen dank der Lichttherapie hervorzurufen oder den schwachen Lanugohaarwuchs so zu kräftigen, daß stärkere, kräftigere Haare wieder nachwachsen. Unter Umständen wird auch schon die Möglichkeit, dem Haarausfall ein Ende zu machen und den Bestand zu erhalten, dankbar empfunden. Besonders bei den schweren Formen der Seborrhoe ist neben den oben erwähnten medikamentösen Behandlungen eine *Höhensonnenbestrahlung* unbedingt geboten. Man fängt mit schwachen Dosen an, 5—10 Minuten bei 30 cm Lampenabstand und steigt dann langsam bis auf 20—25 Minuten an. Stärkere Reaktionen sind nicht erwünscht. Zweckmäßig wird Scheitel neben Scheitel durch das Haar gezogen und so ein Feld nach dem anderen durchbestrahlt. Auch Radiolux kann Verwendung finden.

Röntgenreiztherapie hat in einzelnen Fällen Erfolg. Während starke Röntgendosen die Haarpapille lähmen oder gar zerstören, kann man mit kleinen Reizdosen ($^1/_2$—2 X bei $^1/_2$ mm Aluminium) den Haarwuchs anregen. In manchen Fällen wird man durch Massagen die Hyperaemisierung anregen.

Ohne Erfolg ist die Behandlung des Haarausfalls dann, wenn die Haarpapille zugrunde gegangen ist und von einer Regeneration nicht mehr die Rede sein kann. Aber überall da, wo die Papille nur stark geschädigt ist, besteht noch Hoffnung. Es muß ärztlicherseits alles versucht werden, um dem Patienten die Haare zu erhalten. Je frühzeitiger derselbe zur Behandlung kommt, desto günstiger sind natürlich die Heilungsaussichten. Aber auch veraltete und schwere Fälle können wider Erwarten wenigstens im Weiterschreiten des Prozesses aufgehalten werden, wenn auch eine völlige Restitutio ad integrum nicht mehr erfolgt.

S. auch Alopezien; Haarpflege; Haarwässer; Hydro- und Balneotherapie; Lichtbehandlung; Massage; Psyche; Röntgen; Seborrhoe; Thallium aceticum; Verjüngung.

Haarbalgentzündungen, s. Bartflechte; Rasieren.

Haarbefestigungsmittel, s. Haarfixiermittel.

Haarbleichen (Blondierungsmittel). Abgesehen von einigen anderen Mitteln, die hier ebenfalls zur Blondierung des Haares mit herangezogen werden können, ist das Wasserstoffsuperoxyd in leicht ammoniakalisierter Lösung das weitaus wirksamste und gebräuchlichste.

Ebenso können Persalze (Natriumperborat, Natriumpersulfat u. a.) im Gemisch mit Säuren (Zitronensäure usw.) als Wasserstoffsuperoxydentwickler in Frage kommen, werden praktisch aber viel seltener verwendet als das flüssige Wasserstoffsuperoxyd des Handels.

Zu intensive und zu häufige Wasserstoffsuperoxydanwendung schädigt das Haar empfindlich. Es greift vor allem die Haarrinde (Keratinhülle) stark an und macht diese porös und so das Haar brüchig. In keinem Falle sollen stärkere Wasserstoffsuperoxydlösungen als solche von 3%, in der Regel aber stets noch schwächere, verwendet werden. Auch ist es nicht minder wichtig, den Ammoniakzusatz auf ein Minimum zu beschränken, weil dieser kaustisch wirkt und die zerstörende Wirkung des Wasserstoffsuperoxyds auch durch Bildung von Ammonsalzen erheblich verstärkt. Daß auch in allen Fällen kein unnötig langer Kontakt des Wasserstoffsuperoxyds mit dem Haar stattfinden darf, versteht sich von selbst, keinesfalls soll derselbe etwa auf dem Haar eintrocknen. Sofortiges Nachspülen mit Wasser (keine Seifenwaschung) und schließlich Säurespülung (Essig, Zitrone) sind unbedingt vorzunehmen, weil nur die Säuren jene Salze restlos zerstören, die bei längerer Einwirkung das Haar schädigen. Die oft empfohlene Schnellbleiche mit 10%igem Wasserstoffsuperoxyd, hergestellt durch Verdünnen des Perhydrols, ist absolut zu verwerfen. Zu empfehlen wäre allgemeine Einführung der sogenannten „Mattbleiche", die verdünntes Wasserstoffsuperoxyd mit kohlensaurem Magnesium oder Mehl gemischt in Breiform verwenden läßt, z. B.:

Neutrale, flüssige Seife ...	30 g	Kohlensaures Magnesium .	10 g
Wasserstoffsuperoxyd 3%	20 „	Ammoniak, 25%, 6 Tropfen.	

Der Magnesiumkarbonatzusatz mildert die schädliche Wirkung des Wasserstoffsuperoxyds ganz erheblich und beschleunigt noch die Bleichwirkung, er verhindert auch die Bildung zu starker rötlicher Reflexe. Die Ammoniakmenge betreffend, sei als ungefähre Norm ein Zusatz von 10 Tropfen 25%igem Ammoniak (Salmiakgeist) für je 100 g 3%iges Wasserstoffsuperoxyd festgesetzt.

(Bei dem meist Schwefelsäure enthaltenden Wasserstoffsuperoxyd des Handels bildet sich durch Zusatz von Ammoniak salpetersaures Ammonium, das die Haare stark angreift.)

Man appliziert nun die verdünnte Wasserstoffsuperoxydlösung bzw. den Brei der Mattbleiche mit einem Wattebausch oder Schwämmchen, so daß die Haare gut durchtränkt sind, dies aber in nicht so reichlichem Maße, daß ein Überschuß der Bleichlösung herabfließen kann, die Haare also etwa triefen. Auch hier ist zu reichliche Anwendung streng zu unterlassen, weil in vieler Beziehung schädlich.

Man läßt etwa 20—25 Minuten einwirken, im Sommer, wenn möglich, an der Sonne, im Winter in gut geheizten Räumen.

Nun wäscht man aus und spült schließlich mit Essigwasser o. dgl. nach (50—60 g starker Essig in 2 Liter Wasser).

Man kann auch Zitronensaftwasser nehmen. Zitronensaft gibt dem damit behandelten Haar durch Aufhellung wunderbaren Glanz und Geschmeidigkeit, unterstützt also das Blondieren mit Wasserstoffsuperoxyd in sehr günstiger Weise, weil Zitronensäure auch z. B. durch Alkali- bzw. Wasserstoffsuperoxydlösung schwammig degeneriertes Haar regeneriert und kräftigt.

Daß nicht etwa Metallgefäße für Wasserstoffsuperoxyd genommen werden dürfen, versteht sich wohl von selbst.

Vor der Applikation teilt man das Haar durch einen Mittelscheitel in zwei Hälften und bleicht strahlenförmig rings herum bis zur Ohrlinie, wie beim Haarfärben angegeben. Nackenpartien werden zuletzt vorgenommen.

Schwarzes Haar geht bei einmaliger Behandlung in Braun über, nach zweimaliger Behandlung wird es noch heller unter Auftreten roter (Tizian-) Töne und erst nach drei- bis viermaliger Behandlung läßt sich Blond erzielen, das, je nach der Tönung der ursprünglichen schwarzen Färbung, mehr oder minder starke Acajoureflexe aufweist.

Natürlich braune Haare sind viel leichter zu blondieren.

Nach etwa 4—5 Wochen wird immer eine Nachblondierung der Wurzeln nötig sein, da das Haar natürlich in der ursprünglichen Farbe, ja sogar in deutlich dunkleren Tönen nachwächst.

„Schnellbleiche" mit Perhydrol. Zur Vornahme dieser Operation wird das käufliche Perhydrol Merck (30%iges Wasserstoffsuperoxyd) entsprechend verdünnt, indem man 15 g Perhydrol mit 100 g Wasser streckt. Man gibt dann 4 Tropfen 25%igen Ammoniak zu und trägt auf. Kontakt maximal 20 Minuten, meist sind 10—15 Minuten ausreichend. Zum Schlusse spült man erst mit reinem, dann mit Essigwasser nach. Hier sollen die Haare keinesfalls vorher gewaschen werden.

Andere Blondierungs- bzw. Bleichmethoden. Kamillenblüten und Rhabarberwurzel blondieren die Haare durch gelben Farbstoff, speziell die Kamillenblüten besitzen eine stark aufhellende, bleichende Wirkung.

Kamilleninfusion.

Trockene Blüten	1000 g
Kochendes Wasser	3000 „

Passieren unter Ausdrücken.

Man wäscht die Haare mit dieser heißen Infusion und setzt sie dann möglichst der Sonne aus.

Die aufhellende Wirkung der Kamillenblüten ist nur relativ langsam und schwach. Aus diesem Grunde finden wir im Handel häufig Gemische von Kamilleninfusion und Wasserstoffsuperoxyd, z. B.:

Angesäuertes Wasserstoffsuperoxyd	500 g	Kamilleninfusion	350 g
		Alkohol	150 „

H. Schwarz weist auf die bleichende Wirkung des Zitronenöles hin und damit auch des Kamillencitratöles. Schwarz gibt für ein solches Kamillenhaarwasser unter anderem folgende Vorschrift:

Kamillencitratöl	30 g	Alkohol 95%	925 g
Rizinusöl	25 „	Wasser	20 „

Diese bleichende Wirkung des Kamillencitratöles, das nichts weiter als über Kamillenblüten destilliertes Zitronenöl ist, beruht, abgesehen von der wohl anzunehmenden Mitbeteiligung des aetherischen Öls der Kamille, sicher auf dem in den Zitronenschalen enthaltenen aetherischen Öl. In der Tat können wir beim Zitronenöl (auch bei Mandarinenöl u. a.) eine stark bleichende Wirkung (Ozon-Bleiche durch aufgespeicherten Sauerstoff) konstatieren. Ganz besonders fällt die ausgesprochene Bleichwirkung bei den Zitronenterpenen auf.

Um ergrautes Haar schneeweiß zu bleichen, verfährt man wie folgt: (die dazu angegebenen Mittel müssen aber längere Zeit hindurch angewandt werden, um eine Wirkung hervorzubringen).

Das gründlich gewaschene und getrocknete Haar wird zunächst mit einer erwärmten konzentrierten Lösung von übermangansaurem Kali in Wasser befeuchtet, die man auf dem Haar eintrocknen läßt. Dadurch bewirkte Dunkelfärbung des Haares und der Kopfhaut ist belanglos, weil man diese Färbung durch das Reduktionsmittel glatt entfernen kann.

Nun trägt man die zweite Flüssigkeit auf, bestehend aus einer Lösung von unterschwefligsaurem Natron in Wasser, der etwas Schwefelsäure zugesetzt wurde. Beim Anfeuchten des durch die Permanganatlösung braungefärbten Haares mit letzterer Flüssigkeit verschwindet die braune Farbe und das Haar erscheint heller. Dann spült man mit Wasser ab. Nach einigen täglich wiederholten Anwendungen wird das Haar ein schneeiges Weiß haben. Die beim Weißbleichen nach dieser Methode erzielten Erfolge sind meist recht problematischer Natur.

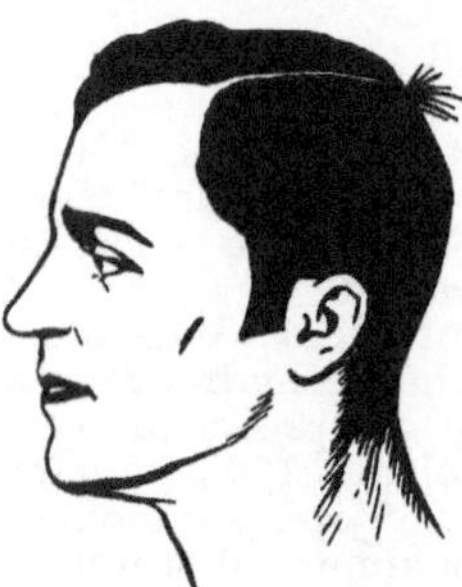

Abb. 1. Haardorn.

Platinblondbleichung. Diese läßt sich nur bei von Natur sehr hellen Haaren mit Wasserstoffsuperoxyd erreichen. Eine viel bessere Methode ist die Behandlung des Haares mit unterchloriger Säure, die aus dem Natriumsalz der Dichloryl-Sulfamidbenzoesäure, dem sogenannten „Pantosept" entwickelt wird (s. Pantosept). Man verwendet eine Pantoseptlösung 1 : 200 in Wasser oder Aufbürstbleichmittel aus Pantosept und indifferenten Pulvern (eventuell auch Pantosept-Tubenseife).

S. auch Haarfärben; Wasserstoffsuperoxyd.

Haardorn. Unter dieser Bezeichnung versteht man Haarbüschel am Wirbel, deren Haare in entgegengesetzter Richtung wachsen wie das übrige Kopfhaar. Diese Büschel nehmen eine künstliche Färbung nur sehr schwer an.

Haare, eingewachsene, gerollte, s. Bartflechte.

Haare, schwammig gewordene, s. Haarfärbemittel.

Haarentfärbungsmittel, s. Haarbleichmittel.

Haarentfernung, s. Depilatorien; Diathermie; Enthaarung.

Haarersatz, s. Haarpflege.

Haarfarbe, Fleckentfernung.

Entfernung von Silbernitratflecken.

I. Natriumthiosulfat	1	0,3	1,5
Wasser	49	20	15
II. Jodkali		48	10
Wasser		48	20
III. Oxalsaures Kalium (Kleesalz)			20 g
Wasser			400 „

IV. Metall. Jod	10 g
Natriumthiosulfat	10 „
Wasser	10 „
Lösen und zusetzen:	
Salmiakgeist 10%	15 „
Alkohol, 96%	75 „

V. Gesättigte Kochsalzlösung mit einigen Tropfen Salpetersäure.

Permanganatflecke werden durch Thiosulfatlösung und Lösungen von Natriumsulfit, ebenso Oxalsäure und Wasserstoffsuperoxyd sehr leicht entfernt.

Die Verwendung von Cyankalium zur Fleckentfernung ist natürlich durchaus unstatthaft.

Haarfarbe Seeger. Mehrere Lösungen, die Pyrogallol, Eisen- und Kupferchlorid enthalten sollen. (W. Seeger, Parfumeriefabrik A. G., Berlin-Steglitz.)

Haarfärbekamm. Als solcher dient besonders der aus Blei hergestellte Bleikamm (s. dort). Es gibt aber auch hohle Kämme, die mit Färbeflüssigkeit gefüllt werden.

Hoffers's Haarfärbekamm wirkt derart, daß ein mit übermangansaurem Kali und Fett bestrichener Kamm mit einer Pyrogallollösung abwechselnd in Wirksamkeit tritt.

Haarfärben.

I. Allgemeines.

Zu allen Zeiten haben die Haarfärbemittel eine große Rolle in der Kosmetik aller Völker gespielt, und wir müssen sagen, daß in der heutigen Zeit der Konsum von Haarfärbemitteln außerordentlich zugenommen hat.

Diese Tatsache ist leicht erklärlich in einer Zeit, in der der Existenzkampf heftiger denn je geführt werden muß und, ganz abgesehen von Gründen persönlicher Eitelkeit, das Vortäuschen entschwundener Jugend für viele eine Notwendigkeit geworden ist.

Daß die Frauenwelt bei den Verbrauchern solcher Haarfärbemittel das weitaus größte Kontingent stellt, darf uns bei dem natürlichen Drang der Frau, ihre Reize zu bewahren, nicht wundern. Hiermit soll aber nicht behauptet werden, daß nicht auch das starke Geschlecht zu solchen Hilfsmitteln greifen würde, nur fehlt letzterem oft die nötige Geduld, um sich so häufig wiederkehrenden, zeitraubenden Anwendungen zu unterwerfen.

Die Abneigung der Männer gegen Färbung des Kopfhaares ist auch in dem Umstand begründet, daß bei ungleichmäßiger Färbung, das kurzgeschnittene Haar des Mannes so gut wie keine Möglichkeit bietet, etwaige Verfärbungen so zu verdecken, wie es beim langen Frauenhaar durch Überlegen gut gefärbter langer Strähne ohne weiteres möglich ist. Auch lassen sich beim Manne die kurzgeschnittenen Nackenhaare nur relativ wenig gut färben. Analoge Unzuträglichkeiten bietet auch der „Bubikopf" der Damen, abgesehen von einfachen Hennaauflagen, die nur Mahagonitöne hervorbringen, eventuell auch der Henna-Reng-Färberei, die auch bei kurzgeschnittenem Nackenhaar (Männer und Frauen) tadellose Resultate gibt.

Die in letzter Zeit mehr und mehr wissenschaftlich betriebene Herstellung und Anwendung der Haarfärbemittel hat sicher zur Vervollkommnung der Haarfärbetechnik ganz erheblich beigetragen. Dabei darf allerdings nicht verkannt werden, daß gewisse, aus alten Zeiten überlieferte, an und für sich oft recht primitive Methoden, nicht selten jene der modernsten Mittel an Natürlichkeit der Effekte weit übertreffen. Dies trifft speziell für die Henna-Reng- und die Rastikfärberei zu, die bei uns lange nicht jene prächtigen Resultate ergeben, wie sie in den türkischen Bädern im Orient erzielt werden. Die früher viel mehr gebrauchten Metallsalzlösungen, besonders Silbernitrat-, Kupfer-, Cobalt-, Nickelsalzlösungen usw. werden in letzterer Zeit immer seltener verwendet, dafür werden unschädliche Anilinderivate stärker gebraucht, obwohl diese oft sehr häßliche, fuchsige Töne hervorbringen.

Besonders beliebt sind auch die sogenannten Henna-Rastiks, die aus einem Gemisch von Hennapulver, tanninhaltigen Körpern, Metallverbindungen und häufig auch Pyrogallol bestehen.

Die mit allen diesen Mitteln erzielten Färbungen sind weit davon entfernt, Anspruch auf Vollkommenheit erheben zu können, wobei aber nicht verkannt werden darf, daß das persönliche Geschick und die Erfahrung des Applikateurs hier sehr Verdienstvolles und Gutes leisten können.

Es ist nötig, sich darüber Rechenschaft zu geben, daß sich nicht alle Haare gleich gut färben lassen und daß es keine universell verwendbare Haarfarbe geben kann, weil eben wirklich gute Färberesultate nur erzielt werden, wenn der individuellen Verschiedenheit des Haares durch rein individuelle Behandlung jedes einzelnen Falles gebührend Rechnung getragen wird.

Von größtem Einfluß auf das Resultat der Färbung ist die Struktur des Haares, die bei ein und derselben Person, je nach dem Sitz der Haare (Schläfenhaar, Nackenhaar usw.) ganz verschieden sein kann und in der Regel auch ist. Bei Männern besteht ein großer Unterschied zwischen Kopf- und Barthaar.

Auch die chemische Zusammensetzung des zu färbenden Haares (Schwefelgehalt) kann von Bedeutung sein.

Im allgemeinen wäre zu sagen, daß weiche, zarte Haare sich viel schwerer färben lassen als derbe, grobe Haare. Maßgebend für die Aufnahmefähigkeit der Haare ist der Härtegrad der Hornhülle. Es kann ein derbes Haar eine relativ weichere Hornhülle haben als weiches feines Haar, wie die Tatsache der durchwegs leichteren Anfärbbarkeit des derben Barthaares beweist. Anderseits färben sich Haare besonders feiner Struktur, wie Schläfen- und Nackenhaare sehr schwierig, aber auch sehr derbe, harte Haare mit harter, schwer erweichbarer Keratinschicht.

Ausschlaggebend für das Gelingen einer haltbaren Färbung ist eine gut entwickelte Keratinschicht, die mit dem Farbstoff als Lackbildner reagieren kann. Ebenso wichtig ist es aber auch, daß die Hornhülle durch vorherige Behandlung (warmes Waschen) hinreichend erweicht wird, um eine Absorption der Farbstoffe im nötigen Ausmaße zu ermöglichen.

Abgesehen von nervösen Erkrankungen ernsteren Charakters, die auch Haarausfall oder Ergrauen des Haares bewirken können, genügen oft geringfügige Störungen im Wohlbefinden (Migräne usw.) und wechselnde Blutfülle, um die Aufnahmefähigkeit des Haares für Farbstoffe ganz empfindlich herabzusetzen. Eine solche Widerspenstigkeit gegen Haarfarben ist auch häufig während der Menstruation zu beobachten, weshalb zu dieser Zeit Haarfärbungen überhaupt zu unterlassen sind.

Zu häufige Anwendung von Haarfärbemitteln setzt durch Übersättigung die Aufnahmefähigkeit des Haares für Farbstoffe wesentlich herab und kann so die Ursache von Fehlresultaten werden, die sich entweder in zu dunkler Färbung äußern oder in ungenügender, wenig haltbarer Färbung zum Ausdruck kommen, auch können die Haare geschädigt werden. Es soll also ein genügend langer Zeitraum zwischen zwei Applikationen liegen.

Früher vorgenommene Färbungen des Haares, die mit der beabsichtigten Färbemethode nicht im Einklange stehen, wirken stets störend und können vollständigen Mißerfolg bewirken (z. B. Silberfärbungen oder andere Metallfärbungen, wenn z. B. eine Hennaapplikation beabsichtigt ist). Alte Färbungen müssen durch „Abziehen“ entfernt werden, ehe zur neuen Färbung geschritten wird.

Was die Färbung des Nachwuchses (Wurzelretuschen) anlangt, so sei hier kurz darauf hingewiesen, daß derselbe nur sehr schwer „greift“. Dies hat seinen Grund einmal in dem außerordentlichen Fettreichtum der neu wachsenden Haare an der Wurzel, dann aber auch darin, daß die Keratinschicht des Nachwuchses nur schwach entwickelt ist, was die Lackbildung erschwert. Kräftiges Entfetten wird also hier nötig sein. Vorbehandeln des Nachwuchses mit Wasserstoffsuperoxyd begünstigt die Färbung in vielen Fällen.

Zu häufige Anwendung auch entsprechend verdünnter Alkalien (Soda, Pottasche, Ammoniak usw.), ebenso zu häufige Waschungen mit Seife, besonders alkalischer Seife, bewirken Schädigungen des Haares, ganz abgesehen davon, daß die Alkalien die natürliche Farbe des Haares in unerwünschter Weise verändern (rötliche, fuchsige Tönungen). Diese mißbräuchliche Verwendung der Alkalien beeinträchtigt den natürlichen Glanz des Haares und macht es bei zu weitgehender Entfettung stumpf und brüchig.

Es versteht sich von selbst, daß auch Aether, Benzin und Tetrachlorkohlenstoff durch zu tiefgehende Fettentziehung schädlich wirken.

Bei richtiger Anwendung aber entziehen Alkalien dem Haar nur das überschüssige Fett, welches das Greifen der Farbe hindern würde, und erweichen die Hornhülle, was besonders durch Verwendung warmer alkalischer Lösungen oder Seifenlösung (die ebenfalls als schwaches Alkali wirkt) erreicht wird.

Um jede schädigende Nachwirkung des Alkalis zu verhindern, ebenso um jede unerwünschte Beeinflussung der künstlichen Färbung a priori auszuschließen, empfiehlt sich stets eine saure Spülung (Zitronensäure-, Weinsäurelösung, Essigwasser u. dgl.) nachfolgen zu lassen.

Das harmloseste Alkali ist der Borax, der selbst in konzentrierten Lösungen nicht schädigend wirkt, doch ist seine emulgierende und damit entfettende Wirkung nur relativ schwach. Besonders gefährlich können zu konzentrierte Ammoniaklösungen werden, die das Haar, namentlich bei längerer Einwirkung stark angreifen. Ätzende Alkalien, auch in verdünnter Form (Natron- und Kalilauge) sind absolut auszuschließen.

Schwefelalkalien (Schwefelleber, Schwefelnatrium) zerstören die Haare rasch, weshalb ihre manchmal zu Korrekturen bzw. als Entwickler gewisser Nuancen angezeigte Verwendung nur mit allergrößter Vorsicht zulässig ist. Man denke immer an die klassische Verwendung der Schwefelalkalien als Enthaarungsmittel.

In allerletzter Zeit hat man statt Seife zum Haarwaschen die sogenannten „sauren Seifen“, wie Sapamine (s. dort) und Fettalkoholsulfonate (s. dort) vorgeschlagen. Diese Mittel erwiesen sich aber als nicht unbedenklich, weil sie dem Haare rasch und in sehr brutaler Weise wichtige Nährstoffe entziehen. (Über die Schädlichkeit des Wasserstoffsuperoxyds beim Haarfärben bzw. Blondieren [Bleichen] der Haare, s. auch Haarbleichen; Wasserstoffsuperoxyd.) Formalin (Formol), also verdünnter Ameisenaldehyd, kommt manchmal zur Anwendung, um zu schwammig gewordene Haare zu härten. Formalin ist also als Regenerationsmittel aufzufassen, das günstigen Einfluß auf die Haare ausübt. Es versteht sich aber von selbst, daß dieses Mittel nur mit äußerster Vorsicht verwendet werden darf, wegen seiner Reizwirkung auf die Schleimhäute und die Kopfhaut. (Vorsicht besonders für die Augen!)

In der Haarfärberei spielen auch ästhetische Momente eine hervorragende Rolle.

Man muß gewissen ästhetischen Grundsätzen Raum geben, bevor man an eine künstliche Haarfärbung geht und alles vermeiden, was mit den Gesetzen der Ästhetik der Gesamterscheinung und jenen natürlicher Harmonie nicht in absolutem Einklange steht, also fehlerhafte Resultate ergeben würde.

Einer der elementarsten Fehler dieser Art besteht in der Auswahl einer zu dunklen Tönung bei welken Gesichtszügen. Ein im Schmuck weißer oder grauer Haare harmonisch wirkendes greisenhaft verändertes Antlitz wird zur abscheulichen Maske bei tiefschwarzen oder zu dunklen Haaren, kann aber z. B. mit heller künstlicher Tönung (Chatain clair, Blond, besonders aschblond) harmonisch und viel jugendlicher wirken.

Ebenso wichtig ist aber auch in ästhetischer Hinsicht die Vermeidung des Fehlers zu monotoner Färbungen, die ebenfalls unnatürlich wirken und maskenhafte Wirkung der Gesichtszüge verursachen können.

Daß jede Unnatürlichkeit der Tönung, also auch unnatürliche Reflexe, fleckenhafte Verfärbung des gefärbten Haares usw. unharmonisch wirken, ist ebenfalls zu beachten.

II. Ärztliches.

Das Färben der Haare ist ein Vorgang, der sich in der überwiegenden Mehrzahl der Fälle außerhalb des Wirkungs- und Interessenkreises des Arztes abspielt. Ob im einzelnen Fall gefärbt werden soll, pflegt nicht der Arzt zu entscheiden, da es sich fast regelmäßig um eine rein kosmetische Indikation handelt, die den Haarträger veranlaßt, den Vorgang an sich vornehmen zu lassen; allerdings darf nicht übersehen werden, daß unter Umständen auch eine ärztliche Indikation vorliegen kann: vorzeitiges Ergrauen oder fleckförmiges Vorkommen pigmentarmer Haare kann bei hierzu disponierten Individuen gelegentlich zu mehr oder weniger schweren Minderwertigkeitskomplexen führen, die, vom Arzt richtig gewertet, letzteren veranlassen werden, das Nachfärben der Haare zu empfehlen.

Hiervon aber abgesehen, wird sich das Färben der Haare, was Veranlassung und Vorgang selbst betrifft, eben ohne ärztliches Zutun abspielen, und es werden regelmäßig erst durch das Haarfärben hervorgerufene *Schädigungen* den Betroffenen veranlassen, ärztliche Hilfe in Anspruch zu nehmen.

Die gewissenhafte Beschäftigung mit dem Färben der Haare setzt nämlich neben der primären Kenntnis des technischen Vorgangs Verschiedenes an Kenntnissen der medizinischen *Nebenwirkungen* — wenigstens in den Grundzügen — voraus; von dieser medizinischen Seite, von dem also, was vom ärztlichen Standpunkt zu beachten bleibt, nicht vom technischen Vorgang, soll hier die Rede sein; dabei ist davon auszugehen, daß derjenige, der sich gewerbsmäßig mit Entfärben und Färben der Haare beschäftigt, ebenso wie der Produzent und Händler, der von Herstellung und Verkauf der Färbemittel lebt, wenigstens jene Kenntnisse der Mittel bzw. der Methoden und der mit ihnen verbundenen Gefahren haben muß, die eine gefahrlose Anwendung zumindest an durchschnittlich reagierenden Personen gewährleistet. Daß sich gelegentlich Schädigungen an besonders empfindlich reagierenden Menschen niemals ganz ausschließen lassen, ist selbstverständlich. Auch ist erwiesen, daß die Wirkung des Färbemittels auf das Haar je nach der persönlichen augenblicklichen Disposition (Krankheit, Menstruation) durchaus verschieden sein kann.

Eine übersichtliche Anordnung der Gefahren und Schäden ergibt sich aus der Natur der Sache: die Noxe kann das Haar selbst und seine Wurzel schädigen, sie kann zu einer Reizung der Kopfhaut und umliegender Partien, wie Gesicht, Nacken, Hals, führen, sie kann aber auch in die Blutbahn eindringen und zu schweren Intoxikationen des gesamten Organismus führen.

Unzweckmäßige Verwendung auch der harmlosesten Haarfarbe kann gesundheitliche Störungen bei besonders empfindlichen Personen hervorrufen. Hier ist vor allem der Gebrauch der flüssigen Haarfarben in allzu reichlicher Menge zu beanstanden und absolut zu verwerfen. Es soll niemals zu viel von der Lösung auf einmal aufgetragen werden, die Haare sollen nur schwach mit der Lösung durchfeuchtet sein.

Keinesfalls darf aber ein „Tränken“ der Haare stattfinden und damit direkte Einwirkung großer Mengen flüssiger Haarfarbe auf die Kopfhaut, um jede Resorption von Metallsalzen u. dgl. durch die Poren der Kopfhaut zu vermeiden.

Schon die Behandlung mit Wasserstoffsuperoxyd zum Zwecke des Entfettens und Vorbleichens kann, unvorsichtig ausgeführt, das Haar und dessen Wurzel schwer schädigen. Das Haar wird brüchig, glanzlos und zeigt unter dem Mikroskop eine lückenhafte, schollig zerfallene Keratinhülle. Durch häufiges Wiederholen dieser allzu intensiven Wasserstoffsuperoxydapplikation kann die Schädigung bis zur Wurzel vordringen, ist doch regelmäßige, durch lange Zeit fortgesetzte Anwendung dieses hochkonzentrierten Agens ein bekanntes Depilatorium (Gallois). Ganz verheerend kann die Wirkung des Wasserstoffsuperoxyds werden, wenn der Versuch unternommen wird, ein mit Metallsalzen vorgefärbtes Haar damit zu entfärben, da das Metallsalz unter diesen Umständen als Katalysator wirkt und es zu direkter Verbrennung des Haares und der Kopfhaut kommen kann (s. Haarfärbetechnik). Außer diesen schädigenden Wirkungen auf das Haar und dessen Wurzel sieht man gelegentlich auch nach Anwendung verhältnismäßig harmloser Mittel bei überempfindlicher Haut mehr minder schwere Dermatitiden. Zu beobachten ist bei allen Hautreizungen, die als Folgen einer Haarbehandlung auftreten, daß sie den behaarten Kopf vorerst freilassen können — die ersten Anzeichen treten an der Ohrmuschel, wahrscheinlich durch ständigen Kontakt des auf dem Ohr aufliegenden Haares, an der zarten Haut hinter den Ohren auf, es kann auch zu Reizung und Schwellung und zarter Abschilferung dieser Stellen kommen. Diese Symptome sowie hartnäckiges Jucken am Hals und der Nackenhaargrenze mit allen seinen Folgen (Exkoriationen, Lichenifikation, echter Lichen Vidal) müssen dem Arzt den Gedanken an die Auswirkungen einer oder mehrerer vorhergegangener Haarfärbungen nahelegen. Des öfteren wurde Dermatitis des Gesichtes bei vollständiger Reaktionslosigkeit der Kopfhaut dann beobachtet, wenn Entfetten oder Blondieren der Haare unter Ammoniakzusatz geschah. Es dürften hier die aus dem Waschwasser aufsteigenden Ammoniakdämpfe das schädigende Agens bilden.

Grundsätzlich muß man die bei ekzembereiten Personen auftretenden Reizungen, die wohl nach jeder noch so harmlosen Applikation sich entwickeln können und dann meist das Bild des subakuten oder chronischen Ekzems bieten, von den stürmisch, bald nach der Färbung in Erscheinung tretenden spezifisch allergischen Reaktionen unterscheiden. Zu ihren Symptomen gehört heftige Rötung und Schwellung der Kopfhaut, kollaterale Ödeme der Stirne und der Augenlider, die zuweilen Erysipel vortäuschen; diese Erscheinungen können zu allgemeiner Erythrodermie ausarten (Brocq). Auf dem behaarten Kopf kommt es alsbald zu heftig nässenden Ekzemen, die sich an der Haargrenze, an Hals und Nacken in einzelne Bläschen, später in impetiginöse Plaques auflösen. Bekommt der Arzt den Fall erst dann zu sehen, wenn auch die Erscheinungen im behaarten Kopf soweit fortgeschritten sind, daß sich das seröse Exsudat des nässenden Ekzems in eitrige Auflagerungen umgewandelt hat, so kann die Differentialdiagnose gegen andere Dermatosen Schwierigkeiten bereiten.

Von den anorganischen Haarfärbemitteln sind die hochtoxischen Bleisalze — Vergiftungen nach solchen sind in der Literatur massenhaft bekannt — wohl in allen Kulturstaaten verboten. Doch sind auch die allgemein verbreiteten, nicht verbotenen Silbersalze nicht ganz harmlos, besonders dann, wenn technisch Ungeübte den Farbstoff nicht mit feinem Pinsel auf die Haare selbst dünn auftragen, sondern das Haar mit der Substanz einfach durchtränken, so daß durch die Poren und eventuelle offene Stellen eine starke Resorption der färbenden Substanz erfolgt. In diesem Sinne seien angeführt: Hornhautgeschwüre und Iridocyclitis, Conjunctivitis, Lidekzeme. Auch nach chrom- und kobalthaltigen Färbemitteln sind unangenehme Nebenerscheinungen bekannt. Inwieweit Kupfersalze zu den indifferenten Haarfärbemitteln gehören, darüber sind die Meinungen verschieden; sie wurden neuerdings zum Haarfärben freigegeben.

Bei den Haarfärbungen mit Hilfe organischer Substanzen läßt sich zwischen den natürlich vorkommenden und den synthetisch hergestellten (Anilinderivate) in bezug auf Schädigungen eine ziemlich scharfe Grenze ziehen. So soll die Anwendung von Henna und Reng, dieser seit Jahrtausenden bekannten und beliebten Kosmetica, in reinem Zustand vollkommen reizlos verlaufen. Als Übergang zu den künstlich hergestellten Farbsubstanzen sei der Pyrogallussäure Erwähnung getan, die als Entwickler bei vielen mit Metallsalzen ausgeführten Färbungen, übrigens auch als direktes Färbemittel für Blondtönung, mit alkalischem Zusatz sehr gebräuchlich ist. Doch sind zahlreiche Hautreizungen, Nierenschädigungen und Allgemeinintoxikationen nach Pyrogallus bekannt, was wohl einleuchten mag, da zur Erlangung einer dunklen Beize ein fünf-, manchmal auch höherprozentiger Zusatz notwendig ist. Bedenkt man, daß bei Personen mit nicht ganz intakter Niere schon die Behandlung einzelner Psoriasisherde mit 5% Pyrogallussalbe leicht zu Reizungen führt, so wird es klar, daß eine so große Resorptionsfläche, wie sie der behaarte Kopf bietet, zu schweren Schädigungen Anlaß geben kann. Der gefährlichste synthetisch gewonnene Körper, der wohl gesetzlich verboten, unerlaubterweise doch immer wieder verwendet wird, ist das Paraphenylendiamin. Es kommt rein kaum mehr in den Handel, so daß Allgemeinintoxikation mit letalem Ausgang in letzter Zeit nicht mehr beobachtet werden, doch wurde es als Bestandteil sogenannter „Hennapräparate" nachgewiesen (Jaffé) und gab Ursache zu heftigen ekzematischen Reizungen mit mehr weniger leichten Allgemeinerscheinungen. Nach den letzten Ergebnissen sind es die bei der Oxydation des Paraphenylendiamins auftretenden Chinonkörper, welche die toxische Wirkung auslösen. Daß auch mit Paraphenylendiamin gefärbte Pelze zu ekzematösen Affektionen Veranlassung geben können, sei hier nur kurz erwähnt.

Es sollte jeder Haarfärbung, außer einer gründlichen Untersuchung des Haarbodens auf Follikulitiden, Kratzeffekte, ekzematisierte Herde, eine Prüfung auf Verträglichkeit des zu wählenden Präparates durch Läppchenprobe vorangehen, um Komplikationen bei überempfindlichen Personen auszuschließen.

III. Haarfärbemittel.

Haarfärbemittel für blondes Haar.

Aurantia (Kaisergelb)	1 g	Jononlösung (10%ig)	5 g
Bismarckbraun	30 „	Alkohol (90%ig)	20 „
Rosenwasser	30 „	Moschus künstl.	0,05 „

Man löst Aurantia und Bismarckbraun im Rosenwasser, den Moschus in dem mit der Jononlösung versetzten Alkohol, bringt dann beide Flüssigkeiten zusammen, filtriert und füllt in kleine runde Flakons von 15—30 ccm Inhalt. Dieses Mittel soll einem starken Wasserstoffsuperoxyd-Kopfwasser im Augenblick der Anwendung tropfenweise, je nach der gewünschten Intensität der Färbung, zugegeben werden und bei völlig entfettetem Haar ein köstliches (venetianisches) Goldblond erzeugen.

Haarfärbemittel in fetter (öliger) Lösung sind die nach dem inzwischen abgelaufenen Patent von Volz hergestellten Haarfarben zu nennen. Bei diesem löst man fettsaure Metalle (Metallseifen), wie Eisenstearat, Cobaltstearat, Nickelstearat usw., in Benzoylbenzoat, Terpineol oder fetten Ölen. Als Entwickler dient z. B. Pyrogallol, ebenfalls in analogen Vehikeln gelöst. Bei diesem Verfahren werden die Haare nicht feucht, die Färbung soll also sofort in ihrer Eigenheit (Tönung) zu erkennen sein, was bei der nassen Haarfärbung bekanntlich erst nach dem Trocknen möglich ist. Praktische Bedeutung hat dieses Verfahren wohl nie erlangt, obwohl es, wenigstens im Prinzip, verwendbar erscheint.

Haarfarben, progressive, bestehen immer aus einer Flüssigkeit, meist einer Metallsalzlösung, der entweder Schwefelblume oder Natriumthiosulfat zugesetzt wurde, es bildet sich der Färbeniederschlag hier nur ganz allmählich. Auch die Haarfarben, bei denen durch Zusatz eines Reduktionsmittels die spontane Niederschlagsbildung verzögert wird und die in einer Flasche in den Handel kommen (s. Haarfärbemittel in *einer* Flasche; Nickel- und Cobalthaarfarben), können in gewissem Sinne als progressive Haarfarben aufgefaßt werden, nur ist der mit solchen Mitteln erzielte Anfangseffekt viel kräftiger.

I. Neutrales Wismutnitrat	30 g	Wasser	600 g
Glyzerin	100 „	Schwefel	4 „

Zuerst das Wismutsalz mit Glyzerin verreiben und dann vorsichtig und allmählich das Wasser zusetzen. Zum Schlusse den Schwefel zusetzen und schütteln. Vor jedesmaligem Gebrauch durchzuschütteln.

II. Neutrales Wismutnitrat	20 g	III. Pyrogallol	12 g
Natriumthiosulfat	50 „	Zitronensäure	1 „
Glyzerin	30 „	Glyzerin	30 „
Glyzerinwasser	400 „	Wasser	200 „
Herstellung wie bei I angegeben; in der Lösung des Wismutsalzes das Natriumthiosulfat auflösen.		Alkohol	80 „

IV. Haarfärbetechnik.

Das Haarfärben geschieht in der Mehrzahl der Fälle durch Ganzapplikation auf partiell ergrautes, bzw. weißgewordenes Haar (vgl. unten). Seltener kommen lokale Teilapplikationen (Retouchen) in Frage, die nur in vereinzelten Fällen (bei Schwarzbraun und Tiefschwarz) gute Resultate geben. (Allerdings sucht der selbstfärbende Verbraucher oft gerade in solchen Lokalapplikationen sein Heil, indem er nur die entfärbten Haarpartien mit Farbe bedeckt.)

Relativ selten sind Färbungen auf 100%ig grauem, bzw. weißem Haar. In manchen Fällen kommt künstliche Dunkelfärbung natürlich heller Nuancen (Blond usw.) in Betracht (selten), häufiger sind auch Reflextönungen (Acajoureflexe usw.) auf natürlich hellem und dunklem Haar durch geeignete Färbung (Henna-Auflage, Anilinhaarfarben usw.). Auch zur Verdeckung häßlich fuchsiger Naturtöne nimmt man zur künstlichen Färbung Zuflucht.

Natürlich dunkle Haare lassen sich selbstverständlich nicht heller *färben*, sondern nur durch Bleichmittel (s. Haarbleichen) heller *bleichen*.

Allgemeine Vorprüfung des Haares vor der Färbung. Die gewissenhafte Vorprüfung des Haares ist von größter Wichtigkeit.

Zunächst wird die Beschaffenheit des entfetteten, vorgewaschenen Haares im allgemeinen festgestellt, d. h. die Struktur. Weiche, geschmeidige Haare gestatten im allgemeinen bessere, gleichmäßigere und echtere Töne zu erhalten, gut entwickelte Keratinhülle vorausgesetzt, als spröde, widerspenstige Haare. Letztere neigen auch von Natur zu gewissen rötlichen Reflexen.

Besonders wichtig ist aber die für die Auswahl der Nuance direkt ausschlaggebende prozentuelle schätzungsweise Feststellung der Anzahl weißer Haare. Diese Schätzung gestattet, wenn richtig durchgeführt, Überfärbungen auszuschließen, die praktisch sehr oft auch durch Abschwächen mit Abzugsmitteln nicht korrigierbar sind und immer ein bedenkliches Fehlresultat darstellen.

Die große Wichtigkeit solcher Beobachtung erhellt aus der Tatsache, daß die Grundtöne einer käuflichen bzw. selbsthergestellten Haarfarbe stets auf ganz weißes Haar eingestellt sind (100%iges weißes Haar), während die Applikationsdauer im Mittel auf zirka 75%iges weißes Haar berechnet ist. Diese beiden Faktoren sind bei der Schätzung bzw. Feststellung des Prozentgehaltes des zu färbenden Haares an weißem Haar zu berücksichtigen.

Maßgebend ist folgende Tatsache: Die weißen Haare färben sich immer weniger intensiv als Haare, die noch natürlichen Farbstoff enthalten. Würde man also z. B. ein mit weißen Haaren durchzogenes Haar mit Châtain clair (Hellbraun) anfärben, so nehmen nur die weißen Haare diese Tönung an, während die z. B. noch natürlich châtain gefärbten Haare viel dunkler greifen würden, und zwar erfahrungsgemäß zwei Nuancen dunkler, also in ganz dunklem Châtain. Enthält das zu färbende Haar nun viel weiße Haare (zirka 75%), so gäbe diese Färbung einen harmonischen Effekt, weil die weißen Haare bedeutend überwiegen, wären aber nur wenig weiße Haare vorhanden, so käme ein Mißerfolg heraus und das Haar erschiene scheckig.

Die Schätzung ist von folgenden Gesichtspunkten maßgebend für die Auswahl der Nuance und die Applikationsdauer:

Sind 15% oder weniger weiße Haare vorhanden, so ist eine um zwei Töne hellere Nuance zu wählen als der beabsichtigten Färbung entspricht: also Blond für Châtaintöne bei normaler, für Blond vorgeschriebener Applikationsdauer.

Sind mehr als 15% bis zu 30% weiße Haare vorhanden, so ist ein Ton heller zu wählen bei normaler, für diesen helleren Ton vorgeschriebener Applikationsdauer, also z. B. Châtain clair für Châtain.

Sind wesentlich über 30% bis zu 75% weißer Haare vorhanden, so ist die der beabsichtigten Tönung entsprechende Nuance der Haarfarbe voll zu nehmen, bei vorgeschriebener Applikationsdauer, also z. B. Haarfarbe mit Etikett Châtain für Châtaintöne.

Sind mehr als 75% weiße Haare vorhanden, so wird wie im vorstehenden Fall die Nuance der Etikette maßgebend sein, jedoch ist in diesem Falle die vorgeschriebene Applikationsdauer länger auszudehnen.

Vorwaschen und Entfetten der zu färbenden Haare. Dieser an und für sich recht einfachen Operation kommt praktisch die größte Bedeutung zu, weil nicht genügend entfettetes Haar keine soliden Farblacke bilden und Veranlassung zur Bildung grüner Flecken und Reflexe geben kann (Silber). Ferner bezweckt dieses warme Vorwaschen gleichzeitig Erweichung der Keratinschicht des Haares, wodurch diese für den Farbstoff aufnahmefähiger gemacht wird.

Bei normal fettem Haar genügt ein kräftiges Shampoonieren mit guter, kräftig schäumender, neutraler Seife, mit nachfolgender reichlicher Wasserspülung, am besten mit angesäuertem Wasser. Hierbei ist die Schaumkraft der Seife von Bedeutung, denn diese ist von größtem Einfluß auf die gute Emulgierung überschüssigen Fettes und restlose Loslösung und Wegspülung von Staub und Schmutz.

Was nun die Verwendung alkalischer Mittel anlangt, wie Ammoniak, Soda, Pottasche usw., so ist eine solche nur bei sehr fettreichem Haar nötig und zu empfehlen.

Das Färben mit flüssigen Haarfarben (betreffs Rezepturen vgl. die Hinweise im Kapitel „Haarfärben, Allgemeines"). Hier kommen meist Metallsalzlösungen in Frage. Auch die Haarfarben mit Anilinderivaten gehören praktisch hierher, ebenso Pflanzenauszüge usw.

Vergleiche die Hinweise am Schlusse dieses Artikels.

In der weitaus größten Zahl der Fälle sind unter flüssigen Haarfarben aber ausschließlich Metallsalzlösungen mit passenden Entwicklern zu verstehen, eventuell unter gleichzeitiger Mitverwendung eines sogenannten Fixateurs (Flakon Nr. 3). Praktisch erfolgt das Auftragen der flüssigen Haarfarbe stets von der Wurzel aus zur Spitze des Haares und nicht umgekehrt, wie man es als angeblich rationeller oft theoretisch empfohlen findet.

Meist werden diese Haarfarben in 2 bzw. 3 getrennten Flakons verwendet.

Bei allen Applikationen ist es als selbstverständlich vorausgesetzt, daß die flüssige Haarfarbe überhaupt nur sparsam verwendet und sorgfältig mit der Bürste aufgetragen wird, unter Vermeidung jedes Überschusses und unter möglichster Vermeidung der Berührung der Kopfhaut. Auch jeder unnötig lange Kontakt der Haarfarbe mit dem Haar und dadurch indirekt auch mit der Kopfhaut ist zu vermeiden, weil es hierdurch zu schweren Schädigungen kommen kann. Der Fixateur, der manchmal zum Schlusse der Operation verwendet wird (seine Verwendung fällt eigentlich in das Kapitel Korrekturen von Mißerfolgen, da er häßliche Reflexe beseitigen hilft), kann in reichlicheren Mengen mit einem kleinen Schwamm vorsichtig angewendet werden.

Die Haarfarbe wird auf das noch feuchte Haar aufgetragen, das selbstverständlich nicht triefen darf, sondern gut ausgewrungen sein muß. Man trägt zunächst Nr. 1 auf, läßt einige Minuten einwirken und dann Nr. 2. Dann läßt man eintrocknen und wäscht aus. Dieser Applikationsmodus kann, je nach der Gebrauchsanweisung und den Umständen, erheblich variieren.

Gerät. Man nehme flache Tuschereibschalen aus Fayence, und zwar für jedes Flakon eine andere. Das Auftragen der Haarfarbe geschieht mit der Bürste, wobei zu bemerken ist, daß die den käuflichen Haarfarben beigegebenen Bürstchen durch den kurzen Stiel recht unpraktisch sind und besser durch langstielige Bürsten, etwa Zahnbürsten, zu ersetzen sind. Der Fixateur wird mit einem Schwamm aufgetragen.

Wichtig ist richtige, zweckmäßige Abteilung der Haare. Man zieht einen Kreuzscheitel, wodurch das Haar in vier Teile geteilt wird, von denen jeder getrennt bearbeitet wird. Statt des Kreuzscheitels kann man auch vorteilhaft die Haare nur mit einem Scheitel in zwei Hälften teilen (s. Abb. 1). Man faßt eine Strähne, die von der Stirn bis zum Wirbel geht und etwa 1 cm dick ist, mit dem Kamm (s. Abb. 2)

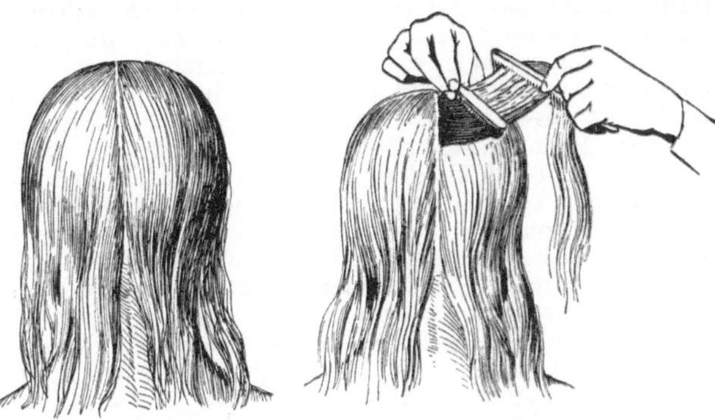

Abb. 1. Abb. 2.

und bestreicht sie mit der flüssigen Farbe. Die so gefärbte Strähne wird dann auf die andere Kopfhälfte hinübergelegt. Man geht strahlenförmig weiter bis zur Ohrlinie, nimmt dann die gefärbten Strähne wieder herüber und färbt die andere obere Hälfte analog, wobei man für beide Hälften nur bis zur Ohrlinie geht. Dann wird die Nackenpartie in zwei Hälften, wie in Abb. 3 angedeutet, gefärbt. In Abb. 4 ist ein anderes Schema des Haarfärbens angedeutet. Hier beginnt man mit dem Färben vom Wirbel aus und färbt die einzelnen Strähne diagonal zur Scheitellinie bis zur Ohrlinie. Das Haar wird hier also vorher im Kreuzscheitel abgeteilt.

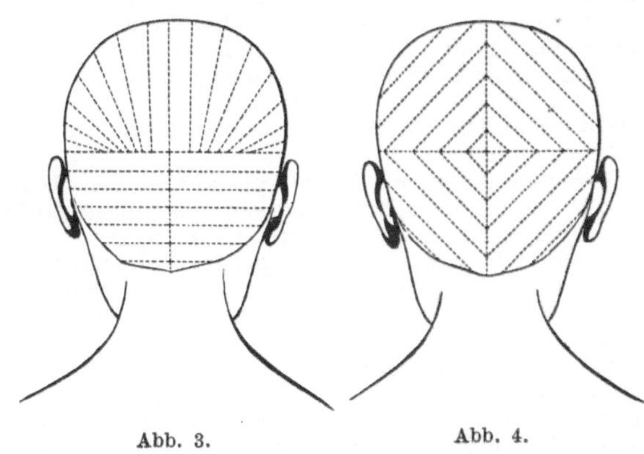

Abb. 3. Abb. 4.

Nach vollendeter Färbung wird das gefärbte Haar mit der flüssigen Farbe gut durchgekämmt, um diese möglichst gleichmäßig zu verteilen.

Man beginnt hierbei mit jenem Teil des Haares, der die größte Anzahl weißer Haare enthält, so daß diese am längsten mit dem Färbemittel in Kontakt bleiben.

Man fängt die Färbung, wie schon erwähnt, stets bei den Wurzeln an und geht allmählich bis zur Spitze des Haares vor. Am besten nimmt man diese Färbung an einzelnen Strähnen der vier Abteilungen so vor, daß man den Strähn mit dem Kamm erfaßt, und färbt, wo der Strähn durch den Kamm gleitet.

Die Applikation von Nr. 2 hat stets an der gleichen Stelle zu beginnen, an der Nr. 1 eingesetzt hat.

Das Auswaschen des gefärbten Haares. Hier ist nur zu erwähnen, daß jede Verwendung alkalischer Mittel, also auch alkalischer Seife, ausgeschlossen ist. Nachwaschen erfolgt mit gut schäumender neutraler, warmer Seifenlösung (Shampooing). Dann wird mit lauwarmem Wasser klargespült. Nachträgliche Friktionen mit alkoholischen Flüssigkeiten erhöhen den Glanz des Haares.

Dies trifft ganz besonders für die Säurespülung zu, die stets das Nachwaschen zu beendigen hat. Etwa 60 g Weinessig oder $^1/_2$ g Zitronensäure oder Weinsäure für zirka 2 Liter Wasser geben eine saure Spülflüssigkeit bester Beschaffenheit. Säurennachbehandlung aviviert die Färbung, verstärkt den Glanz des Haares und übt regenerierende Wirkung aus. Hierbei ist aber immer daran zu denken, daß in manchen Fällen bei den Henna-Rastiks usw. zu stark saure Lösungen die künstliche Färbung beeinträchtigen können.

Anwendung der Natur-Hennafärbung in Form von Breiumschlägen (Kataplasmen). Wir verstehen hierunter entweder die hierzulande nur selten geübten Färbungen mit reiner Naturhenna (abgesehen von der Reflextönung zur Erzielung von rötlichen Tönungen auf natürlich gefärbtem Haar, wie z. B. durch Henna-Shampoon usw.) oder kombinierte Hennafärbungen mit Indigoblättern (Reng) oder anderen rein pflanzlichen Bestandteilen, also nicht chemisch modifizierte Hennakombinationen.

(Über solche Gemische s. das Kapitel Henna als Haarfärbemittel.)

Wichtig ist, daß der Brei möglichst heiß aufgetragen wird. Wärme beschleunigt also die Färbung; es sind daher auch im Sommer die Nuancen rascher und kräftiger entwickelt wie im Winter, soweit nicht künstliche Erwärmung mit herangezogen wird.

Bei Nuancen, welche ohne solche künstliche Erwärmung erhalten wurden und zu deren Erzielung nur die Wärme des Breis und Einschlagen des gefärbten Kopfes in warme Wolltücher farbentwickelnd wirkten, ist stets eine starke Nachdunklung der ursprünglich erhaltenen Tönung zu beobachten, welche allmählich unter dem Einfluß der Luft eintritt. Beachtenswert ist es, daß die stark nachdunkelnde Wirkung der Wärme bei Hennafärbungen, die ohne künstliche Erwärmung vorgenommen wurden, durch die auch im Sommer modernen, dicht anliegenden und heißen Filzhüte der Damen hervorgerufen wird.

Der Hennabrei wird auf das noch feuchte, gut entfettete Haar aufgetragen unter Einhaltung der weiter unten beschriebenen Modalitäten. Eine gut gelungene Hennafärbung ist u. a. stets daran zu erkennen, daß das Haar schönen Glanz zeigt und geschmeidig ist.

Keinesfalls dürfen Hennafärbungen auf früher mit Metallsalzlösungen gefärbtes Haar aufgetragen werden, insbesondere nicht auf Haare, die früher mit Silberfarben gefärbt wurden. In solchen Fällen riskiert man spinatgrüne Töne der häßlichsten Art. Früher mit Metallfarben gefärbtes Haar muß also sorgfältig abgezogen werden.

Für die volle Entwicklung einer Hennatönung rechnet man im Mittel 3 Tage, wenn kein beschleunigendes Verfahren angewendet wurde.

Nachwaschen mit neutraler Seife und schließlich Säurespülung beschließen die Färbung, worauf getrocknet wird.

Applikationstechnisches. Nur guterhaltene bzw. frische Henna kann gute Resultate geben. Henna soll nicht älter als 1 Jahr sein und hält sich während dieser Zeit nur tadellos, wenn sie in dichtschließenden Gefäßen, vor Feuchtigkeit und Licht geschützt, in Porzellan- oder Steingutgefäßen u. dgl. aufbewahrt wird. Metall- (Blech-) Behälter sind ausgeschlossen.

Gute, frische Henna hat eine ziemlich lebhafte gelbgrüne Farbe und gibt, mit Wasser angerührt, einen Brei, der lebhaft grün gefärbt ist und wie Spinat aussieht. Rötliche Sorten von Henna sind minderwertig und als havariert anzusehen (feuchtgewordene Henna). Je lebhafter die grüne Farbe der Henna ist, desto kräftiger wirkt sie als Haarfarbe und Beize.

Zu einem Breiumschlag für langes Frauenhaar benötigt man etwa 100 g Henna bzw. Hennagemisch, jedoch sind die Mengen variabel.

Das Hennapulver bzw. alle Bestandteile des Gemisches werden mit sehr heißem (aber nicht kochendem) Wasser zu einem sämigen Brei angerührt, dessen Konsistenz so sein muß, daß er sich leicht auf das Haar auftragen läßt; dieser Brei darf keine Klumpen haben. Das Anrühren der Henna geschieht mit einem Holzspatel in einem emaillierten (bzw. Porzellan-) Gefäß, keinesfalls dürfen hierzu blanke Metallgefäße (Eisen oder Kupfer) verwendet werden. Gut emaillierte Schalen sind vorzuziehen, jedoch darf der Email nicht schadhaft sein. (Schadhafter Email kann zur Bildung grüner Flecken auf dem Haar Veranlassung geben.) Der Brei wird über einem Wasserbade heiß gehalten, was von größter Wichtigkeit für eine gute Färbung ist. Die Konsistenz des Breis darf weder zu dünn noch zu dick sein.

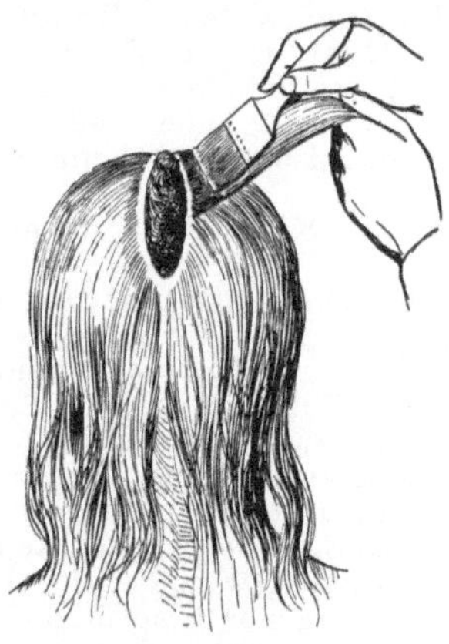

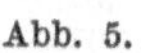

Abb. 5.

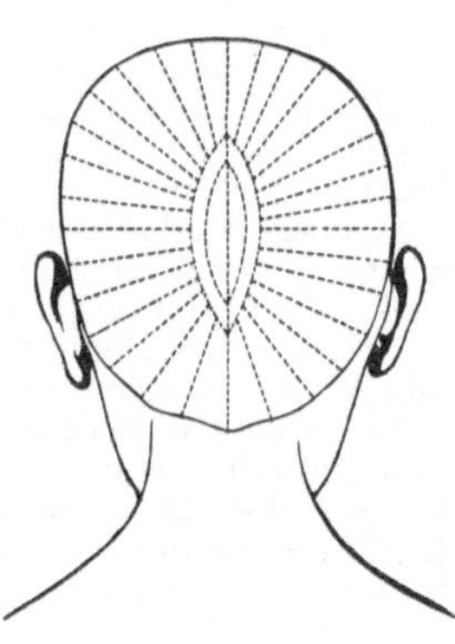

Abb. 6.

Wichtig ist auch eine entsprechende Abteilung des Haares, die entweder vom Kreuzscheitel ausgeht oder vom einfachen Mittelscheitel.

Zum Auftragen des Breis bedient man sich am besten einer breiten, flachen Färbebürste.

Man teilt die Haare durch einen Mittelscheitel in zwei Hälften, ganz wie bei der Applikation der flüssigen Haarfarben angegeben. Nun nimmt man mit der Hand (nicht dem Kamm) eine Strähne in der Mitte zwischen Stirn und Wirbel und bestreicht sie zuerst von unten, dann von oben mit Färbebrei. Ist diese Strähne genügend mit Färbemasse bestrichen, so rollt man sie zusammen und legt sie in die Mitte des Kopfes (s. Abb. 5). Nun nimmt man die gegenüberliegende Strähne von der anderen Seite des Scheitels und verfährt damit ebenso.

Diese beiden zuerst gefärbten Strähne werden zusammengeknäuelt und liegen so in der Mitte des Kopfes, hier die Unterlage für die nachfolgend zu färbenden Strähne bildend. Man nimmt nun eine etwa 1 cm breite Strähne der Vorderpartie, verfährt ebenso usw., indem man immer strahlenförmig erst von der einen Seite bis zur Ohrlinie heruntergeht, dann von der anderen Seite analog und packt jeden gefärbten Strähn in der Mitte zum gefärbten Haarschopf auf. Zum Schluß bearbeitet man in gleicher Weise, strahlenförmig vorgehend die beiden unteren Hälften (Nackenpartien) wie in Abb. 6 skizziert.

Wenn die letzte Strähne mit Farbbrei imprägniert ist, wird der ganze Haarknäuel noch mit Farbe bestrichen und dann Papier aufgelegt, während der ganze Kopf in dicke Wolltücher eingehüllt wird, falls nicht der Wärmeapparat in Tätigkeit treten soll. Wird dagegen angewärmt, so setzt man den nur mit Papier umhüllten gefärbten Haarknäuel im Wärmeapparat während der vorgesehenen Zeit feuchter Wärme aus, soweit es nicht vorzuziehen ist, den Knäuel zu entwirren und die Haare in langen Strähnen im Innern des Apparates anzuwärmen.

Nach Beendigung des nötigen Kontakts wird zunächst mit fließendem warmem Wasser gründlich durchgespült, dann Waschung mit neutraler Seife und schließlich Säurespülung (Zitronensäure) vorgenommen. Genügend ausgewaschen müssen die Haare prächtigen Hochglanz zeigen und nach dem Trocknen geschmeidig sein.

Die Henna-Rastik-Färbung. Das Wesen der Henna-Rastiks besteht in einer Vereinigung der Wirkung gewisser, geeigneter Metallsalze oder Metallpulver und anderer chemischer Ingredienzien als Farbniederschlagsbildner und gewisser Vegetabilien, vor allem der Henna, welch letztere hier gleichzeitig als wirkungsvolle Beizen und substantive Haarfarben wirken.

Die Applikationstechnik ist in großen Zügen genau die gleiche wie bei Naturhenna. Auch hier geschieht das Auftragen in Form eines heißen Breis, bei dem man jedoch Zusätze von Beschleunigern usw. besser unterläßt.

Ganz ausgeschlossen ist ein etwaiges Beimischen von Wasserstoffsuperoxyd, auch zur Nachbehandlung der gefärbten Haare darf hier Wasserstoffsuperoxyd nicht verwendet werden, aus den bereits öfter erwähnten Gründen der Gefahr des Rauchens und Verbrennens der Haare. Vorbleichen der Haare mit Wasserstoffsuperoxyd wird auch hier oft nötig für helle (Blond-) Nuancen, eventuell auch um die Färbung zu vertiefen. Aber immer muß bei dieser Vorbehandlung daran gedacht werden, nach Erreichung des beabsichtigten Bleicheffektes die Haare zu waschen, so daß sie bei Auftragen des Henna-Rastikbreis nicht mehr mit Wasserstoffsuperoxyd befeuchtet sind.

In vielen Fällen wird die Applikation der Henna-Rastiks ohne künstliche Erwärmung durchgeführt, für dunkle Nuancen möchten wir jedoch immer künstliche Erwärmung in geeignet konstruierten Apparaten empfehlen, die zur Beobachtung des Haares geöffnet werden können, ohne den Kopf daraus zu entfernen.

Wir betonen neuerdings die Wichtigkeit solcher Erwärmung (feuchte Wärme) unter Dämpfen des gefärbten Haares bei etwa 50—60° C, weil hierdurch mit einer Mischung ganz verschiedene Töne zu erzielen sind, die nach genauer Feststellung der Applikationsdauer und genauer Einhaltung der Temperatur mit großer Sicherheit in bestimmten Grenzen zu erhalten sind. (Vorprobe auf Versuchssträhnen unter gleichen Bedingungen gibt hier sicheren Aufschluß.)

Durch künstliche Erwärmung (Dämpfen) können wir in vielen Fällen, je nach deren Intensität bzw. Dauer, mit dem gleichen Gemisch verschiedene Nuancen erhalten, z. B.:

Blond Moyen.

Rhabarberwurzelpulver	30,0
Hennapulver	30,0
Eisenpulver	10,0
Borax	2,0
Chlorammonium	2,0

Châtain clair

Henna	48,0
Eisenpulver	36,0
Cobaltnitrat	6,0
Pyrogallol	3,6
Campècheextrakt (Blauholzextrakt)	2,4

Blond Moyen ergibt auf oxygeniertem Haar nach $^{1}/_{2}$ Stunde ohne künstliche Vorwärmung ein mittleres Blond. Erwärmt man etwa $^{1}/_{2}$ Stunde auf 60° C, so erhält man mit der gleichen Mischung ein helles Châtain, bei $^{3}/_{4}$ Stunden Châtain usw.

Châtain clair ergibt nach $^{3}/_{4}$ Stunden auf nicht vorbehandeltem Haar ohne Erwärmen Hellbraun (Châtain clair). Auf oxygeniertem Haar nach etwa $^{3}/_{4}$ Stunden ohne Erwärmung Châtain, durch Erwärmung auf 60° Châtain foncé.

Die Haltbarkeit der künstlichen Haarfarbe variiert, je nach Art der Farbe, nicht unerheblich. Bei vielen Metallfärbungen nimmt die Farbe schon nach zirka 3—4 Wochen erheblich ab, bei Hennafarben ist sie 8 Wochen bis 3 Monate gut haltbar, natürlich kommen in beiden Fällen nach zirka 3 Wochen, eventuell schon früher, Wurzelretuschen in Frage.

Die Haltbarkeit einer künstlichen Haarfarbe hängt von dem chemischen Charakter des Pigments, bzw. der mehr oder minder innigen Keratinlackbildung ab. So können z. B. in verdünnten Säuren lösliche Sulfide, wie Eisensulfid, Mangansulfid bzw. andere lösliche Niederschläge, die nur locker mit dem Keratin verbunden sind, durch den sauren Kopfschweiß zerstört werden. Dasselbe trifft auch zu für Blauholz-Eisenfärbungen, wenn diese nicht durch genügendes Erwärmen (Henna-Rastiks) fixiert wurden.

In vielen Fällen zerstört auch zu grelle Belichtung an der Sonne die künstliche Färbung, soweit sich dieser Einfluß nicht auf bloße Verfärbung beschränkt (häßliche Reflexe), die korrigiert werden können. Besonders Wismutfarben bleichen rasch am Lichte aus.

Als prinzipiell wichtig muß, das Gesamtbild der natürlichen Haarfarbe betreffend, hier hervorgehoben werden, daß sich die Hauptfarbe des lebenden Haares aus zahlreichen harmonischen Untertönungen dieser Nuance zusammensetzt, also niemals eine eintönige Farbe darstellt. So bilden diese Untertöne und Reflexe (rötlichbraune oder Acajoureflexe bei braunem und blondem Haar, bläuliche Reflexe bei schwarzem Haar usw.), besonders im auffallenden Lichte, ein mehr oder minder lebhaftes Spiel von Schattierungen, die der Farbe des Haares Leben verleihen.

Dieser Eindruck des „Lebens" der natürlichen Haarfarbe wird ganz besonders durch den Glanz des gut gepflegten (nicht fettig-stumpfen) Haares unterstützt, es kommt so ein reizvolles Farbenspiel zustande, das sich der Harmonie des Hauptfarbentones anpaßt und demselben jene Monotonie der Farbwirkung nimmt, die nur allzuoft beim künstlichen Haarfärben zu beobachten ist.

Auch die Erhaltung des natürlichen Glanzes des Haares bei der künstlichen Färbung ist ein Faktor, der eine große Rolle spielt; leider geht bei den meisten Färbemethoden, insbesondere bei der Verwendung niederschlagbildender Metallsalzfarben, der Glanz des Haares mehr oder weniger verloren.

Die so erzielte künstliche Färbung wird am Lichte und bei Luftzutritt nachdunkeln, ein Umstand, dem der erfahrene Färber durch Wahl einer entsprechend helleren Nuance Rechnung tragen soll. Bei längerer Lichteinwirkung tritt allmählich Verblassen der Nuance ein, jedoch gibt es Haarfarben, die mehr, andere, die weniger widerstandsfähig sind. Auf unbegrenzte Dauer haltbare künstliche Haarfärbungen gibt es nicht, ganz abgesehen von den natürlich ungefärbt nachwachsenden Haaren, die zeitweise Wurzelretuschen nötig machen.

Besonders empfindlich gegen Lichtwirkung sind bekanntlich die Silberhaarfarben, die nicht nur gleichmäßig nachdunkeln, sondern häufig ganz besonders häßliche fuchsige und grüne Reflexe annehmen, verursacht durch die Reduktion des Silbernitrats zu metallischem Silber. Dieses Verändern der Silberhaarfarben am Licht und an der Luft ist besonders katastrophal bei hellen Nuancen (Blond usw.), weshalb von der Verwendung der Silberhaarfarben für helle Töne nur abzuraten ist.

Die Metallsalzniederschlagsfarben geben Veranlassung zum Stumpfwerden des gefärbten Haares, bei Metallsalzen, die mit dem Entwickler nur unter Bildung gefärbter Verbindungen reagieren, tritt dies nicht ein. Praktisch sind die Henna-Rastiks, die Kombinationen von Hennapulver mit Metallen bzw. Metallsalzen usw. darstellen, den Metallsalz-Haarfarben gleichzustellen, d. h. auch diese können ein Stumpfwerden des Haares in gewissem Sinne bewirken.

Eine Beeinflussung der künstlichen Haarfarbe durch Medikamente bei äußerlichem Gebrauch ist zu erwarten z. B. bei Schwefel, Ichthyol, Pyrogallol, Tannin, β-Naphthol, Resorzin, Silber, Quecksilber, Jod usw. Dies bezieht sich zum Teil auch auf Applikation solcher Medikamente außerhalb des Bereiches des Kapillitiums, wie z. B. in Form von Bädern (Eisenmoorbäder, Schwefelbäder usw.). Innerlicher Gebrauch gewisser Medikamente, besonders Eisen, kann die künstliche Haarfärbung stark beeinflussen. Interessant ist ein Fall, über den Cracau schon vor Jahren berichtet hat, nämlich der Dunkelfärbung ergrauten Kopfhaares beim Gebrauch von Eisenmoorbädern. Die auf diese Weise erzielte Dunkelfärbung des ergrauten Haares verschwand aber bald nach Aussetzen der Bäder. Man sagt auch, daß die Chinesen die senile Dekoloration der Haare mit Erfolg dadurch vermeiden, daß sie reichliche Eisenmengen einnehmen und gleichzeitig die Haare mit gerbstoffhaltigen Lösungen (Galläpfelabkochungen) waschen. Es steht wohl außer Zweifel, daß der fortgesetzte innerliche Gebrauch gewisser Medikamente (Eisen usw.) die natürliche Haarfarbe stark beeinflussen, z. B. Nachdunkeln blonden Haares zur Folge haben kann.

S. auch Anilinhaarfarben; Augenbrauenkosmetik; Blauholz; Bleihaarfarben; Eisenhaarfarben; Galläpfel; Haarbleichmittel; Haarfarbe-Fleckentfernung; Haarpflege; Henna; Humussubstanzen; Imedia; Inecto; Juvenia; Kamillen; Kascha; Katechu; Kleinol; Kupferhaarfarben; Manganhaarfarben; Nickel- und Cobalthaarfarben; Nuancin; Nußschalen; Oréal; Orient-Henna-Shampoo; Pantosept; Pigmol; Pyrogallolhaarfarben; Régénérateur capillaire; Rhabarber; Sanidozon; Silberhaarfarben; Sumach; Tee; Wismuthaarfarben.

Haarfarbewiederhersteller. *Der Haarfarbewiederhersteller Dr. Kuhlmann* besteht aus einer ammoniakalischen Silbernitratlösung (1,75% Silbernitrat).

Haarfarbewiederhersteller Seeger soll aus ammoniakalischer Silbernitratlösung bestehen. (W. Seeger, Parfumeriefabrik A. G., Berlin-Steglitz.)

Haarfixiermittel (s. auch Dauerwellung und Wasserwellung).

Cosmétiques (Haarstangenpomaden).

Benzoetalg	2500,0	Helles Harz	350,0
Ceresin weiß	400,0	Benzoetinktur	50 0

Man schmilzt die Fette mit dem Harz zusammen, parfumiert und gießt in die Formen, nachdem man die Masse bis nahe zum Dickwerden erkalten ließ. Ein Einfüllen in zu heißem Zustande ist zu vermeiden, weil sonst in der Mitte der Stangen oft tiefgehende leere Räume entstehen. Zwecks Färbung fügt man zur geschmolzenen Grundmasse: Für je 1 kg:

Blond.		*Braun.*	
Sienaerde	30—50,0	Kasselerbraun	50,0

Schwarz.

Feinster Kienruß ...... 100 g

Die Parfumierung kann mit beliebigen Riechstoffen vorgenommen werden.

Bandolinen sind Lösungen, die dazu dienen, das Haar zu befestigen.

I. Wasser 4500,0	III. Malzsirup 50,0
Tragantpulver 175,0	Alkohol 75,0
Salizylsäure 7,0	Benzoesäure 2,0
	Wasser 850,0
II. Wasser 500,0	
Gummi arab. 35,0	IV. Dextrin 50,0
Zucker 35,0	Wasser 800,0
Salizylsäure 1,5	Alkohol 200,0

Ondulierwasser.

Borax	600,0
Gummi arab.	80,0
Kochendes Wasser	18 l
Nach dem Lösen und Erkalten zusetzen:	
Eau de Cologne	250 ccm
Camphergeist	750 „

Frisiercreme.

Weiße Kaliseife (aus Schweinefett)	200,0
Weißes Dextrin	600,0
Warmes Wasser	1500,0
Glyzerin	500,0
Japantalg	200,0
Bergamottöl	4,0
Vanillin	1,0
Heliotropin	0,2

Ungarische Bartwichse.

Weißes Ceresin 500,0	Gummi arab. pulv. 250,0
Seifenpulver 250,0	Wasser 250,0

Haarglanzmittel. Die Tatsache, daß namentlich nach Seifenwaschungen (alkalische Einflüsse) das Haar leicht stumpf wird und Glanz verliert, der durch Säurenachbehandlung wiederhergestellt werden kann, hat zur Herstellung von sauren Präparaten Veranlassung gegeben. Als Haarglanzpulver werden gewisse organische Säuren, wie Weinsäure, Zitronensäure, Borsäure usw., verwendet, entweder in Substanz oder in geeigneten Gemischen bzw. Lösungen. Zitronensäure und zitronensäurehaltige Mischungen können als hygroskopisch nur in luftdicht schließenden Packungen abgegeben werden. Auch Äpfelsäure, Adipinsäure, β-Methyladipinsäure, Fumarsäure u. a. sowie saures, weinsaures Natron und Mono- oder Dinatriumphosphat werden empfohlen. Als Seifenreste energisch entfernendes nicht saures Nachspülmittel sei besonders Natriummetaphosphat genannt (s. dort).

Haarkleid, s. Alterserscheinungen; Atrophie; Behaarung.

Haarkur Prof. Crown. Vier Flüssigkeiten. I. 200 ccm Teerseife flüssig, II. 200 ccm $^1/_2$%ige glyzerinhaltige Resorzinlösung, III. Haarspiritus, 150 ccm, enthaltend β-Naphthol, Thymol und Benzol, IV. 50 ccm Haaröl, benzoesäurehaltig. (Münster-Apotheke, Straßburg.)

Haarlemer Öl (Haarlemer Balsam).

Rp. Ol. Lini sulfurat.	10,0
Ol. Terebinthin. sulfurat.	10,0
Ol. Terebinthin.	30,0

Haaröle haben heute nur wenig praktisches Interesse, sie sind, soweit Fettpräparate benützt werden, durch die Brillantines (s. dort) verdrängt worden.

Huile antique (feinste Qualität).

Benzoetinktur	15,0
Tolutinktur	10,0
Olivenöl	1000,0
Man erwärmt im Wasserbade, um den Alkohol zu verjagen, und fügt hinzu:	
Jasmin liq.	4,0
Rose liq.	2,0
Neroliöl	0,5

Waldmeisteröl.

Olivenöl	500,0
Vaselinöl	500,0
Cumarin	0,5
Portugalöl	1,0
Heliotropin	0,2
Moschustinktur	0,5
Waldmeistertinktur	8,0
Tonkatinktur	10,0

Makassaröl. Das echte Makassaröl stammt aus dem Samen von Schleicheria trifuga und genießt von altersher den Ruf eines haarwuchsbefördernden Mittels. Es besitzt einen schwachen Mandelgeruch und ist sehr dickflüssig. Es existiert kaum im Handel, alle unter diesem Namen verkauften Öle sind Kunstprodukte. Diese Kunstprodukte werden meist rötlich gefärbt in den Handel gebracht.

Makassaröl.

Olivenöl	500,0
Pfirsichkernöl	300,0
Vaselinöl	200,0
Ylang-Ylangöl	1,0
Bittermandelöl	0,5
Vanillin	1,5

Klettenwurzelöl echt.

Radix Bardanae (Klettenwurzel) pulv.	100,0
Olivenöl	500,0
Mandelöl	50,0
24 Stunden digerieren, passieren und zusetzen:	
Rosenöl künstl.	2,0
Vanillin	0,3
Cumarin	0,1

Die meisten Klettenwurzelöle des Handels bestehen aber aus Ölen, die nicht mit Klettenwurzel infundiert wurden, sind also Phantasieprodukte.

S. auch Haarpflege.

Haarpackungen werden durch Auftragen von Fetten, Ölpasten, fetten Emulsionen geeigneter Konsistenz, Salben, dicken Emulsionen, ferner von sauren Emulsionen usw. ausgeführt. Nach dem Auftragen, das mit guter Massage der Kopfhaut einherzugehen hat, wird eine dicke Watteschicht o. dgl. über den Kopf gepackt und eine Wärmekappe aufgesetzt. Man läßt dann unter gelindem Erwärmen $^1/_2$—1 Stunde liegen und wäscht hernach mit reichlichen Mengen lauwarmen Wassers aus. Bei einigem Geschick lassen sich die Haarpackungen auch mit flüssigen Präparaten bzw. Ingredienzien, wie Ölen (leicht mit viskosen Ölen, wie Rizinusöl, das hier besonders geeignet ist), ferner Infusionen (Kamillentee, Lindenblütentee), Zitronensaft usw., ausführen. Packungen mit Öl sind dann im Prinzip mit dem Ölshampoon identisch, nur daß hier die Wirkung des einen Emulgator gelöst enthaltenden Öles durch Auflegen einer Kompresse, Überziehen einer Wärmekappe und Anwärmen (auch durch längeren Kontakt) besonders gefördert wird. Wichtig ist, daß die hier verwendeten Fette und Öle bzw. die Emulsionen meist salbenartiger Konsistenz, stets genügend große Mengen eines geeigneten Emulgators gelöst enthalten, der restloses Auswaschen mit Wasser gewährleistet (Prinzip des Ölshampoons, s. dort). Solche Packungen sollen in erster Linie als *Nährpackungen* dem Haare Nährstoffe zuführen; zu diesem Zwecke werden die anzuwendenden Präparate unter Zusatz von Cholesterin oder Lecithin (Eier- oder Hirnlecithin, kein Pflanzenlecithin!) bzw. Gemischen beider Lipoide hergestellt. Vielfach werden auch solche Nährpackungen mit Eigelb empfohlen. Die Verwendung von frischem, rohem Eidotter bringt jedoch die gleichen Gefahren mit sich wie beim Eishampoon (s. dort). Besser ist es jedenfalls, das Eigelb in Form einer Eigelb-Öl-Emulsion wie beim Ei-Öl-Shampoon (s. Ölshampoon) anzuwenden. In Amerika wird die Eigelbpackung für die Haare häufig unter Verwendung hartgekochten Eidotters ausgeführt, der nicht den Nachteil der Klebrigkeit und schweren Auswaschbarkeit aufweist wie der rohe Eidotter.

Fettpackungen können auch therapeutisch äußerst wertvoll sein bei Bekämpfung der Seborrhoea sicca (Pityriasis capitis) zur Aufweichung und Abstoßung der verhärteten Krusten.

Säurepackungen (Zitronenkurpackungen) werden mit zitronensafthaltigen Präparaten ausgeführt, eventuell auch mit Zitronensaft, nach Einreiben in die Kopfhaut und Durchtränken der Haare (s. auch Zitronenkur).

Trockenpackungen (Streupackungen mit Puder, eventuell Anwendung eintrocknender Wasserpasten ohne Glyzerin!) bei Seborrhoea oleosa, wie überhaupt bei fettem Haar, können Nutzen bringen. Bei Streupuderpackung keine Erwärmung.

Spezialhaarpackungen. — *Färbepackungen.* Auch die Henna- bzw. Henna-Rastik-Färbung (Kataplasmafärbung) ist hierher zu rechnen, ebenso die Anwendung des echten Rastiks. Erwärmung ist nützlich. Man macht auch leichte Hennapackungen zur Erzielung von Mahagonireflexen auf blondem oder dunklem Haar, sowie vielfach (oft progressiv) färbende Packungen aus Moorerde, Braunkohle, Torf o. dgl., eventuell mit Zusatz von Schwefel, auch leichte Rastikpackungen (metallisches Eisen, metallisches Kupfer und geröstete Galläpfel, eventuell Pyrogallol) usw. — *Blondierungspackungen* mit Magnesiumkarbonat und Wasserstoffsuperoxyd werden natürlich ohne Erwärmen vorgenommen. Als solche lassen sich auch Kamillenpackungen verwenden, eventuell kombiniert mit Wasserstoffsuperoxyd oder Persalzen (s. auch Haarbleichmittel).

S. auch Gesichtspackungen; Ölshampoon.

Haarpetrol. Die Haarpetrole bestehen aus einer wässerig-alkoholischen Flüssigkeit (Vehikel) mit obenauf schwimmender fetter Schicht (Essenz), welch letztere aus Petroleum, Vaselinöl und aetherischen Ölen besteht. Viele derartige Präparate enthalten auch kein Petroleum (s. unten). Vor dem Gebrauch wird die Flasche geschüttelt, wodurch eine Art vorübergehender Emulsion entsteht, die mit einem Wattebausch in den Haarboden eingerieben wird. Jedenfalls verbinden diese Haarpetrole die tonische Wirkung des Alkohols mit der gleichzeitigen Petroleumwirkung bzw. Fettzufuhr, werden also besonders bei sehr trockenem, sprödem Haar indiziert sein. Ein entschiedener Nachteil dieser Präparate ist aber ihr Glyzeringehalt, der hier notwendig wird, um die Suspension der Ölteilchen im klaren alkoholisch-wässerigen Vehikel zu begünstigen.

Essenz.		*Wässerig-alkoholisches Vehikel.*	
Rektif. Petroleum	500,0	Destilliertes Wasser	5 l
Portugalöl	300,0	Alkohol	3 „
Bergamottöl	100,0	Glyzerin	200,0
Zitronenöl	100,0	Salzsaures Chinin	4,0
Grünlich färben mit fettlöslichem Chlorophyll.		Pilocarpin	2,5

Bei diesem Präparat soll durch Zusatz von salzsaurem Chinin und besonders von Pilocarpin das Wachstum der Haare gefördert werden.

Essenz.		*Vehikel.*	
Vaselinöl gelb	5000,0	Alkohol	300 ccm
Bergamottöl	600,0	Wasser	700 „
Zitronenöl	300,0	Glyzerin	20 „
Linalool	600,0	Formalin	10 „
Grünlich färben.			

Man füllt das Vehikel in Flaschen von zirka 150 ccm Inhalt ab und schichtet für jede Flasche zirka 5 g fette Essenz auf (s. auch Pétrole Hahn).

Haarpflege. Die Pflege des Haares ist wichtig und gehört mit zu der Sorgfalt, die wir unserem Körper schuldig sind. Es sollte damit nicht erst begonnen werden, wenn der Haarboden bereits erkrankt und der Kopf immer kahler wird. Haarausfall bzw. Kahlheit ist ein kosmetischer Defekt, welcher den Träger in sozialer und materieller Beziehung schwer schädigen kann. Eine sachgemäße und dem einzelnen Fall angepaßte Pflege des Haares ist deshalb besonders wichtig für alle und besonders für die, welche familiär einen schwachen Haarboden haben oder dies annehmen müssen. Die Haarpflege muß möglichst frühzeitig, am besten schon in der Kindheit, erfolgen. Sie soll mit der übrigen Körperpflege Hand in Hand gehen. Ein guter Allgemeinzustand, genügend Schlaf, vernünftige Gymnastik, Sport in mäßigen Grenzen, Bewegung im Freien, alles, was Körper und Geist erfrischt und gegen Krankheit schützt, wirkt auch günstig auf den Haarboden.

Das Haar muß vor nachteiligen Einflüssen der Atmosphäre, vor äußeren und inneren Schädlichkeiten nach Möglichkeit bewahrt werden. Wir erleben es immer wieder, daß uns Patienten einige Wochen nach ihrem Aufenthalt an der See und im Hochgebirge wegen plötzlichen stärkeren Haarausfalles oder deutlicher Bleichung der Haare aufsuchen, weil bei einem nicht daran gewohnten Menschen intensive Einwirkung der Sonne ungünstig auf die Haare wirkt. Falls starke allgemeine Sonnenbestrahlungen vertragen werden, sollten jedenfalls der Kopf und die Haare mit breiten Hüten oder Sonnenschirmen vor zu starker Besonnung geschützt werden.

Wir alle kennen den Einfluß seelischer Erregungen und organischer Erkrankungen auf das Kopfhaar. (Haarausfall nach akuten Infektionskrankheiten, bei Blutarmut und Basedowscher Krankheit, Ergrauen und Haarausfall nach Schreck und Aufregung.) Selbst die Menstruation soll sich auf die Haare auswirken. Erfahrene Friseure lehnen bei einer menstruierenden Frau die Vornahme von Haarfärbung und Dauerwellen ab, weil das Haar zu dieser Zeit auf derartige Maßnahmen nicht richtig reagiere.

In mäßigen Grenzen vollzieht sich normaler *Haarausfall* zu verschiedenen Jahreszeiten in mehr oder weniger hohem Grade. Auch mit einem gewissen Lichterwerden des Kopfhaares bei fortschreitendem Alter muß gerechnet werden.

Man hat versucht, durch gewisse Nahrungsmittel (Karotten usw.), durch Fütterung von viel Schwefel oder Leim enthaltender Nahrung das Haarkleid zu beeinflussen. Alle diese Versuche haben keine eindeutigen Resultate gebracht. Es wird behauptet, daß mit *Humagsolan* wachstumsfördernder Effekt erzielt werden könne. Humagsolan ist aus Spaltprodukten des Keratins hergestellt und für internen Gebrauch bestimmt. Die erzielten Resultate sind problematisch (s. Humagsolan).

Dem Körper einverleibtes Arsen wird längere Zeit im Haar gespeichert und übt zweifellos einen günstigen Einfluß auf das Haarwachstum aus. Zu bevorzugen sind die arsenige Säure oder Arseninjektionen.

Kämmen und Bürsten dienen der Schuppenentfernung, der Anregung der Kopfhaut, verleihen dem Haare Glanz und ordnen die individuelle Haartracht. Das Haar soll gründlich gekämmt werden. Man beginnt (bei langem Haar) mit dem Auskämmen der Enden und setzt den Kamm immer höher ein. Kämme mit breiten Zinken sind zu empfehlen. Staub- und andere scharfe Kämme können die Kopfhaut verletzen und sind zu vermeiden. Kämme wie Bürsten dürfen und sollen auf der Kopfhaut gespürt werden. Man bevorzuge Bürsten mit Borsten. Drahtbürsten haben zu spitze Enden. Das Bürsten ist manchem Haare sehr dienlich. Die Bürste sei möglichst breit. Sie soll bei Verwendung so gedreht werden, daß die volle Breite sich auswirkt. Am vorteilhaftesten läßt man bei langem Haar das Bürsten von einer zweiten Person ausführen. — Man reinige Kamm und Bürste oft mit Seifenwasser. Beim Friseur verlange man stets frisch gereinigte Instrumente oder lasse sich mit seinen eigenen bedienen.

Gute Durchblutung des Haarbodens dürfte die Vorbedingung für gutes Haarwachstum sein. Man kann die Hyperaemie des Haarbodens vorübergehend stark anregen. Die einfachste Methode der Hyperaemisierung ist die *Massage*, und die bequemste, billigste und beste Massage ist die Handmassage. Man bearbeite kleine Bezirke des Haarbodens und der Stirn und des Nackens gründlich mit Streich-.

Klopf- und Knetbewegungen. Zweckmäßig übt die Massage eine zweite Person oder ein geübter Friseur aus. Ein elektrisch angeschlossener Vibrator wirkt sehr anregend auf die Kopfhaut. Hochfrequenzbehandlung kann am handlichsten in der Form des Radiolux angewandt werden. *Künstliche Höhensonnenbestrahlungen* (unter ärztlicher Aufsicht!) üben stark stimulierende Wirkung auf die Kopfhaut aus.

Es ist nicht zu verkennen, daß ein guter Teil der Heilwirkung von fertigen und rezeptierten *Haarwässern* und Salben auf dem mit ihrer Anwendung verknüpften Zwang zur Massage des Haarbodens besteht. Damit die Kopfhaut in sorgfältiger Weise bearbeitet werden kann, behandle man jeden Abend nur eine Hälfte des Kopfes mit dem Medikament. Zunächst wird in sagittaler Richtung ein Scheitel neben dem andern angelegt und in jeden tüchtig entweder Salbe mit der Hand oder einem Borstenpinsel oder Haarwasser mit der Hand oder einem Wattebausch aufgetragen. Man unterscheidet bei den Haarpflegemitteln solche für trockene und für fettige Kopfhaut. Bei trockenem Haar verwendet man Brillantine oder Haaröl und nur gelegentlich spirituöse Waschungen. Als Haaröl ist auch ein Salizylöl gut brauchbar.

Rp. Ac. salicyl. 1,0	Ol. Olivar.	
Ol. Ricini	Ol. Amygdal.	aa ad 30,0

Bei fettigem Haar läßt man spirituöse Kopfwässer anwenden, denen man, um zu starke Austrocknung zu vermeiden, $^1/_2$—2% Rizinusöl zusetzen kann. Daß Schwefel der (seborrhoischen) Kopfhaut dienlich ist, beruht auf einer alten Erfahrung. Doch ist manche Kopfhaut äußerst empfindlich für seine Anwendung und reagiert mit Brennen, Jucken und Pusteln. An Stelle des Schwefels kann auch das *Sulfoform*, eine Antimon-Schwefel-Verbindung, die auf der Kopfhaut allmählich Schwefel abspaltet, verwendet werden (als 5—20%ige Salbe, als 10%iges Sulfoformöl oder als Sulfoformspiritus). Von den fertig zu beziehenden Haarwässern ist Schwefel in statu nascendi z. B. im *Papillantin* (s. dort) enthalten (zwei verschiedene Lösungen werden gleichzeitig aus einer Doppelflasche auf das Haar gespritzt). Das sehr beliebte *Trilysin* und viele andere Haareinreibungen enthalten Cholesterin. Ob dieser Bestandteil und ob lokal zugeführte hornbildende Substanzen im *Silvikrin* u. a. tatsächlich besondere Wirkungen entfalten, erscheint fraglich. Als anregender, hyperaemisierender Alkohol, der wöchentlich 2—3mal anzuwenden ist, kann u. a. empfohlen werden:

Rp. Euresoli 1,0	Tinct. Veratri	aa	5,0
Tinct. Arnicae	Aq. dest.		
Tinct. Formicar.	Spir. Vini dil.	aa	125,0

Er hat den Vorteil, die Haare nicht zu verfärben und kann daher auch bei blonden (weniger bei weißen) Haaren verwendet werden.

Noch immer ist die Frage ungeklärt, ob und in welcher Form Schneiden des Haares die entfernte Papille beeinflußt. Irgendwelche definitive Charakterveränderung des Haares nach häufigem Schneiden ist mit Sicherheit nicht festgestellt worden. Man kann das Haar durch Schneiden oder Sengen kürzen. Letzteres zerstört gespaltene Haarenden und ist deshalb bei Trichoptilosis dem Schneiden vorzuziehen. Darnach Einfetten mit Brillantine.

Vor dem *Waschen* der Haare wird zweckmäßig die Kopfhaut mit Öl (angewärmtes Olivenöl, eventuell mit Zusatz von Rizinusöl) behandelt, um die zum Teil noch anhaftenden Schuppen leichter zu lösen und später mechanisch entfernen zu können (s. Öl-shampoon). Wenn es möglich ist, die Öleinreibung einen Tag vor der Kopfwäsche vorzunehmen, so resultiert daraus eine ausgiebige und wirkungsvolle Einwirkung des Öls auf die Kopfhaut. Aber auch das unmittelbar vor dem Waschen auf den Kopf gebrachte Öl verfehlt seine Wirkung nicht. Um das Eindringen des Öls in die Kopfhaut intensiver zu gestalten, legt man nach gründlichem Einreiben, was mit Wattebausch nach sorgfältigem Abteilen des Haares in Strähnen geschieht, ein heißes Tuch auf den Kopf. Nach zirka $^1/_2$ Stunde wird das Haar dann sorgfältig ausgewaschen. Zweckmäßig schaltet man die Vibrationsmassage in dieses Intervall ein (s. auch Öl-Shampoon).

Die rationelle Haarpflege besteht ähnlich wie die Pflege der Haut in der Entfernung von Unreinheiten. Staub und Schmutz, Schweiß und Talg, die in ganz kleinen Partikelchen erfolgende normale Abstoßung der in stetiger Erneuerung befindlichen Epidermis müssen von Zeit zu Zeit beseitigt werden. Dies geschieht am einfachsten und besten durch Seifenwaschungen.

Man gewinnt im allgemeinen den Eindruck, daß eher zu viel als zu wenig gewaschen wird. Bei langem Haar entsteht dann allmählich eine so starke Austrocknung und Brüchigkeit der Haare, daß sie bis auf 20—30 cm abbrechen. Das kommt bei der modernen, kurzen Haartracht der Dame nicht in Betracht, denn auf deren kürzere Länge von etwa 25 cm wirkt die normale Einfettung durch die Talgdrüsen. Bei normaler Kopfhaut würden Waschungen alle 2—3 Wochen genügen, bei zu trockenem Haar etwa alle 4—6 Wochen.

Trockenwaschungen bringen keine Erkältungsmöglichkeiten, sie bedeuten große Zeitersparnis, sie vermeiden die komplizierte Technik des nassen Waschens und sind deshalb sehr geeignet für bettlägerige Kranke. Aber sie sind allein unter normalen Bedingungen zur gründlichen Reinigung nicht ausreichend und werden zweckmäßig zwischen zwei Naßwaschungen eingeschaltet. Man verwendet dazu Schwefelpuder; sehr verbreitet ist das Mittel *Curelljo* (in Streudosen, Schwefel enthaltend und grobkörnig, angeblich zur Vermeidung des Eindringens in die Follikel) oder Sulfoderm, Fissanschwefelpuder sowie *Trockenshampoon* in handlichen Beutelchen, in verschiedener Tönung für helles und dunkles Haar. Der Puder bindet die auf dem Haarboden befindlichen Fett- und Schmutzpartikel. Man entfernt den Puder aus dem Haar durch Bürsten, Staubsauger oder Föhn (Wegblasen). Da beim Bürsten auch die Kopfhaut mitbearbeitet wird, ist diese Form der Puderbeseitigung den andern vorzuziehen. Durch das Bürsten wird das Haar locker und duftig. Das Wirksame der *Harper-Ehlsschen Methode* scheint weniger in den verwendeten Medikamenten zu liegen als in der Anregung der Kopfhaut durch ausgezeichnete Massage und gründlichstes Bürsten, die beide mit dem Verfahren verbunden sind.

Nicht genug gewarnt werden muß vor Unvorsichtigkeit bei Kopfwaschungen mit Benzin. Das Haar kann bei unvorsichtigem Verhalten (Nähe von Zigarette, Badeofenflamme) Feuer fangen und schwere Verbrennungen können die Folge sein. Der im Handel befindliche *Kiriaether* (Tetrachlorkohlenstoff) (nicht erlaubt in USA.) ist nicht feuergefährlich, kann aber bei empfindlichen Personen leicht gesundheitliche Störungen hervorrufen. All diese Flüssigkeiten lösen das Fett und trocknen die Kopfhaut sehr stark aus, so daß sie nur bei stark fettendem Haar und auch da nicht zu häufig anzuwenden sind. Immerhin muß die große Annehmlichkeit dieses Verfahrens hervorgehoben werden, das schnell bewerkstelligt ist, jede Nachtrocknung unnötig macht, da die Flüssigkeit sofort an der Luft verdunstet und die natürliche Haarwelle erhält (s. auch Fettalkoholsulfonate; Sapamine).

Die Waschmittel zur nassen Kopfwäsche sind gewöhnliche milde Seifen, z. B. Marseiller Seife oder fertig zu beziehende Kopfwaschpulver oder flüssige Seifen (sogenannte Shampoons) mit Teer- oder *Pixavon*, hell oder dunkel, Kamillen- oder Parfumbeimischungen. Fast jede gute Parfumeriefirma stellt solche Lösungen her. Ich erwähne diese fertigen Präparate nicht nur, weil sie sehr verbreitet sind und der Arzt damit vertraut sein muß, sondern weil die sogenannten medizinischen Seifen und der oft verordnete HEBRAsche Seifenspiritus viel schwerer zum Schäumen gebracht werden können als die obengenannten Mittel. Als besonders mild und angenehm werden *Waschungen mit Ei* gelobt. Eigelbreste auf dem Kopf können aber leicht in Fäulnis übergehen und ihre Zersetzung wirkt nachteilig. Eiweiß ist empfehlenswerter. Allein oder mit Shampoon erhöht es den Glanz des Haares (s. Eishampoon).

Statt Zusatz von Soda benütze man besser Natron bicarbonicum (1 Teelöffel auf 1 Liter Wasser), wodurch das Haar trockener wird. Bei Blondinen kann auch etwas H_2O_2 oder Salmiak dem Waschwasser zugesetzt werden.

Man kann den gebeugten Kopf nach vorn in ein Becken waschen oder hinter der zu behandelnden Person ein Becken mit Abfluß aufstellen. Wird das Waschen von einer zweiten Person vorgenommen, so kann mit der Hand leicht das Herunterlaufen des Wassers und der Seife aufs Gesicht verhindert werden. Andernfalls schützt ein Tuch um Stirn und Nacken das Gesicht. Kopfwaschungen im allgemeinen Körperbade vorzunehmen, ist nicht ratsam, da dabei nicht mit der nötigen Sorgfalt gewaschen und gespült werden kann.

Die auf das angefeuchtete Haar gebrachte Seife wird zweckmäßig mit den Fingerspitzen auf der Kopfhaut verrieben, bis sich genügend Schaum entwickelt. Darnach ist das Haar gründlich auszuspülen, und zwar gleichfalls mit warmem Wasser, dem man $^1/_4$—1 Teelöffel Borax zusetzt oder mit Regenwasser. Das Einschäumen und Abspülen wird mindestens noch 2mal wiederholt. Wichtig ist, daß am Ende die Seife auch wirklich vollständig mit dem Wasser heruntergespült wird. Von mancher Seite wird empfohlen, die Haarspülung mit kaltem Wasser zu beenden. Der Wert dieser verschiedenen Methoden wird ebenso zu beurteilen sein, wie die Anwendung einer kalten Dusche am Ende eines warmen Körperbades. Abgehärtete Personen haben Nutzen davon, für Empfindliche birgt sie zu viel Erkältungsgefahren.

Um *Haarglanz* zu erzielen, verwendet man am besten Zitronen- oder Essigzusätze zum Spülwasser. Bekannte Parfumeriefirmen legen ihren Präparaten Glanzmittel bei oder lassen das Mittel gesondert vertreiben. Diese Mittel enthalten Säuren oder saure Salze. Essig scheint das Haar weicher zu machen als Zitrone (s. Haarglanzmittel). Kamillenspülungen verleihen von sich aus blondem Haar bedeutenden Glanz. Man kocht eine Handvoll gewöhnliche oder römische Kamille in $^1/_2$ Liter Wasser auf und seiht durch ein Tuch. Indessen kann schon Bürsten allein genügend Glanz erzeugen. Glänzendes Haar gibt dem Kopf ein besonders gepflegtes Aussehen.

Das ideale Trocknen, d. h. das für das Haar unschädlichste, geschieht unter nicht zu starker Wärmezufuhr. Es hält jedoch schwer, bei gewöhnlicher Temperatur (Zimmertemperatur) genügend schnell einen nassen Kopf zu trocknen. Abfächeln des Kopfes mit gewöhnlicher Luft wäre ausgezeichnet, nimmt aber zuviel Zeit in Anspruch. Föhnanwendung mit kalter Luft kann zu Erkältungen führen. Sehr empfehlenswert, wenn auch etwas mühsam, ist das gründliche Frottieren mit gewärmten weichen Handtüchern, die dauernd gewechselt werden. Man kann auf diese Weise das nasse Haar völlig trocknen. Frottieren der Haut mit warmen oder gewöhnlichen Tüchern sollte immer vor jedem anderen Trocknungsverfahren weitgehend geübt werden. Am gebräuchlichsten ist zurzeit die warme *Heißluftdusche (Föhn)*, die bequem und bald zum Ziele führt und nicht schädigt, wenn die Trocknung nicht zu rasch geschieht. Man halte den Apparat möglichst weit vom Haar entfernt und kämme das Haar bei der Trocknung aus. Ofen- und Sonnenwärme trocknen zu stark und ungleichmäßig. Die Austrocknung soll nicht zu schnell erfolgen.

Anschließend an die Kopfwäsche wird, wo es nötig ist oder gewünscht wird, das Haar gewellt. Sind von Natur aus Wellen vorhanden, so wird man sich, wenn überhaupt eine Ondulation in Frage kommt, zu *Wasserwellen* (s. dort) entschließen, welche die dem Kopf eigenen Wellen nicht zerstören, sondern zu stärkerer Geltung bringen. Glattes Haar wellt man mit der Brennschere *(Ondulieren)* oder läßt *Dauerwellen* vornehmen. Wird die Brennschere nicht zu oft und nicht zu heiß angelegt, so schadet das Verfahren gesundem Haare nichts. Trockenes, dünnes Haar kann durch zu viel Brennen mit der Schere Schaden nehmen. Die natürliche Welle wird durch das Ondulieren zerstört. Die Vornahme von Dauerwellen ist kompliziert und kann nur Haarspezialisten anvertraut werden. Die Haare werden mit einer geeigneten Flüssigkeit getränkt, gewickelt, mit besonderen Umhüllungen versehen und unter zahlreichen Heizkörpern dem elektrischen Strom längere Zeit ausgesetzt. Die Flüssigkeit in den Packungen gelangt bis zum Kochen. Selbstverständlich hat die Dauerwelle nur eine begrenzte Lebensdauer, solange bis das gewellte Haar genügend vom Kopf abgerückt ist und das Nachwachsen von ungewelltem Haar eine Wiederholung des Verfahrens notwendig macht (Näheres s. Dauerwellung).

Sogenannte *Lockenwickler*, die meist über Nacht liegen bleiben, verhindern das notwendige Ausdunsten des Kopfes und malträtieren das Haar. Wickler aus Metall, Gummi und Leder sind gleich schädlich.

Wenn in seltenen Fällen der Wunsch besteht, das Haar zu glätten, so rate man zu Brillantine, Pomade oder Fixativ (Schleimsubstanz).

Bezüglich der äußerlichen Verwendung gewisser Medikamente bei Blondinen ist darauf hinzuweisen, daß Tannin, Resorzin, Tannobromin, Ichthyol, Thigenol, Thiol, β-Naphthol, Empyroform u. a. Dunkelfärbung der blonden Haare bewirken, also nicht anzuwenden sind. Kamillenwaschungen wirken aufhellend, oft mehr als erwünscht, wenn sie lange fortgesetzt werden. Solche sind bei dunklem Haar also nicht indiziert. Bei dunklem Haar ist auch zu berücksichtigen, daß lange fortgesetzte alkalische Waschungen (Shampoons) dem Haar einen häßlichen fuchsigen Reflex verleihen. Die blonde Haarfarbe kann oft auch bei innerlichem Gebrauch von Eisen (anaemische Zustände usw.) stark nachdunkeln, ebenso z. B. auch nach Gebrauch von Eisen-Moor-Bädern, Eichenlohebädern usw.

Über Nutzen und Schaden der einzelnen Haartrachten ist nur wenig zu sagen. Das (nicht zu feste) Flechten der Haare in Zöpfe ist nicht schädlich. Die aufgesteckten Haare belasten den Kopf mit einem gewissen Gewicht. Schneckenfrisur ist nicht mehr oft anzutreffen. Sie ist für die Ohren störend und ungesund. *Haarnadeln* üben einen gewissen Druck auf Haare und Kopfhaut aus, aber trotzdem hat man in der Vorbubikopfzeit Haar mit sehr vielen und schweren Nadeln in außerordentlich gutem Zustand angetroffen. An Stelle von Stahlhaarnadeln sind Aluminium-, Schildpatt- und Zelluloidnadeln zweckmäßiger. Die Nadeln sollen keinesfalls über Nacht im Haar bleiben. Die Kopfkissen sollten häufig gelüftet werden. Die Wärme von Kissen, die zu weich sind, hält die Ausdunstung des Kopfes hintan. — Köpfe, die früher Scheitelfrisuren trugen, werden auch nach Jahren immer wieder den einmal vorhandenen Scheitel erkennen lassen. — *Perücken* sind begreiflicherweise für die darunter befindliche abgeschlossene Kopfhaut schädlich, müssen aber meist einen irreparablen Schaden verdecken und sind daher dem Träger unentbehrlich. Haarersatzteile (Locken usw.) und Haarschmuck (Spangen, Kämme, Diademe) können ohne Bedenken getragen werden, sofern mit ihnen kein zu großer Druck auf Kopf und Haare ausgeübt wird. Aus der Haartrachtmode ist derzeit der Bubikopf nicht mehr wegzudenken. Er erleichtert das Waschen erheblich und hat viel zu hygienischer Haarpflege beigetragen. Außerdem ist er kleidsam und läßt die Trägerin jung erscheinen. Der oft beklagte Begleitumstand des Bubikopfes: die starke Fettigkeit, wird sich nicht leicht beseitigen lassen. Schwere, impermeable oder enge Kopfbedeckungen sind zu verwerfen. Das viele Schneiden, namentlich das Rasieren im Nacken, das man gelegentlich zugunsten einer längeren Haartracht — bis zur Einrollung am Hals — aufzugeben beginnt, hat früher zu vielen Schädigungen geführt (Ekzeme, Abszesse, Furunkel). Man soll das Haar mit einer Schere oder mit einer desinfizierten Haarschneidemaschine kürzen, die beide den Schaft nicht direkt beim Durchtritt durch die Haut, sondern etwa $^1/_{10}$ mm höher treffen. So wird auf der Kopfhaut keine Eingangspforte für Bakterien geschaffen wie beim Rasieren.

S. auch Arnika-Haaröl; Dauerwellung; Haarbleichmittel; Haarfärbemittel; Haarfärbetechnik; Haarglanzpulver; Haarwässer; Hauskosmetik; Krinogen; Lavaren; Novichthanseife; Nusol; Nußöl; Ölshampoon; Pallabona; Petrol; Petrolatsalbe; Petrolein; Shampooniermittel; Silvikrin; Sonne; Spiritus capillorum; Takikrin; Thiopetrol; Thiopix; Trockenshampoon; Wasserwellung.

Haarpigmentschwund, partieller, in jugendlichem Alter. Relativ häufig auch bei jugendlichen Personen in Form weißer, pigmentloser Haarstellen, oft fleckige Stellen, häufiger ganze Haarsträhne von Pigmentschwund befallen. Künstliche Färbung hier nur schwer zu erzielen, da die Haarfarbe auf diesen pigmentlosen Stellen oft fast wirkungslos ist.

Haarpomaden, Unguenta pomadina pro capillis, werden ebenfalls, wie die Haaröle, heute nur wenig gebraucht. Es seien hier nur einige Vorschriften von Haarpomaden gegeben, die auch einen gewissen therapeutischen Wert besitzen dürften.

Kammfettpomade, Unguentum pomadinum adipis colli equini. Pferdekammfett galt von altersher als haarwuchsfördernd, eine Annahme, die durch den Cholesteringehalt dieses Fettes gerechtfertigt erscheint.

Rp. Adip. coll. equin.	200,0	Sebi benzoat.	20,0
Cerae flav.	40,0	Bals. peruv.	1,5
Adip. benzoat.	40,0		

Chinapomade. Bei Verwendung von Chininsalzen empfiehlt sich hier stets ein gleichzeitiger Zusatz von Tannin oder einer Tinktur gerbstoffhaltiger Drogen.

I. Körper	1000,0	II. Körper	1000,0
Chininsulfat	8,0	Salzsaures Chinin	6,0
Tannin	4,0	Tannin	4,0
Perubalsam	1,0	Rosenöl bulg.	1,0
Zitronenöl	2,0	Geraniumöl	3,0
		Vanillin	0,5

Chinapomade (zusammengesetzt).

Körper	1000,0	Perubalsam	10,0
Chinarindentinktur	50,0	Rosenöl bulg.	1,0
Cantharidentinktur	10,0	Geraniumöl	2,5
Tannin	2,0	Vanillin	0,5
Pfeffertinktur	5,0	Resinoid Labdanum	0,3

Gurkenpomade.

Gurkensaft	500,0	Lanolin	500,0
Benzoetinktur	15,0	Schweinefett	1000,0
Tolutinktur	10,0	Rosenöl	2,0
Vanillin	1,0		

Ochsenmarkpomade.

I. Körper	500,0	II. Kakaobutter	200,0
Gelbes Wachs	60,0	Walrat	200,0
Markfett	350,0	Markfett	3000,0
Walrat	90,0		

Chinamarkpomade.

Markfett	1000,0	Pfeffertinktur	25,0
Vaselin	3000,0	Perubalsam	5,0
Chininsulfat	20,0	Zitronenöl	5,0
Tannin	8,0	Nelkenöl	4,0

Kristallpomade.

Rizinusöl	1000,0
Olivenöl	760,0
Walrat	240,0

Pappelknospenpomade schreibt man einen besonders günstigen Einfluß auf das Wachstum der Haare zu, was auch, infolge des Gehaltes der Pappelpomade an Salizylsäurederivaten (Populin), begründet erscheint.

Trockene, pulv. Pappelknospen ... 250,0 werden mit einem Gemisch von:

Alkohol	140,0
Aether	60,0
Ammoniak 10%	5,0

angefeuchtet und mit dieser Flüssigkeit in einer Flasche übergossen. Man läßt unter öfterem Umschütteln 24 Stunden stehen. Anderseits schmilzt man:

Gelbes Wachs	50,0
und	
Schweinefett	950,0

zusammen und gibt den filtrierten Pappelknospenauszug hinzu. Man verjagt den Überschuß des Extraktionsmittelgemisches und füllt ab. Die Pomade ist grünlich gefärbt; sollte die Färbung zu wenig ausgesprochen sein, färbt man mit fettlöslichem Chlorophyll nach.

Haarpuder wurden früher in verschiedenen Farben zum Aufpudern, sozusagen zum Färben der Haare, verwendet, auch Puder mit Metallflitterzusätzen waren beliebt. Derartige Präparate sind heute aber ohne jedes Interesse. Dagegen kommt den einfachen Haarpudern, im Sinne austrocknender Streupuder bei Seborrhoea oleosa usw., Bedeutung zu, für solche Fälle kann jeder beliebige Streupuder oder Gesichtspuder dienen. In gewissen Fällen setzt man solche austrocknende Haarpuder mit höherem Gehalt an Magnesiumkarbonat (auch mit Kieselgur usw.) zusammen, um ihre aufsaugende Wirkung zu erhöhen bzw. macht medikamentöse Zusätze spezieller Art (Teer, Schwefel usw.).

Haarregenerator I und II. Nach Angabe ist I eine alkoholische Flüssigkeit, die Perubalsam, Benzoesäure, aetherische Öle und Rizinusöl enthält, II eine Hanfsamenemulsion mit Borsäure und Alkohol. (Radlauers Kronenapotheke, Berlin.)

Haarrupftic, s. Trichotillomanie.

Haarschopf der Neuropathen, s. Kindesalter.

Haarspiritus, Spiritus capillorum, Spiritus ad capillos, s. Alopezien; Haarausfall; Haarwässer (in letzterem Kapitel vgl. besonders die Hinweise am Schlusse).

Haarsplitterung, s. Trichoptilosis.

Haartracht, s. Haarpflege; Kleidung; Mode.

Haarverlust, s. Atrophie; Bartflechte; Haarausfall.

Haarwässer. Wir müssen hier zunächst prinzipiell unterscheiden zwischen dem eigentlichen Haarwaschwasser (Lotio) und dem Haarspiritus (Spiritus capillorum). Während das zum regelmäßigen Waschen des Haares dienende Haarwasser direkt in größeren Mengen auf die Kopfhaut aufgeträufelt wird und dort durch Reiben zu Schaum mit der Hand reinigend und tonisch wirkt, wird der Haarspiritus mehr lokal mit dem Wattebausch eingerieben und durch diese Verwendung, abgesehen von der fettentziehenden Wirkung des konzentrierten Alkohols, kein reinigender Zweck verfolgt, sondern ein therapeutischer. Bei dem Haarspiritus, mit Ausnahme einiger Spezialpräparate dieser Art, die Seife oder Saponin enthalten, kommt eine Schaumwirkung nicht zur Geltung, diese Spiritus capillorum sind alle mit hochprozentigem, eventuell mit ganz schwach verdünntem Alkohol hergestellt. Die eigentlichen Haarwässer wirken, abgesehen von eventuell darin enthaltenen spezifischen Zusätzen, in erster Linie durch ihren Alkoholgehalt in geeignet abgeschwächter Konzentration tonisch und antiseptisch, beim Reiben des hier allein zur Verwendung kommenden verdünnten Alkohols zu Schaum (Friktion) auch oberflächlich reinigend, ganz schwach entfettend, entfetten bzw. reinigen aber oft energisch genug, um die Schuppen abstoßen zu helfen bzw. um die Schuppenbildung zu beseitigen oder zu vermeiden (Prophylaxe). Eine detersive Wirkung kommt den alkoholischen Haarwaschwässern nicht in dem Sinne zu wie den Shampooniermitteln (s. dort), deren Anwendung auch in größeren Abständen zu erfolgen hat als jene der Lotiones, deren regelmäßig täglicher Gebrauch nur Nutzen bringen kann, wenn die Konzentration des alkoholischen Vehikels nicht über 70%igen Alkohol hinausgeht. Außer einer möglichen spezifisch therapeutischen Wirkung (als Antiseptica, Antipruriginosa, Stimulantia usw.), kommt den hier verwendeten Aromaticis die Rolle zu, die tonisch-erfrischende Wirkung des verdünnten Alkohols oft sehr wirkungsvoll zu unterstützen.

Wir können mit solchen Haarwaschwässern durch regelmäßigen Gebrauch vor allem prophylaktisch ungemein viel erreichen und in manchen Fällen die Behandlung seborrhoischer Zustände durch Anwendung spezifisch wirkender Mittel unterstützen. Vor allem sind aber in den Anfangsstadien der Pityriasis capitis (leichte, trockene Schuppen) durch solche Kopfwaschwässer, selbst ohne spezifische Zusätze, schon bemerkenswerte Resultate zu erzielen. Soweit hier Zusatz spezifisch wirkender Medikamente überhaupt in Frage kommt, ist die Dosierung derselben stets eine erheblich schwächere als bei den in viel spärlicheren Mengen zur Anwendung kommenden Spiritus capillorum.

Haarwaschwässer, Kopfwässer, Lotiones, sind stets mit verdünntem Alkohol hergestellt, dessen Konzentration hier nicht über 70% Alkohol hinausgehen darf, um jede zu stark entfettende Wirkung zu vermeiden und um innerhalb der Grenzen des Optimums antiseptischer Alkoholwirkung zu bleiben. Der für diese Haarwässer typische, leichte, rasch verschwindende Schaum, der beim Reiben der behaarten Kopfhaut kräftig zur Geltung kommt, wird durch ein geeignetes Mischungsverhältnis zwischen Alkohol und Wasser bedingt und läßt sich durch keine Zusätze in seiner absolut charakteristischen Form etwa künstlich hervorrufen. Das Optimum der Schaumkraft liegt bei 70% Alkohol und 30% Wasser, ein gutes Mittel ist 60% Alkohol und 40% Wasser, unter dieser Konzentration nimmt die Schaumkraft schon ab, unter 50% ist sie unzureichend. Zulässiges Alkoholminimum also 50%. Seifenzusätze sind hier gänzlich unangebracht, ebenso auch Saponinzusatz und Alkalizusatz nur in wenigen Fällen opportun. Nicht zu empfehlen ist Glyzerinzusatz. Glyzerin verschmiert die Haare und den Haarboden, auf denen so Staub und Schmutz anhaften. Fettzusätze werden bei sogenannten „fetten" Haarwässern empfohlen. In erster Linie wird hier Rizinusöl verwendet, das in mindestens 90%igem Alkohol gelöst werden muß. Diese Zubereitungen sind aber keine Haarwaschwässer, sondern Einreibemittel (Spiritus capillorum). Manchmal werden solche fette Haarwässer indes auch als Lotiones durch einfaches Aufschichten von fettem Öl auf ein mit verdünntem Alkohol bereitetes Haarwasser bereitet; sie geben nach dem notwendigen Umschütteln vor Gebrauch eine trübe Fettemulsion. Wir besitzen jedenfalls im nachträglichen Einfetten zu trockener Haare nach dem Waschen ein viel sichereres, angenehmeres Mittel der Fettzufuhr, es besteht also keine Notwendigkeit, fette Haarwässer herzustellen.

Parfumierte Haarwässer ohne spezifisch wirkende Zusätze.

Eau-de-Cologne-Haarwasser.

Alkohol	700	ccm
Wasser	300	„
Zitronenöl	3	g
Bergamottöl	3	„
Lavendelöl	1	„
Rosmarinöl	0,3	„
Neroliöl	1	„
Xylolmoschus	0,2	„

Veilchenhaarwasser.

Alkohol	600	ccm
Wasser	400	„
Phenylaethylalkohol	1	g
Anisaldehyd	1	„
Methyljonon	3	„
Jonon	1,5	„
Jasmin künstl.	0,3	„
Ketonmoschus	0,1	„

Lavendelhaarwasser.

Alkohol	600	ccm
Wasser	400	„
Cumarin	0,5	g
Lavendelöl	4	„
Rosenöl künstl.	0,5	„
Spiköl	1	„

Fliederhaarwasser.

Alkohol	700	ccm
Wasser	300	„
Terpineol	5	g
Rosenöl künstl.	1,5	„
Anisaldehyd	0,5	„
Vanillin	0,3	„
Jasmin künstl.	1	„
Neroliöl	0,2	„
Heliotropin	0,5	„

S. ferner Alopezien; Antisepton; Bayrum; Birkenhaarwasser; Birkinin; Brennesselwasser; Captol; Chloralhydrat; Cholecit; Cholesterin; Cholesterinhaarwässer; Contagen; Cys-Dovan-Haarkur; Dralles Birkenwasser; Eidol; Eiskopfwässer; Euresol-Haarwasser; Formotannin; Godesia; Haarpflege; Hofmann-Haarspiritus; Jaborandi-Haarwasser; Jodovon; Kamillenhaarwasser; Nervbayrum; Papillantin; Pedrol; Peru-Tanninhaarwasser; Portugalhaarwasser; Procrinin; Quininehaarwasser; Radiumhaarwasser; Radium-Simsonhaarwasser; Schädigungen; Seebalds Haartinktur; Spiritus capillorum Unna; Tanno-Chininhaarwasser; Trilysin.

Haarwuchs, s. Alterserscheinungen; Behaarung; Hypertrichosis; Lichtbehandlung; Mode.

Haarwuchsmittel, s. Dacrisol; Emeko; Eutrichol; Haarausfall; Humagsolan; Ipeknolle; Pilikaptin; Sanerva; Seebalds Haartinktur.

Haarzunge, s. Mundhöhle; Schädigungen.

Habo, Hornhautentferner und Nagelpflege, enthält etwa 9,7% Pottasche und 0,6% Ätzkali; in gelb gefärbtem Wasser gelöst. (Harisberger, Zürich.)

Hackenfuß. Der Hackenfuß ist eine verhältnismäßig seltene Fußdeformität, die in einer Dorsalflexionsstellung des Fußes zum Unterschenkel besteht (s. Fußdeformitäten) ohne Veränderungen im Fuß selbst. Der *angeborene Hackenfuß* entsteht häufig durch eine intrauterine Zwangshaltung. Die *erworbenen Hackenfüße* entstehen meist durch Verletzung der Achillessehne. Vor vielen Jahren, als man besonders bei der LITTLEschen Krankheit (s. Lähmung des Fußes) die spastischen Spitzfüße mit allzu ausgiebiger Verlängerung der Achillessehne behandelte, sah man diese Fußdeformität sich häufig im Anschluß an die Operation entwickeln.

Die *kosmetische Bedeutung* liegt in der fehlerhaften Stellung des Fußes zum Unterschenkel. Die Patienten gehen auf der Hacke, ohne mit dem vorderen Abschnitt des Fußes den Boden zu berühren. Weitere Symptome sind das Fehlen der Abwicklung des Fußes, stampfender, unelastischer Gang.

Die Behandlung ist ohne orthopädische Beseitigung der Fehlstellung machtlos. Die Beseitigung der Fußdeformität ist dringend zu fordern und vor allen Dingen die Wiederherstellung der Funktion der Wade auf operativem Wege. Je nach der Ursache kommen hier Verkürzungen der Archillessehne oder Ersatz bzw. Verstärkung durch Sehnenverpflanzung in Frage.

Hackung, s. Massage.

Hafermehlpackungen, s. Gesichtspackungen.

Hagelkorn, *Chalazion.* Chronische, nur anfangs manchmal etwas gerötete, schmerzlose (zum Unterschied gegen Gerstenkorn) Geschwulst in der Nähe des Lidrandes. Es handelt sich dabei um eine chronische Granulationsgeschwulst mit bindegewebiger Kapsel in den MEIBOMschen Drüsen und in ihrer Umgebung. Die Ursache ist nicht genau bekannt (Sekretstauung, Infektion ?). Auf der Bindehautseite besteht eine anfangs graue, später eigentümlich braune Verfärbung. In älteren Fällen kann es infolge Durchwucherns auf der Bindehautseite zur Bildung von sulzigen, später körnchenförmigen Granulationen kommen, die das Lid vom Bulbus abdrängen (s. Lidausstülpung). Nur selten wuchert das Chalazion nach außen durch (Chalazion externum). Spontane Ausheilung kommt nur selten und dann meist erst nach Monaten vor, mit Hinterlassung der braunen Verfärbung der Bindehaut. Bemerkenswert ist das rasche Hintereinanderauftreten von mehreren Chalazien bei einem Patienten, so daß manchmal ein Großteil des Tarsus befallen ist.

Einzige Therapie ist Entfernung (bei empfindlicheren Patienten in liegender Stellung!). Ein Tropfen 5%iges Kokain in den Bindehautsack, Injektion von 1%igem Novokain-Adrenalin, am besten von der Hautseite her, in die Umgebung des Chalazions, bei größerem Chalazion in dieses selbst. Nach Einlegen der Chalazionpinzette senkrechter Schnitt auf der Bindehautseite und Auslöffelung des anfangs plastischen, später schleimigen oder eitrigen Inhalts. Sehr wichtig ist die Schonung des Lidrandes, weil ein Einschnitt — wenn er nicht gleich vernäht wird — zu einer dauernden Kerbe führt. Bei alten Chalazien ist man manchmal zur Ausschälung und Entfernung der Kapsel mit Schere und Pinzette gezwungen. — Bei bereits vereiterten Chalazien genügt oft der Einschnitt allein zur Entleerung.

Prophylaktisch kommt nur Massage der Lider, eventuell Auftragen von 10%iger Schwefelsalbe auf das Lid (MICHEL) oder 0,3‰ige Sublimatsalbe in den Bindehautsack (AXENFELD) in Frage.

S. auch Gerstenkorn; Lidausstülpung; Lidgeschwülste.

Hair Restorer American. Marke Sanidozon. Parfumierte, ammoniakalische Silbernitratlösung mit 1,2 p. c. Silbernitrat. Auch „verstärkt" mit 3,0 p. c. Silbernitrat. (M. Brosio, Berlin-Lichtenberg.)

Haliflor-Creme. Ein Sommersprossenmittel. Analyse SCHÜTZ: Salbengrundlage 91 p. c., Quecksilberpraezipitat 4,8 p. c., Wismutsubnitrat 4,2 p. c., Parfum Vanillin. (Haliflor Company, Rostock.)

Haller-Creme soll nach Angabe Acetotriphenyl und Perubalsam in neutraler Salbengrundlage enthalten. Zur Wund- und Kinderpflege, gegen Wolf usw. Auch als Haller-Wundpuder im Handel. (Dr. H. Haller, Kiel-Gaarden.)

Hallux valgus, X-Zehe. Diese Deformität besteht in einer Ablenkung der großen Zehe nach außen (X-Zehe) und ist verbunden mit einem Spreizfuß, also einer Verbreiterung des Vorfußes, die ihre stärkste Ausprägung in den Mittelfußköpfchen findet. Das Köpfchen des ersten Mittelfußknochens tritt stark nach innen vor. Sehr häufig besteht gleichzeitig Hohlfußbildung und Hammerzehenbildung, noch häufiger aber ein Plattfuß oder Plattknickfuß. Das Leiden kann angeboren sein (selten) oder sich in der Jugend oder (häufiger) im reifen Alter entwickeln. Für die Entstehung der Verunstaltung sind in erster Linie eine vererbte Anlage, in zweiter Linie erst äußere Einflüsse (Schuhzeug) verantwortlich zu machen.

Bedeutung des Hallux valgus in kosmetischer und funktioneller Hinsicht. Der Hallux valgus bedeutet eine starke Verunstaltung des Fußes, insbesondere auch weil der Ablenkung der großen Zehe fast immer Verunstaltungen der übrigen Zehen folgen (X-Zehen, Hammerzehen). Durch den Stiefel, auch den Maßstiefel, wird die Verunstaltung nur in den Anfangsstadien verdeckt. Käufliches, spitzes Schuhzeug begünstigt die weitere Entwicklung des Leidens.

Die Haut über dem sogenannten Ballen sowie die darunter gelegene Knochenhaut des ersten Mittelfußköpfchens werden immer mehr empfindlich gegen den Druck des Oberleders und gegen Temperatureinflüsse (Frostballen), es kommt zu langwierigen Entzündungen über dem Ballen sowie zur Bildung eines Schleimbeutels, der zu Entzündungen und Eiterungen neigt. Die veränderten Funktionsbedingungen für das Großzehengrundgelenk führen hier zu einer schmerzhaften, oft mit Versteifung verbundenen Gelenkentzündung. Der Spreizfuß macht die Fußabwicklung schmerzhaft und verändert das Gangbild.

Vorbeugung und Behandlung des Hallux valgus. Eine vorbeugende Behandlung kommt besonders für das jugendliche Alter in Betracht und ist bei ererbter Anlage dringend anzuraten. Nachts wirken Nachtschienen der Ausbildung der Deformität entgegen, gleichzeitig den Spreizfuß bekämpfend, tagsüber aber muß alles vermieden werden, was die Großzehe nach außen ablenkt (enge Strümpfe, spitzes Schuhzeug). Bei gleichzeitig bestehendem oder drohendem auch nur leichtem Knickfuß gebe man eine diesen beseitigende Knickfußeinlage, denn diese stellt den Fuß im ganzen nach einwärts und verhindert eine schädliche Einwirkung des Bodendruckes bei der Fußabwicklung. Gegen den Spreizfuß wirkt tagsüber richtiges Schuhzeug (s. Spreizfuß) mit genügendem Platz für die Zehen. Bei ausgebildetem Hallux valgus, vorzugsweise also im reifen Alter, sollte, falls nicht vom kosmetischen Standpunkt aus auf eine Beseitigung gedrungen wird, stets der Versuch gemacht werden, unter Belassung der X-Zehe nur die einzelnen Symptome zu behandeln. Hierzu gehört die Versorgung mit Einlagen, die die begleitende Knickfußstellung bekämpfen, Vorfußbandagen, die den Spreizfuß zusammenfassen und die Mittelfußköpfchen entlasten sowie eventuell Maßschuhe, welche den Druck des Oberleders in richtiger Weise verteilen und in kosmetischer Hinsicht einen Ausgleich schaffen. Werden die einzelnen Teilsymptome aber so stark, daß sie außer der kosmetischen Schädigung eine erhebliche Schädigung der Funktion und damit der Arbeitsfähigkeit bedeuten, so können sie von sich aus schon die Berechtigung zum operativen Vorgehen bilden.

Die Art dieses Vorgehens (Abmeißelung der Exostose, Redressement mit Sehnenverpflanzung, Gelenkresektion aus dem Grundgelenk, Keilosteotomie aus dem distalen Ende des Metatarsus I usw.) richtet sich nach der Ausprägung der Symptome im einzelnen Fall. Fast immer aber bedarf der begleitende Spreizfuß und Knickfuß einer ergänzenden konservativen Behandlung durch Einlagen und Stiefel.

Die Deformität zu beseitigen, gelingt zwar fast immer, aber ein voll befriedigendes funktionelles Ziel zu erreichen, ist nicht in jedem Falle möglich. Denn die X-Zehe ist nur ein Symptom des unter dem Namen Hallux valgus zusammengefaßten, bei verschiedenen Personen sich ganz verschieden entwickelnden und äußernden Krankheitsbildes.

Haltungsfehler, *Haltungsverfall, Rückenmuskelschwäche, Sitzschädigung.* Es handelt sich um eine Leistungsschwäche der Muskulatur, die den Oberkörper aufrecht trägt, außerdem ist das Gefühl für die gerade aufrechte Haltung verlorengegangen. Die Muskelinsuffizienz wirkt sich einmal auf die anterior-posterioren Krümmungen der Wirbelsäule aus: die physiologische Lendenlordose kann vertieft, die physiologische Brustkyphose erhöht sein *(hohlrunder Rücken)*, die Brustkyphose ist stärker betont und zugleich nach unten verlängert *(Rundrücken)*, die Lendenlordose ist vertieft und verlängert *(Hohlkreuz)*, die physiologischen Krümmungen sind sämtlich abgeflacht *(flacher Rücken)*. Die Insuffizienz führt auch zu seitlichen Verschiebungen: Schiefstand des Schultergürtels, seitliche Verschiebungen des Rumpfes über dem Becken. An dem Haltungsverfall sind aber nicht nur die Rückenstrecker, sondern auch die Bauch-, Schulterblatt- und Beckenmuskulatur beteiligt. Die Bandapparate werden ungleichmäßig beansprucht; auf der einen Seite befinden sie sich in Überdehnung, während sie sich auf der Gegenseite allmählich verkürzen. So wird der Haltungsfehler schließlich fixiert. Vorfall des Schultergürtels (Pektoraliskontraktur) führt zur Einengung und Abflachung des Brustkorbes, vermehrte Beckenneigung (Insuffizienz der Mm. glutaei maximi — Psoaskontraktur) bedingt Hohlkreuz und Hängebauch. Eine Schädigung der Brust- und Bauchorgane ist die Folge. Die *Bekämpfung* des Haltungsverfalles geschieht durch Beseitigung der Kontrakturen, Kräftigung der Hüft- und Rückenstrecker sowie der Schulterblattmuskulatur; dazu muß eine planmäßige Erziehung zur geraden, aufrechten Haltung kommen. Die Kontrakturbeseitigung ist nur durch passive Übungen zu erreichen, z. B. Zurückführen der waagrecht erhobenen Oberarme im Sitz, wobei das Knie des Übungsleiters gegen den Rücken zwischen die Schulterblätter gestemmt wird; oder Rückenlage auf schmaler Bank mit hinter dem Kopf verschränkten Händen, Gewichtszüge an beiden Ellbogengelenken; Armschlagen rückwärts; Rückenlage, Beine hängen frei herab, das Becken ist durch einen breiten Gurt zu fixieren, um einen Ausgleich der Psoaskontraktur durch vermehrte Lordosierung zu vermeiden.

Diese passiven Übungen finden eine Ergänzung in Streckübungen gegen Widerstand (Hand des Übungsleiters, Gewichtszüge). Als guter Weg zum Wiederaufbau der Haltung ist das Verfahren von Buchholz zu empfehlen, das eine kurze Wiederholung der normalen Entwicklung des aufrechten Ganges darstellt: Beginn mit Beinübungen in Rückenlage, dann Bein- und Rumpfübungen in Seiten- und Bauchlage (Rumpfheben!), Kriechübungen (Vierfüßlergang nach Klapp), Übungen im Sitzen, Stand, schließlich Gang und Lauf. Schwimmübungen an der Bank bei freischwebendem Oberkörper bilden eine wirksame Kräftigung. Die Zahl geeigneter Übungen ist groß. Die Festlegung auf ein engumgrenztes „System" ist zu verwerfen. Von Wichtigkeit sind systematische Atemübungen. — Um das Haltungsgefühl wieder zu gewinnen, ist die Selbstkontrolle des Kindes durch das Auge im Spiegel zu empfehlen. Da das pädagogische Moment eine bedeutsame Rolle spielt, sprechen wir auch von „Haltungserziehung".

Im weiteren Sinne gehören zu den Fehlhaltungen die hysterische Skoliose, die Skoliose bei Ischias und Myalgien.

S. auch Gymnastik und Sport; Körperschönheit; Massage; Mode.

Hamamelis (Wünschelrute). Blätter (Folia Hamamelidis) und Rinde (Cortex Hamamelidis), besonders aber die Blätter liefern Auszüge, die seit langer Zeit bereits in Amerika als Zusatz zu kosmetischen Mitteln verwendet werden, in letzter Zeit auch in anderen Ländern immer häufiger gebraucht werden. Tatsächlich ist Hamamelis ein Mittel von wohltätigem, adstringierend-tonischem, entzündungswidrigem Einfluß. Blätter und Rinde enthalten Schleimstoff, Gerbstoff usw. Blätter geben etwa 22,5%, die Rinde nur 6,4% Extrakt. Die Rindenextrakte enthalten beträchtlich mehr Tannin als Blätterextrakt. Im allgemeinen werden die Blätterextrakte vorzuziehen sein.

Hamameliswasser, Witch Hazel Water.

Hamamelisblätter	1000 g	Man läßt 24 Stunden mazerieren und destilliert dann 1000 Teile ab.
Alkohol	180 „	
Wasser	2000 „	

Hamameliswasser ist eine klare, farblose Flüssigkeit.

Hamamelistinktur. 100 Teile Hamamelisblätter oder Rinde mit 500 Teilen Alkohol von 70% 10 Tage mazerieren, dann unter Auspressen filtrieren.

Hamamelisextrakt, Witch Hazel Extract.

Hamamelisblätter	1000 g	Man mazeriert 2 Stunden, dann passieren und bis zur Extraktkonsistenz eindampfen. Der Extrakt ist braun.
Wasser	2000 „	
Alkohol	150 „	

Hamamelis-Fluid-Extrakt, durch Perkolation der Blätter als dunkelgefärbter grünbrauner Extrakt. Die Extrakte werden meist aus getrockneten Blättern bereitet. Hamameliswasser und die Extrakte können natürlich auch unter Verwendung der Rinde hergestellt werden, diese wirken durch den höheren Tanningehalt besonders kräftig adstringierend. Die dunkle Färbung der Extrakte stellt ein Hindernis für deren Verwendung zu Hautcremes dar. In letzter Zeit werden auch fast farblose Extrakte gewonnen, meist durch Konzentrieren des Hamameliswassers.

Hamameliscremes.

Rp. Gelatinae alb.	1,5	*Rp.* Stearini	100,0
Boroglycerini	22,5	Kal. carbon.	10,0
Aq. Rosar.	11,0	Ol. Paraff. alb.	15,0
Aq. Aurant. flor.	15,0	Sapon. medicat.	15,0
Aq. Hamamelid.	50,0	Butyr. Cacao	25,0
——		Sapon. TRI (stearinic.)	5,0
Rp. Lanolini anhydr.	130,0	Aq. Hamamelid.	500,0
Aq. Hamamelid.	70,0	Aquae	200,0
Aq. Rosar.	25,0	S. Hazeline Snow, perlmutterglänzend.	
S. Hamamelislanolin.			

Hametumpräparate Dr. Willmar Schwabe. H.-Extrakt, Destillat aus Hamamelis viriginica, das für sich als auch in Form zahlreicher Präparate vielfältige Anwendung findet. H.-Creme ist eine Hautcreme, H.-Essig ist ein hamamelisextrakthaltiger Toiletteessig, H.-Fettpuder ist ein Wund-, Kinder- und Schweißpuder, H.-Glyzerin dient zum Weichmachen der Haut, H.-Haarwasser gegen Haarausfall, H.-Seife als Toiletteseife. Die Präparate sind unter der Zusatzbezeichnung „Hametum" im Handel. (Dr. Willmar Schwabe, Homöopath, Zentral-Apotheke, Leipzig.)

Haemangiom, s. Lidgeschwülste; Mundhöhle; Nase; Radium; Röntgen.

Haematein, s. Blauholz.

Haematoxylin ist der isolierte Farbstoff des Blauholzes, der aus dem Extrakt gewonnen wird. Es dient wie Blauholzextrakt als Zusatz zu Haarfärbemitteln, besonders zum Nuancieren von Metallsalzfarben, Hennafarben und Anilinfarben. Häufig wird aber auch als Haematoxylin der gereinigte trockene Blauholzextrakt (technisches Haematoxylin) verwendet (s. Blauholz).

Haemhidrosis, s. Schweißabsonderung.

Haemochromatose ist eine bronzefarbene bis grauschwarze Verfärbung der Haut an unbedeckten Körperstellen, in den Achselhöhlen und in der Schamgegend, die Schleimhäute sind meist nicht verändert im Gegensatz zur ADDISONschen Krankheit. Es handelt sich um ein Symptom bei verschiedenen mit Kachexie einhergehenden Allgemeinerkrankungen, beim Diabetes mellitus, bei Pigmentzirrhosen der Leber; das Pigment ist haematogenen Ursprungs.

Haemoklasische Krise, s. Urticaria.

Haemophilie, s. Blutungen aus dem Mund; Mundhöhle; Nasenbluten.

Haemorrhoiden, s. Schwangerschaft.

Haemostatica (Styptica), s. Blutstillende Mittel.

Hamburger Salbe.

Rp. Butyr. Cacao 10,0
Ol. Amygdalar. dulc. 20,0
Indifferente Salbengrundlage.

Hametum, s. Hamamelispräparate.

Hammerzehen (Krallenzehen, Klauenzehen). Sie sind charakterisiert durch eine Überstreckung der Zehen im Grundgelenk und eine Beugung in den Mittel- und Endgelenken. Sie können zunächst noch mobil sein, fixieren sich aber häufig später. Sie entstehen meist durch ein Übergewicht der langen Zehenstrecker (Extensor hallucis und Extensor digitorum), welche die Grundphalangen strecken sowie durch ein Übergewicht der langen Zehenbeuger (Flexor digitorum longus, Flexor hallucis longus und Flexor digitorum brevis) über die Wirkung der kleinen Zwischenknochenmuskeln (interossei), welche das Grundglied beugen und das Mittel- und Endglied strecken. Meist sind die Klauenzehen vergesellschaftet mit anderen Fußverbildungen, wie Lähmungshohlfuß, Hallux valgus, Spreizfuß, Klauenhohlfuß.

Die kosmetische Bedeutung ist für den unbekleideten Fuß nicht gering, besonders unschön wirken die *Hühneraugen* (s. dort), die durch den Druck des Oberleders auf die vorspringenden Köpfchen der Grundglieder hervorgerufen werden. Käufliches Schuhwerk verursacht dann unerträgliche Schmerzen und einen schmerzhaften und daher unschönen Gang.

Die *Behandlung* fällt häufig mit der Behandlung des begleitenden Grundleidens zusammen (z. B. Beseitigung des Hohlfußes, des Hallux valgus, der Lähmung). Vor allen Dingen hüte man sich vor der operativen Entfernung einer oder mehrerer Zehen, die nur im Notfall und in seltenen Ausnahmefällen gestattet ist und an sich schon eine bedeutende kosmetische Schädigung darstellen würde. Im Vordergrunde steht die Behandlung des begleitenden Plattfußes durch Einlagen, des Spreizfußes ebenfalls durch Einlagen oder Vorderfußbandagen, die den Spreizfuß zusammenziehen und das Einsinken des vorderen Quergewölbes beheben. Im Beginn kann gegebenenfalls eine mobile Hammerzehe durch Nacht- und Tagschiene behandelt werden. Führt diese Behandlung nicht zum Ziel, so kommen bei Veränderung des Muskelgleichgewichtes Sehnenverpflanzungen sowie bei schwereren Formen Knochenoperationen in Frage.

S. auch Fußdeformitäten; Hallux valgus; Hühneraugen; Lähmung des Fußes; Spreizfuß.

Hand, künstliche, s. Amputationen.

Handschuhe, s. Hauskosmetik; Kleidung; Mode.

Handschweiß, s. Schweißabsonderung.

Hanföl, Oleum Cannabis, wird durch Auspressen aus den gepulverten Früchten von Cannabis sativa L. (s. Extractum Cannabis indicae) gewonnen. Dient zur Herstellung von Seifen, sonst kosmetisch ohne Interesse.

Hängebacken, s. Alterserscheinungen; Faltenbildung.

Hängebauch. Der Hängebauch wird etwa 10—15mal häufiger bei Frauen als bei Männern beobachtet. Frauen in mittleren Lebensjahren sind am häufigsten betroffen. Der Hängebauch ist sehr häufig die Folge eines *Nabelbruches* oder eines Bauchbruches in der Nähe des Nabels oder eines Narbenbruches in der Mittellinie unterhalb des Nabels. Es genügt aber auch eine weite Diastase der geraden Bauchmuskeln. Abgesehen von diesen Ursachen, kommt aber auch ein Fettbauch zur Beobachtung ohne Beteiligung oder wenigstens ohne wesentliche Beteiligung der Bauchmuskulatur. Beide Formen sind für den Träger bei besonders starker Ausbildung eine schwere Last. Da die Bauchhaut in der Gegend der Symphyse fest fixiert ist, so hängt die Haut mit der subkutanen Fettmasse in solchen Fällen schürzenartig oft bis zur Mitte des Oberschenkels herunter. Die verschiedensten Stützapparate, die in Gestalt von Bauchbinden mit und ohne Gummi und mit und ohne Pelotten für solche Fälle angegeben sind, sind in schweren Fällen nicht in der Lage, die Fettmasse zu tragen. Bestehen Nabel- oder Narbenbrüche, so vermehren derartige Stützapparate die Beschwerden sehr häufig, so daß sie von dem Kranken abgelehnt werden, denn es besteht gerade bei diesen, meist mit großen Bruchpforten einhergehenden Brüchen eine sich im Laufe der Zeit entwickelnde, gewissermaßen chronisch gewordene Einklemmung von Netz, gelegentlich auch von Darmschlingen. Durch die dauernde Mißhandlung des durch die Bruchpforte gezwängten Bauchhöhleninhaltes kommt es zu Stauungs- und Entzündungserscheinungen und zu Verwachsungen der eingeklemmten Teile im Bruchring und Bruchsack, so daß eine vollkommene Reposition des Inhaltes aus dem oft mehrkammerigen Bruchsack nicht gelingt.

Durch den Hängebauch an sich, sei es, daß er mit oder ohne Bauchbruch einhergeht, entstehen eine Reihe von Beschwerden, die sich in folgenden Symptomen äußern. Die an sich meist auch sonst an Fettsucht leidenden Patienten werden noch unbeweglicher. Durch die überhängende Haut und durch die ständige Berührung derselben mit der darunterliegenden entwickeln sich Ekzeme und Intertrigo, Rhagaden, Stauungszustände mit elephantiastischen Hautveränderungen, und besonders stark bei Komplikation durch Brüche, Verdauungsstörungen und Kreislaufstörungen. Schließlich treten auch variköse Veränderungen der Oberschenkelvenen dazu.

Von diesen eigentlichen Fetthängebäuchen trennt SCHEPELMANN mit Recht den sogenannten *Kugelbauch* ab. Beim Kugelbauch fehlt das Überhängen des Leibes im wesentlichen, und während beim Hängebauch der höchste Punkt oft unterhalb der Symphyse in dem überhängenden Teil gelegen ist, liegt er beim Kugelbauch in der Nabelgegend. Der Kugelbauch kann ebenfalls eine Folge eines Nabelbruches sein, er kann aber auch ohne Nabelbruch bei ausgedehnter Rectusdiastase, die sich dann auch auf den oberhalb des Nabels gelegenen Teil erstreckt, vorkommen. Sowohl Kugelbauch als Hängebauch stellen, abgesehen von den obengenannten lästigen Erscheinungen, eine schwere kosmetische Schädigung für den Träger dar, besonders wenn es sich um jüngere Menschen handelt. Da, wie schon gesagt, mit konservativen Maßnahmen (Binden, Stützapparaten usw.) in allen etwas schwereren Fällen nichts zu erreichen ist, so hat man schon lange Versuche unternommen, durch chirurgische Eingriffe die Beschwerden zu lindern und dadurch gleichzeitig die kosmetische Schädigung zu beseitigen. Die erste Erwähnung in der Literatur findet sich bei SCHULZ, nachdem im Jahre 1890 DE MARS und MARX bei einem Fetthängebauch ein großes quer gelagertes Hautfettstück unterhalb des Nabels herausgeschnitten haben. SCHULZ hat dann selbst 1902 in ähnlicher Weise in zwei Fällen von Fettbauchbruch operiert. Seitdem sind derartige Operationen häufiger ausgeführt worden, und es finden sich seit dieser Zeit laufend in der chirurgischen und gynaekologischen Literatur Angaben über solche Operationen. Sehr häufig handelt es sich um durch Bauchbruch komplizierte Fälle, und es wird angegeben, daß bei der Operation von Nabel- und Narbenbrüchen bei gleichzeitig bestehendem Fett- und Hängebauch nach Versorgung des Bruches große Fetthautstücke entfernt wurden, so daß es in manchen Kliniken, wenn nicht besondere Gegenanzeigen vorhanden sind, fast zur Regel gehört, Hautfettresektionen vorzunehmen.

Zu den Gegenanzeigen gehören nach WALZEL hohes Alter und schwere Kreislaufstörungen. In solchen Fällen muß die Operation abgelehnt werden, wenn es sich nicht gerade um Notfälle, d. h. um Inkarzerationen handelt. Dann wird man naturgemäß den Eingriff auf das Notwendigste beschränken.

Was nun die verschiedenen Operationsmethoden betrifft, so sind beim gewöhnlichen Fetthängebauch ohne komplizierenden Bauchbruch, aber auch nicht selten, wenn ein solcher vorhanden war, Querschnitte zur Entfernung der Hautfettlappen angewendet worden (SCHULZ, WALZEL, A. NOËL, SCHEPELMANN u. a.). Zweckmäßigerweise soll in der folgenden Besprechung der Operationsmethoden eine Trennung zwischen dem reinen Fetthängebauch und dem Hängebauch, durch Bauchbruch kompliziert, vorgenommen werden. Beim Fetthängebauch ohne Komplikationen, abgesehen von der auch hier häufig bestehenden Rectusdiastase, beschränkt sich die Operation in erster Linie auf das Entfernen eines großen Hautfettlappens. Da es sich häufig um an allgemeiner Fettsucht leidende Menschen handelt, die oft die 200-Pfund-Grenze nicht unwesentlich überschreiten, so bedeutet aber auch dieser technisch verhältnismäßig einfache Eingriff immerhin eine gewisse Gefahr. Die übermäßigen Fettmassen, die oft schlecht ernährt sind, neigen sehr zur Nekrose. Es muß daher sehr vorsichtig vorgegangen und besonders beim Anlegen der Nähte darauf geachtet werden, daß keine Höhlen in der Tiefe zurückbleiben, und daß anderseits die Nähte nur so fest angezogen werden, daß die Gewebsflächen sich eben berühren. Schließlich sollte in jedem Falle zunächst drainiert werden. Bei stark schürzenartig herunterhängenden Hautfettlappen muß man sich vor allen Dingen sehr genau darüber unterrichten, wie weit die beiden Querschnitte in der Mitte auseinanderzuliegen haben. Schon SCHULZ hat zu diesem Zweck den Ratschlag gegeben, beim stehenden Patienten mit der einen Hand unter die Fettschürze herunterzufahren, diese anzuheben und nun da, wo die Fingerspitzen dieser Hand gegen die oberflächliche Hautpartie anstoßen, einen Punkt anzuzeichnen, der als obere Grenze zu gelten hat. Die untere Grenze des Schnittes liegt oberhalb der Symphyse in der immer deutlich erkennbaren Umschlagsfalte. Beim liegenden Patienten finden sich ganz andere Verhältnisse, da der Nabel nach oben rückt und die Weichteile nach den Seiten herunterhängen. JOLLY hat eine Klemme zur Aufhebung und Abmessung der zu entfernenden Bauchhaut angegeben. Man kommt aber mit der Methode von SCHULZ gut aus. Ist die Entfernung der beiden Schnitte in der Mitte festgestellt, so sind die seitlichen Endpunkte der beiden Schnitte in die beiden Flanken zu verlegen (von manchen wurden sie sogar bis nach dem seitlichen Rücken geführt). Der obere Schnitt verläuft entweder gerade oder, nach SCHULZ, leicht nach oben konvex, etwa bis 2 cm unterhalb des Nabels. Die Schnitte, die nach sehr gründlicher Desinfektion der Haut, möglichst auch nach Beseitigung von Ekzemen, angelegt werden, sollen mit einem großen Messer geführt werden, um sie möglichst glatt gestalten zu können. Sie sollen senkrecht bis auf die Aponeurose gehen oder keilförmig der Aponeurose zustreben, so daß sie hier zusammentreffen. Wir halten das letztere für besser, da es sonst oft schwer ist, die Höhlenbildung in der Tiefe der Wunde zu vermeiden. Man wird sich da nach der Schwere des Falles zu richten haben. Auf keinen Fall dürfen die Schnitte schräg unter den Wundrändern nach oben bzw. unten verlaufen, da sonst unter allen Umständen tiefe Wundhöhlen entstehen müssen. Man wird heute nicht mehr, wie SCHULZ es empfahl, nach Anlage der Schnitte die Hautfettlappen von der Aponeurose abreißen, sondern, wie gesagt, möglichst glatte Schnitte anlegen unter größter Schonung des Fettgewebes.

Ist ein genügend großer Hautfettlappen entfernt, so wird sorgfältige Blutstillung ausgeführt, wobei man, wie WALZEL mit Recht bemerkt, mit Unterbindungen möglichst sparen soll. Zweckmäßiger ist es, die Wundflächen mit heißen Kompressen eine Zeitlang zu komprimieren, bis die Blutungen aufgehört haben. Dann legt man einige versenkte Katgutnähte oder, was noch zweckmäßiger ist, man durchsticht mit sehr großen Nadeln und dünnen Faden die ganze Dicke der Wundlippen, die Aponeurose in der Tiefe mitfassend, und zieht diese etwas weiter vom Wundrand angelegten Nähte bis zur breiten Berührung der Wundflächen an. Dann wird eine große Zahl adaptierender feinster Hautnähte angebracht. In beide Wundwinkel kommt ein langes Glasdrain. Es muß so lang sein, daß die tiefsten Punkte der Wunde erreicht werden.

SCHEPELMANN geht beim Hängebauch in anderer Weise vor. Er legt ebenfalls einen Querschnitt an, der von beiden Lendengegenden beginnt und bogenförmig über die Leistengegend nach der Symphyse zieht. Dann präpariert er diesen Hautfettlappen nach oben bis über den Nabel hinaus ab und schlägt ihn nach oben. Hierauf schneidet er die Aponeurose der geraden Bauchmuskel querbogig nach unten ein, präpariert sie nach oben und unten weit ab und näht dann ähnlich, wie weiter unten bei der Kugelbauchoperation geschildert, in der Längsrichtung die beiden inneren Rectusscheiden und Muskeln aneinander. Sind die geraden Bauchmuskeln sehr überdehnt, so werden sie quer gefaltet und dadurch verkürzt. Dann wird der untere Rand des Aponeurosenschnittes, ähnlich wie bei der MAYOschen Operation, unter den nach oben geklappten Aponeurosenrand geschoben und hier befestigt. Schließlich wird der nach oben geschlagene obere Aponeurosenrand nach unten geklappt und auf der unteren Aponeurose festgenäht. Wird nun der Hautlappen nach unten geschlagen, so kann man genau die Grenze des nun zu entfernenden Hautlappens bestimmen und die Entfernung vornehmen.

FRIST hat vorgeschlagen, den Nabel zunächst zirkulär zu umschneiden, um ihn zu erhalten und ihn dann schließlich an neuer Stelle in ein Knopfloch wieder einzupflanzen. Dadurch wird die Operation kompliziert. Sie empfiehlt sich daher nur, wenn die übrigen Verhältnisse einfach liegen. Neuerdings sind auch Vorschläge zur Neubildung eines Nabels gemacht worden, da es merkwürdigerweise Menschen gibt, die auf die Erhaltung ihres Nabels großen Wert legen. Man muß in solchen Fällen bei der Anlage des oberen Schnittrandes Bedacht nehmen und einen zungenförmigen Hautlappen in der Mitte des Wundrandes bilden, der dann, seitlich umgeschlagen in sich vernäht, ein nabelähnliches Gebilde darstellen kann.

Handelt es sich um einen Kugelbauch, der allerdings selten ohne einen komplizierenden Bruch vorkommt, so ist es am besten, das Verfahren von SCHEPELMANN anzuwenden.

Es wird ein großes Hautfettstück zwischen Symphyse und Schwertfortsatz umschnitten, von der Aponeurose abgelöst und entfernt. Dann werden die beiden vorderen Rectusscheiden etwa 1—2 cm seitlich vom Innenrande der Bauchmuskeln in ganzer Länge eingeschnitten. Die vordere Rectusscheide wird dann nach beiden Seiten abpräpariert. Um nun eine feste Mittellinie zu schaffen, vereinigt man die schmalen Säume der vorderen Rectusscheide durch Seidennaht in der Mitte und stülpt das Mittelstück in die Tiefe ein. Dadurch rücken die beiden Muskeln nach der Mitte zusammen. Um diese Mitte zu stärken, wird zunächst die eine vordere Rectusscheide über die Mitte herübergezogen und auf dem Rectus der anderen Seite durch Naht befestigt. Schließlich wird dann die andere Rectusscheide ebenfalls über die Mitte gezogen und ebenfalls in ganzer Länge auf der Aponeurose des anderen Rectus festgenäht. Die Hautnaht macht dann gewöhnlich keine Schwierigkeiten mehr. SCHEPELMANN schlägt aber vor, an 3—4 Stellen weit vom Wundrand entfernt Matratzennähte anzulegen, die über einen Gazebausch oder dünnen Bindenkopf geknüpft werden.

Auf die durch Nabel- oder Narbenbruch komplizierten Fälle von Hänge- und Kugelbauch näher einzugehen, würde das Thema überschreiten. Es soll hier nur bemerkt werden, daß in solchen Fällen bei Hängebauch der Hautschnitt ebenfalls durch zwei quer verlaufende Schnitte begrenzt wird, von denen der obere zweckmäßigerweise oberhalb des Nabels verläuft, während der untere je nach Lage des Falles etwas höher als bei den unkomplizierten Fällen gelegt wird. Zugleich mit der Abpräparierung des Hautlappens wird der Bruchring freigelegt und der Bruchsack mit dem Hautlappen nach Versorgung seines Inhaltes entfernt. Die weitere Operation verläuft nach den Regeln der Bauchbruchoperation, wobei selbstverständlich möglichst auch die fast immer bestehende Diastase der Recti zu beseitigen ist.

Beim Kugelbauch mit Bauchbruch wird man ähnlich, wie oben nach SCHEPELMANN geschildert, längsovale Schnitte bevorzugen. Ähnlich wie SCHEPELMANN sind auch WEINHOLD (1909) und OEHLECKER (1911) vorgegangen. Nach OEHLECKERs Methode kann auch ein nicht allzu starker Hängebauch operiert werden. Er legt einen Querschnitt in die Übergangsfalte oberhalb der Symphyse, während zwei Schnitte, den Nabel rechts und links umschneidend, in der Mittellinie beginnend, in Granatenform auf den Querschnitt auftreffen. Das längsgestellte Hautstück wird mit dem Nabelbruch entfernt. Um nun auch von der überhängenden Haut beim Hängebauch möglichst viel zu entfernen, schneidet er von seinen beiden von oben nach unten verlaufenden Schnitten unten rechts und links je eine größere Hautfettecke ab. Die Versorgung von Nabelbruch und Rectusdiastase erfolgt nach den üblichen Regeln.

S. auch Alterserscheinungen; Bauchwand.

Hängebrust, s. Busen; Mammaplastik; Massage.

Hängewangen, s. Faltenbildung.

Hapalonychie, s. Nägel.

Harninkontinenz, s. Mißbildungen der Geschlechtsteile.

Harnstoff, *Urea* oder Carbamidum, wird zur Bekämpfung von Frostschäden in Form von Salben empfohlen (s. Frostbeulenmittel). In Form der Urinfußbäder schon längst als Hausmittel gegen Frostbeulen benützt. Sein Derivat, Harnstoffsuperoxyd (Ortizon), ist ein wertvolles Persalz, wird als sehr beständiger Sauerstoffentwickler bei Anilinhaarfarben benützt, auch als Mundwassertabletten (s. auch Hyperol; Ortizon; Perhydrit).

Harper-Ehls-Methode, s. Haarpflege.

Harze, aromatische (balsamische), s. Benzoe; Labdanum; Myrrhe; Perubalsam; Styrax; Tolubalsam; Weihrauch.

Harzstifte (Styli resinosi) dienen zur Epilation. Durch Anwärmen in der Flamme wie Siegellack erweicht, nach einigem Abkühlen direkt auf die zu enthaarende Stelle aufzusetzen und dann mit kurzem Ruck in der Haarrichtung abzuziehen.

Rp. Colophonii	92,0	*Rp.* Colophonii	88,0
Cerae flav.	8,0	Olibani	2,0
	(UNNA)	Cerae flav.	10,0

Auch entsprechend zusammengesetzte Harzpflaster dienen dem gleichen Zweck, ebenso Kollodiumpräparate (s. auch Depilatorien).

Haselnuß, *Fructus Coryli.* Die Haselnüsse liefern ein sehr wertvolles fettes Öl, können aber, nach dem Schälen, ähnlich wie Mandeln, zur Herstellung kosmetischer Pasten (Emulsionen) verwendet werden. Zerquetscht und zur Pasta angestoßen, liefern die Haselnüsse also Pasten bzw. milchige Emulsionen dünnerer Konsistenz (Milch), die an Wirkung den Mandelpräparaten bedeutend überlegen sind und z. B. in der Hauskosmetik der Amerikaner und Engländer seit langer Zeit zur Gesichts- und Handpflege benützt werden. Beim Rösten liefern die Haselnüsse bei mittlerer Röstung einen Grundstoff für braune Schminken, der in der Hauskosmetik in Form einer gerösteten Haselnuß, z. B. zum Schminken der Augenbrauen und Lider nutzbar gemacht wird. Bei Verkohlen erhält man ein wundervolles Schwarz für Augenbrauen usw. (RIMMEL).

Haselnußmaske, s. Masken.

Haselnußöl, Oleum Coryli. Gelbes Öl, das für kosmetische Zwecke ganz ausgezeichnet verwendbar ist. Speziell in Amerika und England längst im Gebrauch. Es ist relativ lange haltbar, wird aber an der Luft ranzig. Dagegen läßt es sich leicht durch Zusatz von Nipagin o. dgl. (s. Fettkonservierung) konservieren.

Haselnußpasta, s. Hauskosmetik.

Hasenscharte. Die Hasenscharte ist eine angeborene Hemmungsmißbildung. Häufig ist Vererbung nachweisbar. Man unterscheidet einseitige und doppelseitige Spaltbildungen. Die Spalte kann sich auf die Lippe beschränken, kann sich aber auch auf den Kiefer und auf den harten und weichen Gaumen erstrecken. Nicht selten finden sich auch noch andere Mißbildungen an solchen Kindern. Da die Hasenscharte nicht nur eine starke Entstellung bedeutet, sondern auch besonders bei größerer Ausdehnung das Saugen an der Mutterbrust erschwert oder unmöglich macht, so operiert man die Hasenscharte meist bereits in den ersten Lebenstagen. Das frühzeitige Operieren hat den großen Vorteil, daß die Säuglinge sich meist in gutem Zustande befinden, daß man so gut wie keine Narkose braucht und daß die Saugfähigkeit der Säuglinge nach dem Eingriff ermöglicht wird.

Der geringste Grad der Hasenscharte äußert sich in einer oft kaum bemerkbaren Einziehung der Lippe $^1/_2$—1 cm seitlich der Mitte. Solche Fälle wird man nicht operieren, alle anderen aber, bei denen die Spalte durch das Lippenrot bzw. einen Teil der eigentlichen Lippe hindurchgeht, sollten der frühzeitigen Operation unterzogen werden. Im allgemeinen wird man versuchen, bei gleichzeitig bestehender Kieferspalte, sei sie einseitig oder doppelseitig, diese gleichzeitig zu beseitigen.

Die Gaumenspalte, sei sie einseitig oder doppelseitig, wird heute meist erst später operiert. Wir bevorzugen die Zeit nach dem vollendeten zweiten Lebensjahre, vorher bedeutet der unvermeidliche Blutverlust doch immerhin eine Gefahr für das Kind. Einen späteren Zeitpunkt für die Operation zu wählen, ist deshalb unzweckmäßig, weil dann häufig die durch die Spaltbildung bedingte Sprachstörung nur unter besonders günstigen Verhältnissen selbst nach gelungener Operation beseitigt werden kann.

Für das *operative Vorgehen* bei Hasenscharten gelten folgende Regeln. Der Säugling wird so an ein Brett oder an den aufgestellten Rückenteil des Operationstisches mit Binden befestigt, daß der Operateur bequem davor sitzen kann. Die Arme werden in den Verband mit hineingewickelt. Die Fixierung des Kopfes erfolgt durch die Hände einer Schwester. Zum Anlegen der Hautschnitte braucht man ein paar Tropfen Aether. Für den weiteren Verlauf kann man ohne Narkose auskommen oder gibt gelegentlich noch einmal ein paar Tropfen, wenn die Säuglinge sehr unruhig sind. Die Blutstillung wird zunächst dadurch besorgt, daß man zwei weichfassende kleine Klemmen weit seitlich an den Lippen anlegt. Hat man die Hautschnitte gemacht, so faßt man die etwa spritzenden Arterien und unterbindet sie mit feinster Seide oder feinstem Katgut. Um das Verschlucken von Blut zu verhüten, kann man einen an einem Seidenfaden angebundenen Tupfer in die Mundhöhle einlegen, der gelegentlich gewechselt wird. Das Verschlucken von Blut ist deshalb möglichst zu verhüten, weil Kinder verschlucktes Blut sofort oder später zu erbrechen pflegen. Ehe man die Hautschnitte anlegt, ist es gut, genaue Messungen vorzunehmen. HÄRTEL empfahl das Maß der Unterlippe zugrunde zu legen, um darnach die Länge des Lippenrotes der Oberlippe zu bestimmen.

Das in die Spalte hineinreichende Lippenrot soll zum wenigsten zunächst in ganzer Ausdehnung erhalten bleiben. Die durch den kleinen Vorsprung gekennzeichnete Mitte der Oberlippe muß auch nach der Operation die Mitte bilden. Da die Haut häufig durch die Spalteinziehung beiderseitig sehr kurz ist, so muß in solchen Fällen durch geschickte seitliche Schnitte eine Verlängerung der Lippe herbeigeführt werden. Ehe man die Naht anlegt, werden die einzelnen Schichten der Lippe, d. h. Haut, Muskulatur und Schleimhaut, bis auf einen gewissen Grad voneinander gelöst, um sie getrennt miteinander in Verbindung bringen zu können. Auf die isolierte Muskelnaht des M. orbicularis oris haben CATES, HÄRTEL und EHRENFELD in letzter Zeit besonders hingewiesen. Durch die isolierte Naht des elastischen Muskels gelingt es meist, die unter Spannung stehende Haut und Schleimhaut ohne Schwierigkeiten zu vernähen. Bei der Naht ist besonderer Wert auf die Lippenhaut—Lippenrot-Grenze zu legen. Die beiden Seiten müssen an dieser Grenze auf Bruchteile eines Millimeters aneinandergenäht werden. Man schickt deshalb zweckmäßigerweise diese Nahtverbindung den übrigen Nähten voraus.

Findet sich bei der einseitigen oder doppelseitigen Hasenscharte ein stark vorspringender Zwischenkiefer, so darf er unter keinen Umständen abgetragen werden, da sonst, besonders später, eine erhebliche Entstellung der Profillinie zurückbleibt. Wie man im einzelnen Falle vorgeht, ist weiter unten geschildert.

Nach der gelungenen Operation ist die Anlegung eines Verbandes nicht unbedingt erforderlich. Die Wunde wird mit Jodoform- oder Dermatolpulver bestreut. Will man einen Schutz, der sich doch nur auf den obersten Teil der vorderen Naht beschränken kann, anlegen, so hat sich uns am besten das sogenannte englische Heftpflaster, das in steriler Kochsalzlösung ganz aufgeweicht wird und das in Form eines Schmetterlings bis weit über die Wange reicht, bewährt.

Die *speziellen Operationsmethoden* müssen sich nach den gegebenen Verhältnissen richten. Am einfachsten ist naturgemäß die einfache teilweise Lippenspalte. Hierbei genügt unter Umständen das Verfahren von NÉLATON, der mit einem umgekehrt V-förmigen, etwa der Spalte parallel laufenden Schnitte die Lippenhaut, einige Millimeter von dem Lippenrot

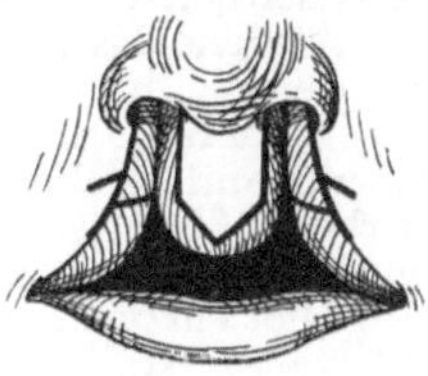
Abb. 1.

Abb. 2.

entfernt, spaltete. Wird nun mit einem einzinkigen Häkchen der untere Wundrand in der Mitte heruntergezogen, so entsteht eine rhombische Lücke, die sich in senkrechter Richtung durch Naht verschließen läßt. Die Länge des Schnittes darf nicht zu groß und nicht zu klein gewählt werden, da sonst seitlich der Lippe entweder eine Einziehung bleibt oder ein Hervorragen des Lippenrotes entsteht. Daher wählt

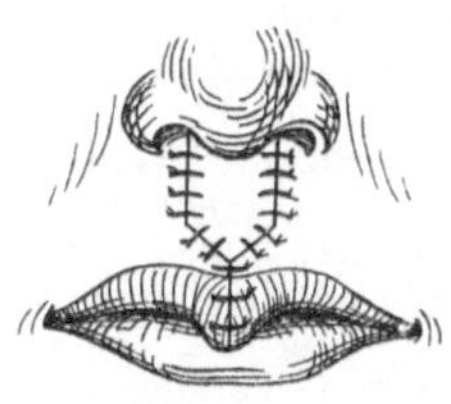
Abb. 3.

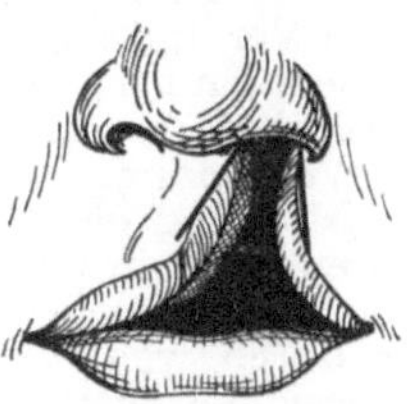
Abb. 4.

man auch bei kleinen Spalten besser entweder die LANGENBECKsche oder MIRAULTsche Methode. Bei der ersteren wird ein Teil des Lippenrotes durch einen bogenförmigen Schnitt entfernt, der um den Grund der Spalte herumläuft und auf der Außenseite der Spalte etwas oberhalb der Lippenrotgrenze in die Lippe hinein fortgesetzt wird. Nach der Ausführung des Schnittes bleibt eine gezackte Wundlinie übrig. Durch genaue Naht dieser Wunde erreicht man einen guten Verschluß und gleichzeitig eine gewisse Verlängerung der Lippe.

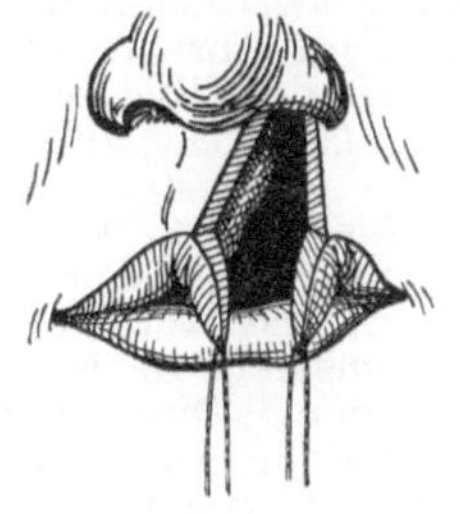
Abb. 5.

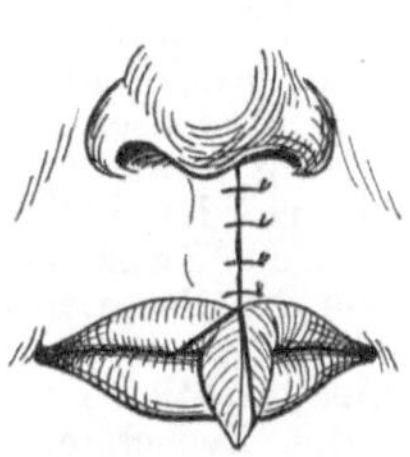
Abb. 6.

Auf demselben Prinzip, nur etwas komplizierter, beruht die HAGEDORNsche Schnittführung, die hier für die doppelseitige Spalte abgebildet ist (Abb. 1—3). Bei der MIRAULTschen Methode werden die Schnitte geradlinig entlang des Lippenrotes bis in die Tiefe der Spalte hineingeführt (Abb. 4). Die so gebildeten Lippenrotläppchen werden aber nicht abgeschnitten, sondern bleiben zunächst am unteren Wundrand hängen (Abb. 5). Erst nach vollendeter Lippennaht opfert man entweder eines oder Teile von beiden Läppchen, je nachdem durch Ausprobieren das bessere kosmetische Resultat festgestellt ist (Abb. 6).

Die KÖNIGsche Methode ist besonders geeignet, um die Symmetrie der Oberlippe wieder herzustellen. Zunächst wird beiderseits das Lippenrot durch gerade Schnitte, unter Umständen bis in das Nasenloch hinein, abgetragen. Dann werden zwei schräge Schnitte etwas oberhalb der Lippenrotgrenze durch die Lippe geführt. Es erfolgt die Naht der Lippenhaut und schließlich die Naht der seitlichen Schnitte.

Alle die Methoden, bei denen seitliche Einschnitte durch die Lippenhaut gemacht werden, hinterlassen selbstverständlich Narben, die besonders dann, wenn sie unter einem gewissen Zug zustande gekommen sind, meist später unschön wirken. Man ist daher mehr oder weniger von diesen Methoden abgekommen, besonders bei Mädchen. Die einzigen Hilfsschnitte, die heute als erlaubt gelten sollten, sind solche, die an der Grenze zwischen Haut und Lippenrot geführt werden. Zur Unterstützung von Lippennähten, die unter Spannung angelegt werden müssen, ist zunächst die obenerwähnte Trennung der drei Lippenschichten zu empfehlen, wobei besonders die Muskelnaht imstande ist, die Spannung zu vermindern. VEAU und HÄRTEL haben auch noch vorgeschlagen, bei der Anlegung des Schnittes zwischen Haut und Lippenrot im Bereiche der Spaltgrenze so zu verfahren, daß der Lippenrotanteil erhalten und mit der Schleimhaut in ganzer Ausdehnung der Spalte in Verbindung bleibt und so eine Verlängerung der Schleimhaut und Verringerung der Nahtspannung herbeizuführen vermag.

Zur Vermeidung von ausgedehnten Narben bei der Anfrischung der Spaltränder, wie sie durch die Verfahren von HAGEDORN, KÖNIG usw. zustande kamen, hat man die Beweglichmachung der Wundränder durch weitgehende Ablösung der Weichteile vom Gesichtsskelett zu erreichen versucht. Falls Schnitte durch die Weichteile in der Umgebung notwendig sind, werden sie in die natürlichen Falten um die Nasenflügel herum gelegt. Die Schnitte zur Ablösung der Weichteile kommen in die Umschlagsfalte im Mundvorhof zu liegen. Von hier aus können die Wangenweichteile vom Skelett halb scharf, halb stumpf bis in die Gegend des Jochbeines abgelöst werden. Eine solche Ablösung macht sich hauptsächlich bei den doppelseitigen Spalten notwendig, führte aber auch nicht zu guten kosmetischen Erfolgen (s. unten).

Ist die einseitige Lippenspalte durch eine Kieferspalte kompliziert, so steht der Zwischenkiefer meist sehr stark nach vorn vor und unterbricht auf diese Weise vollkommen den Bogen des Kiefers. Dazu kommt meistens eine einseitige Gaumenspalte. Diese Art von Hasenscharte ist die häufigste. Zu ihrer Beseitigung sind die verschiedensten Vorschläge gemacht worden. Diese Ziele müssen darin bestehen, erstens den Zwischenkiefer zurückzuverlagern und zweitens die Gaumenspalte wenigstens in ihrem vorderen Abschnitt zu verschließen. Dies kann auf verschiedene Weise erreicht werden. Am einfachsten ist es, den Zwischenkiefer vom übrigen Kiefer abzutrennen und gewaltsam zurückzudrängen. Es hat sich aber gezeigt, daß die anfänglich guten Erfolge mit dem fortschreitenden Wachstum des Kindes immer schlechter werden. Daher ist man wieder auf einen schon in den Sechzigerjahren des vorigen Jahrhunderts von SIMON vorgeschlagenen Weg zurückgekommen, der das Zurückdrängen des vorstehenden Zwischenkiefers der Muskulatur der Lippe nach sorgfältiger Naht der Spalte überläßt. VEAU hat durch ein zunächst kompliziert erscheinendes plastisches Verfahren Gaumen-, Lippen- und Wangenweichteile in bestimmter Weise abgelöst und so miteinander in Verbindung gesetzt, daß einerseits ein Nasenboden, anderseits ein teilweiser Gaumenverschluß und schließlich ein Lippenverschluß zustande kommt. Bei dem Lippenverschluß wird der größte Wert auf die Wiederherstellung der Lippenmuskulatur gelegt, da nur der Lippenmuskelring imstande ist, den einseitig vorstehenden Zwischenkiefer allmählich in den normalen Kieferbogen hineinzudrängen. Nur in seltenen Fällen ist nach den Erfahrungen VEAUS, dem sich auch deutsche Chirurgen (LEXER, ROSENTHAL, KLEINSCHMIDT) mehr oder weniger angeschlossen haben, ein Eingriff am Knochensystem nötig.

Die Notwendigkeit scheint mir nur dann vorzuliegen, wenn es sich um ältere Kinder handelt, bei denen der Kieferbogen schon völlig verknöchert ist, so daß mit einer Rückverlagerung durch den Muskelzug nicht mehr zu rechnen ist. Die Dauererfolge sind im Gegensatz zu den guten Anfangserfolgen nach gewaltsamer Zurückverlagerung des Zwischenkiefers meist schlecht. Sollte die gewaltsame Zurückverlagerung nötig sein, so empfehlen wir nach vielfachen Versuchen die Silberdrahtnaht nach Mobilisierung des Zwischenkiefers. Ehe der Zwischenkiefer auf der gesunden Seite durchgetrennt wird, empfiehlt es sich, oberhalb und zwischen zwei Zahnkeimen zu beiden Seiten der Spalte einen Silberdraht nach Anlegung eines Bohrloches durchzuziehen. Hierauf wird an der Grenze zwischen Zwischenkiefer und Kieferbogen auf der gesunden Seite mit einem Knochenmesser zwischen zwei Zahnkeimen ein tiefer Einschnitt geführt. Dann gelingt es meist leicht, durch einen kräftigen Druck mit dem Daumen den Zwischenkiefer in die Linie des Kieferbogens hineinzudrücken. Er darf nicht wieder zurückfedern, sonst muß der Schnitt noch etwas vertieft werden. Erst nachher werden die Spaltränder der Kieferspalte ganz leicht angefrischt und der Draht geknüpft. Es ist erstaunlich, wie leicht nach dieser Operation, die fast kein Blut kostet, die Lippenspalte, selbst wenn sie tief in das Nasenloch hineingeht, geschlossen werden kann. Auf die exakte Naht der unteren Umrandung des Nasenloches ist besonders großer Wert zu legen.

Bei doppelseitiger einfacher Lippenspalte genügt meist das Anfrischen der Wundränder, zunächst unter Erhaltung des seitlichen Lippenrotes, das sich dann zum Schluß ebenfalls vereinigen läßt. Ist der Zwischenkiefer sehr kurz und sind die Lippenrotläppchen der seitlichen Spaltränder ebenfalls zu klein, um einen guten kosmetischen Erfolg zu gewährleisten, so geht man am besten nach LEXER vor, indem man zunächst nur die seitlichen Spaltränder im Bereiche der Haut vereinigt, während man die Läppchen zunächst frei herunterhängen und schrumpfen läßt (Abb. 7). Erst in einer zweiten Sitzung wird dann das Lippenrot des Zwischenkiefers an der vorderen Grenze eingeschnitten, nach unten geklappt und zum Ersatz des eigentlichen Lippenrotes ein gestielter Lappen aus der Innenseite der Unterlippe an die Haut des Zwischenkiefers angenäht (Abb. 8, 9 und 10). Am schwierigsten sind die Fälle von doppelseitiger durchgehender Hasenscharte mit Gaumenspalte mit gutem kosmetischen Resultat zu operieren, besonders wenn der Zwischenkiefer und das Philtrum sehr kurz sind und gewissermaßen als Anhänger des Nasenseptums erscheint. Da beim Versuch der Zurücklagerung ein sehr unschönes Profil entsteht infolge der Verziehung der Nasenspitze nach hinten, hat DUPUYTREN den Zwischenkiefer einfach abgetragen. Der Enderfolg solcher Fälle ist aber ein außerordentlich trauriger, da die Oberlippe sehr stark einsinkt und verkürzt erscheint. Es sind daher allerhand Vorschläge gemacht worden, darunter auch freie Transplantationen, um diesen Fehler auszugleichen. Das heute am meisten empfehlenswerte Verfahren für solche Fälle ist das von Reich in der Modifikation von Matti. Es besteht darin, daß das häutige Philtrum vom Zwischenkiefer abgetrennt wird und zur Verlängerung des verkürzten Nasenseptums dient, nachdem es in der Längsrichtung zusammengeklappt ist. Zur Rücklagerung des Zwischenkiefers wird der von Bardeleben angegebene Schnitt durch den Vomer angelegt und das Nasenseptum schräg nach oben weitgehend eingeschnitten. Dann läßt sich der Zwischenkiefer meist mühelos in den Kieferbogen hineindrängen. Zur Bildung der Lippe werden nun die seitlichen Spaltränder nach ausgiebiger Mobilisierung von der Unterlage am besten unter Trennung der einzelnen Schichten miteinander in Verbindung gebracht. Auf Einzelheiten der ziemlich komplizierten Operationsmethode kann hier nicht eingegangen werden.

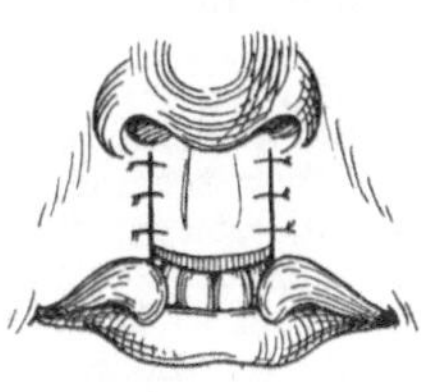
Abb. 7.

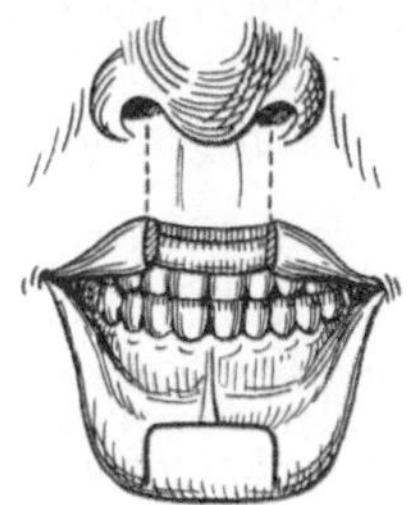
Abb. 8.

Die Dauererfolge sind nach diesen Eingriffen recht schlecht, so daß von manchen Chirurgen auch in diesen Fällen das Eingreifen am Knochen abgelehnt wird (Veau, Rosenthal). Veaus Vorgehen entspricht dem bei der einseitigen durchgehenden Hasenscharte, nur daß er den Eingriff in zwei Sitzungen ausführt, d. h. er stellt zunächst den Muskelring durch genaues Vernähen des einen seitlichen Lippenanteiles mit dem Zwischenkiefer her und erreicht dadurch ein einseitiges Zurücktreten des Zwischenkiefers. Nach einigen Wochen wird derselbe Eingriff auf der anderen Seite durchgeführt, damit die Spaltbildung gänzlich beseitigt und der vorspringende Zwischenkiefer auch nach dieser Seite zurückverlagert. Die doppelseitige durchgehende Hasenscharte mit doppelseitiger Gaumenspalte gibt allerdings auch nach Veau die schlechtesten anatomischen und funktionellen Erfolge im Vergleich zu den anderen Hasenschartenformen.

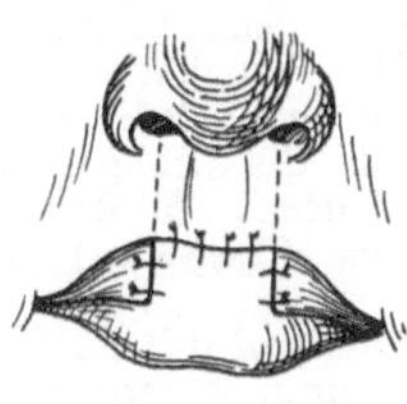
Abb. 9.

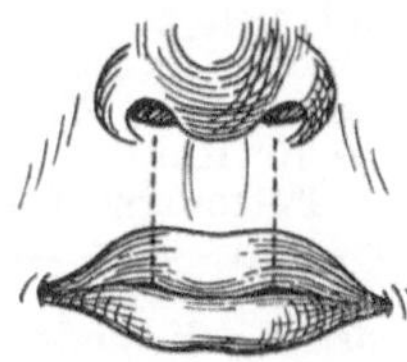
Abb. 10.

Nicht selten sieht man nach Hasenschartenoperationen Lippenverziehungen und Vernarbungen, die einer weiteren Verbesserung bedürfen. Wenn es auch heute, wie schon gesagt, als streng verpönt gilt, den Zwischenkiefer bei der Hasenschartenoperation zu entfernen, und wenn auch infolgedessen die starke Entstellung durch das Fehlen des knöchernen Unterbaues der Oberlippe nicht mehr häufig beobachtet wird, so bleibt doch nach ausgedehnten einseitigen und doppelseitigen Hasenschartenoperationen mit Beteiligung des Alveolarfortsatzes und Kiefers gelegentlich eine starke Entstellung zurück. Die Oberlippe ist sowohl in Höhe als Breite zu kurz. Sie bedeckt infolgedessen die Zähne nicht. Ist es versäumt worden, die Muskulatur in die Naht mitzufassen, so finden sich häßliche Wulstbildungen bei allen Mundbewegungen durch die sich zusammenziehende Muskulatur. Häufig sind die Grenzen des Lippenrotes unscharf oder verschoben durch unrichtiges Aneinandersetzen zusammengehöriger Stücke. Die Entstellung erstreckt sich häufig nicht nur auf die Lippen selbst, sondern zieht sich bis in das entsprechende Nasenloch hinein, so daß entweder eine Spalte zurückgeblieben ist oder die Nasenöffnung abgeplattet und zu breit erscheint.

Kleinere Korrekturen, die sich nur auf das Lippenrot erstrecken, lassen sich meist in örtlicher Betäubung ohne jegliche Schwierigkeit durch Wundrandverschiebung ausgleichen. Reicht der Fehler aber weiter in die Lippe hinein, ist die Narbe derb und gleichzeitig dünn und ist gar die Muskulatur nicht vereinigt, so muß die Narbe, falls genügend Lippengewebe vorhanden ist, vollkommen exzidiert und nun schichtweise neu genäht werden, unter besonderer Berücksichtigung von Muskelnähten. Ein guter Erfolg kommt nur dann zustande, wenn tatsächlich genügend Lippengewebe vorhanden ist, d. h. wenn die Lippe nach Breite und Höhe ausreichende Entwicklung hat. Ist das nicht der Fall, so kommt man mit einer einfachen plastischen Rekonstruktion der vorhandenen Wundränder nicht aus, dann muß man schon neues Material heranschaffen.

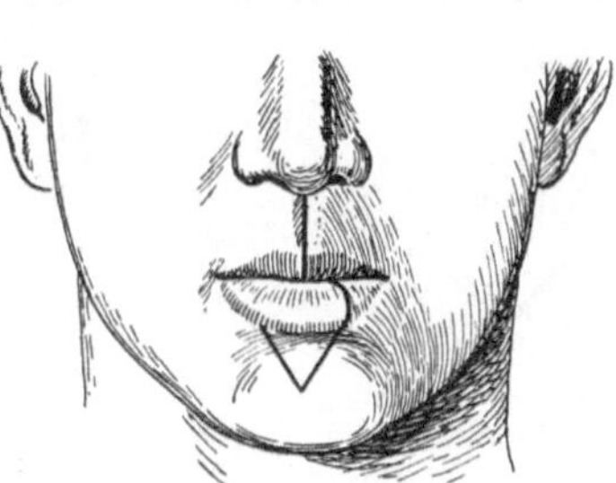
Abb. 11.

Springt die Unterlippe gegenüber der zu schmalen Oberlippe stark vor, was zu den häufigsten postoperativen Entstellungen gehört, so ist es empfehlenswert, die Methode von Abbe zur Anwendung zu bringen, bei der ein gestielter Unterlippenkeil (Abb. 11) in den gesetzten Defekt der Oberlippe hineingepflanzt wird. Diese Methode hat den Vorteil, daß nach Durchtrennung des Stieles am Lippenrot der Unterlippe die Unterlippe durch die Naht des keilförmigen Defektes verschmälert und die Oberlippe um die Lippenkeilbreite verbreitert wird (Abb. 12).

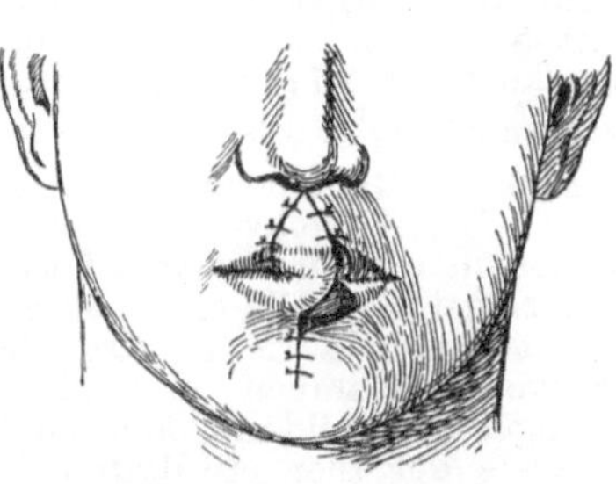
Abb. 12.

Reicht die narbige Verschiebung durch die ganze Lippe bis zur Basis, so empfiehlt es sich, durch eine größere Lappenverschiebung genügend Gewebe zum Ersatz der Oberlippe heranzubringen. Dieses Material kann aus den Wangen in Form eines Stiellappens gewonnen werden oder auch durch einen einseitig oder doppelt gestielten Schädelhautlappen, wie ihn Lexer bzw. Perthes vorgeschlagen haben. Der ein- oder doppeltgestielte Lappen hat seinen Stiel oberhalb der Ohrmuschel und verläuft je nach Bedarf bis zur Scheitelhöhe und darüber. Einen solchen Lappen kann man natürlich nur bei Männern verwenden, da auf ihm Haare wachsen, man müßte ihn sonst durch die Methode von Rethy enthaaren (s. Chirurgische Enthaarung. Dieser Lappen ist aber auch sonst nicht so sehr geeignet, weil er etwas starr ist. Es besteht außerdem die Möglichkeit, Hautlappen aus der Stirn, vom Hals und schließlich aus der Armhaut zum Ersatz der Oberlippe heranzuziehen. Solche Lappen können, falls auch die Schleimhaut ersetzt werden muß, in Form doppelhäutiger Lappen (s. Plastik, chirurgische) verwendet werden. Handelt es sich um verhältnismäßig schmale Oberlippendefekte nach Narbenexzision oder im Anschluß nach Verletzungen, so können auch die Methoden von DIEFFENBACH und von BRUNS herangezogen werden.

Sind das Nasenloch, der Nasenflügel und das Septum an der Entstellung beteiligt, so müssen auch diese Teile durch plastische Eingriffe in eine bessere Form gebracht werden. Das Septum ist fast immer zu kurz und dadurch die Nase zu spitz nach rückwärts und unten gezogen. LEXER hat eine sehr zweckmäßige Methode zur Verlängerung des Septums empfohlen. Es wird aus der Oberlippe in Verlängerung des bestehenden zu kurzen Septums ein Lappen umschnitten (Abb. 13), der bis zur Nasenspitze abgelöst und, während die Nasenspitze nach vorne und oben gedrängt wird, am knorpeligen Septum festgenäht wird (Abb. 14).

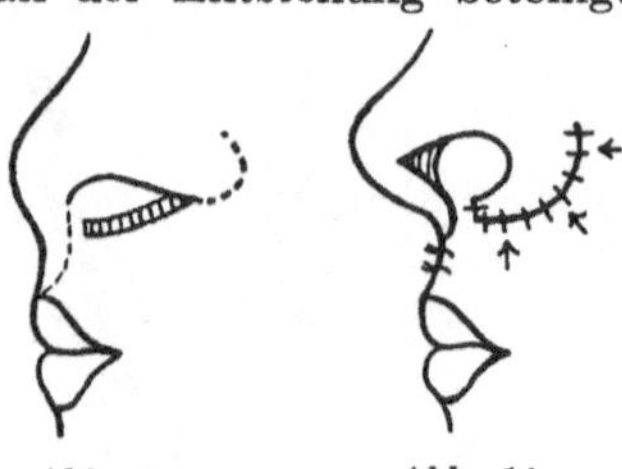

Abb. 13. Abb. 14.

Versetzung und Verkürzung der Flügel macht meist keine großen Schwierigkeiten. Auch hierfür hat LEXER eine zweckmäßige Methode angegeben. Der Flügel wird umschnitten und in eine für ihn besonders in der unteren Begrenzung des Nasenlochs vorgerichteten Wunde hinein verschoben (Abb. 14).

S. auch Lippen; Nase.

Hausdorffs Razorless Shaving Powder. Im Handel sind zwei Stärken dieses Depilatoriums. Das schwache enthält nach Analyse AUFRECHT 17,3 p. c., das starke zirka 25 p. c. Bariumsulfid.

Hausenblase, s. Fischleim.

Hauskosmetik. Die populären kosmetischen Methoden der Schönheitspflege bestehen vor allem in einer rationellen, regelmäßigen Pflege der Haut, der Haare, der Nägel, der Zähne, der Mundhöhle, der Füße usw., meist prophylaktischer Art, aber auch gewisse reparative Maßnahmen einschließend, die bestehende Mängel zu mildern oder zu beheben trachten.

Viele der hier erwähnten Methoden werden zur regelmäßigen häuslichen Körperpflege angewendet, andere wieder in Spezialinstituten.

Gesichtspflege (s. auch das Sonderkapitel Gesichtspflege).

Palliative kombinierte Methoden (Normale Haut, nicht zu fett, nicht zu trocken.):

Amerikanische Methode: 1. Reinigung des Gesichtes mit einem in gutes Öl (Haselnußöl) getauchten Wattebausch durch Abreiben, das mit frischem Fett-Wattebausch so lange fortzusetzen ist, bis auf dem letzten Wattestückchen keine Verunreinigungen mehr bemerkbar sind. Statt des Haselnußöles kann auch ein anderes, mildes (nicht ranziges), fettes Öl verwendet werden oder geschmolzene Kakaobutter oder auch eine fette Creme (Cold Cream) usw. 2. Augenbad. Borwasser (3%ige wässerige Borsäurelösung) lauwarm zu verwenden oder lauwarmer Kamillenaufguß (am besten im Augenbadeglas), kein Salzwasser (s. auch Augenwässer). 3. Auflegen von Fettcreme. Gesicht und Hals mit (am besten aufgeschmolzener) Fettcreme gut einreiben unter leichter Reib- und Klopfmassage mit den Fingerspitzen. 4. Auflegen von Eiskompressen. Auf jede Wange einen in Eiswasser getauchten, ausgedrückten Tampon genügender Größe, desgleichen auf die Stirn, ein Tampon unter das Kinn (mit einer Bandage befestigen). Nun folgen 5. Augenkompressen. Die Öltampons für jedes Auge auflegen, andrücken, nun möglichst regungslos liegen und 20 Minuten bis $^1/_2$ Stunde alles wirken lassen. Nach Abnahme der Tampons Gesicht und Hals mit einem Tuch von Cremeüberschuß befreien, mit Essigwasser waschen, abtrocknen, pudern. Eiweißmaske. Das Auflegen einer solchen (s. Masken) ist von Zeit zu Zeit, zwischen Augenbad und Auflegen von Fettcreme eingeschaltet, empfohlen. In diesem Falle wird die Fettcreme nur $^1/_4$ Stunde liegen gelassen, ebenso die Augenkompressen.

Deutsche Methode. 1. Zunächst, wie bei allen Methoden, das Gesicht *ohne* Seife reinigen, hier zuerst mit einer halbfetten Stearatcreme, dann mit Borsäure-Spiritus (verdünnte, etwa 4% Borsäure und maximal 50% Alkohol, eventuell schwächer). 2. Kamillenkompresse. Man appliziert in Rückenlage ruhend über das ganze Gesicht eine warme Kamillenteekompresse, bedeckt diese mit einem dicken, trockenen Stück Flanell und läßt etwa $^1/_4$ Stunde liegen. Hierauf wird die noch feuchte Haut mit einer dünnen Schicht Fettcreme eingerieben. Nach 10 Minuten wird die Creme abgewischt und die Kamillenkompresse wiederholt, darnach unter kräftiger Klopfmassage wieder Fettcreme, die $^1/_2$ Stunde liegen bleibt, aufgelegt. Dann abwischen und pudern.

Englische Methode. 1. Vorreinigen des Gesichtes mit einem Fettcreme-Wattebausch. 2. Auflegen von Cold Cream unter kräftiger Massage, die Augen mit Öltampons bedecken, sich in Rückenlage ausstrecken und auf das eingefettete Gesicht eine Eiswasserkompresse legen, die es gänzlich bedeckt. 3. Nach $^1/_4$—$^1/_2$ Stunde Abnehmen der Augentampons, abwischen und nun eine Eiweißmaske applizieren (s. Masken), die Öltampons erneut auf die Augenpartien legen und sich bis zum völligen Eintrocknen der Eiweißschicht niederlegen. Die trockene Eiweißschicht mit kaltem Wasser abwaschen, Nachwaschen mit kaltem Kamillentee. Auf die noch feuchte Haut 4. Fettcreme für 20 Minuten. 5. Augenbad mit Borwasser oder Kamillentee (lauwarm). Dann Pudern usw.

Französische Methode. 1. Vorreinigen mit Fettcreme und dann mit schwacher Alaunlösung. 2. Man bereitet eine streichbare Pasta aus Kuhmilch, Zitronensaft und Weizenmehl (Konsistenz eventuell mit Milch oder Wasser regulieren), streicht die Pasta dick auf (Freilassen der Augenpartien, des Mundes und der Nasenlöcher). Nun warme Kamillenkompressen auf die Augen, die Lippen mit Vaselin oder Lippenpomade gut einfetten und sich in Rückenlage ausstrecken, bis die Pasta völlig eingetrocknet ist. Abwaschen mit warmem Wasser. 3. Auflegen von Fettcreme mit Massage, 30 Minuten liegen lassen, abwischen und mit Essigwasser nachwaschen (Essig 1 Teil, Wasser 4 Teile). 4. Augenbad mit warmem Kamillentee. Pudern, Schminken usw. Statt des Nachwaschens mit Essigwasser auch Abreiben der Haut mit einem Stück Eis, das in Zitronensaft getaucht wurde.

Diese Methoden sind in erster Linie für abendliche Anwendung gedacht und möglichst kurz vor dem Erscheinen in Gesellschaft anzuwenden.

In vielen Fällen kommt auch das Auflegen von Masken während der ganzen Nacht in Frage, um morgens frisch und jugendlich zu erscheinen. (Nach dem Vorbild der Maske der Poppaea von den Franzosen auch „Masque au mari“ genannt.) Hier schalten rasch eintrocknende Masken, wie z. B. Eiweißmaske, trockene Mehlmaske (s. französische Methode), aus, es werden vielmehr Masken mit viel Flüssigkeit bzw. mit das Austrocknen verhindernden Zusätzen (Honig, viel Fett, aber kein Glyzerin!!) gelegt.

Hausmittelrezeptur:

Frische Kuhmilch 250,0
Saft einer halben Zitrone
Mischen und auftragen. Eventuell als Pastenvehikel.

Gekochte und passierte mehlige Kartoffeln mit Milch und etwas Zitronensaft zur Pasta angemacht.

Zerquetschte, rohe Karotten werden mit Hamameliswasser, Weizenmehl und Kamillentee zu einer Pasta verrieben.

Weizenmehl 300,0
Honig 350,0
Eiweiß .... q. s.
M. u. f. pasta moll.

4 hartgekochte Eidotter mit Mandelöl und Stärke zur Pasta anreiben.

Gerstenmehl 90,0
Honig 35,0
Eiweiß von 1 Ei
Zur Pasta anmachen, abends auflegen und morgens abwaschen. (GASTOU)

Zerquetschte, geschälte Haselnüsse mit Wasser und einem Emulgens zur Pasta anstoßen.

Frischer Erdbeersaft (2mal passiert) 100,0
Kuhmilch............... 50,0
Zu Waschungen, eventuell Kompressen.

Das Weiße von vier weichgekochten Eiern wird mit Mandelöl 16,0 und Alaunlösung 10% 16,0 gemischt und die Mischung aufgetragen. Um die typischen Bestandteile des Eigelbs mit auszunützen, können hier vier Volleier genommen werden. Man kann auch aus der Ei-Mandelöl-Alaun-Mischung unter Zusatz von Mehl o. dgl. eine Pasta zum Auftragen bereiten.

Honig 100,0
Mandelöl 100,0
Mandeln geschält 100,0
Eidotter .... 2 Stück
Das Ganze fein verreiben und mit Rosenwasser zur Pasta anstoßen.

Bohnenmehl 20,0
Reismehl 20,0
Frisches Eiweiß 10,0
Benzoetinktur 5,0
Honig 10,0
Rosenwasser 20,0
Eine Pasta bereiten.

Teintmittel. Weizenkleie wird mit Weinessig übergossen und 5 Stunden ziehen lassen. Dann gibt man 5 gequirlte Eidotter hinzu, etwas Benzoetinktur und filtriert unter Auspressen nach 8 Tagen. Man bewahrt zirka 2 Wochen in festverkorkter Flasche auf, dann ist das Mittel gebrauchsfertig.

Gegen rote Flecken im Gesicht (GASTOU). Man nimmt 4 oder 5 frisch gepflückte Wasserrosen (weiße), übergießt sie mit 1 Glas Wasser und kocht. Man dampft etwas ein, passiert unter Ausdrücken und setzt 1 Likörglas Camphergeist hinzu. Mit dieser Flüssigkeit werden die geröteten Stellen täglich mehrmals eingerieben, nach zirka zweiwöchentlicher Behandlung soll die Rötung verschwunden sein.

Gegen Sommersprossen. Zitronensaft, Saft unreifer Stachelbeeren, Johannisbeeren oder Erdbeeren. Oder geriebenen Meerrettich in gutem Weinessig ziehen lassen, dann ausdrücken und den Saft auftragen. Oder einen Brei von Schwefelblumen und Weinessig auftragen.

Gleiche Teile von Kürbiskernen, Melonenkernen, Gurkenkernen werden mit Kuhmilch zur Pasta verarbeitet.
Die Pasta bleibt über Nacht liegen und wird morgens mit warmen Wasser abgewaschen. Darauf eine Einreibung mit Fettcreme.

Frischer Pfirsichsaft 20,0
Rahm 10,0
Mischen und auftragen.
Oder
Frischer Pfirsichsaft...... 100,0
Benzoetinktur 5,0
Mandelmilch oder andere Hautmilch 50,0
Mischen und auftragen.

Zitronenkur für die Haut. Man trägt mit Hilfe eines Wattebausches Zitronensaft auf und läßt etwa $^1/_4$ Stunde einwirken, indem man das Gesicht mit einer Eiswasserkompresse bedeckt. Dann abwischen und gleich Fettcreme auflegen (Massage), $^1/_2$ Stunde liegen lassen und dann abwischen.

Individuelle Gesichtsbehandlung. Es gibt keine allgemeingültige Methode für eine zweckmäßige prophylaktische Behandlung der Haut. Dieselbe muß von Fall zu Fall individuell erfolgen.

Drei grundlegende, bisher in der Gesichtspflege gemachte prinzipielle Fehler sind zu vermeiden: 1. Der Mißbrauch der Seife. 2. Der Mißbrauch des Glyzerins. 3. Der Mißbrauch des heißen Wassers bzw. der Gesichtsdampfbäder. In vieler Beziehung gehört auch hierher der Mißbrauch zu stark konzentrierten Alkohols zu Abreibungen des Gesichtes und zu häufig angewendete Gesichtsmassage. Grundlage für die regelmäßige Pflege des Gesichtes unter normalen Verhältnissen ist die allabendlich vorzunehmende gründliche Reinigung der Gesichtshaut. Bei genügend robuster, normaler Haut kann mit Seife und Wasser gewaschen werden. Nach Seifengebrauch ist aber sofortiges Einfetten der Haut erforderlich. Bei empfindlicher Haut soll keine Seife angewendet werden; man reinigt das Gesicht mit einem Wattebausch, der mit Fettcreme bestrichen oder in fettes Öl getaucht wurde unter leichtem Reiben, wobei das Reinigen mit stets erneuertem Wattebausch so lange fortzusetzen ist, bis der letzte völlig rein bleibt. Man kann auch mit einem schwach alkoholischen Gesichtswasser (Borsäurelösung usw.) diese Reinigung vornehmen, bei Neigung der Haut zu Trockenheit empfiehlt sich aber ausschließlich die Fettreinigung. Der Alkoholgehalt solcher Gesichtswässer soll in keinem Falle höher sein als 50%, in dieser Stärke wird er aber, regelmäßig angewendet, nur bei fetter Haut gut vertragen. Soweit auch nur die geringsten Anzeichen dafür sprechen, daß der 50%ige Alkohol der Haut zu große Fettmengen entzieht, ist mit der Alkoholkonzentration auf 20—30% herunterzugehen. Nach jeder Alkoholabreibung hat eine leichte Fetteinreibung zu erfolgen, selbst bei fetter Haut, um jedes zu starke Austrocknen derselben zu vermeiden. Nach erfolgter Reinigung von Staub und Schmutz wird eventuell, nach Abwischen der ersten leichten Cremeauflage bei Alkoholreinigung bzw. der Reinigungscreme, nun Fettcreme in größeren Mengen aufgetragen, am besten unter kräftigem Massieren der Haut (Streich- und Klopfmassage). Nach etwa 30 Minuten wird die Creme abgewischt und dann leicht nachgepudert (Abendbehandlung vor der Nachtruhe). Morgens Waschen des Gesichtes mit kaltem oder warmem Wasser (s. weiter unten), dann Auflegen von Fettcreme unter guter Massage, nach $^1/_4$ Stunde abwischen und nachpudern.

Eine glatte, schöne Haut ist kleinporig, große Poren verunstalten und geben der Haut eine rauhe Beschaffenheit. Heißes Wasser öffnet und vergrößert die Poren, kaltes Wasser zieht sie zusammen, verkleinert sie also. Ein Mißbrauch heißer Waschungen oder von Gesichtsdampfbädern, die, nicht zu häufig angewendet, wohltätig wirken, kann also großen Schaden stiften, wenn eine Tendenz zur dauernden Erweiterung der Poren besteht. Es sind also regelmäßige Morgenwaschungen mit heißem Wasser, tägliche Gesichtsdampfbäder, heiße Kompressen usw. durchaus nicht zu empfehlen, es sei denn zur Behebung pathologischer Zustände (Seborrhoe usw.), die hier aber nicht in Betracht zu ziehen sind.

Soweit heiße Waschungen bzw. Dampfbäder des Gesichtes oder heiße Packungen opportun erscheinen, ist eine sofortige Nachbehandlung mit kaltem Wasser oder besser Eis anzuraten. Bei großporiger Haut oder Tendenz hierzu müssen öftere Waschungen mit Adstringenzien in geeigneter Konzentration erfolgen (z. B. 5%ige Alaunlösung, Zitronensaftabreibungen o. dgl.). Hier sei kurz die Frage der Beschaffenheit des Wassers in bezug auf Härte (Kalkgehalt) berührt. Weichem, kalkarmem Wasser ist stets der Vorzug zu geben, besonders Waschungen mit Regenwasser oder Kondenswasser (destilliertem Wasser) sind zu empfehlen. Zum Weichmachen zu harten Wassers werden regelmäßige Zusätze von Pottasche, Borax o. dgl. empfohlen, eine Maßnahme, die aber durch Alkaliwirkung oft Schaden bringt. Anderseits ist die Tatsache nicht zu leugnen, daß hartes Wasser die Haut rauh und spröde machen kann, aber nicht unbedingt „muß", wenn die Gesichtshaut sonst vernünftig gepflegt wird. Ist man also genötigt, sehr hartes Wasser zur täglichen Gesichtswaschung zu verwenden, so kann man jede Ablagerung von Kalk auf der Haut in sehr einfacher Weise durch nachträgliches, zeitweises (nicht als tägliche Maßnahme unbedingt erforderliches) Abreiben mit Zitronensaft, Essig oder einer anderen sauren Flüssigkeit sicher soweit vermeiden, daß jede Schädigung der Gesichtshaut praktisch ausgeschlossen ist.

Bei sehr fetter Haut mit seborrhoischer Tendenz wurde früher reichlich Seife und Wasseranwendung empfohlen, neuerdings vermeidet man dies und nimmt die Reinigung lieber nur mit alkoholischen Flüssigkeiten (nicht über 50% Alkohol, nur in Ausnahmefällen mehr), wie 1—2%igem Salizylspiritus, 4—5%igem Borsäurespiritus, 1—2%igem Resorcinspiritus usw., vor. Nach erfolgter Reinigung (letzter Wattebausch rein!) wird auch eine übermäßig fette Haut leicht eingefettet. (Auch diese jetzt empfohlene Methode des Nachfettens steht im Widerspruch mit älteren Methoden, die jede Fettanwendung verwerfen, das Nachfetten hat sich jedoch durchaus bewährt.) Zur weiteren Behandlung übermäßig fetter Haut können verschiedene Methoden in Frage kommen, vor allem aber Auflegen von Maskenüberzügen geeigneter Zusammensetzung und Anwendung, nämlich: 1. Heiß aufgetragene Schlammpasta, die man zur Maske eintrocknen läßt (Schlammaske, Fangomaske). Nach Abwaschen Eisbehandlung. 2. Eiweißmaske. 3. Alaun-Eiweißmaske (adstringierende Maske bei großporiger Haut). 4. Kleienmaske (s. auch Masken; Seborrhoe).

Sehr trockene Haut mit xerotischer Tendenz wird mit Fett gereinigt, kein Wasser, keine Seife, kein Alkohol. Reichliches und langes Nachbehandeln mit Fettcreme. Absolut keine Glyzerinpräparate! Keine warmen Packungen usw.! Ölpackungen (Ölmaske), Paraffinmaske. Schlammaske (kalt), Maske aus Mandelkleie und Kuhmilch, Fettsalbenverbände (Salbenmasken) (s. auch Asperities faciei bei Gesichtspflege).

Die Tatsache, daß zahlreiche Personen gegen Glyzerin (auch stark verdünntes) eine Idiosynkrasie zeigen und glyzerinhaltige Präparate bei solchen oft recht hartnäckige ekzemartige Affektionen im Gesicht hervorrufen, ist bekannt.

Man hat früher aus dem Glyzerin eine Art Panazee für die Pflege der Gesichtshaut gemacht, es gab fast keine Creme, kein Gesichtswasser o. dgl., das kein Glyzerin enthielt. Auch stark glyzerinhaltige Cremes ohne jeden Fettgehalt (Genre Simon) wurden zur Gesichtspflege empfohlen, obwohl sie nach heutigen Begriffen nicht immer zweckmäßig sind. Die Unbekömmlichkeit des Glyzerins in vielen Fällen hat es mit sich gebracht, daß solche stark glyzerinhaltige Präparate immer seltener zur Gesichtspflege benützt werden, dagegen geeignet ausgewählten Fettkompositionen der Vorzug gegeben wird (Cold Creams, Stearatcremes usw.) (s. auch Glyzerin).

Pflege der Augen und Augenpartien. Der Pflege der Augen wird in der Hauskosmetik durch regelmäßige Augenbäder mit Kamilleninfusion, Borwasser, Lindenblüteninfusion, Fenchelwasser usw. (Augenbadeglas!) Rechnung getragen, ebenso durch Auflegen heißer Kamillenteekompressen, Öltampons usw. Speziell gegen Tränensäcke wendet man heiße und kalte Wechselkompressen an, eventuell Cremeauflagen und Massage mit darauffolgender Öltamponauflage und $^1/_2$stündige Ruhe; während des Ruhens Eisauflage.

Hals und Nacken: Regelmäßige Pflege wie für das Gesicht, Reinigung mit Wasser und Seife, oder Fettcreme (Öltampons). Nach Seifenwaschung sofort leichte Auflage von Creme. Wechselkompressen erst heiß, dann kalt. Zur Auffrischung wird eine Fettcreme aufgetragen, darüber eine heiße, fest angezogene Kompresse (10 Minuten). Abnehmen und erneut Fettcreme unter kräftiger Klopfmassage auftragen. Abwischen, pudern. Im Nacken Creme und reichliches Pudern, hier stets eventuell auftretende Rötungen beim Ausrasieren (Bubikopf) besonders beachten und durch Essigwaschungen, mit darauffolgendem Einfetten, schließlich reichlichem Pudern ekzematöse Komplikationen prophylaktisch bekämpfen. Durch Reibung von Kleidungsstücken entstehen öfter Reizungen, besonders von Pelzen (Ursoldermatitis!).

Schultern und Brust werden durch Behandlung mit Fettcreme, Puder usw. gepflegt, zur Vermeidung der gefürchteten Hängebrust sind prophylaktisch gut passende Büstenhalter wichtig. Hängebrust läßt sich durch Behandlung mit Massage, Kompressen, Einreibungen usw. nicht beheben, sondern nur durch chirurgischen Eingriff.

Die *Arme* durch Fettcreme, eventuell Glyzerinpräparate usw. pflegen. Speziell gegen rauhe, rote Ellenbogen Auflagen von Fettcreme (Salbenverband), dann reichliches Einpudern.

Zur Pflege der *Hände* gehört in erster Linie die Pflege der Fingernägel, die durch die Manikure erfolgt (s. Nagelpflege). Zur Pflege der Haut der Hände haben Glyzerinpräparate ihren alten Ruf gerechtfertigt. Nichtsdestoweniger gehören zur Handpflege auch gute Fettcremes.

Hier sind vorbeugende Maßnahmen gegen Eintreten von Schädigungen durch Haus-, Küchenarbeit o. dgl. von ganz besonderer Bedeutung. Zu diesem Zwecke Tragen von Gummihandschuhen bei groben Arbeiten empfohlen, auch ein einfacher Wildlederhandschuh wirkt hier oft noch besser, namentlich wenn man die Hand vor dem Überziehen des Handschuhs leicht einfettet. Prophylaktisch nach Waschen von Wäsche o. dgl. stets Säurebad der Hände (Essig, Zitrone usw.).

Neben guter Fettcreme, Stearatcremes und Glyzerinpräparaten (Gelees, wie Kaloderma u. a.) spielt die Behandlung mit Zitronensaft eine hervorragende Rolle, ebenso die Pastenbehandlung, z. B. mit einer aus frisch abgekochten, passierten, mehligen Kartoffeln und Milch, oder aus Weizenmehl und Milch usw. Auch Zitronenpasta, hergestellt aus Kartoffeln oder Weizenmehl mit Zitronensaft, kann geeignet sein. Gegen rote, rauhe Hände werden Bäder in heißer Alaunlösung verwendet, nach dem Abtrocknen Zitronensaftbehandlung, schließlich Auftragen von Fettcreme (kein Glyzerin). Eventuell Handschuhe überziehen und nachts über anbehalten.

In sehr einfacher und wirksamer Weise lassen sich die *Fingernägel* gegen oft hartnäckige Beschmutzungen dadurch schützen, daß man sie auf einem Stück feuchter Seife so lange reibt, bis der obere Nagelrand ganz von Seife überzogen ist. So vorbereitet, kann man an grobe Arbeiten gehen und nachher die Nägel durch einfaches Abspülen tadellos rein bekommen. Weiße Hände erzielt man durch Mehl-Milchpasten, Mehl-Zitronenpasten, augenblickliche Wirkung durch Anwendung von Puderpasten mit Zinkoxyd oder besser Titandioxyd. Aufgesprungene Hände mit Glyzerinpasten oder verdünntem Glyzerin behandeln, auch Fettcremeeinreibungen,

Mehlpasten, Stearatcremes, Kalkwasseremulsionen o. dgl. (s. auch Kälteschädigungen). Rote Hände s. dort.

Beine, Fesseln. Schlanke Beine von guter Form kann man nicht durch Umformen dicker, plumper Beine bekommen, doch lassen sich gewisse Verbesserungen durch Anlegen und längeres Tragen von Kompressionsverbänden (Zinkleimverband, Wasserglas-, Stärke- oder Gipsverband) erzielen, eventuell auch durch Gummistrümpfe o. dgl. Massage nutzt nur wenig, ebenso die oft empfohlenen Essigkompressen, Salzwasserkompressen usw. (s. auch Beine, plumpe).

Lippen. Gegen aufgesprungene Lippen Behandlung mit Lippenpomaden, gegen trockene Lippen (durch Schminken) reichlich Fettsalben anwenden, kein Glyzerin!! Faulecken s. dort.

Rezeptur bei aufgesprungenen Lippen, chronischem Lippenekzem: Fette Salben, die eventuell etwas Borsäure enthalten, nicht aber Salizylsäure, obwohl dies oft empfohlen wird. Auch Glyzerin ist auszuschließen, da es das Übel nur verschlimmert. Recht gute Erfolge erzielt man mit guter (Cheesebrough) Vaselin, die ohne jeden Zusatz aufgetragen wird und oft sehr rasch wirkt. Ganz vorzügliche Erfolge haben wir bei der Verwendung folgender Präperate gesehen.

Rp. Paraff. liq. 50,0
Ceresini alb. 40,0
Stearini 20,0
Lanolini anhydr. 5,0
Butyr. Cacao 5,0
S. Masse für weiche Lippenstifte bei aufgesprungenen Lippen.

Rp. Butyr. Cacao 30,0
Ol. Amygdalar. 7,5
liquefac et admisce agitande
Vitell. Ovi. Nr. I.
Carmini 0,1
Ol. Rosae gtt. III.

Bei Herpes labialis:

Rp. Cer. alb.
Vaselini ....aa 5,0
Acid. boric. 0,2
(Eichhoff)

Rp. Resorcini 0,3
Cer. alb.................. 5,0
Cetacei 5,0
Lanolini 10,0

Rp. Cer. alb.
Cetacei .... aa 10,0
Ol. Amygdal. 30,0
Mentholi................ 0,02
Acid. boric. 1,0

Rp. Ichthyoli 0,4
Lanolini 4,0
Vaselini .... ad 20,0
(eventuell Zugabe von 3—5% Sulfur. praec.)
(Schaeffer)

Mund und Zähne (s. auch Mundhygiene). Mundpflege durch Spülungen mit Mundwasser, Zahnpflege durch Putzen mit guten Bürsten und Zahnpulver oder Zahnpasten, regelmäßige Untersuchung der Zähne durch den Zahnarzt, bestehende Caries sofort beheben lassen (Verhinderung von Foetor ex ore cariösen Ursprungs). Vermeidung zu stark aromatisierter Mund- und Zahnpflegemittel, sonst Lippen- und Mundschleimhautekzeme zu fürchten.

Fußpflege. Regelmäßiges Waschen mit Wasser und Seife. Kräftigende Abreibungen mit Franzbranntwein, leichtes Einfetten mit reichlichem Nachpudern (Talcum, keine Stärke). Zu trockene Füße kräftiger einfetten, ohne Puder-Nachbehandlung. Bei Tendenz zu Hyperhidrosis pedum geeignete prophylaktische Maßnahmen von größter Wichtigkeit, um Zersetzungen zu vermeiden. Prophylaktisch *saure* Fußbäder, Adstringenzien, Streupuderbehandlung, häufiger Strumpfwechsel (s. auch Schweißabsonderung). Sorgfältiges, richtiges Schneiden der Fußnägel, um Einwachsen zu vermeiden, Entfernen der Hühneraugen und Schwielen durch sachgemäße Pedikure usw.

Haarpflege. Wird in bekannter Weise durch Reinigung des Haarbodens und der Haare, eventuell unter Berücksichtigung bestehender Anomalien leichterer Art (Schuppenbildung, Seborrhoe) durchgeführt, schwerere Fälle rein ärztlicher Kompetenz (s. auch Dauerwellung; Haarausfall; Haarpflege; Haarwässer; Shampooniermittel; Wasserwellung).

Die zahlreichen milchähnlichen Präparate (s. Laits de Beauté) sind vorzüglich zur Bereitung von Pasten an Stelle von Kuhmilch usw. geeignet.

S. ferner Adstringierende Lösungen (Alaun usw.); Borspiritus; Borwasser; Eukutol; Fette Cremes (Cold Cream usw.); Gelanthum; Gelatine (Hautleime); Gesichtswässer; Glyzeringelees; Hautfirnisse; Irisschnee; Kaloderma; Kamillocreme; Kamillosan; Kaseinfirnis, Kaseinsalbe bei Kasein; Laccoderm; Lactobad; Lecithin; Lénithine; Luitpoldbalsam; Malattine; Masken; Mayonnaise (Mayonnaisenbehandlung); Marubin; Oatin; Odelys; Quimbo; Salutol; Schminken; Sevilan; Stearatcremes; Sulpholin; Xerosin.

Hautbemalung, s. Tatauieren.

Hautbräunungsmittel (s. auch Hautöle und Sonnenlichtschädigungen). Wir unterscheiden hier zwischen solchen Mitteln, die Schminkewirkung haben, und solchen, bei denen eine Bräunung der Haut durch gewisse Zusätze allmählich bewirkt wird. Zu ersterer Kategorie sind auch die bekannten Sonnenbrandpuder zu rechnen. Zur chemischen Hautbräunung werden verwendet: Hennablätterauszug, Kaliumpermanganat, Tannin, Tormentillextrakt und andere gerbsäurehaltige Drogen. Auch Pyrogallol (2%) wurde empfohlen, doch sind bei dauernder Verwendung von Pyrogallolpräparaten toxische Nachwirkungen zu befürchten. Sogar Silbernitrat ist in derartigen Vorschriften zu finden; es ist wohl selbstverständlich, daß dieses Salz zu sehr unerfreulichen Mißfärbungen Veranlassung geben würde, seine Verwendung zu erwähntem Zweck durchaus unzulässig ist. Gute Resultate sollen auch durch Henna-Infusion erhalten werden.

Zusätze von braunen Anilinfarben haben sich nicht gut bewährt. Abkochungen von Walnußschalen bräunen nur, wenn sie aus frischen grünen Schalen frisch bereitet wurden.

Dauerpräparate lassen sich aus grünen Nußschalen überhaupt nicht herstellen.

Manganhautbräunung.

Rp. Kal. permangan. 1,0
Aquae 4,0
solve et adde:
Lanol. anhydr. 5,0
Vaselini 90,0

D. ad vitr. nigr. bene claus. Gibt sehr haltbare Braunfärbung, die z. B. mit Zitronensäure leicht zu entfernen ist.

Braune Schminke.

Rp. Umbrae 140,0
Vaselini 20,0
Lanol. anhydr. 20,0
Cerae albae 30,0
Ol. Paraffini 60,0
Ungt. lenient. 20,0

Tanninhautbräunung.

Rp. Tannini 8,0
Aquae .... q. s.
solve et adde:
Lanol. anhydr. 5,0
Vaselini 87,0

Rp. Zinci oxydati 15,0
Talci 25,0
Magnes. carbon. 2,5
Braune Umbra 6,0
Gelber Ocker 1,0
Roter Ocker 1,0
S. Lichtschutzpuder.

Rp. Amyli 22,0
Talci 40,0
Magnes. stearin. 10,0
Chinin. bisulfur. 5,0
Umbrabraun 11,0
Roter Ocker 2,0
S. Lichtschutzpuder, kombiniert.

Hautcremes, s. Cremes.

Hautextrakte (Extracta cutis) sind durch Aussalzen erhaltene Preßsäfte aus dem Unterhautzellgewebe, die durch Elektrodialyse enteiweißt wurden. Man stellt solche Extrakte z. B. nach Bickel aus dem Unterhautzellgewebe von Schildkröten, Eidechsen usw. her (s. Amor Skin). Hautextrakte werden in der modernen Kosmetik, abgesehen von ihrer therapeutischen Verwendung, gegen infektiöse Hauterkrankungen, als Zusätze zu sogenannten „Hormoncremes" usw. viel verwendet, obwohl die Wirkung solcher Präparate recht zweifelhaft ist. Die Bezeichnung derselben, die unter Zusatz von Hautextrakten hergestellt sind, als „Hormon“-Produkte ist eine willkürliche, da Hormone der Haut bisher überhaupt nicht nachgewiesen wurden (s. auch Nährcremes).

Hautfalten, s. Alterserscheinungen; Fettresektion.

Hautfirnisse, *Vernisia*, sind Präparate, die die Applikationsstelle mit einem häutchenartigen Überzug versehen, der in manchen Fällen lediglich als Schutzdecke dient, in anderen diesen therapeutischen Zweck mit jenem gleichmäßiger bzw. intensiverer Wirkung darin inkorporierter Medikamente zu erzielen gestattet. Wir unterscheiden wasserunlösliche und wasserlösliche Firnisse, von denen speziell letztere größere Bedeutung besitzen.

Wasserunlösliche Firnisse sind Lösungen von Guttapercha (Traumaticin, s. dort), Kautschuk, Zellulose (Aether-Alkohollösungen als Kollodium, Acetonlösung als Filmogen oder Kollosin, s. dort) usw. in Benzol, Aether, Chloroform, Aceton, Amylacetat oder anderen geeigneten Lösungsmitteln. Auch die Harzfirnisse gehören hierher, die in Form alkoholischer Lösungen von Guajakharz, Benzoe, Styrax, Tolubalsam, Perubalsam usw. verwendet werden, ferner alkoholische Lösungen von Wachs, Kolophonium usw. Neben den absolut wasserunlöslichen Firnissen (Häutchen), die durch Kautschuk, Guttapercha und Zellulose erhalten werden, kann man aus wässerigen Emulsionen, besonders von alkoholischen Harzlösungen (mechanische Balsamemulsionen), namentlich wenn solche als Vehikel für Stärkepasten, event. auch Bolus-Pasten usw. verwendet werden, Firnisse erhalten, die schon durch warmes (eventuell schwach alkalisches) Wasser leicht heruntergewaschen werden können, also den wasserlöslichen Firnissen nahestehen (Mittelklasse).

Wasserlösliche Hautfirnisse sind wässerige Lösungen von Tragant (Bassorinfirnisse), Gummi arabicum, Gelatine, Stärke, Dextrin, Fischleim, Eiweiß, Wasserglas usw., bzw. mit solchen Lösungen bereitete Präparate (Pasten, Salben, Linimente). Auch Kaseinlösungen in geeigneter Form verwendet (Kaseinsalbe, Kaseinpasta usw.), wirken als Hautfirnis (s. auch Kasein), auch unverdünntes Eiweiß, Eigelbsalben (Unguentum domesticum) und Epidermin (s. dort) wirken analog. Als vorzüglicher Hautfirnis sei hier das UNNAsche Gelanthum (s. dort) erwähnt, das mit Tragant und Gelatine bereitet ist. Auch gewisse Zelluloseester, die mit Wasser Schleime liefern, wie z. B. die Tylose, die erst in allerletzter Zeit in die Kosmetik eingeführt wurde, dürften gute Hautfirnisse liefern (s. Tylose). Bemerkt sei auch, daß Ichthyol durch Häutchenbildung auf der Applikationsstelle firnisartig wirkt, ebenso in Verbindung mit Amylum o. dgl. firnisartige Pasten liefert (wasserlösliches Firnishäutchen). Schließlich kommt den Zinkleimen (s. dort) firnisartige Wirkung zu. Die wasserlöslichen Hautfirnisse schließen die Haut zwar gegen Luft und Witterungseinflüsse ab, lassen jedoch die Sekrete der Haut durch (s. auch Gelatine [Hautleime]).

Nachstehend einige Beispiele für Hautfirnisse. Weitere Vorschriften findet man in den Kapiteln Gelatine, Kasein, Gelanthum und Zinkpasten, ferner bei Kautschuk und Traumaticin.

Ichthyolfirnis I.

(*Vernisium Ichthyoli* [UNNA]).

Rp. Album. Ovi sicc.	1,0
Aq. calid.	40,0
lösen und die Lösung mischen mit:	
Amyli	80,0
Ichthyoli	80,0

(*Karbol-*) *Ichthyolfirnis II.*

Rp. (Acid. carbol.	2,5)
Ichthyoli	25,0
Amyli	50,0
Aq. dest.	25,0

Einfacher Hautfirnis.

Rp. Tragacanthae	3,0
Zinc. oxydat.	10,0
Eucerini anhydr.	42,0
Aq. dest.	45,0

dem verschiedene Medikamente (Ichthyol, Lenigallol u. a.) beigemengt werden können.

Hautfunktionsöle, s. Hautöle; Sonnenbad.

Hautgrieß, s. Diathermie; Milien; Rotationsinstrumente.

Hauthormone wurden nicht mit Sicherheit nachgewiesen. Was unter diesem Namen im Handel ist, sind Hautextrakte (s. dort).

Hauthorn (Cornu cutaneum). Dieses verdient vom kosmetischen Standpunkt wegen seiner Vorliebe für das Gesicht Beachtung. Es sitzt an der Nase und in der Augengegend (Augenlider), aber auch am Ohr, an der Stirn und an den Lippen, selten auf der Scheitelgegend. Ausnahmsweise begegnen wir ihm an der Eichel und Vorhaut, an Rumpf und Extremitäten. Es findet sich fast immer nur in Einzahl bei älteren Leuten, in Mehrzahl ausnahmsweise bei Kindern. Es entwickelt sich auf einer gesunden oder durch Alter bzw. entzündliche und andere Erscheinungen bereits veränderten Haut, z. B. auf dem Boden lupöser Veränderungen, auf Geschwülsten (Balggeschwülsten), Warzen, Muttermälern, Schwielen und bösartigen Veränderungen. Größe, Gestalt, Umfang ist wechselnd. Hauthörner von $^1/_2$ cm Länge bis zu 10 und 20 cm und darüber sind beschrieben. Ebenso verschieden ist der Umfang, doch pflegen Hauthörner im allgemeinen nicht sehr dick zu sein und 2—5 cm nicht zu überschreiten. Gewöhnlich rund, zeigen sie hakenförmige Krümmung oder längere spiralige Drehungen ihrer Längsachsen mit unregelmäßig gefurchter, höckeriger, zerklüfteter Oberfläche und Spitze. Äußerlich hart, doch nicht vergleichbar mit der Härte der Hörner der Tiere, sondern biegsamer, sind sie in ihren mittleren Abschnitten weicher, im ganzen von einer gelblichen bis dunkelbraunen, ältere zuweilen ins Schwärzliche spielenden Farbe. An sich gutartige Neubildungen können sie doch einmal eine krebsige Umwandlung erfahren oder sich umgekehrt auf dem Boden eines Hautkrebses entwickeln. Damit hat die Behandlung zu rechnen. Zuweilen fallen sie von selbst ab, wachsen dann aber wieder. Da es sich meist um alte Leute handelt, kommen diese trotz ihres entstellenden Aussehens oft erst bei größerer Ausbildung dieser Gewächse zum Arzt.

Bestehen sie nur aus Haut ohne Verhornung, so werden sie am besten mit einem Scherenschlag abgetragen und die kleine Wunde mit einer Naht verschlossen. Bei größeren kommt nur die chirurgische Entfernung etwas weiter im gesunden Gewebe mit Herausschneiden des Grundes bis zu 1 cm Tiefe in Frage, Vernähung der Wundränder. Nur so sind bei diesen Formen Dauerergebnisse zu erzielen, alle anderen Behandlungsarten schließen Rückfälle nicht aus.

S. auch Diathermie; Nase.

Hautjucken, s. Schädigungen.

Hautkitt ist ein Mattanpräparat, das zum Füllen und Verdecken tiefer Narben dienen soll. (Fritz Kripke G. m. b. H., Berlin-Neukölln.)

Hautlack, s. Mastixpflaster bei Pflaster; Pflaster (Heftpflaster), flüssige.

Hautleime, s. Gelatine; Zinkleime.

Hautnährmilch, s. Laits de Beauté.

Hautnahrung, s. Nährcremes.

Hautöle, Hautfunktionsöle (Salböle), sind fette Öle oder Ölemulsionen, die zum Salben des nackten Körpers bei sportlicher Betätigung bestimmt sind.

Sie werden entweder als Prophylaktica oder als Linderungsmittel gegen Sonnenbrand verwendet (Sonnenbrandöle) und fördern indirekt die Bräunung der Haut an der Sonne, indem sie es ermöglichen, den entsprechend eingefetteten Körper einer intensiveren Sonnenbestrahlung auszusetzen, weshalb man diese Öle oft auch als „Hautbräunungsöle" bezeichnet, obwohl ihnen ein direkter Einfluß auf die Bräunung der Haut wie bei den eigentlichen Hautbräunungsmitteln (s. dort) überhaupt nicht zukommt. Den stark wasserhaltigen Ölemulsionen kommt auch eine energische Kühlwirkung zu, die sie als Linderungsmittel bei Sonnenbrand besonders wertvoll macht.

In einzelnen Fällen erhöht man die prophylaktische Wirkung solcher Öle gegen ultraviolettes Licht durch Zusätze von Lichtschutzmitteln (s. Lichtschutzmittel und Sonnenbrandmittel). Auch zu Massagezwecken, zum Geschmeidigmachen der Haut beim Sport usw. werden solche Öle bzw. Ölemulsionen verwendet; einfache Präparate dieser Art ohne spezifisch wirkende Zusätze sind auch unter dem Namen „Hautfunktionsöle" bekannt, in manchen Fällen sucht man aber eine solche Bezeichnung durch gewisse Zusätze, wie Cholesterin u. a., zu rechtfertigen. Als eigentliche Sportmassageöle (sogen. Muskelöl) finden wir oft alkoholische Rizinusöllösungen mit aromatischen Zusätzen, besonders von campherreichen aetherischen Ölen (Rosmarinöl u. a.) und von Menthol (s. Sportmassagepräparate).

Natürlich können auch fette Cremes (Cold Cream, Vaselincremes, Lanolincremes usw.) zum Einfetten der Haut verwendet werden. Glyzerinhaltige Präparate sind nicht geeignet.

Rp. Ol. Paraffini 95,0
Vaselini alb. 5,0
S. Hautöl.

Rp. Ol. Paraffini 100,0
Mentholi 0,2
S. Mentholhautöl.

Rp. Ol. Paraffini 50,0
Ol. Arachid. 25,0
Ol. Olivar. 25,0
S. Hautöl.

Rp. Ol. Olivar
Ol. Amygdalar. .... aa 50,0
S. Hautöl.

Rp. Tegini 7,0
Ol. Paraff. alb. 25,0
Ol. Olivar. 15,0
Vaselini alb. 15,0
Lanol. anhydr. 5,0
Aquae 50,0
Natrii benzoic. 1,0
S. Emulgiertes Hautfunktionsöl.

Tegin in den Ölen heiß lösen, anderseits eine heiße Lösung von Natriumbenzoat bereiten und diese in das heiße Fettgemisch einrühren. Schließlich das Gemisch $^1/_4$ Stunde unter Rühren erhitzen und unter Kühlung bis zum Dickwerden rühren (s. Niveaöl).

S. auch Hautbräunungsmittel; Sonnenlichtschädigungen; Sportmassagepräparate.

Hautpflege, Allgemeines, s. Atrophie; Gesichtspackungen; Gesichtspflege; Hauskosmetik; Masken; Schönheitsinstitute; Schwangerschaft; Wechseljahre.

Hautpfropfung, s. Transplantation.

Hautpulver. Hierher können die Puder bzw. Streupuder gerechnet werden (s. dort), also Pulver zur kosmetischen Pflege der Haut. Außerdem aber kann unter Hautpulver ein Organpräparat zur Organotherapie infektiöser Hautprozesse nach MILBRADT, bestehend aus pulverisierter Haut, verstanden werden.

Hautverfärbungen, s. Nervenleiden.

Hautverwitterung, s. Berufskrankheiten.

Hawaïi Sonnenteint, Salbe gegen Sonnenbrand. Sollte angeblich Thigenol enthalten, das aber bei Kontrolle nicht nachzuweisen war. In einem älteren Präparat wurden Chininsulfat, Eukalyptusöl und Lanolin gefunden. Ein neueres Präparat derselben Bezeichnung enthielt aber kein Chininsulfat, auch kein anderes typisches Lichtschutzmittel, ebenso kein Thigenol, dagegen Titandioxyd, Kieselsäure (Bolus rubra), Eisenoxyd und Eiweißverbindungen. (Tagun A. G., Basel.)

Hazeline ist die englisch-amerikanische Bezeichnung für Hamamelis und die daraus hergestellten Präparate.

Hazeline-Snow, s. Hamameliscremes.

Heberdensche Knoten, s. Innere Krankheiten.

Hebrasche Salbe, Unguentum Hebrae, ist Diachylonsalbe (s. Unguenta). Die angegebenen Vorschriften zeigen größere Abweichungen. Man kann diese Salbe durch Zusammenschmelzen von 2 Teilen Bleipflaster und 3 Teilen Vaselin erhalten, nach anderer Vorschrift aus gleichen Teilen Bleipflaster und Vaselin. Unter anderem früher als Mittel gegen Fußschweiß (Schälsalbe) benützt, heute aber nur mehr wenig zu diesem Zwecke verwendet.

Hefe, *Faex*, medizinische Hefe, Faex medicinalis, ist gereinigte untergärige Bierhefe, Fermentum Cerevisiae. Bräunliches Pulver, das durch Auswaschen, Entbittern und vorsichtiges Trocknen (ohne Schädigung des Vitamins B) erhalten wird. Auch in frischem Zustande verwendet, frische Bierhefe soll besser wirken. Auch Weinhefe, Trockenhefe (Dauerhefe), Preßhefe (Backhefe) werden medizinisch verwendet.

Acetondauerhefe ist ein pulverförmiges Hefepräparat, bei dem die Zellen durch Aceton und Aether abgetötet wurden, wobei die Enzyme erhalten bleiben.

Hefe ist ein uraltes Volksmittel gegen Hautkrankheiten. Sie wird innerlich und äußerlich bei der Bekämpfung von Hautkrankheiten angewendet. Innerlich bei Furunkulose, Akne, Rosacea, Pruritus, Urticaria usw., selten äußerlich bei chronischen Ekzemen, Follikulitiden, Akne, Furunkulose, übelriechenden Geschwüren usw. Sie wird auch (z. B. mit Milch zur dünnen Pasta verrieben) zur Reinigung der Poren usw. in der Gesichtspflege gebraucht. Die Zahl der Spezialhefepräparate des Handels ist Legion, sie bieten meist gar keinen nennenswerten Vorteil gegenüber der gewöhnlichen Hefe. (Meist Acetondauerhefe oder Gemische solcher mit Medikamenten.) (S. Biozyme; Cerolin; Furunculin-Zyma; Levurinose; Xerase; Zymin.)

Hefekataplasmen zur örtlichen Behandlung von Geschwüren usw. stellt man her, indem man Hefe 250,0 mit Weizenmehl 500,0 mischt und das Gemisch bis zum Aufblähen erwärmt, dann mischt man 50,0—60,0 Holzkohlepulver zu.

S. Akne; Ernährung; Faexalin.

Heftpflaster, flüssige, s. Mastixpflaster bei Pflaster; Pflaster, flüssige.

Heidelberger Radium-Franzbranntwein Perkeo enthält nach Angabe Heidelberger Radium-Thermal-Natursole, sibirisches Latschenkiefernöl und 70 p. c. Alkohol. (Vertrieb Ferd. Schulze & Co., Mannheim.)

Heiserkeit, s. Stimmstörungen.

Heißluftbrenner Holländers, s. Kaustik.

Helgotan, eine dem Tannoform (s. dort) ähnliche Formaldehydverbindung der Gerbsäure.

Helgotanum bromatum, eine dem Tannobromin (s. dort) ähnliche Formaldehydverbindung eines Bromtannins. Wie Tannoform. (Dr. A. Voswinkel, Berlin.)

Heliobrom, Dibromtanninharnstoff. Juckstillendes Mittel, kommt in den Handel als Heliobromum liquidum in 10%iger alkoholischer Lösung und als gebrauchsfertige 10%ige Salbe.

Rp. Heliobromi liquidi
Liquor. Carbonis detergent.
Bromocolli solubilis aa 5,0—10,0
Zinci oxydat.
Talci .... aa 17,5
Glycerini
Aq. dest. .... aa ad 100,0
Juckstillende Pinselung.

Es ist auch eine Heliobrom-Spezialfrostbeulentinktur im Handel.

Heliotherapie. Unter Heliotherapie wird die Anwendung der Sonne zur Krankenbehandlung verstanden. Man verwendet dabei nicht nur die direkte Sonne, sondern auch die Himmelsstrahlung. Häufig werden Helio- und Klimatotherapie miteinander verbunden. Die Heliotherapie sollte viel mehr als bisher von Ärzten angewandt werden, da die mit Sonne erreichten Heilerfolge meist besser sind als mit künstlichen Lichtquellen, auch ist die Heliotherapie billig durchzuführen. Künstliche Lichtquellen stellen nur einen Ersatz dar und sollten daher nur dann benützt werden, wenn die Sonnen- und Himmelsstrahlung qualitativ oder quantitativ nicht ausreicht.

Der Sonnenkult ist uralt. Die Sonnenbehandlung war den Assyrern, Ägyptern, Griechen und Römern wohlbekannt. Die Solarien spielten im täglichen Leben der Römer eine große Rolle. Ärzte des Altertums, wie HIPPOKRATES und GALEN, machten von der Heliotherapie Gebrauch. Die Germanen besaßen besondere Sonnenheilberge. Im Mittelalter ging die Kenntnis von der Heilkraft des Lichtes wieder so ziemlich verloren. Um 1800 finden sich vornehmlich in der französischen und deutschen medizinischen Literatur Arbeiten über Sonnenlichtbehandlung. Exakte Lichtforschungen beginnen aber erst etwa vom Jahre 1880 ab. Als Forscher aus dieser Epoche seien nur HAMMER und FINSEN genannt. In der Neuzeit entwickelte als erster FINSEN eine systematische Behandlung der Hauttuberkulose mit konzentriertem Sonnenlicht. Ihm folgten in der Behandlung der chirurgischen Tuberkulose im Hochgebirge mit Sonne 1902 BERNHARD und 1904 ROLLIER. Der weitere Ausbau der Heliotherapie erfolgte letzten Endes auf Grund der Erfahrungen dieser Forscher.

Dosierung. Die Heliotherapie ist eine differente Behandlung und muß daher dosiert verabreicht werden. Das heißt, die Strahlung muß in Hinsicht auf Qualität und Quantität der Empfindlichkeit der einzelnen Person angepaßt sein. Jede erste Sonnenbestrahlung soll zur Bestimmung der zukünftigen therapeutischen Dosis dienen. Dosierungsschemata können nur für die Einstrahlungsverhältnisse gelten, unter denen sie gewonnen sind. Nimmt man als maximale Dosis die *Lichtentzündung* an, die nach 4—6 Stunden an dem bestrahlten Hautbezirk auftritt, so ist zu bedenken, daß nicht die wahrnehmbare Wärme für diese Strahlendosis maßgebend ist, sondern der Gehalt an nicht fühlbarer *ultravioletter Strahlung.* Die Hauptschwankungen im Ultraviolett ergeben sich aus der Höhenlage eines Ortes und aus dem Tages- und Jahresgang der ultravioletten Einstrahlung. Durch Reflexstrahlung von Sand, Wasser, Eis und Schnee kann die Wirkung der ultravioletten Strahlung verstärkt werden. Kältereize, hervorgerufen durch niedere Lufttemperatur oder durch leichten Wind, wirken verstärkend auf den Ausfall der Lichtentzündung. Eine besondere Rolle spielen Kältereize im Hochgebirge und an der See. Die stärksten Lichtreaktionen werden hier an solchen Tagen erreicht, an denen die Lufttemperatur niedrig ist oder leichter Wind geht. Ebenso fallen *Lichtreaktionen* stärker an Tagen mit klarer Fernsicht aus, da dann die Strahlung am wenigsten durch Staub und Dunst geschwächt ist. Gut durchblutete Haut reagiert auf Strahlung stärker als schlecht durchblutete. Hellblonde und strahlenentwöhnte Menschen bekommen intensiver und rascher eine Lichtreaktion als dunkelblonde, pigmentierte und strahlengewöhnte Personen. Die einzelnen Körperstellen sind verschieden für ultraviolette Strahlen empfindlich. Je dicker die Hornschicht, um so weniger strahlenempfindlich ist die Haut. Für die Strahlenempfindlichkeit der einzelnen Hautstellen gilt etwa folgende Reihenfolge: Gesicht, Brust, Bauch, Kreuzbeingegend sind am empfindlichsten, weniger reagiert Rücken, Oberarm, Oberschenkel, Unterarm, Unterschenkel. Am meisten Strahlung können schließlich Fuß- und Handrücken, Handinnenfläche und Fußsohle vertragen. Aus dem Angeführten erklärt es sich, daß allgemein gültige Dosierungsschemata in der Heliotherapie unmöglich sind. Eine biologische Dosierung der Sonnen- und Himmelsstrahlung läßt sich zurzeit nur auf Grund der Erfahrung ermöglichen. Physikalisch einwandfrei arbeitende Dosimeter, welche die gleiche Strahlenempfindlichkeit wie die menschliche Haut haben und dabei einfach zu benützen wären, gibt es leider noch nicht. Das beste derzeitige Dosimeter ist das auf physikalisch-chemischem Prinzip arbeitende U. V.-Dosimeter der I. G. Farben-Werke Oppau. Es muß daher in der Heliotherapie als Grundsatz gelten, besser Unterdosieren als Überdosieren. Krankhafte Zustände können durch zu starke Bestrahlungen verschlimmert werden. In erhöhtem Maße besteht diese Gefahr bei der Lungen- und Kehlkopftuberkulose. Die Heliotherapie ist kontraindiziert bei schweren Kreislaufstörungen, akuter Lungen- und Kehlkopftuberkulose, nervösen Erschöpfungszuständen und solchen Erkrankungen, die durch Sonnenbestrahlung direkt ausgelöst werden. Als Richtlinie für eine Dosierung in der Heliotherapie kann gelten, daß bei wolkenlosem Himmel und Sonnenhöchststand in Mitteldeutschland auf etwa 200 m Meereshöhe bei mittelempfindlichen Personen Mitte Mai im Durchschnitt durch 50 Minuten, Mitte Juni durch 20 Minuten und Mitte September durch 40 Minuten lange Bestrahlungen eine deutlich sichtbare Lichtreaktion nach 4—6 Stunden an der bestrahlten Hautstelle auftritt. Im Hochgebirge auf 2000 m Meereshöhe kann man im März bei Schnee und Sonnenhöchststand nach 15—20 Minuten langer Bestrahlung schon mit einer Lichtreaktion rechnen. Bei starker Einstrahlung, z. B. im Hochgebirge, und empfindlichen Personen soll in der Heliotherapie das Sonnenbad durch Teilbestrahlungen von 5—10 Minuten Dauer eingeleitet werden. Nach 3—6 Tagen können dann die Ganzbestrahlungen einsetzen. Im Anfang dauern diese 10—20 Minuten und können schließlich unter langsamer Steigerung auf 2—4 Stunden ausgedehnt werden. Bei richtiger Dosierung herrscht nach dem Sonnenbad Wohlbefinden. Bei Überdosierung kommt es zum Sonnenbrand oder zur Wärmestauung. Erhöhte Herztätigkeit, Rötung der Haut, Hitzegefühl, Schweißausbruch und Übelkeit sind sichere Zeichen von Überdosierung. Später können sich Kopfschmerzen, Unruhe, Schlaflosigkeit, erhöhte Reizbarkeit und Appetitlosigkeit einstellen.

Heliotherapietechnik, s. Sonne; Sonnenbad.

Nicht alle Hautkrankheiten eignen sich wahllos für die Heliotherapie, auch ist sie kein Allheilmittel. Sobald jedoch individuell vorgegangen wird, läßt sich bei vielen Dermatosen mit der Sonnenlichtbehandlung Besserung und Heilung erzielen. Nichts ist geeigneter, eine natürliche Beschaffenheit der Haut herbeizuführen als die Sonnenkur. Die Haut bekommt dadurch ihre natürliche Funktion, so daß in erster Linie solche Hautleiden von der Heliotherapie günstig beeinflußt werden, die mit falscher Lebensbetätigung der Haut einhergehen.

Akne (s. auch dort) bessert sich meist nach einer über längere Zeit systematisch durchgeführten Heliotherapie. Zweckmäßig ist es, zeitweilig eine stärkere Lichtreizung hervorzurufen, so daß sich im Anschluß an diese die Haut abschuppt. Um den Bestrahlungseffekt zu erhöhen, kann vor der Besonnung die Haut gründlichst massiert werden.

Ekzem (s. auch dort). Akute und nässende Ekzeme eignen sich nicht zur Heliotherapie, ferner Ekzeme, die nach VEIEL direkt als „Lichtekzeme“ bezeichnet werden. Am besten spricht auf Sonnenlichtbehandlung das seborrhoische Ekzem in Verbindung mit Bädern und Massage an. Auch andere chronische Ekzeme bessern sich unter der Besonnung, sofern ein Trocken- und Sprödewerden der Haut vermieden wird (s. auch Sonne; Sonnenbad).

Haarwuchs. Das Haarwachstum wird auf jeden Fall angeregt. (Stärkerer Bartwuchs im Sommer als im Winter. Personen, die von Jugend auf ohne Kopfbedeckung gehen, haben seltener Glatzenbildung.) Therapeutisch läßt sich das Sonnenlicht nur in beschränktem Umfang mit Erfolg anwenden. Ein Erfolg bei der Alopecia areata ist nur dann zu erwarten, wenn es zum Erythem auf der Kopfhaut kommt. Statt mit Sonnenlicht kommt man in diesem Falle rascher zum Ziel, wenn man Quecksilberdampfquarzlampe benützt. Die Alopecia praematura, frühzeitiger Haarausfall, und die Seborrhoe des Kopfes werden vielfach durch Fortlassen einer Kopfbedeckung in der wärmeren Jahreszeit gebessert. Durch das direkte Sonnen- oder diffuse Himmelslicht kann ein Bleichen der Haare eintreten.

Hauttuberkulose (s. auch Tuberkulose der Haut). Sie bildete den eigentlichen Ausgangspunkt für die Anwendung der Heliotherapie überhaupt. Alle Formen der Hauttuberkulose und auch die echten Tuberkulide reagieren gut auf Sonnenbestrahlungen. Es ist bisher noch mit keiner künstlichen Lichtquelle gelungen, die gleichen therapeutischen Erfolge zu erzielen wie mit der Heliotherapie. Bei der Sonnenbehandlung der Hauttuberkulose sind lokale und allgemeine Bestrahlungen anzuwenden. Es heilen bei der Heliotherapie tuberkulöse Herde der Haut ab, selbst wenn sie nicht dem Licht ausgesetzt werden. Kosmetisch gibt die Heliotherapie der Hauttuberkulose sehr schöne Erfolge. Häufig müssen mit Rücksicht auf die langen Abheilungszeiten die künstlichen Lichtquellen mit zu Hilfe genommen werden, sobald sonnenärmere Zeiten eintreten.

Infektiöse Hauterkrankungen im engeren Sinne bieten mit Ausnahme der Furunkulose keine Indikation für Heliotherapie, diese wird allerdings oft glänzend gebessert. Durch Heliotherapie wird die Haut widerstandsfähiger gegen Infektionen, so daß sich zur Nachbehandlung infektiöser Hautkrankheiten die Heliotherapie schon empfiehlt. Beim Erysipel macht sich häufiger, solange noch Rötung vorhanden ist, eine Lichtüberempfindlichkeit geltend.

Ichthyosis (s. auch dort). Bei ihr bewährt sich die Heliotherapie besser als jede sonstige Behandlungsart. Regelrecht durchgeführte Sonnenkuren in Verbindung mit Hydrotherapie und Massagen mit fetten 3—5%igen Salizylsalben bessern die Ichthyosis meist schon im Laufe eines Sommers. Es ist verständlich, daß eine angeborene Ichthyosis nicht für dauernd heilbar ist, aber eine derartige Kur ist billig und überall auch ambulant durchführbar. Treiben Ichthyosiskranke mehrere Jahre hintereinander Heliotherapie während der Sommermonate, so kann das Leiden kosmetisch so beeinflußt werden, daß es kaum in Erscheinung tritt.

Keratosis, bei Frauen, besonders häufig an den Oberarmen, oft unschön wirkend, verschwindet, sobald regelmäßig über 1—2 Sommer hinweg Heliotherapie durchgeführt wird. Zur Unterstützung dieser Lichttherapie empfiehlt sich die Massage mit Salizylsalben oder SCHLEICHscher Wachsmarmorseife, etwa der Behandlung der Ichthyosis entsprechend.

Lichen der Haut bessert sich meist unter der Heliotherapie. Beim Lichen ruber planus (s. dort) und accuminatus soll es jedoch bei jeder einzelnen Bestrahlung möglichst zur Lichtdermatitis kommen. Gelingt es, über längere Zeit hin diese zu erreichen, so heilen diese juckenden und quälenden Dermatosen verhältnismäßig rasch ab, zumal wenn mit der Sonnenlichtbehandlung eine Arsenkur verbunden wird.

Psoriasis (s. dort). Die Erfolge der Sonnenlichtbehandlung bei der Schuppenflechte sind als gut zu bezeichnen. Wenn auch damit nicht die Psoriasis für dauernd sicher zu heilen ist, so lehrt doch die Erfahrung, daß Psoriasiskranke, die der Heliotherapie unterstellt waren, meist seltener und dann auch leichtere Rezidive bekommen als nach den sonst üblichen Behandlungsmethoden. Bei der Sonnenlichtbehandlung der Psoriasis darf nie überdosiert werden. Eine einmalige Lichtdermatitis kann eine allgemeine Psoriasiseruption auslösen. Dieses unter der Behandlung aufgetretene Rezidiv ist dann therapeutisch nur schwer zu beeinflussen. Vor Beginn der Sonnenbäder ist durch Massage mit 5—10%igen Salizylsalben und Seifenbädern die Schuppung zu beseitigen. Die Ganzbestrahlungen im Sonnenbad können, je nach Intensität und Verträglichkeit, langsam gesteigert werden. In der Dosierung bleibt man immer unter der Erythemschwelle. Anschließend an jede Besonnung wird der ganze Körper mit 5—10%iger weißer Praezipitatsalbe einmassiert, eventuell mit Zusatz von Liq. Carbon. detergens.

Pruritus senilis bessert sich oft rasch unter der Heliotherapie. Wenn gleichzeitig ein hoher Blutdruck besteht, ist besonders vorsichtig zu dosieren.

Skrophulose wird auch mit gutem Erfolg der Heliotherapie unterworfen.

Unterschenkelgeschwüre, schlecht heilende Wunden und Geschwüre heilen unter Besonnung oft auffallend rasch ab. Im Anschluß an die Heliotherapie wird der Geschwürsgrund trocken, es treten frische und gesunde Granulationen auf.

Verrucae planae (s. auch Warzen), flache Warzen, können bei Jugendlichen an der Stirnhaargrenze, im Gesicht und an den Händen im Anschluß an intensive Sonnenbestrahlung auftreten. Auch schon vorhandene Warzen können sich unter dem Lichtreiz stärker ausbreiten. Bei Abdeckung oder mit Eintritt sonnenarmer Zeit verschwinden die Lichtwarzen meist von selbst, zumal wenn gleichzeitig geringe Mengen von Arsen gegeben werden (s. auch Lichtbehandlung; Lichtschädigungen).

Zusammenfassende Literatur: BERNHARD, O., Sonnenlichtbehandlung in der Chirurgie, 2. Aufl. 1923. — DORNO, C., Physik der Sonnen- und Himmelsstrahlung sowie zahlreiche Einzelabhandlungen. — HAUSMANN-VOLK, Handbuch der Lichttherapie. Wien 1927. Julius Springer. Daselbst auch Schrifttum. — JESIONEK, Lichtbiologie. 1912. — LAZARUS, P., Handbuch der gesamten Strahlenbiologie und -therapie. Berlin, Julius Springer. — MEYER, HANS, Lehrbuch der Strahlentherapie. — VAN OORDT, Die Behandlung innerer Krankheiten durch Klima, spektrale Strahlung und Freiluft. 1920. Berlin, Julius Springer. — ROLLIER, Heliotherapie der Tuberkulose, 2. Aufl. 1924. Berlin, Julius Springer. — GROBER, Lehrbuch der physikalischen Therapie. Jena 1934.

Heliotekt ist nach Angabe eine eucerinhaltige, ölige Lösung von Walnußschalenextrakt, die als Schutzmittel gegen Sonnenbrand dienen soll. (Amalien-Apotheke, Dresden.)

Heliotropblütenöl, Oleum Heliotropii (peruviani) ist ein Kunstprodukt.

Héliotrope

Heliotropin	150 g	Tolubalsam	15 g
Cumarin	20 „	Benzylbenzoat	300 „
Benzaldehyd	60 „	Jasmin künstl.	15 „
Vanillin	20 „	Anisaldehyd	8 „
Neroliöl	50 „	Rosenöl künstl.	15 „
Ketonmoschus	50 „	Perubalsam	15 „

Heliotropin (Piperonal, Heliotropinum). Wichtiger Riechstoff mit Heliotropgeruch. Von ungemein häufiger Verwendung in der Parfumerie. Es eignet sich seiner hautreizenden Wirkung wegen nicht zum Parfumieren von Cremes, Pudern u. dgl.

Heliovert-Compact ist ein fester Puder mit Äskulingehalt, der zum Schutze gegen Sonnenbrand und Sommersprossen angewendet werden soll. (Merz & Co., Chem. Fabrik, Frankfurt a. M.)

Heliovertin, eine Äskulinsalbe der Firma Merz & Co., Frankfurt a. M. Lichtschutzsalbe zur Verhütung von Gletscherbrand, Sonnenbrand (s. auch Lichtschäden; Sonnenlichtschädigungen).

Helkonychie, s. Syphilis.

Hellcocet sind Tabletten aus Aluminiumsulfat und Calciumacetat zur Ex-tempore-Bereitung von essigsauren Tonerdelösungen. (Chemosan-Hellco A. G., Troppau.)

Helleborus, Rhizoma Hellebori, Nieswurz. Meist die Wurzel von Helleborus niger, seltener von Helleborus viridis in Form der Tinktur 1 : 10 Alkohol 60%—70% verwendet. Enthält *kein* Veratrin, überhaupt keine Alkaloide. Helleborustinktur soll spezifisch haarwuchsfördernd wirken, man benützt sie daher als Zusatz zu Haartinkturen usw. bei Alopezien.

Rp. Tinct. Hellebor. nigr. 10,0
Acid. salicyl. 3,0
Spir. Vini 185,0
Aq. dest. 65,0
S. Haarspiritus (FRIEDENTHAL).

Hemiatrophie, Hemihypertrophie, s. Faltenbildung; Gesichtslähmung; Nervenleiden; Ohrmuschel; Trophische Störungen.

Henna (s. auch Haarfärben). Fein gepulverte Blätter des Strauches Lawsonia inermis, auch „falsche Alkanna" genannt. Wird als Haarfärbemittel verwendet. Praktisch wird die Henna entweder allein oder mit Indigoblätterpulver (Reng) in Breiform appliziert (Kataplasmafärbung) und färbt die Haare bei längerem Kontakt kräftig und dauerhaft an. Zum Anmachen des Breis benützt man heißes Wasser, im Orient wird hierzu häufig Tierharn verwendet. Manche Autoren empfehlen Zusätze von saurer Milch oder Zitronensaft, in manchen Fällen kommt als Zusatz Rotwein in Frage, um die Tanninwirkung zu verstärken und gewisse Bronzetöne zu erzielen. Von ganz außerordentlicher Wichtigkeit für das Gelingen der Hennafärbung ist die Wärme, und zwar *feuchte* Wärme, welche die Färbung entwickelt und fixiert. So wird im Orient die Hennafärbung in der feuchtwarmen Atmosphäre der Bäder vorgenommen, bei uns trägt man den Brei heiß auf und umhüllt den Kopf dann mit Tüchern. Diese Art der Wärmeerhaltung ist aber praktisch recht unzureichend und werden in letzter Zeit immer mehr Wärmeapparate besonderer Konstruktion verwendet (Dämpfen d. Haare). Henna allein färbt die Haare rot, weiße, hellgoldblonde Haare und mit Wasserstoffsuperoxyd entfärbte (blondierte) Haare karottenrot, aschblonde Haare mittelrot, hell-kastanienbraune Haare hellmahagonirot, kastanienbraune Haare mahagonirot, dunkelkastanienbraune Haare dunkel mahagonirot, auf dunkelbraunem Haar rote Reflexe, bei schwarzem Haar keine Wirkung.

Ganz schwache Hennapackungen bzw. Hennainfusionen geben auf blonden Haaren rötlichschimmernde Effekte. Auf dieser Wirkung beruht die Anwendung des Henna-Shampoons und der Henna-Infusionen.

Hennagemische zur Erzielung natürlicher Haartönungen. In vielen Fällen wird hier der sogenannte Reng herangezogen. Unter diesem Namen versteht man die gepulverten Blätter des Indigostrauches, und zwar besonders des persischen Indigos. Die blaue Farbe des Indigos neutralisiert die rote Farbe der Naturhenna und man erhält, je nach der Dosierung und der Dauer des Kontaktes, natürliche blonde und braune bis tiefschwarze Färbungen.

Die Angaben der Literatur hierüber sind schwankend. So soll ein Gemisch von Reng und Henna zu gleichen Teilen, bei einer Applikationsdauer von $^1/_2$ Stunde Blond (Rotblond, Tizianblond) ergeben, das gleiche Gemisch bei längerer Dauer kastanienbraune bis braune Töne (1—2 Stunden). Ein Gemisch von 1 Teil Henna und 2 Teilen Reng gibt nach zirka $^1/_2$—$^3/_4$ Stunde Kastanienbraun, Henna 1 Teil und Reng 3 Teile Dunkelkastanienbraun und 1 Teil Henna und 4 Teile Reng Tiefschwarz nach etwa 2stündiger Applikationsdauer. Nach anderen Autoren soll ein Gemisch von 1 Teil Henna und 3 Teilen Reng nach 4 Stunden tiefes Schwarz ergeben. Im Mittel rechnet man zirka 100 g dieser Gemische für einen Breiumschlag (bei langem Frauenhaar). Im allgemeinen sind die Blondtönungen mit Henna-Reng-Gemischen weniger gut erreichbar, weil die stetige Gefahr zu dunkler Färbungen gegeben ist. Die moderne Haarfärberei hat also zumeist andere Wege gefunden, um reine Blondtönungen mit Hennagemischen zu erzielen. Diese Haarfärbemethoden beruhen auf folgenden Tatsachen: Die Neutralisierung der roten Töne läßt sich sehr gut durch folgende Zusätze erreichen. — *Kamillenblüten.* Durch Zusatz von wechselnden Mengen gepulverter Kamillenblüten zu Henna kann man die verschiedensten Blondschattierungen erzielen. Die Zusätze schwanken zwischen 25 und 75% Kamillenblüten frischer Ernte. — *Rhabarber.* 3 Teile Rhabarberwurzelpulver auf 2—2,5 Teile Hennapulver ergibt ein Gemisch, das goldblonde Töne zu erzielen gestattet. — *Eisenpulver.* Gleiche Teile Henna und Eisenpulver ergeben ein Gemisch, das mittlere Blondtöne gut wiedergibt. Hierbei ist die normale Applikationsweise im Kataplasma unter Einhüllen mit warmen Tüchern, ohne Wärmehaube vorausgesetzt (s. auch Henna-Rastiks bei Haarfärben).

Neuerdings werden auch Zwiebelschalen als Zusatz zu Hennagemischen empfohlen.

Henna-Rastiks sind Gemische von Hennapulver mit Metallsalzen usw., die die Färbung ganz erheblich abkürzen und die Nuance variieren. Brauchbare Gemische dieser Art sind folgende:

Blond Moyen.

Hennapulver	40 g
Eisenpulver	40 „
Rhabarberpulver	25 „
Borax	3 „

Blond doré.

Hennapulver	30 g
Rhabarber	50 „
Borax	2 „
Chlorammon	2 „

Châtain clair.

Hennapulver	400 g
Eisenpulver	300 „
Cobaltnitrat	20 „
Pyrogallol	10 „

Eine halbe Stunde.

Acajou.

Hennapulver	400 g
Eisenpulver	200 „
Cobaltnitrat	40 „
Pyrogallol	20 „
Borax	20 „
Chlorammon	20 „

Dreiviertel Stunden.

Tiefschwarz (Noir Jais).

Hennapulver	40 g
Eisenpulver	30 „
Pyrogallol	3,5 „
Eisenchlorid	4 „
Blauholzextrakt trocken	10 „
Kupfersulfat	2 „
Nickelsulfat	2 „

1 bis $1^1/_2$ Stunden.

Châtain.

Hennapulver	400 g
Eisenpulver	300 „
Cobaltnitrat	40 „
Pyrogallol	20 „

Dreiviertel Stunden.

Schwarzbraun (Noir Espagnol)

Hennapulver	40 g
Cobaltnitrat	5 „
Nickelnitrat	1 „
Kupfersulfat	1 „
Pyrogallol	4 „
Eisenpulver	80 „
Kupferpulver	4 „
Schwefel	8 „
Ammoniaksoda	2 „

1 Stunde.

Châtain Foncé.

Hennapulver	40	g
Eisenpulver	30	„
Cobaltnitrat	5	„
Nickelnitrat	2	„
Pyrogallol	2,5	„
Ammoniaksoda	2	„
Schwefel	8	„

Dreiviertel Stunden.

Venezianisches Blond.

Hennapulver	50	g
Cobaltnitrat	2	„
Pyrogallol	2	„
Ammoniaksoda	2	„

Blond Cendré.

Hennapulver	20	g
Rhabarberpulver	40	„
Eisenpulver	20	„
Borax	2	„
Chlorammonium	2	„

Brun.

Hennapulver	400	g
Eisenpulver	400	„
Cobaltnitrat	25	„
Pyrogallol	30	„
Eisenchlorid	30	„

Dreiviertel Stunden.

Anwendung s. Haarfärbetechnik.

Henna-Shampoon bezweckt lediglich, hellem Haar einen rötlichen Schimmer zu geben, ist also nicht als eigentliches Haarfärbemittel aufzufassen. Da eine intensive Hennafärbung Breiumschlag und längere Einwirkung desselben voraussetzt, können hier also auch mit konzentrierteren Henna-Shampoons nur schwache Tönungen (Acajou-Reflexe) erzielt werden.

Henna-Shampoonpulver.

Seifenpulver	600	g
Ammoniaksoda	600	„
Hennablätter pulv.	80	„

S. In $^1/_2$ Liter heißem Wasser aufgebrüht zu verwenden.

Flüssiges Henna-Shampoon. Man stellt einen Extrakt aus Hennablättern nach folgendem Ansatz her:

Hennablätter pulv.	20	g
Alkohol	40	„
Wasser	40	„

Diesen Auszug mischt man mit der gleichen Menge flüssiger Seife (Cocos-Kaliseife) oder dgl.

Durch Zusätze, wie Gallussäure usw., lassen sich auch dunklere Nuancen erzielen (vgl. das Kapitel Henna als Haarfärbemittel). Erwähnt sei schließlich, daß es im Handel Haarfärbemittel auf Basis von flüssiger Seife und p-Toluylendiamin gibt, die ebenfalls als Henna-Shampoon bezeichnet werden; für die dunkleren Nuancen dieses Mittels wurde auch Wasserstoffsuperoxyd zugesetzt. Nur auf diese Art kann man kräftige Färbungen erreichen, es sind dies richtige Haarfärbemittel.

S. auch Henna-Triebolithseife; Kleinol.

Henna-Triebolithseife, „Tribelco" schwarz, ist nach Griebel eine Kaliseifenlösung, die erhebliche Mengen Paraphenylendiamin enthält. (Triebler & Co., Berlin.)

Henna-Triebolithseife Rapid soll nach Angabe der herstellenden Firma für den deutschen Markt nicht mit Paraphenylendiamin hergestellt sein, sondern in der Hauptsache aus Extrakten aus natürlicher Henna und Indigo bestehen (?) und nur kleine Mengen von Diphenylaminen enthalten (wohl auch p-Toluylendiamin ?).

Über Hennaseifen sei bemerkt, daß in Lösung, auch in Seifenlösungen, weder Henna- noch Reng-(Indigo-) Extrakte als färbendes Prinzip nennenswerte Farbwirkung (nur Reflextönung auf hellem Haar) ausüben können. Das färbende Prinzip solcher Präparate wie das vorliegende, sind Anilinfarbstoffe, wie p-Toluylendiamin u. a., oft auch das giftige und verbotene Paraphenylendiamin. Auch soweit solche Präparate wirklich Henna- oder Rengauszüge enthalten sind dies keine Henna-Färbemittel, wie die Bezeichnung glauben machen will.

Hepar sulfuris (Kalium sulfuratum), s. Schwefel.

Hepin, s. Badezusätze.

Herabhängen des Oberlides, s. Nervenleiden; Ptosis.

Herba-Creme Obermeyer soll 0,5 p. c. Brennwaldrebe, 2 p. c. Salbei, 3,5 p. c. Harnkraut und 1 p. c. Arnika enthalten und bei Hautkrankheiten Anwendung finden. Im Handel sind auch H.-Shampoon und H.-Cremeseife, H.-Puder und H.-Schaumpoon sowie H.-Seife in einfacher und verstärkter Form. (Obermeyer & Co., G. m. b. H., Hanau a. M.)

Hermaphroditen (Pseudo-, Schein-), s. Verjüngung; Zwitter.

Herpes. Der Herpes simplex (Bläschenausschlag, Reizbläschen) ist eine häufige, in der Regel örtlich beschränkte Erkrankung der Haut oder Schleimhaut, die meist als Begleiterscheinung von fieberhaften Erkrankungen, dann Herpes febrilis genannt, als Begleiterscheinung von Reizzuständen oder auch unabhängig von diesen auftreten kann. Der Lieblingssitz ist das Gesicht (Lippe, Mundwinkel, Mundschleimhaut, Nase, Umgebung des Auges und Ohres), Finger, Gesäß, Geschlechtsteile (Herpes progenitalis) und die angrenzenden Schleimhäute. Rückfälle gehören zu seinem Wesen. Er ist als eine, wenn auch nicht hochgradig ansteckende Erkrankung aufzufassen, deren Erreger wahrscheinlich ein ultravisibles Virus ist. Seine Übertragungsmöglichkeit auf Tiere ist durch zahlreiche Versuche sichergestellt. Das Allgemeinbefinden beeinflußt er nicht sichtbar. Er bevorzugt das jugendliche und mittlere Lebensalter. An sich eine harmlose Erkrankung, stört er durch sein Auftreten zu ungeeigneter Zeit und kann durch besondere Umstände, zumal durch seinen Sitz im Gesicht und an den Geschlechtsteilen, die Eintrittspforte für andere ansteckende Erkrankungen, ja sogar für die Syphilis abgeben.

Die Krankheit beginnt gewöhnlich mit einem erhabenen, leicht geröteten juckenden Fleck, auf dessen Grunde sich bald stecknadelkopfgroße Bläschen mit wasserklarem Inhalt erheben. Der Inhalt wird eitrig und trocknet zu kleinen gelblichen, bei Blutbeimischung braunen oder dunklen Krusten ein. Nach weiteren 5—10 Tagen fallen diese, ohne für gewöhnlich Narben zu hinterlassen, ab. Zurückbleibende rote Flecken verschwinden bald. Nach 3—4 Wochen oder in größeren Zwischenräumen kann jedoch ein neuer Ausbruch an derselben Stelle oder in ihrer Nachbarschaft erfolgen. Diese Form des zu Rückfällen neigenden Herpes wird *Herpes recidivans* (rückfälliger Herpes) genannt.

Ein ständig zu Rückfällen neigender Herpes gehört vor allem bei seinem Sitz im Gesicht zu den kosmetischen Leiden, um so mehr, als mit Vorliebe Frauen zur Zeit ihrer Menstruation (vor, während oder nach dieser) davon befallen werden. Derartige Herpesausbrüche werden als „*Herpes menstrualis*" oder „*Regelbläschen*" bezeichnet. Und Frauen, die an einer zur Zeit der Periode im Gesicht immer wiederkehrenden Herpes leiden, empfinden ihn deshalb schwerer, weil sie nicht mit Unrecht meinen, es könne ihnen, abgesehen von ihrer engeren Umgebung, auch jeder Fernerstehende ihre Periode ansehen, da in Laienkreisen seine Beziehungen zur Regel nicht so unbekannt sind. Der *Herpes progenitalis* beunruhigt ebenfalls die Träger öfters und führt durch die immerwährende Angst vor geschlechtlicher Ansteckung zu psychischen Alterationen.

Daher wünschen besonders Frauen gerade bei dem Herpes menstrualis und beide Geschlechter beim Herpes progenitalis seine Beseitigung und dauernde Heilung. Doch das letztere ist nicht so leicht. Der einzelne Herpesausbruch heilt gewöhnlich von allein. Diese Abheilung kann man durch Einpudern mit einem austrocknenden Puder, wie Dermatol, oder durch Einfetten mit Borsalbe, Byrolin beschleunigen. Zur dauernden Beseitigung und Vermeidung der Rückfälle sind manche Wege empfohlen, darunter den Bläscheninhalt eines frischen Ausbruches mit einer Pravazspritze anzusaugen und intrakutan auf eine andere Stelle des Körpers (Unterarm, Oberschenkel) zu verimpfen (PLESCH) und alle zwei Tage die Impfung zu wiederholen. Dadurch beabsichtigt man, eine erhöhte Widerstandsfähigkeit gegen das Herpesgift zu erreichen. Es kommt dort zu einer Herpesinfektion und mitunter nach zwei bis drei solcher Injektionen zum Erlöschen des rückfälligen Herpes. Aus demselben Grunde hat man auch mit Kuhpockenlymphe geimpft. Auch hierbei ist der Erfolg nicht selten, seine Dauer oft ein Jahr und mehr. SCHÖNFELD umspritzt und unterspritzt die Rückfallstelle je nach ihrer Größe mit 1—2 ccm Eigenblut und wiederholt das bei einem wiederkehrenden Anfall. Ebenso kann unter Umständen eine einmalige oder wiederholte Röntgenbestrahlung (5 × 1/2 mm Al.-Filter) erfolgreich sein. Es steht nichts im Wege, beide Verfahren miteinander zu verknüpfen. Öfter hat man davon Erfolge, ebenso von einer „Herpestinktur" folgender Zusammensetzung gesehen:

Rp. Hydrargyr. bichlor.	0,01	Tinct. Benzoes	
Acid. carbol. liquefact.	0,015	Spir. Vini	aa ad 20,0
Ichthyoli pur.	0,1		

Sie muß allerdings bei den ersten Vorboten (Kribbeln, Jucken), bevor deutlichere klinische Erscheinungen da sind, angewandt werden. Sitzt z. B. ein Herpes als Herpes progenitalis recidivans nur an der Vorhaut, so kann man nach Versagen der anderen Verfahren, wenn das Leiden persönlich als zu störend empfunden wird, eine teilweise oder vollständige Ex- bzw. Zirkumzision rechtfertigen, doch darf man dem Patienten nicht zu viel versprechen.

S. auch Innere Krankheiten; Lichtschäden; Lippen; Mundhöhle; Schwangerschaft; Sonnenlichtschädigungen.

Herpes tonsurans, s. Trichophytie. — **maculosus,** s. Pityriasis rosea. — **zoster,** s. Lichtbehandlung; Mundhöhle; Zoster.

Heterochromie, s. Nervenleiden.

Heterophorie, s. Schielen.

Heterotopie der Nägel, s. Nägel.

Heufieber, s. Ekzem; Nasenfluß; Niesen.

Heugeruch, Foin coupé, soll den Geruch des frischen Heues wiedergeben.

Foin coupé.

Cumarin	100 g	Anisaldehyd	8 g
Geraniumöl afrik.	90 „	Amylsalizylat	2 „
Patschuliöl	10 „	Neroliöl künstl.	5 „

S. auch Parfum.

Hexamekol, eine Verbindung von Guajakol mit Hexamethylentetramin. Weißes, feinkristallinisches Pulver nach Guajakol riechend. Durch wenig Wasser wird es unter Abscheidung von Guajakol in ölige Tropfen zerlegt. Es löst sich aber in 25 Teilen Wasser klar auf. In Weingeist und Chloroform ist es leicht löslich. Es enthält 65% Guajakol. Als Salbe bei juckenden Hautleiden. (F. Hoffmann-La Roche & Co. A. G., Berlin.)

Hexamethylentetramin, Urotropin. Farbloses, kristallinisches Pulver ohne Geruch, Geschmack süßlich, nachher bitter. Beim Erhitzen verflüchtigt es sich, ohne zu schmelzen. Angezündet verbrennt es mit schwach leuchtender Flamme. Es löst sich in 1,5 Teilen Wasser und in 10 Teilen Alkohol. Von kosmetischem Interesse ist die Verwendung des Urotropins bei intertriginösen Erscheinungen und bei durch Argyrie verursachten Hautverfärbungen. Für Erwachsene gibt man 2—3mal täglich 0,5—1,0 in Wasser gelöst nach dem Essen. Zur Einspritzung in die Vene und in den Muskel dienen 40%ige sterile Lösungen in Ampullen zu 5 ccm. Am besten gibt man 5—10 ccm in die Vene. (Hersteller des wortgeschützten „Urotropins": Schering-Kahlbaum A. G., Berlin.) (S. auch Urotropin-Neu.)

Hidrozystom. Hanfkorngroße Bläschen, meistens auf der Nasenspitze, zu beiden Seiten der Nase, auf den Wangen, bei starkem Nasenschweiß. Sie entstehen vermutlich durch Absonderung von Schweiß unter der dicken Hornschicht der Epidermis über den Ausführungsgängen der Schweißdrüsen, oder sind vielleicht kleine, angeborene, bläschenförmige Mißbildungen. Manchmal geht ein Teil der Gebilde im Winter zurück, erscheint im Sommer wieder. Therapie: Aufstechen und abtrocknen lassen. Formalinwaschung (Formaldehydum solutum 1 Teil auf Wasser oder Spiritus dilutus 9 Teile), Formalinpuder, Schwefelsalben (Sulfoliva, Catamin), Fanghi di sclafani. Galvanokaustische Zerstörung oder Überspringenlassen des Hochfrequenzfunken (Warzenelektrode) für einige Sekunden, Aufstäuben von Xeroform- oder Dermatolpuder, Waschverbot für 3 Tage, Spontanabfall der kleinen Kruste abwarten. Die anfänglich gerötete Stelle blaßt innerhalb weniger Tage ab. Bei vorsichtiger Dosierung des Hochfrequenzstromes bleiben keine oder kaum sichtbare Narben zurück.

Hidrofugal soll enthalten „Aluminiumsulfat, Chlorid, Acetat, Resorzin und Chlorthymol sowie Wasser". Zu Einreibungen gegen Hand-, Fuß- und Achselschweiß. (Bacillolfabrik Dr. Bode & Co., Hamburg.)

Hinds Honey Almend Cream (Mandel-Honig-Creme). 180 g Stearin werden im Wasserbad geschmolzen, 18 g Pottasche in einem Gemisch von 600 g Honigwasser und 1000 g Mandelmilch gelöst, diese Lösung erhitzt und unter Umrühren in das heiße Stearin einfließen gelassen, dann das Glyzerin mit hineingerührt. Das erforderliche Honigwasser wird bereitet aus 40 g gereinigtem Honig, 500 g Rosenwasser, 150 g Orangenblütenwasser, 500 g Eau de Cologne und 3 g Melissenöl. Die Mandelmilch wird wie folgt hergestellt: 100 g geschälte Mandeln, süß, werden zerrieben, in den Porzellanmörser gegeben, etwa 100 g Rosenwasser und 100 g Orangenblütenwasser zugegossen und das Ganze zu einer gleichmäßigen Mandelpasta verrieben. Dann gibt man vorsichtig noch je 350 g Rosen- und Orangenblütenwasser hinzu, indem man ohne Aufhören gut und kräftig weiterreibt, bis eine durchaus homogene milchige Flüssigkeit resultiert, die noch passiert wird.

Hinken, s. Beinverkürzung; Gang.

Hirschhornsalz, s. Ammonium.

Hirschtrüffel, Fungus oder Boletus cervinus, ist ein trüffelartiger Pilz, der in Fichtenwäldern wächst. Der Stengel dieses Pilzes wird zu Haartinkturen, gegen Alopezie verwendet. Er ist ein häufiger Bestandteil entsprechender Geheimmittel und spielt auch in der volkstümlichen Behandlung der Alopezie eine große Rolle.

Hirsuties universalis, s. Hypertrichosis.

Histopin (Histopinum liquidum), nach VON WASSERMANN, enthält immunisierende Stoffe lebender Staphylokokken und wird durch Extraktion von Kulturen mit Wasser gewonnen. Zur Haltbarmachung wird verdünnte Gelatinelösung als Schutzkoloid und 0,5% Phenol zugesetzt. Histopinsalbe enthält 20 bis 50% Histopin in einer Grundlage, die wahrscheinlich Wollfett ist. Das Histopin wird bei Akne, Follikulitiden und bei kleineren Furunkeln aufgepinselt, dient auch zur Verhütung von Furunkeln. Die Histopinsalbe wird bei größeren Furunkeln, gegebenenfalls nach Eröffnung derselben, verwendet. (Nitritfabrik, Köpenick.)

Histoplast, ein Staphylokokkenvakzin enthaltendes Pflaster nach von Wassermann. Wirkt erweichend bei Furunkeln und fördert die Abstoßung des Pfropfes. Dient auch zur Aknebehandlung. („Labopharma", Berlin-Charlottenburg.)

S. auch Akne vulgaris; Bartflechte.

Hitzepigmentierungen, s. Lichtschäden.

Hitzschlag, s. Lichtschäden; Sonnenlichtschädigungen.

Hochfrequenzapparat, s. Alopecia atrophicans; Diathermie; Kaustik; Rosacea.

Hochwuchs, s. Verjüngung.

Höckerzahn, s. Zahn- (und Kiefer-) Anomalien.

Hoden, Testis, s. Keimdrüsen; Verjüngung.

Höfer-Hautpulver ist ein borsäurehaltiger Talkum-Puder in verschiedenen Stärken als Kinderpuder, Toilettepuder und Schweißpuder. (Höfers Apotheke, Wien.)

Hoffmanns Haarspiritus, Spiritus capillaris Hoffmanni. Wird zum Einreiben der Kopfhaut bei Alopezie empfohlen.

Rp. Acid. salicyl.
Mentholi .... aa 1,0
Resorcini 4,0
(oder β-Naphtholi ..... 2,0)
Anthrasoli (Knoll) 4,0
Spir. Vini .... ad 200,0

Hoffmannscher Lebensbalsam, Balsamum Vitae Hoffmanni, s. Balsame.

Hoffmannstropfen, s. Spiritus aethereus.

Hogival, s. Akne vulgaris.

Höhensonne, künstliche, s. Gesichtspflege; Kromayerlampe; Lichtbehandlung; Schälkuren; Wochenbett.

Hohlfuß. Viele normale Füße zeigen einen verhältnismäßig hohen Rist, wie denn überhaupt die Risthöhe des normalen Fußes außerordentlich verschieden ist. Diese Füße mit hohem Rist können entweder eine verhältnismäßig geringe Verwindung zwischen Vor- und Rückfuß zeigen oder auch eine Vermehrung derselben. Im ersteren Falle neigen die Füße zur Knickfußstellung. Die Schuhe werden dann an der Innenseite stark abgelaufen. Im zweiten Falle steht die Hacke in Supinationsstellung, die Schuhe werden hinten außen am Absatz abgelaufen. So erklärt sich in vielen Fällen das Schieflaufen der Absätze selbst bei Füßen innerhalb der normalen Formgrenze. Etwas Krankhaftes liegt hier also noch nicht vor. Immerhin kann die Neigung des Absatzes nach außen oder innen doch schon solche Grade annehmen, daß, von hinten gesehen, eine kosmetische Schädigung entsteht.

Die kosmetische Bedeutung. Die höheren Grade vom *Hohlfuß* zeigen dieses unschöne *Schieflaufen der Absätze* beim Gehen und Stehen. Nur in extremen Ausnahmefällen wird man gegen diese Varus- oder Valguskomponente des Rückfußes aus kosmetischen Gründen vorzugehen haben. Man kann dann im ersten Fall eine Einlage gegen Klumpfußstellung geben, bei der die Außenseite der Einlage erhöht ist, und im zweiten Fall eine Einlage gegen Knickfußstellung, bei der die innere Seite erhöht ist.

Der *pathologische Hohlfuß* ist am häufigsten bedingt durch Lähmung der gewölbeabflachenden Muskeln (Triceps surae, Tibialis anticus, Extensor digitorum, Extensor hallucis) = *Lähmungshohlfuß* (s. Lähmung des Fußes).

Eine seltenere Hohlfußform muß wegen der Verbindung mit *Klauenzehenbildung* als *Klauenhohlfuß* bezeichnet werden. Er entwickelt sich im Wachstumsalter allmählich zunehmend und beruht möglicherweise auf angeborener Mißbildung der unteren Rückenmarksabschnitte. Charakteristisch für diese Art des Hohlfußes ist die starke Vermehrung der Verwindung zwischen Vor- und Rückfuß (s. Abschnitt „Fußdeformitäten").

Die kosmetische Bedeutung. Diese Fußdeformität führt zu einem außerordentlich hohen Spann und zu einer Einwärtsstellung des ganzen Fußes. Infolge der Empfindlichkeit der Metatarsalköpfchen, die infolge der Klauenzehenstellung eintritt, wird die Abwicklung des Fußes häufig empfindlich gestört.

Die Behandlung des Hohlfußes. Nur im Anfang des Leidens können Hohlfußnachtschienen oder Einlagen, am besten aber beides zusammen, eine gewisse Formveränderung herbeiführen oder die Entwicklung der Fehlform aufhalten. Bei allen schwereren Graden ist dagegen die Korrektur des Fußes in Narkose erforderlich. Als Voroperation bedarf es häufig der subkutanen oder offenen Tenotomie der Plantarfaszie und der tiefen Sohlenbänder. Wegen der Störung des Muskelgleichgewichtes sind nach der Korrektur der Form Sehnenverpflanzungen zur Erhaltung des Resultates notwendig, ferner gewöhnlich ebenfalls Nachtschienen. Zu Keilosteotomien sollte man nur im äußersten Notfall greifen.

S. auch Lähmung des Fußes.

Hohlkreuz, s. Haltungsfehler; Lähmung des Fußes.

Hohlwarze, s. Busen; Schwangerschaft.

Höllenstein, s. Haarfärben; Schweißabsonderung; Silbernitrat bei Silber.

Holzessig, Acetum pyrolignosum. Der rohe Holzessig wird durch trockene Destillation des Holzes erhalten und bleibt zurück, wenn man den im Holzdestillat enthaltenen Methylalkohol und Aceton abdestilliert. Braune Flüssigkeit von empyreumatischem Geruch, 6—9% Essigsäure und zirka 6—10% Holzteer enthaltend. Durch Rektifikation erhält man den gereinigten Holzessig, der von ziemlich analoger Zusammensetzung ist, nur weniger harzige Bestandteile enthält und weniger streng riecht. Holzessig wird in beiden Formen als Antisepticum zu Spülungen usw. verwendet, roher Holzessig aber vorgezogen, da er kräftiger wirkt.

Honig, *Mel*, besteht im wesentlichen aus einer Invertzuckerlösung. Kosmetisch wird Honig relativ häufig in der Hauskosmetik, auch industriell als Zusatz zu Schönheitsmitteln benützt. In letzter Zeit auch zur Behandlung von Wunden, Verbrennungen, Abszessen usw. empfohlen.

Auch Pasten für das Gesicht (Honey Jelly), ebenso Zahnpasten (Opiate) werden unter Zusatz von Honig bereitet.

Kunsthonig, Mel artefactum, wird durch Invertieren von Rohrzucker mit Säuren hergestellt. Man bereitet z. B. ein Honigpulver nach folgender Vorschrift: Zuckerpulver 500,0, Weinsäure 40,0, Honigaroma etwa 3,0 und gelber Farbstoff etwa 0,1 werden im Mörser gut verrieben und aufbewahrt. Zur Herstellung von Kunsthonig kocht man aus Zucker 500,0 und Wasser 100,0 unter Zusatz von 20,0 obigen Pulvers einen Sirup, rührt gut durch und läßt erkalten.

Hordeolum, s. Gerstenkorn.

Hordostantabletten sollen neben geringen Mengen eines Oxydes metallisches Zinn „in besonders aktiver Form" enthalten. Bei follikulären Entzündungen, wie Akne, Sykosis. Man gibt 3mal täglich 2—3 Tabletten, Kinder erhalten die Hälfte. (Chemisch-pharmazeutische Werke, Bad Homburg.)

Hormin (masculin. und feminin.), ein gemischtes Organpräparat. Das für Männer bestimmte Präparat besteht aus: Testes, Prostata, Vesic. seminal., Glandulae suprar., Hypophysis, Thyreoidea, Pankreas, das für Frauen bestimmte aus: Ovarium, Hypophysis, Glandulae suprar., Thyreoidea, Pankreas. In Ampullen, als Zäpfchen und als Tabletten. 1 Ampulle oder 1 Zäpfchen entspricht 3,0, 1 Tablette 1,0 g der Drüsengemische. Täglich 3—6 Tabletten, 1—2 Suppositorien, eine Ampulle einen Tag um den anderen oder täglich. Bei frühzeitigen Alterserscheinungen. (W. Natterer, München.)

Hormonamethode, s. Gesichtspflege.

Hormoncreme Dr. Ehrle soll als wirksame Bestandteile Pankreashormon in haltbarer Form enthalten. Die Creme soll Falten- und Runzelbildung, Trockenheit, Rauheit, Sprödigkeit der Haut, Pickel, Ausschlag, Mittesser, Leberflecke, Sommersprossen usw. beseitigen. (Dr. Fr. Ehrle, Wwe., Karlsruhe i. B.)

Hormondragées „Mammoplastin", ein Mittel zur Entwicklung der Büste. Dragées (0,23 g), deren Kern aus Organpräparaten und Hefe besteht. (Aesculap, Chem.-pharm. Fabrik, Berlin.)

Hormone. Die durch innere Sekretion wirksamen Stoffe der Drüsen und Gewebe werden als Hormone bezeichnet, um ihre spezifisch funktionsanregende Wirkung zu kennzeichnen. Nach der Lehre von der inneren Sekretion haben die innersekretorischen Organe eine bestimmte Funktion, die darin besteht, spezifisch wirkende Anregungs- bzw. Regenerationsstoffe zu erzeugen und in die Blutbahn abzusondern.

Bei Eintreten von Funktionsstörungen irgendeiner solchen innersekretorischen Drüse tritt Mangel an Sekretion ein, wodurch nicht nur im Bereiche des betreffenden Organes Anomalien auftreten, sondern auch oft weitgehende Störungen der Funktion anderer Organe ausgelöst werden können. Die pharmakologische Wirkung der einzelnen Hormone ist sehr verschieden. Manche wirken in analoger Weise, andere wieder antagonistisch (die Wirkung eines anderen Hormons aufhebend). Letzterer Fall ist relativ selten, soweit es sich nicht darum handelt, durch eine gewisse Antagonie ausgleichend zu wirken, also z. B. zu akzentuierte Wirkung eines Hormons abzuschwächen oder zu wenig ausgesprochene Wirkung zu intensivieren. Ganz allgemein gesprochen, besteht zwischen allen spezifisch wirkenden Sekreten der einzelnen Organe eine Art Komplementärwirkung, die im Sinn einer guten Funktion des Gesamtorganismus zur Geltung kommt. Das Adrenalin (Suprarenin) der Nebennieren, ist als chemisches Individuum restlos erforscht und wird als solches aus Tierorganen isoliert oder auch synthetisch hergestellt. Auch aus der Schilddrüse hat man reine Stoffe abgeschieden, denen man die spezifische Wirkung der Thyreoidea zuschreiben zu dürfen glaubt (Thyreoglobulin ?), obwohl hierüber bisher keine absolute Klarheit zu erzielen war. Ebenso kennt man gewisse isolierte Stoffe aus anderen innersekretorischen Drüsen, wie das Hypophysin der Hypophyse, ohne daß man aber berechtigt wäre, von isoliertem Hormon zu sprechen. Aus anderen Organen (Pankreas) hat man gewisse Enzyme in Form komplexer Gemische isoliert (Pankreatin usw.), die aber nur außensekretorisch (verdauend) wirken, anderseits wurde auch das Hormon der Bauchspeicheldrüse, das Insulin, in Form eines zur Trockene verdampften Auszuges gewonnen (s. dort). In der Regel verstehen wir also unter Hormonen in geeigneter Weise hergestellte Extrakte bestimmter innersekretorischer Organe, die als solche hormonale Substanzen enthalten. Die Keimdrüsenhormone (Ovarium, Testis) können auch aus Urin in reiner Form erhalten werden.

S. auch Busen; Innere Sekretion; Verjüngung; außerdem die einzelnen Hormone.

Hormonhaltige Kosmetica, s. Haarwässer; Nährcremes.

Hormonsalbe „Mammoform", gelbbraune Fettmasse von unangenehmem Geruch, die Organpräparate enthält. Als Mittel zur Entwicklung der Büste. (Aesculap, Chem.-pharm. Fabrik, Berlin.)

Hornerscher Symptomenkomplex, s. Nervenleiden.

Hornhautfärbung (Hornhauttatauierung). Sie findet aus kosmetischen Gründen ihre Verwendung: 1. bei Hornhautnarben (s. dort), 2. zur Verdeckung eines inoperablen grauen Stars (s. dort), besonders bei weißer Kapselverdickung, 3. zur Verdeckung eines entstellenden Irisdefektes (Iriskolobom, Aniridie, Iridodialyse).

Hierbei sind a) die Herstellung einer scheinbar schwarzen Pupille und b) die Herstellung einer bunten, irisähnlichen Peripherie zu unterscheiden.

a) Erzeugung einer scheinbaren Pupille: Nach den älteren mechanischen Methoden werden die zu färbenden Stellen durch einen Trepan abgegrenzt, das Epithel abgekratzt, der Grund durch eine Büschelnadel oder ein ähnliches Instrument skarifiziert, hierauf gut sterilisierte chinesische Tusche (in sterilem Wasser aufgeschwemmt) oder Lampenruß (durch Halten eines Objektträgers in die Flamme erzeugt) eingerieben und der Grund neuerlich gestichelt.

Ein gleichmäßigeres Aussehen erzielen die neueren Methoden chemischer Hornhautfärbung. Knapp empfahl Goldchlorid, das sich durch Reduktion schwarz färbt: Umgrenzung mit Trepan, Entfernung des Epithels ohne Verletzung des Stromas! (keine Skarifizierung!), eventuell Schutz der übrigen Hornhaut durch einen Hornring; Daraufhalten eines in Goldchlorid getränkten Wattetupfers durch 2—5 Minuten; hierauf Reduktion durch 1—5%iges Tannin, Adrenalin oder besser 1—2%iges Hydrazinhydrat. Als Goldchlorid wird 2%iges (bei schweren Fällen eventuell 5%iges) Aurum chloratum fuscum verwendet, dem unmittelbar vorher unter Lackmuspapierkontrolle Natrium bicarbonicum zugesetzt wurde, bis es ganz leicht sauer ist (nicht neutral!).

Besser als Goldchlorid wirkt das weniger polarisierbare Platinchlorid (Krautbauer): 2%iges Platin chloratum siccum Merck durch 2 Minuten, hierauf Auftropfen von ganz frisch zubereitetem 2%igem Hydrazinhydrat, das man 20—25 Sekunden einwirken läßt, Spülen mit destilliertem Wasser. Sobald — nach 1—2 Minuten — die Schwarzfärbung eingetreten ist, wird mit physiologischer Kochsalzlösung nachgespült. Die Reduktionsfähigkeit der Mittel muß vorher auf dem Objektträger nachgeprüft werden.

Krautbauer verwendet auch eine Kombination von Gold und Silber, ½ Minute 2%iges Goldchlorid, hierauf 1 Minute 2%iges Silbernitrat, Hydrazinhydrat durch 10 Sekunden, dann Wasserspülung. Weitere angewendete Mittel sind ¾%iges Palladiumchlorid und Hydrazinhydrat (Knapp), ferner frisches 5%iges Eisensulfat und frisches 5%iges Tannin (Holth).

Die Dauer des Erfolges ist verschieden, doch kann die Färbung wiederholt werden. Die Färbung ist um so haltbarer, je weniger Gefäße in der Hornhautnarbe vorhanden sind. In dünnen Narben ist die Gefahr des Durchtrittes der Farbe bei den chemischen Methoden geringer als bei den alten Tatauierungen. Bei Narben mit Iriseinheilung ist die Gefahr einer Irisreizung besonders groß, es ist daher vorsichtiger, in solchen Fällen vorher die Iris operativ von der Narbe zu entfernen.

b) Die bunte, irisähnliche Tatauierung der Hornhautperipherie, also Nachbildung der Iris, die besonders Holth und Axenfeld ausbauten, verdiente mehr Anwendung, als ihr bisher beschieden war. Chemisch läßt sich durch 2%iges Goldchlorid mit 1%igem Adrenalin oder Tannin ein Grau oder Braun erzielen; durch Silbersalze und Hydrazinhydrat ein schwaches Bräunlichgrau. Für andere Farben kommt nur Nadeltatauierung in Betracht. Verwendet wird: für Blau Kobalttannat vermischt mit Elfenbeinschwarz oder Lampenruß oder eine Emulsion von Ultramarin (Aufträufeln von Gummi arabicum auf das Farbenpulver); für Grün Kobalttannat und rohe Siena; für Gelbbraun Goldstaub auf Tuschegrund; für Braun Siena oder Mischung von Zinnober mit Lampenruß, für Grau Graphit usw. Als chemisch völlig indifferent fand HOLTH die Farben der Paris american art Company: Ocker braun und rot, Siena roh und gebrannt, Neapelgelb, Ultramarinblau, Petroleumschwarz und Elfenbeinschwarz. Die Farben werden mit Wasser, Alkohol und Aether gewaschen und geschlemmt, die Aetheremulsion filtriert, der Rückstand im Wasserbad getrocknet, in heißer Luft (zirka 150°) sterilisiert, steril mit einigen Tropfen von gekochtem Gummi arabicum gemischt. — Vor Anwendung Versuch am Kaninchenauge! Radiäre Einschnitte geben ein mehr irisähnliches Bild, z. B. wird nach Schwarzfärbung mit Gold radiär abgeschabt und mit Silber braun gefärbt. Reicht die zu färbende Narbe über den Limbus hinaus, so kann dieser durch Ruß oder einen unter der Bindehaut durchgezogenen, mit Tusche imprägnierten Seidenfaden markiert werden (STREIFF). Die Färbung der „Iris" soll nicht gleichzeitig mit der der „Pupille" ausgeführt werden, sondern etwa eine Woche später. — Färbung der Bindehaut wurde bisher nur in Tierversuchen gemacht: Abschaben des Epithels, durch 5 Minuten 10%iges Goldchlorid, hierauf 1—2%iges Hydrazinhydrat (KNAPP). Sie käme eventuell bei Albinismus in Frage.

S. auch Bindehautgeschwülste; Grauer Star; Hornhautnarbe; Wimpern.

Hornhautnarbe. Diese kann in zweierlei Hinsicht entstellend wirken: 1. Durch die mehr oder minder auffällige Trübung an sich, 2. durch die eventuell vorhandene Ausbuchtung der Hornhaut. Die Aufhellung zarter Trübungen wird durch leicht reizende Stoffe, z. B. gelbe Praezipitatsalbe, angestrebt; in letzter Zeit versuchte SABATZKY die Hornhaut durch Injektion von Wintergrünöl durchsichtiger zu machen. Dies wird wohl meist aus anderen als kosmetischen Gesichtspunkten versucht. Hingegen hat bei dichten Hornhautnarben (Leukomen) die kosmetische Behandlung in Form von Hornhauttatauierung gute Erfolge aufzuweisen (s. Hornhautfärbung).

Bei größerer Ausbuchtung der Hornhaut mit Iriseinheilung (Staphylom) oder ohne Iriseinheilung (Keratektasie) kommt eine operative Verkleinerung in Frage. Über die einzelnen Operationsmethoden, wie Keratektomie bei kleineren Narben, Verkleinerung des Staphyloms durch zentrale Lochbildung und speichenförmige Kauterisation vom Rand gegen die Mitte hin, Keratotomie, Verdopplung der Narbe durch bogenförmigen Schnitt und Hinüberlegen des peripheren Teils über den zentralen Teil, Abtragen des totalen Staphyloms und Deckung durch Bindehaut oder Faszie usw., sei auf die augenärztlichen Operationslehren verwiesen. Meist ist mit ihnen nur ein guter Stumpf für ein künstliches Auge zu erzielen, nur selten eine flache tatauierbare Narbe. Es wird daher manchmal Enukleation oder Exenteratio bulbi (s. Kunstauge) vorzuziehen sein (s. auch Hornhautüberpflanzung und „Enukleation"). Eine auffällige Hornhautnarbe kann man auch durch Vorsetzen eines stark glänzenden Glases weniger sichtbar machen.

Hornhauttrübung, gürtelförmige. Bei dieser nicht nur das Sehvermögen störenden, sondern auch stark entstellenden degenerativen Hornhauttrübung in Form eines grauen horizontalen Bandes, meist an blinden, ausnahmsweise aber auch an sehenden Augen, kann man eine Abrasio corneae versuchen, doch führt diese meist nur zu vorübergehendem Erfolg.

Hornhautüberpflanzung (optische Keratoplastik). Bei dichten Narben über dem größten Teil der Hornhaut, besonders nach Kalkverätzung, wird ein aus einer menschlichen Hornhaut trepaniertes durchsichtiges Stück eingepflanzt. Da diese Operation wohl meist aus anderen als aus kosmetischen Gründen ausgeführt wird, sei bezüglich dieses Eingriffes auf die augenärztlichen Operationslehren verwiesen.

S. auch Hornhautnarben.

Hornzystchen, s. Milien.

Hottentottenschürze, s. Hypertrophie der Klitoris; Naturvölker.

Hubertus-Mückenschutz soll aus „Spiritus saponatus, Eukalyptus, Thymomenth. amar. comp." bestehen und zur Verhütung von Insektenstichen usw. dienen. (Hirschen-Apotheke, Wien.)

Hüftgelenkserkrankungen, s. Gang.

Hühnerauge (Clavus). Die Entstehung ist entweder ganz analog derjenigen der Schwiele, jedoch bedarf es eines mehr kontinuierlichen Druckes, wie er fast ausschließlich an den Füßen unter dem Gegendruck eines (zu engen) Stiefels vorhanden ist. Oder die Neubildung besteht häufiger in einer exzessiven Verhornung über einer Warze. Dem Aussehen nach ist das Hühnerauge eine Schwiele auf bläulich-rotem Grunde. Auf seinem Höhepunkte läßt sich eine mittlere, deutlich geschichtete Zone erkennen, welche, herausgeschält, einen gegen die Tiefe vordringenden Hornkegel zeigt. Was das Hühnerauge zu einem sehr störenden Leiden macht, ist seine vielfach ganz enorme Schmerzhaftigkeit. Sie ist bei Druck dauernd vorhanden, tritt aber auch am unbekleideten Fuß auf. Da das Hühnerauge so gut wie ausschließlich an den Füßen (Zehen vor allem) lokalisiert ist, wo sich der Gegendruck des Stiefels nur schwer ausschließen läßt, kann der Gang sehr erheblich erschwert werden. Die Behandlung geschieht in einer Entfernung der verdickten und verdichteten Hornschicht und der darunterliegenden Warze. Einen kurzdauernden Erfolg hat dabei das einfache Abkratzen mit dem Messer oder mit Hobelapparaten, wobei man möglichst stumpf vorgehen muß, um Verletzungen, die der Ausgangspunkt von oft sehr gefährlichen Infektionen werden können, zu vermeiden. Günstiger ist die Aufweichung der Hornschicht mit chemischen Mitteln, unter denen obenan die Salizylsäure steht. Sie ist in fast allen Präparaten, die zur Beseitigung von Hühneraugen angepriesen werden, enthalten. Man verwendet sie in Form von Pflastern oder (seltener) Pasten, wie sie das Deutsche Arzneibuch angibt und wie sie z. B. als 10%iges Salizylseifenguttaplast im Handel ist. Die Applikation muß sich den individuellen Verhältnissen anpassen. Vor zu langer Dauer ist wegen der Möglichkeit der Hautreizung zu warnen. Man kann 10%iges Salizylkolloidum einpinseln oder eine Bleipflastersalbe (Ungt. diachylon) zur Erweichung auflegen. Die bekannten, recht brauchbaren Hühneraugenringe haben die Aufgabe, den Druck vom Hühnerauge selbst wegzunehmen. Bei längerem Gebrauche derselben oder bei weitem Schuhzeug kann die Schwiele selbst zum Abfallen kommen oder sich randständig so abheben, daß es nur eines geringen Zuges bedarf, um sie völlig abzulösen. Der zentrale Hornzapfen bildet sich zuweilen dann selbst zurück. BUDDE nimmt für die Bildung des Hühnerauges auch eine neurogene Komponente an und will gute Resultate erzielt haben, wenn er in die Nervi digitales dorsales proprii Novokain einspritzt und sie peripher durch Injektion von konzentriertem Alkohol unterbricht.

Zum besten Erfolg jedoch gelangt man durch Radiumbestrahlung. Da ferner Hühneraugen öfter nicht als selbständiges Leiden, sondern als Folgen von Formveränderungen des Fußes auftreten, können sie mit Behandlung dieser von selbst verschwinden.

S. auch Hammerzehe; Radium; Röntgen; Schwielen; Spreizfuß.

Hühneraugenmittel.

Collodia ad clavos.

Rp. I. Acid. salicyl.	
Acid. lact.	aa 2,0—3,0
Collod. elast.	ad 30,0

Rp. II. Acid. salicyl.	2,0
Terebinthin.	4,0
Collodii	ad 20,0

Rp. III. Acid. acet. glac.	0,2
Acid. salicyl.	
Acid. lact.	aa 1,0—2,0
Aetheris	2,0
Collod. elast.	ad 10,0

Rp. IV. Acid. salicyl.	20,0
Extract. Cannab. ind.	2,5
Aetheris	15,0
Spir. Vini	5,0
Collodii	16,0

Rp. V. Acid. salicyl.	
Acid. lact.	
Chloral. hydr.	aa 1,0
Collodii	10,0
Ol. Ricini	
Terebinthin.	aa 0,1
Extr. Cannab. ind.	0,2

Rp. VI. Acid. acet. glac.	
Extr. Cannab. ind.	aa 0,2
Acid. salicyl.	2,0
Ol. Terebinth.	1,0
Collod. elast.	ad 20,0

Anwendung: Während 1 Woche 1mal täglich auftragen, dann heißes alkalisches oder Seifenfußbad.

S. auch Kollodium.

Rp. Liq. Kal. caust.	
Tinct. jodi	aa 5,0
Glycerini	20,0
Aquae	ad 40,0

S. Einpinseln, dann mit Salizylpflaster bedecken.

Hühneraugentinktur (grüne):

Rp. Extract. Cannab. indic.	1,5
Acid. acet. glac.	2,5
Terebinth.	10,0
Ol. Ricini	5,0
Acid. salicyl.	10,0
Spir. aether.	30,0
Collodii	41,0

Indischhanfextrakt bewirkt Grünfärbung. Sehr häufig wird diese in analogen Präparaten ohne Indischhanfextrakt durch künstliche Grünfärbung (Chlorophyll) erzielt.

Hühneraugenpflaster (s. auch Grünspanpflaster). Zur Herstellung solcher Salizylsäurepflaster wird häufig Seifenpflaster verwendet, obwohl ein Zusatz von Seife die keratolytische Wirkung der Salizylsäure erheblich herabsetzt (Bildung von Alkalisalizylat). Bei Verwendung von Pflastern, besonders Kautschukpflastern, bringt schon die durch den Luftabschluß erzeugte feuchte Wärme an der Applikationsstelle allein eine erweichende Wirkung hervor, die die Keratolyse durch Salizylsäure, so weit nötig, fördert.

Rp. Acid. salicyl.	10,0
Emplastr. simpl.	70,0
Emplastr. adhaes.	15,0
Terebinth.	5,0

Rp. Acid. salicyl.	10,0
Cerae albae	10,0
Emplastr. simpl.	70,0
Emplastr. adhaes.	10,0

Das sogenannte Touristenpflaster ist ein etwa 20%iges Salizyl-Kautschukpflaster. Oft bestehen Salizylpflaster gegen Hühneraugen aus reinem Kautschukpflaster, das in der Mitte einen Kern aus Salizylpflastermasse einschließt.

Schwarzes Hühneraugenpflaster. Dieses wird mit Monochloressigsäure bereitet. Man stellt zunächst eine Anreibung von:

Pulv. Lindenkohle	10,0
Monochloressigsäure	2,5
Glyzerin	2,5

her und inkorporiert diese in das geschmolzene und vorher bis zum beginnenden Erstarren abgekühlte Gemisch folgender Bestandteile:

Fichtenharz hell	30,0
Gelbes Wachs	30,0
Terpentin	10,0
Elemi	10,0
Rindstalg	5,0

Nach gutem Mischen am besten zu Pillen ausrollen und jede Pille durch Plattdrücken auf kreisrund geschnittenen Stoff (schwarzer Seide) befestigen.

Ein *Kautschuk-Hühneraugenpflaster* stellt man her, indem man sich zuerst aus 1 Teil bestem gewaschenem und gewalztem Parakautschuk, 5 Teilen Benzin und 3 Teilen Mineralöl eine Grundmasse herstellt. 8 Teilen dieser Grundmasse setzt man je 1 Teil Salizylsäure und Milchsäure zu. Die Pflastermasse verstreicht man mit Hilfe einer Streichmaschine papier- bis kartondick auf dichten Stoff (Schirting usw.), läßt auf einer Stoffunterlage etwa 12 Stunden zur Verdunstung des Benzins liegen und verpackt nach entsprechender Formung.

Hühneraugensalben werden wohl wenig verwendet. Hier kommen öfters reine Seifensalben, aus alkalischer Schmierseife hergestellt, als erweichendes Mittel zur Verwendung. Auch das sogenannte weiche Seifenpflaster, Emplastrum saponatum molle, ist eine (schwache) Seifensalbe.

Rp. Emplastr. saponat.	75,0
Ol. Sesami	15,0

Zusammenschmelzen und in Blechschachteln ausgießen.

Eine viel kräftiger wirkende Seifensalbe wird aus Kaliseife hergestellt mit Zusatz von Alkali.

Rp. Sapon. kal. alb.	80,0
Kal. carbon.	10,0
Liq. Kal. caust. 38 Bé	5,0
Amyli	5,0

Rp. Resina Pini	8,0
Terebinth.	12,0
Cerae flav.	48,0
Vaselini	16,0
schmelzen und zusetzen:	
Acid. salicyl.	8,0
Bals. peruv.	8,0

Rp. Sapon. virid.	80,0
Kal. carbon.	8,0
Zinc. oxydat.	10,0
Liq. Kal. caust. 38 Bé	2,0
Mentholi	0,2

Rp. Acid. salicyl.	16,0
Extr. Cannab. ind.	2,0
Terebinth.	12,0
Resinae Pini	5,0
Cerae flav.	40,0
Bals. peruv.	6,0
Vaselini	19,0

Rp. Ungt. diachylon.	80,0
Acid. salicyl.	15,0
Amyli	5,0

Ätzstift für Hühneraugen.

Rp. Kal. caust.	50,0
Calcar. ust.	25,0

Schmelzen, mischen und Stifte bereiten.

S. auch Schälpasten.

Sehr gute Resultate erzielt man nach folgender Methode, selbst bei hartnäckigen Clavi: Man setzt einen gut klebenden Hühneraugenring von genügender Dicke auf. Der über dem Clavus liegende Hohlraum wird mit trockener, pulverisierter Salizylsäure ausgefüllt, darauf ein gutschließender Verband mit Heftpflaster usw. durchgeführt, nachdem die Öffnung des Ringes gesondert mit Heftpflaster verschlossen wurde. Als Füllung ist auch eine Pasta aus 1 Teil Milchsäure und etwa 2 Teilen Salizylsäure zu benützen, ebenso ähnliche Gemische aus Salizylsäure und Zwiebelsaft; eventuell werden fein zerhackte Zwiebeln in die Höhlung des Ringes eingefüllt und wirken gut. Bei Verwendung solcher Pasten ist aber darauf zu achten, daß der Ring mit Kautschukmasse festgeklebt und der Verband am besten mit Kautschukpflaster gemacht werden muß, um Loslösen des Ringes zu verhüten.

S. ferner Ande; Bückeburger Hühneraugenpflaster; Burgit; Cormin; Cornillin; Cornina; Ecalen; Hühneraugenmittel Radlauer; Hühneraugenmittel Pfarrer Heumann; Kukirol; Neco; Podoplast.

Hühneraugenmittel Pfarrer Heumann besteht nach Angabe aus:

Salizylsäure	10,0
Indischhanfextrakt	1,0
Eisessig	2,0
Kollodium	85,0

(Ludwig Heumann & Co., Nürnberg.)

Hühneraugenmittel Radlauer ist ein salizylsäurehaltiges Kollodium. (Radlauers Kronen-Apotheke, Berlin.)

Hühnerbrust (Kielbrust, Pectus carinatum) ist eine kielartige Vorwölbung des Brustbeines. SPITZY sieht das auslösende Moment in der verstärkten Flankenatmung schwer rachitischer Säuglinge. Durch die gesteigerte Zwerchfellsenkung bei der Inspiration sinken die erweichten seitlichen Rippenteile ein. Fast stets ist zugleich eine Kyphose der oberen Brustwirbelsäule zu finden. Mit dem Breiterwerden des Thorax bessert sich die Deformität. Die Behandlung ist in erster Linie eine Allgemeinbehandlung (Rachitisbehandlung, Konstitutionsbesserung), dann vor allem eine Beseitigung von Respirationshindernissen (adenoide Wucherungen, Bronchitis usw.) sowie Atemgymnastik, wobei durch Auflegen der Hand das vorgewölbte Sternum zurückgedrückt werden kann. Bei älteren Kindern kann man außerdem eine Pelotte anwenden, die die Vorwölbung gegen die Wirbelsäule zieht.

Hühnerei, *Ovum* (s. auch Eigelb; Eiweiß). Die Hühnereier enthalten zirka 60% flüssiges Eiweiß (berechnet auf das Gesamtgewicht des Eies mit der Schale) und zirka 8% trockenes Eiweiß. Im Mittel braucht man 200—300 Eier, um 1 kg Trockeneiweiß zu erhalten. Das Trockenalbumin des Handels besteht aus durchsichtigen Konglomeraten (s. Eiweiß). Das Hühnerei wiegt mit der Schale etwa 60—70 g, die Kalkschale allein zirka 6—7 g. Die Eierschale enthält zirka 95% kohlensauren Kalk und 2—3% phosphorsauren Kalk. Das Weiße des Eies wiegt zirka 36 g und enthält zirka 14% Albumin und 86% Wasser. Das Eigelb, Vitellum ovi, stellt eine gelbe Emulsion dar und wiegt zirka 16—18 g (s. Eigelb). Auch das Vollei (Eiweiß und Dotter) wird zur Herstellung kosmetischer Ex-tempore-Präparate benützt; auch ohne weiteren Zusatz zur Pflege der Haut (s. auch Eishampoon; Eiweißpackungen; Hauskosmetik; Masken; Mayonnaisen).

Humagsolan (ZUNTZ) wird aus getrocknetem Ochsenhorn gewonnen. Enthält Abbauprodukte des Keratins, vor allem Zystin. Soll aber angeblich kein Tyrosin und kein Tryptophan enthalten. Innerlich in Pillen (2mal täglich 4—5 Stück) gegen Haarausfall empfohlen. Auch zur äußerlichen Anwendung versucht. Der Erfolg ist unsicher. Beobachtet wurde fördernde Beeinflussung des Wachstums der Körperhaare und der Nägel, gerade in Fällen, bei denen eine wesentliche Förderung des Wachstums der Kopfhaare nicht festzustellen war (s. auch Haarpflege; Keratinabbauprodukte; Silvikrin).

Humanol, s. Lidnarben.

Humussubstanzen (Torf, Kasselerbraun, Braunkohle) wurden kosmetisch in Form wässeriger Auszüge zum Haarfärben empfohlen. Das färbende Prinzip dieser wohl nur relativ selten zum Haarfärben benützten Ingredienzien sind die Huminsäuren. Auch das darin vorkommende Eisen dürfte sich an der Färbung beteiligen, die auch durch Tannin, Pyrogallol und Schwefel ganz erheblich akzentuiert werden kann.

Sandfreier Torf .... 100 g
Ammoniak 25% ....1000 „
Wasser .... 500 „
Man läßt in gut verschlossenem Gefäß drei Tage ziehen, dann erwärmt man langsam bis zum Sieden, verjagt Ammoniak und Wasser und dampft zum Sirup ein. Der sirupartige Rückstand wird in
Alkohol .... 200 g
Wasser ....1000 „
gelöst.

S. Haarfärben.

Hundemenschen, s. Hypertrichosis.

Hutchinsonsche Hypoplasie, s. Kindesalter.

Hyazinthenblütenöl, Oleum Hyacinthi, wird als natürliches Blütenöl in Frankreich hergestellt, meist wird aber künstliches Hyazinthenöl verwendet.

Hyazinthenblütenöl künstlich

Phenylacetaldehyd	70 g	Bromstyrol	10 g
Terpineol	30 „	Zimtalkohol	100 „
Geraniol	50 „	Rosenöl künstl.	100 „

Hydrargyrum, s. Quecksilber.

Hydroa aestivalis, vacciniformis (Lichtpocken), s. Lichtschäden; Sonnenlichtschädigungen.

Hydrocephalus, s. Kindesalter.

Hydrocerin. Unter diesem Namen versteht man die aus dem Wollfett isolierten Alkohole (Cholesterine) in Form einer wachsartigen Masse, die stark hydrophil ist und zur Herstellung von dem Eucerin ähnlichen Produkten Verwendung finden kann (s. auch Boerocerin).

Hydrosept ist Chloramin-Heyden in Tablettenform zur Trinkwasserdesinfektion. Jede Tablette enthält 5 mg Chloramin. (Chem. Fabrik von Heyden, A. G., Radebeul b. Dresden.)

Hydrotherapie. Die Wasser- und Bäderbehandlung entfaltet ihre gesamte Wirkung auf den Organismus auf dem Wege über die Haut. Durch Beeinflussung der Gefühlsnerven und der Endigungen der vegetativen Nerven in der Haut rufen die Temperaturreize eine Reihe von wichtigen Veränderungen im Gesamtorganismus hervor. Auf dem Gebiete des Kreislaufs ist es die Wirkung auf die Blutgefäße und die Blutverteilung, aber auch auf das Herz, den Blutdruck und die Pulsfrequenz, die ihre therapeutische Anwendung begründen. In gleicher Weise beeinflussen die hydrotherapeutischen Maßnahmen jedoch auch die Respiration, den Wärmehaushalt, den Stoffwechsel, die Körpertemperatur, unter den Sekretionen namentlich die Harn- und Schweißsekretion, schließlich auch das Muskel- und Nervensystem. Je nach der gewünschten Wirkung ist es dabei notwendig, Dauer, Stärke und Temperatur der hydrotherapeutischen Prozeduren zu verändern, bald Wärme zu entziehen, bald diese zuzuführen oder im Körper zu stauen, bald irritierende, bald mildernde Einflüsse zu erzeugen oder Änderungen in der lokalen oder entfernteren Blutdruckverteilung hervorzurufen, um so den beabsichtigten Effekt an den verschiedenen Organen zu erreichen. Immer dient dabei die Haut als „Eingangspforte und Umformungsstelle für Reize zur Weitergabe an das vegetative System" (STAHL).

So besteht nach dem Gesetz von DASTRE-MORAT zwischen den Gefäßen der Haut und denen der inneren Organe ein Antagonismus, wonach Verengerung und Erweiterung der Hautgefäße ebensolche Veränderungen in den Gebieten des Splanchnicus sowie der Milz und Niere erzeugt. Es muß daher der Beschaffenheit und Leistungsfähigkeit der Haut eine große Rolle bei der Wirksamkeit der verschiedenen hydrotherapeutischen Maßnahmen zugeschrieben werden. Das Wärmeleitungsvermögen der blutreichen Haut ist ein viel besseres als das der blutleeren, daher werden Temperaturreize, die für den gesamten Organismus bestimmt sind, in der ersteren eine viel stärkere Wirkung entfalten können. Da nun die Haut selbst sowohl durch die physikalisch-chemische Beschaffenheit des Wassers als auch durch dessen Temperatur in erheblicher Weise in ihren Durchblutungsverhältnissen und in ihrer Funktion beeinflußt wird, ist die günstige Wirkung des Wassers auf die Haut wieder Vorbedingung für eine Weiterleitung dieser Wirkung auf die übrigen Organe und auf den gesamten Organismus. Dabei ist die Einwirkung der Temperatur des Wassers um so stärker, je mehr sich dieselbe nach oben oder nach unten hin von dem sogenannten *Indifferenzpunkt*, das ist jenem Temperaturpunkt entfernt, der weder als kalt noch als heiß empfunden wird. Während dieser für die Luft bei 20° C liegt, befindet er sich beim Wasser zwischen 32 und 35°. Vor allem werden durch die Temperatur die Durchblutungsverhältnisse der Haut verändert, indem sowohl kurze Kältereize, wenn sie von guter sekundärer Reaktion (Hautgefäßerweiterung) gefolgt sind, die Zirkulation verbessern, als auch heißes Wasser eine stärkere Durchblutung der Gefäße und Kapillaren der Haut herbeiführt. Aber auch lauwarme, indifferente Temperaturen bewirken bei längerer Dauer eine Erweiterung und bessere Durchblutung der Hautgefäße, wenn auch nicht in so starkem Maße wie die differenten, kalten oder heißen Temperaturen. Mit der besseren Durchblutung ist auch eine Verbesserung der Ernährung der Haut verbunden, so daß daraus eine gesündere Hautfarbe und zugleich eine bessere Spannung der Haut resultiert. Auch die sonstigen Funktionen der Haut, wie z. B. die Absonderungstätigkeit der Schweiß- und Fettdrüsen, werden durch Wasser- und Bäderanwendung stark angeregt, wozu noch eine Erleichterung der Tätigkeit dieser Drüsen durch Öffnung ihrer Ausführungsgänge tritt.

Die physikalisch-chemische Einwirkung des Wassers auf die Haut zeigt sich, namentlich bei längerer Einwirkung, in einer Quellung der Hornschicht. Dieselbe ist durch Diffusionsvorgänge bedingt, da das reine Wasser ärmer an Salzen ist als die Gewebsflüssigkeit, welche die Haut durchtränkt. Zugleich trägt auch die Temperatur des Wassers zur Quellung bei; die mazerierende Wirkung ist um so stärker, je höher die Temperatur des Wassers ist. Auch wird der Haut durch das Wasser in geringem Maße Fett entzogen; bei Seifenzusatz ist diese Wirkung naturgemäß sehr viel stärker.

Enthält das Wasser viel Kalk- und Magnesiumsalze — man spricht dann von *hartem Wasser* —, so kann eine empfindliche Haut beim täglichen Waschen mit solchem Wasser durchaus trocken und spröde werden. Durch Benützung von abgekochtem Wasser oder durch Zusatz von etwas Soda, Pottasche, 1 Teelöffel Natron bicarbonicum auf eine Waschschüssel, Mandelkleie zu hartem Wasser, das ihm jene Salze entzieht, läßt sich dieser Übelstand vermeiden. Steht *Regenwasser* zur Verfügung, so kann es bei empfindlicher Haut, namentlich des Gesichtes, zu kurzem Waschen bzw. Abtupfen benützt werden.

Das erst in jüngster Zeit bekannt gewordene sogenannte „schwere" Wasser, das Wasserstoffatome von höherem Atomgewicht enthält, und dessen Formel sich als H_2H_2O ausdrücken läßt, dürfte beim Gebrauch des gewöhnlichen Brunnen- und Leitungswassers praktisch ohne Bedeutung sein, da es in diesem Wasser nur im Verhältnis von etwa 1 : 5000 enthalten ist. Inwieweit bei der Wirkung von Mineralquellen, die in höherem Grade „schweres" Wasser enthalten, dieser Gehalt biologisch in Betracht kommt, ist noch nicht näher bekannt.

Bei der Anwendung des kalten Wassers zur Beförderung der Durchblutung der Hautgefäße bzw. zur Beseitigung lokaler Zirkulationsstörungen in der Haut kommt es darauf an, daß die Kälteanwendung von einer guten Reaktion, d. h. einer nach anfänglicher Zusammenziehung erfolgenden sekundären Erweiterung der Hautgefäße gefolgt ist. Diese gibt sich subjektiv in einem angenehmen Wärmegefühl und objektiv in rosaroter Färbung der Hautoberfläche kund. Die Ursache des Ausbleibens der aktiven Reaktion ist oft ein zu geringer Reiz. Die Reaktionsfähigkeit selbst ist jedoch bei verschiedenen Personen verschieden; jeder Kaltwasseranwendung geht daher zweckmäßig eine Prüfung ihrer Reaktion voraus, indem das Verhalten nach kurz andauernden milden Kälteanwendungen untersucht wird. Wichtig ist vor allem die Feststellung der Zeit, die verstreicht, bis nach einer kurzen Kälteanwendung (kühle Teilwaschung oder Teilguß) die reaktive Rötung eintritt. Die Reaktion erfolgt prompter, wenn die Hautoberfläche vorher erwärmt ist. Eine solche Vorwärmung geschieht am besten durch die Bettwärme; sie ist namentlich bei allgemeinen Wasseranwendungen auf den ganzen Körper notwendig. In Anstalten kann die Vorwärmung auch in kurzdauernden Licht-, Heißluft- oder Dampfkastenbädern erfolgen. Die Reaktion wird ferner durch die sogenannte *Kontrastwirkung* gefördert, indem abwechselnd heiße und kalte Temperaturen angewandt werden. Bei den allgemeinen Anwendungen für den ganzen Körper erzielt man die Kontrastwirkung am besten durch Wechsel*duschen*, bei örtlichen Applikationen durch Wechsel*bäder* (wechselwarme Hand- oder Fußbäder) oder auch durch örtliche Wechselduschen, indem man den betreffenden Körperteil abwechselnd mit heißem und kaltem Wasser berieselt (s. später). Bei allen wechselwarmen Prozeduren ist zu beachten, daß die warme Temperatur immer längere Zeit, die kalte Temperatur nur ganz kurze (1/2 Minute) Zeit einwirke und daß stets die Kälteanwendung den Abschluß bilden muß. Dies ist notwendig, damit die durch die Wärme erweiterten Hautgefäße nicht erschlafft bleiben und eine Erkältungsgefahr vermieden wird. Die kurze Einwirkung der kalten Temperatur ist sowohl bei wechselwarmen als bei nur kalten Anwendungen deshalb erforderlich, weil die Reaktion um so prompter eintritt, je kürzer der Kältereiz einwirkt. Da sie auch durch die Intensität des Kältereizes verstärkt wird, so wende man das kalte Wasser bei all diesen Prozeduren möglichst in Brunnentemperatur (8 bis 10° C) an. Auch der Wärmereiz muß bei wechselwarmen Anwendungen zur Verstärkung der Kontrastwirkung ein möglichst intensiver sein. Die Wassertemperaturen betragen dabei zwischen 40 und 42°, bei örtlichen Anwendungen bis zu 45° C.

Der Eintritt der Reaktion wird ferner durch einen gleichzeitigen kräftigen mechanischen Reiz gefördert. Dieser geschieht während der Anwendung durch Frottieren, Abklatschen usw., auch durch den Druck des Wassers bei Duschen; nach Abschluß der Prozedur erfolgt der mechanische Reiz durch Abfrottieren, wofür sich rauhe Badetücher bzw. Frottiertücher besser eignen als glatte. Auch die Öffnung der Drüsenausführungsgänge auf der Haut nach dem Bade wird durch dieses Abfrottieren mechanisch unterstützt. Endlich trägt auch die Sorge für gute Wiedererwärmung nach der Prozedur (rasches Abtrocknen, Ausruhen bei guter trockener Bedeckung oder Ankleiden und körperliche Bewegung) zu ihrer Bekömmlichkeit, d. h. zur Förderung der reaktiven Gefäßerweiterung bei.

Bei sämtlichen hydrotherapeutischen Eingriffen ist für entsprechende Kopfkühlung zu sorgen, die durch kalte Kompressen oder eigene Kühler erfolgt, um Kongestionen zu vermeiden. Bei besonders empfindlichen Patienten ist auch eine Kühlung der Nacken- und Herzgegend durchzuführen.

Bezüglich der örtlichen kalten oder wechselwarmen Wasseranwendungen ist zu beachten, daß hier nicht nur die Zirkulationsvorgänge am Orte der Einwirkung, sondern auch in entfernter gelegenen Hautbezirken beeinflußt werden. Diese Einwirkung geschieht in demselben Sinne wie an der Applikationsstelle selbst *(konsensuelle Reaktion)*. Es wird also auch an entfernteren Körperstellen durch kalte und wechselwarme sowie durch heiße örtliche Wasseranwendungen die Zirkulation verbessert und es treten hierbei, vor allem auch bei krankhaften örtlichen Zirkulationsstörungen, die Vorgänge einer Regulierung und Umstimmung der Kreislaufverhältnisse ein, die wir von der Allgemeinwirkung hydrotherapeutischer Maßnahmen her kennen. In der Praxis macht man von dieser Fernwirkung örtlicher Applikationen sowohl bei Kongestionen nach dem Kopfe, als auch bei sonstigen Zirkulationsstörungen Gebrauch, wie sie sich z. B. bei der Rosacea finden. Anderseits muß man an diese Fernwirkungen auch denken, wenn ein krankhafter Reizzustand der Haut die Anwendung von kaltem Wasser verbietet. So warnt z. B. JOSEPH vor dem Waschen mit kaltem Wasser bei Ekzema seborrhoicum, weil sich hier im Gefolge der reflektorischen Gefäßinnervation an benachbarten oder entfernten Körperstellen bei lokaler Kaltwasseranwendung gleiche pathologische Reizzustände einstellen können wie an den bisher affizierten Stellen.

Unter den allgemeinen, auf den ganzen Körper sich erstreckenden Maßnahmen sind vor allem die erfrischenden, irritierenden Methoden zu nennen. Ihre Wirkung ist in der Hauptsache eine reflektorische und äußert sich in der rascheren Verteilung abgelagerter Stoffwechselprodukte, in der Verringerung übermäßiger Fettansammlung, in Kräftigung des Nervensystems, in einer Hebung der Zirkulationsverhältnisse der Haut und Schleimhaut und in einer besseren Ernährung der Muskulatur, also in einer Hebung des Allgemeinzustandes. Daß hierdurch auch vielen rein kosmetischen Gesichtspunkten Rechnung getragen wird, liegt auf der Hand, denn der Patient, der nach derartigen hydrotherapeutischen Eingriffen sich behaglich und munter fühlt, eine rosige Gesichtsfarbe aufweist, dessen Appetit und Schlafbedürfnis eine Besserung erfahren hat, dessen Reflextätigkeit lebhafter ist, wird gesund, frisch und jugendlich wirken.

Die mildeste Anwendungsform der Hydrotherapie ist die *Abwaschung* entweder des ganzen Körpers oder die *Teilwaschung* bei schwächlichen und bettlägerigen Personen. Bei letzterer wird ein Körperteil nach dem anderen, und zwar Gesicht, Brust, Bauch, Rücken, obere und untere Extremitäten mit einem Schwamm, der in lauwarmes oder kaltes Wasser getaucht wurde, kurze Zeit hindurch bis zum Eintritt einer Rötung der Haut gewaschen, dann gut abgetrocknet und rasch wieder bedeckt. Bei der Ganzabwaschung wird zuerst Gesicht und Hals gewaschen, dann ein Badeschwamm oder ein nasses Leintuch über Brust und Nacken ausgedrückt, so daß beide Flächen des Körpers berieselt werden; die Abwaschung soll nicht länger als 3 Minuten dauern und durch kräftiges Abfrottieren und Zurücklegen ins Bett abgeschlossen werden. Bei empfindlichen, blutarmen Personen empfehlen sich wechselwarme Waschungen nach der vorher beschriebenen Methode. Durch mannigfache Abstufungen des Verfahrens, durch Wechseln der Wassertemperaturen, durch die Art des Frottierens lassen sich verschiedene Grade der thermischen Wirkung erzielen. Eine zweckmäßige Verbindung des Kältereizes mit dem mechanischen stellt das *Halbbad* dar. In eine Holzwanne wird Wasser von 34—26° C bis zur Nabelhöhe des sitzenden oder halbsitzenden Patienten eingelassen, der vom Rücken her übergossen wird und sich während des Bades kräftig Brust und Arme reibt. Dann gleitet der Patient aus der sitzenden Stellung in die liegende, in der Arme, Beine, Brust und Bauch kräftig frottiert werden. Dann wird kaltes Wasser so lange eingelassen, bis die Temperatur um 2—4° C unter der Anfangstemperatur liegt, und der Patient von vorne her übergossen. Den Abschluß bildet kräftiges Abfrottieren der Brust und des Rückens im Wasser; die Prozedur dauert 4—5 Minuten, dabei wird die Badezeit um so kürzer bemessen, je kühler die Temperatur und je empfindlicher der Kranke ist. Eine Erweiterung des Halbbades stellen die während des Bades verabreichten sogenannten „*Hohen Bauchgüsse*" dar, die aus einer Höhe von 1—1½ m auf den Unterleib des Patienten verabreicht werden; diese sollen besonders bei atonischen Zuständen und Zirkulationsstörungen im Unterleib Gutes leisten.

Bei der Verabreichung eines *kühlen Vollbades* hängt die Temperatur in weitgehendem Maße von dem Kräftezustand des Patienten und dem Grade seiner Abhärtung ab, sie schwankt daher zwischen 15 bis 20—25° C. Das Wichtigste bei dem Gebrauch kalter Vollbäder ist die entsprechende Vorbereitung des Körpers, die in einer künstlichen Wärmestauung besteht. Denn die dem kalten Bade vorhergehende Übererwärmung der ganzen Körperoberfläche bildet einen Schutz gegen einen übermäßigen Rückfluß des Blutes nach dem Körperinneren. Sie wird entweder durch körperliche Bewegungen oder durch kräftiges Frottieren der Haut vor dem Besteigen der Wanne oder des Bassins erzielt. Während des Bades sind kräftige Bewegungen im Wasser notwendig, um eine deutliche Hautreaktion zu erzielen. Die Dauer des Bades soll nur eine kurze sein, das Bad verlassen werden, solange die Haut noch rot ist, Zyanose der Haut, stärkeres Frostgefühl sind zu vermeiden. Nach dem Bad wieder kräftige Abreibung, eventuell Bettwärme. Eine Modifikation stellt das *langsam abgekühlte Vollbad* dar, dessen Anfangstemperatur 5—6° unter der Körperwärme des Patienten liegt, dann erfolgt unter ständigem Abfrottieren Zusatz von kaltem Wasser, bis die Badetemperatur zirka 20° beträgt. *Wechselwarme Vollbäder* sind besonders für jene Personen zu empfehlen, bei denen die Reaktion auf einfache Kältereize nur mangelhaft eintritt. Auch *heiße Vollbäder* von 38—42° von kurzer Dauer werden besonders von den Japanern zur Erfrischung und Abhärtung empfohlen. Hier hat nach dem Bade eine abgekühlte Dusche oder kalte Übergießung den normalen Tonus der Hautgefäße herzustellen und Erkältungen zu verhüten. Durch sie wird eine gute Durchblutung der Oberfläche und der tieferen Gewebsschichten erzeugt, was wieder zur Anregung des Stoffwechsels und einer stärkeren, jedoch meist rasch vorübergehenden Erregung des Nervensystems Anlaß gibt. In Japan selbst ist eine nachträgliche Abkühlung nicht üblich.

Bei der Allgemeinbehandlung mit *Duschen* ist infolge des starken Wasserdruckes die mechanische Wirkung eine besonders große. Das Duschbad kann in absteigender, in aufsteigender oder in horizontaler Richtung verabreicht werden; je nach der Art und Form der Ausflußöffnung unterscheidet man *Regen-*, *Vollstrahl-*, *Fächer*duschen usw., wobei der mechanische Druck bei der Vollstrahldusche am stärksten ist. Bei den Wechselduschen wird die Haut durch das warme Wasser reizempfindlicher für das nachfolgende kalte gemacht. Sie werden in 2—3maligem Wechsel verwendet, mit heißem Wasser begonnen und mit kaltem beendet, wobei die warme Dusche (45—40° C) doppelt solange verabreicht wird als die kalte (20 bis 10° C). Bei raschem Wechsel der Temperatur und langsamer Abkühlung spricht man von *schottischen Duschen*. Die kalte Dusche allein soll höchstens ½—1 Minute dauern, wobei der Kopf entweder durch Darüberhalten der Hände oder Schrägstellung des Brausekopfes geschützt wird. Kopfschmerzen, besonders bei blutarmen Personen, Schädigungen des Haarwachstums werden dadurch vermieden. Vor der Dusche Abwaschen des Gesichtes und der Brust mit kaltem Wasser, während der Behandlung beständiges Reiben des Körpers mit beiden Händen, nach der Dusche Bewegungen und kräftiges Frottieren sind unerläßliche Bedingungen.

Die nassen *Abreibungen und Abklatschungen* sind stark erregende Prozeduren, welche am besten unmittelbar nach dem Verlassen des Bettes vorzunehmen sind. Bei schwächlichen Personen können an Stelle der Ganzabreibungen *Teilabreibungen* treten, bei denen zunächst die oberen Extremitäten, dann Brust, Bauch, Rücken und schließlich die unteren Extremitäten mit einem eng angelegten Tuche feucht abgerieben werden, wobei der übrige Körper bedeckt bleibt und das Leintuch öfters in frisches Wasser getaucht und ausgewunden wird. Dabei muß jeder Körperteil nach erfolgter Abreibung sofort trockengerieben und wieder zugedeckt werden. Hier sowie bei der Ganzabreibung können ähnlich wie beim Halbbad die Wirkungen abgeschwächt oder verstärkt werden, je nach der Temperatur des Wassers, nach der Qualität des Leintuches und der Stärke der Abreibung oder Abklatschung. Bei der Ganzabreibung wird ein nasses Leintuch um den ganzen Körper geschlagen und der Kältereiz durch kräftiges Reiben und Frottieren mit dem mechanischen kombiniert.

Während die Anwendungen des Halbbades, der Ganz- und Teilabreibung die Mithilfe einer zweiten Person erfordern, lassen sich die Waschungen, Bäder und Duschen im Rahmen der täglichen Toilette von dem Patienten selbst ausführen. Hierbei muß naturgemäß den individuellen Neigungen weiter Spielraum gelassen werden; doch ist auch hier auf Befolgung der erwähnten Regeln zur Förderung des Eintritts der Reaktion zu achten, also: Vorwärmung (Waschen alsbald nach dem Aufstehen), kurze Dauer der Kaltwasserapplikation, intensive Kältegrade, kräftiger mechanischer Reiz, Sorge für Wiedererwärmung.

Bezüglich der *Gesichtswaschungen* ist noch zu bemerken, daß eine täglich einmalige Waschung des Gesichts im allgemeinen ausreichend ist. Eine zweite Waschung ist nur empfehlenswert, wenn dadurch, falls sie abends vorgenommen wird, der Schlaf nicht gestört wird. Zur Erhaltung des Tonus der Gesichtsmuskeln bei alternden Personen empfiehlt LORAND frisches, kaltes Wasser frühmorgens oder einige Male am Tage durch ganz kurze Zeit auf das Gesicht aufzutupfen, ohne aber zu reiben. Wird warmes Wasser zur Gesichtswaschung benützt, was die Entfettung der Haut befördert, so empfiehlt es sich, hinterher ganz kurz kalt nachzuwaschen, um auf diese Weise eine tonisierende Wirkung auf die Hautgefäße und Gesichtsmuskeln auszuüben.

Aus demselben Grunde und auch zur Vorbeugung einer Erkältung ist es beim Gebrauch von warmen Vollbädern ratsam, zum Abschluß entweder eine Abkühlung des Badewassers vorzunehmen oder eine kurze kalte Dusche anzuwenden. Im allgemeinen genügen zwei Vollbäder wöchentlich, doch ist bei gesunder Haut ein tägliches Bad ohne weiteres zu gestatten. Wegen des wohltätigen Einflusses des mechanischen Reizes auf den Tonus der Haut ist bei der täglichen Toilette die Anwendung nicht zu weicher *Badeschwämme* sowie von rauhen Frottier- und Handtüchern angezeigt. Als Badeschwämme benützt man jetzt gerne Gummischwämme. Der natürliche Schwamm ist viel empfindlicher, besonders gegen hohe Temperaturen und Seifenrückstände, weshalb er öfter in Zitronenwasser gewaschen werden soll. Der Luffaschwamm besteht aus einem faserigen, holzigen Gewebe und wirkt auf Stamm und Extremitäten durch den mechanischen Reiz sehr gut zur Hebung der Blutzirkulation.

Bei Neigung der Haut zum Sprödewerden ist es zu empfehlen, im Anschluß an tägliche Waschungen, Bäder und Duschen die Haut des Gesichtes einzufetten. Zur Vermeidung des Sprödewerdens der Haut des Gesichts und der Hände ist es ferner ratsam, besonders bei kälterer Jahreszeit, das Bad nicht kurz vor dem Ausgehen zu nehmen, was ja auch wegen der *Erkältungsgefahr* nicht unbedenklich ist.

Neben diesen hygienischen Maßnahmen werden zu rein therapeutischen Zwecken gerade in der Dermatologie und Kosmetik vielfach örtliche hydrotherapeutische Applikationen benützt, um ableitend und regulierend auf die Gefäßfunktion an entfernter liegenden Körperstellen zu wirken, z. B. bei Kopfkongestionen oder bei Rosacea, oder auch nur zur Verbesserung der örtlichen Zirkulationsverhältnisse an der Applikationsstelle selbst, wie bei Hyperhidrosis der Hände oder Füße oder bei Erfrierungen leichteren Grades. Am meisten werden hierfür die *wechselwarmen Fuß- oder Handbäder* verwendet, wozu zwei Gefäße benötigt werden, von denen das eine mit etwa 42—45° warmem Wasser, das andere mit brunnenkaltem Wasser gefüllt ist. Die Hände bzw. Füße werden zuerst auf 1—2 Minuten in das warme Wasser getaucht, dann für etwa 25—30 Sekunden unter ständigem Aneinanderreiben in das kalte, und dieser Wechsel wird während zirka 5 Minuten wiederholt, wobei die kalte Prozedur den Abschluß bildet. In hydrotherapeutischen Instituten finden sich auch besondere Vorrichtungen für wechselwarme *fließende Fußbäder*. In der Häuslichkeit lassen sich Wechsel-Hand- oder -Fußbäder mit fließendem Wasser auch unter der Wasserleitung in der Badewanne ausführen. Auch *Sitzbäder* können kalt, lauwarm oder heiß verabreicht werden. Das erstere bei einer Temperatur von 25—10° C und kurzer Dauer dient vor allem dazu, die Tätigkeit der Unterleibsorgane anzuregen und in ihnen als Reaktion eine Blutvermehrung hervorzurufen. Die lauwarmen Sitzbäder von 34—36° C wirken beruhigend auf Darm und Blase und finden besonders in der Gynaekologie für Adnexerkrankungen Verwendung. Heiße Sitzbäder (37—45°) sind schmerzstillend und krampflösend. Die sogenannten *Kneippschen Güsse*, d. h. ganz kurzdauernde Berieselungen mit brunnenkaltem Wasser ohne Druck (am besten aus einer Gießkanne oder aus einem Schlauche mit weiter Öffnung, der an die Kaltwasserleitung angeschlossen ist), werden zur Ableitung in der allgemeinen Medizin viel benützt. Für die Kosmetik kommen sie in Betracht zur Bekämpfung variköser Venenerweiterungen an den Unterschenkeln, wobei die Berieselung an Vorder- und Rückseite des Beines vom Knie abwärts jeweils während 10—20 Sekunden erfolgt (sogenannter *Knieguß*). Außerdem stehen noch Nacken-, Rücken- und Rumpfbegießungen zur Steigerung der Reflexerregbarkeit, Unterleibsbegießungen bei Atonie der Magen- und Darmmuskulatur, Gesäßbegießungen bei Ischias und schließlich Fußbegießungen bei habitueller Kälte der Füße in Verwendung.

Von ähnlicher, aber stärkerer Wirkung sind die *Teilduschen*, welche unter ziemlich starkem Druck an irgendeinem Körperteil mit Ausnahme des Kopfes verabreicht werden. Auch hier können kalte, lauwarme, wechselwarme und schließlich heiße Teilduschen mit dem Indikationsbereich der ebenso temperierten Teilbäder gegeben werden.

Während die Ganzpackungen meistens der Fieberbehandlung dienen, sind die *Teilpackungen* (Wickel, Prießnitzsche Umschläge), die fast immer kalt angelegt werden, dazu angetan, an dem betreffenden Körperteil eine Wärmestauung hervorzurufen. Denn der anfänglichen Kältewirkung, welche zu Gefäßverengerung führt, folgt eine allmähliche Verdunstung des in dem Umschlag enthaltenen Wassers; unter der Einwirkung dieser mit Dampf gefüllten Schicht wird mehr und mehr Wärme angestaut und dadurch eine lokale Temperaturerhöhung erzeugt. Bei schlechter Reaktion kann dieser Erwärmungsvorgang durch einen über den feuchten Umschlag gelegten luft-

und wasserdichten Gummistoff begünstigt werden, da dieser jede Abdunstung hintanhält. Die Tiefenwirkung der impermeabel bedeckten Wickel ist größer als die der einfachen. Sie können als Stamm- oder Rundwickel (von der Achsel bis zur Symphyse), als Brustwickel um den Thorax und schließlich als Kreuzwickel, der auch die obersten Thoraxpartien mit einbezieht, gegeben werden.

Örtliche heiße Bäder werden zur Ableitung, besonders bei der Rosacea, empfohlen (ROSENTHAL). Sie können entweder als heiße Hand- oder Armbäder oder als Fußbäder ausgeführt werden, und zwar mehrmals des Tages 10—20 Minuten lang (Temperatur nach ROSENTHAL 46—50° C, doch dürften für die meisten Patienten diese Temperaturen zu hoch gegriffen sein). Die Fernwirkung besteht hier insbesondere in Verminderung der Erweiterung der Hautgefäße. Zur direkten Anwendung dienen die heißen Teilbäder bei chronischen Ekzemen der Hohlhände (Dauer 1—3 Minuten), bei Erfrierungen, wobei ein geringer Zusatz von Essigsäure zum Wasser empfohlen wird, und bei manchen Nagelkrankheiten.

Außer durch heiße Teilbäder kann eine energische Durchblutung der Haut auch durch Dampfduschen hervorgerufen werden. In der Kosmetik benützt man hierzu vor allem die SAALFELDsche Gesichtsdampfdusche *(Dermothermostat)*, die sich bei Komedonen, Akne vulgaris und Seborrhoe gut bewährt hat.

Der Dermothermostat besteht aus einem zum größten Teil mit Asbest umkleideten doppelwandigen Trichter, der mit heißem Wasser gefüllt wird und unter dem sich eine Spiritusflamme befindet. Vor die Öffnung dieses Trichters kommt das Gesicht. Hinter dem Trichter steht ein Dampfspray-Inhalationsapparat, mittels welchem man Medikamente (Seifenspiritus, Toiletteessig) auf die Haut stäuben kann. Die durch ein Thermometer kontrollierbare Temperatur des Wassers im Trichter soll etwa 55° C betragen, was einer Lufttemperatur in der Höhlung des Trichters von 45° C entspricht. Die Anwendung des Apparates erfolgt täglich oder ein paar Mal in der Woche, jeweils 5—15 Minuten lang. Das Kopfhaar soll durch ein Tuch, die Kleidung des Patienten durch eine Gummischürze vor Benässung geschützt werden.

Zur Erweichung von entstellenden Narben im Gesicht und zur Vorbereitung der nachfolgenden Narbenmassage möchten wir empfehlen, einen konzentrierten Dampfstrahl aus dem Röhrchen eines Inhalationsapparates, dessen Zusatzteile vorher entfernt sind, auf die Narbe zu applizieren, und zwar in einer Entfernung, bei dem die Wärme eben noch gut vertragen wird; die Dauer der Einwirkung betrage etwa 5 Minuten bis $^1/_4$ Stunde. Auch Dampfsprayapparate, die zur Anfeuchtung eines Krankenzimmers benützt werden, lassen sich für den genannten Zweck verwenden. Nur achte man darauf, daß mit dem Dampf nicht zugleich heißes Kondenswasser herausspritzt, dessen Tropfen Verbrennungen bewirken können. Ähnlich wirken Heißluftduschen *(Föhnduschen)*, bei denen erhitzte Luft von genau regulierter Temperatur mit mehr minder starkem Druck durch ein entsprechend geformtes Ausflußrohr direkt gegen den zu behandelnden Körperteil gerichtet wird. Wasserdampf- und Heißluftduschen können zur Verstärkung der Wirkung, besonders bei Behandlung von Narben, Neuralgien, Muskel- und Gelenksschmerzen, mit Massagen verbunden werden.

Von Wärmeanwendungen, welche in kosmetischer Hinsicht von Bedeutung sind, seien noch die *Paraffinpackungen* erwähnt. Sie dienen in der Therapie vor allem der Behandlung von rheumatischen Affektionen, Gelenkerkrankungen, Kontrakturen usw., aber auch zur Behandlung von Ulzerationen finden sie Verwendung. Da aber beim Gebrauch von Paraffinpackungen es auffällt, daß die Haut nach Entfernung der Packung ohne übermäßige Hyperaemie ein rosiges, geschmeidiges und besonders reines Aussehen hat, so eignen sich diese Packungen auch für kosmetische Zwecke, z. B. zu Gesichtspackungen; hier ist aber wegen der Gefahr der Schädigung der Augen, des Nasen- oder Mundeinganges mit der nötigen Vorsicht zu verfahren (s. Gesichtspackungen und Masken).

Die Besonderheit der Paraffinpackung besteht darin, daß dieses Material wegen seiner völligen Wasserfreiheit, seines schlechten Wärmeleitungsvermögens und seiner geringen spezifischen Wärme ohne Schaden für die Haut in sehr hohen Temperaturen (70—80°) angewendet werden kann. Dazu trägt ferner der Umstand bei, daß sich alsbald zwischen der Haut und dem erstarrenden Paraffin eine freie Luftschicht bildet, in welche hinein eine Transpiration erfolgt. Zu örtlichen Paraffinpackungen, namentlich für dermatologische und kosmetische Zwecke, verwendet man am besten ein harzhaltiges Paraffin, das in Frankreich unter dem Namen „Ambrine“, bei uns als „*Hygiea 8*“ in Tafelform in den Handel gebracht wird (Hygiea-Gesellschaft, Dresden A 16, Elisenstr. Nr. 51). Die verkleinerten Tafeln werden in einem Blechgefäß, das in heißes Wasser hineingestellt wird, zum Schmelzen gebracht. Die geschmolzene Masse wird bei einer Temperatur von 60—80° mittels eines breiten weichen Pinsels zunächst in dünner Schicht auf die Haut aufgetragen, darauf wird der zu behandelnde Körperteil mit einer Schicht von weißer Watte umhüllt und diese dann mit dem geschmolzenen Paraffin gut durchtränkt. Eine dicke Schicht von grauer Watte, die mit einer Flanellbinde umhüllt wird, bildet dann den Abschluß des Verbandes, der mehrere Stunden liegen bleibt. Zur Behandlung schlecht heilender Beingeschwüre werden Temperaturen zwischen 56 und 60° benützt. Hier fällt die Verwendung der Watte weg; es wird vielmehr das Paraffin durch eine Pipette auf das Geschwür aufgeträufelt und mit einer Mullkompresse bedeckt. Dieser Verband kann 24 Stunden liegen bleiben. Auch bei Alopecia areata soll diese Behandlung günstig wirken, Temperatur 50—60°, Dauer der Packung $^1/_2$—1 Stunde. Bei Akne vulgaris wird neben der sonstigen Therapie die erkrankte Körperpartie zunächst mit Spir. sapon. kalin. energisch abgewaschen, nachdem vorher Pusteln eröffnet, Komedonen ausgedrückt worden sind, dann wird Sulfur. praec. dick aufgestreut, darüber kommt eine Paraffinschicht bei 70—80° und bleibt 1—12 Stunden liegen, wodurch die Wirkung des Schwefels erhöht werden soll (s. auch Hygiea 8).

Paraffinpackungen größerer Gelenke können auch mit anderweitigem Paraffin *(Paraffisanum)* ausgeführt werden, wobei das Präparat bei einer Temperatur von zirka 65° in einen das Gelenk umhüllenden und gut abschließenden Gummibeutel gegossen wird.

Das Paraffinbad wird als Abmagerungsbad (Schwitzbad) häufig angewendet, indes sind die Ansichten über seine Zweckmäßigkeit sehr auseinandergehend. In einer mit Gummistoff bzw. Gummipolstern ausgelegten, sehr flachen (meist viereckigen) Spezialwanne befindet sich die Patientin in halbliegender Stellung, völlig nackt, Vagina und Anus durch Wattetampons verschlossen (noch besser kurze, enganliegende Trikothose oder Binde zum Schutze der Orifizien tragend). Patientin liegt zunächst in Rückenlage, die Arme hochgehoben und hinter dem Kopf verschränkt, bei der darauffolgenden Bauchlage werden die Arme entsprechend hochgehalten. Man gießt nun zuerst in Rückenlage, dann in Bauchlage verflüssigtes Festparaffin (Schmelzpunkt 45 bis 50°) über den ganzen Körper, bis dieser, mit Ausnahme der Arme, die zur Aufrechterhaltung der Hautatmung freibleiben müssen, bis zum Hals mit einer etwa 1,5—2 mm hohen Paraffinschicht bedeckt ist (Hals und Gesicht bleiben ebenfalls frei). In ruhiger Lage läßt man nun das Paraffin erstarren, das den Körper als festanliegende Decke umhüllt. Unter dieser stellt sich bald ein starker Schweißausbruch bei gleichzeitiger Wärmestauung ein. Die Paraffindecke bleibt etwa $^1/_2$ Stunde, oft auch länger liegen, dann wird sie abgezogen. Die pro Bad durchschnittlich erzielte Gewichtsabnahme beträgt zwischen 600 und 800 g. Ein dem Paraffinbad vorausgehendes Kastendampfbad intensiviert die Paraffinwirkung nicht unerheblich. Die Durchführung des Paraffingusses erfordert große Geschicklichkeit und Erfahrung.

Statt des Aufpinselns kann auch das Sprayverfahren verwendet werden, bei dem das in Metallkesseln geschmolzene Paraffin mittels komprimierter Luft auf den Körper gesprayt wird. Von MANGER ist ein einfacher Paraffinzerstäuber angegeben, der aus einem kleinen elektrischen Schmelztiegel besteht und an jeden Föhnapparat angeschaltet werden kann. Die Vorrichtung ist handlich und in der Handtasche transportabel.

Dauer des Paraffinbades mit Vorbereitungen etwa 2 Stunden. Paraffinbäder sind nur Personen mit normaler Herzfunktion zu gestatten, auch Lunge prüfen! Kontrolle der Herztätigkeit auch während des Bades, überhaupt ständige ärztliche Überwachung. Ausführung durch Laien ohne ärztlichen Beistand unstatthaft. Zu diesen Bädern kann man das gewöhnliche Paraffin des Handels verwenden, oft wird aber ein Harz enthaltendes Spezialparaffin vorgezogen, das einen elastischeren und besser anhaftenden Überzug liefert als das gewöhnliche Produkt.

Als sonstige, vielleicht etwas weniger intensive Schwitzkuren gelten elektrische Lichtbäder, Dampfkastenbäder, römisch-irische Bäder. Die *Glühlichtkasten* werden über den liegenden Patienten, dessen Kopf frei ist, oder den zu behandelnden Körperteil gestellt und gut abgedichtet. Die durch Glühlampen erzeugten langwelligen Strahlen haben im Gegensatz zur kurzwelligen Strahlung eine stärkere Tiefenwirkung, wodurch wieder eine intensive Hyperaemisierung hervorgerufen wird. Beim *Dampfkastenbad* wird der Dampf in einen abgeschlossenen Kasten geleitet, der oben eine runde Öffnung für den Hals des im Kasten sitzenden Patienten aufweist. Die Temperatur beträgt zirka 45°, die Dauer des Aufenthaltes 15—20 Minuten. Eine absolute Gegenindikation stellen Fieber, Kachexie, stärkere Arterienverkalkung, Neigung zu Blutungen oder organische Nervenleiden dar. Die *russisch-römischen* Bäder sind in drei Abteilungen unterteilt, einem Warmluftraum von 40—50°, einem Heißluftraum von 60—70° und schließlich einem Dampfraum von 45—50° C. Für gewöhnlich soll sich die Aufenthaltsdauer im Warmluftraum nicht über eine Stunde, die im Dampfraum nicht über 20 Minuten erstrecken. Besonders wichtig ist während des Bades der ständige Wechsel von kalten Kopfkompressen, die Abkühlung am Ende und das längere Ausruhen nach dem Bade. Besonders wirksam sind die *Sandbäder*. Hier wirkt die trockene Wärme diaphoretisch, das Gewicht des Sandes resorptionsfördernd, der mechanische Reiz der Sandkörner tonisierend und den Stoffwechsel anregend. Alle heißen Bäder dienen, 2—3mal wöchentlich genommen, zur Unterstützung einer diätetischen Entfettungskur, während die entfettende Wirkung solcher Prozeduren bei Anwendung für sich allein nur eine beschränkte ist; sie kommen vor allem für solche Fälle in Betracht, bei welchen eine Wasserretention die Fettsucht begleitet. All diese Schwitzbäder sind auch nur bei völlig gesundem Herzen anwendbar. Daneben wirken sie heilsam durch Anregung der Tätigkeit der Schweiß- und Talgdrüsen auf die häufig bei Fettleibigen bestehenden Hautanomalien, wie Akne, Komedonen usw. Insbesondere die Dampfbäder werden als Heilmittel bei Komedonenbildung mit daraus resultierender Akne empfohlen. Im Anschluß an solche Schwitzbäder ist eine abkühlende Prozedur in Form von allmählich abgekühlten Duschen oder in Form von Halbbädern mit Übergießungen angebracht, um die erschlaffte Haut wieder zu tonisieren. Dasselbe Verfahren wird auch bei der allgemeinen Hyperhidrosis von herzgesunden Fettleibigen oder sonstigen Individuen empfohlen, während bei örtlicher Hyperhidrosis der Hände oder Füße, wie erwähnt, wechselwarme Hand- oder Fußbäder am Platze sind.

Hydroxycitronellal (Citronellalhydrat), Hydroxycitronellalum, Citronellalum hydratum. Ein wichtiger Riechstoff in der Note Maiglöckchen-Cyklamen. Läßt sich auch zu einer Menge von Phantasiekompositionen verwenden.

Hygiea 8 dient zur Hyperthermiebehandlung als Paraffinpackung, es ermöglicht die gefahrlose Anwendung hoher Temperaturen von 65—96° C sowie die Konservierung dieser Hyperthermie bis $9^1/_2$ Stunden.

Hygienal ist ein Mundwasser, das nach Angabe aus verdünntem Weingeist, Formaldehyd, Chloroform, Saccharin, Chlornatrium, Pfefferminzöl besteht.

Hymen, s. Genitale, weibliches.

Hyperaemia marginalis, s. Lidrandentzündung.

Hyperdystrophia, s. Vasomotorisch-trophische Neurosen.

Hyperkeratose, s. Hühnerauge; Kohlensäureschnee; Lippen; Mundhöhle; Nervenleiden; Pigmentierung; Pityriasis capitis; Radium; Röntgen; Seborrhoe; Trophische Störungen; Warzen.

Hyperlipochromie, s. Ernährung.

Hypermastie, s. Busen.

Hyperol (Gedeon Richter, Budapest) ist Harnstoffsuperoxyd, also identisch mit Ortizon, Perhydrit und Hyperrehn (s. dort; s. auch Harnstoff).

Hyperpigmentierungen, s. Trophische Störungen.

Hyperrehn ist ein festes Wasserstoffsuperoxydpräparat aus Wasserstoffsuperoxyd und Harnstoff unter Zusatz von Aromastoffen. Es ist in Form von Kugeln und Tabletten zur Mundwasserbereitung usw. im Handel. (Dr. Georg Henning, Berlin-Tempelhof.) (S. auch Hyperol; Ortizon; Perhydrit.)

Hyperthelie. Die überzähligen Brustwarzen findet man in der Milchleiste, unterhalb der normalen Mamilla, manchmal beiderseits, wenn einseitig, dann öfter links als rechts; sie kommen sowohl in der Einzahl, doch auch in mehreren Exemplaren vor und können leicht in Lokalanaesthesie entfernt werden.

Hypertherman, s. Reizbehandlung.

Hypertrichosis. Die Hypertrichosis oder Überbehaarung kann ihre Ursachen haben im Weiterwachsen des fötalen Lanugohaares oder in einer übermäßigen Terminalbehaarung (Hypertrichosis oder Hirsuties universalis), endlich in exzessiver Behaarung umschriebener Stellen (Hypertrichosis localis). Ebenso wie das fötale Haarkleid, kann auch das aus der Lanugo sich herausbildende grobe und längere Terminalhaarkleid weiterwachsen und eine Hypertrichosis bilden. Nur sehr selten dürfte aber eine universelle Terminalbehaarung vorkommen. Die meisten Hypertrichosen aus Terminalhaar gehören, auch wenn sie noch so stark sind, in das Gebiet der von uns als lokale Hypertrichosis bezeichneten Veränderung. Allgemein starkbehaarte Männer sind nicht selten, so daß man hier kaum von einer krankhaften Bildung sprechen kann, doch wird die Behaarung auch in den allerausgeprägtesten Fällen niemals eine so starke und gleichmäßige sein wie beim Fell der menschenähnlichen Affen.

Die Hypertrichosis universalis lanuginosa besteht darin, daß die fötalen Lanugohaare nicht, der Norm entsprechend, knapp vor der Geburt abgestoßen und durch das Haarkleid des Kindes ersetzt werden, sondern als gleichmäßiges seidiges Haar bestehen bleiben, welches fellähnlich die ganze Körperoberfläche überzieht. Die Haare selbst wechseln freilich wie alle Haare, denn auch hier hat jedes nur eine bestimmte Lebensdauer. Nach dem Ausfall wächst die gleiche Haarart nach, nur daß sie sich im Laufe des Lebens ein wenig verstärkt, sehr verlängert und dunkelt. Es entsteht eine weiche, feine Haarbekleidung des ganzen Körpers, die in Strähnen auch Stellen bedeckt, welche sonst nur ganz kurze Lanugo tragen (z. B. Gesicht, Stirn, Nase, Wange, Ohren). Von diesem seltenen Zustand ist doch eine ganze Anzahl von Fällen bekannt. Man nennt sie *Hunde-* oder *Pudelmenschen.* Am interessantesten sind die Behaarungsverhältnisse im Gesichte. Es fehlt eigentliches Kopfhaar und an dessen Stelle sind weiche, seidenartige, mittellange Haarsträhne vorhanden. Nase und Stirne sind von ähnlichem Haar bedeckt, das über die Augen herabhängt. Wimpern und Brauen sind seidig, die Ohren tragen außen lange Büschel, ebensolche kommen aus der Ohrmuschel heraus. Wangen, Kinn und Bartgegend sind schon in der Kindheit lang behaart, der Körper und die Extremitäten desgleichen. Sehr interessant ist die Tatsache, daß diese Hypertrichosis lanuginosa vergesellschaftet ist mit Anomalien des Gebisses. Es sind oft nur Schneidezähne vorhanden oder sogar an deren Stelle nur indifferente stiftförmige Zahnbildungen. Zahnwechsel scheint nie eingetreten zu sein und nach Zahnverlust kommt es zu keinem Ersatz.

Die *Hirsuties localis* des postfötalen Haarkleides bezeichnet man als Hypertrichosis im engeren Sinne. Sie kann bedingt sein: a) durch irritative oder nervöse Reize, welche das Hautorgan an umschriebenen Stellen treffen; b) durch Mißbildungen und c) durch endokrine Störungen.

Überbehaarung als Folge *umschriebener Hautreize* ist häufig zu beobachten. Blasenziehende Pflaster und entzündungserregende Salben, welche lange Zeit auf ein und dieselbe Hautstelle aufgetragen werden, können durch intensive Durchblutung der Haut ein wesentliches Dickerwerden der Flaumhaare bedingen. Werden entzündete Gelenke oder gebrochene Knochen lange Zeit geschient getragen oder eingegipst, so läßt sich nach Abnahme des Verbandes oft eine Überbehaarung konstatieren. OPPENHEIM beobachtete, daß Arbeiter, welche am Rücken Säcke tragen, durch das ständige Scheuern Überbehaarung an derjenigen Seite des Rückens erkennen lassen, auf welcher sie die Lasten zu tragen gewohnt sind. Überbehaarung bei Nervenentzündungen und nach Nervendurchschneidungen sind bekanntgeworden. Auch nach Verletzungen durch Schuß und Stich kann es zur lokalen Überbehaarung kommen.

LINSER hat zur Kenntnis der irritativen Hypertrichose wertvolle experimentelle Beiträge geliefert.

Auf Mißbildungen beruhen umschriebene Hypertrichosen an der *Lendenwirbelsäule.* Die Überbehaarung im Bereiche der Lendenwirbelsäule und des Kreuzbeines sind vergesellschaftet mit Defekten, dadurch entstanden, daß die Membrana reuniens superior sich nicht entwickelt. Überbehaarungen auf Muttermälern sind häufig so dicht und ausgedehnt, daß sie mit Tierhaut große Ähnlichkeit haben *(Tierfellnaevus).* Mütter solcher Kinder geben oft an, daß sie während der betreffenden Schwangerschaft durch plötzliches Erscheinen derjenigen Tiere, deren Haarbildung die Kinder auf ihrem Muttermal tragen, erschreckt worden seien *(Versehen der Schwangeren).* Derartigen Aussagen ist ein kausaler Wert nicht sicher beizumessen. Solche Naevi piliferi haben eine veränderte, oft lockere, auch trockene, runzelige Epidermis, sie sind stark pigmentiert und mit dicken, dunklen Haaren besetzt und können oft große Teile des Rumpfes bedecken. Bald breiten sie sich nach Art eines spanischen Jäckchens über den Rücken und die Seitenteile des Thorax aus, bald gleichen sie, wenn sie die unteren Partien des Rumpfes und der Hüften einbeziehen, einer Schwimmhose *(Schwimmhosennaevus).*

Die praktisch wichtigste Form der Hypertrichosis ist jene, welche das weibliche Haarkleid nach der Pubertät betrifft. Sie ist höchstwahrscheinlich auf endokrine Störung zurückzuführen und besteht darin, daß Dauerhaare an Stellen auftreten, welche beim normalen Weibe mit Lanugohärchen bedeckt sind.

In vielen Fällen finden wir bei diesen Frauen Menstruationsanomalien, Frigidität, Sterilität, Störungen im Geburtsverlauf und mangelhafte Stillfähigkeit. Oft zeigen derartige Frauen Genitalhypoplasien, Myome, männliche Beckenformen und parenchymarme Brüste. Hie und da verrät sich auch ein *Pseudohermaphroditismus masculinus* durch die scheinbar abnorme Behaarung des Individuums, welches wegen der Ausbildung des äußeren Genitales zunächst für ein Weib gehalten wurde. Man soll daher bei dauernd „amenorrhoischen Frauen“ mit Hypertrichosis stets an diese Möglichkeit denken, doch sind die Versuche mit Ovarialpräparaten und Transplantation von gesunden Ovarien bezüglich dieser kosmetischen Störung bisher ohne Erfolg geblieben.

Ein Beweis dafür, daß endokrine Störungen das weibliche Haarkleid dem männlichen ähnlich machen können, ist die Hypertrichose in der *Gravidität,* nach Eintritt des *Klimakteriums* und bei *Nebennierentumoren.* In der Schwangerschaft werden die Kopfhaare stärker und wachsen, doch sind einzelne Fälle bekannt, bei denen die Überbehaarung sich während der Gravidität wesentlich besserte, wenige Monate nach der Entbindung oder kurz nach Beendigung der Laktation kehrte der frühere Zustand wieder zurück. Dank der Wachstumsförderung des Haarkleides in der Schwangerschaft wird ein seborrhoischer Haarausfall nicht selten vorübergehend gebessert. Nach SABOURAUD sistiert derselbe regelmäßig im dritten Monat der Schwangerschaft, um sich 80—90 Tage nach der Entbindung wieder einzustellen. Die Wachstumsimpulse erstrecken sich aber nicht nur auf das Kopfhaar, sondern auch auf die Flaumhaare, und so befällt die Graviditätshypertrichose in erster Linie das Gesicht, die Partien des Rumpfes im Bereiche des Sternums und der Linea alba sowie die Streckseiten der Extremitäten.

Nach dem Erlöschen der Eierstocksfunktion kommt es zur Ausbildung der sogenannten *klimakterischen Hypertrichosis.* Sehr häufig sieht man bei älteren Frauen im Bereiche des Kinns, der Oberlippe, seltener der Wangen die Umwandlung von Flaumhaaren in starke Terminalhaare. Selten nimmt jedoch dieser „Altweiberbart“ solche Dimensionen an, daß ein ausgesprochener männlicher Behaarungstypus vorliegt. Die Ansichten über die *Ursachen des Altweiberbartes* sind noch geteilt. Die einen sehen in ihm die Manifestation eines der Spezies Mensch zukommenden Artmerkmales, welches beim Verlöschen der hemmenden Keimdrüsenfunktion in Erscheinung tritt, die anderen glauben, daß diese artspezifische

Haarbildung von der Frau nur infolge ihres zäheren Festhaltens an der Jugendform des Menschen in viel höherem Alter als vom Manne erreicht wird. Bemerkenswert ist, daß sich das Haarwachstum fast immer auf die genannten Stellen beschränkt, während die Schambehaarung und sonstige Behaarung den weiblichen Typus behält. Der Umstand, daß man einen Altweiberbart nur selten bei jugendlichen kastrierten Frauen sieht, spricht dafür, daß weniger der Ausfall einer hemmenden Keimdrüsenfunktion, als das Alter der betreffenden Frau für seine Entstehung verantwortlich zu machen ist.

Sehr interessant ist die Tatsache, daß die Hirsuties bei Tumoren der Nebennierenrinde auftritt.

Die Überbehaarung zeigt sich bei der Frau am auffälligsten im Gesicht in Form eines Bartanfluges. Der geringste Grad desselben ist das bei dunkelhaarigen Europäerinnen nach der Pubertät sich bildende „*Rassebärtchen*", bestehend in dem Hervorbrechen schwacher, wimperartig gestalteter Härchen über den Mundwinkeln bei sonst völlig normalem, femininem Haarkleid. In höheren Graden kann der Frauenbart immer mehr dem des Mannes ähnlich werden. Die behaarten Hautfelder liegen rechts und links vor dem Ohre und erstrecken sich nach unten bis in die Gegend des Kieferwinkels und nach vorne bis in die Mitte der Wange. An der Oberlippe und am Kinn stehen die Haare teils borstig, teils gewellt in dichten Reihen und reichen bis zum Halse und Kehlkopf herab. Typisch für den Frauenbart ist auch in seiner stärksten Ausbildung das Freibleiben eines Hautfeldes beiderseits in der Verlängerung der Nasolabialfalte. Dieses Phänomen ist deswegen interessant, weil dadurch die Bartbildung bei der Frau an die des Eunuchen erinnert.

Frauen mit typischen langen Männerbärten, aber sonst vollständig weiblichem Habitus sind als seltene Abnormitäten bekannt, man sieht sie nicht selten auf Jahrmärkten zur Schau gestellt. Sie müssen wegen ihres Bartes keineswegs zu den Hermaphroditen gehören, sondern sie können im übrigen vollständig weiblich ausgebildet sein, ja es sind sogar Fälle von bärtigen Frauen bekannt, welche normale Kinder gebaren.

Auch auf andere Körperregionen kann sich die Dauerhaarbildung beim Weibe erstrecken. Es zeigen sich dann borstige Terminalhaare in der Gegend des Brustbeins und an den Höfen der Brustwarzen. Die Streckseiten der oberen und unteren Extremitäten sind ganz ähnlich wie beim Manne dicht behaart. Das typische Dreieck der weiblichen Schambehaarung verliert seine scharfe geradlinige Begrenzung nach oben und zeigt die Form eines Rhombus, dessen längerer Durchmesser in die Linea alba fällt und am Nabel endet.

Behandlung. Haare lassen sich entweder vorübergehend oder definitiv entfernen. Die in der Kosmetik verwendeten Mittel zur vorübergehenden Entfernung der Haarschäfte sind mechanischer, physikalischer oder chemischer Art. Die mechanischen Prozeduren bestehen im Auszupfen, Rasieren, Absengen oder Abreiben mit Bimsstein. Das Rasieren hat bei Frauen gar nicht selten die Unannehmlichkeit, daß die anfänglich dünnen Haare durch noch stärkere ersetzt werden und dann die dunklen Haarstümpfe sichtbarer hervortreten. Des weiteren zeigt sich durch den mechanischen Reiz mitunter eine leichte Hyperpigmentierung der umgebenden Haut.

Das Ausziehen mit der *Haarpinzette* ist schmerzhaft. Außerdem entstehen durch ungeschicktes Auszupfen sehr häufig Epithelverletzungen, die zu entzündlichen Knotenbildungen Anlaß geben. Um kleine Gruppen dicht beieinanderstehender Haare (z. B. auf Muttermälern) rasch zu entfernen, hat UNNA sogenannte *Salbenstengelchen (Styli resinosi)* herstellen lassen, welche vor dem Gebrauch ähnlich wie Siegellack erwärmt, auf die Haargruppe aufgedrückt und mit raschem Zuge abgehoben werden müssen. Statt dieser Harzstengelchen kann man auch festhaftende Pflasterstückchen (hergestellt aus einem Gemisch von Kolophonium und Bienenwachs) oder ähnliche harte, beim Erwärmen schmelzende und die Haare festklebende Pasten in ähnlicher Weise benützen. Das Absengen, welches schon seit dem Altertum und auch jetzt noch mit heißen Nußschalen oder Korkstückchen geübt wird, nimmt man heute an minder empfindlichen, grob behaarten Hautstellen, z. B. an den Waden, mit Hilfe einer nicht rußenden Bunsen- oder Spiritusflamme vor. Das Abreiben mit feinem *Bimsstein* empfiehlt sich zur Entfernung dunklen Flaumes, und zwar in Kombination mit der von SCHWENTER-TRAXLER empfohlenen bleichenden Natriumsuperoxydseife. Die zu enthaarende Stelle wird mit der *Pernatrolseife* (Firma Mielck, Hamburg) durch etwa fünf Minuten eingeschäumt; man beginnt am besten mit der 5%igen Pernatrolseife, um Hautreizungen zu vermeiden. Hierauf wird mit einem entsprechend geformten, feinstkörnigen Toilettebimsstein die behaarte Haut in gleichmäßigen parallelen Streichungen in der Richtung vom Ohr nach dem Kinn zart poliert, bis sie sich leicht rötet. Der Bimsstein muß vorher mit heißem Wasser befeuchtet werden. Die Haut darf niemals wundgerieben sein. Die leichte Rötung, welche sie nach dem Polieren zeigt, wird durch Einreiben mit einer indifferenten Creme leicht zum Rückgang gebracht.

Einfacher als das Verfahren von SCHWENTER-TRAXLER ist das bloße Entfärben des dunklen Haarflaumes mit *Wasserstoffsuperoxydpräparaten.* Die Haare werden nicht nur unansehnlicher, man hat auch den Eindruck, daß sie in ihrer Entwicklung gehemmt werden. Zweckmäßig ist das Auftragen des *Perhydrol Merck* entweder in Salbenform oder als Umschlag. Als Salbe verschreibt man:

Rp. Perhydroli Merck	....	3,0
Lanol. anhydr.	....	10,0
Ungt. emoll.	.... ad	20,0

Während des Einreibens der Salbe müssen kurze Zeit die Augen geschlossen werden, da sonst intensives Brennen der Bindehaut eintritt. Das Perhydrol Merck kann auch als Umschlag aufgelegt werden. Man verdünnt es im Verhältnis 1 : 5—10 und läßt einen damit getränkten Gazebausch, den man mit Guttaperchapapier bedeckt, 1—2 Stunden liegen. Das wiederholt man täglich, bis die Haare möglichst hell und wenig auffallend geworden sind; dann genügt es, den Umschlag in größeren Zwischenräumen zu applizieren.

Um die über die Haut ragenden Haarschäfte vorübergehend zu entfernen, sind schon seit altersher chemische Mittel in Verwendung. Die Wirkung der chemischen Enthaarungspräparate beruht meist auf der Zerstörung der Haarsubstanz durch Sulfite. Da diese Substanzen bei Gebrauch Schwefelwasserstoff bilden, so belästigen sie durch ihren Geruch. Bei den Handelszubereitungen hat man sich mit mehr oder minder Erfolg bemüht, diesem Übelstande durch Zusatz von Riechstoffen abzuhelfen. Die Depilatorien enthalten als wirksame Substanz entweder Auripigment oder die Hydrate und Sulfhydrate der Alkalien und alkalischen Erden und werden meist gemeinsam mit Ätzkalk verschrieben (s. diese).

Die Anwendungsart sämtlicher Depilationspulver ist folgende: Sie werden mit Wasser zu einer Pasta verrieben und auf die zu enthaarenden Stellen messerrückendick aufgetragen. Die Dauer der Applikation beträgt bei Schwefelalkalien (Natrium, Barium, Calcium) 10—30 Minuten, bei dem UNNAschen Depilationspulver 7—10 Minuten, bei Auripigment 2—5 Minuten. Den besten Anhaltspunkt gibt das Gefühl des Patienten. Sobald das leichte Jucken, das auf die Applikation folgt, einem intensiveren Brennen Platz macht, ist das Mittel zu entfernen. Bei zu langer Dauer wird die Haut entzündet, ihrer Epidermis beraubt und, da dies nicht überall geschieht, rot gefleckt. Die Pasten und mit ihnen die erweichten Haare werden mit einem vollkommen stumpfen Messer (Papiermesser oder Spatel aus Elfenbein) in der Art, wie es beim Rasieren geschieht, abgeschabt. Hierauf wird die Haut mit sehr viel lauem Wasser abgewaschen und, da sie besonders an zarten Stellen, z. B. im Gesichte, nach dieser Prozedur stets gerötet und empfindlich erscheint, nach sorgfältigem Abtrocknen (Abtupfen mit Watte, ohne zu reiben) eingefettet (Mandelöl oder Unguentum emolliens). Bei dunklen Haaren läßt man auf die wohl eingefettete und darnach wieder leicht abgetrocknete Haut Puder auftragen.

Die Auswahl der einzelnen chemischen Mittel richtet sich nach der Örtlichkeit, von welcher die unerwünschten Haare entfernt werden sollen, und nach der Empfindlichkeit der Haut. Im Gesichte, zumal weiblicher Individuen, wenn es sich um die Entfernung weicher, wenig gefärbter Haare handelt, empfiehlt sich das BÖTTGERsche oder UNNAsche Depilatorium oder Schwefelbarium mit Amylum, welche die Haut verhältnismäßig am wenigsten reizen und bei genügend ernergischer Wirkung eine Wiederholung der Prozedur nicht allzubald notwendig machen. Am heftigsten wirkt Auripigment mit Kalk und Wasser zu einer Pasta angerieben. Das Mittel soll, wenn überhaupt, nur an wenig empfindlichen Stellen am Arme oder Unterschenkel angewendet werden. Die entzündliche Reizung und Anätzung erstreckt sich bei häufigerer Applikation sämtlicher Depilatorien mitunter auch auf das Innere des Haarfollikels; dadurch kann eine Verödung des Haarbalges erfolgen und manchmal eine vollständige Heilung der Hypertrichosis eintreten, allerdings mit Bildung kleinster deprimierter Närbchen.

Die besten Behandlungsmethoden der Hypertrichosis sind diejenigen, welche die Haarpapille zerstören. Ein Wiederwachsen des Haares ist ausgeschlossen, wenn die Haarpapille vernichtet ist. Dies kann erreicht werden erstens durch Elektrolyse (s. diese), zweitens durch Elektrokoagulation (Diathermie) und drittens durch Röntgenbestrahlung (s. dort). Eine weitere Methode der Haarfollikelzerstörung ist das Ausbrennen des Follikels auf kaustischem Wege. Die Anfänge dieser Methode gehen auf UNNA zurück, der nach dem Prinzip des Paquelin einen „Mikrobrenner" (Schwan-Apotheke, Hamburg) konstruierte. Der zum Glühen gebrachte Platinkonus überträgt die Wärme auf einen angelöteten Kupferzylinder und von diesem wird die Hitze durch eine biegsame Platiniridiumnadel in den Follikel geleitet. Hierdurch wird der Verbrennungseffekt auf einen sehr feinen, eben sichtbaren Punkt beschränkt und der periphere Erhitzungsbezirk möglichst verkleinert. Der UNNAsche Mikrobrenner eignet sich zur Epilation von Barthaaren und Naevushaaren mit dauernder Follikelverödung. Statt des UNNAschen Instrumentes hat man in letzter Zeit für diesen Zweck die von WIRZ angegebene galvanokaustische Nadel (hergestellt bei Siemens & Halske) herangezogen. Diese wird nicht selbst zum Glühen gebracht, sondern sie leitet ganz ähnlich wie beim Mikrobrenner die Hitze einer glühenden Platinspirale in den Follikel. Sie ist wesentlich einfacher im Gebrauche, da sie an jeden Apparat für Galvanokaustik angeschlossen werden kann.

Bei exakter Dosierung mittels fein abstufbarer Instrumentarien ist es möglich, durch *Elektrokoagulation* eine Haarwurzelzerstörung in sehr schonender Weise zu bewirken. Der zur Elektrokoagulation benützte Nadelhalter muß aus sehr gut isolierendem Materiale bestehen. An seinem Ende ist ein rechtwinkelig abgeknicktes Zwischenstück befestigt, in welches eine etwa 2 cm lange und spitzige Epilationsnadel geklemmt wird. Ein Druckknopf zum raschen Schließen und Öffnen des Diathermiestromes ist an dem Nadelhalter angebracht. Die Elektrokoagulation eignet sich nicht sehr für die Oberlippe und für dünnen, weichen Haarflaum; am besten zu verwenden ist sie für Haare von kräftiger, borstiger Struktur. Man geht mit sogenannten feinen Pearlnadeln (Nr. 8) zirka 3—4 mm in den Haarkanal hinein, schließt den Strom durch Betätigung des Knopfkontaktes am Handstück und schiebt dann die Nadel mit geschlossenem Strom noch zirka $^1/_2$—1 mm tiefer. Die Epilationsnadel darf nicht etwa senkrecht zur Hautoberfläche eingestoßen werden, sondern wird parallel zu dem zu epilierenden Haare in den Haarkanal eingeführt. Die richtige Lage der Nadel zeigt sich meist daran, daß das Haar etwas mit zurückgeschoben wird. Zu achten ist auch darauf, daß die Patienten mit ausreichend langen Haaren erscheinen; bei vorher zu kurz geschnittenen kann man weder die richtige Einführung der Nadel kontrollieren, noch das koagulierte Haar mit der Pinzette entfernen. Da die notwendige Stromstärke individuell verschieden ist und so genau dosiert sein muß, daß zwar eine Koagulation der Haarwurzel erreicht wird, aber keine Veränderung auf der Haut eintreten darf, muß man in jedem Falle vorher an einer weniger sichtbaren Stelle (etwa unter dem Kinn) den Eingriff vornehmen. Das Haar muß nach der Elektrokoagulation, die etwa 2 Sekunden dauert, auf leichten Zug mit der Epilationspinzette vollständig schmerzlos aus dem Follikel herausgehoben werden können. Die Vorteile der Elektrokoagulation gegenüber der Elektrolyse sind erstens die wesentlich kürzere Dauer des Eingriffes und zweitens die Tatsache, daß Zerstörung des Haarfollikels eintritt, auch wenn man die Haarpapille um ein geringes verfehlt hat, da der Wirkungsbereich der Gewebsnekrose etwas ausgedehnter ist als bei der Elektrolyse. Viele Patienten empfinden auch die Elektrokoagulation weniger schmerzhaft als die Elektrolyse.

Der epilatorische Effekt der *Röntgenstrahlen* legte den Gedanken nahe, dieselben zur Beseitigung der übermäßigen Behaarung zu verwenden. Manche erfahrene Dermatologen lehnen auch heute noch die Röntgenbestrahlung des Frauenbartes ab. Dieser abweisende Standpunkt ist aber nach unseren heutigen Kenntnissen nicht mehr in vollem Maße aufrecht zu erhalten. Grundlegende Arbeiten der letzten Jahre haben Methoden gelehrt, welche eine vollständige Abtötung der Haarpapille möglich machen, aber das Auftreten einer sogenannten Röntgenhaut mit einiger Wahrscheinlichkeit vermeiden.

Die Wahrung der Hautintegrität ist der wichtigste Erfolg dieser HOLZKNECHTschen Methode. Die Beseitigung der Überbehaarung im Gesichte gelingt fast immer und, wenn auch manchmal die Haare nicht vollständig schwinden, so sind die noch vorhandenen Reste kosmetisch wesentlich weniger störend. Manche Autoren versuchen, die Haarpapillen vor der Röntgenbestrahlung dadurch zu sensibilisieren, daß sie 24 Stunden früher die Haare auszupfen lassen, um durch diesen Wachstumsreiz die Haarpapille anzuregen, da erfahrungsgemäß im Stadium der Kernteilung die Zellen röntgenempfindlicher sind.

Zusammenfassend wäre für die Röntgenbestrahlung der Gesichtsbehaarung folgende Indikation aufzustellen: Patientinnen, deren Gesichtsbehaarung so intensiv ist, daß wir mit Elektrolyse oder Elektrokoagulation in absehbarer Zeit niemals zum Ziele kommen können, sind, falls sie *unbedingt* darauf bestehen, von ihrer sie psychisch schwer deprimierenden und sozial schädigenden Entstellung befreit zu werden, einer vorsichtigen Röntgentherapie unter allen Kautelen zu unterziehen, wobei man sie darauf aufmerksam machen muß, daß schwere Röntgenschädigungen zwar mit Sicherheit zu vermeiden seien, geringfügige Schäden jedoch unter Umständen auftreten können.

Die Röntgenbestrahlung borstiger Gesichtshaare gibt bezüglich Dauerheilung relativ die besten Resultate. Wesentlich röntgenresistenter ist im allgemeinen die dünnere Körperbehaarung, wie sie sich an den Extremitäten und an den oberen Rumpfpartien bei hypertrichotischen Frauen findet. Diese Haare lassen sich durch Röntgenstrahlen nur sehr schwer definitiv entfernen. Röntgendauerepilationen an den Unterschenkeln sind unbedingt zu unterlassen, weil sich sklerodermieähnliche Verhärtungen der dünnen Haut an der Vorderfläche der Tibia manchmal einstellen.

Bezüglich der Körperbehaarung kann man den Patientinnen insofern entgegenkommen, daß man 3 Wochen, bevor sie ein Seebad aufsuchen, die Oberschenkel und Waden einer einmaligen Bestrahlung (7 H durch 3 mm Aluminium) unterzieht. Für die kurze Zeit der Badesaison fallen die Haare vorübergehend aus, wachsen jedoch im Herbste wieder nach.

Die Tatsache, daß die Hypertrichosis auf eine endokrine Störung zurückzuführen ist, rechtfertigt die Versuche, dieses Leiden durch Bestrahlung endokriner Drüsen indirekt beeinflussen zu wollen. HOLZKNECHT berichtet über Erfolge von sogenannter Reizdosen-, in Wirklichkeit Kleindosentherapie der Hypophyse und Ovarien; die erstere erhielt 4 H durch 4 mm Aluminium, die letzteren 2—4 H durch 5 mm Aluminium. Eine derart behandelte, mit Menstruationsstörungen und intensiver Hypertrichosis behaftete Patientin zeigte in der Folgezeit pünktliche, beschwerdelose Menses und deutliche Abnahme der Körperbehaarung. Die Besserung dieses Zustandes dauerte allerdings nicht an, doch hatte eine nach Jahresfrist vorgenommene analoge Bestrahlung von Hypophyse und Ovarien einen ähnlichen, allerdings wieder nur vorübergehenden Heileffekt. Die regelmäßige Folge von Applikation und Effekt ist nach HOLZKNECHT ein Hinweis auf die Möglichkeit einer rein ätiologischen Beeinflußbarkeit der Hypertrichosis durch Bestrahlung der Ovarien und Hypophyse. Die klinische Erfahrung, daß Überbehaarung als Folge von Nebennierentumoren auftreten kann, hat auch den Gedanken aufkommen lassen, die Hypertrichosis durch Bestrahlung der Nebennieren zu beeinflussen (HOLZKNECHT), doch blieb der Erfolg aus. Die Bestrahlung der endokrinen Drüsen kann als alleinige Therapie der Hypertrichosis nicht in Betracht kommen, da ihr Effekt zu unsicher ist, hingegen könnte sie etwa die Ergebnisse der lokalen Hypertrichosisbestrahlung verbessern und vielleicht auch dann einen Erfolg erzielen, wenn die von der Haut tragbare, erlaubte Serienzahl mit Röntgen erreicht ist und kein vollständig zufriedenstellendes Resultat ergeben hat.

S. auch Alterserscheinungen; Diathermie; Elektrolyse; Lippen; Naevi; Pharmakologie der Haut; Pigmentierung; Radium; Röntgen; Schwangerschaft; Schweißabsonderung; Seborrhoe; Trophische Störungen.

Hypertrophie der Clitoris, der Schamlippen. Übergangsformen von den eigentlichen Mißbildungen zu entstellenden Veränderungen der äußeren Geschlechtsorgane sind übermäßiges Wachstum der Clitoris und der Schamlippen. Für die hochgradige Vergrößerung der Clitoris ist nicht selten eine heterosexuelle Anlage von ursächlicher Bedeutung. Die Verlängerung der Schamlippen, die sicherlich weniger durch masturbatorische Einwirkungen als durch hormonale Dysfunktionen verursacht wird, kann so stark werden, daß die Trägerin von ihrer „Hottentottenschürze" erhebliche Beschwerden hat. Diese gewucherten Organe können durch relativ einfache Operationen verkleinert werden.

Hypochlorit Dr. Speier ist eine alkalische Natriumhypochloritlösung, die 15 p. c. wirksames Chlor entwickeln kann. Zum Bleichen der Zähne. (Kripke, Dr. Speier & Co., Berlin.)

Hypoloban (FLIESS), Extrakt aus dem Vorderlappen der Hypophyse in Tabletten. Entfernung der Hypophyse bewirkt bei Tieren vermehrte Fettablagerungen, Haarausfall und Atrophie der Geschlechtsorgane. Man gibt das Extrakt bei Dystrophia adiposo-genitalis. Mehrmals täglich 1—2 Tabletten. 1 Tablette = 0,3 frische Drüsensubstanz. (Schering-Kahlbaum A. G., Berlin.)

Hypophyse. Die Hypophyse ist die an verschiedenen Hormonfunktionen reichste Drüse, deren Sekretion zum Teil auf die Funktion der anderen endokrinen Drüsen eine übergeordnete regulierende Leitung darstellt. Von diesen sind besonders das im Hypophysenvorderlappen vorkommende, übergeordnete Hormon der Keimdrüsen von Wichtigkeit, welches von dem aus dem Harn gewonnenen Prolan sich zu unterscheiden scheint. Weiters die übergeordneten thyreotropen und corticotropen Hormone, das Wachstums- und das Fettstoffwechselhormon, die alle im Hypophysenvorderlappen lokalisiert sind. Von den Hormonen des Mittel- und Hinterlappens scheint das Melanophorenhormon mit manchen Pigmentanomalien in Zusammenhang zu stehen. Das die Gesamthormone des Hypophysenhinterlappens enthaltende Pituitrin steigert bei gleichzeitiger intrakutaner Injektion die Resorption vieler Substanzen. Dieser Reichtum an verschiedensten, meist übergeordneten Hormonen ermöglicht bei hypophysären Erkrankungen je nach dem Grade der Beeinflussung der Sekretion der einzelnen Hormone die zahlreichen Nebensymptome.

Die bei Hyperfunktion der Hypophyse entstehende Akromegalie verursacht Längenwachstum der Extremitäten, Veränderungen am Skelett sowie der Hautkonsistenz (teigig verdickt und ödematös), wozu noch manchmal starke Schweißsekretion und mächtiger Haarwuchs an manchen Stellen dazukommt. Die Ursache ist immer eine Hyperplasie (Adenom) der Hypophyse. Als Therapie zeitigt die Operation die schönsten Resultate.

Die weiteren mit starken Störungen der Hypophysenfunktion einhergehenden Erkrankungen scheinen auch mit der „Regio subthalamica" in Zusammenhang zu stehen. Diese sind:

1. *Dystrophia adiposo-genitalis (Fröhlich)*, für die besonders große Fettablagerung in der Hüfte und in der Unterleibsgegend charakteristisch ist. Die Ursache scheint meist ein Tumor der Hypophysengegend zu sein. Bei der hypophysären Fettsucht gelingt es nicht mit Hypophysenvorderlappen allein eine erhebliche Entfettung zu erreichen, wohl aber in Kombination mit Thyreoidea.

2. *Kachexia hypophyseopriva (Morbus Simonds)*, bei welcher ein vollständiger Ausfall der Hypophysenfunktion und damit starke Abmagerung und Kachexie zu beobachten ist. Die Ursache können die verschiedensten Erkrankungen bilden, wie z. B. Tuberkulose, Lues, Tumor usw. Bei leichteren Fällen gelingt es, bei Verwendung einer Kombination von

Hypophysenvorderlappen und Insulin in Verbindung mit einer Mastkur eine Besserung bzw. Heilung zu erreichen. Zu dieser Behandlung kommt noch eventuell die spezifische Krankheitsbehandlung dazu. Die Behandlung muß längere Zeit mit großen Dosen vom Hypophysenvorderlappen per os und parenteral durchgeführt werden.

3. *Hypophysärer Zwergwuchs*, der gewissermaßen das Gegenbild zur Akromegalie bildet. Bei dieser Erkrankung ist die schlaffe, runzelige Gesichtshaut besonders auffallend.

S. auch Alopecia simplex; Innere Sekretion; Menstruation; Schwangerschaft; Seborrhoe; Verjüngung.

Gesamthypophysenpräparate. Hypophysis cerebri sicc. — Sanabo-Merck-Richter: Tabletten 0,1 und 0,2 g des frischen Organs entsprechend. Glandula Pituitaria — Wellcome: Tabletten zu 0,13 und 0,15 g. Tot — Hypophyse — Choay: Tabletten 0,05 und 0,1 g, Injektion, 0,2 g des frischen Organs entsprechend. Hypophysis cerebri Opton — Merck: Durch fermentative Verdauung hergestellte Extrakte der Gesamtdrüse für subkutane Injektionen je 0,06 g pro Injektion.

Hypophysenvorderlappenpräparate. a) Aus der Drüse gewonnene. Tabloids Glandula Pituitaria Vorderlappen — Wellcome: Tabletten zu 0,13 g. Praeloban — I. G.: Tabletten mit 5 Reifungs-E. Antephysan — Richter: Tabletten und Injektionen. Pro Tablette oder Injektion 1 g frischer Drüse entsprechend. b) Die aus Harn dargestellten, die Keimdrüsen regulierenden Hypophysenvorderlappenhormone. Prolan — I. G.: Tabletten zu 150 Ratten-E. Injektionen zu 100 und 500 R. E. Praepitan — Sanabo: Tabletten zu 200 R. E., Injektionen zu 100 R. E., Suppositorien mit 300 R. E. Glanduantin — Richter: Injektionen zu 100 R. E.

Hypophysenhinterlappenpräparate. a) Gesamtorgan. Posthypophyse — Choay: Im schonenden Verfahren, bei 0° getrocknete Drüsen. Tabletten zu 0,05 g. Hypophysis cerebri pars post. — Sanabo, Richter: Röhrchen mit 1 g Pulver, 100 E. enthaltend, zum aufschnupfen. b) Extrakte der Gesamthormone des Hinterlappens, sind unter verschiedensten Namen als Injektion mit 3—10 E. im Handel erhältlich. Pituisan — Sanabo; Pitruitrin — Parke & Davis; Infundin — Wellcome; Hypophysin — I. G.; Glanduitrin — Richter; Pituigan — Henning. Außerdem ist das Pituisan — Sanabo in Suppositorien zu 7,5 E. erhältlich. c) Das Uterus-wirksame Hormon des Hypophysenvorderlappens: Pituisan, frei vom pressorischen Anteil — Sanabo; Orastin — I. G.; Myopituigan — Henning; Uteritrin — Richter. Alle Präparate sind Injektionen mit 3—10 E. d) Das darmtonisierende Hormon des Hypophysenhinterlappens: Tonitrin — Richter: Injektionen mit 20 E.; Tonephin — I. G.: Injektionen mit 5 E. Schnupfpulver, mit 25 E. im Gramm; Vasopituigan — Henning: Injektionen.

Hypopituitarismus, s. Innere Krankheiten.

Hypospadie, s. Mißbildungen der Geschlechtsteile.

Hypothyreosen, s. Schilddrüse.

Hypotrichosis (Atrichosis; angeborene Kahlheit). Unter angeborener Kahlheit verstehen wir ein entweder vollständiges (Atrichie) oder teilweises Fehlen der Kopfhaare, ohne sichtbare oder vorangegangene Erkrankung der Haut. Nach Bettmann ist es möglich, daß es sich dabei um ein völliges Unterbleiben der *Haaranlagen* oder um eine verspätete Haaranlage handelt, wenn eine Störung vor Anlage der Haarkeime eintritt. Während der *Ausbildung* der Primärhaare beim Fötus kann es zu einer verzögerten Ausbildung, zu einer Unterbrechung der Ausbildung und Rückbildung oder zu einer Störung (Dysplasie) der Haarkeime kommen. Schließlich kann der *Haarwechsel* unterbleiben, wobei das Primärhaar weiterwächst, ja es sogar zur Hypertrichosis kommt, oder er führt zum Untergang des ersten Haares, und es verzögert sich der Haarwechsel. Wir haben es also hier mit einer Reihe von Störungen der Haarentwicklung zu tun, die verschiedenster Art sein können, doch wissen wir noch nichts über die Ursachen der kongenitalen Störungen der Haarentwicklung.

Im allgemeinen handelt es sich bei all diesen Fällen um eine hereditär bedingte Erkrankung, die sehr oft mit Störungen in der Anlage und Entwicklung der Nägel und Zähne einhergeht. Mehrfach sind auch sonstige Defekte und Hemmungsbildungen zu verzeichnen (Hasenscharte, Keratosis); kongenitale Hautdefekte finden sich nicht selten damit vergesellschaftet, wurden früher fast nur auf Wirkung amniotischer Stränge zurückgeführt, heute aber mehr zu den kongenitalen Hemmungsbildungen gezählt. Die Prognose ist im allgemeinen ungünstig, am günstigsten bei der mangelhaften Anlage mit verspätet auftretendem oder ansonst kümmerlichem Haarausfall. Die Aussichten, durch Behandlung das Haarwachstum zu fördern, sind bei den angeborenen Fällen schlecht, man wird versuchen, durch chemische oder lichttherapeutische Maßnahmen reizend zu wirken.

Hysterie, s. Alopecia neurotica; Psyche; Singultus; Speichelfluß.

Hythermine-Salben sollen kombiniert mit der rein physikalisch-thermophoren Wirkung der Hygiea-8-Kompresse eine medikamentöse Behandlung ermöglichen. Diese Salben werden unter die Hitzekompresse gestrichen und wirken somit bei einer Temperatur von 70—80° C.

Sulfur-Hythermine. Bestandteile nach Angabe: 2 p. c. Sulf. praec., 2 p. c. Gyrdal, 96 p. c. Ungt. hytherm. Indikationen: Hauterkrankungen, Akne rosacea, Akne vulgaris, Psoriasis, Ekzeme, Frosthautschäden.

Hydrargyrum-Hythermine. 2 p. c. Hydrarg. praec. alb., 98 p. c. Ungt. hytherm. Zur Entfernung von Sommersprossen. Einwirkungsdauer des kombinierten Verbandes $^1/_2$—1 Stunde. (Chemische Fabrik Hygiea G. m. b. H., Dresden A 16, Elisenstraße 51.)

I

Ibit ist Wismutoxyjodidtannat (s. Wismut).

Icca. Kosmeticum „auf Basis der essigsauren Tonerde“. Zusammensetzung nicht angegeben. Gegen Achselschweiß. (Dr. Hans Truttwin, Dresden.)

Ichthalbin, Ichthyoleiweiß. Graubraunes Pulver mit 6% organisch gebundenem Schwefel und etwa 9% Eiweiß, geschmacklos, in Wasser unlöslich. Es passiert ungelöst den Magen und wird erst im alkalischen Darmsaft in Ichthyol und Eiweiß zerlegt. Als geschmackloses Ichthyolpräparat. Erwachsene 1 bis 3 Tabletten 3mal täglich, am besten vor den Mahlzeiten, Kinder bis zu einer Tablette 3mal täglich, bei Akne vulgaris, Akne rosacea, bei Furunkulose u. dgl. (Knoll A. G., Ludwigshafen a. Rhein.)

Ichthargan ist wasserlösliches Ichthyolsilber. Es entsteht aus der oxydierten Ichthyolsulfonsäure durch Behandlung mit Silberoxyd. Ichthargan wirkt nach P. G. Unna sowohl oxydierend als auch reduzierend und hat sich als wirksames, aber nicht reizendes Ekzem- und Psoriasismittel einen Namen gemacht. Es wird entweder in Form von 1—3%igen Ichthargan-Zinkpasten oder noch wirksamer als Ichthargan-Guttaplast angewandt. Während die Salbe täglich 1—2mal eingerieben wird, läßt man das Pflaster einige, am besten drei Tage sitzen und ersetzt es dann durch Zinkguttaplast. Unter dem milden Zinkpflaster stößt sich die gebildete schwarze Ichtharganschale als ganzes innerhalb von 1—2 Tagen ab und zugleich kommt es zu einer Heilung der betreffenden Hauterkrankung (chronisches Ekzem und Psoriasis des Gesichts). Ichthargan eignet sich nicht für ambulante, sondern nur für klinische Behandlung wegen der auffälligen schwarzen Silberfärbung der Oberhaut.

Ichthoform, eine Verbindung von Formaldehyd mit Ichthyoldisulfonsäure; schwarzbraunes, in den üblichen Lösungsmitteln nahezu unlösliches Pulver, fast geruch- und geschmacklos. Durch Alkalien wird es bei längerer Einwirkung gelöst. Aether und Alkohol lösen es nur zum Teil. Innerlich wie Ichthyol, Erwachsene 1—2 g, Kinder 0,25—0,5 g 3—4mal täglich. Antisepticum, als Zusatz zu Streupudern bei Bromhidrosis. (Cordes, Hermanni & Co., Hamburg.)

Ichtholan ist die Bezeichnung für Ichthyolsalben mit 10, 20 und 50 p. c. Ichthyol. (Ichthyol-Gesellschaft Cordes, Hermanni & Co., Hamburg.)

Ichthynat, Ammonium sulfoichthynatum Heyden, ist die Lösung des Ammoniumsalzes eines geschwefelten Destillationsproduktes aus Tiroler Fischkohlenschiefer. Es dient als Antisepticum, Alterans usw. (Chemische Fabrik von Heyden A. G., Radebeul b. Dresden.)

Ichthyocolla, s. Fischleim.

Ichthyol (Ichthyolum). Ein Schieferöl mit hohem Schwefelgehalt (etwa 10%), das durch trockene Destillation von bituminösem Gestein in Seefeld in Tirol gewonnen wird. Durch Behandeln des Rohöles mit Schwefelsäure und späteres Neutralisieren mit Ammoniak erhält man das ichthyolsulfosaure Ammon (Ammonium sulfoichthyolicum), ein Derivat, das stets abgegeben wird, wenn Ichthyol verordnet wird. Schwarzbraune, zähe, teerähnliche Masse, die an der Luft eintrocknet. Löslich in Wasser und in einem Gemisch gleicher Teile Alkohol und Aether, in Alkohol oder Aether allein nur unvollkommen löslich. Es existieren auch eine ganze Anzahl ichthyolähnlicher Präparate, die aber meist einen wesentlich niedrigeren Schwefelgehalt besitzen, therapeutisch also nur ähnlich wirken: Bitumol, Cehasol, Ichthyum, Ichthyodin, Petrosulfol, Piscarol, Thigenol, Thiol, Tumenol (s. auch Thigenol; Thiol; Tumenol). Auch ein entfärbtes Ichthyol wird hergestellt (s. Eutirsol; Leukichthol). Ichthyol wirkt keratoplastisch, reduzierend, gefäßverengernd, austrocknend, antiseptisch, schmerzlindernd und juckstillend und häutchenbildend und in stärkerer Dosis (10—20%) analog aber auch leicht schälend (keratolytisch). — Das Ichthyol findet in der kosmetischen Praxis eine ausgedehnte Verwendung, da es in Wasser leicht löslich und daher trotz seiner dunklen Farbe leicht entfernbar ist. Außer seiner reduzierenden Eigenschaft besitzt es eine abtötende Wirkung auf Hautkokken und ferner eine ausgesprochen zusammenziehende Wirkung auf die oberflächlichen Hautgefäße. Es gibt nur wenige Menschen, die selbst unter starken Ichthyolsalben, ja selbst bei Verwendung reinen Ichthyols Reizungen zeigen. Infolgedessen eignen sich diese vor allem zur Nachtbehandlung von entzündlichen Dermatosen des Gesichtes, besonders unter Verwendung von Pasta Zinci mollis, z. B.:

Ichthyoli 2,5
Pastae zinci mollis .... ad 50,0

Ichthyol läßt sich in hautfarbenen Pudern, Pasten und Firnissen in Stärke von $^1/_2$—2% zusetzen, ohne daß die Färbung sehr auffällig wird. Besonders günstig wirkt auch seine kokkentötende Eigenschaft, die es bei eitrigen Entzündungen des Gesichtes, Akne, Follikulitis, Furunkulose unentbehrlich macht. — Ichthyol-Guttaplaste sind ebenfalls häufig indiziert. Bei Gesichtsrose hat das Ichthyol eine fast spezifische Wirkung. Beginnende Staphylodermien der Haut können durch Ichthyolumschläge, Ichthyolzinkpasta, Zinkichthyolsalbenmull oder Ichthyolguttaplast erfolgreich im Keim erstickt werden.

Es muß jedoch auf die Tatsache hingewiesen werden, daß Ichthyolpräparate häufig, nach längerer Applikation, die Ausführungsgänge der Talgdrüsen bräunlich färben, es können so besonders im Gesicht unliebsame Färbungen auftreten. Man verwendet Ichthyol in reinem Zustande oder in wässeriger, alkoholischer oder Glyzerinlösung. Pinselt man Ichthyol rein auf die Haut und legt eine dünne Lage Watte darüber, so trocknet es zu einem festen Überzug an. Man gibt es auch als 2—10%ige Trockenpinselung, als 10%iges Kollodium, als Puder, Salben, Pflaster, Seifen, Suppositorien usw., bei allen akuten und chronischen, entzündlichen Erscheinungen der Haut, bei Akne rosacea, Akne vulgaris, bei parasitären Leiden, Urticaria und bei anderen mit kapillaren Gefäßalterationen einhergehenden Erkrankungen, wie Nasenröte, Frostschäden usw. Bei allen genannten Erkrankungen verwendet man es auch innerlich als Lösung, Pillen, Kapseln und Tabletten, besonders aber bei allen Akneformen und bei Rosacea.

Pulvis cuticolor c. Ichthyolo.

Rp. Ichthyoli 10,0
Magnes. carbon 20,0
Pulv. cuticolor. 70,0

Rp. Ichthyoli 10,0
Glycerini 90,0
Gegen Hautjucken.

Rp. Ichthyoli 10,0
Spir. Vini
Aetheris .... aa 45,0
Gegen Hautjucken.

Rp. Adip. suill. 30,0
Lanolini 50,0
Ichthyoli
Aq. dest. .... aa 10,0
Ichthyol-Kühlsalbe.

Rp. Ichthyoli
Resorcini
Tannini .... aa 1,0
Aq. dest. 5,0
Gegen nicht offene Frostschäden.

Rp. Ichthyoli 25,0
Acid. carbol. 2,5
Amyli tritici 50,0
Aquae 22,5
Zur Pasta verreiben.
(Unna)

Rp. Ichthyoli 10,0
Acid. salic. 2,0
Lanolini
Adip. suill. .... aa 44,0
Juckstillende Salbe, besonders bei seborrhoischen Ekzemen.
(Unna)

Rp. Ichthyoli .... 3,0—10,0
Aq. dest.
Glycerini
Dextrini .... aa 30,0
Ichthyol-Pasta (Unna).

Rp. Ichthyoli 4,0
Gelatinae Zinci 96,0
Ichthyol-Zinkleim.

Rp. Ichthyoli 10,0
Bals. peruv. 10,0
Acid. salicyl. 2,0
Adip. suill. 78,0
Salbe gegen Pruritus.

Rp. Ol. cadini 20,0
Ichthyoli 10,0
Sapon. unguin. 70,0
Ichthyol-Teer-Salbenseife.

Rp. Ichthyoli 43,0
Spir. Vini (90%) 12,0
Glycerini 15,0
Ol. Ricini 30,0
Ichthyol-Balsam.

Rp. Ichthyoli 10,0
Aq. dest. 20,0
3mal täglich 15 Tropfen nach dem Essen.

Rp. Ichthyoli
Antipyrini .... aa 7,0
Sir. simpl. 50,0
Ol. menth. pip. gtts. IV
Aq. dest. .... ad 200,0
2—4 Eßlöffel pro Tag.
(Blaschko)

Ichthyolpillen.

Rp. Ichthyoli 8,0
Magnes. ust. 1,0
Aq. dest. 8,0
werden gemischt, auf dem Wasserbade zu einer pulvrigen Masse eingedampft, aus der nach Zusatz von einigen Tropfen Wasser 100 Pillen geformt werden.

Keratinierte Ichthyolpillen nach UNNA.

Rp. Natr. sulfoichthyol... 10,0
schmilzt man zusammen mit
Cera flav. 3,0
setzt dann
Terr. silic. 12,0
hinzu und formt 100 Pillen, die mit Keratin überzogen werden.

Es ist auch erhältlich in Pillen zu 0,1 (OP zu 100 Stück) und in Tabletten mit Kalk (OP zu 50 Stück). (Cordes, Hermanni & Co., Hamburg.)

S. auch Anytin; Calcium sulfoichthyolicum; Desichthol; Ichthalbin; Ichthargan; Ichthoform; Ichthynat; Ichthyolan; Ichtoxyl; Natrium sulfoichthyolicum.

Ichthyolan ist die Bezeichnung für 10%-, 20%- und 50%ige Ichthyolsalben in Tuben der Ichthyol-Gesellschaft Cordes, Hermanni & Co., Hamburg. Wie Ichthyol.

Ichthyosis vulgaris (Fischschuppenkrankheit). Das Leiden ist gekennzeichnet durch eine auf angeborener Grundlage (meist im dominanten Vererbungstypus) beruhende übermäßige Verhornung, die verschiedene Grade aufweisen kann. Allen gemeinsam ist eine abnorme Trockenheit der Haut mit dem Gefühl des Reibeisens, wenn man mit der Hand über die befallenen Stellen fährt. Bei der leichtesten Form findet sich meist nur an den Streckseiten von Armen und Beinen, zum Teil auch am Rücken (die Gelenkbeugen bleiben bei diesen Fällen stets frei) eine ganz feine, festhaftende Schuppung, die sich vielfach nur mit dem Gefühl oder bei günstiger seitlicher Beleuchtung erkennen läßt. Bei den stärkeren Graden sind größere Hornplatten oft von graugrünlicher Färbung vorhanden, die durch mehr oder weniger tiefe Einkerbungen, Linien oder Furchen voneinander getrennt sind. In ganz hochgradigen Fällen nehmen auch Gesicht und behaarter Kopf an dem Prozesse teil, die Kopfhaut ist mit festhaftenden Schuppen bedeckt und weist nur wenige dünne, trockene Haare auf. Bei der stärksten Form türmen sich die Hornmassen kegelartig aufeinander auf, so daß richtige Stacheln aus dunkelschwarzer Farbe entstehen, die an den Panzer eines Stachelschweins (daher der Name *Ichthyosis hystrix*) erinnern. Diese verschiedenen Grade gehen zum Teil ineinander über, manchmal finden sie sich nebeneinander am gleichen Körper.

Eine ganz seltene Entwicklungsstörung, die als *Ichthyosis congenita* bezeichnet wird, ist durch die Bildung mächtigster Hornmassen, welche durch tiefe, breite, rote Furchen getrennt sind, charakterisiert. Die damit behafteten Kinder kommen meist lebensunfähig zur Welt und gehen in wenigen Tagen zugrunde. Die Körperöffnungen sind nach außen gestülpt, die Augen werden oft nur durch rote Wülste markiert, die Nase erscheint abgeflacht, ihre Öffnungen sind durch Hornmassen verlegt. Nur ganz ausnahmsweise gelingt es, in leichteren Fällen solche Kinder, die man dann später, wie auch massive Formen der gewöhnlichen Ichthyosis, als „Elefanten-, Kamel- oder Stachelschweinmenschen“ auf Jahrmärkten sehen kann, am Leben zu erhalten. Sie bleiben aber stets in der Entwicklung zurück. Da wir die Ursache der abnormen Hornbildung, wie sie der Ichthyosis eigen ist, nicht kennen und auch den Prozeß von innen heraus nicht beeinflussen können, sind der Behandlung von vorneherein enge Grenzen gesteckt. Sie muß sich damit begnügen, die aufgelagerten Hornmassen zur Erweichung und Abstoßung zu bringen. Da die vermehrte Hornbildung als solche bestehen bleibt, ist damit auch gesagt, daß ständig eine Hautpflege notwendig ist. Wer gute Hautpflege treibt, wird bei nicht zu hochgradiger Ichthyosis weder anderen auffallen, noch selbst durch sein Leiden nennenswert belästigt werden. Zur Aufweichung dienen häufige warme Bäder mit Seifenwaschungen. Nach dem Bade, dem man Schwefel, Kleie u. a. zusetzen kann, sind noch Mittel, die die Haut geschmeidig erhalten, notwendig. Dazu eignen sich indifferente Salben, wie Ungt. molle (= gleiche Teile Lanolin und Vaselin), reines weißes Vaselin, Borsalbe usw. Bei derjenigen Form, die als *Lichen pilaris* (s. dort) in Form von an die Haartrichter gebundener Schuppung, speziell an den Streckseiten der Arme auftritt, kann von Zeit zu Zeit Bimssteinseife, eventuell mit Zusatz von Salizyl, angewendet werden. Ist stärkerer Juckreiz vorhanden, so gibt man Salben, die Menthol oder Thymol enthalten.

Bei der Ichthyosis congenita ist reichliche Wärmezufuhr vonnöten. Die einmal entwickelte Krankheit, die meist im frühern Kindesalter auftritt, bleibt während des Lebens bestehen. Ganz leichte Fälle zeigen manchmal während der warmen Jahreszeit eine Abminderung der auch subjektiv oft recht unangenehmen Trockenheit der Haut. Der Körperzustand wird sonst kaum nennenswert beeinflußt. Man findet jedoch nicht selten eine gewisse Neigung zu Hautentzündungen.

Ichtoxyl besteht aus einer innigen Mischung von Ichthyolpulver und einer Sauerstoff abspaltenden Komponente (ŠAMBERGER). Das Pulver spaltet bei der Berührung mit dem Oberflächengewebe etwa 10 Vol. aktiven Sauerstoff ab. Braunes, leicht hygroskopisches, völlig ungiftiges Pulver, von schwachem Geruch und ichthyolartigem Geschmack. Nach ŠAMBERGER soll es ein kapillartonisches Arzneimittel sein. Das Pulver wird entweder als Puder benützt oder es wird als Ichtoxylbrei aufgestrichen. Der Brei wird in der Weise hergestellt, daß eine Originalpackung des Pulvers mit destilliertem Wasser zu Brei verrührt wird. Bei der Zubereitung muß das Wasser dem Pulver vorsichtig und nur tropfenweise zugesetzt werden, weil das Ichtoxyl in Wasser leicht löslich ist und bei überschüssigem Zusatz von Wasser eine Lösung und kein Brei entsteht. Der Brei wird dick aufgetragen und mit einer dünnen Watteschicht bedeckt. Er trocknet bald an und braucht nicht fixiert zu werden. Wenn keine Störungen eintreten, kann man ihn 4—7 Tage liegen lassen, nach welcher Zeit der Brei sich selbst abzuschälen beginnt. Falls es notwendig ist, kann man den Anstrich auch mit warmem Wasser leicht entfernen. Ichtoxyl kommt auch als Ichtoxyl pro balneo in den Handel. Es beträgt die Sauerstoffabspaltung hier etwa 30 Vol.-%.

Unguentum Ichtoxyli ist eine Ichtoxyl-Kühlsalbe, bei welcher der vorzeitigen Sauerstoffabspaltung durch einen besonderen Zusatz von Kalk in geeigneter Form vorgebeugt wird.

Unguentum Saloxyli ist eine Ichtoxyl-Kühlsalbe, der zur Erhöhung der bakteriziden Kraft des Ichtoxyls noch 10% Salizylsäure zugefügt sind.

Bei Akne vulgaris, Akne rosacea, bei Gesichts- und Nasenröte, Erfrierungen, parasitären Leiden usw. (Cordes, Hermanni & Co., Hamburg.)

Idiosynkrasie, s. Ernährung; Haarfärbemittel usw.; Nasenfluß; Schädigungen; Urticaria.

Igepone sind seifenartige (neutralisierte) Verbindungen von Chloriden höherer Fettsäuren mit Taurin, die als Detersiva von guter Schaumkraft und als Emulgatoren Verwendung finden.

Ikterus, s. Innere Krankheiten; Pigmentierung.

Ilonpräparate enthalten angeblich Harze und Terpentin und sind mit Sauerstoff angereichert (also oxydiertes Terpentinöl?). Im Handel sind I.-Massagecreme, I.-Pasta. Speziell für Behandlung von Furunkeln und Impetigines geeignet. (Ilon-Laboratorium, Freiburg i. B.)

Imedia, schwarz, ein Haarfärbemittel der Firma L'Oreal in Paris. Analyse GRIEBEL-WEISS: Zwei Flüssigkeiten. Flakon A enthält eine Lösung von p-Toluylendiamin, Flakon B Wasserstoffsuperoxydlösung.

Immunizol, s. Akne vulgaris.

Impetigo contagiosa. Meist im Gesicht, doch auch an den Fingern auftretende pralle Blasen, die mit serösem Inhalte gefüllt sind und rasch zu honiggelben Borken eintrocknen. Die Erkrankung ist infektiös, ursächlich kommen meist Streptokokken, seltener Staphylokokken in Betracht, besonders leicht werden Kinder befallen, so daß es in Kindergärten und Schulen zu kleinen Endemien kommen kann. Längere Zeit nach dem Abheilen bleiben noch rote Flecke zurück, deren Schwinden durch 10% Ichthyol- (Cehasol-) Vaselin beschleunigt werden kann. — Bei der Behandlung der Impetigo hüte man sich vor Reizungen der Haut, weil an solchen Stellen leicht neue Infektionen auftreten. Ablösung der Krusten mit 5% Salizylöl oder Zinkpasta, Lebertran-Diachylonsalbe, dann 5 bis 10% Schwefel- oder weiße Quecksilberpraezipitatsalbe, Zinnober- (1%) Schwefel- (5—10%) Vaselin. PINKUS empfiehlt:

Rp. Acid. carbol.	0,3	Bals. peruv.	aa 3,0
Hg. praecip. alb.		Vaselini	ad 30,0

Zur Nachbehandlung 2% Salizyl-, Resorzin- (2%), Thymol- ($^1/_2$%) Alkohol.

S. auch Bartflechte; Haarfärben (ärztlicher Kommentar); Schädigungen.

Impetigo herpetiformis, s. Schwangerschaft.

Impferysipel, s. Pockenschutzimpfung.

Impfnarben, s. Elastisches Gewebe; Narben; Pockenschutzimpfung.

Impftechnik, s. Pockenschutzimpfung.

Inava-Zahnpasta soll abgetötete Bakterienkulturen enthalten. Zur Zahnfleischmassage, besonders bei infektiösen Munderkrankungen. (Institut national de Vaccino-Thérapie, Paris.)

Incontinentia pigmenti, s. Pigmentierung.

Indigo. Nur der echte Indigo, nicht das synthetische Produkt interessiert in der Kosmetik. Die Indigopflanze Indigofera tinctoria enthält ein farbloses Chromogen, das Indican (ein Glykosid), das durch Gärung unter geeigneten Umständen in Indigoblau übergeht. Indigo dient, zugleich mit Henna verwendet, unter dem Namen „Reng" als Haarfärbemittel (s. Henna).

Indigokarmin. Diesen erhält man durch Behandeln des echten Indigos mit Schwefelsäure in Gestalt eines blauen Pulvers, das in Wasser und Alkohol löslich ist. Indigo selbst ist weder in Wasser noch in Alkohol löslich. Dieses lösliche Indigoblau interessiert uns hier allein als Farbstoff.

Indigokarminlösung.

Indigokarmin	1 g
Wasser	80 „
Alkohol	20 „

Indigogrünlösung.

Durch Mischen von Safranlösung und Indigolösung.

Indischer Hanf, Cannabis indica. Der alkoholische Extrakt des indischen Hanfs hat juckstillende und schmerzstillende Wirkung. Er wird häufig als Zusatz zu Hühneraugenmitteln benützt. Sein Zusatz bezweckt hier Schmerzlinderung bei Ätzung mit Salizylsäure. Viel Zweck haben solche Zusätze nicht, sie werden, soweit sie in Frage kommen, heute mehr aus Überlieferung gemacht. Viel besser wirkt Anaesthesin. Hanfextrakt bewirkt grünliche Färbung der Hühneraugenmittel (s. Hühneraugen).

Individual- und Rassengeruch. Jedem Menschen haftet ein bestimmter Körpergeruch an, der auch bestimmten Altersstufen eigentümlich sein kann (Veilchengeruch der Säuglinge). Er beruht zumeist auf der Beschäftigung, der leiblichen Reinlichkeit oder Unreinlichkeit, der Kleidung, den Wohnverhältnissen, der Nahrungszusammensetzung (aber auch von der Darmbakterienflora) und auf anderen Faktoren. Es handelt sich hierbei um einen durch die Lebensverhältnisse erworbenen Geruch. So hat z. B. der Genuß von Knoblauch, der bei sibirischen Stämmen, bei Balkanvölkern, bei den Ostjuden, Italienern und Südfranzosen besonders beliebt ist, den Geruch nach Knoblauch zur Folge. Es ist somit ein erworbener Geruch, der keineswegs in der rassischen Zusammensetzung dieser knoblauchessenden Völker bedingt ist.

Dieser durch die Lebensverhältnisse bedingte Körpergeruch führt auch dazu, daß Gruppen von Menschen, die eine bestimmte Tätigkeit ausüben, gerade infolge dieser Tätigkeit einen ihr eigenen Geruch verbreiten. So nehmen, um ein Beispiel zu geben, Fischer oft den Geruch von Fischen an. Dieser steigert sich bei Unreinlichkeit.

Selbst der reinlichste Mensch verbreitet einen Geruch. Dieser ist bedingt durch die Ausdünstungen der Haut, besonders in der Gegend der Achselhöhle und der Geschlechtsteile (apokrine Drüsen). Dadurch hat der Mensch einen für ihn charakteristischen Körpergeruch. Er gehört nach KARL VOGT ebenso zum Menschen wie der Bisamgeruch zum Moschustier. Dieser Körpergeruch ist beeinflußt, oft überdeckt von dem durch die Lebensverhältnisse bedingten Geruch. Er ist aber in seinen Grundzügen ererbt, keineswegs erworben. Der normale Geruch des gesunden, sauberen Menschen soll ganz zart und angenehm sein; ein starker Geruch ist meistens abstoßend, da ein großer Teil der normalen Körperabsonderungen, Stuhlgang, Urin, Scheidenfluß, Menstruationsblut, Samen, Hand- und Fußschweiß, Nasensekretion, Achsel- und Genitalschweiß, bestimmte starke, unangenehme Gerüche besitzen, die durch elementare Sauberkeit beseitigt werden können. Nicht normal ist der Geruch, der auf Zersetzung der Hautabsonderungen (Schweiß, Talg, Epidermisschälung) und auf Krankheiten (fieberhafte Zustände, Hautgeschwüre, Bromhidrosis) beruht.

Die Menschheit zerfällt in eine Reihe von Rassen, d. h. von Menschengruppen, die sich untereinander durch ein besonderes, vererbbares Merkmalbild abheben. Es entsteht damit die Frage, ob die einzelnen Rassen als Merkmale auch einen besonderen Geruch besitzen. Diese Frage ist insofern schwer zu beantworten, als der rassisch bedingte, ererbte Geruch verwischt ist durch den aus Lebensverhältnissen erworbenen Geruch. Auch ist es sehr schwer, Beobachtungen über Gerüche wörtlich festzulegen. Um zur Frage, ob es einen rassisch bedingten Körpergeruch gibt, Material zu gewinnen, ist es günstig, Ausschau in Gebieten rassischer Vermischung zu halten. Ein günstiges Beobachtungsfeld liegt in Westindien und Mittelamerika, wo Indianer, Weiße und Neger zusammentrafen. Nach MÜHLENPFORDT bezeichnen die Indianer Mexikos den Geruch ihrer Rasse als „posco", den des Negers als „grajo", den des Weißen als „pezuna". In China hat man festgestellt, daß Hunde chinesisch gekleidete Europäer ohne weiteres am Geruch als Nichtchinesen erkennen. Aus anderen Gebieten liegt ebenfalls Material vor, aus dem sich ergibt, daß den einzelnen Rassen ein bestimmter Geruch anzuhaften scheint und weiterhin, daß jeder Rasse der Körpergeruch einer anderen unangenehm ist. Schwer aber ist es, diese verschiedenen Rassengerüche zu fixieren, schon weil wir kein objektives Maß haben. Der Japaner ADACHI hat in einer Arbeit „Der Geruch der Europäer" den Geruch, der, vom Standpunkt eines Japaners aus beurteilt, dem Europäer eigentümlich ist, gekennzeichnet. Der Geruch des Europäers wirke für einen Japaner oft stechend und ranzig, zuweilen aber auch süßlich oder bitter. Komme ein Japaner nach Europa, so falle dieser Geruch zunächst unangenehm auf. Man gewöhne sich aber daran, und schließlich wirke der Geruch eines europäischen Weibes auf den Japaner sogar geschlechtlich erregend.

Dem Geruch, der dem einzelnen anhaftet, kommt überhaupt sexuelle Bedeutung zu. Er vermag sexuelle Erregung hervorzurufen oder zu befördern, ebenso aber auch abzutöten oder zu unterbinden.

Der Individual- wie auch der Rassengeruch wirkt zumeist unangenehm. Wie abstoßend Körpergeruch empfunden werden kann, ist daraus zu ersehen, daß Japaner, die stärker riechen, von der Heeresdienstpflicht befreit sind und daß stark riechende Japanerinnen sich schwer verheiraten. Wegen dieser Wirkung sucht man den Körpergeruch zu beseitigen. Man tut es aber auch aus praktisch-wirtschaftlichen Gesichtspunkten. Der Geruch, den man ausströmt, liefert für Lebewesen, denen man nachstellt, ein Mittel, die Nähe des Feindes zu erkennen. Dies ist für Völker wichtig, deren wirtschaftliche Tätigkeit auf Jagd gestellt ist. Der Körpergeruch des Jägers erschwert das Jagen. Daher sind Jägervölker bemüht, den Körpergeruch durch einen für ihre Jagd nutzbaren Geruch zu überdecken. Der Jäger schmiert sich mit Stoffen ein, die ihm den Geruch eines Tieres, ja den des Tieres geben, das er erlegen will. Dieses Mittel findet sich bei zahlreichen Jägervölkern, so auch bei den nordamerikanischen Prärieindianern. Kulturen, die, wie es bei den Hirtennomaden Zentral- und Westasiens und von Teilen Afrikas der Fall ist, auf der herdenweisen Zucht von Tieren beruhen, benützen oft wohlriechende Mittel, um den auf die Züchter übergehenden Geruch der Herdentiere zu überdecken. Hingewiesen sei dabei darauf, daß auf dieser Kulturstufe das Parfumieren mit besonderer Vorliebe, aber nicht nur von der Frau betrieben wird. Im Orient, wo die wirtschaftliche Tätigkeit des Herdenzüchters in Gestalt der Zucht von Schafen, Ziegen oder Pferden sich im Geruch besonders bemerkbar macht und wo durch Wassermangel die körperliche Reinlichkeit oft behindert wird, hat man eine Reihe solcher Parfums, aber auch Pasten oder Salben, mit denen man sich einspritzt oder einreibt, um sich angenehm riechend zu machen. So salbten sich die Juden, und zwar ursprünglich nur für Kultzwecke, später aber auch im gewöhnlichen Leben, mit einem Salböl aus Myrrhe, Zimt, Kalmus, Kassia und Öl (Moses 2, 30). Die Salbe der alten Ägypter bestand aus Bittermandelöl, Olivenöl, Kardamon, Andropogongrasöl, Kalmus, Honig, Wein, Myrrhe, Balsamkörnern und Terpentin. Im Altertum und Mittelalter genossen die Araber den Ruf, Wohlgerüche herstellen zu können. Die dazu verarbeiteten Materialien bezogen sie zumeist aus Indien. Bei den Persern stand als Parfum das Rosenwasser im Vordergrund, namentlich das aus Schiras, das einstens ein bedeutender Handelsartikel war.

In China und Japan benützt man mit Vorliebe Moschus, Ambra und den aus Indonesien bezogenen Campher.

Im Stillen Ozean werden wohlriechende Pflanzen hochgeschätzt, um den Körpergeruch zu überdecken. Demselben Zwecke dient auch das Einsalben des Körpers mit Kokosöl. Die Neger Afrikas bevorzugen Körpersalben aus Farberden und Fetten sowie Haaröle. Bei den Völkern am mittleren Nil ist das Rizinusöl besonders geschätzt. In Südamerika verwenden die Chacobo Vanille als Parfum. Bei den Inkas in Peru ließ der Herrscher, der Sapainka, die Mädchen seiner Wahl schwitzen und wählte die aus, die am lieblichsten roch. Bei den Festen der Inkas verteilten Diener Blumen und Wohlgerüche; es brannten auch Räucherpfannen mit wohlriechendem Harz. Bei den Azteken Mittelamerikas gab man solche wohlriechende Stoffe auch mit ins Grab.

In Europa kam das Parfumieren besonders gegen Ende des 17. und im 18. Jahrhundert auf, wo infolge großer Unsauberkeit, die dieser Zeit anhaftete, von Frankreich aus das Parfumieren Mode wurde. Aber bereits im alten Griechenland und Rom und später in der Renaissancezeit war das Benützen wohlriechender Salben, Pasten und Wässer beliebt. Bei den alten Griechen spielte eine Rosensalbe eine große Rolle und für das alte Rom gibt Plutarch das Rezept einer Salbe, die aus Zimt, Narden, Malabathron und arabischem Kalmus bestand.

Induratio congelativa submentalis, s. Kindesalter.

Inecto Rapid, ein französisches Haarfärbemittel. Analyse Griebel-Weiss: Eine schwarzbraune Flüssigkeit, die Paraphenylendiamin enthielt.

Inecto Rapid Insulax, ein Haarfärbemittel, das durch die Firma Kleinol in Berlin vertrieben wurde, enthielt nach einer Analyse von Griebel-Weiss Paraphenylendiamin.

Diese Produkte werden in letzter Zeit ohne Paraphenylendiamin unter Verwendung von Paratoluylendiamin u. a. Anilinfarben hergestellt.

Infantilismus, s. Busen; Verjüngung.

Infibulation, s. Naturvölker.

Ingwer, Zingiber, wird selten in Form der Tinctura Zingiberis als aromatischer Zusatz zu Mund- und Gurgelwässern verwendet.

Inlay, s. Zahnkrankheiten.

Innere Krankheiten und Kosmetik. Eine Reihe von Krankheiten innerer Organe können „blickdiagnostisch" erkannt werden, bei anderen weisen die Wahrnehmungen des Auges in eindringlicher Weise auf einzelne ihrer Symptome hin. Insofern solche Veränderungen den Eindruck des Krankhaften machen, also unästhetisch wirken, welche Impression im übrigen auch zum Teil von anderen Sinnesorganen vermittelt wird, reichen sie in das Gebiet der Kosmetik im weitesten Sinn. Alle Abweichungen vom Normalstatus der Haut und ihrer sogenannten Anhänge (Haare, Nägel, Drüsen), soweit sie sich dem Auge als solche präsentieren, werden demnach auf ihre Zusammenhänge mit Erkrankungen innerer Organe zu untersuchen sein, dazu noch die sogenannten Alterserscheinungen, auch wenn diese als physiologisch zu bezeichnen sind.

Der Normalstatus der Haut, verschieden nach Alter, Geschlecht und Rasse, findet seinen Ausdruck in der Gesundheit des „Aussehens" und Turgors (Konsistenz). Die komplexe Vorstellung der Gesundheit des Integuments ist das Resultat der Kombination folgender Eigenschaften: 1. der Farbe, 2. der Gefäßanlage (-verteilung, -zeichnung) und Gefäßfüllung, 3. einer eigentümlichen Glätte ihrer Oberfläche, 4. einer bestimmten Beschaffenheit des bindegewebigen Hautanteiles und seiner Anhangsgebilde (Drüsen, Haare), 5. eines bestimmten Flüssigkeits- (Wasser-) und Fettgehaltes und 6. der Menge und Anordnung des Hautfettpolsters. Es kann zu Störungen einzelner oder auch mehrerer dieser den Normalstatus bedingenden Komponenten kommen.

Die *normale* Hautfarbe ergibt sich aus dem Zusammenspiel verschiedener Faktoren. Diese sind: a) das Hautpigment, hauptsächlich in die Basalzellenschicht der Epidermis eingelagert, zum Teil auch in Bindegewebszellen der Papillarschicht; b) die Hautblutgefäße, insbesondere die Kapillaren mit ihren Verschiedenheiten in Zahl, Bau (Enge, Weite),

Lage, Füllungszustand und Blutströmungsgeschwindigkeit; c) die chemische Blutbeschaffenheit und d) die Lichtbrechungseigentümlichkeit der oberflächlichen Epidermislagen.

Die *pathologische* Hautfarbe ergibt sich aus Störungen der genannten Faktoren, wobei dem Fehlen des normalen Pigmentes sowie der Ablagerung pathologischer Substanzen (körperfremdes Pigment, Metallsalze, Kalk) eine besondere Rolle zukommt.

Beim *Albinismus* besteht ein angeborener universeller oder partieller (halbseitiger) Pigmentmangel: wachsartige Haut, weiße Haare, rötliche oder bläuliche Iris. Die erworbene Hautentfärbung *Vitiligo* wird zuweilen nach akuten fieberhaften Infektionskrankheiten (Typhus), bei Leber- und Nierenkrankheiten (GAUCHER) sowie bei abdominellen Tumoren beobachtet. Klinische Kasuistik beweist die Abhängigkeit der Pigmentbildung von nervösen und Inkreteinflüssen. Bei der kaukasischen Rasse sind nur einzelne Körperstellen besonders pigmentiert: Skrotum, große Labien, Warzenhof und Brustwarze. In der Schwangerschaft verfärbt sich die Linea alba; unter Einfluß von Sonne und Licht die unbedeckt getragene Hautoberfläche. Pathologischerweise vermehrt sich das Hautpigment bei der Bronzekrankheit (bronced skin), das ist *Morbus Addison*: graubraune bis braunviolette Verfärbungen im Gesicht (Lidränder!), Hautfalten der Fingergelenke, Mundschleimhaut. Auch ohne Nebennierenveränderungen kommt es zu Pigmentvermehrungen bei gewissen Formen von Tuberkulose (Pseudoaddison), ebenso bei gewissen Leberkrankheiten. Hierher gehört u. a. der Bronzediabetes (beachte Lebervergrößerung und Zuckerstörung!), die Pigmentzirrhose der Leber, welch letztere familiär sein kann (Beobachtung von KOLLERT einer solchen Familie, die angab, seit Generationen immer wieder spottweise „die Schwarzen" genannt zu werden). Eine andere Form der Pigmentation ist das *Chloasma*, gelblich bis milchkaffeebraun; gelegentlich während der Gravidität und Laktation auftretend, aber auch bei Tumoren der weiblichen Genitalorgane, bei Kachexie infolge allgemeiner Karzinose, bei Lungen- und Bauchfelltuberkulose. KOLLERT beschrieb das Chloasma nephriticum. Davon zu unterscheiden ist der fahle gelbliche Stich der Haut von Nierenkranken, welcher auf Urochromogenablagerung zurückzuführen ist. SZANDICZ beobachtete bei Hydroa vacciniformis eines Faltbootfahrers eine aschgraue diffuse Verfärbung des Gesichtes, ohne Haematoporphyrin oder eine andere sensibilisierende Substanz nachweisen zu können. In den späteren Stadien der *Pellagra* (s. dort) treten an den Stellen der früheren erysipelartigen Erytheme, Blasen und Pusteln braunrote Verfärbungen auf, die dann einer intensiven Pigmentation Platz machen; außerdem hat die Haut der Kranken am ganzen Körper ein fahles Aussehen.

Bei der *Malaria* wird eine eigentümlich gelbbraune Verfärbung der Haut für charakteristisch angesehen, Folge einer abnormen Ablagerung von Pigment, das ein Stoffwechselprodukt der Parasiten ist und aus dem Hämoglobin der befallenen roten Blutkörperchen entsteht. (Im übrigen wird auch gelegentlich Urticaria und Purpura erwähnt.)

Die am längsten bekannte und diagnostisch verwertete Verfärbung ist der *Ikterus*, am frühesten als Skleralikterus in Erscheinung tretend, bei künstlichem Licht leicht zu übersehen, bei Tagesbeleuchtung sehr auffällig, bei schwarzhaarigen Personen leichter erkennbar als bei blonden. Die Gelbsucht beruht auf Vermehrung des Gallenfarbstoffes im Blut und in der Lymphe und weist auf Störungen im Bereiche der gallebereitenden und -führenden Organe; auf Leber- und Gallenerkrankungen, auf Verschluß der Gallenwege infolge von Entzündungen, Narben, Neubildungen, auf vermehrten Blutkörperchenzerfall bei den verschiedenen Intoxikationen. Der Ikterus ist rein gelb — Flavinikterus (Blutzerfallsikterus), grünlich — Verdinikterus (mechanischer Ikterus), oder rötlichgelb — Rubinikterus (Leberzellikterus) nach einer Nomenklatur von BRUGSCH. In Kombination mit Blässe (s. später) bei Anaemie, mit Zyanose (s. später) bei Herzinsuffizienzen. Durch Auftreten eines Lungeninfarktes kann sich der Ikterus plötzlich verstärken. Bei langer Dauer nimmt er einen Stich von Grau, selbst von Schwarz an. Gelbfärbung kann auch verursacht sein durch Ablagerung von Lipochromen bei der Zuckerkrankheit *(Xanthosis diabetica)*, beim Xanthelasma: Bindegewebsgeschwülsten mit Lieblingslokalisation in den Augenlidern und beim Xanthom. Die feinkrümeligen Massen im Protoplasma der Xanthomzellen, Fettsäureester des Cholesterins, welche die Gelbfärbung bedingen, können manchmal durch antidiabetische fettarme Kost (PORGES-ADLERSBERG) ganz oder teilweise zum Schwinden gebracht werden. Nichtdiabetische Xanthome, wahrscheinlich als Folge von Lebererkrankungen, werden durch cholesterinfreie Kost gebessert (EDELMANN). Erwähnt sei auch der sogenannte *Karotinikterus* der Kleinkinder, Gelbfärbung durch Einlagerung von Karotin nach reichlichem Karottengenuß. Schiefergraue Verfärbung bis zu Blaugrau findet sich bei der jeder Therapie trotzenden *Argyrie*, bedingt durch Silberdepots im Korium nach langdauernder Silbermedikation (z. B. Argentum nitricum (bei Ulcus ventriculi, Tabes), Metemtropfen, Adsorgan, lokale Argyrose der Conjunctiva nach länger dauernder Silbertherapie). Blaßgrau ist die Haut bei chronischer Bleivergiftung, aschgrau der Zahnfleischsaum bei protrahierter Quecksilber-, und braun bei Bismutverabreichung. Doch gibt es nebst den ätiologisch klaren Melanosen solche ohne eruierbare Schädigung. Sehr interessant sind die aschgrauen Pigmentierungen bei Avitaminosen (*Sprue*).

Die als Folge von Idiosynkrasie und Intoxikation nach Salvarsan beobachteten diffusen und universellen Dermatitiden lassen häufig nach ihrem Abklingen an ihren Standorten braune und braunrote, mitunter sepiabraune Pigmentationen zurück. Arsenmelanosen können auch nach Gebrauch anderer Arsenpräparate ohne vorhergehende Exantheme auftreten. Insofern der Herpes zoster als eine Nervenerkrankung zu bezeichnen ist, sei erwähnt, daß nach seinem Abklingen, besonders nach der nekrotischen Form, braune Verfärbungen im Bereiche der befallenen Segmente restieren. Ihnen ähnlich und differentialdiagnostisch von Bedeutung sind die Pigmentationen nach halbseitiger Sklerodermie. Hier ist auch der Morbus Recklinghausen anzuführen mit seinen Pigmentflecken. Im Kriege wurden Pigmentierungen nach Verletzungen des Rückenmarkes beobachtet (gelegentlich auch Hypertrichosis), aber auch Depigmentierungen. Vorzeitiges Ergrauen der Haare als Folge von Schrecken und Kummer ist bekannt.

Die Anlage der Hautblutgefäße, insbesondere der Kapillaren, ihr Kaliber, ihre Zahl und Lagerung, ihr Füllungszustand und die Strömungsgeschwindigkeit beeinflussen in entscheidender Weise die Hautfarbe. Die *Blässe* kann Folge angeborener Enge der Kapillaren, anderseits auch funktionell sein: als Wirkung psychischer Reize (Angst, Zorn, Ärger: „weiß vor Ärger und Wut") oder physikalischer (Kälte) oder chemischer: „weißer Hochdruck" Nierenkranker, oder kombinierter Reize (Zimmerblässe). Durch abnorme Blutverteilung — Abfluß in die Bauchgefäße — kommt es zur antagonistischen Kontraktion der

Hautblutgefäße und so zur Blässe beim Kollaps. Ähnlich bei inneren, zum Beispiel Magen- und Genitalblutungen (Tubarruptur). Herzfehler können die Ursache der Blässe sein: Aortenstenose: es fließen zu geringe Blutmengen durch die verengte Klappe. Oder Aorteninsuffizienz: das Blut fließt zum Teil aus der Aorta in die Kammer zurück. Durch Veränderung des Blutes (chemisch, kolloidchemisch, morphologisch) kommt es zur Blässe bei Chlorose, Diabetes, perniziöser Anaemie (zugleich mit leichtem Ikterus), bei aplastischer Anaemie.

Die *Röte* kommt durch Dilatation der Hautblutgefäße zustande unter nervösem Einfluß, z. B. als Erythema pudoris, unter physikalischem bei Hitze, unter chemisch-toxischem bei verschiedenen Giften, und zwar kann sie vorübergehend oder dauernd sein, z. B. bei Alkoholgenuß. Hierher gehören alle toxischen Exantheme, welcher Art auch das Toxin sein mag (Urticaria, Exantheme bei Infektionskrankheiten, Allergosen), wobei natürlich die Rötung (Gefäßdilatation) nur als Teilsymptom zu werten ist. Hierher zu zählen ist auch die hektische Röte Tuberkulöser. Die Erweiterung der Kapillaren erfolgt unter hormonalem Einfluß bei der Rosacea des Klimakteriums. Sie tritt ferner auf bei erhöhtem Blutdruck, apoplektischer Habitus, und Hochdruckkranken *(roter Hochdruck)*. Durch Änderung der Blutbeschaffenheit bei Polyzythaemie.

Geht die Röte ins Blaue über, so sprechen wir von *Blausucht, Zyanose.* Sie beruht auf Stauung infolge Behinderung des venösen Abflusses oder auf Sauerstoffverarmung und Kohlensäureüberladung, häufig auf Kombination beider. Es ist jedesmal zu untersuchen, ob die Stauung zentrale oder lokale Ursache hat (Herzinsuffizienz oder lokales Hindernis). Die Umschnürung einer Extremität führt in kürzester Zeit zu Zyanose. Infolge behinderten Gasaustausches tritt sie auf bei Lungenkrankheiten (Pneumonie, Pleuritis, Pertussis, Bronchitis, Asthma bronchiale, Emphysem, komprimierenden tuberkulösen Bronchialdrüsen des Mediastinums), als Mischungszyanose bei angeborenen Herzfehlern, infolge Verminderung der in die Lunge gelangenden Blutmenge bei Pulmonalstenose; infolge erschwerten Venenabflusses bei Stauung im rechten Vorhof bei den Mitral- und Trikuspidalvitien, ebenso bei Herzmuskelerkrankungen. Kompression der Vena cava superior durch Tumoren oder Narben bewirkt Zyanose (eventuell mit Ödem) im Bereiche des Gesichtes und besonders der rechten oberen Extremität, Kompression der Vena cava inferior eine solche im Bereiche der unteren Extremitäten. Wir finden sie ferner bei Erfrierungen als Akroasphyxie an den Extremitätenenden.

Das Exterieur der Haut kann durch abnorme *Gefäßanlage, -zeichnung* und *-lagerung* wesentlich verändert werden und Hinweise auf innere Veränderungen mannigfacher Art geben. Periodisch sichtbar werdende kleine punkt- und sternförmige Blutnaevi deuten auf besonders beim weiblichen Geschlecht beobachtete sexualhormonbedingte Funktionsanomalien. Daß Haemorrhoiden nicht nur als Fehlanlage, sondern auch als Ausgleichserscheinung bei Kreislaufhindernissen der Baucheingeweide vorkommen, ist bekannt. Es sei an die Schlängelung der Arteria temporalis als Arteriosklerosesymptom erinnert; an die Teleangiektasien, die nicht nur eine kosmetische Störung darstellen (angeborene essentielle Teleangiektasie), sondern auch bedeutungsvolle Einblicke ernstzunehmender medizinischer Art bieten (Alteration des Inkretsystems bei Akne rosacea, chronische Kreislaufinsuffizienz, Röntgen- und Radiumschädigung der Haut). Einseitige Blutnaevi können auf Anlageanomalien innerer Organe hinweisen. Die angeborene tiefe Lagerung der Kapillaren wird beim Myxödem als Teilursache der Blässe angesehen. Die *Livedo racemosa* (EHRMANN), nicht zu verwechseln mit der Cutis marmorata, ist eine netzartige Gefäßzeichnung besonders an den unteren Extremitäten, auf Lues, Tuberkulose, seltener auf unspezifische Intoxikationen zurückzuführen, mit einer Endarteriitis der Arteriolen als pathologisch-anatomischer Basis und einer Erweiterung der Venolen und Kapillaren. Auf thermische Noxen rückführbar bei einer gegebenen lokalen oder allgemeinen Disposition ist die *Livedo calorica*, die *Livedo reticulata e frigore*, die *Erythrocyanosis crurum puellarum*, auf mechanische die mit Zyanose einhergehenden girlandenartigen Gefäßzeichnungen auf Druck exponierten Stellen, z. B. am Gesäß bei Frauen mit sitzender Beschäftigung. Eine seltene Gefäßkrankheit ist die *Periarteriitis nodosa*; im Unterhautzellgewebe finden sich kleinste den Arterien zugehörige Knötchen mit unspezifischen Exanthemen von kleinpapulösem — manchmal bloß erythematösem — und haemorrhagischem Charakter, gelegentlich auch mit mächtigen Haemorrhagien und Suffusionen und sogar Gangraen.

Das *Caput Medusae* (Erweiterung und starke Füllung der Bauchhautvenen um den Nabel und Schwertfortsatz herum) weist als eine Art Noteinrichtung auf Stromhindernisse im Gebiet der Vena portae hin, wie sie bei intraabdominellen Tumoren, Konsumptions- und Verdichtungsprozessen der Leber vorkommen. Venenerweiterungen der unteren Extremitäten auf tiefe Thrombosen, auf asthenische Konstitution; in den ersten Graviditätswochen am äußeren Genitale und an den unteren Extremitäten auftretende Gefäßerweiterungen auf den geänderten Zustand des weiblichen Sexualorgans. Die Wichtigkeit gewisser Gefäßfunktionsanomalien — sofern sie sich dem Auge darbieten — sei nur flüchtig erwähnt, so der Venenpuls in jugulo und an den unteren Extremitäten bei der Tricuspidalinsuffizienz.

Die *Glätte* der Haut ist in erster Linie abhängig von Vorgängen in der Epidermis (Verhornungstypus, Exsudation), zweitens von jenen der Cutis, wobei wir insbesondere an Konsumptions-, Verdichtungs-, Einlagerungs- und Geschwulstbildungsprozesse und schließlich an den Flüssigkeitsgehalt zu denken haben. Die Glätte unterliegt physiologischen Schwankungen; sie ist beim Säugling, Kleinkind und im Vorpubertätsalter sehr auffällig; nach der Pubertät wird ihre Geschlechtsbedingtheit in bekannter Weise sinnfällig. Von pathologischem und diagnostischem Interesse wird sie, wenn sie sich unter dem Einfluß innerer Störungen ändert: Haut männlicher Kastraten (zarte, samtartige, blasse, bisweilen fahlgelbe Beschaffenheit), bei männlichen Eunuchoiden vergesellschaftet mit reichlichem, mit der spärlichen Stammbehaarung kontrastierendem Kopfhaar; ferner suprarenalgenitales Syndrom bei Formen von *Pseudohermaphroditismus*, suprarenalem *Virilismus*; femininer Habitus bei jungen Männern mit *Hypopituitarismus*.

Es sei an die innerhalb physiologischer Breite gelegenen Verhornungsdifferenzen der Haut an den verschiedenen Körperstellen erinnert; weiche Haut der Gelenksbeugen und der erogenen Zonen; derbe, stark verhornende Beschaffenheit der Fußballen, Differenzen, die den Ausdruck der jeweiligen speziellen Funktion darstellen. Sie leiten über zu den beruflich bedingten Verhornungsanomalien: Schwielen an den mechanischen Insulten ausgesetzten Körperstellen (bei Schmieden, Ruderern an den Tastballen, bei Violinspielern am Hals durch den Druck der Geige). Bei Infektionskrankheiten (Schuppung nach Scharlach), bei Intoxikationen (Schuppung nach toxischen Exanthemen), im Vorstadium und im Beginne innerer Tuberkulose stellen sich Trockenheit, Schilferung und Schuppung ein. Die Haare werden glanzlos und trocken, an den Enden gespalten, die Nägel bläulich, an der Wurzel verdickt, am freien Rand gekrümmt *(Unguis Hippokratis)*.

Bei der Greisenhaut wird die Oberfläche schilfernd und trocken. An ihrer Besonderheit beteiligen sich allerdings auch die subepidermalen Texturen. Die Degeneration des Binde- und elastischen Gewebes führt zur Schlaffheit, Falten- und Runzelbildung. Gelegentliche Fetthypertrophie (s. später) zu Wulstbildungen. Pathologisch findet sich das *Geroderma* bei eunuchoidem Zwergwuchs und Hypogenitalismus.

Die unter anderem bei Subazidität des Magensaftes beobachtete *Neurodermitis circumscripta* und *diffusa* ist mit Verhornungsanomalien vergesellschaftet, ebenso gewisse Intoxikationen. Bei der *Acanthosis nigricans* (s. dort) kommt es zu Wucherung der Stachelschicht (Akanthose), Hyperkeratose und Hyperpigmentierung besonders der Achselhöhlen, Kniekehlen, Genitalien, der Regio submammillaris und der Hautfalten; sie ist in der Mehrzahl der Fälle mit malignen Tumoren innerer Organe in ursächlichen Zusammenhang zu bringen, ohne daß allerdings eine zwangläufige Bindung bestünde, sie wird auch in Gesellschaft gutartiger Tumoren und auch ohne Nachweis solcher beobachtet.

Hyperkeratose findet sich bei manchen Nervenkrankheiten zentraler (Syringomyelie) und peripherer Natur, Durchschneidung oder chronischer Parese eines peripheren Nerven; bei gut- und bösartigen Neubildungen (Verrucae, verhornendes Plattenepithelkarzinom, Xeroderma pigmentosum u. a. m.). Auch auf den Schleimhäuten kann es zu Verhornungsanomalien kommen. *Leukoplakien* der Zunge weisen gelegentlich auf überstandene Lues hin; sie können auch traumatischer Genese sein und Effekte rein dermatologischer Erkrankungen. Bei der „belegten" Zunge bei Fieber- und Magen-Darmkrankheiten bestehen ebenfalls Alterationen des Verhornungsprozesses.

Bei der *schwarzen Haarzunge* besteht Hyperthrophie und Hyperpigmentierung der Papillae filiformes mit Hyperkeratose; die als Haare imponierenden verhornten, fest zusammenhängenden Zellstränge sind besonders gegen die Spitze hin schwärzlich, ohne daß eine Pigmentablagerung sensu strictiori besteht. Sie ist keine Krankheit sui generis und kommt vor unter Einwirkung von Tabak und Mundwässern; bei Syphilis und Mykosen, Akanthosis nigricans und bei Morbus Darier.

Auch Sekretions- und Exsudationsvorgänge in den oberflächlichen Zellagen führen bei inneren Erkrankungen zu kosmetischen Störungen. Die *Miliaria* (Schweißfriesel) (s. dort) kommt durch Schweißsekretion zustande in kleinsten, perlartigen Bildungen von Zystencharakter, häufig beobachtet bei Tuberkulose und Kachektischen und als infaustes Zeichen gewertet. Nicht ohne differentialdiagnostische Dignität ist der Herpes febrilis. Den Herpes zoster bei Tuberkulose erklärt ARNSTEIN auf Basis einer reflektorischen Reizung, wodurch es dann zu einer leichteren Haftung des Zostervirus käme. Das Erythema exsudativum multiforma kann unter Umständen in einer Tuberkulose seine Ursache haben, viel häufiger ist dies bei Erythema nodosum, besonders der Kinder der Fall.

Krankheitsprozesse der Cutis und Subcutis können *Reliefveränderungen* der Hautoberfläche zur Folge haben, welch letztere dem Arzt orientierende und diagnostische Hilfe bieten. Die *Striae distensae (atrophicae)*, auf Zerreißen und Schwund der Elastica beruhend, deuten auf Volumverminderung nach starker Überdehnung der Haut (Gravidität, Abmagerung). Spuren von Konsumptionsprozessen stellen die verschiedenen Narben dar, Verdichtungsprozesse können diffus sein (Dermatosklerose beim varikösen Komplex; Sklerodermie) oder umschrieben (Metastasen von Tumoren innerer Organe, Sklerodermie en plaques, Lymphogranulomatose, Mykosis fungoides, Xanthomatose, leukaemische Infiltrate).

Elephantiasis (s. dort) ist ein Sammelname ätiologisch differenter Krankheiten; ihnen gemeinsam ist das anatomische Substrat: die durch dauernde Gewebszunahme des Haut- und Unterhautzellgewebes bedingte Verdickung einzelner Körperteile. Den Internisten interessieren die durch Entzündung und Stauung bedingten Zustände: nach chronischer, tiefer Thrombose an der unteren Extremität, nach rezidivierendem Erysipel des Gesichtes, Facies leontina bei Lepra, Leukaemie, Mykosis fungoides, Verdickung der Lippen nach rezidivierenden, unspezifischen Entzündungen, des Penis bei gewissen chronisch-entzündlichen Infiltrationsprozessen (Leukaemie). Auf Zunahme der Weichteile, des Periosts und des Knochens an den Endphalangen der Finger beruht die *Osteopathie hypertrophiante pneumatique* (PIERRE MARIE). Dabei besteht Verbreiterung und Krümmung der Nägel mit Streifen und Grübchen, ein Symptom, das den Internisten eindringlich auf Stauungsvorgänge im Lungenkreislauf hinweist (Bronchiektasien, Lungenemphysem), aber auch auf chronische Kreislaufstörungen infolge Insuffizienz des Herzens.

Hier seien auch die *juxtaartikulären Knoten* erwähnt, knochen- und gelenknahe, reiskorn- bis walnuß-, aber auch billardkugelgroße, rundliche, derbe, in der Unterhaut gelegene Bildungen, häufig symmetrisch, aus mehr minder degeneriertem fibrösen Gewebe bestehend. Ätiologie: Lues, Frambösie, zum Teil auch noch unbekannt. Sie sind differentialdiagnostisch abzugrenzen von subkutanen Lepromen, subkutanen Sarkoiden, Tendovaginitis und Bursitis, von gewissen Formen kolliquativer Tuberkulose, Hygromen, Gichttophi und den Noduli cutanei (Dermatofibrome). Erinnert sei an die *Heberdenschen Knoten*, früher als gichtische Erscheinung gewertet, heute auf Grund klinisch-röntgenologischer Untersuchungen den erbbedingten Exostosen angegliedert. Bei der Akrodermatitis athrophicans finden sich subkutane, fibröse Knoten in der Nähe des Olekranon. Das Relief der Haut verändernd wirken Kalkeinlagerungen (Calcinosis), die rheumatischen Knötchen, linsengroße, derbe, schmerzlose, unter unveränderter Haut gelegene Bildungen in der Ellenbogen- und Kniegelenksgegend, auch an Handflächen und -rücken. Auch über dem Atherom (am häufigsten im Bereich der behaarten Kopfhaut), einem Epidermoid, und über den Dermoiden — auf embryonalen Entwicklungsstörungen beruhende Geschwulstbildungen — ist die Haut normal. Dasselbe gilt für Fibrome, Neurome und Hautmyome und ihren Kombinationen. Bei den Haemangiomen und Lymphangiomen kommt es häufig zu Hyperkeratosen. Das *Adenoma sebaceum* (PRINGLE), eine Naevusbildung, stellt eine häufige Begleiterscheinung der tuberösen Sklerose dar. Es treten in frühester Jugend zuerst in den Nasolabialfalten, dann auf den angrenzenden Wangen- und Kinnpartien kleine gelbliche bis rötliche, mäßig derbe Knötchen auf, vielfach durchzogen von feinsten Teleangiektasien. Nicht selten sind auch zerebrale Störungen damit vergesellschaftet. Die Naevi leiten zu den verschiedentlichen Mißbildungen über, die hier erwähnt seien, weil mit den Defekten und Anlageanomalien der äußeren Decke gelegentlich auch solche innerer Organe oder (und) der Psyche korrespondieren.

Eine *Konsistenzveränderung* des Hautorganes kann auch Platz greifen durch Infiltration seiner Texturen mit Luft; das Hautemphysem kommt zustande durch Läsionen der Nasen-, Larynx-, Tracheal-, Bronchialwandungen und der Lungenalveolen infolge erhöhten

Exspirationsdruckes (Pertussis, Bronchiektasien), traumatische Kompression des Thorax (Verschüttung), beim Lungenabszeß, bei der Lungenaktinomykose und -tuberkulose. Die Haut ist gebläht, knistert bei der Palpation, es bestehen Schmerzen, Spannungsgefühl, Schlingbeschwerden, Dyspnoe, Aphonie; bei mediastinalem Emphysem Verschwinden der Herzdämpfung und Tympanie. Daß bei der Gasphlegmone ähnliche Symptome entstehen können, ist klar.

Sehr wesentlich wird das Aussehen der Haut bedingt durch seinen *Flüssigkeits- und Fettgehalt.* Der Schweiß verleiht dem Hautorgan einen gewissen Feuchtigkeitsgehalt, in pathologischer Weise kann er Aussehen und Menge verändern; bekannt ist die übermäßige Bildung unter nervösen Einflüssen (Angstschweiß), Hyperhidrosis bei Ischias im Bereiche der erkrankten Nerven, der Deferveszenzschweiß (warmer Schweiß) bei der Krise der Pneumonie, der kalte Kollaps- und Agonieschweiß und jener bei Pleuritis, der nächtliche (vermutlich toxische) bei Tuberkulösen. Ferner der einseitige bei gewissen Sympathikuserkrankungen, bei Nephritis vikariierend für die verminderte Wasserausscheidung der Nieren eintretend. Auch eine Hypofunktion der in Rede stehenden Drüsen verändert die normale Hautbeschaffenheit bei allen mit großen Flüssigkeitsverlusten einhergehenden Zuständen (Diabetes mellitus und insipidus, polyurische Schrumpfniere, profuse Diarrhoen), bei chronischen Hungerzuständen und gewissen Inkretstörungen (Myxödem).

Der Flüssigkeitsgehalt gibt der Haut nebst anderen Faktoren eine gewisse Spannung. Sinkt diese, dann entstehen Veränderungen von mitunter ungemein charakteristischer Art: Facies Hippokratis.

Zu einer krankhaften Flüssigkeitsverlagerung innerhalb des menschlichen Organismus kommt es beim Ödem; dabei entsteht eine vermehrte Durchtränkung der Hauttexturen mit Gewebsflüssigkeit, welche nicht allein von der Beschaffenheit (Kontraktionszustand, anatomischer Dichte) der Gefäße und der Blutströmung abhängt, sondern auch von der Beschaffenheit des bindegewebigen Anteiles des Hautorganes, von seinem Quellungszustand, der wieder in Abhängigkeit steht vom Salz- und Eiweißgehalt der Gewebsflüssigkeit. Demgemäß finden wir Ödeme als Folge von Stauungszuständen bei Erhöhung des venösen Druckes, sei es lokaler oder allgemeiner Art, oder von gewissen Intoxikationsprozessen, die einerseits eine allgemeine Gefäßschädigung (Durchlässigkeitssteigerung), anderseits einen krankhaften Quellungszustand des Hautbindegewebes bewirken (nephritisches Ödem). Beim Zustandekommen des nephritischen Ödems wirken zusammen: die allgemeine Läsion des Gefäßsystems und die Retention von Wasser, Kochsalz u. a. infolge von Nierenstörung. Hierher gehört auch die Ödemkrankheit mit intakten Nieren — eine Ernährungskrankheit. Inwiefern die Lokalisation der Ödeme wichtige diagnostische Schlüsse zuläßt, kann hier nicht des näheren erörtert werden (an den abhängigen Partien bei Herzinsuffizienz, im Gesicht bei Nephritis usw.). An den befallenen Stellen besteht Schwellung, die Haut ist gedunsen, glänzend, blaß und eigentümlich gespannt. Das normale Hautrelief ist verstrichen. Auf Fingerdruck entsteht eine Delle, die sich langsam ausgleicht.

Von großer Bedeutung sind die Veränderungen des *Fettpolsters.* Er erfährt eine Reduktion bei der Abmagerung, bis nahezu zum vollkommenen Schwund bei der Kachexie; dabei ist die Haut in einem schlechten Ernährungszustand, von vermindertem Blut- und Säftegehalt, wachsgelb. Die Hypertrophie des subkutanen Fettgewebes kann allgemein sein wie bei der Adipositas, sie kann einzelne Körperregionen bevorzugen und ist als solche in gewisser Anordnung und Intensität ein sekundärer Geschlechtscharakter. Pathologisch wird dieser den weiblichen Habitus mitbedingende Zustand bei männlichen Kastraten in einer Reihe bereits angeführter, letzten Endes auf Inkretstörungen beruhender Krankheitstypen angetroffen (s. ferner den *Status adiposogenitalis*). Zirkumskripte Fetthypertrophie findet sich bei der *Dercumschen Adipositas dolorosa,* einer symmetrischen Lipomatose der Extremitäten und des Rumpfes mit Freibleiben des Gesichtes, der Hände und Füße, verbunden mit heftigen Schmerzen sowie großer Hyperästhesie der Haut und der tieferen Weichteile. Einzelne und multiple Lipome sind keine seltene Erscheinung, sie finden sich auch beim Morbus Recklinghausen in Erbsen- bis Nußgröße.

Die in bestimmter Anordnung in das Integument eingelagerten Talgdrüsen sorgen durch ihre fettigen Ausscheidungen für eine Balance von Feuchtigkeitsaufnahme und Wasserverdunstung. Ihre Zahl und Funktion unterliegt großen rassischen und individuellen Schwankungen, wobei nervöse, kalorische und innersekretorische Reize von Belang erscheinen (Vernix caseosa der Neugeborenen, Pubertäts-, Schwangerschafts- und klimakterische Seborrhoe). Für den Internisten sind insbesondere nebst schon erwähnten Alterationen im Sinne von Hypofunktion (Altershaut, Kachexie, Tuberkulose) jene der gesteigerten Sekretion von Interesse. Salbengesicht bei Encephalitis lethargica, eine Talgdrüsenhypersekretionserscheinung, welche im Zusammenhang mit Veränderungen im Mittelhirn (Globus pallidus) steht. Sie wird übrigens gelegentlich auch bei Paralysis agitans und Katatonie beobachtet.

Es ist klar, daß auch durch Veränderungen unter der Haut gelegener Organe das Exterieur wesentlich gestört werden kann. Hier sei nur an die *Struma* erinnert, an die verschiedenen entstellenden Lymphdrüsen-, Muskel- (Atrophien), Knochenprozesse (Akromegalie) und an die Mißbildungen.

Die Anhangsgebilde der Haut partizipieren häufig an inneren Erkrankungen. Die Veränderungen des Haarkleides sind solche in seiner Anordnung, Dichte, Farbe, Dicke, Länge, Fettgehalt und Form. Die physiologischen Geschlechtsdifferenzen in Anordnung und Dichte des Haares können in pathologischer Weise nachgeahmt werden (Virilismus der Frau, z. B. beim suprarenalgenitalen Syndrom, femininer Behaarungstypus bei männlichen Kastraten). Der Haarausfall nach Fieberkrankheiten (Typhus, Pneumonie, Grippe), bei Lues II (Alopecia diffusa und areolaris), bei Thalliumvergiftung, besonders charakteristisch an den lateralen Augenpartien, welch letztere Form auch bei gewissen nervösen Erkrankungen isoliert vorkommt, ferner die Canities als Folge psychischer Traumen und als Teilerscheinung der Vitiligo, die Sprödigkeit und Brüchigkeit des Haares bei konsumierenden Prozessen seien angeführt. Auf ähnliche Veränderungen der Nägel wäre hinzuweisen. Sie können auch als unilaterale Störungen bei Hemiplegie auftreten: halbseitige Glanzlosigkeit, Bröckeligkeit, Verschwinden der Lunula, vermehrtes oder vermindertes Wachstum.

Bei der klinischen Untersuchung bilden die Wahrnehmungen des Sehorgans nur einen Teil der Objekterforschung; die Eindrücke des Tastorgans (Palpation), des Gehör- und Geruchssinnes sind notwendige Ergänzungen. Das gleiche gilt für den Kosmetiker. Wenn die Glätte der Haut, ihr Relief, ihr Turgor, ihr Feuchtigkeitsgehalt usw. dem Auge eine bestimmte Vorstellung mehr indirekt verschaffen, so wird diese durch das Tastorgan unmittelbar und wesentlich vervollkommnet. Das ästhetische Gefühl, das die Wahrnehmung des Gesunden auslöst, wird auch durch Gehör und Geruch vermittelt.

Es wird gestört durch krankhafte Abweichungen und dient so als Hinweis auf solche: fauler Geruch aus dem Munde bei Stagnationen und abnormen Vorgängen im Digestionstrakt, Azetongeruch der Diabetiker, Flatulenz, süßlicher Geruch des tuberkulösen Schweißes. Von den Gehörswahrnehmungen seien erwähnt: die heisere Stimme bei Laryngitis (auf einfach katarrhalischer, tuberkulöser, luetischer Basis), die klanglose Flüsterstimme bei Stimmbandlähmungen, die Geräusche bei Gärungs- und Fäulnisprozessen mit ihren Motilitätsstörungen, das gelegentlich mit freiem Ohr perzipierte Aorteninsuffizienzgeräusch, das Knacken der Gelenke, das Knistern bei Palpation des Hautemphysems.

Innere Sekretion. Unter innerer Sekretion versteht man die spezifischen Wirkungen der Sekrete einer Reihe von Drüsen ohne Ausführungsgang, die ins Innere des Körpers gelangen und dort spezifische Wirkungen auslösen. Die spezifischen Stoffwechselprodukte der endokrinen Drüsen, deren Menge vom Funktionszustand der Drüsen abhängig ist, nennen wir *Hoımone.* Den Forschungen des letzten Jahrzehnts gelang es, viele der wirksamen Substanzen der endokrinen Drüsen in reinem oder hochkonzentriertem Zustande darzustellen. Die durch die innere Sekretion verursachten Hautveränderungen können bedingt sein:

1. durch Hyper- oder Hypofunktion der einzelnen Drüsen;

2. durch Zufuhr von Hormonen bzw. Organpräparaten bei normaler innerer Sekretion;

3. durch die bei Zufuhr von Hormonen bzw. Organpräparaten manchmals auftretenden Dermatosen.

Sowohl das allgemeine Aussehen der Haut (Pigmentation, Turgor usw.) wie auch das Haar- und Nagelwachstum stehen mit dem Gleichgewicht der inneren Sekretion in innigem Zusammenhang. Die Pigmentation der Haut wird durch verschiedene Drüsen beeinflußt, wobei der Nebennierendysfunktion eine besondere Rolle zukommt. Die manchmal bei Schwangeren auftretenden Pigmentanomalien sind nach Untersuchungen von Bloch durch das im Überschuß vorhandene weibliche Sexualhormon bedingt. Weitere Pigmentanomalien werden besonders bei Dysfunktion der Schilddrüse, Hypophyse und der Keimdrüsen beobachtet. Der Großteil der Pigmentanomalien ist wahrscheinlich von Dysfunktionen von mehreren miteinander in Wechselbeziehungen stehenden Drüsen verursacht.

Das Aussehen der Haut ist unter anderem besonders von der Funktion der Schweiß- und Talgdrüsen, vom subkutanen Fettgewebe und von den Veränderungen der Turgor- und Elastizitätsverhältnisse abhängig. Veränderungen der Schweißdrüsenfunktion sind besonders oft bei Dysfunktion der Schilddrüse vorhanden. Die Verminderung der Schweißdrüsenfunktion bei Myxödem ist eine der Hauptursachen für die trockene, schilferige Beschaffenheit der Haut bei dieser Erkrankung. Die Talgdrüsenfunktion der Haut wird von übergeordneten Zentren im Mittelhirn reguliert, die über die Hypophyse die Fettausscheidung beeinflussen.

Störungen des Fettansatzes der Haut sind, abgesehen von der Ernährung, besonders mit Störungen der Sekretion der Hypophyse, Schilddrüse und der Keimdrüsen verbunden. Die Dysfunktion der einzelnen oben genannten Drüsen verursacht Störungen des Fettansatzes an verschiedenen Körperstellen, so daß z. B. die dysthyreogene Fettsucht ein anderes Bild bietet (Dickenzunahme des Körpers, Fettpolster in der Gegend des Handrückens und der Supraklavikulargrübchen) als die hypophysäre Fettsucht (Fettansammlungen an den unteren Körperstellen in der Gegend der Trochanteren und oberhalb der Knöchel). Veränderungen des Turgors und der Elastizität der Haut sind bei Dysfunktion der Schilddrüse, Hypophyse und Keimdrüsen beobachtet worden. Besonders auffallend sind die Veränderungen bei Myxödem und Akromegalie.

Das Haarwachstum wird besonders von der Schilddrüse, Hypophyse, den Keimdrüsen und Nebennieren beeinflußt. Für die örtliche Verteilung der Haare, ihr Verschwinden und Auftreten an bestimmten Körperstellen (sexuelle Differenzen) sind vor allem die Keimdrüsen verantwortlich, wobei auch die Hypophyse, Nebennierenrinde und Thymusveränderungen eine Rolle spielen, während die Schilddrüse mehr auf Kopfhaar und Augenbrauen einwirkt. Die Haarentwicklung, das Längenwachstum und die Beschaffenheit der Haare sind für gewöhnlich nicht von den einzelnen Drüsen, sondern meist durch Veränderungen der Sekretion mehrerer in Wechselbeziehungen miteinander stehender Drüsen abhängig. Über die Zusammenhänge zwischen Nagelwachstum und endokrinen Drüsen sind keinerlei sichere Angaben vorhanden, doch scheint Nagelwachstum und Aussehen besonders mit der Schilddrüse und den Keimdrüsen in einem, wenn auch lockeren Zusammenhang zu stehen.

Hautveränderungen (Akne, Ekzeme usw.) im Gefolge von Störungen der endokrinen Drüsen sind mit Sicherheit bei Störungen der Keimdrüsenfunktion (Pubertät, Menses, Gravidität, Klimakterium) sowie bei Störungen der Schilddrüse und der Hypophyse, soweit ihre Funktion mit denen der Keimdrüsen verbunden ist, beobachtet worden. Weitere Zusammenhänge mit den endokrinen Drüsen werden bei Sklerodermie mit Schilddrüse, Pankreas und bei Psoriasis mit der Schilddrüse, Thymus und Keimdrüsen angenommen. Darüber hinaus hat eine spezifische Hormon- und Organtherapie bei Hautveränderungen, die mit Dysfunktion der *endokrinen Drüsen* einhergehen, oft überraschende Erfolge.

Bezüglich der Wirkungen der einzelnen endokrinen Drüsen auf die Haut sei auf die entsprechenden Stichworte verwiesen.

S. auch Alopecia simplex; Hormone; Hypertrichosis; Organo-therapeutische Mittel; Psyche; Seborrhoe; Urticaria; Verjüngung; Wechseljahre.

Insektencreme Braun ist eine Eukalyptusöl enthaltende Salbe zum Fernhalten von Schnaken usw.

Insektenstiche. Die größte Verbreitung hat wohl der *Floh* (Pulex irritans), der in einer sehr großen Zahl von Abarten vorkommt. Die Tierarten haben ihre eigenen Flohgattungen, welche gewöhnlich nicht auf den Menschen übergehen, doch ereignet sich dies beim Hundefloh nicht selten. Der Stich bewirkt eine punktförmige Blutung, und durch das deponierte Sekret der Speicheldrüsen kommt es zu einem meist rasch schwindenden Erythem, das aber in manchen Fällen sich bis zu einer mehr weniger großen Quaddel ausbilden kann, so daß selbst eine Urticaria gigantea entsteht. Charakteristisch sind immer die punktförmigen Blutungen, welche bei großer Unreinlichkeit so zahlreich vorhanden sein können, daß man von einer *Purpura pulicosa* spricht. Nicht alle Menschen werden in gleichem Maße von Flöhen attackiert, vielleicht werden sie durch einen bestimmten Geruch des Individuums abgehalten. Auch ist die Juckempfindung sehr verschieden, ebenso wie die lokale Reaktion bald schwächer, bald stärker ist; eine gewisse Gewöhnung erscheint nicht ausgeschlossen. Der Floh ist aber auch imstande, Krankheiten zu übertragen, so nimmt man dies für die Pest (doch auch für andere Erkrankungen) an, welche der Rattenfloh auf den Menschen verpflanzt.

Da die Eier und Larven hauptsächlich im Staube der Fußböden, in den Ritzen vorkommen, sie gegen Feuchtigkeit sehr empfindlich sind, ist häufiges Waschen und Reiben mit Seifenlösung unter Hinzufügung von Lysol oder Kresol zur Vernichtung sehr vorteilhaft. Prophylaktisch wird Betupfen der Wäsche mit 2%iger Karbollösung, Insektenpulver empfohlen. Stark juckende Quaddeln betupft man mit 1—2%igem Karbol-Menthol-Alkohol.

Der *Sandfloh* (Rhynochoprion, Sarcopsylla penetrans, franz. Chique), in tropischen Ländern vorkommend. Das Weibchen gelangt bis in die Cutis und macht furunkuloide Abszesse.

Wanzen (Cimex lectularius) halten sich vor allem in den Ritzen und Fugen von Holzteilen, Bilderrahmen, hinter Tapeten, offen liegenden elektrischen und Gasleitungen auf und sind äußerst zählebig, können auch überwintern. Sie sind in einer großen Zahl von Varietäten verbreitet und suchen ihr Opfer nur nachts auf. Dies und das Auftreten der Wanzenstiche zumeist an den unbedeckten, aufliegenden Körperteilen ist sehr charakteristisch. Es entsteht eine Quaddel, welche aber persistenter ist als nach Flohbiß und sich bis zu Ödem und Blasenbildung steigern kann. Weitgehende individuelle Schwankungen im Befallenwerden und in der Juckempfindung sind vorhanden.

Oft wiederholte gründliche Reinigung mit grüner Seife, Petroleum, Sublimatessig können zur Vertilgung des Insektes führen, besser und sicherer geschieht dies durch länger dauernde Schwefeldesinfektion oder durch Blausäuredämpfe, bei letzteren ist besondere Vorsicht geboten, damit sie nicht ins Nachbarzimmer eindringen, auch muß eine gründliche Durchlüftung vorgenommen werden, bevor die Räume wieder bewohnbar sind. Zur Vermeidung neuerlicher Einschleppung sollen die Fugen verklebt, Tapeten durch Malerei ersetzt werden. Gegen den Juckreiz sind Antipruriginosa zu verwenden.

Die Mücken (Culex pipiens) sind in unseren Gegenden, besonders in Auen, sumpfigem Terrain durch ihre große Zahl lästig, aber sie können auch gefährlich werden, so wissen wir, daß die Malaria durch die Anopheles, das Gelbfieber durch Stegomyia übertragen werden, auch für die Infektion mit Filaria und Lepra macht man Mücken verantwortlich. Vor allem abends und nachts stechen die Weibchen an unbedeckten Körperteilen, worauf Quaddeln und entzündliche Papeln auftreten. Diese bleiben lange bestehen und erregen immer wieder von Zeit zu Zeit Juckreiz, der so heftig werden kann, daß die Papel blutig gekratzt wird, was wieder zu Infektionen Anlaß geben kann.

Man muß sich natürlich bemühen, die Brutstätten der Mücken durch verschiedene assanierende Maßnahmen zu beseitigen. Prophylaktisch wird Einreibung von Anis, Fenchel oder Nelkenöl empfohlen, das auch in Form einer Salbe verwendet wird:

Rp. Ol. Caryophyll. 2,0—5,0
Lanolini 15,0
Ungt. Glycerini........ ad 50,0

ferner 5%ige Chininsalbe oder das Bamberöl:

Citronellöl 15,0
Petroleum 10,0
Cocosöl.................. 20,0
Karbolsäure krist......... 0,1

Nach dem Stiche betupfen mit 25%igem Ammoniak oder:

Rp. Acid. carbol.
Mentholi.............. aa 0,2
Liq. Ammon. caust....... 3,0
Spir. Vini 7,0

Rp. Mentholi............ 0,2
Ol. Terebinth.
Ol. Ricin. .... aa 1,0
Collodii .... ad 20,0

Rp. Ammon. caust. spirit.. 25,0
Aq. Colon. 20,0
Ol. Eucalypti 5,0

Eventuell auch mit 10—20% Formalinspiritus, mit 1—2% Menthol, Calmitol-Alkohol, 1—2% Mentholvaselin u. a.

Stiche von Bienen, Wespen, nach denen der Stachel oft im Stichkanal zurückbleibt, rufen heftige entzündliche Erscheinungen mit Ödem, manchmal auch Vereiterung hervor. Im Abklingen bleibt ein kleines Knötchen zurück. Anfangs antiphlogistische Behandlung, später Ichthyol oder Cehasol pur oder als Salbe.

Gegen Moskitostiche kommt nach SCHIMMEL folgende Mischung in Frage:

Citral .... 2 g
Cedernholzöl .... 1 „
Karbolsäure............. 0,5 „
Camphergeist .... 6,5 „

——

Citral .... 10 g
Türkischrotöl neutral .... 20 „
Wasser.................. 10 l

Milchige Emulsion.

Moskitoessenz.

Campher .... 5 g
Eukalyptol .... 25 „
Naphthalin .... 50 „
Amylalkohol .... 10 „
Eau de Cologne ....100 „

Mit der gleichen Menge Wasser verdünnt, zum Zerstäuben im im Zimmer und zum Bestreichen des Gesichtes usw.

Zur Abwehr auch Lösungen von etwa 10% Eukalyptusöl oder Nelkenöl, Birkenteeröl, Fichtennadelöl, Chinosol, Lorbeeröl und Lebertran, Thymol, Menthol, Formalin. Unter den insektentötenden Mitteln steht Pyrethrumextrakt bzw. Pyrethrumtinktur an hervorragender Stelle (von Flores Pyrethri seu Chrysanthemi).

Pyrethrumtinktur wird mit 90%igem Alkohol im Verhältnis von 1 Teil gepulverter Droge zu 5 Teilen Alkohol bereitet. Das bekannte Insektentötungsmittel „Flit" ist ein Petroleumauszug von Pyrethrumblüten, der mit Campheröl und wohl auch Wintergreenöl versetzt wurde.

Mückenstifte erhält man nach folgenden Vorschriften: I. 45 Teile Paraffin. liquid. und 50 Teile Paraffin. solid. schmilzt man zusammen, läßt etwas abkühlen, rührt dann eine Mischung von 4 Teilen Eukalyptol und 1 Teil Anisöl hinein. II. 25 Teile Kakaoöl und 10 Teile weißes Wachs schmilzt man zusammen, löst darin 25 Teile Naphthalinpulver und rührt zuletzt noch 5 Teile Sternanisöl und 5 Teile Anisöl darunter. III. 20 Teile Ungt. leniens und 80 Teile Paraffin. solid. zusammenschmelzen und je 10 Teile Ol. Menth. pip. sowie Ol. Caryophyllor. einrühren, dann in Zinnformen ausgießen.

Mückenfluid Dr. Kade besteht nach Angabe aus Pyrethrumtinktur, Kaliseife und Glyzerin und soll zum Fernhalten von Mücken dienen. (Dr. Kades Oranien-Apotheke, Berlin.)

S. ferner Culex; Etee; Hubertus-Mückenschutz; Insektencreme Braun; Mückenfluid; Nissotax.

Insulin bildet das Hormon der LANGERHANSschen Inseln des Pankreas. Es wird bei den durch Diabetes verursachten Dermatosen (z. B. Xanthoma tuberosum multiplex), weiters bei manchen Ekzemen, Pyodermien, Furunkeln, als Salbe bei schlecht heilenden Geschwüren und für Mastkuren verwendet. Für Mastkuren werden entweder dauernd kleine Mengen (10 E. pro Tag) oder größere Mengen ansteigend (bis 40 E. pro Tag) verwendet. Die manchmal im Gefolge von langdauernden Insulinkuren auftretenden Dermatitiden können durch Wechseln des Insulinpräparates bei gleichzeitiger Kalktherapie oder Desensibilisierung durch kleine intrakutane Insulininjektionen (2—4 E.) behoben werden. Insulin — Welcome, Norge, Sanabo, I. G., Degewop, Austro usw. Injektionen mit 20 und 40 E. im Kubikzentimeter.

S. auch Innere Krankheiten; Busen.

Interimsprothese, s. Kunstauge.

Intersexuelle Zwischenstufe, s. Zwitter.

Intertrigo ist eine nässende Entzündung der Hautfalten. Die großen Falten zwischen den Gesäßspalten, zwischen Beinen und Bauch (Inguinal- und Femoralfalten), zwischen Penis, Skrotum, Damm und Beinen, unter dem Hängebauch, unter den Armen (Achselfalte), unter der weiblichen Brust bilden die größten Flächen des Intertrigo. Aber auch zwischen den Zehen und Fingern gibt es ähnliche Erkrankungen.

Ein großer Teil des Intertrigo ist eine Entzündung durch Epidermophytiepilze, Hefepilze, mischinfiziert durch Staphylokokken und Pyozyaneus. Um die Intertrigoflächen herum und auf ihnen entwickeln sich Follikulitiden und größere Pusteln, Furunkeln, vor allem am Gesäß und an den Genitalien von Frau und Mann, Schweißdrüsenabszesse in den Achselhöhlen.

Es ist vor allem daran zu denken, die einander berührenden Hautflächen zu isolieren durch Einlagen von Gazeläppchen (nicht Watte), Pudersäckchen, das sind mehrere Lagen Mull, welche mit einem austrocknenden oder auch medikamentösen Puder dick eingestaubt sind (Vasenol, Lenicet-Silberpuder, Tannoform, Zinc. tannic., Thioform, Dialon, Lycopodium mit Zinkoxyd u. a.). Natürlich wird bei intertriginösem Ekzema ad anum auf Stuhlregelung und Stuhltoilette geachtet werden müssen, bei Frauen ist bestehender Fluor zu behandeln, nie an Diabetes zu vergessen. — Besteht Nässen der Haut, so sind stundenweise Kompressen mit 1%iger Resorzin- oder Tanninlösung, eventuell sogar nur Kamillenabkochung angezeigt, jeden zweiten bis dritten Tag Pinselungen mit 3—5- und höherprozentiger Argent.-nitric.-Lösung. Sobald als möglich geht man zu austrocknenden Pulvern oder Pasten über mit: Tumenol, Targesin, Empyroform, Tannoform (alle 3—5%ig). Cignolin (1—5‰), 1‰ige Chrysarobin-, 3—5%ige Lenigallolzinkpasta sind oft recht wirksam, bei Auftreten von Reizerscheinungen werden sie durch indifferente Salben zeitweilig ersetzt.

JESSNERS *schwarze Pasta.*

Rp. Sulfur. praec.
Ol. Lithanthrac. .... aa 10,0
Sapon. virid.
Past. Mitin .... aa 20,0

ebenso 10%ige Sulfanthren- oder Wilkinsonzinkpasta leisten oft gute Dienste. Bei trockenen Formen, besonders wenn sie mykotisches Aussehen haben, die ARNINGsche Pinselung:

Rp. Anthrarobini 2,0
Tumenolammon. 8,0
Tinct. Benzoes 30,0
Aetheris .... ad 60,0

bei Reizung Modifikation nach NEISSER:

Rp. Anthrarobini 1,5
Tumenolammon.
Glycerini .... aa 3,0
Aetheris 15,0
Spir. Vini dil. 20,0

Zur Beseitigung der Salbenreste nimmt man Öl, ab und zu Benzin, zur Reinigung ½%ige Rivanol- oder Chinosollösung. Wasser und Seife ist zu vermeiden, dagegen wirken kurze heiße Kompressen oder Sitzbäder oft juckreizstillend. Bei sehr renitenten Formen Versuch einer Röntgenbestrahlung. Bei sekundärer Infektion mit Staphylokokken 30%ige Alkoholumschläge, entsprechende sonstige Therapie.

S. auch Genitale, weibliches; Hängebauch; Mammaplastik; Schwangerschaft.

Intrakutanimpfung, s. Pockenschutzimpfung.

Inulin (Alantin, Alantstärke, Dahlin) ist eine Stärkeart, die aus frischen Dahlienknollen gewonnen wird. Wird als schleimgebende Droge verwendet.

Iontophorese (Kataphorese, Elektrophorese, Elektroendosmose).

Theoretisches: Diese Bezeichnungen, die oft miteinander verwechselt werden, sind keineswegs die Namen für identische Vorgänge. Denn bei der Iontophorese ziehen mit Hilfe des elektrischen Stromes nur Ionen durch ein in Ruhe befindliches Lösungsmittel, während bei der Elektrophorese die unzerlegten Moleküle mit der Lösungsflüssigkeit bald von der Anode zur Kathode (Kataphorese), bald in umgekehrter Richtung (Anaphorese) wandern. Nach KOWARSCHIK ist diese Wanderung unzerlegter Moleküle im Stromgefälle aber nur dann möglich, wenn sie Ionen zu adsorbieren vermögen. So würde also auch bei der Elektrophorese die Iontophorese das wesentliche Moment darstellen, da die Ionen die unzerlegten Bestandteile sozusagen mit sich führen. Im Gegensatz zu dieser Ansicht, die außer von KOWARSCHIK auch von WIRZ vertreten wird, steht REIN, welcher der Iontophorese nur eine geringe Rolle zuschreibt und glaubt, daß es sich zur Hauptsache um eine Elektroendosmose handelt, wobei nach LÉVAI die Follikel und Drüsen der Haut als Membran wirken, deren Durchlässigkeit unter Einwirkung des elektrischen Stromes so gesteigert wird, daß auf die Haut aufgebrachte Medikamente osmotisch in den Körper einzudringen vermögen. Nach den histologisch kontrollierten Untersuchungen von REIN ist bei der Einführung der Elektrolyte in die intakte Haut, womit der Vorgang der Elektrophorese oder Elektroendosmose umschrieben werden kann, folgendes zu beachten: Ist das zur Wirkung kommende Ion ein Kation (z. B. Na, K, Ca, Kokain, Alkaloide), so muß es von der Anode in möglichst schlecht leitender Lösung (geringe Konzentration, alkoholische Lösung) gegeben werden, ist es dagegen ein Anion (z. B. Jod, Salizylsäure, Arsen), so ist die Lösung stark sauer oder hochkonzentriert zu wählen und der Weg beginnt bei der Kathode.

Die *Apparatur* besteht in einer Gleichstromquelle, einem Rheostaten, einem Milliamperemeter und zwei Plattenelektroden, die mit einer vielfachen Schicht von hydrophiler Gaze umwickelt werden. Die eine derselben ist mit der zur Einführung bestimmten Lösung zu befeuchten, die andere mit einer indifferenten Lösung (Wasser oder physiologische Kochsalzlösung). Die Größe und Form der differenten Elektrode ist abhängig von der zu behandelnden Stelle, doch soll sie nicht zu groß sein, damit die Stromstärke nicht zu intensiv gesteigert oder die Behandlungszeit zu sehr verlängert werden muß, im allgemeinen soll eine Stromdichte von 0,02 mA pro Quadratzentimeter eingehalten werden. Die Stromstärke variiert je nach der Elektrodengröße von 0,5—10 mA, muß z. B. bei einer Elektrodengröße von 10×10 cm mit mindestens 2, von 15×20 cm mit 6 mA gewählt werden, bei Stromstärke, die über 20 mA hinausgeht, besteht die Gefahr der Verätzung, besonders an der Kathode. Die Behandlungszeit schwankt zwischen einigen Minuten und ½ Stunde, dort wo geringe Stromstärken verwendet werden, kann sie sogar auf einige Stunden ausgedehnt werden. An Stelle der früher allgemein üblichen Metallelektroden sollen solche aus Stoff verwendet werden, da außer Platin jedes Metall in Lösung gehen kann. Die Kupferlitze, die zum Anschluß an den Apparat dient, wird auf den zirka ½ cm dicken Wollstoff kreisförmig aufgenäht, dieser selbst mit der Leitungsflüssigkeit befeuchtet, mit der Stoffseite fest der Haut aufgelegt, während die der Haut abgewandte Seite am besten mit Billrothbattist belegt wird, um eine zu starke Wasserverdunstung hintanzuhalten; die Befestigung erfolgt durch Sandsäcke oder Binden. Die indifferente Elektrode wird bei kürzeren Sitzungen dem Patienten in die Hand gegeben, bei längeren an den Unterarm angebunden. Dickere Elektrodenstoffe und eventuelle Ansäuerung mit Salzsäure verhindern mit Sicherheit, selbst bei stundenlanger Behandlung, Verätzungen an der indifferenten Seite.

Eigene Spezialelektroden, wie Gefäßelektroden in Glockenform mit oder ohne Diaphragma, auskochbare Schwämmchen, die Einschaltung des Vierzellenbades zum Zwecke der Iontophorese sind überflüssig. Bei Körpern, deren Stromrichtung unbekannt ist, soll der Strom in Intervallen von 10 Minuten gewechselt werden, was durch Einschaltung eines periodischen Stromwenders in den Apparat geschieht, so daß die Ionenwanderung auf jeden Fall erfolgt.

Die *Wirkung* kann örtlich auf die Haut beschränkt sein, wenn die Ionen bei ihrem Durchtritt durch die Haut chemisch gebunden werden, andere, wie Kalium oder Natrium, gehen durch die Haut hindurch, ohne diese anzugreifen, und gelangen ins Blut, während wieder andere, z. B. Jod, Adrenalin, Morphium, neben der Hautwirkung auch eine Allgemeinwirkung auslösen. BOURGUIGNON behauptet, daß die mittels Iontophorese einverleibten Salze viel länger im Körper verbleiben als bei jeder anderen Art der Darreichung.

Die *Anwendung* der Iontophorese kommt bei einer Anzahl kosmetischer Leiden in Betracht, besonders dort, wo eine andere Therapie versagt hat: So bei der Akne vulgaris, bei der MEISSNER Sublimat von der Anode aus gab, KÄSTENBAUM Chinin. hydrochloricum (5%), eventuell kombiniert mit 5%iger Adrenalinlösung (1 : 1000). Von letzterem wurde auch 5%ige Ammoniaklösung empfohlen, deren Anwendung allerdings einen sorgsamen Schutz der Augen und Lippen voraussetzt und eine starke Austrocknung der Haut im Gefolge hat. Bei Seborrhoe des Kopfes, so besonders beim Defluvium cap., soll eine kombinierte Anwendung von Chinin und Ammoniak Besserungen erzielen, bei der Rosacea eine Behandlung mit Ergotin (MEISSNER) oder Chinin-Adrenalin wie bei der Akne vulgaris manchmal Erfolge zeitigen. Sycosis simplex wurde von EHRMANN mit gutem Erfolge einer iontophoretischen Behandlung mit Methylenblau (von der Anode) unterzogen. Ähnlich wirkt Sublimat, während WIRZ gute Wirkung mit einer 10—20%igen wässerigen Lösung von Ichthyol (von der Kathode) erzielte, der er oft noch eine Nachbehandlung mit Jod anschloß; dieses wird am besten in Form der Jodjodkalilösung (1 : 2 : 300 oder 1 : 2 : 500 von der Kathode) appliziert. WIRZ sah in 10 Fällen einen einzigen Versager. Auch oberflächliche und tiefe Trichophytien sowie Erysipeloide werden nach demselben Autor durch Jodiontophorese günstig beeinflußt. Selbst beim Erysipel gelangen K. F. BECK durch Behandlung mit 1%iger Jodkalilösung Besserungen. Weniger Beachtung verdient die kataphoretische Behandlung von Warzen (3%iges Magnesium sulfuricum von der Anode) und von Follikulitiden und Furunkeln mit 2%iger Zinksulfatlösung vom positiven Pol. Bei Lupus vulgaris wurden verschiedene Medikamente mit wechselndem Erfolg zur Anwendung gebracht, so Zinkchlorid (LEDUC), Pyrogallol (VOLK), Adrenalin, Jod (WIRZ), Krysolgan (SCHNEIDER), beim Erythematodes Zinkchlorid bei frischeren, Jod bei chronischen Fällen (VOLK, ISMAIL-SADE und A. DŠAFAROV). Die Jod-Iontophorese wurde auch mehrmals, allerdings ohne besonderen Erfolg, bei oberflächlichen Formen von chirurgischer Tuberkulose (Spina ventosa, Tendovaginitis) versucht. LEDUC, BOURGUIGNON empfehlen sie mit 1%iger Lösung bei keloidartigen Narben, auch bei Sklerodermie sollen Besserungen zu beobachten sein. Nach BELOT und LEPEUNETIER soll 2%iges Magnesiumchlorür zur Abflachung von Keloiden führen; die Elektroden werden nebeneinander angelegt. Zur Lockerung der Haare zwecks nachfolgender Epilation und zur Stillung des Juckreizes bei Ekzemen ist 1—2%iges Natriumsulfid (von der Anode) oder 1%ige Bromkalium- (Natrium-) Lösung (Kathode) angegeben worden.

Größere Beachtung verdient die zuerst von DEUTSCH verwendete Histaminiontophorese bei rheumatischen oder traumatischen Myalgien, bei Neuralgien, Arthritiden oder Zirkulationsstörungen mit einer Lösung von 1 : 20.000 oder durch dünnes Anstreichen mit einer Histaminsalbe, über welche ein feuchtes Handtuch gelegt wird, an welchem die Anode zu befestigen ist. Einfacher ist der Gebrauch von Katexonfolien (Schering-Kahlbaum), mit Histaminlösung getränkten Löschpapierblättern, die an der Außenseite mit einer leitenden Substanz bedeckt sind (8—10 mA, 5—10 Minuten, 6—10 Sitzungen). Es entsteht eine tiefgehende Hyperaemie, an der von der Folie bedeckt gewesenen Stelle knapp nach der Applikation urticariaähnliche, stark juckende Quaddeln. Ähnlich wie Histamin wirken Cholinderivate, z. B. das Doryl-Merck, das in der Lösung von 0,001 g pro Quadratzentimeter von der Anode her gegeben wird (5—15 mA, 5—10 Minuten). CHOLNOKY lobt die Histaminiontophorese bei Akne, Rosacea, Seborrhoe. Die Arthritis deformans soll nach RUTENBECK auf diese Behandlung, die natürlich länger fortgesetzt werden muß, ansprechen. Dionin ist nach M. LÉVAI und E. SIMINSKY ebenso wirksam wie das Histamin und hat den Vorteil der größeren Haltbarkeit. Man tränkt zur Durchführung der Dioniniontophorese am besten aus Filtrierpapier hergestellte Folien mit folgender Lösung:

Rp. Aethylmorphin. hydrochlor.	1,0	Aq. fontis	159,0
		Sacch. albi	40,0

und läßt sie von der Anode her einwirken.

Von WIRZ stammt die *iontophoretische Anaesthesie* bei dermatologischen Operationen (Entfernung von Lupusherden, Tätowierungen, Pigmentnaevis, bei Skarifikationen, bei Epilationen usw.) mit 2%iger Kokain-5%iger Adrenalin- (1 : 1000) Lösung. Die von ihm angegebenen Bleiplatten sollen mit löschpapierdickem Zellstoff umwickelt werden, der den Elektrodenrand um 3—4 mm überragt. Bei einer Spannung von 1—2 Volt werden bei kleineren Elektroden 10 mA, bei größeren 20—30 mA durch 5—15 Minuten gegeben. Infolge der größeren Stromstärke ist auf eine Hautverbrennung besonders zu achten, die Elektrode wird am besten von dem Arzt selbst auf die zu anaesthesierende Stelle aufgedrückt, wobei dem Umstand Aufmerksamkeit zu schenken ist, daß das Metall der Elektrode niemals mit der Haut in direkten Kontakt kommen darf. Wenn WIRZ als Vorteile dieser Art der Anaesthesie anführt, daß sie zwei- oder dreimal solange anhält als die Infiltrationsanaesthesie, der Schmerz des Injektionsstiches und die ödematöse Durchtränkung des Gewebes wegfällt und schließlich durch den sparsameren Verbrauch von Anaesthesielösung ein größeres Operationsfeld gewählt werden kann, so ist ihre Durchführung doch außerordentlich umständlich und zeitraubend, auch sind Mißerfolge nicht immer auszuschließen, weshalb sie nur gelegentlich Anwendung findet. Die Infiltrationsanaesthesie reicht meist vollkommen aus.

Im allgemeinen läßt sich über die iontophoretische Behandlung sagen, daß ihr therapeutischer Wert noch vielfach umstritten ist; da sie viel Zeit und Arbeit in Anspruch nimmt und man zumeist durch einfachere Maßnahmen und mit demselben Erfolge Medikamente in die Haut oder in die tiefer gelegenen Organe einzubringen vermag, konnte sie sich bisher nicht allgemein durchsetzen.

Ipe-Knolle soll eine kalifornische Haarwuchsknolle sein, besteht aus Klettenwurzel mit Parfumzusätzen. (Oja A. G., Parfumerie und kosmetische Fabriken, Berlin.)

Ipsiform ist eine Formaldehydseifenlösung, die als Desinfektionsmittel, zu Spülungen und Waschungen sowie gegen lästige Schweißabsonderungen verwendet werden soll. (Lingner-Werke A. G., Dresden A.)

Irex-Zahnpulver soll aus Calciumkarbonat, Rhodankalium und anderen Salzen bestehen. (Lingner-Werke A. G., Dresden A.)

Irisöl, Oleum Iridis (Florentinae). Dieses konkrete (myristinsäurehaltige) Öl ist ein wertvoller Grundstoff für Veilchengerüche. Aber auch zu Phantasiegerüchen wird es häufig herangezogen. Durch Entfernen des aus Myristinsäure bestehenden konkreten Anteiles dieses Öles erhält man das absolute, flüssige Irisöl, das fast vollständig aus Iron besteht.

Iris-Schnee Queisser ist Veilchenwurzelpulver. Es soll zur Hautpflege Verwendung finden. (Queisser & Co. G. m. b. H., Hamburg.)

Iriswurzel, Rhizoma Iridis (Florentinae), dient als Zusatz zu kosmetischen Pulvern verschiedener Art (Puder, Zahnpulver, Schweißpuder usw.). In Form der Iristinktur ein wichtiges Hilfsmittel für die Parfumerie, analog dem Irisöl als Riechstoff verwendet.

Iristinktur. Iriswurzel fein gepulvert 250,0 mit 1 Liter Alkohol 4 Wochen mazerieren.

Irrigationsmittel (Vaginalspülmittel). Es ist ohne weiteres klar, daß in den Bereich der Kosmetik nur Vaginalspülungen prophylaktischer Natur gehören, also solche, die durch Anwendung adstringierender, desinfizierender und desodorisierender Mittel einem selbstverständlichen Reinlichkeitsbedürfnis dienen.

Unter den zahlreichen Vaginalspülmitteln seien genannt: Alaun, essigsaure Tonerde, Thymol, Chinosol, Borsäure, Benzoesäure, Salizylsäure (Vorsicht), Lysol, Lysoform, Tannin, Zinksalze, Holzessig, Kaliumpermanganat, Persalze, Wasserstoffsuperoxyd, Essigsäure (Essig), Weinsäure, Milchsäure, Kupferlösungen usw. Ausgehend von der bekannten Tatsache, daß gesunde Vaginalschleimhaut Milchsäure ausscheidet, der regional-bakterizide Wirkung zukommt (Selbstschutz), dürften Spülungen mit Milchsäure bzw. milchsauren Salzen (Aluminiumlaktat u. a.) besonders zweckmäßig sein, auch die als Hausmittel gebräuchlichen Spülungen mit verquirlter saurer Milch.

Rp. Acid. lact. (85%) ... 50,0
Aq. dest. ... 150,0
S. Zu Vaginalspülungen. 1 Eßlöffel auf 1 Liter warmes Wasser.

Einfache Spülflüssigkeiten: Essigsaure Tonerde 1—2%, Alaun 2—3%, Thymol 0,1%, Kaliumpermanganat 0,2—0,3%, Lysol 0,3—0,5%, Tannin 1—1,5%, Borsäure 3%, Holzessig 5%, Chinosol 0,2% usw. Als einfaches, adstringierendes und sehr gut desodorisierendes Spülmittel verdient das Kaliumpermanganat besonders hervorgehoben zu werden.

Rp. Kal. permangan. ... 50,0
Aq. dest. ... 500,0
S. 1—2 Eßlöffel für 1 Liter warmes Wasser.

Sauerstoffmittel:

Rp. Kal. persulfuric. ... 1,0
Natr. persulfuric. ... 5,0
Acid. boric. ... 5,0
Aq. dest. ... 1000,0
S. 4 Eßlöffel für 1 Liter Wasser.

—

Rp. Natr. perboric. ... 34,0
Acid. boric. ... 14,0
Acid. benzoic. ... 6,0
M. f. tabul. Nr. 50.
S. 2 Tabletten in 1 Liter warmem Wasser lösen.

Rp. Natr. perboric. ... 17,0
Acid. boric. ... 7,0
Natr. bicarbon. ... 40,0
Kal. permangan. ... 0,3
Man verreibt zuerst das Permanganat mit dem trockenen Natriumbikarbonat, mischt dann Natriumperborat und Borsäure hinzu und preßt Tabletten von 1,0
S. 2 Tabletten in 1 Liter warmem Wasser lösen.

Diverse Spülmittel:

Rp. Alumin. lact. ... 6,0
Aq. dest. ... 150,0
S. 2 Eßlöffel für 1 Liter warmes Wasser.

—

Rp. Tannini ... 50,0
Aquae ... 250,0
Aq. Chamomill. ... 250,0
S. 2—3 Eßlöffel für 1 Liter warmes Wasser.

—

Rp. Acid. boric. ... 20,0
Acid. benzoic. ... 5,0
Thymoli ... 2,0
Spir. Vini ... 150,0
Aq. dest. ... 100,0
S. 3 Eßlöffel für 1 Liter Wasser.

—

Rp. Aluminis crud.
Zinci chlorat. ... aa 25,0
Aquae ... ad 200,0
S. 1 Eßlöffel für 1 Liter Wasser zum Spülen.

—

Rp. Aluminis ... 20,0
Ol. Patchouli ... 0,1
Aq. dest. ... 250,0
S. 3 Eßlöffel für 1 Liter warmes Wasser.

Rp. Zinc. acetic. ... 5,0
Aq Rosar. ... 140,0
Aq. Coloniens. ... 10,0
S. 4 Eßlöffel für 1 Liter Wasser.

—

Rp. Thymoli ... 0,5
Eucalyptoli ... 0,75
Mentholi ... 0,2
Methyl. salicyl. ... 0,8
Acid. benzoic. ... 0,5
Glycerini ... 50,0
Acid. boric. ... 3,0
Aq. dest. ... 1000,0
S. 1 Eßlöffel für 1 Liter Wasser.
(CERBELAUD)

—

Rp. Zinc. borici ... 3,0
Zinc. salicyl. ... 2,0
Aq. dest. ... 150,0
S. 1 Eßlöffes für 1 Liter Wasser.

—

Rp. β-Naphtholi ... 18,0
Spir. camphor. ... 50,0
Ol. Lavandul. ... 20,0
Mentholi ... 0,2
Spir. Vini ... 900,0
S. 1 bis 2 Eßlöffel für 1 Liter Wasser.

Isapogen. Flüssigkeit von sirupähnlicher Beschaffenheit; riecht nach Jod und Campher. Es enthält 6% Jod und 6% Campher an vegetabilische Fette gebunden. Das Jod ist teils organisch, teils in einfacher Lösung anwesend. Löst sich in Wasser zu einer milchig-weißen, haltbaren, schwach sauren Lösung. Löslich in Alkohol, Glyzerin, Aether, Chloroform, Benzol, Terpentinöl. Mit Lanolin und Ungt. Paraffini lassen sich haltbare Salben herstellen. Keimtötendes und aufsaugendes Mittel. Bei parasitären Hautleiden, Frostbeulen, Alopecia areata, lokalem Pruritus als reine Substanz. In Verdünnung 1 : 6—3 mit Wasser oder Alkohol erhält man juckstillende und desinfizierende Waschmittel (Pruritus localis, Seborrhoe). (Chemische Fabrik Schürholz G. m. b. H., Köln-Zollstock.)

Isla Schwefelsalbe ist eine überfettete Teginsalbe mit kolloidalem Schwefel und Kochsalz (Ischler Solesalz). Wurde gegen Seborrhoe, seborrhoisches Ekzem, Psoriasis, Akne vulgaris u. a. empfohlen. (Gert & Co., Wien.)

Isoeugenol (Isoeugenolum) besitzt den Geruch der Gartennelke und wird in diesem Sinne häufig verwandt, aber auch zu Phantasiebuketts.

Isophenol, s. Verjüngung.

Isopropylalkohol, Alcohol isopropylicus, wird für billige Parfumeriewaren als Ersatz des Aethylalkohols verwendet. Er ist für gute Parfums überhaupt nicht geeignet, da er einen ungemein häßlichen Nachgeruch besitzt, auch kann er z. B. bei Kopfwässern usw. zu Reizerscheinungen Anlaß geben. Zur Händedesinfektion wird Isopropylalkohol besonders empfohlen. Er soll in dieser Hinsicht den Aethylalkohol an Desinfektionskraft bedeutend übertreffen. (Am besten mit Seife als Festalkohol zu verwenden.) (S. auch Festalkohol; Seife.)

Iwanowsche Flecke nennt man jene stecknadelkopfbis linsengroße weiße Flecke, welche nach Abheilung einer Akne an der Brust meist bei Männern zurückbleiben und leichten keloiden Narben entsprechen.

J

Jaborandiblätter, Folia Jaborandi, enthalten im Mittel 0,75% Pilokarpin, maximal 1,5%. In Form der Tinctura Jaborandi (20,0 Blätter in 100,0 verdünntem Alkohol zu 70%, 8 Tage) als Haarwuchsmittel verwendet. Zur Verwendung als Haarspiritus zum Einreiben werden 100,0 dieser Tinktur mit der gleichen Menge 70%igen Alkohols verdünnt empfohlen. Im allgemeinen sollte man aber schwächere Präparate herstellen und besser 1 Teil Jaboranditinktur mit 3—4 Teilen verdünntem Alkohol verdünnt zum Einreiben benützen, weil es sonst bei empfindlichen Personen leicht zu einer Pilokarpinvergiftung kommen kann.

Jaborandihaarwasser.

Rp. Tinct. Jaborandi	25,0	Tannini	0,4
Spir. Vini	65,0	Bals. peruv.	1,0
Aquae	35,0	S. Mit Wattebausch auf die Kopfhaut reiben.	
Chinin. hydrochlor.	0,4		

Jacket-crown, s. Zahnanomalien.

Japantalg, auch fälschlich als Japanwachs, Cera japonica, bezeichnet, ist kein Wachs, sondern als Glyzerinester ein echtes Fett, gehört also zu den Talgarten. Enthält auch in frischem Zustand erhebliche Mengen freier Fettsäure (10—15%) und besitzt einen unangenehmen ranzigen Geruch. Japantalg ist als Fettstoff zur Herstellung von Salben und anderen kosmetischen Mitteln nicht geeignet, kann aber zur Herstellung von Seifen und Seifensalben benützt werden (TRUTTWIN) (s. auch Epidor; Penetran). In unverseiftem Zustande (bzw. vor Neutralisation der freien Fettsäuren) ist Japantalg für kosmetische Präparate aller Art absolut ungeeignet.

Jasminblütenöl, Oleum Jasmini, wird durch Extraktion der Blüten als echtes Öl gewonnen. Sehr häufig verwendet man auch Kunstprodukte.

Jasminöl, künstlich.

Benzylacetat	60 g	Canangaöl	5 g
Methylanthranilat	15 „	Jasmin liq.	2,5 „
Geraniumöl afrik.	10 „	Benzoetinktur	20 „
Heliotropin	5 „	Ketonmoschuslösung	15 „
Zimtaldehyd	5 „		

Jockey-Club.

Heliotropin	20 g	Zitronenöl	10 g
Terpineol	20 „	Benzylacetat	10 „
Vanillin	2 „	Moschuslösung	10 „
Cumarin	5 „	Benzoetinktur, Sumatra	15 „
Sandelöl westind.	10 „		

Jod, Jodum. Metallflitter, die an der Luft braune Joddämpfe entwickeln. Sehr wenig in Wasser löslich (1 : 3750), löslich in Alkohol- (1 : 9), Aether usw. Tannin- oder Ammoniumsalzzusatz usw., vermehrt seine Löslichkeit in Wasser (z. B. 0,3 g Tannin und 1 g Jod geben mit 200 g Wasser eine klare Lösung). Auch Jodkalizusatz erhöht die Löslichkeit des metallischen Jods in Wasser, z. B. Kal. jodat. 6,0, Jodi 3,5 und Aq. dest. 100,0 geben eine klare, braune Jodlösung. In entsprechender Verdünnung angewendet, wirkt Jod bei oberflächlichem Betupfen der Haut adstringierend, antiseptisch und keimtötend, auf bestehende Entzündungen aufsaugend und entzündungswidrig. Stets ist mit einer gewissen entzündlichen Wirkung zu rechnen. Jod färbt die Haut braun, die Färbung hält bis zur Abstoßung der oberen Epidermiszellen an, unter leichten Entzündungserscheinungen (Schälwirkung). Bei Verwendung im Gesicht besteht bei längerer Verwendung stets die Gefahr länger dauernder Verfärbung der Applikationsstelle. Wird Jod unter Abschluß der Luft in Form von Kompressen appliziert, so kommt es zu tiefergehenden Entzündungserscheinungen (Dermatitis) unter Blasenbildung. Bei Jodtherapie ist immer daran zu denken, daß bei vielen Personen eine Idiosynkrasie gegen Jod besteht und es bei diesen leicht zu einer Jodakne kommen kann. Kosmetisch wird Jod meist in Form von Jodtinktur bzw. Jodsalben usw. gegen parasitäre Hautaffektionen aller Art verwendet. Die Jodtherapie leistet auch gute Dienste bei Perniones, Hyperhidrosis, Alopecia usw. Zur Sommersprossenbehandlung nicht zu empfehlen. Meist zusammen mit Jodalkalien wird Jod innerlich und besonders äußerlich zu Abmagerungsmitteln verwendet (s. dort; cave Jod-Basedow), dies sehr häufig auch in Form jodhaltiger Drogen, wie Fucus vesiculosus u. a. Nach TRUTTWIN soll die wirksamste Form des Jods jene in statu nascendi sein, deshalb sind Präparate mit Jodalkalien anzuwenden, aus denen während der Applikation Jod in Freiheit gesetzt wird (s. auch Jodkalium bei Kalium).

Di-Jodthymol, Thymolum bijodatum (s. Aristol), wird als vorzügliches Mittel zur Heilung von Sonnenbrand empfohlen (s. auch Sonnenlichtschädigungen).

Jodtinktur, Tinctura Jodi. Einfache Lösungen von Jod in Alkohol sind nicht lange haltbar.

Rp. Jodi	10,0
Spir. Vini (90%)	90,0

Besser stellt man diese Tinktur unter Mitverwendung von Jodkali her:

Rp. Jodi	7,0	Spir. Vini	90,0
Kal. jodat.	3,0	Kalt lösen.	

Entfärbte Jodtinktur, Tinctura Jodi decolorata.

Rp. Jodi	10,0	Lösen und zusetzen:	
Natr. thiosulfuric.	10,0	Liq. Ammon. caust. (10%)	15,0
Aq. dest.	10,0	Spir. Vini (90%)	75,0

Diese Tinktur kann die braune Jodtinktur nicht voll ersetzen.

Solutio Jodi Lugol.

Rp. Jodi	10,0
Kal. jodat.	20,0
Aq. dest.	170,0

Jodtanninlösung.

Rp. Jodi	5,0
Tannini	10,0
Aq. dest. fervid.	85,0
S. Gegen Frostbeulen.	

Unguentum Jodi.

Rp. Jod. pur	0,3
Kal. jodat.	3,0
Adip. benzoat. ad	30,0
S. Besonders gegen Frostbeulen.	

Rp. Tinct. Jodi	
Tinct. Gallar. aa	10,0
S. Zum Einpinseln. Gegen Frostbeulen.	

Ebenso gegen Frostbeulen 5% Jodkollodium, 2—5% Jodglyzerin.

Jodakne. Unter diesem Namen werden papulo-pustulöse Knoteneruptionen verstanden, die nach mehr oder weniger langdauerndem, meist kumuliertem, innerlichem Gebrauch von Jodkalium und Jodnatrium, vor allem im Gesicht, doch auch — obwohl seltener — am Stamm auftreten. Die Knötchen stellen in der Mehrzahl konische, auf lebhaft geröteter Basis sitzende, mitunter haemorrhagische Pusteln dar. Sie unterscheiden sich vom klinischen Standpunkte aus von der Akne vulgaris durch ihr akutes Auftreten und die dadurch bedingte gleichzeitige Anwesenheit vieler gleichartiger Aknepusteln. Allem Anschein nach werden sie durch eine perifollikuläre, bis zur Eiterung führende Entzündung infolge des durch die Talgdrüsen ausgeschiedenen Jodes hervorgerufen. Es ist gelungen, Jod im Inhalt der Jodaknepusteln nachzuweisen. Ob nun sämtliche Erscheinungen der Jodakne als die Folgen der direkten Einwirkung des Jodes auf die Hauttalgdrüsen angesehen werden können, ist damit noch nicht bewiesen. Man kann sich nämlich fragen, ob im Grunde genommen die Jodakne nichts anderes ist wie eine durch Jod provozierte, d. h. biotropisch bedingte Akne vulgaris.

Es käme sonach neben der primären, toxischen noch eine indirekte, sogenannte bakteriell-biotropische Wirkung dem Jod zu, indem dadurch die Hautsaprophyten (Aknebazillen, Staphylokokken) eine Steigerung der Virulenz erfahren. Die Verschlimmerung der gewöhnlichen Akne juvenilis nach Joddarreichung ist eine altbekannte Erfahrungstatsache. Die erste therapeutische Maßnahme soll sonach im völligen Sistieren des inneren Jodgebrauchs bestehen. Die anderweitigen Behandlungsmethoden unterscheiden sich im wesentlichen nicht von denen der Akne juvenilis.

Jodalan, s. Jodtube.

Jodent ist eine Zahnpasta, die mit Krankenheiler Jodquellsalz hergestellt ist. (Krankenheiler Jodquellen A. G., Bad Tölz.)

Jod-Federstift ist eine Art Füllfederflakon, das mit Jodtinktur gefüllt ist (s. auch Jodheil; Pigo-Jod-Federstift).

Jodheil ist ein Taschenetui für Jodtinktur, bestehend aus einem ampullenartigen Glasgefäß mit pipettenartiger Spitze zum direkten Bestreichen der zu jodierenden Stellen. Das Gefäß ist in eine Metallhülse mit Schraubverschluß eingesetzt; in dem Schraubverschluß befindet sich ein besonders geformter Gummiverschluß, der durch einen Gummizapfen die Gefäßmündung dicht verschließt. (S. auch Jod-Federstift.)

Jodipin (Jodfett). Jodölpräparat, das 10—40% Jod organisch gebunden enthält. Hellgelbe bis braune ölige Flüssigkeit. Es entfaltet eine langanhaltende milde Jodwirkung, ist verträglicher als Jodalkalien (z. B. bei Psoriasis). Dient auch zur Herstellung von entfettenden Einreibemitteln.

Jodixod-Jodstift soll nach Angabe offizinelle Jodtinktur in fester Form sein. Zum Bestreichen der zu jodierenden Stellen. (Robert Geller, Chem. Labor., Karlsruhe. Baden.) (S. auch Jodostick.)

Jod-Kaliklora ist eine Zahnpasta, die außer den Bestandteilen von Kaliklora (s. dort) gebundenes Jod enthalten soll, das beim Zähneputzen an den Speichel und die Mundschleimhaut abgegeben wird. Diese Pasta soll Jodmangelkrankheiten verhüten helfen. (Kaliklorafabrik, Queisser & Co. G. m. b. H., Hamburg.)

Jod-Lenicetpulver ist nach Angabe ein trockener Ersatz für Jodtinktur mit 10 p. c. Jod. (Dr. Rudolf Reiß, Rheumasan- und Lenicet-Fabrik, Berlin.)

Jododerm-Frostsalbe. Nach Angabe Cykloform, Jododerm (gallokarbonsaures Wismutoxyjodid) und Salbengrundlage enthaltend. (Taunus-Apotheke Dr. Jo Mayer, Wiesbaden.)

Jodo-Muc, „der flüssige Jodstift", ist ein stiftähnliches Glasfläschchen mit aufgeschraubtem Nickelverschluß, das Glas in Galalithhülse, gefüllt mit Jodtinktur. Zur Anwendung schraubt man die Kappe des Jodo-Muc-Fläschchens ab und streicht mit der Spitze leicht über die zu desinfizierende Körperstelle hin. Auch einzelne Tropfen lassen sich der Vorrichtung entnehmen. (Chemische Fabrik Merz & Co., Frankfurt a. M.)

Jodosapol ist eine gelbe Flüssigkeit, die aus neutralem, naphthensulfosaurem Natrium und Monojodhydringlyzerin besteht und 10% organisch gebundenes Jod enthält. Es läßt sich mit Wasser, Alkohol, Glyzerin, Chloroform und Aceton in jedem Verhältnis klar mischen und mit Aether, Benzin, Fetten und Ölen leicht emulgieren. Anwendung: Zur Wundbehandlung und zur Desinfektion von Geräten, Händen usw. rein oder mit Wasser, Alkohol oder Glyzerin (1 : 1—4) vermischt. (Aktienfabrik chem. und therap. Produkte „Medica" in Prag.)

Jodostick ist nach Angabe alkoholische Jodtinktur in fester Form. Ein Stift zum Bestreichen der zu jodierenden Stellen. („Norgine" A. G., Prag.) (S. auch Jod-Federstift; Jodixod; Jodstift; Pigo.)

Jodovon ist ein Kopfwasser, das Bestandteile der Krankenheiler (Tölzer) Jodquellen enthalten soll. (Krankenheiler Jodquellen A. G., Bad Tölz.)

Jodschwefel, Sulfur jodatum, ist wohl keine einheitliche chemische Verbindung, sondern im wesentlichen eine feste Lösung von Jod und Schwefel ineinander. Es wird hauptsächlich in homoeopathischen Verschreibungen D 6 und D 3 gegen Furunkulose und Akne gebraucht (Bier). Man gibt 3mal täglich eine Tablette $^1/_2$ Stunde vor den Mahlzeiten.

Jodstäbchen Merck sind Stäbchen, die an der Spitze mit kolloidem, wasserlöslichem Jod überzogen sind. Sie dienen zu Jodeinstrichen. (E. Merck, Darmstadt.)

Jodstift Braun enthält nach Angabe das Jod in leicht löslicher Form, so daß sich die Haut beim Bestreichen mit diesem Stift schon bei ganz geringer Feuchtigkeit färbt. Das Anwendungsgebiet ist entsprechend dem der Jodtinktur. (B. Braun, Melsungen, Bez. Kassel.) (S. auch Jod-Federstift; Jodixod; Jodostick; Pigo.)

Jodtube (Jodalan) besteht nach Angabe aus flüssiger 10%iger Jodtinktur in einer Metalltube.

Jonon (Jononum) und Methyljonon (Jononum methylicum) (Veilchenriechstoffe). In sehr großer Verdünnung zeigen diese Produkte ausgesprochenen Veilchengeruch und sind die wesentlichste Basis aller modernen Veilchenkompositionen. Besonders das Methyljonon eignet sich aber auch noch zu einer Menge von Phantasiekompositionen modernsten Geschmackes.

Jonquilleblütenöl (Oleum Jonquillae). Dieses Blütenöl einer Narzissenart wird in Südfrankreich (Grasse) als echtes Blütenöl gewonnen. Auch gute künstliche Jonquilleöle sind im Handel (s. auch Narzissenblütenöl).

Jothion ist sym.-Dijodhydrin oder 1,3-Dijod-2-oxypropan. Schwach gelb gefärbte, ölartige Flüssigkeit von nicht unangenehmem Geruch. Löslich in etwa 75—80 Teilen Wasser, in 20 Teilen Glyzerin; sehr leicht löslich in organischen Lösungsmitteln. Es spaltet mit Alkalien und Ammoniak leicht Jod ab, ebenso beim Erhitzen. Jodgehalt 79—80%. Das Jod des Präparates wird leicht von der Haut aufgenommen, daher zur perkutanen Jodeinverleibung verwendet. Nur äußerlich, 5—20%ige Lösung in Olivenöl oder:

Rp. Jothioni .... 1,0—5,0
Spir. Vini, Glycerini ... aa 5,0

zu Pinselungen bei Pruritus vulvae, Dermatomykosen, Frostbeulen. (I. G. Farbenindustrie A. G., Leverkusen a. Rh.)

Jothion-Frostbalsam ist nach Angabe eine Lösung von Jothion und Koryfin in Collodium elasticum. Es soll auf geschlossenen Frostschäden aufgepinselt werden. (Taunus-Apotheke, Dr. Jo Mayer, Wiesbaden.)

Jucken, s. Lichtbehandlung; Pruritus; Schädigungen.

Juckstillende Mittel, s. Prurex; Pruridon; Pruritstrahl; Succinol; Teerdermasan.

Jungfernmilch, s. Laits de Beauté.

Juvenia ist eine Haarfarbe, deren Lösung I aus Wasserstoffsuperoxyd, Lösung II aus Paraphenylendiamin bestand. (E. Guesquin, Paris.)

Juxtaartikuläre Knoten, s. Innere Krankheiten.

K

Siehe auch C und Z.

Kadusöl, sogenanntes Dauerwellöl, ist eine parfumierte dickflüssige Seife.

Kahlheit, s. Alopezieformen; Haarausfall; Hypertrichosis.

Kaiser-Borax ist Borax mit besonderen Zusätzen zum Weichmachen des Wassers. Im Handel sind ferner K.-B.-Seife, K.-B.-Zahnpulver, K.-B.-Shampoon. (Heinr. Mack Nachflg., Ulm a. d. Donau.)

Kakaobutter, Kakaofett, Oleum oder besser Butyrum Cacao. Festes gelbliches Fett von angenehmem Geruch, schmilzt bei 32° C, also leicht in Berührung mit der körperwarmen Haut. Wenig löslich in kaltem Alkohol, in siedendem Alkohol löslich 1 : 5, löslich in Aether usw. Wird nur schwer ranzig, man muß aber mutwilliges Aussetzen an Luft oder Licht vermeiden, sonst tritt Ranzidität ein (am Licht unter Bleichen!). Leicht verseifbar, Kakaobutterseife wird u. a. als Zusatz zu Zahnpasten o. dgl. empfohlen. Kakaobutter findet ausgedehnte Verwendung zur Herstellung von Suppositorien, Lippenpomaden und kosmetischen Salben aller Art, sie ist als leicht resorbierbares Fett ein vorzügliches Hautpflegemittel. Für Lippen*schminken* eignet sie sich nicht, weil die mit Kakaobutter hergestellten Stifte „schmieren". Sie ist erst in den letzten Jahren bei der Herstellung kosmetischer Präparate mehr in Aufnahme gekommen, verdient auch in dieser Hinsicht größte Beachtung. Auch als Abschminke verwendet.

Lippenpomade.

Rp. Butyr. Cacao	75,0
Ol. Olivar.	25,0
Ol. Rosae gtt. III.	
Vanillini	0,05
Alcannini	q. s.
ad color. rubr.	

Rp. Butyr. Cacao	20,0
Cetacei	15,0
Cer. alb.	8,0
Ol. Amygdal. dulc.	80,0
Aq. Rosar.	12,0
Ol. Rosae ver.	0,2
Tinct. Ambrae	5,0

S. Kakaobutter-Cold-Cream.

Kakodylsaures Natrium, s. Arsen.

Kalifornische Haarwuchsknolle, s. Ipe-Knolle.

Kaliklora, eine Zahnpasta, enthält neuerdings nicht mehr chlorsaures Kalium, sondern Fluor- und Phosphorsalze, die den Zahnschmelz remineralisieren und so zur Cariesprophylaxe beitragen sollen. Im Handel ist auch K.-Mundwasser. (Queisser & Co., Hamburg.)

Kalilauge, s. Ätzalkalien.

Kaliseife, s. Seife.

Kalium.

Kaliumacetat, Kalium aceticum, leicht löslich in Wasser und Alkohol. Füllmittel für flüssige Seifen, mit Kaliumbisulfat gemischt als Riechsalz.

Kaliumbichromat, s. Chrom.

Kaliumbikarbonat, Kalium bicarbonicum. Farblose Kristalle, die sich nur langsam in 4 Teilen Wasser lösen. Wird (nur selten) wie Natriumbikarbonat verwendet.

Kaliumbromid, Kalium bromatum. Weiße Würfelkristalle, löslich in 1,7 Teilen Wasser und etwa 200 Teilen Alkohol. Innerlich in bekannter Weise als nervenberuhigendes Mittel. Kosmetisch kommt es nur als Zusatz zu Reduziersalzen (Abmagerungsmitteln), in Form von Salben o. dgl. zur Verwendung (s. Abmagerungsmittel).

Kaliumchlorat, chlorsaures Kali, Kalium chloricum. Farblose Kristalle, löslich in 17 Teilen kaltem und 2 Teilen siedendem Wasser, löslich auch in 130 Teilen Alkohol. Beim Erhitzen gibt es Sauerstoff ab, ebenso auch in Berührung mit Gewebssäften des Körpers. Es kann leicht durch Reiben (im Mörser!) bei Gegenwart von Schwefel bzw. Sulfiden (Antimonsulfid) oder organischen Substanzen, wie Kohle, Zucker, Stärke o. dgl., zu Explosionen Veranlassung geben, ebenso durch Erhitzen mit solchen Substanzen. Es wirkt durch Sauerstoffabgabe schwach antiseptisch, auch bleichend. Wird zu Gurgelwässern (Vorsicht, nichts hinunterschlucken, da Vergiftungsgefahr!) benützt (2—5%ige Lösung), auch als Zusatz zu Zahnpasten (Pebecco u. a.). Zur Verwendung in Pasten verreibt man das Kaliumchlorat am besten zunächst mit Wasser, befeuchtet für sich, und inkorporiert die Anreibung in die Pasta.

Kaliumchlorid, Kalium chloratum. Weiße Würfelkristalle, in 3 Teilen kaltem Wasser löslich, unlöslich in Alkohol. Technisch als Zusatz zu Seifen (Füllungslaugen) und zum Aussalzen der Kaliseifen in der Kosmetik von Bedeutung. Therapeutisch wird es seltener verwendet, als Zusatz zu Bädern o. dgl.

Kaliumchromat, s. Chrom.

Kaliumhydroxyd, Kalium causticum, s. Ätzalkalien.

Kaliumhypochloritlösung, Liquor Kalii hypochlorosi (*Eau de Javelle*). Zur Herstellung verreibt man Chlorkalk 20,0 mit Wasser 400,0 und fügt der Anreibung eine Lösung von Pottasche 14,0 in Wasser 200,0 zu. Man mischt durch Schütteln, läßt absetzen und filtriert. Wird als Bleichflüssigkeit verwendet, meist aber der billigere Liquor Natrii hypochlorosi vorgezogen.

Kaliumjodid, Kalium jodatum. Weiße Würfelkristalle, leicht löslich in Wasser (in 0,75 Teilen), in Alkohol (in 12 Teilen). Jodgehalt etwa 76,6%. Kaliumchlorat, Kaliumbromat, Kaliumjodat, Säuren, Metall- und Alkaloidsalze scheiden Jod ab, sind also nicht zusammen mit Jodkali zu verwenden. Auch ranzige Fette (Fettsäuren) bewirken Jodabscheidung, die auch bei guten Fetten allmählich eintritt. Ein Zusatz von Natriumthiosulfat verhindert die Jodabscheidung. Kosmetisch als Zusatz zu äußerlich anzuwendenden Abmagerungsmitteln (Reduziersalzen), meist mit Bromkali zusammen, in Form von Salben o. dgl. auch gegen Perniones und Frostschäden aller Art. Technisch dient es zum „Abziehen" von Haarfärbungen und zur Entfernung von Flecken bei der Färbung mit Metallsalzhaarfarben.

Unguentum Kalii jodati.

Rp. Kal. jodat.	10,0	Natr. thiosulfuric.	0,1
Aq. dest.	10,0	Adip. benzoat.	80,0

Bei Jodkalisalben mit freiem Jod (s. unten) wird das Natriumthiosulfat weggelassen!

Unguentum Kalii jodati cum Jodo.

Rp. Jodi	2,0	Adip. benzoat.	80,0
Kal. jodat.	10,0	Aq. dest.	8,0

Kaliumkarbonat, s. Pottasche.

Kaliumnitrat, Kalium nitricum, Kalisalpeter. Weiße Kristalle bzw. Kristallpulver, löslich in 4 Teilen kaltem Wasser. Kosmetisch nur von geringer technischer Bedeutung als Imprägnierungsmittel für Räucherpapiere (s. auch Räuchermittel).

Kaliumperkarbonat, Kalium percarbonicum, ein Persalz mit aktivem Sauerstoff. Weiße Kristalle, die an der Luft zerfließen. Gibt bei etwa 45° Sauerstoff ab. Nur teilweise löslich in Wasser. Wird als Bleichmittel und sonst analog den Persalzen verwendet, hat aber keine große Bedeutung.

Kaliumpermanganat, s. Mangan.

Kaliumpersulfat, Kalium persulfuricum, ein Persalz mit aktivem Sauerstoff. Weiße Kristalle, schwer löslich in Wasser. Wird als Bleichmittel verwendet.

Kaliumsulfat, Kalium sulfuricum. Weiße, harte, luftbeständige Kristalle, löslich in 10 Teilen kaltem und 4 Teilen siedendem Wasser. Innerlich als Purgans, seine Verwendung als solches ist heute obsolet, da nicht unbedenklich. Kann recht gut zur Herstellung von Badesalzen Verwendung finden.

Kaliumbisulfat, Kalium bisulfuricum, das saure Kaliumsulfat, wird analog anderen sauren Salzen, z. B. als Kohlensäureentwickler bei Badezusätzen, verwendet. Löslich in 2 Teilen Wasser.

Kaliumsulfid, Kalium sulfuratum, Kalischwefelleber, Hepar Sulfuris, ist ein Gemisch von Kaliumtrisulfid und Kaliumthiosulfat. Leberbraune Bruchstücke, die sich in 2 Teilen Wasser und in Alkohol lösen. Leider lassen viele Sorten des Handels in bezug auf primitivste Reinheit viel zu wünschen übrig, die käufliche Schwefelleber des Handels ist oft mit Eisensulfidteilchen verunreinigt, die beim Lösen als schwarzer Rückstand bleiben. Solche Schwefelleber ist natürlich auch als rohes Produkt zur Verwendung ungeeignet. Auch Kalium sulfuratum crudum muß ohne Rückstand in Wasser löslich sein. Da die Selbstherstellung sehr einfach, wird sie sich oft empfehlen. Kalischwefelleber wird kosmetisch zu Schwefelbädern (s. Badezusätze) verwendet, auch zur Herstellung von Depilatorien, ferner in Form von Salben oder Lösungen (Lotio sulfurata) zur Bekämpfung seborrhoischer Zustände, bei Akne usw. gebraucht. Auch als Entwickler bei Metallsalzhaarfarben, zum Korrigieren häßlicher Metallreflexe auf künstlich gefärbtem Haar usw. technisch von Bedeutung. Konzentrierte Lösungen von Schwefelleber wirken ausgesprochen hornlösend (keratolytisch), woran bei ihrer Verwendung stets zu denken ist, namentlich bei Verwendung zum Haarfärben, bei der niemals die Haare zu lange Zeit mit der Kaliumsulfidlösung in Kontakt bleiben sollen, weil sonst Zerstörung der Keratinhülle bzw. Epilationswirkung zu befürchten ist.

Unguentum sulfuratum.

Rp. Kal. sulfurat.	2,0	solve tunc admisce:	
Aq. dest.	5,0	Ungt. lenient.	93,0

Kalkpräparate, s. Calcium.

Kalkwasser, Aqua Calcis, Aqua Calcariae, wird durch Ablöschen des gebrannten Kalks, Calcaria usta, hergestellt: Man löscht 50 g Ätzkalk vorsichtig und allmählich mit 200 g Wasser ab und setzt dann noch 800 g Wasser zu. Man schüttelt gut durch und läßt absitzen. Die klare, überstehende Flüssigkeit wird dekantiert und weggegossen. Der Rückstand wird nun mit 1000 g frischem Wasser aufgenommen, gut durchgeschüttelt und klar absetzen gelassen. Nach 12 Stunden filtrieren und in gut verschlossenem Gefäß aufbewahren. Als kühlender, schmerzlindernder Zusatz in Kühlpasten und Salben, zu Linimenten (Linimentum Calcariae) und zu Umschlägen gegen Verbrennungen und gegen Entzündungserscheinungen aller Art verwendet.

Kallopistria, s. Geschichte der Kosmetik.

Kalmuswurzel, Rhizoma Calami, wird in seltenen Fällen in Gestalt der zerkleinerten Droge oder als Tinktur als Zusatz zu Bädern, Mundwässern usw. verwendet. Analoge Verwendung findet das aetherische Kalmusöl. Tinktur: 1 : 5, Alkohol 70%.

Kaloderma (F. Wolff & Sohn, Karlsruhe) ist ein Glyzerin-Honiggelee zur Hautpflege. Soll aus 2,5% Gelatine, 10% Honig, 60% Glyzerin und 27,5% Wasser bestehen. Vorschrift zur Herstellung eines ähnlichen Präparates s. auch Glyzeringelees.

Kalodont-Zahnpasta ist eine schäumende Seifenpasta. Ein ähnliches Produkt erhält man nach folgender Vorschrift: Für 1000,0 Körper III (s. Zahnpasten) zugeben:

Rp. Ol. Menth. pip.	6,0	Ol. Cinnam. Ceyl.	1,5
Ol. Cinnam. Cass.	2,5	Sol. Carmini	q. s.
Mentholi	1,0		

Kältemischungen. Beim Lösen gewisser Ammoniumsalze bzw. Gemischen solcher mit anderen Salzen in Wasser tritt eine starke Temperaturverminderung (im Mittel um etwa 25° C) ein (Kältemaschinen!). Tränkt man mit solchen Lösungen Papier, Baumwollstoff usw. und trocknet die so befeuchteten Materialien, so erhält man Verbandmaterial (Kompressenmaterial), das beim Befeuchten (am besten mit Essigwasser) stark kühlende Wirkung ausübt.

I. Ammoniumchlorid	100,0	II. Ammoniumnitrat	100,0
Kaliumnitrat	100,0	Kaltes Wasser	100,0
Kaltes Wasser	200,0		

S. auch Papiere (kühlendes Papier, Kühlumschlag).

Kälteschädigungen der Haut. Wirkt erhebliche Kälte längere Zeit auf die Haut, so entstehen die *Erfrierungen*. Das längere Verweilen in kaltem Wasser wie Durchnässung mit Abdunstung kann zu Erfrierungen der Füße führen. Bei dazu disponierten Individuen treten die unter dem Namen des *Frostes* bekannten chronischen Schädigungen auf. Beide, die Erfrierungen sowie der Frost, befallen meist Finger und Hände, die Füße und besonders die Zehen und Nase sowie die Ohren. Bei den Erfrierungen sind solche Stellen bevorzugt, wo die Blutzirkulation erschwert ist, z. B. durch den Druck des Stiefels. Zur Entstehung des Frostes ist gar nicht der Einfluß großer Kälte notwendig; bei besonders empfindlichen Menschen genügt schon ein starker Temperatursturz und niedrige Außentemperatur von 4—5°, um Frosterscheinungen hervorzurufen.

Wir unterscheiden drei verschiedene Grade von Erfrierungen: der erste Grad wird als erythematöse Form der „*Dermatitis congelationis*" bezeichnet. Beim zweiten Grad, unter längerem Kälteeinfluß entstanden, bildet sich die *bullöse* Form. Der dritte Grad wird als „*Dermatitis congelationis escharotica*" bezeichnet, bei welchem sich Geschwüre bilden, Gangraen entsteht.

Erstes Stadium. Bei der erythematösen Form ist die Haut anfangs blaß, kalt, unempfindlich. Doch bald wird sie bläulich-livid und ödematös. Es gibt viele Fälle, in welchen dieses Stadium z. B. auf Fingern und Händen längere Zeit besteht. Die bläulich-livide Verfärbung der sich übrigens kalt anfühlenden Haut wird höchstens im Sommer scheinbar wieder normal; sehr oft sieht man jedoch in diesen Fällen, daß längeres Hantieren in kaltem Wasser schon genügt, um die früheren Symptome wieder hervorzurufen. Es ist dies ein Beweis dafür, daß die Hautgefäße eine tiefere Veränderung erlitten haben. Eine Gefäßparese schwächeren Grades ist das Hauptmerkmal dieser Kälteschädigungen.

Zur Dermatitis congelationis gehört der als Frost oder *Perniosis* bekannte Zustand der Haut. Die *Frostbeulen* oder *Pernionen* kommen vorwiegend an den Händen und Füßen vor; Finger und Zehen, ulnare, laterale Seite der Hände, Handrücken sind die meist befallenen Stellen. Man sieht sie auch nicht selten an den Ohren. Wangen und Nase sind schon als seltenere Lokalisationsorte anzuführen. Es ist unbedingt eine gewisse Bereitschaft der Haut vorhanden, wenn unter Einwirkung von Kälte, die gar nicht sehr intensiv sein muß, Frostbeulen entstehen.

Die Prädisposition besteht in einer Gefäßschwäche, diese geht mit einer allgemeinen erhöhten Vasolabilität der betreffenden Personen einher. Man sieht schon vor dem Auftreten der Frostbeulen Veränderungen der Haut, welche auf diese Vasodebilität hinweisen. Aufmerksam wird man auf sie nur dann, wenn die Pernionen erschienen sind. *Akrozyanose, Erythrozyanose, Nasenröte* (s. dort) usw. sind sehr oft die begleitenden Hauterscheinungen. Bei den

Frostbeulen sind Knoten in Bohnen- oder Mandelgröße zu sehen, welche sich mit bläulich-lividen oder zinnoberartigen Flecken und Infiltraten der Haut kombinieren. Die Beulen selbst sind von livid-rötlicher Farbe, induriert, im Zentrum mehr livid, an der Peripherie rot. Sie rufen brennendes, juckendes Gefühl hervor. Das Jucken ist am Abend, bei wärmerer Zimmertemperatur, gewöhnlich stärker als am Tage. Manchmal wird über stechendes Gefühl geklagt, das sich mit dem Jucken vereinigt. Diese unangenehmen subjektiven Empfindungen sind besonders lästig. Der Verlauf ist ein äußerst hartnäckiger; wenn sich auch die Affektion in der wärmeren Jahreszeit von selbst zurückbildet, so entsteht sie doch bei Eintritt der ersten kühlen Herbst- oder Wintertage von neuem, und das kann sich so alle Jahre hindurch wiederholen.

Bei Hinzutritt von Druck oder Reiben der Haut kann leicht eine seröse Ausschwitzung auftreten; es bilden sich Blasen, auch äußere Traumen begünstigen ihr Entstehen. Werden diese zum Platzen gebracht, so können darunter Geschwüre erscheinen, welche schwer zur Heilung zu bringen sind. Nicht selten geben diese Anlaß zu Lymphgefäßentzündungen mit Schwellung der regionären Drüsen. Fieber und allgemeine Erscheinungen zeigen diesen schweren Zustand an. In anderen Fällen ist das Ödem, die ständige Begleiterscheinung der Pernionen und Frostschäden, tiefer gedrungen und ausgesprochener und führt später zu *elephantiastischen Verdickungen* an den Händen und Fingern usw.

Zu den Frostschäden müssen wir noch eine Form, die „*Erythrocyanosis extremitatum chronica*“ rechnen. Die Erythrocyanosis ist eine Krankheit der Haut mit umschriebener zyanotischer Verfärbung besonders über den Knöcheln. Außer der Hautzyanose ist eine follikuläre Keratose vorhanden, Teleangiektasien, kleine subkutane Blutungen kommen vor, außerdem zinnoberrote Erythemflecken. Bei dieser Erkrankung wird die Einwirkung der Kälte als auslösender Faktor betrachtet. In einer großen Zahl der Fälle kommen endokrine Störungen dazu (Sellei), man findet ovarielle Dys- bzw. Hypofunktion. Manchmal kann auch der Tuberkulose eine Bedeutung zugeschrieben werden. Außer diesen typischen Erythrozyanosisfällen gibt es auch solche, die wir als „Zyanose der Unterschenkel“ benennen, welche vorerst durch exogene Reize, im Winter durch die Kälte, hervorgerufen werden. Bei diesen Fällen ist aber von den erwähnten typischen Merkmalen der Erythrozyanose nichts zu finden. Das Gemeinsame der beiden Formen besteht nur in der Lokalisation der zyanotischen Verfärbung der Haut über den Knöcheln, mit der teilweise teigigen Verdickung der Haut.

Auch die *Akrozyanose (Akroasphyxie)* muß differenzialdiagnostisch vom Frost unterschieden werden. Sie ist eine chronische Kongestion der Hände und Füße, oft mit Überschreiten dieses Zustandes auf Arme bzw. Beine. Die Haut ist rötlich-livid und kalt anzufühlen. In vorgeschrittenen Fällen wird sie ödematös und weist auf Fingerdruck eine anaemisch werdende Delle auf, die sich nur langsam wieder ausgleicht. Die Akrozyanose führt auch leichter zur Entwicklung von Pernionen, doch ist ohne Akrozyanose das Entstehen der Pernionen wieder durch andere Einflüsse bedingt, wozu man die Anaemie, einen tuberkulösen, lymphatischen, pastösen Habitus usw. rechnet. Deshalb neigen Kinder zwischen 5 und 15 Jahren, in welchem Alter dieser Zustand am häufigsten zu beobachten ist, zur Entwicklung der Frostbeulen. Sind also mehrere exogene Reize und von diesen in erster Linie die Kälte verantwortlich zu machen, so kommt wieder auch endogenen Ursachen ätiologische Wichtigkeit beim Entstehen der Frosterkrankungen zu. Alle diese inneren Ursachen haben aber eine gemeinschaftliche Basis, und das ist das Vasomotoren-Kapillaren-System. Anhaltende Schädigungen, wie sie eben bei diesen Kranken vorkommen, haben heftige Wirkungen zur Folge, wozu in erster Reihe die stärkere Vasolabilität zu rechnen ist. Eine erhöhte Vasolabilität kann wieder zum Auftreten verschiedener Symptome führen. Diese sind: 1. Spasmen, Atonie, schließlich Erweiterungen in den Kapillaren, 2. ist eine größere Durchlässigkeit der Kapillarwände nachweisbar, 3. treten Stasen auf, welche mit Ödembildung einhergehen, und 4. können Blutungen erfolgen, zu welchen konsekutiv Pigmentationen hinzukommen. Außer dem Kapillarsystem ist natürlich auch das Bindegewebe in Betracht zu ziehen. Aus diesen Erwägungen läßt sich also die Ätiologie der Kälteschädigungen in folgendem kurz zusammenfassen: Die leichteren Fälle der Frostschäden, wozu wir auch die Pernionen zählen, hängen mit der Wärmeregulation der Gefäße zusammen. Die Hauptursache liegt in der erörterten Vasodebilität, einer angeborenen, oft jedoch erst erworbenen Eigenschaft des Vasomotoren-Kapillar-Systems. Anaemie, Tuberkulose, endokrine Einwirkungen spielen dabei auch eine Rolle. Eine stärkere Einwirkung der Kälte kann zu Erfrierung führen.

Behandlung: Bei den Erfrierungen ersten Grades ist vor allem die Haut mit Schnee oder kaltem Wasser gut einzureiben, die Zirkulation wiederherzustellen. Erst später dürfen Wärme, auch warme Bäder, dann Salben mit Ichthyol (5—10%) und Campher (1—3%) angewendet werden. Innerlich anfangs Analeptica, wie schwarzer Kaffee, Alkohol, Campher, eventuell intravenöse Kochsalzlösungen werden vielfach angewendet. Auch Adrenalin, Ephetonin werden empfohlen. Die Erfrierungen zweiten und dritten Grades sind den Erscheinungen gemäß zu behandeln. Auch hier ist erst mit Schnee zu frottieren und dann muß chirurgisch vorgegangen werden. Die Blasen sind seitlich anzuschneiden, doch nicht abzutragen; man muß abwarten, wie weit sich die Schädigung durch die Kälte erstreckt, jedenfalls erfolgt Ruhigstellung des betreffenden Gliedes. Das Absterben der Gewebe schreitet nur langsam vorwärts, es ergreift die oberflächlicheren Partien, kann aber bis tief in die Knochen dringen. Es bilden sich Nekrosen mit Eiterabsonderung, Fieber ist vorhanden. Pyämie, Septikaemie kann sich hinzugesellen und erschwert den allgemeinen Zustand. Es ist ein Zuwarten mit der Operation unter trockenem, leicht antiseptischem Pudern anzuraten, da sich sehr oft eine schon beabsichtigte Amputation später wieder als unnötig erwiesen hat. Die Therapie des Frostes, besonders der Perniosis, ist eine der schwierigsten und undankbarsten Aufgaben. Die zur Anwendung gelangenden äußeren und inneren Mittel sind Legion und trotz vieler Anpreisungen dieses oder jenes Mittels und verschiedenster Salben sind wir bisher über die symptomatische Behandlung nicht hinausgekommen. Von der alten Binzschen Salbe angefangen (Calcaria chlorata 2,0, Unguentum Paraffini ad 20,0, eventuell mit Zusatz von 2% Karbolsäure) ist eine unendliche Anzahl von Salben im Umlauf, so:

Rp. Camphorae tritae 3%
Resorcini .... 1—2%
Ichthyoli ....10—20%
Vaselini c. acido borico als Salbengrundlage.

Außerdem: Ichthyol mit Styrax oder Perubalsam, Cadogel, Campher- (2—3%) und Menthol- (1/2—1%) Salben, Mesotan- (2—10%) Salbe, Einpinselung mit Jodtinktur. 25% Jodtinktur oder 5%iges Jodkollodium.

Bei starker Entzündung kommen Umschläge mit Bleiwasser, Liquor Burowi usw. in Betracht und erst später Salbenbehandlung. Wechselwarme Bäder werden seit sehr langer Zeit angewendet (s. diese). Auch Massage während des Badens ist angezeigt. Man bezweckt damit eine Gymnastik der Blutgefäße, um wieder eine richtige Zirkulation herzustellen.

Prophylaktisch scheint auch die Stauungsbehandlung manchmal recht gut zu wirken, indem man schon zu Ende des Sommers die Stauungsbinde am Oberarm bzw. Oberschenkel anlegt und ansteigend durch 1—6 Stunden eine venöse Stase nach BIER hervorruft.

Von den äußeren physikalischen Behandlungen kommen noch in Betracht: Die Quarzlichtbehandlung, mit welcher man in nicht sehr hartnäckigen Fällen wohl manchmal zum Ziel gelangt. Die Röntgenbestrahlung mit kleinen Dosen hat momentan bessere Resultate aufzuweisen. Das Brennen und Jucken hört auf, die Beulen gehen zurück. Doch muß trotz dieser günstigen Erfolge betont werden, daß mit den Konsequenzen gerechnet werden muß; dauernde Erfolge erzielt man damit nicht oft. Radiumemanationsbäder für Hände und Füße (200.000 bis 300.000 M. E.) werden empfohlen. Die Behandlung mit Diathermiekurzwellen zeitigt oft gute Resultate, ebenso Paraffineinpackungen der erkrankten Partien. Von der inneren Behandlung ist nicht viel Gutes zu sagen. Intravenöse Injektionen von Calcium chloratum, 10% Chlornatrium usw., Thyreoideaextrakt haben nicht viel genützt. Aolan, Olobinthin, Terpentininjektionen intramuskulär ergänzen manchmal günstig die äußere Behandlung. Man verordnet auch:

Rp. Calcii chlorati 50,0—100,0
Succ. Liquir. 50,0
Aq. dest. ad 500,0
S. 3 mal täglich 1 Eßlöffel

Selbstredend muß gegen Anaemie das Nötige veranlaßt werden, ebenso sollen Schuhwerk und Handschuhe bequem und warm sein, neben Massage wirkt vernünftiger Sportbetrieb günstig in prophylaktischer Hinsicht.

S. auch Diathermie; Lichtbehandlung; Massage.

Als äußere Mittel sind vor allem noch gebräuchlich: Adstringentien (Alaun, Tannin, Essig usw.), ferner Campher, Perubalsam, Jod, Methylsalizylat, Chlorcalcium, Harnstoff usw. Gegen das häufige heftige Jucken Ichthyol, Menthol u. a. in Form von Salben, Pinselungen, Einreibungen usw. Häufiges Baden (Tannin-Alaun-Bäder usw.). Seltener auch Streupuder.

Badezusätze:

Rp. Aluminis 10,0
Tannini 12,0
Boracis 14,0
Zinc. sulfuric. 20,0
Amyli 30,0
wasser (auch als Streupulver zu benützen).

Rp. Tannini 50,0
Aluminis 50,0
Cort. Querc. pulv. 50,0
S. 1 Eßlöffel für jeden Liter Badewasser.

Rp. Mangan. peroxydat. colloidal. 14,0
Aluminis 30,0
Boracis 5,0
S. 30,0—40,0 für jeden Liter Badewasser.

Ferner kommen als spezielle Badezusätze in Betracht für je 2—3 Liter: Zinksulfat 10,0, kolloidales Mangansuperoxyd (Frostalla) 2—3 Teelöffel, Alaun 100,0, Tannin 10,0, Borax 20,0, außerdem essigsaure Tonerde, Aluminiumacetotartrat u. a. in wechselnden Mengen. Neuerdings wird auch ein Badebalsam gegen Frostbeulen aus Triaethanolaminoleat (Tri-Seife) und Methylsalizylat empfohlen. Man löst 12 g der Tri-Seife in 10 g Methylsalizylat und fügt 2 g Fichtennadelöl (besser Eukalyptusöl) hinzu. 5 g dieses Balsams werden mit 100 g Wasser gemischt und diese milchige Flüssigkeit dem Bade zugesetzt.

Umschläge mit essigsaurer Tonerde, Zinksulfat (10,0 in Wasser 500,0 gelöst) Aluminiumacetotartrat (50,0 in Wasser 150,0 gelöst) nur bei stark entzündlichen Perniones anfangs anzuwenden.

Frostwässer zu Einreibungen:

Rp. Camphorae 1,5
Ol. Terebinthin. 2,5
Tannini 1,0
Aq. Coloniens. 75,0

Rp. Anthrasoli 5,0
Ichthyoli (oder Thioli) 5,0
Mentholi 0,3
Bals. peruv. 3,0
Tannini 5,0
Camphorae 3,0
Spir. Vini dil. 79,0

Rp. Thymoli 1,0
Eucalyptoli 1,0
Methylii salicyl. 2,0

Mentholi 0,5
Tinct. Balsam. tolutan. 20,0
Camphorae 2,0
Bals. peruv. 3,0
Spir. Vini dil. 70,0
S. Zum Einreiben.

Rp. (Ichthyoli) 2,0—3,0
Tannini 3,0—5,0
Spir. camphor. ad 50,0

Rp. Bals. peruv. 2,0
Tannini 3,0
Camphorae 5,0
Methylii salicyl. 2,0
Spir. Vini dil. 88,0

Pinselungen:

Rp. Ichthyoli
Resorcini
Tannini aa 4,0
Aq. dest. ad 20,0
8—14 Tage lang einpinseln, nachts milde Salbe, achte dunkle Verfärbung (BOECK).

Rp. Tannini 2,0
Spir. Vini 5,0
Collodii 20,0
Tinct. Benzoes 2,0
(PASCHKIS)

Rp. Tinct. Jodi 0,8
Camphorae 0,5
Ol. Terebinth. 8,0
Terebinth. 1,5
Collodii ad 20,0

Rp. Camphorae trit. 25,0
Ol. Paraffin. 35,0
Ceresini 40,0
S. Froststift.
Für festere Stifte nimmt man 45,0 Ceresin und nur 30,0 Ol. Paraffini.

Rp. Tinct. Jodi 1,0—2,0
Ol. Ricini 0,3
Collodii elastic ad 10,0

Rp. Ichthyoli 2,0
Resorcini 2,0
Tannini 2,0
Aq. dest. 10,0

Rp. Tinct. Gallar. 10,0
Tinct. Jodi 10,0
(SAALFELD)

Rp. Jodi
Camphorae aa 0,3
Aether. sulf. 2,0
Collod. elast. ad 10,0

Rp. Tannobromini 2,0
Tinct. Benzoes 1,0
Collodii 20,0
Spir. aether. 2,0

Rp. Kal. jodat. 5,0
Tinct. Jodi 25,0
Camphorae 5,0
Tannini 5,0
Bals. peruv. 5,0
Spir. Vini 55,0

Salben, Balsame usw.:

Rp. Ichthyoli 25,0
Ol. Camphorae 25,0
Lanol. hydr. 20,0

Rp. Camphorae 7,5
Ol. Olivar. 10,0
warm lösen und zufügen:
Tinct. Opii simpl. 10,0
Bals. peruv. 10,0
Tannini 18,0
Glycerini 50,0
Aq. dest. 40,0
Tannin wird vorher in Glyzerin warm gelöst, das Wasser zu der Lösung gegeben und diese mit dem vorher mit der Opiumtinktur und Perubalsam vermischten Campheröl zusammengerieben.

Rp. Camphorae
Tannini aa 2,0—3,0
Vaselini 5,0
Lanol. hydr. 20,0

Rp. Jodi 2,0
Kal. jodat. 8,0
Aq. dest. 6,0
Adip. benzoat. 84,0

Rp. Methylii salicyl. 10,0
Mentholi 0,2
Ungt. lenient. 80,0
Lanol. anhydr. 10,0

Rp. Acid. citr. 0,5
Bals. peruv. 2,5
Lanol. hydr. 50,0
(EICHHOFF)

Rp. Zinc. sulfuric.
Tannini aa 2,0
Aq. dest. 10,0
Ungt. emoll. 30,0

Rp. p-Monochlorphenol. 0,2—1,0
Vaselini 5,0
Lanol. hydr. ad 10,0

Rp. Sapon. Triaethanolamini (ex acid. oleinic.) 15,0
Methylii salicyl. 15,0
Mentholi 0,5
Aq. dest. 220,0
S. Balsam f. Frostbeulen.

Rp. Ichthyoli	5,0
Chloroformii	2,0
Ungt. Paraffin	18,0

Rp. Ichthyoli	
Camphorae	aa 5,0
Mentholi	0,5
Bals. peruv.	1,0
Ungt. lenient.	ad 50,0

Rp. Euresoli	2,0
Eucalyptoli	2,0
Ol. Terebinth.	2,0
Ungt. cerei	20,0

(Auch mit Collodium.)

Rp. Chloramin. Heyden	5,0—10,0
Vaselini	ad 100,0

Harnstoffsalbe:

Ungt. lenient. ....100,0 werden mit 25 g chemisch reinem Harnstoff zu einer Salbe verrieben.

Streupuder:

Rp. Aluminis	10,0
Tannini	10,0
Camphorae	2,0
Mentholi	1,0
Amyli	37,0
Talci	40,0

Campher und Menthol in Alkohol q. s. warm lösen und die Lösung zuerst mit Talcum und Amylum verreiben usw.

S. ferner Algoral; Amasin; Coldilan; Diosan; Eigon; Eston; Frigicid; Frostalcreme; Frostalla; Frostheil; Frostikum; Frostinbalsam; Frostinsalbe; Frostubex; Jododerm; Jothion; Mamluca; Merolin; Novepithel; Pernicid; Perniol; Pernionintabletten; Pernionsalbe; Perniosan; Perulenicet; Russische Frostschutzsalbe; Tannobromin; Thiol-Frostsalbe.

Kaltkauter, s. Diathermie.

Kalzan, ein aus milchsaurem Calcium und milchsaurem Natrium bestehendes Doppelsalz. Wirkung wie die des Calcium chloratum. Man gibt 3mal täglich 3—5 Tabletten. Tabletten mit 0,5 Calcium-Natriumlaktat = 0,04 Ca. (Johann A. Wülfing, Berlin.)

Kalzine, Chlorcalciumgelatine mit 5% Calciumchlorid und 10% sterilisierter Gelatine. Man gibt es bei den gleichen Leiden wie Calcium chloratum, und zwar spritzt man es in den Muskel, wobei durch die Gelatine die lokale Reiwzirkung des Chlorcalciums abgeschwächt wird. (E. Merck, Darmstadt.)

Kamillenbleichung, s. Haarbleichmittel.

Kamillenblüten, Flores Chamomillae. Meist deutsche Kamillen, seltener römische. 5 Teile frischer Blüten entsprechen 1 Teil trockener. Als Infus (Kamillentee) ein uraltes Hausmittel zu reizlindernden Umschlägen, auch als Tinktur oder fettes Kamillenöl verwendet. Als Augenbadewasser, Vaginalspülflüssigkeit usw. häufig gebraucht, vorzüglich bewährt auch zu Waschungen des Gesichtes (eventuell Kompressen) bei der Hautpflege. Auch zum Waschen speziell blonder Haare (Kamillenshampoon usw.), die heller werden, da das aetherische Öl der Kamille bleichend wirkt. Häufig zu Bleichzwecken mit Wasserstoffsuperoxyd kombiniert, auch Zusätze von Zitronenöl, Melissen-Citrat-Öl, Mandarinenöl o. dgl. fördern die Bleichwirkung der Kamillenauszüge (besonders der Tinktur!). Die reizlindernden Eigenschaften der Kamille sind therapeutisch anerkannt. Nach KRECKE soll Kamille auch desinfizierende und adstringierende Eigenschaften haben. Die Kamille enthält ein blaues aetherisches Öl.

Kamillentinktur, Tinctura Chamomillae.

Blüten	20,0
Alkohol 70%	100,0

14 Tage.

Kamillenspiritus bereitet man am besten durch Lösen von aetherischem Kamillenöl (blau) 1,0 in Alkohol (80%) 99,0.

Kamilleninfusion, Infusum Chamomillae (Kamillentee).

	Einfach	Stark
Trockene Blüten	500,0	1000,0
Kochendes Wasser	3000,0	3000,0

Nach dem Übergießen mit kochendem Wasser 1 Stunde stehen lassen, dann passieren mit Expression. In der Kosmetik auch häufig als Kamillenwasser bezeichnet (Aqua Chamomillae cosmetica). Pharm. Germ. läßt Aqua Chamomillae nach Befeuchten von Blüten 100,0 mit Alkohol 20,0 und Abdestillieren von 1000,0 mit Wasserdampf bereiten. Zu Augenbädern nicht so geeignet wie die Infusion.

Kamillenhaarwasser:

Trockene Blüten	150 g
Kochendes Wasser	1500 „

Nach dem Erkalten filtrieren und zusetzen:

Alkohol	1000 g
Rosenöl bulg.	0,5 „
Kamillenöl blau	1,5 „

Kamillenextrakt, Extractum Chamomillae (s. auch Kamillosan). Am einfachsten stellt man diesen wie folgt her: Man rührt die gepulverten Kamillen mit Wasser zu Brei an, läßt 24 Stunden stehen, preßt ab und dampft zum dicken Extrakt ein. Pharm Germ. läßt ihn wie folgt bereiten: 2 Teile Kamillen zuerst mit einem Gemisch von Alkohol 4 Teilen und Wasser 6 Teilen 4 Tage mazerieren, abpressen, dann den Rückstand ein zweites Mal mit Alkohol 2 Teilen und Wasser 4 Teilen 4 Tage lang ausziehen, abpressen, beide Auszüge vereinigen und zum Extrakt eindampfen. Etwaige harzige Ausscheidungen mit Alkohol zur Lösung bringen. Ausbeute 25—30%. Bei beiden Vorschriften wird der Extrakt gar kein aetherisches Kamillenöl enthalten, das durch die Wasserdämpfe eliminiert wird. Es empfiehlt sich also, dem Extrakt etwas aetherisches Kamillenöl zuzusetzen.

Kamillenöl, aetherisches, blaues, Oleum Chamomillae aethereum (coeruleum). Als blaugefärbtes aetherisches Öl ein Unikum! Dient als Aromaticum, als bleichender Zusatz usw. bei Kamillenpräparaten.

Kamillenöl, fettes, Oleum Chamomillae infusum (pingue). Kamillenblüten 10,0 werden mit Alkohol 7,5 angefeuchtet und nach einstündigem Stehen mit Arachisöl (Erdnußöl) 100,0 im Wasserbad erwärmt, bis der Alkohol verflüchtigt ist. Auspressen und durch Papier filtrieren. Nicht zu verwechseln mit dem aetherischen Kamillenöl! Dient als Haaröl, auch zu Ölshampoons, Ölbädern usw. (Zusatz eines Emulgators).

Campher-Kamillenöl.

Rp. Ol. Chamomill. ping.	90,0
Camphorae	10,0

Warm lösen.

Findet analoge Verwendung wie das fette Kamillenöl.

Kamillenshampoon wird durch Zusatz von Kamilleninfusion bzw. Extractum Chamomillae zu flüssigen oder pulverförmigen Shampoons hergestellt. Häufig lediglich mit aetherischem Kamillenöl parfumierte Präparate.

Kamillenshampoon flüssig.

Kokoskaliseife	500,0
Kaliseife	500,0
Kamilleninfusion	1500,0
Aq. dest.	2500,0
Kamillenöl blau (aether.)	3,0

Kamillenshampoonpulver.

Kokosseifenpulver	500,0
Neutr. Seife pulv.	1000,0
Borax	100,0
Kamillenextrakt	25,0
Natriumbikarbonat	100,0
Kamillenöl blau	1,5
Cumarin	2,0
Zitronenöl	1,5

Kamillenkompresse, s. Hauskosmetik.

Kamillen-Zitratöl ist über Kamillenblüten destilliertes Zitronenöl.

Kamilletten ist ein Präparat in Tablettenform, das die wasserlöslichen wirksamen Bestandteile der Kamille enthalten soll. Es soll zu Spülungen, zur Mund- und Zahnpflege verwendet werden. (Chem.-pharm. A. G., Bad Homburg.)

Kamillocreme, eine Toilettecreme, enthält nach Angabe als wesentlichen Bestandteil Kamillosan. (Chem.-pharm. A. G., Bad Homburg, Werk Frankfurt a. M.)

Kamillopharm ist nach Angabe ein reiner Kamillenextrakt aus frischer Kamille, das zu Umschlägen auf Wunden, Augenumschlägen, zum Mundspülen, zu Fußbädern und zu gynäkologischen Spülungen Verwendung finden soll. (Albert-Apotheke, Rudolf Junge, Leipzig.)

Kamilloral enthält nach Angabe sämtliche wirksamen Bestandteile der Kamille (Glykosid und aetherische Öle) in gleichbleibender besonders konzentrierter Form. 5—10 Tropfen, in heißes Wasser gegeben, genügen, um einen Kamillenaufguß herzustellen. (Chem.-pharm. A. G., Bad Homburg, Werk Frankfurt a. M.)

Kamillosan ist ein besonders sorgfältig gewonnener Auszug aus der Kamille; dunkelbraune, kräftig nach Kamille riechende Flüssigkeit. 1 ccm entspricht 0,7 g der frischen Blüten. Flüssigkeit, die die wirksamen Bestandteile der Kamillenblüte enthalten und an Stelle von Kamillenaufguß verwendet werden soll. (Chem.-pharm. A. G., Bad Homburg.)

Kamillozon ist nach Angabe Kamillosan-Wasserstoffsuperoxyd in haltbarer Tablettenform und soll als bakterizides, reizloses Spülmittel zur Behandlung und Nachbehandlung von Entzündungen innerhalb des Mund- und Rachenraumes, ferner als Gurgelwasser Verwendung finden. (Chem.-pharm. A. G., Bad Homburg, Werk Frankfurt a. M.)

Kammfett, Pferdekammfett, Adeps colli equini, nur aus dem Oberhals des Pferdes (nicht mit gewöhnlichem Pferdefett zu verwechseln!). Schmalzartiges Fett von gelblicher Farbe und eigentümlichem Geruch. Es wird nur schwer ranzig, besitzt aber einen unangenehmen Geruch. Es enthält erhebliche Mengen Cholesterinderivate und gilt daher auch nach heutigen Begriffen als haarwuchsförderndes Mittel. Besonders zu Haarpomaden bei Alopezie, hier auch als Vehikel für medikamentöse Salben.

Kammfettpomade, s. Haarpomaden.

Kanthariden, Spanische Fliegen, Cantharides; Cantharidin, Cantharidinum. Als Reizmittel entweder in Form der Tinktur der gepulverten Insekten (Vorsicht beim Pulvern!) oder in Form einer Kantharidinlösung usw. als Reizmittel bei Haarausfall, speziell bei Alopecia areata verwendet; reizt die Haut stark.

Kantharidenöl, Oleum cantharidatum. 3 Teile Kanthariden mit 10 Teilen Erdnußöl 10 Stunden im Wasserbade digerieren, filtrieren. Wird besser durch

Kantharidinöl, Oleum Cantharidini, ersetzt. Cantharidin pulv. 1,5 wird in Aceton 40,0 im Wasserbad in einem verschlossenen Glaskolben gelöst und dann allmählich auf 50° erwärmtes Sesamöl oder Arachisöl 960,0 zugegeben. Nach Unna wird dieses Öl wie folgt bereitet: Cantharidin 0,05 in Chloroform 0,5 lösen und der Lösung Mandelöl 100,0 zusetzen, schließlich das Ganze im Wasserbade bis zum Verjagen des Chloroforms erwärmen.

Kantharidentinktur, Tinctura Cantharidum. International 1 Teil Kanthariden pulv. in 10 Teilen 70%igem Alkohol. D. A. V. läßt 1 Teil Kanthariden unter Zusatz von 0,1 Teil Weinsäure mit Aceton 10 Teile ausziehen.

Unguentum Cantharidum wird aus 3 Teilen Oleum cantharidatum und 2 Teilen gelbem Wachs bereitet. Nach Unna aus Oleum Cantharidini 1,0 und Lanolin 9,0.

Rp. Bals. peruv. 5,0
Tinct. Cantharidum 3,0
Ol. Rosmarin. 2,0
Medull. oss. bov. 40,0
S. Pomade gegen Alopezie.

Rp. Tinct. Cantharidum . 10,0
Tinct. Capsici 5,0
Aq. Coloniens. .... ad 100,0
S. Haarspiritus gegen Alopezie.

Kanthifixation, s. Lidspaltenplastik.

Kanthoplastik (Lidspaltenplastik), s. Lidausstülpung.

Kanthotomie, s. Lideinstülpung.

Kaolin, s. Bolus; Osmosekaolin.

Karamel, s. Zuckercouleur.

Karbitol ist der Monoaethylaether des Diglykols. Lösungsmittel für Riechstoffe usw. Wird auch als Solvosol oder Glykopon 5 im Handel angetroffen (s. auch Glykol und Glykopon).

Karbolsäure, Phenol, Acidum carbolicum, Phenolum. In Betracht kommt nur die reine Karbolsäure, die durch Trennung von den sie im Steinkohlenteerdestillat begleitenden Homologen (Kresolen) rein dargestellt wird. Dieses, ganz unzutreffenderweise als „rohe" Karbolsäure (Acidum carbolicum crudum) bezeichnete Abfallprodukt enthält nur ganz geringe Spuren von Phenol und besteht im ganzen zu etwa 80% aus Kresolen (Meta- und Parakresol zu etwa gleichen Teilen), ist also mit dem sogenannten „Rohkresol" identisch (s. Kresole). Kristallisierte Karbolsäure bildet weiße Kristalle, die an der Luft rötlich werden, löslich in Wasser, Alkohol, fetten Ölen usw.

Verflüssigte Karbolsäure, Acidum carbolicum liquefactum, wird durch Zusatz von 10 Teilen Wasser zu 100 Teilen Acidum carbolicum cristallisatum als rötliche, stark ätzende Flüssigkeit erhalten (Amerika und Norwegen 10: 90).

Karbolsäure wirkt in verdünntem Zustande desinfizierend, fäulniswidrig, anaesthesierend und gärungshemmend (2—5%), in stark verdünntem Zustande (0,5—1% maximal) juckstillend, in konzentriertem Zustande heftig ätzend, die Ätzwirkung beginnt bereits deutlich bei einer Konzentration von 5%. Meist in Lösung oder Salben zu 2—2,5% verwendet (Mittelkonzentration). Die Ätzwirkung der Karbolsäure äußert sich in Bildung eines weißen Hautschorfs (Fällung von Eiweiß) und weißer Verfärbung der Applikationsstelle, die schon bei 5%igen Lösungen, aber auch bei schwächeren Konzentrationen auftreten kann, wenn sie, z. B. in Form von Umschlägen, längere Zeit mit der Haut in Berührung bleiben (cave Gangraen!). Karbolsäure wird von der Haut sehr leicht resorbiert und kann zu Vergiftungen führen. Innerlich genommen ist Karbolsäure ein heftiges Gift. In wässeriger Lösung ist Karbolsäure am besten wirksam, Alkoholzusatz beeinträchtigt die Wirkung (daher Alkoholtuschierung nach Ätzungen, um schädliche Nachwirkung zu vermeiden). In rein fetten Vehikeln ist Karbolsäure fast wirkungslos, gut wirksam aber auch in fetten Vehikeln mit entsprechendem Wassergehalt (Unguentum leniens usw.).

Alkalizusatz bewirkt Bildung unwirksamen Phenolnatriums, verhindert also die Phenolwirkung, während Zusatz von Säuren, wie Zitronensäure, Essigsäure, Borsäure u. a., auch Jodkali, Bromkali, Kochsalz u. a., die Phenolwirkung auch im alkoholischen oder rein fetten Vehikel begünstigen. Seifenzusatz erhöht die Löslichkeit der Karbolsäure in Wasser. So kann die normale Löslichkeit des Phenols in Wasser von 63: 1000,0 durch Zusatz von 50 g Seife auf etwa 600 : 1000,0 gesteigert werden.

Ganz allgemein gesagt, vermehrt Seifenzusatz mit der Löslichkeit der Karbolsäure in Wasser auch deren Wirksamkeit, bis zu einer gewissen Grenze, nach deren Überschreiten das Gegenteil eintritt. Diese Verstärkung des Effekts der Karbolsäure steigt graduell mit der Menge des Seifenzusatzes, analog der Erhöhung der Lösungsfähigkeit in Wasser, bis zur Gegenwart gleicher Mengen Seife und Karbolsäure. Dieser Punkt stellt das Maximum des die Karbolwirkung begünstigenden Seifenzusatzes dar. Sobald die Seifenmenge gegenüber der Karbolsäuremenge überwiegt, tritt ziemlich rapide Abnahme der Intensität der Karbolwirkung ein. So ist Karbolsäure schon in einem Verhältnis von 20 : 80 Seife völlig wirkungslos, was den geringen Wert der festen Karbolseifen des Handels mit 5 und 10% Karbolsäure hinreichend beleuchtet. In diesen geringen Mengen in einem großen Überschuß von Seife gelöst, darf wohl auch gänzliche Überführung des Phenols in unwirksames Natriumphenolat angenommen werden, analog der Umsetzung der Salizylsäure usw. im Seifenkörper. Mischt man also, um das Wirksamkeitsoptimum der Karbolsäure-Seifenmischung auszunützen, 50 Teile trockener (gepulverter) Seife mit 50 Teilen Karbolsäure, so tritt Verflüssigung der Seife und der Karbolsäure ein und es resultiert ein öliges Produkt. 4 g dieser Mischung entsprechen 2 g Karbolsäure, die aber, zufolge der unterstützenden Wirkung der Seife, den gleichen antiseptischen Effekt zu erzielen gestattet wie 5 g reine kristallisierte Karbolsäure. Mischung zu gleichen Teilen mit Seife erhöht also den Effekt der Karbolsäure auf das $2^1/_2$fache.

Mit 2 Teilen Campher oder Menthol zusammengerieben, liefert Karbolsäure eine ölige Masse, den Karbolcampher bzw. das Menthokarbol.

Die Verwendung der Karbolsäure in der modernen Therapie ist ganz bedeutend zurückgegangen. Als Wunddesinfiziens fast ganz verlassen wegen der stets bestehenden Gefahr von Vergiftungen, die auch bei längerem Gebrauche sehr schwacher Karbolpräparate eintreten können (auch Ekzeme, Gangraen usw. zu fürchten!). Innerliche Anwendung überhaupt verlassen! Äußerlich als keimtötendes und juckstillendes Mittel 0,5—1%ige Lösungen bzw. Salben gegen Pruritus), als Ätzmittel bei Warzen, Kondylomen, zur Anregung des Haarwuchses, als Schälmittel bei Ephelides usw., auch gegen Frostbeulen, manchmal auch zu Zahnpflegemitteln (s. Dentol), speziell in tropischen Ländern, aber z. B. auch in Frankreich verwendet.

Karbolmentholspiritus.

Rp. Acid. carbol. liquef. .	2,0
Mentholi	0,5
Spiritus	ad 100,0

Gegen Pruritus.

Karbolmentholsalbe.

Rp. Acid. carbol. liquef. .	0,5
Mentholi	1,0
Lanolini	
Vaselini	aa ad 100,0

Gegen Pruritus.

Frostsalbe (nach LASSAR).

Rp. Acid. carbol. liquef. .	0,5
Adipis Lanae	10,0
Ungt. Plumbi	10,0
Ol. Olivarum	5,0
Ol. Lavandulae	0,25

Gegen Frostbeulen.

Frostsalbe (nach ROTHE).

Rp. Acid. carbol. liquef. .	1,0
Tinct. Jodi	
Tannini	aa 2,0
Ungt. cerei	30,0

Gegen Frostbeulen.

Chloasmasalbe (nach JOSEPH).

Rp. Acid. carbol. liquef.	
Tannini	aa 0,25
Tinct. Jodi	1,0
Vaselinii	ad 10,0

Gegen Pigmentierung.

Karbolöl, Oleum phenolatum, Oleum carbolisatum, wird meist durch Lösen von 2 Teilen wasserfreiem, geschmolzenem Phenol in 89 Teilen Olivenöl, Mohnöl oder Erdnußöl bereitet. Juckstillend, desinfizierend.

Karbolsalbe, Unguentum carbolisatum, ist stets mit wasserhaltigen Fettgemischen (Unguentum leniens, Lanolinum hydricum usw.) zu verschreiben (2—10%). Die Salben sind stets so zu bereiten, daß das reine kristallisierte Phenol mit dem Salbenkörper zusammengeschmolzen wird bzw. das geschmolzene Phenol mit dem geschmolzenen Salbenkörper heiß gemischt wird, worauf bis zum Erstarren zu rühren ist. Stets darauf zu achten, daß nicht etwa einzelne Phenolkristalle ungelöst bleiben, die ätzend wirken können. (Cavete Nekrosen!)

Karbolwasser, Aqua phenolata, Aqua carbolisata, eine Lösung von 11 Teilen Acid. carbol. liquefactum in 489 Teilen Aqua destillata. Zu juckstillenden und desinfizierenden Umschlägen.

Karbol- (Phenol-) Sulforicinat nach CALOT, ein Gemisch von 2 Teilen Karbolsäure und 8 Teilen Türkischrotöl 100%. Dient zur Bereitung des „Fondant aux quatre liquides" nach CALOT, der aus gleichen Teilen Naphtolcampher, Phenolcampher, Phenolsulforicinat und Terpentinöl besteht. Gegen Ekzeme.

Karbunkel, s. Röntgen.

Karmelitergeist (Eau des Carmes) ist Spiritus Melissae compositus. Aromatisches Einreibemittel wie Franzbranntwein u. a.

Rp. Fol. Melissae	25,0	Cort. Cinnamom.	3,0
Cort. Citri	12,0	Caryophyllor.	3,0
Semin. Myristicae	6,0	Spir. Vini	300,0
Semin. Coriandri	6,0	Aquae	150,0

Man mazeriert 8 Tage und destilliert dann 300,0 ab (s. auch Carmol).

Karmin, Carminum, ist der Farbstoff der Cochenille in isoliertem Zustand. Er wird aus Cochenilleauszügen in geeigneter Weise gewonnen, die beste Sorte des Handels ist der Karmin Nacarat. Karmin ist schwer löslich in Alkohol, unlöslich in Wasser, leicht löslich in alkalischen Flüssigkeiten (Boraxlösungen, Sodalösungen usw.), besonders leicht löslich (mit bläulichroter Farbe) in verdünntem Ammoniak. Mit Metallsalzen bildet der Karmin Lacke, die in der Schminkefabrikation (Lippenstifte usw.) meist dem Karmin selbst vorgezogen werden. Karmin ist der wertvollste rote Farbstoff zur Herstellung von Schminken und zum Färben kosmetischer Mittel.

Carminlösung (Solutio Carmini).

Rp. I. Carmini pulv.	10,0
Liq. Ammon. caust.	10,0
Aquae	500,0

Karmin zunächst mit Ammoniak anreiben, dann etwas Wasser zusetzen, im Wasserbad bis zum Verjagen des Ammoniaks erwärmen und den Rest des angewärmten Wassers zusetzen

Oder:

Rp. II. Carmini pulv. . .	75,0
Liq. Ammon. caust. dil. (0,96)	400,0
Glycerini	400,0
Aquae	ad 1000,0

Wie vorstehend. Nach dem Anreiben des Karmins mit Ammoniak Glyzerin zusetzen usw.

S. auch Cochenille; Amaranthrot.

Karnaubawachs, Cera Carnauba. Karnaubawachs bildet harte spröde Massen von gelblichweißer, grauer bis graugrüner Farbe. Das gelblichweiße Wachs wird am höchsten bewertet. Löslich in Aether, heißem Alkohol und heißem Terpentinöl. Schmelzpunkt 84—86°. Es ist schwer verseifbar. Zusatz zu Salbengrundlagen, zur Herstellung des sogenannten Gleitpuders und Pomaden. Karnaubawachs hat, wahrscheinlich wegen seines Gehaltes an freiem Myricylalkohol, die Eigenschaft, Petroleum zu emulgieren, was praktisch bei der Herstellung von Petroleumseifen ausgenützt wird.

Sogenanntes Weißes Karnaubawachs ist ein Gemisch von 1 Teil Karnaubawachs und 3 Teilen Ceresin, das der Rasenbleiche unterworfen wurde (s. Cearin).

Karnaubylalkohol kommt im Wollfett und Karnaubawachs vor. Wird als Emulgator benützt.

Karotinaemie, s. Ernährung; Innere Krankheiten; Pigmentierung.

Karrageenmoos, Irländisches Moos, Lichen Carrageen, ist kein Moos, sondern eine getrocknete Meeresalge. Wird als schleimgebende Droge als Bindemittel für Zahnpasten usw. kosmetisch verwendet. (Karrageenschleim, s. Schleime.)

Der Geruch des guten Karrageenmooses ist schwach, es muß aber gut trocken gelagert werden, sonst nimmt es leicht einen widerlichen Geruch und höchst unangenehmen Geschmack an.

Es enthält zirka 80% Pflanzenschleim (Parabin) und zirka 9,4% Eiweißstoffe, aber keine Stärke. Wie alle Meerespflanzen, enthält es auch kleine Mengen Jod- und Bromsalze.

Karrageenmoos ist nicht zu verwechseln mit dem Isländischen Moos (Cetraria islandica), das in der Pharmazie häufig verwendet wird, aber hier (seines bitteren Geschmackes wegen) nicht interessiert.

Kartoffel, Solanum, aus welcher die Kartoffelstärke (s. Stärke) gewonnen wird. In Form weichgekochter und passierter mehliger Kartoffeln wird die Kartoffel zu Pasten für Gesicht und Hände verwendet. Rohe, zerquetschte Kartoffeln finden als Kataplasmen usw. kosmetisch Anwendung (kühlendes, linderndes Mittel bei Brandwunden, Gesichtsausschlägen usw.).

Kartoffelpasta, s. Hauskosmetik.

Karunkel, eingesunkene, s. Schielen.

Kascha, Haarfärbemittel von C. Wezel, Stuttgart, besteht aus zwei Flüssigkeiten, von denen die eine eine stark verdünnte Lösung von Cobaltnitrat und Ammoniumkarbonat, die andere etwas Pyrogallol und als Hauptbestandteil „einen vegetabilischen Stoff" enthält. Die Farbe wird in 10 Nuancen hergestellt, soll unschädlich sein und natürliche Farbtöne liefern.

Kasein, Caseinum, Käsestoff der Milch. Durch Ansäuern von abgerahmter Kuhmilch fettfrei gewonnen (s. Kaseincremes). Gelbliches Pulver, unlöslich in Wasser, Alkohol, Aether und Kochsalzlösung, löslich in alkalisiertem Wasser und verdünnter Salzsäure. Wird zur Herstellung von Hautpflegemitteln, Toiletteseifen, Kaseinfirnissen usw. kosmetisch verwendet. In geeigneten Präparaten gibt Kasein einen elastischen Überzug auf der Applikationsstelle (Kaseinfirnis).

Unguentum Caseini Unna findet sich unter dieser Bezeichnung im Handel bzw. wird unter diesem Namen bereitet, oft aber auch als Pasta Caseini oder Vernisium Caseini, Kaseinfirnis bezeichnet.

Rp. Caseini	14,0	Acid. carbol.	0,5
Natr. carbon.	0,5	Zinc. oxydat.	0,5
Glycerini	7,0	Aq. dest.	56,5
Vaselini alb.	21,0	M. f. pasta.	

Läßt auf der Haut einen elastischen Überzug, der leicht mit Wasser abwaschbar ist. Speziell für Teer-, Karbol-, Ichthyol- und Pyrogallolfirnis geeignet, auch für andere Medikamente, mit Ausnahme von Säuren und Kalksalzen. (Pyrogallol und Karbolsäure koagulieren als Säuren nicht!)

Zink-Kaseinsalbe.

Rp. Zinc. oxydat.	5,0
Vaselini	5,0
Ungt. Caseini	40,0

Kaseincreme. Für Toilettecremes mit Kasein empfiehlt es sich, frisch aus Kuhmilch ausgefälltes Kasein als Grundlage zu verwenden. Zur Fällung des Kaseins versetzt man die mit dem gleichen Volumen Wasser verdünnte abgerahmte Milch nach leichtem Anwärmen mit verdünnter Salzsäure (1: 20), bis zur deutlich sauren Reaktion. Man kann die Abscheidung des Kaseins auch mit Zitronensäure oder anderen Säuren oder mit sauren Salzen (saurem Natriumsulfat, Weinstein usw.) vornehmen oder mit Labessenz. Z. B. für abgerahmte Kuhmilch 100,0 sind zu nehmen: Weinstein 1,0 oder Zitronensäure 0,15 oder Essig (starker) 1,0 oder Labessenz 0,5 usw. Man läßt 2—3 Stunden absetzen und filtriert dann auf Kalikot, wäscht säurefrei und preßt stark aus. Ausbeute 10—15%. Bei Verwendung nicht abgerahmter Vollmilch schließt das abgeschiedene Kasein das Milchfett ein, solch fetthaltiges Kasein ist aber raschem Verderben unterworfen, also höchstens für Ex-tempore-Präparate geeignet. Mit diesem noch feuchten Kasein werden Hautcremes hergestellt. Als Konservierungsmittel kommen größere Mengen Borsäure oder kleine Mengen Salizylsäure, Formalin, Natriumbenzoat, Paraoxybenzoesäureester usw. in Betracht.

Rp. Caseini humid. rec. parat.	80,0	Butyr. Cacao	5,0
Acid. boric.	5,0	Glycerini	10,0

Kasein-Creme.

Frisch gefälltes, feuchtes Kasein	100,0	Weißem Wachs	5,0
Borsäure	5,0	Vaselin	10,0
werden mit einem geschmolzenen Gemisch von Kakaobutter	20,0	Wasserfreiem Lanolin	3,0
		innigst verrührt. Mit Nipagin o. dgl. zu konservieren.	

Kaseinfirnisse. Als ex tempore zu bereitende Firnisse seien folgende genannt: 1. Kasein 5,0 in einer Lösung von Borax 0,6 in Wasser 5,0 zur Lösung bringen. 2. Kasein 1,0 wird in Liq. Ammon. caust. 25% 3,5 kalt gelöst, dann gibt man Glyzerin 1,0 hinzu und erwärmt zur Verjagung des Ammoniaks. Der Rückstand wird in Wasser 2,0 gelöst und als Firnis verwendet, eventuell nach Zusatz von Zinkoxyd o. dgl.

Kaseinpräparate sind von milder, entzündungswidriger Wirkung; nach Unna sollen sie auch hornschichterweichend sein.

Kaseinleim (flüssig). Man verrührt trockenes Kasein 100,0 mit Wasser 600,0, in dem man vorher Borax 10,0 aufgelöst hatte. Man erwärmt die Masse zum Sieden, fügt Ammoniaklösung (vom spez. Gew. 0,97) 25,0 hinzu und erwärmt bis zur Verflüchtigung überschüssigen Ammoniaks kurze Zeit unter Rühren.

Kaseinseifen, s. Seife.

Kaseosan, s. Reizbehandlung.

Kaseoterpol, s. Reizbehandlung.

Kaskarillrinde, Cortex Cascarillae, wird zu Zahnfleischlatwergen und Räuchermitteln verwendet. Heimisch in Westindien (Bahamas-Inseln und Kuba).

Kasseler Braun ist pulverisierte bituminöse Braunkohle. Wird als Schmink- und Seifenfarbe verwendet. Auch zu Haarfarben empfohlen (s. auch Humussubstanzen).

Kastanien, echte, Maronen, Castaneae, als Kastanienmehl, Farina Castanearum, eine vorzügliche Grundlage für kosmetische Pulver, Pasten, Gesichtspackungen (Masken) usw. Noch besser in Form der sorgfältig geschälten und ganz weichgekochten, zu Brei passierten Kastanien zu Gesichtspasten usw. verwendbar.

Kastrationsfolgen, s. Verjüngung.

Kataplasmenfärbung, s. Haarfärben.

Katarakt, s. Grauer Star.

Katechu (Cachou), ein eingedickter, gerbstoffhaltiger Pflanzensaft. Er dient kosmetisch zur Herstellung von Mundpillen (grains de Cachou) (s. Cachous). Auch zum Färben der Haare mit Breiumschlag (Henna-Rastiks) usw., gibt besonders mit Kupfersalzen schöne braune Töne. Ebenso als Tinktur zu Mundspülmitteln und stärkenden Einreibungen für das Zahnfleisch. Die Tinktur wird hergestellt aus 1 Teil Katechu und 5 Teilen Alkohol.

Rp. Catechu	15,0	Mentholi	0,2
Myrrhae	15,0	Tinct. Benzoes	10,0
Bals. peruv.	2,5	Spir. Vini	53,0
Spir. Cochlear.	50,0	S. Zum Mundspülen. 20 bis 30 Tropfen auf 1 Glas lauwarmes Wasser.	
Spir. Vini dil.	50,0		
S. Zum Pinseln lockeren Zahnfleisches.			

———

Rp. Tinct. Catechu	25,0	*Rp.* Tinct. Catechu	4,0
Tinct. Cinnamomi	10,0	Ol. Caryophyll.	1,0
Ol. Menth. pip.	2,0	S. Hoffmannscher Zahnbalsam.	

Kationen, s. Elektrolyse.

Kationorm ist nach Angabe ein „isoiones Calcium-Kalium-Magnesium-Salz" in Form von Tabletten und von Lösung in Ampullen, zur Anwendung im Sinne der bisherigen Calciumtherapie (u. a. Urticaria, Ekzeme). (Nordmark-Werke, Hamburg 21.)

Katzenohr, s. Ohrmuschel.

Kaufmann-Wolffscher Pilz, s. Dyshidrosis.

Kaustik. Kaustik oder Kauterisation nennen wir die Zerstörung oder Verschorfung von menschlichem Gewebe zu Heilzwecken mittels medizinischer Brennapparate. Das Resultat der Kaustik ist stets eine Verbrennung dritten Grades. Verbrennungen ersten und zweiten Grades, welche auch zu therapeutischen Zwecken ausgenützt werden können (z. B. point de feu), Ätzungen (z. B. Karbol-Krotonöl-Dermatitis) oder Erfrierungen (z. B. Kohlensäureschneeblasen) gehören nicht zum Begriff Kaustik. — Man unterscheidet verschiedene Grade der Kaustik, die man mit Gerinnung oder Koagulation, Verkochung, Verschorfung, Nekrose oder Gangraen bezeichnen kann.

Als Verbrennung dritten Grades zeigen sich bei der Kaustik in den leichtesten Fällen blasige Abhebungen der Oberhaut, Koagulationsnekrose des Protoplasma der Horn- und Stachelzellen, bei stärkeren Graden Palissadenstellung der spindelförmig ausgezogenen Stachelzellkerne, Quellungen und Gerinnungen des Bindegewebes, schließlich Eintrocknung desselben zu einer homogenen, undurchsichtigen, trockenen Schwarte. Die Reaktion des Gewebes in der Umgebung des Brandschorfes besteht in einer exsudativen, serofibrinösen Entzündung, die schließlich durch Eiterung zur Abstoßung des Schorfes führt. Die Dauer der Abstoßung ist je nach Art des Brennens und je nach Intensität der Brandwirkung und Lokalisation der Hautstelle verschieden. Bei einem oberflächlichen Brandschorf, wie man ihn z. B. bei Rosacea an der Nase erzeugt, hat man meist 14 Tage bis 3 Wochen zu warten, bis der kleine, trockene Schorf sich völlig abgestoßen hat und man imstande ist, eine erneute Brennbehandlung der Nase vorzunehmen.

Das in früheren Zeiten (Altertum und Mittelalter) verwendete *Glüheisen*, das *Ferrum candens* des Hippokrates und der arabischen und italienischen Medizinschulen, gilt heute als veraltet und wird nur noch als Behelf im Notfall, z. B. in Kriegszeiten, verwendet. Für kosmetische Zwecke kommt es überhaupt nicht in Frage.

An seine Stelle trat der sogenannte *Thermocautère* von Paquelin (1876). Der Thermokauter besitzt einen hohlen Platinbrenner, welcher mit Benzindampf längere Zeit glühend gehalten werden kann. Man erreicht dies, indem man Luft in einen flaschenförmigen Benzinbehälter hineinpumpt, wodurch ein benzinhaltiges Gas gebildet wird. Dieses gelangt durch den Handgriff in den Brenner, der in seinem Innern mit Platinschwamm gefüllt ist. Der Brenner wird zunächst einige Minuten über einer Gasflamme bis zur Rotglut erhitzt und hierauf das benzinhaltige Gas durch langsame, gleichmäßige Druckbewegungen mit Hilfe des Gebläses in den glühenden Brenner hineingetrieben. Wegen der Feuersgefahr ist die Nähe von offenen Flammen zu vermeiden. Für kosmetische Zwecke kommt der Paquelin wenig mehr in Frage, höchstens noch zur Zerstörung von größeren Angiomen oder anderen Geschwülsten, weil bedeutend vollkommenere Apparate existieren.

Auch die Behandlung der Angiektasien des Gesichtes und ähnlicher Zustände mittels einer glühend gemachten Nähnadel, welche von Pokorny aus der Kreibichschen Klinik in Prag 1922 empfohlen wurde, sowie die für den Kriegsfall als Notbehelf von P. G. Unna 1917 angegebene Punktierung des zentralen Eiterpfropfens der Furunkel durch eine glühende, auf einen Korken montierte Stopfnadel haben sich eine größere Anhängerschaft nicht erwerben können.

Beim *Mikrobrenner* von P. G. Unna (s. Abb. 1) handelt es sich um einen Benzinspitzbrenner, in welchem die primäre Glühhitze auf eine so geringe Temperatur erniedrigt wird, daß sie an der nadelartigen Spitze wohl zur Koagulation des Zelleiweißes ausreicht, aber bei sachgemäßer Anwendung keine nennenswerte Narbenbildung mehr zustande kommen läßt. Der hintere, 3—4 cm lange Platinkonus *C* verjüngt sich nach vorne zu einem zirka 2 cm langen Kupferbolzen *B*, auf dessen Vorderende eine kräftige Platin-Iridium-Nadel *A* aufgelötet ist. Das Ingangsetzen des Brenners ist bei einiger Sorgfalt nicht schwierig. Ein besonderer Vorzug besteht darin, daß der Mikrobrenner Arzt und Patienten vom elektrischen Strom unabhängig macht und daher auch auf dem Lande unter primitiven Verhältnissen eine kosmetische Operation ermöglicht. Infolge der relativ geringen Temperatur, welche in der Nadelspitze herrscht, läßt er sich viel genauer dosieren als der elektrische Nadelbrenner des Galvanokauters. Ein Nachteil ist die etwas diffizile Handhabung des Instrumentes: die Lötstellen zwischen den verschiedenen Metallteilen dürfen nicht mit der Sauerstoffflamme des Bunsenbrenners in Berührung kommen, da sie sonst leicht durchbrennen. Es empfiehlt sich, die Heizung des Brenners mit einer bläulichen Spiritusflamme vorzunehmen. Ein anderer Nachteil ist der, daß ängstliche Patienten

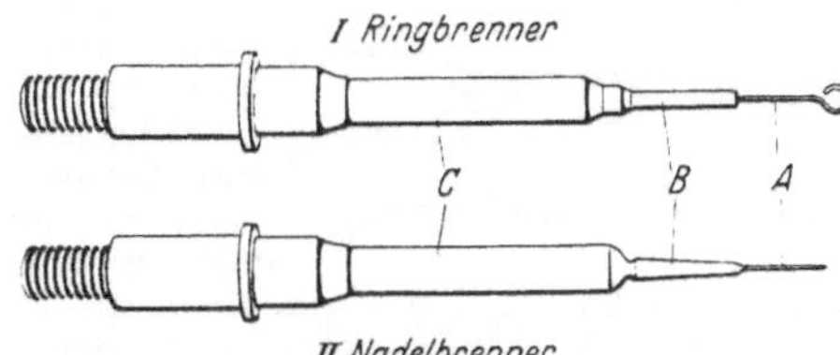

Abb. 1. P. G. Unnas Mikrobrenner.

vor der glühenden Nadel zurückschrecken, was bei dem Galvanokauter, der in kaltem Zustand an das Operationsfeld herangeführt wird, nicht vorkommt. Auch das Heizen des Brenners bis zur Rotglut sollte nicht in Gegenwart des Patienten erledigt werden. Bei einiger Gewandtheit des Arztes sind derartige Schwierigkeiten aber leicht zu umgehen.

Der von Hollaender angegebene *Heißluftbrenner* benützt zum Brennen die auf 350° C erhitzte Luft, welche in einem Paquelin gebildet wird und, anstatt seitlich auszutreten, durch ein kleines Loch an der Spitze ausströmt. Dieser Brenner wurde früher viel angewandt, ist aber durch die Konkurrenz der Diathermie-Koagulationsapparate in den Hintergrund gedrängt worden. In der Kosmetik wurde er verwendet, um Angiome oder Lupusknötchen zu verkohlen oder vereiternde Geschwüre oder Eiterherde zu sterilisieren oder schließlich bei Operationen blutstillend zu wirken.

Ein besonderes Kaustikverfahren hat der Engländer H. S. Souttar 1926 im „Lancet" beschrieben. Es handelt sich um einen Apparat zur Erzeugung von Trockendampf von ungefähr 100° C. Durch einen Gummischlauch wird der Dampf mittels eines Handgriffes, auf den verschieden gestaltete Ansätze montiert werden können, an die zu zerstörenden Hautstellen herangebracht. Der Vorteil gegenüber der diathermischen Koagulation besteht darin, daß größere Körperstellen auf einmal verschorft werden können und daß die Tiefenwirkung im Gegensatz zu dieser leichter kontrolliert werden kann; das ist z. B. an den Lippen und an den Ohren von großer Wichtigkeit. Der Apparat, welcher ursprünglich nur für maligne Geschwülste konstruiert worden war, eignet sich auch für gutartige kosmetische Neubildungen.

Henry Semon lobt den Souttarschen Brenner, besonders seine blutstillende Wirkung und das Fehlen jeglichen Schmerzes. Er zieht diesen Kaustikapparat der Diathermie vor.

C. A. Hoffmann gibt einen ausführlichen Bericht über die Elektrotherapie der Hautkrankheiten. Galvanokaustische Verfahren kommen bei Lupus, Furunkel und Aknepusteln, bei kleinen Angiomen und Rosaceagefäßen in Anwendung. Dieselben Affektionen werden durch Elektrokoagulation beseitigt. Mit der bipolaren Hochfrequenzbehandlung durch den d'Arsonval-Strom lassen sich vasomotorische Störungen, Kopfseborrhoe, Haarausfall, Akne vulgaris und necroticans sowie Nasenröte günstig beeinflussen. Die schönste kosmetische Narbenbildung erzielt man durch die Elektrodesikkation mit dem Oudinschen Strom bei oberflächlichen Hautaffektionen, z. B. Lupus. Die Bezeichnung Elektrokoagulation und Elektrodesikkation wurden von William L. Clark zum erstenmal angewandt, um den thermischen Effekt uni- und bipolarer Hochfrequenzströme auf lebendes Gewebe zu kennzeichnen. Der einpolige Oudinstrom führt zur Eintrocknung der Zellen, während der doppelt gepolte d'Arsonval-Strom die Zellen koaguliert. Ernst Stratton empfiehlt den Oudinstrom zur Beseitigung von oberflächlichen Haut- und Schleimhautveränderungen. Die Desikkation eignet sich für Ulcus rodens, Lupus, Warzen, Xanthome, Keloide, Rhinophym und Tätowierungen, während der Koagulationsstrom dort Anwendung finden soll, wo eine größere Tiefenwirkung am Platz ist, wie bei tiefergreifenden Krebsen und Melanokarzinom (s. Diathermie).

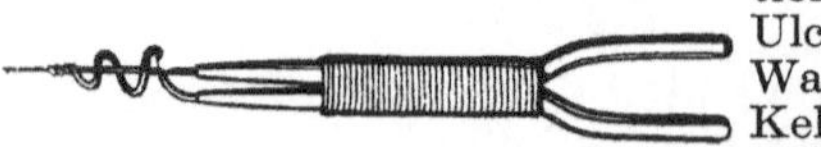
Abb. 2. Wirzscher Nadelbrenner.

Die *Galvanokaustik* bewirkt Verbrennung durch Berührung mit elektrisch zum Glühen gebrachten Platininstrumenten in Form von Drähten, Schlingen oder Messern. Das Glühen der Platindrähte erfolgt durch Schließen eines gleichgerichteten elektrischen Stromes. Durch Einschalten einer entsprechend starken Stromquelle und langsame Verstärkung des Stromes kann man die Platinbrenner durch das Stadium der Rotglut bis zur Weißglut erhitzen. Die Erzeugung dieses Stromes findet durch elektrische Batterien oder Akkumulatoren oder erdschlußfreie Anschlußapparate statt. Von Batterien benützt man heute meist Trockenbatterien. Die früher so beliebten Tauchbatterien werden selten mehr gebraucht. Am bequemsten jedoch sind die Anschlußapparate (Pantostat, Multostat usw.), welche eine feine Regulierung mittels Rheostaten ermöglichen. Der Handgriff, in dessen Innerem die Drähte isoliert verlaufen, ist mit einer durch Fingerdruck zu regulierenden Unterbrechungsvorrichtung versehen. Die kosmetischen Hautbrenner haben meist folgende Formen: 1. Spitzbrenner, 2. Messerbrenner, 3. Kugelbrenner, 4. Nadelbrenner. Letzterer entspricht am ehesten dem Mikrobrenner.

Solche Brenner wurden u. a. von Wirz, Sellei und Fenjö (Abb. 2) gegen die verschiedensten kosmetischen Leiden, z. B. Sommersprossen, empfohlen. Die Vorzüge der Galvanokaustik sind vor allem die genaue Dosierungsmöglichkeit, welche einem erfahrenen Therapeuten narbenloses Arbeiten ermöglicht. Ferner kann der Brenner kalt an den Bestimmungsort herangeführt werden und unmittelbar vor dem Eingriff in Glut gesetzt werden.

Die Kaustik mittels der bisher besprochenen Brenner soll möglichst schnell durch blitzartiges Eintauchen der Nadel oder schnelle Betupfung der Hautoberfläche vor sich gehen. Zu einem intensiven Schmerz darf es infolge der Schnelligkeit des Eingriffes gar nicht erst kommen. Ist man gezwungen, während einer langdauernden Behandlung Kranke täglich, besonders im Gesicht, mit Kaustik zu behandeln, so brenne man nicht zu viel auf einmal, um die Nerven der Patienten zu schonen. Durch die Summierung wiederholter psychischer Traumen kann es sonst zu schweren funktionellen Neurosen kommen. Durch Abkürzung der Sitzung und durch eventuelles zeitweilig gänzliches Aussetzen der Behandlung kann man dem ausweichen. In drei Fällen ist eine von diesem Verfahren abweichende, energischere kaustische Behandlung am Platze:

1. Bei zirkumskripten Lupusknötchen, wo eine möglichst umfangreiche Zerstörung günstig ist.

2. Bei den kleinen, zahlreichen, weichen Geschwülsten der Recklinghausenschen Krankheit. Man punktiert mit weißglühendem Spitzbrenner die Geschwülste, indem man ihn bis zum Hals derselben einführt und möglichst intensiv einwirken läßt, wodurch das ganze Neurinom einschrumpft und abtrocknet.

3. Bei der Xanthombehandlung. Die Augenlidxanthome werden am schnellsten mit dem Mikrobrenner oder Spitzkauter oder Nadelbrenner beseitigt. Auch hierbei muß man die Brandwirkung längere Zeit einwirken lassen, so daß der Lipoidkörper des Xanthoms durch die Hitze einschmilzt.

Die angeführten diathermischen Koagulationsmethoden werden an anderen Stellen dieses Buches ausführlich dargestellt (s. Diathermie). Es handelt sich um die Fulguration, die Elektrodesikkation mit dem unipolaren Oudinstrom, die Elektrokoagulation mit dem bipolaren d'Arsonval-Strom, schließlich die Elektrotomie oder Kaltkaustik mit der De Forestschen Nadel oder der Diathermieschlinge.

Wir benützen die Kaustik:

I. Zur Zerstörung von Gewebe.

a) Zur Beseitigung von verdickter Hornschicht. Da wir über eine große Menge guter chemischer, keratolytischer Methoden verfügen, kommt diese Indikation lediglich in Frage bei schweren, verzweifelten Fällen von Warzen im Gesicht oder Epithelverdickungen auf den Schleimhäuten, z. B. hartnäckigen Analekzemen, kallösen Ulcera, Leukoplakien usw. Der Mikrobrenner und der spitze Paquelin kommen hier wegen ihrer Kleinheit nicht in Anwendung, der Diathermiebrenner: Elektrotomie, Diathermieschlinge und Elektrokoagulation nicht wegen der schlechten Leitungsverhältnisse in der Hornschicht, wohl aber ist hier der breite Paquelin und die Galvanokaustik indiziert, letztere besonders, weil man mit dem Instrument in kaltem Zustande bis unmittelbar an das Operationsgebiet gelangen kann.

b) Zum Ausbrennen und Zerstören von Neubildungen und Tätowierungen. Diese Indikation spielt in der Kosmetik eine bedeutende Rolle. Zur Beseitigung von gutartigen Neubildungen, wie planen und harten Warzen, weichen, keratotischen und molluskoiden Naevi, angiomatösen Naevi und kavernösen Angiomen, Schweißdrüsen-, Talgdrüsen- und Haarnaevi, den mittelgroßen und kleinen Tumoren der Recklinghausenschen Erkrankung, Fibrokeratomen, spitzen Kondylomen und den Knötchen der Mollusca contagiosa usf., ferner zur Beseitigung bösartiger Neoplasmen des Gesichts, ebenso wie seniler und seborrhoischer Warzen, flacher Basaliome und beginnender Krebse, schließlich zur Ausbrennung und Sterilisierung von tuberkulösen und anderen Granulomknoten (Lupusknötchen usw.). Dieselben werden durch den breiten oder spitzen Paquelin, den galvanokaustischen Spitzbrenner oder die Elektrokoagulation zerstört oder mit der Diathermieschlinge abgetragen. Für den Lupus hat P. G. Unna die mehr elektive

Spickmethode angegeben. In ähnlicher Weise werden Tätowierungen durch Verschorfung zerstört, indem man mit spitzen Instrumenten dieselben herausbrennt.

II. Zum unblutigen Durchschneiden des Gewebes: Das kaustische Schneiden mittels Paquelin, Messerkauter und Diathermieschlinge wird in der Kosmetik verwendet: a) zur sterilen Öffnung von Talgzysten, Abszessen usw., b) zum Abschneiden gestielter Geschwülste, wie Lipome, Fibrome, Angiome, Naevi, ferner c) zur Exzision von größeren, gutartigen oder bösartigen Neubildungen oder infektiösen Granulomen (Lupus usw.). Hier übertrifft die Kaltkaustik mit der Diathermieschlinge an Präzision und Sauberkeit der Technik alle übrigen kaustischen Methoden. Einzig und allein die chirurgischen Methoden können mit dieser Behandlungsart konkurrieren, aber das Diathermieverfahren ist das bequemere und unblutig.

III. Zur Gefäßverödung. Da es sich hierbei um eine sehr subtile Technik handelt, so spielt hier der Mikrobrenner die größte Rolle, in zweiter Linie der galvanokaustische Nadelbrenner und die DE FORESTsche Nadel. Die Gefäßverödung wird angewendet bei den Gefäßerweiterungen der Rosacea, bei Angiektasien, sternförmigen Naevi und kleineren Angiomen. Schon eine leichte Betupfung mit dem schwach glühenden Mikrobrenner (Ringbrenner) genügt, um die Gefäße zum Verschluß zu bringen, was besonders leicht verständlich ist, wenn man bedenkt, daß durch die Brandwirkung eine reaktive Schwellung des umgebenden Bindegewebes erzeugt wird, welche die durch den Gefäßverschluß geschaffene Blutleere noch verstärkt. Man muß also Sorge tragen, daß der Brandschorf nicht beseitigt wird, damit der Gefäßverschluß hält und nicht wieder von neuem geöffnet wird. Hierzu muß man dem Patienten das Waschen und Seifen sowie alles Reiben der gebrannten Hautpartien verbieten und verschreibt am besten einen adstringierenden Ichthyolpuder:

Rp. Ichthyoli	2,0
Pulv. cuticolor..........	18,0

Bei dem Gebrauch der galvanokaustischen Instrumente hat man Sorge zu tragen, daß die Nadel nur ganz schwach düsterrot glüht. Schon Rotglut ist zu stark und führt zu Narben. Da der Effekt der Diathermiebrenner schwer zu beurteilen ist, so macht man am besten vorher einen Versuch an einer wenig sichtbaren Stelle.

IV. Zur Abtötung von Krankheitskeimen, besonders in Haarbälgen, und Beseitigung der Haare und Aknepusteln. Die pyodermischen Follikulitiden werden durch den Einstich des Mikrobrenners, des galvanokaustischen Spitz- und Nadelbrenners, der Diathermienadel nicht nur am schnellsten durch Abtötung der Infektionserreger beseitigt, sondern die Follikel werden auch zugleich verödet und die Haare zerstört. Hiervon können wir z. B. bei den größeren Haarnaevi Gebrauch machen. — Diese Art der Kaustik ist auch geeignet, die Elektrolyse der Haare zu ersetzen. Die diathermische Haarzerstörung ist eine der wichtigsten Indikationen der diathermischen Elektrokoagulation. Hier ist die Diathermienadel infolge der Schnelligkeit des Verfahrens, der geringen Beschwerden, der subtilen Technik und ihrer Wirksamkeit allen anderen Methoden der Haarbeseitigung überlegen. Die galvanische Elektrolyse arbeitet bedeutend langsamer und bereitet größere Beschwerden. Die durch die endofollikuläre Kaustik erzeugte perifollikuläre Bindegewebsschwellung benützen wir in der Kosmetik zur Verkleinerung von auffälligen Gesichtsporen bei Seborrhoe und Rhinophym. Es genügt, die leicht glühende Spitze des Mikrobrenners den klaffenden Talgdrüsenmündungen bis auf geringe Entfernung zu nähern, um die Poren durch Quellung des Kollagens zu schließen. Bei der Akne werden Komedonen durch Einstich des Mikrobrenners oder der anderen Nadelbrenner verflüssigt, schwarze Punktationen und Pusteln durch dei Hitze zerstört. Das Brennen der Komedonen ist in manchen Fällen dem Ausquetschen vorzuziehen.

V. Zur Pigmentzerstörung. Mittels der verschiedenen Nadelbrenner können wir mit gutem Erfolg Pigmentierungen zerstören, besonders bei Pigmentmälern, Haarnaevi, Chloasma, Lentigines, Epheliden usw. Man sticht mit der Spitze des Mikrobrenners, des galvanokaustischen Spitz- oder Nadelbrenners oder des diathermischen Nadelbrenners in die pigmentierte Hautstelle ein und läßt die Hitze so lange einwirken, bis die weiße Verbrennungszone bis zum Rande der Pigmentierung vorgedrungen ist. Bei Sommersprossen ist es zweckmäßig, die Brandnadel nur ganz oberflächlich einzustechen und nur möglichst schwache Hitze einwirken zu lassen. Man sieht dann, wie das Pigment, welches häufig ziemlich tief in der Haut liegt, der Nadelspitze entgegen in die Höhe wandert und schließlich als dunkelschwarzer Punkt in dem kleinen Brandschorf anlangt. Auf diese Weise ist es möglich, selbst ausgedehnte Sommersprossenfelder in wenigen Sitzungen zu beseitigen.

VI. Zur Verflüssigung von fetthaltigen Tumoren (Xanthomen usw.). S. oben, Spitzpaquelin, Mikrobrenner, galvanokaustischer Spitzbrenner und Nadelbrenner, DE FORESTsche Nadel.

Kautabletten, s. Cachous.

Kautschuk, Gummi elasticum, ist der eingetrocknete Milchsaft verschiedener Euphorbiaceen. Kommt als elastische Masse (Blätter) in den Handel. Dient zur Herstellung von Kautschukpflastern (s. dort) und unlöslichen Hautfirnissen.

Aetherische Kautschuklösung
(nach DIETRICH).

Parakautschuk in Blättern	50 g
Ölsäure	2 „
Aether	500 „

Man gibt das Gemisch in eine Weithalsflasche und läßt sie 3—4 Tage gut verschlossen stehen. Dann rührt man mit einem Holzspatel durch, bis die Masse gleichmäßig geworden ist, und fügt dann noch 500 g Aether hinzu, rührt nochmals gut durch und läßt unter häufigem Schütteln stehen, bis Lösung erfolgt ist. Auf diese Weise erreicht man eine restlose Auflösung des Kautschuks im Aether (s. auch Traumaticin).

Die Kautschuksubstanz selbst besteht aus dem flüssigen Kohlenwasserstoff Isopren, dem Ausgangsmaterial für den synthetischen Kautschuk, ferner aus Dipenten, Heveen (über 300° siedend) und Polyterpenen.

Der Kautschuk ist in Wasser, Alkohol und Aceton *unlöslich.* Mit Schwefelkohlenstoff, Tetrachlorkohlenstoff, Chloroform und Benzol bildet er kolloidale Lösungen.

Längere Zeit mit Wasser in Berührung, quillt der Kautschuk und verliert dabei teilweise die Eigenschaften, die ihn für die Kautschukpflasterfabrikation geeignet machen. Kautschukpflaster sind daher vor Feuchtigkeit zu schützen.

Bei *Temperaturen* unter + 15° C verliert sich allmählich die Elastizität des Kautschuks und hört unterhalb des Gefrierpunktes völlig auf. Setzt man derartige unelastische Rohkautschukstücke wieder höheren Temperaturen aus, so gewinnt der Kautschuk seine Elastizität zurück, die ihr Optimum zwischen 20 und 40° C erreicht. Oberhalb dieser

Temperatur verliert der Kautschuk seine Elastizität irreversibel und geht unter Zersetzung des Moleküls allmählich in eine fadenziehende Masse über. Da mithin der Kautschuk seine höchste Elastizität zwischen 20 und 40° C entwickelt, was bei Kautschukpflastern mit Klebkraft gleichbedeutend ist, so ist für Kautschukpflaster, die bei Körpertemperatur ihre stärkste Wirkung entfalten sollen, ein möglichst hoher Gehalt an Kautschuk zu fordern. Es ist ferner bei der Aufbewahrung darauf zu achten, daß die Pflaster weder unterhalb 15° C noch oberhalb 40° C aufbewahrt werden.

Der schädliche Einfluß des *Lichts* macht sich bereits bemerkbar, wenn man Rohkautschukstücke wenige Stunden dem direkten Sonnenlicht aussetzt. Er dokumentiert sich durch Klebrigwerden der Oberfläche, Verminderung der Viskosität und Zersetzung der Kautschuksubstanz. Aus diesem Grunde wird auch der in lichtdicht schließenden Kisten importierte Kautschuk in den Einfuhrhäfen sofort in dunklen, trockenen Kellern untergebracht. Kautschukpflaster sind daher im Sprechzimmer des Arztes nach jedesmaligem Gebrauch in lichtgeschützten Gefäßen aufzubewahren.

Kautschukpflaster (Collemplastra).

Die Kautschukpflaster kleben bereits in der Kälte.

Die Pflastermasse besteht aus nicht vulkanisiertem Kautschuk, und ferner aus einem Gemisch von Harzen, Wollfett, Zinkoxyd und Pflanzenpulvern, die zu einer gleichmäßigen Klebemasse verarbeitet und auf meist fleischfarbenes Baumwollgewebe gestrichen werden, welches möglichst schmiegsam und glatt sein und eine hohe Zerreißfestigkeit besitzen soll. Ein gutes Kautschukpflaster soll seine höchste Klebkraft erst bei Körpertemperatur entfalten, worauf bei der Prüfung zu achten ist. Minderwertige Kautschukpflaster mit geringem Kautschukgehalt und hohem Wollfettzusatz sind ohne weiteres daran zu erkennen, daß sie sich weich anfühlen, bereits in der Kälte eine starke Klebkraft vortäuschen, jedoch bei Körpertemperatur schmieren und sich auf der Haut verschieben.

Als Lösungsmittel des Kautschuks bei der Herstellung des Zinkkautschukpflasters kommt Benzin, bei einigen Herstellern wohl auch Benzol in Frage, das man aber tunlichst vermeiden sollte.

Der Kautschuk, der im gereinigten und für die Fabrikation fertig präparierten Zustande keine klebenden Eigenschaften zeigen darf, ist trotzdem der Hauptträger der Klebkraft. Seine klebenden Eigenschaften erhält er erst in Verbindung mit den Harzen. Die Harze sollen also nur eine unterstützende Rolle spielen, werden daher stets einen geringeren Prozentgehalt der Pflastermasse ausmachen müssen als der Kautschuk. Niemals aber dürfen sie ihn an Menge erreichen oder gar übertreffen und so zum billigen Kautschukersatz werden.

Von den für die Fabrikation in Betracht kommenden Harzen sind die wichtigsten: Damarharz, Kolophonium, Elemi und Umbelliferenharze (wie Galbanum, Ammoniacum und Olibanum).

Das Fett — an erster Stelle Adeps lanae anhydricus von bestimmter Viskosität — hat lediglich den Zweck, dem Pflaster eine schnellere Haftfähigkeit zu verleihen. Mit dem Zusatze muß man äußerst vorsichtig sein, will man nicht sogenannte „Schmierpflaster“ oder „Fliegenleim“ erhalten.

Unter den pulverförmigen Zusätzen sind zu nennen: das Zinkoxyd und sämtliche handelsüblichen Stärkesorten, die, soweit ihnen nicht, wie dem Zinkoxyd, chemische Aufgaben zufallen, zusammen mit dem Kautschuk den eigentlichen Körper der Pflastermasse bilden.

Medizinische Kautschukpflaster. Man unterscheidet: 1. die sogenannten *medikamentösen Kautschukpflaster,* die auf Stoff gestrichen sind und deren Pflastermasse ein bestimmter Prozentsatz an wirksamen Arzneimitteln zugesetzt ist. Unter diesen sind besonders die Capsicumpflaster (Capsiplaste) gegen Rheumatismus, Hexenschuß usw., die Salizylsäurepflaster (Hühneraugenpflaster) und die Quecksilberpflaster (Furunkelpflaster) zu nennen. — Eine besonders wirksame Form der medikamentösen Pflaster sind 2. die *Guttaplaste.* Diese Guttaplaste sind nach Vorschrift von Unna hergestellte medikamentöse Kautschukpflaster, die sich von den übrigen Kautschukpflastern dadurch unterscheiden, daß die klebenden Stoffe zugunsten der Medikamente auf das gerade erforderliche Minimum herabgesetzt sind, um die Medikamente in ihrer Wirkung möglichst wenig zu behindern. — Das Zinkoxyd-Guttaplast, aus dem sich das *Leukoplast* entwickelt hat, ist harzfrei und daher in allen Fällen allergischer Disposition angezeigt, in denen stark klebende Kautschukpflaster nicht vertragen werden. — Als Unterlage dient eine wasser- und luftundurchlässige Guttaperchaschicht, unter deren Bedeckung der Hautdunst gestaut, die Epidermis gelockert und die Tiefenwirkung des Arzneimittels aufs höchste gesteigert wird. Die Gehaltangabe wird nicht nach Prozenten, sondern nach Grammen pro Flächeneinheit angegeben, wodurch allein eine exakte Dosierung gewährleistet wird. — Da die Guttaplaste bereits bei Verordnung von 1 m ab in jeder beliebigen Zusammensetzung angefertigt werden, so eignen sie sich besonders zur Verschreibung in der Rezeptur (s. auch Guttaplaste).

Kautschukpflaster auf dehnbarer Unterlage. Die ersten Pflaster auf dehnbarer Unterlage waren die Pflaster-Suspensions-Binden nach Carl Gerson aus dem Jahre 1897. Ihnen folgten im Jahre 1898 nach Angaben von E. Arning die sogenannten medikamentösen *Trikoplaste,* aus denen sich die heutigen Trikoplastbinden entwickelt haben. Diese Pflaster haben als Unterlage einen dehnbaren Stoff (Idealbinde), der mit Zinkoxyd-Kautschukpflastermasse bestrichen ist, und eignen sich besonders zur Behandlung derjenigen Fälle, bei denen ein elastischer Kompressionsverband erwünscht ist, also in erster Linie bei Varizen, Thrombosen, Frakturen, Distorsionen und Sportverletzungen.

Wie bei den Guttaplasten, ist auch bei dieser Pflasterart die Möglichkeit gegeben, durch Zusatz von Medikamenten zur Pflastermasse den physikalischen Effekt des Pflasters mit der chemischen Wirkung des Arzneimittels zu kombinieren.

Kavernome, s. Diathermie; Kohlensäureschnee; Lippen; Mundhöhle; Pigmentierung; Radium.

Kehlbraten, s. Faltenbildung.

Keilexzision, s. Elephantiasis; Lippenplastik.

Keilresektion, s. Progenie.

Keilwirbel, s. Schiefhals.

Keimdrüsen. Das Hauptverwendungsgebiet der Keimdrüsenhormone (männliches, weibliches Sexualhormon, Corpus-luteum-Hormon), deren Sekretion durch das gonadotrope Hormon des Hypophysenvorderlappens reguliert wird, sind in der Kosmetik die bei Störungen ihrer Funktion, wie Pubertät, Gravidität, Menstruation und Klimakterium, auftretenden Dermatosen. Bei den meisten dieser Dermatosen kommen neben Störungen der Keimdrüsenfunktion auch Störungen der anderen endokrinen Drüsen in Betracht, was durch den engen Zusammenhang der Keimdrüsenfunktion mit den anderen Drüsen begreiflich ist. Die Forschungen der letzten Jahre ermöglichen eine Keimdrüsentherapie mit *reinen,* genau dosierbaren Hormonpräparaten.

Für die Ovarialhormontherapie kommen neben Akne juvenilis, menstruellen Dermatosen, Hautleiden bei Gravidität und im Klimakterium, Rosacea (in Verbindung mit Schilddrüse), Psoriasis (in Verbindung mit Hypophysenvorderlappen und Thymus) und Keratodermie in Frage. Weiters ist die Verwendung massiver Ovarialhormondosen in Kombination mit Corpus-luteum-Hormon bzw. männlichem Sexualhormon bei Müdigkeits- und Alterungserscheinungen der Haut, was besonders nach dem Klimakterium kosmetisch von Wichtigkeit ist. Bei manchen Alopezien, besonders bei Personen, bei welchen Störungen der Keimdrüsenfunktion beobachtet werden, gelingt es zuweilen durch längere Darreichung von weiblichem Sexualhormon in größeren Mengen (500 bis 2000 M. E. pro Tag) per os und parenteral in Verbindung mit Hypophysenvorderlappenextrakten durch mehrere Wochen hindurch eine Hemmung des Haarausfalls bzw. teilweise neuen Haarwuchs zu erreichen, besonders bei Alopecia areata und Alopecia diffusa, unter gleichzeitiger Hebung des allgemeinen Befindens. Das Hodenhormon soll stärker auf die Körperbehaarung, das weibliche Sexualhormon auf die der Kopfhaut wirken. Die Wirksamkeit der Sexualhormone auf das Haarwachstum kann nicht verallgemeinert werden, weil das Haarwachstum auch durch die anderen Drüsen beeinflußt wird. Bei mangelhafter Funktion der männlichen Keimdrüse finden wir weiblichen Fettansatz und Hochwuchs der Extremitäten. Der Zusammenhang zwischen Fettstoffwechsel und Keimdrüsen ergibt sich auch aus dem Fettansatz nach vollkommenem Funktionsausfall der Drüsen (Kastration), doch ist dieser Fettansatz auch auf dem Wege der Schilddrüsenbeeinflussung erklärbar. Die Verwendung der Sexualhormone geschieht sowohl parenteral wie auch per os, doch sind per os weit größere Mengen notwendig. Auch durch Einreiben des Hormons in Salbenform auf der Haut will man günstige kosmetische Einwirkungen erreichen, doch ist der Erfolg ein fraglicher. Bei Verteilung der gegebenen Hormonmengen auf mehrere kleine Dosen ist die Wirkung gegenüber der einmaligen Gabe gesteigert. Bei männlichen Sexualhormonpräparaten muß zwischen dem aus dem Harn oder aus dem Hoden dargestellten unterschieden werden. Das eigentliche männliche Sexualhormon ist das aus den Hoden dargestellte, welches auch viel spezifischere Wirkungen zeigt. Im Handel sind sowohl Keimdrüsenextrakte mit einem größeren oder geringeren Gehalt an Hormonen vorhanden, wie auch aus reinen Hormonen dargestellte Präparate.

I. Ovarien- und weibliche Sexualhormonpräparate.

Ovaria siccata — *Merck* (Ovarial): Tabletten aus dem Gesamtovar von Kühen. Eine Tablette enthält 0,07 g Trockensubstanz, entsprechend 0,5 g des frischen Organes.

Tabloid „Varium“ — *Wellcome:* Eine Tablette entspricht 0,3 g des frischen Organs.

Ovaraden — *Knoll:* Haltbares Ovarialpräparat von dem eine Tablette zu 0,05 g 0,5 g des frischen Organs entspricht.

Ovobrol ist Ovoglandol mit Sedobrol. 1 Würfel entspricht 1 g Eierstocksubstanz mit 1,1 g Kochsalz. 1—2mal täglich 1—2 Würfel in einer Tasse heißem Wasser als Getränk, das Fleischbrühe ähnlich ist, oder in ungesalzener Suppe gelöst. (F. Hoffmann-La Roche A. G., Berlin.)

Ovarium — *Richter:* Tabletten und Lösung. Eine Tablette entspricht 5,0 g, 1 ccm der Lösung 1,0 g des frischen Organes.

Glanduovin und *Gl. forte* — *Richter:* Injektionen, welche im Kubikzentimeter die wirksamen Bestandteile von 1,0 g bzw. 5,0 g des frischen Ovars enthalten.

Ovoglandol — *Roche:* Tabletten und Injektionen. Pro Tablette oder Injektion die wirksamen Bestandteile von 1 g Ovar und 20 M. E. Folliculin enthaltend.

Ovo-Transannon, rote, überzuckerte Tabletten in Bohnenform, die Ovarialsubstanz, Transannon und eine geringe Menge Folia Digitalis enthalten. 1—3mal täglich 1 Bohne. (Gehe & Co., Dresden N.)

Ovosan — *Sanabo:* Tabletten 0,1—0,9 g frischen Ovars und 20—80 M. E. Folliculin enthaltend. Injektion entsprechend 1 g Drüse und 100 M. E. Suppositorien mit 100 und 300 M. E.

Novarial und *Nov. stark* — *Merck:* Tabletten enthalten 0,07 g Trockenovar und 10 bzw. 100 M. E. vom weiblichen Sexualhormon.

Oophorin, aus frischen Ovarien von Schweinen und Kühen in Tabletten zu 0,1, 0,3 und 0,5 g. Als Lösungen in Ampullen zu Injektionen. Täglich mehrmals 2—3 Tabletten oder eine subkutane Einspritzung. (Schering-Kahlbaum, Berlin.)

Ovadin, ein jodhaltiges Präparat aus Ovarien von Kühen mit 0,00127% Jod oder von Schweinen mit 0.0483% Jod, 3mal täglich 1—2 Tabletten. (F. Hoffmann-La Roche A. G., Berlin.)

Präparate mit reinem weiblichen Sexualhormon:

Folliculin — *Degewop:* Tabletten, Injektionen.

Glandubolin — *Richter:* Tabletten bis zu 1000 M. E., Injektionen bis zu 10.000 M. E. pro ccm.

Gynodermin — *Richter.*

Folipex — *Sanabo:* Tabletten mit ?000 M. E., Injektionen mit 500 und 1000 M. E. Injektionen in öliger Lösung mit 10.000 M. E. im Kubikzentimeter. Suppositorien mit 1000 M. E.

Unden — *I. G.:* Tabletten mit 100 M. E., Lösung mit 200 M. E. pro Kubikzentimeter, Injektionen zu 100 M. E.

Perlatan — *Boehringer:* Tabletten mit 500 M. E., Lösung mit 160 M. E. pro Kubikzentimeter, Injektionen mit 500, 1000 und 10.000 M. E. im Kubikzentimeter. Perlatan-Calcium-Tabletten mit 200 M. E., 0,25 Calcium lacticum, 0,05 Natrium bromatum.

Progynon — *Schering:* Dragees mit 150 M. E., Injektionen mit 100 M. E. Progynon B ist der Benzoesäureester des Dihydrofollikelhormons, die Injektionen in öliger Lösung enthalten pro Injektion 10.000, 50.000 und 100.000 M. E.

Rugalon — *Sanabo:* Salbe enthaltend 1000 M. E. pro Tiegel, Tube mit 300 M. E. für perkutane Anwendung.

II. Corpus-luteum-Extrakte und -Hormon.

Proluton — *Schering:* Injektionen mit 2 und 20 klin. Einh.

Luteoglandol — *Roche:* Tabletten und Injektionen je 0,5 g Corpus luteum entsprechend.

Corpus luteum — *Richter:* Gesamtextrakt des Corpus luteum. Tabletten und Injektionen.

Luteosan — *Sanabo:* Tabletten je 0,5 g, Injektionen (in Öl) je 10 g des Organs entsprechend.

Luteogan — *Henning:* Standardisierter Corpus-luteum-Extrakt für Injektionen. 1 ccm enthält 1 Kanincheneinheit nach CORNER.

Colutamin — *Richter:* Injektionen und Tabletten, enthält die Menstruation fördernde Lipaminkörper des Corpus luteum.

Agomensin — *Ciba:* Tabletten und Injektionen, enthält die Menstruation fördernde Lipaminkörper des Corpus luteum.

Colutoid — *Richter* und *Sistomensin* — *Ciba:* Enthalten die Menstruation hemmende Substanzen des Corpus luteum.

III. Männliche Organextrakte und Hormon.

Testiculin und *Test. forte* — *Richter:* Tabletten und Injektionen, je 1 bzw. 5 g frischer Drüse entsprechend.

Testiglandol — *Roche:* Enthält pro Tablette oder Injektion die wirksamen Substanzen von 4 g frischen Testis.

Testosan und *Test. forte* — *Sanabo:* Tabletten und Injektionen, je 1 g frischer Drüse entsprechend.

Delipex — *Sanabo:* Lipoidextrakt in Öl gelöst. 1 ccm der Injektion entspricht 10 g frischen Organs, bezüglich Wirksamkeit biologisch kontrolliert.

Novotestal — *Merck:* Aus Stierhoden dargestelltes, aufgeschlossenes, wasserlösliches Präparat. 1 Teil entspricht 10 Teilen frischen Organs. Tabletten zu 0,3 g.

Androdermin — *Richter:* Reines männliches Sexualhormon.

Erugon — *I. G.:* Injektionen, am Hahnenkamm ausgewertet, 1 ccm enthält 2 Hahneneinheiten.

Außerdem sind von den verschiedensten Firmen eine Reihe Kombinationspräparate der Keimdrüsen mit Hypophysenvorderlappen und anderen endokrinen Drüsen im Handel.

S. auch Effecton; Innere Sekretion; Verjüngung; Zwitter.

Keloid, s. Akne; Diathermie; Elektrolyse; Fibrome; Filiforme Dusche; Kohlensäureschnee; Körperschönheit; Lidnarben; Lippen; Narben; Pigmentierung; Radium; Röntgen; Rotationsinstrumente; Skarifikation; Verbrennungen; Warzen.

Keramin (Carl Töpfer, Naumburg) soll im wesentlichen ein Gemisch von Perubalsam, Nelkenöl und Zimtöl sein.

Keramin-Desinfektionsseife soll nach Angabe Keramin und Hydrokotarnin enthalten und als Desinfektionsseife besonders für Chirurgen, Hebammen usw. bestimmt sein.

Keramin-Haarspiritus Töpfer nach Angabe Keramin in weingeistiger Lösung.

Keramin-Seife Töpfer soll nach Angabe bestehen aus 80 p. c. Natronseife, 10 p. c. Perubalsam, 8,5 p. c. Talcum, 1,5 p. c. Zimt- und Nelkenöl. Sie soll gegen Seborrhoe, Haarausfall usw. angewendet werden.

Keramin-Vaselin Töpfer ist nach Angabe eine aus Vaselin, Perubalsam und Salizylsäure hergestellte Salbe, die zur Hautpflege, bei kleinen Hautwunden, spröder Haut usw. Anwendung finden soll.

Keratektasie, s. Hornhautnarbe.

Keratin, Hornstoff, Keratinum, wird aus Hornspänen, Federkielen usw. gewonnen. Herstellung: 10 Teile geraspelte Federspulen werden durch 5—7 Tage mit einem Gemisch aus 20 Teilen Aether und 50 Teilen Alkohol in einem Gefäß extrahiert. Der Rückstand wird mit Weingeist und dann mit warmem Wasser nachgewaschen und endlich mit einem Gemisch von 1 Teil Pepsin, 5 Teilen Salzsäure, 25%ig, und 994 Teilen Wasser bei 40° einen Tag behandelt. Der Rückstand wird gewaschen, getrocknet und 30 Stunden mit 100 Teilen Eisessig am Rückflußkühler gekocht. Die Lösung durch Glaswolle filtriert, zum Sirup eingedunstet und auf Glasplatten bei 60—70° getrocknet. Keratin dient u. a. zum Überziehen von Dünndarmpillen. Keratin ist in Form seiner ammoniakalischen Lösung: Keratin 7 Teile, Ammoniak 10% 50 Teile und Alkohol (70%) 50 Teile in der Kosmetik verwendbar, z. B. als Stärkungsmittel (Regenerationsmittel) nach Dauerwellungen, öfters vorgenommenen Haarfärbungen usw. (s. auch Dauerwellung). Abbauprodukte des Keratins werden innerlich (Humagsolan u. a.) und äußerlich (Silvikrin) gegen Haarausfall verwendet (s. auch Humagsolan; Silvikrin).

Keratinabbauprodukte zur Förderung des Haarwuchses wurden in Form von Gemischen der Aminosäuren Cystin, Tyrosin und Tryptophan aus Ochsenhorn, Menschenhaaren, Pferdehaaren, Vogelfedern, Hornhufen der Pferde und anderem Material gewonnen und wie oben erwähnt verwendet (s. auch Chemie der Haut; Pharmakologie der Haut).

Keratitis neuroparalytica, s. Trophische Störungen.

Keratolytische Mittel sind hornhautlösende Mittel. Im allgemeinen wirken alle oxydierenden Mittel keratolytisch. Typische Keratolytika sind u. a.: Sulfide der Alkalien und Erdalkalien, Ätzalkalien, Salizylsäure, konzentrierte Säuren, wie Eisessig, Salpetersäure, Trichloressigsäure, Karbolsäure, Milchsäure, arsenige Säure, Formalin usw. Auch größere Dosen von β-Naphthol und Resorcin, die in kleinen Mengen als Reduktionsmittel keratoplastisch wirken, wirken keratolytisch.

Keratoma palmare et plantare. Es handelt sich dabei um eine geringe bis mächtige Anhäufung von Hornsubstanz an Handtellern und Fußsohlen, auch Fersen, die gegen die gesunde Haut zu scharf abgesetzt ist und sich in großen, zusammenhängenden Schwarten abstoßen kann, um sich jedoch dann wieder von neuem zu bilden. Oft kommen dann tiefe, schmerzhafte, blutende Risse vor. Das Leiden ist ausgesprochen erblich.

Die *Behandlung* besteht im Abtragen der Hornmassen bzw. deren Erweichung.

Es sei hier der Keratosis disseminata palmaris et plantaris (BUSCHKE) Erwähnung getan, die auch hereditär beobachtet wird. An Handtellern und Fußsohlen bilden sich zerstreut kleine warzige Hyperkeratosen, oft in großer Anzahl; bei zunehmendem Höhenwachstum wirken sie natürlich sehr störend. Ein Mittel, sie dauernd zu beseitigen, kennen wir nicht; Röntgen, Radium, Kohlensäureschnee sind zu versuchen, doch lassen sie oft im Stich. In solchen Fällen müssen Keratolytica, Seifenbäder angewendet, die Exkreszenzen mit Schere und Messer oder mit der Nagelfeile beseitigt werden.

Keratome, senile, s. Radium.

Keratoplastik, s. Hornhautüberpflanzung.

Keratoplastische Mittel sind die Verhornung der Haut fördernde Mittel. Im allgemeinen wirken alle Reduktionsmittel keratoplastisch, besonders Balsame und Harze (Myrrhe, Perubalsam, Benzoe, Styrax usw.), dann kleine Dosen von Resorcin oder β-Naphthol, ferner Ichthyol, Teer, Tannin usw. Schwefel wirkt in kleinen Dosen, lose aufgestreut oder nur leicht eingerieben, keratoplastisch, in größeren Dosen, kräftig eingerieben, besonders in Verbindung mit Alkalien, keratolytisch.

S. auch Hornhautnarbe; Schälkuren; Schwefel; Schwielen.

Keratosen, s. Heliotherapie; Krebs der Haut; Lichtbehandlung; Röntgen.

Keratosis pilaris rubra atrophicans, s. Atrophie; Hydro- und Balneotherapie.

Kerion, s. Alopezien; Trichophytie.

Kernfette. Seifentechnische Bezeichnung für solche Fette, die mit Kochsalz leicht aussalzbare Seifen ergeben, wie Talg, Schweinefett usw., und bei längerem Kochen (Sieden) mit verdünnten Laugen verseifbar sind, im Gegensatz zu den „Leimfetten" (s. dort).

Kernöle. Unter dieser Bezeichnung versteht man fettes Aprikosen- oder Pfirsichkernöl, das als eine Art Mandelöl minderer Sorte für viele Zwecke als Ersatz des Mandelöles verwendet werden kann (s. auch Mandelöl, fettes). Seifentechnisch wird auch das Palmkernöl, das für kosmetische Zwecke, auch für Toiletteseifen, unverwendbar ist, kurz als „Kernöl" bezeichnet.

Ketonkörper, s. Ernährung.

Keulenförmige Haare, s. Alopecia areata.

Kiefer, vorstehender, s. Zähne.

Kieferanomalien, s. Zahnanomalien.

Kieferhöhleneiterung, s. Übler Geruch.

Kieferklemme, s. Zahnanomalien.

Kiefernadelprodukte, s. Fichtennadelprodukte.

Kiefernsprossen, Turiones Pini, werden zur Bereitung des Fichtennadel- (Kiefernnadel-) Extraktes, auch als direkter Zusatz zu Bädern benützt. In analoger Weise auch Fichtensprossen (s. auch Fichtennadelextrakt).

Kieferspalte, s. Hasenscharte; Nase.

Kielbrust, s. Hühnerbrust.

Kieselessigsaure Tonerde ist eine essigsaure Tonerde mit 1,5 p. c. kolloidal gelöster Kieselsäure, die sich auch in trockene, lösliche Form bringen läßt. Indikationen wie bei essigsaurer Tonerde; kann auch zu Pasten, Pudern u. dgl. verarbeitet werden. (Lecin-Werk Dr. Ernst Laves, Hannover.)

Kieselgur, Terra silicea, Infusorienerde. Gelblichweißes Pulver, gut geschlämmt allein kosmetisch verwendbar, soll es leicht und weich im Griff sein. Schwere Sorten als Tripel (s. dort) beschrieben. Unlöslich in Wasser und verdünnten Säuren (als fast reines Siliziumdioxyd). Sandige Sorten ungeeignet. Kieselgur nimmt etwa das 4fache seines Gewichtes an Flüssigkeit auf. Seiner austrocknenden (aufsaugenden) Eigenschaft halber zu austrocknenden Pasten, zu Ätzpasten mit Milchsäure usw. verwendet. Vorzügliches Poliermittel ohne die scharfe Wirkung des Bimssteines, daher als reinigendes Mittel zu Zahnpulvern und Pasten, als Poliermittel für die Nägel usw.

Kieselgurzinkpasta von Unna.

Rp. Terr. siliceae	5,0	Ol. benzoat.	10,0
Zinc. oxydat.	25,0	Adip. benzoat.	60,0

S. Pharmakologie der Haut.

Kieselsäure, Acidum silicicum. Meist in Form feinen Pulvers der gefällten getrockneten Kieselsäure oder des Kieselsäuregels.

Kieselsäuregel, gallertartige Kieselsäure, wird durch Ausfällen von Kieselsäure aus Wasserglaslösung mit Mineralsäuren als glasige Gallerte gewonnen, die in der Kosmetik als fettfreie Grundlage für Pasten, Cremes u. dgl. verwendet wird. Ein Nachteil ist die mangelnde Homogenität dieses Gels, der beim Verreiben Wasser abgibt. Diesem Übelstand sucht ein Verfahren abzuhelfen, das die Ausfällung der Kieselsäure mit höheren Fettsäuren (Stearinsäure, Ölsäure usw.) vornimmt. (D. R. P. 587.142 Trimmel.) Hierdurch sollen flaumige, leicht und homogen verreibbare Kieselsäureprodukte erhalten werden. Es können bei diesem Verfahren direkt sehr wasserreiche, salbenartige Kieselsäuregels erhalten werden, die sich durch gute Homogenität auszeichnen. Kieselsäure ist ein wichtiger Faktor im Aufbau des tierischen Organismus und ein wesentlicher Bestandteil der Haut im jugendlichen Alter. Kieselsäureschwund bedingt gewisse Alterserscheinungen, die man therapeutisch durch Kieselsäurezufuhr bekämpft. Intravenös zu Injektionen bei Pruritus senilis, auch zur äußerlichen Anwendung besonders als Gel empfohlen (Pasten, Salben). Trockene, pulverförmige Kieselsäure wird als austrocknendes Streupulver verwendet. Kieselsäuregel wird auch als indifferentes Vehikel zur Herstellung von Pasten empfohlen.

S. auch Adsorgan; Fissan; Gallerten, anorganische; Pharmakologie der Haut; Salusil; Silargol; Silicol; Siliquid; Silistren.

Kinderekzeme, s. Ernährung; Kindesalter.

Kinderfuß (Kindsadern), s. Krampfadern; Schwangerschaft.

Kinderlähmung, s. Lähmung des Fußes.

Kinderseifen. Unter dieser Bezeichnung versteht man meist mit Lanolin überfettete, neutrale Seifen, die entweder gänzlich unparfumiert oder nur sehr schwach parfumiert im Handel anzutreffen sind. Sie sind vor allem zur Toilette des Kindes bestimmt, werden aber, ihrer milden Eigenschaften wegen, vielfach auch von Erwachsenen bevorzugt. Auch milde Cold-Cream-Seifen o. dgl. fallen unter diesen Begriff. Als bekannte Markenseife dieser Art sei die Reithoffer'sche Kinderseife genannt.

Kindesalter, Kosmetik im. Die Kosmetik in dieser Lebensepoche hat einen ganz anderen Sinn und Zweck als beim älteren Menschen und nimmt dadurch eine Sonderstellung ein. Bei diesem will sie Verschönerung erzielen, ein Bessermachen des Aussehens, will die Zeichen des Welkens und Älterwerdens beseitigen. Solches gibt es im Kindesalter nicht; denn diese glückliche Lebenszeit ist charakterisiert durch das Jungsein, die Frische und das zunehmende Aufblühen, was an sich bei jedem gesunden Kind mit normaler Entwicklung und normalem Gedeihen Schönheit und Anmut gewährleistet.

Bis über das zweite oder dritte Lebensjahr hinaus bedeutet eine Entstellung für den Träger derselben gar nichts; immer sind es die enttäuschten Eltern, die unter der Störung des ästhetischen Eindrucks ihrer Kinder leiden, nie die Kinder selbst. Für diese gewinnt der kosmetische Defekt erst in dem Momente Bedeutung, wo sie bewußt in das Leben eintreten und in Kontakt mit der Umwelt kommen. Früher oder später werden sie entweder selbst gewahr, daß sie anders sind als die Altersgenossen, daß sie weniger gefallen und bewundert werden, oder sie werden, was noch viel schmerzlicher ist, von diesen unbarmherzig auf die körperlichen Fehler aufmerksam gemacht werden. Das ist der Moment, wo das Kind sich seiner Entstellung bewußt wird und dieses *Entstellungserlebnis* ist von allergrößter Bedeutung für sein weiteres Schicksal, für die Charakterentwicklung und Lebensführung.

In welcher Weise ein Kind seine Entstellung erlebt, ob es darüber hinwegkommt oder ob ernstere Folgen für sein Seelenleben eintreten, hängt von vielerlei Umständen ab. In erster Linie selbstverständlich vom Grade der Entstellung: Abweichungen vom normalen Körperbau, die infolge ihrer Hochgradigkeit schon *Krüppelhaftigkeit* und dadurch eine Sonderstellung im Leben und in der Gemeinschaft zur notwendigen Folge haben müssen, fallen aus dem Rahmen der Kosmetik und der hier beabsichtigten Besprechung. Ferner spielen bedeutsame Rollen: Veranlagung und Temperament, das Milieu und vor allem die Erziehung. So wird das eine entstellte Kind sich zurückziehen, ein einsamer Sonderling werden, ein gehemmtes, Menschen scheuendes, neidisches, unfrohes Wesen, ein anderes aber, trotz seiner kosmetischen Minderwertigkeit, ein froher, lebensbejahender, gelegentlich sogar ein besonders tüchtiger Mensch.

Wie sich das Kind mit seinen kosmetischen Defekten abfindet, ist in erster Linie durch die Einstellung seiner Umgebung bedingt. Sind die Eltern eitle, nur aufs Äußere bedachte Menschen, denen ihr Kind nie schön genug ist, dann kann durch Erziehungsfehler geradezu eine Entstellungsfurcht provoziert werden. Solche Kinder sind manchmal wegen jeder noch so geringfügigen Abweichung unglücklich, fühlen sich abhängig vom Urteil der Umgebung, werden oft unselbständig, scheu und neuropathisch. Umgekehrt wird ein Kind, das gelernt hat, sein Innenleben, seine Persönlichkeit als wertvoll einzuschätzen und Äußerlichkeiten nicht zu überwerten, auch trotz beträchtlicher kosmetischer Störungen seinen Platz im Leben froh behaupten. Ein kurzer Hinweis auf diese Probleme erschien notwendig; denn jede Kosmetik der Kinder ist einseitig, die sich auf die Besserung der somatischen Übel beschränkt und die psychischen und pädagogischen Fragen außer acht läßt. Es ist das Verdienst der modernen Psychologie, vor allem der Wiener individualpsychologischen Schule (ALFRED ADLER), diese Beziehungen erkannt und ihre Bedeutung für das weitere Schicksal hervorgehoben zu haben. Bei jeder nennenswerten Entstellung wäre es daher am besten, wenn Arzt, Eltern und Erzieher einträchtig zusammenarbeiten. Zunächst wird zu entscheiden sein, ob eine Abweichung von der Norm derart hochgradig ist, daß ihre Beseitigung schon aus vitalem Interesse sofort vorgenommen werden muß, oder ob sie nur als ein Manko zu werten sei, dessen Korrektur auf einen späteren Zeitpunkt verschoben werden kann. Man darf kosmetische Mängel nicht deshalb gering einschätzen, weil sie nicht das Leben und die Gesundheit gefährden und auch keine Schmerzen verursachen. Seelische Leiden sind oft viel ärger und andauernder.

Es soll daher getrachtet werden, speziell solche Entstellungen, die besonders auffallend oder grotesk sind, die zu Lachen und Spott Anlaß geben können, so früh als möglich zu beseitigen. Wissen wir doch, daß junge Kinder außerordentlich gute Beobachter sind und gleichzeitig unerbittliche Kritiker, die mit Spott und Hohn jeden andersgearteten Kameraden quälen und unglücklich machen können.

Die Gefahren, die aus pädagogischen Fehlern den kosmetisch defekten Kindern erwachsen, soll der Arzt kennen, um die Eltern rechtzeitig beraten zu können. Aus Fehlern bei der Erziehung können in zweifacher Hinsicht Schäden entstehen. Das eine Mal ist es eine übergroße Verzärtelung, als Ersatz dargeboten für die von der Natur versagte Schönheit; das andere Mal das Gegenteil davon, Lieblosigkeit, die Bevorzugung der schöneren Geschwister. Im ersten Falle ist Verweichlichung, im zweiten Verhärtung, Eifersucht, Bösartigkeit die Folge. Eines wie das andere hat schädliche Folgen für die Charakterentwicklung und macht die Kinder für das Leben mindertauglich.

Übrigens ist die Schönheit eines Säuglings und Kleinkindes niemals etwas Garantiertes, also auch nicht jeder Schönheitsfehler etwas Unabänderliches. Vieles kann sich im Laufe der Entwicklung ebenso zum Besseren als zum Schlechteren ändern. Sehen wir doch, wie allmählich, ohne Krankheit und ohne sonstige äußere Einflüsse aus einem schönen Säugling ein Durchschnittstypus oder sogar ein unhübscher Mensch wird und umgekehrt, wie — erfreulicherweise — mancher kosmetische Mangel im Laufe der Jahre schwindet. „Der Fehler wächst sich aus", wie der Volksmund richtig sagt. Ein typisches Beispiel ist die Spontankorrektur rachitischer Knochenverbiegungen.

Erinnern wir uns schließlich noch, daß den Kindern bis in die ersten Schuljahre kosmetische Anliegen vollständig fremd sind, wenn sie ihnen nicht speziell anerzogen werden. Erst später erwacht das Bedürfnis nach einer aktiven Kosmetik, das Verlangen, sich zu verschönern und dadurch vor den anderen hervorzuleuchten, oft am Ausgange der Schulzeit, bei Mädchen meist früher und intensiver als bei Knaben, wenn mit herannahender Pubertät der Wunsch wach wird, dem anderen Geschlecht zu gefallen.

Die außerordentliche ästhetische Wirkung, das Beglückende, das der Anblick gesunder, blühender Kinder gewährt, ist in ganz anderen Faktoren begründet als beim Erwachsenen. Die letzteren wollen schön sein, wollen wirken: das Kind aber ist einfach da und präsentiert sich natürlich und ungekünstelt. Noch mehr als im späteren Leben ist im Kindesalter Schönsein identisch mit Normal- und Gesundsein. Daher wirkt jede Abweichung von der Norm als unschön. Schönheitspflege ist im frühen Kindesalter im wesentlichen identisch mit Krankheitsverhütung, und alle Maßnahmen, die zur Erhaltung der Gesundheit angewendet werden, fördern zugleich die Schönheit des Säuglings und Kleinkindes.

Im nachfolgenden sollen die Schönheitsstörungen in den ersten Lebensjahren dargestellt werden, aber nur insoweit, als sie irgendwie anders sind als im späteren Leben.

Der neugeborene Mensch ist kein ästhetisch schöner Anblick. Die von Vernix caseosa bedeckte krebsrote Haut *(physiologische Erythrosis)*, die Gelbsucht in der ersten Lebenswoche, die verschiedenen durch den Mechanismus und das Trauma der Geburt bedingten Deformierungen des Schädels und des Gesichtes: Ödeme, das Caput succedaneum, ferner Verfärbungen der Haut, subkutane Blutungen und ganz besonders der schiefe Kopf infolge eines Kephalhaematoms ergeben zusammen kein schönes Bild; aber das sind vorübergehende Störungen, und ihr restloses Verschwinden kann man mit Sicherheit versprechen. Dasselbe gilt für die *Milien*, die haufenweise in der Haut der Nase und der umgebenden Wangenpartien sitzen; passager sind auch die Blutunterlaufungen und Exkoriationen durch Zangendruck bei künstlicher Entbindung. Gelegentlich findet man angeborene Narben oder kleine Hautdefekte infolge amniotischer Anhaftungen, meist am Schädel sitzend, die keine kosmetische Bedeutung haben, da sie durch das Haar verdeckt werden können. Ernstere Sorgen bieten die Asymmetrien des Schädels und des Gesichtes. Kleine Unterschiede sind außerordentlich häufig und kosmetisch nicht störend, verleihen vielmehr dem Gesicht oft einen pikanten Reiz. Übrigens wird auch hier eine richtig angeordnete Frisur später manche Ungleichheit verdecken können. Beträchtliche Asymmetrien bedingen eine ernste Entstellung, namentlich die Kombination mit einem *angeborenen Schiefhals*, der fast stets mit einer Verkürzung eines Kopfnickers einhergeht. Hier ist baldiges orthopädisches Eingreifen indiziert, plastische Operation und redressierende Gipsverbände.

Es ist selbstverständlich, daß der Arzt bei der ersten Untersuchung eines neugeborenen Kindes auf seine Lebenstüchtigkeit, auf alle Abweichungen von der Norm, Mißbildungen und kosmetische Störungen achten wird, um möglichst bald die Entscheidung über den Zeitpunkt des therapeutischen bzw. verschönernden Eingriffes zu treffen. Viele Operationen, die man wegen der Kleinheit und Zartheit der Organe auf spätere Jahre verschoben hat, werden jetzt bei verbesserter chirurgischer Technik in früher Lebenszeit mit bestem Erfolg duchgeführt. So sollen angeborene *Klumpfüße* schon in den ersten Wochen, die *Luxatio coxae congenita* nach neueren Erfahrungen in den ersten Monaten der orthopädischen Behandlung zugeführt werden. Bei *Hasenscharte* und *Wolfsrachen* werden die einleitenden Operationen vielfach schon im ersten Halbjahr ausgeführt.

Aus der allerersten Lebenszeit ist noch ein harmloser kosmetischer Defekt zu erwähnen; die angeborenen blassen Feuermäler, im Volksmund „*Storchenbisse*" genannt: diffuse, in der Haut gelegene, hell- oder dunkelrote, erythemartige Flecke, bestehend aus oberflächlichen Kapillarektasien mit ausgesprochenen Lieblingslokalisationen im Nacken, an der Haargrenze und ferner auch in der Mitte der Stirn, an der Nasenwurzel und den oberen Augenlidern. Diese Gefäßerweiterungen erfordern meist kein ärztliches Eingreifen; man kann der um die Schönheit ihres Kindes besorgten Mutter völliges Normalwerden der Haut oder wenigstens starkes

Abblassen versprechen. Aussehen und Behandlung der verschiedenen Formen der kavernösen Feuermale sind an anderer Stelle besprochen. Aus pädiatrischer Erfahrung ist frühzeitige Behandlung anzuraten. Eine Spontanheilung durch Nekrotischwerden des Blutschwammes ist eine Seltenheit und darf nicht abgewartet werden; ein solches durch Vakzination in den Blutschwamm zu provozieren, muß als gefährlich abgelehnt werden. Die kosmetisch besten Erfolge erzielt man zweifellos durch sachgemäße Radiumbestrahlung; es scheint, daß gerade ganz jugendliche Gefäßgeschwülste sich besonders schnell rückbilden.

Für den Gesamteindruck, den ein Säugling macht, ist seine *Schädelform* von großer Bedeutung. Erinnern wir uns, daß die Proportionen im Säuglingsalter ganz andere sind als im späteren Leben. Der Schädel des Kindes ist im ersten Lebensjahr relativ sehr groß, ein Viertel der Körperlänge, während er beim Erwachsenen nur ein Achtel ausmacht. Dabei überwiegt der Hirnschädel an Größe bedeutend den kleinen Gesichtsanteil. Des Säuglings Antlitz ist durch eine kreisrunde Form gekennzeichnet; ganz allmählich im Laufe der Jahre verlängert sich mit der Zahnentwicklung das Untergesicht, und es entsteht das Längsoval des erwachsenen Menschen. Jede Abnormität der Form oder Größe, jede Änderung der Proportion zwischen Hirn- und Gesichtsteil stört die Schönheit des Säuglingsantlitzes. Die leichten Grade von Schädelrachitis, die nur zu einer besonderen Betonung der Stirnwölbung oder Protuberanz der Seitenteile führen, müssen noch nicht ausgesprochen unschön wirken, wenn auch eine Denkerstirne bei einem zweijährigen Kind unnatürlich wirkt. In jedem Falle häßlich ist die hohe Olympierstirne mit dem Vierhügelschädel und der Sattelnase bei der angeborenen Syphilis. Den schwersten Schönheitsdefekt stellt der *Hydrozephalus* dar, der angeborene oder durch Hirnkrankheiten erworbene Wasserkopf. Bei stärkster Ausprägung kommt eine monströse Entstellung zustande. Der enorm große, ballonartige Schädel kontrastiert gegen den kleinen zwerghaften Körper, die Kopfhaut ist spärlich behaart, von erweiterten Venen durchzogen. Das Gesicht sieht abnorm klein aus, die Nase tief gesattelt, die Augen herabgedrängt, zum Teil vom Unterlid bedeckt, während ober der Iris das Weiße der Sklera sichtbar wird.

Ebenso arg wirkt das Gegenteil, die *Mikrozephalie*, der kurze kleine Kopf mit der niedrigen, fliehenden Stirn, den nahestehenden Augen, wobei Nase und Kinn weit vorspringen. All das erzeugt ein häßliches, vogelartiges Aussehen.

Auch beim *Mongoloid* ist die Schädel- und Gesichtsform abnorm und unschön: ein kleines, kugelförmiges Köpfchen, Schlitzaugen mit schrägen Lidspalten und Epikanthus, eine kleine Nase mit tief gesattelter Wurzel und eine lange, spitze Zunge, die oft herausgestreckt gehalten wird. Das Gesicht mit der blassen Haut und den roten, wie geschminkt aussehenden Flecken am Jochbogen erweckt den Eindruck eines Clown, was noch durch die Überagilität dieser idiotischen Individuen verstärkt wird.

Die ärgste kosmetische Entstellung des Gesichtes erzeugt der angeborene Schilddrüsenmangel, das *Myxödem*. In den schwersten Fällen weisen diese Geschöpfe kaum mehr menschliche Züge auf. Es sind plumpe Zwerge mit dickem, fahlem Gesicht, kurzer, breiter Sattelnase, niedriger, gerunzelter Stirn; der Schädel ist mit spärlichem, brüchigem Kopfhaar bedeckt, das ohne scharfe Grenze bis weit in die Stirn hineinwächst. Die Haut ist trocken, blaß und gedunsen, fühlt sich infolge myxödematöser Einlagerungen teigig, gelatinös an. Zwischen den wulstigen, rüsselartigen Lippen ragt eine dicke, breite Zunge hervor und verstärkt den abstoßenden, kretinoiden Eindruck.

Schließlich ist noch als angeborene Kopfdeformität der *Turmschädel* zu erwähnen, der gleichfalls fast immer eine besondere Häßlichkeit der Kinder zur Folge hat; ein schmaler, abnorm hoher Kopf mit Deformierung des Gesichtes durch Exophthalmus, steilem Gaumen, Prognathie und Zahnstellungsanomalien.

Das Gleiche wie für die Schädelform gilt für die Gestalt des *Rumpfes*. Ohne Harmonie der Entwicklung der einzelnen Körperteile gibt es keine Schönheit; jedes Abweichen hiervon wirkt unästhetisch. Jedes Vorauseilen der Entwicklung, allgemeiner oder partieller *Riesenwuchs, Gigantismus*, ist unnatürlich und häßlich und kann sogar abstoßend wirken, geradeso wie das Gegenteil, die Retardation der Entwicklung, der *Zwergwuchs* oder *Infantilismus*. Ganz besonders unästhetisch ist das prämature Erscheinen von Entwicklungsstadien, die erst für ein späteres Lebensalter charakteristisch sind und dort als normal und schön empfunden werden. Das ist der Fall beim vorzeitigen Auftreten sekundärer Geschlechtscharaktere in frühen Lebensjahren, wo der Kontrast zwischen einem kindlichen Gesicht mit kindlicher Mimik und einer mächtigen Busenentwicklung, Bartbildung und den Körperformen eines geschlechtsreifen Erwachsenen zumindest befremdend und unästhetisch, meist sogar abstoßend wirkt. Dies sind nur einige Beispiele, um die Tatsache zu illustrieren, daß Disharmonie der Entwicklung immer Entstellung bedeutet.

Zunächst sollen jene Faktoren besprochen werden, deren Zusammenwirken die Schönheit des Säuglings ausmacht. Der erste und wichtigste ist die *Haut*, die Hülle der kindlichen Gestalt. Sie ist etwas ganz besonders Schönes, ausgezeichnet durch große Zartheit und Glätte, durch rosige Farbe und besonderen Glanz; sie fühlt sich weich und geschmeidig an. Eine ausgiebige Fettunterpolsterung macht alle Formen rund und weich konturiert und bedingt die für das erste Lebensjahr charakteristischen, tiefen Furchen, besonders am Oberschenkel. Als Zeichen besonderer Schönheit werden die kleinen *Hautgrübchen* am Kreuzbein, Schulterblatt, Ellbogen und Knie angesehen; es sind seichte Einziehungen, entstanden durch straffere Anheftung der Haut an die Unterlage bei spärlicher Fettunterpolsterung an diesen Stellen. Die Schönheit der Haut ist nicht der Effekt einer besonderen kosmetischen Vorsorge, welche die Mutter ihr angedeihen läßt, sondern ist der sichtbare Ausdruck eines ungestörten Ernährungs- und Entwicklungsvorganges bei einem konstitutionell normalen, vernünftig gepflegten Kinde.

Dennoch gibt es bekanntlich in den ersten Lebensmonaten relativ viele kosmetische Störungen und Erkrankungen des Hautorganes. Dies erklärt sich aus den Besonderheiten des anatomischen Aufbaues der Haut und ihrer gesteigerten Reaktionsfähigkeit in den ersten Lebensmonaten. Die Haut ist stark durchfeuchtet und durchblutet, die Epithel- und Hornschicht sind dünn und schwach; daher reagiert sie auf mechanische, chemische und thermische Reize besonders stark. Mangelhafte Pflege, Mazeration durch Harn, Stuhl, Speichel, Schweiß kann Anlaß zu Läsionen und weiterhin zu Dermatosen geben, aber ebenso das Gegenteil: Exzesse an Reinlichkeit, das fortwährende Putzen und Reiben der zarten Epidermis mit Seife, das Übermaß an Pflege mit Creme und Puder.

Viel größere Bedeutung als diese externen Faktoren haben konstitutionelle Alterationen, da sie sich in frühen Lebenszeiten geltend machen und gerade an der Haut ihre Manifestationen erscheinen lassen. Dies gilt vor allem von der *exsudativen Diathese*; sie ist außerordentlich häufig und die durch sie provozierten Hautaffektionen können langdauernde Schönheitsstörungen zur Folge haben. Denn auf dem Boden dieser Diathese entwickeln sich die bekannten Formen des konstitutionellen Säuglingsekzems: *Milchschorf* und *Gneis*, die intertriginösen oder universellen *Ekzeme* und später dann die vielgestaltigen *Lichen urticatus*-Eruptionen mit ihren Folgen. (S. diese a. a. O.)

Kombiniert sich damit, wie dies häufig der Fall ist, eine zweite Konstitutionsanomalie, der *Lymphatismus*, so hat dies eine weitere Schönheitsstörung zur Folge: Verbreiterung des Halses durch Lymphdrüsenschwellungen, adenoide Fazies infolge Hyperplasie der Tonsillen.

Beim Säugling ist die Haut ein Spiegelbild jeglichen Geschehens im Organismus; nur solange das Kind bei entsprechender Ernährung richtig zunimmt und wächst, bleibt seine Haut rosig, glatt und schön und frei von allen Unreinlichkeiten. Leidet der Ernährungszustand aus irgendwelchen Gründen, so manifestiert sich dies sofort an der Haut, oft noch bevor Symptome der gestörten Magen-Darmfunktion, Erbrechen, Diarrhoen in Erscheinung treten. Die Haut wird schlaff und welk, verliert den Tonus und Glanz und, was vom kosmetischen Standpunkte sehr wichtig ist, es schwindet die Widerstandskraft gegen Bakterien. Jetzt können diese eindringen und entstellende Zustände sind die Folge: Intertrigo, Ekzeme, Pyodermien, Furunkulose usw. (s. dort). Die Schönheit des Säuglings ist also ganz wesentlich bedingt durch den normalen Verlauf des Ernährungsvorganges; daher ist bei richtiger Ernährung und bei Freibleiben von Krankheiten eine besondere Schönheitspflege nicht nötig.

Schönheitskorrektur erfordern vor allem die angeborenen Mißbildungen (Naevi aller Art, Tumoren), eventuell eine abnorme Behaarung u. dgl. (s. dort). Für das normale Kind genügt die Einhaltung der Regeln der Hygiene und Reinlichkeit. Die naturgemäße Ernährung mit Muttermilch ist eine Selbstverständlichkeit geworden; die ärztliche Beratung und Überwachung verhindert schwere Ernährungsstörungen; Säuglingslues, diese große Gefahr für die kindliche Schönheit wird infolge der rechtzeitigen Behandlung der Eltern immer seltener; die Zahl der durch schwere Rachitis entstellten Kinder nimmt in dem Maße ab, als das Verständnis für rechtzeitige Vitaminzufuhr und für die Notwendigkeit von Licht, Luft und Reinlichkeit bei der Säuglingspflege zunimmt. Fast jede Mutter kennt die Grundregeln der Säuglingspflege und handelt darnach. So ist das tägliche Bad eine Selbstverständlichkeit geworden, ebenso das Trockenlegen nach jeder Verunreinigung, das Säubern nach Stuhlentleerungen mit Öl oder Vaselin statt mit Wasser. Besondere Badezusätze, wie Heublumen, Kleie usw., sind beim gesunden Säugling nicht nötig, doch schaden sie auch nicht. Das Bad soll, wenn irgend möglich, auch später, während der ganzen Kindheit, täglich verabreicht werden. Es wirkt nicht erschlaffend oder abmagernd.

Die Frage der Mutter nach der besten *Kinderseife* läßt sich dahin beantworten, daß jede neutrale, überfettete Seife geeignet ist. Die zarte Kinderhaut darf nur nicht zu oft und zu intensiv mit Seife behandelt werden. Je trockener und fettärmer die Haut ist, desto mildere Seifen soll man anwenden. In solchen Fällen ist das Waschen des Gesichtes mit Milch oft recht zweckmäßig.

Nach jeder Reinigung wird die Haut mit Puder bestreut, das ein Deck- und Aufsaugungsmittel von Sekreten ist und ein Gleitmittel für die Falten, um das Wundwerden zu verhüten. Es steht eine unübersehbare Menge von Kinderpudern zur Verfügung, die alle ihren Zweck ganz gut erfüllen. Ein richtiger Kinderpuder muß feinstkörnig und leicht verstreichbar sein; für den täglichen Gebrauch sind die mineralischen Puder vorzuziehen, z. B. Mischungen von Zinkoxyd und Talk. Die vegetabilischen Puder scheinen weniger geeignet, da manche mit Schweiß und anderen Sekreten Klumpen bilden (s. Puder). In den ersten Lebensmonaten pflegt man zumindest einmal im Tage, nach dem Bade, die Haut des Säuglings mit einer Creme zu bestreichen.

Die *Hautfarbe*, das schöne, rosige Kolorit, ist in erster Linie abhängig von der Reinlichkeit und dem Füllungszustand der Kapillaren, dann auch von der Menge des Pigments und der Farbe und Fülle des Subkutanfettes. Blässe wirkt bei kleinen Kindern immer auch als Schönheitsfehler. Hier hat uns nicht die echte Blutarmut, das Bleichsein infolge von Krankheiten zu beschäftigen, auch nicht das charakteristische Blaßwerden der Kinder beim Einsetzen von Nährschäden und Infektionen, das mit Heilung derselben wieder schwindet, sondern mehr das „schlechte Aussehen“. Bei einem Teil der Kinder ist es durch konstitutionelle Faktoren bedingt: angeborene Pigmentarmut oder ein spärlich entwickeltes Kapillarnetz. In anderen Fällen liegt eine Neurose vor, eine Übererregbarkeit und Labilität des Tonus der Kapillaren bei vasoneurotischer Konstitution. Das ist keine wirkliche Blutarmut, keine Verminderung des Hämoglobingehaltes, sondern eine *Scheinanaemie*. Als kosmetisch störende Stigmen dieser konstitutionellen Vasolabilität zeigen solche Kinder Farbwechsel, dunkle Ringe um die Augen, Schwitzen an den Handflächen, müde, schlaffe Mienen infolge Migräne und Übelkeiten. Ein schlechtes Aussehen als Folge der Domestikation, die „*Stubenhockerfarbe*“, ist jetzt bei der allgemeinen Erkenntnis der Wichtigkeit von Licht und Luft selten geworden. Viel öfter sieht man heutzutage kosmetische Schäden durch Übertreibungen des Besonnens, sowohl bei Sonnenbädern als mit künstlicher Höhensonne. Bei empfindlichen Kindern können recht ausgebreitete Hautentzündungen mit Blasenbildungen zustandekommen. Das Abbrennen darf daher niemals forciert werden, soll speziell bei kranken und rekonvaleszenten Kindern ärztlich überwacht werden. Über die Indikation und die Durchführung der Quarzlampenbehandlung wird an anderer Stelle das Nötige gesagt. Hier nur eine kleine Bemerkung auf Grund von Erfahrungen im Ambulanzbetrieb: Man sieht so oft, daß Kleinkinder aus Angst vor der schwarzen Brille sich heftig wehren und daß die Bestrahlung der vorderen Körperhälfte nur unter Zwang und Geschrei erreicht werden kann; da aber der antirachitische Effekt nicht von der Bestrahlungsstelle abhängig ist, möge man bei ängstlichen Kleinkindern auf die Belichtung der Brust verzichten und die ultravioletten Strahlen nur auf den Rücken einwirken lassen.

Noch eines anderen Schönheitsfehlers sei kurz gedacht, der mit der Lichtwirkung zusammenhängt und besonders im Sommer bei älteren Kindern sich geltend macht. Es sind dies die Sommersprossen oder *Epheliden*, die bald in dichterer, bald in spärlicherer Aussaat das Gesicht, die oberen Teile von Brust und Rücken, Arme und Hände bedecken. Wenn es nicht gar zu viele sind, alterieren sie meist nicht sehr den Eindruck, den ein sonst gesundes, frisches Kind macht. Es gibt kaum ein wirklich wirksames Mittel: energische Schälkuren wird man bei Kindern kaum jemals anwenden und das Bleichen hat meist nur vorübergehenden Erfolg. Am besten ist es, vom Frühjahrsbeginn an eine der bekannten Lichtschutzsalben zu gebrauchen (s. dort).

Von den klimatischen Schäden in der kalten Jahreszeit, den *Erfrierungen*, soll nur jene besondere Form erwähnt werden, die man gelegentlich bei älteren Säuglingen sieht. Die gegenwärtig herrschende Tendenz, Kinder bei jeder Temperatur, jedem Wetter viele Stunden im Freien verbringen zu lassen, kann im Winter einen eigenartigen Kälteschaden zur Folge haben. Unter dem Kinne, an der Stelle, wo der Mantelkragen enge abschließt oder das Haubenbändchen anliegt, bilden sich etwa daumennagelgroße, unter der Haut gelegene, derbe, nicht druckschmerzhafte Knötchen, Verhärtungen im Unterhautzellgewebe, die sogenannte „*Induratio congelativa submentalis*". Leichte Erfrierungen in Form von Rötungen und Schwellungen mit Gefäßveränderungen an der Nasenspitze, an den Ohren und Fingern sind im Kindesalter die gleichen wie bei Erwachsenen. Bei älteren Mädchen entstehen Erythema nodosum-ähnliche rote Infiltrate und Streifen an den Unterschenkeln, dort, wo ein enganliegender Schuhrand den mit einem dünnen Strumpf bekleideten Unterschenkel komprimiert.

Über die Behandlung der roten Hände und der roten Nase, die für größere, schon eitel werdende Mädchen kränkende Zustände sind, s. die betreffenden Artikel.

Die charakteristische Gestalt des Säuglings, seine besondere Anmut ist zum großen Teile durch das reichliche Subkutanfett bedingt. Für den Säugling gelten noch nicht die wechselnden Ansichten der Mode über das Ausmaß der erlaubten Fettmenge. Eine recht ausgiebige Fülle ist physiologisch und reizvoll; die Wülste an den dicken Oberschenkeln, das harte Fett am Gesäß gehören zum Bild eines schönen, gedeihenden Kindes. Ein magerer Säugling ist entweder aus konstitutionellen Gründen oder infolge von Krankheiten nicht normal oder nicht gesund und daher auch nicht schön. Daß Fettarmut ein kosmetischer Defekt ist, darüber besteht allgemeine Übereinstimmung; nicht so beim Gegenteil, bezüglich der Grenzen des noch erlaubten und kosmetisch erfreulichen Fettansatzes. Hier gibt es recht viel Vorurteil und Unverstand; so kennt man Mütter, denen jede Gewichtszunahme zu wenig ist und denen ihr Kind nicht feist genug werden kann. Im Säuglingsalter noch evidenter als in späteren Jahren ist die endokrine Bedingtheit die Grundlage und Mästung die Ursache des übermäßigen Ansatzes. Durch dauernde Überfütterung können sehr arge Entstellungen resultieren. Der ärgste Fall sind die unförmig dicken Säuglinge, träge Fettklumpen mit einem blassen, gedunsenen Gesicht, aus dem die Augen kaum heraussehen können. Bei älteren Kindern kommt ein anderer Typus von Fettsucht vor, bei dem das Fett nicht gleichmäßig verteilt ist, sondern sich hauptsächlich in der unteren Körperhälfte anhäuft; Kinder mit breitem, unförmigem Gesäß und wuchtigen, fetten Oberschenkeln bei relativ weniger feistem Gesicht. Bei dieser letzteren Form spielen konstitutionelle Faktoren, endokrine Störungen die Hauptrolle. Eine ungleichmäßige Fettanhäufung mit auffallender Bevorzugung von Becken, Unterbauch und Brust kennzeichnet die Adipositas infolge endokriner Störungen: beim Hypogenitalismus, bei der Dystrophia adiposo-genitalis, beim Eunuchoidismus, bei hypophysärer und vielleicht auch bei thyreogener Insuffizienz (s. diese). In der Mehrzahl der Fälle aber ist das Dicksein das Resultat zweier Fehler: übermäßige Ernährung und gleichzeitig verminderter Energieverbrauch infolge ungenügender körperlicher Tätigkeit.

Eine nur dem Kindesalter eigentümliche Form von pathologischem Fettansatz ist der „*pastöse Zustand*" bei exsudativer Diathese, wie ihn uns CZERNY kennen gelehrt hat. Hier kommt es zum Dickwerden auch bei nicht übermäßiger Ernährung; die Kinder erscheinen hiebei eher schwammig und aufgedunsen und fühlen sich ödematös an. Dabei sehen sie schlecht aus, sind bleich, ohne im blutmorphologischen Sinne blutarm zu sein. Die Unschönheit dieses Habitus wird noch dadurch verstärkt, daß oft noch weitere Manifestationen und Folgen der exsudativen Diathese sichtbar werden: Ekzeme, Strophulus, Lymphdrüsenschwellungen.

Anhangsweise zur Kosmetik der Haut noch ein Wort über die *Schutzpockenimpfung*, deren Folgen, die Narben, eine vom Arzte hervorgerufene Schönheitsstörung darstellen. Wenn auch die Vakzination als Vorbeugungsmittel schwerster Krankheit und ärgster unbehebbarer Entstellung ein selbstverständlicher, notwendiger Eingriff ist, so muß doch das Bestreben dahin gerichtet sein, ihn mit möglichst geringer Schönheitseinbuße durchzuführen. Die großen Narben an beiden Oberarmen sind wirklich nicht nötig. Man kann weniger exponierte Körperstellen wählen — oberes Drittel der Oberschenkel, vordere Thoraxfläche unterhalb der Brustwarze —, man kann die Pusteln kleiner machen, indem man statt Schnittchen nur punktförmige Läsionen mit dem Pirquetbohrer setzt, und man kann schließlich jedes Stigma vermeiden, wenn man Lymphe in entsprechender Verdünnung subkutan oder intrakutan einimpft (s. Pockenschutzimpfung).

Unter den vielen Faktoren, deren Zusammenwirken die Schönheit des kindlichen Antlitzes ausmacht, steht das *Kopfhaar* an besonderer Stelle. Freilich nicht im ersten Lebensjahre; denn in dieser Lebensperiode ist das Köpfchen sehr wenig behaart oder ganz kahl. Das wird — normale Kopfform vorausgesetzt — nicht als kosmetischer Mangel empfunden: die Spärlichkeit der Behaarung ist ein gewohnter Anblick und erscheint selbstverständlich. Die mehr oder weniger ausgeprägte Nacktheit des Schädels gab in früherer Zeit Anlaß, den Säugling in den ersten Lebensmonaten, aus Furcht vor Erkältungen, dauernd ein warmes Häubchen tragen zu lassen. Die allgemeine Verbreitung der Kenntnis rationeller Säuglingspflege hat auch dies abgeschafft. Aus der Art, Farbe und Dichte der angeborenen ersten Haare kann kein Schluß auf die künftige Haarentwicklung gezogen werden; es gibt Kinder, die mit einem schwarzen Haarschopf zur Welt kommen und dann einen blonden Lockenkopf bekommen.

Die bleibende Behaarung, ob blond oder schwarz, dicht oder spärlich, schlicht oder lockig, ist durch Rasse und Erbfaktoren bedingt und durch äußere Einwirkung wenig beeinflußbar. Das Abschneiden der Haarspitzen, um reichlichen Nachwuchs zu erzielen, nützt nichts, schadet aber auch nicht. Schon im Kindesalter taucht manchmal der Wunsch nach Beeinflussung der Haarfarbe auf; das allmähliche Dunklerwerden der blonden Locken wird von den Eltern schmerzlich empfunden. Kamillenteewaschungen mit nachfolgender Besonnung mögen in solchen Fällen gemacht werden; ein Färben der Haare hat aber in der kindlichen Kosmetik keine Berechtigung. Zur Frage der Frisur ist vom ärztlichen Standpunkte nicht viel zu sagen; ob die Haare kurz oder lang getragen werden, ob Locken oder Zöpfe, wird durch Mode und Landessitte und den Wunsch der Eltern bestimmt. Bis in die letzte Zeit war bei Knaben und Mädchen im Vorschulalter kurzgeschnittenes Haar allgemein üblich; jetzt ziehen letztere wieder Zöpfe vor. Haarbrennen darf an besonderen Festtagen gestattet sein; Pomaden und aromatische Wässer sollen nur ausnahmsweise Anwendung finden. Die Mode, ohne Hut zu gehen, den Kopf Wind und Wetter, vor allem dauernd der Besonnung auszusetzen, hat — aber nur, wenn es nicht übertrieben wird — günstigen Einfluß auf das Kopfhaar, und zwar nicht nur auf die Fülle, sondern öfters auch auf die Farbe; das Haar wird heller, das blonde flachsartig glänzend.

Mittel, um den Haarwuchs zu fördern, sind im Kindesalter bei der enormen Regenerationsfähigkeit fast nie notwendig; der Haarausfall nach Typhus, Meningitis usw. wird fast immer rasch ersetzt; verzögert sich einmal das Nachwachsen, dann mag man es durch Quarzlampe, Massage mit spirituösen Wässern usw. beschleunigen. Die *Hypertrichosis* der Säuglinge, ein abnorm langes Persistieren dichter Lanugobehaarung, erweist sich meist als vorübergehendes Übel; dagegen ist eine bleibende dichtere Behaarung an Armen und Beinen auch schon für kleinere Mädchen ein kränkender Schönheitsfehler, der das Vergnügen des Schwimmens und der Sonnenbäder stört. Die Behandlung ist die gleiche wie bei Erwachsenen.

Eine *Haarabnormität* beim jungen Säugling soll besonders erwähnt werden, die an sich unschön ist und meist mit anderen kosmetisch unerwünschten Stigmen kombiniert vorkommt: der *Haarschopf der Neuropathen*. Gewöhnlich ist es ein von der Mitte des Schädels nach vorne ziehender Schopf langer Haare, wobei Schläfen und Stirn kahl bleiben, oder es ist der Vorderkopf ganz haarlos und nur der Hinterkopf dicht bewachsen. Er wird meist auf die Welt mitgebracht und bleibt lange bestehen. Diese Haarform findet sich fast nur bei erethisch-neuropathischen Säuglingen, bei denen Ernährung und Aufzucht Schwierigkeiten bieten: magere, blasse Schreikinder mit Hautekzemen an der dürftigen, faltigen Haut.

Jede Haarkrankheit ist auch bei Kindern ein kosmetischer Defekt; ihre Beschreibung erfolgt an anderen Stellen.

Auf eine spezielle Form der Alopezie sei kurz hingewiesen; der *fleckweise Haarausfall* bei kongenitaler Syphilis, der nach dem Schwinden aller sonstigen Zeichen der Krankheit noch lange als kosmetischer Defekt bestehen bleiben kann.

Von großer Wichtigkeit ist eine nur beim Beginne des Lebens vorkommende Affektion, die an der Grenze zwischen Schönheitsfehler und Dermatose steht: der *Gneis*, die fettigen Auflagerungen am Scheitel des ganz jungen Säuglings als Grundlage und Vorbote des konstitutionellen Ekzems, des *Vierzigers*. Zunächst liegt nichts anderes vor als eine Steigerung der bei Neugeborenen physiologisch gesteigerten Sekretion der Talgdrüsen: zartere oder dickere, weißliche oder leicht gelbliche Schuppen. Wenn man diese nicht entfernt, so werden die fettigen Platten, die sich am Vorderhaupt und da mit Vorliebe in der Gegend der großen Fontanelle etablieren, immer größer und dicker, verkleben mit Schweiß, Schmutz und Haaren, lagern schließlich in mehreren Schichten übereinander und sind nun nicht nur für das Auge, sondern infolge des dumpfen, widerlichen Geruches auch für die Nase ein beträchtliches kosmetisches Übel. Seltener ist die trockene Seborrhoe der Neugeborenen, bei welcher nur kleine, zarte Schuppen auf der auffallend trockenen, wie rissig aussehenden, meist haarlosen Kopfhaut erscheinen. Zuweilen vergesellschaftet sich dieser „Status seborrhoicus" mit einer außerordentlich intensiven und länger dauernden großblättrigen Abschilferung der gesamten Haut, *Seborrhoea squamosa neonatorum* (TÖRÖK).

Bei richtiger Pflege schwindet die fettige Seborrhoe vollständig. Es kann aber aus ihr, besonders begünstigt durch exsudative Konstitution, das schwere ***seborrhoische Säuglingsekzem*** hervorgehen. Das erste Zeichen ist gewöhnlich eine entzündliche Rötung, die unterhalb der Schuppendecke am Kopfe sichtbar wird. Deshalb erfordert der Gneis sorgfältige Behandlung und möglichst rasche Beseitigung. Reinlichkeit, tägliches Waschen des Kopfes ist die beste Prophylaxe. Die fettigen Auflagerungen und Schuppen müssen entfernt werden, auch an der von den Müttern gefürchteten und darum gemiedenen weichen, nachgiebigen Stelle, der großen Fontanelle. Die Auflagerungen werden zunächst mittels eines Ölverbandes, eventuell mit Zusatz von 1% Acid. salicyl. erweicht, dann die Krusten abgehoben und eventuell noch anhaftende Haare geschnitten. Erst wenn die Kopfhaut ganz rein geworden ist, wird 2--5% Schwefelvaselin aufgelegt, das Ekzem weiterbehandelt. (S. Ekzem.)

Auch bezüglich der *Nägel* und ihrer Pflege sind einige für das Kindesalter charakteristische Besonderheiten zu erwähnen. Vor allem ist einem recht verbreiteten Aberglauben entgegenzutreten, daß es schädlich sei, in den ersten Lebensmonaten die Nägel zu schneiden, daß keine Instrumente, sondern höchstens die Zähne der Mutter oder Pflegerin sie kürzen dürfen. Das ist natürlich ganz falsch. Der Pflege der Nägel muß von früher Kindheit an Aufmerksamkeit geschenkt werden. Das erste Prinzip ist Reinlichkeit; der schwarze Schmutzrand ist nicht nur ein kosmetischer Defekt, sondern auch eine Gefahr für die Gesundheit. Die Lebensweise des jungen Kindes im Kriechalter, aber auch die des älteren Kindes beim Spiel im Freien und in der Schule bedingt eine fortwährende Verschmutzung der Nägel und schafft die Möglichkeit, daß durch den kratzenden Finger Infektionskeime in die Haut, durch Anfassen von Nahrungsmitteln Enterozoeneier in den Verdauungstrakt gelangen. Das Kind muß von allem Anfang an zur Reinhaltung des Nagels erzogen werden; das geschieht durch Waschen und Bürsten, besonders vor den Mahlzeiten. Die Nägel sollen mit einem scharfen Instrument (Zwicker, Schere) rund und glatt geschnitten sein und nur wenig die Fingerkuppe überragen. Das ist alles; bei Kindern ist ein Färben und Polieren der Nägel sinnlos. Auch die Zehennägel erfordern richtige Pflege; hier kann ein zu kurzes Abschneiden, besonders eine zu radikale Entfernung der Nagelecken die Ursache der sehr schmerzhaften eingewachsenen Nägel, namentlich der Großzehe, werden. Die weißen Flecke in den Nägeln der Kinder sind zwar ein Schönheitsfehler (s. Leukonychie), aber nicht, wie die Mütter meinen, ein Zeichen von Blutarmut oder einer Konstitutionsanomalie; sie sind aber auch kein Zeichen von Glück. Sie verschwinden meist von selbst.

Die Querfurchen am Nagel des Daumens im ersten Lebensmonat und später im Anschluß an überstandene Infektionskrankheiten sind unscheinbar und gleichen sich bald aus.

Das lange Zeit fortgesetzte *Fingerlutschen* hat nicht nur Mazeration der Nägel zur Folge, sondern als ernste Konsequenz eine oft beträchtliche Deformierung des Oberkiefers und weiterhin Entstellungen durch Anomalien der Zahnstellung. Es wird später noch Besprechung finden.

Das *Nägelkauen*, eine Unart der Schulkinder, bedingt oft eine arge Verhäßlichung der Hand: kurze, zerfranste, eingerissene, verschmutzte Nagelränder, weiche, zerfurchte Nägel, häufig mit kleinen Entzündungen am Nagelbett. Nägelbeißen ist kein Hinweissymptom auf Anaemie oder Wurminfektion: es ist immer ein Zeichen eines nervösen Charakters. Die Behandlung muß in erster Linie darauf ausgehen, diesen zu beeinflussen, wird also im wesentlichen eine pädagogische sein. Da die Nägelbeißer oft scheue, verdrossene und entmutigte Kinder sind, wird man sich bestreben müssen, sie zur Freude und zu Selbstvertrauen zu erziehen. Zur Unterstützung der pädagogischen Maßnahmen mag es gelegentlich zweckmäßig sein, die Nagelränder mit einer starken Chinin- oder Quillajalösung zu bestreichen.

Schönheitsfehler an den *Ohren* sind keine Seltenheit. Bildungsanomalien der Ohrmuschel — meist angeboren — können ein sonst anmutiges Köpfchen sehr entstellen, was namentlich in der frühen Kindheit mit noch wenig ausgiebigem Haarwuchs auffällt. Viele der kleinen Abweichungen, DARWINsche Höcker und Spitzen der Muschel, Formdifferenzen zwischen rechts und links, Störungen des Reliefs, kann man später durch eine entsprechende Frisur verdecken. Dringend wird Abhilfe verlangt bei der *Makrotie*, den zu großen Ohren oder lappigen Klappohren, die außerdem fast immer abstehen. Solche sind angeboren und werden nicht, wie die Mütter vielfach glauben, dadurch erworben, daß der Säugling im Schlafen auf den umgeklappten Ohrmuscheln liegt. Gegen das von ihnen zur Korrektur der Ohrform verwendete *Ohrhäubchen*, das mittels schmaler Bändchen das Ohr an den Schädel anlegt, ist nichts einzuwenden. Dagegen ist die vielfach geübte Methode, mittels Heftpflaster die großen Ohren an den Kopf anzukleben, abzulehnen, da dies die Ursache von hartnäckigen Ekzemen werden kann und außerdem gar nichts nützt; weder durch Druck noch durch Zug, sondern nur durch Operation (s. diese) kann man Form und Stellung der Ohrmuscheln beeinflussen. Bei geringeren Graden von großen, abstehenden Ohren rate man zum Abwarten, um zu sehen, ob nicht eine entsprechende Frisur den kosmetischen Schaden kaschieren kann. Die wirklich entstellenden Eselsohren und Satyrohren hingegen sollen schon in den ersten Lebensjahren korrigiert werden, bevor die Kinder in die Gemeinschaft eintreten, um den psychischen Schaden durch den Spott der Kameraden zu verhüten. Aus dem gleichen Grunde wird man die verschiedenen häutigen und knorpeligen Anhänge und Auswüchse an der Ohrmuschel und ihrer Umgebung frühzeitig beseitigen lassen.

Eine noch ärgere Entstellung ist das Gegenteil des abnorm großen Ohres, die *Mikrotie*, wo die Kleinheit und Verbildung des äußeren Ohres häufig mit tieferen Störungen, Gehörgangatresie usw. kombiniert sind. Von defekter Entwicklung, mangelhafter Figurierung einzelner Teile der Ohrmuschel bis zum völligen Mangel des äußeren Ohres gibt es alle möglichen Zwischenstufen. In vielen Fällen wird man dazu raten, den kosmetischen Defekt durch eine entsprechende Lagerung der Haare zu verdecken. Bei hochgradiger Kleinheit oder völligem Fehlen sind komplizierte plastische Operationen nötig oder eine Ohrmuschelprothese aus Weichgummi oder Gelatine.

Die Frage des Tragens von *Ohrringen* und des damit verbundenen *Ohrenstechens* (s. Ohrringe, Ohrlöcherstechen) ist zweifellos ein kosmetisches Problem. Sehr viele Ärzte lehnen die Durchbohrung des Ohrläppchens prinzipiell ab; sie wollen körperliche Verletzungen, die nicht aus therapeutischen Gründen erfolgen, nicht vornehmen; und eine solche ist ja die Durchbohrung des Ohrläppchens zum Zwecke der Einführung von Schmuckringen. Die Eltern wieder interessieren die ethischen Bedenken der Ärzte nicht, und wenn diese es nicht machen wollen, lassen sie das Ohrenstechen durch Juweliere, Hebammen oder andere Laien besorgen. Es ist bekannt, daß bei unfachgemäßer Durchführung und mangelnder Asepsis Infektionen aller Art, Impetigo, Erysipel entstehen können; auch Lues und Tuberkulose sind schon so übertragen worden. Eine Ablehnung in jedem Fall ist wohl nicht richtig und EWALD dürfte recht haben, wenn er meint, daß die Abneigung mancher Ärzte zum Teil auch darin begründet sei, daß sie die Technik dieses kleinen Eingriffes nicht genügend beherrschen.

Wie beim Erwachsenen, ist der erste Eindruck, den ein Gesicht hervorruft, im wesentlichen durch Form und Ausdruck des *Auges* bedingt. Es wirken daher schon relativ geringfügige Abweichungen von der Norm auffallend und meist auch entstellend. Alle durch angeborene Fehler der Lider und des Bulbus bedingte Defekte, Spaltbildungen usw. sind ebenso wie die durch Entzündungen, Geschwülste erworbenen Entstellungen möglichst bald einer spezialärztlichen Begutachtung und Behandlung zuzuführen.

Bei jedem Neugeborenen ist das Auge uncharakteristisch graublau oder grauviolett, die definitive Irisfarbe entwickelt sich erst allmählich; in den ersten Lebenswochen schielen in geringem Grade fast alle Kinder zum Schrecken der Mutter, d. h. die Bulbi machen dissoziierte Bewegungen und erst in späteren Monaten wird das Fixieren erlernt. Es gehört mit zur richtigen Säuglingspflege, daß zum Kinderzimmer der hellste Raum der Wohnung gewählt und die Wiege oder das Bettchen so gestellt werden, daß das Kind immer direkt zur Lichtquelle (Fenster, Lampe) blicken kann. Eine durch lange Zeit erzwungene seitliche Blickrichtung ist vielleicht mit eine Ursache des *Spasmus nutans*, des mit Wackelbewegungen des Kopfes einhergehenden Augenzwinkerns. Dieser Schönheitsschaden ist durch Vitaminzufuhr und richtige Lebensweise bald zu beseitigen.

Ein Bedenken in kosmetischer Hinsicht ist manchmal ein stärker ausgesprochener Epikanthus, die sogenannte *Mongolenfalte*, eine Hautduplikatur, die halbbogenförmig über den inneren Lidwinkel herabzieht. Sie ist eine sehr charakteristische Teilerscheinung der früher beschriebenen mongoloiden Idiotie und bleibt dort dauernd bestehen. Bei normalen Kindern kann man ein Verschwinden im Verlaufe des Wachstums erwarten, sonst wird später eine Korrektur operativ durchgeführt.

Ein Wort noch über eine recht häufige ärgerliche und den ästhetischen Eindruck störende Affektion: das *Blinzeln und Augenzwinkern*. Es ist hier nicht der durch Schmerzen und Lichtscheu bedingte Blepharospasmus bei skrofulöser oder andersartiger Entzündung, bei Wimperanomalien usw. gemeint; das sind Krankheiten, die fachärztliche Behandlung erfordern. Mit der Heilung derselben schwindet meist gleichzeitig der Lidkrampf. Dagegen ist das Blinzeln, das bei Kindern mit gesunden Augen besonders im frühen Schulalter gar nicht selten ist, das als Unart bezeichnet wird, meist ein Zeichen von Neuropathie. Es äußert sich einmal als fortwährendes Blinzeln und Zwinkern, ein andermal als Augenreiben, manchmal kommen tic-artige Zuckungen der Gesichtsmuskeln dazu oder lebhaftes Grimassieren. Es gibt vielerlei auslösende Ursachen: Nachahmung, wenn die Eltern ein Augenleiden haben, Autoimitation nach einem früher einmal überstandenen Bindehautkatarrh, nach einem Fremdkörper, der unter Aufregung und Sorge der Umgebung entfernt werden mußte, oder es ist die Folge eines psychischen Traumas. Es kann aber auch eine Ausrede bedeuten: schlechtes Sehen, daher schlechte Schulerfolge. Die Behandlung muß in erster Linie eine heilpädagogische sein.

Eines der wichtigsten kosmetischen Probleme in der Gesichtsregion bildet das *Schielen*, die Konvergenz oder Divergenz der Augenachsen, wodurch das hübscheste Gesicht verunstaltet und der Träger oft dem Spott der Kameraden ausgesetzt wird. Jedes schielende Kind soll schon im Vorschulalter, sobald es selbständig zu spielen beginnt, dem Okulisten zur Feststellung der Sehschärfe, von Brechungsfehlern, Astigmatismus usw. vorgeführt werden. In vielen frühbehandelten Fällen wird durch systematische Übungen, Trainieren des durch Gläser korrigierten Schielauges, während das fixierende Auge durch einen Verband am Sehen verhindert ist, durch

Atropinbehandlung usw. Heilung erzielt werden können. Gelingt dies nicht, so kann man bereits nach dem 10. Lebensjahr die Schieloperation ausführen lassen.

Die *Nase*, bei Erwachsenen so wesentlich für den gesamten Ausdruck, gibt im Kindesalter kaum jemals Anlaß zu kosmetischen Beschwerden. Sie ist in den ersten Lebensmonaten immer relativ klein und unscheinbar und gewinnt ihre definitive, ausdruckgebende Gestalt erst mit dem Moment, wo das Gesicht aus dem Rund- zum Längsoval sich umformt. Alle Schönheitsstörungen entwickeln sich zwar schon in der Kindheit, doch können Korrekturen erst in einer viel späteren Lebensperiode vorgenommen werden.

Ein recht häufiger, aber unbedeutender Schönheitsdefekt ist die *Granulosis rubra nasi*, die immer in früher Kindheit beginnt, im Laufe der Zeit aber spurlos verschwindet (s. dort).

Auch die *Sattelnase*, als Stigma der angeborenen Syphilis allgemein bekannt, kann mit Erfolg erst in späteren Jahren angegangen werden.

Dauernde Verlegung der Nasenatmung, meistens durch eine Hyperplasie des adenoiden Gewebes am Rachendach bedingt, ist die Ursache einer häufigen und schweren kosmetischen Störung der Physiognomie. Die *Facies adenoida* ist nicht nur an sich häßlich, sondern erweckt den Eindruck, daß der Träger besonders dumm und stumpfsinnig sei. Bei schwereren Graden wird der Mund stets offen gehalten, der Unterkiefer sinkt nach abwärts, die Nasolabialfalten erscheinen nach unten verzogen. Die Nasenwurzel ist breit, die Augen glotzend, aus weiten Lidspalten exophthalmisch hervortretend. Das träge Mienenspiel in dem blassen Gesicht erweckt den Eindruck einer gewissen geistigen Stumpfheit. Ist dann noch der Oberkiefer besonders schmal, der harte Gaumen eng, spitzbogig, so entsteht ein fehlerhafter Biß mit Hervorstehen der oberen Schneidezähne, was eine weitere Entstellung bedeutet (s. Adenoide). Hier sei auf die Notwendigkeit eines energischen Trainings der Nasenatmung nach durchgeführter Adenotomie durch systematische Atemübungen bei geschlossenem Munde nachdrücklichst aufmerksam gemacht, denn sehr oft bleibt auch nach erzielter Wegfreiheit der Nase das Mundatmen als „schlechte Gewohnheit“ bestehen.

Die äußere Form des *Mundes* ist durch die Lippen bedingt. Spaltbildungen, Hasenscharten werden mit zunehmender Erfahrung in der kosmetischen Chirurgie schon sehr frühzeitig operiert, namentlich trachtet man die Okklusion des Gaumens zu erzielen, bevor das Kind mit dem Sprechen beginnt.

Die Gewohnheit der Kleinkinder im Kriechalter, jeden Gegenstand zum Munde zu führen, die Unart des Lutschens und des Kauens an den Lippen hat manche Unschönheiten zur Folge. Das dauernde Saugen und Scheuern der oberen Schneidezähne an der Unterlippe erzeugt das *Lutschekzem*, den roten schuppenden Streifen, der das Lippenrot in häßlicher Weise verbreitet.

Die aufgesprungenen Lippen sind wohl in erster Linie durch Ekzem bedingt; aber daß der Zustand nicht heilen will, daß sich immer wieder Borken und Krusten bilden und schließlich die Lippe verdickt wird, daran ist das fortwährende Zupfen und Beißen schuld.

Schließlich sind noch die *Faulecken* (s. diese) zu nennen, die seichten, mit kleinen Krustchen bedeckten Einrisse an den Mundwinkeln. Durch das fortwährende Lecken wird zuweilen die Haut der Umgebung mazeriert, und es bilden sich dann recht unschön aussehende Plaques.

Alle diese Affektionen sind vermeidbar durch Reinlichkeit in jeder Hinsicht: Waschen der Hände, Verbot des Küssens auf den Mund der Kinder, sowohl untereinander als durch Erwachsene.

Sehr kränkend werden die radiären Narben empfunden, die vom Lippenrot in die Haut ausstrahlen, Residuen perioraler Papeln bei kongenitaler Syphilis (s. diese), deren Beseitigung um so dringender gewünscht wird, als ihre Bedeutung als Luesstigma vielfach bekannt ist.

Für die Schönheit des kindlichen Gesichtes sind wohlgeformte, gesunde *Zähne* in richtiger Stellung in einem normal figurierten Kiefer ein unbedingtes Erfordernis. Abweichungen jeder Art haben Entstellung zur Folge; Mangel einzelner Zähne, Verunstaltung der Frontzähne in Form, Farbe, Stellung usw. sind immer häßlich und können die Wirkung eines sonst hübschen Gesichtes beeinträchtigen. Zahnmangel oder falsche Zahnentwicklung und Zahnstellung sind nicht nur an und für sich unästhetisch, sondern beeinflussen auch die Konfiguration von Kinn und Wangen und dadurch die Form und den Ausdruck des Gesichtes. Es ist ein Verdienst der modernen Zahnheilkunde, gezeigt zu haben, daß die kosmetischen Fehler der Zähne und Kiefer nicht immer als etwas Ererbtes und Unabwendbares hinzunehmen sind, sondern daß sie vielfach durch äußere Faktoren bedingt und daher verhütbar und heilbar sind.

Der zahnlose Mund des Säuglings darf nicht berührt werden, er braucht keine Pflege, da Zunge und Speichel die Reinigung besorgen. Ein Auswischen ist nicht nur unnötig, sondern auch schädlich; es kann Läsionen erzeugen, die eine Eintrittspforte für pathogene Keime bilden (Soor usw.). Die systematische *Zahnpflege* hat einzusetzen, sobald die Milchzähne durchgebrochen sind, also etwa vom zweiten Jahre angefangen. Das Zähneputzen morgens und nach jeder Mahlzeit muß ebenso selbstverständlich werden wie das Waschen und Kämmen. Die Reinigung von Speiseresten erfolgt am besten mittels einer nicht zu harten Bürste, wobei das richtig ausgeführte mechanische Putzen das Wesentliche ist; besondere Zahnpulver, Pasten und aromatische Mundwässer sind nicht nötig; der Gehalt der letzteren an aetherischen Ölen kann sogar einmal Ursache eines Lippenekzems werden.

Von den konstitutionellen Kinderkrankheiten sind drei besonders zu nennen, die das Gebiß kosmetisch schädigen können: die angeborene *Lues*, welche speziell an den oberen Schneidezähnen eigenartige Defekte, die *Hutchinsonsche Hypoplasie*, hervorruft, die *Tetanie*, die Schmelzdefekte zur Folge hat, und vor allem die *Rachitis*. Zahnschmelzhypoplasien, Brüchigkeit infolge Kalkarmut, Verfärbung und Rillenbildung, verspäteter und unregelmäßiger Zahndurchbruch, frühzeitiger Verfall der Milchzähne, all das wird mit mehr oder weniger Berechtigung der Rachitis zur Last gelegt.

Unschön ist auch bei den Zähnen alles Unnatürliche und Ungesunde: Riesen- und Zwergzähne, die Furchen und Rillen, die grau oder grünlichbraun belegt sind, die Zahnbeläge infolge mangelhafter Pflege und vor allem die Zahnkaries. Häßlich sind Kinder mit Zahnlücken, mögen diese entstanden sein durch mangelhafte Zahnbildung oder vorzeitige Extraktion. Gar nicht selten sieht man ein auffallendes Auseinanderstehen, eine breitere Brücke zwischen den oberen, mittleren Schneidezähnen. Als Ursache kann man ein kurzes, nahe der Papille zwischen den Zähnen angewachsenes Lippenbändchen nachweisen. Die Korrektur geschieht durch Durchtrennung des Bändchens am Ansatz, was am besten zwischen dem 8.—10. Lebensjahr ausgeführt wird.

Ausdrücklich soll vom Standpunkte des Kinderarztes und des Kosmetikers die Forderung der modernen Zahnheilkunde unterstützt werden, jeden Milchzahn bis an sein physiologisches Ende zu erhalten; denn jeder Milchzahn ist Platzhalter und Wegbereiter für seinen Nachfolger, und vorzeitige Entfernung hat Wachstumsstörungen der Kiefer und Stellungsanomalien der Zähne zur Folge. So kann vorzeitiger Verlust der Milcheckzähne eine Wachstumsverzögerung des Oberkiefers zur Folge haben, während der Unterkiefer normal weiterwächst. Die Folge davon ist ein vorstehendes Kinn und eine abnorm lange und tiefe Nasolabialfalte. Auch die vorzeitige Extraktion des ersten bleibenden Mahlzahnes, des Sechsjahrmolaren, hat fast immer kosmetische Schäden zur Folge: ein kurzes Untergesicht, ein Zusammendrängen und Vorstülpen der Lippen. Die gesamte Physiognomie ändert sich, ein unschöner, unkindlicher Ausdruck von Verbissenheit oder Verkniffenheit prägt sich aus (s. Zähne).

Hier soll noch auf gewisse Lebensgewohnheiten der Kinder hingewiesen werden, deren große pathogenetische Bedeutung zu wenig gewürdigt ist, welche durch dauernde Einwirkung, durch jahrelang fortgesetzte Belastung, durch Druck oder Zug eine hochgradige Umformung der Kiefer, dadurch Abnormitäten der Zahnstellung hervorrufen können und die eigentliche Ursache von schweren kosmetischen Schäden sind. Selbstverständlich wird eine höhergradige Deformierung nur dann zustande kommen können, wenn vorerst Rachitis durch Erweichung die Kiefer dazu vorbereitet hat.

In erster Linie ist das *Lutschen* zu nennen; das ist nicht nur als „Unart" zu werten, sondern wirklich eine schädliche Gewohnheit. An und für sich ist der Anblick eines dauernd lutschenden Kindes, das immer die Finger oder den Schnuller im Mund hat, namentlich wenn es schon jenseits des Säuglingsalters steht, ein unschöner Anblick. Das Lutschen kann eine solche Leidenschaft werden, daß trotz Drohungen und Strafen stundenlang am Daumen oder auch an zwei Fingern gierig gesogen wird; andere Varianten sind das Saugen an der Zunge, das Lutschen an der Unterlippe, in späterem Alter das Kauen an Bleistiften usw. Das jahrelang fortgesetzte Drücken und Ziehen wirkt modellierend auf den Kieferknochen und bringt durch Deformierung schwere kosmetische Schäden hervor.

Dieselbe schädliche Wirkung auf die Zahnstellung hat das habituelle Mundatmen. Nach den Erfahrungen der Zahnärzte ist manche Häßlichkeit, die durch fehlerhafte Kieferform und Zahnstellung hervorgerufen wird, in letzter Linie bedingt durch das Herabsinken des Unterkiefers im Schlafe; sie empfehlen besondere Verbände für die Nacht. Bisher wurde von Kinderärzten und Orthopäden immer ein ebenes Liegen ohne Kopfunterlage oder nur mit ganz niederem, hartem Polster empfohlen; diese Ansicht wird man wohl revidieren müssen und vor allem bei Säuglingen und Kleinkindern, bei denen im Schlafe der Unterkiefer herabsinkt, Höherlegung des Kopfes empfehlen.

Da die Korrektur von Zahnstellungsanomalien, die immer eine Disharmonie des Gesichtes zur Folge haben, schwierig, langwierig und kostspielig ist, sollen alle Bemühungen gemacht werden, solche zu verhüten: Rachitisprophylaxe in erster Linie, dann Bekämpfung des Lutschens und aller Arten von Unarten, die den Kiefer belasten, Beseitigung des Mundatmens durch Übung des Nasenatmens nach hergestellter Nasenpassage. Jede stärkere Zahn- und Kieferanomalie sollte der Regulierung zugeführt werden; denn bei diesem Defekt kann man nicht hoffen, daß er sich im Laufe der Jahre auswachsen und von selbst verschwinden wird. —

Die besondere Anmut des Kindergesichtes ist nicht durch die Ebenmäßigkeit der einzelnen Teile desselben allein bedingt; auch das Gewaschensein und die besondere Pflege der Haut oder eine sorgfältige Frisur machen es nicht aus. Sehen wir doch so oft, daß trotz mancher Abweichung vom Schönheitsideal und trotz Ungewaschenseins ein richtiges Kindergesicht sehr reizvoll wirkt; viel wesentlicher ist die Beseeltheit des Ausdruckes, das lebhafte Mienenspiel, der freie Blick, der Ausdruck des Interesses, der geistigen Regsamkeit, die kindliche Unbefangenheit. Die Veränderungen der Gesichtszüge, die abnormen Physiognomien als Folge von Krankheiten, die pathognomonische „Facies" (Facies abdominalis, pertussea, cerebralis usw.) gehören nicht in den Rahmen dieser Besprechung. Auch nicht das bis zum Grimassieren gesteigerte Mienenspiel der erethischen, debilen Kinder und ihr Gegenteil, die Ausdruckslosigkeit und Ruhe der torpiden Idioten: denn bei solchen Zuständen erregt der Anblick eher Mitleid und nicht die Empfindung des Unästhetischen. Als unschön empfunden wird das Gesichterschneiden, die ticartigen Zuckungen, die aufdringende Rastlosigkeit neuropathischer Kinder, die dadurch ihre Person in den Mittelpunkt der Aufmerksamkeit zu stellen bestrebt sind. Ebenso das Mienenspiel und Gehaben des Altklugen, Gezierten und Affektierten, das trotz körperlicher Schönheit unangenehm auffällt. In solchen Fällen, die meist bedingt sind durch Fehlerziehung, sind pädagogische Maßnahmen anzuwenden.

Um einen ästhetisch befriedigenden Eindruck zu erwecken, muß nicht nur das Äußere: Haut, Haare, Augen, Ohren, Mund usw., normal, gesund und schön sein, sondern auch der Knochenbau und die dadurch bedingte Gestalt, die Bewegungen, das Gehen und Stehen.

Auf die durch endokrine Störungen und durch Allgemeinerkrankungen hervorgerufenen kosmetischen Alterationen des Körperbaues, Zwergwuchs, Riesenwuchs, Fettsucht usw., wurde schon an anderer Stelle hingewiesen. Es soll noch kurz einiger Faktoren gedacht werden, die auf die Form des kindlichen Körpers bestimmend einwirken.

Lues ist hier zu nennen, ferner Rachitis und Tuberkulose. Die durch erstere erzeugten kosmetischen Störungen an Schädel, Nase, Zähnen, Lippen sind schon erwähnt worden, es sei nur noch auf die säbelscheidenförmigen Verkrümmungen der Unterschenkel und auf die Knochengummen hingewiesen. Alles das sind Seltenheiten geworden, da die Säuglingslues abnimmt, und wenn vorhanden, fast immer im frühesten Säuglingsalter erkannt und energisch behandelt wird.

Der größte Feind der kindlichen Gestalt ist die *Rachitis*, da die durch sie bedingten Knochenveränderungen Gestalt, Haltung, Gang in ungünstigster Weise beeinflussen können. Unbehandelt gebliebene schwerste Rachitis kann sogar Krüppelhaftigkeit zur Folge haben. Die Deformierungen am Schädel, an den Kiefern und Zähnen haben schon Erwähnung gefunden. Von größter Bedeutung sind die rachitischen Alterationen an den Rippen und an der Wirbelsäule: die Trichter- und Hühnerbrust, die Verbiegungen der Wirbelsäule, die Kyphosen und Skoliosen, angefangen von der „schlechten Haltung" bis zum grotesken Höcker. Weiter die Verdickungen der Gelenke, die Verbiegungen der Knochen, die Coxa vara, die Genua valga und vara, die Platt- und Senkfüße usw. Daß durch alle diese Schäden das ganze Exterieur, Gang, Haltung und Agilität auf das nachteiligste beeinflußt werden, ist selbstverständlich. Diese sind aber wesentliche Faktoren für das Schönsein des Kindes. Zur Erzielung einer schönen Gestalt ist daher Gesunderhaltung der Knochen und Verhütung von Rachitis Grundbedingung. Außerdem muß aber, um Geschmeidigkeit aller Bewegungen, die graziöse Leichtigkeit beim Gehen, Laufen und

Springen zu erzielen, eine richtige *körperliche Erziehung* einsetzen, und zwar in frühester Lebenszeit bei den ersten Kriech- und Stehversuchen. Die Notwendigkeit einer körperlichen Ertüchtigung ist heute allgemein anerkannt: systematisches Turnen, Schwimmen, Eislaufen, Spiele im Freien usw. sollen frühzeitig geübt und späterhin jede Art Sport bei Kindern empfohlen werden. Hierzu ist vom Standpunkte des Kinderarztes ein Wort zu sagen: Bei der jetzt allgemeinen Begeisterung für Sport besteht die Gefahr, daß Kinder zu frühzeitig und zu intensiv zu Spitzenleistungen trainiert werden. Dies bedeutet nicht nur gelegentlich gesundheitliche Gefahren für Herz und Gefäße, sondern hat öfters auch kosmetische Schäden im Gefolge: Verdickung der Arme und Beine durch eine hypertrophische Muskulatur stören die Harmonie des Körperbaues, wirken unkindlich und unschön.

Bezüglich des Einflusses der *Tuberkulose* auf die Schönheit des Kindes ist zu bemerken, daß höhergradige Magerkeit und Kachexie immer krankhaft und unschön wirken, daß Spina ventosa, Gelenksfungus, Knochenkaries kosmetische Entstellungen sind, noch mehr Lupus vulgaris und andere tuberkulöse Hautmanifestationen. Es gibt aber ein Stadium im Verlaufe der kindlichen Tuberkulose, in welchem die Krankheit, freilich nur vorübergehend, eine Schönheit von besonderer Eigenart erzeugt: weite Lidspalten umranden langbewimperte, große Augen mit besonderem Glanze, ein liebliches Gesicht mit zartestem Teint, eine rührende Engelschönheit, die von Malern (Boticelli) mit Vorliebe dargestellt wurde. Diese *Traviataschönheit* bezieht sich nur auf das Gesicht und ist nur so lange da, als man den übrigen Körper nicht sieht; nach Ablegen der Kleider erscheint der „Habitus phthisicus" in seiner traurigen Unschönheit: magerer Hals, langer, flacher Brustkorb mit abstehenden Schlüsselbeinen und Schulterblättern, muskelschwache Arme und Beine mit dünnen Fingern und oft trommelschlägelartig verdickten Endgliedern. Die morbide Schönheit bei der inzipienten Phthise ruft kein freudiges Empfinden hervor, wie sonst ein schönes Kind. Das gleiche wäre zu sagen bezüglich mancher Kinder mit kompensierten Herzfehlern, wo gleichfalls eine Zeitlang eine außerordentliche Lieblichkeit der Gesichtszüge und eine besondere Zartheit des Teints auffällt.

Einen kosmetischen Schaden eigener Art hat die Tuberkulose bei Kindern im Kriechalter zur Folge, wenn sie unter dem Bilde der *Skrophulose* erscheint. Hier wirken konstitutionelle Momente (exsudativlymphatische Diathese), die Infektion (Tuberkelbazillen) mit äußeren Faktoren, der Schmutz- und Schmierinfektion, zusammen, die schließlich das häßliche Bild der Skrophulose zur Folge haben: Conjunctivitis ekzematosa und Blepharitis mit Blepharospasmus, große, dicke Nase mit dauernder Sekretion, unförmig rüsselartige, erodierte Lippen, ein fahles, gedunsenes Gesicht auf einem durch Drüsenschwellungen verbreiterten Halse; Entstellungen, deren Zusammenwirken das Bild eines Schweinekopfes erzeugt. Auch dieses Leiden, das nicht nur viel Beschwerden den Kindern brachte, sondern durch Hornhauttrübungen, skrophulöse Narben nach perforierten Drüsen dauernde Entstellung zur Folge hatte, ist seltener geworden. In hohem Ausmaße ist dies dem allgemein gewordenen Verständnisse für Reinlichkeit und der höheren Wohnkultur zu verdanken. Der kranke Erwachsene spuckt weniger herum, die gefährdeten Kinder sind mehr im Freien, der Fußboden, auf dem sie herumkriechen, wird reiner gehalten, Schmutzinfektionen, die vielleicht erst die Bedingung schaffen für die Skrophulose, werden seltener. Nicht zuletzt wirken aber auch die Bestrebungen zur Verhütung der Frühinfektion mit Tuberkulose segensreich.

Alle Bestrebungen der letzten Dezennien zielen darauf hin, eine gesündere und kräftigere Generation heranzubilden. Schon sind die Erfolge zu sehen, und zwar nicht nur in gesundheitlicher, sondern auch in kosmetischer Hinsicht. Neuere Messungen haben ergeben, daß alle Altersklassen nennenswert größere Länge und höheres Körpergewicht aufweisen als die bisherigen Normalzahlen, daß die Kinder größer und kräftiger geworden sind. Wir ernähren die Kinder richtiger, wir behüten sie möglichst vor Krankheiten und Infektionen, wir verschaffen ihnen ein Leben im Freien, sorgen für Spiel und Sport, und so wächst ein Geschlecht heran, gesund und kräftig und dadurch auch schön.

Kindsadern, s. Schwangerschaft.

Kinnplastik, Doppelkinn. Für die Kinnplastik gilt, soweit die äußere Haut in Frage kommt, das bei der Wangenplastik Gesagte. Meist genügen Lappenverschiebungen aus der Unterkinnhaut, aus der Hals- oder Brusthaut oder bei Männern einfach (Lexer) oder doppelt (Perthes) gestielte Kopfhautlappen, um den Defekt sicher zu decken. Schwieriger liegen die Verhältnisse dann, wenn zugleich mit dem Kinn auch die Unterlippe verlorengegangen ist, denn dann muß auch gleichzeitig, wie bei der Wangenplastik, für einen Schleimhautersatz und für den Ersatz des Lippenrots gesorgt werden. Es sei daher auf den Abschnitt „Lippenplastik" hingewiesen, wo über den Ersatz von Schleimhaut und Lippenrot ausführlich berichtet ist (s. auch Wangenplastik wegen des Ersatzes der Schleimhaut). Am häufigsten sind scheinbar im Laufe der letzten Jahre Kinnplastiken mit Schleimhautersatz bei Männern aus der behaarten Kopfhaut mit dem sogenannten Pistolengrifflappen von Lexer zur Anwendung gekommen, wobei für den Ersatz der äußeren Haut die behaarte Kopfhaut und für den Ersatz der Schleimhaut ein angrenzender Teil der Stirnhaut zur Anwendung kommt (s. Abb. 9 u. 10, „Wangenplastik"). Außer diesem Verfahren sind empfehlenswerte Lappenplastiken aus der Brusthaut nach Voeckler, und zwar entweder für Haut und Schleimhaut aus der Brusthaut durch Umschlag des Lappenendes oder durch einen doppelhäutigen Lappen, zusammengesetzt aus Brusthaut und Armhaut nach Voeckler und Klapp (Abb. 1). Um das kosmetische Resultat zu verbessern, empfiehlt es sich, nach Anheilung solcher Lappen einen Lippenrotsaum aus der Oberlippe nach dem Verfahren von af Schultén auszuführen. Die größten Schwierigkeiten bereiten solche Kinndefekte, bei denen außer der Haut und Schleimhaut auch das Mittelstück des Unterkiefers fehlt. Wenn es auch in manchen Fällen gelingt, in den durch Hauttransplantation ersetzten häutigen Unterkiefer eine Prothese einzufügen und dadurch für den Augenblick ein besseres kosmetisches Resultat zu erzielen, so treten doch meist nach verhältnismäßig kurzer Zeit Schädigungen der Schleimhaut durch Dekubitalgeschwüre und dann Narbenbildungen auf. Es muß daher das Bestreben sein, möglichst auch den knöchernen Unterkieferbogen wieder herzustellen, was

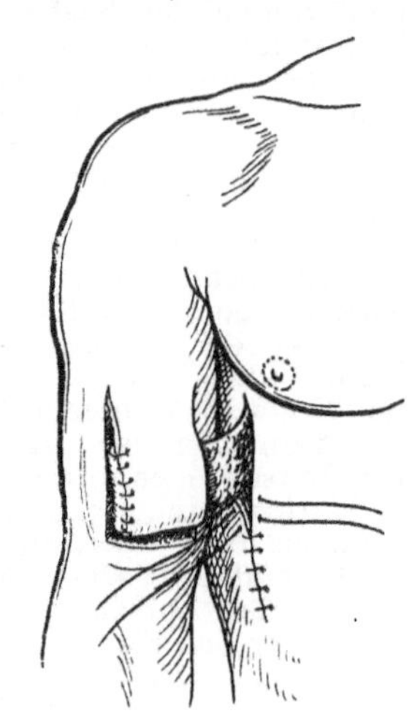

Abb. 1.

natürlich nur durch Transplantation oder gestielte Knochenplastik ermöglicht werden kann. Sind genügend große Reste der seitlichen Unterkieferabschnitte vorhanden, so scheint es wohl am zweckmäßigsten, einen mit der Muskulatur bzw. dem Subkutangewebe in Verbindung erhaltenen Knochenspan dem seitlichen Unterkieferabschnitt zu entnehmen. Sonst bleibt nur die freie Transplantation eines periostbekleideten Tibia- oder Beckenrandstückes von entsprechender Größe möglich. Letzteres eignet sich mehr zum Ersatz des aufsteigenden Kieferastes. Der Tibiaspan wird, um ihm die nötige Krümmung zum Ersatz des Mittelstücks der Unterkiefers zu geben, nach Lexer von der Knochenseite her mehrfach eingesägt, unter Schonung des Periostüberzugs. Selbstverständliche Voraussetzung aller Transplantationsversuche zum Ersatz des knöchernen Unterkiefers ist die völlige Keimfreiheit und abgeschlossene Wundheilung nach vorausgegangener Weichteilplastik.

Rein kosmetische Eingriffe kommen bei übermäßiger Fettentwicklung in der Unterkinngegend (Doppelkinn) in Betracht. Die Hautschnitte, die dazu dienen sollen, größere Mengen von subkutanem Fettgewebe gleichzeitig mit der überschüssigen Haut zu entfernen, sind in die vorhandenen Falten zu legen. Auf eine sehr exakte Naht ist größtes Gewicht zu legen.

A. Noël schlägt vor, dreieckige Defekte zu setzen und sie zu einer quer verlaufenden Naht zu vereinigen oder in der Mittellinie längsgestellte Ovale aus der Unterkinnhaut zu entfernen. Bei der letzteren Methode bleibt allerdings eine in der Mittellinie verlaufende Narbe übrig. Deshalb halten wir dieses Verfahren nicht für sehr zweckmäßig.

Kino, Resina (Gummi) Kino, ist weder ein Harz noch ein Gummi, sondern ein eingetrockneter Pflanzensaft. Schwarze, glänzende Splitter, unlöslich in Wasser, aber darin aufquellend, löslich mit dunkelroter Farbe in Alkohol. Enthält Kinogerbsäure, einen roten Farbstoff (85%) und Enzyme. Tinktur 1 : 5 Alkohol 90%. Erstarrt durch Enzyme oft gallertartig; dies vermeidet man durch vorheriges längeres Kochen des Kinos mit Wasser. Wird als Adstringens für Mundwässer verwendet (selten), hat wenig praktische Bedeutung.

Kiri-Aether, s. Haarpflege.

Kirschlorbeerblätter, Folia Lauro-Cerasi, dienen zur Herstellung des Kirschlorbeerwassers. Dieses wird manchmal kosmetisch als Aromaticum benützt, auch in der eigentlichen Parfumerie. Enthalten Benzaldehyd (Bittermandelaroma).

Kissinger Entfettungstabletten „Boxberger" sollen Rhabarber- und Cascaraextrakt, Kissinger Salz, Magnesia usta und cholsaures Natrium enthalten. (Boxbergers Apotheke, Bad Kissingen.)

Klauenhohlfuß, s. Fußdeformitäten; Hohlfuß.

Klauenöl, Ochsenklauenöl, Oleum Tauri pedum. Blaßgelbes Öl, das nur schwer ranzig wird. Wenn rein und nur aus Rinderklauen gewonnen, ist es kosmetisch sehr gut verwendbar, besonders zu Haarpomaden o. dgl.

Klauenzehenbildung, s. Hammerzehen; Hohlfuß.

Kleeblütenöl (Oleum Trifolii) ist ein künstlich zusammengesetztes Blütenöl, das unter Verwendung von Amylsalizylat (Trefol) hergestellt wird.

Künstliche Kleeblütenöle.

Trèfle	
Amylsalizylat	40 g
Cumarin	10 „
Patschuliöl	2 „
Resinoid Eichenmoos	2 „
Jasmin künstl.	1 „
Benzoetinktur	10 „

Kleeblütenöl.	
Amylsalizylat	600 g
Linalylacetat	90 „
Ylang-Ylangöl	80 „
Cumarin	5 „
Eichenmoosresinoid	50 „
Rosenöl künstl.	15 „

Kleesalz, Oxalium. Das Kleesalz des Handels, das vielfach auch als Kalium bioxalicum bezeichnet wird, besteht aus Gemischen von Kaliumbioxalat und Kaliumtetraoxalat in wechselnden Mengen oder auch fast ganz aus Kaliumtetraoxalat. Es dient zur Entfernung von auf der Haut entstandenen Flecken beim Färben der Haare mit Galläpfeltinten.

Kleidung, Hygiene der weiblichen. Ein gut sitzender *Büstenhalter* ist unbedingt notwendig bei großer Brust oder wenn eine kleine Brust zur Erschlaffung neigt. Die Auswahl des Büstenhalters ist wichtig. Es ist ein Fehler, wenn der Büstenhalter die Brust fest an den Rumpf anpreßt. Dadurch wird die Brustform verschlechtert, vor allem auch dann, wenn bei großem Busen dieser nach unten oder seitlich verschoben wird, um einen kleinen Busen vorzutäuschen. Der Büstenhalter muß wirklich die Brust heben. Deshalb ist ein Modell am besten, das wie in einem Körbchen die Brust unten stützt.

Für manche sehr erschlaffte Brüste, besonders wenn sie dazu noch übergroß sind, reicht slbst der beste Büstenhalter nicht aus. Die Trägerinnen solcher Brüste leiden unter dieser Deformität nicht allein aus psychisch-ästhetischen Gründen. Das große Gewicht macht häufig so erhebliche körperliche Beschwerden, daß nur ein operatives Vorgehen helfen kann.

Die Brustplastik hat große Fortschritte gemacht. Die Operationen sind ungefährlich, d. h. lebenssicher, und bringen schönste Erfolge. Der Eingriff ist auffallend schmerzlos, obwohl man gerade glauben sollte, daß Wunden an der Brust schmerzhafter seien als am übrigen Körper. Die Wundheilung ist bei den modernen Methoden fast immer ungestört und die Narben sind nicht auffallend. Da außerdem der Drüsenkörper mit der Brustwarze in Verbindung bleibt, behält die Frau auch nach der Operation die Stillfähigkeit.

Für *schlaffe Bauchdecken* ist auch eine Stütze notwendig. Im Zeitalter des Sports besitzen die Frauen allerdings meist eine gute Muskulatur; aber Asthenikerinnen bekommen auch durch Gymnastik nie einen guten Tonus in der Bauchmuskulatur. Wenn solche Frauen Gymnastik übertreiben, wird eher die Muskulatur geschädigt, und es werden besonders Schmerzen in Leib und Rücken ausgelöst. Auch die physiologische Dehnung der Bauchwand während der Schwangerschaft vertragen diese Frauen nicht. Der Leib wird überdehnt und bleibt ohne Turgor schlaff.

Unter diesen Umständen geht es nicht ohne stützendes Mieder. Für viele Frauen ist das „*Korsett*" eine Notwendigkeit; ohne festen Halt leidet ihre Beweglichkeit und ihre Leistungskraft. Das Korsett soll nicht nach Art der Schnürbrust des Rokoko eine künstliche Schnürtaille machen; dieses alte, starre Korsett begünstigt die Neigung zum Herabsinken des Bauches.

Gegen das Herabsinken der Bauchwand und die Senkung der Bauchorgane ist das *Mieder* äußerst wirksam, das, ohne starre Stangen aus Metall oder Fischbein, jeden Druck nach unten vermeidet und mit seinem elastischen Gummigewebe gerade den Unterleib gut nach oben hält. Es ist für den Gynäkologen kein Anachronismus, wenn er der Frau mit schlaffen Bauchdecken einen solchen Gürtel empfiehlt.

Dieser soll möglichst einfach konstruiert sein. Am besten bewährt sich ein unverstellbarer, umsponnener *Gummigürtel,* der von unten nach oben wie ein Schlüpfer angezogen wird und nur die Hüften fest umschließt. Er darf nach oben nur bis zum Nabel reichen und abwärts die Gesäßrundung nicht überschreiten. Der Gürtel dient gleichzeitig als *Strumpfhalter.* Vorne und seitlich sind an ihm je ein Strumpfhalteband befestigt, die gleichzeitig ein Hochrutschen des Gürtels verhüten. Der Gürtel sitzt besonders gut, wenn er auf dem bloßen Körper getragen wird.

Der Gürtel genügt nur dann nicht, wenn die ganze Rückenmuskulatur überdehnt ist und durch heftige Schmerzen dokumentiert, daß sie den normalen Anstrengungen nicht gewachsen ist. Dann muß ein *Stützmieder* mit festem Rückenteil nach Art der *Hera-* oder *Emylisbinde* oder des *Kalasirisgürtels* getragen werden, damit auch die Rückenmuskeln bis hinauf zur Schulter einen festen Rückenhalt bekommen.

Beim Tragen des kleinen Hüftmieders quillt häufig, besonders bei gewissem Fettansatz, oberhalb seines oberen Randes eine Fetthautfalte hervor, die zwischen Büstenhalter und Gürtel einen häßlichen Wulst bildet. Um diesen Wulst zu überdecken, ist das *Korselett* geschaffen, das in einer festen Kombination das Mieder mit dem Büstenhalter vereinigt.

Das Korselett hat den Vorzug des weichen, dehnbaren Mieders, weil es ohne feste Stangen gearbeitet werden kann, hat aber den Nachteil, daß es den Bauchorganen das Entschlüpfen nach oben, kopfwärts, nicht gestattet. Wenn es nicht sehr gut gearbeitet ist oder gar die Taille zu stark betont, wird der Bauchinhalt eher nach unten, fußwärts gedrängt. Das ist gerade entgegengesetzt unserer Absicht, den Leib von unten zu stützen und die Bauchorgane zu heben. Außerdem wird der in das Korselett eingearbeitete Büstenhalter leicht nach unten gezogen und drückt den Busen in falscher Richtung abwärts oder preßt ihn flach auf den Brustkorb auf. Die Brust wird dadurch nicht gut gestützt.

Ein „wunder Punkt" der Frauenkleidung ist der mangelhafte Wärmeschutz der unteren Körperhälfte. Die Gynäkologie hätte viel weniger Arbeit, wenn die Frauen ihren Unterkörper wärmer bekleiden würden. Die Unterleibs- und Blasenbeschwerden der Frau häufen sich stets mit dem Eintritt der naßkalten Herbsttage.

Die Frau sollte immer einen warmen *Wollschlüpfer* tragen, bei kaltem Wetter sogar zwei übereinander. Die Schlüpfer müssen lang genug sein, daß sie über den oberen Rand der Strümpfe übergreifen. Es darf kein breiter Streifen nackter Oberschenkel zwischen Schlüpfer und Strumpf freibleiben. Die Haut ist gerade hier am distalen Ende des Oberschenkels ganz besonders kälteempfindlich. In dem sehr kalten Winter 1928 fand sich eine typische Erfrierung regelmäßig an der Innenseite des Oberschenkels, dicht über dem Kniegelenk.

Es ist ratsam, in der kalten Jahreszeit wollene Strümpfe oder Unterziehstrümpfe zu tragen, um die Wärmeabgabe der Beine einzuschränken. Sehr günstig ist für den gleichen Zweck die Mode der hohen Überziehschuhe oder der hohen *Gamaschen*. Sie halten warm und schützen auch gegen die Nässe. Das sind aber Dinge, welche der jetzigen Mode zuwiderlaufen, daher meist wohl kaum durchführbar sind.

S. auch Individualgeruch; Körperschönheit; Mode; Sonne; Sonnenlichtschädigungen.

Kleinfleckige Kinderalopezie, s. Alopecia parvimaculata.

Kleinol-Henna-Shampoon. Dieses enthält kein p-Phenylendiamin, sondern p-Toluylendiamin und p-Amidophenylamin. Außerdem pflanzliche Extraktstoffe und Seife. Ob dieses Präparat tatsächlich einen Hennaauszug enthält, konnte nicht festgestellt werden. Wurde früher mit Paraphenylendiamin hergestellt (s. frühere Analysen). (Firma Kleinol, Friedrich Klein, Berlin.)

Klettenwurzel, Radix Bardanae. Die Wurzel enthält Inulin, Gerbstoff, Zucker, Schleim u. a. Sie steht von altersher in dem Ruf, den Haarwuchs zu fördern und wird daher äußerlich als Aufguß oder als öliger Auszug zum Einreiben der Kopfhaut benützt.

Klettenwurzelöl, Oleum Bardanae, war früher sehr gebräuchlich und man stellte es 1 : 10 mit Arachisöl durch Infusion auf dem Dampfbad her. Als Klettenwurzelöl wird aber heute meistens eine parfumierte Ölmischung abgegeben, wie etwa nach folgender Vorschrift:

Arachisöl	900,0	Bergamottöl	2,0
Benzoeöl	100,0	Lavendelöl	0,5
Alkannin	0,5	Rosenöl	0,5
(oder Chlorophyll	3,0)	Cumarin	0,2

Bestandteil vieler Haarspezialitäten, z. B. nach Kneipp usw. (s. auch Haaröle).

Klima. Unter Klima wird nach v. Hann die Gesamtheit der meteorologischen Erscheinungen, die den mittleren Zustand der Atmosphäre an irgendeiner Stelle der Erdoberfläche kennzeichnen, verstanden. Die medizinische Klimatologie muß alle meteorologischen Faktoren eines Ortes berücksichtigen, die fördernd oder gefährdend auf den gesunden oder kranken Menschen einwirken können. Als Klimafaktoren kommen in Frage: Strahlung (Ein- und Ausstrahlung), Temperatur, Feuchtigkeit, Luftbewegung, Luftdruck und Gehalt der Luft an verschiedenen Gasen, Staub, Dunst und Luftelektrizität. Medizinisch werden folgende Klimatypen unterschieden:

1. Seeklima: a) Hochseeklima, b) Küstenklima.
2. Kontinentales Klima: a) Niederungsklima (Steppenklima), b) Mittelgebirgsklima, c) Hochgebirgsklima.

Ferner unterscheidet man warmfeuchte, kaltfeuchte und warmtrockene Klimazonen. Bezüglich der therapeutischen Ausnutzung teilt man zwischen Reiz- und Schonungsklima ein. Die Reize ergeben sich aus dem Wechsel der Klimafaktoren und ihren Intensitätsschwankungen. Je nach der geographischen Lage werden die Klimate in solche der Polargebiete, der gemäßigten Zonen und der Tropen zusammengefaßt. Lokal wird wieder unterschieden in Wald-, Steppen- und Wüstenklima.

See- oder ozeanisches Klima. Es zeigt, da es am meisten vom Meer beeinflußt wird, geringe Temperaturschwankungen im Tages- und Jahresgang. Der Herbst ist wärmer als das Frühjahr. Große Luftfeuchtigkeit mit Wolken- und Nebelbildung zeichnen es aus und daher auch geringere Einstrahlung als in Gebieten mit geringerer Trockenheit. Die Windgeschwindigkeit ist größer, die Staub- und Dunstentwicklung geringer als auf dem Festland.

Kontinentales Klima ist gekennzeichnet durch größere Temperaturgegensätze, die Temperaturamplitude zwischen Tag und Nacht, Sommer und Winter ist groß. In den Flußtälern und Niederungen ist infolge größerer Feuchtigkeit und niederer Temperaturen die Nebel- und Dunstbildung häufiger, zumal wenn die Luft durch Staub (Industrie) verunreinigt ist, auch kommt es hier mehr zur Stagnation der Luft.

Mittelgebirgsklima. Hiermit werden die klimatischen Verhältnisse zwischen etwa 400—1000 m bezeichnet. Mit zunehmender Höhe nimmt die Lufttemperatur pro 100 m um 0,5° ab, der Luftdruck sinkt in geometrischer Progression. Das Klima ist unausgeglichener und hängt von den periodischen Druckschwankungen ab. Die Bewölkung ist im Sommer stärker als im Winter, die Niederschläge sind groß und ebenso die Ein- und Ausstrahlung.

Hochgebirgsklima. In ihm wird durch Abnahme der Luftfeuchtigkeit die Einstrahlung noch stärker. Im Winter tritt häufig Temperaturumkehr ein, d. h.

auf den Höhen ist es milder als in den Tälern. Die Wintermonate sind trocken und heiter bei starker Einstrahlung. Große Temperaturgegensätze zwischen Schatten und Sonne. Die Sommermonate sind feucht und neigen mehr zur Bewölkung, daher ist die Einstrahlung geringer. Im Hochgebirge werden im Winter an die Wärmeregulation des Körpers geringere Anforderungen gestellt als im Sommer. Am besten ist das Höhenklima in seiner Wirkung auf den Menschen untersucht. Kurz zusammengefaßt, liegen bis jetzt folgende Ergebnisse vor: Unter der Wirkung des Hochgebirgsklimas steigt die Gesamtblutmenge, es erhöht sich der Gehalt an roten Blutkörperchen, an Haemoglobin und weißen Blutkörperchen. Bei Kältereizen und intensiven Sonnenbestrahlungen ändern sich die Strömungsverhältnisse in den Hautkapillaren. Das Herz und der gesamte Kreislauf steht unter der Einwirkung der Sauerstoffverarmung. Sofern genügende Anpassungsfähigkeit des Herzens besteht, ist der Aufenthalt im Hochgebirge für Herzkranke nicht kontraindiziert, doch sind Herzen mit geringer Reservekraft im Hochgebirge gefährdet. Das Atemvolumen steigt, es tritt bessere Durchlüftung der Lungen ein. Die Ausscheidung an Kohlensäure wird größer, das Atemzentrum leichter erregbar. Der Eiweißstoffwechsel ist gesteigert, zumal bei erhöhter Muskeltätigkeit ein erhöhter Eiweißabbau einsetzt. Die Toleranz gegen Kohlehydrate ist vermehrt. Die Erregbarkeit der nervösen Zentren ist in mittleren Höhenlagen größer als in sehr großen Höhen. Alkohol und Narkotica werden im Hochland in größeren Mengen vertragen als im Tiefland. Je nach der Konstitution ist die Anpassungsfähigkeit an das Hochgebirge verschieden. Kranke und körperlich Labile, für die das Hochgebirge einen starken Klimareiz bedeutet, sollen jedenfalls im Anfang des Aufenthaltes, um die Klimareaktion nicht zu stürmisch werden zu lassen, mehr der Ruhe pflegen. Das Gleiche gilt für Personen, die normalerweise in mittleren Höhenlagen wohnen und an die See kommen. Hier können ganz ähnliche Klimareaktionen, wie Unruhe, Schlaflosigkeit, leichte Erregbarkeit oder Müdigkeit eintreten wie im Hochgebirge. Dem Hochgebirgs- und Seeklima gemeinsam ist der starke Reiz durch Strahlung (s. auch Sonne; Heliotherapie).

Klimatotherapie ist die Ausnützung des Klimas für Heilzwecke. Bei der Wahl der klimatischen Kurorte unterscheidet man Schonungs- und Reizklima. Aufenthaltswechsel innerhalb von Orten mit gleichen oder ähnlichen klimatischen Bedingungen ist gleichbedeutend mit Wahl eines Schonungsklimas. Je nach Reizempfindlichkeit und Größe des Klimaunterschiedes in dem bisherigen und neuen Aufenthaltsort fällt der Klimawechsel therapeutisch ins Gewicht. Jeder Klimareiz kann zur Anpassung oder zur Steigerung der Funktionen führen. Daher ist auch in der Klimatotherapie individuell zu dosieren. Die Zahl der klimatischen Kurorte, d. h. solcher Orte, die bestimmte Klimaeigentümlichkeiten haben, ist groß. Die Indikationen werden häufig zu weit gestellt. Die Möglichkeit zur Ausführung von Klimakuren wird leider nur allzu häufig zu einer rein wirtschaftlichen Frage gemacht.

Luft. Die uns umgebende Atmosphäre besteht zu 20,9% aus Sauerstoff, 79% Stickstoff und zum Rest aus Beimischungen von Edelgasen. Der Kohlensäuregehalt beträgt etwa 0,03%, der Ozongehalt schwankt zwischen 0—0,01%. Die „ozonreiche" Luft, die manchen Kurorten in Prospekten nachgerühmt wird, gibt es nicht. Das Ozon der Atmosphären in etwa 50 km Höhe ist insofern bedeutungsvoll, als es das Ultraviolett kurzwelliger als λ 297 mμ stark absorbiert und dadurch den scharfen Abbruch des Sonnenspektrums bei λ 290 mμ verursacht.

Luftdruck. Er wird bei 760 mm Hg Druck = 1000 Millibar als Normaldruck bezeichnet. Mit 80 m Höhenzunahme sinkt der Luftdruck um 1%, d. h. in den unteren Luftschichten macht eine Höhendifferenz von 11 m einen Druckunterschied von 1 mm Hg aus. Über die biologische Bedeutung kleiner Druckschwankungen besteht noch keine einheitliche Auffassung.

Luftkörper. Nach Herkunft und Entstehung der über einem Orte liegenden Luftmassen treten verschiedene Luftkörper auf. So unterscheidet man polare, tropische, maritime und kontinentale Luftkörper. Je nach der Jahreszeit sind diese Luftkörper durch bestimmte Werte der Temperatur, Feuchtigkeit, Reinheit und elektrischen Eigenschaften charakterisiert. Luftkörperwechsel scheinen sowohl in gesunden wie in kranken Tagen für den Menschen von Bedeutung zu sein.

Luftbewegung. Druck und Temperaturdifferenzen lösen Luftbewegungen aus. Dem Wind kommt als Klimafaktor große Bedeutung zu. Er läßt keine Stagnation aufkommen und bewirkt die Durchmischung der Luftmassen, er verhindert die Ansammlung von Nebel und Dunst, in gut durchlüfteten Gegenden ist daher die Einstrahlung besser und gleichmäßiger. Neben der Strahlung stellt er den stärksten Hautreiz dar. Als therapeutischer Faktor spielt der Wind an der See eine hervorragende Rolle. Winde bestimmter Richtungen oder besonderer Eigenschaften können dem Klima ein besonderes Gepräge geben, z. B. Bora, Mistral, aber am bekanntesten ist der Föhn, der im nördlichen Alpengebiet als Fallwind auftritt, wenn südlich der Alpen Hochdruckwetterlage ist und über Nordwesteuropa ein Tiefdruckgebiet liegt oder herankommt. Die über den Zentralalpen liegende kalte Luft erwärmt sich beim Hinabgleiten am nördlichen Alpenhang, verliert dabei an Feuchtigkeit. Vor dem Föhn herrscht meist klare Sicht und starke Einstrahlung. Föhnwinde führen zu psychischen Einwirkungen auf Mensch und Tier. Bei Föhnlagen bestehen häufig besondere luftelektrische Erscheinungen und sie werden mit dem Wetterfühlen besonders empfindsamer Menschen in Zusammenhang gebracht.

Feuchtigkeit. Unter absoluter Feuchtigkeit versteht man die Menge Wasserdampf, die, in Gramm ausgedrückt, pro Kubikmeter vorhanden ist. Wasserdampfsättigung ist der größtmögliche Wasserdampfgehalt bei bestimmter Temperatur pro Kubikmeter. Die relative Feuchtigkeit ist das Verhältnis von vorhandenem Wasserdampf zur Wasserdampfsättigung. Die Differenz beider ergibt das Sättigungsdefizit. Bei feuchter Luft erträgt der Mensch Kälte schwerer als bei trockener. Trockene Winterkälte des Hochgebirges bei starker Einstrahlung wirkt austrocknend auf Haut und Schleimhäute. Bei winterlichen Hochtouren und im Wüstenklima ist die Wasserdampfabgabe des Körpers groß.

Temperatur. Sie ist in klimatologischer Hinsicht ein recht bedeutungsvoller Faktor. Der menschliche Körper versucht streng die für das Leben optimale Bluttemperatur von 36,5° C festzuhalten. Er kann Temperaturschwankungen von über 100° aushalten. Die größten beobachteten Temperaturunterschiede liegen zwischen + 55° und — 68° C. Die Konstanterhaltung der Körpertemperatur wird durch Wärmeerzeugung und Wärmeabgabe erreicht. Eine gesteigerte Wärmeproduktion findet statt durch Steigerung des Stoffwechsels und Erhöhung der Oxydation (Muskelbewegungen). 85% der gesamten Entwärmung geht über die Haut durch Leitung, Strahlung und Wasserverdunstung. Die Wasserdampf- und Schweißabgabe der Haut hängt ab von deren Beschaffenheit und der Feuchtigkeit und Temperatur der umgebenden Luft. Das Blutgefäßsystem der Haut stellt durch seine Erweiterungs-, Verengerungsmöglichkeit und Änderung der Strömungsgeschwindigkeit einen wichtigen Faktor der Wärmeregulation dar. Behinderung der Entwärmung führt zur Wärmestauung. Störung der Wärmebilanz im negativen Sinne führt zur Kälteschädigung (s. auch Erfrierung). Verminderung der Lufttemperatur, Wind, Feuchtigkeit und ausgehende Strahlung erzeugen Abkühlung (s. auch Abhärtung; Luftbad).

Abkühlungsgröße. Hierunter wird die Wärmemenge verstanden, ausgedrückt in mg/cal, die ein schwarzer Körper bei einer bestimmten Temperatur pro Quadratzentimeter in der Zeiteinheit abgibt. Ein Milieu hat nach HILL die Abkühlungsgröße 1, wenn ein schwarzer Körper von 1 qcm Oberfläche in 1 Sek. 1 mg/cal an Wärmemenge verliert. Gemessen wird die Abkühlungsgröße zurzeit mit dem HILLschen Katathermometer oder registrierend mit dem Davoser Frigorimeter nach DORNO und THILENIUS.

Akklimatisation. Hierunter wird der Ausgleich zwischen Klimareiz und Reaktionsfähigkeit des Körpers verstanden. Bei raschem Übergang in ein anderes Klima können Akklimatisationsbeschwerden auftreten.

Abhärtung bedeutet natürliches Ansprechen auf Kälte und auch auf Wärmereize der Umwelt. Sie setzt eine bestimmte Übung der Gefäße voraus und einen normalen Ausgleich in der Blutverteilung im peripheren und zentralen Blutgefäßsystem. Die Reizschwelle für Temperaturempfindung läßt sich durch Gewöhnung ändern. Luftbäder sind das zweckmäßigste und am feinsten zu dosierende Mittel zur Abhärtung. Dabei ist immer maßgebend das subjektive Wohlbefinden.

Hauttemperaturen. Die Temperaturen an der Oberfläche des unbekleideten Körpers unterliegen großen Schwankungen, die individuell und regionär bedingt sind. Sie hängen ab von der Hautstelle, über der gemessen wird, von der Dicke der Oberflächenschicht, innerhalb der sich das ganze Temperaturgefälle an der Haut vollzieht. Ferner ist der Grad der Durchblutung und die Feuchtigkeit der Haut für die Hauttemperatur maßgebend. Von äußeren Faktoren wirkt auf die Hauttemperatur Lufttemperatur, Luftbewegung, Feuchtigkeit und Strahlung ein. Daher können die Temperaturen an der Hautoberfläche zwischen 19 und 39° C schwanken.

Erfrierung. Die Krankheitsbilder der Erfrierung sind mannigfach. Bei der lokalen Erfrierung werden je nach dem Reaktionsgrad unterschieden: Rötung, Blasenbildung und Gewebstod. Mangelhafte Reaktionsfähigkeit und Behinderung im Blutkreislauf sind das größte Gefahrenmoment bei der lokalen Erfrierung. Solange auf Kältereize eine arterielle reaktive Hyperaemie folgt, ist die Gefahr für eine Frostschädigung gering. Eng anliegende Kleidungsstücke, Stiefel und enge Handschuhe, welche die Blutzirkulation behindern, unterstützen das Auftreten von Frostschäden. Infolge von Modetorheiten (kurze, allzu leichte Röcke und zu dünne Strümpfe) kommt es zu lokalen Frostschäden an den Beinen bei dazu disponierten Frauen. Das Wichtigste zur Vermeidung von lokalen Frostschäden ist das Tragen einer Kleidung, die der jeweiligen Abkühlung durch die Art des Gewebes und die Machart entspricht.

S. auch Kälteschädigungen.

Schrifttum: HANN, J., Handbuch der Klimatologie, herausgegeben von Knoch. 1932. — KÖPPEN-GEIGER, Handbuch der Klimatologie. 1930. — DIETRICH-KAMINER, Handbuch der Balneologie und medizinischen Klimatologie. 1924/26. — DORNO, Klimatologie im Dienste der Medizin. 1920.

Klimax, s. Wechseljahre.

Klopfung, s. Massage.

Klumpfuß, angeborener. Er besteht in einer starken Einwärtsrollung des ganzen Fußes und zeigt verschiedene Formvarietäten, je nachdem, ob die Adduktion der Ferse oder des Vorfußes, die Hohlfußbildung, die übertriebene Verwindung oder die Spitzfußstellung mit Verkürzung der Achillessehne überwiegt.

Die kosmetische Bedeutung liegt in der durch keinen Stiefel verdeckbaren Verunstaltung der Fußform. Der Fuß steht auf dem Außenrande. Ferner besteht ein unelastischer, stampfender Gang, dem die Abwicklung des Fußes fehlt. Die seelische Einwirkung ist oft eine so hochgradige, daß selbst Patienten in vorgeschrittenem Lebensalter eine Beseitigung der Verbildung wünschen.

Behandlung. Je eher mit der Behandlung begonnen wird, desto besser wird die Form des Fußes, desto besser die Beweglichkeit des Fußes und die Funktion der Muskulatur. Früher gab man sich damit zufrieden, wenn aus dem Klumpfuß ein Plattfuß entstanden war. Heute muß unbedingt die Forderung erhoben werden, eine normale Fußform wieder zu rekonstruieren. Die Behandlung muß noch im Säuglingsalter stattfinden, damit das Kind am Ende des ersten Lebensjahres einen normalen Fuß hat und damit auftreten kann wie ein Gesunder. Die Behandlung besteht in unblutiger Umformung, meist sogar ohne Narkose und in Verbänden, die die Fußform in korrigiertem Zustande festhalten. Eine Nachbehandlung mit Nachtschiene und Einlage ist fast immer noch, auch bei idealer Herstellung der Fußform, für lange Jahre erforderlich. Die Redression älterer Klumpfüße erfolgt in Narkose mit Hilfe von Maschinen, sogenannten Osteoklasten, die Druck- und Zugwirkungen auf den Fuß lokalisieren und es ermöglichen, den Fuß exakt umzuformen. Wo die unblutigen Korrekturen Rückstände hinterlassen, tritt die blutige Operation in ihr Recht, die aber erst immer in zweiter Stelle das Resultat ergänzen darf. Die Operation besteht dann in verschiedenen Keilexzisionen aus dem Fußskelett. Sehnenverpflanzungen erübrigen sich fast immer, wenn die Fußform gut korrigiert war.

Über den Lähmungsklumpfuß s. Lähmung des Fußes (s. auch Fußdeformitäten).

Klysopompe, s. Nasenreinigung.

Kneifer (Brille), s. Augenglas.

Knetung, s. Massage.

Knickfuß, s. Fußdeformitäten; Genu valgum; Hallux valgus; Hohlfuß; Lähmung des Fußes.

Kniegelenk, s. Gang.

Knirschen, s. Zahnkrankheiten.

Knoblauchzwiebel, Bulbus Allii, von stark aromatischem, widerlichem Geruch und eigenartig stark gewürzigem Geschmack. Knoblauchsaft ist ebenso wie Zwiebelsaft ein altes Hausmittel zur Beseitigung von Hühneraugen und Warzen.

Knöchelfettentwicklung, s. Fettresektion.

Knochenfett, Adeps Ossium (Wasser-Knochenfett), wird durch Auskochen von Rindsknochen mit Wasser gewonnen. (Die Extraktionsfette aus Knochen [Benzinextraktion] sind übelriechend und kosmetisch unverwendbar, auch nicht für Seifen zulässig.) Für Hautpflegemittel ist Knochenfett nicht geeignet, aber gut zu Haarpomaden o. dgl.

Knochenkohle (Knochenschwarz), s. Beinschwarz.

Knochenoperationen.

Knochendurchmeißelung. Die Knochendurchmeißelung oder Knochenabmeißelung kann aus kosmetischen Gründen in Frage kommen (s. Höckernase;

Genu valgum; Genu varum). Im letzteren Falle dient die Knochendurchmeißelung zur Ausgleichung einer Verkrümmung oder Schiefstellung der langen Röhrenknochen. Die Knochendurchmeißelung kann entweder quer zur Längsrichtung oder schräg oder auch bogenförmig zur Ausführung kommen. Die bogenförmige Durchtrennung ist die zweckmäßigste, da eine Verschiebung der Knochenenden ähnlich wie an einem Gelenk unter breiter Berührung der Knochenenden möglich ist, so daß keine Verkürzung eintritt und die Heilungsaussichten besonders gute sind. Abgesehen von der einfachen Knochendurchmeißelung können aus demselben Grunde auch noch Knochenkeile entfernt werden:

Knochenresektion. Die Entfernung von Knochenstücken kann aus kosmetischen Gründen notwendig sein; erstens beim Vorhandensein angeborener Knochenvorsprünge, die eine Vorwölbung der Weichteile an unrechter Stelle hervorrufen, z. B. Exostosen an den Extremitäten, besonders den Fingern, aber auch im Gesicht (Stirn-, Jochbein- und Kinngegend). Die Entfernung eines Knochenstückes kann aber auch notwendig sein zum Ausgleich einer Verkrümmung, sowohl im Gesicht (Nase) (s. Höckernase) oder an den Extremitäten (s. Genu valgum; Genu varum). In solchen Fällen wird meist ein keilförmiges Stück aus dem Knochen entfernt. Ähnliches gilt für die operative Behandlung des Platt- und Klumpfußes.

Knochentransplantation. Knochen können in zweifacher Form überpflanzt werden, und zwar 1. als lebender Knochen und 2. als toter Knochen. Lebender Knochen kann wieder mit und ohne Periost transplantiert werden. Die Einheilungsbedingungen sind nur dann günstig, wenn der Knochen mit Periost überpflanzt ist. Sobald das Periost Gefäßanschluß in der Umgebung gefunden hat, ist es imstande, einen Teil des Transplantates im Sinne eines echten Transplantates zu erhalten. Das übrige wird allmählich umgebaut, wobei Größe und Form des Transplantates erhalten bleiben (s. Transplantationen). Der Knochen als Transplantationsmaterial dient hauptsächlich, wie der normale Knochen, als Stütze besonders des Stammes und der Extremitäten, aber auch gelegentlich als Stütze und zur Formgebung der Weichteile, wie z. B. im Gesicht (Augenhöhlenrand, Nase). Knochenspangen werden auch überpflanzt, um Gelenke knöchern zu verriegeln, d. h. unbeweglich zu machen (Arthrodese). Auch zur Ruhigstellung der Wirbelknochen werden Knochentransplantate, die mehrere Dornfortsätze überbrücken und sie aneinanderheften, verwendet. Schließlich werden mit Knochen in Gestalt von Knochenplatten auch gelegentlich Lücken ausgefüllt, ohne daß dabei eine Stützfunktion in Frage käme, wie z. B. am Schädel und am Brustkorb.

Die beliebteste Entnahmestelle für Knochen ist die Schienbeinkante. Aus ihr können bis zu 20 cm lange Stücke mit Periost herausgenommen werden. Werden gekrümmte Knochen gebraucht, so überpflanzt man Stücke von Rippen oder Darmbeinkamm. Wird eine dünne Knochenplatte benötigt, so kann man sie aus der Mitte des Schulterblattes herausschneiden.

Die Technik der Knochenentnahme macht keine Schwierigkeiten. Nach Freilegung des mit Periost überzogenen Knochens und Ablösung der Weichteile wird die Größe genau mit dem Zentimetermaß abgemessen und dann zunächst das Periost umschnitten. Dann umgrenzt man zuerst gewissermaßen mit Hammer und Meißel, wobei man zweckmäßigerweise mehrere messerscharfe Meißel verwendet, das Transplantat, indem man zunächst eine oberflächliche Rinne in den Knochen hineinschlägt. Es ist immer zweckmäßig, auf allen Seiten gleichmäßig in die Tiefe zu gehen, da man sich so am ehesten vor Splitterungen des Transplantates schützt und außerdem die Gefahr vermeidet, daß das Transplantat plötzlich aus seinem Bett herausspringt und auf den Boden fällt.

Verwendet man eine Säge, besonders eine Kreissäge, so muß man sich vor allen Dingen davor in acht nehmen, Weichteile mit der Kreissäge zu fassen, ebenso dürfen Tupfer nicht in die Nähe kommen. Die Kreissäge muß sehr fest in der Hand gehalten und sofort abgestellt werden können. Um übermäßige Erhitzung beim Sägen zu vermeiden, wird aus größerer Entfernung Kochsalzlösung auf die laufende Säge getropft.

Ist das Transplantat abgelöst, so ist es zweckmäßig, das Transplantatbett vorläufig zu verschließen und zuerst das Transplantat an seinen vorbereiteten Platz zu bringen. Hier wird es entweder einfach eingekeilt oder mit Periostnähten befestigt oder auch mit Drahtnähten am Knochen des neuen Mutterbodens festgemacht, je nachdem das Transplantat später oder früher beansprucht werden soll. Die Transplantate werden nach der Herausnahme mit Säge und LÜERscher Zange unter möglichst großer Schonung des Periostes bearbeitet und zur Einpflanzung passend gemacht. Sie müssen selbstverständlich mit gesunden Weichteilen gedeckt werden können.

Verwendet man Knochenteile eines anderen Menschen oder eines Tieres, so sind die Einheilungsbedingungen wesentlich schlechtere. Man kann ebensogut ausgeglühte Leichenknochen nehmen. Alle diese Transplantate werden von dem Gewebe des neuen Mutterbodens zunächst umwachsen, durch vordringendes Granulationsgewebe eingeschlossen und ab- und wieder aufgebaut. Der Knochen kann bis zum völligen Ersatz während der Zeit seine Stützfunktion ohne weiteres aufrecht erhalten haben. Zum Schlusse wird die Entnahmestelle des Transplantates versorgt.

Knollennase, s. Rosacea.

Knorpeltransplantation. Der Knorpel gehört zu den Geweben des menschlichen Körpers, die sich zur freien Überpflanzung als geeignet erwiesen haben. Abgesehen von den Versuchen, die Gelenkknorpel und die Epiphysenknorpel zu überpflanzen, Versuche, die bisher noch zu keinem wesentlichen praktischen Resultat geführt haben, dient die Knorpeltransplantation, ähnlich wie die Knochentransplantation, der Stützfunktion. Knorpel wird hauptsächlich zu kosmetischen Zwecken im Gesicht zur Stütze der Weichteile verwendet (Ohrmuschel, Nase, Augenlid). Die größte praktische Bedeutung hat die Knorpeltransplantation bei der Nasenplastik gefunden, und zwar hier zum Ersatz der Nasenstützknorpel (v. MANGOLDT). Bei der Aufrichtung der Sattelnase ist Knorpel sehr empfehlenswert (s. dort). Die hauptsächlichsten Entnahmestellen für den Knorpel zu Transplantationszwecken sind die unteren Rippenknorpel. Hier können größere Stücke ohne Mühe herausgeschnitten werden. In örtlicher Betäubung wird der Rippenknorpelrand freigelegt und nun mit oder ohne Perichondrium das Stück in der gewünschten Größe, meist in Keilform, aus dem Rippenknorpel entnommen. Die Mitnahme des Perichondriums ist nicht unbedingt erforderlich, da der Knorpel auch ohne Perichondrium ernährt wird. Auch zum Aufbau der Ohrmuschel bediente man sich größerer Rippenknorpelstücke erfolgreich (LEXER, GULEKE). Zur Stütze des Oberlides und zur Wiederherstellung der Nasenflügel sind Teile der Ohrmuschel mit Knorpel verwendet worden (W. MÜLLER, KÖNIG).

Knospenbrust, s. Busen; Körperschönheit; Weiblicher Körper.

Knötchenflechte (Prurigo), s. Lichtbehandlung.

Koagulation, s. Diathermie.

Kochsalz, Chlornatrium, Natrium chloratum. Löslich in etwa 3 Teilen Wasser oder verdünntem Alkohol (Franzbranntwein), unlöslich in wasserfreiem Alkohol. In stärkerer Konzentration wirkt es hautreizend, sehr konzentrierte Lösungen sogar ätzend. In mittleren Konzentrationen als Stimulans zur Förderung der Durchblutung der Haut in Form von Einreibungen, meist mit verdünntem Alkohol (Franzbranntwein mit Salz), auch als Stimulans für die Kopfhaut bei Haarausfall empfohlen. In diesem Sinne auch zu Bädern (Solbädern, Meerbädern). Kochsalz wird hin und wieder auch Mundwässern zugesetzt. Ausgedehnte Verwendung findet es als Steinsalz und auch als gewöhnliches Kochsalz zu aromatischen Badesalzen (s. auch Badezusätze, aromatische; Cerebossalz). Konzentrierte Kochsalzlösungen (15 bis 20 bis 30%) werden auch zu Einspritzungen in Krampfadern benützt, um diese zur Verödung zu bringen (s. auch Varicophtin; Varimed).

Kochsalzlösung, physiologische, Solutio Natrii chlorati physiologica, Serum factitium, ist eine 0,9%ige Kochsalzlösung. Als mildes Hautpflegemittel empfohlen, hat praktisch aber fast keine Bedeutung.

S. auch Chemie; Ernährung; Organismuswaschung; Pruritus; Trinkkuren.

Kognaköl, s. Oenanthaether.

Kohäsives Gold, s. Zahnkrankheiten.

Kohle, Carbo (s. auch Lampenschwarz).

Holzkohle, Carbo Ligni (Pflanzenkohle, Carbo vegetalis). Wird nur in fein gepulvertem Zustande benützt. Die gewöhnlichen Sorten werden aus Buchen- oder Tannenholz bereitet, sind aber weniger zu empfehlen. Feine Sorten, wie Lindenkohle (Carbo Tiliae) oder Pappelkohle (Carbo Populi), kosmetisch allein gut verwendbar. Eine besonders reine Kohle (namentlich für innerlichen Gebrauch) erhält man durch Verkohlen von Zucker oder Brot. Sehr feine Kohlensorten entstehen u. a. auch durch Verkohlen ölhaltiger Samen, wie z. B. Haselnüsse oder Erdnüsse, besonders zur Herstellung von Schminken geeignet. Kohle wirkt desodorisierend, entgiftend und bakterizid (innerliche Verordnung); sie besitzt eine hohe Adsorptionskraft. Innerlich bei kosmetischen Affektionen, die durch intestinale Anomalien verursacht oder begünstigt werden können, wie Akne vulgaris, Rosacea, Erythemen u. dgl. 2—3 Kinderlöffel u. m. mehrmals täglich (Kinder 2—3 Teelöffel). Für kosmetische Präparate wird Kohle besonders zu Räuchermitteln verwendet, technisch auch zum Entfärben dunkel gefärbter Extraits usw. Der manchmal geübte Zusatz zu Zahnpulvern (Pulvis dentifricius niger) kann bei längerem Gebrauch schwarze Verfärbungen des Zahnfleisches hervorrufen. In Form von Kohlepastillen auch gegen Foetor ex ore.

Tierkohle, Carbo animalis, durch Verkohlen animalischer Stoffe, wie Blut, Fleisch, Knochen usw., gewonnen. Meist Blutkohle. Sie wird in analoger Weise wie Carbo Ligni verwendet, aber oft vorgezogen.

Carboraffin (aktive Kohle). Unter diesem oder anderen Phantasienamen kommen Kohlesorten in den Handel, die sich durch eine ganz außerordentliche Aktivität der Entfärbungswirkung auszeichnen. Sie werden meist nur technisch zum Entfärben benützt.

Kohlehydrate, s. Chemie der Haut; Ernährung.

Kohlensäure, flüssige. Läßt man flüssige Kohlensäure aus der Stahlflasche in einen Sack aus Leder oder Wollstoff einströmen, so wird durch die entstehende Verdunstungskälte das Kohlendioxyd fest und „feste Kohlensäure" als schneeige Masse in dem Sack zurückgehalten. Der Übergang von dem flüssigen in den festen Zustand erfolgt etwa bei —70°. Mit Aether oder Aceton übergossen, bildet die feste Kohlensäure eine breiige Masse, die als Kältemischung dient. Die feste Kohlensäure vergast allmählich an der Luft, ohne vorher zu schmelzen. Preßt man sie zu Stücken und schlägt man diese in wollene Tücher, so kann man die feste Kohlensäure mehrere Stunden lang halten. Da feste Kohlensäure stets von einer Gasschicht umgeben ist, so kann man sie trotz ihrer niedrigen Temperatur kurze Zeit zwischen die Finger nehmen, wenn man sie nicht drückt. Bei stärkerem Druck ruft sie akute Erfrierungen hervor, worauf auch ihre therapeutische Verwendung in der Dermatologie beruht. Feste Kohlensäure mit Druck auf die Haut gebracht, bringt diese zur Vereisung. Als Folge können Erytheme, blasige Abhebungen und Nekrosen entstehen. Der Grad der Einwirkung ist von dem angewendeten Druck und ihrer Zeitdauer abhängig.

Kohlensäurekompresse. Ein kleines Beutelchen mit Weinsäure wird in einen mit einer Mischung von Holzmehl und Natrium bicarbonicum gefüllten größeren Beutel eingebettet. Zum Gebrauch durchfeuchten. Für Badezwecke.

Kohlensäureschnee. Allgemeines. Die Kohlensäure, von PUSEY 1905 in die dermatologische Therapie eingeführt, wird in der Kosmetik ausgedehnt verwendet. Man bezieht die Kohlensäure am besten in 2—10-kg-Bomben. Zur Entnahme bringt man die Bombe in vertikale Lage, mit der Ausflußöffnung zu unterst. Der in einen Lederbeutel aufgenommene Kohlensäureschnee (s. vorstehenden Artikel) wird festgestampft und geformt oder besser in kleinen, in die Ausströmöffnung eingesetzten Apparaten, die in verschiedenen, mehr weniger billigen und einfachen Formen erhältlich sind, aufgefangen. Die einfachste Auffangvorrichtung besteht aus einem dreiteiligen, aus Holz oder Fiber hergestellten Apparat, der in Abb. 1 zusammengefügt und in Abb. 2 in seinen drei Einzelteilen dargestellt ist. Jeder Schreiner kann ihn verfertigen. Kompliziertere, wesentlich teurere Apparate stellen verschiedene Instrumentenhändler her. Die Kohlensäure als solche ist wohlfeil.

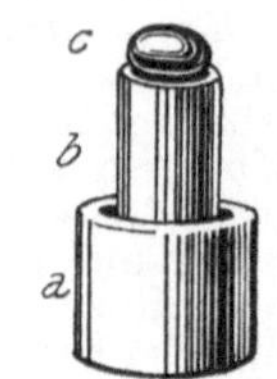

Abb. 1. Einfache Apparatur zum Auffangen des Kohlensäureschnees.

Die Entnahme des Kohlensäureschnees ist durch Abb. 3 wiedergegeben. Ist das Auffanggefäß *b* mit Kohlensäureschnee gefüllt, so wird mit dem Stempel *c* (Abb. 1 und 2) der Kohlensäureschnee in der mit *a* unterstellten Form *b* festgestampft. Bei der Kohlensäureschneeapplikation dient dann die Form *b* zur Führung des Kohlensäureschneestiftes und der Stempel *c* zum Vorschieben desselben. Mittels eines Metallspatels läßt sich der Kohlensäureschneestift leicht nach der Größe der zu behandelnden Stelle formen (Abb. 4) und nach Art der Abb. 5 applizieren. Die Intensität der Kohlensäureschneewirkung hängt ab von dem Druck und von der Dauer der Applikation. Der Druck des Kohlensäureschneestiftes auf den Krankheitsherd sei im allgemeinen nicht zu intensiv. Die Dauer der Applikation hängt von der Art der Erkrankung und der Beschaffenheit der erkrankten Haut ab. Kindliche Haut ist zarter als die des Erwachsenen. Handrückenhaut ist zarter als die der Vola, die Gegend der Lider ist viel empfindlicher als die der Oberschenkel. Die Streckseiten brauchen

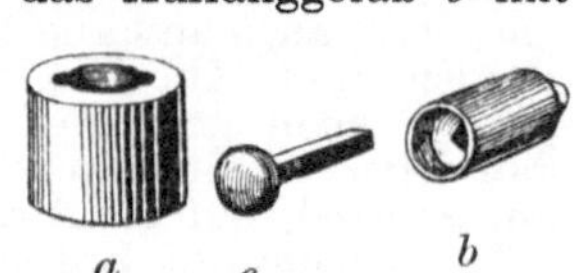

Abb. 2. Der Apparat in seinen Einzelteilen.

größere Dosen als die Beugeseiten. Eine ichthyotische, hyperkeratotische Haut braucht eine größere Kohlensäureschneedosis als eine normale. Die Hauptrolle für die Dosis spielt die Art der Erkrankung; so benötigt ein Angiom z. B. eine geringere Applikationsdauer als eine Verruca vulgaris. Die richtig zu applizierende Dosis ist Erfahrungssache, sie läßt sich schwer im allgemeinen angeben. Bevor auf den Verlauf der Kohlensäureschneebehandlung eingegangen wird, mögen noch andere Applikationsformen kurz besprochen werden.

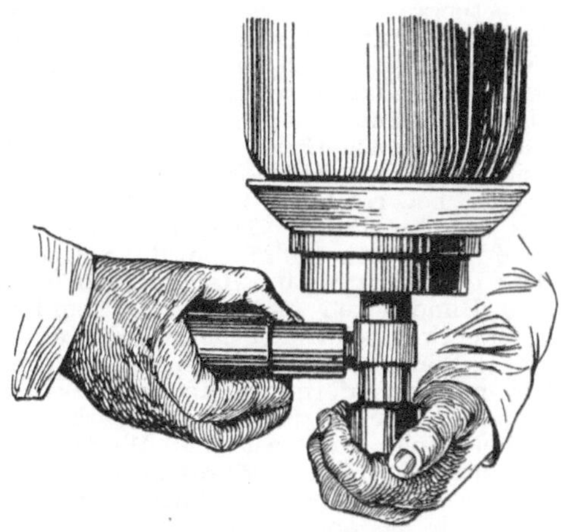

Abb. 3. Entnahme des Kohlensäureschnees.

Es gibt Apparate, die verschiedene Kupferformen als Einsätze tragen, in die hinein ein Gemisch von Kohlensäureschnee und Aceton oder Aether gestampft wird (Abb. 6). Mit diesen Apparaten wird nicht der Kohlensäureschnee direkt, sondern die durch Kohlensäureschnee erkaltete Kupferform auf die kranke Stelle aufgedrückt. Gegenüber diesen fixen Formen hat die direkte Kohlensäureschneeapplikation den Vorteil, den Kohlensäureschneestift mittels des Metallspatels jederzeit leicht formen zu können. Die Kupferformen sind naturgemäß fix und müssen nach der Form des Krankheitsherdes gewählt werden, dagegen haben sie den Vorteil, daß sie in ihrer Form bei kleinsten Applikationen immer gleich groß, richtig gesagt, gleich klein bleiben, während der Kohlensäureschneestift bei direkter Applikation seine Form rasch durch Wärmeabgabe ändert; so wird der zu einer noch so feinen Spitze geformte Kohlensäureschneestift bei der Applikation sofort stumpf und breit.

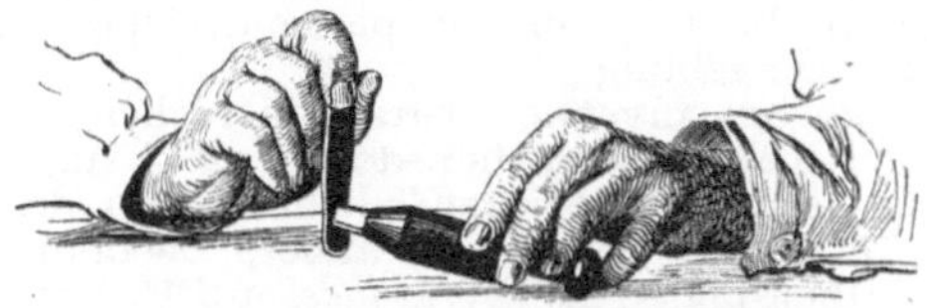

Abb. 4. Formen des Kohlensäureschnees.

Schließlich kann man den Kohlensäureschnee mit Aceton gemischt mit Wattestäbchen direkt auf die Haut aufpinseln. Diese Applikationsart eignet sich besonders für flächenhafte größere Erkrankungsherde. Ihre Anwendung bedarf aber größerer Erfahrung, da nur bei gewisser Übung eine auf größere Flächen hin gleichmäßige Wirkung zu erzielen ist.

Zweck der Kohlensäureschneebehandlung ist, eine Erfrierung in solcher Intensität herbeizuführen, daß der Krankheitsherd schwindet. Dazu setzt man im allgemeinen eine erst- bis zweitgradige Erfrierung, d. h. eine Erfrierung bis zur Exsudation oder richtiger Blasenbildung.

Vor der Behandlung reinige man die kranke Stelle mit Wasser und Seife oder Benzin und Alkohol. Bei der Applikation muß darauf geachtet werden, daß der Kohlensäureschneestift in der notwendigen Form genau senkrecht und nicht schief aufgesetzt werde, was bei das Hautniveau überragenden Affekten schwieriger ist, als es scheint. Ist nach der Durchfrierung eine Blase entstanden, die nicht die ganze kranke Stelle, sondern durch Schiefhalten des Kohlensäureschneestiftes nur einen Teil getroffen hat, so darf eine Nachbehandlung des stehengebliebenen Krankheitsrestes erst nach Abheilung der erstgesetzten Erfrierung durchgeführt werden, da sonst durch Summierung der Erfrierungen eine übermäßig ausgedehnte Schädigung zustande kommt. Richtig indizierte und richtig durchgeführte Kohlensäureschneebehandlung ergibt sehr schöne kosmetische Resultate; die behandelte Stelle heilt narbenlos ab.

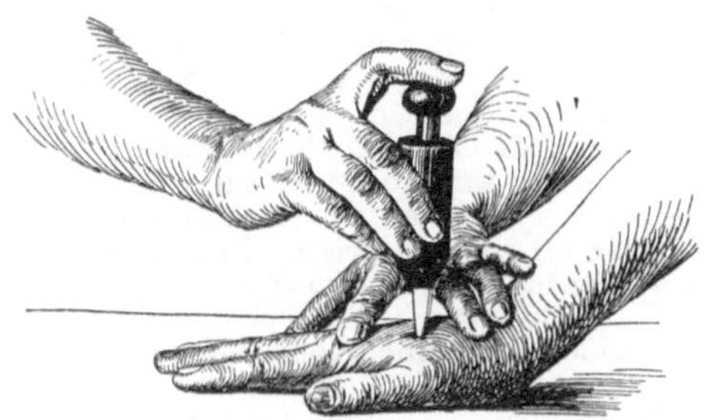

Abb. 5. Applikation des Kohlensäureschnees.

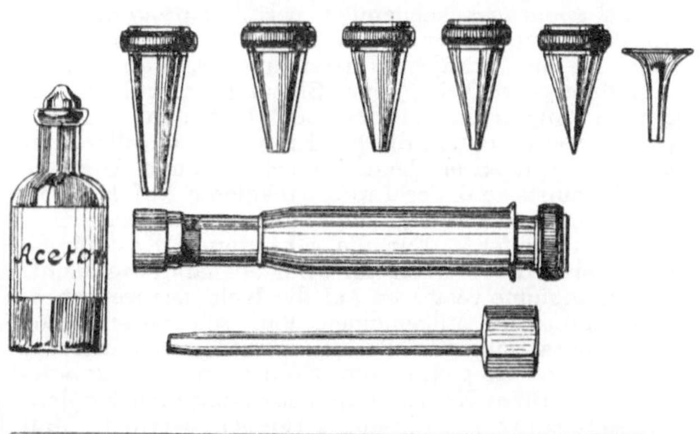

Abb. 6. Verschiedene Kupferansätze zur Applikation von CO_2-Aceton-Gemisch.

Verlauf der Kohlensäureschneebehandlung. Schon während und besonders gleich nach der Durchfrierung treten an der Applikationsstelle leichte oder stärkere stechende Schmerzen auf, die bald — nach ausgedehnterer Behandlung nach 1—2 Stunden — schwinden. Kurz nach der Kohlensäureschneeapplikation schwillt die behandelte Stelle ein wenig an, und nach wenigen Stunden entwickelt sich eine seröse Blase. Bei zu intensiver Kohlensäureschneeapplikation wird diese Blase haemorrhagisch. Das soll vermieden werden. Bei ungestörtem Verlauf trocknet die Blase in wenigen Tagen wieder ein, unter ihrer Decke erfolgt Epithelisierung und nach 10—14 Tagen löst sich die Blasendecke als trockene Schuppe ab. Die darunter erscheinende Haut ist blaßrosarot, sonst frei von Veränderungen, bei richtiger Dosierung nicht narbig. Ist die Blase haemorrhagisch geworden, ist ihre Basis meist oberflächlich oder tiefer nekrotisch. Dann erfolgt naturgemäß eine Narbe.

Im allgemeinen ist zur Erreichung des gewünschten Heileffektes eine Nekrose, also eine drittgradige Erfrierung nicht nötig, ja sie soll schon aus kosmetischen Gründen vermieden werden.

Die Behandlung der entstandenen Blase sei bloß Schonung. Man lasse sie eventuell unter Puder eintrocknen. Wird sie aufgerissen und sogar eitrig infiziert, dann trage man sie ganz ab und verbinde mit Xeroform-Borsalbe.

Spezielles. Für die Kohlensäuretherapie eignen sich viele kleine Affekte der Haut, vor allem *Blutgefäßveränderungen*, hier wieder am besten kleine, kutan liegende, nicht ulzerierte Kavernome. Kavernomen aufsitzende Ulzerationen oder Erosionen müssen vor der Kohlensäureschneebehandlung überhäutet sein, da andernfalls eine Kohlensäureschneeapplikation einen weiteren Zerfall verursacht.

Im allgemeinen behandelt man kleine und auch größere Haemangiokavernome so früh als möglich, je jünger das Kavernom, desto besser das Resultat. Man schiebe also die Behandlung bei Säuglingen nicht hinaus. Auch bei rasch wachsenden kutanen Kavernomen behandle man mit Kohlensäureschnee, und zwar vom Rande her gegen die Mitte. Mit der Indikationsstellung größerer Kavernome zur Operation sei man vorsichtig. Die Kinder verbluten allzuleicht, Erwachsene nicht minder. Die Dosis für zirka hanfkorngroße, aus der Haut vorsteigende Angiome der Säuglinge und Kleinkinder ist je nach dem Sitz des Affektes 5—10 Sekunden. Die Gesichtshaut benötigt weniger als das Kapillitium. Für die oftmals zentral spontan ausheilenden, peripher progredienten Kapillitiumkavernome genügen 15—20 Sekunden. Mehr als 30 Sekunden dürften nie nötig, auch nicht empfehlenswert sein. Zur Blutung kommt es bei kleinen Angiomen und solchen Dosen nicht. Bei großen Kavernomen, die pulsieren, können allerdings leicht Blutungen erfolgen. Vorsicht! Senile Angiome des Stammes und der Lippen reagieren auf Kohlensäureschneebehandlung nur ganz vorübergehend, ohne Dauereffekt. Für die subkutanen Kavernome eignet sich die Kohlensäureschneebehandlung nicht. Lymphangiome reagieren auf die Kohlensäureschneebehandlung im allgemeinen viel schlechter. Für kleine ektatische Gefäße, für den Naevus araneus sind andere Eingriffe dem Kohlensäureschnee vorzuziehen. Beim Naevus flammeus kann eine Kohlensäureschnee-Aceton-Pinselung versucht werden. Man appliziere aber auf keine Stelle mehr als 5—6 Sekunden und wiederhole diese Art der Behandlung erst, bis die vorausgegangene Erfrierung abgeheilt ist. Man kann auch mit dem feinst zugespitzten Kohlensäureschneestift punktförmig in Abständen von zirka 1 cm wiederholt behandeln; da der Kohlensäureschneestift bei der Behandlung rasch abschmilzt und stumpf wird, eignet sich für diese Naevusform besser die Kohlensäureschneeapplikation mit den spitz zulaufenden Kupferhüllen, die mit Kohlensäureschneeaceton gefüllt werden. Die Behandlung muß oft wiederholt werden. Die Effekte sind nicht ideal und reichen im allgemeinen an die Effekte der Quarz-Druckbestrahlung mit der Kromayerlampe nicht heran.

Das *Granuloma pyogenicum* oder teleangiastische Granulom wird durch Kohlensäureschnee meist nur ungenügend beeinflußt. Hier müssen tiefer greifende und energischer wirkende Methoden, wie ausgiebige Zerstörung mit Kaltkaustik oder Exzision angewendet werden. Immerhin ist vorher ein Versuch mit Kohlensäureschnee zu machen.

Von Vorteil ist die Kohlensäureschneebehandlung bei *Röntgenatrophie;* hier kann man die kleinen Gefäßektasien und Hyperpigmentierungen gut beseitigen, nur verwende man kleinste Dosen, 5—6 Sekunden. Geringer Druck! Man bedenke, daß die röntgengeschädigte Haut leicht zerfällt.

Die diffuse Rötung der *Rosacea* eignet sich zur Kohlensäureschneebehandlung ebensowenig wie die Gefäßektasierungen des gleichen Krankheitsbildes. Nicht, daß die genannten Erscheinungen der Kohlensäureschneetherapie nicht weichen würden, aber die Wirkung der Therapie wird allzuleicht zu stark; es entstehen durch die Zerstörung der kleinsten Gefäße so blasse Flecke, daß kosmetisch entstellende Kontraste die Folge sind.

Ein sehr geeignetes Gebiet für den Kohlensäureschnee sind die *Hyperkeratosen.* Die Verrucae vulgares heilen bei richtiger Wahl und Applikation narbenlos und rezidivfrei. Die Dauer der Kohlensäureschne-Einwirkung hängt vom Sitze und von der Akanthose der Warzen ab. Hanfkorngroße Warzen über dem Handrücken eines kleinen Kindes oder über dessen Unterschenkeln verlangen 15—20—30 Sekunden. Warzen mit intensiver, ausgeprägter Akanthose mit zapfenförmigen Hornmassen brauchen viel mehr, 1—2 Minuten. Sehr dicke, stark verhornte Warzen der Vola und fast alle Warzen an der Planta reagieren auf Kohlensäureschnee nicht. Auch 6—7 Minuten sind für solche Warzen oft zu wenig. Man wähle für sie andere Methoden. Sonst kann man bei sehr verhornten Massen mit Mazerationsmitteln (Salizylsäure-Kollodium, Salizylsäure-Guttaplast) die oberste Schicht entfernen und dann eine Kohlensäureschneebehandlung folgen lassen. Mit ganz zartem, dünnem Stiele aufsitzende Warzen (Umgebung von Mund und Nase) sind schon wegen der kleinen Basis für Kohlensäureschneebehandlung nicht geeignet.

Noch besser als die gewöhnlichen harten Warzen reagieren die *senilen Warzen* auf Kohlensäureschneebehandlung; sie schälen je nach ihrer Dicke nach 10—20 Sekunden ab. Mit der Warzenabschälung erfolgt auch Pigmentschwund an der behandelten Stelle. Man behandle deshalb senile Warzen frei getragener Stellen nicht im Sommer; der Pigmentschwund an der behandelten Stelle kontrastiert zu sehr gegen die im Sommer pigmentreiche normale Haut der Umgebung.

Auch flache, juvenile Warzen sprechen auf die kleinsten Kohlensäureschneedosen gut an, doch eignen sie sich infolge ihrer Kleinheit und des multiplen Auftretens besser für andere Behandlungen.

Vortrefflich bilden sich *Neidnägel* auf Kohlensäureschneedosen zurück, hier genügen wenige Sekunden.

Zur Beseitigung der Arsenkeratosen benötigt man wieder große Dosen; 1—2—3 Minuten und mehr sind oft notwendig, um sie zum Schwinden zu bringen.

Desgleichen verlangen *Tylositäten* minutenlang dauernde Kohlensäureschneeapplikationen. Die Verschiedenheit der Dosis hängt von der Dicke der Schwiele ab.

Tatauierungen — es kommen hier zufällige in Betracht, die absichtlich gemachten sitzen zu tief — eignen sich zu einem Kohlensäureschneebehandlungsversuch nur dann, wenn sie ganz oberflächlich in der Papillarschicht gelagert sind.

Hypertrophisches Bindegewebe (Keloide) und ebensolches Narbengewebe reagieren wohl auf Kohlensäureschnee ein wenig, aber meist nicht genügend. Man verwendet ihn nur dann, wenn man nicht über bessere Behandlungsmöglichkeiten (Elektrotomie mit nachfolgender Radiumbestrahlung) verfügt. Will man Kohlensäureschnee benützen, so braucht man große Dosen und oftmalige Applikationen, bis man einen geringen Effekt erzielt. Selbstredend muß die eine Reaktion ganz abgeklungen sein, bevor man eine zweite setzt.

In der Reihe jener Krankheitsbilder, die auf Kohlensäureschnee gut reagieren, sind die *Hyperpigmentierungen* die letzten. Absolute Erfolge kann man bei ihnen nicht garantieren; wenn auch ein Erstlingserfolg zu verzeichnen ist, gibt es häufig neuerliche Pigmentierung. Speziell bei den reinen Pigmentmälern, besonders bei den großen hellbraunen, sogenannten Milchkaffeemälern rezidiviert das Pigment dann nicht mehr im gleichen diffusen blassen Farbton, sondern in dunkleren Flecken. Deshalb Vorsicht! Zuerst versuche man an kleinen Stellen. Auch für kleine reine Pigmentmäler und Lentigines gibt es bessere Methoden als die Kohlensäureschneebehandlung. Dasselbe gilt für die Zellnaevi, die Naevi papillomatosi und Naevi pilosi. Ein Entfernungsversuch müßte mit großen, zu Narben führenden Dosen gemacht werden, ist deshalb kosmetisch nicht mehr zu empfehlen.

Wenig oder fast keinen Erfolg gibt die Kohlensäureschneetherapie beim Chloasma. Der scheinbar erste gute Effekt schwindet bald wieder. Für Epheliden ist die Kohlensäureschneebehandlung gar nicht anzuwenden. Xanthome, Lipome, Fibrome werden durch Kohlensäureschnee nur dann entfernt, wenn tiefgreifende Erfrierungsnekrosen gesetzt werden, was einer kosmetischen Indikation absolut nicht entspricht.

Von den chronischen Entzündungen ist nur der *Erythematodes* und auch dieser nur in ganz speziellen Fällen — nicht bei reizbaren Formen — für Kohlensäureschneeapplikation geeignet. Die Dosis hängt von der Art der Erkrankung ab. 10—20 Sekunden dürften für die in Betracht kommenden Fälle reichlich genügen.

Lange bestehende Rhagaden, z. B. der Lippen, heilen mitunter auf 8—10 Sekunden zirkumskript applizierten Kohlensäureschnee.

Auch ganz oberflächliche zentral spontan ausheilende Ulcera rodentia können auf Kohlensäureschnee (30—40 Sekunden und mehr) abheilen, doch ist eine Sicherheit der Heilung damit nicht gegeben.

Erwähnt sei hier noch die in letzter Zeit von Kroh empfohlene Behandlung der Gesichtsfurunkel mit Kohlensäureschnee. Kroh berichtet über sehr gute Resultate.

Schließlich ist noch die Kohlensäureschneeapplikation zur Lokalanaesthesie für kleine chirurgische Eingriffe zu nennen, obzwar hier das Chloraethyl leichter und handlicher ist.

S. auch Adenoma sebaceum; Badezusätze; Fibrome; Krebs der Haut; Lidgeschwülste; Lippen; Narben; Pigmentierung; Rosacea; Schälkuren; Tatauierungen; Warzen.

Koilonychie, s. Nägel.

Kokosöl, Kokosbutter, Oleum Cocos, interessiert die Kosmetik nur als wichtiges Fett für Seifen (gute Seifen nicht wesentlich über 10—12% des Fettansatzes). Keinesfalls kommt Kokosöl als kosmetisches Fett zu Salben o. dgl. in Frage, es wird rasch ranzig und schädigt die Haut stark.

Kokosseifen, s. Seife.

Kollargol, s. Reizbehandlung; Silber.

Kollodium ist eine Auflösung von nitrierter Zellulose (Pyroxylin, Kolloxylin, Kollodiumwolle, Schießbaumwolle) in Aetheralkohol. Beim Verdunsten hinterläßt Kollodium auf der Applikationsstelle ein transparentes Häutchen. Einzelne Kollodiumsorten werden auch durch Lösen der Kollodiumwolle (4%) in Aceton, Amylacetat o. dgl. hergestellt. Das gewöhnliche Kollodium der Pharmakopoe ist 4%ig. Collodium elasticum wird durch Zusatz von Rizinusöl erhalten.

Collodium elasticum (einfach).

Kollodium 4% 970,0
Rizinusöl 30,0

Camphoid.

Campher 50,0
Alkohol 50,0
Lösen und zusetzen:
Kollodiumwolle 2,5
Trocknet besonders rasch. Gutes Vehikel, Jodoform hiermit appliziert, verliert den Geruch.

Collodium elasticum (verbessert).

Kollodium 4% 940,0
Rizinusöl 10,0
Terpentin 50,0

Kristallin.

Kollodiumwolle 50,0
Alkohol 1200,0
Amylacetat 750,0

Kollodiumlacke (s. auch Nagellacke).

I. Kollodium 4% 100,0
Aether 30,0
Alkohol 70,0
Campher 2,0

II. Kollodiumwolle 30,0
Campher 15,0
Aceton 194,0

Kollodium dient als Vehikel für Medikamente, besonders Salizylsäure o. dgl. zur Beseitigung von Hühneraugen, Warzen und Schwielen, ferner zum Aufpinseln gegen Frostbeulen mit Jod, Campher o. dgl. Auch als Verbandmittel zum Schließen von Wunden (Fixieren der Verbandwatte, eventuell direktes Aufpinseln auf kleine Wunden). Zu letzterem Zwecke sind auch sogenannte „flüssige Heftpflaster" im Handel, die aus einer Lösung von Kollodiumwolle mit Campher o. dgl. in Amylacetat, Aceton usw. bestehen (s. Pflaster, flüssige). Der beim Eintrocknen des Kollodiums entstehende Druck soll bei nicht zu festsitzenden Comedones in manchen Fällen ausreichen, diese herauszudrücken. Zu diesem Zwecke soll oft einfaches Aufpinseln von Kollodium in nicht zu dünner Schicht und Abziehen des Häutchens nach einiger Zeit genügen. Die Komedonen haften dann an der abgezogenen Kollodiumhaut.

Rp. Collodii 30,0
Hydrarg. bichlor. 0,3
Acid. salicyl. 4,0
S. Sublimatkollodium gegen Hühneraugen.

Rp. Tannini 5,0
Camphorae 3,0
Tinct. Jodi 5,0
Collodii 87,0
S. Gegen Frostbeulen.

Rp. Collodii 45,0
Zinc. sulfocarbol. 1,0
Ol. Citri 1,0
Spir. Vini 5,0
S. Gegen Sommersprossen aufzupinseln.

Rp. Acid. salicyl. 3,0
Acid. lact. 3,0
Collodii elast. 14,0
S. Gegen Warzen.

Rp. Paraformii 5,0
Collodii 95,0
S. Gegen Warzen, Papillome o. dgl. (Unna)

Kolloidmilium, s. Elastisches Gewebe.

Kolloidtherapie, s. Reizbehandlung.

Kölner Erde, Kölnerbraun, ist eine bituminöse braune Erde, die ähnlich wie das Kasselerbraun Verwendung findet.

Kölnischwasser, s. Eau de Cologne.

Kolophonium, s. Fichtenharz.

Kolostrum, s. Schwangerschaft.

Kolynoszahnpasta ist eine schäumende Pasta mit Alkoholgehalt. Vorschrift für ein ähnliches Präparat:

Rp. Sapon. medic. sicc. 28,0
Sol. Sacchar. alb. 10% 50,0
Spir. Vini 25,0
Glycerini 28 Bé. 70,0
Calc. carbon. praec. (55)..160,0
Ol. Menthae pip. 7,5
Ol. Eucalypti 3,5
Thymoli 0,6
Mentholi 0,4
Ol. Anisi stell. 0,3

Man bereitet zuerst aus Seife, Zuckerlösung und Glyzerin einen Schleim, läßt diesen genügend abkühlen (aber nicht völlig erstarren) und rührt noch vor dem Erstarren den Alkohol ein. Dann knetet man usw.

Kombi-Fußbadetee. (Kombi G. m. b. H., Berlin.) Besteht aus einem Gemisch von Kräutern.

Auch als *Kombi-Salbe* gegen Flechten usw. und als *Kombi-Öl* zur Hautpflege und Massage im Handel.

Komedo, s. Akne vulgaris; Lichtbehandlung; Seborrhoe.

Komedonenquetscher. Wurde 1884 von P. G. UNNA beschrieben.

Da die Komedonen ähnlich wie die Haarbälge in schräger Richtung die Haut durchbrechen, verlegte UNNA den Quetschring seines Instrumentes in die Verlängerung einer schwach gekrümmten Ebene. Zwei Quetschringe mit angeschärftem Rande befinden sich an den Enden eines schwach S-förmigen Stahlinstrumentes, dessen Krümmung derartig beschaffen ist, daß man je nach der Haltung drücken, quetschend streichen und wie mit einem scharfen Löffel kratzen kann. Nach Entfernung des Horndeckels wird der Komedo in der Follikelrichtung auspressend entfernt.

S. auch Akne vulgaris.

Kompaktpuder (s. auch Puder; Schminken; Stearinstärke). Die alte Gießmethode mit Gipszusatz ist heute fast völlig verlassen, ebenso jene des Pressens von Pastillenteigen (feuchte Herstellung). Die heute allgemein geübte Methode der Herstellung der Kompaktpuder ist jene des Pressens trockener, plastischer Pulver. Ein großer Vorteil dieser Methode besteht vor allem darin, daß man sich sofort nach einer Probepressung darüber Rechenschaft geben kann, ob Konsistenz (Abgabefähigkeit) und Farbnuance entsprechend sind.

Grundkörper. Es empfiehlt sich, stärkehaltigen Grundpuderkörpern den Vorzug zu geben.

Körper Nr. 1.

Talcum feinst 0000	400,0
Kaolin feinst	350,0
Zinkweiß	50,0
Reisstärkepulver	200,0

Körper Nr. 2.

Zinkoxyd	200,0
Stärke	450,0
Talcum	300,0
Magnesiumkarbonat	50,0

Zum Plastischmachen der Schminkepuder stellt man einen pulverförmigen, hochplastischen Körper her, der durch einfaches Zumischen dem Grundpuderkörper eine genügende Plastizität verleiht, um tadellose Kompaktpuder von weichem, samtartigem Griff zu erhalten. Als Zusatz dieser Art kommt die Stearinstärke (s. dort) in Betracht. Zur Bereitung einer gut plastischen Grundmasse kann man entweder einen der obigen Körper (besonders Nr. 1) mit 13—15% Amylum stearinatum mischen oder nach folgendem Ansatz verfahren:

Körper Nr. 2	600,0
Talcum 0000	270,0
Stearinstärke	130,0

Man bereitet also unter Zusatz der nötigen Farbstoffe und der eben nötigen Wassermenge einen Teig, der völlig ausgetrocknet und dann pulverisiert wird. Das ganz trockene Pulver wird nun durch ein feines Sieb (Nr. 120) geschlagen und sorgfältigst durchgemischt. Erst nach Feststellung, daß dasselbe keinerlei gröbere Körnchen und die Farbstoffe in durchaus gleichmäßiger Verteilung enthält, ist das Pulver zum Pressen bereit. Das Pressen geschieht am besten in nicht zu schweren Pressen und unter mäßigem, allmählich ansteigendem Spindel- oder Hebeldruck. Keinesfalls darf die Masse durch plötzlichen starken Schlag gepreßt werden.

Rachel.

Plastischer Körper	1000,0
Heller Ocker	60,0

Chair (Naturelle).

Plastischer Körper	1000,0
Rhodaminlösung	15,0
Heller Ocker	20,0

Rose Nr. 1.

Plastischer Körper	1000,0
Rhodaminlösung	35,0

Rose Nr. 2.

Plastischer Körper	1000,0
Geraniumrot B.	15,0

(Weitere Nuancen, s. Schminken.)

Komplexion, s. Behaarung.

Kompression, s. Massage.

Kompressionsbehandlung, s. Akne vulgaris; Kromayerlampe; Lichtbehandlung.

Konditorenerkrankung (mal aux confiseurs) der Nägel kommt besonders bei Zuckerbäckern, bei der Herstellung von kandierten Früchten vor, wobei die Hantierung mit heißer Zuckerlösung, aber vielleicht auch noch andere Momente (Pflanzensäuren, Ansiedlung von Pilzen) eine Rolle spielen. Es entsteht zunächst am Nagelwall eine akute oder subakute sehr schmerzhafte Entzündung, welche auch auf die Nagelmatrix und das Nagelbett übergreift. Dadurch wird der Nagel in seiner Ernährung schwer geschädigt, von seiner Unterlage zunächst am freien Rande abgehoben, rauh, brüchig und verfärbt. Wird die Beschäftigung beizeiten ausgesetzt, so erfolgt eine glatte Wiederherstellung des Nagels, wenn nicht, dann schreitet die Entzündung auf die Finger und Hände weiter, die Schmerzen werden außerordentlich groß, der Nagel kann als ganzer, häufiger aber in Fragmenten abgestoßen werden. Differentialdiagnostisch kommt vor allem Lues in Frage: Anamnese, Wassermannreaktion! Therapie: Aussetzen der Arbeit, antiphlogistische Behandlung, dann indifferente Salben.

Erwähnt sei, daß auch andere Beschäftigungen (Hutmacher, Fellarbeiter, Wollarbeiter, Hantierungen mit Chlorkalk, Quecksilber, Formalin u. a.) Anlaß zu Entzündungen, trophischen Störungen, Verfärbungen geben können.

Kondylome, spitze. Die Condylomata acuminata, besser ihrer Entwicklung nach als Papillome *(spitze Feigwarzen)* bezeichnet, sind gutartige Wucherungen. Im Beginne sind es nur kleine, glatte, körnerartige, rötliche, weiche, maulwurfstatzenähnliche Erhebungen, entfernt flachen Warzen gleichend. Bei weiterem Wachstum und zunehmender Zerklüftung an der Oberfläche bekommen sie mehr ein hahnenkamm- oder blumenkohlähnliches Aussehen. Bei noch stärkerer Wucherung werden sie wegen ihrer Weichheit und ihres Sitzes an gegenüberliegenden Körperstellen oft zusammengedrückt und erscheinen dann breiter und an der Oberfläche weniger gefurcht, aber die in die Falten ihrer Oberfläche eindringende Kopfsonde macht ihre Zusammensetzung aus einzelnen, spitz auf der Hautoberfläche aufsitzenden Auswüchsen deutlich und ermöglicht so klinisch ihre Abtrennung von den breiten Kondylomen, den Rückfallserscheinungen einer frischeren Syphilis. Diese haben ihre Bezeichnung deshalb, weil sie breit auf der Hautoberfläche aufsitzen. Beide Arten von Kondylomen kommen mitunter nebeneinander vor. Lieblingssitz der spitzen Kondylome sind bei beiden Geschlechtern die Geschlechtsteile und ihre Umgebung. Beim Mann treffen wir sie vorzugsweise in der Kranzfurche, am Bändchen oder im ganzen Vorhautsack, selbst in der Öffnung und an tieferen Stellen der Harnröhre. Größere, die Vorhaut durchbrechende Geschwülste sind seltener und lassen zumal bei älteren Leuten an Krebs denken. Beim Weibe sitzen sie an der Vorhaut des Kitzlers, auf und zwischen großen und kleinen Schamlippen, im Vorhof und in der Scheide, nicht so selten bei stärkerem Wachstum in den Falten zwischen großen Schamlippen und Oberschenkeln, mitunter nur am After und seiner Umgebung. Bei Kindern finden wir sie mitunter nur um den After herum, bei beiden Geschlechtern ausnahmsweise an anderen Körperstellen, wie Achselhöhlen und behaartem Kopf, auch an den Lippen, in der Mund- und Rachenhöhle, hier können sie jedoch durch lang und spitz ausgezogene, gewöhnliche Warzen vorgetäuscht werden.

Ihre Entwicklung begünstigen banale Reize, wie Ausfluß aus den Geschlechtsteilen, so besonders beim Tripper, der Eicheltripper, Reizzustände bei der Syphilis und die Schwangerschaft. Eingeweidewürmer und ihre Begleiterscheinungen am After (Juckreiz, Rötung, Nässen) sind die mittelbare Hauptursache der bei Kindern am After sitzenden spitzen Kondylome.

Vom allgemeinärztlichen wie auch vom kosmetischen Standpunkt ist ihre Behandlung erforderlich. Zu ihrer Verhütung können Sauberkeit und Trockenhaltung der betreffenden Körperstellen durch Puder (Lenicet-Borpuder u. a.) beitragen. Zur Beseitigung kleinerer Feigwarzen genügen Resorzinpuder (Resorcin. alb., Talc. venet. zu gleichen Teilen, 10—20% Resorzinzinkpasta) oder Puder aus Sabinaspitzen (Pulvis Summitat. Sabinae, Alum. ust. zu gleichen Teilen). Diese Puder sind zur Vermeidung der Schmerzhaftigkeit in wiederholten 2tägigen Schichten abwechselnd mit einer milden Salbe aufzutragen. Eine vorsichtige Ätzung mit Eisenchlorid, Trichloressigsäure, 10% Paraformkollodium zeitigt ebenfalls Erfolge, hinterher Borsalbenverband. Von französischer Seite werden neuerdings die Kondylome durch Einspritzen von verdünntem Glyzerin (1:2) zum Eintrocknen und Verschwinden gebracht. Nachprüfungen liegen noch nicht vor. Am schnellsten, wenn auch etwas schmerzhaft, bei nicht zu großen Kondylomen ist Vereisung mit Chloraethyl, Abtragen mit der krummen Schere und Ausbrennen des Grundes mit dem Paquelin. Das Chloraethyl wirkt blutstillend und vermindert die flächenhafte Blutung. Größere Feigwarzen werden von uns zuerst mit reinem Formalin behandelt, bis sie hart sind, dann bröckeln die oberflächlichen Schichten von selbst ab und die tieferliegenden werden der wiederholten Formalinanwendung zugänglich. Diese Formalinbehandlung zeitigt gute Erfolge, ist aber anfänglich schmerzhaft, daher kann man der ersten Behandlung eine Pinselung mit Novokain oder Pantokain vorangehen lassen. Nach längerer Behandlung noch stehengebliebene Reste werden im Aetherrausch unter guter Spannung der Haut mit einem großen scharfen Löffel ausgekratzt, ihr Grund mit dem Paquelin verschorft und mit Borsalbe verbunden.

Die innerhalb der Geschlechtsteile, im After oder auf anderen Schleimhäuten sitzenden Kondylome können bei guter Zugänglichkeit mit der Schere, sonst mit der galvanokaustischen Schlinge abgetragen werden. (Über Diathermokoagulation der Feigwarzen s. unter Diathermie.) Bei gewissen, schnell wachsenden Formen an den Geschlechtsteilen wird unter Umständen eine Röntgenbestrahlung ($^1/_3$—$^1/_2$ ED 3 mm Al.-Filter 2—3mal in einwöchigen Zwischenräumen) angebracht sein. Sieht man aber nach der ersten und zweiten Sitzung keinen Erfolg, so ist die Behandlung zugunsten anderer Verfahren abzubrechen. Ebenso soll man sich damit begnügen, nur die Hauptmasse der Gewächse mit Röntgenstrahlen zu beseitigen und zurückbleibende mit anderen Verfahren zu entfernen. Wegen möglicher Spätschädigung ist große Vorsicht am Platze, da hier der Ausfluß, Mazeration durch Schweiß, Reibung der Wäsche leichter zu Dauerschädigungen führen können. Solche Folgeerscheinungen sind bei diesem Ausgangsleiden nicht zu rechtfertigen. Immer ist eine Nachbehandlung mit Puder, z. B.

Rp. Tannini 25,0
Talc. venet.
Zinc. oxyd........ aa ad 100,0

anzuwenden. Spitze Kondylome während der Schwangerschaft geben wegen des hierbei bestehenden Ausflusses und der vermehrten Durchtränkung der Gewebe für die Behandlung eine ungünstigere Voraussage. Wegen der großen Blutverluste ist zunächst eine konservative Behandlung am Platze. Aber auch eingreifendere Behandlungsverfahren müssen nicht bis nach der Entbindung aufgeschoben werden, falls solche notwendig sind; oft gehen die Geschwülste zu diesem Zeitpunkte von selbst zurück. Bei allen Verfahren ist die mittelbare Ursache der Kondylome in Form bestehender Ausflüsse, will man Rückfälle vermeiden, zu beseitigen.

S. auch Elektrolyse; Radium.

Konglutination, s. Phimose.

Königssalbe, s. Unguenta.

Konservierungsmethoden (s. auch Fettkonservierung; Wachskonservierung). Formol (Formalin), Salizylsäure, Borsäure, Benzoesäure, Natriumbenzoat, Borax und andere werden sehr häufig zur Konservierung herangezogen, auch Karbolsäure, soweit es der Geruch zuläßt. Auch Alkoholzusatz kann in vielen Fällen konservierend wirken, ebenso die Verwendung des Glyzerins. Daß man bei Anwendung des einen oder anderen dieser Konservierungsmittel den Eigenheiten und dem Charakter des Präparates in jeder Weise Rechnung tragen muß, ist selbstverständlich. So ist die Verwendung von Karbolsäure in den meisten Fällen unmöglich, auch die Verwendung von Salizylsäure ist nicht immer am Platze, weil sie oft selbst zu unliebsamen Verfärbungen Anlaß geben kann. Daß natürlich freie Säuren überhaupt nicht für Seifenvehikel und Emulsionen (Stearate usw.) zur Konservierung in Frage kommen können, ist selbstverständlich. Benzoesäure und benzoesaures Natron sind ganz vorzügliche Konservierungsmittel. Benzoesäure, Natriumbenzoat und auch Borax verhindern Fäulnis und Schimmelbildung, Borsäure dagegen nur Fäulnis, aber nicht Schimmelbildung. Bekannt ist die konservierende Wirkung der Benzoe und der Benzoesäure, um das Ranzigwerden der Fette zu verhindern, Styrax und Tolubalsam sind hierzu weniger geeignet.

Alkoholische Auszüge von Drogen (Tinkturen). Im allgemeinen kommt hier eine Konservierung überhaupt nicht in Frage, da das alkoholische Vehikel selbst energisch konservierend wirkt. In einzelnen Fällen, wenn es sich um alkoholische Auszüge frischer Pflanzenteile handelt, tut man gut, etwa 2 g Benzoesäure per Liter hinzuzusetzen. Auch bei der Tonkabohnentinktur ist ein Zusatz von Benzoesäure sehr zu empfehlen, weil bei längerem Ziehen der Bohnen ein unangenehm ranziger Geruch in die Tinktur übergehen kann, während ein Zusatz von Benzoesäure diesem Beigeruch der Tinktur gut vorbeugt.

Wässerige Auszüge von Drogen. Diese müssen durch Zusatz von 3—4 g Salizylsäure oder Benzoesäure per Liter konserviert werden. Auch Natriumbenzoat leistet hier gute Dienste.

Schleime (Gelees). Diese sind besonders leicht zersetzlich. Alkoholzusatz schützt sie in vielen Fällen schon etwas, aber nicht genügend. Man setze also zu: Für Gummischleime für je 100 g verwendeten Gummi 3—4 g Salizyl- oder Benzoesäure oder 2 g Formalin, für Gelatineschleim für je 100 g Gelatine 6 g Formalin oder 10 g Salizylsäure, für Karrageen-, Quitten- und Psylliumschleim für je 1 kg Schleim mit 2% schleimgebender Substanz 350 g Formalin, mit 5% schleimgebender Substanz 500 g Formalin, auch Salizyl- oder Benzoesäure zirka 10 g.

Täuber empfiehlt zur Konservierung von Lösungen von Gummi arabicum, Stärke, Kasein, Leim (Gelatine) usw. kleine Mengen Campher. Diese sollen in verschlossenen Gefäßen aufbewahrt, jahrelang haltbar sein, nicht schimmeln und nicht faulen. Es soll genügen, einige Bröckchen Campher in die Lösung einzurühren oder diese damit durchzuschütteln.

(Besser wird wohl Verwendung alkoholischer Campherlösung sein.)

Emulsionen aller Art. Für chemische und seifenhaltige Emulsionen keine freie Säure!! Per Liter Emulsion zusetzen: etwa 0,5—1 g Natriumbenzoat oder 2—3 g Borax, eventuell kombinieren. Einzelne Autoren empfehlen auch den Zusatz von Fluorammonium, das überhaupt die Homogenität der Emulsion günstig beeinflussen soll (?). Für mechanische Emulsionen kann Salizylsäure oder Benzoesäure (3—4 g per Liter) verwendet werden.

Stearatcremes. Bei diesen sehr wasserreichen Cremes handelt es sich vor allem darum, die Schimmelbildung zu bekämpfen. Man setze zu: für 1 kg Stearatcreme 4—6 g Borax oder 2—3 g Natriumbenzoat (event. beide).

Cold Creams. Hier ist vor allem zu beachten, daß nur konserviertes Wachs Verwendung finde. Zur weiteren Konservierung gibt man zu: für 1 kg Cold Cream 5—10 g Borax und außerdem 2—3 g benzoesaures Natron.

Konservierung mit Estern der p-Oxybenzoesäure. Zur Konservierung mit Methylester (Nipagin) wird der Ester im Wasseranteil des Präparates, eventuell in Glyzerin bzw. dem zu konservierenden Fett durch Erwärmen gelöst, in manchen Fällen bedient man sich auch alkoholischer Lösungen. Nötige Menge Methylester in Prozenten für:

Schleime (Gummischleime usw.) 0,15—0,2% (Gelatineschleim stets mindestens 0,2%).

Emulsionen, je nach Fettgehalt (an korruptiblem Fett). Je höher der Fettgehalt, desto mehr Ester nötig. Bei einem mittleren Fettgehalt von 20% 0,2% (Minimum 0,15%).

Glyzeringelee 0,15% (mit Gelatine 0,2%).

Wässerige Abkochungen von Drogen usw. 0,15—0,2%.

Fruchtsäfte, Sirupe mit viel Zucker 0,07%, mit wenig Zucker (z. B. Zitronensaft) 0,1% und mehr.

Fette Öle und andere korruptible Fettkörper im Mittel 0,3% (für Kakaobutter 0,12—0,15%).

Kaseinpräparate, Lösungen, Salben usw. 0,5% (!).

Mandelmilch und andere Emulsionen (Laits) 0,2%.

Cold Cream o. dgl. (Salben) mit hohem Gehalt an Mandelöl, Olivenöl usw. (über 20%) und wenig Wasser bis 0,3%. Bei Salben, die z. B. Zitronensaft enthalten, 0,5—0,6%. Bei größerem Wassergehalt 0,2%. Bei starkem Wassergehalt und wenig korruptiblen Fettstoffen 0,15—0,18%. Für solche mit Lecithin, Hormonen usw. 0,3%.

Für Stearate o. dgl. 0,1—0,15%. Bei Verwendung korruptibler Fette in größeren Mengen (Mandelöl usw.) bei Cold Creams, Emulsionen usw. empfiehlt es sich, die betreffenden Fette vorher separat durch Esterzusatz zu konservieren (etwa 0,3% des Fettes).

Löslichkeitstabelle des p-Oxybenzoesäure-Methylesters (betreffend Löslichkeit anderer Ester s. Paraoxybenzoesäureester):

In Wasser von 100°	5%
„ „ „ 20°	0,25%
„ fettem Öl usw.	2,5%
„ Glyzerin	1,5%
„ 1 Liter Alkohol (95%)	400 g
„ 1 „ „ (70%)	200 „
„ 1 „ „ (50%)	60 „
„ 1 „ „ (20%)	7 „

Die Natriumsalze der Ester wie auch das Natriumsalz der p-Oxybenzoesäure haben als Antiseptica und Konservierungsmittel den Vorteil großer Wasserlöslichkeit.

Kontaktbestrahlung, s. Lichtbehandlung; Radium.

Kontraktur ist eine durch Schrumpfung der bindegewebigen Anteile der Gelenke und Muskeln (Faszien) bedingte Zwangsstellung der Gelenke innerhalb physiologischer Bewegungsbahnen; meistens handelt es sich um Beugekontrakturen. Die Ursache der Kontraktur kann eine Störung des Muskelgleichgewichtes sein (z. B. schlaffe Lähmung der Kniestrecker — Kniebeugekontraktur; oder spastische Lähmung — z. B. Adduktionskontraktur der Oberschenkel, Pronationskontraktur des Unterarmes), sie kann die Folge einer langdauernd eingenommenen Zwangshaltung sein (nach entzündlichen Gelenkprozessen) oder einer Narbenschrumpfung. Charakteristisch für die Kontraktur ist das Erhaltenbleiben eines gewissen aktiven oder passiven Gelenkausschlages. Beseitigung von Kontrakturen ist durch passive Bewegungsübungen (Pendelapparate) möglich, sie kann auch durch Streckverbände oder forciertes Redressement vorgenommen werden. Die sicherste und schonendste Methode ist die *Quengelmethode* (Mommsen), die auf dem Prinzip der Dauerwirkung kleinster Kräfte beruht. Bei entsprechender Abwandlung der Verbandstechnik kann die Methode zur Beseitigung von Kontrakturen jeder Art und jedes Gelenkes Anwendung finden. Bei den spastischen Lähmungen läßt sich der Anteil der echten Kontraktur gegenüber der spastischen Komponente in Narkose abgrenzen. Hier ist vielfach eine operative Verlängerung (subkutane Tenotomie, offene Sehnendurchschneidung und Verlängerung) der Sehnen dauernd verkürzter Muskeln notwendig. Narbenkontrakturen erfordern häufig plastische Operationen. Da Kontrakturen im allgemeinen als vermeidbare, sekundäre Deformitäten anzusehen sind, ist hier die Prophylaxe besonders wichtig (Lagerung in Extensionsverband, in Gipsverband oder Lagerungsschienen). Sie spielt eine wichtige Rolle bei der Behandlung aller Formen der Knochen-, Gelenktuberkulose, der frischen und auch älteren Fälle von Poliomyelitis, der spastischen Zustände, der frischen Frakturen u. a. m. Wenn indiziert, findet die Lagerungsbehandlung in aktiver Übungstherapie eine Ergänzung.

S. auch Gesichtslähmung; Nervenleiden; Verbrennungen.

Kopaivabalsam, Balsamum Copaivae. Gelbliche sirupöse Masse, in gereinigtem Zustande klar und völlig durchsichtig. Enthält etwa 18% aetherisches Öl. Löslich in Alkohol, aetherischen Ölen usw. Wird zur Herstellung von Räuchermitteln, Pflastern u. dgl. angewendet, ebenso auch zum Fixieren von flüchtigen Riechstoffen. Besitzt auch antiparasitäre Wirkung, als Antigonorrhoicum bekannt. Mit Wasser und Seife liefert Kopaivabalsam eine steife Emulsion (s. auch Gurjunbalsam), die bei Dermatosen verschiedener Art therapeutisch wertvoll ist.

Kopfbedeckung, -bekleidung, s. Haarpflege, Alopecia praematura; Kleidung; Mode.

Kopfmassage, s. Alopecia simplex; Haarpflege.

Kopfschuppen, s. Haarausfall.

Kopfwäsche, s. Alopezieformen; Haarpflege; Mode.

Kornblumen, blaue, Flores Cyani, dienen als Zusatz zu Räucherpulvern, als Infus auch geeignet zu Augenbädern.

Körperöle, s. Hautöle.

Körperpflege, s. Mode; Sonne; Sonnenlichtschädigungen.

Körperschönheit.

Den Begriff der Schönheit haben von jeher Zeit und Sitte bestimmt. Wenn die frühen Griechen, die Gotik und die Präraffaeliten zarte, überschlanke Figuren unter Verwischung des Geschlechtsbedingten bevorzugten und die Primitiven der Vorzeit und der heutigen Exoten wie das indische Mittelalter oder das genußsüchtige Flandern der Renaissance mit Prallheit und Derbheit gerade das Geschlechtliche unterstrichen, so spiegelt sich darin der Geist der Zeit und zugleich die Gebundenheit des Künstlers. In jedem Falle hat er das, was er bildete, für bildungswert und den dargestellten Körper für den von ihm verfolgten Zweck auch für schön gehalten. Die heutige Moderne, die den nackten Körper weniger um seiner selbst willen wiedergibt, sondern, indem sie ihn stilisiert und als Ornament verwendet, Abstraktes durch ihn veranschaulichen will, setzt sich häufig über alles natürlich Erscheinende hinweg. Die Eckigkeiten und Vertracktheiten der Gestalten HODLERS oder LEHMBRUCKS erheben gar nicht den Anspruch, als „schön“ gewertet zu werden.

Wenn hier also von der Schönheit des Körpers die Rede ist, so ist damit die Schönheit des lebenden Körpers an sich gemeint und nicht das Bild, das sich ein Künstler von ihm macht und das stets durch den Darstellungszweck mitbestimmt wird. Aber auch in dieser Beschränkung bedarf es für das Urteil eines objektiveren Maßstabes als der persönliche Geschmack des Einzelnen, der durch Zeit, Mode und Rasse beeinflußt ist. Beurteilung der Schönheit des menschlichen Körpers ist naturgemäß Beurteilung männlicher oder weiblicher Schönheit. Ein Weib mit männlichen und ein Mann mit weiblichen Zügen gilt nicht als schön; das schöne Weib muß weibliche, der schöne Mann muß männliche Formen haben. Diese Bewertung ist in der menschlichen Natur selbst begründet und darum für alle Zeiten gültig. Die klassischen griechischen Künstler haben es verstanden, in ihren Werken das Männliche wie das Weibliche in höchster Vollendung zum Ausdruck zu bringen, und darin beruht zum Teil auch das Zeitlose ihrer Kunst. Aber nicht alles, was männlich oder weiblich ist, ist darum auch schön. Gerade das Übertriebene wird abgelehnt oder gar als Karikatur empfunden.

Damit kommen wir zu einem zweiten Satz für die Formulierung des Schönheitsbegriffes. Alle Formen müssen harmonisch aufeinander abgestimmt, d. h. die größeren und kleineren Körperabschnitte müssen richtig proportioniert sein. Disharmonien wirken stets häßlich; so schildert SCHOPENHAUER das Weib ganz allgemein als klein, schmalschultrig, breithüftig und kurzbeinig, offenbar weil dem Weiberfeind diese Eigenschaften besonders unschön dünkten. Innerhalb des so abgesteckten allgemeinen Rahmens bleibt für Individuelles doch noch ein weiter Spielraum.

Wenn es heißt, schön ist nur das Gesunde, so wird man dem zustimmen dürfen. Denn wenn das Krankhafte so weit geht, daß es sich in den Körperformen, in den Zügen oder überhaupt in einer Veränderung des Äußeren offenbart, stört es die Harmonie und wirkt darum unschön. Aus dem gleichen Grunde kann aber jener Satz nicht etwa umgekehrt und alles Gesunde für schön erklärt werden. Denn manches im Äußeren, das konstitutionell bedingt ist, ohne aber darum krankhaft zu sein, ist häßlich. In den Augen des Griechen SOLON standen dem Manne Steifheit, Blässe, Magerkeit oder Beleibtheit nicht an; er verlangt von ihm, daß er belebt, warm, von der Sonne gebräunt und ebenmäßig gebaut sei, also frische Männlichkeit mit Harmonie verbinde.

Vor einem anderen Versuch der Herleitung des Schönheitsbegriffes hat man sich jedoch zu hüten, nämlich vor der phylogenetischen Betrachtungsweise. Nach STRATZ soll das im menschlichen Sinne jeweils Vorgeschrittenste das Schönste sein und das am häßlichsten, das dem Äffischen am nächsten komme. Primitivere Völker, die den niedrigeren Entwicklungszustand am meisten gewahrt hätten, wären darnach überhaupt nicht als schön zu werten. Ja, STRATZ stellt sich vor, daß es nach Ausrottung dieser Primitiven und nach der alleinigen Weltherrschaft der Indogermanen, die er für die höchstentwickelte Menschheitsstufe hält, eine Zeit geben könne, wo man sich nur mit Schaudern an die einstige Existenz schwarzer Menschen erinnere. Nichts zeigt so deutlich wie dieser Standpunkt die Gebundenheit des Schönheitsbegriffes an das eigene Ich und damit auch die Schwierigkeit, allgemein gültige Regeln zu finden. Denn phylogenetisch betrachtet ist der heutige Mensch auch nur eine mehr oder weniger vergängliche Durchgangsform, und ob der Zukunftsmensch der Entwicklung unserem heutigen Schönheitsideal entsprechen würde, muß bezweifelt werden. Man darf bei derartigen Betrachtungen weder von der vorausgesetzten Überlegenheit der eigenen Rasse noch von der heute vielfach gepflegten Vorstellung ausgehen, daß die farbigen Rassen bei der Beurtelung der eigenen Schönheit sich vom Geschmack der Weißen leiten ließen und nur denjenigen Typus schön fänden, der sich von dem ihrigen entfernt und dem europäischen nähert. Diese Annahme widerspricht durchaus dem, was von guten Kennern fremdrassiger Völker berichtet wird. Der französische Anthropologe TOPINARD sagt, daß für den Chinesen geschlitzte Augen, ein glattes Gesicht und einige Haare an der Oberlippe das Ideal und für den Neger schwarz die schönste aller Farben wäre. Von einem Chinesen stammt die Äußerung, daß er sich darüber wundere, daß alle europäischen Frauen so häßlich seien, während man doch in China nur schöne Frauen finde. Von den Japanern wissen wir, daß sie gegen weißrassige Menschen zunächst eine lebhafte Aversion empfinden. Nur soviel scheint richtig zu sein, daß auch für das Exotische der allgemeine Grundsatz gilt, daß nicht das Einseitige und Übertriebene, sondern das Ausgeglichene dem Schönheitsideal entspricht.

Es darf nicht übersehen werden, daß es sich bei all diesen Rassenschönheitsfragen meist um das Weib, und zwar um das jugendliche Weib handelt. Dem weiblichen Geschlecht ist aber die Besonderheit eigen, daß es im Gegensatz zum Manne die Rasseeigentümlichkeit im allgemeinen nicht übertreibt. Beim Manne kommt mit der Herausbildung der sekundären Geschlechtscharaktere auch das Rassige stärker zum Ausdruck. Man braucht dabei nur an die Nase oder an die Gesichts- und Körperbehaarung zu denken. Das Weib bewahrt dagegen das indifferent Kindliche. Das bedeutet eine Minderung des Rassigen und eine größere Angleichung an einen allgemeinen Menschheitstypus. Daß an das Weib in erster Linie gedacht wird, wenn von Schönheit die Rede ist, geht auch daraus hervor, daß die Erfordernisse, die an die Schönheit gestellt werden, zu allen Zeiten beim Weibe viel mehr in die Einzelheiten gegangen sind als beim Manne. Als Beispiel und zugleich als Richtlinie für die Beurteilung von diesem ästhetischen Standpunkt aus sei das Schönheitsideal der italienischen Renaissance nach FIRENZUOLA wiedergegeben, das sich im großen und ganzen auch mit dem der Antike und dem heutigen decken mag. Er verlangt: dunkelblondes, dichtes, lockiges und langes Haar; eine helleuchtende, nicht totweiße Haut; eine heitere Stirn, doppelt so breit als hoch; dunkle und seidenweiche Brauen, in der Mitte am stärksten und nach den Seiten hin abnehmend; ein großes hervortretendes Auge mit leicht bläulich schimmerndem Weiß und einer nicht ausgesprochen schwarzen Iris; weder zu dichte noch zu lange oder zu dunkle Wimpern; ein festes, gut angesetztes und mittelgroßes Ohr; weiße, flache und nicht zu schmale Schläfen; rote Wangen, deren Färbung sich mit der Rundung erhöht; eine nach oben sanft und gleichmäßig abnehmende Nase mit einem kleinen Höcker an der Knorpelgrenze, der aber nicht zu einer Adlernase ausarten darf; einen kleinen, weder zugespitzten noch platten Mund mit nicht zu feinen und aufeinander abgestimmten Lippen, die beim zufälligen Öffnen höchstens sechs obere Zähne sehen lassen; nicht zu kleine, gleichmäßig stehende, elfenbeinfarbene Zähne und kein rotes Zahnfleisch; ein rundes, weder eingebogenes noch spitzes Kinn, womöglich mit Grübchen; einen weißen, runden und eher zu langen als zu kurzen Hals mit eben angedeutetem Adamsapfel; breite Schultern und breite Brust; keine hervortretenden Knochen und kaum merklich zu- und abschwellende Rundungen; weiße, fleischige und feste Arme; weiße, große und etwas volle Hände; lange zarte und gegen das Ende kaum merklich sich verjüngende Finger; lange und nach unten graziler werdende Beine mit nicht zu fleischlosen Unterschenkeln und betonten Waden; einen kleinen, nicht mageren und in der Spanne hohen Fuß.

Man sieht: die Schönheitsregeln sind so ziemlich gleichgeblieben. Gerundete, nicht eckige Formen, lange Beine, kleiner Fuß, zarte und lange Finger wurden damals wie heute verlangt. Die Venus von Milo besteht die Zeitenprobe, wenn auch gelegentlich eine schmälere Taille und eine schlankere Gesamtfigur beliebter scheint. Während beim Manne der Umriß des Körpers in scharfen Linien herausgearbeitet sein muß und das leichte Spiel der Muskeln die Flächen zu beleben hat, gehört die Unterpolsterung der Haut mit Fett, die alle Konturen rundet und die Formen weicher und gleichmäßiger gestaltet, zum Wesen des Weibes und ebenso eine dünnere, geschmeidigere, glatte und straff gespannte Haut. Stärkere allgemeine oder an einzelnen Stellen lokalisierte Fettansammlung, die beim Manne mit besonderer Vorliebe in der Unterbauchgegend, beim Weibe je nach der individuellen Veranlagung am Nacken, an den Brüsten, an den Armen, am Leibe, besonders häufig an den Hüften und von da die Oberschenkel abwärts bis zu den Knien reichend, an den Waden oder um die Fußknöcheln herum auftreten kann, ist stets unschön. Lebhafte und zum Teil dunklere Färbung der Haut gelten beim Manne als Wettermarken und damit als Ausdruck der Frische; beim Weibe waren im allgemeinen die helleren Töne die geschätzteren, weil sie auf Abgeschlossenheit im Heim hindeuten. Schon auf den altägyptischen Darstellungen sind die Männer in dunklen und die Frauen in hellen Farben gehalten. Freilich verlangt heute unsere sportliebende Zeit auch von der Frau — jedenfalls für die Dauer ihrer Sportausübung — eine entsprechende Anpassung auch in der Hauttönung.

Als Voraussetzung des schönen Körpers gelten in allen Fällen harmonische Proportionen. Schon seit den ältesten Zeiten wollte man die bildnerische Darstellung des Körpers dadurch erleichtern, daß man gewisse Gesetzmäßigkeiten in den Größenverhältnissen der einzelnen Teile herauszufinden suchte. So entstehen mehr oder weniger stilisierte Idealfiguren — Canon —, deren Konstruktionen als Maßeinheit (Modulus) die Länge der Hand, des Fußes, des Kopfes oder der Wirbelsäule zugrunde gelegt wurde und an denen man bis auf unsere Tage herumverbesserte, ohne dadurch diesen Schemen wirkliches Leben einhauchen zu können. Allen diesen Proportionslehren von Polyklet über Dürer und Schadow bis zu Fritsch und Geyer liegt die richtige Vorstellung zugrunde, daß in einem ebenmäßig gebauten Körper Kopf, Hals, Rumpf und Glieder in einem bestimmten Verhältnis zueinander zu stehen haben. Keiner dieser Teile darf zu groß oder zu klein, zu kurz oder zu lang, zu dick oder zu dünn sein, weil sonst das Ebenmaß gestört wird. Das gilt sowohl für den weiblichen wie für den männlichen Körper. Aber auch hier ist wieder der Geschlechtsunterschied maßgebend. Beim weiblichen Körper ist die Hüftbreite, beim männlichen die Schulterbreite stärker betont; der weibliche Kopf darf kleiner, der Hals länger und dünner und Arme und Beine schlanker sein als beim Mann.

Über die sonstige Körpergestaltung lassen sich nur allgemeingültige Regeln aufstellen. Eine Selbstverständlichkeit ist, abgesehen von der Wohlproportioniertheit, ein guter *Wuchs* und eine gute *Haltung*. Zum guten Wuchs gehören eine völlig gerade Wirbelsäule, die in der Lende weder zu stark eingezogen noch im Rücken zu stark vorgewölbt sein darf, flach aufliegende, nicht irgendwie abstehende Schulterblätter, eine gut gewölbte Brust, ein flacher Leib und gerade Glieder. Die Beine müssen in aufrecht gestreckter Stellung sich an den Knien und am inneren Knöchel eben berühren. Beim weiblichen Körper sollen die Oberschenkel in ganzer Ausdehnung aneinanderstoßen, ein Klaffen gilt als unschön. Der Unterarm soll am Oberarm mit einer möglichst geraden, in der Ellenbeuge nicht nach innen vorspringenden Linie ansetzen.

Auch für die Haltung und den Gang gelten gewisse Regeln, die sich dahin zusammenfassen lassen, daß alle Übertreibungen häßlich wirken. Die allzu stramm aufrechte Haltung mit vorgestreckter Brust, herausgerecktem Gesäß und stelzenhaften Beinen ist ebenso unschön wie die allzu bequeme mit eingesunkener Brust, gewölbtem Rücken und gebeugten Knien. Beim Gang sind zu weit ausgreifende Schritte ebenso wie kleine trippelnde unschön. Der Gang muß wiegend federnd sein in leicht spielenden Gelenken, welche die Geschmeidigkeit des Körpers ahnen lassen. Der Körper darf dabei weder nach vorne fallen, noch etwa nach hinten überliegen. Die Füße dürfen weder mit den Fersen aufgesetzt noch zu stark nach innen oder nach außen gedreht werden. Auch für die Kopfhaltung gelten die gleichen Vorschriften; der Kopf sei geradeaus gerichtet, weder gesenkt noch gehoben.

Die Gesamtgestaltung des Körpers kommt vielfach auch in der *Gesichtsform* zum Ausdruck. Zu einem grazilen, schmal gebauten Körper gehört ein langes und schmales Gesicht und zu einem untersetzten ein kurzes und breites. Beide Typen können schön sein, wenn der entsprechende Gesichtsschnitt nicht übertrieben ist. Zu einem langen und schmalen Gesicht gehört aber wieder den Regeln des Gleichmaßes entsprechend eine hohe Stirn, eine schmale und fein geschnittene Nase, kaum angedeutete Backenknochen, schmaler Mund und schmales Kinn. Ein kurzes und breites Gesicht muß in all den genannten Einzelheiten auch breiter geformt sein. Eine kleine Stumpfnase in einem langen und schmalen Gesicht scheint ebenso deplaciert wie eine geschwungene Nase im Rahmen eines kurzen und breiten Gesichtes, weil in beiden Fällen die Harmonie der Formen gestört ist. Was für Mund und Nase gilt, gilt auch für das Ohr. Das Auge fällt nicht so sehr unter diese Formvorschriften, weil es mehr seine eigene Gesetzmäßigkeit hat, die sich vor allem auf die Gestaltung der Lider, der Brauen und Wimpern bezieht und in ihrer Allgemeingültigkeit schon bei der Schilderung des Schönheitsideals der italienischen Renaissance angegeben wurde. Ein in allen seinen Teilen allzu ebenmäßig geformtes Gesicht macht meist den Eindruck des Puppenhaften, weil es wie ein Schema wirkt. Daher geben individuelle Züge dem Gesichte das Gepräge des besonders Lebendigen; so z. B. bei der Frau leicht schräggestellte Augen, ein kräftig geschnittener Mund, ein schärfer modelliertes Kinn, stärker geschwungene Brauen, markiertere Backenknochen, leicht geschwellte Lippen usw. Beim Manne wirken in diesem Sinne alle solche Züge, die irgendwie den Eindruck des Männlichen unterstreichen, d. h. überall schärfere Linienführung und die dadurch bedingte stärkere Hervorhebung der Formeinzelheiten.

Über das *Haar* lassen sich keine bestimmten Regeln aufstellen. Namentlich gilt das für die Farbe, die in allen ihren Nuancierungen vom hellsten Blond bis zum bläulichschimmernden Schwarz, wenn nur die Hauttönung dazu paßt, schön wirken kann. Wenig ansprechend ist die Uniformierung der Haarfarbe durch Modefarben. Zum Teil gilt das auch für die Form des Haares. Doch wird straffes strähniges Kopfhaar bei europäischen Rassentypen, zumal wenn es zur Struppigkeit neigt, allgemein als häßlich empfunden.

Von den übrigen Teilen des Körpers seien folgende Einzelheiten hervorgehoben. Lange und schmale Hände gelten als schön, kurze und breite als häßlich. Die Finger müssen gleichmäßig lang sein, Verdickungen der Gelenke oder der Endglieder sind häßlich. Ob der Zeige- oder der Ringfinger länger ist, ist gleichgültig; nur ein zu kurzer Daumen bei im ganzen langer Hand wird als unharmonisch empfunden. Zu fette oder zu magere Hände sind ebenso häßlich wie zu stark gerötete oder tonlos weiße. Gute gewölbte, schmale, glatte und von der Kuppe wohl abgesetzte Nägel sind schön. Beim Manne soll die Hand dem Geschlechtscharakter entsprechend durchgearbeitet sein; Sehnen und Muskeln müssen stärker hervortreten. Der Fuß soll im Verhältnis zum Gesamtkörper weder zu groß noch zu klein sein. Hohl- und Plattfüße sind krankhaft und häßlich. Die Zehen dürfen nicht verkrümmt, auch nicht zu kurz sein und müssen geradegestreckt nebeneinander liegen. Eine zu dicke und plumpe Großzehe ist ebenso unschön wie eine zu kleine und zu kurze fünfte. Ob die Großzehe oder die zweite länger ist, ist gleichgültig; bei den griechischen Statuen ist meist die zweite länger (klassische Zehenform). Zu starke und ebenso zu dürftige Waden sind häßlich. Beim Manne sollen sie kräftig sein und sich schärfer vom unteren Teile des Unterschenkels absetzen. Beim Weibe muß dagegen die Ausladung der Wade langsam von der Kniekehle anschwellen und ganz allmählich abklingen, so daß die Fesseln wieder fein und gleichmäßig gerundet erscheinen, ohne die Knöchel selbst zu stark hervortreten zu lassen.

Jedes *Lebensalter* hat seine ihm eigene Schönheit. Ein Säugling, ein Jüngling, ein junges Weib, eine gereifte Frau wie ein Greis können trotz ihres ganz verschiedenen Aussehens schön sein. Das Wesentliche ist dabei immer nur, daß die für das einschlägige Lebensalter charakteristischen Körperlichkeiten, selbstverständlich unter Einhaltung des Ebenmäßigen, nach den oben entwickelten Grundsätzen harmonisch ausgebildet sind. Diese Eigentümlichkeiten werden durch den Entwicklungsgang — Wachstum, Reife, Altern — bedingt und zeigen sich in der Gesamtform des Körpers, wie in seinen Proportionen und in der Gestaltung der Einzelteile. Zum schönen Säugling gehört der Eindruck des Gesunden und Wohlgenährten: frisch gerötete und samtweiche Haut, ein überall gut unterpolsterter und schwellender Körper, ein verhältnismäßig großer Kopf und kleine Glieder. Während des Kindesalters, in welchem Stadien der Streckung mit solchen der Fülle wechseln, ist je nach der Wachstumsperiode größere Schmächtigkeit oder stärkere Unterpolsterung Bedingung für die Schönheitswertung des Körpers. Beim Jüngling und beim jungen Weibe muß das Erblühen zum Ausdruck kommen, d. h. es muß die Kindlichkeit im geschlechtsreif gewordenen Körper noch nachklingen. Schwache ringförmige Beugungsfalten am weiblichen Hals z. B. unterstreichen als Rest einer früheren stärkeren Unterpolsterung die Jugendlichkeit und sind darum Schönheitsmarken. Die volle Reife, vor allem auch die Mütterlichkeit, äußert sich beim Weibe besonders in einer leichten Neigung zum verstärkten Fettansatz, d. h. in einer Rundung aller Konturen. Der Abstieg, das Verblühen beginnt mit einem Nachlassen der Hautelastizität, die zur Bildung von Falten führt und sich in typischer Weise am frühesten an den seitlichen Augenwinkeln zeigt — „Krähenfüße". Durch diese Erschlaffung verliert die Haut zugleich ihre Glätte und ihre frische Tönung. Damit Hand in Hand geht ein stärkeres Hervorsprießen und Kräftiger- und Dunklerwerden der Körperhaare, die beim Weibe an Stelle der Flaumhaare treten und an Oberlippe, Kinn und auch sonst im Gesicht stoppelartigen Charakter annehmen können. Beim Manne machen sich diese Altershaare besonders an den Ohrmuscheln und den Nasenlöchern bemerkbar. Die weitere Entwicklung vollzieht sich je nach der Konstitution des Individuums in zwei Richtungen. Entweder kommt es zu einer starken Fettansammlung des Gesamtkörpers, die im Gesicht die feineren Fältchen zum Teil wieder ausgleicht, dafür aber die tieferen Kerbungen der Haut um so mehr hervortreten läßt, oder aber die Fettpolsterung schwindet und der Körper wird hager und eckig. Die Falten und Runzeln des Gesichtes werden zu tiefen und harten Furchen, die das Greisengesicht kennzeichnen. Auch ein derartig zerwühltes Gesicht mit größer erscheinenden Augen, scharf profilierter Nase, mit — etwa als Folge des Zahnverlustes — eingekniffenen Lippen und kräftig vorspringendem Kinn, gekrönt von schlohweißen Haaren, kann schön sein; Voraussetzung ist allerdings dabei, daß die Altersmarken das Gesicht nicht zu sehr verwüstet haben. Am übrigen Körper machen sich die Alterserscheinungen in analoger Weise wie im Gesicht bemerkbar. Erblühen und Verblühen sind in ihrem zeitlichen Eintritt und Ablauf von der Rassenzugehörigkeit abhängig. Bei Rassen, die in wärmeren, besonders tropischen Gegenden beheimatet sind, setzt die Geschlechtsreife und damit auch die Umwandlung des Körpers entsprechend früher ein als bei Rassen aus kälteren klimatischen Verhältnissen. Dasselbe gilt für das Verblühen und Altern. Exoten, die wie hochbetagte Greise aussehen, sind sehr häufig an Jahren nicht älter als europäische Männer und Frauen mittleren Lebensalters.

Was hier über Körperschönheit gesagt wurde, gilt vor allem für die weiße oder europäische Menschenrasse in ihren verschiedenen Unterformen, kann aber auch, wenigstens in den allgemeineren Regeln, für die übrigen *Rassen* der Erde Geltung beanspruchen. C. H. Stratz hat die Rassenschönheit des Weibes aufgezeigt und vor Augen geführt, daß auch das unserem Menschentypus am fernsten liegende Äußere schön wirken kann, wenn die Formen nicht allzu grotesk und alle Teile des Körpers harmonisch aufeinander abgestimmt sind. Der Fettsteiß der Hottentottin ist freilich für unsere Begriffe ebenso abstoßend wie die frühzeitige Durchklüftung des Gesichtes bei der gleichen Rasse oder die breite, kurze und tiefgesattelte Nase mit ihren fast nach vorne gerichteten Nasenlöchern südasiatischer oder afrikanischer Rassen. Für ebenso unschön halten wir die Kurz- und Krummbeinigkeit und die einwärts gesetzten Füße der Japanerinnen oder einen übertriebenen mongolischen Typus mit schrägen schmalen Augenschlitzen und stark ausladenden Backenknochen, wie er manchen nordostasiatischen Stämmen eigen ist. Auch bei den Exoten gehört zum Begriff des Schönen, daß Männlichkeit und Weiblichkeit ohne Übertreibung zum Ausdruck kommen. Wir sind geneigt, das Fremdartige vom Europäerstandpunkt aus zu betrachten. Darum sagen uns diejenigen Formen besonders zu, die unserer Geschmacksrichtung am meisten entgegenkommen. Berber, Indier, Südseeinsulaner, die einen europäischen Einschlag haben, sind auch in unseren

Augen schön und das Exotische steigert durch die in ihm liegende Pikanterie noch diesen Eindruck. Anderseits wird es uns schwer, uns in die Betrachtungsweise fremder Rassen hineinzudenken und den Maßstab, den sie selbst an Schönheit anlegen, uns zu eigen zu machen. Der Japaner verlangt z. B. vom weiblichen Geschlecht, daß der Körper in allen seinen Teilen lang und schmal gestaltet sei; markierte Hüften, volle Arme oder Beine gelten ihm als besonders häßlich. Chinesen, Neger und viele Orientalen schätzen dagegen gerade das Üppige am meisten. Wo Formen, die wir schon bei Europäern für unschön halten, als Rasseneigentümlichkeiten auftreten, verstärken sie das Abstoßende, selbst wenn es etwa zur Gesamterscheinung passen sollte, so z. B. die langen Arme, die mageren wadenlosen Beine und die großen plattaufgesetzten Füße, die den Negern vielfach eigen sind, oder beim weiblichen Geschlecht die stark hängenden Brüste mit den großen Warzen und Warzenhöfen und ähnliche Besonderheiten bei anderen Rassen.

Das Bedürfnis des Menschen, seine körperliche Erscheinung durch *Schmuck* vorteilhafter zu gestalten, ist sehr alt. Denn schon der Mensch der Eiszeit hat sich Ketten von Muscheln, Schnecken oder Tierzähnen in das Haar geflochten oder um den Hals gehängt. Die Jäger, deren Bilder in den Wandmalereien der eiszeitlichen Höhlen Spaniens und Frankreichs auf uns gekommen sind, tragen schon Frisuren mit kunstvollen Federkronen und Haarpfeilen, die sich von der Tracht mancher heutiger Exoten nicht unterscheiden. Die Sitte, Gesicht und Körper selbst zu bemalen, ist wohl die allerälteste Schmuckart und allenthalben auf der Erde verbreitet. Farbenreibplatten und Farbsteine gehören stellenweise schon zum steinzeitlichen Inventar, und Schminke, Salbenfläschchen und Spiegel sind die unentbehrlichen Requisiten des Toilettentisches der vornehmen Damen Babylons, Altägyptens und erst recht des späteren Athens und Roms. Auch die Korrektur unschön gezogener Augenbrauen durch Abrasieren und Nachziehen mit Kohle, Kienruß und Antimon und das Färben der Nägel sind früh und viel geübte Mittel der Schönheitspflege.

Die *Färbung* und *Bemalung der Haut* hat einen doppelten Zweck. Bei zivilisierten Völkern, wo sie in der Regel auf das weibliche Geschlecht beschränkt ist, soll sie etwaige dauernde oder zeitweilige Mißfärbungen korrigieren, zugleich aber den Gegensatz der natürlichen Koloritunterschiede noch stärker hervortreten lassen, so wenn die Lippen intensiv rot und die Augenbrauen und Wimpern geschwärzt werden. Die Bemalung findet auch Anwendung, um im Gesicht Einzelheiten mehr hervortreten zu lassen oder zu verbessern (Untermalung der Augen, Färbung der Augenwinkeln oder Rötung der Lippenmitte bei zu groß geratenem Mund). Sie wirkt durch die Bevorzugung von Farben, die mit dem natürlichen Kolorit kontrastieren, besonders auffällig, so wenn Tiefdunkelhäutige ihr Gesicht mit weißer oder roter Farbe bemalen; spezielle kosmetische Zwecke sind dabei nicht ersichtlich. Bei den Exoten hat das Bemalen vielfach eine rituelle Bedeutung.

Aus dem Schmuckbedürfnis ist die Tatauierung und die Narbenzeichnung hervorgegangen. Die vielfach nur beim männlichen Geschlecht geübte Tatauierung, bei der mittels einer Nadel Farbstoffe in die Haut gebracht werden, kann sich auf einzelne Körperteile beschränken oder wie bei manchen Südseeinsulanern den gesamten Körper einschließlich des Gesichtes mit zum Teil außerordentlich zierlichen Mustern überziehen. Diese Muster stehen im allgemeinen in keiner Beziehung zu den ausgewählten Körperstellen; nur die Ainofrau schmückt sich ihre Oberlippe mit einem kokett aufgemalten Schnurrbärtchen, vielleicht um dadurch ihrem stark behaarten männlichen Rassengenossen ähnlicher zu scheinen. In Europa ist die Tatauierung bei Seeleuten besonders beliebt. Hier werden Berufs- und sonstige Embleme, aber auch Frauen und gerne obszöne Darstellungen auf Brust und Armen angebracht. In Indien dient die Tatauierung zur Kenntlichmachung der Kaste. Bei der Narbenzeichnung handelt es sich um die künstliche Erzeugung umschriebener knotenartiger Hautwucherungen (Keloide), die durch Verletzungen und künstliches Offenhalten der Wunden hervorgerufen werden und beim männlichen und weiblichen Geschlecht an allen möglichen Körperstellen ihren Sitz haben können.

Besondere *Kleidungsformen* oder Schmuck, die durch dauerndes Tragen den Körper im Sinne einer erwünschten Linienführung verändern, sind bei beiden Geschlechtern weit verbreitet. Hierher gehört vor allem die Einschnürung der Taille durch Gürtel oder Bandagen, wodurch die Hüftbreite stärker betont und die Brust hervorgepreßt wird. Während in Europa die augenblickliche Mode, indem sie an Stelle der unruhigen Wellenlinie der Seitenkontur des Körpers das gleichmäßige Fließen bevorzugt, den Schnürleib perhorresziert oder ihn gerade dazu benützt, die zu starke Hüftenbildung zu mildern, sind solche Gürtel und Bandagen bei allen mehr oder weniger unbekleidet gehenden Völkern im Gebrauch. Auch die seltsame Sitte der ostafrikanischen Neger und der Malaien, Hals und Glieder mit engen Metallspiralen zu umwickeln und dadurch verschmälernd zu wirken, gehört hierher.

Um die *Kleinheit des Fußes* zu erreichen, werden verschiedene Mittel angewandt. Die vornehme Chinesin bandagierte früher den Fuß im Kindesalter derart, daß Ferse und Zehen einander genähert und die Füße dadurch verkrüppelt wurden. Die Europäer bevorzugen zu dem gleichen Zweck hohe Absätze und setzen dadurch an Stelle der wirklichen, der Hypothenuse entsprechenden Fußlänge die kürzere Kathete als scheinbare. Kleine Figuren erreichen damit außerdem, daß sie größer aussehen.

Aus dem Schmuckbedürfnis sind vielleicht auch tiefere Eingriffe in die Körpergestaltung hervorgegangen, so die künstliche Deformierung des Schädels, die bei Altperuanern und zeitweise anscheinend auch bei den Altägyptern und anderen Völkern geübt wurde und auch heute noch da und dort im Gebrauch zu sein scheint. Harmloser sind das Spitzfeilen oder Ausbrechen der Zähne, das meist rituelle Bedeutung hat, und das Ausreißen von Wimpern und Barthaaren. Die Sitte, Ohren, Lippen und Nase zu zieren, kann groteske Formen annehmen, so wenn durch die Einfügung riesiger Pflöcke, Scheiben oder Klötze Ohrläppchen oder Lippen auf das Vielfache ihrer natürlichen Größe ausgedehnt werden.

Korselett, s. Kleidung.

Korsett, s. Busen; Kleidung; Mode.

Koryfin, Aethylglykolsäure-Mentholester. Schwerlöslich in Wasser, leicht in Alkohol usw., mischbar mit fetten Ölen und Vaselinöl. In 25—50%iger Lösung oder Salben bei Ekzemen, Pruritus u. a. Als Mentholderivat Antineuralgicum, gegen Migräne, Koryza (Schnupfenwatte 5—10%ig) verwendet (s. auch Mundhöhle).

Kosmin-Mundwasser ist ein formaldehydhaltiges Mundwasser. Ein ähnliches Präparat kann nach folgender Vorschrift erhalten werden:

Rp. Formalini	25,0	Ol. Anisi	3,0
Tinct. Myrrhae	50,0	Ol. Cinnam. Ceyl.	3,5
Tinct. Benzoes	80,0	Tinct. Coccionell.	30,0
Ol. Menth. pip.	20,0	Spir. Vini	850,0
Mentholi	3,0	Aquae	150,0

Krähenfüße, s. Alterserscheinungen; Faltenbildung; Gesichtspflege; Körperschönheit; Lidfalten.

Krallenbildung, s. Nervenleiden; Trophische Störungen.

Krallen-, Klauenzehen, s. Hammerzehen.

Krampfaderbruch, s. Genitale, männliches.

Krampfadern (Varizen) sind ein weitverbreitetes Übel, dessentwegen der Arzt oft konsultiert wird. Venenerweiterungen kommen wohl auch an den oberen Extremitäten, gelegentlich auch am Stamme als Folge innerer Erkrankungen vor, meist sind sie jedoch an den unteren Extremitäten lokalisiert, in verschiedener Ausdehnung und in wechselnder Mächtigkeit, so daß sie oft durch die Strümpfe durchscheinen. Abgesehen von der Verunstaltung, haben sie auch anderweitige Veränderungen zur Folge: Ödeme, Ekzeme, Geschwürsbildung, wodurch das Bild des varikösen Symptomenkomplexes zustande kommt, und welche erst dauernd heilen, wenn die Ursache beseitigt ist. Subjektiv empfinden die Patienten Schwere in den Beinen, Juckreiz, durch das Kratzen entstehen häufig Infektionen und gerade diese sind oft der Beginn der Ulzerationen. Stark entwickelte Varizen können zu mehr minder heftigen Blutungen aus einem geplatzten Gefäße Anlaß geben. Venöse Stase, häufige Entzündungen verursachen elephantiastische Verdickungen, behindern beim Gehen, aber auch Phlebitiden, Auftreten von Venensteinen sind deren Folge.

Die konstitutionelle Veranlagung beruht wohl auf einer angeborenen Schwäche des Bindegewebes und der Venenwände (Bier, Nobl), oft sind auch Haemorrhoiden, Hernien, Varikokelen, Plattfüße u. a. vorhanden. Klapp meinte, daß die aufrechte Haltung des Menschen und die damit verbundene erschwerte Blutzirkulation Schuld trage. Jedenfalls sehen wir, daß gewisse Beschäftigungen, welche mit langem Stehen verbunden sind (Bäcker, Kellner, Schmiede), begünstigende Momente zur Entstehung abgeben. — Geschwülste, Schwangerschaft („Kindsfüße“) behindern den Blutabfluß, führen zur Ektasie der Venen.

Im Beginne des Leidens kann man versuchen, durch konservative Methoden ein Fortschreiten zu verhindern; dazu gehören vor allem die Einwickelungen der unteren Extremität von den Zehen bis zur Mitte des Oberschenkels mit Trikotschlauchbinden, das Anlegen von Gummistrümpfen (Okkulta u. a.), Zinkleimverbände. Auch Varizenhülsen aus Zelluloid sind hergestellt. Jedenfalls sollen Abschnürungen (Strumpfbänder, Sockenhalter) vermieden werden. Zur Hebung der Zirkulation ist neben Gymnastik Galvanisation (vom positiven Pol 3mal wöchentlich) und tägliche Faradisation empfohlen. Die gymnastischen Übungen sollen nach Baur abends durch 10 Minuten in Rückenlage vorgenommen werden, wobei die Beine gehoben und gesenkt, Rotations- und Radfahrbewegungen durchgeführt werden. Lange läßt solche Beuge- und Streckübungen mehrmals täglich durch 2 Minuten gegen Widerstand durchführen. Medikamentöse Behandlung besteht in intravenöser Verabreichung von Calc. chlor., Proveinase-Midy, auch Thyreoidin ist angegeben (Wiesel, Gaugier).

Sollen die Varizen an den Unterschenkeln und die selteneren an den Armen, während die an den Genitalien und am After hier weniger berücksichtigt zu werden brauchen, aus kosmetischen Rücksichten operativ beseitigt werden, so darf man sich allerdings nicht auf die Entfernung einzelner Knoten beschränken, so weit die untere Extremität in Frage kommt, da sonst häufig nach verhältnismäßig kurzer Zeit ein Rezidiv einzutreten pflegt. An den unteren Extremitäten muß zum wenigsten für die Unterbrechung des normalen Rückflusses am Saphenastamm gesorgt werden. Trotz der großen Zahl operativer Methoden, zu denen in neuerer Zeit als sehr beachtenswerte Konkurrenz die Injektionsbehandlung gekommen ist, gibt es keine, die absolut sicher vor Rezidiven schützt. Es gibt zweifellos Fälle, bei denen die mechanischen bzw. dynamischen Verhältnisse nur eine untergeordnete sekundäre Rolle spielen, bei denen vielmehr eine Erkrankung der Venen selbst im Vordergrunde steht, dann ist selbst nach radikaler Entfernung des ganzen erreichbaren Stromgebietes der Vena saphena mit dem Wiederauftreten von Krampfadern zu rechnen.

Was die *operative Behandlung* der Varizen betrifft, so muß man wohl unterscheiden zwischen den umschriebenen Venenerweiterungen, die häufig scharf abgegrenzt einen bestimmten Extremitätenabschnitt betroffen haben, und den Krampfadern, die sich ohne scharfe Grenze über den größten Teil des Bereiches des Stammgebietes der Vena saphena erstrecken.

Umschriebene Venenerweiterungen finden sich am häufigsten am Oberschenkel unterhalb der Einmündung der Vena saphena. Es handelt sich meist um einen in weiten Schlingen gelegten großen Seitenstamm der Saphena. Seltener sieht man solche isolierte Konvolute auch in der oberen Wadengegend kurz vor der Einmündung der V. saphena parva und noch seltener an der Vorderseite des Unterschenkels. Neben diesen herdförmigen Varizen ist eine allgemeine Krampfaderbildung meist gar nicht vorhanden. Die umschriebenen Krampfaderherde werden am besten total exstirpiert nach Unterbindung des zu- und abführenden Astes. Man macht einen bogenförmigen Hautschnitt über die Venengeschwulst, präpariert vorsichtig die oft ziemlich verdünnte Haut nach beiden Seiten möglichst ohne die Venen anzuschneiden ab und unterbindet zunächst am besten zentral das größte zuführende Gefäß. Von da ab geht man präparierend und die erweiterten Venen möglichst im Zusammenhang lassend, und nur seitwärts verlaufende Äste unterbindend, nach dem distalen Hauptstamm vor, das ganze Venenkonvolut von der Unterlage ablösend. Schließlich wird auch der distale Stamm unterbunden. Ist die Haut sehr stark verdünnt, so muß man unter Umständen einen Teil der Haut im Zusammenhang mit den Venen mit entfernen.

Die unregelmäßig mit einem großen Teil oder dem ganzen Saphenastamm in Verbindung stehenden Varizen können auch total entfernt werden. Ist z. B. nur der Unterschenkel betroffen, so kann ein größerer Hautschnitt dem Verlauf des erweiterten Gefäßes folgen und es so weit, den seitlichen Erweiterungen folgend, freilegen, daß nach doppelter Unterbindung, die auch zunächst proximal stattzufinden hat, eine allmähliche Entfernung des ganzen Stammes mit den erweiterten Seitenästen vorgenommen werden kann.

Man kann aber auch nach dem Verfahren von Babcock die V. saphena radikal entfernen. Die V. saphena wird zunächst kurz vor ihrer Einmündung freigelegt, unterbunden, unterhalb der Unterbindung seitlich eröffnet und in das Venenlumen eine lange Knopfsonde eingeführt. Es gelingt manchmal, die Vene bis zum Fuß hin zu sondieren. Stößt man schon früher auf einen Widerstand, so liegt das meistens an Knotenbildungen, die oft auch mit einer gewissen Richtungsänderung der Vene verbunden sind. Über dem Hindernis wird von einem kleinen Schnitt aus die Vene freigelegt und oberhalb und unterhalb des Knopfes unterbunden. Dann wird mit einem kleinen Schnittchen die Venenwand über dem Sondenknopf eröffnet und die Sonde so weit herausgezogen, bis der am anderen Ende der Sonde befindliche Knopf unterhalb der zuerst zentral angelegten Unterbindung verschwindet. Mit einem starken Faden wird dann unterhalb dieses nun im Venenvolumen liegenden Sondenknopfes die Venenwand um die Sonde herum festgebunden. Dann wird der Venenstamm unterhalb der ersten Unterbindung und oberhalb des Sondenknopfes quer abgeschnitten. Zieht man jetzt langsam an dem aus dem unteren Venenlumen herausragenden Sondenende, so folgt der Venenstamm, der von den schwächeren Seitenästen abreißt, dem Sondenzug, indem er sich ziehharmonikaartig zusammenlegt. Die Blutung ist dabei gering. So hat man das zentralste Stück der V. saphena entfernt. Um nun auch die distalen Teile auf dieselbe Weise zu beseitigen, geht man ebenso, wie es zuerst beschrieben, vor. Unterhalb der letzten distalen Unterbindung wird das Venenlumen seitlich wieder eröffnet und die Sonde bis zum nächsten Widerstand, bzw. bis in die Gegend des Knöchels vorgeschoben. Man schneidet dann die Vene wieder gegen den Sondenknopf ein, die Sonde wird so weit eingeführt, bis sie im zentralen Venenteil vollkommen verschwunden ist, eine Umschließung des zentralen Venenendes unterhalb des Sondenknopfes vorgenommen und dann die Vene allmählich unter langsamem Zug wieder aus dieser Verbindung in distaler Richtung herausgerissen.

BABCOCKS Methode hat zweifellos große Vorteile, indem 1. eine Unterbindung nach TRENDELENBURG das Wiedereinschießen rückläufigen Venenblutes verhindert und 2. in radikaler Weise der erkrankte Stamm und ein großer Teil seiner Seitenäste entfernt wird. Sie dient daher zur Vervollständigung und Verbesserung der TRENDELENBURGschen Operation.

Auch auf eine andere Weise können kosmetisch gute Resultate durch Operation erzielt werden. In manchen Fällen genügt die schon erwähnte Methode der *Trendelenburgschen Saphenaunterbindung*, etwa handbreit unterhalb des Lig. inguinale. Diese Methode hat nur dann Erfolg, wenn das TRENDELENBURGsche und das PERTHESsche Zeichen positiv sind, d. h. mit anderen Worten, wenn die Klappen in der Vena iliaca schlußunfähig (TRENDELENBURG), bzw. die Verbindungen zwischen der V. saphena und den tiefen Venensystemen offen sind (PERTHES). Für den Erfolg sehr wichtig ist es, daß nach der TRENDELENBURGschen Unterbindung der Patient 3 Wochen mit gut gewickelten unteren Extremitäten Bettruhe hält.

Hat man kein genügendes Vertrauen zu einem guten Enderfolg der TRENDELENBURGschen Operation, so kann man auch noch auf andere Weise diesen sichern. Hier sind vor allem die *Kocherschen Umstechungen* zu nennen. Bei dieser Methode werden durch die Haut die erweiterten Venenstämme angestochen und unterbunden. Die Haut muß natürlich im Bereiche des ganzen Beines desinfiziert werden. Die Stiche sollen nur etwa 2—3 cm auseinanderliegen. Eine technische Schwierigkeit bei der Ausführung der KOCHERschen Umstechungen besteht darin, daß der Verlauf der erweiterten Venen bei Rückenlage des Patienten meist schlecht erkennbar ist. Es ist daher zweckmäßig, den Patienten in Beckentieflagerung bzw. mit herunterhängenden Beinen zu lagern und vor der Operation den Verlauf der Varizen mit einer der Desinfektion standhaltenden Flüssigkeit anzuzeichnen. Man kann dazu Karbolfuchsin verwenden. Es sind bei ausgedehnten Varizen oft 150—200 Umstechungen notwendig. Nach KOCHERS Vorschrift soll man die Venen perkutan umstechen. Von anderer Seite ist vorgeschlagen worden, in das Venenlumen bewußt einzustechen, um eine Thrombose zu beschleunigen. Nach einigen Tagen können die Umstechungen entfernt werden. Aseptischer Verband und Bettruhe für einige Tage sind erforderlich. Die Umstechungsmethode kann auch dann, wenn das TRENDELENBURGsche Symptom negativ ist, erfolgreich angewendet werden. Es bleiben bei dieser Methode, abgesehen von kaum sichtbaren Stichnarben, keinerlei Narben zurück, daher pflegt der kosmetische Erfolg dieser Methode sehr gut zu sein.

Die Methoden von NARATH, KRÜGER, die Diszisionsmethode von KLAPP, die Methode von RINDFLEISCH lassen größere Narben zurück, wenn sie auch zur Beseitigung der Krampfadern empfehlenswert sind. Wird besonderer Wert auf gutes kosmetisches Resultat gelegt, so sollte man sie nicht anwenden.

Größte Bedeutung hat die *Injektionsbehandlung* der Varizen gewonnen.

LINSER, der seit dem Jahre 1911 die Injektionsmethode anwendet, ist zunächst bei den Chirurgen auf ziemlich heftigen Widerstand gestoßen, und zwar hauptsächlich wegen der Gefahr der Thrombose und Embolie. LINSER wendete zuerst Sublimat an. Schon vor ihm haben andere durch Einspritzung Thrombose erzeugender Mittel die Verödung der Varizen versucht, sind aber mit ihrer Methode nicht durchgedrungen; so hat MONTEGGIO schon 1813 Alkoholinjektionen, später PRAVAZ Eisenchloridlösung angegeben. Erst als die großen Zahlen LINSERS bekannt wurden (er konnte über 2000 Injektionen an 500 Kranken berichten), fand seine Methode allmählich Anklang. Es hat sich gezeigt, daß Embolie zu den größten Seltenheiten gehört. Im Laufe der Zeit sind dann eine große Zahl anderer Injektionsflüssigkeiten empfohlen worden, darunter Chininurethan, Natrium salicylicum, Salizylkoffein, 5%ige Karbollösung (schon von TAVEL, LANGENBECK verwendet). Als gebräuchlichste Mittel zur Injektion stehen heute die hochprozentigen Kochsalz- und Zuckerlösungen an erster Stelle. Die Kochsalzlösungen nach K. LINSER, 20—25%, sind zweifellos wirksamer, aber sie sind auch gefährlicher, da durch das Einfließen nur weniger Tropfen in das die Vene umgebende Gewebe schwere entzündliche Erscheinungen, ja auch Hautnekrosen entstehen. Da die Injektion meist schmerzhaft ist, wird fast immer eine anaesthesierende Lösung, wenigstens bei den käuflichen Präparaten, zugesetzt. Besonders empfohlen wird das Varicophtin in Ampullen, 20%ig, steril, mit einem schmerzstillenden Zusatz. Etwa auf derselben Stufe steht das Varicaven und das Varimedyl. Das Varicocid ist etwas anders zusammengesetzt. Es ist eine 5—10%ige Lösung der Natriumsalze, bestimmter Fettsäuren des Lebertranes, mit einem Zusatz von Anaestheticum. Die Gefahr der Nekrose bei paravenöser Injektion soll geringer sein. Von den Kochsalzlösungen werden meist 2—5, selten bis 10 ccm in einer Sitzung verabreicht. Die Zuckerlösungen haben nicht die unangenehmen Nebenerscheinungen der Kochsalzlösungen, falls etwas davon versehentlich in das Gewebe gelangt. Sie sind aber auch, was die erwünschte Thrombose betrifft, nicht so sicher in ihrer Wirkung. Besonders empfohlen wird das Varicosmon, eine hypertonische, 66%ige Traubenzuckerlösung, von der 5—10-ccm-Ampullen im Handel sind. 5—10 ccm sind die Dosis für eine Sitzung. Sehr gut ist auch die Varicocalorose, eine 50—60%ige sterile Invertzuckerlösung. Das Varixulin enthält etwa dieselben Bestandteile. Bei den Zuckerlösungen ist ein Zusatz von Anaestheticum unnötig. Sollte aber die Intima nicht genügend ansprechen, dann muß man Kochsalzinjektionen versuchen. Das in Frankreich empfohlene 20—40%ige Natr. salicyl. macht manchmal Urticaria und angioneurotische Erscheinungen, Chinin-Urethan hat zuweilen Brechreiz,

Ohrensausen usw. im Gefolge. Das Ziel der Injektionsbehandlung besteht in einer durch die Injektion künstlich hervorgerufenen Venenentzündung. Durch den Kontakt mit dem Injektionsmittel wird die Intima nekrotisiert, innerhalb 24 Stunden ist der Abscheidungsthrombus mit ihr verwachsen, sitzt außerordentlich fest an der Venenwand und kann daher vom Blutstrom nicht weggeschwemmt werden.

Als Gegenanzeigen gegen die Injektionsbehandlung wird Altersmarasmus, inkompensierte Herz- und Leberleiden und Nierenentzündung angegeben. Auch bei hohem Blutdruck und Diabetes soll man vorsichtig sein. Phlebitiden, Pyodermien, Furunkel an den Extremitäten verbieten ebenfalls die Injektionstherapie.

Nach SICARD und GAUGIER soll die Injektionsbehandlung auch bei Schwangeren wegen der Fibrinvermehrung und bei den Zeichen überstandener tiefer Venenentzündung vermieden werden. Absolut gegenindiziert ist die Injektionsbehandlung nach SIEBERT und WRESZYNSKI bei der Anwesenheit irgendwelcher akut entzündlicher oder infektiöser Prozesse irgendwo am Körper. Zur Verwendung kommen heute am besten Kochsalzlösungen von 15—30%, außerdem noch 50—66%ige Traubenzuckerlösungen (s. oben).

Was die Technik betrifft, so muß unter allen Umständen darauf geachtet werden, daß die Flüssigkeit sicher in das Venenlumen hineingespritzt wird. Es ist am besten, die Patienten vor der Injektion eine Zeitlang stehen zu lassen, um die Venen gut sichtbar zu machen. Dann wird zunächst distal und schließlich proximal des zu injizierenden Bezirks eine Staubinde angelegt. Dann legt man den Patienten hin, sticht die Nadel ein und macht die Vene durch Ausstreifen des Blutes blutleer, so daß das Medikament möglichst konzentriert mit der Intima in Berührung kommt, wobei man durch Kompression zentral ein rasches Abfließen des Medikamentes verhindert. Bei ausgedehnten Varizen soll man zunächst mit der Injektion an Seitenästen beginnen. Verwendet man Zuckerlösung, so geht man in ähnlicher Weise vor. Es ist ein Fehler, die Patienten nach der Injektion ins Bett zu legen, sie sollen Bewegung machen, wenn auch anstrengende Touren zu vermeiden sind. Eine Saphenaunterbindung präventiv vorzunehmen, hat keinen Zweck. Man kann auch bei liegendem Schlauch an mehreren Stellen kleine Mengen injizieren. Die Sitzungen werden so oft wiederholt, bis die Varizen alle beseitigt sind.

Ist die Injektion regelrecht gemacht, so fühlt man nach den aktiveren Injektionen schon nach 24 bis 48 Stunden eine Verdickung der Vene, nach Zuckerlösungen erst nach 4—5 Tagen, gleichzeitig wird der Strang etwas schmerzhaft. Die Thrombosierung findet oft nicht nur im Bereiche der Injektion auf 5—10 cm statt, sondern schreitet zentral weiter, so daß ein großer Teil der Saphena der Verödung anheimfallen kann. Es ist daher angezeigt, peripher zu beginnen. Anfangs gibt man 3—5 ccm des Mittels, bei weiteren Injektionen bis zu 10 ccm je nach dem Effekt. Es sind verschiedene technische Hilfsmittel zur Kompression angegeben worden, auch besondere Spritzen; wer die intravenöse Injektionstechnik gut beherrscht, kann sie entbehren. — MOSZKOWICZ hat ein Verfahren empfohlen, das es erlaubt, in einer Sitzung die Verödung des Versorgungsgebietes der Saphena herbeizuführen. Er geht durch eine kleine Inzision auf das Gefäß (nicht in der Fovea inguinalis) ein, unterfährt mittels einer Katgutligatur unter möglichster Schonung der Adventitia und bindet ab; dadurch vermeidet er eine Thrombosierung zentral von der Ligatur. Hierauf wird ein 6—7 cm langes Stück der Vene reseziert, nachdem vorher peripherwärts 20—40 ccm einer hochprozentigen Zuckerlösung injiziert worden sind. Auch da ist Bettruhe verboten, die Operation wird ambulatorisch durchgeführt, die Erfolge sind sehr gute (s. Zbl. Chir. 1932, Nr. 46; Wien. med. Wchschr. 1934, Nr. 34). Während man also sonst mehrere, ja viele Injektionen benötigt, kommt man hier in einem Akte zum Ziele.

Die Dauerresultate werden verschieden angegeben, sie richten sich wohl auch nach dem Falle und nach der Technik, sie sind aber besser als die nach chirurgischer Behandlung. Auch die so gefürchtete Embolie ist scheinbar prozentuell geringer, doch nicht absolut zu vermeiden. Die Gefahr besteht dann, wenn der Thrombus infiziert ist, strengste Asepsis ist daher Vorbedingung. Nochmals sei betont, daß Ruhelagerung nach der Injektion eher die Gefahr einer Fernthrombose oder einer Embolie erhöht, weshalb mäßige Bewegung indiziert ist. Das Injektionsverfahren gehört heute wohl zu den besten Methoden, besonders auch weil es ein gutes kosmetisches Resultat gibt ohne größere Narbenbildung.

S. Kalorose; Varicosanbinden; Varixsa.

Kraniometer, s. Faltenbildung.

Krappwurzel. Seit der Entdeckung des Alizarins ist der Verbrauch der Krappwurzel erheblich zurückgegangen. Sie hat für die Kosmetik kein praktisches Interesse. Sie enthält als färbendes Prinzip das Alizarin (1 : 2 Dioxyanthrachinon) (s. auch Alizarin).

Kratzen, s. Pruritus; Psyche.

Kraurosis, s. Genitale, weibliches; Phimose.

Kräusweller ist ein Haarfixiermittel, das aus Tragant und Rosenwasser bestehen soll. (Dr. Drawe und Wolff. Lauban.)

Kräuterbäder, duftende, Seiferts, bestehen nach PEYER aus Flores Lavandulae, Flores Chamomillae, Rhizoma Calami, Herba Meliloti, Folia Menthae piperitae und Herba Thymii. (Paul Seifert K. G., Laboratorium Rübezahl, Dittersbach.)

Kräuterextrakte, s. Pflanzensäfte.

Krebs der Haut sitzt fast immer an den unbedeckt getragenen Körperstellen, vor allem im Gesicht — und hier mit besonderer Vorliebe in der Gegend der Augenlider und der Nase; bei seiner Behandlung ist daher vielfach auch auf die Kosmetik Rücksicht zu nehmen.

Die Hautkarzinome finden sich — mit wenigen Ausnahmen — bei Leuten höheren Alters; das männliche Geschlecht wird öfters befallen als das weibliche. Der Krebs entsteht entweder auf unveränderter Grundlage oder er entwickelt sich auf einer bereits vorher kranken Haut, und dann liegen manchmal mehrere Herde vor; insbesondere gibt eine altersentartete oder durch Wind, Licht und Wetter geschädigte Haut (Landmanns- oder Seemannshaut) oft den Boden ab, auf dem die Geschwulst wächst; senile Atrophie und Degeneration des Bindegewebes, abnorme Verhornung, senile Keratosen gehen vielfach den Hautkarzinomen voraus; auch aus Alterswarzen entwickelt sich ab und zu ein Krebs. Bekannt ist die Entstehung von Lippen- und Schleimhautkrebsen bei Pfeifenrauchern durch den chronischen Reiz, den der Tabaksaft auf die Schleimhaut ausübt. Den praekanzerösen Veränderungen ist besonderes Augenmerk zuzuwenden, sind sie doch durch eine geeignete Behandlung meist leicht zu beseitigen, und damit wird auch der Boden für die Geschwulstentstehung entfernt.

Die klinischen Erscheinungen, unter denen die Hautkrebse auftreten, sind außerordentlich verschiedenartig. Am besten kennzeichnend sind die sogenannten Krebsperlen, stecknadelkopfgroße, blasse, harte, schmerzlose Knötchen; sie finden sich besonders am Rande gut ausgebildet, wo sie manchmal zu wallartigen Bildungen zusammenfließen. Vielfach kommt es in der Mitte der Geschwulst zu Zerfall und zur Entwicklung eines leicht blutenden Geschwüres mit harten und steilen Rändern *(Ulcus rodens)*, anderseits können knoten- und knollenartige, manchmal auch blumenkohlartig gelappte Geschwülste entstehen; auch teilweiser Schwund der Geschwulst in der Mitte mit Vernarbung und Fortschreiten an den Rändern wird oft beobachtet.

Die Bösartigkeit schwankt in breiten Grenzen. Während die meisten Hautkarzinome auch bei vieljährigem Bestande Münzengröße oft nicht überschreiten, gibt es Fälle, die von der Haut auf die nächste Umgebung, Knorpel, Knochen und andere Organe übergreifen und im Verlaufe von verhältnismäßig kurzer Zeit zum Tode führen. Die Bösartigkeit der Hautkrebse wird zum Teil von ihrem geweblichen Aufbau bestimmt. Die sogenannten *Basalzellenkrebse*, die aus verhältnismäßig unreifen, jungen Zellen aufgebaut sind — glücklicherweise weist die Mehrzahl der Hautkarzinome diesen Typus auf —, setzen weder in den Drüsen noch in entfernteren Organen Tochtergeschwülste (Metastasen). Krebse, die aus *Stachelzellen* zusammengesetzt sind — und insbesondere, wenn diese verhornt sind —, lassen vielfach diese Gutartigkeit vermissen. Man hat also die Möglichkeit, durch die Untersuchung der Gewebszusammensetzung der Krebse annähernd Schlüsse über den weiteren Verlauf zu ziehen, und eine Probeexzision empfiehlt sich vielfach auch deshalb, weil die verschiedenen geweblichen Typen der Hautkarzinome auch auf die Strahlenbehandlung verschieden ansprechen. Aus den klinischen Bildern allein läßt sich nur mit Wahrscheinlichkeit die Art des geweblichen Aufbaues vermuten.

Wenn sich auch die Hautkrebse von den Karzinomen anderer Organe meist durch langsames Wachstum und eine gewisse Gutartigkeit unterscheiden, so ist bei Bestimmung der Behandlungsart doch immer darauf Rücksicht zu nehmen, daß man eine Geschwulst vor sich hat, die durch halbe oder unzweckmäßige Maßnahmen plötzlich bösartiger werden und zu schweren Folgen für den Kranken führen kann. Die Kosmetik kommt bei der Therapie daher erst in zweiter Linie in Betracht und kann nur dann berücksichtigt werden, wenn die Behandlungsart einen vollen Heilungserfolg verspricht.

Heute kommen nur zwei Behandlungsarten in Frage: *Operation oder Bestrahlung.* Die Entscheidung, welches Vorgehen man wählt, ist nicht immer leicht und der Entschluß soll in einer Aussprache zwischen dem Operateur und dem die Bestrahlung leitenden Arzt gefaßt werden. Im allgemeinen werden folgende Richtlinien einzuhalten sein: Bei kleinen Karzinomen, die ohne kosmetische Schäden herausgeschnitten werden können, ist die Operation der Bestrahlung gleichwertig. Die Bestrahlung hat den Vorteil, daß, wenn sie in kurzer Zeit zu keiner Rückbildung führt, noch immer das Messer zur Verfügung steht; im Gegensatze dazu ist die Nachbestrahlung eines Operationsrezidivs schwieriger. Liegt der Verdacht vor — oder ist er durch die histologische Untersuchung bestätigt —, daß es sich um ein verhornendes Plattenepithelkarzinom handelt, ist die Operation vorzuziehen, wenn sie ohne schwere Verstümmelung möglich ist; im anderen Falle wird die Radiumtherapie versucht. Bei Befallensein von Knorpel und Knochen ist die Operation mit folgender Bestrahlung aussichtsreicher als die Bestrahlung allein. Inoperable Krebse fallen in das Gebiet der Strahlentherapie. Welche Art der Operation (Messer, Elektrokoagulation) man wählt, hängt ganz vom Sitze des Karzinoms und seiner Ausdehnung ab; selbstverständlich muß die Schnittführung breit im gesunden Gewebe erfolgen.

Von den Bestrahlungsmethoden kommen in Frage: Radium, Röntgen und Grenzstrahlen. Gerade bei der Behandlung der Hautkarzinome erweisen sich die Radium- den Röntgenstrahlen und diese wiederum den Grenzstrahlen weit überlegen. Die Vorteile der Bestrahlung gegenüber der Operation sind mannigfaltig: Alle Komplikationen, die bei operativem Vorgehen immerhin im Bereiche der Möglichkeit liegen, fallen weg. Die Bestrahlung kann auch bei sehr alten und kranken Leuten (z. B. Diabetes) vorgenommen werden; die Behandlung ist schmerzlos, das kosmetische Resultat ist bei nicht tiefer greifenden Veränderungen meist so gut, daß man den früheren Sitz der Geschwulst kaum mehr entdecken kann. Auch das funktionelle Ergebnis nach der Bestrahlung ist gewöhnlich hervorragend. Wenn z. B. der Krebs große Teile der Lider ergriffen hat, muß die Operationswunde durch Plastiken gedeckt werden, welche manchmal den vollkommenen Lidschluß in Frage stellen; im Gegensatze dazu wird die Funktion der Lider nach der Bestrahlung der Geschwulst fast immer wieder normal. Die Strahlenbehandlung hat den großen Nachteil: Sie dauert lange, manchmal viele Monate; bleibt der Kranke vorzeitig aus, so kann nicht nur der ganze Erfolg in Frage gestellt sein, sondern auch der Zustand verschlechtert werden.

Der Vorteil der Bestrahlung besteht aber auch darin, daß manchmal ein inoperabler Fall noch gerettet werden kann. Eine Kombination von Operation und Radiumbestrahlung wird öfter durchgeführt, sei es, daß man die Geschwulstmassen nicht radikal entfernt und dann nachbestrahlt, sei es, daß man, wenn aus kosmetischen oder anderen Gründen die Operation nicht so weit im Gesunden erfolgen kann, als es im Interesse einer Dauerheilung wünschenswert wäre, zur Vernichtung vielleicht zurückgebliebener Krebszellen der Operation eine Radiumbestrahlung folgen läßt; in einem solchen Falle, wo das Radium gewissermaßen die Verlängerung des Messers darstellt, spricht man von Radiumchirurgie.

Die Erfolge der Radiumbestrahlung bei Hautkarzinomen sind im Durchschnitt zumindest nicht schlechter als die der Operation. Die größte und beste Statistik (Fuhs, Wiener Radiumstation) ergibt bei fünfjähriger Kontrolle rund 80% Radiumheilungen der operablen Hautkrebse. Bei Sitz des Krebses an den Ohren ist Radium allein — wegen des oftmaligen Übergreifens des Karzinoms auf den Knorpel — fast nie erfolgreich; in einem solchen Fall ist eine energische kombinierte chirurgische und Radiumbehandlung durchzuführen. Operable Lippenkrebse ohne Drüsenmetastasen geben bis zu 87% Dauererfolge bei Radiumbestrahlung (Fuhs, Wiener Radiumstation).

Von anderen Behandlungsarten sind leider auch heute noch hie und da Thermokauter, Kohlenschneevereisung und Ätzmittel ohne folgende Bestrahlung in Verwendung; noch immer werden neue Ätzmethoden erfunden und in den Tageszeitungen angeprießen. Es ist nicht zu leugnen, daß in einem oder anderem vereinzelten Falle, insbesondere bei kleinen Karzinomen, sich durch Anwendung eines dieser Mittel (Arsenikpasten usw.) nicht nur ein guter kosmetischer Erfolg, sondern auch eine Dauerheilung erzielen läßt; doch ist die Gefahr, daß durch diese Behandlung das Karzinom nicht vollkommen beseitigt wird, sondern nur eine Oberflächenheilung erfolgt, sehr groß, und man sieht recht oft, daß ein ungenügend behandeltes Karzinom plötzlich rasch zu wuchern beginnt. Vor solchen Behandlungsarten kann daher nicht genug eindringlich gewarnt werden.

S. auch Heliotherapie; Nase; Ohr; Radium; Röntgen.

Kremserweiß, s. Blei.

Kreoform (Kresoform, Kreosoform) ist ein Kondensationsprodukt von Kreosot mit Formaldehyd. Grünliches, ungiftiges, nicht ätzendes Pulver, löslich in Alkohol usw., unlöslich in Wasser. Als Antisepticum. Auch bei Hyperhidrosen (Achselschweiß, Fußschweiß). Meist als Streupuder verwendet.

Kreolin, Creolinum, ist im wesentlichen eine Rohkresol-Harzseife. Ein ähnliches Produkt kann nach einer der folgenden Vorschriften erhalten werden: 1. Man mischt 56 Teile Rohkresol mit 17 Teilen Harznatronseife und setzt 27 Teile dest. Wasser zu. Schließlich erwärmt man bis zur völligen Lösung. 2. Man verseift unter Erwärmen 250 g Terpentin mit 70 g Natronlauge 36 Bé und gibt 300 g Rohkresol hinzu. 3. Rohkresol 200,0, Kolophonium 66,0, Ätznatron 3,0, Alkohol 20,0 und Wasser 111,0. Das Kolophonium wird mit der alkoholischen Lauge verseift und dann das Rohkresol zugesetzt. Kreolin wird in etwa 2%iger Lösung in Wasser ähnlich wie Lysol zu desinfizierenden Waschungen und Umschlägen benützt. Auch als Zusatz zu Salben 2—3% gegen Pyodermien, parasitäre Affektionen aller Art.

Kreosol ist Homobrenzkatechin-Methylaether, farblose Flüssigkeit, kaum löslich in Wasser, löslich in Alkohol. Wird als Desinfiziens wie Kreosot u. a. verwendet.

Kreosot, s. Teer.

Kresamin, eine Mischung aus gleichen Teilen Trikresol und Aethylendiamin. Farblose, wasserhelle Flüssigkeit von phenolähnlichem Geruch, die nach einigem Stehen an der Luft eine hellgelbe Farbe annimmt und mit 2 Teilen Wasser mischbar ist. Starkes, ungiftiges und wenig reizendes Antisepticum. Umschläge 1 : 4000 oder 5—10%ige Salben bei Akne, Furunkulose, parasitären Erkrankungen usw. (Schering-Kahlbaum A. G., Berlin.)

Kresole, Kresol, Rohkresol, Kresolum crudum. Die einzelnen Kresole, o-, m- und p-Kresol, werden nur relativ selten in reinem Zustande verwendet, meist kommt das sogenannte Rohkresol zur Verwendung, das im wesentlichen ein Gemisch von m- und p-Kresol ist. Die recht willkürlich gewählte Bezeichnung „Roh"kresol ist unzutreffend, weil das sogenannte Rohkresol die Kresole in reinem Zustand enthält. Ebenso willkürlich gebraucht man für das Kresolgemisch auch die Bezeichnung „rohe Karbolsäure", obwohl dasselbe nur Spuren von Phenol enthält und vielmehr ein Abfallprodukt der Phenolgewinnung darstellt, aus dem die Karbolsäure (Phenol) eliminiert wurde. Für die Güte des Kresolgemisches ausschlaggebend ist sein Gehalt an Metakresol, der mindestens 50% betragen soll. Praktisch will die Bezeichnung „Rohkresol" wohl nur besagen, daß das natürliche Gemisch der beiden isomeren Kresole (m- und p-) verwendet wird. Die drei isomeren Kresole lassen sich auch synthetisch herstellen und werden entsprechend verwendet.

Braune, ölige Flüssigkeit von penetrantem Geruch. Löst sich schwer in Wasser (1 : 200), gibt aber nur eine trübe Lösung. Leicht löslich in Alkohol und Aether. Ein Zusatz von Natriumbenzoat oder -salizylat macht das Rohkresol leicht löslich in Wasser. Auch Seifenzusatz erhöht die Löslichkeit des Rohkresols in Wasser ganz bedeutend. Optimum wie bei Karbolsäure 1 : 1.

Kresolseifenlösung, Liquor Kresoli saponatus. 1. Man verseift 60 Teile Leinöl mit einer Lösung von 14 Teilen Ätznatron in 30 Teilen Wasser und 6 Teilen Alkohol und gibt dann 100 Teile Rohkresol hinzu, oder 2. man erhitzt im Wasserbade 100 Teile Kaliseife und gibt 100 g Rohkresol unter Rühren hinzu. Das Kresol wird meist in Form der Kresolseifenlösungen (s. auch Kreolin und Lysol) zu desinfizierenden Waschungen verwendet (etwa 1 Eßlöffel auf 1 Liter Wasser). Rohkresol wie auch die isoliert verwendeten synthetisch gewonnenen Kresole sind energische Antiseptica und Desinfektionsmittel. Von den isomeren Kresolen besitzt das Metakresol die energischeste Wirkung als keimtötendes Mittel. Das Rohkresol muß mindestens 50% Metakresol enthalten. Der o-Oxalsäureester des Kresols wird als Antisepticum empfohlen.

S. ferner Grotan; Kreolin; Kresamin; Sagrotan; Solveol; Trikresol.

Kresolseifenlösungen, s. Kreolin; Kresole; Lysol.

Kresophen, ein von den brenzlich riechenden und reizend wirkenden Bestandteilen befreiter, kaum färbender Holzteer. In Wasser kaum lösliche Flüssigkeit von öliger Konsistenz. Wirkung und Anwendung: s. Teere.

Kresosteril der Rütgerswerke, Berlin, ist reiner m-Kresol-o-oxalsäureester und kommt in Tabletten in den Handel, von denen jede theoretisch 70% reines m-Kresol und 30% Oxalsäure enthält. Der Ester schmilzt bei 54°, zerfällt bei Berührung mit Wasser leicht in seine Bestandteile und löst sich in kaltem Wasser glatt zu 3% auf.

Kriechlappen, s. Plastik.

Kriegsmelanose, s. Pigmentierung.

Krinogen. Wird als „Haarerzeugungs- und Vorbeugungsmittel bei Haarausfall" angepriesen. Analyse GRIEBEL: Chinarindenauszug, Glyzerin, Kaliumkarbonat und etwas Kantharidentinktur. (Chem. Fabrik Merkur, Crimmitschau, Sa.)

Krise, haemoklasische (Blut-), s. Urticaria.

Kristallbrillantine, s. Brillantines.

Kristallpomade, s. Haarpomaden.

Kromayerlampe. Die Kromayerlampe ist eine wassergekühlte, aus geschmolzenem Glas hergestellte Quecksilberdampflampe, die ein an ultravioletten Strahlen reiches Licht aussendet, das zur Heilung zahlreicher Hautleiden verwandt wird.

Entstehungsgeschichte: Im Jahre 1892 entdeckte der Physiker ARONS, daß beim Durchgang des elektrischen Stromes durch Quecksilberdämpfe im luftleeren Raum ein außerordentlich intensives Licht entsteht, das reich ist an ultravioletten Strahlen, dem dagegen die roten Strahlen und der größte Teil der gelben fehlen. Nach den Forschungen FINSENS sind gerade die ultravioletten Strahlen die therapeutisch wirksamen, die roten und gelben wärmeerzeugenden dagegen schädlich. Aus diesem Grunde versuchte KROMAYER im Jahre 1904, dies therapeutisch auszuwerten. Da gewöhnliches Glas fast alle ultravioletten Strahlen absorbiert, fand man nach verschiedenen Versuchen schließlich im Quarz das geeignete Material, das sowohl für die ultravioletten Strahlen durchlässig, als auch genügend hitzebeständig war *(Quarzlampe)*. Die große Hitzeentwicklung der Quarzlampe wurde nach KROMAYERS Angaben durch eine Wasserspülung beseitigt und schließlich wurde ihr durch Dr. KÜCHS Erfindung, daß durch Kippen der Lampe eine bequeme Zündung zu erreichen ist, eine für die Praxis brauchbare Form gegeben. Die Lampe wird von der Quarzlampengesellschaft Hanau hergestellt und kann für Wechselstrom oder Gleichstrom geliefert werden. Es stellte sich bald heraus, daß die Kromayerlampe bei der Behandlung des Lupus vulgaris der Finsenlampe fast Gleichwertiges leistete; während aber die Finsenlampe teuer im Gebrauch und kompliziert in der Handhabung war und daher nur in großen Instituten

Anwendung finden konnte, fand die Quarzlampe wegen ihrer einfachen Handhabung bald Eingang in die allgemeine Praxis. Darüber hinaus war ihr Anwendungsgebiet nicht auf den Lupus vulgaris beschränkt, sondern sie bewährte sich zur Heilung zahlreicher anderer Hautkrankheiten und kosmetischer Leiden.

Beschreibung (s. Abb. 1): Die Quarzlampe besteht aus einem U-förmig gebogenen, luftleeren Leuchtrohr aus Quarz, in dem sich Quecksilber befindet. Diesem wird durch zwei an den Enden der Rohre eingeführte Drähte die elektrische Energie zugeführt. Ein Quarzmantel, dessen Innenraum ebenfalls luftleer ist, umschließt das Leuchtrohr; dieses ist wieder in ein Metallgehäuse eingebaut, in welchem ein Wasserstrom zirkuliert. Das Wasser umspült und kühlt also den Quarzmantel. In das Metallgehäuse ist ein rundes auswechselbares Quarzfenster von 5 cm Durchmesser zum Durchtritt der Strahlen eingeschnitten. Das farblose Quarzfenster kann durch blaue Scheiben aus Schottschem Ultraviolettglas (Uviolglas, Blauglas) ersetzt werden; diese filtern die ganz kurzwelligen ultravioletten Strahlen und die Wärmestrahlen ab und gestatten nur den etwas längeren ultravioletten Strahlen den Durchtritt *(Blaulicht)*. Es genügen

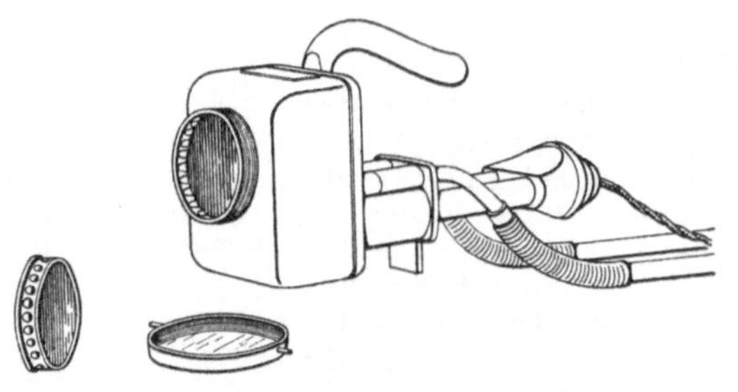

Abb. 1.

Filterungen von 2—8 mm Blauglas. Je stärker das Blauglas ist, um so stärker auch die Absorption. Es stellte sich jedoch in praxi heraus, daß bei Anwendung von 4—6 mm dicken Blaufenstern die Wasserspülung der Lampe das nur von einer Seite bespülte Fenster nicht genügend kühlt, so daß sich das Blaufenster durch Absorption der Wärmestrahlen zu sehr erwärmt. Um das zu vermeiden, verwandte Kromayer nur 2—3 mm dicke Blaufenster und setzt in den Raum zwischen Quarzfenster und Quarzmantel, also in das Wasserbad selbst, Zwischenscheiben aus Blauglas ein, die in einer durchlochten Metallfassung festgehalten und deshalb vom Wasser rings umspült und gekühlt werden. Diese Zwischenscheiben können nach Entfernung des bequem abnehmbaren Quarzfensters leicht eingesetzt werden; sie werden in vier Stärken von 2—5 mm Dicke hergestellt. Durch Kombination der Blaufenster und Zwischenscheiben können also alle Filterwirkungen mit Blauglas von 2—8 mm Dicke erreicht werden, ohne die Gefahr einer zu starken Erwärmung des der Haut anliegenden Blaufensters. Die im ganzen faustgroße Lampe ist auf einem handlichen Stativ abnehmbar montiert; die Feineinstellung erfolgt bei dem neuen Stativ nach Dr. Cemach in Wien in horizontaler und vertikaler Richtung durch Zahnräder.

Handhabung: Zuerst muß die Wasserkühlung, die an jede Wasserleitung angeschlossen werden kann, in Tätigkeit gesetzt werden; in der Minute sollen etwa 2 Liter Wasser hindurchfließen. Dann wird der elektrische Strom eingeschaltet und die Lampe gekippt; dadurch berühren sich die vorher zu beiden Seiten am Boden des U-förmigen Leuchtkörpers liegenden Quecksilberteile, bilden einen Quecksilberfaden und dieser gestattet dem Strom den Durchtritt. Ein Lichtbogen entsteht aber erst in dem Augenblick, in dem die Neigung der Lampe wieder aufgehoben wird; der Faden reißt ab, und es bildet sich ein Lichtbogen, der das Quecksilber zum Verdampfen bringt; von dem Lichtbogen geht die Lichtstrahlung aus. Die Lampe brennt bei einer Netzspannung von 100—250 Volt etwa mit 3—5 Ampère. Die Regulierung erfolgt durch einen Widerstand, welcher der Lampe vorgeschaltet ist. Es werden Lampen hergestellt, die an Wechselstrom, und solche, die an Gleichstrom angeschlossen werden können. Neuerdings hat die Quarzlampengesellschaft auch ein Modell in den Handel gebracht, bei dem ein Anschluß an die Wasserleitung nicht erforderlich ist. Die Kühlung erfolgt durch Wasser, das aus einem Behälter durch Pumpwerk der Lampe zugetrieben und auf seinem Rückweg durch einen Ventilator zerstäubt und gekühlt und wieder dem Wasserbehälter zugeleitet wird (Selbstkühl-Kromayerlampe).

Die Lampe wird auf drei Arten angewendet. 1. *Fernbestrahlung:* Hierbei wird die Lampe in die gewünschte Entfernung (5—20 cm) von dem zu behandelnden Körperteil gebracht und die Größe des Feldes entweder durch Abdecken der umgebenden Haut mit Tüchern oder mit Zinkpasta oder durch Aufsetzen eines den Strahlenkreis einschränkenden Metalltrichters auf die Lampe bestimmt. Die Wirkung ist hierbei ganz ähnlich der der künstlichen Höhensonne. Wer nur Fernbestrahlungen ausführen will, kann sich ebensogut der Höhensonne bedienen. 2. *Plättverfahren:* Die Lampe wird an ihrem Handgriff gefaßt und in langsamer Bewegung parallel zur Körperoberfläche in etwa gleichbleibender Entfernung von zirka 1—3 cm Abstand vorbeigeführt, so daß eine möglichst gleichmäßige Bestrahlung erreicht wird. 3. *Kompressionsverfahren* (Kompressionsbelichtung): Es wird entweder das ganze Fenster oder ein kleinerer Ausschnitt gegen die zu behandelnde Stelle gepreßt. Der Ausschnitt kann hergestellt werden durch Abdecken der Haut mit Stanniol oder schwarzem Papier, oder durch Aufsetzen der nach Dr. Dyck benannten Quarzansätze; diese werden in verschiedenen Längen und Formen hergestellt, so daß für jede Hautpartie ein passender Ansatz gewählt werden kann. Der Ansatz wird durch ein Schraubensystem so an der Lampe befestigt, daß die Eintrittsfläche dem Fenster der Lampe aufliegt, die Austrittsfläche auf die Haut aufgepreßt wird. Durch Totalreflexion der Strahlen an den Wänden des Ansatzes wird ein nennenswerter Verlust an Strahlen auch bei längeren oder gebogenen Ansätzen vermieden. An Stelle der Quarzstäbe finden auch Quarzlinsen ähnlich den Kompressionslinsen bei Finsenlicht Verwendung. Plättverfahren und Kompression können nicht mit der künstlichen Höhensonne ausgeführt werden, da dieser die Wasserkühlung fehlt.

Wirkung des Lichtes: Das Licht der Quarzlampe ruft bei Fernbestrahlung und Plättverfahren auf der normalen Haut eine Entzündung hervor, die der Entzündung durch Sonnenlicht oder durch künstliche Höhensonne sehr ähnlich ist. Bei kurzen Bestrahlungen (einige Sekunden bis zirka 1 Minute in 10 cm Abstand) entsteht nach einigen Stunden eine Rötung und leichte Schwellung der Haut, die nach 24—36 Stunden ihren Höhepunkt erreicht, um unter Schuppung und manchmal unter Hinterlassung einer leichten Pigmentation nach einigen Tagen wieder abzuheilen. Längere Fernbestrahlungen führen zu stärkerer Entzündung mit Ödem und Blasenbildung, der eine stärkere Schuppung oder völlige Schälung der Haut folgt, jedoch kommt es selbst bei langer Belichtung nicht zu Nekrosen, da der größte Teil der Strahlen schon in der Epidermis abgefangen wird.

Anders liegen die Verhältnisse bei Kompressionsbestrahlungen. Durch den Druck der Lampe oder des Ansatzes wird die Haut blutleer gemacht und komprimiert, so daß die Strahlen wesentlich tiefer eindringen können. Bei kurzen Kompressionsbestrahlungen ist der Effekt etwa derselbe wie bei Fernbestrahlung; bei längeren Kompressionsbestrahlungen aber, die zweckmäßigerweise mit der Blauscheibe vorgenommen werden (20—50 Minuten, je nach dem Alter der Lampe und der Art der Erkrankung), entsteht eine bedeutend tiefer reichende Entzündung, es bildet sich im Verlauf einiger Tage ein Schorf, der aus dem Sekret der Blasen und oberflächlichen nekrotischen Partikelchen besteht und nach mehreren Tagen eintrocknet und abfällt. Das Resultat ist eine leichte Atrophie (Verdünnung) der Haut. Das in fast allen Fällen gegenüber der gesunden Haut empfindlichere kranke Gewebe wird durch diese intensive Entzündung eingeschmolzen und durch die widerstandsfähigere gesunde Haut ersetzt. Es handelt sich also um eine elektive Wirkung der Lichtstrahlen auf das kranke Gewebe. Über die Tiefenwirkung der Quarzlampe gegenüber dem Finsenlicht sind zahlreiche experimentelle Arbeiten erschienen, die sich in den Resultaten vielfach widersprechen; die klinische Erfahrung hat aber gezeigt, daß die Wirkung der Quarzlampe bei Lupus vulgaris der der Finsenlampe nur wenig nachsteht. Die durch Kompressionsbestrahlung erzielten Resultate beruhen auf Tiefenwirkung und können natürlich niemals durch die nur oberflächlich wirkende Höhensonne erreicht werden.

Über die *Dosierung des Lichtes* können nur ungefähre Anhaltspunkte gegeben werden, denn die Differenzen in der Empfindlichkeit verschiedener Menschen und wiederum verschiedener Hautstellen desselben Individuums sind außerordentlich groß. Man kann bei Fernbestrahlung oder Plättverfahren an dünnen Hautstellen bei empfindlichen Personen mit einer Bestrahlung von wenigen Sekunden ein kräftiges Erythem erzielen, während bei Unempfindlichen eine Bestrahlung von mehreren Minuten im gleichen Abstand keinerlei Reaktion hervorruft. Es ist dabei natürlich zu beachten, daß die Lichtwirkung mit dem Quadrat der Entfernung abnimmt. Im allgemeinen ist eine Haut um so empfindlicher gegen Licht, je dünner die Hornschicht ist und je weniger Pigment die Haut enthält. Daher sind die Beugeseiten der Extremitäten empfindlicher als die Streckseiten und blonde und rotblonde Menschen empfindlicher als braune und schwarzbraune. Ein Dosimeter für die verabfolgte Lichtmenge *(Aktinimeter)* hat bei den großen individuellen Unterschieden natürlich keinen großen Wert. Um immer den gewünschten Effekt zu erzielen, braucht man entweder eine große Erfahrung oder man lerne die Empfindlichkeit des Patienten durch kleine allmählich steigende Lichtdosen kennen. Bei Kompressionsbestrahlung sind die individuellen Unterschiede in der Empfindlichkeit nicht so groß wie bei Fernbehandlung. Zu berücksichtigen ist noch, daß die Lampen selbst ziemlich verschieden in ihrer Stärke sind; länger gebrauchte Lampen sind oft halb so stark wie neue. Die Unterschiede in der Stärke der Lampen, die aber viel geringer sind als die Differenzen in der Empfindlichkeit der einzelnen Individuen, lassen sich mit einem Strahlenmeßgerät bestimmen.

Quarzlampe und Kosmetik: Die Behandlungen mit der Quarzlampe führen zu durchaus befriedigenden kosmetischen Resultaten. Wo überhaupt Narben entstehen, sind diese weich, blaß und nicht hypertrophisch. Die Lichttherapie kommt hauptsächlich in Frage bei:

1. *Lupus vulgaris.* Nur wer die Schwierigkeiten kennt, die sich der erfolgreichen Therapie des Lupus vulgaris entgegenstellen, kann die Resultate der Lichtbehandlung richtig beurteilen. Eine richtige Auswahl der geeigneten Fälle ist notwendig; ganz ungeeignet sind der Lupus mit geschwürigem Zerfall und der Lupus verrucosus. Je flächenhafter und flacher der Lupus ist, desto mehr eignet er sich zur Lichtbehandlung. Angewandt wird nur Kompressionsbestrahlung, entweder mit Weißlicht oder besser mit Blaulicht, 20—50 Minuten bei Ausschaltung sämtlicher Vorschaltwiderstände; nach Abklingen der entzündlichen Reaktion muß dieselbe Stelle ein zweites und drittes Mal bestrahlt werden. Die resultierenden Narben sind schön, weich und elastisch.

2. *Lupus erythematodes.* Akute, reizbare Fälle sind wegen der Gefahr der weiteren Ausbreitung von der Quarzbehandlung auszuschließen. Bei subakuten und chronischen Fällen ist Kompressionsbehandlung mit Blaulicht von 10—40 Minuten Dauer von gutem Erfolg; die Belichtung kann mehrmals wiederholt werden.

3. *Ulzerationen (Geschwüre).* Schlecht heilende Ulzerationen, besonders die chronischen Unterschenkelgeschwüre, werden durch Fernbestrahlung mit Weißlicht, 10 cm Abstand, 1—3 Minuten oft überraschend gereinigt.

4. *Ekzem—Psoriasis.* Gut geeignet zur Kompressionsbehandlung sind chronische Plaques (scheibenförmige Herde). Bei subakuten, schwer beeinflußbaren Ekzemen läßt sich manchmal durch intensive Fernbestrahlung eine Umstimmung der Haut erzielen, die zu völliger Heilung führt.

5. Bei *Akne vulgaris* leistet die Quarzlampe allein oder zur Unterstützung anderer Methoden Hervorragendes. Besonders zu empfehlen ist die Schälkur mit Plättverfahren (Weißlicht). Unter Abdeckung der Augen und Brauen sowie der Lippen und Ohren wird das Gesicht $^1/_2$—1 Stunde mit Weißlicht geplättet; nach heftiger Entzündung mit Blasenbildung schält sich die Haut im Verlauf einer Woche.

6. *Alopecia areata.* Hierbei ist die Quarzlampenbehandlung jeder anderen Methode überlegen. Der Reiz der Lichtentzündung wirkt durch langdauernde Hyperaemie wachstumsfördernd auf die untätigen Haarfollikel. Selbst Fälle von jahrelang bestehender völliger Kahlheit konnten im Verlauf einiger Monate geheilt werden. In manchen Fällen genügen einige Fernbestrahlungen mit Weiß- oder Blaulicht von 2—10 Minuten bei kurzem Abstand der Lampe (2—5 cm), wobei ein kräftiges Erythem erwünscht ist und man auch Blasenbildung nicht zu scheuen braucht. Die nächste Bestrahlung soll aber erst folgen, wenn die Wirkung der ersten abgeklungen ist und sich die Haut geschält hat (8—14 Tage). Manchmal vergrößern sich die Alopezieherde nach den ersten Bestrahlungen noch und erst nach mehrmaliger Bestrahlung setzt das Wachstum der neuen Haare wieder ein. In hartnäckigen Fällen sind Kompressionen erforderlich.

7. *Naevus vasculosus.* Liegt die Erweiterung der Blutgefäße in den oberen Schichten der Cutis und läßt sich die Rötung auf Glasdruck beseitigen, so ist durch Kompression mit Blaulicht von 20—60 Minuten eine völlige Beseitigung ohne Narbe möglich; liegt sie in den tieferen Schichten, so tritt nur eine Abblassung ein.

8. *Rosacea.* Die Lichtbehandlung (Kompression, Blaulicht 10—20 Minuten) eignet sich vornehmlich für Fälle mit starker Erweiterung der kapillaren und kleinen Gefäße, aber ohne stärkere Hypertrophie des Bindegewebes. Die Behandlung ist allerdings nicht einfach; so sind zur Beseitigung der „roten Nase“ 5—7 Einstellungen nötig; aber das hervorragend gute Resultat lohnt die Mühe. Bei der Bestrahlung der Wangen ist besonders darauf zu achten.

daß sich die abgeblaßten bestrahlten Stellen nicht durch scharfe Ränder von der röteren Umgebung unangenehm auffallend abgrenzen. Man vermeidet das dadurch, daß man feinste Wattefäserchen an den Rändern der Lampe zwischen Lampe und Haut einschiebt oder diese am Rande der Lampe oder an der Haut mit Mastisol oder Kollodium festklebt. Einen ähnlichen Effekt erreicht man, wenn man nach der Kompression auf die komprimierte Stelle und deren Umgebung noch einige Minuten Fernbestrahlung verabfolgt.

9. *Megaloporie (große Poren der Haut).* Kompressionsbehandlung mit Blaulicht von 15—30 Minuten verkleinert häufig die großen Poren oder beseitigt sie völlig.

10. *Keloide (verdickte Narben).* Durch Kompression in mehreren Sitzungen können flache Keloide völlig beseitigt werden. An Stelle des hypertrophischen, meist stark geröteten Narbengewebes tritt durch die Lichtentzündung eine flache blasse Narbe.

S. auch Alopecia areata; Lichtbehandlung.

Kromayernadel, -stanze, s. Elektrolyse; Rotationsinstrumente.

Krone, Zahn-, Gold-, Ring-, Richmond-, Logan-, Davis-, Dowel-, s. Zahnkrankheiten.

Kronosal ist ein Haarwuchsmittel, das aus einem parfumierten, weingeistigen Auszug aus Folia Jaborandi, Fructus Capsici und Folia Rosmarini bestehen soll. (Apotheke Bialla, Ostpreußen.)

Krotonöl, Oleum Crotonis, das aus den Samen der in Ostindien beheimateten Croton eluteria L. und Croton tiglium L. durch Pressen oder Ausziehen mit einem Alkohol-Aether-Gemisch gewonnen wird. Gelbbraunes, dickflüssiges Öl, an der Luft etwas trocknend. Es besitzt einen schwachen, eigentümlichen, unangenehmen Geruch und enthält freie Säure. In 90%igem Alkohol ist es zum Teil löslich. In dem doppelten Volumen absoluten Alkohols ist es häufig schon bei gewöhnlicher Temperatur, jedenfalls aber beim Erwärmen völlig löslich. Das Krotonöl besteht aus den Glyzerinestern vieler Fettsäuren. Der drastisch wirkende und hautreizende (blasenziehende) Bestandteil wird als Krotonölsäure (oder Krotonol) bezeichnet (etwa 4%).

Kryokauter, s. Schälkuren.

Kryptorchismus, s. Verjüngung.

Kühlpapier, s. Kältemischungen; Kühlumschlag; Papier.

Kühlpasten (s. auch Mattan) sind puderhaltige Mischungen von Wasser und Fett. Am einfachsten werden sie hergestellt durch Zusatz von Gleitpuder oder von Amylum oder Magnesium carbon. zu dem bekannten Unguentum leniens. Die kohlensaure Magnesia ist der feinkörnigste, leichteste Puder und eignet sich gerade wegen dieser Feinkörnigkeit und großen Kornoberfläche sehr zu Wassersalben und vermag soviel Wasser zu binden, daß man mit ihr bequem selbst mit dem wasserfeindlichen Vaselin ohne andere Zusätze Kühlpasten bereiten kann. Das Wasser läßt sich durch Bleiwasser und essigsaure Tonerde ersetzen. Wesentlich ist, daß das zur Verdunstung gelangende Wasser in einem fettigen Vehikel eingeschlossen wird, welches es leicht wieder abgibt, wie z. B. Eucerin oder Vaselin, und es nicht so zähe festhält, wie z. B. Adeps lanae. Eine besonders weit verbreitete Kühlpasta, die sich durch intensive Kühlwirkung und Reizlosigkeit auszeichnet, ist die UNNAsche Pasta:

Rp. Adip. Lanae anhydr. . 6,0
Ol. Lini 20,0
Aq. Calcis 24,0
Zinci oxydat. 25,0
Cretae albae praeparatae.. 25,0

Die wohltätige Wirkung dieser Kühlpasta wird nicht nur durch die Wasserverdunstung, sondern ganz besonders auch durch die Verwendung gewisser Bestandteile wie Zinkoxyd, Kreide und Kalkwasser, hervorgerufen, welche anaemisierend und entzündungswidrig wirken.

Kühlpasten (nach UNNA).

Rp. Magnes. carbon....... 2,5
Liq. Alumin. acet.......... 5,0
Vaselini 4,0
Lanolini hydr. 1,0

Rp. Magnes. carbon...... 2,5
Ungt. lenient. 10,0

Rp. Magnes. carbonic. ... 5,0
Aq. dest.
Lanol. hydr. .... aa 10,0

Rp. Pulv. fluent. artif.... 40,0
Ungt. lenient. 50,0
Aquae 10,0

S. auch Mattan.

Moderne Kühlpasten (kühlende Deckpasten).

Rp. Vaselini alb. 30,0
Alcohol cetyl. 5,0
Lanol. anhydr. 5,0
Titan. bioxydat........... 5,0
Amyli 20,0
Zinc. oxydat. 5,0
Talci 5,0
Magnes. carbon. 5,0
Mentholi.................. 0,3
Aquae 20,0

Kühlsalben (Kühlcremes), Unguenta refrigerantia (s. auch Kühlpasten). Die bekannteste Kühlsalbe ist Unguentum leniens, deren kühlende Wirkung indes in vielen Fällen nicht ausreichend ist, also entweder durch besondere Zusätze (Liq. Aluminii acet., Menthol usw.) intensiviert werden muß. Weiters kommen in erster Linie wasserreiche Lanolinsalben (Lanolin-Vaselin-Salben) in Frage, die in moderner Form zweckmäßig unter Heranziehung gewisser Emulgatoren (Tegin, Cetylalkohol, Triaethanolamin usw.) bereitet werden (s. auch Cetylalkohol).

Rp. Liq. Alum. acet. 1% 40,0
Eucerini 40,0
Vaselini 20,0

Rp. Adip. Lanae anhydr. 10,0
Adip. benzoat. 20,0
Liq. Plumbi subacet. (oder Aq. calcis) 30,0
S. Ungt. refrigerans Plumbi (UNNA).

Rp. Adip. Lanae anhydr. 10,0
Ungt. pomadin. (oder Ungt. Wilsoni, Adip. benzoati) 20,0
Aq. dest. 30,0
Ev. 10% Ichthyolzusatz.
S. Ungt. refrigerans pomadinum (UNNA).

Diese Salben werden zweckmäßig auch so bereitet, daß an Stelle von Adeps benzoat. Vaselin genommen wird, wodurch eine festere Bindung des Wassers erzielt wird.

Vorzügliche Kühlwirkung entfalten auch die sehr wasserreichen Stearate als Salbengrundkörper (s. Stearatcremes).

Rp. Stearati simpl. ammon. c. Vaselino 100,0
Mentholi................ 0,3
S. Kühlcreme nicht fettend. (Bei Zusatz von 100,0 Ungt. leniens halbfett.)

Rp. Ungt. lenient. 30,0
Vaselini alb. 20,0
Lanol. anhydr. 10,0
Alcohol. cetyl. 6,0
Mentholi.................. 0,4
Aquae 34,0
S. Kühlcreme fett.

Rp. Ol. Amygdalar. 10,0
Lanol. anhydr. 10,0
Alcohol. cetyl. 3,0
Aquae (o. Liq. Alumin. acetic.) 30,0

Rp. Plumb. acet......... 10,0
Eucerini 50,0
Aquae 40,0
S. Kühlsalbe nach UNNA.

Rp. Vaselini 10,0
Lanol. anhydr.
Aq. Rosar.
Aq. Aurant. flor. ..... aa 30,0
S. Einfache Kühlsalbe nach UNNA.

Rp. Ol. Paraffini albiss. . 10,0
Lanol. anhydr. 10,0
Alkohol. cetyl. 3,0
Mentholi.................. 0,3
Aquae..................... 30,0

Rp. Pulv. fluent. artif. .. 30,0
Ungt. lenient. 50,0
Aquae 20,0
Mentholi.................. 0,2
Mattan-Kühlsalbe.

S. auch Eucerin; Mattan; Unguenta.

Den Kühlsalben können natürlich auch Medikamente zugefügt werden, z. B. Schwefel, Teer usw., so z. B.:

Kühlsalbe nach KROMAYER.

Rp. Acid. salicyl.	
Acid. carbol. liquef.	0,5
β-Naphtholi	
Lanolini	
Vaselini	aa 30,0
Aq. dest.	
Aceti	aa 15,0

Rp. Formalini	10,0—20,0
Lanol. anhydr.	20,0
Vaselini	10,0

Formaldehyd-Kühlsalbe (UNNA).

Kühlsalbe Dr. Koch gegen Hautjucken soll nach Angabe enthalten: Bleiacetat 4,0, Glyzerin 15,0, Bornylacetat 5,0, Maisstärkeschleim 25,0, Salbengrundlage 100,0. (Dr. Fritz Koch, Fabrik pharm. Präparate, München.)

Kühlstifte, Styli refrigerantes. Unter diesen Begriff fallen auch Mentholstifte (s. dort), ebenso Stifte aus festem Eau de Cologne (s. Eaux de Cologne). Auch Salbenstifte mit Mentholzusatz, eventuell Salbenstifte mit Wassergehalt, Gelatinestangen mit Wassergehalt und eventuell Menthol- oder Campherzusatz usw. Auch Salbenstifte mit Ammonnitrat (s. auch Kühlpapiere bei Papier) usw.

Rp. Ceresini	30,0	Ol. Paraffin. alb.	20,0
Cerae alb.	10,0	Mentholi	1,0
Stearini	20,0		

Gelatinekühlstift. Gelatine 150,0 mit Wasser 800,0 übergießen und 24 Stunden quellen lassen. Dann gelinde erwärmen bis zur Verflüssigung, Glyzerin (28 Bé) 15,0 zusetzen. Nun löst man Menthol 4,0 und das Parfum in wenig Alkohol und fügt diese Lösung kurz vor dem Gießen hinzu. In Stangenformen ausgießen.

Kühlumschlag nach SCHMUCKER, Fomentum frigidum Schmuckeri. Man löst Ammoniumchlorid 100,0 und Kaliumnitrat 100,0 in heißem destilliertem Wasser 800,0. Mit dieser Lösung tränkt man dickes Filtrierpapier oder noch besser dicke, flache Stücke von Papierwatte, hängt zum Trocknen an Schnüren auf und bewahrt vor Feuchtigkeit geschützt auf. Zur Verwendung schlägt man das doppelt gefaltete Papier bzw. eine Lage imprägnierter Papierwatte in eine Binde ein, tränkt mit Essigwasser und legt auf (s. auch Kältemischungen; Papiere).

Kukirol ist ein Salizylsäure enthaltendes Hühneraugenpflaster.

Kukirol-Fußbad. Analyse ROJAHR: Spuren Dextrin, etwa 60 p. c. Soda, etwa 40 p. c. Natriumbikarbonat. (Kukirol-Werk, Kurt Krisp, Bad Salzelmen.)

Kümmelöl (Oleum Carvi). Zum Aromatisieren von Mundpflegemitteln benützt.

Kummerfeldsches Wasser, Aqua Kummerfeldi.

Rp. Sulfur. praec.	12,0	Aq. Calcis	150,0
Camphorae	1,0	Aq. Rosar.	150,0
Gummi arab.	2,0	Bei Seborrhoe, Akne usw.	

Diese Originalvorschrift wird häufig modifiziert, z. B.:

Kummerfeldsches Waschwasser.

Schwefelblumen	12,5 g	Eau de Cologne	125 g
Camphergeist	25 „	Wasser	762,5 „
Glyzerin	75 „	Vor Gebrauch schütteln.	

S. auch Akne vulgaris.

Kundalini-Hautöl, ein Massageöl, soll angeblich radioaktiv und aus „14 reinsten aetherischen Waldkräuterölen" hergestellt sein und „u. a. das paracelsische Wunderkrautöl" enthalten. Nach PEYER ein mit Zitronenöl parfumiertes Olivenöl. (Kundalini-Werk, München.)

Kunst, Kosmetik in der. Eine Betrachtung der Kunst aus dem Gesichtspunkt ihrer Gegenstände, sozusagen nach dem Prinzip der Stoffwahl der künstlerischen Gestaltung, könnte zu recht bemerkenswerten Feststellungen gelangen: Es würden sich Klassen von künstlerisch darstellungsfähigen, nach Wiedergabe gleichsam verlangenden und von zur künstlerischen Fixierung mehr oder weniger ungeeigneten Inhalten und Objekten herausstellen und eine Geschichte der immer fortschreitenden Eroberung immer neuer Gegenstandsarten für die Kunst würde interessante Gesetzmäßigkeiten ans Licht bringen. Eine der auffälligsten Antithesen wäre die Unterscheidung „natürlicher" von „künstlichen" Gegenständen, die Bevorzugung der natürlichen Dinge, wie Menschen, Tiere, Landschaften vor Artefakten und Gebrauchsgegenständen, und eine mit der Entwicklung der Kunst allmählich fortschreitende Eroberung immer weniger natürlicher, immer abgelegenerer und artefiziellerer Motive für die Kunst ließe sich beobachten. Bei diesem Stand der Dinge ist zu erwarten, daß ein relativ „künstliches" Gebiet wie die Kosmetik — künstlich nicht im Hinblick auf den allgemeinen Schmuck-, Schönheits- und Spieltrieb, aber doch künstlich im Hinblick auf die spezifisch dazu ausgewählten Mittel — eine verhältnismäßig selten aufgesuchte Domäne für die Auswahl künstlerischer Themen sein wird. Das ist in der Tat der Fall. Allerdings kompliziert sich diese Frage durch eine andere Betrachtung der Kunst, derzufolge gewisse besonders archaische Aspekte die Kunst weniger als ein in unserem Sinne auf Schönheit und ästhetische Form bedachtes Schaffen denn als ein Mittel getreuer Berichterstattung des Lebens erscheinen lassen. Wir werden also gerade in der sogenannten archaischen Kunst verhältnismäßig häufig auf Motive, die dem Gegenstandsgebiet der Kosmetik entstammen, stoßen, eben weil dieser zum täglichen Leben gehörige Bereich in einer referierenden Darstellung weniger fehlen kann, als in einer lediglich ästhetisierenden.

In der vielleicht ältesten uns erhaltenen „Toilettenszene" — einem Kalksteinrelief auf dem Sarge einer ägyptischen Prinzessin aus dem zweiten vorchristlichen Jahrtausend — hält die Dame in der einen Hand den Spiegel, während eine Sklavin im Begriffe ist, ihr die letzte Nadel in die bereits vollendete Frisur zu stecken. Es scheint sich um eine anstrengende Prozedur gehandelt zu haben, denn mit der anderen Hand führt die Prinzessin eine Schale zum Munde, ein vor ihr stehender Mundschenk hält eine Kanne bereit, die Schale wieder zu füllen.

Auf einem griechischen Marmorrelief aus dem 5. Jahrhundert v. Chr. ist ein Jüngling, Apoxyomenos genannt, abgebildet, welcher sich mit einem Schaber von Staub und Öl nach vollendetem Wettkampf reinigt. Ähnliche Darstellungen finden sich auf griechischen Vasenmalereien, welche die Erziehung der Epheben zum Gegenstande haben.

In den „Lehren der kaiserlichen Erzieherin", einem umfangreichen, auf Seidenrollen gemalten chinesischen Werke aus der Zeit zwischen 230—300 unserer Zeitrechnung wird gezeigt, wie die vorbildliche Ehefrau sich um die Toilette ihres Gatten zu kümmern hat. Dieser sitzt vor einem Spiegel, während seine Frau ihm die langen Haare sorgfältig kämmt. Auf der anderen Seite des Bildes weist sie auf den wieder geordneten Ankleideraum hin, zahlreiche Toilettengegenstände, Kammschachteln, Salbengefäße sind säuberlich auf dem Boden aufgestellt.

Eine Freskomalerei aus einer der Höhlen des buddhistischen Wallfahrtsortes Ajanta (um 500 n. Chr.) stellt eine Prinzessin bei der Morgentoilette dar. Die Szene ist im Garten; die junge Dame ist bis auf reichen Kopf-, Hals- und Gürtelschmuck unbekleidet. Lippen, Mund, Nase und Kinn sind bereits mit Schminke betupft, sie betrachtet das gelungene Werk im Spiegel. Eine Dienerin hält auf einem Tablett Fläschchen und Büchsen, eine andere schwingt ein Räuchergefäß.

Über die römische Badekultur sind wir durch die noch erhaltenen Thermen und die Berichte zeitgenössischer Schriftsteller ausgezeichnet unterrichtet und nicht minder über die Schmink- und Färbekünste der römischen Damen, denen manch beißendes Epigramm der Satiriker gilt. In Herculanum und Pompeji behandeln einige Wandmalereien Toilettenszenen; eine „Schmückung der Braut", welcher die Haare kunstvoll arrangiert werden, ist erwähnenswert.

Der wachsende Einfluß des Christentums, das bald auch die Kunst für sich in Anspruch nimmt, läßt profane Darstellungen in den Hintergrund treten — Bildnisse und Statuen der weltlichen Machthaber bilden fast die einzige Ausnahme. Aber auch sie entsprechen in Stil und Ausführung der strengen hieratischen Auffassung vom Wesen der Kunst, welche die Darstellungen der göttlichen Personen und der Heiligen kennzeichnet. Ein Wandel tritt erst mit der Renaissance ein.

Neben den als „Toilettenszenen" zu bezeichnenden Bildwerken, von welchen wir bereits Beispiele aus dem Altertum gesehen haben, sind es hauptsächlich die Darstellungen Badender, die in unser Stoffgebiet fallen. Hierbei sind wir uns klar — wie schon einleitend erwähnt wurde —, daß in der Regel keine kosmetische Absicht, etwa ein Lob auf die hygienischen Segnungen des Wassergebrauches, vorliegt, sondern daß den Künstler die Möglichkeiten reizen, die er aus den gefälligen Bewegungen des nackten Körpers im Spiel der Wellen, aus den erotisch betonten Ent- und Verhüllungen entwickeln kann.

Ein schönes frühitalienisches Glasfenster, jetzt im Bergello-Museum in Florenz, zeigt eine sitzende Frau, die mit Hilfe einer Dienerin ihr Haar ordnet und sich dabei im Spiegel betrachtet, eine zweite Dienerin gießt Wasser in ein Waschbecken, eine dritte reicht eine Schale mit Obst. Es ist fast die gleiche Situation wie auf dem oben beschriebenen ägyptischen Sargrelief. Selten fehlt auf diesen Toilettenszenen der Spiegel; er bildet den räumlichen Mittelpunkt, faßt gewissermaßen das ganze Geschehen in sich zusammen und gibt gleichzeitig der Hauptperson einen Ruhepunkt für den Blick. So auf einem Bilde des Francesco Bissolo (1492—1530), eine Venezianerin darstellend, die unbekleidet auf einer Steinbank sitzt und im Spiegel das schönfrisierte blonde Haar betrachtet.

„Susanna im Bade" wurde dank der biblischen Herkunft schon früh Gegenstand künstlerischer Darstellung und ist dies bis in die Neuzeit geblieben, desgleichen die Geschichte von David und Bathseba. Wir erwähnen ein in Dresden befindliches Gemälde des Franciabigo (1482—1523), auf welchem die Badeszene mit besonderer Hingabe wiedergegeben wird. Ein Bild des Parmeggiano aus der gleichen Epoche zeigt badende Nymphen in anmutigen Bewegungen.

Wannenbäder, in welchen der ausgestreckte Körper von dem Wasser bedeckt wird, waren im Mittelalter nicht üblich. Das Baden erfolgte sitzend in einem Holzzuber, der Oberkörper wurde von einer anderen Person übergossen. Ein Altarflügel Dürers (aus dem Jahre 1523, jetzt in Frankfurt am Main) zeigt, wie Hiob in dieser Weise von seiner Frau gebadet wird. Ein Werk des gleichen Meisters „Das Bad" gibt eine charakteristische Darstellung des damaligen Badelebens. Zwei Männer sitzen in Badebütten, ein dritter erholt sich mit einem stärkenden Trunke, der Bademeister steht am Wasserhahn, ein Flötenspieler und eine Geigerin sorgen für musikalische Unterhaltung; eine vorübergehende Dame sieht interessiert der Szene zu. Man weiß, daß die öffentlichen Bäder jener Zeit eine Stätte recht zwanglosen Zusammenseins beider Geschlechter waren; zahlreiche Edikte und Bußpredigten versuchten der dort herrschenden Sittenverwilderung Einhalt zu tun.

Ernstere Sorgen erfüllten Kirche und Staat in dem nun folgenden Jahrhundert der Glaubenskriege. Noch einmal ward nach der lebensfreudigen Diesseitsbejahung der Renaissance die ganze Machtfülle der Kirchen entfaltet, um die Geister in ihren Bann zu schlagen, und auch der Kunst wurden strenge Regeln in der Wahl ihrer Themen auferlegt. Aber die erzwungene Strenge und Starrheit kann auf die Dauer dem Ansturm der neuen Ideen nicht standhalten, überall lockern sich die überkommenen Bindungen, die Dogmen, die politischen Anschauungen erscheinen nicht mehr als unwandelbar, das Eigenleben des Individuums macht seine Rechte geltend, neben die immer mehr an Boden verlierenden mittelalterlichen geistlichen und weltlichen Hierarchien tritt als neuer Faktor: die Gesellschaft. Noch bewegt sie sich in höfischen Formen, bald wird sie aber ihren eigenen Stil gefunden haben. Das „Lever" der großen Herren und Damen wird zu einer sozialen Funktion. Ein im Louvre befindliches Bild des Watteau nahestehenden Jean-Baptiste Pater, „Die Toilette", zeigt die Dame des Hauses, während die Kammerzofen sich mit ihrer Frisur beschäftigen, von zahlreichen eleganten Besuchern umgeben. William Hogarth, der unübertreffliche Sittenschilderer, hat uns auch eine Morgentoilette einer großen Dame hinterlassen (Mariage à la Mode, IV). Die Dame plaudert, während sie frisiert wird, mit ihrem Liebhaber, der Ehemann schläft, ermüdet von dem Morgenritte, auf einem Stuhle, Musiker spielen, ein Dichter deklamiert. Die dargestellten Personen tragen die Züge bekannter Gesellschaftsgrößen. Ein anderes Werk Hogarths zeigt Wanderschauspieler in einer Scheune. Es ist noch früh am Morgen, alle sind mit den primitivsten Toilettenvorbereitungen beschäftigt. Im Mittelpunkt versucht eine leicht bekleidete Schauspielerin beim Scheine einer Kerze mit Hilfe eines Spiegels ihr Haar in Ordnung zu bringen.

Esprit und Pikanterie beherrschen jetzt Gesellschaft und Literatur und triumphieren in der Kunst des Rokoko. Statt Marschällen und Kirchenfürsten werden elegante Herren porträtiert. Die Frauenbildnisse verlieren die junonische Starrheit, sie werden beschwingt, aetherisch. Die Schminke wird durch den flüchtigen Puder verdrängt, Schönheitspflästerchen heben den Reiz der hell gepuderten Haut. Sie möglichst wirksam anzubringen, erfordert viel Überlegung — Boucher hat ein junges Mädchen gemalt, das mit dieser wichtigen Frage beschäftigt ist. Der mittelalterliche Vollbart, schon auf die Fliege vermindert, weicht jetzt ganz dem glattrasierten Gesicht. Auch die Tage der Perücke sind gezählt, bald wird das Haar auch nicht mehr gepudert, sondern in seiner natürlichen Farbe getragen.

Eine „Toilette der Venus", gleichfalls von Boucher, zeigt die uns schon bekannte Zusammenstellung: eine Amorette hält der Göttin den Spiegel vor, eine Nymphe ordnet ihr Haar, andere mühen sich um ihre Kleidung. Auch seine „Diana nach dem Bade" weicht kaum von den üblichen Darstellungen dieser Art ab. Von seinem Schüler Fragonard, der mit unnachahmlicher Grazie die gewagtesten Sujets zu behandeln wußte, existiert ein Bild „Badende", das hübsche junge Mädchen im Strudel der Wellen zeigt.

Die jahrhundertelange Verpönung des Nackten als etwas Unsittlichen, die Beschränkung der kosmetischen Pflege auf die wenigen unverhüllten Teile des Körpers, der nur gelegentlich, aus besonderer Veranlassung gründlicher Reinigung im ganzen teilhaftig wurde, alles dies trug dazu bei, daß diese schönen Bilder badender Göttinnen und Nymphen dem Künstler wie dem

Publikum als etwas Außergewöhnliches, fast Unerlaubtes erscheinen mußten. Das kommt zum Ausdruck in der unnatürlichen Glätte der Haut und der — man ist versucht zu sagen: Unbeweglichkeit des Fleischtones. Die grundlegende Wandlung, welche seit Beginn des 19. Jahrhunderts sich in der Pflege und Kosmetik des ganzen Körpers vollzieht, die beginnende Freude an Wasser, Luft und Sonne schuf dem europäischen Menschen ein neues Verhältnis nicht nur zum eigenen Körper, sondern auch zur umgebenden Natur. Damit erwuchsen auch dem Künstler neue Aufgaben, zu deren Bewältigung zur rechten Zeit die Bekanntschaft mit der Kunst eines Volkes kam, das seit Jahrhunderten der Kosmetik des gesamten Körpers die größte Sorgfalt gewidmet und gleichzeitig innigsten Kontakt mit der Natur gepflegt hatte.

Um 1860 waren die ersten japanischen Holzschnitte nach Paris gekommen und hatten dort einen derartigen Sturm der Begeisterung entfacht, daß auf der Weltausstellung von 1867 der japanischen Kunst eine eigene Abteilung eingeräumt wurde. Wie hier Licht und Luft, Wasser und Erde, Hell und Dunkel in Harmonie gebracht waren, wie der Mensch als Teil der Natur erschien, wie trotz aller Lebhaftigkeit der Farben kein Mißklang störte, das waren für Künstler und Laien unerhörte und höchst fruchtbare Offenbarungen, die ihren Niederschlag im Impressionismus fanden. Es ist kennzeichnend, daß wir von Renoir, dem Meister dieser Schule, ein Dutzend verschiedener Darstellungen badender Frauen besitzen. Verschwunden ist die galvanisierte Ruhe der nach klassischen Vorbildern gemodelten Körper, die Haut schillert und schimmert im Spiel der mannigfachen durch das Licht nuancierten Töne. Wir verdanken Renoir noch einige Toilettenszenen. Zwei Bilder mit dem gleichen Thema: „Femme se coiffant", die durch die reizende Haltung der erhobenen Arme bestricken, ein anderes, auf dem die Mutter ihrer Tochter Blumen ins Haar flicht, und schließlich das Bild eines Mädchens, das beim Kämmen des langen Haares plötzlich innehält und den Blick ins Weite gehen läßt.

Renoir bedeutet den bisher nicht wieder erreichten Höhepunkt der in unser Stoffgebiet fallenden Werke. Wir führen aus dem Kunstschaffen der auf ihn folgenden Zeit einige Bilder an, die als charakteristisch für die Künstler und ihre Epoche gelten können: „Bad der Psyche" von dem Engländer Leighton, eine glatte, rein akademische Aktstudie; „Spiegel der Venus" von Burne-Jones: der See spiegelt die grazilen Gestalten der Göttin und ihrer Gefährtinnen wider; von dem Schweden Viggo Johansen: „Samstag Abend": drei Kinder erhalten das wöchentliche warme Bad, und von Liebermann: „Badende Jungen", frisch und urwüchsig in Auffassung und Ausführung. Schließlich dürfen wir eines der wenigen, wirklich kosmetischen Absichten entsprungenen Werkes nicht vergessen: des „Struwelpeters" von Hofmann. Er stellt die ideale Vereinigung von Kosmetik und Kunst dar, hat ganze Generationen von Kindern begeistert und praktisch mehr für die Kosmetik gewirkt, als spaltenlange gelehrte Abhandlungen! Ein würdiges Gegenstück hat er in Wilhelm Buschs „Bad am Samstag Abend" gefunden.

Die „Kosmetik in der Kunst", über die wir einen kurzen Überblick zu geben versuchten, soll durch ein paar Worte über „Kunst in der Kosmetik" ergänzt werden.

Freude an künstlerischer Formgebung, an reicher Verzierung, an symbolischer Verbrämung, auch an grotesker Verzerrung waren bei den alten Kulturvölkern eng verbunden mit jeder handwerklichen Betätigung. Auch dem Mittelalter war dieser Schmuck- und Ziertrieb nicht ganz entschwunden — man denke an die liebevolle Ausgestaltung der Wasserspeier auf den Firsten der Kathedralen und der Miserere im Kirchengestühl —; er findet sich heute noch in der bäuerlichen Heimatkunst.

Die ägyptischen Königsgräber haben wohl die reichste Ausbeute ergeben: Elfenbeinkämme mit geschnitzten Griffen, zierliche Paletten, auf denen die Farbe für die Augenbemalung zerkleinert wurde, Metallspiegel, deren Handgriffe symbolische Ornamente zeigen, Töpfchen für Schminke und Parfum in den bizarrsten Formen. Im Louvre befindet sich die Büste eines Mädchens, welches einen Krug auf dem Kopfe trägt in der für die Fellachenweiber noch heute charakteristischen Weise. Dreht man den Oberteil des Kruges, so wird eine Höhlung sichtbar, die zur Aufnahme von Parfum bestimmt war.

Merkwürdig sind in Persien gefundene reichverzierte Futterale, die zum Schutze der langen Bärte getragen wurden. Bei den Ausgrabungen in Mykene fanden sich kunstvoll gearbeitete Haarnadeln, reichornamentierte Ohrringe und besonders schöne Spiegelgriffe aus Elfenbein. Phönizien war zur Zeit seiner Blüte das Hauptland für Herstellung und Export kosmetischer Erzeugnisse. In allen Ländern, mit denen es Handelsbeziehungen unterhielt, haben sich kunstvolle Gefäße und Fläschchen aus Alabaster, Glas, Email, Elfenbein und Gold erhalten. In der Nekropole von Sidon entdeckte man Bruchstücke eines Elfenbeinkästchens, das ein besonderes Kunstwerk darstellte. Es war in einzelne Fächer geteilt, die zur Aufnahme von Parfum- und Farbentöpfchen dienten. Kleine Götterstatuen, in Sardinien gefunden, tragen das Haar in lange Zöpfe geflochten, die weit nach vorne überfallen — eine Haartracht, die sich in abgelegenen Bezirken der Insel bis ins Ende des 19. Jahrhunderts erhalten hat.

Alle diese Funde stellen gleichzeitig wichtige Beiträge zur Staaten- und Kulturgeschichte dar. Auf ägyptischen Malereien, die den Triumphzug des Pharao darstellen, läßt sich aus der verschiedenen Haartracht der abgebildeten Gefangenen deren Nationalität bestimmen. Verschiedenheit der Haar- und Barttracht auf mesopotamischen Siegelzylindern des dritten vorchristlichen Jahrtausends zeigt deutlich den Rangunterschied und die Herkunft der dargestellten Personen. Auf einem Alabasterrelief, welches den assyrischen König Asurbanipal beim Festmahl im Garten darstellt und aus dem 7. Jahrhundert v. Chr. stammt, fällt die Korpulenz der Königin und ihrer Hofdamen auf — ein frühes Beispiel für das Schönheitsideal orientalischer Völker, die auch heute noch bei ihren Frauen das Gegenteil der „schlanken Linie" bevorzugen.

Griechische Vasenmalereien zeigen die Haartracht der homerischen Helden, der „Achäer mit lockigem Haar" und die Vielfalt der weiblichen Frisuren. Bedeutende Kunstwerke sind die etrurischen Bronzespiegel, und von den römischen Funden sind als Kuriosität erwähnenswert Netze aus Goldfäden, die zum Halten der Frisur von den Damen getragen wurden. Aus der Karolingerzeit stammt ein Elfenbeinkamm, auf der einen Seite mit dünnen, auf der anderen mit starken Zähnen, dessen Mitte ein Relief schmückt; die Umrandung ist mit kostbaren Steinen geziert.

Heute wird von einem Gegenstande des täglichen Gebrauches lediglich verlangt, daß er schlicht und unauffällig seinem praktischen Zwecke diene. Zeit und Besinnlichkeit fehlen uns, der gewaltige Verbrauch erfordert schnelle, fabrikmäßige Herstellung, die künstlerischer Betätigung keinen Raum läßt. Möglichkeiten hierzu beständen noch auf dem Gebiete der Reklame, die gerade für die hochentwickelte Industrie der Kosmetik eine entscheidende Rolle spielt. Tatsächlich hat im Anfange des Reklamewesens eine vielversprechende Berührung der Kunst mit der Kosmetik stattgefunden: die englische Seifenfirma Pears ließ von namhaften Malern und Zeichnern Bilder herstellen, die wirklichen Kunstwert besaßen und gleichzeitig den kaufmännischen Absichten der Firma dienten. Das bekannteste, welches die ganze englisch sprechende Welt zum Lachen brachte, ist die Darstellung eines zerlumpten Vagabunden mit der Unterschrift: „Einmal habe ich Seife von Pears gebraucht und seitdem keine andere!" Die heutige Reklame in der kosmetischen Industrie beschränkt sich auf klischeemäßige Darstellungen unwahrscheinlich schöner Mädchen und Männer, die verkünden, daß sie ihre Schönheit dem ausschließlichen Gebrauch des angepriesenen Fabrikats verdanken. Doch fehlt es auch nicht ganz an Versuchen, mit künstlerischen Mitteln für kosmetische Erzeugnisse zu werben. Um die Eigenart kostbarer Parfums und Lotionen zu betonen, gibt man den Flakons aparte Formen und paßt die Glastönung dem Inhalt an. Diese Versuche gehen von Frankreich aus, dem heute tonangebenden Lande der Kosmetik, deren „Hohes Lied" der Romancier Pierre Hamp geschrieben hat.

Mit Rücksicht auf die gebotene Kürze seien nur einige Literaturangaben angeführt: Hamp, Pierre, Le Cantique des Cantiques. Paris. 1931. — Historia del Arte Labor, Barcelona 1932ff. Bde. II/VII u. IX der spanischen Übersetzung der deutschen „Propyläen-Kunstgeschichte". — Hogarth, William, Gravures et eaux-fortes. Édition Hachette. Paris. 1913. — Muther, Richard, Geschichte der Malerei, 2. Aufl. Berlin. 1912. — Noguchi, Yone, Hokusai. Traduction de l'anglais par M.-E. Maître. Paris. 1928.

Kunstauge (Augenprothese). Die kosmetischen Anforderungen an die Augenprothese erstrecken sich in drei Richtungen: 1. Möglichst natürliches und dem anderen Auge entsprechendes Aussehen der Prothese selbst. 2. Möglichst gute Beweglichkeit der Prothese, die mit der Frage der Unterlage zusammenhängt. 3. Vermeidung eines „eingesunkenen Oberlides", der sogenannten „Orbitalfurche".

Ad 1. Die früher üblichen fabrikmäßig erzeugten einfachen „*Schalenaugen*" werden jetzt allmählich durch die allerdings viel teureren „*Reformaugen*" (Snellenaugen), doppelwandige Schalen, verdrängt, die in besonders guter Ausführung von Müller-Wiesbaden erzeugt werden. An diesen aus widerstandsfähigem Glasfluß (Email, Kryolith) geblasenen Prothesen wird auf der hinteren Schale mittels farbiger Glasstäbchen die Zeichnung der Iris und der Pupille — genau entsprechend dem anderen Auge — aus freier Hand nachgebildet und dann über einem Hohlraum, d. i. der „Vorderkammer", die „Hornhaut" geblasen.

Die Prothese ist etwa 1—2 Jahre haltbar, dann verursacht sie Reizerscheinungen.

Die Prothese soll etwas kleiner sein als das andere Auge, um weniger aufzufallen; ist sie zu klein oder zu groß ausgefallen, so kann man sie durch Vorsetzen einer Brille mit entsprechenden Konvex- oder Konkavgläsern größer oder kleiner erscheinen lassen.

Ist noch ein erhaltbarer Augenstumpf vorhanden, s. unten, so wird eine entsprechend dünnere, aber auch doppelwandige Prothese, ein „*Bulbusauge*" verwendet, welche an der Rückseite dem Stumpf genau angepaßt sein muß.

Ad 2. Auf die Schaffung einer günstigen Unterlage für die Prothese ist vor allem schon bei der Ausführung der Enukleation (s. dort) des Auges weitgehende Rücksicht zu nehmen. Auch nach einer einfachen, kunstgerecht ausgeführten Enukleation mit oder ohne Naht der Bindehaut besteht wohl meist eine gewisse Beweglichkeit der Prothese. Dennoch wurde vielfach und zum Teil mit Erfolg versucht, durch Verbesserung der Unterlage der Prothese ihre Beweglichkeit zu erhöhen. So wurden z. B. die Sehnen der vier Recti miteinander kreuzweise oder der Reihe nach vernäht. — Bedeutend bessere Erfolge werden durch Implantation eines neuen Inhalts in den Tenonschen Sack erzielt. Dadurch wird nicht nur eine gute Unterlage für die Prothese geschaffen, sondern durch Herbeiführung normaler Druck- und dadurch bedingter Ernährungsverhältnisse die richtige Lage der Lider, Vermeidung eines „eingesunkenen Oberlides" gewährleistet (Löwenstein). Von den zahlreichen Stoffen, die man zu implantieren versuchte, Kugeln aus Glas, Silber, Gold, Elfenbein, Rinderknochen, Kalbsknorpel, weiters lebenden Knochenstücken, z. B. dem Fibulaköpfchen, Fett, Paraffin u. a., haben sich eigentlich nur dekalzinierte Knochen, Hollundermark und besonders Fett bewährt. Fett, z. B. aus der Glutaealregion entnommen, wird in Form einer Kugel in den Tenonschen Sack gebracht und durch eine Tabaksbeutelnaht festgehalten. Bei späterer Schrumpfung des Fettes kann eventuell Paraffin in den Fettklumpen injiziert werden.

Um eine bessere Unterlage für die Prothese zu erhalten, begnügt man sich in Fällen, wo dies ohne sonstige Gefahr möglich ist, statt der Enukleation mit einer Exenteratio bulbi (Ausweidung des Augapfels mit Hinterlassung der Sklera), eventuell mit Implantation von Glas, Gold, besonders aber Fett in die Skleralhöhle. Zur besseren Ernährung desselben kann durch Entfernung des hinteren Skleraabschnittes ein innigerer Kontakt des eingepflanzten Fettes mit dem übrigen Orbitalinhalt herbeigeführt werden (Sondermann). Im allgemeinen sind aber die kosmetischen Resultate nach Exenteratio bulbi denen nach vollständiger Entfernung des Augapfels nicht wesentlich überlegen. Eine andere Methode zur Erzielung einer guten Unterlage stellt die Subenukleation dar, bei der der größere hintere Abschnitt des Augapfels amputiert wird, der vordere Abschnitt mit den vier geraden Muskeln erhalten bleibt.

Ein mehr minder geschrumpftes Auge, bei dem weder Schmerzen noch eine Gefahr der sympathischen Ophthalmie die Entfernung erfordern, bietet natürlich eine besonders gute Unterlage für die Prothese (s. Hornhautnarbe).

Schwierig ist das Einbringen der Prothese bei teilweisem oder vollständigem Fehlen des Bindehautsackes infolge Vernarbung oder Schrumpfung, Symblepharon. Zahlloser Methoden bedient sich die sogenannte Höhlenplastik, um hier Raum für die Prothese zu schaffen. Die Hauptschwierigkeit besteht darin, daß bei Bildung eines künstlichen Bindehautsackes mittels Durchtrennung der Narbe und Implantation von Haut derselbe vom Grund aus wieder zusammenwächst und das Implantat durch die Lidspalte herausdrängt. Bezüglich der Operationsmethoden sei auf die augenärztlichen Operationslehren verwiesen, hier seien nur folgende Prinzipien erwähnt:

1. Bildung einer neuen Höhle und Implantation einer mit Epidermis bedeckten Interimsprothese (Maysche Prothesenplastik). Selbst bei zeitweiliger Vernähung der Lidspalte kommt es jedoch meist zur Ausstoßung der Prothese. 2. Deckung der Wand der neugebildeten Höhle mit feinsten Epidermisläppchen (Meller). 3. Durchtrennung der äußeren Lidkommissur, Durchtrennung der Narbe, Herunterziehen des Unterlides und Deckung des Defektes durch Einschlagen eines gestielten Lappens aus der Schläfengegend in die neugebildete Höhle oder durch feinste Hautläppchen. Das Unterlid bleibt bis zur Einheilung des Lappens abgezogen und wird erst

dann in einem zweiten Akt in die normale Lage zurückgebracht. 4. Besonders vielversprechend erscheinen die Knopflochmethoden (z. B. MAXWELL, ZEEMANN u. a.). In der Höhe des zu bildenden Fornix wird ein querer Schnitt durch die ganze Liddicke geführt. Nach Bildung einer Höhle durch Durchtrennung der Narbe wird durch den Schnitt wie durch ein Knopfloch ein gestielter Lappen der Lidhaut nach innen gezogen und zur Deckung der einen Wand der Höhle verwendet; da der Hautlappen vorläufig noch mit der Lidhaut in Verbindung steht, kann er bei einsetzender Vernarbung nicht aus der Lidspalte herausgedrängt werden. Die andere Wand der Höhle wird durch freie Transplantation von Haut oder Bindehaut gedeckt. Erst später wird der Stiel des Lappens durchtrennt.

Ad 3. „*Eingesunkenes Oberlid.*“ Meist ist es durch entsprechend ausgeführte Enukleation bzw. durch plastischen Ersatz des Augapfels zu vermeiden. Besteht es aber bereits, so kann man versuchen, durch ein am Boden der Orbita eingebrachtes Fettimplantat die Prothese zu heben und die Lideinsenkung zu beseitigen (COMBERG).

Von ganz außerordentlicher Bedeutung ist das frühzeitige Tragen von Prothesen bei Kindern. Bei Fehlen des normalen Orbitalinhaltes und der dadurch bedingten Druckverhältnisse erleidet das Wachstum der ganzen Gesichtshälfte schwere Einbuße. Daher soll man bei Kindern mit der frühzeitigen Entfernung des Auges möglichst zurückhaltend sein, soweit es ohne Gefahr möglich ist. So soll z. B. bei kleinen Kindern eine Enukleation aus kosmetischen Gründen, wie bei Staphyloma corneae, möglichst vermieden, bzw. durch andere Operationen (s. Hornhautnarbe) ersetzt werden. Ist man jedoch zur Enukleation gezwungen, so ist das frühzeitige Einlegen einer Prothese, eventuell mit entsprechender Unterlage (Implantat) von eminenter Wichtigkeit für das weitere Wachstum des Gesichtes.

Besondere Schwierigkeiten in kosmetischer Hinsicht ergeben sich bei tiefsitzenden Orbitaltumoren. Wenn der Augapfel nicht mitergriffen ist, so wird mit Hilfe der KRÖNLEINschen temporären Resektion der seitlichen Orbitalwand der Tumor bei Erhaltung des Bulbus entfernt. Ist der Bulbus auch ergriffen, so ist es manchmal noch möglich, durch Erhaltung der Bindehaut „subkonjunktivale Exenteration“, eine halbwegs gute Unterlage für die Prothese zu schaffen. Muß der ganze Orbitalinhalt einschließlich der Lider entfernt werden (Exenteratio orbitae), so läßt sich der relativ beste kosmetische Effekt noch durch ein ***Vorlegeauge (Ekblepharos, Lidbulbusauge)*** erzielen, welches aus einer Augenprothese und einer Nachbildung der Lidhaut besteht. Es wird dem Defekt aufgepreßt und durch eine Brille, an deren Hinterseite es befestigt ist, in dieser Lage festgehalten.

S. auch Enukleation; Hornhautnarbe; Symblepharon.

Kupfer, Cuprum. Metallisches, feingepulvertes Kupfer kann als Zusatz zu Haarfärbemitteln (Rastiks, Henna-Rastiks usw.) benützt werden.

Basisches Kupferacetat, Cuprum subaceticum, Grünspan, Aerugo. Als ätzendes Streupulver bei wuchernden Geschwüren, als ätzender Zusatz zu Hühneraugenmitteln usw.

Kupfernitrat, Cuprum nitricum, wird wie Kupfersulfat, insbesondere auch zu Haarfärbemitteln verwendet.

Kupferoxyd, Cuprum oxydatum, wird kosmetisch als Zusatz zu Haarfärbemitteln (Henna-Rastiks u. a.) verwendet. Die Färbung wird durch Mitverwenden von Ammoniak wesentlich gefördert. (Kupferoxyd löst sich langsam in Ammoniakflüssigkeit unter Bildung von Kupferoxydammoniak.)

Kupfersaccharat (s. Beniform).

Kupfersulfat, Cuprum sulfuricum, wird als Ätzmittel, Stypticum und Basis für Kupferhaarfarben benützt, wichtig auch als Zusatz (Adjuvans) bei anderen Metallhaarfarben, um die Wirkung zu verstärken (z. B. bei Silberfarben).

Lapis causticus.		*Aqua styptica.*	
Rp. Cupr. sulfur. pulv.	60,0	*Rp.* Cupr. sulfuric.	10,0
Aluminis crist.	30,0	Aluminis	10,0
Schmelzen und in Stäbchen ausgießen.		Aq. dest.	130,0
		Acid. sulfuric. conc.	1,3

Die Ätzwirkung des Kupfersulfats in Substanz und in Lösungen von über 10% ist eine energische, aber oberflächliche. Verdünnte Kupfersulfatlösungen (0,5 bis 0,3%) wirken adstringierend und antiseptisch.

Kupferhaarfarben. Wie aus der therapeutischen Verwendung der Kupfersalze hervorgeht, ist die oft behauptete toxische Wirkung der Kupferhaarfarben nicht bestehend. Kupfersalze geben ganz besonders schöne Färbungen und außerordentlich haltbare Keratinlacke. Mit Nickel kombiniert, ergeben Kupfersalze besonders reine schwarze Töne, die anders praktisch gar nicht durch flüssige Metallsalzhaarfarben zu erreichen sind. Kupfersalze verbessern im Verein mit Silber die Wirkung der Silbersalze erheblich und mildern auch die häßlichen Reflexe der Silberfarben. Von löslichen Kupfersalzen werden hier verwendet: Kupfersulfat, Kupferchlorür und Kupfernitrat. Als Entwickler kommt Pyrogallol oder Alkalisulfid in Frage. Pyrogallol liefert schön gefärbte Pyrogallate, Alkalisulfide, Kupfersulfid, in konzentrierteren Lösungen rein schwarz (ohne metallische Reflexe), in verdünnteren Lösungen Mittelnuancen (Braun) ergebend.

Hellbraun.

Flakon Nr. 1.		*Flakon Nr. 2.*	
Kupfersulfat	52 g	Pyrogallol	18 g
Salpetersäure konz.	50 Tropf.	Wasser	1 l
Wasser	1 l		

Dunkelbraun.

Flakon Nr. 1.		*Flakon Nr. 2.*	
Kupfersulfat	125 g	Pyrogallol	35 g
Eisenchlorid	65 „	Wasser	1 l
Wasser	10 l		

Schwarz.

Flakon Nr. 1.		*Flakon Nr. 2.*	
Kupfersulfat	18 g	Kaliumsulfid	45 g
Wasser	300 „	Wasser	1 l
Ammoniak q. s. um entstandenen Niederschlag wieder zu lösen.			

Zu vegetabilischen Haarfärbemitteln (Henna-Rastiks usw.) werden sowohl metallisches Kupfer, Kupferoxyd als auch Kupfersalze als Zusatz benützt.

Kürbis- (Melonen-) Kernpasta, s. Hauskosmetik.

Kurkuma, Kurkumawurzel, Rhizoma Curcumae, indischer Safran. Enthält Kurkumagelb, einen orangegelben Farbstoff.

Tinctura Curcumae wird durch Mazeration mit Weingeist (690%) 1 : 5 hergestellt. Wird als Pulver Lichtschutzsalben zugesetzt. Dient auch zum Färben von Salben, Streupulvern usw.

Kurzwellen, s. Diathermie.

Kutisextrakte, s. Hautextrakte.

Kutol ist ein Gemisch von Aluminiumborat und Aluminiumtannat, hellbraunes, in Wasser unlösliches Pulver. Als Antisepticum und Adstringens empfohlen. Durch Zusatz von Weinsäure wird ein „Kutol löslich“ erhalten, das in Wasser leicht löslich ist.

Kyphimittel, s. Geschichte der Kosmetik.

L

Labdanumharz (Ladanumharz), Resina Labdani (oder Ladani). Aromatisches Harz von feinem ambraartigem Geruch. Wird ausschließlich in der Parfumerie verwendet. Liefert ein aetherisches Öl, das

Labdanumharzöl von kräftigem Ambrageruch, und mit Petrolaether

Labdanumresinoid, die beide ausgedehnte Verwendung in der Parfumerie finden. Das Labdanumharz ist nur teilweise, das aetherische Öl und das Resinoid sind leicht und gänzlich in Alkohol löslich. Mit Vanillin, künstlichem Moschus usw. kombiniert, bildet Labdanumresinoid den Hauptbestandteil der künstlichen Ambra des Handels (s. auch Ambra).

Labello ist Lippenpomade der Firma P. Beiersdorf & Co. A. G., Hamburg.

Labessenz, Liquor seriparus. Der vierte Magen der Kälber (Labmagen) enthält ein Enzym oder Ferment (Labferment oder Chymosin), das mit Pepsin nicht identisch ist und das Kasein der Milch fällt (40° C). Labessenz wird in der Kosmetik lediglich technisch zum Fällen des Kaseins benützt. Da sie kein Pepsin enthält, kommt ihr eine verdauende (peptonisierende) Wirkung auf Eiweißstoffe nicht zu.

Lac, s. Milch.

Lacalut ist Aluminiumlaktat, ein wasserlösliches Pulver, das in 0,1—0,2%iger Lösung zu Spülungen, 0,5—2,0%ig als Gurgel-, Mund- und Verbandwasser angewendet wird. Im Handel sind u. a. auch L.-Mundwasserpastillen. (C. H. Boehringer Sohn, Nieder-Ingelheim a. Rh.)

Laccoderme besteht aus:

Ammoniumkaseinat	100 g	Lanolin-Vaselin	80 g
Zinkoxyd	20 „	Rosenwasser	20 „
Talcum	60 „	Kirschlorbeerwasser	10 „

Wird, mit 5, 10 und 20 g Steinkohlenteer versetzt, als Hautfirnis verwendet. Dieser beschmutzt die Wäsche nicht und läßt sich leicht mit warmem Wasser abwaschen.

Lactinium ist neutrales Aluminiumlaktat in fester Form, das in 2%iger wässeriger Lösung ebenso wie essigsaure Tonerde angewendet werden soll. (Byk-Guldenwerke A. G., Berlin.)

Lactobad ist eine „Bade- und Gesichtsmilch" mit 20 p. c. Fichtennadelöl. (Lactokosmetika B. Seeger, München.)

Lactolavol ist ein Milchsäurepräparat in verschiedenen Stärken (15,0—50,0%). Es dient zu Spülungen für Frauen und kommt auch in Seifenform in den Handel. (Gimborn & Zifferer, Wien.)

Lagophthalmus, s. Gesichtslähmung; Lidspaltenplastik; Nervenleiden.

Lähmungen, s. Gang; Gesichtslähmung; Nervenleiden; Sprachstörungen; Trophische Störungen.

Lähmung des Fußes. Wie bei jeder Art von Lähmung, unterscheiden wir zwei Arten von Fußlähmungen, die schlaffe Lähmung und die spastische Lähmung. Schlaffe Fußlähmungen entstehen in der weit überwiegenden Mehrzahl der Fälle als Folge einer Heine-Medinschen Krankheit (Poliomyelitis anterior), in einem kleinen Teil durch angeborene oder erworbene Nervenleiden oder Nervenverletzungen. Deformitäten des Fußes entstehen teilweise im Anschluß an die Lähmung durch falsche Lagerung, indem sich z. B. nach einer Lähmung der Fußheber eine Verkürzung der Wadenmuskulatur ausbildet. Die falsche Lagerung in Spitzfußstellung, womöglich noch mit Druck der Bettdecke auf den Vorfuß, führt zur dauernden *Spitzfußkontraktur.* Ferner spielt bei der Ausbildung der Fußdeformitäten die Veränderung des Muskelgleichgewichts zwischen den verschiedenen Fußmuskeln eine große Rolle und außerdem die Belastung. Die wichtigsten Fußdeformitäten nach schlaffer Lähmung sind der *Lähmungsplattfuß, Lähmungsknickfuß, Lähmungsklumpfuß, Lähmungshohlfuß,* ferner der *Lähmungsspitzfuß* und der *Lähmungsschlotterfuß.* Häufig gehen diese Deformitäten mit Hammerzehenbildung einher.

Die kosmetische Bedeutung der *schlaffen Lähmung des Fußes*: Durch die Formveränderung des Fußes oder durch seine falsche Einstellung zum Unterschenkel ist meist die normale Auftrittsfläche sowohl beim Stehen als auch beim Gehen verändert. So tritt der Patient beim Klumpfuß mit dem äußeren Fußrand, beim schweren Plattfuß mit dem inneren Fußrand auf. Mindestens aber werden diese Teile vorzugsweise belastet. Beim Spitzfuß tritt er mit den Köpfchen der Mittelfußknochen auf usw. Die veränderte Fußform bzw. die veränderte Stellung zum Unterschenkel läßt sich durch einen orthopädischen Stiefel kaum verdecken. Beim Gange (s. Gang — Gehen — Hinken) macht sich dann außerdem der Muskelausfall geltend, und zwar fällt in der Periode des Schwingens besonders der Ausfall der Fußheber (Peroneuslähmung) auf, während in der Periode des Aufstehens besonders die Lähmung der Wadenmuskulatur sich durch den Mangel an Abwicklung des Fußes geltend macht.

Die kosmetische Behandlung deckt sich fast stets mit der funktionellen Behandlung. Es gibt aber auch hier Ausnahmen. Die erste Aufgabe ist stets die, durch unblutige oder blutige Eingriffe (Umformung des Fußes im Osteoklasten, Keilosteotomien aus der Fußwurzel) oder Verbindung beider Methoden die normale Fußform wieder herzustellen. Bei der Beurteilung des *paralytischen Spitzfußes* kann aus zwei Gründen eine vollkommene Beseitigung desselben kontraindiziert sein: einmal deswegen, weil eine Verkürzung des gelähmten Beines gleichzeitig besteht. Hier würde durch die Beseitigung des Spitzfußes eine funktionelle Schädigung, nämlich Verkürzungshinken, hervorgerufen werden, was natürlich auch vom kosmetischen Standpunkt aus eine sehr auffällige Schädigung bedeuten würde (s. Spitzfuß, kompensatorischer). Aber die Beseitigung des Spitzfußes kann auch (soweit sein Belassen nicht eine Verlängerung des Beines bedeutet) schädlich auf die Sicherung des Kniegelenkes beim Gehen wirken, und zwar dann, wenn neben dem paralytischen Spitzfuß noch eine Lähmung oder eine Schwächung des Quadrizeps besteht.

Zur Aufrechterhaltung der wiederhergestellten normalen Fußform empfiehlt sich stets das Tragen von Nachtschienen, häufig auch von Tagschienen.

Die *Behandlung des gelähmten Fußes* selbst kann durch die verschiedensten Maßnahmen geschehen, und zwar unblutig oder blutig. Die unblutigen Methoden bestehen darin, daß der gelähmte Fuß und Unterschenkel durch Schienen gefaßt werden, die dazu dienen, durch elastische Züge oder Federn die fehlenden Dorsalflektoren oder Plantarflektoren zu ersetzen. Der Nachteil all dieser Schienen ist leider der, daß sie kosmetisch niemals einwandfrei sind, und zweitens hat das vermehrte Gewicht des Fußes fast immer einen ungünstigen Einfluß auf den Gang. In leichteren Fällen kann deshalb der Versuch mit einem orthopädischen Stiefel gemacht werden, dessen Oberleder innen durch Walkleder verstärkt ist oder in den kleine Schienchen eingearbeitet sind.

Die *operativen Methoden* gehen so vor, daß bei geringem Muskelausfall die Muskelverteilung der neun Unterschenkelmuskeln durch Sehnenverpflanzung, d. h. durch Auswechslung ihrer Ansatzpunkte in ihrer Wirkung verändert wird. Die Folge dieser Auswechslung kann aber niemals ein dem Normalen absolut gleichwertiges Muskelgleichgewicht sein; dazu ist die Wirkung jedes einzelnen Fußmuskels eine viel zu komplizierte. Es entsteht aber doch ein Zustand, der dem pathologischen weit überlegen ist. Mit kleinen Hilfsmitteln, die kosmetisch kaum in die Waage fallen, kann man dann zielbewußt den Rest an Gleichgewichtsstörung durch Nachtschienen oder Einlagen ausgleichen. Ist der Muskelausfall ein bedeutenderer, so kann der Fußmechanismus durch Ausschaltung (Arthrodese) des unteren Sprunggelenkes derartig vereinfacht werden, daß eventuell zwei gute Muskeln genügen, um das noch übrigbleibende obere Sprunggelenk zu versorgen. Der eine Muskel dient dann zur Plantarflexion, der andere zur Dorsalflexion. Sind alle Muskeln ausgefallen, so kommen versteifende Operationen in Frage. Versteifung des unteren Sprunggelenkes, teilweise Versteifung des oberen Sprunggelenkes spielen hier die Hauptrolle.

Die *spastischen Lähmungen* des Fußes kommen bei den verschiedensten Formen der spastischen Lähmung vor. Hier nimmt die sogenannte LITTLEsche Krankheit bei weitem die wichtigste Rolle ein. An zweiter Stelle steht die spastische Halbseitenlähmung des Kindes und des Erwachsenen (hier meist infolge einer Apoplexie). In der überwiegenden Mehrzahl ist die Hauptstörung der sogenannte spastische Spitzfuß, der durch spastische Kontraktion oder auch durch sekundäre Schrumpfungsverkürzung (echte Kontraktur) der Wadenmuskulatur hervorgerufen wird (s. Spitzfuß).

Die beim schlaffen, gelähmten Spitzfuß meist beeinträchtigte Ausgleichsbewegung im Kniegelenk, nämlich stärkere Beugung desselben in der Periode des Schwingens, ist beim spastischen Spitzfuß unmöglich, weil die gleichzeitige spastische Innervation der Kniegelenkmuskeln eine vermehrte Beugung im Kniegelenk unmöglich macht. Dadurch kommt es zu dem kosmetisch natürlich außerordentlich ungünstigen Schleifen der Fußspitze auf dem Erdboden, und zwar selbst dann, wenn beim vollen Belasten des Fußes die ganze Sohle den Erdboden berührt. Die den spastischen Spitzfuß häufig begleitende Klumpfußstellung oder auch weniger häufige Plattfußstellung bedeutet ebenfalls eine erhebliche kosmetische Schädigung.

Behandlung: Sie kann sich fast nie auf die Behandlung des Fußes allein beschränken, sondern muß die Gesamtstatik und Gesamtdynamik berücksichtigen. Sie ist in der Jugend eine sehr dankbare, wird aber mit zunehmendem Lebensalter immer weniger erfolgreich. Die Verhütung der Schrumpfungskontraktur der Achillessehne ist für jeden einzelnen Fall das wichtigste Erfordernis. Ist diese einmal eingetreten, so muß sie durch unblutige Maßnahmen (z. B. Quengelmethode, Etappenkorrektur), im Notfalle auch blutig (Tenotomie der Achillessehne) beseitigt werden. Die Dosierung ist dabei der wichtigste Punkt. Zur Abschaffung des rein spastischen Anteils des Spitzfußes kann man sich verschiedener Operationsmethoden bedienen, z. B. der STOFFELschen Operation (bestehend in einer teilweisen Schwächung der motorischen Innervation durch partielle Nervenresektion). Aber hier sollte man berücksichtigen, daß der rein spastische Anteil des Spitzfußes im Laufe der Wachstumsjahre allmählich abnimmt, und zwar besonders dann, wenn für richtige Lagerung des Fußes zum Unterschenkel gesorgt wird. Die alleinige Behandlung mit Schienen und Nachtschienen genügt für die überwiegende Mehrzahl der Fälle, bei denen es noch nicht zu einer Schrumpfungskontraktur gekommen ist. Alle Operationen stellen im allgemeinen nur Vorbehandlungen dar, denen die *gymnastische Behandlung* als der wesentlichste Behandlungsteil folgt. Ziel der gymnastischen Behandlung ist der aufrechte physiologische Gang.

S. auch Hohlfuß.

Laits de Beauté sind milchige, dünne Emulsionen mit hohem Wassergehalt. Ihre Bereitung machte früher besondere Schwierigkeiten, während dieselbe heute mit Hilfe der modernen Emulgatoren, wie Triaethanolamin, Cetylalkohol, Stearinalkohol, Stearinester usw., sehr leicht zu bewerkstelligen ist. Besonders wichtig sind hier konservierende Zusätze, wie Borax (gegen Schimmelbildung), Natriumbenzoat oder Paraoxybenzoesäureester (Nipagin u. a.). Boraxverwendung (etwa 5 g pro Liter) ist meist obligatorisch, daneben etwa 2—3 g Natriumbenzoat oder 0,15% Nipagin.

Mandelmilch (Lait d'Amandes).

Geschälte Mandeln	50 g	Bittermandelöl blausäurefrei	1,5 g
Rosenwasser	600 „	Sandelöl ostind.	0,2 „
Glyzerin	50 „	Rosenöl echt	0,3 „
Borax	5 „	Rosenöl künstl.	0,5 „
Benzoetinktur	10 „		
Triaethanolamin	8 „		
Natriumbenzoat	2 „		

Anm.: Man kann auch statt Triaethanolamin Cetylalkohol, Tegin, Lanettewachs o. a. verwenden.

Künstliche Mandelmilch kann durch Verwendung beliebiger Fett- und Wachsemulsionen hergestellt werden, entweder direkt oder indirekt durch Verdünnen geeigneter Cremes mit Wasser. Man parfumiert schließlich mit Bittermandelöl.

I. Fettmischung.		*II. Wässeriges Vehikel.*	
Walrat	30,0	Wasser	2500,0
Weißes Wachs	30,0	Triaethanolamin	40,0
Stearin	10,0	Borax	15,0
Vaselinöl	200,0	Natriumbenzoat	8,0
Lanol. anhydr.	10,0	Nipagin	4,0
Kakaobutter	10,0		

Cholesterinmilch (Hautnährmilch).

1. Weißes Wachs	12,0	2. Weißes Wachs	10,0
Kakaobutter	8,0	Kakaobutter	15,0
Stearin	4,0	Stearin	6,0
Lanol. anhydr.	8,0	Lanol. anhydr.	3,0
Cholesterin	0,8	Cholesterin	1,5
Wasser	150,0	Wasser	160,0
Triaethanolamin	2,0	Triaethanolamin	2,5
Natriumbenzoat	0,5	Natriumbenzoat	0,5

Diverse Milchpräparate (s. auch Cetylakohol).

Rp. Ungt. lenient.	200,0	*Rp.* Ol. Paraff. alb.	350,0
Tegini	30,0	Cerae alb.	50,0
Aquae	800,0	Sapon. stearin. Tri	80,0
		Aquae	500,0

Lanolinmilch.

Lanol. anhydr.	15,0 g	Borax	1,5 g
Wasser	125,0 „	Triaethanolaminstearat	6,0 „

Eine besondere Art milchartiger Präparate bilden die Harzemulsionen nach Art der sogenannten „*Jungfernmilch*". Diese nicht fetten, dünnflüssigen Milchpräparate werden durch Versetzen einer balsamischen Tinktur, wie Benzoetinktur, Tolutinktur o. a. mit Wasser bereitet. Beim Zusatz von Wasser bildet das Harz eine mechanische Emulsion, während einzelne Harzpartikelchen zu Boden fallen. Die frisch bereiteten Präparate dieser Art müssen daher gut absetzen und vor dem Abfüllen passiert werden. Es liegt auf der Hand, daß durch geeignete Kombination von Jungfernmilch und anderen Laits de Beauté Präparate verschiedener Konsistenz (dickere, fettere) erhalten werden können.

Balsamische Grundgemische.

I. Benzoe Siam	25,0	II. Benzoetinktur	100,0
Tolubalsam	25,0	Tolutinktur	100,0
Resinoid Labdanum	5,0	Rosenöl echt	1,0
Alkohol	450,0	Zitronenöl	0,5

Je 100 g einer solchen alkoholischen Harzlösung, allmählich mit 900 g angewärmtem Rosenwasser versetzt, geben eine milchige Emulsion, die nach etwa 3—4tägigem Stehen von dem gelblichen Bodensatz dekantiert bzw. passiert wird.

Lakmébalsam eine Lichtschutzsalbe, die 21 p. c. Chinin (zum Teil als Bromid), 2 p. c. Thymol, 2,0 p. c. Eugenol, je 3 p. c. Campher und Chloroform enthalten soll.

Lakmécrème soll ein fettfreies, kaolinhaltiges Hautpflegemittel sein.

Lakritzensaft, Süßholzsaft, Succus Liquiritiae, ist in der Kosmetik lediglich als Zusatz zu Mundpillen (Cachous) von Interesse.

Lamdazismus, s. Sprachstörungen.

Lampenschwarz, Fuligo, Ruß, besteht aus fein verteiltem Kohlenstoff. Es wird durch Verbrennen kohlenstoffreicher Verbindungen, Petroleum, Paraffin, Naphthalin, Stearin usw., bei ungenügendem Luftzutritt in geeigneter Weise gewonnen. Ein feines schwarzes Pulver, das zur Herstellung von Schminken, Haarpomaden (Cosmétiques) usw. als wertvoller schwarzer Farbstoff dient. In primitiver Weise, z. B. in der Hauskosmetik, durch Anrußen eines Tellers in der Kerzenflamme gewinn- und benützbar. Eine mindere Sorte ist der Kienruß, der durch Verbrennen von harzreichen Hölzern (Kiefernholz usw.) gewonnen wird (s. auch Beinschwarz).

Landmanns-, Seemanns-, Farmerhaut, s. Alterserscheinungen; Atrophie der Haut; Elastisches Gewebe; Krebs der Haut; Lichtschäden.

Laneps ist eine haltbare reizlose, synthetisch hergestellte Salbengrundlage, die im wesentlichen aus Kondensationsprodukten hochmolekularer Kohlenwasserstoffe besteht. Sie ist neutral und geruchlos und vermag 50% Wasser aufzunehmen. Mildes, reizloses Hautpflegemittel und Salbengrundlage. (I. G. Farbenindustrie A. G., Leverkusen a. Rh.)

Lanettewachs (Stearinalkohol). Unter diesem Namen findet man ein Gemisch von Palmitin und Stearinalkohol im Handel, auch Myristylalkohol bzw. Gemische von Stearinalkohol und Myristylalkohol usw. Auch Gemische von höheren Fettalkoholen, Cetylsulfonat und Cetylalkohol werden in letzter Zeit unter dem Namen Lanettewachs S. X. angeboten. Lanettewachs ist ein vorzüglicher mechanischer und substantiver Emulgator (s. Stearinester [Tegin]). Leicht löslich in Fetten, fetten Ölen, Vaselin, Kohlenwasserstoffen usw. Es genügen relativ kleine Zusätze dieses Emulgators, um aus beliebigen Fettkörpern stark hydrophile Salbengrundlagen zu bereiten, die auch zur Aufnahme saurer Medikamente geeignet sind.

Lanettewachs	30 g	Lanettewachs	20 g
Lanol. anhydr.	6 „	Vaselin	10 „
Vaselin	4 „	Stearin	5 „
Wasser	60 „	Lanol. anhydr.	3 „
		Vaselinöl	10 „
		Wasser	52 „

Bei allen diesen Vorschriften werden zunächst die Fettstoffe mit dem Emulgator geschmolzen und in die Schmelze das warme Wasser eingerührt, dann wird bis zum Dickwerden der Masse gerührt.

Längsspaltung der Haare, s. Trichoptilosis.

Lanoform, ein Präparat aus Wollfett und Formaldehyd. Es wird als Lanoformstreupulver und als Lanoformcreme mit je 1% wirksamem Formaldehyd in den Handel gebracht. Bei übermäßiger Schweißsekretion.

Lanolin, gereinigtes wasserfreies Wollfett, Lanolinum anhydricum, Adeps Lanae. Die Nomenklatur betreffend sei zunächst folgendes bemerkt: Die Pharmakopoe bezeichnet das wasserfreie Wollfett als Adeps Lanae und das wasserhaltige Wollfett als Lanolinum. Indes bürgert sich auch in ärztlichen Verschreibungen die Bezeichnung Lanolinum anhydricum für gereinigtes, wasserfreies Wollfett und Lanolinum hydricum für wasserhaltiges Wollfett als durchaus rationeller immer mehr und mehr ein. Gereinigtes, wasserfreies Wollfett ist eine zähe, gelbe (nicht braune), durchscheinende Masse. Es besteht im wesentlichen aus Cholesterinestern höherer Fett- und Wachssäuren, die in wechselnden Mengen (im Mittel 54%, auch weniger, zirka 30%) darin vorkommen und dem Lanolin seine typischen Eigenschaften verleihen, vor allem seine Fähigkeit, beträchtliche Wassermengen aufzunehmen und fest zu binden. Wasserfreies Lanolin nimmt maximal etwa 100% wässerige Flüssigkeit auf, die in der Literatur zu findenden diesbezüglichen Angaben, wie 200 bis 300%, sind zu hoch. Erst in geeignetem Verhältnis mit Vaselin oder anderem gemischt, erhält Lanolin die Fähigkeit, etwa 300% Wasser aufzunehmen, desgleichen nach Zusatz gewisser moderner Emulgatoren (Cetylalkohol u. a.) (s. Unguenta; Cetylalkohol; Eucerin). Lanolin wird nicht ranzig; es wird von der Haut sehr leicht resorbiert und fördert die Resorption anderer Fette. Mit Schwefel auf freiem Feuer erhitzt, bildet es Thilanin, ein geschwefeltes Lanolin (s. Thilanin; Thiolan). In allerletzter Zeit hat man durch Bestrahlung von Lanolin mit ultraviolettem Licht vitaminhaltiges Lanolin hergestellt. Das Lanolin enthält etwa 0,93% Ergosterin, eine Menge, die durch ultraviolette Strahlen bis zu 5,37% erhöht werden soll unter Überführung in Vitamin D (Provitamin). Übermäßig lang ausgedehnte Bestrahlung des Lanolins soll aber zur Entstehung toxischer Körper (Toxisterine) Veranlassung geben (Klin. Wchschr. 1933, Bd. 12, S. 753). Viele Autoren bekämpfen daher die Verwendung bestrahlten Lanolins. Die im Lanolin enthaltenen Cholesterinester bzw. anderen Cholesterinderivate (?) sollen sich unter Abbau der Ester als Oxyderivate (?) des Cholesterins isolieren lassen. Nach Angaben in der Literatur sollen entsprechend isolierte Oxycholesterinderivate (Eucerit) des Wollfetts zur Herstellung des Eucerins verwendet werden (5%), nach Unnas Angaben aber ausschließlich isolierte Oxymetacholesterine (6%) hierzu herangezogen werden. Als richtig darf wohl angenommen werden, daß aus dem Lanolin ein Gemenge verschiedener Cholesterinverbindungen, das auch Cholesterin selbst enthält, abgeschieden wird, keinesfalls kann aber behauptet werden, daß nur dem Oxymetacholesterin eine wasserbindende Kraft zukäme, denn wir können unter Verwendung von Cholesterin sehr stark hydrophile Salbenkörper herstellen (s. auch Eucerinum arteficiale; Unguenta). Inwieweit hier Oxycholesterine überhaupt in Frage kommen, steht nicht fest, jedenfalls bestreitet z. B. Windaus, ein hervorragender Kenner der Cholesterine, die Existenz des Oxycholesterins entschieden.

Wasserhaltiges Lanolin, Lanolinum hydricum.

Rp. Lanol. anhydr.	750,0
Aquae	250,0

Man erweicht das Lanolin durch Erwärmen, rührt das heiße Wasser ein und knetet gut durch. Es resultiert eine hellgelbe, undurchsichtige Salbe. D. A. V. läßt Lanolinum hydricum aber auch unter Vaselinölzusatz bereiten:

Rp. Lanol. anhydr.	75,0
Ol. Paraffin,	15,0
Aquae	25,0

Lanolinum (hydricum) oxygenatum.

Rp. Lanol. anhydr. 75,0
Hydrogen. hyperoxydat.
(3%) 25,0

Man erhält so eine gelbliche Salbe, die rasch fast ganz weiß wird.

Ceratum artefactum.

	Hart	Weich
Rp. Ceresini	40,0	22,0
Lanol. hydr.	10,0	10,0
Ol. Paraffin.	50,0	68,0

Lanolin-Stangen.

I. *Rp.* Sebi benzoat. 30,0
Lanol. hydr. 60,0

II. *Rp.* Cerae flav. 10,0
Sebi benzoat. 30,0
Lanol. hydr. 50,0

Rp. Adipis Lanae anhydr. 5,0
Aetheris 20,0
Amyli Tritici 45,0
Acid. boric. pulv. 2,0
Talci 50,0
Mixturae oleoso-balsamicae
Ol. Gaultheriae aa gtt. I
S. Lanolin-Streupulver

Rp. Emplastri Lithargyri
Ol. Olivar. ....aa 30,0
Lanolini 40,0
S. Bleipflaster-Lanolinsalbe.

Lanolincremes. Die einfachste Lanolincreme ist Lanolinum hydricum, eventuell wie folgt modifiziert:

Rp. Lanol. anhydr. 75,0
Ol. Paraffini 30,0
Aquae 45,0
Ol. Rosae ver. 0,2
Ol. Bergamottae 0,3
Ol. Naphae 0,2
Mosch. artef. 0,05
Amylii salicylat. 0,05
Cumarini 0,1
S. Lanolinum cosmeticum.

Rp. Stearini albiss. 20,0
Lanol. anhydr. 6,0
Ol. Paraffin alb. 24,0
Boracis 1,0
Aquae 140,0
Liq. Ammon. caust. (0,97). 8,0
S. Stearatum Lanolini (nicht fettende Creme).
Man bereitet lege artis eine Stearatcreme (s. Stearatcremes).

Rp. Cerae alb. 8,0
Lanol. anhydr. 25,0
Ol. Paraffini 25,0
Alcoh. cetyl. 20,0
Aquae 40,0
Natr. benzoic. 0,3
Boracis 0,7

Rp. Lanol. anhydr. 25,0
Alcoh. cetyl. 25,0
Ol. Paraffini 50,0
Ceresini 4,0

Diese mit Cetylalkohol bereiteten Lanolincremes nehmen außerordentlich große Mengen Flüssigkeit auf (s. auch Unguenta; Cetylalkohol).

Lanolinmilch. Milchige Flüssigkeit mit wechselndem Lanolingehalt, meist auch noch andere Fettstoffe (Stearin, Wachs usw.) in emulgierter Form enthaltend.

Die Herstellung dauernd haltbarer Lanolinmilch, die also nicht absetzt, ist oft schwierig, Zusätze besonderer Emulgatoren, wie Seife oder besser Triäthanolamin, Cetylalkohol u. a., sind zu diesem Zwecke erforderlich.

S. auch Laits de Beauté.

Lanugo, s. Behaarung; Hypertrichosis.

Lapis smiridis, s. Schmirgel.

Läppchenprobe, s. Schädigungen.

Lappenelephantiasis, s. Fibrome.

Lappenplastik, s. Mammaplastik; Naht; Plastik; Wangenplastik.

Lassarsche Schälsalbe, s. Akne vulgaris; Schälkuren; Schälpasten; Sommersprossen.

Latenzzeit, s. Lichtbehandlung; Lichtschäden.

Laurinsäure, eine niedere Fettsäure, die u. a. im Kokosöl enthalten ist. Wird aus Kokosölfettsäure gewonnen und ist interessant als Ausgangsmaterial zur Herstellung des Laurylsulfonats (s. Fettalkoholsulfonate) und gewisser Riechstoffe, wie Laurylalkohol, Laurinaldehyd u. a.

Läuse, s. Parasiten.

Lavaren, ein Präparat zur Haarwäsche in eigenartiger Packung, bei der das eigentliche Waschmittel vom Duftstoff getrennt ist, damit getrennte oder gemeinsame Verwendung erfolgen kann; das Waschmittel soll aus Borax und neutraler Ölseife bestehen. (Friedrich Sauer, Gotha.)

Lavatal ist ein Gemisch von milchweinsaurem Aluminium (Algal) und Natriumperborat. Antisepticum. (Pharmax, Berlin.)

Lavendel.

Lavendelöl (Ol. Lavandulae verum). Das englische (Mitchamöl) wird nur selten verwendet. In der Hauptsache werden Lavendelöle französischer Provenienz zu Lavendelwasser, zu Eau de Cologne und vielen anderen Präparaten herangezogen.

Lavendelresinoid ist ein Petrolaetherextrakt aus Lavendelpflanzen, der einen natürlicheren Lavendelgeruch besitzt als das aetherische Lavendelöl. Besonders fein riechen die Lavendelblütenextrakte (Essence absolue de Fleurs de Lavande).

Lavendelkompositionen (Lavendelbuketts).

Lavendelöl franz. Montblanc .... 400 g
Aspic lavandé .... 600 „
Linalylacetat .... 200 „
Geranylacetat .... 100 „
Citronellol .... 100 „
Cumarin .... 1 „
Linalool .... 100 „

Lavendelöl franz. ..... 600 g
Spiköl, fein, franz. .... 200 „
Linalylacetat .... 100 „
Geranylacetat .... 50 „

Linalool .... 50 g
Cumarin .... 0,5 „

Lavendelöl franz. .... 25 g
Lavendelöl Mitcham .... 15 „
Aspic lavandé .... 5 „
Geraniumöl afrik. ...... 25 „
Bergamottöl .... 30 „
Cumarin .... 4 „
Moschuslösung .... 2,5 „
Sandelöl ostind. .... 0,5 „

S. auch Eau de Lavande; Parfum.

Lavendelhaarwasser s. Haarwässer.

Lavendelwasser s. Eau de Lavande.

Leberflecke, s. Lichtschäden; Rotationsinstrumente.

Lebertran, Oleum Jecoris Aselli, ist wegen seines Gehaltes an Cholesterin und Vitaminen A und B (besonders Vitamin B) zur Förderung des Haarwuchses kosmetisch verwendet worden. Sowohl regelmäßige innerliche Gaben, wie äußerliche Anwendung in Salben o. dgl. sollen das Wachstum der Haare beträchtlich fördern. Für seine kosmetische Verwendung ist der widerliche Geruch recht störend. Die Wirkung des Lebertrans ist erweichend und leicht antiseptisch; er besitzt auch eine heilende Wirkung bei Wunden, die neuerdings durch Anwendung von Lebertransalben o. dgl. nutzbar gemacht wird. Seine erweichende Wirkung kann bei Hyperkeratosen, Schuppenbelägen, Borken usw., z. B. bei Lichen pilaris, Ichthyosis usw., nutzbar gemacht werden.

Lecithin (Lecithol), Lecithinum, findet sich im Eigelb, Hirn, Blut, Kuhmilch, Kuhbutter und vielen Körpersekreten. Es enthält 3,7% Phosphor.

Pflanzenlecithin (Lecithan) wird aus Sojabohnen u. a. gewonnen; es enthält nur 2,5—2,9% Phosphor. Zur kosmetischen Verwendung für Hautnährpräparate kommen nur die Sorten animalischer Provenienz, wie Lecithinum ex ovo (ganz besonders) und e cerebro, in Frage, da die Pflanzenlecithine minderwertiger Natur sind. Letztere kommen eventuell als Zusatz zu Toiletteseifen in Betracht. Lecithin ist löslich in Alkohol und Fetten bzw. fetten Ölen, aber nicht löslich in Mineralfett (Vaselin usw.). Lecithin (ex ovo) wird, meist gleichzeitig mit Cholesterin, zu Hautnährpräparaten angewendet, auch zu haarstärkenden Mitteln (s. auch Hautnährcremes).

Lecithincreme Lu Schmoeckel, ein Mittel zur Entwicklung der Büste, im wesentlichen gelbes, parfumiertes Vaselin. Lecithin konnte nicht nachgewiesen werden.

Lehmpackungen, s. Gesichtspackungen.

Leichdorn, s. Hühnerauge; Röntgen; Schwielen.

Leichentuberkel, s. Röntgen; Tuberkulose der Haut.

Leim, tierischer, Colla, wird aus tierischer Haut (Lederleim) oder Knochen (Knochenleim) gewonnen. Besteht im wesentlichen aus Glutin. In reiner Form ist Leim identisch mit Gelatine (s. dort). Roher Leim wird zu Leimbädern kosmetisch verwendet, soweit man nicht die Verwendung von Gelatine vorzieht.

Leime, s. Pharmakologie.

Leime, medikamentöse, s. Zinkleime.

Leimfette. Seifentechnische Bezeichnung für Fette, wie Kokosöl und Palmkernöl, die mit Kochsalz schwer aussalzbare Seifen ergeben und nur mit starken Laugen (auch ohne Wärmeanwendung) im Gegensatz zu den Kernfetten (s. dort) verseifbar sind.

Leimfütterung, s. Alopezieformen.

Leimseifen sind nicht ausgesalzene Seifen, die entweder durch Sieden auf halbwarmem oder auf kaltem Wege hergestellt werden. Sie sind meist alkalisch und enthalten auch das Reaktionsglyzerin, das aus dem Neutralfett während der Verseifung abgespalten wurde. Falls der Alkaliüberschuß bis zu dem für Kernseifen zulässigen Maximum neutralisiert wurde, können diese Seifen, außer zum Waschen des Gesichtes, kosmetisch gut verwendet werden, wenn sie nicht reine Kokosseifen sind oder nicht zu viel Kokos enthalten (Rasierseifen). Als alkalische Seifen leisten sie kosmetisch-therapeutisch besondere Dienste z. B. als Sapo kalinus usw. (s. auch Seife).

Leinöl, Oleum Lini. Zur Herstellung von Seifen (Sapo kalinus) von Linimenten usw. Mit Schwefel erhitzt, liefert es das Oleum Lini sulfuratum oder Schwefelbalsam (s. dort).

Linimentum Calcariae.

Rp. Thymoli........... 0,1
Ol. Lini
Aq. Calcis......... aa ad 200,0
S. Brandwundenliniment.

S. auch Kühlsalben usw.; Linimente.

Leinsamen, Semen Lini, enthalten etwa 6% Schleim und ein fettes Öl (Leinöl). In Form eines Schleims oder in zerriebener Form zu Breiumschlägen, die erweichend und entzündungswidrig wirken. Auch zu Bädern (s. Badezusätze). Breiumschlag: Fein zerriebene Leinsamen 10 Teile mit 20 Teilen heißem Wasser übergießen und auflegen. Auch in Mullsäckchen gefüllte Leinsamen (ganze), die vor dem Auflegen in heißes Wasser getaucht werden, dienen als Kompressen.

Leinsamenschleim. 10 Teile unzerkleinerte Samen werden mit 100 Teilen kaltem Wasser übergossen und $^1/_2$ Stunde ohne Umrühren stehen gelassen. Dann wird ohne Auspressen koliert (Pharm. Germ.). Pharm. Russ. läßt einen Schleim warm aus Leinsamen 1 Teil und 3 Teilen kochendem Wasser bereiten (s. auch Eugelan).

Leishmaniose, s. Tropen.

Lekutyl, s. Tuberkulose der Haut.

Lenicet, ein basisches Aluminiumacetat, das durch Eindampfen von Aluminiumacetatlösung, die mit Essigsäure angesäuert wurde, als weißes, beständiges, nicht hygroskopisches Pulver erhalten wird. Wenig löslich in Wasser, leicht in Säuren und Alkalien. Adstringens und keimtötendes Mittel bei Hyperhidrosis, intertriginösen Erscheinungen, leichten Dermatitiden und Ekzemen usw. In Streupudern (10—25—30%) und Salben (10% und mehr). (Dr. Rudolf Reiß, Berlin.) Lenicet kommt auch in zahlreichen Spezialpräparaten in den Handel, wie Puder, Creme, Brandsalbe, Cold Cream.

Lenigallol ist Triacetyl-Pyrogallol. Weißes Pulver, unlöslich in Wasser. Gegen Ekzeme, besonders parasitäre und andere parasitäre Hautkrankheiten empfohlen als Ersatz des Pyrogallols. In Konzentration von 5—20% austrocknend, keimtötend und juckstillend, bei 30—50% kräftig keratolytisch, fast ohne Reizwirkung (auch für die Kinderpraxis geeignet). Es ist also ein ungiftiger Ersatz des Pyrogallols, hat auch den Vorteil, die Wäsche nicht zu beschmutzen wie Pyrogallol. Salben (0,5—5%) bei leichten chronischen (nicht akuten) Ekzemen, bei schwereren parasitären Affektionen auch als Lenigallol-Zinkpasta (10—15%) usw.

Lenirobin, Chrysarobintetraacetat, in Wasser unlösliches, in Chloroform und Aether leicht lösliches Pulver. Mild wirkendes Chrysarobinpräparat, Verwendung die gleiche wie Chrysarobin (s. dort).

Lénitine ist Vaselin, parfumiert und unparfumiert, zur Hautpflege. (Roget & Gallet, Paris.)

Lentigines, s. Kaustik; Lichtschäden; Pigmentierung; Rotationsinstrumente.

Leontiasis, s. Syphilis.

Lepothrix (Trichomykosis palmellina). Die Lepothrix ist charakterisiert durch das Auftreten verschiedenfarbiger Knoten, die das Haar umgeben und sich namentlich bei rötlichblonden Leuten finden, die stark unter der Achsel schwitzen. Befallen werden hauptsächlich die Achselhaare; aber auch an den Schamhaaren, an den Haaren der Brust, am Handrücken, an den Oberschenkeln wurden die Knoten beobachtet. Sie bestehen aus einer hellrotbraunen granulösen Kokkenmasse, die scheidenartig den Haarschaft umgibt. Bald überzieht die Inkrustation ein größeres Stück des Haarschaftes, bald findet man isolierte Granula, oft sitzt an der Spitze ein haubenförmiger Knopf. Am Haarschaft selbst lassen sich keine Veränderungen nachweisen. Nur wenn die Affektion länger dauert, dringen die Kokken auch in die oberflächlichen Schichten des Haares ein und bewirken dann ein Aufsplittern und Abbrechen der Haare, doch gelangen sie niemals in den Haartrichter.

Die *Behandlung* der Erkrankung ist sehr einfach. Mittels Seifenwaschungen lassen sich die Auflagerungen leicht entfernen. Nachbehandlung mit 1%igem Sublimatspiritus, 5%igem Formalinspiritus oder 1%-igem Jodspiritus ist zweckmäßig.

Die Ursache dieser harmlosen Affektion sind anscheinend Kokken (Kapseldiplokokken), die in Gemeinschaft mit einem außerordentlich feinen Fadenpilz (Nocardia tenuis) leben. Die Farbe der Auflagerungen kann gelb, schwarz oder rot sein, die beiden letzteren durch die Farbe des Pigments, das von den mit dem Fadenpilz in Symbiose lebenden Kokken erzeugt wird, verschieden. Pilze und Kokken zusammen bilden eine homogene Masse, welche wie eine Manschette das Haar umgibt.

Lepra, s. Tropen.

Leptandrawurzel, s. Abführmittel.

Leptoprosopie, s. Adenoide.

Leptorrhinie, s. Nasenformen.

Lerastan, eine Zinnverbindung, die neben metallischem, bleifreiem Zinn in feinster kolloider Verteilung noch eine „leicht resorbierbare" Sauerstoffverbindung des Zinns enthält. Außerdem befindet sich in dem Präparat noch Radix Bardanae, eine Droge, die auf Hautkrankheiten Einfluß haben soll. Innerlich bei follikulären Hauterkrankungen, wie Akne, Sykosis, Furunkulose usw. Tabletten zu 0,25 g, die in Wasser leicht zerfallen. Man gibt in der Regel 3mal täglich 2—3 Tabletten, Kinder erhalten je nach dem Alter 2—3mal täglich $^1/_2$—1 Tablette in Wasser. Die Dauer der Behandlung beträgt etwa 10—14 Tage. (Dr. Joachim Wiernik & Co., Berlin-Waidmannslust.)

Lériche'sche Operation, s. Verjüngung.

Leukaemie, s. Blutungen aus dem Munde; Innere Krankheiten; Mundgeruch, übler; Mundhöhle; Nasenbluten; Pruritus.

Leukichthol ist ein neues, fast farbloses Ichthyol mit schwachem Eigengeruch. Der Gesamtschwefelgehalt dieses Produktes ist etwas höher als der des Ichthyols. Indikation die gleiche wie für Ichthyol (s. auch Eutirsol).

Leukoderma, s. Pigmentierung; Syphilis.

Leukogen, s. Reizbehandlung.

Leukomelanodermien, s. Syphilis.

Leukonychie, s. Nagelpflege.

Leukopathia congenita, s. Pigmentierung.

Leukopathie, s. Nägel; Nagelpflege.

Leukoplakien, s. Innere Krankheiten; Lippen; Mundhöhle; Nägel.

Leukoplast, s. Kautschukpflaster.

Leukotrichia annularis, s. Pili annulati.

Leukozon. Gemisch von Calciumperborat und Talcum, mit 5% aktivem Sauerstoff. Antisepticum in der Wundbehandlung. (Dr. H. Byk, Lehnitz b. Berlin.)

Levurinose, durch kalten Luftstrom getrocknete Bierhefe, die noch ihre volle Wirkungskraft besitzt. Gelbweißes Pulver. Bei Akne vulgaris und Akne rosacea. 3mal täglich 1 Kaffeelöffel voll vor dem Essen. — Es kommt auch eine Levurinoseseife in den Handel.

Levurinetten. (J. Blaes & Co., Lindau.) Levurinose in Tablettenform.

Leydigsche Zwischenzellen, s. Verjüngung.

Liamenta sind Erzeugnisse, die den Vasolimenten (Ölsäure-, Ammoniakseife-, Mineralöllinimente) ähnlich sind und unter Verwendung von Liasan hergestellt werden. (Haas & Co., Stuttgart, Württemberg.)

Liantral, entwässerter, von den kohleartigen unlöslichen Bestandteilen befreiter, gereinigter Steinkohlenteer. Dicke, schwarze, in Benzol lösliche, in Aether, Alkohol, Ölen und Fetten teilweise lösliche Flüssigkeit. Reizt verhältnismäßig wenig, wird verwendet rein und in 5—10—20%igen Salben, Seife, Guttaplast. 10%ige Lanthralsalbe, mit Unguentum Caseini hergestellt, soll man auch auf entzündeter, sezernierender Haut anwenden können. Hauptanwendungsgebiet: Ekzeme, besonders seborrhoische, bei Personen und Kindern mit empfindlicher Haut. (P. Beiersdorf & Co., Hamburg.)

Liasol geschwefeltes Steinölpräparat aus Lias, auch als Ammonium sulfoliasolicum.

Lichen chronicus Vidal, s. Ernährung; Radium.

Lichen pilaris ist eine Krankheit der Jugendlichen, häufiger beim weiblichen als beim männlichen Geschlechte, am stärksten ausgeprägt zwischen dem 15.—30. Lebensjahre. Er lokalisiert sich zumeist an der Streckseite der Oberarme und Oberschenkel, doch können bei höheren Graden auch Schultern, Rücken und Nates ergriffen sein. Gewisse Beziehungen bestehen zu leichten Ichthyosisformen (s. dort). Die Haut fühlt sich rauh, reibeisenförmig an infolge stärkerer Prominenz der Haarfollikel, die in Form von weißen bis roten Knötchen ***(Keratosis pilaris rubra)*** vorspringen, stärkere Hyperkeratose aufweisen, nach Entfernung der Hornkegelchen entrollt sich oft ein Lanugohärchen. Auch die umgebende Haut weist oft eine rote bis livide Farbe auf, so daß die Affektion besonders bei jungen Mädchen sehr störend wirkt. Mit vorrückendem Alter verschwindet die Keratosis, indem die Follikel der Atrophie verfallen. — Therapeutisch sind vor allem häufige Bäder, Waschungen mit heißem Wasser zu empfehlen, als Seife verwende man u. a. Sapo unguinos. medicat., Sapo kalin., eine Schwefel-Salizyl-Resorzin-, Ichthyol- (Cehasol-), bei höheren Graden Bimsstein- oder Marmorseife. — Häufiger Gebrauch von Fetten und fettreichen Cremes. Außerdem sind Salizyl- (2—5%), Schwefel-(10%)-Lanolin-Vaselin, eventuell mit Zugabe von Resorcin zu empfehlen, dagegen Teer zu vermeiden, weil er in diesen Fällen Verschlechterungen herbeiführen kann.

Rp. Acid. salicyl. ... 5,0—10,0
Ol. Ricin. 10,0
Emplastr. Lithargyr.
Adip. suill. .... aa ad 100,0
Pumic. pulv. 10,0
(SAALFELD).

—

Rp. Sulf. praecip. 15,0
Sapon. kalin.
Adip. suill. ....aa 30,0

—

Rp. Acid. salicyl. 1,0
Sapon. virid. 5,0
Lanolini 6,0
Vaselini 80,0
(EICHHOFF)

Zerstörung der einzelnen Follikel mit Mikrobrenner (BESNIER) dürfte wohl nicht angezeigt sein.

S. auch Balneotherapie; Bunzen; Heliotherapie; Hydrotherapie.

Lichen ruber planus ist eine entweder mehr akut oder mehr in chronischer Weise auftretende Hauterkrankung. Er besteht in dem Emporschießen meist stark juckender, stecknadel- bis hanfkorngroßer, roter bis blauroter, polygonal begrenzter, vielfach mit einer feinen Delle versehener Knötchen, die durch dichte, entzündliche Ansammlung von Zellen in der Lederhaut gebildet werden. Er kann erhebliches kosmetisches Interesse haben. Zu den Lieblingssitzen der Krankheit gehören, wenn eine allgemeine Aussaat der Knötchen erfolgt, das Handgelenk und die Unterarme. Öfter befallen wird auch der Penis, die Mundhöhle, besonders die Wangenschleimhaut und die Zunge, manchmal die Lippe. Im übrigen Gesicht ist er selten. An den Lippen äußert sich die Krankheit in Form weißer Flecken und eigenartiger feiner, stricknetzähnlicher Muster und leistet der auf der Haut wirkungsvollen Behandlung hartnäckig Widerstand. Bezüglich Mundhöhle und Zunge sei auf die diesbezüglichen Artikel verwiesen. Unter den lokalisierten Formen haben vor allem die oft warzenartigen Herde auf dem Kopfe, die hier größtenteils zu Atrophie führen, kosmetisches Interesse. Die nicht allzu häufige Hautkrankheit wird am wirkungsvollsten durch energische Arsen-, Quecksilber-, auch Wismutkuren bekämpft. Zu diesen Behandlungsmethoden ist heute die Röntgenbehandlung, lokal und paravertebral, getreten. Aber im allgemeinen reagiert die Krankheit schon recht gut auf die obigen chemischen Mittel, die aber bei ganz akuten Ausbrüchen besonders vorsichtige Anwendung erfordern; bei der guten Wirksamkeit der Allgemeinbehandlung kommen für eine örtliche Beeinflussung im wesentlichen milde juckstillende Maßnahmen, 5—10%ige Kalmitolsalben und Kühlsalben in Betracht. Die Mundhöhlenerscheinungen bedürfen lokaler Beeinflussung, eventuell mit besonderer Vorsicht anzuwendender ultravioletter und Röntgenbestrahlungen. Der Lichen ruber heilt vielfach mit lange bestehenden, braunen, manchmal bis fast schwarzen Pigmenthinterlassungen ab, die besonders störend der Arsenbehandlung folgen. In manchen Fällen sind die Haarbälge besonders stark befallen (Lichen ruber follicularis). In ganz seltenen Fällen ergreift die Lichen-ruber-Erkrankung den ganzen Körper; auch Gesicht und Hände sind rot, die Haut wird verdickt und faltig, die Nägel werden verkrüppelt, das Allgemeinbefinden ist schwer gestört, ensprechend der ernsten Erkrankung.

S. auch Atrophie; Filiforme Dusche; Heliotherapie; Lippen; Mundhöhle; Radium, Röntgen; Thorium-X-Degea.

Lichen trichophyticus, s. Trichophytie.

Lichen tropicus, s. Tropen.

Lichen Vidal, s. Ekzem.

Lichenifikation, s. Haarfärben (ärztl. Teil); Skarifikation.

Lichensa ist eine Salbe, die aus Ungt. diachylon, mit Zusatz von Ichthynat und Menthol besteht. Bei Pruritus, speziell juckenden Ekzemen, Intertrigo, Frostbeulen usw.

Lichtbehandlung. Obwohl es schon seit 1801 bekannt war, daß in den Strahlen der Sonne außer dem sichtbaren Licht noch unsichtbare Strahlen vorhanden sind, die sich über das violette Ende des Spektrums (der Regenbogenfarben) erstrecken und welche die photographische Platte zu verändern vermögen, ist erst viel später (etwa von 1890 an) die eigenartige Wirksamkeit dieses ultravioletten Lichtes auf den Menschen festgestellt worden. Es war vor allem FINSEN (1860—1904) in Kopenhagen, der, angeregt durch die Erfahrungen über die keimtötende Wirkung des ultravioletten Lichtes auf Bakterienkulturen, es versuchte, Bakterien in der Haut selbst mit Ultraviolettlicht zu vernichten, und zwar insbesondere die Tuberkelbazillen bei Lupus. Zuerst verwendete FINSEN zu seinen Bestrahlungen das Sonnenlicht, dessen ultraviolette Strahlen er durch Brennlinsen aus Quarzglas konzentrierte. Die dabei im Brennpunkt entstehende intensive Wärme ist jedoch keine Eigenschaft des Ultraviolettlichtes, sondern rührt von den sichtbaren Strahlen des Sonnenlichtes her und von besonderen unsichtbaren Strahlen, die sich dem anderen, roten Ende des Spektrums anschließen (Ultrarot). Da sie bei der Dauer der Bestrahlung den Patienten unerträglich wird, mußte FINSEN sie durch Anfüllen der hohlen Quarzlinsen mit Kühlwasser ausschließen.

Der immer größere Wunsch nach möglichst reinem und intensivem Ultraviolettlicht, dem allein man zunächst alle Heilkraft zuschrieb, und auch der Wunsch nach Unabhängigkeit von dem unbeständigen Sonnenlicht ließ die künstlichen Strahlenquellen erstehen.

Die ersten, von FINSEN konstruierten Ultraviolettlichtquellen waren Kohlenbogenlampen. Stark erhitzte Körper senden mit steigender Temperatur auch wirksames Ultraviolettlicht aus; der Lichtkrater der Kohlenbogenlampe am positiven Pol hat mit einer Temperatur von 4200° eine der höchsterreichbaren Temperaturen (die strahlende Sonnenoberfläche wird auf 6000° geschätzt).

Allerdings ist auch jetzt die Menge des ausgestrahlten ultravioletten Lichtes noch gering, wenn nicht die Gesamtintensität des Kohlenbogenlichtes durch hohe elektrische Stromzufuhr (50—110 Ampère bei 50—65 Volt) gesteigert wird, und auch von diesem Gesamtlicht ist nur ein kleiner Bruchteil wirksames Ultraviolettlicht. Auch hier müssen die Wärmestrahlen durch in der Apparatur kreisendes Wasser ausgeschaltet werden. Die Ausbeute schließlich, nachdem das möglichst gereinigte Ultraviolettlicht durch Quarzlinsen, die im Gegensatz zu Glas kein Ultraviolettlicht absorbieren, noch konzentriert worden ist, ist ein Lichtbündel von etwa 2 cm Durchmesser, mit dem man durchschnittlich eine Stunde braucht, um z. B. bei Lupösen eine wirksame Lichtreaktion hervorzurufen. Selbst in Anbetracht dessen, daß gleichzeitig 4 Personen an einer Lampe behandelt werden können, ist diese sogenannte Finsenlampe also noch sehr kostspielig, besonders wenn man berücksichtigt, daß bei einigermaßen ausgedehnten Erkrankungen die Patienten täglich Monate hindurch bestrahlt werden müssen. Die Erfolge dieser kostspieligen, an die Aufmerksamkeit und Schulung des Pflegepersonals hohe Anforderungen stellende Therapie sind allerdings ausgezeichnet und vor allem in kosmetischer Beziehung hervorragend.

Es hat nicht an Versuchen gefehlt, die Ultraviolettlichtausbeute der Finsenapparate zu steigern, sei es durch optimale Anordnung des Linsen- und Kühlwassersystems (Finsen-Lomholt-Lampe), sei es durch Zusatz von Metallen zu den Kohlenstiften der Bogenlampen, die in der Glut verdampfen und besonders reichlich Ultraviolettlicht aussenden. Sowohl in dieser Form mit imprägnierten Kohlen als in der ursprünglichen mit reinen Kohlen werden die Bogenlampen auch zur Allgemeinbestrahlung verwendet; bei den Allgemeinbestrahlungen wird das komplizierte Linsensystem der Konzentrationsapparate weggelassen.

Viel verbreiteter sind die *Quecksilberdampflampen* als Ultraviolettlichtquellen geworden. Rein wissenschaftlich gesprochen, liefert die sogenannte „*künstliche Höhensonne*", der bekannteste Vertreter dieser Lampengattung, allerdings eine ganz andere Art von Strahlen als die Sonne im Hochgebirge. Während die Kohlenbogenlampe ebenso wie die Sonne ein Strahlengemisch aussendet, das Lichtstrahlen jeder Art vom Ultrarot über die sichtbaren Strahlen bis zum Ultraviolett enthält, liefert der glühende Quecksilberdampf nur eine verhältnismäßig geringe Auswahl einzelner Strahlen (Linienspektrum statt kontinuierlichem Spektrum); ein großer Teil dieser Strahlen, besonders der ultravioletten, ist im Sonnenlicht, so wie es durch die Atmosphäre verändert zur Erdoberfläche gelangt, überhaupt nicht vorhanden.

Ähnlich wie das sichtbare Licht durch ein Prisma zerlegt werden kann und dann seine Zusammensetzung aus zahllosen Einzelstrahlen (Farben) verrät, ist auch das Ultraviolettlicht ein Gemisch verschiedenster Strahlen. Die verschiedenen Strahlen werden der Wellennatur des Lichtes entsprechend nach ihren Wellenlängen benannt; wenn das rote Licht eine Wellenlänge von etwa 750 mμ (Millimikron) hat, d. h. während einer Wellenbewegung eine Strecke von 750 Millionstel Millimeter fortschreitet, so reicht das sichtbare Licht bis zu dem Violettlicht von etwa 400 mμ; das Ultraviolettlicht weist weiterhin immer kürzere Wellenlängen auf, von denen im Sonnenlicht bis abwärts 290 mμ, meist allerdings mit höherer Trübung der Luft nur bis 300 mμ vorhanden sind. Im Quecksilberdampflicht dagegen kommen sogar noch Wellenlängen bis zu 200 mμ vor; die Brenner der Quecksilberdampflampen müssen allerdings aus dem besonders durchlässigen Quarz sein. Verwendet man als Brennermaterial sogenanntes Uviolglas, d. h. eine besondere Spezialität für Ultraviolettlicht durchlässigen Glases, so ist das aus diesem Brenner austretende Licht schon der kürzeren Wellenlängen beraubt.

Die Quecksilberdampfquarzlampen sind einmal für Allgemeinbestrahlungen eingerichtet, wobei für Bestrahlungen im Stehen und Gehen seitlich strahlende (*Hallenlampen* nach JESIONEK), für solche im Sitzen und Liegen nach unten strahlende Lampen (*Höhensonnen* nach BACH) dienen. Geeignete Reflektoren sorgen für eine möglichste Ausnützung und gleichmäßige Ausbreitung des Ultraviolettlichtes. Diese Brenner, deren Quecksilberdampf durch den elektrischen Strom zum Glühen gebracht wird, kühlen sich an der Luft genügend ab.

Für die lokale Bestrahlung sind die Quarzbrenner dagegen gekrümmt, so daß ihre ganze Leuchtkraft auf ein kleines Feld konzentriert ist (*Kromayerlampe*, s. dort). Hier kann auf Wasserkühlung nicht verzichtet werden. Ähnlich wie das Finsenlicht wird die Kromayerlampe häufig unter Kompression verwendet; direkt mit dem Fenster oder mit kleinen Zwischenstücken (Ansätze) wird das Blut aus den zu bestrahlenden Hautstellen weggedrückt; hierbei genügen viel kürzere Belichtungen, um eine Wirkung hervorzurufen, zu der das Finsenlicht Stunden braucht. Die Wirkung, besonders was die Tiefenwirkung anbetrifft, ist aber nicht gleichwertig; das Finsenlicht dringt tiefer in das Gewebe ein.

Die bisher genannten Lichtquellen hätten den ursprünglich vorliegenden Bedürfnissen für Ultraviolettlichtstrahlenspender Genüge getan. Bald aber drang die Ansicht durch, daß auch die wärmewirkenden Strahlen der Sonne über eine biologische Heilkraft verfügen, und tatsächlich hatte auch die Anwendung reiner künstlicher *Wärmelichtquellen* bei bestimmten Krankheitszuständen ihre zweifellosen Erfolge.

Die Wärmelichtquellen sondern sich in solche, die nur unsichtbare ultrarote Wärmestrahlen aussenden und deren eben rotglühender Heizkörper die Temperatur von 525° nicht wesentlich überschreitet; derartige Wärmequellen werden unter verschiedenen Namen angeboten, z. B. als sogenannte *Heiz-* oder *Wintersonnen, Profunduslampe.* Sie bestehen zumeist aus elektrisch heizbaren Widerständen in Reflektoren.

Auch die zweite Art von Wärmelichtquellen sendet immer noch einen beträchtlichen Teil dunkles ultrarotes Licht aus, aber daneben doch auch sichtbare leuchtende Wärmestrahlen in größerer Menge. Dieser Gehalt an leuchtenden Wärmestrahlen ist wichtig, weil von ihm die Tiefenwirkung abhängt. Die ultraroten langwelligen Strahlen bleiben viel oberflächlicher in der Haut stecken, während die kurzwelligen leuchtenden Strahlen gleichmäßiger in die Tiefe dringen. Infolgedessen werden hierbei in der Tiefe der Haut höhere Temperaturen erreicht. Die Oberflächentemperatur der Haut, die eben noch erträglich ist, liegt bei etwa 45°.

Als Lichtquellen für leuchtende Wärmestrahlen dienen sogenannte *Temperaturstrahler,* d. h. stark erhitzte Körper. Die handlichsten sind unsere auch zur Beleuchtung verwandten Osram-Glühbirnen, aber von besonderer Größe und mit geeigneten Reflektoren (*Solluxlampe,* Höchsttemperatur 2500 bis 3000°).

Noch tiefer in das Gewebe eindringende Wärmestrahlen sendet die Kohlenbogenlampe aus, entsprechend den früher genannten höheren Temperaturen und ihrem größeren Gehalt an leuchtenden Strahlen. Natürlich wird man dann bei den Kohlenbogenlampen alle Vorrichtungen beiseitelassen, die den Zweck haben, die Wärmestrahlen auszuschließen.

Eigentlich enthalten also die stärkeren Temperaturstrahler in ihrem Licht gleichzeitig Strahlen mit Wärmewirkung und mit Ultraviolettlichtwirkung, als solche sind sie demnach kombinierte Strahlenquellen wie die Sonne. Jedoch ist dieser gegenüber die Wärmewirkung der kombinierten Strahler meist zu groß und die Ultraviolettlichtwirkung zu gering. Legt man Wert auf eine solche kombinierte, möglichst sonnenähnliche Strahlung, so wird man deshalb ihre Wärmewirkung durch geeigneten Abstand von der Strahlenquelle oder durch kühlende Luftzirkulation mildern und die geringere Ultraviolettlichtintensität durch längere Bestrahlungszeiten ausgleichen. Tatsächlich werden hoch belastete Kohlenbogenlampen in dieser Weise als sonnenähnlichste künstliche Lichtquellen gebraucht.

Auch die Solluxlampe ist imstande, Ultraviolettlicht auszusenden, jedoch muß sie dann aus besonderem, Ultraviolettlicht durchlässigem Glas hergestellt sein. In einer solchen Form ist sie als *Vitaluxlampe* im Handel; eine zu starke Wärmestrahlung wird durch blaue Mattierung des Glases verringert. Aber nichtsdestoweniger enthält das Gesamtlicht dieser Vitaluxlampe nur sehr geringe Mengen Ultraviolettlicht, und man kann mit ihr nur sehr schwache Ultraviolettlichtwirkungen erzielen. In allerletzter Zeit setzt man infolgedessen der Birne etwas Quecksilber zu, das verdampfen und dann durch seine Ausstrahlung das Ultraviolettlicht verstärken soll (*Solarcalampe*).

Auch nach ihrer Wirkung auf die Haut unterscheiden sich die genannten Strahlenquellen in Ultraviolettlicht- und in Wärmestrahler. Eine Wärmereaktion der Haut und eine Ultraviolettlichtreaktion lassen sich, besonders wenn man den Gesamtverlauf beider Reaktionen verfolgt, durch manche Einzelheiten scharf voneinander abgrenzen.

So tritt z. B. das Wärmeerythem bereits *während* der Bestrahlung auf. Die Haut fühlt sich warm an (Wärmegefühl in der Nähe eines strahlenden Ofens), aber die Rötung verschwindet nach Absetzen der Bestrahlung auch bald wieder. Das Ultraviolettlicht empfindet man jedoch nicht als Wärme und seine Wirkung, das *Ultraviolettlichterythem,* hat eine „*Latenzzeit*", d. h. es erscheint erst nach etwa 2—6 Stunden, entwickelt sich zu einem Höhepunkt in 12—24 Stunden nach der Bestrahlung und klingt langsam nach Tagen ab, wie das jedem bei der häufigsten Ultraviolettlichtwirkung, dem „*Sonnenbrand*" oder „*Gletscherbrand*", bekannt ist.

Ein zweiter Unterschied liegt in der Art der Begrenzung beider Erytheme. Die Ultraviolettlichtreaktion ist immer scharf begrenzt, das Wärmeerythem für gewöhnlich dagegen nicht. Das hat nun keineswegs seinen Grund darin, daß das wirksame Ultraviolettlicht bereits von sehr dünnen Stoffen abgefangen wird, während die Wärmestrahlung (z. B. eines Ofens) bekanntlich auch durch dicke Kleidung hindurchgeht, sondern auch wenn Wärmestrahlen streng begrenzt auf die Haut einfallen, geht ihre Wirkung über das Belichtungsfeld hinaus. Es handelt sich dabei um eine auf nervösem Wege hervorgerufene Gefäßerweiterung, wie sie auch in der Umgebung von Insektenstichen oder bei schmerzhaften Hautreizen auftreten kann.

Weiter ist die Form der Rückbildung beider Reaktionen verschieden. Auch die einmalige Ultraviolettlichtreaktion der Haut geht mit einer *Pigmentierung* einher, soweit die bestrahlte Person überhaupt zur Pigmentation fähig ist. Diese Pigmentierung ist gleichmäßig, gelblicher oder bräuner, häufig mit einem roten Ton unterlegt, wenn die Haut noch Zeichen von Entzündung aufweist, was besonders bei Sonnenbestrahlungen längere Zeit anhält; die Sonnenbräune zeigt im Gegensatz zu der Bräunung durch die Quecksilberlampe noch lange nach der Bestrahlung eine warme, braunrote Farbe. Nach einer abgeklungenen Wärmereaktion dagegen sieht die Haut völlig unverändert aus. Es braucht hier schon häufiger Bestrahlungen, um eine *Wärmepigmentierung* hervorzurufen. Diese ist eigentümlich netzförmig, dem Verlauf der mittleren Hautvenen entsprechend, deren bläuliche Zeichnung auch bei manchen Personen besonders in der Kälte stark hervortritt (Kältemarmorierung). Eine solche Wärmepigmentierung findet man nach tagelangem Gebrauch von Wärmeflaschen oder warmen Umschlägen. Sie tritt auch dann auf, wenn jemand sich längere Zeit in ein und derselben Stellung zu einer Wärmequelle befindet, z. B. an Arbeitsplätzen in der Nachbarschaft eines Ofens. Unter diesen Umständen wird gelegentlich ihre wahre Herkunft verkannt.

Ein letzter wichtiger Unterschied zwischen beiden Lichtreaktionen stellt sich erst bei Wiederholung der Bestrahlung heraus. Es ist eine allgemein bekannte, wegen ihrer umstrittenen Erklärung bemerkenswerte Erscheinung, daß die Haut sich an Ultraviolettlicht gewöhnen kann, und zwar in einem Ausmaß, daß jemand, der zuerst nur wenige Minuten Ultraviolettlicht vertrug, sich schließlich stundenlang diesen Strahlen ohne Schaden aussetzen kann. Bereits nach einer einmaligen Bestrahlung ist die ursprünglich bestrahlte Stelle, und zwar lediglich im Umfang der ersten Bestrahlung, gegen eine zweite bedeutend unempfindlicher. Bei einer Wärmebestrahlung dagegen spürt man das zweite Mal bei derselben Temperatur der Hautoberfläche denselben Schmerz, und bei einer Überschreitung der verträglichen Temperatur treten unvermeidlich Verbrennungserscheinungen auf. Es ist bekanntlich unmöglich, die Intensität der Wärmebestrahlungen während einer Reihe von Sitzungen immer weiter zu steigern. Doch ist zu bemerken, daß im Verlaufe jeder einzelnen Wärmebestrahlung die Wärmewirkung während der ersten Minuten rasch nachläßt und man dann die Intensität steigern kann. Diese „Anpassung" der menschlichen Haut erklärt sich dadurch, daß die Blutgefäße erst eine geraume Zeit zu ihrer Erweiterung brauchen, um die Haut durch rascheren Blutumfluß von innen kühlen zu können. Die Temperatur in der Haut, bei der man Schmerz empfindet, wird aber immer als gleich hoch gemessen, gleichgültig ob das kreisende Blut die überschüssig eingestrahlte Wärme ableitet oder ohne Blutkühlung die eingestrahlte Wärme entsprechend niedriger ist.

Gehen wir nach diesen Gegenüberstellungen der beiden Lichtwirkungen auf die Haut, wie sie erst seit 40 Jahren genauer abgegrenzt und bekannt sind, zunächst näher auf die Ultraviolettlichtreaktion ein.

Das erste, was hierbei auch dem Laien auffällt, ist die außerordentlich verschiedene Empfindlichkeit der einzelnen Personen für das ultraviolette Licht (*„individuelle Lichtempfindlichkeit"*). Zunächst sind bereits die verschiedenen Hautstellen schon verschieden lichtempfindlich (*„regionäre Lichtempfindlichkeit"*). Im allgemeinen ist der Rumpf am empfindlichsten, weniger die Extremitäten, am wenigsten schließlich Gesicht und Hände. Da die letzteren Körperstellen meist unbedeckt getragen werden, mag hier die Lichtgewöhnung eine Rolle spielen. Die regionäre Lichtempfindlichkeit ist sonst hauptsächlich durch die Dicke der jeweiligen Hornschicht bedingt.

Die individuelle Lichtempfindlichkeit, die Verschiedenheit bei verschiedenen Personen, ist in ihren Ursachen noch keineswegs völlig geklärt. Im allgemeinen gelten rothaarige oder rotblonde, „tizianblonde" Individuen als besonders lichtempfindlich. Reihenuntersuchungen haben jedoch gezeigt, daß dies zwar fallweise zutrifft, daß aber eine strenge Gesetzmäßigkeit nicht erkennbar ist. Im allgemeinen ist eine weiße Haut lichtempfindlicher als eine gebräunte und eine feuchte empfindlicher als eine trockene. Ausnahmen sind aber auch hier nicht selten.

Säuglinge sind durchschnittlich etwas weniger lichtempfindlich als Schulkinder oder Erwachsene. Greise sollen wiederum eine herabgesetzte Empfindlichkeit zeigen. Bei Frauen ist kurz vor der Regel die Empfindlichkeit am größten, Schwangere zeigen eine gesteigerte Empfindlichkeit, und zwar besonders im 4.—7. Monat.

Im großen und ganzen ist jedoch zu betonen, daß es sich hier um statistische Durchschnittswerte aus der Untersuchung mehrerer Individuen handelt. Der einzelne kann von diesem Durchschnittswert größere Abweichungen zeigen; die Beobachtung eines Einzelfalles läßt also Verallgemeinerungen nicht zu. Schon bei völlig gleichartig erscheinenden Personen wechselt die Lichtmenge, die zur Erzielung gleich starker Reaktionen nötig ist, zwischen 1 und 6, d. h. der eine verträgt unter Umständen die 6fache Lichtmenge wie der andere; solche Unterschiede der Lichtempfindlichkeit gelten durchaus noch als normal.

Man könnte bei diesen Schwankungen der individuellen Lichtempfindlichkeit überhaupt keine Bestrahlung ohne größere Gefahr vornehmen, wenn nicht eine andere Erscheinung diese individuelle Lichtempfindlichkeit wieder kompensierte. Diese besteht in der Tatsache, daß die Haut erst bei mehrfachen Überschreitungen der Minimaldosis unerwünschte Reaktionen zeigt; so kann man z. B. die Mengen Ultraviolettlicht, die eben ein Erythem erzeugen, um das 4fache, gelegentlich sogar um das 8fache steigern, ohne daß die Haut anders reagiert als immer noch mit einem gewöhnlichen Erythem, das zwar stärker ist, aber noch keine störenden Grade erreicht.

Diese relative Unempfindlichkeit der Haut gegen Ultraviolettlicht gestattet es also, daß man trotz der individuellen Lichtempfindlichkeit die Bestrahlungen schematisieren kann, d. h. Durchschnittsdosen bei den Bestrahlungen verwendet. Diese Durchschnittsdosen kennt man entweder angenähert durch die praktische Erfahrung oder aber durch Dosierung mit Ultraviolettlichtmessern (Jodmethode, Erythemdosimeter von Keller, Ultraviolettdosimeter von Weyde-Frankenburger, Kadmiumzelle), wodurch man von zufälligen Schwankungen der Lichtintensität der Bestrahlungsquellen unabhängig wird. Die Lichtquellen, besonders die Quecksilberlampen, sind nämlich keineswegs von konstanter Stärke, sie „altern", d. h. senden im Laufe der Zeit immer weniger Ultraviolettlicht. Außerdem geben sie ihre volle Lichtstärke erst nach einer Einlaufzeit von etwa 10 Minuten und schließlich sind sie in ihrer Ausbeute von der Stromspannung und der Abkühlungsmöglichkeit abhängig. Alle diese in den Lampen liegenden variablen Faktoren der Lichtintensität lassen sich erst durch ein objektives Meßverfahren übersehen.

Auf eine Durchschnittsdosis Ultraviolettlicht (z. B. 1 HSE = Höhensonneneinheit nach Keller) reagiert demnach die menschliche Haut nach einer Latenzzeit von einigen Stunden mit einem scharf begrenzten Erythem bzw. einer Hautentzündung, die sich langsam bis zu einem Höhepunkt entwickelt. Bei stärkeren Graden wird an den bestrahlten Stellen ein leichtes Jucken empfunden. Bildet sich das Erythem nach der Bestrahlung zurück, so setzt bald eine Bräunung der Haut ein; gleichzeitig aber wird die Haut eigentümlich glatt, spröde und trocken, bis sie nach wenigen Tagen oberflächlich einreißt und sich teilweise in mehr oder minder großen Fetzen („Lichtschuppe") abziehen läßt. Die mikroskopische Untersuchung lehrt, daß das Ultraviolettlicht eine völlige Erneuerung der Oberhaut hervorgerufen hat. Die ursprüngliche Oberhaut wird in ihren mittleren Schichten so geschädigt, daß sie unter Entzündungserscheinungen zugrunde geht und abgestoßen wird, während aus übriggebliebenen Keimzellen eine neue Oberhaut heranwächst; meist wird das ursprüngliche Pigment mit der „Lichtschuppe", die deshalb bisweilen sehr dunkel erscheinen kann, zur Abstoßung gebracht. Erst in der neuen Oberhaut bildet sich die neue Pigmentierung, die monatelang verstärkt bleiben kann. Auch zeigt sich die neue Oberhaut manchen Reizen gegenüber widerstandsfähiger.

Ein Unterschied zwischen den verschiedenen Strahlenquellen findet sich nur insofern, als das Quarzlampenlicht verhältnismäßig stärkere Entzündungserscheinungen hervorruft, die rascher abklingen und eine geringere Pigmentierung hinterlassen. Das Sonnen- und Kohlenbogenlicht zeichnet sich durch milde, langdauernde Entzündungen und starke Dauerpigmentierung aus.

Mit der beschriebenen erythematösen Lichtwirkung begnügt man sich im wesentlichen bei Allgemeinbestrahlungen; bei kleineren umschriebenen Flächen kann man auch höhere Lichtmengen verwenden, die zu blasigen Lichtreaktionen führen. Etwa nach 10—12 Stunden stellen sich zu dem Erythem kleinere vereinzelte Bläschen oder auch eine größere Blase ein. Solange die Blase entsteht, oder wenn die Blasendecke entfernt wird, empfindet der Patient beträchtliche Schmerzen. Läßt man dagegen die Blase eintrocknen, indem man den Inhalt entleert, so bildet sich eine Kruste, die nur auf Berührung schmerzt. Nach etwa 8—10 Tagen hat sich die behandelte Stelle neu überhäutet und fällt nur durch eine besondere Weißfärbung, einen Pigmentmangel auf, der um so stärker betont ist, als die Ränder gelegentlich eine vermehrte Pigmentierung zeigen. Sonst aber ist die Haut zart, normal gefeldert und von guter Funktion; von einer Narbe im üblichen Sinne kann nicht die Rede sein, schon weil das Ultraviolettlicht bei normalen Personen keine genügende Tiefenwirkung besitzt, um die für die Hautregeneration maßgebenden Bindegewebsschichten zu zerstören. Auch nach wiederholter Ultraviolettlichtbestrahlung mit stärkster Dosis, wie sie bei der Finsenbehandlung üblich ist, sind die Endzustände immer eine weiche, zarte, bewegliche Haut, die nur durch den Pigmentmangel auffällt, der dann allerdings dauernd sein kann.

Eine *Verbrennung der Haut* bei Ultraviolettlichtbestrahlungen, wie sie durch Wärme entsteht, mit Verschorfung oder Geschwürsbildung, ist nicht bekannt. Was der Laie hier als Verbrennung zu bezeichnen pflegt, ist lediglich eine über sein Erwarten starke Reaktion. Infolgedessen ist es bei therapeutischen Bestrahlungen zweckmäßig, daß der Arzt von vornherein den Patienten darüber aufklärt, mit welchen Erscheinungen er zu rechnen hat.

Im allgemeinen verlaufen auch ungewollte Überbestrahlungen mit Ultraviolettlicht ohne dauernde Nachteile, selbst wenn eine solche Bestrahlung z. B. bei allgemeiner Behandlung für den Patienten vorübergehend sehr peinliche Wirkungen haben kann, wie starke Schmerzhaftigkeit und Berührungsempfindlichkeit der befallenen Stellen und damit oft die Unmöglichkeit, ohne Beschwerden liegen zu können; auch Fieber kann gelegentlich einige Tage vorhanden sein. Zur Linderung der Beschwerden wird man lokal reichlich Puder (Zinkpuder, Talk- oder Fissanpuder) aufstreuen lassen, nachdem die großen Blasen vorsichtig durch Einstich entleert, aber nicht abgetragen sind; unter Umständen muß man zu allgemeinen schmerzstillenden Mitteln greifen.

Über die akuten Lichtreaktionen hinaus pflegen noch zweierlei Veränderungen der Haut nach Bestrahlungen zurückzubleiben, das sind Veränderungen der Pigmentierung und Veränderungen der Hautreaktionsfähigkeit. Zunächst läßt sich beobachten, daß eine einmal oder mehrmals mit Ultraviolettlicht bestrahlte Hautstelle leichter bei irgendeiner Reizung mit einer Gefäßerweiterung antwortet. So hebt sich in einem warmen Bade eine früher belichtete Hautstelle noch Monate nach der Bestrahlung durch Rötung ab; in gleicher Weise ist die gesunde Gesichtsröte bei Personen, die sich der Sonnenbestrahlung von Zeit zu Zeit stärker aussetzen, gar nicht allein auf eine Lichtentzündung zurückzuführen, sondern auch auf eine grundsätzlich erhöhte Rötungsbereitschaft dieser Hautstellen auf Reize aller Art, wie Wärme, Luftzug u. dgl., kurz sie ist bedingt durch das lebhaftere Spiel der Hautgefäße. Umgekehrt wird die bleiche Gesichtsfarbe von Personen, die im Lichtmangel leben, wie das im höchsten Grade bei Forschungsreisenden nach einer monatelangen Polarnacht beobachtet wird, auf das Fehlen dieser durch das Licht unterhaltenen Gefäßerregbarkeit bezogen.

Die zweite Nachwirkung einer Lichtreaktion, die *Lichtgewöhnung*, ist lange Zeit mit der Pigmentierung, die man als den braunen Sonnenschirm der Oberhaut ansah, in Verbindung gebracht worden. Aber es läßt sich leicht nachweisen, daß eine Lichtgewöhnung in etwa 6—8 Wochen vergeht, auch wenn sie noch so hohe Grade erreicht hat, während die Pigmentierung darüber hinaus Monate bestehen bleiben kann. Auch Personen mit umschriebener oder allgemeiner Unfähigkeit zur Pigmentbildung (sogenannte Albinos oder bei der Vitiligoerkrankung) sind nichtsdestoweniger imstande, sich an Ultraviolettlicht zu gewöhnen. Aus solchen und anderen Gründen ist man neuerdings geneigt, nach anderen Ursachen für diese Lichtunempfindlichkeit der Haut zu suchen, und man vermutet sie einmal in einer nicht näher faßbaren Widerstandsvermehrung der lichtempfindlichen Zellagen in der Oberhaut, weiter aber auch in einer verstärkten Abschirmung des Lichtes durch eine veränderte Hornschicht. Diese Hornschicht wird nämlich als Folge der Bestrahlungen sowohl verdickt als auch verdichtet gefunden; wahrscheinlich finden auch Einlagerungen in ihr statt, die in besonderer Weise das Ultraviolettlicht abfangen, genau so, wie es die Farben für das sichtbare Licht tun. Da unser Auge jedoch für das Ultraviolettlicht nicht empfindlich ist und auch seine Veränderungen nicht wahrnimmt, handelt es sich bei diesen Stoffen um „*unsichtbare Pigmente*".

Die Aufgabe der sichtbaren Pigmente, die allgemein als Hautbräunung nach Bestrahlungen bekannt sind, ist dagegen noch keineswegs geklärt. Vorläufig wird eine sonnengebräunte Haut bei den sportliebenden Völkern als Zeichen der Gesundheit auch bei Frauen geschätzt und zuweilen auch lediglich kosmetisch imitiert; durch Einreiben der Haut mit verschiedenen öl- und salbenartigen Stoffen (Kokosnußöl u. a.) vor der Belichtung soll die darauffolgende Pigmentierung verstärkt, die Lichtentzündung jedoch verringert werden; die im Handel vorkommenden Präparate haben jedoch häufig nur die letztere Wirkung, ohne stärker zu pigmentieren. Ob jedoch tatsächlich das Pigment ein Maß des durch die Bestrahlungen erreichbaren Gesundheitsgrades ist, dürfte schwer zu beweisen sein. Denn auch nicht pigmentierte Personen können sich bei Belichtungen gut erholen und eventuell von Krankheiten, z. B. Tuberkulose, genesen, ebenso wie anderseits trotz guter Pigmentierung eine derartige Erkrankung fortbestehen kann. Solche Patienten sollen allerdings ihre Pigmentierung wieder besonders rasch verlieren. Während die einen Autoren der Ansicht sind, daß das aus der gebräunten Haut in den Stoffwechsel resorbierte Pigment die Lichtwirkung nach innen trägt, sind die anderen der Meinung, daß das Pigment nichts als eine Schlacke ist, ein Abfallprodukt, bei einem durch die Bestrahlung gesteigerten Gewebsumsatz, wie es auch bei anderen Entzündungen beobachtet wird. Immerhin könnte diese Schlacke noch als Schutzschirm gegen weitere Bestrahlungen dienen; aber sowohl für das Ultraviolettlicht wie für die sichtbaren und ultraroten Wärmestrahlen ist die Bedeutung des Pigmentes hier neuerdings sehr unwahrscheinlich gemacht; vielleicht spielt es bei bestimmten Lichterkrankungen (Überempfindlichkeit gegen sichtbares Licht) als Lichtschutz eine Rolle.

Die Allgemeinwirkungen des Lichtes auf den Gesamtorganismus sind, wie schon aus der geringen Tiefenwirkung des Ultraviolettlichtes zu folgern ist, hauptsächlich indirekter Art. Nachdem ihre Bedeutung für die Heilung der Tuberkulose, insbesondere der Knochen- und Hauttuberkulose Anfang dieses Jahrhunderts entdeckt worden war, wurden sie mit besonderer Aufmerksamkeit studiert. Das Ergebnis ist, in Kürze zusammengefaßt, eine erhebliche Beschleunigung des gesamten Stoffwechsels, die mit der Hautreaktion zeitlich zusammentrifft; auch an einzelnen erkrankten Organen kommt es deutlich zu einer vorübergehenden Umsatzsteigerung, worauf der therapeutische Erfolg bei der gleichzeitig geweckten Widerstandskraft des Organismus zurückgeführt wird. Allerdings kann die Reizung bei zu schweren Erkrankungen oder für einen zu geschwächten Organismus auch gefährlich sein. So ist das Auftreten von Lungenblutungen bei frischen und progredienten Fällen von Lungentuberkulose nach Bestrahlungen bekannt. Auch wenn der Organismus mit Fiebersteigerungen auf die Bestrahlungen antwortet, ist die Lichttherapie als ungeeignet oder zu gefährlich gekennzeichnet und abzulehnen oder nur mit großer Vorsicht anzuwenden.

Zu dieser Reizwirkung der Bestrahlungen, die für den Organismus unter günstigen Umständen leistungssteigernd ist, tritt als weitere dem Ultraviolettlicht eigentümliche Wirkung die Bildung eines bestimmten außerordentlich lebenswichtigen Vitamins hinzu. Auf diese besondere Eigenschaft des Ultraviolettlichtes wurde man zunächst durch die Entdeckung aufmerksam, daß *Rachitis (Englische Krankheit)* durch Allgemeinbestrahlungen heilbar ist. Da es zur Beeinflussung dieser Krankheit bereits genügte, dem Säugling ultraviolettlichtbestrahlte Nahrungsmittel zu verabfolgen, mußte das wirksame Prinzip ein Stoff sein, der durch die Bestrahlung in der Nahrung ebenso wie in der Haut entsteht; als solcher wurde das Vitamin D festgestellt, das sich aus fettartigen Körpern durch Bestrahlung bildet und das wie alle Vitamine als Nahrungsstoff zur Vermeidung bestimmter Erkrankungen unumgänglich nötig ist, wozu allerdings schon geringste Mengen ausreichen. Neuerdings wird angenommen, daß diese durch Ultraviolettlichtbestrahlungen entstehenden Vitamine nicht nur bei der ausgesprochenen Lichtmangelerkrankung, der Rachitis, zur Heilung führen, sondern auch für die Beeinflussung anderer Erkrankungen, z. B. der Tuberkulose, von Bedeutung sind. Tatsächlich läßt sich auch in der bestrahlten Haut eine Zunahme des wirksamen Vitamins feststellen, das der Säftestrom von dort ins Innere zu transportieren imstande ist.

Die geschilderten direkten, umschriebenen, und indirekten, allgemeinen Wirkungen des Ultraviolettlichtes können als Grundlage einer rationellen Lichttherapie dienen. Da das Licht eine tagelange Entzündung der Haut hervorruft, also eine lokale Stoffwechselbeschleunigung bedingt, kann diese Eigenschaft zur Lockerung und Aufsaugung von krankhaften Gewebsverdichtungen chronisch entzündlicher Art ausgenützt werden, z. B. bei *Ekzemen* (s. dort). Natürlich ist das Licht im akuten Stadium unangebracht, ebenso dort, wo die Hauterkrankung auf der Einwirkung einer äußeren Schädlichkeit beruht, bei deren Entfernung von allein die Abheilung erfolgt. Im großen und ganzen werden in der Praxis ekzematöse Fälle zu häufig bestrahlt, ohne Erfolg oder gar mit Verschlimmerung. Nur bei wirklich unempfindlichen, chronisch veralteten Ekzemen kann die akute Reizung durch eine Bestrahlung erfolgversprechend sein.

In ähnlicher Weise verläuft die Verwendung des Ultraviolettlichtes bei der *Akne* (s. dort). Sonnenbestrahlungen, auch Höhensonnenbestrahlungen, vermögen die kleinknotigen Infiltrate um die entzündeten Talgdrüsen zum Schwinden zu bringen. Aber auch hier ist die Lichtanwendung nur bei chronischen Fällen angezeigt, akute können sehr wohl eine Reizung erfahren, so daß jedenfalls Vorsicht in der Stärke der Bestrahlung geboten ist. Im Gegensatz zu der Röntgentherapie pflegt hier der Erfolg weniger anhaltend zu sein; dennoch wird man gelegentlich von diesem Mittel, insbesondere von allgemeinen Sonnenbädern, Gebrauch machen, da auch eine Umstimmung des ganzen Organismus bei dieser Erkrankung förderlich zu sein scheint.

Auch bei ***Frostbeulen*** erzielt man von einer lokalen und allgemeinen Anwendung des Ultraviolettlichtes günstige Resultate; in Anbetracht der Chronizität dieses Leidens ist auch hier die Lichttherapie eine wünschenswerte Ergänzung der Röntgentherapie, die ihrerseits aus Gefahr vor Spätschädigungen nicht unbeschränkt angewandt werden kann. Bei Frostbeulen erweist sich die Kombination von Ultraviolettlicht und Wärme besonders wirksam (Solarcalampe).

Die lokale Stoffwechselbeschleunigung nach Belichtung und die Anregung der Blutzirkulation durch die Entzündung ist wohl auch der Grund zu den Erfolgen des Ultraviolettlichtes bei *Störungen des Haarwuchses.* Allerdings werden hierbei noch leistungsfähige Haarpapillen vorausgesetzt; sind die Haare endgültig in einem bestimmten Gebiete zerstört, so ist die Lichttherapie aussichtslos. Das ist nun bei Narben oder auch bei diffusem Haarausfall wegen Fettfluß (Seborrhoe) meist der Fall; ist hier erst eine *Glatze* vorhanden, dann bleibt auch unter der Lichttherapie ein neuer Haarwuchs, abgesehen vielleicht von einer leichten Flaumbildung aus. Solange die Glatze sich noch entwickelt, hat das Licht insofern einen Einfluß, als es wenigstens während der Dauer seiner Anwendung die Schuppenbildung und den weiteren Haarausfall hintanhält oder verzögert, jedoch kann man sich von einem wirklichen Wachstum neuer Haare schwer überzeugen.

Die Erfolge der Lichttherapie liegen mehr bei dem Krankheitsbild des kreisförmigen Haarausfalles *(Alopecia areata)*; hier sind die Haarzwiebel nur in eigentümlicher Weise gelähmt und eine einzige Bestrahlung, die allerdings starke, selbst blasige Reaktionen nicht scheuen darf, kann diesen Zustand beheben. Die ersten feinen Haare sieht man bisweilen schon nach 2—3 Wochen, bis zur Wiederherstellung des normalen Haarwuchses vergehen jedoch einige Monate; die zunächst erscheinenden Haare können dünner und heller wachsen, was sich später ändert. Leider vermag die Lichttherapie bei diesem hartnäckigen Leiden Rückfällen an derselben oder einer anderen Stelle nicht vorzubeugen.

Ob das Licht normalen Haarwuchs fördert, ist trotz der Volksmeinung keineswegs eine gesicherte Tatsache. Selbst genaueste Messungen konnten bisher einen gesetzmäßigen Einfluß nicht sicherstellen. Es hat den Anschein, als sei das Licht zwar imstande, das Anfangswachstum eines Haares zu beschleunigen, so daß solche Haare rasch länger als unbestrahlte werden; jedoch holen diese, wenn auch langsamer, die schließlich dem Haar überhaupt erreichbare Länge wieder ein; eine Verdickung der Haare oder gar eine Vermehrung läßt sich durch Licht, wenigstens nach mittleren Bestrahlungsdosen, nicht nachweisen.

Bei einer weiteren Gruppe von Hautkrankheiten ist die schälende Wirkung des Ultraviolettlichtes von Bedeutung. Mit dieser Schälung der Oberhaut, die bereits nach einer mittleren erythematösen Reaktion sich etwa 5 Tage nach der Bestrahlung einstellt, werden Schuppen und eventuell in ihnen enthaltene Parasiten abgestoßen. So können durch einige Bestrahlungen die gelben, pilzhaltigen Schuppen der *Pityriasis versicolor* zur Abstoßung gebracht werden. Allerdings werden hier selten sämtliche Pilze entfernt, so daß Rückfälle vorkommen, die jedoch derselben Behandlung weichen.

Auch die *Pityriasis rosea* (s. dort) ist durch Licht gut beeinflußbar. Da die Wirkung streng begrenzt ist, muß auf eine gleichmäßige Bestrahlung aller Körperstellen Wert gelegt werden; dann sind hierbei die Erfolge aber vorzüglich, da Rückschläge meist ausbleiben.

Bei *Schuppenflechte* (Psoriasis; s. dort) oder den psoriasiformen, seborrhoischen Hautausschlägen ist im chronischen Stadium das Ultraviolettlicht, besonders in Form der Sonnenbestrahlungen, oft von günstigster Wirkung. Bei akuten Fällen, die sich durch Jucken und Auftreten neuer Herde kennzeichnen, kann dagegen diese Therapie erhebliche Verschlimmerungen herbeiführen. Gerade bei der Behandlung der Schuppenflechte zeigt sich, daß es nicht genügt, nur im Besitz eines Bestrahlungsapparates zu sein, sondern daß man auch der nötigen Erfahrung bedarf.

Schließlich sei noch erwähnt, daß auch bei den *Alterswarzen* (Verrucae seniles) die Schältherapie durch Licht ausgezeichnete Erfolge haben kann.

Mitesser (Komedonen), die bekannten Hornpfröpfe in den Haarbälgen, wie sie bei Akne häufig auftreten, werden dagegen durch eine Schälbehandlung mit Ultraviolettlicht kaum genügend entfernt. Es ist übrigens kosmetisch wichtig, daß Ultraviolettlicht die vorhandenen Mitesser in ihrem Kopfteil stärker zu schwärzen vermag, so daß nach Bestrahlungen unter Umständen mehr Mitesser vorhanden zu sein scheinen, eben weil eine größere Anzahl durch die Verfärbung auffällt. Es handelt sich hier um eine eigentümliche chemische Veränderung der Hornfarbe, nicht um eigentliches Pigment.

Die echte, einer Belichtung folgende Pigmentierung läßt sich bekanntlich erst nach der Abschälung in ihrer Intensität richtig feststellen, denn sie gehört der neugebildeten Haut an. Aller Wahrscheinlichkeit nach hat das Licht hier die spezifische Fermenttätigkeit angeregt, welche die Pigmentierung bedingt. Es lag deshalb nahe, diese Fähigkeit des Lichtes bei der *Vitiligo* zu versuchen, die auf mehr oder minder umschriebener, aber fortschreitender Pigmentierungsschwäche beruht. Eine einfache Bestrahlung von befallenen und unbefallenen Hautstellen führt jedoch hier keineswegs zum Ziele, sondern bedingt nur eine kosmetische Verschlechterung, indem die Scheckung noch kontrastreicher und auffallender wird. Die normalen Hautstellen, besonders am Rande der erkrankten Haut, bräunen sich unverhältnismäßig viel stärker als die weißen Vitiligoflecken. Infolgedessen dürfen nur diese bestrahlt werden bei sorgfältiger Abdeckung (mit Pasten) der gesunden Umgebung; um die Vitiligostellen besonders empfindlich zu machen, können sie mit 10% Bergamottölspiritus während der Bestrahlung mehrfach angefeuchtet werden. Aber auch dann ist der Erfolg nur in einigen Fällen gut, denn in länger bestehenden Herden, wo die Fermenttätigkeit fast erloschen ist, gelingt es nur durch sehr zahlreiche Bestrahlungen (15 bis 25 Sitzungen), sie wiederum anzuregen. Gelegentlich entstehen auch lediglich vereinzelte Pigmentpunkte um die Haarfollikel. Die Dauerhaftigkeit dieser Pigmentierung ist ebenfalls nur begrenzt.

In Anbetracht dieser Sachlage ist es deshalb gelegentlich vorteilhafter, wenn man umgekehrt die Patienten vor Licht zu bewahren sucht, damit die Pigmentierung der normalen Hautstellen möglichst gering bleibt. Auch dadurch wird die Scheckung herabgesetzt, zumal die vitiliginöse Haut normal erscheint, wenn man sie nicht mit der gesunden pigmentfähigen Haut vergleichen kann. Eine kosmetische Befriedigung ist ebensogut erreicht, wenn die ganze Haut völlig gleichmäßig erkrankt ist, wie wenn sie wieder völlig gesund geworden wäre, was übrigens bei der Vitiligo nur in den seltensten Fällen beobachtet worden ist.

Den totalen Pigmentmangel bei angeborenem *Albinismus* wird wohl niemand dem aussichtslosen Versuch einer künstlichen Pigmentierung durch Licht unterziehen wollen.

Da das Ultraviolettlicht unter bestimmten Umständen auch eine bleichende Wirkung zustande bringt, werden in der Zahnheilkunde Ultraviolettstrahlen in Verbindung mit Perhydroleinlagen (Wasserstoffsuperoxyd) in den Wurzelkanal zum Entfärben durch organische Farbstoffe (Blutfarbstoff, Fäulnisstoffe, Speisereste) verfärbter Zähne verwendet; die vorherige Durchführung einer sicheren Wurzelbehandlung und der notwendige Schutz aller Weichteile vor Verbrennungen durch die Strahlen oder durch Verätzung durch das Perhydrol verweist diese Behandlungsart in den Bereich des geübten Zahnarztes.

Für eine Reihe weiterer therapeutischer Lichtwirkungen ist eine Begründung schwer zu geben; so ist das Ultraviolettlicht für Hautjucken (*Pruritus*; s. dort) von Vorteil, und zwar nicht nur während der Zeitdauer des Lichterythems, wobei wie bei jeder entzündlich vermehrten Hautdurchblutung das Juckgefühl vermindert wird. Der nach mehreren Bestrahlungen zuweilen auch anhaltende Erfolg spricht für eine Beeinflussung der Nervenendigungen in der Haut. Auch bei der stark juckenden Knötchenflechte (*Prurigo*; s. dort) und dem nach Krätze zurückbleibenden Juckreiz ist das Licht am Platze.

Alle bisher genannten therapeutischen Anwendungen des Lichtes bei Hauterkrankungen waren lokale Bestrahlungen mit Lichtmengen, die zu keiner stärkeren Reaktion als zu Hautrötungen führten. Infolgedessen konnten auch ausgedehntere Hautpartien auf einmal der Bestrahlung unterzogen werden.

Steigert man die Dosis, so ist das Licht auch imstande, bestimmte Gewebsbestandteile normaler oder pathologischer Art in der Haut elektiv zu zerstören. Allerdings kann bei den meist schmerzhaften, blasigen Lichtreaktionen nur eine kleine Hautstelle auf einmal einer solchen Bestrahlung ausgesetzt werden. Zu den Erkrankungen dieser Art gehören der *Lupus* (fressende Flechte), bei dem das tuberkulöse Gewebe für die Ultraviolettlichtstrahlen besonders durchlässig und wenig widerstandsfähig ist, weiterhin Gefäßvermehrungen oder Gefäßneubildungen, solange sie oberflächlicher Natur sind (*Muttermale*; s. dort); die Wandungen kleiner Gefäße werden durch Licht leicht beeinflußt. Da diese Bestrahlungen jedoch hauptsächlich mit Kromayerlampen als besonders starken Lichtquellen ausgeführt werden, wird hierauf an anderer Stelle dieses Handbuches näher eingegangen.

Eine Erwähnung müssen schließlich noch die *Allgemeinbestrahlungen* finden, die nicht lokal, sondern durch Fernwirkung einen günstigen Einfluß ausüben. Zweifellos geben bereits kurzdauernde Bestrahlungen mit Ultraviolettlicht, selbst nur im Gesicht und ohne sichtbare Wirkungen, ein Gefühl erhöhter Spannkraft und Leistungsfähigkeit; Übertreibungen können aber auch zu Nervosität und Schlaflosigkeit führen. Bei Kranken, besonders bei chronisch Tuberkulösen, ist eine solche Reiztherapie nur in vorsichtigster Art am Platze. Nebenschädigungen, auch Temperatursteigerungen verbieten die weitere Anwendung oder mahnen zur Vorsicht. Mit der Vitaminanreicherung der Haut hängt vielleicht die Wirksamkeit des Ultraviolettlichtes bei Hautausschlägen der Säuglinge zusammen.

Die Anwendungen des Ultraviolettlichtes sind also zahlreich, dennoch wird noch manches Unnötige bestrahlt. Die Schädigungen durch Licht werden an anderer Stelle besprochen.

Die Wärmestrahlen haben ein beschränkteres Anwendungsgebiet. Auch sie bewirken eine Stoffwechselbeschleunigung und einen vermehrten Blutumlauf, aber nur während ihrer Anwendung. Während man infolgedessen mit Ultraviolettlicht etwa alle 5—8 Tage bestrahlt, wendet man die Wärmequellen täglich 1—2mal 10—20 Minuten bis zum kräftigen Wärmegefühl an. Die schmerzlindernde Wirkung einer bis in die Tiefe reichenden Durchwärmung ist allgemein bekannt.

Von Erkrankungen kommen zunächst solche als geeignet in Betracht, bei denen auch sonst Wärmeumschläge gerne angewandt werden. *Furunkel, Achselhöhlenabszesse,* auch tiefreichende *Pilzflechten (Bartflechte)* reifen unter der Wärmebestrahlung schneller und es tritt bald ein angenehmes Entspannungsgefühl ein. Die oft nötige Entfernung von Haaren aus diesen entzündlich gereizten und äußerst empfindlichen Stellen geht während oder sofort nach einer Wärmebestrahlung bei weitem schmerzloser vor sich, wofür die Patienten besonders dankbar sind.

Auch für die neuralgischen, krisenhaften Schmerzen, wie sie nach *Gürtelrose* (Herpes zoster) wochen- und monatelang zurückbleiben, ist die Wärmebestrahlung hervorragend; hier wird man die Rückengegend bestrahlen, von der entsprechend der Nervenversorgung diese Schmerzen ausgehen.

Schließlich ist die Wärme für schlecht heilende Geschwüre, besonders am *Unterschenkel,* von einer guten, gewebslockernden und wundheilenden Wirkung. Man muß allerdings darauf achten, daß bei schlechter Blutversorgung einer Hautstelle, z. B. bei Krampfadern, es überraschend leicht zu Verbrennungen (Brandblasen) kommt, auch wenn es dem Patienten gar nicht bewußt geworden ist, daß er eine besonders starke Hitze verspürt hat.

S. auch Gesichtspflege; Haarpflege.

Lichtekzem, -erythem, -nesselsucht, -pocken, s. Lichtbehandlung; Lichtschäden; Sonnenlichtschädigungen.

Lichtentzündung, -erkrankungen, s. Heliotherapie; Sonne; Sonnenlichtschädigungen.

Lichtreaktionen, s. Heliotherapie.

Lichtschäden (s. auch Sonnenlichtschädigungen). Entsprechend den erheblichen biologischen Wirkungen, die das Licht auf den Menschen auszuüben vermag, ist es nicht erstaunlich, daß auch unerwünschte Erscheinungen dabei beobachtet werden, die Lichtschäden. Ihrer Art nach kann man sie einteilen in solche, die auch bei normalen Personen vorkommen und dann eine zu hohe Dosierung voraussetzen; diese Lichtschäden sind vermeidbar. Viel bedeutsamer für den Patienten ist dagegen die zweite, glücklicherweise kleine Gruppe von Erscheinungen, die auf einer meist angeborenen Überempfindlichkeit gegen Licht beruht; hier bereitet es nicht selten die größten Schwierigkeiten, die Kranken vor dem für sie schädlichen Licht genügend zu bewahren.

Zu den vermeidbaren Lichtschäden zählen zunächst als häufigste die unerwünscht starken Reaktionen. Dazu gehört ein Sonnenbrand oder ein Gletscherbrand, bei dem die Haut des Gesichtes oder der Arme sich mit Blasen bedeckt oder zu nässen anfängt und schließlich sich in Fetzen abstößt (s. Erytheme; Sonnenlichtschädigungen).

Um einer Verbrennung vorzubeugen, genügt es, daß man sich zunächst nicht zu lange der Sonne aussetzt, sondern sich an sie gewöhnt, indem man mit etwa 20 Minuten direkter Sonnenbestrahlung beginnt und von Tag zu Tag steigert. Natürlich wirkt die Sonne nicht stets und nicht überall gleich stark. Besonders unerwartet wirksam ist bekanntlich die Frühjahrssonne, zumal wenn sie von Schneeflächen reflektiert wird und die im Winter des Lichtes ungewohnt gewordene Haut trifft (Gletscherbrand). Indirektes Licht kann also auch wirksam sein. Wenn die Möglichkeit zu langsamer Gewöhnung fehlt, ist die Verwendung von *Lichtschutzsalben,* die später besprochen werden, anzuraten. Steht eine künstliche Ultraviolettlichtquelle (Höhensonne) zur Verfügung, so kann die Lichtgewöhnung auch durch einige kurze Vorbestrahlungen mit dieser erzielt werden. In Anbetracht, daß oft ein Urlaub in seinen ersten Tagen durch einen zu starken Sonnenbrand beeinträchtigt wird, ist die nicht umständliche Vorsorge schon am Platze; im übrigen muß auch gesagt werden, daß die oft erwünschte Pigmentierung nicht durch zu starke Reaktionen erzwungen werden soll, sondern sich rascher und dauerhafter durch langsam gesteigerte Bestrahlungen einstellt.

Die gleichen überstarken Reaktionen können natürlich auch bei der Ultraviolettlichttherapie vorkommen, aber da sind sie, wie unter „Lichtbehandlung" ausgeführt, gelegentlich gewollt und therapeutisch notwendig. Zweckmäßig sind in solchen Fällen die Patienten auf die zu erwartenden Erscheinungen vorzubereiten.

Eine Reihe wirklich ungewollter, überstarker Reaktionen kommt jedoch so zustande, daß bei der therapeutischen Bestrahlung von lichtunempfindlicheren oder lichtgewöhnteren Stellen benachbarte empfindlichere nicht geschützt werden. Das ist z. B. bei Haarbestrahlungen gelegentlich der Fall, wo die Ohren, der Hals und Rücken nicht sorgfältig genug mit Leinentüchern abgedeckt sind; Mull ist oft zu lichtdurchlässig.

Die Augen sind bei allen Ultraviolettlichtbestrahlungen in ganz besonderer Weise gefährdet. Schon wenige Blicke in eine Ultraviolettlichtquelle genügen, um die Augenbindehäute an einer Entzündung unangenehmster Art erkranken zu lassen. Solange die Augen offengehalten werden, beschränken sich die Beschwerden auf ein Fremdkörpergefühl. Wenige Stunden nach dem Einschlafen aber erwacht man plötzlich, die Augen schmerzen heftig und drücken, ein Öffnen ist kaum möglich. Die Schmerzanfälle können stundenlang dauern oder sie lassen nach und wiederholen sich nach einiger Zeit. Eiskalte Umschläge lindern den Schmerz und die Augen können wieder geöffnet werden. Ein paar Tropfen 5%ige Kokainlösung in die Augen geträufelt, machen die Bindehäute in wenigen Sekunden unempfindlich und beheben die Beschwerden. Am nächsten Tag ist die Entzündung meist vorüber.

Wichtig ist, daß diese Gefährdung der Augen mit fortgesetzten Bestrahlungen nicht geringer wird, zu einer Gewöhnung scheinen die Bindehäute unfähig zu sein. Auch zurückgestrahltes Ultraviolettlicht, z. B. von weißen Tüchern, hat dieselbe schädigende Wirkung. Ein Schutz ist durch Tragen von Brillen leicht möglich; auf seitlichen Schutz ist Obacht zu geben. Kosmetisch unangenehm ist nur, daß diese Brillen auch die Hautumgebung der Augen schützen und diese demzufolge geringer pigmentieren als die übrige Gesichtshaut. Man tut deshalb gut, um diese weißen Augenhöhlen zu vermeiden, von Zeit zu Zeit lediglich mit geschlossenen, sonst unbedeckten Augen sich dem Licht der Strahlenquellen auszusetzen, um einen allmählichen Übergang zur stärkeren Pigmentierung zu erzielen. Die Sonne hat übrigens meist nicht genügend kurzwelliges Ultraviolettlicht, um eine beträchtliche Bindehautentzündung hervorzurufen. Die *Blendungserscheinungen,* die durch das Sonnenlicht erfolgen, sind Wirkungen des sichtbaren, besonders des blauen Lichtes; um sich vor diesen zu schützen, bedarf es besonderer rauchiger oder gelbgefärbter Brillengläser.

Unter bestimmten Umständen aber ist der Schutz durch Brillen unmöglich, so bei Filmaufnahmen, wo die beleuchtenden Jupiterbogenlampen reichlich Ultraviolettlicht aussenden. Hier wird die prophylaktische Verwendung des Lichtschutzmittels *Corodenin* (Riedel) empfohlen, das kurz vor der Aufnahme mehrmals in die Augen eingeträufelt wird und für einige Stunden Schutz verleihen soll.

Die bisher genannten akuten Lichtschäden waren Wirkungen des Ultraviolettlichtes. Die Wärmestrahlen üben, in übertriebenem Maße angewendet, Verbrennungen aus, die sich von den bekannten Verbrennungen durch Berührung heißer Körper nicht unterscheiden. Für gewöhnlich warnt das Schmerzgefühl zur Genüge, denn strahlende Wärme wirkt natürlich selten so intensiv, daß nicht noch Zeit bleibt, sich dieser Wirkung zu entziehen. Etwas anderes ist es aber, wenn die Schmerzempfindung gelähmt ist, wie das bei Rückenmarksleiden vorkommen kann. Geringere Grade der Verbrennung treten auch schon auf, wenn der Patient mit Absicht eine möglichst große Wärme aushalten will; wirkt eine solche 5—10 Minuten ein, so kann es am nächsten Tag zu Brandblasen und oberflächlichen Geschwüren kommen, die sich charakteristischerweise erst in Wochen reinigen und schließen, im übrigen aber in dieser Zeit dem Patienten keine Beschwerden bereiten. Kosmetisch störende Pigmentierungen sind fast regelmäßig die Folge.

Ein bedeutend gefährlicherer Wärmelichtschaden ist der *Sonnenstich* und der *Hitzschlag* (s. Sonnenlichtschädigungen).

Die bekannten Ultraviolettlichtpigmentierungen als chronische Dauerwirkungen, wie sie nach Sonnenbestrahlungen aufzutreten pflegen, werden ja meist nicht als kosmetische Nachteile empfunden, obwohl noch vor 20—30 Jahren die Sonne sorgfältig ferngehalten wurde, um den Teint nicht zu verderben. In südlichen Ländern ist das, wenn auch nicht bei der Jugend, noch heute der Fall.

Jedenfalls sollte die *Sonnenpigmentierung*, wo sie geschätzt wird, mit einer gewissen Sorgfalt erzeugt und gepflegt werden, wenn sie ihres kosmetischen Reizes nicht verlustig gehen soll. Ist sie auf Gesicht und Hals beschränkt, so tritt die hellere Haut des Körpers bei ausgeschnittenen Balltoiletten unter Umständen mit scharfer Grenze zum Vorschein; auch Achselbänder von Badeanzügen oder Hemden lassen hellere Streifen zurück, ebenso Netzleibchen. Die Voraussetzung zu einer schönen, gleichmäßigen Pigmentierung ist jedenfalls eine Vermeidung von überstarken Reaktionen einzelner Körperstellen und von allzu scharfen Begrenzungen.

Übertriebenes Aussetzen des Gesichtes an der Sonne kann schwere Schädigungen hervorrufen und ein frühzeitiges Verwelken der Haut verursachen.

Sonnengebräunte Haut läßt in viel stärkerem Maße die Stigmata vorgerückteren Alters, wie Falten, Runzeln, Krähenfüße usw., erkennen, macht also älter bzw. ist ein unbarmherziges Attest wirklich vorgerückten Alters.

Fleckweise Pigmentierungen können noch auf andere Art zustande kommen. Seit einigen Jahren haben streifen- und tropfenförmige Hyperpigmentierungen, die nach Sonnenbädern zur Beobachtung kamen, eine eigentümliche Erklärung gefunden. Diese Flecken, die nach herabgelaufenen Tropfen brauner Farbe aussehen, sind Folgen von Anspritzungen mit Kölnischwasser bzw. des in ihm vorhandenen Bergamottöls. Dieses ist bei manchen Personen und unter bestimmten Umständen (Schweißausbrüchen) imstande, die Haut für Ultraviolettlicht überempfindlich zu machen und eine entsprechend stärkere Pigmentierung zu veranlassen. Da diese Flecken hartnäckig sein können, sind diese Erscheinungen kosmetisch störend.

Hitzepigmentierungen sind im Gegensatz zu den genannten Ultraviolettlichtpigmentierungen zunächst stets streifen- und netzförmig *(Livedo racemosa e calore)*. Sie treten erst bei langdauernden Wärmewirkungen auf, wie nach tagelangem Gebrauch von Wärmeflaschen, Heizkissen oder auch bei einseitiger Stellung zu einem Heizkörper, z. B. einem Glühofen. Im Gesicht werden diese Pigmentierungen ebenso wie an den Händen nicht beobachtet, aber an den Oberarmen, den Oberschenkeln und besonders am Rumpf treten diese zunächst rotbraunen, später schwarzbraunen Streifen störend in Erscheinung. Erst wenn die Wärmeeinwirkung monatelang fortgesetzt wird, färbt sich das ganze Hautgebiet gleichmäßig. Die Sonne macht übrigens für gewöhnlich keine derartigen streifenförmigen Pigmentierungen.

Schon einen Übergang zu den Lichtschäden, die eine besondere Veranlagung voraussetzen, bilden die *Sommersprossen* (Epheliden) und die *Leberflecke* (Chloasma, Lentigo). So sind die Sommersprossen ja durch erbliche Veranlagung bedingt und bei eineiigen Zwillingen treten Sommersprossen stets gleichartig auf; auch findet man sie nicht nur an den unbedeckten Körperstellen, wie Gesicht und Handrücken, sondern auch auf den Armen, den Schultern, ebenso auf dem Gesäß, am Bauch und auf den Oberschenkeln. Aber zweifellos ist das Licht, wie auch andere Reize, imstande, diese Sommersprossen zu verstärken, worauf die bekannte Verschlimmerung dieses Leidens im Sommer beruht.

Ähnlich liegen die Verhältnisse bei den größeren Leberflecken, die sich bei leber- oder milzkranken Personen (Malaria), aber auch bei Frauen in der Schwangerschaft oder bei Unterleibsleiden auf der Stirn und in der Mundumgebung finden.

Eigentümliche *Pigmentverschiebungen*, d. h. ein Nebeneinander von Überpigmentierung und Pigmentmangel, zeigen Personen, die sich berufsmäßig jahrelang dem Licht und Wetter auszusetzen pflegen, also Seeleute *(Seemannshaut)*, Bauern *(Landmannshaut)*, Briefträger u. dgl. Diese fleckweisen Veränderungen finden sich meistens an den Handrücken, neben einem eigentümlichen Gewebsschwund der Haut; die Haut wird dünner, pergamentartiger und zeigt einen firnisartigen Glanz *(Witterungsatrophie)*. An den Wangen, die meist eine weinrote Verfärbung zeigen, an den Ohren, ebenso aber auch an den Händen bilden sich hornige Warzen, die zunächst harmlos sind, aus denen sich aber nach jahrelangem Bestande krebsartige Wucherungen entwickeln können.

Für gewöhnlich kommt diese Witterungsatrophie nur bei alten Leuten zustande. In ganz seltenen Fällen aber kann eine derartige Überempfindlichkeit der Haut angeboren sein, so daß bereits in den ersten Lebensjahren solche Erscheinungen auftreten *(Xeroderma pigmentosum)*. Diese Kranken sind kaum derart vor Licht zu schützen, daß sie nicht schon in den ersten Lebensjahrzehnten an Hautkrebs erkranken und zugrunde gehen, zumal da das Licht, das hier auslösend wirkt, das zerstreute violette und blaue Himmelslicht ist.

Eine weitere Gruppe von Lichterkrankungen beruht auf einer eigentümlichen Erscheinung, der „*photodynamischen Sensibilisation*". Es ist schon lange bekannt, daß gewisse fluoreszierende Stoffe, d. h. Stoffe, die unter Belichtung selbst zu leuchten beginnen, imstande sind, Lebewesen gegen Licht überempfindlich zu machen. Schon Mitte des vorigen Jahrhunderts wurde beobachtet, daß mit Buchweizen gefütterte Tiere an Hauterscheinungen erkranken, wenn sie ans Licht geführt werden; in dem Buchweizen wurde später eine solche fluoreszierende Substanz ermittelt.

Hier wurde also die „photodynamisch" wirkende, d. i. das Licht wirksam machende Substanz von außen in den Körper mit der Nahrung eingeführt und es trat eine „Sensibilisation", d. h. eine erzeugte Überempfindlichkeit ein. Eine solche Substanz kann aber auch krankhafterweise im Stoffwechsel des Körpers selbst gebildet werden.

Dies scheint bei bestimmten Lichterkrankungen der Fall zu sein. So wurde häufiger im Harn der erkrankten Personen ein rötlicher fluoreszierender Farbstoff, das *Porphyrin*, gefunden, das Tieren verabfolgt diese wiederum gegen Licht überempfindlich macht. Zuweilen ist auch eine Leberfunktionsstörung nachzuweisen. Es sei allerdings nicht verschwiegen, daß die Beziehungen der gleich zu erwähnenden Lichterkrankungen mit der genannten photodynamischen Substanz noch nicht in jeder Richtung befriedigend geklärt sind.

Als solche Lichterkrankungen kommen in Betracht die *Nesselsucht nach Licht*, das *Lichtekzem*, die *Lichtpocken*. Bei der ersten Erkrankung, die ziemlich selten ist, entstehen wenige Minuten nach der Belichtung polsterartige Schwellungen (Quaddeln), die ebenso wie die Quaddeln nach Brennesselberührung oder nach Insektenstichen heftig jucken. Die Erscheinungen sind in wenigen Stunden meist wieder verschwunden.

Hartnäckiger ist das *Lichtekzem*, das als eine juckende, knötchenartige oder bläschentragende Erkrankung im Gesicht auftritt, meist an Nase und Wangen, und das in charakteristischer Weise stets im Frühjahr beginnt und im Frühherbst von selbst schwindet. Eine Abheilung kann durch leichte Teersalben (weiche Tumenolzinkpasta) und Röntgenbestrahlungen bald erreicht werden, aber die Vorbeugung macht Schwierigkeiten, da wie alle diese Erkrankungen schon das kurzwellige, sichtbare Licht zu ihrer Auslösung genügt.

Die *Lichtpocken* treten ebenfalls hauptsächlich im Gesicht auf, aber sie zeichnen sich durch genabelte, d. h. zentral eingesunkene Bläschen aus, wie bei den echten Pocken. Der Inhalt dieser Bläschen verfärbt sich oft blutig rot und nach der Abheilung können Narben zurückbleiben. Diese Lichtpocken, die sowohl in leichteren Formen *(Hydroa aestivalis)* wie in schwersten, unter Umständen lebensbedrohlichen Graden *(Hydroa vacciniformis)* vorkommen können, sind seltener, während das Lichtekzem häufiger angetroffen wird.

Bei allen den genannten Erkrankungen wird man die Patienten vor den gefährlichen Lichtstrahlen zu schützen versuchen. Leider ist diese Absicht nicht immer leicht durchzuführen. Man kann den Kranken schließlich nicht dauernd im Dunklen einsperren, und es genügen anderseits oft geringste Mengen des schädlichen Lichtes, um die Erkrankung wieder aufflammen zu lassen.

Wie schon oben erwähnt, kann lokale Anwendung mancher aetherischer Öle (Berlocque-Dermatitis) zu stärkerer Empfindlichkeit gegen ultraviolettes Licht und nachfolgender Pigmentation Anlaß geben. Solche Sensibilisierungen werden aber auch durch Zufuhr von Medikamenten hervorgerufen, so durch manche Farbstoffe, besonders aus der Akridinreihe (z. B. Trypaflavin), was auch therapeutisch Verwendung findet, aber auch Goldpräparate, Arsen erhöhen mitunter die Reaktionsfähigkeit der Haut auf Licht in bedeutendem Maße. So wird auch die *Wiesendermatitis* von mancher Seite auf eine Sensibilisierung zurückgeführt. Es sind das jene eigentümlichen Hautentzündungen, oft streifenförmig, selbst mit Bläschenbildung, welche sich bei manchen Personen entwickeln, wenn sie sich nach einem Bade im Freien mit dem nassen Körper ins Gras legen. KITCHEVATZ nimmt an, daß aus gewissen Pflanzen das Chlorophyll herausgedrückt wird und die Haut imprägniert, so daß es als Photosensibilisator für die roten, kalorischen Strahlen wirken kann. Allgemein dürfte dies aber doch nicht Geltung haben, die Frage ist keineswegs gelöst. Therapeutisch verwendet man Salben und Puder gegen die Dermatitis, die Pigmentierung schwindet erst nach einiger Zeit von selbst.

Dichte Bekleidungsstoffe lassen natürlich keinerlei Licht durch, wohl aber Wärmestrahlen, die jedoch meist keine Erkrankungen bedingen. Durch dünne Stoffe treten entsprechend ihrer Porendichtigkeit oft unvermutet große Mengen Ultraviolettlicht hindurch, besonders wenn diese Stoffe straffer gespannt werden. So sind Baumwollvoile und Leinenbattist, ferner Baumwoll- und Knüpftrikot stark lichtdurchlässig, ebenso alle Strumpftrikots, gleichgültig ob aus Baumwolle, Kunstseide oder Seide. Leichte Flanelle und dichtgewebte Baumwollstoffe (Cambric, Madapolam), ebenso das lockere, aber gekräuselte Crêpe-de-Chine-Gewebe lassen verhältnismäßig wenig Licht durch. Da auch ein Teil des Lichtes durch die Faser geht, vermindert Färbung die Durchlässigkeit, jedoch ist der Unterschied zwischen einzelnen Farben, etwa Rot und Blau, nicht erheblich.

Diesen Untersuchungsergebnissen entsprechend ist es verständlich, daß durch leichte Blusenstoffe, durch Schleier oder Strümpfe ein genügender Lichtschutz, auch gegen Ultraviolettlicht, nicht gegeben ist.

Da nach allgemeiner Ansicht *Fensterglas* Ultraviolettlicht zurückhält, begnügt man sich zuweilen, dem Kranken lediglich den Aufenthalt im Freien zu verbieten. Tatsächlich läßt jedoch gewöhnliches Fensterglas das Ultraviolettlicht, soweit es überhaupt in den Städten im zerstreuten Tageslicht vorhanden ist, noch in erheblichen Mengen (25—50%) durch. Sofern der Kranke für dieses langwellige Ultraviolettlicht empfindlich ist, genügt eine Belichtung hinter Fenstergläsern, um ihn zu schädigen. Auch bei normalen Personen kann direktes Sonnenlicht durch Fenstergläser hindurch Hautreaktionen bei genügender Überbelichtung hervorrufen. Der Schutz eines Fensterglases ist also immer nur relativ. Werden die schädlichen Strahlen auch auf etwa ein Viertel herabgesetzt, so kommt es auf die Überempfindlichkeit des Patienten an, ob er auch diese Mengen nicht verträgt. Ganz abgesehen davon, daß eine Verlängerung der Bestrahlungsdauer auf das Vierfache die Schutzwirkung des Glases wieder aufhebt.

Durch geeignete Verfahren lassen sich übrigens Fenstergläser herstellen, die tatsächlich auch langwelliges Ultraviolettlicht fast ganz absorbieren; sie sind aber teuer. Sie sind das Gegenstück zu den in letzter Zeit aufgekommenen ultraviolettlichtdurchlässigen Glassorten, die — natürlich nur für Gesunde — das heilkräftige Ultraviolettlicht in die Zimmer eindringen lassen sollen. Das mag für das Hochgebirge oder für besondere, der direkten Sonnenbestrahlung allseits zugängliche Räume (Bestrahlungshallen) seine Bedeutung haben, aber im indirekten Tageslicht des Tieflandes sind gar nicht soviel Ultraviolettstrahlen enthalten, derentwegen man die Durchlässigkeit der Glasfenster erhöhen müßte.

Eine weitere Möglichkeit des Lichtschutzes ergibt sich aus der Verwendung geeigneter Salben. Bereits Salbengrundlagen (Vaselin, weniger Lanolin) setzen bei dünner Einreibung auf die Haut die Wirkung des Ultraviolettlichtes herab. Als Zusätze zu diesen Salben werden zur besonderen Absorption der ultravioletten Strahlen empfohlen: Chinin, Curcuma-Farbstoff, Aesculinderivate (aus Roßkastanienrinde) u. dgl. Als fertige Präparate seien Zeozon-, Ultrazeozonpasten, Heliovertin (alle mit Aesculin hergestellt), Antilux (Naphtholsulfosäuren), Gletschermattan u. dgl. genannt; dazu kommt noch das bereits erwähnte Corodenin als Corodeninsalbe. Nach vergleichenden Untersuchungen ist neuerdings festgestellt, daß die Ultrazeozonsalbe am wirksamsten ist, aber sie ist auch am teuersten. Preiswerter und ebenfalls von guter Wirksamkeit ist Mokoto, Asmü-Gletscherbrandcreme und Uviolheilsalbe.

Ist eine Salbenanwendung wegen ihrer Fettigkeit unangenehm, so läßt man die Salben überpudern oder man ersetzt sie durch 10%igen Tanninspiritus, den man auf die Haut einreibt und eintrocknen läßt (s. Erytheme).

Alle diese Mittel sind jedoch auch nur ein relativer Schutz, indem sie bestenfalls die Lichtwirkung auf ein Zwanzigstel herabsetzen. Sie erlauben Überempfindlichen also keineswegs einen unbeschränkten Aufenthalt im direkten Sonnenlicht. Erfahrungsgemäß wird es oft den Kranken zu langweilig, die Schutzvorschriften ihr Leben lang — die Überempfindlichkeit verliert sich wohl nie — genau einzuhalten.

Auf dem Ausschluß des violetten und blauen Tageslichtes bei manchen Krankheiten hat man auch eine besondere Therapie begründet *(negative Phototherapie)*. FINSEN glaubte beobachtet zu haben, daß Pockenkranke in Zimmern mit roten Fensterscheiben oder roten Beleuchtungskörpern narbenloser abheilten. Diese Ansichten sind jedoch nicht unwidersprochen geblieben.

Lichtschutz, s. Sonnenlichtschädigungen.

Lichtschutzcreme Jessner ist eine Salbe, die salzsaures Chinin enthalten soll. (Krewel-Leuffen, Eitorf a. Sieg.)

Lichtschutzmittel, s. Antihel; Antilux; Antisolan; Bibiana; Delealsalbe; Desitin; Etee; Hautbräunungsmittel; Heliotekt; Lakme; Lichtschäden; Lichtschutzcreme Jessner; Panthesinbalsam; Sonnenlichtschädigungen; Tulsa; U.V.-Hautöl; Zeozon.

Lichtschutzpuder, s. Hautbräunungsmittel.

Lichtschutzsalben, s. Lichtschäden.

Lichttherapie, s. Ekzem.

Lichturticaria, s. Sonnenlichtschädigungen; Urticaria.

Lidausstülpung (Ektropium). Als Ursache kommen in Betracht: 1. Erschlaffung des M. orbicularis bei älteren Leuten, *Ektropium senile* oder Wischektropium: leichtes Herabsinken des Unterlides, besonders auf der nasalen Seite, Eversion des unteren Tränenpünktchens, daher Abfluß der Tränen über die Haut und leichte ekzematöse Schrumpfung der letzteren, wodurch wieder die Ektropionierung verstärkt wird. Hierzu kommt das häufige Abwischen der Tränen, das das Lid immer wieder nach außen unten abzieht. 2. Lidkrampf *(Ektropium spasticum)*. 3. Abdrängung des Unterlides durch eine Geschwulst im Bindehautsack, z. B. ein durchgebrochenes Chalazion. 4. Fazialislähmung *(Ektropium paralyticum)*. 5. Narben der Lidhaut (*Ektropium cicatriceum*, Narbenektropium).

1. Nur beim senilen Ektropium kommt eine nicht operative Behandlung in Frage; Unterbrechung des erwähnten Circulus vitiosus durch Massage des Unterlides von unten außen nach oben innen (etwa 3mal täglich durch 5 Minuten) einerseits, durch Abwischen der Tränen immer in der Richtung von unten außen nach oben innen anderseits. Nur in den seltensten Fällen, wo diese Behandlung versagt, muß operiert werden. Gegen hartnäckige Eversion des Tränenpünktchens kann ein ovales Stück an der Hinterseite des Lides mit Schonung des Tränenröhrchens ausgeschnitten werden (BLASKOVICS). 2. Das Ektropium spasticum läßt sich durch Heilung des Lidkrampfes (s. dort), eventuell Kanthoplastik (s. Lidspaltenplastik) oder eine SNELLENsche Sutur (s. unten) leicht beseitigen. Ebenso führt bei 3. die Beseitigung der Geschwulst zum Erfolg. 4. Bei dauernder Orbikularis-(Fazialis-) Lähmung kommt nicht nur zum Schutze des Auges, sondern auch aus kosmetischen Gründen eine Tarsorrhaphie (s. Lidspaltenplastik) oder eine Ektropiumoperation (s. unten) in Frage. 5. Am schwierigsten ist die Bekämpfung des Narbenektropiums. Bei Verletzungen ist es daher sehr wichtig, seine Ausbildung zu vermeiden (s. Lidverletzungen). Bei entzündlichen Ursachen muß immer der völlige Ablauf der Krankheit abgewartet werden. Die Operation besteht einerseits in — eventuell subkutaner — Durchtrennung der Narben, erforderlichenfalls Ablösung derselben vom Knochen und Zwischenlagerung von Fett (s. Lidnarben); anderseits in Aufrichtung bzw. Verbreiterung des Lides durch entsprechende Schnitte und Nähte, z. B. V-förmigen Schnitt und Y-förmige Vernähung, eventuell in Deckung von Defekten durch Transplantation (s. Lidplastik).

Die eigentlichen Ektropiumoperationen gliedern sich in zwei Gruppen: 1. Aufrichtung des Unterlides durch Zug nach hinten, z. B. die SNELLENsche Sutur, die von der Höhe des Ektropiums hinter dem Tarsus nach unten geführt wird; eventuell mit Spaltung des Lides in zwei Platten und Verschiebung derselben gegeneinander, so daß die neue Stellung durch flächenhafte Verwachsungen fixiert wird. 2. Operationen zur Verkürzung des Lidrandes: a) Tarsorrhaphie (s. Lidspaltenplastik), b) Spaltung des Lides in zwei Platten, Exzision eines Dreieckes aus der hinteren Platte, Exzision eines zweiten Dreieckes aus der vorderen Platte an anderer Stelle oder gar außerhalb des äußeren Lidwinkels (KUHNT-SZYMANOWSKI oder DIEFFENBACH), wodurch auch ein Zug des Lides nach oben außen bewirkt wird.

S. auch Lidplastik; Lidrandentzündung; Tränenträufeln; Trichiasis.

Lideinstülpung (Entropium). Sie entsteht 1. durch Lidkrampf, besonders bei verkleinertem Augapfel, *Entropium spasticum*, 2. durch leichten Lidkrampf, verbunden mit Schlaffheit der Haut. Bei alten Leuten *(Entropium senile)*, 3. durch Narben in der Bindehaut und im Tarsus infolge von Trachom oder Verletzung *(Entropium cicatriceum)*. Behandlung der ersten Form: Bekämpfung des Lidkrampfes (s. dort), eventuell GAILLARDsche Sutur (die Naht wird — z. B. am Unterlid — von der Höhe des Entropiums *vor* dem Lidknorpel nach unten geführt), Kanthotomie (Durchschneidung des Kanthus externus) oder subkutane Durchschneidung des Orbicularis am Lidwinkel (LÖWENSTEIN). Das senile Entropium läßt sich manchmal durch Aufstreichen von Kollodium in einiger Entfernung vom Lidrand (dick aufstreichen, 2—3mal, stets warten, bis es trocken ist) oder durch Hautpflasterstreifen über dem konvexen Tarsusrand beseitigen. In anderen Fällen gibt die Ausschneidung einer halbmondförmigen horizontalen Hautfalte (nicht zu breit, besonders nicht am nasalen Ende, wegen Gefahr des Ektropiums; Schonung des Unterhautzellgewebes) die kosmetisch besten Resultate.

Bezüglich der Operation gegen das Narbenentropium muß auf die augenärztlichen Operationslehren verwiesen werden, hier seien nur erwähnt: Streckung des nach außen konvexen Tarsus durch eine Keilexzision oder durch flächenhafte Verdünnung (MELLER), hierauf Entfernung der Orbikularisfasern auf dem Tarsus und Befestigung des unteren Hautrandes am oberen Tarsusrand, wodurch derselbe gestützt wird (HOTZ). — Weiters die Umdrehung des Tarsus nach BLASKOVICS (Durchtrennung an den beiden seitlichen Dritteln desselben und Umdrehung des Knorpels um 180° um eine vertikale Achse).

Über die Behandlung der begleitenden Trichiasis s. dort.

S. auch Lidknorpelverkrümmung; Lidplastik.

Lidfalten. Abgesehen von Epikanthus (s. dort) und Blepharophimosis (s. Lidspaltenplastik) führt eine Reihe von Faltenbildungen der Lidhaut zu schweren kosmetischen Störungen. Hierbei sind zu unterscheiden:

1. *Epiblepharon senile,* sackartige Vorwölbung der Haut im medialen Anteil des Oberlides bei alten Leuten. Ursache: Verlust der Elastizität der Haut. Behandlung: Exzision eines ovalären Hautstückes.

2. *Ptosis adiposa* (SICHEL): Ungewöhnlich große, als schlaffer Beutel, oft bis über die Lidspalte herabhängende Deckfalte bei jungen Leuten. Ursache: Schlaffheit der Faszienzüge, welche die Haut mit dem Levator verbinden.

3. *Blepharochalasis:* Leichte Rötung (durch Erweiterung der Venen) und geknittertes Aussehen der verdünnten, herabhängenden Haut des Oberlides. Ursache: Verlust der Elastizität der Haut und der Fascia tarsoorbitalis, oft infolge langdauernder ödematöser Schwellung und dadurch bedingter Dehnung der Haut, z. B. bei rezidivierendem Erysipel.

Behandlung von 2. und 3.: Es muß hier außer der Entfernung eines 3—5 mm breiten Hautstreifens (möglichst wenig Knopfnähte) meist noch für die Bildung einer neuen Deckfalte gesorgt werden, und zwar durch Befestigung der beiden Wundränder am oberen Rand des Tarsus (HOTZ, FUCHS) oder durch Anlage von drei Matrazennähten, die durch den vorgelegten Levator einerseits, durch die Haut an die für die Deckfalte gewünschte Stelle anderseits geführt werden (BLASKOVICS). Bei Löchern in der Faszie wird eventuell sich vordrängendes Fett abgetragen, das Loch mit Katgut vernäht. Ist die Tränendrüse vorgefallen, so wird sie entfernt oder durch Katgutnaht in die normale Lage fixiert. In leichteren Fällen kann man eventuell mit einer *Ptosisbrille* auskommen (s. Ptosis).

4. Oft finden sich — auch bei jüngeren Leuten — Hautfaltenbildungen des Unterlides, die sogenannten „*Tränensäcke*“ oder „Taschen unter dem Auge“, die auf Elastizitätsverlust der Haut zurückzuführen sind. Von diesen sind die ähnlichen, nur durch ihre festere Konsistenz gekennzeichneten

5. Faltenbildungen am Ober- und Unterlid zu unterscheiden, die durch Vorwölbung der Fascia tarsoorbitalis infolge Vordrängen des Orbitalfettes gebildet werden und den von BOURGUET beschriebenen *Fetthernien* entsprechen. Nach diesem Autor tritt das Fett in eine oder mehrere der fünf Lücken zwischen den Muskelausstrahlungen (zwischen Rectus int. und Obliquus sup.; zwischen Obliquus sup. und Rectus ext.; zwischen Rectus ext. und den Fibrae arciformes des Obliquus inf., i. e. Ausstrahlungen zur Haut; zwischen Fibrae arciformes und dem Obliquus inf. selbst; zwischen Obliquus inf. und Rectus int.) hernienartig hervor, und zwar zuerst periodisch, später konstant.

Gegen die Hautfaltenbildung (4.) wurden Injektionen von 5% Chlorzink (0,1 ccm) empfohlen, doch besteht dabei Gefahr der Narbenbildung infolge von Nekrose. Ebenso sind die Versuche mit Injektionen von *Paraffin* und ähnlichem durchaus abzulehnen, da sich diese senken, außerdem Paraffintumoren (Paraffinome) durch Reaktion des Gewebes auf das Paraffin als eine Art Fremdkörpergranulom entstehen können (s. Lidnarben). Viele Autoren begnügen sich mit einfachem Ausschneiden eines halbmondförmigen Hautstückes, wodurch ein, allerdings meist nur vorübergehender Erfolg zu erzielen ist. Die Bemessung des auszuschneidenden Stückes wurde durch eine Patrone (NOËL) oder durch Anzeichnen mit Typophorbraun (STEIN) versucht. Um eine stärkere und dauernde Wirkung zu erzielen, kombinieren EITNER und KESTENBAUM, später ELSCHNIG, die Ausschneidung eines Hautstückes mit schiefer Vernähung. Da bei der gewöhnlichen Infiltrationsanaesthesie durch die entstehende Schwellung die Abschätzung des zu exzidierenden Hautstückes erschwert wäre, wird zuerst über dem unteren Orbitalrand an drei Stellen je eine Novocain-Adrenalin-Injektion angelegt und dadurch eine ziemlich weitgehende Anaesthesie der entsprechenden Lidhautabschnitte bis hinauf in die Nähe des Lidrandes erreicht. Anderseits wird die Bindehaut kokainisiert. Es ist jetzt möglich, das Hautstück in der gewünschten Form und Größe zu umschneiden. Ist dies geschehen, so kann, wenn nötig, die Anaesthesie durch Infiltration ergänzt werden. Die Exzision betrifft einen Lappen, der besonders unterhalb des Tränenpünktchens schmal sein muß (zur Vermeidung einer Eversion des Tränenpünktchens). Der obere Schnitt setzt sich etwa in der Fortsetzung des Oberlidrandes nach temporal unten fort, der untere geht fast genau horizontal temporalwärts und trifft mit dem oberen in spitzem Winkel zusammen. Der Lappen darf nicht zu breit ausfallen, sonst besteht die Gefahr eines Ektropiums. Eine geringe Eversion des Unterlidrandes bei Blick nach oben unmittelbar nach der Operation kann noch zurückgehen. Die Exzision betrifft nur die Haut selbst (s. Abb. 1).

Die Nähte werden so angelegt, daß der untere Wundrand schief nach oben außen befestigt wird. Um den dadurch entstehenden Überschuß des unteren Wundrandes aufzubrauchen, wird eben der obere Schnitt nach oben winklig angelegt, wodurch er länger wird, während der untere gerade verläuft. Bei starkem Zug kann man durch eine tiefgreifende Fixationsnaht den unteren Wundrand am Lig. palpebrale laterale befestigen. Wichtig ist sorgfältige Blutstillung (möglichst ohne Unterbindung!) und Adaptierung der Wundränder. Naht mit Seide oder Roßhaar (amerikanische Autoren).

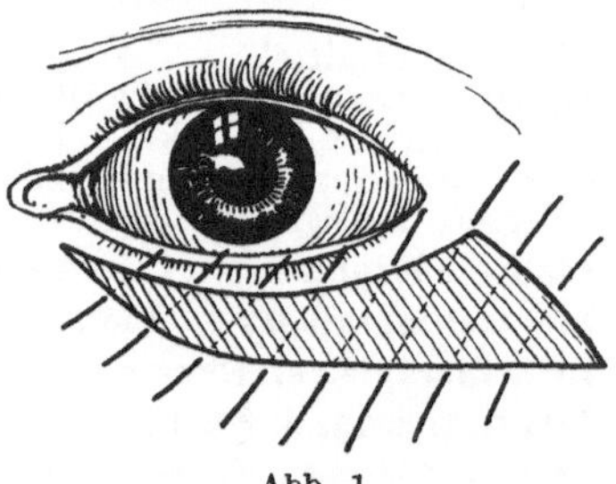

Abb. 1.

Bei „Fetthernien“ (5.) geht BOURGUET von der Übergangsfalte der Bindehaut ein, legt nach Durchschneidung des MÜLLERschen Muskels die entsprechende „Fetthernie“ frei, sticht mehrere Katgutfäden durch sie, trägt das vorliegende Fett ab und sucht durch weiteres Heranziehen von Bindegewebe einen mehr minder festen fibrösen Verschluß zu erzielen. In solchen Fällen fügen EITNER und KESTENBAUM der Ausschneidung eines Hautlappens eine Faszienspannung hinzu. Nach Exzision des Hautstückes wird die übrige Haut des Lides weit nach unten zurück präpariert, die Fascia tarsoorbitalis freigelegt und horizontal gespalten. Ein Teil des hervorquellenden Fettes wird abgetragen, der untere Rand der Faszie hinaufgezogen und weiter oben befestigt, so daß die Faszie dadurch verdoppelt und gespannt wird. Die Vernähung erfolgt schief wie bei 4.

Senkungsfalten im Bereiche des oberen Augenlides: Die Wahl der Methode hängt von der Konfiguration des Oberlides und dessen räumlichen Beziehungen zu den Augenbrauen ab. Im allgemeinen ist das Oberlid viel seltener Objekt von Eingriffen, welche auf die Beseitigung von Falten abzielen. In leichten Fällen genügen elliptische Hautexzisionen oberhalb des Liddeckels mit Verlegung der Narbe in die physiologische Falte. In anderen Fällen wiederum gleicht eine Hebung der Augenbrauenpartie die faltige Haut des Oberlides aus; unter Umständen kann man beide Methoden miteinander kombinieren: Schnittführung entlang dem oberen Lidrand in der gleichen Weise wie beim Unterlid und Hebung der Augenbrauenpartie. Für letztgenannten Zweck wird eine mondsichelartige Hautexzision direkt oberhalb der Braue vorgenommen, wobei der untere Wundrand unmittelbar der oberen Brauengrenze folgt; versenkte Katgutnähte, nach Möglichkeit keine Knopfnähte, sondern Subkutikularnaht, da erfahrungsgemäß oberhalb der Augenbraue Stichmarken lange sichtbar bleiben. Zur Vermeidung von Schwellungen der Augenlider Kompressionsverband (abwechselnd flache Achter- und Zirkulärtouren). In jenen Fällen, bei denen die Faltenbildung im Bereiche des Oberlides die Folge einer Lidptose (s. diese) ist, treten die verschiedenen Ptosisoperationen in ihr Recht.

6. Die feinen Knickungsfurchen an den Lidern, die als eine Folge des Mienenspiels meist schon um das 30. Lebensjahr auftreten, lassen sich durch einfache Hautexzision nicht beseitigen, sondern nur durch eine, etwa anläßlich einer Lidfaltenoperation vorzunehmende Resektion der an die betreffende Hautstelle sich ansetzenden Orbikularisfasern. Dasselbe gilt für die sogenannten

7. „Krähenfüße" im äußeren Augenwinkel. Gegen diese werden auch Gesichtsdampfbäder versucht. Zum Teil lassen sie sich durch eine Gesichtsspannung im Schläfengebiet beseitigen.

S. auch Epikanthus; Lidspaltenplastik; Ptosis.

Lidgeschwülste. Papillome, Adenome, Lipome, Cornua cutanea, Rankenneurome, Fibromata mollusca usw. werden exzidiert (sorgfältige Naht, bei durchgreifender Geschwulst gesonderte Naht der beiden Lidblätter; besonders exakter Schluß durch stufenförmigen Schnitt). Eventuell nachher Lapisätzung; auch Diathermie leistet dabei oft gute Dienste. — Zysten mit klarem Inhalt (von den MOLLschen Schweißdrüsen ausgehend) oder weißlichem Inhalt (ZEISSsche Haarbalgdrüsen) lassen sich meist gut ausschälen. — Mollusca contagiosa werden durch Druck entleert, abgekratzt, eventuell mit Jod, Lapis oder Paquelin betupft. — Milien heilen nach Anritzen und Ausdrücken. Im inneren Augenwinkel finden sich flache, etwas gelbliche, mit schwarzen Punkten besetzte Tumoren, die aus einer Anzahl von Comedones zusammengesetzt sind; Ausdrücken der einzelnen Comedones — Atherome lassen sich meist leicht exzidieren (stumpf präparieren, genaue Aseptik!), etwas schwerer die Dermoidzysten im inneren Augenwinkel. — Über Gerstenkörner, Hagelkörner, Xanthelasmata s. dort. Über Neurofibrome in Form einseitiger Gesichtshypertrophie s. Elephantiasis der Lider.

Kleine Pigmentnaevi werden exzidiert (bei der Anaesthesie Geschwulst nicht verletzen! Gefahr der Pigmentverschleppung!). Keine Radiumbestrahlung! Sehr gute Resultate soll die Diathermie (scheibchenförmige Elektrode) ergeben.

Bei Naevus flammeus kann man Skarifizierung durch kreisförmig angeordnete, zirka 1 mm voneinander entfernte Schnitte versuchen, eventuell mit nachfolgender Ätzung ($FeCl_3$ oder $AgNO_3$). Auch Kohlensäureschnee wird sehr empfohlen. — Kleine Teleangiektasien (hellrote Fleckchen) lassen sich durch Exzision entfernen; etwas größere durch Trichloressigsäure, rauchende Salpetersäure, Kohlensäureschnee, den UNNAschen Mikrobrenner, Elektrolyse, besonders gut aber durch Diathermie. Bei Andrücken der Nadelelektrode gegen das erweiterte Gefäß entsteht sofort ein punktförmiges Koagulum, das das Gefäß verschließt. Dies wird an anderen Stellen wiederholt.

Bei kutanem Haemangiom ist nach KUMER und SALLMANN Radium die Methode der Wahl, wenn das Angiom nach Kompression sich nicht rasch wieder füllt, also kein größeres Gefäß als Zufluß aufweist. Durch das Radium veröden die Blutgefäße, ohne daß die Haut geschädigt wird. Wichtig ist die möglichst frühzeitige Behandlung, da kleine Angiome leichter ansprechen als große. Bei Kindern wird durch 2—3 Bestrahlungen das Wachstum des Angioms zum Stillstand gebracht und die weitere Behandlung einer späteren Zeit vorbehalten. — Weniger gut reagieren die Angiome, wenn sie sich nach Auspressung rasch wieder füllen, besonders wenn sie subkutan liegen. Hier müssen andere Mittel versucht werden: Elektrolyse (bei kleinen Tumoren 1—2, bei größeren 15 bis 20 mA; Platiniridiumnadel zur Vermeidung von Rosttatauierung; gute Resultate), Kohlensäureschnee (30 Sek. in einem aufgesetzten Trichter; glatte, weiche Narbe), vorsichtige Alkoholinjektion (1 bis 2 ccm einer 60%igen Lösung; Achtung auf die größeren Gefäße!), Röntgen, HOLLÄNDERsche Heißluftbehandlung, Galvanokauter, Formolinjektionen und besonders Diathermie: die Elektrode wird liegen gelassen bis das Gewebe zu koagulieren beginnt; dies ist durch Weißfärbung der Stelle und plötzlich eintretendes Zurückgehen des Ampèremeters (KOWARSCHIK) erkennbar.

Bei malignen Tumoren versucht man aus kosmetischen Gründen die Operation möglichst durch Radium oder Röntgen zu ersetzen. Bei kleinen Karzinomen ist die Operation vorzuziehen, wenn sie ohne Verstümmelung möglich ist (REGAUD). Wenig Aussicht gibt Radium, wenn der Tarsus oder gar ein Knochen mit befallen ist, ebenso bei verhornendem Plattenepithelkarzinom (KUMER und SALLMANN). Hingegen sind bei oberflächlichem Basalzellenkarzinom sehr gute Erfolge zu erzielen. Bei größeren Tumoren kommen auch weniger vollständige Operationen mit Nachbestrahlung in Frage. Während REGAUD durch Bestrahlung mit schwachen Präparaten durch lange Zeit (bis mehrere Wochen) Erfolge erzielte, wird von KUMER und SALLMANN über gute Erfolge mit Serienbehandlung (6—8mal mit 1—2 Tagen Intervall) berichtet.

Bei ausgedehnterem Karzinom kommt Röntgen in Betracht. Dabei ist sorgfältiger Schutz des Auges durch Bleiglasprothese oder eingelegte Schutzplatte und genaue Dosierung der Strahlenmenge notwendig. Nach BIRCH-HIRSCHFELD genügen bei oberflächlichen Tumoren drei Viertel der sogenannten Normaldosis. AXENFELD und TISCHNER wenden 6—10 Holzknechteinheiten durch 1—3 mm Alf ohne Schädigung des Auges an. Bei tieferliegenden Tumoren ist größere Dosis und härtere Röhre nötig.

Auch mit der Fulguration, Einwirkung von Blitzfunkenbüschel (2—4 cm Distanz, durch längere Zeit) und nachträglicher Auskratzung mit Messer oder scharfem Löffel sind manchmal Erfolge zu erzielen. Ebenso mit Jequirity-Gelatinescheibchen, die dem Tumor aufgelegt werden. Ist man zur Operation gezwungen, so muß das kosmetische Moment natürlich in den Hintergrund treten. Über die Plastiken nach der Operation s. Lidplastik.

S. auch Elephantiasis; Epikanthus; Lidplastik; Ptosis; Xanthelasma.

Lidhaut, Haare an der, z. B. nach Plastiken mit behaarter Haut. Die Epilation kann mittels Diathermie oder Elektrolyse ausgeführt werden. Nicht ratsam ist Röntgenbehandlung.

Lidhaut, Varizen in der. Oft ziemlich entstellende Erweiterung der Gefäßchen oberhalb des oberen Lidrandes als Folgezustand langdauernder Entzündung, wie Trachom, Conjunctivitis ekzematosa oder Blepharitis, weiters bei Lidkrampf.

Therapie wird sich meist auf die Behandlung des Grundleidens beschränken.

S. auch Teleangiektasien bei Lidgeschwülsten.

Lidknorpelverkrümmung (Tarsusverkrümmung), vor allem beim Trachom. Aus rein kosmetischen Gründen kommt eine Streckung des geknickten Tarsus nach Hotz oder eine Tarsusumdrehung nach Blaskovics (s. Lideinstülpung) in Frage.

S. auch Trichiasis.

Lidkrampf (Blepharospasmus). Sekundärer Lidkrampf kommt bei verschiedenen Affektionen vor, wie Erkrankung der Bindehaut, falsch stehenden Wimpern, eventuell Zahn- oder Nebenhöhlenaffektionen, N. V- oder N. VII-Erkrankungen, hyperaesthetischen Zonen der Nase. Therapie der Ursache entsprechend, z. B. im letzten Falle Kaustik der Zonen oder Ätzung derselben mit Trichloressigsäure. Außerdem gibt es einen „essentiellen" tonischen oder klonischen *(Nictitatio)* Lidkrampf, entweder in spastisch-zirkulärer Form oder in Form fibrillärer Zuckungen auf hysterischer Grundlage oder auch als senile Erscheinung. Seine Beseitigung bietet oft große Schwierigkeiten. Frühere Methoden (Elektrizität, Massage, Auffinden gewisser Druckpunkte, z. B. am Orbitalrand, deren Kompression vorübergehend den Krampf beseitigt, subkutane Neurotomie des N. nasalis externus, schließlich psychische Beeinflussungen) waren wenig wirksam. Die von Sachs empfohlene Operationsmethode zeigt oft gute Erfolge: Horizontaler Schnitt durch die Bindehaut des Oberlides oberhalb des oberen Tarsusrandes, vorsichtige Ablösung der Sehnenausstrahlung des Levators, Abtragung der Orbikularisfasern von der durch Umstülpung sichtbar gemachten Vorderfläche des Tarsus, Vorlagerung der Sehnenausstrahlung des Levators zwischen Tarsus und Haut bis in die Nähe des Lidrandes.

Vielversprechend sind die von Weekers empfohlenen Alkoholinjektionen: Etwa ähnlich wie bei der Akinesie wird in der Gegend der Fazialisendigungen in den Augenlidern zuerst $^1/_2$—$^3/_4$ ccm einer 4%igen Novocainlösung, nach 5—10 Minuten in dieselben Stichkanäle $^1/_2$—$^3/_4$ ccm 80%iger Alkohol eingespritzt. Sofort öffnen sich die Lider. Dauererfolg wurde bis 2 Jahre beobachtet. Gutes sah Safar bei Durchtrennung des N. facialis mittels Diathermie. Der Fazialisstamm wird vor dem Ohr mittels einer elektrischen Strom führenden Nadel aufgesucht, indem derselbe durch die Kontraktion des M. orbicularis die genaue Lage des Nerven erkennen läßt. Hierauf wird der Nerv mittels Diathermie durchtrennt (verkocht).

S. auch Lidausstülpung; Lideinstülpung; Lidhautvarizen; Lidspaltenplastik; Ptosis.

Lidnarben. Bei sorgfältiger Naht sind Narben in der Spaltrichtung der Lidhaut fast unsichtbar. Wichtig ist bei der Naht: genaueste Adaptierung der Wundränder (nicht evertiert, sondern in gleicher Fläche) und dichte Nahtfolge. Eventuell Naht mit Roßhaar (Lindner) oder Frauenhaar (Pichler). — Hingegen kommen bei schlecht versorgter Verletzung, bei Vereiterung usw. oft entstellende Narben zustande; sehr selten sind Keloide.

Bei alten entstellenden Narben können, wenn sie nicht zu groß sind, durch Exzision und sorgfältige Vernähung sehr gute kosmetische Resultate erzielt werden. Eventuell nachträgliche Radiumbestrahlung.

Bei ausgedehnteren Narben kann Tatauierung derselben versucht werden. Holth empfahl verschiedene Farben der Paris american art Company (s. Hornhautfärbung).

Bei Narben, die mit dem Knochen verwachsen sind, z. B. nach ausgeheilter Karies, kann man nach subkutaner Ablösung der Narbe Fett implantieren (weitgehende Unterminierung, Einschieben eines übergroßen Fettstücks aus Bauch- oder Glutaealgegend, sorgfältige Naht). Versuche mit Humanol (gekochtem und filtriertem menschlichen Fett) ergaben nur vorübergehende Wirkung (Löwenstein). — Vor Einspritzen von Paraffin unter die Narbe ist zu warnen, da schwer zu beseitigende tumorartige Verdickungen (Paraffinome), Gefäßverschlüsse in der Orbita mit Erblindungsgefahr und Hautnekrosen die Folge sein können. — Bei Operationen soll man von vornherein auf möglichst geringe Sichtbarkeit der späteren Narbe Rücksicht nehmen (s. auch Tränenträufeln). Bei Operation einer Mukokele einer Nasennebenhöhle ist eine endonasale Operation der Eröffnung von der Orbita aus (Killian) vorzuziehen, um den oberen Orbitalrand in seiner Form zu erhalten.

S. auch Lidausstülpung; Lidverletzungen.

Lidplastik. Plastische Operationen an den Augenlidern gehören zum großen Teil in den Operationsbereich der Augenärzte. Das sind besonders alle die Operationen, die zur Erweiterung der Lidspalten, zur Behandlung des Entropions, der Trichiasis und der verschiedenen Formen des Ektropions gemacht werden. Alle diese Operationen müssen aber auch gelegentlich zur Unterstützung größerer plastischer Eingriffe, bei denen es sich um den Ersatz von Teilen der Lider oder den Ersatz ganzer Lider handelt, ausgeführt werden. Die Ursachen, die plastische Eingriffe an den Lidern notwendig machen, sind, abgesehen von angeborenen Fehlern der Lidbildung, Verletzungen durch scharfe Gegenstände und deren Narbenbildung, durch Abreißen der Lider durch stumpfe Gewalt, durch Verbrennungen usw. Schließlich kommen auch noch entzündliche Vorgänge mit Zerstörung des Gewebes und Geschwulstbildungen der Lider ursächlich in Frage.

Neben den Lücken, die nach Verletzungen oder nach Exzision von Narben am Lid selbst entstanden sind, sind häufig auch noch Lücken in der Umgebung der Lider zu berücksichtigen. *Frische Verletzungen* der Lider, die das ganze Lid in Form eines Schnittes gespalten haben, müssen möglichst sofort genau genäht werden, wenn es die Wundverhältnisse erlauben, d. h. also, wenn keine weitergehenden Zerstörungen der Gewebe bestehen. Aber auch dann, wenn kleinere Teile verlorengegangen sind, soll eine möglichst sofortige Naht versucht werden. Es machen sich dann häufig Wundrandexzisionen notwendig, die am besten so angelegt werden, daß ein keilförmiger Defekt mit der Basis des Keils am Lidrand entsteht. Das Lid wird dann in seinen einzelnen Schichten genäht, falls keine zu große Spannung zu befürchten ist. Man näht zunächst die Schleimhaut mit feinstem Katgut, dann legt man nach Elschnig eine intermarginale Naht, die den Tarsus breit mitfaßt und dafür sorgt, daß die Lidränder auf das genaueste aneinanderliegen. Zum Schluß wird Haut und Tarsus zusammen mit feinster Seide genäht. Auf diese Weise können Wunden mit Verlusten, die annähernd ein Drittel des Augenlides betrafen, durch primäre Naht geschlossen werden.

Besteht eine zu starke Spannung, so müssen unter Umständen seitliche Entspannungsschnitte angelegt werden, die durch die Fascia tarsoorbitalis oder auch durch das Ligamentum canthi lat. führen.

Erscheint eine Lücke zur Nahtvereinigung zu groß, so stehen uns verschiedene Methoden der Überbrückung zur Verfügung. So kann man nach Elschnig die Lider beiderseits der Wunde unterminieren unter Anlegung von Hilfsschnitten, die die mediale bzw. laterale Lidspalte verlängern. Es entstehen so zwei seitliche Weichteillappen, die sich nach der Mitte zu verschieben lassen, wobei beiderseits Teile der Haut zur Lidbildung herangezogen werden können.

Kuhnt hat bei kleineren Lücken des Unterlides aus dem Unterlid selbst den Ersatz geschaffen. Er führte zwei Schnitte, entsprechend den beiden seitlichen Rändern des Defektes, durch das ganze Lid hindurch bis zur Umschlagsfalte. Dadurch entsteht ein unten gestielter Lappen, der sich nach genügender Ablösung bis in die Höhe des Lidrandes verschieben läßt.

Bei dreieckigen Defekten in der Mitte des Lides kommt auch die von ESSER angegebene Methode in Frage, der ähnlich wie ABBE für die Lippen, einen Ersatz aus dem gegenüberliegenden Teil des anderen Lides schafft. Es wird ein ebenfalls dreieckiger Lappen, der auf der einen Seite am Lidrand gestielt bleibt, aus dem gesunden Lid gebildet und am Stiel so weit herumgedreht, bis er in den Defekt des anderen Lides hineinpaßt und hier durch Naht befestigt werden kann. Es besteht die Gefahr, daß beide Lider zu eng werden (s. Abb. 11, 12 Hasenscharte.)

Eine der ältesten Methoden zur Deckung seitlicher Liddefekte des Oberlides stammt von LANDOLT. Er bildet am selben Lid an den Defektrand anschließend einen viereckigen Lappen, der aber nur aus der Haut besteht. Das Lid wird also nach der Fläche gespalten. Dieser Lappen wird dann seitlich verschoben und damit der Defekt gedeckt. Die Deckung erfolgt hier also nur mit Haut unter Verzicht auf den Ersatz der Schleimhaut. An der Entnahmestelle bleibt dagegen ein kleiner dreieckiger Hautdefekt übrig. Diese Defekte werden der Granulationsheilung überlassen. Es ist nicht zu erwarten, daß ein vollkommen glattes Lid entsteht, da durch Narbenschrumpfung Falten an der Defektstelle entstehen werden; es wäre daher zum wenigsten der Hautdefekt mit einem frei transplantierten Läppchen zu decken.

WICHERKIEWICZ bediente sich zur Deckung eines dreieckigen Defektes im Oberlid eines Lappens, den er in derselben Form aus der ganzen Dicke des Unterlides zunächst gestielt mit der Basis unten in den Liddefekt hineinpflanzte. Erst nach völliger Anheilung wurde der Lappenstiel durchtrennt.

Die meisten Operateure verwenden neben der Lappenverschiebung bei der Deckung kleinerer Liddefekte auch noch die freie Transplantation zum Ersatz entweder des äußeren oder des Schleimhautblatts. Ausnahmen davon finden wir, abgesehen von den genannten Methoden, in den Verfahren von JORDAN, KALB und KATZ.

JORDAN hat einen Stirn- oder Schläfenlappen so umschnitten, daß er an einem Rande eine Doppelung des Lappens durch Matratzennaht vornehmen konnte. Dieser gedoppelte Teil wurde als Lidersatz mit der Conjunctiva einerseits und mit der Haut anderseits in Verbindung gesetzt.

KALB bildete zum Ersatz von Unterlid und Umgebung einen Lappen, der seinen Stiel in der Schläfengegend hatte und bis in die Gegend oberhalb und außerhalb der Mundwinkel ging. Im unteren Teil durchtrennte der Lappen die ganze Wange, so daß der Lappen auf seiner Rückseite ein Stück Mundschleimhaut enthielt. Diese Mundschleimhaut wurde mit dem einen Hautlappenrand als zukünftiger Lidrand durch Naht vereinigt und der Lappen in dem Defekt so befestigt, daß der übrige Rand der Schleimhaut mit der Conjunctiva, die äußere Haut mit dem äußeren Defektrand vernäht wurde. Die Entnahmestelle des Lappens wurde größtenteils durch Naht verschlossen, der obere Rest durch den nach 14 Tagen abgetrennten Lappenstiel.

KATZ hat zwei Lappen gebildet, die ebenfalls an der Schläfe gestielt waren. Ein Lappen aus der Schläfenhaut wurde mit der Hautseite nach innen in den Defekt der Conjunctiva des Oberlides eingepflanzt, während der in der Schläfenhaut entstandene Defekt durch einen Stirnhautlappen, der die obersten Haare der Augenbraue mit enthielt, und gleichzeitig Muskelbündel des M. frontalis, gedeckt wurde und die äußere Bedeckung des Conjunctivalappens bildete.

Die erste freie Transplantation nach THIERSCH ist bei Operationen am Auge von EVERSBUSCH ausgeführt worden. Zum Ersatz der Conjunctiva haben sie WÖLFLER und DE VINCENTIIS zunächst benützt. Der letztere hat auch Thierschlappen aus der Lippenschleimhaut, der Vagina und dem Präputium entnommen.

UTHOFF hat zum Ersatz der Conjunctiva des Unterlides einen großen viereckigen Lappen aus dem Oberlid nach unten geklappt und den Hautdefekt durch einen Thierschlappen (1895) gedeckt.

KÖLLNER bildet bei einem rechteckigen Defekt in der Mitte des Unterlides einen Bindehautlappen aus dem oberen Lid, der eine dünne Scheibe des Tarsus enthält, und klappt ihn in den Unterliddefekt. Die Haut wird durch freie Transplantation eines THIERSCHen Läppchens ersetzt. Der Lappenstiel wird nach 8 Tagen durchtrennt. Die Lidspalte wird, um eine Verschiebung des Lappens zu verhüten, während dieser Zeit durch Naht verschlossen.

Bei der Deckung größerer Lücken wurde die freie Transplantation in Verbindung mit Stiellappenbildung von BÜDINGER erfolgreich verwendet. Er hat außer der Haut und Schleimhaut als erster auch noch den Knorpel des Tarsus neugebildet. Er umschnitt Stiellappen aus der Schläfe oder Stirn und pflanzte auf den dem zukünftigen Lidrand entsprechenden Teil dieses Randes ein frei transplantiertes Stück aus dem Helix oder Antihelix der Ohrmuschel (Abb. 1). Das Prinzip der BÜDINGERschen Methode, d. h. die freie Verpflanzung eines aus der Ohrmuschel stammenden Hautknorpelstückes, wurde auch vielfach mit anderen Lappenplastiken ausgeführt. Sie läßt sich verwenden mit der Methode von TRIPIER.

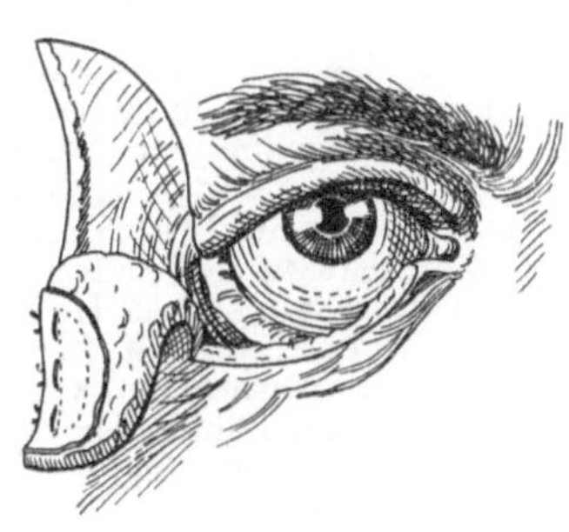
Abb. 1.

TRIPIER bildete zum Ersatz der Haut des Unterlides einen doppelt gestielten Hautlappen des Oberlides. In diesen Lappen kann bei fehlenden Tarsus und Conjunctiva auch ein Hautknorpelstück aus der Ohrmuschel zum völligen Lidersatz eingepflanzt werden. Handelt es sich um einen Ersatz des Oberlides, so wird der doppelt gestielte Lappen nach TRIPIER der Stirn entnommen.

GOYANES verwendete einen oberhalb der Augenbraue des anderen Lides entnommenen, in der Gegend der Nasenwurzel gestielten Lappen der Stirn. Auch dieses Verfahren kann mit dem BÜDINGERS kombiniert werden.

Das gleiche gilt für das Verfahren von H. MEYER, der zum Ersatz des Unterlides einen an der Nasenwurzel gestielten Lappen aus der Haut oberhalb der Augenbraue des anderen Auges umschnitt. Am unteren Rande des Lappens ging er bis in die Haargrenze zur Bildung eines Wimpernersatzes.

MÜLLER-Rostock hat ohne Kenntnis der BÜDINGERschen Methode die freie Transplantation aus der Ohrmuschel zum Ersatz der ganzen Liddicke benützt. Er verpflanzte frei ein Stück des vorderen Helixrandes, das ein Knorpelstück, beiderseits von Haut überdeckt, enthielt.

ELTER und HAAS haben dieses Verfahren ebenfalls erfolgreich verwendet.

Zum Ersatz des ganzen Lides dienen auch heute noch die ältesten Lappenplastiken, wie sie von DIEFFENBACH, FRICKE, BLASIUS und HASNER VON ARTHA angewendet worden sind. Die DIEFFENBACHsche

Methode zum Ersatz des Unterlides besteht darin, daß zunächst ein dreieckiger Defekt mit der Basis am Augenlidrand durch die Entfernung des Lides gebildet wird (Abb. 2). Dann wird ein seitlich an diesen Defekt angrenzender viereckiger Lappen mit unterem Stiel aus der umgebenden Haut umschnitten, abgelöst und über den Defekt verschoben (Abb. 3). Da ein ziemlich großer neuer, seitlicher Defekt bleibt, ist es zweckmäßig, die Abänderung des Verfahrens von SZYMANOWSKI zur Anwendung zu bringen, bei der der Ersatzlappen an der vom Defekt abgekehrten Seite durch bogenförmige Schnittführung spitzwinkelig gestaltet wird. Die Schließung des durch die Lappenentnahme entstandenen Defekts ist dadurch wesentlich leichter.

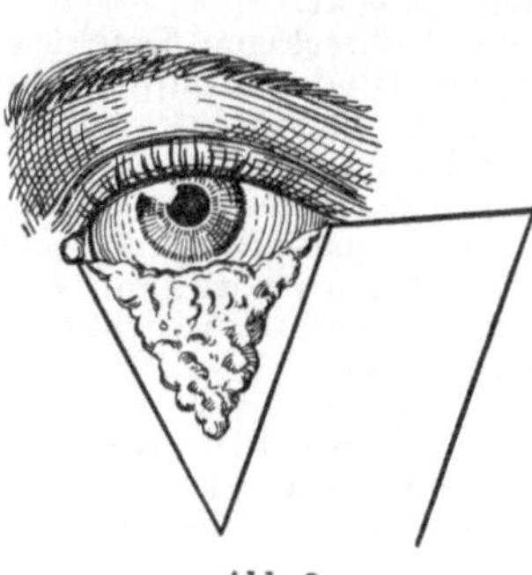

Abb. 2.

Bei der FRICKEschen Methode wird zum Ersatz des Oberlides ein an der Schläfe gestielter Stirnhautlappen, zum Ersatz des Unterlides ein an der Schläfe gestielter Wangenlappen benützt (Abb. 4 u. 5).

Das Vorgehen von BLASIUS ist sehr ähnlich. Er nimmt den Lappen zum Ersatz des Unterlides von Nasenrücken und Stirn mit Stiel an der Nasenwurzel.

Zum Ersatz des Lidwinkels nach der Entfernung einer Geschwulst hat HASNER VON ARTHA entweder einen doppelzipfligen Lappen aus der Schläfe oder seitlichen Nasenhaut verwendet, oder auch zwei Lappen, von denen der eine am Unterlid selbst gestielt, der andere an der Schläfe seinen Stiel hatte (Abb. 6 u. 7).

Auf Grund dieser genannten Methoden sind eine große Zahl ähnlicher Verfahren ausgebildet worden, die zum Teil schon oben erwähnt sind. Im speziellen Falle muß man sich immer nach den gegebenen Verhältnissen die geeignetste Methode auswählen.

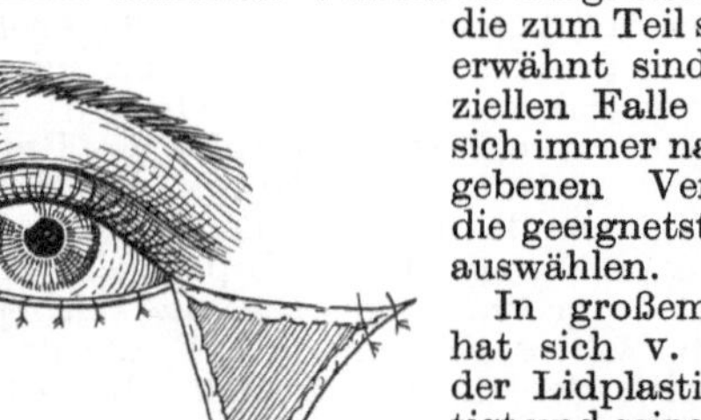

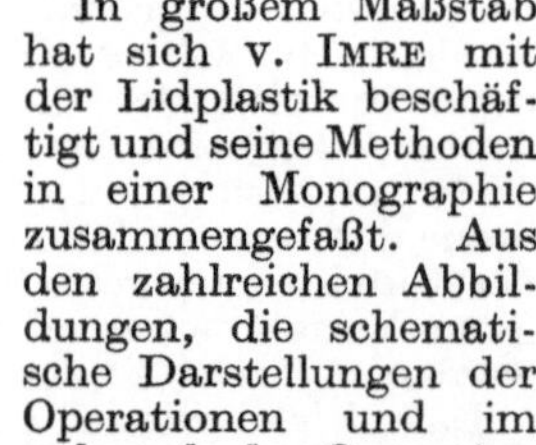

In großem Maßstab hat sich v. IMRE mit der Lidplastik beschäftigt und seine Methoden in einer Monographie zusammengefaßt. Aus den zahlreichen Abbildungen, die schematische Darstellungen der Operationen und im Lichtbild den Patienten vor und nach der Operation zeigen, geht hervor, daß seine Verfahren ausgezeichnete Erfolge liefern. Im einzelnen darauf einzugehen, würde zu weit führen. Es sei aber das Grundsätzliche kurz zusammengefaßt.

Er verwendet fast ausschließlich die Lappenverschiebung, und zwar präpariert er unter Umständen je nach der Größe des Defektes große, breit gestielte Hautlappen mit bogenförmiger Begrenzung ab. Die bogenförmigen Hilfsschnitte, die er dazu verwendet, werden möglichst so gelegt, daß die Narben unsichtbar werden, d. h. also normal liegenden Hautfalten entsprechen. Die Schnitte werden in großzügiger Weise unter Umständen über große Teile des Gesichts ausgedehnt. Um ein glattes Anliegen der in der Richtung des Bogenschnittes verschobenen Hautlappen zu erzielen, macht IMRE vielfach Gebrauch von der Ausschneidung BUROWscher Dreiecke. Zum Ersatz des Tarsus und der Bindehaut zieht er die Transplantation eines Bindehauttarsuslappens aus dem anderen Lid der Verwendung von Ohrhaut und Ohrknorpel nach BLASKOWICZ vor. Bei komplizierteren Defekten beschränkt er sich nicht auf die Bildung eines Lappens, sondern er verwendet z. B. zum Ersatz des inneren Augenwinkels einen unten in der Wange gestielten und einen oberen in der Stirn gestielten Lappen.

Wie schon erwähnt, sind alle diese Verfahren auch mit der freien Transplantation kombiniert worden, wenn es sich um den gleichzeitigen Ersatz von Schleimhaut und Knorpel handelte.

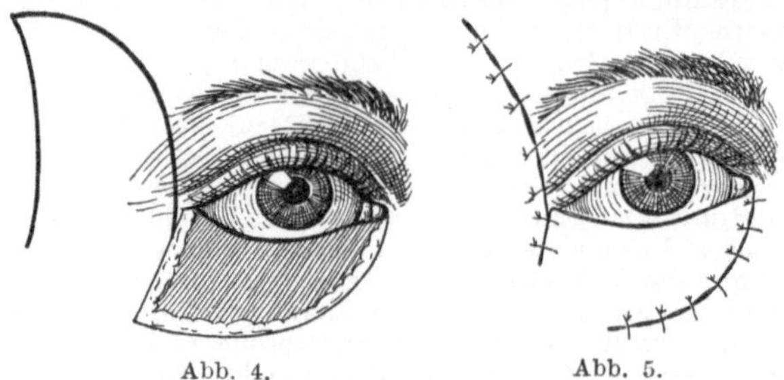

Abb. 4. Abb. 5.

Als letzte Methode, bei der gestielte Lappen verwendet werden, muß die Bildung von Lappen aus der *Haut des Armes*, des Oberarmes oder des Unterarmes, erwähnt werden. Man wird sie zum Lidersatz nur dann verwenden, wenn gar keine Gesichtshaut in der Umgebung zur Verfügung steht. Abgesehen davon, daß das Heranbringen des Materials eine wenigstens 14 Tage dauernde lästige Befestigung des Armes am Kopf verlangt, ist das Ersatzmaterial auch in seinem ganzen Aufbau und in seiner Farbe zunächst, aber auch oft für alle Zeit, sehr verschieden von der Lidhaut, so daß, wenn auch schließlich ein leidlicher funktioneller Erfolg zustande kommt, der kosmetische zu wünschen übrig läßt. Selbstverständlich läßt sich die Stiellappenübertragung aus dem Arm auch mit freier Transplantation zum Schleimhaut- und Knorpelersatz kombinieren. Neben der Armhaut ist von ELSCHNIG auch die Brusthaut zum Lidersatz gestielt übertragen worden. Es bestehen überhaupt alle Möglichkeiten der Fernstielplastiken, auch unter Anwendung des sogenannten Wanderlappenverfahrens, bei dem z. B. ein Lappen erst auf einer Wunde an der Hand zur Einheilung gebracht und dann von da auf den Liddefekt übertragen wird.

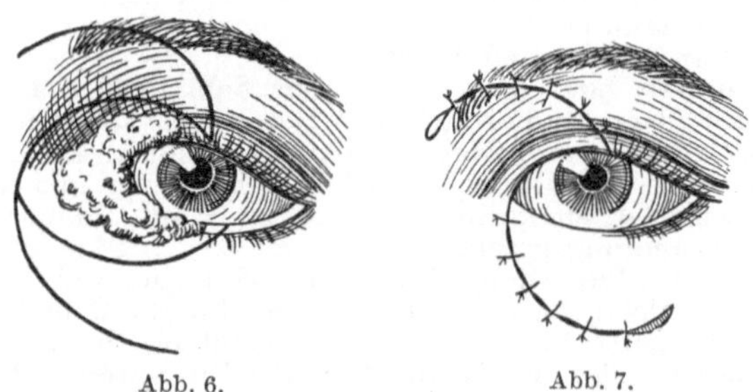

Abb. 6. Abb. 7.

Der *Ersatz von Schleimhaut allein* kommt hauptsächlich nach der Entfernung ganz kleiner Geschwülste aus der Schleimhaut und zur Beseitigung des Symblepharons als Folgezustand von Konjunktivalerkrankungen und -verletzungen in Betracht. Die freie Transplantation von Schleimhaut wird von manchen Seiten schon zur Prophylaxe gegen Symblepharon empfohlen (BIRCH-HIRSCHFELD u. a.). Zum Festhalten des Transplantates, besonders wenn es sich um die Umschlagsfalte handelt, dienen durchlöcherte, ganz dünne Metallprothesen. Bei ausgedehntem Verschluß des Konjunktivalsackes sind auch gestielte Hautlappen aus der Conjunctiva des Bulbus verwendet worden. Auch die obenerwähnte Methode von KÖLLNER, die den Schleimhautdefekt am Unterlid nach der Narbenlösung mit einem Lappen aus der Oberlidconjunctiva deckt, kann angewendet werden, ebenso das obenerwähnte Verfahren von SAMELSOHN-UTHOFF, das einen Hautlappen des Oberlides zur Deckung eines Konjunktivaldefektes im Unterlid benützt.

AXENFELD bevorzugt die freie Transplantation, die früher schon von STELLWAG, EVERSBUSCH, DE VINCENTIIS mit mäßigem Erfolg versucht worden war. Das Transplantationsmaterial kann bei kleinen Defekten aus der Bindehaut selbst, besser aber von der Mundschleimhaut genommen werden.

Nach Abreißen des Lides empfiehlt MELLER eine der SZYMANOWSKIschen Ektropiumoperation ähnliche Methode (s. Ektropium). Gegen Kolobom des Lides, angeboren oder nach Verletzung (auch Operation von Geschwülsten), ist möglichst frühzeitige Operation oder wenigstens Lagerungsnaht notwendig (MELLER). Beim Anfrischen und Vernähen ist das größte Augenmerk der Lidrandplastik zuzuwenden, wobei ein winkeliger Verschluß (ein Bügel des einen Lidrandteiles wird in einen Defekt des anderen Teiles hineingepaßt) sich sehr gut bewährt.

Zur Auskleidung der Augenhöhle nach Entfernung des Bulbus und beim Fehlen der Schleimhaut wird heute am besten die Methode von ESSER durchgeführt. Die große Wundhöhle wird mit durch Erwärmen erweichter Stentsmasse ausgefüllt, um ein Positiv der Höhle zu erhalten. Dieses wird dann mit Thierschlappen, die Epidermisseite auf der Form, die Wundfläche nach außen, überkleidet, in die Höhle hineingesetzt und die Wundränder darüber vernäht.

Bei vollständigem Verlust beider Lider und Fehlen der Augen ist von einer plastischen Operation wohl kaum etwas zu erwarten, so daß man zur Anwendung eines Vorlegeauges (s. Kunstauge) gezwungen ist.

S. auch Lidnarben; Lidspaltenplastik; Lidverletzungen; Tränenröhrchen.

Nach Wiederherstellung der Lider wird häufig auch noch der Ersatz der *Wimpernränder* gewünscht. Es ist schon oben erwähnt worden, daß bei der Bildung gestielter Lappen aus der Stirn oberhalb der Augenbraue gleichzeitig ein schmaler Saum der erhaltenen Braue mitgenommen werden kann (GOYANES, H. MEYER). Man kann aber auch einen Wimpernbesatz durch freie Transplantation herstellen. LEXER bildete eine am Lidrand gelegene Hauttasche und versenkte ein schmales, frei transplantiertes Hautstück aus der Kopfhaut hinein. Durch zwei Haltefäden, die die Tasche schließen, gewissermaßen überspringen, wird das Transplantat, ohne daß es selbst durchstochen wird, festgehalten.

WICK hat ebenfalls die freie Transplantation nach LEXER empfohlen. Er entnimmt das Transplantat der erhaltenen hinteren Kopfhaut und erinnert daran, daß die Haarwachstumsrichtung beachtet werden muß.

Lidrandentzündung (Blepharitis). Sie ist durch ihre Hartnäckigkeit, die auffällige Rötung der Lidränder und ihre eventuellen Folgezustände von besonderer kosmetischer Bedeutung.

Bei der Blepharitis ist zwischen der eigentlichen Krankheitsursache einerseits und den verschiedenen, Verschlimmerung bewirkenden Schädigungen andererseits zu unterscheiden. Nach der Krankheitsursache kann man die Blepharitis in eine Seborrhoe des Lidrandes und ein Ekzem des Lidrandes einteilen, wenngleich die Grenze nicht immer ganz scharf ist. Hierzu kommt noch die sogenannte Blepharitis angularis.

Die wichtigste Form der *Seborrhoe* stellt der „weiße Schaum“ an den Lidrändern dar, der aus mit Luft gemischtem Sekret der übermäßig tätigen MEIBOMschen Drüsen besteht (eventuelle Behandlung mit schwacher Natrium-bicarbonicum-Lösung).

Die einfache Hyperaemia marginalis der Lider (Rötung der Lidränder) kommt besonders bei zarter Haut und blonder oder rötlicher Haarfarbe vor, manchmal familiär. Sie stellt einen geringen Grad einer seborrhoischen Blepharitis dar, in die sie bei Einwirkung von Schädlichkeiten übergehen kann. Vorübergehende Abblassung kann man durch schwache Suprareninlösung (1 : 1000) erzielen, über weitere Therapie s. unten.

Bei der eigentlichen seborrhoischen Blepharitis sieht man an den Wimpernwurzeln entweder feinste, weiße Schüppchen (Blepharitis squamosa) oder kleine ölige Sekretgerinnsel (Blepharitis oleosa), nach deren Entfernung der Lidrand normal oder noch gerötet erscheint. Meist besteht gleichzeitig eine Seborrhoea capitis. Die exquisit chronische Erkrankung tritt oft in Zusammenhang mit Anaemie, chronischen Nasenerkrankungen, Menstruationsanomalien besonders gern im jugendlichen Alter auf, kann eventuell beim Heranwachsen spontan verschwinden.

Durch verschiedene Schädlichkeiten, wie rauchige, staubige Umgebung, Nachtwache, Überanstrengung bei der Naharbeit, vor allem bei Refraktionsanomalien (manchmal einseitige Blepharitis bei einseitigem Astigmatismus), besonders aber durch Benetzung mit gewöhnlichem Wasser wird das an sich chronische, oft aber latente Leiden immer wieder zum Aufflammen gebracht. — Der oft gleichzeitig vorhandene chronische Bindehautkatarrh ist in den meisten Fällen als sekundär aufzufassen.

Etwas weniger häufig ist die zweite Erkrankung, das *Ekzem des Lidrandes*, manchmal mit Ekzem der Lidhaut oder mit Conjunctivitis ekzematosa vergesellschaftet. Es tritt entweder mit Schuppenbildung auf (schuppendes Ekzem, ziemlich ähnlich der squamösen Seborrhoe) oder in Form von kleinen Krusten, nach deren Entfernung — im Gegensatz zu der squamösen Form — kleine Substanzverluste an den Wimpernwurzeln zum Vorschein kommen (Vereiterung der Haarbalgdrüsen, impetiginöse Form, Blepharitis ulcerosa). Letztere Form kann sich manchmal durch Übergreifen der Eiterung auf die Umgebung der Haarbälge zu Hordeolosis (s. Gerstenkorn) steigern. Bei langem Bestehen kann die ulzeröse Blepharitis zu schweren kosmetischen Schädigungen, zu Verlust der Wimpern *(Madarosis)*, zu schwieliger Verdickung des Lidrandes *(Tylosis)* oder in Wechselwirkung mit Lidhautekzem zu Eversion des unteren Tränenpünktchens, ja zu Ektropium (s. dort) führen. Auch beim Ekzem des Lidrandes werden durch die oben erwähnten Schädigungen Exazerbationen des Leidens ausgelöst.

Die *Behandlung* der Blepharitis kann nur bei großer Sorgfalt zu einem befriedigenden Resultat führen: 1. Bei Seborrhoe des Lidrandes Behandlung der allfällig bestehenden Seborrhoea capitis, worauf oft eine auffällige Besserung der Lidranderkrankung zu beobachten ist. Bei Ekzem des Lidrandes entsprechende allgemeine Behandlung, Besserung der hygienischen Verhältnisse. 2. Vermeidung der oben erwähnten Schädlichkeiten, vor allem Korrektur etwaiger Refraktionsanomalien. 3. Großes Gewicht ist auf die Vermeidung der Benetzung der Lidränder mit gewöhnlichem Wasser zu legen; es genügt oft schon ein kleiner Zusatz von Alkohol zum täglichen Waschwasser (z. B. 15—20 g

Franzbranntwein auf 1 Liter Wasser), um eine überraschende Besserung der Blepharitis zu erzielen. 4. Vermeidung jeder reizenden Seife beim Waschen der Umgebung der Lidränder. 5. Des Abends Aufstreichen einer geringen Menge einer Lidsalbe, jedoch erst nach sorgfältiger Entfernung aller Schuppen und Krusten. Oft wird mit einer Salbe, die lange ohne Erfolg angewendet wurde, in verblüffender Weise eine Besserung herbeigeführt, wenn vor jedesmaliger Verwendung der Salbe die Schuppen und Krusten durch Wasser oder Salbe erweicht und sorgfältig entfernt wurden, so daß die Salbe wirklich auf den Lidrand selbst einwirken kann. Als Salbe ist bei Seborrhoe des Lidrandes besonders 1%ige Noviformsalbe zu empfehlen, bei Ekzem des Lidrandes 1%ige weiße Praezipitatsalbe. Andere empfohlene Salben enthalten Borsäure (2—3%), Ichthyol (2—5%), 2% Salizylsäure, 10% Zink-Wismut, 1% gelbes Praezipitat usw. Besondere Beachtung ist der Wahl einer weichen, nicht reizenden Salbengrundlage zu schenken; ganz reines, weißes Vaselin, das aber manchmal nicht vertragen wird, Vaselin und Lanolin zu gleichen Teilen, Ungt. emolliens und besonders frische Ebagasalbe. 6. Bei Vorhandensein von Ulcera Epilation der betroffenen Zilien mit der Pinzette (die epilierten Zilien wachsen bald wieder nach) und Ätzung der Ulcera mit Lapisstift oder 2%igem Lapis. 7. In manchen hartnäckigen Fällen lassen sich durch 1—2mal wöchentlich vorgenommene Expressionen des Inhaltes der Meibomschen Drüsen gute Erfolge erzielen.

Durch diese lokalen Maßnahmen kann man in den meisten Fällen die Blepharitis latent, beschwerdefrei machen, wobei aber bei Vernachlässigung der Pflege leicht wieder ein Rezidiv eintreten kann.

Über Versuche mit vorsichtiger Quarzlampenbestrahlung und mit Röntgenbehandlung läßt sich derzeit noch kein abschließendes Urteil geben.

Bei Phthiriasis der Lidränder, die bei oberflächlicher Betrachtung mit Blepharitis verwechselt werden kann, finden sich an den Wimpern die grauschwarzen Nisse der Phthirii pubis, oft auch die Tiere selbst. Behandlung durch Aufstreichen von Ungt. cinereum.

Bei der sogenannten Blepharitis angularis besteht bei normalem Lidrand ein Bindehautkatarrh; außerdem sind die beiden Lidwinkel gerötet und wund. Erreger ist der Diplobacillus Morax-Axenfeld. Sehr wirksame Behandlung mit Zincum sulfuricum, und zwar Betupfen der Lidwinkel mit 2%iger und Eintropfen von 1%iger Lösung.

S. auch Augenschädigungen durch Schönheitsmittel; Bindehautkatarrh; Lidhautvarizen; Trichiasis.

Lidschluß, fehlender, s. Gesichtslähmung; Nervenleiden.

Lidspaltenfleck (Pinguecula). Gelbliche Vorwölbung (hyaline Degeneration) der Bindehaut nasal und temporal von der Hornhaut. In seltenen Fällen reicht sie dem Hornhautrand entlang bis fast nach unten. Die Entstellung ist besonders auffällig, wenn die Pinguecula beim Lidschluß eingeklemmt wird. Bei jüngeren Leuten kommt Exzision mit sorgfältiger Naht der Bindehaut in Betracht.

S. auch Elastisches Gewebe; Pterygium.

Lidspaltenplastik. Abgesehen von Entropium und Ektropium (s. dort) und Veränderungen des Lidrandes (s. Lidplastik) kommen kosmetisch wichtige Veränderungen der Lidspalte in vier Richtungen vor:

1. *Lidspaltenerweiterung:* Diese kann, abgesehen vom Ektropium, durch Verkürzung des Lides, Vorstehen des Auges, Fazialisschwäche und in geringem Maße durch Sympathikusreizung bedingt sein. Bei höherem Grade, besonders bei Lagophthalmus, kann auch aus rein kosmetischen Gründen ein Eingriff angezeigt sein, und zwar wird durch die Tarsorrhaphie die Lidspalte verkürzt und dadurch verengt. Bei der Tarsorrhaphie nach Fuchs wird am äußeren Augenwinkel das Oberlid in seine zwei Blätter gespalten, von dem nasalen Ende des Schnittes ein Schnitt durch das Hautmuskelblatt nach oben geführt und das dadurch gebildete Dreieck abgetragen. Analog wird am Unterlid ein Hautmuskeldreieck abgegrenzt, aber nicht weggeschnitten, sondern — nach Abtragung der Wimpern — auf den Defekt am Oberlid hinaufgezogen und befestigt. Es wird dadurch eine flächenhafte, feste Verwachsung erzielt.

Kosmetisch besser wirkt die Modifikation von Elschnig. Er bildet die beiden Dreiecke aus den hinteren Blättern der beiden Lider, also den Tarsusbindehautblättern und vereinigt nur die letzteren, so daß die Wimpern stehen bleiben.

Ein weiterer Vorteil dieser Modifikation ist auch die Möglichkeit, bei nachträglichem Wegfall der die Tarsorrhaphie bedingenden Krankheit, z. B. Heilung der Fazialislähmung, durch einen einfachen Schnitt die Tarsorrhaphie wieder aufzulassen und normale Verhältnisse zu schaffen, während nach einer nach der älteren Methode ausgeführten Tarsorrhaphie eine einfache Durchtrennung wegen des Fehlens der Wimpern entstellend wirkt. In einem solchen Fall kann man noch in folgender Weise vorgehen: Aus der rasierten Augenbrauengegend wird ein Hautstreifen exzidiert und im Gebiet der zu durchtrennenden Tarsorrhaphie implantiert. Nach Nachwachsen der Härchen des Transplantates wird zwischen denselben die Tarsorrhaphiestelle und das Transplantat der Länge nach durchtrennt, so daß dann sowohl das Unterlid als auch das Oberlid mit Härchen versehen ist.

Seltener ausgeführte Methoden sind: Mediale Blepharorrhaphie (Arlt), Ausschneidung eines bogenförmigen und beide Lider übergreifenden Hautstreifens am inneren Augenwinkel; Tenotomie des Levators von der Bindehautseite her (Axenfeld) oder Verlängerung des Levators (Chaillous).

2. *Verengerung der Lidspalte* kann durch Ptosis (s. dort) oder durch Lidkrampf (s. dort) bedingt sein.

3. *Verlängerung der Lidspalte* kommt außer durch Orbikularisschwächung (-lähmung) in seltenen Fällen auch angeboren vor. (Steigerung des häufigeren „Abstehens des äußeren Lidwinkels", s. Lidwinkel). Der schlingenförmig verlängerte Rand des Unterlides bildet einen kleinen See. Bei krasser Ausdehnung ist eventuell eine Tarsorrhaphie (s. oben) auszuführen (Lindberg).

4. *Verkürzung der Lidspalte.* a) Seltene angeborene Verkürzung. Variation: Feiner, die Lider verbindender Strang, *Ankyloblepharon filiforme adnatum* (Therapie: einfaches Durchschneiden des Stranges). b) Verkürzung durch Verwachsung der Ränder infolge Entzündung oder Verletzung (Ankyloblepharon). c) Verkürzung der Lidspalte durch Erschlaffung des Lig. palpebrale laterale und Überwiegen des Orbicularistonus, *Blepharophimosis vera* nach Elschnig. (Therapie: Kanthifixation, Befestigung der Tarsi am Periost des Orbitalrandes.) d) Scheinbare und funktionelle Verkürzung der Lidspalte: durch leichte Schrumpfung der Lidhaut wird eine senkrechte Hautfalte erzeugt, die den äußeren Lidwinkel kulissenartig überdeckt. Sie wird gewöhnlich als *Blepharophimosis*, nach Elschnig als *Epicanthus lateralis* bezeichnet. Hier kann in leichteren Fällen durch queres Durchschneiden der Hautfalte und senkrechtes Vernähen der Wundränder oder (nach Blaskovics) durch Auswärtsziehen der Haut mittels Exzision eines dreieckigen Feldchens temporal vom Lidwinkel ein kosmetisch befriedigendes

Resultat erzielt werden. Hingegen ist die bei Ankyloblepharon und hochgradiger Blepharophimosis aus anderen Gründen oft erforderliche Verlängerung der Lidspalte, die sogenannte *Kanthoplastik* (horizontales Durchschneiden der äußeren Lidkommissur und Dekkung des rhombusförmigen Defektes durch hinübergezogene Bindehaut, eventuell mit Entspannungsschnitt, oder durch THIERSCHsche Läppchen) aus rein kosmetischen Gründen nicht zu empfehlen. Der Ersatz des normalen spitzen Lidwinkels durch eine abgerundete und scharfe Begrenzung wirkt in der Regel viel unschöner als die früher bestandene Lidspaltenverkürzung.

S. auch Epicanthus, Lidausstülpung; Lidplastik.

Lidverletzungen. Bei frischer, nicht vereiterter Verletzung ist möglichst rasche, sorgfältige Naht von großer kosmetischer Wichtigkeit. Wundränder werden möglichst so exzidiert, daß der Defekt keilförmig wird, Basis am Lidrand. Bei Verletzung des Lidrandes ist sorgfältigste Adaptation nötig; schichtweise Naht, zuerst Schleimhautnaht, dann tiefgreifende Naht im intermarginalen Saum, schließlich Hautnaht. Oft ist Naht der Schichten an nicht korrespondierenden Stellen angezeigt.

Bei großen Defekten muß man eventuell seitliche Entspannungsschnitte anlegen. Bei ausgedehnten Zerstörungen, z. B. nach Verätzung, ist vorübergehende Vernähung der Lidspalte notwendig (Anfrischung der Ränder, eventuell Spaltung der Lider in ihre zwei Platten und Einnähen der hinteren Platte des Unterlides zwischen die beiden Platten des Oberlides). Bei noch frischen Narben kann man versuchen, sie durch Massage, Dampf, Heißluftdusche, Massage mit Diathermie, besonders aber mit Radium oder Röntgen zu hyperaemisieren und zu erweichen. Auch intramuskuläre Injektion von Fibrolysin wurde empfohlen.

S. auch Lidausstülpung; Lidhaut; Lidplastik.

Lidwinkel, Abstehen des äußeren Lidwinkels vom Augapfel, wahrscheinlich angeborene Anomalie. Bei Abziehen des Lidwinkels nach außen sieht man im Zwischenraum zwischen Lidwinkel und Augapfel die oft um mehrere Millimeter gesenkte und anscheinend vergrößerte untere Tränendrüse.

Zur Behebung dieser unschönen Anomalie kommt eine Entfernung oder Verkleinerung der unteren Tränendrüse in Frage.

S. auch Lidspaltenplastik.

Lilienmilch, s. Lilienzwiebel.

Lilienzwiebel, Bulbi Liliorum. Diese enthalten ziemliche Mengen fettes Öl, es läßt sich durch Emulgierung die echte Lilienmilch daraus gewinnen. Allerdings sind die unter diesem Namen im Handel befindlichen Präparate meist nicht aus Lilienzwiebeln hergestellt, sondern Phantasieprodukte. Dagegen hat die Lilienzwiebel in der Parfumerie früherer Zeiten (Hausmittel) eine große Rolle gespielt.

Linalool (Linalolum). Das riechende Prinzip des Linaloeholzes. Wichtige Maiglöckchenbasis, aber auch sonst vielseitiger Verwendung fähig.

Linalylacetat. Wesentlicher Bestandteil des Bergamott- und Lavendelöles. Wird als Ersatz dieser Öle zu Kompositionen verwendet.

Lindenblüten, Flores Tiliae, werden als Infus zu Gesichtswaschungen und Augenbädern analog Kamillentee empfohlen und besonders in der Hauskosmetik häufig gebraucht.

Lindenblütenwasser, konzentriertes, Aqua Tiliae decemplex. Frische Lindenblüten 5000,0 werden im Dampfstrom destilliert (1000,0 Destillat).

Lindenblütenöl, Oleum Tiliae, ein Kunstprodukt, echtes Öl existiert nicht.

Lindenblüte (Tilleul).

Terpineol	100 g	Cumarin	10 g
Petitgrainöl	100 „	Heliotropin	10 „
Zitronenöl	50 „	Vanillin	5 „
Geranium afrik.	25 „	Ketonmoschus	2 „
Nelkenöl	10 „	Anisaldehyd	2,5 „
Kamillenöl blau	5 „		

Lingua (geographica, rhombica, plicata, scrotalis, villosa), s. Mundhöhle.

Linimente, Linimenta (flüchtige Linimente), sind Emulsionen aus fettem Öl mit Ammoniak, Kalkwasser o. dgl. Ursprünglich, wie der Name sagt, nur aus Leinöl bereitet.

Einfaches Liniment.

Olivenöl	30 g
Mohnöl	10 „
Ammoniak 10%	10 „

Campherliniment.

Fettes Campheröl	300 g
Arachisöl	500 „
Ammoniak 10%	200 „

Mentholliniment.

Menthol	5 g
Olivenöl (Leinöl)	45 „
Kalkwasser	50 „

Kalköllininment (Linimentum Calcariae)
(gegen Verbrennungen).

Mandelöl (od. Leinöl)	100 g
Kalkwasser	100 „

eventuell mit 0,1 Thymol.

Rp. Aq. Calcis	
Ol. Olivar (Lini)	aa 50,0
Anthrasoli (s. Bals. peruv.)	1,0
Mentholi	0,2

S. Kühlendes, antiseptisches Liniment.

Seifenlinimente oder Saponimente (s. dort) sind ähnlicher Zusammensetzung wie die Linimente, aber stets mit Seife hergestellt.

Anderseits werden ganz willkürlicherweise auch Glyzerin-Gummischleime o. dgl. als „Linimente" bezeichnet, z. B. das sogenannte Linimentum exsiccans. Ebenso findet man Schüttelmixturen unter der Bezeichnung „Liniment", z. B. das kosmetische Liniment von Hebra (s. Schwefel).

Linimentum exsiccans Pick, trocknendes Liniment nach PICK, besteht aus 5 Teilen Tragant, 2 Teilen Glyzerin und 100 Teilen Wasser. In Wasser lösliche Arzneimittel können sofort dem Wasser zugesetzt werden, unlösliche müssen durch Verreibung fein verteilt werden. Läßt sich leicht auf die Haut aufstreichen und mit Wasser wieder entfernen. Eine andere Vorschrift lautet:

Rp. Glycerini	5,0
Aq. dest.	100,0
Tragacanth. pulv.	2,0
Spiritus	5,0

Unter Umrühren erhitzen, bis der Spiritus verdampft ist.

Linimentum exsiccans wird, besonders mit 2- bis 10%igem Gehalt an Liq. Carbonis deterg., bei juckendem seborrhoischem Ekzem empfohlen (JOSEPH).

Linsenflecke, s. Pigmentierung; Rotationsinstrumente.

Lipodystrophia progressiva, s. Vasomotorisch-trophische Neurosen.

Lipoide, s. Chemie der Haut.

Lipoidosis, s. Mundhöhle.

Lipome (Fettgeschwülste) wirken bei ihrem Sitz im Gesicht und am Augenlid unschön, können aber auch am Halse, hinter den Mammae und am Rumpf wegen ihrer Größe und gelegentlichen Stilbildung (Lipoma pendulum) als unangenehm empfunden werden. Scharf abgrenzbar von Erbsen- bis Apfelgröße und darüber reichend, fühlen sie sich weich an, ausgebildetere lassen einen lappigen Bau erkennen. Die sie überziehende Haut ist für gewöhnlich unverändert, sie schmerzen nur bei schnellem Wachstum durch den Druck der Kapsel auf die Nervenenden. Wir rechnen sie zu den angeborenen gutartigen Fehlbildungen, sie kommen durchaus nicht etwa nur bei fetten Personen vor. Neben diesen, oft in Mehrzahl auftretenden, umschriebenen, gelegentlich symmetrischen Fettgeschwülsten gibt es noch eine besondere Krankheit, die sogenannte *„Adipositas dolorosa"* oder *„Dercumsche Krankheit"*. Sie wurde in Form schmerzhafter Fettanhäufungen bzw. Dystrophie des subkutanen Fettgewebes besonders an den Schultern, Oberarm und Gesäß beschrieben. Ihre Beziehungen zu den echten Lipomen sind noch ungeklärt, ebenso wie die Zugehörigkeit jener größeren, flächenhaften Fettgeschwülste ohne scharfe Abgrenzung am Halse und am Bauch. Diese als „*Speckhals*“ oder als „*Speckbauch*“ bekannten Veränderungen kommen ebenfalls ohne allgemeine Fettsucht vor und haben mit dieser daher nichts zu tun. Sie sprechen genau wie die beschriebenen Veränderungen auf eine allgemeine Entfettungskur nicht an.

Bei kleineren Lipomen und messerscheuen Kranken kann eine Kohlensäureschnee- (CO_2-) Behandlung versucht werden, die Narbenbildung ist aber bei chirurgischem Vorgehen besser. Bei der DERCUMschen Krankheit wird man sich dabei immer nur auf das Herausschneiden einzelner besonders störender Geschwülste beschränken müssen. Bei retromamillären Lipomen liegt die Schnittführung an der unteren Umschlagstelle. Die Operation gehört wie die Entfernung eines Speckhalses oder Speckbauches, da es größere Eingriffe mit möglichen ernsten Nachblutungen sind, in die Hände eines Spezialchirurgen.

Lippen. Die Lippen geben dem Gesichte als Umrandung des Mundes oft viel Schönes, Reizvolles, anderseits können sie infolge Form und Farbe korrekturbedürftig sein. Schön geschwungene, nicht zu breite und nicht zu schmale Lippen stellen mit einem kleinen Munde einen Idealzustand („Kirschenmund“) dar. Kosmetisch unschön wirken breite, wulstige Lippen, geradezu entstellend sind *Doppellippen* und *Hasenscharten.* Auch ganz schmale Lippen können dem Gesicht einen Ausdruck verleihen, der etwas Abstoßendes hat. Außerdem soll das Lippenrot lebhaft rot sein, anaemische, blutleere Lippen wirken krankhaft. Stauungen im Gesichte (Herzfehler) lassen die Lippen blaurot erscheinen. Bei gewissen Krankheiten (*Sklerodermie*) findet man die Lippen mitunter fleckig oder diffus braun pigmentiert. Mit Ausnahme der chirurgisch korrigierbaren Deformitäten (Hasenscharte, Doppellippe) kann man nur in seltenen Fällen eine ursächliche Therapie einleiten und Besserung erzielen. Hier hilft den Damen meist der Lippenstift. Er formt und färbt die Lippen bzw. das Lippenrot nach Wunsch. Der Arzt wird in derartigen Fällen meist überhaupt nicht gefragt. Die noch vor wenigen Jahren ungeahnte Ausbreitung der Übung, die Lippen zu färben, hat den ehedem selten, eigentlich bloß als Bühnenschminkmittel und in auffallenden Ausnahmsfällen verwendeten Lippenstift zu einem Massenartikel gemacht. Chemische und sanitäre Gesichtspunkte, die früher vielleicht in der Wahl des Materials und in dem Herstellungsverfahren keine große Rolle spielten, haben eine erhöhte Beachtung erfahren, und diesem Momente dürfte es wohl vor allem zu danken sein, daß wir den heute im Handel erhältlichen Lippenstift als ein vom ärztlichen Standpunkt so gut wie harmloses Mittel ansehen können. Hautreizungen, Ekzeme nach Anwendung von Lippenschminke sind heute selten.

Freilich hört man auch bei von der Lippe ausgehenden entzündlichen Prozessen (Lippenfurunkel, Abszesse, Erysipel) hie und da die Vermutung aussprechen, daß es sich um eine durch den Lippenstift verursachte „Blutvergiftung“ handelt; in solchen Fällen wird es richtiger sein, die Ursache in einer sekundären Kokkeninfektion schon vorhanden gewesener Hautdefekte zu suchen. Allenfalls wird der vorsichtige Arzt bei rauhen, gesprungenen Lippen, bei Faulecken, kurz bei jeder Art von Störung der Intaktheit der Haut besser raten, von gefärbten Stiften Abstand zu nehmen.

Im folgenden die häufigsten Erkrankungen der Lippen, soweit sie von kosmetischem Interesse sind. Der *Herpes* tritt an den Lippen in Form von Bläschengruppen auf, die, eingetrocknet, polyzyklisch begrenzte Krustenbildung ergeben. Therapeutisch ist es am besten, die Eintrocknung der Bläschen durch Puder mit Zusatz von 5% Tannoform oder 2% Salol zu beschleunigen und die Krustenabstoßung sich selbst zu überlassen oder zur Krustenentfernung und Epithelisierung kleiner Epitheldefekte eine Salbe zu verwenden, z. B.:

Rp. Lanol. anhydr.	10,0
Vaselini	3,0
Paraff. liquidi	1,0
Aq. Rosar.	4,0
Boracis.	0,2

Gegen die „nervösen“ rezidivierenden Formen dieser Erkrankung besitzen wir keine wirksameren Mittel, mitunter sehen wir sie bei Frauen zur Zeit der Menses auftreten. Impfung mit Pockenimpfstoff soll einen Schutz gegen Herpesrezidive bewirken. Tritt die Herpesrezidive in der Mundhöhle auf, so ist ein Versuch mit dem ständigen Gebrauch der Vademecum-Zahnpasta zur Mundpflege zu machen.

Die *toxischen Erytheme* kommen an den Lippen zumeist nur als Teilerscheinungen auch anders lokalisierter, gleicher Erytheme vor, sie gehen mit ödematöser Schwellung einher und zeigen außerdem noch Rötung und mitunter Blasenbildung. Am häufigsten ist das Antipyrinerythem, das durch seine eigenartige, zentral blauviolette Farbe charakteristisch ist. Die richtige Diagnose erübrigt eine Behandlung. Puder beschleunigt die Abheilung.

Kosmetisch besonders störend, aber meist nicht lange Zeit anhaltend, sind *Urticaria* und *Oedema Quincke*, wenn sie die Lippen befallen haben; diese sind dann rüsselförmig geschwollen, zumeist kaum gerötet. Die Schwellunng greift in der Regel auf das benachbarte Gesicht über. Speziell bei dem Oedema Quincke ist die seröse Durchtränkung der Haut mitunter so intensiv, daß es zum Nässen kommt und ein Ekzem vorgetäuscht wird. Der rasche Rückgang der Erscheinungen belehrt oft erst den Beobachter.

Von den Lippen kommt es auch zum Übergreifen auf die Mundhöhle. Zunge, Mundboden, Uvula und die anderen Rachengebilde bis in den Larynx schwellen rasch und intensiv an und machen oft bedrohliche Schwellungen. Larynxsitz des Oedema Quincke hat in nicht so seltenen Fällen den Tod verursacht. Die Urticaria macht so schwere Erscheinungen nie; ihre Schwellungen gehen meist rasch vorüber. Neben der ursächlichen allgemeinen Behandlung tun kalte Kompressenauflagen gut. Eispillen, eventuell mit etwas Adrenalin, helfen auch oft. Bei Kälteurticaria müssen naturgemäß warme Umschläge gemacht werden. Adrenalin eventuell intern. Die energischen Eingriffe (Skarifikationen, Tracheotomie), die durch bedrohliche Schwellungen im Munde nötig werden, gehören nicht mehr ins Gebiet der Kosmetik.

Das *Erythema multiforme* und der *Pemphigus* in allen seinen Varianten kommen für die Kosmetik nur in den leichten Anfangsstadien in Betracht. Schwellungen der Lippen, Krustenauflagerungen aus den Exsudaten, Blutungen und Blutkrusten verunstalten den Menschen. Dazu kommt Speichelfluß und meist schon ein gewisser Foetor. In den Anfangsstadien ist bei isolierter Lokalisation eine Differentialdiagnose zwischen diesen beiden Affektionen nur selten möglich. Eine spezifische Pemphigustherapie (salzlose Diät, Arsen, Germanin usw.) kann deshalb erst bei Diagnosestellung einsetzen. Die lokale Therapie für die Lippen ist rein symptomatisch: Borsalbe auf Gaze gestrichen und Borsäureumschläge darüber. Für den Mund Spülungen mit Eibisch-, Salbei-Tee, H_2O_2, Subcutin usw. Das Erythema multiforme klingt meist nach zwei Wochen ab und setzt, wenn es auch auf die Mundschleimhaut übergeht, nur selten ausgedehntere Epithelabhebungen, während der Pemphigus sich in der Regel rasch auf die Mundhöhle ausbreitet und schwerste Erscheinungen verursacht. Im übrigen kann hier auf die Differentialdiagnose nicht eingegangen werden.

Von den akuten Lippenentzündungen ist die häufigste das *Ekzem*. Es geht in der Regel von artifiziellen oder allergischen Entzündungsprozessen der Lippenschleimhaut oder des Lippenrots aus und greift dann oft auf die Lippenhaut über. Hier sind vor allem die Odol-, auch andere Mundwasserekzeme sowie die Lippenstiftekzeme zu nennen. Auch aetherische Öle, gewisse Nahrungs- und Genußmittel (z. B. Spargel) kommen ätiologisch in Betracht. Therapeutisch helfen Umschläge mit 3%iger Borsäure naturgemäß nur dann, wenn das schädigende Agens ausgeschaltet bleibt. Als weitere Therapie folgen indifferente Lippenpomaden mit Gemischen von Butyr.-Cacao-Lanolin-Vaselin als Salbengrundlagen mit Beigaben von wenig Bor- oder Salizylsäure.

Verbrennungen, meist Folgen einer Explosion, sieht man an den Lippen vom I. bis zum III. Grad. Bei ganz frischen Verbrennungen I. und II. Grades wirken Verbände mit 2—3%iger wässeriger Tanninlösung sehr gut. Sie müssen nur 24—30 Stunden kontinuierlich gut feucht gehalten werden, und vorher muß die lädierte Haut nicht eingefettet worden sein, wie es oft die erste Hilfe tut. Bei den drittgradigen Verbrennungen Achtung auf zeitgemäße Schorfabstoßung bzw. Entfernung und gute Epithelisierung. (Sonst s. Narben.)

Verätzungen mit Säuren und Laugen verursachen in der Regel tiefgreifende Zerstörungen. Zumeist bedingt durch Attentate oder durch Tentamina suicidii, sind sie infolge des Abfließens in der Regel streifenförmig. Für die erste Hilfe wäre die chemische Bindung der ätzenden Flüssigkeit naturgemäß am wichtigsten: für Säuren schwache Laugen, für Laugen schwache Säuren, jedoch kommt der Arzt hier meist zu spät. Die kosmetische Behandlung hat deshalb in der Regel nur für die Schorfabstoßung und tadellose Überhäutung des gesetzten Substanzverlustes zu sorgen. Da in solchen Fällen hypertrophische Narben zu befürchten sind, empfiehlt es sich, die Überhäutung mit zirka $^1/_2$%igen Pyrogallussalben durchzuführen, die zumeist eine glatte Epithelisierung gewährleisten. Trotzdem wuchernde Granulationen müssen lapisiert werden. Über entstandene Narben siehe diese.

Verätzungen der Mundhöhle, wie sie durch versehentliches oder beabsichtigtes Trinken mit Säuren oder Laugen zustande kommen, fallen kaum mehr in das Bereich der Kosmetik.

Dagegen ist die Behandlung von *Gesichtsfurunkeln*, abgesehen von der eventuellen Todesgefahr, stets auch kosmetisch durchzuführen. Was die Lippenfurunkel anlangt, so sei sie besonders schonend. Heiße feuchte Umschläge mit 1%igem Sapo-viridis-Wasser, 30%igem Spiritus mit essigsaurer Thonerde, Antivirusumschläge oder -salben. Thermophor, Kurzwellentherapie. Absolute Ruhigstellung, Sprechverbot, breiige Speisen. Omnadin. Bei Sepsisgefahr (Schüttelfrost) muß allerdings die Kosmetik gegen die Lebensgefahr zurückstehen. Im Falle notwendiger Inzision vergesse man aber die Kosmetik nicht ganz. Erwähnt seien die angeblich günstigen Erfolge der Kohlensäureschneebehandlung nach Kroh.

Das *Erysipel* der Lippen ist meist eine Teilerscheinung eines Gesichtserysipels, selten kriecht es auch ein Stück in die Mundhöhle. Lokale Antiphlogose oder Pinselungen mit Chlumskylösung, normales Pferdeserum 20 ccm subkutan, mehrmals am Tage Pyramidon 0,3 lassen es meistens abklingen. Über Ultraviolettlicht sowie Kurzwellentherapie ist die Erfahrung noch gering. Röntgen wird gelobt. Mehrere Erysipelrezidiven führen gelegentlich zu einer Elephantiasis der Lippen.

Alle chronischen Entzündungen der Lippen sind therapieresistent. Sie sind zumeist aus akuten Erkrankungen hervorgegangen. Die geringgradigen chronischen Lippenekzeme bedingen leichte Schwellung und Schuppung, eventuell oberflächliche Rhagaden. Hier kommen wieder gewisse Mundwasser, Lippenstifte, Tabak, scharfe Speisen usw. ursächlich in Betracht. Auch die schlechte Gewohnheit, die Lippen immer mit Speichel zu benetzen oder daran mit den Zähnen zu knabbern, verursacht chronische Entzündungszustände. In seltenen Fällen entwickelt sich so an der Grenze zwischen Lippenrot und Haut ein schmaler Streifen leicht geschwollener, gering geröteter Haut, der die Grenze von Lippenrot und Haut verwischt. Leichte Schuppung, geringes Brennen und nach langem Bestande kleinste punktförmige Gefäßektasien vervollständigen das Bild. Schonung und indifferente Lippenpomade mit geringem (3%igem) Ichthyolzusatz bessern den Zustand allmählich. Auch Emplastrum minii adustum tut mitunter gut. Gegen die kleinen Ektasien eventuell Mikrobrenner.

Treffen die Entzündungserscheinungen die Lippen in ihrer Totalität, so kommt es infolge des Blut- und Lymphgefäßreichtums hier zu mächtigen Schwellungen, die oft elephantiastische Zustände schaffen. Solche Erscheinungen sind mit Ausnahme der Folgezustände nach rezidivierendem Erysipel meist ätiologisch unklar. Hier sind auch die skrofulösen Schwellungen der Unter- und Oberlippe einzureihen, die durch radiäre Einziehungen und Rhagadenbildung oft zu tumorförmigen Gebilden werden. Rhagaden entstehen allerdings auch an wenig verdickten Lippen bei verschiedenen Allgemeinzuständen, bei Diabetes, Anaemie usw. Man wird ihrer meist ebensowenig Herr wie der chronischen Cheilitiden im allgemeinen. Versuche mit Röntgen, mit komprimierenden Druckverbänden. Gegen die Rhagaden Radium, kleine Kohlensäureschneedosen.

Die bloß bei Kälte mitunter rissigen „*aufgesprungenen*" Lippen müssen zu kalten Zeiten über Nacht mit indifferenten Lippensalben eingefettet und tagsüber nicht mit Speichel benetzt werden. Auch Emplastrum minii adustum nachts wirkt heilend und vorbeugend.

Die Lippenhypertrophie durch Akromegalie ist naturgemäß als Teilsymptom des Grundübels zu behandeln.

Die *Cheilitis glandularis apostematosa* (Bälz) ist ein seltenes Krankheitsbild. Es verläuft chronisch und befällt öfter die Unterlippe als die obere oder gar beide. Die Schwellung der Lippe erscheint durch viele kleine knotige Einlagerungen gekennzeichnet, die bei Druck ein schleimig-eitriges Sekret entleeren. Therapeutisch wird Röntgen empfohlen. Gelegentlich wurde maligne Degeneration beobachtet.

Diesen hypertrophischen Zuständen der Lippen stehen einzelne atrophische gegenüber: vor allem die *senile Atrophie*. Substanzarmut, fleckige Blässe, Atrophie des Lippenrotes mit eingestreuten Pigmentierungen und Gefäßerweiterungen kleinfleckiger Form macht diese senile Atrophie der Röntgenatrophie ähnlich. Gegen beides ist nicht viel erreichbar. Der rote Lippenstift korrigiert noch am besten. Dasselbe gilt für die *Sklerodermie* des Gesichtes, die die Lippen ergriffen hat. Substanzarmut der ganzen Lippe oben und unten, Schmalheit des Lippenrotes, diffuse Pigmentierung und radiäre Furchen der Lippenhaut werden auch nur durch Schminken korrigiert. Die Pigmentierungen des *Morbus Addisonii* erreichen das Lippenrot fast nie.

Zweier chronisch entzündlicher Dermatosen, die am Lippenrot, an der Schleimhaut der Lippen und des Mundes sich gelegentlich finden, ist noch zu gedenken: des *Erythematodes* und des *Lichen ruber planus*. Beide sitzen fast nur an der Unterlippe, die Oberlippe wird nur ausnahmsweise befallen. Der Erythematodes zeigt mehr Entzündung, der Lichen ruber planus weniger. Durch das isolierte Vorkommen beider Affektionen an den Lippen wird die Diagnose mitunter schwierig.

Der Erythematodes verursacht in der Regel eine entzündliche, auffallende Schwellung der Unterlippe mit Eversion, eine blaurote Verfärbung mit dünnen Schuppen, blutigen Krusten und Rhagaden. Auf dem so veränderten Lippenrot sieht man außerdem zarte weiße Pünktchen und Streifen in Bogenlinien angeordnet, radiäre Gefäßreiserchen und zwischendurch kleine Erosionen. Als Therapie kommt nur Allgemeintherapie, am besten Solganal B oleosum i. m. nach Arsenvorbereitung in Betracht. Treten in der Mundhöhle oder auf der Zunge die gleichen Erscheinungen auf — an der Wangenschleimhaut ulzerieren sie gelegentlich —, dann genügen Arsen und Solganal nicht, oberflächliche Elektrokoagulation wird zumeist nötig.

Der Lichen ruber planus zeigt am Lippenrot hin und wieder deutliche Gemmen, ganze oder halbgeschlossene Kreise jener zarten, bekannten weißlichen Zeichnungen. Keine besondere Entzündung, keine Krusten, keine Blutung. Arsen nützt gegen diese Lokalisation wie gegen die in der Mundhöhle fast nichts. Eventuell auch hier zarte Elektrokoagulation.

Als der Entzündungen letzte Erscheinung seien die *Rhagaden der Mundwinkel* genannt. Ihre Ursache ist bekanntlich verschiedener Art. Sie entstehen sekundär auf pathologisch verschiedentlich erkranktem Boden: bei Lues, Tuberkulose und anderen chronischen Zuständen. Sie treten aber auch bei nächtlichem Speichelfluß und besonders infolge Infektion auf. Letzteres kommt durch die Bezeichnung Angulus infectiosus zum Ausdruck (PERLÈCHE). Desinfektion, am schonendsten und kosmetisch besten mit 5%igem Resorzinglyzerin (statt mit Lapis) und nachfolgendes Einfetten mit einer leicht verschorfenden Salbe heilen das Leiden rasch.

Rp. Ol. Lini
Aq. Calcis .... aa 3,0
Zinci oxydat.
Calcii carbonici........ aa 2,0
Vaselini pur. 10,0
Acidi borici 2,0
Tags und nachts.

Die Rhagaden auf dem Boden pathologischer Zustände bedürfen naturgemäß der Heilung des Grundübels (Ekzem, Tuberkulose, Lues).

Vielgestaltig sind die Hyperkeratosen der Lippen, besonders des Lippenrotes. Auch ohne Nikotineinwirkung kommen hier kleine hyperkeratotische Stellen bei exfoliierenden Zuständen des Unterlippenrotes vor, die schwer heilbar sind. Meist bedarf es der ständigen Behandlung mit indifferenten oder mit wenig Salizylsäure vermischten Lippenpomaden oder Pflastern. Der Lippenstift wirkt als Fett auch als Heilmittel. Versuche können auch mit vorsichtiger Elektrokoagulation gemacht werden. Bei Rauchern entstehen oft flächenhafte und ausgedehnte leukoplakische Hyperkeratosen. Hier hilft nur Elektrokoagulation und Fernhaltung der Schädigung. Die durch Lues bedingte Leukoplakie s. bei Lues der Mundhöhle.

Außer diesen mehr flächenhaften Hyperkeratosen kommen zirkumskripte kleine *Cornua cutanea, Papillome,* flache und gewöhnliche *Warzen* vor. Zur Entfernung der Cornua und der Papillome wähle man den scharfen Löffel. Nach der Exkochleation verschorfe man die Basis des Erkrankungsherdes vorsichtig durch leichte Berührung mit dem UNNAschen Mikrobrenner, nicht mit dem Lapisstift. Auf Verrucae planae wirkt Radium gut, oder man kann sie mit Elektrokoagulation beseitigen, doch so zart, daß man keine Narben setzt. Auf die gleiche Weise kann man mit den Verrucae vulgares verfahren, oder man wähle den Kohlensäureschnee zur Vereisung (s. dort). Papillome finden sich auch auf der Mundschleimhaut.

Mitunter sind Talgdrüsen sowohl des Lippenrotes wie seltener der Lippenschleimhaut Ursache einer kosmetischen Konsultation. Sie stellen hirsekorngroße, gelbliche Einlagerungen dar und sind auch als *Fox-Fordyce-Zustand* bekannt. Die Entfernung der das Lippenrotniveau nicht überragenden kleinen Knötchen ist kaum möglich, denn sie stehen meist so dicht nebeneinander, daß auch die Kalt-Kaustik-Nadel sie nicht alle narbenlos entfernen könnte. So bleibt meist nur der rote Lippenstift.

Die in der Lippenschleimhaut zahlreichen *Schleimdrüsen* zeigen mitunter eine isolierte *Retentionszyste*, die als transparente, bläulich durchscheinende, zirka erbsengroße Vorwölbung beim Sprechen sichtbar ist. Therapeutisch werden solche Cysten am besten an ihrer Basis gekappt und offen gelassen.

Von den *Gefäßmälern* sieht man oft einen Naevus flammeus über den Lippen. Er wird je früher desto besser behandelt; am besten reagieren Säuglinge und Kleinkinder, am schlechtesten Erwachsene. Die schönsten Effekte gibt nach der jetzigen Erfahrung die Druckbestrahlung mit der Kromayerlampe. Der Naevus wird zumindest blässer und die Behandlung verursacht niemals Schaden. Die Bestrahlung soll nach Abdeckung der ganzen Umgebung mit der auf die Haut direkt aufgesetzten Quarzlampe zirka 20 bis 30 Sekunden erfolgen. Blauglasfilter und Druck erhöhen die Wirkung. Nach Abheilung der zustande gekommenen exsudativen Entzündung, d. h. nach zirka 14 Tagen muß die Behandlung wiederholt werden und das so lange, bis Abblassung erfolgt ist. Bei Radiumbehandlung, die der Kohlensäureschneeapplikation überlegen ist, verwende man für die gleichen Naevusformen am besten die Wischmethoden, d. h. man wischt mit einem gänzlich ungefilterten Träger kreisförmig so lange über den Naevus, bis der ganze Naevus die genügende Dosis bekommen hat. Auch Einpinselungen mit Thorium-X-Degea sollen Resultate geben. Der kosmetische Effekt hängt aber so sehr von der Art und dem Alter des Naevus, so sehr von der Höhe seines Sitzes im Gewebe und anderen Momenten ab, daß keine Therapie eine absolute Gewähr gibt. Bevor man einen Behandlungsschaden setzt, stehe man eher von einer weiteren Therapie ab. Die Radium- wie Thoriumbehandlung soll nur ein in dieser Behandlung gut erfahrener Facharzt durchführen. Für die Grenzstrahlen, deren Effekt nur bei gewissen Feuermälern zu erwarten ist, gilt dasselbe.

Die knotigen Gefäßerweiterungen, die Angiome und Kavernome sind bei weitem leichter zu beseitigen. Jede Behandlung setzt hier vor allem Unversehrtheit der Oberfläche voraus. Erosionen oder Ulzerationen sind vorher zur Abheilung zu bringen, wenn nicht ausgedehnter Zerfall den Verödungsversuchen folgen soll.

Die oberflächlich situierten, himbeerartigen Angiomknoten eignen sich am besten zur Kohlensäureschneebehandlung (s. dort), die tief sitzenden, bloß durchscheinenden am besten zur Radiumbestrahlung (s. dort). Kavernome, die die ganze Lippe durchsetzen, versuche man vorerst mit 66%iger Traubenzuckerlösung zu veröden und bestrahle sie dann. Andere Methoden, Operation, Spickung mit Ätzpasten (Verblutungsgefahr!), Alkoholinjektionen sind besser zu vermeiden.

Bei all den Gefäßtumoren gilt immer wieder der Satz, je jünger die Affektion, desto besser der Erfolg. Am besten behandelt man schon den jungen Säugling; er kann gar nicht jung genug sein.

Die im höheren Alter oft an der Grenze zwischen Lippenrot und Schleimhaut sich lokalisierenden senilen *Angiome* reagieren weder auf Kohlensäureschnee noch auf Radium. Nur ausgedehnte Zerstörungen der Knoten und des umgebenden Bindegewebes lassen eine bleibende Ausheilung ohne Rezidive erhoffen. Sicher ist die Rezidivfreiheit nicht. Außerdem setzt eine derartige Zerstörung Narben!

Die selten an den Lippen sich findenden teleangiektatischen *Granulome* (KÜTTNER) werden am besten abgetragen und die Basis mit dem Galvanokauther zerstört oder im kleinen Keil exzidiert. Radium und Kohlensäureschnee wirken nicht sicher.

Einzelne Knoten von *Sarcoma idiopathicum* (KAPOSI) an den Lippen sind Raritäten. Sie geben daher selten Ursache zu kosmetischer Intervention.

Die Behandlung der *Lymphangiome* und *Lymphangiektasien* ist mit jener der gleichen Blutgefäßgeschwülste identisch, nur reagieren sie noch schlechter.

Relativ häufig kommen auf dem Lippenrot und in der Umgebung des Mundes *Epheliden* vor. Hier ist absolute Heilung kaum zu erwarten. Schälungen mit folgender Bleichung erreichen aber Blasserwerden der braunen Flecke. Zur Schälung sei Acidum carbolicum liquefactum, zur Bleichung 10%ige Hg.-praec.-alb.-Salben empfohlen. Acidum carbolicum liquefactum wird mit einem Wattestäbchen auf das Lippenrot gestrichen, bis Weißfärbung erfolgt und mit diluiertem Alkohol neutralisiert. In wenigen Tagen schält dann die durch Schorfbildung erfolgte Bräunung der Lippe ab. Pigment geht zum Teil mit. Bleichsalben bessern den durch Schälung erreichten Zustand. Aber all die erreichte Besserung hält meist nur bis zur nächsten Insolation. Für das Chloasma, das über das Lippenrot geht, gilt das gleiche. Man versuche deshalb im Sommer gegen die Epheliden wie gegen das Chloasma Lichtschutzsalben.

Lippenverletzungen, die infolge der Autounfälle immer häufiger werden, versorge man kosmetisch-chirurgisch, d. h. man vereinige — nach Exzision der gequetschten Gewebsteile — die Wundränder, wenn irgend möglich, durch subkutane Naht, adaptiere besonders gut den Lippenrothautrand und lasse die Wunde vom dritten Tag an möglichst ohne Verband, bloß mit Airol- oder Xeroformpuder bedeckt. Auch bei Lippen*narben* kann die Korrektur meist nur eine chirurgisch-kosmetische sein. Hypertrophische Narben bringe man durch gefilterte Radiumstrahlung in normales Hautniveau oder man beseitige mit der Kaltkaustikschlinge die ganze hypertrophische Narbe soweit, daß alles Fibröse entfernt ist und bestrahle sofort mit Radium nach. Zirka 250—300 mgh gefiltert in dosi refracta, geben in der Regel gute Effekte. Exzision und Naht führen ohne Radiumnachbehandlung stets zu um so größeren hypertrophischen Narben.

Frische Verbrennungsnarben, die hypertrophisch sind, lasse man jedenfalls durch zirka ein halbes Jahr ganz zart massieren. Es bildet sich unter vorsichtig durchgeführter Massage oft die Hypertrophie der frischen Narbe noch zurück. Erst was nach einem halben Jahr noch hypertrophisch ist, behandle man mit Kaltkaustik und Radium.

Narben, die durch Schrumpfung die Lippenschleimhaut ektropieren, also kontrakturierende Narben führen zu besonders auffallenden Entstellungen. Es sind meist auch Verbrennungsnarben. An der Unterlippe versuche man durch Schleimhautexzisionen die parallel dem Lippenrot verlaufen, dem Narbenzug nach außen und unten entgegenzuwirken und so das Lippenrot wieder hochzuziehen. Genügt diese Korrektur infolge zu starken Zuges nicht, dann muß die kontrakturierende Narbe quer durchtrennt und der dehiszierende Defekt mit gestieltem Lappen aus der Nachbarschaft gedeckt werden.

Die gleichen Narben an der Oberlippe legen Zähne und Zahnfleisch durch die Schrumpfung bloß. Hier kann man mit eingesetzten Krauselappen oft ausgezeichnete Erfolge erzielen. Vorerst löse man die Lippe durch einen der Lippenrotgrenze genau folgenden Schnitt ab und bringe die Lippe an ihre Stelle. Der dadurch entstehende große Defekt wird dann durch einen Krauselappen vom Oberschenkel gedeckt. Groß genug geschnitten, gut adaptiert, heilen diese Lappen in der blutreichen Gegend meist leicht ein.

Die *Hypertrichosis* der Oberlippe bedarf gegenüber der gleichen Affektion des Gesichtes bzw. des Kinnes einer eigenen Besprechung; denn, wenn man schon die Röntgen- oder Radiumepilation am Kinn wagt, für die Oberlippe kommt sie nicht in Betracht. Auch die vorsichtigste Elektrokoagulationsmethode (heute im allgemeinen vielleicht die beste Behandlung der Hypertrichose) verursacht auf der Oberlippe häufig kleine Narben. Es kann deshalb gegen eine Hypertrichosis der Oberlippe nur eine Depilation oder eine mechanische Epilation mit der Cilienpinzette oder mit einem sogenannten Haarwachs empfohlen werden. Die Haarwachsepilation (Cera + Kolophonium) ist eine Massenepilation und als solche leicht schmerzhaft. Es gibt geeignete Fertigpräparate (s. diese). Brünette sind mitunter auch mit H_2O_2-Bleichung zufrieden.

Über tuberkulöse, luetische und karzinomatöse Erkrankungen der Lippen s. die entsprechenden Kapitel.

Lippen-Gletscherbrandsalbe (nach KNOOP) hat folgende Zusammensetzung:

Acid. carbol. pur.	5,0	Past. Zinci	ad 60,0
Sulfur. praec.	7,5	Dünn aufzutragen.	

(Henselwerke Cannstatt.) (S. auch Gletscherbrandsalbe; Gletscher-Mattan.)

Lippenplastik. Abgesehen von Verletzungen, die einen Teil der Lippe zerstören, kommt der plastische Ersatz der Lippen nach der Entfernung von bösartigen Geschwülsten in Betracht. Bei der Hasenscharte, und zwar besonders bei der doppelseitigen mit vorstehendem Zwischenkiefer muß auch gelegentlich ein Teil der Lippe plastisch ersetzt werden (s. dort).

Die plastischen Operationen an der Lippe haben zunächst das Ziel, die äußere Form der Lippe wiederherzustellen. Dabei besteht oft die Hauptschwierigkeit darin, das Lippenrot zu ersetzen. Auf die Bildung einer funktionsfähigen Lippe, d. h. auf den Ersatz von Muskulatur, muß, wenn große Teile der Lippe wegfallen, verzichtet werden. Handelt es sich nur um kleinere Teile, so kann die erhalten bleibende Muskulatur der Lippenreste, wenigstens zum Teil, für die Bewegung der Lippe beim Sprechen, Essen und so weiter sorgen. Nach der Entfernung von Lippenkarzinomen, die heute glücklicherweise in der Mehrzahl der Fälle in frühen Stadien zur Operation kommen, muß von vornherein an die spätere plastische Deckung gedacht werden insofern, als die Wahl des Schnittes dementsprechend vorgenommen werden soll. Bei den kleinen Geschwülsten bis zu etwa Pfennigstückgröße genügt eine Keilexzision. Die Basis des Keiles liegt an der Lippe, die Spitze etwa in der Höhe der Umschlagsfalte der Schleimhaut. Die Schnitte werden beiderseits der Geschwulst, wenigstens $^1/_2$ cm im Gesunden, begonnen und durchdringen die ganze Lippe. Dann beginnt man den Verschluß des Defektes durch einige Katgutknopfnähte, die zunächst nur die Schleimhaut fassen. Ebenfalls mit einigen Katgutknopfnähten wird dann die Muskulatur für sich vereinigt und schließlich die Haut mit feinsten Seidenfäden genäht. Es ist besondere Rücksicht darauf zu nehmen, daß die Grenze zwischen Haut und Lippenrot beiderseits genau aneinander paßt. Größere Defekte machen immer eine plastische Operation notwendig.

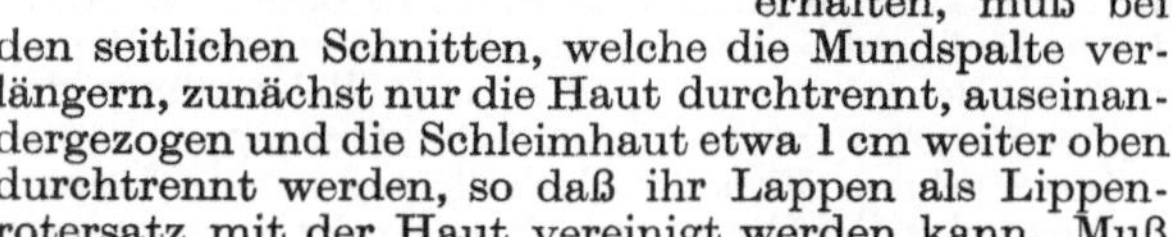

Abb. 1.

Die einfachste plastische Methode ist die beiderseitige Erweiterung der Mundspalte durch Hilfsschnitte. Um gleichzeitig für die seitlich herangezogenen, die Lippe verlängernden Lappen eine Lippenrotbekleidung zu erhalten, muß bei den seitlichen Schnitten, welche die Mundspalte verlängern, zunächst nur die Haut durchtrennt, auseinandergezogen und die Schleimhaut etwa 1 cm weiter oben durchtrennt werden, so daß ihr Lappen als Lippenrotersatz mit der Haut vereinigt werden kann. Muß die Lippe annähernd in ganzer Breite ersetzt werden, so kann man mit derartig einfachen plastischen Operationen nicht auskommen. Wir ziehen dann das Material zur Plastik aus der Umgebung heran, d. h. also die einfache Lappenverschiebung. Müssen außer den Lippen auch noch Teile des Kinns ersetzt werden, so genügen auch diese Verfahren nicht, und wir sind dann gezwungen, das Material aus weiterer Entfernung heranzuziehen in Gestalt von großen gestielten Lappen. Auf diese Methoden kommen wir weiter unten noch zu sprechen.

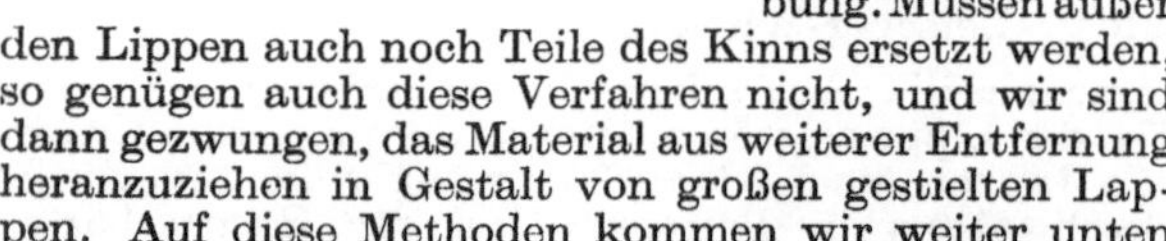

Abb. 2.

Die Methode von SZYMANOWSKI ist der DIEFFENBACHschen ähnlich insofern, als sie ebenfalls die Verlängerungsschnitte vom Mundwinkel aus zur Ausführung bringt. Sie hat aber den großen Vorteil, daß die Schnitte bogenförmig nach oben angelegt werden bis etwa zur Mitte der Wange und von da aus spitzwinklig nach unten in die seitliche Kinngegend verlaufen (Abb. 1). So entstehen zwei spitzwinklige Lappen, die innen von Schleimhaut bedeckt sind und vollständig bis zum Unterkieferrand abgelöst werden. Sie lassen sich dann in der Mittellinie gut vereinigen. Die Bildung des Lippenrotes wird, wie oben geschildert, dadurch zustande gebracht, daß die Schleimhaut etwa 1 cm höher oben als der Hautschnitt durchtrennt wird (Abb. 1). Die spitzwinkligen Defekte lassen sich nun zum Teil durch einfache Naht vereinigen. Der unterste Teil des Defekts wird nach Mobilisierung der Wundränder ebenfalls meist primär geschlossen werden können (Abb. 2).

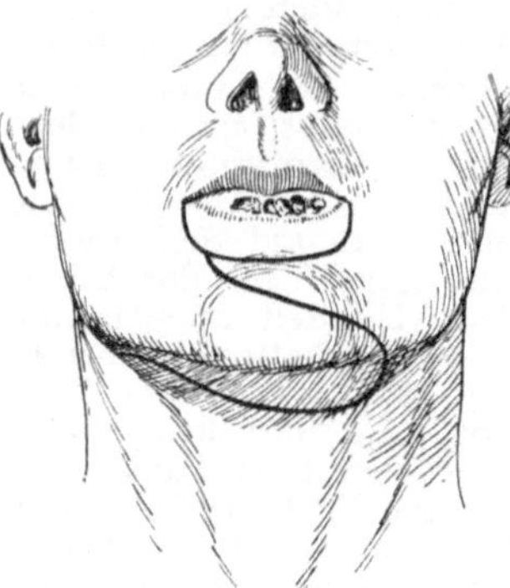

Abb. 3.

Nach der Methode von TRENDELENBURG werden ebenfalls zwei seitliche Lappen gebildet, mit Schleimhautüberschuß, doch beginnt der Hautschnitt am Mundwinkel und zieht bogenförmig nach außen unten. Auch hier gelingt nach weitgehender Mobilisierung der Lappen die Nahtvereinigung in der Mitte und ein Verschluß der sekundären Defekte durch Naht.

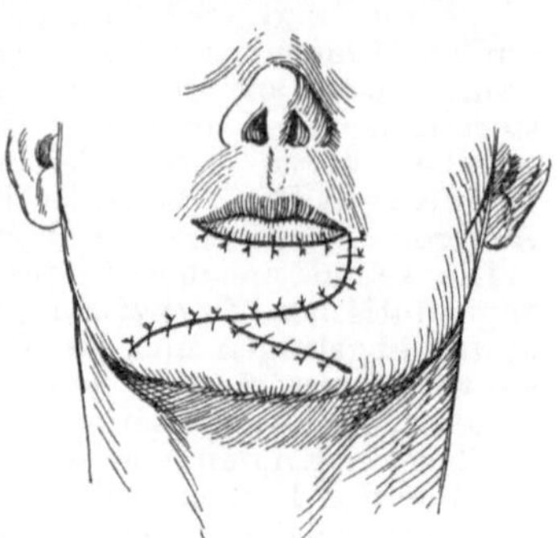

Abb. 4.

Die Methode von JESCHE ist der TRENDELENBURGschen sehr ähnlich. Es werden zwei seitliche Lappen gebildet, die bogenförmig von den Mundwinkeln nach unten ausgehen, aber bis in die untere Kinngegend ausgeführt werden, so daß besser bewegliche Lappen entstehen.

Auf einem anderen Prinzip beruht das Verfahren nach LANGENBECK. Nach Entfernung der Unterlippe durch eine bogenförmige Exzision wird ein Lappen gebildet, der in Verlängerung der bogenförmigen Linie etwa von der Mitte des Bogens nach unten über das Kinn zieht, um dann in der Unterkinngegend beliebig weit nach hinten verlängert zu werden (Abb. 3). Dieser Lappen wird abpräpariert und nach oben in den Defekt hineingeschlagen, nachdem der spitzwinklige Hautrest der anderen Seite ebenfalls mobilisiert und nach unten verlagert wurde. Es wird also eine Art Lappenaustausch vorgenommen (Abb. 4). Die Bildung des Lippenrotes kann, wie bei den früheren Verfahren, durch Erhaltung eines etwas längeren Schleimhautsaumes bewerkstelligt werden.

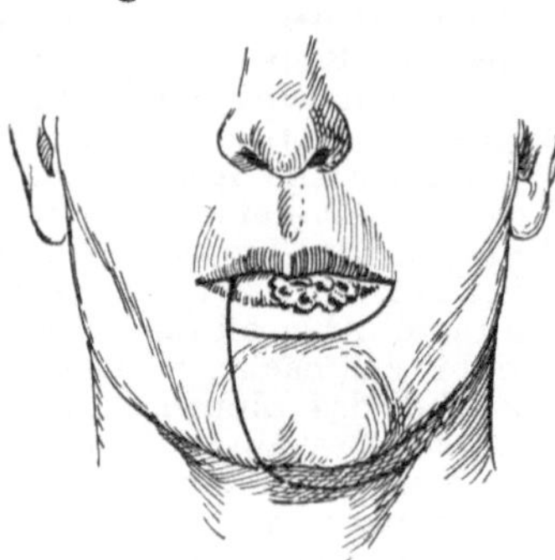

Abb. 5.

Man kann aber auch, wie das LANGENBECK ebenfalls vorgeschlagen hat, das Lippenrot von der Oberlippe von beiden Seiten her abpräparieren und diese Lappen zur Umsäumung des Hautlappens verwenden.

Schließlich ist es auch möglich, nach AF SCHULTÉN einen doppelt gestielten Lappen aus der Innenseite der Oberlippe zum Ersatz des Unterlippenrotes heranzuziehen. Der Schleimhautlappen muß so umschnitten werden, daß die Stiele beiderseits etwa in der Höhe des Mundwinkels liegen.

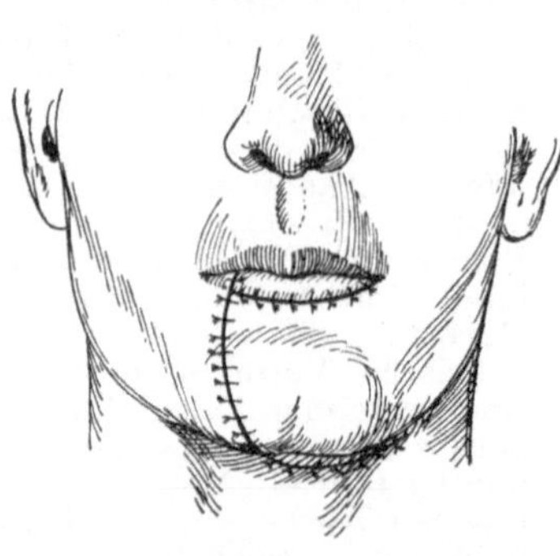

Abb. 6.

Ähnlich dem LANGENBECKschen Verfahren ist die Methode von LEXER, die sich besonders für Karzinome eignet, die mehr seitlich an der Unterlippe sitzen. Die Entfernung des Karzinoms erfolgt ebenfalls keilförmig (Abb. 5). Die Keilbasis liegt aber auf der gesunden Seite der Lippe und zieht senkrecht von oben nach unten, während die Keilspitze am anderen Mundwinkel gelegen ist. Der Hautschnitt zur Plastik verläuft in der Richtung der Keilbasis weiter durch das Kinn und die Unterkinnhaut (Abb. 5). Der Lappen wird samt Schleimhaut, die eventuell etwas höher durchschnitten wird, zur Bildung des Lippenrotes bis in die Unterkinngegend mobilisiert und dann so nach oben verschoben, daß der Defekt restlos gedeckt werden kann (Abb. 6).

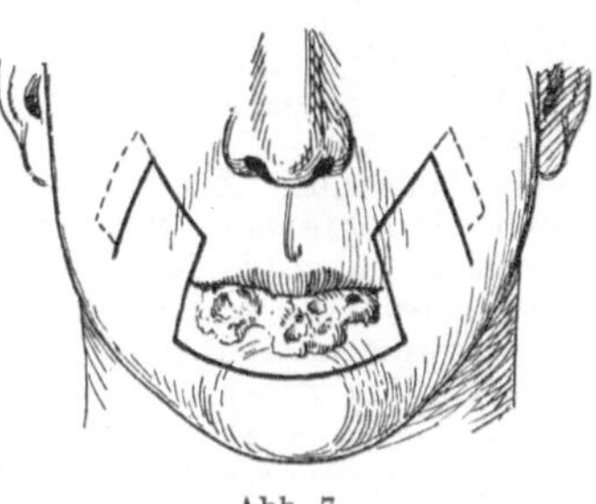
Abb. 7.

Bei besonders breiten Defekten kann erfolgreich die Methode von BRUNS zur Anwendung kommen. Nach Entfernung der Unterlippe werden zwei seitliche Hautschleimhautlappen gebildet (Abb. 7). Die Schnitte zur Bildung dieser Lappen verlaufen von den Mundwinkeln zunächst nach oben, etwa der Nasolabialfalte entsprechend, dann im rechten Winkel nach außen etwa $2^1/_2$—3 cm, und von hier wieder im spitzen Winkel nach dem Unterkieferrand zu. So entstehen zwei in der Unterkieferrandgegend gestielte seitliche Hautschleimhautlappen. Bei der Führung des äußeren Schnittes wird die Schleimhautdurchtrennung etwas weiter außerhalb vorgenommen, um Überschuß an Schleimhaut zur Lippenrotbildung zu erhalten (Abb. 7). Diese Lappen lassen sich nun nach genügender Mobilisierung nach unten schlagen und dienen, in der Mitte vereinigt, zum Ersatz der Unterlippe. Die seitlichen Defekte werden schon durch das Einschlagen der Lappen nach der Mittellinie wesentlich kleiner und lassen sich meist ohne weiteres durch Naht verschließen (Abb. 8). Die BRUNSsche Methode wird auch mit Erfolg zum Ersatz der Oberlippe verwendet.

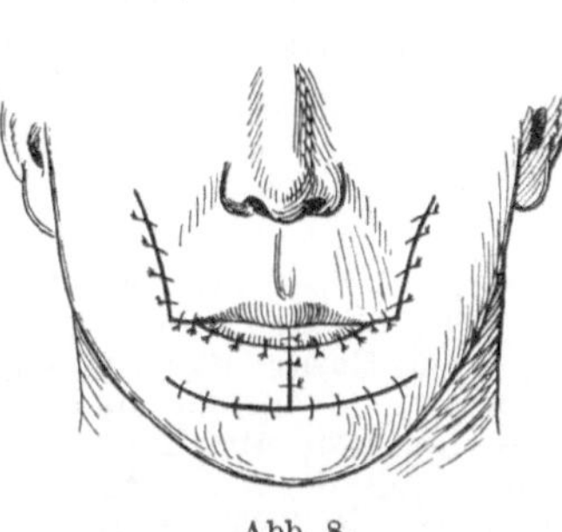
Abb. 8.

In ganz anderer Weise hat MORGAN die Unterlippe gebildet. Sie eignet sich besonders für breite Defekte. Nach Entfernung der Unterlippe wird in der Unterkinngegend ein bogenförmig verlaufender Schnitt von einem Kieferast zum anderen gelegt und nun die ganze Hautplatte bis zum Defekt von der Unterlage abgelöst (Abb. 9). So entsteht ein doppelt gestielter Hautlappen, der nun wie ein Visier über das Kinn nach oben geschoben wird. Die Lippenrotbildung erfolgt nach demselben Prinzip wie oben mehrfach geschildert, wenn Schleimhaut in genügender Menge vorhanden ist (Abb. 9 u. 10). Der sekundäre Defekt in der Unterkinngegend kann meist zum Teil durch Naht verschlossen werden. Reste sind eventuell zu thierschen.

Zum Ersatz der Oberlippe kann (s. oben), die Methode von BRUNS herangezogen werden. Muß die ganze Oberlippe ersetzt werden, so verwendet man bei Männern zweckmäßig den Kopfhautlappen, von LEXER empfohlen, mit Stiel über der Ohrmuschel (s. unten). Man kann aber auch einen doppelt gestielten Lappen aus der Kopfhaut nach PERTHES bilden. Hier liegen die beiden Stiele oberhalb der Ohrmuscheln. Bei Frauen ist es zweckmäßiger, gestielte Halshautlappen nach ISRAEL (s. Abb. 4 „Wangenplastik") oder auch Arterienlappen aus der Schläfengegend heranzuziehen (ESSER) (s. Abb. 1 „Wangenplastik"). Das Lippenrot kann zum Ersatz der Oberlippe aus der Unterlippe nach der Methode von AF SCHULTÉN in Form eines doppelt gestielten Läppchens oder nach LEXER durch einen einfachen Stiellappen aus der Unterlippe gebildet werden.

Muß gleichzeitig die Kinnhaut mit der Lippe ersetzt werden, so kann man sich zweckmäßigerweise des Verfahrens von LEXER bedienen. Er nimmt den sogenannten Pistolenlappen, der die A. frontalis enthält und der so umschnitten wird, daß ein Teil in die behaarte Kopfhaut, ein Teil in die unbehaarte Schläfenhaut fällt. Der unbehaarte Teil wird nach Ablösung des Lappens umgeklappt und kann dann zum Schleimhautersatz dienen (s. Abb. 9 u. 10 „Wangenplastik"). PERTHES verwendet, wie schon erwähnt, doppelt gestielte Kopfhautlappen zu demselben Zwecke.

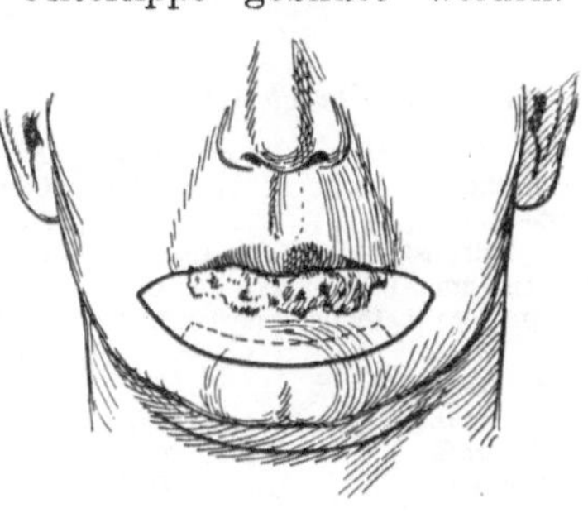
Abb. 9.

Nach VOECKLER und KLAPP werden doppelhäutige Lappen gebildet, entweder aus der Brusthaut allein, wobei die Doppelhäutigkeit durch Umklappen des freien Lappenendes entsteht, oder durch Bildung eines doppelhäutigen Lappens durch Aufeinandernähen der Wundflächen eines Arm- und Brustlappens (s. Abb. 1 Kinnplastik).

Auf andere Veränderungen im Bereiche der Lippen, wie sie angeboren, nach Operationen und nach Verletzungen auftreten, kann hier im einzelnen nicht eingegangen werden.

Die zu starken Lippen im Sinne der *Negerlippen* werden durch Ausschneiden von längsovalen Lippenteilen, die nicht bloß die Schleimhaut, sondern auch das darunterliegende Gewebe mitnehmen müssen, schmäler gemacht. Der Schnitt wird natürlich auf die nach den Zähnen zu gerichteten Teile der Lippe verlegt.

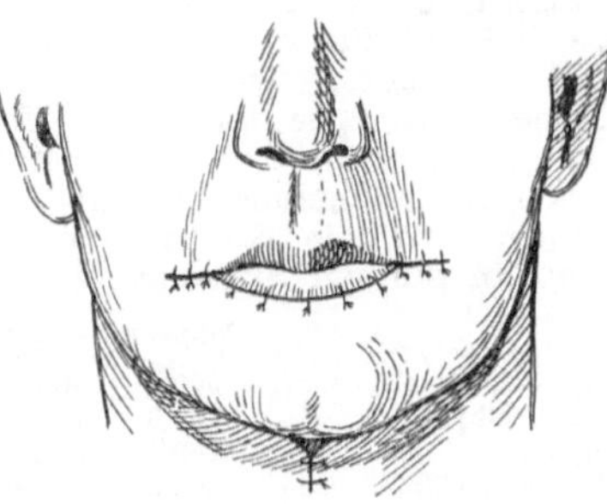
Abb. 10.

Auf eine besondere Lippenveränderung weist H. MEYER hin. Es handelt sich um die sogenannten *Doppellippen*, d. h. eine Lippe, die durch eine Einziehung gewissermaßen in ganzer Breite in zwei Wülste geteilt ist. Auch in solchen Fällen kann nur das Ausschneiden eines dieser Wülste ein gutes Resultat geben. MEYER macht aber darauf aufmerksam, daß man mit der Ausschneidung zweier, den Lippen paralleler, längsovaler Schnitte nicht auskommt, sondern nur dann ein gutes Resultat erhält, wenn man aus der Mitte der Lippe noch ein kleines Oval in senkrechter Richtung herausschneidet. Tut man das nicht, so springt die Lippe in der Mitte zu stark und unnatürlich vor.

Lippenpomaden sind zum Unterschied von den Lippenstiften (Lippenschminken) weiche, im Kontakt mit der Lippenschleimhaut leicht und reichlich Fett abgebende Stifte (Styli unguinosi). In einzelnen Fällen werden auch weiche Salben als Lippenpomaden gebraucht (s. auch Lippenstifte; Salbenstifte). Als klassischer Vertreter der Lippenpomaden sei zunächst das

Ceratum Cetacei der Pharmakopoe angeführt:

Rp. Cerae albae 10,0
Cetacei 10,0
Ol. Amygdalar............ 20,0

Andere Vorschriften:

Rp. Ol. Paraff. 40,0
Ceresini 40,0
Stearini 20,0
S. Salbenstift für die Lippen, auch zum Abschminken der Lippenrote besonders geeignet.

Rp. Cetacei 5,0
Cerae alb. 35,0
Ol. Paraff. 60,0
Alcannini 0,15
S. Rote Lippenpomade.

Rp. Ol. Amygdalar....... 60,0
Cerae alb. 35,0
Butyr. Cacao 7,0
Cetacei 3,0
Vanillini 0,1
Ol. Citri 0,1
Balsam. peruv. 2,0
S. Balsamische Lippenpomade.

Nach Bedarf können diese Lippen-Stangenpomaden durch Vermehrung des flüssigen Ölanteiles zu weichen Tubenpomaden umgewandelt werden. Jede Mitverwendung von Glyzerin ist hier absolut zu vermeiden. Zum Rotfärben wird Alkannin bzw. Alkannawurzel verwendet. Durch Zusatz von Menthol (etwa 0,3%) erhält man kühlende Lippenpomaden, auch unter Mitverwendung von Ungt. leniens usw. (S. auch Gletscherbrandsalbe; Gletscher-Mattan).

Lippenspalte, s. Hasenscharte.

Lippenstifte (Lippenschminken, Lippenrote). Im Gegensatz zu den Lippenpomaden ist der Stiftgrundkörper hier nicht weich und leicht schmelzend, sondern fest und elastisch. Er dient hier lediglich als Vehikel für den roten Farbstoff, den er leicht und in dichter Schicht abgeben muß. Ein guter Lippenstiftkörper darf also weder schmieren noch zu hart sein; er muß den Farbstoff bei leichtem Aufstrich in genügender Menge abgeben und es auch ermöglichen, die Konturen der Lippen (Arc d'Eros usw.) in dünnen Strichen zu markieren.

Lippenstiftkörper.

Rp. I.		*Rp.* II.	
Cerae alb.	300,0	Stearini	150,0
Lanol. anhydr.	100,0	Lanol. anhydr.	150,0
Cetacei	200,0	Cerae alb.	700,0
Ol. Amygdalar.	600,0	Ceresini alb.	200,0
Sebi bovin. conservat.	300,0	Ol. Paraff.	1000,0

Der wesentlichste Bestandteil guter Stifte ist weißes Bienenwachs (konserviert), wichtig für Festigkeit und Elastizität der Masse ist auch Lanolin. Ein gewisser Gehalt an konserviertem Rindstalg (nicht Hammeltalg) begünstigt das leichte Abgeben des Farbstoffes. Kakaobutter ist hier ganz ungeeignet, da sie das „Schmieren" der Stifte begünstigt. Zu hoher Gehalt an Ceresin oder Paraffin (auch Stearin) begünstigt die Sprödigkeit der Masse und verursacht leichtes Abbrechen des Stiftes.

Bei den modernen, stark färbenden Lippenstiften erreicht man diese Mattigkeit des Striches schon durch Verwendung der nötigen größeren Mengen von Farblacken, andernfalls erzielt man die gewünschte Mattheit durch Einarbeiten einer Charge, ähnlich wie bei den Theaterfettschminken. Als Charge kämen in Frage Zinkweiß, Talcum oder Titandioxyd, zu beachten ist, daß die Fettmasse keinerlei Körnchen enthalten darf. Gewiß ist die Tatsache nicht zu leugnen, daß Schminken dieser Art, die größere Mengen solcher Charge bzw. von Farblacken enthalten, austrocknend auf die Lippen wirken und dort Reizzustände veranlassen können. Dies ist aber nach Lage der Dinge nicht zu umgehen und bestätigt nur die alte Erfahrung, daß Schminken oft nicht zuträglich ist.

Auswahl der Farbstoffe. Ein ideales Kolorit gibt der echte Karmin Nacarat, doch ist seine Verwendung in Fettkörpern äußerst zeitraubend. Man verwendet in der Mehrzahl der Fälle geeignete Lacke roter Farbstoffe (Alizarinlack, Safflorlack, Karminlack usw.). Auch fettlösliche Anilinfarbstoffe in Form ihrer Stearate (Rhodaminstearat, Kongorotstearat, Eosinstearat usw.) finden entsprechende Verwendung, ebenso auch Alkannin. Zu bemerken ist, daß die fettlöslichen Anilinfarben der roten Schminke eine bemerkenswerte haftende Eigenschaft verleihen (kußfeste Lippenrote), die ohne Mitverwendung solcher Anilinfarben mit Lacken usw. allein gar nicht zu erzielen ist. Ähnlich wirkt Alkannin.

Vorbereitung der Schminkmasse und Gießen der Stifte. Man mischt die fein gepulverten Farblacke usw. mit der geschmolzenen Fettmasse, und sobald gleichmäßige Verteilung erzielt ist, läßt man unter Umrühren etwas abkühlen.

Man soll die Masse nicht zu heiß gießen, weil sonst einmal bei schwereren Farbstoffen ein Absetzen desselben nicht zu vermeiden wäre, dann aber auch, um die unliebsamen Hohlräume im Zentrum des Stiftes, die bei zu heißem Gießen entstehen, möglichst zu vermeiden.

Einige Vorschriften für Rotschattierungen:

1. Helles Rot.

Geraniumrot B	80 g
Cadmiumgelb	8 „
Rhodaminstearat	0,3 „
Körper	300 „

2. Mittleres Rot.

Mittelrot Schimmel Nr. 28	160 g
Rhodaminstearat	20 „
Körper	700 „

3. Kirschrot.

Kirschrot 29 Schimmel	110 g
Eosinstearat	11,5 „
Körper	400 „

4. Dunkelrot.

Karminlack	50 g
Alizarinlack	50 „
Ultramarinblau	5 „
Dunkelrot 31 Schimmel	70 „
Körper	550 „

Kissproof-Lippenschminke (kußfeste Schminke). Hierunter versteht man ein Lippenrot, das durch Zusatz von Karmin bzw. Farblacken unter gleichzeitiger Mitverwendung von Eosin oder anderen Anilinfarben hergestellt wurde (eventuell auch von Alkannin). Absolut kußfest sind sie aber nicht.

Orangelippenstift (gelbes Lippenrot). Man löst 1 Teil Eosinstearat (s. Eosin) in 6 Teilen Stiftgrundkörper unter Erwärmen und fügt dann etwas Alkohol unter Umrühren hinzu. Der Alkohol verdunstet fast augenblicklich und es resultiert eine gelbe, leicht fluoreszierende Masse, die in Formen gegossen wird. Je mehr Alkohol verwendet wird, desto reiner gelb wird die äußere Farbe des Stiftes.

Dieser Stift wird auf die vorher angefeuchtete Lippe gebracht und färbt diese intensiv rot.

Dieser orangegelbe Lippenstift wird auch häufig unter der ganz unzutreffenden Bezeichnung Alloxanlippenstift im Handel angetroffen.

Alloxanlippenstift. Man hat versucht, das uralte „Schnouda" in Form von Lippenstiften zu verwenden. Tatsächlich ist aber die im Kontakt mit der Haut bewirkte zarte Rötung des Alloxans auf der roten Lippenhaut ganz ohne Wirkung, außerdem ist der widerliche Harngeruch dieses Produktes an dieser Stelle natürlich besonders unangenehm bemerkbar.

Was im Handel unter dem Namen Alloxanlippenstift zu finden ist, ist, soweit solche Präparate tatsächlich färben, mit Eosinstearat o. dgl. hergestellt.

Boroglyzerinlippenstift (transparenter Lippenstift).

Glycerin	800 g
Borsäure	600 „
Eosinlösung q. s. je nach Nuance.	

Man wiegt das Glyzerin in eine tarierte Porzellanschale o. dgl. ab und gibt die Eosinlösung mit der Borsäure gleichzeitig hinzu. (Die Farblösung ist nicht rot, sondern bräunlich infolge Farbenumschlages, bewirkt durch die Borsäure.) Man erhitzt nun auf freiem Feuer auf zirka 150° C (Maximaltemperatur, die nicht überschritten werden darf!) und fährt mit dem Erhitzen fort, bis der Inhalt des Gefäßes 1000 g wiegt (man kann auch versuchen, ob die Masse beim Erkalten erstarrt, ohne zu wiegen). Nun gießt man in Stangenform aus und erhält nach dem Erkalten transparente Stifte von bräunlicher Farbe, die beim Anfeuchten die Lippen rot färben.

S. auch Dakula; Gesichtspflege; Schminken; Schminktechnik; Theaterschminken.

Lippenvergrößerung, s. Rotlauf.

Liquor Aluminii acetici, s. Aluminium.

Liquor Ammonii caustici, s. Ammoniak.

Liquor antihidrorrhoicus Brandau soll angeblich ein chloriertes Gemisch von Essigsäure- und Buttersäureaethylester sein, in einem Gemisch von Alkohol und Glyzerin gelöst. Besteht aber wohl lediglich aus einem einfachen Gemisch von 75 Teilen Salzsäure (25%ig), 25 Teilen Alkohol und 1 Teil Glyzerin und ist mit Lackmus gefärbt, wohl auch mit Essigaether, eventuell auch Butteraether aromatisiert. Joseph hat diesen Liquor als gutes Mittel gegen Hyperhidrosis empfohlen. Über die Zweckmäßigkeit dieses Mittels waren die Ansichten stets geteilt, praktische Bedeutung hat es jetzt nicht mehr, es sei hier also nur erwähnt. (Dr. Brandau, Wilhelmshöhe b. Kassel).

Liquor Carbonis detergens, s. Teere.

Liquor Kalii arsenicosi (Fowler), s. Arsenige Säure.

Liquor Lianthrali saponatus, eine Art von Liquor Carbonis detergens aus Lianthral (s. dort) hergestellt, von milder und reizloser Wirkung (s. auch Teere).

Lispeln, s. Sprachstörungen.

Lithantrol (K. Herxheimer), ein Steinkohlenteerchloraethylalkoholat von hellbrauner Farbe und angenehmem Geruch als L. fluidum und spissum im Handel. Das Präparat ist besonders zur Behandlung der Psoriasis zusammen mit Salizylsäure und Pyrogallol empfohlen worden.

Rp. Acid. salicyl.	1,0—10,0
Lithantroli .	10,0—20,0—(50,0)
Vaselin. ad	100,0

(Dr. Fresenius, Frankfurt a. M.)

Lithium. Praktische Bedeutung haben Lithiumsalze in der Kosmetik bisher nicht erlangt, wohl auch des hohen Preises wegen. Lithiumsalze besitzen aber kosmetisch wertvolle Eigenschaften, z. B. als die ultravioletten Strahlen absorbierende Mittel (Lichtschutzmitteln). Lithiumsulfid könnte als Depilatorium in Frage kommen.

Lithopone sind Gemenge von Bariumsulfat und Zinksulfat in variablem Verhältnis beider. Manchmal zu Pudern und Schminken verwendet, aber wegen des Gehaltes an Bariumsulfat nicht unbedenklich.

Littlesche Krankheit, s. Lähmung des Fußes; Nervenleiden.

Livedo racemosa. Diese zuerst von Ehrmann beschriebene Erkrankung äußert sich in einer dendritischen Zeichnung der Haut der Extremitäten, besonders der Streckseiten der Beine; sie unterscheidet sich von der Cutis marmorata, aus der sie sich bisweilen entwickelt, und von ähnlichen Erscheinungen, wie sie nach Einwirkung strahlender Wärme oder durch Auflage von heißen Umschlägen oder Thermophoren entstehen, durch ihre Beständigkeit. Sie verdankt ihre Entwicklung einer Endarteriitis einzelner tiefer, an der Grenze der Cutis und Subcutis gelegener Gefäße, oft ist histologisch eine Endophlebitis mit Veränderungen an der Intima zu finden. *Ätiologisch* kommen Tuberkulose, Lues, aber auch Arteriosklerose und Potus in Betracht, wenn sich auch in letzter Zeit die Fälle vermehrt haben, die auf die Tuberkulose als Grundursache hinweisen. Ihr nahe verwandt ist die *Livedo reticularis (lenticularis) Adamson.* Klinisch ist die baumförmige Verästelung mit einem zentralen, 8 bis 10 mm breiten Hauptstamme, von dem die Nebenäste abgehen, für die Livedo racemosa charakteristisch, während bei der Livedo reticularis zumeist ein geschlossenes, dichtes Netz von feinerem Kaliber nachzuweisen ist. Beide sind pathogenetisch als gleichwertig zu betrachten. *Therapeutisch* kommen Allgemeinbehandlungen je nach der Grundursache in Frage.

Lockenwickler, s. Haarpflege.

Löffelkrautspiritus, Spiritus Cochleariae, wird hin und wieder als Zusatz zu Mund- und Gurgelwässern verwendet, größere praktische Bedeutung hat er nicht und kann seine Verwendung als ziemlich obsolet betrachtet werden.

Acetum dentifricium (Acetum stomaticum).

Rp. Spir. Cochleariae	300,0	Ol. Menthae pip.	2,0
Spir. Vini	200,0	Ol. Salviae	0,5
Tinct. Myrrhae	50,0	Mentholi	1,5
Tinct. Benzoes	50,0	Ol. Caryophyll.	0,5
Acid. salicyl.	20,0	Coccionellae pulv.	q. s.
Acid. acet. glac.	30,0	S. Als Mundspülwasser.	
Aq. dest.	350,0		

Lotional soll eine pastenartige Mischung von Zinkoxyd und voluminösem Aluminiumhydroxyd zur Ekzembehandlung sein. (Dr. Fresenius, Frankfurt a. M.)

Lotio Zinci nach Herxheimer ist eine dünnflüssige Zinktrockenpinselung, die also weniger feste Stoffe als die anderen Zinktrockenpinselungen enthält, an festen Bestandteilen auch nur Zinkoxyd, kein Talcum oder andere Beimengungen. (Analog der Schwefeltrockenpinselung nach Herxheimer, die als festen Bestandteil nur Schwefel enthält und ebenfalls dünnflüssig ist.) (S. Trockenpinselungen.)

		Fortis
Rp. Zinc. oxydat.	10,0	20,0
Glycerini	10,0	20,0
Aq. Rosar.	35,0	20,0

Durch Zusatz von Ferr. oxydat. rubr. 0,1 erhält man die Lotio Zinci cuticolor.

Zum Aufpinseln bei Hautentzündungen, auch zu Umschlägen. Durch Zusätze von Arzneistoffen (Ichthyol, Salizylsäure, Schwefel, Teer usw.) kann die Wirkung spezifiziert werden.

Lucidol, Benzoylperoxyd (Dibenzoylperoxyd). Als keimtötendes Streupulver und in Salben 1 : 10, bei parasitären Krankheiten, bei Intertrigo, Pyodermien usw.

Luft, s. Klima.

Luftbad. Den unbekleideten oder nur leicht bekleideten Körper der freien Luft aussetzen, bedeutet Luftbaden. Jeder Raum, der dies ermöglicht, ist ein Luftbad. Die einfachste Form des Luftbades und jedem zugänglich ist das Zimmerluftbad. Es braucht nur darin zu bestehen, daß man beim Aufstehen oder Zubettgehen bei weit geöffnetem Fenster den unbekleideten Körper der Luft aussetzt. Mehr zur Geltung kommen die Klimareize, wenn der Körper unter leichter Bewegung im Freien allseits der Luft ausgesetzt wird. Zu Luftbädern eignen sich am besten große Rasenflächen, auf denen in lichtem Bestand hohe Laubbäume mit breiten Kronen stehen. Gegen Sicht schützen am besten Hecken oder Gebüsch. Bei kleinen Anlagen sind wegen Gefahr der Wärmestauung und Luftstagnation Bretterzäune ungeeignet. Jede Freiluftbehandlung setzt eine langsame Gewöhnung an den Kältereiz im Luftbad voraus. Zu Beginn einer Freiluftkur sollen die Lufttemperaturen nicht unbehaglich sein, d. h. nicht unter 15—20° C liegen, auch soll dabei keine starke Luftbewegung oder hoher Dampfdruck herrschen. Der Aufenthalt im Luftbad beträgt anfangs nur einige Minuten. Mit zunehmender Gewöhnung kann der Aufenthalt im Luftbad verlängert werden, zumal wenn die Abkühlungsgröße gering ist. Immer soll im Luftbad das Temperaturgefälle von innen nach außen gerichtet sein, da es im umgekehrten Falle zur schädlichen Wärmestauung kommt. Maßgebend für die Dauer des Luftbades ist das subjektive Wohlbefinden. Im Luftbad wird durch die niedrig liegenden Lufttemperaturen und die mechanische Reizung des Windes die Eigenwärme der Haut herabgesetzt und damit die Blutversorgung geändert. Durch starke Durchblutung der Haut sucht der Körper das Wärmedefizit auszugleichen. Daher bedeutet das Luftbad die beste Übung für die Hautgefäße. Die stärkere Durchblutung der Haut entlastet den inneren Kreislauf, eine Tatsache, die für den therapeutischen Effekt höchst bedeutungsvoll ist. Nach dem Luftbad soll die Haut nicht anaemisch, sondern gut durchblutet sein, es soll ein wohliges, subjektives Wohlbefinden auftreten, das auch noch längere Zeit nach dem Ankleiden anhalten soll. Auftreten von Gänsehaut und unangenehme Kälteempfindungen mahnen zum Abbruch des Luftbades. Magere Personen sind im Luftbad den Kältereizen stärker ausgesetzt als solche mit dickem Fettpolster. Die Luftbäder sind dadurch, daß die Haut und ihre Gefäße ihre natürliche Beschaffenheit und Funktion bekommen, das beste Mittel zur Abhärtung. Erkältungsgefahr besteht im Luftbad nur dann, wenn durch zu große Kältereize die Wärmeregulierung übermäßig beansprucht wird. Die vorsichtig dosierte Anwendung des Luftbades ist das beste Vorbeugungsmittel gegen die sogenannten Erkältungskrankheiten.

S. auch Klima.

Luftmassage, s. Massage.

Luftverbesserer-Tabletten. Man benützt verschmolzene Gemenge von Campher-Naphthalin und Campher-Naphthalin-Phenol, z. B. 25% Phenol, 25% Ceresin und 50% Naphthalin oder je 25% Campher und Naphthalin. Ferner kann man Zusätze von Hexachloraethan oder Paradichlorbenzol oder beiden machen. Weiter wird — abhängig vom Preise — eine Zugabe aetherischer Öle, z. B. 5—7% Eukalyptusöl, 5% Fichtennadelöl, aber auch Thymol, Phenylacetat, Bornylacetat usw. häufig vorgenommen.

Bornylacetat	10,0	Borax	300,0
Wacholderöl	10,0	Stärke soviel als nötig ist, um Tabletten herzustellen.	
Edeltannenöl	40,0		
Kölnischwasseröl	40,0	(Apotheker-Ztg.)	
Paraformaldehyd	600,0		

Luitpold-Balsam soll bestehen aus 10 p. c. Oleum Terebinthinae, 2 p. c. Balsam. peruv., 0,4 p. c. Oleum Lavandulae und eine Salbengrundlage. Soll gegen rauhe, aufgesprungene Haut eingerieben werden. (Luitpold-Werk, München.)

Lumbalisation, s. Skoliose.

Lunula, s. Nagelpflege.

Lupus erythematosus, s. Erythematodes.

Lupus vulgaris, s. Ernährung; Erytheme; Filiforme Dusche; Kaustik; Kromayerlampe; Lichtbehandlung; Lippen; Mundhöhle; Narben; Radium; Röntgen; Rosacea; Skarifikation; Tuberkulose der Haut.

Lustriermittel für die Haare, s. Haarglanzpulver.

Lycopodium, Bärlappsamen, vegetabilischer Schwefel, ist ein gelbes Pulver von fettigem Griff, es ist stark lufthaltig und backt daher niemals zusammen, wie z. B. Stärke. Es ist schwer benetzbar und nimmt nur wenig Wasser auf, das in den Hohlräumen seiner Körnchen abgelagert wird (Kühlwirkung); auf Wasser schwimmt es, ohne sich zu benetzen, erst beim Kochen sinkt es in Wasser unter Wasseraufnahme unter. Diese Eigenschaft hat man annähernd durch Imprägnieren von Kartoffelstärke mit Karnaubawachs im künstlichen Gleitpuder bzw. einer Art Lycopodium artefactum nachzuahmen versucht (s. Gleitpuder). Wird als Streupuder rein oder mit Zinkoxyd o. dgl. zusammen verwendet (Gleitpuder, Pulvis fluens) als austrocknendes Mittel bei starken Schweißen, als reizlinderndes Mittel bei Intertrigo u. dgl. Mit Salizylsäure 1—5% als Streupuder.

Rp. Zinc. oxydat.	5,0	Sol. Eosini (5%)	2,0
Lycopodii	95,0	S. Lycopodium cuticolor.	

Lymphangiektasien der Bindehaut. Perlschnurartig aneinandergereihte, etwas gelbliche, fast durchsichtige, bläschenartige Gebilde. Auf Anstechen verschwinden sie, füllen sich aber meist wieder. In diesem Fall Exzision mit sorgfältiger Naht.

S. auch Bindehautgeschwülste.

Lymphangiome, s. Diathermie; Elephantiasis der Augenlider; Mundhöhle; Nase; Pigmentierung; Radium.

Lymphatismus, s. Kindesalter.

Lymphogranuloma inguinale. Von NICOLAS, FAVRE und DURAND wurde zuerst das L. i. als selbständige Krankheit erkannt. Auf eine offenbar unscheinbare, leicht zu übersehende Primärläsion tritt in inguine eine sich schleichend entwickelnde Lymphadenitis auf, welche meist als erstes Symptom beachtet wird; zuweilen geht eine torpide Lymphangitis penis voraus. Die Drüsen erkranken multipel, verschmelzen miteinander, durch Erweichung entsteht eine napfartige Einsenkung, verwachsen schließlich mit der Haut und perforieren. Dann findet man einen Drüsentumor mit mehrfachen Fisteln, deren Ränder aufgeworfen und unterminiert sind, es entleert sich aus ihnen eine viskös-eitrige Flüssigkeit. Häufig tastet man in der Tiefe auch die geschwollenen Iliakaldrüsen. Anfangs ist das Allgemeinbefinden einigermaßen gestört. Nach längerem Bestand kommt es oft zur spontanen allmählichen Rückbildung der Tumoren, die Fisteln schließen sich unter Bildung von eingezogenen Narben. Größere Einschmelzungen von Drüsen werden ab und zu beobachtet, anderseits gibt es ganz abortiv verlaufende Fälle. Als Folge kann ein stabiles Ödem des Genitales zurückbleiben, das nach und nach zu elephantiastischen Verdickungen führt, welche dann zu dem schweren Krankheitsbild der *genito-rektalen Elephantiasis* fortschreiten und sich auch auf die Oberschenkel erstrecken können. Viele Fälle der Esthiomène (Ulcus chronic. elephant. vulvae), des Syphilôme anorectale, von Rektumstrikturen sind auf eine solche Infektion zurückzuführen (FREI und KOPPEL, JERSILD u. a.).

Die Affektion tritt ein- und doppelseitig auf, wird öfter beim männlichen als beim weiblichen Geschlecht angetroffen. Auch sieht man sie häufiger in den warmen Zonen, doch ist sie auch bei uns keine Seltenheit.

Durch die FREIsche Intrakutanreaktion mit einem Präparate, gewonnen aus den erweichten geschlossenen Drüsen, ist eine sichere Diagnose möglich, da sich dieselbe als spezifisch erwiesen hat. 0,1 ccm wird intrakutan gespritzt, die Reaktion nach 48 Stunden abgelesen und als positiv angesehen, wenn die entzündliche Infiltration mindestens $^1/_2$ cm im Durchmesser beträgt. Die Allergie kann die Erkrankung um viele Jahre überdauern. Dadurch ist das L. i. von Drüsenschwellungen anderer Art (nach Ulcus molle, tuberkulösen, Pest- und anderen Bubonen) zu unterscheiden, während das histologische Bild vielfach Ähnlichkeit mit Tuberkulose und Syphilis aufweist, nur darf man nie vergessen, daß es auch Mischinfektionen, z. B. mit Lues, geben kann. Auf biologischem Wege wurde auch die Identität des L. i. mit den klimatischen Bubonen sichergestellt. Dagegen ist es noch nicht spruchreif, ob alle strumösen Bubonen hierher gehören (Frei, Hellerström).

Die Behandlung hat um so mehr Aussichten auf Erfolg, je früher sie einsetzt, doch haben wir auch dann keine sichere Methode in der Hand. Empfohlen werden Exstirpation der Drüsen, harte Röntgenstrahlen, Reizkörpertherapie, intravenöse Injektionen von Freischer Vakzine. Tartarus stibiatus: 1%ige Lösung in heißem Wasser (nicht kochen!) werden zweimal wöchentlich zu 0,5—1,0 ccm injiziert, im ganzen 10—12mal (achte auf Nebenwirkungen: Erbrechen, Atembeschwerden, Exantheme, rheumatische Schmerzen). Intravenöse Stibenylinjektionen 0,1 bis 0,4 (12mal), ebenso Neo-Stibosan (0,1—0,3) werden gegeben. Frei sah Gutes von einer kombinierten Behandlung von Cuprosol und Stibenyl. Während auf Salvarsan und Bismogenol nur die syphilitische Komponente schwindet, scheint das Jod auch einen gewissen Einfluß auf das L. i. zu haben.

Lymphome, tuberkulöse, s. Radium.

Lyptoment. Grüne Flüssigkeit zu antiseptischen Mundspülungen. Enthält Tinct. Salviae, Tinct. Chamomillae, Ol. Pini, Ol. Terebinthin., Ol. Salviae, Ol. Anisi, Thymol, Acid. sulfosalicylic., Benzoesäure und Chinosol.

Lysoform, eine formaldehydhaltige Kaliseife. Ein analoges Präparat ist folgendes:

Formalin	44 g	Ölsäure	20 g
Kalilauge 15%	26 „	Alkohol	10 „

Man mischt zunächst das Formalin mit der Kalilauge, gibt unter Umrühren die Ölsäure und schließlich den Alkohol zu. Man rührt kräftig durch, bis man eine homogene Masse erhalten hat, die in Wasser in jedem Verhältnis leicht löslich ist. Zu desinfizierenden Waschungen. Insbesondere bei Hyperhidrosis.

Lysol (Schülke & Mayr A. G., Hamburg) entspricht seiner Zusammensetzung nach im wesentlichen der Kresolseifenlösung (Liquor Cresoli saponatus) der Pharmakopoe (s. Kresole). Ein sehr ähnliches Präparat wird nach einer der beiden folgenden Vorschriften erhalten:

I. Kaliseife	35 g	II. Ätzkali	27 g
Rohkresol	50 „	Wasser	41 „
Wasser	15 „	Alkohol	12 „
		Leinöl	120 „
		Rohkresol	200 „

Wird zu antiseptischen Waschungen benützt in Form verdünnter Lösungen (20 g Lysol in 1 Liter Wasser. Mit destilliertem Wasser klare, mit gewöhnlichem Wasser trübe Lösung.)

Lysopast. Unter diesem Namen ist ein Produkt im Handel, das eine geleeartige Konsistenz hat und aus mit Natronseife versetztem Lysol besteht:

Lysol	90 g	Zu antiseptischen Waschungen
Natronseife	10 „	wie Lysol.

Heiß lösen und erkalten lassen.

Lyssiasalbe gegen Flechten usw. soll bestehen aus:

Zinc. oxydat.		Dioxychinolin sulfuricum	4,0
Amylum aa	250,0	Extr. Hamamelidis fld.	30,0
Vaselin. flav.	500,0	Butyr. Cacao	30,0
Naftalan	250,0	Bismutum oxyjodat.	10,0
Balsamum peruv.	75,0	Adeps Lanae	50,0

M

Macis, s. Muskatblüte.

Macisöl (Ol. Macidis) oder Muskatnußöl wird hin und wieder zum Aromatisieren von Mundpflegemitteln mitverwendet. Auch zu reizenden Einreibungen, speziell bei Alopecia areata empfohlen.

Macremal ist eine neue Salbengrundlage. Sie besteht aus einer Stearinseife mit etwa 85 p. c. Wassergehalt und außerdem einem Zusatz von Cetaceum. Es können Zinkoxyd, Schwefel, Tannin, Liquor carbonis detergens, Lithrantol und andere Teerpräparate in der Salbengrundlage verarbeitet werden, soll auch säurebeständig sein (?), Borsäure in größeren Mengen vertragen, Salizylsäure aber nur in geringem Prozentsatz. (Hirsch-Apotheke, Frankfurt a. M.

Maculae coeruleae, s. Parasiten; Pigmentierung.

Madelungsche Deformität. Unter Madelungscher Deformität wird eine spontane Subluxation der Hand verstanden; das untere Radiusende sowie die Hand erscheinen palmarwärts abgerutscht. Gelegentlich besteht auch eine geringe Seitenabweichung. In der Seitenansicht springt das Ulnarende stark hervor. Das Röntgenbild läßt häufig einen palmarwärts gerichteten Bogen des unteren Radiusendes erkennen, der als sekundäre Veränderung aufgefaßt wird. Das Leiden tritt gewöhnlich zwischen dem 15. und 25. Lebensjahr auf und wird am häufigsten beim weiblichen Geschlecht gefunden. Meist kommen die Patienten wegen Schmerzen zum Arzt. Die Krankheit entwickelt sich auf dem Boden einer angeborenen Disposition (Erblichkeit ist ebenfalls beobachtet) durch berufliche Schäden (z. B. Klavierspielen); in anderen Fällen handelt es sich um eine Ossifikationsstörung; auch Rachitis wird als Ursache genannt. Die Behandlung ist konservativ: orthopädischer Handschuh nach Lange aus Zelluloid oder Walkleder mit Seitenschienen, der die Mittelhand umfaßt, Finger freiläßt und bis über die Mitte des Vorderarmes reicht. Die Manschette wird nach Gipsabguß hergestellt, wobei die Hand durch Extension in korrigierter Stellung gehalten wird. Biesalski benützte eine Nachtschiene, in der die Hand dorsal flektiert wurde, mittels einstellbarer Pelotte ein dorsalwärts gerichteter Druck gegen das untere Radiusende und ein umgekehrt gerichteter gegen das Ulnaende ausgeübt wurde. Die Hand- und Fingerstrecker sind systematisch zu üben, Überanstrengung der Hand zu vermeiden. Die Beschwerden hören meist um das dritte Dezennium auf. Operation (bogenförmige Osteotomie des Radius nach Streissler; quere Durchmeißelung des Radius wenige Zentimeter oberhalb des Gelenkes und Resektion des Ulnaköpfchens, Überführen des Armes in Supination, Dorsalflexion und Ulnarabduktion nach Springer) kommt nur bei schweren Deformitäten und nach Wachstumsabschluß in Frage.

Madarosis, s. Lidrandentzündung.

Madurafuß. Erreger: Es gibt eine gelbe und eine schwarze Varietät des Pilzes. Eine genaue Klassifikation besteht noch nicht. Krankheitsbild: Die Krankheit kommt in Europa selten, in Indien, Afrika und Amerika häufiger vor. An den Füßen entstehen kleine, harte Knoten, die sich allmählich vergrößern, konfluieren, erweichen, perforieren und große, geschwürige Massen bilden. Da auch die *Knochen* mit befallen werden, kommt es zu sehr erheblichen Störungen, die nach dem Unterschenkel zu ziemlich scharf abgesetzt sind.

Die Therapie ist bisher rein *chirurgisch.* Wie weit Jod und Röntgenbestrahlungen helfen, ist noch nicht einwandfrei festgestellt.

S. auch Tropen.

Magerkeit, s. Ernährung; Massage.

Magnesium. Meist in Form unlöslicher Verbindungen zu Pudern, Pasten usw., vereinzelt auch in Form teilweise wasserlöslicher Salze als Desinfektionsmittel (s. Magnocid) oder zu Injektionen (intravenös oder subkutan) bei juckenden Hautleiden. Magnesiumsalzinjektionen setzen die Erregbarkeit des Nervensystems herab.

Magnesiumacetat, Magnesium aceticum, löslich in Wasser und Alkohol, findet bei der Bekämpfung profuser Schweiße Verwendung.

Magnesiumhypochlorit (basisches), s. Magnocid.

Magnesiumkarbonat (basisches), Magnesium carbonicum. Sehr leichtes weißes Pulver (leve), auch in federleichter Qualität (levissimum) im Handel. Wirkt stark austrocknend (aufsaugend), zu Pasten, Pudern usw. Es existiert auch ein schweres Magnesiumkarbonat, das aber kaum Verwendung findet. (In England offizinell.)

Magnesiumoxyd, Magnesium oxydatum, Magnesia usta. Weißes, leichtes Pulver, unlöslich in Wasser, sehr leicht löslich in verdünnten Säuren. Ist hygroskopisch und zieht auch Kohlensäure an, indem es in Magnesiumkarbonat übergeht. Mit 10—12 Teilen Wasser angerührt, liefert es nach einigen Tagen Magnesiumhydroxyd. Wird als aufsaugendes Streupulver, auch als Zusatz zu Streupudern verwendet, bei Intertrigo usw.

Magnesiumperborat, Magnesium perboricum und

Magnesiumsuperoxyd, Magnesium peroxydatum werden als Persalze als Bleichmittel, Desodorantien und keimtötende Mittel verwendet, besonders zu Streupudern und Zahnpulvern.

Magnesiumstearat, Magnesium stearinicum, wird wie andere Stearate (Zinkstearat usw.) als wichtiger Zusatz zu Pudern (10% und mehr) verwendet, auch zu Schminken usw.

Von Payr wurde Magnesium zur Verödung von Kavernomen empfohlen. Aus reinem 0,3—0,6 mm dickem Magnesiumblech werden mit der Schere 1—2,5 cm lange Magnesiumpfeile von 1—3 mm Basisbreite geschnitten, in destilliertem Wasser sterilisiert, an der Peripherie der Geschwulst durch eine mit einem feinen Tenotom erzeugte Hautlücke mittels einer zarten Arterienklemme (Halsted) nach allen Richtungen möglichst gleichmäßig in den Blutschwamm eingeführt. Nachher schließt man die Hautwunde durch eine feine Naht. Sie wirken teils chemisch, indem das alkalische Erdmetall durch seine hohe Affinität zum Sauerstoff diesen aus dem Gewebswasser an sich reißt, das Magnesiumoxyd verwandelt sich in ein lösliches Salz und kommt zur Resorption, Wasserstoff wird frei, der chemische Vorgang führt zur Gerinnung des Blutes. Aber auch die mechanische Beeinflussung kommt noch durch Verletzung der Endothelien und durch die Fremdkörperwirkung hinzu. Man achte darauf, nicht zu nahe an die Schleimhaut zu kommen, Läsionen derselben können zu Infektionen Anlaß geben. Das Wichtigste ist eine gleichmäßige Spickung, es tritt nach 1 bis 3 Tagen eine Zunahme des Umfanges der Geschwulst infolge des kutanen Haematoms auf, dann entwickelt sich fibröses Gewebe, wodurch eine Schrumpfung auf ein Drittel bis ein Sechstel erfolgt. Falls eine Wiederholung notwendig ist, soll man 4—5 Wochen warten. Nicht zu große Kavernome — und nur für kavernöse Tumoren, nicht für flache Haemangiome ist die Methode geeignet — schrumpfen vollständig, größere werden dadurch operationsfähig gemacht, weil die Gefahr starker Blutung vermindert ist.

Magnobrol ist Magnesium-Brom-Aminoessigsäure, kommt als Lösung (10%ig) zur intramuskulären Einspritzung und als Magnobrolpulver zum Einnehmen in den Handel. *Wirkung:* Juckstillendes, entzündungswidriges Mittel bei Ekzem, Pruritus, Urticaria usw. *Anwendung:* 3 Tage lang täglich eine Einspritzung von 10 ccm in den Muskel und gleichzeitig 3mal täglich 1 Teelöffel voll Pulver in Wasser eingerührt. Kinder $^1/_3$—$^1/_2$ dieser Dosen. Säuglinge 1—2 ccm als Einspritzung und eine kleine Messerspitze Pulver. Das Pulver kann in angegebener Weise längere Zeit genommen werden. Die Einspritzungen können nach einer Pause von drei Tagen wiederholt werden. *Handelsform:* OP mit 3 Ampullen zu 10 ccm und OP Pulver zu 30 g. (Ifah, Hamburg 21.)

Magnocid (basisches Magnesiumhypochlorit). (Merck, Darmstadt.) Weißes, schwach nach unterchloriger Säure riechendes Pulver, nur sehr wenig in Wasser löslich (32% Chlor). Es ist sehr stabil, also fast unbegrenzt ohne Zersetzung haltbar. Kräftig antiparasitär wirkendes Desinfektionsmittel, das auch energisch desodorisierende Eigenschaften zeigt. Verwendet als Magnocidwasser und Magnocidaufschwemmung. Das Magnocidwasser wird durch Schütteln von 25 g Magnocid in 1 Liter Wasser hergestellt. Nach dem Absetzen wird dekantiert bzw. filtriert. Die Aufschwemmung wird durch Schütteln von 10—20 g Magnocid in Wasser hergestellt und ohne Absetzenlassen verwendet. In Form von 1—2%igem Magnocidwasser bzw. Aufschwemmung oder in Substanz als desodorisierendes, desinfizierendes Mittel auch in der Kosmetik mit Erfolg verwendet, ganz besonders beachtenswert bei Hyperhidrosis (Bromhidrosis).

Rp. Magnocidi	0,5	*Rp.* Aq. Magnocidi filtr.	99,0
Talci	89,5	Alumin. chlorat.	1,0
Zinci oxydati	10,0	S. Zu Waschungen bei Hyperhidrosis.	
S. Streupulver bei Hyperhidrosis.			

Maiglöckchenblütenöl (Ol. Convallariae) existiert in natürlichem Zustande nicht, sondern nur als Kunstprodukt. Gegenteilige Angaben in der Literatur sind unzutreffend.

Hydroxycitronellal	150 g	Jasmin künstl.	3 g
Linalool	150 „	Rosenöl echt	2 „
Ylang-Ylangöl	75 „	Vanillin	0,5 „
Tolutinktur	25 „	Jonon	20 „

Main succulente, s. Trophische Störungen.

Makassaröl, s. Haaröle.

Makchol-Augenschminke, s. Geschichte d. Kosmetik.

Makrocheilie, s. Lippen; Rotlauf; Syphilis.

Makroglossie, s. Innere Krankheiten; Mundhöhle; Progenie.

Makrotie, s. Ohrmuschel.

Mal aux confiseurs, s. Konditorenerkrankung.

Mal de Pinto, s. Tropen.

Malabartalg, Vateriafett, Pineytalg, ist ein Pflanzentalg. Dient zur Herstellung von Seifen (selten).

Malabathron, s. Individualgeruch.

Malachitgrün, Viktoriagrün. Ein Triphenylmethanfarbstoff. Löslich in Wasser und Alkohol unter blaugrüner Farbe. Zum Färben von Seifen, Haarwässern usw.

Maladie de panaris (Morvan), s. Trophische Störungen.

Malassezsche Sporen, s. Seborrhoe.

Malattine Dr. Dralle. Analyse Jernik: Pflanzenschleim, Glyzerin, wenig Salizylsäure, Parfum. Soll als Hautpflegemittel angewendet werden. (Georg Dralle, Altona, Elbe.)

Maltose, s. Malzextrakt.

Malum perforans, s. Trophische Störungen.

Malzextrakt interessiert hier nur als Zusatz bzw. Hauptbestandteil von Haarfixiermitteln (Bandolinen).

Malzzucker (Maltose) nur als Bestandteil des Malzextraktes von Interesse.

Mamillon (Obermayer & Co., Hanau a. M.) ist eine Brustwarzensalbe folgender Zusammensetzung: Vaselin 29%, Lanolin wasserfrei 29%, Ceresin 2%, ferner 40% ölige Extrakte aus Herb. Burs. pastor., Herb. Hern. gl. und Fol. Clematit. alpin. Zur Behandlung wunder Brustwarzen (Rhagaden usw.).

Mamluca-Frostcreme soll Japancampher und „andere zweckmäßige Bestandteile" sowie amerikanisches Vaselin enthalten. (Pharma-Laboratorium, Hamburg 24.)

Mammaplastik. Die plastischen Operationen an der Brust verfolgen zwei grundverschiedene Ziele: 1. dienen sie dem Ersatz der verlorengegangenen Haut nach Amputation der Mamma, und 2. werden sie vorgenommen aus vorwiegend kosmetischen Rücksichten bei der sogenannten Hängebrust. Die Hängebrust tritt in zwei verschiedenen Formen auf: 1. ohne Vergrößerung der Brustdrüse, wobei die Mamma wie ein schlaffer Sack herunterhängt, und 2. mit Vergrößerung der Brustdrüse und ihres Stützgewebes, die dann auch ursächlich für das starke Herunterhängen der Brust verantwortlich gemacht werden müssen.

Während bei der schlaffen Hängebrust die Verkleinerung bzw. Hebung eine rein kosmetische Operation darstellt, da sie keine körperlichen, wohl aber häufig sehr ausgesprochene psychische Beschwerden veranlaßt und aus dem letzteren Grunde eine Operation gerechtfertigt erscheint, ist im zweiten Falle der gleichzeitigen Hypertrophie der Brust die Beseitigung des Zustandes auch aus rein körperlichen Gründen zu fordern, denn das Gewicht der stark vergrößerten Brustdrüse führt zu ganz erheblichen körperlichen Beschwerden, die sich auch durch das Tragen von allen möglichen Stützapparaten nicht beseitigen lassen. Im ersteren Falle der plastischen Operation kann man sich mit Entfernung von Haut, mit Versetzen der Brustwarzen begnügen, um ein gutes Resultat zu erzielen, im letzteren Falle müssen unter allen Umständen auch Teile der Brustdrüse selbst entfernt werden, um das Gewicht der Brustdrüse und des umliegenden Gewebes zu verkleinern.

A. *Mammaplastik nach Mammaamputation.* Die Mammaamputation wird fast ausschließlich wegen des Mammakarzinoms vorgenommen. Wenn es auch in der Mehrzahl der Fälle möglich ist, beim häufigsten Sitz des Mammakarzinoms im oberen äußeren Quadranten, trotz weitgehender Entfernung der Brusthaut, die Wunde durch Naht zu verschließen, so bleiben doch immer Fälle übrig, und zwar besonders beim Sitz des Tumors im inneren oberen oder unteren Quadranten, in denen ein so großer Hautdefekt gesetzt werden muß, daß eine einfache Naht nicht ermöglicht werden kann. Bei in den mittleren Teilen der Brust lokalisierten Geschwülsten muß die Haut unter Umständen bis in die Nähe des Brustbeins entfernt werden. Man darf in solchen Fällen aber nicht die mehr nach außen und nach der Achselhöhle zu gelegene Haut erhalten, um sie etwa zu Deckungszwecken zu verwenden, da gerade hier die Lymphbahnen nach der Achselhöhle zu verlaufen. Daher gibt es in solchen Fällen oft so große Defekte. Auf jeden Fall muß der Versuch gemacht werden, wenigstens die Achselhöhle bis zur Brustwand durch Naht zu verschließen, wobei unter Umständen ein Teil der Haut, die sonst zur Deckung der Brustwunde nötig wäre, verbraucht wird. Die Deckung des Brusthautdefektes kann auf verschiedene Weise vorgenommen werden. Wie bei der Deckung anderer Defekte, stehen uns die Lappenplastik und die freie Transplantation zur Verfügung. Viele Chirurgen verzichten von vornherein auf die Ausführung einer Lappenplastik und decken den Defekt mit THIERSCHschen Läppchen. Dieses Verfahren ist einfach und kann sowohl bei großen als bei kleineren Defekten nach radikalen Operationen zur Anwendung kommen. Es hat aber anderseits die zweifellosen Nachteile, daß 1. kein gutes kosmetisches Resultat erreicht werden kann, und 2. eine doch immerhin dünne, leicht äußeren Schädlichkeiten unterliegende Haut an Stelle der Brusthaut gesetzt wird. Schließlich ruft die dünne gespannte Haut auch Spannungsgefühle bei der Atmung, wenigstens in der ersten Zeit, hervor. Daher hat man schon lange darnach getrachtet, durch plastische Deckung mit Stiellappen eine vollwertige, gut gepolsterte Haut auf den Defekt zu bringen.

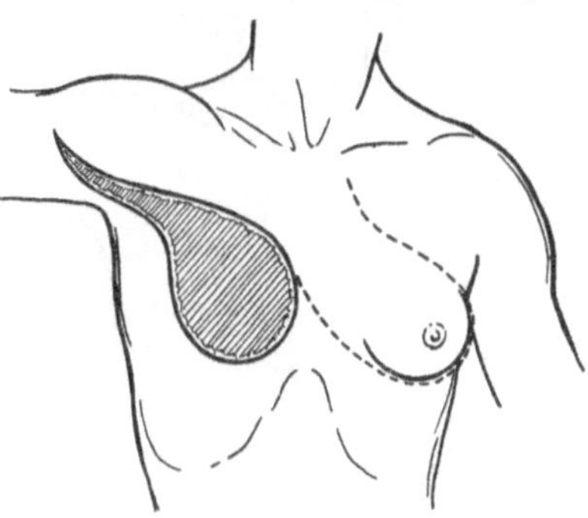

Abb. 1.

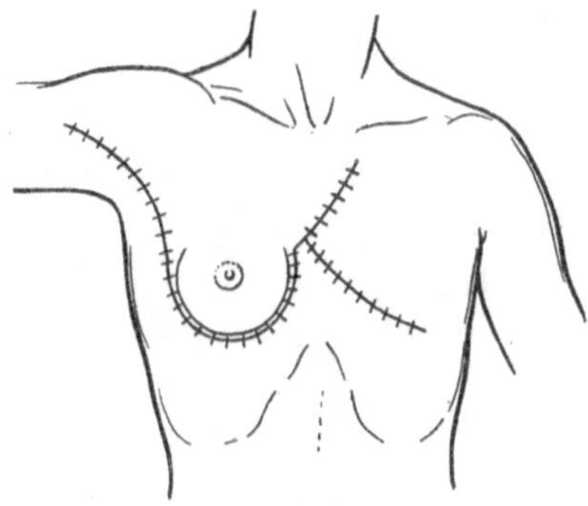

Abb. 2.

Ein Vorteil der Transplantation ist, daß sich darunter lokale Rezidive nicht verbergen können, was gelegentlich nach der Deckung mit gut gepolsterten, gestielten Hautlappen beobachtet worden ist. Im allgemeinen aber darf diese nach genügend radikal ausgeführter Operation kaum in Betracht kommende Gefahr uns nicht davon abhalten, ein besseres kosmetisches Resultat zu erzielen, als es durch die THIERSCHsche Transplantation möglich ist.

Die ersten Versuche zur plastischen Deckung mit gestielten Lappen gehen bis in die Mitte des 19. Jahrhunderts zurück (VERNEUIL 1858). Er verwendete die gesunde Brust zur Deckung des Defektes, indem er sie seitlich verschob. Im Jahre 1898 wurde dieses Verfahren von FRANKE, GRAEVE und LEGUEU von neuem und scheinbar unabhängig von dem früheren empfohlen. Seitdem wurde die Methode noch von verschiedenen Chirurgen und Gynaekologen mit Erfolg ausgeführt, unter anderen von LEOPOLD, SOUTHER, PAYR, SAUERBRUCH u. a. (Abb. 1 u. 2).

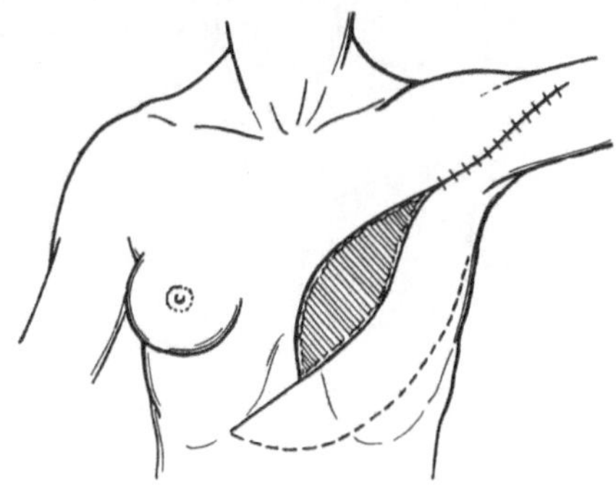

Abb. 3.

MORESTIN hat 1903 die Haut der gesunden Brust gespalten, um den medialen Teil zur Deckzug des Defektes, den lateralen zum Schluß des neuen Defektes zu verwenden. In ganz ähnlicher Weise ist neuerdings KRAFT vorgegangen.

Durch alle diese Operationen wird die Symmetrie der Brust in unschöner Weise gestört. Daher sind Lappenbildungen zur Deckung des Defektes aus der Nachbarschaft von den verschiedensten Seiten in Vorschlag gebracht worden. SHRADY hat eine Art Visierlappenplastik, aus vier Lappen bestehend, von denen zwei oberhalb und zwei unterhalb des Defektes

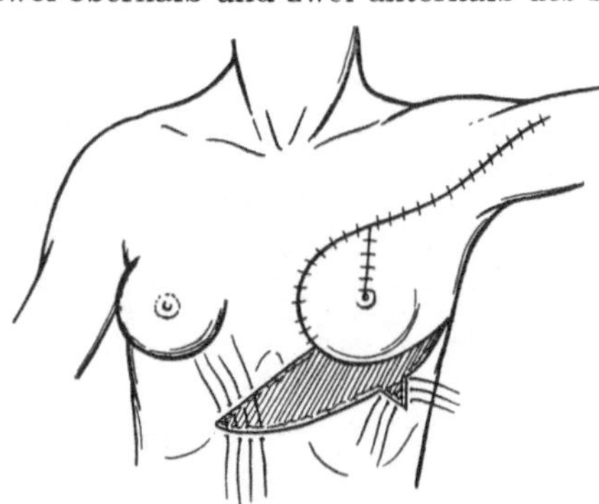

Abb. 4.

gestielt waren, angewendet. PAYR hat 1906 aus der Haut des medialen Wundrandes mit Stiel am Brustbein einen langen sichelförmigen Lappen gebildet, dessen Spitze nach oben außen umgeschlagen, in den Defekt eingepflanzt wurde. Da sich dieser Lappen an der Umschlagstelle etwas aufstellt, hat er damit ein mammaähnliches Gebilde konstruiert.

HEIDENHAIN benützte zur Lappenbildung die Bauchhaut unterhalb und außerhalb des Defektrandes und seitlich gestielt. Der sekundäre Defekt konnte durch Naht fast ganz geschlossen werden.

Von TANZINI wurde 1913 ein im Rücken gestielter Lappen, der die Mm. latissimus dorsi und teres major mit Gefäßen enthielt, zur Defektdeckung herangezogen. KLEINSCHMIDT verwendet seit Jahren einen 10—15 cm breiten Lappen des äußeren Wundrandes, der unter Umständen bis in die Nabelgegend reicht und hier spitz zuläuft (Abb. 3). Dieser Lappen wird ähnlich dem PAYRschen nach oben geschlagen und so in den Defekt eingefügt. Auch dieser Lappen stellt sich an der Umschlagstelle etwas auf und kann bei gut entwickeltem subkutanen Fettgewebe die Form der Mamma nachahmen. Der sekundäre Defekt läßt sich fast immer nach Ausscheidung einiger BUROWscher Dreiecke am äußeren Wundrand und genügender Unterminierung der Haut verschließen (Abb. 4).

B. *Mammaplastik aus kosmetischen Gründen.* Die *Hängebrust.* Man unterscheidet, wie schon bemerkt, eine atrophische und eine hypertrophische Hängebrust. Bei der ersteren ist der Drüsenkörper mit seinen Anhängen klein und das Drüsengewebe durch derbe Fett- und Bindegewebseinlagerung weit auseinandergezogen, das Subkutanfett nur in spärlichem Maße vorhanden. Die schlaffe Haut hängt an der Brustwand wie ein doppelhäutiger Lappen herunter. Eine körperliche Belästigung findet nicht statt, dagegen leiden besonders junge Mädchen und Frauen unter dem Mangel der Brust, und besonders unter der Unschönheit so, daß sie mit dem Wunsche einer Verbesserung an den Arzt herantreten.

Es liegt nahe, durch freie Fettransplantation die Form der Brust zu heben, und solche Transplantationen sind auch mehrfach ausgeführt worden. CZERNY hat z. B. ein Lipom von einer anderen Körpergegend unter die Brusthaut verpflanzt.

Auch LEXER und WREDE haben freie Fettransplantationen unter die Brusthaut mit Erfolg vorgenommen.

Die *hypertrophische Hängebrust* bedeutet für die Trägerin, abgesehen von der psychischen Beeinträchtigung, auch körperliche Störungen. Die Mammahypertrophie entwickelt sich fast immer im Anschluß an die erste Menstruation, die häufig in der Folgezeit in unregelmäßiger Weise auftritt. Die Brüste schwellen meistens beiderseitig in erheblichem Maße an, die Haut wird ödematös, und infolge von Stauungszuständen beobachtet man nicht selten eine Zyanose. Da kein Korsett oder ein anderer Stützapparat imstande ist, die dauernd an Gewicht zunehmenden Brüste in genügender Weise zu stützen, so werden sie häufig von der Trägerin durch Leibchen an den Körper angepreßt, wodurch die Beschwerden noch erheblicher werden. Es stellt sich ziehender, nach dem Schlüsselbein ausstrahlender Schmerz ein, und durch die Berührung der Unterfläche mit der Bauch- und Brusthaut kommt es zu intertriginösen Ekzemen. Es sind Hypertrophien beobachtet worden, bei denen die einzelnen Brüste 6—8 Pfund wogen. Die Brustwarzen verlieren durch das Gewicht der abwärtsziehenden Brust oft ihre Form, sie werden längsoval, stark vergrößert und verdünnt. Nicht selten ist die Hypertrophie der einen Seite stärker als die der andern, so daß auch noch eine Asymmetrie der Brüste als weitere kosmetische Schädigung hinzukommt. Während man über die Berechtigung zur Operation bei der atrophischen Hängebrust, solange es sich um rein psychischen Einfluß handelt, streiten kann, muß sie für die Operation der hypertrophischen Hängebrust bei dem Vorhandensein einiger der genannten Störungen ohne weiteres anerkannt werden. Man hat daher auch schon vor längerer Zeit radikal eingegriffen und solche Brüste einfach amputiert.

Plastische Operationen sind erst Ende des 19. Jahrhunderts zur Ausführung gekommen. POUSSON hat als erster 1897 aus der Haut und dem Subkutangewebe oberhalb der Brustwarze ein handbreites Stück herausgeschnitten und dadurch die Brust gehoben. Dabei blieb auf der Oberseite der Brust eine häßliche, quer verlaufende Narbe zurück.

VERCHÈRE hat bereits das kosmetische Resultat dadurch etwas verbessert, daß er aus der lateralen Seite in der Nähe der Achselhöhle ein dreieckiges Hautstück entfernte, das er dann durch y-förmige Naht verschloß. Dadurch wurde die Brust gehoben, die Brustwarze rückte ebenfalls nach oben, aber auch stark nach außen.

Nach ihm hat DEHNER als erster Deutscher, ähnlich wie POUSSON, oberhalb der Brustwarze Haut und Subkutanfettgewebe entfernt und den oberen Rand der Brustdrüse an der dritten Rippe befestigt.

Für *kleinere und mittlere Mammahypertrophien* ist ein Verfahren von A. NOËL sehr empfehlenswert. Sie bezeichnet es als Méthode de retouches successives. Bei dieser Methode wird zunächst aus der Haut oberhalb der Mamilla ein halbmondförmiges Stück herausgeschnitten (Abb. 5), und zwar bleibt zwischen dem unteren Bogenschnitt des Halbmondes und dem Warzenhof noch ein Stück Haut erhalten. Der halbmondförmige Schnitt wird exakt genäht. Nach etwa 14 Tagen wird ein zweiter Halbmond aufgetragen (die Halbmonde werden mit Hilfe von Schablonen umschnitten), der näher an den Warzenhof heranreicht und die alte Narbe einschließt (Abb. 5). Auch dieser Halbmond wird umschnitten, die Haut entfernt und der Defekt wieder sorgfältigst vernäht. Nach weiteren 14 Tagen kommt dann schließlich die Exzision eines dritten Halbmondes, der wieder die letzte Narbe mit entfernt und dessen untere Bogenlinie diesmal bis an den Warzenhof bzw. in den Warzenhof hineinreicht (Abb. 6). Die Operation wird in Lokalanaesthesie ausgeführt. Ein Teil der Patientinnen von A. NOËL hat in den Zwischenpausen gearbeitet.

Sie gibt dann eine Abänderung dieses Verfahrens nach CÄSARI an. Die Änderung betrifft nur die Form des äußeren Bogenschnittes, aus dem kleine Dreiecke ausgeschnitten werden, um die Aneinanderpassung des oberen und unteren Bogenschnittes des Halbmondes mühelos bewerkstelligen zu können.

Für kleinere Hängebrüste gibt sie eine Methode von LOPEZ-MARTINEZ an, bei der es sich allerdings auch nur um eine Hautresektion in Schmetterlingsform unter Verpflanzung der Mamilla nach oben handelt. Bei dieser Methode wird der Warzenhof nur teilweise, nicht zirkulär, umschnitten. Eine weitere Methode desselben Autors zeigt auch eine Art Knopflochmethode (s. weiter unten).

A. NOËL beschreibt ein anderes eigenes Verfahren, das sie seit 1929 in zwei Zeiten ausführt. Bei dieser Methode wird zunächst oberhalb der Mamilla aus der Brusthaut ein herzförmiges Stück exzidiert, auch ein Teil des fast immer zu großen Warzenhofes wird mit entfernt. Bei der Naht wird die Mamilla nach oben verschoben und mit dem oberen Wundrand in Verbindung gesetzt. Die überschüssige Haut wird bei der Naht in einige radiär verlaufende Falten gelegt. Nach abgeschlossener Wundheilung wird dann der Warzenhof im unteren Teile umschnitten, dabei zugleich verkleinert. Von diesem Schnitt, der die neue Grenze des Warzenhofes unten bildet, gehen beiderseits Bogenschnitte aus, die in einer Linie unterhalb der Mamilla zusammenlaufen. Es wird dadurch eine Figur von abgerundeter Herzform umschnitten, die auch möglichst alle die Falten einschließt, die bei der ersten Operation gebildet werden mußten. Bei der Naht des so entstandenen Defekts werden zunächst die oberen Hautränder mit der neuen Warzenhofgrenze vereinigt. Einige radiäre Falten müssen dabei gebildet werden.

Soll die Brust mehr konisch gebildet werden, so wird der Defekt bei der zweiten Operation nach unten verlaufend verlängert, so daß etwa die Form eines „Pique" entsteht. Bei der Naht wird zunächst wieder mit den oberen Wundrändern der Warzenhof umsäumt und die untere Wunde, linear vom Warzenhof nach dem Brustansatz verlaufend, geschlossen. Diese Operation ist ähnlich der von SCHREIBER (s. unten), nur daß dieser große Mengen von Fett und Drüsengewebe außer der Haut entfernt.

Der erste, der die Verkleinerung der Brust und gleichzeitig Hebung von einem unsichtbaren Schnitt ausführte, war GIRARD. Sein Schnitt verlief unterhalb der Hängebrust, nahe der Umschlagstelle. Er entfernte hier ein sichelförmiges Stück, löste die Brustdrüse von ihrer Unterlage ab bis zur dritten Rippe und befestigte sie hier durch eine Reihe von Katgutnähten, die durch den Rippenknorpel gelegt wurden. Eine weitere Reihe von Katgutnähten fixierte die Hinterfläche der Brustdrüse in gehobener Stellung an der Faszie des Pectoralis major.

Das radikale Verfahren unter Opferung der Brustdrüse, aber unter Erhaltung der Brustwarze, wurde 1921 von HOFFMANN (HÜBENER) angewendet. Er bildete einen großen zungenförmigen Hautlappen der oberen Brusthaut, der in großem Bogen 2 cm unterhalb der Mamilla herumgeführt wurde. Ein zweiter Schnitt, der in den Wundwinkeln mit dem ersten zusammentraf, verlief auf der Unterseite der Mamma in mäßig nach oben konvexem Bogen, dicht am Ansatz der Mamma. Nach Abpräparierung der Hautlappen wurde die ganze Brustdrüse samt Stützgewebe exstirpiert und die beiden Wunden miteinander vernäht. In der zweiten Sitzung wurden dann noch größere Hautstücke entfernt und ein Teil des Subkutanfettgewebes zur Unterpolsterung der Mamilla benützt.

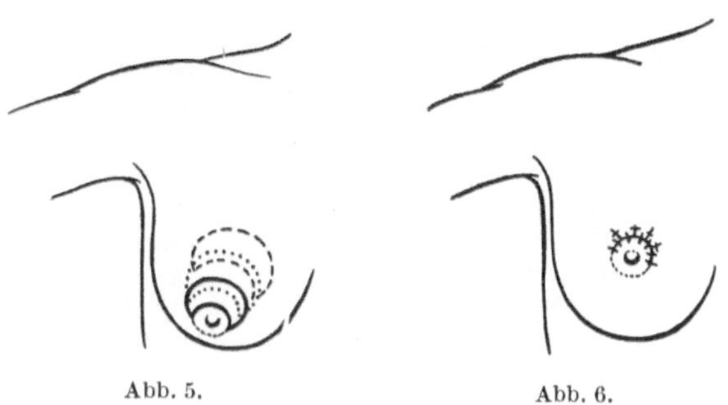

Abb. 5. Abb. 6.

Alle die genannten Methoden waren unvollkommen. 1. Waren sie für schwere Fälle nicht ausreichend oder, 2. wenn große Stücke entfernt wurden, so mußten meist häßliche Narben der Brust in Kauf genommen werden. Es entwickelten sich daher im Laufe der neueren Zeit eine Reihe von Methoden, die folgende Forderungen erfüllen sollten:

1. muß die hypertrophische Hängebrust verkleinert werden, möglichst so, daß trotzdem die Funktion bei einer eventuellen Schwangerschaft nicht beeinträchtigt werde;

2. mußte die Brustwarze verlagert werden, und zwar an eine den normalen Verhältnissen naheliegende Stelle;

3. mußten die notwendigerweise zurückbleibenden Narben möglichst so angelegt werden, daß sie auf die Unterseite der Brust zu liegen kamen.

Der erste Versuch, durch Resektion die Brust wesentlich zu verkleinern und einen funktionstüchtigen Teil zu erhalten, rührt von FRIEDRICH her. Er hat, nachdem die Gutartigkeit der Geschwulst festgestellt war, im Jahre 1901 bei einer Mammahypertrophie die eine Brust amputiert und von der anderen durch radiäre Einschnitte drei Sektoren herausgenommen, so daß „der Rest einer wohlausgebildeten Mamma entsprach". Da aber die Beschwerden weiter bestanden, wurde nach einigen Monaten schließlich auf Wunsch der Patienten auch diese Brust vollkommen amputiert, obwohl ein Weiterwachstum nur in geringem Maße wieder eingesetzt hatte.

KAUSCH (1916) ist der Forderung, funktionstüchtiges Brustgewebe zu erhalten, auf andere Weise nachgekommen. Er zeichnete sich zunächst zwei konzentrische Kreise um die Mamilla vor, exstirpierte die Haut zwischen diesen beiden Kreisen und, in die Tiefe vordringend, Brustdrüse und Fett in erheblich größerem Umfange. Dann vereinigte er durch Naht die beiden Defekte und verkleinerte dadurch die Brust sehr erheblich, nachdem er sie in der Tiefe noch an die Pektoralisfaszie angeheftet hatte. Der zentrale Teil unter der Mamilla und fast die ganze Haut wurden nekrotisch. Er hat daher den Vorschlag gemacht, zunächst in einer Sitzung nicht zirkulär Haut und Gewebe aus der Tiefe zu entfernen, sondern in einer Sitzung nur eine Hälfte und dann in einer zweiten die andere Seite zu verkleinern. Die Methode von KAUSCH hat wohl kaum Anhänger gefunden.

In anderer Weise ist HOLLÄNDER bei der Verkleinerung der Brust vorgegangen (1924). Er hat aus dem

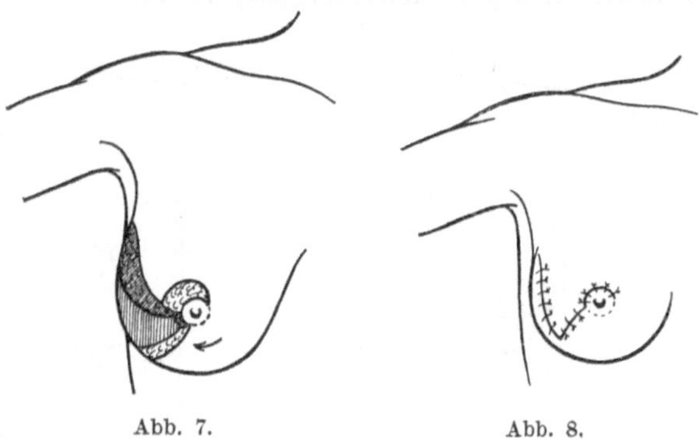

Abb. 7. Abb. 8.

seitlichen Teil der Brust zwischen zwei Schnitten, die etwa handbreit unterhalb der Achselhöhle in der Axilla begannen, um die Lymphzirkulation nicht zu stören, während er die Brust anhob, ein großes Segment der Haut mitsamt Brustdrüse und Fettgewebe herausgeschnitten (Abb. 7). Die Schnitte endigten am Warzenhof. Dann wurde der Defekt in der Drüse durch tiefgreifende Nähte wieder vernäht, während der Brustrest gleichzeitig auf dem Pektoralis etwas nach oben geschoben und zugleich mit der Muskulatur mit den gleichen Nähten fixiert wurde. Um nun auch die Brustwarze an die richtige Stelle zu rücken und der Brust eine runde Form zu geben, wurden zwei neue Schnitte angelegt, von denen der obere an der Grenze zwischen dem mittleren und unteren Drittel zwischen Axilla und Brustwarze begann und bogenförmig oberhalb der Mamilla herumlief, um schließlich bis an die Mamilla heranzureichen (Abb. 7). Der untere umgrenzte die Mamilla bis zum Ende des ebengenannten Schnittes. Das durch diese beiden Schnitte begrenzte Hautsegment wurde gleichfalls mit dem Subkutangewebe entfernt. Der Warzenhof stand etwa noch zur Hälfte mit der unteren Brusthaut in Verbindung, so daß eine Ernährungsstörung nicht zu befürchten war (Abb. 7). Der zuletzt gesetzte Hautdefekt oberhalb der Brustwarze wurde durch Naht verschlossen (Abb. 8). Diese Methode hat den Vorteil, daß die Operation in einer Sitzung ausgeführt werden kann, daß die Brust wesentlich kleiner und gleichzeitig die Mamilla ohne Gefahr einer Nekrose nach oben verpflanzt wird. Sie ist aber für ganz schwere Fälle nicht geeignet, da die Brust nur auf einer Seite verkleinert wird.

HOLLÄNDER wendet, wie wir sehen, eine Resektionsmethode an, die er aber gleichzeitig mit einer Suspensionsmethode verbindet.

In wieder anderer Weise hat DE QUERVAIN diese beiden Methoden miteinander vereinigt. Er hat, ähnlich wie GIRARD, die Brust von einem submammären Schnitt aufgeklappt, nach oben geschlagen, die Rückseite vollständig freigelegt und nun die Brustdrüse auf der Vorderfläche von der sie bedeckenden Haut ringsherum so weit abpräpariert, daß nur ein etwa 6—7 cm im Durchmesser messendes Stück mit der Mamilla in der Mitte der Haut in Verbindung blieb. Den ganzen übrigen Teil hat er zirkulär abgetragen. Der Rest wurde dann mit Katgut an der Pektoralisfaszie an richtiger Stelle festgenäht und die untere Wunde geschlossen. Seine Patientin hat nach fünf Monaten eine Geburt durchgemacht, wobei sich zeigte, daß die Stillfähigkeit nicht gelitten hatte. Nach neun Monaten bestand noch ein gutes Resultat.

Mit den Resektionsmethoden gelingt es, besonders in Kombination mit der Suspensionsmethode, die Brust stark zu verkleinern und dadurch ein gutes kosmetisches Resultat zu erzielen und gleichzeitig funktionstüchtiges Brustgewebe zu erhalten.

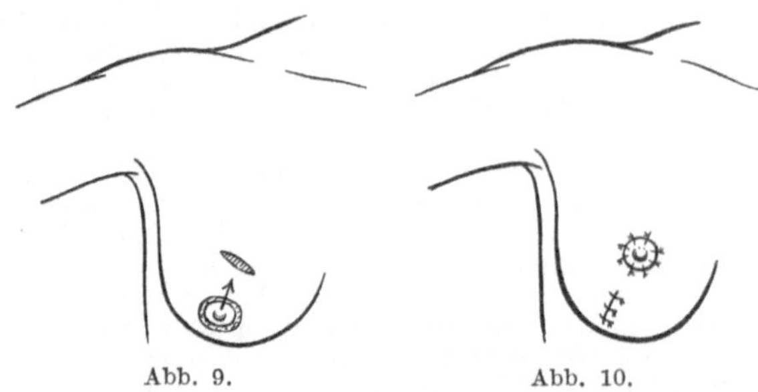

Abb. 9. Abb. 10.

In neuerer Zeit kam nun noch ein Verfahren hinzu, das theoretisch ganz besonders geeignet erscheint, das kosmetische Resultat zu bessern. Es handelt sich hier um die Methode der *Mamillenverpflanzung* unter zirkulärer Umschneidung derselben und Einpflanzung in ein besonders dazu angelegtes Loch an der richtigen Stelle der vorderen Brusthaut. In der Literatur sind Angaben von ECKSTEIN und HOLLÄNDER, die diese Methode empfehlen. Zuerst scheint sie von VILLANDRE (1911) angewandt worden zu sein (Abb. 9 u. 10).

Die *Mamillenverpflanzung* allein ohne Resektion von Brustdrüsengewebe genügt jedoch nur für leichte Fälle, da die Schwere der Brust die höher eingepflanzte Mamilla trichterförmig einzieht. Sie hat außerdem noch einen zweiten Nachteil, nämlich, daß doch gelegentlich Nekrosen oder Teilnekrosen des Warzenhofes und der Mamilla nach der einzeitigen zirkulären Umschneidung eintreten. Da jedoch die Mamillenverpflanzung an sich zweifellos besonders für das kosmetische Resultat von großer Bedeutung ist, so ist von verschiedenen Chirurgen ein Ausweg gesucht und gefunden worden, der die Vorteile der Mamillenverpflanzung beibehält, aber entweder wie HOLLÄNDER (s. oben) auf eine vollkommene zirkuläre Umschneidung verzichtet oder sie, wie JOSEPH, NOËL und SCHREIBER in zwei Zeiten ausführt. Auf die letzteren Methoden kommen wir noch zurück.

Die einzeitige Mamillenverpflanzung unter vollkommen zirkulärer Umschneidung wurde von LEXER, LOTSCH, AXHAUSEN, EITNER, GLAESSMER und AMERSBACH und BIESENBERGER bei ihren Methoden zur Anwendung gebracht. Im einzelnen weichen die Methoden, besonders was die Resektionsschnitte betrifft, voneinander ab. LEXER (KRASKE) exstirpiert oberhalb der Mamilla ein U-förmiges Hautstück, dessen oberer gebogener Rand die nach oben verschobene Brustwarze abgrenzen soll. Die beiden Schenkel des U werden divergierend an der Brustwarze vorbei nach unten geführt bis zur Umschlagstelle und hier durch einen bogenförmigen Schnitt parallel der Umschlagstelle miteinander verbunden (Abb. 11). Die Haut zwischen diesen Schnitten wird exstirpiert. Dann wird ein großes Segment aus der Brustdrüse entfernt, die Mamilla nach oben geschoben und der Brustdrüsendefekt vereinigt und schließlich die Haut genäht (Abb. 12). Es bleibt außer der zirkulären Naht um die Brustwarze nur eine Hautnaht, die von der Brustwarze senkrecht nach unten zieht, während die quer verlaufende Narbe unterhalb der überhängenden Brust zu liegen kommt.

LOTSCH, AXHAUSEN und GLÄSMER und AMERSBACH verwenden die Knopflochmethode.

Bei der Methode von GLAESSMER und AMERSBACH wird zunächst an der richtigen Stelle der vorderen Brusthaut eine Öffnung für die nach oben zu verschiebende und an die richtige Stelle zu bringende Brustwarze gemacht. Dann wird ein großer vorderer Hautlappen, der nach unten konvex verläuft, aus der vorderen Brusthaut gebildet und nach oben abpräpariert. Dieser Bogenschnitt bildet die zukünftige untere Begrenzung der Mamma. Dann wird die Mamilla zirkulär umschnitten, die Haut in ihrer Umgebung abgetragen, die Mamilla unter dem abpräparierten Lappen nach oben bis in das dafür hergerichtete Loch geschoben und hier zirkulär vernäht. Hierauf legt man einen zweiten Bogenschnitt durch die Haut in der submammären Falte an und entfernt das überschüssige Gewebe zwischen den beiden Bogenschnitten aus Haut und Brustdrüse. Schließlich werden die beiden Bogenschnitte miteinander vereinigt.

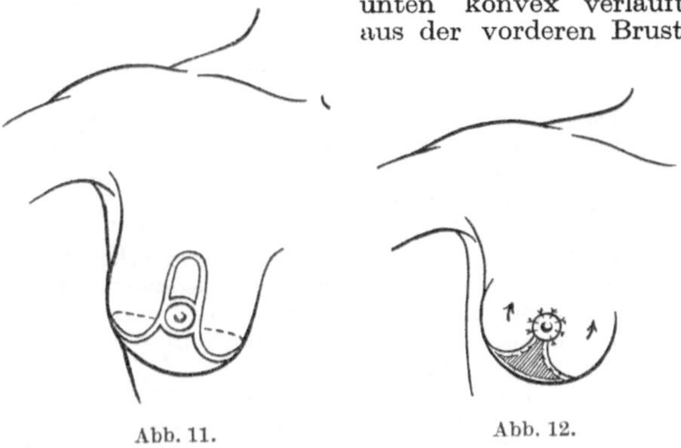

Abb. 11. Abb. 12.

BIESENBERGER umschneidet zunächst die Mamilla, entfernt dann ein sichelförmiges Stück mit unterer Spitze von der umgebenden Haut. Dann wird die Haut in großer Ausdehnung von der Vorderfläche der Brustdrüse zurückpräpariert und nach außen umgeschlagen. Hierauf wird ein großes Stück hypertrophische Brustdrüse von einem S-förmigen, in der Axilla beginnenden Schnitt, der nahe an der Brustwarze vorbeizieht und etwas unterhalb und medial der Brustmasse endet, abgetrennt. Dieser Schnitt dringt senkrecht durch das hypertrophische Gewebe bis auf die Faszie. Die Brustmasse ist dadurch in der Längsrichtung etwa um die Hälfte verkleinert. Um nun gleichzeitig die Brustwarze zu heben, wird der stehengebliebene Rest von der Unterlage her abpräpariert, nach außen und oben umgeschlagen und hier mit dem stehengebliebenen Keil in Berührung gebracht und durch Naht vereinigt. Dadurch wird die auf dem abpräparierten Keil sitzende Brustwarze nach außen und oben verlagert. Erst jetzt wird die Haut wieder zurückgeschlagen und an der Stelle, an der die Brustwarze sitzt, eine Öffnung für diese angelegt. Die überschüssige Haut vernäht man an der Unterseite teils längs, teils quer.

Mit den zuletzt genannten Methoden ist man imstande, gewaltige Hypertrophien nach Belieben zu verkleinern. Sie haben nur, wie gesagt, den einen Nachteil, daß die zirkuläre Umschneidung gelegentlich zur vollständigen oder teilweisen Nekrose des Warzenhofes und der Mamilla führt, was das kosmetische Resultat stört, aber auch, worauf schon HOLLÄNDER hingewiesen hat, die Funktion der Mamma durch Verschluß der Milchgänge unmöglich macht. Daher sind JOSEPH, SCHREIBER, KURTZAHN, SCHWARZMANN, dazu übergegangen, die Mamilla wohl zu verpflanzen, sie aber nur teilweise zu umschneiden oder die zirkuläre Umschneidung zweizeitig vorzunehmen.

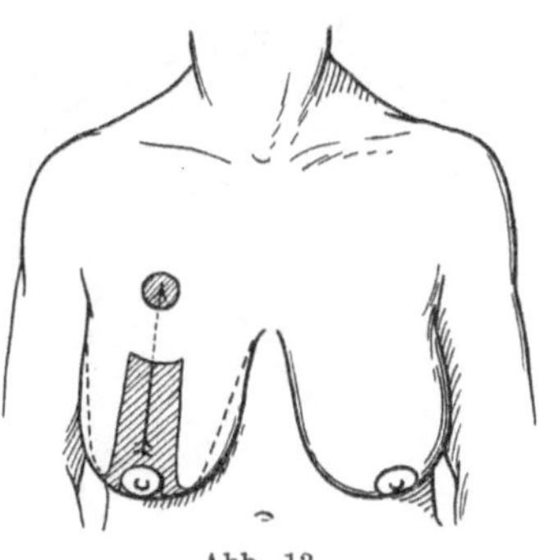

Abb. 13.

JOSEPH legt oberhalb der Brustwarze einen U-förmigen Schnitt an, dessen oberer bogenförmiger Rand dem oberen Rand der verlagerten Brustwarze entsprechen soll. Das Hautstück oberhalb der Brustwarze wird entfernt und gleichzeitig ein Keil aus dem Brustgewebe, diesem Schnitt entsprechend, herausgeschnitten. Die beiden Schenkel des U-förmigen Schnittes werden ebenfalls nach unten weiter fortgeführt bis zur Umschlagstelle, wobei sie bis zu 15 cm Basis auseinanderrücken. Diese Schnitte sollen in senkrechter Richtung durch das ganze Brustdrüsengewebe bis auf die Faszie hindurchgeführt werden. So entsteht ein Gewebskeil, der an der Umschlagstelle breit gestielt, mit Haut bedeckt ist und an seinem oberen Ende die Brustwarze trägt. Dieser ganze Gewebskeil wird nun nach oben geschoben, in den vorher gesetzten U-förmigen Defekt hinein, und die Haut mit den Defekträndern vernäht. Da durch das Hinaufschieben des Keiles zu beiden Seiten desselben außerhalb der auseinanderweichenden Schnitte zuviel Gewebe erhalten bleibt, wodurch eine unschöne untere Begrenzung der Brust entstünde, entfernt JOSEPH aus diesen beiden seitlichen Teilen je nach Bedarf größere Segmente von Haut und Brustgewebe. Schließlich schließt er diesen neu entstandenen Defekt, indem er die Seitenränder desselben mit den Seitenrändern des hochgeschobenen Keiles in Verbindung setzt. Die Methode von JOSEPH hat den Vorteil, daß große Stücke entfernt werden können, und daß die Brustwarze sicher keine Ernährungsstörung zu erleiden braucht, da sie wenigstens zur Hälfte mit der unteren Brusthaut und der Unterlage in Verbindung bleibt. Sie hat den Nachteil, daß zwei Narben zu

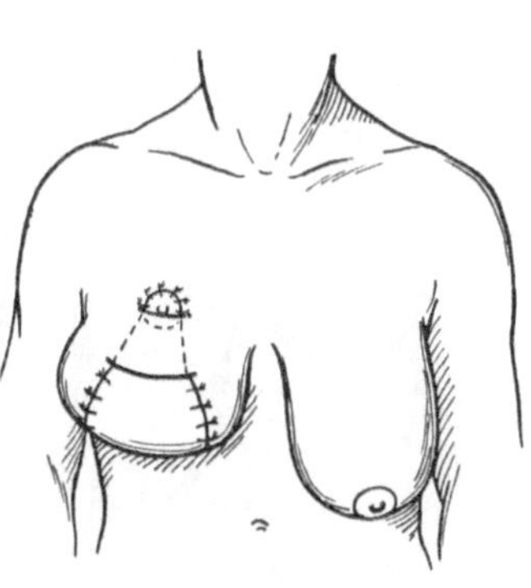

Abb. 14.

beiden Seiten der Brustwarze über dem unteren Mammaabschnitt nach unten verlaufen.

Um diesen Nachteil zu vermeiden, hat JOSEPH ein weiteres Verfahren zur Mammaplastik als zweite Methode empfohlen. Bei ihr wird die Brustwarze im Zusammenhang mit einem unteren Haut- und Drüsenlappen durch eine Hautbrücke nach oben an die neue Stelle geschoben (Abb. 13 u. 14). In der zweiten Sitzung wird dann die Brustwarze von dem Hautdrüsenlappen abgetrennt und der untere Teil der Brusthaut samt Drüse entfernt (Abb. 15 u. 16). Diese Methode hat den Vorteil, daß auch unterhalb der Mamilla keine längs verlaufende Narbe entsteht wie bei fast allen anderen Methoden.

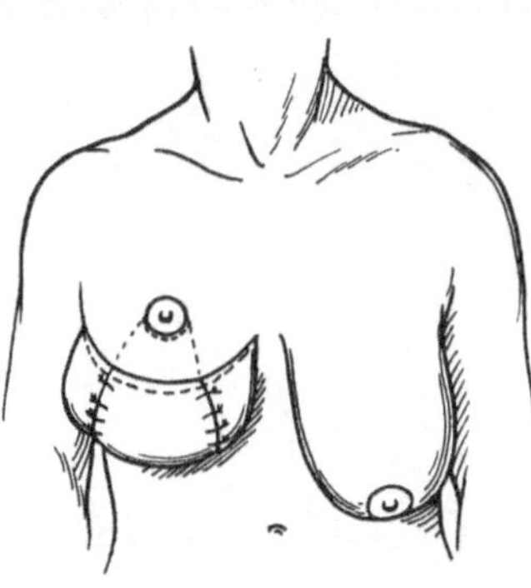
Abb. 15.

SCHREIBERS Methode entspricht im großen und ganzen der Methode von LEXER, nur führt er sie zweizeitig aus. Bei der ersten Operation wird beiderseits oberhalb der Mamilla ein U-förmiger Schnitt angelegt und gleichzeitig mit der Haut ein tiefgehender Keil aus dem Gewebe herausgeschnitten. Dann wird die Brust nach oben gerückt, die Wunde durch Naht verschlossen, die Brustwarze in den oberen Wundrand des U-förmigen Schnittes eingenäht und der überschüssige Teil der Hautschnitte seitlich durch Naht verschlossen. In der zweiten Sitzung, die etwa nach 4—6 Wochen stattfindet, wird die Brustwarze in der unteren Hälfte umschnitten, zwei seitliche Schnitte bis zur Umschlagstelle nach unten geführt und diese Schnitte werden durch einen bogenförmigen Schnitt in der Umschlagstelle verbunden. Die Schnitte werden durch das ganze Brustgewebe bis auf die Faszie durchgelegt und die gesamte Haut samt dem Brustgewebe entfernt. Schließlich wird der Defekt durch tiefgreifende Nähte verschlossen.

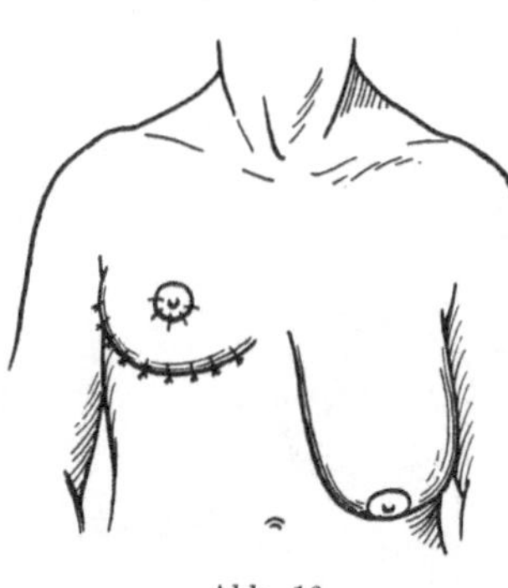
Abb. 16.

KURTZAHN entfernt nur aus dem seitlichen und unteren Brustabschnitt und unter teilweiser Umschneidung der Mamma auf der lateralen und unteren Seite Haut und Brustdrüsengewebe, dreht die Mamilla nach oben in den Defekt hinein und verschließt Haut- und Gewebsschnitt durch einfache Naht.

Die in neuester Zeit veröffentlichte und radikalste Methode ist von SCHWARZMANN angegeben. Er bildet einen medialen, die Mamilla und einen Teil der Brustdrüse enthaltenden Lappen. Von diesem Lappen präpariert er unter Schonung der Cutis die Epidermis ab. Dann bildet er einen oberen Brusthautlappen, der von der Unterlage abpräpariert wird. Hiernach wird die gesamte Haut bis zur Umschlagstelle mit der ganzen übrigen Brustdrüse und dem Stützgewebe entfernt. Schließlich wird der erstgenannte Lappen mit der Brustwarze und dem Brustdrüsenrest nach oben und auswärts gedreht und unter den abpräparierten oberen Lappen geschoben. An der vorher bestimmten richtigen Stelle wird für den Warzenhof eine Öffnung gemacht und endlich der vordere Lappen mit dem Schnitt in der Umschlagsfalte vereinigt.

S. auch Busen.

Brustwarzenplastik. Eine Brustwarzenplastik kann notwendig werden bei der sogenannten Hohlwarze. Da die Hohlwarze das Saugen erschwert oder bei höherem Grade unmöglich macht, so muß durch einen plastischen Eingriff versucht werden, die Warze über die Oberfläche der Haut hervorzuziehen. Am zweckmäßigsten erscheint für solche Fälle der Eingriff von SELLHEIM. Das Prinzip der Plastik besteht darin, daß der Warzenhof umschnitten und nach Abheben der Warze mit einem durchgezogenen Faden eine allmähliche Stielung des Warzenbezirkes vorgenommen wird. Das gelingt am besten durch zirkuläre, senkrecht auf die Unterlage gerichtete Schnitte. Ist die Stielung ausreichend (lieber etwas mehr als zu wenig), so werden aus dem Warzenhofrande einige Hautzwickel herausgeschnitten, um ihn zu verengern. Die durch die Entfernung der Zwickel entstandenen Lücken werden durch Naht der Wundränder wieder beseitigt. Schließlich wird die Haut des Warzenhofes wieder mit der Brusthaut in Verbindung gesetzt. Da die Öffnung größer ist als der Umfang der Warzenhofhaut, so muß die Hautwunde durch seitliche Nähte verkleinert werden. Seltener ist eine Brustwarzenplastik notwendig nach Verlust der Brustwarze im Anschluß an plastische Eingriffe bei der Hängebrust. Es ist mehrfach darauf aufmerksam gemacht worden, daß die völlige ringförmige Umschneidung der Brustwarze die Ursache für eine Teilnekrose geben kann. In anderen Fällen führt eine sekundäre Eiterung zur Nekrose. In beiden Fällen ist der Ersatz der Brustwarze wünschenswert. Ist ein Eiterungsprozeß verantwortlich für die Zerstörung der Brustwarze, so muß selbstverständlich auch nach dem Vernarbungsprozeß noch etwa $^1/_4$ Jahr abgewartet werden, ehe eine Plastik in Frage kommt. In geeigneten Fällen könnte man dem oben beschriebenen SELLHEIMschen Verfahren ähnliches zur Anwendung bringen. A. NOËL schlägt vor, aus der Brusthaut einen halbkreisförmigen Lappen zu bilden, und nach Ausschneidung der Narbe damit die Lücke zu ersetzen. Erst dann wird eine eigentliche Warzenplastik ausgeführt. Entsprechend dem Warzenhof wird ein kreisförmiger Schnitt angelegt, das Zentrum etwas abgelöst und kreuzförmig gerafft, so daß es sich über die Oberfläche emporhebt. A. NOËL erwähnt, daß von anderer Seite andere Vorschläge gemacht wurden, z. B. eine Transplantation von der etwas pigmentierten inneren Oberschenkelhaut oder von Gesichtshaut. Auch Transplantate von anderen Menschen (Brustwarze eines Mannes) sind empfohlen worden, doch hat diese Methode kaum Aussicht auf Erfolg.

Mandarinenöl (Ol. Mandarinae). Dieses wird zur Erzielung gewisser Noten ziemlich häufig zu Phantasiekompositionen benützt.

Mandeln, Amygdalae. Man unterscheidet:

Süße Mandeln, Amygdalae dulces. Diese enthalten zirka 43 bis 50% fettes Öl, 20—25% Proteinstoffe und 6—10% Kohlehydrate, aber kein Amygdalin.

Bittere Mandeln, Amygdalae amarae, enthalten zirka 36 bis 50% fettes Öl, 25—35% Proteinstoffe und 1,75—3,3% Amygdalin. Dieses zerfällt durch das Ferment Emulsion in Benzaldehyd und Blausäure. Zur Bereitung der Mandelemulsionen verwendet man meist ein Gemisch von bitteren und süßen Mandeln; es ist aber besser, nur süße Mandeln zu nehmen und mit etwas blausäurefreiem Bittermandelöl zu aromatisieren, weil bei Verwendung von bitteren Mandeln immer mit einem Blausäuregehalt des Präparats gerechnet werden muß. Mandeln dienen zur Herstellung echter Mandelpasten, Mandelmilch usw. Die Wirkung solcher Mandelpräparate auf die Haut ist eine sehr günstige, allerdings haben viele „Mandel"-Präparate des Handels mit Mandeln nichts zu tun und sind ohne Verwendung solcher hergestellt.

S. auch Mandelpasten.

Mandelblüte, ein Mandel-Phantasiegeruch.

Benzaldehyd	18 g	Jasmin künstl.	2,5 g
Sandelöl ostind.	2 „	Rosenöl künstl.	5,5 „
Zitronenöl	3,5 „	Neroliöl Bigarade	1,5 „
Lavendelöl	2,5 „	Heliotropin	2,5 „
Cumarin	0,8 „	Anisaldehyd	1,5 „
Geraniol	1,5 „	Methylanthranilat	3,5 „
Ketonmoschuslösung	8 „	Benzylacetat	15 „

Mandelhonigcreme, s. Hinds Hony Almond.

Mandelkleie, Mandelmehl, Farina Amygdalarum, Furfur Amygdalarum. Unter dieser Bezeichnung verstehen wir die Preßrückstände aus zerquetschten Mandeln, die bei der Ölgewinnung zurückbleiben. Sie werden getrocknet und gepulvert, enthalten aber stets noch kleine Mengen Mandelöl. Streng genommen müßte man unterscheiden zwischen eigentlicher Mandelkleie (Furfur Amygdalarum), die aus Preßrückständen ungeschälter Mandeln besteht, und dem eigentlichen Mandelmehl, erhalten durch Pulvern der Preßrückstände aus geschälten Mandeln. Nur letztere sind selbstverständlich zur Herstellung der Mandelpasten geeignet.

S. auch Mandelpasten.

Mandelkleiepräparate:

Mandelmehl	500,0
Veilchenwurzelpulver	100,0
Reisstärkepulver	375,0
Borax	25,0
Blausäurefreies Bittermandelöl	4,0
Geraniumöl	1,0

Kastanienpulver	490,0
Veilchenwurzelpulver	200,0
Mandelmehl	250,0
Natriumbikarbonat	50,0
Bergamottöl	10,0

Mandelmehl	500,0
Veilchenwurzelpulver	50,0
Bohnenmehl	50,0
Reisstärke	100,0
Seifenpulver	25,0
Bittermandelöl	0,5

Mandelmehl	1250,0
Veilchenwurzelpulver	125,0
Kastanienmehl	125,0
Solution Iris (5%)	3,0
Bittermandelöl	0,5

Bei einer sehr rauhen und stark verhornten Haut empfehlen sich, um die Reinigungskraft der Mandelkleie zu erhöhen und ihr noch eine gewisse Schleifkraft, wie diese mitunter bei gewissen Verhornungsanomalien, wie Lichen pilaris, Ichthyosis u. dgl. willkommen ist, zu verleihen, Zusätze von Sand oder ähnlich wirkenden Stoffen zu geben. Sogenannte Sandmandelkleien (s. dort).

S. Pharmakologie.

Mandelmilch, s. Laits de Beauté.

Mandelöl.

Mandelöl, aetherisches, bitteres, blausäurefrei (Ol. Amygdal. amar. aether.). In kleinen Mengen als Aroma benützt (Mandelcremes). Meist durch den Benzaldehyd (künstl. Bittermandelöl) ersetzt. Blausäurehaltiges Bittermandelöl ist giftig, es dürfen also nur blausäurefreie Sorten verwendet werden.

Mandelöl, fettes, Ol. Amygdalarum pingue. Aus den süßen und bitteren Mandeln (trotzdem häufig als Ol. Amygdalarum dulc. bezeichnet). Hellgelbes Öl, kommt häufig mit Kernölen (Aprikosen- oder Pfirsichkernöl) verschnitten im Handel vor (billige Sorten). Feine Sorten (französische) sind reines Mandelöl, also für feine Präparate stets vorzuziehen (Kostenfrage). Mandelöl wird sehr leicht ranzig und ist nur schwer zu konservieren. Man ersetzt es daher meist durch Vaselinöl, eventuell auch Walratöl oder Haselnußöl (konserviert). Die Kernöle sind dem Mandelöl sehr ähnlich und lassen sich in vielen Fällen wie dieses verwenden. Mandelöl gibt auch sehr feine Seifen, ist aber zu diesem Zweck meist zu teuer und wird gut durch Kernöle ersetzt. Mandelöl wird, soweit es sich nicht um ausgesprochene Dauerpräparate handelt, zu feinen Cremes u. dgl. verwendet. Für ex tempore bereitete Salben ist es, wenn frisch, vorzüglich verwendbar.

Mandelpasten.

Echte Mandelpasten sind Pasten, die durch Emulgierung der Mandelfrüchte hergestellt wurden und bei denen das Fleisch des Mandelkernes entweder den einzigen körpergebenden Bestandteil darstellt (einfache oder reine Mandelpasten) oder aber wenigstens einen wesentlichen Teil der körpergebenden Bestandteile ausmacht, die also zum Teil aus anderen geeigneten Materialien bestehen können (zusammengesetzte Mandelpasten).

Halbechte Mandelpasten sind solche, bei denen keine Mandelkerne zur Herstellung der Emulsion mitverwendet wurden, in denen aber wenigstens das fette Öl der Mandeln enthalten ist. Die aus Mandelpreßrückständen bereiteten Pasten dieser Art können als echte Mandelpasten angesprochen werden, wenn zu ihrer Herstellung gleichzeitig fettes Mandelöl mitverwendet wurde; sie sind halbechte Mandelpasten, wenn hierbei andere fette Öle Verwendung finden.

Unechte Mandelpasten (Pastae Amygdalarum factitiae) sind solche, die weder das Kernfleisch der Mandel noch deren fettes Öl enthalten, und sind diese meist auf Basis von Stearinemulsionen oder emulgiertem Wachs hergestellt. Diese letztere Sorte spielt in der modernen Kosmetik eine ganz besondere Rolle und scheint mehr und mehr die echten Mandelpasten verdrängen zu wollen. Sie können in Form beliebiger kosmetischer Pasten bzw. dichter Cremes bereitet werden, meist unter Zusatz von Stärke o. dgl. Ganz hervorragende Dienste leisten, wie bei der Herstellung von Mandelpasten überhaupt, hier die modernen Emulgatoren. Wiederholt betont sei, daß die Verwendung bitterer Mandeln wegen des unvermeidlichen Blausäuregehaltes der Pasten nicht ohne Gefahr ist.

Einfache Mandelpasta.

Geschälte süße Mandeln	1200 g	Rosenöl bulg.	2 g
Glyzerin	200 „	Bittermandelöl blausäurefrei	1 „
Alkohol	50 „		
Rosenwasser	1300 „		

Ein konservierender Zusatz ist hier auf alle Fälle anzuraten, obwohl der Alkohol schon konservierend wirkt. Man gebe also vorher im Alkohol gelöste Salizylsäure (etwa 4 g für obigen Ansatz) oder Benzoesäure bzw. benzoesaures Natron zu.

Moderne Mandelpasta (echte Mandelpasta).

Geschälte Mandeln	350 g	Borax	8 g
Rosenwasser	2000 „	Benzoesaures Natron	6 „
Walrat	20 „	Alkohol	100 „
Weißes Wachs	20 „	Bittermandelöl	5 „
Stearin	30 „	Sandelöl	0,5 „
Glyzerin	100 „	Zitronenöl	0,5 „
Triaethanolamin	10 „	Rosenöl bulg.	0,5 „
Pottasche	5 „		

S. auch Amandine; Hinds Honey Almond Cream.

Mandelpfröpfe, s. Mundgeruch.

Mangan.

Mangandioxyd, Braunstein, Manganum dioxydatum (peroxydatum). Graubraune Massen bzw. Pulver. Wird selten zu Salben (5—10%) bei intertriginösen Erscheinungen usw. verwendet. Wirkt im wesentlichen austrocknend und adstringierend. Als kolloidales Mangandioxyd als Katalysator für Sauerstoffbäder, auch gegen Frostbeulen (Frostalla, s. dort).

Mangansulfat, Manganum sulfuricum. Das kristallisierte Salz bildet blaßrote Kristalle, die sehr leicht in Wasser (0,8 Teile) löslich sind. Zu Haarfärbemitteln, auch als Salbe (5%) gegen Hautkrankheiten. Durch Entwässern erhält man

Manganum sulfuricum siccum, das analog verwendet wird.

Permanganate.

Calciumpermanganat, Calcium permanganicum (hypermanganicum), auch unter den Namen *Acerdol* oder *Monol* im Handel. Dunkelviolette, zerfließliche Kristalle, leicht löslich in Wasser. Kräftiges Antisepticum und Desodorans. Seine Wirkung ist analog jener des Kaliumpermanganates, aber bedeutend energischer.

Kaliumpermanganat, Kalium permanganicum (hypermanganicum). Das bekannteste übermangansaure Salz. Dunkelviolette, harte, nicht zerfließliche Kristalle, löslich in 16 Teilen kaltem und 3 Teilen siedendem Wasser. Kräftiges Oxydationsmittel, gibt in Berührung mit organischen Stoffen Sauerstoff ab. Cavete Zusammenreiben von Alkohol, Glyzerin, Zucker, aetherischen Ölen, Kohle usw. mit trockenem Permanganat wegen Explosionsgefahr (analog Kaliumchlorat). Auch konzentrierte Schwefelsäure kann solche Gemische von Permanganat und organischen Substanzen zur Explosion bringen. Im Kontakt mit Geweben und Gewebssäften spalten Lösungen der Permanganate Sauerstoff ab, zugleich tritt Bräunung der Hautstellen ein. Permanganatlösungen dürfen nicht durch Papier filtriert werden, da auch dieses als organische Substanz zersetzend auf Permanganat einwirkt (Asbest- oder Sandfilter). Sie müssen vor Luft und Licht geschützt aufbewahrt werden.

Die therapeutische Wirkung des Kaliumpermanganates (wie aller Permanganate) beruht auf Oxydation und dadurch hervorgerufene Bakterizidie. Permanganate töten die Fäulniserreger ab und verhindern so Fäulnis und üblen Geruch (desodorisierende Wirkung). Permanganate wirken auch styptisch und sekretionsbeschränkend, als Metallsalze auch adstringierend im weiteren Sinne. Was ihre Ätzwirkung anlangt, so ist zu beachten, daß Permanganatkristalle auch auf intakter Oberhaut eine solche bei Befeuchtung hervorbringen, bei fehlender Oberhaut wirken konzentrierte Lösungen kräftig ätzend. Schleimhäute werden bereits von 1%igen Lösungen geätzt, daher Vorsicht bei Gurgelwässern o. dgl. Die Ätzung ist schmerzhaft, aber superfiziell, an der Ätzstelle bildet sich ein braunschwarzer Schorf. Als Desodorans wird es bei Foetor ex ore, jauchigen Geschwüren, übelriechenden Schweißen aller Art (Bromhidrosis, Achselschweiß usw.) verwendet, als Adstringens bei Perniones und so weiter. Zu Mundspülungen 2%ige Lösungen, davon etwa 1—2 Teelöffel für 1 Glas Wasser. Zu Vollbädern (5,0 für Erwachsene, 3,0 für Kinder), hauptsächlich zu Fußbädern bei Fußschweiß verwendet. (Keine Holzwannen!) (Bräunliche Verfärbung der Haut, besonders der Nägel, wird durch Zitronensaft, Wasserstoffsuperoxyd, Natriumbisulfit o. dgl. leicht beseitigt.) Auch zu Haarfärbemitteln und Hautbräunungsmitteln (Lichtschutzsalben) gebraucht, in alternativer Anwendung mit Natriumbisulfit oder Natriumthiosulfat auch zum „Weißbleichen“ der Haare empfohlen. Hier ist die Bleichwirkung aber nur recht problematischer Natur.

Natriumpermanganat besitzt völlig analoge Wirkung, soll aber, speziell bei Haarfarben, bessere Resultate geben als das Kalisalz.

Zinkpermanganat, Zincum permanganicum (hypermanganicum). Dunkelrote zerfließliche Kristalle, leicht löslich in Wasser. Die Lösung zersetzt sich rasch, wenn sie nicht in dunklen, gut verschlossenen Gefäßen aufbewahrt wird. Es gibt auch viel leichter Sauerstoff ab als das Kalisalz oder andere Permanganate, wirkt also intensiver, trotzdem ihm jede Ätzwirkung auch auf die zartesten Schleimhautstellen fehlt. Zu Spülungen 0,5—1,0 in Wasser 1000,0. Jeder Zusatz organischer Substanz ist zu vermeiden.

Manganbraun ist im wesentlichen Mangandioxyd. Als Schminkefarbstoff u. dgl.

Manganhaarfarben. Als Ausgangsmaterial für diese Haarfärbemittel kommen vor allem die übermangansauren Salze in Frage. Die *Permanganate* färben schon ohne Entwickler an der Luft, doch empfiehlt sich meist die Mitverwendung eines solchen, wie Tannin, Alkalisulfid oder Pyrogallol, um natürlichere, weniger fuchsige Töne zu erhalten.

Blond.

I. Natriumpermanganat	10 g	II. Natriumsulfid	20 g
Wasser	500 „	Wasser	400 „

Braun.

I. Natriumpermanganat	300 g	II. Pyrogallol	50 g
Wasser	1 l	Wasser	1 l

Statt der Permanganate kann man auch andere Mangansalze, z. B. Mangansulfat, verwenden.

Die Mangansalzlösungen, besonders jene der Permanganate, müssen vor Luft und Licht geschützt in dunklen Flaschen aufbewahrt werden. Die erzielte Haarfarbe ist wenig haltbar und bleicht rasch am Lichte aus. Säuren, schwefligsaure Salze, Natriumthiosulfat, Wasserstoffsuperoxyd (Oxalsäure) u. a. zerstören sie. Diese Chemikalien können also auch zur Entfernung von Permanganatflecken verwendet werden.

Manicure (Pedicure), s. Mode; Nagelpflege; Röntgen.

Manicurparonychie, s. Röntgen.

Markasitseife nach Dr. med. Antoni ist eine überfettete Seife mit Wismutoxychlorid gegen unreine Haut, Pickel, Mitesser usw. (P. Beiersdorf & Co., Hamburg.)

Markfett (Pomade), s. Ochsenmarkfett (Pomade).

Marmorseife nach Schleich. Man löst 750 g Kernseife in 1500 g Wasser. Zu dieser Lösung gibt man Wachspasta nach Schleich 150 g und Steralpasta nach Schleich 150 g und mischt gut durch. Hierzu werden Marmorpulver 7000 g gegeben, dann gut durchgerührt und etwa $1^1/_2$ Stunden gekocht, schließlich gibt man noch 300 g heißes Wasser hinzu, mischt und läßt erkalten (s. auch Schälkuren).

Marmorstaub (Marmorpulver) ist im wesentlichen kieselsäurehaltiges Calciumcarbonat und kann in analoger Weise wie Schlämmkreide Verwendung finden.

Wird heute nur selten als Zusatz zu Seife (s. Marmorseife), zu Pasten und Pulvern (Zahnpflegemittel usw.) herangezogen.

Maronen, s. Kastanien, echte.

Marseiller Seife ist eine ausgesalzene, gesottene, neutrale Olivenöl-Natronseife. Wenn aus gutem Olivenöl (mindestens zweiter Pressung) gesotten, von guter Qualität; sogenannte Marseiller Seifen aus Sulfuröl (heiß gepreßtem Öl aus Rückständen der Olivenölgewinnung) sind absolut minderwertig.

S. auch Gesichtspflege; Haarpflege.

Martins Enthaarungsmittel ist das unfiltrierte Gemisch, das beim Einleiten von Schwefelwasserstoff in einen dünnen Kalkbrei entsteht.

S. auch Depilatorien.

Martiusgelb, Naphthalingelb, Safrangelb, ist das Ammonium-, Natrium- oder Calciumsalz des Dinitro-α-Naphthols, orangegelbes Pulver, löslich in Wasser. Vermischt mit anderen Farbstoffen zur Färbung von Haaren, besonders von toten Haaren. Es ist nicht ungiftig.

Masken (Maskenbehandlung des Gesichtes, s. auch Gesichtspackungen).

Schon das Bestreichen des Gesichtes mit Hautfirnissen (Kaseinfirnis, Gelanthfirnis, Zinkleim, Eiweiß o. dgl.) kann als Maskenbehandlung aufgefaßt werden, auch Anlegung eines Pflaster- bzw. Salbenverbandes. Ebenso fällt in vieler Hinsicht auch die Kataplasmen- und Breiumschlagbehandlung unter den Begriff Maske, ganz besonders aber Schlammpackungen des Gesichtes, Auflegen von Boluspasten, Mehlpasten usw. Auch die Dauerkompressenbehandlung (Wattekompressen usw.) gehört in vieler Beziehung hierher. Die Maske selbst stellt meist das Vehikel bzw. die abschließende Decke für geeignete Medikamente dar, denen man durch Luftabschluß bzw. andauernden innigen Kontakt entsprechend gleichmäßige bzw. tiefe Wirkung verleihen will. In manchen Fällen kommt, was namentlich für die flüssig aufgestrichenen Masken spezieller Art (z. B. Eiweißmaske, Paraffinmaske, Schlammaske usw.) zutrifft, der Maske eine substantive Wirkung zu, indem die eigentliche körpergebende Substanz des Maskenüberzugs eine mehr oder weniger umschriebene spezifische Wirkung entfalten kann. Im wesentlichen soll der Maskenüberzug die Durchblutung der Haut fördern, die Hautsekrete erweichen, die Poren öffnen und der Haut oft gleichzeitig Nährstoffe bzw. erweichende oder reinigende Substanzen zuführen. Masken besonderer Art (Spannmasken) sind die meist prophylaktisch zur Anwendung kommenden Gummimasken, die das Schlaffwerden einzelner Gesichtspartien vermeiden helfen sollen (mechanisch-spannende Wirkung).

Pflaster- bzw. Salbenverband nach KREN. Nur rund geschnittene Formen liegen gut an. Die nebenstehende Abbildung zeigt die Form der einzelnen Streifen, die, zusammen verwendet, eine Art Maske ergeben.

Ölmaske. Ein flaches Stück hydrophiler Watte geeigneter Größe wird mit einem geeigneten, leicht angewärmten Öl getränkt und der Überschuß abgepreßt. Nun legt man die Ölwatte auf das Gesicht und „reißt" eine Maske (Öffnungen für Augen, Nasenlöcher und Mund), worauf man durch Modellieren eine gut abschließende Maske auf dem Gesicht formt. Man läßt 20 Minuten, eventuell länger liegen und massiert nach dem Abnehmen das Öl in die Gesichtshaut. Überschuß mit Tuch abwischen und, wenn ein mit einem Emulgator versetztes Öl verwendet wurde, mit warmem Wasser herunterwaschen. Therapeutisch nutzbar zu machen bei Seborrhoea sicca, faciei u. a., eventuell Zusatz geeigneter Medikamente. Soweit solche nicht in fettem Öl allein löslich bzw. suspendierbar sind, können vorteilhaft fette Ölemulsionen mit Cetylalkohol o. dgl. als Wasser in Ölemulsionen verwendet werden. Auch Ölpasten können als Ölmaske aufgestrichen werden (Öl-Boluspasta, Öl-Kleienpasta, Öl-Stärkepasta usw.). Ölmasken werden auch aus ölhaltigen Samen, wie Mandeln, Haselnüssen oder Erdnüssen, bereitet. Man schält die Früchte und zerreibt sie mit Wasser (kein Glyzerin), worauf man mit wenig Tragantschleim eine Pasta anstößt, die auf das Gesicht aufgetragen wird.

Paraffinmaske. Man schmilzt das Paraffin im Wasserbad und streicht das geschmolzene Paraffin mit einem flachen Pinsel über das ganze Gesicht, wobei natürlich die Augenpartien, Mund und Nasenlöcher frei bleiben.

Man streicht so lange bis die Paraffinschicht eine Dicke von etwa 0,5 cm erreicht und läßt erstarren. Nach etwa 20 Minuten wird die Maske an den Rändern losgelöst und sanft als Paraffinhaut abgezogen.

Dieses Verfahren läßt eine kräftige Spannung der Haut erzielen, auch Reinigung der Poren.

Schlammaske (Fangomaske). Kann heiß oder kalt gemacht werden, kalt bei trockener, heiß bei fetter Haut. Man bereitet aus Fango und Wasser einen genügend dicken Brei und bestreicht mit Hilfe eines Flachpinsels damit das ganze Gesicht unter Freilassung der Augenpartien, des Mundes und der Nasenlöcher. Nach etwa 30 Minuten mit lauwarmem Wasser abwaschen, eventuell mit einer warmen Fettemulsion (Lait de Beauté) bei trockener Haut. Als Schlammmaske wird in vielen Fällen auch Moorerde (Franzensbad u. a.), Humuserde usw. verwendet, sehr oft auch Phantasiekunstprodukte aus Bolus mit Zusatz von Eisenoxyd, Schwefel usw. Auch „radioaktiv" wirkender Schlamm kommt natürlich hier zur Anwendung.

Eiweißmaske. 1. Das Gesicht wird mit frischem, klarem Eiweiß bestrichen, das man eintrocknen und etwa 20 Minuten lang liegen läßt. Dann wird abgewaschen. 2. Man schlägt das Eiweiß zu Schnee, gibt etwas Zitronensaft hinzu und streicht. 3. Aus dem klaren oder zu Schnee geschlagenen Eiweiß wird mit Mandelkleie zur dünnen Pasta verarbeitet und diese mit dem Pinsel aufgestrichen.

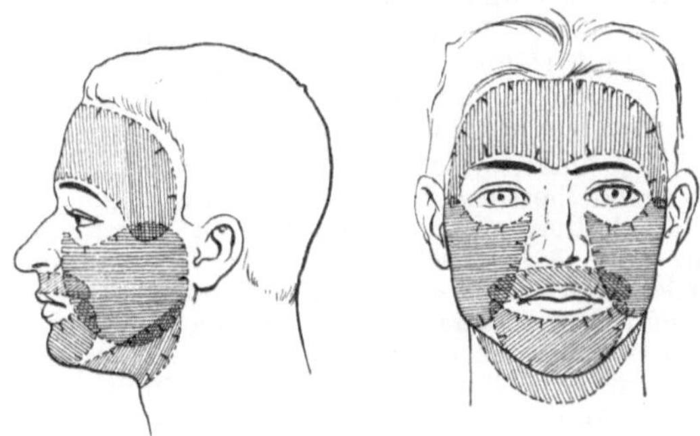

Abb. 1. Pflasterverband nach KREN.

Alaun-Eiweißmaske (adstringierende Eiweißmaske). Nach Art der UNNAschen Alaun-Eiweißpasta bereitet man folgende Lösungen:

Rp. I. Aluminis	15,0	*Rp.* II. Albumin. Ovi sicc.	20,0
Aq. dest.	60,0	Aq. dest.	60,0

Durch Verdünnen von II mit I bis zum Erhalten einer noch dicken, aber gut streichfähigen Mischung und Aufstreichen wird die Maske erhalten. Sie bleibt etwa $^1/_2$ Stunde liegen, dann wird abgewaschen. Die Eiweißmaske macht die Haut matt und besitzt auch bleichende Wirkung.

Kleienmaske. Die einfachste Form ist die eines Breis aus Mandelkleie und warmem Wasser. Auftragen, bis zum völligen Eintrocknen liegen lassen ($^1/_2$ Stunde). Modifikationen sind das Anrühren mit Kuhmilch, mit Emulsionen (Laits de Beauté) usw.

Die *Mehlmaske* wird nach dem klassischen Vorbild der Pasta Poppaeana aus Mehl (Bohnen-, Hafer-, Reis-, Kastanien-, Weizenmehl usw.) hergestellt, unter Verwendung von Milch, Öl, Eiweiß, Eigelb, Vollei, Zitronensaft, Gurkensaft o. dgl. zur Pastabereitung. (S. auch Hafermehlpackung.) Bei Verwendung von Kastanienmehl ist nur solches aus echten Kastanien (Maronen) zu verwenden, kein Roßkastanienmehl.

Tonmaske (Bolusmaske) wird häufig (wohl praktisch mit analogem Erfolg) als Ersatz der Schlamm-(Fango-) Maske gebraucht. Man kann hierzu weißen oder roten Bolus nehmen (letzterer soll besser wirken) und denselben mit Wasser zur Pasta anmachen, die mit dem Pinsel aufgetragen wird und bis zum völligen Eintrocknen liegen bleibt ($^1/_2$ Stunde).

Dauermasken für die Nacht. Als solche, die abends vor dem Schlafengehen aufgetragen werden und die ganze Nacht über liegen bleiben, kommen nur langsam austrocknende Maskenüberzüge in Frage, die meist aus Mehl- oder Tonpasten bestehen, die durch Zusatz entsprechender Mengen Öl, Fett oder Fettemulsionen einem raschen Austrocknen wie bei den gewöhnlichen Maskenpasten dieser Art nicht unterworfen sind. Ein zum Feuchterhalten der Pasta hier oft empfohlener Zusatz von Glyzerin ist durchaus nicht zu befürworten.

Volleimaske wird durch Aufstreichen und Eintrocknenlassen von zusammen verquirltem Eigelb und Eiweiß bereitet.

Eigelbmaske (s. auch Mayonnaisenbehandlung). Als rasch trocknende Eigelbmaske in analoger Weise zu bereiten wie die Eiweißmaske durch Aufstreichen rohen Eidotters und Eintrocknenlassen. Nach dem Eintrocknen mit Wasser abwaschen. Als fette, nicht eintrocknende Maske (Nachtmaske) wird eine Emulsion aus frischem Eigelb mit fettem Öl o. dgl. empfohlen, ganz besonders auch eine Anreibung von hartgekochtem Eigelb mit fettem Öl, Cold Cream, Gelanthum o. dgl. zur Pasta.

Emailmaske. Bestreichen des Gesichtes mit Zinkleim (Zink-Gelatinepasta) oder eines Emails aus Bohnenmehl o. dgl., das mit frischem Eiweiß zur Pasta ad hoc angemacht wurde.

Fertige Masken werden entweder fertig zugeschnitten, bzw. modelliert (nach Art der Karnevalsmasken) vorrätig gehalten oder von Fall zu Fall — oft auch nur ganz roh — zugeschnitten. Solche Gesichtsmasken werden entweder durch Zuschneiden aus dickem Flanell, Filz, Leinenstoff, Baumwollstoff usw. als durchlässige Masken hergestellt oder aus Guttaperchahaut, dünnen Kautschukblättern (Gummi), Fischhaut (Baudruche) usw. als undurchlässige Masken angefertigt. Diese werden dann unter entsprechenden Kautelen aufgelegt (mehr oder weniger straff und anliegend) und in geeigneter Weise befestigt. In einzelnen Fällen bedient man sich auch fertig modellierter steifer Masken aus Kautschuk, lackierter Papiermasse, gesteifter Leinwand usw. Auch der bereits erwähnte Salben- oder Pflasterverband gehört im Prinzip hierher. Die Masken aus Filz, Flanell oder ähnlichem Material werden, meist nach vorherigem Tränken mit geeigneten Flüssigkeiten, wie z. B. adstringierenden Lösungen, Infusionen von Kräutern (Kamillen, Lindenblüten usw.), Fettemulsionen, fetten Ölen usw., als Kompressen aufgelegt, manchmal auch lediglich über eine heiße Sonderkompresse gezogen, um die Wärme des heißen Umschlags gleichmäßiger und länger anhaltender wirken zu lassen. In anderen Fällen werden solche Masken auf der Innenseite mit einer Fettcreme o. dgl. bestrichen und aufgelegt, in diesem Falle wirken sie als Pflaster- (Salben-) Verband. Der Zweck der Maskenanwendung ist, die Wirkung eines spezifischen Mittels zur Hautpflege zu fördern, also den Kontakt mit diesem Mittel möglichst zu verstärken und ihn gleichmäßiger und inniger zu gestalten. Die unterstützende Wirkung der Maske läßt sich beliebig modifizieren, je nachdem man dieselbe nur lose auflegt oder durch Bandagen fest anzieht, natürlich auch durch die Dauer des innigen Kontaktes. Die undurchlässigen Masken aus Guttapercha, Kautschuk (Gummi) usw. kommen praktisch nicht als Vehikel in Frage, in selteneren Fällen können sie indes auch durch Innenaufstrich von Salben, fettem Öl usw. imprägniert zur Verwendung kommen. Meist spielen sie die Rolle der luftabschließenden Haut über einer Kompresse oder einer Einreibung der Gesichtshaut, um durch simultan erweichende Wirkung (Verdunstungsverhinderung des Hautsekrets), bzw. durch hierdurch erzielte tiefere Wirkung der Einreibung bei Luftabschluß nützlich zu sein. In dieser Hinsicht sind aber z. B. die Eiweißmaske und die Paraffinmaske den fertigen Masken aus undurchlässigem Material bedeutend überlegen, weil die erweichende Wirkung der Eiweiß- und Paraffinmasken stets von einer die Poren öffnenden und reinigenden, auch die Haut im allgemeinen kräftigenden Wirkung begleitet ist, die durch Guttapercha-, Kautschukmasken o. dgl. auch bei festem Anspannen praktisch niemals zu erzielen ist.

Fertige Masken spezieller Art. Hier sind nur kurz die hohlen Gummimasken zu erwähnen, die mit heißem Wasser gefüllt als Thermophor, mit Eis oder Kohlensäureschnee gefüllt als Eisbeutel wirken. Auch Thermophormasken aus geeignetem Material mit elektrischer Heizung sind im Gebrauch.

Masken aus Gummi zum Formen des Gesichtes. Diese entsprechend befestigt und aus einzelnen Teilen (Wangenmaske, Stirnband, Kinnbinde) bestehend, sollen über Nacht liegen bleiben und dem Schlaffwerden der Gesichtshaut vorbeugen. Die Kinnbinde bezweckt, speziell dem Schlaffwerden der unteren Gesichtspartien und der Bildung eines Doppelkinns vorzubeugen. Gummimasken dieser Art geben, bei längerem Gebrauch, oft Veranlassung zu Dermatitiden. Man stellt auch poröse Gummimasken her, auch solche aus geeigneten Stoffen, ohne Verwendung von Kautschuk. Letztere sind vorzuziehen. Die Anwendung solcher Spannmasken kann durch übermäßiges Anspannen sehr wenig erfreuliche Resultate hervorbringen, weil so ein durch Hypertension der Haut bedingtes Schlaffwerden der Gesichtshaut direkt begünstigt werden kann. Ganz verwerflich sind jene „Gesichtshautspanner", die mit einem ganzen System von Kurbeln ausgestattet sind und durch Überanspannung der Haut das Schlaffwerden geradezu provozieren.

S. auch Gesichtspackungen; Gesichtspflege; Hauskosmetik; Hydrotherapie; Schönheitsinstitute.

Massage. Die Massage ist ein wertvolles, leider zu selten sachgemäß angewendetes kosmetisches Heilmittel. Als solches bestimmt Anzeige und Art der Ausführung der Arzt, der bei lange Zeit gleichmäßig fortzusetzenden Kuren sich in der Massage gut ausgebildeten Hilfspersonals bedienen kann. Gelegentlich ist auch nach ärztlicher Unterweisung vorzunehmende Selbstmassage angebracht. Systematische Gymnastik[1] ist oft mit der kosmetischen Massage zu verbinden.

Massage (von massein = kneten) bedeutet die mit den Händen auszuführende systematische Bearbeitung der Körpergewebe; der Sprachgebrauch faßt aber auch darunter maschinelle Bearbeitung: Vibrationsmassage, Pneumomassage. Die vielgebrauchten Elfenbeinstäbchen und Röllchen sind ziemlich wertlos. Die erwünschten Wirkungen sind meist nur mit der Handmassage zu erreichen. Die Hände des Masseurs müssen weich, in allen Gelenken spielend beweglich sein, die Nägel kurz und rund geschnitten. Gleitmittel sind meist überflüssig, allenfalls kann weißes Virginiavaselin, das noch etwas Wasser enthalten soll, verwendet werden. Bei zu trockener Haut ist reines Mandel- oder Olivenöl, bei der Narbenmassage Lanolin zweckmäßig. Die Gleitmittel werden nachher mit Seidenpapier abgerieben, bei sehr fetter Haut folgt der Massage eine Abreibung mit Spiritus. Bei Rötung und Reizung der Haut durch die Massage wird ein leichter Decküberzug mit einem indifferenten Puder gegeben. In England sind sogenannte Rolling Creams aus Kasein und Glyzerin im Gebrauch.

---

[1] S. Abschnitt „Gymnastik und Sport".

Rolling Cream I.

Frisch gefälltes feuchtes Kasein	750 g
Zinkoxyd	20 „
Kaolin	30 „
Borsäure	40 „
Glyzerin	100 „

Man löst die Borsäure warm im Glyzerin und mischt l. a.

Rolling Cream II.

Frisch gefälltes feuchtes Kasein	800 g
Borsäure	55 „
Glyzerin	115 g
Talcum	100 „
Vaselin weiß	150 „
Cetylalkohol	75 „
Kakaobutter	75 „
Wasser	100 „

Cetylalkohol wird mit Vaselin und Kakaobutter zusammengeschmolzen. Anderseits löst man Borsäure in Wasser und Glyzerin, gibt diese heiße Lösung zu dem geschmolzenen Fettgemisch, mischt und gibt schließlich Talcum und Kasein hinzu.

Auch andere Massagecremes werden verwendet, so:

Paraffin	250 g
Vaselinöl	750 „
Maiglöckchen künstl.	2 „
Alkannin	0,3 „

Diese einfache Vorschrift liefert eine vorzügliche Massagecreme.

Vaselin weiß	550 g
Vaselinöl	150 „
Weißes Wachs	50 „
Stearin	50 „
Kakaobutter	100 „
Cetylalkohol	50 „
Wasser	50 „

Die einzelne Massagesitzung dauert auch bei lokal begrenzter Anwendung mindestens 15 Minuten, eine Ganzmassage 40—50 Minuten. Die ganze Behandlungsdauer erstreckt sich oft auf mehrere Wochen bei meist täglicher Vornahme.

Die Gesichtsmassage erfolgt am sitzenden Patienten, eine Kopfstütze ist meist erforderlich; Hände und Arme werden auf einem kleinen Tischchen bearbeitet; zur Massage der Beine und des Rumpfes liegt der Patient auf einem fest gepolsterten Massagebett. Der Massageraum muß gut durchlüftet und durchwärmt sein, bei kaltem und nassem Wetter soll der Patient nach Beendigung der Massage nicht sofort weggehen. Häufige Massageausführung stellt an die Kraft des Arztes bzw. Masseurs erhebliche Ansprüche; wenn auch manche Handgriffe mit sehr zarten Händen auszuführen sind, so erfordern doch manche Zustände, wie chronisch exsudative und hyperplastische Veränderungen, ein energisches Vorgehen, ohne roh und derb zu werden.

Art und Ausführung der Handgriffe richtet sich nach dem gewollten Erfolg, wobei zu beachten ist, daß energische Handgriffe, wie Knetungen, Erschütterungen, Hackungen und Klopfungen, die Haut meist weniger reizen als oberflächliche Streichungen und Reibungen.

Der wichtigste Massagehandgriff ist die *Knetung*, die nicht nur der Anregung von Muskelkontraktionen, sondern vor allem der tiefgehenden Durcharbeitung aller weichen und halbstarren Körperteile dient, damit eine bessere Durchblutung und Durchströmung erzielt, die Zelltätigkeit anregt, Assimilierung und Dissimilierung befördert, Ablagerungsstoffe verflüssigt und wieder in die Zirkulation hineinbringt, Verklebungen und Verwachsungen lösen hilft. Die Knetungen werden je nach der Größe der zu bearbeitenden Partie ausgeführt mit den möglichst rund gestellten Händen oder Fingern locker aus den Schultern heraus. Erfolgen die dabei notwendigen Drehungen aus den Hand- oder Fingergelenken, so ergibt sich leicht ein schmerzhaftes Kneifen.

Die *Streichungen*, die eine Auspressung der drüsigen Gebilde des Hautorgans bezwecken und durch Hyperaemisierung die Resorptionsvorgänge beschleunigen, werden teils mit der flachen Hand oder den rund das Körperglied umfassenden Händen, teils mit den Fingerspitzen ausgeführt. Auch mit den Daumenballen können die Streichungen ausgeführt werden. Wird eine stärkere Druckwirkung beabsichtigt, so streichen die Dorsalflächen der gebeugten Finger.

Hautverschiebungen (Kopf, Stirn, Rücken usw.) werden so ausgeführt, daß die beiden Hände mit abgespreiztem Daumen in geringer Entfernung (2—3 cm) voneinander senkrecht zu der zu bearbeitenden Fläche fest aufgesetzt werden und die Haut mit den darunter gelegenen Partien auseinanderziehen und mehrfach wieder zusammenschieben, ebenso, daß die Haut in Falten zwischen die Hände gehoben wird. Die Hände schieben sich dann in der Haut seitwärts weiter; dieser Handgriff bewirkt ähnlich den Reibungen eine starke Hyperaemisierung und Lockerung.

Die der Lockerung festsitzender Verklebungen sowie der Durchfeuchtung starrer unnachgiebiger Gewebe dienende *Reibung* (Friktion) wird ausgeführt von den steilgestellten Daumen oder den aneinandergelegten Fingerspitzen in kreisförmigen oder elliptischen Bewegungen. Die anderen Finger der Hände dienen als Stützpunkte. So stützen sich die Daumen an die Wangen oder auf den Kopf, wenn die Finger die Stirn oder die Nase massieren und umgekehrt. In gleicher Weise werden Reibungen an anderen Körperstellen (Hand, Fußrücken, Gelenken) ausgeführt. Feine Zitterbewegungen = *Vibrationen* werden ausgeführt mit den Fingerspitzen: Finger, Hand und Unterarm, in einer Richtung stehend, werden vom Oberarm aus in feinschlägige Erschütterungen versetzt, die sich auf die berührten Körperstellen des Patienten übertragen, hier leichte Druckschwankungen auslösen und so auf die Blut- und Lymphzirkulation wie auf den Tonus der Muskulatur einwirken. Ihre Einwirkung auf sensible wie motorische Nerven ist, wenn auch wissenschaftlich noch nicht begründet, so doch praktisch vielfach erprobt: bei Hemmungen der Nerventätigkeit, Lähmungserscheinungen, wie herabgesetzte Empfindlichkeit, wirken sie erregend, bei gesteigerter Nerventätigkeit (motorischer Unruhe, Tiks, vielfachen Schmerzzuständen) nervenberuhigend. So kommen die Vibrationen auch bei der kosmetischen Massage weitgehend in Betracht.

Hackungen und *Klopfungen* erfolgen mit lockerem Handgelenk aus der Schulter heraus. Bei den Hakkungen schlagen die kleinen Fingerkanten der Hände auf, bei den Klopfungen die leicht zur Faust geballten Hände oder die Spitzen der gekrümmten Finger.

Objekt der Massage sind entweder durch örtliche Erkrankungen bedingte oder an bestimmten Stellen kosmetisch entstellend wirkende Veränderungen — dann kann die Massage auf diese Stellen beschränkt werden — oder der ganze Körper, wenn z. B. als Folge allgemeiner Ernährungsstörungen oder konstitutioneller Erkrankungen der Massagebehandlung zugängliche Störungen auftreten. Eine regelmäßig durchgeführte Ganzmassage in Verbindung mit der Altersstufe angepaßter Gymnastik bzw. Sportbetätigung ist das hervorragendste Kosmetikum, was wir haben.

So ist eine der dankenswertesten Massageaufgaben die Beeinflussung zahlreicher Alterserscheinungen z. B. dann, wenn durch unzweckmäßige Lebensführung, sitzende Lebensweise, ungenügende Beeinflussung durch Luft, Licht und Sonne, diese Alterserscheinungen zu früh auftreten oder einer erschöpfenden Erkrankung anscheinend ein frühes Altern folgt infolge Darniederliegens der Körperkräfte. Jedes nicht seiner Bestimmung entsprechend genügend beanspruchte Organ altert infolge ungenügender Durchblutung und Ernährung. Eine frühzeitig glanzlos, welk, schlaff oder in ihren Farbtönen veränderte, erdfarbig oder livid verfärbte Haut kann durch eine die Ernährung und Durchströmung des Unterhautzellgewebes fördernde Massagewirkung wieder ihr jugendliches Aussehen gewinnen. Dem allgemeinen Gesundheitszustand angepaßte Gymnastik bewirkt durch Hebung der Gesamtzirkulation wesentlich mit, aber diese wird durch eine der Körperbetätigung unmittelbar vorhergehende Ganzmassage wesentlich erleichtert, die so bewirkte bessere Durchblutung der Muskulatur erleichtert die Arbeit des Herzens sehr. Massage und Gymnastik werden in diesen Fällen auch vom psychischen Standpunkt aus zum kosmetisch wertvollen Heilfaktor: Straffung des gesamten Körpers, Wiedergewinnung der körperlichen Leistungsfähigkeit prägt sich aus in einem frischen, fröhlichen, darum jugendlich wirkenden Gesichtsausdruck und in gesunder Färbung und Straffheit der Gesichtshaut.

Allgemeine Aufgaben der kosmetischen Massage, besonders auch an Gesicht und Hals, sind zunächst bessere Durchblutung und Durchströmung, damit Hebung der Ernährungsverhältnisse der Gewebe; so wird die Straffheit, der Turgor derselben erhöht, eine bessere Farbe erzielt, Falten- und Runzelbildung mindestens im Entstehen aufgehalten. Diese *Falten- und Runzelbildung* beruht auf dem Lockerwerden der Befestigungen der Haut, auf dem Schwund des Unterhautfett- und elastischen Bindegewebes, begründet entweder in ungenügender Betätigung der Gesichtsmuskulatur oder allgemeiner Zirkulationsschwäche (nach schweren Erkrankungen tritt häufig starke Falten- und Runzelbildung am Hals — hier oft mit bräunlich-schmutziger Verfärbung —, aber auch an Schläfen und der Stirn ein). Auch durch üble Gewohnheit (Hochziehen, Zusammenkneifen der Augen) entstehen Furchen; hier sind allerdings sehr häufig nicht vollkorrigierte Sehanomalien die Ursache. Die Gesamtkonfiguration des Gesichtes, soweit sie vom Skelettbau abhängig ist, ist unserer Beeinflussung kaum zugänglich, allenfalls dadurch, daß wir ein frühzeitiges Schrumpfen der Gesichtsknochen infolge ungenügender Belastung bei weitgehendem Zahnverlust durch ausreichende Zahnkorrektur aufhalten können. Daß aber auch eine regelmäßige kräftige Massage und Gymnastik den in dem betreffenden Arbeitsgebiet liegenden Skeletteilen eine bessere Ernährung gewährleistet und sie vor Altersatrophie bewahrt, wissen wir von den Erfahrungen des Körperskeletts her. Auch von der Masse und Verteilung des Fettkörpers der Backe (Corpus adiposum buccae) ist der Gesichtsgesamtausdruck weitgehend abhängig. Gegen eine zu große Masse desselben können systematische Knetungen und Gesichtsbewegungen erfolgreich sein, bei mangelhafter Entwicklung und dadurch bewirktem unschönen spitzen Aussehen hilft die Massage wenig. Hier kann energische regelmäßige Gesichtsgymnastik durch bessere Ausbildung der muskulösen Teile ausgleichend wirken.

Die Gesichtsmassage beginne man mit Ausstreichungen der Stirn: Fingerspitzen und Endglieder beider Hände streichen langsam und energisch von der Mitte der Stirn bis zur Schläfe. Es folgen Hautverschiebungen in querer und Längsrichtung. Bei den Friktionen ruhen die Daumen als Stützpunkte auf den Schläfen, die anderen acht Finger führen die kreisförmigen Friktionen aus oder die eine Hand stützt im Nacken und die andere Hand führt die Friktionen aus. Für die Tiefenbearbeitung der Stirn (Hautverdickungen, Sekretionsstörungen) sorgen Vibrationen: die zur Faust geballten Hände vibrieren die Stirn von der Mitte her nach den Seiten und zurück, abwechselnd mit Fingerspitzenvibrationen. Große Schleifenstreichungen des ganzen Gesichts, den Venen- und Lymphgängen folgend, dienen der Beförderung der Resorption und des Abflusses; der Kopf senkrecht über dem Rumpf stehend, lehnt an der Brust des Masseurs. Der Venen- und Lymphabfluß wird dabei gesteigert durch Tiefatmen. Der Ausstreichung der Stirn folgt eine kreisförmige Streichung in der Schläfengegend, hierauf ein mehrfacher großer Kreis über die ganze Wangenpartie bis zum Nasenrande und zu dem unteren Augenrand, dann schleifenförmige Streichungen der Kinngegend. Schließlich streichen beide Hände vom Kinnrand senkrecht am Hals entlang bis zur Einmündungsstelle der Halsvene am Schlüsselbein. Die Wangengegend bearbeitet man zunächst mit Erschütterungen, von der Schläfengegend schräg nach unten, innen und zurück. Dann knetet der Arzt, neben dem Patienten stehend, die Wangen durch, vom Kinn zum Mund, vom Mund nach der Nase, vom Mund nach der Schläfe, in denselben Richtungen werden Friktionen ausgeführt. Die Massage der Nase erfolgt als Fingerknetung vom unteren Teil der Nase bis zur Wurzel und als Friktionen der beiden Nasenhälften. Die Ohren werden mit Fingerknetungen und Längsausstreichungen bearbeitet, sowohl bei kosmetischen Entstellungen nach Erfrieren der Ohren als auch bei den sehr häßlichen gichtischen Knoten.

Die Massage des Halses bekämpft ebenso starke Fettansammlungen (Knetungen und Ausstreichungen) wie abnorme Magerkeit mit ihrer häßlichen Runzelbildung (Erschütterungen, Friktionen, Knetungen). Beides verspricht naturgemäß nur Erfolg bei entsprechender Diät. Die Halsmassage ist für die Kosmetik des Gesichts wichtig, weil hier das leicht mechanisch zu beeinflussende Abflußgebiet liegt; auf den beiden Sternokleidomastoidei verläuft die äußere Drosselvene, an deren innerem Rand die innere Drosselvene, begleitet von zahlreichen Lymphgefäßen. Die Wirkung der Streichungen und Knetungen dieser Gegend erstreckt sich also auf das gesamte Gesicht und das Halsgebiet, auch auf die Schleimhäute der oberen Atmungswege; sie kommen somit in Betracht bei allen durch Stauungen hervorgerufenen Schönheitsfehlern (blauroten Verfärbungen, Erweiterungen der kleinen Gefäße, Sekretionsstörungen usw.). Die Massage dieser Gegend ist zu verbinden mit entsprechender Gymnastik (Dreh- und Beugebewegung) des Kopfes mit und ohne Widerstand und gesundheitsgemäßer Haltung, da durch Pressung der Halsmuskeln bewirkte Stauungen sich ungünstig auf den ganzen Schädel auswirken müssen.

Handgriffe für die Halsmassage sind langsame und energische Ausstreichungen mit beiden Händen, Knetungen der Sternokleidomastoidei, Knetungen des ganzen Halses mit beiden Händen, bei Erschlaffungszuständen Vibrationen und leichte Schleuderungen.

Die Nackenmassage hat ähnliche Anzeigen wie die Halsmassage: Entleerung des Schädelblutes, aber auch die Beseitigung bzw. Verringerung entstellender Verdickungen (Stiernacken, Fettansammlungen). Handgriffe dafür: parallele und halbkreisförmige Knetungen, energische Streichungen.

Die Massage der Augengegend zur Beseitigung der sehr entstellenden *Augensäcke* besteht hauptsächlich in Ausstreichungen der oberen und unteren Augenlidgegend von der Nase her bis zu den Schläfen, denen dann die großen Gesichtsschleifen folgen.

Die Reizwirkung der Massage kommt zur Geltung bei gesteigerter wie herabgesetzter Empfindlichkeit und wirkt ebenso günstig bei Erschlaffungszuständen wie bei dem nervös bedingten *Erröten* und Erbleichen des Gesichts. Eine mehrere Wochen durchgeführte Massage beseitigt diese als sehr lästig empfundenen Störungen meist völlig, günstig wirkt dabei gleichzeitige Nacktgymnastik des ganzen Körpers mit. Der Reizwirkung der Massage bedienen wir uns auch vielfach bei der Behandlung der nervösen Zuckungen (intensive Knetungen und Erschütterungen beider Gesichtshälften, auch wenn nur eine Seite befallen ist, darauf systematische Gymnastik vor dem Spiegel; Aufblasen der Backen doppelseitig und einseitig, Pfeifen usw. verbunden mit allgemeiner Nacktgymnastik vor dem Spiegel). Ähnlich ist die

Nachbehandlung der Fazialislähmung, wo die intensive Tiefenmassage des ganzen Gesichts — Knetungen, Vibrationen, Klopfungen — mit gleichzeitiger Gesichtsgymnastik wirksam ist.

Aufgabe der kosmetischen Massage ist weiter die Beseitigung pathologischer Produkte und Ablagerungsstoffe in Haut, Unterhautzellgewebe und den drüsigen Gebilden der Haut. Die so pathologisch veränderten Gewebe werden leichter beeinflußt als normale, leichter abgebaut und zur Resorption gebracht, und zwar um so leichter, je frischer sie sind. Die nach erschöpfenden Krankheiten, aber auch bei Störungen der Verdauungsorgane oft eintretenden Veränderungen im Gesicht, wie Aknepustelbildung, gehäuftes Auftreten von Mitessern, Erweiterungen der kleinen Gefäße, sind im Anfangsstadium leicht zu beeinflussen durch Massage; zweckmäßig ist auch hier meist Verbindung mit allgemeiner Körpermassage und Gymnastik.

In älteren Fällen mit starker *Narbenbildung*, verhärteten Talgdrüsen, bei Gesichtsnarben nach Erysipel, Elephantiasis, Pocken usw. kommt die von L. Jaquet (Paris) ausgearbeitete sogenannte *plastische Massage* in Frage: sehr starke Knetungen der Haut und des Unterhautzellgewebes bis zur Toleranzgrenze zur Erzielung einer dauernden Gewebsumstimmung. Alte Entzündungsprodukte werden so in einen Reizzustand versetzt und zur Aufsaugung gebracht. Zunächst treten dabei oft kleine Unterhautzellgewebsblutungen auf, später nicht mehr als Beweis der gesteigerten Widerstandskraft der Hautdecken auf Grund allmählicher Umwandlung. Auch die anfängliche Empfindlichkeit läßt bald nach, als Zeichen der Anpassung an die einwirkenden Reize. Dieses Phänomen der Angewöhnung, sagt Jaquet richtig, ist bei allen Formen der mechanischen Gewebsreizung zu verfolgen und erlaubt es, die Eingriffe allmählich mit immer größerer Kraftanwendung und längerer Einwirkungsdauer durchzuführen. Es kommt hier nicht darauf an, zu skrupulös auf die Richtung der Drüsenausführungsgänge und den Verlauf der Muskelfasern und so weiter zu achten, als an Ort und Stelle der Läsionen zu arbeiten. Natürlich muß diese Arbeit dem Arzt überlassen bleiben, um die Umbildungsvorgänge genau zu beachten, wie auch aus psychischen Gründen. Bei der Narbenmassage verwende man reichlich Lanolin, bei fettiger Aknebildung wird trocken gearbeitet, nach der Massage das Gesicht mit reinem Eau de Cologne abgerieben und leicht gepudert. Auch die in der Nacken- und oberen Rückengegend oft vorkommenden lokalen Verdickungen (angesammelte Sekrethaufen und Reste entzündlicher Vorgänge, Körperakne, Akne des Rückens) können so gut beseitigt werden. In schweren Fällen ist für Gesicht und Rücken oft eine mehrmonatige Behandlung mit gelegentlichen Pausen nötig. Der Erfolg ist auch in der Hinsicht günstig, als die oft sehr entstellenden großen Drüsenausführungsgänge kleiner werden und die meist starke Mitesserbildung in der Nasengegend verschwindet.

Spröde, trockene, leicht abschilfernde Gesichtshaut (Seborrhoe), oft schon in früher Jugend und da Grundlage der Aknebildung, gleichzeitig oft dabei frühzeitiger Haarausfall, verlangt eine längere Zeit durchgeführte intensive Kopf- und Gesichtsmassage bei gleichzeitiger, allmählich gesteigerter gymnastischer Betätigung. Bei der Akne rosacea wird eine Massage dann Erfolg haben, wenn etwa zugrunde liegende Allgemeinstörungen (Magenerkrankungen, auf alkoholischer Grundlage beruhende Lebererkrankungen) richtig erkannt und behandelt werden.

Die psychisch recht deprimierend wirkenden Kongestivzustände im Gesicht sind nicht rein nervöser Natur, sondern beruhen auf einer allgemeinen Kapillargefäßschwäche (gleichzeitig oft Absterben der Finger, Neigung zu Frostbeulen, kalte Füße). Wirksam ist darum intensive Gesichtsmassage, Allgemeinmassage, verbunden mit Abhärtungskuren. Feuer- und Gefäßmäler empfahl Mezger folgender Massage zu unterziehen: Durch Druck auf die abführenden Venen werden die Kapillargefäße stark zur Schwellung gebracht, dann mit kräftigem Druck ein Blutaustritt hervorgerufen und so zunächst ein Narbengebilde erzielt, das dann durch Massage beseitigt wird.

Die isolierten Anämien im Gesicht beruhen meist auf einem Kontraktionszustand der Arterien, der teils als primäre, teils als an dem verringerten Blutgehalt angepaßte Erscheinung aufzufassen ist. Reibungen und Knetungen wirken hier vorübergehend. Mit methodischen Übungen kann aber sehr wohl eine dauernde Erweiterung und damit ein besserer Füllungszustand der Gefäße erzielt werden, zumal wenn gleichzeitige, medikamentöse Behandlung (Arsen, Eisenpräparate usw.) das Grundleiden günstig beeinflussen.

Die spastische Hautanämie kommt bei der *lokalen Asphyxie* der Raynaudschen Erkrankung zu den höchsten Graden. In dieser Form erfordert sie erst recht mechanische Behandlung, zumal die an den Fingern auftretende bläulichweiße Verfärbung ja nicht nur eine kosmetische Störung ist. Sie kann sehr wohl durch eine längere Massagekur mit gewissem Erfolge bekämpft werden, die das ganze befallene Glied, am besten den ganzen Körper angeht.

Die lokalisierten, die Spitzenpartien des Körpers befallenen Erytheme (Nase, Wangen, Finger) mit ihrer entstellenden blauvioletten Verfärbung, oft begleitet von ödematösen Schwellungen, reagieren sehr gut auf Massage. Auch das als „*Erythrose digestive*" bezeichnete Krankheitsbild erfordert neben der kausalen Behandlung der Verdauungsorgane lokale Massage.

Die Akrozyanose, häufig Vorstadium von Geschwüren und Nekrosen an Ohren, Fingern und Zehen, verlangt lokale wie Ganzmassage.

Die Zyanose der Nasenspitze, Wangen und Ohren reagiert ebensogut auf Massage wie die entstellende Stauungsröte der Hände, als Vorstufe der Pernionen. Auch in der Behandlung der Pernionen spielt die Massage des befallenen Gliedes neben Wechselbädern die Hauptrolle.

Pigmentanomalien (Pigmentstauung wie Pigmentatrophie) werden nur in wenigen Fällen ein günstiges Objekt für die Massage sein. Weder Naevi noch die Melanodermien bei der Addisonschen Krankheit versprechen Massageerfolge, vielleicht dürfte bei dem Chloasma uterinum eine Ganzmassage versucht werden. Bei den verschiedenen, ja wohl jeder Behandlung trotzenden Vitiligoformen hat die Massage höchstens die Aufgabe, durch starke Gewebsreaktion und Hyperaemisierung den oft dabei eintretenden atrophischen Zuständen im Hautorgan entgegenzutreten.

Nichtinfektiös bedingter *Haarausfall (Pseudoarea)* reagiert sehr gut auf intensive Kopfmassage, die, durch längere Zeit fortgesetzt, Erfolg verspricht, solange nicht die Kopfhaut papierdünn, atrophisch geworden ist. Seborrhoischer Haarausfall verlangt ebenfalls energische Kopfmassage.

Die Kopfmassage beginnt mit parallelen Knetungen: beide Hände liegen mit weit abgespreizten Daumen quer nebeneinander auf der Stirn und gehen über den Kopf bis zum Nacken und zurück. Bei den nun folgenden Hautverschiebungen liegt die eine Hand an der rechten, die andere an der linken Schädelseite über dem Ohr, beide gehen unter Verschiebung der Kopfhaut nach oben, ebenso arbeitet man quer von hinten und vorn über den ganzen

Kopf. Zur Vermeidung der Haarzerrung stellt man die Finger steil auf den Kopf unterhalb der Haare. Bei den Friktionen kommt es darauf an, die Kopfhaut in kleinen Bezirken mit ihrer sehnigen bzw. muskulären Unterlage energischen Reibungen auszusetzen, ohne dabei die Haare zu zerren. Entweder benutzt man die beiden Daumen als Stützpunkte und macht die Friktionen mit den anderen Fingern oder man benutzt alle Finger der einen Hand und stützt mit der anderen den Kopf seitlich. Die Klopfungen des Schädels macht man mit den federnd arbeitenden Fingerspitzen.

Zu den wichtigsten Aufgaben der kosmetischen Massage gehört es, abnorme Wucherungsvorgänge zur Norm zurückzuführen oder organisierte Zellprodukte zur Auflösung und Aufsaugung zu bringen: das plastische Gesichtsödem, die verschiedenen Elephantiasisformen auf Grundlage kindlicher Skrofulose oder nach wiederholten Erysipelen können durch Massage sehr gut beeinflußt werden. Energische Streichungen, Knetungen und Friktionen der meist am stärksten befallenen Lippen-, Wangen- und Nasenpartie bewirken bei einer 6—8 Wochen durchgeführten Kur Erstaunliches. Auch die hyperplastische Entstellung der Augenlider sowie wulstige Veränderungen der Ohren reagieren gut auf Massage. Sind diese Verbildungen mit nässenden Ekzemen verbunden, so bewährt sich die Massage mit Lenicetvaselin, während die harten narbigen Formen mit Lanolin massiert werden.

Die Narbenbehandlung im Gesicht wie an anderen Körperstellen, ebenso die wulstigen über das Hautniveau hervorstehenden wie eingezogene und eingesunkene Narbenzüge sprechen auf eine sorgsame Friktionsmassage mit Lanolin gut an. Bei beiden Narbenarten wirkt eine der Massage vorhergehende Saugglockenbehandlung gut zur Lockerung wie zur serösen Durchtränkung der Hautgebilde. Hervorgehoben sei die erfolgreiche mechanische Behandlung der nach Entfernung der Lymphdrüsen in der Achselhöhle (Mammakarzinom) sich oft einstellenden enormen Verdickungen des ganzen Armes. Hier sind intermittierende Drückungen verbunden mit Streichungen Hand über Hand die wirksamen Handgriffe: Man beginnt oben an der Achsel und geht allmählich nach unten weiter. Die Behandlung dauert allerdings täglich 30—40 Minuten und ist wochenlang fortzusetzen; da es aber scheinbar keine andere wirksame Behandlung dieser die Arbeitsfähigkeit schwer schädigenden und kosmetisch sehr entstellenden Veränderung gibt, lohnt die darauf verwendete Arbeit doch.

Die Entlastung der Lymphbahnen durch Massage (Streichungen, Knetungen, Friktionen) kommt weiter zur Geltung bei der *Sklerodermie* wie dem benignen Ödem. Durch mehrmonatige Behandlung läßt sich die das starre maskenhafte Aussehen gebende Verhärtung weitgehend bessern, auch die oft grellweiße, manchmal bläulich livide Verfärbung macht einer normalen Farbe Platz. (Unna empfahl dafür Massage mit 2—5% Salizylvaselin.) Es sind allerdings oft Wiederholungskuren notwendig. Die Sklerodaktylie verlangt eine ununterbrochene Massagebehandlung (Reibungen, Hautverschiebungen). Das von Buschke und Nobl beschriebene Sklerödem nach Infektionen wird durch Massage in kurzer Zeit beseitigt (günstig erscheinen dabei gleichzeitig protrahierte Fichtennadelbäder).

Während Schönheit in Haltung und Bewegung abhängig ist von entsprechender Gymnastik und Sportbetätigung (s. dort), die Behandlung entstellender Fettsucht ebenso Aufgabe diätetischer und medikamentöser Behandlung wie genügender Körperbetätigung ist, auch Entwicklung und Erhaltung einer gut geformten Frauenbrust in das Gebiet der Gymnastik gehört, spielt in der *Schwangerschaft* und im Wochenbett Massage- und Gymnastikbehandlung eine gleich wertvolle Rolle in gesundheitlicher wie kosmetischer Beziehung. Eine möglichst vom Beginn der Schwangerschaft an regelmäßig durchgeführte Massage- und Gymnastikbehandlung vermag die von der Schwangerschaft sonst zu befürchtenden Entstellungen zu vermeiden. Schwangerschaftsstreifen, Krampfaderbildung und Entstellung der Brüste bleiben bei regelmäßiger Durchführung aus (Näheres s. Kirchberg: Massage und Gymnastik in Schwangerschaft und Wochenbett, Verlag Springer).

Lokale Fettanhäufungen können durch energische Knetmassage bei gleichzeitiger Betätigungsbeanspruchung dieser Partien gut beseitigt werden. *Fettanhäufungen* finden sich vornehmlich an zu wenig bewegten Körperstellen, folglich wird die Massage ohne Körperbetätigung wertlos sein. Die der Körperbetätigung vorhergehende Massage ist aber durch die damit bewirkte stärkere Durchblutung eine wertvolle Vorbereitung. So werden Fettmassen an Hals und Nacken angegangen mit Knetungen und Streichungen dieser Partie und entsprechenden Widerstandsübungen, ein zu fettes Gesäß wird mit tiefgehenden Knetungen bearbeitet, denen anstrengende Bewegung der Hüftgegend folgt (z. B. Rollungen des ganzen Körpers um seine Längsachse nur aus den Hüften heraus). Der Fettbauch erfährt eine tiefgehende Bauchmassage (Knetungen und Streichungen), dann Rumpfgymnastik, am besten im Liegen. Verdickungen an Knie und Füßen können auch durch Selbstmassage gut vermindert werden: energische Streichungen und Knetungen und mehrmals am Tage zu wiederholende, jedesmal bis zur Ermüdung durchgeführte Fuß- und Unterschenkelbewegung, im Liegen vorzunehmen.

Anderseits wird die die Zirkulation anregende Wirkung der Massage zur Steigerung des Appetits benützt und damit der Ernährung bei allzu schlanken, namentlich wenn diese Magerkeit auf Schwächezuständen beruht. Ein allgemeines Vollerwerden prägt sich auch in dem bis dahin eingefallenen Gesicht aus.

Massage und Gymnastik der Hände und Arme kann ebenso den Fehler zu großer Dicke wie zu großer Magerkeit beseitigen. Die energische Streichmassage kommt auch in Frage bei manchen kosmetischen Entstellungen der *Nägel*, wenn diese auf Ernährungsstörungen beruht, z. B. Brüchigwerden der Nägel. Heller empfahl für die Massage der Nägel folgendes Rezept:

Rp. Cerae albae	10,0	Alum. pulv.	2,0
Ol. Amygdal. dulc.	20,0	Acid. citr.	2,0
Pulv. Cremor Tartari	20,0		

Für die Vibrationen kann man sich, da länger dauernde Vibrationen anstrengen, eines *elektrisch* angetriebenen Vibrationsmassageapparates bedienen mit verschieden großen und verschieden harten Ansätzen; vor der Anschaffung muß man verschiedene Apparate ausprobieren, die meisten haben ein zu schweres Handstück, die kosmetische Massage erfordert aber vielfach ein sehr fein dosiertes Arbeiten.

Unter *Pneumomassage* versteht man die Einwirkung auf die Gewebe mittels einer Glasglocke, in der durch abwechselnden Über- und Unterdruck eine starke Zirkulationsanregung, aber auch Lockerung von Verwachsungen erzielt wird, z. B. bei der Narbenbehandlung. Als Pneumomassage wird häufig auch die sogenannte *Luftmassage* bezeichnet: Durch das Ansatzrohr eines ventilatorartigen Apparates, meist durch einen Motor in Bewegung gesetzt, wird ein starker Luftstrom auf den Körper geführt, wodurch eine Dellenbildung mit darauffolgender Hyperämie erzeugt wird. Wenn der Luftstrom stark genug ist (die gewöhnlichen Heiß- und Kaltluftduschen genügen dafür nicht), kann diese Luftmassage auch für kosmetische Zwecke gut gebraucht werden. (Man kann dafür das starke Gebläse eines für diese Zwecke umgebauten Staubsaugers benützen.)

Ausführliche Beschreibung mit Abbildungen s. KIRCHBERG: Massage und Gymnastik im Dienste der Kosmetik. Leipzig: Thieme.

S. auch Bauchwand; Busen; Elephantiasis; Gesichtspflege; Haarpflege; Mode; Narben; Raynaud; Rotlauf; Schwangerschaft; Sklerodermie; Sonnenbad; Verbrennungen; Wechseljahre; Wochenbett.

Massage, plastische, s. Akne vulgaris.

Massageöle, s. Hautöle; Massage.

Massagepulver. Als solches wird reines Talcum benützt.

Massageseifen sind Kaliseifencremes mit Zusatz von Glyzerin oder Vaselin mit erheblichem Wassergehalt. Praktisch kann mit jeder wässerigen Seifenlösung (auch Natronseifenlösung) bzw. dem Seifenschaum eine gute Massage (z. B. beim Waschen des Körpers im Bade) ausgeübt werden. Vom kosmetisch-hygienischen Standpunkt aus sind Seifen zum Massieren nicht besonders zu empfehlen, da sie, namentlich wenn sie nicht neutral sind, durch brutales Einreiben in die Haut zu Hautaffektionen Veranlassung geben können. Irgendein bestimmter Vorzug als besonders geeignetes mechanisches Hilfsmittel kann ihnen überhaupt nicht zuerkannt werden, besser sind stets Massagefette (Cremes).

Mastisol (von Oettingen), eine alkoholisch-aetherische Harzlösung, die als Hautfirnis dient.

S. auch Verbandtechnik.

Mastix, Resina Mastix, ein in Alkohol nur teilweise lösliches, in Aether, Essigaether usw. lösliches, schwach aromatisches Harz. Keratoplasticum. Es dient als Kaumittel, als Zusatz zu Mundpflegemitteln, ähnlich der Myrrhe zur Stärkung des Zahnfleisches, auch zu Räuchermitteln.

Mastixol, ein flüssiges Mastixpflaster mit Benzol.

Ersatz für Mastixol.

Rp. Ol. Terebinth.	1,0	Benzoli	50,0
Colophonii	55,0	Paraff. liq.	4,0
Spir. Vini	10,0		

Mattan dient zur Herstellung von kosmetischen, unsichtbaren Hautdecken. Diese Mattanpasta setzt sich zusammen aus wasserhaltigen Salben, wie Eucerin oder Eumattan, und dem sogenannten Gleitpuder. Das Paradigma der Gleitpuder ist der Bärlappsamen (Lykopodium). Die Samenkörnchen des Lykopodiums besitzen ein Oberflächenrelief, welches mit seinen Erhöhungen eine völlige Berührung und Aneinanderhaften der Körner verhindert. Daher rollen diese Körnchen auf der Haut wie Metallkugeln in einem Kugellager. Die freien Räume sind mit Luft oder Fett gefüllt. Daher auch der Name Luftpuder. Da das Lykopodium nur in beschränkten Quantitäten zur Verfügung steht, kann es durch den künstlichen Gleitpuder (Pulvis fluens artef.) ersetzt werden. Das geschieht am besten durch Mischung eines kleinkörnigen mit einem grobkörnigen Pulver, wie sie für industrielle Zwecke bereits seit längerer Zeit gebraucht werden. Für kosmetische Zwecke eignet sich Kartoffelmehl, welches mit 1%igem Magnesium carbonicum vermischt wird. Das Kartoffelmehl wird vorher mit Karnaubawachslösung getränkt, um dem Stärkekorn eine fettige Oberfläche zu verleihen und die Gleitfähigkeit zu erhöhen. Die zahlreichen Hohlräume zwischen den sich nirgends ganz berührenden Körnern sind teils mit Fett, teils mit Wasser gefüllt, teils lufthaltig. So entstehen wasserhaltige Luftpasten oder Kühlpasten, welche das Kühlwasser schneller durch Verdunstung abgeben können, als die gewöhnlichen Kühlpasten hierzu imstande sind. Die auf diese Weise hergestellten Mattane können mit verschiedenen Medikamenten, wie Zink und Ichthyol usw., gemischt werden. Auf der Haut lassen sie sich in außerordentlich dünner Schicht auftragen, trocknen fast augenblicklich und geben eine nicht fettglänzende, sondern matte und kühle Hautdecke, welche für kosmetische Zwecke unschätzbare Dienste leistet. Aber auch als Unterlage und Verdünnung differenter, in der Kosmetik gebrauchter Salben, wie z. B. als Unterlage zu der Resorzinschälkur, ist Zink-Ichthyol-Mattan sehr wertvoll. Eine dritte Indikation besteht in dem Gebrauch von Zink-Mattan als Unterlage für Kollodiumfirnisse, welche den Gebrauch des Druckkollodiums im Gesicht in der ambulanten Praxis überhaupt erst möglich machten. Denn ohne die therapeutisch wichtige Druckwirkung wesentlich zu beeinträchtigen, verhindert die Mattanunterlage ein zu starkes Ankleben und ermöglicht auf diese Weise die Ablösung des Kollodiumhäutchens am nächsten Tag, ohne eine Hautreizung hervorzurufen. Bei Anwendung an sichtbaren Körperstellen fallen die Mattanpasten nicht auf. Sie sollen zur Verdeckung von Hautpigmentierungen und als austrocknende Salbe verwendet werden (Kripke, Dr. Speier & Co., Berlin). Handelsform: Mattan, rein, hautfarben oder farblos. Gletscher-Mattan, Gletscher-Mattan weiß, Ichthyol-Mattan (5 und 10%ig), Ichthyol-Zink-Mattan, Salizyl-Mattan (2,5%ig), Schwefel-Mattan (10%ig), Teer-Mattan (10%ig), Zink-Mattan, Zink-Schwefel-Mattan.

Vorschriften zur Herstellung von Mattan.

Rp. Pulv. fluent. art.	40,0	*Rp.* Pulv. fluent. art.	45,0
Ungt. pomadin. (oder Eucerini	40,0	Ungt. lenient.	45,0
Aquae	20,0	Lanol. anhydr.	10,0
S. Mattan-Kühlpasta.		(Eventuell Zugabe von 10% Ichthyol.)	

Zink-Mattan.

Rp. Pulv. fluent. art.	40,0	Paraff. liq. alb.	10,0
Zinci oxydat.	10,0	Aquae	10,0
Ungt. lenient.	30,0		

Andere Vorschrift s. Zink-Mattan.

S. auch Eumattan; Gleitpuder; Gletscher-Mattan; Kühlpasten; Kühlsalben; Zink-Mattan.

Mattanmilch soll eine lackmusneutrale, 30 p. c. Alkohol enthaltende Seifenlösung sein, die als Grundlage zu Haarpflegemitteln dienen soll. (Kripke, Dr. Speier & Co., Chem. Fabrik, Berlin.)

Mattbleiche, s. Haarbleichmittel.

Mattcremes sind Cremes mit Zusatz von Deckmitteln für die Haut, wie Zinkweiß, Titandioxyd, Puderkörper, Amylum usw. Ganz besonders unter Mitverwendung von Stearinestern, Lanettewachs u. a. Emulgatoren lassen sich schöne Mattcremes herstellen, welche die Haut mit einer matten Schicht überziehen. Im allgemeinen kommt man hier mit nichtfettenden oder schwach fetten Salbenvehikeln am besten zum Ziele, da zu fette Cremes das Anhaften der Deckschicht erschweren.

Rp. Titan. bioxydat.	50,0	Stearini	3,0
Zinc. oxydat.	70,0	Ol. Paraffini alb.	5,0
Amyli	50,0	Vaselini alb.	5,0
Stearati simpl.	830,0	Aquae	75,0
—		Titan. bioxydat.	2,5
Rp. Cerae albiss.	3,0	Talci	1,5
Cerae Lanette	12,0		

Maul- und Klauenseuche, s. Ernährung; Mundhöhle.

Mauserung, s. Behaarung.

Mayonnaisen, ex tempore aus Eigelb und Olivenöl zu bereiten. Als Vehikel nach Art des Ungt. domesticum Unna oder zum Einreiben der Haut. In analoger Weise werden Ei-Öl-Emulsionen auch zum Reinigen der Haare benützt (s. Eishampoon; Gesichtspflege; Ölshampoon).

Mayonnaisenbehandlung. Man reibt die Haut zunächst mit Olivenöl o. dgl. in dünner Schicht ein und verreibt auf dieser Ölschicht frisches Eigelb. Hierauf massiert man mit lauwarmem Wasser oder mit der gut angefeuchteten Hand, bis man eine weißliche Emulsion erhalten hat, die das ganze Gesicht bedeckt. Je nach dem Falle läßt man liegen und eintrocknen oder wäscht bald mit lauwarmem Wasser herunter.

Medulla bovina, s. Ochsenmark.

Medulla ossium, s. Ochsenmarkfett.

Meersalz, s. Seesalz.

Meerwasserseifen sind Seifen, die beim Waschen im Meerwasser schäumen. Als solche kommen nur Kokosseifen in Betracht (s. dort).

Megaloporie, s. Hauskosmetik.

Mehle, Farinae. Besonders Weizen-, seltener Roggenmehl, werden in der Kosmetik häufig zu Packungen (Masken) verwendet. Sie bestehen aus Stärke und dem sogenannten Kleber, der bei der Isolierung der Stärke entfernt wird. Auch Leguminosenmehle, wie Bohnenmehl (Farina Fabarum) und Erbsenmehl (Farina Pisorum), werden analog verwendet, ebenso auch Kastanienmehl (Farina Castanearum), Hafermehl (Farina Avenae), Maismehl u. a. Unter Kastanienmehl ist stets die gemahlene, geschälte, echte Kastanie zu verstehen, nicht Roßkastanienmehl. Roßkastanienmehl (Farina Seminis Hippocastani) wird aber ebenfalls kosmetisch als Zusatz zu Mandelkleie oder anderen kosmetischen Pulvern benützt.

Meibomsche Drüse, s. Distichiasis; Trichiasis.

Melanin, s. Pigmentierung.

Melanodermie, s. Pigmentierung.

Melanodermia phthiriatica, s. Parasiten.

Melanodermia lingualis, s. Tropen.

Melanogene, s. Pigmentierung.

Melanose, Kriegs-, Arsen-, s. Pigmentierung.

Melassezia tropica, s. Tropen.

Melaxman-Spiritus ist nach Angabe eine weingeistige Lösung von Eugenol, Phellandren, Caryophyllen, Limonen, Dipenten, Linalylacetat und Cineol. Der Spiritus soll zur Pigmentierung heller, farbloser Hautstellen dienen, indem man nach Abdeckung der gefärbten, normalen Haut die ungefärbten Stellen mit dem Spiritus bestreicht und dann belichtet. (Carl Töpfer, Fabrik pharm. u. chem. Präparate, Naumburg/Saale.)

Melissenblätter, Folia Melissae werden zu Bädern verwendet. Die Droge dient aber hauptsächlich ihres aetherischen Öles wegen zur Herstellung wässeriger und weingeistiger Destillate, unter denen der Spiritus Melissae compositus, Karmelitergeist (s. u.) das Bekannteste ist. Es dient zu wohlriechenden, erfrischenden Hautabreibungen und als Riechmittel.

Spiritus Melissae, Melissenspiritus, wird hergestellt, indem ein Teil grob gepulverte Melissenblätter mit je drei Teilen 87%igem Weingeist und Wasser 24 Stunden stehen bleiben und dann vier Teile davon abdestilliert werden.

Spiritus Melissae compositus, Karmelitergeist: es werden 24 Stunden mazeriert: Fol. Melissae 7,0, Cort. Citri 6,0, Cort. Cinnamomi 2,0, Caryophylli 1,0, Sem. Myristicae 3,0 Spiritus 75,0, Wasser 125,0, dann werden 100,0 abdestilliert.

Melissen-Zitratöl ist über Melissenblätter destilliertes Zitronenöl. Wird auch oft kurz als Melissenöl bezeichnet. Reines Melissenöl findet sich so gut wie nie im Handel. Es findet manchmal bei der Herstellung von Eau de Cologne, neuerdings auch als Haarbleichmittel Verwendung.

S. auch Haarbleichmittel.

Meloplastik, s. Faltenbildung; Wangenplastik.

Meloptose, s. Faltenbildung.

Melrose ist eine bleihaltige Haarfarbe. (Reeve & Co., Paris, London.)

Menformon, Folliculin-Menformon, Ovarialhormon, blutisotonisch und mit 0,3% Trikresol haltbar gemacht. 1 ccm = 40 ME. Zur subkutanen Injektion, wöchentlich 1- bis steigend mehrmals. O. P. 3 Ampullen zu 1,0 ccm.

Menopause, s. Behaarung; Rosacea; Wechseljahre.

Menstruation. Die Pubertätsperiode erstreckt sich über eine längere Zeit. Sie beginnt für das weibliche Geschlecht früher und läuft auch schneller ab. Deshalb ist das junge Mädchen schneller erwachsen als der junge Mann.

Die biologische Ursache für die Überleitung vom kindlichen Typus zum weiblich differenzierten Wesen sind Vorgänge in der Entwicklung der Eierstöcke. Die bisher ruhenden Eizellen kommen unter dem Einfluß eines Hormons des Hypophysenvorderlappens zur Reife. In regelmäßigen, vierwöchigen Intervallen wird jedes Mal ein Eichen reif (Ovulation) und abgestoßen; es wandert durch den Eileiter in die Gebärmutter.

Unter Blutungen, die man wegen ihres regelmäßigen, periodisch-allmonatlich wiederkehrenden Charakters Menstruation oder Perioden nennt, wird die praemenstruell verdickte Schleimhaut der Gebärmutter mitsamt dem Eichen ausgestoßen.

Der Übergang des indifferenten, kindlichen Zustandes in den weiblichen Organismus geht natürlich mit revolutionären Umwandlungen auf körperlichem und seelischem Gebiete einher. Die neuen Funktionen, auch wenn sie schon lange vorher vorbereitet waren, machen so bedeutungsvolle Umänderungen, daß sich der Körper erst allmählich auf sie einstellen kann. Deshalb kommt es in der Menarche nicht selten zu Unregelmäßigkeiten in dem normalen Zyklus, deren äußeres Symptom Abweichungen vom Menstruationstypus sind.

Man hat früher diese Unregelmäßigkeit der Blutungen in der Pubertätszeit mit der Bleichsucht der jungen Mädchen in Verbindung gebracht und in primären Störungen der Blutzusammensetzung die Ursache für diese Menstruationsanomalien sehen wollen. Nach unserer heutigen Auffassung ist sicherlich eine Funktionsstörung der Eierstöcke oder der Hirnanhangsdrüse schuld daran. Erst wenn der rhythmische Reifungsprozeß in geordnete Bahnen kommt, werden auch die Menstruationsblutungen richtige „Regel“-Blutungen.

Die normale Menstruationsblutung ist ein physiologischer Vorgang. Da der Menstruation keine pathologische Bedeutung zukommt, kann sie auch nicht als Krankheit angesehen werden. Überängstliche Mütter und Ärzte haben bis vor nicht langer Zeit keineswegs diese Ansicht geteilt und haben beim physiologischen „Unwohlsein“ das junge Mädchen als krank ins Bett gesteckt. Diese unnötige Maßregel ist eine Verweichlichung, gegen die Front gemacht werden muß, auch weil hierdurch dem jungen Mädchen ein falscher Begriff über physiologische Vorgänge gegeben und die Züchtung eines unberechtigten Krankheitsgefühls begünstigt wird. Gerade diese Kinder verbinden dann stets mit dem zyklischen Menstruationsvorgang den Begriff der Schonung und des Leidens.

Es kann nicht genug betont werden, daß das junge Mädchen mit regelmäßiger, schmerzfreier und nicht überstarker Menstruationsblutung nicht krank ist und auf diesen Vorgang nicht Rücksicht nehmen darf. Gewiß wird das meist geringfügige körperliche und seelische Unbehagen an diesen Tagen größere Anstrengungen verbieten; aber es ist unrichtig, das junge Mädchen während dieser Zeit von der Schule oder von der beruflichen Tätigkeit oder von mäßigem Sport zurückzuhalten.

Ebenso irrig ist das Vorurteil, daß während der Menstruation das *Baden* oder der Wechsel der Leibwäsche schädlich sei. Gerade während dieser Tage sollte das Bedürfnis nach Reinlichkeit besonders groß sein, damit eine Zersetzung des ausgeschiedenen Blutes an den äußeren Geschlechtsteilen vermieden wird. Das Bad darf nicht zu heiß sein, weil sonst die Blutung verstärkt wird. Auch zu kaltes Wasser ist nicht angebracht, weil der Unterkörper in dieser Zeit gegen Kälte empfindlicher ist als sonst und lokale Abkühlungen die Disposition für eine bakterielle Infektion erleichtern können. Ist eine Badevorrichtung nicht vorhanden, so sollte während der Menstruation mehrfach am Tage wenigstens eine Säuberung der äußeren Genitalien mit lauwarmem Wasser vorgenommen werden.

Gründe der äußeren Sauberkeit sind die Veranlassung zum Tragen der *Menstruationsbinden* geworden. Sie sollen die menstruelle Ausscheidung auffangen und müssen deshalb aus einem hydrophilen Material bestehen. Die gebräuchlichen Binden aus Mull und einer aufsaugenden Zwischenschicht aus Zellstoff o. dgl., die an einem T-Gürtel befestigt sind, entsprechen diesen Bedingungen recht gut. Gehäkelte Binden sind für die Trägerin häufig noch besser, weil sie weich sind und jedes Scheuern außen am Oberschenkel vermeiden. Sie werden, ebenso wie die anderen gebräuchlichen Binden, häufig gewechselt und können, gut gewaschen und ausgekocht, weiterverwendet werden. Weniger empfehlenswert sind die in England üblichen Binden aus Gummistoff, die wie ein Schiffchen die äußeren Genitalien bedecken und die im Innern des Kahns eine Mull- oder Watteeinlage haben. Der undurchlässige Gummistoff macht eine feuchte Kammer am Eingang des Genitalkanals, in der die besten Bedingungen für Bakterienwachstum und Stauung riechender Sekrete geschaffen werden.

Viele Frauen vertragen überhaupt keine Binden, weil alle Binden wundscheuern können. Diese oberflächlichen Verletzungen sind dann nicht selten der Boden für bakterielle Infektionen und Furunkulose. Für solche Frauen ist es besser, nur einen schmalgerollten Wattebausch in den Scheidenvorhof einzulegen, vorausgesetzt, daß die menstruelle Blutung nicht zu stark ist. Wird dieses Watteröllchen fest zwischen die kleinen Schamlippen eingeklemmt, so hält es von selbst.

Für nicht mehr virginelle Frauen ist die beste Menstruationsbinde ein Wattetampon, der in die Scheide eingelegt wird. Die Tampons sind im Handel käuflich — eine geschickte Modifikation ist der Dido-Menstra-Sauger — können aber auch leicht von der Frau angefertigt werden. Ihre Größe richtet sich nach der Weite der Scheide. Die Normalgröße entspricht einer kleinen Pflaume oder einer Walnuß. Die Wattekugel wird durch einen kreuzweise um sie geschlungenen Faden aus Baumwolle verschnürt. Der Faden wird lang gelassen und hängt zum leichten Herausziehen aus der Scheide heraus. Diese Tampons können nach Bedarf gewechselt werden. Sie sind billig, weil sie nur aus einem winzigen Wattebausch bestehen und weil man keinen Traggurt für sie benötigt. Außerdem schließen sie gut nach außen ab. Es tritt keine Beschmutzung der äußeren Geschlechtsteile ein, und vor allem ist das lästige Wundscheuern der äußeren Genitalien und der Oberschenkel vollkommen vermieden. Eine Stauung des Menstruationsblutes hinter dem Tampon ist nicht zu befürchten, wenn der Tampon mehrfach am Tage, wie ja jede Menstruationsbinde überhaupt, gewechselt wird. Der Wattetampon ist besonders gut geeignet für Frauen, die viel herumlaufen müssen oder Sport treiben und dabei durch die Binde behindert werden. Auch beim Baden ist er besser als die Binde, weil nichts von den blutigen Sekreten ins Badewasser kommt. Viele Frauen haben eine eigentümliche Scheu vor dem Menstrualblut. Man könnte fast glauben, daß sie es für giftig halten. Die Angaben über das *Menstrualgift* finden sich zwar immer wieder, besonders bei Laien, und sind auch neuerdings von fachärztlicher Seite aufgegriffen worden, aber noch immer nicht wissenschaftlich erwiesen.

Zweifellos sind mit der Menstruation nicht unerhebliche Veränderungen im Stoffwechsel verbunden. Das regelmäßige Auftreten von *Herpesbläschen* bei manchen Frauen an Mund, Nase oder den großen Schamlippen steht mit der Menstruation in Zusammenhang. Regelmäßige Veränderungen der Blutzusammensetzung, sowohl der Blutkörperchen wie des Serums, sind während der Menstruation beobachtet worden. Die Neigung zur Exazerbation bakterieller Infektionen geht parallel mit der menstruellen Veränderung der bakteriziden Kräfte im Blut (Tuberkulose, Pyelitis usw.).

Solche Veränderungen in der Zusammensetzung des Blutes machen es verständlich, daß der Gesichtsausdruck der menstruierenden Frauen verändert ist. Man kann es vielen Frauen im Gesicht ansehen, ob sie gerade menstruieren. Der Turgor ist ein anderer, die Gesichtszüge sind schlaffer und die Augen werden von tiefen Schatten umgeben. Da diese Veränderungen aber nicht bei jeder Frau auftreten, sind sie nicht charakteristisch. Aus dem gleichen Grunde dürfen solche Symptome nicht mit Unterleibskrankheiten in Verbindung gebracht werden.

S. auch Ernährung; Haarpflege; Psyche.

Menthaform und **Menthasept** sind Kombinationen von Menthol mit Formaldehyd.

Menthol, Pfefferminzcampher, Mentholum. Kaum löslich in Wasser, leicht in Alkohol, Eisessig, Aether usw., löslich auch in aetherischen und fetten Ölen, Fetten usw. Wirkt antiseptisch, anaesthetisch (superfiziell), juckstillend und stimulierend. Erzeugt auf der Haut zuerst Kälte (Eispräparate), dann Wärmegefühl mit leichtem Brennen. Sein Geschmack ist erfrischend pfefferminzartig.

Innerlich gegeben wirkt Menthol (meist mit Tierkohle zusammen) als Darmdesinfiziens 0,1—0,5 mehrmals täglich bzw. von einer 5—10%igen alkoholischen Lösung 3mal täglich 15—20 Tropfen.

Äußerlich gegen Pruritus, Urticaria usw. 2—5%ige Salbe oder in entsprechender Menge anderen Präparaten zugesetzt (1% im Mittel). Zu starke Konzentrationen können stark reizen, daher Vorsicht bei akutem Ekzem usw. Menthol wird auch in ausgedehntem Maße zur Aromatisierung von Mundpflegemitteln, zur Herstellung von Mentholstiften (Migrainestiften), Mentholwatte (Schnupfenwatte), sogenannten Eiskopfwässern usw. herangezogen. Mit Salol, Resorzin usw. liefert Menthol durch einfaches Verreiben im Mörser flüssige, ölige Verbindungen. Auch mit Thymol zu gleichen Teilen verrieben, bildet sich flüssiges Menthothymol, mit Formol beim leichten Erwärmen von 5 Teilen Menthol mit 4 Teilen Formol flüssiges Menthoformol, aus 3 Teilen Menthol und 1 Teil Karbolsäure Menthophenol.

Rp Mentholi	5,0
Spir. Vini dil.	95,0
S. Mentholgeist.	

Rp. Mentholi	15,0
Chloroformii	35,0
Aetheris	60,0
S. Anaestheticum, gegen Zahnschmerzen, Migräne usw.	

Rp. Mentholi	5,0
Ol. Olivar.	95,0
S. Mentholöl.	

Rp. Mentholi	0,2
Terebinthin.	1,0
Ol. Ricini	1,0
Collodii	18,0
S. Kollodium gegen Insektenstiche.	

Rp. Mentholi	2,5
Bals. peruv.	5,0
Ungt. Wilsoni	21,5
Lanol. hydr.	21,0
S. Mentholsalbe Lassar.	

Rp. Mentholi	7,5
Chloral. hydrat	7,5
Cetacei	30,0
Butyr. Cacao	15,0
S. Mentholcerat.	

Rp. Mentholi	1,0
Acid. carbol. liquef.	2,0
Acid. salicyl.	2,0
Spir. Vini	95,0
S. Gegen Jucken (SCHAEFFER).	

Menthol, synthetisches, ist äußerlich dem Menthol sehr ähnlich, hat aber einen niedrigeren Schmelzpunkt. Ein Nachteil ist sein mehr campherartiger Geschmack, es kann also echtes Menthol in geschmacklicher Hinsicht (Zahnpasten usw.) absolut nicht ersetzen und kann vom kosmetischen Standpunkte nicht empfohlen werden.

S. auch Pharmakologie der Haut.

Mentholstifte (Migränestifte). Die besten Stifte werden durch Schmelzen reinen Menthols und durch Ausgießen in geeignete Formen erhalten. Billigere Stifte stellt man wie folgt her:

I. Menthol	100 g
Benzoesäure	10 „
Eucalyptol	3 „

II. Menthol	1000 g
Paraffin	250 „
Ceresin weiß	250 „

III. Menthol	100 g
Borsäure	2 „
Benzoesäure	6 „
Pfefferminzöl	2 „

IV. Menthol	300 g
Paraffin	500 „
Campher	100 „
Eucalyptol	30 „

Auch unter Verwendung von Acetanilid lassen sich Mentholstifte herstellen:

Acetanilid	76,0
Magnesiumkarbonat	9,0
Menthol	15,0

Dieser Stift zeigt gute Mentholwirkung, für bessere Stifte geht man bis 30 eventuell 40% Menthol herauf.

S. auch Kühlstifte.

Mentholwatte (Schnupfenwatte). *Vorschrift 1:* Man löst in einer Weithalsflasche mit gutem Verschlusse 5 g Menthol in 200 g Alkohol (90%) und preßt 100 g Verbandwatte fest hinein, daß sie gleichmäßig durchtränkt werden, und läßt am anderen Tage den Alkohol verdunsten. Schließlich zupft man die Mentholwatte etwas auf.

Vorschrift 2:

Anaesthesin.	1,0
Menthol.	2,0
Glyzerin	2,0
Borsäure	3,0
Alkohol	100,0

Man tränkt die Watte mit der Lösung, knetet gut durch und läßt den Alkohol bei Zimmerwärme verdunsten.

Menthoxol, Menthoxyl, eine 3%ige Wasserstoffsuperoxydlösung mit 1% Menthol und 38% Alkohol. Gut desinfizierendes und keimtötendes Mittel, das besonders zur Mundpflege in etwa 5—10%iger Lösung verwendet wird. (C. O. Raspe & Co., Berlin-Weißensee.)

Menthyl-Salicylat. Dieser Ester des Menthols ist ein ausgezeichnetes Antisepticum für Mundwässer o. dgl.

Merolin soll Kollodium, Menthol, Jodkalium und Gerbsäure enthalten und gegen Frostbeulen angewendet werden. (Apoth. z. Mariahilf, Wien XVI.)

Me-sdemet, s. Geschichte der Kosmetik.

Mesorrhine (Mittelnasige), s. Nasenformen.

Mesotan, Methoxy-Salizylsäuremethylester, Methylium-methoxy salicylicum. Klare, gelbliche, ölartige Flüssigkeit von schwach gewürzigem Geruch. Nur wenig löslich in Wasser, leicht löslich in Alkohol, Aether, Benzol und in fetten Ölen. Beim Erhitzen über 100° zerfällt der Ester in Salizylsäure, Formaldehyd, Methylalkohol und Spuren von Salizylsäuremethylester. Mesotan ist sehr leicht zersetzlich, und es wird nicht nur durch Alkalien, sondern auch schon durch Wasserdampf verseift. Bei Pruritus, Pruritus vulvae, Hyperhidrosis zu 25—50% mit Olivenöl oder als 25%ige Salbe. Es macht gelegentlich Hautreizungen. (I. G. Farbenindustrie A. G., Leverkusen a. Rh.)

Mesothorium ist 1907 von O. HAHN als radioaktives Zerfallsprodukt des Thoriums entdeckt worden. Es kommt als Mesothoriumbromid in den Handel und wird gewonnen aus den Rückständen, die bei der Verarbeitung von Monazitsand auf Thoriumsalze verbleiben. 1000 kg Monazitsand mit 5% ThO_2 enthalten 4,5 mg Mesothorium. Das Mesothoriumbromid ist, wie auch andere Mesothoriumverbindungen, nicht einheitlich zusammengesetzt. Es enthält stets etwa 25% Radiumbromid, von dem es sich nicht trennen läßt. Der Rest besteht aus verschiedenen radioaktiven Elementen der Thoriumreihe: Mesothorium 1, Mesothorium 2 und Radiothorium. Mesothorium 1 sendet nur sehr schwach ionisierend wirkende Strahlen aus und verwandelt sich allmählich in Mesothorium 2. Diese Verwandlung erfolgt zur Hälfte in 5,5 Jahren. Das Mesothorium 2 sendet Strahlen aus unter Bildung von Radiothorium. Mesothorium 2 hat nur eine Halbwertszeit von 6,2 Stunden. Durch die Bildung des Radiothoriums mit der Halbwertszeit von zwei Jahren nimmt die Radioaktivität noch zu, so daß das Mesothoriumbromid nach 3,2 Jahren seine Höchstwirkung zeigt. Wirkung und Anwendung: wie die des Radiums.

S. auch Thorium-X-Degea; Radium.

Metacholesterin ist wahrscheinlich ein Oxydationsprodukt des Cholesterins. Verleiht Vaselin in Mengen von 1—5% zugesetzt starke Hydrophilie (Aufnahme bis zu 200% Wasser). Durch Oxydation des Cholesterins in essigsaurer Lösung hergestellt.

Metajodin wird angegeben als komplexe Verbindung von Brom und Bromsalzen mit Rhodan und Eisenverbindungen, in Alkohol gelöst. Wirkung und Indikationen sollen denen der Jodtinktur entsprechen. (Lingner Werke, Dresden.) Präparat davon: Metajodinsalbe.

Metallablagerung, s. Schädigungen.

Metallintoxikationen, s. Mundhöhle.

Metanilgelb (diazobenzolsulfosaures Diphenylamin). Gelber Anilinfarbstoff ohne Fluoreszenz. Kann daher zum Gelbfärben von Haarwässern u. dgl. verwendet werden, wie in allen Fällen, in denen Fluoreszenz der Lösung verpönt ist.

Metaphenylendiamin, s. Anilinhaarfarben.

Metatoluylendiamin, s. Anilinhaarfarben.

Méthodes de retouches successives, s. Mammaplastik.

Methylanthranilat, s. Anthranilsäuremethylester.

Methylenblau, Methylenum coeruleum, ein Thiazinfarbstoff, leicht löslich in Alkohol und Wasser mit tiefblauer Farbe. Als blauer Farbstoff, auch gegen Hautkrankheiten in Form der Methylenblausalbe:

Rp. Methylen. coerul. medicin.	2,0
solve in:	
Aqua	15,0
solutionem misce cum	
Adip. Lanae anhydr.	30,0
Vaselin. alb.	12,0
Zinc. oxydat.	
Bismuth. subnitr.	aa 12,0
u. f. ungt.	
S. Methylenblausalbe.	

Auch innerlich in keratinierten Kapseln à 0,1.

Methylsalicylat, s. Salizylsäuremethylester.

Methylumbelliferon (Umbelliferonmethylaether) wird als Lichtschutzmittel kosmetisch verwendet (s. dort). Kommt auch im Lavendelextraktöl vor, solche Extrakte können also (z. B. als Parfum) die Lichtschutzwirkung verstärken helfen. Auch das eigentliche Methyl-Umbelliferon (Herniarin) (4-Oxy-Methyl-Cumarin), ein Isomeres des Methylaethers, wird als Lichtschutzmittel verwendet.

Methylviolett, Pyoktanin blau, Pyoktaninum coeruleum, ist ein Gemisch von Rosanilinderivaten. Leicht löslich in Wasser und Alkalien, löslich in Alkohol. Als violetter Farbstoff zum Färben von Seifen usw. Therapeutisch wie Pyoktaninum aureum (s. Auramin O.).

Pyoktanin-Quecksilberchlorid. Mit Amylum 1 : 1 wird es als Streupulver bei Brandwunden empfohlen.

Metol, s. Anilinhaarfarben.

Mianin ist Chloramin. Im Handel in Substanz, in Tablettenform und als Streupuder. (Saccharin-Fabrik A. G. Magdeburg-Südost).

Micetoma, s. Tropen.

Microsporon minutissimum, s. Schweißabsonderung.

Mieder, s. Kleidung; Wochenbett.

Migräne, s. Ernährung.

Migränestifte, s. Mentholstifte.

Mikrognathie oder Opisthogenie, (s. Progenie). Im Gegensatz zur Progenie sind die Versuche, die Mikrognathie chirurgisch zu behandeln, spärlich. Diese Tatsache findet darin ihre Erklärung, daß gute Enderfolge wesentlich schwerer zu erringen sind, und zwar hauptsächlich deswegen, weil zwar eine Verschiebung des durchtrennten Unterkiefers nach vorn keinerlei Schwierigkeiten macht, aber die Erhaltung der gewünschten Stellung auf die Dauer nur mit Hilfe von Knochentransplantation möglich ist. Die Mikrognathie ist häufig ererbt und angeboren, nicht selten aber auch im Anschluß an Kiefergelenks-Ankylosen mit Zurückbleiben des Unterkieferswachstums erworben. Die operative Behandlung kann nur darin bestehen, daß der Unterkiefer im Horizontalast durchtrennt, und zwar entweder schräg oder Z-förmig, und daß dann das bewegliche Mittelstück nach vorn geschoben wird. Da schon die Durchtrennung, aber besonders die Vorverschiebung, fast notwendigerweise mit einer Eröffnung der Mundhöhle einhergehen muß, so kann die, um das gewünschte Resultat aufrechtzuerhaltende Knochenspaneinpflanzung erst nach völligem Abklingen der Infektion bzw. völliger abgeschlossener Wundheilung ausgeführt werden. Da darüber meist Wochen vergehen, schwindet häufig das anfänglich gute Resultat infolge Narbenzugs wieder in erheblichem Grade. In neuerer Zeit ist von Limberg 1927 insofern ein Verbesserungsvorschlag dieser Operationsaussichten gemacht worden, als er schon einige Wochen vor der Durchtrennung des Kiefers beiderseits einen Knochenspan subkutan einlagerte. Ist dieser erst in organische Verbindung mit dem neuen Mutterboden getreten, so besteht bei der Verschiebungsoperation selbst bei eintretender Infektion der große Vorteil, daß gewissermaßen eine Schiene vorhanden ist, die auch durch die eintretende Infektion nicht mehr geschädigt wird.

Mikromastie, s. Busen.

Mikrophthalmus. Angeborene Kleinheit des Augapfels. Bei Einseitigkeit und Unverwendbarkeit dieses Auges kommt scheinbare Vergrößerung durch ein vorgesetztes Konvexglas in Frage.

Mikrosporie. Die Mikrosporie führt nur zu vorübergehenden Verunstaltungen der Haare. Sie ist vorwiegend eine Erkrankung der Kinder. Ihre starke Kontagiosität macht ihre Kenntnis den Ärzten zur Pflicht. Sie ist meldepflichtig! Ist ein Kind an Mikrosporie erkrankt, so müssen unbedingt seine Geschwister und Schulkameraden einer gründlichen Untersuchung unterzogen werden, da nur so einer weiteren Ausbreitung Einhalt getan werden kann. Die Mikrosporie tritt in der Hauptsache am behaarten Kopfe auf. Hier stellt sie sich meistens in der Form mehrerer, in der Größe schwankender, mit Schuppen bedeckter und nicht entzündeter Scheiben ein. Diese Scheiben sehen aus, als ob sie mit weißgrauer Asche bestreut seien. Außerdem erwecken sie den Eindruck, als ob auf ihnen sämtliche Haare fehlten. Bei genauerer Betrachtung sieht man aber, daß die Haare in einer Höhe von 3—4 mm abgebrochen sind, und zwar sind es, im Gegensatz zur Trichophytie, sämtliche Haare. Diese erkrankten Haare folgen dem leisesten Zug der Pinzette; untersucht man sie mikroskopisch, so findet man, daß der noch vorhandene Schaft des Haares von zahlreichen, untereinander gleichen, runden Sporen eingescheidet ist. Die Mikrosporie macht nicht immer auf dem behaarten Kopfe halt. So können Herde unter den Ohrläppchen und zwischen den Schulterblättern auftreten. Sie sind fast gar nicht infiltriert, leicht schuppend und können manchmal irisähnliche Figuren annehmen. Es gibt mehrere Mikrosporonarten. Die einen sind pathogen für Tiere, die anderen nicht. Zu den ersteren gehört hauptsächlich das Mikrosporon lanosum, seltener sind Mikrosporom fulvum, equinum und villosum. Der humane Typ wird dargestellt vom Mikrosporon Audouini und tardeum.

Die *Prognose* ist mit großer Vorsicht zu stellen, da das Leiden äußerst hartnäckig ist. Es heilt gewöhnlich von selbst ab, wenn die erkrankten Kinder das Pubertätsalter erreichen. Die Therapie ist dieselbe wie bei der Trichophytie des Kopfes (Rö- oder Thalliumepilation, eventuell Kombination beider, gründliche Nachbehandlung). Da die Krankheit nicht so in die Tiefe dringt wie bei der tiefen Trichophytie, kommen die Haare meist wieder, so daß keine kahlen Stellen an die überstandene Krankheit erinnern.

S. auch Pilzerkrankungen; Röntgen.

Mikrosporon furfur, s. Erythrasma; Pityriasis versicolor.

Mikrostoma, s. Lippen.

Mikrotie, s. Kindesalter; Ohrmuschel.

Mikrozephalie, s. Kindesalter.

Milanol, ein basisches Wismutsalz des sauren Malonsäuretrichlorbutylesters, ist ein weißes, in Wasser unlösliches Pulver mit etwa 60% Wismut. Leicht adstringierend, austrocknend. Als Pulver, Salben zur Verhütung und Heilung von intertriginösen Erscheinungen. Als Emulsion Antilueticum. (Athenstaedt & Redecker, Hemelingen.)

Milch, Kuhmilch, Lac (Vaccae), wird häufig zu ex tempore hergestellten Schönheitsmitteln (Pasten usw.) benützt. Auch der abgeschöpfte Rahm wird zur Hautpflege verwendet. (Analog auch frische Butter, die aber leider zu rasch ranzig wird.) Auch zu Umschlägen usw., ferner zur Bereitung frischen Kaseins für Kaseincremes (s. dort).

S. auch Ernährung; Fissanpräparate; Milkudermpräparate.

Milchsäure, Acidum lacticum. Sirupöse, gelbliche Flüssigkeit mit 75—80% Milchsäure, mischbar mit Wasser und Alkohol. Sie wird als mildes Ätzmittel zur Entfernung von Warzen, Schwielen und Hühneraugen verwendet. Die Ätzwirkung der Milchsäure tritt nur in starker Konzentration hervor und ist insofern eigenartig, als Milchsäure nur verhorntes

Gewebe angreift und löst, nicht aber die gesunde Haut anätzt. Auf zartes Schleimhautgewebe wirkt sie aber in höherer Konzentration ätzend ein. Verdünnte Milchsäurelösungen werden auch innerlich gut vertragen, weshalb Milchsäure auch als Säurezusatz bei Erfrischungsgetränken Anwendung findet. Auch zur Entfernung des Zahnsteins wird Milchsäure verwendet, in verdünnter Lösung als Gurgelwasser (1%) und Vaginalspülmittel (hier nur 0,5%). 1 : 5 bis 1 : 10 zu Pinselungen.

Rp. Acid. salicyl. 1,0
Acid. lact. .... 1,0—3,0
Collodii elast. .... ad 10,0
S. Hühneraugenkollodium.
Zum Aufpinseln.

Rp. Acid. lact. 3,0
Talci 30,0

Ol. Menth. pip. 0,1
Mentholi 0,1
S. Zahnsteinentfernungsmittel. Die Zähne mit dem Pulver mit der Bürste putzen, dann mit Natriumbikarbonatlösung nachspülen.

Natriumlaktat, milchsaures Natrium, Natrium lacticum, Perglyzerin. Gelbliche, sirupdicke Flüssigkeit, ähnelt im Aussehen dem Glyzerin. Mischbar mit Wasser und Alkohol. Wird als schaumverbessernder Zusatz zu Seifen empfohlen, auch als teilweiser Ersatz des Glyzerins. Natriumlaktat liefert mit Wasser viskose Lösungen.

S. Perglyzerin; Normolaktol.

Milchschorf, s. Ekzem; Ernährung.

Milchserum, Molke, Serum Lactis, ist die nach Ausfällen des Kaseins (und Abscheiden des Milchfettes) beim Filtrieren verbleibende wässerige Flüssigkeit. Bei der Säuerung der Milch werden saure Molken erhalten, bei der Abscheidung durch Labessenz neutrale oder süße Molken, die ebenfalls durch Neutralisieren der sauren Molken erhalten werden können.

S. auch Abführmittel; Mitin.

Milchzucker, Saccharum Lactis, Laktose. Weißes Pulver von schwach süßem Geschmack, löslich in 7 Teilen Wasser zu einer nicht sirupösen Flüssigkeit. Unlöslich in Alkohol. Dient als Zusatz zu Zahnpulvern, Mundwassertabletten, Badetabletten usw.

Miliaria cristallina. Man versteht darunter ein plötzliches Aufschießen kleinster bis höchstens hirsekorngroßer Bläschen, welche auf ungereizter Haut sitzen. Die Eruption geht einem starken Schweißausbruch parallel (Schweißfriesel) und ist daher überall da zu beobachten, wo im Anschluß an eine plötzliche Entfieberung akute Schweißabsonderungen auftreten, wie beim Typhus, Scharlach, bei der Lungenentzündung usw. Die Affektion ist in der Regel mit einem Ausbruch beendet, die Bläschen vertrocknen dann und der ganze Prozeß ist ohne Behandlung meist in vier Tagen vorbei.

Milien (Hautgrieß) finden sich in der Umgebung der Augen — auf Augenlidern und angrenzenden Wangenpartien (Jochbeingegenden) — als stecknadelspitzbis hirsekorngroße Knötchen, weißlich bis gelblich schimmernd. Es handelt sich hier um Horncystchen, umhüllt von einem mehrschichtigen Epithel. Wenn die Milien gehäuft auftreten, dann geben sie dem Teint ein unreines Aussehen. Auch vereinzelte Milien können, zumal wenn sie etwas größer sind, störend wirken.

Wenn das Epithel geöffnet oder zerstört wird, lassen sich die kleinen weißen Hornkugeln mit Leichtigkeit herausheben. Die Zerstörung des Epithels durch ein starkes Schälmittel — wie z. B. Sapo kalinus (grüne Seife) — dürfte nur selten zur Anwendung gelangen, da diese Methode einen heftigen Reizzustand der Haut mit sich bringt und die Augen erheblich gefährden kann.

Die üblichste Behandlungsmethode besteht im Ritzen der deckenden Epithelschicht mittels eines scharfen feinen Messerchens (sogenanntes Milienmesser) oder auch mit Hilfe einer scharfen Nadel. Entweder springt dann das Milium schon von selbst heraus oder man hilft durch leichten Druck nach; wenn erforderlich, kann die kleine Hornkugel auch mit der Messerspitze herausgehoben oder unter Zuhilfenahme eines Komedonenquetschers herausgedrückt werden.

Das Ritzen geschieht von der Basis zur Kuppe mit nach oben gehaltener Messerschneide. Der Eingriff ist so gut wie schmerzlos. Bei ängstlichen Patienten hebt man zur besseren Fixierung und gleichzeitigen Erzielung einer Anaesthesia dolorosa die betreffende Hautpartie kräftig in einer Falte auf. Bei richtiger Ausführung darf es nicht oder kaum bluten. Die behandelten Stellen werden mit 50% Alkohol und Suprarenin 1 : 1000 betupft und zum Schluß etwas antiseptischer Puder (Xeroform oder Dermatol-Zinc. oxyd. aa) aufgestäubt. Während der nächsten 48 Stunden darf kein Wasser an die betreffende Stelle gebracht werden. Eventuell sich bildende kleine Schorfe läßt man bis zum spontanen Abfall in Ruhe. Für gewöhnlich sind weder unmittelbar nach dem Eingriff noch in den nächsten Tagen auffällige Spuren der Behandlung nachweisbar, sofern die Milienentfernung geschickt und nicht zu robust vorgenommen wurde.

Bei Milien auf den Augenlidern ist mit besonderer Vorsicht zu verfahren, damit das Messer nicht abrutscht. Am zweckmäßigsten ist es, das Skalpell entgegengesetzt zum Augapfel zu halten.

Eine schnell und zweckmäßig arbeitende Methode ist die kurz dauernde Berührung der Horncyste mit einer mit ganz schwachem Diathermiestrom geladenen feinen Nadel. Narben dürfen hierbei nicht zurückbleiben.

S. auch Diathermie; Lidgeschwülste; Rotationsinstrumente.

Milkudermpräparate sind nach Angaben von C. Bruck hergestellte Vollmilchpräparate für äußerliche dermatologische Zwecke.

Milkuderm molle, besteht aus reinen Milchbestandteilen, bildet eine milchweiße, salbenförmige Masse mit einem Fettgehalt von etwa 8%, ist keimfrei, unveränderlich haltbar und mit allen dermatologischen Medikamenten mischbar. Auf die Haut aufgetragen, bildet es in kürzester Zeit einen vollkommen trockenen, elastischen Firnis, der wasserlöslich ist. Milkuderm molle ist auch erhältlich als Teer-Milkuderm 20%ig und Chrysarobin-Milkuderm 10%ig.

Milkuderm volatile, Milkuvol, eine Milchsalbentinktur zum Aufpinseln, ist erhältlich mit folgenden Medikamenten: Resorzin 2%, Salizylsäure 2% und 5%, Ichthyol 5%, Tumenol 5%, Pix Lithantracis 20%, Ol. Rusci 10%, Anthrarobin 2%, Chrysarobin 1% und 5%, Jod 5%, Sulfur 10%, Sulfur und Camphora 5% bzw. 0,5%, Rivanol 0,25%. Bei Verwendung dieser Präparate tut man gut, nach Aufpinseln noch einen indifferenten Puder aufzustreuen. Zur Hautpflege gibt es eine Milkuderm-Hautsahne; zur Reinigung einer Haut, die keine Seife verträgt, eine Milkuderm-Waschung, ferner noch eine Milkuderm-Kindercreme und ein Akne-Milkuderm. (Desitin-Werk Carl Klinke, Hamburg.) Die Präparate sind in Originalpackungen und in sogenannten Sparpackungen erhältlich.

Hidro-Milkuderm wird als „Hexamethylentetramin-Milch-Creme deklariert und als „biologisch wirkende und geruchlose Creme bei Hyperidrosis jeglicher Lokalisation, dyshidrotischen, intertriginösen Ekzemen usw.“ bezeichnet.

Mineralogen, s. Ernährung.

Mininlampe, s. Gesichtspflege.

Miosis, s. Nervenleiden.

Mirol ist ein Strontiumsulfid und Stärke enthaltendes, parfumiertes Depilatorium. (Kopp & Joseph, Fabrik pharm. Präparate, Berlin.)

Mißbildungen der Geschlechtsteile. An dieser Stelle werden diejenigen Mißbildungen der Geschlechtsteile zusammengefaßt, die von kosmetischem Belange sind, d. h. nur die äußerlich sichtbaren Anomalien; alle an versteckter Stelle, z. B. im Inneren der Harnröhre, vorkommenden Entwicklungsstörungen bleiben unberücksichtigt. Auch steht für eine kosmetische Betrachtung das entstellende, verunstaltende Moment gegenüber dem — gesundheitlich oft weit bedeutsameren — funktionellen Moment naturgemäß im Vordergrund.

Hypospadie nennt man die angeborene Verlagerung der äußeren Harnröhrenöffnung an die Unterfläche des männlichen Glieds; bei dieser Mißbildung erfolgt die Urinentleerung an der Unterseite des Penis. Sie ist die häufigste Mißbildung der Harnröhre. Sie tritt in verschiedenen Graden in Erscheinung: 1. Als *Eichelhypospadie*: Die Öffnung liegt an der Unterseite der Eichel, etwa dort, wo normalerweise das Bändchen der Vorhaut ansetzt, oft in Gestalt einer am Rand gewulsteten kurzen Rinne, die von der gewöhnlichen Mündungsstelle der Harnröhre bis zu ihrer abnormen Öffnung verläuft; die Vorhaut ist am Rücken des Glieds zu einem Wulst zusammengeschoben. Wesentliche Unbequemlichkeiten erwachsen in der Regel dem Träger der Mißbildung nicht. Oft ist die verlagerte Öffnung besonders eng, wodurch gewisse Störungen bei der Harn- und Samenentleerung unausbleiblich sind. Manchmal finden sich mehrere Harnröhrenöffnungen, zwei oder drei, teilweise blind endigend. 2. Als *Penis-Hypospadie*, weit seltener: Die Öffnung liegt noch weiter rückwärts an der Unterfläche des Penisschafts, an jeder beliebigen Stelle, sogar dicht am Ansatz des Hodensacks; die seichte Rinne — wenn sie nicht vollständig fehlt — erstreckt sich von hier bis nach vorn zur Eichelspitze; dort ist zuweilen noch ein Stück der Eichelharnröhre zu erkennen, meist als kurze blindsackartig endigende Einstülpung. Das Glied ist kleiner als normal, bei der Erektion seitlich oder nach abwärts verkrümmt. Sowohl die Erschwerung der Harnentleerung und Unannehmlichkeit des Einnässens als die Behinderung beim Geschlechtsakt und der Samenentleerung machen die Anomalie zu einem körperlich und seelisch drückenden Leiden. 3. Als *Hypospadie des Damms* (perineale Hypospadie): Eine ganz seltene Mißbildung, bei welcher der Hodensack durch tiefe Furchung in zwei Hälften getrennt erscheint und die Harnröhrenmündung in den Grund dieser Furche, 4—5 cm vom After entfernt, verlegt ist. Auch hier kann der Penisanteil der Harnröhre entweder spurlos fehlen oder durch seichte Rinnenbildung bzw. blindsackförmige Einstülpung an der Eichelspitze angedeutet sein. Das ganze Glied erscheint verkümmert; ja es können beim ersten Anblick Zweifel an der Geschlechtszugehörigkeit auftauchen, zumal wenn die Hoden im Laufe ihres Entwicklungsgangs nicht bis in den Hodensack hinabgestiegen, sondern im Leistenkanal steckengeblieben sind. In diesen Fällen ist die Harnentleerung besonders gestört; durch Schlußunfähigkeit des Harnröhrenschließmuskels besteht Urinträufeln oder völlig unwillkürlicher Abgang; der herabrieselnde Urin entzündet die Haut und verbreitet durch das Benetzen der Kleidung einen unangenehmen Geruch.

Weit seltener als die Hypospadie ist die angeborene Verlagerung der Harnröhrenöffnung nach dem Penisrücken, die *Epispadie*; sie entsteht, wenn die Harnröhre an der oberen Fläche des Glieds teilweise oder in längerem Verlauf nicht verschlossen, sondern eine offene Rinne geblieben ist. Man unterscheidet wiederum eine — äußerst seltene — *Eichelepispadie*, bei der sich die Öffnung hinter der Eichel findet; eine *Penisepispadie* mit Verlagerung der Mündung auf den Rücken des Glieds nahe seiner Wurzel; eine seichte Rinne kann von der Eichel bis zur Symphyse (dem Schambeinschluß) reichen, wobei das ganze Glied verkümmert erscheint. Endlich die relativ häufigste und hochgradigste Form der Epispadie, zugleich mit „*Blasenektopie*“ auftretend, bei der sich die Harnröhrenrinne vom Penisrücken bis in die Blasenwandung hinein fortsetzt; die vordere Blasenwand fehlt an dieser Stelle ganz; während die hintere als roter Wulst oberhalb der Symphyse vorgestülpt zutage tritt und der Urin andauernd aus beiden Harnleitermündungen nach außen träufelt. Die Schamfuge ist nicht geschlossen; andere Mißbildungen im tieferen Bereich der Harn- und Geschlechtsorgane sind oft gleichzeitig vorhanden. Daß für den Träger eines so schweren Geburtsfehlers das Leben zur Qual wird, daß ihn sein Leiden bei der völligen, auch operativ oft nicht ganz zu behebenden Unfähigkeit, den Urin zu halten, beruflich wie gesellschaftlich unmöglich macht, bedarf nur des Hinweises.

Von sonstigen kosmetisch in Betracht kommenden Mißbildungen sei die angeborene *Verdoppelung des Glieds* als außergewöhnliche Seltenheit nur kurz angeführt. Die angeborene Verkümmerung des Penis kann gelegentlich auch ohne gleichzeitige Hypo- oder Epispadie vorkommen. Unter den Verbildungen der Vorhaut spielt die angeborene Verengerung der Vorhautöffnung oder *Phimose* die Hauptrolle; sie wird an anderer Stelle abgehandelt (s. dort).

Ohne auf Einzelheiten näher einzugehen, begnügen wir uns, den allgemeinen Gang der wichtigsten Operationsmethoden der Hypospadie und Epispadie kurz zu entwickeln. Für die Eichelhypospadie wird selten der Anlaß zu einem Eingriff gegeben sein; das kleine Übel wird so gut wie immer vom Träger hingenommen, da ja Eichel und Glied selbst ein normales Aussehen zeigen. Anders liegt die Sache bei Auftreten des Bildungsfehlers im Bereich des Penis, Hodensacks und Damms, wo er obendrein mit Verkrümmungen oder Verkürzungen des an sich verkleinerten Glieds einherzugehen pflegt. Die dem Chirurgen als Leitmotiv vorschwebende Aufgabe muß sein, durch plastische Verfahren einen neuen Harnröhrenkanal an der Unterfläche des Penisschaftes von der Eichelspitze bis zur hypospadischen Öffnung künstlich herzustellen; die Durchtrennung von verkürzenden Gewebesträngen muß vorangehen. Von diesen Gesichtspunkten ging Duplay aus, als er die klassische Operation der Hypospadie ausarbeitete, ein Verfahren, das noch heute die besten kosmetischen und funktionellen Aussichten bietet. Sie erfolgt in drei Akten: 1. Gradrichtung des Glieds und Verschluß der Eichelrinne, deren Ränder angefrischt und durch Naht vereinigt werden. 2. Bildung einer neuen Penisharnröhre, vom Eichelansatz rückwärts bis an die hypospadische Öffnung heran, mit Hilfe zweier größerer, beiderseits der Mittellinie gewonnener Lappen, die median über einer Sonde vernäht werden. 3. Verschluß der hypospadischen Öffnung durch Vereinigung der neugebildeten Harnröhre mit der bereits vorhandenen über einem bis in die Blase eingeführten Katheter durch exakte Naht. Neuerdings wird auch nach anderen Methoden operiert, indem z. B. der zentrale Stumpf der Harnröhre möglichst weit freigelegt, dann durch das Eichel- und Penisgewebe unter der Haut ein Troikart durchgestoßen und der so erzielte Kanal mit der Harnröhre vereinigt wird. Weit größeren Schwierigkeiten begegnet die operative Behebung der Epispadie, wofür vor allem die Verfahren von DUPLAY und von THIERSCH zur Verfügung stehen, mühsame und technisch verwickelte Chirurgenarbeit, deren Enderfolg erst in Etappen erreichbar ist und doch kosmetisch nur in wenigen Fällen recht befriedigt, so erheblich die funktionelle Besserung sein kann. Auch hier zunächst Herstellung normaler Beweglichkeit des Penis durch Beseitigung verkürzender Stränge an der Wurzel des Glieds, darauf Neuschaffung der fehlenden Harnröhre unter Zuhilfenahme seitlicher Lappen aus Eichelgewebe und Penisrücken, sowie Vereinigung des alten Harnröhrenstücks mit dem neuen. Es empfiehlt sich, alle diese Operationen möglichst früh auszuführen. Auch für die Besserung der Harninkontinenz bei hinterem Sitz der Bildungsfehler stehen chirurgische Verfahren zu Gebote. Weit über die kosmetischen Belange reichen die funktionellen Ziele bei Inangriffnahme der Blasenektopie hinaus; die schwierige Technik der schrittweise auszuführenden, hier ganz unentbehrlichen plastischen Operationen kann zwar schließlich die Deckung des großen angeborenen Defekts und die Beseitigung der äußeren Verunstaltung erreichen, selten aber die willkürliche Harnentleerung in normale Bahnen bringen.

Ähnliche Verbildungen wie beim Manne finden sich auch bei der *Frau*; hier ist die Epispadie die häufigste Mißbildung — an sich viel seltener als die Hypospadie des Mannes. Bei der weiblichen Epispadie tritt der spaltförmige Mangel der vorderen Harnröhrenwand immer kombiniert mit Mißbildungen der äußeren Geschlechtsteile auf. Vom leichtesten Grad einer bloßen Spaltung der Clitoris in zwei symmetrische Schenkel bei gleichzeitiger Verlagerung der Harnröhrenöffnung zwischen diese beiden *(Clitoris bifida)* kann sich die Hemmungsbildung zur „subsymphysären Epispadie" steigern, d. h. zu jener Mißbildung, bei der außerdem auch die großen und kleinen Schamlippen als zwei ganz voneinander getrennte Längswülste entwickelt sind und die Harnröhrenöffnung sich unterhalb der Schambeinfuge (Symphyse) — je nach dem Grad der Spaltung der vorderen Harnröhrenwand — zu einer mehr oder weniger weitklaffenden, sogar für die Fingerkuppe durchgängigen Ausmündung erweitert hat; eine mulden- oder rinnenförmige Einsenkung erstreckt sich von hier an Stelle der natürlichen vorderen Vereinigung der Schamlippen nach dem Schamberg zu. Fehlt aber die vordere Harnröhrenwand vollkommen, so ist auch der Blasenschließmuskel mehr oder weniger verkümmert und unwillkürlicher Harnabgang unvermeidlich; die Harnaustrittsstelle bietet sich als weit offener Trichter dar. Die höchsten Grade der Epispadie des Weibes sind wie beim Manne mit Blasenspaltbildung und schwersten Funktionsstörungen verbunden; von Geburt an besteht dann völlige Unmöglichkeit, den Urin zu halten, die Blasenschleimhaut ist sichtbar und fällt leicht vor; die Schamfuge ist nicht geschlossen, sondern gespalten. So kann sich die Mißbildung schließlich zur äußersten Form der „Bauch-Blasen-Schambein-Genitalspalte" steigern.

So sehr die Harninkontinenz und ihre Nebenfolgen (Hautreizungen der Umgebung, urinöser Geruch usw.) der Trägerin ihren Geburtsfehler zur Qual machen, so können die leichten Grade der weiblichen Epispadie doch lange verborgen und unerkannt bleiben; die Neigung zum „Harnträufeln" wird hingenommen, und erst eine ärztliche Untersuchung bei bevorstehender Eheschließung macht das Übel offenkundig. Eine Behandlung wird dabei meist gar nicht gewünscht. Die sinnreichen und verwickelten Operationsverfahren, welche von Chirurgen und Frauenärzten zur Behebung der hochgradigen oder völligen Harninkontinenz bei weitgehenderer Spaltbildung ersonnen sind, beruhen teils auf dem Gedanken, auf mechanische Weise oder durch Narbenzug eine Verengerung der Harnröhre herbeizuführen — mit meist zweifelhaftem Erfolg — oder versuchen, die Faszien und willkürlichen Muskeln der vorderen Bauchwand zur künstlichen Bildung eines Schließmuskels zu verwerten (Verfahren von SELLHEIM, von GOEBELL-FRANGENHEIM-STOECKEL, von LIEK u. a.).

Sehr selten wird die Hypospadie der Frau beobachtet, wobei der Harnröhrenspalt nach unten, nach dem Scheideneingang zu verlagert ist. Die äußeren Geschlechtsteile sind hierbei im Gegensatz zur Epispadie nie in die Mißbildung einbezogen.

Von sonstigen Anomalien des weiblichen Genitales erwähnen wir noch den angeborenen Defekt des *Hymens*, der auch mit völligem Fehlen der Scheide vereinigt beobachtet ist, ferner den angeborenen Verschluß des Hymens *(„Atresie des Hymens")*, verbunden mit angeborenem Scheidenverschluß. Die bloße Atresie des Hymens kann sowohl durch Dehnung mit dem Finger als durch seitliche Einschnitte behoben werden (Narkose).

Mißbildungen der Nase, s. Nasenformen.

Mitesser, s. Akne vulgaris; Berufskrankheiten; Chlorakne; Lichtbehandlung; Massage.

Mitessermittel, s. Akne vulgaris.

Mitigal, Dimethylphenylendisulfid oder Dimethylthianthren. Es ist eine gelbe, ölige, fast geruchlose Flüssigkeit, schwer löslich in Wasser, leicht löslich in absolutem Alkohol, Aceton und Benzol. Konzentrierte Schwefelsäure färbt es kornblumenblau. Bei seborrhoischen, ekzematösen und parasitären Erkrankungen, Krätze. (I. G. Farbenindustrie A. G.)
S. auch Alopezieformen.

Mitigan ist Dimethyldiphenylsulfid. Gegen Seborrhoe.

Mitin (Krewel-Leuffen, Eitorf a. Sieg). Nach Angaben von Dr. JESSNER hergestellt, eine Salbengrundlage, die aus Lanolin und Kuhmilchserum, mit etwa 50% Wasser bestehen soll. Vielleicht auch aus Lanolin und einer weißen Fettemulsion (Stearat ?) hergestellt. Weißes Fettgemisch, das sehr gut für kosmetische Präparate verwendbar ist.

Mittelohrentzündung, s. Adenoide; Fazialislähmung; Ohrenfluß.

Mode ist eine zusammenfassende Bezeichnung für alle Sitten und Gebräuche, die einer Zeitspanne ihr Gepräge geben. Ursprünglich verstand man unter „Mode" nur die Art, sich zu kleiden. Wie aber die Kleidung einer Zeit aus ihren Gebräuchen und Bedürfnissen entsteht, sich ihnen anpaßt und so die Lebensweise und Arbeit und die geistige Richtung widerspiegelt, so bezeichnet das Wort „Mode einer Zeit" alles, was während dieses Zeitabschnitts Sitte ist. Die Mode wechselt wie die Zeiten, aber nicht sprunghaft, sondern mit fließendem Übergang und zuweilen mit deutlichen Wiederholungen. Mit einer gewissen Beharrlichkeit halten sich oft modische Eigentümlichkeiten, die einerseits schön und praktisch, anderseits aber häßlich oder gesundheitswidrig sind, viele Jahre, bis der Nachahmungstrieb der Träger ermüdet ist, und sie etwas ganz anderes herbeisehnen. Eine Beschreibung der Mode einer Zeit gibt immer die Sitten der besseren Stände wieder. Nur sie hatten die Mittel, sich Neuerungen rasch zu eigen zu machen. Oft war es auch ein den oberen Ständen vorbehaltenes Recht, sich nach der herrschenden Mode zu kleiden und zu benehmen, das den niederen Ständen durch strenge Verordnungen verboten war. Erst mit der französischen Revolution verschwindet dieser Unterschied.

Die Kosmetik hat sich mit den Mitteln, die sie anwendet, der herrschenden Mode eng anzupassen, denn alle kosmetischen Nachhilfen erfüllen nur dann ihren Zweck, wenn sie eine unauffällige Anpassung an die herrschende Moderichtung ermöglichen. Die einzelnen Bekleidungsgegenstände interessieren im Hinblick auf die Kosmetik nicht als Modeschöpfungen, sondern in ihrer Beziehung zum Körper, also ihr Schnitt, das verwendete Material, die Beschaffenheit der zur Oberkleidung gehörigen Unterkleidung, ihre Schäden und ihre Vorteile.

Von einer guten Kleidung wird man verlangen müssen, daß sie den Körper vor Witterungsunbilden schützt, ferner, daß sie dem Körper eine schöne und zweckmäßige Form verleiht und erhält und endlich noch, daß sie ihm als Schmuck dient.

Einen strengen Unterschied zwischen Männer- und Frauenkleidung gab es nicht immer. Im frühen Mittelalter, dessen Mode lange noch vom Altertum beeinflußt war, trugen beide Geschlechter eine hemdartige Tunika, die nur verschieden hohe Gürtung zeigte. Zur Zeit der Ritterrüstungen trugen die Männer im Hause lange faltenreiche Gewänder wie die Frauen. Um 1400 war sogar das tiefe Dekolleté bei beiden Geschlechtern zu finden. Aus der Vermischung von römischen mit germanischen Trachten entstand die europäische Männerkleidung. Die am Knöchel gebundene Germanenhose wurde schon während der Völkerwanderung zur Kniehose. Im Mittelalter wurde sie noch kürzer und zu einem badehosenartigen Kleidungsstück, der „Bruch", an die lange enge Hosen „angenestelt" wurden, die zugleich die Füße als Strümpfe bekleideten. Dieser „Beinling" verschmolz mit der Bruch im Beginn des 15. Jahrhunderts zu einer sehr engen Hose, die an einem Wams angenestelt wurde. Im 16. Jahrhundert wurde die enge Hose kurz von der weiten Pluderhose abgelöst, kam aber bald mit der Einführung der spanischen Mode wieder. Erst zwischen 1789 und 1815 dringt der bürgerlich schlichte Herrenanzug aus England in Europa ein. Die langen Hosen, „Pantalons", waren die Hosen der englischen Matrosen. Zugleich mit den langen Hosen kamen die Hosenträger auf. Die Herrenjacke entstand aus der Verbindung des Wamses, an dem die Ärmel saßen, mit dem darübergezogenen ärmellosen Koller. Um den Unterleib gegen Kälte zu schützen, wurden am Koller Schöße angenestelt. Im 17. Jahrhundert wurden die Ärmel an das Koller gesetzt, das nun mit langen, angeschnittenen Schößen die Form des Rockes erhielt. Aus dem Wams wurde die Weste.

Die Wandlungen, welche die Frauenkleidung im Lauf der Jahrhunderte erfahren hat, erklären sich aus den Bemühungen der Mode, die Erscheinung der Frau von Zeit zu Zeit ganz zu ändern. Im Mittelalter saß die Taile hoch, die Kleider waren lang, eine Schleppe half die schlanke Erscheinung der Frau noch zu vergrößern. Im 16. Jahrhundert wurde der Rock kürzer, die Taille rückte tiefer, an ihre natürliche Stelle, und wurde durch den neu eingeführten Schnürleib zusammengepreßt. Die spanische Mode des 16. und 17. Jahrhunderts betonte hauptsächlich die Hüften. Sie wurden durch Kissen und Drahtgestelle verbreitert, die Taille wurde noch weiter verschmälert. Die Brust wurde durch ein festes Mieder verflacht, denn eine gut entwickelte Brust galt als unanständig. Im 18. Jahrhundert war die Taille noch tiefergerückt, sehr eng geschnürt, die Röcke waren weit und wurden durch Reifen gestützt. Hals und Brustansatz wurden tief entblößt, die Haare zu einer hohen Frisur, der *Fontange*, frisiert, die oft so hoch war, daß das Gesicht die Mitte zwischen Scheitel und Sohlen bildete. Der Beginn des 19. Jahrhunderts ließ die Frau wieder schlank und schmal erscheinen. Statt der Hüften wird die Brust betont. Die Röcke sind sehr eng, schleierartig und nur knöchellang, die Taillenmarkierung steigt bis unter die Brust, oft bis unter die Arme. Hohe Federhüte vervollständigen die gestreckte Figur. Einige Jahre später, um 1830, verschwindet die „nackte" Mode des Empire wieder, die Taille wird wieder lang und das Korsett erscheint von neuem. Röcke und Ärmel sind sehr weit und mit Drahtgestellen gesteift. Die Schultern werden künstlich verbreitert, so daß die Frau eine Wespentaille hat und so breit wie lang erscheint. Der Rock wird bis zum Beginn des 20. Jahrhunderts immer weiter (bis zu 10 m Umfang!). Im Beginn des 20. Jahrhunderts ist der weite Rock nur noch bei den Volkstrachten zu finden, bei denen er sich bis heute gehalten hat. Die übrigen Kleider werden wieder enger und länger. 1914 kann die Frau im „Humpelrock" kaum noch eine Treppe steigen. Die Taille ist wieder höhergerückt. 1925 erscheint die Frau durch das Herabrücken der Taille bis unter die Hüften wieder breit und gedrungen, was durch die zunehmende Kürze der Röcke in den darauffolgenden Jahren noch verstärkt wurde. Seit 1930 wurde die Erscheinung der Frau wieder groß, schlank, schmal. Die Taille rückte höher und die Röcke wurden wieder länger.

Das älteste Wäschestück ist das Hemd, das man schon im Altertum kannte. Im Mittelalter hatten die Männer unter der Tunika ein Hemd und einen Lendenschurz oder Kniehosen aus Leinwand. Die Frauen trugen ein Hemd, das schon früh zur Erzielung einer schlanken Taille seitlich geschnürt wurde und so Veranlassung zur Entstehung des — Korsetts gab. Das Hemd und später ein festes Leibchen waren viele Jahre hindurch die einzigen Wäschestücke der Frau. Die Männer trugen unter den engen Hosen des 12. bis 15. Jahrhunderts nur selten Unterwäsche. Seit dem Anfang des 16. Jahrhunderts kam das Männerhemd wieder in Mode. Es wurde sichtbar getragen, war meist aus Seide und reich verziert. Das 17. und 18. Jahrhundert trug elegante, mit vielen Spitzen verzierte Unterwäsche, die durchaus nicht unserer Auffassung von Sauberkeit genügte. Die Hemden wurden höchstens einmal monatlich gewechselt. Der Schwur der Infantin Isabella im Jahre 1601, ihr Hemd erst zu wechseln, wenn ihr Gatte Ostende erobert hätte, zwang sie ihr Hemd drei Jahre lang zu tragen. Es war auch nicht leicht, die Wäsche zu säubern, denn Seife war ein seltener Luxusartikel, und nicht viele verstanden die Kunst, die kostbare Wäsche zu waschen. Die Wäsche der vornehmen Pariser Familien wurde z. B. zum Waschen nach Holland geschickt. Taschentücher waren nur dazu da, um zierlich in der Hand getragen zu werden. Das Schneuzen geschah auf die Erde, „à la Paysanne". Außer dem Hemd trugen die Frauen unter den Reifröcken zahlreiche Unterröcke. Im 17. Jahrhundert zählte man 3 bis 17 Stück, von denen aber nur der unterste aus Leinen und daher waschbar war. Der oberste Unterrock war oft bis zum Knie wattiert, so daß er abstand und das schwere Kleid tragen half. Unter den engen, schleierartigen Kleidern des Empires hatte kein Unterrock, kaum ein Hemd Platz. Vereinzelt wurden Hosen aus Samt oder Seide angelegt. Noch im 18. Jahrhundert galt es allgemein als unschicklich, Hosen zu tragen. Nur Mägde beim Fensterputzen und Tänzerinnen mußten sie anziehen, und für alte Damen oder bei besonderer Kälte, z. B. beim Schlittschuhlaufen, waren sie üblich. Seit dem 19. Jahrhundert tragen die Damen Beinkleider, die anfangs lang und mit Spitzen besetzt unter dem Rock vorsahen. Da mit Einführung der Krinoline, die den Rock trug, die Zahl der Unterröcke abnahm, kam zum Schutz gegen Kälte ein kurzer „Anstandsunterrock" aus Flanell in Gebrauch. Die zu Beginn des 20. Jahrhunderts immer enger werdenden Röcke ließen die Unterröcke bis auf einen oder ganz verschwinden. Dafür wandelte sich das bis dahin weite, luftdurchlässige Beinkleid zur geschlossenen Hose um, bis es zum heute verwendeten Schlüpfer wurde.

Das Schnürmieder oder *Korsett* entstand, wie oben erwähnt, aus dem Hemd, das seitlich geschnürt wurde. Manchmal war es nur ein festes Mieder, manchmal war es dem Kleid angearbeitet und wurde sichtbar getragen. Oft aber war es ein fester Panzer, der, mit Stahl oder Fischbeinschienen verstärkt, vom Leib bis herauf zum Brustansatz reichte. Er verhinderte ein freies Atmen und preßte die Taille so zusammen, daß die Knochen des Brustkorbs deformiert und sogar die inneren Organe übereinandergeschoben wurden. Trotz der Unbequemlichkeit und Schädlichkeit war es aber so verbreitet, daß es auch Männer benützten.

Eine Stütze für die Brust trug die Frau zu allen Zeiten, in denen die Mode lose herabfallende Kleider vorschrieb. Schon Martial sendet seiner Geliebten zusammen mit einem Gedicht eine Busenbinde. In der Zeit des Korsetts konnten die Damen eine Bruststütze entbehren, weil der Schnürleib bis an oder über den unteren Brustansatz reichte und die Brust hochschob. Die arbeitende Frau trug gewöhnlich ein Mieder aus festem Stoff.

Die Mode des Strümpfetragens ist schon alt. Die kurze Männerhose ließ auch schon früh Wert auf elegante Strümpfe legen. Zu Anfang des 16. Jahrhunderts erschienen am Pariser Hof die ersten seidenen Strümpfe.

Die Form der Schuhe hat die verschiedensten Wandlungen erfahren. Zu den engen Beinlingen des Mittelalters trug der Mann schmale Schnabelschuhe, die bis zu zwei Fuß lang waren, so daß oft zum Gehen auf der Straße noch hölzerne Unterschuhe, „*Trippen*", angezogen werden mußten. Das 16. Jahrhundert kennt Halbschuhe, die kurz und breit waren und *Entenschnabel oder Ochsenmaul* hießen. Zur spanischen Tracht des 17. Jahrhunderts trugen die Männer Schaftstiefel, die sich lange neben den Halb- und Schnallenschuhen hielten und deren Stulpen oft besonders aufgeputzt wurden. Der Absatz war meist flach, vereinzelt trugen auch Männer den hohen Stöckelabsatz. Mit dem Aufkommen der schlichteren Männerkleidung bekam der Schuh allmählich seine heutige Form. Die Frau trug lange Zeit hindurch sehr flache, fast absatzlose Schuhe, bis mit Aufkommen der weiten Röcke der Stöckelschuh erschien.

Einen besonderen Platz in der historischen Entwicklung der Bekleidungsmode nimmt die Kinderkleidung ein. Bis zum Ende des 18. Jahrhunderts zog man die Kinder genau wie die Erwachsenen an. Etwa um 1790 kam aus England die Mode einer gesunden und vernünftigen Kinderkleidung, die kein Hindernis beim Bewegen und Laufen mehr war und die zuließ, daß Muskeln und Knochen sich normal entwickeln konnten. In England hörte man damals auch schon mit dem „Fatschen", d. h. dem festen Einwickeln der Säuglinge auf.

Unsere heutige Kleidermode paßt sich im Schnitt der Form des Körpers an und behindert ihn im allgemeinen nicht bei der Arbeit. Es ist also heute das „Mode" geworden, was früher nur die arbeitende Klasse trug, der stärkere Behinderung bei der Arbeit lästig war. An die Männerkleidung wurden schon früh größere Anforderungen in bezug auf Zweckmäßigkeit gestellt, denn die Mehrzahl der Männer mußte immer einer Beschäftigung oder einem Beruf nachgehen.

Es wäre nun zu betrachten, was für kosmetische Schäden durch die Bekleidung verursacht werden. Da sind zuerst solche, die durch das Material und den Schnitt der Kleidungsstücke hervorgerufen werden können.

In früheren Zeiten wurde der Stoff der Kleidung nicht der Umgebungstemperatur gemäß gewählt. Die schweren Tuche und Brokatstoffe verhinderten die Luftzirkulation und Ausdünstung; die Wärmestauung verbunden mit der mangelhaften Körperpflege der damaligen Zeit ließen die verschiedensten Hauterkrankungen entstehen. Das große Gewicht der Kleider behinderte stark die Bewegung und führte zu Verkümmerung der Muskeln und zu Fettansatz. Anderseits waren die dünnen Kattune, Musseline oder Organdi, die selbst im Winter getragen wurden, kein genügender Schutz gegen die Kälte. Die Ärzte nannten damals die Erkältungskrankheiten „*Musselinkrankheit*". Außerdem machten oft die großen Ärmel, „Hammelkeulen" oder „Elefanten" genannt, und die vielen Volants und Rüschen das Tragen eines Mantels unmöglich, sondern gestatteten nur Umschlagtücher.

Heute wird ein weitgehender Unterschied zwischen Sommer- und Winterkleidung gemacht. Die Damenmode ist hierin der Herrenmode voraus. Die weibliche Kleidung ist leichter, schließt meist nicht eng an und macht so eine gute Luftzirkulation möglich. Die dünnen Sommerkleider, die oft Hals und Arme weit entblößen, lassen zwar viel Staub an die Haut gelangen, zwingen aber dadurch auch wieder zu Sauberkeit und Hautpflege. Ein weiterer Vorteil ist die Abhärtung der Haut durch die an sie herantretende Luft. Im Winter allerdings ist die Frauenkleidung oft ein ungenügender Wärmeschutz. Das Tragen zu kurzer Röcke, dünner Strümpfe usw. führt häufig zu Erfrierungserscheinungen und Erkältungen des Unterleibes. Hier sind auch die kurzen Pelzjacken, die im Winter wohl den Oberkörper warm einhüllen, aber den Unterkörper gar nicht schützen, zu nennen.

Die schwerere und weniger luftdurchlässige Männerkleidung hat den Vorteil, daß sie aus verschiedenen Teilen besteht, die durch Öffnen oder Weglassen eine Anpassung an die Außentemperatur ermöglichen. Die glatten festen Stoffe verhindern aber die Ausdünstung, und so kommt es im Sommer oder bei körperlicher Arbeit zu vermehrter Schweißbildung, die Haut wird aufgeweicht und gereizt und kann dem Eindringen von Schmutzteilchen und Bakterien nicht genügend Widerstand leisten. Der Schweiß zersetzt sich und führt zu Geruchsbelästigung. Das gilt natürlich nicht nur für die Männerkleidung, sondern für jedes Kleidungsstück, das aus wenig luftdurchlässigem Stoff besteht und eng anliegt. Ein besonderer Übelstand der Oberkleidung der Männer ist ihre schlechte Waschbarkeit. Abgesehen von leichten Joppen aus Waschstoff, die im Sommer getragen werden, lassen sich die Herrenstoffe nur schwer durch die gewöhnlichen Waschmethoden reinigen. Am meisten macht sich das am Rockkragen bemerkbar, der vielfach am Hals anliegt, scheuert und oft Ursache zur Entstehung von Furunkulose ist.

Die Nachteile der Oberkleidung auszugleichen, ist Aufgabe der Unterwäsche. An sie stellen wir die Forderung, daß sie wärmt und die Hautabsonderungen aufsaugt. Darum sind für die Unterwäsche Stoffe zu empfehlen, die schlecht Wärme leiten und die sich schwer mit Feuchtigkeit sättigen, die aber gut aufsaugen. Diese Ansprüche erfüllt am besten die Wollfaser. In absteigender Reihenfolge folgen Seide, Baumwolle, Leinen, Kunstseide. Außer der Faserart ist auch die Webart des Stoffes zu beachten. Glatt gewebte Stoffe wärmen schlechter und saugen weniger auf als poröse, die in ihren Poren Luft enthalten. Die Unterwäsche aus glattem Leinen- oder Baumwollgewebe sättigt sich bei Durchfeuchtung mit Schweiß sehr schnell und die dann eintretende Verdunstung führt zu Abkühlung und Erkältung. Darum werden in den letzten Jahren immer mehr Trikotstoffe für die Unterwäsche verarbeitet. Die zur Verfügung stehenden Faserarten werden auch zu Mischgeweben verarbeitet, und es werden Trikots mit ganz feinen Maschen bis zu den grobmaschigsten Netzstoffen hergestellt, so daß sich die Vor- und Nachteile der einzelnen Faser ausgleichen und wir heute für jede Witterung die richtige Art der Unterwäsche zur Verfügung haben. Ein weiterer Vorteil der Trikotwäsche ist ihre Schmiegsamkeit und Elastizität, die sie den Körper fest umspannen und den Oberkleidern zu gutem Sitz verhelfen läßt. Trikothemdhosen für Jugendliche dürfen nicht zu kurz und eng sein, weil das elastische Gewebe einen zwar unmerklichen, aber ständigen Zug ausübt, der zu schlechter Haltung und bei Mädchen zu Entwicklungshemmung der Brüste führen kann.

Auch der heute fast allgemein als Bruststütze getragene *Büstenhalter* kann zu Verflachung und zum Sinken der Brust durch Nachlassen des Stützgewebes führen, wenn er einen zentralen Druck auf die Brust ausübt. Sein Schnitt muß der Form der Brust entsprechen, und die verstellbaren Achselträger sollen durch ihre Befestigung am Rückenteil einen Zug nach oben ausüben. Um eine Behinderung der Atmung zu vermeiden, muß der Verschluß verstellbar und elastisch sein. Auch das *Mieder*, das sich noch bei den bäuerlichen Trachten findet, hat manche Nachteile. Es preßt häufig den Brustkorb fest zusammen und hindert so die Atmung.

Zu eng anliegende Kleidungsstücke hindern die Luftzirkulation und reizen die Hautpartien, denen sie aufliegen. So entstehen unter engen, festen oder aus Gummistoff bestehenden Rock- und Gurtbändern oder durch Reiben und Einschneiden an besonders schwitzenden Körperpartien Hautaffektionen, z. B. Achselhöhlen- oder Leistenbeugenfurunkel, Schweißfriesel usw. Außerdem stören eng anliegende Kleidungsstücke, wie hohe steife Kragen, Gürtel, Ärmelhalter, Kniestrumpfbänder oder Sockenhalter die Blutzirkulation, wodurch es zu Venenstauung oder Krampfaderbildung kommen kann.

Den eben aufgezählten Schädigungen durch die Kleidung kann durch Änderung des Materials und des Schnittes entgegengewirkt werden, eine Vorbedingung zu ihrer Behebung ist aber eine vernünftige Körperpflege und -hygiene, deren genaue Beschreibung an andere Stelle gehört.

Besonders deutlich ist die Beziehung zwischen Mode und Kosmetik beim *Hüftgürtel*. Bei unserer heutigen Kleidermode, die eine schlanke, ebenmäßige Figur verlangt, ist es für viele Frauen eine Notwendigkeit, einen Hüftgürtel, der den Beckengürtel fest umspannt, zu tragen. Er wird aus festen Stoffen, denen Gummiteile eingesetzt sind, manchmal auch ganz aus Gummigeweben hergestellt. Das Tragen des Hüftgürtels ist nicht mehr mit soviel Unbequemlichkeit verbunden wie das seines Vorläufers, des *Korsetts*. Viele Frauen empfinden den Hüftgürtel oder das Korselett, eine Verbindung von Hüftgürtel und Büstenhalter, sogar als angenehm. Der elastisch festsitzende Hüftgürtel hilft den Bauchmuskeln, die Baucheingeweide hochzuhalten und zurückzudrängen. So ist er eine gute Hilfe für erschlaffte oder gedehnte Muskeln und wird häufig gegen Rückenschmerzen, die durch Hängeleib hervorgerufen sind, verordnet. Er hat aber den Nachteil, bei der muskelstarken Frau die Bauchmuskeln zu verwöhnen. Außerdem behindert er durch festes Anliegen, besonders wenn er ganz aus Gummistoff besteht, die Ausdünstung und hemmt beim Laufen die freie Bewegung der Oberschenkel, wodurch Fettansatz an den Hüften begünstigt wird. Gesunde Frauen sollten darum den Hüftgürtel nicht zu breit wählen. Die früher üblichen, über oder unter dem Knie getragenen Rundstrumpfbänder hemmten die Blutzirkulation und ließen Krampfadern entstehen. Die langen Strumpfhalter sichern einerseits ein faltenloses Anliegen der Strümpfe und anderseits den festen Sitz des Hüftgürtels. Vor Kälteschädigungen können die Strümpfe die Beine weitgehend schützen, wenn man sie der Umgebungstemperatur gemäß wählt. Sie werden, wie die andere Unterwäsche, aus Seide, Kunstseide, Baumwolle, Wolle und Mischgeweben hergestellt. Außerdem gibt es Unterstrümpfe aus dünner Wolle für die feinen Seidenstrümpfe. Wollene Strümpfe, die mit Seide plattiert sind, verhindern das oft lästige Jucken der reinwollenen Strümpfe. Bei Neigung zu Schweißfüßen bewähren sich am meisten dünne wollene Strümpfe, die gut aufsaugen und doch Luft an den Fuß herantreten lassen.

Bei unserer heutigen *Schuhmode* entsprechen die Herrenschuhe mit ihrem breiten Schnitt und den flachen Absätzen der Fußform besser als die Frauenschuhe. Allgemein wird der Halbschuh getragen, der für den Fuß eine bessere Durchlüftung zuläßt als der hohe Stiefel. Beim Frauenschuh sind sowohl die Form wie die Höhe der Absätze und das verarbeitete Material sehr verschieden. Hohe Stiefel werden nur noch zum Sport getragen; für den Winter gibt es feste Halbschuhe, die durch dicke Ledersohlen oder Gummisohlen die Kälte und Nässe vom Fuß abhalten. Über dünnen Schuhen können hohe, zum Teil warm gefütterte Überschuhe angezogen werden. Für den Sommer gibt es leichte Spangenschuhe bis zu ausgeschnittenen und durchbrochenen Opanken und Sandaletten, die von allen Seiten Luft an den Fuß kommen lassen. Die ganz leichten Modelle geben allerdings oft wegen des vollkommenen Fehlens der Seitenteile dem Fuß keinen genügenden Halt und machen den Gang unsicher. Vielfach bestehen die Schuhe aus wenig dehnbarem Material (Lackleder, Eidechse, Seide, Brokat auf festes Leinen geklebt). Da gerade beim Halbschuh ein fester Sitz verlangt wird (besonders bei den spangenlosen Pumps), ist auch der Fuß allen Schädigungen durch zu enge und undurchlässige Bekleidung ausgesetzt: die Beengung der Blutzirkulation führt im Winter leicht zu Frostbeulen. Bei langem Laufen oder Tanzen in diesem Schuhwerk kommt es zu übermäßiger Schweißbildung mit all ihren schädlichen Folgeerscheinungen, da der Schweiß durch die seidenen Strümpfe nicht genügend aufgesogen wird. Eine natürliche Körperhaltung besteht nur beim Tragen von niedrigen Absätzen, weil dann die Bodenfläche des Fußes genügend groß ist, so daß auch bei zwangloser Haltung der Schwerpunkt des Körpers immer innerhalb der Unterstützungsfläche fällt. Wird die Bodenfläche verkleinert, wie das bei extrem hohen Absätzen der Fall ist, so kann das Gleichgewicht des Körpers nur mit Zwangshaltungen erkauft werden, die, abgesehen von der starken Muskelermüdung, auch zum Heraustreten der Gesäß- und Brustpartien führen. Die verkleinerte Unterstützungsfläche macht auch den Gang unsicher, wodurch es wieder zu übermäßiger Muskelanstrengung und Ermüdung kommt. Trotzdem wird sich aber die Mode eines mäßig hohen Absatzes kaum verdrängen lassen, weil er für die Trägerin eine Reihe ästhetischer Vorzüge mit sich bringt. Er läßt die Gestalt größer und dadurch schlanker erscheinen, die Beine wirken formschöner und die Füße kleiner. Überdies bewirken die hohen Absätze durch Behinderung des Ausschreitens einen zierlichen Gang mit kleinen Schritten. Soll der Fuß im Schuh klein erscheinen, so ist Voraussetzung, daß der Schuh schmal ist. Bei der heute beliebten spitzen Form der Schuhe werden die Zehen des Fußes, der ja der Schwere nach nach vorne rutschen muß, spitz zusammengedrückt und es kommt zur Entstehung von Schwielen, Hühneraugen, zum Einwachsen der Nägel und zu Ballenbildung. Beim hohen Absatz ruht der Fuß hauptsächlich auf dem Vorderfußgewölbe, dessen Bänder dadurch zu sehr gedehnt werden und einen Spreizfuß entstehen lassen. Außerdem verleiten Schuhe mit hohen Absätzen zum Auswärtsgehen, wodurch die Elastizität des Längsgewölbes und des Sprunggelenks der Füße leiden. Zu enge Spangen der Spangenschuhe können zu Venenstauung am Fußrücken und zu Ödem und Krampfaderbildung führen. Schuhe mit Gummisohlen sind ein guter Schutz gegen Kälte, Nässe und Bodenunebenheiten, sind aber nicht so luftdurchlässig wie lederbesohlte Schuhe und sollten bei Neigung zu Schweißfüßen nicht getragen werden.

Die *Kopfbedeckung* hat kosmetisches Interesse insofern, als sie Haare, Haut, Augen und Ohren vor den Einwirkungen von Kälte, Hitze und Licht schützt.

Kälte und Wind verursachen bei unbedecktem Kopf neuralgische Schmerzen. Dies zeigt sich besonders, seit die kleinen schief gesetzten Hüte und Mützen der Damen nur die eine Kopfseite bedecken, wodurch es auf der ungeschützten Seite zu Erkältungserscheinungen kommen kann. Vielfach verlangt die Form des Hutes, besonders bei der kurzen Haartracht, die keine Hutnadeln mehr anwenden läßt, einen recht knappen Sitz des Hutes. Aber das jetzt verwendete Hutmaterial (Stroh, leichte Filze, Seiden usw.) läßt meist genügend Luft an den Kopf herantreten, so daß auch bei langdauerndem Tragen der Hüte — wie es die Sitte den Damen oft vorschreibt — das Wachstum der Haare nicht geschädigt wird.

Als modische kosmetische Schäden sind schließlich noch Überempfindlichkeitserkrankungen zu erwähnen. Sie sind besonders häufig, seit die Unterwäsche der Frauen farbig hergestellt wird. Wird sie ungewaschen angezogen, so kommt es — abgesehen von den hygienischen Nachteilen — oft zu Hautreizungen durch die verwendeten Farbstoffe.

Der Mode unterworfen sind nicht nur Kleider, sondern die Gesamterscheinung der Person; die Mode diktiert auch Haar- und Barttracht und die Hautfarbe.

Voll- und Backenbärte waren modisch im Mittelalter, im ausgehenden 19. und Beginn des 20. Jahrhunderts. Die heutige, im großen und ganzen bartlose Mode der Herren, zwingt zum täglichen Rasieren, was bei empfindlicher Haut durch Reizung kosmetische Schäden verursachen kann.

In der Tracht des *Haupthaares* kennen wir für die Männer im Lauf der modischen Entwicklung alle Übergänge vom kurzgeschorenen Schädel der römischen Senatoren bis zu den langwallenden Locken Albrecht Dürers; bis man sich heute für eine mittlere Länge des Haupthaares entschied. Noch im 17. und 18. Jahrhundert waren eine künstlerisch gelockte Haarpracht oder kunstvoll geformte Perücken für die Standespersonen üblich. Die Frisuren waren oft so kunstvoll, daß sie nicht täglich erneuert werden konnten und sich darunter Ungeziefer ansammelte. Nach der französischen Revolution, die die Perücken und Zöpfe abschaffte, gefiel man sich einige Zeit im anderen Extrem, nämlich in völlig ungeordneten und wüsten Haaren, in Frisuren „à la canaille". Auch das Frauenhaar war zu allen Zeiten modischen Einflüssen unterworfen. Nicht immer wurde langes Haar getragen. Im Beginn des 14. Jahrhunderts mußte die Frau ihr Haar unter einer festen Haube verstecken, und etwa noch sichtbare Haare wurden sorgfältig abrasiert, wie es heute noch bei der Tracht der Nonnen ist. Zu Zeiten, wo üppiger Haarwuchs und hohe Frisuren modern waren, wurde das Haar bald künstlich vermehrt. Der erste „Haarersatz" waren Goldfäden oder gelbe Seide, die im Mittelalter in die Zöpfe (auch der Männer) eingeflochten wurden. Kosmetische Schäden durch die historischen Haartrachten wurden besonders zur Zeit der gepuderten Frisuren beobachtet. Das Pudern fand in sogenannten Puderkabinetts statt, in denen der hochgestäubte Puder von der Decke wieder herabfiel. Das Gesicht wurde wohl durch eine Papiertüte geschützt, aber der in jede Öffnung eindringende Puder verursachte schlechten Teint, Augen- und Schleimhautreizungen.

Die Mode des kurzen Frauenhaares hat viele Vorteile. Das Haar läßt sich leichter kämmen, bürsten und waschen, Haarwurzeln und Kopfboden kommen besser mit der Luft in Berührung. Beim kurzen Haar kann auch das schädliche wöchentlich oder täglich notwendige Ondulieren durch das harmlosere Dauerwellen ersetzt werden. Bei sachgemäßer Ausführung beeinträchtigt es das Gedeihen des Haares nicht und hat den Vorteil, höchstens alle sechs Monate wiederholt werden zu müssen.

Die gepflegte Erscheinung, eine unerbittliche Forderung der heutigen Zeit, verlangt eine besonders starke Berücksichtigung der Gesichts- und Handpflege, die bei früheren Moden an Bedeutung zurücktrat. Die Pflege des Teints ist heute ganz allgemein und kann mit den einfachsten Mitteln durchgeführt werden. Das Haupterfordernis ist die Frische des Aussehens, was beispielsweise unsere Vorliebe für Sonnengebräuntheit erklärt. Auf eine ausführliche Darstellung der modernen Körperpflege muß verzichtet werden, da sie an andere Stelle gehört.

S. auch Busen; Haarpflege der Dame; Kleidung; Körperschönheit.

Literatur: M. v. BOEHN, Die Mode. — E. G. DRESEL, Lehrbuch der Hygiene. — RUBNER, GRUBER, FICKER, Handbuch der Hygiene.

Mogiphonie, s. Stimmstörungen.

Mohnöl, Oleum Papaveris, wird manchmal zu kosmetischen Präparaten benützt (selten).

Mohnsamen, Semen Papaveris. Die weißen Samen können zur Herstellung fetthaltiger Emulsionen verwendet werden (selten).

Mollentum (M. simplex) ist eine Fettemulsion, die als Salbengrundlage dient. M. basicum enthält außerdem ein Essigsaure-Tonerde-Präparat und findet als Kühlsalbe Anwendung, M. scabiosum besteht aus Acid. salicyl. 2,0, Sulfur praec. 20,0, M. basicum ad 100,0. (E. Tosse & Co., G. m. b. H., Hamburg.)

Mollin, s. Sapo unguinosus.

Mollisin ist eine Salbengrundlage, die aus Vaselinöl und gelbem Wachs hergestellt ist.

Rp. Ol. Paraff. 40,0
Cerae flav. 10,0

Molluscum contagiosum (Epithelioma contagiosum), ansteckende, kleine, rundliche, in der Mitte eingedellte, knötchenförmige, grauweiße bis hellrosa gefärbte, gutartige Neubildungen der Haut, sowohl vereinzelt als in Vielzahl auftretend. Sie wirken kosmetisch störend, zu mehreren sogar entstellend, sobald sie an freier Körperstelle (Gesicht, Händen) erscheinen. Dies ist freilich bei Erwachsenen nicht allzu oft der Fall; denn gewöhnlich sitzen sie im Hautgebiet der Genitalgegend. Aber bei Kindern bevorzugen sie das Gesicht, Lidrand, Nasen- und Lippengegend, Hals, Hände und Handgelenksgegend. Daneben können sie sich in jedem Lebensalter auch in anderen Körpergegenden entwickeln. Sie siedeln sich gern auf Kratzstrichen an, z. B. bei juckenden Hautkrankheiten; ganz selten finden sie sich im Gefolge ausgedehnter Hautaffektionen über weite Körpergebiete ausgesät.

Es handelt sich um hirsekorn- bis linsengroße Gebilde, auf normaler Haut ohne jede entzündliche Erscheinung entstehend. Ihr eigentümlich mattglänzender, zuweilen perlmutterartiger Farbton zusammen mit der zentralen Delle geben ihnen das Gepräge. Zum Unterschiede von anderen kleinen Knötchen, z. B. flachen Warzen im Gesichte, läßt sich bei starkem seitlichem Druck ein Pfropf herauspressen, bestehend aus einer zusammenhängenden grützartigen weißlichen Masse, welche eine lappige Struktur erkennen läßt. Unter dem Mikroskop erkennt man ovale und vielgestaltige, einzel- oder mehrschichtige schollige Gebilde, die sogenannten *Molluscumkörperchen.* Unter dem Mikroskop ergibt sich, daß die Wucherung von den tieferen Schichten des Deckepithels und der Haarbälge ihren Ausgang genommen und zur Bildung der kugeligen, von bindegewebigen Fasern umkapselten, durch feinste Scheidewände gelappten kleinen Geschwulst geführt hat. Der Raum unter der zentralen Einsenkung ist von den angehäuften, zum Teil noch im Gewebe festhaftenden Molluscumkörperchen dicht erfüllt. Nach gewaltsamem Herausdrücken des Inhalts sinkt der Rest des Knötchens in sich zusammen und heilt narbenlos ab. Mollusken machen keinerlei Beschwerden.

Treten die Gebilde nicht vereinzelt, sondern mehrfach auf, so kann ihr Ausbruch auf einmal oder schubweise erfolgen; sie stehen dann oft zu Gruppen vereinigt, auch reihenförmig geordnet. Manchmal sieht man um ein größeres mehrere kleinere Knötchen gruppiert; sehr selten kommt es durch Verschmelzung zahlreicher Einzelknötchen zu mehr flächenhaften, eigenartig gefurchten Verdickungen (Molluscum giganteum = Riesenmolluscum). Zunächst sehr langsam wachsend, können die Knötchen jahrelang bestehen bleiben, in der Einzahl oder Mehrzahl, um zuweilen ganz von selbst zu verschwinden.

Die Übertragbarkeit ist erwiesen, der Erreger vorläufig noch nicht sichergestellt. Im Impfversuch betrug der Zeitraum zwischen Einimpfung und Erscheinen des charakteristischen Knötchens 3—6 Wochen, beim Kaninchen auch weniger. Gehäuftes Auftreten, auch in Form kleiner Endemien, ist mehrfach verzeichnet, z. B. durch Einschleppung in Schulen und Pensionate. Die Selbstübertragung von einer Körperstelle zur anderen durch den kratzenden Finger wurde bereits erwähnt.

Behandlung: Meist genügt das Herauspressen des Inhalts zwischen zwei Fingernägeln nach Ritzung der Hautdecke mit kleiner Lanzette (Expression) oder — bei kleinen Mollusken — auch bloßes Ausdrücken oder Ausdrücken mit dem Komedonenquetscher. Kinder kratzen sich zuweilen selbst die einzelnen kleinen Knötchen von der Haut ab; dort, wo das nicht gelingt, muß freilich die Expression ergänzend nachhelfen. Bei dicht zusammenstehenden Knötchengruppen ist das Abkratzen mit dem scharfen Löffel das beste Verfahren. Nach MONCORPS ist hierbei zu beachten, daß der Löffel flach geführt und ein unnötiges Herauskratzen von Cutisgewebe vermieden wird. Anschließend an die Exkochleation empfiehlt sich die Auftragung eines schwachen Ätzmittels, am besten 10%iger Eisenchloridlösung, wodurch die narbenlose Heilung nicht beeinträchtigt wird. Saßen mehrere Mollusken dicht beieinander, so bedeckt man das Hautgebiet mit 1—2 Mullagen und befeuchtet die blutdurchtränkte Stelle mit 1—2 Tropfen der Eisenchloridlösung. Das Verbändchen bleibt fünf Tage liegen, beim Verbandwechsel rät MONCORPS die Verklebungen nicht abzureißen, sondern die Spontanlösung abzuwarten. Tritt nach Entfernung mehrerer Mollusken eine neue Aussaat auf, so wird deren Entfernung in gleicher Weise vorgenommen. Sehr bewährt hat sich auch das Verfahren der Elektrokoagulation. Für winzige Mollusken können schon Schälkuren mit Resorzin-, Naphthol-, Salizylsalben ausreichen. Das kosmetische Ergebnis all dieser Behandlungsverfahren ist meist tadellos. Für ganz besondere Fälle von flächenhafter Verbreitung oder ungünstigem Sitz wird neuerdings auch die Röntgenbehandlung empfohlen; nach einigen Wochen schwinden die Gebilde.

S. auch Diathermie; Geschwülste; Lidgeschwülste; Radium.

Monazitsand, s. Mesothorium.

Mongolenfalte, s. Kindesalter.

Mongolenfleck, s. Auge; Pigmentierung.

Mongoloid, s. Kindesalter.

Monilethrix (Spindelhaare). Unter der Erkrankung Monilethrix verstehen wir eine Erkrankung der Haare, die schon im Kindesalter beginnt und zu einer mehr oder weniger starken Kahlheit des ganzen Kopfes führt. Bei dem gewöhnlich mit normalem Haar geborenen Kind brechen entweder auf dem ganzen Kopf oder fleckweise, zumeist am Hinterhaupt, die Haare ab, oder der erste Haarwuchs fällt aus, und es kommen kurze, spärliche Haare, während der Haarboden gewöhnlich mit Schüppchen, Hornkegeln und kurzen abgebrochenen Haaren bedeckt ist und das Bild einer starken Keratosis pilaris zeigt. Betrachtet man den Kopf genauer, so sind die Haare entweder ganz kurz, oder man sieht schwarze Punkte anstatt der Haare in den Follikeln. Der ganze Kopf sieht aus, als ob die Haare angesengt wären. In seltenen Fällen sind auch die Augenbrauen und ganz selten die Körperhaare ergriffen. Die Erkrankung besteht in rosenkranzartig angeordneten, spindelförmigen Anschwellungen und Einschnürungen der Haare, die an den Einschnürungen abbrechen, oft schon direkt über dem Follikelhals, dadurch werden sie immer kürzer. Charakteristisch ist die intermittierende Verschmälerung des Haarschaftes, wobei die Marksubstanz an diesen Stellen stets fehlt.

Ätiologisch kann der Zusammenhang mit der Keratosis pilaris von Bedeutung sein. Da bei dieser das Follikelostium wegen der ständig wechselnden abnormen Verhornungsanomalien im Durchmesser wechselt, muß das Haar bei seinem Hervorbrechen, sofern es noch plastisch umbildungsfähig ist, Veränderungen seines Querdurchmessers erleiden. Doch kann es sich auch um eine ursprüngliche Aplasie des Haares handeln, bei der schon im Haarfollikel Wachstumsstörungen des Haarschaftes auftreten. In der größten Mehrzahl der Fälle ist Heredität nachgewiesen. Sie ist eine Erbkrankheit, bei der die Dominanz unregelmäßig ist. Heilerfolge sind nicht bekannt. Spontane Besserung mit der Zeit ist nicht selten, die durch regelmäßige, durch Jahre fortgesetzte Seifenwaschungen und Einmassieren von Teersalben unterstützt wird.

Monochloressigsäure, Acidum monochloraceticum. Farblose, leicht zerfließliche, rhombische Tafeln oder aus feinen Nadeln bestehende Kristallmassen, in der Kälte fast geruchlos, erwärmt von unangenehmem, zu Tränen reizendem Geruch. In Wasser, Alkohol und Aether löslich. Dient als Ätzmittel bei Warzen, Hühneraugen, Papillomen. Entweder wird die reine Substanz mit einem Glasstäbchen aufgetragen, oder es wird eine 20—50%ige Lösung aufgepinselt.

Monokel, s. Augenglas; Ptosis des Augenlides.

Monol ist Calciumpermanganat. S. auch Calcium.

Montana, s. Akne vulgaris.

Montanwachs wird durch Benzolextraktion der sogenannten „Schwelkohle“ in Sachsen als wachsähnliche Masse gewonnen. Es enthält Montansäure. Montanwachs dient hauptsächlich zur Herstellung technischer Präparate (Schuhpasten usw.), es ist kosmetisch nur interessant als Ausgangsprodukt für

Kunstwachse, die z. B. durch Verestern der Montansäure entstehen.

S. auch Kunstwachse.

Monteils Präparat wird durch Zusammenschmelzen von Antipyrin, Resorzin und Terpinhydrat, wobei die anfangs ölige Masse nach dem Erkalten zu einer glasartigen spröden Masse erstarrt, erhalten. Das Produkt ist in Wasser löslich und läßt sich mit Glyzerin zu einer coldcreamartigen Salbe verarbeiten. Durch seinen Gehalt an Antipyrin wirkt es schmerzstillend haemostyptisch, durch den Resorzinzusatz außerdem noch stark antiseptisch.

Montgomerysche Körper, s. Busen.

Moorbadeextrakt Driesch, Schwarzwälder. Analyse Peyer & Diepenbrock: sulfitablaugehaltiger dünnflüssiger Extrakt. (Chemidroga, Berlin SW.).

Moorbäder, s. Badezusätze.

Moorerde aus Elster, Marienbad, Franzensbad usw. Meist Eisenmoore, häufig auch kleine Mengen Schwefel (Sulfide) enthaltend, seltener sind Moorerden mit größerem Schwefel- (Sulfid-) Gehalt (eigentliche Schwefelmoore). Alle Moorerden enthalten auch Huminsäuren bzw. humussaure Salze. Auch typische Mineralmoore, die den Fangosorten nahestehen, sind bekannt, solche Moorerden werden aus Mooren gewonnen, die von Mineralquellen durchflossen werden. In Form von Moorlauge zu Bädern, auch als Moorextrakt (Huminal) (s. Badezusätze). Künstliches Moorsalz s. Badezusätze. Auch künstliche Moorerden und Moorextrakte sind im Handel.

S. auch Eifelfango; Fanghi di Sclafani; Fango.

Moorpackungen, s. Masken.

Moorparaffin ist ein Gemisch aus Paraffin und Kochsalz (Sole), dem als schlechter Wärmeleiter ein feinpulvriges Moor beigemengt ist. Es dient zur Wärmetherapie mittels Packungen. (Ferdinand Blanke, Solbad Schöningen, Braunschweig.)

Morbus Addison, s. Innere Krankheiten; Lippen.

Morbus Quincke, s. Mundhöhle, Urticaria.

Moronal, ein basisches, formaldehydschwefligsaures Aluminium. Weißes, feinkristallinisches, geruchloses Pulver, leicht löslich in Wasser (3 + 2) und in einem Gemisch von Wasser und Alkohol zu gleichen Teilen. Die wässerigen Lösungen werden durch Kochen nicht verändert. Wie Liquor Aluminii acetici. In 1—2%iger Lösung, als 3%iges Streupulver mit Bolus, als 3%ige Salbe. (Chemische Fabrik von Heyden A. G., Dresden, Radebeul.)

Morphoea, s. Sklerodermie.

Morpiones, s. Parasiten.

Morvansche Krankheit, s. Trophische Störungen.

Moschus.

Moschus Tonkin, Moschus Tonkinensis, echter Moschus. Kommt in den Beuteln als Moschus in vesicis und als ausgemachter Moschus (Moschus ex vesicis) in den Handel. Letztere Form ist vorzuziehen. Der Moschus wird sehr häufig verfälscht, meist in so raffinierter Art, daß die Fälschung nicht nachzuweisen ist (Zusatz von getrocknetem Ochsenblut usw.). In Substanz nur selten zu Räuchermitteln u. s. w. verwendet, fast ausschließlich in Form einer gut abgelagerten Tinktur.

Moschustinktur (Tinctura Moschi). 30 g Moschus ex vesicis werden mit 30 g Milchzucker oder Talcum unter Befeuchten mit etwas heißem Wasser zur Pasta angerieben und zu dieser dann zugesetzt: Pottasche 5 g gelöst in heißem Wasser 200 g, Alkohol (96%ig) 800 g. Das früher zum Befeuchten beim Anreiben der Pasta verwendete Wasser ist von dem später zuzugebenden Wasser abzuziehen. Man läßt mindestens 6 Monate ziehen. Optimum ist aber 1 Jahr! Frisch bereitete Moschustinktur ist fast ohne Wirkung, nur alte, sorgfältig bereitete Tinkturen geben die charakteristische Feinheit des Moschusaromas wieder. Moschustinktur wird in der feinen Parfumerie als unersetzliches Fixier- und Abrundungsmittel verwendet. Die künstlichen Moschusarten können den echten Tonkinmoschus nur in gewissen Fällen teilweise, aber niemals ganz ersetzen.

Moschus, künstlich (Moschus arteficialis). Diese Kristallmoschussorten dienen als teilweiser Ersatz des Tonkinmoschus, speziell in Seifen. Ihr Geruch hat mit jenem des echten Moschus nur eine ganz entfernte Ähnlichkeit, doch leisten sie in der modernen Parfumerie ganz wesentliche Dienste als Abrundungsmittel und Fixateure. Der Xylolmoschus stellt die wohlfeilste Qualität dieser künstlichen Moschussorten dar. Der Ketonmoschus ist von viel feinerem Geruch, ebenso der Ambrettemoschus, der eine balsamische Beinote aufweist. Alkohol löst nur relativ geringe Mengen dieser Moschussorten, weshalb man sie meist in Form einer Lösung in Benzylbenzoat nutzbar macht (Lösungen 1 : 4).

Moschuslösung. (Solutio Moschi artefacti). Zum Unterschied von der Tinktur aus echtem Tonkinmoschus bezeichnet man so Lösungen von künstlichem Moschus in Benzylbenzoat.

Moschuslösung Xylol.

Xylolmoschus	250,0
Benzylbenzoat	1000,0

Moschuslösung Ambrette.

Ambrettemoschus	167,0
Benzylbenzoat	833,0

Moschuslösung Keton.

Ketonmoschus	250,0
Benzylbenzoat	1000,0

Die Moschuskristalle werden unter gelindem Erwärmen im Wasserbad in Benzylbenzoat gelöst.

Moskitoessig, s. Insektenstiche.

Mousse de chêne, s. Eichenmoos.

Mouson-Sportcreme, s. Sonnenlichtschädigungen.

Muc-a-form ist nach Angabe parfumierte Formaldehydseifencreme gegen lästigen Schweißgeruch. (Merz & Co., Frankfurt a. M.)

Mucilagines, s. Schleime.

Mücken (fluid, -stifte), s. Insektenstiche.

Mugotan, eine 10%ige Lösung von Calciumchlorid in 3%iger Lösung von Gummi arabicum. Es wirkt wie Calcium chloratum. Durch den Zusatz von Gummi arabicum wird es länger im Kreislauf gehalten. Man gibt es intravenös. (P. Beiersdorf & Co., Hamburg.)

Muguet, s. Maiglöckchenblütenöl.

Mulgatum phosphoratum, s. Genu valgum.

Multostat, s. Kaustik.

Mundatmung. Offenstehen des Mundes ist in den meisten Fällen ein Kennzeichen der Mundatmer, das sind Individuen, die infolge von Behinderung der Nasenatmung gezwungen sind, ständig oder doch hauptsächlich durch den Mund zu atmen. Normalerweise vollzieht sich die Atmung nur durch die Nase; der Mund wird als Atemweg nur gelegentlich und aushilfsweise benützt, z. B. bei großen körperlichen Anstrengungen. Die große Bedeutung der Nase als Atemweg besteht darin, daß die durch sie hindurchstreichende Luft vorgewärmt, mit Wasserdampf gesättigt und von Beimengungen, wie Staub, Kohlenteilchen, und von Bakterien gereinigt wird.

Das typische Beispiel für Mundatmung und ihre Folgen bieten Kinder mit *adenoiden Wucherungen* (Facies adenoidea, s. Adenoide). Bei Erwachsenen sind die hauptsächlichen Ursachen für eine (meist partielle)

Verlegung der Nase Hyperplasien des vorderen oder hinteren Endes der unteren Muschel, Verbiegung der Nasenscheidewand, *Polypen* oder andere Nasengeschwülste, Ansaugen der Nasenflügel usw. Es pflegt jedoch in allen diesen Fälle die Nasenatmung nicht völlig und ständig aufgehoben zu sein; es wird vielmehr die Nase zum Teil zur Atmung mitbenützt. Unter den schädlichen Folgen einer vorwiegenden (und längerdauernden) Mundatmung seien außer den bei Facies adenoidea (s. Adenoide) erwähnten Veränderungen des Gesichtsskeletts folgende hervorgehoben: Lästiges Trockenheitsgefühl im Halse, hartnäckige Katarrhe des Rachens, Kehlkopfes und der unteren Luftwege, Störung des Schlafes und dadurch bedingt Beeinträchtigung des Allgemeinbefindens, mangelhafte Lüftung der oberen Lungenteile, Mittelohrerkrankungen usw. Veränderung des Stimmklanges *(Rhinolalia clausa)*. Bei Säuglingen erschwert die Verlegung der Nase das Saugen und beeinträchtigt so — bisweilen in erheblichem Grade — die Nahrungsaufnahme.

Gegen die Mundatmung muß in erster Linie dadurch vorgegangen werden, daß Hindernisse für die Nasenatmung beseitigt werden (Operation von Nasenrachenwucherungen, submuköse Resektion des verbogenen Septums, Abtragung von Muschelhyperplasien, Entfernung von Polypen usw.). Nicht immer wird durch Beseitigung einer seit langem bestehenden Nasenstenose als unmittelbare Folge des Eingriffs erreicht, daß nunmehr beim Atmen der Mund ständig geschlossen gehalten wird. Manche Patienten atmen auch weiterhin infolge einer gewissen Gewöhnung durch den Mund, besonders des Nachts, wenn die Selbstkontrolle durch den Willen fortfällt; in anderen Fällen liegt es daran, daß infolge Verbildung des Oberkiefers und Anomalie der Zahnstellung der Mund nicht geschlossen werden kann. Man findet übrigens nicht gar so selten Menschen, bei denen Mundatmung besteht, ohne daß eine zurzeit vorhandene oder früher bestandene anatomische Ursache dafür nachweisbar ist.

S. auch Schnarchen.

Mundgeruch, übler (Foetor ex ore). Die Quelle scheinbaren Mundgeruches ist oft die Nase (s. Übler Geruch aus der Nase). Im Munde selbst können die Zähne (und zwar Karies und Pulpagangraen), die akuten Formen der Zahnfleischentzündungen (Stomatitis ulcerosa, aphthosa, Maul- und Klauenseuche), die Pyorrhoe, ferner alle Erkrankungen, die mit einer Entzündung oder mit Zerfall der Gaumenmandeln einhergehen, Ursache für üblen Geruch abgeben. Als solche können gelten: die gewöhnliche Angina, der Mandelabszeß, die zu Zerfall der Mandeln führende Angina und andere Prozesse im Rachen (PLAUT-VINCENTsche Angina, Leukaemie, Diabetes), zerfallende Tumoren im Bereiche der Mundhöhle; auch die chronische, schleichend verlaufende Angina führt durch Ansammlung von altem Eiter oder von abgestoßenem Epithel, die in der Tiefe der Mandelbuchten lagern und sich zersetzen, zu starker Geruchsbelästigung des Patienten und manchmal auch dessen Umgebung. Ausquetschen, Absaugen oder Schlitzung der Mandeln führen in einem kleinen Teil der Fälle zur Heilung, der größte Teil der Fälle kann nur durch Entfernung der Mandeln von ihrem Leiden befreit werden; das Abkappen der Mandeln führt meist nicht zum Ziele, da ein großer Teil der Mandelbuchten und -gänge zurückbleibt und durch die dem Eingriff folgende Narbenbildung die Abflußverhältnisse für den Eiter verschlechtert werden. Da solche Patienten auch zu Anginen und von den Mandeln ausgehenden Allgemeininfektionen neigen, erscheint die totale Entfernung der Mandeln um so eher angezeigt. Auch größere Wunden im Munde, Rachen oder Kehlkopf, durch Verletzungen oder Operationen hervorgerufen, verursachen infolge Wundinfektion, meist bis fast zur vollkommenen Heilung, Mundgeruch. Oft wird übler Mundgeruch durch Magen-Darm-Krankheiten hervorgerufen. Chronisch Verstopfte leiden oft an Mundgeruch. Leute, die gewohnheitsmäßig wenig Mahlzeiten zu sich nehmen, ferner Hungernde (z. B. aus Anlaß einer Kur bei Ulcus ventriculi), haben einen eigenartigen dumpfen Mundgeruch, der daher rührt, daß der Belag der Zunge durch die Speisen in ungenügendem Maße abgegessen wird und sich daher zersetzt. Die gewohnheitsmäßigen *Aerophagen (Luftschlucker)*, ferner die an chronischem Magenkatarrh Leidenden zeigen ebenfalls manchmal üblen Mundgeruch.

Mundhöhle. Die Entzündung der Mundhöhlenschleimhaut, die *Stomatitis* im allgemeinen, hat bekanntlich die verschiedentlichsten Ursachen. Sie ist fast stets Begleiterscheinung irgendeines im Munde sich abspielenden, lokalisierten Prozesses oder Teilerscheinung einer Allgemeinerkrankung. Selten ist die ganze Mundschleimhaut und mit ihr Gingiva und Zunge selbständig erkrankt.

Schon bei den Erkrankungen der Lippen wurde darauf hingewiesen, daß die akuten Entzündungen, wie Erytheme toxischer und multiform-exsudativer Natur, Dermatitiden, ausgedehnte Herpeseruptionen und Pemphigus auf die Mundhöhle oftmals übergreifen und hier die schwersten Stomatitiden erzeugen können. Ebenso können auch bloß in der Mundhöhle entstehende und lokalisierte selbständige Affektionen eine Stomatitis, eine Gingivitis oder Glossitis zur Folge haben. In ihrer leichteren Form wirken so durch Speichelfluß und besonders durch eigenartig süßlich-metallischen Geruch die Hg- und Bistomatitis (Gingivitis und Glossitis) störend.

Die kosmetisch unangenehmsten Symptome sind oftmals *Speichelfluß* und *Mundgeruch*, die beide mit der Akuität der Entzündung, mit der Schwere der Stomatitis Patienten und Umgebung besonders belästigen. Schmerzen und erschwerte Nahrungsaufnahme sind selbstverständliche Folgen der Entzündung.

Den leichten, als katarrhalisch genannten, in ihrer Ursache meist ungeklärten Entzündungen der Mundhöhle stehen die oft mit schwerem ulzerösem Zerfall einhergehenden Formen der Stomatitis (Hg, Bi) gegenüber.

In allen Fällen muß die Therapie symptomatisch und ätiologisch sein. Erstere wird durch verschiedene desodorisierende, desinfizierende und erfrischende Mundwässer (s. diese) durchgeführt, letztere nach der jeweiligen Kenntnis der Ursache. Möglichste Reinhaltung der Mundhöhle und all der Taschen der Gingiva ist naturgemäß oberstes Prinzip. Bei den durch Metallvergiftung entstandenen Stomatitiden ist der Schwefel aus der Ernährung möglichst zu eliminieren, da er als metallbindender Körper die Ausscheidung hindert. Detoxin intramuskulär, Natriumthiosulfat per os oder intravenös unterstützen die Entgiftung.

Bakteriell bedingte ulzerierende Stomatitiden gehen auf Salvarsanpinselungen oder intravenöse Salvarsaninjektionen oft gut zurück. Bei Spirozid Vorsicht! Nicht im Munde liegen lassen, sofort schlucken! Lokale Desinfektion mit H_2O_2, mit $^1/_2$%igen Sublimatalkohol-Pinselungen usw. Als Adstringens wirken 3—5%ige wässerige Chromsäure aufgepinselt oder Zitronensaft eingerieben gut.

Die Stomatitis ulcerosa *Plaut-Vincent* (besonders an den Tonsillen) reagiert oft auf vorsichtige Pinselungen mit 5%igem Sublimatalkohol ausgezeichnet.

Aphthen, jene ätiologisch noch ungeklärten flachen Geschwüre mit scharfem Rande, gelblichweißem Grund und hellrot entzündlicher Umgebung, haben ihren Sitz besonders im Vestibulum oris, aber auch sonst im Munde. Sie sind schmerzhaft, treten in kleinen Schüben auf und rezidivieren oft durch Jahre. Therapeutisch sind wir ziemlich machtlos. Coryfinpinselungen verringern die Beschwerden, die Anwendung der Vademecum-Zahnpasta soll in manchen Fällen die Rezidive verhindert haben. Achtung auf Fokalinfektion! (Zahnfisteln, Granulome.)

Die Annahme einer *Maul- und Klauenseuche*, die beim Menschen aber wegen der Symptomgleichheit mit dem Erythema multiforme noch nicht mit absoluter Sicherheit festgestellt ist, bedingt vor allem Ausschaltung der infizierten Milch. Unter symptomatischer Behandlung allein gehen die der Maul- und Klauenseuche zugeschriebenen Symptome zurück.

Die *Blutungen* aus der Mundhöhle, Begleitsymptome einer symptomatischen Purpura (rheumatisch, toxisch, septisch auf Basis von Avitaminosen, von Leukaemie, thrombotischen Prozessen und schließlich auf Grund einer Haemophilie) kommen kosmetisch selten in Betracht. Therapeutisch ist naturgemäß die Ursache der Purpura maßgebend. Rein kosmetisch störend sind hier hauptsächlich die ausgedehnten, mitunter tumorförmigen Granulationsgeschwülste und Blutungen des *Skorbuts* und die kontinuierlichen Blutungen *Haemophiler* aus dem Munde, die beide außerdem einen fad-süßlichen, ekelerregenden Mundgeruch verursachen. Unter C-Vitamin, Cebion, Tomaten, Karotten und sonst gemischter Kost schwindet der Skorbut meist bald, ebenso wie nach neueren Angaben unter Applikationen frischer Muttermilch die Blutungen der Haemophilie im allgemeinen gut reagieren. Außerdem Gelatineinjektionen, Pferdeserum. Mit dem Rückgang der Symptome schwindet auch der Foeter ex ore. Ansonsten kommen desodorisierende, erfrischende Mundwässer zum Spülen in Betracht. Schmerzstillend wirkt Subcutinlösung, Die kleinen Blutungen der rheumatischen toxischen, thrombopenischen *Purpura* kommen kosmetisch kaum zur Geltung und die schweren septischen, thrombotischen Prozesse beherrschen den Patienten weit mehr als kosmetische Rücksichten.

Die *Pigmentierungen* können von den Lippen auf die Mundhöhle übergreifen (s. Lippen), so die ADDISONschen Pigmentierungen, die infolge Nikotins meist rauchgraubraunen Flecken, kombiniert mit mehr weniger intensiven Leukoplakien des Lippenrots, wie die seltenen Lentigines und naevusartigen Pigmentflecke. Von all denen kommt hinsichtlich der therapeutischen Beeinflussung bzw. Entfernung bloß die retroanguläre Nikotinpigmentierung und Leukoplakie in Betracht. Sie wird am besten mit der elektrischen Kaltkaustik entfernt.

Von den Pilzaffektionen ist praktisch bloß die *Soorinfektion* der Mundhöhle zu nennen, die für die Umgebung sichtbar, meist nur bei ihrer Lokalisation auf den vorderen Zungenpartien wichtig ist. Der Soor kommt bei Erwachsenen übrigens fast nur bei allgemein Schwerkranken zur Beobachtung. Desinfektion mit H_2O_2, starken Borlösungen und Hebung des Allgemeinbefindens lassen die weißen Auflagerungen bald schwinden. Während die durch Soor bedingten Auflagerungen scharfrandig, schneeweiß, disseminiert und von Hirse- bis höchstens Kleinlinsengröße sind, sind andere Zungenauflagerungen diffus meist nur dem Zungenrücken anhaftend. Hier ist vor allem der *Zungenbelag* zu nennen, wie er bei den verschiedensten allgemeinen oder gastrischintestinalen Erkrankungen häufig ist. Er geht zumeist mit einer leichten Hypertrophie der filiformen Papillen einher, ist gelblichgrau oder gelblichgrün und klingt nach Behebung der Ursache wieder ab, während rein lokale Entfernung meist nutzlos ist.

Exquisite Verlängerung und Verhornung mehrerer oder aller filiformer Papillen des Zungenrückens führt zum Bilde der sogenannten *schwarzen Haarzunge*, zur *Lingua villosa*, *Lingua nigra*. Die Entstehung dieser Affektion ist durch länger angewandte Reizmittel bedingt. Zumeist ist es der Wasserstoff, der zur Hyperkeratose der filiformen Papillen führt, aber auch andere chemische Substanzen haben, lange angewendet, den gleichen Effekt. Therapeutisch genügt die Fortlassung sämtlicher solcher Reizmittel. Die bei der Lingua villosa häufig vorkommenden und nachgewiesenen Pilze haben keine ätiologische Bedeutung.

Lediglich färberisch auffallende Veränderungen der Zungenoberfläche stammen in der Regel von der Einwirkung chemischer Substanzen (Kopierstift, Karbolsäure, Lapis, Chromsäure) oder von Farbstoffen (Heidelbeeren, mit Chlorophyll oder rot und blau gefärbte Bonbons). Zyanose der Zunge ist oft durch Herzfehler, dunkle Rotfärbung durch Polycythaemie verursacht.

Ansonsten sind in der Mundschleimhaut kosmetisch noch einige Erkrankungen zu nennen, die ihren Sitz auf der Zunge haben. Als eine der häufigsten und hartnäckigsten, dabei völlig harmlose Erkrankung gilt die sogenannte *Lingua geographica*. Manche Menschen begleitet dieses Krankheitsbild beschwerdefrei fast durch das ganze Leben. Rasch in der Gestalt sich ändernde kreisförmige und kreissegmentierte, leicht elevierte, weißliche, scheinbar bloß epitheliale Auflockerungen bedecken in multiplen Lokalisationen Rand und Rücken der Zunge. Die Ätiologie ist unbekannt, die Therapie sozusagen machtlos. Wie die Erscheinungen gekommen sind, gehen sie wieder nach jahrelangem Bestande.

Ebenso unklar ist die Ätiologie und ebenso ergebnislos die Therapie der *Lingua plicata* seu *scrotalis*. Das klinische Bild ist allbekannt, Beschwerden verursacht sie keine.

Dagegen bedingt die sogenannte *Lingua rhombica mediana* eine in letzter Zeit als fehlerhafte Gefäßbildung aufgefaßte Affektion infolge sekundärer Entzündung, mitunter unangenehme Sensationen, die beim Patienten in der Regel Karzinomfurcht auslösen. Man findet zu beiden Seiten der Medianebene ein rhombisches, etwas erhabenes Feld mit warziger Oberfläche, etwas härter sich anfühlend, von rötlicher Farbe. Eibischbonbons oder Lactucarium 0,01 auf Zuckersyrup 88,0 und Gummi arabicum 16,0 zu Bonbons verarbeitet, oder Tragantheinstaubungen verringern die Beschwerden, so daß energischere Verfahren (Elektrokoagulation, von den Amerikanern empfohlen) dem Patienten oft erspart werden können.

Die *Glossitis Moeller*, durch Anaemia perniciosa verursacht, ist naturgemäß ätiologisch zu behandeln.

Schwellungen der Zungenoberfläche kommen infolge der verschiedensten toxischen oder chemischen Ursachen (Urticaria, Morbus Quincke, Säuredämpfe usw.) zustande. Sie gehen auf Eiswasser-Spülungen, eventuell mit Adrenalin, meist bald zurück. Schwerere Schädigungen verursachen chronische Entzündungen mit lange bestehenden Zahneindrücken und führen zu Zuständen, die als *Makroglossie, Elephantiasis linguae* bezeichnet werden. Hier ist es schwer, eine Therapie zu nennen; es muß vor allem ätiologisch, sonst auch symptomatisch vorgegangen werden.

Atrophie der Zunge wird bei schwerer perniziöser Anaemie und bei schweren anderen Krankheitszuständen beobachtet. Eine gewisse Atrophie des Zungenrückens wird auf Vitamin-B-Mangel zurückgeführt. Alle diese Formen der Atrophie sind ätiologisch zu behandeln. Eine totale Atrophie nicht nur der Zungenoberfläche, sondern auch der muskulären Anteile der Zunge ist durch universelle Sklerodermie bedingt. Dann sind aber auch alle anderen Mundgebilde, besonders die Alveolarfortsätze, vom Prozeß ergriffen. Die Zähne fallen infolgedessen aus, die Sprache leidet an Deutlichkeit. Alle die gemachten Therapievorschläge sind ziemlich wertlos; sie müssen gegen das Grundübel gerichtet sein.

Knotenförmige Ein- und Auflagerungen der Zunge sind selten. Von den akut und chronisch entzündlichen zirkumskripten Erkrankungen sind noch der *Zungenabszeß* mit seinen ausstrahlenden Schmerzen und der meist schmerzlose und allmählich heranwachsende Fremdkörpertumor der Zunge zu nennen. Therapie in beiden Fällen chirurgisch. Aktinomykose, Tuberkulose und Lues der Zunge s. dort.

Fibrome, Myome, Lipome der Zunge kommen selten vor.

Kurz erwähnt sei noch die angeborene Kürze des *Frenulum linguae*. Sie ist seltener als man vor Zeiten davon gesprochen hat. Besteht sie wirklich, verursacht sie sogar Sprachstörungen, ist die Durchtrennung des Frenulum mit der Schere, heute besser mit der Kaltkaustikschlinge durchzuführen.

Mundhygiene. Mundhygiene ist die Anwendung der Mund- und Zahnpflege zur Gesunderhaltung der Zähne und der Mundschleimhaut. Üben wir keine Mund- und Zahnpflege aus, kommt es zur Erkrankung der Mundschleimhaut, der Zähne, zum Verlust der Zähne und zur Erkrankung aller derjenigen Organe, die mit ihnen in benachbarter Verbindung und Beziehung stehen. Erkrankungen am Zahn und Kiefer können auch Krankheiten entfernt liegender Organe, sogar zu Allgemeinerkrankungen führen.

Hygienisch einwandfreie Verhältnisse sind dann vorhanden, wenn die Zähne frei von allen Auflagerungen, wie Speisereste, Beläge und Zahnstein, sind, eine intakte Oberfläche aufweisen und wenn dazu die Mundschleimhaut sauber, straff und gut durchblutet den Zähnen anliegt.

Speisereste können nur auf mechanischem Wege entfernt werden. An den Labial-, Buccal- und Lingualflächen, ebenso auf den Höckern der Zähne besorgt dies die Natur von selbst. Einesteils durch den *Kauakt*, andernteils durch die natürliche Scheuerung von Lippe, Wangenschleimhaut und Zunge. Zwischen den Zähnen, interdental, und in der Zahnfleischtasche am Zahnhals, sowohl als auch in den Furchen und Fissuren wird das aber nicht selbsttätig besorgt, sondern muß von uns gemacht werden. Zahnbürste, Seidenfaden und Zahnstocher sind die hierfür zu benützenden Instrumente.

Die *Zahnbürste* muß äußerst weich und mit geschmeidigen Borsten versehen sein. Der borstenbesetzte Teil derselben soll nicht mehr als 3 cm Länge haben. Mit einer größeren Bürste kann nur eine summarische Reinigung einer ganzen Kieferhälfte erfolgen und nicht eine subtile Bearbeitung eines einzelnen Zahnes oder einer Zahngruppe von 2—3 Zähnen. Letzteres ist aber wichtig und nötig. Die summarische Reinigung wird, wie oben angegeben, bereits auf natürlichem Wege besorgt. Die weichen Borstenhaare vermögen zwischen die Zähne zu dringen, sobald eine kleine Lücke da ist. Dies ist bei der harten Zahnbürste nicht der Fall. Durch ständige Anwendung der letzteren ist auch eine Verletzung der feinen Schleimhaut des Mundes zu gewärtigen.

Wie soll nun gebürstet werden?

In erster Linie müssen die Retentionsstellen auf der Kaufläche der Zähne gereinigt werden. Dies geschieht bei offenem Munde und horizontal auf die Zahnreihe aufgelegter Bürste. Jedes Kieferviertel wird auf diese Weise durch eine rein horizontale Bewegung, von innen nach außen und umgekehrt, bearbeitet. Es wird so auch das koronale Drittel des Zahnes seitlich erreicht. Dann folgt die Reinigung des Zahnhalses und der interdentalen Räume. Dazu wird die Bürste bei geschlossenem Munde auf die zu reinigende Zahnpartie, 2—3 Zähne, aufgesetzt und leicht angedrückt. Hierdurch dringen die entsprechenden Borsten in die Interdentalräume ein. Durch eine rotierende Bewegung der Bürste werden die Zahnhälse und die erreichbaren Interdentalräume außerordentlich gut bearbeitet und gesäubert.

Dort, wo die Borsten, bei Engstand der Zähne ist dies der Fall, nicht eindringen können, muß der *Seidenfaden* durchgezogen werden. Der gewachste Seidenfaden, der speziell zu diesem Zwecke hergestellt wird, vermag in allen Fällen zwischen die Zähne zu dringen.

Diese Reinigung der Zähne, auf die man große Sorgfalt legen muß, soll mindestens einmal im Tage, vor dem Schlafengehen, gemacht werden. Es ist wichtig, daß in der Zeit der Ruhe alle der Zersetzung durch die Mundbakterien ausgesetzten organischen Speisereste entfernt sind. Morgens ist ein einfaches, aber tüchtiges Ausspülen genügend, wie auch während des Tages, nach der Mahlzeit.

Wenn in einem Mund in ausgedehntem Maße zahnärztlich-konservierende Arbeiten vorhanden sind, wie viele Füllungen, Stiftzähne, oder Kronen und Brücken, so hat die Reinigung noch gründlicher zu erfolgen. Dabei wird in erster Linie der *Zahnstocher* die größeren Speisereste entfernen müssen, und die oben beschriebene Reinigung hat auch morgens zu geschehen, und soll auch, wenn möglich, nach den Mahlzeiten an den meist betroffenen Stellen erfolgen. Man konstruiert zwar heutzutage nach Möglichkeit hygienisch einwandfreie Arbeiten, d. h. durchspülbare Interdentalräume und unterspülbare Brücken. Es ist dies aber nicht immer zu machen, und ein Haften von Speiseteilen läßt sich nicht immer ganz vermeiden. Eine überstehende Füllung und ein ebensolcher Kronenrand, die ständig als grobe Speiseresteretentionsstellen spürbar sind, müssen vom Zahnarzt korrigiert werden. Sie sind als Kunstfehler zu betrachten.

Der Prothesenträger hat die Reinigung eventuell restierender Zähne nach herausgenommener Prothese zu besorgen. Die Reinigung der Prothese ist dabei ständig auch vorzunehmen. Namentlich hat dies nach den Mahlzeiten zu erfolgen. Über Nacht sollen Prothesen nie getragen werden. Sie schädigen noch vorhandene Zähne und können Entzündungen der Schleimhaut verursachen, die sehr schwer ganz heilbar sind. Außerdem ist die Gefahr des Verschluckens vorhanden und durch verschiedene Fälle belegt. Zur Reinigung der Zähne ist warmes Wasser anzuwenden. Es werden dadurch die Speisereste aufgelockert und zum Teil sogar aufgelöst, z. B. kleine Fetteilchen. Kaltes Wasser glitscht über die fettigen Beläge am Zahne wirkungslos hinüber und vermag sie nicht zu beeinflussen. Der Hinweis auf das Tellerwaschen nach der Mahlzeit in der Küche, wobei auch nur warmes bis heißes Wasser wohlweislich angewandt wird, ist hier angebracht.

Mundwässer und *Zahnpasten* (s. dort). Da die Karies der Zähne und die Entzündung der umliegenden Gewebe auch auf die Tätigkeit der Mundhöhlebakterien zurückzuführen ist, liegt der Gedanke nahe, bei der Mundpflege und namentlich bei der Reinigung der Zähne Desinfektionsmittel zu verwenden. Man hoffte dadurch die Prophylaxe wirksamer zu gestalten. Die Erfahrung und namentlich ausgedehnte wissenschaftliche Untersuchungen haben aber gezeigt, daß es nicht möglich ist, den Bakteriengehalt der Mundhöhle prophylaktisch in genügender Weise zu beeinflussen. Kurze Zeit nach der Anwendung der desinfizierenden Mundwässer ist der Zustand der Mundhöhlenflora wieder der frühere. Einesteils darum, weil die Konzentration des Desinfektionsmittels gering sein muß, um die zarte Mundschleimhaut nicht zu schädigen, anderntei1s weil mit jedem Atemzuge bekanntlich neue Bakterien in den Mund gelangen. Da alle Mundwässer Geschmackskorrigentien enthalten, dienen sie in der Hauptsache dazu, als Zusatz zum warmen Wasser die tägliche Reinigung angenehmer zu gestalten und um erfrischend zu wirken. In dieser Hinsicht können sie empfohlen werden.

Zur Unterstützung der Zahnpflege werden heute fast ausschließlich Zahnpasten verwendet. Diese werden überall, in jeder Tageszeitung und in allen möglichen Zeitschriften angepriesen. Durch eine ungeheure Reklame erzielen sie ungeahnte Absatzmöglichkeiten. Wir können ruhig sagen, daß die Pasta nie das hält und leistet, was die Anpreisung verspricht. Sehr wenige Produkte ausgenommen enthalten alle Pasten Seife und Calciumkarbonat. Wissenschaftliche Untersuchungen in einer Unzahl von Fällen haben einwandfrei bewiesen, daß Seifen eine Epithelauflösung und Destruktion des Zahnfleischrandes um die Zähne herum hervorrufen. Dadurch wird naturgemäß die Widerstandsfähigkeit der Gewebe herabgesetzt und eine Infektion kann leicht erfolgen, denn durch das verletzte Epithelgewebe vermögen Bakterien leicht einzudringen. Die basischen Bestandteile der Seife bewirken auch durch eine chemische Beeinflussung des Muzins, daß die Zahnbeläge zähe und sehr adhärent werden und dadurch schwerer zu entfernen sind. Das Calciumkarbonat kann als unlöslicher Bestandteil in seichten Taschen liegen bleiben und durch ständigen Reiz zu einer Entzündung führen. Es ist bei schon entzündetem Zahnfleisch peinlichst zu vermeiden.

Das praktisch wohl in allen Zahnpasten vorkommende Glyzerin ist nicht schädlich. Daß direkt giftige Stoffe, wie Kaliumchlorat, nicht verwendet werden dürfen, versteht sich von selbst. Die sogenannt sauren Zahnpasten, die eine Veränderung des Speichels bewirken oder die Ptyalinwirkung hemmen sollen, dürften viel zu wenig Säuregehalt haben, um diese Wirkung zu entfalten. Der geringe Säuregehalt wird vom Speichel sofort neutralisiert. Eine Zahnpasta, deren Gehalt dem Säuregrad unserer hauptsächlichsten Fruchtsäuren entspricht, dürfte aber für die Mundpflege unbedingt in Betracht kommen. Sicher ist, daß es gelingt, geringe weiße Zahnbeläge durch eine solche saure Pasta aufzulockern.

Wir sehen also, daß die heute im Handel befindlichen Zahnpasten und Seifen manche schädliche Folgen haben und sehr wenig Nutzeffekt aufweisen; denn auch die reinigende Wirkung einer Seife ist in der Mundhöhle sehr gering. Für die Außenhaut ist Seife zur Reinigung angebracht, für die Mundschleimhaut, die direkt kein Fett absondert, nicht. Das Putzen der Zähne mit warmem Wasser, dem zur Erfrischung einige Tropfen eines guten Mundwassers zugesetzt sind, im Vereine mit der richtigen Handhabung einer weichen Bürste dürfte heute noch als die nutzbringendste Art der Zahnpflege betrachtet werden. Besonders ist dies für Personen mit krankhaftem Zahnfleisch der Fall. Gerade da sind alle Pasten mit unlöslichen Bestandteilen zu vermeiden, da sie die Entzündung unterhalten, und die seifenhaltige Paste verhindert die Stärkung des Zahnfleisches.

Die Entfernung der farbigen Zahnbeläge und des Zahnsteins ist Sache des Zahnarztes. Sie kann nur instrumentell erfolgen. Beläge und Zahnstein auflösende Pasten gibt es nicht.

Jede diesbezügliche Anpreisung hat wissenschaftlich einwandfreien Untersuchungen nicht standgehalten.

Der Zahnfleischpflege ist ganz besondere Beachtung zu schenken. Namentlich das entzündete Zahnfleisch bedarf der ständigen Pflege. In erster Linie muß die Ursache der Entzündung beseitigt werden, worauf erst durch geeignete Spülungen usw. eine Abheilung erfolgt. Da es verschiedene Zahnfleischentzündungen gibt, die nicht nur ursächlich, sondern auch in ihrem Verlauf genau diagnostiziert werden, die auch bakteriologisch verschieden bedingt sein können, hat die Konsultation des Zahnarztes unter allen Umständen zu erfolgen. Und zwar, sobald beim Bürsten usw. das Zahnfleisch blutet. Man verlasse sich in diesen Fällen nicht einzig und allein auf die Reklame der Zahnpflegemittelindustrie, welche die Heilung der Zahnfleischentzündungen und sogar der Pyorrhoe in Aussicht stellen.

Mundperlen, Radlauer antiseptische, sollen je Stück 1 mg Thymol, Menthol, Saccharin, Eukalyptol und Vanillin enthalten. (Radlauers Kronen-Apotheke Berlin.)

Mundpillen, s. Cachous.

Mundschiefstellung, s. Gesichtslähmung; Nervenleiden.

Mundspülwässer, einfache (Spül- und Gurgelwässer). Zu diesem Zweck können natürlich alle Mundwässer (mehrere Tropfen auf ein Glas Wasser) verwendet werden. Von einfachen Mundspülwässern seien folgende genannt (Dosierung durchschnittlich 1 Eßlöffel für ein Glas lauwarmes Wasser):

Rp. Acid. citr. 2,0
Aquae 250,0
S. Bei alkalischem Speichel.

—

Rp. Natrii bicarb. 5,0
Boracis 2,0
Aq. dest. 250,0
S. bei saurem Speichel.

—

Rp. Boracis 1,5
Thymoli 0,05
Aquae 100,0

—

Rp. Kal. chloric. 3,0
Aq. Menthae pip. 50,0
Aquae 250,0

—

Rp. Acid. carbol. crist... 1,0
Aq. dest................ 200,0

Rp. Kal. hypermangan. . 2,0
Aq. dest................. 100,0

—

Rp. Perhydroli 5,0
Aq. dest................. 95,0

—

Rp. Aluminis 3,0
Decoct. fol. Salviae 300,0

—

Rp. Tannini 1,5
Tinct. Pyrethr. 15,0
Tinct. Ratanhiae......... 10,0
Spir. Vini 50,0
Aquae 125,0

—

Rp. Thymoli 0,1
Acid. benzoic. 1,5
Ol. Eucalypti 0,05
Aquae 300,0

Mundwässer, Aquae dentifriciae (s. auch Bénédictins; Botot; Dentol; Docteur Pierre; Kosmin; Odol; Stomatol). Mundwässer sind meist stark alkoholische Lösungen bzw. Auszüge von aromatischen Substanzen, die oft auch antiseptische und adstringierende Zusätze enthalten (50—80%iger Alkohol zu verwenden).

Gewisse antiseptische Zusätze haben sich bei Mundwässern gut bewährt, andere weniger, was z. B. für Salol zutrifft; so sind nach Gebrauch salolhaltiger Mundwässer Fälle von hartnäckigen Entzündungen beobachtet worden.

Unzweifelhaft kommt vielen der gebräuchlichen Aromata eine gewisse antiseptische Wirkung zu, in gewisser Beziehung auch dem Alkohol, wenn die Mundwässer nicht zu stark verdünnt verwendet werden. Gut bewähren sich Benzoesäure, Salizylsäure, Formalin, Thymol (abgesehen vom Geschmack), Chinosol, Eukalyptol, u. a., auch Terpineol ist, namentlich in Verbindung mit Seife, ein gutes Antisepticum für die Mundhöhle (s. Aethrole). Karbolmundwässer werden in Frankreich, Südamerika und anderen Ländern verwendet.

In allerletzter Zeit hat man auch die Ester der Para-Oxybenzoesäure (s. weiter unten) mit Erfolg als antiseptische, absolut reizlose Zusätze zu Mundwässern herangezogen. Sie verdienen besondere Beachtung. Auch Wasserstoffsuperoxyd wird als Antisepticum hier verwendet (bzw. Lösungen der Persalze).

Ihre Hauptrolle spielen die Mundwässer des Handels als erfrischend-aromatisch wirkende Mundspülmittel und ist diesem Umstand in erster Linie Rechnung zu tragen, ohne die spezifisch-antiseptische Wirkung allzusehr zu betonen, namentlich wenn eine solche auf Kosten des angenehmen Geschmackes geht. Jedenfalls trägt auch der so geförderte regelmäßige Gebrauch entsprechend kombinierter Aromata (bzw. Keratoplastica und Adstringentien) sehr viel dazu bei, soweit kausal im Bereich der Mundhöhle gelegen, auch den Foetor ex ore bekämpfen zu helfen.

Wenn auch dem Gebrauch der Mundwässer zu therapeutischen Zwecken meist keine spezifische Wirkung zugeschrieben werden kann, so ist doch der Wert derselben in prophylaktischer Richtung sicher bedeutend.

Mundwasseressenz I.

Rp. Ol. Anisi	20,0	Vanillini	1,5
Ol. Menth. pip.	20,0	Tinct. Vanillae	2,5
Ol. Caryophyll.	5,0	Mentholi	0,5
Terpineoli	2,0		

Mundwasseressenz II. (stark Pfefferminz).

Rp. Ol. Menthae pip.	30,0	Ol. Macidis	0,5
Ol. Anisi stell.	5,0	Vanillini	1,5
Mentholi	5,0	Tinct. Vanillae	2,5
Ol. Caryophyll.	1,5	Resinoid. Benzoes	3,0
Ol. Cinnamon. Ceyl.	1,0	Bals. peruv.	0,3
Ol. Rosae artif.	0,3	Terpineoli	2,0

Von diesen Essenzen nimmt man im Mittel etwa 100 g für 1000,0 Alkohol von 80%. Billigere Mundwässer stellt man durch Lösen von zirka 60 g Essenz in 800,0—1000,0 Alkohol von 50—60% her. Die Lösung wird meist rot gefärbt, wozu Cochenille, aber auch unschädliche rote, nichtfluoreszierende Teerfarben genommen werden können.

Rp. Ol. Eucalypti	15,0	*Rp.* Thymoli	0,5
Mentholi	4,0	Camphorae	0,2
Glycerini	50,0	Ol. Menth. pip.	1,0
Ol. Menthae pip.	10,0	Mentholi	0,5
Ol. Caryophyll.	2,0	Acid. benzoic.	3,0
Ol. Cinnam. Ceyl.	0,5	Ol. Eucalypti	0,3
Ol. Rosae ver.	0,2	Tinct. Benzoes	3,0
Tinct. Bals. tolut.	20,0	Tinct. Myrrhae	1,0
Tinct. Myrrhae	20,0	Spir. Vini	85,0
Spir. Vini	1000,0	Aq. dest.	15,0
S. Eukalyptusmundwasser.		S. Thymolmundwasser.	

Rp. Ol. Eucalypti	3,5	*Rp.* Tinct. Ratanhiae	30,0
Mentholi	1,5	Tinct. Myrrhae	30,0
Acid. benzoic.	5,0	Tinct. Benzoes	20,0
Tinct. Benzoes	4,0	Formalini (40%)	65,0
Tinct. Vanillae	1,0	Ol. Menth. pip.	4,5
Vanillini	0,2	Ol. Anis. stell.	2,5
Glycerini	5,0	Ol. Cinnam. Ceyl.	1,0
Ol. Anis. stell.	1,0	Ol. Cassiae	0,5
Ol. Caryophyll.	0,3	Ol. Caryophyll.	0,3
Ol. Macidis	0,2	Ol. Macidis	0,2
Ol. Menth. pip. angl.	1,0	Vanillini	0,75
Spir. Vini	190,0	Cumarini	0,25
Aq. dest.	10,0	Saccharini	2,5
S. Eukalyptus-Menthol-Mundwasser.		Tint. Coccionell.	8,0
		Spir. Vini	850,0
		Aq. dest.	100,0
		S. Formalinmundwasser.	

Mundwässer mit aktivem Sauerstoff werden unter Verwendung von Wasserstoffsuperoxyd bereitet. Leider zerstört der Sauerstoff auf die Dauer gerade die wertvollsten Aromata (Pfefferminzöl u. a.) oder greift sie mehr oder weniger an. Nicht verändert werden Anisöl, Sternanisöl, Eukalyptusöl und Thymol, vielleicht auch Menthol, schwach verändert Nelkenöl und Terpineol. Zimtöl wird rasch zerstört, ist also unverwendbar.

Rp. Perhydroli Merck	5,0	*Rp.* Perhydroli	30,0
Camphorae	1,5	Ol. Eucalypti	5,0
Spir. Vini	180,0	Ol. Anisi	2,0
Ol. Anisi	2,0	Thymoli	1,0
Ol. Eucalypti	2,0	Saccharini pur.	0,1
		Spir. Vini	600,0
		Aquae	400,0

Antiseptische Mundwässer mit Estern der Para-Oxybenzoesäure (s. auch dort). Diese Ester sind außerordentlich wirksame Antiseptika, dabei von vollständiger Reizlosigkeit. Sie übertreffen z. B. Karbolsäure in ihrer Wirkung um ein Vielfaches.

Antiseptisch besonders wirksam soll, neben dem Benzylester auch ein Gemisch von Methyl- und Propylester sein. Man setzt etwa 2% eines Gemisches aus gleichen Teilen Methyl- und Propylester oder noch besser wohl etwa 1% Benzylester (für stark-antiseptische Wirkung 2% Benzylester) dem Mundwasser zu.

Mundwasserpulver.

Rp. Sacchar. Lact.	100,0	*Rp.* Sacchar. Lact.	98,0
Natrii bicarb.	2,0	Acid. boric.	1,0
Ol. Menthae pip.	5,0	Acid. benzoic.	1,0
Ol. Anisi	0,5	Mentholi	2,0
Ol. Caryophyll.	0,1	Ol. Menth. pip.	3,0
Vanillini	0,05	Ol. Caryophyll.	1,0
		Ol. Anisi	0,5

Werden entweder als lose Pulver oder zu Tabletten gepreßt abgegeben. Von losem Pulver 1 Messerspitze oder 1 Tablette à 0,5 für 1 Glas warmes Wasser.

Herstellung alkoholschwacher oder alkoholfreier Mundwässer. Für eine solche findet man in der modernen Literatur Vorschriften, die durch Zusatz von Türkischrotöl o. dgl. zu den Aromaölen dieselben in stark verdünntem Alkohol oder gar nur in Wasser möglichst löslich zu machen versuchen.

Prinzipiell sei bemerkt, daß ein zu niedriger Alkoholgehalt oder gar ein „rein wässeriges“ Mundwasser niemals so stark aromatisiert werden kann, daß nur wenige Tropfen auf ein Glas Wasser genügen, ferner daß die zur Lösung erforderlichen großen Mengen Türkischrotöl bzw. Kaliseife o. dgl. dem Mundwasser einen oft wenig angenehmen Beigeschmack verleihen.

Kleine Zusätze von Kaliseife (etwa 2% der Aromamischung) oder von Sulforicinaten (Türkischrotöl) usw. können erwünscht und angebracht sein, um die aetherischen Öle des Aromas beim Einträufeln des Mundwassers in Wasser an tröpfchenweiser Abscheidung zu hindern. Zum gleichen Zwecke wird auch Zusatz von Emulgatoren wie Cetylalkohol u. a. empfohlen.

Bei einem kräftig alkoholischen Mundwasser, das größere Mengen balsamischer Tinkturen (Benzoe, Myrrhe, Tolu usw.) enthält, tritt eine Trübung, die der Verbraucher schätzt, ohne weiteres in genügendem Maße ein, eventuell fördern ganz geringe Zusätze von Kaliseife diese Trübung in gewissem Maße, doch ist dies dem angenehmen Geschmack des Mundwassers durchaus nicht zuträglich.

S. auch Mundhygiene.

Mundwassertabletten. Als Grundmasse dienen Natriumbikarbonat, Kochsalz, Milchzucker, Borax u. a.

Die Pulver werden mit geeigneten Essenzgemischen aromatisiert und, eventuell nach Zusatz eines Bindemittels, zu Tabletten gepreßt. z. B.:

Milchzucker	50,0
Menthol	10,0
Salizylsäure	1,0
Saccharin	0,1
Heliotropin	0,1
Vanillin	0,1
Ol. Menthae pip.	2,0

Rosa färben und 60 Tabletten pressen.

Rp. Acid. benzoïc.	1,2
Acid. boric.	50,0
Natr. bicarbon.	8,0
Acid. carbol. crist.	1,6
Gummi arab. pulv.	8,0
Carmini	0,12
Saccharini	0,24
Thymoli	0,2
Ol. Menth. pip.	1,0
Ol. Gaulther.	0,5

Mischen, mit Wasser granulieren, auf 45,0 trocknen und Tabletten von je 1,0 pressen. (PH. BRIT.)

Sauerstoffentwickelnde Mundwassertabletten können aus Gemischen von Natriumperborat mit Borsäure o. a. hergestellt werden. Am besten werden aber Tabletten aus reinem Harnstoffsuperoxyd (Ortizon oder dergleichen) verwendet.

Mundwasserpillen werden analog den Mundwassertabletten (s. dort) in Pillenform bereitet.

Muskatblüte, Macis, ist der Samenmantel (Arillus) der Muskatnuß. In Form von Tinktur zu Mundwässern, zu Bädern usw.

Muskatbutter, Oleum Myristicae, kann zu Salben und Pflastern verwendet werden.

Muskatnuß, Semen Myristicae, wie Muskatblüte, analog dem Macisöl (s. dort) zu Mundwässern usw. Zu große Mengen wirken toxisch!

Muskelarbeit, s. Ernährung; Seborrhoe; Wechseljahre.

Muskelatrophien, s. Nervenleiden.

Muskelerschlaffung in der Schwangerschaft, s. Wochenbett.

Mutation, s. Stimmstörungen.

Muttermäler, s. Elektrolyse; Hypertrichosis; Lichtbehandlung; Naevi.

Myasthenie, s. Nervenleiden.

Myodystrophie, s. Nervenleiden.

Myristinsäure in der Muskatbutter, dem Irisöl, als Ester in Wachsen. Löslich in Alkohol, Aether usw. Wird neuerdings zur Hautpflege empfohlen.

Myristylalkohol. Alkohol, durch Reduktion von Myristinsäure erhalten. Vorzüglicher Emulgator. meist in Gemischen mit Stearin- bzw. Palmitinalkohol als Lanettewachs (s. dort).

Myrrhe, Myrrha, ein aromatisches Gummiharz. Meist in Form der Myrrhentinktur (1 : 5 Alkohol von 90%) zu Mundpflegemitteln usw., in Substanz zu Räuchermitteln. Wirkt keratoplastisch, desinfizierend und desodorisierend. Gegen Entzündungen des Zahnfleisches. Kann auch als Emulgator verwendet werden, gibt mit Wasser eine gelbliche Emulsion.

Rp. Tinct. Myrrhae	10,0
Tinct. Ratanhiae (s. Gallarum)	10,0

S. Zum Pinseln des Zahnfleisches.

Zu Mundspülungen nimmt man 1 Teelöffel Tinctura Myrrhae auf 1 Glas Wasser.

Myrrholin, ein salbenartiges Produkt, das Myrrhenharz in Rizinusöl gelöst enthält. Es dient zum Einfetten von rauher Haut, bei Brandwunden u. dgl. Es gibt auch eine Myrrholinseife. (Myrrholin-Gesellschaft, Frankfurt a. M.)

Myxadenitis labialis, s. Lippen.

Myxödem, — umschriebenes, s. Alopecia symptomatica; Innere Krankheiten; Kindesalter; Nervenleiden; Schilddrüse; Trophische Störungen.

N

Nabelbruch, s. Bauchwand.

Nachbehandlung, chirurgische (kosmetische Chirurgie). Man unterscheidet eine postoperative Nachbehandlung 1. während des eigentlichen und durch den Wundschluß beendeten Heilungsvorganges, und 2. nach beendetem Wundschluß. Zweck und Ziel der Nachbehandlung ist, die Bildung möglichst feiner, unauffälliger Narben zu begünstigen und weiterhin irgendwelche unerwünschte Früh- oder Spätkomplikationen zu beseitigen.

1. *Nachbehandlung während des Heilungsvorganges:*

a) *Eisbeutelanwendung* (Dosquet): ist kontraindiziert bei freien Transplantationen (Knorpel, Fett, Knochen, Haut). Ausgezeichnete Dienste jedoch leistet die Kälteapplikation bei primär vereinigten oder durch seitliche Verschiebung von Hautmaterial versorgten Defekten. Bei gestielten Lappenplastiken ist von der Eisbeutelanwendung abzuraten. Der Eisbeutel soll niemals direkt, sondern darf nur auf die mit mehreren Mullagen geschützte Haut aufgelegt werden. Man lasse den Eisbeutel nicht dauernd liegen, sondern nehme ihn für einige Stunden fort, um ihn dann wieder für 1—2 Stunden zu applizieren. Die Kältewirkung ist besonders für die ersten 5—8 Stunden nach der Operation erwünscht, weil damit die Gefahr der Nachblutung herabgesetzt und das Nachsickern von Wundsekret zwischen die Wundränder vermieden wird; auch wird die postoperative Schwellung in der Umgebung bei rechtzeitiger und sachgemäßer Eisbeutelanwendung auf ein Minimum reduziert. Letzteres ist besonders wichtig hinsichtlich der Neigung bestimmter Partien (Lippen, Lider), postoperativ stark ödematös zu werden, was Ein- oder gar Durchschneiden von Nähten begünstigt.

b) *Wärmeapplikation:* Bei freien Transplantationen, insbesondere dann, wenn es sich um die Verpflanzung von Teilen der Ohrmuschel (Nasenflügelersatz) handelt, leistet die postoperative Anwendung trockener Wärme gute Dienste. Durch die hierdurch erzielte Hyperaemie und vermehrte seröse Durchtränkung wird die Verklebung und Ernährung des Transplantates begünstigt. Amerikanische Autoren empfehlen die Applikation von mit warmem Wasser gefüllten Gummibeuteln (water-jackets) bei freier Transplantation von Ohrmuschelteilen zum Ersatz der Nasenflügelpartie.

c) *Behandlung der Stichkanäle:* Bei frühzeitiger Entfernung von Nähten sichert man die verlorengegangene Spannung durch einen die beiden Stichöffnungen verbindenden Kollodiumstreifen. Manche Autoren empfehlen zur Trockenhaltung des Nahtmaterials das Betupfen der Nähte mit Alkohol oder verdünnter Jodtinktur. Dies ist meist überflüssig. Die beste Nachbehandlung frisch genähter Wunden ist die Fernhaltung jeglicher Reize und Infektionsmöglichkeiten; in diesem Sinne sind Desinfizienten und ein zu häufiger Verbandwechsel nur von Schaden.

d) *Behandlung von Stichkanaleiterung* s. unter 2.

e) *Entfernung von Krusten und Borken* durch Losreißen mit der Pinzette ist falsch. Man warte das spontane Abfallen ab; nur wenn unter der Kruste eine Sekretstauung vorliegt, ist ihre Entfernung mittels erweichender Salbenverbände (Ungt. Diachylon, Salizylsalben) angezeigt. Schorfe sind häufig oder meistens Ausdruck kleiner Randnekrosen; letztere heilen unter dem Schorf besser ab, als wenn man die schützende Decke mit Instrumenten losreißt.

2. *Nachbehandlung nach beendetem Wundschluß:* bezweckt eine möglichst feine Narbenbildung, funktionelle Anpassung und Beseitigung von Früh- und Spätkomplikationen im Verlauf der Wundheilung. Manche Körpergebiete neigen zur Bildung auffälliger, hypertrophischer Narben (Hals, Brust). In diesen Fällen wird entweder unmittelbar nach Wundschluß oder nach Entfernung der Nähte prophylaktisch mit *Röntgenstrahlen* (s. Röntgen) behandelt. Sehr wesentlich ist in manchen Fällen, noch längere Zeit Verbände oder Bandagen tragen zu lassen, welche durch Fixation der Umgebung die junge Narbe vor Zugwirkungen bewahren und eine Konsolidierung des Stützgewebes begünstigen. Insbesondere ist dies nach der Stellungskorrektur abstehender Ohren und nach Brustplastiken angezeigt (s. Busen; Ohr; Verbandtechnik).

Nackenwulst beruht auf einer überschüssigen Fettansammlung in der Nackengegend, besonders bei korpulenten Menschen. Von einem queren Schnitt in der Haargrenze wird das überschüssige Fett, eventuell mit einem Hautstreifen entfernt, Naht, Kompressionsverband.

Nadelbrenner, s. Elektrolyse; Kaustik.

Nadelbrennerelektrode, galvanokaustische, s. Hypertrichosis.

Naevi (Muttermäler und Angiome) (s. auch Pigmentierung, fehlerhafte). Als Muttermäler werden kleinere und größere Flecken oder leicht erhabene Gebilde der Haut bezeichnet, die, einmal entstanden, sich nicht mehr nennenswert zu verändern pflegen. Muttermäler, wie sie eben definiert worden sind, werden in der deutschen dermatologischen Literatur als Naevi im engeren Sinne bezeichnet.

Doch sind den Muttermälern auch die verschiedenen Formen der *Feuermäler,* d. h. Blutgefäßmäler (Angiome) zuzurechnen, ja von anderen dermatologischen Schulen, wie z. B. der englischen, werden nur oder in erster Linie die Feuermäler als Muttermäler oder Naevi bezeichnet.

Ursprünglich bezeichnete man als Muttermäler nur umschriebene abnorme Bildungen an der Haut, welche angeboren waren, aber nachgewiesenermaßen kommt der größte Teil aller Naevi, besonders der bräunlichen *Pigmentnaevi,* erst im Laufe des Lebens in Erscheinung. Vielfach werden die Naevi erst einige Wochen nach der Geburt sichtbar und in den ersten 6 Lebensjahren nimmt ihre Zahl erheblich zu. Eine weitere Zunahme erfolgt dann bis etwa zum 18. Lebensjahr, aber auch im höheren Alter treten gelegentlich noch Pigmentnaevi und vor allem mehr geschwulstartige Bindegewebenaevi auf, und zwar bei einzelnen Menschen in großer Zahl.

Da man sich nicht entschließen konnte, von der Idee des „Angeborenen" der Naevi abzusehen und gerade diese Eigenschaft auch weiterhin wesentlich zur Definition der Muttermäler benützen wollte, stellte man sich dann vor, daß wenigstens die Anlage jedes einzelnen Muttermals bei der Geburt schon vorhanden sein mußte.

Man hat den Begriff Naevus auch histologisch dahin zu umgrenzen versucht, daß man von Naevi nur sprechen will, sofern sich bei diesen Gebilden jene eigenartigen, in der Cutis gelegenen Zellhaufen finden, die man als „*Naevuszellen*" bezeichnet hat. Aber damit tut man dem Wort „Muttermal" Gewalt an, denn bei vielen Pigmentnaevi sind Naevuszellen nicht nachweisbar, und die Feuermäler („Gefäßnaevi") müßten dann ganz ausscheiden.

Wir wollen unter Naevi verstehen: angeborene oder erst im späteren Leben in Erscheinung tretende, scharf umschriebene Dysplasien oder Mißbildungen der Haut, die wesentlich durch besondere Farbe (Pigmentation oder Depigmentation, abnorme Gefäßentwicklung) oder durch besondere (warzige) Beschaffenheit der Oberhaut auffallen und, einmal entstanden, im allgemeinen nahezu unverändert bestehen bleiben. Gleiche halbseitig oder in Strich- und Streifenform auftretende Mißbildungen werden als *systematisierte* Naevi bezeichnet.

Nach dieser Definition kann man die Naevi folgendermaßen einteilen:

I. Pigmentnaevi.

1. *Lentigines.* a) Völlig glatte, im Hautniveau liegende, stecknadelkopf- bis linsengroße, teils mehr rundliche, teils mehr unregelmäßig zackig geformte Flecke von meist gelblich-bräunlicher oder auch bräunlich-schwärzlicher Farbe.

b) Leicht erhabene bis knopfförmige Mäler von meist bräunlich-schwärzlicher, selten hellerer Farbe, meist rundlicher Form und glatter bis samtartiger Oberfläche *(Schönheitsfleckchen, Grain de beauté).*

2. *Naevi spili,* größere, völlig im Hautniveau liegende Flecke, meist von „milchkaffeeartiger" Farbe (Café-au-lait-Flecke), gewöhnlich pfennig- bis markstückgroß oder noch größer; dabei von unregelmäßiger Form mit bald mehr zackiger, bald mehr rundlicher Begrenzung.

3. *Blaue Naevi* und *Mongolenflecke.*

4. *Naevi depigmentosi,* helle Flecke infolge von Pigmentschwund.

II. Warzige Naevi.

Auch diese sind meist pigmentiert, bisweilen sogar recht stark, doch tritt die Pigmentation im allgemeinen gegenüber der tumorartigen Gewebswucherung mehr zurück. Aber selbstverständlich läßt sich zwischen diesen Formen und den unter I b aufgeführten eine scharfe Grenze nicht ziehen, sondern es sind fließende Übergänge vorhanden.

1. *Harte warzige Naevi (Naevi verrucosi).* Bald weichere, bald derbere, beetartig erhabene Mäler mit mehr oder weniger zerklüfteter und hyperkeratotischer (warziger) Oberfläche.

Bisweilen ist die „Zerklüftung" sehr stark ausgebildet, so daß papillomatöse Gebilde entstehen und man auch klinisch von *papillomatösen Naevi* sprechen kann.

2. *Weiche warzige Naevi (molluskoide Mäler),* d. h. schlaffe, über die Haut stärker hervorragende und meist wenig pigmentierte Mäler mit gefurchter Oberfläche (rosinenartige Gebilde).

III. Gefäßnaevi, durch abnorme Gefäßentwicklung bedingte Mäler.

1. *Naevi teleangiektodes* und *Naevi flammei,* die wesentlich durch abnorme Weite der — sonst normalen — Blutgefäße, insbesondere der Kapillaren und kleinen Venen bedingt sind.

2. *Angiome* und *Kavernome (Naevi angiomatosi),* bei denen sich abnorme Wucherung und Bildung von Bluträumen finden.

3. *Verruköse Gefäßmäler (Angioma verrucosum).*

4. *Naevi anaemici,* durch abnorm geringe Gefäßausbildung bzw. Gefäßenge verursacht.

Im Anschluß an die Gefäßmäler würden auch noch die *Lymphangiome* zu nennen sein, die aber wegen der fehlenden Hautverfärbung gewöhnlich nicht zu den eigentlichen Naevi oder Hautmälern gerechnet werden.

Nach Jadassohn und vielen anderen Autoren sind als vierte Naevusgruppe hier die Drüsennaevi anzuschließen, die zusammen mit den Gefäßmälern und Haarnaevi auch als *Organnaevi* zusammengefaßt werden können.

IV. Drüsennaevi und reine Haarnaevi.

1. *Talgdrüsennaevi* mit besonders starker Entwicklung und Wucherung der Talgdrüsen.

2. *Schweißdrüsennaevi* mit besonders starker Entwicklung und Wucherung der Schweißdrüsen.

3. *Kleine Haarnaevi*, d. h. abnorm starke Haarentwicklung an umschriebener, sonst normaler Hautstelle.

V. Systematisierte Naevi, d. h. Naevusformen der oben erwähnten Arten in eigenartiger strich- und streifenförmiger Anordnung.

VI. Die *senilen Angiome*, welche an der Haut, den Lippen, manchmal auch an der Wangenschleimhaut als stecknadelkopf- bis linsengroße, meist etwas erhabene Knötchen in vorgerücktem Alter erscheinen, sind wohl als Kapillarvarizen aufzufassen. Bei der OSLERschen Krankheit, welche dominant auf beide Geschlechter vererbbar und als eine Systemerkrankung des Mesenchyms aufzufassen ist, treten multiple Angiome der Haut und Schleimhäute oft erst in späteren Jahren auf, während häufiges Nasenbluten oder Blutungen aus anderen Schleimhäuten schon ein frühzeitiges Symptom bilden. Unter Umständen können diese recht bedrohlich werden. Die Erkrankung muß zur allgemeinen Angiomatosis gezählt werden und könnte nach manchen Autoren als *Angiomatosis hereditaria* bezeichnet werden. Die Behandlung ist eine symptomatische.

Die *Beseitigung* des Naevus ist nötig, wenn derselbe das Aussehen des Trägers beeinträchtigt oder durch Reibung u. dgl. störend wirkt. Da die Entfernung ganz vorzugsweise aus dem erstgenannten Grunde gewünscht wird, muß sie natürlich so erfolgen, daß nur eine ganz feine glatte und unauffällige Narbe zurückbleibt. Ganz ohne Narbenbildung geht es gewöhnlich nicht ab.

Für die Auswahl der richtigen Behandlungsmethode ist die Kenntnis der jeweilig vorliegenden Gewebsveränderung natürlich von großer Bedeutung. Im allgemeinen reichen die pathologischen Veränderungen bei den Naevi bis in die Tiefe der Cutis, so daß das Gewebe meist bis zu dieser Tiefe zerstört werden muß, soll der Nachwuchs sicher hintangehalten werden. Wegen der Gefahr der späten Melanommetastasen sollte ein Naevus stets gleich beim ersten Eingriff gründlich entfernt werden. Wo das unmöglich ist, lasse man lieber die Hände ganz davon.

Eine Behandlungsmethode, die unter Schonung des normalen Bindegewebes elektiv nur das Krankhafte, d. h. das Naevusartige (besonders die Naevuszellen) zu zerstören vermöchte, besitzen wir zurzeit noch nicht.

Bei den ganz *glatten Pigmentmälern — flache Lentigines und Naevi spili* — sind die pathologischen Veränderungen wie bei den Epheliden bisweilen auf die Oberhaut beschränkt (Pigmentierung und Epithelwucherung), so daß in solchen Fällen eine völlige Zerstörung der Epithelschicht zur Beseitigung meist genügt. Aber nicht selten verbindet sich mit den Epithelveränderungen auch bei solchen ganz glatten Pigmentmälern eine bis in die Tiefe der Cutis reichende Einlagerung von Naevuszellen. Bei erhabenen Pigmentmälern ist das stets der Fall.

Werden die Naevuszellen aber nicht mit zerstört, so können von ihnen Rezidive ausgehen. Hier ist also eine bis in die Tiefe der Cutis gehende Zerstörung erforderlich. Ebenso ist es natürlich bei den sogenannten Organnaevi.

Auch bei den *papillomatösen und verrukösen (warzigen) Naevi* beschränken sich die pathologischen Veränderungen oft auf Horn- und Epithelschicht, so daß sich solche Mäler mit Erfolg, ähnlich einer flachen Warze, mit dem scharfen Löffel wegkratzen lassen. Damit sollte man aber im allgemeinen sehr vorsichtig sein, denn nicht selten ist mit der Hyperkeratose und Akanthose eine Talgdrüsenwucherung oder eine tieferreichende follikuläre Verhornungsanomalie verbunden, so daß bisweilen eine tiefergehende Zerstörung nötig ist.

Die mehr oder weniger prominierenden und meist ziemlich derben rundlichen *Bindegewebsnaevi* beruhen auf abnormer Beschaffenheit der kollagenen oder elastischen Fasern der Cutis, so daß die Zerstörung auch hier bis in die Tiefe der Cutis reichen muß.

Herausschneiden — *Exzision* — kommt wesentlich bei etwas größeren bindegewebigen, erhabenen und verrukösen Naevi in Frage. Kleinere derartige Mäler beseitigt man besser durch flache Abtragung, Abraspeln und Stanzen oder durch Zerstörung mittels Kohlensäureschnee, Kaltkaustik oder der Diathermieschlinge.

Ganz *oberflächliche, völlig glatte Pigmentmäler* lassen sich ebenfalls durch flache Abtragung oder Abraspeln oder durch oberflächliches, nur gerade bis in die Cutis reichendes Ausstanzen leicht entfernen. Gute Resultate wird man bei diesen Methoden aber nur bei Übung und Erfahrung erzielen. Im allgemeinen sucht man solche oberflächliche Pigmentnaevi aber durch schonende Ätzverfahren, z. B. mit 10% Salizyleisessig, reinem Perhydrol oder einer Mischung von beiden, ferner durch Kohlensäureschnee oder leichte Kaltkaustik zu beseitigen. Man zieht diese Methoden der Exzision bei den angegebenen Naevusarten vor, weil eine kleine glatte runde Narbe besonders im Gesicht weniger auffällt als eine strichförmige Exzisionsnarbe, selbst wenn sie sehr fein ist.

Für weiche, leicht erhabene Pigmentmäler und Bindegewebsnaevi kommt neben der Exzision wesentlich Ausstanzen und Kaustik, besonders Kaltkaustik (Thermoflux), in Frage. Bei größeren kann auch ein Versuch mit multipler Ignipunktur gemacht werden.

Ichthyosiforme Naevi, d. h. ganz oberflächlich sitzende, warzenartige Mäler, die wesentlich in Wucherung des Epithels und der Hornschicht bestehen, kann man mit gutem Erfolg auch mit dem scharfen Löffel kräftig abkratzen und die Wundfläche nachätzen oder mit Kaltkaustik nachbehandeln. Solche ichthyosiforme Naevi kommen besonders in Streifenform als systematisierte Mäler vor.

Reine *Haarnaevi*, d. h. grobe, dichtstehende Haare auf einer umschriebenen Hautstelle (umschriebene Hypertrichosis), entfernt man am besten durch Elektrolyse mit verdeckter Nadel, durch Stanzen oder mit einer feinen Kaltkaustiknadel.

Auch viele Pigmentnaevi sind mit derben Haaren besetzt (Naevi pigmentosi pilosi). Um diese zu entfernen, müßte man bei Abtragung, Stanzen oder Zerstörung durch Ätzung oder Kaustik die Haut ziemlich tief zerstören, wodurch leicht häßliche Narben entstehen. Man entfernt daher besser erst die Haare einzeln mit Elektrolyse, Stanzen oder der Kaltkaustiknadel und macht sich dann erst an die Beseitigung des Pigmentflecks.

Für derartige Naevi pilosi pigmentosi und überhaupt für alle tiefergehenden Mäler empfiehlt KROMAYER auch noch eine zweizeitige Stanzmethode (s. weiter unten unter Technik).

Auch bei *Gefäßmälern* sind einerseits die anatomischen Verhältnisse und anderseits der Grad der Entstellung bei Wahl der Behandlungsmethode weitgehend zu berücksichtigen.

Meist erstrecken sich die Veränderungen ja bis in die tiefen Gefäßnetze und die Gewebszerstörung muß daher gewöhnlich verhältnismäßig tief gehen. Man wird daher durch Kaustik und Verätzung oft weniger gute Narben erhalten als bei oberflächlichen Pigmentmälern. Die Exzision hat daher hier ein weiteres Feld. Besonders Gefäßmäler mit stärkerer Wucherung der Blutgefäße, sogenannte *Angiome*, wird man am besten immer herausschneiden oder herausschälen, sofern sich der Defekt durch primäre Naht gut schließen läßt. Sieht man von der Exzision ab, so bevorzugt man bei den Gefäßnaevi wegen ihrer tiefreichenden Wurzeln solche Methoden, die wenigstens einigermaßen elektiv auf die erweiterten und gewucherten Gefäße zu wirken vermögen und das gesunde Bindegewebe dabei mehr oder weniger schonen. Hier sind vor allem Behandlung mit Kohlensäureschnee, Röntgen- und Radiumstrahlen zu nennen. Eine gewisse elektive Zerstörung der abnormen Gefäße erreicht man mit diesen Methoden aber meist nur bei sehr schonendem Vorgehen, wobei eine wiederholte Anwendung erforderlich wird.

Besonders bei den glatten flachen Feuermälern, *Naevi flammei* und *Naevi teleangiektodes*, ist ein sehr vorsichtiges Vorgehen notwendig, denn es darf nur eine äußerst feine Narbe entstehen, wenn das kosmetische Resultat befriedigen soll. Aus diesem Grunde ist die Beseitigung gerade dieser Mäler so außerordentlich schwierig. Nur bei Säuglingen gelingt die Beseitigung bisweilen verhältnismäßig leicht schon durch wenige Radium- oder Röntgenbestrahlungen oder lange fortgesetzte Bepinselung mit Ichthyol oder Ichthyolkollodium. Aber bei Säuglingen bilden sich zarte glatte Feuermäler nicht selten auch spontan in den ersten Lebensmonaten zurück, so daß die ebengenannte Behandlung die Rückbildung oft nur etwas begünstigt und beschleunigt haben dürfte. Jedenfalls soll man bei ganz jungen Säuglingen mit nicht wachsenden Feuermälern die Behandlung stets erst in dieser schonenden Weise beginnen und erst beim Versagen derselben zu intensiver wirkenden Methoden übergehen.

Teleangiektatische Naevi, bei denen es sich nicht um eine diffuse Rötung durch Gefäßneubildung, sondern nur um Erweiterung einzelner kleiner Gefäße (gewöhnlich Venen) handelt, finden sich vorzugsweise an den Wangen. Hier gelingt die Zerstörung der erweiterten, als rotbläuliche Striche sichtbaren Gefäße leicht und gut durch Elektrolyse oder noch einfacher mit dem Mikrobrenner oder einer feinen Kaltkaustiknadel. Man zeichnet dabei mit der Nadel die sichtbaren Gefäße gewissermaßen nach und achtet darauf, daß die kleinen Gefäße an den sichtbaren Endpunkten, an denen sie aus der Tiefe emporsteigen, besonders gut verödet werden. Ähnliche kleine Sterne oder baumförmig verzweigte teleangiektatische Naevi finden sich nicht selten an verschiedenen Stellen des Gesichtes, besonders bei Kindern. Die Beseitigung dieser „Sternnaevi" gelingt in gleicher Weise durch Verödung der zentralen Gefäße und eventuell Nachzeichnen oder Punktieren der stern- oder astförmigen Verzweigungen.

Bei jeder Beseitigung eines Muttermales — es mag sich um einen Pigmentbindegewebs- oder Gefäßnaevus handeln — überzeuge man sich stets erst, ob der Träger nicht etwa zu Keloidbildung neigt, da man sonst an der Stelle eines vielleicht wenig störenden glatten Males ein häßliches Keloid bekommt.

Nach dieser allgemeinen Darstellung der Behandlung der Muttermäler sei die Technik der einzelnen Behandlungsmethoden noch kurz besprochen.

Exzision. Das Vorgehen geschieht nach den üblichen chirurgischen Grundsätzen. Glatte Schnittführung, subkutane Naht unter Verwendung feiner Nadeln und aseptisches (nicht antiseptisches) Vorgehen ist Grundbedingung.

Flache Abtragung oder besser *Abraspeln*. Flache Abtragungen werden mit einem recht scharfen breiten Messer (Rasiermesser) nach Art der Thierschläppchen vorgenommen. Die Methode des Abraspelns ist von Kromayer besonders zur Beseitigung glatter Pigmentmäler von Linsen- bis etwa Pfenniggröße empfohlen worden. Nach diesem Autor wird das Abraspeln am besten nach Anaesthesierung des Naevus durch nicht zu starkes Gefrieren mit Kohlensäureschnee oder Aetherspray vorgenommen, da die Raspel das gefrorene Gewebe besser faßt und daher exakter abkratzt als nach Infiltrationsanaesthesie. Die dazu nötigen Raspeln werden durch einen Dental-Rotationsapparat in Betrieb gesetzt.

Gute Erfolge erzielt man nur bei ganz oberflächlichen Pigmentmälern, bei denen sich die Naevusbildung wesentlich auf Epithel- und Papillarkörper beschränkt; bei tiefergehenden Veränderungen bekommt man oft Rückfälle.

Ausstanzen. Die Methode ist ebenfalls von Kromayer ausgearbeitet und eignet sich auch für Mäler, bei denen die Naevusbildung die ganze Cutis durchsetzt. Auch kleine Haarnaevi (Naevi pilosi) und kleine Gefäßnaevi können auf diese Weise entfernt werden.

Das Vorgehen beschreibt Kromayer dabei folgendermaßen:

Man wähle das Stanzmesser so groß, daß der Naevus vollkommen in die Öffnung hineinpaßt, stanze bis etwa in die Mitte der Cutis propria hinein, hebe die gestanzte Hautscheibe mit der Pinzette an und schneide sie mittels Skalpell oder krummer Schere von der Haut ab. Nun besichtige man die Unterfläche der Hautscheibe sorgfältig, ob sie überall von normalem, derbem, weißlichem Cutisgewebe gebildet ist, oder ob sich etwa in ihr transparentere Stellen (Tumorgewebe) befinden. In diesem Falle stille man die Blutung der kleinen Wunde durch Kompression und verschorfe die Wunde mit dem Spitzbrenner an allen irgendwie verdächtigen Stellen, die übrigens auch durch Weichheit und Nachgiebigkeit beim Einstoßen des Spitzbrenners sich von der normalen derben Cutis unterscheiden.

Die Technik des Ausstanzens von Haaren wird von Kromayer folgendermaßen angegeben:

Ein Kleinzylindermesser von etwa 0,8 mm Höhlung stülpt man so über den kurzgeschnittenen Schaft des aus der Haut herausragenden Haares, daß das Haar mitten in der Höhlung des Messers und parallel zur Zylinderwandung liegt. Nun führt man in dieser Richtung das Messer durch die ganze Cutis hindurch und ziehe es sogleich wieder heraus. Das ausgestanzte 0,8 mm dicke Haarsäulchen, in dessen Mitte die Haarwurzel liegt, hebt sich, losgelöst aus der Cutis, etwas über die Hautoberfläche heraus, so daß es bequem mit einer Pinzette gefaßt und ganz aus der Haut herausgezogen werden kann, da die lockeren Verbindungen des subkutanen Gewebes mit der Haarwurzel leicht nachgeben und abreißen.

Zweizeitige Stanzmethode nach Kromayer: Man stanzt den Naevus nicht in seiner ganzen Peripherie durch senkrechtes Aufsetzen des Zylinders ein, sondern nur zu drei Viertel seiner Peripherie, indem man das Zylindermesser etwas schief zur Haut ansetzt, so daß ein Teil der Naevusperipherie gar nicht mit dem Messer in Berührung kommt. Nun klappt man die drei Viertel an der Peripherie umschnittene Hautscheibe auf, schneidet mit einer Schere die unteren Teile des Tumors nebst allen Haarpapillen weg und klappt die Hautscheibe wieder zu. Es erfolgt subkutane Verheilung, Vernarbung und Schrumpfung der tiefgelegenen Tumorteile und Haarbälge. Nach einigen Wochen wird dann noch die obere Schicht des Naevus durch oberflächliches Stanzen entfernt und auf diese Weise Bildung einer störenden Narbe vermieden.

Kaltkaustik. Dieselbe hat vor dem einfachen Wegbrennen mit dem Paquelin den Vorzug, daß die Hitzewirkung feiner abgestuft werden kann und durch die Entstehung der Hitze im Gewebe selbst auf dessen weniger widerstandsfähige zellige Gebilde eine gewisse elektive Wirkung ausgeübt wird. Es ist zweckmäßig, die Oberfläche des Naevus etwas anzufeuchten, so daß weniger eine direkte Verkohlung als eine Verkochung des Gewebes zustande kommt.

Ätzungen. Sie eignen sich wesentlich bei reinen, ganz oberflächlichen und glatten Pigmentmälern, bei denen die pathologischen Veränderungen auf das Epithel (Pigmentanhäufung), höchstens Epithel und Papillarkörper beschränkt sind. Bisweilen führen hier schon wiederholte kräftige Betupfungen mit reinem Perhydrol zum Ziel, häufiger Betupfung mit Jodtinktur und nachfolgendem dünnen Einfetten mit 10%iger weißer Praezipitatsalbe oder eine etwas stärker ätzend wirkende Tupfung mit 10%igem Salizyleisessig oder Salizylkarboleisessig:

Rp. Acid. salicyl. 1,0
Acid. acet. concent. ....ad 10,0
oder
Acid. salicyl. 1,0
Acid. carbol. liq. 2,5
Spir. Vini. abs. 2,5
Acid. acet. concent. ... ad 10,0

Die Abheilung pflegt dabei (fast) ohne Narbenbildung zu erfolgen. Bei der Jodtinktur-Praezipitatsalbenmethode ist darauf zu achten, daß die ziemlich kräftige Betupfung mit Jodtinktur genau auf das Mal beschränkt bleibt, während die dünne Einfettung, welche man nach wenigen Minuten folgen läßt, über den Fleck hinausgehen kann. Es bildet sich nach einigen Stunden eine kleine Blase, die genau auf den mit Jodtinktur betupften Bezirk beschränkt bleibt.

Abkratzungen mit dem scharfen Löffel sind nur bei warzigen Naevi am Platze, die auf Epithel und Papillarkörper beschränkt sind. Tiefergreifende Mäler werden auf diese Weise nicht genügend entfernt. Bei systematisierten derartigen Naevi hat man mit solchen Abkratzungen öfter gute Erfolge.

Bestrahlungen. Feine, glatte Feuermäler bei Säuglingen bilden sich manchmal schon unter kräftigen, zur Blasenbildung führenden Höhensonnenbestrahlungen und Druckbestrahlungen zurück oder ihre Rückbildung wird dadurch wenigstens befördert. Auch *Rötgenbestrahlungen* (einige Male wiederholt in 8—14tägigen Pausen $^1/_3$ HED = 200 r unter 1—2 mm Al-Filter) wirken zweifellos oft günstig.

Noch besseres leistet vielleicht die protrahiertfraktionierte Röntgenbestrahlung nach REGAUT und FERROUX. Immerhin sei man mit Röntgenbestrahlung sehr vorsichtig und nehme von wiederholten Bestrahlungen Abstand, wenn ein Erfolg nicht bald eintritt, um Röntgendermatitiden zu vermeiden. Die Anwendung der weniger gefährlichen *Buckystrahlen* ist empfehlenswert und hat in letzter Zeit schöne Erfolge gezeitigt. Viel wirksamer sind aber wiederholt vorgenommene ***Radiumbestrahlungen,*** mit denen man auch tiefergehende Angiome oft fast ohne Narbenbildung beseitigen kann. Ein großer Nachteil der Radiumbestrahlung liegt aber in der schwierigen Technik und Dosierung und ferner darin, daß man nur immer kleine und dabei scharf begrenzte Partien bestrahlen kann. Dadurch bleiben aber zwischen den bestrahlten Teilen meist kleine unbehandelte Stellen stehen, oder die Felder überschneiden sich und es kommt an diesen Stellen zu stärkerer Dermatitis mit konsekutiver Hyperpigmentation. Das Verfahren ist daher nur in der Hand des geübten und erfahrenen Radiumtherapeuten von Nutzen. Sehr empfehlenswert ist es bei kleinen Angiomen, die man mit einer Bestrahlung in toto erfassen kann. Bei kavernösen Haemangiomen ist die Radiumpunktur sehr zu empfehlen; s. auch Magnesium (Spickung mit Magnesiumnadeln nach PAYR).

Die Behandlung von glatten Feuermälern mit Kohlensäureschnee nehmen wir stets in der Weise vor, daß wir den Kohlensäureschnee mit etwas Aether betupfen, so daß nach wenigen Minuten eine halbflüssige Schneemasse entsteht, und mit dieser feuchten Schneemasse das Mal mehrmals ohne Druck bestreichen, so daß völliges Gefrieren eintritt und jedesmal etwa 20—30 Sekunden bestehen bleibt. Man vermeidet auf diese Weise eine zu große Tiefenwirkung.

Bei tiefergehenden Angiomen benützt man den *Kohlensäureschnee* entweder in trockener weißer Form oder auch in der eben beschriebenen feuchten Form, drückt dabei aber die Schneemasse mehr oder weniger stark auf die Haut, um ein tiefergehendes Durchfrieren des Gewebes zu erzielen. Auch hier läßt man die angiomatöse Gewebspartie nicht viel länger als $^1/_2$ Minute in gefrorenem Zustande. Zu lang dauernde Erfrierung muß vermieden werden, da stärkere Nekrosenbildung nicht eintreten darf, sondern die Gefäße müssen nach wiederholter Anwendung des Kohlensäureschnees in Pausen von 5—8 Tagen gewissermaßen schichtförmig nach der Tiefe fortschreitend zur Verödung gebracht und das Bindegewebe dabei möglichst erhalten werden, damit kein tiefgehender Defekt entsteht.

Bei vorsichtigem Vorgehen gelingt es bisweilen, selbst Angiome, die die Lippe fast völlig durchsetzen, ohne größeren Gewebsdefekt zur Schrumpfung zu bringen.

Bei starker Gefäßerweiterung und größeren angiomatösen Räumen kann man auch durch *Alkoholinjektion* oder durch Einspritzung einiger Tropfen bis 1 ccm von LUGOLscher Lösung (DÖRFFEL) die Gefäße veröden, ohne bei paravenöser Injektion stärkere Nekrosen befürchten zu müssen.

Auch durch intravaskuläre (bei kavernösen Tumoren) und paravaskuläre tropfenweise Injektionen sklerosierender Mittel (z. B. Chinin-Urethan

Chinin. bihydrochlor. 2,0
Urethani 1,0
Aq. dest. ....ad 15,0

Alkohol, Traubenzuckerlösung) können Angiome zum Veröden gebracht werden, allerdings bleiben öfter leichte Narben zurück.

Man halte sich stets vor Augen, daß pigmentierte Naevi mitunter rebellisch werden und sich zu sehr bösartigen Neoplasmen unwandeln können. Auch die dunkelbraunen, fibromatösen Pigmentnaevi können gelegentlich im Anschluß an aus kosmetischen Gründen vorgenommene Ätzungen, Fräsen und andere Reize maligne werden. In dieser Hinsicht kann nicht genug Zurückhaltung empfohlen werden! Im allgemeinen bevorzuge man diejenigen Methoden, welche in einer Sitzung die Neubildung entfernen und nicht die Notwendigkeit in sich schließen, auf mehr oder minder lange Zeit den Naevus in einen Reizzustand zu versetzen; man erstrebe nicht um jeden Preis die Beseitigung eines kleinen kosmetischen Übels, wenn sich damit in einem auch nur sehr geringen Prozentsatz die Gefahr verbindet, ein bösartiges Neoplasma zu provozieren. Wenn schon in besonderen Fällen eine Beseitigung aus kosmetischen und beruflichen Gründen gefordert wird, dann bevorzuge man bei größeren geschwulstartigen Naevi die Totalexstirpation weit im Gesunden, wobei der Naevus selbst nicht berührt wird.

S. auch Bindehautgeschwülste; Diathermie; Elektrolyse; Filiforme Dusche; Gesichtspflege; Hypertrichosis; Kohlensäureschnee; Kromayerlampe; Lichtbehandlung; Mundhöhle; Radium; Röntgen; Rotationsinstrumente; Schälkuren; Seborrhoe; Warzen.

Naevus angiomatosus, s. Kohlensäureschnee.

Naevus elasticus, s. Elastisches Gewebe.

Naevus pigmentosus, s. Radium.

Naevus sebaceus, s. Trophische Störungen.

Naevus vasculosus, s. Kromayerlampe.

Naevus (Schwimmhosen-, Tierfell-), s. Hypertrichosis.

Nafalan, ein dem Naftalan ähnliches Präparat, auch aus einer kaukasischen Rohnaphtha gewonnen, das alle Eigenschaften des vorgenannten Präparates haben soll. Wirkung und Anwendung s. Naftalan. Auch als Nafalan-Heftpflaster, Nafalanseife, Nafalancreme usw. im Handel. (Nafalan G. m. b. H., Magdeburg.)

Naftalan ist ein Produkt, das aus den Destillationsrückständen bzw. den hochsiedenden Anteilen einer harz- und asphaltfreien Naphtha hergestellt wird. Dieses Produkt kommt nach Zusatz von 2,5—4% wasserfreier Seife in gelatinöser bzw. fester Form in den Handel. Dunkle, fast geruchlose salbenartige Masse. Unlöslich in Wasser und Alkohol, löslich in Aether und Chloroform. Es ist mit Fetten aller Art mischbar und hat eine bedeutende Aufnahmefähigkeit für Wasser. Schmp. 110—114°. Das Präparat wird auch von empfindlicher Haut gut vertragen. Es wirkt keimtötend, juckstillend und aufsaugend auf Entzündungsprozesse. Es wird entweder rein oder verdünnt mit anderen Salben und Fetten zur Hautpflege und bei leichten ekzematösen Erkrankungen, Erfrierungen, Rissen, Mückenstichen usw. verwendet. Flecke in der Wäsche werden mit Benzin oder Petroleum entfernt. (Naftalan-Gesellschaft Julius Donner, Dresden.)

Nägel. Die Nägel der Finger, in geringerem Grade der Zehen sind zu allen Zeiten Objekt der Schönheitspflege gewesen (Vergoldung bei ägyptischen Prinzessinnen-Mumien); ihre Mißgestaltung ist stets aufgefallen und der Überlieferung für wert gehalten worden (Bibel). Nur wenige Krankheiten des Nagelorgans (Geschwülste, Eiterungen, Symptome allgemeiner Infektion, wie Tuberkulose, Syphilis, Lepra usw.) erfordern um der Grundleiden willen Behandlung, nur verhältnismäßig selten stören Nagelaffektionen einzelne gewerbliche Hantierungen (Haftenbleiben von Fäden in deformierten Nagelplatten); in der überwiegenden Zahl von Fällen ist die Nagelkrankheit im wesentlichen aus Rücksichten der Kosmetik Objekt der ärztlichen Behandlung.

In erster Linie sind ästhetische Gründe bewußt oder unbewußt das Motiv für den Willen des Kranken zur Heilung des Schönheitsschadens. Es ist zweifellos richtig, daß eine schöne Frauenhand durch erkrankte Nägel entscheidend entstellt wird. Da die Schönheitsvorstellung der Kulturvölker nicht von nackten, sondern von künstlich, oft künstlerisch durch Bekleidungskünste veränderten Menschen ausgeht, wird die Entstellung der Fußnägel, die ja durch das moderne Schuhzeug eigentlich zwangsläufig erfolgt, meist leichter erträglich gefunden. Die geschickteste Fußnagelpflege kann dort schließlich die Entstellung der Schuhdruckdeformitäten nicht ausgleichen.

Die Kosmetik der Nägel wird aber auch durch eine andere geistige Einstellung der Kulturmenschen angestrebt. Jeder Mensch leidet an einer egozentrischen Wahnvorstellung; er glaubt, daß seine Person für seine weitere Umgebung von besonderer Wichtigkeit sei, daß er einen Mittelpunkt des Interesses darstelle. Infolgedessen wünscht er nach keiner Richtung hin unangenehm durch Abweichung von der Norm aufzufallen. Es ist interessant, daß geistig hochstehende Menschen wirklich glauben, daß die anderen Menschen dauernd ihre kranken Fingernägel ansehen (Mitteilung von Richtern, Bankdirektoren, Lehrern usw.). Diese Tatsachen zeigen die Bedeutung einer sach- und fachgemäßen Behandlung der Nagelkrankheiten.

Eine Trennung der kosmetischen Nagelleiden von den übrigen Nagelleiden ist nicht möglich. Eine genaue Schilderung der einzelnen Symptome, der Ätiologie und der pathologischen Anatomie ist an dieser Stelle nicht beabsichtigt. S. Hellers Beitrag im Handbuch der Hautkrankheiten von Jadassohn. Es soll aber auf die Darstellung der Therapie besonderer Wert gelegt werden.

I. Krankheiten der Nagelplatte.

A. Fehlen der Nagelplatte (Anonychie) kann durch eine kongenitale Mißbildung, aber auch durch entzündliche und neurotrophische Prozesse hervorgerufen sein. Beim kongenitalen Defekt sind nicht so selten andere Mißbildungen. Die Anonychie wird auch familiär beobachtet, den einzelnen Familienmitgliedern fehlen die Nägel meist nicht sämtlich, auch sind Finger und Zehen verschieden beteiligt. Leiden des Zentralnervensystems (Tabes, isolierter Abfall des Nagels an den großen Zehen), des Gefäßsystems (Arteriosklerose), peripherer Nerven führen Abfall der Nägel herbei. In diesen Fällen kann es zu einem Verlust der Nagelplatte kommen, der in einer Loslösung der Nagelplatte aus den Falzen besteht und ein an sich intaktes Nagelbett zurückläßt. Manchmal jedoch ist der Verlust der Nagelplatte das Endprodukt eines entzündlichen pathologischen Vorgangs (Ekzem, Psoriasis, Erfrierung, Lues, Tuberkulose, Hyphomykosen usw.). Es wird in solchen Fällen sich weniger um ein Fehlen der Nagelplatte als um eine mehr oder weniger große Atrophie handeln, die schließlich einmal einem völligen Verlust der Nagelplatte gleichartig sein kann. Vor allem bei Abfallen der Nägel aus allgemeinen Ursachen, die aber oft nicht auffindbar sind, gehen meist Veränderungen des Nagels vorher: Verdickungen, Verfärbungen, manchmal auch Ansammlung von Hornmassen; subjektive Beschwerden sind damit nicht verbunden, die Restitutio ad integrum erfolgt spontan. Bei Verlust der Nagelplatte durch eine bekannte Krankheitsursache ist die entsprechende Therapie einzuleiten, bei unbekannter lokaler Ursache bleibt die allgemeine Ekzemtherapie übrig. Der naheliegende Versuch, verlorene Nagelplatten durch Elfenbein oder Zelluloidtäfelchen zu ersetzen, hat sich nicht bewährt; ob es in Zukunft der kosmetischen Chirurgie gelingen wird, Ersatz zu schaffen, bleibt abzuwarten. Die bisher veröffentlichten Beobachtungen, chirurgisch wenigstens Nagelwälle herzustellen, sind nicht vertrauenerweckend. Gelegentlich beobachtet man ein wiederholtes Abfallen und Nachwachsen der Nägel (*Nagelwechsel, Alopécie des ongles,* oft mit Haarausfall vergesellschaftet).

B. Die partielle Ablösung der Nagelplatte, die *Onycholysis,* ist häufiger, als man früher annahm, und auch prognostisch günstiger. Verhältnismäßig oft, keineswegs aber immer, ist sie mit Hyperhidrosis manuum vergesellschaftet. Nur selten spielen äußere Reizungen (durch Anwendung chemischer Substanzen, z. B. Sodaverwendung beim Aufreiben) eine Rolle. Vielfach sieht man Erfolg nach Anwendung der Ekzemtherapie; nötig ist freilich, daß man die vom Nagelbett gelösten Nagelplatten völlig abschneidet, um eine Einwirkung der Medikamente zu erleichtern.

C. Verlagerung der Nagelplatten (Heterotopie der Nägel) entsteht, wenn durch geschwürige Prozesse oder chirurgische Eingriffe die Nagelmatrizes aus ihrer Normallage gelöst und an einer anderen Stelle implantiert sind. Am besten ist es in solchen Fällen, die Matrix in weitem Umfange zu umschneiden und zu entfernen und damit auf jedes Nagelwachstum zu verzichten. Eine Implantation an der Normalstelle ist kaum möglich und führt in der Regel zur Bildung eines deformierten Nagels. Nichts ist schlimmer als Reste der Matrix in solchen Fällen zu belassen, weil sie zur Bildung spitzer, einwachsender Nagelrudimente Veranlassung geben.

D. Abweichungen von der normalen Wachstumsrichtung der Nagelplatte können im longitudinalen und transversalen Durchmesser erfolgen und zu den mannigfachsten Deformitäten führen. Die transversale Abplattung ergibt in höchster Form die sogenannte *Platonychie* (als Gewerbekrankheit beobachtet); zu starke Querkrümmung kann zur Dachfirstbildung, aber auch halbröhrenartigen Bildungen, ja krallenartigen Deformierungen führen. Die Ursache der letzteren ist meist eine Verletzung der Matrix, die eine Änderung der Form derselben und sekundär eine Änderung der Wachstumsrichtung der Nagelplatte veranlaßt. Die Therapie wird kaum etwas ausrichten, zuweilen wird man die Entfernung der Nagelplatte für kosmetisch empfehlenswerter halten als den krankhaften Zustand. Versuche, mit Pflastern eine Korrektur der Wachstumsrichtung anzustreben, sind nicht aussichtsreich. Zu starke Krümmungen im longitudinalen Durchmesser finden sich bei Zirkulationsstörungen, die auf Stauungen des Kapillarkreislaufes in den Nagelphalangen bei Allgemeinkrankheiten (Herzfehlern mit Stauungen im kleinen Kreislauf, schweren Lungenerkrankungen, vorgeschrittener Tuberkulose der Lungen) zurückzuführen sind. Diese hippokratische Nagelkrümmung war früher, ebenso wie die *Trommelschlägelbildung*, ein vielfach verwertetes klinisches Symptom. Gegenüber dem Allgemeinleiden erübrigt sich eine Lokalbehandlung. Der höchste Grad der Nagelplattenkrümmung ist die sogenannte *Onychogryposis*. Die stets wechselnden Formen dieser Erkrankung lassen sich dynamisch auf eine Reihe einander fördernder oder hemmender Kräfte zurückführen. Das Wachstum grypotischer Nägel der Füße wird z. B. durch den Gegendruck des Schuhzeugs beeinflußt. Weit wichtiger aber ist die wechselnde Wachstumsintensität der einzelnen, ganz verschieden stark erkrankten Teile der Matrix. Ein weiterer, viel zu wenig beachteter Faktor für die schließliche Gestaltung der Endergebnisse ist die vom Nagelbett ausgehende pathologische Verhornung, welche die Wachstumsrichtung der eine reine Matrixproduktion darstellenden Nagelplatte beeinflußt und oft erst in die pathologische Richtung, z. B. nach oben, drängt. Es erklären sich so unschwer Schiefrichtungen und die Entstehung abenteuerlicher Gebilde von Schneckenformen usw. Einfluß haben äußere und innere Komplikationen, von denen nur Verdickungen der Nagelplatte durch vermehrte Nagelproduktion, Verschiebung der Wachstumsrichtung durch Hallux valgus, äußere Eingriffe durch chirurgische Maßnahmen genannt seien. Die Onychogryposis ist ein Symptom, keine einheitliche Krankheit; sie kann durch eine große Zahl von pathologischen Prozessen der Haut, der Nerven, des Gesamtorganismus hervorgerufen werden. Die Behandlung ist am besten chirurgisch. Man entferne den grypotischen Nagel mit Knochenschere und Kornzange, die fast stets genügt, da die Nägel aus den Falzen gelöst und auf dem Nagelbett nur durch wenig widerstandsfähige Hornmassen befestigt sind. Man hüte sich aber, größere Eingriffe, die Verletzungen des Nagelbettes oder gar der Nagelmatrix zur Folge haben, vorzunehmen. Nach der Entfernung der grypotischen Schilder folgt antiekzematöse Therapie, die durch Feilenbehandlung zu unterstützen ist. In derartigen Fällen kann man mit starken medikamentösen Pflastern (Paraplaste) den Versuch machen, das Wachstum mechanisch (man könnte sagen orthopädisch) zu beeinflussen.

E. Aushöhlung der Nagelplatte (Koilonychie) entsteht idiopathisch, d. h. ohne bekannte Ursache und unter Beteiligung einer ekzematösen Veränderung von den Rändern des Nagelbettes her sowie als direktes Symptom eines Nagelekzems. Die Behandlung ist die der Ekzeme. In der letzten Zeit wurde beobachtet, daß diese Erkrankung zuweilen bei Anaemie und Magenerkrankungen vorkommt, nach deren Beseitigung Heilung eintritt.

F. Strukturfehler der Nagelplatte. a) Chemische *Farbenveränderung* kann durch gewerbliche Tätigkeit oder medikamentöse Einwirkung bedingt sein. Die Behandlung geschieht nach allgemeinen chemischen Gesetzen der Entfernung von Flecken. Gerade in solchen Fällen wird eine spezielle Kosmetik nötig sein.

b) Die *echte Pigmentierung* der Nägel, d. h. die in der Matrix gebildete, in die onychinisierten Nagelzellen übergegangene Farbstoffbildung, die sich mit dem Wachstum über die ganze Nagelplatte fortschiebt, ist von der falschen zu trennen, die, im Nagelbett vor sich gehend, nur durch den Nagel hindurchschimmert. Das Rassenpigment, das z. B. bei durch Rassenmischung ganz europäisch gewordenen Mischlingsabkömmlingen (Quaderonen) in Brasilien sich noch erhält, scheint subungual zu liegen, was natürlich auch bei farbigen Rassen in hohem Maße der Fall ist. Starke Ablagerungen von Pigment in der Nagelplatte ist auch bei Farbigen eine große Seltenheit und als eine Art Naevus zu betrachten. Solche Naevusstreifen können sich über die ganze Nagelplatte hinziehen. Das Pigment kann aber auch durch pathologische Prozesse (transversale Bänder nach rezidivierenden Malariaanfällen) und als Ausdruck der Pigmentsyphilis auftreten. Diagnostisch wichtig sind dunkel gefärbte subunguale Pigmentherde als Zeichen melanotischer Gewächse. In seltenen Fällen soll Dunkelfärbung der Nagelplatte auch bei Psoriasis und nach starker Röntgeneinwirkung vorgekommen sein. Deren Behandlung dürfte wenig Erfolg haben. Ein Versuch mit H_2O_2 ist vielleicht berechtigt.

c) Die scheinbaren Färbungen der Nagelplatte, bedingt durch Farbenveränderung des Nagelbettes, haben diagnostische Bedeutung. Anaemien bedingen starke Blässe, Stauungen und Zyanosen Blauviolettfärbung, Ikterus Gelbfärbung, Argyrie Dunkelfärbung, chronischer Ikterus, z. B. bei Leberkarzinom, bewirkt deutliche Gelbfärbung der Nagelplatten (Gallenfarbstoff konnte jedoch chemisch nicht nachgewiesen werden). Bei Arsen- (Salvarsan-) Melanosen bleiben die Nagelbetten ungefärbt. Sehr wichtig sind lokale, umschriebene Rötungen der Nagelbetten, die auf Teleangiektasien beruhen; man sieht sie beim Lupus erythematodes, sie können aber auch Symptome eines Angiosarkoms sein.

d) *Blutimbibitionen* treten nach Verletzungen, schweren Entzündungen auf und bewirken eine je nach der Menge des ausgetretenen und zwischen die Zellen der Nagelplatte gedrungenen Blutes verschiedene Farbennuance. Die Farbflecke wandern, falls Blutimbibition in die Nagelplatte erfolgt ist, über die Nagelplatte bis zum freien Rande. Durchleuchtung mit einer elektrischen Lampe gibt eine Vorstellung von der Ausdehnung und auch vom Sitz der Blutung. Starke Blutung in die Nagelmatrix hat in der Regel Abfallen des Nagels zur Folge. Therapeutisch ist nur erforderlich, größere Blutansammlungen, die starke Schmerzen verursachen, durch Anbohren des Nagels zu entleeren. In der Regel erfolgt Spontanheilung ohne Eingriff.

e) *Die Weißfleckigkeit der Nägel* ist kosmetisch eine der wichtigsten Affektionen. Nach Untersuchungen (mikroskopische Schnitte im Dunkelfeld) hält HELLER im Gegensatz zu HEIDINGSFELD daran fest, daß es sich um eine Luftimbibition zwischen den Zellen der Nagelplatte, nicht um eine Verhornungsanomalie handelt. Man unterscheidet rein morphologisch *Leukopathia punctata, striata, totalis*. Die Leukopathia punctata findet man als von Jugend auf bestehende Anomalie auch bei Menschen, die keine Manikure treiben; zweifellos spielen aber recht häufig kleine Verletzungen bei der Nagelpflege (Zurückstreifen des Nageloberhäutchens), zumal bei Verwendung von schärferen Metallinstrumenten eine

Rolle. Einzelne Fälle von Leukopathia striata mögen sich in gleicher Weise erklären, es wird behauptet, daß auch nervöse Einflüsse (Neuritiden) von Bedeutung sind. Über die Genese der seltenen Leukopathia totalis weiß man nichts Sicheres. Endokrine Störungen sind sicher bedeutungslos. Die Therapie muß sich auf den Versuch einer Färbung der Nagelplatte, gutes Polieren usw. beschränken und selbstverständlich die Prophylaxe zu berücksichtigen haben. Teerpräparate, besonders die farblosen (Anthrasol, Pittaval), werden empfohlen.

G. Die Konsistenzveränderung der Nagelplatte ist mangels brauchbarer Methoden nur bei den gröberen Abweichungen von der Norm festzustellen. Es fehlt an einem anwendbaren Apparat, um eben den Härtegrad zu messen.

1. Eine Erweichung der Nagelplatte *(Hapalonychie)* kommt bei dauernder Einwirkung äußerer Noxen (Wäscherinnen, Nägelknabbern) vor, ist gelegentlich mit Chlorose und Hyperhidrosis vergesellschaftet. Eine Allgemeintherapie (Eisen, Arsen, Vigantol) einerseits, anderseits die Hilfsmittel der Balneotherapie, eventuell als Ersatz Höhensonnenbestrahlung des Körpers (weniger der Nägel), ist sicher erfolgversprechender als lokale Behandlung. Für letztere werden Gerbsäurepräparate empfohlen, vieles Waschen, besonders mit Alkalien und Seife, ist schädlich.

I. Weinsäure	4 g	II. Alaun	10 g
Myrrhentinktur	4 „	Wasser	100 „
Wasser	100 „		
Eau de Cologne	15 „	IV. Wasser	200 g
		Zitronensäure	10 „
III. Zitronensäure	3 g	Benzoetinktur	10 „
Glyzerin (oder Benzoetinktur)	12 „	Borsäure	3 „
Wasser	18 „	Essigsäure verd.	10 „

2. Eine angeborene Verhärtung der Nagelplatte ist als *Pachonychie* beschrieben. Eine übermäßige Härte der Nagelplatte *(Skleronychie)* kommt vielfach im hohen Alter vor und führt zu Splitterungen am freien Rande, die recht belästigen. Versucht kann in solchen Fällen die Einreibung von cholesterinhaltigen Fetten werden (z. B. Lanolin), da der Nagel selbst Cholesterin enthält. Zu trennen von der eigentlichen Skleronychie ist die nur scheinbare Nagelverhärtung, die durch Wucherungen vom Nagelbett aus entsteht und eine der häufigsten Folgen des Schuhdruckes ist. Nicht zu starken Verhärtungen und vor allem Sprödigkeit oder Brüchigkeit der Nägel kann man durch regelmäßige Zufuhr von Glyzerinsalbe (Crème Simon) oder von Fett zu begegnen trachten. Dazu eignen sich die fertigen, fetthaltigen Nagelcremes oder auch einfache Kühlsalben.

I. Süßes Mandelöl	30 g	Wasser	35 g
Salmiakgeist 25%	3 „	Glyzerin	5 „
Wasser	25 „	Stearin	5 „
Seifenpulver	2 „	Triaethanolamin	4 „
Seifenpulver in Wasser lösen, Mandelöl zugeben und das ganze mit Ammoniak emulgieren.		III. Triaethanolamin	10 g
		Vaselin	15 „
		Weißes Wachs	5 „
II. Mandelöl	25 g	Lanol. anhydr.	5 „
Vaselin	20 „	Wasser	75 „

Paschkis empfiehlt Einhüllen in Quecksilberpflaster (besser wohl schwache Salizylguttaplast Beiersdorf) und konsequentes nächtliches Tragen von Kautschukfingern zur Behandlung der Sprödigkeit. Höhere Grade der Verhärtung und Verdickung der Nagelplatte, wie sie sich zuweilen in exzessiven Formen an den Zehen entwickeln können, bedürfen eingreifenderer Methoden.

3. Außerordentlich selten ist die Neigung der Nagelplatte zur wirklichen Längsspaltung *(Onychoschisis lamellina)*. Sie ist zu trennen von der durch traumatische Veränderungen (Übereinanderliegen zweier Nagelmatrixteile) ausgelösten Doppelnagelbildung (s. später).

H. Furchenbildung in der Nagelplatte ist häufig und mannigfach gestaltet.

1. Querfurchen sind stets das Resultat einer Störung des Vernagelungsprozesses in der und durch die Matrix. Es kann sich um eine Dysfunktion der Haut oder des Gesamtorganismus handeln *(Beausche Linien)*. Die seit 1842 bekannten, oft als Neuentdeckungen beschriebenen singulären oder doch vereinzelten Querfurchen der Nägel, die Beauschen Linien, finden sich gewöhnlich auf allen oder doch vielen Nägel zu gleicher Zeit; sie treten auf, ohne daß eine Hautaffektion vorhanden ist und sind ein sicheres Symptom für die Unterbrechung der Nagelproduktion durch fieberhafte Erkrankungen, wie Pneumonie, Typhus, Gastritis, akuter Rheumatismus, Erysipel, Scharlach, Epididymitis, finden sich aber auch nach chirurgischen Eingriffen, Knochenbrüchen, Änderung der Lebensweise (Übergang zur vegetarischen Kost, beim Säugling). Da die Nagelplatte täglich etwa 0,1 mm wächst, kann man von dem Vorkommen der Furchen auf der Nagelplatte bei Berücksichtigung der Lage der Nagelmatrix unter dem hinteren Nagelwall klinisch und forensisch wichtige Rückschlüsse auf vorangegangene Krankheitszustände machen (Beausche Linie 1 cm distal von der Matrix: Störung der Nagelproduktion etwa vor 100 Tagen). Gelegentlich kommt es zur Abstoßung der distalen Nagelpartie innerhalb der Beauschen Linie. Eine Therapie erübrigt sich.

Häufige tiefere Furchen, die mit buckligen Zwischenzonen abwechseln, zuweilen aber auch ganz regelmäßig wie artifizielle Eindrücke aussehen und auf die Mitte der Nägel beschränkt sind, finden sich beim Nagelekzem. Diese Modifikation ist unter dem Namen Ekzema medianum striatum unguium Heller bekannt. Die Behandlung ist die des Ekzems.

2. Längsfurchen sind ziemlich regelmäßig eine Alterserscheinung; sie kommen aber, wenn auch selten, bei Allgemeinstörungen vor (geistige Überarbeitung). Aus unbekannten Gründen entstehen bei manchen Menschen ziemlich tiefgehende Längsfurchen, in denen der Nagel leicht aufsplittert und abbricht. Dubreuilh hat diese Erkrankung als *Onychoschisis* bezeichnet. Die Therapie ist die des Ekzems.

3. Sehr selten ist die Bildung einer Depression in der Mitte der Nagelplatte mit entsprechender Ausbuchtung nach dem Nagelbett, die Heller Dystrophia unguium mediana canaliformis genannt hat.

I. Grübchenbildung in der Nagelplatte entwickeln sich aus kleinen Erweichungsherden, die dann entstehen, wenn in der Nagelmatrix aus kleinen Krankheitsherden schlecht vernagelte Nagelplattenpartien sich bilden, die dann beim Vorwärtswachsen der Nagelplatte unter äußeren Einwirkungen (z. B. Waschen) durch Entfernung der widerstandsunfähigen Nagelzellen zu mehr oder weniger seichten Grübchen werden. Diese Grübchen werden stets auf der Oberfläche der der Nagelplatte, nie etwa auf der dem Nagelbett zugewendeten unteren Nagelfläche gebildet. Größere, distinkte Grübchen sind pathognomisch für die Psoriasis guttata, aber auch seichte und ganz kleine Depressionen für Ekzeme des Nagels (Ähnlichkeit mit Bambusdurchschnitt).

K. Narbenbildung der Nagelplatte ist eine Folge einer Verletzung der Nagelmatrix. Verschiebungen und Knickungen der durch Schnitte getrennten Matrixhälften bedingen eine Art Dachfirstbildung der Nagelplatte. Gelegentlich findet man letztere auch, wenn ein Schnitt nicht vorhanden (oder vielleicht nicht mehr feststellbar) ist. Die wirkliche Doppelbildung des Nagels beruht auf der bereits erwähnten Übereinanderlagerung der verletzten Nagelmatrixteile. Ebenso ist die Heterotopie der Nagelplatte durch Verpflanzung der Nagelmatrix an eine anormale Stelle durch operative Eingriffe oder auch durch Narbenzug zu erklären.

L. Defektbildung der Nagelplatte hat verschiedene Ursachen. Isolierte Psoriasispapeln, Syphiliseffloreszenzen, subunguale Tumorbildungen (Angiosarkom), aber auch Blutungen und Eiterungen können partielle Arrosionen der Nagelplatte und damit Defekte hervorrufen. Am häufigsten sind die Folgen gewerblicher Tätigkeit. Man wird daher in jedem Falle sich über die spezielle Tätigkeit des Kranken auch in Einzelheiten und bei außergewerblichen Arbeiten informieren müssen. (Einzelheiten, vgl. Krankheiten der Nägel.)

M. Pilzdurchwachsung des Nagels (Onychomykosis) sind in Deutschland im Verhältnis zu der Zahl der Schimmelpilzerkrankungen selten, in anderen Ländern häufig. Entscheidend für die Diagnose ist der mikroskopische Befund; die Kultur gelingt seltener; wichtig ist der Beginn der Erkrankung vom freien Nagelrande (nie von dem hinteren Nagelfalz) her, die Bildung von bröckligen, mehr weniger leicht lösbaren subungualen Massen, die Entstehung eigentümlich weißer Flecken im vorderen Abschnitt des Nagels (nicht mit der Leukopathia punctata zu verwechseln). Die Therapie kann Jod- und Jodkalilösung (Pinselung oder hydropathische Umschläge) bevorzugen; auch Versuche mit Iontophorese (Lugollösung) sind zweckmäßig. Die kranken Nagelpartien sind mit Schere und Feile (vgl. Ekzemtherapie) zu entfernen. Auch farblose Teere sind verwendbar. Weniger gute Erfolge sah man von der Röntgentherapie, was erklärlich ist, da ja die für die Behandlung der Haare so wichtige Epilation bei den Nägeln gar nicht angestrebt werden darf.

Ob die Hyphomyzeten zur Gruppe der Trichophytien oder zum Favus gehören, ist aus den anderen Krankheitssymptomen der Haut zu beurteilen. Auch die bei vielen Nagelkrankheiten gefundenen höheren Schimmelpilze, die Hefen sowie die Spalthefen haben offenbar zuweilen pathogenetische Bedeutung *(Paronychia trichophytica, blastomycotica)*.

N. Nageldystrophien und Nagelekzeme sind Affektionen, die zwar meist und besonders auffallend die Nagelplatte in Mitleidenschaft ziehen, in Wahrheit aber Krankheiten des ganzen Nagelorgans (Nagelmatrix, Nagelbett, Nagelwälle usw.) sind. Eine ungemein große Zahl von Allgemeinkrankheiten (Tuberkulose, Lepra, Syphilis, Gicht, Affektionen des Zentralnervensystems usw.) sowie charakteristische Dermatosen (Lichen ruber, Pityriasis rubra, Psoriasis, auch Skabies usw.) rufen Störungen des Nagelwachstums hervor. JADASSOHNS *Pachonychia congenita* dürfte der Ichthyosis zugehören. Für die Praxis empfiehlt sich, alle Nagelerkrankungen, deren Ätiologie man nicht aufklären kann, vorläufig der Ekzemgruppe zuzuzählen, wenn die Erkrankung vom hinteren Nagelwall aus sich über die Nagelplatte fortentwickelt. Das wechselnde Bild der lokalisierten, fortgeleiteten seborrhoischen, akuten, subakuten, chronischen Nagelekzeme, die oft schwierige Differentialdiagnose kann hier nicht gegeben werden. Diagnostische Irrtümer sind unvermeidlich und erst durch längere Beobachtung bzw. durch Auftreten charakteristischer Symptome zu rektifizieren. Hier sei nur auf die Therapie eingegangen. Zustände mit Rötung der Nagelwälle, Sekretion einer eiterähnlichen Masse, die aber in Wahrheit aus seröser Flüssigkeit mit mangelhaft verhornten Zellen besteht, bekämpft man mit feuchten Umschlägen von essigsaurer Tonerde (oder deren Äquivalenten), Ichthyol oder Thiol) 10%ig) oder deren Homologa, Resorzin (2%ig), Bäder mit Kamillentee oder Eichenrindenabkochung (500 g auf 5 Liter Wasser $^1/_2$ Stunde durchgekocht, von der Abkochung $^1/_2$ Liter auf 1 Schüssel Wasser). Im subakuten Stadium kann man die üblichen Salben anwenden. Ist das chronische Stadium eingetreten, so suche man zunächst die Hornplatten so zu verdünnen, daß nicht nur ein kosmetischer Effekt erzielt wird, sondern auch eine Imbibition der Medikamente möglich ist. Das geschieht am besten durch tägliches, vom Patienten selbst vorgenommenes Feilen mit einer auf beiden Seiten planen Feile, wie sie zu Laubsägearbeiten gebraucht werden. Die gewöhnlichen Nagelfeilen sind viel zu schwach. Nach dem Feilen werden die Nägel mit einer Lösung von farblosem Teer, z. B.:

Rp. Anthrasoli 15,0
Acid. salicyl. 5,0
Ol. Oliv. 30,0

eingepinselt. Die Finger kommen dann in ein warmes Bad für 20—30 Minuten. Es wird dann noch einmal die Teerlösung eingepinselt und ein geeigneter Verband am besten unter Benützung von Handschuhen gemacht. Selbstverständlich kann man andere farblose Teere, z. B. Pittylen, Pitralon, Pitral, benützen. Leider riechen die farblosen Teere alle unangenehm. In der Kassenpraxis ist auch Liquor carbonis detergens, falls die geringe Färbung der Nägel in den Kauf genommen wird, verwendbar. Die medikamentöse Behandlung der Nagelekzeme ist eine Geduldprobe; was eine Woche bei anderen Affektionen ist, ist $^1/_4$ Jahr bei der Nageltherapie. Schließlich aber ist in vielen Fällen der Erfolg besser als man glaubt. HELLER erscheint die mitgeteilte Behandlungsart aussichtsreicher als die Röntgentherapie. Die Röntgentherapie hat ihm nur als Unterstützungsmittel der geschilderten gedient, er gibt $^1/_4$—$^1/_3$ Erythemdosis, meist ungefiltert, eventuell mit $^1/_2$ mm Aluminium 2—3mal; die zweite Bestrahlung nach einer Woche, die dritte nach 2—3 Wochen. Bei der bekannten Empfindlichkeit der Nägel gegen Röntgenstrahlen ist vor zu hoher Dosierung zu warnen.

O. Vergrößerung der Nagelplatte kann mit einer Vergrößerung des Nagelorgans, der Phalanx, der Extremität einhergehen, es liegt dann Gigantismus oder Akromegalie vor. Diese wahre *Onychauxis* ist zu trennen von der scheinbaren, die z. B. bei der Onychogryposis sehr augenfällig ist. Wahrscheinlich beruht die scheinbare Vergrößerung des Nagels einerseits auf einer durch die pathologischen Verhältnisse bedingten verminderten Abnützung oder aus Furcht vor Schmerzen unterlassenen Beschneidung, anderseits auf einer gar nicht die Nagelplatte betreffenden Wucherung des Horngewebes des Nagelbettes *(Keratosis subungualis)*. Wahrscheinlich sind die meisten Fälle von Onychogryposis gar nicht durch eine Überproduktion von Nagelsubstanz entstanden. Untersuchungen über die Quantität der Nagelproduktion sind gerade in pathologischen Fällen, in denen die Gewichtsbestimmung der in regelmäßigen Intervallen entfernten Nagelabschnitte fehlt, schwer möglich. Über das Wesen der Onychogryposis selbst, über ihre Pathogenese und Klinik ist das Wesentliche bereits oben mitgeteilt.

P. Verkleinerungen der Nagelplatte in ihrer Totalität sind, von angeborenen Fingerverkrümmungen (überzählige Finger) abgesehen, sehr selten; sie sind von BRUGSCH bei der Akromikrie beschrieben. Gar nicht so selten ist aber eine artifizielle Verkleinerung des vorderen Teiles der Nagelplatte, die von psychopathischen Individuen infolge eines erotischen, masochistischen Dranges durch Selbstverstümmelung mit Hilfe von Instrumenten (Rasierklingen) oder durch die übrigen Nägel herbeigeführt wird *(Titillomanie)*.

II. Krankheiten des *Nageloberhäutchens*, des *Eponychium*, sind eigentlich eines der wichtigsten Betätigungsgebiete der Kosmetik. Die Vernichtung des Nageloberhäutchens, seine Zurückschiebung, die doch wohl stets eine Zerstörung bedeuten soll, seine Ausschabung, stellt den Beginn der Manikurtätigkeit dar. Zu warnen ist vor der Verwendung stählerner Instrumente. Verletzungen führen zu Nagelbettentzündungen, gelegentlich stören diese am hinteren Nagelwall erfolgten Traumen die Nagelproduktion, so daß herdförmige Luftimbibitionen eintreten, die die Leukopathia punctata und Leukopathia striata bewirken. Vernachlässigung der Pflege des Nageloberhäutchens führt zur Austrocknung und zu Einrissen, die sich auf die Haut der Nagelwälle und Fingerglieder fortsetzen und zu der Bildung des als Infektionspforte gefürchteten *Niet- (oder Neid-) Nagels* Veranlassung geben. Therapie ist Pflege der Nägel. Diese extrafoetale Persistenz des ganzen Eponychiums als eine die Nagelplatte überziehende Haut *(Pterygium unguium)* ist außerordentlich selten, da wohl jeder Mensch die indizierte Zerstörung selbst vornimmt.

III. Krankheiten des *Nagelbettes* beeinflussen je nach ihrer Art und Intensität das Aussehen der Nagelplatte maßgeblich. Es seien nur einzelne erwähnt: Blutungen (Purpura), Exsudationen (akutes Ekzem), Blasenbildung (Pemphigus, Epidermolysis bullosa), Papelbildung (Psoriasis, Lues), Knötchenformation (Lichen ruber), geschwürige Prozesse (Lues, Tuberkulose, Pocken), Gangraen (Diabetes, Altersbrand, Raynaud), Gefäßerkrankungen (Angiome, Lupus erythematodes), Geschwülste (Angiome, subunguale Exostosen, Sarkome, Karzinome), Melanoblastome, Leiomyome usw., Fibrome, Hyperkeratosen (Clavi, diffuse *subunguale Hyperkeratosen*) stellen lokale, Nervenkrankheiten (Neuritiden, Nervenverletzungen, Affektionen des Zentralnervensystems), Gefäßerkrankungen, Stauungen, Ödeme allgemeine Ursachen der Nagelbetterkrankungen dar. Ungeklärt ist die Bedeutung der endokrinen Störungen. Die Behandlung hängt von der Ursache ab.

IV. Krankheiten des *Nagelwalles*. Da die Nagelwälle einen Teil der Gesamthaut darstellen, können sich naturgemäß alle Hautkrankheiten auf diesem Teil des Nagelorgans abspielen. Besonders häufig finden sich hier Eiterungen, sowohl oberflächliche (Impetigo contagiosa) als zum Eindringen in die Tiefe neigende (Panaritium) Prozesse. Auf die Nietnägel ist bereits hingewiesen. Eine häufige, oft kosmetisch sehr störende Dermatose sind die *Verrucae perionycheales*, die auch bei sonst warzenfreien Menschen vorkommen. Chemische Ätzungen wird man an dieser Stelle des Nagelorgans besser vermeiden, Ausschaben mit dem scharfen Löffel ist zweckmäßig, wenn man eine Ätzung mit Argentum nitricum anschließt. Am besten hat sich die Anwendung der einpoligen Hochfrequenz (Funkenaustrocknung) bewährt.

V. Krankheiten des *gesamten Nagelorgans* mit und ohne Beteiligung der Knochen, Sehnen, Faszien liegen außerhalb des Bereiches der Kosmetik. Es seien nur gerade mit Rücksicht auf die Kosmetik einige Erkrankungen herausgehoben. Während man bei malignen Geschwülsten auf kosmetische Erwägungen keine Rücksicht nehmen wird, soll bei allen geschwürigen Prozessen, insbesondere auch bei den infektiösen Eiterungen im Rahmen des Möglichen und chirurgisch Vertretbaren an das kosmetische Endresultat gedacht werden. Der Grundgedanke ist, bei allen Eingriffen möglichst konservativ zu sein, um gesunde Nagelteile nicht ohne zwingende Notwendigkeit zu entfernen. Vor allem hüte man sich vor den radikalen Operationen, welche Narbenbildung (Kauterisation) auf dem Nagelbett oder in der Nagelwurzel zur Folge haben, weil die stets erneute Bildung deformierter Nagelplatten die Folge ist. Selbst ein Ausreißen der noch forteiternden Nagelplatte kann Verletzungen der Matrix und damit dauernde Erzeugung deformierter Nagelplatten bewirken. Meist läßt sich die Ausziehung der Nagelplatte durch Abfeilen ersetzen. Ganz besonders hüte man sich vor dem Versuch, die Nagelmatrix definitiv zerstören zu wollen, um das Wiederwachsen des Nagels (z. B. an der Großzehe) überhaupt zu verhindern. Chirurgisch ist es natürlich leicht, bei einer Normalnagelphalanx die Matrix bei rücksichtsloser Freilegung des Operationsfeldes von der Faszie abzulösen und radikal zu entfernen. Die Operation ist dort aber nur bei langdauernden geschwürigen Prozessen (z. B. Unguis incarnatus) berechtigt, bei denen Teile der Nagelmatrix vielfach auch in ihrem Zusammenhang gelöst sind. Nichts ist störender, als wenn aus diesen Resten dislozierter Matrix spitze Nagelrudimente herauswachsen, die stets neue Reizbeschwerden hervorrufen. Diese Regeln gelten zwar in erster Linie für die eingewachsenen Großzehennägel, aber auch für viele geschwürige Prozesse an und im Nagelorgan, insbesondere auch für die chronische Onychisie, soweit sie auf Tuberkulose, Staphylokokkose oder anderen selteneren mikroparasitären Infektionen beruht oder gar den Ausdruck eines lokalen oder zentralen Nervenleidens (Raynaud, Syringomyelie, Tabes usw.) darstellt. Daß man bei Lues möglichst unchirurgisch vorgeht, ist selbstverständlich. Eine besondere Berücksichtigung verlangt der

Eingewachsene Nagel (Unguis incarnatus). Der pathologische Prozeß (Einwachsen eines Stückes der sich verschiebenden Nagelplatte in den geschwollenen seitlichen Nagelwall) kann an allen Nägeln vorkommen, findet sich aber in der Praxis fast nur an den Zehennägeln und hier nur ausnahmsweise an anderen als an den Großzehen. Ursache ist mangelhafte Nagelpflege bei Individuen, die aus inneren und äußeren Ursachen zu der Erkrankung disponiert sind. Am wichtigsten ist wohl Schuhdruck infolge mangelhaften Schuhzeugs. Enge Stiefel sind eine Ursache, schlecht sitzende, auch zu weite, eine viel häufigere (Vorkommen der Erkrankung bei der minderbemittelten Bevölkerung). Veränderungen des Fußskelettes (Plattfuß, Hallux valgus) begünstigen durch die Änderung der statischen Verhältnisse ebenso den Eintritt der Affektion wie Hyperhidrosis, die zur Mazeration der Fußhaut führt und das Wachstum saprophytischer, eventuell pathogen und virulent werdender Mikroorganismen unterstützt. Viel zu wenig bekannt ist, daß falsches Beschneiden, insbesondere das Rundschneiden der Großzehennägel mit völliger Entfernung der Ecken begünstigend auf die Entstehung des lästigen Leidens wirken. Die Nagelpflege muß vor allem suchen, die vorderen Nagelecken zu erhalten und eventuell durch untergelegte kleine Mengen von Watte, Feuerschwamm usw. zu heben (s. Nagelpflege).

Bei beginnender Erkrankung versuche man zunächst antiphlogistisch vorzugehen; feuchte Verbände mit essigsaurer Tonerde oder deren Äquivalenten, mit Substanzen der Ichthyolgruppe (Thiol usw.) sind neben Bädern mit Zusatz von Seife oder Soda angebracht. Sind die entzündlichen Prozesse im Rückgang, so suche man mit Hilfe einer Myrthenblattsonde oder eines sogenannten Nagellösers die eingewachsene Nagelpartie zu heben und auf untergeschobene Wattestückchen zu legen. Zugleich wird man den seitlichen Nagelwall durch Watte vom Nagelwall abzudrängen suchen. Dünne Leukoplaststreifen können, entsprechend angebracht, die Richtigstellung der Nagelwälle unterstützen. Vermeidung des Schuhdruckes (Tragen von Pantoffeln, eventuell auf der Straße auch Gummischuhe) ist selbstverständlich.

Die zahllosen chirurgischen Operationsmethoden sollen hier um so weniger aufgeführt werden, als sie an Wirksamkeit die alte DUPUYTRENsche kaum übertreffen, wenn sie auch von ihren Entdeckern als „überlegen" bezeichnet werden. Die DUPUYTRENsche Operation kann ambulant unter Blutleere und OBERSTscher Lokalanaesthesie (wegen der Gefahr der Weiterschleppung der Infektion nicht in SCHLEICHscher lokaler Einspritzung) schmerzlos gemacht werden. Man gehe mit einer festen spitzen Schere unter den erkrankten Zehennagel etwa im ersten Drittel der Nagelbreite bis etwa zur Matrix, durchschneide die Nagelplatte und den hinteren Nagelwall, löse das kranke Nagelstück von seiner Unterlage (Nagelbett), fasse es mit der Kornzange, biege das vordere distale Ende um und reiße es heraus. Sodann schneidet man entsprechend dem ersten Schnitt durch die Dicke des Nagelbettes und der Matrix, verlängert diesen Schnitt zirkulär mit einem bogenförmigen Schnitt um die Zehe von der Matrix bis zum Beginn des Schnittes am freien Nagelrande und entfernt durch entsprechende, parallel zur Nagelplatte geführte Schnitte den umschnittenen Lappen. Durch Verschmälerung des Nagels und Entfernung des restlichen Walles verringert man die Gefahr der Rezidive.

Die Operation der Paronychie und des Panaritium geschieht nach allgemeinen chirurgischen Regeln. Auch Röntgenbestrahlung scheint mitunter gut zu wirken.

S. auch Alopecia areata; Alterserscheinungen; Berufskrankheiten; Ernährung; Hydrotherapie; Lichen pilaris; Lichen ruber; Massage; Nagelpflege; Psyche; Radium; Röntgen; Trophische Störungen.

Nägelknabbern, s. Nagelpflege; Psyche.

Nagellacke, s. Nagelpflege.

Nageloberhäutchen, s. Nagelpflege.

Nagelpflege. Mag eine Hand noch so schön geformt sein, ohne gepflegte Nägel ist ihr Reiz unvollkommen. Die Nägel beeinflussen das Aussehen der Hand stark. Sie geben ihr oft die charakteristische Note und bringen ihre Schönheit und Ausdrucksfähigkeit erst voll zur Geltung. So kommt ihnen eine recht erhebliche kosmetische Bedeutung zu, die noch dadurch erhöht wird, daß infolge der Beweglichkeit der Hand, der Mannigfaltigkeit ihrer Tätigkeit, Finger und Nägel wie kaum ein anderer Teil des Körpers sich den Blicken darbieten und die Aufmerksamkeit auf sich lenken.

Die Schönheit eines Nagels wird im wesentlichen durch seine Form und Farbe bestimmt. Von einem gut gewachsenen und gepflegten Nagel ist zu verlangen, daß seine Gestalt der Bildung des Fingers angepaßt sei. Der Nagelkörper soll leicht gekrümmt und von rosigem, durchscheinendem, mäßigem Glanz sein. Der freie Rand darf beim tätigen Menschen nur wenig die Fingerbeere überragen, soll glatt und einen sanften Bogen bildend geschnitten sein. Lange Nägel werden oft modisch als schön angesehen, aber ein zu langer Nagel erweckt leicht den Eindruck des Gekünstelten. Dabei behindert er die Tätigkeit des Fingers, kann leicht einreißen oder abbrechen. Ein zu kurzer Nagel wirkt unschön, läßt die Fingerbeere hervorquellen, verdickt erscheinen und beraubt die empfindsame Fingerspitze eines natürlichen Schutzes. Dadurch wird die Fingernagelgrenze empfindlich, schmerzhaft und gibt zu Eiterungen und Fingergeschwüren Anlaß. Der kleine weiße Halbmond, die *Lunula*, am Grunde des Nagels soll klar und frei vom *Nageloberhäutchen* hervortreten, doch haben viele Nägel keine sichtbare Lunula. Die Farbe des Nagels soll über der Lunula fast weiß, über dem Nagelbett zartrosa mit dunklerem Vorderrand und am freien Rand mattweiß sein.

Die Kosmetik des gesunden Nagels besteht in seiner Pflege; sie erfordert für die Nägel von Menschen, die ihre Hände zur Arbeit brauchen, einen beträchtlichen Aufwand an Zeit. Auch die Fußnägel können sehr wohl gepflegt werden, doch sind sie es in unserer Zeit des Schuhetragens im allgemeinen recht selten.

Die elementarste Forderung der Nagelpflege ist die Reinhaltung des Nagels. Sie entspringt ästhetischen Rücksichten, aber auch hygienischen Geboten. Saubere Nägel verstehen sich für den Gebildeten von selbst, und es ist nicht zu früh, daß schon Kinder von 5—6 Jahren selbst an den Gebrauch der Nagelbürste als eines unentbehrlichen Instruments gewöhnt seien. Der Unternagelraum muß als Brutstätte für Bakterien und andere, Krankheiten verursachende Elemente angesehen werden. Trägt doch zum Beispiel die mangelhafte Sauberkeit der Fingernägel bei den Tropenbewohnern in hohem Grade zur Verbreitung von Infektionskrankheiten bei, deren Erreger mit Speise und Trank in den Körper eindringen (Typhus, Ruhr, Cholera). Auch die Griechen nannten Menschen mit ungepflegten Nägeln „die im Schmutze leben". So sollte bei fingerlutschenden Kindern bedacht werden, daß manche Erkrankungen des Halses, der Drüsen und des Darms (Würmer) ihren Anlaß in mangelhaft gesäuberten Nägeln haben können. Diese selbstverständliche, täglich mehrmalige Reinigung geschieht mit warmem Wasser, Toilettenseife und Bürste.

Das, was heute allgemein mit Nagelpflege bezeichnet wird, ist ein so entwickeltes System von kleinen Handhabungen, um den Nagel zu kürzen, reinigen, formen und glätten, daß diese Tätigkeit zum Inhalt eines Berufes geworden ist (*Manikure*, Pflege der Fingernägel, *Pedikure*, Pflege der Fußnägel). Wenn es auch an sich begrüßt werden muß, daß die Pflege der Nägel kunstgerecht und sorgfältig ausgeführt wird, so darf dennoch jemand, der wie der Hautarzt die Erkrankungen der Nägel und ihrer Umgebung sieht, nicht unterlassen, vor einem Zuviel zu warnen. Eine erhebliche Anzahl mehr oder weniger schwerer Verletzungen und Erkrankungen des Nagels und seiner Umgebung sind einzig und allein auf die fehlerhafte Nagelpflege zurückzuführen.

Der zweckmäßige Gang der Nagelpflege an der Hand stellt sich folgendermaßen dar: Alle 8 Tage wird nach einem warmen, erweichenden und auflockernden Seifenbad der Nagel mit einer zur Fläche gekrümmten, nicht spitzen Schere geschnitten. Die seitlich in den Falz übergehenden Ränder sollen nicht zu tief geschnitten werden, weil es unschön wirkt. Brauchbar zum Kürzen der Nägel — und von Herren wegen einer gewissen leichteren Handhabung bevorzugt — ist statt der Schere eine *Nagelzange*, die den Nagel müheloser in eine einfache Rundung schneidet. Auf das Schneiden der Nägel folgt das Glätten des freien Randes zunächst mit einer Metallfeile zur Beseitigung der gröberen Unebenheiten. Die elastischen, flachen *Feilen* haben den Vorzug, daß man mit ihnen auch die Innenseite glätten kann. Das Feilen hat am besten vom Rande nach der Mitte zu geschehen. Schließlich werden die feinsten Rauhigkeiten des Nagelrandes mit *Schmirgelpapierfeilen* ausgeglichen (Vorsicht: kein Abschnitzeln der Elastica = obersten Schicht des Nagels, die sich nie so schön ersetzt, wie ihre erste Bildung ist!). Das Entfernen des Schmutzes unter dem freien Nagelrand wird mit einem stumpfspitzen elastischen Stäbchen aus weichem Material, vornehmlich Holz, ausgeführt, bei Instrumenten aus Stahl und ähnlich harten Stoffen, die im allgemeinen bevorzugt werden, muß man sich vor Verletzungen hüten. Es sollten überhaupt Schere, Zange und elastische Feile die einzigen Manikureinstrumente aus Metall bleiben. Bei sehr empfindlicher Haut unter dem Nagelrand muß zum Schutze ein feines Tuch über den Nagelreiniger gelegt werden, oder man umwickelt das Ende mit Watte, nimmt auch etwas Wasserstoffsuperoxyd auf diese. Um dem freien Nagelrande noch eine intensivere weiße Färbung zu geben, als es durch einfache Reinigung geschieht, liefert die kosmetische Industrie von heute weiße Pasten, die mit einem flachen Holz auf die Innenseite des oberen Nagelrandes aufgetragen wird. Eine solche Weißpasta wird aus Zinkweiß, Talcum u. a., in besonders schöner Form aus Titandioxyd, eventuell aus Gemischen von Titandioxyd, Zinkweiß u. a. nach Anstoßen zu einer Pasta unter Verwendung von Bindemitteln, wie Tragant o. dgl., hergestellt. Kleine Glyzerinzusätze (etwa 5%) sind zu empfehlen.

Zum Freilegen des Halbmondes soll das *Nageloberhäutchen (Eponychium)* mit einem Holzstäbchen zurückgeschoben werden, am besten und schönsten aber so, daß noch ein wenig davon sichtbar bleibt. Im Gegensatz zu der üblichen Methode der berufsmäßig ausgeübten Manikure soll die Hornschicht des harten Nagelfalzes nicht abgeschnitten, sondern ebenfalls, eventuell täglich, zurückgeschoben werden. Das wiederholte Schneiden dieser Hornschicht macht die Haut spröde und hart; es entstehen leicht Längseinrisse, sogar blutende kleine Verletzungen, die zu Eingangspforten für Infektionen werden können. Auch diese Hornschicht soll nicht so weit zurückgeschoben werden, daß sie einen rundlichen Wulst statt einer Fläche bildet. Es muß die bogenförmige Linie stets zu sehen sein. Zur Entfernung des Nageloberhäutchens wurden verschiedene Mittel angegeben, z. B.:

I. Kaliumhydroxyd 2,0
Alkohol (oder Glyzerin) .. 25,0
Wasser.............. ad 100,0

—

II. Salizylsäure .... 20 g
Borax .... 40 „
Wasser..................100 „

III. Kaliseife .... 15 g
Glyzerin .... 25 „
Pottasche
Triaethanolamin .... aa 5 „
Wasser.................. 50 „

Nach der Entfernung des Häutchens durch Alkalien mit Säuren (Weinsäure, Zitronensäure usw.) nachbehandeln. (Auch Essigwaschungen, Abreiben mit Zitronensaft genügen.) Diese Zerstörung ist aber unbedingt zu widerraten, da Reizungen, Blutungen und Entzündungen des Nagelbetts nur allzuoft auf diesem Wege entstehen. Instrumente aus Metall sind viel gebraucht und bequem, aber unzweckmäßig, weil sie die Oberhaut leicht einreißen und durchschneiden. Stumpfe Knochen- und Elfenbeinspatel, Ahornholzstäbchen der Firma Cutex mit oder ohne Gummikappe sind vorzuziehen. Am Nagelkörper haften gebliebene kleine Teile der Oberhaut können mit kleinen, scharfen Messern abgelöst werden.

Es folgt die Reinigung mit einem Bleichwasser, wozu sich das offizinelle Wasserstoffsuperoxyd eignet, das mit einem watteumwickelten Stäbchen oder Wattebausch aufgetragen wird. Sollte eine Verdünnung des Wasserstoffes erwünscht sein, so empfiehlt sich folgende:

Rp. Aq. dest. 60,0
Hydrogen. hyperoxyd. 40,0

oder

Saures Kaliumoxalat .... 1,5 g
Wasser.................. 90 „
Alkohol .... 10 „
Rosenöl künstl. .... 0,5 „

Ammoniumpersulfat ...... 3 g
Wasser.................. 30 „

—

Perhydrol Merck ...... 12 g
Glyzerin .... 10 „
Wasser................ 40 „
Nipagin .... 0,05 „

Sind die Nägel wieder sorgfältig getrocknet, so folgen schließlich jene Prozeduren, welche den Zweck haben, der Nageloberfläche Glanz zu geben. Die neuzeitliche kosmetische Industrie liefert dazu zahlreiche *Poliermittel,* die ihrer Beschaffenheit nach feine Schmirgel sind und als Steine, Pulver, Stifte und Cremes zur Verfügung stehen. *Poliersteinen* und *Polierpulvern* haftet der Nachteil an, daß sie mit der Zeit durch ständiges, feines Abreiben der Nageldecke die Nägel brüchig machen. Bei den Poliercremes wird diesem Fehler durch Zusatz von Creme entgegengewirkt. Stifte stehen ihrer Beschaffenheit nach zwischen Steinen und Cremes. Den stärksten Glanz geben die *Nagellacke,* die den Nagel mit einem durchsichtigen, schimmernden Häutchen überziehen, dessen Entfernung wiederum die Anwendung einer speziellen Flüssigkeit — *Nagellackentferner* ist im wesentlichen Aceton

Aceton 50,0
Essigaether
Alkohol ....aa 25,0

— notwendig macht. Ob dieser übertriebene, in der Natur an der schönsten Hand nicht vorkommende Glanz schön genannt werden kann, ist wie so vieles andere in der Kosmetik Geschmacksache. Noch fragwürdiger ist der Reiz der gefärbten Nagellacke, von denen bisher die rötlichen Töne in Mode waren, die jetzt von perlmutterfarbenen abgelöst werden. Das Polieren erfolgt entweder mit einem Stück Rehleder oder mit lederüberzogenen, flachen Kissen oder Rollen; zweckmäßig ist ein „Polissoir", der das Auswechseln des Ledertuches gestattet. Vor dem Reiben mit dem Handballen ist zu warnen, weil sich gelegentlich infolge von Überempfindlichkeit gegen die Poliermittel Erkrankungen der Handflächen (Ekzeme) herausbilden können.

Die ganze Skala der für die Pflege des gesunden Nagels erforderlichen Kosmetika wie auch des Instrumentariums werden heute, zu größeren Packungen und Kassetten zusammengestellt, in den Handel gebracht. Zu den Nagelnecessaires wäre zu sagen, daß im allgemeinen ihre Herstellung weniger nach Gesichtspunkten der Zweckmäßigkeit als vielmehr denen der Schönheit und Kostbarkeit zu erfolgen scheint. Die Form der Instrumente ist für den praktischen Gebrauch oft wenig geeignet und die Zusammenstellungen enthalten oft eine Anzahl völlig überflüssiger Teile, die lediglich eine dekorative Aufgabe erfüllen. Es ist zweckmäßiger, sich die Instrumente einzeln zu kaufen und in einem hübschen Kasten zu vereinigen.

Für die Pflege der Nägel an den *Zehen* haben im allgemeinen die gleichen Regeln zu gelten wie für die Behandlung der Fingernägel, nur daß sie in praxi wohl auf eine einfachere Ausführung reduziert wird. Eine wirkliche Schwierigkeit besteht oft in der Behandlung des Großzehennagels. Für ihn wird empfohlen, die parabolisch geschnittene Form des freien Nagelrandes abzuändern in eine quere oder sogar schwach konkave. Auf diese Weise soll dem Einwachsen der Nägel vorgebeugt werden, was durch das Herausschneiden der Ecken bei harten, dicken und stark gekrümmten Nägeln häufig ist. Für das Kürzen der an sich härteren Fußnägel ist die Zange oft brauchbarer als die Schere.

Auf einige leichte Abweichungen von der normalen Beschaffenheit des Nagels, die einer besonderen Aufmerksamkeit und Pflege bedürfen, soll noch kurz eingegangen werden.

Mangelhafte Pflege und eine gewisse Veranlagung führen zu jener Veränderung in der Umgebung des Nagels, die mit *Niet- oder Neidnagel* bezeichnet wird. Es sind dies zahlreiche kleine, häufig sehr schmerzhafte Einrisse der Haut über dem Nagelbett, die sich auf den Nagelwall fortsetzen und hier splitterartige, kleine Oberhautfetzen bilden. Die Ursache dieser Veränderung sind Verletzungen des stark eingetrockneten hinteren Nagelwalles. Abgesehen von ihrer Schmerzhaftigkeit und Unschönheit, können Nietnägel zu Eingangspforten für gewisse Infektionen, wie Panaritien, Lues, Tuberkulose, Warzen, werden. Ihre Behandlung besteht in sorgfältigem Abschneiden der Fetzen, um weitere Einrisse zu vermeiden, wozu außer einer kleinen Hautschere auch eigens dazu konstruierte kleine Zangen gut verwendbar sind. Tiefere Einrisse müssen wie jede andere oberflächliche Hautverletzung durch Salben- oder Pflasterverband zur Abheilung gebracht oder durch Kollodiumüberzug geschützt werden. Die ursächliche Behandlung des Leidens besteht in einer sorgfältigen und richtigen Nagelpflege, die dem Heraufwachsen des Nageloberhäutchens auf den Nagel und der zu starken Verhornung entgegenzuwirken hat. Vor allem muß der Nagelfalz gut zurückgeschoben werden — wenn notwendig nach vorangegangenem erweichendem Seifenbad — und eine allzu starke Verhornung und Austrocknung der Hornschicht des hinteren Nagelwalles durch regelmäßige abendliche Einreibung von Unguentum glycerini und ähnlichen Salben oder von Fett in Form von Kühlsalben oder Öl bekämpft werden.

Abweichungen in der Konsistenz der Nagelplatte können als *Erweichungen, Verhärtungen* und *Brüchigwerden* in Erscheinung treten (s. Nägel).

Eine häufige Ursache für Konsistenzveränderungen des Nagels ist im *Fingerlutschen* und *Nägelknabbern* zu suchen, einer keineswegs nur bei Kindern vorhandenen Angewohnheit. Die Nägel werden davon weich und rissig, ganz abgesehen von den schweren Verunstaltungen, die durch tief abgekaute Nägel entstehen. Die bislang meistens bei Kindern geübte Behandlung dieser „Ungezogenheit" mit äußerlich aufgetragenen, bitter schmeckenden Flüssigkeiten, wie Ochsengalle, Quassiatinktur oder Chinin in Aether gelöst, HELLER (1 : 10), mag gelegentlich in leichten Fällen ausreichen. Die Grundlagen dieses Übels liegen manchmal in abnormen Entwicklungen des Gefühlslebens. Entsprechende Erziehung ist daher in solchen Fällen nur von dieser Seite her zu erwarten. Auch das verhältnismäßig häufige Bestehen von Anaemie und Chlorose bei nägelknabbernden Kindern — gelegentlich als Folge von Wurmerkrankungen des Darmes — und der Umstand, daß solche Kinder nicht selten schlechte Schüler sind, weist auf allgemeine entwicklungshemmende Ursachen hin.

Unter Abweichungen von der normalen Färbung des Nagels tritt am häufigsten die *Leukopathie* oder *Leukonychie*, die Weißfleckigkeit auf, eine ausschließliche kosmetische Störung (s. Nägel).

Die alte (und auch moderne) Handdeutekunst widmete auch der Gestalt des Nagels zum Erkennen der Persönlichkeit des Trägers ihre Aufmerksamkeit. In unserer zivilisierten Welt ergeben erst natürliche Bildung des Nagels und seine kunstvolle Pflege zusammen einen Eindruck von seiner Gestaltung.

Nagelpflegemittel. Besonders Poliermittel aus Zinn- und Antimonoxyd, jedoch kann man auch ohne dieselben auskommen und sehr gute Resultate mit Kieselgur und Tripoli (Tripel) erhalten, eventuell nach Kombination mit Wachs usw.

I. Zinnoxyd	1000 g	III. Zinnoxyd	400 g
Talcum	400 „	Kaolin	80 „
Rosenöl künstl.	5 „	Sandarakpulver	20 „
Rosa färben.			(PIESSE)

II. Antimonoxyd	500 g
Zinkoxyd	200 „
Kieselgur	200 „

Zinnoleatpulver. Man bereitet eine Seifenlösung 1 : 16 in Wasser. Anderseits stellt man eine Lösung her von Zinnchlorür in Wasser 1 : 10 und mischt gleiche Mengen. Der erhaltene Niederschlag von Zinnoleat wird getrocknet, entweder rein verwendet oder als Gemisch mit anderen geeigneten Körpern (Tripoli).

Emailpulver.

Helles Harz pulv.	160 g
Gelbes Wachs	60 „
Ceresin weiß	500 „
Kieselgur (27)	630 „
Zinkoxyd	370 „
Vaselinöl	80 „

Masse für Nagelstifte.

Helles Harz	160 g
Gelbes Wachs	60 „
Vaselinöl	300 „
Weißes Ceresin	500 „
Kieselgur (27)	270 „
Zinkoxyd	170 „

Flüssige Politur.

Weißes Wachs	3 g
Ceresin weiß	7 „
Weinsäure	0,5 „
Zitronensäure	0,5 „
Benzoetinktur	75 „
Alkohol	50 ccm
Chloroform	100 „

Polierpasta.

Karnaubawachs gereinigt	50 g
Gelbes Bienenwachs	50 „
Vaselinöl	125 „
Zinkoxyd	10 „
Titandioxyd	10 „
Kieselgur (27)	95 „
Rot färben.	

Nagelsteine können aus der Masse für Nagelstifte geformt werden.

Nagelpoliercreme kann aus der Polierpastamasse durch Vermehren des Vaselingehaltes oder durch Zusatz von Stearatcreme o. dgl. hergestellt werden.

Nagellacke enthalten als eigentlichen Lackkörper Kollodiumwolle (Nitrozellulose), neben einem geeigneten, rasch verdunstenden Lösungsmittel und einem Weichmachungsmittel (Rizinusöl u. a.). Meist verwendet man Auflösungen von Celluloid oder Kollodiumwolle in einem Gemisch von Aceton und Amylacetat. In letzter Zeit ersetzt man das zu stark riechende Amylacetat häufig durch Essigaether u. a. Die Lacke werden rötlich gefärbt, z. B.:

Celluloid	5 g	Rizinusöl	1 „
Amylacetat	50 „	Alkohol	4 „
Aceton	40 „	Rhodamin (Eosin)	q. s.

Als Weichmachungsmittel (Elastica) werden auch Phthalester, Campher, Triphenylphosphat u. a. verwendet. Menge etwa 20% des Gewichtes der Kollodiumwolle bzw. des Celluloids. Auch mannigfache Lösungsmittel anderer Art sind in Gebrauch, z. B. Butylalkohol, Butylacetat, Toluol u. a.

Kollodiumwolle	15 g	Rizinusöl	3 g
Alkohol	15 „	Toluol	20 „
Butylalkohol	10 „	Campher	2 „
Butylacetat	15 „	Safranin	q. s.
Essigaether	20 „		

Auch Zusätze von Harzen, wie Benzoe, Sandarak u. a., haben sich sehr bewährt. In kleinen Mengen geben Harze dem Lack gute Festigkeit, nur müssen reine Harze verwendet werden, um Gelbfärbung des Lackes zu vermeiden. In größeren Mengen werden Harze zu sogenannten Polierlacken verwendet, also solchen, die im Gegensatz zu den gewöhnlichen Nagellacken, zur Erzielung des Hochglanzes erst nachpoliert werden müssen.

Moderner Polierlack (Rosée unguéale à la cristalline).

Siambenzoe	100 g	Schießbaumwolle	50 g
Alkohol	300 „	Eosinlösung 1%	50 „
Amylacetat	700 „		CERBELAUD.

Man löst die Benzoe warm in Alkohol (200 g), filtriert und mischt zu der mit den restlichen 100 g Alkohol, Amylacetat und Schießbaumwolle erhaltenen Kollodiumlösung.

Man appliziert, läßt trocknen und poliert mit einem Leder oder Wollappen nach. Gibt wundervollen, beständigen Glanz, der von den gewöhnlichen Zaponlacken auch nicht annähernd erreicht wird.

Zum Entfernen benützt man eine Mischung gleicher Teile Aether und Alkohol oder Aceton und Alkohol oder

Aceton	50,0
Essigaether	
Alkohol	aa 25,0

Durch Zusatz von sogenannter Orientessenz, die aus Fischschuppen gewonnen wird, kann man perlmutterartige Effekte auf den Nägeln erzielen. (Franz. Pat. Rosine, Paris.) (S. Fischsilber.)

Nagelschminken. Das Schminken der Fingernägel kann auch, in diskreter Form durchgeführt, zu bleichen Nägeln eine natürliche zarte Rosafärbung geben. Allerdings hat Modetorheit sogar nach der Farbe des Kleides assortierte Schminkefarben für Nägel lanciert, auch Gold- und Silberbronze als Pendant für gold- und silberfarbige Ballschuhe usw. zum Bemalen der Nägel benützt. Ferner sind die roten Nagellacke heute als Nagelschminke sehr häufig im Gebrauch.

Eosin .... 10 g	Weißes Wachs .... 40 g
Alkohol .... 20 „	Walrat .... 30 „
Auflösen und unter Anreiben zusetzen (geschmolzen):	Fettkörper .... 400 „
	Rosenöl .... 2 „

Nagelschminke.

Auch jede andere rote Schminke läßt sich zum Schminken der Nägel verwenden.

Nagelpoliermittel siehe Nagelpflegemittel.

Nagelprothesen sind aus Zellulosemasse (Zelluloid usw.) hergestellte, kunstvoll gefärbte Plättchen, die, entsprechend zugeschnitten und geformt, auf verstümmelte Fingernägel aufgekittet werden. Das Aufkitten geschieht mit Spezial-Zellulosekitt, der genügend fest haftet und auch leichtes Entfernen gestattet.

Nagelwechsel, s. Nägel.

Nährcremes für die Haut (Nutrimenta cutis) bezwecken die perkutane Zufuhr von Regenerationsstoffen, um der Erschlaffung der Haut entgegenzuwirken. Von solchen Nährstoffen kommen Hautextrakte, hormonale Substanzen (Ovarium, Testis), Cholesterin und Lecithin, in letzter Zeit auch Vitamine, besonders Vitamin D, in Frage. Abgesehen von der spezifischen Wirkung solcher Zusätze, soweit eine solche erhofft werden darf, ist hier auf besonders ausgeprägte Tiefenwirkung des komplexen Salbenvehikels Rücksicht zu nehmen, d. h. dieses muß aus leicht resorbierbaren Fettmischungen bestehen.

Hormoncremes. Obwohl eigentliche Hormone der Haut überhaupt nicht mit Bestimmtheit nachgewiesen wurden, bezeichnet man willkürlicherweise Hautextrakte (Extracta cutis) als Hormonextrakte und solche Präparate als „Hormon"-Cremes. Nach der Theorie von Bickel sollen Hautextrakte von gewissen Tieren mit besonders reger Regenerationsfunktion der Haut besonders wirksam sein (Schildkröte, Eidechse), nach anderen Autoren solche von Tieren mit besonders straff gespannter, praller Haut (Schlangen, Frösche usw.). Nach Bickel hergestellte Cremes (Amor skin u. a.) sind angeblich mit Extrakten aus dem Unterhautzellgewebe der Schildkröte hergestellt. Die Präparate mit Hautextrakten versprechen sicher viel mehr als sie halten können. Die dauernde Konservierung solcher Extrakte bzw. die dauernde Haltbarkeit derselben ist recht problematischer Natur, so daß wir, auch wenn wir dem frischen Extrakt eine energische, hautregenerierende Wirkung zuerkennen wollten, bei seiner Verarbeitung zu Hautpflegemittel gar nicht wissen können, ob dieser Hautextrakt seine Wirkung unverändert beibehält. Ferner erteilen diese Hautextrakte dem Präparat meist einen sehr unangenehmen Geruch, der, namentlich beim Lagern, stärker hervortritt, ein Umstand, der wohl auf Zersetzungserscheinungen zurückzuführen ist. Ähnlich liegt der Fall bei Verwendung echter Hormonpräparate, wie hormonaler Substanzen aus Testis, Ovarium und Hypophyse (besondere Präparate für Männer mit Ovarialhormon, für Frauen mit einem Gemisch von Testis- und Ovarialhormon), deren dauernde Haltbarkeit bzw. Wirkung im kosmetischen Salbenvehikel kaum besteht, zumal ja in keinem Falle der Nachweis spezifischer Wirkung der Hormone durch perkutane Verwendung erbracht wurde. Daß durch Zersetzung der Organpräparate im Salbenvehikel schädigende Wirkung der Präparate zu befürchten ist, liegt auf der Hand. Nach Lage der Dinge sind wir also berechtigt, so manchem „Hormon"-Präparat dieser Art skeptisch zu begegnen und seine, oft durch aufdringliche Reklame angepriesene Wirkung als mehr suggestiver Art zu betrachten. Da alle diese „Hormon"-Cremes übrigens stets unter Zusatz größerer Mengen isolierten Cholesterins bzw. Lecithins oder Gemischen der beiden Lipoide hergestellt sind, gleichzeitig auch cholesterin- bzw. vitaminhaltige Fette enthalten, könnten, soweit günstige Behandlungsresultate vorliegen, diese vielleicht mehr der Cholesterinwirkung usw. zuzuschreiben sein. Der Gehalt solcher Cremes an Hautextrakt o. dgl. wird mit etwa 1% bemessen.

Vitamincremes, die ebenfalls hauternährend wirken sollen, werden unter Zusatz von Vitaminen, besonders Vitamin D, bereitet. Präparate dieser Art enthalten entweder standardisiertes Vitamin D (Vigantol Merck) oder durch Bestrahlen von Ergosterin im Cholesterin oder Wollfett fallweise bereitetes Vitamin D (Provitamin, aktiviertes Cholesterin). Sehr häufig sind solche Vitamincremes Salben mit höherem Gehalt an Lanolin, aus dem durch Bestrahlen der Lanolinsalbe direkt im Präparat Vitamin D gebildet wurde (aktiviertes Lanolin). Vor übermäßig lange ausgedehnter Bestrahlung ist zu warnen, da hierbei Toxisterine entstehen sollen (Klin. Woch. 1933). Viele Autoren bekämpfen daher auch die Verwendung bestrahlter Cremes bzw. solcher, die Vitamin D enthalten als bedenklich (angeblich Ursache bzw. Begünstigung karzinomatösen Gewebezerfalls, vorzeitiger Gefäßsklerose nach: Münch. med. Wchschr. 1933, Nr. 33).

Cholesterin- und Lecithin-Hautnährcremes. Es ist wahrscheinlich, daß die hautregenerierende Wirkung der Hormone auf Zufuhr von Cholesterin und von Lecithin mehr oder minder direkt zurückzuführen ist. Besonders dem Cholesterin, manchmal auch in Verbindung mit Lecithin, kommt eine hautregenerierende Wirkung zu, seine Verwendung zu Hautnährcremes nimmt immer größere Bedeutung an. Cholesterin-Nährcremes werden im Mittel mit einem Gehalt von 1,5—2% Cholesterin hergestellt, doch kann man auch höhere Konzentrationen wählen, da auch fein suspendiertes Cholesterin im fetten, gut resorbierbaren Vehikel kosmetisch wirksam ist. Ebenso wie das Cholesterin ist auch das Lecithin ein Bestandteil der Hautdrüsensekrete und ein wertvoller Aufbaustoff für atrophisches Gewebe. Gut verwendbar sind nur Eier- und Hirnlecithine (animalische Lecithine), besonders Lecithinum ex ovo ist zu empfehlen. Pflanzenlecithin ist hier gar nicht geeignet. Lecithin scheint auch die Resorption der Fette erheblich zu fördern, färbt aber die Präparate ziemlich kräftig, so daß man praktisch keine weißen lecithinhaltigen Cremes herstellen kann. Wirksame Lecithincremes haben einen Gehalt von 3—5% Lecithin. Sehr häufig wird Lecithin zusammen mit Cholesterin verwendet, denn der kosmetische Effekt beider ist komplementär in dem Sinne, daß Cholesterin als Alkohol eine größere Affinität zu den sauren Gewebsanteilen hat, während Lecithin als Glyzerid von Fettsäuren und Glyzerinphosphorsäure mit den alkalischen Gewebsbestandteilen reagiert. Lecithin übt auch eine besonders erweichende Wirkung aus, die dem Cholesterin fehlt. Lecithinhaltige Cremes sind ohne Konservierung dem Verderben ausgesetzt, ein Zusatz von Estern der p-Oxybenzoesäure ist sehr zu empfehlen. Man darf also, besonders bei einer gleichzeitigen Verwendung der beiden

Lipoide, eine kosmetische Wirkung erwarten, solche Mischungen von Cholesterin und Lecithin werden vielfach als eine Art „künstlicher Hormone“ bezeichnet.

Rp. Cerae albiss. 60,0
Cetacei 10,0
Stearini 50,0
Lanol. anhydr. 60,0
Butyr. Cacao 40,0
Ol. Amygdal. dulc. conservat. 180,0
Cholesterini puriss. 12,0

Bis zum Schmelzen der Fette und Lösung des Cholesterins im Wasserbad erwärmen und folgende heiße Lösung einrühren:

Natrii benzoici 1,5
Boracis 10,0
Aq. fervent. 170,0

Das ganze nochmals unter gutem Umrühren 1/4 Stunde erhitzen, dann abkühlen und bis zum Dickwerden rühren.

S. Cholesterin-Nährcreme.

Rp. Lanol. anhydr. 20,0
Butyr. Cacao 10,0
Stearini 10,0
Ol. Olivar. cons. 120,0
Cholesterini 2,0
Lecithini ex ovo 4,0

Natrii benzoic. 1,0
Nipagini 0,4
Aq. fervent. 60,0

Herstellung wie vorstehend.

S. Cholesterin-Lecithin-Nährcreme (künstliche Hormoncreme).

Rp. Cerae albiss. 10,0
Butyr. Cacao 14,0
Stearini 5,0
Lanol. anhydr. 2,0
Cholesterini 1,5

Triaethanolamini 2,0
Boracis 1,5
Natrii benzoici 0,3
Aq. fervent. 180,0
Nipagini 0,2

S. Milchartige Emulsion (Lait nutritif).

S. auch Laits de Beauté.

Ernährung der Haut durch ex tempore bereitete Präparate. Eine solche kann nach den Methoden der Hauskosmetik (s. dort) und der Mayonnaisenbehandlung erfolgen, bzw. unter Verwendung von Eigelbemulsionen, Eiweiß usw. versucht werden (s. auch Eigelb; Eiweißpackung; Masken; Mayonnaisen).

Naht. *Zapfennaht.* Unter Zapfennaht versteht man eine Naht, bei der die beiden Fadenenden ähnlich wie bei der Bäuschchennaht über Röllchen von Gaze, Holz oder ein ähnliches Material geknüpft wurden. Die Röllchen waren für sämtliche Nähte im Zusammenhang miteinander, so daß die Zapfen der Länge der Wunde entsprachen. Die Zapfennaht wird heute kaum noch angewandt, hat aber eine größere geschichtliche Bedeutung. Sie wurde verdrängt durch die Bäuschchen- und Bleiplattennaht.

Tabaksbeutelnaht. Diese Naht dient zum Verschluß kleiner, mehr oder weniger kreisförmiger Wunden. Mit langem Faden wird in der Umgebung der Wundöffnung mehrmals in Kreisform ein- und ausgestochen, so daß beim Knüpfen des Fadens ein Verschluß der Öffnung ähnlich wie bei einem Tabaksbeutel zustande kommt.

Situationsnaht. Bei ungleichen Wundrändern werden zunächst mehrere, gewöhnlich mit starker Seide durchgeführte Nähte gelegt, die dazu dienen sollen, einen Ausgleich der Wundränder herbeizuführen. Erst dann werden zwischen diese Nähte Knopfnähte zur genaueren Aneinanderlegung der Wundränder hinzugefügt.

Fibula. Ursprünglich glaubte man, daß die von den alten griechischen und römischen Ärzten erwähnte Fibula eine Spange aus Knochen, Holz oder Metall zum Zusammenhalten von Gewändern und von Wundrändern gewesen sei. Es hat sich aber herausgestellt, daß die Alten auch die ihre Gewänder zusammenhaltenden Schleifen als Fibulae bezeichneten (Fallopia).

Nadelhalter. Zur Ausführung einer chirurgischen Naht kann man sich sowohl der Handnadeln als auch eines sogenannten Nadelhalters bedienen. Die Handnadeln sind verhältnismäßig groß, gerade oder gebogen, dabei dreikantig oder rund im Querschnitt, manchmal auch flach wie ein Krummschwert. Im allgemeinen ist man von der Verwendung von Handnadeln abgekommen. Viele verwenden sie ausschließlich bei der Darmnaht. Die Führung der Nadeln ist mit dem Nadelhalter bequemer und die Asepsis leichter durchzuführen, da der Nadelhalter ausgekocht werden kann. Die Nadelhalter haben verschiedene Formen; die meisten sind zangenförmig, mit oder ohne Verschluß zur Feststellung der Nadel. Außer den zangenförmigen Nadelhaltern sind vielfach gestielte Nadeln im Gebrauch. Die Stielnadeln zeichnen sich meist dadurch aus, daß das Öhr zum Einfädeln des Fadens vom Handgriff aus geöffnet und geschlossen werden kann (v. Langenbeck, Reverdin). Während die mit dem Nadelhalter geführte Nadel mit Faden bewehrt durch das Gewebe hindurchgeführt wird, wird die Stielnadel meist leer durch die Wundlippen gestoßen, dann erst der Faden eingefädelt, der beim Zurückziehen der Nadel durch den Stichkanal gezogen wird.

Nahtmethoden, Nahtmaterial und Nahttechnik. Die Gewebenaht wird aus zwei Gründen ausgeführt. Sie dient 1. zur Aneinanderlegung getrennter Wundflächen und 2. zur Blutstillung. Die Blutstillung wird zwar bei der Versorgung von Wunden für sich vorgenommen, und zwar mittels Kompression und Torsion, Unterbindung oder Umstechung; aber die Blutung aus dem Oberflächengefäßnetz des Papillarkörpers kann nur durch exakte Aneinanderlegung der Wundflächen gestillt werden, so daß die für die Erzielung einer strichförmigen Narbe notwendige Blutstillung zustande kommt. Das erste Ziel der Wundnaht, die Aneinanderlegung der Gewebe, kann erreicht werden durch die eigentliche Naht oder durch die sogenannte *Klammerung.* Zur Anlegung der Nähte bedient man sich verschieden geformter Nadeln, die den jeweiligen besonderen Wundverhältnissen angepaßt sind. Die verschiedenen Formen erstrecken sich sowohl auf Länge, als auf Krümmung und den Querschnitt der Nadeln. Für Hautnähte bedient man sich schwach gekrümmter Nadeln mit messerartigem oder dreikantigem Querschnitt. Nadeln mit rundem Querschnitt eignen sich nicht für das Durchstechen der Haut, da sie hier zu viel Widerstand finden. Die messerartigen und dreikantigen Nadeln haben außer der Spitze schneidende Kanten. Je mehr es auf die Erzielung einer linienartigen Narbe ankommt, d. h. bei allen kosmetischen Operationen, desto kleiner werden die Nadeln gewählt. Als Faden dient Seide, Zwirn, Katgut, feinster Silberdraht und Pferdehaar.

Zur Ausführung ganz feiner Nähte verdient das Pferdehaar den Vorzug, da es nicht nur sehr fein ist, sondern auch wie der Silberdraht den Vorteil hat, nicht mit Wundsekret durchtränkt zu werden. A. Noël verwendet Pferdehaare ebenso wie feinste Silberdrähte in der Weise, daß sie das Nahtmaterial nicht in eine Nadel einfädelt, sondern die Wundränder mit einer feinen Quaddelnadel durchsticht und durch das Lumen dieser Nadel den Draht bzw. das Haar hindurchführt, um dann die Kanüle zurückzuziehen.

Was die Nahttechnik betrifft, so unterscheidet man Knopfnähte und fortlaufende Nähte. Bei der Knopfnaht wird jeder einzelne durch die Wundränder gelegte Faden für sich geknotet. Auf die Technik der Fadenknotung soll hier nicht näher eingegangen werden. Es ist aber zweckmäßig, daß der Chirurg die verschiedensten Knotentechniken lernt, um diese rein handwerksmäßige Betätigung möglichst schnell ausführen zu können und damit Zeit zu sparen. Knoten müssen sowohl mit einer Hand, als mit beiden Händen geschlungen werden können. Man muß sowohl den Weiberknoten, als auch den Schifferknoten und schließlich den chirurgischen Knoten beherrschen. Der Schifferknoten muß immer dann Anwendung finden, wenn die Naht unbedingt festhalten soll. Der Weiberknoten kommt dann in Betracht, wenn es nötig ist, den Knoten nach der Vollendung noch fester anzuziehen, was beim Schifferknoten nicht möglich ist. Der chirurgische Knoten wird nur dann gemacht, wenn schon durch die erste Fadenschlingung unter Spannung stehende Wundränder aneinander befestigt werden sollen. Die fortlaufende Naht wird entweder als sogenannte Kürschner- oder überwendliche Naht ausgeführt; sie kann aber auch als umschlungene Naht ausgeführt werden. Bei beiden Formen knotet man nach dem ersten Stich, bei der Kürschnernaht werden dann einfach fortlaufend die Wundränder immer von derselben Wundlippe aus durchstochen. Bei der umschlungenen Naht wird die Nadel nach jedem Stich durch die vorher gelegte Schlinge hindurchgezogen. Schließlich kann die fortlaufende Naht noch in Form der sogenannten Matratzennaht angelegt werden, bei der immer auf derselben Wundlippe wieder eingestochen wird, auf der der Ausstich erfolgte.

Die fortlaufenden Nähte kommen für kosmetische Operationen nur selten in Frage, da die notwendige genaue Aneinanderlegung der Wundränder nur mit Knopfnähten erreicht werden kann. Sie wird daher höchstens als unterstützende Naht, zu der dann noch Knopfnähte hinzugefügt werden, ausgeführt.

Klaffen die Wundränder sehr weit auseinander oder müssen bei Lappenverschiebungen weit auseinanderliegende Punkte der Wundränder aneinandergebracht werden, so bedient man sich weit ausgreifender Bäuschchen- oder Bleiplattennähte. Dazu verwendet man am besten als Nahtmaterial Silberdraht. Ein kleiner Gazebausch wird in der Schlinge eines doppelten Silberdrahtes befestigt, die beiden Enden des Drahtes in eine Nadel gefädelt und so weit entfernt vom Wundrand durch Haut und durch möglichst viel Unterhautzellgewebe hindurchgeführt (Abb. 1), dann vom anderen Wundrand wieder weit entfernt ausgestochen. Hierauf werden die beiden Drähte angezogen, nachdem die Nadel entfernt ist, man legt nun am anderen Wundrand wieder einen Gazebausch zwischen die beiden Drähte ein und dreht diese über dem Gazebausch zusammen. Durch die Einschaltung der Gazebäuschchen wird der Nahtdruck auf eine größere Hautfläche übertragen. Statt der Gazebäuschchen werden vielfach auch Bleiplatten verwendet und der Silberdraht entweder um die Bleiplatten herumgeschlungen und so befestigt, oder es werden auf dem Silberdraht durchbohrte Bleikugeln aufgesetzt, die dann nach der Spannung des Drahtes breitgedrückt werden und dadurch den Draht in der nötigen Spannung festhalten. Bei der Naht von tiefgehenden Wunden, besonders bei Nähten in stark entwickeltem Subkutanfettgewebe, ist es notwendig, Wundtaschenbildung auszuschalten. In solchen Wundtaschen sammelt sich Blut und Wundsekret. Dadurch wird die direkte Berührung der Wundflächen verhindert und es kann daher zu keiner primären Wundheilung kommen. Solche Höhlen sind außerdem insofern gefährlich, als sich auf diesem guten Nährboden leicht Keime vermehren. Durch vielfache Untersuchungen ist nämlich festgestellt, daß selbst in vollkommen aseptisch angelegten Wunden Keime zu finden sind.

Um die Bildung von Wundhöhlen zu vermeiden, muß zunächst bei Anlage des Schnittes Rücksicht genommen werden, d. h. Schnitte dürfen nicht schräg von den Wundlippen nach auswärts verlaufen. Es muß aber auch bei der Naht darauf geachtet werden, daß in der Tiefe die Wundränder fest aneinanderliegen. Bei sehr tiefen Wunden wird man daher durch Naht mit Katgut (sogenannte verlorene Nähte) das Gewebe aneinanderbringen. Handelt es sich nur um stark entwickeltes Unterhautzellgewebe, so kann man die Wundhöhlenbildung dadurch vermeiden, daß man einzelne sogenannte durchgreifende Nähte legt. Mit großen Nadeln wird etwa 1—2 cm vom Wundrand entfernt eingestochen und das ganze Unterhautzellgewebe bis zum Untergrund mit in die Naht gefaßt, so daß beim Knüpfen der Naht die Wundränder auch in der Tiefe aneinander zu liegen kommen. Die durchgreifende Naht hat vor der verlorenen den Vorteil, daß mit der Entfernung der Fäden jeder Fremdkörper aus der Wundumgebung herauskommt.

Was nun die spezielle Nahttechnik bei kosmetischen Operationen betrifft, so kommt hier alles auf eine genaue Technik an. Bei allen Wunden, bei denen sich die Wundränder glatt aneinanderlegen lassen, muß die Entfernung des Ein- und Ausstiches vom Wundrand genau gleich sein. Nur dann kommen die beiden Oberflächen genau in dieselbe Höhe. Daraus kann man den praktischen Schluß ziehen, daß man bei den Wunden, bei denen die eine Wundlippe die Neigung hat, unter die Oberfläche der anderen zu treten, diese Wundfläche etwas näher am Wundrand einsticht, während man auf der anderen Seite weiter vom Wundrand aussticht; gleichzeitig wird auf der Einstichseite tiefer gestochen. So wird der erste Wundrand gehoben.

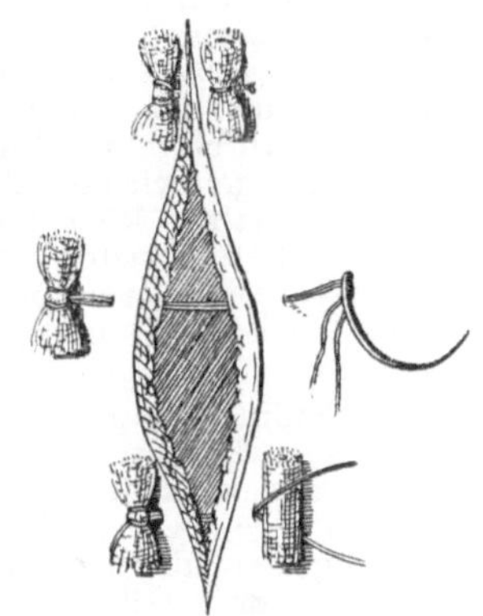
Abb. 1.

Zur ganz genauen Aneinanderlegung der Wundränder bedient man sich feinster Nadeln und feinster Fäden und sticht ganz nahe am Wundrand ein und aus. Mit Hilfe von Hakenpinzetten, am besten Rechenpinzetten mit feinen Zähnen, wird die genaue Aneinanderlagerung kontrolliert. Während tiefergreifende Nähte etwa in $^1/_4$ cm von der Oberfläche abgeschnitten werden, soll man die feinen Nähte, die nur der genauen Aneinanderlegung dienen, etwas länger lassen, da sonst beim Entfernen Schwierigkeiten entstehen. Da selbst feinste Nähte kleine Narben der Stichkanäle hinterlassen, wird bei Wunden, die möglichst lineär und ohne Narben heilen sollen, eine subkutane fortlaufende Naht ausgeführt. Dazu muß man sich natürlich des Katguts bedienen. Mit einer flach gekrümmten Nadel, die einen Katgutfaden führt, wird unterhalb des Wundrandes durch das Subkutangewebe, ähnlich wie bei der Matratzennaht, ein- und ausgestochen. Es muß aber darauf Rücksicht genommen werden, daß der Ausstich und der nächste Einstich einander, was die Entfernung vom Wundrand betrifft, gegenüberliegen, da sonst beim Zuziehen dieser fortlaufenden Naht eine Faltenbildung zustande käme. Häufig muß man dann allerdings noch einzelne Adaptierungsnähte zur Anwendung bringen. Alle Fäden werden fest geknüpft, aber nur so, daß die Wundränder gerade aneinanderliegen. Werden sie zu fest angezogen, so entstehen zu leicht Wundrandnekrosen. Das ist besonders bei schlecht ernährten Hautabschnitten mit stark entwickeltem subkutanen Fettgewebe zu bedenken.

Das Entfernen der Fäden geschieht im allgemeinen am 7. Tage nach der Operation. Nur da, wo eine möglichst narbenlose Heilung erzielt werden soll, soll ein Teil der Nähte bereits am 3.—4. Tage entfernt werden. An deren Stelle können kleine Kollodiumstreifchen die Wundränder in den folgenden Tagen zusammenhalten. Will man überhaupt keine Naht legen, so können mit Haken versehene, am besten aus Köper geschnittene, etwa 3 cm breite Streifen mit Mastisol an den Wundrändern befestigt und durch Verschnüren der Haken wie beim Schnürstiefel geschlossen werden.

In der kosmetischen Chirurgie wird vielfach statt der Naht die *Wundklammerung* angewendet, da sie keine oder fast keine Stichkanalnarben hinterläßt. Zwei verschiedene Formen von Klammern werden verwendet: Die Klammer nach MICHEL und die Klammer nach VON HERFF. Die MICHELschen Klammern sind kleine Metallspangen mit spitzen Enden, die mit Hilfe einer besonders dafür gebauten Pinzette nach genauer Aneinanderlegung der Wundränder, die etwas aufgestellt werden, in die beiden Wundlippen zu gleicher Zeit eingesetzt werden. Die MICHELschen Klammern können aber nur einmal gebraucht werden, ihre Entfernung macht manchmal etwas Schwierigkeiten.

Eine Abänderung der MICHELschen Klammer stammt von v. WACHENFELD. Die abgeänderte Form hat 1. den Vorteil, daß die Klammern leichter zu entfernen sind und 2. daß sie mehrmals verwendet werden können.

Die v. HERFFschen Klammern oder Serres fines werden mit der Hand angelegt, die spitzen Enden werden durch eine Spiralfeder zusammengedrückt. Beim Anlegen wird die Feder entspannt. Die neuesten Modelle haben kurz hinter der Spitze eine kleine Platte, die ein tieferes Eindringen in die Haut verhindert. Die Entfernung der v. HERFFschen Klammern ist einfach und sie können öfters verwendet werden.

Naphthalin, Naphthalinum. Kristallblätter von charakteristischem Geruch. Wenig löslich in Wasser, beim Erwärmen auch in Alkohol, fetten Ölen usw. Als 10%ige Salbe oder fettes Öl gegen Haarausfall, auch gegen übelriechende Schweiße, besonders als Streupulver. Gibt, als Konservierungsmittel der Kleider gegen Motten benützt, manchmal zu Dermatitiden Anlaß.

Naphthensäuren sind verseifbare Fettkörper mineralischen Ursprungs. Sie geben keine harten Seifen, sondern nur schmierseifenartige Produkte von guter Schaumkraft.

Naphthoesäure (*α*). Unlöslich in Wasser, löslich in Alkohol, alkalischem Wasser usw. Gutes Antisepticum. Salben 10%ig bei Prurigo, juckenden Ekzemen usw.

Naphthol *β*, *β*-Naphtholum oder kurz Naphtholum, da das *α*-Naphthol therapeutisch, seiner Giftigkeit wegen, nicht verwendet wird. Hat im wesentlichen Phenolcharakter, wenig löslich in Wasser, leicht in Alkohol usw. Naphthol wirkt superfiziell ätzend, seine keimtötende Wirkung ist stärker als jene der Karbolsäure, es wirkt auch juckstillend, schälend und lokal anaesthesierend wie Karbolsäure. Naphthol wird sehr leicht resorbiert und kann Nierenreizungen veranlassen, unvorsichtiger Gebrauch, vor dem nachdrücklichst zu warnen ist, kann schwere Nephritis verursachen, wird leicht durch Resorzin ersetzt. Im Verhältnis 2 : 1 mit Campher oder Menthol verrieben entstehen ölige Verbindungen (Camphernaphthol und Menthonaphthol), die leicht in Alkohol löslich sind. Als antiparasitäres Mittel bei parasitären Hautaffektionen, als Schälmittel zur Schälkur bei Akne gegen Pruritus in Salben (maximal 3%!), auch gegen Alopezie. Größte Vorsicht bei der Dosierung! In Lösungen 0,25—0,5%, in Salben 1—2%, seltener 3%, nur in Sonderfällen eventuell mehr. (Schälpasten 10%, Einwirkung eine Viertelstunde!) Als Antiscabiosum heute wohl kaum verwendet.

Bei Hyperhidrosis schwacher Naphtholspiritus 0,25—0,5%.

Rp. β-Naphtholi	4,0	S. 1—2mal wöchentlich die Kopfhaut einreiben (gegen Haarausfall).
Spir. Sapon. kalin.	196,0	

S. Schälpasten; Hoffmanns Haarspiritus.

Naphtholgelb S., Säuregelb, Citronin, ein Naphtholderivat, leicht löslich in Wasser. Färbt rein gelb ohne Fluoreszenz. Zum Färben von Seifen, Haarwässern usw.

Narben sind der bindegewebige Ersatz von Substanzverlusten der Haut; im Gegensatz zu normalen Verhältnissen ist dieses neugebildete Bindegewebe regellos miteinander verflochten. Die Narbe zeigt ein anderes Aussehen als die normale Haut, es erfolgt auch niemals eine Regeneration im reliefartigen Aufbau der Papillen. Die Voraussetzung für die Entwicklung einer Narbe ist eine Verletzung des bindegewebigen Anteiles der Haut; Abschürfungen, welche nur die Epidermis betreffen, heilen mit völliger Wiederherstellung normaler Hautverhältnisse aus.

Jede Narbe ist im Grunde genommen eine kosmetische Störung, die allerdings manchmal so minimal sein kann, daß sie nur bei besonderer Beleuchtung oder bei Betrachtung in nächster Nähe bemerkbar wird. Bekannt ist, daß im Film sich jedes kleinste Närbchen im grellen Lichte der Bogenlampen durch die dadurch bedingte Schattenbildung in vielfach vergrößertem Maßstab abbildet. Die Narbe kann dadurch störend wirken, daß sie zu breit ist oder daß die Ränder in verschiedenen Ebenen liegen; sie kann eingezogen oder an der Unterlage festhaftend sein, manchmal kommt es durch Schrumpfung zu Entstellungen und zu Kontrakturen. Die Oberfläche ist meist glatt, glänzend, manchmal erhöht, verdickt, die normale Felderung und Elastizität der Haut fehlt. Die Narbe zeigt auch eine andere Farbe, anfänglich ist sie rötlich, später wird sie weiß, meist fehlt jedes Pigment, doch kommt auch das Gegenteil vor.

Man kennt kein Mittel, um nach Kontinuitätstrennung der Haut eine völlige Wiederherstellung normaler Verhältnisse zu erzielen; doch kann der Arzt durch rechtzeitig ergriffene geeignete Maßnahmen großen Schaden verhüten. Operationswunden an offen getragenen Körperstellen sollen immer den natürlichen Spaltrichtungen der Haut nach angelegt werden; dadurch wird die Narbe schmal, während im gegenteiligen Falle die normalen Zugkräfte der Haut sie in die Breite ziehen. Man wird womöglich trachten, die Operationswunden in die natürlichen Hautfalten oder an Stellen zu verlegen, wo sie unsichtbar sind. Vielfach wird, um die Stichkanäle weniger sichtbar zu machen, statt mit Seide mit Zwirn oder Roßhaar genäht; aus denselben Gründen sollen die Nähte nach Tunlichkeit bald entfernt werden. Eine andere Methode besteht darin, daß man subkutan näht und die Wundränder durch Pflasterzug zum Aneinanderliegen bringt. Auch kann man auf die Hautnaht überhaupt verzichten, auf beiden Seiten der Wunde einen Heftpflasterstreifen mit eingesetzten Ösen anbringen oder die einander zugekehrten Pflasterränder durch Nähte zusammenziehen und auf diese Weise den Wundschluß bewerkstelligen. Eine frische Operationswunde soll, wenn kosmetische Narbenbildung erwünscht ist, gar nicht oder mit Silberfolie oder mit einem luftdurchlässigen Verbandstoff bedeckt werden. Ein luftdichter Abschluß mittels Pflaster verhindert die Verdunstung des Schweißes und Wundsekretes und führt öfter zu einer Quellung der Wunde. Die Behandlung einer sterilen Wunde mit Pulvern, wie

Dermatol, Jodoform usw., ist unnötig. Bei Vorliegen ausgedehnter Wundflächen ist Sorge zu tragen für: Abfluß des Sekretes, Beseitigung von Krusten, rasche Epithelisierung, Narbenbildung im Niveau der normalen Haut, Vermeidung von Kontrakturen; es empfehlen sich feuchtfette Verbände, um das Wundsekret aufzunehmen und Krustenbildung zu verhindern; sitzt die Wundfläche über einem Gelenke, ist die Lagerung in Extensionsstellung vorzunehmen. Zu üppige Granulationen müssen durch den Lapisstift auf die gewünschte Höhe gebracht werden. Sind die Hautdrüsen noch erhalten, so geht von hier aus die Epithelisierung rasch vor sich; oft empfiehlt es sich, nicht zu warten, bis das Epithel von den Randpartien her die Wunde überzieht, sondern neue Epithelinseln in Form der THIERSCHschen Transplantation oder der Hautpfropfung zu schaffen.

Zur Erzielung einer schönen, nicht hypertrophischen Narbenbildung wird auch von einigen Autoren mit Erfolg die Röntgen- oder Radiumbestrahlung frisch genähter Wunden oder auch größerer Wundflächen durchgeführt.

Eine junge Narbe ist oft schöner als wenn sie längere Zeit besteht; insbesondere bei Operationsnarben kommt es erst in den nächsten Wochen nach der Verheilung zu einem Breiterwerden der Narbe. Nur die Farbe einer jungen Narbe stört insofern, als sie rötlich erscheint; dies schwindet in einigen Monaten auch ohne Behandlung. Man muß auch berücksichtigen, daß jede junge Narbe nur von einem zarten Epithel bekleidet ist, das sich den Dehnungsverhältnissen noch nicht angepaßt hat. Eine solche Narbe „*arbeitet*", d. h. es kommt leicht zur Entwicklung der Spannungsblasen, die bei nicht entsprechender Schonung selbst zu tiefgreifendem Zerfall führen können. Insbesondere an den unteren Extremitäten kann zu frühes Aufstehen des Patienten zu recht ausgedehnten Blutungen in die junge Narbe führen. Eine junge Narbe soll erst allmählich an die neuen Leistungen gewöhnt werden, ein geeignetes Mittel hierzu ist eine recht vorsichtig ausgeführte Massage, eventuell Diathermie. Dadurch wirkt man auch dem oft lästigen Juckreiz junger Narben entgegen.

Zur Besserung kosmetisch störender Narben gibt es eine Reihe von Behandlungsarten, die natürlich niemals eine Narbe durch normale Haut zu ersetzen imstande sind.

Unter Außerachtlassung jener Fälle, bei denen nicht kosmetische, sondern funktionelle Gesichtspunkte (s. Narbenkontraktur) die Indikation zu operativen Eingriffen abgeben, bezweckt die *Narbenverbesserung:* 1. Ausgleich von Niveaudifferenzen eines oder beider Narbenränder gegenüber dem Niveau der umgebenden Haut (überstehender Wundrand, eingezogene oder wulstförmige Narben), 2. Überführung breiter, mit oder ohne hyperplastische Bindegewebsveränderungen einhergehender Narben in lineare Narben, 3. Beseitigung von Pigmentationen und Gefäßneubildungen innerhalb des Narbenbezirkes. Die einzuschlagende Methodik hängt von der Art des Zustandekommens, von Alter, Sitz und Ausdehnung der Narben ab.

Grundregel: „Frische, noch arbeitende" Narben chirurgisch zum Zweck einer kosmetischen Verbesserung angehen, heißt einen Kunstfehler begehen. Wie lange eine Narbe als „frisch" und in ihrem Aussehen als noch nicht endgültig anzusehen ist, hängt von ihrer Genese, Art der Wundheilung, der Nahttechnik, dem Sitz und den individuellen Verschiedenheiten ab. Mitunter braucht eine Narbe, um vollständig zur Ruhe zu kommen, ein Jahr und darüber. Ursprünglich hypertrophische Narben mit geschlängelten Gefäßneubildungen, zeitweisem Auftreten von Blasen, Jucken und Spannungsgefühl bessern im Verlaufe von Monaten häufig auch ohne besondere Maßnahmen so weitgehend ihr Aussehen, daß sich narbenverbessernde Operationen erübrigen. Auch bei flächenhaft-deprimierten Narben ändert sich mit der Zeit das klinische Bild: die Depression wird häufig nach einiger Zeit flacher und nimmt normalen Farbton an.

Fleckförmige Narben:

a) *ohne bindegewebige Hyperplasie,* geben nur dann Anlaß zu Eingriffen, wenn sie an unbedeckt getragenen Körperstellen, insbesondere im Gesicht, lokalisiert sind. Sie verdanken ihr Zustandekommen entweder mit Gewebseinschmelzung einhergehenden Krankheitsprozessen (z. B. Abszessen, Vakzination, Akne vulgaris, Akne varioliformis, Variola) oder den Papillarkörper verletzenden Traumen, einschließlich chirurgischen Eingriffen (Verätzungen, Verbrennungen durch Verspritzen geschmolzenen Metalls, Kauterisationsresiduen, Status nach Elektrolyse u. ä.). Der Grad der kosmetischen Störung ist nicht nur durch die Größe der Narbe, sondern in gleichem Maße durch ihren Sitz, ihre Oberflächenbeschaffenheit und ihre Farbe bestimmt. So wirkt z. B. bei Frauen eine hanfkorngroße, deprimierte Narbe auf dem Nasenrücken störender als eine etwa dreimarkstückgroße, durch die Haartracht zu verdeckende Narbe im Bereiche der Stirn oder Schläfe. Für reaktionslose, eingesunkene oder erhabene Narben von einem Durchmesser bis zu zirka 0,75 cm ist die beste Methode Exzision der Narbe und Pfropfung des Defektes nach völliger Blutstillung durch ein entsprechendes Cutis-Epidermis-Läppchen. Das Transplantat wird etwa um ein Drittel größer von einer verdeckt getragenen Körperstelle entnommen. Die Einpassung des Pfropfes wird erleichtert, wenn man die Narbe in Form einer geometrischen Figur (Dreieck, Kreis, Quadrat) entfernt. Bei sachgemäßer Nachbehandlung heilen diese Cutis-Epidermis-Pfröpfe mit derselben Sicherheit ein wie „THIERSCHsche Epidermislappen"; erfahrungsgemäß gleicht sich bei diesen kleinen Transplantaten häufig auch der Pigmentgehalt des Transplantates dem der Umgebung gut an — eine Eigenschaft, die größere Cutis-Epidermis-Lappen leider nicht immer aufweisen. Der beste Verband ist ein mit Mastisol fixiertes Stück Gummipapier; unter diesem kann man das Verhalten des Transplantates ohne Verbandwechsel beobachten. Ein dünner Hauch eines aseptischen Puders (Dermatol, Xeroform) auf das Transplantat beeinträchtigt die Einheilung nicht, ist aber nicht notwendig; das Gummipapier legt man vor seiner Verwendung für einige Stunden in eine $1^0/_{00}$ige Oxyzyanatlösung ein und trocknet es vor seiner Fixation zwischen sterilen Mullkompressen ab. Nach 10 Tagen fällt dieser transparente Wundschutz meist von allein ab. Tritt eine Abstoßung der oberen Epidermisschicht auf, so wird dies unter Dermatol- oder Xeroformpuderbehandlung abgewartet. In der Regel unterscheidet sich 17—18 Tage post op. das Transplantat kaum noch von der Umgebung. 3—4 Wochen nach Vornahme des Eingriffes ist es schwer, die Grenze zwischen Transplantat und normaler Haut anzugeben. Dieses Verfahren läßt sich naturgemäß nur dann anwenden, wenn die fleckförmigen Narben zahlenmäßig beschränkt sind; bei einem von Blatternarben durchsetzten Gesicht wird man sich darauf beschränken, nur die auffallendsten Narben auf diese Weise zu verbessern. Verschiedentlich wird zur Verbesserung der narbigen Impressionen nach Pockenerkrankung (Variola) u. a. folgendes Verfahren empfohlen: Umschneidung der Impression mittels feiner Messerchen (Starmesser, Diszissionsnadel), Abheben der Epidermis und nachfolgend kreuzweise Skarifikation des eingesunkenen Narbengrundes. Die angefrischte Wunde muß mit einem kleinen Salbenfleck bedeckt werden; nicht trocken verbinden. Hiernach kommt es zu Ausbildung von Granulationen, deren Wucherung durch die Anwendung schwacher Ätzmittel oder entzündungserregender Stoffe solange unterhalten und gefördert wird, bis die Narbenimpression ausgefüllt ist. Dieses Verfahren gibt gute Resultate nur in der Hand eines mit der Methode vertrauten Arztes; Fehlschläge kommen jedoch vor: es gelingt nicht immer, programmäßig die Granulationsbildung in der gewünschten Intensität und in dem beabsichtigten Ausmaß anzuregen.

Von einer völligen Beseitigung der Narben nach Variola, Varizellen und ähnlichen Erkrankungen kann keine Rede sein, immerhin ist es manchmal möglich, durch vorsichtiges Abfräsen der unebenen Oberfläche oder durch Schleifen mit Bimsstein oder einem anderen Poliermittel, wie Sapo cutifricius,

Rp. Sapon unguinos	40,0	S. Schleifseife.
Cremor. Gelanth.	10,0	Schaum durch einige Stunden einwirken lassen.
Pulv. pumic.	50,0	

einiges zu leisten. Von anderen (Kren) wird die Ausgleichung der Niveaudifferenz durch wiederholte zarte, den Spaltrichtungen der Haut folgende Skarifikationen der zwischen den Närbchen liegenden gesunden Haut durchgeführt. Auch Quarzlampendruckbestrahlung bis zur starken Reaktion wird angeraten. Bei Blattern wird getrachtet, durch Abhalten des Lichtes (ganz dunkler Raum oder rotes Licht) prophylaktisch eine bessere Narbenbildung zu erzielen bzw. die Pustulation hintanzuhalten.

Dieselben Methoden werden manchmal gegen häßliche Impfnarben angewendet. Auch die Behandlung von Aknenarben macht große Schwierigkeiten. Eine vorübergehende, manchmal längere Zeit anhaltende Besserung erzielt man oft durch eine Schälkur; durch den infolge der Hyperaemie gehobenen Tonus der Haut einerseits und die Verdünnung der Epidermis anderseits werden die Narben weniger sichtbar.

Die eingezogenen Närbchen nach Akne varioliformis kann man durch Abfräsen der wallartigen Ränder zu verbessern versuchen. Sind bei den besprochenen eingezogenen Narben die stärksten Niveauunterschiede beseitigt, so gelingt es durch hautfarbige Puder und Schminken, sie dem Auge noch weniger sichtbar zu machen.

Überschreitet die fleckförmige Narbe in ihrem Durchmesser 0,75 cm, dann exzidiere man sie mit nachfolgend primärer Vereinigung der Wundränder. Ist letzteres ohne Spannung, z. B. am Nasenrücken oder -flügel, nicht möglich, so treten bestimmte plastische Schnittführungen in ihr Recht. Die Exzision der Narbe hat in der Richtung der „Langer"schen Linien zu erfolgen. Um die Hautnaht spannungslos zu gestalten, empfiehlt sich die Verwendung versenkter Katgutnähte nach eventuell vorheriger Unterschneidung der Wundränder im Sinne von Esser. Eine subkutane Wellennaht nach Halsted (steriles Roßhaar) ist nur am Platze, wenn diese keinerlei Spannung zu tragen hat; andernfalls kann es zu einer Schädigung der die Wundrandpartie versorgenden Arteriolen, Venen und Kapillaren und damit zu einem gestörten Wundverlauf kommen. Jegliche mechanische Schädigung der Wundränder durch klemmende oder krallende Instrumente ist zu vermeiden. An Stelle von Pinzetten besorgen zwei einzinkige, unter jeden Wundrand greifende Wundhäkchen die Aufgabe der Wundrandadaption schonender. Hier wie auch bei den übrigen Fällen von Narbenverbesserung ist darnach zu trachten, das gesamte Narbengewebe zu exzidieren.

b) *Fleckförmige Narben mit Bindegewebshyperplasie* sieht man häufig in Gefolgschaft der Akne, kleiner Furunkel, nach Verbrennungen mit heißen, spritzenden Flüssigkeiten oder geschmolzenem Metall, nach operativen Eingriffen u. ä. Bezüglich der Pathogenese dieser fibrösen Proliferationen herrscht noch Unklarheit: neben Rasse — gelbe und dunkle Rasse scheint öfter befallen — und individueller Disposition — Bindegewebsschwächlinge (Payr), wofür auch Vererblichkeit sprechen würde — werden interkurrente Bronchialerkrankungen und Tuberkulose als prädisponierende Faktoren angesprochen. Bei manchen Menschen besteht nur zeitweise und aus nicht erklärlichen Gründen eine Neigung zur Ausbildung hypertrophischer Narben. Ein operatives Angehen dieser kleinen hypertrophischen Narben ist erst dann angezeigt, wenn die konservativen Methoden einschließlich der Strahlentherapie nicht zu dem erwünschten Ziel geführt haben, die Narbe ihre ursprüngliche Röte verloren hat, nicht mehr arbeitet und als blasser, derber Knoten in die Haut eingesprengt erscheint. Zu warnen ist vor einer Exzision mit nachfolgender Naht; in den meisten Fällen ist wiederum eine hypertrophische Narbe die Folge. Am sichersten und raschesten führt die auf mehrere Sitzungen verteilte Behandlung mit der Kaltkaustiknadel zum Ziel. Bei schwacher Stromstärke wird die Nadel in der Längsrichtung des Närbchens mehrmals langsam wie eine Schreibfeder über die Prominenz geführt, so daß eine oberflächliche Verkochung eintritt, kenntlich an einem Weißwerden des Gewebes und einem geringfügigen Einsinken der Nadel. Meist genügen 2—3 solcher, in Abständen von etwa 10—14 Tagen durchgeführter Behandlungen.

Flächenhafte Narben:

a) *ohne bindegewebige Hyperplasie*, wird man aus kosmetischen Gründen nur dann angehen, wenn besonders günstige Bedingungen vorliegen und mit hoher Wahrscheinlichkeit der Eingriff eine Verbesserung verspricht. In erster Linie hängt die Indikation zu einer operativen Entfernung des narbig veränderten Hautbezirkes von dessen Lokalisation und Größe ab. Für die Deckung des nach der Narbenexzision entstandenen Defektes kommt in erster Linie die seitliche Verschiebung des umgebenden Hautmaterials (s. Plastik, chirurgische), in zweiter Linie die Versorgung mit gestielt oder frei verpflanzten Hautlappen in Frage. Die Deckung des Defektes mittels sogenannter Wanderlappen (Technik s. Transplantationen) hat zwar den Vorteil, daß in der Umgebung des Defektes neue Narben vermieden werden, nimmt jedoch den Nachteil mitunter sehr störend wirkender Unterschiede im Hautkolorit zwischen Transplantat und Umgebung in Kauf. Thierschlappen geben keine guten kosmetischen Resultate; aus diesem Grunde schneidet man die Lappen etwas dicker, so daß sie ein Mittelding zwischen Thierschlappen und Krauselappen darstellen (Technik s. Transplantationen). Bei mit Pigmentationen und Teleangiektasien durchsetzten Narben, wie sie besonders nach Röntgen- und Radiumverbrennungen zu beobachten sind, wird verschiedentlich die Anwendung von Kohlensäureschnee empfohlen; schonender ist die Verödung der Gefäße mit dem *Wirzschen Spiralbrenner*. Im allgemeinen stellt die Behandlung derartiger Narben keine dankbare Aufgabe dar: zu robuste Eingriffe — und dazu zählt bei unvorsichtiger Anwendung auch die CO_2-Schneebehandlung — sind unbedingt zu vermeiden. Ebenso sind die Versuche, den Farbton der teils hyperpigmentierten, teils depigmentierten Narbe durch Tätowieren mit verdünnter Goldchloridlösung zu korrigieren, nur selten von einem wirklichen Erfolg begleitet. In sehr vielen Fällen tut man besser, von einer chirurgischen Verbesserung glatter, flächenhafter Narben abzusehen, da die bestehende Entstellung häufig in keinem Verhältnis zu dem Einsatz steht.

b) *Flächenhafte Narben mit bindegewebiger Hyperplasie* findet man besonders häufig als Folge von Verbrennungen. Während der Zeit des Arbeitens der Narbe wird die spontane Rückbildung der hypertrophischen Narbenpartien einschließlich von Gefäßneubildung durch konservative Maßnahmen (Borwasser- und Burowumschläge, Verwendung von Pankreas-Dispertsalbe, Iontophorese mit LUGOLscher Lösung, leichte Massagen, geringe Röntgen- oder Radiumdosen u. ä.) wesentlich unterstützt. Erst wenn dies nicht zum Ziele geführt hat, treten chirurgische Maßnahmen in ihr Recht: flache Abtragung der hypertrophischen Stellen innerhalb und im Niveau des flächenhaften Narbenbezirkes mit nachfolgender Röntgenbestrahlung oder Radium. Eine brauchbare Methode stellt auch die auf mehrere Sitzungen verteilte oberflächliche Verkochung mittels der Kaltkaustiknadel dar. Eine radikale Entfernung des narbigen Bezirkes mit nachfolgender Deckung durch Cutis- oder dicke Epidermislappen kommt in bestimmten Fällen (s. Narbenkontraktur) in Betracht. Die Beseitigung von ausgedehnten flächenhaften Narbenbezirken im Gesicht (Verbrennung, Lupus) ist Domäne der großen Wiederherstellungschirurgie (große Lappenplastiken [Pistolengrifflappen, Visierlappenplastik LEXER]).

Längsgestreckte Narben mit oder ohne bindegewebige Hyperplasie sind besonders dann Gegenstand von auf eine Verbesserung hinzielenden, chirurgischen Eingriffen, wenn sie an offen getragenen Körperstellen lokalisiert sind. Die besten Resultate geben a) Narben ohne fibröse Proliferation, bei denen Breite, Verlauf oder Niveaudifferenzen Anlaß zu einer Korrektur geben. Je nach der Beschaffenheit der Narbe genügt eine einfache Exzision mit Entfernung des Narbengewebes auch in der Tiefe und nach Legen versenkter Nähte (eventuell Etagennaht mit Katgut nach ESSER) die Vereinigung der Wundränder durch Knopf- oder Subkutikularnaht, oder es muß zugleich eine Unterpolsterung der eingesunkenen Narbenpartie mit Fett vorgenommen werden.

b) Am häufigsten wirken längsgestreckte Narben deshalb störend, weil sie *hypertrophisch*, d. h. über das Hautniveau vorspringend sind. Ehe man sich zur Entfernung hypertrophischer oder sonstwie häßlicher Narben entschließt, versuche man den Grund (Bronchialaffektionen, Tuberkulose) ausfindig zu machen, der zu der auffälligen Narbenbildung geführt hat. Liegt eine Tuberkulose vor, so lehne man den narbenverbessernden, operativen Eingriff ab, besonders dann, wenn die Narben am Hals oder auf der Brust lokalisiert sind (Skrophulodermanarben).

Um unliebsamen Überraschungen vorzubeugen, ist es zweckmäßig, vor jeder kosmetischen Operation Erkundigungen einzuziehen, wie frühere Verletzungen ausgeheilt sind. Einzelne Körperstellen neigen ganz besonders zur Hypertrophierung von Narben; außerordentlich häufig ist dies der Fall nach Operationen zur Verkleinerung der Brust. Aber auch bei Individuen mit normaler Veranlagung kann es zur Bildung hypertrophischer Narben kommen, wenn eine Verletzung eine unzweckmäßige Behandlung erfahren hat. Überläßt man eine größere Verbrennungswunde der Selbstheilung, ohne die Granulationen auf der richtigen Höhe zu halten, so entsteht fast immer eine unschöne Narbe. Auch bei hypertrophischen Narben kommt zuerst das Verhüten, dann erst das Behandeln.

Zwei Behandlungsmethoden kommen in erster Linie in Frage: *Operation* und *Radiumbestrahlung*. Die Operation wird man dann ausführen, wenn die hypertrophische Narbe sehr dick ist; in einem solchen Falle würde durch Radium nur ein geringer Erfolg zu erzielen sein und nur durch Anwendung größter Dosen, die wieder zu einer kosmetisch störenden Radiumatrophie führen können. Was für ein operativer Eingriff vorzunehmen ist, bestimmt der einzelne Fall. Ist die primäre Naht nicht ausführbar, so kann man die hypertrophischen Massen abtragen und die Wunde durch Granulation zur Heilung bringen. Das Hypertrophieren der neuen Narbe trachtet man durch eine Radium- oder durch Röntgenbestrahlung der Wundfläche zu verhindern. Eine solche Bestrahlung ist, da sie nur mit mittleren Dosen erfolgt, gefahrlos, und sie verbürgt mit größter Wahrscheinlichkeit eine schöne Narbenbildung.

Ist die hypertrophische Narbe nicht so dick, dann erzielt man mit der Radiumbestrahlung Vorzügliches. Man wird Radium auch dann wählen, wenn trotz Mächtigkeit der hypertrophischen Narbe eine Operation wegen Sitzes über einem Gelenke nicht durchführbar ist oder wenn die Veranlagung des Individuums zur Bildung hypertrophischer Narben sehr ausgeprägt ist. Die Radiumbestrahlung soll möglichst frühzeitig ausgeführt werden. Ein Nachteil der Radiumbestrahlung (s. Radium) ist, daß sie viele Monate dauert. Am häufigsten kommen zur Behandlung: Narben nach Verletzungen und Operationen (Kropf, Brustverkleinerung, Gesichtsspannung), nach Impfung, nach Verbrennungen und Verätzungen, nach Akne vulgaris an der Brust und am Rücken; alle diese Fälle reagieren gleich gut auf Radium. Röntgenstrahlen sind weit weniger wirksam als Radiumstrahlen.

Von sonstigen Behandlungsmethoden kommen noch in Frage die *Kohlensäureschneevereisung*. Große Erfolge erzielt man mit dieser Behandlungsart nicht, immerhin läßt sich ab und zu eine mäßige Abflachung erzielen. Dasselbe gilt für die *Elektrolyse*. Auch die *Quarzlampendruckbestrahlung* erfüllt den Zweck nur bei nicht zu starker Hypertrophie in jungen Stadien.

Die medikamentöse Therapie hypertrophischer Narben ist unverläßlich, sei es nun, daß man *Fibrolysininjektionen* verabreicht oder eine Pflasterbehandlung (Fibrolysin, Thiosinamin) durchführt. Am besten bewährt sich noch das *Empl. hydrarg. cinerei*. *Pepsin* in Form von Umschlägen:

Rp. Pepsini	5,0	Acidi carbol.	aa 1,0
Acidi hydrochlor.		Aq. dest.	100,0

oder Salben:

Rp. Pepsini	10,0	Aq. dest.	10,0
Acidi carbol.	1,0	Eucerini	ad 100,0
Acidi hydrochl.	1,0		

Injektionen (Pepsin, Preglösung) wurden vielfach empfohlen, haben aber fast immer versagt. Dasselbe gilt von Jodiontophorese, Rhodankalium, Cholinchlorid, Pankreas-Dispert, Guttaplast, Kreosotölinjektionen, Trypsin, Ichthyolvasogenmassagen, Formalininjektionen usw.

Ist das Auseinanderweichen der Narben durch Muskelzug bedingt, so besteht nach der einfachen Narbenexzision die Gefahr des Rezidivs. Man muß daher vor allen Dingen auch die Muskel- und Fasziennarben herausschneiden und beide wieder exakt verschließen, so daß eine glatte Unterlage entsteht. Dann ist besonders darauf zu achten, daß die Hautnarbe möglichst nicht direkt über der Faszien- und Muskelnarbe zu liegen kommt, damit eine Verwachsung beider Narben möglichst nicht zustande kommt. Dazu sind gelegentlich kleine plastische Eingriffe, die eine Verschiebung herbeiführen, wünschenswert.

Zusammenfassend läßt sich sagen, daß bei hypertrophischen längsgestreckten Narben die Applikation von Radium dann angezeigt ist, wenn Abwarten und konservative Maßnahmen (Pepsin-Umschläge, Pankreasdispertsalben, Pflasterbehandlung u. ä.) nicht zum Ziele geführt haben. Mitunter vermögen vorsichtige und sachgemäße Massagen in Verbindung mit Wärmeapplikation in Form heißer Umschläge, Kataplasmen oder Diathermie, ferner hydrotherapeutische Prozeduren (Wechselduschen u. ä.) dicke Narbenstränge zum Verschwinden zu bringen; gewöhnlich müssen sich hierbei Patient und Arzt von vornherein mit Geduld wappnen. Der Erfolg tritt erst oft nach vielen Monaten ein. Selten führt ein Versuch mit Fibrolysineinspritzungen oder intrafokalen Injektionen von Pepsin-Presojodlösungen (mit Novocainzusatz) zu Verbesserungen; neben Kohlensäureschnee zeitigt mitunter auch die Behandlung mit Kohlensäureschnee-Aceton-Gemischen schöne Erfolge. Ebenso Bestrahlungen mit der Kromayerlampe. Manchmal läßt sich auch durch vorbeugende Maßnahmen eine unschöne hypertrophische Narbenbildung verhüten. Übungsbehandlung in Form von Sprachübungen sind häufig nach Hasenschartenoperationen erforderlich. Diätetische Vorschriften müssen von Kranken beobachtet werden, welche sich Faltenoperationen, Hängebrustplastiken und der Entfernung von Fettwülsten unterzogen haben. Man muß je nach dem verfolgten Zweck darnach trachten, daß der Kranke entweder auf seinem Gewicht bleibt oder aber sein Fettpolster durch eine entsprechende Ernährung anzureichern versucht. Daneben vermag eine sachverständige Organotherapie eine wertvolle Hilfe darzustellen.

Chirurgische Narbenverschönerungen machen sich hauptsächlich notwendig bei Narben nach Wunden, die auf dem Granulationswege geheilt sind und infolgedessen eine unregelmäßige Begrenzung besitzen oder tief eingezogen sind, was besonders dann vorkommt, wenn Teile der Unterlage (subkutanes Fettgewebe, Muskeln) verlorengegangen sind. Breite häßliche Narben nach ursprünglich einwandfreier Narbenversorgung kommen dann zustande, wenn Narben senkrecht oder schräg zu den Spannungslinien der Haut verlaufen oder gar wenn durch die schräg oder senkrecht zur Narbe verlaufende Muskulatur die Narbe unter dauernder Spannung steht. Schließlich wird häufig die Entfernung von Narbenkeloiden gewünscht. Am häufigsten werden Narbenverschönerungen im Gesicht, an den Händen und an den Armen in Frage kommen. Bei den Narben, deren Unschönheit durch Sekundärheilung bedingt ist, genügt im allgemeinen die einfache Ausschneidung der Narbe im Gesunden, falls sie nicht zu breit und nicht zu tief eingezogen sind. Läßt sich in solchen Fällen nach leichter Unterminierung der Wundränder ein Aneinanderlagern der Wundränder ohne Spannung erzielen, so kann eine strichförmige Narbe nach exakter Naht erreicht werden. Ist die Narbe zu breit, so daß eine Spannung der Wundränder beim Nahtverschluß befürchtet werden muß, so werden am zweckmäßigsten durch einen schräg angelegten Bogenschnitt, der möglichst in einer Hautfalte zu liegen kommt, ein oder zwei Hautlappen von der Unterlage in der Umgebung der Wunde abgelöst und über den Defekt verschoben. Unter Umständen müssen große, weit ausgreifende Bogenschnitte, wie sie z. B. ESSER bei der Rotation der Wange empfiehlt, angelegt werden. Häufig ist es nötig, auch sogenannte BUROWsche Dreiecke (s. Plastik, chirurgische) zu opfern. Genaue Vorschriften über die Verbesserung großer unregelmäßiger Narben zu geben, ist für den Einzelfall unmöglich. Hier muß ein sorgfältiger Operationsplan vor Beginn der Operation zugrunde gelegt werden. Handelt es sich um tief eingezogene Narben, so muß sich die Korrektur auch auf die Unterlage erstrecken. Das in die Tiefe reichende Narbengewebe muß vollständig entfernt und von der Unterlage abgelöst werden, um dann durch subkutane Nähte von Muskeln, Faszie oder auch nur Subkutangewebe eine neue glatte Unterlage für die Hauptplastik zu schaffen.

Was die Narben betrifft, deren Verbreiterung durch ihren Verlauf im Verhältnis zu den Spannungslinien der Haut bedingt ist, so ist häufig auch nach dem Herausschneiden solcher Narben nur vorübergehend ein Erfolg zu erwarten. Entschließt man sich in solchen Fällen doch zu einer Narbenexzision, so muß man zum mindesten eine sehr exakte Naht ausführen und die Nähte ziemlich lange liegen lassen. Da infolgedessen die Gefahr vieler häßlicher Stichkanalnarben droht, so ist eine möglichst exakte, mit feinstem Material ausgeführte Subkutannaht vorzuziehen. Genaueste Adaptierung der Wundränder wird dann durch einige Klammern besorgt.

S. auch Atrophie; Fibrolysin; Hydro- und Balneotherapie; Lidverletzungen; Massage; Nägel; Radium; Röntgen; Thiosinamin; Verbrennungen; Windpocken.

Narbenbruch, s. Bauchwand.

Narbenkontraktur. Flügelfellbildung. Nach Verletzungen, die mit ausgedehntem Verlust von Haut und Subkutangewebe einhergehen, besonders nach großen Lappenwunden, bei denen auch ein Teil des Lappens infolge mangelhafter Gefäßversorgung durch zu schmale Stiele verlorengegangen ist, aber auch nach ausgedehnten Schindungen mit starker Quetschung der Haut und Abstreifungen der bedeckenden Weichteile, die besonders an den Extremitäten, aber auch am Penis und Skrotum häufig zirkulär stattfinden, beobachtet man während der Heilung am leichtesten Narbenkontrakturen. Fast noch häufiger ist die Ursache ausgedehnter Hautverluste durch Verbrennungen bedingt. Ist der starke Hautverlust an den Extremitäten oder am Stamm in der Umgebung eines Gelenkes oder am Hals, so macht sich die Narbenkontraktur, wenn nicht rechtzeitig für Überhäutung in günstiger Stellung gesorgt wird, besonders unangenehm bemerkbar. Dasselbe gilt auch für ausgedehnte Verbrennungen der Gesichtshaut besonders in der Gegend der Mund-, Nasen- und Augenöffnungen. Es entstehen dabei die sogenannten *Flügelfellbildungen,* die in Form von oft dünnen, schlecht überhäuteten narbigen Strängen und Bündeln die Gelenke überspannen, die Beweglichkeit unter Umständen sehr wesentlich einschränken und dadurch, abgesehen von dem schlechten kosmetischen Resultat, auch schwere Funktionsstörungen herbeiführen können. Im Gesicht kommt es durch solche Narbenstränge zur Verziehung der Mundöffnung, der Nasenflügel und der Augenlider. Es ist unbedingt notwendig, bei solchen ausgedehnten Verletzungen, bevor das Stadium der narbigen Überhäutung großer Granulationsflächen eintritt, rechtzeitig chirurgisch einzugreifen.

An den Gelenkabschnitten der Extremitäten wird man den Zeitpunkt wählen, an dem die Infektionsgefahr vorüber ist, wenn es sich um verschmutzte Wunden handelt. Durch Bildung von Hautlappen in der Umgebung kann man bei sauberen Wunden nach Entfernung aller Hautteile, von denen man nach ihrem durch die Verletzung hervorgerufenen Zustand annehmen muß, daß sie zugrunde gehen, besonders die Wundflächen an den Beugeseiten mit gut ernährter Haut bedecken. Durch die Lappenverschiebung entstehen neue Wundflächen, sie werden in derselben Sitzung durch Transplantation nach THIERSCH gedeckt. Auf diese Weise wird die Gefahr der Flügelfellbildung an den Gelenken behoben, da die teilweise der Granulationsheilung zu überlassenden Wunden an die Extremitätenabschnitte zwischen die Gelenke verlegt werden.

Hat man die Hautüberpflanzung durch Stiellappen nicht primär vornehmen können oder stoßen sich nachträglich noch Hautstücke in den Gelenkumgegenden ab, so muß, wie schon oben bemerkt, die Granulationsbildung abgewartet werden, was immerhin einige Tage in Anspruch nimmt. Erst wenn man die Granulationsfläche für geeignet hält, transplantierte Haut aufzunehmen, wird jetzt entweder eine Lappenplastik aus der näheren oder weiteren Umgebung vorgenommen oder auch die Wundfläche möglichst lückenlos mit THIERSCHschen Lappen bedeckt. Da, wo widerstandsfähige Haut gebraucht wird, ist es zweckmäßiger, nicht nur Epidermislappen, sondern etwas dickere THIERSCHsche Lappen oder auch Krauselappen zu verwenden. Ist der rechtzeitige Hautersatz versäumt worden und sind starke Narbenkontrakturen im Gesicht oder gar Flügelfellbildungen am Halse, in der Gegend der Achselhöhle usw. eingetreten, so genügt es meist nicht, die Haut und die darunterliegenden Narbenstränge zu durchschneiden, da es sonst leicht von neuem zu schrumpfenden Narben kommt, sondern es ist am besten, diese Narbenstränge vollkommen herauszuschneiden, bis die darunterliegende Faszie bzw. Muskulatur normal erscheint und bis die Beweglichkeit des betreffenden Gelenkes nach allen Richtungen unbehindert ist. Erst dann darf der Hautersatz stattfinden und die oft recht große Wundfläche gedeckt werden. Verwendet man eine Lappenplastik, so muß bedacht werden, daß der Lappen erheblich größer geschnitten werden muß als der Defekt, und daß der Stiel eine gewisse Beweglichkeit erlaubt, um möglichst frühzeitig mit Bewegungen beginnen zu können. Ebenso muß man, wenn man die Transplantation zur Anwendung bringt, beachten, daß eine gewisse Neigung zur Schrumpfung der Transplantate besteht, abgesehen davon, daß immer mit einem gewissen Verlust des Transplantationsmaterials zu rechnen ist. Auch nach Transplantation muß die funktionelle Nachbehandlung so bald als möglich beginnen, d. h. sobald mit einer Anheilung der Lappen gerechnet werden kann; das ist in der Regel nach 4—5 Tagen der Fall.

Am Hals muß bei ausgedehnter Narbenkontraktur ebenso wie an den Gelenken eine Exstirpation aller Narbenstränge vorgenommen werden. Entstehen dabei mehrere streifenförmige Wundflächen mit schmalen, wenig veränderten Hautstreifen dazwischen, so ist es besser, auch diese zu entfernen und die Deckung der größeren Wundfläche durch einen ungeteilten Lappen vorzunehmen. Lappen zur Deckung der Halshaut können aus der Brust oder auch von den seitlichen Halsflächen gestielt zur Deckung verwendet werden. Auch Krauselappen sind zu empfehlen, wenn auch freilich in einem gewissen Prozentsatz mit einem Verlust des Transplantats zu rechnen ist.

Am schwierigsten sind ausgedehnte Narbenkontrakturen im Gesicht mit Verziehung der Mundöffnung, des Augenlids usw. zu behandeln. Unter größter Schonung muß hier die Ausschneidung der Narbenstränge vor sich gehen, um weder Facialisfasern noch Teile der mimischen Muskulatur zu zerstören. Ebenso muß auf den Ductus parotideus Rücksicht genommen werden. Sind die Augenlider teilweise oder ganz verlorengegangen, so muß zuerst für deren Ersatz gesorgt werden, um vor allen Dingen die Hornhaut zu schützen, was besonders bei Verlust des Oberlides in Betracht kommt und um Ektropionbildungen zu verhüten (s. Lidplastik). Ist die Zerstörung so groß, daß zum Ersatz eines Augenlides die Haut aus der näheren Umgebung nicht herangezogen werden kann (Schläfe, Stirn), so muß unter Umständen, besonders bei Verlust des Oberlides, eine Deckung durch einen ISRAELschen Lappen aus der Halshaut zum Schutz der Cornea verwendet werden. Zur kosmetischen Verbesserung ausgebildeter Narbenkontrakturen im Gesicht kommen die Verfahren zur Anwendung, die in den Abschnitten Lidplastik, Nasenplastik, Wangenplastik, Kinnplastik zusammengefaßt sind.

Narbenzeichen, s. Körperschönheit; Naturvölker; Tatauierung.

Narzissenblütenöl, Oleum Narcissi. Blütenöl einer Narzissenart, das als echtes Blütenöl in Grasse hergestellt wird. Auch Kunstprodukte werden häufig benützt. Ein sehr ähnliches Öl ist das Jonquilleblütenöl einer anderen Narzissenart (s. dort).

Nase, kosmetische Chirurgie.

Allgemeines.

Statik der Nase. Unerläßliche Voraussetzung sowohl für ein richtiges Verständnis der Nasendeformitäten als auch für die Ausführung kosmetischer Nasenoperationen ist eine genaue Kenntnis der anatomischen und statischen Verhältnisse der Nase (s. Abb. 1 u. 2). Die Nase hat die Gestalt einer dreikantigen, oben (Nasenwurzel) abgeschnittenen Pyramide. Für die *Profillinie* ist in

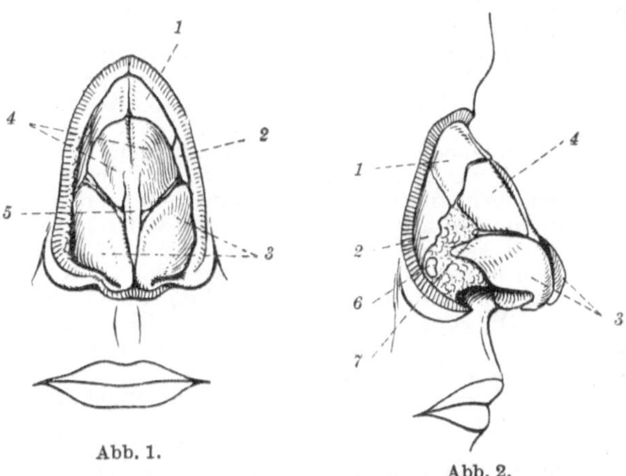

Abb. 1. Abb. 2.

1 Os nasale, *2* Proc. front. maxillae, *3* Cartilago alaris major, *4* Cartilago nasi lateralis, *5* Cartilago septi nasi, *6* Cartilago alaris minor, *7* Cartilago sesamoidea.

erster Linie das knöcherne und knorpelige Septum, in zweiter Linie die knöchernen Seitenwände (Nasenbein und Oberkieferfortsatz) bestimmend. Während im Bereich des oberen Abschnittes bzw. knöchernen Gerüstes die Seitenwände allein ohne die Septumstütze die Profillinie zu halten vermögen, ist im mittleren Abschnitt der vordere Septumrand unentbehrlich. Für die Statik der Nasenspitze sind die Nasenflügel- bzw. Spitzenknorpel (4) bestimmend. Insbesondere kommt dem septalen Abschnitt der Flügel- bzw. Spitzenknorpel (Crus mediale cartil. alaris) die wichtige Aufgabe einer Stützung der Spitzenprominenz zu. Die Flügelknorpel bilden nicht etwa die Nasenflügel bzw. sind diesen eingelagert, sondern die Nasenflügel sind an dem Knorpel „aufgehängt"; der Vorschlag von JOSEPH, an Stelle der Bezeichnung „Flügelknorpel" entsprechend einer Anregung H. VIRCHOWS von Spitzenknorpel (Cartilago apicis) zu sprechen, erleichtert das Verständnis für die dem Spitzenknorpel zukommende statische Aufgabe. Die Seitenwandknorpel (Cartilagines laterales triangulares) sind keine selbständigen Gebilde, sondern bilden mit dem viereckigen Septumknorpel (Cartilago quadrangularis septi nasi) eine Einheit: die Seitenwandknorpel sind flügelartige Fortsätze des Septumknorpels. — Nomenklatur: Nasenwurzel: Grenze zwischen Stirn und Nasenrückenbeginn; Nasenbasis: Verbindungslinie der Ansatzstelle beider Nasenflügel; Profillinie: Grenzlinie der in Seitenansicht betrachteten Nase von Nasenwurzel bis zur Nasenspitze.

Nasenformen. Die Gesamtphysiognomie und der ästhetische Eindruck eines Gesichts wird zum großen Teil mitbestimmt durch die Form der Nase. In dem von Malern und Bildhauern für eine harmonische Gesichtsbildung aufgestellten „Kanon" kommt der Profillinie der Nase und dem Winkel, den diese Profillinie mit der Stirnkinnlinie bildet, eine sehr wesentliche Rolle zu. Bei der griechischen Nase ist dieser Winkel sehr klein oder fast ausgeglichen, indem der ganz grade Nasenrücken und die Stirn in einer Linie verlaufen; bei der römischen Nase ist zwischen dem etwas konvexen Nasenrücken und Stirnansatz eine mehr oder weniger tiefe Einsenkung vorhanden.

Auch für die Wissenschaft der Rassenkunde bildet die Nasenform ein Objekt sorgfältiger Studien und Messungen. Denn für die Schädelverhältnisse, denen in dieser Wissenschaft eine große Rolle zukommt, ist das Verhältnis der Nase zum übrigen Gesichtsskelett und der einzelnen Nasenteile zueinander von oft ausschlaggebender Bedeutung. Nach dem aus der Relation von Nasenbreite zu Nasenlänge errechneten „*Nasenindex*" unterscheiden die Anthropologen *Leptorhine* (Schmalnasige), *Mesorhine* (Mittelnasige) und *Platyrhine* (Breitnasige). Die Europäer sind meso- bis leptorhin, die schwarzen Rassen sind platyrhin.

Ausgesprochene angeborene Mißbildungen der Nase sind, wenn wir von nicht lebensfähigen Monstruositäten absehen, die in den pathologisch-anatomischen Museen aufbewahrt werden, recht selten; meist handelt es sich um seichte oder tiefgehende Spaltbildungen in der Mittellinie der Nase oder im Nasenflügel, die oft mit anderen Mißbildungen, wie Spaltung der Oberlippe, zusammen vorkommen. Hierher gehört auch der — ebenfalls sehr seltene — angeborene Verschluß der Nasenlöcher.

Nun gibt es eine große Anzahl von angeborenen Abweichungen von der normalen Nasenform, die nicht nur dem Gesicht den Stempel der Häßlichkeit aufdrücken, sondern die, wenn sie auffallend sind, den Träger einer solchen Nase in hohem Grade sozial beeinträchtigen können, ihn zur Zielscheibe des Spottes machen und in seiner Berufstätigkeit schwer schädigen. So kann — um nur einige derartige Abweichungen von der normalen Nasenform anzuführen, die Nase abnorm konvex sein, einen großen Höcker haben, sie kann durch abnorme Länge oder Breite entstellend wirken, die knöcherne oder knorpelige Nase oder nur die Nasenspitze können schief stehen, d. h. von der Mittellinie abweichen, es können die Nasenflügel abnorm vorgewölbt sein, zu hoch oder zu tief stehen, es kann die Nasenspitze zu weit hervorragen oder zurückstehen. Diese Abweichungen von der Norm, die durchaus nicht immer schon bei der Geburt oder in der Kindheit vorhanden zu sein brauchen, sondern sehr oft sich erst in späterer Zeit, in den Entwicklungsjahren oder noch später bemerkbar machen, können sich zum Teil miteinander kombinieren.

Wenn eine Korrektur solcher verbildeter Nasen gewünscht wird, so ist dies durchaus nicht immer als ein Ausfluß der Eitelkeit aufzufassen; in sehr vielen Fällen handelt es sich vielmehr um eine Frage, die für die soziale Stellung des Patienten, ja für sein ganzes Lebensglück entscheidend werden kann. Die in den Zeitungen angepriesenen sogenannten „*Nasenformer*" und sonstige nichtchirurgische Maßnahmen sind völlig nutzlos. Im übrigen kann eine wirkliche dauernde Verbesserung der Nasenform nur erreicht werden durch die operative Nasenplastik, wie sie in den letzten Jahrzehnten, besonders durch die Bemühungen von J. JOSEPH, zu großer Vollendung gebracht worden ist.

Leider kommt es noch immer vor, daß eine besonders häßliche Nase ohne Rücksicht auf den zu erwartenden Gesamteindruck des Gesichtes operiert wird. Es wird sich empfehlen, vor jeder Nasenplastik Photographien anzufertigen, in die man die beabsichtigte Nasenkorrektur hineinretuschiert; bei schwierigeren Fällen sind mehrere Gipsabgüsse des ganzen Gesichtes anzufertigen und die vorteilhafteste Nasenform zu studieren.

Vorbereitung, Ausführung, Komplikationen und Prognose kosmetischer Nasenoperationen. Sowohl der Ersatz partieller und totaler Nasendefekte als auch die Formkorrektur abnorm gestalteter Nasen stellen den Operateur vor eine äußerst verantwortungsvolle, zugleich aber auch sehr dankbare Aufgabe. Dank der wohlentwickelten, speziellen Technik ist man heute imstande, jeden Nasendefekt und jede Formanomalie in ästhetisch und funktionell hervorragender Weise zu beheben. Voraussetzung hierfür ist eine durch praktische Tätigkeit gewonnene und nicht durch Literaturstudium zu erwerbende, absolute Beherrschung der speziellen Technik und ein gewisses Maß künstlerischer Begabung. Mitbestimmend für den Zeitpunkt und die Wahl der Operationsmethode ist auch die allgemein-körperliche Verfassung des Patienten; insbesondere ist ein Augenmerk auf den Kreislauf, rezente oder frühere Syphilisinfektion und tuberkulöse Erkrankungen zu richten.

Ihrer Genese nach unterscheidet man zwei Gruppen von Nasendeformitäten; Gruppe 1 umfaßt jene Fälle, bei denen die Nasenkonfiguration als solche erhalten ist, jedoch durch in der Individualität des Patienten gelegene Faktoren, Entwicklungsstörungen, Krankheitsprozesse oder stumpfe Traumen von dem ästhetischen Normbegriff abweicht; zu Gruppe 2 gehören jene Fälle, bei denen die Formanomalie durch den Verlust mehr oder weniger beträchtlicher Teile der äußeren oder inneren Nase bedingt oder die Nase total in Verlust gegangen ist. Das Hauptkontingent der unter vorwiegend ästhetischen, seltener funktionellen Gesichtspunkten unternommenen Nasenoperationen betrifft Gruppe 1, während die in Gruppe 2 rubrizierten Fälle (partielle oder totale Nasendefekte) unter den Begriff der Wiederherstellungschirurgie im engeren Sinn fallen. Bei jeder Nasenplastik ist der übergeordnete, zur Deformität führende Prozeß zu berücksichtigen; dies trifft insbesondere für die Syphilis (kongenitale Sattelnase, tertiär-luetische Nasendefekte) und die Tuberkulose (Lupus) zu. Bei ersterer hat der Operation eine genügende antiluetische Behandlung vorauszugehen, und bei letzterer ist jede Ersatzplastik solange kontraindiziert, als nicht die tuberkulöse Erkrankung der Haut, des Knochens und ganz besonders der Schleimhäute sicher und längere Zeit ausgeheilt ist. Abgesehen davon, daß eine ungenügende Vorbehandlung in beiden Fällen für das Gelingen der Plastik eine erhöhte Gefahrenquote bedingt, muß bei tuberkulösen Individuen mit einer Neigung zu hypertrophischer Narbenbildung gerechnet werden. Strikte Kontraindikationen zur Vornahme von auch die Schleimhaut der Nase miteinbeziehenden Operationen sind akut-katarrhalische oder purulente Erkrankungen der Nase selbst und ihrer Nebenhöhlen. Sämtliche kosmetische Nasenoperationen, einschließlich der totalen Nasenplastik, lassen sich in örtlicher Betäubung durchführen; eine Allgemeinnarkose kommt nur für wenige Sonderfälle in Betracht (z. B. Kinder bei Doggennasenkorrektur

u. a.). Abgesehen von der besseren Wahrung der Asepsis, bietet auch sonst noch für die technische Durchführung (Infiltration und dadurch leichtere Trennbarkeit der Grenzschichten) des Eingriffes die Lokalanaesthesie mit 1—2%iger Novokainlösung (mit Adrenalin- oder Suprareninzusatz) nicht zu unterschätzende Vorteile. Die Anaesthesierung der Nasenhaut und des äußeren Periostes erfolgt von außen durch Um- und Unterspritzung; die Schleimhaut und das innere Periost werden vom Vestibulum aus anaesthesiert. Werden die Übergangsstellen zur Wange in den operativen Eingriff miteinbezogen, so empfiehlt sich, von der Leitungsanaesthesie des Nervus infraorbitalis (unterer Orbitalrand) Gebrauch zu machen.

Die Desinfektion des Operationsterrains geschieht im Bereiche der äußeren Nase nach Benzin-Aether-Reinigung mit Alkohol. Im Cavum nasi werden die Haare mit der Schere gekürzt, die Schleimhaut mechanisch mit Kochsalzlösung gereinigt und $^1/_2$ Stunde vor der Operation ein in $1^0/_{00}$iger Sublimat- oder Oxyzyanatlösung getränkter Mullstreifen eingelegt. Manche Autoren verzichten auf jegliche desinfektorische Maßnahme und begnügen sich, unter dem Hinweis, daß eine Oberflächendesinfektion in der Nase illusorisch sei und daß dem Nasensekret bakterizide Eigenschaften zukämen, mit einer groben mechanischen Reinigung.

Sofern nicht besondere Bedingungen vorliegen (Spaltbildungen, Schiefnase), sollen kosmetische Nasenoperationen am noch im Wachstum begriffenen Patienten nicht vorgenommen werden; dies gilt insbesondere für nasenverkleinernde und das Nasengerüst miteinbeziehende Eingriffe. Im allgemeinen soll man 16 Jahre als untere Grenze wählen.

Die Korrektur von Formanomalien kann endonasal oder extranasal vorgenommen, bzw. es können beide Methoden miteinander kombiniert werden. Obgleich gegen die prinzipiell endonasale Vornahme berechtigte Einwände erhoben worden sind, hat sich dieselbe als das häufiger benützte Vorgehen eingebürgert. Bei sachgemäßer Technik hinterläßt jedoch auch die extranasale Methode kaum auffällige Narben.

Jede Formanomalie muß vor der Operation eingehend analysiert und der Operationsplan festgelegt werden; sehr häufig sind mehrere Anomalien miteinander kombiniert, wodurch man genötigt ist, diesem Umstand durch Anwendung verschiedener Operationsmethoden Rechnung zu tragen.

Komplikationen sind bei richtiger Technik selten. Von unmittelbar an die Operation sich anschließenden Komplikationen seien erwähnt: postoperatives Ödem des Gesichtes, Temperatursteigerungen bis 38⁰. Diese stellen für gewöhnlich kein alarmierendes Symptom dar. Fälle von Meningitis als Folge endonasaler Eingriffe sind bekanntgeworden, doch stellt dies eine äußerst seltene, weniger der Methode als solcher als der Technik zur Last fallende Komplikation dar. Eine Ausstoßung körperfremder Implantate (Elfenbein bei Sattelnasenkorrektur) ist ebenfalls selten, meist ebenfalls auf eine fehlerhafte Technik zurückzuführen. Das gleiche gilt für eine übermäßige Schrumpfung des transplantierten Lappens bei Defektplastiken.

Spezielles.

1. *Hypertrophien der Nase.*

Übergeordnete Krankheitsursachen: *Akromegalie* führt u. a. zu Größenzunahme der Nase. Eine Indikation zu einem auf eine Verkleinerung der Nase hinzielenden kosmetischen Eingriff wird man im Hinblick auf das Grundleiden entweder gar nicht oder nur in den seltensten Fällen sehen können. Immerhin hat JOSEPH eine Nasenverkleinerung wegen Akromegalie vorgenommen (s. Nase, zu große).

Lokale Krankheitsursachen: a) *Rhinophyma* (s. Rosacea).

b) *Geschwülste der äußeren Nasenhaut* können je nach Sitz und Größe eine sehr beträchtliche Entstellung bedingen. Am leichtesten lassen sich die durch Fibrome bedingten Hauthöcker entfernen. Hat man die meist erbsengroße Geschwulst exzidiert und den Defekt durch Naht geschlossen, so empfiehlt sich eine prophylaktische Röntgenbestrahlung, da die Narben nicht selten hypertrophisch werden. Will man auf eine strichförmige Narbe verzichten, dann genügt die flache Abtragung des Fibroms in der Ebene der Hautoberfläche mit nachfolgender Kauteranwendung. Nur bei dunkel pigmentierten Personen darf man sich dieses Verfahrens, ebenso wie des Gebrauchs der Elektrolyse und der Kaltkaustik nicht bedienen, da zwar glatte, nicht gerötete und im Hautniveau liegende, jedoch depigmentierte Narben resultieren. — *Gefäßmäler* (Haem- und Lymphangiome): Die Art des operativen Vorgehens richtet sich nach Größe und Sitz der Geschwulstbildung. Flache, kaum oder nur wenig das Hautniveau überragende und in ihrer Ausdehnung begrenzte, kutane und subkutane Haemangiome werden entweder mittels Kohlensäureschnee oder Koagulation vom Rande her gegen das Zentrum zu verödet; stets hinterbleibt eine mehr oder weniger auffällige Narbendepression. Bei sachgemäßer Kohlensäureschneebehandlung entstehen relativ zarte und wenig störende Narben. Man versuche nicht zu viel auf einmal zu erreichen, sondern verteile den Eingriff auf viele Sitzungen mit größeren Zwischenräumen; die aufgewendete Geduld belohnt sich durch eine schönere Narbenbildung. Ein weiterer Nachteil der nach Kaustik zurückbleibenden Narben ist mitunter deren stärkere Pigmentation. Wenn auch die Hyperpigmentation mit der Zeit weniger auffällig wird, so muß doch mit dieser Tatsache gerechnet und dies dem Kranken vorher mitgeteilt werden. Bei großen kavernösen Haemangiomen wird vielfach die Verödung mittels in die Geschwulst von einer kleinen Hautinzision aus nach allen Richtungen eingestochenen *Magnesiumpfeilen* (PAYR, s. Magnesium) empfohlen; auch dieses Verfahren verlangt eine lange Behandlungszeit. Die Einspritzung intimaschädigender Substanzen (70 bis 80% Alkohol, 1% Chlorzinklösung, 15% Chinin-Urethanlösung) führt mitunter zu sehr schönen Resultaten; anderseits kommt es hiernach aber auch bisweilen zu schwer heilenden Exulzerationen, Sekundärinfektionen und häßlicher Narbenbildung. Vielfach gelingt es, durch die Verödung und damit bindegewebige Umwandlung das Haemangiom erst operationsreif zu machen. Das fibröse Gewebe wird exstirpiert und der Defekt plastisch gedeckt. Ist die Möglichkeit einer primären Totalexstirpation der Geschwulst gegeben, so wird die Deckung des Defektes durch einen gestielten oder freien Lappen vorgenommen. Tiefgreifende und perforierende Kavernome des Schädels können nicht mit dem Messer angegangen werden. Ferner zieht man bei Kindern unblutige Methoden vor. Obwohl die Exstirpation, welche mit Hilfe ringförmiger Kompressorien zur Verminderung der Blutung durchgeführt wird, der größere Eingriff ist und unter Umständen im Gesicht neue Narben setzt, so ist das Endresultat doch kosmetisch weitaus schöner, als wenn man sich lediglich auf die Verödung beschränkt. In manchen Fällen muß die ganze äußere Haut der Nase abgetragen und plastisch ersetzt werden; bei einem erheblichen Übergreifen der Geschwulst auf die Wange sind der primären Plastik Grenzen gezogen. Hier müssen unter Umständen verschiedene Verfahren kombiniert werden. Die Blutung bei der Totalexstirpation kavernöser Angiome ist meist sehr beträchtlich, sofern man nicht weit im Gesunden operiert oder vorher die Umgebung durch eine Matratzennaht abriegelt oder eine Ligatur der zuführenden Gefäße (Art. angularis aus der Art. max.) außerhalb des eigentlichen Herdes vornimmt. Um die Blutung zu verringern, kann man sich nach dem abgrenzenden Hautschnitt zur Entfernung des Haemangioms auch des elektrischen Messers bedienen und den Defekt erst später durch eine Lappenplastik decken. Häufig sind die Haemangiome gleichzeitig auch Lymphangiome. Die reinen *Lymphangiome* geben der Nase ein eigentümlich schwammiges Aussehen. Hinsichtlich der Therapie gilt das gleiche. Entfernt man ein Lymphangiom nur partiell, so bleibt ein langdauernder Lymphfluß mit Fistelbildung zurück. Im allgemeinen ist die Nase nur selten Sitz von Lymphangiomen. Zur völligen Exstirpation eignen sich nur die abgekapselten, zystischen, nicht dagegen die einfachen und kavernösen Formen. Aus diesem Grunde ist nach LEXER an Stelle der chirurgischen Entfernung, welche außer den Lymphfisteln in hohem Maße die Gefahr von Infektionen mit sich bringt, die Verödungstherapie vorzuziehen. „Sehr häufig wiederholt, bringen sie wenigstens stellenweise Schrumpfung zustande." — *Hauthörner.* Bei kleinen Exemplaren genügt die ovaläre Exzision mit nachfolgender Naht oder Hautplastik und prophylaktischer Röntgenbestrahlung. Von den *malignen Neoplasmen* nehmen die *Hautkrebse* zahlenmäßig die erste Stelle ein. Die Wahl der zu ihrer Entfernung geeigneten Methode hängt von Sitz, Größe und Charakter der Neubildung ab. Im Vordergrunde steht zunächst die radikale Entfernung des Hautkrebses, erst in zweiter Linie kommt die Frage nach kosmetischen Gesichtspunkten, soweit sie die Deckung des entstandenen Defektes betreffen: die Methodik liegt zwischen tiefer Exkochleation der auf dem Boden von senilen Keratomen entstandenen, meist relativ gutartigen Epitheliome mittels scharfen Löffels und nachfolgender Röntgenbestrahlung bis zu der Abtragung mehr oder weniger großer Teile der Nase einschließlich Gerüst und anschließender größerer Defektplastik. Bei *Sarkomen, Chondromen* u. ä. tritt ebenfalls die radikale Entfernung des Tumors vor die kosmetische Frage. Vorsicht ist bei den in der Medianlinie der Nase nahe der Nasenwurzel gelegenen Tumoren mit glatter Hautoberfläche am Platz: es kann sich sowohl um eine *Dermoidzyste* als auch um eine nasofrontale bzw. nasoethmoidale *Enzephalozele* handeln. Ehe an die Entfernung einer solchen Geschwulst herangegangen wird, ist unbedingt die Diagnose über die Natur des betreffenden Tumors zu sichern.

Schließlich sind noch die *Fremdkörpergranulome* und *Paraffinome* zu nennen. Therapie bei ersteren: Exkochleation oder Exstirpation. Die Entfernung älterer Paraffinome ist äußerst schwierig; eine völlige Entfernung gelingt nur bei äußerer Schnittführung; der Defekt ist durch eine entsprechende Lappenplastik zu decken (buccaler oder frontaler Lappen). Eine endonasale oder wenigstens subkutane Entfernung des Paraffindepots, bzw. der an seine Stelle getretenen Bindegewebsproliferation ist nur in den Fällen möglich, bei denen die Paraffinome entweder jüngeren Datums, einigermaßen scharf abgegrenzt und noch nicht nach der Hautoberfläche mit Fistelbildung durchgebrochen sind.

2. *Abnorme Länge und Größe der Nase als alleiniger Gestaltfehler oder häufiger mit anderen Deformitäten der Nase* (Höckerbildung, hängendes Septum u. a.) *kombiniert.*

Die Verkleinerung der Nase sowohl der Länge als auch Höhe nach kann intra- und extranasal vorgenommen werden. Extranasale Operationsmethoden wurden bereits vor 30 Jahren an der BERGMANNschen Klinik mit gutem kosmetischen Erfolg angewandt (LEXER). Die Verkürzung der zu langen Nase wird durch eine keilförmige Exzision (durch die ganze Dicke der Nase) und nachfolgende Wundrandvereinigung erreicht. Die Exzision zieht von der vorderen Nasenflügeleinsenkung der einen Seite über den Nasenrücken zu jener der anderen Seite. Genaue Adaption der durchschnittenen Knorpel (Septum, Seitenwand) und Haut sichert fast unsichtbare Narben; die Tamponade der Nasenhöhle hat die Aufgabe, die Knorpel in ihrer richtigen Stellung zu fixieren. Ist die Nase zugleich zu hoch, so schneidet LEXER einen Keil aus dem Septum aus, dessen Basis in der Haut und dessen Spitze weit nach oben reicht. Nach Naht des Defektes wird die Entfernung Nasenspitze-Nasenflügelansatz dadurch verringert, daß mittels gebogener Schere der Nasenflügel genau in seiner Ansatzfurche abgetrennt und durch Resektion eines gebogenen Streifens verkürzt wird. Ist auch der knöcherne Rücken zu hoch, so erfolgt dessen Abtragung von einem über die Mitte des Nasenrückens geführten Längsschnitt aus. Entfernung der zu weit gewordenen Haut nach LEXER. Demgegenüber verzichtet JOSEPH bei seinen endonasalen Methoden auf eine Entfernung der äußeren Nasenhaut, weil sich diese bald dem verkleinerten Gerüst glatt anlegt. Die intranasale Verkürzung nach JOSEPH nimmt in der ersten Phase eine Kürzung des Septums vor und in der zweiten die Verkürzung der Seitenwände. *Septumverkürzung:* Loslösung der Haut vom Nasenrücken von dem bei der Höckerabtragung (s. dort) beschriebenen Kardinalschnitt, dann Umschneidung des unteren Randes des viereckigen Nasenscheidewandknorpels im Bereiche des Septum mobile. Durch Seitwärtsdrängung und Hochstülpung der auf diese Weise mobilisierten Nasenspitze samt Flügelpartie springt der Scheidewandknorpel in eines der Nasenlöcher vor. Die Abtragung des Knorpels geschieht mittels gerader, kräftiger Schere um das zur Kürzung erforderliche Stück. Die Verkürzung der Seitenwände kann ebenfalls intranasal oder auch extranasal mittels Nasenflügelrandresektion vorgenommen werden. Für die *intranasale Verkürzung der Seitenwände* kann man sich zweier Methoden bedienen: I. Methode: Mittels stark gekrümmter Schere wird der untere, durch Hoch- und Seitlichdrängung der mobilisierten Spitzenpartie deutlich hervortretende, dreieckige Seitenwandknorpel in seinem unteren Abschnitt samt Schleimhaut entsprechend gekürzt (Abb. 3). II. Methode: Wegnahme des ganzen Spitzenknorpels einschließlich seines septalen Abschnittes (Crus mediale), soweit er unterhalb der Resektionslinie des viereckigen Scheidewandknorpels liegt. Abb. 4 illustriert die Schnittführung. Eine *extranasale Kürzung der Seitenwände* im Bereiche der Nasenflügel darf nur dann vorgenommen werden, wenn die Nasenlöcher groß oder zumindest normal befunden werden; andernfalls ist durch die Narbenretraktion eine auffällige Verkleinerung der Nasenlöcher zu befürchten.

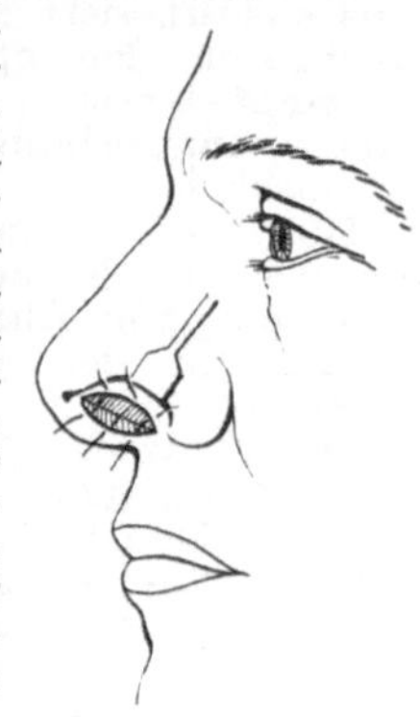

Abb. 3.

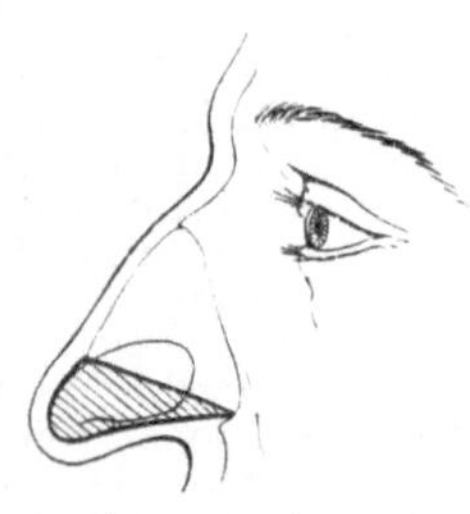

Abb. 4.

Die mondsichelförmige Schnittführung zeigt Abb. 57 unter Nasendefekte, partielle Nasenflügel. Um die Nahtlinie nicht direkt auf den freien Flügelrand zu legen, führt der Resektionsschnitt auf der Innenfläche etwas höher als außen; hierdurch gelingt eine Umsäumung und Verlegung der Nahtlinie auf die Innenseite und dadurch völliges Unsichtbarwerden der Narbe. Bei abnormem Tiefstand des labilen Septumteiles empfiehlt JOSEPH die totale oder partielle Abtragung der Spina nasi anterior inferior mittels Meißel oder kurzer Septumsäge; dieser Eingriff wird von dem hinteren Endpunkt der Umschneidung des viereckigen Scheidewandknorpels aus vorgenommen.

3. *Breitnase.*

Der Eindruck einer abnorm breiten Nase kann durch anatomisch verschiedenartige Bedingungen erweckt werden. Die Festlegung des Operationsplanes wird durch eine genaue Analyse der die auffällige Verbreiterung der Nase bedingenden, anatomischen Verhältnisse bestimmt. Neben der Breite der Nase sind deren Höhe, der Verlauf der Profillinie und der Sitz der Verbreiterung (in toto, obere Hälfte, untere Hälfte) zu beachten. Auf diese Weise gibt sich die wahre Struktur der den Eindruck einer Breitnase machenden Deformität als Flach- oder Plattnase, Sattelnase, abnormer Breitstand oder Flachheit der Flügelpartien ohne Verbreiterung des knöchernen Gerüstes, zurückweichende Spitzenpartie oder als Breitnase im engeren Sinne mit Verbreiterung des knöchernen Gerüstes zu erkennen.

Korrektur der knöchernen Breitnase: Knöcherne Breitnase selten als alleinige Deformität; weitaus häufiger Teilerscheinung bei abnormer Größe der ganzen Nase mit oder ohne Höckerbildung, traumatischer Sattelnase. Prinzip der Korrektur: Durchtrennung der Maxillarfortsätze und Verlagerung der mobilisierten Nasenseitenwand gegen die Medianlinie hin. Die Durchtrennung der Maxillarfortsätze kann extra- und intranasal vorgenommen werden. Letztere Methode wurde von TRENDELENBURG zuerst angewendet und später von JOSEPH weiter ausgearbeitet.

1. Extranasale, subkutane Durchtrennung der Maxillarfortsätze: Einschnitt von zirka 1 cm Länge entlang des Nasenflügelansatzes bis auf das Periost; Abhebung des Periosts mittels schmalen Raspatoriums längs der Linie AB (s. Abb. 5). Subperiostale Durchtrennung des Knochens mittels Säge oder Meißels. Die Orbita ist durch Aufsetzen des 4. und 5. Fingers bzw. des Daumens der linken bzw. rechten Hand zu schützen. Handelt es sich um eine isolierte Verbreiterung der knöchernen Nase, so muß zur Mobilisation der Seitenwand dieselbe beiderseits in der Linie CD nahe der Mittellinie durchtrennt werden. Dies geschieht bei extranasalem Vorgehen von einem etwa 1 cm langen Medianschnitt in der Gegend über der zu durchtrennenden Knochenlinie. Durch Fingerdruck kann man sich von der völligen Mobilisation auf Grund des Federns der durchtrennten Maxillarfortsätze überzeugen. Drehpunkt ist die Knochensutur des Processus nasalis des Stirnbeins. In dieser Linie erfolgt die Infraktion und damit die Verschiebung der seitlichen Nasenwände gegen die Mitte zu. Die Infraktion beiderseits kann entweder mittels Daumendruckes der festaufgesetzten Hand erfolgen oder mittels des JOSEPHschen Rhinoklasten. Naht der Hautwunde. Nachbehandlung s. bei endonasaler Korrektur der Breitnase. LEXER legt zur Verschmälerung der ganzen Nase einen Längsschnitt von der Wurzel bis zur Spitze an, löst die Haut samt Unterhautgewebe bis zum völligen Freiliegen der oberen Hälfte des Knochengerüstes und der medialen Ränder der zu weit auseinanderstehenden Flügelknorpel und trägt die seitlichen Überschüsse (aus den Ossa nasalia und Processus nasales) ab. Der Übergang zwischen Knochen und Knorpel wird mit einem feinen Knochenmesser geglättet; Periostfetzen dürfen auf keinen Fall stehen bleiben. Ist die Rinne des medialen Knorpels zu breit, so werden die Außenkanten flach abgetragen; bei zu flachen Seitenplatten: beiderseits der Kante Inzisionen durch den Knorpel und durch Zusammenpressen steile Aufstellung. Erhebt sich hierbei der vordere Rand über Nasenrückenhöhe, so wird er abgetragen. Den medialen Rand der Flügelknorpel trägt LEXER nur dann ab, wenn er zu wulstig und unregelmäßig vorspringt. Durch 2—3 Katgutfäden werden die abnorm auseinanderstehenden Ränder der Flügelknorpel zusammengezogen; hierdurch wird die Spitze verschmälert und gewinnt die knorpelige Nase an Profilhöhe. Genaueste Blutstillung; Druckverband mit Hilfe von zwei durch Heftpflaster fixierten, abgeflachten Flaschenkorkeln. Bei lediglich zu breitem, knöchernem und meist auch zu tiefem Rücken empfiehlt LEXER nach vorheriger seitlicher Abtragung die Einlagerung einer entsprechenden Knorpelspange.

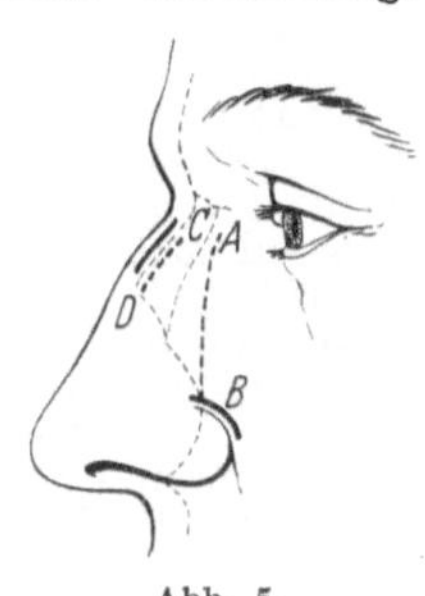

Abb. 5.

2. Die intranasale Korrektur der knöchernen Breitnase nach JOSEPH: Einstich in den Recessus lateralis des Vestibulum nasi mittels zweischneidigen, geraden Plastikmessers bis auf den Knochen des Maxillarfortsatzes. Abheben des Periosts mittels winklig abgeknickten Raspatoriums. Die Durchtrennung des Knochens in dieser Linie erfolgt unter den gleichen Kautelen wie bei extranasalem Vorgehen mittels Meißels oder, technisch leichter, mittels winklig abgebogener Säge (s. Abb. 6); für die rechte Seite ist die Säge nach rechts und für die linke Seite nach links von der Führungslinie abgewinkelt. Um die Einführung der Säge zu erleichtern und eine Verletzung der Haut in der Umgebung der Inzision zu verhindern, hat JOSEPH ein eigenes Führungsinstrument angegeben. Liegt eine Verbreiterung der knöchernen Nase als alleinige Deformität vor, so muß wie beim extranasalen Vorgehen die Seitenwand nahe der Medianlinie beiderseits durchtrennt werden. Dieser Eingriff wird technisch genau wie die Höckerabtragung vorgenommen (s. Technik unter Höckernase). Bei gleichzeitigem Vorhandensein einer Höckernase wird die völlige Mobilisation durch den zur Entfernung des Höckers erforderlichen Sägeschnitt erreicht. Infrangieren der mobilisierten Seitenwände. Nachbehandlung: Um die dauernde Verlagerung der Seitenwände gegen die Mittellinie zu gewährleisten, müssen sie durch eine entsprechende Vorrichtung eine Zeitlang in dieser korrigierten Stellung gehalten werden. Hiermit soll jedoch nicht vor dem 10.—12. Tage nach der Operation begonnen werden; andernfalls kann es infolge des ausgeübten Druckes zu einer periostalen Wucherung und einer bleibenden Verdickung kommen. Hat man nicht den eigens für diesen Zweck von JOSEPH angegebenen Nasenklam-

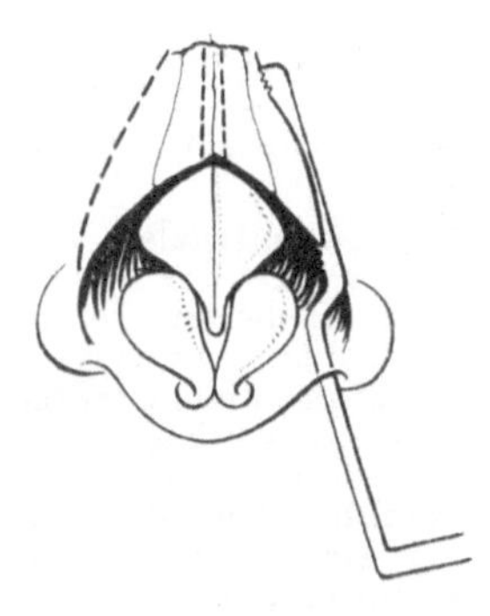
Abb. 6.

merapparat (zu beziehen durch Pfau-Berlin) zur Hand, so genügt auch die durch zwei der Seitenwand der Nase angelegte und mit Leukoplast fixierte Korke ausgeübte Druckwirkung (LEXER). Der Klammerapparat soll nach Vorschrift von JOSEPH etwa 6 Wochen lang täglich abends zirka 1 Stunde lang getragen werden. Die Abschwellung der Nase wird hierdurch etwas verzögert, so daß der endgültige Operationseffekt erst etwa 8 Wochen nach der Operation zu beurteilen ist.

4. *Höckernase.*

Abnorm konvexe Profilierung der Nase. Meist sitzt die Höckerbildung in der Medianlinie der Nase, nur selten im Bereiche der seitlichen Nasenpartien. Vorwiegend sind Knochen und Knorpel gemeinsam an der Höckerbildung beteiligt, doch gibt es auch nur vom Knochen oder nur vom Knorpel unterlagerte Höckerbildungen. In den meisten Fällen besteht die Korrektur der Höckerbildung in einer Abtragung der prominenten Teile und damit Annäherung an ein geradliniges Profil. Bei geringgradiger Höckerbildung

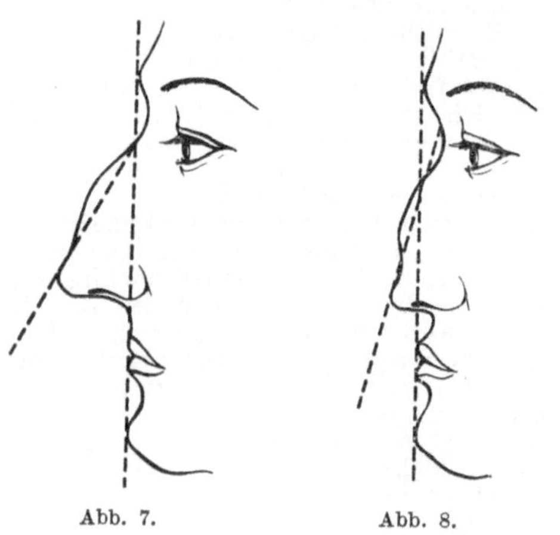

Abb. 7. Abb. 8.

genügen bisweilen Vorsetzung der Spitzenpartie und Verkürzung der Nase durch keilförmige Septumresektion. Insbesondere kommt diese Methode dann in Betracht, wenn durch die Höckerabtragung infolge zu wenig prominenter Spitze der ästhetische Profilwinkel zu klein werden würde (s. Abb. 7 u. 8). Und schließlich können in Grenzfällen beide Methoden miteinander kombiniert werden: Höckerabtragung und Vorsetzung der Spitze. Das bei der Knorpelresektion gewonnene Material dient hierbei der Ausfüllung von Profileinsenkungen, welche oberhalb des Spitzenteiles nach Höckerabtragung und Vorsetzung der Spitze zurückbleiben. Technik s. unter Zurückgesetzte Nasenspitze.

Methodisch unterscheidet man extra- und endonasale Höckerabtragung. Die extranasalen Methoden bedingen äußerlich sichtbare, bei richtiger Technik aber nur wenig auffällige Narben im Bereiche der äußeren Nase oder benachbarter Gesichtsteile. Soweit nicht aus einer prinzipiell chirurgischen Einstellung gegenüber den endonasalen Methoden Bedenken bestehen (erhöhte Infektionsgefahr, Osteomyelitis, periostale Wucherungen durch die Verwendung von Sägen, bleibende Rötung und Schwellung der Nase), werden heute die von JOSEPH ausgebauten, endonasalen Methoden allgemein bevorzugt. Kontraindikationen: Zu jugendliches Alter (unter 16 Jahren); frische, durch Traumen bedingte Höckerbildung; entzündlich-infektiöse Prozesse des Naseninneren, der Nebenhöhlen und der äußeren, häutigen Nase.

I. Extranasale Methoden: a) direkte Schnittführung: Medianschnitt auf der Höhe der Profillinie zur Freilegung der abzutragenden Höckerpartie. Besser ist es, an der Nasenwurzel einen Querschnitt anzulegen und von hier aus subkutan die Höckerabtragung vorzunehmen (s. unter b). Subperiostale Abtragung des Knochenhöckers allein oder zugleich des Knorpelhöckers mittels Meißel oder Bajonettsäge. Dies kann bei besonders starker Höckerbildung unter Schonung der Schleimhaut oder unter deren Mitnahme bewerkstelligt werden. Eine Schleimhautnaht ist meist entbehrlich, nachdem durch Mobilisation der Seitenwände sich dieselben giebelförmig aneinanderlegen. Technik der Nasenverschmälerung s. weiter unten. Eine Verschmälerung der Nase ist nötig, um eine Abplattung des Nasenrückens als Folge der Höckerabtragung zu verhüten. Schluß der Hautwunde; als Nahtmaterial ist besonders das sich nicht mit Wundsekret imbibierende, sterile Roßhaar geeignet. — b) Indirekte Schnittführung: Zwecks teilweise subkutaner Höckerabtragung Schaffung einer Hauttasche oder eines Hauttunnels von einer im Bereiche der Glabella gelegenen Schnittführung aus (Abb. 9 u. 10), eventuell unter Zuhilfenahme eines Hilfsschnittes in der Medianlinie im Bereiche des unteren Höckerabschnittes. Nicht empfehlenswert ist es, sich einen

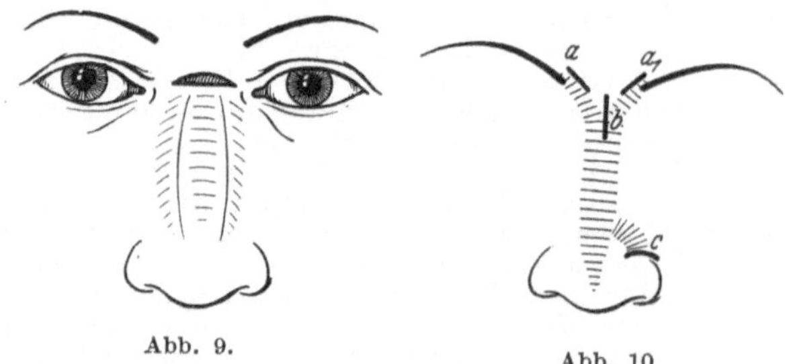

Abb. 9. Abb. 10.

Zugang zum Höcker von einem T-förmigen, an die Unterseite der Spitze verlegten Schnitt durch Tunnelierung der Nasenhaut zu verschaffen.

II. Endonasale Methode nach J. JOSEPH: Nach Vorbereitung des Operationsfeldes (s. oben) Lokalanaesthesie mit 2% Novokainlösung; man versuche zur Erhaltung der Deformitätenkontur mit möglichst wenig Flüssigkeitsmenge auszukommen. Einstichstelle: Kardinalschnitt (s. Technik). Bei Hochdrücken der Nasenspitze sieht man im Cavum nasi den unteren Rand des dreieckigen Nasenseitenwandknorpels als Wulst. Oberhalb dieses Wulstes liegt eine vom dreieckigen Seitenwandknorpel einerseits und vom Flügelknorpel anderseits gebildete Falte. Hier, nahe dem Septum, Einstich mit dem nach der Hautoberfläche zu konvex gebogenen zweischneidigen, spitzen Messer. Linke Hand ruht mit der Ulnarkante auf der Stirn des Patienten und kontrolliert mit Zeigefinger (linke Nasenseite) oder Daumen (rechte Nasenseite) das subkutane Vorschieben des Messers bis zum Beginn des Os nasale. Die Haut wird auf beiden Seiten gleichmäßig vom Nasenrücken abgehoben und dabei eine Perforation der äußeren Haut vermieden. Die Messerspitze ritzt das Periost des Os nasale ein und hebt es durch Andrücken der Spitze an den Knochen taschenförmig ab. Nach Entfernung des Plastikmessers Einführung eines leicht gekrümmten Raspatoriums auf dem gleichen Wege und Abhebung des Periostes vom Os nasale bis zur Glabella auf beiden Seiten in gleicher Ausdehnung. Nachdem die Spitze und die vordere, untere Kante des viereckigen Scheidewandknorpels mit einem geknöpften, graden, durch beide Inzisionen hindurchgeführten Messer umschnitten worden ist, sind die Vorbedingungen für die Abtragung und Herausbeförderung des Höckers gegeben. Die Abtragung des Höckers geschieht am besten mittels der von JOSEPH benützten Sägen; soll zugleich der knorpelige Höckeranteil mitgenommen werden, so gelingt dies dadurch mühelos, daß die schneidende Kante in ihrer unteren, dem Griffe zugewandten Hälfte an Stelle der Sägezähne eine Messerschneide aufweist, welche den Knorpelhöcker bei den kräftig geführten Sägezügen abschneidet. Der Sägerücken modelliert sich auf der äußeren Haut und gleitet zwischen Daumen und Zeigefinger bzw. 2. und 3. Finger der linken Hand bei Durchsägung der linken bzw. rechten Nasenseite; hierdurch gelingt es, während des Sägens die Richtung der vorgesehenen Profillinie beizubehalten. Die Verwendung gesonderter, bajonettförmig abgewinkelter Sägen für jede Seite ist als praktisch zu empfehlen. Die sachgemäße Höckerabtragung erfordert Geschick und Übung; ein Mangel hieran ist mitunter der Grund für weniger zufriedenstellende und als solche zu Unrecht der Methode in die Schuhe geschobene Resultate. Die endgültige Lösung des nach der Durchsägung leicht verschieblichen Höckers geschieht am besten mit einem hinter den abgesägten Höcker geführten, geknöpften Messer durch einige, beiderseits in der Richtung der beabsichtigten Profillinie geführte Züge. Mittels Pinzette oder Hakenklemme gelingt es unschwer, den Höcker zu extrahieren. Der palpierende Finger kann von außen leicht irgendwelche Unebenheiten der neuen Profillinie feststellen; deren Einebnung geschieht im Bereiche des knöchernen Höckers mittels der Knochenfeile und im Bereiche des knorpeligen Anteiles mit dem sichelförmig gekrümmten Messer, dem Zugmesser oder bei genügender Umschneidung des viereckigen Scheidewandknorpels (nach Sichtbarmachung des unteren Teiles des Operationsfeldes durch Hochstülpung der Spitze) mit einer feinen Schere. Damit ist die Höckerabtragung beendet, in vielen Fällen jedoch nicht die ganze operative Korrektur. In sehr vielen Fällen muß wegen der dachartigen Abplattung der Profillinie eine Verschmälerung der Nase vorgenommen werden. Dieselbe bezweckt eine Mobilisation der Seitenwände und dadurch ein giebelförmiges Aneinanderlegen der durchtrennten Seitenwände, s. Breitnase. Nach beendeter Höckerabtragung wird die durch die Umschneidung des viereckigen Scheidewandknorpels gesetzte Wunde mit einigen Seidenknopfnähten vernäht; desgleichen der Kardialschnitt. Lockere Tamponade mit gefetteter Xeroform- oder Dermatolgaze für maximal 12 Stunden; T-förmiger Leukoplastschutzverband über die äußere Nase und Eisbeutelanwendung unter entsprechenden Kautelen. Es bildet sich ein meist beträchtliches Ödem der Nase und der unteren Augenlider. Nach 5—6 Tagen ist dieses fast völlig geschwunden.

Wundstörungen sind sehr selten. Nach Entfernung der lockeren Tamponade empfiehlt sich die Einblasung eines antiseptischen Puders in das Cavum nasi; dieselbe muß so erfolgen, daß der Patient nicht hierdurch zum Niesen veranlaßt wird. Der endgültige Effekt läßt sich in der Regel nicht vor der 5.—6. Woche post operationem beurteilen. Nach 10 Tagen bietet die Nase für den unbefangenen Beschauer nichts Abnormes mehr: Schwellung und Rötung sind um diese Zeit in der Regel völlig abgeklungen.

5. *Sattelnase*, abnorm konkave Profillinie.

Die Bezeichnung Sattelnase ist ein Sammelname für alle die Gestaltfehler der Nase, welche eine mehr oder minder starke Einbuchtung der Profillinie bedingen. Pathologisch-anatomisch und anatomisch liegen dieser Deformität verschiedene Vorgänge und Befunde an Gerüst, Innen- und Außenbedeckung der Nase zugrunde. Man unterscheidet mit JOSEPH zweckmäßig einfache und komplizierte Sattelnasen. Während bei den der erstgenannten Gruppe zugehörigen Deformitäten lediglich ein Ersatz des defekten Gerüstes erforderlich ist, bedürfen die der letztgenannten Gruppe zuzuzählenden Fälle außerdem eines Ersatzes der äußeren Haut und Schleimhaut.

Einfache Sattelnasen.

Ursache: Traumen, angeborene Mißbildung, Entwicklungs- bzw. Wachstumsanomalie, Syphilis; letztgenannte Krankheit bedingt überwiegend der zweiten Gruppe zugehörige Sattelnasen. Prinzip der Korrektur: Auffüllung der Profillinie durch Einfügen körpereigenen (Knochen, Knorpel) oder körperfremden Materials (Elfenbein, Paraffin in Stückform) nach eventuell vorheriger Verschmälerung der Nase (s. Breitnase). (Abb. 11.) Die Einpflanzung des die Profillinie hebenden Materials kann extranasal-subkutan oder intranasal erfolgen. Wahl und Entnahmestelle des Transplantates: Bei geringfügiger Einsenkung der Profillinie führt eine Verschmälerung und Rücksetzung der Spitze mit Implantation des so gewonnenen Knorpelmaterials unter die Stelle der Einsenkung zum Ziele. Sollte das bei der Spitzenverschmälerung gewonnene Knorpelmaterial nicht ausreichen, so läßt sich die noch erforderliche Menge leicht dem Ohrmuschelknorpel entnehmen, und zwar stellt der Anthelixwulst eine geeignete Entnahmestelle dar. Die hiernach dort zurückbleibende Narbe ist bereits nach kurzer Zeit kaum mehr wahrnehmbar. Der Knorpel hat vor dem Knochen den Vorteil einer leichteren Bearbeitung; ferner stellt eine Entnahme von Knorpel für den Patienten den geringfügigeren und kaum Komplikationen befürchten lassenden Eingriff dar. Der Knorpel dient bei der Korrektur der einfachen Sattelnase vorwiegend als Füllmaterial. Handelt es sich jedoch darum, bei einer Sattelnase mit dehnbarer Haut zugleich mit der Einfügung des Transplantates die abnorme Kürze mit aufgestülpter Spitze zu korrigieren, so tritt die Verwendung von Knochenmaterial, insbesondere der Tibiaspahn, in sein Recht. In diesem Falle wird von dem Transplantat eine Stützfunktion (Herunterdrängen der Spitzenpartie durch ein Knochen- oder Elfenbeinstück, welches länger als die Strecke Glabella—Nasenspitze vor der Korrektur ist) verlangt, für welche der Knorpel ein ungeeignetes Material darstellt. ROSENTHAL hält die Schaffung einer Verbindung zwischen Knochentransplantat und Stirnbein (Anbohrung des Transplantates und Katgutnaht von Periost zu Periost) für wesentlich, um einer allmählichen Atrophie des Transplantates und dem Wiederauftreten der Sattelnase zu begegnen. Genügt die aus der Nase selbst oder aus der Ohrmuschel zu gewinnende Knorpelmenge nicht, so wird sie dem Rippenknorpel (VIII. Rippe) entnommen. Nach Freilegung des Knorpels wird auf der Oberfläche die Größe mit dem Skalpell eingeschnitten. Die Entnahme erfolgt mit Perichondrium; technisch läßt sich die Resektion durch den Gebrauch eines eigens für diesen Zweck angefertigten Hohlmeißels erleichtern. Das Transplantat wird nicht in ganzer Dicke des Rippenknorpels entnommen, vielmehr bleibt die hintere (innere) Wand unberührt; das so resezierte Stück hat eine kahnförmige Gestalt und wird nach entsprechender Modellierung extranasal oder intranasal eingefügt. Eine Abkühlung des Knorpels ist nach Möglichkeit zu vermeiden. Wird als Transplantat Knochen vorgezogen, so läßt sich das erforderliche Knochenstück dem Darmbein-

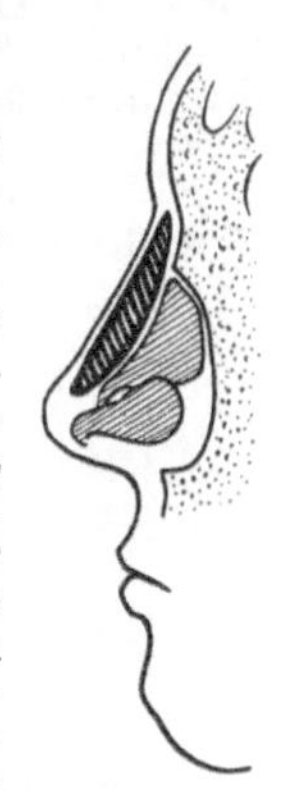

Abb. 11.

kamm oder der Tibiakante entnehmen. Im allgemeinen ist der Darmbeinkamm als Entnahmestelle vorzuziehen. Technik der Entnahme s. unter Transplantation. Erst in letzter Linie kommt die Einpflanzung körperfremden Materials in Frage: Elfenbein, Paraffin in Stückform (nicht in Form einer Injektion!). Jedes Elfenbein ist nicht geeignet, vielmehr bedarf es eines gut ausgereiften, kompakten Materials, welches vor der Einfügung gründlichst sterilisiert wird. Sehr wesentlich ist es, bei der Modellierung den später nach der Einfügung im Spitzenteil ruhenden, unteren Pol des Transplantates abzurunden. Ist das untere Ende spitz, so kommt es über kurz oder lang zu einer Durchbohrung der äußeren Haut und Ausstoßung des Transplantates, einem Vorkommnis, welches man bei Verwendung von Knorpel niemals und nur selten bei Verwendung von Knochen erlebt. Kommt es zur Ausstoßung des Knochens, so ist dies auf Umbauvorgänge und Sequesterbildung zurückzuführen. Bei Verwendung von Paraffin ist Hartparaffin in Stückform zu wählen; vorherige Hitzesterilisation. Auch Hartparaffin in Stückform kann, wenn auch sehr selten, Anlaß zu Entzündungsvorgängen im Sinne eines Paraffinoms geben; dieses Vorkommnis kann mitunter erst nach 10—15 Jahren eintreten. Oft bildet ein Trauma den Anlaß; die Haut rötet sich, zeigt Neubildung kleiner Gefäße, die Umgebung des Transplantates ist geschwollen. In solchen Fällen zögere man nicht zu lang mit der Entfernung des Paraffins und warte nicht eine stärkere Infiltration und Fistelbildung ab. S. Paraffinom. Das hierdurch bedingte Einsinken der Profillinie kann entweder sofort oder später durch eine Knorpel- oder Knochenimplantation ausgeglichen werden.

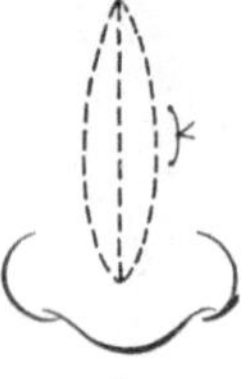

Abb. 12.

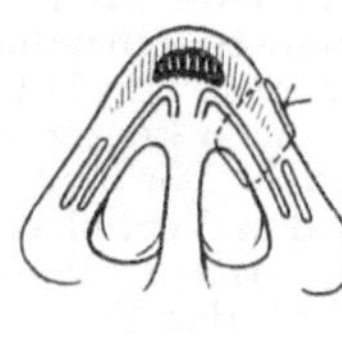

Abb. 13.

1. *Extranasal-subkutane Einfügung des Transplantates:* Schnittführung im Bereiche der Nasenwurzel (Lexer, Esser u. a.) oder der oberen Nasenflügelfurche (Joseph). Man hebt die Haut vom Nasenrücken seitlich nicht mehr ab, als zur Aufnahme des Transplantates erforderlich ist; andernfalls kann es leicht zu einer Verschiebung des implantierten Stückes in der Querrichtung kommen. Wesentlich ist eine gute Verankerung des unteren Poles zwischen den Spitzenknorpeln. Gute Dienste leistet bei der Abhebung der Haut im Bereiche der Spitzenpartie, insbesondere bei einem Schnitt im Bereiche der oberen Nasenflügelfalte, das sichelförmig gebogene Messer nach Joseph. Hat man sich von dem richtigen Sitz des Transplantates überzeugt, so sichert man die Unverschieblichkeit desselben durch Anlegen einer durch die ganze Nasenwand hindurchgeführten „Polizeinaht" (s. Abb. 12 u. 13) oder einfacher nach Vorschlag von Lexer durch eine Stecknadel. Erstgenannte wird, um keine Stichmarken zu hinterlassen, nach 24—48 Stunden wieder entfernt und darf nicht allzu fest geknüpft werden (Gefahr des Durchschneidens bei der postoperativen Schwellung). Um diese Zeit ist bereits eine genügend feste Verklebung zwischen Wundbett und Transplantat geschaffen, um eine Verschiebung zu verhindern.

2. *Endonasal-subkutane Einfügung des Transplantates* nach Joseph hinterläßt keine sichtbaren Narben. Einschnitt, von dem aus die Nasenhaut abgehoben wird, im Vestibulum nasi zwischen dreieckigem Seitenwandknorpel und Flügelknorpel wie bei der Höckerabtragung. Unterminierung gegen die Spitze zu erfolgt mittels sichelförmig gebogenen Messers. Um die Einführung des Transplantates zu erleichtern, tut man gut, nach oben gegen die Glabella etwas mehr zu unterminieren. Polizeinaht. Knopfnaht der Inzisionswunde, von der aus die Haut vom Nasenrücken abgehoben wurde.

Ist eine Verschmälerung des knöchernen Nasengerüstes erforderlich (traumatische Sattelnase), so schickt man diesen Eingriff der profilerhöhenden Implantation etwa 3—4 Wochen voraus.

Literatur: Lexer, E., Kosmetische Operationen der Nase in Denker-Kahler, Handbuch der Hals-, Nasen- und Ohrenheilkunde, Bd. 5, S. 991. 1929.

S. auch Knorpeltransplantationen; Nase; Übler Geruch.

6. *Septum, hängendes.*

Gestaltfehler des unteren Nasenabschnittes.

Unter hängendem Septum wird eine Verlängerung der Nasenscheidewand verstanden. Bei Vorderansicht ist die Oberlippe scheinbar oder tatsächlich verkürzt; in der Seitenansicht wirken die partielle oder gleichzeitig auch totale Verlängerung der Nase und die scheinbare Vergrößerung der Nasenlöcher auffällig und unschön. Häufig ist das hängende Septum mit anderen Formanomalien der Nase (abnorme Länge der Nasenseitenwände, Höckernase, hängende Spitze u. a.) vergesellschaftet; Exzision eines mondsichelartigen Streifens aus dem Septum mobile in ganzer Dicke. Die Krümmung zeigt nach unten und läuft mit der äußeren Kontur des hängenden Septums parallel. In den meisten Fällen genügt es, wenn die Exzision lediglich im Bereiche des Septum mobile ausgeführt wird. Die Naht wird durchgreifend oder besser beiderseits, ohne den Knorpel zu fassen, mit feiner Seide angelegt.

Liegt gleichzeitig das Bedürfnis für eine Korrektur der Nasenspitze (Vorsetzung [wegen leichter Höckerbildung und zurückweichender Spitze], Zurücksetzung [wegen Prominenz], Hebung [wegen zu langer Nase]) vor, so ist dies bei der Schnittführung entsprechend zu berücksichtigen, d. h. der obere Schnitt ist mit geknöpftem Messer entlang dem unteren Rand des viereckigen Nasenscheidewandknorpels (Cartilago quadrangularis) bis in den Bereich der Spitze zu führen, um zunächst die Spitze zu mobilisieren. Das weitere Vorgehen im Bereiche der Nasenscheidewand richtet sich nach der Art der zu behebenden Deformität (Resektion eines Teiles der freigelegten Cartilago quadrangularis in Form eines Dreieckes aus dem Spitzenteil, Resektion der Spina nasalis). Bei kombinierten Defekten (z. B. hängendes Septum als Teilerscheinung einer zu langen Nase) muß auch eine Formänderung der Nasenseitenwand vorgenommen werden. Die Verkürzung wird nur im Bereiche des Flügel- bzw. Spitzenknorpels vorgenommen: der mediale bzw. septal zugewandte Abschnitt des Spitzenknorpels wird abwärts einer in gleicher Höhe mit dem unteren Rande der verkürzten Cartilago quadrangularis verlaufenden Linie reseziert (Methode nach Joseph). Die überschüssige Haut legt sich dem verkleinerten Nasengerüst faltenlos an. Ist zugleich die Nasenspitze verbreitert, so wird außerdem aus dem Spitzenknorpel dicht neben der Nasenscheidewand eine zur Längsachse des Septums parallel laufende Streifenexzision mittels Schere oder Josephscher Stanze vorgenommen. Ein Eingriff im Bereiche der äußeren Nase läßt sich in den meisten Fällen vermeiden. Bei wenig gewölbtem unteren Rand des Nasenflügels kann eine Flügelrandresektion angewandt werden. Oft wird man erkennen, daß nur in seltenen Fällen ein einziger Eingriff zu einem kosmetisch einwandfreien Resultat führt.

7. *Gestaltfehler der Nasenflügel.*

a) *Abnorme Flachheit* kommt ein- und doppelseitig meist als Folge von Entwicklungsstörungen (insbesondere Hasenschartenmißbildung) vor. Korrektur: Breite streifenförmige, die alte Oberlippennarbe einschließende Exzision vom Boden des Cavum nasi durch die ganze Dicke der Lippe. Schnittführung s. Abb. 14. Die jetzt noch verbleibende anormale Gestaltung des Flügels wird je nach der Konfiguration nach den unter 2—4 genannten Methoden behoben. Ist die Flügelpartie abnorm flach und zugleich zu breit, so hat die Korrektur dieser als *Negernase* bezeichneten Anomalie zwei Aufgaben gerecht zu werden: 1. Versetzung der Nasenflügelansätze nach der Mitte zu und 2. eine Erhöhung der Spitzenpartie. Sehr ausführliche Angaben über die Technik dieser Korrektur machen SEBILEAU und DUFOURMENTEL. Die

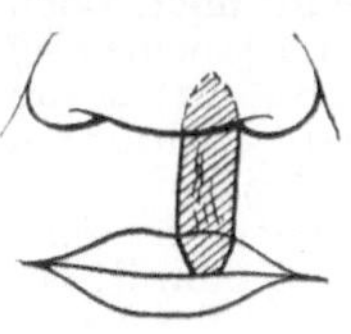
Abb. 14.

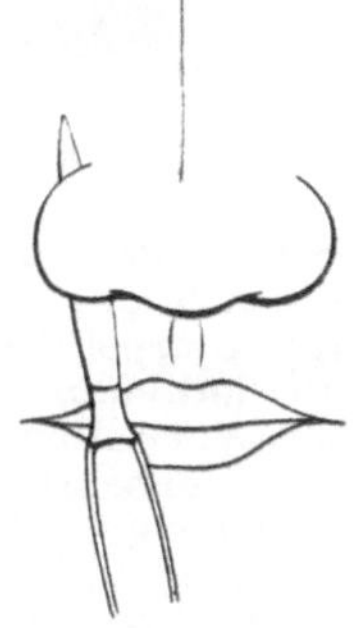
Abb. 15.

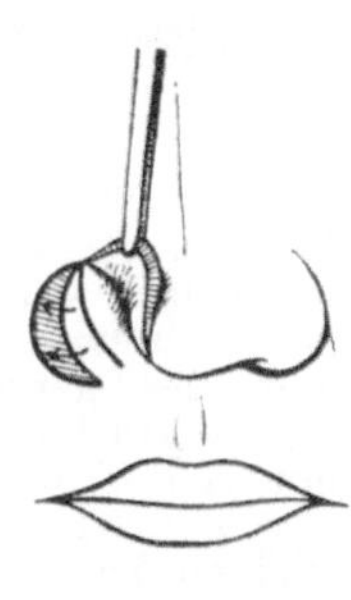
Abb. 16.

Schnittführung ist aus Abb. 15 und 16 ohne weiteres ersichtlich: Nach der Versetzung der Nasenflügelansätze nach der Mitte zu werden durch zwei Katgutnähte aa_1 und bb_1 (s. Abb. 17) die Spitzenknorpel gerafft. Dadurch wird eine stärkere Prominenz der Spitzenpartie erreicht. Am deutlichsten ist der Effekt dieser Knorpelraffung an der veränderten Gestalt der Nasenlöcher zu beurteilen.

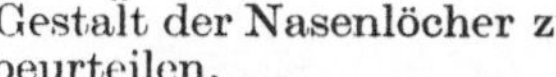

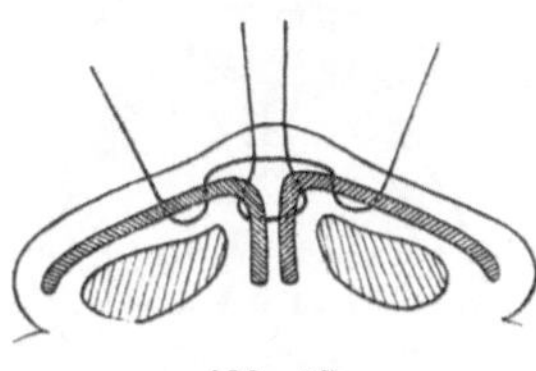
Abb. 17.

b) *Abnorme Vorwölbung und Breite des Nasenflügels:* ein- oder doppelseitig, meist als Folge von Entwicklungsstörungen, insbesondere Hasenschartenbildung. Bei beiderseitigem Vorkommen ohne sonstige Gestaltsfehler der Nase und ihrer Umgebung wird der Eindruck einer abnormen Breite der unteren Nasenhälfte erweckt (s. Breitnase). Wichtig ist, Größe und Form der Nasenlöcher zu beachten. Abnorme Breite der Flügelpartie kann auch durch Inversion des Spitzen- bzw. Flügelknorpels bedingt sein und ist dann in anderer als der hier besprochenen Weise zu korrigieren (s. Nase, Gestaltfehler der Nasenspitze). Bei geringgradiger Verbreiterung der Nasenflügel vermag die intranasale Streifenexzision nach JOSEPH (s. zu breite Nasenspitze) zum Ziel zu führen. Korrekturmethoden: I. nach WEIR: Schnittführung s. Abb. 18. Der Eingriff läßt sich am besten mittels stark gebogener Schere durchführen. Peinlich genaue Adaption der Wundränder nach Exzision des hornförmigen Streifens aus der ganzen Nasenflügeldicke; die Narbe liegt innerhalb der Nasen-Wangen-Falte und fällt hier kaum auf. II. nach JOSEPH: Schnittführung s. Abb. 19. Die Haut der Nasenflügelaußenseite bleibt unberührt. Vorzug: keine äußerlich sichtbare Narbe. Bei erheblichem, seitlichem Überhängen ist die Schnittführung nach WEIR vorzuziehen. Bei prominenter Spitze (s. dies) Rücksetzung der Spitze durch Exzision aus dem Septum. Bei isoliertem Vorkommen einer abnormen Flügelwölbung stärkeren Grades mehr gegen die Spitzenpartie zu empfiehlt sich die von JOSEPH hierfür angegebene Schnittführung; s. Abb. 20.

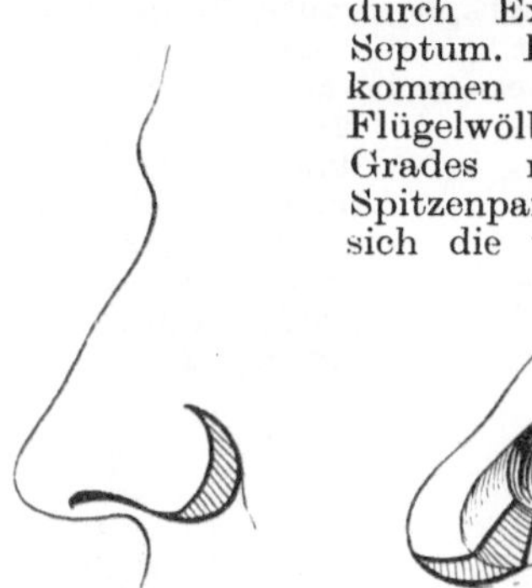
Abb. 18.

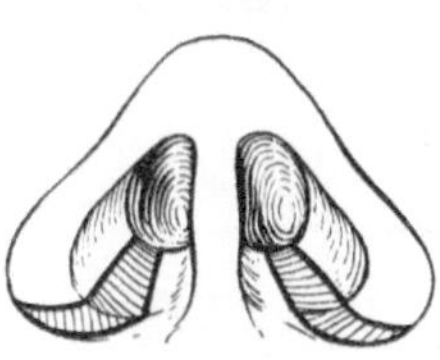
Abb. 19.

c) *Abnormer Flügelhochstand:* Die Methode wird durch die Größenverhältnisse der Nase bestimmt. Bei genügend großer Nase: Verkleinerung der Nase durch Septumresektion (s. abnorme Länge der Nase) und Hebung des tiefer stehenden Flügels durch die in Abb. 21 wiedergegebene Schnittführung (JOSEPH). Bei zu kleiner Nase bzw. dann, wenn durch den eben genannten Eingriff die Nase zu klein werden würde, kommen Defektplastiken in Betracht (s. unter Verlust des Nasenflügels, partielle Nasendefekte).

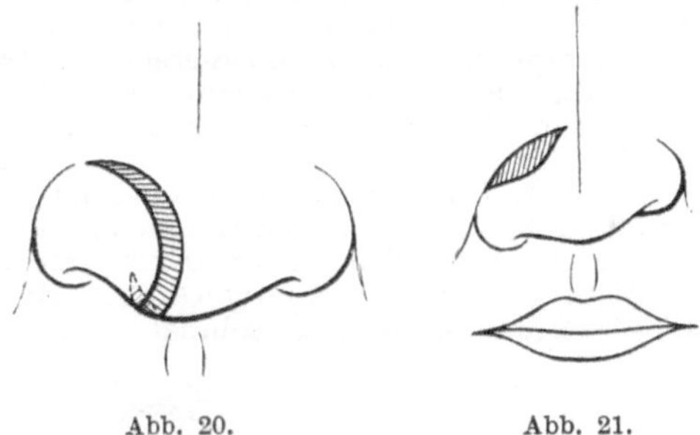
Abb. 20. Abb. 21.

d) *Abnormer Tiefstand des Flügels:* JOSEPH warnt vor der naheliegenden, horizontal-semilunaren Randresektion wegen der hierdurch entstehenden Differenz in der Größe der Nasenlöcher. Er empfiehlt eine myrtenblattförmige Exzision durch die ganze Dicke der seitlichen Nasenwand oberhalb des Nasenflügels (s. Abb. 21).

8. *Gestaltfehler der Nasenspitze.*

Die Formanomalie kann auf die Nasenspitze beschränkt sein oder ist Begleit- bzw. Folgeerscheinung anderweitiger Gestaltfehler der Nase. Eine sachgemäße Analyse des Gestaltfehlers bestimmt die anzuwendende Operationsmethode. Profilwinkel und Größe der Nase entscheiden, ob im Prinzip verkleinernde oder vergrößernde Operationsmethoden anzuwenden sind; so kann z. B. eine zu prominente Nasenspitze entweder durch Auffüllung der Profillinie mittels Knorpel- oder Knochenimplantation oder durch Zurücksetzung der Spitzenpartie korrigiert werden.

1. *Zu breite Nasenspitze* läßt die Nase plump erscheinen und vergröbert den Gesichtsausdruck; bei breiten Gesichtern stört sie weniger als bei schmalem,

ovalem Gesichtsschnitt. Anatomisch liegt dieser Formanomalie eine zu flache Wölbung des Flügelknorpels, insbesondere an der Umbiegestelle zum Crus mediale, zugrunde; während letztere bei normal modellierten Nasen haarnadelartig umbiegt und nicht aus der Profillinie herausspringt, ist die Umbiegung bei zu breiter Nasenspitze mehr tonnenförmig gewölbt. Ragt außerdem die Umbiegestelle aus der Profillinie seitlich etwas heraus, so entstehen zwei Höcker, welche eine medial, direkt in der Mittellinie gelegene, dreieckig geformte und mit der Spitze nach unten zeigende Impression einfassen; man hat diese

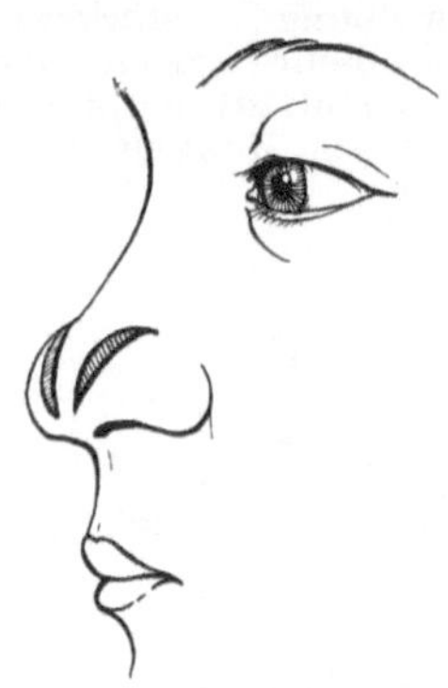

Abb. 22.

Abb. 23.

Anomalie als doppelkugelige Nasenspitze bzw. weniger geschmackvoll als „*Gesäßnase*" bezeichnet. a) *Extranasale Methode:* Exzision eines beiderseits spitzwinklig endenden Haut-Knorpel-Schleimhaut-Streifens nahe dem Septum (s. Abb. 22). Bei sorgfältiger Nahttechnik resultieren später kaum sichtbare Narben. Bei der als „Gesäßnase" bezeichneten Formanomalie divergieren die zu exzidierenden Streifen von der Spitze gegen die Nasenflügel (Abb. 23). Ist gleichzeitig die untere Spitzenpartie zu breit, werden außerdem zwei dreieckige Exzisionen am Vorderrand des Nasenloches vorgenommen; hierdurch erhalten die vorher zumeist rundlich gestalteten Nasenlöcher eine natürliche, nach der Spitze zu in spitzem Winkel endigende Konfiguration (Abb. 24). Sind die Nasenlöcher an sich schmal — auch bei

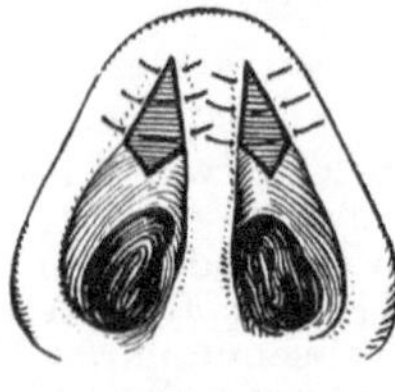

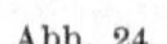

Abb. 24.

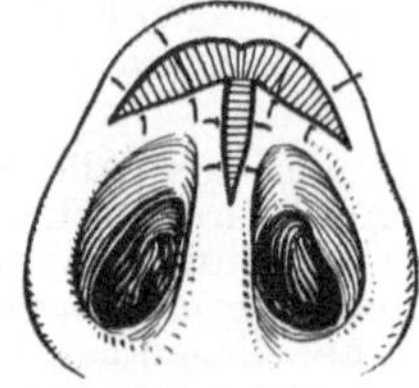

Abb. 25.

einer Verbreiterung der Spitze kann dies der Fall sein —, so ist diese Schnittführung kontraindiziert. In solchen Fällen führt eine in Abb. 25 wiedergegebene ankerförmige Schnittführung zum gewünschten Ziel einer Verschmälerung der Unterfläche der Spitze. Man darf sich nicht damit begnügen, lediglich Haut zu exzidieren, sondern muß auch Knorpelsubstanz (aus dem Crus mediale des Flügelknorpels und dem Septum mobile) mitexstirpieren. Die Narbe ist bei peinlicher Schnittrandadaption und sorgfältig angelegten Knopfnähten später kaum mehr sichtbar. Diese Dreiecksexzision an der vorderen Begrenzung beider Nasenlöcher ist mitunter auch nach intranasaler Knorpelstreifenexzision erforderlich, und zwar dann, wenn die Hautpartie zwischen Septum und Nasenflügel nach Exzision breiterer Knorpelstreifen verdickt ist. b) *Intranasale Methoden:* Schnittführung bei alleiniger *Verschmälerung zu breiter Nasenspitzen:* Zunächst etwa 5—6 mm langer, etwa 3 mm von der vorderen Nasenlochbegrenzung entfernter und zu dieser parallel verlaufender Schnitt mittels Plastikmesser (s. Abb. 26). Hat man sich vorsichtig auf die Oberfläche des Spitzenknorpels vorgearbeitet, so wird mit einem doppelschneidigen, jedoch an der Spitze stumpfen Messer die Wundtasche nach oben über den Spitzenknorpel erweitert; eine gleichzeitig seitliche Erweiterung des Schleimhautschnittes um etwa 2—3 mm erleichtert das spätere Einführen der oberen Stanzenbranche. Die Exzision des Schleimhaut-Knorpel-Streifens erfolgt entweder mittels gerader Schere (Bajonett) oder Stanze nach J. Jo-

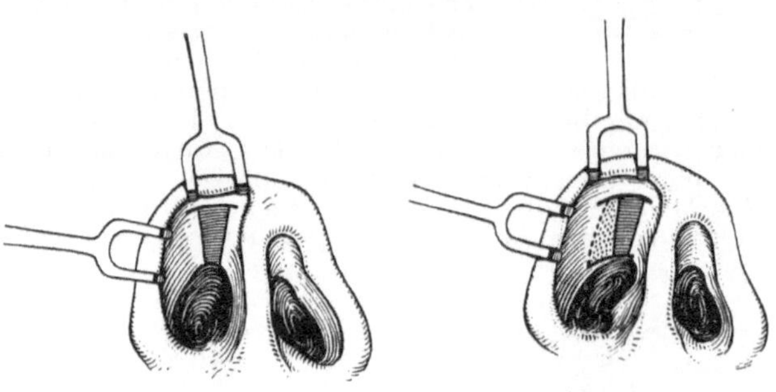

Abb. 26. Abb. 27.

SEPH. Hat man verschiedene Stanzengrößen nicht zur Hand, so läßt sich Form und Größe des gewöhnlich 2—5 mm breiten Schleimhaut-Knorpel-Streifens besser mit der geraden Schere individualisieren. So muß bei stärkerer, seitlicher Vorwölbung der Flügelknorpel die zu exzidierende Knorpelpartie die in Abb. 27 wiedergegebene trapezartige Form haben; um den Schleimhautdefekt nicht zu groß zu gestalten und dadurch eine nicht mehr recht abzuschätzende Einziehung der seitlichen Flügelpartie durch die Narbenkontraktion zu bekommen, wird zum Teil submukös reseziert. Schnittführung bei gleichzeitig endonasaler Höckerabtragung: Um unnötige Synechien im Bereiche der Schleimhautwunde und deren Folgezustände (Tütenbildung, blei-

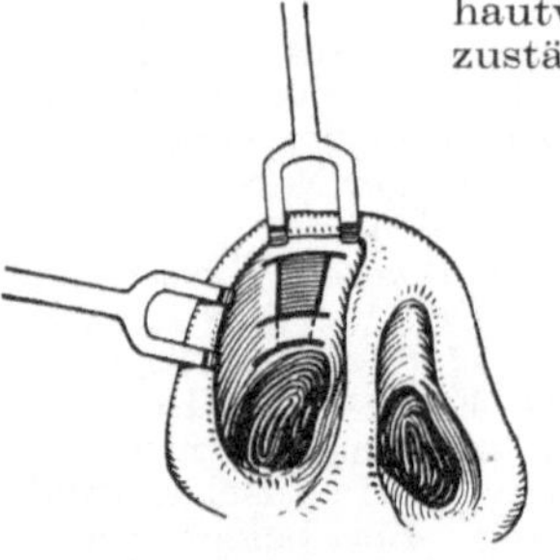

Abb. 28.

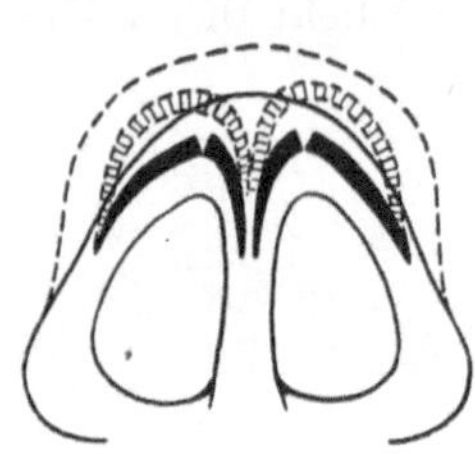

Abb. 29.

bende Nasenröte, Glanzhaut) zu vermeiden, wird die Resektion des Streifens aus dem Flügelknorpel teilweise submukös vorgenommen; Schnittführung s. Abb. 28 u. 29. Der die Schleimhautbrücke nach oben begrenzende Schnitt ist der Kardinalschnitt, von dem aus die Resektion der Höckerpartie vorgenommen wird. Das submuköse Vorgehen ist schwieriger und erfordert eine sehr vorsichtige Handhabung von Schere und Stanze, andernfalls wird die Schleimhautbrücke gesprengt. Die Blutung ist für gewöhnlich sehr gering und läßt sich zur Erhaltung der Übersichtlichkeit der anatomischen Verhältnisse durch Druck mit Zeigefinger und Daumen der linken Hand von außen leicht beherrschen. Vorherige Tamponade des Nasenrachenraumes mittels BELOCQscher Röhre verhindert ein Abfließen des Blutes nach dem Rachen. Bei der doppelkugeligen (Gesäß-) Nase dienen die resezierten, von ihrer

Schleimhautbekleidung mittels Scherenschlages befreiten Knorpelstreifen zur Ausfüllung der medialen Einsenkung. Die Einfügung des Transplantates am Ort seiner Bestimmung geschieht entweder nach Unterminierung der medialen Spitzenpartie mittels sichelförmigen Messers vom zur Höckerabtragung benützten Kardinalschnitt oder von einem T-förmigen Schnitt im Bereiche der unteren Fläche der Nasenspitze aus. Technik s. Sattelnase. Eine Schleimhautnaht nach der Streifenexzision erübrigt sich. Jedoch ist es empfehlenswert, die Ränder des durch den Scheren- oder Stanzenschlag in seiner Kontinuität getrennten Flügelknorpels durch leichte Tamponade zu adaptieren; gewöhnlich schiebt sich der mediale Teil unter den lateralen. Man hat bei der Streifenexzision die sofortige Wirkung von dem Spätcffekt zu unterscheiden. Die Spitze im Bereiche des resezierten Knorpelstreifens sinkt etwas zurück und erscheint anfänglich nur wenig verschmälert. Die Verschmälerung in ihrer endgültigen Form tritt erst nach der Kontraktion der Narbe und damit Medianwärtsziehung der Nasenflügel in Erscheinung: ein Grund, die Knorpelstreifen in nicht zu großer Breite zu resezieren. Wurden die Knorpelstreifen zu breit reseziert, so kann es vorkommen, daß die Spitzenpartie zu schmal wird (insbesondere bei gleichzeitiger Höckerabtragung) oder die Nasenlöcher zu stark verschmälert werden und den Luftzutritt bei der Inspiration durch Ansaugung der Flügelpartie verhindern.

2. *Zu schmale Nasenspitze:* Seltene Formanomalie, nach JOSEPH durch Inversion des Spitzenknorpels bedingt. Korrektur durch intranasale Streifenexzision nahe der Medianlinie und nötigenfalls noch durch eine zweite, mehr lateral gelegene Streifenexzision. Technik s. unter „zu breite Nasenspitze". Bei kantiger Nasenspitze subkutane Abtragung der Knorpelkante mittels feinen Messerchens. An Stelle der Streifenexzision genügt auch das Anlegen mehrerer, in gleicher Richtung wie die Stanzschnitte laufender Inzisionen in den Flügelknorpel von einem die vordere Nasenlochbegrenzung umkreisenden Schnitt aus. Um die richtige Stellung des Flügelknorpels, d. h. seine nach außen konvexe Wölbung, zu fixieren, empfiehlt sich für die ersten 48 Stunden eine entsprechende, mehrfach zu wechselnde Tamponade anzulegen; am besten eignet sich eine mit Borvaselin eingefettete Xeroform- oder Dermatolgaze. Wurde der Knorpel nur inzidiert, so muß für die nächsten 10 Tage, zumindest stundenweise, eine Prothese den vorher nach außen konkaven Flügelknorpel in überkorrigierter, nach außen konvexer Stellung halten. Am besten eignet sich hierzu eine aus zahnärztlicher Stentmasse gefertigte Prothese; um eine Nasenatmung trotz eingelegter Prothese zu ermöglichen, wird die Einpassung der plastischen Masse so vorgenommen, daß sie um ein entsprechend gebogenes Glasrohr oder einen Gummidrain gelegt wird. Nach Erkalten (Anspritzen mit kaltem Wasser in situ) wird der eingefettete Drain entfernt. LEXER legt einen kleinen äußeren, nach vorne konvexen Bogenschnitt vor dem Septumansatz an und löst von hier aus die Haut der Spitze soweit ab, als der Eindellung des Crus mediale der Spitzenknorpel beiderseits entspricht. Die Einsenkung läßt sich gut mittels subkutanen Fettes oder noch besser epidermisloser Cutisplatten ausgleichen. Insbesondere geben letztere der Nasenspitze den nötigen Grad von Festigkeit und Starrheit.

3. *Hervorstehende (prominente) Nasenspitze:* Vorherige Analyse, ob die Prominenz der Spitze tatsächlich oder nur scheinbar vorhanden ist. Die Beantwortung dieser Frage hängt 1. von dem Abstand zwischen Oberlippe und Nasenspitze und 2. der Gestaltung des Nasenrückens ab. Eine wertvolle Hilfe bietet hierbei dem weniger Geübten die Messung des *ästhetischen Profilwinkels* (JOSEPH). Die Größe des letzteren kann auch ohne Zuhilfenahme des Profilometers nach JOSEPH an einer photographischen Profilaufnahme des Patienten bestimmt werden. Nicht zu verwechseln ist der ästhetische mit dem anthropologischen bzw. anatomischen Profilwinkel. Der ästhetische Profilwinkel wird von der Stirn-Kinn-Linie einerseits und der Hauptprofillinie der Nase anderseits gebildet. Normalerweise liegt nach unseren heutigen Schönheitsbegriffen seine Größe zwischen 23—37°. Abb. 30 u. 31 zeigen eine scheinbar abnorme Prominenz der Nasenspitze: die Hauptprofillinie der Nase bildet mit der Stirn-Kinn-Linie einen normalen Profilwinkel; eine Zurücksetzung der Spitze wäre falsch, vielmehr ist, um die scheinbar zu starke Prominenz der Spitze zu beseitigen, die Impression des Nasenrückens aufzufüllen bzw. mit einer Höckerabtragung bei 31 zu kombinieren. Die Messung des ästhetischen Profilwinkels am Lebenden oder einfacher an der photographischen Profilaufnahme ge-

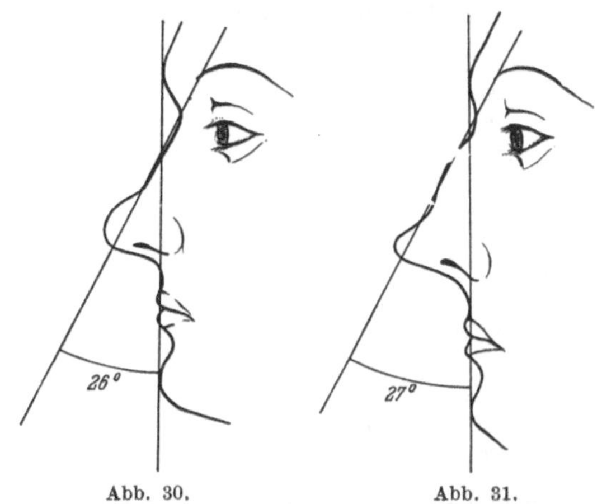

Abb. 30. Abb. 31.

stattet zunächst die Feststellung, ob tatsächlich oder nur scheinbar eine Prominenz der Nasenspitze vorliegt, und damit zugleich den Entscheid der Frage, ob eine die Nasenspitze zurücksetzende Operation in Frage kommt oder nicht. Grenzfälle, bei denen ebensogut eine zurücksetzende wie eine die Profillinie des Nasenrückens direkt angehende (Höckerabtragung, Auffüllung von Impressionen) Operation zum Ziel führt, haben durchwegs einen Profilwinkel, welcher größer als 30° ist. Bei der Wahl der Methode sind ferner noch die Länge der Nase, ihre Breite und die Konfiguration des häutigen Septums und der Nasenflügelpartie zu berücksichtigen.

a) Zurücksetzende Operationen: α) Horizontalschnitt durch das Septum membranaceum ohne jede Exzision (JOSEPH). Diese Methode führt nur dann zu dem gewünschten Ziel, wenn die Nasenspitze nur um wenige (2—3) Millimeter zurückgesetzt werden soll. Die endgültige und durch den Narbenzug bewirkte Wirkung tritt erst einige Monate nach dem Eingriff zutage. Schnittführung s. Abb. 32. Instrumentarium: Gewöhnliches Skalpell oder besser noch rechtwinklig um die Fläche abgebogene Knopflochschere. Knopfnaht.

β) Intranasale Streifenexzision. Technik s. unter „zu breite Nasenspitze"; s. dort Abb. 29. Kontraindiziert, wenn die Spitzenpartie an sich schmal ist oder wenn bei weiterer Verschmälerung der Nasenlöcher eine Behinderung des Luftstromes durch Ansaugen der Nasenflügel bei der Inspiration zu befürchten ist.

γ) Rechteckige Exzision aus dem unteren, vorderen Septumabschnitt unter Mitnahme des Crus mediale des Spitzenknorpels und Schonung der äußeren Haut (Abb. 33). Kräftige Seidenknopfnaht. Mitunter genügt diese von JOSEPH angegebene Methode nicht völlig; hier führt die Mobilisation der Spitze nach Umschneidung des viereckigen Nasenscheidewandknorpels und Resektion eines dreieckigen Stückes mit nachfolgender Naht zum Ziel. Letzteres Vorgehen ist nur bei stark prominenten Nasenspitzen am Platze. Bei einem Vorgehen nach JOSEPH ist zu beachten, daß die rechteckige Exzision in horizontaler Ausdehnung größer gewählt werden muß, als die zur Zurücksetzung erforderliche Strecke beträgt; Grund: durch die Naht wird der hintere Wundrand nach vorne gezogen und die Zurücksetzung um diese Strecke gekürzt. Faltenbildung der Haut als Folge dieser Septumverkürzung in dorso-ventraler Richtung kommt nur bei größeren Exzisionen vor und erfordert eine Exzision der überschüssigen Hautfalte in Querrichtung zum Septumrand. Bei starker Spitzenzurücksetzung kann es zu auffälliger Nasenflügelwölbung kommen und eine hornförmige Exzision am Nasenflügelansatz erforderlich machen; Schnittführung s. Gestaltfehler der Nasenflügel, Abb. 18. Es hinterbleibt hierbei eine äußere, jedoch kaum sichtbare Narbe am Flügelansatz. Falls zugleich eine Verschmälerung der Nase in ihrem unteren Abschnitt erforderlich ist, so ändert sich die Schnittführung; s. unter Verschmälerung der Nase.

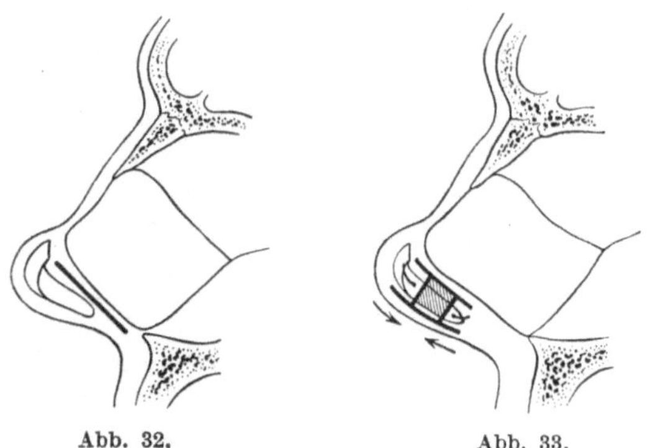

Abb. 32. Abb. 33.

b) Ausgleich einer scheinbar prominenten Nasenspitze durch *Auffüllung* von Profilimpressionen. Dieses Vorgehen kommt dann in Frage, wenn bei normalem, ästhetischem Profilwinkel die Prominenz der Spitze entweder nur scheinbar, d. h. durch eine Einbuchtung der Profillinie oberhalb der Nasenkuppe, bedingt ist, oder wenn zwar die Nasenspitze sich durch ihren zu großen Abstand von der Oberlippe als tatsächlich zu prominent erweist, zugleich aber auch eine Impression des Nasenrückens oberhalb der Nasenspitze vorliegt. In diesen Fällen führt entweder die Auffüllung der Profillinie in der bei der Sattelnase angeführten Methode allein zum Ziel oder man kann beide Methoden, Rücksetzung der Spitze und Auffüllung der Profillinie, miteinander kombinieren. Das zur Auffüllung der Impression nötige Material wird entweder der Nase selbst entnommen (Streifenexzision aus dem Spitzenknorpel, Septum) oder aus dem Ohr gewonnen. Nähere Technik s. Sattelnase.

4. *Zurückgesetzte Nasenspitze:* Nicht sehr häufiger, aber auffälliger Formfehler. Genau wie bei der zu prominenten Nasenspitze führen hier zwei im Prinzip gegensätzliche, in der Wirkung jedoch gleichsinnige Methoden zum Ziel: entweder wird die Spitze vorgesetzt oder der Nasenrücken soweit zurückgesetzt, bis derselbe mit der Spitze eine mehr oder minder gerade Linie bildet. Welche Methode im einzelnen Fall angezeigt ist oder ob beide Methoden miteinander zu kombinieren sind, hängt von den gegenseitigen Größenproportionen und der Größe des ästhetischen Profilwinkels ab. Die weitere Analyse des Formfehlers hat zu entscheiden, ob gleichzeitig eine Korrektur der Spitze in ihrer Breitenausdehnung erforderlich ist. Technik der Nasenrückenzurücksetzung s. Höckernase.

Vorsetzung der Spitze nach JOSEPH: Exzision eines langgestreckten Dreieckes (Schnittführung s. Abb. 34, 35), welches gleichzeitig einen Teil der unteren

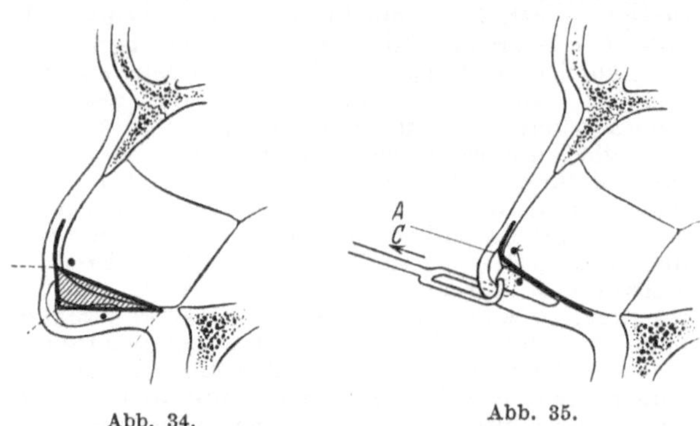

Abb. 34. Abb. 35.

Kante des viereckigen Scheidewandknorpels und des Crus mediale der Spitzenknorpel enthält. Ein zweizinkiger, stumpfer Wundhaken zieht nach der Mobilisation der Spitze durch die Resektion und Weiterführung des Schnittes *A C* über die vordere Kante des viereckigen Scheidewandknorpels die Nasenspitze nach vorne. In überkorrigierter Stellung wird das Septum mobile mit den Resten des in ihm enthaltenen Crus mediale des Spitzenknorpels durch die Naht nach vorne dressiert und an dem viereckigen Scheidewandknorpel fixiert; die Retraktion der Spitze durch den Narbenzug um zirka 2—3 mm bedingt die Notwendigkeit, um diesen Betrag oder noch besser etwas darüber hinaus überzukorrigieren. Durch die Vorsetzung der Spitze wird zugleich eine

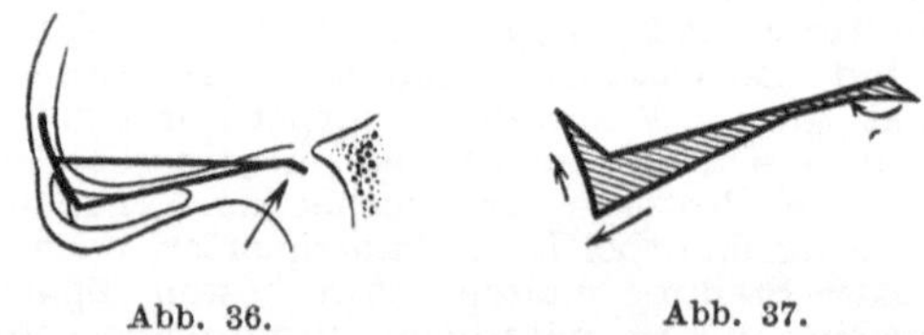

Abb. 36. Abb. 37.

Hebung derselben bewerkstelligt. Die Vorsetzung der Nasenspitze muß bei nennenswerter Verkürzung einer zu langen Nase prophylaktisch vorgenommen werden, da der Eingriff der Verkürzung an sich ein Zurückweichen der Spitze bedingt. Die Mobilisation der Spitze und ihre Vorsetzung kann man sich durch einen kleinen Hilfsschnitt im Bereiche der Crista nasi erleichtern; s. Abb. 36, 37. Sehr schöne Resultate gibt die für die Vorsetzung einer nicht genügend vorstehenden Nasenspitze von LEXER angegebene Methode (1910): Längsinzision des Septum cutaneum, Ablösung der Haut von der Nasenspitze, Einlagerung eines entsprechend geformten Knorpelstückchens und Stützung desselben durch eine in das Septum cutaneum eingefügte, schmale Knochenleiste (mit Periost). HENLE (1907) verwendet auch für das Septum eine Knorpelspange; da der Knorpel jedoch besser für den Zweck der Materialauffüllung als die Übernahme von Stützfunktionen geeignet ist, wird man der LEXERschen Methode den Vorzug zu geben haben. Ganz ähnlich geht SHEEHAN vor. Ist gleichzeitig der Nasenrücken zu erhöhen, so wird auf endo- oder extranasalem Weg eine lange Knorpelspange in den Nasenrücken eingefügt.

9. *Zu kurze Nase*

bildet als alleinige Deformität nur selten Anlaß zu nasenverlängernden Operationen. Meist handelt es sich zugleich um Impressionen im Bereiche der Profillinie, um Sattelnasen im weitgefaßten Sinne. Für jene Fälle, bei denen die Kürze der Nase durch einen zu tiefen Stand des Nasenwurzelansatzes bedingt ist (scheinbare Kürze der Nase), genügt ein Höherrücken der Nasenwurzel durch Implantation eines Rippenknorpelstückes, und zwar wird dieses nach LEXER von einer kleinen Querinzision aus (an der Stelle, an die der neue Nasenwurzelansatz zu liegen kommen soll) vorgenommen (s. Abb. 38). Das Knorpelstück soll nur bis zum höchsten Punkt des Nasenrückens reichen. „Der Erfolg dieser einfachen, rasch zu erledigenden Operation ist verblüffend." Ist auch eine Verlängerung nach unten erwünscht, so drängt LEXER die Spitzenpartie durch Implantation einer Knorpelspange nach Art der Sattelnasenkorrektur nach unten. Wird die Haut an der Glabella zu weit unterminiert, so besteht die Gefahr eines Abgleitens des Knorpels; um diesem zu begegnen, kann man für einige Tage eine Stecknadel durch Haut und Knorpel stecken oder eine sogenannte „Polizeinaht" nach JOSEPH (s. Sattelnase) anlegen. Wird durch die Knorpelimplantation die Spitzenpartie nach unten gedrängt und zu wenig prominent, so muß der Eingriff durch Einlagern einer kleinen, periostgedeckten Knochenspange in das Septum (Längsschaltung) ergänzt werden. Diese Knochenspange muß man reichlich lang nehmen; das eine Ende soll sich am Oberkiefer und das andere Ende unter die Knorpelfläche stemmen (s. Abb. 39). JOSEPH geht grundsätzlich anders vor. Er löst intranasal die Haut los und hält für die Dauer der Wundheilung die Verschiebung durch kleine, eigens geformte Gewichtszüge aufrecht. Dieses Vorgehen ist jedoch nur bei geringfügigen Kurznasen als alleinige Deformität von Erfolg begleitet. Bei hochgradigen Kurznasen mit Aufstülpung der Nasenspitze läßt sich die quere Abtrennung der Spitzenpartie in Höhe des oberen Nasenflügelrandes, Umklappung der Nasenhaut zwecks Schaffung der Innenbekleidung und Schluß des Hautdefektes durch eine buccale oder besser frontale Lappenplastik nicht umgehen (s. Sattelnase).

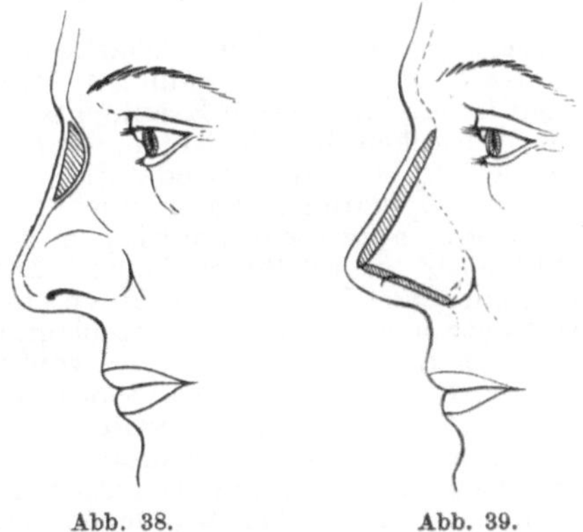

Abb. 38. Abb. 39.

10. *Schiefstand der Nase.*

Man unterscheidet einen Schiefstand der knöchernen Nase von einem solchen der knorpelig-häutigen Nase. Ferner kann Schiefstand der Nase vorgetäuscht sein a) durch einseitige Defekte im Bereiche der Nasenflügel (s. Nasenflügeldefekte) oder Wangen und b) durch Luxatio septi nasi. WELCKER unterscheidet drei Gruppen von Schiefnasen: 1. Abweichung der Nase nach einer Seite (s. Abb. 40), 2. Abknickung nach verschiedenen Richtungen (skoliotische Schiefnase; s. Abb. 41) und 3. seitliche Abknickung der knorpeligen Nase bei geradem Verlauf des knöchernen Abschnittes. Die stärkste Verschiebung der ganzen Nase nach einer Seite kann man beim Caput obstipum beobachten, wenn die rechtzeitige Durchtrennung des verkürzten Kopfnickers versäumt wurde (LEXER). Ebenso ist die Schiefnase, insbesondere Schiefstand der knorpeligen Nase allein ein häufiger Befund bei Erwachsenen, welche an einfachen Hasenscharten operiert waren

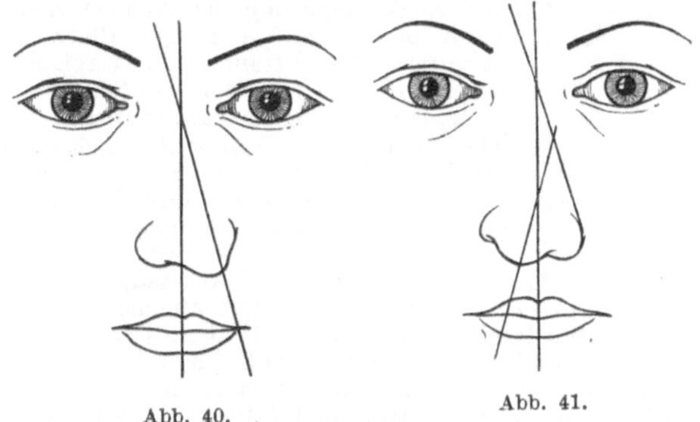

Abb. 40. Abb. 41.

(LEXER); bei gleichzeitigen Kiefer- oder Gaumenspalten ist gewöhnlich die ganze Nase nach der schlecht entwickelten Kieferseite verzogen. Sehr häufig ist Schiefstand der Nase Folge von Traumen.

a) *Schiefstand der knöchernen Nase:* Im Prinzip handelt es sich bei der Korrektur um eine Mobilisation des knöchernen Gerüstes und ein nachheriges Zurechtrücken des beweglich gemachten Nasengerüstes. Die Mobilisation der Schiefnase kann endo- und extranasal vorgenommen werden. Das von BRANDENBURG angegebene Verfahren, bei dem mittels besonderer Zangen die Gerüstteile der Nase zwischen Schleimhaut und äußerer Haut in allen Richtungen und Ebenen „wie Scherben" zertrümmert werden, regt nach einer Beobachtung, welche EITNER an einem von anderer Seite nach diesem Verfahren operierten Fall machte, nicht zur Nachahmung an. Das Verfahren dürfte als verlassen gelten. *Extranasale Methoden:* LEXER verschafft sich bei besonders ausgeprägten, knöchernen Schiefnasen durch einen nicht bis zur Mitte der Oberlippe geführten WEBERschen Kieferresektionsschnitt Zugang zur breiten Seite der Schiefnase; subperiostal wird mittels feiner LUERscher Knochenzange ein Keil aus der Breitseite der knöchernen Nasenseitenwand entfernt, welcher mit seiner Spitze zwischen Nasenwurzel und Augenwinkel liegt. Nach Durchtrennung der Crista incisiva mittels Meißels erfolgt das Infrangieren der Schmalseite mittels Fingerdruck und Fixation der geradegerichteten Nase durch einen auf der Schmalseite durch Heftpflasterstreifen befestigten Korken; dieser Verband bleibt eine Woche liegen.

TRENDELENBURG (1889) führt mittels schmalen Meißels eine subkutane Osteotomie am Stirnfortsatz des Os maxillare aus in derselben Linie, in der LEXER seine Keilresektion vornimmt. TRENDELENBURG führt den Meißel in das Nasenloch ein und setzt ihn am Seitenrand der Apertura pyriformis an. Diese Osteotomie wird beiderseits vorgenommen. Von einer kleinen, an der Nasenwurzel gelegenen Inzision aus werden mit quer aufgesetztem Meißel die Nasenbeine und das Septum durchtrennt. Hiernach und eventuell nach einer Abtrennung des Septums an seiner Insertion am Nasenboden erfolgt mit der Hand Geraderichtung der Schiefnase. Wird während der Nachbehandlung die Verwendung eines Pelottenapparates, deren es eine ganze Anzahl von Modellen (Lossen, Walsham, Trendelenburg und Gerber) gibt, zu früh abgesetzt, so treten gewöhnlich Rezidive auf.

Endonasale Korrektur der Schiefnase: Nach Joseph wird ein keilförmiges Knochenstück aus der Breitseite des Oberkieferfortsatzes reseziert (s. Abb. 42), während auf der Schmalseite der Knochen nur linear durchtrennt wird. Schnittführung wie bei der Breitnase.

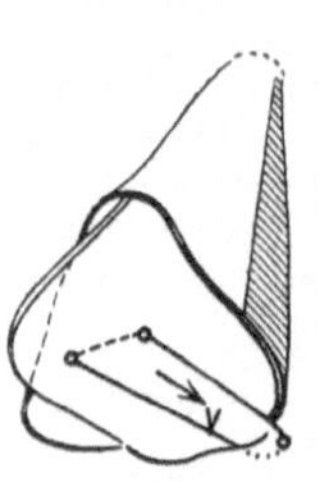
Abb. 42.

Durch die Keilresektion wird erst der für die Verlagerung des Nasengerüstes nach der Mitte zu nötige Platz geschaffen. Resektion und Durchtrennung nimmt Joseph mittels entsprechender Sägen subperiostal vor. Das keilförmige Knochenstück läßt sich leicht mittels Péanklemme herausziehen. Hiernach erfolgt unter Daumendruck die Geraderichtung der Nase. Der Rhinoklast nach Joseph ist meist zu entbehren. Erst vom 10.—14. Tag ab erfolgt Pelottenbehandlung mittels „Schiefnasenapparates“; sehr praktisch ist das von Joseph angegebene und durch Pfau-Berlin zu beziehende Modell. Der Apparat muß etwa ein Vierteljahr täglich für 2—3 Stunden getragen werden. Der Patient muß in dieser Zeit überwacht werden, damit nicht durch ein zu starkes Überkorrigieren ein Schiefstand nach der anderen Seite auftritt.

Frische traumatische Schiefnasen — als solche faßt Joseph auch noch 4 Wochen alte Fälle auf — werden manuell gerade gerichtet.

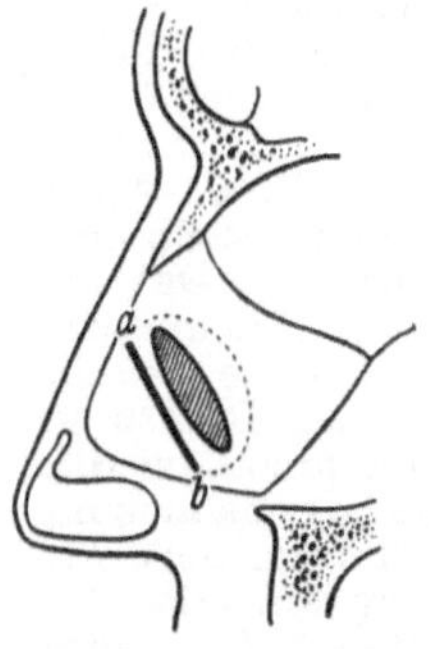

Abb. 43.

b) *Schiefstand der knorpeligen Nase* kommt als alleinige Deformität vor, doch ist eine Kombination mit Schiefstand der knöchernen Nase häufiger der Fall. Meist bessert sich nach Richtigstellung der knöchernen Schiefnase auch die knorpelige Schiefnase. Wo dies nicht der Fall ist, verwendet Joseph die „Attraktion des viereckigen Knorpels“, d. h. Heranziehung des schiefen, knorpeligen Septums an den Oberkieferrand der entgegengesetzten Seite (s. Abb. 42). Nach Freilegung des Randes der Apertura pyriformis (Schnitt im Vestibulum bis auf das Periost, Abhebelung des Periostes) wird durch den Rand mittels rechtwinklig abgebogenen Bohrers ein Loch gebohrt und mit Hilfe einer ebenfalls rechtwinklig abgebogenen geraden Nadel und eines häkelnadelartigen Instrumentes ein dicker Seiden- oder Silkfaden durch dieses geführt. Dann Durchstechung der knorpeligen Nasenscheidewand in der auf Abb. 42 wiedergegebenen Weise und bei Knüpfung des Fadens Herüberziehen der Nasenscheidewand in überkorrigierte Stellung. Um ein Durchschneiden des Fadens durch die Schleimhaut des Septums zu vermeiden, kann man sich zum Schutz des der Schleimhaut aufliegenden Fadens eines kurzen Stückchens Gummischlauch bedienen (s. Matratzennaht). Der Dauererfolg basiert nach Joseph auf der funktionellen Anpassung des Knorpels im Sinne von Roux und J. Wolff. Der Faden wird erst entfernt, wenn er locker geworden ist. Ist der Knorpel jedoch zu starr und weist er an der Umbiegungsstelle eine von vorn oben nach hinten unten gehende starre, seitlich vorspringende Leiste auf, so empfiehlt sich die submuköse Resektion dieser Leiste (s. Abb. 43). Hierdurch wird der starre Widerstand des Knorpels gelöst; meist genügt jetzt die etwa ein Vierteljahr für 2—3 Stunden täglich durchgeführte Anwendung des Schiefnasenapparates.

Die Streifenexzision aus dem Septum zur Geraderichtung der knorpeligen Schiefnase wurde bereits 1889 von Küster ausgeführt. Nach Boenninghaus empfiehlt es sich bei spontan schief wachsendem oder traumatisch verlagertem Septumknorpel und dadurch sich allmählich verschlimmernder Schiefnase die submuköse Streifenresektion aus dem knorpeligen Septum bereits im Kindesalter vorzunehmen; hierdurch wird die fortschreitende weitere Entwicklung der schiefen Nase verhindert.

11. *Partielle Nasendefekte. Verlust des häutigen Septums.*

Ätiologie: Syphilis, Tuberkulose, Traumen, Entwicklungsstörungen. Bei den durch syphilitische und tuberkulöse Prozesse in Verlust gegangenen Septen wird die Indikation zu einem plastischen Ersatz durch die Grundkrankheit bestimmt. Bei luischen Patienten kommt eine Plastik erst nach

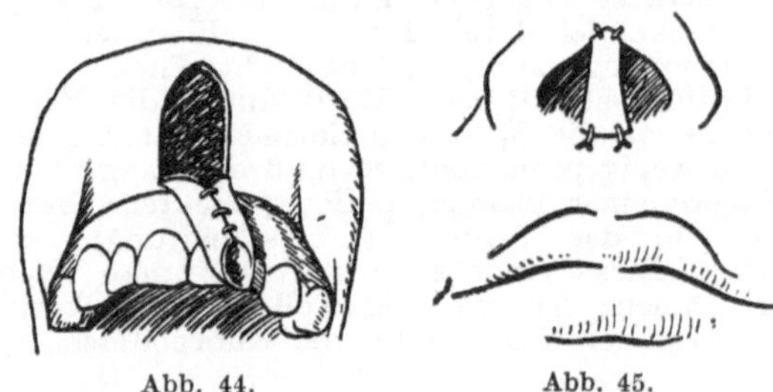
Abb. 44. Abb. 45.

vorangegangener gründlicher Behandlung in Betracht; ebenso darf bei tuberkulöser Ätiologie die äußere und innere Nase keine Krankheitsherde mehr enthalten. Plastiken bei Patienten, deren Syphilis nicht ausreichend behandelt ist oder die in der Nachbarschaft des Operationsterrains noch tuberkulöse Krankheitsherde aufweisen, unterliegen der Gefahr eines Mißlingens in erhöhtem Maße. Der Erfolg einer bestgelungenen Plastik kann durch ein Rezidiv, ausgehend entweder von der Nasenschleimhaut oder auch entfernteren Teilen des Gesichtes, völlig zunichte werden. Zum Ersatz des häutigen Septums sind verschiedene Methoden angegeben worden: I. solche, bei denen das zum Ersatz erforderliche Material der Nase selbst oder deren unmittelbaren Umgebung entstammt, und II. solche, bei denen das Transplantat entfernten Körpergebieten entnommen wird. Bei den Methoden der Gruppe I wird der Lappen mit oder ohne vorherige Einpflanzung von Knorpel- oder Knochenspangen der Oberlippe, der Nase selbst oder der Stirn entnommen. Gruppe II umfaßt die Methoden, bei denen das fehlende Septum aus dem Arm oder der Hand ersetzt wird.

I. a) *Septumersatz aus der Oberlippe: Aus der Innenseite:* Stellt in der von Lexer angegebenen Technik das beste Verfahren dar, da hierbei neue Narben im Gesicht vermieden werden. Nach Umstülpung der Oberlippe wird ein am Frenulum gestielter zungenförmiger und an der Basis möglichst dicker Lappen aus der Schleimhautseite umschnitten. Nachdem an der Umschlagstelle die Schleimhaut quer zur Längsrichtung des Lappens durchschnitten und der Stiel somit auf das submuköse Gewebe beschränkt worden ist, wird der Lappen durch einen die Oberlippe dicht an der Apertura pyriformis penetrierenden Schlitz hindurchgesteckt. Die Lappenspitze wird nach Anfrischung mit der Nasenspitze durch einige Nähte vereinigt, an der Lappenbasis die Schleimhaut an den unteren Wundrand des Oberlippenschlitzes fixiert. Eine Einrollung der Ränder durch einige

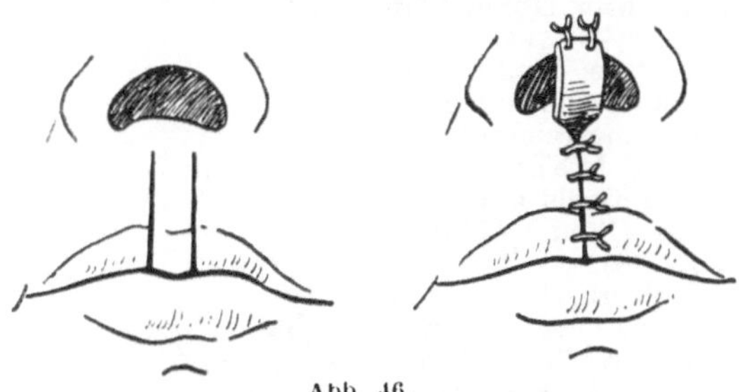

Abb. 46.

Knopfnähte mit feinster Seide unterbleibt besser, um die Ernährung des Lappens nicht zu beeinträchtigen. Die Doppelung des Lappens erreicht man durch zweckentsprechende Naht an der Lappenspitze (s. Abb. 44 u. 45) und Einlegen gefetteter, ganz lockerer Tampons in die Nasenlöcher. Die Schleimhaut des nach dem LEXERschen Verfahren gebildeten Septums

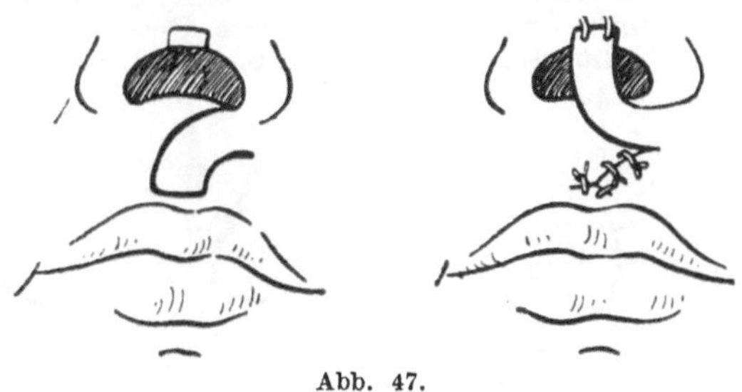

Abb. 47.

nimmt nach anfänglicher Abschilferung im Verlauf einiger Monate immer mehr das Aussehen des äußeren Integumentes an.

Aus der Außenseite: Schnittführung nach DIEFFENBACH s. Abb. 46, nach LANGENBECK s. Abb. 47, nach PAYR s. Abb. 48. Methode: DIEFFENBACH-DUPUYTREN-J. JOSEPH: Schaffung einer subkutanen Tasche in der Oberlippe zur Aufnahme eines etwa 3 cm langen, 4 mm breiten und 3 mm dicken Knochen-

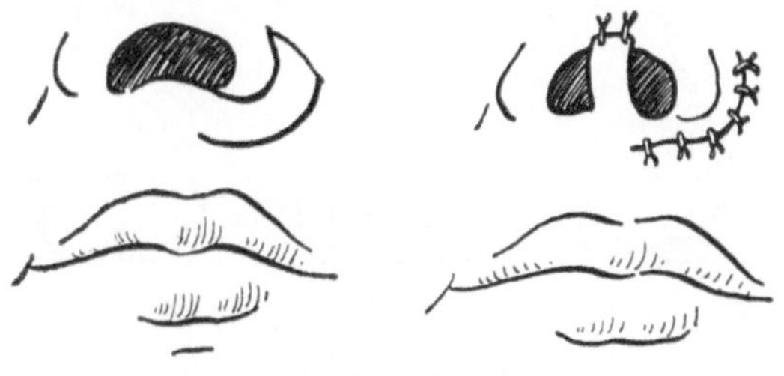

Abb. 48.

oder Knorpelspans; Entnahmestelle für das mit Periost zu verpflanzende Knochenstück: Tibiakante. Man kann auch Knorpel transplantieren, doch eignet sich dieser zur Übernahme von Stützfunktionen weniger; Entnahmestelle: Ohr, besser Rippenknorpel. 6—8 Wochen nach diesem ersten Eingriff Umschneidung und Aufstellung des Lappens. Um die hintere Fläche des Lappens mit einer Hautbedeckung zu versehen, wird entweder ein zungenförmiger Lappen von der Nasenspitze heruntergeklappt (Abb. 49) oder die Rückseite des den Knochen- oder Knorpelspan tragenden Lappens vorher mit Thierschlappen bedeckt. Ein sehr brauchbares Verfahren stellt für diesen Zweck die mit Thierschlappen umwickelte Stentplatte nach ESSER dar, welche nach Einheilen des Knochentransplantates in eine Tasche unterhalb

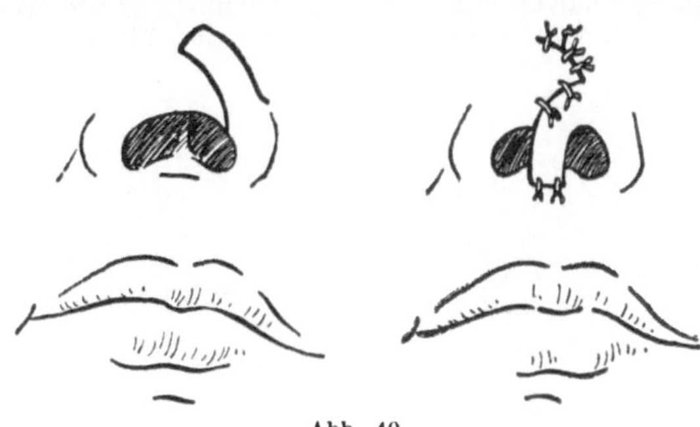

Abb. 49.

des Knochenspanes eingelegt wird. Nähere Technik s. unter Bildung beiderseits epidermistragender Lappen. Der sekundäre Defekt wird durch einen zungenförmigen Lappen aus der Nasolabialfalte gedeckt. Es ist darauf zu achten, daß das neugebildete Septum nicht zu voluminös angelegt wird und als solches die Atmung behindert.

b) *Septumersatz aus der Nase* (SZYMANOWSKI, HUETER, Schnittführung s. Abb. 50, JOSEPH): Bei genügender Höhe und Breite der Spitzenpartie Schnittführung nach JOSEPH durch die ganze Dicke des Flügels nahe der Medianlinie (s. Abb. 51 u. 52) und Eindrehung der Lappenspitze nach der Gegend der Crista nasi inf. ant. Das anfänglich schiefstehende Septum bedarf nach einem Zwischenraum von etwa je 4—6 Wochen im Bereiche der Spitze und Basis der Geraderichtung durch die in Abb. 53—54, 55 u. 56 wiedergegebene Schnittführung; diese Nachkorrek-

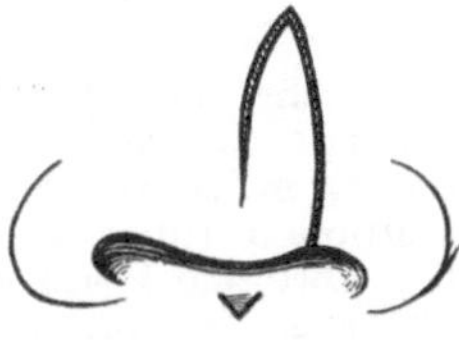

Abb. 50.

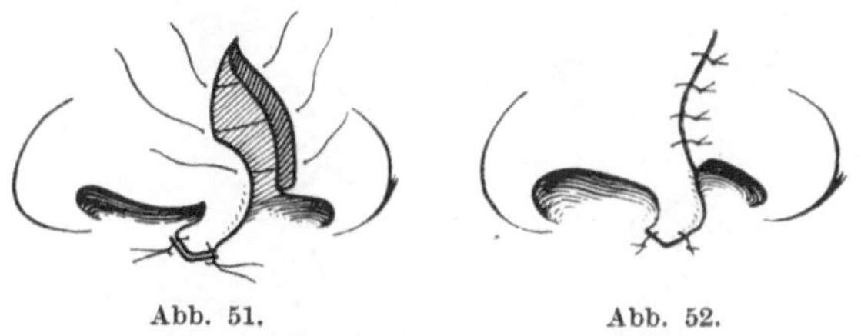

Abb. 51. Abb. 52.

turen sind auch bei den übrigen Methoden der Septumneubildung erforderlich.

c) *Septumersatz mittels eines der Stirn entnommenen Hautperiost-Knochen-Lappens* nach HILDEBRAND: Der Lappen wird durch einen Schlitz an den Ort seiner Bestimmung gebracht. Die unter 1—3 beschriebenen Methoden sind wegen der weniger auffälligen Narbenlage mehr zu empfehlen.

II. a) *Ersatz des Septums mittels gestielten Hautlappens aus dem Oberarm:* Technik der Knochen- oder Knorpelimplantation s. unter 3.

b) *Ersatz aus der Palmarfläche* (LABAT): Ohne Knorpel- oder Knochenimplantation fällt der Lappen der Schrumpfung anheim.

c) *Ersatz aus dem Finger* (LEISCHNER) *und der Zehe* (KAUSCH) bedingen eine Verstümmelung und für einige Zeit eine beträchtliche Unbequemlichkeit für den Kranken. Das Transplantat (Zehe) wird zunächst an der Hand und dann erst an der Nase (Wanderplastik) zur Anheilung gebracht.

Verlust, partieller und totaler, des Nasenflügels. Ätiologisch kommen in erster Linie Traumen durch Schuß- und Hiebwaffen, Bißverletzungen, dann auch unsachgemäß durchgeführte ärztliche Eingriffe (Kauterisation von Naevi im Bereiche des Flügelrandes)

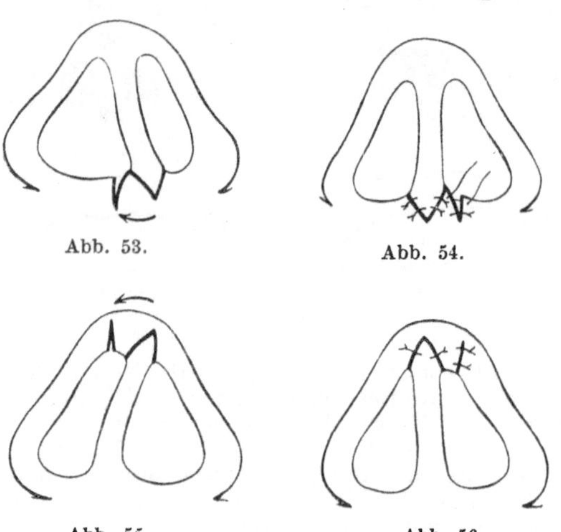

Abb. 53. Abb. 54. Abb. 55. Abb. 56.

und sehr häufig mit Gewebseinschmelzung einhergehende Krankheitsprozesse (Hauttuberkulose, Syphilis) in Betracht. Es gibt eine ganze Reihe von Methoden (über 24) zum Ersatz des Nasenflügels. Die jeweilige Wahl wird von Form und Ausmaß des Defektes bestimmt. Bei geringgradigen Defekten (Höherstehen des geradlinigen oder fast geradlinigen Flügelrandes) und nicht zu kurzer Nase sind Ersatzplastiken im engeren Sinn entbehrlich; die normale Nasenflügelgestalt wird in diesen Fällen mittels die

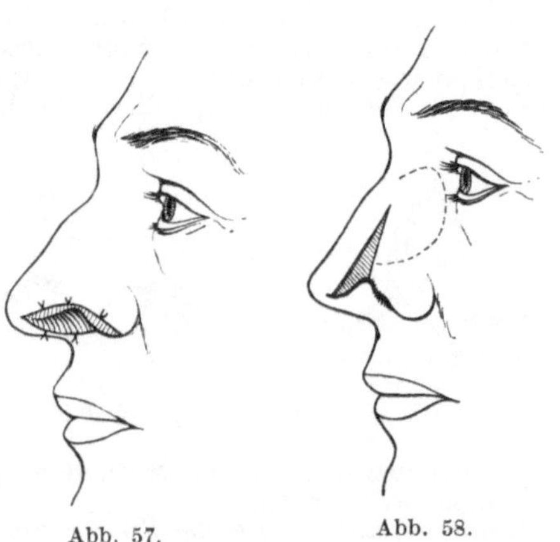

Abb. 57. Abb. 58.

Nasenlänge verkleinernder Operationen: Geradschneiden des Flügelrandes, Verkürzung der Nase in ihrem septalen Abschnitt und Kürzung des anderen Flügelrandes erreicht. In zweiter Linie ist die Neubildung des Flügels aus der Nase selbst durch Verschiebung und Umlagerung von Bestandteilen zu nennen. In dritter Linie sind Methoden zu nennen, bei denen das zum Flügelaufbau notwendige Material der Umgebung der Nase (Wange, Stirn) oder entfernteren Körpergebieten (Arm) entnommen wird.

I. *Korrektur durch Verkleinerung der übrigen Nase ohne Ersatz der fehlenden Partie* (JOSEPH): Geradeschneiden des Flügelrandes, Verkürzung des Septums (s. zu lange Nase) und Kürzung des Flügels der anderen Seite durch Flügelrandresektion (s. Abb. 57). Kommt nur bei geringgradigen Defekten und bei genügend großen Nasen in Frage. Geringfügige, nur eine kurze Strecke des Flügelrandes betreffende und nahe der Nasenspitze gelegene Einziehungen (unbeschadet ihrer Höhe) können nach JOSEPH auch durch eine keilförmige Exzision, Unterminierung und Herunterziehung des auf diese Weise mobilisierten Flügels korrigiert werden (Schnittführung s. Abb. 58).

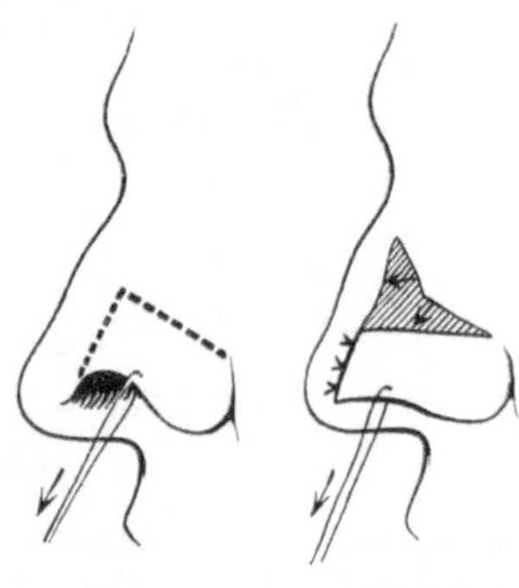

Abb. 59. Abb. 60.

II. *Korrektur durch Verschiebung und Umlagerung von Bestandteilen der Nase:* 1. Bei Fehlen des der Spitze benachbarten Nasenflügelteiles: Methode nach DENONVILLIERS: Schnittführung s. Abb. 59, 60. Die bei dieser Methode durch Vereinigung des sekundären Defektes entstehende Spannungsnaht vermeidet die von JOSEPH angegebene Modifikation: Schluß des sekundären Defektes durch rechtwinklig eingedrehten Lappen und Schluß des tertiären Defektes durch direkte Nahtvereinigung (s. Abb. 61, 62, 63). Liegt

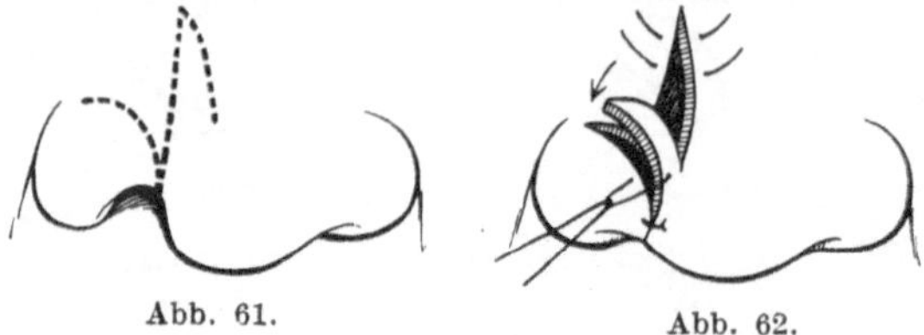

Abb. 61. Abb. 62.

der primäre Defekt im Bereiche der Nasolabialfalte, so führt die gleiche Methode in umgekehrter Schnittführung ebenfalls zum Ziele (Schnittführung s. Abb. 64, 65). Weniger gute Resultate zeitigt eine von JOSEPH angegebene Kombination der Methoden von DENONVILLIERS und LANGENBECK; abgesehen

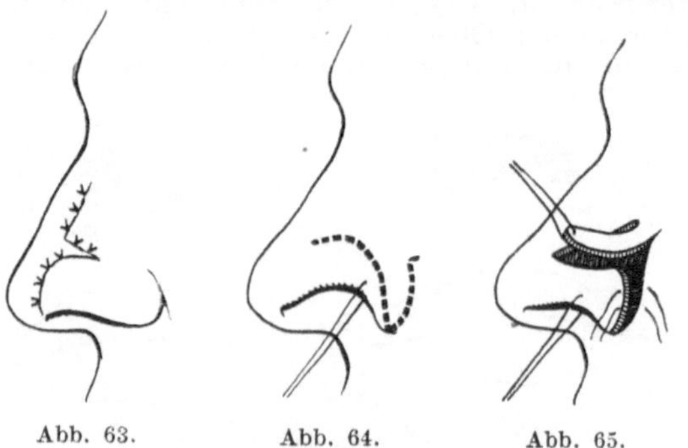

Abb. 63. Abb. 64. Abb. 65.

davon, daß diese Methode infolge der Verkürzung der gegenseitigen Flügelpartie nur bei genügend großen Nasen mit hängender Spitzenpartie empfehlenswert ist, resultieren drei von dem oberen Teile der Nasenspitze ausgehende, strahlige Narben. Bei großen, fast den ganzen Nasenflügel betreffenden Defekten ist es vorteilhafter, das zum Aufbau erforderliche Material, wenigstens teilweise, der Umgebung der Nase oder entfernteren Körpergebieten zu entnehmen.

III. *Ersatz des Nasenflügels aus Wange, Stirn, Ohr und Arm.* a) Kombinationen von Lappenverschiebung und -umlagerung im Bereiche der Nase mit freien und gestielten Lappenplastiken aus deren Umgebung oder entfernteren Körpergebieten. 1. *Freie*

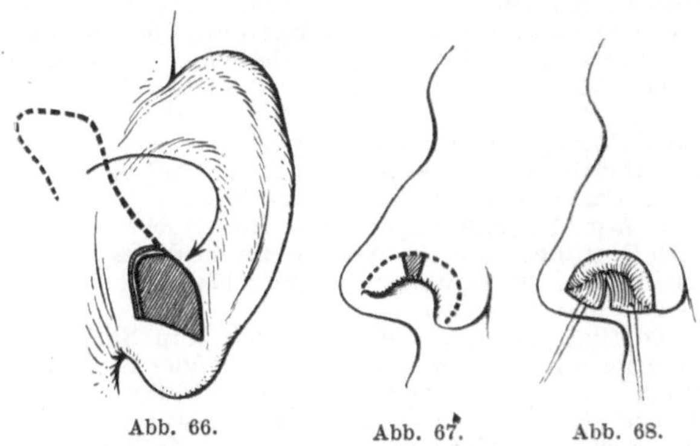

Abb. 66. Abb. 67. Abb. 68.

Transplantationen: Entnahmestelle aus dem Ohr: Rückseite der Ohrmuschel nahe dem Ansatz (JOSEPH); Exzision eines Knorpelhautlappens unter Schonung der die äußere, laterale Ohrmuschel deckenden Haut. Deckung des sekundären Defektes durch gestielten Lappen aus der Ohrmuschel oder der Schädelhaut (s. Abb. 66). Die Schleimhautseite des Nasenflügels wird vorher durch Umklappung eines der äußeren Nasenbedeckung entnommenen Lappens (s. Abb. 67, 68) gebildet und das freie Transplantat mit wenigen, oberflächlich fassenden Knopfnähten fixiert. Bei großen Ohrmuscheln kann das Transplantat auch dem freien Ohrrand entnommen werden (KÖNIG); anschließend zum Ausgleich von Größenunterschieden eventuell Verkleinerung der anderen Ohrmuschel vornehmen (s. Methodik unter Verkleinerung des ganzen Ohres). Freie Transplantationen unterliegen in höherem Maße der Nekrosegefahr und sind nur dann angebracht, wenn besondere Gründe gegen die Vornahme einer Lappenplastik sprechen. 2. *Gestielte Lappenplastiken aus der Umgebung der Nase:* Die Innenbekleidung des Nasenflügels läßt sich in den meisten Fällen durch Umklappen eines der Umgebung des Flügeldefektes entnommenen Hautlappens bilden. Die Wahl der Entnahmestelle wird in erster Linie durch die Größe des primären und sekundären Defektes, weiterhin auch durch die Wünsche des Patienten bestimmt. Sollen weitere Narben im Gesicht unbedingt vermieden werden, so kommt eine Deckung durch einen gestielten Lappen aus Arm oder Hand in Betracht; doch wird hier das Fehlen weiterer neuer Narben im Gesicht durch den unter Umständen sehr störenden Farbkontrast zwischen Transplantat und Nase erkauft; auch sehen die Armlappen meist plumper aus wie die der Umgebung entnommenen Lappen. Nicht zu vergessen ist auch die ganz andere Textur der Hautoberfläche des vom Arm entnommenen Transplantates. Aus diesen Gründen ist trotz einer neuen Narbe im Gesicht, welche überdies bei sachgemäßer Nahttechnik

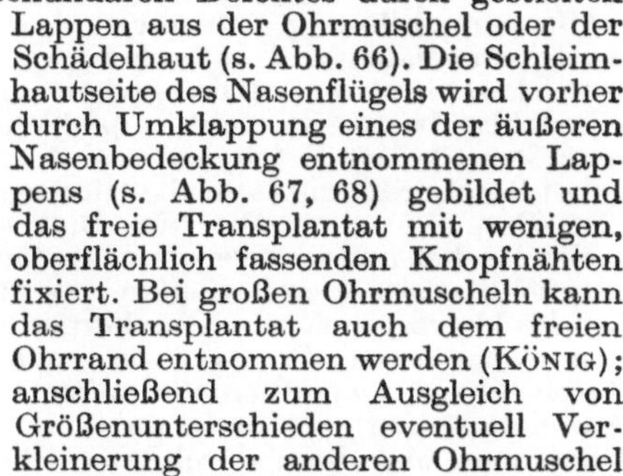

Abb. 70.

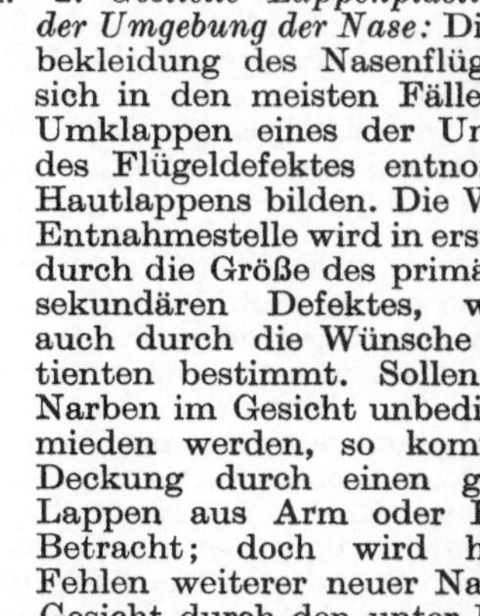

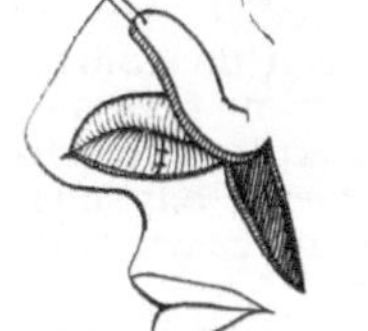

Abb. 69.

und eventuell späterer Narbenkorrektur sehr wenig auffällig ist, die Entnahme aus der Umgebung der Nase vorzuziehen. Eine Entnahme des gestielten Lappens aus der Nase ist nur bei reichlich vorhandenem Hautmaterial und nicht zu großen Defekten zu empfehlen. a) Lappenbildung aus der *Wange* (buccale Methoden): Schnittführung möglichst entlang der Nasolabialfalte. Quer über die Wange geführte Lappenumschneidung ist in den meisten Fällen entbehrlich und wegen der weit auffälligeren Narbenlage tunlichst zu vermeiden. Nach beendeter Plastik steht der neugebildete Flügelrand meist etwas schräg abwärts gegen den Mundwinkel (s. Abb. 69). Eine Nachkorrektur (nicht vor 8—10 Wochen) beseitigt diese Anomalie und gestattet zugleich eine bessere Modellierung des Flügelansatzes an der Nasolabialfalte (Abb. 70). Ist der nach Umklappung der die seitliche Nasenfläche bekleidenden Haut (zwecks Schleimhautersatz) entstandene sekundäre Defekt sehr groß, so tritt die Lappenbildung aus der Stirnhaut (frontale Methoden) in ihr Recht. MONCORPS deckte einen den Flügel und die untere Hälfte der seitlichen Nasenwand umfassenden Defekt dadurch, daß nach Bildung der Schleimhaut durch einen der Nasolabialfalte entnommenen Lappen (v. HACKER, BAYER) eine Wangenrotation nach ESSER vorgenommen wurde. Die Narben sind trotz der Größe des umschnittenen, zentral gestielten Lappens wenig auffällig, da sie größtenteils innerhalb physiologischer Faltenbildung verlegt werden konnten (s. Abb. 71, 72 u. 73). b) Lappenbildung aus der *Stirn* (frontale Methoden): Meist sind nur relativ schmale Lappen erforderlich, so daß sich der sekundäre Stirndefekt unschwer primär durch Naht, allerdings unter Spannung schließen läßt. Ganz ausgezeichnete Resultate gibt die Verwendung des

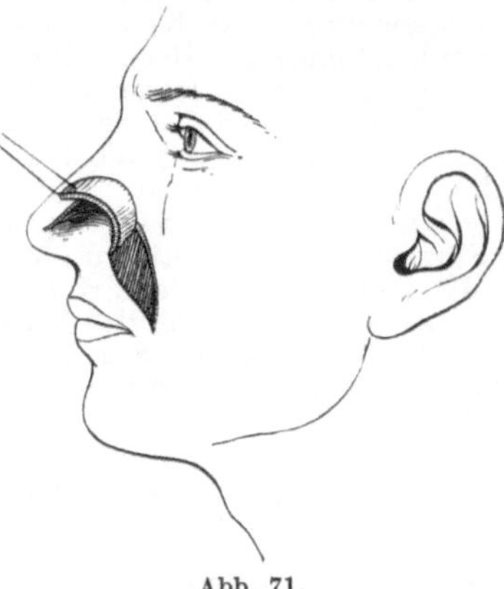

Abb. 71.

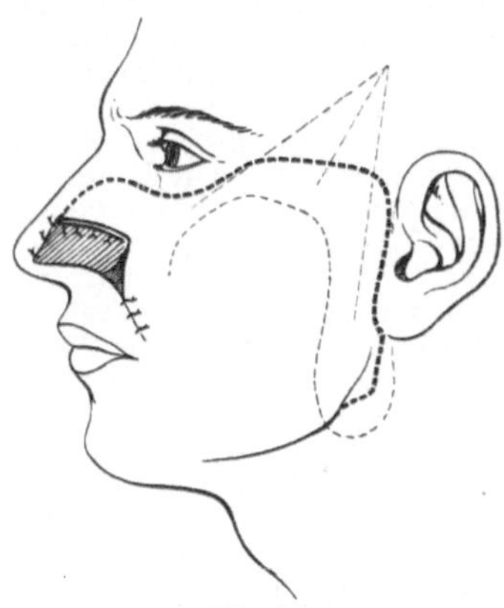

Abb. 72.

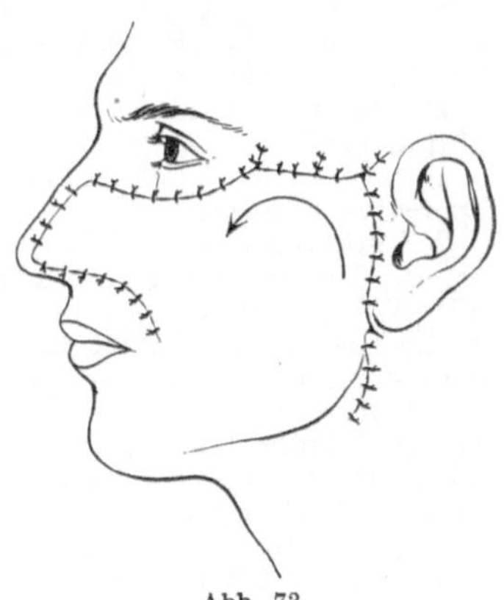

Abb. 73.

Haut-Arterien-Lappens nach ESSER (s. Plastik); die Technik ist jedoch schwierig und erfordert ein Vertrautsein mit der Methode: der Lappenstiel besteht nur aus dem Gefäßnervenstrang (Art. frontalis und Begleitvene) und bleibt in einem zum Defekt führenden, linearen Bett, über dem die Haut durch Knopfnähte geschlossen wird, dauernd erhalten. Der Lappenstiel wird bei der gewöhnlichen Stirnlappenmethode nach 6—8 Wochen zurückverpflanzt. Je länger der ernährende Stiel erhalten bleibt, desto weniger ist eine Schrumpfung des neugebildeten Flügels nach der Stieldurchtrennung zu befürchten. Mit Nachkorrekturen warte man möglichst lang (zirka 2 Monate nach der Stieldurchtrennung). 3. *Gestielte Lappenplastiken aus entfernteren Körperstellen:* a) *Direkt gestielte Lappen* werden in der Regel dem Unter- oder Oberarm entnommen. Technik der Lappenbildung s. unter totale Nasenplastik. Durch vorherige Implantation von Ohrknorpel und Epithelisierung der Lappenrückfläche mittels der ESSERschen Epitheleinlage bedarf es keiner Entnahme von Hautmaterial zur Bildung der Schleimhaut aus der Nase selbst oder Wange, vielmehr wird der am Arm aufgebaute Lappen nach Anfrischen des Defektrandes direkt mit diesem vereinigt. Die Verwendung eines Armlappens ermöglicht, im Bereiche der Nase und ihrer Umgebung Material zu sparen und vermeidet neue Narben; dieser Vorteil wird durch die sehr auffällige Differenz im Farbton zwischen Nase und Transplantat, die andersartige Oberflächentextur und die meist gröbere Modellierung in seinem Wert stark reduziert. Die Ulnarkante der Hand (Hypothenar) stellt weiterhin eine geeignete Entnahmestelle zur Lappenbildung zwecks Nasenflügelersatz dar. b) *Wanderplastik:* Aufpfropfung eines Lappens, welcher an einer anderen Körperstelle entnommen wurde, an die Hand als Zwischenstation zum Zwecke des Transportes an den Bestimmungsort. Wenig geübtes Verfahren, zeitraubend. Geeignet für die Verwendung von der Ohrmuschel entstammenden Transplantaten, wenn das Risiko einer freien Transplantation vermieden werden soll.

S. auch Furunkel am Naseneingang; Hasenscharte; Knorpeltransplantationen; Niesen; Prothesen im Gesicht; Rhinoplastik; Sprachstörungen.

Nasenbluten. Wenn wir von den seltenen Fällen absehen, wo die Quelle der Blutung im Nasenrachenraum liegt und das Blut lediglich durch die Nase abläuft, so handelt es sich beim Nasenbluten stets um die Zerreißung eines Blutgefäßes in der Nasenhöhle selbst. Wir unterscheiden bei solchen Gefäßzerreißungen lokale und allgemeine Ursachen; oft kombinieren sich beide miteinander.

Die hauptsächlichsten lokalen Ursachen für Nasenbluten sind:

1. Traumen (Stoß, Schlag, Fall auf die Nase); operative Traumen.

2. Veränderungen vorn an der knorpeligen Scheidewand. Ein großer Teil des mit der Einatmungsluft mitgeführten Staubes schlägt sich gerade an dieser Stelle nieder und bildet hier Borken; der Staub in manchen Arbeitsbetrieben hat eine besondere Neigung zur Borkenbildung, bei einigen Staubsorten (z. B. Zement) kommt es durch mechanischen oder chemischen Reiz allmählich zu einer umschriebenen Nekrose und schließlich zu einer Perforation im vorderen Teil der knorpeligen Nasenscheidewand; an den Rändern der Perforation setzen sich ebenfalls Borken ab. Die Borken üben einen Juckreiz aus und werden von dem bohrenden Finger abgerissen, wodurch es zu Blutungen kommt.

3. Blutungen aus der Nase können entstehen durch gefäßreiche Geschwülste (Angiome) oder zerfallende bösartige Geschwülste.

4. Ist die Nasenschleimhaut entzündet und blutgefüllt, z. B. beim akuten Schnupfen, so kann es bei starkem Schneuzen zu Gefäßzerreißung und Blutung kommen.

Unter den allgemeinen Ursachen des Nasenblutens sind zu nennen:

1. Erkrankungen des Gefäßsystems, die mit einer Erhöhung des Blutdrucks einhergehen, vor allem Arteriosklerose, Schrumpfniere, manche Herzkrankheiten. Auch die manchmal bei Frauen zur Zeit, in der die Regel eintreten sollte, periodisch vorkommenden Blutungen von der Nase sind wohl auf veränderte Blutdruckverhältnisse zurückzuführen.

2. Auf Veränderungen des Blutdrucks beruhen auch Blutungen aus der Nase, wenn ein Mensch in die verdünnte Luft extremer Höhen gelangt (beim Bergsteigen und Fliegen).

Die Blutung kann meist dadurch zum Stehen gebracht werden, daß man mit Daumen oder Zeigefinger den Nasenflügel der Seite, aus der es blutet, mehrere Minuten lang fest an die Nasenscheidewand anpreßt; eine wirksame Unterstützung dieser Maßnahme ist Kälteanwendung, am besten häufig gewechselte kalte Umschläge auf den Nacken und Eintauchen der Hände in eiskaltes Wasser; dadurch werden Reflexe im Sinne einer Verengerung der Blutgefäße hervorgerufen. Steht auf diese Maßnahme die Blutung nicht, dann kann man Wattetampons, die mit Wasserstoffsuperoxydlösung getränkt sind, oder Stryphnonwatte verwenden und außerdem, wie oben beschrieben, komprimieren. (Die früher viel verwendete Eisenchloridwatte ist nicht empfehlenswert.) Erzielt man damit keinen Erfolg, so ist ärztliche Hilfe herbeizuholen. Sehr häufig steht die Blutung nur scheinbar, dem Patienten rinnt aber das Blut nach rückwärts in den Rachen und wird verschluckt. Aus diesem Grund empfiehlt es sich, den Patienten eine sitzende Stellung bei leicht vorgeneigtem Oberkörper und Kopf einnehmen zu lassen. Der Arzt wird zunächst versuchen, durch stark anaemisierende Mittel (Tampons mit Adrenalinlösung) die blutende Stelle zu Gesicht zu bekommen und dann durch Ätzmittel (Chromsäure, Trichloressigsäure, Galvanokauter) eine sofortige Blutstillung zu erreichen. Gelingt dies nicht, so wird er eine Tamponade des Naseninnern, eventuell sogar Abschluß der Nase von rückwärts durch den Mund (sogenannte BELLOQsche Tamponade) vornehmen. Neben diesen Versuchen, lokal der Blutung Herr zu werden, sollen stets allgemeine Maßnahmen ergriffen werden. Die einfachste ist die Kälteanwendung (s. oben). Nebst dieser gibt es eine Reihe gefäßverengender, gefäßdichtender oder blutgerinnungsfördernder Injektionen (Mutterkornpräparate, Kalk-, Gelatine-, Stryphnon-, Koagulen-, Claudeninjektionen u. a.), deren Wirkung vielfach bewährt ist. Manchmal — glücklicherweise sehr selten — ist die Blutung so heftig, daß Maßnahmen gegen den Säfte- und Blutmangel getroffen werden müssen. Hierher gehören Klysmen, intravenöse oder subkutane Kochsalzinfusionen, Bluttransfusionen. Den Klysmen und Infusionen werden mit Vorteil herzstärkende und gefäßverengende Mittel zugesetzt.

Nasenekzem. Ekzem des Naseneingangs und Nasenvorhofs hat in den meisten Fällen seine Ursachen darin, daß aus der Nase oder den Nebenhöhlen stammendes krankhaftes Sekret beim Ausfließen aus der Nasenöffnung hier einen Reiz ausübt. Juckreiz veranlaßt den Patienten, mit dem Finger zu kratzen und das Taschentuch häufiger zu gebrauchen, wodurch wieder ein neuer Reiz hervorgerufen wird.

Bei der akuten Form des Ekzems sieht man auf der geröteten und geschwollenen Haut des Naseneingangs anfangs bisweilen Bläschen, im weiteren Verlauf bilden sich nässende Schrunden und Borken.

Bei manchen Personen gesellt sich dazu noch eine glänzende Rötung und Schwellung der Nasenspitze. Das ist das Bild, das wir meist beim akuten Schnupfen sehen. Beim akuten Schnupfen der Säuglinge und Kleinkinder, der besonders häufig vom Ekzem des Naseneingangs begleitet ist, wird die Borkenbildung oft so stark, daß die an sich schon enge Passage im Naseneingang dadurch verlegt wird und Atembeschwerden entstehen können. Bei Nasendiphterie im Kindesalter besteht meist ein charakteristisches, ekzemähnliches Bild der Umgebung der Nasenlöcher; vielfach wird der Verdacht auf Nasendiphtherie erst durch dieses Ekzem wachgerufen.

Beim chronischen Ekzem des Naseneingangs, das nicht selten auch seinen Ursprung der Staubinhalation in gewissen Arbeitsbetrieben verdankt, sind oft die Nasenöffnungen und besonders die Innenseite der Nasenflügel mit recht fest anhaftenden Borken bedeckt; häufig sind kleine Risse vorhanden, z. B. in dem Winkel zwischen Ansatz des Nasenflügels und häutiger Nasenscheidewand, die sehr schmerzhaft sein können. Bei Kindern mit chronischer *exsudativer Diathese* ist das Ekzem des Naseneingangs meist die Folge einer chronischen Rhinitis, die auf Basis der Diathese entstanden ist; bei diesen *„skrofulösen" Kindern* breitet sich das Ekzem gern auf die Oberlippe aus. Diese wird verdickt und ragt rüsselförmig über die Unterlippe hervor, was den Kindern ein charakteristisches Aussehen verleiht.

Das chronische Ekzem des Naseneingangs kann insofern eine Gefahr für den Patienten bilden, als nicht gar so selten die kleinen Risse in der Haut (Rhagaden) die Eintrittspforte für Krankheitserreger bilden; so geht sicher in einem Teil der Fälle von Gesichtsrotlauf die Krankheit von einer Rhagade am Naseneingang aus.

Die Behandlung hat, wenn das Ekzem auf konstitutioneller Ursache beruht, eine allgemeine zu sein; dies trifft für die chronischen Ekzeme der Kinder vielfach zu. Erweist sich das Ekzem als Folge einer Erkrankung des Naseninnern oder der Nebenhöhlen, so sind diese zu behandeln. Stets aber muß damit eine lokale Behandlung des Ekzems Hand in Hand gehen, die im wesentlichen dieselbe ist wie die Behandlung des Ekzems an anderen Körperstellen.

Nasenersatz, s. Plastik; Prothesen im Gesicht; Rhinoplastik.

Nasenfluß. Von der Schleimhaut der gesunden Nase wird sehr wenig abgesondert, gerade soviel, als nötig ist, um der Schleimhaut den genügenden Feuchtigkeitsgrad zu erhalten. Tritt infolge Einwirkung physikalischer oder chemischer Reize (kalte Luft, Staub, chemische Dämpfe) oder durch psychische Erregung eine gesteigerte Tränenabsonderung ein, so fließt ein Teil des vermehrten Sekretes in die Nase und tritt als wässeriger Ausfluß aus dem Nasenloch zutage.

Der krankhafte Ausfluß aus der Nase kann der Quantität und Qualität nach sehr verschieden sein. Beim Heuschnupfen — dem Typus einer idiosynkrasisch-allergischen Erkrankung — und bei der Rhinitis vasomotoria seu nervosa, die — wenigstens in vielen Fällen — gleich dem Heufieber als eine allergische Erkrankung anzusehen ist, wird unter heftigen Niesparoxysmen eine oft ganz erstaunliche, bis zu mehreren Litern täglich betragende Menge wasserklaren, dünnflüssigen Sekretes abgesondert. Bei diesen Patienten tropft während des Anfalles die Nase ständig. Der Anblick der unaufhörlich niesenden Patienten, denen das Wasser ununterbrochen aus der Nase läuft, hat für ihre Umgebung oft einen komischen Beigeschmack, sie selbst aber fühlen sich schwer krank, sie leiden auch psychisch und sind durch ihr Leiden sozial sehr beeinträchtigt.

Auch bei der *akuten Rhinitis* — vulgo *„Schnupfen"* genannt — ist die nach Ablauf des kurzdauernden „trockenen", durch Schleimhautschwellung gekennzeichneten Stadiums einsetzende vermehrte Sekretion zunächst rein wässerig, wird aber im weiteren Verlaufe durch wachsende Beimengung von Leukozyten und abgestoßenen Epithelien schleimig-eitrig. Auch bei der einfachen chronischen Rhinitis, aus der im weiteren Verlaufe gewöhnlich durch Gewebsneubildung auf entzündliche Rhinitis hyperplastica geschlossen wird, ist die — meist nicht sehr starke — Absonderung schleimig-eitrig.

Rein eitriges Sekret wird aus der Nase vor allem bei den Nebenhöhlenentzündungen abgesondert, in oft sehr großen Mengen bei den akuten, in geringeren, bisweilen sogar schwer nachweisbaren Mengen bei den chronischen. Einseitige eitrige Absonderung aus der Nase muß bei Erwachsenen immer den Verdacht auf eine Nebenhöhlenerkrankung wachrufen, da solche viel häufiger einseitig, als doppelseitig aufzutreten pflegen; bei Kindern muß man bei eitrigem Ausfluß aus einem Nasenloch stets auch an das Vorhandensein eines Fremdkörpers denken. Der aus der Kieferhöhle stammende Eiter hat bisweilen einen fauligen Geruch (s. Übler Geruch aus der Nase).

Das normale Sekret der Nasenhöhle verdunstet fast restlos. Das bei gewissen Krankheitszuständen abgesonderte eitrige oder schleimig-eitrige Sekret hat jedoch die Neigung anzutrocknen und es kommt dann zur Bildung von Borken und Krusten, die mit mehr oder minder großer Mühe ausgeschnaubt werden. Solches ist der Fall bei der Rhinitis atrophicans und vor allem bei der *Rhinitis atrophicans foetida seu Ozaena,* die dadurch charakterisiert ist, daß die Borken einen üblen Geruch verbreiten (s. Übler Geruch aus der Nase). Die Neigung des Sekretes zur Antrocknung und Borkenbildung ist bei diesen Krankheitszuständen wohl zurückzuführen auf seinen geringen Wassergehalt und auf die schnelle Verdunstung in der durch Schleimhaut- und Knochenatrophie erweiterten Nasenhöhle. Auch bei Tuberkulose und Syphilis des Naseninnern kann es zu Borkenbildung kommen.

Wo krankhafte Absonderung aus der Nase vorhanden ist, kann man aus der Beschaffenheit und Menge des Sekretes zwar vermutungsweise gewisse Schlüsse auf die Krankheitsursache ziehen; diagnostiziert aber darf und muß diese natürlich nur werden durch die Rhinoskopie und die anderen uns zur Verfügung stehenden Untersuchungsmethoden.

Die Behandlung des Nasenflusses richtet sich nach dem Grundleiden. Beim *Heuschnupfen* sucht man zuerst die Gattung der Blüten oder anderer Erreger durch Probeimpfungen festzustellen, und dann werden mit Aufschwemmungen derselben wochenlang Injektionen zur Immunisierung gemacht. Die Probeimpfung und die eigentliche Behandlung müssen vor der Blütezeit beendet sein. Am besten beginnt man bereits im Februar. Nur ein Teil der Fälle zeigt Besserung oder Heilung; bei den ungebesserten Fällen müssen noch andere, die Schleimhaut abhärtende Mittel (Ätzung mit Trichloressigsäure, Bestrahlung des Naseninnern mit Ultraviolettlicht) angewendet werden. Bei der *Rhinitis vasomotoria,* die zum Unterschied vom Heuschnupfen unabhängig von der Jahreszeit und in kurzdauernden Anfällen (einigen Minuten bis zu 2 Stunden) auftritt, haben sich intravenöse Afenilinjektionen (10 ccm) in Abständen von 2—3 Tagen, im ganzen etwa 5—10 Injektionen, gut bewährt. Auch subkutane Injektionen von Rhinostop (einem Präparat, das kleinste Jodmengen enthält) helfen oft in erstaunlich kurzer Zeit. Das beste Mittel gegen den akuten Schnupfen ist das Schwitzen. 1—2mal täglich 1 Stunde gründliches Schwitzen mit nachheriger trockener Abreibung, wenig Flüssigkeitsaufnahme, Kopflichtbäder (bei alten Leuten nicht ratsam), nicht Baden, das sind die wirkungsvollsten Maßnahmen; bei sehr starkem Schnupfen kann man noch Atrokal stark (Calcium und Atropin) als Ergänzung oben angeführter Maßnahmen geben. Die Risinsalbe (eine Mischung von Adrenalin und Mentholvaselin) gewährt zeitweise Erleichterung dadurch, daß die Schleimhaut der Nase zum Abschwellen gebracht wird. Ganz zu Beginn eines Schnupfens bewährt sich das alte Hausmittel — ein Tropfen Jodtinktur in etwas Wasser getrunken — oft ausgezeichnet. Allerdings hat es oft nur aufschiebende Wirkung.

Nasenindex, s. Nase (Nasenformen).

Nasenkännchen, s. Nasenreinigung.

Nasenkitt, s. Theaterschminken.

Nasenkorrektur, s. Nase (Nasenformen).

Nasenpflöcke, s. Körperschönheit; Naturvölker.

Nasenrachenfibrom, juveniles, s. Nase, Veränderungen.

Nasenreinigung. Die natürliche Nasenreinigung ist das Niesen und Schneuzen. Eine Reinigung des Naseninnern ist für gesunde Nasen überflüssig, ja schädlich; nach langdauernden Eisenbahnfahrten, Autoreisen, nach Beschäftigung in Staub oder Rauch mag man die Nase derart reinigen, daß etwas Borvaselin oder Borlanolin in die Nase eingebracht und durch massierende Bewegungen von außen verteilt wird. Dann wischt man mit trockener Watte nach. In früheren Zeiten war das Spülen der Nase sehr beliebt. Man erwärmt die Flüssigkeit auf ungefähr 36° und reinigt die Nase durch Aufschnupfen, Eingießen, Spülen, Inhalieren oder Zerstäuben, am besten mit 1½%iger Soda-, 2½%iger Borax- oder 0,7%iger Kochsalzlösung. Das Aufschnupfen ist die ungesündeste Form der Nasenreinigung, da Stirnhöhleneiterungen und Mittelohrentzündungen die Folgen dieser Prozedur sein können. Ungefährlicher, wenn auch nicht ganz gefahrlos, sind Eingießungen mittels sogenannter *Nasenschiffchen* oder *Nasenkännchen* (s. auch weiter unten, „Nasenbirnen"). Eine recht bequeme Art der Nasenspülung stellt die *Klysopompe* dar, da der Patient diese Prozedur unschwer ganz allein durchführen und dabei die Druckstärke des Flüssigkeitsstrahles leicht regeln kann: die Klysopompe besteht aus einem Gummiballon mit Ventil, das den Durchtritt des Wassers nur in einer Richtung gestattet. Der Ballon mündet auf jeder Seite in einen Schlauch. Der kürzere von beiden taucht in die Spülflüssigkeit, der längere ist mit einem Ansatz für die Nase versehen. Beim Zusammendrücken des Ballons wird die Flüssigkeit in die Nase befördert, beim Auslassen des Ballons saugt er sich mit der Spülflüssigkeit an. Jede, auch die mildeste Spülflüssigkeit, schädigt aber bei dauerndem Gebrauch die empfindliche Nasenschleimhaut; die Fähigkeit, normalen Nasenschleim zu produzieren, geht verloren, das Riechvermögen des oberen Teiles der Nasenschleimhaut, wird beeinträchtigt. Man bedient sich daher des Spülens nur in den schwersten Fällen von Ozaena (s. dort), Nasentuberkulose und Nasenlues. „Nasenbirnen" heißen jene Glasgefäße, deren Form am besten hierfür entspricht. Sie haben ein kurzes Einfluß- und ein längeres kolbenförmiges Ausflußrohr. Nach Einfüllung des Gefäßes wird das (obere) Einflußrohr sofort mit dem Finger verschlossen; das Ausflußrohr wird nun in die Nase eingeführt und der Finger vom Einflußrohr abgehoben. Eingießen von Flüssigkeit mittels Nasenschiffchen, Nasenkännchen u. dgl., ferner das Aufschnupfen aus der hohlen Hand, das Durchspülen der Nase mit Spritzen aller Art kann immer eine Gefahr für das Ohr abgeben. Ungefährlich ist das Sprayverfahren, wenn der Zerstäubungsapparat so gebaut ist, daß die Flüssigkeit in feinste Tröpfchen verteilt (vernebelt) wird und nicht spritzt. Besonders empfehlenswert sind Ölsprayapparate, da pflanzliche Öle die Schleimhaut der Nase am wenigsten schädigen und die Ölnebel, welche der Apparat liefert, tief in die Buchten der Nase einzudringen vermögen; dem Öl können auch Medikamente beigemischt werden. Zur Auflösung besonders hartnäckiger Krusten hat sich 2—5%iges Salizylöl bewährt, das man auf Watte in die Nase einführt und mehrere Stunden beläßt. Für den Ölsprayapparat verwendet man am besten Süßmandelöl.

In Fabriken und Betrieben mit starker Staubentwicklung sind jetzt Schutzmasken mit Wattefiltern in Verwendung, die nicht nur die Nase, sondern auch Luftröhre und Lunge schützen.

Nasenröte ist ein häufiges Übel, das aber den therapeutischen Bemühungen oft großen Widerstand entgegensetzt. Der Erfolg wird zum großen Teil davon abhängig sein, ob die Ursache auffindbar und zu beseitigen ist. So müssen Zirkulationsstörungen, Akroasphyxien behoben, Chlorose, welche oft mit Menstruationsstörungen, kalten Händen und Füßen einhergeht, durch Arsen, Ovarialpräparate, angemessenen Sport, Körpermassage, Zimmergymnastik zur Heilung gebracht werden. Von lokalen Störungen seien zunächst die chronische Rhinitis, aber auch andere Erkrankungen des Naseninnern und der Nebenhöhlen genannt, welche durch Schwellung der Schleimhaut den Abfluß des Blutes behindern und zu einer kollateralen Hyperaemie Anlaß geben. Spezialistische Untersuchung und Behandlung ist in solchen Fällen notwendig. Ein Furunkel gibt zu einer umschriebenen, sehr schmerzhaften, vorübergehenden Rötung der Nase Anlaß, die mit dem Abklingen der Entzündung wieder schwindet, man wendet kleine Dosen von Röntgen, Quarzlicht an, Ichthyol-Cehasol-Pinselungen, Certisansalbe, stundenweise Umschläge mit heißer ¼—½%iger Lösung von Sapo viridis. Auch akute und chronische Entzündungen der Vibrissen wirken in ähnlichem Sinne. Von mancher Seite wird Epilation derselben angeraten, oft sieht man aber, daß gerade in dem offenen Haarfollikel sich erst recht Staphylokokken ansiedeln, wir empfehlen daher die Entfernung nur jener Haare, an welchen sich bereits Pusteln gebildet haben; bei der chronischen, wenig aktiven Entzündung ist die oftmalige Epilation von Nutzen. Im akuten Stadium gibt man Tampons mit 1—2% Resorzinwasser, 30—40% Alkohol, verdünnte essigsaure Tonerde mit Alkohol oder ¼—½%ige Sapo-viridis-Lösung. Vielfach wird 5—10% Hydrarg. praec. alb. angepriesen, doch sind die Erfolge mäßig, besser, wenn man 1% Zinnober zusetzt, ferner Acid. salicyl., Ichthyol aa 1,0—2,0, Ungt. simpl. ad 20,0 oder 2—3% Resorzin-Salizyl-Salbe.

Die Seborrhoe, die Rosacea, die Granulosis rubra nasi (s. dort), die ausschließlich oder vorzugsweise die Haut der Nase befallen, veranlassen eine Rötung derselben. Aber auch Magen- und Darmstörungen, Erkrankungen des weiblichen Genitales geben oft die Ursache dafür ab; deren Heilung hat ein Abblassen zur Folge, welches durch lokale Mittel noch unterstützt wird. Stark gewürzte Speisen, so z. B. die scharfen Käse, Wild, mögen vermieden werden, besonders aber stark reizende Getränke, schwarzer Kaffee, starker Tee, überhaupt soll die Nahrung mehr kühl zugeführt werden. — Hier sei auch des Alkohols gedacht, der gewiß, in großer Menge genossen, vielfach schädigend wirkt. Keineswegs ist es aber gerechtfertigt, jede rote Nase für eine Trinkernase zu halten, es gibt genug Abstinente, welche mit diesem Übel behaftet sind. Man hat nach Form und Aussehen auch auf die Ursache schließen zu können geglaubt, so sollte die Burgundernase des Weintrinkers von einer lebhaften Rötung befallen sein, die sich auf Wange und Stirne erstreckt und mit kleinen Knötchen bedeckt ist, der Biertrinker soll sich durch eine plumpe, stark gerötete, leicht bläulich verfärbte Nase kenntlich machen, während die Nasenspitze des Schnapsbruders in blauvioletten Tönen glüht. Auch da gibt es genug Ausnahmen in der Farbentönung. Selbstverständlich wird in solchen Fällen jede Therapie nutzlos sein, wenn das Trinken nicht gelassen wird. Erfrierungen (s. dort) führen sehr häufig zu Akrozyanosen mit Gefäßerweiterungen und dürften oft mehr zur Trinkernase bei gewissen Berufen beitragen als Alkoholgenuß.

Sehr deutlich wird die Zunahme der Verfärbung infolge seelischer Erregungen und bei starkem Temperaturwechsel. Bei letzterem ist es zweckdienlich, einen Benzintupfer aufzudrücken, welcher wenigstens für einige Zeit ein Abblassen bewirkt, die Länge der Kompression muß im Einzelfalle ausprobiert werden. Natürlich sollen solche Schädlichkeiten tunlichst vermieden werden. Von Medikamenten wird vor allem 5—10% Ichthyol- (Cehasol-) Zinkpasta oder 2—5% Thigenolzinkpasta versucht werden.

Rp. Sol. Adrenal. hydrochloric. (1 : 1000)
Extr. Hamamelidis .... aa 1,0
Ungt. lenient. ....ad 30,0
(GASTOU)

Rp. Ichthyoli
Spir. Vini
Aether sulf. .... aa 10,0
(EICHHOFF)

Waschungen mit Ichthyolseife, wechselwarme Kompressen, Quarzlichtbestrahlungen, örtliche Galvanisation mit 3—5 mA sind angegeben, doch lassen sie ebensooft im Stiche wie die Skarifikation und Kohlensäure. Vor zu starker Wirkung der letzteren sei gewarnt, da sonst statt der roten eine zu blasse Nase resultieren kann. Oft bleibt nichts anderes übrig als zum Puder zu greifen, sei es nun ein Ichthyosinpuder oder gewöhnliches Puder, dem man mit Vorteil 2—3% eines Ichthyolpräparates zusetzt.

S. auch Alterserscheinungen; Kälteschädigungen.

Nasenschiffchen, s. Nasenreinigung.

Nasenspray, s. Nasenfluß.

Nasenspüler, s. Nasenreinigung.

Nasensteine, s. Übler Geruch.

Nasenveränderungen, äußere, bei Erkrankungen des Naseninnern. Es gibt Erkrankungen des Naseninnern, bei denen unter gewissen Umständen die Form der äußeren Nase eine Veränderung erleiden kann. Diese Formveränderung kann darin bestehen, daß die Nase aufgetrieben, der Nasenrücken verbreitert oder eingesunken ist.

Eine *Auftreibung* der äußeren Nase findet sich bisweilen bei Geschwülsten des Naseninnern, wenn diese unaufhaltsam wachsen und die Nasenwände unwiderstehlich auseinanderdrängen. Solche Geschwülste mit großer Wachstumsenergie sind z. B. die sogenannten juvenilen Nasenrachenfibrome, fast ausnahmslos bei jugendlichen männlichen Individuen vorkommende Bindegewebsgeschwülste, die im Nasenrachenraum ihren Ursprung nehmen, histologisch gutartig sind, aber durch ihr ungehemmtes Wachstum und ihre Ausbreitungstendenz sehr gefährlich werden können; sie erreichen bisweilen eine enorme Größe, füllen den ganzen Nasenrachenraum aus und senden nach allen Richtungen Ausläufer aus.

Auch bei den gewöhnlichen Schleimpolypen der Nase kommt es — freilich nur ausnahmsweise und in Fällen, in denen die ganze Nasenhöhle von Geschwulstmassen ausgefüllt ist — zu solchen Verdrängungserscheinungen am knöchernen Nasengerüst, zu Auftreibung der äußeren Nase, Abflachung und Verbreiterung des Nasenrückens, wodurch es den Anschein gewinnen kann, als ob die Augen weiter auseinandergerückt sind.

Bei den bösartigen Geschwülsten des Naseninnern und der Nebenhöhlen kommt es, wenn diese Geschwülste eine gewisse Größe erreicht haben, zu oft recht erheblichen Veränderungen der äußeren Nase. Die Nasenseite, in welcher die Geschwulst ihren Sitz hat, wird aufgetrieben, bei den bösartigen Geschwülsten der Kieferhöhle kommt es zu einer Auftreibung der Wangengegend. Wenn, wie dies im weiteren Verlauf der Erkrankung bei bösartigen Geschwülsten der Kieferhöhle und Stirnhöhle nicht selten geschieht, die Geschwulst in die Augenhöhle hineinwächst, so wird der Augapfel nach außen und oben verdrängt, es entsteht ein *einseitiges Glotzauge.*

Daß bei der Ozaena der Nasenrücken oft abgeplattet und breit ist, an der Nasenwurzel leicht konkav erscheint, wurde bei Besprechung jener Krankheit erwähnt (s. Übler Geruch aus der Nase). Die Form der äußeren Nase bei Ozaenakranken kann an die sogenannte „*Sattelnase*" erinnern. Wir bezeichnen als Sattelnase eine Deformität, die dadurch gekennzeichnet ist, daß zwischen Stirn und Nasenrücken eine erhebliche Einsenkung vorhanden ist; eine sekundäre Folgeerscheinung ist, daß die Nasenspitze gehoben wird und die Nasenlöcher nun nicht mehr in einer horizontalen, sondern in einer mehr frontalen Ebene liegen. Eine Sattelnase kann der Folgezustand einer früher erlittenen Verletzung sein: die Verletzung hat periostitische Prozesse an dem knöchernen Nasengerüst und an der Nasenscheidewand zur Folge gehabt, es kam zur Nekrose von Knochenteilen, diese haben sich abgestoßen und durch nachfolgende Schrumpfung und Narbenzug entsteht die „traumatische Sattelnase". Am häufigsten jedoch ist die Sattelnase Folgeerscheinung der tertiären Syphilis. Die tertiäre Syphilis des Naseninnern hat ihren Lieblingssitz an der Nasenscheidewand; diese kann im Verlaufe der Erkrankung zum großen Teil oder fast völlig durch Nekrose zugrunde gehen. Man darf sich nun das Zustandekommen der syphilitischen Sattelnase nicht so vorstellen, daß der Nasenrücken einsinkt, weil er durch den Verlust der Scheidewand seiner Stütze beraubt wird. Die Ursache besteht vielmehr in einer zunehmenden Schrumpfung, durch welche die Haut des Nasenrückens in die Tiefe gezogen wird.

Wenn im Verlaufe der tertiären Nasensyphilis durch einen Schrumpfungsprozeß an der Grenze zwischen Nasenbeinrand und dem unteren beweglichen Teil der Nase dieser in die Nase hineingezogen wird, so „wie der kleinere Tubus des Opernglases in den größeren", so ergibt sich eine Deformität, die wir als „*Lorgnettennase*" bezeichnen.

Naticephalie. Stärker vorspringende Höcker an Stirn-, Scheitel- oder Hinterhauptsbein. Durch subperiostale partielle Abmeißelung kann diese kosmetische Störung verbessert oder beseitigt werden; natürlich soll der Hautschnitt beim Stirnhöcker in die Stirnhaargrenze gelegt werden, um ihn unsichtbar zu machen.

Natrium.

Natriumbenzoat, s. Benzoesäure.

Natriumbikarbonat, Natrium bicarbonicum. Weißes, kristallinisches Pulver, das leicht in Wasser, in Alkohol unlöslich ist. Wird kosmetisch in ausgedehntem Maße als mildes Entfettungsmittel, in Form seiner Lösung oder als Zusatz zu Seife, in Form von Shampoonpulver, Badesalz (brausend) usw. verwendet. Therapeutisch speziell als mildes Entfettungsmittel (viel milder wirkend als Soda, Pottasche u. a.) bei Seborrhoea oleosa, als hornschichterweichendes Mittel usw.

Natriumbisulfit, saures, schwefligsaures Natron, Natrium bisulfurosum. Dient zum Entfernen von Kaliumpermanganatflecken beim Haarfärben. Es kann auch zum Bleichen von Haaren nach vorhergehendem Befeuchten derselben mit Kaliumpermanganatlösung gebraucht werden.

Natriumbromid (Bromnatrium), s. Brom.

Natrium carbonicum, Natriumkarbonat, kohlensaures Natrium, Soda. Soda kommt entweder kristallisiert oder kalziniert in den Handel. Das kristallisierte Produkt bildet große farblose Kristalle mit 10 Mol. Wasser, das kalzinierte ist durch Erhitzen zum Teil vom Wasser befreit und stellt ein weißes oder grauweißes Pulver dar. Ein Teil kristallisiertes Natriumkarbonat löst sich in 1,6 Teilen Wasser unter Temperaturerniedrigung. In Alkohol ist Natriumkarbonat nicht, außerordentlich leicht aber in siedendem Wasser löslich. Wirkung und Anwendung: Wie Natrium bicarbonicum, nur ist die Wirkung eine sehr viel stärkere, konzentrierte Lösungen haben schon fast Ätzwirkungen. Als Vollbäder (100 g auf 1 Vollbad) oder örtliche Bäder zur Erweichung von Schuppen, Krusten und tylotischen Auflagerungen bei Psoriasis, Lichen pilaris, hyperkeratotischen Ekzemen, Ichthyosis, Schwielenbildung usw. Gewisse Vorsicht ist bei der Anwendung erforderlich, da durch zu starke Einwirkung Reizzustände entstehen können. Es dient auch zur Entfettung von fettiger Kopfhaut, es wird vielfach Kopfwässern zugesetzt und bildet häufig einen wesentlichen Bestandteil der käuflichen Kopfwaschpulver. Bei häufiger und dauernder Verwendung auf der Kopfhaut führt es zu einer rötlichen Verfärbung der Haare. 1—2%ige Lösungen zu Mund- und Gurgelwasser.

Natriumchlorid, s. Kochsalz.

Natriumhydroxyd, Natrium causticum, s. Ätzalkalien.

Natriumhypochloritlösung, Liquor Natrii hypochlorosi, Bleichlauge, Eau de Labarraque, wird hergestellt durch Umsetzen von Chlorkalk mit Natriumkarbonat. 20 Teile Chlorkalk werden mit 100 Teilen kaltem Wasser in einem Mörser angerieben; dann mischt man eine kalte Lösung von 25 Teilen kristallisierter Soda in 500 Teilen Wasser hinzu. Nach dem Absetzen des entstandenen Niederschlages wird die klare Flüssigkeit abgehoben und abfiltriert. Sie entwickelt Chlor. Mit der gleichen oder doppelten Menge Wasser verdünnt als Mund- oder Gurgelwasser bei übelriechendem Atem; zu desinfizierenden Waschungen (s. auch Eau de Javelle bei Kalium; [Kaliumhypochlorit]).

Natriumkakodylat, Natrium cacodylicum, kakodylsaures Natrium. Weißes, fast geruchloses, an der Luft leicht feucht werdendes kristallinisches Pulver. In Wasser sehr leicht (1 + 1), in Alkohol etwas schwerer löslich. Es enthält 54% Arsen. Mildes Arsenmittel, bei Akne, seborrhoischen und ekzematösen Zuständen; zur allgemeinen Verbesserung des Aussehens der Haut. Besonders bei innerlicher Darreichung tritt ein starker knoblauchartiger Geruch aus dem Munde auf. Magenbelästigungen sind nicht selten. Es ist erwiesen, daß nur ein geringer Teil des Kakodylats im Körper zersetzt wird, so daß das As_2O-Ion frei wird. Es kann daher nur eine schwache Arsenwirkung erwartet werden. Anwendung: Innerlich als Pillen bis 0,1 Einzelgabe, bis 0,4 als Tagesgabe. Die subkutane tägliche Dosis 0,03 bis 0,1 kommt auch als MBK-Amphiolen in den Handel, und zwar OP zu je 10 Stück in den Stärken von 0,01, 0,03, 0,05, 0,1 g. Es gibt auch OP zu ganzen Kuren mit steigenden und fallenden Gaben. Schwache Kur: OP mit 20 Amphiolen von 0,01—0,1 g auf- und absteigend; starke Kur: desgleichen von 0,01—0,15.

Natriumlaktat, s. Milchsäure.

Natriummetaphosphat befindet sich in glasigen Stücken, die sich allmählich in warmem Wasser zu einer sirupösen schweren Flüssigkeit lösen, im Handel. Natriummetaphosphat besitzt auch für die Kosmetik sehr wertvolle Eigenschaften; es ist ein vorzügliches Detersivum und ein guter Emulgator. Es reagiert mit den Erdalkalien des Wassers nicht unter Bildung unlöslicher Niederschläge, sondern unter Entstehung löslicher, komplexer Verbindungen, wodurch die Härtebildner sofort entfernt, daher alle Ausscheidungen vermieden werden. So verwandelt Natriummetaphosphat auch die unlöslichen Erdalkaliseifen, die bei Waschen mit Seife in hartem Wasser unter Beeinträchtigung der Waschwirkung der Seife ausfallen, wieder in lösliche Natronseifen unter gleichzeitiger Bildung einer komplexen löslichen Verbindung, die an der Waschwirkung teilnimmt (Erhöhung der Seifenwirkung). Es löst also auch die oft hartnäckig an den Haaren usw. anhaftenden letzten Spuren von Seife, die sich durch wiederholtes Spülen mit Wasser meist nicht entfernen lassen, ebenso gebildete Erdalkaliseifen, die sonst ausfallen und Haare und Haarboden verunreinigen. Natriummetaphosphat ist also als Zusatz zu Shampoonseifenpräparaten o. dgl. sehr zu empfehlen.

Natrium monomethylarsenicicum, monomethylarsinsaures Natrium, Arrhénal. Farblose, prismatische, leicht in Wasser lösliche (1 + 2) Kristalle. Etwa 27% Arsen. Wie Natrium cacodylicum. Es soll die Verdauungsorgane weniger belästigen als das Natriumkakodylat und nicht den unangenehmen Knoblauchgeruch des Atems verursachen. Es wird hauptsächlich unter die Haut gespritzt. Täglich 0,03—0,1 g. Nach sieben Tagen einige Tage Pause. Die gleiche Dosis gibt man auch innerlich. Handelsform: Amphiolen MBK mit 0,01, 0,03, 0,05, 0,1 g in OP zu je 5 oder 10 Stück (s. auch Arsamon).

Natriumperborat, Natrium perboricum. Das Natriumperborat des Handels besteht aus weißen, feinen Kristallen, die in trockenem Zustande, bei normaler Temperatur und vor zersetzenden Einflüssen aller Art geschützt, gut haltbar sind. Es enthält zirka 10,5% aktiven Sauerstoff. In Wasser ist es schwer löslich, doch bewirkt Anfeuchten bereits deutlich wahrnehmbare Sauerstoffabspaltung. Das Perborat ist leicht löslich in angesäuertem Wasser, vollständig, wenn molekulare Säuremengen zur Anwendung kommen. Beim Ansäuern des Perborats entsteht stets freie Borsäure und Wasserstoffsuperoxyd, so daß das in saurer Lösung verwendete Perborat eine konzentriertere Wasserstoffsuperoxydlösung darstellt, aber auch gleichzeitig eine sauerstoffhaltige Borsäurelösung, was kosmetisch von größter Bedeutung ist. Falls eine simultane Mitwirkung der Lösungssäure erwünscht ist, erhöht man den Überschuß derselben entsprechend (z. B. Zitronensäure bei der Sommersprossenbehandlung usw.). Durch Trocknen des Natriumperborats im Vakuum läßt sich das Kristallwasser vollständig verjagen und es resultiert ein wasserfreies Natriumperborat, das zirka 19,5% aktiven Sauerstoff enthält. Dieses Produkt ist jedoch nur seltener im Handel anzutreffen. Natriumperborat wird als bleichendes, keimtötendes Mittel in der Kosmetik häufig benützt (Sommersprossen, Hyperhidrosis pedum usw.).

Sommersprossensalbe.

Perborat	30 g
Sirup. Phosphorsäure	10 „
Vaselin	60 „

Man verreibt das Perborat mit der Phosphorsäure und inkorporiert dann das Vaselin.

Perborat	34 g
Zitronensäure	15 „
Vaselin	51 „

Fußbadepulver.

Perborat	170 g
Borsäure	70 „
Borax	50 „
Natriumbikarbonat	250 „

Tabletten zur Herstellung von Wasserstoffsuperoxyd. Von den obenerwähnten Säuremischungen lassen sich zu Tabletten jene mit Borsäurezusatz besonders gut verwenden, weil das Gemisch ein trockenes Pulver ergibt. Zitronensäurezusatz bewirkt Zerfließen der Mischung, ist also nicht für Tablettenmasse geeignet. Auch Weinsäurezusatz ist nicht für Tabletten zu empfehlen (s. auch Pergenol; Wasserstoffsuperoxyd).

Perborattabletten.

Perborat	34 g
Borsäure	14 „

Für 96 Tabletten à 0,5 g.

Natriumperkarbonat. Verwendung und Verhalten analog dem Kaliumperkarbonat (s. Kalium).

Natriumpermanganat, s. Mangan.

Natriumphosphat, neutrales (Trinatriumphosphat), wirkt infolge Dissoziation in wässeriger Lösung (es bildet sich Dinatriumphosphat und Ätznatron) als Alkali und zeichnet sich durch kräftig reinigende und emulgierende Wirkung aus. Es wird als reinigender Zusatz auch in der Kosmetik zu Seifen, besonders Shampoonpräparaten zum Haarwaschen empfohlen. Im Mittel genügen 5% Trinatriumphosphat, um kräftig reinigende, entfettende Wirkung zu erzielen. In Mengen über 10% kann es die Seifenwirkung erheblich beeinträchtigen. Trinatriumphosphat fällt die Erdalkalien des Wassers.

Natriumphosphate, saure. Mono- und Dinatriumphosphat werden, ähnlich wie das saure Natriumsulfat (Natrium bisulfuricum), als Kohlensäureentwickler bei Badesalzen (auch zum Ansäuern überhaupt) verwendet. Beim Glühen von Dinatriumphosphat wird das neutrale Natriumpyrophosphat erhalten. Dieses wird als Stabilisator für Wasserstoffsuperoxyd und Persalze empfohlen.

Natriumpersulfat, Natrium persulfuricum. Weißes, kristallinisches Pulver, das in Wasser leicht löslich ist. Seine wässerigen Lösungen sind sehr beständig, zeigen also nicht die Nachteile der anderen Persalzlösungen. Auch gegen Wärme ist dieses Salz außerordentlich beständig, da Sauerstoffabgabe erst nahe der Siedetemperatur erfolgt. Trotzdem ist aber die Sauerstoffentwicklung durch Katalyse im Kontakt mit der Haut usw. sehr prompt und auch beim Anfeuchten des Salzes an der Luft. Anwendung: Wie Natriumperborat- und andere Persalze, wirkt bleichend und keimtötend. Seiner Verwendung zu Zahnpulvern usw. hinderlich ist sein unangenehmer Geschmack.

Natriumsalizylat, s. Salizylsäure.

Natriumsilikat, s. Wasserglas.

Natriumsulfat, Natrium sulfuricum (Glaubersalz). Löslich in Wasser. Das kristallisierte Salz wird zu Kristallbadesalzen, das entwässerte Salz zu Badesalzpulvern bzw. Tabletten und als Entwässerungsmittel für Fette usw. verwendet.

Natriumbisulfat, Natrium bisulfuricum, saures Natriumsulfat, dient wie andere saure Salze als Kohlensäureentwickler bei Badesalzen und Kohlensäurebädern.

Natrium sulfoichthyolicum, Ichthyolnatrium. Braunschwarze, teerartige Masse von brenzlichem Geruch, die sich chemisch ähnlich wie das Ichthyolammonium verhält. Anwendung wie Ichthyol. (Cordes, Hermanni & Co., Hamburg.)

Natriumsulfid, Natrium sulfuratum (monosulfuratum). Farblose, zerfließliche, in Wasser leicht lösliche Kristalle. An der Luft färbt es sich unter Bildung von Natriumpolysulfid und Natriumkarbonat gelblich bis gelb. Dient zur Herstellung von Depilatorien und zu Haarfärbemitteln.

Natrium (tri)sulfuratum, Natronschwefelleber, entsteht beim Zusammenschmelzen von wasserfreiem Natriumkarbonat mit Schwefel. Wirkung und Anwendung wie Kaliumsulfid (s. Kaliumverbindungen).

Natrium sulfurosum, Natriumsulfit, schwefligsaures Natrium. Farblose, prismatische, an der Luft verwitternde Kristalle, leicht löslich in Wasser. Es oxydiert sich trocken sowohl wie in Lösung allmählich zu Natriumsulfat. Die Lösungen reagieren schwach alkalisch. Dient als Reduktionsmittel bei Haarfärbungen und als Bleichmittel.

Natriumsuperoxyd, Natrium peroxydatum. Gelbes Pulver mit 20% aktivem Sauerstoff (Vorsicht beim Öffnen der Kanister, kann herausgeschleudert werden!!), das mit Wasser entzündlich ist, wie metallisches Natrium. Gibt auch mit verschiedenen organischen Körpern explosive Gemische (Glyzerin, Benzaldehyd, Essigsäure usw.). Dieses recht gefährliche Material ist also nur mit größter Vorsicht zu verwenden, wirkt stark ätzend auf die Haut, man muß den Präparaten also eine entsprechende Menge Borsäure oder andere geeignete Säuren zusetzen, um diese Ätzwirkung zu vermeiden, falls nicht keratolytische Effekte beabsichtigt werden. Mit Säuren behandelt, liefert Natriumsuperoxyd Wasserstoffsuperoxydlösung. Meist als Seife (s. Seifen, medikamentöse), als keimtötendes und bleichendes Mittel (Sommersprossen usw.) verwendet.

Natriumthiosulfat, Natrium thiosulfuricum, auch unterschwefligsaures Natron, Natriumhyposulfit, Natrium hyposulfurosum (subsulfurosum) genannt. Es entsteht, wenn wässerige Natriumsulfitlösung mit Schwefel gekocht wird. Farblose, bei etwa 50° schmelzende Kristalle, sehr leicht löslich in Wasser (1 + 1). Auf Zusatz von Säuren fällt Schwefel unter Bildung von schwefliger Säure aus. Auch bei Oxydation an der Luft bildet das Natriumthiosulfat Schwefel in statu nascendi, daher als Schwefeltherapeuticum sehr wertvoll (Seborrhoe). 5—10%ige Lösung gegen Hautjucken und gegen Seborrhoe, in gleicher Stärke als Salbe oder Pasta bei Psoriasis. Gegen Analjucken:

Rp. Natr. thiosulfuric.	3,0	Glycerini	20,0
Acid. carbol. liquefact.	5,0	Aq. dest.	ad 100,0

Innerlich gibt man Natriumthiosulfat 0,05—1,5 g täglich 3mal als Lösung bei chronischen Hautleiden (PENZOLDT). Intravenös wird Natrium thiosulfuricum bei verschiedenen Hautleiden gegeben. Täglich steigend 0,3, 0,45, 0,6, 0,8 g, dann jeden 2. Tag 1,2, 1,5, 1,8 g jede Gabe in 10 ccm sterilem destilliertem Wasser gelöst. Man verwendet Natriumthiosulfat auch zu Haarfärbemitteln als Entwickler. Zur intravenösen Einspritzung: z. B. Natrium thiosulfuricum purissimum recrystallisatum „Beiersdorff". Trockene Substanz in Ampullen eingeschmolzen. OP enthält 1 Ampulle zu 0,6, 2 Ampullen zu je 0,75 und 7 Ampullen zu je 1 g trockene Substanz.

Natriumsuperoxydseife, s. Hypertrichosis; Seife.

Natronlauge, s. Ätzalkalien.

Natronwasserglas, s. Wasserglas.

Naturvölker, Kosmetik der. Die Befriedigung der Hauptbedürfnisse des Menschen geschieht bei den Naturvölkern im Zeichen der „Magie". Magie beruht auf dem Glauben an feste, verläßliche Regeln des Naturgeschehens. Der primitive Mensch traut sich die Kraft zu, diese Regeln zu seinem Vorteil auszunützen. Dieser Glaube an eine Gesetzlichkeit in der Natur und das Streben, diese Gesetzlichkeit dienstbar zu machen, nähert die Magie der heutigen Wissenschaft an, mit dem grundlegenden Unterschiede jedoch, daß die Wissenschaft sich auf geduldige und genaue Beobachtung der Phänomene selbst gründet, während die Ordnung der Magie lediglich eine auf Analogie beruhende Ausdehnung der Ordnung ist, in welcher sich die Gedanken dem Geiste darbieten (FRAZER). Die Konstruktion dieser magischen Gedankenwelt erfolgt durchaus im Wege kausal-logischen Denkens — in dieser Überzeugung darf uns auch nicht die Tatsache beirren, daß uns viele Handlungen der Primitiven zweckwidrig, lächerlich, abstoßend erscheinen. Auch ist die geleistete Denkarbeit keineswegs zu unterschätzen: man vergegenwärtige sich beispielsweise die geistige Anstrengung, welche der Aufbau der äußerst verwickelten, aber vollkommen folgerichtig zusammengesetzten Verwandtschafts- und Heiratssysteme erfordert, und welche Leistung das Hindurchfinden durch die Totem-Statuten bedeutet (NIEUWENHUIS). Im Sinne der durch die Gedankenwelt der Magie bestimmten, unerbittlichen Logik hat jede Handlung eine eminent praktische Grundlage und Zielsetzung. Dieser Gesichtspunkt der Zielgerichtetheit muß zu Anfang klar erkennbar offengelegen haben. Oft, wenn auch nicht immer, gerät er in Vergessenheit durch mechanische Gewöhnung, die nicht mehr nach den Gründen fragt. An Stelle dieser tritt dann häufig — um den als notwendig empfundenen Brauch zu retten und durchzusetzen — geheimnisvolle Symbolik, gefördert von Priestern, Zauberern, Medizinmännern, Häuptlingen, sei es, daß die Vornahme der Handlung ihnen materielle oder soziale Vorteile bringt, sei es, daß die Aufrechterhaltung des Brauches der Realisation magischer Effekte („Wunder“) oder politischen oder kriegerischen Zwecken — man denke an die „Geheimbünde“ — dient.

Grundsätzlich ist es also ein praktischer Gesichtspunkt, der alle Lebensäußerungen der Naturvölker und also auch ihre Kosmetik beherrscht, wenn er auch in der Wirrnis der symbolischen Umrankung oft bis zur Unkenntlichkeit verborgen liegt.

Die kosmetischen Maßnahmen und Eingriffe können von hygienischen Erwägungen ausgehen, aber es bleibt dem Zufall überlassen, ob diese hygienischen Ausgangspunkte auch zu hygienischen Wirkungen führen. Dies wird dort der Fall sein, wo tatsächlich hygienisch richtig beobachtet worden ist, in einer Vielzahl der Fälle stehen aber primitive Kosmetik und Hygiene in mehr oder weniger starkem Widerspruch.

Gänzlich unbekannt ist den heutigen Naturvölkern der Gedanke der Entstellungsbekämpfung. Gegenüber dem Krüppel reagiert der Primitive mit der gleichen Mischung von Scheu, Grauen und Spott wie gegenüber dem Geisteskranken (GUMPERT). Anders wie bei den alten Kulturvölkern findet sich bei den Naturvölkern weder in der Vergangenheit noch in der Gegenwart künstlicher Ersatz der im Kampf oder durch Unfall verlorenen Glieder, ebensowenig Zahnersatz trotz der weiter unten zu besprechenden häufigen Zahnpflege.

Der dem Menschen innewohnende „Schmuck- oder Ziertrieb“ tritt wohl bei der Ausführung kosmetischer Maßnahmen zutage, keinesfalls kann er aber als bestimmende Ursache für sie angesehen werden. Die oft als Analogon herangezogenen Höhlenzeichnungen der Primitiven entspringen ja auch reinen Zweckmäßigkeitsgründen, zum Beispiel dem Wunsche durch bildliche Fixierung magische Gewalt über das als Jagdbeute begehrte Wild zu erhalten. Erst in zweiter Linie kommt die größere oder geringere künstlerische Begabung des darstellenden Individuums zunächst unbewußt, später bewußt zum Ausdruck.

Der praktische Gesichtspunkt wird auch in der Kosmetik von den menschlichen Haupttrieben: der Sexualität und dem Selbsterhaltungstrieb, stark beeinflußt. Beide sind im weitesten Sinne zu fassen: Sexualität begreift den Geschlechtsakt selbst, Mittel zu seiner Herbeiführung, gegebenenfalls zu seiner Verhinderung sowie das gesamte Gebiet der Fortpflanzung ein; Selbsterhaltungstrieb umfaßt Nahrungsbeschaffung, Stärkung der Körperkraft, Schutz der Person gegen sichtbare und unsichtbare Feinde, Abwehr wirklicher und eingebildeter Gefahren, Gewinnung von Macht über den „Stärkeren“ (einschließlich der Geister und Dämonen).

Im Gebiete der Genitalsphäre ist die wichtigste Erscheinung die *Beschneidung* der männlichen und weiblichen Genitalien. Erstere erfolgt überwiegend als Zirkumzision, seltener als bloße Inzision des Praeputiums. Die Zirkumzision, die „unter den Völkern verbreitetste chirurgische Operation“ (PLOSS), ist in verschiedenen Teilen der Erde selbständig in Erscheinung getreten. Ihre Entstehung verdankt sie teils dem Wunsche, den Geschlechtsverkehr zu erleichtern und die Fruchtbarkeit zu steigern, teils hygienischen Erwägungen (Beseitigung übermäßig langer und verengter Vorhäute, z. B. bei den Kaffern, Prophylaxe gegen die besonders in den tropischen Ländern leicht auftretende Paraphimosis) (ALMKVIST). Zeitpunkt für die Vornahme der Zirkumzision ist meist der Eintritt der Pubertät; bei einzelnen Völkern findet sie schon früher, in manchen Fällen kurz nach der Geburt statt, bei anderen — meist weniger volkreichen Stämmen — in bestimmten Jahresabständen. Weit über ihre anatomische Bedeutung hinaus ist die Zirkumzision rituelles und soziales Symbol geworden: sie steht im Mittelpunkt der Zeremonien, durch welche der Jüngling in den Kreis der vollberechtigten Männer eintritt, sie ist Vorbedingung für die Einweihung in die Stammestraditionen, für die definitive Namengebung, für die Aufnahme in die Geheimbünde und Mitteilung der Geheimsprache, und — als Wesentlichstes — erst der zirkumzidierte Jüngling erhält die Erlaubnis zu geschlechtlicher Betätigung. Charakteristisch ist, daß südafrikanische Stämme, welche die Zirkumzision nicht ausüben, auch keine Pubertätsfeiern kennen (ANKERMANN). Überaus mannigfaltig ist die symbolische Verbrämung, unzählig sind die Mythen, mit denen die Zirkumzision umkleidet wird. Oft geht ihr monatelange Absonderung der jungen Männer voraus. Die Vornahme der Operation geschieht meist durch die Medizinmänner oder erfahrene Alte. Als Instrumente dienen: Steinmesser (was auf ein sehr hohes Alter der Zirkumzision rückschließen läßt), Muschelscherben, Bambussplitter, Spitze des Assegai u. a., soweit diese ursprünglichen Instrumente nicht durch importierte Messer, besonders Rasiermesser ersetzt sind. Heilung der Wunde wird meist sich selbst überlassen, doch wird auch von der Verwendung heißen Sandes, Bestreuen mit pulverisierten Heilpflanzenblättern berichtet. In Madagaskar wählt man zur Vornahme der Zirkumzision die kältere Jahreszeit, da in dieser die Wunde leichter heile (CAMBOUÉ). Für die durch die lange Übung erreichte Geschicklichkeit der Operateure spricht, daß von Schädigungen oder gar Todesfällen im Anschluß an die Operation nirgends berichtet wird. Oft gilt das Ertragen der Schmerzen als Standhaftigkeitsprobe, die bei manchen Stämmen noch durch Fastenlassen oder Prügeln der Operierten verschärft wird. Die meisten Berichte heben den Mut und die Kaltblütigkeit im Ertragen der Schmerzen hervor — das Äquivalent besteht in dem heißersehnten Eintritt in das „wahre Leben“, zu dem die Zirkumzision den einzigen Zugang bildet.

Außer Zirkumzision und Inzision finden sich noch Verstümmelungen des männlichen Gliedes mit dem ausgesprochenen Zwecke der Reizerhöhung. Die Dajak auf Borneo durchbohren die Eichel oberhalb der Harnröhre in querer Richtung mit einem spitzen Bambusstäbchen und führen nach erfolgter Heilung ante coitum stäbchenförmige Gegenstände aus Elfenbein, Messing, Kupfer, Silber oder Gold in den Kanal ein, die „*Ampallang*“ heißen, und an deren beiden Enden Achat- oder Metallkugeln oder Borsten angesetzt werden. Bei den Batta auf Sumatra werden in die inzidierte Penishaut Steinchen oder kantige Gold- und Silberklümpchen implantiert.

Sehr eingreifend ist die sogenannte *Mica-Operation*, die in den verschiedensten Teilen Australiens vorgenommen wird. Durch sie wird künstlich Hypospadie erzeugt, die beiden Hälften des Gliedes weichen stark auseinander und nehmen in erigiertem Zustand eine beträchtliche Breite ein (Fritsch). Neben der Reizwirkung ist hier Verminderung der Fruchtbarkeit beabsichtigt. Ähnliche Eingriffe, welche auf der Fiji-Insel gemacht werden, sollen ausschließlich Heilzwecken — Abfluß des „geronnenen“ Blutes aus der Bauchhöhle — dienen. Sie werden bei Krankheiten, aber auch prophylaktisch vorgenommen und haben häufig den Tod der Operierten, besonders derer in höherem Lebensalter zur Folge (Marzan). Im Rahmen der Jünglingsweihe und im Anschluß an die Zirkumzision durchbohren die Karesau-Insulaner das Glied mit einem Kasuarknochen und glauben durch den damit verbundenen Blutverlust Krankheiten vorzubeugen (W. Schmidt).

Für die Beschneidung der Mädchen, die sich in Form der totalen oder partiellen Exzision der Klitoris bzw. der Nymphen oder beider vollzieht, können hygienische Gründe nicht vorliegen, da die genannten Teile eine Krankheitsursache nicht bilden können. Der Zweck ist teils Erleichterung des Geschlechtsverkehrs durch Verbreiterung des Introitus vaginae, teils — bei den Klitorisoperationen — Eindämmung der Libido (Almkvist). Es scheint zweifelhaft, ob für die Mädchenbeschneidung ein gleichhohes Alter angenommen werden kann wie für die der Knaben, jedenfalls ist ihr Verbreitungsgebiet ein weniger umfangreiches: hauptsächlich in Ost-, Nord- und Südafrika, weniger in Westafrika und auf dem ozeanischen Archipel. Soweit sich *Infibulation* (Vernähung nach blutiger Anfrischung der Schamlippenoberflächen bzw. der Vorhaut mittels eines feinen verzinnten Metalldrahtes) bei Naturvölkern vorfindet, ist sie nicht als ursprünglich, sondern als Nachahmung dieser von den Arabern ausgehenden Sitte anzusehen. Es sollte dadurch der Beischlaf bzw. der Mißbrauch der Genitalien verhindert werden. Künstliche Vergrößerung der großen Schamlippen, welche auf unblutige Weise durch Zerren, Reiben oder Anhängen von Gewichten erzielt wird, findet sich in Afrika („*Hottentottenschürze*“, aber auch bei anderen afrikanischen Stämmen), bei einigen Indianerstämmen und vereinzelt in Polynesien. Als Veranlassung wird bei einigen der diese Deformation vornehmenden Völker angegeben, daß sie ihrem Schönheitsempfinden entspräche. Dagegen scheinen hygienische Gründe vorzuliegen für die bei ostasiatischen Völkern vorkommende absichtliche Zerstörung des Hymen, die in jugendlichstem Alter durch tägliche Bearbeitung der Scheide mittels eines um den Zeigefinger gedrehten Blattes vorgenommen wird, wobei die Schleimansammlungen ausgewischt werden.

Als Beispiel eines „Völkergedankens“ im Bastianschen Sinne wird die Beschneidung noch übertroffen von der Behandlung der Haut bei den Naturvölkern.

Unsere heutige Vorstellung, die als erstes Pflege der Haut mit dem Begriff „Wasser“ assoziiert, ist noch keine 100 Jahre alt. So darf es uns nicht wundern, daß selbst bei den an Meeren, Seen und Flüssen siedelnden Naturvölkern Wasserverbrauch zu Reinigungszwecken keineswegs die Regel ist. Die oft erstaunlichen Schwimm- und Taucherleistungen der Naturvölker scheinen eher aus wirtschaftlichen (Fischfang, Perlenfischerei) und kriegerisch-sportlichen Ursachen entstanden als aus dem Gedanken der Reinigung. Immerhin gibt es Ausnahmen: so halten die Frauen der Bubi auf Fernando-Póo darauf, daß ihre Kinder von frühester Jugend an täglich in kaltem Wasser baden (Coll). Auch die jungen Leute des großen Indianerstammes der Déné baden in den Flüssen, wenigstens im Sommer. Im Winter begnügen sie sich damit, Wasser in den Mund zu nehmen und sich gegenseitig damit Gesicht und Hände zu bespritzen (Morice). Auf die gleiche Art „wäscht“ die Giljakenmutter (Insel Sachalin) ihr Neugeborenes bis es zwei Jahre alt ist, während bei den benachbarten Ainu diese Art der Waschung verboten ist, da man davon Augenkrankheit für das Kind befürchtet. Bei ihnen wird das Wasser in kleinen Mengen über den Körper des Kindes gegossen, für die Mädchen wärmer als für die Knaben (Pilsudski). Die Golahneger (Liberia) waschen sich allabendlich nach der Rückkehr vom Feld mit warmem Wasser, dessen Bereitstellung Aufgabe der Frauen ist. Dieser Stamm stellt auch eine Seife aus dem Filtrat von Kräutern und Wurzeln her; die Herstellung wird den Mädchen als Bestandteil der Initiationsriten gelehrt (Ceston).

Läßt die geringe Wasserfreudigkeit der Primitiven auf mangelndes Reinlichkeitsbedürfnis schließen, so kennen sie doch Maßnahmen zum Schutze der Haut gegen klimatische Einflüsse und gegen Insektenstiche. Als Nacktgeher haben sie vieles von dem schon angewandt, was wir erst im Zeitalter der Freiluftbewegung wieder erlernen mußten. Ein Reisender, der im Jahre 1755 die Hudsonbay besuchte, berichtet über Angehörige des oben erwähnten Indianerstammes der Déné, daß sie sich im Winter, ehe sie auf die Jagd gehen, den ganzen Körper mit nichtfrierendem Bärenfett oder Biberöl einreiben, desgleichen auch ihre sämtlichen Kleidungsstücke und die Fußbekleidung. Auf diese Weise schützen sie sich gegen Kälte, Eis und Wasser. Im Sommer, wenn sie nackt gehen, reiben sie den Körper in gleicher Weise ein und werden weder von der Sonne verbrannt noch von Insekten gestochen. Um die Fettschicht zu entfernen, baden sie und reiben sich dann mit Lehm ein, den sie, nachdem er getrocknet, entfernen. Wenn sie sich aber ungesalbt ins Freie begeben, stürzen sich die Insekten sofort auf sie, so daß sie sich schnell wieder einsalben müssen (zit. bei Morice). Rizinusöl wird zum Einsalben des ganzen Körpers bei der Beschneidungsfeier der Kikuyu (Britisch-Ostafrika) verwandt. Für gewöhnlich benützen sie als „Seife“ den schwarzen Schlamm der Flüsse, der die Haut glänzend macht. Diesen Vorzug genießen aber nur die Initiierten. Die neu in die Männergemeinschaft Aufgenommenen müssen ihn um den Preis mehrerer Hämmel erkaufen, bis dahin müssen sie sich mit klarem Wasser begnügen (Bugeau). Palmöl gelangt bei der Pubertätsfeier der Häuptlingstöchter auf den Marschall-Inseln zur Verwendung (Erdland). Am Hochzeitsabend wird bei den Bahutu (Ruanda, Ostafrika) der Bräutigam mit Butter eingesalbt (Schuhmacher). Eine Pasta aus Kakao und färbenden Mitteln dient den Bewohnern von Nicaragua zum Schutze gegen Sonne und Luft und wird gleichzeitig gerne gegessen (Deuchler).

Spielt beim Einsalben und Beschmieren der Schutz der Haut die Hauptrolle, so kommt dieser Gesichtspunkt in Wegfall bei der eigentlichen Bearbeitung der Haut, dem bei allen Völkern und Stämmen der Erde in Gebrauch gewesenen oder noch in Gebrauch befindlichen *Bemalen*, *Narbenzeichnen* und *Tatauieren*. Auch hier findet sich, wie bei der Beschneidung, reiche Verkleidung in symbolischen Riten, vor allem Vornahme der Behandlung in Verbindung mit der Geschlechtsreife, es sei denn, daß besondere Ereignisse, wie kriegerische Unternehmungen, Trauerfälle o. dgl.

die Veranlassung bilden. Das Erdulden der oft beträchtlichen Schmerzen beim Narbenzeichnen und Tatauieren gilt, wie bei der Beschneidung, bei vielen Stämmen als Standhaftigkeitsprüfung.

Das Bemalen schließt sich technisch an das bereits besprochene Beschmieren mit Lehm u. dgl. an; ein zufälliger oder gewollter Zusatz von Farbmitteln zu der Schmiermasse kann den Anstoß gegeben haben (ANKERMANN). Die Bemalung kann Kenntlichmachung des Individuums bezwecken: seine Zugehörigkeit zu Stamm, Totemverband, Kaste, Sekte, oder aber sie kann im Gegenteil durch die Veränderung des Aussehens den Glauben erwecken, es handle sich um eine andere Person. Deshalb z. B. die besondere Bemalung beim Tode von Familienangehörigen, denn deren freigewordene Seelen trennen sich ungerne von der Stätte ihres irdischen Weilens und suchen die Überlebenden mit sich zu ziehen. In Ostafrika wird die Farbe aus zerriebenem roten Raphiaholz, vermischt mit Fett, hergestellt; die bemalten Teile erhalten damit ein tiefrotes Aussehen. Ferner verwendet man weiße und gelbe Tonerde sowie Ruß. Die jungen Männer der Yaounde übermalen zur Pubertätsfeier den ganzen Körper mit weißer Farbe; im Verlaufe des Festes läßt man die Farbe von einem Körperteil nach dem anderen verschwinden und schließlich nur noch die Oberschenkel damit bedeckt (ANKERMANN). Die rote Hautfarbe der Indianer — deren Grundfarbe gelbbraun ist — wird erzeugt durch fettvermischten roten Eisenocker. Wie bei ihnen, findet sich besondere Bemalung für den Kriegspfad auch bei einer großen Anzahl anderer Völker in Afrika, Australien, Asien. Außer der Absicht, beim Gegner Schrecken zu erregen, wird auch hier der Gedanke zugrunde liegen, daß die Seele des erschlagenen Feindes den Mörder nicht erkennt und ihn infolgedessen nicht verfolgen kann. Eine besondere Rolle spielt die Bemalung bei Zauberriten. Der bemalte Zauberer erscheint den Gläubigen als eine andere, übermenschliche Person. Wahrscheinlich sind aus der Bemalung die Gesichtsmasken hervorgegangen, die besonders bei rituellen Tänzen Bedeutung haben.

Das *Narbenzeichnen* dürfte den Übergang vom Bemalen zum Tatauieren darstellen, wird aber auch neben diesen beiden Arten der Hautbehandlung geübt. Gegenüber dem Bemalen bietet es, ebenso wie das Tatauieren, den Vorteil der einmaligen Ausführung und der Dauerhaftigkeit. Man kann es sich aus „natürlichen", im Kampf oder durch Unfall erhaltenen Narben angeregt denken. Die durch Einschnitt erzeugte Wunde wird in einen Zustand der Reizung versetzt, um eine recht stark prominierende Narbe, eine Art Keloid zu erzeugen, wobei zu bemerken ist, daß die Neigung zur Keloidbildung bei den farbigen Rassen viel größer ist als bei den weißen. In Zentralafrika wird durch Einreibung mit Kohle oder Schießpulver Eiterung hervorgerufen. Die Narben werden als gesundheitsfördernd betrachtet. Die einzelnen Stämme unterscheiden sich durch die Auswahl der behandelten Körperstellen und durch die mehr oder weniger komplizierte Anordnung der Narben, so daß an dieser die Stammeszugehörigkeit erkannt werden kann (ANKERMANN). Auf den Gilbert-Inseln werden die Narben der Mädchen durch Einbrennen erzeugt; in Murray (Australien) lassen sich die Frauen den Rücken abschrapen und mit Muscheln oder Feuersteinsplittern quer über den Rücken tiefe Einkerbungen anbringen. Die Operation wird so lange wiederholt, bis die gewünschte Prominenz der Narbe erzielt ist (PLOSS). Die Eingeborenen von Fernando-Póo lassen ihren Kindern bereits im Alter von 3 Jahren das ganze Gesicht mit horizontalen Schnitten versehen. Die Wunden werden mit Palmöl behandelt; Vernarbung tritt in etwa 14 Tagen ein (COLL).

Die Technik des *Tatauierens* besteht in der Erzeugung punktförmiger Wunden, in welche Farbstoffe eingeführt werden. Als Werkzeug wird eigentlich alles verwandt, was eine Spitze hat: angefangen von Dornen, spitzen Steinen, Muschelscherben, Knochen bis zu Nadeln, zugespitzten Metallstäbchen, die mit kleinen Hämmern oder Klöppeln eingetrieben werden, und schließlich füllfederartigen Instrumenten, bei denen dem Einstich sogleich ein Tröpfchen der Farbe nachfolgt (Japan, Birma). Gewöhnlich wird aber der Farbstoff durch Einreiben oder Bestreichen mit den Wunden in Verbindung gebracht. Er setzt sich im subkutanen Bindegewebe fest. Die einfachsten Farbstoffe sind Ruß und Kohle, als Farbstoffträger werden manchmal Harze, Öle, Fette, Speichel verwandt. Die so erzeugte Färbung ist schwarz oder blau. Zinnober ergibt eine rote, in Verbindung mit Ruß oder Tusche eine violette Farbe. Die beste Farbenwiedergabe wird auf schwach pigmentierter Haut erzielt. Völker mit sehr dunkler Haut kommen deshalb zu einer Verbindung des Narbenzeichnens mit Tatauierung und erreichen so, daß die gefärbte Zeichnung als Schmucknarbe sich plastisch abhebt. Nicht nur ist die Verbreitung der Tatauierung eine ungeheure, es gibt auch keinen Teil des Körpers, bei dem sie nicht angewandt worden wäre oder noch angewandt wird. JOEST ist der Ansicht, daß die Tatauierung ihren Ausgang von den Schamteilen genommen und sich mit der allmählich fortschreitenden Verhüllung derselben auf andere Körperteile ausgedehnt habe. Tatauierung der weiblichen Genitalregion findet sich heute noch in Samoa, auf den Südsee-Inseln, den Philippinen. Auf den Nukuoro-Inseln werden Kinder von Frauen, die diese Tatauierung nicht aufweisen, getötet.

Die Kui oder Khond, ein dravidischer Stamm mit mongolischer Blutmischung, salben sich mit Öl und Safran, die Frauen tragen Ohr- und Nasenringe und tatauieren nur das Gesicht. Ohne diese Tatauierung ist Heirat ausgeschlossen. Sie vollzieht sich innerhalb 4 Jahren, derart, daß sie ungefähr mit dem Alter der Reife abschließt. Die 10—11jährigen Mädchen durchbohren zunächst den rechten Ohrlappen mit zahlreichen, bis zu 24 Löchern, in welche kleine Strohhalme gesteckt werden. Im nächsten Jahre geschieht dasselbe mit dem linken Ohrlappen. Eine gleichzeitige Durchbohrung beider Ohrlappen würde das Schlafen erschweren. Im 3. Jahre beginnt die eigentliche Tatauierung, und zwar von Stirn, Wangen und Nase. Im 4. Jahre endlich folgt als letztes die Bearbeitung des Kinns, und das junge Mädchen gilt als heiratsfähig. Am Hochzeitstage ersetzt sie die Strohhalme in den Ohrlöchern durch Ringe aus Gold, Silber oder Kupfer als Zeichen ihrer Frauenwürde. Die Tatauierung vollzieht sich mit drei untereinander verbundenen Nadeln und ist so schmerzhaft, daß die Mädchen sich mit Opium oder einem stark berauschenden Blütenlikör betäuben (ROSSILLON).

Bei dem um den Mittellauf des Senegal siedelnden westafrikanischen Ureinwohnerstamm der Soninke (auch Sarakole genannt) lassen die Frauen sich das Zahnfleisch tatauieren. Die Operation vollzieht sich an den Zwölf- bis Vierzehnjährigen und wird von der Frau des Dorfschmiedes vorgenommen. In jeder Hand einen sehr harten und ganz spitzen Dorn haltend, macht sie in rascher Folge Einstiche in das Zahnfleisch und reibt diese mit einem Pulver aus gebrannten Erdnüssen ein. Hierdurch wird eine blaue Färbung erzielt. Während der Operation, die etwa eine Stunde dauert, wird die Patientin durch Lieder und Tänze ermutigt und darf keine Schmerzensschreie ausstoßen (DANIEL). Es ließen sich noch viele Beispiele über Art und Bedeutung der Tatauierung anführen.

Die Tatauierungen sind entweder reine Ornamente — angefangen von einfachen Strichen bis zu komplizierten Mustern, welche — auch diese Übereinstimmung findet sich bei allen tatauierenden Völkern — die gleichen sind, die zur Verzierung der Waffen, Geräte u. dgl. verwandt werden — oder bildliche Darstellungen. Letztere stehen auf wirklich künstlerischer Höhe in Birma, wo der blühendsten Phantasie Spielraum gewährt wird, und in Japan, wo bis zu einem Regierungsverbot die nacktgehenden Schwerarbeiter sich den ganzen Körper tatauieren ließen. Die Tatauierungen waren so vollendet, daß der Eindruck eines Seidentrikots erweckt wurde.

So mangelhaft die Beobachtung der Körperfunktionen bei den Naturvölkern war — so kannten zentralaustralische Stämme nicht den Zusammenhang zwischen Geschlechtsakt und Empfängnis — entging ihnen doch nicht die sichtbare Tatsache des Wachsens der Haare und der Nägel. Die magische Bedeutung, die dem Kopfe im ganzen beigelegt wurde, übertrug sich auch auf die Kopfhaare. Schneiden der Haare, in erster Linie von Personen, die für das Gemeinwohl als Könige, Zauberer von Bedeutung waren, galt als ein gefährliches, nur unter besonderen Sicherungen zu wagendes Unternehmen. Um sich vor Schaden zu bewahren, verspeiste der Häuptling der Namosi auf Fiji immer vorsichtshalber einen Mann, wenn er sich das Haar hatte schneiden lassen! Nach dem Schnitt der Haare und auch der Nägel ergab sich die weitere Schwierigkeit, was mit den Abfällen zu geschehen habe. Der Glaube an die sympathetische Verbindung zwischen der Person und allem, was einmal einen Teil ihres Körpers ausgemacht hat, ist über die ganze Erde verbreitet (Frazer), und vielerorts werden Haar- und Nagelabfälle verbrannt oder vergraben, um sie dem Zugriff böser Geister oder feindlicher Zauberer zu entziehen.

Nagelpflege gibt es bei den Naturvölkern nicht. In Annam und China gelten lange Nägel als Beweis des nichtstuerischen Reichtums. Färbung der Nägel findet sich bei asiatischen Völkern (mit Henna) und bei afrikanischen (mit Rotholzsaft). Die mangelnde Reinlichkeit der Nägel ist besonders in den Tropen eine Quelle der Verbreitung von Infektionskrankheiten (Mense). Dagegen findet sich Behandlung der Haare bei allen Naturvölkern mit Ausnahme der niedrigststehenden, wie der Weddas, der Uraustralier, der Feuerländer. Neben der vorerwähnten magischen Bewertung (Herstellung des „Monumentalen" in der äußeren Erscheinung) herrschen auch hygienische Gesichtspunkte: Kämme werden schon seit frühesten Zeiten verwandt, Einschmieren der Haare mit Kalk, Mennige, Eisenstein verhindert die Bildung von Ungeziefer. Darüber hinaus sind es aber die Haartrachten, die geradezu verblüffen durch ihre Vielseitigkeit, ihre Phantastik und vor allem durch den Aufwand von Arbeit und Mühe, mit dem die in der natürlichen Beschaffenheit gerade der nigritischen Haare entgegenstehenden Schwierigkeiten überwunden werden. Ausgehend von dem einfachen Flechten in größere oder kleinere Zöpfe, finden sich die merkwürdigsten Arten der Haarbehandlung bis zu den kunstreichsten Aufbauten, deren Herstellung Monate erfordert und die ständiger Pflege bedürfen. Häufig werden diejenigen Teile des Kopfes, deren Haare nicht zu der Frisur gebraucht werden, glatt ausrasiert. Zahlreiche Übereinstimmungen beobachten wir zwischen den afrikanischen Negern und Ozeaniern, auch hier ein Beweis für einen uralten kulturellen Zusammenhang. Bildliche Darstellung allein könnte den richtigen Eindruck vermitteln. Die nachfolgenden Beispiele sollen nur einige charakteristische Einzelheiten bringen.

Die Tenan-Loucheux-Indianer in Alaska lassen das Haar langwachsen, scheiteln es in der Mitte und wickeln es zu Locken, die mit einer Mischung von Fett und rotem Ocker zu fingerdicken Wülsten gedreht werden. Der ganze Schopf, der bei Erwachsenen ein Gewicht bis zu 15 Pfund erreicht, wird nach hinten geschoben und in einem Netz aus Muscheln getragen. Entsprechend dem Wachsen des Haares wird mehr „Pomade" zugesetzt, das Ganze wird mit feingeschnittenem Schwanenflaum überpudert. Eine Reinigung des Kopfes und der Haare findet niemals statt. Dagegen kennen die stammverwandten Navaho, welche das Haar langwachsen lassen, aber nur einfach im Nacken knoten, ein Shampoonieren des Haares mit einem Absud der Yuccawurzel. Die Hupa, welche wie die vorgenannten dem großen Indianervolk der Déné angehören, parfumieren das Haar, indem sie Blätter der Yerba buena (Micromeria chamissonis) hineinbinden (Morice).

Die Ao-Naga in Assam (Indien), ein halbwildes Gebirgsvolk, haben pechschwarzes, dichtes Kopfhaar, das aber nicht kraus oder lockig, sondern schlicht und straff ist. Es wird von der Stirn an um den ganzen Kopf herum ebenmäßig abgeschnitten, in der Weise, daß ein Jagdbeil unter das Haar gelegt und die Haarspitzen mit einem flachen Holzstück abgeschlagen werden. Kahlköpfigkeit wird mit Perücken verdeckt, zu deren Herstellung Ziegen- und Hundehaare verwandt werden. Zu Festlichkeiten tragen die Männer noch besondere Kränze aus Haar (Molz).

Bei der Beschneidungsfeier der Kikuyu (Britisch-Ostafrika) wird den jungen Männern zum erstenmal in ihrem Leben das Haar geschnitten, und zwar wird es vollkommen abrasiert. Dies geschieht mit einem neuen Rasiermesser durch eine erfahrene Frau, die aber aus einem entfernten Dorfe kommen muß. Durch den Haarschnitt entsteht nämlich zwischen ihr und den Jünglingen eine magische Verwandtschaft, deren störende Folgen verringert werden, wenn sie nach ihrem Heimatsort zurückgekehrt ist (Bugeau). Bei den Bahútu (Ostafrika) tragen Männer und junge Mädchen gestrählte Haarwulste, die jedoch den letzteren bei der Verheiratung abgeschnitten werden; von da an gehen die Frauen mit glattrasiertem Kopfe (Schuhmacher). Es ist kein Zweifel, daß diese Sitten mit der des sogenannten „Haaropfers", wie es bei den alten Germanen geübt wurde, zusammenhängen.

Die Zulukaffern in Natal lassen sich die Haargestaltung besonders angelegen sein. Die Mädchen flechten das Haar in dreiteilige Zöpfchen oder tragen es in langen Strähnen, die mit einer Pomade von pulverisierter Holzkohle und Fett eingeschmiert werden. Sie umwinden das Haar mit Pflanzenfasern oder tragen selbstgefertigte Perlen darin. Die Stelle des Kammes vertritt der Löffel, auf dem gewöhnlich Schnupftabak geschnupft wird und den die „Friseuse" mit der Schnupftabakdose stets bei sich trägt. Die verheiratete Frau trägt das Haar in einen auf der Mitte des Schädels aufrecht stehenden Knoten zusammengefaßt. Die Männer schmücken sich mit einem aus Fasern und kleinen Holz- oder Metallringen bestehenden Kopfring. Der Ring wird in das Haar eingenäht und mit dem schwarzen, getrockneten und pulverisierten Sekret eines Baumkäfers bestreut, alsdann mit Blättern und einem kleinen Kiesel poliert, bis er den Glanz eines frischgewichsten Schuhes hat. Entsprechend dem Wachsen des Haares wird der Ring von Zeit zu Zeit weggeschnitten und wieder aufgenäht. Früher war mit der vom König erteilten Erlaubnis zum Tragen des Ringes die Mannbarkeitsfeier verknüpft. Auch heute noch gilt Berührung oder gar Beschädigung des Kopfringes als größte Beleidigung (Mayr).

Der Bartwuchs ist im allgemeinen bei den farbigen Rassen wenig entwickelt, mit Ausnahme des Schnurrbartes, der bei der gelben Rasse manchmal eine beträchtliche Länge erreicht. Sowohl bei afrikanischen wie bei ozeanischen Stämmen wird häufig die spärliche Gesichtsbehaarung vollkommen entfernt und gleiches wird auch von den amerikanischen Ureinwohnern berichtet. Die Dénéindianer verwendeten hierzu in alten Zeiten Hornstücke, die erhitzt und in Zwickenform gebogen und mit Sehnen zusammengebunden wurden. Heute gebrauchen sie Metallzwicken, die sie ständig bei sich tragen.

Achsel- und Schamhaare werden bei einer Anzahl von Völkern epiliert, erstere bei Männern und Frauen, letztere nur beim weiblichen Geschlecht. Soweit die Frauen dem Islam angehören, erfüllen sie damit eine rituelle Vorschrift.

Die Behandlung der Haare ist durchaus nicht die einzige kosmetische Prozedur, welcher der Kopf unterworfen wird.

Ein Beispiel für die eingangs berührten falschen Analogieschlüsse der Naturvölker bildet die Schädelbearbeitung bei den Neugeborenen. Aus der Beobachtung etwa, daß ein oder mehrere besonders erfolgreiche Krieger einen bestimmten Schädeltypus aufwiesen, wurde gefolgert, daß auch die willkürliche Herbeiführung dieser Schädelformation dem Kinde die gleichen Eigenschaften verleihe. So binden einige Indianerstämme auf den durch ein flaches Kissen geschützten Kopf des in der Wiege liegenden Kindes ein Brettchen mit starken Bändern fest, so daß der Schädel von vorne nach hinten abgeflacht wird (Flatheadindianer). *Aztekenschädel* zeigen umgekehrt eine Abplattung von hinten nach vorne. Durch feste Bandagen werden die sogenannten *Turmköpfe* erzeugt, z. B. bei einer Völkergruppe in Neu-Pommern. Die Ainus legen Wert darauf, daß der Schädel von allen Seiten abgerundet erscheint und formen deshalb mehrmals am Tage den Kopf des Neugeborenen mit den Händen. Dann betten sie den Kopf zwischen weiche, warme Holzspäne (PILSUDSKI). Die weite Verbreitung und das hohe Alter dieses „Völkergedankens" ergibt sich aus den bekannten Schilderungen, die Hippokrates von den Sitten der Skythen und Soronos, von den der Thraker und Makedonier entwirft. Dolichokephalie oder abnorme Breite des Hinterkopfes war das Ziel der Prozeduren dieser Völker, die mit den geschilderten im Grundsatz übereingestimmt zu haben scheinen.

Weit verbreitet und beliebt ist das Durchbohren der Ohrläppchen zwecks Einbringung schmückender Gegenstände. Ursprünglich scheint für die Vornahme dieser Perforationen der Glaube, daß durch sie die Zeugungskraft erhöht werde, maßgebend gewesen zu sein. Hierauf weist noch ihre Verbindung mit den Pubertätsriten hin. Bei der Initiationsfeier der Kikuyu (Britisch-Ostafrika) werden in „heiliges" Öl getauchte kleine Zweige in die Ohrlöcher gesteckt (BUGEAU); dies leitet den Schlußakt der Weihe ein. Die zur Durchbohrung gebrauchten Instrumente sind wie bei der primitiven Tatauierung einfachster Art: Dornen, spitze Steine u. dgl. Als Schmuckstücke werden Gegenstände aller Art eingefügt: Blumen, Holzpflöcke, Stäbchen und vor allem Ringe von den kleinsten bis zu solchen beträchtlichen Umfanges. Das Gewicht der schweren Ringe bewirkt oft eine starke Verlängerung des Ohrlappens. Manchmal wird auch der obere Rand der Ohrmuschel durchlöchert und mit Schmuck versehen.

Nasenscheidewand und (seltener) -flügel unterliegen auch der Durchbohrung, meistens in Verbindung mit der der Ohrlappen. Auch hier dienen die erzielten Öffnungen zur Aufnahme von Ringen. Ohrlappen- und Nasendurchbohrungen sind beiden Geschlechtern gemeinsam.

Ein Eingriff, der seiner Entstehung und Bedeutung nach unerklärt bleibt, ist die Bearbeitung der Lippen. Die Verbreitung dieses Brauches erstreckt sich über Afrika, Ozeanien und Amerika. Überwiegend sind es die Frauen, die ihn üben, nur bei den Botokuden und dem zentralafrikanischen Stamm der Mawia soll er sich auch bei Männern finden. In die Oberlippe, seltener in die Unterlippe wird ein Loch gestochen, gebohrt oder geschlagen. Zusammengerollte Blätter oder Holzpflöcke werden in den Wundkanal gesteckt und verhindern die Heilung. Durch Einbringung immer größerer Holzkeile wird die Öffnung schnabel- oder ringförmig erweitert, bis sie imstande ist, einen Holzkeil oder Ring von beträchtlicher Größe aufzunehmen. Bei den Ringen hat man bis zu 6 cm Durchmesser, bei den Holzkeilen Ausdehnung von 8 cm × 1,7 cm festgestellt. Diese Verunstaltung erscheint um so unbegreiflicher, als sie sowohl die Nahrungsaufnahme wie das Sprechen wesentlich erschwert und im Laufe der Zeit eine zerstörende Wirkung auf die obere Zahnreihe ausübt. Dieses letzte Argument dürfte aber bei den Naturvölkern selbst kaum ins Gewicht fallen angesichts der Verstümmelungen und Verunstaltungen der Zähne, denen wir bei einer außerordentlich großen Zahl von Völkern und Stämmen begegnen. Auch für diesen Brauch fehlt es bis jetzt an befriedigenden Erklärungen über Ursprung und Sinn. Weder die Tatsache, daß diese Deformationen heute von den Eingeborenen selbst als Stammesabzeichen oder als Schmuck betrachtet und erklärt werden, noch, daß sie oft in Verbindung mit den Pubertätsriten vorgenommen werden, läßt erkennen, welche Überlegung nun wirklich dem Brauch zugrunde liegt. Die Batamba (Landschaft Basoga, Britisch-Ostafrika) sagen, daß das Zähneausbrechen ursprünglich eine der Körperstrafen war und dann — wohl infolge ihrer häufigen Anwendung — zur „Mode" wurde (CONDON). Diese Erklärung, die möglicherweise für diesen Stamm zutrifft, kann aber das Dunkel, welches über dem Zweck dieser Sitte liegt, nicht aufhellen. Wechselnd von Landstrich zu Landstrich, aber auch verschieden von Stamm zu Stamm, fordert sie das Ausreißen oder Ausschlagen von einem, zwei oder allen vier Schneidezähnen, die ausschließlich Opfer der Eingriffe sind, aber gewöhnlich nur entweder aus der oberen oder aus der unteren Kieferreihe. Als Instrumente dienen Steine, mit denen zuerst der Zahn gelockert und dann mit einem kräftigen Schlage ausgestoßen wird, Meißel und Hammer, auch an Stelle des Meißels ein handbreit langer, fingerdicker, an einem Ende auf Zahnesbreite zugespitzter Stab aus besonders hartem Holz oder einfach ein Messer, mit dem der oder die Zähne herausgezwängt werden. Außer und neben der radikalen Entfernung der Zähne finden sich: Abheben der Krone, Auskerben sowohl der Schneidefläche als auch der Seiten, Abfeilen in runde und spitze Formen, Erzeugung von Lücken durch Auseinanderdrängen. Die eigenartigsten Variationen können sich hierbei ergeben: so entfernen die Herero und die Bantu an zwei oberen Schneidezähnen die gegenüberliegenden Ecken derart, daß eine dreieckige Öffnung entsteht oder — ein sehr häufiger Brauch im Kongo — man beseitigt an zwei oder vier der Schneidezähne die Ecken, bald oben, bald unten, aber auch bei beiden Reihen, so daß die zugespitzten Zähne dem Träger einen wilden, haifischähnlichen Mundausdruck verleihen (ANKERMANN). Die vorerwähnten Ovaherero entfernen die vier unteren Schneidezähne und feilen in die beiden mittleren oberen eine Lücke hinein, gleich einer umgekehrten römischen Fünf. Verzierung der Zähne findet sich bei den Batak, welche Löcher quer durch die Zähne bohren und den Quergang mit Gold- oder Messingdraht füllen, angeblich zur Erzielung einer besser klingenden Aussprache, und bei den Hindu, die goldene Knöpfe in den Zähnen tragen. Schmuckeinlagen aus Gold haben sich auch in den Zähnen prähistorischer amerikanischer Völker gefunden. Auch in Java und den Philippinen werden bunte Steinchen und Goldblättchen zum Schmuck in die Zähne eingesetzt. Dem gesundheitsschädigenden Einfluß eines großen Teils dieser Operationen — Kiefererkrankungen, Erschwerung der Verdauungstätigkeit — wird in gewissem Maße dadurch begegnet, daß gerade die Stämme, bei denen die schlimmsten Zahnverstümmelungen im Gebrauch sind, besonderen Wert auf das Reinigen der Zähne legen. Es geschieht mittels zerbissener oder zerfaserter Zweige, die von besonders ausgewählten Bäumen und Sträuchern genommen werden. Dieses „Zahnfegen" ist sehr verbreitet, aber auch Zahnstocher aus Holz oder Metall sind an vielen Stellen im Gebrauch. Das ebenfalls weitverbreitete Kauen von Betel- und anderen Blättern, ebenso wie das Schwarzfärben der Zähne mit Eisen- und Kupfersalzen enthaltenden Pulvern (Java) wirkt konservierend (SUDHOFF). Auch sind bei vielen der in Betracht kommenden Völker die Zähne durch starke Entwicklung des Dentins bei schwacher Schmelzbildung widerstandsfähiger (FRITSCH).

Von weiteren kosmetischen Maßnahmen, welche die Naturvölker den bisher noch nicht besprochenen Körperteilen angedeihen lassen, wären kurz zu erwähnen:

Die weibliche Brust wird mittels Bandagen hinauf- oder heruntergedrückt, je nachdem man sich hiervon einen günstigen Einfluß auf die Stillfähigkeit verspricht.

Die Männer der Monumbo-Papua (Neuguinea) tragen einen breiten, sehr engen Rotanggürtel, der mit vieler Gewalt über das Gesäß hinweg auf den Unterleib gezogen wird. Der Bauchinhalt wird dadurch nach oben gedrängt und hängt über dem Rande des Gürtels nach vorne über (VORMANN). Infolgedessen werden sie bei Krieg oder Jagd nicht durch den Bauch behindert.

Anderseits gibt es ostafrikanische Stämme, deren Schönheitsideal fettleibige Frauen sind, und die durch systematische Mästung mit Mehlbrei oder geronnener Milch, wobei bei manchen Stämmen noch der Körper mit Fett eingesalbt wird, künstlich Fettablagerung erzeugen. Überhaupt scheint Fettleibigkeit das Schönheitsideal des Primitiven zu sein, wie die bekannte Statue der „Venus von Willendorf" sowie andere primitive Höhlendenkmäler (DORDOGNE) zeigen. Freilich ist unseres Erachtens die künstlerische Darstellung solcher Gestalten kein eindeutiger Beleg für das Schönheitsideal. Andere Motive können dem zugrunde liegen, wie etwa die Darstellung grotesker Körper (Gott Bes, schwangeres Flußpferdweibchen Thoeris usw.) als glückbringender Hausgötter bei den Ägyptern, die sonst gerade überschlanke Gestalten abbilden. Die Frauen des Indianerstammes der Guyana vergrößern die Waden, indem sie den untersten Teil des Unterschenkels in enge Manschetten einpressen, so daß die Wade sich stark entwickelt und über den oberen Rand der Manschette herausquillt (PLOSS).

Außer Tatauierungen und Schmucknarben ist eine kosmetische Bearbeitung der Extremitäten — etwa in der Art der Verkrüppelung der Chinesinnenfüße — bei den Naturvölkern nicht beobachtet worden. Es ließe sich hierzu nur der Brauch des Amabomvustammes der Zulukaffern anführen, welche den Kindern im Alter von 6 Jahren das erste Glied des kleinen Fingers abschneiden, was bei ihnen als Stammesmarke gilt (MAYR).

Literatur: ALMKVIST, J., Zur Geschichte der Zirkumzision in „Janus", Archives internationales pour l'Histoire de la Médecine et la Géographie Médicale. Trentième année. Leyde. 1926. — DEUCHLER, W., Juan de Cardenas. Leipzig. 1930. — FRITSCH, G., Einleitung in die Kosmetik in Josephs Handbuch der Kosmetik. Leipzig. 1912. — GUMPERT, M., Die gesamte Kosmetik (Entstellungsbekämpfung). Leipzig. 1931. — HOLLÄNDER, E., Die kosmetische Chirurgie in Josephs Handbuch. — MENSE, C., Die Kosmetik im heißen Klima in Josephs Handbuch. — NIEUWENHUIS, A. W., Die Anfänge der Medizin unter den niedrigst entwickelten Völkern und ihre psychologische Bedeutung in „Janus" 28/29. Années 1924/26. — SUDHOFF, K., Geschichte der Zahnheilkunde. Leipzig. 1921.

Nebenhöhleneiterung, s. übler Geruch; Nasenfluß.

Nebenhöhlenerkrankungen (äußere Symptome). Es ist ein auch unter Ärzten noch vielfach verbreiteter Irrtum zu glauben, daß bei Nebenhöhlenerkrankungen äußerlich wahrnehmbare Symptome vorhanden sein müssen. Eine Schwellung der äußeren, die Höhle bedeckenden oder an sie angrenzenden Weichteile tritt nur in den seltenen Fällen ein, in denen eine Komplikation vorhanden ist, und zwar besteht diese in einer Knochenhautentzündung der knöchernen Höhlenwandungen. So kann bei sehr stürmisch verlaufenden Entzündungen der Kieferhöhle als Zeichen einer solchen Periostitis eine Schwellung der Wange auftreten, bei der Stirnhöhleneiterung als Symptom der Periostitis und Abszeßbildung mit sich vorbereitendem Durchbruch nach außen eine Schwellung — meist im unteren Augenwinkel — mit gleichzeitiger Schwellung des oberen Lides bemerkbar werden.

Anders liegen die Dinge bei den bösartigen Geschwülsten der Nebenhöhlen. Hier kommt es, wenn die Geschwulst eine erheblichere Größe erreicht hat, nicht selten zu einer äußerlich sichtbaren Auftreibung der Höhlenwandungen. Bei dem Krebs der Kieferhöhle sieht man dann eine Auftreibung der Wangengegend mit erweiterten geschlängelten Venen in der Haut. Bei den viel selteneren bösartigen Geschwülsten der Stirnhöhle kann es zu einer Auftreibung der unteren Höhlenwand kommen, die meist als Vorwölbung im inneren Augenwinkel in Erscheinung tritt. Auftreibungen und Schwellungen in der Gegend der Stirnhöhlen werden auch von luetischen Erkrankungen (Gummen) oder Gicht (Tophi) hervorgerufen. Es ist natürlich wichtig, die richtige Diagnose zu stellen, weil dann dem Patienten eine überflüssige Operation erspart werden kann. So entstellend diese hier angeführten Schwellungen auch sein mögen, die älteren Operationsmethoden der Stirnhöhle, die auf eine totale Verödung derselben abzielten, machten furchtbare Narben mit tiefen Einziehungen über den Augen; erst seitdem ein Teil der vorderen Wand der Stirnhöhle belassen werden kann, ohne das Heilungsresultat zu gefährden, ist dieser Schrecken von der Stirnhöhlenradikaloperation genommen. Die Operationen der anderen Nebenhöhlen der Nase heilen, auch wenn sie von außen vorgenommen werden, stets ohne Entstellung des Gesichtes aus.

Nebenniere. Bei der Nebenniere müssen wir unterscheiden zwischen dem Nebennierenmark, das hauptsächlich Adrenalin (s. dort) produziert, und der Nebennierenrinde, deren Ausfall den Morb. Addison verursacht. Die Stärke der Nebennierenfunktion ist entgegengesetzt der Schilddrüsenfunktion und umgekehrt. Bei Ausfall der Nebennierenrinde durch Erkrankung (meist Tuberkulose) werden neben der charakteristischen Pigmentation des Morb. Addison auch anderweitige Dermatosen beobachtet, wie

Urticaria, Pruritus und Ekzem. In den letzten Jahren ist es gelungen, adrenalinfreie Nebennierenrindenextrakte darzustellen, mit deren Hilfe man den Funktionsausfall der Nebennieren beim Morb. Addison ganz oder teilweise wettmachen kann. Die Nebennierenrindenextrakte werden weiters bei Psoriasis und bei Entfernung von Pigmentanhäufungen der Haut auf endokriner Basis, wie Chloasmata und oberflächliche Naevi, empfohlen. Nebennierenrinde ist auch peroral wirksam, doch sind drei- bis fünfmal so große Dosen notwendig als parenteral.

a) Gesamtdrüse.

Glandula suprarenalis — Wellcome: Tabletten 0,3 g der frischen Drüse entsprechend. — Merck: Tabletten 0,5 g der frischen Drüse entsprechend, Pulver für Rezeptur. — Richter: Tabletten und Injektionen.

b) Extrakte.

Succort — Sanabo: Frei von Marksubstanz und Adrenalin. Tabletten je 1 g, Injektionen je 1,5 g der frischen Rinde entsprechend.

Cortin — Sanabo: Injektionen je 40 g der frischen Rinde entsprechend.

Cortigen — Richter: Injektionen je 15 g der frischen Rinde entsprechend.

Nebennierenfunktion, s. Alopecia simplex; Schwangerschaft.

Nebennierentumoren, s. Hypertrichosis.

Nebenschilddrüse, s. Parathyreoidea; Urticaria.

Neco-Hautentferner (Nebel & Co., Berlin) zur Entfernung von Hornhaut, Hühneraugen und Warzen. Ist etwa 3%ige Kalilauge, die etwas weinsaures Salz enthält.

Neid- (Niet-) Nägel, s. Kohlensäureschnee; Nagelpflege.

Neissersche Salbe, Unguentum Neisseri:

Rp.	Vanillini	0,05
	Cerae flav.	10,0
	Adip. benzoat.	ad 100,0

Nekrose, s. Kaustik; Mammaplastik; Nase, Veränderungen; Ohr, Erfrierungen; Orthoform.

Nelken, s. Gewürznelken.

Nelkenöl, Gewürznelkenöl, Oleum Caryophyllorum. Zu Mundpflegemitteln und vielen Phantasiegerüchen, auch zur Nachbildung des Gartennelkenparfums. Besitzt auch schmerzlindernde und keimtötende Wirkung.

Nenndorfer antiseptisches Mundwasser soll nach Angabe Kresol und Menthol enthalten.

Nenndorfer Schwefelseife kommt in verschiedenen Stärken in den Handel und enthält schwefelhaltige Niederschläge der Nenndorfer Schwefelquellen.

Nenndorfer Seife soll eine Lanolinseife mit Ablagerungen aus den Nenndorfer Schwefelquellen sein.

(Apotheke W. Meyer, Bad Nenndorf.)

Neostrontiuran ist eine zur Einspritzung unter die Haut und in den Muskel bestimmte Lösung mit gleichem Strontiumgehalt wie Strontiuran. (Dr. R. und Dr. O. Weil, Frankfurt a. M.)

Neroline. Als Nerolin bezeichnet man sowohl den Methyl- wie den Aethylaether des β-Naphthols. Der Methylaether wird auch *Yara-Yara,* der Aethylaether *Bromelia* genannt (s. dort). Beide besitzen einen durchdringenden, orangenblütenartigen Geruch, der bei Yara-Yara eine akazienartige Unternote aufweist. Beide werden als billige Riechstoffe für Seifen usw. verwendet.

Neroliöl, aetherisches Orangenblütenöl (Oleum Naphae oder Oleum Neroli) ist ein unentbehrlicher Bestandteil guter Eaux-de-Cologne- und zahlreicher Parfummischungen. Ein Öl von vielseitigster Verwendung. Als künstliches Neroliöl findet man vorzügliche Nachbildungen des echten Neroliöls im Handel.

Neroliöl, künstlich, Oleum Neroli (Naphae) arteficiale.

Methylanthranilat	4,0	Bergamottöl	3,0
Petitgrainöl franz.	50,0	Phenylaethylalkohol	6,0
Geranylformiat	1,5	Linalool	25,0
Dezylalkohol	0,5	Orangenöl bitter	1,0
Indol	0,01	Neroliöl bigarade echt	15,0

Für billigere Sorten wird das echte Neroliöl weggelassen.

Nerv-Bayrum Felix Meyer ist ein angeblich mentholhaltiges Kopfwasser nicht näher bekannter Zusammensetzung. (Farmey G. m. b. H., Berlin.)

Nervenleiden, organische, verursachen Entstellungen durch Störungen der Motilität (Lähmungen und Reizerscheinungen), der Sensibilität und der vegetativ-trophischen Innervation.

Die Gesichtslähmung wird in einem Sonderabschnitt besprochen. Neurogene Störungen an den Extremitäten haben meist nicht in erster Linie kosmetisches Interesse; die korrigierenden Behandlungsmethoden gehören im allgemeinen in das Gebiet des orthopädischen Chirurgen. Sie seien hier vorwiegend deshalb erwähnt, weil ihr Vorhandensein die Prognose gleichzeitiger kosmetischer Störungen bzw. die Indikationsstellung für ihre Behandlung maßgeblich beeinflussen muß.

Zentrale Lähmungen werden durch Unterbrechung des ersten (zentralen) motorischen Neurons hervorgerufen, das die vordere Zentralwindung und die hier entspringende Pyramidenbahn in ihrem ganzen Verlauf bis an die Vorderhornzelle umfaßt. Sie sind charakterisiert durch die Steigerung der Sehnenreflexe, das Auftreten pathologischer Reflexe, durch abnorme Muskelspannungen und eine kennzeichnende Haltungsanomalie, die auf einer regelmäßigen Verteilung der Lähmungen und Muskelspannungen beruht (Wernicke-Mannscher Praedilektionstypus). Die zentrale Lähmung ist gewöhnlich einseitig (Halbseitenlähmung, Hemiplegie). Die Kranken tragen den Oberarm adduziert, den Unterarm gebeugt, die Finger adduziert und (im Grundgelenk) gebeugt. Das Bein ist in Knie und Hüfte gestreckt, der Fuß steht in Spitzfußstellung. Eindrucksvoll ist gewöhnlich die livide Hautverfärbung an Hand und Fuß, die auf einer Vasomotorenlähmung beruht. Halbseitenlähmungen können durch die verschiedensten Ursachen hervorgerufen werden: arteriosklerotische oder luische Apoplexie, multiple Sklerose, Hirnverletzung, Embolie, Littlesche Krankheit u. a. Gewöhnlich ist das Gesicht beteiligt (s. Gesichtslähmung).

Periphere Lähmungen beruhen auf Erkrankungen der Vorderhornzellen des Rückenmarks, der vorderen Wurzeln oder der motorischen Nerven. Sie sind gekennzeichnet durch Reflexverlust und degenerative (d. h. mit Entartungsreaktion einhergehende) Muskelatrophie. Die letztere ruft besonders an den Händen entstellende Veränderungen hervor, z. B. den Schwund der Kleinhandmuskulatur bei verschiedenen Formen der Muskelatrophien. Die Lähmungen der einzelnen peripheren Nerven geben bekannte klinische Bilder: die Fallhand bei Radialis-, die Krallenhand bei Ulnaris- und die Affenhand bei Medianusläsion. Die Ursachen peripherer Lähmungen sind, abgesehen von traumatischen Veränderungen der Nerven, der Wurzeln oder des Marks, vorwiegend Neuritiden und Myelitiden, speziell die Poliomyelitis. Die Behandlung muß sich nach dem Grundleiden richten.

Motorische Reizerscheinungen im Gesicht werden im Abschnitt Tic behandelt.

An den *Extremitäten* sind sie meist Symptome von Allgemeinerkrankungen, so daß ihre Behandlung nicht in das Gebiet der Kosmetik gerechnet werden kann. Deswegen sei hier nur angemerkt, daß ihre häufigste Form — klonische Zuckungen — vorwiegend durch irritative Prozesse im Gebiete der vorderen Zentralwindung hervorgerufen wird. Diese gehören in das Gebiet der sogenannten JACKSONschen Epilepsie. Häufiger als derartige paroxysmal auftretende Störungen werden als entstellend empfunden die athetotischen Bewegungen der Extremitäten, d. h. langsame, wurmförmige, zweckwidrige Überstreckbewegungen, die auf dem Boden nicht nur der sogenannten idiopathischen Athetose, sondern auch bei Hirnschädigungen, vorwiegend des Jugendalters (LITTLEsche Krankheit), vorkommen. Sie sind immer Symptome eines ausgedehnteren Nervenleidens. Die an sich wenig Aussicht bietende operativ-korrigierende Behandlung sollte nicht erörtert werden, ohne daß der Gesamtzustand geklärt und in Rechnung gestellt wird. Das gleiche gilt von den Choreaformen; die schnellen blitzartigen Muskelzuckungen oder Pseudospontanbewegungen, die für das Leiden kennzeichnend sind, befallen stets ausgedehntere Körperpartien.

Bedeutungsvoll unter kosmetischen Gesichtspunkten sind die bei Verletzungen peripherer Nerven unter Umständen auftretenden Reizerscheinungen. FOERSTER berichtet auf Grund seiner Kriegserfahrungen über rhythmische Zuckungen, tonische Krämpfe und vor allem über Kontrakturen bei Verletzungen peripherer Nerven. Hat man einen Anhalt dafür, daß wirklich eine Verletzung oder eine Einbettung des Nerven in Narbengewebe die Ursache derartiger Störungen bildet, so ist die operative Behandlung das Gegebene. Differentialdiagnostisch wichtig ist die Unterscheidung von allen möglichen hysterischen Folgeerscheinungen nach tatsächlichen oder angenommenen Verletzungen des Nervensystems.

Eine ungemein eindrucksvolle, lästige und schwer zu beseitigende Behinderung und Entstellung kann das *Zittern* darstellen. Die Differentialdiagnose des Zitterns gehört zu den schwierigsten Aufgaben des Neurologen. Vom neuropathischen Zittern über den Tremor des Alkoholikers oder Paralytikers, über das „Pillendrehen" des Parkinsonkranken bis zum groben Wackeln bei multipler oder Pseudosklerose lassen sich eine Fülle von Abarten unterscheiden, deren Behandlung vom Grundleiden abhängig ist.

Ähnlich den Krämpfen der *Gesichtsmuskulatur* gibt es *Halsmuskelkrämpfe*, die ebenfalls eine schwere Entstellung bedeuten. Während diese früher allgemein als psychogen aufgefaßt wurden und es gelegentlich auch sind, hat sich in neuerer Zeit herausgestellt, daß sie häufig Teil- oder Prodromalerscheinungen von Erkrankungen des extrapyramidal-motorischen Systems (z. B. der Pseudosklerose) sind und wie diese eine anatomische Grundlage in Hirnveränderungen haben. Diese Auffassung hat sich gerade an dem Mißerfolg kosmetischer Operationen herausgebildet und ist erst später durch autoptische Befunde bestätigt worden. Durchschneidet man die krampfenden Muskeln — Zuckungen im Sternocleidomastoideus fordern geradezu zu einer Tenotomie heraus —, so findet man überraschenderweise, daß die Zuckungen im entsprechenden Muskel der anderen Seite oder auch in anderen Halsmuskeln neu auftreten. Zur wirklichen operativen Behebung sind deshalb in der letzten Zeit von amerikanischen Autoren (DANDY) ganz ausgedehnte eingreifende Operationen vorgeschlagen worden (Durchschneidung vorderer und hinterer Wurzeln der ersten Zervikalsegmente), zu der man nur mit großer Zurückhaltung die Indikation stellen kann.

Der *Schiefhals* kann durch Lähmungen und Kontrakturen, nach neuesten Anschauungen auch durch myodystrophische Prozesse und schließlich durch Veränderungen des Skelettapparates hervorgerufen werden. Die einfachen Nerven- und Muskeldurchschneidungen führen auch hier meist nicht zu einem kosmetisch befriedigenden Erfolg, vielmehr bedarf es einer systematischen orthopädischen Behandlung.

S. auch Gesichtslähmung.

Nervennaht, s. Gesichtslähmung.

Nervensystem, s. Hypertrichosis; Nervenleiden; Psyche; Schädigungen; Wechseljahre.

Nervöse Symptome, s. Alopecia neurotica; Nervenleiden; Trophische Störungen; Wechseljahre.

Nesselausschlag, s. Ernährung; Lichtschäden; Urticaria.

Neuralgie, Trigeminus- s. Alopezien; Trophische Störungen; Zähne.

Neurodermitis, s. Ekzem; Filiforme Dusche; Innere Krankheiten; Psyche; Radium.

Neurofibrome (Nervenbindegewebsgeschwülste) gleichen im Aussehen gewissen weichen Fibromen (Fibroma molluscum oder pendulum), doch der Unterschied ihrer Herkunft und ihres Aufbaues ist grundlegend. Jene entstammen dem äußeren Keimblatt und leiten sich von nicht ausgereiften Nervenzellen bzw. den SCHWANNschen Zellen (Neurozyten) ab, die entsprechend aussehenden Fibrome dagegen vom mittleren Keimblatt. Das spielt aber in kosmetischer Beziehung gar keine oder nur eine recht untergeordnete Rolle; für das Auge liegen eben die gleichen Störungen vor. Diese Neurofibrome kommen vor: 1. als sogenanntes plexiformes Neurofibrom (Rankenneurinom), 2. als Fibroma molluscum und 3. als halbseitige Gesichtshypertrophie. Zwischen diesen drei Formen gibt es Übergänge, auch können alle drei Formen gleichzeitig ausgebildet sein und nebeneinander bestehen.

1. *Das plexiforme Neurofibrom* befällt ausschließlich das Oberlid, nie das Unterlid. Kennzeichnend sind plexusartige Verbindungen ausgedehnter wurmähnlicher derber Stränge und Knoten, die in dem weich und schlaff herabhängenden Oberlid gut durchzutasten sind und in ihrem Sitz und ihrer Ausdehnung im wesentlichen dem Ausbreitungsgebiet des ersten Astes des Nervus trigeminus entsprechen. Gelegentlich wurde eine Atrophie des Augapfels beobachtet.

2. *Das Fibroma molluscum* bildet an der Lidhaut eine schmerzlose, von dünner Haut bedeckte, weiche, scharf umschriebene Geschwulst entweder in Form eines kugeligen, breitbasig oder nur mit einem dünnen Stil der Lidhaut aufsitzenden Knotens oder eines herabhängenden Hautlappens. Das Oberlid ist dann durch die weiche Geschwulst in eine unförmige Masse von elephantiasisähnlichem Aussehen verwandelt, deren höchster Grad als „Lappenelephantiasis" bezeichnet wird. Wie bei dem plexiformen Neurofibrom ist auch hier manchmal ein familiäres Auftreten nachweisbar.

3. *Die angeborene halbseitige Gesichtshypertrophie* erstreckt sich bei den höchsten Graden auf die Haut, Muskeln, Nerven und Knochen, bei leichteren nur auf die Weichteile. Die betreffende Gesichtshälfte ist gegen die gesunde Seite in der Mittellinie scharf abgegrenzt und erheblich verdickt. Durch die weichen, schlaffen Geschwulstmassen bekommt die ganze Gesichtshälfte ein lappiges Aussehen. In der Regel ist die Hypertrophie des Oberlides stärker ausgebildet als die des Unterlides.

Gehäuft pflegen Neurofibrome bei einem von RECKLINGHAUSEN 1882 als „Neurofibromatose" beschriebenen, auch „RECKLINGHAUSENsche Krankheit" genannten Leiden aufzutreten. Dabei finden sich aber in stärker ausgeprägten Fällen neben solchen die Hautoberfläche überragenden, gestielten und tiefer unter der Haut liegenden als leicht eindrückbare und „bläuliche Flecke" imponierenden Geschwülsten noch groß- und kleinfleckige Pigmentierungen (Leberflecke) und Geschwülste an den Nervensträngen als spindelförmige Knoten. Geistige Störungen in Form von allgemeiner Minderwertigkeit oder von Gemütsstörungen vervollständigen das Bild. Größere gestielte Geschwülste zerfallen gelegentlich an ihrer Oberfläche, veranlaßt durch Ernährungsstörungen. Bei der „RECKLINGHAUSENschen Krankheit" können weiterhin, gewissermaßen als Symptome zweiter Ordnung, Aufblähungen an den Knochen, Verkrümmungen der Wirbelsäule, als solche dritter Ordnung Haemangiome, Lymphangiome und andere Mißbildungen der Haut vorhanden sein. Ergriffen ist der ganze Körper, das Leiden ist gutartig. Das Krankheitsbild ist eine auf Entwicklungsstörungen beruhende, systematisierte, zuweilen familiär auftretende, vererbbare „Naevuserkrankung" und entwickelt sich im kindlichen und jugendlichen Alter. Weniger ausgeprägte Fälle beschränken sich auf einzelne weiche Neurofibrome und Leberflecke.

Die Fälle mit dem Sitz der Geschwülste an sichtbaren Körperstellen gehören vor allem in das Gebiet der chirurgischen Kosmetik. Ihre Behandlung wird sich auf das Herausschneiden größerer, das Aussehen stärker beeinträchtigender Mißbildungen beschränken, praktisch werden das meist Veränderungen am Oberlid sein, dessen gewucherte Teile entfernt werden müssen, um die Ptosis zu beheben. Dabei muß auf die Entfernung des Bindegewebes der veränderten Nerven besonderer Wert gelegt werden, weil sonst Rückfälle zu befürchten sind. Entstehen größere Defekte, so sind sie plastisch zu decken.

S. auch Diathermie; Fibrome; Mundhöhle; Pigmentierung.

Neurosen (Angio-, Sekretions-, Sensibilitäts-), s. Psyche.

Neurotisation, muskuläre. Um bei Facialislähmung den Lagophthalmus und das Herabhängen des Mundwinkels zu beheben und die Mimik zu ermöglichen, werden Muskelteile herangezogen, welche von anderen Nerven versorgt werden (LEXER). Dazu dient für die Augenlider der Musculus temporalis, für den Mundwinkel der Masseter, der entweder von der Nasolabialfalte oder aber auch von der Mundhöhle aus zugänglich gemacht wird (PICHLER). In einer Anzahl von Fällen erhält man befriedigende Resultate.

Neuro-Yatren, s. Reizbehandlung.

New-Skin, ein flüssiges Heftpflaster, ist nach AUFRECHT Collodium elasticum.

Nickel. Die Nickelsalze interessieren in der Kosmetik ausschließlich zur Herstellung von Haarfärbemitteln. Zu diesem Zwecke werden Nickelnitrat, *Niccolum nitricum* oder Nickelsulfat, *Niccolum sulfuricum* verwendet. Hellgrüne Kristalle, die leicht in Wasser löslich sind (s. auch Nickel- und Kobalthaarfarben).

Nickel- und Cobalthaarfarben sind in ihrer Wirkung ziemlich analog, aber Nickel gibt besonders schöne, dunkle Nuancen, auch Schwarz, besonders zusammen mit Kupfersalzen. Cobalt wird meist für mittlere Nuancen (Kastanienbraun usw.) verwendet. Ganz vorzüglich verwendbar sind Nickel und Cobaltsalze in gemischten Haarfarben. Man verwendet beide entweder in ammoniakalischer oder neutraler Lösung, als Beize dient meist Pyrogallol, aber auch Sulfide sind verwendbar. Besonders schön sind auch die hier erhaltenen blonden Farben, sie verblassen aber leicht.

Châtain.

I. Cobaltnitrat	25 g
Nickelsulfat	25 „
Wasser	550 „
II. Kaliumsulfid	45 g
Alkohol	500 „
Wasser	500 „
oder:	
Pyrogallol	25 „
Wasser	1 l

Braunschwarz.

I. Nickelsulfat	40 g
Cobaltnitrat	10 „
Wasser	350 „
II. Pyrogallol	35 g
Wasser	1 l

Blond.

I. Cobaltnitrat	50 g
Wasser	1 l
II. Kaliumsulfid	50 g
Wasser	1 l

Auch ammoniakalische Lösungen der Cobalt- und Nickelsalze werden hier verwendet, z. B.:

Schwarz.

I. Nickelsulfat	100 g
Kupfersulfat	50 „
Eisenchlorid	50 „
Wasser	1 l
II. Pyrogallol	50 g
Wasser	1 l

Haarfarben in einer einzigen Flasche. Während die Mehrzahl der zur Anwendung kommenden Haarfärbemittel aus zwei Lösungen besteht, die getrennt abgegeben und appliziert werden, ist es auch möglich, sehr gute Haarfarben herzustellen, die das Metallsalz und das niederschlagbildende Agens in einer einzigen Flüssigkeit vereinigt enthalten. Setzt man nun dieses, meist schwachgefärbte oder farblose, aber stets niederschlagsfreie Gemisch (praktisch nach dem Befeuchten des zu färbenden Haares, auf demselben) der Luft aus, so tritt zunächst allmähliches Dunkelwerden (progressive Niederschlagsbildung) und bald darauf eine spontane Reaktion ein, und zwar in dem Augenblick, in dem die reduzierende Wirkung des zugesetzten Reduktionsmittels durch den Sauerstoff der Luft völlig aufgehoben wird. Die alsdann eintretende Reaktion ist in jeder Beziehung identisch mit jener, die stattfindet, wenn man die beiden miteinander reagierenden Prinzipien getrennt nacheinander auf das Haar aufträgt. Man darf wohl mit Recht annehmen, daß die mit diesen reduzierten Haarfarben erreichte Reaktion auf dem Haare eine wirksamere ist, weil hier das Haar in absolut gleichmäßiger Weise mit einer einheitlichen Lösung durchtränkt wird, in der die Reaktion viel gleichmäßiger verläuft und vor allem nicht so oberflächlich eingeleitet wird, wie dies beim Auftragen der zweiten Lösung stets der Fall ist. Solche Haarfarben werden z. B. in Form von Lösungen hergestellt, die Natriumsulfit, Pyrogallol und Metallsalze enthalten. Zur Herstellung dieser Lösungen löst man zuerst das Natriumsulfit in Wasser, dann das Pyrogallol und schließlich die Metallsalze. Diese Haarfarben müssen in dunklen, gut verschlossenen und hochgefüllten Flaschen abgegeben werden, um jede Oxydation in der Flasche zu vermeiden. Sie sind, so verschlossen, sehr lange haltbar, mangelhafter Verschluß setzt sie aber rasch dem Unwirksamwerden aus, bzw. setzt ihre Färbekraft erheblich herab. Diese Haarfarben sind von denkbar einfachster Anwendung und auch in der Apotheke sehr leicht herzustellen, weshalb sich solche Vorschriften sehr gut für die Rezeptur der kosmetisch-dermatologischen Praxis eignen. Wir geben nachstehend solche Vorschriften entsprechend redigiert wieder:

Rp. Pyrogalloli	2,0
Natr. sulfuros. crist	4,0
Liq. Ammon. caust. 10%	0,02
Aq. dest	60,0

Zuerst Pyrogallol im Wasser lösen, dann den Salmiakgeist zumischen.
D. ad vitr. nigr. bene clausum.
S. Blonde Haarfarbe.

Rp. Natr. sulfuros. crist	1,6
Aq. dest	40,0
post solutionem adde:	
Cobalti nitr	2,0
Pyrogalloli	0,8

M. agitando u. f. sol. via frig. parata.
D. ad vitr nigr. bene clausum.
S. Haarfarbe Châtain.

Rp. Natr. sulfuros. crist. . 2,0
Aq. dest. 50,0
post solutionem adde:
Cobalti nitr. 0,5
Pyrogalloli 1,0
M. u. f. sol. via frig. parata.
D. ad vitr. nigr. bene clausum.
S. Haarfarbe aschblond.

Rp. Natr. sulfuros. crist... 2,0
Aq. dest. 50,0
post solutionem adde:
Cobalt. nitr. 5,0
Pyrogalloli 1,0
M. u. f. sol. via frig. parata.
D. ad vitr. nigr. bene clausum.
S. Haarfarbe Dunkelbraun.

Rp. Pyrogalloli 2,5
Natr. sulfuros. crist. 2,0
Liq. Ammon. caust. 10% . 0,05
Aq. dest. 50,0
Zuerst Pyrogallol und das Sulfit in Wasser lösen, dann den Salmiakgeist zusetzen.
D. ad vitr. nigr. bene clausum.
S. Blonde Haarfarbe kräftiger wirkend.

Rp. Natr. sulfuros. crist. . 3,0
Aq. dest. 60,0
post solutionem adde:
Niccoli nitr. 6,0
Ferr. sesquichlor. sicc. 3,0
Pyrogalloli 1,5
M. u. f. sol. via frig. parata.
D. ad vitr. nigr. bene clausum.
S. Haarfarbe Schwarz.

Nickelhammer (-plätter), s. Gesichtspflege.

Nicotiana-Seife ist eine Seife, die Tabakextrakt, und Sulfur praecipitatum enthalten und einen Nikotingehalt von 0,35 p. c. aufweisen soll. Bei Skabies und anderen parasitären Hautkrankheiten anzuwenden. (Wilhadi-Apotheke, Bremen.)

Nictitatio, s. Lidkrampf.

Nierenleiden, s. Pruritus; Urticaria.

Niesen. Das Niesen ist eine reflektorisch von der Nasenschleimhaut ausgelöste krampfartige Ausatmung (Exspiration); der Reflex geht von den in der Nasenschleimhaut verlaufenden Fasern des Nervus ethmoidalis auf dem Wege über das verlängerte Mark zu den Exspirationsmuskeln. Es sind gewisse Zonen der Nasenschleimhaut, und zwar solche, in denen sich die Endausbreitungen der Nerven hauptsächlich finden, von denen der Niesreflex besonders leicht ausgelöst werden kann. Der Exspiration geht eine einmalige oder mehrmalige krampfhafte Einatmung (Inspiration) voraus. Durch den dann plötzlich, explosionsartig erfolgenden Exspirationsstoß wird der durch den weichen Gaumen bewirkte Nasenrachenverschluß gesprengt und der Luftstrom mit einer gewissen Gewalt durch die Nase, der Flüssigkeitsstrom durch den Mund sprayartig getrieben. Dabei erfolgt eine Hebung der Nasenflügel und auch der Schultergürtel und die Arme werden emporgehoben, was den Menschen einen etwas lächerlichen Ausdruck verleiht. Der durch die Nase entweichende Luftstrom säubert das Naseninnere von dem dort angesammelten Schleim. Beim Säugling ist das Niesen die natürliche Form der Nasenreinigung; viel niesende Säuglinge haben daher noch lange keinen Schnupfen. Gleichzeitig erfolgt eine Abschwellung der Schleimhaut und dies besonders ist es, wodurch der Niesakt beim gesunden Menschen ein angenehmes Gefühl der Erleichterung bewirkt. Wegen dieses angenehmen Gefühls wird der Niesakt von manchen Menschen künstlich hervorgerufen durch Anwendung von Niespulver, Schnupftabak. Es gibt Menschen, besonders solche von nervöser Disposition, bei denen schon ein geringer Reiz, der die Nasenschleimhaut oder eine andere Körperregion trifft, genügt, um Niesen hervorzurufen; solche Menschen reagieren bei bestimmten Gerüchen, bei plötzlicher Abkühlung der Haut, bei Lichteinwirkungen auf das Auge, ja schon bei bestimmten Vorstellungen mit heftigem Niesen. Im allgemeinen erfolgt das Niesen erst bei stärkeren Reizen, z. B. Berührung der Nasenschleimhaut, in die Nase gelangte Fremdkörper, chemische Stoffe oder auch pathologische Veränderungen der Schleimhaut, wie beim akuten Schnupfen.

Bei manchen krankhaften Zuständen treten förmliche *Nieskrämpfe* auf, so vor allem bei dem sogenannten *nervösen Schnupfen* und beim *Heufieber*. Die Niesattacken, bei denen oft viele Male hintereinander geniest wird und die meist mit reichlicher wässeriger Sekretion aus der Nase und auch mit Tränenträufeln verbunden sind, stellen eine wahre Qual für den Patienten dar, sie können ihn auf das äußerste erschöpfen. Infolge der bei jedem Niesakt eintretenden Drucksteigerung in der Brusthöhle und der dadurch bewirkten Erschwerung des Blutabflusses kommt es zu einer Überfüllung des Venensystems im Gebiete von Hals und Kopf und zu Zerreißung von Blutgefäßen, zu Nasenbluten und bei Patienten mit Brüchigkeit der Gefäßwandungen sogar zu Hirnblutungen. Einlagen von Watte, die mit einer Mischung von 20% Kokain- (2 Teile) und 1‰ Adrenalinlösung (1 Teil) getränkt sind, bringen den Niesanfall schnell zum Stehen; allerdings soll dieses Verfahren nur für schwere Anfälle vorbehalten bleiben.

Niesparoxysmus, s. Nasenfluß.

Nieswurz, s. Helleborus.

Nigrities linguae (schwarze Haarzunge), s. Mundhöhle.

Nikotinabgewöhnungsmittel in Form von Mundspülmitteln. Inwieweit solche wirklich dauernd wirksam sind, sei dahingestellt. Nach MEYER in Pharm. Ztg. kommen als wirkende Zusätze zu Mundspülmitteln in Frage: Silbernitrat oder Anaesthesin, als Korrigentien usw. werden genannt: Salol, Menthol, Rosenöl, Pfefferminzöl, Saccharin usw. Ein solches Präparat soll wie folgt erhalten werden: 5 g geraspeltes rotes Sandelholz werden mit 120 g Alkohol von 90% 8 Tage mazeriert, abfiltriert und dem Filtrat (zirka 100 g) je 1 Tropfen echtes Rosenöl und Orangenblütenöl, 0,2 g Saccharin, je 1 g Pfefferminzöl und Thymol zugesetzt, schließlich fügt man noch 1 g einer 2%igen Silbernitratlösung hinzu. Nach einigen Tagen filtrieren und in dunklen Flaschen aufbewahren und abgeben (s. auch Antifuma; Antisol; Tabakex).

Nikotinfleckenentfernung von den Nägeln.

Nikotinfleckenwasser.

Wasserstoffsuperoxyd 3% 100 g — Natriumbisulfit .... 10 g
Nipagin .... 0,2 „ — Wasser .... 100 „

Zum Entfernen der Nikotinflecken auf den Nägeln kann man auch folgende Verfahren anwenden:

1. Befeuchten mit einer Lösung von 25 g Natriumsulfit in 100 g Wasser. Salzsäure einige Tropfen vor Gebrauch zusetzen.

2. Mit konzentrierter Zitronensäurelösung (oder Zitronenscheibe) befeuchten und abreiben.

3. Zuerst eine 3%ige wässerige Kaliumpermanganatlösung auftragen, dann nach dem Eintrocknen mit Natriumsulfitlösung behandeln.

4. Zuerst 5%ige Kaliumpermanganatlösung auftragen, eintrocknen lassen, dann eine 5%ige Lösung von Natriumthiosulfat, schließlich etwas Salzsäure.

Nikotinniederschlag, s. Zahnbeläge.

Nipabenzyl ist Para-Oxybenzoesäure-Benzylester. Besonders wertvolles Antisepticum und Konservierungsmittel. (Julius Penner A. G., Berlin-Schöneberg.) (S. auch Nipagin; Nipasol; Para-Oxybenzoesäureester.)

Nipagin ist Para-Oxybenzoesäure-Methylester. Sehr wertvolles Konservierungsmittel für kosmetische Präparate aller Art, Schleime, Wasserstoffsuperoxyd und Fette. Auch als Antisepticum empfohlen. (Julius Penner A. G., Berlin-Schöneberg.) (S. auch Konservierungsmethoden; Nipasol; Nipabenzyl; Para-Oxybenzoesäureester.)

Nipasol ist Para-Oxybenzoesäure-Isopropylester. Konservierungsmittel und Antisepticum. (Julius Penner A. G., Berlin-Schöneberg.) (S. auch Nipagin; Nipabenzyl; Para-Oxybenzoesäureester.)

Nissotax-Heyden. „Lösung eines fettaromatischen Alkohols in einer insektentötenden Seife.“ Farbloses, nicht reizendes, schwach aromatisch riechendes Mittel zur Tötung von Kopf-, Filz- und Kleiderläusen und zur Beseitigung der Nisse. (Chemische Fabrik von Heyden A. G., Dresden-Radebeul.)

Nivea-Creme (Beiersdorf & Co.), eine mit Eucerin hergestellte Creme. Ähnliche Präparate:

Rp. Lanol. anhydr. 35,0
Tegini 30,0
Ol. Paraff. alb. 100,0
Vaselini alb. 55,0
Cer. alb. 50,0
Stearini 25,0
Cholesterini 2,0

Schmelzen und folgende Lösung zusetzen:

Aq. ebull. 350,0
Boracis 4,0
Natr. benzoic. 3,0

Unter gutem Rühren etwa 1/2 Stunde in leichtem Sieden erhalten, abkühlen, parfumieren und bis zum völligen Erstarren rühren.

Parfum.

Rp. Ol. Lavandul. 1,5
Cumarini 0,3
Ol. Convallar. art. 0,5

Niveaöl (Beiersdorf & Co.), ein emulgiertes Vaselinölpräparat mit Eucerin hergestellt. Ein ähnliches Präparat:

Rp. Ol. Paraffin. 220,0
Lanol. anhydr. 30,0
Cer. alb. 5,0
Tegini 30,0
Vaselini 45,0
Cholesterini 1,5

Mischen und durch Erwärmen im Wasserbad die festen Bestandteile lösen (warm halten). Dann aus folgenden Bestandteilen eine heiße wässerige Lösung bereiten:

Aquae 110,0
Natr. benzoic. 2,5

Die heiße Lösung unter Rühren allmählich zu dem heißen Fettgemisch zusetzen und etwa eine halbe Stunde unter Rühren gelinde erwärmen. Dann nach Abkühlen parfumieren.

Noduli laqueati, s. Trichonodosis.

Nodulus cutaneus, s. Fibrome.

Nodunon ist ein entwässerter Milzextrakt. Wird bei lange bestehenden, mit Juckreiz und Eosinophilie einhergehenden Hautleiden angewendet (MAYR und MONCORPS). Jede Ampulle enthält in 0,1 g 10 mg wirksame Substanz. Erst nach völlig klarer Lösung des sterilen Ampulleninhaltes in etwa 2 ccm Wasser darf eingespritzt werden. Die Lösungen sind nicht haltbar und müssen sofort verwendet werden. Die intramuskulären Einspritzungen lösen keine Allgemeinreaktion und keine sonstigen Beschwerden aus, ebenso auch die subkutanen Einspritzungen nicht. Das Schwinden des Juckreizes ist nach den ersten Einspritzungen nicht anhaltend (etwa von 20 Stunden Dauer). Mit weiteren Injektionen wird der Erfolg anhaltender, so daß man von der 4. Einspritzung an nicht mehr täglich, sondern nur in größeren Zwischenräumen einzuspritzen braucht. Die erste objektive Besserung pflegt nach 6—10 Einspritzungen einzutreten. In hartnäckigen Fällen muß man bis 25 Einspritzungen geben. (Sächsisches Serumwerk, Dresden.)

Noma (Wasserkrebs). Tiefgreifende, schnell fortschreitende Hautnekrose, meistens durch Infektion kleiner Verletzungen im Gesicht bei Kindern. Die Infektion gehört ätiologisch in das Gebiet des Hospitalbrands, doch ist der Erreger noch nicht erkannt, wahrscheinlich gibt es verschiedene, sie führen unter furchtbaren Zerstörungen (Kiefernekrose, Ausfallen der Zähne) oft zum Tode. Im Anfang kann sie unter dem Bilde einer Gingivitis oder Stomatitis ulcerosa auftreten. — Gelingt die Desinfektion mit Phenolcampher oder Jodoformbrei durch Betupfungen mit 5—8% Kupfersulfat- oder 8% Chlorzinklösung oder durch Exzision im Gesunden (mit elektrischem Schneiden), so bleiben scharfgeschnittene Narben zurück. Gewöhnlich sind es herabgekommene Kinder oder es liegt zuweilen eine Erkrankung des haematopoetischen Apparates zugrunde (Leukaemie, Agranulocytose). In dasselbe Gebiet, aber nicht so lebensgefährlich, gehört der *phagedaenische Schanker,* der, zu spät der Behandlung zugeführt, zu schweren Verstümmelungen an Glied und Labia maiora führen kann.

Nonspi, ein Mittel gegen Achselschweiß, ist eine etwa 18—20%ige wässerige Lösung von Aluminiumchlorid. (Nonspi Company, New York.)

Normalin ist ein Calciumchloridpräparat in dragierten Tabletten, die pro Stück 0,25 g kristallisiertes Calciumchlorid in Agar-Agar enthalten. Wirkung wie die des Calcium chloratum. Man gibt 3mal täglich 2—3 Tabletten nach den Mahlzeiten.

Normolaktol, ein Gemisch von Milchsäure und Natriumlaktat. Wird wie Milchsäure als Keratolyticum verwendet, ist aber von noch milderer Wirkung wie die reine Säure. Enthält etwa 15 Teile Milchsäure und 18 Teile Natriumlaktat.

Novalan ist eine Salbengrundlage mit Wasseraufnahmefähigkeit bis zu 200 p. c.

Novalanpasta besteht aus einer „Emulsion von Lofoten-Vitamin, Medizinallebertran mit aktiviertem Lecithin, Zinkhydroxyd, fettsaurem Bleioxyd, Tumenol, Ichthyol“. Soll bei Ekzemen aller Art eine wirksame Anwendung finden. (Dr. Rudolf Reiß, Berlin.)

Nov-Alsol, s. Alsol.

Novatophan ist Phenyl-Chinolinkarbonsäure-Methylester. Anwendung wie Atophan (s. dort). (Schering-Kahlbaum, Berlin.)

Novatropin ist Homatropinmethylbromid, ein weißes kristallinisches Pulver, leicht löslich in Wasser und Alkohol. Schmelzpunkt 180° unter Zersetzung. Wirkung und Anwendung wie Atropinsulfat (s. dort). Im Handel sind Tabletten mit 0,0025 g. Man gibt auch 0,2%ige Lösungen (10 Tropfen = 0,001 g). Pro Dosi 0,001—0,0025—0,01 (!) und pro die 0,005—0,05 (!). Bei Kindern je nach dem Alter 0,0001—0,001 g. (Sanabo-Chinoin, Wien I.)

Novepithel Dr. Kapp. Das Präparat soll Silikate, Sexualhormon und Blutserum von Kaninchen enthalten, die mit Epithelpreßsaft immunisiert sind und sowohl innerlich als in Form von Einspritzungen zur „Verjüngung alternder Epidermis“ bei Dermatosen, Frost- und Brandschäden oberflächlicher Natur Anwendung finden. (Labopharma, Dr. Laboschin G. m. b. H., Berlin-Charlottenburg.)

Novichtan ist ein aus bituminösem Erdöl gewonnenes Schwefelpräparat, das auch in Form von Novichtan-Kopfwaschseife im Handel ist. Novichtan soll gegen Hautleiden, die Novichtan-Kopfwaschseife gegen Schuppen Anwendung finden. (Dr. L. C. Marquardt, Beuel a. Rh.)

Noviform ist Tetrabrombrenzkatechin-Wismut. In Wasser, Alkohol, Aether unlösliches Pulver. Mit 32% Wismutoxyd. Es ist ein Xeroform, bei dem die Phenolgruppe durch die Brenzkatechingruppe ersetzt ist. Schwach antiseptisch, austrocknend, sekretionsvermindernd. Als Streupulver rein oder gemischt mit Talcum, als 2—5—10%ige Salbe zur Heilung und Verhütung von intertriginösen Erscheinungen. (Chemische Fabrik von Heyden, Dresden-Radebeul.)

Novitan soll eine Kombination von höher siedenden Kohlenwasserstoffen mit Lanolin sein und stellt eine stark wasserbindende Salbengrundlage dar, die mit verschiedenen auch kosmetisch verwertbaren Arzneimitteln in Originalpackungen in den Handel kommt. Familine G. m. b. H., Berlin.

Novolax, s. Abführmittel.

Novoprotin, -terpen, s. Reizbehandlung.

Nuancin ist eine Haarfarbe, die aus Natriumthiosulfatlösung, Silbernitratlösung, Schwefelleber und Pyrogallol besteht. (W. Seeger A. G. & Co., Berlin-Steglitz.)

Nusol ist nach Angabe Nußöl und dient zur Haarpflege. (M. Waltsgott Nachfolger, Halle, Saale.)

Nußblätter, Folia Juglandis, Walnußblätter. Abkochungen der Blätter werden zu adstringierenden Umschlägen bei intertriginösen Erscheinungen oder Hautentzündungen benützt.

Nußöl, sogenanntes, das, zum Färben der Haare bestimmt, im Handel unter dieser Flagge segelt, hat mit grünen Nußschalen nichts zu tun. Meist sind dies nur dunkelbraun gefärbte Vaselinöle bzw. fette pflanzliche Öle, die überhaupt nicht färben, oder ölige Haarfärbemittel (Pyrogallolöle usw.). Ein echtes Nußöl, das dauernd färbt, gibt es überhaupt nicht (s. auch Nußschalen, grüne).

Nußöl, fettes, Oleum Juglandis. Das fette Öl der Walnußkerne. Dient zur Herstellung von Hautpflegemitteln. Nicht zu verwechseln mit dem sogenannten Nußöl aus grünen Schalen.

Nußschalen, grüne, Cortex viridis Juglandis. Die frischen grünen Nußschalen färben Haut und Haare intensiv braun (Juglongehalt), jedoch verlieren sie diese färbende Eigenschaft bald und sind z. B. in getrocknetem Zustande ohne wesentliche Farbwirkung. Es gelingt auch nicht, einen in dieser Hinsicht längere Zeit oder gar dauernd wirksamen Extrakt, eine Tinktur oder eine Ölinfusion herzustellen, weil eben die färbende Eigenschaft der grünen Nußschalen eine ephemere ist. So gibt es de facto kein Dauerpräparat, das, als Nußöl o. dgl. bezeichnet, zum Haarfärben geeignet wäre; was unter diesem Namen im Handel ist, sind Kunstprodukte, die nicht aus grünen Nußschalen hergestellt sind (s. auch Nußöl). Der Saft frischer grüner Nußschalen bewirkt bei entsprechender Anwendung eine komplette Schälung der Gesichtshaut. Diese kräftige, schmerzlose und narbenfreie Schälkur soll in Amerika häufig angewendet werden.

Nyr besteht nach Angabe aus einer konzentrierten alkoholischen Lösung von aetherischen Ölen und Formaldehyd, die stark mit Wasser verdünnt in Räumen versprayt wird, in denen sich viele Menschen aufhalten, um auf diese Weise die verbrauchte Luft zu verbessern und Staub und Rauch niederzuschlagen, üble Gerüche zu beseitigen, Krankheitserreger zu vernichten usw. (Lingner-Werke, Dresden.)

Nystagmus (Augenzittern) entsteht 1. durch Störung des Fixationsapparates (Schwachsichtigkeit in früher Kindheit, Albinismus, Nystagmus der Bergleute), 2. durch Störung des Vestibularapparates (Erkrankungen des Ohrs, des N. VIII, des Vestibulariskerns oder seiner Verbindungen, wie Tumoren der hinteren Schädelgrube, multiple Sklerose usw.), 3. durch Störung des Einstellapparates der Augen (Blickparesen, Augenmuskelparesen). Behandlung entspricht bei 2. und 3. dem Grundleiden.

Bei sehr entstellendem Fixationsnystagmus kann man versuchen, mittels Durchschneidung der äußeren Augenmuskeln den Nystagmus zu beseitigen oder wenigstens zu verkleinern (LINDNER). Auch von sehr viel Übung der Augen (nicht schonen!) ist bei Fixationsnystagmus eine gewisse Besserung zu erwarten.

S. auch Nervenleiden.

O

Oatine. Hautcreme. Analyse AUFRECHT: Etwa 2 p. c. Wasserstoffsuperoxyd, verseifbares Fett, Wachs, Wasser, Rosenparfum; also etwa: Coldcreme mit 2 p. c. H_2O_2. (The Oatine Co. Borough, London S. E.)

O-Beine, s. Gymnastik und Sport.

Ober-, Unterkiefer, vorstehender, s. Zahnanomalien.

Oberlid, eingesunkenes, s. Kunstauge.

Oberlidersatz, s. Lidplastik.

Oberlid, Herabhängen, s. Nervenleiden; Ptosis.

Oberschenkelvenen, s. Hängebauch.

Obst- und Obstsaftkuren. Während früher die Obstkuren fast allein auf Traubenkurorte beschränkt waren, schlägt v. NOORDEN folgendes System vor: Durch 3—5 Tage werden Obst und Obstsäfte von zirka $1^1/_2$ kg verordnet, wobei die verschiedensten Früchte — mit Ausnahme jener aus der Pflaumengruppe — genossen werden können. Bei Kirschen soll an Stelle der ganzen Frucht der ausgepreßte Saft gegeben werden. Anschließend an diese reinen Obsttage werden durch 4—5 Tage andere Nahrungsmittel, die dem Krankheitszustand entsprechen müssen und salzarm sein sollen, zusammen mit reichlich Obst und Obstsäften verabreicht. Dieser fünftägige Turnus wird mehrere Male wiederholt.

Abgesehen von diesen absoluten Obstkuren kann man aber auch 1—2mal wöchentlich Obsttage einschalten, die im Sinne der Zickzackkost sowohl beim Kranken als auch beim Gesunden gute Dienste leisten. An Stelle des Obstes ist es erlaubt, gleichsinnig wirkende Nahrungsstoffe zur Abwechslung und mit demselben Effekt zu verordnen; dazu gehören alle Zuckerarten, wie normaler Speisezucker, Traubenzucker, Laevulose, Malzzucker, Milchzucker, Honig, zahlreiche Gemüsepreßsäfte, rohe Gurken, Kürbisse, Tomaten, junge Erbsen, junge Karotten sowie rohe Gemüse aus der Salatgruppe.

Als Indikation für die Obstkur gelten Enteritis und Colitis, Nephritis (als Nierenschonungstage), harnsaure Diathese, Fettleibigkeit (hier wird nur Obst, kein reiner Saft gegeben) und schließlich Diabetes. Bei letzterem soll ebenfalls kein Saft verabreicht werden, die Menge des Obstes schwankt zwischen 600 und 1200 g. Obwohl die Obst- und Obstsaftkur eine reine Zuckerkost ist, leistet sie doch auch beim Diabetes als Ersatz für Hafer und andere Kohlehydratkuren gute Dienste und führt, an eingeschalteten Tagen gegeben, oft zu überraschenden Erfolgen.

Obstipation kommt durch mangelhafte Entleerung des Darmes zustande. Diese beruht, wenn es sich nicht um organische, mit mechanischer Passagestörung einhergehende Erkrankungen (Geschwülste, Narbenstränge, entzündliche Schrumpfungsvorgänge usw.) handelt, auf einer unzweckmäßigen Innervation des Darmes. In manchen Fällen steht die Atonie, eine abnorme Schlaffheit gewisser Darmabschnitte, in anderen die Neigung zu krampfhaften Kontraktionen von mehr oder minder ausgedehnten Darmabschnitten im Vordergrunde. Besonders häufig ist der durch üble Gewohnheit in Verlust geratene Stuhldrang, d. h. die zur Stuhlentleerung erforderliche Empfindung des gefüllten Mastdarmes die Ursache. Selbstverständlich gibt es zwischen diesen Formen keine scharfen Grenzen, und häufig genug begegnet man Kombinationen derart, daß sich Atonie und Spasmen infolge unzweckmäßiger Innervationsvorgänge miteinander kombinieren, wozu dann noch das mangelhafte Entleerungsbedürfnis des Mastdarmes hinzutritt.

Daraus allein geht schon hervor, daß die habituelle Obstipation in erster Linie eine Angelegenheit der Nervenapparate des Darmtraktes darstellt, und daß eine erfolgreiche Behandlung dieser Tatsache Rechnung zu tragen hat. Durch systematische Erziehung muß der betreffende Kranke wieder zu einer zeitlich regelmäßigen Tätigkeit des Darmes veranlaßt werden. Dies geschieht dadurch am besten, daß der Kranke verhalten wird, gleich nach dem Erwachen durch Anwendung verschiedener die Darmtätigkeit beeinflussender und anregender Maßnahmen seine Aufmerksamkeit dieser Funktion zuzuwenden und den Versuch einer Darmentleerung unter allen Umständen zu einer ganz bestimmten Zeit zu machen. Daneben wird man bei vorwiegend atonischen Obstipationsformen eine schlackenreiche Diät verordnen, welche den Darm besser füllt und seine Bewegungen anregt. Zu diesem Zwecke gibt man schon vor dem Frühstück kalifornische Pflaumen, Obstpreßsaft oder ein Glas Wasser mit Milchzucker, aber keine abführenden Mineralwässer. Je nach der sonstigen Konstitution des Kranken wird zum Frühstück Kaffee mit Vollkornbrot (Graham-Schrotbrot o. dgl.) mit Butter und Honig oder Marmelade gereicht; zum Mittagessen sollen außer Fleisch hauptsächlich Salat und Gemüse gegeben werden, ebenso zum Abendessen, das eine Milchspeise statt des Fleisches enthalten kann. In Fällen, wo die Schlacken der Nahrung starke schmerzhafte Darmentleerungen hervorrufen, gibt man Musarten (Apfelmus usw.), die den Flüssigkeitsgehalt des Stuhles vermehren, aber zellulosearm sind. Auch Honig, Fruchtsäfte, saure Sahne (in Saucen oder Mayonnaisen) scheinen manchmal einen günstigen Einfluß auf die Obstipation zu haben. Sport und Massage sollen bei der vorwiegend atonischen Obstipation in Anwendung kommen, um den Darm zu normaler Tätigkeit anzuregen.

Handelt es sich um eine vorwiegend spastische Obstipation, so werden wir durch eine schlackenarme Kost die Erregbarkeit des nervösen Darmapparates herabsetzen. Wir verordnen also Gersten- oder Haferschleim, Weißbrot mit Butter und Honig, Apfelmus, Obstsäfte, Puddings, fette Käse. Man kann vor dem ersten Frühstück und vor dem Schlafengehen noch 1—2 Löffel Olivenöl geben. Selbstverständlich sind stopfende Speisen, wie Schokolade und Tee, zu vermeiden. Nach und nach gewöhnt man den Darm an eine gröbere Kost durch Zufuhr von schlackenhaltigen Nahrungsmitteln, also Gemüsen, Kartoffeln und endlich Schrotbrot. Oft wird man zur Bekämpfung der Darmspasmen auch zu Medikamenten greifen müssen.

Es muß betont werden, daß die Ernährungstherapie der Obstipation heute nicht mehr so bewertet werden darf wie ehemals und der suggestive Effekt diätetischer Verordnungen nicht übersehen werden kann.

S. auch Abführmittel; Akne vulgaris; Ernährung; Seborrhoe.

Obturator, s. Sprachstörungen.

Ochronose, s. Pigmentierung.

Ochrosilpräparate enthalten einen fluoreszierenden Extrakt aus mehreren chlorophyll- und kieselsäurereichen Kräutern. Die Präparate werden als chemotherapeutische Lichtfilter bei Lichtbestrahlungen benützt, aber auch zur Behandlung ohne Bestrahlungen.

Ochrosil-Rotsalbe enthält Scharlachrot; bei akuten trockenen oder wenig nässenden Ekzemen.

Ochrosil-Blausalbe enthält Methylenblau; bei chronischen Ekzemen, bei stark juckenden und bei infektiösen Hautleiden. Ulcus cruris.

Ochrosil-Chrysarobin-Präparate bestehen aus nach einem besonderen Verfahren in Öl gelöstem Chrysarobin mit Ochrosilextrakt.

Wirkung und Anwendung wie Chrysarobin; sollen reizloser wirken als das Chrysarobin. (Chemische Fabrik „Bavaria", Würzburg I.)

Ochsenmarkfett, Medulla bovina, Adeps Medullae bovinae. Das ausgeschmolzene Fett der Marksubstanz von Rinderknochen. Vor Luft geschützt aufbewahrt, wird es nicht leicht ranzig. Schon geringe Zusätze von Konservierungsmitteln, 0,3% Benzoesäure oder 0,1% Nipagin usw., machen es absolut beständig. Cholesterinhaltiges Fett, das als klassischer Bestandteil vieler Haarpomaden bekannt ist (Ochsenmarkpomade usw.). Zu Präparaten für die Hautpflege ist es, seines hohen Fettsäuregehaltes wegen, nicht geeignet (s. auch Haarpomaden; Knochenfett). Auch in nativem Zustande wird das Ochsenmark, Medulla ossium, selbst verwendet, also Fett und Marksubstanz zusammen, zu Haarpomaden o. dgl., besonders in der Hauskosmetik. In der modernen Kosmetik verstehen wir unter Medulla bovina stets das ausgelassene Markfett, aber korrekter stets als Adeps Medullae (bovinae) zu bezeichnen.

Ocker (Terra di Siena), Terra siennensis, sind eisenhaltige Tone, die in mannigfachen Gelbtönungen in den Handel kommen. Wichtig als Schmink- und Puderfarbe (Racheltönungen usw.), als Zusatz zu Lichtschutzsalben u. dgl. Durch Rösten der gelben Ockersorten erhält man den

Gebrannten Ocker von rotbrauner Farbe verschiedener Schattierungen, vom feurigen Dunkelrot bis Braun. Wertvoller Schmink- und Puderfarbstoff. Gebrannter Ocker entspricht im wesentlichen dem *Ferrum oxydatum rubrum* der Pharmakopoe, der gelbe Ocker dem Ferrum oxydatum flavum.

O. D. Zinkmull auf oligodynamischer Grundlage nach Dozent Dr. Bruno Pfab ist nach Angabe „mit gediegenem Zink ohne Verwendung chemischer Bindemittel behandelt, das Zink haftet fest an der Unterlage, löst sich also während der Anwendung nur langsam und in feinster Verteilung ab". Der Mull dient zu Verbänden bei Ulcera jeder Art, nässenden Ekzemen, Hyperhidrosis. (Paul Hartmann A. G., Heidenheim a. Brz.)

Odelys (Eau de Lys) ist „Lilienmilch", eine parfumierte Schüttelmixtur aus Talcum, Zinkoxyd, Glyzerin und Rosenwasser, die zur Hautpflege, besonders des Gesichtes, dienen soll. Das Präparat ist in verschiedenen Farben (flüssiger Puder!) im Handel. O.-Teintcreme ist eine Hautcreme unbekannter Zusammensetzung. Im Handel sind ferner Liliencreme und Lilienmilchseife. (Gustav Lohse, Parfumeriefabrik, Berlin.)

Ödem, s. Psyche.

Ödem, stabiles, s. Rotlauf.

Oedema Quincke, s. Lippen; Psyche; Urticaria; Vasomotorisch-trophische Neurosen.

Odol. Dieses bekannte Mundwasser dürfte im wesentlichen eine alkoholische Lösung von Ol. Menthae pip., Menthol, Ol. Foeniculi, Saccharin und Salol darstellen. Alle amtlichen Analysen haben die Gegenwart von Salol festgestellt, dagegen bestreitet die herstellende Firma den Salolgehalt. Nach der Analyse der Zentralstelle für öffentliche Gesundheitspflege Dresden enthält Odol Salol und Menthylsalizylat (Salizylsäure-Mentholester). Nach Aufrecht enthält Odol: Alkohol 89%, Wasser 8%, Menthol 2%, Saccharin 0,05%, Ol. Menthae 0,5%, Nelkenöl 0,1% und von einem salolähnlichen Körper

0,05%. Schädlichkeit des Salols, s. Salol; Schädigungen. Ähnliche Präparate:

Rp. Saloli	1,5	*Rp.* Saloli	3,0
Ol. Menth. pip.	1,0	Ol. Cinnam. Ceyl.	0,6
Ol. Foenic. dulc.	0,3	Ol. Foenic. dulc.	0,6
Ol. Carvi	0,2	Ol. Anisi	0,6
Mentholi	1,5	Ol. Caryophyll.	0,1
Saccharini	0,03	Mentholi	3,0
Spir. Vini	85,0	Ol. Menth. pip.	1,0
Aq. dest.	15,0	Vanillini	0,05
Tinct. Vanillae	2,0	Sacharini	0,08
		Spir. Vini	165,0
		Aq. dest.	35,0

S. auch Mundwässer.

Odolekzem, s. Schädigungen.

Odol-Zahnpasta, eine nichtschäumende Pasta, wahrscheinlich Salol enthaltend. Ein ähnliches Präparat: Für 1000,0 Pastenkörper II: (s. Zahnpasten.)

Rp. Saloli	3,0	Ol. Foenic. dulc.	2,0
Saccharini pur.	0,04	Ol. Caryophyll.	0,5
Ol. Menth. pip.	8,0	Ol. Anisi	1,0
Mentholi	1,0	Ol. Cinnam. Ceyl.	0,2

Odorex-Creme soll Borsäure und Formaldehyd in fettfreier Salbengrundlage enthalten und zur Beseitigung von Schweißgeruch dienen. (Wilhelm Fux, Wien.)

Odorono (Odor-o-no) ist ein Mittel gegen Achselschweiß. Analyse Griebel: Mit rotem Teerfarbstoff gefärbte wässerige Aluminiumchloridlösung mit etwa 15,5 p. c. $AlCl_3$. (The Odorono Co., New-York.) (S. auch Hyperhidrosis.)

Ohr, Erfrierungen. Da die Ohrmuschel infolge ihrer exponierten Lage den Einflüssen der Kälte besonders ausgesetzt ist, sieht man bei starkem Frost häufig Erfrierungen derselben. Bei anaemischen Individuen, besonders bei jungen Mädchen mit labilem Gefäßsystem, genügen oft schon geringe Kälteeinwirkungen, um Frostschäden an der Ohrmuschel hervorzubringen. Bei den geringen Graden der Erfrierung wird die Ohrmuschel infolge Kontraktion der Kapillaren zuerst blaß, dann stark gerötet; eine oft recht chronisch verlaufende Form von zirkumskripter Hautschädigung stellt die Frostbeule dar. Bei den höheren Graden der Erfrierung kommt es zu Bildung bluthaltiger Blasen mit darauffolgender Entzündung und Geschwürsbildung, bei den höchsten Graden zu Nekrose und Gangraen einzelner Haut- und Knorpelpartien und eventuell zu Verlust von Teilen der Muschel.

Erfroren gewesene Ohren neigen sehr zu Rückfällen. Das Rückfälligwerden der Frostbeulen (Pernionen) ist allgemein bekannt. Es ist wichtig, während der warmen Jahreszeit die Zirkulation durch leichte Massage, Sonnenbestrahlung, Ultraviolettlichtbehandlung (künstliche Höhensonne) zu bessern. Die Erfrierungen selbst, Blasenbildung und Nekrosen, werden mit Perubalsam und Ichthyolsalben geheilt. Im Winter sind für die Rötungen und Blaufärbungen, Schwellungen und Beulen Senfölsalben (Dermotherma) empfehlenswert.

S. auch Kälteschädigungen.

Ohranhänge, s. Ohrmuschel.

Ohrenfluß ist nicht immer ein Zeichen einer Mittelohrerkrankung; ja nicht einmal übelriechender Ohrenfluß ist es. Das nässende Ekzem im Gehörgang des Säuglings z. B. ist äußerst übelriechend, da infolge der Enge des äußeren Gehörgangs das Sekret sich staut und zersetzt: Auswischen des Gehörganges mit einem in eine dunkle Hypermanganlösung getauchten Wattewickel führt schnell zur Abheilung. Ohrenschmalz (s. Ohrschmalzpfropf) kann ebenfalls dadurch Ohrenfluß vortäuschen, daß es beim Waschen der Ohren durch warmes Wasser aufgelöst wird und beim Abtrocknen der Ohren ein gelblicher, rötlicher oder bräunlicher (je nach der Farbe des Ohrenschmalzes) Ausfluß auftritt. Furunkeln im äußeren Gehörgang, die oft recht tief sitzen, entleeren manchmal unglaublich große Mengen gelben dickflüssigen Eiters. Auch Abszesse in unmittelbarer Nähe des äußeren Gehörganges, besonders der Parotis (Ohrspeicheldrüse), können in den Gehörgang durchbrechen und auf diese Weise eine Mittelohrentzündung vortäuschen. Blutblasen im äußeren Gehörgang und am Trommelfell, Schädelbrüche, ferner Verletzungen im Gehörgang oder am Trommelfell durch spitze Gegenstände oder durch Schlag aufs Ohr können zu vorübergehenden Blutungen mit anschließendem serösen (wässerigen) oder eitrigen Ausfluß Anlaß geben. In glücklicherweise sehr seltenen Fällen tritt im Anschluß an eine Verletzung des Ohres Ausfluß von Hirnwasser aus dem Ohr auf. Die eigentliche Mittelohrentzündung muß keineswegs zu Ohrenfluß führen, die leichteren Fälle heilen unter Wärme (Thermophor, Bestrahlungen) und Einträufelungen von warmem Öl ab.

Geht die Entzündung nicht bald zurück, so muß eine spezialärztliche Behandlung einsetzen. Bei chronischer Mittelohreiterung bekommt das Sekret übelriechenden Charakter infolge Sekundärinfektion oder durch Miterkrankung des Knochens oder durch Cholesteatome des Mittelohres. Auch die Tuberkulose des Mittelohres in ihren verschiedenen Formen führt zu stinkendem, chronischem Ausfluß, der auch für die Umgebung sehr lästig werden kann. Gegen manche nichttuberkulöse Mittelohreiterungen helfen Spülungen mit stark verdünnten Formalinlösungen (2 Tropfen auf ein Glas Wasser) oder Einträufelungen von 3%iger wässeriger Merkurochromelösung; die tuberkulösen Mittelohreiterungen sind viel schwerer zu beeinflussen; manchmal nützen Einträufelungen von 1%igem Jodoformöl.

Ohrfisteln, s. Ohr; Ohrmuschel.

Ohrhäubchen, s. Kindesalter.

Ohrläppchen. *Angewachsenes Ohrläppchen* gilt als Degenerationszeichen. Mitunter ist das Ohrläppchen

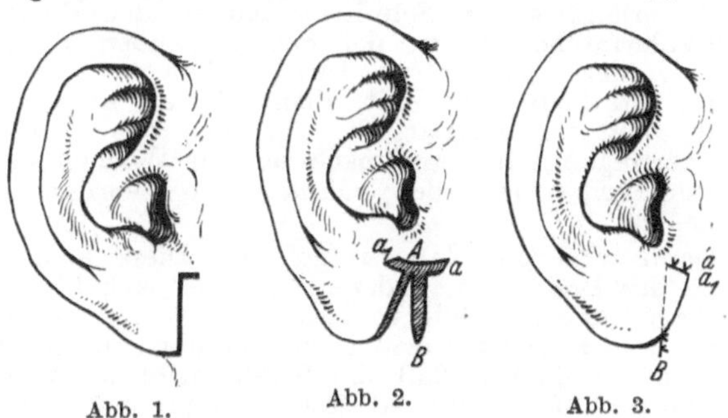

Abb. 1. Abb. 2. Abb. 3.

in seiner Größe zugleich so bedeutend reduziert, daß man im Zweifel sein kann, ob man nur von einem angewachsenen oder besser einem fehlenden Ohrläppchen sprechen soll.

Korrektur bei normaler Größe: Abtrennung des Ohrläppchens an der Ansatzstelle. Bei A Abwinkelung des Schnittes um zirka 3—4 mm. Durch Vereinigung der Punkte a mit a_1 wird der Ohrläppchenansatz etwas nach vorne verlegt und verdeckt somit die Nahtlinie A B. Der freie Rand der vorderen Ohrläppchenwand wird nach hinten umsäumt, nachdem im Bereiche der schädelwärts zugewandten, hinteren Ohrläppchenfläche in deren halber Dicke ein bogenförmiges Stückchen Haut entfernt wurde. Schnittführung s. Abb. 1, 2, 3, 4.

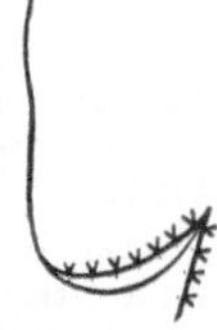

Abb. 4.

Korrektur bei reduzierter Größe: Entweder kommt nach Anfrischung des freien Ohrläppchenrandes eine der unter Ersatz des fehlenden Ohrläppchens aufgeführten Methoden in Betracht oder man verschiebt nach Anlegen eines Y-Schnittes (DIEFFENBACH) durch Vernähen des senkrechten Schenkels Hautmaterial in Richtung Ohrläppchen (LEXER); s. Abb. 5. Die hierdurch entstehende bürzelförmige Hautfalte wird ein- oder besser zweizeitig nach Aufteilung der restlichen Läppchenpartie mit dieser vereinigt.

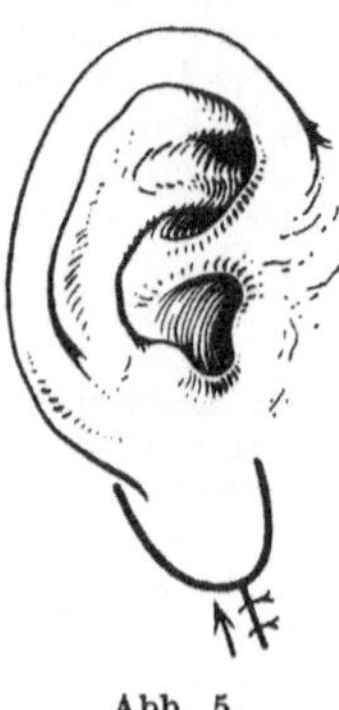

Abb. 5.

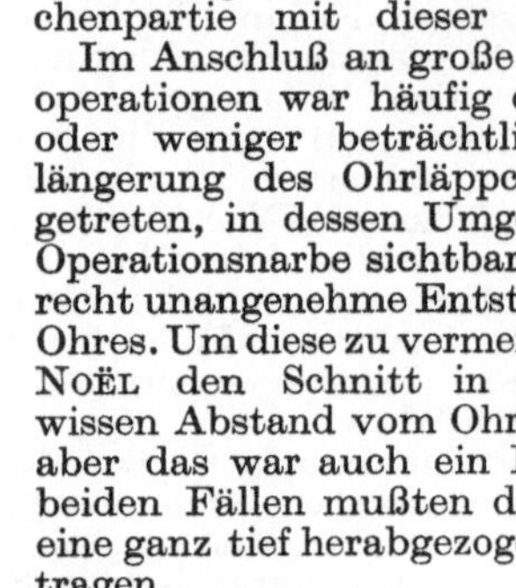

Im Anschluß an große Gesichtsoperationen war häufig eine mehr oder weniger beträchtliche Verlängerung des Ohrläppchens eingetreten, in dessen Umgebung die Operationsnarbe sichtbar war, eine recht unangenehme Entstellung des Ohres. Um diese zu vermeiden, legte NOËL den Schnitt in einen gewissen Abstand vom Ohrläppchen, aber das war auch ein Fehler: in beiden Fällen mußten die Frauen eine ganz tief herabgezogene Frisur tragen.

In dem Bestreben, diesem Mangel abzuhelfen, ging NOËL von der Beobachtung aus, daß bei vielen Personen das Ohrläppchen nicht angewachsen ist, was man erst bei Abheben mit Daumen und Zeigefinger feststellen kann. Sie kam daher auf den Gedanken, bei allen Patienten, die sich der großen Gesichtsoperation unterziehen, eine Ablösung des Ohrläppchens vorzunehmen und den Schnitt unterhalb des Ohres genau in die Grundlinie dieser Ablösung zu verlegen, so daß das nunmehr frei gewordene Ohrläppchen, das darauf zu liegen kommt, ihn vollständig verdecken mußte.

Ausführung: Ohne das Ohrläppchen zu verschieben, führt man den Schnitt unmittelbar vor der Ansatzstelle möglichst hoch hinauf. Man hebt dann das Ohrläppchen zwischen Daumen und Zeigefinger ab und verlängert den Schnitt genau in der Retroaurikularfurche bis zu der entsprechenden Stelle des vorderen Schnittes. Das Ohrläppchen wird unter starkem Zug mit dem Messer abgelöst, und zwar tief ausgeschält, um die Dicke nicht zu verringern, da sonst nach einigen Wochen ein kümmerlich-atrophisches Ohrläppchen vorhanden wäre.

Dann wird die Naht ausgeführt. Diese kommt dank der Breite des vorderen Lappens nach hinten zu liegen und ist völlig verdeckt. Man benützt möglichst feinen Zwirn sowie Nähnadel und Fingerhut und achtet darauf, daß die Stiche nicht zu dicht liegen und daß nicht zu fest geknüpft wird, um ein Durchschneiden des Gewebes bei der erfolgenden Schwellung des Ohrläppchens zu vermeiden. Diese beginnt etliche Stunden nach der Operation und erreicht ihren Höhepunkt nach 48 Stunden; in 5 bis 6 Tagen ist alles wieder in Ordnung. Es empfiehlt sich, die Fäden am Ohrläppchen ein oder zwei Tage früher als die der Naht unterhalb des Ohres zu entfernen, so daß das Ohrläppchen gewissermaßen schon normal ist, wenn man den Verband fortläßt.

Man hat also bei diesem Vorgehen nicht nur darauf zu achten, daß man ein volles Ohrläppchen bekommt, wie bereits erwähnt, sondern auch darauf, daß man eine gefällige Kontur erzielt; der Ohrrand muß in das Ohrläppchen übergehen, ohne daß ein unschöner Zwickel oder eine eckige Stelle vorhanden ist. Zu diesem Zwecke muß beim letzten Stich mitunter eine kleine Korrektur vorgenommen werden, indem man ein kleines Dreieck oder eine kleine Ellipse herausschneidet, die man sofort vernäht.

Bei der großen Gesichtsspannung läßt Mme. NOËL den retroaurikulären Schnitt sehr hoch verlaufen und dann horizontal unmittelbar ins Kopfhaar übergehen; es kommt dann zwar zu einer ausgedehnten Abhebung der Haut, aber gerade dadurch zu einer vollkommenen Spannung der Mastoidal- und Halsgegend, und vor allem bleibt die Narbe völlig unsichtbar.

Ausgerissenes Ohrläppchen ist meist einseitig vorhanden als Folge eines am Ohrring angreifenden Traumas. Im Prinzip handelt es sich um eine Anfrischung der Defektränder mit nachfolgender Naht. Die Anfrischung der Wund- und Defektränder erfolgt nicht in gradlinigem Verlauf, da hierbei eine, wenn auch kleine, so doch kosmetisch störende Einkerbung am freien Rand zurückbleibt. Die Schnittführung nach PAYR demonstriert Abb. 6 u. 7. Bei sorgfältiger Nahttechnik wird die Narbe trotz ihrer offenen Lage fast unsichtbar. Vielfach wird hierbei die Subkutannaht mit Roßhaar empfohlen; bei Verwendung von runden Darmnadeln und Seide Nr. 00 hinterläßt aber auch die Knopfnaht keine Spuren, wenn man die Nähte möglichst frühzeitig entfernt und sofort

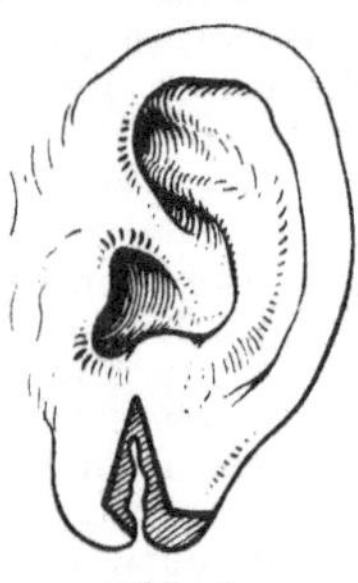

Abb. 6.

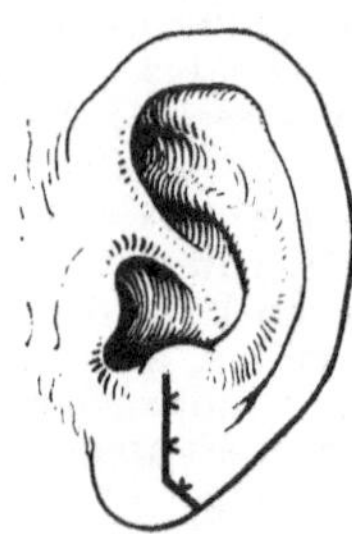

Abb. 7.

die Nahtstellen mit Kollodium sichert. Mitunter ist man bei der Korrektur des ausgerissenen Ohrläppchens zugleich vor die Aufgabe gestellt, Größenunterschiede auszugleichen. Letztgenannte können entweder durch die Anfrischung der Defektränder und damit durch den Materialverlust bedingt oder die Folge einer ungleichmäßigen Ausziehung des den Ohrschmuck tragenden Ohrläppchens sein. Eine ungleichmäßige Ausziehung wird dadurch begünstigt, daß die Durchstechung des Ohrläppchens nicht in gleicher Höhe oder in ungleichem Abstand vom Ohrläppchenrand erfolgte.

Fehlendes Ohrläppchen: Das Fehlen des Ohrläppchens ist entweder durch eine angeborene Anomalie oder durch Traumen und Krankheitsprozesse bedingt. Im ersten Falle fehlt das Ohrläppchen meist nicht völlig, sondern ist nur in seiner Größe stark reduziert. Dadurch, daß das zu klein angelegte Ohrläppchen an seinem Wangenansatz nicht abgesetzt ist, sondern verstreicht, wird die Anomalie noch mehr betont. Es gibt Grenzfälle, welche man mit gleichem Recht als fehlendes oder als angewachsenes Ohrläppchen bezeichnen kann. Die Korrektur wird häufig mit der Begründung gefordert, daß das Fehlen oder Angewachsensein des Ohrläppchens ein Degenerationszeichen sei. Wie dem auch sei, auf jeden Fall ist das in seiner Größe stark reduzierte, häufig außerdem angewachsene Ohrläppchen unschön, so daß der Wunsch nach einer Beseitigung des Fehlers auch objektiv berechtigt ist. In jenen Fällen, in denen der Verlust des Ohrläppchens die Folge krankhafter Zerstörungsprozesse ist, hängt der Entscheid der Frage, ob eine Operation aus kosmetischen Gründen angezeigt ist, von der Natur des Grundprozesses ab.

Handelt es sich um einen abgelaufenen Krankheitsprozeß, so bestehen keine Bedenken, die Folgen desselben zu beheben, sofern nicht besondere Umstände den Erfolg einer Plastik in Frage stellen. Letzteres kann der Fall sein, wenn eine starke Vernarbung

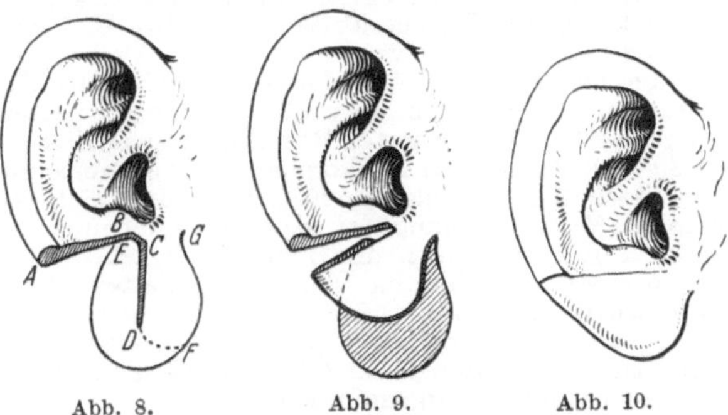

Abb. 8. Abb. 9. Abb. 10.

oder Atrophie der Ohrmuschel und ihrer nächsten Umgebung vorliegt (Verbrennung, Verätzung, Röntgenschädigung, Frostschäden). Ebenso ist Zurückhaltung am Platze, wenn die Zerstörung der Ohrläppchenpartie Folge einer tuberkulösen Hauterkrankung (Lupus) ist, da erfahrungsgemäß einerseits trotz des fehlenden Nachweises von Lupusknötchen von einem in der Narbe eingesprengten Knötchen aus das Transplantat von dem Krankheitsprozeß ergriffen werden kann und anderseits Plastiken bei Lupuskranken (und Tuberkulösen überhaupt) einem erhöhten Risiko hinsichtlich Narbenbildung unterliegen. — Der Ersatz des Ohrläppchens kann einzeitig oder in mehreren Sitzungen vorgenommen werden. Die Unannehmlichkeit eines mehrzeitigen Operierens wird bei größeren Defekten durch den Vorteil aufgewogen, daß die spätere Lappenschrumpfung geringer und damit das Endresultat besser wird. — I. *Methode Nélaton* (s. Abb. 8, 9, 10): Anfrischung der Defektränder A B C D; Umschneidung eines U-förmigen

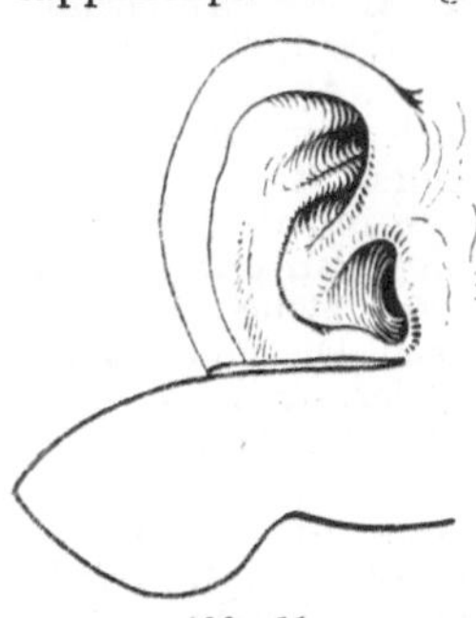
Abb. 11.

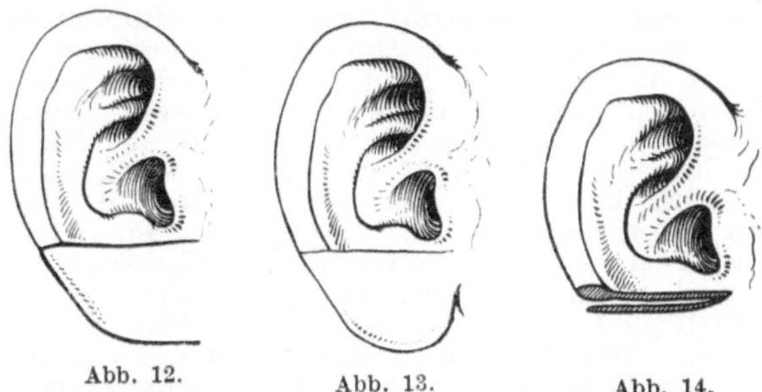
Abb. 12. Abb. 13. Abb. 14.

Brückenlappens E F G. Der freipräparierte Lappen wird in der Linie D F gedoppelt, so daß Wundfläche auf Wundfläche liegt. Punkt A wird mit Punkt D vernäht; der mittlere Schlitz des Lappens muß etwas länger gewählt werden als der Länge der Wundlinie A B C entspricht. Der sekundäre Defekt läßt sich nach genügender seitlicher Unterminierung oder unter Zuhilfenahme eines der hinteren Ohrmuschelansatzlinie parallellaufenden Schnittes durch Naht schließen. Zipfelbildung im Bereiche der Linie D E wird in einer zweiten Sitzung korrigiert. Immerhin stellt diese Methode große Ansprüche an die Vitalität des umschnittenen Lappens, so daß Nekrosen vorkommen können. II. *Methode Gavello* (s. Abb. 11, 12, 13): Umschneidung eines an der Wange gestielten Lappens, etwa ein Drittel größer als dem zu ersetzenden Ohrläppchen entspricht. Doppelung des Lappens. Verschluß des sekundären Defektes nach Mobilisation durch Naht. Eventuell spätere Exzision der Narbe, sofern dieselbe infolge Spannung hypertrophisch und breit geworden ist. III. *Methode* (s. Abb. 14, 15): Zweizeitig. Vernähung des angefrischten Defektrandes in einem zu diesem parallel verlaufenden, etwas höher gelegenen Schnitt. Umschneidung des Lappens nach Methode II. Es empfiehlt sich, um den Lappenstiel nicht unnötig in seiner Breite zu beschneiden, die Einkerbung am Wangenansatz als letzten Eingriff vorzunehmen. Hierbei läßt sich das Resultat noch dadurch verbessern, daß man das Ohrläppchen etwas vorsetzt, wie es bei der Operation des angewachsenen Ohr-

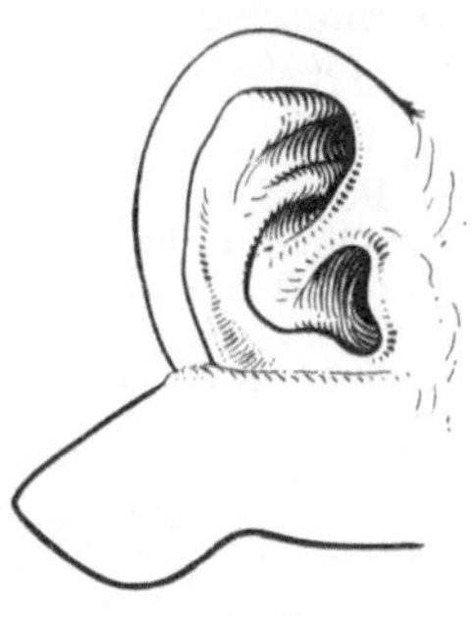
Abb. 15.

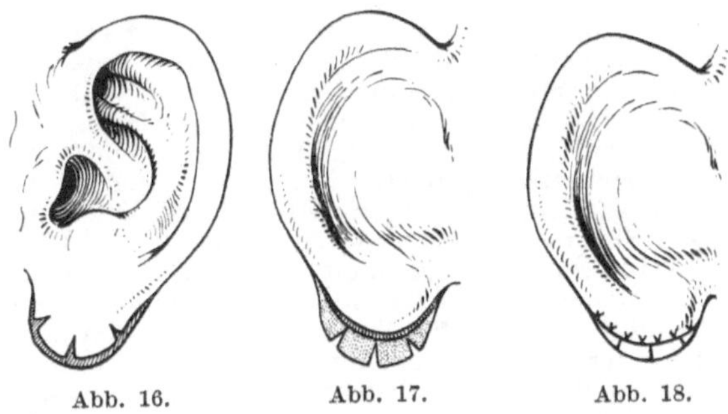
Abb. 16. Abb. 17. Abb. 18.

läppchens beschrieben wurde. Zeitlich dürfen diese Nachkorrekturen nicht zu früh, d. h. wenigstens erst 6—8 Wochen nach dem zweiten Eingriff (Lappenumschneidung) vorgenommen werden.

Verkleinerung der Ohrläppchen. Zu große Ohrläppchen sind entweder angeboren oder erworben. In letztgenanntem Falle kann die Formanomalie entweder durch Frostschäden oder, was in der überwiegenden Mehrzahl bei Frauen der Fall ist, durch das Tragen zu schweren Ohrschmuckes bedingt sein. Die Schnittführung kann so gelegt werden, daß die Narben auf die Hinterfläche des Ohrläppchens zu liegen kommen. Die Verkleinerung geschieht in der beabsichtigten Größe im Bereiche der medialen, dem Schädel zugewandten Fläche und die stehengelassene, vordere Hautfläche wird zur Umsäumung benützt (s. Abb. 16, 17, 18). Technisch einfacher ist die in Abb. 19, 20 wiedergegebene Methode (J. Joseph). Hinsichtlich Nahttechnik s. *ausgerissenes Ohrläppchen, Naht.* Die Schwierigkeit der eine Ver-

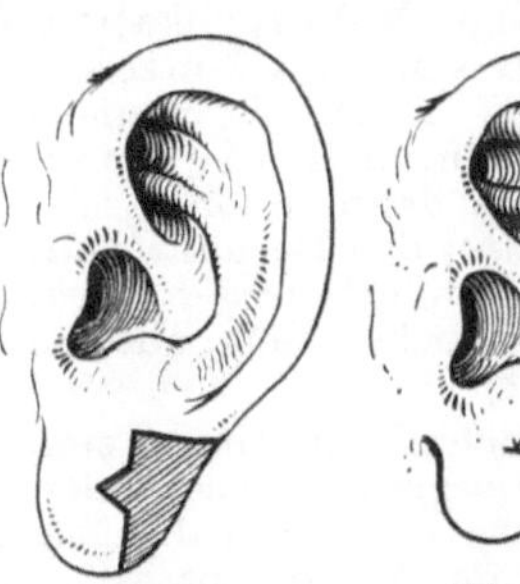
Abb. 19. Abb. 20.

kleinerung bezweckenden Eingriffe liegt weniger in ihrer Ausführung als solcher, als vielmehr in dem Erreichen absolut gleicher Größenverhältnisse. Schon geringe Differenzen in der Größe und noch mehr Ungleichmäßigkeiten in der Ohrläppchenkontur können sehr störend wirken.

Ohrmuschel, Plastik (Allgemeines). Die Mehrzahl der plastischen Operationen an der Ohrmuschel wird aus kosmetischen Gründen ausgeführt. Ihrer Art nach unterscheidet man 1. Stellungsanomalien, 2. Formanomalien, 3. Defekte und 4. Neubildungen der Ohrmuscheln. Meist handelt es sich um angeborene Anomalien, eine praktisch weitaus geringere Rolle spielen die erworbenen Form-, Stellungs- und Defektanomalien. Sehr oft oder zumindest recht häufig sind mehrere Anomalien miteinander kombiniert. So betont z. B. KLEINSCHMIDT, daß eine Ohrmuschel mit mangelhafter Faltenbildung, d. h. eine fehlende Profilierung durch die physiologischen Knorpelwülste gewissermaßen entfaltet ist und dadurch auffallend groß und abstehend erscheint. In einem solchen Falle wäre es falsch, durch Ausschneiden von Knorpelstücken die Ohrmuschel zu verkleinern, da die Bildung einiger Knorpelfalten vollauf genügt, um auch gleichzeitig das Abstehen und die übermäßige Größe zu beseitigen. Dieses Beispiel weist auf die Notwendigkeit hin, genau wie bei den Formanomalien der Nase, die vorliegende Fehlerhaftigkeit der Ohrmuschelbildung zuerst genauestens zu analysieren und dann erst hiernach seinen Operationsplan festzulegen. Grundsätzlich soll daran festgehalten werden, daß Form- und Stellungsanomalien nicht vor Vollendung des 14.—16. Lebensjahres operiert werden, da erst mit diesem Alter die endgültige Größe und Form der Ohrmuschel erreicht ist. Der Eingriff wird, von besonders gelagerten Fällen abgesehen (sehr ängstliche, nervöse oder wenig einsichtsvolle Patienten, schlechte Verträglichkeit von Lokalanaesthetica), in Lokalanaesthesie vorgenommen. Peinlichste Asepsis und exakte Blutstillung sind eine unerläßliche Forderung; andernfalls kann es zu der den kosmetischen Erfolg sehr beeinträchtigenden, ja die ursprüngliche Entstellung verschlimmernden Perichondritis mit einem verkrüppelten Ohr als Endeffekt kommen. Besonderes Augenmerk ist auf eine sachgemäße Nachbehandlung zu richten, wenn es zu postoperativen Haematomen gekommen ist, da diese unter Umständen zu der erwähnten Perichondritis Anlaß geben können. Nicht minder wichtig ist die Verbandtechnik; leichte Kompressionsverbände und vorsichtige Kälteapplikation für die ersten 24—48 Stunden sind von Nutzen. „Eine längere Nachbehandlung durch Verbände muß gefordert werden, die die Ohrmuschel in der neuen Stellung festhalten, besonders dann, wenn Knorpelwunden gesetzt sind, sonst kann das Resultat dadurch geschädigt werden, daß bei unvorsichtiger Berührung (auch im Schlaf) die Knorpelwunden auseinanderweichen" (KLEINSCHMIDT).

Die Schnittführungen sind so zu legen, daß die Blutversorgung, insbesondere die Art. auricularis posterior, welche auf der Rückseite der Ohrmuschel, etwa in der Mitte, eintritt, sich von hier aus auf der Rückseite ausbreitet und durch den Knorpel hindurch mehrere Äste auf die Vorderseite entsendet, nach Möglichkeit im Verlaufe des Hauptastes geschont wird (KLEINSCHMIDT).

Abstehende Ohren. Die weitaus überwiegende Mehrzahl der kosmetischen Eingriffe an der Ohrmuschel betrifft die Korrektur der abstehenden Ohren. Sehr häufig sind die abstehenden Ohren gleichzeitig zu groß. Obwohl der gleichzeitigen Korrektur beider Anomalien technisch keine Schwierigkeiten entgegenstehen (GERSUNY), soll die Operation der abstehenden Ohren und die Reduktion der Ohrmuschelgröße grundsätzlich zweizeitig vorgenommen werden. Der Ohrmuschelknorpel ist ein gegen Infektion und Traumen sehr empfindliches Gewebe; kommt es zu einer Entzündung des Ohrmuschelknorpels (Perichondritis), so führt dies unweigerlich zu einer schwer entstellenden Verkrüppelung der Ohrmuschel. Aus diesem Grunde darf das Operationstrauma nicht zu groß sein; es ist besser, weniger bravourös ein gutes Resultat in zwei Sitzungen zu erzielen, als das Risiko eines zwar eleganteren, aber gewagten einzeitigen Eingriffes auf sich zu nehmen. Mitunter genügt zur Korrektur der in ihrem oberen Teil abstehenden und mangelhaft profilierten Ohrmuscheln die Bildung von Knorpelfalten; hierdurch wird sowohl die Größe als auch die Stellung der Ohrmuschel korrigiert (KLEINSCHMIDT). Die Korrektur der abstehenden Ohren muß gleichzeitig auf beiden Seiten vorgenommen werden; nur so ist es möglich, gleiche Stellungsverhältnisse zu erzielen.

Die meisten der zur Korrektur der abstehenden Ohren empfohlenen Methoden haben gemeinsam, daß im Bereiche der retroaurikulären Region eine elliptische Haut- und eventuell Knorpelexzision vorgenommen wird; dieselbe liegt bezüglich der Haut zur Hälfte im Bereiche der medialen Ohrmuschelseite und zur Hälfte im Bereiche des Schädels; die Längsachse wird von der hinteren Ansatzlinie der Ohrmuschel gebildet. Hinsichtlich der plastischen Verarbeitung des Ohrknorpels gehen die Ansichten auseinander. Vielfach hat man sich mit der ovalären Haut- und Faszienexzision begnügt und gute Resultate erzielt, während von anderer Seite hiernach öfter Rezidive beobachtet wurden. Dies hat seinen Grund in der verschiedenen Modellierung der Concha auriculae. Federt beim Versuch, die Ohrmuschel an den Schädel anzulegen, der Ohrmuschelknorpel an seinen Berührungsstellen mit dem Schädelknochen, so genügt die Elastizität des Knorpels, um trotz der ovalären Hautexzision und redressierenden Naht die Muschel bald wieder vom Schädel abzudrängen. Die dem Knorpel vermöge seiner Elastizität innewohnende Kraft ist nicht zu unterschätzen. Durch konservative Maßnahmen in Form der vielen, im Handel befindlichen Bandagen ist selbst bei konsequenter, über Jahre durchgeführter Anwendung keine Besserung zu erzielen; sie sind völlig wertlos. Nur bei kleinen Kindern läßt sich durch einen sachgemäß angelegten Dauerverband, der eventuell monatelang liegen bleiben muß, manchmal ein Erfolg erzielen. Um diesen federnden Widerstand auszuschalten, sind ausschließlich operative Verfahren erfolgversprechend, und zwar wurden verschiedene Methoden empfohlen; im Prinzip handelt es sich entweder um die Exzision eines elliptischen Knorpelsektors oder eine Verschiebung der durch Inzisionen mobilisierten Knorpelflächen im Bereiche der Concha auriculae. Grundregel bei beiden Methoden ist: möglichst schonend operieren, glatte Schnitte führen und jedes unnötige Trauma des Knorpels durch Hacken- und Krallenpinzetten vermeiden. Bei der Exzision wird der Knorpel samt Perichondrium entfernt; eine Verletzung der Haut im Bereiche der lateralen, äußeren Ohrmuschel ist bei Verwendung schmaler Elevatorien vermeidbar. Die verschiedentlich empfohlene Bildung einer Faszienzunge und deren Vernähung mit der medialen, freigelegten Ohrmuschelfläche ist entbehrlich. Nach der ovalär, elliptisch oder halbelliptisch geformten Knorpelexzision (Abb. 1) läßt sich die Ohrmuschel ohne Spannung durch die Hautnaht in der richtigen Stellung fixieren. Die Mobilisation der federnden Knorpelpartie und Beseitigung des ein Anlegen der

Ohrmuschel an den Schädel verhindernden Widerstandes läßt sich auch ohne Knorpelexzision durch Inzisionen erreichen. Der Ohrknorpel wird, soweit er durch den Hautschnitt oder die elliptische Hautexzision freigelegt ist, entweder durch klaviertastenähnliche, senkrecht zur Längsachse der Hautexzision gestellte Inzisionen (s. Abb. 2) oder durch eine parallel dem hinteren Ohrmuschelansatz verlaufende Inzision mobilisiert (ALEXANDER, PAYR, NOËL). Der federnde Widerstand löst sich im letztgenannten Falle durch eine Verschiebung und Überlagerung der mittels schmaler Elevatorien mobilisierten Knorpelflächen. Hierbei muß der Knorpel in einer Ausdehnung von 1—$1^1/_2$ cm von seiner Hautbedeckung frei präpariert werden; anders ist ein Übereinanderschieben nicht möglich. Bei der von NOËL empfohlenen Methode der klaviertastenähnlichen Inzisionen wird bei starker Federung das Anlegen der Muschel durch Vereinigung der „Tasten" mit der Schädelfaszie gewährleistet. Trotzdem die Herausnahme eines Knorpelstückes der größere Eingriff ist, läßt sich die Forderung nach einer möglichst geringen, mechanischen Irritation des Knorpels durch den Eingriff bei der Exzision viel leichter durchführen

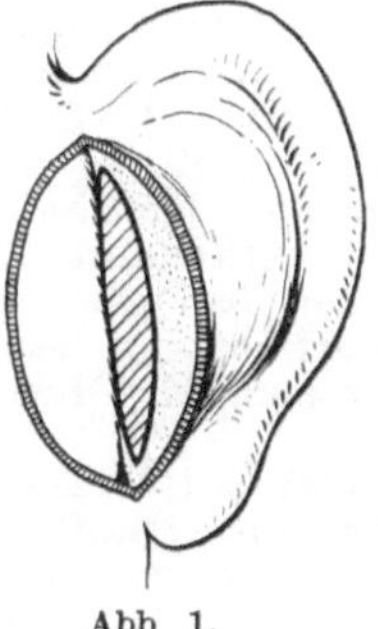
Abb 1.

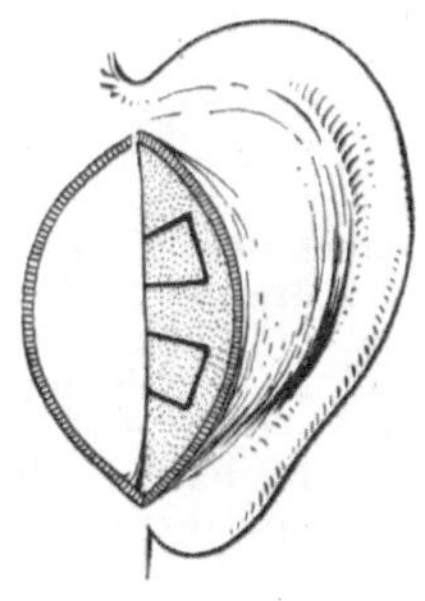
Abb. 2.

als bei den beiden anderen Methoden. Sie ist daher das schonendere und nach Ansicht von KLEINSCHMIDT auch das sicherere Verfahren. Nach Legen der Knorpelhaut- und Hautnaht Einstäuben der vorher mit Alkohol betupften Nahtlinie mit Dermatol oder Kalomel, Auflegen von HALSTEDscher Silberfolie. Die Fixation der die Nahtlinie schützenden Mullkompresse geschieht am besten dadurch, daß die langgelassenen Fäden über ihr geknüpft werden. Ein zirkulärer Bindenverband läßt sich bei vernünftigen Patienten vom 2.—3. Tag ab vermeiden. Entweder wird die Ohrmuschel in ihrer neuen Lage durch einige schmale Leukoplaststreifen vom Helixrand zum Schädel oder durch federnde Ohrenklappen, wie sie als Kälteschutz üblich sind, gehalten. Meist stellt sich nach der Operation ein 5—6 Tage anhaltendes Ödem der Ohrmuschel ein. Empfehlenswert ist die sachgemäße Applikation von Eisbeuteln nach der Operation. Sollte sich ein Haematom und alarmierende Symptome einer Perichondritis — bei sachgemäßem Operieren im allgemeinen eine seltene Komplikation — einstellen, so darf mit der Entleerung durch eventuell mehrmalige Punktion nicht gezögert werden; Nachbehandlung: systematische Kälteapplikation durch Auflegen von Eisbeuteln über die durch Mullagen geschützten Ohrmuscheln in den ersten 24—48 Stunden post op. Für 3—4 Wochen nachts Anlegen eines die Ohrmuschel an den Schädel andrückenden Verbandes; am einfachsten und bequemsten ist es für den Patienten, eine aus dehnbarem Trikotstoff bestehende Haube über Nacht anzulegen. Prognose: Dauererfolg; die Narben sind bereits nach einigen Wochen kaum noch auffällig und liegen verdeckt.

Mißbildungen der Ohrmuschel können angeboren und erworben sein. Die Form der Ohrmuschel weist so viele Variationen auf, daß man von einem Normaltyp kaum sprechen kann. Abweichungen von der Durchschnittsform, deren es eine große Anzahl gibt, können recht auffallend sein; so spricht man von „Katzenohr", wenn der hintere, obere Rand der Ohrmuschel nach vorne umgerollt ist. Einen bei manchen Menschen am freien Rand im oberen Anteil der hinteren Ohrmuschelleiste (Helix) vorkommenden Höcker oder Vorsprung (DARWINsche Spitze) hat man, wenn er besonders ausgeprägt ist, als Degenerationszeichen angesprochen, das besonders häufig bei Verbrechern und Geisteskranken vorkommen soll. Von den angeborenen Mißbildungen sind die Exzeßbildungen (Aurikularanhänge, Vergrößerung der Ohrmuschel [*Makrotie*]) (s. unten) in der Regel leicht zu beheben. Die Hemmungsmißbildungen dagegen (Atresie des Gehörganges, selten nur häutig, meist knöcherner Verschluß; rudimentäre Muschel) stellen den Operateur vor äußerst schwierige Aufgaben. Es sind dies Mißbildungen schweren Grades, die fast stets mit anderen Mißbildungen vergesellschaftet sind, mit mangelhafter Entwicklung oder Fehlen des Trommelfelles und der Gehörknöchelchen, anderweitigen Veränderungen im Mittel- und oft auch im Innenohr, nicht selten auch mit angeborener Lähmung des Gesichtsnerven und Gesichtskleinheit auf der Seite der Ohrmißbildung. Natürlich ist in solchen Fällen das Hörvermögen auf der Seite der Mißbildung herabgesetzt, jedoch ist es — auch bei völligem Verschluß des Gehörganges — selten ganz aufgehoben. Der äußere Anblick bei der Mikrotie ist so, daß an der Stelle, an der normalerweise die Ohrmuschel sitzt, eine rudimentäre Ohrmuschel sich findet oder auch nur knorpelhaltige Wülste, an denen manchmal nur noch schwer eine Andeutung der Ohrmuschelform zu erkennen ist. Nur in den seltensten Fällen (GULECKE) gelingt es, kosmetisch durch totale Ohrplastik einigermaßen befriedigende Resultate zu erzielen; selbst bei anfänglich gutem Erfolge kommt es später meistens zu einer beträchtlichen Schrumpfung der neu aufgebauten Ohrmuschel. In solchen Fällen ist die Anfertigung einer *Ohrmuschelprothese* in Erwägung zu ziehen. Hierfür eignen sich die aus dauerhaftem Material angefertigten Prothesen besser als die weitaus täuschenderen Gußprothesen aus zwar transparentem, aber bald unansehnlich werdendem Material (Gelatine). Die Befestigung geschieht, abgesehen von der Verwendung von Klebstoffen (Mastix, Kautschuklösung), am besten in der Art, daß man die Prothese auf dem Ohrmuschelstumpf reiten läßt; unter Umständen muß man zu diesem Zweck erst durch einen entsprechenden chirurgischen Eingriff einen Sattel am oberen Pol des Muschelstumpfes schaffen. Die Befestigung am Ohrbügel einer Brille allein verbürgt nur selten einen genügend festen Sitz; anderseits ist die Brille geeignet, den Reitsitz der Prothese auf dem Muschelstummel zu sichern und die hintere Schlußlinie zwischen Haut und Prothese bis zum Ohrläppchenansatz herab zu verdecken.

Zu den angeborenen Hemmungsmißbildungen rechnet KÖRNER auch die *Ohrfisteln (Fistula auris congenita)*, Rudimente der ersten Kiemenspalte. Die Fistula auris congenita stellt einen kurzen, in seltenen Fällen längeren, blind endenden Fistelgang dar, dessen punktförmige Öffnung meist vor dem Ohr gelegen ist; häufig sondert die Fistel ein dünnflüssiges, gelbes Sekret ab. Infolgedessen entstehen in diesen Fällen auf der die Fistelöffnung umgebenden Haut Entzündungen und Ekzeme. Dadurch werden die Patienten so belästigt, daß man zu der — oft recht schwierigen — Exzision des Fistelganges schreiten muß. Diese Blindgänge geben u. a. mitunter

Anlaß zu *Zystenbildung* und verdienen daher auch vom kosmetischen Standpunkt Beachtung. Werden die Zysten nicht sehr gründlich herauspräpariert, so folgen bald Rezidive.

Angeborene Spaltung des Lobulus (Coloboma) wird genau so operiert wie die traumatische Spaltbildung (s. Ohrläppchen, ausgerissenes). Sie kann durch Einkerbung des Randes gerade nur angedeutet sein, aber auch so weit gehen, daß ein doppeltes Ohrläppchen vorhanden ist.

a) *Anomalien des Ohrmuschelreliefs:* Hierunter fallen 1. das Flach-, Sâtyr- oder Faunsohr, Klappohr, 2. Verbreiterung und Umkrempelung des Helixrandes, häufig mit Spitzohr vergesellschaftet, 3. angewachsenes Ohrläppchen (s. Ohrläppchen).

b) *Anomalien der Ohrmuschelgröße:* Meist handelt es sich um eine symmetrische, selten nur einseitige Vergrößerung der Ohrmuschel. In manchen Fällen sind nur bestimmte Teile der Ohrmuschel (Ohrläppchen) zu groß.

Die Korrektur von *Reliefanomalien* steht unter den kosmetischen Ohroperationen zahlenmäßig an letzter Stelle. Die objektiv auffälligste Formanomalie ist das *Flach-, Satyr- oder Faunsohr*; sie ist durch das Fehlen der Helixrandumkrempelung charakterisiert. Gleichzeitig ist bei dieser Reliefanomalie an Stelle der Fossa triangularis eine flächenhafte Vorwölbung des äußeren Ausläufers vom Anthelixknorpel vorhanden. Bei Vorderansicht scheinen beide Ohren nach oben spitz zuzulaufen; tatsächlich besteht aber kein Spitzohr. Drückt man mit dem Daumen die zuletzt erwähnte, konvex vorgebuchtete Fossa helicis medialwärts in die normale Lage, so rollt sich der Helixrand automatisch ein und nimmt nun seine normale Form an. Auf diesem Verhalten baut sich die Methode des Eingriffes auf. Schnittführung im Bereiche der medialen, dem Schädel zugewandten Ohrmuschelfläche in Form einer etwa 3—4 cm langen, bogenförmig parallel dem Ohrmuschelrand verlaufenden Inzision nahe dem hinteren Ansatz der Ohrmuschel bis auf das Perichrondrium. Das weitere Vorgehen kann verschieden gewählt werden: entweder mit oder ohne Knorpelstreifenexzision. Im letztgenannten Fall wird das Konkavwerden der konvex vorspringenden Fossa helicis durch subkutane Katgutnähte bewirkt, welche im Sinne eines Zuges nach innen und unten wirken. Gleichzeitig krempt sich auch der vorher flach auslaufende Helixrand um (Methode von G. ALEXANDER).

Bei der als *Klappohr* bezeichneten Anomalie ist das Herunterklappen der oberen, äußeren Randpartie ebenfalls eine Folge mangelhafter Faltenbildung im Bereiche des Anthelix (Fehlen der Aura des Anthelix oder Flachheit bzw. Fehlen des Helix). „In solchen Fällen kann man sich meist mit einer Faltenbildung im Bereiche des Anthelix begnügen, um dadurch den oberen Ohrmuschelteil aufzurichten bzw. an den Schädel heranzubringen“ (KLEINSCHMIDT).

c) *Ohranhänge (Aurikularanhänge)* sind angeborene Exzeßmißbildungen und stellen meist erbsen- bis kirschgroße, aus Haut und Knorpel bestehende Auswüchse dar. Meist sitzen sie vor dem Tragus, seltener im Bereiche der übrigen Ohrmuschel und gelten als Abkömmlinge des ersten Kiemenganges. Ihre Entfernung ist leicht; unter Erhaltung eines zur Deckung des durch die Exzision entstandenen Defektes notwendigen Hautbezirkes wird der Auswuchs umschnitten, der überflüssige Knorpel entfernt und die Wunde durch einige feine Seidenknopfnähte geschlossen. Mitunter sind die Aurikularanhänge nur Begleiterscheinung noch anderweitiger, schwererer Mißbildungen der Ohrmuschel: Atresie des äußeren Gehörganges, rudimentär angelegte Muschel, sogenanntes *Katzenohr* (HEGENER), fehlender Lobulus, Spaltung *(Coloboma)*. Während die Exzeßbildungen in der Regel unschwer und kosmetisch befriedigend zu beheben sind, sind stärkere Hemmungsbildungen meist sehr schwierig zu beseitigen.

d) *Ohrmuscheldefekte.* Die erworbenen *Ohrmuscheldefekte* und *-verbildungen* sind häufiger die Folge von mechanischen und thermischen Traumen als von übergeordneten oder sich an der Ohrmuschel selbst lokalisierenden Krankheitsprozessen.

Ist durch ein Trauma (Pferde-, Hundebiß, Mensurverletzung u. a.) ein größerer Teil der Ohrmuschel abgetrennt, so versucht man nach exakter Blutstillung eine Anheilung durch Vereinigung der Wundränder zu erreichen; eventuell muß man vorher die Wundränder anfrischen. Man begnüge sich damit, lediglich soviel Nähte zu legen, als gerade zur einwandfreien Adaptierung der Wundränder ausreicht. Tetanusantitoxininjektion! Sehr wesentlich ist zur Erhöhung der Einheilungschance eine sachgemäße Nachbehandlung: Hierzu gehört vor allem die Applikation von trockener Wärme und Vermeidung jeglichen Verbandswechsels in den ersten 3—4 Tagen. Es mag in der exponierten Stellung der Ohrmuschel selbst mit gelegen sein, daß häufig selbst bis auf eine einige Millimeter breite Hautbrücke fast völlig abgetrennte Ohrmuschelteile auch dann noch zur Anheilung kommen, wenn zwischen Trauma und ärztlicher Versorgung ein Zeitraum von 1—2 Stunden liegt. Ist der Defekt nicht allzu groß, so muß die Ohrmuschel durch entsprechende Keilresektionen (s. Ohrmuschel, Verkleinerung) verkleinert werden. Um die störende Differenz in der Größe beider Ohrmuscheln zu beseitigen, bedarf es im Anschluß hieran einer Verkleinerung der anderen Ohrmuschel nach demselben Prinzip.

Eine heute häufige Sportverletzung ist das *Othaematom.* Infolge des stumpfen Traumas (Stoß, Schlag, Boxen) kommt es zu einer kissenartigen, manchmal fluktuierenden, je nach dem Alter des Othaematoms blauroten oder gelbroten, kalottenartigen oder auch sämtliche Buchten und Falten der Concha ausfüllenden Geschwulst. Meist sitzt die Geschwulst an der Außenseite des oberen Ohrmuscheldrittels. Manchmal kann sich der Träger eines Othaematoms an kein Trauma erinnern; dies liegt daran, daß auch ganz geringfügige, aber wiederholte Traumen, z. B. gewohnheitsmäßiges Reiben und Kneten der Ohrmuschel mit den Fingern oder Druck von auf den Schultern getragenen Lasten gegen die Ohrmuschel zu dieser Erscheinung zu führen vermögen. Die spontane Bildung von Othaematomen wird heute abgelehnt; VOSS konnte experimentell nachweisen, daß das Othaematom stets die Folge von Kontusionen ist. Vom kosmetischen Standpunkt gewinnt diese Affektion dadurch an Interesse, daß sie sich in vielen Fällen spontan nicht zurückbildet, sondern einen Dauerzustand darstellt und entstellend wirkt. Anatomisch ist die Bezeichnung Othaematom nicht ganz richtig, denn die Lymphgefäße sind an dem Zustandekommen der Geschwulst nicht minder beteiligt wie die Blutgefäße. Meist sitzt die Geschwulst zwischen Perichondrium und Haut. Bei längerem Bestand entsteht ein an eine Zyste erinnerndes Bild; bei einer Punktion entleert sich nicht Blut, sondern eine auch außerhalb des Körpers nicht gerinnende Lymphflüssigkeit mit wenig oder gar keiner Blutbeimengung. Dies hat Anlaß zu Verwechslung mit *Ohrmuschelzysten* gegeben; zu einer die Höhlung auskleidenden Membran kommt es bei dem Othaematom nicht. Unsachgemäße Behandlung derartiger Othaematome kann zu einer *Perichondritis* und damit zu schwer entstellenden und operativ schwer zu behebenden Verkrüppelung der Ohrmuschel führen. Bei frischen Fällen versucht man zunächst mit konservativen Maßnahmen auszukommen: Druckverband. Fehlerhaft ist es, eine Inzision zu machen. Resorbiert sich der Erguß innerhalb von 3—4 Tagen nicht, und bleibt er in unverminderter Stärke bestehen, so wird punktiert. Dies ist in Zwischenräumen von einigen Tagen zu wiederholen. Führt auch dieses nicht zum Ziele, so empfiehlt KLEINSCHMIDT das von PELS-LEUSDEN angegebene Verfahren: Spaltung der Haut über der Geschwulst, Abpräparieren derselben samt Perichondrium (der Erguß liegt innerhalb einer Knorpelhöhle), Entfernung der vorderen, knorpeligen „Zysten"wand und nach Ausräumung des Haematoms Naht der Hautwunde mit einigen Knopfnähten. In manchen Fällen kommt es zu einer Ausfüllung der Höhle mit Granulationen und zu Knorpelnekrosen; KÖRNER empfiehlt Exkochleation mit dem scharfen Löffel. Bestenfalls bleibt hiernach eine Verdickung der betreffenden Ohrmuschelpartie zurück; sehr häufig aber ist eine Schrumpfung unausbleibliche Folge.

Ohrmuscheldefekte nach *Erfrierung* haben ein charakteristisches Aussehen: der freie Ohrmuschelrand ist scharf und stellenweise angenagt, die bedeckende Haut im Bereiche der Randpartien mit dem Knorpel fest verwachsen. Je nach dem Ausmaß der Substanzdefekte kommt man mit Keilresektionen aus oder kann günstigenfalls, wenn nur die Randpartie und nicht auch Hautbezirke gegen die Mitte der Ohrmuschel zu narbig verändert sind, mit einer randständigen Knorpelresektion eine neue Umsäumung der verkleinerten Randpartie mit Haut vornehmen. In sehr vielen Fällen aber tut man am besten, einen operativen Eingriff abzulehnen.

Ohrmuscheldefekte nach *destruierenden Hautprozessen* sind vorwiegend die Folge von tuberkulösen Hauterkrankungen und karzinomatösen Prozessen. Defektplastiken an der Ohrmuschel kommen bei einer tuberkulösen Ätiologie erst dann in Frage, wenn der Prozeß völlig ausgeheilt ist; andernfalls ist mit einem sicheren Rezidiv, auch im Bereiche der Plastik, zu rechnen. Sind größere Teile der Muschel zerstört, so gilt hier das bereits bei der totalen Ohrmuschelplastik Gesagte: die Erfolge sind bisher sehr unbefriedigend. Ein etwas günstigeres Objekt zur operativen Behandlung ist die *Verwachsung der hinteren Ohrmuschelfläche mit der Schädelhaut,* wie sie als Folge einer unsachgemäßen Verbandtechnik nach Exkochleation von Lupusherden an der hinteren Ohrmuschelregion vorkommt. Ist der Prozeß ausgeheilt, so kann nach Lösung der Verwachsung durch Deckung des sekundären Defektes mittels gestielten (weniger gut frei transplantierten) Lappens oder Thierschläppchen die Korrektur des flächenhaft angewachsenen Ohres vorgenommen werden. Der Befund nach abgeheiltem Lupus erythematodes ähnelt dem Status nach Erfrierung außerordentlich; am besten sieht man in diesen Fällen von jeglichem chirurgischen Eingriff ab.

Eine häufige Erscheinung, insbesondere bei älteren Leuten, ist das Auftreten von *Hautkrebsen* am freien Rand der Ohrmuschel; meist entstehen diese auf dem Boden von Alterswarzen. Die Technik ihrer Entfernung richtet sich nach dem jeweiligen Befund (Größe, zellige Zusammensetzung des Hautkrebses, Vorhandensein von regionären Drüsenschwellungen); von der Röntgenbehandlung nach kaustischer Zerstörung oder Keilresektion ist bis zur Abtragung der ganzen Muschel ein weiter Spielraum gegeben.

Durch übergeordnete Krankheiten bedingte Gestaltsänderungen der Ohrmuschel spielen praktisch kaum eine Rolle. Erwähnt sei die *Schrumpfung der Ohrmuschel* bei Hemiatrophia faciei progressiva. In diesen Fällen kommt wohl nur selten ein chirurgischer Eingriff in Betracht. Ebensowenig ist die mitunter im Alter oder nach abgelaufener Perichondritis auftretende *Verknöcherung der Ohrmuschel* Gegenstand kosmetischer Eingriffe.

Verkleinerung der ganzen Ohrmuschel wegen zu großer Ohren (Makrotie). *Makrotie* ist häufig gleichzeitig mit *abstehenden Ohren* (s. dort) vergesellschaftet. Grundsätzlich sollte zweizeitig operiert werden; Intervall zwischen beiden Eingriffen nicht unter 8 Wochen. Die Vergrößerung kann einseitig und doppelseitig sowohl in der Breite und Höhe, wie auch nur in der Höhe, seltener allein in der Breite ausgeprägt sein. Es sind verschiedene Methoden der Ohrverkleinerung angegeben; im Prinzip handelt es sich bei allen um die Exzision senkrecht aufeinanderstehender Dreiecke oder mondsichelartiger Stücke in ganzer Dicke der Ohrmuschel. Die verschiedenen Schnittführungen zeigen Abb. 3, 4, 5, 6, 7, 8. Stets ist auf die Modellierung der Ohrmuschel bei der Schnittführung Rücksicht zu nehmen. Es wirkt sehr störend,

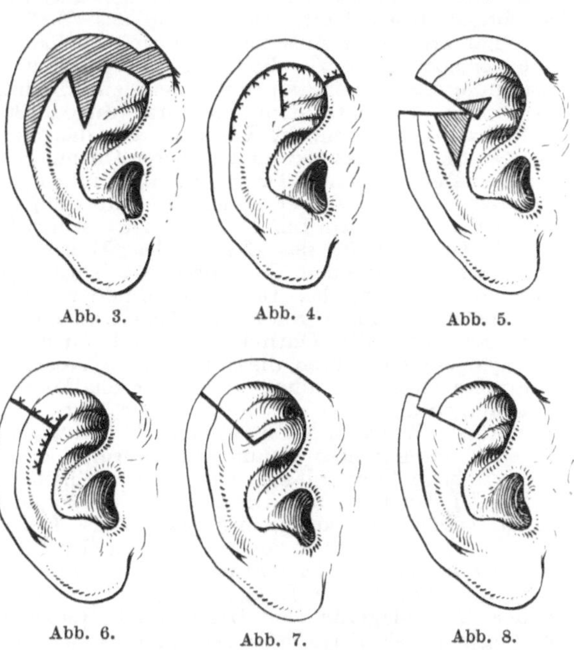

Abb. 3. Abb. 4. Abb. 5.

Abb. 6. Abb. 7. Abb. 8.

wenn zwar die Aufgabe einer Ohrmuschelverkleinerung gelöst ist, diese jedoch mit abrupter Unterbrechung des Anthelixwulstes oder einer unnatürlichen Unterbrechung sonstiger Erhebungen und Einsenkungen der Ohrmuschel erkauft wurde. Vor einem „Verschneiden" versucht man sich dadurch zu schützen, daß man vor der Exzision der die Höhe bzw. die Länge der Ohrmuschel verkleinernden Dreiecksexzision nach der senkrecht zum Helixrand geführten Inzision die hierdurch mobilisierten Ohrmuschelteile übereinanderschiebt und hiernach die Größe des zu exzidierenden Dreieckes beurteilt. Subkutannähte erübrigen sich und sollen möglichst sparsam gelegt werden; es empfiehlt sich zur Naht des Perichondriums nichtjodiertes Katgut zu benützen. In der Regel gelingt aber eine exakte Adaption der Wundränder lediglich durch Knopfnähte mit Seide Nr. 00. Hin und wieder wird dabei das Perichondrium zur besseren Adaption des Knorpels mitgefaßt. Manche Autoren vermeiden auch dieses und kommen mit einer lediglich die Haut fassenden Naht aus. Will man an Knopfnähten sparen, so kann ihre Zahl dadurch reduziert werden, daß man mit Roßhaare eine wellenförmig geführte Subkutannaht legt und die Knopfnähte nur für bestimmte Stellen (Ohrmuschelrand) reserviert. Die subkutane Roßhaarnaht ist etwa am 5.—6. Tage zu entfernen. Beim Knüpfen der Fäden ist das beträchtliche Ödem der Ohrmuschel nach der Operation in Betracht zu ziehen; bei zu festem Anziehen der Fäden muß mit ihrem Durchschneiden gerechnet werden. Die Ohrverkleinerung gibt sehr gute kosmetische Dauerresultate; die Narben werden in verhältnismäßig kurzer Zeit fast unsichtbar. Am günstigsten liegen die Verhältnisse bei gut durchbluteten Ohrmuscheln; bei blassen Ohren dagegen ist mit einem längeren Sichtbarbleiben der Narben und Stichmarken zu rechnen. Verkleinernde Ohroperationen sollen im kindlichen Alter nicht vorgenommen werden; als frühester Zeitpunkt gilt etwa das 16. Lebensjahr. Zurückhaltung in der Vornahme verkleinernder Ohrmuscheloperationen ist dann am Platz, wenn eine offensichtliche Frostschädigung vor nicht zu langer Zeit (etwa 1 Jahr) stattgefunden hat.

Ohrmuschelekzem. Das Ekzem der Ohrmuschel selbst unterscheidet sich in nichts von den Ekzemen der übrigen Körperhaut. Das Ekzem des Ohrläppchens hat oft seinen Ausgangspunkt im Stichkanal, der leider noch immer für die Ohrringe angelegt wird. Entfernung des Ohrringes genügt meist zur Heilung. Das Ekzem, das hinter dem Ohre sitzt (retroaurikuläres Ekzem), hat ähnliche Ursachen wie das intertriginöse Ekzem. Das Ekzem der oberen Ohrmuschelpartie entsteht oft unter Druck der allzu schief aufgesetzten Damenhüte: Der Druck des Hutes auf das Ohr im Verein mit dem Luftabschluß der Ohrmuschel sind die Ursachen für das Ekzem. Das Haarfärben mit scharfen, ätzenden Tinkturen, ja sogar nur „Entziehen", d. h. das Entfärben dunkler Haare mit Wasserstoffsuperoxydlösung, können zu chronischen Ekzemen der Ohrmuscheln und auch des Gehörganges allein führen, die lange währen, besonders wenn trotz aller Behandlung die eigentliche Ursache nicht aufgedeckt wird. Verstopfen der Ohren mit eingefetteter Watte und Überziehen der Ohrmuschel mit einer indifferenten Schutzschicht während der Prozedur beim Friseur lassen das Ekzem schnell abheilen. Zu den speziellen Ursachen der Gehörgangekzeme gehört der sogenannte Mangel an Ohrenschmalz. Auch der Lack von Kopfhörern (Detektor) kann Hautreizungen hervorrufen. Man achte auf die recht schmerzhafte Rhagadenbildung besonders an der Umschlagfalte der Ohrmuschel (Lapistouchierungen!). Als Folge desselben trocknet die Haut des Gehörganges stark aus, es kommt zu Juckreiz, der mit Kratzen beantwortet wird. Auf dem Boden der feinen Verletzungen, die das Kratzen mit den Fingernägeln und anderen spitzigen Dingen hervorruft, entsteht dann das Ekzem. Jeder andere Juckreiz (besonders der senile) im Gehörgang kann natürlich auch auf dem oben beschriebenen Weg Ekzem hervorrufen. Das Ekzem des Gehörganges beim Säugling hat oft seine Ursache in einer abnormen Enge des Gehörganges: das Badewasser kann nicht abfließen oder verdunsten und weicht die Gehörgangshaut auf (s. Ohrenfluß). Auch Erwachsene mit besonders engen Gehörgängen neigen zu Ekzemen. Bei Mittelohrentzündung mazeriert der ausfließende Eiter die Haut. Als besonders unangenehme, speziell beim Ohr häufig vorkommende Abart sei noch das Ekzem mit chronischer Verdickung der Ohrmuschel und Gehörgangshaut (sogenannte elephantiastische Form des chronischen Ekzems) erwähnt: sie bedeutet eine Entstellung der Ohrmuschel; diese ist verdickt, verplumpt, die Haut zeigt fettigen Glanz. Ergreift die Veränderung den Gehörgang, dann wird derselbe spaltförmig verengt, das Gehör leidet durch den mechanischen Gehörgangsverschluß; akute Rezidiven des vorausgegangenen Stadiums (meist nässender Ekzeme) sind häufig, die Behandlung ist außerordentlich schwierig. Die Therapie der Ohrmuschelekzeme deckt sich, wie schon erwähnt, mit der Ekzemtherapie der übrigen Haut; die Gehörgangsekzeme erfordern hingegen durch die anatomische Beschaffenheit und durch die gebotene Rücksicht auf das Trommelfell und Mittelohr eine getrennte Besprechung. An Stelle von Umschlägen werden Einlagen von steriler weißer Gaze verwendet, die mit den entsprechenden flüssigen Medikamenten beschickt werden; man kann das Medikament auch direkt einträufeln lassen, aber stets gewärmt. Weder feuchte Gaze, noch Flüssigkeit allein darf längere Zeit im Ohr verbleiben; der enge Hautschlauch würde von der Flüssigkeit mazeriert werden. Statt Einträufelungen kann man auch Spülungen verwenden. Der für gewisse Fälle (nässende subakute Ekzeme) vorteilhafte Druckverband kann für den Gehörgang dadurch nachgeahmt werden, daß eine etwas zu große Wattewieke mit dem Medikament beschickt und unter Druck eingeführt wird. Pulverförmige Medikamente sind nur in dünnster Schicht einzublasen, da sie sich sonst verklumpen und mehr Schaden als Nutzen verursachen. Salben und dünne Pasten müssen mit Vorsicht verwendet werden, da sie sonst zu fest an den Gehörgangswänden kleben und Krusten bilden, unter denen Luftabschluß eintritt: der beste Boden für Rezidiven. Mit Ölen stark verdünnte Salben (sogenannte Linimente) haben für den Gehörgang alle Vorteile der Salben und Pasten ohne deren Nachteile. Mit Glyzerin oder Wasser angemachte Linimente sind schädlich, da diese Flüssigkeiten sich entweder in die Haut einsaugen oder verdunsten; der Rest des Medikamentes bildet dann steinharte Krusten. Die Behandlung der Gehörgangsekzeme erfordert große Erfahrung von seiten des Arztes und Geduld von Arzt und Patient. In schwereren Fällen wird wochen-, ja monatelange tägliche Behandlung erforderlich sein. Gelegentlich werden leichte Röntgen- oder Buckybestrahlungen von Vorteil sein.

Ohrmuschelprothese, s. Ohrmuschel.

Ohropax-Badewolle ist eine besonders präparierte wasserdicht gemachte Tierwolle zum Verschluß des Gehörganges beim Baden gegen Eindringen von Wasser. Im Handel sind auch O.-Geräuschschützer und O.-Windwolle. (Max Negwer, Potsdam.)

Ohrringe, *Ohrlöcherstechen.* Ohrringe dienen auch heute nicht nur zum Schmuck bei Zivilisierten und Unzivilisierten, sondern werden auch aus abergläubischen Gründen angelegt (Schutz vor Krankheiten, namentlich der Augen, Schutz vor bösem Zauber und überirdischen bösen Mächten). Manche Personen meinen, dadurch ihre Schwerhörigkeit verbessern zu können. Auch in Europa tragen z. B. Bergbewohner, Seeleute im Süden mehr als im Norden Ohrringe. Die religiösen oder volksrechtlichen Grundlagen der Durchbohrung des Ohrläppchens zur Fixierung eines Vertragsverhältnisses haben sich ins Abergläubische umgewandelt.

Das Ohrenstechen liegt leider noch vielfach in den Händen Unbefugter (Juweliere, Hebammen). Wird der Eingriff, so klein er auch sein mag, mit unreinen Instrumenten, ohne vorherige Desinfektion des Ohrläppchens und der Hände des Operateurs vorgenommen, so kann es zu Infektionen der Wunde (Rotlauf, ja sogar Tuberkulose) kommen. Die Unsitte, sofort nach dem Ohrenstechen die Ohrringe einzuführen und die Heilung ohne Verband sich selbst zu überlassen, ist höchst verwerflich, da die meisten Ohrringe, besonders die aus unechtem Metall, nicht entsprechend desinfiziert werden können. Bei Kindern sieht man häufig Ohrmuschelekzeme, die infolge Unreinlichkeit vom Loch im Ohrläppchen aus entstanden sind (s. Ohrmuschelekzem). Ewald empfiehlt folgendes Vorgehen: „Das Wichtigste ist, daß das Loch in dem Ohrläppchen gut zentriert ist, vor allem aber, daß die beiden Löcher symmetrisch angelegt werden. Deshalb setze man mit einer feinen Injektionsnadel an der Stelle, die durchstochen werden soll, eine allerkleinste intrakutane Quaddel. Sie hat nicht so sehr die Aufgabe, die Stelle unempfindlich, als vielmehr sie kenntlich zu machen. Das Ohrläppchen wird auf der Fingerbeere des linken Zeigefingers leicht ausgespannt, mit der rechten Hand die Injektionsspritze geführt. Das kann in aller Ruhe, allenfalls auch unter Zuziehung des mütterlichen Beirates, ausgeführt werden. Die Durchstechung des Ohrläppchens wird dann mit einer dicken Injektionsnadel ausgeführt. Da das Ohrläppchen dem Stiche ausweicht, verfährt man in folgender Weise: Man unterlegt es mit einem Korkstöpsel und sticht nun mit der Injektionsnadel durch das Ohrläppchen bis tief in den Korkstöpsel, genau an der durch die Quaddel vorgezeichneten Stelle. Den Korkstöpsel zieht man dann von der Nadel ab, während diese im Ohrläppchen stecken bleibt. Durch die Injektionsnadel schiebt man den Draht, der gewöhnlich in den Injektionsnadeln als Mandrin steckt. Darauf zieht man die Injektionsnadel heraus, während der Draht liegen bleibt. Den Draht biegt man nun zu einem Ring zusammen, damit er nicht herausfällt. Ist er etwa eine Woche gelegen, so kann man ihn durch den Ohrring ersetzen. In dieser Zeit genügt es, ein antiseptisches Pulver auf die Wunden aufzustreuen. Insolange die Wunde nicht vollkommen trocken geworden, der Kanal also nicht epithelisiert ist, darf man den Ohrring nicht herausziehen, sonst läuft man Gefahr, daß der Kanal zuwächst. Es dauert 2 bis 4 Wochen, bis das erreicht ist. Es ist aber auch dann noch möglich, daß sich der Kanal durch narbige Schrumpfung stark zusammenzieht.

Dieses Verfahren ist besser als das frühere, welches darin bestand, daß man mit einer gewöhnlichen chirurgischen Nadel durchstach, einen Seidenfaden nachzog und eine Woche liegen ließ, zu beiden Seiten des Ohrläppchens einen kleinen Verband auflegte."

S. auch Fibrome; Kindesalter; Naturvölker; Ohrmuschelekzem; Ohrringe.

Ohrschmalzpfropf (Cerumen). In der Haut des äußeren Gehörganges befinden sich die Ohrenschmalz-(Ceruminal-) Drüsen; diese sondern normalerweise kleine Mengen von Ohrenschmalz ab, das teils von selbst, teils durch den normalen Waschvorgang herausbefördert wird. Die Farbe des Ohrenschmalzes ist je nach der Haut- und Haarfarbe des Individuums, ja sogar nach seiner Rassenzugehörigkeit verschieden: blonde Menschen haben gelblich-rötliches, braune braunes, schwarze Menschen braunschwarzes Cerumen; diese Regeln der Haar- und Hautfarbe scheinen aber nur für Europäer zuzutreffen; der dunkelhaarige Japaner hat z. B. fast farbloses Ohrenschmalz. Die Farbe des Ohrenschmalzes hat deswegen Bedeutung, weil häufig Verwechslungen mit Blutungen aus dem Ohr und mit Ohrenfluß (s. dort) vorkommen. Man soll keineswegs durch irgendwelche eingreifende Manipulationen im Gehörgang das Ohrenschmalz künstlich zu entfernen trachten: Auswischen der Ohren mit dem feuchten oder trockenen Handtuchzipfel geht noch am ehesten an, dagegen ist Reinigung des Gehörganges mit dem leider noch so weit verbreiteten Ohrlöffel oder mit Haarnadeln, Zahnstochern u. dgl. unbedingt zu unterlassen. Auch Auswischen der Ohren mit Wattewieken, die in Wasserstoffsuperoxydlösung oder Alkohol getaucht sind, müssen unterbleiben; diese Medikamente trocknen die Haut des Gehörganges übermäßig aus und führen bei längerer Verwendung zu Trockenheit, Jucken und Ekzem (s. Ohrmuschelekzem). Das Reinigen des äußeren Gehörganges spielt sich am besten so ab, daß beim Waschen des Gesichtes lauwarmes Seifenwasser ins Ohr einlaufen gelassen wird und nachher mit warmem reinem Wasser in der Weise nachgespült wird, daß man durch Eintauchen des Kopfes das reine Wasser ins Ohr einlaufen läßt. Bei chronischer Mittelohreiterung oder trockener Perforation des Trommelfelles (s. Ohrenfluß) sind auch diese Manipulationen zu unterlassen; die Reinigung solcher Ohren überläßt man am besten dem Facharzt. Ohrenschmalzpfröpfe kommen entweder durch abnorm starke Absonderung von Cerumen oder dadurch zustande, daß der Gehörgang zu eng ist und die Abfuhr des Cerumens hindert. Die häufigste Ursache für abnorm starke Absonderung liegt meistens in einer seborrhoischen Veranlagung; andere Ursachen sind nicht mit Sicherheit bekannt. Solange zwischen Gehörgangswand und Ohrenschmalzpfropf ein auch nur kleiner Spalt vorhanden ist, braucht der Patient nichts zu merken, außer einem leichten Druckgefühl im Ohr. Gelangt beim Waschen, Baden oder Tauchen Wasser ins Ohr, dann quillt der Pfropf auf, verschließt den Gehörgang: Schwerhörigkeit, Ohrensausen, und wenn der Pfropf auf das Trommelfell drückt, Schwindel und Brechreiz sind die Folgen.

Der Ceruminalpfropf wird so entfernt, daß man den äußeren Gehörgang mit reinem körperwarmen Wasser ausspritzt, wobei die Ohrmuschel nach hinten oben gezogen wird. Ist der Pfropf sehr hart, so gestaltet sich die Prozedur des Ausspritzens oft sehr langwierig und man tut gut, ihn vorher aufweichen zu lassen. Dies geschieht, indem der Patient am Tage vor der Ausspritzung sich 3mal 10 Tropfen einer Lösung Natr. carbon 0,5, Aq. dest. 10,0, Glyzerin ad 20,0 in das Ohr träufeln läßt; bei sehr harten Pfröpfen kann es vorkommen, daß trotz dieser Maßnahme die Beseitigung mittels Ausspritzen noch Schwierigkeiten macht; dann ist eine instrumentelle Entfernung nötig, die dem Facharzt überlassen bleiben muß.

Nicht genug gewarnt werden können die Patienten vor dem Versuch, sich selbst einen Ohrschmalzpfropf mittels spitzer Instrumente, z. B. Haarnadeln, herauszubefördern; es kann dabei zu folgeschweren Verletzungen kommen.

Ölbad, s. Badezusätze.

Oldymprodukte sind fermenthaltige Waschmittel und Kosmetica. (Röhm & Haas A. G., Darmstadt.)

Öle, aetherische, Olea aetherea. Mit ausdrücklicher Ausnahme einiger flüchtiger Schalenöle (Citrusöle) in gewissen Früchten (Zitronen, Orangen, Bergamotten, Mandarinen usw.), die darin in so reichlichem Maße vorkommen, daß sie durch einfaches Anstechen und Auspressen der reifen Fruchtschale isoliert werden können, werden diese flüchtigen Öle im Sinne klarer Definition ausschließlich durch Wasserdampfdestillation isoliert. Die aetherischen Öle werden in dieser Weise aus einem bestimmten Teil der Pflanze gewonnen oder aus Gemischen dieser Teile bzw. der ganzen Pflanze, oder aber aus normalen (Früchte, Samen) oder pathologischen Produkten (Balsame, Harze) derselben. Die Ausbeute an aetherischem Öl und ganz besonders die Feinheit des Aromas kann, je nach Variation der Pflanzengattung und der Herkunft der Pflanze bzw. des Kulturgebietes, ganz erheblich variieren. Im allgemeinen geben kultivierte Pflanzen feinere Öle als wild wachsende. So ergibt sorgfältige Kultur z. B. ganz besonders gute Resultate bei Pfefferminzöl. Die Kultur kann überhaupt die Vorbedingung zur Erzielung größerer Mengen stark aromatischen Öles sein, wie z. B. bei Cananga odorata. Dieser Baum liefert in unkultiviertem Zustande nur ganz schwachriechende Blüten, die nur wenig schwachriechendes aetherisches Öl liefern. In kultiviertem Zustande trägt der gleiche Baum starkduftende Blüten und liefert reichliche Mengen starkaromatischen Öles bzw. zweier Öle (Cananga- und Ylang-Ylangöl).

Sehr häufig ist die chemische Zusammensetzung und damit auch der Geruch aetherischer Öle, die durch Destillation verschiedener Teile derselben Stammpflanze gewonnen wurden, eine grundverschiedene. So enthält z. B. das eigentliche Zimtöl, das aus der Rinde destilliert wird, als Hauptbestandteil Zimtaldehyd und gar kein Eugenol, während das Zimtblätteröl große Mengen Eugenol und sehr wenig Zimtaldehyd enthält. Destilliert man die Blüten des bitteren Pomeranzenbaumes, Citrus bigaradia, so erhält man das Neroliöl bigarade. Destilliert man dagegen die grünen Zweige und unreifen Früchte des gleichen Baumes, so erhält man das Petitgrainöl, die beide einen ganz verschiedenen Geruch und eine ganz verschiedene chemische Zusammensetzung haben. Durch Auspressen der reifen Fruchtschalen von Citrus bigaradia erhält man das bittere Pomeranzenöl, das überhaupt einen ganz anderen Charakter hat. Besonders interessant ist auch der einzig dastehende Fall, daß man aus den gleichen Bestandteilen der Pflanze bei der gleichen Operation zwei geruchlich ganz deutlich verschiedene Öle erhält. Dies ist der Fall bei der Destillation der Blüten von Unona (Cananga) odorata, indem der erste Teil des Destillates hier das Ylang-Ylangöl, der zweite Teil das Canangaöl liefert. Allerdings läßt sich eine chemische Abweichung in der Zusammensetzung beider Öle nicht feststellen, während der Geruchsunterschied ein sehr großer ist.

Die aetherischen Öle wirken durch ihr Aroma belebend und Wohlbehagen auslösend. Abgesehen von diesem sicher nicht zu unterschätzenden ästhetisch-hygienischen Zweck, kommt vielen aetherischen Ölen auch eine mehr oder weniger umschriebene kosmetisch-therapeutische Wirkung zu.

Besonders die terpenreichen, ozonaufspeichernden Öle können durch Sauerstoffabgabe an die Applikationsstelle hautreizend wirken, von solchen sind zu nennen Terpentinöl, Zitronenöl, Eukalyptusöl u. a.

Als Stimulantien im weiteren Sinne wirken alle aetherischen Öle, manche auch keimtötend, schmerzstillend, jucklindernd und granulationsfördernd. Zu starke Aromatisierung der kosmetischen Präparate kann leicht Reizerscheinungen auslösen, z. B. bei Mundpflegemitteln Reizungen der Lippen und des Zahnfleisches. In normalem Verhältnis angewendet, unterstützen die aetherischen Öle, Blütenöle und andere Riechstoffe die kosmetische Wirkung des Präparats durch die Annehmlichkeit, die seine Verwendung in gut aromatisiertem Zustande mit sich bringt.

S. unter dem Namen der einzelnen Vertreter der aetherischen Öle; Aromata; Riechstoffe.

Oleum Gossypii, s. Baumwollsamenöl.

Ölgelb, Buttergelb, ein Azofarbstoff. Unlöslich in Wasser, löslich in Fetten und fetten Ölen. Zum Färben von Seifen usw.

Ölhaarwäsche, s. Ölshampoon.

Olibanum, s. Weihrauch.

Oligohidrosis, s. Schweißabsonderung.

Olivenöl, Oleum Olivarum, ist wenig löslich in Alkohol, leicht in Aether usw. Nur gute kaltgepreßte Öle sind kosmetisch verwendbar, für Dauerpräparate nur konserviertes Olivenöl. Dieses ist mit Mineralölen mischbar. Es wird in ausgedehntem Maße kosmetisch verwendet zu Salben, Ölpräparaten (Haarölen, Körperölen, Ölbädern usw.). Zur Herstellung von Seifen werden Olivenöle minderer Qualität benützt (s. auch Individualgeruch; Massage).

Olminal wird als 20%ige Lösung von ölsaurer Tonerde in Öl bezeichnet und ist eine Salbe, die bei Verbrennungen, Verätzungen, Sonnenbrand, Insektenstichen usw. verwendet werden soll. (Pharm. Werke Norgine A. G., Prag und Aussig a. E.)

Olobintin, s. Reizbehandlung.

Ölpackungen, s. Gesichtspackungen.

Ölsäure, Acidum oleinicum. Löslich in Weingeist, Aether, Chloroform, Fetten und aetherischen Ölen. Dient zur Herstellung von Pflastern, Vasolimenten o. dgl., besonders aber zu Kaliseifen.

Ölshampoon, Ölhaarwäsche. Hierunter versteht man das Tränken der Haare mit öligen Stoffen, die sich dann, zufolge ihrer Eigenart bzw. ihrer zweckentsprechenden Vorbereitung, mit warmem Wasser leicht herunterspülen lassen. Zweck dieses Verfahrens ist der, die Schmutzstoffe durch das Öl aus dem Haar zu entfernen (zu lösen) und auch mit dieser Operation dem Haar Fettstoffe in kleiner Menge zuzuführen, die es geschmeidig erhalten. Abgesehen von der weniger zweckmäßigen Methode des Tränkens der Haare mit Türkischrotöl (Sulforicinaten), die aber doch relativ häufig geübt wird, versteht man im engeren Sinne unter Ölshampoon das Tränken der Haare und des Haarbodens mit fetten Ölen (Olivenöl, Erdnußöl usw.), denen eigens zu diesem Zweck ein Emulgator (Triaethanolaminseife, Cetylalkohol, Lanettewachs usw.) zugesetzt wird. Durch Lösen des betreffenden Emulgators in entsprechender Menge im Öl erhält das fette Öl die Eigenschaft, mit warmem Wasser augenblicklich eine innige Emulsion zu bilden, es kann also nach genügend langer Einwirkung, um den beabsichtigten Reinigungseffekt zu erzielen, leicht und ziemlich restlos mit warmem Wasser heruntergewaschen werden. Wenn diese Operation geschickt ausgeführt ist, wird tatsächlich eine gute Reinigung des Haares und der Kopfhaut erzielt und das Haar glänzend und geschmeidig.

Shampoonöle.

I. Türkischrotöl	500,0
Kamilleninfusion	300,0
Wasser dest.	200,0

Statt Kamilleninfusion kann auch Brennesselinfusion u. a. verwendet werden. Besser sind reine Ölpräparate, aus fettem Öl hergestellt, z. B.:

II. Olivenöl	600,0
Nipagin	2,0
Oleat Tri	100,0
Fettes Arnikaöl	200,0

Nipagin in wenig Öl warm lösen, zugeben, dann Oleat Tri warm lösen, Arnikaöl zusetzen und mischen.

III. Olivenöl	350,0
Arachisöl	350,0
Nipagin	2,5
Oleat Tri	120,0
Fettes Kantharidenöl	30,0
Fettes Pappelknospenöl	150,0

Durch Mitverwendung geschwefelter fetter Öle (Schwefelbalsam usw.) läßt sich hier auch Schwefeltherapie anwenden usw. Durch Herunterwaschen des Öles mit Teerwasser, Ichthyollösungen o. dgl. lassen sich therapeutische Effekte besonderer Art miterzielen. Seltener ist die Verwendung von konzentrierten Ölemulsionen zum Ölshampoon, jedoch sind solche vom rein therapeutischen Standpunkt oft vorzuziehen. Mit solchen läßt sich kräftige Schwefelwirkung (durch kolloidalen Schwefel), Teerwirkung, Ichthyolwirkung usw. erzielen. In geeigneter Form angewandt, bringt das Ölshampoon z. B. bei Seborrhoea sicca capillitii (Pityriasis), Alopecia usw. sehr beachtenswerte Heilerfolge.

Öl-Ei-Haarwäsche nach D. R. P. 544.127. Nach diesem Verfahren bereitet man zunächst eine Art

Mayonnaise aus fettem Öl und Eiweiß bzw. einem ganzen Hühnerei (Eiweiß- und Eigelbemulsion). Dieser Emulsion können auch haarstärkend wirkende Mittel, wie z. B. Tinct. Jaborandi, Tinct. Urticae urent. usw. einverleibt werden. Mit dieser Emulsion tränkt man Haare und Haarboden und wäscht, nach entsprechender Einwirkungsdauer, mit reichlich warmem Wasser herunter, das auch die letzten Spuren Eisubstanz mit dem fetten Öl entfernt. Durch diese Operation wird gute Reinigung des Haares mit gleichzeitiger Nährstoffzufuhr (Cholesterin, Schwefel, Fett usw.) erzielt.

S. auch Haarpackungen; Ölbäder bei Badezusätze; Schaumöl.

Olyptol, s. Reizbehandlung.

Omnadin, s. Reizbehandlung.

Onalkali-Shampoon oder *Nonalkali*-Shampoon werden Haarwaschmittel ohne Seife genannt, die aus Sapaminen oder Fettalkoholsulfonaten (s. dort) bestehen bzw. Gemische oder Derivate solcher Seifenersatzmittel enthalten. Inwieweit diese vom kosmetischen Standpunkt einen Fortschritt darstellen, bleibe zunächst dahingestellt. Wie indes bereits einwandfrei festgestellt wurde, entziehen solche Seifenersatzmittel dem Haar wichtige Nährstoffe, weil sie recht brutale Reinigungs- bzw. Entfettungsmittel sind. Nach Bericht mancher Autoren sollen Waschungen dieser Art ein recht unangenehmes Gefühl hervorrufen und den Verbraucher in vielen Fällen veranlassen, schleunigst mit Seife nachzuwaschen, um den Eindruck des Verschmiertseins der Haare loszuwerden. Spezialpräparat der Firma Schwarzkopf in Berlin (s. auch Fettalkoholsulfonate; Sapamine; Shampooniermittel).

Önanthaether, Weinbeeröl, Kognaköl, Oleum Vitis viniferae, wird aus Weintrestern gewonnen und besitzt das typische Weinbrand- (Kognak-) Aroma. Er kann bei der Herstellung von Franzbranntwein u. a. gute Dienste leisten. Der künstliche Önanthaether wird aus Kokosöl gewonnen (Kokosaether).

Ondulieren, s. Haarpflege.

Ondulierwasser, s. Dauerwellen; Haarfixiermittel; Wasserwellen.

Onychogryposis, s. Nägel.

Onychotillomanie wird in Analogie zur Trichotillomanie eine triebhafte Zerstörung der Nagelplatte genannt; sie ist wohl meist nur als schlechte Gewohnheit anzusehen, kann aber zu sehr starken Verunstaltungen der Nägel führen.

Onyxis craquelée, s. Syphilis.

Opasta ist eine Gelanthumsalbe mit Wasserstoffsuperoxyd. (Queisser & Co. G. m. b. H., Hamburg.)

Operationen, kosmetische. *Allgemeine Indikation.* In der operativen Kosmetik ist die traditionelle Stellung zwischen Patient und Arzt gerade umgekehrt wie sonst in der Chirurgie: nicht der Arzt redet dem Kranken, sondern der Kranke dem Arzt zu, diese oder jene Operation vorzunehmen. Die Entscheidung der Frage, ob der vom Patienten gewünschte Eingriff ausgeführt werden soll oder nicht, hängt von verschiedenen Faktoren ab: I. der ethisch-ärztlichen Einstellung zur operativen Kosmetik überhaupt, II. der Persönlichkeit des Patienten in physischer und psychischer Hinsicht und III. der Art der Entstellung und Chance des Eingriffes.

I. Noch vor wenigen Jahren galt die Beschäftigung mit der operativen Kosmetik, soweit sie sich nicht mit der Beseitigung von Entstellungen befaßte, welche durch Krankheit und Traumen bedingt sind, als etwas dem ärztlichen Aufgabenkreis Fernstehendes. Diese Anschauung hat in letzter Zeit durch Anteilnahme namhafter Chirurgen an dem Ausbau der ernsthaft betriebenen kosmetischen Chirurgie beträchtlich an Boden verloren. Es gehört heute zu den anerkannten ärztlichen Rechten und Pflichten, den wegen einer kosmetischen Affektion hilfesuchenden Patienten zu beraten, einer operativen Behandlung zuzuführen oder ihn begründet abzuweisen. Ausschlaggebend für die Vornahme einer kosmetischen Operation darf niemals der Wunsch des Patienten allein sein. Die Entscheidung, ob operiert wird oder nicht, hängt von dem Ergebnis *rein ärztlicher* Erwägungen ab. Unter bestimmten Voraussetzungen gehört auch die Behebung der physiologischen Alterungserscheinungen (Faltenbildungen, ptotische Erscheinungen im Gesicht) in den Aufgabenbereich des sich mit der Kosmetik befassenden Arztes.

II. Die sich mit der Persönlichkeit des Patienten in physischer und psychischer Hinsicht befassenden Erwägungen werden in entscheidender Weise durch die Natur des kosmetischen Übels (III) bestimmt. Es sind zwei Kategorien von Patienten zu unterscheiden: a) solche, bei denen durch krankhafte Prozesse oder durch äußere Gewalteinwirkung augenfällige oder kaum bemerkbare Verunstaltungen entstanden sind, und b) jene, bei denen von Natur aus (als Ausdruck ihrer Individualität) oder durch physiologische Vorgänge (Alterung) bedingt, irgendwelche objektiv unschön oder disharmonisch wirkende oder nur subjektiv als solche empfundene Formänderungen vorhanden sind. Über die Notwendigkeit und Berechtigung, die der Kategorie a zugehörigen Patienten (Wiederherstellungschirurgie) zu operieren, besteht keine Meinungsverschiedenheit. Anders dagegen ist die Kategorie b zu bewerten. Darunter befinden sich Patienten, denen der Arzt einen schlechten Dienst erweist, wenn er den geäußerten Wünschen nach dieser oder jener kosmetischen Operation nachkommen würde. Man hat zwischen dem objektiv festzustellenden Grad der Entstellung und deren subjektiver Bewertung durch den Träger zu unterscheiden. Je nachdem, ob es sich um 1. ein subnormal empfindsames *(hypästhetisches)*, 2. normal empfindsames *(orthästhetisches)*, 3. übermäßig empfindsames *(hyperästhetisches)* oder 4. abnorm empfindsames *(parästhetisches)* Individuum handelt, ist die psychische Einstellung zu einer Formanomalie ganz verschieden. Während auch bei objektiv absolut auffälligen und unschön wirkenden, gröberen Entstellungen die zu Gruppe 1 Gehörigen kaum in ihrem seelischen Gleichgewicht gestört werden, fühlen sich die der zweiten Gruppe zugehörigen Menschen dem objektiv ersichtlichen Grad der Entstellung entsprechend bedrückt. Gruppe 3 überschätzt den Grad der Entstellung. Unter Gruppe 4 findet man eine ganze Reihe von Patienten, welche an eingebildeten oder subjektiv kaum auffälligen Entstellungen leiden. Bei Gruppe 3 und 4 kann es auf Grund tatsächlich vorhandener, objektiv jedoch äußerst geringfügiger oder gar nur eingebildeter Schönheitsfehler zu schweren seelischen Depressionen mit all ihren Folgeerscheinungen kommen. Zur Gruppe 4 gehören u. a. auch Psychopathen und Haltlose, welche für ihre Mißerfolge im Leben geringfügige oder objektiv kaum als solche anzusprechende Formanomalien ihres Äußeren anschuldigen. Es gehört Menschenkenntnis, ärztlicher Takt und vor allem Erfahrung dazu, die Patienten in dieser Hinsicht richtig zu beurteilen. Bei Zugehörigkeit zu Gruppe 3 oder 4 erweist man in sehr vielen Fällen sowohl dem Patienten wie sich selbst einen schlechten Dienst, wenn man dem Verlangen nach einer kosmetischen Operation nachgibt. Sehr häufig ist der Patient von dem Operationsergebnis enttäuscht, selbst dann, wenn objektiv das kosmetische Resultat einwandfrei, ja hervorragend zu nennen ist. Vielfach werden an das Operationsresultat übertriebene Anforderungen gestellt und Erwartungen daran geknüpft, die außerhalb des Möglichen liegen. Hat der Arzt vergessen, den Patienten in einem solchen Fall auf Sitz und Umfang der zu erwartenden Narben aufmerksam zu machen, so kann es schließlich zu unliebsamen Debatten in foro kommen. Solche Kranke sind entweder von vornherein mit dem Operationsresultat nicht zufrieden oder sie finden neue Mängel, derentwegen sie den Arzt mit bisweilen grotesken Wünschen und mit seltener Beharrlichkeit nach einer neuerlichen Operation verfolgen. Man halte sich vor Augen, daß eine kosmetische Operation erst dann ihren Zweck erfüllt hat, wenn beide, der Arzt und der Kranke, mit dem Ergebnis zufrieden sind. Es ist daher äußerst wichtig, in Erfahrung zu bringen, wie sich der Patient das Operationsresultat vorstellt und welchen Nutzen er sich von ihm verspricht. Gewinnt der Arzt den Eindruck, daß die hochgespannten Erwartungen nicht zu erfüllen sind und daß eine auffällige Diskrepanz zwischen objektivem Befund und subjektiver Bewertung der Anomalie besteht, dann muß er im Fall einer Operation seiner Sache schon sehr sicher sein (Joseph). Am klügsten ist es, eine operative Behandlung in solchen Fällen abzulehnen. Bei Gruppe 3 vermag ärztliche Überzeugungskraft oft mehr auszurichten als das Messer. Bei Gruppe 4 handelt es sich sehr oft um Menschen, die in die Obhut eines Nervenarztes gehören. Nur bei ausgesprochenen Entstellungen und in der Voraussicht eines durch die Operation nach ärztlichem Ermessen zu erwartenden, vollen Erfolges wird der Arzt sich zu einem chirurgischen Eingriff verstehen. Ein Mißerfolg kann für den Patienten zur Katastrophe werden; Suizide nach objektiv weniger gut gelungenen und subjektiv als Verschlimmerung oder Verstümmelung gewerteten „Schönheitsoperationen" sind bekannt!

III. Während bei den durch Entwicklungsstörungen, krankhafte Prozesse oder äußere Gewalteinwirkung bedingten Verunstaltungen die Operation in funktioneller und ästhetischer Hinsicht die bestehenden Mängel beheben soll, sind bei den durch die Individualität oder physiologische Vorgänge bedingten Formänderungen lediglich ästhetische Gesichtspunkte maßgebend. Bei der letztgenannten Kategorie von Operationen, welche das eigentliche Gebiet der ästhetischen oder kosmetischen Chirurgie ausmachen, muß der Operateur auf eine scharfe Kritik nach der ästhetischen Seite hin gefaßt sein. Es ist notwendig, vor dem Eingriff den Patienten auf Lage und Ausdehnung der Narbe aufmerksam zu machen, ihm die Grenzen der beabsichtigten Plastik hinsichtlich der sofortigen Wirkung und des Dauereffektes zu erklären und bei komplizierten Operationen die Gefahren und die Möglichkeit eines Mißerfolges nicht zu verschweigen. Mehr halten als vorher versprechen ist auch hier ein Gebot der Klugheit. Abgesehen von den speziellen Fragen der Indikation, ist in jedem Falle dem allgemein körperlichen Zustande des Patienten Beachtung zu schenken. Insbesondere ist darauf zu achten, ob eine Lues oder Tuberkulose vorliegt, weil erfahrungsgemäß diese beiden Erkrankungen einen ungünstigen Einfluß auf die Heilungstendenz und Narbenbildung ausüben. Bei rezenter Lues verbietet sich eine aus kosmetischen Gründen beabsichtigte Operation von selbst; bei latenter Lues wird es von dem Ausmaß der vorhergehenden Behandlung abhängen, ob ohne eine nochmalige, antiluetische Behandlung operiert werden darf oder ob eine solche nochmals vor der Operation durchgeführt werden muß. Wird letztere in einem ungenügend vorbehandelten Fall unterlassen, so besteht, speziell bei Lappenplastiken und freien Transplantationen, die Möglichkeit eines Mißlingens der Plastik. An tuberkulösen Affektionen leidende Individuen geben ebenfalls weniger gute Heilungsresultate; insbesondere neigen bei ihnen unter Spannung stehende Wunden zur Dehiszenz, ferner kommt es häufig bei derartigen Patienten trotz einwandfreier Technik und sachgemäßer Nachbehandlung zu unschöner, hypertrophischer Narbenbildung. Letzteres ist auch bei Menschen mit dunkel pigmentierter Haut und rotblonder Haarfarbe zu beobachten. Man muß wissen, daß die Narbenbildung bei ein und demselben Individuum nicht zu jeder Zeit die gleiche ist. Man hat verschiedentlich die Beobachtung gemacht, daß beim Vorhandensein z. B. einer interkurrenten Bronchitis die Narben lange Zeit rot bleiben und hypertrophisch werden.

Ophiasis, s. Alopecia areata.

Opium (Laudanum) kommt in der Kosmetik zum äußerlichen und innerlichen Gebrauch relativ selten zur Verwendung. Äußerlich in Zahntropfen oder schmerzlindernden Salben usw. Als Extrakt, meist als Tinktur.

Tinctura Opii simplex.

Rp. Opii pulv.	15,0
Spir. Vini dil.	70,0
Aq. dest.	70,0

Tinctura Opii crocata (Sydenham).

Rp. Opii pulv.	15,0
Flor. Croci	5,0
Caryophyll. pulv.	1,0
Cort. Cinnam. pulv.	1,0
Spir. Vini dil.	70,0
Aq. dest.	70,0

Rp. Extract. Opii	5,0
solv. in	
Aq. dest.	2,0
Glycerini	3,0
adde	
Ungt. cerei	90,0

S. Unguentum opiatum.

Rp. Tinct. Opii simpl.	5,0
Mentholi	5,0
Ol. Caryophyll.	5,0
Chloroformii	5,0
Aetheris	10,0
Spir. Vini	45,0

S. Zahntropfen.

Opocalcium, „bestrahltes", nach Dr. Guersant. Ein Lebertran-Calcium-Präparat, das durch Bestrahlung gebildetes Ergosterin (Vitamin D) enthalten soll. Zur Kalkanreicherung auf mineral-innersekretorischer Grundlage. Zur Kalktherapie. (Dr. A. Ranson, Paris.)

Opodeldok, s. Saponimenta.

Opoponaxharz, Resina Opoponax. Aromatisches Gummiharz unbekannter Zusammensetzung von kräftig aromatischem Geruch. Nur teilweise in Alkohol löslich. Liefert ein aetherisches Öl und ein Resinoid, die in der Parfumerie Verwendung finden.

Opsonogen, s. Vakzinebehandlung.

Optarson, eine Solarson-Strychnin-Kombination. Es bildet eine wasserhelle, sterile Flüssigkeit, die in 1 ccm 3 mg As_2O_3 in Form von Solarson und 1 mg Strychnin enthält. Milde Arsenwirkung im Verein mit tonisierender Strychninwirkung, bei Akne, seborrhoischen Zuständen und zur allgemeinen Verbesserung des Aussehens der Haut. Subkutan und intravenös. Man gibt jeden zweiten Tag eine Einspritzung, im ganzen 24—36. (I. G. Farbenindustrie.)

Optiform ist eine Formaldehydseifenlösung. (Pearson & Co., Hamburg.) (S. auch Lysoform.)

Optisulfanpräparate. Optisulfan ist nach Angabe „ein nach besonderem Verfahren hergestellter kolloidaler Schwefel, der durch dies Verfahren seine ätzende Nebenwirkung verloren hat".

Optisulfan-Mineralpulver sollen je Stück 0,05 g Optisulfan, 0,3 g Natr. bic. und 0,15 g Sacch. lact. enthalten und gegen Hautkrankheiten, Alterserscheinungen und zur rationellen Schönheitspflege angewendet werden.

Optisulfan-Hautsalbe soll gegen Flechten, Ekzeme usw. angewendet werden.

Orangefarbstoffe.

Orange I. Naphtholorange, Tropäolin 000, ist α-naphthol-azobenzolsulfosaures Natron.

Orange III. Tropäolin D, Methyl orange, ist phenylamido-azobenzolsulfosaures Kali.

Orange IV. Tropäolin 00, Diphenylaminorange, ist dimethylamido-azobenzolsulfosaures Natron.

Diese Farbstoffe sind löslich in Wasser und Alkohol und werden als Seifen- und Schminkfarben benützt, ebenso zur Färbung verschiedener anderer kosmetischer Mittel.

Orangenblüte.

Orangenblütenöl (Oleum Aurantiae florum) ist zum Unterschiede von dem destillierten Neroliöl (Oleum Naphae oder Oleum Neroli) ein Petrolaetherauszug der Blüten, der erheblich größere Mengen Anthranilsäuremethylester (Methylanthranilat) enthält.

Auch künstliche Orangenblütenöle werden sehr häufig gebraucht.

Künstliches Orangenblütenöl.

Bergamottöl	40,0	Geranylformiat	10,0
Dezylaldehyd	0,06	Dezylalkohol	3,0
Phenylaethylalkohol	80,0	Aurantiol	30,0
Linalool	80,0	Perubalsam	5,0
Methylanthranilat	60,0	Orangenöl bitter	20,0
Indol	0,1	Orangenblütenöl absol.	30,0

S. auch Parfum.

Orangenblütenwasser, Aqua Aurantii florum, wird als Abfallprodukt bei der Destillation des Neroliöls erhalten. Häufig stellt man es künstlich her, indem man 0,1—0,2 g echtes Neroliöl mit Magnesiumkarbonat anreibt und die Anreibung mit 1 Liter heißen Wassers in gut verschlossener Flasche übergießt und nach 8 Tagen filtriert. Dient als aromatisches Wasser zur Herstellung vieler kosmetischer Präparate.

Orangenhaut, s. Skarifikation.

Orangenöl, s. Pomeranzenöl.

Orbitalfetthernien, s. Faltenbildung.

Oréal, Teinture progressive. Flakon 1: Natriumthiosulfat 25 g, Alkohol 96% 300 g, dest. Wasser 625 g. Flakon 2: Ammoniakalische Silbernitratlösung: Silbernitrat 100 g, Liq. Ammon. caust. 9,5, um Niederschlag zu lösen, das Ganze auf 1000 aufgefüllt. Vor Gebrauch gleiche Teile 1 und 2 mischen.

Unter dem Namen *Oréal* kommen auch zahlreiche andere Haarfarben, vor allem Henna-Rastiks in den Handel.

Organische Nervenleiden, s. Nervenleiden.

Organismuswaschung nach BRUCK, findet Anwendung bei Urticaria, Überempfindlichkeitserscheinungen, Ekzemen, Pruritus senilis. Man macht einen Aderlaß von 150—300 ccm Blut und folgend eine intravenöse Kochsalzeingießung von 500—750 ccm, oder alle 3 Tage Aderlässe von 50—100 ccm mit folgender Kochsalzeingießung. Außer gelegentlichen Temperatursteigerungen beobachtet man keine Nebenwirkungen.

Statt der Kochsalzlösung kann auch RINGERsche Lösung (s. dort) oder Normosallösung verwendet werden.

Die durch die Zufuhr von viel Flüssigkeit eintretende starke Verdünnung des Blutes hat ein Aufsaugen von Eiweißkörpern aus den Geweben zur Herstellung des kolloidalen Gleichgewichtszustandes zur Folge. Diese Eiweißstoffe wirken dann wie artfremde.

Organotherapeutische Mittel werden aus tierischen Organen, besonders aus Drüsen gewonnen, indem man die Organe trocknet oder aus ihnen Extrakte herstellt. Sie dienen hauptsächlich bei Störungen der inneren Sekretion. Die beste Form, in der die wirksamen Stoffe der Organe unverändert zur Anwendung kommen können, sind wohl die frischen Organe selbst, deren Beschaffung und deren Haltbarkeit aber große Schwierigkeiten bietet. Man verwendet deshalb haltbar gemachte, konservierte Präparate, von denen die sorgfältig bei niederer Temperatur getrockneten und gepulverten Organe die zweckmäßigsten sind, weil sie alle wirksamen Stoffe des betreffenden Organs möglichst wenig verändert enthalten. Die Herstellung von Organpräparaten hat unter strengster Beobachtung aller Regeln der Asepsis zu erfolgen. Nur ganz frische Organe von vollkommen gesunden Tieren dürfen verwendet und müssen sofort verarbeitet werden. Die Organpräparate werden seltener in Form der getrockneten, pulverisierten Tierorgane, meist in Form von Extrakten verwendet.

S. ferner Adrenalin; Endodermin; Hautpulver; Hormone; Hypoloban; Hypophyse; Innere Sekretion; Insulin; Keimdrüsen; Nebennieren; Nodunon; Pankreas; Pankreatin; Para-Thyreoidea: Progynon; Schilddrüse; Thymus; Zirbeldrüse.

Organpräparate, s. Fluor; Raynaud.

Orgo, s. Sonnenlichtschädigungen.

Orient-Henna-Shampoo, hergestellt von Albert Gottheimer G. m. b. H. in Berlin, bestand aus zwei getrennten Pulvern. Das eine war nach einer Analyse von GRIEBEL-WEISS ein Gemenge aus Seifenpulver und Kaliumkarbonat, das andere ein solches aus gemahlenen Blättern (darunter anscheinend Henna) mit mehreren organischen, farbstoffbildenden Substanzen, darunter etwas Paraphenylendiamin.

Orientalische Pillen, s. Busen.

Orientessenz, s. Fischsilber.

Ormicet, eine Alkalisulfat enthaltende Lösung von Aluminiumformiat. Wasserhelle, geruchlose Lösung mit einem Gehalt von 5% an Salzen. Wie Liquor Aluminii acetici, aber haltbarer als dieses. OP mit Wund- und Kinderpasta, mit Ormicetcreme, Ormicet-Wund- und -Kinderpuder.

Ormicetten sind Tabletten mit Ormicet, die zur Herstellung von Lösungen oder zur Einführung in Körperhöhlen (Vagina z. B.) dienen sollen. (Albert Mendel A. G., Berlin-Tempelhof.)

Orseille, Persio oder Cud bear, Rocella, wird durch Fermentation unter Ammoniakzusatz der Flechte Rocella tinctoria erhalten. Die Orseille kommt in den Handel entweder als Pasta von ungleichmäßigem Farbstoffgehalt oder als trockener Extrakt, Extractum Rocellae (Orseille en poudre), der ohne Rückstand in Wasser und Alkohol löslich ist. Um die Pasta auszuziehen, verfährt man wie folgt:

Orseille en pâte	250 g
Kochendes Wasser	500 „
Alkohol	100 „

Man kocht die Droge mit Wasser aus und passiert unter Ausquetschen. Man wäscht den Rückstand mit Alkohol aus und gibt diese alkoholische Waschflüssigkeit nach dem Erkalten zu dem wässerigen Auszug. Orseille färbt in neutraler Lösung violettrot, mit Säuren rot, mit Alkalien rein violett. Sie dient zum Färben des Eau de Quinine, da sie nicht abfärbt. Man kombiniert sie in diesem Falle stets mit einem gelben Farbstoff, um ein reines Dunkelrot zu erhalten. Orseille wurde auch als Bestandteil von Hennafarben empfohlen (als Zusatz für dunkle Töne, analog Indigo).

Orthodontie, s. Zahnanomalien; Zähne.

Orthoform, m-Amido-p-oxybenzoesäuremethylester. Feines, fast weißes, kristallinisches Pulver, geruch- und geschmacklos, kaum löslich in Wasser, löslich in 5—6 Teilen Alkohol und in 50 Teilen Aether.

Die Lösungen sind neutral. Stark keimtötendes, austrocknendes und Absonderung beschränkendes schmerzstillendes Mittel. Die Wirkung tritt im ganzen langsam ein, hält aber dafür auch länger vor. Es ist mit Vorsicht anzuwenden, da mehrfach starke Hautreizungen und bei Anwendung auf Wunden auch tiefergehende Nekrotisierungen beobachtet worden sind. Anwendung als Streupulver rein oder mit 50% Borsäure oder Talcum, als 10—20%ige Salbe oder auch als Pinselung:

Rp. Orthoformii 5,0
Aether q. s. ad solut.
Olei Amygdal. dulc. 20,0

bei juckenden Hautleiden. (I. G. Farbenindustrie.)

Orthopädie, kosmetische. Die Orthopädie als die Behandlung, Verhütung und Erforschung der dauernden Leistungsstörungen des Bewegungsapparates (von Baeyer) dient zwar in erster Linie der Wiederherstellung der normalen Gebrauchsfähigkeit der Gliedmaßen und des Rumpfes, ist aber zugleich eine kosmetische Behandlung, da Form und Funktion engstens miteinander verknüpft sind. Fehlform (Deformität) ist fast stets von Fehlgängigkeit (von Baeyer) begleitet. Die funktionelle Orthopädie, wie Haglund die Orthopädie der Gegenwart im Gegensatz zur früheren „Lehre von den Deformitäten" bezeichnet, setzt im allgemeinen die Beseitigung der Deformität voraus, sieht aber den Zweck ihrer Maßnahmen in der Wiederherstellung oder Verbesserung der gestörten Funktion (Leistung). Die Abweichungen von der normalen Form wie auch von der Funktion werden aber vom Laien zunächst einmal als häßlich empfunden und, da sie vielfach vor den Mitmenschen nicht verborgen werden können, wird die Beseitigung auch aus kosmetischen Gründen gewünscht. Ausschließlich kosmetische Operationen, d. h. solche, die auf die Gebrauchsfähigkeit des Rumpfes und der Gliedmaßen keinen Einfluß ausüben, fallen jedoch nicht unter das Krüppelfürsorgegesetz, sondern sind Aufgabe der Entstelltenfürsorge. Die Grenzen zwischen beiden Gebieten sind fließend.

Ortho-Phenyl-Phenol wird als Zusatz zu nichtfettenden Hautcremes empfohlen, soll das Eindringen in die Haut fördern, also große Tiefenwirkung sichern. Es wirkt stark antiseptisch (Phenolkoeffizient 37—38), ist geruchlos und macht keine Flecken. Wird auch als antiseptischer Zusatz zu Zahnpasten usw. empfohlen.

Ortizon ist Harnstoffsuperoxyd, eine Verbindung von 36 Teilen Wasserstoffsuperoxyd mit 64 Teilen Harnstoff, das in Wasser löslich ist. Es dient zur Herstellung von Wasserstoffsuperoxydlösungen.

Ortizon-Mundwasserkugeln dienen zur Mundwasserbereitung. (I. G. Farbenindustrie A. G., Leverkusen a. Rh.) (S. auch Hyperol.)

Oscalson ist ein Doppelsalz aus Calciumchlorid, Calciumlaktat und Calciumbilaktat. Dieses saure, milchsaure Salz spaltet im Magen sofort freie Milchsäure ab, wodurch die Kalksalze leichter resorbiert werden. Wirkung und Anwendung wie die des Calcium chloratum. (Dr. Colman G. m. b. H., Berlin W 15.)

Oslers Krankheit, s. Pigmentierung (Muttermäler).

Osmhidrosis, s. Schweißabsonderung.

Osmosekaolin (Kolloidkaolin) wird durch osmotische Schlämmung mittels Elektrizität hergestellt, wobei die Kieselsäurebestandteile des Kaolins eliminiert werden und der Osmosekaolin als reines Aluminiumsilikat, ein sehr weiches, feines Pulver erhalten wird. Zu Streupudern, Pasten usw.

Osteopathie hypertrophiante, s. Innere Krankheiten.

Ösypus, Bezeichnung für rohes Wollfett.

Othaematom ist als Folge einer Gewalteinwirkung anzusehen. Es ist dies eine, meist im oberen Teile der Ohrmuschel lokalisierte, blaurote, halbkugelige, fluktuierende Geschwulstbildung, entstanden durch Lymph- und Bluterguß zwischen Knorpel und Knorpelhaut der Ohrmuschel. Die Gewalteinwirkung, durch welche das Othaematom zustande kommt, braucht durchaus nicht eine starke einmalige zu sein, es können auch ständig wiederkehrende und sich so summierende kleine Insulte dieselbe Wirkung haben. Neuere Untersuchungen (Voss) haben ergeben, daß die Gewalteinwirkung, die zur Bildung eines Haematoms führt, stets in tangentialer Richtung erfolgt. Man findet Othaematom bei Faust- und Ringkämpfern, die schon auf antiken Statuen die charakteristische Verunstaltung der Ohrmuschel zeigen, ferner bei Fleischern, Packern, Postboten usw., die durch Auf- und Abnehmen sowie Auf-der-Schulter-Tragen von Lasten der Ohrmuschel ständig kleine Insulte zufügen.

Bei der Behandlung des Othaematoms versuche man zunächst, durch konservative Methoden (Umschläge mit warmem, verdünntem Alkohol, Sollux-, Profundus- oder Röntgenbestrahlungen) die Geschwulst zur Aufsaugung zu bringen. Gelingt dies in den ersten 2 Wochen nicht und ist die Geschwulst sehr groß, dann besteht die Gefahr, daß eine große entstellende Verdickung bleibt; in solchen Fällen mag der Arzt nach sorgfältigster Reinigung der Haut eine Punktion der Geschwulst vornehmen.

Otitis externa, s. Ohrenfluß.

Oxycholesterin (s. auch Cholesterin; Lanolin). Soll aus Cholesterin durch Oxydation gewonnen werden. Ob Oxycholesterin überhaupt vorkommt, ist recht fraglich (Windaus). Was man als Oxycholesterin bzw. Oxycholesterinderivate bezeichnet, sind wohl Oxyderivate unsicherer Konstitution.

Oxydationshaarfarben, s. Anilinhaarfarben.

Oxydierende Mittel. Die oxydierenden Mittel, wie Wasserstoffsuperoxyd, Persalze, Permanganate, Kaliumchlorat usw., wirken antiseptisch, bleichend, desodorisierend und, infolge Sauerstoffabgabe an die Applikationsstelle, keratolytisch (Gegensatz zu den Reduktionsmitteln, die in kleineren Mengen durch Sauerstoffentziehung keratoplastisch wirken). Die Oxydationsmittel entfalten im übrigen antiseptische und zugleich granulationsbefördernde Eigenschaften. Im Gegensatz zu den reduzierenden Mitteln finden die oxydierenden Mittel nur eine beschränkte Anwendung. Von Indikationen der oxydierenden Mittel sind zu nennen die Depigmentierung und Bleichung von hyperpigmentierten Hautstellen und die hornerweichende Wirkung durch Sauerstoffmittel, besonders in Verbindung mit hornerweichenden Alkalien. Unna hat u. a. folgende oxydierenden (bleichenden) Salben angegeben:

1. Ungt. Perhydroli.	*2. Ungt. Bismuti oxychlorati.*
Rp. Perhydrol. Merck 5,0	*Rp.* Bismuti oxychlorat .. 10,0
Eucerin. anhydr. 20,0	Adip. Lanae anhydr....... 10,0
	Adip benz. c. resina 80,0

Alkalische oxydierende Salben nach Unna:

Chamäleonpasta.

Rp. Kal. permang. 5,0
Zinci oxyd............... 22,5
Aquae 22,5

Diese Pasta, welche in der Kruke eine schöne purpurrote Farbe besitzt, gibt auf der reduzierenden Oberhautfläche ihren Sauerstoff ab und verwandelt die Oberhaut in eine schwarzbraune Mangankruste, welche sich leicht spontan abstößt.

Auch die Pernatrolseifen sind hier zu nennen (s. auch Seife).

Ozaena (Stinknase) oder Rhinitis atrophicans foetida läßt sich definieren als eine chronische, mit Schwund der Schleimhaut und Muscheln einhergehende Erkrankung des Naseninnern, charakterisiert durch eine schleimig-eitrige, zur Antrocknung und Borkenbildung neigenden Absonderung, die einen äußerst üblen, faulig-süßen Gestank verbreitet. Verwechslungen sind besonders naheliegend mit tertiärer Syphilis und mit Nebenhöhlenerkrankungen.

Die Ozaena findet sich sehr viel mehr beim weiblichen als beim männlichen Geschlecht, häufiger bei sozial schlecht gestellten, mangelhaft ernährten als bei wohlhabenden, gut ernährten Individuen. Ihre ersten Anzeichen pflegen sich in der Entwicklungsperiode bemerkbar zu machen.

Das Wesen der Ozaena ist noch nicht ganz ergründet. Manche Forscher sehen in der Ozaena den Ausdruck einer Trophoneurose oder die Folge einer Störung der inneren Sekretion oder im Cholesterinhaushalt oder betrachten sie als Erscheinung einer Avitaminose. Auch als Infektionskrankheit ist die Ozaena angesprochen worden.

Von den Hauptsymptomen der Ozaena, Schwund der Nasenschleimhaut, Borkenbildung und Gestank, ist es vor allem der widerwärtige, ekelerregende Gestank, der den Patienten zum Arzte treibt. Das Symptom des Fötors bewirkt die allerschwerste soziale Schädigung. Die Stellung des Kranken auf dem Arbeitsmarkt wird auf das höchste erschwert, seine Arbeitsgenossen weigern sich, mit ihm zusammen zu arbeiten, an der Eheschließung wird er dadurch gehindert, ja, eine bereits geschlossene Ehe kann wegen Ozaena geschieden werden. Der Kranke, der merkt, daß man ihm ausweicht, bei der Unterhaltung das Gesicht abwendet, um nicht von ihm angeatmet zu werden, sondert sich schließlich von jeder menschlichen Gesellschaft ab und wird verbittert.

Wenn auch bei weitem nicht so wie durch den Fötor sind die Kranken oft auch schon durch ihr Aussehen sozial geschädigt: Sie haben meist eine fahle, blasse Gesichtsfarbe und bei sehr vielen unter ihnen ist der Nasenrücken abnorm breit und flach, bisweilen sogar etwas eingesunken, so daß das Aussehen an die syphilitische Sattelnase erinnern kann, wenngleich die Verunstaltung niemals so hochgradig wird wie bei dieser.

Der in der Nase vorhandene Schrumpfungsprozeß breitet sich manchmal auch auf die Schleimhaut des Nasenrachens und Rachens, sogar auf Kehlkopf und Luftröhre aus. Um die daselbst sich ebenso wie in der Nase bildenden Borken loszuwerden, räuspern sich die Patienten fortwährend, was ebenfalls nicht dazu beiträgt, den Aufenthalt in ihrer Nähe angenehm zu gestalten.

Die Methoden zur Behandlung der Ozaena gehen davon aus, die Krankheit an ihrer vermeintlichen Grundursache angreifen zu wollen. So glauben die Anhänger eines bakteriellen Ursprungs bei Anwendung der Serum- bzw. Vakzinetherapie Erfolge gesehen zu haben. Andere Methoden bezwecken eine Verengung der Nasenhöhle und suchen dies durch operative Methoden oder dadurch zu erreichen, daß unter die Schleimhaut der Nasenscheidewand und des unteren Nasenganges Paraffin, Elfenbein, dekalzinierter Knochen o. dgl. gebracht wird. Bei den operativen Methoden soll nicht nur die Verengerung der Nasenhöhle eine Wirkung ausüben, sondern auch ein länger dauernder Reiz eine Umstimmung hervorrufen. Man sieht bisweilen bei jeder aktiven Behandlung der Ozaena eine anfänglich auffallende Besserung auftreten, was wohl darauf zurückzuführen ist, daß die atrophische Schleimhaut durch den Eingriff in einen akuten Reizzustand versetzt und dadurch die Sekretion angeregt wird. Im übrigen kann man den Ozaenakranken hinsichtlich des Verlaufes ihrer Krankheit zum Troste sagen, daß häufig mit zunehmendem Alter eine spontane Besserung eintritt insofern, als Borkenbildung und Fötor verschwinden und nur die Weite der Nasenhöhle zurückbleibt.

Vorläufig bleibt als symptomatische Behandlung, welche Methode mit einiger Sicherheit dem Patienten die Befreiung von dem für ihn quälendsten Symptom, dem Fötor, gewährleistet, die Reinigung der Nasenhöhle von den ihr anhaftenden Borken und Krusten, denn an diese ist der Fötor gebunden. Die regelmäßig und sorgfältig vorzunehmende Toilette des Naseninneren stellt auch an Zeit und Ausdauer des Patienten nicht zu unterschätzende Anforderungen, sie ermöglicht ihm aber den Aufenthalt in menschlicher Gesellschaft (s. Nasenreinigung).

S. auch Nase, Veränderungen; Nasenfluß; Sattelnase; Übler Geruch.

Ozokerit (Erdwachs) liefert durch Reinigen das Ceresin (s. dort). In reiner Form nicht im Handel, sondern stets mit Paraffin gemischt (als Ceresin).

P

Pachonychie, s. Syphilis.

Pachydermie, s. Rotlauf.

Packungen, s. Gesichtspackungen; Gesichtspflege; Haarpackungen; Hauskosmetik; Hydrotherapie; Masken.

Pallabona ist ein Haarreinigungspulver, das rund 50 p. c. Borsäure, ferner Stärke und Veilchenwurzelpulver enthalten soll. (Pallabona-Fabrik, München 39.)

Palmitinalkohol, s. Lanettewachs.

Palmkernöl wird aus den Kernen der Palmfrüchte gewonnen, ist aber von ganz anderer Beschaffenheit als das aus dem Fruchtfleisch gewonnene Palmöl, besitzt auch ganz verschiedene Eigenschaften. Palmkernöl, auch kurzweg „Kernöl" genannt, ist von weißer Farbe und nähert sich in seinen Eigenschaften sehr dem Kokosöl. Für kosmetische Zwecke ist Palmkernöl überhaupt nicht verwendbar, es soll auch nicht für Toiletteseife verwendet werden, weil es den Seifen, namentlich bei längerem Lagern, einen unangenehmen Geruch verleiht und das Parfum vollständig zerstören kann.

Palmöl oder Palmbutter, Oleum Palmae, aus dem Fruchtfleisch von Elaeis Guineensis gewonnen, stellt eine butterartige, stark gelb gefärbte Masse dar, von angenehmem Geruch, der schwach an Veilchen erinnert. Palmöl enthält bereits in frischem Zustande 12—15% freie Fettsäuren. Der Gehalt des Palmöles an freien Fettsäuren nimmt sehr rasch zu und steigt auf 50% und mehr, kann aber bis fast auf 98% zunehmen; es nimmt einen sehr unangenehmen, ranzigen Geruch an, auch bleicht die gelbe Naturfarbe fast gänzlich aus. Zur Herstellung kosmetischer Präparate wird es nicht verwendet, es dient lediglich als Rohmaterial für Seifen.

Panamarinde, s. Quillayarinde.

Panaritium, s. Paronychie; Trichophytie.

Pankreas, s. Ernährung; Insulin.

Pankreasdispert, s. Narben.

Pankreatin. Der alkalische Pankreassaft enthält verschiedene Enzyme, nämlich: 1. Pankreatin oder Trypsin (Eiweißverdauung, peptonisierende Wirkung), 2. Ptyalin oder Amylopsin (Stärkeverzuckerung), 3. Lipase oder Steapsin (Fettverdauung), 4. Labferment. Wird aus Bauchspeicheldrüsen von Rindern oder Schweinen als gelbliches Pulver gewonnen. Es stellt ein komplexes Gemisch aller Pankreasenzyme dar, verzuckert Stärke, löst Eiweiß und Fette und fällt Kasein.

Panthesinbalsam besteht nach Angabe aus Panthesinbase (N-Diäthylleucinolester der p-Aminobenzoesäure) und einer besonderen, gut resorbierbaren Salbengrundlage. Anwendungsgebiete sind Sonnenbrand, Verbrennungen 1. und 2. Grades, Furunkel, haemorrhoidale Entzündungen, Pruritus, Herpes zoster usw. (Sandoz.)

Pantosept ist das Natriumsalz der Dichloryl-Sulfamido-Benzoesäure. Entwickelt unterchlorige Säure. Wird als Antisepticum und kosmetisch ganz besonders zum Bleichen der Haare (Platinblond) empfohlen (s. auch Haarbleichmittel; Platinblond).

Papain oder **Papayotin** ist ein Ferment, aus einer Feigenart Carica papaya gewonnen, das analoge Eigenschaften wie das Pepsin besitzt und wie dieses auch kosmetisch (Verdauungsbehandlung) benützt werden kann (s. auch Pepsin; Verdauungsbehandlung).

Papiere, Chartae.

Salizylpapier.

Salizylsäure .... 1 g
Paraffin .... 50 „
Vaselinöl.............. 50 „
Schmelzen und Filtrierpapier mit der Lösung tränken.

Sublimatpapier.

Quecksilberchlorid ...... 2 g
Wasser................1000 „
Glyzerin .... 50 „
Mit dieser Lösung Fließpapier tränken.

Blutstillendes Papier.

I. Eisenchloridlösung ......18 g
Alaun.................. 1 „
Auflösen und Seidenpapier mit dieser Lösung tränken (vor Licht geschützt trocknen).

II. Aluminiumsulfat ...... 2 g
Alaun calc. .... 1 „
Benzoesäure .... 1 „
Eisenchloridlösung .... 6 „
Wasser.................. 4 „
Papier tränken und unter Lichtabschluß trocknen.

Wasserdichtes Gelatinepapier.

Man überzieht Papier auf beiden Seiten mit folgender heißer Lösung:

Gelatine ....10 g
Wasser..................40 „
Glyzerin ....10 „
läßt erkalten und überstreicht jetzt mit folgender Lösung:
Formol (Formalin) ...... 750 „
Wasser................5000 „
und läßt an der Luft trocknen. Man erhält so ein wasserdichtes Papier, das sogar Wasserdämpfen widersteht.

Kühlendes Papier.

Gutes Filtrierpapier wird mit folgender Lösung getränkt:
Ammoniumchlorid....... 100 g
Natronsalpeter .... 100 „
Warmes Wasser .... 800 „
worauf man trocknen läßt. Man legt es auf, nachdem man es vorher mit Essig befeuchtet hat. (S. auch Kühlumschlag.)

Englisches Wundpapier.

Salizylsäure .... 1 g
Gummi arab. .... 45 „
Wasser................. 55 „
Glyzerin (28 Bé) ....2—3 „
Diese Lösung wird auf Seidenpapier einseitig ausgestrichen.

Papier zum Räuchern, s. Papier d'Arménie; Papier Russe; Räuchermittel.

Papillantin, ein Schwefelhaarwasser, das in einer Doppelflasche mit zwei getrennten Flüssigkeiten in den Handel kommt, die gleichzeitig angewendet werden. Spaltet Schwefel in statu nascendi ab. Zusammensetzung nicht angegeben, es handelt sich aber wohl um eine Kombination von Natriumthiosulfatlösung und einer sauren Flüssigkeit, die beim Mischen die Schwefelabspaltung spontan bewirkt. (R. Schering, Berlin.) (S. auch Haarpflege.)

Papillome, s. Bindehautgeschwülste; Kondylome; Lidgeschwülste; Lippen; Mundhöhle.

Pappelknospen, Gemmae Populi, nur von Populus alba, tremula und graeca, nicht von P. nigra. Als Tinktur oder Pomade gegen Haarausfall verwendet (wegen Populingehalt. Populin ist ein Salicin-Glukosid das beim Aufspalten Salicin bzw. Salicylsäure liefert). Ein Dekokt von P. nigra (enthält kein Populin) wurde zum Blondfärben der Haare empfohlen.

Pappelknospenpomade, s. Haarpomaden.

Pappelkohle, s. Kohle.

Paquelin (Thermocautère), s. Bunzen; Kaustik; Lidgeschwülste; Narben; Warzen.

Para-Amido-Benzoesäure. Isomeres der Anthranilsäure. Ist interessant als Muttersubstanz verschiedener Ester (Methyl oder Aethylester), die anaesthetisch wirken und zu schmerzlindernden Salben o. dgl. verwendet werden. Der Aethylester dieser Säure ist das Anaesthesin (s. dort).

Paraamidophenol, s. Anilinhaarfarben.

Parabona ist ein Paraffingemisch zur Wärmetherapie mittels Paraffinpackungen. (Hermann Thie, Bad Oeynhausen.)

Parachol ist eine angeblich aus Vaselin und Oxycholesterinderivaten bestehende hydrophile Salbengrundlage.

Paradentaler Abszeß, s. Zahnfleisch.

Paradentose, s. Blutungen aus dem Munde.

Paradoxes Schwitzen, s. Schweißabsonderung.

Paraffin, Paraffinum. Grauweiße, halbtransparente feste Masse von leicht fettigem Griff, leicht bei Handwärme knetbar (Unterschied vom Ceresin). Löslich in Alkohol 1 : 300, löslich in Aether usw. Paraffin wird aus dem Erdöl und Steinkohlenteer gewonnen. Wir unterscheiden:

Hartparaffin, Paraffinum durum, aus den hochsiedenden Anteilen des Erdöls, das zwischen 50 und 57° C schmilzt, und

Weichparaffin, Paraffinum molle, ebenfalls aus den hochsiedenden Anteilen des Erdöls, vom Schmelzpunkt 42—46° C.

Paraffin beider Sorten wird als Zusatz zu Salben u. dgl. verwendet, wozu zu bemerken ist, daß Unguentum Paraffini des Arzneibuches nicht mit Paraffin, sondern mit Ceresin bereitet wird. Paraffin wird auch zu Paraffinpackungen (Paraffinbädern) für das Gesicht und den ganzen Körper (Abmagerungskuren) gebraucht. Auch zu Paraffininjektionen wird Paraffin benützt (s. dort).

S. auch Busen; Faltenbildung; Lidfalten; Nase; Narbe.

Paraffinbad, s. Hydrotherapie.

Paraffininjektionen wurden zur Beseitigung von Einsenkungen und Furchen empfohlen, so bei eingezogenen Narben, Blatternarben, Sattelnasen, Mammadefekten, Altersfalten u. ä. Da man nach anfänglich guten kosmetischen Effekten vielfach schwere Schädigungen beobachtet (Wanderung des Paraffins, Bildung von Parffinomen, s. dort, Atrophie der Haut über dem Paraffindepot), ist diese Therapie jetzt wohl von den meisten Kosmetikern verlassen. — Gersuny bediente sich des reinen Vaselins, dieses wird geschmolzen, in die Spritze aufgezogen, solange abkühlen gelassen, daß es als Faden herausquillt und nun vorsichtig an den entsprechenden Stellen deponiert. Stein mischt Vaselin mit Paraffin in bestimmten Verhältnissen. Weichparaffin (Schmelzpunkt 42—43° C) kann nach der Injektion noch mit den

Fingern geformt werden. — Hartparaffin (ECKSTEIN) schmilzt je nach dem Präparat bei 50—60° C, es muß daher im Wasserbade erst verflüssigt werden und kommt bei 65—70° zur Verwendung. — Über die äußerst schwierige Beseitigung der Paraffinome s. auch Paraffinome; Lidfalten.

Paraffinmethode, s. Zahnfleisch.

Paraffinöl, s. Vaselinöl.

Paraffinom, chirurgische Entfernung. Die Entfernung von Paraffinomen gehört zu den schwierigsten und undankbarsten Aufgaben. Die Art des Vorgehens hängt ganz von der Beschaffenheit des einzelnen Paraffinoms ab. Ist es zur Fistelbildung gekommen, so läßt sich die über der Geschwulst gelagerte Hautpartie nur in seltenen Fällen erhalten, d. h. bei der Entfernung des Tumors muß ein mehr oder minder großer Teil der bedeckenden Haut geopfert werden. Handelt es sich um Paraffinome, welche als Folge früherer Paraffininjektionen im Bereiche der Supra- oder Infraklavikulargruben dem Gesetze der Schwere gehorchend bei Frauen gegen die Brust zu gewandert sind, so fällt der Entscheid nicht weiter schwer: die einzelnen Knoten werden samt der bedeckenden Haut exstirpiert; der sekundäre Defekt läßt sich meist ohne Schwierigkeit durch Naht direkt vereinigen. Bei einer Lokalisation von Paraffinomen im Gesicht dagegen läßt sich die Exstirpation der Paraffinome auf diesem direkten Wege nur in wenigen Fällen durchführen. Im Bereiche des Gesichtes muß man versuchen, die einzelnen Paraffinomknoten oder -platten von Schnitten aus zu erreichen, welche einerseits verdeckt und in natürlichen Faltenbildungen gelegen sind und anderseits den Verlauf der Fazialisäste und des Ausführungsganges der Speicheldrüse zu berücksichtigen haben. Solche Schnittführungen sind auf Abb. 1 zu sehen. Im Bereiche der Wangen imponieren die Paraffinome je nach der Menge des injizierten Paraffins als kirsch- bis hühnereigroße Knoten oder als derbe plattenartige Infiltrate von einer Dicke von 1 cm und darüber. Die Grenzen gegen die gesunde Umgebung sind unscharf, so daß man nicht recht sagen kann, wo eigentlich das Paraffinom anfängt oder aufhört. Die subkutane Entfernung dieser Platten von Schnitten aus, welche in der Nasolabialfalte liegen, entlang dem unteren oder oberen Orbitalrand führen und vom Unterkieferwinkel vor dem Ohr heraufziehen (s. BOCKENHEIMER, Plast. Operationen, Würzburg 1912), ist äußerst schwierig. Sie ist auf diesem Wege nur möglich, wenn das Paraffinom im Bereiche der Subcutis sitzt und nicht in die Muskelzwischenräume eingewuchert ist. In der Regel gelingt es bei ausgedehnten Paraffinomen nur in Ausnahmefällen, die Geschwulst in einer Sitzung zu entfernen; meistens ist eine Reihe von Eingriffen in nicht zu kurzen Zwischenräumen erforderlich. In günstig gelagerten Fällen ist es möglich, von zwei gegenüberliegenden Schnitten, z. B. unterer Orbitalrand und Nasolabialfalte, die Haut über dem plattenförmigen Paraffinom abzuheben, alsdann teils stumpf, teils mit dem Messer die flächenhafte Verwachsung an der Unterseite zu lösen und mit einem flachen' schmalen Skalpell innerhalb dieser Tasche die seitliche Begrenzung in senkrecht geführtem Schnitt zu durchtrennen. Mittels Krallenpinzette, Klemmen oder anderen greifenden Instrumenten versucht man jetzt die umschnittene Platte zu entfernen; meist ist dies schwierig und gelingt nur stückweise. Die dabei auftretende Blutung ist sehr bedeutend. Im Hinblick auf die anatomischen Eigenschaften des Paraffinoms (Granulom mit Gefäßreichtum, Entzündung, passiver und aktiver Hyperaemie) erscheint dies erklärlich. Ein Fassen und Unterbinden der blutenden Gefäße ist in dem starren Gewebe sehr schwierig. Soweit unter Führung des Auges möglich, werden die blutenden Stellen umstochen. Nach der Operation empfiehlt sich die Verabreichung von Styptica (Clauden). Für 12 Stunden wird ein Druckverband angelegt und dem Kranken Sprech- und Kauverbot auferlegt. Den Druckverband kann man in verschiedener Weise machen: entweder werden reichlich Mullagen über der dem subkutan entfernten Paraffinom entsprechenden Höhlung durch Bindentouren fixiert oder über den die Wunde deckenden Mullagen Schwammgummi verwendet. Noch vorteilhafter und empfehlenswert, aber umständlicher ist die Verwendung von kleinen, aufblasbaren Gummiluftkissen. Die Gummikissen, welche über die Mullagen gelegt werden, sind erst nach Beendigung des Verbandes aufzublasen. Durch Zwischenschaltung eines Manometers zwischen Luftpumpe und Gummikissen kann man sich von der Höhe des Druckes überzeugen. Er soll anfangs nicht höher als 50 mm Hg und nicht niedriger als 30 mm Hg sein. Nach eingreifenderen Paraffinomoperationen tritt häufig ein beträchtliches Ödem des Gesichtes auf, und es vergehen bis zu seinem völligen Verschwinden oft 8—10 Tage. Beim Schließen der Wunden soll nicht zu eng, jedenfalls nicht enger als in Abständen von 1—1½ cm genäht werden. Im allgemeinen zeigen die von einer Paraffinomentfernung herrührenden Operationswunden eine schlechte Heilungstendenz; an einzelnen Stellen fistelt es im Bereiche der Nahtlinie mitunter mehrere Wochen lang, ehe es zu einem endgültigen Verschluß kommt. Bei sachgemäßer Nachbehandlung, d. h. konsequent 1—2 Wochen für mehrere Stunden am Tage durchgeführter Eisbeutelanwendung bilden sich Schwellung und lividrote Verfärbung im Bereiche des Operationsterrains fast völlig zurück, selbst dann, wenn es nicht gelungen ist, das Paraffinom im ganzen zu entfernen. Wärmeapplikation verschlechtert für gewöhnlich die Symptome. Ungefähr 3 Wochen post op. beginnt man mit ganz leichten Massagen unter Verwendung von Jodsalben oder -linimenten (Jothion, Jodex); zunächst können hiernach Schwellungen und stärkere entzündliche Erscheinungen auftreten. In diesem Falle schaltet man für 1—2 Tage stundenweise Eisbeutelapplikation dazwischen, ehe mit der Massagebehandlung fortgefahren wird. Mit der Narbenkorrektur soll mindestens ½ Jahr nach der Operation gewartet werden.

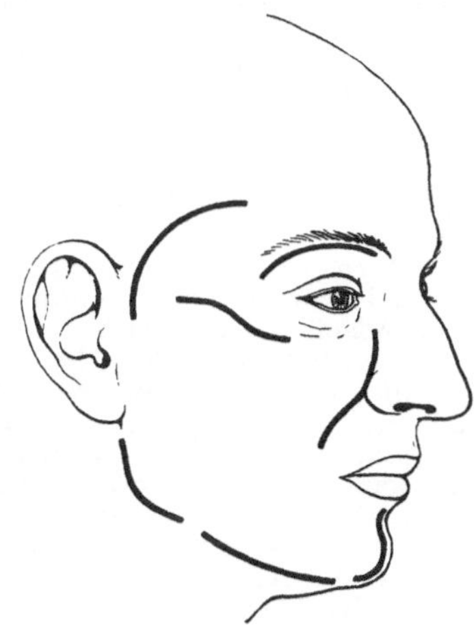

Abb. 1.

Ist es über dem Paraffinom zu einer Fistelbildung gekommen, so ist die subkutane Ausschälung in der eben skizzierten Weise nicht möglich. Die meist livid-rot verfärbte Zone in der Fistelumgebung wird durch Ovalärschnitt mitentfernt. Die Operationswunde wird desto schneller und glatter vernarben, wenn der Ovalärschnitt die lividverfärbte Fistelumgebung umschließt und bereits im Bereiche der gesunden, nicht veränderten Haut liegt. Es ist besser, den Schnitt etwas zu groß als zu klein anzulegen; in letztgenanntem Falle kommt es zwar zu einer kleineren, aber trichter- oder muldenförmig eingezogenen Narbe über dem entfernten Paraffinom.

Dies ist auffälliger und kosmetisch störender als eine zwar in ihrer Längenausdehnung größere, aber dafür glatte, nicht eingezogene Narbe. Bei glatten, fistelfreien Wundverhältnissen und guter Blutstillung kann unmittelbar an die Exstirpation des Granuloms eine freie Fetttransplantation angeschlossen werden. Bei Paraffinomen des Nasenrückens, wie sie nach Paraffininjektion entstehen, welche zwecks Korrektur von Profilimpressionen vorgenommen werden, versucht man dasselbe entweder von einem T-förmigen Schnitt im Bereiche der Nasenspitze, von einem Schnitt im Bereiche der Glabella oder auf endonasalsubkutanem Wege zu entfernen. Hierbei leistet ein schaufelförmig gestaltetes Messerchen oder, wo dies nicht zur Verfügung steht, ein möglichst flacher, scharfer Löffel gute Dienste. Eine Entfernung vom Nasenrücken aus ist im allgemeinen nicht zu empfehlen, es sei denn, daß die Haut des Nasenrückens von zahlreichen Fistelgängen durchsetzt und man dazu gezwungen ist. In solchen Fällen ist eine Exstirpation samt der Nasenrückenhaut kaum zu umgehen. Der große sekundäre Defekt wird entweder mittels Stirnlappen oder durch zweizipfligen Lappen vom Nasenrücken bzw. von der Glabella gedeckt. (Moncorps: Cbl. f. Haut- u. Geschlechtskrankh., Bd. 24, 740, u. Bd. 28, 1.)

Paraffinpackung (-masken), s. Gesichtspackungen; Gesichtspflege; Hauskosmetik; Hydrotherapie; Masken.

Paraform (s. Formaldehydlösung), Paraformaldehyd, ist polymerisierter Formaldehyd. Es ist ein weißes, undeutlich kristallinisches Pulver, bei gewöhnlicher Temperatur geruchlos, beim Erhitzen stark nach Formaldehyd riechend. Es löst sich kaum in Wasser, Alkohol und Aether, ist aber löslich in Laugen, Ammoniak und in warmen verdünnten Säuren; in heißem Wasser löst es sich unter Bildung von Formaldehyd. Schmelzpunkt etwa 171°. Wie Formaldehyd. 5—10%iges Paraformkollodium wird von Unna zur Ätzung spitzer Kondylome und weicher Naevi benützt.

Paraformstreupulver.

Rp. Paraformii sicc. ..... 2,0 Magnes. carbon. 6,0
Amyli Tritici .... 10,0 Ol. Paraffini 2,0
Talc. pulv. 80,0

S. auch Mesotan.

Parakressenkraut, Herba Spilanthis oleraceae, stammt von Spilanthes oleracea Jacquin. Wird zur Pflege der Mundschleimhaut und gegen Erkrankungen des Zahnfleisches in Form der Tinktur (1 : 5 verdünnter Alkohol) verwendet (selten!).

Rp. Tinct. Spilanth. olerac. Ol. Menth. pip. gtt. V.
Tinct. Gallar. Zum Bepinseln des gelockerten
Tinct. Ratanh. .... aa 10,0 Zahnfleisches.

Paralytischer Spitzfuß, s. Lähmung des Fußes.

Paraoxybenzoesäure, deren Ester (s. dort) eine kräftig konservierende und antiseptische (keimtötende) Wirkung besitzen, wirkt nur schwach antiseptisch und konservierend, sie ist in dieser Hinsicht weniger wirksam als Salizylsäure, während ihre Ester die Salizylsäure an keimtötender und konservierender Wirkung ganz bedeutend übertreffen.

Paraoxybenzoesäureester sind äußerst wertvolle Konservierungs- und kräftig keimtötende Mittel. Sie wirken gärungs- und fäulniswidrig, hindern die Entwicklung von Infektionserregern (z. B. Staphylokokken) und töten sie rasch ab (nach Sabalitschka, Eschenbrenner, Leschke u. a.). Sie sind in ihrer spezifischen Wirkung in dieser Hinsicht allen bisher bekannten antiseptischen bzw. keimtötenden Mitteln bedeutend überlegen. Diese Ester sind dabei völlig ungiftig und ohne jede Reizwirkung, selbst in größeren Dosen. Der schwächste Ester dieser Art ist der Methylester, der auch unter dem Namen Nipagin oder Solbrol im Handel anzutreffen ist. Viel wirksamer ist ein Gemisch von Methyl- und Propylester, während die höheren Ester dem Methylester in allen Fällen noch bedeutend überlegen sind. Von den angegebenen Estern am stärksten wirkt der Benzylester (Nipabenzyl), im Mittel etwa 23mal so stark als der Methylester. Die Ester der p-Oxybenzoesäure werden bereits in ausgedehntem Maße zur Konservierung korruptibler Präparate, besonders leicht ranzig werdender Fettkörper verwendet. Auch bei der Konservierung des Wasserstoffsuperoxyds leisten sie hervorragende Dienste und sind als wirkungsvolle Antiseptica in der Zahnpflege gebraucht. Vorzüglich bewähren sich die Paraoxybenzoesäureester u. a. auch bei Bromhidrosis zur Abtötung von Bacterium foetidum (s. auch Schweißabsonderung). Nötige Mengen zur Konservierung s. Konservierung.

Paraphimose, s. Genitale, männliches; Phimose.

Parasiten, tierische. Die hierhergehörigen Spezies gehören in die große Gruppe der Arthropoden, eine ganze Reihe von diesen können Erkrankungen der Haut hervorrufen, besonders bei Menschen, welche sich durch große Empfindlichkeit auszeichnen, die aber sehr verschieden ist. In den Tropen gibt es manche Asseln und Spinnen, Skorpione, welche neben Allgemeinwirkungen auch Veränderungen auf der Haut erzeugen. Die größte Verbreitung hat die Krätzerkrankung (Scabies, s. dort), welche durch verschiedene Acarusarten hervorgerufen wird. Unter den Käfermilben kommt vor allem der *Dermanyssus avium* in Betracht, der in den Nestern von Tauben, Schwalben, in Hühnerstallungen, aber auch bei Zimmervögeln aufzufinden ist und von da aus den Menschen befällt (z. B. beim Lüften des Bettzeuges). Man findet den Körper besät mit kleinsten roten Knötchen, Urticariaquaddeln und Kratzeffekten, und da das Jucken am stärksten nachts auftritt, kommen öfter Verwechslungen mit Skabies vor. Bei genauer Untersuchung findet man aber die kleine rote Milbe, welche die Diagnose sofort machen läßt. Beseitigung der Infektionsquelle führt zu spontaner Heilung.

Taubenschläge sind öfter von *Argas marginatus* infiziert, der gelegentlich auch den Menschen sticht, wodurch es zu schmerzhaften, ödematösen Schwellungen, ja sogar zu Allgemeinerscheinungen kommen kann. In den Tropen finden sich zahlreiche, viel lästigere Zeckenarten, die neben lokalen Erscheinungen auch als Vermittler von Infektionskrankheiten eine Rolle spielen. In unseren Gegenden hat häufiger der *Holzbock (Ixodes ricinus)* eine Bedeutung. Er bohrt sich tief ins Korium ein, so daß sein Vorderkörper förmlich in einer Tasche liegt, und saugt Blut an, wodurch er bis zur Kirschkerngröße anschwillt. Der Biß wird meist kaum empfunden, zuweilen schwellen die zunächst gelegenen Drüsen leicht an. Man hüte sich, die Zecke auszureißen, da der Kopf sonst in der Haut steckenbleibt und öfter erst durch einen kleinen Eingriff entfernt werden muß. Durch Verbände mit Terpentinöl, Glyzerin, Diachylonsalbe, eventuell auch durch Bedecken mit Pflaster sperrt man die Luft ab, dadurch wird das Insekt zum Absterben oder Loslassen gebracht und fällt ab.

Der *Sendlinger Beiß (Aoûtat),* je nach dem Orte verschieden benannt, wird durch *Leptus autumnalis* hervorgerufen, es sind das Milben verschiedener Trombidienarten, welche auf Gräsern, Blumen, Sträuchern, aber auch im Erdboden vorkommen, auf den Menschen übergehen und heftig juckende Papeln erzeugen, sie setzen sich gerne an eingeschnürten Körperteilen fest und bohren sich auch in die

Haut ein. Entsprechende Kleidung bei Gärtnern, Vermeidung des Betretens befallener Wiesen und Gärten wird eine Erkrankung hintanhalten. Zur Beseitigung dient am besten Abwaschung mit Benzin, dann antipruriginöse Behandlung.

Der Erreger der *Gerstenkrätze* ist der *Pediculoides ventricosus*, eine Milbe, die auf den Larven von Gerstenschädlingen lebt. Die Prädilektionsstellen: Rücken, Brust, Oberarme, welche beim Tragen der Getreidesäcke am meisten exponiert sind, erscheinen von kleinsten roten Knötchen dicht besetzt, daneben urtikarielle und erythematöse Flecken, heftiger Juckreiz, zuweilen auch Störung des Allgemeinbefindens. Da die Milben auf der Haut nur vorübergehend hausen, sind antiparasitäre Mittel überflüssig, nur gegen das Jucken und die Entzündung ist vorzugehen.

Es würde zu weit führen, alle Spezies aufzuzählen, welche gelegentlich zu Hauterscheinungen Anlaß geben. Nicht nur Raupen, sondern auch Schmetterlinge, Ameisen gehören dazu. Eine ganz eigentümliche, in Rußland häufigere, bei uns seltene Erkrankung ist die *Creeping disease*, welche durch die *Larva migrans*, die Larve einer Pferdefliege (Gastrophilus) hervorgerufen wird. Sie kriecht in der Haut weiter und ruft rote bogenförmige Linien und Schleifen hervor *(Dermatitis linearis migrans)*. Der Erreger kann bei einiger Übung nach Aufhellung mit Öl unter einer Lupe am Ende des Ganges eingestellt und mittels Nadel entfernt werden, wohl die sicherste Methode, die Krankheit zur Heilung zu bringen.

Nächst der Krätze sind die häufigsten Schmarotzer am menschlichen Körper die Läuse, von denen wir drei Arten unterscheiden:

Die *Kopflaus (Pediculus capitis)* hat eine längliche Gestalt, wird etwa 2 mm lang, ist von grauer Farbe. Man trifft sie am häufigsten bei Kindern, von denen in Kindergärten und Schulen mitunter eine große Zahl befallen werden kann und nistet sich im Haupthaar, besonders bei Frauen, seltener im Barte bei Männern, an. Man lasse sich ja nicht durch die Noblesse einer Dame davon abhalten, nach Ungeziefer zu fahnden, wissen wir doch, daß in früheren Zeiten, als die Damen kunstvolle „Coiffuren“ trugen, die Läuse eine fast unausbleibliche Beigabe waren, denn diese Frisur blieb oft tage- und wochenlang unberührt, so daß der Läusekratzer, je nach Vermögen kostbarer oder einfacher ausgeführt, zu den Utensilien der Dame von Welt gehörte. Allerdings müssen die Recherchen behutsam geführt werden und die Mitteilung eines positiven Ergebnisses bedarf besonderer Delikatesse. — Gewöhnlich muß ein Sündenbock herhalten.

Der Biß der Läuse bereitet heftigen Juckreiz, individuell verschieden, natürlich in hohem Grade dann, wenn sie in größerer Zahl vorkommen. Durch das Kratzen entstehen Exkoriationen, Infektionen, nässende, krustöse Dermatitiden, Pyodermien und selbst größere Abszesse mit konsekutiven Drüsenschwellungen am Nacken und Halse, die auch vereitern können, nicht selten beobachtet man phlyktenuläre Augenerkrankungen und schließlich auch Pyodermien an entfernten Körperstellen (Gesicht, Fingern), besonders bei verwahrlosten Kindern. Sehr auffallend sind immer ekzematöse Veränderungen am Nacken und an der Haargrenze.

Bleibt der Zustand bestehen, wird nicht eingegriffen, so bildet sich unter dieser Vernachlässigung der *Weichselzopf* aus, *Plica polonica*, den man besonders in Gegenden niederer Kultur und geringer Körperpflege antrifft, doch soll nicht unerwähnt bleiben, daß man ihn in früheren Zeiten oft direkt gezüchtet hat, um bei inneren Krankheiten „abheilend“ zu wirken. Das Haar ist verfilzt, fast unentwirrbar, mit Krusten und Borken bedeckt, von Nissen besetzt, es wimmelt von Läusen, es geht ein scheußlicher Gestank aus, die Kopfhaut ist zerkratzt, zahlreiche Eiterungen bedecken sie.

Man wird nach Pediculi vor allem am Hinterkopf und in der Gegend der Ohren suchen. Finden sich lebende Tiere nicht, so lassen sich ihre Eier nachweisen, welche von einer Cutisscheide umgeben sind, an den Haaren außerordentlich fest haften; diese Nisse entfernen sich mit dem wachsenden Haare von der Haut, so daß man daraus einen Schluß auf die Dauer der Erkrankung machen kann. Die ovalen, grauweißen Körperchen sind bei einiger Übung schon mit freiem Auge zu erkennen, sicher bei guter Beleuchtung mit der Lupe und von anhaftenden Schuppen leicht durch ihr Festhaften zu unterscheiden.

Die Übertragung erfolgt gewöhnlich durch direkten Kontakt von Mensch zu Mensch, doch kann dies auch durch Gebrauchsgegenstände (Kamm, Bürste) geschehen, durch Hüte, Kopftücher, deren Desinfektion mit Wasser und Seife, eventuell 10% Karbolsäure bei unseren therapeutischen Maßnahmen nie vergessen werden soll, ferner durch Anlehnen des Kopfes auf gepolsterte Möbel (Eisenbahn, Zahnarzt, Friseur usw.).

Bei reinlichen Menschen, welche den Kopf häufig waschen, wird es wohl nie zu so schwerem Überwuchern des Ungeziefers mit seinen Konsequenzen kommen. Man wird dann sofort an die Vertilgung desselben gehen können. Die älteste einfache Methode besteht darin, daß die Kopfhaare mit Ol. petrae, Ol. olivar. aa abends fest durchtränkt und mit einem Tuche eingebunden werden. Morgens Waschung mit Wasser und Seife, die nächstfolgenden Tage müssen die Haare mittels eines dichten Kammes, der in heißen Essig oder Sabadillaessig getaucht wird, durchgekämmt werden, damit sich die Nisse von den Haaren loslösen. Gewöhnlich genügt es, Petroleum einmal anzuwenden. Ein sehr gutes Mittel ist das „Cuprex“, dessen unangenehme Nebenwirkung, der Grünfärbung der Haare, beim „farblosen“ Präparat beseitigt ist. 50 g der Flüssigkeit werden in die Kopfhaut fest eingerieben, 1—2 Stunden einwirken gelassen, dann mit heißem Seifenwasser entfernt; die Nisse sind dann auch in hohem Maße gelockert und lassen sich mit dem Staubkamm entfernen, meist reicht eine einmalige Applikation aus (Achtung auf Feuergefahr! Vermeidung konjunktivaler Reizung).

Andere Verfahren sind umständlicher, so muß Acetum Sabadillae 3 Abende hintereinander angewendet, der Kopf mit Gummikappe oder -papier abgedeckt werden. Unguentum cinereum, Sublimatessig reizen öfter und können besonders bei Kindern Vergiftungserscheinungen auslösen. Letzterer kann mit Vorteil in der Verdünnung 1 : 200 zur Beseitigung von Läusen im Barte bei Männern Anwendung finden, oder auch Xylol 50,0, Alkohol, Aether aa ad 100,0. — Sind starke Reizerscheinungen, Krustenbildungen vorhanden, so gibt man zunächst 5—10% Salizylöl und ein weniger reizendes Mittel, z. B. Bals. peruv., Ol. olivar. aa, gehe aber bald zu den früher genannten Präparaten über. Eventuell restierendes Ekzem ist in gewohnter Weise zu behandeln.

Der *Pediculus vestimentorum*, die Kleiderlaus, ist größer als der P. capit., lebt nicht auf der Haut, sondern in den Kleidungsstücken, besonders in den Nähten und Falten derselben. Es ist deshalb notwendig, dort nach ihm zu suchen, darauf zu achten, daß der Patient nicht mit frischer Wäsche zur Untersuchung erscheine. Kommt bei Erwachsenen häufiger vor als bei Kindern im Gegensatz zu den Kopfläusen und hat nicht für alle Menschen die gleiche Vorliebe, wird scheinbar besonders von manchen durch die Riechstoffe der apokrinen Drüsen angezogen. — Die Nisse werden gerne in gelben, perlartigen Körnern an die Stoffäden angeklebt. Besonders gefährlich wird die Kleiderlaus durch die Übertragung der Rickettsia Prowazeki, der Erregerin des Flecktyphus, wahrscheinlich auch des Fünftagefiebers und der Febris recurrens. Sie erzeugt stark juckende Quaddeln, welche durch die Fingernägel breit, strichförmig aufgekratzt werden. Die Lokalisation dieser Exkoriationen über und zwischen den Schultern, an den Weichen und der Vorderseite der Oberschenkel ist sehr charakteristisch. Freibleiben des Kopfes, Gesichtes, der Hände und Füße. Neben Pyodermien, frischen Kratzeffekten, älteren weißen Narben nimmt die Haut bei längerer Dauer an Dicke zu, wird trocken und stark pigmentiert, *Melanodermia phthiriatica*, die manchmal auch an der Mundschleimhaut auftritt und dann zu Verwechslungen mit Morbus Addisonii führen kann. — Man benennt diese Haut auch als *Cutis vagantium.*

Das Wichtigste ist eine gründliche Desinfektion der Kleider und Wäsche durch trockene Hitze von 100°, eine Stunde, Wasserdampf, der aber Wolle und Leder schädigt oder Schwefeldioxyd (Verbrennen von Schwefel oder Schwefelkohlenstoff). Der Patient erhält ein heißes Bad und Seifenwaschung, bei starker Behaarung und hochgradiger Verlausung soll er rasiert werden, da sich die Eier auch an den Lanugohaaren finden. Bei Fleckfiebergefahr muß sich auch der Behandelnde vor einer Invasion durch gut abschließende Kleider und Handschuhe schützen. Eine sichere Prophylaxe gibt es nicht, obwohl eine große Anzahl von Mitteln angegeben worden sind. Reinlichkeit, Bäder, oftmaliges Wäschewechseln, heißes Bügeln der Kleider, besonders der Nahtstellen, ist noch das beste. Als Volksmittel gelten Einreibungen mit Tabaksaft. Einstreuen von 50% Schwefelpuder nach der Reinigung, weiße Praezipitatsalbe sind zu empfehlen.

Pediculus (Phthirius) *pubis, Morpio, Filzlaus* kommt vor allem am Mons veneris vor, kann aber von da auch in die Aftergegend und auf die Oberschenkel vordringen, besonders bei stark behaarten Menschen. Schließlich trifft man ihn auch in den Achselhaaren, im Barte an, bei Kindern nicht so selten an den Zilien und Augenbrauen, wohl nur ausnahmsweise einmal im Kopfhaar. Die Übertragung erfolgt fast ausnahmslos durch den Geschlechtsverkehr, bei Kindern durch Benützung desselben Bettes, man schließe eine solche schon aus psychischen und diplomatischen Gründen durch unreine Hotelbetten oder Klosetts nicht aus, wenn wir uns dessen auch bewußt sind, daß dies höchst unwahrscheinlich ist, daß die Parasiten, von der Haut entfernt, bald zugrunde gehen. Die Filzlaus umklammert die Haare, so daß sie schwer abstreifbar ist, außerdem findet man die Eier in mehr weniger großer Menge fest ans Haar angeklebt. Der Juckreiz ist verschieden stark, stärkere Exkoriationen und Pyodermien selten. — Am Körper hinterlassen die Bisse bei manchen, nicht bei allen Menschen, verschieden große und verschieden geformte bläuliche Flecke, *Maculae coeruleae (Taches bleues, ombrées, Macules cyaniques)*, welche durch einen Farbstoff hervorgerufen werden.

Als Behandlung empfiehlt sich vor allem das Cuprex, welches in der Menge von 25 g in die Inguinalgegend eingerieben, nach einer Stunde abgewaschen wird.

Das vielfach verwendete Ungt. hydrarg. cinerei verursacht oft Hautentzündungen, beschmutzt die Wäsche und muß mehrmals angewendet werden; angenehmer, doch schwächer wirkend ist eine 10%ige Praezipitatsalbe. Gute Erfolge bei reinlichem Gebrauch erzielt man mit $^1/_2$%igem Sublimatessig oder 1% Sublimatglyzerin, welche 3—4 Tage morgens und abends einzureiben sind, womit auch die Nisse gelockert werden. In den meisten Fällen, außer bei sehr stark behaarten Menschen, ist das Rasieren zu umgehen. Bei Befallensein der Zilien und Augenbrauen kann man wenige Phthirii entweder mit der Pinzette ablösen oder man betupft 3mal täglich mit $^1/_2$‰iger Hydrarg.-Oxyzyanat-Lösung und läßt nachher Hydrarg. oxyd. flav. (10%—20%ige Salbe) einreiben, oft reicht 10%ige weiße Praezipitatsalbe aus.

S. auch Cuprex; Pruritus; Trichorrhexis nodosa.

Parasterin ist eine hydrophile Salbengrundlage aus Glykolstearat (Tegin) und Paraffinsalbe.

Parathyreoidea. Die Funktion der Parathyreoidea ist mit dem Mineralstoffwechsel in innigem Zusammenhang. Störungen desselben führen zur Tetanie, bei der wir auch Hypotrichose, atrophische Nagelveränderungen, Linsentrübungen und mangelhafte Verkalkung des Dentins beobachten können. Auch die Thalliumalopezie soll nach Buschke durch Einwirkung auf diese Drüse stattfinden.

Parathormone — Lilly: Injektionen mit 20 Collipseinheiten pro Kubikzentimeter.

Parathyreoidea — Sanabo: Injektionen nach der Blutkalksteigerung, ausgewertet mit 20 C. E., 0,23 g der frischen Drüse entsprechend. Tabletten mit 2 C. E., 0,025 g entsprechend.

Parathyreoidea — Richter: Injektionen mit 50 C. E. Tabletten 0,06 g des frischen Organs beinhaltend.

Tabloids Glandula Parathyreoidea — Wellcome: Tabletten 0,026 g des frischen Organs entsprechend. Dieses Präparat ist auch gemeinsam mit Calcium lacticum zu haben.

Paratoluylendiamin, s. Anilinhaarfarben.

Paremulsol, wachsartige Masse, dient als Emulgator. Ist wahrscheinlich ein Glykolfettsäureester (Stearat ?) (ähnlich dem Tegin).

Parenol. Unter dieser Bezeichnung findet man hydrophile Salbengrundlagen im Handel, die im wesentlichen aus Gemischen von Lanolin, Ceresin und Bienenwachs bestehen.

Lanolinparenol.		*Cero-Parenol.*	
Rp. Ceresini alb.	85,0	*Rp.* Cerae alb.	5,0
Lanolini	15,0	Ceresini	70,0
Aquae	20,0	Aquae	25,0

Die Hydrophilie derartiger Gemische läßt sich durch Mitverwendung moderner Emulgatoren noch ganz beträchtlich steigern.

S. auch Lanettewachs; Stearinester; Triaethanolamin; Cetylalkohol.

Parfum. Die Parfummischung zerfällt in drei Teile, die Basis, das Adjuvans und den Fixateur. Die Basis wird durch die Hauptnote des Parfums (z. B. Maiglöckchen, Flieder usw.) dargestellt, das Adjuvans durch solche Riechstoffe, die die Basis geruchlich komplettieren, bzw. deren Geruch abrunden oder hervorheben. Dem Fixateur kommt die wichtige Rolle zu, den Geruch der Mischung haltbar zu machen, also eine zu rasche Verflüchtigung zu verhindern. Natürlich sind diese drei Elementarfunktionen der Riechstoffe in ihrer Funktion nicht scharf abgegrenzt; so nimmt speziell der Fixateur in der Regel regen Anteil an der Abrundung und Auffrischung der Hauptnote, so daß er in vielen Fällen als Adjuvans mitwirkt. Im Adjuvans haben wir auch die Kontraste zu geben, die bestimmt sind, den Hauptgeruch so hervorzuheben, daß er wirklich natürlich, bzw. genügend originell zur Geltung kommt. So werden wir immer einen zu süßen Blumengeruch durch einen herben Kontrast (Amylsalizylat usw.), einen zu herben Hauptgeruch durch einen blumigen Kontrast zu harmonisieren haben. In der Auswahl solcher geeigneter Riechstoffe von komplementärer Wirkung liegt die eigentliche Kunst des Parfumeurs, die auf genauester Materialkenntnis aufgebaut ist und nur durch lange Übung und Schulung des Geruchssinns diese subtile Materie vollkommen beherrschen kann.

Wir wollen uns hier lediglich darauf beschränken, gewisse Tatsachen zu erwähnen, welche das Interesse des ärztlichen Kosmetikers erregen und ihm dazu dienlich sein können, das ästhetische Moment in der Kosmetik durch entsprechende Verwendung von Aromata so zu betonen, wie es unserer Ansicht nach die heutige Zeit erfordert. Zu diesem Zwecke bringen wir ein ausführliches und reichhaltiges Formularium, das es dem ärztlichen Kosmetiker ermöglichen soll, in seiner Rezeptur auch detaillierte Vorschriften für die Aromatisierung seiner Präparate zu geben.

Formularium:

I. *Für Puder, Salben, Cremes usw., die fetten Charakter haben, also nicht durch Emulgierung mit Alkalien oder Borax hergestellt wurden.*

Zu nehmen für je Produkt 100,0 (zirka 0,5—0,7 g):

Rp. Extr. Musci arbor.... 0,05
Ol. Santali ... 0,1
Ol. Patchuli ... 0,02
Ol. Rosae ver. ... 0,02
Cumarini ... 0,03
Ol. Vetiver ... 0,2
Ol. Naphae art. ... 0,05
Ol. Bergamottae ... 0,1
Ambrae artif. ... 0,05
Moschi artif. (ambrette) ... 0,02
S. Chypreparfum.

Rp. Ol. Betul. turion. ... 0,03
Extr. Musci arbor. ... 0,03
Ol. Rosae ver. ... 0,02
Cumarini ... 0,03
Ol. Patchuli ... 0,02
Ol. Lavandul. ... 0,2
Ol. Vetiver ... 0,15
Ol. Santali ... 0,05
Ambrae artif. ... 0,1
S. Fougèreparfum.

Rp. Ol. Trifolii art. ... 0,3
Cumarini ... 0,05
Extr. Musci arbor. ... 0,02
Ol. Canangae ... 0,1
Ol. Rosae art. ... 0,1
Ambrae art. ... 0,03
Moschi art. ... 0,02
S. Kleeparfum.

Rp. Extr. Musci arbor. .. 0,03
Ol. Patchuli ... 0,02
Ol. Cyclaminis art. ... 0,2
Ol. Trifolii art. ... 0,1
Ol. Naphae art. ... 0,2
Ol. Rosae art. ... 0,1
Ambrae art. ... 0,05
Moschi art. ... 0,02
S. Phantasiebukett.

Diese Kompositionen lassen sich natürlich auch sehr gut im alkoholischen Vehikel als Extraits oder Eaux de Toilette verwenden, etwa die 4fache Menge (1—3 g) für 100 g 75—80%igen Alkohol. Dasselbe gilt natürlich auch von den übrigen Vorschriften zur Parfumierung von Salben, Pudern usw.

II. *Für emulgierte Cremes, Puder usw.* für je 100,0 Produkt.

Rp. Ol. Convallar. art. ... 0,4
Cumarini ... 0,05
Ol. Rosae art. ... 0,1
Ol. Viol. odor. art. ... 0,05

Rosenparfum für Unguentum leniens usw.

Rp. Ol. Rosae art. ... 0,4
Ol. Rosae ver. ... 0,1
Ol. Geranii afric. ... 0,1
Extr. Labdani incol. ... 0,03

Rp. Ol. Trifolii art. ... 0,3
Cumarini ... 0,05
Ol. Canangae ... 0,1
Ol. Rosae art. ... 0,1
Moschi art. ... 0,02
Ambrae art. ... 0,03

Rp. Ol. Geranii afr. ... 0,3
Ol. Rosae art. ... 0,1
Ol. Rosae ver. ... 0,1
Moschi art. ... 0,02
Ambrae art. ... 0,03

III. *Für alkoholische Flüssigkeiten stärkerer Konzentration,* 75—80%ig. Für je 100,0 Produkt (etwa 2 g).

Rp. Bals. peruv. ... 0,2
Extr. Labdani incol. ... 0,3
Ol. Rosae art. ... 0,5
Ol. Naphae art. ... 0,5
Ambrae art. ... 0,2
Vanillini ... 0,1
Aeth. acetici ... 0,05
Ol. Bergamottae ... 0,3
S. Balsamischer Geruch.

Rp. Ol. Aurant. cort. ... 1,5
Ol. Naphae art. ... 0,5
Ol. Citri ... 0,2
Ambrae art. ... 0,03
S. Portugalwassergeruch.

Rp. Ol. Bergamottae ... 1,0
Ol. Citri ... 0,5
Ol. Aurant. dulc. cort. ... 0,5
Ol. Rosmarini ... 0,2
Ol. Lavandul. ... 0,3
Ol. Naphae art. ... 0,5
S. Aqua Coloniensis.

Rp. Ol. Myrciae acr. ... 1,0
Ol. Cinnam. fol. ... 0,3
Ol. Citri ... 0,2
Ol. Caryophyll. ... 0,1
Vanillini ... 0,05
Ambrae art. ... 0,05
S. Bayrumaroma.
Auf obige Menge noch 1,5 starke künstliche Rumessenz zufügen.

IV. *Für verdünnte alkoholische Flüssigkeiten von etwa 65% Alkohol,* z. B. Haarwässer (Lotions). Für 100,0 Produkt etwa 0,6 g Parfum.

Eau de Quinine.

Rp. Ol. Rosae art. ... 0,3
Ol. Geranii afr. ... 0,2
Extr. Labdani ... 0,05
Vanillini ... 0,02

Eau de Cologne.

Rp. Ol. Bergamottae ... 0,4
Ol. Citri ... 0,2
Ol. Aurant. dulc. cort. ... 0,2
Ol. Rosmarini ... 0,03
Ol. Lavandul. ver. ... 0,05
Ol. Naphae art. ... 0,2

S. auch Birkenwasser; Haarwässer; Portugal-Haarwasser; Quinine-Haarwasser.

V. *Komponierte, fertig fixierte Parfumöle für die Rezeptur.* In diesem Teil soll die Herstellung solcher Kompositionen durch geeignete Beispiele angeregt werden. Von solchen fertigen Parfumölen könnten dann in der Rezeptur für 100,0 Produkt folgende Mengen zum Parfumieren vorgeschrieben werden:

1. Bei Salben, Cremes etwa 0,5—0,7.
2. Bei Pudern (Streupuder usw.) etwa 0,8—1,0.
3. Bei hochprozentigen alkoholischen Lösungen (zirka 80%) etwa 2—3,0.
4. Bei verdünnten alkoholischen Lösungen 60% etwa 0,5—0,6.

Literatur u. a.: H. Mann, Die moderne Parfumerie, 4. Aufl., vollständig neu bearbeitet von F. Winter; F. Winter: Handbuch der gesamten Parfumerie und Kosmetik, 2. Aufl.; F. Winter, Riechstoffe und Parfumierungstechnik.

Pariserrot, Polierrot, chemisch reines Eisenoxyd, das durch Glühen von Ferrooxalat bereitet wird. In der Hauptsache als Metallpoliermittel. Gute Sorten von schönem Rot sind aber auch bei der Herstellung von Schminken usw. gut verwendbar.

Parisol ist ein Antisepticum und Desodorans, das Formaldehyd, Menthol, aromatische Kohlenwasserstoffe und Seife, in Spiritus gelöst, enthalten soll. Im Handel sind auch P.-Mundwasser und P.-Wundpulver.

Paronychia, s. Nägel; Radium.

Paronychia mycotica, s. Röntgen.

Paronychia trichophytia, s. Trichophytie.

Paronychia tuberculosa, s. Röntgen.

Parrotsche Streifen, s. Syphilis.

Pasta, Pastae s. Pasten.

Pasta adiposa (Unna).

Unnasche Fettpasta.

Rp. Lanolini anhydr. ... 6,0
Acid. acet. dil. (30%) ... 7,0
Adip. benzoat. ... 2,0
Kaolini ... 6,0

Pasta aquosa, Wasserpasta, ist eine Pasta aus gleichen Teilen Zinkoxyd, Talcum, Glyzerin und Wasser.

Pasta Caseini, s. Kasein.

Pasta salicylata ist Zink-Pasta mit 2% Salizylsäure.

Pasten, Pastae. Allgemeines. Eine gute Pasta soll sich nach P. G. Unna in dünner Lage rasch und leicht verreiben lassen, und auf der Haut einen trockenen, möglichst festhaftenden Überzug bilden. Lassar empfahl bekanntlich sein Mehl-Zinkoxyd-Vaselin, die Lassarpasta (s. Zinkpasta Lassar), Unna eine Mischung von Bolus, Leinöl und Zinkoxyd, später kam er zur Ausarbeitung seiner Kieselgurzinkpasta (s. Kieselgur), nachdem er erkannt hatte, daß die wichtigste Eigenschaft einer Pasta ihre wasserbindende, austrocknende Fähigkeit und ihre Deckenbildung ist.

Die Pasta Zinci eignet sich in ihren verschiedenen Formen für kosmetische Behandlungen aller derjenigen Hautübel, wo zugleich eine Reizung der Haut und übermäßige Fettabsonderung besteht.

Durch Zusatz von Schwefel zu dieser Pasta entsteht die weiße Zink-Schwefel-Pasta Unnas, welcher man durch Zusatz von Zinnober eine kosmetisch bessere Hautfarbe geben kann (Pasta Zinci sulfurata rubra) (s. Zinkpasten).

Die Zink-Schwefel-Pasten empfehlen sich bei allen seborrhoischen Dermatosen des Gesichts und Körpers: Ekzema seborrhoicum, Rosacea, Pityriasis alba faciei usw.

Eine andere Pasta, die ebenfalls bei diesen Gesichtsaffektionen in Frage kommt, ist die Pasta Aluminis albuminata (s. Alaun). Alaunlösung vereinigt sich mit einer Mischung von 8% Eiweiß und Mandelöl zu einer teigigen Pasta, die auf der Haut zu einer trockenen Decke erstarrt. Eiweiß-Alaun-Pasta UNNAS. Diese Pasta wirkt erweichend, anaemisierend, eintrocknend und ist bei Seborrhoea oleosa, Akne und Großporigkeit des Gesichtes und der Nase indiziert. Die ziemlich harte Konsistenz dieser Pasta kann durch Zusätze verbessert werden, z. B. durch eine bleichende Wismutsalbe:

Rp. Pasta Aluminis albumin. 20,0
Ungt. bismut. oxychlorati... 10,0

oder durch Zusatz von Essig, wodurch eine erweichende Wirkung erzielt wird.

Rp. Aceti 10,0
Pasta Aluminis albumin..... 20,0

Will man Schwefel z. B. zur Aknebehandlung hinzusetzen, so darf man sich keinesfalls alkalischer Schwefelmittel wie z. B. des bekannten KUMMERFELDschen Waschwassers bedienen, da hierdurch ein Schwefelniederschlag an den Follikelmündungen, eine sogenannte Punktation hervorgerufen werden kann. Eine saure Schwefel-Alaun-Pasta dagegen beseitigt nicht nur die Mitesserbildung der Akne, sondern ist auch ein vorzügliches Mittel, um die eben erwähnten, sehr häßlichen graubraunen bis schwarzen Punktationen der Follikel der Nase zu beseitigen. Eine besonders für die kosmetische Behandlung des Gesichtes sich eignende Pasta ist die Wismutoxychlorid-Stearinseifen-Pasta (s. Wismut). Ihre Grundlage ist eine ammoniakalische Stearinseife, welche durch Zusatz von 10% Wismutoxychlorid zu einer äußerst angenehmen Hautpasta verwandelt wird. Man trägt auf die leicht angefeuchtete Gesichtshaut, besonders bei Seborrhoea oleosa, Akne, Frostnase mit Fettabsonderung die Salbenseife dünn auf und verreibt sie, indem man mit einer milden Seife die Stearinpasta verdünnt und in den Follikeltrichter hineinmassiert. Der überschüssige Seifenschaum wird mit einem trockenen Tuch abgewischt.

Die Bolusarten eignen sich für kosmetische Pasten, da sie sowohl Fett als auch Wasser leicht aufnehmen. Man kann zweckmäßigerweise zu ihrer Herstellung den hautfarbenen Puder UNNAS benützen (Pulvis cuticolor s. dort).

Die Hautfarbe wird nach P. G. UNNA am besten durch Mischen der drei Hautfarbenkomponenten: Weiß der Lederhaut, Gelb der Oberhautzellen und Rot der Blutfarbe, durch Zinkoxyd, Bolus alba und Bolus rubra erreicht. Durch Zusatz von 30% Fett zu diesem hautfarbenen Puder entstehen hautfarbene Pasten, z. B.:

Rp. Pulvis cuticolor...... 20,0
Eucerin 10,0

von welcher schon geringe Quantitäten diese kosmetischen Hautdecken ergeben. Indikation: Rosacea, Seborrhoe, Akne.

Eine weitere wichtige Boluspasta ist die Kaolin-Glyzerin-Pasta P. G. UNNAS, auch Pasta resorbens genannt. Die ursprüngliche Formel lautet: Kaolin, Glyzerin aa.

Durch Ersatz eines Teiles Glyzerin, durch Ichthyol oder Essig (5—10%) entstehen zwei wichtige Pasten: *Pasta resorbens cum Ichthyolo* und *Pasta resorbens cum aceto* (s. dort). Diese Pasten wirken infolge ihres starken Glyzeringehaltes wasseranziehend, die Haut erweichend und resorbierend. Tiefgelegene Eiterprozesse, wie Follikulitiden, Furunkel und Abszesse, werden dadurch ähnlich wie durch Pflastererweichung zur raschen Öffnung und Resorption gebracht. Das Kaolin bewirkt nach P. G. UNNAS Untersuchungen die Aufsaugung der oberflächlichen Hautfette.

Spezielles: Kosmetische Pasten der verschiedensten Art lassen sich durch moderne Behelfe leicht herstellen. So können sehr wasserreiche Pasten unter Verwendung von Lanettewachs, Cetylalkohol, Tegin, Triaethanolamin usw. und speziell durch Triaethanolamin kräftig erweichende Pasten ohne Reizwirkung bereitet werden. Als Bindemittel für Pasten seien neben den Schleimen (Traganth usw.) auch die Pektine und die Tylose erwähnt, ebenso auch Kieselsäure- und Aluminiumhydroxydgallerten als schlüpfriges Vehikel, auch das Glykol (zu Sauerstoffpasten). Es veranlaßt keine Abspaltung von aktivem Sauerstoff wie z. B. Glyzerin. Ausgeprägte Deckwirkung besitzt Titandioxyd als Zusatz. Betreffend genauer Formulierung der einzelnen Rezepte für Pasten mit Zusätzen wie Calcium carbon., Talcum, Magnesium carbon., Amylum, Zinkoxyd usw. sei darauf hingewiesen, daß der Unterschied des spezifischen Gewichtes der Pulver bei Ausführung oft nicht unerhebliche Änderungen der Verhältniszahlen zwischen fettem bzw. flüssigem Vehikel und pulverigen Anteilen nötig machen kann. Spezielle Pasten s. unter entsprechenden Stichworten.

Ölpasta, Pasta eleosa.

Rp. I. Ol. Lini 35,0
Cretae praep. .... ad 100,0

Rp. II. Ol. Olivar. 47,0
Amyli 53,0

Fettpasta, Pasta adiposa.

Rp. Talci 20,0
Amyli 30,0
Adip. benzoat. 30,0
Vaselini 20,0

oder:

Rp. Amyli
Vaselini .... aa 50,0

(S. auch Pasta adiposa Unna.)

Wachspasta, Pasta cerata.

Rp. Cerae flav. 28,0
Lanol. anhydr. 3,0
Vaselini flav. 8,0
schmelzen und mischen.
Anderseits folgende Lösung bereiten:
Boracis 1,0
Aquae 70,0
Diese heiße Lösung allmählich zu dem geschmolzenen Wachsgemenge rühren, dann kühlen und weiterrühren bis zum Dickwerden.
S. Gelbe Wachspasta.

Rp. Cerae albiss. conserv. 30,0
Stearini 5,0
Vaselini alb. 5,0
Aquae 75,0
Boracis 1,5
Liq. Ammon. caust. 10%.. 1,5
S. Weiße Wachspasta.
Wie die gelbe Pasta zu bereiten.

(S. auch Wachspasta Schleich.)

Dextrinpasta, Pasta dextrinata. Dextrin 10,0, Glyzerin (28 Bé) 10,0 und Wasser 10,0 erhitzt man $^1/_2$ Stunde im Wasserbad unter Ersatz des verdampfenden Wassers, mischt gut durch und rührt bis zum Erkalten.

Glyzerinpasta, Pasta glycerinata. Gleiche Teile Kaolin (Bolus) und Glyzerin (28 Bé).

Kaolin-Öl-Pasta. Kaolin 60,0 mit Ol. Lini 40,0.

Honigpasta, Pasta Mellis. Farina Trit. 300,0, Aqua 200,0 und Honig 500,0. Vorteilhaft kann man auch das Wasser durch frische Kuhmilch ersetzen, wenn es sich um ein ex tempore zu bereitendes Präparat handelt. Für Dauerpräparate kann statt Wasser Mandelmilch oder eine beliebige andere Lait de Beauté genommen werden.

Pasta Poppaeana, s. Masken.

S. auch Pharmakologie; Zinkpasten.

Pasten, hautfarbene, sind Pasten, die hauptsächlich zur Tagesbehandlung an sichtbaren Körperstellen wie Gesicht, Hände, Hals dienen. Die Pasten, die nicht nur reine Zinkpasten zu sein brauchen, sondern auch medikamentöse Zusätze enthalten können, werden durch bestimmte Farbstoffe, wie Zinnober, Eosin, roten Ton, gefärbt.

Hautfarbene Pasta nach UNNA.

Rp. Boli rubrae	0,6	Pastae Zinci (UNNA)	97,0
Glycerini	3,0	Solut. Eosin (1 : 500) gtt.	XX.

Pasta serosa Schleich, 100,0 Zincum serosum Schleich (s. dort) werden mit einer sterilisierten Lösung von 5 g Gelatine in 45,0 Wasser zerrieben, dann werden 20,0 SCHLEICHsche Wachspasta (s. dort), 20,0 Peptonpasta (s. dort), eine aus 0,2 g Campher hergestellte Emulsion und 5 Tropfen Lysol hinzugegeben. Ist nicht identisch mit Serumpasta Schleich (s. dort).

Pastenstifte, Styli dilubiles nach UNNA. Diese löslichen Arzneistäbchen erhält man aus Traganth 5,0, Weizenstärke 30,0, Dextrin 35,0, Zucker 20,0 und Wasser q. s. Mit Wasser zur Masse anstoßen, die Arzneimittel, z. B. Ichthyol, inkorporieren und zu Stiften (Stäbchen) ausrollen.

Pastöser Zustand, s. Kindesalter.

Pâte d'Espagne dient zum Füllen von Riechbüchsen (Cassolettes). Ein Gemisch von Iriswurzelpulver, Zimtpulver und Benzoe wird mit Moschustinktur versetzt und nach Einverleibung der erforderlichen Aromaten zu steifem Teig angestoßen.

Patschuliöl (Ol. Patchuli). Durchdringend riechendes Öl, das nur in ganz kleinen Mengen verwendet werden darf. Von besonderer Feinheit des Geruches ist das durch Extraktion mit Petrolaether erhaltene Patschuliresinoid.

Patter, s. Gesichtspflege.

Pattes d'oie, s. Gesichtspflege.

Pearl-Nadeln, s. Hypertrichosis.

Peau d'Espagne (Spanisch Leder). Man nimmt die Hälfte eines Waschleders gewöhnlicher Größe, tränkt es mit einer geeigneten aromatischen Lösung (s. unten) und trocknet. Anderseits reibt man im Mörser eine Pasta an, bestehend aus:

Zibet echt	1—2 g
Tonkinmoschus ex vesicis	1 „
Tragant	q. s.

Die verwendeten Mengen Zibet und Moschus können sehr wechselnd sein. Man nimmt bis zu 6 g Zibet und 2 g Moschus. Nun bestreicht man das parfumierte Leder auf einer Seite mit dieser Pasta und legt es so zusammen, daß die beiden frisch bestrichenen Hälften aufeinander zu liegen kommen und sich so fest verkleben. Man gibt nun in eine Presse und läßt darin trocknen. Die fertige Peau d'Espagne wird als Riechkissen verwendet.

Aromatische Lösung für Peau d'Espagne.

Siambenzoe	250 g	Neroliöl	40 g
Bergamottöl	20 „	Rosenöl künstl.	40 „
Zitronenöl	20 „	Sandelöl	40 „
Lemongrasöl	20 „	Tonkatinktur	20 „
Lavendelöl	20 „	Zimtöl, Ceylon	10 „
Macisöl	10 „	Alkohol	1 l
Nelkenöl	10 „		

Pebeco-Zahnpasta ist eine mit Kalium chloricum und Pfefferminzöl hergestellte Zahnpasta, auch „mild" im Handel. (P. Beiersdorf & Co. A. G., Hamburg.)

Pech, schwarzes, s. Schiffspech.

Pech, weißes, s. Fichtenharz.

Pechhaut, s. Berufskrankheiten.

Pechonsalbe zur Furunkelbehandlung besteht aus:

Rp. Acid. carbol. crist.	3,0	Vaselini	
Camphor. trit.	6,0	Ungt. ciner. c. Resorbino	
Spir. Vini	1,0	par.	aa 10,0
Ichthyoli		Lanolini	20,0

(Lohmann A. G., Fahr a. Rh.)

Pectoform, ein Büstenmittel. (Kosmetische Kultur, Berlin.) Ist nach GRIEBEL eine Tinktur von apfelsaurem Eisen.

Pectus carinatum, s. Hühnerbrust.

Pedian-Fußschweißpulver besteht nach GRIEBEL aus Formaldehydlösung und Glyzerin (rund 8%).

Pediculi pubis, s. Parasiten.

Pediculosis, s. Parasiten.

Pédicure, s. Mode; Nagelpflege.

Pedisept besteht nach Angabe aus Campher, Tannin, Fichtennadelextrakt, Soda, Borax. Das Mittel soll im Winter gegen Frostschäden, im Sommer bei Schweißfuß Anwendung finden. (Apotheke Wilh. Hübner, Magdeburg, Neustadt.)

Pedrol-Jumpelt (Petrol, Petrolotion) ist ein petroleumhaltiges Haarwasser gegen Schuppen und Haarausfall. Sonstige Zusammensetzung nicht bekannt. (Louis Jumpelt, Dresden.)

Pektine. Pektinstoffe sind Hemizellulosen und als solche den Zuckern nahe verwandt. Pflanzen sind oft sehr reich an Pektinstoffen (Karotten, Zuckerrüben usw.), besonders viel Pektine finden sich in den Schalen der Orangen, Zitronen und Äpfel. Im Handel finden wir Pektinextrakte mit maximal zirka 6% Pektin, ebenso auch Trockenpektin, das vorzuziehen ist. Pektine sind löslich in Wasser und Glyzerin, unlöslich in konzentriertem Alkohol, spurenweise in zirka 70% Alkohol. Alkoholzusatz (etwa 40% der Menge des Präparats) begünstigt die Geleebildung, ebenso Säure- und Zuckerzusatz. Die Pektine besitzen auch emulgierende Wirkung auf Fette aller Art, auch Vaselin; z. B. 1 Teil Trockenpektin und 99 Teile Vaselin geben eine Salbengrundlage, die etwa 50% Wasser aufnimmt. Die mit Hilfe der Pektine erhaltenen Schleime bzw. Gallerten zeigen aber ganz erhebliche Nachteile: die Pektingelees haben nämlich eine starke Tendenz zur Verflüssigung und scheiden leicht das anfänglich gebundene Vehikel wieder ab. Die Pektingallerten sind ganz außerordentlich alkaliempfindlich und zersetzen sich auch mit Calcium- und Magnesiumkarbonat, ein Umstand, der ihre Verwendung z. B. bei Zahnpasten absolut illusorisch macht. Nach Lage der Dinge sind die Pektine also keinesfalls als Ersatz für Tragant, Karrageenschleim usw. aufzufassen.

Peldo Skin Cream besteht nach Angabe aus einem gefärbten und parfumierten Gemisch von Kaliseife und Aluminiumsilikat mit einem Zusatz von Phenol. Zur Händereinigung und Desinfektion. (Peldo Works Devon Whare, Mill End, London.)

Pellagra geht neben Veränderungen der Mundschleimhaut stets mit Hautveränderungen besonders an den unbedeckten, in späteren Stadien auch an bedeckten Körperteilen einher, indem sich anfangs im Frühjahr und Sommer ein zunächst juckendes, dann schmerzhaftes hellrotes Erythem entwickelt, das sich zurückbilden kann. Allmählich wird es stabil, es folgt eine Braunfärbung dieser Stellen, später tritt Hyperkeratose hinzu. Seltener bilden sich Blasen, Pemphigus pellagrosus, welche in schmerzhafte Krusten übergehen. Schließlich kommt es zur Atrophie der Haut, sie wird dünn, glänzend, das Fettgewebe und die Wollhaare sind geschwunden, die Farbe ist tief dunkelbraun. Außer den Handrücken sind Wangen und Ohren befallen, dazu gesellen sich schwere Erscheinungen von seiten des Magendarmkanals (Diarrhoen), des Nervensystems, psychische Störungen (Delirien, Demenz). In schweren Fällen gehen die Patienten unter Kachexie und Demenz zugrunde. Die Krankheit wird in Europa vor allem in den südlichen Ländern (Italien, Spanien, Balkan usw.), ferner in Ägypten, Mittelafrika, Südamerika und Vorderasien beobachtet. Sie kommt besonders bei den ärmeren Schichten der Landbevölkerung vor. Die Ätiologie ist noch nicht sichergestellt, die meisten Autoren geben die Schuld dem Genusse von verdorbenem Mais, auf dem verschiedene Pilze (Aspergillus, Penicillium glaucum u. a.) schmarotzen, der direkt oder als Photosensibilisator wirke, anderseits wird auch die Ursache in einer Avitaminose, im Trinkwasser gesucht, auch eine Infektion wird angenommen. Die Behandlung muß vor allem eine allgemeine sein: gute Lebensbedingungen, Kräftigung des Organismus, gemischte, vitaminreiche Ernährung, selbstverständlich müssen die Einzelerscheinungen entsprechend bekämpft werden. Gute Erfolge sah man auch bei parenteraler Zufuhr von Leberextrakt.

Bei Geisteskranken, Alkoholikern, schlecht ernährten Menschen beobachtet man ähnliche Verfärbungen, welche als pellagroide Exantheme bezeichnet werden.

S. auch Ernährung; Innere Krankheiten; Pigmentierung.

Pellidol (Diacetyl-Amido-Azotoluol), blaßrotes Pulver ohne färbende Eigenschaften, leicht löslich in Fetten und fetten Ölen, löslich in Alkohol, unlöslich in Wasser. In Salben (2%), Streupudern und Ölen gegen Ekzeme, Ulcus cruris usw., soll auch haarwuchsfördernde Eigenschaften besitzen. (I. G. Farben.)

Pellisan soll nach Angabe aus Extractum Alch. sapropelit. et Sphagnae, Resorcin, Terpinhydrat, Oxydimethylchinicin, Glyzerin, Fucus crisp. bestehen (also vermutlich eine Glyzerin-Pflanzenschleimgallerte mit Resorcin, Terpinhydrat und Antipyrin). Soll bei spröder und rissiger Haut Anwendung finden. (Chemische Industrie A. G., Hamburg.)

Pemphigus. Der Pemphigus ist eine seltenere, schwere Krankheit. Beim gewöhnlichen Pemphigus *(P. vulgaris)* schießen auf unveränderter Haut und Schleimhaut Blasen verschiedener Größe auf. Sie können nur linsengroß, aber auch hühnereigroß sein mit allen Zwischenstufen, prall gefüllt oder schlaff sein. Sie können nach der Öffnung ohne Wundfläche oder mit ausgedehnten oberflächlichen wunden Flächen verlaufen. Sie können zu einer flachen Abschälung oder zu einer schweren Eiterung und Krustenbildung führen. Der Anfall kann vorübergehen und sich nach kürzerer oder längerer Pause in derselben oder in leichterer oder schwererer Form wiederholen oder er führt in einem Zuge, in wenigen Wochen oder mehreren Monaten zum Tode. Indessen ist bei weitem nicht jeder Pemphigus so bösartig, viele ziehen sich milde durch lange Jahre hin.

Der *Pemphigus foliaceus* zeigt wenig Blasenbildung, dafür aber eine ausgedehnte Epidermisabschälung, die oft den gesamten Körper befällt. Er ist sehr bösartig, wenn auch oft länger dauernd als der gewöhnliche Pemphigus.

Der *Pemphigus vegetans* bildet, während die Blasen wenig in die Erscheinung treten, ausgedehnte feuchte gequollene Flächen von papillären Erhebungen, am meisten in den Achselfalten, in den Genitokrural- und Afterfalten, aber auch auf der freien Hautoberfläche. Auch diese Form verläuft mit Pausen und Rückfällen; sie führt meistens in 1—2 Jahren zum Tode.

Besonders bösartige Pemphigusfälle bilden auf geschwollener geröteter Haut Blasengruppen, meistens in Kreisen oder Bögen angeordnet, mit hohem Fieber, starkem Jucken, sehr schnell tödlichem Verlauf.

Der Pemphigus hat, da er ein schweres Leiden ist, wenig kosmetische Bedeutung. In leichter verlaufenden Fällen sind die Blasen und wunden Stellen nach dem Platzen der Blasen, zuweilen auch die abgeheilten Flächen an sichtbaren Körperstellen entstellend (s. auch Lippen; Mundhöhle). An der Hautoberfläche zeigen abheilende Blasen rote Flächen, scharfrundbegrenzt, die allmählich die normale Hautfarbe wieder annehmen, manchmal dunkler, braun werden. Tiefere Narben entstehen niemals. In den flachen Abheilungen bilden sich aber oft kleine weiße Hautknötchen (Milien) über ihre Fläche verstreut.

Es scheint in den letzten Jahren die Behandlung mit Germanineinspritzungen öfters Fälle günstig beeinflußt zu haben, bei denen nach früherer Erfahrung der Tod zu erwarten gewesen wäre. Daneben wird Teerpinselung, Plasmochin, Spirozid, Bluttransfusion, Wasserbett zur Anwendung gebracht, und es vermögen auch diese Mittel das Leben zu verlängern. Manchmal scheint auch Sauerbruch-Herrmannsdorfer-Diät vorteilhaft zu sein. Die Behandlung gehört in das Gebiet der reinen Dermatologie.

S. auch Röntgen.

Penetran ist ein Epidor (s. dort) mit Stearinzusatz. Nach Angabe des Erfinders „eine sozusagen fettzuführende, jedoch nicht fettende Salbengrundlage". Kann mit Trigenol, Ichthyol, Zinkoxyd, Borsäure usw. verarbeitet werden. (Dr. Hans Truttwin, Dresden N 6.)

Penetran purum wird als Hautpflegemittel ohne weitere Zusätze verwendet.

Penetrine Dr. Linka besteht nach Angabe aus „Dimethylaethylpyrrolisothiocyansäure-Ester". Die Flüssigkeit soll konzentriert zur Behandlung von Ekzemen, Herpes zoster und progenitalis, Furunkulosis, Erysipel, Herpes tonsurans, Sykosis angewendet werden. C. A. Lorenz, Leipzig C 1.

Peng-Schaumbad soll aus einer Seife in Flockenform und einer Kohlensäure entwickelnden Mischung bestehen zur Herstellung eines Bades mit starker beständiger Schaumdecke. (Lingner-Werke A. G., Dresden.)

Penisverdoppelung, -verkürzung, s. Mißbildungen der Geschlechtsteile.

Pepsin, Pepsinum. Enzym der Labdrüsen des Magens. Pepsin ist nicht identisch mit dem Labferment (Chymosin), das ebenfalls von den Labdrüsen abgesondert wird (s. Labessenz). Gelbliche Lamellen oder Pulver, hygroskopisch. Löslich in 0,2%iger Salzsäure zu einer trüben Flüssigkeit, Kochsalz und Alkohol fällen Pepsin aus. Löslich auch in Glyzerin. Verdaut Eiweißstoffe, baut unlösliche Eiweißstoffe ab zu löslichen Albuminosen und Peptonen. Nur wirksam in Gegenwart von Säuren, am besten Salzsäure (Optimumtemperatur von 37° C). In neutraler oder alkalischer Lösung unwirksam. Wird zur Behandlung von Narben und Keloiden in Form der Dunstumschläge (Unna) oder von Salben benützt, auch bei Mälern (Naevi), Comedones usw. Als die Tiefenwirkung anderer Medikamente fördernder Zusatz zu Pflastern (Pepsinpflaster) usw. empfohlen.

Rp. Pepsini 3,0
Acid. boric. 6,0
Aq. dest. .... ad 300,0
S. Pepsin-Borsäure-Lösung Unna.
Zu Umschlägen bei Keloiden.

Rp. Acid. carbol. liquef.. 0,5
Acid. hydrochlor. 0,5
Pepsini 5,0
Aq. dest. 5,0
Eucerini anhydr. .... ad 50,0
S. Pepsin-Salzsäure-Salbe Unna.

Pepsinsalbe nach Unna, s. Verdauungsbehandlung.

Pepsin-Salzsäure-Dunstverband Unna.

Rp. Pepsini 3,0
Acid. hydrochlor. 0,3
Glycerini 30,0
Aq. dest. .... ad 300,0

S. Speziell bei Comedones auch bei Keloiden usw. Abends auflegen, undurchlässiger Stoff, über Nacht liegen lassen.

S. auch Enzyme; Fibrome; Labessenz; Lippen; Narben; Tatauierungen; Verbrennungen; Verdauungsbehandlung.

Pepsindunstumschläge, -salben, s. Pepsin; Verbrennungen; Verdauungsbehandlung.

Pepsodent ist eine Zahnpasta, die ein verdauendes Ferment enthalten soll. (The Pepsodent Co., Chicago, U. S. A.)

Peptone, Peptona, sind Abbauprodukte von Eiweißstoffen, die aus solchen durch Einwirkung von Pepsin erhalten werden. Meist aus Rindfleischextrakt oder Eiereiweiß. Am besten als Trockenpepton, Peptonum siccum, verwendbar. Auch Organopeptone im Handel, z. B. Stierhodenpepton, Hypophysenpepton, Ovarienpepton usw. Wird vereinzelt als Zusatz zu Hautpflegemitteln benützt (Peptonpasta) (s. auch Ernährung; Urticaria).

Peptonpasta Schleich.

Rp. Peptoni sicc.	20,0	Lysoli	0,2
Amyli Tritic.	20,0	Ol. Meliss. citr.	0,1
Zinc. oxydat.	20,0	Aq. dest.	q. s.
Gummi arab.	4,0	M. u. f. pasta.	

Peracetol, ein Gemisch von 13 Teilen Aluminiumacetotartrat und 87 Teilen Natriumperborat. Antisepticum.

Peraquin Henning, eine 30 gewichtsprozentige Wasserstoffsuperoxydlösung, chemisch rein und säurefrei. Es gibt auch ein festes Peraquin, das zu Salben verarbeitet wird. Dieses ist eine haltbare Wasserstoffsuperoxyd-Harnstoff-Verbindung (identisch mit Hyperol und Ortizon). Magnesium-, Zink-, Calcium-Peraquin sind entsprechende Metall-Wasserstoffsuperoxyd-Verbindungen. Wie Hydrogenium peroxydatum. (Dr. Georg Henning, Berlin W 35.)

Percalcit ist nach Angabe α-β-dioxypropionsaures Calcium, das in Ampullen zu 3 ccm Lösung in den Handel kommt und als intramuskulär anzuwendendes Kalkpräparat dienen soll. (Chemische Fabrik Albert Mendel A.-G., Berlin-Tempelhof.)

Percutine sind nach Angabe fett-, farb- und geruchlose Salben, „welche die Schattenseiten des schlechten Geruchs, der unerwünschten Verfärbung und der fettig-schmierigen Beschaffenheit der Salben in geeigneten Fällen vermeiden sollen“. (Vertriebsgesellschaft medizinischer Artikel, München 13.)

Percutole bestehen aus einer Basis von Salizylsäureestern, die mit Medikamenten gemischt, z. B. als Jodpercutol, Resorzinpercutol usw., im Handel anzutreffen sind. Salizylpercutol wird gegen Fußschweiß empfohlen. (Chem. Fabrik Reisholz, Düsseldorf-Reisholz.)

Perdrogen ist Wasserstoffsuperoxydlösung mit 12 Vol.-Proz. H_2O_2. (J. D. Riedel-E. de Haen A. G., Berlin.)

Perfluol-Tabletten sollen nach Angabe Aluminiumacetat, Alaun, Borsäure und Methylsalizylat enthalten und zu Waschungen gegen Fußschweiß Verwendung finden. 1—2 Tabletten auf 500—1000 Wasser. (Georg Arends, Elisabeth-Apotheke, Chemnitz.)

Pergenol, eine Mischung von molekularen Mengen Natriumperborat und Natriumbitartrat (vollständig entwässerte Salze!), die beim Lösen in Wasser Wasserstoffsuperoxyd, Borsäure und neutrales Natriumtartrat gibt. Weißes kristallinisches Pulver. Kommt in den Handel als Tabletten zum Auflösen zur Herstellung von Mundwasser und als Pastillen zur Munddesinfektion. (Byk-Guldenwerke, Berlin NW 7.)

Perglutyl, Wasserstoffsuperoxydpräparat schmilzt zwischen 25 und 40°. Es kann aber auch so fest dargestellt werden, daß es sich pulvern läßt. Das Perglutyl soll innerlich und äußerlich überall da zur Anwendung gelangen, wo die antiseptische und desinfizierende Wirkung des Wasserstoffsuperoxyds erwünscht ist. Perglutylovarien finden auch als antikonzeptionelle Mittel Anwendung. (Dr. Rich. Böhm & Dr. Hans Leyden, Berlin W 15.)

Perglyzerin ist eine etwa 60%ige Lösung von Natriumlaktat. Sie ist gelblich und sirupös, ähnelt also dem Glyzerin (s. auch Milchsäure, Natriumlaktat.)

Perhydrit, festes Wasserstoffsuperoxyd (Merck), ist eine Wasserstoffsuperoxyd - Harnstoff - Verbindung (Harnstoffsuperoxyd) mit etwa 34—36% Wasserstoffsuperoxyd. Leicht löslich in Wasser. 100,0 in Wasser 1000,0 gelöst ergeben 1 Liter 3%iges Wasserstoffsuperoxyd (s. auch Ortizon; Hyperol). Unter der Bezeichnung Perhydrit soll auch ein Kondensationsprodukt von Wasserstoffsuperoxyd und α-Benzoyl-β-Piperidino-Propionsäure im Handel sein.

Perhydrol, Hydrogenium peroxydatum solutum concentratum, ist eine chemisch reine Wasserstoffsuperoxydlösung mit einem Gehalt von 30 Gewichtsprozent Wasserstoffsuperoxyd. Da eine in Glasflaschen aufbewahrte, hochkonzentrierte Wasserstoffsuperoxydlösung leicht von dem Alkali des Glases zersetzt wird, so kommt Perhydrol in mit Paraffin ausgekleideten Flaschen mit Paraffinstopfen in den Handel. Auch Korkteilchen und Staub können Zersetzung bewirken, ebenso bei Herstellung von Verdünnungen destilliertes Wasser, das Spuren von Metallen enthält. Als Antikatalysatoren wirken außer Säuren z. B. Benzoesäure (0,1%), Phenacetin, Azetanilid (0,1%) oder am besten Nipagin 0,1%. Wie offizinelle Wasserstoffsuperoxydlösung (s. dort). Sommersprossen und kleine Pigmentflecke werden mit reinem Perhydrol betupft. Man kann auch Salben verwenden (Schäffer):

Rp. Perhydroli Merck	1,0—2,0
Lanolini	6,0
Vaselini	ad 10,0

Perhydrol wird meist erst nach entsprechender Verdünnung wie das gewöhnliche (3%) Wasserstoffsuperoxyd verwendet, viel seltener in konzentrierter Form, so jedenfalls nur mit größter Vorsicht und ausschließlich zum therapeutischen Gebrauch durch berufene Hand. Keinesfalls darf reines, oder nur schwach verdünntes Perhydrol zu populär-kosmetischen Zwecken, wie z. B. zum Haarbleichen, Haarfärben usw., Verwendung finden, wie dies oft empfohlen wird.

Anwendung von reinem Perhydrol und mit ihm hergestellten Salben im Gesicht ruft manchmal ein vorübergehendes Brennen in den Augen hervor, daher beim Auftragen kurze Zeit die Augen schließen. (E. Merck, Darmstadt.)

S. auch Haarfärbung; Hypertrichosis; Naevi.

Perhydrolbleichcreme, s. Schweißabsonderung.

Periarteriitis nodosa, s. Innere Krankheiten.

Perichondritis (Knorpelhautentzündung) der Ohrmuschel. Man unterscheidet eine seröse und eine eitrige Perichondritis. Die seröse Entzündung ist ein Austritt von Serum zwischen Knorpelhaut und Knorpel; die Ursache dieser Erkrankung ist unbekannt; in einem Teil der Fälle dürfte es sich um leichte Verletzungen der Ohrmuschel durch stumpfe Gewalt, in einem anderen Teil um Mückenstiche handeln; zuweilen kommt es zu Blutungen in die Knorpelhaut (haemorrhagische Perichondritis). Die Haut ist zwar gespannt und vorgewölbt, aber sonst normal. Man kann ziemlich leicht zwischen beiden Formen unterscheiden, indem man durch die Ohrmuschel hindurch eine starke Lichtquelle betrachtet, erscheint die Lichtquelle unverändert, dann liegt eine seröse, erscheint die Farbe der Lichtquelle rot oder dunkelrot, dann liegt eine blutige Perichondritis (Othaematom) vor. Diese Art der Entzündung kann entweder in Heilung übergehen oder mit Bindegewebs- (Narben-) Bildung in der Tiefe, also mit Verdickung der Ohrmuschel ausheilen oder in die eitrige Perichondritis übergehen.

Die seröse Perichondritis heilt leicht, weil die Aufsaugung des Exsudates unschwer vor sich geht. Anfangs Alkoholumschläge, später Kompressionsverbände mit Puder, die oft wochenlang fortgesetzt werden müssen, bewähren sich am besten. Nach einigen Wochen ist das Serum entweder aufgesaugt oder hat sich in Bindegewebe umgewandelt, manchmal besteht es unverändert weiter. Ist die Erkrankung mit bindegewebiger Verdickung ausgeheilt, dann soll man noch mehrere Monate warten, bis Schrumpfung des Gewebes eingetreten ist. Operative Entfernung des Narbengewebes wird meist nicht nötig sein. Tastet man hingegen nach etwa dreiwöchiger Behandlung noch immer Flüssigkeit, dann ist zunächst Röntgenbestrahlung, wenn auch diese nichts fruchtet, entweder Punktion oder Inzision angezeigt, allerdings unter besonderen Vorsichtsmaßnahmen, um nicht mehr zu schaden als zu nützen; es besteht die Gefahr, durch den Eingriff in den Erguß Infektionskeimen den Weg zu bahnen und dadurch eine eitrige Perichondritis hervorzurufen. Zuweilen findet man, besonders wenn die Insulte weiterbestehen, im Narben- und Knorpelgewebe Einlagerung von Kalk- und Knochensubstanz.

Der Übergang aus der serösen Form in die eitrige vollzieht sich unter stürmischen Erscheinungen: Fieber, Schüttelfrost, starke Schwellung und Rötung der Haut, die Ohrmuschel fühlt sich heiß an. Ursache der beunruhigenden Komplikationen ist meist eine vereiterte Punktion oder Inzision der serösen Perichondritis oder eine Vereiterung der Knorpelhaut nach operativer Freilegung des Warzenfortsatzes. Die Behandlung besteht in Entleerung des Eiters und Einlegen von Lapis-, später Alkoholtampons. Selten wird es gelingen, ohne kosmetischen Schaden (Narben, Einziehungen, Schrumpfung der Ohrmuschel unter Abstoßung von Knorpelteilen) der Erkrankung Herr zu werden. Durch operative Eingriffe können wohl Teile der Ohrmuschel ersetzt werden, kaum jemals jedoch ist es bis jetzt gelungen, wenn einmal ein größerer Teil der Ohrmuschel verlorengegangen ist, ein Ohr durch plastischen Ersatz befriedigend wiederherzustellen.

Perichondritis auris, s. Ohrmuschel.

Peridontium, s. Zähne.

Perifolliculitis capitis suffodiens et abscedens. Auftreten von mehr oder weniger teils rundlichen, teils länglichen, wulstartigen oder gewundenen Vorwölbungen und Wülsten am Hinterkopf bis über den Nacken herunterreichend und gewöhnlich bis über den Scheitel nach oben gehend. Sie entstehen durch eine abszeßbildende und die Kopfhaut unterminierende Entzündung um die Follikel. Die Haut über denselben ist glatt gespannt, im Zentrum meist verdünnt, weißlich, gelblich, rosa bis blaurot. Die Knoten und Wülste sind namentlich, wenn sie lange bestehen, weich, auf Druck entleert sich aus Zystenöffnungen oder durch Einstich stets schleimiger Eiter. Die die Haut unterminierenden Gänge stehen oft untereinander in Verbindung. Besteht der Prozeß lange, so findet man junge kleine, alte große Hervorwölbungen mit narbigen, oft auch keloidartigen Einziehungen. Die nicht seltene Erkrankung ist außerordentlich chronisch und bedarf eingehender chirurgischer und desinfizierender Behandlung (Einpinselung von Phenol, LUGOLscher Lösung, Einspritzung von Rivanol, Acid. carbol. liquefactum und anderen starken Mitteln), sowie der Anwendung der Nachbehandlung mit Röntgenstrahlen. Versuch mit Vakzine- und unspezifischer Proteinkörpertherapie (Schwefelinjektionen).

Perionychia syphilitica, s. Syphilis.

Periorale Pigmentierung, s. Pigmentierung.

Periphere Nerven, s. Trophische Störungen.

Perlèche, s. Faulecke; Lippen.

Perlmuttercreme. Notwendig ist es, daß solche Präparate Seife in kleinen Mengen enthalten; zu diesem Zwecke wird neutrale Natronseife (eventuell auch sorgfältig neutralisierte weiße Kaliseife) genommen, auch Triaethanolaminseifen oder Gemische von Seifen mit Triaethanolamin geben hier entsprechende Resultate. In den hier nötigen sehr kleinen Mengen (guter) Seife ist praktisch kein Nachteil für die Creme zu erblicken. Man löst:

Weiße neutrale Seife pulv.	20,0	Natriumbenzoat	2,0
Triaethanolamin dest.	20,0	in heißem Wasser	600,0
Borax	6,0		

Anderseits schmilzt man Stearin 150,0 in Vaselinöl weiß 60,0 und rührt in diese Schmelze die heiße wässerige Lösung allmählich ein, worauf ohne weiteres Erhitzen bis zum Dickwerden kaltgerührt wird (Kühlung). Die frisch bereitete Creme zeigt zunächst noch keinen Perlmutterglanz, derselbe stellt sich erst nach einigen Tagen ein und ist nach etwa 7 Tagen voll entwickelt.

Perlweiß, s. Blanc de Perles.

Pernakrankheit, s. Berufskrankheiten; Chlorakne.

Pernatrolseife, Sapo Natrii peroxydati, Natriumsuperoxydseife (UNNA), besteht aus 3 Teilen flüssigem Paraffin, 7 Teilen medizinischer Seife und 1—20% Natriumsuperoxyd. Wie Wasserstoffsuperoxydlösung, entfärbend, auf Hautverfärbungen (Sommersprossen, Leberflecke usw.). Durch Zusatz von Borsäure ist die reizende Wirkung des bei der Zersetzung des Natriumsuperoxyds entstehenden Natriumhydroxyds aufgehoben. Die salbenartige Seife wird auf der Haut mit einem Wattebausch eingeschäumt und nach einer gewissen Zeit, 2—10 und mehr Minuten, entfernt. Bei Anwendung im Gesicht Augen schließen. da sonst leicht Brennen in denselben eintritt. Da bei einer empfindlichen Haut gewisse Reizerscheinungen auftreten können, soll man mit den geringsten Konzentrationen beginnen.

Pernatrolstift, 5%ige Natriumsuperoxydseife in fester Form. Wie Wasserstoffsuperoxydlösung. Er eignet sich besonders zur Behandlung kleinerer umschriebener Hautverfärbungen. Nachdem man die betreffende Hautstelle angefeuchtet hat, reibt man sie so lange mit dem Stift, bis sich ein dichter weißer Schaum gebildet hat, den man längere oder kürzere Zeit einwirken läßt. (W. Mielck, Schwan-Apotheke, Hamburg 36.)

S. auch Hypertrichosis; Seife.

Pernicid Weigert besteht aus Tischlerleim, Glyzerin, Campher, Salizylsäure und Ichthyol und dient als Frostmittel. (E. Weigert, Aeskulap-Apotheke, Breslau.)

Perniolpräparate. *Brauner Frostbalsam* enthält nach Angabe Karbolsäure, Jodtinktur, Menthol, Kollodium und Aether; *weißer Frostbalsam* enthält nach Angabe Plumbum aceticum, Alumen, Kollodium, Campher, Glyzerin; Frost*salbe* enthält nach Angabe Salizylsäure, Perubalsam, Campher, Vaselin, Lanolin. (Chem.-pharm. Labor. Zur Austria, Wien.)

Unter der Bezeichnung Perniol ist auch ein aus Kalksalzen, besonders Calciumchlorid, Pomeranzenschalenextrakt und Zuckersirup hergestelltes, innerlich gegen Frostschäden einzunehmendes Präparat im Handel. (Dr. Christian Brunnengräber, Rostock.)

Perniones, s. Kälteschädigungen; Radium.

Pernioninsalbe (Pernionsalbe) ist eine Frostsalbe aus 10 p. c. Salizylsäuremethylester und 1 p. c. Salbeiöl in Mitin als Grundlage. (Krewel-Leuffen) Eitorf a. Sieg.

Pernionintabletten zu Bädern gegen Frostbeulen enthalten nach Angabe Harnstoff, 1 p. c. Salbei- und 10 p. c. Wintergrünöl. (Krewel-Leuffen) Eitorf a. Sieg.

Perniosan soll eine Salol, Jod und Campher enthaltende Salbe gegen Frostschäden sein. (Dr. Hugo Remmler A. G., Berlin.)

Perniosis, s. Rote Hände.

Perolin, ein Luftverbesserungsmittel (Zerstäuberparfum), das aus verschiedenen Aromaten, Seife, und Formalin besteht (etwa 3% Formalin).

Perovetten sind Perhydrittabletten mit Pfefferminzzusatz zur Bereitung von Mundwasser. (E. Merck, Darmstadt.)

Peroxole sind flüssige Desinfektionsmittel, die aus Wasserstoffsuperoxyd und Zusätzen, wie Menthol (Menthoxol), Campher, Naphthol, bestehen. (C. O. Raspe, Berlin-Weißensee.)

Peroxygenol ist 30%ige Wasserstoffsuperoxydlösung. (Chemosan-Union u. Fritz Pezoldt A. G., Wien.)

Peroxyl ist ein Sauerstoffbad, das aus Wasserstoffsuperoxyd und Haematogen als Katalysator besteht. (Hirsch-Apotheke, Wiesbaden.)

Persalze sind Salze, die aktiven Sauerstoff enthalten, wie Perborate, Peroxyde, Persulfate, Perkarbonate, Harnstoffsuperoxydverbindungen, Benzoylsuperoxyd usw. Mit äquivalenten Säuremengen liefern diese Salze Wasserstoffsuperoxydlösungen, meist ohne Entwicklung von aktivem Sauerstoff, einzelne sind aber nur unter lebhafter Sauerstoffentwicklung in Wasser löslich. Feuchtigkeit bewirkt Abspaltung von Sauerstoff (Zersetzung), ebenso Katalyten, wie Metalle und Metallsalze, auch organische Substanzen (Kork, Kohle usw.), sauerstoffabspaltend wirkt auch der Kontakt mit der Haut oder Gewebsteilen des Körpers. Auch tierische Fette können Abspaltung bewirken, ebenso Glyzerin, beide sind also bei der Herstellung von Salben mit Peroxyden zu meiden (nur Mineralfette, eventuell auch Lanolin mitverwendbar). Keine wasserhaltigen Salbenkörper, wie Ungt. leniens usw. In wasserhaltigen oder glyzerinhaltigen Pasten tritt prompte Zersetzung ein, ihre Verwendung zu Zahnpasten o. dgl. also nicht angebracht. (Eventuell Glyzerin durch Glykol ersetzen, das nicht zersetzend wirkt.)

S. auch Acetozon; Ammoniumpersulfat; Benzoylsuperoxyd; Benzozon; Calciumperborat; Calciumsuperoxyd; Harnstoffsuperoxyd; Hyperol; Kaliumperkarbonat; Kaliumpersulfat; Leukozon; Magnesiumperborat; Magnesiumsuperoxyd; Natriumperborat; Natriumperkarbonat; Natriumpersulfat; Natriumsuperoxyd; Ortizon; Peraquin; Perglutyl; Perhydrit; Zinkperborat; Zinksuperoxyd.

Persan soll nach Angabe aus 25 p. c. Benzoesäurebenzylesteremulsion, 1 p. c. Naphthol und 10,0 Bromocoll. solut. bestehen und gegen Krätze und Hautjucken angewendet werden. (Schwanen-Apotheke, Worms a. Rh.)

Persio, s. Orseille.

Perspiratio insensibilis, s. Chemie der Haut.

Perubalsam, Balsamum peruvianum. Braunrote sirupöse Flüssigkeit von angenehmem Geruch. Enthält als wesentliches Prinzip ein Gemisch von Zimtsäurebenzylester und Benzoesäurebenzylester, das sogenannte Cinnamein, ebenso freie Zimtsäure, Spuren von Vanillin usw. Perubalsam ist leicht löslich in Alkohol und Aether, teilweise löslich in Fettkörpern, unlöslich in Wasser. In Salben mit Vaselin, Borsäure oder Zinkoxyd gibt Perubalsam häufig Veranlassung zu harzigen Ausscheidungen. Dieser Mißstand läßt sich durch gänzliche oder teilweise Verwendung tierischer oder pflanzlicher Fette als Vehikel vermeiden bzw. dadurch, daß man bei Verwendung von Vaselin den Perubalsam zuerst mit etwas Rizinusöl anreibt. Bei längerem Erwärmen und Rühren Perubalsam enthaltender Fettgemische scheidet sich der Perubalsam meist in Form harziger Klumpen aus. Man soll also den Balsam erst zusetzen, nachdem alle festen Fette in Lösung sind, also nicht mehr erwärmt oder längere Zeit gerührt werden muß.

Als Antiskabiosum, als antiseptisches und antiparasitäres Mittel, auch bei kosmetischen Affektionen kommt Perubalsam zur Verwendung. Er wirkt auch keratoplastisch und juckstillend. 10%ige Salbe wird bei Ekzemen, schlecht heilenden Geschwüren, Perniones, wunden Brustwarzen usw. verordnet, ebenso gegen Pruritus jeder Form, auch bei Alopecia sehr häufig. Als Riechstoff in der Parfumerie.

Rp. Ol. Amygdal. dulc. 8,0	
Bals. peruv. 2,0	
Gummi arab. 6,0	
Aq. Rosae 8,0	
Acid. borici 2,0	
Aq. Rosae 74,0	

Man emulgiert 1—4 und fügt die Lösung von 5 in 6 hinzu.
S. Brustwarzenbalsam.

Rp. Bals. peruv.	2,0
Ol. Ricini	1,0
Spir. Vini	1,0

S. Perubalsam-Liniment.

Rp. Bals. peruv.	4,0
Pyrogalloli	2,0
Acid. citr.	3,0
Vaselini	30,0
Ol. Ricini	10,0

S. Haarwuchspomade.

Rp. Bals. peruv.	5,0
Tannini	2,0
Ol. Ricini	5,0
Ol. Rosmarini	1,0
Vanillini	0,2
Spir. Vini	125,0

S. Peru-Tannin-Haarspiritus.

Künstlicher Perubalsam ist ein Gemisch von Benzylbenzoat mit Benzoe, Tolubalsam und Styrax o. dgl, Die verschiedenen Sorten des Handels zeigen große Qualitätsunterschiede. Gute Sorten (Perugen usw.) enthalten zirka 69% Benzylbenzoat.

Peruscabin ist reiner Benzoesäure-Benzylester (Benzylbenzoat).

Peruol ist ein Gemisch von 25 Teilen Benzylbenzoat und 75 Teilen Rizinusöl. Beide als Antiscabiosa. Diese Kunstprodukte können den echten Perubalsam nicht ersetzen.

Perubalsam wird auch in der Parfumerie als balsamisches Fixiermittel benützt, hin und wieder auch als Zusatz zu Mundpflegemitteln.

Perücken, s. Haarpflege; Kleidung; Mode.

Perugen ist ein künstlicher Perubalsam. Indikationen wie dieser. Zusammensetzung s. Perubalsam. (Chem. Fabrik Reisholz G. m. b. H., Düsseldorf-Reisholz.)

Peru-Lenicet ist ein Perubalsam-Lenicet-(s. dort)-Präparat, das als Mittel gegen Ulcus cruris, Frostbeulen, Ekzeme usw. in den Handel kommt, und zwar in Form von P.-L.-Kompressen, P.-L.-Pulver (10%ig mit 90% Bolus), P.-L.-Salbe (10%) und P.-L.-Salbe mit Anaestheticum. (Dr. Rudolf Reiß, Rheumasan- und Lenicet-Fabrik, Berlin.)

Peruol, -scabin, s. Perubalsam.

Perusulfursalbe soll Perubalsam und Schwefel enthalten und gegen Krätze, Wundsein der Haut und Ausschläge Anwendung finden. (Dr. Madaus & Co., Radebeul b. Dresden.)

Peru-Tannin-Haarwasser.

Peru-Tannin-Haarspiritus.

Rp. Tannini	3,0
Ol. Ricini	4,0
Bals. peruv.	4,0
Spir. Vini	180,0
Tinct. Cort. Chin.	15,0
Cumarini	0,1
Vanillini	0,05
Heliotropini	0,05
Ol. Bergamottae	0,1
Ol. Naphae	0,05

S. Zum Einreiben der Kopfhaut mittels Wattebausches o. dgl.

Peru-Tannin-Haarwasser.

Tannin	
Perubalsam	aa 2,5
Vanillin	0,25
Rosenöl künstl.	1,0
Ambrettemoschus	0,1
Wasser	150,0
Alkohol	ad 500,0

S. Zu regelmäßigen Waschungen des Haares.

Peru-Tonacet-Salbe ist eine kühlend und heilend wirkende Salbe, die Perubalsam und essigsaure Tonerde enthält. (Hageda A. G., Berlin.)

Perydal soll Perubalsam und Formaldehyd enthalten und als Streupulver gegen Fußschweiß Verwendung finden. (Perydal-Werk, Pfungstadt.)

Petersilienwaschungen, s. Gesichtspflege.

Petitgrainöl (Oleum Petitgrain) wird ähnlich wie Neroliöl verwendet, riecht aber viel weniger fein. Mit Anthranilsäuremethylester u. a. gemischt als künstliches Neroliöl im Handel.

Petrissage, s. Massage.

Petrolaether, s. Benzin.

Petrolatsalbe, Unguentum petrolatum, eine schwefel- und paraffinhaltige Salbe gegen Kopfschuppen und Haarausfall.

Rp. Cerae albae		Aq. Rosar.	30,0
Sulfur. praecip.	aa 7,5	Boracis	1,0
Ol. petrolati (Paraffin. liqu.)	60,0		

Petrolatum, englische Bezeichnung für Vaselin.

Pétrole Hahn, gegen Haarausfall, eine aus zwei Schichten bestehende Flüssigkeit. Die obere nur etwa ein Zwanzigstel des Gesamtvolumens betragende grüne Schicht bestand aus einem Gemisch von aetherischem Öl (hauptsächlich Bergamottöl) mit schwach nach Petroleum riechenden Stoffen. Die untere farblose Flüssigkeitsschicht war stark verdünnter Weingeist. Herstellung eines ähnlichen Produktes, s. Haarpetrol.

Petroléine, Haar- und Hautwasser mit Molyform nach Prof. Dr. Robert Müller, ist nach Griebel eine parfumierte alkoholhaltige Lösung von saurem Natriummolybdat. (Dr. Robert Müller & Co., Frankfurt a. M.)

Petroleum, Oleum Petrae, ist amerikanisches Leuchtpetroleum, eine farblose oder schwach gelbliche, bläulich fluoreszierende, unangenehm riechende Flüssigkeit. Es ist in Wasser unlöslich, wenig löslich in Alkohol, mischbar mit Aether, Chloroform und fetten Ölen. Es wirkt aufsaugend auf Entzündungserscheinungen und findet daher Verwendung rein, als Liniment oder als Salbe bei Frostbeulen. Auch in bestimmten Kopfwässern wird es zur Haarpflege verwendet.

Rp. Ol. Petrae	
Ol. Lini	aa 20,0
Liq. Ammonii caustici	10,0

Frostliniment.

Rp. Ol. Petrae	4,0
Ol. Foeniculi	0,5
Spirit.	30,0

Umschütteln! Frostbalsam.

(Ein ähnliches, nur durch Lignum santalinum rot gefärbtes Präparat ist die Eau sibérienne.)

Rp. Camphoroe	0,6
Ol. Petrae	6,0
Ungt. cerei	24,0

Frostsalbe.

Oleum Petrae italicum, italienisches Steinöl, ein Destillat aus italienischem Rohöl, nicht chemisch gereinigt. Gelbliche oder rötliche, klare, schillernde Flüssigkeit von eigentümlich brenzlichem Geruch, in fetten und aetherischen Ölen, in Aether und absolutem Alkohol leicht, in Weingeist schwer löslich. Gegen Frostschäden.

S. auch Parasiten.

Petrolhaarwasser, s. Haarpetrol.

Petrosulfol, das Ichthyolum austriacum der Firma Chemosan-Hellco A. G., Troppau entspricht im wesentlichen dem Ammonium sulfoichthyolicum anderer Herkunft. Es ist eine rötlichbraune, durchsichtige Flüssigkeit, in Wasser mit grünlicher Fluoreszenz löslich, vollständig löslich in Glyzerin und teilweise in einer Mischung aus gleichen Teilen 70%igem Alkohol und Aether. In allen Verhältnissen mischt sich das Präparat mit Vaselin, Fett und Lanolin. Es enthält nur etwa 7—8% Schwefel.

Pfeffer, schwarzer, wird wie Capsicum in Form von Tinktur zu irritierenden Einreibungen bei Alopecia verwendet (s. auch Pfefferöl).

Pfeffer, spanischer, s. Capsicum.

Pfefferminzgeist (nach Art des Alcohol de Menthe Ricqlès) (Spiritus Menthae compositus). Alkoholische Lösung von Pfefferminzöl mit kleinen Zusätzen anderer Aromata.

Rp. Ol. Menth. pip.	1,2
Ol. Lavandul.	0,05
Ol. Rosae ver.	0,01
Tinct. Melissae	5,0
Spir. Vini	80,0

Rp. Ol. Menthae pip.	2,0
Ol. Rosae ver.	0,01
Vanillini	0,01
Spir. Vini	80,0

Als erfrischendes Mittel auf Zucker getropft zu nehmen, auch in Wasser (10—20 Tropfen auf 1 Glas) zum Spülen des Mundes.

Pfefferminz-Lysoform ist Lysoform mit Pfefferminzölgehalt zur Herstellung von Mundspülwasser. („Lysoform" W. H. Rosemann, Berlin-Schöneberg.)

Pfefferminzöl (Oleum Menthae piperitae). Es sind Öle verschiedenster Provenienz im Handel. Als das feinste Öl gilt das englische Mitcham-Pfefferminzöl. Pfefferminzöl findet in größtem Maßstabe zur Herstellung von Mundpflegemitteln Verwendung, wird aber auch zu Migränemitteln, Einreibungsmitteln usw. wie Menthol verwendet (s. auch Menthol).

Pfefferöl, aetherisches, von Piper nigrum. Als Aromaticum, auch zu Mitteln gegen Haarausfall.

Pfeifenusur, s. Zahnkrankheiten.

Pferdekammfett, s. Kammfett.

Pfirsichsaft zur Hautpflege, s. Hauskosmetik.

Pflaster, Emplastra. Die Herstellung der Pflaster soll hier aus begreiflichen Gründen nur in großen Zügen erwähnt werden. Näheres kann in jedem Handbuch der pharmazeutischen Praxis (Hager u. a.) nachgelesen werden. Die eigentlichen Pflastermassen sind Bleisalze höherer Fettsäuren (Emplastrum simplex synonym mit Bleipflaster, Emplastrum Lithargyri). Feste, in der Kälte nicht klebrige und nicht klebende Massen, die bei Handwärme knetbar sind. Durch Erwärmen werden sie flüssig und können auf geeignete Stoffunterlagen aufgestrichen werden. In dieser Form liefern sie die Pflasterverbände, die nach leichtem Anwärmen genügende Haftfestigkeit erhalten (Haften durch Hautwärme). Harzzusatz macht die gewöhnlichen Pflaster stärker klebend (Emplastrum adhaesivum, Harzpflaster, Pechpflaster). Kautschukpflaster (Collemplastra) kleben bereits in der Kälte (s. auch Kautschukpflaster). Eine besondere Art der Pflaster sind die sogenannten englischen Heftpflaster, die durch Bestreichen von Taffet mit Fischleimlösung usw. erhalten werden (Emplastrum anglicum). Diese kleben nach dem Anfeuchten.

Therapeutische Bedeutung und Wirkung der Pflaster.

Das Wesen ihrer Anwendung und Wirkung besteht darin, einen lokal begrenzten therapeutischen Effekt der in die Pflastermasse inkorporierten Medikamente zu erzielen, bzw. ohne besondere spezifische Zusätze die typische Pflasterwirkung (adstringierende, zerteilende, erweichende) zur Geltung zu bringen. Abgesehen von ihrer adstringierenden Wirkung als Bleisalze höherer Fettsäuren, wirken die Pflaster natürlich mit Ausnahme der aus wasserlöslicher Masse hergestellten englischen Heftpflaster, z. B. auf knotige Affektionen (Aknepusteln usw.), zerteilend und, namentlich die Collemplastra, erweichend infolge Luftabschluß (durch feuchte Wärme unter Behinderung der Verdunstung der Hautsekrete an der abgeschlossenen Stelle). Durch diese erweichende Wirkung wird, abgesehen von dem dauernden innigen Kontakt der Medikamente des Pflasters mit der Applikationsstelle, eine besonders aktive Wirkung spezifischer Zusätze (kräftigere Oberflächenwirkung, Tiefenwirkung usw.) erreicht. Zwecks Verstärkung des erweichenden Effektes der Pflaster werden manchmal Zusätze von Seife gemacht (Emplastrum saponatum). Bei Verwendung einer Seifenpflastermasse als Vehikel für saure Medikamente ist ein solcher Zusatz aber unrationell, speziell wenn Salizylsäure, Karbolsäure oder Quecksilberverbindungen (Sublimat usw.) als Spezifica Anwendung finden sollen, weil letztere durch Seife in ihrer spezifischen Wirkung zum mindesten stark beeinträchtigt werden (s. auch Hühneraugenmittel; Karbolsäure; Seife).

Einfaches Pflaster, Bleipflaster, Emplastrum simplex, Emplastrum Lithargyri oder Emplastrum diachylon. 100 Teile Bleiglätte werden mit Wasser q. s. zu einem Brei angerieben und mit 100 Teilen Arachisöl und 100 Teilen Schweinefett gemischt. Nun erhitzt man das Gemisch unter gutem Umrühren, bis Pflasterbildung eintritt, indem man genügend Wasser einrührt, um die Masse geschmeidig und homogen zu erhalten. (Die Pflasterbildung ist vollzogen, wenn eine Probe, in kaltes Wasser gegeben, eine feste, knetbare, gleichmäßige Masse ergibt.) Nun entfernt man das Reaktionsglyzerin durch Kneten des Pflasters in einem Überschusse kalten Wassers und verjagt das so in das Pflaster hineingekommene Wasser durch längeres Erhitzen im Wasserbade. Das fertige Pflaster wird in Stangen ausgerollt und in das Aufbewahrungsgefäß gebracht. Es dient dann fallweise zum Bestreichen von Leinwand, eventuell erst nach Aufnahme gewisser Medikamente usw.

Zusammengesetztes Pflaster, Emplastrum compositum.

Einfaches Pflaster	240 g
Gelbes Wachs	30 „
Ammoniakgummi	20 „
Galbanum	20 „
Venetianischer Terpentin	20 „

Man schmilzt das Pflaster mit dem Wachs, anderseits löst man Ammoniakgummi und Galbanum in Terpentin und mischt zusammen.

Heftpflaster, Emplastrum adhaesivum.

Einfaches Pflaster	100 g
Gelbes Wachs	10 „
Kolophonium	10 „
Dammarharz	10 „
Terpentin	1 „

Zusammenschmelzen.

Schwarzes Pechpflaster. Emplastrum Picis nigrum.

Burgunderharz	25 g
Schwarzes Pech	25 „
Gelbes Wachs	30 „
Talg	1 „

Schmelzen lassen und zugeben:

Terpentin	19 „

Flüssiges Heftpflaster. Emplastrum adhaesivum liquidum.

Gelbes Wachs	100 g
Dammarharz	100 „
Kolophonium	100 „
Terpentin	10 „

Schmelzen und zugeben:

Terpentinöl	550 „
Alkohol	550 „
Aether	550 „

(S. auch Mastixpflaster.)

Gelbes (Pech-) Pflaster. Emplastrum citrinum, Emplastrum Picis, Emplastrum basilicum.

Burgunderharz	55 g
Gelbes Wachs	25 „

Schmelzen und zugeben:

Terpentin	19 „
Talg	1 „

Passieren und lebhaft kneten, um eine geschmeidige Masse zu erhalten.

Blei-Harz-Pflaster.

Einfaches Pflaster	80 g
Burgunderharz	20 „

Seifenpflaster, Emplastrum saponatum (camphoratum). Bleipflaster 80,0, gelbes Wachs 10,0 werden geschmolzen. Der halb erkalteten Masse werden zugerührt Medizinalseife, fein gepulvert 5,0 und eine Anreibung von Campher 1,0 in Arachisöl 4,0. Seifenpflaster dienen zur Erweichung von Hyperkeratosen (Schwielen, Hühneraugen usw.), auch zur Erweichung knotiger Infiltrate (Aknepusteln usw.). Ihre Verwendung als Vehikel für Salizylsäure, Karbolsäure, Sublimat usw. ist wegen Bildung wenig wirksamer Alkalisalze für Dauerpräparate wenig rationell.

Mastixpflaster flüssig, Emplastrum adhaesivum liquidum II. **(Hautlack für Wunden.)**

Mastix	6,0	Kolophonium	12,5
Weißes Pech	4,0	Alkohol (90%)	90,0
Terpentin	7,5	Nach dem Lösen filtrieren!	

(S. auch Mastixol.)

Kautschukpflaster, Collemplastrum.

Terpentinöl	30 g	Kolophonium	40 g
Kopaivabalsam	40 „	Gelbes Wachs	12 „
Terpentin	20 „		

Man schmilzt und passiert die Mischung in eine Blechflasche mit weitem Halse. Hierzu gibt man Aether 600 g und schüttelt gut um. Man setzt Blätter-Kautschuk 100 g hinzu, verschließt die Blechflasche gut und schüttelt im Schüttelapparat 6 Stunden lang, um allen Kautschuk aufzulösen. Schließlich gibt man noch Aether 200 g zu und mischt gut durch. (Ausführlichere Technik der Herstellung, s. Kautschukpflaster.)

Englisches Heftpflaster. Man löst 50 g Hausenblase in 1000 g destilliertem Wasser und fügt dieser Lösung 3 g Glyzerin (28 Bé) zu. Damit bestreicht man mittels eines flachen Pinsels auf Holzrahmen aufgespannten Taft. Man muß diese Mischung mehrmals auftragen, um eine dichte, glänzende Schicht hervorzubringen. Sobald ein solch glänzender Überzug erhalten wurde, dreht man den Rahmen um und bestreicht den Taft auf der Unterseite mit folgender Lösung:

Benzoetinktur	10 g
Perubalsam	2 „
Alkohol	20 „

In analoger Weise kann man Seidenpapier präparieren.

Mentholpflaster. Man bereitet zuerst ein Bleipflaster, indem man die beiden folgenden Lösungen:

Lösung a		*Lösung b*	
Seife	20 g	Neutrales Bleiacetat	10 g
Kochendes Wasser	400 „	Kochendes Wasser	400 ,

mischt und kochen läßt. Dann fügt man hinzu:

Gelbes Wachs	100 g	in beiden heiß gelöst:	
Burgunderharz	50 „	Menthol	10 g

Emplastrum Hydrargyri, Quecksilberpflaster. 2 Teile Quecksilber sind mit 1 Teil wasserfreiem Wollfett innig zu verreiben, dann mit einer halberkalteten Mischung aus 1 Teil gelbem Wachs und 6 Teilen Bleipflaster zu vereinen. Es ist mitunter üblich, dem Pflaster einen Terpentinzusatz zu geben, doch reizen solche Pflaster leicht und werden auch bald hart und brüchig. Wirkung und Anwendung: Findet hauptsächlich in Form von fabrikmäßig gestrichenen Pflastern Verwendung bei akuten und chronischen entzündlichen Infiltraten, wie z. B. bei den tiefgehenden Akneformen, bei Frostschäden, bei Venenentzündungen usw. Vielfach wird dem Quecksilberpflaster noch Karbolsäure zugesetzt.

S. auch Pharmakologie; Schädigungen.

Pflaster (Heftpflaster), flüssige. Die einfachste Form dieser flüssigen Heftpflaster ist (meist rötlich gefärbtes) Collodium elasticum.

Rp. Collodii	90,0	*Rp.* Resinae Laccae alb.	5,0
Ol. Ricini	6,0	Acetanilidi	1,0
Terebinthini	4,0	Spir. Vini	15,0
Alcannini	q. s.	Alcannini	q. s.

Auch Aceton-Kollodium bzw. Lösungen von Kollodiumwolle oder Zelluloid in Aceton oder Amylacetat werden als flüssige Pflaster verwendet.

Rp. Pyroxylini	60,	Amylii acetici	700,0
Spir. Vini	200,0	Alcannini	9,5
Ol. Ricini	40,0		

Pflasterverbände, s. Masken.

Pfundnase, s. Diathermie; Nase; Rosacea.

Pharmakologie der Haut. Bei der Behandlung der Haut spielt nicht nur das Heilmittel, sondern auch die Art seiner Anwendung eine wichtige Rolle. Je akuter eine Hauterkrankung ist, desto milder muß sie behandelt werden. Die für die Hauttherapie wichtigsten Vehikel in der Reihenfolge ihrer ungefähren Wirkungsstärke sind: 1. Umschläge, Waschungen, Bäder; 2. Puder; 3. Schüttelmixturen, Tinkturen, Firnisse; 4. Pasten; 5. Salben; 6. Pflaster; 7. Seifen. Für ihre Anwendungsform ist auch die Art und der Sitz der Affektion sowie die Resorptionsfähigkeit der Haut für das angewandte Medikament entscheidend.

Allgemeiner Teil.

1. *Bäder, Umschläge usw.* Die Wirksamkeit der Bäder beruht sowohl auf der Wirkung des angewandten Medikaments wie auch seines Vehikels: Wasser. Bei längerer Wassereinwirkung auf die Hautoberfläche wird neben der mechanischen Schmutzentfernung die Oberhaut zur Quellung gebracht und sogar eine geringe Wassermenge adsorbiert, wodurch wasserlösliche Substanzen, wenn auch in geringer Menge, resorbiert werden können. Im Bad nehmen der Turgor und die Spannung der Haut zu. Die Stärke der Hautreaktion auf Bäder ist individuell sehr verschieden. In der Haut sind gefäßerweiternde histamin- und acetylcholinartige Stoffe vorgebildet, die auf Bäderreiz mit einer starken Erweiterung der Hautkapillaren reagieren, wodurch die Rötung der Haut bedingt ist. Bei dieser Erweiterung kommt es gleichzeitig zu einer viel stärkeren Durchströmung der Haut, die Hautfunktionen werden gesteigert und ihre wärmeregulatorischen und sekretorischen Leistungen angeregt. Die Hautreize und die Gefäßerweiterungen führen auch zu Umstellungen im Gesamtkreislauf, wodurch u. a. die Blutmenge und die Auswurfsleistung des Herzens gesteigert werden. Vom dermatologischen Standpunkt werden — abgesehen von den Reinigungsbädern — zeitweilige und Dauerbäder unterschieden. Im allgemeinen werden von den Hautkranken warme Bäder besser als kalte vertragen. Kalte Bäder wirken temperaturherabsetzend, warme die Körpertemperatur steigernd. Bei ausgedehnten, entzündlichen Dermatosen lockern die Bäder die sekundären Krankheitsauflagerungen, erweichen die obersten Hautschichten und bewirken dadurch eine bessere Hautdurchblutung. Um Irritationen zu vermeiden, werden als Bäderzusätze Mandel-, Weizenkleie sowie Bolus verwendet. Ebenso werden viele Medikamente als Badezusätze herangezogen, so z. B. milde Alkalien bei Hyper- und Parakeratosen, Schmierseifenbäder bei Psoriasis, Teer-, Schwefel-, Sublimatbäder und noch andere Substanzen (s. Badezusätze; Balneotherapie). An Stelle von Vollbädern genügen in manchen Fällen Teilbäder mit medikamentösen Zusätzen. Bei verschiedenen schweren Hauterkrankungen, besonders bei Verbrennungen und Erysipel ist das HEBRAsche Wasserbett zu einem unentbehrlichen Behelf geworden.

Für *Umschläge* werden Substanzen verwendet, die zum Großteil das gemeinsame charakteristische Merkmal der sauren Reaktion haben und diese dürfte die Hauptursache ihrer Wirkung sein. Die gesunde Hautoberfläche besitzt eine saure Reaktion, die nach SCHADE und MARCHIONINI — je nach der untersuchten Stelle — einem P^h von 2—5 entspricht. Nach Untersuchungen von PERUTZ und LUSTIG hält die Haut auch bei Dermatosen die saure Reaktion hartnäckig fest, mit Ausnahme der mit Fehlen der obersten Epithelschicht oder Nässen einhergehenden Fälle. Nach Abschabung der obersten Epithelschicht findet eine baldige Regeneration des P^h statt, ein Vorgang, der durch die offizinellen Umschlagwässer, deren P^h nach Untersuchungen von PERUTZ und LUSTIG mit dem der Haut im gleichen Bereiche liegt, unterstützt wird. Während die saure Reaktion mancher Umschlagwässer von der Konzentration abhängig ist (Resorcin, Borsäure), zeigen *essigsaure Tonerde* und Aqua Goulardi neben ihrer starken Pufferkapazität eine gewisse Unabhängigkeit des P^h von der Verdünnung. Die essigsaure Tonerde wirkt auch stark adstringierend und daher entzündungshemmend. Ähnlich ist auch die Wirkung der *Aqua Goulardi. Borsäure* (2—3%), *Resorzin* (1—2%) sind ebenfalls sauer, desinfizierend und zum Teil keimtötend. Die alkalischen Umschlagwässer wirken einerseits durch die Bindung der sauren Valenzen, anderseits wird durch das Alkali die Oberhaut aufgequollen, wodurch eine leichtere Resorption stattfinden kann. *Kalkwasser* bewirkt auch eine Lösung des Muzins. Die gewöhnlichen Umschläge wirken durch die Verdunstung kühlend und dadurch entzündungshemmend. Für die Behandlung von Infiltraten sind auch *Spiritusverbände* mit 30—40%igem Alkohol, eventuell in Kombination mit entsprechend verdünnter essigsaurer Tonerde zu empfehlen, in diesem Falle ist die Form des Dunstumschlages zu wählen, der durch Luftabschluß eine gewisse Tiefenwirkung entwickelt. Bei den oberflächlichen Hautentzündungen sollen die Umschläge oft, alle 2—4 Stunden, gewechselt werden; man verwendet am besten etwa 8fach gelegtes weißes Leinen oder Baumwollstoff, in Ermanglung dessen vielfach gelegte hydrophile Gaze, vermeidet Auflegen von undurchlässigen Stoffen, sondern bedeckt sie nur mit einem trockenen Tuche. Auch soll die Flüssigkeit häufig erneuert werden. — Desinfizierend und reinigend wirken auch hellrosa Permanganatlösungen, $^1/_2$—$1^0/_{00}$ige Kupferlösungen, verdünntes Cehasol (etwa von der Farbe eines starken russischen Tees) (s. auch Verdauungsbehandlung).

2. *Puder.* Die Puderbehandlung bildet eine der mildesten Maßnahmen bei entzündlichen Hautvorgängen. Da die austrocknende und kühlende Wirkung der Puder eine Funktion ihrer Oberfläche ist und diese durch feinere Verteilung eine bedeutende Zunahme erfährt, muß auch die Größe des Puderkorns berücksichtigt werden. Je feiner das Korn, desto rascher wird das von der Haut aufgenommene Wasser verdunstet, wodurch eine Abkühlung der Haut und Verengung der Gefäße eintritt. Bei der Puderanwendung muß seine chemische Widerstandsfähigkeit gegen Hautsekrete berücksichtigt werden. Bei langdauernder Puderanwendung wird in manchen Fällen ein vorhergehendes Hauteinfetten mit einer Kühlcreme empfehlenswert sein. Die *pflanzlichen Puder* (Stärke) besitzen ein großes kapillares Aufsaugungsvermögen für Wasser, so daß ihre Anwendbarkeit bei trockener Haut beschränkt ist. Ihre Nachteile sind infolge des Quellungsvermögens der Stärke das leichte Zusammenbacken auf der Haut und die Zersetzbarkeit durch Hautsekrete und Bakterien. Von den *mineralischen Pudern* besitzen Magnesiumkarbonat und Kieselgur eine große Aufnahmefähigkeit für Flüssigkeiten, während Talcum venetum und Bolus Fette leicht resorbieren. Um die Anwendung fettadsorbierender Puder bei fettarmer Haut zu ermöglichen, werden diese durch Zusatz einiger Prozente Fett in sogenannte Fettpuder umgewandelt. Diese dürfen wiederum bei fettreicher Haut nicht angewendet werden. Für die Parfumierung der Puder sind verschiedene aetherische Öle und andere Riechstoffe im Gebrauch, welche keine Reizwirkung auf die Haut und keine Verfärbung des Puders herbeiführen sollen. An Stelle von aetherischen Ölen usw. werden manchmal auch Drogenpulver, z. B. Iriswurzelpulver u. a., verwendet. Zur Herstellung hautfarbener Puder kommen entsprechende reizlose, hauptsächlich anorganische Farbstoffe (Bolus rubra u. a.) in Betracht, auch Carmin u. a.

Einen eigenartigen Typus bilden die *Gleitpuder*, z. B. Lykopodium. Ihre Eigenschaften sind auf ihren Fettgehalt und auf ihre Oberflächenstruktur zurückzuführen. Da das echte Lykopodium manchmal hautreizend wirkt und außerdem häufig verfälscht wird, kann es durch künstliche Gleitpuder ersetzt werden.

3. *Schüttelmixturen, Firnisse, Leime.* Als Schüttelmixturen werden Aufschwemmungen pulverförmiger, unlöslicher Substanzen in Suspensionsmitteln bezeichnet. Die Anwendung von Schüttelmixturen ermöglicht, der Puderdecke eine längere Dauer zu verleihen und die entzündungswidrige Eigenschaft der Puder auszunützen. Die Schüttelmixturen sind im Gebrauch milder und angenehmer als Salben und können leicht durch heiße Waschungen entfernt werden, was besonders bei Hautüberempfindlichkeit gegenüber Fetten bisweilen von Vorteil ist. Sie sollen nicht an stark behaarten Stellen angewendet werden, da sie die Haare leicht verfilzen und dann nur schwer entfernbar sind. Der Nachteil der Schüttelmixturen ist ihre geringe Tiefenwirkung, ihre Vorteile die leichte Aufnahme flüssiger und fester Medikamente. Für Trockenpinselungen sollen nur indifferente Körper als Suspensionsmittel zur Verwendung gelangen. Bei Anwendung von Alkohol erfolgt bei größerer Kühlwirkung eine raschere Eintrocknung.

Als *Firnisse* werden solche Flüssigkeiten bezeichnet, die nach Eintrocknung eine Decke bilden. Durch die Schrumpfung bei der Eintrocknung üben sie eine komprimierende Wirkung aus. Die wasserlöslichen Firnisse hindern infolge ihrer Wasserlöslichkeit nicht den Sekretionsstrom und können durch Wasser leicht entfernt werden, ihr Nachteil ist die zu ihrer Verflüchtigung notwendige Temperatur (40°), die manchmal die Haut reizt. Bei wasserunlöslichen Firnissen muß der Überzug durch Alkohol, Aether oder Benzin entfernt werden.

Die *Leime* sind Arzneimittelträger, welche eine schnell erhärtende Decke bilden und zur Aufnahme von Medikamenten befähigt sind. Es werden dazu hauptsächlich Zinkleime verwendet.

4. *Salben.* Salben sind weiche, leicht aufstreichbare, Medikamente enthaltende, hauptsächlich aus Fetten bestehende Arzneimittelträger. Nach den Untersuchungen der letzten Jahre (Bernhard und Strauch, Moncorps) ist für die Salbenwirksamkeit auch die Emulsionsform und die Art der angewendeten Fette von Wichtigkeit. Die Salben und Salbengrundlagen sollen nach Möglichkeit für die Haut indifferent, reiz-, farb-, geruchlos und haltbar sein. Die Emulgierbarkeit der Salben ist von ihrem Wasseraufnahmevermögen abhängig. Da dieses bei Fetten sehr gering ist, werden Eiweißkörper, Lecithin und hauptsächlich Sterine als Emulgatoren beigemischt. Als Kühlsalben (Cold creams) werden Salben mit hoher Wasseraufnahmefähigkeit und leichter Wasserabgabe bezeichnet, was hauptsächlich bei Fett-in-Wasser-Emulsionen der Fall ist. Wir unterscheiden drei Hauptarten der Salbengrundlagen: a) *homogene Fettsalben,* b) *Wassersalben* und c) *Kühlsalben.* Diese drei Salbenarten entfalten an sich schon eine gewisse Wirkung und können die Wirksamkeit inkorporierter Arzneimittel hemmen oder fördern. Die Stärke ihrer Tiefenwirkung kann durch die Art der Anwendung (Einreiben oder Auftragen, permeabler oder impermeabler Verband) weitgehend variiert werden. Die Zuführung der Arzneimittel bei Salben kann bei wasserlöslichen durch Auflösen in Wasser, bei fettlöslichen in Öl, bei unlöslichen in Form einer feinen Suspension erfolgen. Bei manchen Personen besteht eine Überempfindlichkeit gegen einzelne Salbengrundlagen oder Salben überhaupt. Bei der Anwendung an stark behaarten Körperstellen sollen wasseraufnehmende, sterinreiche Salbengrundlagen (Lanolin) vermieden werden, da sie die Haare zu stark verfilzen und verkleben.

5. *Pasten.* Pasten sind Arzneiformen teigartiger Konsistenz, aus einer Mischung pulverförmiger Substanzen und Fett bestehend. Der Fettanteil ermöglicht das Ansaugen von Fett durch die Hornschicht, während der Puderanteil das Aufsaugen der Sekrete und eine gewisse Permeabilität der Pasten im Gegensatz zu den Salben ermöglicht. Die Pasten wirken auch milder als die Salben, haben aber eine geringere Tiefenwirkung. Für ihre Anwendung kommen in erster Linie Erkrankungen der obersten Epithelschicht in Betracht sowie ganz schwach nässende Dermatosen. Bei chronischen, infiltrierenden Prozessen und bei Hyperkeratosen sind Salben mehr am Platze. Durch die große Puderaufnahmefähigkeit mancher Salben können Kühlpasten hergestellt werden. Die Pasten werden auf die erkrankte Haut aufgestrichen und mit indifferentem Puder bestreut. Mit dem Puder kombiniert, bilden sie einen reizlosen, festhaftenden Überzug. Nicht anwendbar sind sie an behaarten Stellen. Zu ihrer Entfernung dient Olivenöl, Vaselin, eventuell Benzin. Ihr Hauptvorzug ist die leichte Verträglichkeit bei irritabler Haut.

6. *Pflaster.* Pflaster sind Heilmittel, die auf einem Stoff aufgestrichen, direkt auf die Haut aufgelegt werden können. Sie bilden eine impermeable Deckschicht, wodurch sie eine große Tiefenwirkung erreichen. Aus dem Grunde soll ihre Anwendung bei akut entzündlichen Erkrankungen der Haut und bei irritablen Dermatosen vermieden werden. Man verwendet auf Leinwand aufgestrichene Pflaster, die bei Körpertemperatur erweichen und deren Grundlage aus Bleisalzen, Fett, Öl, Wachs und Terpentin besteht. Die *Collemplastra* enthalten Kautschuk, die Unna-Beiersdorfschen Guttaplaste eine dünne, schmiegsame Guttaperchaschicht als Pflastermasse. Die Trikoplaste sind auf dehnbarem Trikot gestrichen.

7. *Seifen.* Seifen sind — die Kalium- (weiche) oder Natrium- (harte) Seifen — Salze der Fettsäuren. Ihr Wasserbindungsvermögen ist von dem angewendeten Alkalimetall und der Art und Menge der einzelnen Fettarten abhängig. Die Seifenwirkung beruht auf ihrer stärkeren Adsorptionsfähigkeit an die Haut als die an der Hautoberfläche vorhandenen zu entfernenden Stoffe, wobei das Emulsionsvermögen der Seife (Schaumbildung und Schaumhaltbarkeit) besonders für die therapeutische Wirkung von hauptsächlicher Bedeutung ist.

Die desinfizierende und reinigende Seifenwirkung sind zum Großteil identisch. Neben der mechanischen Keimentfernung geht die Stärke der Desinfektion mit der Stärke der Hydrolyse und mit der Affinität der lipoidlöslichen fettsauren Salze an die Bakterienlipoide einher. Keimtötende Stoffe werden durch Seife in ihrer Wirkung behindert. Bei der Zugabe von Riechmitteln zu Seifen muß ihre Reizwirkung auf die Haut sowie ihre Geruchsstabilität berücksichtigt werden. Die zartesten und empfindlichsten Gerüche werden auf mechanischem Wege (Pilieren) der Seife zugeführt. Für medizinische Zwecke kommen nur neutrale, unparfumierte Seifen in Betracht. Für medizinische Seifen dürfen nur tadellose Rohmaterialien zur Anwendung gelangen, da sonst leicht Ranzidität eintritt.

Medizinische Seifen müssen bei einer für die Haut erträglichen Temperatur wasserlöslich sein, kein überschüssiges Alkali enthalten und gutes Schaumvermögen bei Mangel an Reizwirkung haben. Zur Hautpflege werden, wo Seife kontraindiziert ist, neutrale oder *überfettete Seifen* angewendet, für kosmetische Zwecke neutrale Seifen eventuell mit Schwefel-, Superoxyd-, Teer- und anderen Zusätzen. Für die Wirkung der Zusätze ist die Feinheit ihrer Verteilung von maßgebendem Einfluß. Diese mechanische Wirkung üben besonders die

SCHLEICHschen wachshaltigen Marmor- und Bimssteinseifen aus. Die Seifenwirkung wird durch hartes Wasser beeinträchtigt, was z. B. durch geringe Bikarbonat- oder Natriumboratzusätze zum Waschwasser behoben werden kann. Bei Zusatz von sulfonierten Fetten und Fettalkoholen zur Seife erübrigt sich eine vorhergehende Enthärtung des Wassers, weil diese wasserlösliche Kalksalze bilden. Zur Färbung von Seifen werden viele tierische, pflanzliche und Teerfarbstoffe herangezogen, die licht-, alkalibeständig und reizlos für die Haut sein müssen. Therapeutisch wird die als keratolytisch kräftig wirksame Schmierseife (Schälmittel) bei oberflächlichen Dermatomykosen und als stark alkalischer Kaliseifengeist zur Erweichung der Hornhaut verwendet (s. auch Seife).

Spezieller Teil.

1. *Pharmakologische und therapeutische Behandlung der Hautoberfläche und der Haut.* Die normale Hautoberfläche reagiert sauer. Dieser „Säuremantel der Hautoberfläche" bedeutet u. a. auch einen gewissen Schutz gegen Bakterien. Der saure Charakter der Hautoberfläche ist durch die in der Haut vorhandenen Puffersubstanzen gewahrt. Er fehlt bei Erkrankungen, in denen die oberste Epithelschicht fehlt oder starke Hautsekretion vorhanden ist. Künstliches Durchwärmen der Haut bewirkt einen Zustrom alkalischer Gewebssäfte, wodurch lokale, durch Entzündungen verursachte Azidosen behoben werden können. Der *Wassergehalt* ist für den Turgor und das Aussehen der Haut von Wichtigkeit, doch ist nicht nur der chemische Wassergehalt, sondern auch das Wasserquellungsvermögen (gebundenes Wasser) der Hautkolloide entscheidend. Dieses ist für das Aussehen der Haut verantwortlich, was beim Vergleich der Säuglings- und Greisenhaut mit gleichem Wassergehalt hervorgeht. Die Haut dient auch dem Körper als Wasserdepot, das bei chronischem Wasserverlust und bei Darreichung mancher Diuretica zuerst angegriffen wird, ein Vorgang, der bei manchen Hautödemen sowie bei stark nässenden Ekzemen und Dermatitiden verwendet werden kann. Der Wasserhaushalt der Haut steht auch mit dem Kochsalz- und Fettstoffwechsel der Haut in direktem Zusammenhang, besonders ist ihre Ausscheidung miteinander verknüpft. Die Haut dient auch als Hauptdepot des Körpers für das Kochsalz. In der neuesten Zeit ist die Beeinflussung der Hauttuberkulose durch Kochsalzentzug therapeutisch verwertet worden (GERSON, HERRMANNSDORFER, SAUERBRUCH). Das Fett wird von der Haut in Form von Fettwasseremulsionen ausgeschieden. Bei Mangel an beidem ist eine rauhe Haut vorhanden, weshalb der Haut zur Erhaltung der Geschmeidigkeit Fett zugeführt werden muß.

In der gesunden Haut ist das *Calcium* hauptsächlich im Bindegewebe vorhanden. Bei Irritationen der Haut findet eine Einwanderung des Calciums aus der Cutis ins Epithel statt. Das Calcium setzt die Empfindlichkeit der Zellen gegen schädigende Einflüsse herab, bewirkt ein Abdichten der Gefäßwände und eine beruhigende Wirkung auf das vegetative Nervensystem. Die Wirkung auf das vegetative Nervensystem kann durch Brom verstärkt werden. Die Calciumtherapie ist hauptsächlich bei exsudativen Prozessen angezeigt. Bei chronischen Entzündungen, welche mit Gewebsneubildungen und Gefäßveränderungen einhergehen, ist keine Calciumwirkung zu erwarten. Eine calciumähnliche Wirkung hat die Phenylchinolinkarbonsäure (Atophan, Atochinol).

Bei Erkrankungen der alternden Haut ist von mehreren Seiten Kieselsäurezufuhr empfohlen worden, um den Mangel derselben auszugleichen. Von den Eiweißkörpern der Haut ist infolge seiner Widerstandsfähigkeit gegen Fermente, Säuren und schwache Alkalien am wichtigsten das Keratin. Keratine verschiedener Hautstellen zeigen eine verschiedenartige chemische Zusammensetzung. Seine Resistenzfähigkeit scheint neben dem Schwefel- und Tyrosingehalt auf den Gehalt an freien Karbonylgruppen (C=O) und mit der Verminderung des gebundenen Wassers in Zusammenhang zu stehen. Die Resorptionsfähigkeit der Haut ist von der Substanz der Applikationsart und dem Zustande der Haut abhängig. Durch Pituitrin wird die Resorptionsfähigkeit der Haut gesteigert.

2. *Pharmakologische und therapeutische Beeinflussung der Oberhaut.* Eine therapeutische Beeinflussung der Oberhaut kann durch verschiedene Reduktionsmittel, durch oxydierende und durch eine übermäßige Granulationsbildung hemmende Substanzen erreicht werden. Die reduzierenden Substanzen wirken teils durch ihre chemischen, teils durch ihre pharmakodynamischen Eigenschaften keratoplastisch, wobei vorhergehende Keratolyse nicht Vorbedingung ist. Alkalien wirken keratolytisch, ohne den Verhornungsprozeß zu beeinflussen. Bei anderen Mitteln ist eine vorhergehende Keratolyse notwendig, um keratoplastisch zu wirken. Der pharmakologische Angriffspunkt von Salizylsäure und Resorcin ist das Rete Malpighii. Bei Phenolen neben dem Rete Malpighii die Hornschicht. Anders die Anthrazenderivate, die zu einer mit einer Abscheidung der Hornschicht führenden Entzündung führen. Die spezifische Teerwirkung beruht hauptsächlich auf dem hochsiedenden Anteil, wobei die niedersiedenden die Adsorption erleichtern. Schwefel wirkt, obwohl er ein reduzierender Körper ist, durch seine Anlagerung und Polysulfidbildung oxydierend. Durch die einzelnen Sauerstoffmittel gelingt es, den entgegengesetzten Vorgang, die Antikeratolyse, zu erreichen, wobei auch eine Bleichwirkung auftritt. Gegen übermäßige Granulationen werden die durch Eiweißfällung häutchenbildenden Substanzen verwendet.

Zu den *Schälmitteln* gehören Salizylsäure, Resorzin und β-Naphthol, die wohl selbst nicht keratolytisch sind, aber den Verhornungsprozeß weitgehend beeinflussen. Die Salizylsäure wird intern auf Grund ihrer Allgemeinwirkung bei allen dermatologischen Erkrankungen, bei denen eine rheumatische Ätiologie vermutet wird, verwendet. Ihre weitere Anwendung ist durch ihre desinfizierenden und keratolytischen Eigenschaften gegeben, und zwar hauptsächlich bei Hyperkeratosen, Psoriasis, Clavus und Kallositäten. Durch die Art der Applikation kann ihre Wirkung reguliert werden. Das Resorcin verursacht hauptsächlich eine Gerbung der Keratine. Dieser Vorgang bewirkt unter Abstoßung der spröd gewordenen Keratinsubstanz eine Reizwirkung, die zur Epithelisierung führt. Die Schälwirkung des Resorcins läßt sich nur im Gesicht, nicht aber bei der übrigen Haut verwenden, weil dort die entstandene Resorcinmembran zu lange haftet. Klinisch wird es bei kokkogenen Eiterungen, bei Akne und besonders in Salbenform bei Lupus vulgaris, auch mit anderen Arzneimitteln kombiniert, verwendet. Kosmetisch von Wichtigkeit ist die durch Resorcin verursachte bräunliche Hautpigmentierung und seine Nichtanwendbarkeit bei hellen Haaren. Resorcin wird besonders von der kindlichen Haut leicht resorbiert und führt zu Schädigungen. Der Salizylsäure ähnlich ist die pharmakologische Wirkung des β-Naphthols, welches wegen seiner lokalanaesthesierenden Wirkung als juckstillendes Mittel bei Strophulus und Pruritus Anwendung findet. Bei Nierenerkrankungen ist seine Verwendung kontraindiziert, da es leicht Intoxikationen herbeiführt.

Der *Verhornungsprozeß* der Haut wird durch Sauerstoffmangel und Quellungsverminderung beschleunigt. Alle Sauerstoff entziehenden Mittel, wie Phenole, Anthrachinone, Schwefel und andere, beschleunigen den Verhornungsprozeß; zu den in der Hauttherapie verwendeten Phenolen zählen: Karbolsäure, Resorcin, β-Naphthol, Pyrogallol und Teer. Karbolsäure wird infolge der Intoxikationsgefahr nur mehr selten und mit gebotener Vorsicht angewendet. Sie verursacht eine Nekrose der Hornhaut, wodurch die Stachelschicht zur Proliferation und Mitosenbildung angeregt wird. Ebenso bewirkt sie infolge der höheren Empfindlichkeit der Nervenendigungen eine leichte Anaesthesie, wodurch die gelegentlich als Antiprurigosum Verwendung findet.

Pyrogallol (Trioxybenzol) oxydiert die gesunde Haut und bewirkt eine heftige Dermatitis. Die oberste Hautschicht trocknet ein und wird als pergamentartige Membran abgestoßen, wodurch eine Neubildung des Epithelgewebes angeregt wird. Es kann wie alle Phenole infolge seiner leichten Resorbierbarkeit zu Vergiftungserscheinungen und sogar zum Tode führen. Bei Gravidität darf es nicht verwendet werden. Sein ältestes Anwendungsgebiet ist das Dunkelfärben der Haare.

Zu der Gruppe reduzierender Substanzen rechnet UNNA den *Teer*. Die verschiedenen Teerarten unterscheiden sich teilweise in ihrer Wirkung. Es sind drei Gruppen von Teeren vorhanden, und zwar: die aus Holz, Steinkohle oder aus bituminösem Gestein gewonnenen Teere, abgesehen von den vielen im Handel befindlichen gereinigten Präparaten. Die Hauptwirkung des Teers wird hauptsächlich durch den hochsiedenden Anteil verursacht, was auch bei den gewerblichen Teerschädigungen durch Teer (Teerkrätze) oder Teerabkömmlinge zum Ausdruck kommt. Der Teer wirkt sauerstoffentziehend, antiparasitär, juckstillend, stark keratoplastisch. Nicht verwendet dürfen Teerpräparate bei Nierenerkrankungen und nur mit Vorsicht bei Diabetikern, blonden und rothaarigen Menschen werden.

Eine gesonderte Gruppe reduzierender Substanzen bilden die Anthrazene, Chrysarobin, Anthrarobin und Cignolin. *Chrysarobin* bewirkt auf der gesunden Haut eine schnelle keratoplastische Wirkung und Abschälung der Hornschicht. Es ist eines der wirksamsten Psoriasisheilmittel, besonders in Verbindung mit Teer, Salizylsäure und Schmierseife. Es bewirkt eine rotbraune Hautverfärbung sowie eine Verfärbung der Nägel und Haare, gelegentlich auch Nierenreizungen und Konjunktivitiden. Chrysarobin-Wäscheflecke sind nicht entfernbar. Ein Ersatzpräparat des Chrysarobins ist das Cignolin. Anthrarobin wirkt schwächer als das Chrysarobin. Sein Anwendungsgebiet sind Erythrasma, Ekzema mammae und hartnäckige intertriginöse Ekzeme.

Schwefel wird in verschiedenster Applikationsform in der Dermatologie verwendet, wobei der Grad seiner Verteilung für die Wirkung wichtig ist. Für seine Wirkung sind die Eigenschaften des Schwefels zur Anreicherung mehrerer Schwefelatome und sein Vorhandensein in verschiedenen Oxydationsstufen im Organismus von Wichtigkeit. Die Eiweißkörper, die ihren Schwefel nicht nur in Form von Cystin, sondern auch als Cystein besitzen, können Schwefel binden. Schwefel entfaltet keratolytische und keratoplastische Eigenschaften. Seine optimale Wirkung liegt bei alkalischer Reaktion, besonders keratolytisch wirken die Schwefelalkalien, was auch ihre Anwendung für Enthaarungszwecke rechtfertigt. Durch Schwefelsalbenapplikation bei Säuglingen wurden manchmal Vergiftungen durch entstandenen Schwefelwasserstoff beobachtet. Schwefel steigert die Teerwirkung, sein Hauptanwendungsgebiet sind Akne vulgaris und seborrhoische Ekzeme. In Verbindung mit anderen Substanzen wird er bei Haarkuren, Skabies, Sykosis vulgaris usw. verwendet.

Ichthyol wirkt sowohl durch seinen Schwefelgehalt (10%) als auch durch seine ungesättigten Bindungen. Es vereinigt in wesentlich mitigierter Form die Eigenschaften von Schwefel und Teer. Keratoplastische Wirkungen entfalten auch Balsame, z. B. Perubalsam.

Durch Sauerstoffmittel wird die Granulationsbildung des Gewebes ohne Tendenz zur Verhornung angeregt. *Wasserstoffsuperoxyd* wirkt antiseptisch, solange eine Sauerstoffentwicklung vorhanden ist. Die antiseptische Wirkung ist sowohl physikalisch-chemisch durch die Schaumbildung als auch chemisch durch den aktiven Sauerstoff bedingt. Ähnlich ist die Wirkung von *Kaliumpermanganat* in verdünnten Lösungen, wobei Braunstein als brauner unschädlicher Niederschlag abgeschieden wird; bei konzentrierten Lösungen erfolgt Ätzung. Gleiche Wirkung mit größerer Giftigkeit infolge seiner leichteren Resorbierbarkeit zeigt *Kaliumchlorat*. Alle Sauerstoffmittel entfalten bei fast allen organischen Substanzen auch eine Bleichwirkung.

Zur Hemmung der übermäßigen Granulationsbildung werden eiweißfällende oder adstringierende Substanzen verwendet, die mit den Zellsubstanzen unlösliche Verbindungen bilden. Sie bilden bei Erosionen und Geschwüren ein Schutzhäutchen, unter welchem sie ihre adstringierende Wirkung entfalten. Zu den häutchenbildenden Mitteln zählen Silbernitrat, Chromsäure, zu den mehr adstringierenden Kupfersulfat, Eisenchlorid, Tannin, Alaun.

3. *Pharmakologische Beeinflussung der Gefäße.* Eine große Reihe von Heilmitteln sind auf die Gefäße und Hauptkapillaren von Einfluß. Bei der Entzündung sind die Gefäße meist der Angriffspunkt der entzündungserregenden Mitteln. Nach HEUBNER sind Kapillargifte solche Substanzen, welche Veränderungen ihrer Blutfülle ohne Beeinflussung der Funktion des arteriellen Systems bewirken. Kapillargifte sind u. a. die organischen *Goldverbindungen*, die in den letzten Jahren zur Behandlung des Lupus vulgaris und erythematodes empfohlen wurden, ferner Bleisalze und Arsen. *Arsen* ist ein Zellgift mit Kapillarwirkung ohne entzündungserregend zu sein. Seine Zellgiftwirkung, besonders von arseniger Säure, wird bei den Ätzpasten zur Behandlung von Epitheliomen, Verrucae planae und anderen verwendet.

Für die Krampfadernbehandlung wird die künstliche Verödung der Gefäße mit Sublimat, Kochsalz, Chinin, Traubenzucker angewendet.

4. *Beeinflussung der Nerven.* Bei gewissen Krankheitsprozessen kann die Nervenbeeinflussung durch Arzneimittel günstig wirken. So z. B. durch intravenöse Bromidinjektionen bei Ekzematikern. Eine vorübergehende Beeinflussung der sensiblen Nervenendigungen ohne dauernde Schädigung läßt sich durch die Kältewirkung des Chloraethyls erreichen. Hauptsächlich auf die Kältenervenendigungen wirkt Menthol. Mit dieser Wirkung geht besonders an Kältepunkten reichen Stellen eine Anaesthesie einher. Äußerlich wird es als Antipruriginosum, innerlich als Darmdesinfiziens bei Urticaria, Lichen Vidal und ähnlichen Affektionen empfohlen. Das Kokain wirkt nur bei Bloßliegen der Cutis auf die peripheren, sensiblen Nervenendigungen. Eine juckstillende Wirkung zeigen aetherische Öle, die an entzündlichen Stellen bei ihrer Resorption ins Blut die Bildung von Exsudaten einschränken und ihre Aufsaugung befördern (s. auch Anaesthesin, Orthoform, Cycloform).

Die das *autonome Nervensystem* beeinflussenden Substanzen wurden erst in den letzten Jahren mit Erfolg in der Dermatologie verwendet. So Pilokarpin (als Injektionen) zur Steigerung der bei Prurigo schwachen Schweißsekretion und Atropin auf Grund seiner sekretionshemmenden Wirkung bei den mit Hyperhidrosis einhergehenden Dermatosen. Die Wirkung des Atropins ist nur vorübergehend. Adrenalin kann bei allen Störungen des Sympathikus-Parasympathikus-Gleichgewichts mit Aussicht auf Erfolg verwendet werden. Sein wichtigstes Indikationsgebiet ist der angioneurotische Symptomenkomplex nach Salvarsanbehandlung. Weiters wurde es bei Verbrennungen und Urticaria verwendet. Seine Nachteile sind die vorübergehende Wirkung, leichte Oxydationsfähigkeit und eine gewisse Toxizität. Ephedrin und Ephetonin zeigen bei geringerer Toxizität und längerer Wirkung die gleichen Eigenschaften wie Adrenalin.

5. *Beeinflussung der Schweißdrüsen.* Die Funktion der Schweißdrüsen ist einerseits die Ausscheidung von Wasser, Kochsalz und stickstoffhaltigen Produkten, anderseits die Regulierung der Körperwärme mit Hilfe der Wasserverdunstung. Sie wird durch Reflexe, zentrale und periphere Reize geregelt. Schwitzen hervorrufende Stoffe können einerseits auf die spinalen Zentren, wie z. B. Strychnin, Pikrotoxin, Campher und Ammonsalze, oder die peripheren Endapparate, wie Pilokarpin, Physostigmin und Muskarin, einwirken. Der Angriffspunkt der schweißhemmenden Mittel kann ebenfalls zentral oder peripher sein. Zu den zentralhemmenden gehört Camphersäure, peripher wirken u. a. Atropin und Agarizin. Eine Wirkung auf die lokalen Zellen üben die Adstringentia und adstringierenden Antiseptica aus.

Die Camphersäure hat eine geringere, aber länger andauernde schweißhemmende Wirkung als Atropin. Agarizin hat mit Atropin gleichartige, aber länger dauernde Wirkungen, ohne seine übrigen Nebenerscheinungen zu besitzen. Die schweißhemmende Wirkung tritt nach mehreren Stunden ein und dauert bis 24 Stunden. Als Nebenerscheinungen treten beim Agarizin manchmal Schleimhautreizungen, Übelkeiten und Durchfälle auf.

Für die lokale Behandlung leichter Fälle ist Gerbsäure und Formaldehyd in Puder- und Salbenform am Platze; bei mittelschweren Fällen Formaldehyd in wässeriger und alkoholischer Lösung, besonders in Kombination mit Wasserstoffsuperoxyd. Beim Fußschweiß kommt die einmal wöchentliche Behandlung mit verdünnter Chromsäure in Betracht, welche infolge ihrer eiweißfällenden und adstringierenden Wirkung in verdünnter Lösung die Haut unter Verminderung der Schweißsekretion gerbt. Für die schwersten Fälle wird auch Röntgenbestrahlung angewendet. Für Achselhöhlenschweiß sind essigsäurehaltige, wässerige und alkoholische Lösungen zu empfehlen.

6. *Pharmakologische Beeinflussung der Haare.* Die Haare stehen unter hormonalem Einfluß, ebenso ihre örtliche Verteilung. Für das Auftreten oder Verschwinden der Haare in bestimmten Gegenden sind die Keimdrüsen, Nebennierenrinde sowie Hypophysenzwischenlappen und Thymusveränderungen von Wichtigkeit. In der Hauptsache begünstigt Hypersekretion den Haarwuchs, während Unterfunktion der endokrinen Drüsen Haarausfall herbeiführt. Die Schilddrüse beeinflußt das Kopfhaar und die Augenbrauen, während die Keimdrüse und Hypophyse für diejenigen Haare, welche die sekundären Geschlechtsmerkmale bilden, von Bedeutung sind. Ob der Einfluß der endokrinen Drüsen ein direkter ist oder indirekt über den Sympathikus zustande kommt, ist noch ungeklärt (s. Innere Sekretion).

Für die Pharmakologie der Haare ist die Frage der Anregung und Förderung des Wachstums sowie der Depilation von Wichtigkeit. Die Ursachen der Alopezien können in zwei große Gruppen eingeteilt werden: 1. Der Haarschwund ist durch äußere exogene Ursachen (Pilzerkrankungen, Impetigo, Folliculitis usw.) bedingt. 2. Die Alopezie ist endogenen Ursprungs, und zwar durch a) Ernährungsstörungen der Papille (toxische Alopezien), b) Dysfunktion der endokrinen Drüsen, c) Dysfunktion der Talgdrüsen, d) Störung der Keratinisation.

Eine Beeinflussung des Haarwachstums läßt sich nur nach Erkennung der Ursache und der Möglichkeit ihrer Behebung herbeiführen.

Bei den Ernährungsstörungen der Papillen werden Maßnahmen allgemeiner Natur oft von Erfolg sein. Zweckmäßige Ernährung und innerliche Zufuhr von Eisen, Arsen, Chinin sind für diese Erkrankung von hauptsächlicher Bedeutung. Schwieriger sind die durch Dysfunktion des endokrinen Systems verursachten Alopezien zu beeinflussen, da einerseits die entsprechenden Kriterien der sicheren Erkennung einer Drüsendysfunktion fehlen, anderseits die käuflichen Hormonpräparate oft unverläßlich sind. Bei Störungen der Talgdrüsen kann bei Hypofunktion Pilokarpin versucht werden (Vorsicht!), bei Hyperfunktion muß zuerst das überschüssige Fett entfernt werden. Besonders geeignet zur Seborrhoebekämpfung ist Schwefel in verschiedenster Form sowie Resorzin, Salizylsäure, Teerpräparate und Quecksilberpraezipitat. Bei Störungen der Keratinisation soll angeblich die innerliche Darreichung von Schwefel sowie die Verwendung von Haarhydrolysaten (Humagsolan) von Erfolg begleitet sein.

Die Beeinflussung der *Hypertrichosis* kann dreierlei Angriffspunkte haben, und zwar: pilär, papillär und indirekt. Die Wirkung der pilären Substanzen kann nur zeitweilig sein. Papillär wirkende Medikamente sind unbekannt. Für papilläre Wirkung wird Röntgen und Koagulation durch elektrischen Strom angewendet. Auf indirektem Weg ist der Haarausfall durch Thallium zu erreichen, doch liegt die wirksame Dosis zu nahe der toxischen, so daß seine Verwendung besonders bei Erwachsenen kontraindiziert ist. Für piläre Wirkung kommen nur solche Stoffe in Betracht, die keine Hautschädigungen hervorrufen und bei gewöhnlicher Temperatur in kurzer Zeit ihre Wirkung entfalten. Für diese Zwecke werden hauptsächlich die Sulfide der Erdalkalien und des Arsens verwendet. Experimentelle Versuche ergaben die beste Wirkung durch Strontiumsulfid und den aus Bariumsulfid, Zinkoxyd und Mehl bestehenden UNNAschen *Depilatorien.* Nicht mehr infolge seiner Giftigkeit in Gebrauch ist das aus Arsenpentasulfid und Ätzkalk bestehende Rhusma turcorum.

Veränderungen der Haarfarbe können entweder durch entfärbende Mittel (Haarbleichmittel) oder durch Färbung erfolgen. Die Wirkungen der *Haarbleichmittel* beruhen auf Oxydation durch Sauerstoff. Die Haarbleichmittel (Blondierungsmittel) machen das Haar spröde und verursachen oft ein brennendes, juckendes Gefühl der Kopfhaut. In vereinzelten Fällen sind sogar schwere Kopfgangraenen beobachtet worden.

Die für die Haarfärbung verwendeten Methoden sind physikalisch oder chemisch. Bei den physikalischen Methoden, die praktisch wohl ohne Bedeutung sind, ist der Färbeprozeß nur zeitweilig und kann aus den Haaren wieder entfernt werden. (Schwarzfärbung von Augenbrauen und Wimpern mit chinesischer Tusche.) Für die chemische Färbung der Haare — wobei der Farbstoff in den Haaren selbst entsteht — werden die verschiedenartigsten chemischen Präparate angewendet (s. Haarfärbung). Die Haarfärbemittel sind mitunter schädlich für das Haar, abgesehen von den Schädigungen, die sich als Dermatitiden oder Ekzeme dokumentieren. Am meisten schädlich ist Paraphenylendiamin, kaum schädlich sind nur die reinen pflanzlichen Extrakte wie Henna u. a. S. Haarfärbemittel.

Pharmatolin, s. Sonnenlichtschädigungen.

Pharyngine soll Thymol und Eukalyptol enthalten und zu Gurgelwässern verwendet werden. (Tardieu & Cie., Paris.)

Phenol, s. Karbolsäure.

Phenolphthalein, wird als Abführmittel vielfach verwendet und ist auch im Purgen und Agarol enthalten, erzeugt manchmal entzündliche Hautausschläge, die dann, wenn sie an sichtbaren Stellen sich befinden, auch kosmetische Bedeutung haben. Eine seltene Form befällt Genital-, Aftergegend und Mund; auf Mundschleimhaut und Lippen entstehen pemphigusähnliche ausgedehnte Blasen und ihnen folgend ein flacher wunder Grund. Abheilung nach Erkennung der Ursache ohne Narben.

S. auch Abführmittel.

Phenosal.

Salizylsäure	6 g	Eukalyptol	1 g
Karbolsäure	1 „	Zusammenschmelzen.	

Als Antisepticum.

Phenylacetaldehyd (Hyazinthin). Von betäubendem Hyazinthengeruch, leistet dieser Körper nur in entsprechend kleinen Dosen als Riechstoff gute Dienste. Kann lästige Verfärbungen und Reizung der Haut bewirken.

Phenylalanin, s. Detoxin.

Phenylaethylalkohol. Wesentlicher Bestandteil des Rosenöles. Dient zu Rosenkompositionen, aber auch zu einer Menge von Phantasiebuketts.

Pheraformpuder soll aus Bismutum subgallicum, Formaldehyd, Perubalsam und Borsäure bestehen und als Wundpuder für Brandwunden und eiternde Wunden Verwendung finden.

Pheraform-Wund- und Kinderpuder.

Pheraform-Schweiß- und Körperpuder. (Bero G. m. b. H., Darmstadt.)

Philonin ist eine Salbe, die nach Angabe neben anderen, spezifisch wirkenden Agentien, wie Cupr. jodorthooxychinolinsulf., Argent. sulf., insbesondere bestrahltes Cholesterin zur Hemmung der Infektion und zur Belebung der Granulationsbildung enthalten soll und bei Ulcera cruris, Ekzema, Decubitus, Mal. perforans, Dermatitis, Impetigo contagiosa, Erfrierungen, Verbrennungen angewendet werden kann. (Chemische Fabrik Promonta G. m. b. H., Hamburg.)

Phimose. Darunter versteht man ein zu enges Praeputium. Bei einer totalen Verengerung kann die Praeputialöffnung so klein sein, daß sie ein direktes Hindernis für die Harnentleerung bietet, sich der Urin im Vorhautsack staut, diesen aufbläht; eine nur partielle ist besonders bei Erektionen hinderlich und bereitet Schmerzen, so daß mitunter dadurch eine Impotentia coëundi gegeben ist. Beim Neugeborenen findet man eine Enge der Vorhaut verhältnismäßig oft, daneben auch epitheliale Verklebungen der beiden Blätter. Man versucht jene durch Zurückschieben der Vorhaut, die *Konglutination* durch Einschieben einer Sonde zu beheben. Dies gelingt in den meisten Fällen in den ersten Lebensjahren; wo der Erfolg bis zum 4. Lebensjahre ausbleibt, muß zur Operation geschritten werden. Von den mannigfachen Dehnungsinstrumenten wird nicht viel Gebrauch gemacht. Bleibt die kongenitale Phimose bestehen, so ist eine *atrophische* Form mit dünner weicher Vorhaut zu unterscheiden, diese liegt der Glans straff an. Bei der *hypertrophischen* Form ist das Praeputium übermäßig lang und hängt rüsselförmig herab. Die Harnretention im Vorhautsack gibt zu entzündlichen Reizungen, Geschwürs- und Steinbildungen daselbst Anlaß, prädisponiert zu venerischen Infektionen und zur Karzinomentwicklung *(Phimosenkarzinome)*. Die erworbene Phimose hat verschiedene Ursachen (Balanitis, Gonorrhoe, Kondylome, Ulcera mollia, syphilitische Effloreszenzen), es ist daher angezeigt, frühzeitig sich Einblick in den phimotischen Praeputialsack zu verschaffen, um die entsprechende Behandlung einzuleiten. — Durch multiple Einrisse am Rande kann ebenfalls eine relative Verengerung entstehen, ebenso durch Atrophie und Schrumpfung des Gewebes im Alter *(Altersphimose)*. Auch die *Kraurosis* der Vorhaut und der Eichel, ein Analogon der gleichen Erkrankung am weiblichen Genitale, führt zu Verengerungen. Die ergriffenen Partien sind anfangs gerötet, jucken heftig, manchmal treten blutig-seröse Blasen auf, dann entstehen atrophische Schrumpfungen und Hyperkeratose, von denen ebenfalls Krebsbildung ausgehen kann.

Zunächst soll bei der erworbenen Phimose versucht werden, sie durch Ausspülungen, Stopfungen mit schmalen Mullstreifen, die antiphlogistische und antiseptische Substanzen führen, mittels Sonde (s. Balanitis) zu beseitigen. Operativ sind eine ganze Reihe von Methoden angegeben, einige seien angeführt. Unter Lokalanaesthesie mit $^1/_2$%igem Novokain oder nach Art einer OBERSTschen Anaesthesie schiebt man eine Hohlsonde dorsal bis in den Sulkus — zu vermeiden ist natürlich die Urethra — und spaltet mit der Schere über dem Dorsum der Glans. Um eine Verwachsung der inneren Wundwinkel hintanzuhalten, wird aus dem inneren Vorhautblatt ein dreieckiges Läppchen $^1/_2$—1 cm lang mit der Basis gegen die Corona glandis gebildet und in den Winkel mittels Katgut eingenäht. Die einfache Operation gibt sehr unschöne Resultate, indem die beiden Lefzen schürzenartig herunterhängen; durch Abtragung können sie beseitigt werden. Bei nicht zu hochgradiger Phimose genügen oft auch ein oder zwei Längsschnitte, die man quer vernäht.

Eine sehr alte Methode ist die *Zirkumzision*, die ja bei den Ägyptern, Juden, Mohammedanern als rituelle Beschneidung geübt wurde. Es handelt sich da offenbar vor allem um hygienische Maßnahmen, die besonders in den heißen Ländern angezeigt waren, dann aber durch religiöse Motive fixiert wurden. Jedenfalls wird dadurch auch ein gewisser Schutz gegen Infektionen bewirkt. Nicht immer wird aber die Bloßlegung der Glans angenehm empfunden, so daß verschiedene Futterale angelegt wurden, die oft durch Schmuck verziert waren. Man versuchte auch die Eichel wieder zu bedecken, und schon CELSUS berichtet über eine plastische Operation *(Recutitio)*, das gleiche sollte auch eine Dehnung der restlichen Vorhaut (Epispasmus) zustande bringen. Die rituelle Zirkumzision, welche ja von Laien ausgeführt wurde, hatte öfter üble Zustände im Gefolge, so wurde zwecks Blutstillung die Wunde ausgesaugt und dadurch nicht selten Lues und Tuberkulose übertragen, auch kam es gelegentlich bei Haemophilen zu schwersten Erscheinungen, ja Tod. Bei ungeschickter Durchführung ging öfter ein Stückchen von der Glans mit oder aber es traten strangförmige Verwachsungen auf. Übrigens sei darauf hingewiesen, daß auch bei Frauen eine Art Beschneidung durchgeführt wird, indem bei den Hottentotten z. B. die oft mehrere Zentimeter langen Schamlippen gekürzt werden. Die Zirkumzision wird nach DIEFFENBACH so vorgenommen, daß man das Praeputium nach vorne zieht, vor der Glans abklemmt und durch einen Scherenschlag abkappt, die beiden Blätter miteinander vernäht. Ein zu kurzes Bändchen wird doppelt ligiert und durchtrennt.

Bei der *Hagedornschen Methode* wird durch einen Ovalärschnitt das äußere Vorhautblatt durchtrennt, dann ein Dorsalschnitt angelegt, das Praeputium über die Glans zurückgestreift, das innere Vorhautblatt umschnitten und mit der äußeren Haut abgetragen, die Reste der beiden miteinander vernäht, wobei die Bildung eines ROSERschen Läppchens meist überflüssig ist.

Aus der großen Zahl der plastischen Operationen seien nur einige wenige beschrieben. SCHLOFFER spaltet zunächst die äußere Haut vom Praeputialrand weg schräg nach außen, wodurch das innere Vorhautblatt zur Ansicht kommt, dieses wird nun über einer Hohlsonde mit der Schere in einem Winkel von etwa 60° zum ersten Schnitt durchtrennt, so daß eine V-förmige Figur mit der Spitze nach vorne entsteht. Zieht man die Vorhaut jetzt zurück, so bildet die Wundfläche einen Rhombus, die Ränder werden senkrecht zum Penis vereinigt. DRACHTER schont bei seiner Operation das Frenulum; er durchtrennt bei vorgezogenem Praeputium kreisförmig die äußere Haut je nach Bedarf, in das dadurch erscheinende innere Blatt macht man mit der COOPERschen Schere ein Loch und schneidet es nun zirkulär ab, Anlegung zweier Haltefäden dorsal und ventral, Vereinigung der Wundränder mit dünnen Katgutfäden. Eine einfache Methode ist auch die nach LANGEMAK: Umschneidung der gegen die Peniswurzel angezogenen Vorhaut in der Höhe der Corona glandis mittels Ovalärschnittes, mittels zweier Klemmen werden die Ränder gefaßt, nach stumpfer Ablösung von der Unterlage nach vorne zu umgestülpt, der Hautschlauch wird dorsal und ventral bis zur Mitte der Glans gespalten, die beiden Teile zurückgeschlagen und von der äußeren Haut soviel als nötig abgetragen, dann mit der Haut am Penisschaft vereinigt.

Eine *Paraphimose (spanischer Kragen)* entsteht dann, wenn die etwas zu enge Vorhaut zurückgeschoben wird (Masturbation, Coitus) und nicht mehr in die normale Lage zurückgebracht werden kann. Der Vorhautring führt dann zur Einschnürung, die Eichel schwillt an, hinter derselben finden sich zwei Wülste, der vordere meist größere entspricht dem ödematösen, ektropionierten inneren, der zweite kleinere dem äußeren Vorhautblatt, zwischen beiden liegt der Schnürring. Kommt man rechtzeitig dazu, so kann versucht werden, die Reposition manuell vorzunehmen, indem man die Eichel und das innere Vorhautblatt komprimiert und das zwischen Zeige- und Mittelfinger der Hände gefaßte Praeputium nach vorne zieht, wobei der Daumen die Glans nach rückwärts drückt. Oder man nimmt den Penis in die linke Faust und schiebt die Glans nach hinten. Zu große Gewaltanwendung ist nicht ratsam, man tut dann besser, wenn man den Schnürring durch eine oder mehrere Inzisionen löst, worauf die Reposition ohne Schwierigkeit gelingt. Eine solche Beseitigung der Einschnürung kann auch spontan durch gangraenösen Zerfall des Schnürrings erfolgen, doch soll man diesen lieber nicht abwarten. Auch kann manchmal vorhergehende Anwendung von Umschlägen und Eisbeutel die Reposition erleichtern, man warte aber nicht zu lange. Die Gangraen wird durch Umschläge mit Kal. hypermang., Campherwein, $^1/_2$‰iger Kupferlösung, dann durch desinfizierende Pulver behandelt.

Phlogetan, s. Reizbehandlung.

Phlogsan besteht nach Angabe aus keimfreien Filtraten von Bakterienkulturen (Staphylo- und Streptokokken) und dient zum Wundverband bzw. zu Wundspülungen bei entzündlichen und eitrigen Erkrankungen. (Staatliches serotherapeutisches Institut, Wien.)

Phobrol ist eine chlormetakresolhaltige Seifenlösung. (Hoffmann-Laroche, Grenzach.) (S. auch Chlormetakresol.)

Phonasthenie, funktionelle, s. Stimmstörungen.

Phosphorsäure, Acidum phosphoricum (Ortho-Phosphorsäure). Sirupöse Masse, löslich in Wasser. Kommt kosmetisch nur als schwache Säure (Ersatz für Weinsäure oder Zitronensäure) in Frage. Von nur geringer Bedeutung als Adstringens, Neutralisierungsmittel usw.

Photodynamische Sensibilisierung, s. Lichtschäden.

Phototherapie, negative, s. Pocken.

Phrymalin, s. Nasenröte.

Phthirii (Morpiones), s. Lidrandentzündung; Parasiten.

Physiol, eine Kolloidsalbe, besteht aus haltbaren Polysacchariden, zu deren Herstellung Gummiharze mit hohem Aschengehalt verwendet werden. Es hat einen Wassergehalt von 90—92%. Physiol dient als Salbengrundlage. Es ist geruch- und geschmacklos, milchigweiß, vollständig reizlos, steril und haltbar. Es fettet nicht, haftet auf der Haut sehr gut und ist leicht mit Wasser abwaschbar. Wasserlösliche Arzneimittel befinden sich im Physiol in molekulardisperser und ionisierter Form. (Polydyn-Werke, G. m. b. H., Prag X.)

Piedra ist eine in Kolumbien und Südamerika endemische Erkrankung der Haare, die sich durch Bildung harter Knoten auszeichnet, welche die Kopfhaare in ziemlich regelmäßigen Abständen von $^1/_2$—$1^1/_2$ cm umgeben. Außer dieser echten Piedra (der kolumbischen) gibt es noch eine zweite Form, die europäische (Piedra nostras), von der Erkrankung wird nur der freie Haarschaft befallen.

Sie kommt im Schnurrbart und an den Barthaaren europäischer und japanischer Männer vor und ist nicht so selten. Die erkrankten Haare sind mit knotigen Anlagerungen besetzt, die bis vierfach so dick wie das Haar sind und dasselbe hülsen- und mantelförmig umgeben. Sie sind hart und gelbbräunlich. Verursacht wird diese Erkrankung durch einen Pilz, das Trichosporon, von dem anscheinend verschiedene Varietäten (T. giganteum bei der Piedra columbensis, T. ovoides BEHREND und ovale UNNA bei der Piedra nostras) bestehen, die, in Sporen- und Myzelform durch eine agglutinierende fettige Masse verbunden, die Knoten bilden. Die Sporengröße ist bei der exotischen Form größer als bei der europäischen. Die *Behandlung* besteht in Seifenwaschungen und Desinfektion mit Sublimatspiritus. Während die Erkrankung in Kolumbien durch das dort gebräuchliche Befeuchten des Haares mit Leinsamenwasser, das ein guter Nährboden für den Pilz zu sein scheint, entstehen dürfte, soll bei der einheimischen Form die Anwesenheit der Pilze in kosmetischen Präparaten, wie Brillantine, die Ursache abgeben.

S. auch Tropen.

Pierre des Fakirs (Nagelpolierstein).

Zinnoxyd	5,0	Karmin	0,2
Zinkoxyd	5,0	Gummi arabicum-Schleim	nach Bedarf.
Bimssteinpulver	90,0		

Pigmentierung.

Normale Pigmentierung. Die Hautfarbe wird von drei Faktoren bestimmt: von der Eigenfarbe des Horns in der Hornschicht, von der Zahl und dem Füllungszustand der Hautblutgefäße und von dem Gehalt der Haut an dem eigentlichen Hautfarbstoff, dem Pigment. Das Pigment befindet sich vornehmlich in der Basalschicht der Epidermis, wo es in charakteristischer Kappenform über dem Zellkern gelagert ist, ferner (bei den verschiedenen Rassen in verschiedener Stärke) in den höheren Schichten der Epidermis, nach oben zu allmählich abnehmend, außerdem in den oberen Schichten der Cutis, hier in besonderen Zellen, den Chromato- und Melanophoren (Farbstoffträgern), und schließlich in der Haarmatrix. Chemisch stellt sich das Pigment als ein hochmolekularer, organischer Farbstoff — *Melanin* genannt — dar, dessen genaue Konstitution nicht bekannt ist. Physikalisch-chemisch erhält man den Farbstoff in Lösungen stets als negativ geladenes Kolloid.

Die *Entstehung* des Pigments vollzieht sich in den Pigmentzellen aus farblosen Vorstufen *(Melanogenen)* durch ein oxydierendes Ferment *(Dopa-Oxydase)*. Über die Natur und die Herkunft dieser Pigmentvorstufen besteht keine einheitliche Auffassung. Es wird die Möglichkeit erörtert, daß sie aus dem Säftestrom stammen, doch wird auch die Meinung vertreten, daß sie in den Pigmentzellen selbst, vielleicht unter besonderer Mitwirkung des Zellkerns, erzeugt werden.

Fehlerhafte Pigmentierung (s. auch Muttermäler). Diese kann sich als Abweichung von den beschriebenen normalen Formen nach zwei Richtungen vollziehen. Sie kann zu einer Pigmentvermehrung (Hyperpigmentierung) führen, aber auch als Pigmentverminderung (Depigmentierung) oder schließlich als Pigmentschwund (Pigmentatrophie) zum Ausdruck kommen. Die fehlerhafte Pigmentierung kann keimplasmatisch angelegt oder extrauterin erworben sein.

Keimplasmatisch bedingte Pigmentvermehrung. Naevus (s. dort).

Naevusähnliche Pigmentierungen:

Lentigines (Linsenflecke) und *Epheliden (Sommersprossen)* sind naevusähnliche Bildungen, die aber von manchen Autoren nicht unmittelbar zu den Naevi gerechnet werden, zumal Naevuszellen bei den Epheliden regelmäßig, bei den Lentigines in der Mehrzahl der Fälle fehlen. Man wird diese Pigmentanomalien am besten als Übergangsformen zu den Naevi ansprechen. Histologisch finden sich umschriebene Pigmentansammlungen in den Basalzellen der Epidermis. Lentigines und Epheliden sind nicht bei der Geburt sichtbar, sondern treten erst im Laufe des späteren Lebens in Erscheinung. Bei den Lentigines handelt es sich um etwa linsengroße, gelbbraun gefärbte, flache oder mäßig erhabene, fleckförmige Hyperpigmentierungen des Gesichtes, des Stammes und der Arme, zuweilen auch anderer Partien des Körpers. Die Epheliden stellen kleine, gelbbräunliche, zackige oder rundliche Flecke dar, die sich (hauptsächlich bei rothaarigen Personen) an Gesicht, Händen, Vorderarmen, aber auch an anderen belichteten Stellen des Körpers entwickeln. Während sie im Winter nur wenig sichtbar sind, treten sie im Frühjahr und im Sommer, besonders bei starker Lichteinwirkung, deutlich in Erscheinung. *Behandlung der Lentigines* mit Kohlensäureschnee (15—30 Sekunden), Elektrokoagulation, Elektrolyse; *Behandlung der Epheliden* mit Schälkuren, Bleichmitteln. Prophylaktisch Lichtschutz.

Die *Neurofibromatosis Recklinghausen* zählt zu ihren charakteristischen Symptomen punktförmige Pigmentationen von Stecknadelkopfgröße und sehr dunkler Farbe, meist in Haufen zusammenliegend, im Gegensatz zu den Epheliden hauptsächlich an den nichtbelichteten Stellen der Haut. Außerdem sieht man große rundliche, elliptische, landkartenförmige, manchmal scharf abgegrenzte, zuweilen diffus in die Umgebung übergehende hellere Pigmentflecke von Milchkaffeefarbe (Café au lait-Flecke) bis zu tiefem dunklem Braun. In manchen Fällen von Formes frustes sind diese Hyperpigmentierungen das einzige Symptom (s. auch Neurofibrome). *Behandlung:* Soweit beim Morbus Recklinghausen überhaupt zweckmäßig, Bleichmittel, Kohlensäureschnee (10—20—30 Sekunden), Elektrolyse, Elektrokoagulation.

Als *Incontinentia Pigmenti* wird eine äußerst seltene Pigmentanomalie bezeichnet. Bei der Geburt bereits finden sich über den ganzen Körper verstreut braune Pigmentflecke, die im Laufe des Lebens an Zahl zunehmen. Nach BLOCH handelt es sich um ein Abströmen des Pigmentes aus der Basalschicht der Epidermis in die Cutis. Die Behandlung ist machtlos.

Zu der *extrauterin* (nach der Geburt) entstandenen, umschriebenen, fleckförmigen Pigmentvermehrung gehört zunächst das *Chloasma.*

Es handelt sich dabei um flächenhafte, pfennig- bis handtellergroße, deutlich umschriebene unregelmäßig begrenzte, gelbbräunliche bis tiefdunkelbraune Hyperpigmentierungen nach exogenen oder endogenen Einwirkungen. Häufig kann die Entstehung auf äußere, vor allem traumatische Einflüsse zurückgeführt werden. Bei Personen mit empfindlicher, zu Hyperpigmentierung neigender Haut zeigt sich nach ständigem Reiben an derselben Hautstelle eine entsprechende Pigmentierung, z. B. streifenförmig an den Stellen des Rumpfes, an denen schwer arbeitende Frauen die Röcke binden, bei Männern am Halse an der Stelle, an der der Kragenknopf reibt; häufig werden diese Pigmentflecke auch beobachtet nach stärkerer Wärmeeinwirkung, nach heißen Umschlägen, Auflegen von Thermophoren *(Chloasma caloricum)*. Bei dieser Pigmentierung infolge Wärmeeinwirkung zeigt die Braunfärbung die Form eines großmaschigen Netzes *(Cutis marmorata pigmentosa)*. Als *Chloasma medicamentosum* wird eine Hyperpigmentierung im Anschluß an medikamentöse Anwendungen bezeichnet, z. B. gelegentlich nach Auflegen von Heftpflastern, Senfwickeln, Chrysarobinsalben usw.

Endogen bedingte Chloasmata, vor allem im Gesicht und am Halse lokalisiert, treten häufig vorübergehend besonders bei Frauen auf. Am bekanntesten ist das in der Schwangerschaft erscheinende *Chloasma gravidarum*, wahrscheinlich zurückzuführen auf eine Hyperfunktion der Nebennieren, die bekanntlich während der Schwangerschaft vergrößert sind. Häufig beschränkt sich die Hyperpigmentierung in der Schwangerschaft nicht auf die beschriebenen Veränderungen im Gesicht und am Hals; es tritt dann eine Pigmentvermehrung an allen Hautstellen auf, die anlagemäßig die Fähigkeit besitzen, in stärkerem Maße Hautfarbstoff zu bilden. Als solche sind zu nennen die Linea alba, in manchen Fällen die ganze Bauchhaut, ferner die Brustwarzenhöfe, die Axillar- und Genitokruralfalten, die Analgegend und die Vulva. Schwere Erkrankungen innerer Organe rufen ebenfalls gelegentlich chloasmatische Erscheinungen hervor, z. B. chronische Magendarmleiden *(Chloasma dyspepticum)*, chronische Erkrankungen der Nebenniere, der Schilddrüse (Myxödem), der Leber *(Chloasma hepaticum)*, ferner Tumoren, bei Frauen gut- und bösartige Tumoren der Genitalorgane *(Chloasma uterinum)*, bei Männern solche der Prostata. Bei schweren Kachexien treten ebenfalls flächenhafte chloasmatische Störungen auf *(Chloasma cachecticum)*, ferner im Gesicht bei alten Leuten *(Chloasma senile)*. Die *Behandlung* der Chloasmata muß zunächst darauf gerichtet sein, die schädigende Noxe zu ermitteln und auszuschließen. Wenn nach deren Beseitigung noch hyperpigmentierte Hautstellen unverändert bleiben, empfiehlt sich zunächst milde Schälbehandlung (Seifen, schwache Säuren z. B. verdünnte Salzsäure, Essigsäure, Zitronensäure, ferner 1%igen Epikarinspiritus, die Kombination von Quecksilber- und Wismutsalzen als Salben, z. B. HEBRAsche Praezipitat-Wismut-Salbe, Salizylvaseline, Salizylmattan), die die obersten Epidermisschichten **ablöst**, wobei zugleich auch das Pigment dieser Partien mitentfernt wird. Nach der Schälkur sind Bleichmittel zu verwenden ($^1/_2$%iger Sublimatspiritus, 5—10%ige

Praezipitatsalbe, 1%ige gelbe Quecksilbersalbe, 10%ige wässerige Boraxlösung, eventuell mit 5—10%igem Zusatz von Benzoetinktur, 5%iger Perhydrolspiritus oder 5%ige Perhydrolsalbe). NOBL erzielte eine Beseitigung der Hyperpigmentierung (besonders im Gesicht) durch lange Zeit fortgesetzte Massagen. Von einzelnen Erfolgen mit Geschlechtshormonen wird berichtet.

Als *periorale Pigmentierung* wird eine dem Chloasma uterinum ähnliche, ebenfalls vorwiegend bei Frauen und jungen Mädchen vorkommende Pigmentierung bezeichnet, bei der die Umgebung des Mundes und der Nase befallen ist. Sie ist häufig mit Zeichen der Seborrhoea oleosa verbunden; die Nase ist dabei oft glänzend und gerötet. *Behandlung:* Bleichende, spirituöse Lösungen und Salben (s. Chloasmata); besonders bewährt 1%ige gelbe Quecksilbersalbe, ferner Ultraviolettlichtbestrahlung des Gesichts zur Anregung der Pigmentierung. In dieser allgemein pigmentierten Gesichtshaut fällt dann die stärkere Verfärbung der Mundpartie nicht weiter auf; ferner führen die Bestrahlungen zur Schälung der Epidermis und damit auch zur Ablösung der befallenen Hautstellen um den Mund. Wichtig ist vielfach die Beseitigung innerer Störungen, vor allem der Verdauungsorgane, der Eierstöcke, der Gebärmutter und der Schilddrüse.

Die *Melanosis* oder *Melanodermie* (Schwarzsucht der Haut) steht dem Chloasma traumaticum nahe. Sie stellt eine dunkelbraune bis schwarze Pigmentierung nach vorangegangenem Erythem dar, das durch die Anwendung verschiedenartigster Stoffe ausgelöst wird. Lichteinwirkung begünstigt ihre Entstehung. Auch *Schleimhautpigmentierungen* können sich nach chronischen Reizungen finden (Mundschleimhaut bei Tabakkauern). Die *Berlock-Dermatitis* entwickelt sich ebenfalls nach Lichteinwirkung, besonders nach Sonnenbädern, Höhensonnenbestrahlungen und starkem Schwitzen; nach vorübergehender Erythembildung tritt eine tropfen- oder streifenförmige dunkelbraune Hyperpigmentierung besonders an Hals, Brust und Armen auf. Die Entstehung ist auf das Anspritzen von spirituösen Parfums, welche aetherische Öle enthalten, besonders von Kölnischem Wasser (wirksamer Bestandteil: Bergamottöl), auf die durch die Licht- und Schweißeinwirkung sensibilisierte Haut zurückzuführen; es muß eine gewisse Disposition (Idiosynkrasie) mancher Personen angenommen werden, da doch nicht stets unter gleichen Umständen diese Folgen eintreten. *Behandlung* der Melanosis und der Berlock-Dermatitis: Vermeidung bzw. Ausschaltung der Noxe, mäßige Schälkur, Bleichmittel wie beim Chloasma.

Auch andere Strahleneinwirkungen, vor allem die zu therapeutischen Zwecken, können Hyperpigmentierungen hinterlassen, z. B. Röntgen-, Radium-, Ultraviolettstrahlen (s. Lichtschäden).

Weitere umschriebene und artefiziell bedingte Pigmentvermehrungen sind die *künstlichen Mäler (Tatauierungen)* und eine Anzahl *gewerblicher Schädigungen* in bestimmten Berufen. Bei der Tatauierung handelt es sich um die willkürliche Einbringung von Kohle-, Tusche-, Zinnober-, Karminpartikelchen und ähnlichem mit einer Nadel in die vorher angeritzte Haut in bestimmter Anordnung, durch die bildliche Darstellungen erzeugt werden. Zu den gewerblichen Hyperpigmentierungen dieser Art gehören die *Anthracosis cutis* (Einsprengung von Kohleteilchen in die verletzte Haut) bei Bergleuten (Hauern), Heizern, Schornsteinfegern, die *Siderosis cutis* (Eiseneinsprengung) vor allem an den Händen bei Hüttenarbeitern usw., die *Schwarzpulvereinlagerungen* an Gesicht und Händen nach Böllerschuß-, Bombenverletzungen usw. Die Behandlung der Tatauierungen und gewerblichen Hyperpigmentierungen (bei letzteren, soweit sie überhaupt Erfolg verspricht) besteht zunächst darin, die Haut über den Einlagerungen anzuritzen durch Stichelung, Skarifikation, Elektrolyse oder Elektrokoagulation; darnach erfolgt Auflegen ätzender Salben (2%ige Pyrogallussalbe, 1%ige Pellidolpasta, Pyotropinsalbe) oder leicht reizender Lösungen (Perhydrollösung, verdünnte Phenollösung) oder Überstreichen mit dem Argentumnitricum-Ätzstift zur Anregung einer reichlichen Exsudation, die die imprägnierten Fremdkörper herausschwemmen soll. Besondere Vorsicht beim Aufritzen ist nötig bei Neigung zu Keloidbildung (s. diese), wobei kosmetisch noch stärker entstellende Narbenbildungen nach der Entfernung der Hauteinlagerung folgen können. Neuerdings wird die elektrisch schneidende Schlinge (Diathermieschlinge) zur Verwischung der Tatauierungsbilder empfohlen (s. Tatauierung).

Allgemeine ausgebreitete Pigmentvermehrung, die sich im Gegensatz zu den beschriebenen umgrenzten über den ganzen Körper ausdehnt oder große Partien einnimmt, kann durch von außen an die Haut gelangende Noxen, durch intern aufgenommene Schädlichkeiten oder durch Stoffwechselstörungen entstehen. Eine allgemeine Pigmentierung durch äußere Reize stellt z. B. die *Vagabundenkrankheit* dar; bei ihr finden sich zahlreiche dunkelblaue, braune bis braunschwarze Pigmentflecke als Folge von Kleiderlausstichen (Pediculi vestimentorum). Stiche der Filzläuse (Phthirii) bedingen in der Genital-, Axillar-, Brustbeingegend (gelegentlich auch in den Augenbrauen), seltener an anderen Partien des Körpers sitzende dunkelblaue Flecke *(Maculae coeruleae).*

Als *Kriegsmelanose* wurde während des Weltkrieges eine Form teils begrenzter, teils diffuser Hyperpigmentierungen bekannt, die zunächst in ihrer Ätiologie umstritten waren, heute aber als Kohlen-, Teer- und Schmierölmelanosen aufgefaßt werden. Diese Formen der Melanose wurden deshalb erstmals im Kriege häufig beobachtet, weil ungereinigte oder Ersatzmaterialien in der ausgedehnten Rüstungsindustrie zur Verwendung kamen. Bei den dort beschäftigten Personen (aber auch bei anderen unter entsprechenden beruflichen Einflüssen) zeigten sich diese Hyperpigmentierungen nach längerer Beschäftigung mit Steinkohlenteer, Pech, rohem Erdöl und dessen Derivaten, besonders Schmieröl, ferner Vaselin, nach Berührung oder Inhalation von Steinkohlen- oder Braunkohlenstaub. Diese Formen der Melanose treten hauptsächlich an unbedeckten Körperstellen auf (Lichtsensibilisierung), aber auch an anderen Partien, an denen ständiges Reiben, Druck und ähnliches erfolgt.

Hyperpigmentierungen nach Hautkrankheiten können ebenfalls begrenzte und diffuse Formen zeigen, je nach Art und Ausdehnung des vorangegangenen Prozesses. Wir finden solche Pigmentierungen nach Ekzemen, Dermatitiden, Psoriasis, Lichen ruber, Neurodermie, Pemphigus, Dermatitis herpetiformis u. a. In der Frühperiode der generalisierten Syphilis können papulöse Effloreszenzen sich unter Hinterlassung einer Hyperpigmentierung zurückbilden *(„Pigmentsyphilis“).* Manche exanthematischen Infektionskrankheiten können mit vorübergehender Pigmentierung abheilen (Masern, Scharlach, Variola, Varizellen u. a.).

Die *Arsenmelanose* stellt ein typisches Beispiel für eine allgemeine Pigmentierung infolge innerlich aufgenommener Substanzen dar. Es handelt sich um eine Form der Arsenschädigung der Haut nach längere Zeit fortgesetzten oralen oder parenteralen medikamentösen oder sonstigen Arsengaben, z. B. bei Lichen ruber planus oder Psoriasis, bei inneren Krankheiten, z. B. Leukaemie, HODGKINscher Lymphogranulomatose, Anaemie. Die Arsenmelanose tritt zunächst in den Achselhöhlen, in der Anal- und Genitalgegend, später über den ganzen Körper ausgedehnt als diffuse, gelegentlich netzförmig angelegte, schmutziggraue bis grauschwarze Pigmentierung auf. Die Mundschleimhaut bleibt meist frei. Es scheint — wie überhaupt bei den allgemeinen Pigmentierungen nach Intoxikationen — eine besondere Disposition zur Entstehung der Hyperpigmentierung notwendig zu sein. In manchen Weingegenden (z. B. Kaiserstuhl), in denen sämtliche Weinbauern ihre Reben zur Schädlingsbekämpfung mit Arsenpräparaten spritzen, erkrankt nur ein kleiner Teil an der Arsenmelanose.

Die *Argyrie* ist eine ähnlich der Arsenmelanose nach dem Gebrauch von Silber auftretende Hyperpigmentierung; sie entsteht bei längerer medikamentöser Anwendung des Silbers, z. B. nach Injektionen von Silbersalvarsan oder nach Aufnahme von Silberpräparaten durch den Magendarmkanal (bei dispositioneller Überempfindlichkeit) oder als gewerbliche Schädigung in silberverarbeitenden Betrieben. Die Argyrie befällt zunächst das Gesicht, die Gelenkbeugen, Hände, Zahnfleisch, Mundschleimhaut, später den ganzen übrigen Körper in Form einer schmutziggrauen bis graublauen Verfärbung, die darauf beruht, daß sich Niederschläge von Silberoxyd und Silberalbuminaten bilden, die im subepithelialen Gewebe gefällt werden und schließlich im elastischen Gewebe und in den Gefäßwänden dauernd liegen bleiben. Therapie ohne Erfolg. Auch der Versuch von größeren Jodmengen (Pregllösung), um das Silber durch Überführung in eine wasserlösliche Komplexverbindung zur Resorption zu bringen, hatte kaum Effekt.

Die *Ochronose*, ebenfalls zu der Gruppe der durch Intoxikation entstehenden Pigmentierungen gehörend, entwickelt sich nach chronischer Vergiftung durch Phenol (z. B. nach lange Zeit durchgeführten Karbolsäureumschlägen), ferner durch verschiedene Formen von Benzolderivaten. Es bilden sich gelbe bis dunkelbraune Pigmentmassen in Knorpeln, Gelenkkapseln usw., die nach außen durch die Haut als blaugraue bis grauschwarze Pigmentierungen, besonders im Gesicht (Ohren-, Nasenknorpel) erscheinen. Außerdem findet sich die ochronotische Verfärbung auch in der Haut selbst, besonders an unbedeckten Körperstellen.

Die *Karotinaemie*, auch *Xanthochromie* genannt, gehört zu jenen Hyperpigmentierungen, die schon zu der Gruppe der durch Stoffwechselstörungen entstandenen Pigmentanomalien überleiten. Es zeigt sich bei dazu disponierten Personen (vor allem bei Kindern) nach dem längeren Genuß von Möhren, Karotten (daher der Name), ferner von Orangen, Meergras, Melonen (Papayazeen), Gartenkürbissen (Cucurbita maxima) eine diffuse, gelegentlich goldgelbe bis bräunliche Verfärbung (deshalb auch *Aurantiasis cutis* genannt) der gesamten Körperhaut. Diese Pigmentierung ist bedingt durch das *Karotin*, ein pflanzliches Pigment, das eine zyklische Verbindung darstellt, deren genaue Strukturformel nicht bekannt ist. Aber auch bei manchen Ernährungsstörungen, bei Dyspepsien, Obstipation und gelegentlich bei Diabetes mellitus findet sich das Bild der Xanthochromie.

Die *Behandlung* dieser allgemeinen Pigmentierungen, die auf die Einwirkung äußerer oder von innen her einsetzender Schädlichkeiten zurückzuführen sind, richtet sich allein auf die Entfernung der zur Pigmentierung führenden Agentien. Sie kann an den sichtbaren Partien durch die Anwendung der beschriebenen Schäl- und Bleichmittel unterstützt werden.

Zu den allgemeinen Hyperpigmentierungen infolge ausgesprochener *Stoffwechselstörungen* gehört der *Ikterus* (Gelbsucht), eine auf dem Übertritt von Gallenfarbstoffen in die Haut beruhende, im Gefolge einer Störung des Leber- oder Gallenstoffwechsels auftretende gelbe bis gelbbraune Pigmentierung der Haut und der Schleimhäute. Ferner ist hier zu nennen der *Bronzediabetes*, eine bronzefarbene, allgemeine Hautveränderung, die als Folge einer Störung im Haemosiderin- (Eisen-) Stoffwechsel bei Leberzirrhose, allgemeiner Haemochromatose, ebenso bei Pankreaszirrhose mit sekundärem Diabetes (daher der Name Bronzediabetes) und bei der Bantischen Form der Milzerkrankung beobachtet wird.

Die *Addisonsche Krankheit* stellt eine allgemeine gelbbraune bis dunkelbraune Pigmentierung der gesamten Körperhaut und auch der Schleimhäute dar mit Ausnahme von Handtellern, Fußsohlen und behaartem Kopf. Sie beruht auf einer Störung im Pigmentstoffwechsel als Folge einer chronischen (meist tuberkulösen oder krebsartigen) Erkrankung der Nebenniere, jenes Organs, das den Pigmentstoffwechsel reguliert. Histologisch zeigt sich eine starke Melaninanreicherung in der Epidermis, weniger in der Cutis. Extrakt aus Nebennierenrinde, neuerdings Gaben von Ascorbinsäure (Vitamin c), haben wenigstens vorübergehend einen symptomatisch günstigen Einfluß auf diese schwere Erkrankung.

Pellagra, s. dort.

Die Behandlung dieser allgemeinen Pigmentierungen auf der Basis von Stoffwechselstörungen muß darauf gerichtet sein, die ursächliche Störung aufzudecken und zu beseitigen. Es ist dann häufig auch eine Rückbildung der Pigmentierung zu erwarten.

In diesem Zusammenhang muß auch die *Schambergsche Erkrankung* erwähnt werden, eine nach den jüngsten Mitteilungen ihres Entdeckers vermutlich mit einer Cholesterinstoffwechselstörung in Beziehung stehende Pigmentanomalie der Haut. Sie beginnt mit der Bildung rötlicher, stecknadelkopfgroßer Punkte, die zu unregelmäßig begrenzten Flecken zusammenfließen und durch Bildung neuer Punkte nach der Peripherie zu sich ausbreiten. Nach einiger Zeit bilden sich die roten Punkte in braune, gelbbraune oder rötlichbraune Pigmentierungen um, die allmählich abblassen und verschwinden. Befallen sein können sämtliche Teile der Körperhaut, vorzugsweise lokalisiert ist die Krankheit an den Unterschenkeln.

Ähnliche Pigmentierungen werden hervorgerufen durch die *Purpura annularis teleangiektodes Majocchi*, eine ringförmige, mit Gefäßerweiterungen einhergehende Blutfleckenerkrankung der Haut; hier werden Bluteisenbestandteile (Haemosiderin) in der Haut abgelagert und führen zu einer gelbbraunen Pigmentvermehrung. Im allgemeinen schwinden die Pigmentflecken bei dieser Purpuraform spontan wieder, wenn auch sehr langsam. Andere Purpuraformen rufen noch flüchtigere Pigmentierungen ähnlicher Art hervor, so z. B. die Purpuraerkrankungen der Haut bei schweren Allgemeinerkrankungen, vor allem infektiöser Natur (Sepsis, Angina, Flecktyphus u. a.) oder bei rheumatischen Erkrankungen *(Purpura rheumatica)*. Da sich bei diesen Erkrankungen die Pigmentflecken von selbst, wenn auch gelegentlich erst nach längerer Zeit zurückbilden, erübrigt sich jede Behandlung.

Ebenfalls als Folge von Blutaustritten, häufig in mehr flächenhafter Form, zeigt sich — vor allem bei Menschen mit starker Krampfaderausbildung — bei chronischen Stauungszuständen der Unterschenkelhaut *(Dermatopathia cyanotica Rost)* eine braunrote bis dunkelbraune Verfärbung der Haut in der genannten Körperregion. Eine Vermeidung weiterer Ausdehnung und eine Rückbildung ist nur durch Beseitigung der Stauungszustände zu erreichen, vor allem durch Verödung der Krampfadern.

Anhangsweise, zumal bei dieser umschriebenen Pigmentvermehrung seltener ein kosmetisches Interesse im Vordergrund steht, darf hier noch die *Acanthosis nigricans* (Schwarzwucherhaut) erwähnt werden (s. dort).

Pigmentverminderung (Depigmentierung). Die Pigmentverminderung kann sich als *Pigmentverarmung (Depigmentierung)* und als *Pigmentschwund (Pigmentatrophie)* zeigen. Auch bei diesen Pigmentstörungen unterscheidet man zwischen keimplasmatisch angelegten und extrauterin (nach der Geburt) entstandenen.

Die *keimplasmatisch* bedingte Pigmentatrophie wird als *Albinismus* oder *Leukopathia congenita (Weißhaut, angeborene)* bezeichnet. Diese Form des Pigmentschwundes kann die Haut des ganzen Körpers befallen (Albinismus universalis) oder nur einzelne Bezirke (Albinismus partialis). Beim *Albinismus universalis,* einer vererbbaren Anomalie — oft sind mehrere Geschwister befallen — ist die Haut pigmentlos und erscheint weiß bis leicht rosa. Ebenso sind die Haare weiß. Die Augen erscheinen rot, da in den pigmentführenden Schichten der Ader- und Netzhaut das Pigment ebenfalls fehlt. Häufig handelt es sich um schwächliche Individuen mit Idiosynkrasien (Überempfindlichkeiten) und allgemein herabgesetzter Widerstandsfähigkeit, besonders gegenüber Strahleneinflüssen. Die Behandlung ist machtlos; notwendig ist vor allem Schutz vor Sonnenstrahlen.

Der *Albinismus partialis* (umschriebene Weißhaut) stellt eine angeborene flächenweise Pigmentatrophie in Haut und Haaren dar (Scheckung) bei sonst normaler Haut; die albinotische Veränderung folgt oft streifenförmig dem Gebiet eines Nervenastes. Behandlung wie bei der vitiliginösen Pigmentverarmung (s. Vitiligo).

Extrauterin (nach der Geburt) *entstandene Pigmentverminderung.* Zur Leukopathia aquisita (erworbene Weißhaut) gehören vor allem die Vitiligo (Scheckhaut) und die Leukoderme. Die *Vitiligo* besteht aus weißen Flecken mit scharf abgegrenzten, meist großbogigen, nach außen konvexen, häufig hyperpigmentierten Rändern. Die Haare in der befallenen Partie färben sich ebenfalls weiß. Die Erkrankung tritt oft symmetrisch auf an allen Stellen des Körpers. Besonders häufig befallen sind die Genital- und Analgegend, Gesicht, Hals, Hände, Vorderarme, Kreuzbeingegend.

Die Entstehungsbedingungen der Vitiligo sind bisher nicht ermittelt. Man vermutet, daß sie mit Störungen in der Funktion der Drüsen mit innerer Absonderung in Beziehung stehen, ferner wird an eine krankhafte Tätigkeit des vegetativen Nervensystems gedacht, das wieder in Zusammenhang mit der Nebenniere steht, jenem Organ, dessen Bedeutung für die Funktion des Pigmentstoffwechsels bei der Darstellung der Addisonschen Krankheit erörtert wurde. Schließlich sind psychische Störungen, Neurosen, organische Nervenkrankheiten, Syphilis und andere Infektionskrankheiten, Intoxikationen und innere Krankheiten, äußere Reize, lokale Traumen u. a. in Beziehung zur Entstehung der Vitiligo gebracht worden, meist auf Grund von Einzelbeobachtungen, die wenig für das Gesetzmäßige beweisen. In manchen Fällen konnte Vererbung nachgewiesen werden. Für die *Behandlung* der Vitiligo wäre es wesentlich, den Sitz der Allgemeinstörung kennenzulernen. Behandlungsversuche mit Organpräparaten der Drüsen mit innerer Absonderung sind erfolglos geblieben. Da in den befallenen Partien häufig auch die Pigmentvorstufen fehlen (die Dopaoxydasereaktion läßt hier lediglich um die Follikel herum Reste von Pigment und seinen Vorstufen erkennen), ist an sich eine Anregung der Pigmentierung (z. B. durch Bestrahlung mit Ultraviolettlicht) nicht sehr aussichtsreich. Neuerdings wird sie aber wieder empfohlen. Zu diesem Zwecke wird eine künstliche Berlocquedermatitis hervorgerufen. Die Herde werden mit 5—10% Bergamottölspiritus eingepinselt und dann mit Ultraviolettlicht bestrahlt, nachdem vorher die Ränder mit Chininliniment abgedeckt sind, um sie vor stärkerer Pigmentierung zu schützen. Die Strahlen von 250 $\mu\mu$ sollen wichtig sein, daher dürfen zu alte künstliche Höhensonnen nicht verwendet werden. Es tritt darauf gelegentlich eine Pigmentbildung ein; leider hat die Methode sehr viele Versager. Von französischen Autoren wird eine „Pigmentaufschüttelung" empfohlen. Man injiziert intravenös zur Sensibilisierung Trypaflavin und führt anschließend Quarzlichtbestrahlungen aus. In jenen Fällen, in denen mit diesen Methoden kein Erfolg erzielt wurde, ist versucht worden (besonders an kosmetisch wichtigen Stellen), eine Tatauierung zur Beseitigung der Weißhaut durchzuführen. Resultate wenig ermutigend. Im allgemeinen muß man sich darauf beschränken, die Ränder der vitiliginösen Partien zu bleichen und vor Bestrahlungen mit folgender weiterer Pigmentierung zu schützen (Auftragen von Lichtschutzsalben).

Leukoderme sind erworbene fleckförmige Depigmentierungen der Haut. Man unterscheidet eine Weißfleckung als Folge von infiltrativen, destruierenden, mit Narbenbildung und Atrophie abheilenden Prozessen, bei denen die Haut die normale Pigmentbildungsfähigkeit verloren hat, von einem Leukoderm im Anschluß an Vorgänge, die als alleiniges klinisches Symptom den Pigmentschwund zeigen. Das syphilitische Leukoderm, das nach der Abheilung der Roseola und der papulösen Effloreszenzen auftritt, kommt bei Frauen hauptsächlich an Hals, Nacken und Brust, bei Männern vorwiegend an Nacken und Stamm vor. Es entwickelt sich im allgemeinen 3—4 Monate nach der Infektion und bleibt im Durchschnitt etwa 2 Jahre lang bestehen. Nichtsyphilitische Leukoderme beobachtet man bei Lepra, Psoriasis (besonders nach Anwendung von Chrysarobin), mitunter nach Abheilung von Ekzemen und Dermatitiden, seborrhoischem Ekzem, Neurodermie, Pyodermien, Dermatomykosen, Pityriasis des Gesichtes, Parapsoriasis, gelegentlich auch nach oft rezidivierendem Herpes simplex.

Histologisch handelt es sich um einen Schwund des Melaninpigments aus der Basalschicht der Epidermis und auch um eine Verminderung der Zahl der Chromatophoren.

Die *Behandlung,* soweit sie für kosmetisch wichtige Hautstellen in Betracht kommt, ist dieselbe wie bei der Vitiligo.

Eine Form der *Weißfleckenkrankheit,* die aber nach der Ansicht einiger Autoren nicht auf dem Schwund von Pigment beruht, wird gelegentlich bei einer Pilzflechte der Haut, der Pityriasis versicolor (s. dort) beobachtet. Wenn diese Krankheit Personen mit stark der Pigmentierung ausgesetzter Haut befällt (z. B. Sportsleute, Landarbeiter, die mit entblößtem Oberkörper auf freiem Felde arbeiten), so bleiben die von den Pilzen ergriffenen Stellen frei von stärkerer Pigmentierung und erscheinen in der gebräunten Umgebung als weiße Flecken. Doch wird von anderer Seite auch die Meinung vertreten, daß der Pilz selbst Pigmentschwund verursacht. Man nennt diese Form der Krankheit *Pityriasis versicolor decolorata.* Behandlung wie bei der Pityriasis versicolor.

Anhangsweise muß hier noch über den Pigmentschwund der Haare berichtet werden, der gelegentlich den ganzen behaarten Kopf befallen kann (plötzliches Ergrauen der Haare, gelegentlich beobachtet nach sehr starker seelischer Erregung).

Eine strangartige Depigmentierung der Haare, als *Poliosis* (Graufärbung) bezeichnet, kann vererbbar in mehreren Generationen beobachtet, gelegentlich auch erst im Laufe des Lebens sichtbar werden. Die Behandlung erstreckt sich auf die Anwendung von Haarfärbemitteln.

S. auch Atrophie der Haut; Berufskrankheiten; Kaustik; Kohlensäureschnee; Lichtbehandlung; Lichtschäden; Lippen; Mundhöhle; Nägel; Naevi; Perhydrol; Schwangerschaft.

Pigmentmäler, s. Kaustik.

Pigmentmangel, s. Färben der Wimpern und Augenbrauen.

Pigmentverschiebungen, s. Lichtschäden.

Pigmol. Haarfarbewiederhersteller der Firma Eudox in Leipzig. Analyse Aufrecht: 1%ige Lösung von Silbernitrat in stark verdünnter Ammoniakflüssigkeit.

Pigo-Jod-Feder-Stift ist ein stiftartiges, mit Jodtinktur gefülltes Glasfläschchen mit kleiner Öffnung und aufgeschraubter Metallkappe. Zum Gebrauch bestreicht man mit der Spitze leicht die zu jodierende Körperstelle. (Pharmazeutische Industrie-Gesellschaft, Offenbach a. M.) (S. auch Jodostick; Jodstift.)

Pikrinsäure, Acidum picrinicum (picronitricum), Trinitrophenol. Pikrinsäure wird zu Umschlägen (1%ige Lösung), als Adstringens und Desinfiziens empfohlen, auch als schmerzstillendes Mittel bei Brandwunden usw., ferner als Ersatz der Jodtinktur. Wurde auch bei nässenden Ekzemen als austrocknendes Mittel empfohlen, auch als Haarfärbemittel benützt (verboten!!). Zahlreiche Vergiftungsfälle nach Verwendung dieses gefährlichen Mittels sind festzustellen, weshalb Pikrinsäureverwendung bedenklich erscheint.

Pikrol ist dijod-resorzinsulfosaures Kalium. Löslich in Wasser, enthält 52% Jod. Ungiftiges Antisepticum von sehr kräftiger Wirkung, als Ersatz für Sublimat empfohlen.

Pili annulati *(Ringelhaare, Trichonosis versicolor, Leukotrichia annularis, intermittierendes Ergrauen).* Ringelhaare entstehen dadurch, daß am Haar pigmentierte und pigmentarme, gleichzeitig lufthaltende Abschnitte miteinander abwechseln. Streckenweise ist in der Marksubstanz Luft, diese Stellen erscheinen weiß und dicker, so kommen Ringe von normaler Farbe zustande und solche, die weiß erscheinen. Das Haar zeigt einen gleichmäßig dicken Durchmesser, es ist kein Spindelhaar, die lufthaltigen Stellen sind nur scheinbar dicker als die luftleeren. In einer Anzahl von Fällen sah man die Ringelhaare nach vorhergehendem universellem Haarausfall auftreten. Über die Ursache der Erkrankung wissen wir nichts Genaues; doch handelt es sich wohl um eine trophische Störung. Eine Heilung durch ärztliche Behandlung wurde bisher nicht beobachtet, ein Versuch mit Arseninjektionen und Humagsolanpillen kann die Festigkeit der Haare erhöhen.

Pilocaptinpräparate sollen Schwefel und Teer enthalten und zu Bädern, Salben, Linimenten für die Kopfhaut dienen. Pilocaptinspiritus ist ein Haarwuchsmittel. Im Handel sind auch P.-Seife, P.-Liniment, P.-Salbe. (Chem. Fabrik Sprevia, Berlin N 65.)

Pilocarpin, salzsaures, Pilocarpinum hydrochloricum.

Pilocarpin wird hergestellt aus den Jaborandiblättern, Folia Jaborandi.

Salzsaures Pilocarpin. Farblose, durchsichtige, an der Luft zerfließende, schwach bitter schmeckende Kristalle. Schmelzpunkt annähernd 200°. Leicht löslich in Wasser und Alkohol, schwer in Aether und Chloroform. Das Pilocarpin ist pharmakologisch der Antagonist des Atropins. Es wirkt reizend auf die parasympathischen Nervenendigungen, die vom Atropin gelähmt werden. Die Speicheldrüsen sondern nach Pilocarpineinspritzung große Mengen von Speichel ab. Es können während der zwei- bis dreistündigen Dauer der Wirkung bis 3/4 Liter Speichel erzeugt werden. Kurz nach Einsetzen der Speichelabsonderung kommt es auch zu einem außerordentlich starken Schweißausbruch am ganzen Körper. Bei größeren Dosen können Diarrhoen und Lähmungen des Zentralnervensystems auftreten. Unter Umständen machen bei geschwächten Individuen schon die therapeutischen Pilocarpindosen sehr ernste Nebenerscheinungen. Bemerkt soll noch werden, daß die Pilocarpinwirkung durch kleine Mengen Atropin sofort unterbrochen und aufgehoben werden kann. Größte Einzelgabe 0,02, größte Tagesgabe 0,04. Wird angewendet bei Prurigo, Urticaria und soll nach K. Herxheimer besonders wirksam bei Parasporiasis sein. K. Herxheimer verordnet in diesen Fällen:

Rp. Pilocarpini hydrochloric. 0,1
Aq. dest. 10,0

2mal wöchentlich eine Einspritzung, zuerst 1/2, dann 1 ccm der Lösung, was 0,005 und 0,01 g entspricht. In hartnäckigen Fällen kann man mit der Dosierung in die Höhe gehen: 0,012, 0,015 g.

Da der Schweißausbruch nach Pilokarpineinspritzung oft sehr stark ist, so muß man bei ambulanter Behandlung darauf achten, daß die Patienten beim Nachhausegehen sich nicht erkälten. Beim Einsetzen der starken Sekretabsonderungen nimmt auch die Magensekretion zu, die manchmal Brechreiz und Erbrechen auslöst. Die Patienten sollen angewiesen werden, den Speichel nicht herunterzuschlucken, da dadurch der Brechreiz erhöht wird (K. Herxheimer). Eine Gegenanzeige für das Mittel bildet Schwangerschaft (Kontraktion der Gebärmutter), ferner Asthma (Kontraktion der Bronchialmuskulatur), und verstärkte Bronchialsekretion. Innerlich gibt man es in Lösung 0,03 : 100,0 für Erwachsene, 0,02 : 100,0 für Kinder, stündlich 1 Teelöffel bis zum Schweißausbruch. Zur Einspritzung auch erhältlich als MBK-Amphiolen zu 0,005 und 0,01 OP mit 5 und 10 Stück. Da durch das Pilokarpin auch die Absonderung der Talgdrüsen vermehrt wird, so wird es vielfach zur Förderung des Haarwuchses empfohlen und hier soll es auch bei äußerer Anwendung wirksam sein.

Rp. Pilocarpin. hydrochloric. 2,0
Chinin. hydrochloric. 4,0
Sulfur. praec. 10,0
Bals. peruv. 20,0
Medull. bovin. ...... ad 100,0
(Lassar)

Zum gleichen Zweck werden auch Auszüge von Jaborandiblättern mit 70%igem Alkohol 20,0 : 100,0 verwendet.

S. auch Alopezien.

Pilzerkrankungen. Da die Pilzerkrankungen sehr häufig an auffallenden Stellen sitzen und auch oft unter Hinterlassung von Narben abheilen, spielen sie in kosmetischer Hinsicht eine große Rolle. Man muß bei ihnen zwei große Klassen unterscheiden; die eine enthält diejenigen Erkrankungen, die nur von Mensch zu Mensch übertragen werden, während in der anderen diejenigen sind, bei denen die Infektion ursprünglich vom Tier auf den Menschen vor sich gegangen ist, und die dann weiter von Mensch zu Mensch übertragen wird. Umgekehrt können auch Ansteckungen von Tieren durch Menschen stattfinden.

Die Erkennung, um welche Pilzarten es sich handelt, wird dadurch erschwert, daß im mikroskopischen Bilde die Pilze einander sehr ähneln, daß sie auf Kulturen bei den geringsten Verschiebungen des Nährbodens ihr Aussehen verändern und daß sie die Fähigkeit des Pleomorphismus besitzen. Darunter versteht man die Eigenschaft, daß sie sich in einem gewissen Alter mit einem wolligen Flaum bedecken. Überträgt man solche Kulturen auf neue Nährböden, so entsteht wieder der Flaum, ohne daß vorher Form und Aussehen der Mutterkultur angenommen wäre. Durch diesen Pleomorphismus waren früher grobe Irrtümer entstanden, da angenommen wurde, daß alle derartig flaumig wachsenden Pilze von einem einzigen Stamme herrührten. SABOURAUD gelang es, diesen Pleomorphismus aufzuhellen und eine Vielheit von Pilzen nachzuweisen, die an ihrem verschiedenen Wachstum auf geeigneten Nährböden zu erkennen sind. So können die einzelnen Krankheiten nicht nur klinisch, sondern auch kulturell voneinander getrennt werden. Besondere Züchtungsverfahren wurden von SABOURAUD, PLAUT, LINDNER und GOUGEROT angegeben.

Bei diesen Verfahren erkennt man schon makroskopisch Unterschiede der einzelnen Pilzarten, die meist gelb, violett, schwarz usw. gefärbt sind oder eine ganz verschieden gestaltete Oberfläche aufweisen. Die einen sind glatt, die anderen kraterförmig, während wieder andere Figuren aufweisen, die an Gehirnwindungen erinnern.

Die Vermehrung der menschen- und tierpathogenen Dermatophyten geschieht im Gegensatze zu den höher entwickelten Pilzarten durch ungeschlechtliche Sporulation. Diese Pilzarten werden daher auch als Fungi imperfecti bezeichnet. Betrachtet man eine Pilzkolonie, so sieht man ein dichtes Gewirr innig miteinander verfilzter Fäden; diese Myzelien können septiert sein. Ein Teil der Myzelien dient zur Fruktifikation, während der andere Teil für die Ernährung sorgt. Die Fruktifikation besteht in der Bildung von Sporen, die viel resistenter als der Mutterfaden sind. Je nach der Art dieser Sporenbildung unterscheidet man folgende Arten:

Ektosporen entstehen aus einem senkrecht zur Achse stehenden Sproß. Schnüren sich an seinem freien Ende immer neue Sporen ab, so entsteht ein Gebilde, das an eine Perlenkette erinnert. Außerdem können aber noch einseitig oder doppelseitig gestellte, gestielte oder ungestielte Sporen auftreten.

Endosporen gelangen im Inneren eines Behälters zur Ausreifung. Die Behälter dieser Endosporen heißen Sporangien und liegen entweder in der Kontinuität eines Myzelfadens oder am Ende eines Fruchtträgers.

Chlamydosporen sind die bei manchen Pilzarten auftretenden spindelförmigen Auftreibungen des Myzelfadens. Es entsteht hier ein Dauergebilde, das sich einkapselt und nach Absterben des übrigen Myzelteiles frei wird.

Mikroskopischer Nachweis der Pilze findet in Haaren, Nägeln, Blasendecken und Hautschuppen durch Zerkleinerung der betreffenden Substanzen und nach Aufhellung in 30% Kalilauge statt. Über Färbemethoden ist in den betreffenden Lehrbüchern Genaueres nachzulesen.

Immunitätsverhältnisse: Früher wurde angenommen, daß die Pilzkrankheiten reine Affektionen der äußeren Haut seien. Durch Untersuchungen, die besonders von BLOCH-Zürich vorgenommen wurden, hat es sich herausgestellt, daß von den Trichophytieerkrankungen nur diejenigen rein lokaler Natur sind, die keine stärkeren Reaktionen hervorrufen. Bei denjenigen Erkrankungen aber, die zu stärkeren Entzündungserscheinungen und zu dem Bilde führen, das wir als tiefe Trichophytie bezeichnen, kommt es zu Immunitätsvorgängen, die denen der Tuberkulose und anderen Infektionskrankheiten sehr gleichen. So sehen wir, daß Patienten, die eine tiefe Trichophytie durchgemacht haben, so gut wie nie zum zweiten Male von dieser Krankheit befallen werden. Außerdem kann man bei diesen Kranken durch Impfungen mit Trichophytin eine lokale und Herdreaktion hervorrufen. Dieselbe positive Reaktion haben wir bei oberflächlicher Trichophytie auch dann, wenn die Erkrankung mit Entzündungserscheinungen einhergeht. Trichophytin ist ein Extrakt aus Pilzkulturen. Den besten Extrakt soll man aus der Kultur des Achorion Quinckeanum erzielen. Ferner kann man bei solchen mit einer tiefen Trichophytie behafteten Patienten gelegentlich Exantheme, die sogenannten Trichophytide auftreten sehen, die den bei der Tuberkulose auftretenden tuberkulo-toxischen Ausschlägen gleichzustellen sind.

S. auch Aktinomykose; Bartflechte; Blastomykose; Epidermophytie; Erythrasma; Favus; Lichtbehandlung; Madurafuß; Mikrosporie; Nägel; Pityriasis versicolor; Röntgen; Sporotrichose; Thallium aceticum; Trichophytie.

Pinguecula, s. Alterserscheinungen; Elastisches Gewebe; Flügelfell; Lidspaltenfleck.

Pinosol, ein durch Destillation von Teer unter vermindertem Druck hergestelltes Präparat. Braune oder dunkelgelbe, dicke Flüssigkeit von honigartiger Konsistenz und schwach bituminösem Geruch. Das Präparat mischt sich gut mit Fetten und Ölen und gibt mit schwach alkalischem Wasser haltbare Emulsionen. Wird als reizloses, von unangenehmen Nebenwirkungen freies Teerpräparat empfohlen. (G. Hell & Co., Troppau.)

Piperonal, s. Heliotropin.

Pisaptan ist nach Angabe eine aus Olivenöl hergestellte flüssige Kaliseife mit Pix liquida und Tanninzusatz. Soll zur Haarpflege Verwendung finden. (Apotheker Konstemti & Co., Berlin SO 36.)

Piscarol ist nach Angabe geschwefeltes Erdöl in Salben und Lösungen. (Ludy & Co., Burgdorf, Schweiz.)

Pisciol ist nach Angabe geschwefeltes Erdöl, das rein, in Salben und Lösungen Anwendung finden soll. (Apotheker Michalowsky, Berlin.)

Pistaziennüsse, Semina Pistaciae, werden in analoger Weise wie die Mandeln zu milchigen und pastenförmigen Emulsionen verwendet, die aber eine grünliche Farbe besitzen.

Pitral, angeblich der neutrale Anteil des Nadelholzteers, farb- und geruchloses Teerpräparat, das sich mit allen Salbengrundlagen mischt. Wirkung und Anwendung wie Teere. (Lingner-Werke A. G., Dresden.)

Pitralon, Teerpräparat für verschiedene Hautkrankheiten.

Pitralonlösung enthält 50 p. c. Pitralon. Es soll als Desinfiziens gegen Mitesser, Pickel, Pusteln usw. angewendet werden.

Pitralonsalbe soll 50 p. c. Pitralon enthalten und zur Pitralonmedikation von Hautkrankheiten dienen. (Lingner-Werke A. G., Dresden.)

Pittylen, Pix methylenata, Kondensationsprodukt aus Nadelholzteer und Formaldehyd. Lockeres, amorphes, kaum nach Teer riechendes, in starkem Alkohol, Chloroform, Aceton, in verdünnten Laugen und Seifenlösungen lösliches Pulver. Die Lösungen hinterlassen nach Verdunsten einen braunen elastischen Rückstand: Teerlack. Als Teerpräparat in Form von Puder, Kühlsalben, Salben, Pasten (5—10%), Pflastern, Lösungen, Schüttelmixturen und als feste und flüssige Seifen.

Pittylenseife ist eine geruchlose Teerseife in Stücken, auch mit Schwefelzusatz im Handel.

Pittylenzinkpuder enthält nach Angabe 2,5 Pittylen, 7,5 Talcum, 2,5 Zincum oxydatum, Ol. Rosae gtt. I, Lycopodium ad 25,0. Soll als Wundpuder Verwendung finden. (Lingner-Werke A. G., Dresden.)

Pityriasis capillitii (capitis) (Seborrhoea sicca capillitii), s. Alopecia pityrodes; Haarausfall.

Pityriasis nigra, s. Tropen.

Pityriasis rosea ist eine akut und häufig schubweise auftretende Krankheit. Die meisten Fälle sieht man im Frühjahr und Herbst. Ihre Ätiologie ist noch unbekannt. Von manchen Autoren wird angenommen, daß es sich um eine Pilzkrankheit handle, doch sind Pilze noch nie gefunden worden. Häufig wird angegeben, daß sie nach Tragen neuer oder während langer Zeit nicht gebrauchter Wäsche aufträte, länger lagernder Wollwäsche (daher auch der Name Wollflechte). Das typische Bild ist gekennzeichnet durch medaillonartige, in den Spaltlinien der Haut liegende Scheiben, zu denen sich andere, rosa gefärbte Flecken hinzugesellen. Die Medaillons zeichnen sich aus durch ein grünlichgelbes, oft ganz dünn gefälteltes Zentrum, das von einer halskrausenartig angeordneten Schuppung umgeben ist, die wieder von einem rosa gefärbten Saum eingefaßt wird. Andere Möglichkeiten bestehen darin, daß nur Medaillons oder nur rosa Flecken vorhanden sind. Alle Flecken weisen ganz feine Schuppung auf. Das ist differentialdiagnostisch wichtig gegenüber der Lues, die nicht schuppt. Die Lokalisation ist Rumpf, besonders die Flanken, seltener Extremitäten, Hals und Gesicht. Sehr selten Kopfhaut. Die Affektion juckt oft sehr stark, meist aber wenig oder gar nicht.

Die Krankheit heilt in einigen Wochen oder Monaten von selbst. Bei der Behandlung muß hauptsächlich darauf geachtet werden, daß keine reizenden Mittel verwandt werden. Baden und Waschen befördert die Ausbreitung. Allenfalls können Schwefelbäder (z. B. mit Sol. Vleminckx) angewendet werden. 2%ige Salizylsalbe, 5—10%ige Schwefel-Teer-Zink-Pasta, Tumenol- oder Teerschüttelmixtur, $^1/_2$—1%ige Chrysarobin-Zink-Pasta genügen meist vollkommen zur Heilung. Höhensonnenbestrahlungen bis zur leichten Desquamation ergeben ebenfalls gute Erfolge, meist kommt man mit einer Bestrahlung aus, seltener ist nach etwa 14 Tagen eine zweite nötig. Von manchen Autoren wird die Pityriasis rosea als eine Abart der Trichophytie angesehen (Herpes tonsurans maculosus et squamosus).

S. auch Lichtbehandlung; Pigmentierung; Schälkuren.

Pityriasis rubra pilaris gleicht in ihrem Hautbilde oft dem Lichen ruber acuminatus. Die seltene Erkrankung führt zu den allerverschiedensten Erscheinungen auf der Haut: zu einer Aussaat kleiner spitzer Kegel vor allem am Stamm, zu einer Verdickung der Handteller und Fußsohlen, zu ganz kennzeichnenden Nagelveränderungen, zu an die Psoriasis erinnernden harten Hornbildungen an Ellenbogen und Knien, zu schuppenden Flächen auf Kopf und Gesicht bis zu maskenartigen Verdickungen der Gesichtshaut. Besonders das Befallensein des Gesichtes und Kopfes, aber auch die Hornkegel, die außer am Stamm besonders deutlich ausgeprägt auf dem Rücken der Finger sitzen, bedeuten für den Befallenen ganz einschneidende, im wesentlichen kosmetische Störungen. Die Pityriasis rubra pilaris beeinflußt das Allgemeinbefinden meist nicht erheblich, während der Lichen ruber fast immer von recht störendem Juckreiz begleitet ist. Leider stehen wir der Pityriasis rubra pilaris nicht so gerüstet gegenüber wie dem Lichen ruber. Die Arsenbehandlung versagt zumeist. Mehrfach wurden Fälle durch Präparate aus inneren Drüsen, vor allem Schilddrüsenpräparate, gut beeinflußt. Im allgemeinen sind wir für die Behandlung der Pityriasis rubra pilaris auf symptomatisch wirkende erweichende Maßnahmen: Bäder mit Zusatz von Ton usw., Salizylsäure in Salbenform usw. angewiesen, die es erlauben, den Zustand der Ergriffenen teilweise erträglich zu gestalten und die kosmetische Störung vorübergehend zu beseitigen. Ein Versuch mit Röntgen ist angezeigt.

Pityriasis sicca, steatoides, s. Alopecia pityrodes.

Pityriasis simplex faciei, s. Gesichtspflege; Seborrhoe.

Pityriasis versicolor. Die Pityriasis versicolor ist eine sehr ausgebreitete, kosmetisch oft nicht bedeutungslose Krankheit. Sie besteht in braunen Flecken, die am bekleideten Körper ausgebreitet sind, manchmal nur als kleine und wenige Herde, manchmal fast ohne freie Hautstelle den gesamten Rumpf vorn und hinten bedeckend mit allen Zwischenformen. Ein schwer züchtbarer, aber mikroskopisch leicht auffindbarer Pilz von charakteristischem Aussehen ist ihre Ursache. Die Krankheit kommt bei stark schwitzenden Menschen vor und deshalb sind Menschen mit Pityriasis oft Träger unangenehmen Schweißgeruchs. Pathologischer Schweiß, besonders der Lungenkranken, starkes Schwitzen im Beruf (Schmiede, Lastträger usw.) ohne ausreichende Licht- und Lufteinwirkung dürften am stärksten zu dieser Erkrankung disponieren.

Erreger: *Mikrosporon furfur.* Er ist im Kalilaugepräparat sehr leicht nachzuweisen, gekennzeichnet durch nicht sehr lange, dicke Fäden, die gewunden sind oder S- oder Y-Form annehmen. Diese Fäden können septiert sein. Die Sporen liegen meist von den Hyphen getrennt, sie sind doppeltkonturiert, traubenartig zusammengeballt.

Krankheitsbild: Die Pityriasis versicolor beginnt mit kleinen, roten Stippchen, die sich bald vergrößern, kaffeebraune Farbe annehmen und zu größeren Herden konfluieren können. Mit Vorliebe wird die vordere und hintere Schweißrinne befallen. Die Herde können sich aber noch weiter über den Körper ausdehnen. Kopf und Extremitäten bleiben für gewöhnlich verschont. Die erkrankten Partien weisen eine ganz feine oberflächliche Schuppung auf. Preßt man die Haut zwischen zwei Fingern, so tritt meist eine ganz feine oberflächliche Fältelung ein. Trotz des massenhaften Vorhandenseins der Pilze wird nur ganz vereinzelt über Ansteckungen berichtet. Es wird eine besondere Disposition der Erkrankten, die von verschiedenen Seiten in der Zusammensetzung des Schweißes gesucht wird, angenommen. Nach energischen Sonnenbestrahlungen bleiben gelegentlich in der stark pigmentierten Haut weiße Flecke zurück, die noch pilzhaltig sind und durch parasitizide Mittel, Jodtinktur, zur Ausheilung gebracht werden müssen (s. Pityriasis versicolor alba).

Therapie: Die Pityriasis versicolor und die Erkrankungen, bei denen die Pilze in der Hauptsache in der oberflächlichen Hornschicht wuchern, heilen häufig bei der Anwendung reiner parasitizider Mittel nicht ab. Erst dadurch, daß man die Pilze mit den oberflächlichen Zellagen mittels Seife entfernt, kann man des Prozesses Herr werden (Joseph). Eichhoff empfiehlt frische, ex tempore bereitete Salizylseife (Acid. sal. 3—5, Sap. kalin. virid. ad 100,0) zum Abschuppen. Andere Autoren, wie Darier, Wolff und Mulzer, Zieler, empfehlen Einreibungen mit grüner Seife und nachfolgende Sublimatwaschungen. Stein läßt 2mal täglich mit Perhydrol betupfen und, um Rezidive zu vermeiden, tägliche Einreibungen der Prädilektionsstellen mit der offizinellen 6%igen H_2O_2-Lösung vornehmen. Es werden auch Einpinselungen mit Jodtinktur oder Seifenspiritus empfohlen. Joseph läßt an jeder erkrankten Stelle folgende Mischung 2mal aufpinseln:

Rp. β-Naphtholi 5,0
solve in Spiritu Vini rectificati .... q. s.
Sapon. virid. .... ad 100,0

Nachdem dies etwa 5—6 Tage hintereinander geschehen ist, läßt man den Patienten 4—5 Tage in Ruhe, bis die Abschuppung vollzogen ist und erst dann wird ein Bad genommen. Sind kleine Reste zurückgeblieben, so läßt man die ganze Prozedur noch einmal wiederholen. Salben werden mit Zusätzen von Acid. salic., Hg, S verwandt oder folgende Verordnungen empfohlen:

Rp. Acid. salicyl. 3,0
Resorcini 1,5
Mentholi 0,2
Thymoli 0,5
Spir. Vini dil. ...... ad 100,0
S. Nach vorherigem Einschäumen mit Seifenspiritus einreiben.

Rp. Acid. salicyl. 3,0
Chinosoli 0,5
Resorcini 1,0
Spir. Vini dil. 95,5

Rp. Chinini 3,0
Acid. salicyl. 2,0
Spir. Vini dil. 95,0

JADASSOHN gibt gerne Chrysarobin in einer Verdünnung von 1 : 3000—1 : 1000 als Pasta. Um Dauerresultate zu erzielen, empfiehlt EHRMANN bis zum Erythem gehende Höhensonnenbestrahlungen und Anwendung von Desinfizientien (s. Lichtbehandlung).

Pityriasis versicolor alba oder *Pityriasis versicolor decolorata* heißt der Zustand, der eintritt, wenn unter den Flecken der Pityriasis versicolor durch intensive Sonnenbestrahlung die Haut weiß wird. Von einer Seite wird angenommen, daß es sich hierbei um eine einfache Filterwirkung der Schuppen gegenüber den ultravioletten Strahlen der Sonne handelt (Bräunung der gesunden Hautstellen, Weißbleiben der erkrankten), durch andere Arbeiten deutscher und französischer Autoren wurde aber der Nachweis versucht, daß hier keine einfache Kontrasterscheinung vorliegt, sondern daß eine richtige Pigmentverminderung eintritt. Da die weißen Flecken nur geringe Schuppung haben, sind sie schon öfters mit einem Leucoderma syphiliticum verwechselt worden.

Die *Behandlung* dieser weißen Flecken ist nicht ganz einfach. Da das Pigment fast ganz fehlt, reagieren sie entweder gar nicht auf ultraviolette Strahlen oder nur auf ganz große Dosen. Es müssen mehrmals hintereinander Erytheme erreicht werden. Die Strahlentherapie kann unterstützt werden durch Einreiben pigmentfördernder Mittel, wie Pigmentan oder anderer, aromatische Stoffe enthaltende Mittel.

S. auch Lichtbehandlung; Pigmentierung.

Pixatrix ist nach Angabe eine Kamillen-Teer-Seife zur Haarwäsche.

Pixavon, ein flüssiges Haarwasch- und Pflegemittel, soll eine flüssige Pittylenkaliseife sein, Pixavon „fett" enthält an Stelle von Pittylen Pitral (s. dort). (Lingner-Werke, Dresden.) (S. auch Alopezieformen; Haarpflege.)

Pixin ist eine Teer-Kamillen-Seife in flüssiger Form zur Haarwäsche. (Pixin, Parfumerie-Fabrik, Berlin W.)

Pix liquida, s. Teer.

Pixol ist ein wasserlöslicher Teer.

Pixola ist ein Teerpräparat, das gegen Krampfadern angewendet werden soll. (J. P. Hennes, Chem. Fabrik, Essen.)

Pixolin. Unter diesem Namen ist ein Pechpflaster zur Wund- und Geschwürheilung von der Firma Johann G. W. Opfermann, Isa-Fabrik, Köln, im Handel, sowie eine flüssige Teerseife zur Kopfwäsche, hergestellt von der Firma Sarsa, Berlin.

Pixosapol ist ein Teerseifenpräparat zur Kopfwäsche. (Eudox-Werke, Leipzig.)

Pixsis ist ein Teershampoon in Pulverform. (J. Prochownik, Berlin SW.)

Pix solubile, ein wasserlöslicher Teer, den man durch Behandlung des Holzteeres mit Schwefelsäure erhält. Mit Natronlauge wird der Säureüberschuß wieder entfernt. Wirkung und Anwendung wie Teere (s. auch Pixol; Teere).

Plantafluid wird als „pflanzliches Spül- und Waschmittel" bezeichnet. Analyse GRIEBEL: Milchsäure, Traubenzucker, Kamillen- und Salbeiauszug. (A. G. für med. Produkte, Berlin.)

Plaques lisses, s. Syphilis.

Plastik, chirurgische. Die chirurgische Plastik stellt den einen der Hauptzweige der sogenannten Wiederherstellungschirurgie dar. Man faßt unter diesem letzteren Begriff alle die operativen Maßnahmen zusammen, die dazu dienen, 1. Gewebedefekte zu decken, 2. funktionell wichtige Teile zu ersetzen und 3. kosmetische Verbesserungen zu erzielen.

Neben der Plastik verwendet die Chirurgie als die zweite Hauptmethode zu demselben Zwecke die Transplantation. Der grundsätzliche Unterschied zwischen beiden Methoden besteht darin, daß bei der Plastik das zur Verwendung gelangende Gewebe zwar teilweise aus seiner Umgebung gelöst, aber doch immer, zum wenigsten durch eine ernährende Brücke, mit dem Organismus in Verbindung bleibt, während bei der Transplantation das Gewebe vollkommen frei überpflanzt wird. Bei plastischen Operationen wird die vollkommene Trennung des Gewebes aus der Umgebung entweder gar nicht vorgenommen, d. h. der Ernährungsstiel bleibt dauernd erhalten, oder er wird erst dann durchtrennt, wenn das Gewebe auf dem neuen Mutterboden den ernährenden Anschluß gefunden hat. Die zur Plastik verwendeten gestielten Lappen können entweder aus einer Gewebsart bestehen oder auch zwei oder mehrere Gewebsarten enthalten. So kann z. B. Haut allein oder Haut mit Knochenhaut und Knochen oder Knochenhaut allein bzw. mit Knochen den Lappen bilden. Zur Deckung von Gewebsdefekten wird man, wenn irgend möglich, dieselben Gewebsarten verwenden. Kompliziert zusammengesetzte Lappen, wie z. B. Haut-, Periost-, Knochenlappen, können einerseits lediglich aus kosmetischen Gründen verwendet werden, wie z. B. zur Wiederherstellung des oberen Orbitalrandes, oder zum Aufbau der Nase und des Kinns. Andererseits finden sie aber auch gleichzeitig Verwendung zum Ersatz verlorengegangener, funktionell wichtiger Körperabschnitte, wie z. B. beim Ersatz des Daumens und der Finger oder des unterbrochenen Unterkieferbogens. Das Material, das in der plastischen Chirurgie verwendet wird, kann nur dem Organismus selbst entnommen werden. Meist wird es aus der nächsten Umgebung gewonnen, gelegentlich jedoch auch aus entfernteren Körpergegenden, unter Umständen als sogenannter *Wanderlappen*, d. h. der Lappen wird von seiner Entnahmestelle zunächst in der Nähe des endgültigen Verwendungsortes zum Anheilen gebracht, um ihn dann schließlich an den Verwendungsort heranzubringen (s. S. 404).

Die Geschichte der chirurgischen Plastik geht in die ältesten historischen Zeiten zurück, und zwar ist es hauptsächlich die Nasen- und Ohrmuschelplastik, die augenscheinlich als erste geübt wurde. Die ersten Belege stammen aus Indien, und zwar aus der Susruta. Daß gerade die Nasenplastik so frühzeitig ausgebildet wurde, hat seinen Grund mit Sicherheit darin, daß viele Verbrechen mit Abschneiden der Nase bestraft wurden. Das Material bestand aus gestielten Lappen aus der Wange und später aus der Stirnhaut. Die ersten authentischen Berichte über einzelne Fälle stammen aus dem Ende des 18. Jahrhunderts und es existiert ein Kupferstich aus dem Jahre 1794 nach einem Gemälde von S. Wales in Bombay, auf dem ein Inder mit einer scheinbar recht gut gelungenen derartigen Nasenplastik aus der Stirnhaut abgebildet ist.

Merkwürdigerweise ist in den Schriften der altgriechischen und römischen Medizin, außer bei CELSUS, von plastischen Operationen nicht die Rede. Bei CELSUS sind einfache plastische Operationen erwähnt als Wundrandanfrischung und -verschiebung. Auch Entspannungsschnitte finden wir bei CELSUS bereits angegeben. Es ist anzunehmen, daß solche einfache plastische Operationen von den Ärzten der damaligen Zeit, besonders in der Verletzungs- und Kriegschirurgie geübt wurden.

Einen Aufschwung erlebte die plastische Chirurgie erst wieder etwa um die Mitte des 15. Jahrhunderts. Die neuen Methoden stammten aus Sizilien bzw. Süditalien. Zwei Familien werden erwähnt, von denen einzelne Mitglieder sich besonders mit der Nasenplastik beschäftigten. In Catania auf Sizilien war es die Familie BRANCA. Auch hier machten sich die Nasenplastiken aus demselben Grunde notwendig wie in Indien. Von den älteren Mitgliedern der Familie wurde zuerst auch das Ersatzmaterial aus der Wange und aus der Stirn entnommen. Erst ANTONIO BRANCA verwendete gestielte Lappen aus dem Arm. Etwa zur selben Zeit, wahrscheinlich durch die Erfolge der BRANCA veranlaßt, beschäftigten sich die Mitglieder der Familie VIANEO mit Nasenersatz. Die Nase wurde nach Herstellung eines Modells aus Leder auf der Armhaut etwa fingerbreit größer als das Modell umschnitten, ein genügend langer Stiel gebildet und sofort an der wundgemachten Nase angeheftet. Ein Bericht über diese Tätigkeit findet sich bei HEINRICH VON PFOLSPEUNDT in seiner Bündth-Erzney 1460. Die Methode wurde schließlich von den VIANEOs insofern abgeändert, daß sie den ersten Lappen erst auf dem Arm schrumpfen ließen und erst in einer zweiten Sitzung die Befestigung am Nasendefekt vornahmen. Nach PESKE (Gurlt II, 496) hat sich dann um die Mitte des 16. Jahrhunderts in Bologna der Professor der Chirurgie ARANZIO mit Nasenplastik beschäftigt. Am bekanntesten wurde der plastische Nasenersatz aber erst durch die Schriften von TAGLIACOZZA aus Bologna (1546—1599). Sein Hauptwerk erschien 1597. Er erwähnt zwar die Sizilier und Calabrier nicht, ebensowenig wie er ARANZIO nennt. Da letzterer sein Lehrer gewesen ist, muß wohl angenommen werden, daß er wenigstens Kenntnis von dessen Methode hatte. Bei seinem Verfahren wurde das Material ebenfalls aus dem Arm entnommen. Es erscheint aber wesentlich umständlicher als das der BRANCA. Über praktische Erfolge ist in dieser und auch in den folgenden Zeiten wenig berichtet. Es wurden vielfach Zweifel an der praktischen Ausführungsmöglichkeit geäußert, so z. B. auch von HEISTER, und die Methode geriet wieder in Vergessenheit. Erst C. F. VON GRÄFE hat die Nasenplastik aus dem Arm wieder ausgeführt und gab 1818 genaue Vorschriften. Er unterscheidet schon die indische und italienische Methode. Seine Methode wurde dann später auch als deutsche Methode bezeichnet.

DIEFFENBACH, der sich bekanntlich die größten Verdienste um den Ersatz von Nase, Lippen, Augenlidern, Gaumen und Ohrmuscheln erwarb, verwendete hauptsächlich die indische Methode. Er hat durch besondere Schnittführung bei der Bildung der Defektränder und des Lappens insofern eine wesentliche Verbesserung der Methode gebracht, als es nicht mehr nötig war, den Lappenstiel über gesunde Haut zu leiten, sondern den Stiel direkt in den Defekt hineinzulegen, so daß eine spätere Durchtrennung des Stieles nicht mehr nötig war (Abb. 2).

Da bei den Bestrafungen durch Naseabschneiden nur die Haut und der knorpelige Teil der Nase entfernt wurde, genügten zur Erzielung eines leidlichen Resultats die bisher angegebenen Methoden. Aber selbst bei diesen verhältnismäßig günstigen Fällen stellten sich nach einiger Zeit Mängel insofern heraus, als die Lappen allmählich wieder schrumpften und die vorspringende Nase die Form nicht hielt. Da das Knorpelgerüst fehlte, sank der überpflanzte Lappen stark ein. Noch schlimmer mußte das sein, wenn außer der knorpeligen Unterlage auch die knöcherne fehlte, wie bei der syphilitischen Sattelnase und bei Verletzungen, bei denen das knöcherne Nasengerüst ebenfalls verlorengegangen war. VON LANGENBECK war der erste, der den Versuch machte, dem Einsinken des Weichteillappens dadurch vorzubeugen, daß er aus den Knochenrändern des Nasengerüstes eine Stütze bildete. Einen wesentlichen Fortschritt brachte aber FRANZ KÖNIG, der als erster die indische Plastik dadurch vervollständigte, daß er gleichzeitig mit der Haut einen Periost-Knochenlappen bildete und auf dem Defekt zur Anheilung brachte. Seine Methode wurde durch SCHIMMELBUSCH und LEXER verbessert. Auch die italienische Methode wurde in demselben Sinne weiter ausgebaut, und zwar von ISRAEL, der das Material zur Deckung aus dem Unterarm nahm, und zwar einen Lappen, der außer der Haut auch gleichzeitig Periost und Knochen der Ulnakante enthielt.

Schon in den Sechzigerjahren des 19. Jahrhunderts haben PÉAN und OLLIER Hautperiostknochenlappen zu Nasenplastik versucht.

Neben einfach gestielten Lappen werden auch doppelt gestielte oder *Brückenlappen* verwendet. Die ersten derartigen Versuche stammen wohl von MORGAN, der schon im Jahre 1825 mit einem doppelt gestielten Lappen der Kinnhaut den Defekt bei der Unterlippenplastik deckte (s. Lippenplastik, Abb. 9 u. 10). Doppelt gestielte Lappen wurden dann von v. HACKER 1888 verwendet. Die Brückenlappen haben den großen Vorteil, daß der Lappen zunächst von beiden Seiten ernährt wird und daß erst die eine, dann die andere Seite des Lappenstiels durchtrennt werden kann. Das Anwendungsgebiet der Brückenlappen ist allerdings insofern ein weniger ausgedehntes, als der doppelt gestielte Lappen naturgemäß nur in der Nähe des Defektes verwendet werden kann. VON HACKER hat allerdings doppelt gestielte Brückenlappen gebildet, durch die er ganze Extremitätenabschnitte, die einen Defekt zeigten, hindurchsteckte. In neuerer Zeit sind doppelt gestielte Lappen verwendet worden bei der Plastik der Penishaut von KÜSTER, bei der Lippenplastik von AF SCHULTÉN, an den Extremitäten von SAMTER und bei Fingerverletzungen von KLAPP. PERTHES hat das Prinzip auf die Kinnplastik angewendet, indem er einen in beiden Ohrmuschelgegenden gestielten Brückenlappen bis zum Kinn herunterklappte.

Besondere Hautlappenbildungen stellen auch die doppelhäutigen *Lappen* dar, welche man dadurch erhalten kann, daß ein langer Lappen gebildet und so umgeschlagen wird, daß die beiden Wundflächen aufeinander zu liegen kommen, so daß auf beiden Seiten des Lappens ein Hautüberzug ist, oder es können zwei Lappen aus der Nachbarschaft, z. B. ein Lappen aus dem Oberarm und ein Lappen aus der Brusthaut, umschnitten und mit der Wundfläche aufeinandergenäht werden (s. Kinnplastik, Abb. 1). Je nachdem, wo der Lappen gebraucht wird, wird dann zuerst der Stiel der Brusthaut oder an der Armhaut durchtrennt. Schließlich können doppelhäutige Lappen so gebildet werden, daß ein gestielter Lappen auf seiner Wundfläche durch einen freitransplantierten Lappen gedeckt wird. Sie finden da Verwendung, wo Defekte gedeckt werden müssen, die nach beiden Seiten einen Hautüberzug brauchen, wie z. B. bei Defekten der Wangen, der Lippen, der Nase.

Der doppelhäutige Lappen hat den Vorzug, daß er nach der Einpflanzung in den Defekt nicht weiter schrumpft.

Endlich können gestielte Lappen ohne Hautstiel in Lücken eingepflanzt werden, d. h. der Stiel besteht entweder nur aus Unterhautzellgewebe, das für die Ernährung sorgt, oder aus den Gefäßen arterieller Art, sogenannter *Arterienlappen*. Die erstere Methode hat GERSUNY im Jahre 1887 angewendet, die letztere stammt von ESSER (1922). Solche Arterienlappen lassen sich natürlich nur da bilden, wo eine größere Hautarterie bekannt und erreichbar ist. Derartige Arterien sind A. temporalis, A. frontalis, A. angularis und A. occipitalis (s. Wangenplastik, Abb. 7). Die Bildung eines solchen Lappens ist nicht ganz einfach. Der Gefäßstiel muß außer der Arterie auch Vene und Lymphgefäße mit dem umliegenden Binde- und Fettgewebe enthalten. Beim Einpflanzen des Lappens in den Defekt muß ein Weichteilschnitt, der bis in den Defekt reicht, angelegt werden, in den der Gefäßstiel eingelegt wird. Dieser Weichteilschnitt kann nach Einpflanzung des Lappens vernäht werden.

Um Hautlappen aus etwas weiterer Umgebung in einen Defekt hineinpflanzen zu können, müssen unter Umständen einige Umwege gemacht werden, falls der Weg von der Lappenbasis bis zum Defekt ein so großer wäre, daß Gefahr für die Ernährung des Lappens bestünde. Man bedient sich in solchen Fällen mit Vorteil des sogenannten *Wander-* (v. HACKER) oder *Kriechlappens*, welch letzteren SCHMERZ auch als *Spannraupenlappen* bezeichnet hat.

Soll z. B. ein Defekt am Unterarm durch einen Wanderlappen aus dem Oberarm gedeckt werden, so wird zunächst ein Lappen mit unterer Basis umschnitten, dann wird er nach distal umgeklappt und da, wo das Lappenende die Haut erreicht, eine der Lappenbreite entsprechende Wunde gesetzt und in diese der Lappen durch Naht fixiert (v. HACKER, KAPPIS). Nach 10—14 Tagen wird der Lappenstiel abgetrennt, und zwar am besten nach vorheriger Abklemmung, um sich über den Grad der Lappenernährung zu unterrichten, oder man durchtrennt den Stiel, wie das schon v. HACKER empfahl, nicht auf einmal, sondern im Verlauf einiger Tage schrittweise. Gelingt es nun, den Lappen ohne Spannung zur Deckung des Defektes zu benützen, so wird er eingefügt. Ist der Defekt jedoch noch zu weit, so wird das freie Lappenende von neuem in einer frischen Hautwunde eingenäht, hier nach etwa 10 Tagen der Stiel in der oben geschilderten Weise durchtrennt, und nun gelingt es meist, den Lappen über den Defekt zu decken. Sollte das nicht der Fall sein, so muß dasselbe Verfahren zum dritten Male zur Anwendung kommen.

Wanderlappen können auch in der Weise verwendet werden, daß man z. B. zur Deckung eines Defektes im Gesicht einen Lappen aus der Brust- oder Bauch- oder Oberschenkelhaut zunächst in eine frisch gesetzte Wunde am Unterarm zur Anheilung bringt, nach 10—14 Tagen den Stiel durchtrennt und nun den Lappen mit dem Stiel am Arm in den Defekt im Gesicht einnäht (v. HACKER).

Der Kriech- oder Spannraupenlappen wird nach SCHMERZ so gebildet, daß man zunächst einen Lappen umschneidet, daß man dann das freie Ende in das Wundbett der Entnahmestelle ganz nahe an der Lappenbasis einnäht. Der übrige Teil der Hautwunde wird durch Naht geschlossen. Nach etwa 10—14 Tagen wird nun der ursprüngliche Lappenstiel durchtrennt, während das frühere freie Ende jetzt den Stiel bildet. Ist man jetzt nahe genug an den Defekt herangekommen, so wird der Lappen eingepflanzt. Ist die Entfernung noch zu groß, so bildet man einen neuen Defekt, in den der Lappen provisorisch ausgestreckt eingenäht wird. Nach Einheilung wiederholt sich die Spannraupenlappenbildung wie oben. So fährt man fort, bis man mit dem Lappen ohne Spannung bis in den Defekt hineinkommt.

Die praktische Betätigung bei plastischen Operationen unterliegt den allgemeinen Gesetzen der Chirurgie, soweit Vorbereitung, Schmerzbetäubung, Asepsis usw. in Frage kommen. Der Ersatz von Defekten angeborener oder erworbener Art verlangt je nach Lage des Falles die Kenntnis aller Möglichkeiten des chirurgischen Handelns von der einfachen Wundnaht bis zur kompliziertesten Lappenverschiebung, unter Umständen aus weit entlegenen Körperteilen. Daher muß der Chirurg nicht nur genaue anatomische Kenntnisse des Gefäßverlaufes, besonders der Hautgefäße, sondern auch Erfahrungen über die Anheilungsbedingungen besitzen. Er muß auch über technisches Geschick und künstlerisches Empfinden bei der Auswahl der im Einzelfall anzuwendenden Methode verfügen. Kleine Defekte lassen sich fast immer durch einfache Wundnaht eventuell nach Anfrischung der Wundränder bzw. Entfernung von Narben durch Naht verschließen. Bei etwas größeren Defekten müssen unter Umständen Entspannungsschnitte auf einer oder zu beiden Seiten angelegt werden, falls durch die Naht die Gefahr einer Wundrandnekrose durch zu starke Spannung heraufbeschworen würde. Im allgemeinen wird man jedoch Entspannungsschnitte nur da anwenden, wo die dadurch neu entstehenden und oft häßlichen Narben das kosmetische Resultat nicht beeinflussen können, man wird sie z. B. bei einer Operation im Gesicht innerhalb der Haargrenze anlegen. Besteht bei einer Wundnaht die Gefahr allzu starker Gewebsspannung, so kann man sich auch durch die Anwendung von Platten- oder Bäuschchennähten helfen, d. h. es werden die Fäden über Metallplatten oder Gazebäuschchen geknüpft, die den Druck der Naht auf eine etwas größere Hautfläche übertragen (s. Abb. 1 Naht).

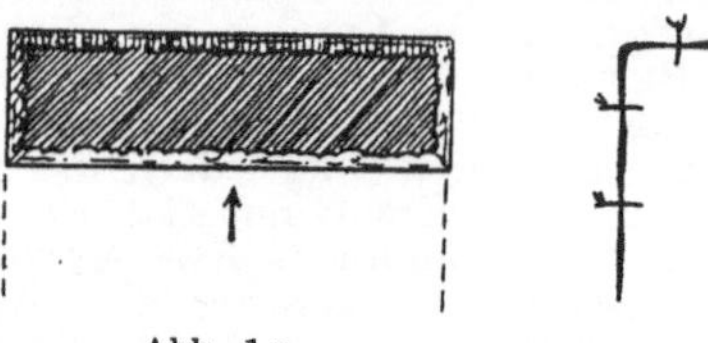
Abb. 1a.

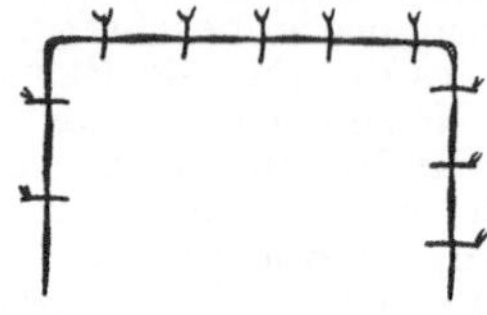
Abb. 1b.

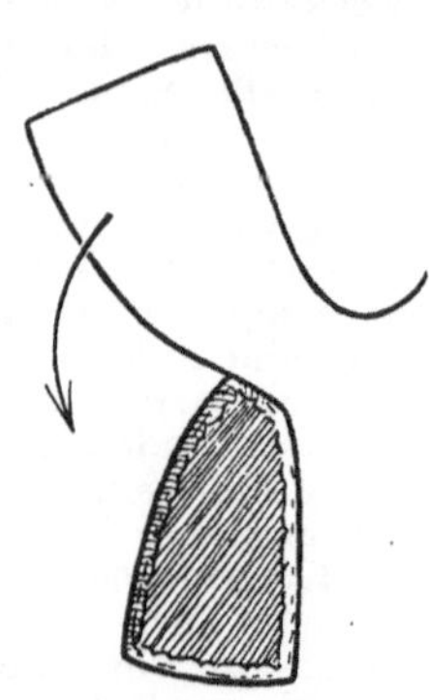
Abb. 2.

Die einfachsten Lappenbildungen entstehen dadurch, daß die Defektränder durch sinngemäße Verlängerungsschnitte und Loslösung des zwischen den Schnitten gelegenen Gewebes von der Unterlage so beweglich gemacht werden, daß sie verschoben werden können, bis der Defekt gedeckt ist. Als Resultat müssen möglichst schmale gerade oder bogenförmige Narben übrig bleiben. Auf alle die Möglichkeiten der Schnittführung zur Bildung solcher Lappen, die schon von den alten Chirurgen mit großer Mannigfaltigkeit geübt wurden, kann hier nicht eingegangen werden. Es sei nur auf das Prinzipielle der verschiedenen Methoden aufmerksam gemacht. Der oder die Lappen, die den Defekt decken sollen (es können unter Umständen vier und mehr Lappen dazu nötig sein), werden meist der nächsten Umgebung des Defektes entnommen.

Wird ein Defekt durch einen aus der Umgebung gebildeten Lappen gedeckt, so braucht nach richtiger Anlegung des Schnittes der Lappen nur seitlich verschoben zu werden (Abb. 1a u. 1b). Dabei kann, was schon DIEFFENBACH geübt hat, der Lappenstiel so verwendet werden, daß er mit zur Defektdeckung beiträgt (Abb. 2). Da durch die Lappenverschiebung notwendigerweise ein neuer Defekt an der Lappenentnahmestelle entstehen muß, so besteht die Kunst des Plastikers darin, die Schnitte so geschickt anzulegen, daß dieser neue Defekt entweder völlig oder doch größtenteils bei der Verschiebung des Lappens gedeckt werden kann (Abb. 3 u. 4).

Ist die Verschiebung eines Lappens aus der nächsten Umgebung nicht möglich, was meist dadurch bedingt ist, daß entweder nicht genügend oder kein geeignetes Material aus der nächsten Umgebung zu gewinnen ist, so wird man zunächst versuchen, es aus der weiteren Umgebung zu gewinnen. So werden z. B. bei der Nasenplastik Lappen aus der Stirn, bei der Kinnplastik Lappen aus der Kopfhaut, bei der Wangenplastik (s. dort) Lappen aus der Halshaut in Betracht kommen. Da solche Lappen aus der weiteren Umgebung einen langen Stiel haben und oft über gesundes Gewebe hinweg in den Defekt hineingeleitet werden müssen, so ist hier ganz besonders auf die Gefäßversorgung des Lappens zu achten. Er muß unter allen Umständen vor Schädigungen bei der Entnahme geschützt, und es muß schließlich die größte Sorgfalt darauf verwendet werden, daß nicht eine Kompression des Lappenstiels durch Verband oder Lagerung stattfindet, welche die an sich immer etwas gefährdete Ernährung noch stärker schädigen könnte. Aus demselben Grunde darf der Lappen auch nicht unter Spannung oder wesentliche Verdrehung des Stieles in den Defekt eingefügt werden.

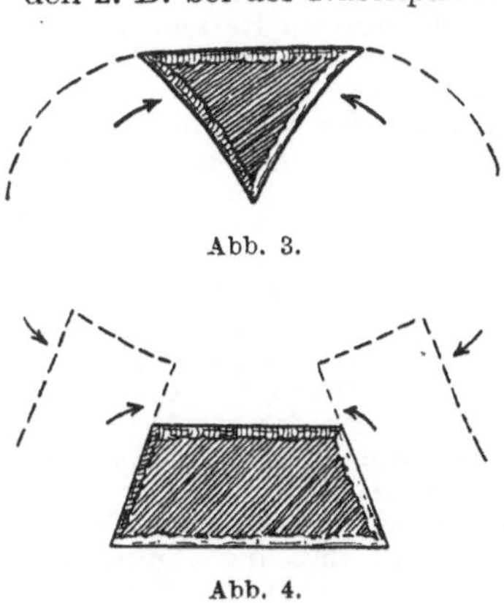
Abb. 3.

Abb. 4.

Außer der seitlichen Verschiebung der Lappen kommt auch noch ein Umklappen derselben in Betracht. Das Umklappen mit der Epidermisseite nach innen oder unten macht sich dann nötig, wenn bei einem Defekt, z. B. der Wange, Haut und Schleimhaut zugleich ersetzt werden müssen. Da Schleimhaut häufig nicht in genügender Menge zur Verfügung steht, wird sie durch einen umgeklappten Hautlappen ersetzt. Nach dem ISRAELschen Verfahren verwendet man dazu einen Halshautlappen, dessen Stiel nach Einheilung in den Defekt so weit halswärts abgetrennt wird, daß er nach Rückklappung auch noch zur Deckung der Haut verwendet werden kann (s. Wangenplastik, Abb. 4). Man kann selbstverständlich auch sogenannte doppelhäutige Lappen zu demselben Zwecke bilden (s. oben).

Läßt sich auch aus der ferneren Umgebung der Lücke nicht genügendes Material zur Deckung gewinnen, wie das z. B. nicht selten an den Extremitäten der Fall ist, so muß der Lappen aus einer entfernteren Körpergegend gebildet werden. So werden z. B. große Defekte in der Waden- oder Fersengegend häufig durch Fernplastik aus dem anderen Bein gedeckt. Dazu müssen die Extremitäten für 14 bis 21 Tage so aneinander fixiert werden, daß der Lappenstiel ohne Spannung und ohne Druck für diese Zeit erhalten bleiben kann. Der neu entstandene Defekt an der anderen Extremität läßt sich zum Teile durch direkte Naht zum Teil durch THIERSCHsche Transplantation ohne weiteres decken. Zur Defektdeckung an der oberen Extremität kann der Lappen unter Umständen aus der Brust- oder Bauchhaut genommen werden.

Wie schon erwähnt, kann ein Lappen auch aus mehreren Gewebesorten zusammengesetzt sein. So werden in der Nasenplastik Hautperiostknochenlappen aus der Stirn (KÖNIG) oder aus dem Unterarm (ISRAEL) benützt. Auch bei der Deckung von Schädeldefekten verwendet man Hautperiostknochenlappen (WAGNER-MÜLLER) oderPeriostknochenlappen (VON HACKER-DURANTE).

Den Höhepunkt plastischer Operationen stellt die Bildung von Lappen dar, die ganze Extremitätenteile enthalten. Die erste derartige gelungene Operation wurde von NICOLADONI 1897 ausgeführt, der zum Ersatz eines fehlenden Daumens die an einem dorsalen Stiel belassene zweite Zehe auf dem Daumenstumpf befestigte. Sein Vorschlag ist seit dieser Zeit häufig erfolgreich unter Verwendung der großen oder der zweiten Zehe oder unter Verwendung von Fingern zur Ausführung gebracht worden. Hier dient die Operation nicht nur der Deckung des Defektes, sondern auch zur Wiederherstellung der Greiffunktion der Hand.

Außer den genannten Geweben wurde zu plastischen Zwecken auch Fett, Sehnen-, Faszien-, Nerven- und Muskelgewebe gestielt überpflanzt. Es sei hier besonders auf die gestielte *Muskelüberpflanzung* zum funktionellen Ersatz gelähmter Muskeln hingewiesen. Da es bisher nicht gelungen ist, Muskelgewebe frei zu transplantieren, ohne daß das spezifische Muskelgewebe zugrunde ging und durch Bindegewebe ersetzt wurde, so ist dieser Zweig der Plastik von größter praktischer Bedeutung. Der Schöpfer dieser Muskelüberpflanzung ist NICOLADONI (1881). Große Verdienste um den weiteren Ausbau der Muskelüberpflanzung haben sich DROBNIK, VULPIUS und BIESALSKI erworben.

Ehe eine plastische Operation vorgenommen wird, ist ein genauer Operationsplan aufzustellen. Auf Einzelheiten ist oben schon hingewiesen worden. Nur wenn der Operationsplan alle Möglichkeiten einer guten Einheilung eines Lappens berücksichtigt und gleichzeitig alle möglichen Fehler in Betracht zieht, kann das gewünschte Ziel erreicht werden. Dem Operationsplane muß eine genaue Kenntnis der anatomischen Verhältnisse, besonders der Gefäßversorgung, zugrunde liegen, damit nicht die Lappenernährung von vornherein gefährdet ist. Auf Grund der anatomischen Voraussetzungen werden die Lappen zum wenigsten an den Extremitäten zentral gestielt. Am Kopf verlaufen die Lappen entsprechend dem bekannten Verlauf der Hautarterien mit der allgemeinen Richtung von unten nach oben, d. h. halskopfwärts. Am Hals ist keine ausgesprochene Richtung der Hautgefäße zu vermerken, doch ist die Gefäßversorgung im allgemeinen eine so gute, daß sowohl proximal als distal gestielte, gerade und schräge Lappen Verwendung finden können. Bei der Bildung von Brusthautlappen ist daran zu denken, daß mit die wichtigsten Gefäße zu beiden Seiten des Brustbeins aus der Tiefe in fast querer Richtung nach außen laufen. Schmale Lappen sollten daher ihren Stiel in der Nähe des Brustbeins haben. Lappen aus der seitlichen Brust- und Bauchhaut werden zweckmäßigerweise so gestielt, daß ihre Richtung etwa dem Verlaufe der Zwischenrippengefäße schräg von hinten oben nach vorn unten entspricht. Die Lappenbildung aus dem vorderen Abschnitte der Bauchhaut ist unzweckmäßig, da die Gefäßversorgung ausgesprochen senkrecht von oben nach unten bzw. von unten nach oben (Aa. epigastrica superf. sup. und inf.) verläuft und daher nur Brückenlappen in senkrechter Richtung mit Aussicht auf gute Ernährung gebildet werden können.

Abgesehen von der Gefäßversorgung ist bei jeder Lappenbildung daran zu denken, daß die günstige Ernährung wesentlich von der Behandlung des Gewebes bei der Entnahme und Befestigung an Ort und Stelle abhängt. Jedes grobe Anfassen mit Instrumenten, jedes überflüssige Wenden, Zusammenfalten, Herunterhängenlassen usw. bedeutet eine Schädigung. Auch das Umschneiden der Lappen bedeutet eine Schädigung. Es müssen daher ausgesucht scharfe Instrumente zur Verwendung kommen. Läßt sich der Gebrauch einer Pinzette nicht vermeiden, so ist die scharfe Haken- oder Rechenpinzette jeder stumpffassenden Pinzette vorzuziehen, da man nur mit der scharfen Pinzette eine kleine umschriebene Stelle fassen kann. Zu vermeiden ist besonders das Anfassen der Hautränder. Muß der Hautrand gefaßt werden, so ergreift man mit der Pinzette das Subkutangewebe oder man legt einen ganz feinen Haltefaden durch das Subkutangewebe. Soll ein größerer Lappen von der Unterlage abgelöst werden, so faßt man ihn am besten nicht mit Instrumenten, sondern mit Hilfe eines aufgezupften Tupfers. Beim Ablösen ist darauf zu achten, daß das ganze subkutane Fettgewebe bis zum darunterliegenden Muskel mitgenommen wird. Gefäßunterbindungen sind möglichst nur im Bereiche der Wundränder vorzunehmen. Bluten Gefäße an der Unterfläche des Lappens, so dürfen sie nur mit feinsten Klemmen gefaßt werden. Kann der gestielte Lappen nicht sofort Verwendung finden, so wird er in eine sterile Kompresse gehüllt und, ohne ihn umzuklappen oder zu verdrehen, beiseite gelegt.

Eine große Rolle spielt bei den Lappenplastiken auch die Form der Lappen. Es ist durchaus verfehlt, zu lange und zu schmale Lappen bilden zu wollen. Man muß immer bedenken, daß der umschnittene und abgelöste Lappen etwa um ein Drittel seiner Größe nach allen Richtungen hin, infolge der Elastizität der Haut, einschrumpft. Dadurch wird zum mindesten der venöse Abfluß beeinträchtigt. Man muß daher bei der Einfügung des Lappens in die Lücke darauf achten, daß der Lappen wieder zur früheren Größe ausgedehnt wird. Der Lappen soll an seiner Basis immer breiter sein, als am freien Ende. Eine Ausnahme machen nur die Arterienlappen (Esser, Kirschner) und andere, ausgesprochen arteriell versorgte Lappen. Sie können am freien Ende breiter sein als in der Stielgegend. Läßt sich an der gewünschten Stelle ein Arterienlappen nicht bilden und muß der Lappen doch eine große Länge besitzen, so darf er in der notwendigen Länge nicht in einer Sitzung gestielt werden. Am zweckmäßigsten ist das Verfahren der Rundstiel- oder Henkellappenplastik, die schon Helferich in solchen Fällen angewendet hat, die aber neuerdings durch Filatow und Gillies eine weitere Verbreitung gefunden hat, d. h., es wird ein Lappen zunächst als Brückenlappen gebildet und die freien Lappenränder gegeneinander genäht. Genügt die Länge nicht, so wird in einer zweiten und wenn nötig in einer dritten Sitzung der Lappen verlängert und die freien Lappenränder in derselben Weise gegeneinander genäht, so daß schließlich ein langer, wurstförmiger, doppelt gestielter Lappen vorhanden ist. Um den Lappen in die Lücke einzupflanzen, muß er selbstverständlich gestielt werden, d. h., es wird der eine Brückenpfeiler, der am weitesten entfernt von der Lücke ist, in mehreren Sitzungen, immer mit Zwischenraum von einigen Tagen, durchtrennt, so daß die Ernährung des Rundstiel- oder Henkellappens auch von der einen Seite her gewährleistet ist. Um die Lücke auszufüllen, muß der Rundstiellappen dann auf einer mehr oder weniger langen Strecke aufgerollt werden.

Jeder Stiellappenplastik drohen aber noch weitere Gefahren. 1. Muß der Lappenstiel unter allen Umständen so gelagert werden, daß er weder unter Spannung steht, noch geknickt oder überdreht wird. Nach dem Einfügen in die Lücke darf der Lappen weder blaß noch stärker blau erscheinen, falls er nicht unter der Wirkung von Novokainsuprarenin steht. 2. Darf der Verband unter keinen Umständen den Lappenstiel irgendwie bedrängen. 3. Muß darauf geachtet werden, daß der Kranke so gelagert werden kann, daß weder durch den eigenen Körper, noch durch das Lager ein Druck auf den Lappenstiel ausgeübt wird. 4. Von großer Bedeutung ist auch, daß das Wundbett, das der Lappen decken soll, gut vorbereitet ist. Die Wundränder älterer Lücken müssen gut angefrischt und der Wundgrund möglichst geglättet sein, so daß der Lappen nicht nur am Rande, sondern auch im Grunde glatt anliegt und möglichst bald an die Gefäße des neuen Mutterbodens Anschluß findet. Ein Feind aller Stiellappen ist das Übergreifen einer Wundinfektion auf den Lappen. Daher muß das Wundbett entweder frisch umschnitten oder, wenn es älter ist, mit sauberen Granulationen bedeckt sein und darf keine Nekrosen mehr aufweisen. Bei der Annähung eines Stiellappens ist auch daran zu denken, daß die Nähte nicht zu fest geknüpft werden, da sonst leicht Wundrandnekrosen entstehen. Weist ein Stiellappen nach einigen Stunden eine ausgesprochene Blaufärbung auf, so ist der venöse Rückfluß gestaut und es ist notwendig, den Lappenstiel auf Druck von außen zu untersuchen. Ist hier keine Schädigung nachweisbar, so ist es zweckmäßig, die Stauung dadurch zu beheben, daß die Hautfläche mit nur die Epidermis durchdringenden Schnitten geritzt wird. Selbstverständlich muß auch dabei die Asepsis gewahrt werden.

Erscheint der Lappen mehrere Stunden nach der Einfügung in die Lücke blaß, so ist er meist verloren, da die arterielle Blutzufuhr nicht ausreicht.

S. auch Busen; Mammaplastik; Nase; Ohrmuschel; Transplantationen; Wangenplastik.

Plastische Massage, s. Massage.

Platinblond wird durch Hellbleichen der Haare mit unterchloriger Säure erzielt (s. Haarbleichmittel; Pantosept). Auch durch starkes Bleichen mit Wasserstoffsuperoxyd zu erzielen, wobei die gebleichten Haare nachträglich gebläut werden.

Platonychie, s. Nägel.

Plattfuß. Der Plattfuß ist eine der wichtigsten Fußdeformitäten. Auf alle Fälle ist es die verbreitetste.

Die Sicherung der normalen Fußform ist begründet in dem Bau der einzelnen Bausteine, nämlich der Fußwurzelknochen, Mittelfußknochen und Zehenknochen. Ferner ist sie begründet in den Faszien und dem Bandapparat, der die einzelnen Knochen des Fußes miteinander verbindet und besonders in der Fußsohle in mehreren straffen Schichten angeordnet ist. Weiterhin ist die Form gesichert durch die gewölbeerhaltenden Muskeln, von denen der Tibialis posticus und Peroneus longus sowie der Flexor hallucis longus und der Abductor hallucis die nötige Verwindung des Fußes (s. Fußdeformitäten) aufrecht erhalten. Von den verschiedenen Arten des Plattfußes ist ein sehr kleiner Teil angeboren, der bei weitem überwiegende Teil ist erworben. Bei den erworbenen Plattfüßen wechselt das Formbild, je nachdem, an welchem Orte das Fußgerüst nachgibt. Ferner wechselt das klinische Bild, je nachdem, ob die Formveränderung im wesentlichen durch einen Knochenerweichungsprozeß bedingt ist (Rachitis, Spätrachitis), oder ob vielleicht eine meist angeborene Bänderschwäche die Ursache ist oder ob eine mangelhafte oder fehlerhafte Funktion der Muskulatur als wesentlichste Ursache anzusprechen ist. Obwohl die Beteiligung der Gewebe zunächst immer vorwiegend eine einseitige ist, kommt es doch meist im Verlaufe der Plattfußentwicklung zur Schädigung bzw. Mitbeteiligung aller drei Gewebsarten. Die erste Erscheinung des Plattfußes ist gewöhnlich der sogenannte *Knickfuß*. Derselbe entsteht dadurch, daß bei Pronation im unteren Sprunggelenk gleichzeitig eine Detorsion der Vorfußplatte stattfindet (s. Fußdeformitäten), also die Verwindung des Fußes abnimmt. Am bekleideten Fuß, besonders beim Tragen von Halbschuhen, sieht man dann sehr gut von hinten die Abknickung des Rückfußes nach außen. Der Absatz steht schräg nach außen, die innere Kante ist gewöhnlich stärker abgelaufen, der innere Knöchel tritt stark nach einwärts hervor. Selbstverständlich begünstigt ein hoher schmaler Absatz diese Fehlstellung, und es kann ein Schuh mit hohem Absatz einen geringen Knickfuß übertreiben und damit die Plattfußentwicklung beschleunigen. Die heutige Mode begünstigt also entschieden die Knickfuß- und Plattfußbildung. Der sogenannte *Knickplattfuß* (s. Abb. 1) ist dann meist die Folge, zu dessen Eigentümlichkeiten es gehört, daß außer dem inneren Knöchel noch andere Teile der Fußwurzelknochen nach innen und unten stark hervortreten, so daß eine richtige Abplattung des Fußes zustande kommt und das normale innere Gewölbe zum Verschwinden gebracht wird. Diese Form des Plattfußes wölbt die inneren Oberlederteile des Schuhes stark vor und läßt auch beim Laien den Eindruck der Plattfüßigkeit entstehen. Die früher viel angewandte Methode, den Plattfuß durch Abdruck auf grobes Papier usw. festzustellen, ist für die beginnende Plattfußform vollkommen ungeeignet und daher zur Frühdiagnose unzureichend. Die direkte Betrachtung des Fußes unter Berücksichtigung seines anatomischen Baues ist das beste Mittel dazu.

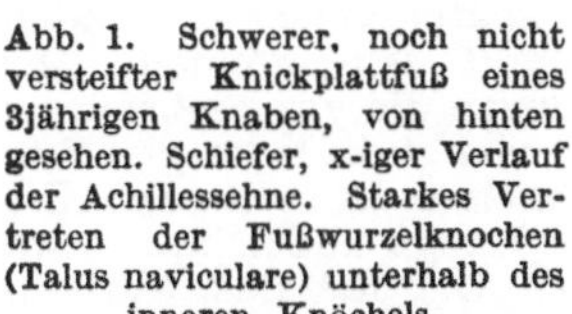

Abb. 1. Schwerer, noch nicht versteifter Knickplattfuß eines 3jährigen Knaben, von hinten gesehen. Schiefer, x-iger Verlauf der Achillessehne. Starkes Vertreten der Fußwurzelknochen (Talus naviculare) unterhalb des inneren Knöchels.

Die Prophylaxe des Plattfußes ist, abgesehen von der großen Bedeutung der Leistungsfähigkeit des Fußes, auch aus kosmetischen Gründen dringend erwünscht. Kinder bis zum 6. Lebensjahre sollen weite Spaziergänge vermeiden, da sie das Kind, besonders aber die Füße zu stark ermüden. *Barfußgehen* ist nur dann gestattet, wenn der Fuß sehr kräftig ist. Zeigen die Füße aber eine gewisse Neigung zur Plattfußbildung, so soll das nur gelegentlich für kurze Zeit erlaubt werden, und zwar nur auf unebenem Boden, auf dem die Fußmuskulatur nicht einseitig beansprucht wird. Die Neigung zur Plattfußstellung wird ferner weder durch Stiefel noch durch Halbschuhe hintangehalten. Werden Einlagen verordnet, so sollten nicht Einlagen gegeben werden, die den Fuß von unten stützen, sondern ihn vielmehr von beiden Seiten gut fassen. Das wichtigste aber ist, daß niemals zu große Schuhe getragen werden, weil der Fuß dann keinen Halt hat und damit der Zweck des Schuhes illusorisch gemacht wird.

Die Art der *Behandlung* richtet sich selbstverständlich nach der Ursache des Leidens und nach dem einzelnen Formenbild des Plattfußes. Da die Ursache, wie oben auseinandergesetzt, eine sehr verschiedene ist, wird man in einem Falle, z. B. bei rachitischen Plattfüßen, keine Übungen verordnen, sondern im Gegenteil den Fuß schonen. Befreiung vom Turnunterricht, Vermeidung der allzu langen statischen Inanspruchnahme des Fußes werden zur Schonung des Fußes dienen, während eine Plattfußeinlage die Knickfußstellung behebt. Ähnlich ist zu verfahren, wenn Bänderschwäche die Hauptursache des Plattfußes ist. Nur wird man hier die gymnastische Behandlung wieder etwas mehr in den Vordergrund rücken und bestimmte Übungen verordnen, die den geschwächten Bandapparat entlasten. Spielt Muskelschwäche eine bedeutendere Rolle, so wird man die Gymnastik noch mehr in den Vordergrund rücken, immer aber dafür sorgen, daß zwischen den Gymnastikstunden die geübte Muskulatur nicht wieder überdehnt wird. Auch hier also können Einlagen von großem Nutzen sein.

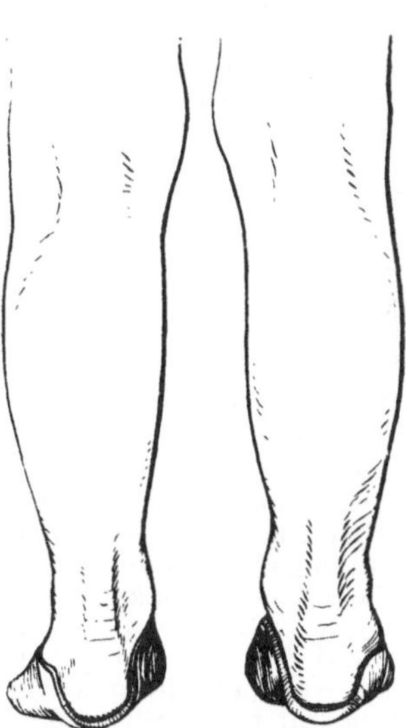

Abb. 2. Vollständige Aufrichtung des Fußes durch eine nach Gipsabguß hergestellte Metalleinlage. Die Fußwurzelknochen sind wieder in ihre normale Lage zurückgedrängt, die Achillessehne zeigt einen normalen Verlauf.

Die Plattfußeinlage muß vor allen Dingen die Knickfußkomponente beseitigen, da sie sonst mehr schadet als nützt. Um dieser Forderung zu entsprechen, muß die Einlage einen inneren und auch einen äußeren Rand haben, der je nach Stärke des Leidens verschieden hochgetrieben werden muß. Vom kosmetischen Standpunkt aus ist es zu begrüßen, daß heute auch solche Einlagen in Halbschuhen getragen werden können, ohne daß die Einlage äußerlich sichtbar wird. Das Verschwinden des inneren Knöchels ist die sofortige Folge einer derartigen Einlage (s. Abb. 2). Käufliche Einlagen, die nur nach Maß und nicht nach Gipsabguß hergestellt sind, können dieser wichtigen Forderung niemals gerecht werden, ganz abgesehen davon, daß sie durch direkten Druck von unten einen Teil der zur Fußgewölbebildung wichtigen Muskulatur und des Bandapparates schädigen und damit einen Zustand hervorrufen, der es dem Patienten nicht mehr gestattet, von einer Einlage loszukommen.

Die operative Behandlung des beweglichen (nicht gelähmten und nicht kontrakten) Plattfußes ist mehrfach versucht worden, und zwar deswegen, weil nicht alle Plattfüße durch die vorbeschriebene Behandlung voll und in kurzer Zeit geheilt werden. Die vielfach versuchten Sehnenverpflanzungen schaffen oft ein einseitiges Überwiegen eines bestimmten Muskels (Tibialis anticus), dessen Wirkung auf die

Gewölbebildung gewöhnlich überschätzt wird. Dagegen ist es aus anatomischen Gründen leider nicht möglich, die beiden wichtigsten Muskeln, die eine Verwindung des Fußes begünstigen (Tibialis posticus und Peroneus longus), durch eine andere überpflanzte Sehne zu verstärken. Auch Knochenoperationen sind nur in Ausnahmefällen zulässig, da sie fast immer eine mindestens im jugendlichen Alter bedenkliche Versteifung des unteren Sprunggelenkes mit sich bringen. Der Kernpunkt des Plattfußproblems in sozialer Hinsicht muß die frühzeitige Behandlung des jugendlichen Plattfußes sein und die Verhütung desselben im späteren Erwerbsalter. Die Schaffung von Sitzgelegenheiten für überwiegend stehende Berufe, z. B. Kellner, Schwestern, Schlosser, Verkäuferinnen, Hausfrauen usw., ist eine Forderung, die zur Verhütung des Plattfußes und seiner funktionellen und kosmetischen Folgen an erste Stelle zu setzen ist.

Der entzündliche Plattfuß entsteht durch dauernde krampfartige Zusammenziehung von drei Muskeln, die das untere Sprunggelenk in Pronation bringen (M. extensor digitorum und beide Peronei). Er tritt als Komplikation des sogenannten beweglichen Plattfußes auf und führt allmählich zur völligen Versteifung des Fußes in extremer Plattfußstellung. Man spricht dann von fixiertem Plattfuß.

S. auch Fußdeformitäten; Hallux valgus; Massage.

Plättverfahren, s. Kromayerlampe.

Platyrrhine (Breitnasige), s. Nase, Nasenformen.

Plaut Vincent Angina (Plaut Vincent Stomatitis), s. Mundhöhle.

Pocken (Variola). Diese oft lebensbedrohende Infektionskrankheit führte bei schönen, blühenden Menschen nach Überstehen derselben zu schwersten Entstellungen, indem sie gerade im Gesichte dauernde Narben hinterläßt, welche außerdem die unangenehme Eigenschaft haben, durch Sonnenwirkung dunkler einzubrennen als die normale Haut. Durch die Narbenbildung kommt es zu bleibender Haarlosigkeit im Bereiche der Wimpern, der Augenbrauen und auch fleckweise am behaarten Kopf, die irreparabel ist. Bei Befallensein der Cornea bilden sich weiße Narben aus, die zu schwersten Sehstörungen führen, auch vollkommene Zerstörungen des Auges sind nicht selten gewesen. — Seit Einführung der Pockenschutzimpfung sind die Blattern bei uns selten geworden, in normalen Zeiten treten sie nur sporadisch auf, bilden aber in weniger kultivierten Gegenden auch heute noch eine Geißel der Menschheit, während sie in Ländern mit Impfzwang sozusagen ganz verschwunden sind. Durch prophylaktische Maßnahmen kann man die Narbenbildung verhindern oder wenigstens ganz bedeutend einschränken. FINSEN hat erkannt, daß die Suppuration nicht eintritt, wenn die kurzwelligen Strahlen vom Patienten abgehalten werden (*negative Phototherapie)*, er erreichte dies, indem er sie in einem verdunkelten oder Rotlichtzimmer (rote Scheiben, rotes Tuch) hielt. Allerdings muß dies frühzeitig und mit größter Genauigkeit erfolgen. Man versucht, die ausgebildeten, atrophischen Narben wieder auszugleichen; dies kann aber nur so erfolgen, daß man die überragende normale Haut dem Niveau der Narbe nahebringt. Durch Massage, Schleifmittel (Quarzsand, Marmorsand, Bimsstein, UNNAS sapo cutifricius: Cremor gelanthi 10,0, Sapon. 40,0, Pulv. pumicis 50,0) ist dies wohl nur selten zu erreichen, bestenfalls bei wenig deprimierten, frischeren Narben. — Auch mit anderen Mitteln kann es sich höchstens um Versuche handeln. Am besten ist es noch, durch Schminken die Entstellungen zu verdecken, indem man die Vertiefungen mit einer weichen Pasta ausfüllt und darüber Puder staubt. — Sonst wurden feinste, oft wiederholte Skarifikationen der Ränder empfohlen, auch hat man versucht, durch vorsichtiges Fräsen bis in die Papillarschicht Erfolge zu erzielen. Druckbestrahlungen mit der Quarzlampe bis zur Blasenbildung sind hier anzuführen. — Stark deprimierte Narben hat man gestanzt und den Defekt unter Lebertran-Vaselin abheilen lassen, wodurch die Stelle ins Niveau der normalen Haut gelangen sollte. Niemals verspreche man sich und dem Patienten zu viel davon, erprobe zunächst an einigen wenigen Stellen, ob er mit dem Erfolg zufrieden ist.

S. auch Narben; Pockenschutzimpfung.

Pockenschutzimpfung (Vakzination). Als *Vakzination* bezeichnet man die zum Zwecke der Pockenschutzimpfung erfolgende künstliche Übertragung von Kuhpocken auf den Menschen, wobei der unter staatlicher Aufsicht hergestellte Impfstoff auf die Haut — gewöhnlich an der Außenseite des Oberarms — eingebracht wird; zur Unempfänglichmachung (Immunisierung) gegen echte Pocken genügt — mindestens — eine vollentwickelte Impfblatter mit ihrem charakteristischen Ablauf von Pustel- und Borkenbildung. Der erreichte Impfschutz ist kein dauernder, sondern nach dem 12. Jahre muß eine Wiederimpfung (Revakzination) erfolgen. Blieb die Impfung überhaupt ohne Erfolg, so müssen die „Erstimpflinge", d. h., die vor Ablauf des dem Geburtsjahr folgenden Kalenderjahrs zu impfenden Kleinkinder, beim nächsten gesetzlichen Impftermin erneut geimpft werden; erst nach nochmaligem Ausbleiben der Reaktion kann auf das Bestehen einer natürlichen Unempfänglichkeit gegen Pocken gefolgert werden, ein immerhin seltenes Vorkommnis.

Die Vakzination hinterläßt bei regelrechtem Ablauf sehr charakteristische *Impfnarben,* vertiefte, weißliche, ovaläre, feinstrahlige Narben, die sich nach Eintrocknung der Impfpustel und Abfallen der bräunlich-schwärzlichen, harten höckerigen Borken über dem Pockengrund entwickeln und anfangs von einem braun pigmentierten, später verschwindenden dunkleren Randsaum eingefaßt sein können. Ihr Sitz und Umfang ist schon durch die vorgeschriebene *Impftechnik* gegeben. Diese verlangt die kunstgerechte Anlegung von drei oberflächlichen Hautritzern. Die Ritzer sollen höchstens 1 cm Länge haben und etwa 2 mm Abstand voneinander. Die für das Narbenergebnis maßgebliche Größe der entstehenden Pockenpustel kann wechseln, je nach dem Grade der Empfänglichkeit des Impflings oder der Besonderheit des Impfstoffs, auch infolge von Abweichungen im Verlaufe. Besser noch geht man so vor, daß zwei bis drei Bohrungen mit dem Pirquet'schen Instrument gemacht werden und in diese der Impfstoff eingebracht wird.

Besonders bei Mädchen sollen die Impfschnitte weder zu weit nach oben, noch nach unten angelegt werden; mit Recht sagt FÜRBRINGER: „Jeder Impfarzt erinnere sich daran, daß die kleinen Mädchen, die er vakziniert, sich nach Jahren in der Lage befinden, im ausgeschnittenen Kleide auf dem Balle zu erscheinen, und sorge dafür, daß man ihm nicht mit Recht das Hervorlugen häßlicher Narben über oder unter dem Ärmel zum Vorwurfe mache." Wird auch der Oberarm allgemein als das geeignetste Impfgebiet angesehen, so hat man, um beim weiblichen Geschlecht sichtbare Narben zu umgehen, auch bedeckte Körperstellen als Impffeld gewählt, vor allem die Haut der Oberschenkel. Gegen dieses Verfahren, das namentlich in Amerika Anhänger hat, ist anzuführen, daß an diesen Stellen die Impflinge viel leichter kratzen, die Pusteln infizieren oder auf andere Körperstellen weiter übertragen können, wo dann ebenfalls Narben hinterbleiben; das gleiche Bedenken gilt für die Impfung an der Brust.

Als kosmetisch störend wird auch empfunden, wenn sich die Impfnarben infolge zu dichter Anlegung der Lanzetteschnitte berühren, vielleicht gar ineinander übergehen oder umgekehrt zu weit und unregelmäßig gegeneinander stehen. Noch mehr fallen solche, an sich noch hinzunehmende Unterschiedlichkeiten ins Auge, wenn das Aussehen der Narben selbst sich abweichend und störend hervorhebt. Wohl den häufigsten Anlaß hierzu ergibt eine vorangegangene Infektion des Impfgebiets mit Eitererregern, welche gewöhnlich nicht etwa durch Fehler bei der Herstellung der Lymphe oder unsauberes Instrumentieren übertragen werden; das sind Ausnahmefälle. Weit eher geschieht es durch unreine Wäsche oder den kratzenden Finger. Auf diesem Wege kann es zu unangenehmen Lymphgefäß- oder Zellgewebsentzündungen und zu geschwürigem Zerfall der Lymphpusteln kommen, tiefgreifenden Geschwüren, die an Größe die Impfpustel weit übertreffen, miteinander verschmelzen und eine flächenhafte, unregelmäßige Narbenbildung zur Folge haben. Diese unerwünschten Narben haben nicht mehr das feinstrahlige vertiefte weißliche Aussehen, sondern erscheinen verdickt, höckerig, viel gröber entwickelt. Nur die streng aseptische Ausführung der Impfung und peinlichste Sauberhaltung der Impfstellen vermeidet solche Schäden mit Sicherheit; dem Arzt ist Sorgfalt ja zur Pflicht gemacht; um so mehr darf es an Belehrung seinerseits nicht fehlen! Reine, wiederholt zu wechselnde Wäsche, Schonung des geimpften Arms, Kenntlichmachung desselben bei revakzinierten Schülern zur Verhütung von Druck, Stoß, Berührung durch dritte Hand, sind bekannte Regeln. Unangenehm und schmerzhaft ist das Festkleben der Kleidungsstücke, wenn die Pusteln erst einmal geplatzt sind; es läßt sich durch Auflegen eines mit mildem Salbenfett bestrichenen Mull- oder Lintstreifens, besser durch einen leichten aseptischen Verband gut vermeiden. Als gebrauchsfertiger Schutzverband hat sich der Tegminverband nach Paul bewährt, auch das Elastovakzin.

Als kosmetisch störend kann sich besonders eine Verlaufskomplikation auswirken, die zu ungewollten Impfnarben an ungewöhnlicher Körperstelle führt, nämlich die schon früher erwähnte versehentliche Übertragung von Vakzinestoff durch den kratzenden Finger auf nähere oder entferntere Hautbezirke. Haften können solche Selbstüberimpfungen (Autoinokulationen) natürlich nur vor Eintritt der Immunität. Impfpusteln dieser Art hinterlassen oft auffallendere Narben als die gewöhnlichen am Oberarm. So kommen versprengte Pockenimpfpusteln im Gesicht, an den Händen und vor allem an den Geschlechtsteilen zur Beobachtung, und sogar nicht allein beim Impfling selbst, sondern durch Übertragung von ihm aus bei Personen seiner Umgebung, Müttern, Wärterinnen, die nicht mehr unter Impfschutz stehen. Gefährlich wird das Auftreten derartiger *Vakzineübertragung* für das Auge, wo sie schwer zerstörend wirken kann, zum mindesten an der Bindehaut Verwachsungen, an der Hornhaut Trübungen hinterläßt. Eine weitere ernste Verlaufskomplikation ist gegeben, wenn der Vakzinestoff auf ein zugleich bestehendes Ekzem *(Ekzema vaccinatum)* oder eine andere juckende Hautkrankheit mit oft nur unscheinbaren Oberhautläsionen übertragen wird. Dann können die ekzemkranken Hautbezirke von kleinen, miteinander verschmelzenden Pusteln bedeckt werden, die sich schließlich in gelbliche, schmierig belegte Geschwürsflächen und infolge von Infektion mit Eitererregern — den häufigen Begleitern jedes Ekzems — zu langwierigen, ja bedrohlichen Krankheitsprozessen umwandeln. Starke, häßliche Narbenbildung ist eine häufige Folge und an diesem Endzustand läßt sich kaum etwas ändern. Es muß deshalb als strenge Regel gelten, beim Vorhandensein des geringsten Ekzems die Impfung zu unterlassen und bis nach dessen Abheilung hinauszuschieben! — Das heute seltene, früher gefürchtete Auftreten der Rose an den Impfstellen (Impferysipel), namentlich das in den ersten 3 Tagen sich zeigende „Früherysipel", kann man bei einem zuverlässig hergestellten Impfstoff und Innehaltung strenger Sauberkeit bei und nach der Vakzination so gut wie sicher ausschalten.

Die „Subkutan- resp. Intrakutanimpfung" verzichtet darauf, den Impfstoff mit der Oberhaut in Berührung zu bringen. Statt dessen wird die Lymphe verdünnt in das Hautgewebe gespritzt. Mit dieser Methode wird also unter Umständen die Möglichkeit geschaffen, Kinder ohne Gefahr zu vakzinieren, die wegen Hautekzems nicht geimpft werden können; zugleich kommt sie dem Bestreben entgegen, die Entstehung von Impfnarben überhaupt zu vermeiden und gewinnt damit für die kosmetische Gestaltung des Impfprozesses besonderes Interesse. Ausgehend von den Versuchen von Volk und Kraus haben Nobl und Knöpfelmacher bei Erstimpflingen kleine Mengen keimfreier verdünnter Lymphe unter die Haut, also subkutan, verimpft und statt der Pockenpusteln eine umschriebene entzündliche Verhärtung und Schwellung um die Einspritzungsstelle erzielt; die Methode fand wegen unzulänglichen Impfschutzes keine weitere Verbreitung. Leiner und Kundratitz, Singer, E. Kovacs u. a. haben dieses Verfahren weiter ausgebaut, wodurch in der Regel ein vollkommener Impfschutz erreicht wird. 0,1 ccm Verdünnung 1:250 bis 1:150 je nach der Virulenz der Lymphe wird nicht zu oberflächlich intrakutan eingespritzt. Das Depot muß mindestens 1 cm von der Einstichstelle gesetzt werden, um ein Rückfließen der Lymphe in den Stichkanal sicher zu vermeiden, da sonst doch eine oberflächliche Impfpustel entstehen könnte. Die erste Reaktion nach der intrakutanen Impfung trat am 10.—15. Tage, bei manchen Autoren schon früher in Gestalt einer derben druckempfindlichen Verhärtung mit dunkelroter zentraler Verfärbung und gerötetem Hof auf, unter gleichen Fiebererscheinungen wie die Oberhautimpfung. Dieses in Preußen versuchsweise zugelassene Verfahren hat zwar noch keine allgemeine Verbreitung gefunden, wurde jedoch vielfach angewendet und wäre vom kosmetischen Standpunkt aus vorzuziehen (s. Lippen).

Podoplast ist ein salizylsäurehaltiges Kautschukhühneraugenpflaster. (Vulnoplast Lakemeier A. G., Bonn a. Rh.)

Poikilodermie, s. Atrophie.

Point de feu, s. Kaustik.

Poleyöl ist das aetherische Öl von Mentha pulegium. Es enthält nur etwa 8% Menthol und 80% Pulegon. Nur selten zur Aromatisierung benützt, es kann das Pfefferminzöl nicht ersetzen.

Polieren der Zähne, s. Zahnbeläge.

Poliermittel, s. Nagelpflege; Nagelpflegemittel; Narben.

Poliomyelitis, s. Gesichtslähmung; Nervenleiden.

Poliosis, s. Behaarung; Pigmentierung.

Polydermasalbe enthält nach Angabe „als wirksamsten Hauptbestandteil ein Goldsalz in Verbindung mit Benzolmonochlorid, Resorcin, Liquor carbonis deterg., Bals. peruv., Acid. boric., Bismuth, Acid. salicylic., Zinc. oxydat. in einer gut resorbierbaren Salbengrundlage". Die Salbe soll gegen chronische Ekzeme, Akne, Psoriasis angewendet werden. (Polyderma-Vertriebs-Gesellschaft m. b. H., Berlin.)

Polyneuritis, s. Gesichtslähmung; Nervenleiden.

Polypen, s. Bindehautgeschwülste. — **der Nase,** s. Mundatmung; Sprachstörungen.

Polyzythaemie, s. Mundhöhle.

Pomade, s. Alopezieformen; Haarpflege; Haarpomaden.

Pomade Bourget. 10,0 Salizylsäure, 10,0 Terpentinöl, 70,0 Schweineschmalz, 2,5 Cera flava, 7,5 Paraffinum solidum.

Pomeranzenöl, *bitter,* Oleum Aurantii amar. corticis, Orangenöl, bitter. Auch Curaçaoöl genannt, wird häufig zu Haarwässern und Parfumeriekompositionen aller Art verwendet.

Pomeranzenöl, süß (Oleum Aurantii dulcum corticis, Ol. Portugal). Auch Portugalöl genannt. Wird sehr häufig zu Haarwässern (Eau de Portugal), zu Kölnischwasser und vielen Kompositionen benützt. Hin und wieder auch zu Mundpflegemitteln.

Pompholyx, s. Dyshidrosis; Schweißabsonderung.

Ponds Extract ist destillierter Hamamelisextrakt. (Ponds Extract Co., New York, Apotheken-Bedarfs-Contor, Berlin.)

Poppy ist ein Phantasiegeruch, der den imaginären Geruch einer roten Mohnblüte (die bekanntlich keinen Wohlgeruch besitzt) wiedergeben will.

American Poppy.

Rose liq.	0,2 g	Ylang-Ylangöl	2 g
Orangenblüte liq.	0,5 „	Rosenöl, bulg.	1 „
Jasmin liq.	0,3 „	Eichenmoostinktur	4 „
Amylsalizylat	17 „	Vanillin	1 „
Oeillet comp.	1,5 „		

Poren, große, s. Bunzen; Gesichtspflege; Hauskosmetik; Kaustik; Kromayerlampe; Rotationsinstrumente; Skarifikation.

Porokeratosis (Mibelli). Das Leiden stellt sich dar in der Form isolierter, nicht entzündlicher Erhebungen von konischer Gestalt und bräunlicher Farbe, auf deren Höhe sich ein kleiner, mitesserähnlicher Hornkegel, in die Haut eingefügt, findet. Diese Erhebungen pflegen sich mit der Zeit meist abzuflachen, der zentrale Anteil geht zur Norm zurück; dabei bleiben girlandenförmige, oft ringartige Wälle bestehen. Die Affektion, welche in Beziehung zu den Schweißdrüsenporen gesetzt wird, entwickelt sich vornehmlich an den Händen und Vorderarmen, hat einen ganz trägen Verlauf, ist aber ein harmloses Leiden, das keine weiteren Veränderungen eingeht und nur vom kosmetischen Standpunkt aus zu bewerten ist. Auch hier kann man mit erweichenden Salben oder Abtragen der Herde etwas (nicht viel) zu erreichen suchen.

Porphyrin, s. Lichtschäden.

Portugalhaarwasser (Eau de Portugal) ist im wesentlichen eine alkoholische Lösung von süßem Pomeranzenöl (Portugalöl).

Alkohol	600 ccm	Bergamottöl	1 g
Wasser	400 „	Neroliöl	0,5 „
Portugalöl	3 g	Mit Safrantinktur goldgelb färben.	
Zitronenöl	1 „		

Portugalöl, s. Pomeranzenöl.

Posthioplastik, s. Geschichte der Kosmetik.

Pottasche, Kaliumkarbonat, Kalium carbonicum, ist stark hygroskopisch, leicht löslich in Wasser, unlöslich in Alkohol, wird in ausgedehntem Maße in der Kosmetik verwendet. Entfettendes Mittel bei seborrhoischen Zuständen, zum Erweichen von Hyperkeratosen usw. In kleinen Mengen zur Hautpflege und Haarpflege, starke Konzentrationen wirken ätzend und stark entfettend, Vorsicht mit Pottasche bei Gesichtswässern und Haarpflegemitteln (Shampoons usw.). Dunkle Haare werden (wie auch durch Soda) oft häßlich fuchsig. Technisch zur Herstellung von Stearatcremes usw. verwendet (s. auch Haarfärbemittel; Schwielen).

Praezipitatsalbe, weiße, s. Quecksilber.

Preglsche Lösung (Presojod). Man löst kristallisiertes Natriumkarbonat 6,0 in Wasser 30,0 und gibt Jod 3,0 in fein zerriebenem Zustande zu. Die Lösung erfolgt erst nach längerem Stehen und Schütteln. Eventuell ganz gelinde (40° C) erwärmen. Nach völliger Lösung mit Wasser zu 1 Liter auffüllen. Desinfektionsmittel für Wunden, Ulzerationen usw.

Presbyakusie (Presbyopie), s. Alterserscheinungen.

Presojod, s. PREGLsche Lösung.

Primal, s. Anilinhaarfarben.

Pringlesche Krankheit, s. Adenoma sebaceum.

Procrinin ist ein Haarwasser, das nach Angabe aus einer weingeisthaltigen Lösung von Weinsäure, Chinaalkaloiden, Menthol, Glyzerin, Perubalsam und Tolubalsam besteht. (Apotheker Heinrich Noffke, Berlin.)

Proflavin, ein Akridinderivat. Als Antisepticum und Haemostaticum. Salben 1%.

Profunduslampe, s. Lichtbehandlung.

Progenie. Die unter Umständen außerordentlich starke Entstellung des Gesichts, insbesondere im Profil, die durch die Progenie bzw. Prognathie in ausgeprägten Fällen hervorgerufen wird, hat schon lange von Seiten der Betroffenen den Wunsch wach werden lassen, den Zustand auf irgendeine Weise zu bessern. Geringgradige Fälle echter Progenie werden wohl kaum je die Hilfe eines Chirurgen in Anspruch nehmen, vielmehr werden meistens zunächst Versuche durch orthopädische konservative Maßnahmen von Seiten des Zahnarztes gewünscht.

Das Leiden beginnt nach ANGLE meist mit dem 6. Lebensjahre beim Durchbruch der ersten Backenzähne, um dann allmählich zuzunehmen. Infolge der Neigung zum Fortschreiten sind selbst bei noch geringen Veränderungen orthodentische Maßnahmen häufig umsonst, bei ausgesprochenen vollendeten Progenien mit Vorspringen der Schneidezähne des Unterkiefers bis zu 1 und $1^1/_2$ cm vor die des Oberkiefers sind sie niemals von Erfolg begleitet. Daher ist bei solchen Fällen schon frühzeitig chirurgische Hilfe herangezogen worden. Bei echten Progenien ist der ganze Unterkiefer verändert, er steht nicht nur stark vor, sondern es ist auch der Kieferwinkel und Kieferbogen vergrößert. Durch Vorspringen des Gelenkhöckers wird eine gewisse Beschränkung im Kiefergelenk hervorgerufen. Die Zähne des Unterkiefers sind nach rückwärts und innen geneigt, die Unterlippe erscheint abnorm groß und stark gespannt. Der Oberkiefer ist gegen den Unterkiefer im Wachstum zurückgeblieben, da der Gegendruck des Unterkiefers unvollkommen ist. Häufig dehnt sich die Veränderung auch auf den ganzen Gesichtsschädel aus.

Neben der echten Prognathie, die vererbbar und häufig angeboren ist, gibt es auch erworbene Progenien infolge Veränderungen des Gelenkes durch postosteomyelitisches, oft einseitiges Wachstum, durch Akromegalie und durch traumatische Einflüsse mit difformer Heilung. Schließlich ist auch die Makroglossie beschuldigt worden, die aber vielleicht auch nur eine Teilerscheinung eines durch dieselben Ursachen vergrößerten Gesichtsunterteiles ist.

Der erste Versuch zur chirurgischen Behandlung bei ausgesprochener echter Progenie, die ja lediglich, abgesehen vielleicht von den traumatisch entstandenen Progenien, für chirurgische Behandlung in Frage kommt, ist im Jahre 1898 gemacht worden. Dieser von BLAIR in St. Louis operierte Fall ist insofern sehr lehrreich gewesen, als der zunächst negative Erfolg auf die Unterlassung zahnärztlicher Mitarbeit zurückzuführen war, und erst dann das gewünschte Resultat erhielt, als durch zahnärztliche Maßnahmen die notwendigen Bedingungen geschaffen wurden, die zur Ausheilung der operativ gesetzten Kieferdurchtrennung nötig war. Es handelt sich also in der operativen Behandlung der Progenie um zwei getrennte, grundsätzlich verschiedene, aber notwendige Vorgänge:

1. Die Zurückverlagerung des Unterkiefers auf operativem Wege,

2. die Fixierung der gewünschten Stellung durch den Zahnarzt, bis die Heilung der Knochenwunde durch Callusbildung eingetreten ist.

Die Wege, die von Seiten des Chirurgen eingeschlagen werden, können dabei verschiedener Art sein. Alle gipfeln sie aber in einer Durchtrennung im Bereiche des Unterkiefers, um den vorderen Teil zu mobilisieren. Dabei kann eine einfache Durchtrennung oder auch eine Resektion ausgeführt werden. Die zahnärztliche Hilfeleistung hat sich zunächst am Gipsmodell mit dem Grad der auszuführenden Zurückverlegung zu befassen, d. h. es muß nach der Zurückverlegung eine möglichst gute Artikulation mit den Zähnen des Oberkiefers erreicht werden. 2. hat der Zahnarzt für eine Fixierung in der neuen Stellung zu sorgen, und zwar entweder durch Schienen, die an den erhalten gebliebenen Zähnen befestigt werden, und die vorher am Modell genau ausprobiert sind, nachdem eine Resektion am Modell vorgenommen worden war. Diese Schienen müssen vorbereitet sein, um sofort nach der Operation angelegt werden zu können. Wird keine Resektion vorgenommen, sondern der ganze zahntragende Unterkieferabschnitt zurückgelagert, so ist eine wirksame Fixierung der Fragmente nur durch Draht oder Schienenverbände, welche die Zähne des Unterkiefers mit denen des Oberkiefers in feste Verbindung bringen, möglich. Es ist daher als Kunstfehler zu bezeichnen, die Progenie chirurgisch anzugreifen, ohne daß die Vorarbeit und Mitarbeit eines Zahnarztes in Anspruch genommen war. Diese Forderung ist bereits von Angle 1903 aufgestellt und zuerst bei einem Fall, den Kümmell 1909 operierte, zur Anwendung gekommen.

Was die verschiedenen Operationsmethoden betrifft, so werden sie von Krüger in folgender Weise zusammengestellt:

1. *Keil- oder trapezförmige Resektion aus dem horizontalen Unterkieferast.* Nach dieser Methode wurden von Blair, v. Eiselsberg, Kümmell, v. Lalich, Schulz, Pichler, Krüger, Henschen u. a. operiert. Seitdem die zahnärztliche Mitarbeit regelmäßig angewendet wurde, wurden ausschließlich gute Erfolge mit dieser Methode erzielt.

2. *Keilförmige Resektion aus dem Kieferwinkel.* Harsha und Ernst, auch Krüger haben einen Fall nach dieser Methode erfolgreich behandelt.

3. *Die Durchsägung des aufsteigenden Kieferastes mit Verschiebung der Fragmente.* Lane 1905. Lindemann-Bruhn, Schmidt, Wymer, Pichler, v. Redwitz haben nach dieser Methode erfolgreich operiert.

4. *Bogenförmige Durchsägung des Kieferwinkels.* Cryer.

5. *Resektion beider Condylen.* Jaboulay, Bérard, Berger, Mazzoni, Ziepfel und Dufourmantel.

Von diesen fünf Methoden sind häufiger praktisch scheinbar nur die erste und dritte in der Praxis geübt worden, die fünfte kommt mehr bei geringgradiger und mit Bewegungshemmung im Kiefergelenk einhergehender Progenie in Betracht. Die vierte, die bogenförmige Durchsägung des Kieferwinkels, scheint überhaupt nur theoretisch erwogen. Die zweite, die keilförmige Resektion aus dem Kieferwinkel, ist hauptsächlich für Fälle mit ganz ausgesprochener Kieferwinkelveränderung im Sinne eines Stumpferwerdens in Betracht zu ziehen.

Welche von den beiden am meisten geübten Methoden der unter 1 und 3 genannten den Vorzug verdient, ist schwer zu sagen. Um mit den Nachteilen zu beginnen: Die Nachteile der Resektionen am horizontalen Unterkieferast sind 1. die Notwendigkeit, ein oder zwei Zähne zu opfern, 2. die Gefahr der Eröffnung der Mundhöhle und die dadurch bedingte Störung der Asepsis, 3. die notwendige Verletzung der im Kiefer verlaufenden Gefäße und Nerven. Die technische Ausführung bietet im übrigen keine besondere Schwierigkeit.

Die Vorteile bestehen in der Möglichkeit, die gewünschte Verschiebung auf ein vorher bestimmtes Maß exakt durchzuführen. Die Fixierung der Fragmente durch an den Zähnen befestigte Schienen gelingen auf einfache Weise und erfordern nicht die wochenlange Befestigung der Unterkieferzähne am Oberkiefer. Demgegenüber sind die Nachteile der Durchsägung am aufsteigenden Kieferast, die größere technische Schwierigkeit, die Gefahr der Verletzung des N. facialis, der Gl. parotis und der A. maxil. int. Diese letzteren Gefahren können allerdings bei einiger Vorsicht vermieden werden. Ein großer Nachteil dieser Methode ist aber die wochenlange notwendige Fixierung der Unterkieferzähne an denen des Oberkiefers, die zu erheblichen Unbequemlichkeiten Veranlassung gibt. Die Vorteile der Methode scheinen zu überwiegen. Die Operation kann sicher ohne Eröffnung der Mundhöhle ausgeführt werden, eine Verletzung der Gefäße und Nerven, die im Unterkiefer verlaufen, kommt nicht in Frage.

Beide Operationen lassen sich in Lokal- und Leitungsanaesthesie durchführen.

Progynon, weibliches Sexualhormon aus dem Harn der Schwangeren und von Hengsten gewonnen. Bei vorzeitigen und rechtzeitigen Altersveränderungen der Haut. Dragees mit je 250 M. E. (Schering-Kahlbaum A. G.). Der Benzoesäureester des Progynons wird als Progynon B. oleosum mit 10.000—100.000 M. E. pro Injektion für die im Klimakterium oder bei Unterfunktion der Ovarien auftretenden Veränderungen verwendet. (S. auch Keimdrüsen.)

Prolan, ein aus dem Urin von Schwangeren hergestelltes Hormon mit Hypophysenvorderlappenwirkung, doch ist es nicht mit dem gonadotropen Hormon des Hypophysenvorderlappens identisch. Ist bei Psoriasis verwendet worden (F. Walinski). Beginn der Behandlung mit 50 Einheiten und allmählich steigern auf 60, 80 und 100 Einheiten. (I. G. Farbenindustrie A. G., Leverkusen a. Rh.) (S. Hypophyse.)

Prolaps. Der Vorfall der Scheide oder der Gebärmutter ist eine charakteristische kosmetische Störung. In hochgradigen Fällen hängt die ganze Scheide mitsamt der Gebärmutter zwischen den Schenkeln der Frau.

Eine geringe Senkung dieser Organe tritt im Gefolge fast jeder Geburt ein; doch bilden sich diese Lageveränderungen meist gut wieder zurück, besonders wenn durch eine konsequente Gymnastik die Rückbildung wirksam unterstützt wird.

Bei jedem stärkeren Prolaps ist die wirksame Therapie eine operative Befestigung der gesenkten Organe. Nur in Ausnahmefällen sollte an ihre Stelle die Pessarbehandlung treten, besonders dann, wenn es sich um alte gebrechliche Frauen handelt, die den Anforderungen einer Operation nicht gewachsen sind. Für den Vorfall der Scheide ist am besten geeignet das Schalenpessar. Steht die Verlagerung des Uterus im Vordergrund, so wählt man besser, besonders bei jüngeren Frauen, einen Ring nach Art des Hodgepessars. Dieses liegt nur der Seitenwand der Scheide an und läßt den Scheidenkanal selbst frei, so daß es keine Störung des sexuellen Lebens macht. Die Pessarträgerin muß immer unter Aufsicht des Arztes bleiben, der Ring regelmäßig gewechselt werden, damit eine Druckschädigung der Scheidenwand vermieden wird. In leichteren Fällen kommt es bei Vernachlässigung nur zu oberflächlichen Reizungen der vaginalen Schleimhaut mit Ausfluß, bei stärkerem Druck und langem Liegen des Pessars können tiefe Nekrosen auftreten oder der Ring wächst in das subepitheliale Gewebe ein. Auch Karzinome sind aus solchen Druckgeschwüren zur Entwicklung gelangt.

Angesichts der Nachteile bei der Pessartherapie hat die operative Behandlung der Scheidenvorfälle größere Verbreitung gefunden.

Die Technik der Operation richtet sich nach dem Ausmaß der Entstellung. Für die leichten Fälle genügt eine Scheidenplastik, bei der das Scheidenlumen verengert und die herabgesenkten Organe in ihre normale Lage gebracht werden. Sehr wichtig ist, daß in all diesen Fällen ein kräftiger Damm rekonstruiert wird. Dies gelingt unserer heutigen Technik gut durch eine exakte Vereinigung der Levatormuskulatur des Beckenbodens. Ist gleichzeitig die Gebärmutter mit herabgesunken, so muß man diese so festnähen, daß sie nicht wieder heruntertreten und die Scheide mit herabziehen kann. Man hat früher geglaubt, durch die Entfernung der Gebärmutter den Vorfall der Unterleibsorgane am besten zu heilen. Diese Behandlungsmethode hat sich aber als ungeeignet erwiesen, weil nachträglich die Scheide wieder herabrutschen kann. Deshalb wird jetzt die Gebärmutter durch eine Verkürzung der runden Mutterbänder vorn an der Bauchwand fixiert und gleichzeitig eine Scheidendammplastik gemacht. Bei hochgradigen Cystozelen hat die Blase immer wieder die Neigung herabzurutschen, für diese Fälle ist es ratsamer, die Gebärmutter unter die Blase zu nähen, so daß sie als Pelotte die Blase stützt.

Die Senkung der Scheide und Gebärmutter geht häufig einher mit einer Vergrößerung der unteren Uterushälfte. Zuweilen ist allein die Verlängerung der Portio die Ursache des Vorfalls. Für diese Fälle genügt eine kräftige operative Verkürzung am Muttermund.

Propäsin, p-Amidobenzoesäurepropylester. Farblose Kristalle, schwer löslich in Wasser, sehr leicht löslich in Alkohol und Benzol. In fetten Ölen bis zu etwa 7% löslich. Als juckstillendes Mittel wie Anaesthesin (s. dort).

Propäsinkolloid enthält 20% Propäsin, 72,5% Glyzerin, 2,5% Stärke und 5% Alkohol. Dickflüssige Masse, die schwach nach Alkohol riecht. Unverdünnt als schmerzlinderndes Mittel bei schmerzhaften Rhagaden, Fissuren u. dgl. und Verbrennungen.

Propeptane, s. Ernährung; Urticaria.

Prophylaxe der Geschlechtskrankheiten, s. Genitale, männliches; Phimose.

Propylalkohol, primärer, wird wie Isopropylalkohol manchmal als Lösungsmittel statt Aethylalkohol verwendet (s. Isopropylalkohol).

Propylendiamin wirkt ähnlich wie Aethylendiamin (s. dort).

Propylenglykol (Methylglykol, Oxypropylalkohol). Glyzerinähnliches, süß schmeckendes Produkt. Dient als Glyzerinersatz und Lösungsmittel.

Prosykan soll nach Angabe bestehen aus Salizylsäure, Zinkoxyd, Schwefelpraezipitat, Ölsäuren, Quecksilber und Vaselin. Es soll gegen Flechten, besonders Bartflechten angewendet werden. (Labopharma, Doktor Laboschin G. m. b. H., Berlin.)

Proteinkörpertherapie, s. Akne vulgaris; Reizbehandlung.

Prothesen im Gesicht. Die schwer entstellenden Nasendefekte infolge von Lupus, Syphilis, Verwundungen usw. durch eine Prothese zu verdecken, war vor der Einführung der Gelatineprothese eine undankbare Aufgabe. Künstliche Nasen aus Metall oder Gummi oder sonstigem Material, die meist an Brillengestellen befestigt wurden, genügten selten den bescheidensten Anforderungen. Vor allem war die mangelnde feste Verbindung mit dem dahinterliegenden Gesicht auffallend und entstellend. Die Nase saß starr vor dem sich mimisch bewegenden Gesicht und wurde so auf den ersten Blick als falsch erkannt und steigerte eher noch die Entstellung, statt sie zu vermindern. Deshalb zogen es auch die meisten Kranken vor, überhaupt keine Prothese zu tragen. Einen ganz wesentlichen Fortschritt brachte die von Henning auf dem IX. Kongreß der deutschen dermatologischen Gesellschaft zum ersten Male gezeigte Nasenprothese. Henning ist auf den glücklichen Gedanken gekommen, für künstliche Nasen eine halbweiche elastische und schmelzbare Masse zu verwenden und die Prothese aufzukleben. Seine Prothesen hatten den großen Vorzug, daß sie nicht wie ein starrer Fremdkörper im Gesicht steckten, daß nicht wie bisher zwischen Prothese und Gesicht eine Lücke klaffte, sondern ein unmerklicher Übergang bestand und daß die Prothese die mimischen Gesichtsbewegungen mitmachte.

Henning hielt die Zusammensetzung der Masse, aus der die Prothesen angefertigt wurden und auch die Technik der Anfertigung geheim, und da er seine Masse nur für einen recht erheblichen Preis an solche Kranke abgab, die sich von ihm die Prothese anfertigen ließen, mußten unbemittelte und fern von Wien wohnende Kranke auf die Wohltat einer wirklich guten Prothese verzichten.

Deswegen wurde von anderer Seite nach einem ähnlichen Verfahren gesucht. Von Zinsser wurde 1913 zur Anfertigung der Nase eine Gelatine-Glyzerin-Emulsion empfohlen und zunächst zur Anfertigung der Prothese auch ein etwas primitives Verfahren angegeben. Sehr bald wurde es wesentlich verbessert, und fast gleichzeitig wurden von Spitzer, Warnekros, Salomon und Zinsser im wesentlichen übereinstimmende Techniken angegeben, nach denen die Herstellung billiger und kosmetisch einwandfreier Prothesen leicht möglich ist.

Das in der Kölner Klinik geübte Verfahren, welches mit dem von Spitzer und von Salomon geschilderten weitgehend übereinstimmt, wird folgendermaßen durchgeführt:

Zum Aufbau der Prothese muß zunächst ein möglichst getreues Gipsmodell des zu deckenden Defektes hergestellt werden. In einen Napf mit etwa 150 g lauwarmen Wassers gibt man, ohne umzurühren, 3—4 Eßlöffel Abdruckgips. Man läßt absitzen, gießt das überschüssige Wasser ab und rührt dann mit dem Löffel um, bis die Masse anfängt, steif zu werden. Der Patient wurde vorher in halbliegender Stellung bequem gelagert und der abzugießende Teil des Gesichtes mit Öl leicht eingefettet.

Dann wird der Gipsbrei mit dem Löffel aufgetragen. Es ist nicht notwendig, einen großen Abguß, etwa des ganzen Gesichtes zu machen, sondern es genügt vollkommen, wenn die Umgebung der Nase in einer Ausdehnung von zirka 2—4 cm um die Nasenbasis einbezogen wird. Es muß dafür gesorgt werden, daß die Nasenlöcher sauber in den Abguß kommen. Der Gips soll auch nicht zu dick aufgetragen werden, damit bei der späteren Herstellung des positiven Abdruckes das Negativ leicht entfernt und eventuell zerbrochen werden kann. Man verwendet deshalb auch am besten für diesen ersten Abguß den etwas weicheren Abdruckgips.

Nach wenigen Minuten ist die Form so weit erhärtet, daß man sie abnehmen kann, und wenn sie dann etwas trocken geworden ist, wird sie mit einer dünnen Schellacklösung mit einem weichen Pinsel angestrichen und mit weißem Vaselin vor dem nächsten Gusse eingefettet. Zum Gusse des positiven Modells verwendet man den härteren Alabastergips. Dem Wasser setzt man eine Messerspitze Kochsalz zu. Wenn es aufgelöst ist, wird wie oben geschildert, der Gips zugesetzt, das Wasser abgeschüttet. Beim Umrühren muß man sehr vorsichtig verfahren, damit keine Luftblasen entstehen. Diesmal wird der Gips ziemlich dick aufgetragen, damit beim Auseinandernehmen der Form und des Modells das letztere nicht zerbricht. Die negative Form wird nun nicht mehr gebraucht und kann, wenn nötig, beim Auseinandernehmen zerbrochen werden.

Nun kommt es darauf an, auf dem Modell die fehlende Nase wieder aufzubauen. Dieses kann auf zweierlei Weisen geschehen.

1. Aus Ton oder Plastilin oder irgendeiner plastischen Masse wird der fehlende Teil der Nase ergänzt. Es gehört dazu ein gewisses Talent zum Modellieren, und wer darüber nicht verfügt, wird ein mechanisches Verfahren vorziehen.

2. Dieses besteht darin, daß man auf die soeben für den Nasendefekt beschriebene Weise einen negativen Abguß einer normalen Nase herstellt, die nach Größe und Form ungefähr zur Ergänzung des Defektes zu passen scheint. Dieses Negativ wird, nachdem es eingefettet ist, mit geschmolzenem Wachs und Paraffin zu gleichen Teilen in möglichst dünner Schicht ausgegossen. Nach dem Erkalten des Wachses kann man dann aus der Form ein dünnwandiges schmiegsames Wachsmodell einer Nase entnehmen, das sich durch Abschneiden der Ränder und durch leichtes Zurechtdrücken auf das Modell des zu deckenden Defektes aufpassen läßt. Dabei muß auf das sorgfältigste darauf geachtet werden, daß die Ränder des Wachsersatzes ganz unmerklich in ihre Umgebung übergehen. Man verstreicht sie am besten mit einem erwärmten Spatel.

Wer viele Prothesen anzufertigen hat, tut gut, sich eine Sammlung von 12—15 Wachsnasen nach verschiedenen normalen Modellen anzulegen, um schnell und bequem einen passenden Ersatz zur Hand zu haben. Mit dem Aufsetzen der Ergänzung ist nun ein Modell hergestellt, das zur Anfertigung der Gußform für die eigentliche Prothese dient. Es wird nun von diesem durch den Wachsabguß oder durch die Plastik ergänzten Modell in der schon oben beschriebenen Weise mit Alabastergips ein neuer negativer Gipsabguß angefertigt. Da dieser Abguß als Hohlform zum Gusse der Prothese mit dem Modell des Defektes genau verpaßt werden muß, werden vor Anfertigung des Gipsabgusses an der Peripherie des Modells drei trichterförmige Löcher eingebohrt, die auf dem Abguß als Zapfen sich darstellen und die eine genaue Verpassung der beiden Teile ermöglichen.

Nachdem der negative Abguß des ergänzten Modells fertiggestellt ist, wird die Wachs- oder Plastilinergänzung wieder entfernt, und man hat nun, wenn man Modell und Abguß zusammensetzt, eine Hohlform mit Deckel, die zum Gießen der eigentlichen Prothese dient. Die Gußmasse wird in die Hohlform eingegossen, das Modell als Deckel aufgesetzt und man erhält eine Prothese, die nach außen die gewünschte Nasenform hat und auf der Rückseite auf den zu deckenden Defekt genau paßt.

Um die überflüssige Gußmasse beim Guß abfließen zu lassen, werden auf dem als Deckel zur Hohlform dienenden Gipsmodell die Nasenlöcher bis auf die Rückseite durchgebohrt, falls das Modell nicht schon eine Öffnung aufweist. Zum Gusse der Prothese dient eine Gelatinemasse, die folgendermaßen hergestellt wird:

50 g beste weiße Emulsionsgelatine (Gelatinefabrik Schweinfurt) werden mit Wasser leicht angefeuchtet und im Wasserbad in einer Porzellanschale geschmolzen. Dazu werden im Sommer 75 g, bei kalter Witterung 100 g Glyzerin gerührt. Eine gewisse Schwierigkeit bietet nun die Färbung dieser Masse, die sich natürlich der Hautfarbe des Patienten möglichst anpassen muß und für die eine bestimmte Vorschrift nicht gegeben werden kann. Die erforderliche Rotfärbung erreicht man am einfachsten, indem man mit der weißen Gelatine ein kleines Stückchen der käuflichen roten Gelatine einschmilzt. Um die Masse undurchsichtig zu machen, wird zunächst etwas Zinkweiß zugesetzt. Man rührt Zinkweiß mit Wasser zu einem Brei an und gibt davon tropfenweise soviel zu, bis der gewünschte Grad der Undurchsichtigkeit erreicht ist.

Dem Zinkweiß setzt man zur Erreichung des erforderlichen bräunlichen Tons etwas bräunlich gefärbten Puder zu (Savoyardpuder von Leichner). Diese in kaltem Zustande starre gelatinöse Masse wird zum Guß der Prothese im Wasserbad zum Schmelzen gebracht und in die vorher leicht eingefettete Hohlform gegossen, wobei sorgsam die Bildung von Blasen vermieden werden muß. Dann wird das Modell als Deckel aufgesetzt. Die überschüssige Gelatine quillt dann aus den Öffnungen hinter den Nasenlöchern hervor. Nach dem Erkalten wird zunächst diese hervorgequollene Masse entfernt, die zapfenförmigen Abgüsse werden dabei durchschnitten, damit der Deckel aufgeklappt werden kann. Dann wird aus der Hohlform die Prothese sorgfältig herausgeschält, unter möglichster Schonung der fein auslaufenden Ränder. Die zapfenförmigen Abgüsse der Nasenlöcher werden mit der Schere dicht an ihrer Basis abgeschnitten, die Nasenlöcher mit einem heißen Nagel ausgebohrt und die Prothese ist fertig und braucht nur noch aufgesetzt zu werden.

Dies geschieht, indem man die Grundfläche der Prothese mit Mastisol bestreicht, und nachdem dieses etwas eingetrocknet ist, sorgfältig so auf das Gesicht auflegt, daß Erhöhungen und Vertiefungen einander gut entsprechen. Der Rand der Prothese muß ganz allmählich in die umgebende Haut übergehen und wird mit einem warmen Spatel oder einem in heißes Wasser getauchten Wattebausch fein angestrichen. Manchmal, besonders auf frischen Narben, wird das Mastisol nicht gut vertragen; man kann dann zum Ersatz erwärmte Prothesenmasse zum Aufkleben verwenden.

Naturgemäß kann sich die Farbe der Prothese mit der wechselnden Farbe der Haut nie ganz decken und deshalb wird die Prothese und die angrenzende Haut mit einem gefärbten Fettpuder (Savoyardpuder von Leichner) leicht bepudert. Falls nötig, kann man ein Paar Äderchen oder Sommersprossen mit Aquarellfarben aufmalen.

Wenn die Nasenlöcher ganz oder wenigstens an ihrem hinteren Rand erhalten sind, brauchen sie nicht ganz in die Prothese einbezogen zu werden. Die Prothese wird dann nur an den Nasenflügeln und am Septum angeklebt. Dies hat den Vorteil, daß bei Schnupfen das Nasensekret die Prothese nicht loslöst.

Da die Gußform aus Gips ziemlich zerbrechlich ist, läßt man sie am besten von einem Metallgießer in Messing oder Bronze nachgießen. Die Gußform und die Gußmasse bekommt der Patient mit. Die Kranken lernen es sehr rasch, sich die Prothese zu gießen und sie selbst im Gesicht zu befestigen. Bei einiger Übung sind dazu kaum 10 Minuten erforderlich. Wie lange die Prothese getragen werden kann, hängt natürlich von den Umständen ab. Manche Kranke brauchen nur alle 5—6 Tage die Nase zu erneuern, zumal da sie unbedenklich das Gesicht mitsamt der Prothese in kühlem Wasser waschen können. Sitzt unter der Prothese noch eine sezernierende Fläche, z. B. noch ungeheilter Lupus, so muß die Erneuerung natürlich öfter geschehen. Auch das Putzen der Nase wird von der Prothese gut ertragen, ebenso wie sie nicht durch leichte Stöße oder durch lebhafte Bewegung des Gesichtes gelockert wird. Ein großer Vorzug der Gelatineprothese gegenüber anderen künstlichen Nasen ist ihre Konsistenz. Die festanhaftende gelatinöse Masse sitzt nicht wie ein toter Fremdkörper im Gesicht, sondern macht die mimischen Gesichtsbewegungen mit, und da der Übergang von der künstlichen Nase zur normalen Haut ein ganz allmählicher, kaum wahrnehmbarer ist und keine Kluft zwischen Prothese und Haut besteht, ist der kosmetische Erfolg der denkbar beste.

Wer nicht besonders darauf achtet, wird überhaupt nicht sehen, daß eine künstliche Nase getragen wird, und damit werden die unglücklichen Verstümmelten, die bisher überall fremde Blicke auf sich gerichtet fühlten und die nun nicht mehr beachtet werden als andere Menschen, geradezu dem Leben wiedergegeben.

Dem plastischen Nasenersatz, selbst dem bestgelungenen gegenüber, hat die Gelatineprothese den großen Vorzug des unvergleichlich schöneren kosmetischen Resultats, welches den Vorteil, daß die Nasenplastik kein Fremdkörper ist und wirklich angewachsen ist, reichlich aufwiegt. Die Unbequemlichkeit, die Prothese immer wieder neu anfertigen zu müssen, nehmen die Kranken gern in Kauf.

An der Wiener Lupusheilstätte wird das von SPITZER angegebene Verfahren etwas einfacher gehandhabt. Auf 100 Blättchen weißer Gelatine kommen 100 g Glyzerin, statt der von SPITZER empfohlenen Beimengung von Farben werden verschieden gefärbte Puder (Kaloderma, Höfer, Khasana) zugesetzt, bis der allgemeine Farbenton der Gesichtshaut erreicht ist. Dabei wird für jeden Patienten eine eigene Masse gegossen, um sie möglichst dem Kolorit anzupassen, zum Unterschied von SALOMON, der helle und dunkle Normalmassen vorrätig hat. Knapp vor dem Eingießen in die Gipsform wird die Masse etwas erwärmt, auch müssen die beiden Gipsmodelle mehrere Stunden abkühlen, bevor sie auseinandergenommen werden, sonst kann die Prothese zerreißen oder zerbröckeln. Die Erfahrungen haben gezeigt, daß es nicht nötig ist, zum Aufkleben der Prothese auf die Gesichtshaut eine Mastixlösung zu verwenden, sie hält vielmehr auch ohne diese sehr gut; dadurch werden entzündliche Reizungen der oft zarten, atrophischen Haut der Umgebung vermieden.

Jedenfalls sollte man, bevor man sich zur Plastik entschließt, einen Versuch mit der Gelatineprothese machen und zunächst einmal sehen, ob sich der Kranke damit zurechtfindet. Umgekehrt läßt sich, nachdem einmal eine plastische Operation gemacht ist, die ja auch gelegentlich mißlingen kann, eine gute Prothese nicht mehr anbringen.

Bei einiger Übung sind die Arbeiten zur Herstellung der Gußform usw. in 1—1$^1/_2$ Stunden gemacht, während die plastische Operation auch ohne die oft erforderlichen Nachoperationen einen Krankenaufenthalt von mehreren Wochen erfordert. Die Herstellungskosten sind ganz minimal.

Wir haben also in der Gelatineprothese ein billiges, leicht zu beschaffendes, jedermann zugängliches Mittel, um aus einem unglücklichen, menschenscheuen Verstümmelten wieder einen freien Menschen zu machen.

An Stelle der Gelatineprothese wird neuerdings die nach dem POLLERschen Abdruckverfahren mit Negocoll und Hominit hergestellte Prothese empfohlen.

Ihre Herstellung wird für den in dem POLLERschen Verfahren Geübten kaum größere Schwierigkeiten haben als das geschilderte Gelatineverfahren.

Die Hominitprothese hat den großen Vorzug der längeren Haltbarkeit, dagegen den Nachteil, daß sie starrer und nicht so schmiegsam ist wie die Gelatineprothese und infolgedessen von vornherein weniger natürlich aussieht, weil sie die mimischen Bewegungen des Gesichtes nicht so mitmacht. Sie haftet infolge ihrer größeren Starrheit nicht so fest auf der sich bewegenden Unterlage, weswegen auch empfohlen wird, sie mittelst einer Brille im Gesichte zu fixieren. Damit nähert sie sich wieder den alten starren Prothesen aus Gummi oder Metall, die kosmetisch weniger befriedigen. LAPIERRE verwendet Zelluloseacetat nach BOZO, es ist leicht, elastisch, gut zu verarbeiten, durch lichtbeständige Farben gut der Umgebung anzupassen und sehr widerstandsfähig.

Nach den nämlichen Methoden können auch andere Gesichtsdefekte prothetisch gedeckt werden. Ohrenprothesen sind für den, der die Gußtechnik beherrscht, verhältnismäßig leicht herzustellen. Für sie wird wieder das haltbarere Hominit vorzuziehen sein.

Defekte der Lider und der Lippen mit Prothesen zu decken, ist eine sehr undankbare Aufgabe.

Vorzügliche kosmetische Resultate hat man bei tiefen lochförmigen Narben im Gesichte, z. B. nach Kieferhöhlenperforationen. Hier wird mit dem nämlichen Verfahren eine das Loch genau ausfüllende Gelatineplombe gegossen, die in den Defekt eingesetzt wird und die durch Aufschmelzen der papierdünn auslaufenden Ränder unmerklich in die Umgebung übergeht.

Prothesen, Zahn- (Brücken-, Platten-, Voll-, partielle, gaumenlose), s. Zahnersatz; Auge; Facialislähmung.

Protoplasmaaktivierung, s. Reizbehandlung.

Providol ist das Natriumsalz des o-Oxy-Quecksilberphenols. Antisepticum, das auch in Stückseifen kräftige Quecksilberwirkung entfaltet (s. auch Afridol). (Providol-Gesellschaft, Berlin.)

Provitamin. Bezeichnung für das durch Bestrahlung mit ultraviolettem Licht aus Ergosterin erhaltene Vitamin D (s. auch Cholesterin; Lanolin; Vitamine).

Prumex entspricht in der Zusammensetzung der Dumexsalbe, enthält jedoch an Stelle von Campher Anaesthesin und soll gegen Pruritus Anwendung finden. (Dr. R. u. H. Seyler, Laboratorium Miros, Berlin.)

Pruridon soll nach Angabe aetherische Öle, Campher und Menthol in Seifenlösung enthalten und gegen Juckreiz angewendet werden. (Agrippina-Labor. Essen.)

Prurigo ist ein Juckausschlag mit so starken und sichtbaren Hautveränderungen, daß er kosmetisch sehr in Betracht kommt. Der Ausschlag besteht meistens von den ersten Lebensmonaten an, er wird den allergischen Dermatosen zugezählt, der Körper reagiert auf die Schädlichkeiten der normalen Umgebung in abnormer Weise. Was der gewöhnlichen Haut nichts tut, sei es Nahrung, mit der Luft übertragene staubförmige Fremdkörper oder direkte Berührung mit den Gegenständen der Umgebung (Bett, Kleidung), erzeugt beim Pruriginösen Jucken, Ausschlag und zerkratzte Stellen. Die genaue Ursache ist durch die *Austestung* gegen alle Stoffe der Umgebung und der Nahrung zu erforschen (Läppchenprobe, s. Ekzem).

Prurigo diathésique Besnier macht sich durch ekzematöse, zerkratzte, wunde, krustige Herde in den Ellbeugen, den Kniekehlen, an den Händen und im Gesicht als Entstellung bemerkbar; sie beginnt im ersten Lebensjahr, ist schwer beeinflußbar außer durch Röntgenbehandlung und durch schwache Dosen von Thorium-X und läßt in den milderen Fällen gegen das 10. Jahr erheblich nach, meist ohne ganz zu erlöschen. In anderen Fällen nimmt das Lebensalter keine Rücksicht und die Affektion kann in stärkster Weise dauernd bestehen, falls nicht der Kranke in Lebensbedingungen kommt, die seiner Hautreaktion günstiger sind. Bei der BESNIERschen Prurigo ist die Austestung der Haut besonders wichtig, ja sogar erfolgreicher als bei Prurigo Hebrae. Die Erkrankung vieler Kinder dieser Art gehört in das Gebiet der *exsudativen Diathese* CZERNYS und wird durch diätetische Maßnahmen günstig beeinflußt; viele kranke Erwachsene sind dem *spätexsudativen Ekzematoid* ROSTS zuzuzählen und werden durch allgemeine Maßnahmen sehr wenig gebessert. An Erscheinungen zeigen alle diese Kranken zerkratzte Stellen an den sichtbaren Körperstellen (Gesicht und Hände) und die darauffolgenden Hautverdickungen (Lichenisation).

Prurigo (HUTCHINSON), *simplex* (BROCQ), *Lichen strophulus* beginnt meistens in früher Kindheit, aber nicht an bestimmten Lokalisationen, sondern hier und da und allmählich überall, vom Kopf bis zum Fuß. Der Beginn ist nicht ekzematös, sondern urtikariell, als richtige Urticaria oder als die für Kinder typischere Urticaria papulosa und vesiculosa *(Strophulus)*. Die Haut verdickt sich im ganzen und auf der lederartigen Haut scheint der Urticariaausbruch nicht mehr so exsudativ möglich zu sein wie auf weicher Haut, sich vielmehr nur als kleines, aber fürchterlich juckendes Knötchen zu zeigen. Der Juckreiz stört Schlaf und Körperentwicklung, die Kinder bleiben an Kraft und Wachstum zurück und erhalten eine trockene, dunkle, verdickte Haut. Die Augenbrauen können bis auf Stümpfe abgerieben sein, die Nägel kurzgescheuert, wie poliert glänzend, die Fingerhaut verdickt hinter den Nägeln. Die beste Heilwirkung besteht in absoluter Änderung aller äußeren Lebensbedingungen, vom Essen, Schlafen, Lernen bis in die kleinsten Einzelheiten.

S. auch Ernährung; Lichtbehandlung.

Pruritus. Als Pruritus wird das zumeist unwiderstehliche Jucken bezeichnet, welches ohne sichtbare Hautveränderungen auftritt. Die besonders nach längerem Bestehen des Juckens erscheinenden Hautläsionen, wie strichförmige Hautabschürfungen, Eiterungen, Hautverdickungen und Verfärbungen, sind nur Begleiterscheinungen, welche infolge des Kratzens, Reibens entstehen. Das Jucken kann die ganze Haut oder nur Teile derselben befallen. Beim Jucken, besonders an der Kopfhaut, am Nacken muß man in erster Linie nach Parasiten fahnden.

In kosmetischer Hinsicht hat das Jucken nur insofern Bedeutung, als sich dem Jucken Sekundärerscheinungen anschließen, welche das Aussehen der Haut verändern. Aber auch sonst wird z. B. beim Jucken des Gehörganges das Kratzen mit dem kleinen Finger, beim Kopfjucken das Kratzen und Reiben der Kopfhaut als unästhetisch und als gewissermaßen kosmetisch störend empfunden. Die Patienten kratzen sich oft bis zum Blutigwerden, bis Schmerzen entstehen. Sie werden mit der Zeit verstimmt, appetitlos, nervös und sogar lebensüberdrüssig. Dies bezieht sich insbesondere auf Pruritusformen, welche an bedeckten Stellen lokalisiert, in kosmetischer Beziehung weniger in Betracht kommen (Pruritus senilis, Pruritus vulvae, Pruritus ani usw.), die aber wegen ihrer sozialen Bedeutung hier trotzdem Erwähnung finden sollen. Es ist z. B. bekannt, daß Frauen mit Pruritus der Genitalien die Gesellschaft meiden oder nicht wagen, in das Theater oder ins Konzert zu gehen, da sie sich des Kratzens nicht enthalten können und genötigt wären, bei einem schweren Juckanfall die Gesellschaft oder das Theater unverzüglich zu verlassen. Dasselbe gilt auch für den Pruritus der Aftergegend.

Generalisierter Pruritus: 1. Verschiedene Erkrankungen, insbesondere Stoffwechselstörungen (Diabetes, Gallenleiden, Ikterus, Nierenleiden, uraemische Zustände usw.), ferner bösartige Geschwülste können mit einem allgemeinen Jucken einhergehen. Öfters ist das Jucken das erste Zeichen einer bösartigen Geschwulst. Schwangere Frauen können ebenfalls an universellem Jucken leiden. Die Therapie besteht in solchen Fällen, wenn möglich, in der Beseitigung der verursachenden Störungen. Auch manche Systemerkrankungen werden im frühesten Stadium durch ein universelles Jucken gekennzeichnet. Hierher gehören Insuffizienzien der endokrinen Drüsen, ferner gewisse Erkrankungen des Blut- und Lymphsystems (Leukaemie, Pseudoleukaemie, Mykosis fungoides u. a.), welche therapeutisch schwer beeinflußbar sind. Bei ersteren ist Organotherapie, bei letzteren Röntgenbestrahlung zu versuchen.

2. Zahlreiche Medikamente erzeugen bei ständigem Gebrauch öfters Jucken (Morphium, Arsen, Salvarsan usw.). Aussetzen der Arzneien führt zur Genesung.

3. Das Jucken kann das erste und alleinige Symptom eines überempfindlichen, allergischen Zustandes sein. Das Jucken, das nach Medikamenten, gewissen Genußmitteln (Tee, Kaffee, Gewürzen, Senf, Pfeffer usw.) auftritt, gehört zumeist zu den idiosynkrasischen Manifestationen der Haut, ebenso wie mutmaßlich der auf Kälte- und Wärmeeinflüsse entstehende oder bei Urticaria fact. vorhandene generalisierte Pruritus *(Winterjucken)*. In allergischen Fällen sind neben entsprechender Diät allgemeine Desensibilisierungsmaßnahmen einzuleiten, wie Ultraviolettbestrahlungen und Eigenbluttherapie, Calcium- und Natriumthiosulfatinjektionen, Abführmittel, Tierkohle u. a. m. (s. Urticaria).

4. Der im späten Alter auftretende Pruritus senilis ist ein sehr qualvolles Leiden, bei welchem das Jucken mit Vorliebe abends, nach dem Auskleiden oder in der Nacht anfallsweise auftritt. Nach längerem Bestehen werden die Kranken nervös, magern ab. Wahrscheinlich handelt es sich beim Pruritus senilis um endokrine Störungen, um Ausfallserscheinungen; die günstigen therapeutischen Erfahrungen, welche in manchen Fällen mit Hormonpräparaten, besonders mit Hoden- und Ovarialextrakten, erzielt wurden, scheinen wenigstens darauf hinzuweisen. Die übrigen Behandlungsarten: 10%ige NaCl-, NaBr- (auch Ekzebrol-, Ektobrom-) und Ca-Injektionen, ferner Natriumsilikat- und Strontiuminjektionen, Natriumthiosulfat haben zumeist nur eine vorübergehende günstige Wirkung. Im allgemeinen wirken warme Bäder gut, auch mit Zusätzen von Kleie, Stärke, Fichtennadeln, Teer, Balnacid, Sol. Vleminckx usw. Außerdem können Ultraviolettbestrahlungen kombiniert mit Eigenbluttherapie, Aderlaß, Organismusauswaschung mit einem gewissen Erfolg angewendet werden (Technik s. Urticaria), auch Eiweiß- oder Terpentin- und Schwefelinjektionen versucht werden. Die psychogenen Fälle bedürfen einer entsprechenden psychischen (psychoanalytischen) Behandlung. Von internen Medikationen seien auch erwähnt Luminaletten, Atropin, Magnobrol (3 Tage 3mal täglich 1 Teelöffel).

5. Auch ein psychogener Pruritus kann beobachtet werden. Leute kratzen sich, wenn sie sehen oder hören, daß andere an Parasiten leiden.

Lokalisierter Pruritus: Die häufigsten Formen sind: Pruritus der Genitalien (Pruritus vulvae) und Pruritus ani, außerdem kommt das umschriebene Jucken an den Unterschenkeln, den Handtellern und Fußsohlen, in den äußeren Gehörgängen und an den Ohrmuscheln, am behaarten Kopf, an der Nase usw. vor.

Beim Pruritus vulvae ist auf einen eventuellen Ausfluß zu achten, welcher zu beseitigen ist. Die sexuelle Befriedigung bringt keine Erleichterung. Pruritus vulvae kommt bei Verheirateten ebenso oft vor wie bei Ledigen. Ovarial- und Ovarial-Hypophysenvorderlappen-Präparate wirken therapeutisch unterstützend. Die Psychotherapie kann hier gutes leisten, die Harmlosigkeit des Leidens muß hervorgehoben werden. Beim Pruritus genitalis der Männer ist hauptsächlich die Skrotalhaut betroffen; übrigens ist er viel seltener wie der Pruritus vulvae. Bei den meisten Formen ist die Ursache unbekannt, die Behandlung ergibt öfters nur vorübergehende Besserungen.

Beim Pruritus ani ist neben den allgemeinen Ursachen (Diabetes und harnsaure Diathese) vor allem auf Darmwürmer, Haemorrhoiden, besonders innere, Proctitis und Fissuren zu achten. Analbakterien sollen auch juckerregend wirken; es müssen demnach die Oxyuren, Bakterien und eventuell Pilze (Epidermophyton) und die durch sie verursachten ekzematösen, pruriginösen Veränderungen in erster Linie beseitigt werden. Von Vakzinetherapie, insbesondere Autovakzinetherapie (Staphylokokken, Coli, Streptococcus faecalis) sowohl in Form von Injektionen als in Salbenform (Posterisan) kann man sich nicht viel versprechen. Zur Reinigung nach der Defaekation benütze man statt Papier Watte, eventuell mit Öl.

Bei den lokalisierten Pruritusformen kommt auch die Strahlenbehandlung in Betracht: Röntgen, Radium, Thorium, Ultraviolett. Achtung beim Röntgen! Es hilft zwar nicht selten sehr gut, wenn auch oft nicht auf Dauer, es gibt aber Patienten, die, um neuere Bestrahlungen zu erhalten, die früheren verschweigen. Demzufolge sieht man beim Pruritus vulvae und ani öfters schwere Röntgenschädigungen. Die chirurgischen Eingriffe, besonders bei geringer Ausdehnung das Ausschneiden der juckenden Hautpartie, ferner Alkohol- und Novokaineinspritzungen sind manchmal nicht wertlos; neuerdings wird eine kombinierte Behandlung, die subkutane Umspritzung in der Art der Infiltrationsanaesthesie an den krankhaften Stellen mit einer Mischung zu gleichen Teilen von $^1/_2$% Novokain und Eigenblut gerühmt. Es genügen im allgemeinen 5—6 Injektionen.

Was die äußerliche medikamentöse Behandlung betrifft, so nützt sie zumeist nur vorübergehend. Am häufigsten kommen zur Anwendung: Schüttelmixturen und Kühlsalben (Alsolcreme) mit Zusatz von juckstillenden Mitteln (Anaesthesin, Percain, Bromocoll), außerdem Karbolsalben, Ichthyol, Desitin, verschiedene Teersalben (besonders mit Cadogel), Teerdermasan, ferner Betupfen und Einwischen mit Menthol-, Campher-, Salizyl-, Thymolspiritus $^1/_2$%, auch verschiedene Puder, eventuell mit Mentholzusatz. Besonders hervorzuheben ist die 5—10%ige Calmitol- und Heliobromsalbe und Tinktur. Außerdem sind heiße Sitzbäder und Kamillenteeabwaschungen zu empfehlen. Bei Pruritus simplex können wir auch durch Teerseifen die subjektiven Symptome stark beeinflussen und so das Entstehen weiterer Komplikationen durch das Kratzen verhüten. Hefepräparate können versucht werden, besonders gewöhnliche Bäckerhefe (täglich 60 g) auf Brot gestrichen.

Aus der Unzahl der Rezepturen seien einige wenige angeführt:

Rp. Zinc. oxyd. 1,0
Sulfur. depur. 0,5
Tinct. Opii 0,5
Ol. Olivar. 5,0
Axung. Porci 12,5
Lanolini 12,5

—

Rp. Acid. carbol.
Acid. acetic........... aa 1,0
Aq. font.............. ad 100,0
S. Gegen Jucken.

—

Rp. Mentholi 3,0
Cocain. hydrochlor. 1,0
Chloral. hydrat........... 0,6
Vaselini 60,0
(Gastou)

—

Rp. Mentholi 0,3
Vaselini
Lanolini.............. aa 40,0
Acid. carbol. 0,2

—

Rp. Acid. carbol. 0,5
Acid. acet. 30% 10,0
Alum. sulfur. 2,0
Aq. Rosar. 20,0

—

Rp. Cocain. hydrochlor. 0,3—0,5
Lanolini
Vaselini ....aa 15,0

—

Rp. Paraff. liq. 20,0
Mentholi 0,2
Ol. Eucalypt. 0,3
Acid. carbol. 0,1
(Gastou)

—

Rp. Acid. carbol. 1,0
Acid. boric. 2.0
Talci .... ad 100.0
S. Streupulver gegen Pruritus.

—

Rp. Camphorae
Chloral. hydrat......... aa 5,0
Vaselini 40,0
S. Salbe gegen Pruritus.
(Joseph)

—

Rp. Acid. carbol. ... 0.25—0,5
Mentholi .... 0,5—1,0
Acid. salicyl. .... 1,0—2,5
Lanol. hydr.............. 10,0
Vaselini .... ad 50.0
S. Salbe gegen Pruritus.

Benzoesäure wird in 1—10%iger Salbe oder 1%iger wässerig-spirituöser Lösung gegen Pruritus verordnet. Thymol in Salbenform oder Lösung von 0,25—5%. Auch verdünnte Karbolsäurelösungen und Salben mit schwachem Karbolgehalt, oft mit Borsäure kombiniert (auch als Streupulver), sind wirksam, ferner Lanolin-Vaselin-Salbe mit 10—20% Acid. acet. dil.

Auch Calciumchlorid und Gelatinebehandlung (Bäder mit 500—1000 g Gelatine auf ein Vollbad), Tintenbäder (Unna) werden empfohlen (s. auch Thymol; Persan).

S. auch Ernährung; Filiforme Dusche; Heliotherapie; Lichtbehandlung; Psyche; Reizbehandlung; Trichotillomanie.

Pseudobulbärparalyse, s. Sprachstörungen.

Pseudohermaphroditismus, s. Hypertrichosis; Innere Krankheiten; Zwitter.

Pseudopelade, s. Alopecia atrophicans; Atrophie der Haut; Haarausfall.

Pseudopterygium, s. Flügelfell.

Pseudoxanthoma elasticum, s. Elastisches Gewebe.

Psicain ist das Bitartrat des d-Pseudokokains. Anaestheticum wie Kokain zu verwenden, soll sich aber durch besondere Tiefenwirkung auszeichnen. (Merck, Darmstadt.)

Psilothra, s. Geschichte der Kosmetik.

Psoriasal, eine 20%ige Natriumsalizylatlösung in Ampullen zur Psoriasisbehandlung. Erwachsene erhalten 1mal 10 ccm, 1mal 15 ccm und 8mal 20 ccm in die Vene eingespritzt. Außerdem wird die Haut mit einer $^1/_4$—$^1/_2$%igen Chrysarobinzinkpasta behandelt. Das salizylsaure Natron scheint die Erkrankung für Chrysarobinwirkung empfindlich zu machen, so daß man mit einer so geringen Dosierung auskommt. Die Einspritzungen sind nicht immer frei von den unliebsamen Nebenwirkungen der Salizylsäure (s. dort). (Dr. A. Bernard Nachf., Berlin SW 19.)

Psoriasis *(Schuppenflechte)* ist eine der häufigsten und hartnäckigsten Hautkrankheiten. Sie führt zu roten, scharf umschriebenen, mit silberweißen Schuppen bedeckten Scheiben verschiedener Größe, hat ihre bestimmten Lieblingssitze (Kopf, Streckseiten der Arme, Hände und Beine), kann aber an jeder Stelle des Körpers auftreten. Sie bedeutet ein in kosmetischer Hinsicht schwer störendes Leiden; während sie das körperliche Allgemeinbefinden nur selten ungünstig beeinflußt, deprimiert sie seelisch durch die Entstellung die Befallenen oft erheblich. Die durch die Psoriasis verursachte kosmetische Störung prägt sich je nach Beruf, Lebensalter, Mode, Kleidung, Aufenthalt sehr verschieden aus. Für Menschen im Lebensmittelgewerbe (Bäcker, Schlächter) kann sie durch Berufsbehinderung von lebenswichtiger Bedeutung sein.

Eine ausgebreitete Psoriasis ist für sportübende Menschen, für die in Sport- oder Abendkleidern erscheinende Dame, für die Besuche öffentlicher Bäder, für den Aufenthalt an der See eine sehr störende Erkrankung. Alle noch so bestimmten Versicherungen, daß die Psoriasis gerade sonst gesunde Menschen befällt, daß sie nicht übertragbar sei, helfen dem Laien über Vorurteile in dieser Richtung und den Widerwillen vor der Entstellung nicht fort. Die Heilung oder Linderung der Psoriasis stellt also eine wichtige Aufgabe der Kosmetik überhaupt, sogar der sozialen Kosmetik dar. Glücklicherweise sind wir in der Lage, den Zustand der Kranken fast in allen Fällen so weit zu bessern, daß die kosmetische Entstellung fortfällt; das gelingt gar nicht so selten für längere Zeit, leider aber meist nur vorübergehend.

Für die Allgemeinbehandlung der Psoriasis kommt in erster Linie das Arsen in Betracht, sei es in Form arsenhaltiger Pillen oder Lösungen, eventuell Kombination von Tropfen und Pillen, sei es als Trinkkuren von natürlichen Arsenwässern (Levico, Roncegno, Guberquelle, Dürckheimer Maxquelle, Saalfelder Arsenquelle). Nur bei einem Teile der Fälle führt eine ausschließliche Arsenbehandlung — meist erst nach langer Anwendung hoher Dosen, eventuell in Form von Einspritzungen — zu einem völligen Schwinden der Herde, ohne dabei vor Rückfällen zu schützen; gerade der kosmetisch denkende Arzt wird daran denken, daß eine längere energische oder eine nach kurzer Pause wieder aufgenommene Arsenbehandlung zu unerfreulichen Nebenwirkungen führen kann; eine Arsenbehandlung wird auch oft wegen drohenden Fettansatzes abgelehnt. Die erst wirksamen höheren Dosen lassen sich wegen auftretender Vergiftungserscheinungen oft gar nicht erreichen; dagegen sind innere Arsenkuren in nicht zu hohen Dosen neben einer guten äußeren Behandlung oft von großem Wert, allerdings sind Wiederholungen der Kur nur nach längeren Pausen ratsam, um den Gefahren einer chronischen Arsenvergiftung zu entgehen. Bei einer Anzahl von Fällen (etwa 25%) wirkt Hydrargyrum jodatum flavum in Pillen zu 0,02 3mal täglich recht günstig. Bisher ist noch keine regelmäßig, in jedem Falle wirksame Behandlung gefunden; das gilt für die erwähnten Mittel und für die folgenden Behandlungsmethoden. Ab und zu sieht man Heilerfolge nach intravenösen Einspritzungen von Goldpräparaten (Krysolgan, Lopion), die aber manchmal zu sogar gefährlichen Nebenerscheinungen führen; in anderen Fällen wirkt Schwefelöl nach Bory (Mitigali 1,0, Olei rachidis 4,0), dessen intramuskuläre Einspritzung wenig schmerzhaft ist; mitunter ist die intramuskuläre Behandlung mit kolloidalem Mangan (Psorimangan) sehr wirkungsvoll, wenn auch ebensowenig dauerhaft wie alle anderen Methoden. Wenig wirksam oder nur selten erfolgreich ist die Behandlung mit sehr hohen Dosen Jodkali; es sind auch Einspritzungen von Natriumsalizyllösungen (Psoriasal) in die Vene empfohlen worden in Verbindung mit einer äußeren Chrysarobinbehandlung, welche dann schon in schwächerer Konzentration wirksam sein soll. Unsere besten Mittel gegen die Psoriasis sind Chrysarobin, Pyrogallol und Oleum rusci, aber sie sind in höherer, schnell wirkender Konzentration fast nur im Krankenhause anwendbar; denn die Behandlung ist sehr sorgfältig zu kontrollieren und diese Mittel ruinieren Bett- und Leibwäsche vollständig und für immer (nur an kleinen Stellen ist die Anwendung von Chrysarobin-Chloroform 5—10%ig bei sorgfältiger Bedeckung der eingepinselten Stellen mit Zinkoxydpflaster in der ambulanten Behandlung wegen der relativ schnellen Wirkung ratsam). Diese starken Kuren kommen auch nicht für solche Fälle, um die es sich hier handelt, in Betracht. Nur wenn unbedingt rasch geholfen werden muß, sind sie ohne Rücksicht auf ihre Schattenseiten anzuwenden.

Wenn der Kranke dagegen seine gewohnte Beschäftigung fortsetzen will, können wir nur eine Behandlung einleiten, welche die Haut nicht reizt oder diese und die Wäsche nicht verfärbt. Wir beginnen zweckmäßig die Kur mit häufigen Seifenbädern; diese erweichen die aufgelagerten Schuppen und lösen sie ab. Bevor der Kranke ins Bad steigt, reibt er mit angefeuchteter Seife, zweckmäßig überfetteter Teerseife, die Haut gut ein und läßt die Seife eine Zeitlang einwirken. Sehr nützlich und bequem anwendbar ist das Balnazid, ein flüssiges saures Teerpräparat, das in vorgeschriebener Menge — Maßzeichen an der Flasche — dem Badewasser zugesetzt wird. In anderen Fällen erweist sich ein alkalisches Bad (100 Natrium bicarbonicum für das Bad) als zweckmäßiger. Der Körper wird täglich mit 1—5% Salizylvaselin eingefettet. Nach diesen Maßnahmen bessert sich schon in vielen Fällen das Aussehen der Herde; die Neubildung der Schuppen erfolgt langsamer und weniger massig. Die behaarte Kopfhaut wird drei Tage hintereinander des Abends mit 1—3% Salizylöl eingerieben; nachts Bedeckung mit einem Leinwandlappen, darüber eine Badekappe. Vor jeder Einölung wird der Kopf mit Teerseife (Pixavon) gewaschen, abgespült und getrocknet; morgens erneute Pixavonwaschung zur Entfernung der Ölreste und der Schuppen oder Auskämmen der Haare mit einem oft in Benzin eingetauchten Kamm. Soweit die vorbereitende Behandlung. Waschungen der Kopfhaut mit Pixavon und regelmäßige Seifenbäder sind auch nach Abheilung eines Ausbruches mindestens monatelang zur Fernhaltung von Rückfällen fortzusetzen; für den letzteren Zweck empfehlen sich auch regelmäßige Betupfungen mit Liquor carbonis detergens, eventuell in 5% spirituöser Lösung mit 5% Glyzerin. Natürlich dürfen auch solch milde Teeranwendungen nicht unbegrenzt weitergeführt werden, da langer Teergebrauch zu Nierenschädigungen führen kann.

Nach Ablösung der Schuppen verordnen wir eine weiße Praezipitatsalbe, eventuell mit Zusatz von farblosem Teer. Gut bewährt hat sich folgende Salbe Jadassohns:

Rp. Liquor carbonis detergens	2—10	Ol. Olivar.	20
Hg. praecipitati albi	5—10	Adipis Lanae	50
		Aq. dest.	ad 100

Diese Salbe kann an allen Körperstellen, auch auf dem behaarten Kopfe angewendet werden und führt, unterstützt eventuell durch Balnazidbäder, zu Abheilung des Ausbruches; bei resistenteren Fällen empfiehlt sich am Körper die Anwendung des Chrysarobins, aber in sehr schwacher Konzentration, etwa in 1%iger Chrysarobinzinkpasta; diese schwachen 1—2%igen Chrysarobinzinkpasten sind nicht ganz so sauber wie die obige Salbe mit Liquor carbonis detergens, haben aber eine stärkere Wirkung. Für die Kopfhaut verschreiben wir bei dunklen Haaren eine Pyrogallussalbe oder einen Spiritus mit 2% Salizylsäure; sonst wenden wir auch hier eine Praezipitatsalbe, 5—10%, eventuell mit Zusatz von Perubalsam und Karbolsäure aa 5% an. Eine Salbe mit 1%

Acid. carbol., 5% Perubalsam und 5% Hydrargyr. praecipitat. alb. genügt auch fast immer für die zarte Haut des Gesichtes und des Halses. Nicht zu vergessen ist, daß viele Menschen (etwa 25%) gegen Quecksilbersalben überempfindlich sind; bei diesen sind die genannten Mittel natürlich zu vermeiden.

Einige andere Vorschriften:

Rp. Anthrasoli
Hydrarg. praec. alb. aa 5,0—10,0
Lanolini
Vasel. amer. ......aa ad 100,0
(SCHÄFFER)

Gallanol (Pyrogallol) 10,0
Traumaticin .... ad 100,0

Rp. Bals. peruv.
Sulfur. praec.
Ol. Fagi .... aa 10,0
Cretae 5,0
Sapon. virid.
Vaselini .... aa ad 100,0

Dreuwsche Salbe bei Psoriasis.

Rp. Acid. salicyl......... 5,0
Chrysarobini
Ol. Rusci ....aa 10,0
Sapon virid.
Adipis Lanae.......aa ad 50,0
Stelle täglich 5—6mal morgens und abends fest einreiben, dann einige Tage warme Bäder und Vaselin.

Für eine vorübergehende Behandlung an umschriebenen Körperstellen (Ellenbogen) ist das Cignolin anwendbar; es entspricht in seiner Wirksamkeit dem Chrysarobin, wirkt aber schon in viel schwächeren Konzentrationen, nur führt es zu einer braunroten Verfärbung der behandelten Stellen. Es ist gerade an besonders hartnäckigen Stellen, Ellenbogen und Knien, von guter Wirkung; verordnet wird es halbprozentig (mit Benzol) oder als Salbe.

Die geschilderten Salbenbehandlungen lassen sich durch physikalische Heilmethoden teilweise ersetzen oder ergänzen. Bei vielen Fällen von Psoriasis, die nicht zu ausgedehnt sind und nicht zu rapiden Rückfällen neigen, gelingt es, die einzelnen Herde durch Behandlung mit der Thoriumlösung der deutschen Gasglühlichtgesellschaft (Dosen von 300 bis 1000 Einheiten im Kubikzentimeter) zu beseitigen. Beginn mit kleinen Dosen. Man verordnet zweckmäßig die Lösung oder Salbe in solchen Mengen, daß der Patient an drei aufeinanderfolgenden Tagen je einmal alle Stellen bestreichen kann. Dazu genügen bei geringer Ausdehnung oft 5 ccm; bei anderen Fällen werden 15—20 ccm erforderlich sein. Die Behandlung ist zweifellos die einfachste und angenehmste; sie ist oft auch die erfolgreichste. Manchmal genügt eine einzige Behandlung; öfter muß die Behandlung (am besten mehrere Male in Pausen von 2—3 Wochen) wiederholt werden. Mißerfolge sind häufig, da nach einiger Zeit die Heilwirkung auch großer Dosen nachläßt und erst nach langer Zeit ($^1/_2$—1 Jahr) das Thorium wieder ausreichend wirkt. Nebenerscheinungen: Entzündung der bepinselten Stellen mit folgender Braunfärbung, öfter vorkommend; zuweilen sieht man streifenförmige Braunfärbung an den Stellen, wo die Lösung herabgelaufen ist, besonders dann, wenn die Sonne auf die frisch gepinselten Stellen gewirkt hat.

Sonnenbestrahlung (allmähliches systematisches Einbrennen, vor allem im Sommer und am Meer) wirkt häufig sehr günstig. Durch die ganz allmähliche Bräunung der Haut scheint eine länger anhaltende Besserung, ja Verschwinden zustande zu kommen. Aber nicht genug kann vor der unseligen Neigung gewarnt werden, sich intensivster Sonnenbestrahlung auszusetzen. Es kommt vor, daß nach einer einzigen überstarken Besonnung sich die Psoriasis sprunghaft über den ganzen Körper ausdehnt. An Stelle der Sonnenbestrahlung ist von ungefähr gleicher, manchmal sogar von besserer Wirkung die jederzeit mögliche, allmählich verstärkte Belichtung mit den Quecksilberlampen (künstliche Höhensonne) oder an anderen ultravioletten Strahlen reichen Lichtquellen (s. Höhensonne).

Die Röntgenbestrahlung ist als wirksames Behandlungsmittel der Psoriasis anerkannt. Doch ist ihrer Verwendung in ausgedehntem Maße wegen der drohenden Gefahr der Röntgenverbrennung und des -krebses eine Grenze gesetzt. Die Röntgenbehandlung dürfte sich daher nur auf die vorübergehende Beseitigung von Herden im Gesicht, auf dem Handrücken und den Nägeln beschränken. Wir kommen hier mit sehr geringen Dosen aus (s. Röntgenstrahlen). Nichts wäre törichter, als der Forderung der Kranken nach erneuter Röntgenbestrahlung immer wieder nachzugeben. Die so saubere Methode, die den Patienten zu keiner Mitarbeit zwingt, erscheint höchst angenehm. Aber in ihrer Wiederholung, namentlich in zu rascher Folge, liegt ihre Gefahr. Von guter Wirkung ist zuweilen (leider nicht oft) die Röntgentiefenbestrahlung der Thymusgegend. Besonders gute Erfolge bei Psoriasis werden den weichen Grenzstrahlen BUCKYS nachgerühmt.

Da die Beobachtung, daß starke Abmagerung günstig auf die Milderung einer Psoriasis wirkt, oft gemacht worden ist, hat man seit jeher viele *diätetische Vorschriften*, die auf Fettverlust zielen, für die Behandlung der Psoriasis ausgearbeitet und empfohlen. Als greifbares Ergebnis steht fest, daß eine purinarme Kost die Abheilung der Psoriasis oft begünstigt; vielleicht ist die starke Entfettung des Körpers hierbei von Bedeutung; die einfache Verordnung vegetarischer Diät ist nur selten wirkungsvoll (s. Kost nach GRÜTZ).

Sicher ist, daß die Schuppenflechte keine ansteckende Krankheit ist. Schlimmer ist die Tatsache, daß die Schuppenflechte oder genauer die Neigung zur Erkrankung an Schuppenflechte sich oft in der Familie vererbt. Bei manchen Psoriasiskranken treten, besonders in höheren Lebensjahren, chronische Gelenkerkrankungen auf (*Psoriasis arthropathica*).

S. auch Heliotherapie; Lichen ruber; Lichtbehandlung; Mundhöhle; Nägel; Psorigallol; Psorimangan; Psorolbäder; Radium; Röntgen; Skarifikation; Thorium.

Psorigallol Herxheimer, Pyrogalluslithanthrol, eine Kombination von Pyrogallol mit Teer (Lithanthrol) in Stärke von 10 : 100. Die Wirkung des Präparates kann durch Eindicken des Teers noch verstärkt werden, Psorigallolum spissum. Zur Psoriasisbehandlung. Die Stellen werden täglich 2mal mit der Salbe eingerieben. Für Nagelpsoriasis wird Psorigallol spiss. angewendet. (Dr. Fresenius, Hirsch-Apotheke, Frankfurt a. M.) (S. auch Lithantrol.)

Psorimangan, eine „kolloidale Manganlösung“ zur intramuskulären Behandlung der Psoriasis. Das Präparat scheint nicht immer reizlos vertragen zu werden (Schmerzhaftigkeit, Temperatursteigerung). Eine örtliche Behandlung der Psoriasis nach den üblichen Methoden wird nebenher auch noch empfohlen. Man soll wöchentlich in Einzeldosen von 1—4 ccm steigend einspritzen, im ganzen 10—16 Injektionen. Sind die Patienten gegen die Einspritzungen in den Muskel sehr empfindlich, so kann man das Präparat auch in die Vene einspritzen, in den ersten Wochen je 1, dann 2, im ganzen 20—25 Injektionen. (Dr. R. und Dr. O. Weil, Frankfurt a. M.)

Psorolbäder, s. Collosulfanbad.

Psorospermosis follicularis vegetans (DARIERsche Krankheit). Es handelt sich um eine allgemeine Hauterkrankung, bei der aber oft größere Hautflächen kaum oder gar nicht verändert sind. Das Leiden ist charakterisiert durch eine mehr oder weniger erhabene Knötchenbildung mit schmutzigbraunen, trockenen oder fettigen Hornmassen, die mit den Haarbalgtrichtern in Beziehung stehen. Durch größere Ausbreitung können unregelmäßig begrenzte Herde mit warziger Oberfläche entstehen. Lieblingssitze sind behaarter Kopf, Kinnfurche, Nasenwinkel, Handteller, Achselhöhlen, Brustbein- und Leistengegend.

Die Behandlung besteht neben erweichenden Maßnahmen in Darreichung von Arsen und in Röntgenbestrahlung.

S. auch Mundhöhle.

Psyche und Haut. Die Kosmetik als Wissenschaft hat es zu tun mit der Beseitigung ästhetisch störender oder abstoßender Veränderungen des äußeren Menschen sowie mit der Verhütung solcher Veränderungen, falls diese sich bilden oder zu erwarten sind. Diese Definition führt einen Begriff ein, der gänzlich außerhalb des Bereiches der allgemeinen ärztlich-naturwissenschaftlichen Sphäre liegt. Es handelt sich um die Qualität des Ästhetischen. Dieser Begriff aus der Welt der Anschauung hat rein psychologische Qualitäten, und wenn sich das Körperlich-Schöne auch eine gute Strecke weit mit dem Körperlich-Gesunden begrifflich und tatsächlich deckt, so bestehen doch nach beiden Seiten Pendelausschläge, deren Reichweite hier abgesteckt werden muß. Gleichzeitig werden sehr häufig durch seelische Vorgänge Veränderungen auf der Haut und an ihren Anhangsgebilden bewirkt, die störend oder entstellend sind und deshalb ärztliche, und zwar begreiflicherweise öfters seelenärztliche Abhilfe fordern. Wir wollen die einschlägigen Erörterungen in drei Abschnitte gliedern, um so in großen Zügen die psychische Komponente bei kosmetischen Störungen der Haut und ihrer Anhangsgebilde, soweit sie bekannt und wichtig ist, aufzuzeigen.

I. Das seelische Verhalten des einzelnen zu seinen Störungen.

Das seelische Verhalten des Individuums zu seinen kosmetischen Störungen ist in der Norm abhängig von der Bewertung dieser Störungen durch seine Umgebung. Es ist in hohem Maße milieubedingt und abhängig von Sitte, Geschmack, gesellschaftlichem und sozialem Stand, Geschlecht, Alter, Beruf und noch zahlreichen anderen soziologischen Bedingungen, die nachprüfbar sind und in einer großen Zahl der Fälle auch von dem konsultierten Arzt als zureichend und begründet empfunden werden. Dazu kommen rein persönliche Bewertungen, die bald einem besonders ausgebildeten Reinlichkeitsbedürfnis, bald einem Wunsch nach möglichst großer körperlicher Vollkommenheit entspringen, ganz unabhängig von der Beurteilung durch andere.

Beide Motive, sowohl die sozialen, aber noch viel mehr die individuellen, können jedoch auch krankhaft übersteigert sein; die Ansprüche an Vollkommenheit von seiten ästhetisch überfeinerter Zirkel oder anspruchsvoller Familienmitglieder können absurde Formen annehmen, ein phantastisches Schönheitsideal oder ein teils angeborenes, teils erworbenes Minderwertigkeitsgefühl können die von der Natur verliehene, keineswegs auffällige äußere Erscheinung als häßlich, unzureichend, abstoßend erscheinen lassen — oder wirklich bestehende kosmetische Störungen können durch die Umwelt oder durch eigene Bewertung so enorm überschätzt werden, daß den unglücklichen Trägern dieser Störungen ihr Leben bis zur Unerträglichkeit verleidet wird.

Dem kosmetisch tätigen Arzt sind diese Verhältnisse wohl bekannt, und wenn auch die Grenze nicht immer scharf zu ziehen ist, wo etwa bei einer eleganten Weltdame die berechtigte Selbstkritik aufhört und die Narrheit anfängt, so wird er doch sehr oft in seiner Sprechstunde Gelegenheit haben, hilfesuchenden Patienten hinweisen zu können, wie unbegründet ihre Bedenken sind. Wenn er jedoch bei diesem rein negativen Verhalten nicht stehen bleibt, sondern sich näher nach den Motiven erkundigt, so wird er überrascht sein, wie groß die Zahl von Neurotikern, Psychopathen, aber auch echten Geisteskranken ist, bei denen die übertriebene Beschäftigung mit ihrem Äußeren nur eine Erscheinungsform ihrer geistigen und seelischen Störung darstellt. Es wird ihm gar nicht zu selten möglich sein, aus diesen seinen Feststellungen für den Kranken Nutzen zu ziehen. Darüber soll im dritten Abschnitt, wo die Therapie zu besprechen ist, das Nötige gesagt werden.

Psychopathologisch gehört der bisher erwähnte Patiententyp gewöhnlich zu den Neurotikern, asthenischen Psychopathen und den Menschen mit angeborener oder erworbener Neigung zur Schwermut (Manisch-Depressive).

Eine besondere Gruppe bilden die Patienten, die sich ihre entstellenden Veränderungen selbst beibringen. Es besteht bereits eine unendlich große Literatur über Einzelfälle, die sich durch alle möglichen und unmöglichen Mittel und Prozeduren selbst beschädigt haben und nachher ärztliche Hilfe verlangen. Sehr oft handelt es sich um echte Simulanten, die durch derartige *Selbstverstümmelungen* ganz bestimmte egoistische Zwecke im Auge haben. Wieder andere tuen es in der Absicht, sich interessant zu machen oder Mitleid zu erwecken. Dabei handelt es sich gewöhnlich jedoch schon um seelisch abnorme Persönlichkeiten. Zweifellos gibt es aber auch solche Fälle, wo eine sonst ganz harmlose Manipulation zu tiefen entstellenden Gewebsveränderungen führt. Hierbei sind wohl besondere körperliche Mitreaktionen mit im Spiele, wie wir sie im zweiten Abschnitt noch beschreiben wollen.

Im einzelnen sei hier erwähnt die sogenannte „*hysterische Gangraen*", geschwürige Bildungen mit scharf gezeichneten Rändern, sehr oft an sichtbaren Hautstellen lokalisiert. Bei strenger klinischer Beobachtung und gutem Abschluß pflegen derartige Substanzdefekte rasch, jedoch mit Hinterlassung einer Narbe oder eines Pigmentfleckes abzuheilen, um bei entsprechender Gelegenheit wieder aufzutauchen. Es bedarf sehr oft eines ausgebildeten Detektivsystems, um den Täter zu entlarven. Weiter gehören hierzu die „*Excoriations neurotiques des jeunes filles*", äußerst hartnäckige, schwer zu beeinflussende kleine Substanzdefekte in der Gesichtshaut junger Mädchen. Man hat Grund zur Annahme, daß diese öfter im Zusammenhang mit einer Akne auftauchenden Gewebsverluste künstlich von den Patientinnen durch Kratzen und Reißen mit den Nägeln hervorgerufen werden. Dieser zerstörende Berührungszwang hat Ähnlichkeit mit dem Nägelkauen von nervösen Jugendlichen. In diesem Zusammenhang ist ferner zu erwähnen die sogenannte „*Trichotillomanie*", ein von Hallopeau zuerst beschriebenes und als Haarleiden aufgefaßtes Krankheitsbild, das dadurch entsteht, daß die Patienten sich gewisse Bezirke des behaarten Kopfes langsam bis zur Kahlheit mit den Fingern epilieren. Wir sind der Ansicht, daß man dabei von einer Hautkrankheit überhaupt nicht sprechen darf, sondern daß eine gegen den eigenen Körper gerichtete Zwangshandlung vorliegt. Die in dieser besonderen Gruppe zusammengefaßten Patiententypen gehören psychopathologisch zu den Hysterikern, den Zwangsneurotikern und den Schizoiden.

II. Abnorme körperliche Reaktionen aus seelischen Anlässen und ihre kosmetischen Folgezustände.

Zwischen seelischen Abläufen und körperlichen Vorgängen bestehen zahlreiche Zusammenhänge, die Gegenstand eifrigster Forschung im letzten Jahrzehnt geworden sind. Man hat eine Reihe neuer Methoden eingeführt, von denen die Hypnose eine führende Stellung einnimmt, um die Vorgänge des Stoffwechsels, der Blutverteilung, der Drüsenfunktion im Anschluß an bestimmte Affekte (Zorn, Trauer, Lust usw.) nachzuprüfen und ist dabei schon heute zu sehr bedeutungsvollen und interessanten Ergebnissen gekommen. Ein nicht unbeträchtlicher Teil dieser Vorgänge spielt sich auf und unter der Haut ab, da die Haut durch ihre besondere Stellung als Mittler zwischen Innen- und Außenwelt ein besonders wichtiges „Ausdrucksorgan" darstellt. Schon normalerweise sind Hautreaktionen im Anschluß an seelische Erregungen allgemein wohlbekannt. Wir erinnern an das Erröten und Erblassen, die Gänsehaut, Schwitzen, Haarsträuben usw. Bei besonders starken oder oft wiederkehrenden seelischen Belastungen können sich diese Reaktionen einschleifen, d. h. abnorm leicht auftreten und zu Dauerstörungen und Dauerveränderungen führen. Es gibt auch Individuen, bei denen konstitutionell eine besonders leichte Auslösbarkeit solcher Reaktionen besteht und bei denen derartige reaktive Verknüpfungen vorhanden sind, die bei dem Gros der Menschen überhaupt nicht vorkommen. Das eindrucksvollste Phänomen dieser Art bildet zweifellos die „*Stigmatisierung*" religiös Ekstatischer, denen es gelingt, durch innerlichste Identifizierung mit dem Martyrium des Heilands rein vorstellungsmäßig an den fraglichen Stellen (Herz, Hand und Fußsohlen) blutende *Wundmale* zu produzieren. Wir wissen, daß diese Mechanismen vor allem über das autonome Nervensystem und die Drüsen mit innerer Sekretion ablaufen und so nimmt es nicht weiter wunder, daß bei allen Störungen, die mit dem autonomen Nervensystem oder den Drüsen mit innerer Sekretion zusammenhängen, die Bedeutung seelisch-affektiver Einflüsse für die Entstehung wie für die Behandlung sorgfältig mitberücksichtigt werden muß. Auf diesem neuen und komplizierten Gebiet ist natürlich noch sehr viel unbekannt, hat hypothetischen Charakter und bedarf der weiteren Nachprüfung. Anderseits liegen die Zusammenhänge zum Teil so sinnfällig vor dem Beobachter, daß eine Aufzählung an dieser Stelle nicht versäumt werden darf, wenn auch auf die theoretischen Kontroversen nicht näher eingegangen werden soll.

Klinisch werden diese Veränderungen gewöhnlich zusammengefaßt als Angioneurosen und Sekretionsneurosen. Ferner gehören hierher *trophische (Ernährungs-) Störungen* an Haut, Haaren und Nägeln, endlich sekundäre Veränderungen als Körperreaktion auf Jucken und Kratzen, die man in diesem Zusammenhang als Sensibilitätsneurosen aufzufassen hätte.

Angioneurosen (Funktionsstörungen der oberflächlichen Blutgefäße) können die verschiedensten Gebiete befallen; bevorzugt sind Gesicht und die Enden der Gliedmaßen. Bekannt ist die Neigung zum Erröten aus emotionellen Anlässen, die unter gewissen Bedingungen bei seelisch labilen Personen äußerst lästig werden kann. Es genügt oft schon der bloße Gedanke, um das peinliche Erröten hervorzurufen *(Erythrophobie)*. Dieses Erröten kann sich zu heftigen Blutwallungen steigern, wobei die Rückführung zum Ausgangszustand, der Blutabfluß, durch gestörte Funktion der kleinsten Gefäße nicht richtig zustande kommt. Das Blut bleibt in der Haut stehen, es kommt zu Erythemen, die gelegentlich starke Grade erreichen und bei öfterem Auftreten eine echte Rosacea mit allen ihren Begleiterscheinungen mit verursachen können. Diese Wallungen und ihre Folgezustände sind häufig begleitet von lästigen Sensationen des Juckens und Brennens, die ihrerseits wieder von den nervösen Patienten übermäßig gewertet werden und zu neuen Erregungen führen. Solche Störungen sind sehr oft verbunden mit Störungen der Schilddrüse (Basedow), der Eierstöcke (Klimakterium) und anderer innersekretorischer Drüsen, die selbst wieder mit emotionellen Zuständen in besonderer Wechselwirkung stehen und sich leicht zu einem fehlerhaften Zirkel zusammenschließen. Ferner sind aus emotionellen Anlässen mehr oder minder akut auftretende Schwellungen, sogenannte *Ödeme*, die zum Teil als Riesennesselsucht anzusprechen sind, beobachtet worden; es können dadurch sehr starke und bedrohlich erscheinende Entstellungen der Gesichtszüge verursacht werden; des weiteren ein Frühsymptom der RAYNAUDschen Krankheit, der sogenannte „*tote Finger*", wo durch lokal begrenzte Kontraktion der Gefäße ein oder mehrere Finger einer Hand plötzlich ganz blaß und kalt werden.

Die *Sekretionsneurosen* der Haut sind gebunden an die nach außen führenden Ausführungsgänge der Schweiß- und Talgdrüsen. Das Schwitzen ist ja ein allgemein bekanntes Symptom der Erregung jeglicher Art. Es kann abnorme Grade annehmen und kosmetisch äußerst lästig wirken. Sehr oft verbreitet dieser „Affektschweiß" einen penetranten Geruch und verlangt nach Abhilfe. Gesicht, Achselhöhle und Handflächen sind am meisten in Mitleidenschaft gezogen. Alle dermatologischen Folgeerscheinungen übermäßigen Schwitzens finden sich auch bei diesem „Affektschweiß".

Meist parallel, aber auch isoliert, läuft die Hypersekretion der Talgdrüsen. Diese Drüsentätigkeit ist weniger auffallend und daher auch in ihrem Zusammenhang mit seelischen Erregungen noch nicht so allgemein erkannt. Richtet man jedoch seine Aufmerksamkeit auf diese Zusammenhänge, so wird man von intelligenten Patienten sehr oft hören können, daß sie sehr unter plötzlich auftretender Fettausscheidung zu leiden haben, und zwar in Situationen, wo sie am wenigsten willkommen ist. Besonders die sexuelle Erregung fördert häufig die Fettsekretion der Haut. Auch hier entwickeln sich leicht die bekannten Folgeerscheinungen (Akne, seborrhoische Ekzeme usw.).

Ausfallen der Haare entweder auf dem ganzen Kopf (Alopecia generalisata) oder an einzelnen scharf umschriebenen Stellen (Alopecia areata) nach seelischen Aufregungen werden immer wieder in der Literatur erwähnt. Ferner gehört hierzu das plötzliche Erbleichen der Haare nach stärksten seelischen Erschütterungen, für das eine Anzahl wohlfundierter Belege anzuführen ist. Landläufig bekannt ist die eigenartige Innervation der Arrectores pilorum, die bei Angst und Schreck zu dem eigenartigen „*Haarsträuben*" führt, das zweifellos eine atavistische Schutzreaktion darstellt, gleichzeitig aber den engen Kontakt zwischen Kopfhaaren und Nervensystem aufzeigt.

Auf dem gleichen Mechanismus beruht die Entstehung der *Gänsehaut*, die zusammen mit dem „Haarsträuben" als pilomotorische Reaktion angesprochen wird. Die Gänsehaut, die als organische Reaktion am häufigsten bei starker Abkühlung auftritt, weiterhin oft bei Hauterkrankungen zu beobachten ist, entsteht bei den meisten Menschen in derselben Form als nervöse Antwort auf einen unlustbetonten Sinnesreiz, gewöhnlich der akustischen oder taktilen Sphäre.

In diesem Zusammenhang ist von größter Bedeutung, daß diese nervöse Reaktion mit der gleichen Leichtigkeit und der gleichen Intensität abläuft, wenn der spezifische unlustbetonte Sinnesreiz in Wirklichkeit gar nicht vorhanden ist, sondern lediglich in der Phantasie des betreffenden Individuums ekphoriert (wieder bewußt gemacht und vorgestellt) wird. Die Erklärung für diese eigenartige Koppelung zwischen nur vorgestelltem Reiz und echter physiologischer Reaktion bietet die Lehre vom bedingten Reflex (PAWLOW), die für das Verständnis der Mechanismen der psychophysischen Schaltung unentbehrlich geworden ist.

Zum Schlusse sei hier erwähnt das Jucken (Pruritus) aus seelischer Erregung und seine Folgeerscheinungen, die Juckflechte (Neurodermitis); kosmetisch bedeutsam bei ihrer Lokalisation an sichtbaren Körperstellen, vor allem Nacken, Hals und Gesicht. Das Jucken dient sehr oft als Abreaktion nicht erledigter seelischer Spannungen auf die Haut, und das Kratzen führt bei einer Reihe von Individuen zu örtlichen Veränderungen typischer Art.

III. Therapie.

Seelisch bedingte Störungen des Organismus können durch seelenärztliche (psychotherapeutische) Methoden beeinflußt werden. Gelegentlich genügen aber auch die symptomatischen Mittel der körperlichen Medizin. Dies wird von Fall zu Fall zu entscheiden sein. Anderseits erfordern, wie bereits im ersten Abschnitt erwähnt, rein körperliche Entstellungen meistens ein liebevolles und methodisch zielbewußtes Eingehen des kosmetisch tätigen Arztes auf die seelische Gesamtverfassung des Patienten. Bei ausgesprochen neurotischem oder gar psychotischem Verhalten wird eine sofortige Fühlungnahme mit dem Fachpsychiater der beste und für Arzt und Patienten sicherste Weg sein. Sehr oft gelingt es, durch eine sachverständig geleitete psychische Analyse und die dadurch bewirkte Abreaktion die Ursachen für sonst gänzlich unbeeinflußbare Störungen zu beseitigen. Die Wahl der Methode ist von Fall zu Fall verschieden sowie von der prinzipiellen Einstellung des Therapeuten abhängig und steht hier nicht zur Debatte. Immerhin erscheint die vorsichtig und sachgemäß durchgeführte Hypnose als Beruhigungs- und Suggestionstherapie gerade für die hier in Frage kommenden Störungen besonders geeignet. In diesem Zusammenhang sei besonders hervorgehoben, daß die kosmetisch so wichtigen und oft so schwer entfernbaren *Warzen*, die nach allen Beobachtungen zu schließen, infektiöse kleine Tumoren sind, durch die verschiedensten psychischen Einflüsse beseitigt werden können. Die alte Volksmedizin wirkte hier erfolgreich besonders mit dem Affekt des Ekels (Schneckenschleim, Menstruationsblut). Erfahrene Psychotherapeuten haben seit vielen Jahren die Beeinflußbarkeit der Warzen mit den jeweils von ihnen angewandten Methoden festgestellt und in neuester Zeit sind diese Beobachtungen von dermatologischer Seite in Serienfällen sowohl mit Hypnose wie mit einer bestimmten Form der Schrecksuggestion bestätigt worden.

Diese Zusammenhänge liegen noch völlig im Dunkel und entziehen sich vorläufig jeder wissenschaftlich-exakten Deutung.

S. auch Schilddrüse.

Psychische Behandlung, s. Trichotillomania.

Psychisches Trauma, s. Sprachstörungen.

Psychogener Tic, s. Gesichtslähmung; Nervenleiden.

Psychogenes Jucken, s. Pruritus.

Psychopathenflecke, s. Vasomotorisch-trophische Neurosen.

Psychotherapie, s. Gesichtslähmung; Nervenleiden; Psyche.

Psylliumsamen, Flohsamen, Semina Psyllii. Die rötlichbraunen Samen (daher der Name Flohsamen) geben einen sehr schönen, klaren Schleim, wenn man 10 Teile Samen in 50 Teilen heißem Wasser zirka 6 Stunden weichen läßt als Bindemittel (s. Schleime).

Pterygium, s. Flügelfell; Nägel.

Ptosis. Bei der Ptosis sind vier Formen zu unterscheiden: 1. Levatorlähmung; 2. Sympathicuslähmung (oft angeboren, kenntlich durch Unwirksamkeit von Kokain auf die Lidspalte); 3. „Falsche Ptosis“ bei chronischer Bindehauterkrankung, besonders bei Trachom, hauptsächlich durch Miterkrankung des glatten Hebers bedingt; 4. Herabhängen des Lides durch seine Schwere, z. B. bei Geschwülsten.

Von der Ptosis sind die Faltenbildungen der Lidhaut, wie Blepharochalasis, Ptosis adiposa, Epiblepharon senile usw. (s. Lidfalten), abzutrennen, bei denen der Lidrand an normaler Stelle steht und nur die Lidhaut herunterhängt, eventuell überhängt. Gegenüber dem einer Ptosis manchmal ähnlichen Lidkrampf (s. dort) besteht der Unterschied, daß der Augenbrauenbogen bei Ptosis meist höher steht als der obere Orbitalrand, beim Lidkrampf aber tiefer.

Als wichtigste Operationsverfahren seien erwähnt: 1. Bei unvollständiger Lähmung des Levators die Vorlagerung desselben, so a) nach ELSCHNIG-EVERSBUSCH: Schnitt durch Haut und Faszie 12 mm oberhalb des Lidrandes, Exzision eines Stückes der Sehnenausstrahlung des Levators und Befestigung des Restes durch Nähte am Lidrand (nicht am oberen Tarsusrand, da sonst bei der Hebung das Lid sich vom Augapfel abheben würde), b) nach ELSCHNIG: Einfaches Herabziehen des Levators zwischen Tarsus und Lidhaut und Befestigung desselben in der Nähe des Lidrandes durch drei Nähte, c) nach BLASKOVICS: Von der Bindehautseite her partielle Exzision des Tarsus und Befestigung des vorgelagerten Levators am Tarsusrest, Bildung einer Deckfalte durch drei durch den Levator gelegte und in der gewünschten Höhe der Deckfalte durch die Haut herausgeführte Nähte. 2. Heranziehung des Rectus superior als Ersatz für den Levator (MOTAIS): Die Rektussehne wird in drei Teile gespalten, das mittlere Drittel vom Augapfel losgelöst, über den freigelegten konvexen Tarsusrand an die Vorderfläche des Tarsus geführt und hier befestigt. 3. Das beste kosmetische Resultat ist meist durch Heranziehung des Frontalis zu erzielen.

PANAS hat 1886 aus dem Oberlid einen am oberen Tarsusrand gestielten Hautlappen gebildet und diesen von seinem befreiten Rand durch eine Reihe von Fäden gefaßt, die subkutan nach oben durch den M. frontalis hindurchgelegt wurden. Die Hautbrücke zwischen dem oberen Rand der Augenbraue, wo ein Einschnitt erfolgte, und dem oberen Lappenrand wurde unterminiert und nun beim Anziehen der Fäden der Hautlappen nach Bedarf unter diesen unterminierten Hautteil hinaufgezogen. Nach ELSCHNIG hat diese Operation keine größere praktische Bedeutung gewonnen und ist deshalb nicht empfehlenswert, weil zwischen dem unter dem unterminierten Hautteil durchgezogenen oberen Lappenrand und der unterminierten Hauttasche häßliche Narben entstehen. Um diese Störungen des Endresultates zu vermeiden, sind einige Verbesserungen dieser Methode mit anderer Schnittführung angegeben, die aber auch keine besondere Bedeutung gewonnen haben.

Wesentlich mehr Bedeutung gewann die Methode PAGENSTECHERS 1881, der mit zwei Fadenzügeln 2 mm oberhalb des Oberlidrandes diesen Lidrand faßte und die beiden Enden dieses Fadens subkutan nach oben unter der Augenbraue durch bis in den M. frontalis führte. Bei dieser Operation kommt es hauptsächlich darauf an, daß die Fäden so genau angezogen werden, daß der Lidschluß gerade noch möglich ist, während anderseits eine genügende Öffnung der Lidspalte ermöglicht wird. Die PAGENSTECHERsche Methode wurde vielfach modifiziert und wird wohl auch heute noch geübt.

Die Nähte werden, da der Effekt sich zurückbildet, so weit angezogen, daß unmittelbar nach der Operation das Auge bei versuchtem Lidschluß etwas offen bleibt. Durch die Fäden bzw. durch die Narbenstränge, die sich entlang denselben bilden, wird eine Wirkung des Frontalis auf das Lid vermittelt, durch die flächenhafte Anwachsung wird die verschobene Lidhaut in ihrer neuen Lage festgehalten. Diese Operation kommt sowohl bei Levator- als auch bei Sympathicusptosis in Betracht.

Die bis heute wohl erfolgreichste Methode stammt von v. HESS 1893. Auch sie beruht auf der Anlegung von Fadenzügeln, und zwar verwendet v. HESS drei Fadenzügelpaare. Er unterminiert von einem Hautschnitt am unteren Rande des Augenbrauenbogens die Lidhaut bis nahe an den freien Lidrand (Abb. 1). Dann wird etwa 8—12 mm oberhalb des Lidrandes in der durch das Abpräparieren der Haut entstandenen Tasche diese Haut mit einer feinen Hakenpinzette durchfaßt und an verschiedenen Stellen probierend so hoch hinaufgezogen, bis eine Hautdoppelung, die etwa einer normalen Deckfalte entspricht, entsteht. Ist diese günstigste Stelle festgefaßt, so wird hier eine Fadenschlinge angelegt durch Einstechen eines doppelt armierten Fadens durch die äußere Haut in die Tasche hinein. Die Fäden werden dann durch den M. frontalis und die Haut oberhalb der Augenbraue herausgeleitet (Abb. 2). Außer dieser etwa in der Mitte des Lides fassenden Schlinge werden noch zwei seitliche derartige Schlingen angelegt (Abb. 1). Die Schlingen sollen nach oben etwas fächerförmig auseinandergehen. Jede dieser Fadenschlingen wird nach genügendem Anziehen über einem kleinen Gazebausch geknüpft. Die ursprünglich angelegte Hautwunde wird genäht.

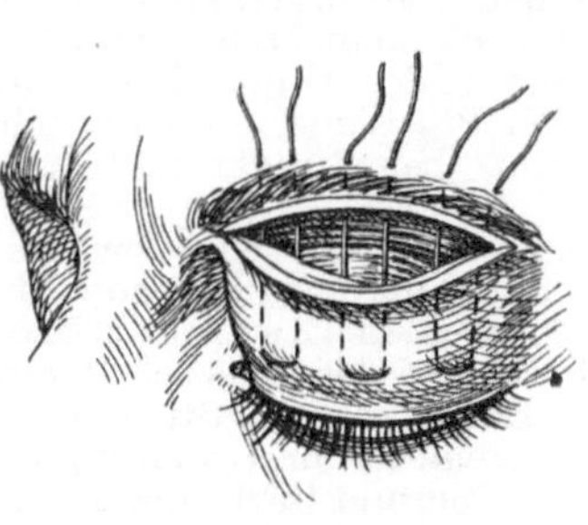

Abb. 1.

ELSCHNIG hat die v. HESSsche Methode insofern abgeändert und verbessert, als er den Hautschnitt nicht unterhalb des Augenbrauenbogens anlegte, sondern näher dem Lidrand. Um die richtige Höhe dieses Schnittes zu bestimmen, faßt er mit einer feinen Hakenpinzette etwa 6—12 mm oberhalb des Lidrandes die Lidhaut an und schiebt sie vorsichtig augenbrauenwärts. So erzeugt er eine Deckfalte. Diesen Versuch macht er in verschiedener Höhe, bis er unter Bildung der Falte die am besten erscheinende Verkürzung des Lides herbeizuführen glaubt. An dieser Stelle wird dann der Schnitt durch die Lidhaut gemacht und die Haut mitsamt dem Bindegewebe und Muskel von der Fascia (tarso-orbitalis) nach oben bis zum Augenbrauenbogen abgelöst. Ist das geschehen, so legt er ebenfalls drei Fadenschlingen, und zwar die eine etwa 6 mm außerhalb des Canthus int., die zweite etwas lateral der Mitte, die dritte gleichweit entfernt nach außen an. Die Schlinge wird durch einen doppelt armierten Faden gebildet, dessen eine Nadel etwa 3 mm unterhalb des Hautschnittes von außen durch die Lidhaut eingestochen und dann aus der Wunde herausgeführt wird. Dann wird der unterminierte obere Lidrand etwas von der Unterlage abgehoben und dieselbe Nadel in diese Tasche nach oben eingebracht und etwa 8—10 mm oberhalb des Augenbrauenbogens ausgestochen. Die zweite Nadel der Schlinge wird dann zuerst durch den oberen Wundrand eingestochen und dann gleichfalls von der Tasche aus etwa 4 mm seitlich vor dem Ausstich der ersten Nadel durch die Haut nach außen geführt. Ebenso wie diese erste Fadenschlinge wurden die beiden anderen Paare seitlich gelegt. Dann überzeugt man sich durch Anziehen der Fäden, daß eine richtige Hebung des Lides zustande kommt. Genügt das nicht, so verwendet ELSCHNIG noch eine Matratzennaht, die durch die beiden Wundränder des Lides von außen eingestochen und dann oberhalb durch den vorderen Teil des unterminierten Lidrandes nach außen geführt wird. Beim Knüpfen dieser Matratzennaht wird die Deckfalte vertieft, und zwar je höher der Ausstich durch den vorderen abgelösten Lidrand erfolgt, desto mehr. Wenn die Lidstellung sowohl bei Lidschluß, als auch bei der Lidöffnung eine richtige ist, werden die zuerst angelegten Hebenähte geknüpft.

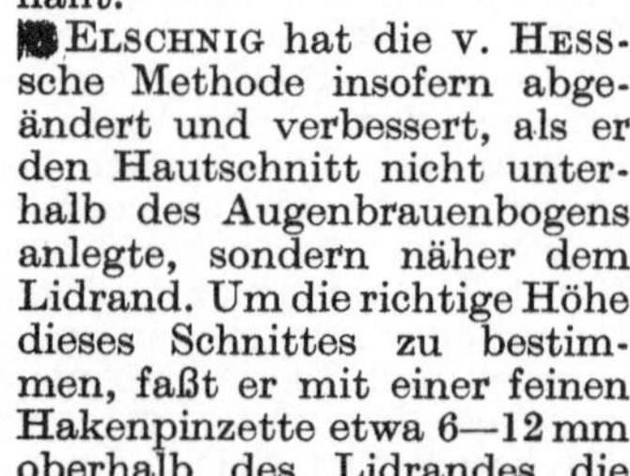

Abb. 2.

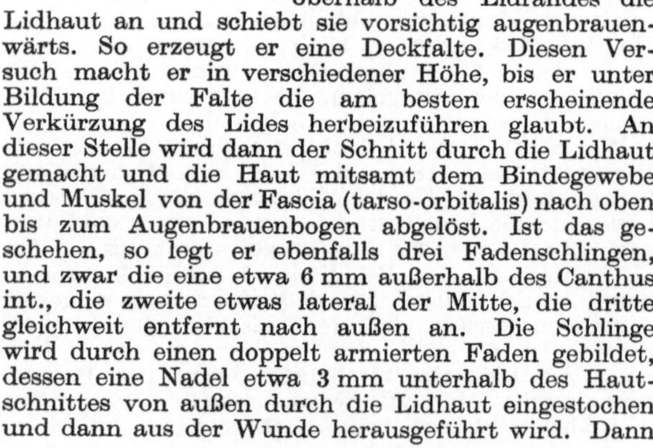

Da die Übertragung der Muskelbildung des M. frontalis auf das Unterlid durch Fadenschlingen immerhin einen Fremdkörper benötigt, der zur Infektion und Ausstoßung Veranlassung geben kann, so hat PAYR als erster auf den Vorschlag KIRSCHNERS die Übertragung der Muskelwirkung auf die Bindehaut mit freier Faszientransplantation erfolgreich versucht. Drei kleine Querschnitte wurden angelegt (Abb. 3). Der unterste legte den oberen Tarsusrand frei, der zweite verlief durch die Augenbraue, und der dritte etwa fingerbreit oberhalb der Augenbraue entblößte die Fasern des M. frontalis. Die Haut zwischen den drei Schnitten wurde unterminiert, ein etwa fingerbreiter Faszienstreifen eingeschoben und mit feinen Nähten einerseits am Tarsus, anderseits am M. frontalis festgenäht. Die Spannung des Faszienstreifens muß, da nach AIZNER mit einer gewissen Schrumpfung der Faszie zu rechnen ist, so gewählt werden, daß keine Überkorrektur eintritt. LEXERS Vorgehen ist ähnlich. Er verwendet zwei schmale Faszienstreifen.

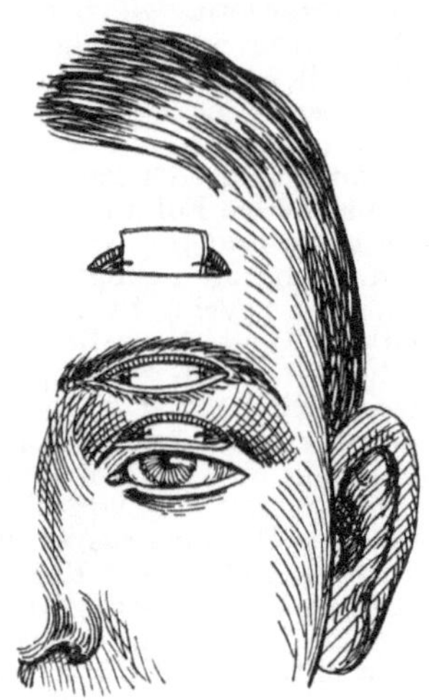

Abb. 3.

ELSCHNIG hat in etwas anderer Weise die Faszie verwendet, indem er von einem Schnitt durch die Augenbraue aus die Lidhaut bis zum Lidrand unterminierte, den Faszienstreifen zunächst an das Zellgewebe in der Frontalisgegend annähte und das freie Ende unter die unterminierte Lidhaut einschob. Dann hat er, wie bei der Operation von HESS, mit einer Hakenpinzette die Stelle der Lidhaut aufgesucht, durch deren Aufhebung sich eine normal erscheinende Deckfalte bilden ließ, und in dieser Höhe das Faszienende durch die Haut angenäht.

Zu dem gleichen Zwecke wie von PAYR und ELSCHNIG die Faszie, wurden auch andere Gewebe von anderen Autoren herangezogen. So Cutislappen von KOMOTO und Muskellappen aus dem M. orbitalis von DARIER u. a. Andere Operationsmethoden verbinden den M. frontalis direkt mit dem Tarsus.

Ein anderes Prinzip liegt den Operationen zugrunde, welche die Wirkung des M. rectus sup. auf das Lid übertragen (MOTAIS). Da es sich aber um rein augenärztliche Operationen handelt, soll nicht näher darauf eingegangen werden.

Bei Trachom darf erst operiert werden, wenn das — meist eintretende — spontane Verschwinden der Ptosis durch Ausheilung des Trachoms nicht mehr zu erwarten ist. Bei Kindern unter 14 Jahren, bei denen eine Operation nur unter Narkose ausführbar wäre, ist das Tragen einer *Ptosisbrille* empfehlenswerter: Ein kleiner Bügel am oberen Brillenrand, der nach hinten gerichtet ist, erzeugt eine künstliche Deckfalte der Lidhaut und stützt sie. Die Brille kann auch beim Erwachsenen Anwendung finden, bei Einseitigkeit der Ptosis eventuell durch ein Monokel (Einglas) ersetzt werden.

Bei kompletter Okulomotoriuslähmung darf die Ptosis erst dann operiert werden, wenn bei Aufheben des Lides und bei Blick geradeaus kein Doppeltsehen infolge der Augenmuskellähmung besteht, bzw. wenn ein solches Doppeltsehen durch eine Schieloperation zuerst beseitigt wurde.

S. auch Faszientransplantation; Lidfalten; Lidspaltenplastik; Nervenleiden.

Ptyalismus, s. Speichelfluß.

Pubertät, s. Akne vulgaris; Behaarung; Busen; Ekzem; Menstruation; Seborrhoe; Verjüngung; Weiblicher Körper.

Pubertas praecox, s. Hypertrichosis.

Pudelmenschen, s. Hypertrichosis.

Puder, Reispuder, Poudre de Riz, Pulvis (Oryzae) cosmeticus (s. auch Fettpuder; Kompaktpuder; Streupulver). Die zum täglichen Gebrauche bestimmten Puder sind keine Schminken, wenn sie keine größeren Mengen von Farbstoffen enthalten. Die normal leicht gefärbten Puder bewirken keine Anfärbung der Haut (eine solche ist stets der Zweck und die charakteristische Eigenschaft der Schminke), sondern sollen sich lediglich der natürlichen Hautfarbe anpassen, gerade eben, um dieselbe nicht unnatürlich verändert erscheinen zu lassen. Der Hauptzweck der Verwendung der Puder ist der, durch die Sekretion des Schweißes glänzend gewordene Haut matt zu machen. Es ist hierbei immer nur ein leichtes Einpudern vorausgesetzt, keine reichliche Verwendung nach Art der Streupulver, die meist ausgesprochen reparativ wirken sollen. Erwähnen wollen wir hier nur noch die kalmierende Wirkung der Puder nach dem Rasieren bei empfindlicher Haut.

Bestandteile des Pudergrundkörpers. In Frage kommen zur Herstellung guter Puder Stärkepulver (Reisstärke oder Maisstärke, eventuell Weizenstärke, aber keine Kartoffelstärke), feinstgeschlämmter Kaolin, Talcum, Zinkweiß, eventuell Zinkstearat, Magnesiumstearat, Titanoxyd und kohlensaures Magnesium (letzteres nur in kleinen Mengen zulässig). Nicht zu verwenden sind kohlensaurer Kalk in jeder Form, Gips, Baryumsulfat und Wismutsubnitrat bzw. Wismutsubkarbonat oder Wismutoxychlorid. Daß Bleiverbindungen ebenfalls ausgeschlossen sind, braucht wohl nicht erwähnt zu werden. Bezüglich der Verwendung der einzelnen Materialien sei folgendes gesagt: Stärke, Kaolin und Talcum sind die eigentlichen körpergebenden Substanzen. Zinkweiß interveniert nur in verhältnismäßig geringen Mengen, um die Deckkraft und das Anhaften der Puder auf der Haut zu verstärken. Ebenso die Stearate und das Titanoxyd. Kohlensaure Magnesia in kleinen Mengen dient dazu, das Volumen der Pudergemische zu vergrößern. Eine zu große Menge kohlensauren Magnesiums beeinträchtigt das Anhaften des Puders und gibt demselben einen weniger zarten Griff.

PINKUS empfiehlt, speziell für Talcumpuder, einen kleinen Zusatz von Natr. bicarbon., um dieselben anhaftender zu machen (1 Teil Natr. bicarbon. zu 29 Teilen Talcum).

Als Standardvorschriften seien zunächst zwei Grundtypen kosmetischer Puder erwähnt.

Pulvis cosmeticus amylaceus.		*Pulvis cosmeticus mineralis.*	
Rp. Amyli Oryzae	45,0	Rp. Talci 0000	22,0
Zinc. oxydat.	22,0	Kaolini	4,0
Talci 0000	30,0	Magnes. carbon.	2,0
Magnes. carbon. levissim.	5,0	Zinc. oxydat.	2,0

Schon ein kleiner Zusatz von Titandioxyd zu diesen Puderkörpern ergibt Puder von höchster Haftfestigkeit und Deckkraft, wie sie durch ein anderes Material auch nicht annähernd zu erhalten sind. Auch Stearate (Magnesium- oder Zinkstearat) geben besonders festhaftende Puder, die jedoch an Deckkraft weit hinter den Titanpudern zurückbleiben.

Rp. Pulv. cosmet. amyl.	95,0	Rp. Pulv. cosmet. miner.	92,5
Titan. bioxydat.	5,0	Zinc. stearin.	7,5
Rp. Pulv. cosmet. miner.	93,0	Rp. Pulv. cosmet. amyl.	95,0
Titan. bioxydat.	7,0	Zinc. stearin.	5,0

In der Regel werden die Puder sortiert in 3—4 Farben geliefert, nämlich: Weiß (Blanche), Rosa (Rose), Creme (Rachel) und Fleischfarbe (Chair). Außer diesen Hauptnuancen sind noch Färbungen besonderer Art, wie Lila, Hellblau, Braun (Sonnenbrandpuder) usw., sehr beliebt. Zum Färben der Puder können die verschiedensten Farbstoffe herangezogen werden, so z. B. Karmin und Teerfarbstoffe (Eosin, Rhodamin usw.) für Rosa, Sienaerde, Umbra usw. für gelbliche und bräunliche Nuancen usw. Auch Farblacke (Karminlack, Alizarinlack usw.) können verwendet werden.

Solution Rhodamin.

Rhodamin B. (blaustichig)	2,4
Alkohol	
Wasser	aa 50,0

Warm lösen und nach dem Erkalten filtrieren. Rhodamin allein färbt etwas bläulich, zwecks Erhaltung einer reinen Rosafärbung füge man etwas gelbe Farbe hinzu.

Für 1 kg Puderkörper gibt man zu für:

Zartrosa 20 ccm Rhodaminlösung.

Mittleres Rosa 35 ccm, kräftigeres Rosa 50 ccm.

Creme (Rachel).

Für 1 kg Puderkörper zufügen:

Heller Ocker (gelbe Sienaerde) zirka 30 g, für kräftigeres Gelb 50 g.

Fleischfarbe (Chair).

Für 1 kg Puderkörper zufügen:

Solution Rhodamin 15 ccm und heller Ocker 18 g.

Für Fleischfarbe brünetter Nuance:

25—30 g heller Ocker und 18 ccm Solution Rhodamin.

Hellblau. 20 g Ultramarinblau für 1 kg Körper.

Lila. Ultramarinblau 16 g und Alizarinlack.

Braun (Sonnenbrand). 30 g heller Ocker, 40 g dunkler Ocker und 40 g gebrannte Sienaerde (rotbraune Sienaerde).

S. auch Schminken.

Das Sieben der Puder. Wenn man Farbstofflösungen, aetherische Öle usw. in das Pulvergemisch eingießt, so bilden sich Konglomerate, die Farb- und Riechstoff einschließen. Es ist also beim Absieben sehr wichtig, daß diese Klumpen gut zerrieben werden und daß die Pudermasse nach dem Absieben und Übertrocknen (namentlich nötig, wenn alkoholische Lösungen, wie Tinkturen, und viel Farblösung verwendet wurden) nochmals gut durchgemischt wird.

S. auch Gesichtspflege; Mode; Pharmakologie der Haut; Schädigungen; Schminken.

Pulex irritans, s. Insektenstiche.

Pulpa, s. Zähne.

Pulver, kosmetische (s. Mandelkleie; Puder).

Pulver gegen Gesichtsfalten.

Kartoffelmehl	20,0	Irispulver	10,0
Reisstärke	50,0	Solution Iris	0,4
Weizenstärke	20,0	Jonon	0,05

Wird in kleine Mullsäckchen eingefüllt in den Handel gebracht. Zum Gebrauch infundiert man dieselben in kochendem Wasser und wäscht mit diesem Infus das Gesicht. Wird auch als Badezusatz verwendet.

Stärkeboraxpulver Lactolin Cerbelaud.

Reisstärke	80,0	Heliotropin	0,2
Borax	20,0	Moschus künstl.	0,1
Bergamottöl	1,0	Amylsalizylat	0,2
Zitronenöl	0,2		

In Wasser trüb löslicher Toilettepuder. 1 Kaffeelöffel für 1 l kochendes Wasser. Mit dieser Lösung das Gesicht waschen.

Kaseinpulver.

Kasein	10 g	Moschus künstl.	0,1 g
Pottasche	2 „	Zitronenöl	0,5 „
Natrium bicarbon.	90 „	Cumarin	0,1 „

Pulvereinsprengungen in der Lidhaut nach Explosionen in Form von blauschwarzen Einlagerungen. Sie bieten der Entfernung durch Exzision meist große Schwierigkeiten. Versuche mit Diathermie sind angezeigt, auch Tatauierung mit hellen Stoffen, wie Bolus.

S. auch Pigmentierung; Tatauierungsentfernung.

Pulvis cuticolor (Unna) ist ein hautfarbener Puder, der wie folgt bereitet wird:

Rp. Zinc. oxydat.	5,0	Boli rubrae	0,5
Magnes. carbon.	4,0	Amyl. Oryzae	8,0
Boli albae	2.5		

S. auch Gleitpuder; Puder.

Die Färbung dieses Puders kann wie bei Gleitpuder (s. dort) für brünette Personen mit Eosin- und Ichthyollösung vorgenommen, auch durch Zusätze, wie Umbra, Ocker usw., entsprechend modifiziert werden. Puder von großer Zartheit, der beim Aufreiben mit der Fingerspitze eine zarte, anhaftende Decke auf der Haut bildet.

Pulvis cutifricius Unna, Schleifpulver nach Unna.

Rp. Marmor. pulv.	20,0	Ol. Citronellae
Sapon. medic. pulv.	10,0	Ol. Lavandulae aa gtt. I.

Dient zum Glätten unebener und stark verhornter Narbenbildungen. Die betreffende Hautstelle wird mit Wasser nur eben benetzt; ein feiner sogenannter Augenschwamm wird mit guter Seife eingeschäumt, in das Pulver getaucht und dann die zu behandelnde Stelle erst sanft und langsam, dann allmählich fester und rascher, aber nie drückend poliert. Darnach wird die Haut mit einer milden Salbe gedeckt.

S. auch Sapo cutifricius Unna; Schleifmittel.

Pulvis fluens, s. Gleitpuder.

Pulvis serosus cum Glutolo, eine Mischung von gleichen Mengen Zincum serosum Schleich mit Glutol (s. dieses).

Pumex, s. Bimsstein.

Punktvibrator, s. Massage.

Pupillenkosmetik. Bei auffallender Anisokorie, Ungleichheit der beiden Pupillen, die besonders wegen der allgemein bekannten Beziehung zwischen Pupillenstörung und Lues peinlich wirken kann, ist oft eine Verengerung der weiteren Pupille durch ein Mioticum, z. B. Pilokarpin, angezeigt.

Pupillenerweiterung durch Atropin zwecks Erhöhung des Augenglanzes (s. dort) ist abzulehnen.

Bei Operationen ist eine Entrundung der Pupille tunlichst zu vermeiden, z. B. ist bei Kataraktoperation, wenn möglich, nur eine kleine periphere Iridektomie anzuwenden.

S. Augenglanz, Enophthalmus, Grauer Star.

Purgantien, s. Abführmittel.

Purinfreie Diät, s. Ernährung.

Purisan ist ein Erdalkalisulfide enthaltendes Depilatorium. (Kuttler & Eggert, Annaberg, Sa.)

Purium, ein Steinkohlenteerpräparat. Es ist in Wasser unlöslich, löslich in Weingeist, auch in fetten Ölen, besonders Rizinusöl.

Purium oleosum ist eine Lösung von 1 Teil Purium in 2 Teilen Rizinusöl. Es soll zur Herstellung der Puriumzubereitungen, wie alkoholischen und öligen Lösungen, Salben, Pasten usw., dienen. Wie die anderen Teere (s. dort).

Purpura, s. Alterserscheinungen; Atrophie; Lippen; Mundhöhle; Pigmentierung; Zähne.

Purpura annularis teleangiektodes, s. Pigmentierung.

Pyodermien, s. Flavicid; Furunkulose; Insulin; Reizbehandlung; Rivanol; Streptokokkenserum; Trypaflavin; Vakzinebehandlung.

Pyoktanin (s. Auramin O; Methylviolett).

Pyoktanin-Quecksilberchlorid, s. Methylviolett.

Pyonin. Unter diesem Namen wird von der chemischen Fabrik Goedecke & Co., Leipzig-Berlin, ein schwefelhaltiges Präparat in den Verkehr gebracht. Pyoninsalbe ist von schwarzbrauner Farbe und einem Gehalt von 20% gelöstem elementaren Schwefel. Die Pyoninseife, welche 5% Pyonin enthält, ist von brauner Farbe und ihrem Charakter nach eine Seife, der eine geringe Quantität Resorcin zugesetzt wird.

Pyopersin, s. Vakzinebehandlung.

Pyorrhoe, marginale, paradentale, s. Mundhöhle; Zahnfleisch.

Pyraloxin (Unna) ist oxydiertes Pyrogallol, das erhalten wird, wenn man mit Ammoniak befeuchtetes Pyrogallol in flachen Schalen der Luft aussetzt. Braunschwarzes Pulver, leicht löslich in Wasser. Anwendung wie Pyrogallol, es soll frei von den unangenehmen Nebenwirkungen des Pyrogallols sein. Bei Lupus erythematodes, seborrhoischen Ekzemen, Pityriasis capitis.

Rp. Adipis Lanae	
Aq. Calcis	
Aq. Chamomillae	
Ungt. Zinci	aa 10,0
Sulfur. praec.	2,0
Pyraloxini	0,4

Rp. Pastae Zinci	20,0
Pyraloxini	0.1
Bei chronischen Ekzemen.	

Ist auch als 10- und 20%iges Pyraloxin-Guttaplast und als überfettete Seife erhältlich. (W. Mielck, Schwan-Apotheke, Hamburg.)

Pyrethrumblüten, Flores Pyrethri, besser Flores Chrysanthemi, stammen von einer Chrysanthemumart und haben mit Radix Pyrethri nichts zu tun. In Pulverform als insektentötendes Mittel (dalmatinisches Insektenpulver).

Pyrethrumwurzel, s. Bertramswurzel.

Pyrogallol, Pyrogallolum, Acidum pyrogallicum. Leichte, weiße Nadeln oder Blättchen. Es löst sich in etwa 1,7 Teilen Wasser, 1 Teil Alkohol oder in 1,5 Teilen Aether. In Schwefelkohlenstoff, Chloroform oder Benzol ist es sehr schwer löslich. Reines, trockenes Pyrogallol bleibt auch an der Luft farblos. Bei Zutritt von Feuchtigkeit und ammoniakhaltiger Luft färbt es sich braun.

Pyrogallol wird äußerlich verwendet. Innerhalb des Organismus wirkt es als Blutgift, das die roten Blutkörperchen so verändert, daß ihr Haemoglobin an das Blutplasma abgegeben und in Methaemoglobin verwandelt wird. Das Blut wird schokoladefarbig, es tritt Haemoglobin- und Methaemoglobinurie auf, akute Nephritis mit Albuminurie. Die Harnkanälchen können so mit abgestoßenen Epithelien und Blutkörperchen angefüllt sein, daß die Harnsekretion stockt. Die wichtigsten klinischen Symptome sind Diarrhoe und Erbrechen, Ikterus, Frostanfälle, Muskelzuckungen und schließlich Anurie und Uraemie. Pyrogallol wird leicht durch die Haut resorbiert und zum Teil unverändert als gepaarte Schwefelsäure im Urin ausgeschieden, zum Teil in unbekannte Stoffe übergeführt, die allein den Urin tiefgrün, in Verbindung mit Blutfarbstoffen fast schwarz färben. UNNA macht für die giftige Wirkung des Pyrogallols die Alkaleszenz des Blutes verantwortlich. Es entfaltet seine größte Wirksamkeit in alkalischen Lösungen, und es wird verständlich, daß es im alkalischen Blut besonders befähigt ist, Sauerstoff an sich zu reißen. UNNA verordnet daher prophylaktisch und zur Behandlung von Pyrogallolvergiftungen Salzsäure innerlich.

Auf Wundflächen und Schleimhäuten wirkt Pyrogallol mild ätzend. Behandelt man eine gesunde intakte Haut damit, so erfolgt unter Schwarzfärbung eine Verdickung und Eintrocknung der Hornschicht zu einer pergamentähnlichen Membrane. Bei weiterer Einwirkung erfolgt Blasenbildung. Schneller als gesunde Haut werden bestimmte krankhafte Gewebe, wie z. B. Psoriasisherde, beeinflußt. Die Dunkelfärbung der Haut wird durch Alkalien begünstigt (cave Seife!), durch Säuren, z. B. Zitronensäure, hintangehalten. Auf der durch Fettsäuren sauer gehaltenen Kopfhaut erfolgt die Färbung viel langsamer als an anderen Hautpartien (UNNA). Viel angewendet wird Pyrogallol bei Psoriasis als 5—10%iges Pyrogallusvaselin oder als 10%ige Lösung in Alkohol oder Azeton, auch als 2—10%iges Guttaplast. Es gehört zu den stärksten Ekzemmitteln als 5—10%iges Vaselin, auch mit Salizylsäure und Teer kombiniert.

Auch keimtötende Kraft kommt dem Pyrogallol zu. Es wird daher bei parasitären Hautleiden, z. B. Herpes tonsurans, als 5%iger Spiritus verwendet. Man gebraucht es auch als haarwuchsförderndes (1—2%iger Spiritus) Mittel und zum Haarfärben (mit Alkalien).

Es soll darauf aufmerksam gemacht werden, daß man immer bei Pyrogallolanwendung Vorsicht walten lassen muß. Außerdem werden manchmal Reizungen der gesunden Haut, örtliche und allgemeine Erytheme, Augenentzündungen beobachtet.

Zusatz von Zinkoxyd, Bleiwasser, Quecksilberoxyd zu Pyrogallol erzeugt überall tiefe Schwarzfärbung der Haut. Auch Wäsche wird von Pyrogallol schwarz gefärbt. Zur Entfernung von Flecken aus der Wäsche dient Wasserstoffsuperoxydlösung, auch Betupfen mit Ammoniumpersulfatlösung 1 : 3 wird empfohlen.

Pyrogallusteersalbe (nach SCHÄFFER).

Rp. Acidi salicylici	5,0
Ol. Ricini	5,0
Pyrogalloli	5,0
Anthrasoli	2,5
Vaselini	ad 50,0

Pyrogallusteersalbe (nach SCHÄFFER).

Rp. Pyrogalloli	5,0
Acid. salicylic.	
Ol. Rusci	aa 2,5
Ol. Ricin.	10,0
Vaselini	ad 100,0

Kopfsalbe bei Psoriasis bei dunklem Haar.

Zusammengesetzte Pyrogallussalbe (nach UNNA).

Rp. Pyrogalloli	5,0
Ichthyoli	5,0
Acid. salicyl.	2,0
Vaselini	88,0

Pyrogallus-Ichthyol-Teersalbe (nach BROCQ).

Rp. Pyrogalloli	6,0
Ichthyoli	
Acid. salicyl.	
Ol. Rusci	aa 10,0
Vaselini	ad 100,0

Bei chronischem Ekzem 1/4 bis 2 Stunden liegen lassen, mit Öl entfernen, dann Zinkpasta.

S. auch Collosin; Eugallol; Gallacetophenon; Lenigallol; Pharmakologie; Psorigallol; Pyraloxin; Tatauierungen.

Pyrogallolhaarfarben. Das Pyrogallol kann allein oder am besten in Verbindung mit alkalischen Beizen zum Blond- oder Braunfärben der Haare benützt werden. Besonders Ammoniak beschleunigt die Pyrogallolfärbung. Es muß natürlich hier jede unnötige Befeuchtung der Kopfhaut vermieden werden.

Rotblond.

Nr. 1.		*Nr. 2.*	
Pyrogallol	30 g	Ammoniak (25%)	100 ccm
Wasser	1 l	Wasser	900 „

Nr. 1.		*Nr. 2.*	
Pyrogallol	50 g	Ammoniak (25%)	200 ccm
Wasser	1 l	Wasser	800 „

Für dunkle Nuancen.

Auch Mischen der Pyrogallollösung mit Alkalisulfidlösung vor der Applikation oder Vorbeizen der Haare mit Alkalisulfidlösung verstärkt die Pyrogallolfärbung erheblich. Zu alte Pyrogallollösungen bräunen sich auch in der Flasche, weshalb ein kleiner Zusatz von Natriumsulfit zu empfehlen ist. Achtung vor Überempfindlichkeit, Intoxikation! Anwendung, s. Haarfärbetechnik usw.

Pyrolaktol, s. Reizbehandlung.

Q

Quarzlampe, s. Akne vulgaris; Alopecia areata; Dermatitis papillaris capillitii; Kromayerlampe; Narben.

Quarzlichtbehandlung, s. Kälteschädigungen; Sommersprossen.

Quecksilber, Hydrargyrum. Metallisches Quecksilber wird in Form von (grauen) Salben und Pflastern als aufsaugendes und entzündungswidriges Mittel bei Furunkel, Akne, Frostbeulen benützt. Einige wasserlösliche Salze werden in der Kosmetik als Desinfektionsmittel und in stärkeren Konzentrationen als Ätz- und Schälmittel verwendet, wie z. B. Quecksilberchlorid (Sublimat) u. a. Gewisse schwerlösliche Quecksilberverbindungen, wie rotes und gelbes Quecksilberoxyd, weißes Quecksilberpraezipitat u. a., werden einmal als leichte Schälmittel und dann zur Behandlung oberflächlicher Ekzeme und seborrhoischer Erscheinungen benützt. Alle Quecksilberverbindungen sind in einem gewissen Grade giftig. Auch bei Verwendung der schwer löslichen Quecksilberverbindungen in Salbenform ist immer eine gewisse Kontrolle und Beobachtung notwendig. Es können auch hier bei empfindlichen Personen Hautausschläge, Entzündungen, Nierenreizungen usw. auftreten (s. auch Ekzem; Mundhöhle; Speichelfluß).

Von Präparaten aus metallischem Quecksilber interessieren folgende:

Unguentum Hydrargyri cinereum, Graue Salbe, Quecksilbersalbe. 30 Teile Quecksilber werden in kleinen Mengen nach und nach mit einem Gemisch aus 5 Teilen wasserfreiem Wollfett und 1 Teil Olivenöl verrieben. Nach vollendeter Abtötung fügt man nach und nach, ebenfalls zunächst in kleinen Mengen, ein nahezu erkaltetes Gemisch aus 40 Teilen Schweinefett und 24 Teilen Talg hinzu. (Abtöten des Quecksilbers ist das Verteilen in unsichtbare Kügelchen.) Anwendung: Bei Furunkel, Akne, Pilzerkrankungen. Zur Bekämpfung von Kopf- und Filzläusen vermeidet man die Salbe besser, da gar nicht selten eine Überempfindlichkeit der Haut gegen Quecksilber besteht.

Sapo Hydrargyri (F. M. Germ), *Quecksilberseife.*

Rp. Ungt. Hydrarg. ciner.	60,0
Sapon. kalin.	30,0

Sapo Hydrargyri mollis, weiche Quecksilberseife.

Rp. Hydrargyri	100,0	Sapon. kalin.	155,0
Sebi benzoat.	7,0	Sapon. domestic. pulv.	25,0
Adip. benzoat.	13,0		

Hydrargyrum aceticum oxydatum, Mercuriacetat, essigsaures Quecksilberoxyd. Kristalle in 4 Teilen Wasser und in Alkohol und Aether löslich. Bleich- und Schälmittel, bei Sommersprossen, Hautpigmentierungen usw. Lösungen 1 : 300 als Waschungen.

Quecksilberchlorid, Sublimat, Hydrargyrum bichloratum (corrosivum), Sublimatum. Weiße, kristallinische Stücke. Es löst sich in 16 Teilen Wasser von 15°, 3 Teilen siedendem Wasser mit saurer Reaktion, 3 Teilen Alkohol und in etwa 17 Teilen Aether. Das trockene Quecksilberchlorid wird vom Licht nicht zersetzt, wohl aber wässerige Lösungen nach längerem Belichten unter Bildung von Quecksilberchlorür. In gleicher Weise zersetzen organische Stoffe, wie Zucker, Gummi, Fette, Harze, langsam die Lösungen von Quecksilberchlorid. Die Zersetzung wird durch Licht und Wärme gefördert. Mit Eiweiß gibt Sublimat unlösliche Verbindungen. Das Quecksilberchlorid kommt vielfach als Pastillen, Sublimatpastillen, in den Handel. Diese werden hergestellt aus einem Gemisch von gleichen Teilen Quecksilberchlorid und Natriumchlorid zwecks leichterer Wasserlöslichkeit. Zur Vermeidung von Vergiftungen werden die Pastillen gefärbt. Sie enthalten 0,5 g oder 1 g Sublimat. Quecksilberchlorid findet in der Kosmetik Verwendung als Antisepticum, als Ätzmittel und Schälmittel. Zu Desinfektionszwecken gibt man wässerige Lösungen 1 : 1000 als Waschungen. Man fügt es auch Kopfwässern im Verhältnis (1/2—1%) zu. Zur Desinfektion der ganzen Körperhaut verordnet man Bäder in Holzwannen mit 2—5 g Sublimat auf ein Bad. Als Schälmittel bei Sommersprossen, Pigmentationen in alkoholischer Lösung:

Sommersprossenmittel.

Rp. Hydrarg. bichlorat.	1,0	Glycerini	150,0
Ammon. chlorat.	1,0	Spir. Coloniens.	50,0
Aq. Rosae	150,0	Spir. camphorat.	10,0

Rp. Hydrarg. bichlorat.	0,25—1,0
Glycerini	5,0
Spirit. Vini	ad 100,0

täglich 1—2mal aufzupinseln. Zu gleichem Zweck gibt man auch Salben 1/4—1%ig, z. B.:

Sublimatsalbe (nach Unna).

Rp. Hydrarg. bichlorat.	0,05—0,5	Ol. Olivarum	5,0
Aq. dest.	q. s.	Lanol. anhydr.	ad 50,0

Zur Verödung der Krampfadern spritzte Paul Linser 1—2 ccm einer 1—2%igen Sublimatlösung in die Venen.

Sublimatkollodium.

Rp. Hydrarg. bichlorat.	0,5—1,0
Collodii	20,0
Aetheris	4,0

Zum Ätzen von Muttermälern.

Sublimatwaschwasser (Aqua orientalis).

Rp. Hydrarg. bichlorat.	0,05	Emuls. Amygdalarum	
Tinct. Benzoes	1,5	amar.	ad 300,0

Bei Akne, seborrhoischen Leiden u. dgl.

Hydrargyrum colloidale, Hyrgol, kolloides Quecksilber. Matte, schwarze, poröse Stückchen, nur stellenweise Metallglanz zeigend. Mit Wasser gibt es eine schwarze kolloide Lösung, die neutral und frei von Ätzwirkung ist. Das kolloide Quecksilber enthält etwa 73—80% Quecksilber, außerdem Zinnsalze, Ammoniumsalze (Nitrate und Zitrate). Beim Lösen bleibt übrigens eine kleine Menge ungelösten Rückstandes zurück. Anwendung wie gewöhnliches metallisches Quecksilber.

Unguentum Hyrgoli, eine dünne Salbe von schwärzlicher Farbe, die sich leichter als die gewöhnliche graue Salbe in die Haut einreiben läßt. Soll niemals Hautreizungen geben.

Unguentum Hydrargyri colloidalis Werler, Merkurkolloidsalbe.

Rp. Hydrarg. colloidalis		Cerae albae	15,0
Aq. dest.	aa 10,0	Aetheris	1,5
Adipis suilli	60,0		

(Hyrgol. Chemische Fabrik von Heyden, Dresden-Radebeul.)

Quecksilberoleat, Hydrargyrum oleinicum (25%ig), *ölsaures Quecksilberoxyd.* Schwach gelbliche salbenartige Masse. Das Präparat ist als eine Lösung von Quecksilberseife in Ölsäure zu betrachten, die wechselnde Mengen von Stearaten und Palmitaten enthält. Der Gehalt an HgO schwankt nach der Darstellung zwischen 5—25%. In Alkohol und Aether wenig löslich, leichter in Benzin, vollständig löslich in fetten Ölen. Ein keimtötendes und entzündungswidriges Mittel. Es ist ein Hauptbestand der bei Follikulitiden und bei kokkogenen Bartflechten angewendeten:

Brookesche Pasta.

Rp. Hydrarg. oleinic. (5%ig)	28,0	Acid. salicyl.	1,5
Vaselini	14,0	Ichthyoli	1,0
Zinc. oxydat. Amyli	aa 7,0		

Hydrargyrum oxycyanatum (cum Hydrargyro cyanato). Weißes, kristallinisches Pulver, löslich in Wasser. Die Lösungen fällen kein Eiweiß. Bei Herstellung wässeriger Lösungen darf das Gefäß nicht direkt über der Flamme erhitzt werden, weil die am Boden liegende Substanz durch Überhitzung leicht Quecksilberoxyd bilden kann, das nicht mehr in Lösung geht. Die Lösungen vertragen sich nicht mit Säuren, sauren Salzen und schwachen Basen. Beim trockenen Verreiben besteht die Gefahr des Verpuffens oder Explodierens. Desinfizierend, aber von milderer Wirkung als Sublimat. Zu desinfizierenden Hautwaschungen in Lösungen 1 : 5000—1000.

Hydrargyrum oxydatum flavum, gelbes Quecksilberoxyd. Gelbes, amorphes Pulver. In Wasser fast unlöslich, in verdünnter Salz- und Salpetersäure leicht löslich. Wirkung und Anwendung wie Hydrargyrum oxydatum rubrum. Es wirkt aber wegen seiner feinen Verteilung energischer als die eben genannte andere Quecksilberoxydverbindung, ist aber auch leichter zersetzlich. Bei Augenliderkrankungen als Salbe 0,1—0,3 zu 10,0 Vaselinum album.

Unguentum Hydrargyri flavum, gelbe Quecksilberoxydsalbe, enthält 5% Quecksilberoxyd in feinster Verteilung. Das Quecksilberoxyd wird frisch hergestellt, indem eine Sublimatlösung durch Natronlauge gefällt wird.

Unguentum Hydrargyri oxydati flavi pultiformis recenter paratum, gelbe Quecksilberoxydsalbe, Schweissingers Augensalbe, wird mit einem aus Sublimatlösung durch Natronlauge frisch gefällten Quecksilberoxyd bereitet und enthält davon etwa 0,5—5% (trocken).

Unguentum hydrargyri oxydati pultiformis Schanz.

Rp. Hydrarg. oxyd. pultiformis 0,1	Adip. Lanae 2,0
Aq. dest. 1,0	Vaselin. alb. 7,9

Hydrargyrum oxydatum (rubrum), Quecksilberoxyd (rotes), HgO. Gelbrotes, kristallinisches Pulver. Unter dem Einflusse des Lichtes wird es zu Quecksilber reduziert. In Wasser ist es nur wenig löslich. Von verdünnter Salz- und Salpetersäure wird es klar gelöst. Mildes antiseptisches und entzündungswidriges Mittel bei ekzematösen und seborrhoischen Zuständen des Gesichtes, besonders der Augenlider. 1—10%ige Salben.

Unguentum Hydrargyri rubrum, rote Quecksilberoxydsalbe, rote Praezipitatsalbe, enthält 10% rotes Quecksilberoxyd in weißem Vaselin. Die Salbe ist möglichst frisch hergestellt zu verwenden, da sie sich, vor Licht und Luft nicht sorgfältig geschützt, infolge Reduktion des Quecksilberoxyds an der Oberfläche leicht grau färbt.

Hydrargyrum praecipitatum album, weißes Quecksilberpraezipitat. Quecksilberamidochlorid. Weißes, amorphes Pulver, in Wasser und Alkohol fast unlöslich, in verdünnter Salpetersäure und verdünnter Essigsäure klar löslich. Ziemlich leicht löslich unter Bildung von komplexen Salzen in Ammoniumchlorid- und Ammoniumkarbonatlösungen. Quecksilberpraezipitat mit Jod zusammengebracht gibt explosive Verbindungen, besonders wenn noch Alkohol dazukommt. Daher ist es auf das strengste zu vermeiden, weißes Quecksilberpraezipitat mit Jod und Alkohol oder mit Jodtinktur zusammenzubringen. Übrigens wirkt Brom in ähnlicher Weise auf diese Quecksilberverbindung ein. Entzündungswidriges, desinfizierendes und Schälmittel. Bei Gesichtsekzemen, bei Hyperpigmentationen, bei Sommersprossen 1—5—10—20%ige Salbe.

Sommersprossensalbe (nach Hebra).

Rp. Hydrarg. praec. alb.
Bismut. subnitric. .... aa 5,0
Ungt. Glycerin. 20,0

Bleichende Salbe (nach Jessner) (Hyperpigmentationen).

Rp. Hydrarg. praec. alb. 3,0
Hydrarg. bichlorat. corros.. 0,1
Bismut. subnitric. 1,0
Vaselini .... ad 10,0

Praezipitat-Wismut-Salbe Neisser bei Ekzemen und seborrhoischen Zuständen.

Rp. Hydrarg. praec. alb.
Bismut. subnitric. .... aa 5,0
Ungt. lenient.
Ungt. cerei .... aa ad 50,0

Lagosasalbe (Kopfekzeme, Kopfpsoriasis).

Rp. Hydrarg. praec. alb.
Bals. peruv. .... aa 2,0—5,0
Phenol. liquefact. 1,0
Ungt. mollis .... ad 50,0

Unguentum Hydrargyri album, Quecksilberpraezipitatsalbe, weiße Praezipitatsalbe, besteht aus einem geeigneten Fettkörper (Vaselin, Wollfett) mit 5% bis 10% Quecksilberpraezipitat.

S. auch Alopezieformen; Schälkuren.

Rotes Quecksilbersulfid, Hydrargyrum sulfuratum rubrum, Zinnober, Cinnabaris, ist ein rotes Pulver, in Wasser, Alkohol, Salzsäure, Salpetersäure und in verdünnter Kalilauge unlöslich. Im Licht zersetzt es sich allmählich unter Abscheidung von Schwefel. Keimtötendes und entzündungswidriges Mittel. Bei seborrhoischen Zuständen, bei Dermatomykosen als 1%ige Salbe oder Pasta, auch als Farbstoff zur Herstellung hautfarbener Pasten usw. Unzulässig für Schminken. Besonders für therapeutische Zwecke ist folgende Zusammensetzung geeignet:

Rp. Hydrarg. sulfurat. rubrum 0,2	Ungt. lenient.
Sulfur. praec. .... 2,0—4,0	Ungt. cerei .... aa ad 20,0

Rote Salbe (nach Lassar).

Rp. Hydrarg. sulfurat. rubr.
Ol. Bergamottae .... aa 1,0
Sulfur. depurati 25,0
Vaselini flavi .... ad 100,0

Rote Schwefelzinkpasta (nach Unna).

Rp. Hydrarg. sulfurat. rubr. 1,0
Pasta Zinci sulfurat. Unna 99,0

Auch als Trockenpinselung kann Zinnober verwendet werden, wie z. B.:

Rp. Hydrarg. sulfurat. rubr. 1,0	Glycerini
Sulfur. praec. .... 1—2—5—10,0	Spiritus 50% ..... aa ad 100,0
Zinc. oxydati	
Talci .... aa 15,0	

Quecksilberdampflampe, s. Kromayerlampe; Lichtbehandlung; Zähne.

Quecksilberkur, s. Lichen ruber.

Quecksilberpflaster, s. Akne vulgaris; Narben; Schädigungen.

Quecksilbervergiftung, s. Mundhöhle.

Quillajarinde, Seifenrinde, Cortex Quillajae, ist saponinhaltig. Wässeriger Auszug oder Tinktur als Detersivum, auch gegen übelriechende Schweiße, Ozaena, nässende Flechten usw. verwendet. Manchmal auch als Zusatz zu Mund- und Gurgelwässern. Tinktur: Rinde 1:verd. Alkohol 5, Mazeration 8 Tage. S. auch Alopezieformen; Haarpflege; Schädigungen.

Quimbo, eine Waschsalbe zur Behandlung spröder, trockener, aufgesprungener Haut, besonders empfohlen zur Verhütung von Rissen und Schrunden. Nach Reinigung mit Wasser und Seife wird die Salbe in die noch nasse Haut eingerieben, der Überschuß weggewischt. (H. Trommsdorff, Aachen.)

Quinckesches Ödem, s. Ernährung; Lippen; Mundhöhle; Urticaria.

Quininehaarwasser, Eau de Quinine. Wurde ursprünglich mit Auszügen aus Chinarinde hergestellt. Verwendet wurden hierzu Auszüge aus roter Rinde, die dem Haarwasser eine rötliche Farbe erteilten. Jetzt stellt man Eau de Quinine meist unter Verwendung geeigneter Salze des Chinins als alkoholische Lösungen her, in vielen Fällen enthalten diese Haarwässer aber überhaupt kein Chinin, sondern sind lediglich parfumierte alkoholische Haarwässer. Die beständige rötliche bis kräftiger rote Färbung dieser Präparate erzielt man auch künstlich durch Färben mit Orseilleextrakt und gleichzeitiger Mitverwendung eines gelben oder hellbraunen Farbstoffes (Orseille allein färbt violettrot). Andere rote Farbstoffe, wie Cochenille, Teerfarbstoffe o. dgl., sind nicht zu verwenden, da sie stark abfärben. Als gelbe Unterfarbe lassen sich sehr kleine Mengen gelben Teerfarbstoffes verwenden, besser nimmt man Safranlösung oder Zuckercouleur. Klassisch ist die Rosenparfumierung bei Eau de Quinine, eventuell ist eine leichte Modifikation des Rosengeruches mit Citrusölen usw. am Platze.

Eau de Quinine.

Alkohol	700 ccm
Wasser	300 „
Rosenöl künstl.	3 g
Rosenöl echt	0,1 „
Vanillin	0,2 „
Geraniumöl	1 „
Perubalsam	0,3 „
Orseilleextrakt	0,1 „
Safrantinktur	1,5 „
Salzsaures Chinin	1,0 „

Eau de Quinine ambrée.

Alkohol	700 ccm
Wasser	300 „
Chininsulfat	1,0 g
Orseilleextrakt	0,1 „
Safrantinktur	1,5 „
Rosenöl künstl.	3 „
Rosenöl echt	0,2 „
Ambra künstl.	0,8 „
Vanillin	0,4 „
Vanilletinktur	5 „

Quinine und Arnika.

Alkohol	600 ccm
Arnikatinktur	100 „
Wasser	300 „
Chininsulfat	0,5 g
Tannin	0,5 „
Vanillin	0,3 „
Geraniumöl afrik.	1,5 „
Zitronenöl	0,5 „
Lavendelöl	0,5 „

Eventuell Zusatz von 1,0 Perubalsam. Mit Orseille usw. färben.

Rhum et Quinine.

Alkohol	700 ccm
Wasser	300 „
Jamaikarumessenz extrastark	6,0 g
Karamellösung	3,0 „
Orseilleextrakt	0,1 „
Vanillin	0,5 „
Rosenöl künstl.	1,5 „
Rosenöl echt	0,3 „
Labdanumextrakt	1,0 „
Chininsulfat	0,8 „
Tannin	0,5 „

Diese Quininehaarwässer sind Haarwässer für den täglichen Gebrauch, die in erster Linie reinigend und tonisch durch den Alkoholgehalt wirken sollen (prophylaktische Mittel). Bei diesen bemißt man also den Zusatz von Chininsalz sehr niedrig, im Mittel 0,1 (eventuell 0,2—0,5%). Ein Zusatz von Tannin, der die Wirkung des Chininsalzes wesentlich zu fördern scheint, wird hier ebenfalls auf ein Minimum beschränkt, um jede Beschmutzung der Handtücher zu vermeiden (Braunfärbung). In vielen Fällen läßt man bei diesen Haarwässern das Tannin auch ganz weg, wie man denn auch häufig sogenannte Eaux de Quinine ohne jeden Zusatz von Chininsalz herstellt. Wollen wir dagegen bei Bekämpfung der Alopezie die kurative Wirkung des Chininhaarwassers betonen, müssen wir etwa 3—5% Chininsalz und etwa gleiche Mengen Tannin oder Chinintannat verwenden (s. Chinin; Chinarinde; Tannochininhaarwasser).

Quittenkerne, Semina Cydoniae. Die Fruchtkerne enthalten zirka 20% Schleimsubstanz, ferner Amygdalin und das Enzym Emulsin, können also Blausäure bilden. Aus diesem Grunde sind stets nur die nichtzerquetschten Quittenkerne zu Schleim zu verwenden und ein Auspressen derselben zu vermeiden. Schleime 1 : 25 heißem Wasser. Zu kosmetischen Schleimen, besonders für Haarfixiermittel (Bandolines, Wasserwellfixative usw.), auch als Zusatz zu Hautcremes usw.

R

Rachenmandelvergrößerung, s. Adenoide.

Rachitis, s. Ernährung; Lichtbehandlung; Ohrmuschelekzem.

Rachitische Zähne, s. Zahnkrankheiten.

Radermasalbe, angeblich 34 p. c. Adeps Lanae anhydr. pharm., 22 p. c. Vaselin, 2 p. c. Ceresin, 42 p. c. ölige und wässerige Auszüge Semen terminaliae, Folia Psidi pyriferi, Radix Rumici crispi. Die Salbe soll zur Hautpflege im Verlaufe der Röntgen- und Quarzlichtstrahlenbehandlung dienen. (Obermeyer & Co. A.-G., Hanau.)

Radialislähmung, s. Nervenleiden.

Radiolux, s. Diathermie; Gesichtspflege; Haarpflege.

Radiumbehandlung, — bestrahlung, s. Fibrome; Keloid; Krebs der Haut; Lidgeschwülste; Lidnarben; Lidverletzungen; Lippen; Narben; Naevi; Sklerodermie; Verbrennungen.

Radiumchirurgie, s. Krebs der Haut.

Radiumdermatitis, s. Röntgen.

Radiumseife Haberls soll in 1 kg 0,002 g radioaktive Substanz enthalten und bei Hautunreinheit angewendet werden. (Otto Stumpf A. G., Chemnitz.)

Radiumteintschlamm ist im wesentlichen ein parfumiertes Gemisch aus Weizenmehl, Schwefel, Zinkoxyd, Borax, Natronseife und Kieselgur.

Radiumtherapie.

Physikalische Einleitung.

Unter Radiumtherapie im weiteren Sinne versteht man die Bestrahlung mit einem der vielen radioaktiven Elemente; diese zeichnen sich dadurch aus, daß sie, ohne Energiezufuhr von außen, aus sich selbst heraus Strahlen aussenden. Von den rund 40 bekannten radioaktiven Elementen werden in der Medizin vor allem Radium und Mesothorium verwendet. Die Eignung der radioaktiven Elemente zur Therapie wird zum Teil auch durch ihre Beständigkeit, die in der sogenannten „Halbwertzeit" ihren Ausdruck findet, bestimmt; man versteht darunter jene Zeit, in welcher ein radioaktives Element auf die Hälfte seiner ursprünglichen Strahlungsintensität herabsinkt. Da die Halbwertzeit für Radium annähernd 1600 Jahre beträgt, ist die Wirksamkeit dieser Strahlenquelle für therapeutische Zwecke als sich gleichbleibend zu betrachten. Die Radiumemanation, ein Gas, das durch Zerfall des Radiums entsteht, findet ebenfalls oftmals in der Medizin Verwendung; im Gegensatze zu Radium beträgt ihre Halbwertzeit bloß annähernd 4 Tage. Beim Mesothorium sind die Verhältnisse etwas verwickelter; nach Ablauf von 10 Jahren ist die Strahlenaktivität noch etwas höher, nach 20 Jahren halb so stark als zur Zeit der Gewinnung.

Die Zerfallsreihe der Radiumfamilie.

Element	Halbwertzeit	Strahlen
Radium	1,580 Jahre	Alpha
Emanation	3 Tage 22 Stunden	Alpha
Radium A	3 Minuten	Alpha
Radium B	26,8 Minuten	Beta, Gamma
Radium C	19,5 Minuten	Alpha, Beta, Gamma
Ra C′	10^{-6} Sekunden	Alpha
Ra C″	1,32 Minuten	Beta, Gamma
Radium D	16 Jahre	Beta, Gamma
Radium E	4,85 Tage	Beta, Gamma
Radium F (Polonium)	136 Tage	Alpha, Gamma
Radium G (Blei)	stabil	inaktiv

Die Zerfallsreihe der Thoriumfamilie.

Element	Halbwertzeit	Strahlen
Thorium	$2{,}2 \times 10^{10}$ Jahre	Alpha
Mesothorium I	6,7 Jahre	Beta
Mesothorium II	6,2 Stunden	Beta, Gamma
Radiothorium	1,9 Jahre	Alpha, Beta, Gamma
Thorium X	3,67 Tage	Alpha
Thoriumemanation	54 Sekunden	Alpha
Thorium A	0,14 Sekunden	Alpha
Thorium B	10,6 Stunden	Beta, Gamma
Thorium C	60,8 Minuten	Alpha, Beta
Thorium C′	10^{-10} Sekunden	Alpha
Thorium C″	3,20 Minuten	Beta, Gamma
Thorium D (Blei?)	stabil	—

Die radioaktiven Elemente senden α-, β- oder γ-Strahlen aus und die Art der Strahlung ist für die therapeutische Verwendung eines Präparates bestimmend. Die Durchdringungsfähigkeit der α-Strahlen ist sehr gering, ein Blatt Papier bringt sie schon völlig zur Absorption. Die β-Strahlen — von denen man wieder harte und weiche unterscheidet — dringen, wenn das Radium der Haut angelegt wird, annähernd 5—6 mm tief ins Gewebe ein, während die γ-Strahlen die härtesten Strahlen darstellen, welche in der Therapie Verwendung finden. Die Strahlen der modernsten Röntgenapparate werden durch $^1/_2$ cm Blei fast völlig absorbiert; um dasselbe Ziel bei Radium zu erreichen, müßte man dazu eine

Bleiplatte von annähernd 10 cm Dicke vorschalten. Von der Gesamtstrahlung des Radiums fallen 92% auf α-, 3% auf β- und 5% auf γ-Strahlen.

Zur Bestrahlung verwendet man sogenannte *Radiumträger*, das sind Metallbehälter (meist aus Platin bestehend), in die das Radium in Salzform (Bromid, Chlorid, Karbonat, Sulfat) als Strahlenquelle eingebracht ist. Die Stärke der Träger wird nicht nach der Menge des eingeschlossenen Radiumsalzes benannt, sondern auf Radiumelement bezogen und schwankt von 5—100 mg Radiumelement. Auch mit schwachen Trägern kann durch Verlängerung der Bestrahlungszeit annähernd dasselbe erreicht werden wie mit starken. Man verwendet zur Therapie plattenförmige Träger, Röhrchen — auch Dominicituben genannt — und Nadeln. Die Wandstärke dieser Träger besteht im allgemeinen aus 0,3—0,4 mm Platin; dadurch sind schon die α-Strahlen und die weicheren β-Strahlen ausgeschaltet. Umgibt man einen solchen Träger noch mit einer Hülse von 1 mm Metall — meist Messing —, so sendet dieser gefilterte Radiumträger nur mehr γ-Strahlen aus. Eine noch stärkere Filterung ist nicht zweckmäßig, da dadurch nur eine Verringerung der γ-Strahlung erzielt würde. Treffen γ-Strahlen auf Schwermetalle, so rufen sie in diesen eine sekundäre Strahlung hervor, die weicher ist als die primäre Strahlung. Um die Sekundärstrahlen auszuschalten und ungewünschte Nebenwirkungen, vor allem kosmetischer Natur (Pigmentationen, Teleangiektasien), zu verhindern, bringt man Träger und Filter noch immer in ein Sekundärfilter (Guttapercha, Gaze, Papier, Holz usw.) ein.

Radiumnadeln gebraucht man vornehmlich in der Geschwulstbehandlung, wo sie in das erkrankte Gewebe eingestochen werden, doch kann mit ihnen auch eine Oberflächenbestrahlung durchgeführt werden.

In den westlichen Ländern wird zur Füllung der Radiumträger statt Radiumsalzen vielfach die Radiumemanation benützt. Dieses Gas wird aus einer Radiumsalzlösung immer frisch gewonnen und in Glaskapillaren eingefüllt, die wiederum mit Metallhülsen umgeben werden. Die Strahlenqualität dieser Emanationskapillaren ist dieselbe wie jene eines mit Radiumsalz gefüllten Trägers, nur fällt die Strahlenquantität in 4 Tagen auf die Hälfte ihrer ursprünglichen Stärke.

Auch Mesothorium findet, da es billiger als Radium ist, als Strahlenquelle vielfach Verwendung; dafür ist seine Lebenszeit verhältnismäßig kurz.

Von Thorium X, einem weiteren Zerfallsprodukte des Mesothoriums, wird in Form gepreßter Stäbchen (mit einem Goldfilter umgeben) öfters Gebrauch gemacht.

Bestrahlungstechnik.

Für kosmetische Erkrankungen kommt fast ausschließlich die *Kontaktbestrahlung* in Frage, d. h. der Träger wird, nachdem er mit Filter und Sekundärfilter umgeben ist, an der erkrankten Stelle mit Heftpflaster oder einem anderen Befestigungsmittel angebracht. Arbeitet man mit Plattenträgern und ist die zu bestrahlende Fläche größer als der Träger, so wird die Hautfläche entsprechend der Trägerform in Felder geteilt. Um bei starken Bestrahlungen eine Abzeichnung der Trägergrenzen zu verhindern — was unangenehme kosmetische Folgen haben könnte — wird die Feldereinteilung einmal senkrecht, das andere Mal waagrecht, das dritte Mal schief gewählt. Noch schwieriger ist die gleichmäßige Bestrahlung einer größeren Hautfläche, wenn als Träger nur Tuben zur Verfügung stehen. In einem solchen Falle teilt man die Hautfläche in Felder ein, die so bemessen sind, daß die Trägergrenzen $1^1/_2$ cm voneinander entfernt sind. Auch da empfiehlt es sich, bei starken Bestrahlungen die Träger senkrecht, waagrecht, kurzum in verschiedenen Richtungen anzubringen. Die größte Bedeutung hat eine vollkommen gleichmäßige Bestrahlung beim Naevus flammeus, weil einerseits große Dosen nötig sind und anderseits ein Fehler in der Technik eine schachbrettartige Zeichnung ergibt, die kosmetisch ungemein stört; davon wird noch die Rede sein.

Die Distanz- oder *Fernbestrahlung* wird bei kosmetischen Leiden sehr selten angewendet; der Strahlenverlust ist bei dieser Technik ein ungeheurer, da die Intensität der Radiumstrahlen sich umgekehrt proportional zum Quadrate der Entfernung verhält. Der Vorteil der Fernbestrahlung besteht einerseits in einer mehr gleichmäßigen Bestrahlung der erkrankten Stelle, vor allem wird aber das Verhältnis zwischen Oberflächen- und Tiefendosis günstiger.

Der Bestrahlungszwischenraum wird bei kosmetischen Veränderungen und Dosen unterhalb der Erythemgrenze im Durchschnitt mit 2—3 Wochen angenommen, bei sehr starken Bestrahlungen wird die Pause länger (4—6 Wochen) gewählt. Über Serienbestrahlungen s. Karzinom.

Bestrahlungsfolgen.

Auf schwache Bestrahlungen folgen auf der Haut keine Zeichen. Bei stärkeren Bestrahlungen kommt es nach einer Latenzzeit von einigen Tagen bis zu 6 Wochen zu einer Rötung der Haut (Reaktion 1. Grades), die sich unter Umständen in eine Reaktion 2. Grades, Blasenbildung und Nässen, oder selbst in eine solche 3. Grades, in ein schmerzhaftes, schlecht heilendes Geschwür umwandeln kann. Während die Reaktionen 1. und 2. Grades unter Pigmentierung abklingen, endet die Reaktion 3. Grades mit dauernder Narbenbildung. Wiederholte Bestrahlungen auch unterhalb der Erythemdosis können ohne vorausgegangene Geschwürsbildung durch Summation ebenfalls eine Radiumschädigung zur Folge haben, ja sie kann — wie die Röntgenatrophie — noch nach vielen Jahren als Spätfolge auftreten. Die leichteste Form der Radiumschädigung besteht im Erscheinen von *Teleangiektasien.* Diese sind durch Elektrolyse, Thermokauter, Elektrokoagulation meist unschwer zu beseitigen, allerdings muß die Behandlung in größeren Zwischenräumen wiederholt werden, da erfahrungsgemäß einzelne neue Gefäßchen sich wieder ausbilden. Eigenartigerweise treten Teleangiektasien gerade nach einer Krebsbehandlung nur selten, bei Keloiden recht häufig auf. Viel unangenehmer ist die Ausbildung einer *Radiumatrophie*; die Haut erscheint glatt oder zigarettenpapierartig gefältelt, weißlich, zum Teil mit Pigmentflecken besetzt, und kommen noch Teleangiektasien dazu, so stört das buntscheckige Bild recht erheblich. Die Atrophie ist ein durch die Therapie unbeeinflußbarer Dauerzustand, wohl aber lassen sich durch obige Maßnahmen und leichte Kohlensäureschneevereisung die Teleangiektasien und Pigmentationen bessern oder selbst ganz zum Schwinden bringen. Schädigungen nach Radium sieht man viel seltener als nach Röntgen, sie sind auch niemals so ausgedehnt; ihr Verlauf ist daher auch gutartiger. Über *Spätschäden* — mit Ausnahme solcher, die im Beruf erworben sind — liegen nur ganz vereinzelte Beobachtungen vor.

Dosierung.

Die Radiumbestrahlung wird nach *Milligramm-Element-Stunden* (mgh) dosiert, d. h. die Stärke des Trägers, gemessen in mg Radiumelement, wird mit der Anzahl der Stunden, welche der Träger liegen bleibt, multipliziert; bei Plattenträgern wird diese Dosierung auf den Quadratzentimeter Fläche bezogen.

Vor Durchführung einer Bestrahlung ist Grundbedingung, daß man die *Erythemdosis* des Radiumträgers kennt. Da die Radiumträger verschieden gebaut sind (Länge, Wandstärke), so lassen sich hier nur annähernd Zahlen angeben. Für eine der meist üblichen Dominicituben (Wandstärke 0,3 mm Platin, 2 cm Länge) ohne Filter (nur Guttapercha als Sekundärfilter) beträgt die Erythemdosis 20—30 mgh, umgibt man denselben Träger mit einem 1-mm-Messingfilter, so muß man 80—120 mgh verabreichen, um ein Erythem zu erzeugen; dies soll nur dartun, wie sich mit stärkerer Filterung auch die Bestrahlungszeit verlängert. Bevor man mit einem Radiumträger zu arbeiten beginnt, muß man die Größe der Erythemdosis mit und ohne Filter experimentell mehrmals auswerten und aus den einzelnen Ergebnissen das Mittel ziehen. Die ganze Bestrahlungstechnik basiert auf der Erythemdosis und diese stellt eine Größe dar, die nur im Bewußtsein der möglichen Schädigungen — vor allem kosmetischer Art — überschritten werden darf. Im folgenden wurde die *Hauteinheitsdosis* (H. E. D.-Erythemdosis) als Dosierungsgrundlage gewählt.

Thorium-X-Salben und Thorium-X-Alkohol.

Eine andere Form der Radiumtherapie, die nicht viel Vorkenntnisse erfordert, ist die Behandlung mit Thorium-X-Salben oder Thorium-X-Alkohol. Die Deutsche Gasglühlicht-Auer-Gesellschaft, Berlin O 17, Ehrenbergstraße 11—14, bringt diese Präparate unter dem Namen *Degea* (früher *Doramad*) in den Handel. Ein Nachteil ist, daß die Halbwertzeit des Thorium X nur $3^1/_2$ Tage beträgt, das Präparat also immer frisch bezogen werden muß. Thorium X sendet fast ausschließlich α-Strahlen aus; eine Schädigung der tiefergelegenen Organe ist daher ausgeschlossen. Bringt man einen Tropfen des in Alkohol oder in einer Salbengrundlage gelösten Thorium X auf die Haut, so entwickelt sich binnen wenigen Stunden oder Tagen eine Entzündung der Haut. Die Dosierung beträgt für schwache Bestrahlungen 250—500 elektrostatische Einheiten (e. s. E.) im Kubikzentimeter. Zur Erzielung einer starken Reaktion kann man auf 1000 e. s. E. steigen. Bei chronischen Hauterkrankungen wird manchmal auch eine Dosierung von 2000 e. s. E. gewählt; dabei ist zu berücksichtigen, daß sich länger dauernde Pigmentationen, bei öfterer Wiederholung der Behandlung auch Teleangiektasien entwickeln können; schwerere Schäden — entsprechend der Radiumreaktion 2. und 3. Grades — werden nicht beobachtet.

Die Degeaanwendung ist so einfach, daß diese Therapie jeder Arzt ausführen kann: Mit der Salbe wird die kranke Hautstelle bestrichen und darüber ein Verband mit Guttaperchapapier angelegt; nach 24—48stündiger Einwirkung wird die Salbe entfernt. Mit dem rasch eintrocknenden Degeaalkohol wird die erkrankte Partie ein oder mehrmals hintereinander mit einem Pinsel betupft und, nachdem der Alkohol verdampft ist, Mastisol oder ein anderes Klebemittel darübergestrichen.

Die Bestrahlung kann wiederholt werden, doch empfiehlt es sich, mit der zweiten Behandlung 4—6 Wochen zu warten.

Radiumemanation.

Eine weitere Form der Radiumbehandlung wird mit Radiumemanation betrieben. Die Radiumemanation — der wirksame Bestandteil vieler natürlicher Heilquellen — ist ein gasförmiges Zerfallsprodukt des Radiums; sie wird in Wasser gelöst oder in Salben aufgenommen zur Therapie herangezogen. Da die Halbwertzeit nur 4 Tage beträgt, muß die Emanation daher immer frisch bezogen werden. Die Dosierung erfolgt entweder nach Mache-Einheiten ($^1/_{1000}$ einer e. s. E., bezogen auf 1 Liter Wasser) oder nach Curie. Eine Mache-Einheit = 3,64 mal 10^{-10} Curie-Einheiten.

Die Radiumemanation wird in Wasser gelöst zu Bädern, Umschlägen und zu Trinkkuren benützt. Zu einem Vollbad benötigt man 100000—1000000 M. E., zu Teilbädern 100000—200000 M. E. Die stärksten natürlichen Heilquellen enthalten 100—600 M. E. im Liter. Das Fläschchen mit der gelösten Radiumemanation wird im letzten Augenblick vor der Anwendung geöffnet, da sonst die Gefahr des Entweichens der gasförmigen Emanation besteht, auch empfiehlt es sich, das Bad mit einer Decke abzuschließen, damit das Emanationsgas am Entweichen verhindert wird.

Die Behandlung mit der Radiumemanation ist vollkommen unschädlich.

Indikationen.

Krebs der Haut: Die Vor- und Nachteile der Radiumbestrahlung wurden im Kapitel Krebs der Haut erörtert.

Die Technik der Bestrahlung richtet sich nach der Art der vorliegenden Karzinomform, nach dem Sitze der Geschwulst und nach ihrer Ausdehnung. Bei Tumoren vom Typus des Krompecherschen Basalzellenkarzinoms kommt man mit kleineren Dosen aus als bei anderen Formen. Bei Epitheliomen an den Lidern hat man zu berücksichtigen, daß nach starken Radiumbestrahlungen — wie sie erforderlich sind — ein vorübergehender oder dauernder Ausfall der Wimpern eintritt; auch ist auf den Augapfel Rücksicht zu nehmen, da durch eine unzweckmäßige Bestrahlung die Hornhaut oder die Linse eine Schädigung erleiden kann, die nicht nur schmerzhaft ist, sondern oftmals mit einer dauernden Störung des Sehvermögens einhergeht. Doch ist das menschliche Auge gegen Radiumstrahlen nicht so empfindlich, daß die Furcht vor einer Augenschädigung ein anderes Verfahren als die Bestrahlung zur Beseitigung des Karzinoms notwendig machen würde — vorausgesetzt, daß die Technik eine zweckentsprechende ist. Die Bestrahlungstechnik wird verschieden gehandhabt: Man kann gegen Hautkarzinom γ-Strahlen oder β-Strahlen verwenden; beide sind wirksam. Die Bestrahlung mit β-Strahlen hat den Vorteil, daß die Strahlung des Trägers besser ausgenützt wird, die Bestrahlungsdauer eine viel kürzere ist und die tieferliegenden Gewebe, wie z. B. das Auge, einer geringeren Schädigungsgefahr ausgesetzt ist; anderseits führen β-Strahlen erfahrungsgemäß leichter zu Hautveränderungen und ihre Wirksamkeit ist höchstens auf 5—6 mm Tiefe beschränkt. Aus diesen Gründen werden wohl meist hauptsächlich γ-Strahlen zur Behandlung der Karzinome herangezogen.

Bei kleinen Hautepitheliomen kommt man meist mit der Technik der Oberflächenbestrahlung aus. Wirksamer ist noch die Einführung von Radiumnadeln in größere Geschwülste und ihre Umgebung; man wird durch diese Methode oftmals noch dann einen Erfolg erzielen, wenn die Oberflächenbestrahlung versagt hat. Besonders empfiehlt sich ein solches Vorgehen, wenn die Geschwulst pilzförmig über die Hautoberfläche ragt; in einem solchen Fall ist es auch angezeigt, die Geschwulst unmittelbar vor der Bestrahlung am besten mittels Elektrokoagulation unradikal zu entfernen.

Man kann mit einigen wenigen Bestrahlungen auskommen; dann ist es notwendig, mit sehr hohen Dosen (zirka 200—300% H. E. D. für die 1. Bestrahlung) zu arbeiten. 2—3 Wochen nach der Bestrahlung entwickelt sich eine Rötung der Haut an der bestrahlten Stelle, die nach ihrem Abklingen eine leichte Atrophie als kosmetische Störung zurücklassen kann. Eine andere, zweckmäßigere Methode besteht darin, daß man die Dosis nicht auf einmal verabreicht, sondern geteilt, z. B. jeden 2. Tag 40% H. E. D. — rund 5mal hintereinander — nach einer 14tägigen Pause — bei Auftreten einer Rötung nach Abklingen derselben — abermals 3—4 Bestrahlungen in derselben Stärke wiederholt. Dieses Vorgehen hat den Vorteil, daß die Karzinomzellen zur Zeit ihrer größten Strahlenempfindlichkeit, während ihrer Teilung, von einer verhältnismäßig großen Dosis getroffen werden, daß aber die normalen Hautzellen sich von den Schädigungen der einzelnen Bestrahlungen erholen können; es ist erwiesen, daß man bei dieser Technik mit viel höheren Dosen arbeiten kann — was ja gegenüber dem Krebs zweckmäßig ist — bei geringeren Gefahren einer Hautschädigung. Zu warnen ist vor einer unzulänglichen Bestrahlung mit zu kleinen Dosen; darnach können Epitheliome strahlenrefraktär werden. Bei schlecht vorbehandelten Fällen (Röntgen, Radium) ist die Prognose vielfach ungünstiger. Selbst nach Abheilung des Karzinoms sind noch 2—3 Sicherheitsbestrahlungen mit kleineren Dosen (zirka 60 bis 80% H. E. D.) in Pausen von 3—6 Wochen anzuschließen, um eine Rezidivbildung womöglich zu verhüten.

Die einzelnen Karzinome sprechen auf ganz verschieden große Radiumdosen an. Im Durchschnitt wird man mit einer Gesamtdosis im Verlauf eines Jahres von 250—700% H. E. D. γ-Strahlen meist einen Erfolg erzielen. Diese Dosis wird keine schwere Radiumschädigung im Gefolge haben, Teleangiektasien können allerdings nach der 3.—4. Erythemdosis auftreten.

Der teure Preis des Radiums bringt es mit sich, daß nur in wenigen größeren Städten dieses Metall zur Behandlung verfügbar ist. Einen Fortschritt in dieser Beziehung bedeutet die Herstellung von Thorium-X-Stäbchen. Bei ihrem geringen Wert ist ein Postversand jederzeit durchführbar, und so können Krebsfälle auch an Orten, wo kein Radium sich befindet, der Bestrahlung zugeführt werden. Natürlich erfordert auch die Behandlung mit Thorium-X-Stäbchen gründliche Kenntnisse und Erfahrungen in der Radiumtherapie.

Keratoma senile: Das dem Karzinom häufig vorangehende Keratoma senile beansprucht größte Aufmerksamkeit, zumindest muß es ständig beobachtet werden, um bei Auftreten der ersten Anzeichen maligner Entartung sofort einzugreifen. Durch Radium (80—100% H. E. D. harte β- oder γ-Strahlen, 1—3 Bestrahlungen) oder andere therapeutische Maßnahmen (Kohlensäureschneevereisung) ist es meist leicht zu beseitigen.

Sarkome haben eine so schwere Prognose, daß die Kosmetik kaum in Frage kommt; sie reagieren im allgemeinen auf Radium nicht schlecht. Die Dosierung ist dieselbe wie beim Krebs. Beim Melanosarkom (Naevokarzinom) wird das therapeutische Handeln (Operation oder Bestrahlung) ganz von den besonderen Verhältnissen des einzelnen Falles abhängen.

Condylomata acuminata (Feigwarzen) lassen sich meist durch Bestrahlung zum Schwinden bringen. Bei der Einfachheit der übrigen Behandlungsarten (Exkochleation, Elektrokoagulation, Verätzung usw.) werden wohl nur Ausnahmsfälle der Radiumtherapie zugeführt und dies um so mehr, als sich die Röntgenbestrahlung gleich wirksam erweist. Vielfach wird eine chirurgische Entfernung der Condylomata vorgenommen und zur Vermeidung von Rezidiven daran eine Bestrahlung angeschlossen. Zu berücksichtigen ist, daß sich die Genitalschleimhaut weit empfindlicher erweist als die äußere Haut. Es wird sich empfehlen, 60—70% der H. E. D. harte β- oder γ-Strahlen als Einzeldosis nicht zu überschreiten; Wiederholung der Bestrahlung, wenn nötig, in 4—6 Wochen.

Verrucae (Warzen): Alle Warzen wahllos einer Radiumbestrahlung zu unterwerfen wäre natürlich ein Fehler, gibt es doch eine ganze Reihe einfacherer Behandlungsarten, die meist zum Ziele führen. Daneben kommen immer wieder Fälle vor, bei denen die Entfernung der Warzen große Schwierigkeiten bereitet und dann kann die Radiumtherapie ein erwünschter Behelf sein. Das Phänomen, daß nach Beseitigung einer Anzahl Warzen die übrigen von selbst schwinden, läßt sich auch manchmal nach der Radiumbestrahlung feststellen und man kann diesen Umstand in Rechnung ziehen; gerade bei großer Ausdehnung der Warzenaussaat macht die Bestrahlung einige technische Schwierigkeiten.

Verrucae planae juveniles sprechen auf die Bestrahlung am besten an, anderseits kommen Fälle vor, bei denen auch durch Radium nicht der geringste Erfolg zu erzielen ist. Verrucae planae juveniles lassen sich sowohl durch β- als auch durch γ-Strahlen beseitigen; welche Strahlenart man wählt, hängt vom vorliegenden Fall ab. Da die einzelnen Warzen meist kleiner als der Träger sind und wegen der ausgedehnten Aussaat der Verrucae planae juveniles empfiehlt sich die Distanzbestrahlung, d. h. der Träger wird auf 1—2 cm Entfernung über dem am meisten betroffenen Gebiet angebracht und 50—60% der H. E. D. γ-Strahlen verabreicht. Zu berücksichtigen ist ferner, daß die Haut der Kinder — bei denen ja Warzen am häufigsten vorkommen — empfindlicher ist als jene der Erwachsenen. Eine Reaktion auf die Bestrahlung ist wegen Gefahr von Schädigungen unbedingt zu vermeiden. Verrucae planae, die sich anderen Behandlungsarten gegenüber refraktär erweisen, können manchmal auch durch Degea beseitigt werden.

Die Verrucae vulgares werden dann bestrahlt, wenn ihre Entfernung durch andere Methoden auf Schwierigkeiten stößt; auch bei peri- und subungualen Warzen zieht man gerne Radium heran. Sehr oft kommen Ärzte zur Bestrahlung, da andere Behandlungsarten, wie Exkochleation, Elektrokoagulation usw., sie in ihrem Berufe zeitweilig hindern würden. Die gewöhnlichen Warzen benötigen eine viel größere Dosis als die Verrucae planae juveniles, oftmals ist es notwendig, die Erythemdosis zu überschreiten. Meist kommt man mit harten β-Strahlen aus. Man verabreicht anfänglich 80% der H. E. D., dreht nach der halben Bestrahlungszeit zur Schonung der Haut den Träger um 180°, wiederholt die Behandlung in 2—3 Wochen und geht dann bis 100—120% der H. E. D.; sind die Warzen sehr mächtig, so muß man zu γ-Strahlen greifen. Reagieren die Warzen nicht auf die ersten Bestrahlungen, so empfiehlt sich die Wahl einer anderen Behandlungsart. Verrucae seniles sind wenig radiumempfindlich und durch andere Behandlungsmethoden leichter zu beseitigen. Radium wird man dann wählen, wenn der Verdacht maligner Entartung der senilen Warzen vorliegt.

Clavi, und *Schwielen an den Fußsohlen*, die oftmals dem Patienten unerträgliche Schmerzen bereiten, reagieren auf die Radiumtherapie außerordentlich günstig; nicht nur die Schmerzen schwinden, sondern sie sind meist rezidivlos zu beseitigen. Selbstverständlich ist während der Dauer der Behandlung Schonung des Patienten am Platze (Verbot von Sport, Tanz usw.). Angeborene tylotische Veränderungen an den Fußsohlen werden natürlich nur vorübergehend gebessert. Sind die Schwielen nur 2—3 mm dick, dann wählt man harte β-Strahlen, beginnt mit 80% der H. E. D., wiederholt, wenn nötig, die Bestrahlung in einer Dosis von 100—120% der H. E. D. 3—4mal in Pausen von 2—3 Wochen.

Reichen die Veränderungen tiefer, so muß man γ-Strahlen heranziehen; die Dosierung ist dieselbe wie oben; manchmal ist es nötig, selbst bis auf 200 bis 250% der H. E. D. zu gehen, was hier deshalb ohne Gefahr geschehen kann, weil die Haut der Fußsohle ja ganz andere anatomische Verhältnisse aufweist als an anderen Körperstellen. Sehr häufig kommen die Patienten nach Exzision der Clavi, weil die Narben ihnen noch mehr Beschwerden als der ursprüngliche Zustand verursachen; auch in einem solchen Fall empfiehlt sich die Radiumtherapie, die meist in kurzer Zeit die Schmerzen dauernd nimmt. Dosis 60—80% der H. E. D. alle 2—3 Wochen. Auch bei Clavi zwischen den Zehen ist Radium öfters erfolgreich, doch ist die Dosis nicht über 60—80% der H. E. D. β- oder γ-Strahlen zu steigern. Clavi an den Zehenrücken eignen sich weniger zur Radiumtherapie.

Naevi pigmentosi eignen sich nicht für die Bestrahlung; sie wären nur durch eine sehr große Dosis vielleicht zur Abblassung zu bringen; eine solche Bestrahlung würde aber eine dauernde kosmetische Schädigung hervorrufen. Ab und zu wird Radium als Epilationsmittel bei behaarten Naevis herangezogen; man benötigt dazu große Dosen (100—150% der H. E. D. β- oder γ-Strahlen, 2—3 Bestrahlungen nach Abklingen der jeweils auftretenden Reaktion).

Haemangiome sind eines der günstigsten Objekte der Radiumtherapie. Die Bestrahlung soll möglichst frühzeitig beginnen, denn viele kavernöse Angiome wachsen rasch, und anderseits ist es Erfahrungstatsache, daß Angiome bei Kleinkindern weit besser auf Radium ansprechen als solche bei Erwachsenen; auch Säuglinge lassen sich ohne Gefahr bestrahlen. Nicht geeignet zur Radiumbestrahlung sind Teleangiektasien, der Naevus araneus (Spinnennaevus) und Blutzysten. Diese Veränderungen lassen sich durch Elektrolyse, Elektrokoagulation, Thermokauter usw. viel leichter beseitigen.

Am schlechtesten reagiert der *Naevus flammeus.* Bei Kleinkindern läßt sich, insbesondere wenn der Naevus flammeus nicht tiefrot ist, durch eine vorsichtige Bestrahlung oftmals eine völlige Wiederherstellung erzielen; bei Erwachsenen sind nur kleinere Feuermäler der Radiumbehandlung zu unterwerfen. Tiefblaurote Naevi flammei, deren Farbe auf Druck nicht abblaßt, eignen sich nicht für die Bestrahlung, da dies Zeichen für eine Beteiligung der tiefen Gefäße ist. Manchmal — besonders an den Lippen — ist der Naevus flammeus mit elephantiastischen Bildungen vergesellschaftet, die eine kosmetische, verkleinernde Operation in Frage kommen lassen. Es empfiehlt sich, den chirurgischen Eingriff vorangehen zu lassen und erst im Anschlusse daran die Bestrahlung vorzunehmen.

Die Technik der Behandlung ist außerordentlich schwierig, da der Naevus flammeus nur auf große Dosen reagiert. Diese haben manchmal eine zu starke Abblassung als Folge, so daß an Stelle der früher roten Partie das Bild einer Radiumatrophie entsteht. Ist der Naevus flammeus ausgedehnt, so können auch — den Trägergrenzen entsprechend — schachbrettartige Zeichnungen zurückbleiben, die kosmetisch viel störender wirken als das ursprüngliche Feuermal; aus diesen Gründen empfiehlt sich eine Probebestrahlung. Hat man nicht genügende Erfahrung in der Radiumtherapie, ist es besser, von einer Bestrahlung Abstand zu nehmen. Schwierigkeiten ergeben sich auch daraus, daß dieselbe Dosis an verschiedenen Hautstellen wechselnde Erfolge gibt, so ist z. B. die Haut der Lider besonders empfindlich. Gelingt es nicht, eine gleichmäßige Abblassung des Feuermals zu erzielen, so ist es ratsamer, eine Bestrahlung nicht durchzuführen. Man verwendet womöglich ganz weiche Strahlen; da solche nach der Konstruktion der modernen Träger nicht zur Verfügung stehen, kann man beim Naevus flammeus die Bepinselung mit einem Thorium-X-haltigen Stoff (Salbe, Alkohol), Degea, durchführen (s. dort). Die Degeabehandlung ist eigentlich die ideale Radiumbestrahlung für den Naevus flammeus, da erfahrungsgemäß die α-Strahlen am wirksamsten sind; vor allem besteht nicht die Gefahr der schachbrettartigen Zeichnung. Erfolgt die Behandlung mit Radiumträgern, dann ist vor allem auf eine gleichmäßige Bestrahlung der ganzen Partie Rücksicht zu nehmen; am besten wird dies durch die Wisch- oder Rollmethode erreicht, d. h. der Träger wird nicht befestigt, sondern über der erkrankten Partie bewegt. Auch die Distanzbestrahlung wird öfters vorgenommen. Die Dosierung soll so gewählt sein, daß man sich an die Erythemdosis heranarbeitet, ohne diese weit zu überschreiten. Weiche Strahlen sind am wirksamsten. Vor allem ist davor zu warnen, mit der Bestrahlung unter allen Umständen einen Erfolg erzwingen zu wollen; darauf sind die meisten kosmetischen Schäden, die dann einen Dauerzustand darstellen, zurückzuführen.

Die *kavernösen kutanen Angiome* sprechen auf die Bestrahlung ganz ausgezeichnet an, so daß die Radiumbehandlung bei diesen Veränderungen wohl die Methode der Wahl ist; sie ist gefahrlos, bereitet keine Schmerzen und kann selbst bei unruhigen Kindern im Schlafe durchgeführt werden. Die Größe des Angioms ist keine Kontraindikation gegen die Radiumbehandlung. Je kavernöser ein Angiom, desto besser reagiert es auf die Bestrahlung. Die Abheilung muß ohne Narbenbildung erfolgen, denn die Radiumstrahlen greifen die pathologischen Gefäße elektiv an; natürlich bleibt, wenn das Angiom bis in die oberflächlichsten Hautschichten reicht und stark vorspringt, eine verdünnte, atrophische Haut zurück. Ein großer Vorteil ist, daß es nach der Radiumbehandlung niemals zu Rezidiven kommt. Erektile und pulsierende Angiome geben eine schlechtere Prognose. Am besten sprechen die himbeerartigen Angiome auf die Radiumbestrahlung an. Besteht die Geschwulst aus sehr großen Gefäßen, dann ist der Erfolg der Bestrahlung fraglich. Auch Schleimhautangiome erweisen sich meist hartnäckiger. Ist aus irgendwelchen Gründen die Radiumbestrahlung nicht zu Ende zu führen, so sollen doch 1—2 Behandlungen vorgenommen werden, um dem weiteren Wachstum Einhalt zu tun. Auch Rezidive nach Operationen oder anderen Eingriffen reagieren meist auf Radium. Technik: Kleine Dosen γ-Strahlen, 20—40% der H. E. D. in 2—3 wöchigen Zwischenräumen. Man kann bei dieser Dosierung bis zu 10 Bestrahlungen gehen. Von einzelnen Autoren werden verhältnismäßig große Dosen verabreicht; sie sind immerhin gerade in kosmetischer Beziehung gefährlicher als kleine und zur Behandlung der Angiome nicht notwendig. Auch sehr große Angiome — bei denen von einzelnen die Radiumnadelbehandlung durchgeführt wird — lassen sich durch die ungefährlichere und einfachere Oberflächenkontaktbestrahlung beseitigen.

Subkutane kavernöse Angiome sprechen nicht so gut wie die kutanen an, immerhin lassen sich annähernd 75% durch Radium heilen oder bessern und erst, wenn diese Therapie versagt, kommt eine andere Behandlungsart in Frage. Auch bei dieser Angiomform treten nach der Radiumbehandlung — im Gegensatze zur Operation — Rezidive fast niemals auf. Subkutane Angiome, die sich aus sehr großen Gefäßen zusammensetzen, sollen nicht bestrahlt werden. Technik: γ-Strahlen, 50—60% der H. E. D. in 2—3wöchigen Pausen, 3—5 Bestrahlungen.

Lymphangiome sind gegen Radiumstrahlen gewöhnlich hartnäckiger als Haemangiome, doch empfiehlt sich auch hier vor Ergreifen anderer Maßnahmen der Versuch einer Radiumbehandlung. Dosierung wie beim Angioma cavernosum.

Narben: Ein weiteres dankbares Gebiet der Radiumtherapie stellt die Behandlung von Narben dar. Um eine schöne Narbenbildung zu erzielen, wird manchmal — insbesondere bei Menschen, die zur Keloidbildung neigen — eine frisch genähte Wunde oder eine granulierende Wundfläche bestrahlt (50—80% γ-Strahlen). Viel häufiger wird Radium zur Behandlung fehlerhafter hypertrophischer Narben nach Operationen (Strumektomie!), Verbrennungen u. dgl., sei es wegen kosmetischer Rücksichten, sei es wegen funktioneller Behinderungen, herangezogen. Die Narbe als solche läßt sich natürlich auch durch Radium nicht beseitigen, vielfach wird sie sogar noch breiter als sie ursprünglich war. Da das Radium aber eine Erweichung der Narbe erzielt, so wird sie flach, springt nicht mehr vor, fällt daher weniger auf und ist durch Schminken, Puder usw. leichter zu decken. Dosierung wie bei Spontankeloiden. Sehr dicke (1 cm) Narben können natürlich auch durch Radium nicht wesentlich verschönert werden, wohl ist es manchmal möglich, eine Erweichung und damit eine bessere Funktion zu erzielen.

Etwas schlechter reagieren die *Spontankeloide*, doch stellt Radium noch immer die beste Behandlungsart dar; auch die Schmerzen, die manche Keloide verursachen, schwinden auf die Bestrahlung. Je jünger eine hypertrophische Narbe oder ein Spontankeloid ist, desto besser spricht es auf die Bestrahlung an. Für nicht zu dicke (5—6 mm) Keloide ist die Radiumbestrahlung die Methode der Wahl. Sehr hohe und die Haut scherenförmig überbrückende Keloide lassen sich ohne Schädigung durch eine Oberflächenbestrahlung meist nicht zur Rückbildung bringen; in Frage kommt dann: Operation oder Radiumnadelbehandlung. Bei kleineren Keloiden werden die Wundränder nach Herausschneiden der Geschwulst vernäht, bei größeren strebt man die Heilung durch Granulationsbildung an. Bestrahlt man die frische Wunde, läßt sich meist die Bildung einer hypertrophischen Narbe verhindern, und gelingt dies nicht, so spricht die neue Narbe auf Radium fast immer besser an als die ursprüngliche Geschwulst.

Die Technik der Bestrahlung erfordert viel Erfahrung. Zur Erweichung des harten, fibrösen Gewebes sind große Dosen notwendig, die wieder die Gefahr der Bildung von Teleangiektasien mit sich bringen; diese können sich auch erst viele Monate nach der Bestrahlung entwickeln. Daher ist es oft zweckmäßiger, sich mit einem halben Erfolge zu begnügen als die Abflachung unter allen Umständen erzwingen zu wollen. Ist das Keloid nicht sehr dick, kann man mit β-Strahlen arbeiten, zweckmäßiger ist die Anwendung von γ-Strahlen, da sie seltener Schäden im Gefolge haben. Man benötigt verhältnismäßig große Dosen, steigend von 60—90% der H. E. D. in Pausen von 2—4 Wochen. Auf die Möglichkeit des Erscheinens von Teleangiektasien ist der Kranke aufmerksam zu machen.

Das *Xanthelasma* ist nur wenig radiumsensibel; wohl gelingt meist eine Abflachung, mit großen Dosen ist vielleicht selbst eine völlige Rückbildung zu erzielen, doch bleibt dann eine radiumatrophische Haut zurück; daher wird die Radiumtherapie nur in den seltensten Fällen angewendet, dort, wo die Veränderungen so ausgedehnt sind, daß die übrigen Behandlungsarten nicht in Frage kommen oder wenn andere Methoden versagt haben. Die Bestrahlung soll außerordentlich vorsichtig vorgenommen werden; es ist besser, sich mit einem halben Erfolge zu begnügen als eine Radiumatrophie zu erzeugen. Technik: Harte β-Strahlen, 50—60% der H. E. D., Pause 2—3 Wochen.

Beim *Lupus vulgaris* läßt sich durch Radium manchmal einiges erzielen, es wäre aber der größte Fehler, alle Lupusarten der Bestrahlung zuzuführen. Sowohl vom therapeutischen als auch vom kosmetischen Standpunkt ist die Finsentherapie der Radiumbestrahlung zweifellos überlegen. Einer genauen Indikationsstellung kommt auch deshalb große Bedeutung zu, weil durch starke Bestrahlungen der Weg für eine andere Behandlungsart versperrt werden kann; eine energische Maßnahme, wie z. B. Exkochleation oder Ätzung, könnte in lange und stark mit Radium belastetem Lupusgewebe — selbst Jahre nach der Behandlung noch — ein Strahlenulcus erzeugen. Die Auswahl der für die Radiumtherapie geeigneten Fälle wird bestimmt: durch die Lokalisation, durch die Größe der Herde und besonders durch die Form der Erkrankung; sie wird zum Teil auch dadurch beeinflußt, ob die Möglichkeit besteht, mit Finsenlicht zu arbeiten. Radium wird nur zur Behandlung kleiner Lupusherde im Gesicht oder an den Händen herangezogen. Den klinischen Erscheinungen nach eignen sich hypertrophische und ulzerierte Formen noch am besten für die Radiumbehandlung; die hypertrophischen und verrukösen Erscheinungen schwinden bald, die Herde überhäuten sich rasch, vereinzelte, unscheinbare Lupusknötchen bleiben aber der Narbe eingelagert. Die planen Lupusformen sind zur alleinigen Radiumtherapie völlig ungeeignet, wohl erzielt man durch die Kombination mit der Thermo- oder Kaltkauterbehandlung manchmal Erfolge. Die Radiumbestrahlung kann auch bei sehr entzündlichen, rasch fortschreitenden Lupusarten zur Anwendung gebracht werden und an Stellen, an denen eine andere Behandlung nur schwer durchführbar ist, z. B. an den Lippen und Lidern; auch in diesen Fällen empfiehlt es sich, einen doppelten Wall von dicht aneinanderstehenden Thermokauterpünktchen zu setzen und im Anschlusse daran zu bestrahlen. Der Schleimhautlupus, besonders der Nase, reagiert ungleich besser auf Radium, es gelingt wohl, die meisten Fälle durch diese Therapie zu heilen. Öfters wird eine Radiumbestrahlung der Pyrogallolätzung eines Lupusherdes angeschlossen und man erzielt dadurch nicht allein günstige Wirkungen bezüglich Rezidiven, sondern erreicht vor allem auch eine kosmetisch befriedigende Narbenbildung. Man findet beim Lupus vulgaris mit kleinen Dosen sein Auslangen; große Dosen geben im allgemeinen keine besseren Erfolge und sie bergen die Gefahr einer Radiumschädigung in sich, da lupöses Gewebe besonders radiumempfindlich ist; 2—4 Bestrahlungen mit je 50% der H. E. D. β- oder γ-Strahlen genügen meist. Läßt sich damit noch kein Erfolg erzielen, ist es besser, eine andere Behandlungsart zu wählen.

Viel besser reagiert die *Tuberculosis colliquativa cutis (Skrophuloderm)*, gleichgültig, ob die Haut oder die Drüsen Sitz der Veränderungen und ob die Herde geschlossen oder aufgebrochen sind; insbesondere ist die Narbenbildung nach der Radiumtherapie eine sehr gute. Auch tuberkulöse Lymphome sprechen auf die Radiumbestrahlung sehr gut an. Technik: 50—80% der H. E. D. β- oder γ-Strahlen in 2—6wöchigen Pausen; bis zu 4 Bestrahlungen.

Die *Tuberculosis verrucosa cutis* wird durch Radium meist günstig beeinflußt, benötigt aber große Dosen. Die Bestrahlung wird sich insbesondere dann empfehlen, wenn die Nagelwälle Sitz der Veränderungen sind oder wenn aus irgendwelchen Gründen chirurgische Maßnahmen nicht angewendet werden sollen. Dosis 80—100% der H. E. D. harte β- oder γ-Strahlen in 2—3wöchigen Pausen; 3—4 Bestrahlungen. Bei beiden Formen erreicht man mit Röntgen gleich gute Erfolge.

Das *Erythema induratum Bazin* wird durch Radium meist gebessert oder geheilt, selbst dann, wenn die Herde aufgebrochen sind. Rezidive werden auch durch die Radiumbestrahlung nicht verhütet. Technik: 50—60% H. E. D. γ-Strahlen in 2—3wöchigen Pausen; 3—4 Bestrahlungen.

Die *Tuberkulose des Tränensackes* stellt oftmals ein kosmetisches Leiden dar, sei es, daß bei gesunder Haut der erkrankte Tränensack eine Vorwölbung hervorruft, sei es, daß die Haut vom Prozesse ergriffen wird; manchmal kommt es zum Durchbruch nach außen. Die Radiumbehandlung gibt von allen Behandlungsarten nicht nur die besten funktionellen und Heilungsresultate, sondern auch die ausgezeichnetsten kosmetischen Erfolge. Oftmals gelingt eine völlige Wiederherstellung der Funktion des Tränensackes und auch bei Erkrankung der Haut ist nach der Radiumbestrahlung der Sitz der früheren Veränderungen oft kaum mehr nachweisbar. Technik: Kleine Dosen genügen, 20—30% der H. E. D. γ-Strahlen in 2wöchigen Pausen bis zu 15 Bestrahlungen.

Das *Granuloma annulare*, dessen Lieblingssitz der Handrücken ist, ist ein dankbares Bestrahlungsobjekt. Technik: 30—50% H. E. D. harte β-Strahlen. Pause 2 Wochen. 3—5 Bestrahlungen.

Der *Erythematodes* ist durch andere Behandlungsmethoden viel leichter beeinflußbar als durch Radium, immerhin kommt in Ausnahmsfällen die Radiumtherapie in Frage, selbstverständlich nur bei diskoiden Fällen. Bei allen akut entzündlich-ödematösen Formen ist die Radiumtherapie kontraindiziert. Nur kleinere chronische Herde, bei denen die hyperkeratotischen Veränderungen in den Vordergrund treten und die entzündlichen Erscheinungen schon größtenteils abgeklungen sind, können der Radiumtherapie zugeführt werden, und man tut dies nur dann, wenn die übrigen Behandlungsmethoden schon versagt haben. Öfter bestrahlt man den Lupus erythematodes des Lippenrots, weil ja gerade hier andere Behandlungen mit Schwierigkeiten verbunden sind. Technik: 20—40% H. E. D. harte β-Strahlen. Pause 2 Wochen, 3—5 Bestrahlungen. Auch die äußerliche Einpinselung mit Thorium X kommt in einzelnen Fällen in Frage.

Gegen die *Aktinomykose* stellt die Radiumtherapie eine wirksame Behandlung dar; meist erfolgt sie in Verbindung mit internen Mitteln. Ob Radium oder Röntgen gewählt wird, hängt vielfach von der Ausdehnung des Herdes und den Besonderheiten des Falles ab. Technik: 50—80% H. E. D. γ-Strahlen. Pause 2—3 Wochen, 3—4 Bestrahlungen.

Bei *Ekzem* wird die Radiumtherapie im Vergleiche zu Röntgen sehr selten herangezogen; die Kleinheit der Radiumträger macht die Bestrahlung größerer Hautflächen unmöglich. Akute Ekzeme sind zur Radiumbehandlung weniger geeignet als chronische Formen, insbesondere Ekzeme an den Lippen, Gelenksbeugen, in der Retroaurikularfalte und an Händen und Füßen. Am besten von allen Arten reagieren der Lichen chronicus Vidal oder die Neurodermitis. Bei den so hartnäckigen tylotischen Ekzemen an den Handtellern und Fußsohlen gelingt es öfters, Heilungen zu erzielen. Hervorragend beeinflußt werden Ekzeme am Anus, an der Vulva und an den Nägeln. Die Dosierung hängt von der Art des vorliegenden Ekzems ab. Liegt eine Hautverdickung bereits vor oder zeigen sich Schwielen, dann muß man verhältnismäßig große Dosen anwenden.

Technik: 50—100% H. E. D. harte β- oder γ-Strahlen, 3—4 Bestrahlungen. Bei chronischem, seborrhoischem, intertriginösem Skrotal- und Analekzem und beim Lichen chronicus Vidal kann auch die Thorium-X- (Degea-) Behandlung durchgeführt werden. Man pinselt die erkrankten Herde mit Thorium-X-Alkohol in der Stärke von 500—1000 e. s. E. pro Kubikzentimeter ein; das Jucken schwindet meist rasch und die ekzematösen Veränderungen bilden sich nach Abklingen der Reaktion zurück. Auch Teil- oder Vollbäder mit Radiumemanation werden bei hartnäckigen Ekzemen manchmal mit Erfolg verabreicht.

Blepharitis: Die Blepharitis ulcerocrustosa spricht auf Radium gut an, während die seborrhoische Blepharitis schlechter reagiert und häufig rezidiviert. Wegen Rücksichten auf den Augapfel wird allerdings öfter Röntgen als Radium zur Behandlung der Blepharitis herangezogen und dies besonders dann, wenn eine vorübergehende Epilation der Wimpern geplant ist. Technik: Harte β-Strahlen, 50—75% der Erythemdosis, Bestrahlungspause 3—4 Wochen. Bei Verwendung von γ-Strahlen würde sich die Bestrahlungszeit verlängern und daher auch der Bulbus zu lange den Strahlen ausgesetzt sein.

Die *Sycosis simplex* kann dann zur Radiumtherapie herangezogen werden, wenn man nur die ekzematösen Erscheinungen bekämpfen will; wird eine Epilationswirkung angestrebt, wählt man Röntgen. Technik: 50—60% H. E. D. harte β-Strahlen, Pause 2—3 Wochen.

Die *Sykosis der Vibrissen* stellt insofern oft ein kosmetisches Leiden dar, als die sich entwickelnden Abszeßchen recht häufig auch die Haut der Nase röten. Die Radiumbestrahlung verfolgt den Zweck, die Vibrissen zu epilieren und geht damit gegen den Angriffspunkt der Erkrankung vor. Die Erfolge sind so gut, daß die Bestrahlung dieses Leidens als die Methode der Wahl gelten kann. Technik: Einführung eines mit Gaze eingehüllten Dominici-Röhrchens in das Nasenloch, 50—60% H. E. D. γ-Strahlen, 3mal mit 48—72stündiger Pause.

Die *Hypertrichosis* wird selten mit Radium behandelt; wohl kann man eine Epilation an behaarten Naevis durchführen und das Muttermal selbst mit einer anderen Methode entfernen. Die Dauerepilation des Frauenbartes ist mit Radium kaum durchzuführen, da eine ganz gleichmäßige Bestrahlung größerer Hautflächen wegen Kleinheit der Radiumträger unmöglich ist; auch wäre die Gefahr von Schädigungen zu groß.

Die *Psoriasis* reagiert günstig auf die Radiumbestrahlung, aber da die Bestrahlungsflächen meist zu groß sind, wird Radium nur ganz selten zur Behandlung herangezogen. Bei kleinen, lange bestehenden, auf die üblichen Behandlungsmethoden nicht ansprechenden Herden am Handrücken, auch bei einem vereinzelten Herde im Gesicht, kann man, um die Psoriasis rasch zur Rückbildung zu bringen und dem Patienten die Salbenbehandlung zu ersparen, eine Radiumbestrahlung durchführen; eine weitere Indikation ist die Psoriasis des äußeren Gehörganges. Verhältnismäßig gut spricht die so hartnäckige Nagelpsoriasis an. Technik: 50—60% H. E. D. harte β-Strahlen, alle 2—3 Wochen bis zu 3 Bestrahlungen.

Eine ausgezeichnete Behandlungsart der Schuppenflechte stellt die Einpinselung mit Thorium X (Alkohol oder Salbe) dar. In allen jenen Fällen, die sich zur Röntgenbestrahlung eignen, kann die Degeabehandlung vorgenommen werden. Ganz akute, noch im Fortschreiten begriffene Fälle einerseits, sehr alte, tiefe Herde anderseits eignen sich nicht gut für diese Therapie. In bezug auf Schnelligkeit der Abheilung und Sauberkeit ist die Degeabehandlung anderen Methoden weit überlegen; natürlich kommen auch vereinzelte Versager vor. Die Degeatherapie wird folgendermaßen durchgeführt: Reinigung der Psoriasisherde von den Schuppenauflagerungen durch

Seife und Bad, 2—3maliges Einpinseln von Degeaalkohol (500—1000, maximal 2000 e. s. E. pro Kubikzentimeter), eventuell Aufpinseln einer dünnen Kollodiumlösung. Nach 3—5 Tagen tritt eine Rötung der Haut auf, die sich meist unter Hinterlassung einer leichten Pigmentation bald zurückbildet. Oft ist die Schuppenflechte in 4—8 Tagen geschwunden. Im Gesicht ist diese Therapie wegen der auftretenden Entzündung nicht anzuraten. Ist eine Wiederholung der Behandlung notwendig, so soll sie erst in einigen Wochen vorgenommen werden.

Verruköse Formen des *Lichen ruber planus* können erfolgreich mit Radium bestrahlt werden. Auch Degea bewährt sich manchmal. Technik: 80—100% der H. E. D., harte β- oder γ-Strahlen, 2—3 Wochen Pausen, 3—4mal.

Von den Akneformen fällt die Akne vulgaris nicht in das Gebiet der Radiumtherapie. Auch die Akne rosacea wird sehr selten bestrahlt. Wohl läßt sich bei beginnenden Formen des *Rhinophyms* doch manchmal ein guter kosmetischer Erfolg erzielen. Technik: 50—80% H. E. D. harte β- oder γ-Strahlen.

Das *Aknekeloid* kann durch Radium gebessert werden; von allen Behandlungsarten verspricht die Strahlentherapie noch die besten Erfolge. Man benötigt sehr große Dosen und soll die Behandlung daher nicht zu lange fortführen. Technik: Siehe Spontankeloid.

Chronische *Paronychien*, die mit Verdickung der Nagelwälle, mit eitriger Sekretion aus dem Nagelfalz und mit Veränderungen der Nagelplatte einhergehen, werden durch die Radiumbestrahlung meist geheilt und auch bei Nageldystrophien kann man die Radiumbestrahlung versuchen. Die Erfolge sind gerade bei letzterer Erkrankung keine sehr guten, immerhin läßt sich bei vereinzelten Fällen mehr leisten als durch die übrige Behandlung. Technik: 50—80% H. E. D. γ-Strahlen, alle 3—4 Wochen.

Perniones werden durch Radiumemanationsbäder (10—20 Bäder, jeden Tag mit 100.000—200.000 M.E.) oft sehr günstig beeinflußt.

Literatur: Kuznitzky und Guhrauer, Radium und Mesothorium, Handbuch der Haut- und Geschlechtskrankheiten, Bd. V/2. Berlin: Verlag Springer. 1929. — Riehl und Kumer, Radium- und Mesothoriumtherapie der Hautkrankheiten. Berlin: Verlag Springer. 1924. — Lazarus, Handbuch der gesamten Strahlenheilkunde. München: Verlag Bergmann. 1928.

S. auch Mundhöhle; Pruritus; Röntgen; Tatauierungen; Warzen.

Radiumwischmethode, s. Radium.

Radiusdefekt, angeborener, kommt meist einseitig und total vor. Die Hand steht fast stets radialwärts rechtwinklig zum Unterarm. In den meisten Fällen fehlt der Daumen. Therapie bietet wenig günstige Aussichten. Durch Redressionen oder Quengelverband kann die Kontrakturstellung beseitigt werden. Zur Erhaltung des Resultates ist eine Schiene mit Extension in Überkorrektur erforderlich. F. Lange empfiehlt bei älteren Kindern blutige Reposition des Ulnarendes in die Mitte des Karpus, nachdem einige Karpalknochen entfernt sind. Nachbehandlung ist auch hier notwendig bis zum Abschluß des Wachstums. Oft wird man von jeder Operation zur Vermeidung einer Funktionsbehinderung absehen, da bei Bewegungsstörungen der vier verbliebenen Finger oft der Winkel zwischen Mittelhand und Radialseite des Unterarmes zum Halten von Gegenständen benützt wird.

Radix Althaeae, s. Eibischwurzel.

Raschit ist p-Chlormetakresol (s. auch Chlormetakresol).

Rasiercremes.

Rasiercremes (schäumend). Diese Rasierseifencremes schäumen stark und werden in analoger Weise wie die festen Rasierseifen durch Auftragen mit dem Pinsel, Einschäumen usw. verwendet. Es sind dies im Prinzip weiche Kaliseifen mit meist hohem Gehalt an Kokosseife, die mit Wasser, eventuell auch Glyzerin verdünnt sind. In manchen Fällen werden sie durch Bearbeitung in der Knetmaschine unter Alkoholzusatz durchgearbeitet, um einen schönen Perlmutterglanz zu erzielen.

Rasiercremes für Tuben.

Stearin	15 kg	Kalilauge 38 Bé	14 kg
Erdnußöl	5 „	Wasser	16 „
Kokosöl Cochin	7 „		

Rasiercremes (nichtschäumend) sind im wesentlichen nichtfettende Stearatcremes mit hohem Wassergehalt, die auch Glyzerin, Vaselinöl, Cold Cream usw. als Zusätze enthalten. Sie gestatten trotz der ihnen mangelnden Schaumkraft ein scharfes Ausrasieren des Bartes ohne jene typischen Reizungserscheinungen (Ekzeme, Pickel, Erytheme usw.), die bei empfindlicher Haut in relativ häufigen Fällen bei Verwendung von Seife zu beobachten sind. Ihre Verwendung ist in solchen Fällen ausschließlich anzuraten. Bei besonders empfindlicher Haut kann auch die Verwendung glyzerinhaltiger Rasiercremes zu Reizungen Veranlassung geben, weshalb diese besser ohne Glyzerin unter Verwendung von Vaselinöl o. dgl. zu bereiten sind.

Stearin	2.000 g	Borax	100 g
Vaselinöl weiß	200 „	Wasser	16.500 „
Ammoniak (0,97)	800 „		

S. auch Rasieren; Rasiermilch; Rasierwässer; Seife (Rasierseifen).

Rasieren, das Abschaben der Haare, ist schon in sehr früher Geschichte der Menschheit geübt worden. Mag sein, daß sich die Entfernung der Haare (auch des Kopfes, besonders in der heißen Zone) als notwendig erwies, um sich von dem lästigen Ungeziefer zu befreien, daß es sich zunächst um eine Maßnahme der Reinlichkeit und Hygiene handelte. Jedenfalls haben sich später kosmetische Erwägungen hinzugesellt, als man an der glatten, haarlos gemachten Gesichtshaut anfing, Gefallen zu finden. Hier wird der Einfluß der Mode unverkennbar. Bei vielen Völkern wurde der Bart des Mannes als Zeichen seiner Würde geschätzt, die meisten bevorzugten aber schon seit dem Altertum die Bartlosigkeit. Die Form, in welcher der Bart getragen wurde, blieb ständigem Wechsel unterworfen. Einfaches Ausreißen der Haare, besonders an den Geschlechtsteilen und unter den Achseln wird, wie Mense mitteilt, noch heute von verschiedenen Völkern vorgenommen, sei es mit den Fingern, sei es mit besonderen Zängelchen oder Ringen. Bei noch ganz ursprünglichen Völkern findet man Rasierwerkzeuge vom einfachsten scharfkantigen Scherben bis zu eisernen Messern. Der mohammedanische Ritus verlangt Haarlosigkeit der Schamgegend. Bei den Türken, Persern, einem Teil der Araber sind neben Rasiermessern auch chemische Enthaarungsmittel heute noch gebräuchlich, die schon im klassischen Altertum angewendet wurden. Die Kenntnis des Rasiermessers geht sehr weit in der Geschichte zurück. Dafür sprechen Funde von Bronzemessern als Gräberbeigabe, die ihrer Form nach als Rasiermesser gedeutet werden.

Bei dem heute üblichen Rasiermesser unterscheidet man breite ($^5/_8$), mittlere ($^4/_8$) und schmale ($^3/_8$) Messer, flach und hohl bzw. halbhohl geschliffene. Man spricht von einem deutschen Messer, einer französischen Klinge, von englischem Stahl und von einem Wiener Schaber, je nach Herkunft und Schliff des Messers. Das Schärfen und Scharfhalten des Rasiermessers erfordert Sorgfalt, Übung und Verständnis. Das Messer soll in einem Winkel von 30—35° gehalten werden, wobei es bogenförmig oder schräg geführt wird. Um ein Durchschlüpfen der Haare zu vermeiden, muß die Haut gespannt werden, was man in früheren Zeiten dadurch erzielte, daß ein Löffel in den Mund gesteckt wurde, daher stammt der Ausdruck: „über den Löffel balbieren".

Das Selbstrasieren mit dem Messer erfordert einiges Geschick, die Scheu davor hörte auf, als Selbstrasierapparate mit geschützter Klinge in den Handel kamen, deren Messer keine besondere kunstfertige Wartung erfordert. Die ursprünglichen Selbstrasierapparate hatten noch, wenn auch wesentlich kürzere, so doch immerhin eigentliche, nur auf einer Seite geschliffene Rasiermesserklingen. Jetzt sind allgemein die papierdünnen, an beiden Rändern geschliffenen Klingen in Gebrauch. Sie sind so wohlfeil, daß sie kaum zu häufigerem Gebrauch geschärft werden müssen. Durch sehr handliche Abziehapparate lassen sie sich aber auch für wiederholten Gebrauch schärfen. Der Vorzug des Giletteapparates und all seiner Nachahmungen besteht darin, daß durch Anziehen einer Schraube das Rasiermesserchen in seiner Längsrichtung konvex gekrümmt wird, wodurch das Rasieren erleichtert wird. Wird der Apparat nicht so stark zugezogen, dann steht das Messer mehr vor und eignet sich zum besseren Ausrasieren; natürlich erhöht sich aber auch die Gefahr einer Verletzung. Der Name „Giletteapparat" bezeichnete ursprünglich einen Apparat amerikanischen Ursprungs. Heutzutage werden allgemein die Selbstrasierapparate „Giletteapparate" genannt. Andere Formen mit geraden Messern haben sich nicht ebenso eingeführt. Es ist stets zu empfehlen, ob es sich um ein Rasiermesser oder um einen Selbstrasierapparat handelt, das Instrument vor Beginn des Rasierens in heißes Wasser zu tauchen.

Jeder Barbier weiß, daß mancher Kunde eine derbe, widerstandsfähige Haut hat, so daß rücksichtslos und wiederholt gegen den Strich hin ausrasiert werden kann. Bei anderen Kunden ist ängstlich jedes „Gegen-den-Strich"-Rasieren zu vermeiden, weil sonst sofort eine unangenehme Hautreizung folgt. Wer sich selbst rasiert, wird lernen müssen, seiner Haut nur das zuzumuten, was sie in bezug auf Ausrasieren verträgt. Es gibt viele Männer, die durch die ungünstige Kombination — starker Bart bei empfindlicher Haut — es kaum dahin bringen, sich fortgesetzt selber zu rasieren, weil der Rasierhobel trotz aller Vorsicht Entzündungen verursachen kann. Auch von der Empfindlichkeit der Haut und nicht nur von der Stärke des Bartes hängt es ab, wie oft man sich in der Woche rasieren kann. Nicht alle Männer haben tägliches Rasieren nötig, nicht alle können ein tägliches Rasieren ohne Hautschädigung ertragen.

Das Einseifen des Bartes geschieht, um das Haar durch die freien Alkalien aufzulockern und die Haut durch den Schaum schlüpfrig zu machen. Die Rasierseife hat die besondere Eigentümlichkeit, den Schaum länger stehen zu lassen. Sie soll eine neutrale Seife sein, deren Grundlage meist Stearin ist, zur besseren Schaumbildung wird vielfach Kokosöl zugesetzt. Während in den Rasiersalons meist die Rasierseife in flachen Stücken verwendet wird, ist für den Privatgebrauch die Stangenform üblich geworden. Seifen, die freies Alkali enthalten, reizen stets die Haut. In neuerer Zeit werden die Rasierseifen vielfach verdrängt durch die Rasiercremes, Seifen von weicher, sahneartiger Beschaffenheit, die in Verbindung mit Wasser einen sehr guten Schaum geben. Andere Cremes sind nichtschäumende Stearatcremes und werden ohne Wasser, durch einfaches Einreiben mit der Hand aufgetragen, wonach sofort das Rasieren beginnen kann. Besonders bei hartem Wasser ist eine Creme vorzuziehen.

In vielen Fällen stellen sich nach oft jahrelangem ungestörten Gebrauch von Rasierseife spontan Rötungen und oft ekzematöse Symptome in der Bartgegend ein, die bei weiterem Seifengebrauch erhebliche Verschlimmerung erfahren (Dermatitis tonsoria barbae). In solchen Fällen ist eine nichtschäumende Stearatrasiercreme (am besten mit Vaselinöl) zu versuchen. Ähnliche Reizerscheinungen treten, wie oben erwähnt, beim Gebrauch alkalischer Rasierseifen auf, die heute besonders häufig im Handel anzutreffen sind, seit gesottene, ausgesalzene Rasierseifen fast nicht mehr verwendet werden und an deren Stelle kaltgerührte oder halbwarm bereitete Leimseifen mit oft recht hohem Gehalt an Kokosseife getreten sind. Alkalische Seife wirkt durch starken Fettentzug austrocknend und reizend, dazu kommt noch die schädigende Wirkung der Kokosseife, die dazu beiträgt, die Reizwirkung zu verstärken. Der Kokosgehalt soll etwa 20% des Fettansatzes nicht übersteigen; auch ist es unbedingt erforderlich, zu stark alkalische Rasierseifen vom Gebrauch auszuschließen. Auch bei guter neutraler Rasierseife ist es wünschenswert, prophylaktisch Säurenachbehandlung anzuwenden, weil Seifenanwendung stets mit Alkaliwirkung (Hydrolyse) gleichbedeutend ist. Daß solche Rötungen und Ausschläge nach dem Rasieren (nicht selten bei Frauen mit Bubikopf), auch durch schlechte, zu stumpfe Messer verursacht, rein traumatischer Natur sein können, ist bekannt, besonders bei starkem Bartwuchs und empfindlicher Haut. Tritt nun zu diesem traumatischen Reiz noch der Reiz des Alkalis der Seife hinzu, so kann es zu besonders prononcierten Affektionen der erwähnten Art kommen. Gegen kleine Schnittwunden Adstringentien in Lösungen oder in Form des Alaunsteines (Rasiersteines), antiseptische Wirkung darf man aber entgegen einer weitverbreiteten Ansicht von gewöhnlichen Alaunsteinen nicht verlangen.

Die nichtschäumende Rasiercreme stellt eine nichtalkalische Stearinemulsion mit hohem Wassergehalt dar, die durch Zusatz kleiner Vaselinölmengen (analog, aber vielleicht weniger zweckmäßig durch Glyzerin) eine erhöhte Wirkung als erweichendes Rasierpräparat erhält. Diese Emulsion dringt bei kräftigem Einreiben mit der Hand (Massieren) sehr rasch in das Barthaar ein, erweicht dieses gleichzeitig mit der Haut der zu rasierenden Stelle, die so gegen Irritationen jeder Art durch Fettzufuhr geschützt wird. Hierin liegt der prinzipielle Unterschied der Anwendung der Creme von jener der Seife, deshalb zeigt auch die mit Creme rasierte Haut eine Glätte und Weichheit ohne jedes spannende Gefühl, die beim Rasieren mit Seife a priori niemals zu erreichen ist.

Häufig werden Depilatorien aus Erdalkali- und Alkalisulfiden zum täglichen Rasieren „ohne Messer" empfohlen. Es liegt wohl auf der Hand, daß der regelmäßige Gebrauch solcher Mittel auf den empfindlichen Hautstellen der Bartpartien äußerst gefährlich ist, ganz abgesehen von dem widerlichen Geruch dieser Präparate. Ein neues Verfahren besteht darin, daß die zu rasierenden Partien zuerst mit feingepulvertem Aluminiumhydrosilikat eingerieben werden, dann wird schwach angefeuchtet und schließlich mit Messer rasiert. Das Resultat soll allen anderen Methoden überlegen sein (?). (D. R. P. 517357 Hans Wernauer).

Seifen und Seifencremes werden mit dem Pinsel aufgetragen (die besten sind die Dachshaarpinsel), dann aber soll sehr kräftig und lange — mindestens

5 Minuten — mit der Hand eingeseift werden. Der Kundige fühlt genau den Augenblick, wann der Bart die zum Rasieren notwendige Weichheit erlangt hat. Wer eine empfindliche Haut hat, tut gut, eine Spanne Zeit vor Beginn des Einseifens die Haut mit der bereits wiederholt erwähnten halbfetten Creme (etwa Niveacreme, Eumattan, Aqua dest. zu gleichen Teilen) zu massieren. Die Creme dringt tief in die Haartrichter ein und trägt wesentlich bei, das Haar zu erweichen und die Haut geschmeidig zu machen.

Sehr wichtig für die Hautpflege ist die Behandlung nach beendigter Rasur. Zunächst wird mit Wasser abgewaschen und das Gesicht mit einem Tuche getrocknet. Wenn Unreinlichkeiten der Haut und eitrige Haarbalgentzündungen bestehen, so empfiehlt es sich, mehrfach gewechselte heiße Tücher, die man in kochendes Wasser getaucht hat, fest an die Gesichtshaut zu pressen. Nach der fünften, sechsten heißen Kompresse wirkt ein kühles Nachwaschen sehr erfrischend. Um kleine, oft unvermeidliche Schnittverletzungen und Schrunden schnell zum Schließen zu bringen, fährt der Barbier mit dem angefeuchteten Alaunstein über die frisch rasierte Haut. Nach Trocknen des Gesichtes wird mit Eau de Cologne gewaschen oder gesprayt. Das auf der Haut befindliche Eau de Cologne wird durch Schlagen des Rasiertuches, wodurch die Luft kräftig bewegt wird, zur Verdunstung gebracht. Hierbei entsteht eine angenehme Kühlung. Nach Gebrauch des Eau de Cologne ist besonders bei trockener, spröder Haut ratsam, eine Einreibung mit Creme anzuschließen. Das überschüssige Fett wird entfernt und nun folgt zum Schluß eine leichte Einpuderung. Wird keine Creme untergelegt, so ist die Verwendung eines fetthaltigen Puders mehr anzuraten als des einfachen Zinkpuders oder Talcums, die die Haut zu sehr austrocknen. Der Puder soll entweder mit dem Zerstäuber aufgetragen werden oder es soll mit einem reinen Tuch bzw. mit einem Wattestückchen etwas Puder entnommen werden.

Dank der Erkenntnis von der Wichtigkeit einer erstklassigen Hygiene des Rasiersalons bekommt der Kunde eine frischgewaschene Serviette vorgesteckt, die nach dem Rasieren zum Abtrocknen benützt wird und darnach in die Wäsche wandert. Diese Servietten müssen nicht nur frisch gewaschen, sondern vor allen Dingen geplättet sein, weil nur die hohe Temperatur des Bügeleisens die pathogenen Keime tötet. Die Pinsel, die zum allgemeinen Gebrauch dienen, werden in gut geleiteten Salons desinfiziert. Zur Desinfektion eignet sich folgende sehr billige Lösung:

Rp. Trichloraethylen	20,0	Aq. dest.	10,0
Spir. denat.	20,0	M. D. S. Zur Desinfektion.	

Gummipinsel sind leichter zu desinfizieren, auch kochbar. Es sei erwähnt, daß schwere Milzbrandinfektionen durch Rasierpinsel vorgekommen sind, weil in den Pinselhaaren Milzbrandsporen, die von kranken Tieren herstammen, hafteten.

Das Rasiermesser soll vor Benützung in Alkohol getaucht werden. Wenn nachgewiesen werden kann, daß im Rasiersalon eine ansteckende Krankheit erworben ist, so kann der Barbier regreßpflichtig vor Gericht gemacht werden. In Betracht kommt hauptsächlich die Übertragung der durch Pilze bedingten Bartflechte. Die größte Gefahr ist aber das Erwerben einer syphilitischen Ansteckung beim Rasieren (Rasierschanker). Es ist deshalb zu empfehlen, daß zu dem Bestande des Rasierkastens ein die Haut desinfizierender Spiritus gehört, der an Stelle der sonst üblichen Eaux de Cologne verwendet wird (Thymol 0,25 oder Acid. salicyl. 1,0 oder Resorcin 1,0, Spirit. ad 100). Glücklicherweise sind diese schweren Infektionen selten.

Dunkelhaarige Frauen mit Anflug von Bartwuchs im Gesicht benützen nicht selten den Rasierapparat, doch muß gesagt werden, daß durch das Rasieren die anfangs weichen und dünnen Haare dunkler und stärker werden, so daß das Rasieren in immer schnellerer Folge nötig wird. Hier gibt es auch noch andere beliebtere Methoden, die in den Abschnitten „Hypertrichosis" und „Depilatorien" nachzulesen sind.

S. auch Rasiercremes; Rasieressige; Rasiergelees; Rasiermilch; Rasierpuder; Rasierpulver; Rasiersteine; Rasierwässer; Seife.

Rasieressige und Rasierspritzwässer. Saure Spritzwässer (besonders die Essige) verfolgen den Zweck, Reizungen der Haut durch alkalische Rasierseifen aufzuheben. Z. B.:

1. Borsäure	3 g	2. Wasser	650 g
Benzoesäure	2 „	Alkohol 95%	350 „
Alkohol	200 „	Menthol	4 „
Glyzerin	10 „	Zitronenöl	2 „
Wasser	400 „	Portugalöl	1 „
Menthol	1,5 „	Neroliöl künstl.	0,5 „
Bayöl	0,5 „	Lavendelöl	0,5 „
Zitronenöl	0,5 „		

Auch unter Verwendung von Salizylsäure, Benzoesäure oder Borsäure hergestellte Spritzwässer sind zu empfehlen.

Rasieressig.

Eisessig	25 g	Vanillin	0,5 g
Alkohol	100 ccm	Neroliöl künstl.	1 „
Wasser	900 „	Menthol	0,2 „

S. auch Essig; Rasierwässer; Zerstäuberparfums.

Rasiermilch (Rasierfluid), eine entsprechend bereitete Stearatcrememilch (Stearatfluid), läßt sich ganz vorzüglich statt Seife oder Rasiercreme zum Rasieren verwenden. Nachstehend eine solche Vorschrift:

Rasiercreme nicht-schäumend	200,0	Kochendes Wasser	1000,0
		Neutrale Seife (trocken)	10,0

Man löst die Seife im Wasser, gibt die Creme hinzu und erwärmt im Wasserbade unter Rühren, bis eine gleichmäßige Milch entstanden ist, dann nimmt man vom Feuer und rührt oder schüttelt bis zum Erkalten.

S. auch Rasiercremes (nichtschäumende).

Rasierpuder. Als solche können gute Gesichtspuder Verwendung finden (s. auch Puder).

Rasierpudersteine bestehen aus Magnesiumkarbonat, das nach Zusatz von Bindemitteln zu Steinen geformt wurde. Zweckmäßig bereitet man solche Pudersteine auch aus einem Gemisch von Magnesiumkarbonat, Stärke, Zinkweiß und Titandioxyd mit kleinem Zusatz von Menthol.

Rasierpulver (Rasierseifenpulver) wird in vielen Ländern (weniger in Deutschland und Österreich), besonders in den Friseursalons zum Rasieren verwendet und ist dort (Frankreich, Belgien, Schweiz usw.) ein großer Konsumartikel. Rasierseifenpulver sind im wesentlichen Gemische pulverisierter Rasierseife mit Stärke. Manchmal findet man solches Pulver auch in Form von Tabletten im Handel.

Rasierpulver.

1. Rasierseife pulv.	45,0	2. Stearinrasierseife (Kali-Natron-)	50,0
Maisstärke	15,0	Maisstärke	17,5
Parfum	q. s.	Menthol	0,2
		Parfum	q. s.

Rasierseifen, s. Seife.

Rasiersieg ist nach GRIEBEL ein aus Stärke und Calciumsulfid bestehendes Depilatorium.

Rasierspritzwässer, s. Rasieressige; Rasierwässer.

Rasiersteine, Alaunsteine. Diese Alaunblöcke dienen zum Einreiben der frischrasierten Hautstellen (Adstringens und Haemostaticum). Die Herstellung dieser Steine im kleinen ist äußerst unrentabel und gibt auch niemals schön transparente Steine, die nur aus ganz großen Alaunblöcken durch Zersägen, Herausnehmen der schönsten Teile und Polieren derselben mit Wasser zu erhalten sind.

Mit Unrecht schreibt solchen Alaunsteinen der Volksglaube „antiseptische" Eigenschaften zu. Der leidige „Universalgebrauch" solcher Steine im Friseurgeschäft kann ebenso wie der „Universalpinsel", die „Universalbürste" usw. zur Übertragung von Krankheitskeimen (Sykosis o. dgl.) Veranlassung geben (s. auch Dulciderm).

Rasierwässer sind meist saure, mentholhaltige Spritzwässer (s. Rasieressige und Rasierspritzwässer), die nach dem Rasieren eingerieben, neutralisierend und kühlend wirken (Prophylaxe gegen Reizerscheinungen durch das Messer bzw. die Seife, wie Rötungen, Ausschläge, Pickel usw.). In vielen Fällen verwendet man unter dem Namen Rasierwasser auch antiseptische Lösungen, die Chinosol, Salizylsäure, Borsäure u. a. enthalten. Auch Zitronensäure, Weinsäure u. a. findet man als neutralisierende Zusätze (gegen Wirkung alkalischer Rasierseifen). In letzter Zeit kommen auch häufig Hamamelispräparate in Form von Rasierwässern zur Verwendung, die oft noch Glyzerin, Menthol usw. enthalten; auch mit Kalkwasser usw. stellt man Rasierwasser her. Das Rasierwasser besitzt entweder dünnflüssige Konsistenz oder es ist mehr oder minder dickflüssig (Rasierfluide), meist sind die Rasierwässer klar, seltener auch werden solche in Form milchiger Emulsionen verschiedener Konsistenz gebraucht (Rasiermilch). Rasierwässer sind also nach dem Rasieren anzuwendende, adstringierende Kühlmittel bzw. Neutralisationsmittel gegen Alkalischädigungen der Haut (Erytheme, Akneknötchen usw.).

Kühlfluid.

Tragantpulver	5,0
Alkohol	20,0
Glyzerin	20,0
Wasser	825,0
und setzt dem Schleim folgende Lösung zu:	
Menthol	4,0
Benzoesäure	3,0
Salizylsäure	1,0
Eau de Cologne	125,0

Shaving Balm.

Rosenwasser	7600,0
Kalkwasser	2000,0
Glyzerin	100,0
Pfefferminzöl	3,0
Rosenöl künstl.	2,0
Menthol	1,0
Alkohol	20,0
Die aetherischen Öle und Menthol werden im Alkohol gelöst und dem Glyzerin-Kalkwassergemisch zugesetzt.	

Rp. Mentholi	0,3
Alumin.	10,0
Aq. Hamamelid.	500,0
Aq. Rosarum	500,0

S. auch Rasiergelee; Rasiermilch.

Auch Kaliseifenlösungen zum Rasieren werden als „Rasierwasser" bezeichnet. Zu gleichem Zwecke werden auch dünne Glyzerin-Tragant-Schleime, eventuell mit Kaliseifenschleim kombiniert verwendet.

Rp. Sapon. stearin. kalin.	6,0	*Rp.* Tragacanthae pulv.	5,0
Glycerini	24,0	Sapon. stearin. kal.	6,0
Kal. carbon.	4,0	Glycerini	50,0
Aq. dest.	1000,0	Aq. dest.	1000,0

Besser verwendbar zum Rasieren ist eine Stearatcreme-Rasiermilch (s. Rasiermilch).

Raspeln, s. Naevi; Rotationsinstrumente; Sommersprossen.

Rassebärtchen, s. Hypertrichosis.

Rassen, s. Körperschönheit.

Rassengeruch, s. Individualgeruch.

Rastik der Orientalen (Rastik Yuzi). ASKINSON gibt hierzu folgende Vorschrift:

Gepulverte Galläpfel	200 g	Kupferspäne	0,5 g
Eisenfeilspäne	5 „	Tonkinmoschus	0,25 „

Man röstet zunächst die Galläpfel in einem kupfernen Kessel, wodurch das Tannin der Galläpfel in Pyrogallol übergeführt wird. Dann macht man dieses geröstete Pulver mit Wasser zu einer dicken Pasta an und erhitzt weiter, bis das Gemisch homogen geworden ist. Alsdann gibt man die Metallspäne hinzu und arbeitet gleichmäßig durch. Diese Rastikpasta ist nicht sofort zum Gebrauch geeignet, sondern erwirbt färbende Eigenschaften erst nach zirka einem Monat, wenn sie ganz schwarz geworden ist. Man gebraucht diese Pasta, indem man die Haare damit bestreicht, etwa zwei Stunden liegen läßt und dann auswäscht. Die nach der ersten Applikation erhaltene Färbung ist wenig schön, erst nach mehreren Applikationen bekommen die Haare eine schwarze Färbung.

Rastikimitation. Braune Töne.

Pyrogallol	178 g	Je nach der Menge an Pyrogallol erhält man braune bis schwarze Tönung.
Kupfersulfat	520 „	
Salpetersäure, konzentr.	25 „	
Wasser	17 l	

Ratanhiawurzel, Radix Ratanhiae, ist eine gerbsäurehaltige Droge, wird meist als Tinktur, manchmal in Substanz (Pulver) als Adstringens bei lockerem Zahnfleisch (Pinselungen, Spülungen), bzw. als Zusatz zu Mundpflegemitteln benützt. Tinktur 1 : 5 Alkohol, rotbraune Flüssigkeit.

Rp. Tinct. Ratanhiae	25,0	*Rp.* Rad. Ratanhiae pulv.	10,0
Tinct. Myrrhae	25,0	Tartari depur.	15,0
Ol. Menthae pip.	0,2	Caryophyll. pulv.	2,5
S. Zum Pinseln des Zahnfleisches, 1 Teelöffel auf 1 Glas Wasser zum Mundspülen.		Mentholi	0,3
		S. Zahnpulver.	

Rauchen, Abgewöhnungsmittel, s. Nikotinabgewöhnungsmittel.

Räuchermittel, Fumigatoria.

Räucherpulver.

Königsrauch.

Gewürznelken	200 g	Weihrauch	120 g
Ceylonzimt	200 „	Tolubalsam	50 „
Iriswurzel	500 „	Nelkenöl	8 „
Kornblumen	100 „	Lavendelöl	8 „
Lavendelblüten	300 „	Bergamottöl	8 „
Rosenblätter	300 „	Neroliöl	2,5 „
Benzoe	100 „		

Räucherkohle. Holzkohlenpulver wird mit Tragantschleim zu Pasta geformt, unter Zusatz von Balsamen usw. oder Holzpulver (weißes Sandelholz usw.), Rindenpulver (Kaskarillarinde) in analoger Weise unter Zusatz von Aromaten verarbeitet. Letztere werden oft gefärbt. Sie werden meist in Form kleiner Pyramiden oder ähnlicher Gebilde, die eine Spitze haben, abgegeben. An dieser Spitze entzündet, glimmt die präparierte Kohle bzw. das Holzgebilde selbsttätig weiter. Um dieses Verglimmen zu fördern, arbeitet man auch häufig etwas Salpeter ein, indem man diesen vorteilhaft in etwas Wasser gelöst zusetzt. Die Herstellung ist eine sehr einfache.

Pappelkohle	1000 g	Perubalsam	70 „
Benzoe	1000 „	Moschustinktur	15 „
Labdanum	150 „	Ambratinktur	15 „
Tolubalsam	50 „	Tragantschleim	q. s.

Räucherkerzchen sind der Räucherkohle analog, was die Bereitungs- und Verwendungsart anlangt. Sie werden indes ohne Kohle in bunten Farben hergestellt, als rote, grüne, blaue, gelbe und weiße Räucherkerzchen. Als Unterlagsmasse nimmt man hier für die roten Kerzchen rotes Sandelholz (das geruchlos ist), für die anderen weißes Lindenholz, das entsprechend gefärbt wird. Z. B.:

Rotes Sandelholz	1000 g
Sandelholz ostind.	20 „
Siambenzoe	150 „
Sumatrabenzoe	50 „
Tolubalsam	200 „
Labdanum	50 „
Teeblütentinktur	30 „
Nelkenöl	25 „
Vanillin	5 „
Kassiaöl	20 „
Salpeter	100 „
Moschustinktur	25 „

Ambra-Kohle-Kerzchen.

Lindenkohle pulv.	150,0
Gewürznelken	5,0
Rosenöl künstl.	2,0
Vanillin	2,0
Perubalsam	3,0
Styrax	2,0
Moschustinktur	3,0
Castoreumtinktur	2,0
Ambra künstl. konkr.	5,0
Gummischleim	q. s.

Räucherlack. Diese Ofenlacke bestehen meist zum größten Teil aus wohlriechenden Harzen und feinen Aromatenpulvern, die mit flüssigem Styrax q. s. zu Teigen angeknetet werden und in dünnen Stangen ausgerollt in den Handel kommen. Sie dienen zum Bestreichen des heißen Ofens, daher ihr Name.

Benzoe	1000 g	Bergamottöl	5 g
Oliban	500 „	Geraniumöl	5 „
Kaskarillarinde	12 „	Neroliöl	1 „
Rosenöl	1 „	Styrax	q. s.

Räuchertafeln dienen dazu, auf die heiße Ofenplatte gelegt, Wohlgeruch zu verbreiten.

Pastilles au Benjoin.

Sandelholzpulver	500 g	Benzoe	250 g
Vetiverwurzel	50 „	Moschustinktur	15 „
Kaskarillarinde	250 „	Kalisalpeter	60 „
Ceylonzimt	50 „	Gummischleim	q. s.

Räucherpapiere. Präparierung des Papiers: Um verglimmbares, nicht entflammbares Papier zu erhalten, tränkt man gutes Papier mit einer Lösung von Kalisalpeter 1 : 4 und trocknet.

Unverbrennliches Papier erhält man, wenn man das Papier in Alaunlösung einlegt und dann trocknen läßt (Alaunlösung zirka 10%). Dieses Papier kann auf eine heiße Ofenplatte gelegt werden, ohne zu verbrennen und gibt, falls es mit Aromaten imprägniert wurde, diese in Form wohlriechender Dämpfe ab. Nachstehend eine Vorschrift für aromatische Lösungen zum Tränken des Papiers.

Papier d'Arménie.

Perubalsam	5 g	Rosenöl	0,1 g
Myrrhe	5 „	Lavendelöl	2 „
Benzoe	30 „	Vanillin	2 „
Nelkenöl	5 „	Tolutinktur	20 „
Bergamottöl	5 „	Alkohol	180 „
Sandelöl	0,3 „		

Ein präpariertes Baumwollband (Ruban de Bruges) wird in speziell konstruierte Räucherlampen (Urnen) gerollt eingelegt, während ein Ende als Docht herausragt. Dieses Ende wird angezündet. Das Band glimmt langsam weiter und verbreitet seinen Duft in Form wohlriechenden Rauches.

Aromatische Lösung für Rubans de Bruges.

Alkohol 85%	250 g	Benzoe	100 g
Moschustinktur	12 „	Myrrhe	20 „
Rosenöl	4 „	Solution Iris 5%	10 „

Raucherzähne, s. Zahnbeläge.

Raynaudsche Krankheit. Das Körpergebiet, in dem sich die von Maurice Raynaud beschriebene Erkrankung geltend macht, sind die Enden der Gliedmaßen, vor allem Finger und Fußzehen, mitunter auch Nasenspitze und Ohren, noch seltener Lippen, Kinn oder andere Gesichtspartien. Meist, aber keineswegs immer, tritt die Krankheit symmetrisch in Erscheinung. Sie ist gekennzeichnet durch wiederkehrende Anfälle von eigenartigen Störungen in der Blutzufuhr, die für kürzere oder längere Zeit wie abgesperrt erscheint. Das Leiden führt in seiner höchsten Steigerung zu mehr oder minder tiefgreifenden Schädigungen im Versorgungsgebiet der betroffenen Blutgefäßbezirke, bis zum Gewebstod mit brandiger Zerstörung (Gangraen) oberflächlicher Hautgebiete oder ganzer Endglieder. So kann es letzten Endes zur Verstümmelung kommen. Führt die Gewebsschädigung an beiden Händen (oder Füßen) zum Verlust von Endgliedern, so haben wir das Krankheitsbild der „symmetrischen Gangraen“ vor uns. In allen Stadien stellt die Raynaudsche Krankheit kosmetisch ein äußerst störendes Übel dar.

Plötzlich, ohne sichtbaren Grund, manchmal im Anschluß an starke Kälteeinwirkung, sterben ein oder mehrere Finger einer oder beider Hände ab („tote Finger“), werden weiß, leichenblaß, fast empfindungslos, kaum beweglich; sie fühlen sich kalt an, der Puls der zuführenden Arterie ist kaum zu tasten, ja scheint ganz zu fehlen. Nach Minuten schon kann der Anfall vorübergehen, ohne Spuren zu hinterlassen, außer schmerzhaftem Brennen bei Wiederkehr der Blutzufuhr. Aber dieses Stadium der „Synkope“ geht oft genug in ein Stadium des Blauwerdens, der örtlichen „Asphyxie“ über mit völligem Erlöschen des Gefühls und heftigem Schmerz beim Wiederabblassen. Auch dieser Zustand pflegt spurlos vorüberzugehen, bis neue Anfälle nach tage- bis wochen- oder monatelangen Pausen folgen. Nur nehmen die Finger bei häufiger Wiederkehr der Anfälle schließlich ein verschmächtigtes Aussehen an, werden „spitz“. Das gleiche kann sich an den Füßen abspielen. Aber darüber hinaus hinterbleibt in schweren Fällen ein oberflächlicher gelblicher Schorf oder leicht blutiggefärbte Blasen; es entwickelt sich ein mehr oder weniger tiefes Geschwür, das langsam abheilt und an Stelle des abgestorbenen Gewebes eine Narbe hinterläßt. Greift der Gewebstod infolge zu langer und häufiger Unterbrechung des ernährenden Blutstroms tiefer, so stirbt der Knochen des Finger- oder Zehenglieds mit ab und nach langem Wundverlauf mit Abstoßung der toten Teile entsteht die geschilderte Verstümmelung.

Wir haben ein der Behandlung sehr wenig zugängliches Krankheitsbild vor uns. Denn noch sind wir außerstande, Heftigkeit, Zahl und Wiederkehr der Anfälle wesentlich zu beeinflussen. Die Ursachen liegen tiefer als nur an Ort und Stelle. Der die Erscheinungen auslösende Gefäßkrampf ist vielleicht zuweilen nur Teil- oder Begleiterscheinung innerer Störungen ähnlicher Art. Die eigentliche Ursache liegt im Dunkel. Das Übel kommt in jedem Alter, vorwiegend bei Erwachsenen vor, manchmal im Anschluß an schwere Infektionskrankheiten. Nervöse Störungen scheinen — neben konstitutionellen Momenten — eine wichtige Rolle zu spielen. Man kann durch heiße Bäder, durch Massage, Heißluftverfahren und Diathermie versuchen, die Anfälle abzukürzen und abzuschwächen. Vielleicht ist auch die von F. Winkler, Wien, mit Erfolg erprobte örtliche Anwendung von Amylnitrit brauchbar, wobei die betroffenen Hautgebiete mit in Amylnitritflüssigkeit getauchtem dünnen Wattetupfer bestrichen werden (1mal täglich); nachts kann noch eine 10%ige Amylnitritsalbe Verwendung finden. Bei Kranken, denen der Amylnitritgeruch nicht angenehm ist, fügt man dem reinen Amylnitrit einige Tropfen Fenchelöl oder Kümmelöl oder auch Tinct. Vanillae hinzu. Bei Anwendung von Padutin, Adenosinphosphorsäure, Acetylcholin werden wenigstens vorübergehend Erfolge verzeichnet, ebenso durch Insulingaben.

Immer aber bleibt das plötzliche Absterben der Finger ein höchst lästiges Leiden, dem sich durch nichts vorbeugen und das sich nicht verbergen läßt. Die Kosmetik steht machtlos dem Auftreten der Folgeerscheinungen gegenüber, der Verschmächtigung der Finger, der geschwürigen Gewebszerstörung, dem Eintritt von Verstümmelungen. Im Versuchsstadium befindet sich die innere Behandlung mit Organpräparaten, besonders mit Hypophysenextrakten.

S. auch Psyche; Vasomotorisch-trophische Neurosen.

Rayseife ist eine Toiletteseife, die Eiweiß und Eidotter enthalten soll. (Lingner-Werke, Dresden.)

Razorless Shaving Powder Hausdorff. Ein Depilatorium in zwei Stärken. Analyse AUFRECHT: Stärke, Magnesiumsilikat, Zinkoxyd (zirka 5 p. c.), Calciumkarbonat (zirka 15 p. c.), Bariumsulfid (schwach 17,3 p. c., stark 24,88 p. c.). (B. Katzenellenbogen, New York.)

Reagin, s. Urticaria.

Recklinghausensche Krankheit, s. Diathermie; Fibrome; Kaustik; Mundhöhle; Neurofibrome; Trophische Störungen.

Recutitio, s. Phimose.

Reduzierende Heilmittel. Fast alle unsere starken Hornschichtmittel sind Reduktionsmittel, fast alle Erzeuger von Wundgranulationen sind Oxydationsmittel. Diese Hypothese führte UNNA zur Aufstellung der Gruppe der reduzierenden Heilmittel. Diese Gruppe umfaßt:

1. die *Phenole*: Phenol, Resorcin, Pyrogallol, β-Naphthol, Teer;
2. die *Anthrazene*: Chrysarobin, Anthrarobin, Istizin, Cignolin;
3. *schwefelhaltige Kohlenstoffe*: Ichthyol, Tumenol, Thiol, Thigenol;
4. *Schwefel*;
5. *verharzende Öle*: z. B. Leinöl, und *Balsame*: z. B. Perubalsam usw.;
6. *Kohlehydrate*: z. B. Zucker.

Alle diese Mittel haben in schwacher Konzentration eintrocknende und entzündungswidrige, die Verhornung befördernde (keratoplastische) Eigenschaften.

Sauerstoffentziehung hat zunächst stärkere Verhornung und Dunkelfärbung der Hornschicht zur Folge. Schwache reduzierende Mittel rufen Jucken hervor, beseitigen Entzündung und Anschwellung und wirken infolgedessen schmerzlindernd. Starke reduzierende Mittel dagegen bewirken Entzündung, Schwellung und erzeugen Schmerz und wirken auf Hautparasiten infolge Sauerstoffmangels abtötend.

Die Mehrzahl dieser reduzierenden Mittel läßt sich zur Heilung von kosmetischen Affektionen verwenden. Bei dieser Gelegenheit sei darauf hingewiesen, daß für alle diejenigen Mittel, welche die Oberhaut stark verändern oder anfärben, das gilt also besonders für die starken reduzierenden Mittel, die Anweisungen gelten, welche für die kosmetische Behandlung im allgemeinen maßgeblich sind. Bei der Mehrzahl der im Berufsleben stehenden Patienten kommen für Gesichtsbehandlung die färbenden oder Ätzschorfe hinterlassenden Hautmittel nicht in Frage. Diese können lediglich in klinischer Stationsbehandlung oder im Hause oder auf den durch die Kleidung bedeckt gehaltenen Körperstellen angewandt werden. Die schwach reduzierenden Mittel, wie Schwefel, Ichthyol, Resorcin, Teer, in Prozentsätzen von etwa $^1/_2$—2%, eignen sich dagegen auch für Nachtbehandlung. Die wenig sichtbare Färbung der Haut kann des Tags über durch hautfarbene Deckpasten, Schminke oder Puder verdeckt werden, so daß eine berufliche Schädigung nicht eintritt. Dasselbe gilt auch von den meisten Pflasterbehandlungen.

Ganz besonders bewährt haben sich die sogenannten *Ungt. composita* UNNAs mit Resorcin, Pyrogallol, Chrysarobin und Cignolin. Dieselben sind alle nach der gleichen Formel gebaut:

Rp. Resorcini bzw. Pyrogalloli bzw. Chrysarobini	5,0	Acid. salic.	2,0
Ichthyoli	5,0	Vaselini	ad 100,0

Nur die sehr viel stärkere Cignolinsalbe enthält nur 2% Cignolin. Die reduzierende Kraft des Hauptanteils, Resorzin usw., wirkt bei dieser Formel durch den Zusatz des ebenfalls reduzierenden Ichthyols verstärkt, welches alle Reizungen durch seine milde, anaemisierende, gefäßkontrahierende Wirkung verhindert. Der Zusatz der Salizylsäure verstärkt diese Wirkung, indem es die oberen Hornschichtlagen zur Aufquellung bringt. Dadurch wird das Eindringen der reduzierenden Mittel in die Haut erleichtert. Ferner werden die alten, nekrobiotischen Hornlagen, die außerdem durch die Salben geschwärzt sind, beständig abgeschält und hierdurch die Wirkung der Salbe noch mehr verstärkt. Ähnlich, nur stärker als bei Ungt. Resorcini comp. ist die Wirkung der übrigen Ungt. composita. Ungt. Chrysarobini comp. und Ungt. Cignolini comp. wirken mehr als Oberflächenmittel. Beide führen zur Entzündung und Abstoßung der Hornschicht. Außerdem rufen sie in der Cutis eine starke Hyperaemie des oberflächlichen Gefäßnetzes hervor, welche durch milde Pasten, Pasta Zinci, Pasta Zinci sulf. oder Pasta Zinci mollis, wieder abgeheilt werden muß. Auf diese Weise erneuert sich die ganze Oberhaut; mit der alten Schale wird die alte, kranke, leistungsunfähige Oberhaut zugleich mit vielen Infektionskeimen und Saprophyten abgestoßen. Diese Form der Behandlung eignet sich weniger für die Kosmetik des Gesichts als für alte chronische parasitäre Dermatosen, wie z. B. alte, inveterierte Akneformen des Rückens.

Ungt. Pyrogall. comp. ist im Gegensatz hierzu ein ausgesprochenes Tiefenmittel für die Haut, das weniger zur Hyperaemie als zu starker Reduktion, vesikulärer und blasiger Entzündung und selbst Abstoßung der ganzen Oberhaut führen kann. Entsprechend der größeren Tiefenwirkung werden tiefliegende Prozesse der Cutis, wie die entzündlichen Granulome, beeinflußt, vor allem aber auch chronische Haarerkrankungen beseitigt und das Haarwachstum durch Reizung der tiefgelegenen Haarpapillen provoziert. Infolgedessen ist Pyrogallol eines unserer besten Mittel zur Behandlung jeder Form der Alopezie. Allerdings kommt Ungt. Pyrogall. comp. mehr für die nächtliche Behandlung des Körpers in Frage und kann im Gesicht wegen der störenden Schwärzung nicht angewandt werden. Wenn es sich um juckende Affektionen handelt, so bedient man sich meist der Teermittel, die wie ein abgeschwächtes Pyrogallol wirken und meist stark juckstillende Eigenschaften besitzen. Auch sie wirken eintrocknend, verstärken die Verhornung, wirken aber weniger keratolytisch als die übrigen reduzierenden Mittel. Da sie die Hornmikroben nicht abtöten, kommt es bei langdauernder Teerbehandlung nicht selten zu einem hornigen Verschluß der Follikelmündung und Akne papulo-pustulosa der Talgdrüsen: der sogenannten Teerakne.

Deshalb wird die Teerbehandlung zweckmäßigerweise mit einer starken Schwefelbehandlung kombiniert, weil die antiparasitäre und keratolytische Wirkung des Schwefels die ungünstigen Folgeerscheinungen der Teerbehandlung wieder gutmacht. Aus demselben Grunde kann man den Teersalben auch Salizylsäure hinzufügen.

Während die reduzierenden Mittel, Chrysarobin und Pyrogallol, für kosmetische Zwecke wegen ihrer stark färbenden und die Oberhaut angreifenden Wirkung nur wenig in Frage kommen, sind die Oxydationsprodukte dieser beiden Mittel, die Chrysophansäure bzw. Extract. Rhei liquid. UNNA und das oxydierte Pyrogallol, das sogenannte Pyraloxin, wegen ihrer milden, reduzierenden Wirkung bei kosmetischen Gesichtsaffektionen, wie Lupus erythematodes, von Vorteil. Das Pyraloxin ist überall dort am Platze, wo eine milde reduzierende Wirkung angezeigt, aber das Pyrogallol wegen Gefahr der Reizung, sensibler Haut oder Nähe des Auges usw. nicht angewendet werden kann. Extract. Rhei liquid. und Pyraloxin werden in Stärke von $^1/_2$—5%igen Salben angewandt, z. B.:

Rp. Extract. Rhei liquid. 1,5
Ungt. Bismuth. oxychlorat. ad 30,0
S. Milde Gesichtssalbe.

Rp. Pyraloxini ..... 0,05—0,1
Eucerinum anhydr. .... ad 10,0
S. Salbe für Augenlidekzem.

Trotz der dunklen Farbe der Pyraloxinsalben wird die Haut durch dieselben nicht angefärbt.

S. auch Pyraloxin; Vaselinum adustum.

Reduzieressig, entfettender Essig (Vinaigre de Réduction). Ein altes Hausmittel besteht darin, durch Auflegen von Essigkompressen, bzw. durch Einreiben mit Reduzieressig lokale Entfettung (Abmagerung) zu erzielen.

Eisessig	55,0	Vanillin	1,0
Alkohol 96%	300,0	Ambra künstl. konkret	0,5
Wasser	650,0	Eau-de-Cologne-Öl, comp.	1,5
Tolutinktur	10,0		

Reduzier- (Abmagerungs-) Salze, s. Abmagerungsmittel.

Redwood, Enthaarungsmittel, s. Hypertrichosis.

Reformaugen, s. Kunstauge.

Regelbläschen, s. Herpes simplex.

Régénérateur capillaire besteht aus einer Wasserstoffsuperoxydlösung und einer Lösung von p-Phenylendiamin. (Compton & Co., New York.)

Regeneration, s. Verjüngung.

Regime hypo-cholesterinique, s. Ernährung.

Regulierung der Zähne, s. Adenoide; Zahnanomalien.

Reinigungscremes (Cleansing Creams). Praktisch gesprochen kann jede fette bzw. halbfette Creme (Cold Cream usw.) zum Reinigen der Haut verwendet werden, ebenso auch fette Emulsionen aller Art, besonders aber Vaselinpräparate (Ungt. Paraffini usw.), bzw. reines Vaselin oder Vaselinöl. Reinigungscremes, soweit solche unter dieser speziellen Bezeichnung bereitet werden, sind also Präparate, die zum mindesten größere Mengen Vaselin und auch Wasser enthalten, also zu den emulgierten Vaselincremes zu rechnen sind (s. dort). In letzter Zeit werden Spezialpräparate dieser Art auch unter Zusatz von Triaethanolamin hergestellt, wodurch eine besonders energische reinigende Kraft erzielt wird.

Rp. Triaethanolamini	4,0	Ol. Paraffini albiss.	50,0
Stearini	32,0	Aq. aromat.	85,0
Lanol. anhydr.	6,0	S. Reinigungscreme.	
Vaselini alb.	10,0		

Zusätze von Borsäure, Zitronensäure usw. sind häufig zu empfehlen.

Rp. Cerae albae	10,0
Lanol. anhydr.	5,0
Ol. Paraff. alb.	40,0
Alcohol. cetyl.	7,0
Aquae	50,0

Acid. boric. 5,0
Die Fettkörper zusammen schmelzen, Borsäure heiß im Wasser lösen, zusammenrühren und bis zum Dickwerden kaltrühren.

Reinlichkeit ist der allerwichtigste Begriff in der gesamten Körper- und Schönheitspflege. Unter Reinlichkeit, Sauberkeit versteht man im allgemeinen Frischgewaschen- und Saubergekleidetsein. Über die Art der üblichen Sauberhaltung zu sprechen erscheint unnötig, denn die allgemeine Sauberhaltung (Baden und Waschen) und die Säuberung einzelner Hautteile und der Körpereingänge (Nase, Mund, Ohr usw.) und die Mittel dazu werden an vielen Stellen dieses Wörterbuches besprochen.

Wasser und Seife sind heutzutage die üblichen Mittel, mit denen der gesunde Mensch sich sauber erhält. Nicht jede Haut ist imstande, diese allgemein verwendeten Reinigungsmaßnahmen zu vertragen. Seife erzeugt häufig Austrocknung und oberflächliches Einreißen der Haut. So ist es nicht selten, daß nur eine bestimmte Seife der Haut zuträglich ist, und manche Menschen müssen die verschiedensten Seifen versuchen, bis sie eine von ihrer Haut gut ertragene ausfindig machen. Auch gelingt es nicht, alle Verunreinigungen mit Wasser und Seife zu entfernen. Viele Stoffe werden gewaltsam mechanisch nur mit solchen Seifen beseitigt, die abkratzende feste Stoffe (Marmor, Bimsstein, Holzfasern) enthalten. Fette, Farben, Teere können mit fettlösenden Mitteln (Benzin, Aether, Xylol, Terpentin u. a.) oder mit Öl reizlos entfernt werden. Firnisse und Lacke erfordern als Lösungsmittel Spiritus. Erst nach dem Gebrauch dieser lösenden Mittel wird in diesen Fällen Wasser und Seife verwendet.

Manche Haut ist nicht imstande, den Reiz der alkalischen, auch nicht der mildesten überfetteten Seife zu ertragen. Man benützt dann Natron bicarbonicum, Borax, Soda oder deren Mischungen. Diese führen eine mildere Verseifung des den größten Teil des normalen Hautschmutzes darstellenden Hauttalgs herbei; die verseiften Fette spült das Wasser ab.

Aber auch Wasser ist an empfindlicher Haut, namentlich im Gesicht der Kinder und Frauen, oft zu stark reizend. Hier ist die Säuberung mit Salben, vor allem wasserhaltigen Cremen, als Beispiel Cold Cream, Ungt. leniens, reizloser. Stark fettige Haut wird oft milder mit 30—50% Spiritus und, der zu starken Austrocknung wegen, nachfolgender dünner Eincremung behandelt. Auch Abreiben mit Puder (Mehl, Talcum) kann als Reinigungsmittel verwendet werden.

Reispuder, s. Puder.

Reisstärke, s. Stärke.

Reizbehandlung, unspezifische, *Proteinkörperbehandlung, Protoplasmaaktivierung, Kolloidtherapie.* Diese Behandlung umfaßt eine besondere Art des Eingreifens in feinere Vorgänge des Körpers, um diesen zu erhöhten Heilbestrebungen anzufeuern. Da die hierzu eingespritzten Körper in der Hauptsache zu den Kolloiden gehören, wird diese Behandlung auch als Kolloidtherapie (LUITHLEN) bezeichnet. Es handelt sich dabei meist um artfremde Eiweißkörper oder um Stoffe, die, eingespritzt, Eiweiß im Organismus zerstören, wodurch eben artfremde Eiweißabbaustoffe entstehen (Proteinkörperbehandlung). Das Hauptanwendungsgebiet für unspezifische Reiztherapie ist in der Hauptsache Furunkulose, Akne, Pruritus, Pyodermien, Follikulitis, Trichophytien, (besonders tiefe) Ekzeme, Ulcera cruris. Allgemein kann man sagen, daß die Wirkung dieser Behandlung bei den einzelnen Krankheiten und bei den einzelnen Kranken sehr verschieden und unberechenbar ist. Sieht man nicht gleich nach den ersten Einspritzungen Erfolge, so pflegen diese auch im weiteren Verlauf auszubleiben, und es ist angezeigt, das Präparat zu wechseln. Grundsatz ist, erst mit kleinen Gaben zu beginnen und nur wenn man keinen Erfolg sieht, größere anzuwenden. Nach BIER muß man besonders im Beginn der Reizbehandlung besonders vorsichtig sein, da selbst chronische Prozesse durch zu hohe Dosen weitgehend aktiviert und verschlechtert werden können. Begleitende Fiebererscheinungen, Schüttelfrost, Kopfschmerzen usw. können bei der Reizbehandlung vorkommen. Man nennt dies Allgemeinreaktion, ebenso gibt es auch Herdreaktionen, bei denen infolge der Einspritzung sich an den erkrankten Stellen die entzündlichen Erscheinungen vorübergehend steigern, sowie Lokalreaktionen an der Einstichstelle. Sie alle bilden wohl den Ausdruck der gesteigerten natürlichen Heilbestrebungen. Eine wichtige Regel ist, nie eine erneute Einspritzung vorzunehmen, bevor nicht eine allgemeine oder Herdreaktion völlig abgeklungen ist. Durch Einspritzungen von Eiweißkörpern, besonders wenn sie artfremd sind und intravenös gegeben werden, kann es auch zu schockartigen, anaphylaktischen Erscheinungen kommen, welche sich in Blutandrang zum Kopfe, Ohnmachtsanfällen, Atemnot, Tachykardie, die von Unregelmäßigkeit oder völligem Aussetzen des Pulses gefolgt ist, äußern. Subkutane Einspritzungen von 0,5—1,0 der gebräuchlichen Adrenalinlösung läßt die Erscheinungen bald abklingen, bei Fortsetzung der Eiweißkörpertherapie empfiehlt es sich, die Adrenalininjektion vorauszuschicken, auch sollen nach längerer Behandlungspause 2—3 Stunden vor der eigentlichen Injektion kleine subkutane oder intrakutane Dosen des Präparates verabreicht werden, um anaphylaktische Reaktionen zu vermeiden. Die Einverleibung der Reizkörper erfolgt durch intravenöse, subkutane oder intrakutane Injektion. Gerade letztere in Dosen von 0,1—0,2 ist oft wirksamer als die subkutane Einspritzung, doch ist bei solchen Injektionen besonders darauf zu achten, daß das Mittel auch streng intrakutan gegeben wird. Gleichzeitig damit kann das Präparat auch auf anderem Wege zugeführt werden.

Die Mittel für die Reizbehandlung sind teils Eiweißkörper, teils andere chemische Präparate. Zu den letzteren gehören u. a. die Terpentin- und Schwefelpräparate, zu den ersteren hauptsächlich die Milchpräparate.

Aktoprotin ist eine 4%ige Lösung von chemisch reinem Kasein, frei von Fetten. (Sanabo-Chinoin, Wien.) Handelsformen: Ampullen zu 1 und 5 ccm.

Aolan ist Milcheiweiß in keim- und toxinfreier Lösung. Bei Akne vulgaris, Follikulitis, Akne rosacea, Furunkulose, Trichophytie, Ekzemen zu Injektionen, bei Erwachsenen jeden 4.—7. Tag 10 ccm, bei Kindern 5 ccm intramuskulär (auch intrakutan zu 0,1 bis 0,2 ccm). (Beiersdorff & Co., Hamburg.)

Bonoprotan, biologisch aktiver Eiweißkörper der Milch mit einem chemotherapeutischen Zusatz. Jeden 2.—3. Tag 5 ccm intramuskulär. (Staatl. Serotherapeutisches Institut, Wien.) Handelsformen: Packungen zu 1 und 10 Ampullen à 5 ccm.

Caseosan, eine gebrauchsfertige, sterilisierte Kaseinlösung mit 5% Kaseingehalt. Es wird sowohl in den Muskel als auch in die Blutbahn eingespritzt. Zur Einspritzung in den Muskel oder unter die Haut gibt man 0,5—1—2—3, ausnahmsweise 5 ccm alle 2—3 Tage. Zur Einspritzung in die Blutbahn 0,25—2 ccm in Abständen von 2—3 Tagen, die 2—3mal wiederholt werden können. Auch intrakutan wird das Mittel 0,3—1 ccm gegeben. Die Erhöhung der Dosen erfolgt erst nach Abklingen der Reaktionserscheinungen. Anwendungsgebiet wie Aolan. (Chemische Fabrik von Heyden A. G., Dresden-Radebeul.) Handelsform: Ampullen zu 1, 5 und 10 ccm.

Caseoterpol, Emulsion von Terpentinöl mit *Caseosan* (Lenzmann), 25% Terpentinöl enthaltend. Zur intravenösen *Terpentinölbehandlung* (s. Oleum Terebinthinae), 0,4—0,8 ccm intravenös. (Chemische Fabrik von Heyden A. G., Dresden-Radebeul.) Handelsform: OP mit 3 Ampullen zu 1 ccm.

Collargol, elektrokolloides Silberpräparat für intravenöse Injektionen einer 0,5—2%igen Lösung in Dosen von 2—10 ccm. (Chemische Fabrik von Heyden A. G., Dresden-Radebeul.) Handelsformen: Schachteln mit 3 und 10 Ampullen à 0,4 und 1,0 g.

Dermaprotin, ein Eiweißpräparat zur perkutanen *Eiweißreiztherapie*. Es werden einige Tropfen (5—10) auf die Haut gebracht und verrieben. Entweder täglich oder in 2—3tägigen Abständen. Keine Herd- und Lokalreaktion. (Laboratorium Hugo Rosenberg, Freiburg i. B.)

Detoxin, ein Keratinprodukt, aus Schafwolle gewonnen. Enthält Eiweißspaltungsprodukte (Tyrosin, Tryptophan usw.), auch organisch gebundenen Schwefel in Form von Zystin. Bei infektiösen Hautkrankheiten, Ekzemen usw. subkutan, intramuskulär, intravenös, innerlich und äußerlich. Bei Alopecia areata besonders zur intrakutanen Injektion empfohlen. Als unspezifischer Reizkörper bei Furunkulose, Urticaria, Dermatitiden. (A. Wülfing, Berlin.)

Hypertherman, Mischung aus Milch und einer genau dosierten Vakzine eines Kolistammes; intramuskulär 1—5 ccm, intravenös 0,01—0,1 ccm. (Sächs. Serumwerk, Dresden.) Handelsformen: Ampullen zu 2 und 5 ccm.

Neuro-Yatren, Anschwemmung von Autolysaten, spezifisch neurotroper Bakterien (Bakt. prodigiosus, pyocyaneus, Staph. aureus) in 4%iger Yatrenlösung; intramuskulär von 0,5—2,0 ccm steigend. (Behring-Werke A. G., Marburg-Lahn.) Handelsformen: 6 Ampullen zu 1 ccm.

Novoprotin, eine keimfreie Lösung von kristallisiertem Pflanzeneiweiß. Bei Wiederholung der Injektionen tritt niemals die Gefahr einer Anaphylaxie ein. Anschließend an die Injektionen können Fiebererscheinungen, manchmal auch Schüttelfrost auftreten. Durch Novoproteininjektionen soll die Erregbarkeit des Sympathicus herabgesetzt werden. Dosis 0,2—1 ccm in den Muskel oder in die Blutbahn. (F. Hoffmann-La Roche & Co. A. G., Berlin.) Handelsform: OP mit 3 und 6 Ampullen zu 1,1 ccm.

Novoterpen, Terpentinöl mit Novokain, gelbliche, klare oder leicht getrübte Flüssigkeit. Ist wie Terpentinöl (s. Olobintin) anzuwenden. (Humboldt-Apotheke, Breslau.) Handelsform: OP mit 10 Ampullen zu 0,5 ccm.

Olobintin (Klingmüller) ist eine 10%ige Lösung reinsten, völlig säurefreien Terpentinöls. 2—3mal wöchentlich 1 ccm, steigend bis zu 5 ccm. Ist wie Terpentinöl (s. dort) anzuwenden. (I. D. Riedel & E. de Haen A. G., Berlin.) Handelsform: Flasche mit 10 ccm, OP mit 5 Ampullen zu je 1,1 ccm.

Olyptol, eine Lösung von basischem Eucupin, Eukalyptol und Oleum Terebinth. in Olivenöl. Ist wie Oleum Terebinthinae (s. dort) anzuwenden. 2—3mal wöchentlich bis zu 5 ccm injizieren bei Dermatosen. (Labopharma G. m. b. H., Berlin-Charlottenburg.) Handelsformen: Ampullen zu 1 ccm und Flaschen zu 5, 10 und 30 ccm.

Omnadin, ein unspezifischer Impfstoff nach Much. Er besteht aus einem Gemisch von reaktiven Eiweißkörpern aus den Stoffwechselprodukten verschiedener apathogener Spaltpilze, einem Lipoidgemisch aus Galle und einem animalischen Fettgemisch. Wird besonders angewendet bei Erysipel und Streptokokkenerkrankungen. Man gibt eine Ampulle = 2 ccm intramuskulär oder intravenös, 1- oder 2mal täglich. Auch bei Kindern kann man die gleiche Dosis ohne Nachteil geben. (I. G. Farbenindustrie A. G., Leverkusen a. Rh.) Handelsform: OP mit 1, 3 und 12 Ampullen.

Phlogetan, 10%ige Lösung von Eiweißspaltprodukten, intramuskuläre Injektionen von 1—5 ccm. (C. A. F. Kahlbaum, Berlin N 39). Handelsformen: Packungen mit 5 Ampullen zu 1, 2, 3, 4 ccm.

Pyrolaktol, konstantes, sterilisiertes Milchpräparat, für intramuskuläre Injektionen von 5—10 ccm. (Staatl. Serotherapeutisches Institut, Wien.) Handelsformen: Ampullen zu 5 und 10 ccm.

Schwefeldiasporal ist kolloidaler Schwefel. (Doktor Klopfer, Dresden.)

Stormin (nach Kovács), Eiweiß- und Lipoidstoffe apathogener Bakterien durch ein spezifisches Ferment aufgelöst. Jeden 2. Tag 1—2 ccm intramuskulär. (Staatl. Serotherapeutisches Institut, Wien.) Handelsformen: 1, 3 und 10 Ampullen à 2 ccm.

Stormin forte, wie oben in konzentrierter Form. Zuerst eine halbe, dann in Intervallen von 3—4 Tagen je eine Ampulle intramuskulär. (Wie oben.) Handelsformen: Wie oben.

Sufrogel-Heyden, eine 0,3%ige sterile Suspension von fein verteiltem Schwefel in Gelatine, bei etwa 26° schmelzend. Zur Einspritzung in den Muskel bei Psoriasis, Akne, Rosacea. Alle 5—6 Tage steigend 0,2—0,3—0,5, ausnahmsweise 1 ccm. (Chemische Fabrik von Heyden, Dresden-Radebeul.) Handelsform: Originalpackungen 3 Ampullen zu 1 ccm.

Terpichin, sterile Lösung von 0,5% Chinin, 0,5% Anaesthesin, 15% gereinigtem, von monozyklischen Terpenen freien Terpentinöls in Olivenöl. Wie Oleum Terebinthinae (s. dort). Man spritzt 2—3mal wöchentlich in den Muskel. (Chemisches Institut Dr. L. Oestreicher, Berlin.) Handelsform: OP mit Ampullen zu 1 ccm.

Vaccineurin, stark neurotropes Bakterienautolysat für intramuskuläre, auch intravenöse Injektionen à 1,0 ccm, insgesamt 18 Injektionen. (Sächs. Serumwerk, Dresden.) Handelsformen: Serie 1—3 zu je 6 Ampullen.

Yatren (Tyren) enthält nach Anselmino 8-Oxy-7-Jodchinolinsulfonsäure, gemischt mit 20% Natriumbikarbonat. Kristallinisches, gelbes, geruchloses Pulver, löslich in heißem Wasser bis zu 10%, in kaltem bis zu 5%. Enthält 30% Jod. Die Lösung darf nicht gekocht werden, sie ist an sich steril. Es hat eine keimtötende Tiefenwirkung. Wird als unspezifisches Reizmittel eingespritzt, dann aber meistens zusammen mit Kasein. Handelsform: Yatren-Wundpuder, -Gaze.

Yatren-Kasein, stellt eine Lösung von Kasein in Yatrenlösung dar. Kommt in zwei Stärken, schwache Lösung: 2,5% Yatren und 2,5% Kasein; starke Lösung: 2,5% Yatren und 5% Kasein, in den Handel. Yatren-Kasein-Einspritzungen sollen keine anaphylaktischen Reaktionen und bei ausgesprochenen Herderscheinungen nur ganz geringe Allgemeinerscheinungen verursachen. Es wird in den Muskel, seltener in die Vene gespritzt. Bei Akne, Furunkulose u. dgl. (I. G. Farben, Leverkusen a. Rh.) Handelsform: OP zu 6 Ampullen mit 1 und 5 ccm.

S. auch Aderlaß; Akne vulgaris; Bartflechte; Eigenbluteinspritzung; Organismusauswaschung; Serumeinspritzungen; Terpentin; Urticaria; Vakzinebehandlung.

Reizbläschen, s. Herpes simplex.

Reizerscheinungen der Nerven, s. Gesichtslähmung; Nervenleiden.

Rekurrenslähmung, s. Stimmstörungen.

Reng ist ein aus Blättern der Indigopflanze hergestelltes Pulver, das bei der Hennafärbung dazu dient, braune und tiefschwarze Töne des Haares hervorzurufen (s. auch Henna als Haarfärbemittel; Indigo).

Renoform, s. Suprarenin.

Resina burgundica, -pini s. Fichtenharz.

Resinoide (Resinoida, Extracta). Unter diesem Namen finden wir im Handel die Rückstände der Petrolaetherextraktion aromatischer Drogen, die alle aromatischen Bestandteile der Mutterdroge in unversehrter Form enthalten. Sie unterscheiden sich hierdurch geruchlich oft sehr bedeutend von den korrespondierenden aetherischen Ölen, bei denen durch die Wasserdampfdestillation manche Bestandteile der Mutterdroge eliminiert bzw. chemisch verändert wurden (z. B. Nelkenöl und Nelkenresinoid, Patschuliöl und Patschuliresinoid usw.). Die Resinoide sind mit wenig Ausnahmen zur Gänze und leicht in Alkohol löslich und ersetzen in Form einfacher Lösungen sehr gut die entsprechenden Tinkturen der Mutterdroge. Praktisch spielen die Resinoide in der modernen Parfumerie eine wichtige Rolle. Besonders auch die harz- und balsamartigen Resinoide, die als Fixiermittel sehr geschätzt sind. Als wichtigste Vertreter dieser Klasse sind zu erwähnen: Resinoide von Benzoe Siam, Benzoe Sumatra, Eichenmoos, Tolubalsam, Labdanum, Gewürznelken, Iriswurzel, Patschuli, Vetiver, Sandelholz u. a. (s. auch Riechstoffe und die einzelnen Vertreter der Resinoide).

Resorbin (nach Ledermann) wird aus Mandelöl und Wachs durch Emulgieren mit Wasser hergestellt. Eine Salbengrundlage, die sehr schnell von der Haut aufgenommen wird. (I. G. Farbenindustrie A. G., Leverkusen a. Rh.)

Eine ähnliche Salbengrundlage kann nach folgender Vorschrift erhalten werden:

Rp. Cerae albae cons.	100,0	Alcohol. cetyl.	75,0
Lanol. anhydr.	100,0	Aquae	625,0
Ol. Amygdal. dulc.	400,0		

Resorcin, Resorcinum. Löslich in 1 Teil Wasser, 1 Teil Alkohol, leicht in Aether und Glyzerin, schwer in Chloroform, Schwefelkohlenstoff, Benzin, Benzol. Werden Campher oder Menthol im Verhältnis von 2 : 1 mit Resorcin verrieben, so entsteht ein öliges Produkt (Resorcincampher, Resorcinmenthol).

Resorcin hat eine ähnliche Wirkung wie Karbolsäure. Durch die Haut wird Resorcin leicht resorbiert, seine Giftwirkung ist ähnlich, aber geringer als die der Karbolsäure. Hin und wieder sind bei Verwendung größerer Mengen Erscheinungen von seiten des Zentralnervensystems beobachtet worden, wie Schwindel, Ohrensausen, Schweißausbruch, Delirien, Krämpfe, Zyanose, Atembeschwerden, schneller und unregelmäßiger Puls usw. Bei Kindern muß man bei ausgedehnterer Anwendung vorsichtig sein.

Resorcin besitzt eine starke Affinität zu Sauerstoff und ist namentlich in alkalischer Lösung ein starkes Reduktionsmittel. Eiweißlösungen werden schon von schwachen Resorcinlösungen gefällt.

Resorcin hat eine ausgesprochene antiseptische Wirkung, die stärker ist als die der Karbolsäure. In geringeren Konzentrationen als Salbe verwendet (1—3, auch 5%), beschleunigt es die Verhornung des Epithels. In stärkeren Konzentrationen, etwa bei 40%, führt es zu einer trockenen, schmerzlosen Abstoßung der Epidermis; es ist also ein Schälmittel. Vor der Schälung wird die Haut schwartig und blaß. In reiner Substanz ist es ein schmerzloses Ätzmittel.

Zum Ätzen von Kankroiden und Papillomen schmilzt man am besten einen Kristall an eine Sonde. Bei spitzen Kondylomen:

Rp. Pulv. Sabinae
Resorcini .... aa 2,5
Zum Aufstreuen.

In verdünnter Lösung beseitigt Resorcin auch die zu reichliche Sekretion von Hauttalg (Seborrhoe) und begünstigt das Abstoßen degenerierter Teilchen der Epidermis ohne stärkere Entzündungserscheinungen. In 5%iger Lösung (nicht stärker!) ist Resorzin ein ganz vorzügliches bakterientötendes Mittel. Es färbt die Applikationsstelle, ähnlich wie Pyrogallol, bräunlich. Diese Färbung läßt sich mit Zitronensaft leicht beseitigen.

0,5—1—2%ige wässerige Lösungen zu Umschlägen bei akuten Hautentzündungen, 2—5%ige alkoholische Lösung als Kopfwasser bei Seborrhoe, 0,5—1—2%ig zu Pasten bei Ekzemen. 20—40%ig zu Schälpasten. Ausgedehnte Verwendung findet es auch in Pflastern.

Resorcinsalben sind mit besonderer Sorgfalt herzustellen, da die Resorcinkristalle sich nur schwer genügend fein verreiben lassen. Wenn möglich, soll das Resorcin erst in wenig Wasser, Alkohol oder Aether gelöst werden. Resorcinum sublimatum purissimum subtilissime pulveratum (HÖCHST) ist ein sehr reines und sehr fein gepulvertes Resorcin, das sich besonders zur Herstellung von Salben eignet.

Lippensalbe (nach UNNA).

Rp. Resorcini 0,2
Carmini 0,05
Eucerin. anhydr. .... ad 10,0

Zusammengesetzte Pomade (nach UNNA).

Rp. Sulfur. praec. 4,0
Resorcini 2,0
Ungt. pomadini ...... ad 100,0

Resorcin-Schwefel-Pasta (nach SCHÄFFER).

Rp. Resorcini 0,4
Sulfur. praec. .... 1,0—2,0
Past. Zinc. oxyd. .... ad 20,0

Haarwasser (nach UNNA).

Rp. Resorcini 5,0
Spiritus Vini 150,0
Spir. Coloniens. 50,0
Ol. Ricini .... 0,5—2,0

Handsalbe für Ärzte (nach LASSAR).

Rp. Ol. Olivar.
Glycerini
Lanolini
Vaselini .... aa 24,0
Resorcini 2,0

Neisser-Schäffersche Resorcin-Zink-Wismut-Salbe.

Rp. Resorcini 0,1
Zinci oxydat.
Bismut. subnitr. .... aa 2,0
Ungt. lenient.
Ungt. cerei .... aa ad 20,0

Zusammengesetzte Resorcinsalbe (nach UNNA).

Rp. Resorcini 5,0
Ammonii sulfoichthyolici... 5,0
Acidi salicylici 2,0
Ungt. cerei. 88,0

S. auch Aceton-Resorcin; Akne; Euresol; Kondylome; Lippen; Pharmakologie; Schälkuren.

Resorcin-Percutol ist eine ölige Flüssigkeit, die ohne Verwendung von Lösungsmitteln durch geeignete Kombinationen zweier an sich fester Stoffe gebildet wird. Sie dient dazu, Medikamente der Haut einzuverleiben unter Vermeidung resorptionshemmender Fette. Die Grundlage, „Percutol", ist ein Salizylsäureester. Resorcin-Percutol enthält **33,5%** Resorcin und **66,5%** Salizylsäureester. Als Fußschweißmittel. Einige Tropfen werden auf die gewaschene und getrocknete Fußhaut eingerieben, anfangs täglich, später wöchentlich einmal. (Chemische Fabrik Reisholz G. m. b. H., Reisholz b. Düsseldorf.) (S. auch Schweißabsonderung.)

Resorcinsalben, s. Schälpasten.

Retecapasta wird nach Angabe hergestellt aus 35 Teilen Bienenwachs, 50 Teilen Schweinefett, 6 Teilen Hirschtalg, 20 Teilen Olivenöl, 12 Teilen venet. Terpentin, 6 Teilen Harz, 1 Teil Phenol und 1 Teil Perhydrol und soll als überhäutendes, juck- und schmerzstillendes und kühlendes Mittel zur Wundbehandlung dienen. (Hermes, Fabrik chem.-pharm. Präparate, München SW.)

Retention des Zahnes, s. Zähne.

Retouches successives, s. Mammaplastik.

Reverdinsches Läppchen, s. Transplantationen.

Rhabarber, Rhizoma Rhei. Purgans. Die Farbstoffe des Rhabarbers sind in der Hauptsache Anthrachinonabkömmlinge (Chrysophansäure). Rhabarber wird in Form von wässerigen und alkoholischen Auszügen zu Haarfärbungen benützt. Es gibt gute blonde Nuancen, besonders mit alkalischer Beize (Ammoniak, Soda).

Rhabarberwurzel allein färbt die Haare strohgelb, mit alkalischen Beizen rötlichgelb. Rhabarberwurzel gibt auch dunklere Töne mit Eisen- und anderen Metallsalzen (auch mit Eisenpulver, Kupferpulver usw.) zufolge ihres Tanningehaltes. Sie wird meist in Gemischen mit Henna angewendet, um die roten Hennatöne zu neutralisieren und liefert so vorzügliche Haarfarben. Auch mit Kamillenblüten und chinesischem Tee zusammen wird Rhabarberwurzel verwendet, z. B.:

Schwarzer Tee .... 1 g
Kamillenblüten .... 50 „
Rosenwasser .... 350 g
Rhabarbertinktur 1 : 4 ... 200 „

S. auch Haarfärben.

Rhagaden, s. Kohlensäureschnee; Lippen.

Rhamni cathartici, Fructus, s. Abführmittel.

Rheumasan, eine überfettete Salizylsäureseife mit 10% Salizylsäure. Bei Pityriasis versicolor, Erythrasma, Psoriasis, Tylositas, Lichen pilaris, Ichthyosis. Ein keimtötendes und hornschichterweichendes Mittel. (Dr. Rudolf Reiß, Berlin NW 87.)

Rheumatismus, s. Ernährung.

Rhinitis atrophica, chronica (scrophulosa), foetida, vasomotoria, s. Nasenekzem, Nasenfluß.

Rhinolalia clausa, s. Mundatmung; Sprachstörungen.

Rhinophym, s. Diathermie; Kaustik; Nase; Radium; Röntgen; Rosacea.

Rhinoplast, s. Theaterschminken, Nasenkitt.

Rhinoplastik (totale und partielle). Die Geschichte der Nasenplastik bedeutet die Geschichte der plastischen Operationen überhaupt, denn die ersten uns überkommenen Operationsmethoden bezogen sich auf den Ersatz verlorengegangener Nasen (s. Plastik). Man unterscheidet, solange von plastischen Operationen die Rede ist, eine totale und eine partielle Rhinoplastik. Neben dem Ersatz von Defekten wird aber die Rhinoplastik auch aus rein kosmetischen Gründen zur Verschönerung angeborener oder erworbener unschöner Nasenbildungen erfolgreich verwendet. Bei der letzteren Methode handelt es sich vielfach nicht um den Ersatz von Defekten, die durch Transplantation oder gestielte Plastiken gedeckt werden, sondern häufig auch um die Entfernung störender Höckerbildung, um Resektion von Stücken aus Knorpel, Knochen oder Haut bei zu langen Nasen oder schließlich auch um Aufrichtung eingesunkener oder Geraderichtung schiefer Nasen, wobei immer der Angriffspunkt im Nasengerüst liegen muß. Nur bei vollständigem Defekt der ganzen Nase samt Knorpel- und Knochengerüst kann von einer totalen Rhinoplastik die Rede sein. Ist das Gerüst vorhanden, und fehlt nur die Haut oder nur knorpelige Teile, so stellt der Ersatz nur eine partielle Rhinoplastik dar. Legt man diese ganz strenge Bezeichnung als Maßstab an, so sind die ältesten bekanntgewordenen Ersatzmethoden für die Nase keine totalen Rhinoplastiken, sondern partielle. Sie wurden bekanntlich sowohl in Indien als auch in Italien in solchen Fällen ausgeführt, bei denen die Nasen durch Nasenabschneiden als Bestrafung in Verlust gegangen waren. Dabei hat es sich zweifellos nur um den knorpeligen und häutigen Teil der Nase gehandelt. Sehr wahrscheinlich waren in diesen Fällen sogar zum mindesten Reste des Septums und der seitlichen Knorpelteile vorhanden. Praktisch muß man doch wohl alle die Fälle als totale Rhinoplastiken bezeichnen, bei denen Haut- und Nasengerüst in ausgedehnter Weise ersetzt werden, wenn auch etwa Teile der knöchernen Nase erhalten sind. Denn in solchen Fällen genügt keineswegs der Ersatz durch Weichteile. Das haben schon DIEFFENBACH, THIERSCH und LANGENBECK betont. Sonst zeigt sich häufig bei anfänglich gutem Resultat nach verhältnismäßig kurzer Zeit ein Einsinken der gerüstlosen Nase durch Lappenschrumpfung, sobald die Zirkulation wieder vollkommen hergestellt ist. Dieses Schicksal trifft ganz besonders die Nasenplastiken, bei denen, abgesehen von mangelndem Knorpel- und Knochengerüst, auch auf Ersatz der Schleimhaut verzichtet wurde. Berücksichtigt man diese Tatsachen, so verdienen alle sogenannten totalen

Nasenplastiken diese Bezeichnung nicht von den ältesten Anfängen ab bis etwa zur Mitte des 19. Jahrhunderts, in dem die ersten Versuche gemacht wurden, neben der äußeren Haut auch das Gerüst der Nase zu ersetzen (v. LANGENBECK 1859, OLLIER 1860). Diese ersten Versuche waren freilich recht unvollkommen. OLLIER verwendete Teile des einen Nasenbeins und des Stirnfortsatzes des Oberkiefers in einem Weichteillappen, den er nach unten klappte, zur Gerüstbildung. VON LANGENBECK hat zuerst Knochenteile des Naseneingangs zur Aufrechterhaltung des Hauttransplantates verwendet, und zwar trennte er mit der Stichsäge beiderseits von der Apertura piriformis zwei schmale Knochenbälkchen ab, die am unteren Naseneingang am Periost gestielt blieben und nun senkrecht aufgestellt wurden. Sie wurden mit den Resten der vorher seitlich abpräparierten Stumpfhaut durch Naht verbunden und bildeten eine Art Septum. Über dieses Gerüst wurde dann ein gestielter Stirnhautlappen eventuell mit Periost gelegt. Der Erfolg soll gut gewesen sein.

Viel Schule scheinen die beiden Chirurgen mit ihrem Vorschlage nicht gemacht zu haben, wenn auch über einzelne Fälle berichtet wird. Vielmehr wurde später zum Ersatz des Gerüstes nach dem Vorschlag von KÖNIG (1886) Stirnhautlappen zugleich mit einem Knochenspan aus dem Stirnbein gebildet, oder es wurde zur Stütze der neuen Nase bei Plastiken aus dem Arm nach dem Vorgang von ISRAEL ein Hautlappen aus der Ulnagegend mit einem Ulnaspan herangezogen. Des weiteren wurden Hautlappenplastiken aus allen möglichen Körpergegenden mit einem vorher freitransplantierten und eingeheilten Knochen- oder Knorpelspan zum Ersatz von Nasen und Nasengerüst herangezogen.

Schließlich sind noch die Versuche zu erwähnen, das Knochengerüst durch Finger zu ersetzen. WOLKOWITSCH hat 1896 mit einem Finger das Nasengerüst zu stützen versucht, während die gespaltene Haut des Fingers zum Schleimhautersatz diente. Diese seitdem mehrfach geübte Methode wird, im Gegensatz zur indischen und italienischen, als russische Methode bezeichnet, obwohl die ersten Versuche, Finger zum Ersatz des Nasengerüstes zu verwenden, schon von HARDIE 1875 in England gemacht wurden.

Gelingt es bei der totalen Rhinoplastik nach einer der genannten Methoden, die von verschiedensten Seiten erfolgreich abgeändert und verbessert worden sind, doch meist eine Hautüberpflanzung mit einem Knochengerüst zur Durchführung zu bringen, so bleibt, um einen vollen Erfolg zu erzielen, doch noch immer die Notwendigkeit, auch die *Nasenschleimhaut* zu ersetzen. Auch dazu stehen eine ganze Reihe oft erprobter und guter Verfahren zur Verfügung. Da häufig der Verlust der Nase mit einem Verlust des Septums und der Nasenscheidewand verbunden ist und an Stelle der Nase ein oft enges, mit unregelmäßig geschrumpften Hautresten begrenztes Loch vorhanden ist, so können diese Hautreste noch eventuell unter gleichzeitiger Erweiterung der Nasenöffnung zur Schleimhautbildung verwendet werden. Am besten geht man nach JOSEPH vor. Er macht einige diagonale Hautschnitte in die verengerte Nasenöffnung und präpariert dadurch die gebildeten Lappen von der Unterlage ab, entfernt dann alles Subkutangewebe bis auf das Periost und schlägt die Hautlappen wieder zurück. Sie bilden dann nach dem Einheilen die Schleimhaut der nun zur Nasenatmung freigewordenen Nasenöffnung. Erst nach Heilung dieser Wunde folgt der eigentliche Aufbau der Nase. Diese Erweiterung der Nasenöffnung ist besonders dann von Bedeutung, wenn der Ursprung des Leidens Tuberkulose war, denn nur so kann man sich von dem Heilungszustand der Schleimhaut unterrichten.

JOSEPH hat außer der genannten Methode noch zwei weitere Methoden empfohlen, die aus der nächsten Nähe des Nasendefektes Haut zum Schleimhautersatz zu liefern vermögen. Bei der ersten wird der Rest der Nasenhaut mit einem oberen Bogen, dessen Höhe etwa dem Nasenansatz entspricht, umschnitten und dachförmig nach unten geklappt. Darüber wird dann die Haut mit einem Stirnlappen gebildet.

Bei der zweiten Methode (nach v. HACKER) werden beiderseits gestielte Hautlappen aus der Nasolabialfalte entnommen, nach innen oben über den Nasendefekt umgeschlagen und am gegenseitigen Wundrand befestigt. Auch darüber erfolgt dann der Hautersatz aus der Stirn. Schließlich hat JOSEPH einen derartigen Hautlappen aus der Nasolabialfalte, den anderen, an der Nasenwurzel gestielt, der Stirnhaut entnommen. Die durch die Entnahme der Lappen gesetzten Defekte lassen sich fast immer mühelos schließen und hinterlassen, besonders was die Schnitte in der Nasolabialfalte betrifft, kaum sichtbare Narben. Fehlt überschüssige Haut oder läßt sich aus anderen Gründen die Schleimhaut aus der Umgebung der Nase nicht ersetzen, so muß sie mit dem Lappen, der zum Hautersatz der Nase dient, herangezogen werden. Wir müssen mit anderen Worten doppelhäutige Lappen verwenden. Die ersten Versuche (s. Wangenplastik) zur Bildung doppelhäutiger Lappen sind bereits von THIERSCH 1886 gemacht worden, nämlich einen gestielten Hautlappen auf der Wundfläche mit THIERSCHschen Lappen zu versehen. Es wurden dann auch zu demselben Zwecke Schleimhautläppchen frei verpflanzt oder Krauselappen verwendet und schließlich doppelhäutige Lappen aus der Brust- oder Armhaut (v. HACKER, STEINTHAL, VOECKLER, ISRAEL) und doppelhäutige Lappen, die kombiniert aus Brust- und Armlappen bestanden (VOECKLER, KLAPP), zu solchen Plastiken herangezogen. In diese doppelhäutigen Lappen konnten entweder schon an der Entnahmestelle oder auch erst nach der Überpflanzung in das Gesicht freitransplantierte Knochen- oder Knorpelstücke oder auch Elfenbein eingesetzt werden. Von diesen Knochenstücken mußte entweder ein Teil sofort zum Ersatz des Septums vorbereitet werden oder es konnte auch das Knorpel- oder Knochentransplantat für das Septum nachträglich unter Aufrichtung der Nasenspitze zur Einführung kommen. Bei allen diesen Operationen kam es im wesentlichen darauf an, reichliches Haut- bzw. Schleimhautmaterial an Ort und Stelle zu bringen. Die auf diese Weise gebildeten Nasen müssen zunächst infolge des Überschusses an Material unförmige Gebilde darstellen. Ist erst eine völlige Heilung und ein genügender Anschluß an die Zirkulation der Gesichtshaut erfolgt, so beginnt der zweite und wichtigste Teil der Nasenplastik, nämlich die Formung des unförmigen Gebildes zu einer in das Gesicht hineinpassenden und zur Nasenatmung fähigen Nase. Hier zeigt sich erst der wahre Plastiker. Fast immer sind eine ganze Reihe von Operationen, häufig in längeren Zeitabständen, notwendig, um das gewünschte Ziel zu erreichen. Besondere Schwierigkeiten macht häufig die Septumbildung, die Nasenflügelbildung (s. Nase) und die Bildung von ausreichend weiten Nasenlöchern. Wie schon erwähnt, müssen die einzelnen Teile der Nase in verschiedenen Sitzungen gebildet werden. Dabei werden unter Umständen wieder Teile des reichlich vorhandenen Materials geopfert. Um aber schließlich ein gutes kosmetisches Resultat zu erzielen, muß nach jeder Operation eine gewisse Zeit verstreichen, da der Erfolg immer erst dann beurteilt werden kann, wenn der endgültige Anschluß an die Zirkulation eingetreten ist. Zur Erzielung guter Endresultate, die nicht nur die lächerliche Karrikatur einer Nase darstellen, sondern ein der natürlichen Nase möglichst ähnliches Gebilde, gehört nicht nur chirurgisches Können, sondern langjährige Übung und plastisches Verständnis. Das chirurgische Können bildet zwar die Grundlage, die für ausreichendes und genügend gestütztes Material zu sorgen hat. Die gute Formgebung kann nur der zustande bringen, der plastische Begabung besitzt und auch in dem unförmigen Gebilde bereits die fertige Nase erkennt. Daher müssen wir uns bei der nun folgenden Beschreibung der Technik auf das Notwendigste beschränken und nur das anführen, was als Grundlage der Nasenplastik dienen kann.

Auf den Schleimhautersatz ist bereits hingewiesen. Zum Ersatz von Gerüst und Haut stehen sich auch heute noch die beiden Hauptmethoden der indischen und italienischen Plastik gegenüber. Im Gegensatz dazu sind die Ersatzmethoden, die das Material aus der Wangenhaut nehmen, wie sie auch von JOSEPH und ESSER empfohlen und geübt werden, nur zur partiellen Rhinoplastik geeignet. Die indische Methode der totalen Rhinoplastik, wie sie nach dem Vorgehen von KÖNIG, SCHIMMELBUSCH, LEXER, JOSEPH u. a. heute geübt wird, hat zunächst den großen Vorteil vor der italienischen, daß der an der Nasenwurzel gestielte Hautlappen gut ernährt ist, daß er mit Knochen unterfüttert werden, leicht in den Defekt hineingeschlagen werden kann, und daß die Stirnhaut der Nasenhaut in Farbe und Aufbau sehr ähnlich ist. Der Hauptnachteil dieser Methode besteht darin, daß auf der Stirn ein Defekt gesetzt werden muß, dessen Deckung zwar keine Schwierigkeiten macht, besonders wenn er mit einem Krauselappen geschlossen wird, der aber doch immerhin erhebliche Narben auf der Stirn zurückläßt. Demgegenüber steht die italienische Methode der Entnahme des Stiellappens aus dem Arm; es ist auch hier möglich, Haut und Schleimhaut mit Knochengerüst zu überpflanzen, entweder nach dem Vorgang von ISRAEL aus der Ulnagegend mit einem Ulnaspan versehen oder aber das Gerüst wird durch nachträgliches Einpflanzen eines Tibiaspans in die einige Zeit vorher gestielt überpflanzte Weichteilnase gebildet. Aber die Haut des Armes, besonders des Unterarmes, pflegt der Haut des Gesichts erst nach längerer Zeit ähnlich zu werden. Sie trägt außerdem bei Männern häufig einen starken Haarwuchs, außer an der Innenseite des Oberarmes, so daß man zweckmäßigerweise bei der italienischen Methode den Hautlappen aus dieser Gegend bildet. Abgesehen von der Ungleichheit der Haut, besteht bei der italienischen Plastik immer noch die Schwierigkeit des Heranziehens des Lappens an seinen Bestimmungsort, denn es muß, um eine sichere Anheilung zu erzielen, mit einer Fixierung des Armes in möglichst günstiger Stellung am Kopf für wenigstens 14 Tage gerechnet werden. Wie man unter günstigen Bedingungen, was die Lagerung und was die Schnittführung des Lappens bei der italienischen Plastik betrifft, operiert, das hat J. JOSEPH in überzeugender Weise dargetan.

J. JOSEPH benützt, wenn er die italienische Methode anwendet, einen fünfseitigen Lappen der Innenseite des Oberarmes. Die eine der fünf Seiten wird nicht abgetrennt, sondern sie bildet den nach oben und hinten gelegenen Stiel. Bei teilweisen Nasenplastiken ist die Schnittführung der Lappen entsprechend anders. Dann wird der Lappen auf den Defekt so aufgesetzt, daß der Oberarm an die seitliche Gesichtsfläche angelagert wird. Zunächst wird auch der Unterarm, der auf den Knopf zu liegen kommt, mit eingebunden, dieser Verband aber bereits nach einigen Tagen so weit entfernt, daß Unterarm und Hand frei beweglich werden. Die Verbandtechnik ist außerordentlich wichtig. Kopf und Oberarm werden durch Bindentouren, die möglichst große Teile des Gesichts freilassen, so aneinander befestigt, daß Luftzufuhr und Nahrungsaufnahme ungestört sind. J. JOSEPH macht keine Gipsverbände, sondern beschränkt sich außer dem Polstermaterial auf Stärkebinden. Ist der Verband trocken, so wird zunächst der Unterarm befreit und dann große Öffnungen angelegt, so daß gewissermaßen nur Strebepfeiler übrigbleiben. Der eigentliche Wundverband ist nur von ganz geringer Ausdehnung und wird am Stützverband befestigt. Man kann aber auch auf den großen Bindenverband mit Stärkebinde verzichten und sich auf einen Heftpflasterverband beschränken. Um dem Heftpflaster den genügenden Halt geben zu können, bekommt der Patient am Abend vor der Operation eine aus Watte und Stärkebinden hergestellte feste Kappe. Nach Ausführung der Operation läßt sich, nachdem der Arm in die richtige Stellung gebracht ist, durch breite, gut klebende Heftpflasterstreifen eine genügende Fixierung des Armes in jeder gewünschten Stellung vornehmen, da das Heftpflaster auf der Stärkebindenkappe gut klebt. Es muß natürlich in den ersten Tagen darauf geachtet werden, daß keine Drehung oder Zerrung des Lappenstieles eintreten kann. Im allgemeinen gelingt die Anheilung von Armhautlappen leicht, falls der Stiel nicht gezerrt oder gedreht wird oder eine Infektion eintritt. Die ersten zwei Tage sind für den Patienten natürlich in der beschriebenen Zwangslage sehr unangenehm. Viele gewöhnen sich allerdings schon nach 24 Stunden. Nach 14 Tagen bis 3 Wochen kann der Lappenstiel ohne Gefahr durchtrennt werden. Will man schon mit 14 Tagen anfangen, so ist es zweckmäßig, die Durchtrennung allmählich vorzunehmen, d. h. auf mehrere Tage auszudehnen. Sehr empfehlenswert ist auch die zeitweilige Abschnürung des Ernährungsstieles durch eine weichfassende Klemme oder die gelegentliche Injektion von adrenalinhaltigen Flüssigkeiten, um sich einerseits über die Fortschritte der Ernährung vom neuen Mutterboden aus zu unterrichten und um anderseits die Ernährung vom neuen Mutterboden anzuregen. Ist der Lappenstiel vollständig durchtrennt, so wird die Armwunde versorgt. Der Lappen an der Nase wird zunächst sich selbst überlassen, mit einem lockeren Mullbindenverband versorgt. Erst nach einigen Tagen beginnt dann die weitere Modellierung. Auf Einzelheiten kann hier nicht eingegangen werden (s. Nase, Nasenflügel; Septum).

Statt der Oberarmhaut kann auch Unterarmhaut zur Stiellappenbildung verwendet werden. Auch doppelhäutige Lappen und Lappen mit vorher eingepflanztem Knorpel- oder Knochenspan werden benützt. Hat man nur Haut und Schleimhaut ersetzt, fehlt dagegen noch das knöcherne Nasengerüst, so muß das nachträglich eingefügt werden.

Beim Ersatz aus der Stirnhaut kann, wenn der Lappen nicht zu einer totalen Rhinoplastik benötigt wird, d. h. wenn er genügend schmal gebildet werden kann, die Wunde an der Entnahmestelle durch Naht verschlossen werden. Ist der Lappen zu breit für eine direkte Naht, so muß er meist durch ein freies Transplantat gedeckt werden. Am besten verwendet man Krauselappen. LEXER bildet einen breiten, doppelhäutigen, an der Nasenwurzel gestielten Lappen, der gleichzeitig eine Knochenplatte aus dem Stirnbein enthält. Aus dem Knochen wird dann später auch der Septumanteil entnommen.

Wie schon erwähnt, kann das Material zur Nasenplastik auch aus der Wangenhaut stammen. Wird viel Material gebraucht, so scheinen in der Gegend des Mundwinkels gestielte, schräg nach der Schläfe zu verlaufende Hautlappen, wie sie J. JOSEPH ein- oder auch doppelseitig verwendet, genügend Material zu bieten.

Wie schon oben erwähnt, beginnt nach dem Rohaufbau der Nase aus Haut, Gerüst und Schleimhaut die eigentliche Modellierung und die Umwandlung in ein funktionstüchtiges Organ. Dazu gehören häufig eine ganze Reihe von Eingriffen, die sich oft über Monate hinziehen und von dem Patienten und dem Chirurgen viel Geduld und von seiten des Chirurgen viel Geschick erfordern. Am schwierigsten sind aus dem oft plumpen und schiefen Gebilde eine gute Profilform, eine richtige Nasenspitze und den natürlichen ähnliche Nasenflügel zu formen. Auch hier kann auf Einzelheiten nicht eingegangen werden. Es soll aber noch kurz erwähnt werden, daß unter allen Umständen weite, mit Haut ausgekleidete Nasenlöcher hergestellt werden müssen, um die Nasenatmung zu ermöglichen. Zu dem Zweck werden nach Entfernung des reichlich entwickelten subkutanen Fettes unter Erhaltung der Haut die Naseneingänge mit dieser Haut umsäumt. Um die Tiefe des Naseneinganges mit Haut zu bekleiden, werden nach J. JOSEPH mit Epidermisläppchen, die Wundseite nach außen, überzogene, der gewünschten Weite des Nasenloches entsprechende Gummiröhrchen in die Öffnungen eingefügt und so lange darin belassen, bis die Epidermisläppchen angeheilt und von da aus eine weitgehende Epidermisierung der Innenfläche eingetreten ist. Da eine starke Schrumpfungsneigung besteht, müssen die Röhrchen auch nach Anheilung bis zur völlig abgeschlossenen Wundheilung getragen werden. Auch wenn die Nasenatmung wieder hergestellt ist, sind häufig noch kleinere plastische Operationen nötig, bis man mit dem Resultat des Nasenaufbaues endgültig zufrieden sein kann.

S. auch Geschichte der Kosmetik.

Rhinosklerom, s. Mundhöhle.

Rhodamin, ein Phthaleinfarbstoff. In roter Farbe mit grünlicher Fluoreszenz leicht in Wasser und Alkohol löslich. Sehr wichtiger Farbstoff zur Herstellung von Schminken und zum Färben der Puder und anderer kosmetischer Mittel.

Rhodansalze wirken antiseptisch. Ihre keimtötende Wirkung soll jene der Borsäure u. a. übertreffen. Besondere Bedeutung kommt ihnen in der Kosmetik nicht zu (s. auch Narben).

Rhomboidale Nackenhaut, s. Atrophie.

Rhotazismus, s. Sprachstörungen.

Rhum et Quinine, s. Quininehaarwasser.

Rhusma, s. Depilatorien; Hypertrichosis.

Ribbon Dental Cream Colgates, Colgates Zahnpasta. Analyse AUFRECHT: Etwa 1,5 p. c. Formaldehyd, etwa 25 p. c. Glyzerin, ferner Wasser, Seife, Calciumkarbonat, Saccharin, Pfefferminzöl. Auch ein Zahnpulver, R.-D.-Powder, ist im Handel. (Colgate & Co., New York.)

Richmondkrone, s. Zahnkrankheiten.

Riechkissenpulver, s. Sachetpulver.

Riechsalze. Hierunter verstehen wir Ammoniakriechsalze oder Essigriechsalze.

Für Ammoniakriechsalze verwendet man entweder zerkleinertes Ammoniumkarbonat, das mit einer alkoholischen aromatisierten Flüssigkeit übergossen wird, oder aber ammoniakhaltige aromatische Flüssigkeiten, die in geeignete Flakons auf darin befindliche Glasperlen, Tonkugeln, Asbestfasern usw. gegossen werden. Man kann auch Chlorammonium mit Ätzkalk in der Flasche mischen, wodurch Ammoniakentwicklung entsteht, und aromatisierten Alkohol aufgießen (Preston Salt).

Essigsalze werden durch Eingießen essigsäurehaltiger aromatisierter Flüssigkeiten in geeignete Flakons, die mit Glasperlen, Tonkugeln usw. oder würfelförmigen Kristallen von saurem Kaliumsulfat beschickt sind, eingefüllt. Auch Asbestfasern oder Schwammfragmente können hier benützt werden, auch Watte, Bimsstein usw.

Ammoniakalische Salze, Sels anglais.

1. Inexhaustible salt.

Ammoniak 25%	100	g
Rosmarinöl	1	„
Lavendelöl	3	„
Geraniumöl	1	„
Bergamottöl	1	„
Nelkenöl	0,5	„
Rosenöl	0,2	„
Moschustinktur	5	„
Alkohol	30	„

Auf Glasperlen o. dgl. aufgießen.

2. Aromatischer Alkohol für Lavendelsalze.

Alkohol	1000	g
Lavendelöl	50	„
Bergamottöl	10	„
Spiköl	15	„
Geraniumöl	5	„
Cumarin	2	„
Sandelöl ostind.	0,5	„
Heliotropin	1	„
Rosenöl künstl.	3	„

Auf Ammonkarbonat aufgießen oder mit Ammoniak versetzt auf Glasperlen u. dgl.

Preston Salt. Man mischt Ätzkalk und Chlorammonium und gibt zu dem Gemisch im Flakon aromatischen Alkohol.

Essigsalze.

Aromatische Essigsäure für Flakons, Sels français.

Nelkenöl	9	g	Bergamottöl	3	„
Lavendelöl	6	„	Zimtöl, Ceylon	1	„
Zitronenöl	6	„	Eisessig	25	„
Thymianöl	3	„			

S. auch Toiletteessige.

Riechstoffe, allgemeine Charakteristik (s. auch Aromata; Blütenöle; Öle, aetherische; Parfum; Resinoide).

Aromatische Pflanzendrogen. Hier kommen in Betracht die Tonkabohnen, Vanilleschoten, Eichenmoos (von Evernia Prunastri), ferner die balsamischen Produkte, wie Benzoe Siam und Sumatra, Tolubalsam, Styrax, Labdanum und Weihrauch, alle in Form alkoholischer Tinkturen. Die Balsame und Harze sind geschätzte Fixier- und Abrundungsmittel.

Tierische Riechstoffe, vor allem der Tonkinmoschus (am besten ex vesicis), die graue Ambra, der Zibet und das Castoreum oder Bibergeil sind hier zu nennen.

Diese Riechstoffe werden ausschließlich in Form von Tinkturen zum Fixieren der Parfums verwendet. Castoreum und Zibet sind auch als Resinoid im Handel. Von ganz besonderer Bedeutung ist die Moschustinktur, die aber mindestens 6 Monate lagern muß, um ausgiebig zu sein. Der Gebrauch der Moschustinktur gibt der Parfummischung eine ganz eigenartige Tonalität und Haltbarkeit, die mit anderen Zusätzen überhaupt nicht zu erreichen ist.

Auch die graue Ambra spielt in Form ihrer Tinktur in der feinen Parfumerie eine wichtige Rolle. Nur ist die Herstellung der Tinktur eine sehr zeitraubende, da eine gute Ambratinktur nicht vor einjähriger Lagerung zu benützen ist. Auch Zibet wird in Form von Tinktur sehr häufig verwandt.

Isolierte Riechstoffe natürlichen Ursprungs. Aetherische Öle, Blütenöle und Resinoide. Wir bezeichnen als „aetherisches Öl" jedes flüchtige pflanzliche Öl, das durch Wasserdampfdestillation der Blüten oder irgendeines anderen Teiles der Pflanze (auch aus pathologischen Produkten derselben, wie Balsamen, Harzen usw.) gewonnen oder aber in einzelnen Spezialfällen (Zitronen-Bergamotten-Orangenfrüchte usw.) durch Anstechen und Auspressen der reifen Fruchtschalen isoliert wurde. Dagegen ist „Blütenöl" das unversehrte aromatische Prinzip der Blüten, das durch geeignete Isolierungsmethoden (Extraktion mit Petrolaether, Alkohol oder Fett) ohne jede Veränderung des nativen Aromas isoliert wurde.

Als Resinoid bezeichnen wir das Extraktionsprodukt gewisser Drogen (Balsame, Harze, Tonkabohnen,

Vanilleschoten usw.) oder anderer Pflanzenteile (nicht der Blüten), die in alkohollöslicher Form alle aromatischen Bestandteile der Mutterdroge in unversehrter Form enthalten, (also harzige Bestandteile und mit Wasserdampf flüchtiges aromatisches Prinzip [aetherisches Öl] gemischt) und meist durch Extraktion mit Petrolaether erhalten werden, unter ausdrücklichem Ausschluß der Wasserdampfdestillation, die entweder gewisse Teile des komplexen Aromas eliminieren (Nelkenöl, Patschuliöl usw.) oder aber die für die Wiedergabe des komplexen Aromas wichtigen Harze nicht isolieren würde.

Die aromatischen Prinzipien der Pflanzen sind komplexe Gemenge von Substanzen, die mehr oder minder direkt am Geruchseffekt beteiligt sind, wobei selbst nur in Spuren auftretende Bestandteile eine ausschlaggebende Rolle spielen können, ja selbst an und für sich geruchlose, schwach oder gar unangenehm riechende Komponenten in der Eigenart des Gesamtgeruches einen ganz wesentlichen Effekt bedingen können. Diese in vielleicht unwägbaren Mengen vorkommenden Geruchsbestandteile spielen hier oft eine entscheidende Rolle in der Eigenart und Feinheit oder aber der Haltbarkeit des Geruches (Harze, Wachse). Es können auch nicht als eigentliche aromatische Substanzen zu bezeichnende Produkte der Pflanze, z. B. Stoffwechsel- oder pathologische Produkte, einen großen Einfluß auf die Komplexität des Aromas ausüben, ja selbst Zersetzungsprodukte (Fäulnisprodukte), wie z. B. der große Einfluß des Indols auf die Feinheit des Jasminaromas zu beweisen scheint.

Anderseits können in überwiegend großen Mengen auftretende Bestandteile eines aromatischen Prinzips, die selbst dem eigentlichen Geruchsprinzip fernstehen, ja dasselbe zu beeinträchtigen scheinen, eine ganz bestimmte Wirkung des Aromas bedingen. Diesen Fall charakterisieren z. B. die Terpene, die besonders in den Zitrusölen in Mengen bis zu zirka 96% enthalten sind. Diese Campherderivate (Terpene und Sesquiterpene) besitzen eine gewisse Strenge des Geruches, die, relativ genommen, die aromatische Wirkung des eigentlichen Geruchsprinzips zu beeinträchtigen scheint. Von diesem Standpunkt ausgehend, hat man die Terpene als „Parasiten“ eliminiert und erhält so tatsächlich aetherische Öle ganz außerordentlicher Konzentration und von größter Ausgiebigkeit in geschmacklicher Beziehung, die jene des einfachen aetherischen Öles weit hinter sich läßt. In geruchlicher Hinsicht hat es sich aber gezeigt, daß die Elimination der Terpene eine ganz eigentümliche Fadheit des Geruches mit sich bringt, die eine Verwendung der terpenfreien Öle in vielen Fällen nicht möglich macht, weil eben die eigentliche Frische des Geruches durch die Anwesenheit der Terpene bedingt zu sein scheint, denen die Natur hier die Rolle des nötigen Kontrastes zugewiesen hat.

Künstliche (synthetische) Riechstoffe. Diese finden sich in großer Anzahl im Handel und sind teils bestimmt, natürliche Riechstoffe zu ersetzen, teils dazu, neue Geruchsnoten zu schaffen, die mit natürlichen Riechstoffen nicht zu erhalten sind. Zum Teil werden solche Kunstprodukte durch Isolierung bzw. chemische Umwandlung gewisser Bestandteile natürlicher Riechstoffe gewonnen.

Diese Isolierung bezweckt vor allem eine spätere Transformation zwecks Erhaltung anderer Riechstoffe. Anderseits finden diese isolierten Konstituanten in unveränderter Form ebenfalls Verwendung als Ersatz gewisser natürlicher Riechstoffe. Diese Eliminierung gestattet es, bestimmte Bestandteile sehr kostbarer Öle aus billigen aetherischen Ölen zu gewinnen, um auf diese Weise einen wohlfeilen Ersatz zu schaffen.

So wird z. B. das Geraniol, einer der wichtigsten Bestandteile des echten Rosenöles, aus dem billigen Zitronell- oder Palmarosaöl (bessere Sorten stets aus letzterem) gewonnen. Ebenso wird Eugenol, das Prinzip des Nelkenöles, das auch die D. A. 5 und 6 als Ol. Caryophyllorum verwenden, aus viel billigeren Ölen (Zimtblätteröl usw.) gewonnen. In ähnlicher Weise wird das Linalool aus Linaloeöl isoliert, um als Maiglöckchenriechstoff Verwendung zu finden usw.

Durch geeignete chemische Transformation dieser isolierten Konstituanten der natürlichen Riechstoffe hat die organische Chemie ganz besonders wertvolle Riechstoffe geschaffen. So wird z. B. durch Transformation des Eugenols die beste Sorte Vanillin des Handels dargestellt. Das Pinen des Terpentinöles geht in Terpineol über, einem sehr geschätzten Fliederriechstoff. Das im Sassafrasöl enthaltene Safrol gibt durch geeignete Transformation Heliotropin (Piperonal), das einen kräftigen Heliotropgeruch besitzt. Das aus Lemongrasöl und anderen aetherischen Ölen isolierte Citral ergibt durch Kondensation mit Aceton das Ionon, den bekannten Veilchenriechstoff. Anethol, das aromatische Prinzip des Anis- und Sternanisöles, gibt durch Oxydation Anisaldehyd, der kräftig nach Weißdorn riecht. Das in vielen relativ wohlfeilen Ölen enthaltene Citronellal liefert durch Reduktion Hydroxycitronellal, einen prächtigen Riechstoff in der Note Maiglöckchen, Cyklamen. Durch Reduktion des aus dem Pfefferminzöl isolierten Menthons wird künstliches Menthol gewonnen; dasselbe kann auch durch Reduktion des im Poleyöl (v. Mentha Pulegium) vorkommenden Pulegons und noch auf andere Weise erhalten werden. Durch Umwandlung des im Terpentinöl vorkommenden Pinens in salzsaures Pinen und Behandlung mit Kaliumacetat erhält man Bornyl- und Isobornylacetat, die durch Verseifung Borneol und Isoborneol liefern, die wieder durch Oxydation in künstlichen Campher übergehen.

Eine sehr stattliche Anzahl von künstlichen Riechstoffen wird aber auch durch reine Synthese aus Kohlenwasserstoffen gewonnen, wie z. B. Cumarin, künstlicher Moschus, viele Ester usw.

Künstliche aetherische und Blütenöle des Handels sind komplexe Gemische der Konstituanten der korrespondierenden echten Öle mit geeigneten anderen Riechstoffen. Bessere Sorten sind meist auch mit echten Riechstoffen geschönt. Es sind dies reine Kunstprodukte, die mehr oder minder empirisch zusammengesetzt sind. Restlos synthetisch aufgebaute Ersatzprodukte gibt es überhaupt nicht. Als wichtigste Vertreter dieser Klasse sind zu nennen: künstliches Rosenöl, Veilchenöl, Neroliöl, Bergamottöl, Maiglöckchenöl, Fliederöl, Jasminöl usw.

Riesennesselsucht, s. Psyche.

Riesenurticaria, s. Urticaria.

Riesenwuchs, s. Kindesalter.

Rimmel ist eine Augenbrauenschminke in Tuschform in kleinen Kästchen mit Bürstel für Augenbrauen, Wimpern usw. (s. auch Schminken).

Rinderklauenfett, Oleum (Axungia) Pedum Tauri. Das Fett aus den Klauen der Rinder. Die Fetteile werden zerschnitten und in kochendes Wasser eingetragen. Nach dem Erkalten wird das an der Oberfläche des Wassers befindliche Fett abgehoben, im Wasserbade erhitzt und koliert. Es ist ein weißes oder weißliches, dickflüssiges Fett, das auch nicht leicht ranzig wird. Durch Zusatz von Paraffin, gelbem Wachs oder Kakaobutter macht man es konsistenter. Wird wegen seiner Eigenschaft, nicht so leicht ranzig zu werden, zu kosmetischen Präparaten und besonders zu Haarpomaden verarbeitet. Es soll ergrautes Haar allmählich dunkler färben (?).

Rindermark, s. Ochsenmark.

Rindertalg, s. Talge.

Ringelhaare, s. Pili annulati.

Ringersche Lösung, eine reizlose, Calcium enthaltende alkalische Salzlösung, für die es mehrere Vorschriften gibt, die nicht unbeträchtlich voneinander abweichen.

Nach D. A. B. 6:	I.	II.	III.
Natr. chlorat.	8,0	7,5	9,0
Calc. chlorat.	0,4	0,125	0,24
Kal. chlorat.	0,1	0,075	0,42
Natr. bicarbonic	0,1	0,125	0,3
Aq. dest	1000,0	1000,0	1000,0

Als subkutane Injektion oder intravenöse Infusion wie physiologische Kochsalzlösung zwecks „Organismuswaschung".

Ringworm, s. Trichophytie.

Rino-Heilsalbe soll nach Angabe bestehen aus Wachs, Ceresin, Olivenöl, 55% Terpentin, 5% Eigelb, 1% Salizylsäure, 1% Borsäure, 1% Wismutsubgallat und 0,5% Anthrasol. (Dr. Wilhelm Fritzsche, Fabrik chem.-pharm. und kosm. Präparate, Weinböhla, Sa.)

Rippenbuckel, s. Skoliose.

Rivanol, ein Akridinfarbstoff. Feines, hellgelbes, kristallinisches Pulver, allmählich löslich in etwa 15 Teilen Wasser, in 9 Teilen heißem Wasser, in 110 Teilen Alkohol. Die Lösungen sind hellgelb, zeigen neutrale Reaktion und Fluoreszenz. Am Licht werden sie allmählich dunkler und scheiden einen bräunlichen Bodensatz ab. Chemo-therapeutisches Antisepticum mit besonderer Wirkung auf Eitererreger. Feuchte Verbände oder Umschläge mit Rivanollösung 1 : 1000—1 : 500 bei Akne, Furunkel usw., bei Pyodermien 1%iges Rivanolvaselin oder -Pasta und 1%ige Trockenpinselung, $1^1/_2$%ige alkoholische Lösung. Nach Paul Rosenstein wird es benützt zur Verödung von Krampfadern in Lösungen 1 : 500—1 : 300, 2—3 ccm mit Zusatz einiger Tropfen $^1/_4$%iger Novokainlösung. Rivanolflecken aus der Wäsche lassen sich mit starker Essigsäurelösung entfernen. (I. G. Farbenindustrie A. G., Leverkusen.)

Rizinusöl, Oleum Ricini, nimmt unter allen fetten Ölen in bezug auf Viskosität (es ist sehr dickflüssig) und Löslichkeit eine Sonderstellung ein. Rizinusöl ist leicht löslich in Alkohol, Eisessig und Aether, unlöslich in Petrolaether und Schwefelkohlenstoff. Klar löslich ist es nur in Alkohol von mindestens 90%, in schwächerem Alkohol ist es nur trübe löslich. Im Gegensatze zu allen anderen fetten Ölen mischt sich Rizinusöl nicht mit Mineralölen (Vaselinöl). Mit konzentrierter Schwefelsäure liefert Rizinusöl Sulforizinolsäure, die nach partieller Neutralisation als „Türkischrotöl" im Handel ist (s. Türkischrotöl).

Rizinusöl wird nicht leicht ranzig und, abgesehen von der Herstellung von Spezialseifen, in der Kosmetik hauptsächlich in alkoholischer Lösung als Brillantine (Haarglanzmittel) verwendet, auch als Zusatz zu Haarwuchsmitteln, fetten Haarwässern u. dgl. Hin und wieder wird es auch zu Hautpflegemitteln benützt (Gesichtsöle) und zu Salbölen, Massageölen (Muskelöl) o. dgl.

Auch zur Förderung der Öllöslichkeit der Salizylsäure als Zusatz zu anderen Ölen (nach vorherigem Anreiben der Salizylsäure mit Rizinusöl) verwendet.

S. auch Abführmittel; Alopezieformen.

Rohkost, s. Akne vulgaris; Ernährung.

Rohrzucker, s. Zucker (Saccharum album).

Roli-Enthaarungsplättchen bestehen nach Angabe aus einer elastischen Scheibe, auf welcher ein feingekörntes Schleifmittel (Bimsstein) aufgestreut ist, welches überflüssige Härchen durch einige kreisförmige Bewegungen restlos beseitigt, ohne die Haut zu verletzen. (Vertrieb für Deutschland: Max Blaustein, Berlin W 50, Passauerstraße 5.)

Rolling Creams, s. Massagecremes.

Röntgenbehandlung einschließlich Grenzstrahlen.

Physikalisch-technische Vorbemerkungen.

Die *Röntgen-* oder *X-Strahlen* sind unsichtbare elektromagnetische Aetherschwingungen von außerordentlich kurzer Wellenlänge ($\lambda = 10^{-8}$—10^{-9} cm), die neben gewissen anderen Eigenschaften vor allem auch durch die Erzeugung sogenannter Sekundärstrahlen biochemische Wirkungen im lebenden Gewebe hervorrufen. Auf dieser Eigenschaft beruht die therapeutische Anwendung der Röntgenstrahlen. Nach der Qualität unterscheiden wir zwischen 1. kurzwelligen, stark penetrierenden, durchdringenden, sogenannten harten und 2. langwelligen, weniger stark penetrierenden, weichen Röntgenstrahlen.

Zur *Erzeugung* der Röntgenstrahlen dienen einerseits die hochgespannten Sekundärströme von Induktorunterbrecher-, anderseits von Transformerapparaten. Diese werden durch die Röntgenröhren hindurchgeleitet, wobei die entstehenden Kathodenstrahlen bei ihrer Abbremsung an der Antikathode zu 999‰ in Wärme, zu 1‰ in Röntgenstrahlen umgewandelt werden. Für die Röntgenbehandlung dermatologischer Leiden sind sowohl gashaltige oder Ionenröhren vom Typus der Müllersiederöhre als auch die in den letzten Jahren fast ausschließlich gebrauchten konstanteren gasfreien oder Glühkathodenröhren vom Typus der Coolidgeröhre geeignet.

Für die Röntgenhauttherapie im allgemeinen und die Behandlung kosmetischer Leiden im besonderen erweist sich eine Strahlung entsprechend einer Sekundärspannung von etwa 125 kV (Kilovolt) max. am geeignetsten. Die kleinen Diagnostikapparate mit einer Maximalleistung von 60—70 kV Scheitelspannung, wie sie vom Fabrikanten vielfach als Oberflächentherapieinstrumentarium empfohlen werden, eignen sich daher kaum für die Behandlung von Haut- und kosmetischen Leiden.

Außer sorgfältigem Schutz der nicht bestrahlten Hautstellen durch Bariumpasta, Bleigummi und Bleifolien erweist sich neben exakter *Messung* der Strahlenqualität (Härte, Penetrationskraft) auch die der Strahlenquantität (Menge, Dosis) als notwendig.

Die Strahlenmenge wurde bisher für dermatologische Zwecke in einfacher Weise in Holzknechteinheiten (H) mittels der Holzknechtskala zum Sabouraud-Noiréschen Radiometer und der Verfärbung an der Barium-Platin-Zyanür-Tablette bestimmt. Gegenwärtig wird jedoch fast allgemein die Messung in der physikalischen *internationalen Röntgeneinheit* (r) mittels verschieden konstruierter sogenannter *Iontoquantimeter* vorgenommen. Metallplatten verschiedenen Materials und Dicke, hauptsächlich aus Aluminium (0,5—4 mm), seltener Zink (0,3—0,5 mm), sogenannte Filter, bringen die für die Haut gefährlicheren weicheren und weichsten Röntgenstrahlen des inhomogenen Strahlenbündels der Röhre zur Absorption. Verabreicht werden einerseits *Toleranz-* oder *Epilationsdosen* sowie Teile dieser *(fraktionierte Dosen)*. Toleranz- bzw. Epilationsdosen sind jene, die an behaarten Hautstellen vorübergehenden Haarausfall, an unbehaarter bzw. nur mit Wollhärchen besetzter Haut leichte Pigmentierung und in der Folge selbst bei mehrfacher Wiederholung in Pausen von etwa 6—8 Wochen keine dauernde Schädigung der Haut nach sich ziehen. Zu vermeiden wären bei kosmetischen Hautleiden dagegen Erythemdosen, d. h. Strahlenmengen, welche 1—2 Wochen nach der Belichtung ein Erythem nach sich ziehen und selbst nur einmal verabreicht, späterhin bisweilen schon von Teleangiektasien und leichten Atrophien begleitet sein können.

Die von BUCKY in die Hauttherapie eingeführten sogenannten *Grenzstrahlen* sind vom physikalischen Standpunkt aus als überweiche Röntgenstrahlen, d. h. solche mit besonders großer Wellenlänge, anzusehen. Mit der Bezeichnung „Grenzstrahlen" soll zum Ausdruck gebracht werden, daß dieser Spektralbezirk an der Grenze der bisher gebräuchlichen und klinisch verwendeten Röntgenstrahlen liegt.

Zur Hervorrufung der Grenzstrahlen dienen eigene Spezialinstrumentarien, kleine sogenannte Weichstrahlapparate, die an Wechselstrom angeschlossen werden. Die Strahlen selbst entstehen in Weichstrahlröhren, das sind wasser- oder luftgekühlte Glühkathodenröhren, die in ihrem Bau von einer Röntgenröhre ziemlich abweichen und an dem einen Ende bzw. an der Seite ein sogenanntes Lindemannfenster besitzen. Das Lindemannfenster ist ein Glas aus besonders leichtatomigen Elementen, das im Gegensatz zum Röntgenröhrenglas in einer Dicke von etwa 0,1 mm dem Hauptanteil der wirksamen Grenzstrahlen den Austritt aus der Röhre erlaubt.

Für die Behandlung kosmetischer Hautleiden empfiehlt sich bei der Grenzstrahlentherapie eine Strahlenhärte entsprechend einer Sekundärspannung von etwa 8—10 kV max., etwa gleich einer H. W. S. = 0,018—0,029 mm Al bei etwa 10 mA Stromstärke und einer F. H. D. = 10 cm. Die Dosismessung erfolgt in der physikalischen internationalen r-(Röntgen-) Einheit, gemessen mit einem der gebräuchlichen Iontoquantimeter samt Grenzstrahlkammer oder noch einfacher mittels sogenannter Eichungs- oder Leistungstabellen auf Grund vorangegangener Iontoquantimetermessungen. Nach den bisherigen Erfahrungen sollte über eine Einzelhöchstdosis von etwa 2000 r nicht hinausgegangen werden und zwischen den einzelnen Bestrahlungen des gleichen Feldes Pausen von 2 (bis 500 r) bis 4 (bis 1500 r) bis 6 Wochen (über 1500 r) eingeschoben werden.

Die X-Strahlen verursachen je nach der verabreichten Dosis *Reaktionen* 1. Grades mit Haarausfall und Pigmentierung, 2. Grades mit Hautrötung, 3. Grades mit blasenbildender Hautentzündung und 4. Grades mit Geschwürsbildung. Reaktionen 2. bis 4. Grades sind meist von Spätschädigungen (Teleangiektasien, Atrophien, fleckförmiger Pigmentierung) gefolgt, daher unter allen Umständen bei der Behandlung kosmetischer Hautleiden mit Röntgenstrahlen zu vermeiden.

Die Grenzstrahlen unterscheiden sich in biologischer Hinsicht von den Röntgenstrahlen durch das bisweilen zu beobachtende sofort oder bald nach der Bestrahlung auftretende Hauterythem, das Fehlen einer Epilationswirkung, durch den nahezu völligen Mangel kumulierender (sich verstärkender) Effekte wiederholter Bestrahlungen und durch die vorwiegende Absorption in den obersten Hautschichten, speziell der Oberhaut. Sie bewirken in den entsprechenden Dosen Erythem und Pigmentierung verschiedenen Grades an gesunder, zum Teil auch blasenbildende Reaktionen an krankhaft veränderter Haut. Da die vereinzelt beobachteten Spätschädigungen in Form von Teleangiektasien und Atrophien bisher hauptsächlich bei vorhergehender oder nachfolgender Belichtung einschlägig behandelter Hautleiden mit Röntgen-, Radium- oder Ultraviolettlicht, abgesehen von übermäßig hoher Dosierung und häufiger Wiederholung in zu kurzen Intervallen, festgestellt wurden, sei insbesondere bei kosmetischen Leiden vor einer Verbindung der genannten Strahlenverfahren mit den Grenzstrahlen gewarnt. Umschriebene dunkle Pigmentierungen, wie sie bisweilen selbst nach kleinen Grenzstrahldosen, namentlich an der unbekleideten Körperhaut, auftreten können, bilden vorübergehend recht unangenehm sich geltend machende kosmetische Störungen. Zu ihrer Vermeidung wird am besten eine scharfe Abdeckung der zu bestrahlenden Hautpartien von vornherein ganz vermieden. Da die Wirkung der Grenzstrahlen vom Zentrum gegen die Peripherie des Bestrahlungsfeldes allmählich abklingt, kann dadurch eine scharfe Absetzung der Pigmentierung verhindert werden.

Indikationen.

Die so günstige, fast elektive Wirkung der Röntgenstrahlen auf eine Reihe verschiedenster Krankheitsprozesse erklärt sich aus der gesteigerten Empfindlichkeit krankhafter Zellinfiltrate und Zellwucherungen des lebhaft proliferierenden neoplasmatischen und lymphoiden Gewebes, der Epithelien der Haarfollikel, der Schweiß- und Talgdrüsen u. a. Doch ist nicht in der ausschließlichen Röntgenbehandlung dafür geeigneter kosmetischer Leiden der beste Behandlungsvorgang zu erblicken. In einer zweckentsprechenden Vereinigung möglichst reizloser medikamentöser und physikalischer sonstiger Behandlungsverfahren mit den Röntgenstrahlen dürfte der empfehlenswerteste Heilungs- und Besserungsverlauf der jeweiligen kosmetischen Leiden gesucht und gefunden werden. Durch Auskommen mit kleinen Einzel- und Gesamtstrahlenmengen erscheint auch die Gefahr späterer Schädigungen durch zu große und zu häufige Wiederholung selbst kleiner Strahlendosen bedeutend vermindert.

Im folgenden werden die kosmetischen Indikationen nach der jeweils vorliegenden Wirkung der X- und Grenzstrahlen auf bestimmte Gewebsbestandteile der Haut oder auf krankhafte Infiltrate und Wucherungsvorgänge in ihr zusammengefaßt.

I. Haaraffektionen.

Alopezien. Bei den verschiedenen Formen und da vor allem bei der kosmetisch so störenden Alopecia areata, symptomatica und seborrhoica wird im allgemeinen durch die Röntgenstrahlen kaum ein fördernder Einfluß auf die Haarbildungstätigkeit der Papille ausgeübt. Von einzelnen Autoren werden kleinste „Reizdosen" empfohlen. Dagegen konnte mit den Grenzstrahlen bei der Alopecia areata (300—500 r) in vereinzelten Fällen ein beschleunigter Wiederersatz der Haare wahrgenommen werden.

Pilzerkrankungen der Kopfhaut. Die Eigenschaft der X-Strahlen, in entsprechender Menge (Epilationsdosis) 2—3 Wochen nach der Bestrahlung einer behaarten Hautpartie einen vorübergehenden Haarausfall hervorzurufen, findet zur schmerzlosen Enthaarung der behaarten Kopfhaut bei den Fadenpilzerkrankungen, den Hyphomykosen (Mikrosporie, Trichophytie und Favus) Verwendung. Stets sollte zur Vermeidung von Rezidiven der ganze behaarte Kopf belichtet werden. Der Enthaarung hätte Säuberung des Kopfes von den restlichen Haarstümpfchen und Schuppen mit Zinkleim- und Pechhaube sowie eine mehrwöchige Schälbehandlung der Kopfhaut mit Jodtinktur oder WILKINSONscher Salbe zu folgen. Als geeignetste Dosis ist zu empfehlen (300 r, 2 mm Al) in 6feldriger Einstellung des Kopfes. Nur bei Mangel eines Röntgenapparates oder epidermieartiger Verbreitung des Leidens könnte hin und wieder die Enthaarung des Kopfes mit dem keineswegs gleichgültigen Präparat *Thallium aceticum oxydulatum* vorgenommen werden, wobei aber Rückfälle der Erkrankung infolge nur unvollkommener Enthaarung und teilweise zu frühem Haarnachwuchs häufig nicht zu vermeiden sind. Kinder unter 3 Jahren sollten wegen der Möglichkeit einer Reizung der Hirnhäute und dauernder Lähmung der um diese

Zeit äußerst empfindlichen Haarpapillen der Röntgenepilation nach Möglichkeit nicht unterzogen werden. Im Falle eines Rezidivs als Folge ungenügender Nachbehandlung des behaarten Kopfes sollte über eine einzige Wiederholung der Epilations- (Enthaarungs-) Dosis nach einer entsprechend langen Pause von 3—6 Monaten nicht hinausgegangen werden.

Sycosis. Bei der Sycosis simplex coccogenes und dem Ekzema sycosiforme bewirken ein- bis mehrmalige Epilationsdosen (350 r, 2 mm Al) in 1- bis 4feldriger Einstellung je nach Ausdehnung der Erkrankung mit nachfolgendem Auftragen von BROOKEscher Pasta meist wesentlich raschere Rückbildung als die alleinige medikamentöse Therapie. Wenige Tage vor der Bestrahlung sollten die Barthaare nicht mehr rasiert werden, damit nicht bei der Epilation zurückbleibende kranke Haarstümpfe zur Infektionsquelle für die nachwachsenden Haare werden. Bei der gegen die sonstige Behandlung so widerstandsfähigen Sykosis der Augenwimpern und Augenbrauen (Blepharitis) bewirkt ein- bis mehrmalige Röntgenepilation (250 r, 1 mm Al) unter Schutz des Augapfels durch Bleiglasschalen neben milden indifferenten Salben prompte Rückbildung des Leidens. Die Grenzstrahlen empfehlen sich bei der Sycosis in Dosen von 200—300 r besonders in Fällen, die sich für eine Röntgenbestrahlung nicht eignen, doch sind die Erfolge meist nur vorübergehend und unsicher.

Hypertrichosis. Die Dauerenthaarung mit Röntgenstrahlen durch Beseitigung des für seine Trägerin sozial und psychisch sich bisweilen so schwer auswirkenden Frauenbartes sollte, wenn irgend angängig, abgelehnt werden, da auch heute noch selbst mit sorgfältigster Technik zumindest leichte Spätschädigungen, wie Pigmentverschiebungen, Teleangiektasien und Atrophien, nicht mit Sicherheit zu vermeiden sind. Diese wirken dann vielfach störender als die ursprünglich vorhanden gewesenen Haare. Die Röntgenbehandlung eines übermäßigen Haarwuchses an Armen und Beinen, besonders jugendlicher weiblicher Individuen, wäre nicht nur wegen der Hautschädigung, sondern auch wegen möglicher Verursachung einer Dauerschädigung der Haut und des Markes der langen Röhrenknochen unter allen Umständen zu vermeiden. Die Grenzstrahlen versagen bei Hypertrichosis mangels einer epilatorischen Wirkung in den therapeutisch verwendbaren unschädlichen Dosen vollkommen.

Dermatitis papillaris capillitii. Bei der Dermatitis papillaris capillitii an der Nackenhaargrenze erweisen sich die Röntgenstrahlen in Dosen, wie sie sonst für die Dauerepilation üblich sind (400 r, 4 mm Al), bei mehrfacher Wiederholung als Methode der Wahl. Es wird durch die Entfernung der Büschelhaare, verbunden mit Schrumpfung und Atrophie der Haarfollikel, Zerstörung der entzündlichen Zellinfiltrate und Abflachung der narbigen Wülste schließlich Heilung mit zarter Narbenbildung erzielt.

II. Spezifische Granulationsprozesse.

Lupus vulgaris. Unter den verschiedenen Formen des Lupus vulgaris wird vor allem der Lupus hypertrophicus, tumidus, verrucosus und ulcerosus entweder ausschließlich oder besser noch nach Ätzung mit Kalilauge und Pyrogallus durch kleine Röntgenstrahlendosen (150—200 r, 2 mm Al) mit wenigen Bestrahlungen in die flache Form (Lupus planus) übergeführt.

Lupus miliaris disseminatus. Bei dieser Form der Hauttuberkulose mit ihren über das ganze Gesicht akneartig verstreuten Knötchen erzielt die Röntgenbestrahlung in Verbindung mit gleichzeitiger Arsenbehandlung in den genannten Strahlenmengen die besten Resultate. Vor einer zu häufig wiederholten oder unzweckmäßigen Bestrahlung muß wegen der Gefahr eines später auftretenden Lupuskarzinoms gewarnt werden. Kleinere umschriebene Lupusherde, bei denen es auf ein besonders schönes kosmetisches Resultat ankommt, können bisweilen erfolgreich der mehrmaligen Behandlung mit BUCKYs Grenzstrahlen (1000—2000 r) zugeführt werden.

Tuberculosis verrucosa cutis. Dabei bewirkt Röntgenbestrahlung (200—300 r, 4 mm Al) Abheilung mit zarter rezidivloser Narbe. Dasselbe gilt für den klinisch und histologisch der genannten Erkrankung ziemlich nahestehenden Leichentuberkel (Verruca necrogenica). Doch dürften gerade bei diesen Affektionen die Grenzstrahlen den X-Strahlen überlegen und daher der ersteren Behandlung vorzuziehen sein (1500 r).

Skrophuloderm. Von den Formen der kolliquativen Hauttuberkulose werden die primären, direkt in der Haut entstehenden, mit einer für die Behandlung hypertrophischer Lupusherde gebräuchlichen Dosis (150—200 r, 1—2 mm Al) in Pausen von 6—8 Wochen allmählich zur kosmetisch einwandfreien Rückbildung mit Hinterlassung zarter, an Stelle der sonst meist auftretenden brückenförmigen Narben gebracht. Die sekundären, mit tieferliegenden tuberkulösen Lymphknoten, Sehnenscheiden-, Knochen- und Gelenkserkrankungen in Verbindung stehenden Skrophuloderme werden mit stärker gefilterten Strahlenmengen (150—200 r, 4 mm Al) behandelt. Ähnliche befriedigende Erfolge ergeben die Grenzstrahlen nur bei den primären Skrophulodermen (800—1000 r in Zwischenräumen von 4—6 Wochen mehrmals wiederholt); bei den sekundären Formen sind die Röntgenstrahlen vorzuziehen.

Erythema induratum Bazin. Bei dieser Form der Hauttuberkulose sind die Röntgenstrahlen meist nicht besonders wirksam. Sie kommen nur für noch nicht erweichte bzw. geschwürig zerfallende Knoten therapeutisch in Betracht. Bereits exulzerierte Infiltrate sollten wegen eines bisweilen zu beobachtenden fortschreitenden Zerfalles von der Röntgenbehandlung überhaupt ausgeschlossen werden. Dagegen führen gerade bei letzterer Form des Erythema induratum die Grenzstrahlen (600—1000 r) zu relativ baldiger Überhäutung und Rückbildung. Langsamer und nicht so sicher wirken sie auf die noch nicht exulzerierten Krankheitsherde (1000 r).

Lupus pernio und Boecksches Lupoid. Die frostbeulenartigen knotigen Verdickungen des Lupus pernio an Nase, Wange und Ohrläppchen, Fingern und Zehen sowie das gleichfalls in Form braunroter Knötchen und Knoten zumeist im Gesicht auftretende BOECKsche Lupoid werden durch Röntgenstrahlen (150—250 r, 2 mm Al), am besten in Verbindung mit Arseninjektionen, vielfach prompt zur Heilung gebracht.

Granuloma annulare. Die häufig infolge ihrer hauptsächlichen Lokalisation an Händen und Füßen kosmetisch störende Affektion erfährt durch schwache Röntgenstrahlenmengen (100 r, 0,5 mm Al) meist nach 1—2 Bestrahlungen in zweiwöchigen Intervallen rasche Abheilung.

Bei sämtlichen tuberkulösen und ihnen nahestehenden Hautaffektionen bildet, wie auch im Falle der Anwendung anderer dabei üblicher Behandlungsmethoden, die Verbindung einer örtlichen Therapie des Krankheitsherdes mit einer die Abwehrkräfte des Organismus fördernden Allgemeinbehandlung (Allgemeinbelichtung mit Höhensonne, Arsen, Tuberkulin, eventuell Sensibilisierung mit Trypaflavin) eine wichtige Ergänzung.

Aktinomykose. Die Strahlenpilzerkrankung der Haut wird wohl nur bei geringgradiger Ausbildung und da vor allem bei ihrem Sitz an Wangen oder Unterkiefergegend als kosmetisches Leiden empfunden werden. Solche kleinere Krankheitsherde werden am besten in Verbindung mit chirurgischer Spaltung der erweichten Knoten und Verabreichung von Jodkali 3—6 g pro Tag zwecks Sensibilisierung meist durch mäßig stark gefilterte Röntgenstrahlendosen (350 r, 4 mm Al) zu glatter Abheilung geführt.

III. Hautdrüsenerkrankungen.

Seborrhoe des Gesichtes. Diese kann bisweilen durch den eigentümlichen Fettglanz, namentlich der mittleren Gesichtspartien, für den davon Betroffenen lästig und kosmetisch störend wirken. Eine 1—2malige Röntgenbestrahlung (100 r, 0,5 mm Al) erzielt häufig eine nennenswerte Besserung. *Akne vulgaris.* Bei den oberflächlichen Formen der *Akne juvenilis comedonica* und *papulo-pustulosa* ist der sonst üblichen medikamentösen Behandlung bzw. Höhensonnenbelichtung der Vorzug zu geben. Dagegen führt bei den auf letztgenanntes therapeutisches Verfahren nicht oder nur wenig ansprechenden tiefen Formen der sogenannten *Akne vulgaris indurata* eine häufig wiederholte Bestrahlung mit kleinen, schwach gefilterten Röntgendosen (50 r, 0,5 mm Al) in einwöchigen Pausen im Verlaufe von mehreren Wochen bzw. Monaten vielfach zu völliger und rezidivloser Heilung. Die Grenzstrahlen versagen sowohl in örtlicher als auch allgemeiner Anwendung dabei meist vollkommen.

Die *Akne varioliformis sive necrotica* bildet in hartnäckigen, auf die übliche Salbenbehandlung nicht ansprechenden oder ständig rezidivierenden Fällen eine gute Indikation sowohl für die Röntgenstrahlen (100 r, 0,5 mm Al) als auch für die Grenzstrahlen (250 r). Bei vorwiegendem Sitz am behaarten Kopf erscheint die Verwendung kleinster Röntgendosen (12—25 r, 0,5 mm Al) oder besser überhaupt nur der Grenzstrahlen zur Vermeidung eines unerwünschten Haarausfalles am Platze.

Hyperhidrosis. Bei der kontinuierlichen Form dieser Erkrankung, d. h. der ständig übermäßigen Schweißsekretion der Haut der Achselhöhlen, Handteller und Fußsohlen bildet eine vorsichtige Röntgentherapie die beste und einzig verläßliche Behandlungsmethode. Mehrfach in 6—8wöchigen Pausen wiederholte mittelgroße Strahlendosen (400 r, 4 mm Al) werden bis zur Verminderung der Schweißabsonderung auf ein annähernd normales Maß verabreicht. Ein dauernder Erfolg ist meist erst nach der 2.—4. Bestrahlung zu beobachten. Die nervöse (diskontinuierliche) Form der Hyperhidrosis mit ihrem nur zeitweise auftretenden vermehrten Schwitzen eignet sich nicht für diese Behandlung und wäre den sonst üblichen, allerdings wenig befriedigenden therapeutischen Verfahren zuzuführen.

Syringome. Die vorwiegend an den seitlichen Hals-, oberen und mittleren Brustpartien vorzufindende Affektion wird bisweilen durch die Röntgenstrahlen, und zwar vor allem durch stärker gefilterte Strahlenmengen (Schreus) gut beeinflußt, doch sind andere physikalische Verfahren, wie besonders die Elektrokoagulation, vorzuziehen.

Granulosis rubra nasi. Dabei wird die Hyperhidrosis und der chronische Entzündungsprozeß um die Schweißdrüsenausführungsgänge der Haut der Nasenspitze und Umgebung ab und zu günstig rückgebildet (300 r, 4 mm Al). Eine mehr als dreimalige Bestrahlung sollte wegen der Empfindlichkeit der Haut der Nasenspitze und der Gefahr einer kosmetischen Spätschädigung nicht vorgenommen werden.

IV. Kokkenerkrankungen.

Furunkel. Einzelne und gruppierte Furunkel, die namentlich bei Sitz an der behaarten Kopfhaut, Gesicht und sonstigen unbekleideten Körperstellen auch kosmetisch störend wirken können, werden meist durch eine einmalige Röntgenbestrahlung zu schneller Rückbildung teils mit, teils ohne vorangehende Erweichung gebracht (300 r, 2 mm Al). Besonders zu bemerken ist die rasch nach der Bestrahlung eintretende Schmerzfreiheit sowie namentlich das Aufhören der lästigen Nachschübe. Letzterer Umstand wird auf eine Art spezifisch-unspezifischer Reizkörperwirkung zerfallener Zellen und Bakterien, die zur Resorption gelangen, zurückgeführt. Selbst bei dem höchst bedrohlichen Oberlippenfurunkel wird in letzter Zeit in erster Linie die Röntgenbestrahlung empfohlen, jedoch wären gegebenenfalls zur Verhütung einer zu intensiven Reaktion kleinere Dosen angezeigt (50—100 r, 4 mm Al).

Karbunkel. Nur die schleichenderen Formen dieser Pyodermie, welche ohne nennenswertes Fieber und Störung des Allgemeinbefindens einhergehen, erfahren durch die Röntgenstrahlen eine ähnlich günstige Rückbildung wie die Furunkel.

Hidrosadenitis axillaris. Bei der Vereiterung der großen apokrinen Schweißdrüsen der Achselhöhle, die ebenfalls Neigung zu häufigem Rezidivieren zeigt, bildet die Röntgenbehandlung die bequemste, sicherste und rascheste Methode. Es genügt meist eine einzige Bestrahlung (300 r, 2 mm Al) zu rezidivloser Heilung. Bei der Hidrosadenitis und Furunkulosis bewirken auch die Grenzstrahlen in Strahlenmengen von 300—600 r ähnlich günstige Erfolge. Nur bei Fällen, wo es auf rasche Schmerzfreiheit ankommt, dürften die X-Strahlen vorzuziehen sein.

Erysipelas. Beim Rotlauf, namentlich des Gesichtes, erweist sich die Röntgenbestrahlung den zahlreichen anderen dafür empfohlenen Behandlungsverfahren kaum überlegen, doch ermöglicht sie bisweilen bei frühzeitiger Anwendung eine Rückbildung einer durch Ödem und Bindegewebswucherung elephantiastisch verdickten Haut, die z. B. besonders an Nase, Oberlippe, Wange und Lidern kosmetisch recht ungünstig wirkt und sich bisweilen durch die nach häufig rezidivierenden Erysipelen infolge Verlegung der Lymphwege verursachte Lymphstauung einzustellen pflegt (150—200 r, 1—2 mm Al).

V. Nagelaffektionen.

Paronychien. Die verschiedenen Formen dieses Leidens reagieren im allgemeinen recht befriedigend auf Röntgenstrahlen. Die im Anschluß an Ekzem und Psoriasis auftretenden Paronychien werden bereits durch wenige Ekzemdosen (100 r, 1 mm Al) ohne Nagelausfall zur Heilung gebracht. Besonders günstig spricht die akute und chronische eitrige Manikurparonychie darauf an, die meist mit 1, höchstens 2 Bestrahlungen (250 r, 2 mm Al) zur Heilung gelangt. Die gleiche Dosis, wenn auch mehrfach wiederholt, erweist sich vorteilhaft zur Bekämpfung der *Paronychia mycotica (trichophytica, favica, blasto-[oidio-]mycetica).* Am besten wird die Bestrahlung mit vorheriger chirurgischer Abtragung der erkrankten Nagelanteile in Lokalanaesthesie und folgender zyklenweiser Pinselung mit Jodtinktur verbunden. Die äußerst hartnäckige *tuberkulöse Form* erfährt gleichfalls durch Röntgenstrahlen (300 r, 4 mm Al) rasche Besserung. Die Buckystrahlen erreichen bisweilen in Dosen von etwa 200—400 r ähnlich günstige Erfolge.

Nageldystrophien. Sowohl die atrophischen als hypertrophischen Störungen des Nagelwachstums werden am besten unter gleichzeitiger Arsenverabreichung in einem allerdings nur relativ kleinen Prozentsatz der Fälle durch mittlere Röntgenstrahlenmengen (250 r, 2 mm Al) zur Heilung und Bildung eines normalen Nagels gebracht. Auch höhere Dosen der Grenzstrahlen (500—1000 r) sind manchmal von zufriedenstellender Wirkung.

VI. Juckende Dermatosen.

Ekzem. Der beruhigende Einfluß der X-Strahlen auf die sensiblen Nervenendigungen wirkt sich auf den Juckreiz gewisser, durch ihre Lokalisation sich auch kosmetisch unangenehm bemerkbar machender Ekzeme in günstiger Weise aus. Die Röntgenstrahlen führen aber auch in der Folge eine rasche Rückbildung der ekzematösen Veränderungen nahezu sämtlicher Grade herbei. Auszuschließen sind akute Formen wegen ihrer hohen Empfindlichkeit sowie die ziemlich röntgenresistenten tylotischen rhagadiformen Ekzemherde an Handtellern und Fußsohlen. Während bei Kindern sowie zur Vermeidung eines auch nur vorübergehenden Haarausfalles bei Ekzemen am behaarten Kopfe möglichst kleine Strahlendosen (12—25 r, 0,5 mm Al) sich empfehlen, wären die übrigen subakuten und chronischen Formen mit 50—100 r durch 0,5 mm Al zu belichten. Doch sollte wegen der Neigung des Ekzems zu Rezidiven, die auch durch Röntgenstrahlen nicht verhütet werden können, wo angängig, die Bestrahlung erst gegen Abschluß der üblichen medikamentösen Ekzembehandlung und zu ihrer Beschleunigung oder im Falle ihres völligen Versagens herangezogen werden. Nur so ist es möglich, ohne späteres Auftreten von Teleangiektasien und Atrophien, bei öfterer Wiederholung der Bestrahlung im Falle von Rezidiven sich möglichst lange dieses so überaus wirksamen Mittels bei der Ekzembehandlung zu bedienen. Der günstige Einfluß der Grenzstrahlen speziell auf die chronischen Formen des Ekzems (100—200 r) läßt in gewissen Fällen, so z. B. bei rasch rezidivierenden Formen und solchen mit Sitz im Kapillitium, dieser Strahlenart den Vorzug geben.

Lichen ruber planus. Diese juckende Knötchenflechte wird wohl nur bei Sitz an den Beugeseiten der Handgelenke und der Haut der Vorderarme als kosmetisches Leiden empfunden. Meist wird durch eine Verbindung von Arsen (Pillen, Tropfen, Injektionen) zusammen mit wiederholter Röntgenbestrahlung (100 r, 0,5 mm Al) eine Abkürzung der Behandlungsdauer und vor allem bei bestehendem lebhaftem Juckreiz rasche Beseitigung dieses so überaus quälenden Symptoms herbeigeführt. Die von manchen Seiten empfohlene (sogenannte indirekte) Bestrahlung der Wirbelsäule bzw. des Sympathicus bei Lichen ruber planus ergibt höchst unsichere Resultate. Dagegen bewirkt die direkte Belichtung der Krankheitsherde mit Grenzstrahlen (500 r), verabreicht in Verbindung mit Arsen, wenn auch relativ langsam, eine Involution der genannten Hauterkrankung.

Pemphigus vulgaris. Während die vielfach stark juckende Form vom Typus der Dermatitis herpetiformis Duhring durch Röntgenstrahlen keine, durch Grenzstrahlen nur in manchen Fällen eine recht ungewisse Besserung vorhandener Effloreszenzen und Linderung des Juckreizes ab und zu erfährt, wäre speziell bei beginnendem Pemphigus vegetans, der bei Sitz im Gesicht, besonders an Mund und Umgebung sowie an den Händen recht störend wirkt, die Röntgentherapie indiziert. Denn sowohl mit mittelgroßen (200—250 r, 2 mm Al) als bei sehr empfindlichen Herden mit kleineren Strahlendosen (100 r, 0,5 mm Al) wird nicht selten Reinigung, Abflachung und Überhäutung dieser auf andere Weise kaum oder nur schwer beeinflußbaren Krankheitserscheinungen erreicht. Allerdings bleibt an Stelle der abgeheilten Pemphigus-vegetans-Herde eine ziemlich dunkle, lang anhaltende Pigmentierung zurück.

VII. Keratosen.

Verrucae planae juveniles. Die vorwiegend an Gesicht und Streckseiten von Händen und Fingern jugendlicher Personen auftretenden Gebilde werden in einem großen Prozentsatz durch eine bis wenige Röntgenbelichtungen (200—250 r, 0,5 mm Al), oft nur an einer einzigen umschriebenen Stelle, auch an den übrigen befallenen Hautpartien zu promptem Schwinden gebracht.

Verrucae vulgares. Weit seltener wird diese Form der Warzen, besonders bei ausgebreiteter Aussaat an den Händen, durch die X-Strahlen (300 r, 3—4 mm Al) rückgebildet. Am besten reagieren die perionychialen Formen, bei denen die Röntgenstrahlen im Gegensatz zu chirurgischen und kaustischen Maßnahmen ohne nennenswerte Deformierung des Nagelwalles vollständige Rückbildung der Warzen erzielen. Aber auch die Grenzstrahlen bringen des öfteren die flachen Warzen (100—400 r), seltener die Verrucae vulgares (500—800 r) durch eine bis wenige Bestrahlungen zur Abheilung.

Clavus. Das seinen Trägern bisweilen unerträgliche Schmerzen und starke Gehbehinderung verursachende Hühnerauge vor allem der Fußsohle, für das sich infolge der meist zu seiner Beseitigung notwendigen recht hohen Dosen und daher Gefahr einer Röntgenverbrennung die X-Strahlen weniger eignen, wird durch die Grenzstrahlen (1000 r) hin und wieder restlos zum Schwinden gebracht. Es treten daher bei diesem Leiden die Buckystrahlen in gewisser Hinsicht in erfolgreiche Konkurrenz mit den sonst dafür bestgeeigneten Radiumstrahlen.

VIII. Hautgeschwülste und nahestehende Prozesse.

Haemangiome. Für die oft so entstellenden Blutschwämme, namentlich vom kavernösen Typus, erweisen sich die Radiumstrahlen als idealste Behandlungsmethode, während die Röntgenstrahlen bei ihrer Behandlung meist völlig im Stiche lassen. Dagegen geben bei nicht zu unruhigen Kindern manchmal die Grenzstrahlen (1000—1200 r) ähnlich befriedigende Resultate wie die Radiumstrahlen.

Naevus flammeus. Bei dieser gleichfalls für die Röntgenstrahlen nicht geeigneten Form des Blutmales, bei dem auch die Radiumstrahlen nur hin und wieder Besserung erzielen, erweisen sich fallweise die Grenzstrahlen (900—1200 r) allen bisherigen Behandlungsverfahren, was die Güte des kosmetischen Resultates anlangt, überlegen.

Keloid (hypertrophische Narbe). Dabei erreichen die Röntgenstrahlen, falls das dafür sonst einzig in Frage kommende Radium nicht verfügbar ist, am besten nach vorheriger Exzision mit unmittelbarer Nachbestrahlung auf die nicht vernähte Operationswunde (250 r, 1 mm Al) in einer Reihe von Fällen noch eine kosmetisch halbwegs befriedigende flache Narbenbildung.

Sarkom. Von diesen bösartigen Bindegewebstumoren kommen in kosmetischer Hinsicht hauptsächlich jene im Gesicht sowie an unbekleideten Körperstellen in Betracht. Sie reagieren je nach ihrem histologischen Bau und Wachstum verschieden gut auf Röntgenstrahlen. Am raschesten werden die kleinzelligen Rundzellensarkome, darunter besonders das Lymphosarkom, ferner das großzellige Rundzellensowie das Spindelzellensarkom (1000 r, 0,5 mm Zn, eventuell in einzelnen Teildosen auf mehrere Tage verteilt) zur Rückbildung gebracht. Recht hartnäckig erweisen sich Riesenzellen- und Fibrosarkome; zumeist refraktär sind die aus wenig röntgenempfindlichem Gewebe aufgebauten Myxo-, Lipo-, Chondro- und Osteosarkome. Wo angängig, sollte der Röntgenbestrahlung eine chirurgische Behandlung vorangehen. Bedeutend günstiger sind die Bestrahlungschancen bei primären Hautsarkomen als bei sekundären, bei denen als Metastasen eines Sarkoms anderer Organe die Röntgenbehandlung selbst bei guter Rückbildung der bestrahlten Tumoren naturgemäß nur rein symptomatisch wirken kann.

Carcinoma cutis (Epitheliome). Die Hautkrebse, vor allem vom Typus der Basalzellenkarzinome, werden bereits durch die ausschließliche Röntgenbestrahlung vielfach mit zarter, kosmetisch weit mehr befriedigender Narbe als durch den chirurgischen

Eingriff mit folgender prophylaktischer Röntgennachbehandlung zur Abheilung gebracht (1000 r, 0,5 mm Zn, am besten in Teildosen auf mehrere Tage verteilt). Hingegen sollte bei Tumoren vom Typus des verhornenden Plattenepithelkarzinoms der operative Eingriff mit darauffolgender Röntgennachbestrahlung gewählt werden. Namentlich bei Sitz der Epitheliome an Augenlidern und Augenwinkeln, wo ein radikaler chirurgischer Eingriff mit folgender Plastik selbst bei sorgfältigster Ausführung recht selten einen wirklich befriedigenden kosmetischen Erfolg herbeiführt, erscheint die Röntgenbehandlung selbst nach unradikaler chirurgischer Entfernung des Tumors noch als empfehlenswertestes Verfahren. Doch soll betont werden, daß gerade bei Tumoren der Lider und der näheren Umgebung das Radium häufig noch zufriedenstellendere kosmetische Ergebnisse zeitigt. Bei Bestrahlungen in der Nähe des Augapfels, gleichgültig ob mit kleinen oder größeren, schwach oder stark gefilterten Strahlenmengen, ist in jedem Falle Schutz des Bulbus durch Einlegen von Metallschalen in den Bindehautsack zur Verhinderung von Schädigung des Auges anzuraten. Bei den Basalzellenepitheliomen erzielen aber auch die Grenzstrahlen (1000—1500 r) mehrfach wiederholt kosmetisch einwandfreie Rückbildung, während sie bei den verhornenden Plattenepithelkarzinomen selbst in hohen Dosen meist völlig versagen.

IX. Varia.

Psoriasis vulgaris. Die Schuppenflechte bildet namentlich bei Aussaat am behaarten Kopf, ferner an der Stirnhaargrenze, im übrigen Gesicht sowie an sonstigen unbekleidet getragenen Körperpartien ein trotz seiner Gutartigkeit für den Träger in kosmetischer Hinsicht recht lästiges Leiden. Da die übliche Bäder- und Salbenbehandlung meist nur langsam zum Ziele führt, wird als unterstützende Maßnahme hin und wieder die Röntgenbestrahlung mit gutem Erfolg herangezogen (50—100 r, 0,5 mm Al). Besondere Vorsicht ist bei wenig pigmentierten Personen und speziell bei Krankheitsherden auf dem behaarten Kopfe am Platze. In letzterem Falle sollten ebenso wie beim Ekzem zur Verhütung eines auch nur vorübergehenden Haarausfalles bei der hohen Strahlenempfindlichkeit der Haarpapillen des Psoriatikers nur kleinste Strahlenmengen (12—25 r, 0,5 mm Al) zur Anwendung gelangen. Da die Röntgenstrahlen zwar subakute und chronische nicht zu alte Krankheitsherde rasch zur Abheilung bringen, aber Rezidive nicht verhindern können, sollte ebenso wie beim Ekzem auch von der Röntgenbehandlung der Schuppenflechte nur ein äußerst sparsamer Gebrauch gemacht werden, um unliebsame Folgezustände, wie Teleangiektasien und Atrophien, für später zu verhüten. Zu warnen ist vor Bestrahlung ganz frischer akuter Erscheinungen der Schuppenflechte sowie ganz veralteter chronischer Formen, da im ersteren Falle selbst auf einmalige Verabreichung kleinster Dosen vermehrte Aussaat, im letzteren Falle neben nur mäßiger Beeinflussung Resistentwerden gegen die früher vielleicht wirksame Bäder- und Salbenbehandlung zu beobachten ist. Ganz zu vermeiden ist die Verbindung von Arsenverabreichung mit Röntgentherapie bei der Psoriasis, da sodann vielfach Abheilung unter Hinterlassung einer kosmetisch recht störenden dunklen Pigmentierung zu verzeichnen ist. Wegen der nach Röntgenbehandlung bei der Schuppenflechte doch immerhin drohenden Gefahr einer wenn auch nur kosmetisch störenden Spätschädigung erscheint die Anwendung der bei der Psoriasis in Mengen von 100—200 r ebenso prompt wirkenden, aber viel harmloseren und nicht von Haarausfall begleiteten Grenzstrahlen vorzuziehen. Selbst bei relativ häufiger Wiederholung dieser Belichtungen konnte bisher, wenigstens bei Anwendung der genannten kleineren Strahlenmengen ohne Abdeckung der Bestrahlungsfelder gegen die Umgebung, eine unangenehme kosmetische Störung mit Ausnahme leichter vorübergehender Hyperpigmentierungen nicht wahrgenommen werden.

Schädigungen der Haut nach Röntgen-, Grenzstrahl- und Radiumbestrahlung.

Unter den Röntgenschädigungen der Haut werden sowohl akute als auch chronische Formen unterschieden. Zu den *akuten Schädigungen* werden das *Erythem*, die Dermatitis bullosa und das Ulcus gerechnet. Ersteres, die leichteste Form der akuten Röntgendermatitis, die aber infolge möglicher Spätschädigungen selbst nach einmaligem Auftreten bei Behandlung kosmetischer Leiden zu meiden ist, beginnt nach etwa 2 Wochen unter Jucken und Brennen mit heller Rötung und an behaarten Stellen mit Haarausfall. Unter leichter Schuppung der Haut bildet sich das Erythem in etwa 3—6 Wochen mit Pigmentierung zurück.

Die *Dermatitis bullosa* tritt bereits 1 Woche nach der Bestrahlung unter heftigen Schmerzen in Erscheinung, geht mit Rötung, Schwellung und Blasenbildung einher. Sie gelangt erst innerhalb von 1—3 Monaten unter Hinterlassung dauernd veränderter, rötlichweißer, depigmentierter, zum Teil auch fleckig hyperpigmentierter, narbig-atrophischer, von Teleangiektasien durchsetzter Haut zur Heilung. An behaarten Partien bleibt dauernde Alopezie zurück.

Der intensivste Grad der akuten Röntgendermatitis, das *Ulcus*, tritt bereits wenige Tage nach der Bestrahlung hervor. Unter ganz besonders starken Schmerzen kommt es zu düsterroter Verfärbung, ödematöser Schwellung, Blasen, Nekrosen und schließlich Geschwürsbildung an der bestrahlten Haut. Über dem Ulcus findet sich durch lange Zeit ein festhaftender, schmutziggelber, speckiger Schorf. Diese überaus quälende Röntgenreaktion gelangt erst im Verlaufe vieler Wochen, Monate, ja selbst oft Jahre zu allmählicher Überhäutung. Aber auch nachher können an der zurückbleibenden, alabasterartigen, durch De- und Hyperpigmentierungen und Teleangiektasien gesprenkelten, vielfach sklerodermieartig verhärteten Haut in der Folgezeit neuerliche torpide Geschwüre auftreten.

Weit geringere akute Schädigungen als die Röntgenstrahlen rufen die sogenannten Grenzstrahlen, selbst bei vielfacher Überdosierung über die Erythemdosis, hervor. In den meisten Fällen kommt es lediglich zu einem verschieden intensiven Erythem und äußerst selten zu einer Dermatitis bullosa oder sogar Ulcusbildung. Zudem machen die Grenzstrahlreaktionen nur auffallend geringe subjektive Erscheinungen. Eine depilatorische Wirkung wird nur nach sehr hohen, öfter in kurzen Intervallen wiederholten Strahlendosen festgestellt.

Die akuten Hautschädigungen durch *Radiumbestrahlung* stimmen im großen und ganzen mit den bereits beschriebenen, durch X-Strahlen hervorgerufenen überein.

In pathologisch-anatomischer Hinsicht entsprechen der akuten Radiodermatitis je nach dem Grade verschieden schwere Gewebsveränderungen. Es finden sich in der Epidermis Schwellung, Schrumpfung und Vakuolisierung der Zellkerne, in der Cutis an den Gefäßen Schwellung der Kapillarendothelien, Degeneration der Elastica, vakuolisierende Degeneration der Muscularis mit späterer Atrophie, ferner Schwellung und wabenartige Umbildung der Kerne der fixen Bindegewebszellen. Das elastische Gewebe läßt nur bei höheren Dosen Zerbröckelung, Verklumpung und Schwund erkennen. An den Haaren bewirken geringe Dosen vorübergehende Lähmung der Haarpapille und Haarausfall, größere Strahlenmengen Degeneration und Schrumpfung der Haarfollikelzellen. Von den Hautdrüsen zeigen die Schweißdrüsen Sekretionshemmung, Vakuolisierung und Schrumpfung mit schließlicher völliger Atrophie an den Epithelien. Die Talgdrüsen weisen zunächst nur eine Abnahme der Sekretion, später einen Schwund der lipoiden Kügelchen bis zur Atrophie auf.

Die Hautveränderungen der *chronischen Radiumdermatitis* entstehen vielfach erst viele Monate, ja sogar Jahre nach häufig wiederholter Applikation größerer und kleinerer Röntgen-, Grenzstrahl- oder Radiumdosen in relativ kurzen Intervallen.

Ihre Erscheinungen nach Röntgen- und Radiumstrahlen äußern sich in Form von Trockenheit und Rissigkeit der Haut, wechselnder fleckiger Rötung, Hyper- und Depigmentierung, Atrophie in schlaffer und straffer Form, Teleangiektasien verschiedenster Art, Aufsplitterung und Brüchigkeit der Nägel, zum Teil Warzen und Hyperkeratosen, später Geschwürsbildung und bisweilen maligner Entartung der geschwürig veränderten und hyperkeratotischen Stellen.

Die chronischen Hautveränderungen durch die BUCKYschen Grenzstrahlen lassen im Gegensatz zu jenen durch die Röntgenstrahlen bisher kaum einen schwereren Grad erkennen, sondern bestehen hauptsächlich in Teleangiektasien, Atrophien sowie Pigmentverschiebungen im Sinne von Hyper- und Depigmentation.

Histologisch entspricht den Spätschädigungen durch Röntgen- und Radiumstrahlen neben einer hyperkeratotisch verdickten, stellenweise aber auch atrophischen Epidermis mit verschieden tingiblen Zellkernen und zum Teil feststellbaren Wucherungsvorgängen einzelner Zellzüge in der Cutis, in der letzteren nahezu völlige Atrophie, Zerstörung der epidermoidalen Anhänge, chronisch-interstitielles Ödem, Atrophie der elastischen Fasern und veränderte Blutverteilung in den Gefäßen. Die geringergradigen Spätschädigungen nach Grenzstrahlen zeigen pathologisch-anatomisch eine gewisse Unregelmäßigkeit und Polymorphismus, stellenweise Vakuolisierung und Auftreten pyknotischer Kerne sowie vermehrtes Pigment in den Zellen der Epidermis. Die oberen und mittleren Cutisschichten weisen starke Erweiterung der Kapillaren und größeren Gefäße, im Bindegewebe homogenes Aussehen, verminderte Färbbarkeit und teilweise Auffaserung sowie spärliche perivasale Infiltrate vorwiegend lymphozytärer Natur auf. Während Follikel und Talgdrüsen fehlen, zeigen die Schweißdrüsen ebenso wie die Elastica meist keinerlei nennenswerte Veränderungen.

Die *Behandlung der akuten Röntgendermatitis* besteht in Einpudern bei einfachem Erythem, in milden Bädern und Umschlägen mit Abkochungen von Malvenblättern und Kamillenblüten sowie Verbänden mit indifferenten Salben bei Dermatitis bullosa. Vor anaesthesierenden Zusätzen (Anaesthesin, Orthoform, Cykloform u. a.) muß wegen ihrer leicht ätzenden, manchmal sogar nekrotisierenden Wirkung gewarnt werden. Beim akuten Röntgenulcus erweist sich dort, wo die Lokalisation und Ausdehnung der Geschwürbildung dies gestatten, eine Exzision weit im Gesunden mit folgender Transplantation empfehlenswert (VOLK). Wo dies nicht durchführbar ist, zeigt bei größerer Ausdehnung des geschwürigen Zerfalles längerer Aufenthalt im Wasserbett, bei kleineren Ulcera die Anwendung milder, indifferenter Umschläge und Salbenverbände sowie später granulationsanregender Salben eine die Heilung beschleunigende Wirkung. Zur Bekämpfung der oft unerträglichen Schmerzen werden bisweilen Antineuralgica in Pulvern, auch starke Sedativa und vor allem Hypnotica (Morphium, Pantopon) wenigstens vorübergehend nicht zu entbehren sein. Nicht selten wirkt eine Kombinationsbehandlung des Ulcus mit Diathermie und lokaler Rotlicht- bzw. auch Ultraviolettlichtbestrahlung granulations- und epithelisationsfördernd.

Die Therapie der akuten Grenzstrahlschädigungen deckt sich im allgemeinen mit der soeben besprochenen. Das gleiche gilt hinsichtlich der Behandlung der Grenzstrahlspätschädigungen, für welche die nun zu schildernden Maßnahmen bei der Röntgenspätschädigung in Betracht kommen.

Bei der Behandlung der Röntgenspätschädigungen empfiehlt sich Einfettung trockener und rissiger Teile mit indifferenten Fetten (Lanolin, Diachylonsalbe, SCHLEICHscher Hautcreme oder der Radermasalbe von Obermeyer & Co.). Etwa vorhandene Teleangiektasien sowie Warzen und beginnende maligne Wucherungen werden am besten mittels Elektrokoagulation bzw. Elektrotomie beseitigt.

Bei den chronischen Strahlenschäden der Haut wird in letzter Zeit eine Radiumemanationssalbe besonders erfolgreich verwendet (UHLMANN und SCHAMBYE). Die Technik dieser Behandlung gestaltet sich folgendermaßen: Radiumemanationssalbe mit 50—100 elektrostatischen Einheiten in je 1 g Salbe wird messerrückendick auf die zu behandelnde Hautstelle aufgetragen, mit Gummistoff oder Billrothbatist bedeckt. Der mit einer Wattelage gepolsterte und mit dachziegelartig gelegten Heftpflasterstreifen abgeschlossene Verband bleibt 8 Stunden liegen. Die Behandlung wird in einwöchigen Abständen wiederholt. In den Zwischenpausen werden die betreffenden Hautstellen zweckmäßig nur indifferent (Borsalbe, 1% Borlösung) behandelt. Die Therapie der Radiumspätschädigungen deckt sich im allgemeinen mit jener durch Röntgenstrahlen.

Zur Verhütung der erwähnten Röntgen-, Grenzstrahl- sowie Radiumschäden ist außer entsprechendem Strahlenschutz durch sorgsame Abdeckung der nicht behandelten Hautstellen vor allem vollständige Vertrautheit mit den Indikationen sowie mit der Technik ein unbedingtes Gebot der Notwendigkeit. Bei Anwendung von Grenzstrahlen im besonderen sollte tunlichst die Bestrahlung ein und derselben Hautstelle mit Grenzstrahlen einerseits und Radium, Röntgen und Ultraviolettlicht anderseits vermieden werden.

S. auch Akne vulgaris; Alopecia neurotica; Atrophie der Haut; Bartflechte; Busen; Dermatitis papillaris capillitii; Ekzem; Herpes; Hypertrichosis; Kohlensäureschnee; Kondylome; Krebs der Haut; Lichen ruber; Lidgeschwülste; Lippen; Mundhöhle; Naevi; Narben; Pruritus; Psorospermosis; Schweißdrüsenabszeß; Sklerodermie; Trichophytie; Warzen; Wechseljahre.

Röntgenreiztherapie, s. Haarausfall.

Rosacea, Kupferfinne, Couperose Rhinophym, Pfundnase, Akne rosacea, Gutta rosea. Rosacea ist die Folge von Blutwallungen, Kongestionen im Gesicht. Blutwallung ist aktive arterielle Hyperaemie, das ist aktive Ausdehnung der zuführenden Gefäße. Wenn später auch die Gefäße Zeichen der Stauung zeigen, so ist doch das Primäre die aktive Hyperaemie. Diese Gefäßausdehnung geht in manchen Fällen ohne Schädigung der Gefäßwand einher, die Gefäße neigen nur zur häufigen Ausdehnung und kehren zu ihrer normalen Lichtung zurück. Im Wesen gehört aber auch schon dieser Vorgang hierher, denn es schließen sich daran allmähliche Übergänge zu jenen Formen, wo eine vollkommene Rückbildung zum Normalen nicht mehr erfolgt und die Haut eine dauernde Röte behält. Der Grund hierfür ist zu suchen in Elastizitätsänderungen der Gefäßwand ohne und mit den Veränderungen einer entzündlichen Gewebsreizung (Übergänge von der einfachen zur entzündlichen Blutwallung). Sicher ist diese Entzündung vorhanden, wo die Erkrankung sich in den kleinen Knötchen der Rosacea ausspricht und sicher ist ein entzündlicher Reizzustand anzunehmen und auch anatomisch nachgewiesen, wo die Wallung in Gewebswucherung ausgeht.

Der Prozeß lokalisiert sich an jenem Ort, den schon der Laie als Sitz der Kongestionen kennt und den der Engländer als „Flash area" bezeichnet. Gemeint damit ist das Mittelgesicht, bestehend aus Stirnnasenansatz (Glabella), Nase mit angrenzenden Wangenpartien und Kinn, woraus eine Schmetterlingsform abgeleitet werden kann. In manchen Fällen breitet sich die Fluxion auch auf die seitlichen Wangenhälften, auf die seitliche Halshaut, auf die Kopfhaut (Glatze) aus, lokalisiert sich in einzelnen Effloreszenzen auf dem Lippenrot, in der Nasenschleimhaut und wird am Auge zu schwerer Erkrankung.

Die allmählichen Übergänge von einfacher Wallung zur Entzündung, die Symmetrie in der Ausbreitung, das Entstehen immer am gleichen Ort auf die verschiedensten Ursachen hin, lassen es am wahrscheinlichsten erscheinen, daß die Wallung, welche dem ganzen Prozeß zugrunde liegt, eine vom zentralen Nervensystem dirigierte Zirkulationsstörung ist, die entweder in der Weise zustande kommt, daß die noch zu besprechenden Schädlichkeiten am Zentrum angreifen und diese zentrale Erregung direkt die erwähnten Veränderungen in der Haut hervorbringt oder daß das Mittelgesicht labiler innerviert ist, so daß Stoffe, die im Blut kreisen, dort höhere Hautschädigungen setzen. Eine gewisse nervöse Steuerung ist anzunehmen, ein einfaches Haften der Schädlichkeit am Gefäß, nur dirigiert durch die symmetrische Zirkulation, ist schon mit Rücksicht auf die Art der „Gifte" schwer anzunehmen.

Wie bereits angedeutet, setzt sich das Bild der Rosacea zusammen aus Rötungen, Knötchenbildung und Gewebswucherung.

1. *Rötungen.* Hier finden sich alle Übergänge von der vorübergehenden Wallung zur bleibenden Rötung, in welcher es allmählich zur Ausdehnung der Gefäße kommt. Erstere wird sich finden, wenn ein auslösendes Ereignis Kongestion bedingt und diese wieder zurückgeht, letztere Rötungen sind die Summe aus vielen Erregungen, die zu einer Erschlaffung der Gefäßwände führt. Betroffen ist, wie erwähnt, das Mittelgesicht, am stärksten wohl meist die Nase mit den beiden Wangenpartien, seltener die Nasenspitze allein, manchmal kombiniert mit Rötung am Kinn. Diffuse Rötungen findet man etwas mehr bei Frauen, besonders wenn sie sich dem *Klimakterium* nähern und gesellschaftliche Verpflichtungen eine unregelmäßige Lebensweise bedingen. In langdauernden Rosaceafällen wird eventuell das ganze Gesicht kupfrig, immer mit stärkerer Betonung des Mittelgesichtes, wobei jetzt auch die Gefäßausdehnung eine deutliche ist. Mit der Wallung einher geht eine Funktionssteigerung der Talgdrüsen, die zur stärkeren Beölung der Haut und zum Fettglanz führt. Die Mitesserbildung gehört im Gegensatz zur Akne vulgaris nicht zum Krankheitsbild, wohl aber läßt sich vermehrtes Talgsekret aus den erweiterten Ausführungsgängen der Talgdrüsen auspressen. Die Hyperaemie geht mit einem Gefühl der Wärme und Gedunsenheit einher, das sich besonders nach den Mahlzeiten steigert. Sehr häufig sind die fleckenförmigen oder diffusen Rötungen kombiniert mit

2. *Knötchen,* welche dadurch zustande kommen, daß die Wallung an umschriebener zentraler Stelle zu einer höheren entzündlichen Hautschädigung geführt hat. Der entzündliche Charakter des Knötchens ergibt sich schon aus dem klinischen Aussehen, besser noch aus der zentralen Leukozytenansammlung in Form einer kleinen Pustel oder einer entsprechenden Borke; den reinsten Typus von Knötchen repräsentiert jene Form der Rosacea, die Besnier treffend als „*Akne eccématique*" beschrieben hat, bei welcher eventuell in einem Schub das ganze Gesicht mit kleinsten Knötchen übersät ist, die sich unter einer kleinen Borke rückbilden.

Viel häufiger ist das typische Rosaceaknötchen hanfkorngroß, anfangs von lebhaft roter, später etwas dunklerroter Farbe. Die Oberfläche des Knötchens ist glatt, glänzend, das Knötchen selbst zeigt keine oder nur zufällige Beziehung zum Follikel. Häufig bildet sich, wie erwähnt, rasch oder langsamer in der Mitte eine kleine Pustel aus; der geringe Pusteleiter, der keine Beziehung zu einem Mitesser aufweist, trocknet zum gelben Börkchen ein.

Zum Wesen der Rosacea gehört, daß die Knötchen sich langsam und unvollkommen zurückbilden, lange ihre Injektion behalten und Gefäßausdehnungen hinterlassen; treten nun daneben unter dem Einflusse bestimmter Schädlichkeiten neue Knötchen auf, so bleiben sie durch die injizierte Haut früherer Effloreszenzen verbunden, auf diese Weise kommen ebenfalls breitere Rötungen zustande, die aber ihr Hervorgehen aus Einzelelementen verraten.

Der bisher angedeutete Hautprozeß kann in seinem Kommen und Gehen Jahre bestehen, ohne daß eine besondere Hautverdickung auftritt. Die befallenen Stellen sind wohl leicht entzündlich geschwellt, auch manche Einzelknötchen behalten längere Zeit eine härtere Konsistenz, aber der entsprechenden Behandlung gelingt es, doch noch alles zurückzubringen, mit Ausnahme der bleibend ausgedehnten Gefäße, die andere Maßnahmen erfordern.

Anders bei jenen Fällen, wo anscheinend die entzündliche Wallung die gesamte Haut zur Verdickung bringt. Hier treten die oberflächlichen Erscheinungen fast zurück hinter der sich allmählich einstellenden Massenzunahme, die sich vorwiegend nur an der Nase ausbildet, zu derben, harten, knolligen Auswüchsen und schließlich in seltenen Fällen zu den monströsen *Pfundnasen* führt. Die Oberfläche ist durchsetzt von den klaffenden, mit Talg vollgepfropften Follikeln, die vergrößerten Talgdrüsen scheinen als gelbe Flecke durch, dazwischen ausgedehnte größere Gefäße und da und dort noch ein Knötchen als Zeichen, daß auch diese hypertrophische Abart zur Rosacea gehört.

Die Rosacea ist anatomisch Entzündung mit der Neigung zur Bindegewebsvermehrung. In den kleinen Knötchen ist letztere nur angedeutet, beim Rhinophym ist sie in hohem Grad ausgebildet.

Ursachen. Die Rosacea ist also in ihrem Wesen eine Zirkulationsstörung im Bereiche des Mittelgesichtes. Verfolgt man zwei Generationen in bezug auf das Vorkommen von Rosacea, so drängt sich entschieden die erbliche Veranlagung hierzu auf. Lesser hat sie als erster in drei Generationen in mehreren Fällen beobachtet. Nimmt man nicht die vollausgebildete Erkrankung, sondern den Habitus, also gleichsam die Neigung zu kongestiven Rötungen als Maßstab, so läßt sich vererbte Disposition in vielen Fällen auffinden, und die Schädlichkeiten, die allgemein als Ursachen der Rosacea zugegeben werden, greifen eben an jener Stelle an, welche der ererbten Anlage entsprechend labil eingestellt ist. Natürlich kann es den gleichen Schädigungen gelingen, auch ohne Erbanlage einen ähnlichen Zustand hervorzubringen, dann, wenn dieselben oft und in großer Intensität einwirken. Längere ausgiebige Mahlzeiten mit wechselnden Getränken, alkoholische Getränke allein, warme alkoholische Getränke, heißer Kaffee oder Tee mit Alkohol kombiniert, wirken provozierend. Aber auch der Alkohol kann nur als unterstützendes Moment gelten und manche rote Nase wird mit Unrecht als Trinkernase bezeichnet. Nach KAPOSI kann man den Weintrinker mit seiner lebhaft roten Nase vom Biertrinker (zyanotische Knoten) und vom Branntweintrinker (dunkelblaue glatte Nase) unterscheiden. Genügen diese Schädlichkeiten schon allein, so ist ihre Wirkung noch gesteigert dadurch, daß sie zu mehr weniger schweren Magenaffektionen führen. Denn Störungen des Darmtraktes, Stauungen, abnorme Gärungsvorgänge daselbst, Leberleiden, chronische Stuhlverstopfung können Ursachen abgeben, ebenso Stauungen bei Herz- und Lungenkranken. Wenn eine Disposition vorhanden ist, wirken im selben Sinne Wind und Wetter, besonders Kälte, häufiger und krasser Temperaturwechsel, während ein gesunder Mensch letztere Schädigungen mit normaler Fluxion, eventuell mit der Wetterhaut beantwortet. Anomalien in der Menstruation, Dysmenorrhoe geben unter entsprechenden Voraussetzungen Anlaß zu einer Rosacea. Diese führt mitunter erst zur Untersuchung des Genitales, wodurch entzündliche Erscheinungen, ein Myom oder stärkere Lageveränderungen entdeckt werden. Auch während der Schwangerschaft kommt es nicht selten zu Verschlimmerungen, vielleicht infolge einer gleichzeitig bestehenden Hypochlorhydrie. Sehr oft sieht man die Beziehung zur Menopause. Die stillgelegte Menstruation sucht sich gleichsam einen anderen Ausweg. Ob es sich bei diesen Wallungen nur um physiologische Umschaltungen handelt, in welcher Art innere Stoffwechselprodukte eingreifen und von außen zugefügte Gifte mitwirken, ist präzis nicht zu entscheiden. Auch Veränderungen im Naseninnern, in den Nebenhöhlen, im Kiefer können eine Rolle spielen, wenn dies auch nicht so häufig der Fall ist als man früher angenommen hat. P. LINSER sieht in der Rosacea eine allergische Reaktion gegenüber Staphylokokken und empfiehlt als Therapie Injektionen von Staphylokokkenvakzine.

Gar nicht so selten kombiniert sich die Rosacea mit der gleichen Erkrankung am Auge; diese kann entweder in Form einer Blepharitis auftreten, wobei ein kleines Knötchen auf dem Lidrand auftritt, das von einem gelblichen Schüppchen bedeckt ist, oder es entsteht eine Conjunctivitis in Form einer entzündlichen Rötung mit ausgedehnten Gefäßchen, seltener eine Episkleritis; schließlich sieht man auch Hornhauterkrankungen, beginnend mit der Randkeratitis, weiters subepitheliale Infiltrate und sogar schwere ulcus-serpens-ähnliche Geschwüre. Die richtige Erkennung der Erkrankung ist deshalb von Wichtigkeit, weil sie am besten auf Einreibung einer Zink- (0,20), Ichthyol- (5,0), Vaselin- (20,0) Salbe reagiert; für die Infiltrate wird Buckybestrahlung empfohlen.

Die Rosacea befällt Kinder kaum, zuweilen tritt sie zur Zeit der Pubertät auf, am häufigsten im 4.—5. Lebensjahrzent.

Diagnose: Die Diagnose der Rosacea ist meist leicht, in seltenen Fällen sehr schwer. Bei vorwiegender Erkrankung der Nase und Wange ist es wichtig nachzusehen, ob sich nicht durch Beteiligung der Glabella oder des Kinns das Bild zu der Schmetterlingsfigur ergänzen läßt. Lupus miliaris entsteht gewöhnlich in einer Eruption, die Knötchen sind schärfer umschrieben, Farbe mehr bräunlichgelb, apfelgeleeartig, vom gleichen Alter, Haut dazwischen mehr oder minder normal. Noch schwieriger ist mitunter die Differentialdiagnose gegenüber der Aknitis. Ihrem Wesen nach ebenfalls Tuberkulose, wird sie durch stärkere, ausgesprochen entzündliche Erscheinungen, durch verschiedenes Alter der Knötchen der Rosacea noch mehr ähnlich, Anamnese, Habitus, Drüsenerkrankungen, Tuberkulinreaktion, weiche Konsistenz der Knötchen, vergebliche Schwefeltherapie müssen herangezogen werden. Akne vulgaris — die gewöhnliche Gesichtsfinne — allein oder zur Rosacea hinzutretend muß durch ihr Hervorgehen aus Seborrhoe, reichliche Mitesser diagnostiziert werden. Rosacea der Nasenschleimhaut ist schmerzhaft und wird rasch pustulös, täuscht Folliculitis um die Haare des Naseneingangs vor, gleichzeitige Knötchen der Nasenhaut erleichtern die Diagnose. Luetische Spätformen zeigen geringere Ausstreuung und Neigung zur Gruppenbildung, härtere Konsistenz.

Trotz ihrer guten Gefäßversorgung kann auch die Nase soweit erfrieren, daß lange Zeit ein paretisches Erythem, d. h. eine blaurote Färbung zurückbleibt. Nach kalten Gebirgspartien, Automobilfahrten sieht man ab und zu dieses Ereignis eintreten. Kühle Temperatur der Nase, bläulicher Farbenton im Kühlen, Rötung in der Wärme, kühle, bläuliche Hände und Ohren, Fehlen von Knötchen führen zur richtigen Auffassung. Sicherlich bestehen auch Beziehungen zum Erythematodes, besonders zu dessen akuten und subakuten Erscheinungen, so können sich Rosaceaherde in Erythematodesplaques umwandeln, wenn dies auch nur selten zu beobachten ist.

Prognose. Bei jungen Mädchen in der Entwicklung sieht man Eruption und Neigung zur Eruption manchmal fast restlos verschwinden, auch in der Menopause kann die Neigung zur Erkrankung sich zeitlich begrenzen. In anderen Fällen gelingt es der Therapie, die Erkrankung und ihre Neigung zur Rezidive zu bekämpfen, wenn der Patient daneben eine zweckentsprechende Lebensweise führt. Schwere Fälle sind in ihrer Prognose als recht fraglich aufzufassen.

Die *Behandlung* zerfällt in eine ursächliche und eine örtliche. Erstere hat zu trachten, alle Momente auszuschalten, welche die Erkrankung zu erregen imstande sind. Es wird ganz von der Lage des Falles abhängen, wie weit dies möglich ist. Organische oder funktionelle Störungen seitens des Magendarmkanals, seitens der Genitalsphäre der Frauen sind zu behandeln. Bestehen diese nicht und liegt nur eine angeborene oder erworbene Disposition vor, auf geringste Unregelmäßigkeiten in der Ernährung mit Verschlechterung des Zustandes zu antworten, so wird viel von der Energie des Patienten abhängen, wie sein Gesicht aussieht. Der Kranke wird bei einiger Achtsamkeit selbst herausbringen, was ihm schadet. Befriedigendes kann manchmal erreicht werden, wenn sich der Patient auf eine vollkommene reizlose Lebensweise einstellt oder sich auf ein Minimum von „Giften“ und Schädlichkeiten beschränkt, über welches er nicht herausgehen darf. Frauen sind in dieser Richtung willensstärker als Männer. Zu vermeiden ist, was kongestioniert, große Mahlzeiten, welche eine Fülle des Magens bedingen, Alkohol, warme Flüssigkeiten, Suppe, Tee, starker Kaffee u. a. Die Speisen sollen möglichst kühl genossen werden. Obstipation wird zu beheben sein, und man kann durch verstärkte Kur eine Ablenkung auf den Darm anstreben. Die Art der Erkrankung des Intestinaltraktes muß möglichst genau erhoben werden, ob eine Typhlitis, eine Hyper- oder eine Hypazidität vorliegt, gerade letztere findet man bei der Rosacea gar nicht selten, und es hätte in einem solchen Falle natürlich gar keinen Sinn, etwa um die gleichzeitige Stuhlverstopfung zu bekämpfen, eine Karlsbader

Kur anzuraten, weil ja dadurch der Salzsäuremangel noch verstärkt wird, während Verordnung von Salzsäurepepsin oder Azidolpepsin oft ganz überraschende Besserungen herbeiführt. Zu beachten sind übrigens schon anamnestische Angaben des Patienten, wenn er beobachtet, daß er nach den Mahlzeiten Hitzegefühl, eventuell vorübergehende Rötung an den praedisponierten Stellen verspüre, auch wenn objektiv noch nichts nachzuweisen ist. Emotionen hat der Patient möglichst zu vermeiden, nach starker Kälteeinwirkung betrete er nicht sofort das warme Zimmer, im kühleren Vorraum werden die geröteten Partien leicht massiert oder mit einem heißen Bauschen kurz bedeckt. Bäderbehandlung, Kaltwasserkuren wirken im allgemeinen nicht günstig. Ob durch Kohlensäurebäder, heiße Bürstenbäder eine Ablenkung zu erzielen ist, wird im einzelnen Falle zu erproben sein, bei Frauenleiden käme Franzensbad, Solquellen, bei Anaemien As und Asbäder (Levico) in Betracht. Eine bestimmte innere medikamentöse Behandlung hat sich bisher bei der Rosacea nicht zu bewähren vermocht, doch versucht man intern Schwefel, Ichthyol und andere Präparate, z. B.:

Ichthyolkapseln 3mal täglich à 0,1—0,2

oder

Rp. Ichthyoli
Aq. dest. .... aa 10,0
3mal täglich 20 Tropfen in Wasser

Rp. Ichthalbini oder Sulfur. citrin.
Tartar. depur. .... aa 10,0

Pulv. rad. Rhei 2,0
Elaeosacch. Menth. pip. ... 1,0
Morgens und abends 1 Messerspitze zu nehmen.

Oder:

Rp. Mentholi 0,1
Ol. Olivar. 0,3
Ad caps. gelatin.
S. 3mal täglich 1—2 Stück.

Innere Nase und Nebenhöhlen sind zwar immer zu untersuchen, Krankhaftes zu beseitigen, doch führt auch dies nur ausnahmsweise zum Ziele. In vielen Fällen ist recht wirksam die *örtliche Behandlung* der Rosacea; hier kommen vorwiegend der Schwefel und das verwandte Ichthyol als Medikamente in Betracht. Da der Schwefel besonders in der Kombination mit heißen Abwaschungen wirkt, besteht eine einfache, aber doch wirksame Therapie in der Verwendung einer Schwefel- oder Schwefelnaphthol-, Ichthyol-, Cehasol-, Schwefel-Campher-Perubalsam-Seife. Man kann hier beliebig verstärken durch Waschen früh und abends, Liegenlassen des Schaums über Nacht. Letzteres entspricht schon einer Art Schälkur, d. h. Erzeugung einer leicht entzündlichen Hautrötung und Abschilferung. Man mache es sich zur Regel, bei beginnenden Erkrankungen und solchen mit stärkerer Irritation möglichst milde Mittel zu verwenden, da sonst bedeutende Verschlimmerungen eintreten können. Da, wo stärkere entzündliche Erscheinungen vorhanden sind, soll erst antiphlogistisch vorgegangen werden. Es gibt genug Fälle, die das Wasser nicht vertragen, dann muß 1%iger Salizyl-, Bor- oder Resorcinspiritus an dessen Stelle treten. Nach dem Waschen wird ein Schwefelpuder eingerieben, bei welchem der Schwefel in feinster Verteilung sich befindet: Sulfoform, Sulfodermpuder, Schwefeldiasporal, Ichthosinpuder oder:

Rp. Ichthyoli
Sulfur praec. .... aa 1,0
Pulv. cuticolor. .... ad 10,0

An Stelle kann Thigenol oder Thiol (5—10%) treten, z. B.:

Rp. Thigenoli 10,0
Glycerini 5,0
Spir. Vini .... ad 50,0

Der Schwefel wird als Salbe angewendet in Form von:

Rp. Flor. sulfuris 1,5
Vaselini 30,0

Sulfoformii 1,5
Vaselini flavi 30,0

Die anfängliche Rötung verschwindet im Verlaufe der weiteren Behandlung und macht einer Abflachung und Abblassung Platz. Früh Waschung mit gewöhnlicher Seife oder Schwefelseife, eventuell nachher Schwefelpuder. Bei empfindlicher Haut Verwendung einer Schwefel-Zink-Salbe:

Rp. Ungt. Zinci oxydati .. 30,0
Flor. Sulfuris 1,0

der Resorcin-Zink-Pasta:

Rp. Resorcini .... 1,5—3,0
Ichthyoli .... 2,0—3,0
Pastae Zinci 30,0

Ichthyol-Zink-Pasta oder Schwefel-Sapolan-Pasta:

Rp. Sulfoformii 1,5
Sapolani
Pastae Zinci .... aa 15,0

kombiniert mit heißen Waschungen, mit gewöhnlicher oder Schwefelseife. Salbe nach

Eichhoff's Vorschrift:

Rp. Camphor.
Bals. peruv. .... aa 1,5
Sulfur. praec.

Cretae
Zinc. oxyd.
Adip. suillae .... aa 5,0

Dort wo Salben und Pasten nicht gut vertragen werden, versuche man Schwefel-Ichthyol-Schüttelmixturen oder Kummerfeldsches Waschwasser.

Rp. Sulfur. praec. 5,0
Zinc. oxyd.
Ichthyoli .... aa 10,0
Glycerini 15,0
Aq. dest. .... ad 100,0

Rp. Eutirsoli 3,0
Zinc. oxyd.
Talc. venet. .... aa 10,0
Glycerini
Aq. dest. .... aa ad 50,0
Abends auftragen, morgens mit Öl abwischen.

Bei Fällen mit größeren Knötchen ist die Erzeugung einer stärkeren Hautentzündung notwendig, hier kommen Bestrahlungen mit künstlicher Höhensonne, eventuell Waschungen mit Seifenspiritus, eventuell Schälkuren in Betracht; oft wirkt natürliche Sonne günstig schon aus dem Grunde, weil die Rötungen in einem abgebrannten Gesicht weniger deutlich sind und weil die Entzündung von außen der Wallung von innen entgegenwirkt. Doch sei man auch mit der Lichtbehandlung vorsichtig und erprobe zunächst die individuelle Toleranz und Reaktion, nicht gar so selten verschlimmert eine allzu starke Besonnung das Leiden, was einem der Patient natürlich sehr verübelt. Man kann sich schon vorstellen, daß durch eine Autointoxikation eine Sensibilisierung der Haut für Lichtstrahlen erfolgt, wie wir dies auch bei manchen Arzneiexanthemen kennen. Bei sehr hartnäckigen Fällen wird man eventuell zu der heute wenig mehr geübten Pflasterbehandlung greifen müssen, einige Nächte Auflegen von 5% oder 10% Emplastrum saponatum salicylicum und erst dann Übergang zur obigen Schwefelbehandlung. Einzelne resistente Knötchen und Pustelchen kann man nach Zeissl durch 20—30 Minuten, eventuell auch länger mit

Rp. Sulfur. praec.
Glycerini

Spir. Vini .... aa 10,0
Acid. acet. glaciale 3,0

betupfen, nach trockenem Abwischen wird eine milde Salbe angewendet. Sehr hartnäckige Erkrankungen werden mit einer Schälkur mittels der Lassarschen oder der Unnaschen Resorzinschälpasta angegangen, die mehrere (3—4) Tage morgens und abends aufgetragen wird, wobei dieselbe an Augenlidern, Stirnhaargrenze, Schleimhautöffnungen fein verstrichen wird. Unter indifferenter Salbe soll die Hornschicht sich in toto ablösen, ein stückweises Losreißen ist zu vermeiden. Solche Schälkuren müssen gewöhnlich 4—6mal wiederholt werden. —

Recht gute Wirkungen sieht man von den Fanghi di Sclafani, einem Schwefelschlamm aus Sizilien. Davon reibt man eine kleine Messerspitze mit einem Teelöffel Wasser in einer Glasschale an und bestreicht damit über Nacht die Haut.

Ausgedehnte größere Hautgefäße werden durch die obige Behandlung nicht mehr beeinflußt und erfordern ein anderes Vorgehen. Die älteste Behandlung bestand in *Skarifikation*, wobei die Gefäße durch viele oberflächliche, dicht beieinander stehende, parallele Schnitte mittels eines Skarifikationsmessers oder einer Lanzette zerschnitten werden. Eine Wirkung ist nach mehrfacher Wiederholung zu sehen, nach welcher aber nicht selten weiße Närbchen bleiben, auch ist die Methode nicht verläßlich und schmerzhaft. Heute benützt man zur Gefäßverödung lieber die heiße Nadel, den *Mikrobrenner* nach UNNA, den Spiralbrenner nach WIRZ oder den Kaltkauter. Die einfachste Methode ist die erste. Eine Nähnadel, mit der Spitze in einen Holzgriff getrieben, wird am stumpfen Ende über der Spiritusflamme oder dem Bunsenbrenner erhitzt und, nachdem ihr Glühen erblaßt, rasch auf das Gefäß an mehreren Stellen aufgesetzt, worauf dasselbe verödet. Der Schmerz ist unbedeutend und die Verödung dauerhafter als bei der Skarifikation, ohne daß später sichtbare Narben hinterbleiben. Bei größeren Flächen kann mit mehreren an einem Griff armierten Nadeln gearbeitet werden. Eventuell kann der Patient selbst unter Leitung des Spiegels die Prozedur vornehmen. Das gleiche wird mit dem Mikrobrenner und Kaltkauter erreicht, nur ist die Apparatur umständlicher, der Schmerz etwas größer und es kann auch leicht der Effekt etwas groß werden, denn die Verödung soll ohne sichtbare Narbe vor sich gehen, was in der Hand des Kundigen gewiß möglich ist.

Auch durch Finsenbestrahlung und besonders Quarzdrucklicht lassen sich feinste Gefäßchen zur Rückbildung bringen, letztere käme besonders bei einer gewissen Gewebshypertrophie zur Verwendung, wodurch eine Abflachung erzielt wird. Ist die Gefäßparese ganz im Beginne, so vermag schon Massage Gutes zu leisten. Mit Kohlensäureschnee sei man recht vorsichtig, da sonst die behandelten Partien zu weiß werden, man verwende ihn unter gelindem Druck nicht länger als 3—4 Sekunden; einzelne Knoten des Rhinophyms können nach 1—$1^1/_2$ Minuten CO_2 zur Nekrose gebracht werden. Kohlensäureaceton in Salbenkonsistenz läßt man 2—3 Sekunden einwirken. Röntgen soll vor allem dort gegeben werden, wo die Rosacea mit stärkerer Akne vulgaris vergesellschaftet ist, bei ersterer allein hat es höchstens bei intensiverer Pustelbildung Effekt. Auch Doramad wurde empfohlen, womit nur die erkrankten Partien zu behandeln sind, 1 g oder 1 ccm entsprechen etwa der Hautfläche von Handtellergröße.

Gegen beginnendes *Rhinophym (Knollennase)* wurden Röntgenbestrahlungen versucht. Sie scheinen nur dann eine Wirkung zu haben, wenn die Haut eine gewisse Schädigung, Verdünnung, Atrophie erfährt, was zu anderen üblen Folgezuständen führen kann. Ähnliches könnte auch nach der Verwendung von Radiumstrahlen eintreten. Bei bereits bestehender Knollennase gibt die chirurgische Behandlung befriedigende Resultate. Richtige Technik vorausgesetzt, darf man dem Kranken einen vollen Erfolg versprechen. Im Prinzip handelt es sich um die Entfernung der hyperplastischen Haut parallel zur normalen Hautoberfläche; der Ersatz der Haut erfolgt durch Aussprossen der Epithelinseln, welche nach der Abschälung der hyperplastischen Hautmassen von seiten der Talgdrüsen auswachsen.

Technik der Abschälung (Dekortikation): Zuerst von LANGENBECK im Jahre 1851 ausgeführt, später von OLLIER als „Décortication du nez" bezeichnet. Um einen Widerhalt bei der Ausführung des Eingriffes zu haben, wird das Naseninnere tamponiert: in jedes Nasenloch wird ein mit Xeroform- oder Dermatolgaze umwickelter Gummidruckschlauch eingeführt und neben diesem die Nasenhöhle kräftig mit Xeroform- bzw. Dermatolgaze austamponiert. Wird der Eingriff in Aethernarkose durchgeführt, so verbietet sich die Verwendung des Kauters und der Diathermieschlinge wegen Explosions- und Brandgefahr. Die Operation läßt sich jedoch ebensogut, ja besser in örtlicher Anaesthesie durchführen. Bei älteren Leuten sieht man mit Rücksicht auf das Gefäßsystem von einem Suprareninzusatz ab, statt dessen eventuell Sympatobeigabe. Die Nasenspitze wird mittels eines zweizinkigen, stumpfen Wundhakens, welcher in den Spitzenteil der Nasenlöcher eingesetzt wird, in der Richtung des Nasenrückens nach unten gezogen. Große, speziell im Bereiche der Nasenflügelpartien gelappte Knollen trägt man vor der eigentlichen Dekortikation ab. Hierdurch wird die Orientierung über die Nasenkonfiguration wesentlich erleichtert und damit die Sicherheit der Schnittführung erhöht. Die mitunter beträchtliche Blutung aus der Stielarterie wird durch eine Umstechung beherrscht. Die Dekortikation kann man sich technisch dadurch sehr erleichtern, daß man mittels Chloraethylspray (Augenschutz!) das hyperplastische Gewebe kräftig einfriert; den Eingriff lediglich in Vereisung vorzunehmen, empfiehlt sich nicht. Das Messer wird flach auf die normale Haut mit der Schneide gegen die hyperplastische Zone aufgesetzt und zügig, entsprechend der Profilierung der Nase, in gleicher Höhe bleibend, durch das gefrorene, hyperplastische Gewebe geführt. Eine Gewähr dafür, daß man in der richtigen Schichthöhe schneidet, bietet die Beobachtung der Wundfläche: solange das Auge nach Wegnahme des Tupfers von der blutenden Fläche kaum stecknadelkopfgroße gelblichweiße Pünktchen wahrnimmt, ist man in der richtigen Schicht; die weißen Pünktchen sind die Talgdrüsen, von denen aus die Regeneration des Epithels erfolgt. Eine Verletzung der Nasenseitenwand- und -flügelknorpel ist zu vermeiden. Am schwierigsten ist die Dekortikation im Bereiche der Nasenflügelpartie durchzuführen; hier bedient man sich sehr scharfer, gebauchter Skalpelle (sehr geeignet sind die auswechselbaren Blairmesser); stellenweise läßt sich die Abtragung mittels gebogener Scheren leichter als mit dem Messer durchführen. Geringe Unebenheiten bleiben auch bei bester Technik zurück, doch gleichen sich diese erfahrungsgemäß durch die Narbenretraktion völlig aus, so daß in den meisten Fällen nach Überhäutung der Wundfläche sich jede Nachkorrektur erübrigt. Da Ligaturen ohne Umstechung leicht abgleiten, ist die Umstechung der aus der Art. max. externa entspringenden und mit der Art. frontalis anastomosierenden Art. angularis empfehlenswert; über ihren Verlauf orientiert man sich zuvor durch leichtes Aufsetzen der Zeigefingerkuppe. Die Umstechung erfolgt am besten im Bereiche der intakten Haut. Sehr gut bewährt sich zur Stillung der parenchymatösen Blutung das Auflegen von Mullkompressen, welche mit der offizinellen 10%-Eisenchloridlösung getränkt sind. Es bildet sich ein fester, antiseptischer Schorf, unter welchem sich die Epithelisierung schnell vollzieht. Am 10.—12. Tage läßt sich der Verband wie eine Pech- oder Zinkleimkappe von der Nase abheben, ohne daß noch nennenswerte Verklebungen zwischen Nase und Verbandmaterial bestehen. Eine Ätzschädigung oder Intoxikation wurde mit diesem Verfahren bisher nicht beobachtet; man gewinnt vielmehr den Eindruck, daß die eisenchloridgetränkten Mullagen die Glättung, eventuell noch nach der

Dekortikation vorhandene Unebenheiten günstig beeinflussen. Ohne die festgeklebten Mullkompressen von der Wundfläche zu lösen, werden nötigenfalls die perkutanen Umstechungen der Art. angulis und dorsalis nasi am 3. Tag entfernt.

Für gewöhnlich ist die Wundfläche spätestens 15—18 Tage post op. völlig überhäutet; die nach Abnahme der Eisenchloridmullkompressen noch nicht epithelisierten Stellen werden mit Salbenflecken (1% Borvaselin, epithelisierende Wundsalben) bedeckt.

von Bruns hat ähnlich wie Dieffenbach mit einem kreuzförmigen Schnitt größere Teile der Geschwulst aus dem Nasenrücken und den Nasenflügeln entfernt.

Sick hat dann vorgeschlagen, die hypertrophierte Haut durch glatte Schnitte so weit abzutrennen, daß noch Reste des Epithels an den Talgdrüsen zurückbleiben, um dann von da aus eine Regeneration des Epithels zu erhalten. Diese Methode hat sich als zweite, heute noch geübte erhalten.

Seelig ging ähnlich vor wie Sick. Er ließ bei Exstirpation der Geschwülste wenige Epithelinseln zurück und sorgte für das Erhaltenbleiben eines Epithelsaumes in der Umgebung der Nasenlöcher, um hier Schrumpfungen zu vermeiden.

Grattan präparierte einen dünnen Hautlappen ab und exstirpierte den darunterliegenden Tumor, um dann den Hautlappen zur Deckung zu verwenden, ähnlich wie schon Weinlechner 1901 subkutan das erkrankte Gewebe entfernt hatte.

Mont R. Reid entfernte den ganzen Tumor und belegte den Defekt mit Thierschschen Läppchen.

Die beiden letzten Methoden sind bei richtiger Beherrschung der Dekortikation meist überflüssig.

In Zukunft wird die Operation wohl auch mittels der Hochfrequenzchirurgie ausgeführt, nachdem man vorher die Nase durch Lokalanaesthesie unempfindlich gemacht hat; man vermeidet dadurch die stärkere Blutung. Wo diese vorhanden ist, wird ein Druckverband für mehrere Tage angelegt, doch soll er nach 3—4 Tagen gewechselt werden, da zu dieser Zeit einzelne Unebenheiten noch leicht korrigiert werden können.

Schließlich hat Joseph bei leichteren Fällen mit im wesentlichen nur verdickter Haut intranasal vom Nasenloch aus die verdickte Haut parallel zur Oberfläche in eine dünne oberflächliche und eine dicke tiefere Schicht geteilt. Die letztere wurde dann entfernt, nachdem ein weiterer Schnitt parallel zum ersten bis auf das Knorpelgerüst geführt worden war. Nach seinen Angaben heilt dann die dünnere zurückgelassene Hautschicht auf dem Knorpel an und erhält auch eine normale Farbe. Bei ausgesprocheneren, sich besonders auf den unteren Teil der Nase erstreckenden Fällen hat Joseph die ganze veränderte Haut entfernt. Da ein großer Hautdefekt übrigblieb, verkleinerte er das knorpelige Nasengerüst und damit den Defekt. In einem ähnlichen Falle hat er den zurückgebliebenen Defekt der Nasenspitze durch einen gestielten Lappen aus Nasenrücken und Stirn verschlossen. Bei noch ausgedehnteren Fällen, bei denen außer der Nase auch die benachbarte Wangenhaut beteiligt ist, wird ebenfalls die ganze veränderte Haut abgetragen und nach Verkleinerung des knorpeligen Nasengerüstes mit einem gestielten Lappen aus der Stirn oder Wange gedeckt. Man reicht aber wohl fast immer mit den anderen Methoden aus, das kosmetische Resultat ist durchaus befriedigend.

Weitere Rezepte gegen Gesichtsröte:

Rp. Zinc. sulfuric.	2,0
Tannini	2,0
Aq. Rosar.	10,0
Ungt. lenient.	30,0

Rp. Ammon. chlorat.	5,0
Camphorae	1,0
Aq. dest.	300,0
(Guillot)	

Rp. Ungt. Glycerini	30,0
Ichthyoli	2,0
Bism. subgall.	1,0

Rp. Lanolini	60,0
Vaselini	60,0
Tannini	5,0
Bals. peruv.	1,0
Bals. tolut.	1,0
Styracis depur.	1,0
Acid. salicyl.	0,5

Rp. Zinc. peroxydat.	2,0
Lanolini	5,0
Vaselini	15,0

Rp. Zinc. oxydat.	10,0
Plumb. acetic.	1,0
Lanolini	5,0
Linim. Calcar.	15,0
Vaselini	10,0
(Guillot)	

Rp. Zinc. oxydat.	10,0
Ol. Amygdalar.	10,0
Vaselini	15,0
Aq. Plumbi	2,0
Tinct. Benzoes	1,0
Linim. Calcar.	40,0
Tinct. Quillaiae	2,0
(Gastou)	

S. auch Diathermie; Ernährung; Filiforme Dusche; Hydrotherapie; Kaustik; Kohlensäureschnee; Kromayerlampe; Massage; Psyche; Radium; Röntgen; Schälkuren; Schwefel; Seborrhoe; Skarifikation; Thorium.

Rose (Gesichts-, Kopf-), s. Alopecia symptomatica; Rotlauf.

Rosenblütenblätter, Flores Rosae. Die Rosenblütenblätter werden im Juni vor dem völligen Entfalten gesammelt und rasch im Schatten getrocknet. Geruch angenehm, Geschmack etwas herb. Abkochungen dienen auch als Mund- und Gurgelwässer. Zur Herstellung von Aqua Rosarum, Rosenwasser, Extractum Rosae fluidum, Rosenfluidextrakt, Mel rosatum, Rosenhonig, Unguentum Rosatum, Rosensalbe (s. dort), auch zu Räuchermitteln.

Rosenöl (Oleum Rosae). Die große Mehrzahl der Rosenöle des Handels sind destillierte Öle bulgarischer Provenienz. Die französischen Rosenöle (Essence absolue usw.) sind durch Ausziehen der Blüten mit Petrolaether gewonnen und werden seltener verwendet. Öl von feinem Rosengeruch, der aber erst in entsprechender Verdünnung auftritt. Im Handel findet man auch sehr gute künstliche Rosenöle.

Rosenöl, künstlich, wird häufig als Ersatz des teuren echten Öles verwendet.

Rose.

I. Citronellol	100 g	II. Geraniol	500 g
Geraniol	100 „	Phenylaethylalkohol	130 „
Geraniumöl span.	30 „	Patschuliöl	5 „
Phenylaethylalkohol	40 „	Geranium afr.	200 „
Rosenöl bulg.	15 „	Maiglöckchen künstl.	100 „

Rosenwasser, Aqua Rosarum, wird als Nebenprodukt bei der Wasserdampfdestillation des aetherischen Rosenöles gewonnen. Zweckmäßig stellt man dasselbe künstlich her, indem man 0,2 g echtes bulgarisches Rosenöl mit Magnesiumkarbonat verreibt und in einer verschlossenen Flasche mit 1 Liter heißem Wasser übergießt. Nach 8—14 Tagen (öfteres Umschütteln) filtrieren.

Rosmarinöl (Oleum Rosmarini). Zu Parfumerien aller Art, zu Eaux de Cologne, zu Haarwässern (Spiritus Rosmarini) usw. Gut sind nur die französischen Sorten. Dalmatiner Öl und spanisches Rosmarinöl sind minderwertig im Geruch.

Rosmarinseife, Sapo Rosmarini.

Rp. Ol. Rosmar.	5,0
Sap. kal. alb.	95,0

Bei Alopezie empfohlen.

Roßkastanienrinde, Cortex Hippocastani, stammt von Aesculus hippocastanum. Die Rinde des Baumes enthält ein Glykosid Aesculin, dessen Lösung stark fluoresziert und das das Schillern der Auszüge der Rinde bewirkt. Dient zur Herstellung des Aesculins (s. dort) (s. auch Roßkastaniensamen, Semen Hippocastani).

Roßkastaniensamen, Semen Hippocastani, Semen Castaneae equinae. Die Roßkastanien enthalten

30—40% Stärke, die aber schwer rein darzustellen ist, weil ihr Bitterstoffe und Saponin beigemischt bleiben. Durch Ausziehen mit Weingeist läßt sich die Stärke entbittern, ebenso durch Behandlung mit Natriumkarbonatlösung. Außerdem sind 5% Fett darin enthalten. Die Kastanien selbst enthalten kein Aesculin. Roßkastanien werden in der Kosmetik meist in Form von Pulver zu Handpasten, wie Mandelkleie, verwendet. Wenn man den Saponingehalt der Droge ausnützen will, verwendet man die Kastanien ungeschält, da die Hauptmenge des Saponins in den Schalen enthalten ist. Eine Abkochung der mit der Schale zerriebenen Frucht dient ähnlichen Zwecken wie Quillayatinktur. In den Schalen der Roßkastanie ist ein mit Wasser und Alkohol ausziehbarer gelber Farbstoff enthalten, welcher zum Blondfärben weißer Haare benützt werden kann.

Rotation der Wange, s. Wangenplastik.

Rotationsinstrumente für die kosmetische Chirurgie. Durch Verwendung dieser Instrumente ist es möglich, die Narbe unauffällig, fast unsichtbar zu gestalten, weil sich der verursachte Substanzverlust nur auf die Epidermis (Oberhaut) und die unter ihr liegende Cutis vasculosa (Gefäßbindegewebshaut) beschränkt und die Cutis propria als solche unverletzt läßt; schlimmstenfalls ist der Substanzverlust der Cutis propria so klein, daß bei Heilung per primam unter dem Schorf ein tadelloser kosmetischer Effekt erreicht wird.

Es kommen hierfür eine Reihe spezieller Operationsmethoden in Betracht, die Prof. KROMAYER schon vor längerer Zeit angegeben hat (narbenloses kosmetisches Operationsverfahren KROMAYER). Die verschiedentlich geäußerten Befürchtungen und Einwendungen, daß nach diesen kleinoperativen Eingriffen doch Narben zurückbleiben, bestehen zu Unrecht, da bei richtiger Technik und Ausführung eine narbenlose Heilung erfolgt, wie es Prof. KROMAYER und seine Mitarbeiter in jahrzehntelanger Tätigkeit praktisch bewiesen haben.

Zur Ausführung dieser kosmetischen Operationen werden die sogenannten Rotationsinstrumente verwendet: das Zylindermesser und die aus der Zahnheilkunde bekannten „Fräsen" und „Bohrer". Die Handhabung dieser verschieden geformten Instrumente ist die gleiche. Sie werden in die Fassung einer gewöhnlichen Bohrmaschine eingefügt, durch den elektrischen Strom in schnelle Rotation versetzt und umschneiden (stanzen) das zu entfernende Gewebe oder schaben (raspeln) es ab.

Stanzen (s. Abb. 1). Die Zylindermesser sind Rotationsinstrumente, deren Hauptbestandteil ein gerader Hohlzylinder ist, mit einer schneidenden Weite von 0,8—10 mm. In Rotation befindlich, schneiden sie bei senkrechter Führung zur Haut eine runde Haut- bzw. Gewebsäule oder Scheibe heraus, die der Öffnung (dem Durchmesser) des Zylinders entspricht (auch zur Probeexzision oft gut verwendbar). Bei paralleler Führung zur Hautoberfläche schälen sie einen mehr oder minder schmalen und dünnen Streifen ab. Ihre Verwendung auf kleinchirurgisch-kosmetischem Gebiet ist mannigfach.

Zur Eröffnung der in der Cutis propria oder in subkutanem Gewebe liegenden schmerzhaften *Akneknoten* machte man früher einen tiefen Einschnitt mit Hilfe eines schmalen scharfen Messers, was zumeist eine kosmetisch nicht erwünschte Narbe zur Folge hatte. Zudem schloß sich gewöhnlich die Wunde so schnell, daß sich darunter wieder von neuem Eiter ansammeln konnte. Mit Hilfe des kleinen Zylindermessers kann man nun einen Kanal aus der Haut herausstanzen, der keine Narbe hinterläßt und doch weit genug ist, dem Eiter genügend Abfluß zu lassen. Das Stanzen ist nicht besonders schmerzhaft (eventuell Vereisung mit Chloraethyl) und muß nach verschiedenen Richtungen in den Knoten hinein ausgeführt werden, wenn, wie häufig, die tiefliegenden Akneknoten aus mehreren kleinen, nebeneinanderliegenden Abszessen bestehen.

In gleicher Weise läßt die chirurgische Behandlung eines *Furunkels* durch Kreuzschnitt eine kosmetisch nicht einwandfreie Narbe zurück, so daß auch gerade für Furunkel kleinerer und größerer Art das Stanzverfahren mit dem besten Erfolg angewandt werden kann. Man wählt das Zylindermesser je nach Größe des Furunkels so aus, daß die nekrotische zentrale Gewebspartie vollkommen in die Stanzöffnung fällt. Dadurch wird das entzündete Gewebe nach allen Seiten hin entspannt und der Eiter hat von allen Seiten her einen natürlichen Abfluß in den Stanzkanal hinein und von dort nach außen. Der Eingriff kann, falls die gesamte Nekrose oder der größte Teil der nekrotischen Partien in dieser Weise entfernt wurde, direkt abortiv wirken und zu einer narbenlosen Heilung führen. Handelt es sich um einen sehr großen Furunkel, so durchstanzt man ihn am besten siebartig, um so alle Abszesse in der Tiefe zu treffen und dem Eiter ausreichend Abfluß zu schaffen.

Zur Beseitigung der meist in der Umgebung des Auges auftretenden weißlichen, stecknadel- bis hirsekorngroßen harten Einlagerungen in der Haut, *Milien*, Hautgrieß, eignen sich kleine Zylindermesser mit einer schneidenden Weite von 0,8—1,2 mm. Die Haut über den Milien wird mit Hilfe dieser Messer, die so gewählt werden, daß das Milium vollkommen in die Öffnung des Messers hineinpaßt, eingestanzt und das Milium so rings umschnitten, ohne selbst verletzt zu werden. Man faßt dann mit der Pinzette das leicht hervortretende Hautstück, das das Milium einschließt, an und schneidet es mit der COOPERschen Schere ab. Die kleine Wunde heilt sehr rasch und hinterläßt keinerlei Delle und Hautveränderungen. Bei Milien kann man aber dieses immerhin komplizierte Verfahren ohne weiteres entbehren, man sticht sie an und hebt sie heraus.

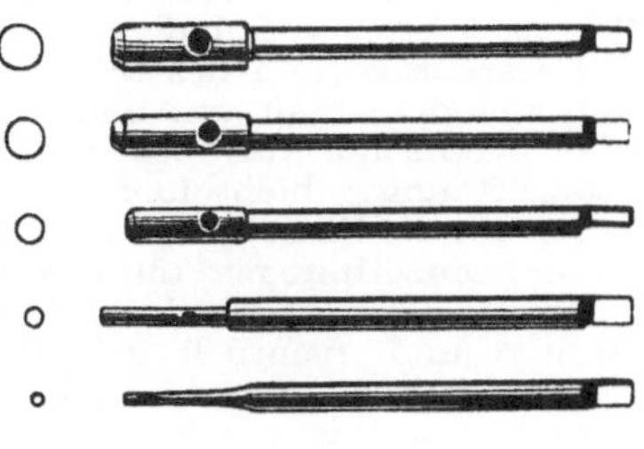

Abb. 1.

Um den Nachteil einer Narbe zu vermeiden, verwendet man auch das Zylindermesser zur operativen Entfernung von *Atheromen.* Diese Geschwülste von Erbsen- bis Haselnußgröße und darüber liegen meist leicht verschieblich im subkutanen Gewebe. Man stanzt das Atherom in der Mitte seiner Vorwölbung bis in den Grützbrei hinein ein, quetscht durch seitlichen Druck aus der runden Öffnung den Brei heraus und versucht dann, durch besonders starken, konzentrischen Druck auch die Atherommembran selbst in die Stanzöffnung hinein zu stülpen. Der Balg wird dann mit der Pinzette gefaßt und herausgezogen, indem man mit Schere und Skalpell die losen Verbindungen des Balges mit dem subkutanen Gewebe löst. Die Wunde, eine kleine Stanzöffnung, heilt mit runder gedellter Narbe, die weit unauffälliger ist als der sonst übliche lange Schnitt und in vielen Fällen für das Auge vollkommen verschwindet.

Auch bei der Beseitigung kosmetisch störender *Keloide* wurde das Stanzverfahren von KROMAYER verwendet, da die chirurgische Exstirpation des ganzen Keloids zumeist ausgedehnte Rezidive zur Folge hat, wenn nicht Nachbestrahlung erfolgt. Bei der „subepidermoidalen Exzision“ nach Prof. KROMAYER wird das Keloid mit einem Zylindermesser von 2—4 mm Durchschnitt senkrecht bis ins subkutane Gewebe hinein, und zwar siebartig multipel in Abständen von 2—3 mm durchstanzt. Nachdem man die Epidermis durch parallel zu ihr von den Stanzöffnungen aus geführte Schnitte mit einem feinen Skalpell von dem eigentlichen Tumor des Keloids getrennt hat, wird das Keloidgewebe selbst mit Pinzette, Schere und Messer wiederum von der Stanzöffnung aus losgetrennt und zerstückelt aus den verschiedenen Öffnungen herausgeholt. Die Heilung erfolgt unter Schorf und wird zweckmäßig von einer physikalischen Behandlung mit Licht und Radium gefolgt, um jeglichem Keloidrezidiv vorzubeugen.

In ähnlicher Weise mit Hilfe multipler kleiner Stanzöffnungen entfernt man *Tatauierungen*, deren Farbkörner aus chinesischer Tusche oder Zinnober meist die ganze Cutis bis in die Subcutis hinein anfüllen und fest im Gewebe eingekeilt sind. Mit einem Zylindermesser von 2 mm Durchmesser stanzt man die Linien und Punkte der Tatauierung senkrecht durch die ganze Cutis hindurch so ein, daß eine Stanzöffnung dicht neben die andere zu liegen kommt, ohne mit ihr zusammenzufließen und entfernt die ausgestanzten Gewebszylinder mit Pinzette und Schere. Am zweckmäßigsten erleichtert man sich das Herausarbeiten des tatauierten subkutanen Gewebes, indem man von einer Stanzöffnung aus mit einer Kopfsonde das lockere Gewebe in eine andere Stanzöffnung schiebt und aus ihr herausdrängt, so daß es für die Pinzette leichter zu fassen ist. Nachdem diese Stanzöffnungen unter trockenem Verband in zirka 10 Tagen abgeheilt sind, nimmt man in einer zweiten und eventuell dritten Sitzung in gleicher Weise den noch stehengebliebenen Rest der Tatauierung heraus, bis alle Farbkörner entfernt sind. Die kleinen Defekte können jedesmal unter Schorf heilen und es resultiert schließlich eine nur wenig sichtbare Narbe.

Auch zum Beseitigen derber Haare *(Hypertrichosis)* leistet die Stanzmethode gute Dienste (KROMAYER). Die Wurzel der stärkeren Haare reicht bis ins subkutane Gewebe hinein und ist dort locker beweglich. Man wählt ein kleines Zylindermesser von zirka 0,6—0,8 mm Durchmesser und stülpt es über das kurzgeschnittene Haar, so daß dieses mitten in der Zylinderhöhlung liegt. Das Messer wird in der Richtung des Haares gehalten, in Rotation versetzt und durch die ganze Cutis bis in die Subcutis hinein eingeführt und wieder herausgezogen. Das ausgestanzte Hautsäulchen mit der Haarwurzel in der Mitte hebt sich dann etwas über die Hautoberfläche hinaus und kann bequem ganz herausgezogen und abgeschnitten werden. Am geeignetsten für diese Methode sind einzelne starke, senkrecht stehende Haare an Kinn und Backen, weniger an der Oberlippe, da dort das subkutane Gewebe schwach ausgebildet und zudem sehr fest ist.

Die *Verruca vulgaris* verlangt nicht nur eine kosmetisch einwandfreie, narbenlose Entfernung, da sie vielfach multipel an den Händen auftritt, sondern auch eine exakte und sichere Wegnahme, um Rezidive zu vermeiden. Unter Lokalanaesthesie — infolge der anaesthesierenden Flüssigkeit, die direkt unter die Haut eingespritzt wird, hebt sich die Warze aus der Druckstelle, in der sie liegt, heraus — trennt man durch kurzes Aufsetzen des rotierenden Stanzmessers, dessen Durchmesser genau der Größe der Warze entspricht, die gesunde Epidermis in der allernächsten Umgebung von der Peripherie der Warze ab. Die Warze hebt sich sogleich aus der Haut heraus und wird aus ihren unteren und seitlichen Verbindungen mit Skalpell und Schere herausgelöst. Die Wundheilung erfolgt ohne Narbe und rasch, da es bei diesem Vorgehen zu keiner Verletzung der Cutis propria gekommen ist. Jedenfalls sind die Resultate mit Ätzmitteln oder Elektrolyse infolge ihrer nicht zu kontrollierenden Tiefenwirkung ungenauer und geben zu narbiger Heilung Veranlassung.

Ganz ähnlich liegen die Verhältnisse für die *weichen Naevi.* Der Tumor, der zum großen Teil in der Cutis propria liegt und nicht selten sogar die ganze Cutis propria durchsetzt, wird unter Lokalanaesthesie herausgestanzt. Man wählt das Zylindermesser so groß, daß der Naevus vollkommen in die Öffnung hineinpaßt, stanzt bis in die Cutis propria hinein, faßt den Naevus mit der Pinzette an und löst ihn mittels Schere oder Skalpell von der Umgebung ab. Zeigt die Unterfläche der Hautscheibe in dem sonst derben, weißen Cutisgewebe noch einzelne transparente weiche Stellen, die für Tumorgewebe sprechen, so verschorft man am besten die Wunde noch mit dem Spitzbrenner an diesen verdächtigen Stellen. Es bleibt nach Abheilen des Defektes eine wenig sichtbare, weiche Narbe zurück, die ja nicht ganz zu vermeiden ist, da Teile der Cutis propria mitentfernt werden mußten.

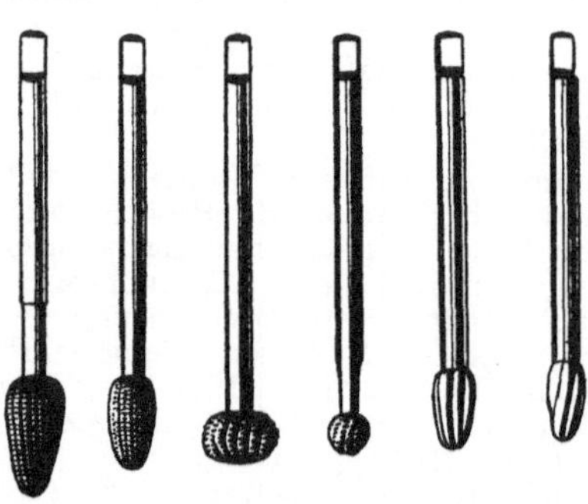

Abb. 2.

Unter *Raspeln* versteht man das flächenhafte Abschaben weichen Gewebes oder eines Gewebes, das zum Erfrieren gebracht wurde und sich infolge der dadurch erzielten Erhärtung besonders gut abschaben läßt. Die Fräsen oder Schaben (s. Abb. 2), die dazu verwendet werden, sind Rotationsinstrumente, bei denen der Instrumentenkopf mit schräg- oder geradegestellten, dicht aneinandergereihten schneidenden Zähnen versehen ist, die an die elektrische Bohrmaschine angeschlossen werden. Sie werden, je nachdem die schneidenden Zähne rechts oder links gestellt sind, rechts oder links rotierend in Bewegung gesetzt und schaben strichförmig, oberflächlich oder in die Tiefe gehend, je nachdem, welcher Druck angewandt wird, das zu entfernende Gewebe ab. Auch hier ist die Anwendungsmöglichkeit eine mannigfache.

Die besonders vom weiblichen Geschlecht als störend empfundenen *Epheliden* lassen sich bequem mit Hilfe dieses Instrumentariums entfernen. Man kann das Abraspeln unter Zuhilfenahme von Chloraethyl vornehmen oder unter Lokalanaesthesie mit einer dünnen Novokainlösung; in vielen Fällen wird aber der kleine Eingriff ohne örtliche Betäubung ausgehalten. Man wählt die Fräse so, daß ihr Durchmesser der Größe der Sommersprosse entspricht. Sie schabt, in rasche Rotation versetzt und mit leichtem Druck über die Haut geführt, in wenigen Sekunden die Epidermis und mit ihr die pigmentbildenden Epithelzellen ab. Die geringen Verletzungen heilen ohne Narbe in ein paar Tagen und die zunächst noch roten Flecke verschwinden bald vollkommen.

Auch die *Lentigines*, die Linsenflecke, und die *Leberflecke*, die in Form und Größe den Sommersprossen ähneln, sich aber durch intensive Pigmentierung und größeren Reichtum an Bindegewebszellen auszeichnen, können auf diese Weise (am besten unter Erfrierung der Haut) abgeraspelt und entfernt werden. Handelt es sich um ausgedehnte, handtellergroße Leberflecke, so ist es ratsam, diese nicht in einer, sondern in mehreren Sitzungen abzuraspeln, um jeweils immer erst eine kleine Stelle unter dem Schorf zur Abheilung kommen zu lassen und das kosmetisch einwandfreie Endresultat nicht durch eine zu große Wundfläche mit geringer Heiltendenz zu gefährden.

Bei der im Laufe des Lebens erworbenen Pigmentlosigkeit bestimmter Hautpartien der Vitiligo besteht die Möglichkeit, durch Abraspeln des Randes den auffallenden Farbunterschied zwischen den weißen Flecken und ihrem sie umgebenden, meist stark pigmentierten Rand zu mildern bzw. zu beseitigen.

Die aus der Zahnheilkunde bekannten *Bohrer* (s. Abb. 3) werden vom Kosmetiker fast ausschließlich zur Beseitigung der kleinen verhornten Mitesser angewandt, einer den Teint und das Aussehen sehr beeinträchtigenden Affektion. Der Spitzbohrer wird, in Rotation versetzt, in den Follikel eingestoßen und sofort wieder herausgezogen. Der Stich verursacht, sofern nur mit der Spitze des Bohrers die Follikelöffnung genau getroffen wurde, weder Schmerzen noch Bluten. Erst nach dem Ausbohren läßt sich mit Hilfe des Komedonenquetschers das gestaute und verdickte Sekret leicht herausdrücken.

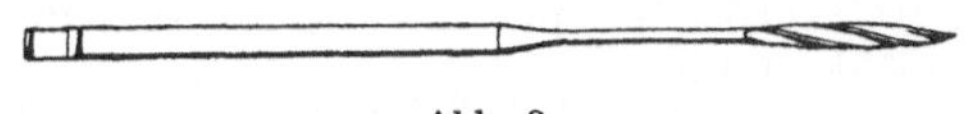

Abb. 3.

S. auch Elektrolyse.

Rote Hände. Nicht zu den seltensten kosmetischen Hauterkrankungen müssen wir die „roten Hände" zählen. Es sind zwei Hauptformen zu unterscheiden. Die erste — die öfter vorkommt — ist eine in späteren Lebensjahren *erworbene*, die zweite eine *angeborene* Veränderung der Haut. Die erste ist mehr auf dem Handrücken und den Fingern ausgebreitet und dunkler, die zweite Form, auch in der Ätiologie von der ersten ganz verschieden, kommt meist an den Handtellern vor und zeigt eine hellere Farbe. Die erste und gewöhnliche Form kommt bei beiden Geschlechtern vor, doch ist das weibliche Geschlecht davon häufiger befallen. Das Haupt- und hervorspringendste Merkmal dieses Hautleidens ist die rote Verfärbung der Haut, besonders an den Fingern, an den Handrücken und oft auch auf den Handtellern. Die Erscheinungen sind symmetrisch und oft mit den gleichen Symptomen an den Zehen zu finden. Außer der Hautröte gehört zum charakteristischen Zeichen dieser Erkrankung die auffallende Kälte der Haut. Diese ist auch an den Zehen zu fühlen. Berühren wir mit unserem Handrücken Finger oder Zehen dieser Individuen und vergleichen die Hautwärme der Hand und Finger z. B. mit der des Unterarmes, so werden wir leicht den großen Unterschied zwischen beiden Regionen erkennen. Indessen herrscht die Kälte nicht dauernd. Bei Erregungen, im warmen Zimmer, kann die Haut, trotzdem die Rötung gar nicht nachläßt, plötzlich und für längere Zeit eine auffallende Wärme annehmen, die bei dem Kranken auch subjektive brennende und stechende Empfindung hervorruft.

Die Erkrankung ist als chronische Hyperaemie der Haut aufzufassen. Die „roten Hände" lassen jedes Symptom einer Entzündung vermissen, stehen jedoch klinisch am nächsten der Akrozyanose, nicht selten der sogenannten Perniosis, jedoch ohne die bei letzteren typischen zinnoberroten Hautflecken.

Die Röte ist das Zeichen einer chronischen erhöhten Vasolabilität, die sich in den abwechselnden Zuständen der aktiven und passiven Hyperaemie äußert, wobei auf ganz geringe Reize, z. B. auf äußeren Temperaturwechsel, auf eine Tasse Tee plötzlich die passive Hyperaemie in eine aktive übergeht. Teleangiektasien fehlen.

Endokrine Ursachen, wie wir solche bei der diesen Erscheinungen ähnlichen Erythrocyanosis cutis finden, werden angenommen, doch müssen das noch weitere Studien entscheiden. In einigen Fällen waren — wie bei der Erythrozyanose — in der Ovarfunktion tatsächlich Störungen feststellbar. Die Einwirkung der Kälte ist auch wichtig, spielt aber dabei keinesfalls die Hauptrolle. Andere innere Ursachen (Herz, Hypertonie, Chlorose) sind nur ausnahmsweise feststellbar. Unbedingt kommen sie aber bei Menschen vor, deren Vasomotoren-Kapillarsystem schon bei der Entwicklung minderwertig ist (Vasodebilität, Vasolabilität, Vasoneurose) und wo dann äußere (Kälte) und innere Ursachen (vielleicht Hormone) bei der Entwicklung der Hautröte zusammenwirken.

Die Parese der Kapillaren und Präkapillaren wird vor allem bei jenen Personen angetroffen, welche sich kühleren Temperaturen, besonders aber krassem Temperaturwechsel aussetzen müssen, viel mit Feuchtigkeit zu tun haben, also Kellner, Köchinnen, Bedienerinnen, Wäscherinnen, Kommis usw., bei einer gewissen Disposition, bei verhältnismäßig geringer Abkühlung kommt es zur Stauung im Gefäßsystem. Bei längerem Bestehen tritt ein teigiges Ödem auf, die Finger erscheinen verdickt, wurstförmig (s. auch Kälteschädigungen). Solche Hände neigen zu Rauhigkeit, leichter Rhagadenbildung und ekzematösen Veränderungen.

Ähnliche Erscheinungen kommen auch bei der *Akroasphyxie* und dem Frost *(Perniosis)* der Haut vor, sind jedoch von den „roten Händen" zu unterscheiden. Auch ist manchmal das Anfangsstadium der Raynaudschen Krankheit etwas ähnlich. Die Haut ist jedoch bei den erwähnten Erkrankungen eher bläulich livid als rot. Das allein macht schon eine Unterscheidung möglich. Bei der ausgesprochenen Akrozyanose, welcher die „roten Hände" am nächsten stehen, so daß man sie auch als ihren leichtesten Grad betrachten kann, sind die Extremitäten oder nur die Hände und Füße bläulichrot oder zinnoberartig verfärbt. Diese Erscheinungen beruhen hier auf einer chronischen, passiven Hyperaemie. Die Zirkulation ist an den asphyktischen Stellen etwas geringer, die Haut an den Händen und Füßen kühl anzufühlen und oft feucht. In schweren Fällen sind diese Symptome auch an den Unter- und Oberarmen zu finden. Oft ist die Haut gedunsen und läßt den Fingerdruck zurück. Die Akroasphyxie der Hände und Füße disponiert leicht zum Entstehen von Pernionen.

Ebenso ist das erste Stadium der Perniosis von den „roten Händen" zu trennen. Auch hier ist die Hautveränderung mehr ins Bläuliche umschlagend als Zeichen dessen, daß das Erythem die Folge der passiven Hyperaemie ist. Typisch sind dabei die *zinnoberroten Flecken*; dann sind an umschriebenen Stellen schon ödematöse Schwellungen im Entstehen, was ebenfalls eine Differenzierung zuläßt. Druck auf die zyanotischen Hände bringt die zinnoberroten Flecke, wenn die anfangs vorhandene weiße Anaemie vergangen ist, für kurze Zeit hervor, genau wie diese auch auf gestauter livider Haut erscheinen.

Die „roten Hände" zeigen sich entweder als partielle oder als eine sich auf die ganze Hand diffus ausbreitende Erscheinung. Die Röte überzieht entweder die Dorsal- oder Palmarfläche. Bei der partiellen Form findet man gewöhnlich die ersten Fingerglieder rot. Die Hautröte schreitet manchmal auch über die zweiten Fingerglieder, doch nicht immer über sämtliche Finger. Bei der diffusen Form ist gewöhnlich die Haut des ganzen Handrückens mit den Fingern rötlich verfärbt.

Die zweite Hauptform wurde als „*Erythema palmare hereditarium*" beschrieben. Diese seltene Veränderung zeigt sich an den Handtellern als lebhaft rote, chronische Hyperaemie der Haut, welche gegen das Handgelenk zu scharf abgegrenzt ist. Die rote Farbe ist so lebhaft, daß die Veränderung mit einer akuten Hautentzündung verwechselt werden kann. Auch nur einzelne Teile der Hände können befallen sein.

Wichtig sind vor allem prophylaktische Maßnahmen, Bekämpfung der Chlorose, Tragen von warmen bequemen Handschuhen schon bei leichter Temperaturerniedrigung, eventuell Fäustlingen, nicht Lederhandschuhen, so weit als möglich Vermeidung der schädlichen Einflüsse, Warmhalten durch reizende Salben (Dermotherma). Massage der Hände in Form von Effleurage und Knetungen sollen den Gefäßtonus heben, die Stauung beseitigen. Auch andere physikalische Maßnahmen, so Diathermie, warme Bäder, Bürsten der Hände, Handarbeit mit feinen Fingerbewegungen, sollen die Blutzirkulation heben. Das Waschen der Hände ist möglichst einzuschränken, das Wasser, dem Mandelkleie, Borax, etwas Milch zugesetzt wird, sei lauwarm. Nur sehr milde Seifen verwenden, parfumierte Seifen vermeiden. Auf die noch feuchte Haut bringt man einige Tropfen Glyzerin und verreibt es gut, statt dessen ist auch Einfetten mit Lanolin-, Lenicet-, Elida-, Niveacreme, SCHLEICHsche Hautcreme, Quimbo zu empfehlen, wovon der Überschuß mit einem Tuche abgewischt wird. Über Nacht sind die Hände etwas stärker einzufetten und Zwirn- oder Leinentrikothandschuhe anzulegen. — Rhagaden lasse man mit 5%igem Salizylpflaster bedecken. Vor allem müssen die Maßnahmen durch lange Zeit fortgesetzt und vor Eintritt der kalten Jahreszeit begonnen werden.

S. auch Kälteschädigungen; Raynaud.

Rote Lider, s. Lidrandentzündung.

Rote Nase, s. Alterserscheinungen; Diathermie; Kälteschädigungen; Kromayerlampe; Nase; Nasenekzem; Nasenfluß; Nasenröte.

Röte des Gesichts, s. Innere Krankheiten; Nervenleiden.

Rotenon. Extrakt aus der Derriswurzel oder die gepulverte Droge selbst; auch in isoliertem Zustand als weißes kristallinisches Pulver. Dient als Insektenvertilgungsmittel wie Pyrethrumprodukte.

S. auch Insektenstiche.

Roter Hund, s. Tropen.

Rotholz, Brasilienholz, Fernambukholz, Lignum Fernambuci. Enthält einen gelben Farbstoff, Brasilin, der durch Oxydation oder mit Alkalien in den roten Farbstoff Brasilein übergeht. Aus diesem Grunde sind frische Abkochungen des Rotholzes auch gelbrot und werden erst beim Stehen an der Luft oder beim Behandeln mit Alkalien rot. Brasilein ist der eigentliche Farbstoff des Rotholzes. Mit Aluminiumsalzen erhält man rote Lacke, mit Chromsalzen braune, mit Eisensalzen violette und mit Zinnsalzen orangefarbene Lacke. Die roten Aluminiumlacke des Rotholzes, in alkalisiertem Wasser gelöst und mit Zitronensäure ausgefällt, sind gute Schminkfarben.

Rotlauf (stabiles Ödem), *Erysipel (Rose, Rotlauf, Wundrose)*, nennt man eine infektiöse fieberhafte Hautentzündung, die sich durch scharfrandige, schmerzhafte Rötung und Schwellung, durch Neigung zum flächenhaften Fortschreiten und zum Wechsel des Krankheitssitzes („Wanderrose") sowie durch den Befund eines bestimmten Infektionserregers (Erysipelstreptokokkus) auszeichnet; letzterer erfüllt massenhaft die Lymphspalten des erkrankten Hautgewebes. Die Krankheitskeime finden durch kleinste Abschilferungen der Oberhaut, unscheinbare Einrisse und Wunden aller Art Eingang. Gewöhnlich geht die Krankheit in Heilung aus; nur selten führt sie zu bleibenden Hautschäden, zu brandiger Zerstörung mit nachfolgender Narbenbildung oder zur Eiteransammlung unter der Haut, die zu Einschnitten nötigt und Operationsnarben zur Folge hat. Vereinzelte Fälle verlaufen von vornherein als schwere allgemeine Infektionskrankheit und enden tödlich. Jede Körperstelle kann ergriffen werden; bevorzugt sind vor allem Kopf und Gesicht (Kopfrose, Gesichtsrose), wo meist die Mundgegend, Nase, Augenlider den Ausgangspunkt abgeben. Hände und Finger sind der Erkrankung namentlich bei Ärzten und Krankenschwestern ausgesetzt. Oft geht die Rose von Beingeschwüren aus, nicht selten von den Geschlechtsteilen, besonders bei Kindern; endlich als gefürchtete, meist tödliche Krankheit von der Nabelwunde der Neugeborenen. Es wird natürlich Aufgabe der ärztlichen Behandlung sein, den Einzelschub möglichst rasch und gründlich zu heilen, neben medikamentösen Maßnahmen wird Eigenblutinjektion, andere Reizkörpertherapie, Höhensonne und Röntgen in Betracht kommen.

Die kosmetische Bedeutung des Erysipels liegt in seinen Folgen. Die Erkrankung hinterläßt zwar, wenn sie einmalig auftritt und ohne die erwähnten seltenen Komplikationen der Gewebseinschmelzung und -zerstörung, keinerlei Spuren. Aber eine kosmetisch nicht gleichgültige Folgeerscheinung nach einmaligem Erysipel ist häufig der Haarverlust. Der Haarausfall kann schon kurz nach Abklingen der Entzündung einsetzen oder sich erst nach Wochen bemerkbar machen; er führt zu starker Lichtung, zu teilweiser oder vollständiger Kahlheit. Die Schädigung der ernährenden Haarpapille ist zuweilen so nachhaltig, daß dauernde Verminderung des Kopfhaares oder Kahlheit hinterbleibt; viel häufiger freilich tritt Neuwuchs mit völliger oder teilweiser Wiederherstellung ein. Die Heilmittel, die zur Belebung des Haarwachstums in diesen Fällen angewendet werden, unterscheiden sich in nichts von den sonst bei „toxisch-infektiösem" Haarverlust gebrauchten (s. a. a. O.).

Die einmalige Roseerkrankung heilt somit meist ohne Dauerschäden ab. Ihre Wiederholung bildet aber eine um so größere, auch kosmetisch schwerwiegende Gefahr. Neuerkrankungen und Rückfälle sind gar nicht selten; hinterläßt doch die einmal durchgemachte Erysipelinfektion oft eine erhöhte Bereitschaft zur neuen Erkrankung! So können sich Rückfälle („rechutes" der Franzosen) in kürzeren oder längeren Zwischenräumen jahrelang attackenartig wiederholen. Dies gerade sind die Fälle, die den Kosmetiker angehen und vor schwierigste Aufgaben stellen. Der immer wieder die gleiche Stelle treffende Entzündungsreiz bewirkt zunächst eine chronische Lymphstauung, dann eine ständige Gewebsdurchquellung, das „*stabile Ödem*", aus dem sich durch die einsetzende Bindegewebswucherung schließlich der Zustand *chronischer Hautverdickung (Pachydermie)* entwickelt. So kommt es allmählich zu sackartiger Wulstung der Lider, Vergrößerung der Ohrmuscheln, rüsselförmiger Lippenvergrößerung *(Makrocheilie)*, zu dauernder Fingerverdickung, Unterschenkelschwellung — Folgezuständen, die den

Kranken ebenso durch die Entstellung wie durch die Behinderung bei der Arbeit oder beim Gehen lästig werden. Sie können infolge der Verunstaltung zum ernsten Nachteil bei Berufsbewerbungen werden, Ärzten das Operieren erschweren u. dgl. Bei höchster Steigerung dieser Gewebsumwandlung haben wir das Bild der chronischen *Elephantiasis* (E. nostras) vor uns. Groteske Schwellungen kommen an den Genitalien zustande; die Massenzunahme kann hier sogar den Harnabfluß behindern. Es ist schwer zu entscheiden, wie weit im Einzelfall ein unveränderliches, wirklich „stabiles" Vergrößerungsstadium oder ein noch fortschreitender oder steigerungsfähiger infektiöser Entzündungsprozeß vorliegt. Nur hiernach aber sind die Aussichten einer kosmetischen Behandlung zu beurteilen.

Die Kosmetik steht hier vor schweren, oft unlösbaren Aufgaben. Die Herstellung einer normalen Blut- und Lymphzirkulation in derart verändertem Gewebe ist schlechterdings unmöglich. Um Besserungen, Aufsaugung des rückbildungsfähigen Ödemanteils und Nachlassen der Bindegewebswucherung zu erzielen, stehen manche Hilfsmittel zur Verfügung, z. B. die kunstgerechte Massage, unterstützt von elastischen Einwicklungen an hierfür geeigneten Stellen, von Bäderbehandlung usw.; nur muß mit mechanischen Prozeduren solange Zurückhaltung geübt werden, als die Anwesenheit von Erysipelerregern in den Schlupfwinkeln der Haut nicht ausgeschlossen werden kann, d. h. die Gefahr des Wiederaufflackerns des aktiven Krankheitsprozesses noch besteht. Zur Behebung der chronischen Schwellungen und Verdickungen wird neuerdings auch die Höhensonnenbestrahlung sehr empfohlen, die mitunter noch weitgehenden Rückgang anbahnen soll. Mit chirurgischen Maßnahmen ist aus gleichen Gründen größte Vorsicht geboten, solange noch die Annahme begründet ist, daß man in infiziertem Gewebe operiert. Erst nach längerem unveränderten Stillstand der elephantiastischen Umwandlung wäre der Zeitpunkt gekommen, um bei enormer Massenverdickung, z. B. an den Genitalien (Hodensack), durch keilförmige Gewebsherausnahme und sonstige plastisch-kosmetische Behelfe eine Umfangsverminderung anzustreben. Bei Gesichtselephantiasis nach häufig rückfälligem Erysipel ist nach neueren Beobachtungen ein Versuch mit Röntgenstrahlenbehandlung gerechtfertigt; bisweilen wird eine deutliche Rückbildung der Hautverdickung erzielt. Auch für andere Lokalisationen der Krankheit käme diese Behandlung in Betracht, da nach unserer Kenntnis der Strahlenwirkung neben dem umstimmenden Einfluß auf das Gewebe auch die Rückentwicklung chronisch-entzündlicher Restinfiltrate um die besonders betroffenen Lymphwege sowie der Bindegewebswucherung und damit eine Besserung des elephantiastischen Prozesses erwartet werden darf. ARZT und FUHS empfehlen für solche Nachbestrahlungen nach Roserückfällen im entzündungsfreien Zwischenstadium eine Dosis von 4—5 H, gefiltert durch 2—3 mm Aluminium.

S. auch Atemstörungen; Elephantiasis; Innere Krankheiten; Lippen; Mundhöhle; Nasenekzem; Ohrringe; Röntgen.

Rouge, s. Gesichtspflege; Schminken.

Rowlips, s. Tropen.

Royal Beauty Clay, s. Gesichtspflege; Royal-Moorbad.

Royal-Moorbad ist angeblich eine amerikanische Moorerde (Royal Beauty Clay) „in der Tube". Schönheitsmittel gegen Falten und unreinen Teint des Gesichts. (Vertrieb A. Bornstein & Co., Berlin W 62.)

Rubans de Bruges, s. Räuchermittel.

Rüböl, Oleum Rapae. Das gereinigte Öl verschiedener Brassicaarten. Billiger Ersatz für Olivenöl, aber wenig geeignet.

Rücken, hohlrunder, s. Gymnastik und Sport.

Rücken, runder, s. Haltungsfehler.

Rücken, flacher, s. Massage.

Rückenmuskelschwäche, s. Haltungsfehler.

Ructus (Rülpsen, Aufstoßen). Man unterscheidet zwei Arten von Aufstoßen: das falsche und das echte. Falsch heißt das Aufstoßen deswegen, weil der Patient Luft auszustoßen glaubt, während er in Wirklichkeit die Luft mit einem rülpsenden Geräusch schluckt. Unter der Kontrolle des Röntgenschirmes sieht man Luft plötzlich in die Speiseröhre dringen und deren unteren Anteil aufblähen. Das Geräusch der einströmenden Luft (eben das Rülpsen) entsteht in der Speiseröhre. Nach einigen Sekunden wird dann durch Zusammenkrampfen der Speiseröhrenwände die Luft, ohne den Magen betreten zu haben, in den Mund zurückbefördert, was ebenfalls ein Geräusch verursacht. Bei einem Teil der Fälle von falschem Rülpsen gerät die Luft bis in den Magen; in diesen Fällen sieht man unter dem Röntgenschirm deutlich eine Zunahme der in jedem Magen befindlichen Luftmenge. Ursache für das falsche Aufstoßen ist stets eine nervöse Erkrankung; die Behandlung wird daher auf diese gerichtet sein müssen. Das echte Aufstoßen hat seine Ursache in einer allzu großen Überlastung des Magens mit Speisen oder mit Luft. Die Belastung des Magens mit Gasen entsteht entweder durch Luftschlucken oder durch übermäßigen Genuß gashaltiger Flüssigkeiten (Sodawasser, Säuerlinge, Schaumwein usw.) oder Verzehren von Speisen, die zu Gärungserscheinungen im Magen führen (Germ usw.). Ein Teil der Magengase sprengt den Verschluß der Cardia, wobei manchmal etwas flüssiger oder fester Mageninhalt durch die unter Druck aus dem Magen entweichende Luft in den Rachen mitgerissen wird. Das echte Aufstoßen kommt außer bei Überfüllung des Magens auch noch sehr häufig beim chronischen Magenkatarrh, ferner bei Speichelfluß (s. dort) vor, bei letzterem dann, wenn die übermäßig abgesonderte Speichelmenge verschluckt und nicht ausgespuckt oder aus dem Mund ausfließen gelassen wird. Die Therapie richtet sich nach dem Grundleiden. Sowohl gegen das falsche als auch gegen das echte Rülpsen läßt sich mit Hausmitteln nichts ausrichten. Auch von Seiten des Arztes kann nur wenig symptomatisch geleistet werden. Nur eine geduldige Behandlung der Grundursachen kann das lästige, unästhetische und sozial äußerst störende Leiden beheben. Nicht bei allen Völkern wird das Rülpsen als unschön gewertet. Bei einigen Volksstämmen in Südosteuropa, bei Indianern, Negern u. a. gilt das Aufstoßen nach der Mahlzeit als Höflichkeitspflicht für den Gast — als Zeichen, daß es ihm geschmeckt habe.

Runzeln, s. Alterserscheinungen; Faltenbildung; Massage.

Ruß ist sehr feine Kohle. Er wird durch Auffangen der entweichenden Dämpfe bei der Verbrennung von harzreichen Hölzern oder besonders kohlenstoffreichen Körpern (Naphthalin u. dgl.) als feines, leichtes, schwarzes Pulver gewonnen. Dient zur Herstellung schwarzer Schminken (s. auch Lampenschwarz; Schminken).

Russische Frostschutzseife ist nach Angabe eine Lösung von Leim und Seife in etwa 50%igem Weingeist. (Dr. Soldau, Nürnberg.)

Russisches Eau de Cologne, s. Eau de Cologne.

S

Sabadillsamen, Semen Sabadillae. Die Droge enthält Veratrin und wird in Form der Tinktur 1 : 10 verdünntem Alkohol als Zusatz zu haarwuchsfördernden Mitteln benützt. Ein essigsaurer Auszug ist unter dem Namen Sabadillessig ein bekanntes Mittel gegen Kopfläuse.

Säbelscheidentibia *(Tibia en lame de sabre)* ist eine Verkrümmung der Tibia nach vorne. Ätiologie: Rachitis, hierbei besteht auch zumeist eine mehr weniger starke Seitenabweichung; kongenitale Lues, hier handelt es sich um eine Verdickung und meist auch Verlängerung der Tibia infolge diffuser Periostitis. Die Ursache des Leidens ist zu behandeln. Die Krümmung kann beseitigt werden durch Abmeißelung des vorderen Bogens, besser jedoch, und dies gilt vor allem für das rachitische Säbelbein, durch Keilosteotomie auf der Höhe der Kurvatur. Der Hautschnitt wird bogenförmig über die mediale Tibiafläche gelegt, nicht über den Scheitel der Krümmung, da hier die Haut dünn, gespannt und schlecht ernährt ist. Bei Verkrümmungen stärkeren Grades reicht der Keil nicht aus, dann ist Osteotomie an zwei Stellen zu empfehlen. Nach SCHEPELMANN kann man den verkrümmten Knochenteil subperiostal auslösen und den extendierten Periostschlauch mit Mosetigplombe ausfüllen; SPRINGER zerlegt den ausgelösten Knochen in mehrere Segmente, die in den Periostschlauch wieder eingepaßt werden. KIRCHNER spaltet den Knochen mehrmals längs und splittert ihn auf, während LOEFFLER einen „Knochensalat" herstellt. Im allgemeinen jedoch kommt man auch bei hochgradigen Verkrümmungen mit zwei Osteotomiestellen aus. Die Achillessehne, die den Bogen straff überspannt, muß eventuell verlängert werden. Gipsverband bis Mitte Oberschenkel, an Kondylen gut anmodelliert.

Sabinapräparate, s. Kondylome; Sadebaumspitzen.

Saccharin, Saccharinum. Weißes Pulver von intensiv süßem Geschmack. 1 g Saccharin entspricht etwa 450—500 g Zucker. Saccharin wird in der Kosmetik hin und wieder bei der Herstellung von Mundwässern usw. mitherangezogen, es soll auch antiseptisch wirken. Man vermeide die Verwendung kochenden Wassers zum Lösen von Saccharin oder Kochen der Lösungen, weil Saccharin hierdurch einen unangenehmen, bitteren Geschmack bekommt.

Saccharum, s. Zucker.

Sachetpulver (Riechkissenpulver) bestehen aus gepulverten aromatischen Drogen, für billigere Sorten nimmt man Sägespäne als Pulvergrundlage, manche Sachets werden auch mit parfumierter Watte gefüllt.

Diese Pulver können beliebig variiert werden, auch unter Benützung künstlicher Riechstoffe. Man füllt sie in geeignete Säckchen oder Kissen, die gut verschlossen werden. Am besten erhalten die fertigen Kissen einen luftdicht schließenden Überzug, der erst im Augenblick der Ingebrauchnahme abgerissen wird (Stanniol, Paraffinpapier usw.).

Sadebaumspitzen, Summitates Sabinae, enthalten ein giftiges aetherisches Öl, so daß bei Gebrauch Vorsicht geboten ist. In Tinktur 1 : 100 Alkohol von 70% als Zusatz zu haarwuchsfördernden Mitteln. Der Gebrauch als Mund- und Gurgelwasser (wässeriges Infus) ist obsolet und als zu gefährlich verlassen.

Safran, Krokus, Blütensporen von Crocus sativus. Vorzüglicher gelber Farbstoff für alle Zwecke. Das färbende Prinzip des Safrans ist löslich in Wasser, Alkohol, Aether und Fetten. Tinktur 1,0 : 20,0 Alkohol.

Safrol, aromatisches Prinzip des Sassafrasöles. Wird zum Parfumieren billiger Kokosseifen benützt.

Sagrotan ist eine Rizinusölseife, die p-Chlor-m-Kresol und Chlorxylenol enthält. Als Desinfiziens bei kontagiösen Hautkrankheiten in 0,5—5%iger Lösung (s. auch Grotan).

Sakralisation, s. Skoliose.

Salbe, graue, s. Quecksilber.

Salbeiblätter, Folia Salviae, stammen her von Salvia officinalis L., vielfach kultiviert. Die Blätter enthalten u. a. aetherisches Öl, 5% Gerbstoff, 6,2% gummiähnliche Stoffe, 1,4% kleberähnliche Stoffe.

Aqua Salviae, Salbeiwasser, 1 Teil Blätter wird mit 10 Teilen Wasser mazeriert und abdestilliert.

Tinctura Salviae, Salbeitinktur, wird hergestellt durch Mazeration von 1 Teil Blätter mit 10 Teilen verdünntem Weingeist.

Gepulverte Blätter zu Zahnpulvern, Aufgüsse von den getrockneten Blättern werden zu Mund- und Gurgelwässern bei Zahnfleischleiden gegeben. Die Tinktur wird zu 30—50 Tropfen mehrmals täglich gegen übermäßige Schweißabsonderungen gegeben.

Rp. Fol. Salviae
Flor. Malv. silv.
Flor. Sambuci .... aa 10,0
Zur Bereitung von Gurgelwasser.

Rp. Folior. Salviae pulv. 0,5
Tannini 0,1
Sacchari alb. 1,0
D. tal. Dos. XII.
Abends ein Pulver beim Schlafengehen. Gegen Nachtschweiße.

S. auch Mundhöhle; Schweißabsonderung.

Salbeiöl (Oleum Salviae). Bisweilen zu Mundpflegemitteln verwendet. Viel feiner ist das

Muskateller-Salbeiöl (Oleum Salviae sclareae), das zu vielen Modeparfums verwendet wird.

Salben, s. Pharmakologie der Haut; Unguenta.

Salben, kosmetische, s. Cold Cream; Lanolincremes; Stearatcremes; Unguenta; Vaselincremes usw.

Salbengesicht, s. Fettbeseitigung; Innere Krankheiten; Seborrhoe; Trophische Störungen.

Salbenkörper, s. Unguenta.

Salbenkörper, säurebeständige, s. Lanettewachs; Cetylalkohol.

Salbenmulle (Pflastermulle). Die Salbenmulle bestehen aus einem dünnen, engmaschigen Mullgerüst, welches mit Salben völlig durchtränkt ist und durch einfaches leichtes Verstreichen mit der Haut in innige Berührung gebracht wird. Infolge der Feinheit des Gewebes und der Geschmeidigkeit der Salbengrundlage wird ein vollkommen hermetischer Abschluß der Haut erzielt, da sich die Salbendecke mit Leichtigkeit allen Unebenheiten, Falten, Vorsprüngen der Haut innig anschmiegt und auf ihr haften bleibt. Für vorspringend angeordnete Hautfalten, wie diejenigen von Nase, Ohr, Nabel, Genitalien, Finger und Zehen sind Salbenmullverbände die überhaupt beste Form des Salbenverbandes und durch nichts anderes zu ersetzen. Aber auch an kegelförmig und zylindrisch geformten Hautabschnitten der Extremitäten übertreffen sie die übrigen Verbände infolge ihrer Schmiegsamkeit; denn eine einzige Mullage genügt, um einen festen, innigen Kontakt der Salbe mit der betreffenden Hautstelle herzustellen.

Weniger eignet sich dieser Verband für Stellen, wo der Kontakt nicht gelingt oder nicht von Dauer ist, wie z. B. für den Rumpf, wo eine Fixierung durch Mullbinden notwendig würde, ferner für behaarte Körperstellen, die erst von den Haaren befreit werden müßten. Eine besonders wichtige Indikation bilden aber noch die Grenzgebiete zwischen Haut und Schleimhaut, nämlich die Augenlider, die Nasenöffnungen, der äußere Gehörgang, die Lippen, der Präputialsack, die Vulva und die Analöffnung. Bei akuten und subakuten Erkrankungen der Augenlider wird durch Abdecken mit Zinkichthyolsalbenmull oder Zinkoxyd-Quecksilberoxyd-Salbenmull häufig in kurzer Zeit ein qualvoller und hartnäckiger Reizzustand radikal beseitigt.

Auch bei nässenden Ohrekzemen ist der Salbenmullverband mit Zinkichthyolsalbenmull oder Zinkoxyd-Quecksilberoxyd-Salbenmull unersetzlich, ebenso bei Pyodermien und Furunkel der Ohrmuschel. Bei Säuglingen, welche an Impetigo vulgaris der Ohr- und Nasenöffnung leiden, ist der schmerzstillende und gut abschließende Salbenmullverband, der im Nu auch bei schreienden Kindern anzulegen ist, allen anderen Verbänden vorzuziehen. Eine weitere wichtige Indikation bildet der Salbenmullverband des Gesichtes im Anschluß an die Schälkur bei Rosacea und Pigmenterkrankungen des Gesichtes (s. Schälkuren).

Die Salbenmulle werden von P. Beiersdorf & Co., A. G., Hamburg, hergestellt in Breite von 20 cm. Die Dosierung der Arzneimittel wird wie bei den Guttaplasten angegeben und bezieht sich auch auf $^1/_5$ qm u. zw.:

Acidum boricum	10,0	Hydrargyrum	33,3
Acidum carbolicum	10,0	Hydrarg. oxyd. rubr.	5,0
Empl. Lithargyri	30,0	Zincum oxydatum	20,0
Acidum carbolicum	5,0	Ichthyolum	10,0
Zincum oxydatum	10,0	Ichthyolum	2,0
Camphora	2,5	Zincum oxydatum	10,0
Chloralum hydrat.	2,5		
Empl. Lithargyri (Ungt. diachylon Hebra)			

S. auch Schnellverbände.

Salbenröhrchen. Für ekzematöse Schleimhautkatarrhe der Nase hat UNNA die Salbenröhrchen angegeben: Quadratische Stückchen Postkartenkarton von $2^1/_2$—3 cm Seitenlänge werden zu einer zirka 2—3 mm weiten Röhre zusammengerollt und von außen mit Zinkichthyolsalbenmull bekleidet, so daß der Salbenmull die Kartonenden etwas überragt. Diese Röhrchen werden mit spiraliger Bewegung zur Hälfte in die Nasenlöcher eingeführt und das heraussehende Ende durch radiäre Einschnitte in mehrere Lappen gespalten, die umgeschlagen an der Nasenöffnung befestigt werden können. Der Patient kann durch die Öffnung des Röhrchens frei atmen. Bei den kosmetisch so störenden Ekzemen der Lippen und Naseneingänge sowie bei chronischen Rhinitiden haben sich diese Salbenröhrchen aufs beste bewährt.

Salbenstengelchen, s. Hypertrichosis.

Salbenstifte, Styli unguinosi, werden hergestellt aus Gemischen wie: 10 Teilen Kakaobutter, 2 Teilen festem Paraffin und 10 Teilen Olivenöl, oder aus 5 Teilen Kolophonium, 45 Teilen Wachs und 40 Teilen Öl oder aus 30 Teilen Wachs und 70 Teilen wasserfreiem Wollfett. Der Masse, die in Stangen gegossen wird, können Arzneimittel zugefügt werden. Die zu behandelnden Körperstellen werden mit dem Stift bestrichen. Bei dieser schwerer schmelzenden Salbenform läßt sich eine strengere Lokalisierung der Arzneimittel erzielen als mit den auf der Hautfläche verlaufenden weicheren Salben, was für manche differentere Arzneimittel, wie z. B. Chrysarobin, von Wichtigkeit ist. Sie gestatten gerade in kosmetischer Hinsicht eine saubere, elegante und doch wirksame Anwendung von bestimmten Arzneimitteln. Salbenstift nach UNNA mit 30% Chrysarobin in Zinnhülse mit verschiebbarem Boden. (P. Beiersdorf & Co., Hamburg.)

Von W. Mielck, Schwan-Apotheke, Hamburg, werden noch Salbenstifte nach UNNA mit folgenden Arzneimitteln in den Handel gebracht:

Acid. boric.	20 %	Chrysarobini	20%
Acid. salicyl.	10 %	Acid. salicyl.	10%
Borax	10 %	Zinc. oxydat.	20%
Cantharidini	0,5%	Zinc. oxydat.	10%
Chrysarobini	30 %	Hydrarg. oxydat.	10%

Körper für Salbenstifte.

Rp. Butyr. Cacao	10,0	*Rp.* Ceresini	20,0
Cer. flav.	25,0	Cetacei	23,0
Axung. Porci	25,0	Butyr. Cacao	23,0
Adip. Lanae	40,0	Adip. benzoat.	24,0 bis 30,0

Sehr leicht bei Körperwärme schmelzende Salbenkörper fester Konsistenz (nach Art der Suppositorienkörper usw.).

Rp. Ceresini	1,0	*Rp.* Cer. flav.	3,0
Adip. Lanae	4,0	Cetacei	36,0
Butyr. Cacao	20,0	Ol. Olivar.	36,0

Auch die Lippenpomaden sind zu den Salbenstiften zu rechnen (s. dort).

S. auch Furunkulose; Hypertrichosis.

Salbenverband, s. Masken.

Salbola-Zahnpasta. Nach Angabe Glyzerin, Pflanzenschleim, Calciumkarbonat, Bolus, Salol und Pfefferminzöl. (Lohmann A. G., Fahr, Rhld.)

Auch ein *Salbola-Zahnpulver* ist im Handel.

Salböle, s. Hautöle.

Salepknollen, Tubera Salep, werden zur Herstellung schleimhaltiger kosmetischer Mittel verwendet.

Salepschleim. 1 : 100.

Saligallol ist Pyrogallol-Disalizylat. Als Ersatz des Pyrogallols empfohlen.

Salipine sind flüssige, überfettete Seifen mit Zusätzen, wie Jod, Salizylsäure, Guajakol. (Dr. Karl Aschoff, Schwanen-Apotheke, Bad Kreuznach.)

Salit, Bornylsalizylat, Borneolum salicylicum, der Salizylsäureester des Borneols. Ölige, in Wasser unlösliche Flüssigkeit, wenig löslich in Glyzerin, mischbar mit Alkohol, Aether, Chloroform, fetten Ölen. Durch Kochen mit Alkalien wird es verseift. Rein oder zu gleichen Teilen mit Olivenöl. Verwendung bei den gleichen kosmetischen Leiden wie Mesotan (s. dort). (Chemische Fabrik von Heyden A. G., Dresden-Radebeul.)

Salivation, s. Speichelfluß.

Salizyl-Mundwasser Dr. Hoffmann (Budapest) soll 3 p. c. Salizylsäure, ferner gewürzige Stoffe und Pfefferminzöl enthalten.

Salizylsäure, Acidum salicylicum (Orthooxybenzoesäure). Weiße Kristalle, wenig löslich in kaltem Wasser (1 : 500), in kochendem Wasser (1 : 15), leicht in Alkohol und Aether (1 : 2,5), in fettem Öl (1 : 80). Die Löslichkeit in Wasser wird durch Borax, Natriumphosphat, zitronensaures Ammonium und andere Zusätze erhöht. Alkalische Zusätze erhöhen die Löslichkeit, setzen aber die Salizylsäurewirkung durch Bildung fast unwirksamen Natriumsalizylats erheblich herab. Aus diesem Grunde sind auch Salizylsäureseifen so gut wie wertlos.

Therapeutische Wirkung. In schwachen Konzentrationen bis zu 5% wirkt Salizylsäure keratoplastisch, antiseptisch, entzündungswidrig und juckstillend, wird aber meist in schwächeren Mengen verwendet (1—2%). In Mengen über 5% beginnt die keratolytische Wirkung der Salizylsäure, die indes in energischerer Form erst bei Konzentrationen von etwa 10% einsetzt. Es empfiehlt sich, bei Ätzungen von Hyperkeratosen mit Salizylsäure die umliegenden Hautpartien gut zu schützen. Die keratolytische Wirkung der Salizylsäure wird nach UNNA durch Applikation unter Luftabschluß (Pflaster) erheblich intensiviert.

Bei entsprechender Konzentration wird eine progressive, schmerzlose Abstoßung auch ausgedehnterer hornig degenerierter bzw. hyperpigmentierter Hautpartien in Lamellen der bei der Erweichung weißlich verfärbten Hornschicht erzielt. Bei empfindlichen Personen, besonders bei Kindern, lösen höhere Dosen oft bedenkliche Reizerscheinungen aus, auch können hier infolge Resorption durch die Haut Nierenreizungen oder Vergiftungssymptome allgemeiner Art (Ohrensausen, Erbrechen, Durchfall, Kopfschmerzen, Ausschläge usw.) auftreten, namentlich bei Behandlung ausgedehnterer Hautflächen.

Kosmetisch-therapeutische Verwendung. Als Streupuder (2—5%) mit Amylum, Talcum usw. bei nässendem Ekzem, gangraenösen, jauchigen Ulzerationen, auch als Fußstreupulver bei Bromhidrosis und Hyperhidrosis aller Arten, hier oft mit Borsäure, Weinsäure u. a. kombiniert. In wässeriger oder alkoholischer Lösung zu Mund- und Gurgelwässern, überhaupt als Zusatz zu Zahn- und Mundpflegemitteln (Zahnpulver, Zahnpasten und Mundwässer). Als Salizylspiritus (2—3%) zu Abreibungen der Gesichtshaut, sehr oft auch mißbräuchlich verwendet. Abgesehen von pathologischen Fällen, bei denen Verwendung größerer Mengen Salizylsäure in konzentrierter alkoholischer Lösung indiziert ist (Seborrhoe usw.), bringt das oft gewohnheitsmäßig geübte Abreiben des Gesichtes mit käuflichem Salizylspiritus (5%ig in konzentrierter alkoholischer Lösung) große Schäden. Zu regelmäßigen Waschungen des Gesichtes sollte, soweit solche überhaupt zweckmäßig erscheinen, ein schwacher (1%iger) Spiritus salicylatus cosmeticus, mit verdünntem Alkohol hergestellt, Verwendung finden (s. unten Spiritus cosmeticus). Mit Nutzen wird 5—10%iger Salizylspiritus bei oberflächlichen parasitären Hautinfektionen (Pityriasis versicolor, Erythrasma usw.), bei Haarerkrankungen (Trichophytie, Alopecia areata und anderen Formen usw.) verwendet, auch bei seborrhoischen Affektionen des Gesichtes und der Kopfhaut. 5—10%ige Salben oder Öle bei Psoriasis, Lichen pilaris, Ichthyosis u. a., ebenso bei ausgedehnten Hyperkeratosen und Pigmentanomalien (Ephelides usw.), gewöhnlich kombiniert mit anderen Mitteln. Zur Erweichung und Abstoßung lokaler Hyperkeratosen, wie Clavi, Tylomata, Verrucae (für letztere seltener), benützt man Salizylkollodium (10% und mehr) oder Salizylpflaster (schwache mit 5%, starke mit 10% und mehr).

Der Zusatz von Extractum Cannabis indicae zu Hühneraugenkollodium soll bei eventuellem Schmerzgefühl lindernd wirken. UNNA hat auch Anaesthesinzusatz empfohlen.

Bei Verwendung von Salizylsäure zu Mundpflegemitteln ist immer an ihre die Schleimhäute reizende Wirkung zu denken und vorsichtig zu dosieren. Salizylsäure wird auch als Konservierungsmittel für kosmetische Zubereitungen (Schleime usw.) benützt, nur ist hier zu beachten, daß sie oft zu Verfärbungen (rötlich) Anlaß gibt.

Rp. Extract. Cannab. ind. . 1,0
Acid. salicyl. 10,0
Terebinthini 10,0
Collodii 77,0
Acid. lact. 2,0
S. Hühneraugenkollodium.

Rp. Acid. salicyl. . . . 5,0—10,0
Ol. Ricini 20,0
Ungt. diachylon . . . . . . ad 100,0
S. Salizyl-Diachylon-Salbe.

Spiritus cosmeticus.
Rp. Acid. salicyl. 1,0
Spir. Vini 30,0
Aq. dest. 70,0

Rp. Acid. salicyl. 10,0
Extract. Cannab. ind. 2,0
Emplastr. adhaes. 83,0
Terebinth. 5,0
S. Hühneraugenpflaster.

Rp. Acid. salicyl. 1,0
Tinct. Myrrhae 5,0
Tinct. Benzoes 5,0
Ol. Menth. pip. 1,5
Mentholi 0,5
Ol. Anisi 1,0
Ol. Caryophyll. 0,3
Ol. Cinnam. Ceyl. 0,2
Spir. Vini 80,0
S. Mundwasser.

Rp. Acid. salicyl. 5,0
Acid. boric. 10,0
Zinc. oxydat. 15,0
Talci 70,0
S. Streupulver bei Fußschweiß.

Rp. Acid. salicyl. 4,0
Creosoti 8,0
Ungt. cerei 5,0
Cerae flav. 3,0
S. Kreosot-Salizyl-Salbe nach UNNA.

Rp. Acid. salicyl. 2,0
Acid. acet. glac. 5,0
Ol. Ricini 60,0
Spir. Vini 60,0
S. Gegen Alopezie.
Abends die Kopfhaut einreiben.

Salizylsäureliniment (nach EICK).
Rp. Acid. salicyl. 2,0
Tragacanth. 5,0
Glycerini 2,0
Aq. dest. . . . . ad 100,0

Lassars Benzoe-Salizyl-Vaselin.
Rp. Acid. salicyl. 1,0
Tincturae Benzoes 2,0
Vaselini 47,0

Salizylsäurebleipflastersalbe.
Rp. Acid. salicyl. . . . . 2,5—5,0
Ol. Ricini 10,0
Emplastri Lithargyri 22,5
Adipis suilli . . . . ad 50,0
Zum Aufweichen tylotischer und schuppiger Verhornungen.

Salizylsäure-Menthol-Pasta.
Rp. Acid. salicyl. . . . . 0,6—1,5
Mentholi 0,3
Past. Zinc. moll. . . . . ad 30,0
Gegen Pruritus.

Zusammengesetzte Schwefelsalbe (nach SCHÄFFER).
Acid. salicyl.
Resorcini . . . . aa 0,75—1,5
Sulfur. praec. 3,0
Vaselini . . . . ad 30,0

Borsalizylsäurelösung.
Rp. Acid. borici
Acid. salicyl. . . . . aa 6,0
Aq. dest. 988,0
Zu Umschlägen bei akuten Ekzemen.

S. auch Alopezieformen; Hühnerauge; Lithantrol; Pharmakologie; Schwielen; Sommersprossen; Warzen.

Salizylsäureamylester (Amylsalizylat, Amylium salicylicum). Ein wichtiger Bestandteil der Kleeparfums und zahlreicher Phantasieprodukte. Wohl einer der wichtigsten Riechstoffe der Jetztzeit.

Salizylsäuremethylester (Methylsalizylat, Methylium salicylicum). Künstliches Wintergreenöl. Findet häufige Verwendung als Ersatz des echten Wintergreenöles und zu zahlreichen Phantasiekompositionen. Auch gegen Frostbeulen.

Salizylsaures Natrium, Natrium salicylicum, bildet farblose, geruchlose, seidenglänzende Schuppen. Durch Einwirkung von Licht und Luft, namentlich bei Gegenwart von Ammoniak, kann es rötliche bis bräunliche Färbung annehmen. Ein geringer Gehalt an freier Salizylsäure verhindert die Färbung. 1 Teil löst sich in etwa 1 Teil Wasser oder in 6 Teilen Alkohol. Aus der gesättigten wässerigen Lösung scheidet sich bei niedriger Temperatur zuweilen das Salz in großen, farblosen Kristallen ab. Antisepticum, nur in innerlichen Gaben. Bei Urticaria innerlich 0,5—1,0, 3—4mal täglich in Lösung, in Pulver oder in Tabletten. Intravenös gibt man 20%ige Lösung, 10—15—20 ccm, also 2—3—4 g jeden 2.—3. Tag bis zur Gesamtdosis von 21—28 g bei Psoriasis (SACHS). 20—30%ige Lösung nimmt man besonders in Frankreich zur Verödung von Krampfadern.

Rp. Boracis 9,0
Natrii salicylic. 5,0
Tinct. Myrrhae 4,0
Sir. Mori
Aq. dest. . . . . aa 15,0
Zum Pinseln von aufgelockertem Zahnfleisch.

Salizylseifenpflaster, s. Emplastrum saponatum camphoratum; Schälkuren.

Salizyltalg, Sebum salicylatum. 2 Teile Benzoesäure und 1 Teil Salizylsäure werden in 97 Teilen geschmolzenem Talg gelöst. Bei intertriginösen Erscheinungen, bei wundgelaufenen Füßen und bei anderen Scheuerwunden.

Salmiakgeist, s. Ammoniak.

Salol, Phenylsalizylat. Weißes Kristallpulver, fast unlöslich in Wasser, löslich in 10 Teilen Alkohol. Mit Campher oder Menthol 2 : 1 verrieben, ölige Flüssigkeit (Camphersalol, Menthosalol). Innerlich wie Natriumsalizylat, Salol hat aber weniger unangenehme Nebenerscheinungen. Äußerlich als Streupuder gegen Pruritus oder in Salben (5%) als keimtötendes Mittel bei parasitären Hautleiden. Auch zu Mund- und Gurgelwässern (Vorsicht, Salol ruft häufig Stomatitis hervor).

Saloxylsalbe, Unguentum Saloxyli, ist eine Ichtoxylsalbe (s. dort) mit Salizylsäurezusatz. (Ichthyol-Gesellschaft, Cordes, Hermanni & Co., Hamburg.)

Salpeter, Kalium nitricum, Kaliumnitrat, farblose Kristalle, löslich in 4 Teilen Wasser von 15°, in 0,4 Teilen siedendem Wasser. Beim Auflösen findet eine starke Abkühlung des Wassers statt, die bis unter 0° gehen kann. In Weingeist ist er unlöslich. Zu Mund- und Gurgelwässern sowie zum Imprägnieren von Räucherpapieren verwendet, damit diese nicht entflammen.

Salpetergeist, versüßter, Spiritus aetheris nitrosi. Farblose Flüssigkeit von obstartigem Geruch. Wird durch Destillation von 3 Teilen Salpetersäure mit 5 Teilen Alkohol erhalten. Gemisch von Salpetersäureaethylester (Hauptbestandteil), Aethylacetat und Acetaldehyd. Zu Fruchtaethern und diversen Aromaticis.

Salpetersäure, rohe, Acidum nitricum crudum. Klare, farblose oder schwach gelblich gefärbte, an der Luft rauchende, beim Erhitzen flüchtige Flüssigkeit. Wie rauchende Salpetersäure (s. dort). Die Nebenwirkungen sind nicht so unangenehm wie die der rauchenden Salpetersäure.

Salpetersäure, rauchende, *Acidum nitricum fumans*, ist eine klare, rotbraune Flüssigkeit, die gelbrote, die Schleimhäute stark reizende Dämpfe abgibt. Als Ätzmittel bei Warzen, Naevi, auch Gefäßnaevi usw., ist aber nur mit großer Vorsicht zu verwenden. Man tupft zuerst die Säure mit einem Glas- oder Holzstäbchen auf, dann in gleicher Weise Phenolum liquidum. Bei Gebrauch ist die Umgebung der zu verätzenden Geschwülste durch Einstreichen mit Vaselin zu schützen (Schwarzbraunfärbung durch Nitroglyzerin); ohne diese Nachbehandlung bilden sich häufig häßliche hypertrophische Narben. Es ist daher allgemein von der Verwendung der Säure allein abzuraten.

Saltrate Rodell ist ein sauerstoffhaltiges Fußbadepulver. Ein ähnliches Produkt kann man wie folgt erhalten:

Rp. Natr. perboric.	17,0	Natr. bicarbon.	25,0
Acid. boric.	7,0	Ol. Pini silv.	1,0
Boracis	5,0		

Nach neueren Untersuchungen soll dieses Präparat auch 6—7% Natriumthiosulfat enthalten (s. auch Badezusätze; Sauerstoffußbäder).

Salumin ist Aluminium salicylicum (S. insolubile) bzw. Aluminium-Ammonium salicylicum (S. solubile). Beide dienen als Antisepticum u. a. bei Ekzem, Intertrigo und anderen Hautreizungen. (J. D. Riedel-E. de Haen A. G., Berlin-Britz.)

Salusil ist ein pulverförmiges Kieselsäuregel. Es bildet ein staubfeines weißes Pulver. E.-T.-Salusil enthält 5% basisches Aluminiumacetat. Zur Behandlung von intertriginösen Erscheinungen.

Salutol, Spezial-Pickelcreme. Analyse GRIEBEL: Schwefel, Zinkoxyd, wenig Salizylsäure, Vaselin, Parfum. (A. Bleichröder & Co., Berlin C 19.)

Salvysat, s. Schweißabsonderung.

Salzarme Kost, s. Ernährung; Tuberkulose.

Salze, harnsaure, s. Ernährung.

Samenstrangunterbindung, s. Verjüngung.

Sandarakharz, Resina Sandaraca, ist das Harz von Callitris quadrivalvis. Das Harz schmilzt bei etwa 135°, löst sich leicht in Alkohol von 96%, Aether, Amylalkohol, Aceton sowie in heißem Leinöl. Dient zur Herstellung von Räuchermitteln und Nagelpoliermitteln.

Sandelholz, rotes, Lignum santalinum rubrum, enthält einen roten Farbstoff Santalin, der in Wasser unlöslich ist, leicht löslich in Alkohol und alkalischen Flüssigkeiten. Wird häufig für Mundwässer verwendet (5—8 g per Liter). Die erhaltene Färbung ist aber nur wenig intensiv. Auch zu roten Räucherkerzchen.

Sandelholz, weißes, wird zu Räuchermitteln verwendet.

Sandelholzgeruch, Oleum Santali compositum, ein Phantasiegeruch mit Sandelholztönung.

Sandelöl (Oleum Santali orient. oder Oleum Santali citrin.). Besonders wichtig ist das ostindische Sandelöl von Santalum album (Citrinum). Sehr häufig gebrauchtes Öl von sehr feinem Geruch. Das sogenannte westindische Sandelöl ist überhaupt kein Sandelöl, sondern stammt von einer anderen Spezies. Es hat nur einen schwachen Geruch, der mit jenem des echten ostindischen Sandelöls nicht zu vergleichen ist.

Sandfloh, s. Insektenstiche.

Sandmandelkleie.

Mandelmehl	250 g	Mandelmehl	230,0
Irispulver	50 „	Veilchenwurzelpulver	50,0
Kieselgur	400 „	Feingemahlenes Quarzpulver	440,0
Borax	15 „	Borax	14,0
Seifenpulver	18 „	Glyzerin	12,0
Pottasche	2 „	Blausäurefreies Bittermandelöl	8,0

Mandelkleien, die gleichzeitig bleichende Eigenschaften haben sollen, erhält man dadurch, daß man zu etwa 1000 g Mandelkleie 80 g Natriumperborat zusetzt (s. auch Mandelkleie).

Sandseife. Meist eine kaltgerührte Kokosleimseife mit etwa 25—30% feinem Flußsand. Als Händereinigungsmittel und Schleifmittel zur Öffnung der Follikel, z. B. bei Seborrhoea oleosa.

Sanerva-Haarkur. Nach Angabe:

Euresol		Tinct. Jaborandi	
Sulfidal	aa 2,0	Tinct. Chamomillae	aa 10,0
Acid. salicylic.		Spiritus	ad 100,0
Chinin. hydrochlor.	aa 1,0	Gegen Haarausfall, Kopfjucken, Schuppen anzuwenden.	

(Schwanen-Apotheke, Worms a. Rh.)

Sanidozon, eine Haarfarbe, nach GRIEBEL parfumierte ammoniakalische Silbernitratlösung.

Sanodont ist eine Zahnpasta, die nach Angabe Kalium chloricum enthält. (Pharm. Industrie G. m. b. H., Offenbach a. M.)

Sanopudrol ist nach Angabe ein Wismut enthaltender Streupuder gegen Hyperhidrosis. (Merz & Co., Frankfurt a. M.)

Sapalcol ist eine Alkoholseifenmischung, die mit verschiedenen Zusätzen, wie Schwefel usw., in den Handel kommt. Sehr geeignet bei Behandlung der Seborrhoe.

Sapamine. Unter dieser Bezeichnung versteht man Fettsäurederivate des Diaethylaethylendiamins (Sapaminbasen). Das eigentliche Sapamin ist Diaethylaethylendiaminoleat (Oleylsapamin), aber auch Stearylsapamin und andere Fettsäurederivate des Diaethylaethylendiamins werden unter dem Namen Sapamine gebraucht.

Diese neuartigen Körper besitzen seifenähnliche Eigenschaften und werden als „saure Seifen" bezeichnet, denn sie zeigen auch in saurer Lösung gutes Schaumvermögen und große Reinigungskraft. Die Sapamine geben mit der Mehrzahl organischer und anorganischer Säuren Salze, die mit wenigen Ausnahmen leicht in Wasser löslich sind, ebenso in Alkohol.

In der Regel verwendet man solche sauren Salze, wie z. B. Sapaminacetat, Sapaminzitrat, Sapaminphosphat, Sapaminlaktat, Sapaminsalizylat u. a. In konzentriertem Zustande sind diese Sapaminsäureverbindungen mehr oder minder dickflüssige ölige Substanzen, die sich nur allmählich in Wasser lösen und in konzentrierter wässeriger Lösung meist schmierseifenähnliche, dicke Massen darstellen. Mit Wasserstoffsuperoxyd geben die Sapamine beständige Mischungen, die beim Lagern keinen Sauerstoff abspalten.

Die Sapamine bilden mit den Erdalkalien des Wassers keinen Niederschlag, ihre Waschwirkung wird also durch hartes Wasser nicht beeinträchtigt. Die Sapamine sind auch vorzügliche Mittel, um fette Öle und Fettstoffe aller Art emulgieren zu helfen, dies bezieht sich aber nur auf die Sapaminsalze organischer Säuren, die leicht in Fetten löslich sind.

In entsprechender Konzentration in wässeriger Lösung, die auch stark sauer sein kann (Säurezusatz begünstigt die Reinigungswirkung), schäumen die Sapamine üppig und reinigen vorzüglich. Sie sind aber unverwendbar in alkalischer Lösung, auch Alkoholzusatz beeinträchtigt ihre Schaumkraft ganz erheblich (ähnlich wie bei Saponin). Über die Intensität der durch die Sapamine entwickelten Schaumkraft gehen die Ansichten auseinander. Vom kosmetischen Standpunkt aus ist die detersive Wirkung der Sapamine (ähnlich wie jene der Fettalkoholsulfonate) wohl oft zu brutal und schädigt das Haar durch Entzug von Nährstoffen. Zufolge ihrer Alkaliempfindlichkeit können Sapamine nicht mit Seife kombiniert zur Anwendung kommen. Jedenfalls steht fest, daß die Sapamine gute Seife keinesfalls ersetzen können, es soll aber nicht verkannt werden, daß dieselben als reinigende Mittel in vielen Fällen auch in der Kosmetik berufen sein können, nützlich zu werden (z. B. bei Seborrhoea oleosa u. a.).

S. auch Onalkali (Nonalkali); Shampooniermittel.

Sapindusnuß ist eine saponinhaltige Droge, die ähnlich wie Seifenwurzel oder Quillayarinde Verwendung findet.

Sapo cutifricius Unna, Schleifseife nach UNNA, eine salbenartige, weiche Seife mit Bimssteinpulver.

Rp. Gelanthcreme 10,0	Ol. Verbenae
Sapo. kalin. 45,0	Ol. Lavandul. aa gtts. V.
Lapis Pumic. pulv. 45,0	Ol. Flor. Aurant. gtt. I.

Die hornschichtlösenden Eigenschaften dieser Seife werden benützt zur Behandlung von unschönen Narben nach Verbrennungen, Akne, Skrophulodermen, Furunkulose u. dgl. (s. auch Narben; Pulvis cutifricius [UNNA]; Schleifmittel).

Sapoform ist ein flüssiges Formaldehydseifenpräparat mit 6 Vol.-% Formaldehyd.

Sapoform-Medizinalpuder ist nach Angabe ein Fettpuder mit 35 p. c. Zinkoxyd und 6 p. c. Chlorlebertranextrakt. Es soll bei der Säuglingspflege, zur Wundtrockenbehandlung bei Brandwunden angewendet werden. (Pharmazeutica Karl Max Blesch, Dresden-Loschwitz.)

Sapolan, Naphthasapol, ein dem Naftalan ähnliches Präparat aus Lanolin, Seife und einem Naphthaderivat. Mildes Hautpflegemittel und Salbengrundlage. (Jean Zibelli & Co., Triest.)

Sapo medicatus, medizinische Seife, ist eine Natronkernseife, die aus gleichen Teilen Schweineschmalz und Olivenöl dargestellt wird. Weißes Pulver von schwach seifenartigem Geruch, in Weingeist klar, in destilliertem Wasser fast klar löslich. Die medizinische Seife darf nicht ranzig riechen. Sie wird in Salben verarbeitet zur Erweichung von Verhornungsanomalien, wie Ichthyosis, Lichen pilaris, Hühneraugen, Schwielen usw. Auch wird sie gebraucht zur Herstellung von Zahnpasten und Zahnseifen, als Zusatz zu Kopfwässern und Kopfwaschpulvern.

Leider sind die Vorschriften der Pharmakopoe zur Herstellung des Sapo medicatus äußerst mangelhaft und müssen eine total versalzene, alkalisch reagierende Seife ergeben, die für den medizinischen Gebrauch gänzlich ungeeignet ist. Praktisch wird denn auch in der Kosmetik unter Sapo medicatus reine, neutrale, ausgesalzene Natronkernseife verstanden, die im großen hergestellt und von vertrauenswürdigen Fabrikanten bezogen wird. Frisch aus der Form kommend soll kosmetisch einwandfreie Seife (Sapo neutralis cosmeticus) folgende Konstanten zeigen:

freies Alkali, Maximum	0,05—0,06% NaOH
Minimum	0,03% NaOH
Salzgehalt, maximal	0,4% NaCl
Fettsäurehydrate	63,5—64%
Wasser	31%

Sie darf nur unter Verwendung nicht ranziger Neutralfette unter Ausschluß freier Fettsäuren (mit Ausnahme von Stearin und eventuell Rizinolsäure) hergestellt sein und soll nicht erheblich mehr als 10—12% Kokosöl, auf den Fettansatz berechnet, enthalten.

Sapones medicinales, s. Seife.

Saponimente, Saponimenta, sind seifenhaltige Linimente. Ihr typischer Vertreter ist der *Opodeldok.*

1. Flüssig.		2. Dick.	
Camphergeist	60 g	Medizinische Seife	120 g
Seifenspiritus	175 „	Campher	96 „
Ammoniak 10%	12 „	Ammoniak 20%	40 „
Rosmarinöl	2 „	Alkohol 95%	1 l
Thymianöl	1 „	Rosmarinöl	24 g
		Thymianöl	8 „

Saponinum, Saponin. Saponine sind glykosidartige Stoffe, meist aus Quillajarinde gewonnen. Weißes amorphes Pulver, das heftig zum Niesen reizt. In Wasser ist es leicht löslich. Die wässerigen Lösungen schäumen noch bei einem Gehalt von 0,1%. Weingeist vermindert die Schaumfähigkeit. In kaltem Weingeist ist es schwer löslich, leichter in heißem Weingeist. In Aether ist es unlöslich. Die wässerige Lösung emulgiert fette Öle. Als Schaumerzeugungsmittel bei kosmetischen Zubereitungen, auch als Detersivum zu Kopfwaschpräparaten (Shampoons usw.) (s. auch Schädigungen).

Sapo unguinosus (MOLLIN). Die Pharmakopoe läßt diese Salbenseife aus Schweinefett, Kalilauge und Glyzerin mit einem Gehalt an unverseiftem Schweinefett (etwa 10%) bereiten. Ein solches Präparat kann aber lediglich als Ex-tempore-Zubereitung Wert haben, nicht aber als kosmetische Salbengrundlage für Dauerpräparate (wird rasch ranzig!). Man bereitet diese Salbenseife besser auf Basis einer vollständig verseiften neutralisierten Schweinefett-Kali-Seife, die mit Glyzerin auf die erforderliche Konsistenz gebracht wird, z. B.:

Schweinefett .... 100 g
Kalilauge 21 Bé .... 105 „
Alkohol .... 10 „
Man bereitet l. a. eine Seife, neutralisiert etwaigen Alkaliüberschuß mit Stearin und fügt dem erhaltenen Produkt
Glyzerin 28 Bé .... 38 g
zu.

Eine noch bessere Salbenseife, für medizinischen und kosmetischen Gebrauch gleich gut geeignet (auch für Dauerpräparate), läßt sich unter Verwendung von Stearinkaliseife (s. Rasierseifen; Stearinseifen) herstellen, die schließlich mit Glyzerin auf die gewünschte Konsistenz gebracht wird (s. Rasiercremes, schäumende). Dient als Salbengrundlage für erweichende Salben bei Psoriasis, Lichen pilaris usw.

Sarcoma idiopathicum Kaposi, s. Lippen; Sarkom.

Sarkom. Bösartige Geschwulst, vom Bindegewebe ausgehend (die bösartige Geschwulst mit epithelialem Ausgang und Hauptbestandteil ist das Karzinom).

Da es sich um eine lebensbedrohende Krankheit handelt, kommen kosmetische Gesichtspunkte trotz oft sehr schwerer Entstellung im Gesicht nur wenig in Betracht.

Strahlenbehandlungen (Röntgentiefenbestrahlung, Radium und Thorium) haben bei der früher nur durch unzulängliche Operationen angreifbaren Geschwulst gar nicht so selten vollkommene Heilungen hervorgebracht. Ganz besonders gilt dies für eine von früher her zum Sarkom gestellte und auch heute noch nicht mit Sicherheit von ihm abtrennbare Gruppe von ausgebreiteten Bindegewebsgeschwülsten. Es sind die sogenannten sarkoiden Geschwülste, die nicht gutartig sind, aber doch nicht so bösartig wie das solitäre Sarkom. Es gehört hierher vor allem das haemorrhagische (früher Pigment-) Sarkom KAPOSIS.

Die Erkrankung ist ziemlich selten. Sie besteht in blauroten Knoten, vor allem an den Füßen und den Händen, die häufig sehr schmerzhaft sind. Noch viel stärker ist die Entstellung beim ausnahmsweisen Sitz im Gesicht, mit ihren hier sehr auffallenden dunkelblauen Knoten. Die häufige Lokalisation am Rachendach hat dagegen wieder in der hier behandelten kosmetischen Hinsicht gar keine Bedeutung. Die übliche Arsenikbehandlung hat nur geringen Erfolg; dagegen wirkt die Röntgentiefenbestrahlung vollkommen.

Hier seien auch angeführt die Hauterscheinungen der HODGKINschen Krankheit, der malignen Lymphome, der Anaemia splenica, der BANTIschen Krankheit und all der unklaren, nichtleukaemischen, mit Lymphknotenvergrößerung einhergehenden Krankheiten, die Lymphogranulome, ferner die Mykosis fungoides, der mächtigste Ausdruck geschwulstartiger Hautveränderung.

S. auch Geschwülste; Mundhöhle; Radium; Röntgen.

Sarsaparill-Entfettungsessenz soll aus einer Abkochung aus 20,0 Radix Sarsaparillae, 10,0 Fructus Aurantii, 10,0 Rhizoma Rhei, 10,0 Lignum Santali mit 140,0 Aqua dest. und Zusatz von 10,0 Vinum aloeticum, 10,0 Sirupus simplex bestehen.

Satyrohr, s. Ohr.

Sauerstoff, Oxygenium, wird technisch aus der Luft und aus Wasser gewonnen, ein farb- und geruchloses Gas. Kosmetisch zu Sauerstoffbädern und Sauerstoffspray (s. auch Badezusätze; Sauerstoffspray; Wasserstoffsuperoxyd).

Sauerstoffcremes (s. auch Sauerstoffpackungen; Sauerstoffpulver). Die im Kontakt mit der Haut aktiven Sauerstoff abgebenden Cremes und Pasten müssen unter Ausschluß katalytisch wirkender oder anderweitig die Zersetzung des Präparates unter Abspaltung von Sauerstoff bedingender Bestandteile hergestellt werden. Bei der Bereitung solcher Präparate sind also Wasser, Glyzerin, Alkalien, tierisches oder pflanzliches Fett jeder Art, organische Substanzen, wie Gummischleime usw., auszuschließen. Als fettes Vehikel kommt ausschließlich Vaselin in Betracht. Als Ersatz des Glyzerins hat sich in letzter Zeit Glykol vorzüglich bewährt, ebenso sind Zusätze von Estern der Paraoxybenzoesäure (Nipagin u. a.) zu empfehlen.

Rp. Natr. perboric. 17,0
Acid. citr. 7,7
Ungt. Paraffini 140,0

—

Rp. Zinci peroxydati ... 15,0
Vaselini alb. 85,0

Rp. Zinci perboric....... 10,0
Ungt. Paraffini 90,0

—

Rp. Natr. perboric. 32,0
Acid. phosphor. sirup. 12,0
Ungt. Paraffini 60,0
S. Bleichende antiseptische Hautsalbe.

S. auch Sommersprossen.

Sauerstoffentwickelnde Salze, s. Persalze und die einzelnen Salze.

Sauerstoffpackungen, s. Gesichtspackungen; Gesichtspflege.

Sauerstoffpulver.

Rp. Natr. perboric. 17,0
Acid. boric. 7,0
S. Antiseptisches und bleichendes Streupulver gegen Hautrötungen. In 10 Teilen Wasser gelöst, gibt dieses Pulver eine antiseptische und bleichende Spülflüssigkeit (entsprechend einer 3%igen Wasserstoffsuperoxydlösung).

—

Rp. Natr. perboric.
Boracis .... aa 20,0
S. Teintwaschpulver im warmen Wasser lösen (1 Kaffeelöffel für 1 Waschschüssel).

Rp. Natr. perboric. 70,0
Sapon. med. pulv. 30,0
S. Haarwaschpulver.
Zum Waschen 25 g des Pulvers in einer Waschschüssel warmen Wassers lösen. Zum Aufhellen (Blondieren) der Haare nimmt man 50 g Pulver und läßt am Licht (Sonne) trocknen.

—

Rp. Natr. perboric. 15,0
Acid. boric. 6,0
Talci 79,0
S. Streupulver.

S. auch Gesichtspackungen; Persalze; Seife; Shampooniermittel; Wasserstoffsuperoxyd.

Sauerstoffseifen, s. Seife.

Sauerstoffspraybehandlung wird in Schönheitspflegeinstituten geübt, indem die Sauerstoffbombe mit einem Zerstäubergefäß in Verbindung gebracht wird und nach Füllung des Zerstäubers mit Gesichtswasser (meist adstringierende Präparate) dieses durch einen Strom von Sauerstoff auf das Gesicht aufgesprayt wird. Es ist nicht zu leugnen, daß diese Behandlung im Prinzip therapeutische Vorteile bringen kann, Erfahrungen hierüber fehlen zurzeit noch.

Saugbehandlung nach BIER-KLAPP. Dazu wurden kleine Glasglocken konstruiert, welche mit einem Gummiballon armiert sind. Nach Kompression werden die verschieden großen Glocken aufgesetzt und durch Loslassen des Ballons die entsprechende Hautpartie angesaugt; das soll nur so weit geschehen, daß eine leichte Zyanose auftritt, vor Übertreibungen hüte man sich. Man kann sich solche Saugapparate leicht und billig improvisieren, indem man einen Glastrichter mit einem Gummischlauch armiert, mittels einer Spritze ansaugt und dann mit einer Klemme absperrt. Die Saugung wird mit Vorteil angewendet bei Drüsenentzündungen, Furunkeln, größeren und phlegmonösen Akneknoten, wobei man mit kleinsten Inzisionen auskommt. Auch zur Beseitigung von Runzeln wurde sie empfohlen (ZABLUDOWSKI).

Säuregelb R, Echtgelb, ein gelber Azofarbstoff, löslich in Wasser. Färbt rein gelb ohne Fluoreszenz.

Savonal ist eine neutrale Kaliölseife, die als Arzneimittelträger dienen soll. (Alexander-Apotheke, Berlin C 25.)

Scabies (Krätze). Langbestehende und ausgebreitete Krätze, bedeckt den ganzen Rumpf, auch die Arme und Oberschenkel mit kleinen blutigen Schorfen, die durch das Zerkratzen des juckenden Ausschlags entstanden sind. Besonders dicke Knoten sitzen an den vorderen Achselfalten und am Gesäß sowie an den männlichen Genitalien. Bei weitem nicht alle

Krätzefälle sind in so starkem Maße ausgeprägt. Bei zarter empfindlicher Haut ist das Jucken so störend, daß schnell ärztliche Hilfe aufgesucht wird, noch ehe größere Ausbreitung der Milbe oder nennenswerte Kratzfolgen entstanden sind.

Aber auch an den frischesten und leichtesten Krätzefällen ist die Krankheit an unbedeckt getragenen Körperstellen, nämlich an den Händen, besonders Fingern und Handgelenken, bei Kindern in den Handtellern zu sehen. Gesicht und Hals sind dagegen frei.

Die Erkennungszeichen der Krätze sind: 1. Die eier- und embryonenerfüllten Krätzegänge. Sie sind von der Krätzemilbe im Oberflächenepithel ausgebohrt, die Milbe erzeugt ein heftiges Jucken, während sie fressend vorwärtskriecht; die Milbenmutter sitzt am Vorderende des Ganges als kleines gelbliches Hügelchen mit schwärzlichem Punkt; sie ist leicht mit einer Nadel herauszuholen, da sie, klebrig, an der Nadelspitze hängenbleibt. 2. Wasserhelle Bläschen, die wohl durch eine giftige Substanz über den Krätzegängen und auch ohne deren Nachbarschaft entstehen. Perubalsam, Peruol, Peruscabin, Scaben, Risin, oft auch Mitigalöl, Wilkinson, Schnellkur mit Hardyscher Salbe heilen die Krätze meistens ohne alle Hautreizung. β-Naphthol und Epicarinsalben vertrocknen die oberflächlichen Hautschichten sehr stark und erzeugen durch starke Schälung wunde schmerzende Flächen, besonders an der weichen Haut der Ellbogen, des Bauches, der Beine und der Genitalien, sind auch giftig. Schwefelsalben rufen recht häufig ausgedehnte Hautentzündungen hervor, die oft schlimmer als die Krätze aussehen und erst langsam unter Puder und milden Salben zur Abheilung gelangen.

S. auch Lichtbehandlung; Schwefel.

Scabrities unguium syphilitica, s. Syphilis.

Scammonium (Aleppo), s. Abführmittel.

Schaben, s. Rotationsinstrumente.

Schädigungen durch Kosmetica. Eine Darstellung der möglichen Schädigungen durch Kosmetica, d. h. durch zur Hautpflege äußerlich verwendete chemische Hilfsmittel, erfolgt im Interesse einer möglichst klaren Übersicht am besten von zwei Gesichtspunkten aus:

A. Die verschiedenen Arten und Erscheinungsformen der Schädigungen.

I. Die Schädigungen der Haut.

1. *Farbveränderungen.* In der Mehrzahl der Fälle handelt es sich um Ablagerungen eines Farbstoffes oder eines färbenden Medikaments in den obersten Epidermisschichten, mit denen sie sehr bald wieder abgestoßen werden. Diese Form ist daher harmlos, ja sogar unvermeidlich, wenn ein zur Behandlung unumgänglich notwendiges Mittel an sich schon färbt, wie Jod, Teerpräparate, Anthrarobin, Pyrogallol, Chrom-, Pikrinsäure, Höllenstein, Kalipermanganat.

Unerwarteterweise ist dagegen nach Verwendung von quecksilberhaltigen Pudern und Salben eine eigenartige schmutziggraue Verfärbung der Haut mit zum Teil stark hervortretenden geschwärzten Follikelmündungen beobachtet worden. Vielleicht handelt es sich um eine durch stärkeren Schwefelgehalt der Haut bedingte Reduktion des Quecksilbers; andere suchen die Ursache in einem besonderen Alkalireichtum der Haut.

Intensiver in Mitleidenschaft gezogen wird die Haut bei der sogenannten *Berloque-* oder *Kölnischwasser-Dermatitis.* Diese wird nach Verwendung spirituöser, aetherische Öle enthaltender Lösungen, deren besonders häufiger Vertreter das Kölnischwasser ist, beobachtet, wenn diese Lösungen auf sonnenbestrahlte und von Schweiß durchfeuchtete Haut gebracht werden, Es tritt eine mehr oder weniger intensive Braunfärbung auf mit oft dem Herablaufen der Flüssigkeit über die Haut entsprechender streifenförmiger Zeichnung. Der Verfärbung liegt eine entzündliche Reizung der Epidermis mit stärkerer Verschorfung der obersten Schichten und einer gewissen Pigmentvermehrung zugrunde. Da nur die Oberhautschichten befallen sind, verliert sich auch diese Verfärbung durch das Abstoßen dieser Lagen nach einiger Zeit wieder. Der wirksame Stoff scheint hauptsächlich das in diesen Lösungen fast immer enthaltene Bergamottöl zu sein.

Eine stärkere Braunfärbung der Haut zum Teil mit keratotischen Auflagerungen und verrukösen Wucherungen wurde zur Kriegszeit als Folge der Verwendung schlechten Vaselins oder schlechten Paraffins beobachtet *(Vasolinoderma verrucosum et pigmentosum).* Auch hier handelte es sich um entzündliche Reizungen, die zu einer intensiven Vermehrung des Pigments der Basalschicht und zu scholliger Einlagerung von Pigment im Corium führten. Hier war die Rückbildung des Pigments deshalb bereits wesentlich schwieriger, wenn überhaupt zu erreichen.

Um bleibende Verfärbungen handelt es sich schließlich bei der lokalen *Argyrose,* meist dadurch verursacht, daß im Anschluß an häufig wiederholte Höllensteinätzungen reichlicher Silber ins Corium gelangte. Auch bei Behandlung von Schürfwunden können gefärbte Puder, wie Vioform, Dermatol, Airol, nach Art einer Tatauierung im Bindegewebe liegen bleiben und eine dauernde Verfärbung bedingen.

2. *Hautjucken.* Jucken ist keine eigentliche Schädigung, jedoch stets eine unangenehm empfundene Erscheinung, die rein nur durch Reizung der nervösen Elemente der Haut entsteht.

Jucken kommt schon nach einfachem Baden vor. Seifenanwendung wirkt dabei verstärkend, ebenso manchmal Badezusätze (aetherische Öle, Terpene, Lysoform). Ferner haben manche unserer Medikamente, wie Resorzin, Salizyl, Schwefel, β-Naphthol, eine leicht reizende, zu Jucken führende Nebenwirkung.

Mit dem Weglassen der auslösenden Ursache ist das Leiden in der Regel rasch behoben, gelegentlich ist sie aber Vorläufer stärkerer entzündlicher Erscheinungen, besonders bei allergischen Patienten.

3. *Sprödigkeit der Haut.* Die Geschmeidigkeit der Haut ist individuell sehr verschieden. Sie wird durch medikamentöse Einwirkungen sehr stark beeinflußt. Stärkeres Sprödewerden tritt besonders auf nach der Verwendung entfettender Behandlungsmethoden, z. B. Wasser und Seife, alkalische, spirituöse und aetherische Lösungen, Glyzerin, Trockenpinselungen, Puder.

Durch Verlust des natürlichen Fettgehaltes bietet die Haut allmählich das Gefühl der Trockenheit und einer gewissen Spannung, zu der sich weiterhin Rauhigkeit und Schuppenbildung gesellen. Durch Platzen der spröden Hornschichten entstehen oberflächliche Einrisse (état craquelé), die oft zu richtiger Ekzembildung überleiten. Ebenso siedeln sich auf der lädierten Haut leicht Infektionen an. Nachteilig sind austrocknende Einflüsse auch auf die Haare. Diese verlieren ihren Glanz, werden brüchig *(Trichoklasie),* spalten sich an den freien Enden der Länge nach (Trichoptilosis) oder splittern etwas vom Ende entfernt pinselartig auf, um darnach dort auch abzubrechen (Trichorrhexis nodosa).

4. *Verätzungen.* Es handelt sich um Zerstörung der Haut durch Koagulation (Gerinnung) oder Kolliquation (verflüssigende Erweichung).

Bei den zu Heilzwecken vorgenommenen Ätzungen wird man durch sorgfältigste Anwendung und durch Berücksichtigung der Tiefenwirkung der Ätzmittel

Schädigungen vermeiden. Man erhält sonst tiefgreifende, schwerheilende Geschwüre, die bei der Vernarbung zudem leicht in häßliche Keloidbildungen übergehen.

Zu anderen Zwecken kommen Säuren und Alkalien nie in solcher Stärke zur Verwendung, daß sie Ätzungen bedingen. Immerhin sind Schädigungen dadurch schon vorgekommen, besonders bei der Haarpflege, daß irrtümlicherweise zu konzentrierte Lösungen verwendet wurden oder daß an sich richtige Lösungen durch zu langes Verweilen und begünstigt durch undurchlässige Verbände zu intensiv auf die Haut einwirkten. Auch mit Wasserstoffsuperoxyd kam auf diese Weise schon eine ausgedehnte Nekrotisierung der Kopfhaut zustande.

Eine gewisse ätzende Wirkung kommt manchen unserer kosmetischen Heilmittel zu (Resorzin, Salizyl, Pyrogallol, Enthaarungsmittel, Schwefel, Schmierseife), so daß auch bei diesen die Konzentration oder die Einwirkungsdauer nicht zu sehr erhöht werden darf. Außerdem ist daran zu denken, daß auf die individuelle Empfindlichkeit der Haut Rücksicht zu nehmen ist.

5. *Entzündungen.* Die häufigste und wohl auch die unangenehmste Nebenerscheinung kosmetischer Anwendungen sind die entzündlichen Veränderungen, die je nachdem als akute ganz plötzlich und oft sehr heftig einsetzen oder als chronische mehr allmählich und mit milderen Symptomen sich entwickeln. a) *Die akuten Entzündungen* weisen verschiedene Krankheitstypen auf. Man begegnet bloß ganz einfachen fleckigen Rötungen, dann ödematösen, geröteten, nesselartigen Anschwellungen, weiter blasenartigen Abhebungen der obersten Epidermisschichten über wenig geröteter Haut, gelegentlich auch Blutungen. Weitaus am häufigsten aber entwickelt sich eine akute Dermatitis oder ein akutes Ekzem.

Bei der akuten Hautentzündung handelt es sich um eine mehr oder weniger ausgedehnte, flächenhafte, ziemlich gleichmäßige, schmerzhafte Rötung der Haut, die dann weiterhin zu stärkerer Anschwellung und bis zu blasiger Abhebung der obersten Hornschichten mit profusem Nässen verbunden sich steigern kann. Beim Abklingen des Prozesses tritt eine mehr oder weniger starke Schuppung auf.

Beim akuten *Ekzem* dagegen schießen eine Menge kleinster juckender Papulovesikeln, die Primäreffloreszenzen des Ekzems, dicht nebeneinander auf. Je nach der Intensität des Prozesses bleiben sie mehr minder stark juckend isoliert stehen oder konfluieren zu größeren, leicht höckerigen, roten, geschwollenen einheitlichen Flächen. Bei schwächeren Reizungen bleibt es bei der Knötchenbildung, bei stärkeren entwickeln sich auf deren Kuppe Bläschen, die platzen und reichlich seröses, zu dicken Krusten auf der Haut eintrocknendes Sekret austreten lassen.

Akute Dermatitis und akutes Ekzem können sich in manchen Stadien so ähnlich sein, daß es nicht möglich ist, sie voneinander sicher zu unterscheiden.

Beide Entzündungen treten zunächst an der Stelle auf, an der die kosmetische Einwirkung stattgefunden hat. Häufig greifen sie noch etwas auf die benachbarten Gebiete über, hie und da aber dehnen sie sich über den ganzen Körper aus. Auch ein Auftreten bloß einzelner Herde an anderen Körperregionen kommt vor, gewöhnlich dadurch, daß Teile der reizenden Substanz durch die Hände dorthin übertragen worden sind.

Der Verlauf der akuten Dermatitis wie des Ekzems hängt in der Hauptsache davon ab, daß die auslösende Ursache möglichst rasch erkannt und ausgeschaltet wird.

Bei Vernachlässigung der Erscheinungen und gelegentlich auch bei sehr großer Ausdehnung und längerdauerndem Bestehen der Entzündungen schließen sich leicht sekundäre Erkrankungen an. In der entzündlich gelockerten, ödematös durchtränkten, von Serum und Krusten bedeckten Haut finden Eitererreger ein günstiges Feld zu intensiverer Entwicklung. So treten im Anschluß an Hautreizungen *Pyodermien* verschiedenster Art auf (Impetigo, Furunkulose, Schweißdrüsenabszesse, Phlegmonen, Vereiterungen der zugehörigen Lymphdrüsen, im schlimmsten Falle septische Allgemeinerkrankungen). Werden durch diese Eiterprozesse ausgedehntere Gewebszerstörungen gesetzt, so führt die auf ihre Heilung folgende Narbenbildung unter Umständen zu unangenehmen Entstellungen. b) *Die chronischen Entzündungen* verlaufen demgegenüber wesentlich milder, zum Teil besteht nur leichte Rötung und Schuppung, zum Teil ist die Haut im Sinn eines Ekzems stärker verdickt, mit parakeratotischer Schuppung *(Lichenifikation)*. Bei stärkerem Abblättern der Schuppen kommt es zu erosiven, leicht nässenden Stellen, ferner finden sich auch immer wieder kleinste Bläschen in diesen Bezirken.

Diese chronischen Herde entwickeln sich entweder von Anfang an als solche oder sie gehen aus ursprünglich akuten Entzündungen hervor, wenn diese nach dem Aussetzen der Schädigung nicht völlig bis zur Heilung abklingen, sondern durch irgendwelche Umstände ein gewisser Reizzustand der Haut weiter unterhalten wird.

Die chronischen Herde sind im allgemeinen weniger störend als die akuten. Doch sind auch sie meistens von starkem Juckreiz begleitet, so daß sie zum Kratzen veranlassen und damit wieder zu Sekundärinfektionen und unter Umständen zu langwierigen Eiterungsprozessen führen.

Nach der Art ihrer Entstehung sind die entzündlichen Hautreizungen durch Kosmetica in zwei Gruppen einzuteilen:

Die eine Gruppe umfaßt diejenigen Dermatitiden, welche durch kosmetische Präparate hervorgerufen werden, die von vornherein eine gewisse Reizwirkung besitzen. Werden diese in stärkerer Konzentration verwendet oder bei Menschen, welche eine individuell erhöhte Empfindlichkeit der Haut aufweisen, so ist es leicht verständlich, daß darnach Reizungen sich entwickeln. In einer zweiten Gruppe sind alle die Beobachtungen einzureihen, in denen wir plötzlich einmal eine Hautreizung auftreten sehen durch ein Präparat, das an sich kein Reizstoff, ja sogar eine chemisch vollkommen indifferente Substanz ist und das dementsprechend von der Mehrzahl seiner Gebraucher anstandslos vertragen wird.

Eine Erklärung dieser Tatsache finden wir darin, daß die Haut mancher Individuen eine besondere Eigenschaft, eine Idiosynkrasie besitzt. Diese *Idiosynkrasie*, die gegen einen oder mehrere Stoffe gerichtet sein kann, bedingt es, daß die Haut, sobald sie mit dem betreffenden Stoff in Berührung kommt, mit entzündlichen Erscheinungen reagiert. Die Idiosynkrasie kann angeboren sein und zeigt sich dann gleich beim ersten Zusammentreffen mit der entsprechenden Substanz, sie kann aber auch erworben werden, so daß ein ursprünglich nicht schädigender Stoff in späterer Zeit nicht mehr vertragen wird. In diesem Fall ist die Haut, wie man sagt, „sensibilisiert" worden oder „*allergisch*" geworden.

Es ist von größter Wichtigkeit, in all diesen Fällen die reizende Substanz (das Allergen, Antigen) ausfindig zu machen, indem man mit der JADASSOHN-BLOCHschen *Läppchenprobe* die Haut gegen die einzelnen in Frage kommenden Stoffe prüft. Auf diese Weise können weitere Schädigungen verhindert werden.

II. Die Schädigungen der Schleimhäute.

Wie die Haut sind auch die die Körperöffnungen auskleidenden Schleimhäute der direkten Einwirkung kosmetischer Präparate zugänglich.

In der *Mundhöhle* erzeugt Kaliumpermanganat durch Niederschläge eine braune Verfärbung. Auf gewisse Zusätze zu desinfizierenden oder desodorierenden Pastillen (Kokain, Menthol, Bor) wird von manchen die Entstehung der braunen bzw. schwarzen *Haarzunge* zurückgeführt, bei der sich neben der Verfärbung auch noch eine Hyperkeratose der Schleimhaut mit Verdickung und Verlängerung der Zungenpapillen ausbildet. Kohlehaltige Zahnpulver können durch Einpressen der Kohlepartikel ins Gewebe an der Gingiva einen dunklen Saum erzeugen.

Eine andere Art von Saum an der Gingiva wird durch *Metallablagerung* verursacht (Hg, Pb, Au, Bi), doch dringen diese nicht von außen her in die Schleimhaut ein, sondern gelangen erst nach Resorption im Körper auf dem Blutweg dorthin.

Ätzwirkungen im Bereiche der Mundhöhle sind nicht so selten und meist durch Zahnwässer und die ihnen zugesetzten Desinfizientien bedingt. Sie machen sich subjektiv durch Brennen und Schmerzhaftigkeit bemerkbar, objektiv zeigt sich teils eine gewisse Lockerung der Schleimhaut, teils eine Ablösung weißlicher Schleimhautfetzchen, zum Teil auch etwa tiefergreifende Ulzeration.

Bei der eigentlich entzündlichen Veränderung ist die ganze Mundhöhlenschleimhaut geschwollen, hellhochrot, leicht blutend und verursacht heftige brennende und stechende Schmerzen. Nicht selten ist die Haut der Umgebung des Mundes mit entzündet.

An der *Conjunctiva* äußern sich die Schädigungen durch Kosmetica zum Teil als Tränenfluß, zum Teil als Brennen und Fremdkörpergefühl, ferner mit Blepharitis, häufig mit mehr oder weniger heftiger Conjunctivitis, ausnahmsweise mit Ulzerationen der Cornea und Iridocyclitis.

Die Entzündungen finden sich selten auf die Schleimhaut allein beschränkt, meist gehen sie gleichzeitig mit einer Entzündung der Haut der Lider und der Umgebung der Augen einher. Als Ursachen kommen in Frage eingetropfte oder in Salbenform oder als Schüttelpinselung nicht nur an den Augen, sondern auch sonst im Gesicht aufgetragene Medikamente, Puder und besonders die zur Haarpflege verwendeten Salben und spirituösen Lösungen sowie die Haarfärbemittel. Die Haar- und Gesichtspflegemittel rufen manchmal Reizung (besonders Brennen) der Konjunktiven hervor, ohne daß die Haut selbst beteiligt sein muß.

Die *Nasenschleimhaut* ist verhältnismäßig selten betroffen. Sie wird nur gelegentlich durch Einatmen von Puderstaub oder flüchtigen Bestandteilen aus Lösungen zum Nießen und zu seröser Sekretion gereizt. Selbst bis zur Bronchialschleimhaut können diese letzterwähnten Substanzen hinabgelangen und dort bei bestehender Idiosynkrasie Asthmaanfälle erzeugen.

Auch bei den Schleimhautreizungen ist es wichtig, das ursächliche Moment herauszubekommen, da erst nach seiner Entfernung Rückfälle verhindert werden können.

III. Schädigungen des Gesamtorganismus.

Bei jeder Auftragung eines Medikaments auf die Haut besteht die Möglichkeit, daß mehr oder weniger große Mengen davon in den Körper gelangen und auf den Gesamtorganismus oder einzelner Organe eine schädigende Wirkung ausüben.

Die Aufnahme in den Körper erfolgt einerseits durch die Haut hindurch. Wir sind zwar darüber, wie weit verschiedene chemische Stoffe durch die Haut hindurch resorbiert werden, noch verhältnismäßig wenig orientiert. Eine Rolle spielt dabei sicher der Grundstoff, welchem sie beigemengt sind. So erleichtern Fette und Öle das Eindringen offensichtlich. Größere Wundflächen begünstigen eine Aufsaugung der ihnen aufgelegten Mittel natürlich sehr wesentlich, so daß dieser Möglichkeit bei Verwendung von Pellidol, Resorzin, Pikrinsäure, Quecksilber, Karbolsäure stets Rechnung getragen werden muß.

Anderseits können die auf die Haut aufgetragenen Stoffe auch in der Weise in den Körper eindringen, daß sie unter dem Einfluß der Wärme an der Körperoberfläche verdunsten und dampfförmig eingeatmet werden. Sie gelangen dann entweder durch die Lungen in den Blutkreislauf oder sie schlagen sich an den Schleimhäuten der oberen Luftwege nieder, werden mit dem Speichel in den Magendarmkanal geschwemmt und von dort aus resorbiert.

Die Art der auftretenden Schädigungen ist natürlich von den Eigenschaften der resorbierten Substanz abhängig.

Besonders bekannt sind die Vergiftungserscheinungen durch Metalle (Blei, Quecksilber, Zink, Wismut, Thallium, Jod, Arsen), daneben finden sich solche aber auch nach Phenol, Resorzin, Pyrogallol, Salizylsäure, β-Naphthol, Pellidol, Chrysarobin, Teer, Peru- und Styraxbalsam, aetherischen Ölen und Anilinfarben. Besonders gefährlich ist das als Haarfärbemittel früher viel verwendete Paraphenylendiamin, das deshalb wie auch viele Metalle fast in allen Ländern zur Verwendung für kosmetische Zwecke verboten ist.

Die Erscheinungen der einzelnen Vergiftungen machen sich in der Hauptsache in Veränderungen der Blutzusammensetzung und -beschaffenheit, an den Nieren, am Nervensystem und im Magendarmkanal geltend. Auf die Symptome im einzelnen kann hier nicht eingegangen werden.

B. Die einzelnen kosmetischen Anwendungen und die durch sie bedingten Schädigungen.

Beim Auftreten einer Schädigung durch ein Kosmeticum ist stets auf zwei verschiedene Faktoren als mögliche Ursachen zu achten, einerseits auf die zur Verwendung gelangte Methode als solche, d. h. auf die sie charakterisierenden Grundbestandteile, anderseits auf die dieser Grundlage zu kosmetischen Zwecken zugesetzten chemisch-pharmazeutischen Präparate. Jeder dieser beiden Faktoren kann für sich eine Schädigung bedingen.

Bei der Applikationsmethode kann es sich um eine schlechte Beschaffenheit ihrer Bestandteile handeln, es kann aber auch bei einwandfreier Grundlage die Methode als solche von einer Haut nicht vertragen werden.

Den zugesetzten chemisch-pharmazeutischen Präparaten kommt, wie wir im ersten Abschnitt schon gesehen haben, zum Teil bereits eine reizende Wirkung zu, zum Teil aber können sie auch infolge einer bestehenden Idiosynkrasie des Gebrauchers unerwarteterweise eine Reizung erzeugen.

Gerade diesen Punkt, daß an sich einwandfreie Stoffe und harmlose Substanzen infolge einer Idiosynkrasie Schädigungen erzeugen, muß man den Betroffenen gegenüber, die natürlich stets geneigt sind, eine schlechte Beschaffenheit des verwendeten Mittels anzunehmen, immer wieder betonen, und man kann sagen, daß es wohl kaum eine Substanz gibt, gegen die nicht gelegentlich einmal eine Idiosynkrasie vorhanden sein könnte.

Einen Überblick über die verschiedenen kosmetischen Anwendungsarten und über die bei ihnen teils durch die methodische Grundlage, teils durch Zusätze bedingten Schädigungen möge etwa folgende Zusammenstellung bieten:

1. *Wasser und wässerige Lösungen.* Bereits die Verwendung des Wassers zu gewöhnlichen Reinigungs-

zwecken wird bekanntlich nicht von allen Menschen in gleicher Weise vertragen. Es kommt dem Wasser eine austrocknende und entfettende, vielleicht auch noch andersartig reizende Wirkung zu, welche Sprödigkeit und Reizbarkeit, bei stärkerer Empfindlichkeit die Entwicklung chronischer Ekzeme zur Folge hat. Bekannt ist, daß hierbei geographische Verschiedenheiten in der Zusammensetzung des Wassers eine Rolle spielen. Bei Bädern erzeugen außerdem Zusätze, wie Sole und andere Salze, Schwefel, Quecksilber, terpenhaltige Essenzen, Lysoform usw., selten Kamillen, Heublumen, gelegentlich Jucken oder ausgesprochen entzündliche Erscheinungen.

In Form feuchter Umschläge bringt das Wasser die Haut zu starker Quellung und Erweichung und leistet so unter Umständen Sekundärinfektionen Vorschub.

Resorptive Nebenwirkungen sind im ganzen selten, bei Schwefelbädern soll es gelegentlich zu leichten Schwefelwasserstoffvergiftungen kommen.

2. *Seifen.* Diese werden gewöhnlich in Verbindung mit Wasser verwendet und verstärken als alkalische Produkte durch Entfettung das Sprödewerden der Haut. Besonders deutlich zeigt sich dies bei den Schmierseifen, die auf zartere Haut sogar eine ausgesprochene Ätzwirkung ausüben. Die Zusätze zu den Seifen, die teils medikamentöser Art (Schwefel, Teer, Quecksilber, Lysol), teils aetherische Öle (Rasierseifen) und Farbstoffe sind, rufen manchmal ebenfalls Reizungen meist in Form von Ekzem oder Dermatitis hervor. Der Zusatz von Nitrobenzol (Mirbanöl) zwecks Verbesserung des Geruches soll resorptive Vergiftungserscheinungen bedingt haben.

3. *Toilettewässer und -essenzen.* Da diesen Flüssigkeiten meist Alkohol, Borax, Essigsäure und ähnliches zugesetzt sind, wirken sie als solche austrocknend auf die Haut. Auch das Glyzerin, das sich öfter beigemengt findet, daneben aber auch allein nicht selten gebraucht wird, hat infolge seiner hygroskopischen Eigenschaft austrocknende Wirkung, die häufig nicht genügend beachtet wird. Auf die fast regelmäßig beigefügten aetherischen Öle und Riechstoffe können entzündliche Reizungen zurückzuführen sein. Unter den aetherischen Ölen ist es besonders das Bergamottöl, welches für die Berloque- oder Kölnischwasser-Dermatitis verantwortlich gemacht wird.

4. *Mundwässer und Zahnpasten.* Lösungen, wie Wasserstoffsuperoxyd, Kalipermanganat und Kalichloricum, bedingen in zu starker Konzentration Ätzung oder Lockerung des Zahnfleisches. Auch Zusätze, wie Nelken-, Eukalyptus-, Zimt-, Gaultheriaöl, Salol, Phenol, Menthol, Thymol, Ratanhia-, Benzoe-, Myrrhentinktur und viele andere, können bei zu starker Konzentration oder zu intensiver Anwendung Ätzungen verursachen. Bei vorhandener Idiosynkrasie erzeugen sie entzündliche Reizung der Mundhöhle, sehr häufig aber auch bloß Ekzeme der Haut in der Umgebung des Mundes. Bei derart lokalisierten Ekzemen ist daher stets an Mundpflegemittel als Ursache zu denken, auch wenn die Schleimhaut selbst keine Veränderung zeigt.

Die Zahnpasten weisen ähnliche Zusätze auf wie die Mundwässer und bedingen daher gleiche Folgen. Außerdem schädigen bei ihnen grobkörnige oder scharfkantige Puderzusätze mechanisch den Zahnschmelz und das Zahnfleisch. Kohlezusatz kann Verfärbung des Zahnfleisches zur Folge haben.

Beim chlorsauren Kali besteht die Möglichkeit, daß durch Resorption Vergiftungserscheinungen zustande kommen.

5. *Haarwässer.* Auch hier handelt es sich um Lösungen mit meist stärkerem Zusatz von Alkohol, von Seifenpräparaten, Borax, Ammonkarbonat und damit wieder um eine austrocknende, die Haut spröde machende Wirkung. Da zudem, dem hauptsächlichsten Zwecke der Haarwuchsförderung entsprechend, stärker reizende Stoffe zugesetzt werden, wie Phenol, Menthol, Thymol, Salizyl-, Essigsäure, Resorzin, Benzoetinktur, Kanthariden- und Capsicumtinktur, Sublimat, Chinin usw., kommen nicht so selten gerade bei ihrer Verwendung Dermatitiden oder Ekzeme zustande. Vergiftungserscheinungen durch Resorption sind bei ausgiebiger Verwendung von Quecksilber oder Anilinderivate enthaltenden Lösungen beobachtet worden, ebenso nach der saponinhaltigen Quillayatinktur.

6. *Lösungen und Tinkturen in Alkohol, Aether, Benzol, Chloroform.* Auch hier ist wieder auf die entfettende Wirkung der Lösungen zu achten. Ferner kommt den kosmetischen Zusätzen, wie Salizyl, Resorzin, Campher, Methylsalizyl, Anthrarobin, Chrysarobin, Sublimat usw., reizende Wirkung zu. Bei Jodtinktur ist besonders daran zu denken, daß alte und dadurch konzentrierte Lösungen geradezu Verbrennungen erzeugen können, ferner daß die Empfindlichkeit gegen Jod stark variiert (Basedow).

7. *Schüttelpinselungen.* Die Kombination einer Puderaufschwemmung in alkoholischer oder wässeriger Lösung führt leicht durch ihre starke Austrocknungsfähigkeit zu Sprödigkeit und Rissigwerden der Haut. Die Zusätze von Resorzin und Schwefel, welche besonders gern in dieser Methode gegen Akne und Seborrhoe verwendet werden, verstärken diese Wirkung. Falls eine Schminke in Form einer Schüttelpinselung verwendet wird, muß an die Gefahr der Resorption giftiger Anilinfarben gedacht werden.

8. *Puder, Schminken, Lippenstifte.* Puder wirkt auf die Dauer entfettend und austrocknend. Bei Anwendung auf stark fettabsondernder Haut verbinden sich Puder und Fett zu einer ziemlich dicht abschließenden Schicht, die zur Verstopfung der Drüsenausführungsgänge führt und durch Zersetzung der zurückgehaltenen Sekrete Reizungen der Haut bewirkt, Sekundärinfektionen begünstigt.

Als Grundlage von Pudern sind im allgemeinen die mineralischen vorzuziehen, da die pflanzlichen, stärkehaltigen an Hautstellen mit höherem Feuchtigkeitsgehalt leicht zu Zucker und Säuren aufgespalten werden und dadurch reizen oder aber die Entwicklung von Bakterien auf der Haut begünstigen. Bei pflanzlichen Pudern ist darauf zu achten, daß Idiosynkrasien, z. B. gegen Iriswurzel mit Auftreten typischen Ekzems vorkommen, ebenso begegnen wir solchen gegen medikamentöse Zusätze (Jodoform, Dermatol, Anaesthesin, Formalin u. a.) sowie gegen Anilinfarben.

Bei Schminken ist der Reizstoff selten sicher zu bestimmen, da die Zusammensetzung meist Fabrikgeheimnis ist (Farben, Bindemittel, sonstige Zusätze).

Anilinfarbstoffhaltige Puder bieten wie die metallhaltigen (Bleiweiß, Bismut, Zinkstearat) die Gefahr resorptiver Vergiftungen. Quecksilberhaltige Puder verursachen gelegentlich eine eigenartige Grauschwarzverfärbung.

Bei den Lippenstiften sind es speziell die Farbzusätze, welche entzündliche Reizung der Lippen bedingen können, auch die austrocknende Wirkung der Farblacke und Füllmittel kann hier das kausale Moment der Reizung sein.

9. *Öle, Salben, Pasten.* Diese bilden die kosmetisch weitaus am meisten verwendete Methode. Als solche können sie verschiedene Nachteile haben. Einzelne von ihnen, wie Cold Cream, Schweinefett, Bleisalbe, Olivenöl, werden leicht ranzig. Vaselin und Paraffin haben eine Zeitlang durch ganz schlechte Beschaffenheit Keratosen und Pigmentierungen (Vaselinoderm) hervorgerufen, während jetzt höchstens noch etwa

Reizungen durch aus dem Reinigungsprozeß zurückbleibende Säurereste vorkommen. Als besonders leicht reizend gilt das Kokosfett.

Daneben kommt es aber auch vor, daß eine einwandfreie Salbengrundlage gelegentlich von einem Patienten nicht vertragen wird. Hier ist eine individuelle Überempfindlichkeit gegen Fett anzunehmen. Man wird versuchen, ob einzelne Fette, z. B. die durchlässigeren (Cold Cream), besser vertragen werden als die abschließenden (Vaselin), sonst muß man zu fettfreien Salben (Eulenin, Diadermin), eventuell überhaupt zu anderen Methoden übergehen.

Da gerade den Salbenanwendungen sehr vielerlei Zusätze beigemischt werden, sind Reizmöglichkeiten durch solche in reichlichem Maße vorhanden. An sich reizend sind Salizyl, Resorzin, Pyrogallol, Chrysarobin, Teere, Schwefel, β-Naphthol, mehr auf Grund einer Idiosynkrasie führen zu Entzündungen die Quecksilbersalze, Perubalsam, Terpentin, aetherische Öle, Anaesthesin, Orthoform, Pellidol.

Resorptive Vergiftungserscheinungen kommen bei blei- und quecksilberhaltigen Salben, bei Schminksalben durch Anilinfarbstoffe vor. Bei der ausgiebigen Verwendung von Salben zur Wundbehandlung ist stets daran zu denken, daß diese der Haut beraubten Flächen besonders leicht Stoffe resorbieren und daß daher Zusätze, wie Pellidol, Resorzin, Balsame, Phenol, mit Vorsicht zu verwenden sind.

10. *Pflaster* führen infolge der in ihnen enthaltenen Harze zu außerordentlich heftigen und meist recht hartnäckigen Ekzemen, wenn sie einer idiosynkrasischen Haut aufgelegt werden.

Salizyl-, Essigsäure, Phenol, die zur Aufweichung von Hornschwielen und Hühneraugen zugesetzt werden, ätzen unter Umständen. Quecksilber, Terpentin, Thiosinamin geben zu Ekzemen Anlaß. Bei ausgedehnter Anwendung von Blei- und Quecksilberpflastern besteht die Möglichkeit von Vergiftungen durch Resorption.

11. *Firnisse, Lacke, Leime.* Der Harzgehalt der Firnisse und Lacke verursacht wie bei den Pflastern gelegentlich Ekzeme. Den übrigen Grundsubstanzen wie Kollodium, Gelatine, Gelanth, kommt kaum Reizwirkung zu, dagegen können auch hier die zur Beseitigung von Schwielen oder Keratosen beigefügten Zusätze, wie Salizyl-, Essig-, Milchsäure, ätzen.

12. *Ätzmittel.* Unerwünschte Nebenerscheinungen stellen sich ein, wenn deren Eigenschaft, nach dem Auftragen noch etwas weiter in die Tiefe zu wirken, nicht genügend berücksichtigt wird. Die entstehenden Geschwüre zeigen sehr langsame Heilungsneigung und führen oft zur Bildung häßlicher keloider Narben (besonders rauchende Salpetersäure).

13. *Bleichmittel* dienen der Entfernung störender Pigmentierungen (Sommersprossen, Naevi) und enthalten entweder ein Quecksilberpräparat oder Resorzin und Schwefel, die entzündliche Reizung verursachen können.

In der Haarpflege wird als Bleichmittel sehr häufig Wasserstoffsuperoxyd verwendet. Es macht mit der Zeit die Haare brüchig, schädigt die Haut selbst aber weiter nicht, solange es nicht in zu starker Konzentration oder zu langer Einwirkungsdauer angewandt wird. Besonders gewarnt wird vor seiner Anwendung an Haaren, die vorher durch metallische Ablagerungen gefärbt wurden. Die katalytische Wirkung der Metallsalze erzeugt eine so starke Wärme, daß das Haar völlig verbrennt und am Kopfe abbricht.

14. *Haarfärbemittel* (s. auch Haarfärben, Schädlichkeit). Die rein pflanzlichen Haarfärbemittel, wie Henna, Reng usw. erzeugen keine Hautentzündungen, dagegen sind solche häufiger bei den an ihrer Stelle vielfach im Handel befindlichen, mit anderen Haarfarben kombinierten Präparaten (Henna-Rastiks). Sehr schwere, langdauernde Hautentzündungen werden durch die Anakardiumhaarfarbe hervorgerufen.

Von den anorganischen Mitteln ist das Blei wegen der Vergiftungsgefahr durch Resorption gesetzlich verboten.

Unter den organischen Substanzen ist Pyrogallol mit Vorsicht zu verwenden. Häufig kommen Nebenerscheinungen bei den synthetisch dargestellten Haarfärbemitteln vor. Besonders gefährlich ist das Paraphenylendiamin, bei dessen Umwandlung in den eigentlichen Farbstoffniederschlag *(Bandrowskische Base)* das stark reizende Chinondiimin als intermediäres Produkt entsteht und Entzündungen verursacht. Ferner kommt es sehr leicht zu resorptiven Vergiftungserscheinungen. Paraphenylendiaminhaltige Mittel sind deshalb mit Recht verboten. Durch Einführung von Sulfogruppen und Zusatz von Sulfiten versuchte man die Giftigkeit des Paraphenylendiamins und seiner Homologen auszuschalten (Eugatol, Aureol). Beim Primal hat man das Paraphenylendiamin durch Paratoluylendiamin ersetzt. Eine Vergiftungsgefahr scheint bei diesen letzteren Präparaten tatsächlich nicht mehr vorhanden zu sein. Dagegen kommen bei ihnen so gut wie bei allen Farben Ekzeme durch Idiosynkrasie des Gebrauchers zustande.

15. *Depilatorien.* Die hierzu verwendeten Sulfite des Bariums, Strontiums und Calciums bedingen bei richtiger Applikation kaum Nebenerscheinungen. Immerhin kann bei intensiverer Verwendung und zarter Haut eine Reiz- und Ätzwirkung stattfinden. In den Axillen haben diese eventuell Schweißdrüsenabszesse zur Folge. Besonders gefährlich sind thalliumhaltige Enthaarungsmittel (Koremlu), da sie durch Resorption zu schweren Vergiftungserscheinungen führen. Auch der Gebrauch von nicht gereinigtem Auripigment ermöglicht die Entstehung einer Arsenvergiftung.

16. *Antihidrotica.* Gegen zu starkes Schwitzen werden meist formalinhaltige Präparate verwendet. Ekzeme sind dadurch möglich. Seltener ist Chromsäure im Gebrauch, bei der resorptive Erscheinungen beobachtet wurden. Die Formalinreizungen können in den Achselhöhlen von Pyodermien (Schweißdrüsenabszessen) gefolgt sein.

Damit sei die Aufzählung abgeschlossen. Alle Einzelpräparate, die schon Schädigungen zur Folge hatten, anzuführen, ist schon des Raumes wegen unmöglich. Der gegebene Überblick dürfte wohl genügen, um analoge Beobachtungen entsprechend zuteilen zu können.

S. auch Augenschädigungen; Schwefel.

Schafblattern, s. Windpocken.

Schalenaugen, s. Kunstauge.

Schälkur Eidechse für kosmetische Fußpflege. Nach Peyer eine etwa 30%ige Salizylsäuresalbe mit weißem Vaselin bereitet.

Schälkuren. Allgemeines. Unter allen menschlichen Organen ist die Haut dasjenige, das in höchstem Maße einer Neubildung fähig ist. Deren künstliche Einleitung und Durchführung bezeichnet man als Schälkur und wendet sie überall dort an, wo eine Regeneration der Haut erwünscht ist.

An erster Stelle sind es jene Affektionen, deren Ursache erwiesenermaßen in den oberen Epidermisschichten liegt, die eine Schälkur erfordern.

In diese Gruppe zählen vor allem alle oberflächlichen Pilzerkrankungen und die Pityriasis rosea. Auch die flächenhaften Naevi und die Epheliden gehören hierher.

Doch auch für jene Gruppe von Krankheiten, deren Symptome sich hauptsächlich in der Haut auswirken, deren Ursache jedoch oft in einer Dysfunktion anderer Organe zu suchen ist, bildet die Schälkur ein wichtiges Hilfsmittel in der Hand des Arztes. Hierher gehören Akne vulgaris, die Rosacea, das Chloasma u. a. m. Auch besonders chronische Fälle von Ichthyosis und Psoriasis, die mit exzessiver Bildung von Epidermis und Ansammlung derselben an der Hautoberfläche in Gestalt von Schuppen einhergehen, können zur Durchführung einer Schälkur Anlaß geben.

Folgende Methoden kommen einzeln oder kombiniert zur Anwendung:

Zunächst solche mechanischer Art, dann chemische Irritation, ferner die Bestrahlung (Höhensonne) und schließlich die mittels Galvano- oder Kryokauter gesetzte Verbrennung bzw. Erfrierung.

Jeder dieser Methoden entspricht schon die Praxis des täglichen Lebens gewissermaßen in verdünnter oder vereinfachter Weise. Das Waschen mit Wasser und Seife bedeutet nichts anderes als eine Kombination mechanischer und chemischer Einwirkungen, welche die oberflächliche physiologische Schälung beschleunigen und verstärken. Das Wasser bringt die Hornlamellen zum Aufquellen und ermöglicht somit die fettlösende, keratolytische Seifenwirkung auf tiefere Schichten der Hornschicht. Um die Aufzählung der Mittel des täglichen Lebens abzuschließen, muß auch der Strahlenwirkung der Sonne gedacht werden, deren Folgen oft einer intensiven, künstlich eingeleiteten Schälkur nahekommen.

Betrachtet man die Mittel, die dem Arzt es ermöglichen, durch *mechanische Irritation*, also Reibung, eine Art protrahierter Schälung zu provozieren, so sind sie wohl primitiv, doch in vielen Fällen von gutem Erfolg begleitet (Akne vulgaris, Komedonen). Hierzu gehören eine scharfe Bürste, Bimsstein oder Marmorstaub. Die beiden letzteren Hilfsmittel werden mit Vorteil der Seife beigemengt und kommen als Bimsstein- oder Marmorseife in den Handel. Der Patient wird angehalten, diejenigen Stellen der Haut, die von der Krankheit befallen sind, mit heißem Wasser, der betreffenden Seife und harter Bürste täglich energisch zu bearbeiten. Eventuell in Anwendung kommende Präparate (z. B. Schwefel, Salizyl, Ichthyol, Resorcin u. a. m.) dringen in die so präparierte Haut viel leichter und intensiver ein. Außerdem werden auf diese einfache Weise die der Aknepustel vorangehenden Komedonen und Follikelkeratosen ziemlich radikal entfernt.

Diese Art mechanischer Beeinflussung der Haut, während oder kurz nach der Irritation von mehr oder weniger flüchtigen Erythemen begleitet, bedeutet keinen radikalen Eingriff in die Biologie der Haut. Der Vollständigkeit halber sei hier diejenige Ephelidenbehandlung erwähnt, bei der vorgeschlagen wurde, die Epidermis bis in die pigmentführende Basalzellschicht mittels *Glaspapiers* abzuschaben und dann die Behandlung mit Bleichmitteln folgen zu lassen.

Die Anwendung chemischer Reagentien zur Herbeiführung der Schälung bedeutet im Gegensatze zur mechanischen Irritation immer einen intensiven Eingriff; ist doch diese Art der Schälung nichts anderes als die Folge einer Ätzung; sie gehört daher nur in die Hand des Arztes oder doch zumindest unter dessen ständige Kontrolle. Das einfachste Mittel, das sich in der Reihe der Keratolytica bietet, ist die Seife, deren Wirkung um so intensiver ist, je mehr freies Alkali sie besitzt. Alkalien sind imstande, die Keratinhülle der Hornzellen zur Quellung zu bringen und die Hornalbuminosen zu beeinflussen. Den intensivsten Grad der Schälung erreicht man daher mit der Kali- (Schmier-) Seife oder deren alkoholischer Lösung, dem Spiritus saponatus kalinus. Je nach Intensität der Einwirkung zieht dieses Mittel geringe oder stärkere Reaktionserscheinungen in Form von Entzündung nach sich; deshalb ist bei Einleitung einer Kaliseifenschälung besonders auf der kindlichen Haut Vorsicht geboten. Schmierseife kann das Corium freilegen! Die Durchführung einer solchen Schälung erfolgt derart, daß die zu behandelnde Haut in einen unmittelbaren und einige Tage währenden Kontakt mit dem Mittel gebracht wird; man appliziert die Seife also wie eine Salbe oder Tinktur auf die Haut, dieser Vorgang wird solange abends wiederholt, bis Spannung, Rötung und Schälung eintritt. In das Indikationsgebiet dieser Therapie fallen vor allem die oberflächlichen Pilzerkrankungen, die Pityriasis rosea und die Scabies. Auch gehören hierher die Ichthyosis, die Psoriasis, also diejenigen Affektionen, bei denen es darauf ankommt, nicht nur die hyperkeratotischen Hornmassen zu erweichen, sondern auch durch die gesetzte Irritation den Papillarkörper zu einem intensiveren Bildungsvorgang anzureizen, aus dem dann eine raschere Abstoßung der aufgelagerten Hornmassen resultiert.

Während also der Hauptangriffspunkt der Schmierseife und aller anderen alkalischen Mittel die Hornschicht darstellt, ist die Schälung mittels einer anderen Gruppe von Chemikalien, der Salizylsäure, des β-Naphthols, des Resorcins nicht mehr die Folge einer reinen Keratolyse, sondern es sind hauptsächlich die Zellen des Rete Malpighi, die hier ödematisiert und schließlich kolliquiert werden.

Will man eine radikale Schälkur mittels Salizylsäure (z. B. bei Clavus und anderen Callositäten) einleiten, muß man daher sein Augenmerk darauf richten, daß die Hornschicht erweicht und gut durchfeuchtet ist; auf diese Weise wird die Retezellschicht dem wirksamen Agens zugänglich gemacht. Dies wird am einfachsten und besten durch Luftabschluß erreicht; es ist daher bei den genannten Affektionen das 5—30%ige Salizylseifenpflaster die geeignetste Applikationsweise.

Ähnliche Schälwirkung entfaltet das Resorcin; die von Unna angegebene Schälkur mit Resorcinpasta erfordert das Verweilen im Hause oder in einer Heilanstalt. Die Gesichtshaut wird früh und abends mit der Schälpasta bestrichen, wobei sie an der Stirnhaargrenze, an den Augenbrauen und Lidern, an den Schleimhauteingängen mit dem trockenen Finger dünn verstrichen wird, um Haare und Schleimhäute vor der Ätzwirkung zu schützen. Für besonders empfindliche Patienten wird 2—5% Anaesthesinzusatz empfohlen. Im einzelnen verläuft sie nach Unna folgendermaßen: Er bedient sich seiner Schälpasta:

Resorcin	40,0	Vaselin	10,0
Ichthyol	10,0	Pasta Zinci Unna	40,0

In dieser Formel bewirkt der Zusatz von Ichthyol eine Abschwächung der unangenehmen Nebenerscheinungen des Resorcins, indem es das Jucken, die Spannungsschmerzen und eventuell subkorneale Sekundärinfektionen beseitigt. Der Schälungsvorgang verläuft folgendermaßen: In den ersten Tagen wird die Schälpasta mit einer milden Pasta oder besser Firnis unterlegt. Hierzu eignet sich am besten das kühlende und eintrocknende Zinkichthyolmattan. Dieses wird zunächst im ganzen Gesicht dick eingerieben. Darüber wird die Schälpasta aufgetragen, und zwar am besten so, daß man mit dem gummigeschützten Finger zunächst je ein erbsen- bis bohnengroßes Stück Salbe auf Stirn, Nase, beide Wangen und Kinn appliziert und dieselben nach den Seiten zu so verwischt, daß die dünnen Hautpartien weniger abbekommen, die von Natur oder durch Erkrankung verdickten oder drüsenreichen Hautpartien mehr von der Schälpasta erhalten. Die dünnsten Hautstellen, welche oberhalb der Backenknochen und in der Gegend der Augenlider und der Temporalhaut sitzen, bekommen zweckmäßigerweise am ersten Tag überhaupt keine Schälpasta. Diese Prozedur wird täglich zweimal durchgeführt. Während die erste Einreibung meist brennende Schmerzen verursacht, wird der Schmerz bei den späteren Einreibungen mit zunehmender Dicke der Schale immer geringer. Dafür vermehrt sich die Spannung, die die Maske hervorruft, bis schließlich am dritten oder vierten Tage die mimischen Bewegungen stark behindert sind. Es beginnt die Abhebung der unelastischen Maske von der neuen Haut, was sich durch grobe Falten und Einrisse der Maske an den Stellen der lebhaftesten Bewegung, z. B. an den Mundwinkeln und Augenwinkeln, kennzeichnet. Der Patient ist nicht mehr imstande zu lachen und kann nur noch mit Mühe essen. Nun ist der Zeitpunkt gekommen, abzuheilen. Dies geschieht am besten unter festen Verbänden, die tags und nachts gewechselt werden müssen. In der UNNAschen Klinik werden meist abwechselnde Verbände mit Zinkichthyolleim und Zinkichthyolsalbenmull gebraucht. Hierdurch wird zugleich die Schälung beschleunigt, die Spannung beseitigt und die Maske geschützt. Wenn man regelmäßig nach dem Verbandwechsel mit warmem Wasser und einer milden Seife waschen läßt, so stößt sich die abgestorbene Oberhaut in papierdicker Lage nach 2—3 Tagen ab. Die Schale enthält zahlreiche Hautunreinlichkeiten und dunkle Pigmentierungen. An der Unterfläche der Schale hängen gewöhnlich eine Reihe von Komedonen und Follikelscheiden wie feine Stacheln. Die Ablösung geschieht gewöhnlich nicht in einem Stück, sondern in einzelnen Partien. Die beweglichsten Hautstellen: Mundwinkel, Kinn, Nasenfurchen, Augenwinkel, fallen zuerst ab. An Nasenspitze und Stirn bleibt die Maske meist länger hängen. Will man die Schale als ganzes entfernen, so wechselt man nicht mit den Verbänden, sondern läßt den Zinkleim einige Tage ruhig liegen. Dann gelingt es häufig, die völlig unversehrte Maske herunterzunehmen. Vorbedingung für das gute Gelingen einer Resorcinschälkur ist eine blutgefäßreiche, leicht sezernierende, mit dünner Hornschicht bedeckte Haut, wie das bei Gesichtshaut die Regel ist. Auf der übrigen Körperhaut nämlich gelingt die Schälung nicht, weil die Schale zu fest an der Unterlage haftet und sich nicht oder nur langsam abstößt. Bei überempfindlicher Gesichtshaut kommt es bisweilen zu störenden Gesichtsschwellungen, welche an den dünnsten Hautstellen beginnen. In solchen Fällen muß man meist die Kur vorzeitig abbrechen und abheilen. Zur Vermeidung dieses Übelstandes ist es ratsam, im Anfang die Schälpasta recht vorsichtig und gewissermaßen tastend einzureiben, indem man zunächst nur wenig Schälpasta in die untergelegte Mattanpasta hineinmischt. Auch durch Zusatz von viel Ichthyol zur Schälpasta kann man eine Reizung unter Umständen verhindern. Solche Gesichtsschwellungen treten besonders leicht dann auf, wenn eine zweite Schälung zu schnell an die erste angeschlossen wird. Es ist daher zweckmäßig, bei mehreren Schälungen stets einige Tage Behandlungsfreiheit dazwischenzuschalten. Aus dem Geschilderten geht hervor, daß Gesichtsschälungen mit Resorzinpasta nur im Hause oder noch besser in der klinischen Abteilung durchgeführt werden sollen.

Muß die Kur unbedingt ambulant durchgeführt werden, dann wird das braunfärbende Ichthyol weggelassen und die Pasta nur nachts appliziert, doch ist auch dann die Schälung oft heftig genug.

Diese Kur eignet sich zur Behandlung der Nasenröte, des Rhinophyms und der Rosacea, muß allerdings in besonders hartnäckigen Fällen 4—6mal wiederholt werden.

Dem β-Naphthol kommt außer seiner Anwendung als Schälmittel noch eine stark bakterizide Wirkung zu, es wird daher als 3—5% Vaselin bei Scabies, Phthirii, Trichophytien verwendet. Als LASSARsche Schälpasta täglich 20—30 Minuten messerrückendick aufgetragen, wirkt es auf Akne rosacea und indurata recht aggressiv und hinterläßt wohl immer eine Reizung in Form einer Dermatitis, die man unter Puder und indifferenten Salben abklingen lassen muß.

Man behalte immer im Auge, daß diese drei genannten Mittel leicht durch die Haut (besonders die kindliche Haut) resorbiert werden und zu Intoxikationserscheinungen führen können, daß man sich daher vor ihrer Anwendung zu überzeugen hat, ob keine Nierenaffektion besteht (Kontraindikation!). Aus dem gleichen Grund ist eine ständige Urinkontrolle auf Eiweiß, Zylinder und Blut, auch bei intern Gesunden, geboten.

Heftige Überempfindlichkeitserscheinungen sind besonders beim Resorcin bekannt.

In der Reihe der chemischen Schälmittel wäre noch das weiße Quecksilberpraezipitat zu erwähnen, das in Form der HEBRAschen (jun.) Schälpasta wahrscheinlich dadurch wirkt, daß es, im sauren Sekrete der Schweißdrüsen löslich, eine schwache keratolytische Wirkung ausübt (Hydrarg. praec. alb., Ichthyol., Bism. subnitr. aa 2,0, Vaselin. ad 20,0).

Die genannten Mittel wirken selbstverständlich bei starker Verdünnung durch den ausgeübten Reiz auf das Rete und den Papillarkörper keratoplastisch und es resultiert daher bei allzu vorsichtiger Anwendung das Gegenteil des erwünschten Erfolges, also eine vermehrte und schnellere Hornbildung.

Die Reihe der aufgezählten chemischen Schälmittel ist durchaus nicht vollständig, da bekanntlich jedem Reiz im Sinn einer Entzündung eine Abschuppung der obersten Hornschichten folgt. Unter diesem Gesichtspunkte gehören hierher z. B. auch Schwefel, Ichthyol, Cignolin, Tannin, Alkohol u. v. a. m.

Für protrahierte Schälkuren bilden die sogenannten medizinischen Seifen ein wertvolles Hilfsmittel in der Hand des Arztes. Durch die keratolytische Wirkung der Seife kommt dem ihr zugesetzten Medikament eine intensivere Tiefenwirkung und Resorptionsmöglichkeit zu; hierzu gesellt sich als weiterer Vorteil die reinliche Anwendungsart und die Sparsamkeit im Gebrauch. Dagegen läßt sich als Nachteil nicht zu Unrecht einwenden, daß Seife eben doch kein indifferentes Vehikel ist, daß sich nur eine beschränkte Anzahl von Medikamenten für den Seifenzusatz eignet und daß, gemessen an der möglichen Variabilität in der Zusammensetzung der Salben, Seifen aus kommerziellen Gründen nur in einer beschränkten Anzahl verschieden konzentrierter Typen in den Handel kommen. Die Wirkungsintensität der medizinischen Seifen läßt sich insofern steigern, als man Weisung gibt, den Schaum nicht sofort abzuspülen, sondern mit dem trockenen Handtuch leicht zu verwischen, so daß eine dünne Seifenschicht nach Art einer Trockencreme auf der Haut verbleibt. Diese Art der Dauerwirkung läßt sich tagsüber praktizieren, während man nachts den ganzen Schaum einer frischen Waschung eintrocknen läßt.

Wie jede therapeutische Vorschrift, muß selbstverständlich auch die Schälkur individuell modifiziert werden. Doch wird es bei aller Vorsicht des Fachmannes nicht immer möglich sein, Schädlichkeiten vollständig zu vermeiden, da nach dem heutigen Stande der Wissenschaft über die Resorptionsverhältnisse innerhalb der Haut so gut wie nichts Konkretes bekannt ist, zumal die äußere Applikationsweise chemischer Mittel noch fast ausschließlich auf empirischen Ergebnissen basiert. Auch kommt es nicht nur auf die Eigenart der zu behandelnden Haut und ihre momentane Disposition an, sondern auch auf die Art der Krankheit, die bekämpft werden soll. Während man bei einer Scabiesbehandlung einer mehr oder weniger leichten Ekzematisierung nicht immer ausweichen kann, muß man sich vor diesem therapeutischen Effekt bei kosmetischen Fällen, z. B. bei Behandlung der Akne vulgaris des Gesichtes, ganz besonders hüten; hier heißt es sowohl im Interesse des Patienten als auch in dem des Arztes doppelt vorsichtig sein.

Diese störenden Begleitumstände der durch chemische Mittel provozierten Schälkur umgeht die moderne Kosmetik, seit ihr die Strahlentherapie in Form der BACHschen Höhensonne zur Verfügung steht. Die genaue Kenntnis des Strahlenspenders vorausgesetzt, ist sie durch die für Arzt und Patienten in gleichem Maße einfache und angenehme Applikationsweise und durch die Möglichkeit der exakten Dosierung heute das Mittel der Wahl bei oberflächlichen Pilzerkrankungen, vor allem auch bei der Aknehaut.

Steht man einem neuen oder unbekannten Brenner gegenüber, so bestimmt man die Erythemdosis an sich selbst oder an der Haut der Beugeseite des Unterarmes des Patienten. Letztere Methode ist verläßlicher, weil sie auf eine eventuelle Überempfindlichkeit aufmerksam macht und sei besonders für alle Patienten empfohlen, die sich noch niemals einer Höhensonnenbestrahlung ausgesetzt haben. Bei wiederholten Bestrahlungen wird selbstverständlich zur Bildung des Erythems eine jeweils größere Strahlenmenge notwendig sein; man hat dies durch Verlängerung der Bestrahlungsdauer zu erreichen und trachte aus als bekannt vorauszusetzenden Gründen (Intensität ist umgekehrt proportional dem Quadrate der Entfernung), die Distanz zwischen Strahlenspender und Patienten konstant zu halten. Bei der Akne vulgaris findet man für gewöhnlich mit diesem Bestrahlungsmodus (10—15 Sitzungen, im Bedarfsfalle Wiederholung des Turnus) sein Auslangen; es wird hierdurch eine protrahierte Schälung provoziert, die vom kosmetischen Standpunkte nicht gar zu sehr stört. Es ist notwendig, die Augen und das Lippenrot vor der Einwirkung der ultravioletten Strahlen zu schützen; dies erreicht man bei schwächeren Bestrahlungen schon durch eine dünne Schicht von Lichtschutzsalbe. Man wählt entweder eines der zahlreichen und guten Fertigpräparate oder ein 5%iges Chininvaselin. Bei Patienten mit besonders lichtempfindlichen Augen und stärkerer Strahlenwirkung lege man über die auf die Augenlider aufgetragene Salbe noch eine gegen die Ränder zu dünn auslaufende Watteschicht. In diesem Fall erübrigt sich — von der Kinderbehandlung abgesehen — die Verwendung von Schutzbrillen und man vermeidet so die Bildung der kosmetisch störenden scharfen Pigmentränder.

Den Heilungsprozeß der Akne unterstützend wirkt die durch die Bestrahlung ausgelöste reaktive Entzündung, die eine rasche und oft vollständige Resorption auch alter, tiefliegender Knoten zur Folge hat. Bei gewissen Fällen von Rosacea und bei der Akne conglobata, die auf medikamentöse Behandlung gar nicht oder nur sehr unbefriedigend anspricht, wird man mit stärkeren Dosierungen gute Erfolge erzielen.

Der Diathermieapparat, mit dem flachen oder kugeligen Ansatz armiert, ist bei flächenhaften Pigmentationen (Naevi, Chloasma) ein wertvoller Behelf in der Hand des erfahrenen Kosmetikers. Man läßt den Strom entweder so einwirken, daß man die pigmentierte Stelle mit dem Ansatz leicht überstreicht, oder man führt denselben über dem Naevus so, daß kein direkter Kontakt zwischen Haut und Ansatz entsteht. In diesem Falle hebt sich die oberste Hautschicht in Form einer zarten Blasendecke ab; im Laufe zweier Tage bildet sich ein zarter Schorf, vor dessen vollständiger Abstoßung keine weitere Behandlung zu erfolgen hat.

Ähnlich wirkt die durch Kohlensäureschnee zum Zwecke der Schälung gesetzte Erfrierung. Die bequemste Applikationsweise hierfür bildet der Kryokauter, der den primitiveren Vorgängern gegenüber den großen Vorteil aufweist, daß sich an seinem Handgriff der aufgewendete Druck objektiv feststellen läßt.

S. auch Akne vulgaris; Filiforme Dusche; Kohlensäureschnee; Lippen; Milien; Narben; Pharmakologie; Rosacea; Schwefel; Sommersprossen; Sonne.

Im folgenden sei noch die Rezeptur einiger Schälpasten, Pastae lepismaticae, angeführt:

Ältere Vorschriften nach UNNA:

Rp. Terr. siliceae	0,5	*Rp.* Resorcini	40,0
Resorcini	10,0	β-Naphtholi	4,0
Zinc. oxydat.	2,5	Sulfur. praec.	8,0
Ichthyoli	2,5	Zinc. oxydat.	8,0
Vaselin. flav.	2,5	Alumin. plumos.	8,0
Adip. benzoat.	ad 25,0	Vaselini	32,0
S. Pasta lepismatica fortis mit 40% Resorcin und 10% Ichthyol.		S. Starke Schälpasta mit 40% Resorcin, 4% Naphthol und 8% Schwefel.	

Schälpasten nach LASSAR:

Rp. I. Resorcini	10,0—20,0	Sapon. virid.	20,0
Zinc. oxydat.	20,0	Vaselin. flav.	20,0
Paraff. liq.	40,0	S. Naphthol-Schwefel-Schälpasta.	
Amyli trit.	20,0	Täglich messerrückendick auftragen und 20—30 Min. liegen lassen.	
Rp. II. β-Naphtholi	10,0		
Sulfur. praec.	50,0		

Milde Schälpasten mit Schwefel nach ZEISSL sind:

I. (Saure Pasta.)		*II. (Alkalische Pasta.)*	
Rp. Sulfur. praec.	5,0	*Rp.* Sulfur. praec.	5,0
Glycerini	5,0	Glycerini	5,0
Spir. Vini	5,0	Spir. Vini	5,0
Acid. acet. glac.	1,0	Kal. carbon.	1,0

S. Abends mit Pinsel auftragen, morgens mit heißem Wasser abwaschen.

Salizylsäure-Schwefel-Schälpasten.

	schwach	stark		schwach	stark
Rp. Acid. salicyl.	2,0	6,0	Flor. Sulfur.	8,0	5,0
Terebinth.	2,0	2,0	Ol. Terebinth.	8,0	7,0

Schalt- (Keil-) Wirbel, s. Schiefhals.

Schambergsche Erkrankung, s. Pigmentierung.

Schamhaare, s. Alopecia senilis; Behaarung; Hypertrichosis; Weiblicher Körper.

Scharlachrot, Biebricher Scharlach, Sudan IV, ist ein Azonaphtholfarbstoff, der prächtig rot färbt. Unlöslich in Wasser, wenig löslich in Alkohol, leicht löslich in Fetten und fetten Ölen. Zum Färben fetter Öle, zu Schminken usw. Therapeutisch wird der Biebricher Scharlach als epithelisierendes Mittel in der Wundbehandlung, besonders bei Verbrennungen und sonstigen Verletzungen, die mit großen Hautdefekten verbunden sind, auch gegen Ekzeme, Ulcus cruris usw. verwendet. Salben 5—10%ig. Die erwärmte Salbengrundlage ist mit dem Scharlach gut zu verreiben.

Schaumbad Sandow soll ein saponinhaltiger Badezusatz zur Bereitung von Schaumbädern mittels Sonderapparatur sein. (Schaumbad G. m. b. H., Dresden.)

Schaumbäder, s. Badezusätze.

Schaumöle sind Gemische von Rizinusölseife oder Saponinlösung mit Türkischrotöl. Klare ölige Flüssigkeiten, die auch unter dem Namen Ölshampoon verwendet werden (s. auch Ölshampoon).

Scheide, s. Genitale, weibliches.

Scheidensenkung, -vorfall, s. Prolaps.

Schellack, Resina Lacca. Löslich in kaltem Alkohol zu 90%, gänzlich in heißem, nur teilweise in Aether. Gänzlich löslich in verdünnten Säuren (Essigsäure, Salzsäure), ebenso in Alkalien, auch Boraxlösung. In Ammoniak quillt er zunächst auf, löst sich aber dann. Fast unlöslich in fetten Ölen und Benzin. Wird kosmetisch meist in Form des *gebleichten Schellacks, (Resina) Lacca alba,* zu Nagellacken, flüssigen Heftpflastern usw. verwendet.

Scherks Gesichtswasser ist im wesentlichen eine schwach alkoholische Borsäurelösung, die zur Reinigung des Gesichtes dient.

Schiefhals (Caput obstipum). Beim angeborenen muskulären Schiefhals handelt es sich fast stets um eine durch Zwangshaltung des Kopfes und lokale Druckwirkung bedingte pränatale Verkürzung eines Musc. sternocleidomastoideus, die Ähnlichkeit mit der ischaemischen Kontraktur (SPITZY) besitzt. In leichten Fällen genügt Lagerung des Kopfes in Überkorrektur (Gipsbett) und tägliche passive Dehnung des verkürzten Muskels. Dabei ist darauf zu achten, daß das Gesicht nach der Schiefhalsseite gewendet sein muß und die Schulter abwärts gedrückt wird. In den meisten Fällen ist Operation notwendig, die zur Vermeidung der entstellenden Asymmetrie der Gesichtshälften (Schädel- und Gesichtsskoliose) oder gar einer Wirbelsäulenverkrümmung frühzeitig (zwischen 1. und 3. Lebensjahr) vorzunehmen ist. Von den verschiedenen angegebenen Methoden verdient die offene Durchschneidung des Musc. sternocleidomastoideus und seiner Faszienlage an seinem Ursprung am Proc. mastoideus nach LANGE den Vorzug. Die Operationsnarbe ist wenig auffällig hinter dem Ohr gelegen; die Muskel- und Fasziendurchschneidung geschieht fern von den großen Gefäßen und dem Nerv. accessorius. Da aber nicht nur der Kopfnicker, sondern auch alle übrigen Weichteile, wie Nerven und Blutgefäße, verkürzt sind, so ist an die blutige Operation ein Redressement anzuschließen. Das Resultat wird durch den SCHANZschen Watteverband oder Kopf und obere Rumpfhälfte umfassenden Gipsverband in Überkorrektur erhalten; empfehlenswert ist der von MOMMSEN angegebene Gipsverband, der etwa 3 Tage nach der Operation angelegt wird. Er gestattet die Einstellung des Kopfes in Seitwärtswendung und ein allmähliches Erreichen einer Überkorrektur durch Einlegen von Filz zwischen Gips und Schulter auf der Schiefhalsseite. Die Korrektur ist dann so vollständig, daß auf eine Schiefhalskrawatte aus gewalktem Leder zur Nachbehandlung verzichtet werden kann. Massage, Gymnastik, eventuell Gipsbett zur Nacht in Überkorrektur vervollständigen die Behandlung.

Beim ossären Schiefhals (Schaltwirbel, Keilwirbel) kann während der Wachstumsjahre versucht werden, durch Korsett mit Kopfextension sowie Gipsbett die Wachstumsrichtung zu beeinflussen. Schiefhals infolge Hautnarben (Brandwunden, Narben nach Drüsenoperationen) erfordert Narbenexzisionen und eventuell Hautplastik. Schiefhälse infolge Augenleiden, hysterische Schiefhälse, benötigen der Ursache nach entsprechende Behandlung.

S. auch Nervenleiden.

Schielen (Strabismus). Von seinen drei Formen, 1. dem gewöhnlichen (konkomittierenden) Schielen, das mit einer Störung der Fusionstendenz zusammenhängt, 2. dem Schielen infolge einer Augenmuskellähmung und 3. dem latenten Schielen (Heterophorie) kommt der ersteren Form besondere Bedeutung in der Kosmetik zu. Das Einwärtsschielen tritt meist in der Kindheit auf, und zwar oft zuerst nur intermittierend, später dauernd. Beim Heranwachsen (und gleichzeitiger Abnahme der bestehenden Hypermetropie ?) kann das Einwärtsschielen geringer werden, sogar ganz verschwinden. Hingegen tritt das Auswärtsschielen oft auch später auf. Ein Schielen kann dadurch vorgetäuscht werden, daß die durch die Fovea centralis bestimmte Sehlinie nicht auf die Irisebene bzw. Hornhautbasis senkrecht steht (sogenannter Winkel γ), daß also die scheinbare Stellung des Auges (durch die Lage der Hornhaut gegeben) mit der wirklichen nicht übereinstimmt.

Ein geringer Grad von Schielen muß nicht entstellend wirken, kann sogar manchmal ein interessantes Aussehen bedingen.

Während manche, besonders italienische und französische Autoren einer Operation (Tenotomie) in der frühesten Kindheit das Wort reden, um der Schwachsichtigkeit des schielenden Auges infolge Nichtgebrauches (Amblyopia ex anopsia) entgegenzuwirken, operieren die meisten Augenärzte nur sehr selten (sehr hochgradiges Einwärts- oder Auswärtsschielen) im 1. oder 2. Lebensjahr. Es wird meist die Operation auf das Alter von 14 Jahren aufgeschoben, da dann eine spontane Heilung (s. oben) nicht mehr zu erwarten ist und die Operation ohne Narkose ausgeführt werden kann. Bis dahin begnügt man sich mit der nichtoperativen Therapie: 1. Allfällige Brechungsfehler werden korrigiert, besonders Hypermetropie (die meist mit eine Ursache zum Einwärtsschielen abgibt), aber auch Astigmatismus (günstige Beeinflussung der Fusionstendenz durch schärfere Netzhautbilder). Das Tragen von Brillen ist schon bei zweijährigen Kindern leicht durchführbar. Im allgemeinen ist von dem Tragen der Gläser nur dann Erfolg zu erwarten, wenn dadurch sofort oder nach ganz kurzer Zeit das Schielen verschwindet oder mindestens latent wird. 2. Bei einseitigem Schielen wird das bessere Auge für längere Zeit ausgeschaltet, entweder durch länger dauernde Verbände oder durch Atropinisierung oder Vorsetzen von dunklen Gläsern, um das gewöhnlich schielende Auge zur Betätigung zu zwingen. Von dieser Methode ist nach AXENFELD nur dann etwas zu erwarten, wenn schon nach einigen Wochen eine Besserung des Sehens des schielenden Auges festzustellen ist. Hingegen ist das Verbinden des einen Auges bei beginnendem, intermittierendem Schielen zu vermeiden, weil durch Ausschließen der Fusion dieses in permanentes Schielen umgewandelt werden kann. 3. Bei geringem Grad von Schielen kann man durch orthoptische Übung mittels Stereoskop (Amblyoskop, Diploskop) mit zwei gegeneinander verschieblichen Halbbildern das Fusionsvermögen zu bessern versuchen.

Bei der operativen Behandlung (nach dem 14. Jahr, wenn durch Korrektion von Brechungsfehlern das Schielen nicht beseitigt wird) wird die Tenotomie, das ist Durchschneidung, also Schwächung des Muskels, immer mehr durch die einfache oder mit Tenotomie kombinierte Vorlagerung, also Stärkung der Muskelwirkung, verdrängt.

Bei der Tenotomie besteht die Gefahr der zu starken Wirkung — Überkorrektion — und der kosmetische Nachteil einer starken Einziehung der Karunkel (bei Tenotomie des Internus), eventuell Vortreten des Augapfels; doch läßt sich durch Schonung der Muskelscheiden, Anlegen einer Sicherungsnaht die erste Gefahr, durch Unterminierung der Bindehaut und Durchtrennung der vom Muskel zur Bindehaut ziehenden Fasern der letztere Nachteil vermeiden. Besteht bereits nach einer Tenotomie eine eingesunkene Karunkel, so kann man diese kosmetische Störung durch nachträgliches Unterminieren der Bindehaut, durch Ausschneidung eines Teils der Bindehaut zwischen Karunkel und Hornhaut, am besten aber durch Vorlagerung des tenotomierten Muskels (ELSCHNIG) beseitigen. Die mannigfachen sogenannten „dosierten" Tenotomien (statt Durchschneidung der Sehne nur Einschneiden derselben usw.) haben sich nicht einzubürgern vermocht.

Bei der Vorlagerung wird ein Stück der Sehne reseziert, der Rest weiter vorne angenäht, also eine doppelte Verkürzung erzielt. Viel seltener wird statt der Resektion eines Sehnenstücks eine Faltung der Sehne vorgenommen. Eine Dosierung ist bis jetzt mathematisch genau nicht möglich, doch kann sie in folgender Weise angestrebt werden:

1. Exzision eines größeren oder kleineren Sehnenstückes. 2. Kombination von Vorlagerung mit Tenotomie oder von zwei Vorlagerungen, eventuell mit einer oder zwei Tenotomien. 3. Bei der Tenotomie stärkeres oder geringeres Anziehen der Sicherungsnaht; Vernähen des vertikalen Bindehautschnittes entweder in der alten Lage, wodurch der Tenotomie entgegengewirkt wird, oder horizontal. 4. Früheres oder späteres Entfernen der Nähte. 5. Korrektion eines etwa zurückgebliebenen Restes des Schielens durch eine zweite Operation (es empfiehlt sich daher immer, dem Patienten vor der Operation zu sagen, daß eventuell zweizeitig operiert werden muß).

Wenngleich all diese Maßnahmen eine gewisse Beeinflussung der Stärke des Operationseffektes ermöglichen, so muß zugegeben werden, daß die ganz ausgezeichneten Resultate der Schieloperationen, die fast immer zu erzielende gute Einstellung nicht nur auf die genaue Berechnung zurückzuführen sind; offenbar wird ein noch zurückbleibendes geringes Schielen durch die — wenn auch schwache, so doch vorhandene — Fusionstendenz zum Verschwinden gebracht.

Das nach der Operation oft auftretende Doppeltsehen verschwindet in der Regel sehr rasch.

Selten ist man veranlaßt, eine Höhenabweichung, Strabismus sursum und dorsum vergens, operativ (meist Tenotomie) anzugehen.

Bei Schielen infolge Augenmuskellähmung wird von vielen Augenärzten die Schieloperation abgelehnt, außer wenn es in konkomittierendes Schielen übergegangen ist oder wenn infolge hochgradiger Schwachsichtigkeit des einen Auges kein Doppeltsehen besteht. Es sind aber bei alten, in bezug auf Heilung aussichtslosen Lähmungen durch eine Operation oft sehr befriedigende kosmetische und funktionelle Resultate zu erzielen. Der Patient sieht dann in der Mittelstellung nicht mehr doppelt, sondern nur bei Blick in die Richtung des gelähmten Muskels. — Interessant ist der Versuch, bei Lähmung des Abduzens den Rectus sup. und den Rectus inf. zu spalten und die temporalen Hälften an die Insertionsstelle des Rectus ext. zu implantieren (HUMMELSHEIM).

Bei angeborenem Abduzensdefekt kann manchmal Schielen ganz fehlen, doch tritt dann oft bei Adduktion gleichzeitig eine entstellende Retraktion des Auges ein. Sie läßt sich manchmal durch Tenotomie des Internus beseitigen.

Eine schwierige, aber doch meist zu lösende Aufgabe besteht, wenn eine alte Tenotomie zu schwerer Überkorrektion geführt hat. Der durchschnittene Muskel ist dann ganz nach hinten gerutscht und manchmal funktionsunfähig. Es muß dann ähnlich wie bei angeborenem Defekt des Muskels aus seinen Resten und aus einem vorgelagerten Stück der TENONschen Kapsel eine Art Strang gebildet werden, durch den das Auge geradegestellt wird (für den Blick geradeaus).

Nur selten ist man veranlaßt, bei latentem Schielen operativ vorzugehen (Vorlagerung in geringem Ausmaß).

Über Granulationsknöpfe nach Schieloperation, s. Bindehautgeschwülste.

S. auch Kindesalter; Kunstauge; Nervenleiden.

Schienenhülsenapparate, s. Schlottergelenk.

Schienenschuh, s. Beinverkürzung.

Schießbaumwolle, s. Kollodium; Zellulose.

Schiffspech, Schwarzpech, Pix navalis, Rückstand bei der Holzteerdestillation. Dient nur zur Herstellung gewisser Pflaster.

Schilddrüse. Vermehrung des Schilddrüsensekretes bewirkt eine Steigerung des Gesamtstoffwechsels, es tritt eine Beschleunigung und Vermehrung der Verbrennung von Eiweiß und Fett im Organismus ein sowie eine stärkere Diurese und Kochsalzausschwemmung.

Die durch Hypersekretion verursachte BASEDOWsche Krankheit kommt nicht nur durch den Exophthalmus, die Struma, sondern auch durch die in ihrem Gefolge auftretenden Hautveränderungen (Samthaut, Pigmentanomalien, Hyperhidrosis, Nagelatrophien und Dermatosen), die mit der Schilddrüsenwirkung im Zusammenhang stehen, kosmetisch in Frage. Für die Behandlung, besonders der leichteren Fälle, kommt auch die diätetische Behandlung in Betracht, besonders in Verbindung mit Lebertherapie und dem BLUMschen Thyronoman. Die Diät soll kohlehydrat- und vitaminreich sein. Sie beruht in erster Linie auf dem Antagonismus zwischen Vitamin A und B und der Schilddrüsenfunktion. Die von ABELIN für die Basedowbehandlung empfohlene Diät N 13 besteht aus Yoghurt (als Eiweiß- und Mineralträger), Vollkornbrot, Eigelb, Salat, Spinat, Tomaten, Kohl, frischen Früchten und Knochenmark. Weiters wird die Verabreichung von Leberextrakten und 60—90 Einheiten Thyronoman (3mal 2—3 Tabletten) im Tag durch 8 Wochen hindurch und die Behandlung mit dem aus Tierblut gewonnenen antithyreotropen Hormon empfohlen. Für schwere Fälle ist die Operation, eventuell Röntgenbestrahlung angezeigt.

Alle Formen von Hypothyreosen (Myxödem, Kretinismus) zeigen bei Behandlung mit Schilddrüsenpräparaten gute Erfolge, was kosmetisch von Wichtigkeit ist, weil besonders die durch aplastische Schilddrüsenänderungen verursachten Myxödeme weitgehende Veränderungen der Haut, Haare und Nägel bewirken. Diese Veränderungen werden durch Schilddrüsenmedikation behoben. Bei Myxödemen wird zuerst die Haut des Gesichts, dann des Körpers ödematös, um die Augenlider bilden sich Wülste, das Gesicht erhält einen stupiden Gesichtsausdruck, wozu noch unter anderem die Fettzunahme kommt. In leichten Fällen kommt bei kurzer Behandlungsdauer das thyreotrope Hormon des Hypophysenvorderlappens in Frage. Lange Behandlung mit dem thyreotropen Hormon des Hypophysenhinterlappens führt zur Steigerung des Gehaltes an antithyreotropem Hormon im Blut.

Die Verwendung von Schilddrüsenpräparaten erfordert Vorsicht und ständige Kontrolle. Kontraindikationen sind alle manifesten und latenten Hyperthyreosen, die aktiven Tuberkuloseformen, Kreislaufstörungen, wie z. B. erhöhter Blutdruck bei älteren Personen usw. Als weiterer bei der Schilddrüsenmedikation zu berücksichtigender Faktor kommt die verschiedene individuelle Empfindlichkeit in Betracht, so daß die Behandlung mit Schilddrüse zuerst mit kleinen Dosen begonnen werden soll. Die wirksamsten Substanzen sind die getrockneten Gesamtschilddrüsen. Das von KENDALL dargestellte Thyroxin ist zwar nicht der alleinige Faktor der Schilddrüsenwirkung, doch hat es die Wirkungen der Gesamtschilddrüse. Die vorsichtige Behandlung mit Schilddrüse zeitigt auch bei gutartigen Hypothyreosen (Forme fruste des Myxödems) oft schöne Erfolge, zumindest für einen Teil der Symptome (frühzeitiges Ergrauen des Haares, Haarausfall usw.). In Kombination mit Keimdrüsenhormonen wird es bei frühzeitigem Altern gegeben. Zu große oder auf lange Zeit verteilte zu kleine Gaben bewirken manchmal das Gegenteil.

Als weiteres Gebiet der Schilddrüsenmedikation kommt die Fettsucht in Betracht, bei der eine vorsichtige Schilddrüsenbehandlung neben Diättherapie in Verbindung mit körperlichen Übungen in Frage kommt, wobei die Kontraindikationen der Schilddrüsenbehandlung berücksichtigt werden müssen.

Bei der parenchymatösen Struma führen Mikrojoddosen nicht selten gute Erfolge herbei.

Schilddrüsenpräparate:

Thyroxin in Mengen von 0,1—1,0 mg. Parke-Davis; Welcome; Schering; La Roche.

Glandulae, Thyreoideae siccatae, Thyreoidinum siccum. Grobes, graugelbes Pulver, biologisch kontrolliert. 1 Teil des Pulvers = 6 Teile der frischen Drüse. Tabletten zu 0,1 und 0,3 g getrocknete Schilddrüse enthaltend (E. Merck, Darmstadt).

Thyreosan — Sanabo: Standardisiertes und auf den Jodgehalt kontrolliertes Präparat. Tabletten 0,1, 0,2 und 0,3 g des frischen Organs entsprechend. Pulver für Rezeptur.

Tabloids Thyreoidea — Wellcome: Standardisierte Schilddrüsensubstanz mit einem Jodgehalt von 0,32%. Tabletten mit 0,065 = 0,3 g Schilddrüsensubstanz.

Thyraden — Knoll: Enthält das Thyreojodin Baumann (die wirksamen Jodeiweißverbindungen der Schilddrüse). Eine Bohne Thyraden enthält 0,05 g, entsprechend 0,3 g der frischen Schilddrüse, 0,1 mg Jod (s. auch Schilddrüse, Jodothyrin).

Thyreoidea — Richter: Tabletten entsprechen 0,1—0,5 g frischer Schilddrüse. Injektionen und Tropfen pro Kubikzentimeter 1 g des Organs.

Thyreoglandol — Roche: Ein Dragee entspricht 0,3 g frischer Drüse und enthält 0,1 mg gebundenes Jod.

Elityran — I. G.: Standardisiertes Schilddrüsenpräparat mit den Wirkungen der Gesamtdrüse. Tabletten zu 0,025 g mit 10 Meerschweincheneinheiten. Injektionen mit 8 Meerschweincheneinheiten.

Thyreoidea-Extrakt: Tablett. chocolat. zu 1, 5, 10, 20, 50 und 100 mg getrockneter Schilddrüse. Injektionen zu 0,5 und 1 ccm entsprechend 50 und 100 mg getrockneter Schilddrüse (Choag, Paris).

Novothyral — Merck: Durch Pepsinsalzsäureverdauung dargestelltes, standardisiertes Schilddrüsenpräparat. 1 Tablette enthält 12 Meerschweincheneinheiten.

Thyreoid Dispert — Krause Medico: Durch Zerstäubungsverfahren hergestellte, getrocknete und mit der Acetonitritreaktion standardisierte Schilddrüse. Tabletten zu 5 und 10 Einheiten.

Thyreodin — Sicco: Ein aus Schilddrüsen und Epithelkörpern hergestelltes Organpräparat. 3—6mal täglich 1 Tablette. (Sicco A. G., Berlin.)

Thyreonal, Glandulae Thyreoideae sicc. — „Gehe“: Zwei Stärken: braune Tabletten, 1 Tablette = 0,3 g frische Drüsensubstanz oder 4,5 Schilddrüseneinheiten; weiße Tabletten, 1 Tablette = 0,1 g frische Drüsensubstanz oder 1,5 Schilddrüseneinheiten. (Gehe & Co., A. G., Dresden.)

Thyreophorin: Tabletten mit 0,15 g und 0,3 g Thyreoidea siccata. (Schering-Kahlbaum A. G., Berlin.)

Jodothyrin: Eine Mischung von Thyrojodin Baumann mit Milchzucker. 1 g entspricht 1 g frischer Schilddrüse und enthält 0,3 mg Jod. Zuerst täglich eine Tablette, von 4 zu 4 Tagen um 1 Tablette steigend bis 1 g = 5 Tabletten. (I. G. Farbenindustrie A. G., Leverkusen a. Rh.)

S. auch Schwangerschaft.

Schildkrötenöl, s. Turtleöl.

Schinnenkrankheit, s. Alopecia pityrodes; Pityriasis capitis.

Schlaffhaut, s. Elastisches Gewebe.

Schlamm, -bäder, s. Badezusätze; Fango.

Schlankheitsbad Leichner Nr. 1000. Analyse Rojahn und Herter: 85 p. c. Reisstärke, 8 p. c. Natriumbikarbonat, 6—7 p. c. Natriumkarbonat. (L. Leichner, Berlin.)

Schlankheitsbäder, s. Abmagerungsmittel; Badezusätze.

Schlankol ist eine braune Flüssigkeit, die, äußerlich angewendet, innerhalb weniger Tage eine durchgreifende Entfettung herbeiführen soll. Sie besteht nach C. A. Rojahn und E. Filss aus etwa 30% Glyzerin, 10% Aloeextrakt, 0,2% Jod in organischer Bindung, außerdem aus Aromatisierungsmitteln und Wasser.

Schleifmittel für die Haut. Durch Schleifen werden unebene Flächen geebnet und geglättet. Bei allen Gesichtsaffektionen, die zu einer unebenen Hautoberfläche führen, wie Akne, Rhinophym, Fettgesicht, groben verstärkten Gesichtsporen und Gesichtsnarben, wie z. B. Pockennarben, Varizellennarben und Verbrennungsnarben, sind Schleifmittel am Platze. P. G. Unna empfahl einen Pulvis cutifricius, im wesentlichen aus Marmorstaub bestehend:

Pulvis cutifricius.

Rp. Marmor. pulv. gross.	20,0	Ol. Citronellae
Sap. med. pulv.	10,0	Ol. Lavandulae aa gtt. I.

Marmorstaub ist leicht erhältlich und weniger reizend auf der Haut als Quarzsand. Noch milder als dieser Puder wirkt die Bimssteinseife.

Sapo cutifricius.

Rp. Cremor. Gelanthi	10,0	Ol. Verbenae
Sapon. kalin. adip.	45,0	Ol. Lavandulae aa gtt. V.
Lapid. Pumicis pulv.	45,0	Ol. Florum aurant. gtt. I.

Dieselbe wird parfumiert in Tuben dispensiert. Mit dieser weichen, gelblichen, gut mit lauwarmem Wasser verreibbaren Seife wird die höckerige oder narbige Haut mehrere Minuten lang kräftig eingerieben, so daß eine lebhafte Rötung eintritt. Diese Prozedur kann unter Umständen jeden Tag 1—2mal erfolgen und bewirkt nach einigen Tagen und Wochen eine sehr auffällige Besserung und Glättung der unregelmäßigen Gesichtshaut. Man muß sich jedoch hüten, so stark zu reiben, daß seröse Exsudationen und Erosionen, welche schlecht heilen, entstehen. Nach der Polierung wird die Haut zweckmäßig mit einer milden Heilsalbe bedeckt.

S. auch Bimssteinseife; Narben; Sandseife.

Schleimbeutel, s. Schwielen.

Schleime (Mucilagines). Die Schleime stellen wertvolle Hilfsmittel dar, die in mannigfachster Weise als Bindemittel oder körpergebende Basis zur Herstellung vieler kosmetischer Präparate herangezogen werden können.

Stärkeschleim.

Stärke	48 g
Kaltes Wasser	100 „

Gut verteilen, dann zugeben:

Kochendes Wasser	650 „

Unter gutem Umrühren bis zum Dick- und Transparentwerden erhitzen.

Gummi-arabicum-Schleim (Mucilago Gummi arabici).

Gummi	1000 g
Warmes Wasser	2000 „

Man läßt den Gummi zirka 12 Stunden im warmen Wasser aufquellen, dann kocht man auf und passiert.

Tragantschleim (Mucilago Tragacanthae).

Feinst gepulverter Tragant	30 g
Warmes Wasser	250 „

Die Herstellung dieses Schleimes erfordert gewisse Vorsichtsmaßregeln, um die Klumpenbildung zu vermeiden.

Besonders gute Dienste leisten die glyzerinierten Tragantschleime.

Tragantpulver	20 g	Anreiben, dann zugeben:	
Glyzerin	65 „	Warmes Wasser	15 g

Sehr steifer Mucilago, der besonders zum Korrigieren defektuöser Pillenmassen herangezogen wird.

Ein dünner Schleim wird wie folgt hergestellt:

Tragantpulver	50 g
Alkohol	100 „
Glyzerin	200 „

Man gibt dieses Gemisch in eine geräumige Flasche und schüttelt die zuerst ungleichmäßige Flüssigkeit bis zum Erhalten einer vollkommen homogenen Masse und gibt alsdann hinzu:

Warmes Wasser	650 g

und schüttelt nochmals gut durch, bis ein dünner, durchaus homogener Schleim resultiert.

Dextrinschleim (Mucilago Dextrini).

Gelbes Dextrin	335 g
Wasser	1000 „

Heiß lösen und passieren.

Flohsamenschleim (Mucilago Psyllii).

Flohsamen	10 g
Warmes Wasser	50 „

6 Stunden, dann passieren unter Ausquetschen.

Quittenschleim (Mucilago Cydoniae).

Ganze Quittenkerne	1 g	10 g	2 g
Warmes Wasser	25 „	50 „	100 „

Man läßt sechs Stunden in Kontakt, dann passiert man ohne Ausquetschen, Zerstoßen der Kerne ist zu vermeiden wegen ihres Blausäuregehaltes.

Per Kilogramm Quittenschleim setzt man 20 g Alkohol zu, in dem 1 g Borsäure gelöst wurde.

Karrageenschleim (Mucilago Carrageen).

Ausgesuchtes Karrageenmoos	30 g	30 g	150 g
Wasser	1500 „	1000 „	3000 „

Unter Umrühren kochen lassen (Achtung, Anbrennen vermeiden!), dann passiert man unter kräftigem Reiben, um das gequollene Moos auszuquetschen. Muß konserviert werden (s. Konservierung).

Gelatineschleim (Mucilago Gelatinae).

Weiße Speisegelatine	25 g
Wasser	1000 „

Bei mäßiger Temperatur aufquellen lassen und lösen. Durchseihen.

Gelatineschleim geht rasch in Fäulnis über, muß also gleich mit Formol, Salizylsäure, Nipagin oder Benzoesäure konserviert werden (s. Konservierung).

Seifenschleim (Mucilago Saponis).

Natronseife	20 g
Heißes Wasser	1000 „

S. auch Salep.

Schleimpolypen, s. Nase.

Schlittenartikulation, s. Zahnfleisch.

Schlitzaugenstellung, s. Faltenbildung.

Schlitzung, subkutane, s. Akne.

Schlotter-, Lähmungsfuß, s. Lähmung des Fußes.

Schlottergelenk ist ein Gelenk, das infolge Kapselerweiterung (z. B. bei Tabes), Überdehnung der Bänder, Lähmung der Muskulatur oder Substanzverlust der knöchernen Gelenkanteile die physiologische Gelenkführung verloren hat. Im allgemeinen wird man durch eine operative Ankylose in günstigster Gebrauchsstellung eine kosmetische und funktionelle Besserung erzielen.

Bei Schlottergelenk des Ellbogengelenks infolge großen Knochendefektes kann bei erhaltener Muskelfunktion das Verfahren von GÖTZE angewandt werden, der zwischen die in Hautlappen gebettete Beuge- und Streckmuskulatur ein künstliches Gelenk einfügt, das mit einer Prothese in Verbindung steht. Ist Operation nicht indiziert oder wird sie verweigert, so kommt die Anwendung von Schienenhülsenapparaten in Frage.

Schlucken, s. Singultus.

Schlupfwarze, s. Busen; Schwangerschaft.

Schmalnasigkeit (Leptorrhine), s. Nase.

Schmeerfluß, s. Pityriasis capitis; Seborrhoe.

Schmelz, s. Zähne.

Schmelzhypoplasie, s. Zahnkrankheiten.

Schmelzoberhäutchen, s. Zähne.

Schmerzstillende Mittel, s. Anaesthesin, Cycloform; Extractum cannabis indicae; Kreosotum; Orthoform u. a.

Schminken (Toiletteschminken) (s. auch Lippenstifte; Schminktechnik; Theaterschminken). Hier werden lediglich die zum Privatgebrauch benützten Schminken in kurzen Zügen besprochen.

Die Farben: Weiß. Als wichtigste weiße Farbe ist Zinkoxyd (Zinkweiß) zu nennen. Dann kommen Kreide, Talcum und Zinkkarbonat als weiße Deckfarben in Frage. Das alte „Blanc de Perles" (Wismutoxychlorid) ist heute fast völlig verlassen, da es sich im Kontakt mit der Haut leicht bräunt und auch im Gebrauch nicht unbedenklich ist. Es wird durch Zinkkarbonat u. a. ersetzt. Seit einiger Zeit verfügen wir über eine neue weiße Deckfarbe, das Titandioxyd, das alle anderen weißen Grundfarben an Deckkraft und Haftfähigkeit ganz bedeutend übertrifft und ohne jeden schädigenden Einfluß ist. Als weiße Schminkegrundlagen bzw. Zusätze zu solchen seien noch Zink- und Magnesiumstearat genannt. — *Gelb.* Helle Ockersorten, Cadmiumgelb, gelbe Anilinfarben u. a. — *Braun.* Dunkler Ocker, Umbra, Sepia, Caput mortuum, gebrannter Ocker (rotbraun), Pariserrot (rotbraun), Kasselerbraun u. a. — *Blau.* Ultramarinblau und Indigo (selten), Preußischblau scheidet wegen seiner schädlichen Wirkung hier aus. — *Schwarz.* Feinster Lampenruß, eventuell auch Beinschwarz, seltener schwarze Anilinfarben (Nigrosin) oder Blauholz-Eisenlacke (Haematoxylin-Eisenlacke). — *Rot* in allen möglichen Schattierungen ist die wichtigste Schminkfarbe.

Hier findet vor allem Karmin entweder direkt oder in Form von Karminlacken Anwendung. Dann Alizarin bzw. Alizarinlack, Karthamin bzw. Karthaminlack (Safflorlack), Alkannin, Rotholzlacke, ferner rote Teerfarbstoffe bzw. deren Lacke, wie Eosin, Rhodamin, Fuchsin, Scharlach, Sudan III usw. Sehr wichtig sind auch die Stearate der Anilinfarbstoffe, die fettlöslich sind (Fixierrote). — *Karmin.* In der Schminkeerzeugung kommt der Karmin entweder als Lösung in Ammoniak oder in Substanz als feines Pulver zur Anwendung. Die Karminlösung wird hergestellt, indem man

Karmin Nacarat	50 g
mit	
Ammoniak (0,92)	50 „

übergießt, gut verreibt und dann

Wasser	2500 g

zusetzt.

Man erhitzt im Wasserbade, bis der überschüssige Ammoniak verflogen ist, und füllt das verdampfte Wasser wieder nach. Auch zu Fettschminken (dunkle Nuancen) kann diese Karminlösung Verwendung finden, für hellere Nuancen fällt man sie vor Verwendung im Fett mit Zitronensäure aus. Der sich bildende hellrote Niederschlag wird dann nach Verdampfen des Wassers mit dem Fett innig verrieben. In der Mehrzahl der Fälle verreibt man den Karmin direkt mit dem heißen Fettgemisch, bis er gleichmäßig verteilt ist, soweit man nicht vorzieht, Karminlack zu verwenden. — *Karthaminrot*, Safflorrot. Man wäscht die Färberdistelblumen in einem Mullsäckchen mit Wasser so lange aus, bis der gelbe Farbstoff vollständig ausgezogen ist und die Blüten rot geworden sind. Die roten Blüten werden nun mit Kalilauge 4 Bé ausgezogen, ausgepreßt und dann nochmals mit Kalilauge 2 Bé behandelt. Man vereinigt die alkalischen rotgefärbten Lösungen und fällt hierauf den Farbstoff mit Zitronensäure aus. Man sammelt auf dem Filter und trocknet nach gutem Auswaschen. Das reine Karthamin ist dunkelrot mit grünlichem Schimmer. Es ist löslich in Alkohol, unlöslich in Wasser. Man bezeichnet das reine Karthamin auch häufig als „Rouge en tasse", was aber nicht zutreffend ist, da man hierunter eine mit Karthamin bereitete fertige Schminke versteht (s. unten). Karthamin liefert wie Karmin sehr schöne Schminken. Karthaminrot kann analog dem Karminrot verwendet werden, wenn man es mit Alkalien löslich macht, auch in wässeriger Lösung. In alkoholischer Lösung dient Karthamin zur Herstellung der sogenannten *Rouges Inaltérables*, das heißt solcher, die mit Wasser (also auch dem Schweiß bzw. Speichel bei Lippenrot) nicht weggewischt werden können. Besser findet aber zur Herstellung der Rouges Inaltérables das Alkannin Verwendung, das den Vorzug hat, mit Fett sofort weggewischt werden zu können. Alkannin bzw. der konzentrierte Extrakt der Alkannawurzel ist in Alkohol und Fetten leicht löslich, wird aber bei Fettschminken nur wenig verwendet, da seine abfärbende Kraft in fettem Vehikel nur relativ gering ist. (Alkannin dient vielmehr nur zum Rotfärben [meist rosa] kosmetischer Mittel ohne Schminkcharakter.) In Alkohol gelöst, besitzt aber das Alkannin, entsprechende Konzentration vorausgesetzt, recht gut färbende Eigenschaften.

Rouge Inaltérable.

Extractum Alcannae spissum (MERCK)	50 g
Alkohol, 95%	1000 „

Spezialfarben für die Schminkefabrikation liefern in Deutschland u. a. die Firmen Schimmel & Co. A. G., Miltitz bei Leipzig, und die Firma Siegle & Co. in Stuttgart.

Schminkpasten finden meist als trockene Paste Verwendung (Tabletten), die beim Gebrauch angefeuchtet werden (zum Unterschied von den eigentlichen kompakten Trockenschminken, die trocken aufgerieben werden, also keine feste Pasta, sondern ein ziemlich lockeres Gefüge von Schminkepulvern darstellen). In einzelnen Fällen werden auch eigentliche Schminkpasten mit Glyzerinzusatz bereitet,

Blanc de Perles en pâte.

Talcum	750 g	Weißes Dextrin	500 g
Zinkoxyd	750 „	Glyzerin und Wasser	q. s.

um eine steife Pasta anzurühren.

Rouge fin.

Talcum	1000 g
Zinkweiß	500 „
Gummi arab.	100 „
Eosin	20 „
Wasser	q. s.

Rouge Brunette.

Talcum	600 g
Zinkweiß	150 „
Stärke	200 „
Eosin	2 „
Ultramarin	5 „
Karmin	50 „
Ammoniak (0,92)	50 „
Wasser	9,5 „

Rouge en Tasse
(konzentriertes Karthaminrot).

Karthamin	100 g
Talcum	100 „
Gummi arab. und Wasser zur Pasta.	q. s.

Diese Pasta wird in flache Porzellanschälchen (tasses) abgefüllt.

Rouge de Théâtre.

Talcum	750 g
Zinkoxyd	750 „
Weißes Dextrin	500 „
Karmin	100 „
Ammoniak (0,91)	100 „
Wasser	q. s.

Obwohl seiner Form nach nicht zu den Schminkpasten bzw. Schminktabletten gehörend, sei hier noch ein Schminkpräparat angeführt, *Laine d'Espagne* oder *Crêpons d'Espagne* oder *Crêpons de Strasbourg*. Hierunter versteht man mit Karminlösung oder Karthaminlösung getränkte und getrocknete Watte oder Kapok. Auch Eosinlösung wird häufig zum Tränken der Watte verwendet.

Rouge en feuilles. Unter dieser Bezeichnung versteht man dünne Kartonblättchen, die auf einer Seite mit konzentrierter Karmin- oder (häufiger) Karthaminlösung bestrichen und getrocknet wurden.

Flüssige Schminken:

Rouge liquide.

Karmin	20 g
Ammoniak (0,91)	20 „
Anreiben und zusetzen:	
Wasser	1000 ccm
Alkohol	40 „

Rouge Eos
(wasserlöslich).

Eosin	40 g
Wasser	6000 „
Alkohol	1000 „
Glyzerin	1000 „

Die aufgeschlämmten flüssigen Schminken werden fast nur in Weiß hergestellt, hie und da auch in Rosa, selten in Rouge.

Eau de Lys.

Talcum	40 g
Zinkweiß	80 „
Glyzerin	60 „
Wasser	820 „
Rosenöl	0,1 „

Blanc de Perles.

Titandioxyd	25 g
Zinkweiß	25 „
Glyzerin	100 „
Wasser	100 „

Kohol. Der wesentliche Bestandteil des Kohols ist Ruß, der durch Verkohlen organischer Substanzen erhalten wird, bzw. heutzutage durch Auffangen des sich bei der Verbrennung kohlenstoffreicher Körper (auch Gase) bildenden Rußes. Wir bedienen uns zur Herstellung einer schwarzen, dem Kohol analogen Schminke, vor allem des feinsten Lampenrußes, der ja auch von den Chinesen zur Herstellung der Tusche gebraucht wird. Am häufigsten wird der Kohol als fette Schminke in Stangenform (Augenbrauenstifte) verwendet, aber auch als Tablette (Tusche), viel seltener in flüssiger oder weicher Pastenform, wohl kaum als Aufschlämmung, als flüssige Schminke. Dasselbe gilt so ziemlich für die gelben und braunen Schminken, die in den dunkelbraunen Nuancen (Châtain) Sepia oder Umbra enthalten, die noch mit Lampenschwarz nuanciert ist. Diese gelben und braunen Schminken können aber auch in Pulverform oder als Aufschlämmungen in Frage kommen, werden jedoch, wie der Kohol, meist als fette Augenbrauenstifte oder in Tuscheform gebraucht (s. auch Augenbrauenstifte; Schminken).

Die *Schminktuschen*, sogenannte „Rimmel", sind den Aquarellfarben analog zusammengesetzt und werden in Gelb (Blond), Braun (Châtain), seltener auch in Schwarz hergestellt. Sie dienen zum Färben der Augenbrauen (Aufbürstfarben) und zu Hautschattierungen. Auch als trockene Minen für Schminkbleistifte werden solche Farben hergestellt (Crayons de Fard), speziell zum Nachziehen der Augenbrauen (trockene Augenbrauenstifte).

Fettschminken (s. auch Theaterschminken). Geeignete Fettkörper für Fettpasten und Stangen sind folgende:

Corps de Fard.

I. Stearin	200 g
Vaselinöl weiß	400 „
Ceresin weiß	400 „

Sehr zarter Körper.

II. Vaselinöl weiß	120 g
Ceresin	50 „
Weißes Wachs	25 „
Benzoetalg	200 „
Vaselin weiß	25 „

Speziell für Stangen härterer Konsistenz, wie Augenbrauenstifte usw.

Rosa.

Karmin	3 g
Titandioxyd	10 „
Corps de Fard	87 „

Rouge gras.

Karmin	10 g
Corps de Fard	90 „

Weiße Fettschminke.	
Zinkweiß	25 g
Titandioxyd	25 „
Corps de Fard	50 „

Orange (die Haut zart rot färbend).	
Eosinstearat	8 g
Corps de Fard	200 „

Augenbrauenstifte (fette). Die Augenbrauenschminken, in Tuscheform (Rimmel) oder als trockene Crayons hergestellt, wurden bereits erwähnt. Nachstehend angegebene Farbenmischungen für Fettschminken können selbstverständlich zur Herstellung von Augenbrauentuschen, Crayons usw. verwendet werden. Als Fettkörper für Stangen sei u. a. Corps de Fard II empfohlen.

Blond.	
Fettkörper	400 g
Ceresin	100 „
Ocker hell	150 „
Ocker dunkel	150 „

Châtain.	
Fettkörper	400 g
Ceresin	100 „
Umbra hell	200 „
Umbra dunkel	130 „
Gebrannter Ocker	40 „

Dunkelbraun.	
Fettkörper	400 g
Ceresin	100 „
Umbra dunkel	300 „
Lampenschwarz	5 „

Schwarz.	
Fettkörper	400 g
Ceresin	100 „
Lampenschwarz	30 „

Schnouda (Alloxanschminke). Dieses Präparat stellt eine fette weiße Creme dar, die erst im Kontakt mit der Haut unter dem Einfluß ammoniakalischer Emanationen die Applikationsstelle leicht rötet (Umwandlung des Alloxans in Murexid).

Mandelöl	1800 g
Walrat	300 „
Weißes Wachs	300 „
Wasser	500 „
Alloxan	50 g

Das Alloxan wird in wenig Alkohol gelöst und der Creme zugesetzt.

Als originelles Schminkpräparat sei hier eine *Schminkcreme* angeführt. Man löst 0,5 g Eosin in 10 ccm Alkohol. Separat erwärmt man 200 g einer Stearatcreme (Stearatum simplex) und vermischt diese mit 5 g geschmolzenem Walrat. Diesem Gemisch gibt man die Eosinlösung zu und erwärmt kurz zur Verjagung des Alkohols.

Schminkcremes haben den großen Vorteil leichterer und gleichmäßigerer Applikation der Rouges, die hauchartig aufgetragen erscheinen (s. auch Schminktechnik).

Kompakte Trockenschminken (Puderschminken) (s. auch Kompaktpuder).

Rouge Brunette.	
Rouge Brunette 36 Schimmel	12 g
Alizarinlack	2 „
Rhodamin B	2 „
Ultramarin	2 „
Titandioxyd	22 „
Körper	100 „

Pastellrot.	
Pastellrot 35 Schimmel	10 g
Plast. Puderkörper	90 „

Sonnenbrandteint.	
Heller Ocker	30 g
Gebr. Ocker	50 „
Umbra	15 „
Körper	250 „

Mandarinrot.	
Eosin	0,5 g
Cadmiumgelb	5 „
Alizarinlack	2 „
Mandarinrot 45 Schimmel	12 „
Körper	200 „

Hellere Nuancen s. unter Kompaktpuder.

Schattentöne zum Schattieren der Augenlider. Diese sehr wichtigen Schminkepräparate werden am besten in Pulverform abgegeben (Fettpuderkörper).

	Grau (Gris d'Ombre)	Schattenblau (Bleu d'Ombre)
Fettpuderkörper	150 g	150 g
Ultramarin	125 „	120 „
Lampenschwarz	3 „	1 „

	Braun	Dunkelbraune Schatten
Fettpuderkörper	150 g	150 g
Umbra	180 „	150 „
Gebr. Ocker	20 „	50 „
Lampenschwarz	0,5 „	0,5 „
Ultramarin	50 „	50 „

Aromatisieren der Schminken. Aromatisiert werden nur solche Schminken, die mit den Lippen in Berührung kommen, also die eigentlichen Lippenschminken. Andere Fettschminken werden hin und wieder mit Vanillin usw. aromatisiert. Für Lippenschminken kommt besonders Aromatisierung mit Vanillin, Perubalsam, Zitronenöl, Rosenöl usw., ganz besonders aber mit Fruchtaromen (Erdbeer, Himbeer usw.) in Frage. Mit Phantasiegerüchen parfumiert werden nur die kompakten Puderschminken (s. auch Gesichtspflege).

Schädigungen durch Schminkegebrauch. Tatsache ist es, daß das heute geübte Schminken bei kunstgerechter, nicht mißbräuchlicher Anwendung (s. Schminktechnik) kaum schädigen kann.

Es ist nicht zutreffend, wenn behauptet wird, daß zur Herstellung von Schminken Quecksilbersulfid (Zinnober) oder andere Quecksilberverbindungen verwendet würden, bzw. Bleiverbindungen, Antimonverbindungen, Chromfarben, giftige Anilinfarbstoffe usw.

Die moderne Schminkefabrikation bedient sich vielmehr nur notorisch harmloser Farbstoffe und anderer Ingredienzien, sie verwendet sogar nicht mehr Wismutverbindungen, die zugelassen sind (Blanc de Perles), ebensowenig Berlinerblau u. a. Es ist hier nur ein Mißstand zu erwähnen, nämlich jener, daß ganz speziell zur Herstellung von Bühnenschminken heute immer noch Bleiweiß und Barytweiß gebraucht werden, ein Umstand, der die schädliche Wirkung der Bühnenschminken, die schon durch die Art ihrer Anwendung schädlich wirken, noch erheblich akzentuiert. Für Schminken zum täglichen Gebrauch (Toiletteschminken) kommt aber Verwendung von Blei- oder Barytweiß (auch in Form von Blei- oder Barytfarblacken) keinesfalls in Frage. Von Anilinfarben werden nur die gesetzlich als giftfrei (auch für Nahrungsmittelfärbung) zugelassenen Farbstoffe verwendet. Als Weißbasis bzw. weiße Schminke kommen nur Zinkoxyd, Titandioxyd, Zinkkarbonat, Talcum, Bolus u. a. in Frage, für Rot, abgesehen von giftfreien roten Teerfarben, Karmin, Karthaminrot, Alkannin, Krapprot, Rotholzextrakt, Orseilleextrakt u. a. in Frage, bzw. deren Zinn- oder Aluminiumlacke.

Das Unterlassen des täglichen regelmäßigen Abschminkens kann leicht Schaden hervorrufen. Dies trifft speziell für das Schminken der Lippen zu, bei dem eine Schädigung der empfindlichen Lippenschleimhaut stets im Bereiche der Möglichkeit liegt. Die Rotstifte für die Lippen dürfen nämlich keine zu großen Fettmengen enthalten, um das Schmieren des Stiftes auf der Lippe (und zu leichtes Abfärben) zu vermeiden. Hierdurch ist die Gefahr einer Austrocknung der Lippenschleimhaut immer gegeben, der nur durch regelmäßiges tägliches Abschminken mit Fett und nachträgliches reichliches Einfetten der Lippen (eventuell über Nacht) begegnet werden kann. Bei gewissenhafter Durchführung solcher prophylaktischer Maßnahmen auch beim Schminken des Gesichtes kann aber jede Schädigung sicher vermieden werden.

Schminktechnik. *Allgemeines.* Die subtile Kunst der Anwendung der Schminke zur Vervollständigung der täglichen Toilette unterscheidet sich prinzipiell von der gewerblichen Schminktechnik der Bühnen vor allem dadurch, daß hier Effekte grober Art, wie sie das Rampenlicht meist direkt verlangt, niemals in Frage kommen. Die Gesetze unauffälliger Eleganz regeln, ebenso wie sie für Kleidung, Schmuck, Frisur, Parfum, kurz für alles, was die Harmonie des Gesamteindruckes der Erscheinung betrifft, maßgebend sind, auch die Art und das Maß, in dem Schminken zu gebrauchen sind, d. h. in durchaus unauffälliger Art

Schminktabelle (s. Schminktechnik).

Für die Schminktechnik bestimmende körperliche Eigenheiten			Den körperlichen Eigenheiten entsprechende Schminktechnik				
Haarfarbe	**Teint**	**Farbe der Augen**	Puderfarbe	Rot für die Wangen	Lippenrot	Augenbrauen	Augenlider (oberes Lid)
Schwarz (Ebenholzschwarz, Braunschwarz bis Dunkelbraun)	dunkel gelblich (Südländerteint)	dunkelgrau bis schwarz	Rachel dunkel Ocre Bistre Mauresque	violettstichiges Rot Rouge brunette bläulich	dunkles Karmin mit violettem Stich	Schwarz nur bei ebenholzschwarzem Haar, sonst Dunkelbraun	graue und blaue Schatten mit leichtvioletten Tönen gemischt
	bleich, matt, heller Teint	blau grau dunkelbraun	Rachel hell Chair gelblich	violettstichiges Rot, viel heller, Rouge brunette hell	Kirschrot mit violettem Stich, eventuell lebhaftes Rot (Purpur)	Dunkelbraun	graue und blaue Schatten mit rotbraunen Tönen
Kastanienbraun (Châtain dunkel)	mittlerer Teint, leicht gelblich	dunkelgrau und diverse dunkle Töne	Rachel hell Chair gelblich	Rouge brunette hell, Rouge Pastel mit bräunlichen oder violetten Tönen	Kirschrot mittel, manchmal dunkles Kirschrot	Mittelbraun (Sepia)	braune, graue und leichtblaue Schatten
	heller Teint	braun heller Ton	Rachel mit Fleischton Chair gelblich	Rot leicht gelblich	Kirschrot hell mit leicht gelblicher Tönung	Mittelbraun (Sepia)	wenig Blau, mehr Braun
Kastanienbraun (Châtain mittel)	heller Teint mit leicht gelblicher Tönung	braun graubraun	Rachel hell mit leichtem Fleischton	Rot leicht gelblich	sehr helles Kirschrot mit ganz leicht gelblicher Tönung	Braun	Braun, Grau mit wenig Blau
	bleicher, matter, heller Teint	braun	Chair gelblich	Rosa mit gelblichem Ton	helles Kirschrot	Braun hell	braune und graue Schatten mit Blau
Kastanienbraun (Châtain hell)	heller Teint, matt	grünlich braun	Chair rosé Rosa mit Gelbstich	Rosa gelblich Mandarinrosa	Hellrot (heller Purpur)	Braun hell	braune Schatten mit blauen Tönen
	dunklerer Teint, leicht gelblich	braun	Rachel hell bis Chair mittel	Rot gelblich Mandarinrot	Hellrot (heller Purpur)	Braun hell	Braun, Grau mit wenig Blau
Blond sehr hell Platinblond	hell, matt, milchig	grau oder blau	Rosa Chair rosée	zartes Rosa	helles Kirschrot	Braun sehr hell Ockertöne etwas gelbe Töne	besonders blaue Schatten, dann Grau (bleu d'ombre)
	mittlerer Teint, leicht gelblich	grau oder blau	Rosa gelblich Chair hell	zartes Rosa mit leichtem Gelbstich	helles Kirschrot	Braun sehr hell	Rosatöne, blaue und graue Schatten (bleu d'ombre)

Für die Schminktechnik bestimmende körperliche Eigenheiten			Den körperlichen Eigenheiten entsprechende Schminktechnik				
Haarfarbe	**Teint**	**Farbe der Augen**	Puderfarbe	Rot für die Wangen	Lippenrot	Augenbrauen	Augenlider (oberes Lid)
Blond mittel	hell, matt, milchig	blau oder grau	Chair rosée gelbliches Rosa	Mandarinrosa gelbliches Rosa hell	leuchtendes Rot etwas gelblich	Braun hell	mehr Blau, wenig Grau, eine Spur Braun, auch Rosatöne
Aschblond	heller Teint	blau grau braun	Chair rosée	Mandarinrot Rosa gelblich	helles Rot	Braun	mehr Blau, wenig Grau, aber stärkeres Braun
Blond aller Nuancen	Sonnenverbrannt (Sommerteint)	blau grau braun	Rachel mittel, eventuell Ocre oder Bistre	Mandarinrot	helles Rot (gelblicher Ton)	Braun mittel	Rosatöne, Braun, Grau und Blau (bleu d'ombre)
Tizianrot Mahagonirot aller Töne (natürlich)	sehr heller, milchiger Teint	meist grün in allen Tönen, auch braun	Chair	Rosa zart	mittleres helles Rot mit Gelbstich	mittleres Braun mit rötlichen Tönen (Rötel)	braune und wenig blaue Schattentöne, auch Spuren von Grün
	mittlerer Teint mit Bistretönen	braun oder grünlich	Chair gelblich	Rosa gelblich	helles, leuchtendes Rot gelblich (Zinnober)	Braun mit Röteltönen	mehr braune, wenig blaue Schatten, eventuell etwas Grün
Tizianrot Hennatöne (künstlich)	dunkel (Südländerteint)	braun	Rachel mittel Chair brunette	Rouge brunette bläulich, heller oder dunkler, je nach Haarfarbe	Dunkelrot Karmin dunkel blaustichig, ev. Kirschrot dunkel	Dunkelbraun mit Röteltönen	besonders Braun, wenig Blau, auch Grau
	bleich	grau blau grünlich	Rachel hell Chair gelblich	Rouge brunette hell	Helles, leuchtendes Rot	Braun mit Röteltönen	wenig Blau, Rötel
	hell, milchig	grünlich braun	Chair rosée Rosa	Rosa gelblich Chair rosée	helles Kirschrot ev. helles, leuchtendes Rot (Purpur)	Braun mit Röteltönen	Rötel, Braun, wenig Blau
Blond, gebleicht aus dunklem Haar	bleich, matt	dunkelgrau braun	Rachel hell	zartes Rosa gelblich Rose Mandarine	Kirschrot hell	helles Braun	braune Töne, wenig Blau
	dunkler Teint, gelblich	sehr dunkle Augen	Rachel Chair gelblich	Rouge brunette bläulich	Kirschrot dunkel	Braun (Sepia)	braune, blaue und graue Schatten (Ombrine)
	hell, rosig, milchig	helle Töne	Chair rosée	Rosa leicht gelblich	helles Rot	helles Braun	braune Schatten, sehr wenig Blau und Rosa

und lediglich zu dem Zwecke, Disharmonien auszugleichen, bzw. den günstigen Gesamteindruck der Erscheinung durch schminktechnische Kunstgriffe zu erhöhen. Für die Farbtönung der anzuwendenden Schminke und die Intensität des Kolorits sind zahlreiche Details maßgebend, wie Art und Farbe der Kleidung, Form des Gesichtes, Haarfarbe, Farbe der Augen, Typus der Erscheinung, Alter usw., dann die Tageszeit (Tag, Abend), ferner ob für Straßen- oder Abendtoilette (Tageslicht oder grelle Abendbeleuchtung, im Ballsaal, eventuell nur diskretere Abendbeleuchtung) zu schminken ist. Von irgendeiner auch nur einigermaßen exakten Anleitung zur Ausführung des Schminkens kann natürlich keine Rede sein. Dagegen lassen sich wohl Hinweise auf gewisse Möglichkeiten geben, die das Wesen der Schminktechnik in großen Zügen erläutern, bzw. die Ausschaltung gewisser elementarer Fehler ermöglichen sollen.

Die Technik der Auflegung von Rouge wird in verschiedener Weise gehandhabt. Manche empfehlen mit dem Abreiben des Gesichtes mit Fettcreme zu beginnen, dann mit hellem (weißem) Puder zu überpudern, nach Abwischen alsdann auf die Puderschicht ein pulverförmiges oder flüssiges Rot vorsichtig aufzutragen und entsprechend zu verteilen. Zweckmäßiger wird es aber sein, das Gesicht zuerst mit einer nichtfettenden (eventuell halbfetten) Creme einzureiben, dieselbe nach etwa 10 Minuten abzuwischen und nun mit weißem, eventuell auch schwach fleisch- oder rosafarbigem Puder zu überpudern. Auf diese Puderschicht, deren Überschuß vorher abzutupfen ist, setzt man vorsichtig mit einem Wattebausch pulverförmiges oder flüssiges Rot auf, eventuell verwendet man auch hier die ogenannten Crépons de Strasbourg. Das Rouge wird dann durch vorsichtiges Reiben mit einem Wattebausch entsprechend verteilt, bzw. nach Erfordernis verstärkt oder abgeschwächt. Am besten eignen sich nun zum Auftragen und Verteilen im Gesicht die Schminkecremes, die in letzter Zeit immer mehr in Aufnahme gekommen sind, weil mit ihrer Hilfe die zweckmäßige Dosierung des Rouge und seine Verteilung viel leichter gelingt als mit Pulvern oder Flüssigkeiten. Man kann sich solche Schminkecremes sehr einfach auch selbst herstellen durch Anreiben einer kleinen Menge nichtfettender Hautcreme (Stearatcreme) mit wenig flüssigem oder pulverförmigem Rouge. Der Gebrauch solcher Cremes zum Schminken ist schon deshalb besonders zweckmäßig, weil hierdurch jeder zu grobe Effekt sicher vermieden werden kann.

Meist setzt man das Rouge auf die Mitte der Wange unterhalb des Jochbeines auf und verreibt von hier ausgehend nach dem Ohr zu. Allgemein gültige Angaben über die Art bzw. die Richtung der Verreibung und den Platz des Rouge lassen sich überhaupt nicht machen, weil sie von Fall zu Fall variieren. Unrichtig sind Angaben der Literatur, die als Regel ein Verreiben des Rouge bis hinter das Ohr angeben oder ein bogenförmiges Verreiben vom Jochbein aus als Norm anführen. Der Fall, daß Rouge bis hinter das Ohr aufgetragen wird, ist vielmehr auf seltenere Ausnahmen beschränkt. Bei einem breiten Gesicht bleiben die Rougetöne in der Mitte der Wange, gehen also nicht bis zum Ohr. Ein sehr schmales blasses Gesicht erhält eine zarte Rosatönung über das ganze Gesicht (nur ein Hauch!). Ebenso bei vorstehenden Backenknochen wird das Rouge direkt auf diese aufgesetzt und in der Mitte des Gesichtes, natürlich entsprechend verlaufend, belassen.

Man gibt Rouge auf solche Stellen, die ohne Schminke zu stark hervortreten, also durch das Rouge weniger sichtbar werden sollen. Die Nuance des Rouge muß genau den Eigenheiten des Teints angepaßt sein (gelbliches, bläuliches Rot usw.), sie ist direkt abhängig von der Haarfarbe, die ja auch die Eigenheiten des Teints bedingt (s. Tabelle).

Nach Auftragen und Estompieren (Verwischen) der roten Schminke wird nachgepudert, und zwar mit einem Puder, dessen Nuance dem Teint entspricht (s. Tabelle). Hierbei ist darauf Rücksicht zu nehmen, daß zum Pudern der Nase meist ein Puder entsprechender, aber etwas dunklerer Nuance nötig ist, denn es muß auf alle Fälle vermieden werden, daß die Nase heller getönt erscheint als das ganze Gesicht, sie würde dadurch übermäßig groß erscheinen und so entstellend wirken. Praktisch ist es nämlich durchaus möglich, daß z. B. bei von Natur fettglänzender Nase diese sich bei Verwendung des gleichen Puders viel heller pudert wie das übrige Gesicht (Wangen, Stirne usw.). Zur Vervollkommnung der Toilette kann man auch eine Spur Rot auf die Ohrläppchen legen, ebenso auch die Ränder der Nasenöffnung (am besten nur da, wo diese an der Oberlippe aufsitzen) mit etwas Rouge belegen. Auch ein kleiner roter Punkt in der Mitte des Kinns wirkt oft vorteilhaft, ebenso eine ganz dünne rote Linie unterhalb der Augenbrauen (s. Schminktechnik, Augenbrauen).

Schminken der Lippen. Die passende Nuance wird durch den Teint und die Haarfarbe bestimmt (s. Tabelle). Daß auch hier jedes Zuviel zu vermeiden ist, versteht sich von selbst. Wichtig ist allabendliches Abschminken mit Fett und gutes Einfetten der abgeschminkten Lippen gegen zu starkes Austrocknen, das bei häufigem Schminkgebrauch zu befürchten ist (cavete Lippenekzem!). Zu bemerken ist hier, daß auch einfaches Einfetten die Lippenhaut kräftiger gefärbt erscheinen läßt. Die Schminktechnik richtet sich nach der Form des Mundes und der Lippen. Schmale Lippen erscheinen dicker, wenn man das Rot bis über den Lippenrand hinaus aufträgt, umgekehrt breite Lippen schmäler, wenn man nicht bis zum Rande schminkt und die Farbe in der Mitte, namentlich am Erosbogen (Kupidobogen) der Oberlippe betont. Ein großer Mund erscheint kleiner, wenn die Lippen nicht bis zum Mundwinkel geschminkt werden. Betonen der Mundwinkel durch Rotauflage vergrößert den Mund ganz erheblich. Ein herabhängender, unfreundlich aussehender Mund kann durch eine schwache aufwärtsgehende Linie von Lippenrot freundlicher gestaltet werden. Wichtig ist, daß beim Auflegen von Lippenrot nicht nur die äußeren Teile der Lippen geschminkt werden, sondern auch die Innenseite, wenigstens die oberen Teile. Keinesfalls zu kräftiges Schminken der Lippen während des Tages, für den Abend ist aber grellere Tönung erforderlich.

Schminken der Augenpartien, besonders der oberen Lider. Hier ist raffinierte Farbenzusammenstellung bzw. Farbenanpassung mit größter Zurückhaltung, was Intensität der Färbung anlangt, imstande, die Lebhaftigkeit des Blickes und damit des Gesichtsausdruckes zu heben. Für den Tag dominieren braune, auch schwache rosa Töne am oberen Augenlid, für den Abend mehr blaue Töne bzw. Mischungen, soweit nicht Haarfarbe, Teint und besonders die Farbe der Pupillen hier gewisse Nuancen anderer Art bestimmen (s. Tabelle). Ein ganz leichter Schatten in der Farbe der Augen auf dem oberen Lid läßt das Auge größer und lebhafter erscheinen. Das untere Lid kann eventuell, besonders für den Abend, braune eventuell auch graue Schatten bekommen, im allgemeinen kommt aber Schminkeauflage hier seltener in Frage. Manchmal wird am oberen Rande des unteren Lids ein feiner schwarzer Strich gezogen, der das Auge feuriger erscheinen lassen soll. Zu kräftige Betonung dieses Striches ist ein Fehler, der den Blick starr macht. Richtige Verwertung dieses Hilfsmittels erfordert große Übung, weil, wenn zu plump ausgeführt, dieser Strich sehr wenig glücklich wirkt. Keinesfalls dürfen blaue Schatten für das untere Lid verwendet werden, da solche alt machen. Auch Auflegen von Weiß ist hier zu vermeiden, da weiße Töne dem Auge einen alten müden Ausdruck geben. Um das Auge mandelförmig verlängert erscheinen zu lassen, zeichnet man je ein liegendes V (mit der Spitze nach außen) in die Augenwinkel. Was nun die Augenbrauen anlangt, so soll, ob sie rasiert sind oder nicht, hier niemals eine zu dunkle Tönung angewendet werden, nur selten ein reines Schwarz, am besten Braunnuancen aller Schattierungen, je nach Haarfarbe. Zu dunkle Tönung, besonders Schwarz, macht den Blick leicht starr (maskenhafter Ausdruck des Gesichtes). Ein feiner roter Strich unterhalb der Augenbraue soll die Lebhaftigkeit des Blickes wesentlich erhöhen helfen.

Abendschminken. Das Schminken für den Abend folgt den gleichen Prinzipien mit der Toleranz für eine gewisse Akzentuierung der Farbeffekte. Wenn auch oft grellere Töne für den Abend (speziell das grelle Licht des Ballsaales) gewählt werden können, so darf hierdurch die Dezenz des Ganzen nicht in Frage gestellt werden, weil es sich hier, zum Unterschied vom Schminken für das Rampenlicht des Theaters, stets um Naheffekte handelt. Zu erwähnen sind besonders auch Puder spezieller Nuancen, wie Grün (Vert de Soirée), Lila (Mauve), Blau u. a., die speziell beim Dekolleté (Arme, Schultern) gute Effekte (blendendes Weiß) liefern. Grüne Pudernuancen sind für alle Haarfarben geeignet, mit Ausnahme der Mahagonitöne (Tizianrot), während Lila und Blau besonders für kastanienbraunes Haar und Mahagonitöne angezeigt sind; eine scharfe Grenze läßt sich natürlich auch hier nicht ziehen.

Auf S. 570/71 ist eine Tabelle wiedergegeben, die Hinweise enthält über die Auswahl bzw. Abstimmung der Schminkenuancen im Einklang mit der Haarfarbe, die als grundlegend und ausschlaggebend zu betrachten ist.

Daß natürlich noch zahlreiche andere Faktoren in dieser Beziehung mitbestimmend sind, wurde bereits erwähnt, wie denn hier alles auf Individualität der Person und jener der Effekte eingestellt ist.

Es kann also auch die angefügte tabellarische Zusammenstellung nicht den Anspruch darauf erheben, absolute, starre Regeln aufzustellen, immerhin aber wertvolle Richtlinien zu geben.

Schminkbehelfe (Hausmittel). Die Fabriken kosmetischer Mittel, besonders einige Spezialfabriken, liefern Schminken in reicher Auswahl. Gute Schminken lassen sich auch nach den Vorschriften in den Kapiteln Schminken und Theaterschminken herstellen (s. dort). Für den Hausgebrauch kann man oft mit sehr primitiven Mitteln gute Schminken herstellen. So ist z. B. der in der Kerzenflamme angerußte Teller zu erwähnen, der feinstes Lampenschwarz liefert. Analog der angekohlte Korkstopfen (Dunkelbraun bis Schwarz), das abgebrannte Streichholz usw. Für Braun die angeröstete Haselnuß oder Erdnuß, bei gänzlichem Verkohlen ein prächtiges Schwarz liefernd. Ferner Tuschefarben aller Art, Karmin, braune, rote, schwarze Töne usw., auch rote Bleistifte aus Anilinfarben (auch andere Farbstifte aus Anilinfarben), rote Tinte usw. werden im Hausgebrauche zu Schminkzwecken herangezogen und mit viel Geschick verwendet.

Abschminken. Das Abschminken geschieht am besten mit Vaselin oder Gemischen von Vaselin mit Kakaobutter o. dgl. (s. Theaterschminken).

Das Schminken der Nägel. Wer dunkelrote, orangefarbene, goldene, silberne o. dgl. Fingernägel anziehend und schön findet, hat das Wesen und die Ästhetik des Schminkens nicht erfaßt. Jedenfalls darf dieser Geschmacksverirrung größere Bedeutung nicht beigelegt werden, da es sich hier nicht um ein kunstvolles Schminken, sondern um grobes Anpinseln der Nägel handelt. Zweckmäßiges, dezentes Schminken der Fingernägel besteht darin, allzu bleich wirkenden Nägeln eine zarte Rosafärbung zu geben. Ferner wird häufig der helle Nagelrand durch eine Weißunterlage geschminkt, beides Maßnahmen, die ihre vorteilhafte Wirkung durch diskrete Effekte als nicht erkennbare Kunstgriffe rechtfertigen.

Schmirgel, Lapis Smiridis, ist natürlich vorkommendes kristallinisches Aluminiumoxyd, verunreinigt mit kleinen Mengen Eisenoxyd und Siliziumdioxyd. Er kommt als feines bis grobsandiges, braunes bis blauschwarzes Pulver in den Handel. Seine Härte wird nur noch von der des Diamanten übertroffen. Wird als Poliermittel für Fingernägel verwendet; als Zusatz zu Zahnpulvern o. dgl. absolut zu verwerfen.

Schmirgelpapier, s. Nagelpflege.

Schmuck, s. Körperschönheit.

Schmucknarben, s. Naturvölker.

Schnarchen. Die weitverbreitete Meinung, daß das Schnarchen nur durch Enge oder Verschluß der Nase hervorgerufen wird, ist irrig. Wohl gibt es Fälle, in denen Behebung der Nasenenge auch das Schnarchen beseitigt; doch bleibt ein großer Prozentsatz der Schnarcher auch nach Entfernung großer oder kleiner Passagehindernisse in der Nase ungeheilt. Als häufigste Ursachen der Nasenenge haben zu gelten: Polypen, Verbiegungen der Nasenscheidewand, Verdickungen der Nasenmuscheln, akute und chronische Entzündung der ganzen Nasenschleimhaut. Die Übel können beseitigt oder weitgehend gebessert werden. Nicht beseitigt kann die auch äußerlich schon erkennbare allgemeine Enge der Nase werden; sie gibt sich durch besonders scharfen Nasenrücken und schmale Form der ganzen Nase zu erkennen. Im Nasenrachenraum (hinter der Nase und oberhalb des weichen Gaumens gelegen) gibt es vorwiegend drei Ursachen für die behinderte Nasenatmung und daher für das Schnarchen: 1. Angeborene Enge des Nasenrachenraumes durch Tiefstand der hinteren oberen Wand des Nasenrachenraumes; diese Ursache ist operativ nicht zu beheben. 2. Adenoide Vegetationen (s. diese). 3. Starke Ausbildung von Teilen der Gaumenmuskulatur, was sich durch einen einfachen Eingriff mit großer Wahrscheinlichkeit beseitigen läßt. Gar nicht so selten sind die Kehlkopfschnarcher; bei ihnen sind Sitz des Leidens die falschen Stimmbänder, welche bei jeder Einatmung wie zwei Lappen in den Kehlkopf hineingezogen werden und durch das schlaffe Flottieren im Luftstrom das Schnarchgeräusch erzeugen. Weiters kommen als Ursprungsort des Schnarchens der Zungengrund und die erschlafften Lippen in Frage. Die Behandlung des Schnarchens ist besonders bei älteren Erwachsenen keineswegs sehr aussichtsreich. Nach genauer Entfernung des Atemhindernisses bleibt die Nachbehandlung das Wichtigste. Der Schnarcher hat sich die Mundatmung angewöhnt und nimmt die Schnarchstellung beim Einschlafen unwillkürlich ein. Eine gewisse Hilfe bietet oft eine Kinnbinde, die den Unter- gegen den Oberkiefer fixiert. Noch besser ist eine sogenannte Schnarchbinde. Es ist dies eine zirka 50 cm lange, 4 cm breite, an beiden Enden mit schmalem Band versehene Flanellbinde, die in der Mitte ein kleines Loch zur Aufnahme des Kinnes hat. Sie wird vom Kinn nach dem Scheitel zu angelegt, leicht angezogen und geknotet. Eine zweite Binde zieht vom Hinterkopf nach der Stirn und wird an dieser geknotet. An den Kreuzungspunkten beider Binden, den Schläfen entsprechend, wird eine Sicherheitsnadel durchgesteckt.

Es wurden auch Instrumente angegeben, z. B. ein Mikrophon, welches auf Schnarchtöne einen elektrischen Schlag auslöst, um den Schnarcher zu wecken. — Natürlich kann der Schlafpartner sich auch dadurch Ruhe und Schlaf verschaffen, daß er die Ohren verstopft. Watte allein genügt meist nicht, man kann ihre Wirkung verstärken, daß man in einem Gefäß ein kindfaustgroßes Stück Bienenwachs mit einem Eßlöffel Gomenolöl unter gelindem Erwärmen zusammenschmilzt und so viel feine Watte zugibt, bis die Flüssigkeit aufgesaugt ist. Nun läßt man das Ganze durch 3—4 Stunden erkalten, knetet dann in der Wärme durch und schneidet die Masse in Streifen, von denen man kleine Kügelchen ins Ohr steckt.

S. auch Anakusinpfropfen.

Schneiden, elektrisches, s. Diathermie; Kaustik.

Schnellbleiche, s. Haarbleichmittel.

Schnellverbände. Das Bedürfnis nach Rationalisierung in der Verbandtechnik hat zur Konstruktion der sogenannten Schnellverbände geführt. Diese bestehen aus Pflasterbinden, welche das antiseptische Sterilisierungsmittel, die Mullbinde, den aufsaugenden Tampon und das Kautschukpflaster in einer einzigen praktischen Form vereinigen. Eine ausgiebige Perforierung der Pflasterunterlage ermöglicht es der Luft, in filtriertem Zustande zur Wunde zu dringen und die Granulation zu beschleunigen. Eine wesentliche Vervollkommnung dieser Schnellverbände bildet das sogenannte Silberhansaplast, bei welchem die den ganzen Tampon umgebende Mullauflage durch eine perforierte Silberplatte ersetzt ist. Gegenüber den Silbersalzen ruft das Silberhansaplast weder Argyrie noch Reizungen hervor, sondern fördert die natürlichen Gewebsvorgänge. Im Gegensatz zu den gewöhnlichen Schnellverbänden, bei denen sehr oft die Mullauflage mit den Wundrändern verklebt, so daß diese bei Erneuerung des Verbandes wieder aufreißen, erfolgt beim Silberhansaplast der Verbandwechsel vollkommen schmerzlos.

Die von Unna eingeführten Salbenmulle haben mit den eigentlichen Pflastern nur die äußere Form gemeinsam und sind als Bindeglied zwischen Salben und Pflastern zu betrachten. An Körperstellen, welche einer dauernden Einwirkung des Heilmittels ausgesetzt werden müssen, und an denen Pflaster ihrer geringen Schmiegsamkeit wegen ebensowenig angebracht sind wie Salben, welche infolge der Körpertemperatur zerfließen und ihren Bestimmungsort verlassen, sind die Salbenmulle ein gutes Hilfsmittel. Sie bestehen aus einem engmaschigen Mullgerüst, welches mit der Salbenmasse vollständig durchtränkt ist. Dieses Salbengerüst wird mit den Fingern durch zentrifugales Streichen sanft auf der Haut verrieben, so daß es sie wie eine Salbenmasse deckt.

Aus demselben Grunde sind die Salbenmulle geeignet, kompliziert gefaltete Hautflächen, wie sie am Ohr und an der Nase, an den Fingern, Zehen und Genitalien vorkommen, in inniger und bleibender Berührung zu bedecken. Für alle diese Körperteile ist die Form des Salbenmulls die beste Anwendungsform von Salben. Sehr praktisch ist die Anwendung der Salbenmulle an den zylinderförmigen Abschnitten der Extremitäten, besonders des Unterarms und Unterschenkels, weil hier wenige Bindetouren genügen, um einen sehr festen, dauernden Kontakt einer dicken Salbenlage mit der Haut zu bewerkstelligen. Weniger geeignet für die Salbenmulltherapie sind die breiten Flächen des Rumpfes.

Schnouda, s. Schminken.

Schnupfen, s. Nasenekzem; Nasenfluß; Niesen.

Schnupfenwatte, s. Mentholwatte.

Schnupftabak, s. Niesen.

Schnürleib, s. Körperschönheit.

Schnurrbart, s. Bartflechte; Piedra.

Schönheit, Schönheitspflege, populäre, s. Busen; Gesichtspackungen; Gesichtspflege; Gymnastik und Sport; Haarpflege; Hauskosmetik; Kosmetik in der Kunst; Masken; Nagelpflege.

Schönheitswässer, s. Gesichtswässer.

Schonungshinken, s. Gang.

Schöpfchen-, Steißohr, s. Behaarung.

Sch'phophereth, s. Geschichte der Kosmetik.

Schultern, Pflege, s. Hauskosmetik.

Schusterbrust, s. Trichterbrust.

Schüttelmixturen, Aufschlämmungen, *Laevigationes, Suspensiones,* enthalten im flüssigen Vehikel des Präparates unlösliche feste Bestandteile, die sich am Boden des Gefäßes absetzen. Unmittelbar vor Gebrauch bringt man diesen Bodensatz durch Schütteln zur Suspension und appliziert diese. Oft auch als Trockenpinselungen (s. dort) bezeichnet. Hierher gehören zahlreiche kosmetische Spezialitäten, wie Eau de Lys, Kummerfeldsches Wasser u. a., auch gewisse progressive Haarfärbemittel mit Schwefelzusatz.

Rp. Flor. sulfur.
Glycerini
Aq. Amygdalar. .... aa 10,0
Aq. Calcis 50,0
(Herxheimer)

Rp. Lact. sulfur.
Spir. Vini
Aq. dest.............. aa 15,0
Mucil. Gummi arab........ 5,0
(Veiel)

Rp. Bism. subnitr.
Zinci oxydat.
Talci
Glycerini .... aa 15,0—20,0
Aq. dest.............. ad 100,0
(Hoffmann)

Eine besondere Art der Schüttelmixtur stellen Schüttelbrillantines, Haarpetrol, fette Haarwässer (mit aufgeschichtetem Öl) o. dgl. dar. Bei diesen schwimmt im Ruhezustand das im wässerig-alkoholischen Vehikel unlösliche Öl obenauf.

S. auch Pharmakologie der Haut.

Schwammgummi, s. Verbandtechnik.

Schwanen-Creme. Nach Angabe Hydrarg. praec. album 5 p. c., Bismutum oxychlorat. 5 p. c., Zincum oxydat. 25 p. c., Ungt. Cerei alb. 65 p. c. Soll gegen Sommersprossen, Leberflecke, Pickel, Mitesser usw. angewendet werden. (Schwanen-Apotheke, Worms a. Rh.)

Schwanenweiß (Fruchts) ist eine Sommersprossensalbe, die wie folgt zusammengesetzt ist:

Gemisch aus Vaselin und Wollfett	75 %	Salizylsäure	1 %
Wasser	6 %	Bismut. subnitr.	5,5 %
		Magnesiumsuperoxyd	12,5 %

Schwangerschaft. Die Reaktionen auf die Frühschwangerschaft sind abhängig von konstitutionellen Anlagen. Manche Frau fühlt sich niemals so gut wie während der Schwangerschaft, anderen geht es sterbenselend.

Vermutlich hängen diese Veränderungen mit Umwandlungen der endokrinen Funktion zusammen. Der Stoffwechsel bei schwangeren Frauen bringt alle Drüsenorgane zur stärkeren Arbeit, eine Hyperfunktion kann aber schwere Störungen verursachen.

Sehr früh äußert sich diese Funktionsveränderung an der *Schilddrüse* durch eine Vergrößerung dieses Organes am Halse. Ihre Sekrete machen leicht Erscheinungen, die in das Gebiet der basedowoiden Erkrankung gehören. Schon sehr zeitlich wird die Brustdrüse umgewandelt. Die *Brust* wird stärker und sondert ein dünnflüssiges Sekret ab. Dieses Sekret, Kolostrum oder Vormilch, ist nicht beweisend für das Bestehen einer Schwangerschaft. Auch die übrigen drüsigen Organe des Körpers nehmen an der Schwangerschaftsumstellung teil, besonders die Magendrüsen arbeiten stärker und machen Hyperaziditätsbeschwerden.

In den ersten Monaten verändert sich das *Äußere* der Frau wenig. Erst etwa vom 5. Monat ab wird eine leichte Vorwölbung des Leibes sichtbar, die mit zunehmender Schwangerschaft immer deutlicher in Erscheinung tritt. Durch diese Leibeszunahme wird die Statik der Frau verändert. Der Rücken wird nach vorne durchgedrückt und die Frau zeigt den „stolzen Gang der Schwangeren".

Die letzten Monate machen erheblichere Veränderungen des Gesamtkörpers der Frau, auch an den Körperteilen, die nicht mit der Zunahme des Leibes direkt in Verbindung stehen. Am Gesäß, an den Schultern, am Rücken lagert sich Fett ab, die Extremitäten nehmen an Umfang zu und die Gesichtszüge werden vergröbert. Dies beruht nicht allein auf einem Fettansatz, Stauungen der Gewebsflüssigkeit sind hierfür verantwortlich zu machen. Wir nehmen heute an, daß der Hinterlappen der Hypophyse ein gut Teil dieser Erscheinungen auslöst.

Chloasma. Die Neigung zu Pigmentierungen der Haut ist während der Schwangerschaft besonders groß und beruht wohl auf Funktionsveränderungen der Nebennieren. Bevorzugt sind gewisse Stellen des Körpers, wie der Warzenhof, die Linea alba am Leib sowie die Gesichtshaut. Hier im Gesicht sind die Pigmenteinlagerungen sehr augenfällig, die als Chloasma uterinum bekannt sind und sich besonders bei brünetten Frauen finden. Diese Pigmentflecke gehen nach der Schwangerschaft meist zurück, bei Frauen mit dunkler Farbe können sie sich das ganze Leben halten. Zuweilen beobachtet man auch, daß im Klimakterium Pigmentflecke von neuem im Gesicht auftreten. Es besteht ein Zusammenhang mit den Genitalfunktionen, aber man ist nicht berechtigt, daraus auf Genitalerkrankungen zu schließen.

Die Zunahme der Körperfülle kann so hochgradig sein, daß die Hautdecke überdehnt wird. Ist die Haut nicht elastisch genug, so entstehen im Unterhautgewebe kleine Gewebstrennungen, die *Striae*, „Schwangerschaftsstreifen" genannt werden. Diese Striae finden sich deshalb nicht nur am Bauch, sondern auch an anderen überdehnten Teilen, am Gesäß, Oberschenkel, Oberarm und besonders an der Brust. Während die Pigmentierungen und die Schwellung des Körpers nach der Geburt schnell zurückgehen, bleiben die Schwangerschaftsstreifen als weiße Narben bestehen oder sind nur teilweise rückbildungsfähig. Die Schwangerschaftsstreifen finden sich besonders in der Umgebung des Nabels und ordnen sich hier gern in den LANGERschen Spaltlinien mit radiären Zügen an. Sie sehen anfangs blaurot aus, weil die elastischen Fasern der Haut gesprengt werden und durch diese Lücken das blutgefäßreiche Unterhautgewebe durchschimmert. Die Überdehnung der Haut kommt nicht allein auf das Konto des wachsenden Uterus, denn die Streifen sind häufig schon in den ersten Monaten der Schwangerschaft sichtbar zu einer Zeit, wo der Uterus noch klein ist. Man nimmt deshalb an, daß die Überentwicklung des Fettes in der Bauchwand die Entwicklung der Striae begünstigt (KEHRER, NOVAK).

Auch die *Drüsen der äußeren Haut* arbeiten in den letzten Monaten der Schwangerschaft besonders stark, es wird von den Schweißdrüsen mehr Schweiß und von den Talgdrüsen mehr Hautfett abgesondert. Dadurch kommt es leicht in den Hautfalten zum Wundsein und in der Folge gar zur Entwicklung von Furunkeln. Besonders gefährdet sind hierbei die Achseln, die Hautfalten unter der Brust sowie die Umgebung der äußeren Genitalien.

Dermographismus. Auch die Gefäßnerven der Haut nehmen an der allgemeinen Funktionserhöhung in der Gravidität teil. Der Dermographismus der Haut läßt sich fast regelmäßig in der Schwangerschaft nachweisen (A. W. FREUND).

Varizen. Durch die Zirkulationsveränderungen, die besonders hochgradig in der unteren Körperhälfte zu Stauungen führen, wird nicht selten eine Ausbildung von Krampfadern begünstigt. Ihr Zusammenhang mit der Schwangerschaft geht schon hervor aus dem volksmedizinischen Ausdruck „*Kindsadern*". Voraussetzung für die Entstehung der Varizen ist eine Insuffizienz der Venenwand, die dem vermehrten Druck der Blutsäule nicht standhält. Die varikösen Knoten nehmen zuweilen solchen Umfang an, daß sie die Venenwand und die dünne Hautdecke sprengen und hochgradige Blutungen verursachen können. Der Gefahr einer Venenruptur sind vor allem jene Varizen ausgesetzt, die sich an den äußeren Genitalien entwickelt haben. Unter der Geburt und besonders beim Austritt des Kindes werden die erweiterten Venen stark gedehnt und platzen. Die Gefahr der Verblutung bei Varicosis der Vulva zwingt nur selten zum Verzicht auf die Geburt per vias naturales.

Haemorrhoiden. Auch die Adern am Darmausgang können durch die Stauung bei der Schwangerschaft und während der Geburt überdehnt werden. Der Beginn der Haemorrhoiden wird häufig mit der Schwangerschaft in Verbindung gebracht.

Senkfuß. Es ist begreiflich, daß das vermehrte Körpergewicht auch eine Überlastung des Fußgewölbes mit sich bringt. Wird dieses überanstrengt, so senkt es sich.

Dammrisse. Während der Schwangerschaft ist nur der Bauch hauptsächlich Überdehnungen ausgesetzt, bei der Geburt dagegen Scheide und Damm. Es ist deshalb Aufgabe der guten Geburtsleitung, dafür zu sorgen, daß diese Teile geschont werden. Jede Überdehnung kann, auch ohne daß ein Riß eintritt, eine bedenkliche Erschlaffung der Scheide und des Dammes zur Folge haben. Es ist ein falscher Ehrgeiz, wenn immer nur ein Riß vermieden wird. Schon eine Überdehnung ohne Riß kann für die Rekonstruktion der Genitalien unangenehme Bedeutung haben.

Schwangerschaftsdermatosen. Infolge von Zirkulationsveränderungen, die jede Schwangerschaft zur Folge hat, treten an der Haut Veränderungen auf, die sich in einer erhöhten *Ödembereitschaft* und in einer Neigung zu *Kapillarektasien* mit *Blutungen* dokumentieren. Es handelt sich um die gleichen Vorgänge wie im Praemenstruum, nur graduell unterschieden.

Es ist deshalb nicht erstaunlich, daß wie im Praemenstruum auch in der Schwangerschaft die Reaktionslage gegen äußere und innere toxische Einflüsse erhöht ist. Diese wohl auf einer Umstellung der Vasomotoren beruhende Veränderung der Haut läßt die ganze Skala der allergischen Hautreaktionen entstehen. Exantheme, Ekzeme, Urticaria, Pruritus, Herpes schießen in der Schwangerschaft häufig hoch, besonders bei solchen Frauen, die auch sonst zu diesen Hauterkrankungen disponiert sind. Vermutlich erzeugen toxische Graviditätsprodukte an der Haut Graviditätsdermatosen, die in Parallele zu setzen sind mit den Graviditätstoxikosen an den anderen Organen des weiblichen Körpers. Diese Graviditätsdermatosen sind nichts Spezifisches für die Schwangerschaft. Krankheiten gleicher Art kommen auch ohne Schwangerschaft vor. Nur wird in dieser Zeit, wo andauernd toxische Substanzen im Blute kreisen und auf ein disponiertes Hautorgan treffen, das Auftreten der Dermatosen begünstigt, ihre Abheilung verzögert und das Rezidiv erleichtert. Mit der Beendigung der Schwangerschaft verschwinden diese Hautkrankheiten schnell, weil jetzt die Disposition und das toxische Antigen den Körper verläßt.

Eine größere Krankheitsbedeutung kommt dem *Pruritus* sowie dem *Herpes gestationis* zu. Auch diese sind nichts anderes als eine stärkere Erscheinungsform in der Reihe der allergischen Hauterkrankungen. Sie machen zwar stärkere Beschwerden, sind aber ungefährlich und heilen gleichzeitig mit der Schwangerschaftsbeendigung ab. Der Pruritus ist häufig zusammengekoppelt mit anderen toxischen Symptomen der Gravidität, man findet ihn nicht selten als Prodromalsymptom von Nephrosen. Im praeeklamptischen Stadium ist der Juckreiz besonders stark, die Kranken kratzen sich auffallend viel, vor allem an der Nase.

Demgegenüber ist die *Impetigo herpetiformis* in ihrem Verlaufe weit ungünstiger; es kommt bei dieser recht seltenen Erkrankung zu schwersten Allgemeinerscheinungen, die auch nach Ablauf der Schwangerschaft nicht zurückzugehen und fast immer tödlich zu enden pflegen.

Ebenso wie die übrigen Graviditätstoxikosen pflegen auch die Graviditätsdermatosen durch die Einspritzung von Schwangerenserum gut beeinflußt zu werden. Diese therapeutische Reaktion ist sicherlich auf den allergischen Charakter dieser Hautkrankheiten zurückzuführen.

Schwangerschaftshygiene. Die Schwangerschaft ist ein normaler Vorgang. Jede hygienische Belehrung sollte dies in erster Linie berücksichtigen. Es ist übertrieben, wenn die junge Frau vom Anbeginn der Schwangerschaft unter peinliche Kontrolle des Arztes und ihrer Umgebung gesetzt wird. Jede Schwangere sollte in den ersten Monaten genau so leben wie sonst. Eine Änderung der Lebensweise oder der Ernährung ist unnötig.

Nur während der Periodenzeit, d. h. in jenen Tagen, in denen normalerweise die Periode eingetreten wäre, hat sich die Frau in den ersten Monaten körperlich zu schonen. In diesen Tagen neigt die Gebärmutter zu Blutungen, so daß bei unvorsichtigem Handeln eine Fehlgeburt eintreten kann. Bei Frauen, deren Menstruation kein regelmäßiges Intervall zeigt, ist natürlich dieser Termin schlecht zu berechnen. Dann helfen nur die subjektiven Empfindungen der Frau selbst, die aus einem inneren Gefühl heraus durchweg die Tage der Menstruation auch während der Schwangerschaft an ihrem Befinden erkennt. In diesen Tagen soll die Frau nicht viel herumlaufen, besonders keinen Sport treiben, nicht tanzen und sich auch der sexuellen Beziehungen enthalten. Es muß alles vermieden werden, was den in diesen Tagen physiologischen Blutzufluß verstärken könnte. Auch heiße Bäder sind in diesen Tagen gefährlich.

Pflege der Brustwarzen. Früher glaubte man, die Brustwarzen durch besondere Pflege für die Stilltätigkeit vorbereiten zu müssen. Schon in den ersten Wochen der Schwangerschaft hat die Frau ihre Brustwarzen mit alkoholischen Lösungen bearbeiten müssen; man hat sich sogar nicht gescheut, die Brustwarzenhaut mit der Zahnbürste „abzuhärten". Es erscheint uns heute vernünftiger, die Haut gerade geschmeidig zu halten, damit sie nicht rissig und beim Saugen wund wird. Diese Risse machen der Mutter beim Anlegen des Kindes die heftigsten Schmerzen und sind die Eintrittspforte für schwere bakterielle Infektionen.

Die schwangere Frau soll die übliche Körperpflege treiben. Eine besondere Behandlung der Brustwarzen ist eher schädlich. Nur wenn die Brustwarze schlecht entwickelt und als Schlupfwarze oder gar Hohlwarze in der Tiefe verborgen ist, ist es ratsam, bei der täglichen Toilette die Brustwarze mit sauberen Händen hervorzuziehen. Bei Neigung zur Borkenbildung und Sprödigkeit der Warze ist häufiges Einfetten mit Vaselin o. dgl. nach amerikanischen Vorschlägen empfehlenswert.

Gymnastik. Man sorge dafür, daß die Muskulatur des Körpers und vor allem des Bauches während der Schwangerschaft kräftig bleibt, damit häßliche Überdehnungen vermieden werden. Auch muß die Muskulatur des Bauches bei der Geburt gut mithelfen können. Das ist nur möglich, wenn auch in der Schwangerschaft regelmäßig gymnastische Übungen gemacht werden. Diese werden unterstützt durch Massage, doch wichtiger als diese bleibt die aktive Gymnastik, die natürlich nicht an den „Periodentagen" getrieben werden darf. Das Prinzip der Übungen soll sein, alle Muskeln in schonender Weise im Training zu erhalten (SIEBER).

Massage. Die Gymnastik des Alltags und der methodischen Übungen kann durch Massage gut ergänzt werden. BARFURTH und STRATZ sehen in ihr das beste Prophylakticum gegen die Entstehung der häßlichen Schwangerschaftsnarben. Es soll mit einer Art Kneifmassage die Haut so elastisch gehalten werden können, daß es nicht zu Einrissen kommt.

Die einfachste Gymnastik in der Schwangerschaft ist die geregelte körperliche Tätigkeit. Es ist verkehrt, wenn die normale schwangere Frau einem übertriebenen Ruhebedürfnis nachgibt und sich nur im Hause aufhalten und viel liegen will. Das führt zu einer übergroßen Verweichlichung, die keine gute Vorbereitung für die Geburt ist.

Am besten geht die Frau bis kurz vor ihrer Niederkunft ihrer gewohnten Arbeit im Haushalt oder im Beruf nach. Natürlich darf die Tätigkeit nicht zu große Anforderungen an ihre körperliche Leistungsfähigkeit stellen. So wird sie am besten bewahrt vor jener nervösen Ungeduld, mit der die Frau dem Niederkunftstermin entgegensieht.

Die Empfehlung von Massage und Gymnastik in der Schwangerschaft ist nichts neues; bereits im Altertum und bei den Japanern finden sich zahlreiche Hinweise auf den Vorzug solcher Maßnahmen für die Erhaltung einer straffen Bauchwand und für die Erleichterung der Geburtsarbeit.

Sport. Gegen die Ausübung leichter sportlicher Betätigung bestehen in den ersten Monaten keinerlei Bedenken; nur die Periodentage sollten ausgelassen werden. Deshalb braucht ruhiges Reiten, Tennis, Golf, Schwimmen, Radfahren, Schlittschuhlaufen, Turnen nicht verboten zu werden. Beim Skilaufen besteht die Gefahr, daß die unvermeidbaren Stürze eine Störung der Schwangerschaft verursachen könnten.

In den späteren Schwangerschaftsmonaten — etwa vom 6. Monat ab — wird schon durch die veränderte Körperfigur eine Sportausübung unmöglich.

Hautpflege. Die erhebliche Funktionsstörung der Hautdrüsen in der Schwangerschaft erfordert naturgemäß eine besonders gute Hautpflege. Das geschieht am besten durch häufiges Baden, durch Abreibungen des Körpers mit spirituösen Wässern und durch Einpudern mit indifferentem Puder. Besondere Pflege verlangen jene Körperabschnitte, an denen überquellende Hautfalten leicht Reizungen verursachen. Das gilt für die submammären Falten, für die Achseln, für die Leisten und für die äußeren Geschlechtsteile.

Sind entzündliche Hautreizungen nach Art des Intertrigo entstanden, so überdecke man diese Teile mit Puder, wasche mit ganz schwachen Resorcinlösungen (1:500), Borsäure 1%, oder nehme Zinkpasta und ähnliche nichtreizende Decksalben in ganz dünner Schicht. Es ist wichtig, die aufeinanderliegenden Hautflächen durch eine einfache (nicht mehrschichtige) Lage Mull auseinanderzuhalten.

Schwangerschaftsgürtel. Gegen die Überdehnung der Bauchwand soll schon früh in der Schwangerschaft ein fester Leibgürtel getragen werden. Für die erste Hälfte der Schwangerschaft genügt ein Satingummigürtel oder eine feste Leibbinde, die vom Nabel abwärts den Unterkörper festhält.

Vom 6. Monat ab, wo die Gebärmutter über den Nabel nach oben hinaufsteigt, ist ein „Umstandskorsett" besser, das auch die Bauchdecken oberhalb des Nabels zusammenhält.

Bereits den Frauen im alten Rom war die Bedeutung eines festen Leibgürtels für die Erhaltung der Bauchfestigkeit bekannt. Da dieser Gurt erst im Beginne der Entbindung gelöst wurde, trug die Schutzgöttin der Entbindung den Namen „Solvizona".

Strumpfhalter. An diesen Gürteln werden die Strumpfhalter befestigt. Zirkuläre Strumpfbänder am Ober- oder Unterschenkel sind während der Schwangerschaft besonders schädlich, da durch sie die an sich schon vorhandene Stauung an den unteren Gliedmaßen noch verstärkt wird. Durch solche Stauungen wird der Ausbildung von Krampfadern Vorschub geleistet; auch die häßliche Erweiterung der Hautkapillaren wird durch sie begünstigt. Wenn sich die ersten Anfänge solcher Gefäßveränderungen bemerkbar machen, kann durch festes Einwickeln mit elastischen „Idealbinden" oder durch das Tragen von Kompressionsstrümpfen eine Weiterentwicklung aufgehalten werden. Nicht ganz wird der umsponnene Gummistrumpf durch den gummilosen „Occulta-Strumpf" mit seinem elastischen Trikotgewebe ersetzt.

Ernährung. Die Ernährung während der Schwangerschaft unterscheidet sich nicht von den üblichen Lebensgewohnheiten. Die schwangere Frau braucht nicht besser ernährt zu werden, damit das Kind sich gut entwickelt; denn dieses verhält sich zur Mutter wie ein Parasit und holt sich schon alles, was es zu seinem Aufbau braucht. Hierbei spielt besonders der Kalk eine große Rolle.

Um eine Kalkverarmung des mütterlichen Organismus zu verhüten, sollte die Mutter gegebenenfalls Kalkpräparate nehmen. Dadurch wird ein Kalkschwund der Zähne am besten vermieden. Regelmäßige Kontrolle der Zähne während der Schwangerschaft ist besonders notwendig. Jede Lücke muß rechtzeitig geschlossen werden. Dann ist es auch nicht nötig, daß in der Schwangerschaft ein Zahnverlust auftritt. Nach der Geburt werden die Zähne schnell wieder gesund.

Nur in den letzten zwei Monaten sollte ein vegetarisches Regime bevorzugt und gleichzeitig die Fett- und Flüssigkeitszufuhr eingeschränkt werden. Dadurch wird der mütterliche Stoffwechsel entlastet, besonders die Nieren werden geschont.

Außerdem sollte das Bestreben dahin gehen, bei der schwangeren Frau einen unnützen Fettansatz zu vermeiden.

Bei Neigung zu Ödemen und leichter Albuminurie wird dieses Ernährungsregime durch Einschränkung der Kochsalzzufuhr wirksamst unterstützt. Bedrohliche Störungen im Stoffwechsel der Schwangeren werden frühzeitig durch eine Steigerung des Blutdruckes angekündigt.

Durch Kohabitation wird eine bedenkliche Verunreinigung der Scheide mit Bakterien hervorgerufen, welche die Ursache von Wochenbettsinfektionen sein kann. Der Geburtskanal der Schwangeren soll in den letzten etwa 6 Wochen unberührt bleiben. Aus dem gleichen Grunde sind auch Spülungen während der Schwangerschaft zu vermeiden, zumal durch die Spülflüssigkeit Schädigungen der Schleimhaut verursacht werden können.

Versehen der Schwangeren. Selbst in unserem aufgeklärten Zeitalter glaubt man noch an die Möglichkeit des Versehens in der Schwangerschaft und bringt Erlebnisse der Mutter während der Schwangerschaft mit Mißbildungen des Kindes in Verbindung. Angesichts der biologischen Unabhängigkeit des kindlichen Organismus von dem der Mutter ist eine solche Beeinflussung durch die Mutter in das Reich der Fabel zu verweisen.

S. auch Ernährung; Gymnastik und Sport; Massage; Pruritus; Schilddrüse; Weiblicher Körper.

Schwangerschaftsnarben, s. Bauchwand.

Schwefel, Sulfur. Zur kosmetischen Verwendung kommen nur in Betracht: *Präzipitierter Schwefel, Sulfur praecipitatum,* auch Lac Sulfuris genannt, eventuell auch *gereinigter Schwefel, Sulfur depuratum.*

Diese Schwefelarten sind in Wasser unlöslich, fast unlöslich in Alkohol und Aether, löslich in Schwefelkohlenstoff, wenig löslich in fetten Ölen. In der modernen Kosmetik spielt noch eine dritte Schwefelart, der *kolloidale Schwefel, Sulfur colloidale,* eine wichtige Rolle. Kolloidaler Schwefel wird durch Fällen von Schwefel aus Schwefelverbindungen, die zusammen mit Eiweißkörpern gelöst wurden, als Gemisch von praezipitiertem Schwefel (75%) und Eiweiß (25%) als lockeres grauweißes Pulver erhalten, das in Wasser kolloidal löslich ist. Die kolloidale Lösung enthält den Schwefel in Form äußerst feiner Verteilung (milchige Flüssigkeit), leider ist dieselbe nur wenig beständig, da sie beim Stehen Schwefel ausscheidet. Säuren, Alkalien und Elektrolyte (Kochsalz, Borax usw.) bewirken ebenfalls Fällung von Schwefel, der aber bei Wasserzusatz wieder kolloidal in Lösung geht. Lösungen von kolloidalem Schwefel sind also stets frisch zu bereiten.

Therapeutische Wirkung des elementaren Schwefels. Die Wirkung des elementaren Schwefels ist im wesentlichen antiseptisch und antiparasitär, daher seine Verwendung bei allen parasitären Affektionen der Haut und bei Leiden, bei denen infektiöse Momente im Bereiche der Möglichkeit liegen. In kleineren Mengen (unter 10%) wirkt Schwefel entzündungswidrig und hornschichtbildend (keratoplastisch), in größeren Mengen (10% und mehr) entzündungserregend und hornschichtlösend (keratolytisch), aber nur oberflächlich schälend, ohne Tiefenwirkung; bei höheren Konzentrationen können heftige Reizerscheinungen auftreten. Hypothetisch ist anzunehmen, daß der elementare Schwefel im Kontakt mit der Haut Schwefelalkalien und Schwefelwasserstoff bildet, die zur Resorption gelangen und die Wirkung des Präparates bedingen (Auftreten deutlichen Schwefelwasserstoffgeruches während der Applikation). In vielen Fällen darf vielleicht aber auch eine Art katalytischer Reaktion des Schwefels im Kontakt mit der Haut, den Haaren usw. angenommen werden, die zur Bildung resorbierbarer bzw. superfiziell reaktionsfähiger Schwefelverbindungen Veranlassung gibt. Hierauf läßt wenigstens die Tatsache schließen, daß z. B. bei progressiven Haarfarben in Form einer Metallsalzlösung mit darin suspendiertem Schwefel innerhalb der Flasche keine Reaktion des Schwefels mit dem Metallsalz eintritt, eine solche aber prompt erfolgt, wenn das umgeschüttelte Gemisch auf das Haar bzw. die Kopfhaut aufgetragen wird. Als Streupuder, kräftig in die Haut gerieben, tritt spezifische Schwefelwirkung ein. Bei längerem Kontakt gibt gerade lose aufgestreuter Schwefel oft zu entzündlichen Prozessen Anlaß, allerdings nicht immer an der eigentlichen Applikationsstelle. Anderseits ist natürlich die Möglichkeit einer besonders prompten Reaktion auch aufgestreuten Schwefels, z. B. bei Seborrhoea oleosa capillitii, schon dadurch gegeben, daß die profuse Fettsekretion zur Bildung resorbierbarer Schwefelverbindungen Anlaß gibt, während bei normaler Beschaffenheit der Kopfhaut der Schwefel fast indifferentes Verhalten zeigt und nur milde austrocknend wirkt. In fetten Salben ist die Reizwirkung des Schwefels auch in großen Dosen viel geringer, dagegen oft recht ausgeprägt bei Schüttelmixturen (Aqua Kummerfeld u. a.), namentlich wenn bei Applikation kräftig eingerieben wird, auch bei Trockenpinselungen und alkohol- und aetherhaltigen Linimenten, Schwefelleimen, namentlich wenn diese, wie fast stets, lange liegen bleiben. Alkalizusatz (alkalische Schwefelsalben) akzentuiert die Schwefelwirkung ganz erheblich, namentlich im keratolytischen Sinne. Schon Mitverwendung neutraler Seife bei feuchter Applikation (z. B. Waschen mit Schwefelseife) bzw. in Schwefelsalben mit wässerigem Vehikel erhöht die Schwefelwirkung erheblich, in gewissem Sinne selbst Vorwaschen der Applikationsstelle mit neutraler Seife. Noch stärker wird natürlich die Wirkung bei Mitverwendung alkalischer Seife (Sapo kalinus) oder von Alkalien, auch in rein fettem, wasserfreiem Vehikel, wobei ausgesprochen keratolytische Wirkung des Schwefelpräparates erzielt wird. Bei Verwendung von Schwefelseife kann durch Einschäumen der Applikationsstelle und Eintrocknenlassen des Schaumes die Wirkung entsprechend verstärkt werden, ebenso durch mechanische Reibung bei der Applikation (Sand- oder Bimsstein-Schwefel-Seifen). Präparate, die Schwefelalkalien enthalten, sind ausgesprochene Keratolytica. Alkoholzusatz fördert die Schwefelwirkung im allgemeinen Sinne (Anwendung des Schwefels in alkoholischen Schüttelmixturen). Kleine Mengen Salizylsäure (1—2%) mildern die Reizwirkung größerer Schwefeldosen, ebenso Balsamum peruvianum, Ichthyol, Resorcin in kleinen Dosen u. a. Auch Teer verhindert die Reizwirkung des Schwefels, ebenso wie Schwefel die Reizwirkung des Teeres herabsetzt (reziproke Ausgleichswirkung). In statu nascendi wird der Schwefel in Form von Natriumthiosulfatlösungen verwendet. Dieses Salz gibt durch Oxydation Ausscheidung von Schwefel. Auch beim Ansäuern tritt Schwefelabscheidung ein unter Entwicklung von schwefliger Säure.

Rp. Natr. thiosulfuric. 5,0
Boracis 0,5
Aq. dest. .... ad 100,0
S. Gesichtswasser gegen Akne, Finnen usw.
(TSCHIRCH)

S. auch Natrium.

Bei *innerlicher* Einverleibung von Schwefel wird im Darm Schwefelwasserstoff gebildet, der in geringen Mengen durch Haut, Schleimhaut und Lungen ausgeschieden wird. Es besteht die Möglichkeit, daß auch auf diese Weise eine Wirkung auf kosmetische Hautkrankheiten ausgelöst wird. Es wirkt also nicht nur als Abführmittel. Schwefel ist ein angenehmes Mittel zu diesem Zwecke, da er einen weichen Stuhl ohne Durchfälle macht. Dem Schwefel wird als allgemeine Wirkung noch nachgesagt, daß er regulierend auf die Hautgefäße und den Hautstoffwechsel einwirke.

Man verordnet Schwefel innerlich bei Akne und Rosacea, besonders wenn man sich von einer Regelung der Darmtätigkeit etwas verspricht. Durch die vom Schwefel ausgehende vermehrte Schwefelwasserstoffbildung im Darm wird eine lebhaftere Peristaltik ausgelöst; er wird hier meistens zusammen mit Rhabarber und kohlensaurer Magnesia verabreicht. Schwefel kann bei den gleichen Krankheiten in den Muskel eingespritzt werden, z. B. als Sufrogel-Heyden, Schwefeldiasporal usw.

Rp. Sulfur. praec.
Rad. Rhei pulv.
Magnes. carbonic. ..... aa 10,0
3mal täglich $^1/_2$—1 Teelöffel in Wasser gerührt.

Rp. Sulfur. depurat.
Tartar. depur. .... aa 20,0
Pulv. rad. Rhei 5,0
Elaeosacch. Menth. pip. 2,5
S. Morgens und abends eine Messerspitze (und mehr) zu nehmen.

Schwefelpräparate für den äußerlichen Gebrauch. Indikation: Seborrhoische Zustände aller Art, Rosacea, Akne, parasitäre Hautaffektionen aller Art (Psoriasis, Erythrasma, Pityriasis versicolor, Folliculitis usw.), auch zur superfiziellen Schälung bei Ephelides usw. Mit Zinkoxyd oder Amylum zusammen als Streupuder (2 bis 5%) und Pasten (10%) (manchmal auch reiner Schwefel zum Aufstreuen) oder starke Schwefelpuder mit 40—50% Schwefel und Talcum o. dgl., oft auch mit Borsäure zusammen. Als Trockenpinselung 2—10%, in Salben (10—30% und mehr) sehr häufig auch mit Resorzin, Teer, Ichthyol, Salizylsäure u. a. kombiniert.

Rp. Sulfur. praec. 10,0
Kal. carbon. 5,0
Aq. dest. 5,0
Ol. Amygdalar. 5,0
Adip. suill. 35,0
Pottasche im Wasser lösen und dann Salbe bereiten.
S. Alkalische Schwefelsalbe.

—

Rp. Sulfur. praec. 15,0
Talci 15,0
Tannoformii 6,0
Acid. salicyl. 1,5
S. Streupuder bei Seborrhoea oleosa Capillitii (KREN). (Cave Dermatitis faciei!)

—

Rp. Sulfur. praec. 12,0
Camphorae 1,0
Mucil. Gummi arab. 6,0
Subige, admisce:
Aq. Calcis
Aq. Rosar. .... aa 100,0
S. Gegen Seborrhoe.
(BERNATZIK)

—

Rp. Sulfur. praec. . 15,0—30,0
Bals. peruv. 15,0
Kal. carbon. 10,0
Anthrasoli 5,0
Vaselin. flav. 150,0
(oder Zugabe von 3—5% Ac. salicyl.)

—

Rp. Gelatin. alb. 5,0
Aquae 65,0
Glycerini 20,0
Sulfur. praec. 10,0
S. Schwefelgelatine.

Rp. Sulfur. praec. 10,0
Zinc. sulfuric. 10,0
Adip. benzoati 80,0
S. Unguentum Sulfuris compositum.

—

Rp. Sulfur. praec. 5,0
Spir. Vini 200,0
Erwärmen auf 60°, 1 Stunde bei 60° halten, dann nach dem Erkalten filtrieren.
S. Spiritus Sulfuris.

—

Rp. Ichthyoli 5,0
Anthrasoli 8,0
Sulfur. praec. 10,0
Acid. salicyl. 2,0
Styracis 10,0
Adip. benzoat. 65,0

Rp. Sulfur. praec. 20,0
Sapon. kalin. 40,0
Cretae 10,0
Adip. suill. 30,0
S. Alkalische Schwefelseifensalbe.

—

Rp. Sulfur. praec.
Glycerini
Spir. Vini dil.
Kal. carbon.
Aeth. sulfur. .... aa 10,0
S. Kosmetisches Liniment nach HEBRA.
Abends mit Pinsel auftragen, morgens mit Boraxlösung abwaschen. Gegen Akne, Seborrhoe und Comedones.

Teerschwefelsalben, 10—15% und mehr.

Rp. Ol. Rusci 10,0
Sulfur. praec. 15,0
Sapon. kalin. 30,0
Ungt. simpl. 45,0
S. Teerschwefelseifensalbe.

(Teerschwefelseifen, s. Seife; Schwefelzinkpasta nach UNNA, s. Zinkpasten; s. auch WILKINSONsche Salbe.)

Rp. Lanolini 6,0
Acid. acet. dil. 7,0
Adip. benzoat. 6,0
Sulfur. praec. 20,0
Schwefelpasta mit Essigsäure nach UNNA.
Gegen Rosacea und Akne.

Rp. Sulfur. praec.
Glycerini
Spiritus ....aa 10,0
Acet. glacial. 3,0
Schwefelpasta.
Gegen Akne und Rosacea.

S. auch Schälpasten.

Rp. Sulfur. praec. .. 2,0—10,0
Zinci oxydati
Talci .... aa 24,0—20,0
Glycerini
Spir. dil.
Aq. dest..........aa ad 100,0
Schwefeltrockenpinselung.
Gegen Akne, Rosacea, seborrhoische Ekzeme.

Rp. Sulfur. praec. ... 0,3—3,0
Ungt. lenient.
Ungt. cerei .... aa ad 30,0
Schwefelcreme.
Zur Behandlung der Seborrhoe der behaarten Kopfhaut und des Haarausfalls, auch bei seborrhoischen Erscheinungen des Gesichtes.

Der Schwefel wird außerdem noch in einer Anzahl von Suspensionen, Waschwässern usw., wie z. B. KUMMERFELDsches Waschwasser (s. dort) u. a., verabreicht.

Der *kolloidale* Schwefel läßt sich mit Fetten, wie Lanolin, Vaselin, und mit Seifen leicht verarbeiten. Wirkung wie Schwefel. Bei seborrhoischen Zuständen der Kopfhaut, des Gesichtes, bei Haarausfall. Man gibt 2—5—10%ige Lösungen zu Gesichts- und Kopfwaschungen, 10—20%ig als Trockenpinselungen, Salben und Pasten (s. auch Sulfidal).

Schwefel, kolloidaler, für Bäder, Sulfur colloidale pro balneo, nach SARASON. Zur allgemeinen Pflege und Desinfektion der Haut, bei Neigung zu Akne, Seborrhoe und Ekzemen (s. auch Schwefeldiasporal; Sulfoderm).

Therapeutisch sehr wirksam sind gewisse organische Schwefelverbindungen, wie Sulfoform (s. dort).

S. auch Abführmittel.

Schwefelalkalien (Alkalisulfide). Im Prinzip ist ihre Wirkung jener der ätzenden Alkalien analog, die sich beim Befeuchten mit Wasser hieraus bilden. Sie wirken heftig keratolytisch und dermatolytisch (Zerstörung der Haarsubstanz als Depilatorien). Besonders die Sulfide der Alkalien üben eine energische Reizwirkung aus, schon wenn man sie einfach in Form von Kompressen auf die Haut bringt, noch stärker bei Einreiben derselben; sie kann unerwünscht heftig werden. Nachwaschen mit verdünnten Säuren hebt die Reizwirkung auf.

Die Erdalkalisulfide (Barium-, Calcium- und Strontiumsulfid) wirken analog. Strontiumsulfid wird auch als Spezificum bei Sykosis empfohlen (LÜTJE). Calciumsulfid wird in Form der VLEMINCKXschen Lösung bei Akne und parasitären Hautkrankheiten verwendet.

Schwefelaether, s. Aether.

Schwefelbäder, s. Badezusätze; Balneotherapie; Hydrotherapie; Pharmakologie der Haut; Schädigungen.

Schwefelbalsam, Balsamum Sulfuris, ist geschwefeltes Leinöl. Auch aus anderen Ölen, Fetten erhält man geschwefelte Produkte, ein besonders brauchbares aus Lanolin.

S. auch Thilanin; Thiolan.

Durch Erhitzen von Terpentinöl, Fichtennadelöl, Anisöl u. a. mit Schwefel erhält man geschwefelte aetherische Öle.

Schwefelbalsam kann zum Färben der Haare Verwendung finden (selten!), er ist auch therapeutisch von Interesse.

Schwefelcholesterin. Durch Zusammenschmelzen gleicher Teile Schwefel und Cholesterin, nach längerem Erhitzen als rötliche Masse erhalten, die bis auf einen kleinen Rückstand in konzentriertem Alkohol löslich ist. Vorzüglich gegen seborrhoische Alopezie.

Schwefeldiasporal, s. Reizbehandlung.

Schwefelkohlenstoff, Carboneum sulfuratum. Leicht entzündliche, unangenehm riechende Flüssigkeit. Lösungsmittel für Schwefel, Guttapercha usw. 2—3%ige Lösungen von Schwefel in Schwefelkohlenstoff empfiehlt SABOURAUD zur Bekämpfung der Seborrhoe.

Schwefelleber, s. Kalium; Natrium.

Schwefelsäure, Acidum sulfuricum, kommt kosmetisch nur selten in Betracht als Zusatz zu sauren Fußbädern bei Fußschweiß (5,0—10,0 für 3 Liter Wasser), auch zum Ätzen von Hyperkeratosen, Naevi, Papillomen usw. Bei der Ätzung umgebende Hautpartien gut mit Pflaster zu schützen.

Schwefelseifen, s. Seife.

Schweflige Säure, Acidum sulfurosum. Wässerige Lösung mit 5—6% SO_2, von stechendem Geruch. Unbeständig, Zusatz von Glyzerin oder Alkohol macht die Lösung beständiger. Schwaches Antisepticum. Bei parasitären Hautkrankheiten, jauchigen Geschwüren, Ekzemen, Perniones usw. als Salben. Analog werden auch die Sulfite benützt, besonders aber gewisse saure, schwefligsaure Salze (Bisulfite), die leicht schweflige Säure abspalten (s. auch Calcium; Calciumbisulfit; Calciumbisulfitsalbe nach UNNA). Die Wirkung der schwefligen Säure kann durch Ansäuern von Sulfiten nutzbar gemacht werden, gleichzeitig mit der Wirkung des Schwefels in statu nascendi kombiniert, durch Ansäuern von Thiosulfaten (s. auch Natrium; Natriumthiosulfat).

Lotio contra Perniones.

Rp. Acid. sulfuros. 40,0
Glycerini 20,0

Spezialitäten des Handels, die schweflige Säure entwickeln, sind: Sulfofix (speziell bei Ekzemen empfohlen), Sulfargil, Sulfoliquid (Sulfodiol), Thioderma u. a.

Schweinefett, Adeps suillus oder Axungia Porci. Frisches Schweinefett ist blendend weiß und von salbenartiger Konsistenz. Es wird rasch ranzig und gelblich. In frischem Zustand enthält es zirka 1—2% freie Fettsäuren, ranziges Schweinefett kann bis zu 30% enthalten. Verseifungszahl 196. Schmelzpunkt 36—43° C. Es ist löslich in Aether, Chloroform und warmem Petrolaether. In warmem Alkohol im Verhältnis 1 : 35. Durch teilweises Abpressen der flüssigen Anteile erhält man das Preßschmalz, Adeps induratus. Schweinefett kann zu kosmetisch-therapeutischen Präparaten verwendet, keinesfalls aber zu Dauerpräparaten des Handels herangezogen werden. In allen Fällen sollte nur sorgfältig entwässertes und konserviertes Schweinefett kosmetisch Verwendung finden. Zur regelmäßigen Pflege der Haut ist Schweinefett überhaupt nicht geeignet, da es die Haut grau macht (s. auch Schädigungen).

Schweinerotlauf, s. Rotlauf.

Schweißabsonderung. Über die ganze Körperoberfläche verstreut finden sich Schweißdrüsen, die in den tiefsten Schichten der Haut liegen und ihr Produkt, den Schweiß, mittels vielfach gewundener Kanälchen und Poren durch die Oberhaut entleeren. Man kann kleine und große Schweißdrüsen unterscheiden, wobei erstere überall am Körper gleichmäßig verteilt vorkommen, während letztere vornehmlich in der Achsel- und Geschlechtsgegend, auch *Duftstoffe* enthaltend, sitzen. Die Schweißabsonderung geht ständig vor sich, ohne daß sie, soweit sie sich in normalen Grenzen hält, augenfällig würde. Da nun dem Schweiß eine wichtige Rolle bei der *Wärmeregulierung* zukommt, ist es selbstverständlich, daß sich seine Menge den jeweiligen Verhältnissen anpassen muß. Wir werden daher auch unter normalen Verhältnissen mit weitgehenden Schwankungen zu rechnen haben. Diese Differenzen sind sehr beträchtlich. Finden wir nun eine erhebliche Absonderung, die sich äußerlich in großen Flüssigkeitsmengen zu erkennen gibt, bei der Bewegung und besonders bei schwerer Arbeit, bei höheren Außentemperaturen, im Fieber bzw. bei der Abfieberung, so werden wir noch nicht von Anomalien sprechen dürfen, sondern von einer den augenblicklichen Bedürfnissen im Körperhaushalt angepaßten Funktionssteigerung, wobei sich die Schweißdrüsen einem übergeordneten Zweck untergeordnet haben.

Wenn aber die Schweißdrüsenabsonderung über das normale Maß hinaus eine Steigerung erfährt, ohne daß diese für den gesamten Organismus etwas leistet, wenn im Gegenteil sogar diese erhöhte Funktion ersterem schadet, so werden wir von einer krankhaften Absonderung zu sprechen haben, von dem Krankheitsbilde der *Hyperhidrosis*. Ist nun starkes Schwitzen im Rahmen des Lebenswichtigen ein Vorgang, der wohl kaum als peinlich oder ekelerregend empfunden wird, so sehen wir sofort, daß sich ein solches Empfinden bei den Mitmenschen einstellt, wenn ein Individuum ohne „rechte" Ursache schwitzt. Kommt dann noch hinzu, daß dieses Schwitzen nicht nur dem Auge und dem Geruche bemerkbar wird, sondern auch dem Gefühl, wie es bei den Handschweißen der Fall ist, so wird man sich einem solchen Kranken gegenüber im Händegeben weitgehende Reserve auferlegen.

Die übermäßige Schweißabsonderung kann eine generalisierte und eine lokalisierte sein. Da nun die Verteilung der Schweißdrüsen über der Haut nicht ganz gleichmäßig verläuft, sondern Stellen mit sehr reichlichen Drüsen vorhanden sind, so wird sich die übermäßige Schweißabsonderung an diesen Stellen, wie Stirne, Nase, Kinnfurche, Achselhöhlen, Handteller und Fußsohlen, besonders bemerkbar machen.

Allgemeinschweiße werden als Ausdruck einer allgemeinen Schwäche, als Übergang von Giftstoffen, wie sie sich bei den verschiedensten chronischen krankhaften Prozessen im Körper vorfinden, ins Blut und damit an die Schweißzentren, die im Rückenmark und Gehirn die Sekretion zu regeln haben, anzusehen sein. Sind so auch Allgemeinschweiße kein Zeichen für eine bestimmte Krankheit, so wissen wir, daß sie besonders, wenn sie nachts in die Erscheinung treten, häufig das Vorhandensein einer tuberkulösen Lungenerkrankung anzeigen. Die Nachtschweiße der Schwindsüchtigen sind auch in Laienkreisen weitgehendst bekannt.

Wir sehen Schweiße direkt im Anschluß an Verletzungen des Gehirns, des Rückenmarks und vor allem der Nervenbahnen auftreten, die sich aber meist nicht als Allgemeinschweiße, sondern lokalisiert auf die betreffenden Nervenabschnitte zeigen. So finden wir halbseitige Schweiße bei Gehirnschlägen und vor allem bei von außen kommenden Verletzungen mit Läsionen nervöser Apparate (auch nach Operationen am Ohr, in der Nase). Oft werden solche Schweißausbrüche durch Erregung, Essen gewisser Speisen, schon durch den Kauakt gesteigert.

Es kann aber auch übermäßige Schweißbildung, besonders an Handtellern und Fußsohlen — der Achselschweiß tritt an Bedeutung dagegen völlig zurück — auftreten, bei denen trotz genauester Untersuchung etwas Krankhaftes nicht zu entdecken ist. Nur ein Teil der Kranken hat früher einmal schwerere Krankheiten durchgemacht, im Anschluß daran machte sich die übermäßige Schweißproduktion bemerkbar. Ein Teil dieser Leute ist von ausgesprochen neuropathisch veranlagter Familie, ein anderer ist selbst sehr nervös, oft blutarm, so daß man als Grund dieser lokalisierten Hyperhidrosis erhöhte Reizbarkeit der Zentren der Schweißbildung anzunehmen haben wird. Die Bedeutung eines psychischen Faktors bei seiner Entstehung erhellt auch daraus, daß bei diesen Leuten schon die Vorstellung, sie könnten unangenehm auffallen, Anstoß beim Händegeben erwecken, die Schweißsekretion weiterhin steigert bzw. in Gang setzt. Die Hände dieser Patienten fühlen sich stets feucht und durch die Verdunstung des Schweißes kalt an. Das Leiden ist an sich harmlos, wenn man innere Leiden ausschließen kann, wird aber besonders bei Außenstehenden als abstoßend empfunden.

Kommt es beim Händeschweiß, bei dem jederzeit die Möglichkeit der Verdunstung gegeben ist, in der Regel nicht zu irgendwelchen Reizerscheinungen von seiten der Haut oder zu üblem Geruche, so sehen wir dies bei der Hyperhidrosis in der Genitofemoralgegend, submammär, axillar, der Füße meist in ausgedehntem Maße. Speziell zwischen den Zehen kann es zu Erweichungen der Oberhaut und zu einem widerlich-süßen Geruch kommen, der Strümpfe und Schuhzeug durchdringt, und zwar auch bei Menschen, die sich reinlich halten *(Stinkfüße)*. Diese Schweißabsonderung kann so stark werden, daß auch trotz mehrmaligen Strümpfewechsels am Tage die Füße immer kalt sind. Man findet diesen Fußschweiß nicht selten bei mehr oder weniger ausgesprochenem Plattfuß.

Der Achselschweiß als der dritte der herdförmigen Schweiße führt zu Verfärbungen und Entfärbungen der anliegenden Kleidungsstücke (die chemischen Bestandteile des Schweißes wirken zersetzend) und zeichnet sich ebenfalls, da ihm eine rasche Verdunstungsmöglichkeit nicht gegeben ist, durch unangenehmen Geruch aus. Intertriginöse Ekzeme, Ansiedlung von Epidermophyten können dadurch begünstigt werden. Auch bei Personen, die an sich nicht an übermäßiger Schweißabsonderung leiden, sieht man nicht selten, daß beim Entkleiden, wie es z. B. in der ärztlichen Sprechstunde nötig wird, aus der Achsellinie ein oder mehrere Tropfen Schweiß abtropfen, deren Entstehung im Sinne eines Kälte- oder psychischen Reizes zu deuten sein wird („*paradoxes*" Schwitzen durch starke Kältewirkung). Ähnlichen Ursprungs sind auch die vorübergehenden starken Schweißausbrüche, die sich im Verlaufe starker Erregungen einstellen und durch die Bezeichnungen, wie Angstschweiß, Todesschweiß usw., hinreichend gekennzeichnet sind.

Die Behandlung der Hyperhidrosen ist mannigfaltiger Art und die Menge der angepriesenen Heilmittel deutet dem Kundigen bereits an, daß es ein Idealmittel nicht gibt. Die speziellen Methoden haben ihr besonderes Anwendungsgebiet und auch ihre Grenzen.

Zunächst sind innere Mittel zu nennen, die also an den Schweißzentren angreifen. Sie haben den Nachteil, daß man die Verminderung oder Aufhebung der Schweißabsonderung auch an Stellen in Kauf nehmen muß, an denen eine solche gar nicht notwendig, vielleicht sogar unerwünscht ist. Sie sind daher in der Hauptsache nur für generalisierte Schweiße geeignet. Unter diesen Mitteln ist als ältestes das Atropin zu nennen, ein Alkaloid, das aus der Tollkirsche gewonnen wird. Es ist stark giftig und hat den Nachteil, oft schon in kleinen Dosen und namentlich bei längerer Darreichung zu einer lästigen Trockenheit im Munde zu führen. Seine Wirkung ist prompt — man kann zirka 75% der gesamten durch die Haut zur Ausscheidung kommenden Flüssigkeitsmenge damit unterdrücken. Es ist das gegebene Mittel zur Behandlung der Schweiße Lungenkranker, die ja das Hauptkontingent für die innere Schweißtherapie stellen. Die Anwendung geschieht in Form von Pillen zu zirka $^1/_2$ mg 3mal täglich oder Einspritzungen. Als Volksmittel schon längst bekannt ist die schweißhemmende Wirkung der Salbeidroge, die in Form eines heißen Tees oder als Tinktur angewendet wird. Als fertiges Präparat ist das Salvysat zu nennen, von dem man täglich mehrmals 30—40 Tropfen gibt. Recht brauchbar ist manchmal auch das Agaricin, das aus dem Lärchenschwamm gewonnen wird. Es ist schwächer als die oben genannten Mittel und wird in Pillen von 0,01—0,05 genommen. Bei allen diesen Mitteln wird man die Darreichung immer wieder durch kürzere oder längere Pausen unterbrechen, um Allgemeinstörungen hintanzuhalten. Weitere intern zu verabfolgende Mittel wären noch Kalk, Arsen, Campher, Ergotin, Veronal u. a.

Die Wirkung der lokal zur Anwendung kommenden schweißhemmenden Mittel beruht in einer Art von Gerbung der Haut, wodurch dann der Schweiß keine genügenden Abflußmöglichkeiten vorfindet. Hier ist in erster Linie das Formalin zu nennen, das in den meisten der angepriesenen Mitteln enthalten ist. Trotzdem ist seine Wirkung nicht immer befriedigend. Man kann es in 10% wässeriger oder alkoholischer Lösung einpinseln oder als Puder verwenden. Die Puderbehandlung eignet sich im allgemeinen für die Fälle, bei denen sich die Absonderung in mäßigen Grenzen hält. Man kann Formalin auch kalten Fußbädern (1 Teelöffel auf 2 Liter Wasser) beifügen. Wegen seiner Ätzwirkung vermeide man das Mittel bei Fällen, bei denen tiefergehende Einrisse (Rhagaden) vorhanden sind. An Stelle des Formalins läßt sich auch ein verwandtes Präparat, das Tannoform, verwenden. In jüngster Zeit wurde für den gleichen Zweck das Ammoniumchlorid in 20%igen wässerigen Lösungen eingeführt. Fernerhin kann man auf die Fußsohlen 10% Höllenstein einpinseln, bis sich die Oberhaut abzuschälen beginnt. Auch dieser Erfolg ist selbstverständlich nicht von Dauer. Weiters wird das Einstreuen von Salizylpuder (sogenanntes Militärstreupuder) vorgeschlagen. Pulverisierte Weinsteinsäure kann ebenfalls Erfolg haben, desgleichen Borsäurepuder bzw. Kombination verschiedener Mittel. Als Handelspräparate sind Urgon, Resorcin-Perkutol, Asudi zu nennen. Als radikale Verfahren sind das Einpinseln mit Salzsäure anzuführen, wobei streng darauf zu achten ist, daß nur die schwitzenden Stellen behandelt werden, und die Anwendung von 5% wässeriger Chromsäurelösung (giftig!). Man läßt diese eintrocknen und pudert dann mit indifferentem Puder nach. Im Anschluß daran kommt es zu einer Schälung und zu einer Abstoßung der oberflächlichen Hautschichten, die nach etwa 10 Tagen einzusetzen pflegt. Man kann dieses Verfahren, wenn nötig, wiederholen, doch wird die Methode nur mehr wenig angewendet. Von Hebra ist ein etwas umständlicher Salbenverband vorgeschlagen worden, der sich in manchen Fällen als brauchbar erweist. Man legt eine auf Leinen gestrichene Bleipflastersalbe auf, wobei die Leinenstücke so zuzuschneiden sind, daß auch zwischen den Zehen Teile gelegt werden. Diese Salbenflecke bleiben 24 Stunden liegen. Die Füße werden dann abgerieben und die Salbe erneut aufgelegt. Man verfährt so 10—14 Tage, worauf sich in der Regel die Oberhaut in dicken Lamellen abhebt. Erst dann darf der Fuß gewaschen werden. Im übrigen sind noch eine Reihe von Präparaten im Handel, die mehr oder weniger eine übermäßige Absonderung günstig beeinflussen können. Als Zusätze zu Waschungen sind 5—10% Epikarinspiritus (mit oder ohne Zusatz von Rizinusöl), Ameisensäure, Trichloressigsäure, Kali permanganicum u. a. empfohlen worden. Bei allen diesen lokal zu applizierenden Mitteln ist stets zu betonen, daß der Erfolg nur ein vorübergehender sein kann, da die absondernden Teile der Schweißdrüsen, die tief in der Haut liegen, dabei nicht betroffen werden. Die Wirkung dieser Methoden beruht deshalb in der Hauptsache darauf, daß die oberflächlichen Hautschichten „gebeizt" werden, die schweißhemmende Eigenschaft tritt nur solange in die Erscheinung, als die Beizung bestehen bleibt. Auch das psychische Moment spielt bei der Wirkung ohne Zweifel mit, ebenso sind die Erfolge mit der Hochfrequenzbehandlung sicher zum großen Teil von der psychischen Seite her zu beurteilen.

Kausal ist die Bestrahlung mit Röntgenstrahlen, die tatsächlich die Drüsen selbst erreichen. Jedoch ist auch dabei der Erfolg ein sehr wechselnder.

Ferner ist operatives Vorgehen gegenüber übermäßiger Schweißabsonderung möglich, speziell dann, wenn im Anschluß an Nervenverletzungen halbseitige oder sonst streng lokalisierte Schweiße entstanden sind. Man durchschneidet die betreffenden, den Reiz übermittelnden Nervenfasern (Sympathicusäste). Es kommt dann zu einem völligen Sistieren des Schweißes. Diese Erfolge sind ebenfalls, abgesehen davon, daß sie nicht regelmäßig zu beobachten sind, insofern von zweifelhaftem Nutzen, als sie (offenbar wegen des Nachwachsens der Nervenfasern) nach 2 Monaten nachzulassen bzw. zu erlöschen beginnen. Praktisch kommt der Methode bisher nur eine geringe Bedeutung zu.

Neben diesen innerlich und örtlich anzuwendenden Mitteln sind auch lokalhygienische Maßnahmen nicht zu entbehren. Zu diesen gehören neben den schon erwähnten Waschungen Tragen wollener Strümpfe, die gut aufsaugen, nicht zu enge Schuhe, unter Umständen solche, die an der Brandsohle mit Luftdurchzug gearbeitet sind. Es können auch aufsaugfähige Substanzen oder Sohlen eingelegt werden. Vorhandener Plattfuß ist zu korrigieren. Daß bei Achselschweiß Einlagen von undurchlässigem Stoff (sogenannte Schweißblätter) verpönt sind, ist selbstverständlich, weil damit eine Mazeration der Oberhaut und Bildung üblen Geruches erzeugt wird.

Allgemeine hygienische Maßnahmen, wie kalte Waschungen, gute Durchlüftung der Räume, leichte Bettdecken usw., sind ebenfalls wegen ihrer vorbeugenden Wirkung zu empfehlen.

Bei der Bedeutung psychischer Faktoren kann auch versucht werden, durch rein suggestive Behandlung etwas zu erreichen.

Da die Bekämpfung übermäßiger Schweißabsonderung kein sehr dankbares Gebiet darstellt, ist stets damit zu rechnen, daß man mit einem einzigen Mittel zu keinem genügenden Ergebnis kommt und daher mit den vorhandenen Versuche anstellen muß.

Störungen der Schweißsekretion, die auf einer *verminderten* Absonderung beruhen, sind bedeutungslos und werden kaum je als krankhafter oder auch nur unangenehmer Zustand empfunden. Die Verhältnisse sind ja individuell so verschieden, daß man zurückhaltend sein muß, in dem oder jenem Falle von einer „*Oligohidrosis*" zu sprechen.

Über das völlige Fehlen der Schweißdrüsenfunktion, der *Anhidrosis*, liegen einige Beobachtungen vor. Es handelt sich dabei um Individuen, die von Geburt aus keine Schweißdrüsen besitzen und auch andere Fehlanlagen aufweisen. Bei der Beobachtung dieser Kranken erkennt man die große Bedeutung der Schweißdrüsen, indem solche Menschen höchst unangenehme Störungen der Wärmeregulierung aufweisen. Schon bei leichter Arbeit treten schwere Erscheinungen auf, die sich in Angstgefühl, Schwindel, Pulsationen, Ansteigen der Körpertemperatur u. dgl. äußern. Solche Menschen sind daher zu jeder körperlichen Arbeit unbrauchbar. Eine Behandlung gibt es dagegen nicht.

Abgesehen von diesen Störungen in der Menge der Schweißabsonderung gibt es auch Störungen in der *Zusammensetzung* des Schweißes, unter denen vor allem diejenigen von Interesse sind, bei denen der Schweiß nicht farblos, wie normal, sondern farbig ist. Man wird sich bei allen Angaben von Beobachtungen über farbigen Schweiß, *Chromhidrosis*, vor Augen halten, daß hier der Simulation großer Spielraum gegeben ist. Auch kann es durch normalen farblosen Schweiß zum Auslaugen gefärbter Kleidungsstücke kommen, so daß das Sekret dadurch gefärbt erscheint. Immerhin gibt es einwandfrei farbigen Schweiß. So wurde bei Arbeitern, die mit Kupfer zu tun haben, grünlicher Schweiß ausgeschieden. Bei Leuten, die aus irgendwelchem Grunde Jodkali zu sich nehmen, kann roter Schweiß auftreten. Bei Kranken, die an Magen- oder Darmkrankheiten leiden, kann im Schweiß Indoxyl vorhanden sein, das sich dann durch Oxydationsvorgänge an der Luft zu einem blauen Farbstoff (Indigo) umwandelt. Streng von diesen (seltenen) Beobachtungen sind jene zu trennen, bei denen sich der Schweiß nach der Absonderung unter der Mitwirkung farbbildender Bakterien (Bacillus prodigiosus, Mikrococcus tetragenus) verfärbt. Hier sind die Haare der Achselhöhle von den Bakterienkolonien eingescheidet und es entsteht das Krankheitsbild der *Trichomykosis palmellina*. In letzteren, namentlich bei stärker schwitzenden Frauen mit rötlicher Verfärbung einhergehenden Fällen wird eine Heilung durch Formalin und durch Sublimatalkohol erreicht.

Eine besondere Art farbigen Schweißes, die mit mystischen Vorstellungen verquickt wird, ist die Ausscheidung blutigen Schweißes, *Haemhidrosis*. Diese Beobachtungen gehen bis in das Altertum zurück und werden mit Vorliebe mit seelischen Erschütterungen, häufig religiöser Natur (in Zusammenhang mit der Leidensgeschichte Christi) in Beziehung gebracht. Vom ärztlichen Standpunkt aus wird man das Phänomen derart zu beurteilen haben, daß es durch Gefäßzerreißungen zu feinsten Blutungen kommt, wobei das Blut durch die Gefäßwandungen austritt und in die Schweißdrüsenausführungsgänge gelangt. Es handelt sich dabei nicht um eigentlich blutigen Schweiß, der als solcher in den Schweißdrüsen gebildet wird, sondern um eine Beimengung von Blut nach der Sekretion.

Abgesehen von den Erscheinungen des farbigen Schweißes, spielen eine größere praktische Rolle *abnorme Riechstoffe*, die im Schweiß enthalten sind. Hier ist zunächst zu sagen, daß der Geruch des Schweißes weitgehenden individuellen Eigenheiten unterworfen ist und man kaum definieren kann, von wann ab ein Schweiß übelriechend ist. Zu einer *Bromhidrosis* kommt es meist nur dann, wenn sich Zersetzungsprodukte in der aufgeweichten Oberhaut unter der Wirkung nicht zur Verdunstung kommender Schweißmengen bilden. Man hat in früheren Zeiten geglaubt, aus dem Geruche des Schweißes auf die Art einer Krankheit schließen zu können und hat von moderartigem, kadaverösem usw. Schweiß gesprochen.

Es gibt aber auch spezifische, dem Schweiß beigemischte Gerüche. Von solchen sind beschrieben diejenigen des Knoblauchs, des Moschus, der Baldrianwurzel, des Terpentins. Wahrscheinlich handelt es sich in diesen Fällen um richtige Ausscheidungsvorgänge, indem durch den Schweiß, der ja auch, wie u. a. das gehäufte Ausscheiden von Harnstoff im Schweiße Nierenkranker *(Urhidrosis)* beweist, eine Ausscheidungsmöglichkeit darstellt, Medikamente verschiedener Art eliminiert werden. Die Behandlung besteht sowohl beim farbigen wie beim abnorm riechenden Schweiße in mechanischer Entfernung der Sekrete.

S. auch Diathermie; Hydrotherapie; Psyche; Wochenbett.

Bekämpfung der Flüssigkeitsabsonderung.

Geschieht zunächst durch Verwendung adstringierender Mittel (Alaun, essigsaure Tonerde, Aluminiumacetotartrat, Säuren o. dgl.), austrocknender Mittel (Streupuder, Pasten usw.) oder jener härtender (gerbender) Mittel (Formalin, Tannin usw.).

Schälende Wirkung geht oft Hand in Hand mit der Anwendung gerbender Mittel (Formalin, Tannin) und bezweckt, die, speziell bei Fußschweiß, gebildeten schwammigen bzw. gegerbten schwartenartigen Hautteile zur Abstoßung zu bringen. Hier kommen in Betracht in erster Linie Salizylsäure, eventuell auch β-Naphthol und Resorcin; letztere wirken auch desinfizierend, wie auch Chinosol, Thymol, Naphthalin u. a.

Neutralisierende Wirkung. Bei alkalisch zersetzten Schweißen (speziell Fußschweiß) Säuren (Essig-, Zitronen-, Weinsäure usw.), bei sauren Schweißen (Axilla, Hände, Kopf usw.) milde Alkalien (Borax, Natriumbikarbonat u. a.). Speziell bei Fußschweiß kommt es durch Neutralisation mit Säuren und Anwendung gewisser Adstringentien, z. B. Aluminiumacetotartrat, zu Desodorisierung, bei riechenden sauren Schweißen (Achselschweiß) wird dagegen eine Desodorisierung durch Neutralisation mit Alkalien nicht erzielt.

Die Prophylaxe bei profusen Schweißen wird durch reichliches Einpudern mit indifferenten, austrocknenden Streupudern, eventuell mit spezifisch wirkenden Zusätzen ganz wesentlich gefördert. Solche sollen kein Amylum enthalten, weil Stärke mit dem Schweiß einen rasch in Zersetzung übergehenden Teig bildet, der die Haut reizt bzw. Reizzustände begünstigt. Als spezifische Desodorantien verwendet man besonders Kaliumpermanganat und Wasserstoffsuperoxyd, auch geringe Konzentrationen von Wilkinsonsalbe. Hervorragend bewährt sich (speziell bei Achselschweiß) Aluminiumchlorid. Neuerdings wird auch Magnocid als wirksames Desodorans bei Fuß- und Achselschweiß empfohlen.

Rp. Zinc. oxyd. 5,0
Magnocidi 0,5
Talci .... ad 100,0
S. Streupulver.

BOUCHARDAT empfiehlt basisches Magnesiumacetat als Zusatz zu Streupulvern. Dieses wird durch Neutralisieren von 50,0 Essigsäure (30%) mit Magnes. carbon. erhalten. Dem Reaktionsprodukt setzt man Magnes. usta 30,0 zu.

Fette Salben mit spezifischen Zusätzen (Salizylsäure usw.) sind zur Behandlung profuser Schweiße weniger geeignet.

Waschwässer u. dgl.

Rp. Kal. permangan..... 2,0
Aq. dest............ ad 100,0

—

Rp. Zinc. sulfuric. 50,0
Aluminis 50,0
Aq. dest................ 250,0

Rp. Formalini 10,0
Perhydroli.............. 3,0
Aq. dest.............. ad 100,0
(ARONHEIM)

—

Rp. Liq. Alumin. acet. .. 10,0
Aq. dest................ 20,0

Fußschweiß. Als Bäder werden verwendet: Säurebäder, 0,5—1%, Permanganatbäder oder Tanninbäder. Modern ist die Verwendung von Wein-, Zitronen- oder Milchsäure zu Fußbädern, solche sind harmloser als die oft empfohlenen Schwefelsäurebäder.

Rp. Acid. citr. 40,0
Acid. boric. 5,0
Aquae 3000,0
S. Zitronensäurefußbad.

Rp. Acid. tartar. 50,0
Acid. lact. 5,0
Acid. boric. 15,0
Aceti Vini fort. 500,0
Aq. dest.............. 4500,0
S. Säurefußbad.

Weitere Fußbäder, s. Fußbadezusätze.

Fußbadepulver gegen Fußschweiß.

Rp. Acid. salicyl. 25,0
Acid. borici 50,0
Acid. tartar............. 50,0
Natr. bicarbon.......... 375,0
Boracis 500,0
Amylii salicyl. 3,0
Cumarini 0,5
Hiervon 50,0 für ein Fußbad.

Einreibemittel, Pinselungen usw.

Rp. Liq. Ferr. sesqui-
chlorat. 20,0
Spir. Vini 40,0
S. Zum Einpinseln der Fußsohle.

—

Rp. Chinosoli 1,0
Aq. dest. 100,0

—

Rp. Formalini 3,0
Tannini 5,0
Acid. salicyl. 5,0
Acid. boric. 10,0
Acid. tartar. 10,0
Spir. Vini 120,0

Rp. Formalini 5,0
Mentholi 0,5
Spir. Vini dil. 45,0
S. Zum Einpinseln, bis die Haut gegerbt ist.

—

Rp. Alumin. aceticotartar. 50,0
Aq. dest. 150,0

—

Rp. Acid. tartar. 10,0
Acid. boric. 10,0
Acid. salicyl. 5,0
Spir. Vini 80,0
Aq. dest. 40,0

Pinselungen mit Jodtinktur werden durch Anpinseln der Füße einschließlich der Zehenzwischenräume mit offizineller Jodtinktur vorgenommen, hierbei wird das mittlere Drittel der Fußsohle zur Vermeidung von Joddermatitis freigelassen.

Rp. Chinin. tann. 10,0
Acid. salicyl. 3,0
Bals. peruv. 2,0
Spir. Vini 85,0

Rp. Naphthalini 10,0
Spir. camphorat. 10,0
Spir. Vini 80,0

Eichhoff hat folgende Vorschrift für einen *Streupuder* gegeben (besonders auch bei Bromhidrosis):

Rp. Acid. salicyl. 5,0
Acid. borici 10,0
Acid. tartar. 10,0
Zinc. oxydat. 40,0
Talci 40,0

In diesem Pulver wirkt die Salizylsäure schälend und pilztötend, Borsäure und Weinsäure unterstützen die pilztötende Wirkung durch Neutralisation bzw. Zerstörung des alkalischen Nährbodens des Bacterium foetidum. Salizylsäure wirkt außerdem schälend (keratolytisch), Zinkoxyd entzündungswidrig, Talcum austrocknend bzw. aufsaugend. Die Füße werden morgens und abends mit Resorzinseife (oder Formaldehydseifenlösung) gewaschen. Morgens trockene Strümpfe anlegen, nachdem dieselben vorher so mit dem Pulver bestreut wurden, daß die ganze Fußsohle inklusive der Ferse mit Streupuder bedeckt ist. Nach 8—10tägiger Anwendung wird sich die dicke Oberhaut der Fußsohle und Zehen in Fetzen ablösen, doch wird längere Nachbehandlung mit kleineren Pudermengen empfohlen. Eichhoff hebt die zuverlässige Wirkung dieses Präparates hervor, eine Ansicht, die von zahlreichen Autoren bestätigt wird. Es kann noch 5—10% Tannoform und Amyloform zugefügt werden. Weiters:

Rp. Tannoformii . . . 10,0—30,0
Zinc. oxydat. 10,0
Talc. venet. . . . . . ad 100,0

—

Rp. Chinin. tannici 3,0
Talci . . . . ad 20,0

—

Rp. Zinc. tannici (oder Zinc. salicyl.) 10,0
Talci 90,0

—

Rp. Acid. salicyl. . . . 5,0—10,0
oder
Bismut. subgall. . . . . 10,0—20,0
Zinc. oxydat. 15,0
Talci . . . . ad 100,0
Mit 5% Salicylsäure. Kräftig schälend.

—

Rp. Kal. permangan. 10,0
Alumin. 1,5
Talci 50,0
Zinc. oxydat.
Rhiz. Irid. pulv. (oder Calc. carbon. praec.) . . aa ad 100,0

—

Rp. Alumin. stearin. 25,0
Tannoformii 15,0
Zinc. oxydat. 25,0
Talci . . . . ad 100,0

Rp. Amyloformii 5,0
Tannini 1,0
Zinc. oxydat. 10,0
Talci . . . . ad 100,0

—

Rp. Naphthalini 10,0
Acid. boric. 10,0
Zinc. oxydat. 40,0
Talci 40,0

—

Rp. Chinosoli 2,0
Zinc. oxydat. 20,0
Terr. siliceae 30,0
Talci . . . . ad 100,0

—

Rp. Paraformaldehydi . . . 3,0
Tannini 5,0
Acid. boric. 10,0
Acid. salicyl. 5,0
Magnes. carbon. 10,0
Calc. carbon. 10,0
Magnes. stearin. 15,0
Talci . . . . ad 100,0

—

Rp. Boracis 20,0
Tannini 10,0
Alumin. 10,0
Talci . . . . ad 100,0
S. Alkalischer Streupuder bei saurem Schweiß.

Paraoxybenzoesäure und ihre Ester (s. dort). Die außerordentlich energische pilztötende Wirkung dieser Körper, die speziell beim Benzylester ein Maximum erreicht, läßt deren Verwendung auch zur Bekämpfung fötider Schweiße sehr aussichtsreich erscheinen. Das bereits kurz erwähnte *Magnocid (basisches Magnesiumhypochlorit)* eignet sich auch vorzüglich als pilztötendes und desodorisierendes Mittel bei Bromhidrosis (s. auch Magnocid).

Nach Kren sollen auch Einlagen aus metallischem Zink (direkter Kontakt des Zinks mit der nackten Fußsohle) die Heilung der Bromhidrosis fördern (Strahlung ?).

Achselschweiß. Kaliumpermanganat ($^1/_4$ ‰), Wasserstoffsuperoxyd, Chinosol (1‰). Vorsicht mit Formalin- und Salizylpinselungen (Reizung!). Vor allem Streupuderbehandlung (z. B. mit Tannoform).

Rp. Natr. perboric. 25,0
Talci 40,0
Acid. borici 35,0

—

Rp. Zinc. peroxydat. 10,0
Talci 80,0
Zinc. oxydat. 10,0

Rp. Acid. salicyl. 1,0
Acid. tartar. 3,0
Acid. boric. 3,0
Zinc. oxydat. 45,0
Rhiz. Irid. 45,0
(Eichhoff)

—

Rp. Acid. lact. 75% 3,0
Alumin. chlorat. crist. . . . 12,0
Aq. dest. 85,0

Milchsäure wird als gut wirksam gegen Achselschweiß empfohlen. Aluminiumchlorid ist vor allem ein vorzügliches Desodorans, das z. B. in Form des bekannten Mittels Odor-o-no als etwa 15%ige Aluminiumchloridlösung (rotgefärbt) im Handel ist (s. Odor-o-no). Kren empfiehlt auch bei Achselschweiß spurenhafte Verwendung von Unguentum Wilkinsoni als vorzügliches Desodorans. Magnocid soll sich hier ebenfalls gut bewähren.

Handschweiß. Bei Bekämpfung dieses ungemein lästigen Übels kommt Desodorisierung nicht in Frage. Vor allem Formalinbehandlung, ferner Tannin, Tannoform als Puder, Perhydrol usw. Waschungen und Streupuderbehandlung.

Rp. Tannini 0,2
Acid. acet. glac. 3,0
Aq. Coloniens. 100,0
(Eichhoff)

—

Rp. Tannini 10,0
Lycopodii 10,0
Rhiz. Irid. pulv. 10,0
Talci 10,0
(Paschkis)

—

Rp. Acid. salicyl. 2,0
Acid. acet. dil. (30%) 3,0
Spir. Vini dil. 95,0

Rp. Chloral. hydrat. 5,0
Acid. formic. 5,0
Bals. peruv. 5,0
Spir. Vini 100,0
(Eichhoff)

—

Rp. Acid. trichloracet. . . 1,0
Bals. peruv. 1,0
Acid. formic. 3,0
Chloral. hydrat. 5,0
Spir. Vini 100,0
(Heussner)

Schweißbekämpfungsmittel, s. Schweißabsonderung.

Schweißdrüsen, s. Pharmakologie.

Schweißdrüsenabszeß ist eine furunkelähnliche entzündliche Infiltration der Haut, die entweder von den Drüsen selbst oder deren Ausführungsgängen ausgeht, auf die umgebenden Zellgewebe mehr oder weniger übergreift und oft zu eitrigen Einschmelzungen und Abszedierungen nach außen führt. Richtige Schweißdrüsenabszesse sehen wir bei Erwachsenen fast nur in den Achselhöhlen. Die anatomischen Besonderheiten und die tiefe Lage dieser großen Drüsen im Bindegewebe bringt es mit sich, daß diese sonst den Furunkeln vollständig homologen Prozesse eine gewisse Sonderstellung einnehmen. Sie gründet sich neben Vorstehendem auf den besonders hartnäckigen chronischen Verlauf der Erkrankung und auf das meist doppelseitige Auftreten in beiden Axillen. Man rechnet die Axillardrüsen ja auch zu den apokrinen Drüsen, denen man innersekretorische

Funktionen zuschreibt. Auch ihr Sekret soll sich erheblich von dem der gewöhnlichen Schweißdrüsen unterscheiden, dadurch, daß es in stärkerem Maße alkalisch ist, während das gewöhnliche Schweißsekret ja sauer reagiert. Dieser Eigenschaft wird in neuerer Zeit eine erhebliche Bedeutung beigemessen: alkalische Sekrete sollen Infektionen begünstigen, während der „Säuremantel“ der äußeren Haut und ihrer Anhangsgebilde infektionshemmend wirke. Man sieht auch nicht selten Schweißdrüsenabszesse in der Achselgegend, ohne daß am übrigen Körper ähnliche Prozesse vorhanden sind. Sie bilden hier aber meist nur kleinere Abszesse, selten größere, karbunkelähnliche Infiltrate im Unterhautzellgewebe. In der Regel sind es mehrere tiefgelegene derbe Knoten von Bohnengröße, die sich langsam vergrößern, dann in 8—14 Tagen zur Eiterung und zum Durchbruch nach außen führen. Die langsame Erweichung und der chronische Bestand dieser Veränderungen ergeben gleichfalls einen deutlichen Unterschied von gewöhnlichen Furunkeln. Bei älteren solchen Abszessen mit zahlreichen Eiterfisteln kann es zur Einschmelzung größerer Teile des Unterhautzellgewebes und Bildung größerer zusammenhängender Abszeßhöhlen kommen.

Die in den Achselhöhlen bei Erwachsenen ja stets vorhandenen Haare mit ihren Follikulitiden und Talgdrüsen sind so gut wie immer frei von entzündlichen Erscheinungen; auch darin liegt eine Besonderheit dieser Erkrankung.

Die Diagnose ist sehr einfach aus der Lokalisation zu stellen. Die Prognose ist günstig, weil tiefe Infiltrate mit Lymphdrüseninfektion und allgemeiner Sepsis kaum jemals vorkommen. Rückfälle sind dafür um so häufiger.

Die *Therapie* der Schweißdrüsenabszesse ist der von gewöhnlichen Furunkeln vollkommen gleich: man wird beginnende Infiltrate mit Röntgenbestrahlung und heißen Kompressen günstig zu beeinflussen suchen und die Oberfläche der Achselhöhle mit desinfizierenden Waschungen und Puderungen behandeln. Von Eigenblutumspritzungen haben wir hier nicht sehr viel Günstiges gesehen. Große chirurgische Eingriffe sind möglichst zu umgehen. Vakzination ist sehr ratsam.

Prophylaktisch sind antiseptische Waschungen und heiße Kompressen zu verwenden.

Bei Säuglingen ist der Schweißdrüsenausführungsgang die Lücke in der Hornschicht, durch welche Staphylokokken unter Umständen leicht eindringen, wie bei älteren Leuten jenseits der Pubertät die Haarbalgdrüsenmündung. Unterstützt wird das Auftreten solcher Schweißdrüsenabszesse durch mangelnde Sauberkeit und viel Naßliegen der kleinen Kinder, durch Darmkatarrhe und dadurch bedingte Hautentzündungen der Gesäß- und Genitalgegend. Auch andere Hautkrankheiten (Ekzem, Impetigo, Parasiten) spielen eine begünstigende Rolle. Die Infektion mit Eiterkokken kommt in der Regel von außen. Daneben kommen wahrscheinlich aber auch Infektionen der Haut auf dem Blutwege vor, was als Teilerscheinung einer Pyämie anzusehen und stets von Fieber und sonstigen Allgemeinerscheinungen begleitet ist. So können unter Umständen sehr zahlreiche, wenig entzündlich aussehende subkutane Abszesse an dem kleinen Körper auftreten, die fistulieren und zu dauernden Eitergüssen über größere Teile der Haut führen.

Die Therapie muß in peinlichster Sauberkeit, Reinigung des Körpers von Schmutz und Eiter, Trockenlegen, antiseptischen Waschungen und besonders in Hebung des Allgemeinbefundes durch Ernährung, Licht und Luft bestehen. Dazu Hebung der Immunitätslage durch Blut- und Serumübertragung von Gesunden (s. Furunkel). Auf letzteres ist besonderer Wert zu legen. Chirurgische Eingriffe kommen kaum in Betracht, da die Abszesse in der Regel von selbst aufbrechen und sich leicht nach außen entleeren.

S. auch Schädigungen; Schwefel; Vakzinebehandlung.

Schweißfriesel, s. Milliaria cristallina.

Schwellungen, s. Psyche.

Schwerspat, s. Barium.

Schwielenbildung (Tylositas Callus). Schwielenbildungen sind Verdickungen der Haut, ganz besonders der Hornschicht. Nicht dazu gehören alle verhornten gut- und bösartigen Neubildungen der Haut, Warzen, Epitheliome, Hauthörner, Naevi usw. Die Schwielen sind Reaktionsprodukte eines äußeren Reizes, und zwar handelt es sich stets um Druck oder Belastung von Hautstellen, die über Knochen ziemlich ungepolstert liegen. Die Schwielen enstehen daher an bestimmten Stellen, und zwar vor allem an Händen und Füßen. An den Füßen kann es jede Stelle bis zum Knöchelgelenk sein, an den Händen finden wir die Außenränder, die Beugeseite, Handfläche, Beugeseite der Finger sowie die seitlichen Finger betroffen, Hand- und Fingerrücken bleiben meist frei, doch gibt es auch Schwielen quer über die Fingerrücken. An den Händen ist oft eine erhöhte Schweißsekretion vorhanden. Besonders prädestiniert sind die Hautstellen über Knochenvorsprüngen, seien es normale, seien es solche bei Knochen-, insbesondere Zehenverbildungen, wie der Hammerzehe und andere. An den Fersen, den Köpfchen der Mittelfußknochen und den medialen und lateralen Ballenhautbezirken finden wir sozusagen physiologische Schwielen, die besonders bei Barfußläufern als Schutzvorrichtung sich ausbilden. Ähnliche Erscheinungen entstehen an Ellbogen, Knie, Schulter, Sitzhöcker, auch an den Ohren wurden Schwielen bei Radiokopfhörern in Amerika festgestellt (Blinn). Der gleiche Druck, der an den genannten Stellen Tylositätenbildung hervorruft, pflegt an anderen Körperstellen andere Reaktionen zu veranlassen, und zwar in erster Linie Dermatitiden, ferner Pigmentbildung (Chloasma traumaticum), Narben nach Erosionen (Taille, Strumpfbandgegend). Jeder Druck ist imstande, an den entsprechenden Stellen Schwielen zu erzeugen, an den Füßen wird es sich gewöhnlich um *Druck des Schuhwerks* handeln, aber nicht nur zu enges Schuhwerk ruft diese Wirkung hervor, auch die Reibung bei zu weiten Schuhen kann zu Schwielenbildung führen. An den Händen wird sie bedingt durch berufliche und durch außerberufliche Reize. Die *Berufsschwielen* sind hochinteressant; sie verraten den Beruf (s. Berufskrankheiten). Bei den außerberuflichen Schwielen handelt es sich entweder um Druckreize bei den weiblichen Arbeiten im Haushalt oder um Reize durch Sportgeräte, welche vom kosmetischen Standpunkt aus belangreich sind. Alle Sportarten, die ein wiederholtes kräftiges Anfassen erfordern, können Schwielenbildung bedingen (Schwielen der Ruderer, der Turner [besonders Reck und Barren] und anderer athletischer Übungen, bei verschiedenen Spielarten [Tennis usw.], bei der Zügelführung im Reit- und Fahrsport). Es werden hier Personen bzw. Gesellschaftskreise betroffen, bei denen wesentliche kosmetische Interessen vorliegen. Schwielen treten durch die Arbeit in der Küche, beim Nähen, Stricken, Stopfen, Häkeln auf. Es handelt sich dabei um Hornhautverdickungen, welche über einer verbreiterten Keratohyalinschicht liegen. Der Papillarkörper und die Retezapfen sind verlängert und stehen meistens schräg zur Oberfläche. Die Oberfläche des Epithels ist flach eingedrückt. In der Cutis finden sich geringe entzündliche Infiltrate (Rundzellenansammlungen um die Blutgefäße).

Besonders hochgradig werden jene Personen von Schwielenbildung an den Füßen befallen, welche viel stehen müssen. Die an und für sich große Schmerzhaftigkeit wird noch erhöht, wenn es zu Rhagadenbildung kommt, was gar nicht selten der Fall ist. Die Ausdehnung der Affektion ist sehr verschieden, manchmal ist ein großer Teil der Fußsohle und Handfläche ergriffen. Am Fuße sind Praedilektionsstellen der Hacken und die Unterseite des ersten bis dritten Mittelfußknochens. Eine besondere Art von Schwielen ist die Verdickung der Haut links am Halse bei *Geigenspielern.* Sie stellen eine bräunliche runde oder ovale, mehr oder weniger große, durch Follikelverhornung rauhe Fläche verdickter Haut dar. Häufig sind hierbei Pusteln oder sogar tiefere Abszesse oder Furunkeln.

Etwas anders gebaut sind die Hühneraugen *(Leichdorne, Clavi).* Hierunter verstehen wir einen umschriebenen, meist nur 5—10 mm großen scharf abgesetzten Verhornungsprozeß zwischen den Zehen, auf den Zehengelenken, unter den Zehen und den Metatarsalgelenken, am äußeren Fußrande, selten wo anders. Die harte Hornschicht des Leichdorns umgibt eine durchsichtige und meistens weißere mittlere Partie. Letztere ist eine hohe Papillarbildung (oft geradezu eine zentrale Warze), ringförmig umgeben von einer weit derberen Schwiele. Der klinische Unterschied zwischen Schwiele und Hühnerauge besteht darin, daß die gewöhnlichen Schwielen weniger scharf gegen die Umgebung abgegrenzt sind, allmählich in die normale Haut übergehen, die Clavi aber eine schärfere Abgrenzung der Umgebung gegenüber besitzen. Ein zweites Merkmal, das man aber erst beim Loslösen der Horngebilde feststellen kann, ist, daß die Schwielen flächenhaft der darunterliegenden Haut aufsitzen, während die Clavi spitz oder pyramidenartig in die Tiefe ragen. Beide Formen der Schwielenbildungen haben gelbbräunliche Farbe. Die Hautzeichnung darüber ist verwischt. Die befallenen Stellen sind schmerzhaft, es kann zu entzündlichen Erscheinungen, ja sogar zu Eiterungen kommen.

Ein wichtiger Teil der Behandlung ist die Vorbeugung. Man wird in erster Linie den Patienten auf die Wichtigkeit gutsitzender Schuhe hinweisen. Bei entsprechender Schonung können Schwielen sich wieder rückbilden bzw. abheilen und müssen, wenn die Schädlichkeit abgehalten wird, auch nicht mehr wieder erscheinen. Auch ist darauf zu achten, daß in der Schuhsohle keine vorstehenden Nägel vorhanden sind, daß die Strümpfe glatt anliegen, keine Falten bilden. Schwierig ist die Lage bei den Sportlern. Man kann zwar eine Dame — Männer fühlen sich seltener durch Sportdruckschäden gestört — zeitweise von der Ausübung eines Sports fernzuhalten suchen, in den seltensten Fällen wird sie sich dazu überreden lassen. Es ist hierbei zu betonen, daß eigentliche Sportdruckschäden aus kosmetischer Indikation kaum zur Behandlung kommen. Es ist dies dann der Fall, wenn weitere Schädigungen hinzutreten, d. h. wenn die Schwielen bis in die Cutis reichende Rißbildungen zeigen (Schmerzen) oder sekundäre Infektionen hinzukommen. Wichtiger ist zweifellos die Behandlung der Tylositäten an den Füßen. In den meisten Fällen begnügt man sich mit oberflächlicher Abtragung der harten Hautschichten. Diese Abtragung wird von Zeit zu Zeit wiederholt. Außer dieser palliativen Behandlung, welche am häufigsten angewandt wird, haben wir drei Wege bei unserem Vorgehen. Der erste und mildeste besteht in der Anwendung von hornlösenden Mitteln, sogenannte Keratolytica, der zweite ist ein oberflächlich operativer, indem man mit dem Messer oder mittels des elektrischen Stromes die Tylosität abträgt bzw. ausschneidet. Hier können auch andere Formen des elektrischen Stromes — Ausbrennen, Verkochen — Platz greifen. Der dritte Weg ist der, entweder durch operative Fortnahme störender Knochenvorsprünge nach physiologischen Gesichtspunkten die Druckmöglichkeiten und somit das Auftreten von Tylositäten zu verhindern oder durch konservativ-orthopädische Methoden dasselbe zu erreichen.

Das gebräuchlichste Keratolyticum ist die Salizylsäure. Sie wird entweder rein verwendet oder in Salben, Pflastern, Kollodium. Man schneidet in ein gewöhnliches Pflaster (Leukoplast) ein Loch, das etwas größer als die Tylosität ist und deckt damit die Umgebung ab, während die eigentlich zu behandelnde Stelle unbedeckt bleibt. Auf diese streut man gepulverte Salizylsäure; hierüber kommt eine feine Mullschicht und darüber ein Pflaster, welches das ganze bedeckt; man läßt diesen Verband einige Tage liegen, nimmt ihn dann ab und die Hornsubstanz wird, erweicht, sich leicht loslösen lassen. In ähnlichem Sinne wirken fertige in den Handel gebrachte Pflaster, die mit 10—40% Salizylsäure bestrichen sind („Cornina“ von Beiersdorf). Auch durch Kohlensäureschnee wird sowohl Clavus als auch Callus bei kräftiger Applikation (mindestens eine Minute) blasig abgehoben. Von Lösungen erwähnt sei 10—15%iges Salizylsäurekollodium oder -traumaticin, die aber nicht auf das gesunde Gewebe übergreifen sollen; bei besonders starken Verhärtungen kann man dieser Mischung noch 10%iges Acid. lact. zusetzen. Auch der Zusatz von 10%igem Resorzin, Kreosot, 1% Extract. Cannab. indicae ist beliebt. Ferner seien warme Fußbäder mit 1—2 Eßlöffel Pottasche genannt, nach welchen die oberflächliche Abtragung mit Messer, Gillette, Schere leichter vor sich geht. Für gewöhnliche Schwielen genügen diese Methoden im allgemeinen; die Hornverdickungen lassen sich meist eventuell unter Zuhilfenahme eines Messers leicht loslösen bis in eine ziemliche erhebliche Tiefe. Die in die Tiefe ragenden Hühneraugen verlangen eine energischere Therapie. Sehr günstig wirkt bei denselben Radium- oder Mesothoriumbestrahlung. Chirurgisch können sie so angegangen werden, daß man mit oder ohne vorausgehende keratolytische Behandlung die ganze Stelle entweder mit einer Cooperschen Schere oder mit einem Skalpell heraushebelt, bzw. vorsichtig lamellenweise herausschneidet. Die entzündeten Papillen der Umgebung werden mit 50% Argent. nitr., 10% Chromsäurelösung gepinselt oder mit rauchender Salpetersäure, eventuell mit nachfolgender Phenolbepinselung. Durch diese Mittel wird gleichzeitig im Sinne der Blutstillung gewirkt.

Statt mit Messer und Schere können wir auch mit dem elektrischen Strom schneiden, und zwar mittels der Diathermie; das hat den Vorzug des sofortigen Gefäßverschlusses; ferner verwenden wir die Diathermie auch als Elektrokoagulation, einpolig wird der hochfrequente Strom zur Desikkation verwandt; in den beiden letzten Fällen muß sich das behandelte Gewebe allmählich abstoßen. Die Erfolge sind hierbei die gleichen wie beim Schneiden, nur gehört größere Erfahrung dazu, da man die Tiefenwirkung des Stromes genau abschätzen können muß. Vielfach sitzt ein entzündeter Schleimbeutel unter dem Clavus. Den Übergang zum dritten Weg, den man als den ätiologischen bezeichnen kann, bilden die Hühneraugenringe. Ein gepolsterter Ring, der das Hühnerauge und dessen nächste Umgebung frei läßt, wird aufgelegt und eventuell mit einem weiteren gewöhnlichen Pflasterstreifen fixiert. Hierdurch wird der Druck von der entzündlichen Stelle auf die Umgebung übertragen und die Entzündung kann, zur Ruhe gebracht, ausheilen. Auf der Fußsohle kann bei Druckstörungen eine Gochtsche Zehenschiene zwischen zwei Zehen gelegt werden. Hierdurch wird der Druck der Mittelfußknochenköpfchen auf die Fußsohle aufgehoben. Auch manche Zehendeformitäten lassen sich, sofern sie noch eine gewisse Nachgiebigkeit zeigen, durch Schienen allmählich ausgleichen. Die fast immer auf ihnen vorhandenen Hühneraugen kommen dann dadurch zur Ausheilung. Reichen diese ätiologisch-unblutigen Maßnahmen nicht aus, so müssen wir unsere Zuflucht zur Operation nehmen. Es genügt meist, das Hühnerauge herauszuschneiden und aus dem darunter befindlichen Zehenknochen ein keilförmiges Stück zu entfernen. Manchmal muß allerdings ein ganzes Knochenglied (Phalanx) geopfert werden. Nach gewissen Korrekturen an den Sehnen kann dann die Wunde wieder durch Naht verschlossen werden. Auch hier wird durch Aufhebung der Druckmöglichkeit das Entstehen neuer Hühneraugen verhindert. Der kosmetische Effekt ist gewöhnlich ein guter. Stets ist, auch bei den kleinsten Eingriffen, bei Tylositäten auf peinlichste Asepsis bzw. Antisepsis zu achten, denn so manche Gangraen, besonders diabetischen Ursprungs, hat ihren Ausgangspunkt von dem infizierten Papillarkörper eines Hühnerauges genommen.

Die Geigenschwiele wird am besten durch nächtliche Einreibung von erweichender Salbe behandelt (Ungt. glycerini, fettfrei, Ungt. diachylon, fettig). Ferner verhindert man den harten Druck des Instruments durch ein aufgeblasenes Gummikissen oder durch einen Polster aus Gummi, welcher genau nach Form (Gipsabguß) gearbeitet wird (s. auch Berufskrankheiten, Radium).

Schwimmhosennaevus, s. Hypertrichosis.

Schwitzen, s. Psyche; Schweißabsonderung.

Schwitzprozeduren, s. Hydrotherapie.

Sebalds Haartinktur. Nach Angabe bestehend aus verdünntem Alkohol (50 p. c.), Kantharidentinktur, Tinctura Cardui benedicti, Tinctura Hyssopi, Tinctura Bardanae, Balsamum peruvianum; Orangenschalenauszug als Parfum. (Sebald, Hildesheim.)

Seborrhoe. Die wichtigste Quelle der Fettabsonderung sind die Talgdrüsen. Die Talgdrüsen kommen zumeist als Adnexe der Haartrichter vor, doch bekanntlich auch am Penis, an den kleinen Labien, an den Lippen auch ohne Haare. Handteller und Fußsohlen haben keine Talgdrüsen. Für die Seborrhoe sind besonders von Bedeutung: Kopfhaut, Stirn, Nase, Nasolabialfalte, Kinn, Falte hinter den Ohren, Regio genitocruralis, Achselhöhle, Rima ani, Sternalgegend, die Gegend zwischen den Schultern. An diesen Orten und in dieser Reihe pflegt die Haut besonders fett zu sein. Dies sind die seborrhoischen Lokalisationen der Haut. Der Talg bildet sich nur bis zu einer gewissen Menge, dann aber ruht die Absonderung. Die Menge des Fettbelags ist bei den einzelnen Individuen konstant, wird der Fettbelag entfernt, so bildet sich dieser in relativ kurzer Zeit wieder, jedoch in individuell verschiedener Menge.

Die Menge des abgeschiedenen Talges hängt auch vom Alter ab. Bekanntlich erhöht sich die Menge mit der Pubertät. Die Talgabsonderung, nach dem verschiedenen Alter aufgezeichnet, ergibt eine wellenartige Linie. Im Säuglingsalter ist die *Vernix caseosa* anzuführen, im Kindesalter ist die Talgabsonderung sowie die Zellfettabscheidung der Haut sehr gering, diese steigen allmählich mit der Pubertät, fallen jedoch im späteren Alter wieder ab, um dann vor dem 50. Lebensjahr oder nach demselben wieder anzusteigen. Das Entstehen der Rosacea in diesem Alter (Klimakterium), weiter das vermehrte Auftreten der Komedonen, die Schuppenbildung der Kopfhaut, die Abschilferung der Haut deuten auf die in der Talgbildung eingetretenen Änderungen hin. Auch im Greisenalter sehen wir wieder die Talgmenge zunehmen. Diese *senile Seborrhoe* ist gewöhnlich regionär; auf der übrigen, gewöhnlich trockenen Haut, finden wir (Verrucae sebaceae sind ohne kausalen Zusammenhang mit der Seborrhoe) Komedonen und diese öfters auch in sehr großer Anzahl auf der Stirn und, da besonders in den Falten tief sitzend, auf der Nase, um die Augen, gewöhnlich auf der äußeren Schläfengegend. Die Gesichtshaut ist fett, nicht selten auch die Kopfhaut.

Der Einfluß der Rasse ist ebenfalls bedeutend. Die gelbe und schwarze Rasse sondert mehr Talg ab als die weiße, und von dieser die Brünetten mehr als die Blonden. Nicht nur wegen der erhöhten Schweiß-, sondern wegen der Fettabsonderung der Farbigen ist die Haut bei diesen glänzender.

Die nordischen Rassen leiden stärker an Seborrhoe als die Bewohner der Mittelmeerländer. Ferner scheint die Seborrhoe von kulturellen Bedingungen abhängig zu sein. Bei der Stadtbevölkerung findet man wesentlich mehr Seborrhoe als bei der Landbevölkerung. Auch geistige Arbeit soll die Seborrhoe begünstigen. Am meisten werden die Männer von der Seborrhoe befallen. Nach SABOURAUD erkranken $^{9}/_{10}$ Männer und $^{1}/_{10}$ Frauen; eine seborrhoische Alopezie ist bei Frauen nur äußerst selten.

Die Beeinflußbarkeit von den *endokrinen Drüsen* her ist erwiesene Tatsache. Hierher gehört die erhöhte Talgabsonderung ohne konsekutive Hauterkrankungen mit Beginn der Pubertät; auch während der Gravidität und bei Stillenden.

Das Entstehen von seborrhoischen Hautkrankheiten, z. B. der Akne, Rosacea juvenilis seborrhoica, mit Beginn der Pubertät läßt darauf schließen, daß sich vielleicht im Inkret selbst ein spezieller chemischer Stoff bilden kann, welcher die Talgdrüsenzellen reizt, auf diese Weise die lokale Entzündungsbereitschaft erhöht und beiträgt zur Akneentwicklung und so auch bei der Änderung des Hautchemismus direkt mitwirken kann.

Bei heißer Außentemperatur nimmt die Talgabsonderung zu und wird in der Kälte geringer.

Der Einfluß des Lichtes wurde bisher nicht genau studiert. Die Sonnenbestrahlung, und zwar eine längere Bestrahlung verringert die Entwicklung der Akne. Daraus läßt sich vielleicht folgern, daß die Sonnenstrahlen die Stauung des Talges in den Drüsen verringern, jedoch nicht die Sekretproduktion.

Körperliche Arbeit soll angeblich auf die Talgabscheidung keinen Einfluß üben. Nach SABOURAUD produzieren eher die Muskelruhe oder die geistige Anstrengung Talg, die seelische Erregung und Muskelarbeit dagegen Schweiß. Die Talgsekretion hängt vom Nervensystem ab, speziell vom Sympathicus. Den zentralen Ursprung (Globus pallidus) beweisen die Fälle von Encephalitis lethargica, bei welcher im Gesicht intensive Seborrhoe entstehen kann, zuweilen in solchem Maße, daß die Gesichtshaut wie mit Vaselin eingeschmiert aussieht und ein wahres *Salbengesicht* bietet.

Auch die Asphyxie verursacht eine Hypersekretion der Talgdrüsen. Bei Kranken mit Atmungsbeschwerden, zyanotischen Personen, sowie während des Todeskampfes beobachten wir erhöhte Talgproduktion. Der Stoffwechsel übt ebenfalls einen Einfluß auf die Talgabsonderung aus. Wir finden diese manchmal beim Basedow erhöht, bei Myxödem verringert. Bei großem Säfteverlust ist die Talgsekretion vermindert, ebenso bei der Zuckerkrankheit. Aber auch im normalen Haushalt des Organismus findet man in erster Linie den Einfluß der Fette, der Eiweiße und der Lipoide und deren Spaltungsprodukte auf die Talg- und Hautfettabsonderung. Durch die

Krankheiten des Verdauungstraktes entstandene erhöhte Talg- und Fettabsonderung gehört schon zu den seborrhoischen Manifestationen.

Zu bemerken ist, daß der eigentümliche Geruch des Schweißes und Talges nach den neuesten Untersuchungen LÖHNERS von den Drüsensubstanzen stammt, obzwar in sekundärer Weise ins Sekret auch Zerfallsprodukte, Bakterien und flüchtige Fettsäuren gelangen können.

Neben der Talgabsonderung besitzt noch große Wichtigkeit das Hornfett, welches zum größten Teil aus Cholesterin und Cholesterinester besteht. Die Cholesterinschicht, welche größtenteils mit der Hornsubstanz und nicht von den Talgdrüsen abgeschieden wird und die menschliche Hautdecke bedeckt, regelt gleichzeitig die Wasseraufnahme und -abgabe der Haut. Außer den physiologischen Aufgaben besitzt sie auch eine wichtige biologische Rolle bei der Keratinisation. Die zur Hornbildung notwendigen Fette (Cholesterin, Zystin) sollen neueren Untersuchungen entsprechend mit dem Blutstrom in die Haut gelangen.

Unter Seborrhoe verstand man früher zwei Krankheitsformen: die Seborrhoea oleosa und die Seborrhoea sicca. Dann unterschieden englische und auch französische Autoren 1. eine *Séborrhée fluente huileuse* und 2. eine *Séborrhée grasse*, eine Unterscheidung, die heute wohl nicht mehr aufrechterhalten wird. Die *Seborrhoea oleosa* oder der *Fluxus sebaceus* kommt an Körperregionen vor, wo sich mehr und auf einigen Stellen größere Talgdrüsen und mit breiteren Ausführungsgängen befinden. Die Seborrhoea sicca, auch als *Pityriasis simplex* benannt, findet man meistens auf der Kopfhaut, aber auch im Gesicht (Seborrhoea faciei, capitis sicca) und seltener als schuppende Erkrankung auf größeren Stellen der Hautfläche. Die Annahme, es wäre die trockene Form nur das Gegenteil der Seborrhoea oleosa, also nur eine zweite Form ein und desselben Krankheitsprozesses, kann in dieser Weise nicht bestehen bleiben.

Die Seborrhoe bedeutet die erhöhte Fettabsonderung der Haut; die seborrhoischen Hautkrankheiten sind manifeste pathologische Hauterscheinungen.

Doch wird bei der Seborrhoe nicht nur mehr Fett gebildet, sondern auch vom chemischen Standpunkt unterscheidet sich das seborrhoische Fett vom normalen. Das Fett bei Seborrhoe oleosa enthält nach LINSER und anderen mehr ölsaure Glyzerinester und freie Ölsäure in größerer Menge. Diese Qualitätsänderung unterscheidet es eben von dem normalen Drüsenprodukt. Wahrscheinlich wirkt diese qualitative Veränderung des Talges und des Hornfettes mit bei der Entwicklung des seborrhoischen Symptomenkomplexes (J. SELLEI).

Zu den seborrhoischen Hautkrankheiten rechnen wir folgende: 1. Die Komedonen, 2. Akne vulgaris juvenilis, 3. Rosacea, 4. Seborrhoea capitis cum effluvio (Alopecia praematura mit oder ohne Seborrhoe), 5. Ekzema seborrhoicum und die damit in Verbindung gebrachten ähnlichen Erscheinungen, wie die ekzemartige Seborrhoe, die Seborrhoide, die Seborrhoea corporis Duhring, 6. Sycosis seborrhoica chronica. Diese Erscheinungen kommen (außer den Komedonen) gewöhnlich gesondert vor, doch gibt es Fälle genug, wo z. B. Komedo, Akne, Rosacea und seborrhoischer Haarausfall zusammentreffen.

Die Seborrhoe als die erhöhte Talg- und Fettproduktion ist ganz von den Manifestationen zu scheiden, welche als klinische Typen mit Entzündungserscheinungen und Störungen der Keratinisation verlaufen.

Die Bedeutung der Seborrhoe liegt in der spezifischen Disposition der Haut. Es ist dies ein Hautzustand, bei dem auf gewisse Einflüsse bestimmte, aber immer dieselben Veränderungen zustande kommen. Die seborrhoischen Manifestationen sind stets die gemeinsamen Wirkungen mehrerer Faktoren. Zu diesen ist zunächst *die Vererbung* zu zählen. Wie der seborrhoische Fluxus, sind auch die seborrhoischen Erkrankungen gewöhnlich bei mehreren Familienmitgliedern aufzufinden. Sie vererben sich von Mutter und Vater, auch oft von beiden. Schon ältere Autoren machten davon Erwähnung, doch fanden sich positive Angaben nur mit den neueren erbbiologischen Untersuchungsmethoden. Am seltensten kommt eine Vererbung der Komedonen vor, am häufigsten findet sich die Vererbung der Akne, dann folgt der seborrhoische Haarausfall, die Rosacea, das Ekzema seborrhoicum. Wenn bei manchen Ekzematikern auch eine familiäre Vererbung nachweisbar ist, so findet man etwas größere Zahlen beim seborrhoischen Ekzem, weil die Seborrhoe als spezielle Disposition das Terrain für die ekzematogenen Reize in vollem Maße erhöht. Der familienpathologische Vererbungsmodus der Akne ist noch nicht festgestellt und „wahrscheinlich spielen dominante Erbanlagen die entscheidende Rolle". Nach BULKLEY ist das Verhältnis beider Geschlechter ein gleiches.

Das Alter. Die seborrhoischen Manifestationen ändern sich nach dem Alter. Im Säuglingsalter findet sich relativ öfter das seborrhoische Ekzem. Mit dem Anfang der Pubertät treten oft Komedonen und Akne auf. Bei vollkommener Entwicklung des Geschlechtslebens, jedoch bei Dysfunktion der sexuellen Drüsen, öfter noch bei Abflauen der sexuellen Funktion, im Klimakterium entsteht meistens die Rosacea. Der seborrhoische Haarausfall kommt bei Frauen öfter nach der Gravidität vor, bei Männern auf dem Höhepunkt der geschlechtlichen Reife; auch das Ekzema seborrhoicum sieht man dabei öfter. Doch entwickeln sich wieder im späteren Alter, auch im Greisenalter (Comedones et seborrhoea senilis) auf der seborrhoischen Haut wieder Komedonen, doch sind diese nur in seltenstem Falle hie und da von Akne begleitet. Die Sycosis seborrhoica chron. (SELLEI) ist eine der seltensten, doch schwer zu bekämpfenden Manifestationen im Gesicht und an mit Haaren bedeckten Hautregionen bei noch jugendlichen Menschen.

Der Einfluß der endokrinen Drüsen. Der Einfluß der endokrinen Drüsen auf die Talgdrüsen und Seborrhoe ist evident. Bisher ist der folgende Zusammenhang bekannt: a) *Sexualdrüsen.* Das Entstehen der Akne vulgaris während der Pubertät. Interessant ist das Verschwinden der Akne während der Gravidität. Bei Männern entsteht Haarausfall während des höchsten Grades der Sexualdrüsenfunktion. Schon SABOURAUD erwähnt, daß der Faun immer kahlköpfig dargestellt wird, wenn auch mit borstigen Haaren auf dem Körper. Die Hyperfunktion der sexualen Drüsen geht oft mit einer Seborrhoe und deren Folgezuständen einher. Bei Eunuchen pflegt weder Akne noch Glatze vorzukommen. Bei Frauen gehört starker, zu einer Glatze führender Haarausfall zur wahren Ausnahme, was bei Männern wieder sehr oft vorzukommen pflegt. b) *Andere endokrine Drüsen.* Der Zusammenhang mit der Schilddrüse zeigt sich bei der Akne vulgaris und Rosacea. Die Hyperfunktion der Hypophyse bei Akromegalie erhöht manchmal die Talg- und Schweißdrüsenabsonderung. Daraus und aus anderen Beobachtungen ließ sich folgern, daß vom hormonalen Standpunkte die Seborrhoe vielleicht auch unter dem Einflusse der Hypophyse steht. Diese gewinnt wieder für die Erkennung der Regulation des Fettstoffwechsels mehr und mehr an Bedeutung.

Bei Akne können wir oft die Symptome der Hyperthyreose beobachten; die seborrhoischen Manifestationen stehen wahrscheinlich damit in Verbindung. Wir sahen, daß für die verschiedenen Alter auch ihre speziellen endokrinen Drüsen charakteristisch sind, so für das Kindesalter die Thymus-, für das heranwachsende jugendliche Alter die Pubertätsdrüsen usw. Aber nur in Korrelation mit anderen Drüsen, wie denn überhaupt die Funktionen der einzelnen Blutdrüsen miteinander zusammenhängen, übt die Thyreoidea jene Wirkungen aus, woraus sich die Seborrhoe bildet. Bei der Akne vulgaris und der Rosacea sind es die Pubertätsdrüsen und die Hypophyse, welche mit der Schilddrüse in engem Kontakt stehen.

Stoffwechselstörungen. Die mit den Magen- und Darmstörungen zusammenhängenden sind diesbezüglich die bekanntesten. Verdauungsstörungen, chronische Magen- und Darmkatarrhe, Obstipation, falsche Ernährungsvorschriften sind schon seit jeher als ätiologische Faktoren bekannt, weshalb schwer verdauliche und gewürzte Speisen, viel Zucker oder Fette seit langer Zeit bei der Seborrhoe verpönt sind, besonders bei Akne vulgaris und Rosacea. Die Fette haben nach der Ansicht vieler Autoren ebenfalls großen Einfluß auf die Seborrhoe. Auch auf die spezielle Bedeutung des Cholesterins hat man hingewiesen. Chronischer Alkoholismus kann zu chronischen Magen- und Darmkatarrhen führen, wodurch wieder infolge der Resorption toxischer Stoffe Akne entsteht. Die mit sitzender Beschäftigung verbundene Darmträgheit gibt Veranlassung zu seborrhoischen Zuständen. Aber auch die oft nicht gehörige Lungenventilation ist dabei ein wichtiger Faktor. Auch wäre noch zu bemerken, daß manchmal andere innere Krankheiten ebenfalls Einfluß auf das Entstehen der Seborrhoe haben.

An den typischen Prädilektionsstellen der Seborrhoe ist die Azidität der Hautoberfläche oft deutlich vermindert, beim Status seborrhoicus alkaliüberempfindlich, weshalb durch Säurezufuhr oft eine rasche Rückbildung der parakeratotischen Schuppung eintritt. Deshalb sind Waschungen mit saurem Waschwasser (Salizyl-Resorcin-Lösungen) und Säuresalben (Aciderm) zur lokalen Behandlung angezeigt.

Der Einfluß der Mikroben. Unna und Sabouraud suchten die Ursache der Seborrhoe in speziellen Mikroorganismen. Unna beschrieb seinen Flaschenbacillus, Sabouraud den Mikrobacillus als die Ursache der Seborrhoe. Außerdem wurden noch viele andere Mikroorganismen gefunden und für den Erreger der Seborrhoe gehalten, von welchen vielleicht die Malassezschen Sporen etwas populärer werden konnten. Allen diesen Mikroorganismen mißt man heute nur wenig Bedeutung bei. Ihre Rolle ist eine geringe bei der Entwicklung der seborrhoischen Krankheiten; sie kommen für die Aufrechterhaltung des Krankheitsprozesses, die Chronizität der Erscheinungen in Betracht und für manche Folgezustände.

Die seborrhoischen Hautkrankheiten erhöhen die Hautempfindlichkeit, verändern die Reaktionsfähigkeit, ohne daß von einem allergischen Zustand die Rede sein könnte. Es fehlen bei den seborrhoischen Hautkrankheiten alle typischen Eigenschaften der Allergie. Die Seborrhoe ist, wie schon hervorgehoben wurde, die Disposition, die Diathese, welche sich vererbt oder später erworben wird. Aber es gibt da mehrere prädisponierende Hilfsfaktoren, neben den schon angeführten vielleicht auch noch Vitaminmangel, Erhöhung bestimmter Mineralien, Mangel an Sonnenstrahlen, Lebensweise. Und so ist dieser wahre „circulus vitiosus“ bei Entstehen, Besserung, Rückfall der seborrhoischen Erkrankungen verständlich. In diesem Kreislauf, welcher sich zwischen a) Disposition, b) seborrhoischem Zustand und c) Hautmanifestation entwickelt, werden die Vielseitigkeiten der Erscheinungen durch den Einfluß der äußeren und inneren Faktoren und auch durch die anatomischen Verhältnisse bestimmt. Wichtig ist es, in welcher Hautschicht der seborrhoische Prozeß vorzugsweise verläuft. Dieser kann in der Epidermis und der oberen Schicht des Coriums beginnen oder greift eher die Kapillaren an usw. So entstehen die verschiedenen Formen der seborrhoischen entzündlichen Erscheinungen.

Sind aber auf seborrhoischer Grundlage Hauterkrankungen entstanden, z. B. eine Akne infolge gewisser Speisen, dann erwecken dieselben Ursachen bei Wiederholung schon leichter ähnliche Erscheinungen. Es hat sich eine gewisse Empfindlichkeit der Haut entwickelt.

Die seborrhoische Haut mit langwierigen Erscheinungen kommt schließlich in einen Zustand, wo dann folgende Symptome charakteristisch sind: die Haut ist fettglänzend, die Follikelmündungen sind erweitert, aus ihnen ist Talg exprimierbar, die Haut ist teilweise verdickt, uneben, teils sind erweiterte Kapillaren zu sehen.

Nach vielen Autoren ist die Kopfhautseborrhoe (Seborrhoea capitis, Pityriasis capitis oder Pityriasis sicca) und der damit in Zusammenhang gebrachte *Haarausfall* als die konsekutive Erscheinung der Entzündung der ganzen Kopfhaut zu betrachten. Dieser Standpunkt ist jedoch nicht stichhaltig, denn der seborrhoische Haarausfall verläuft in den meisten Fällen ohne jedes Symptom einer Entzündung, ausschließlich nur infolge der Keratinisationsstörungen. Die Seborrhoea oleosa capitis (Pityriasis steatoides Sabouraud) ist ein Ekzematid der Kopfhaut und zeigt demzufolge Entzündungserscheinungen. Man muß demzufolge zwei Formen unterscheiden: 1. eine nur mit Keratinisationsstörungen mit Haarausfall und 2. mit Entzündungserscheinungen der Kopfhaut und Haarausfall verlaufende Krankheitsform.

Rosacea (siehe dort).

Die Keratinisationsstörungen verursachen bei Seborrhoe Schuppenbildung, Haarausfall, meistens verlaufen beide zusammen. Eines ist sicher, daß der Prozeß später auch die Haarpapillen angreift, es treten Ernährungsstörungen auf und das Haar fällt aus (Haarausfall). Der Zustand wird stabil und die im Bindegewebe vor sich gehende Sklerotisierung endet dann mit einer Glatze.

Diese Verhornungsstörung kommt bei Akne als follikuläre Hyperkeratosis vor. Als Schuppenbildung, Parakeratose, zeigt sie sich bei den Seborrhoiden, beim Ekzema seborrhoicum und der Pityriasis capitis seborrhoica.

Asteatosis. Ist das Gegenteil der Seborrhoe, es bildet sich im Gesicht oder anderswo auf der Haut wenig Talg und Hornfett. Die regionäre Form tritt meistens im Gesicht auf. Die Kranken klagen über eigentümlich trockenes, oft spannendes Gefühl, auch anderswo auf der Haut sind ähnliche Erscheinungen zu beobachten.

Seborrhoea faciei (Pityriasis alba faciei), von französischen Autoren auch *Dartre furfuracée s. volante* bezeichnet, bildet besonders bei Kindern im Gesicht, auf Wangen, Kinn, Hals, selten anderswo rundliche, polyzyklische Herde, welche kaum oder überhaupt nicht infiltriert und mit wenig feinen weißen Schüppchen bedeckt sind. Sie wurden für infektiös gehalten, was jedoch bisher unbewiesen blieb.

Seborrhoe der Lider hängt mit der Seborrhoe der „Meibom“schen Drüsen zusammen. Die Lidränder etwas gerötet, entzündet, sind in schweren Fällen mit kleinen, weißen Schuppen bedeckt. In schwereren, chronischen Fällen führen sie zu Blepharitis, Blepharadenitis.

Seborrhoe der Lippen, eine schlechte Benennung, ist ein anderer Krankheitsprozeß (s. Erythematodes).

Seborrhoea congestiva (HEBRA) (Lupus erythemato-folliculaire) (E. BESNIER).

Pityriasis steatoides, ein von SABOURAUD aufgestellter Typus, mit krustösen, fetten Schuppen bedeckte Haut.

Status seborrhoicus, eine früher öfters gebrauchte Ausdrucksweise für den durch innere Ursachen, wie Stoffwechsel usw., und äußere Veränderungen der Hautreaktion bedingten fetten Hautzustand.

Allgemeine Therapie der Seborrhoe.

Äußerlich kommen in erster Linie Reduktionsmittel in Betracht. Von diesen sind vor allem der Schwefel zu nennen, dann in Reihenfolge verschiedene Teersorten, wie Ichthyol, Tumenol, Thiol, Anthrasol, Empyroform, Liquor carbonis detergens, weiter die Quecksilbersalze, besonders Hydrarg. praecipitatum album, dann Chinin, Tannin, Chrysarobin und Pyrogallus zu erwähnen. Es wurden mit diesen Mitteln, miteinander auch oftmals kombiniert, die verschiedensten Waschmittel, spirituöse Verbindungen, Bäder, Salben, Pasten hergestellt und empfohlen.

Die *physikalischen Behandlungsmethoden.* Zur Anwendung gelangen Massage des Gesichtes, elektrische Behandlung, wie Iontophorese der Kopfhaut zur Einführung von Medikamenten; zur Behandlung des Haarausfalles Hochfrequenz, dann besonders Lichtbehandlung, in erster Linie Sonnenlichtbestrahlung des Gesichtes und des ganzen Körpers, bzw. Quarzlicht teils als Schälungsmittel des Gesichtes bei Akne, aber auch zur Hebung der Hyperaemie der Kopfhaut und so zur Erhöhung der Ernährung des Haares bei Effluvium, schließlich Röntgenbestrahlungen bei Akne.

Zu den *inneren* Mitteln muß heute besonders die Diät als ein wichtiger Heilfaktor der seborrhoischen Erkrankungen genannt werden, wenn anderseits nicht geleugnet werden kann, daß einheitliche Vorschriften auch bei den Haupttypen der seborrhoischen Manifestationen versagen und in der Diät nur ein streng individuelles Vorgehen den Zustand günstig beeinflussen kann. Es können hier wegen ihrer Mannigfaltigkeit nicht einmal die wichtigsten Angaben aufgezählt werden. Die verschiedenen Stoffwechseluntersuchungen müssen bei den einzelnen Erkrankungen dieser Gruppen den Fällen gemäß unternommen und die erhaltenen Resultate ganz individuell verwertet werden. Untersuchungen des Grundumsatzes, Blutzuckerspiegels, der Cholesterinaemie eventuell Untersuchungen in allergischer Richtung usw. können mit den Magendarmuntersuchungen, Nachweis einer An- oder Hyperazidität usw. wichtige Aufschlüsse für die einzuschlagende Diätrichtung geben. Im allgemeinen kann man sagen, daß stark gewürzte, gesalzene, saure, geräucherte Speisen, dann besonders die verschiedenen Fette, Alkohole, weiter schwarzer Kaffee bei den seborrhoischen Erkrankungen vermieden werden sollen. Wie eine besondere Diät, d. h. die Anwendung gewisser Nährmittel bestimmte seborrhoische Krankheiten beeinflussen sollen, die, von vielen Autoren angestrebt, doch bisher leider noch nicht verwirklicht wurden, muß der Zukunft überlassen werden.

Zu empfehlen sind im allgemeinen besonders viel grüne Gemüse, Obst, wenig Brot, auch nicht zu viel süße Speisen, Süßigkeiten; mit einem Wort viel D- und C-Vitamine enthaltende Speisen, die bei kochsalzarmer Diät besonders günstig wirken. Im allgemeinen ist auch der Genuß wenigen Fleisches angezeigt. Regelung des Stuhlganges ist von überaus großer Wichtigkeit, da — wie die Erfahrung zeigt — Darmträgheit eine Erhöhung des Talgfettes bewirkt und damit zur Steigerung der Seborrhoe wesentlich beitragen kann. Viel Bewegung in frischer Luft, wodurch bessere Lungenventilation erreicht wird, tägliche warme Bäder zur direkten Reinigung der Hautdecke von den überflüssigen Talg- und Hornfetten sowie besseren Durchblutung der Hautdecke sind ebenfalls unerläßliche Bedingungen zur allgemeinen Besserung des seborrhoischen Zustandes.

Von den *Medikamenten* kommen besonders der Schwefel und seine Präparate zur Anwendung. Gerne wenden wir Lac Sulfuris 2,0 + Magnesia usta ad 20,0, 3mal täglich 1 kleine Messerspitze, an, was relativ am besten vertragen wird. Bei Darmirritation kann man statt dessen schwefelhaltiges Mineralwasser (Paráder usw.) versuchen oder Ichthyolpräparate in Pillenform. Mitunter können auch Leber- und Pankreasextrakte enthaltende Präparate sowie C- und D-Vitamine von guter Wirkung sein, z. B. bei Akne, Rosacea. Hormone sind bei einzelnen Manifestationen heute unentbehrliche Mittel geworden (Ovar, Testispräparate bei Rosacea und Akne usw.). In hartnäckigen Fällen (Akne) Eigenblut nach vorausgegangener Quarzlichtbehandlung. Die Anwendung verschiedener Vakzine (Autovakzine, Staphylokokkenvakzine usw.) bei stark pustulösen Formen muß ebenfalls erwogen werden.

S. auch Haarausfall (Seborrhoea faciei, Seborrhoea capillitii); Lichtbehandlung; Röntgen.

Aus der ungeheuren Fülle der Vorschreibungen, welche sich ja zum Teil mit den bei Akne, Haarausfall, Rosacea decken, seien nur verhältnismäßig wenige angeführt. Als Fettentziehungsmittel: 10% Aether, Benzin, Acetonalkohol, auch mit Zusätzen von Salizyl, Resorcin u. a.

Eigentliche Entfettungsmittel (Fettentziehungsmittel).

Rp. Saloli 5,0
Aetheris 20,0
Spir. Vini 100,0
(GASTOU)

Rp. Carbon. tetrachlorat. 80,0
Benzini 20,0

Rp. Spir. Vini 10,0
Aetheris 10,0
Thymoli 0,05

—

Spir. aetherei 100,0
Tinct. Benzoes 15,0
S. Schuppenwasser Hebra.

Ferner heiß zu verwendende 10%ige Lösungen von Kal. carbon., Natriumbikarbonat, Borax u. a.

Auch an die Möglichkeit der Verwendung von Sapaminen (s. dort), Fettalkoholsulfonaten (s. dort) und Triaethanolamin (s. dort) ist zu denken.

Alkoholische Abreibungen: 1—2% Salizyl-, 1,5—2% Resorcinalkohol.

Rp. Resorcini 2,0
β-Naphtholi 0,5
Acid. salicyl. 3,0
Thymoli 0,5
Spir. Vini 96,0

—

Rp. Acid. benzoic. (oder Acid. salicyl.) 3,0
Camphorae 4,0
Mentholi 0,5
Spir. Vini 93,0

Rp. Aq. Coloniens. 100,0
Acid. salicyl. 1,5
Thymoli 0,5
Mentholi 0,3

—

Rp. Acid. benzoic. 5,0
Boracis 10,0
Glycerini 15,0
Aq. dest. 100,0
Spir. Vini 100,0
(UNNA)

Schüttelmixturen, Linimente, Lösungen o. dgl.

Rp. Kal. sulfurat. 2,0
Kal. carbon. 1,0
Tinct. Benzoes 1,0
Ol. Lavandul. 0,5
Aq. Lauroceras. 20,0
Aquae .... ad 310,0
(GASTOU-GUILLOT)

—

Rp. Sulfur. praec. 10,0
Spir. Vini 10,0
Glycerini 10,0
Acid. acet. glac. 2,0
Acid. salicyl. 1,5
Mentholi 0,5
Spir. camphorat. 10,0
Aetheris 8,0
S. Saures Liniment.

Rp. Resorcini 1,0
Zinc. oxydat. 7,5
Glycerini 3,5
Acid. boric. 3,5
Ol. Amygdalar. dulc. 50,0
Aq. Calcis .... ad 100,0

—

Rp. Natr. sulfurat. 4,0
Natrii thiosulfur. 6,0
Kal. carbon. 4,0
Aq. dest. 186,0

—

Rp. Ichthyoli 18,0
Spir. Vini gall. 100,0
Camphorae 2,0
Acid. salicyl. 3,0
Mentholi 0,1

Rp. Sulfur. praec.	10,0	*Rp.* Spir. camphorat.	10,0
Glycerini	10,0	Mucil. Gummi arab.	6,0
Spir. Vini dil.	10,0	Sulfur. praec.	15,0
Kal. carbon.	10,0	Glycerini	20,0
Aetheris	10,0	Aquae	150,0
S. Liniment von HEBRA (alkalisch). Abends aufpinseln, morgens mit Boraxlösung abwaschen.			

S. auch Trockenpinselungen nach HERXHEIMER u. a.; ZEISSLsche Pasta.

Pasten, Salben o. dgl. Besonders Schwefel (Sulfoform, Sulfoderm), auch Resorcin (Euresol), Ichthyol (Tumenol, Thiol, Thigenol, Eutirsol u. a.), Salizylsäure, β-Naphthol, Campher u. a. als Spezifica. Zinkpasten, Mattan als Vehikel für Schwefel, Ichthyol usw., keine stark fetten Salben.

Rp. Pulv. fluent. art.	35,0	*Rp.* Acid. salicyl.	2,0—5,0
Tannoformii	5,0	Resorcini	0,5
Ungt. Glycerini	35,0	Sulfur. praec.	5,0—10,0
Tannini	5,0	Pastae Zinci moll. Unnae ad	100,0
Aquae	20,0		

Rp. Aq. Calcis	6,0	*Rp.* Ichthyoli	10,0
Ol. Lini	6,0	Anthrasoli (oder Empyroform)	5,0
Zinc. oxydat.	4,0	Acid. salicyl.	3,0
Cretae	4,0	Vaselini ad	100,0
Sulfur. praec.	0,6		
Stark austrocknend.			

Rp. Sulfur. praec.	4,0	*Rp.* Sulfur. praec.	5,0
Kal. carbon.	0,5	Tannoformii	5,0
Ungt. Glycerini ad	30,0	Acid. salicyl.	5,0
		Past. Zinci moll.	85,0
		S. Schwefel-Salizyl-Tannoform-Pasta.	

S. auch Ichthyol; Resorcin; Schälkuren; Schälpasten; Schwefel; Zinkleime; Zinkpasten.

Bei Ekzema parasitarium capillitii kräftig desinfizierende Mittel, z. B. Wilkinsonsalbe oder:

Rp. Pyrogalloli	2,0	*Rp.* Ichthyoli	10,0
Acid. citr.	3,0	Mentholi	1,5
Bals. peruv.	4,0	Acid. salicyl.	3,0
Vaselini ad	50,0	Ungt. lenient. ad	100,0
		Besonders bei starkem Juckreiz.	

Streupulver. Zinkoxyd und indifferente Austrocknungsmittel (Talcum, Kreide, Amylum usw.), spezifisch wirkende Zusätze (Tannoform, Amyloform, Borsäure, Salizylsäure, Benzoesäure, Bismut. subnitr. usw.). Hier kein Zusatz von pulverisiertem Schwefel (wie z. B. bei Seborrhoea capillitii indiziert!). Cavete Entzündungen im Gesicht durch herabfallenden Schwefel!

Rp. Talci	40,0	Acid. salicyl.	1,0
Acid. boric.	20,0	Mentholi	0,5
Zinc. oxydat.	20,0		
Mentholi	0,05		

Rp. Amyli	20,0	*Rp.* Tannoformii	5,0
Talci	20,0	Amyloformii	5,0
Lycopodii	20,0	Talci	25,0
Bism. subnitr.	20,0	Zinc. oxydat.	25,0
		Acid. boric.	15,0
		Acid. salicyl.	0,5
		Amyli	25,0

Seborrhoea oleosa und sicca capillitii (capitis), Therapie, s. Haarausfall; Schilddrüse.

Seborrhoea sicca faciei, s. Gesichtspflege (Pityriasis faciei simplex).

Seborrhoea squamosa, s. Kindesalter.

Seemannshaut, s. Alterserscheinungen; Atrophie der Haut; Elastisches Gewebe; Krebs der Haut; Lichtschäden.

Seesalz, Meersalz, Sal marinum. Es enthält außer Natriumchlorid die übrigen Salze des Meerwassers. Ein hautreizendes, die Durchblutung der Haut förderndes Mittel. Bei anaemischer schlaffer Haut als Zusatz für Bäder, und zwar 3—6 kg zu einem Vollbad für Erwachsene, 1—3 kg zu einem solchen für Kinder.

Sehnenscheidenhygrom, s. Überbein.

Sehnentransplantation. Zum Ersatz zerstörter Fingersehnen zum Zwecke der Funktionswiederherstellung und eines besseren kosmetischen Resultates ist von CZERNY, KIRSCHNER, REHN, LEXER u. a. Sehnengewebe frei überpflanzt worden. Eine große praktische Bedeutung hat diese Methode deshalb nicht gewinnen können, weil Sehnenmaterial aus demselben Organismus unter normalen Verhältnissen nur in geringen Mengen zur Verfügung steht. Man kann zwar die Sehnen des Palmaris longus oder auch des Plantaris opfern, aber diese Sehnen sind verhältnismäßig schwach. REHN hat daher auf Veranlassung von LEXER die Homoiotransplantation von Sehnengewebe experimentell geprüft und Erfolge damit erzielt. LEXER hat dann die Homoiotransplantation des Sehnengewebes auch am Menschen erfolgreich durchgeführt. Im großen und ganzen ist aber die Sehnentransplantation durch die Faszientransplantation in den Schatten gestellt worden.

S. auch Faszientransplantation; Gang.

Seidelbastrinde, Cortex Mezerei. Die Rinde wird verwendet in Gestalt von Extrakten und Tinkturen, die auch zu Salben verarbeitet werden. Kosmetisch sind solche Präparate früher zur Entfernung von Pigmentationen gebraucht worden. Man brachte die Haut durch das Mittel an der betreffenden Stelle zu einer blasigen Entzündung, wobei auch das Pigment abgehoben wurde. Leider gehört Seidelbastrinde zu den Mitteln, die an der Entzündungsstelle oft sekundär Pigmentakkumulation hervorrufen.

Seidenfäden, s. Mundhygiene.

Seife, Sapo.

Allgemeine Charakteristik.

Die Seife ist das Alkalisalz der höheren Fettsäuren und bildet sich, wenn man verseifbare Fette mit Alkalien zusammenbringt, die hinreichend energisch wirken, um eine vollständige Verseifung der Fette zu bewirken.

Man unterscheidet Kali- und Natronseifen. Kaliseifen haben stets eine weichere Konsistenz als Natronseifen.

Schmierseifen sind weiche Kaliseifen, aus besonderen Fetten hergestellt. Praktisch unterscheidet man zwei Sorten von Seifen, nämlich Leimseifen und neutrale oder ausgesalzene Seifen (Kernseifen).

Leimseifen sind Seifen, die in beliebiger Weise hergestellt wurden, aber das bei der Verseifung abgespaltene Glyzerin, alle Verunreinigungen und eventuell Überschuß an Lauge enthalten, also meist alkalisch reagieren. Hierzu sind in erster Linie alle gerührten, das heißt durch einfaches Zusammenrühren geeigneter Fette mit starken kaustischen Laugen (38—40 Bé) hergestellten Seifen zu rechnen, aber auch solche, die durch Erwärmen mit schwächeren Laugen erhalten wurden.

Neutrale Seifen oder ausgesalzene Seifen, Kernseifen werden durch Aussalzen des Seifenleimes mit Kochsalz als auf der Alkaliüberschuß und Glyzerin enthaltenden Unterlauge abgesetzte Seife erhalten.

Durch das Aussalzen mit Natriumchlorid wird, auch bei Verseifung mit Ätzkali, die zuerst gebildete Kaliseife zum weitaus größten Teil in Natronseife übergeführt, so daß praktisch durch Aussalzen mit Natriumchlorid stets harte Natronseife erhalten wird. Wir verstehen also, mangels näherer Bezeichnung, unter Seife stets Natronseife (Sapo medicatus), unter Kaliseife (Sapo kalinus) in der Kosmetik stets Seifen salbenartigen Charakters, die meist aus fetten Ölen bereitet werden (Leinöl u. a.).

Kaliseifen sind leichter in Wasser und Alkohol löslich als Natronseifen, ergeben auch einen üppigeren Schaum. Die Löslichkeit der Natronseifen ist aber ihrerseits wieder abhängig von der Art des verwendeten Fettes. So sind Talgseifen schwerer löslich als Kokosseifen. Erstere ergeben einen feinblasigen, beständigen Schaum, letztere einen üppigen, großblasigen, der nur wenig beständig ist.

In heißem Wasser in entsprechenden Mengen gelöst, ergeben beim Erkalten Natronseifen eine Gallerte, Kaliseifen eine mehr oder minder dickflüssige, homogene Lösung. Seifenlösungen bzw. Gallerten können nur klar erhalten werden, wenn zum Lösen destilliertes, kalkfreies Wasser verwendet wurde. In gewöhnlichem Wasser lösen sich Seifen nur trübe auf unter Bildung unlöslicher Kalkseife, die in sehr feiner Verteilung im Wasser suspendiert erscheint, also eine Art Emulsion bildet.

Die Salze der Fettsäuren mit anderen als Alkalimetallen sind nicht als eigentliche Seifen aufzufassen. Diese finden besondere Verwendung, wie z. B. das fettsaure Blei eine große Rolle in der Bereitung der Pflaster spielt. Säuren fällen die freien Fettsäuren unter Zersetzung der Seife. (Aus diesem Grunde dürfen Säuren nicht in seifenhaltige Vehikel inkorporiert werden.)

Freie Fettsäuren (mit Ausnahme des zulässigen Stearins), wie Ölsäure, Kokosfettsäure usw., geben in kosmetischer Hinsicht minderwertige Seifen, die speziell zum Waschen der Haut ungeeignet sind. Zu Haarwaschseifen kann die Verwendung von Fettsäuren bis zu einem gewissen Grade toleriert werden, obwohl z. B. Kokosfettsäure, wie auch das Kokosöl, Seifen liefern, welche die Kopfhaut reizen können und das Haar spröde und brüchig machen, sobald diese Fettkörper in zu reichlichem Maße zur Herstellung der Seife verwendet wurden, bzw. zu konzentrierte Kokosseifenlösungen zur Anwendung kommen.

Praktisch kommt jedenfalls aber auch den Kokosseifen, die nur aus Kokosöl oder Kokosfettsäure bzw. solchen Seifen, die unter Verwendung anderer Fette mit erheblicher Beimischung von Kokosöl oder Fettsäure bereitet wurden, abgesehen von Mißbrauch, keine derart schädigende Wirkung auf Kopfhaut und Haar zu, wie dies speziell für die Gesichtshaut zutrifft. Solche Kokosseifen können also zum Shampoonieren recht gut verwendet werden, wenn sie sorgfältig neutralisiert zur Anwendung gelangen.

Eine vom kosmetischen Standpunkt einwandfreie, zur Hautpflege bestimmte Seife muß aus guten Neutralfetten kunstgerecht gesotten sein mit Ausschluß freier Fettsäuren jeder Art (ausgenommen gutes, ölsäurefreies Stearin, das aber nur in Spezialfällen herangezogen wird). Der Fettansatz soll zu etwa 88—90% aus gutem Kernfett (Rindstalg, Schweinefett, Olivenöl usw.) bestehen und keinesfalls erheblich mehr als 10—12% Kokosöl enthalten. Sie muß ferner als praktisch neutrale Seife (nicht als absolut neutrale Seife im chemischen Sinne!) durch Aussalzen des Seifenleimes bereitet sein und soll in der frisch geformten Seife die Alkalinität keinesfalls 0,06% NaOH übersteigen, bei einem maximalen Kochsalzgehalt von 0,4—0,5% NaCl. Besonderes Gewicht ist auch auf gut gereinigte Kessel und metallfreie (eisenfreie) Ätzlaugen zu legen, damit keine „Metallvergiftung“ der Seife möglich ist, die rasches Ranzigwerden hervorruft.

Stark ranzige, übelriechende Neutralfette, Fischtrane und ähnliche minderwertige Fette sind auszuschließen, ebenso Hammeltalg.

Ebenso wie ein zu starker Alkaligehalt der Seife zu verwerfen ist, ist es nicht minder bedenklich, zu schwach alkalische Seifen herzustellen, weil diese rasch ranzig werden (Alkali-Minimum 0,03% NaOH).

Diese Tatsache verdient größte Beachtung, sie wurde früher von ärztlicher Seite zu wenig gewürdigt. Die Folge davon war die Einführung der „mit Neutralfett überfetteten Seifen“ (Sapones superadiposi), die nach heutigen kosmetisch-therapeutischen Begriffen ein Unding sind (s. auch weiter unten, Überfettete Seifen). Ein zu hoher Kochsalzgehalt (über 0,5%) verursacht „Schwitzen“ der Seife und damit früher oder später Ranzidität.

Jedenfalls wirkt praktisch auch die beste, neutrale Seife als Alkali zufolge der hydrolytischen Dissoziation in wässeriger Lösung (Schmerz bei Eindringen von Seifenlösung ins Auge!), es wird also in relativ häufigen Fällen auch die beste Seife von vielen Personen, speziell im Gesicht, nicht vertragen.

S. auch Ätzalkalien; Bimssteinseife; Fettalkoholsulfonate; Kinderseifen; Massageseifen; Sandseifen; Sapamine; Sapo medicatus; Sapo unguinosus; Saponimente; Seifen, saure; Spiritus saponatus; Triaethanolaminseifen.

Kosmetisch-therapeutische Wirkung neutraler Seife. Neutrale Seife wirkt reinigend und leicht erweichend auf die Haut. Diese Wirkung wird direkt hervorgerufen durch die Hydrolyse der Seife in wässeriger Lösung und durch die Schaumbildung beim Reiben vermittelt bzw. entsprechend intensiviert und ausgedehnt. Es wird also ein guter kosmetischer Effekt nur von einer Seife zu erwarten sein, die der Hydrolyse unterworfen ist.

Das Wesen der kosmetischen Wirkung der Seife beim Gebrauch als tägliches Reinigungsmittel liegt in einer Emulgierung des Hautfettes und dadurch bedingter detersiver Wirkung, indem so alle auf der Hautoberfläche angesammelten Schmutzteilchen, die durch das exsudierte Fett des (fetten) Schweißes zurückgehalten werden, losgelöst und durch das Waschwasser fortgeschwemmt werden. Diese detersive Wirkung der Seife kann durch Reiben unterstützt werden; sie wird direkt verursacht durch die emulgierende Kraft des hydrolytisch dissoziierten Gemenges von saurer Seife und Alkali, dem als Emulgens eine anerkannte Wirkung zukommt.

Gute Seife wirkt also bei genügend robuster Haut nur durch Entfernung des überschüssigen Hautfettes, trocknet sie also nicht aus. Sie übt gleichzeitig eine erweichende Wirkung aus, beim Waschen mit neutraler Seife werden die Hornzellen der Epidermis mitabgestoßen.

Durch diese Erweichung der Haut werden die Poren gereinigt und geöffnet (unterstützt durch kräftiges Reiben beim Abtrocknen), die so gereinigte, aber nicht keratolytisch beeinflußte Haut (Unterschied bei Verwendung alkalischer Seife, die stets örtlich reizt), ist dann besonders befähigt, eingeriebene resorbierbare Fettkörper u. dgl. aufzunehmen. Für den täglichen Gebrauch kommen ausschließlich harte Natronseifen in Betracht.

Gleichzeitig kommt der neutralen Seife noch eine keimtötende Kraft zu, die sicher nicht zu unterschätzen ist (Lösungen 1 : 1000 Minimum). Anwesenheit von Alkohol fördert die keimtötende Kraft der Seife erheblich.

Bekanntlich vertragen viele Personen — besonders Frauen — auch die beste neutrale Seife im Gesicht überhaupt nicht und reagieren mit Erythemen, die bald in heftig juckende ekzematöse Affektionen übergehen können, nach Aussetzen des Seifengebrauches zurückgehen und bald verschwinden. Wir müssen also den täglichen Gebrauch der Seife im Gesicht oft verbieten und statt dessen Reinigung der Gesichtshaut besser durch Fett bzw. fette Cremes usw. vornehmen lassen, eventuell durch geeignete konsekutive Reinigung mit einem Gesichtswasser (schwach alkoholische Borsäurelösung o. dgl.) und Fettcremeabreibung (s. Hauskosmetik; Gesichtspflege).

Trotzdem gibt es noch immer viele, die tägliche Waschungen des Gesichtes mit Seife als notwendig empfehlen, was aber an der wenig erfreulichen Tatsache nichts ändern kann, daß wir in den bei empfindlicher Haut durch fortgesetzte Seifenwaschungen regelmäßig auftretenden Alterationen das kausale Moment vorzeitiger Erschlaffung der Haut und zahlreicher pathologischer Affektionen erblicken müssen.

Bezüglich des Waschens der Kopfhaut mit Seife sei deren Notwendigkeit in gewissen Zeitabständen betont, aber darauf hingewiesen, daß alle Seifenreste gut abzuspülen sind, am besten auch nachzusäuern ist. Zu häufige Waschungen mit Seife bringen auch hier unter Umständen schweren Schaden durch Entzug von Nährstoffen.

Analoge Schädigungen finden wir sehr häufig bei Männern beim Rasieren, wobei es durch Reizwirkung der Seifen und durch den Reiz des Messers zu hartnäckigen Rötungen und Ekzemen kommen kann (s. Rasieren).

Kosmetisch-therapeutische Wirkung alkalischer Seife. Zu täglichen Waschungen in Gestalt „schlechter" Seife angewendet, löst dieselbe fast immer verderbliche Wirkungen aus, die durch fortschreitende Austrocknung der Haut zu schweren Affektionen führen können. Die Haut rötet sich, springt auf und juckt.

Die kosmetische Verwendung alkalischer Seife bezweckt also stets eine gewollte örtliche Reizwirkung, es ist also eigentlich nur eine andere Form der Alkalibehandlung zum Zwecke leichter keratolytischer Effekte. Als Vorbehandlung ist die Anwendung alkalischer Seife dazu bestimmt, in energischerer Form, wie dies durch neutrale Seife erreichbar, die Resorption gewisser Mittel, z. B. Schwefel, vorzubereiten bzw. zu fördern oder zu intensivieren. Diese reizende Wirkung der alkalischen Seife läßt sich noch durch Zusatz von Alkohol (Seifengeist) und kräftiges Einreiben der Applikationsstelle, eventuell Eintrocknenlassen des Schaumes verstärken

Triaethanolaminseifen (s. dort) zeichnen sich durch eine besonders intensive fettemulgierende Wirkung aus, auch erweichen sie die Haut ohne jeden keratolytischen Effekt (zur Vorbereitung der Abstoßung von Komedonen u. dgl.).

Kosmetische Seifenspezialitäten.

Rp. Sapon. kalin. alb. 100,0
Spir. Vini 40,0
Aq. dest................ 60,0
Anthrasoli 12,0
S. Anthrasolseifengeist.

—

Rp. Sapon. kalin. alb. .. 100,0
Glycerini 200,0
S. Glyzerinseife flüssig.

Rp. Sapon. kalin. alb. .. 100,0
Acid. ricinoleinic. 5,0
Lanol. anhydr. 5,0
S. Überfettete Kaliseife.

—

Rp. Sapon. domest. neutr.
pulv. 100,0
Amyli 15,0
Boracis 5,0
S. Kosmetisches Seifenpulver.

Bezüglich der Schädlichkeit der Seifen sei noch folgendes hervorgehoben: Der Begriff „Seife" ist wohl in chemischer Hinsicht ein exakter, in praktischer Hinsicht aber nichts weniger als ein Standardbegriff. Dies hat für die jetzige Zeit ganz besondere Geltung, in der aus minderwertigen Fetten hergestellte Seifen, bzw. solche mit übermäßigem Kokosgehalt die große Mehrzahl der Toiletteseifen des Handels ausmachen, während die vollwertigen Rindstalgseifen der Vorkriegszeit durch „billige" Schleuderware immer mehr in den Hintergrund gedrängt werden, sehr zum Schaden des Konsumenten. Der schädliche Einfluß der aus minderwertigem Fettmaterial, wie z. B. gebleichtem und gehärtetem Fischtran, Kadaverfett, Abfallfetten, Fettsäuren, Palmkernöl usw., hergestellten Handelsware wird bei Toiletteseifen noch durch Verwendung von Abfallprodukten der Riechstoffabrikation und notorisch unreiner chemischer Riechstoffe usw. erheblich verstärkt.

Die Gefahr des Gebrauches derart minderwertiger Seifen wird dadurch noch größer, daß man es durch allerhand Hilfsmittel, wie Bleichen der Fette usw., verstanden hat, diesen aus minderwertigen Fetten (Tranen usw.) hergestellten „Feinseifen" ein besonders anziehendes Äußere zu geben, wie blendend weiße Farbe o. dgl., und es natürlich auch nicht unterläßt, durch mehr oder minder aufdringliche Reklame die reinweiße Farbe als besonderes Zeichen von Reinheit und Milde anzupreisen.

Seifenbehandlung.

Die Vorteile der Seifenbehandlung bestehen nach Unna darin, daß man damit leichte und zugleich disseminierte oder universelle Hauterkrankungen mit der geringsten Belästigung behandeln, und daß am Tage während des Berufs diese Behandlung durch Seifen in milderer Weise fortgesetzt werden kann, daß man nach Abschluß einer starken klinischen oder ambulanten Behandlung eine milde Nachkur durch Seifenbehandlung in einfacher Weise durchzuführen in der Lage ist, und daß die Seifenbehandlung sich sehr eignet zu einer dauernden Prophylaxe beim Bestehen von leicht rezidivierenden Dermatosen, Ekzemen, Pyodermien, Akne. Sie ist zweckmäßig, wenn es sich darum handelt, Medikamente zu einer größeren Tiefenwirkung zu bringen, weil das Medikament infolge der keratolytischen Eigenschaften der Seife durch die Hornschicht besser eindringt. Schließlich haben die medikamentösen Seifen vor allen anderen dermato-therapeutischen Präparaten den Vorzug, daß ihre Anwendung sehr billig und sehr sauber ist.

Was von den medizinischen Stückseifen gilt, gilt vielleicht in erhöhtem Maße von den Schmierseifen. Auch die weißen Kalischmierseifen sind besonders in Form des Sapo unguinosus zu empfehlen.

Die Ichthyolsalbenseife wird bei allen erythematösen Formen der Akne, bei den indolenten Formen der Rosacea sowie bei Frostrosacea im Gesicht gebraucht, um die Schwellung und Hyperaemie zu bekämpfen. Die Seife wird mehrere Minuten mit heißem oder warmem Wasser auf die erkrankten Stellen sanft eingerieben und ohne stärkere Massage längere Zeit verseift. Die Thiosinaminsalbenseife wurde früher viel gebraucht zur Verbesserung von hypertrophischen Narben, besonders bei Akne, Akne necrotica, Pockennarben und Keloiden. Sie wurde später durch die Pepsinbehandlung abgelöst.

Durch Mischung von 2 Teilen Sapo kalinus adiposus (nicht mit Leinöl, sondern Schweinefett gekocht) und 1 Teil 96%igem Spiritus entsteht der Spiritus saponat. kalinus Hebrae, dem alle möglichen Medikamente und Lösungsmittel zugesetzt werden können.

Kaseinseifen. Durch Zusatz von Kasein zu guten Toiletteseifen erhält man milde Seifen, die sehr günstig auf die Haut wirken. Das Kasein wird in alkalihaltigem Wasser gelöst und die Lösung der Seife einpiliert.

Kokosseifen sind kaltgerührte Leimseifen, bei denen der Verband erst in der Form eintritt. Nur bestes, möglichst fettsäurefreies Kokosöl (Cochinöl) gibt hier gute Resultate, alte fettsäurereiche Sorten geben klumpige Seifen.

Kokosseifen sind der Haut nicht zuträglich und zum Waschen des Gesichtes nicht zu gebrauchen. Sie sind als kaltgerührte Leimseifen stark alkalisch, werden auch sehr leicht ranzig. Sie können aber zu anderen kosmetischen Zwecken, wie Shampoonieren der Haare usw., recht gut verwendet werden.

Kokosseifen besitzen einen üppigen, aber großblasigen Schaum, der relativ rasch verschwindet.

In kleinen Mengen Rasierseifen zugesetzt, erhöhen sie die Schaumkraft derselben.

Kokoskaliseife.

Kokosfettsäure ....100 kg
Kalilauge 37 Bé .... 76 „
Kondenswasser ....400 „

Zuerst die Fettsäure im Kessel verseifen, dann das genügend heiße Wasser allmählich bis zur Lösung unter Rühren und Anwärmen des Kessels zugeben.

Flüssige Seifen. Wichtig ist die Auswahl geeigneter Fette. Palmkernöl, das oft empfohlen wird, ist auch hier ganz unverwendbar, wenn man bessere, gut parfumierte Seifen herstellen will. Palmkernöl erteilt der flüssigen Seife einen äußerst widerlichen Geruch, der auch jede gute Parfumierung bald illusorisch macht. Gut zu verwenden sind hier Erdnußöl, Olivenöl, Kokosöl usw.

Für den Kleinbetrieb ist es am besten, von einer guten transparenten Kaliseife auszugehen. Durch einfaches Lösen dieser Seife in Wasser, dem man vorher etwa 0,5% Chlorkalium zugesetzt hat, werden flüssige Seifen erhalten. Falls die verwendete Seife zu stark alkalisch war, ist die Lösung am besten mit Türkischrotöl zu neutralisieren.

Flüssige Teerseife.

Kokosöl .... 20 kg
Erdnußöl............... 3 „
Rizinusöl .... 2 „
Kalilauge 50 Bé .... 12 „
Wasser................. 6 „
Verseifen, neutralisieren, dann zusetzen:
Wasser heiß ....100 „
Chlorkalium .... 2 „

Der fertigen Seife fügt man etwa 5 kg Anthrasol in 10 kg Alkohol gelöst hinzu.

Transparente Tubenseife.

Kokosöl ....15 kg
Rizinusöl .... 5 „
Kalilauge 35 Bé ....14 „
Alkohol .... 3 „

Man mischt Lauge und Alkohol und verleimt bei 45°.

Glyzerinseifen (Transparentseifen) sind Leimseifen, bei denen die Transparenz durch Zusatz von Alkohol erzielt wurde. Sie verdienen ihren Namen nicht immer, da sie häufig gar kein Glyzerin enthalten, sondern nur Zuckerfüllung. Die sogenannten Glyzerinseifen sind also mit wenigen Ausnahmen gefüllte Seifen, die vom kosmetischen Standpunkt nicht immer einwandfrei sind.

Kaliseifen (Schmierseifen), Sapo kalinus der Pharmakopoe.

Leinöl ....430 g
Kalilauge 17,5 Bé........580 „

Man vermischt das Öl mit der Lauge und erhitzt unter Rühren auf zirka 70°. Man gibt etwas Alkohol hinzu, um den Verband zu beschleunigen und setzt das Erhitzen und Rühren fort, bis man eine salbenartige, transparente Masse erhalten hat, die klar in destilliertem Wasser löslich ist. Man ergänzt dann das Gewicht mit destilliertem Wasser auf 1000 g. Diese Seife enthält etwa 0,3% freies Alkali. Wird in der Kosmetik sehr häufig, auch in Form des Spiritus saponatus kalinus, als alkalische Seife zu keratolytischen Zwecken, bzw. zur Vorbereitung und Unterstützung der Wirkung von Salben usw. bei Psoriasis, Akne usw. verwendet. Kaliseife ist ein keimtötendes, aufsaugendes und hornschichtlösendes Mittel bei derben Akneknoten auf dem Rücken, zu Schälzwecken bei oberflächlichen parasitären Leiden, wie Erythrasma, Pityriasis versicolor u. dgl. Kaliseife wird auch Salben zugesetzt, um Arzneimitteln, wie z. B. Schwefel, das Eindringen in die Tiefe zu erleichtern. Sie dient auch als Erweichungsmittel für Schwielen und Hühneraugen. In geeigneter Verdünnung auch zum Haarwaschen (Shampoons) geeignet, jedoch nach Abstumpfung des überschüssigen Alkalis.

Weiße Schmierseife wird aus Olivenöl oder Baumwollsamenöl (Silberseife) mit Kalilauge hergestellt.

Olivenöl...............1000 g
Kalilauge 16,5 Bé.......1350 „
Alkohol .... 100 „

Stearinkaliseife, s. unten Rasierseifen.

Die gewöhnliche Schmierseife des Handels (Sapo kalinus venalis, *Sapo viridis*) kann wie der Sapo kalinus des Arzneibuches verwendet werden, wird aber hauptsächlich nur als erweichender Badezusatz bei Hornhautwucherungen, Schwielen, Hühneraugen gebraucht Auf ein Hand- oder Fußbad 1 Eßlöffel, auf ein Vollbad 100—200 g.

Rp. Sapon. kalini 100,0
Lanolini leni calore liquefacti 50,0

Überfettete Kaliseife. (LIEBREICH)

Medikamentöse Seifen (Sapones medicinales). (Flüssige medikamentöse Seifen s. auch Karbolsäure; Kresole; Lysoform; Lysol; Saponimente.)

Für Stückseifen kommt als beste Grundseife neutrale, ausgesalzene Kernseife in Betracht. Kaltgerührte Leimseifen kommen nur ausnahmsweise als Grundseifen in Frage, nur für hochprozentige Teerseife muß eine Leimseife verwendet werden (s. unten). Es können aber in vereinzelten Fällen (z. B. bei keratolytischer Vorbereitungswirkung, bzw. Unterstützung der Wirkung des inkorporierten Medikamentes, wie z. B. bei Schwefelseifen) alkalische Leimseifen als Grundlage erwünscht sein.

Zahlreiche medikamentöse Zusätze werden aber durch Alkali unwirksam gemacht, viele sogar schon durch das hydrolytisch dissoziierte Alkali neutraler Seife, bzw. durch Einwirkung der Fettsäure.

Kaum wirksam in jeder Form (also sowohl als Stückseife, pulverförmige Seife, salbenförmige oder flüssige Seife) sind Sublimatseifen, Salizylsäureseifen, Naphtholseifen u. a. Als Stückseifen sind wenig wirksam Karbolseife, Formaldehydseife, Kresolseifen usw., die aber in geeignetem Verhältnis in flüssigen Seifen äußerst wirksam sein können (s. Karbolsäure, Lysol usw.).

Sehr problematischer Natur sind auch unter Verwendung von Jod, Jodalkalien, Jodoform usw. hergestellte Stückseifen und Seifen anderer Form mit Ausnahme der weichen Jodsalbenseife. Vorzüglich wirkende Stückseifen sind Schwefelseifen, Teerseifen, Teerschwefelseifen, Ichthyolseifen, Campherseifen, Mentholseifen, Thymolseifen, Naphthalinseifen u. a. (5—10% medikamentöse Zusätze). Von gut wirkenden Quecksilberseifen in Stückform seien genannt die Afridolseife und die Providolseife (s. dort). Gut wirksam sind auch die Antiscabiosa Perubalsam, Peruscabin, Peruol und Styrax in Seifenstückform. Zur Händedesinfektion ist der sogenannte „Festalkohol", der aus einer 20% Natronseife enthaltenden alkoholischen Gallerte besteht, viel kräftiger desinfizierend wirkt aber Isopropylalkohol in Form einer weichen Seife angewendet (s. unten).

Teerseifen. 40%ige Teerseife. Um eine solche hochprozentige Teerseife herzustellen, muß man den Teer mit Lauge verseifen. Man erhält so eine sehr feste, trockene, hochprozentige Teerseife.

Teerschwefelseife enthält 5% Schwefel, 16% Teer, gewöhnliche Teerseifen sind 5%ig.

Anthrasolseife. 5 bis 7% Anthrasol einpilieren. Ein Zusatz von 10% Anthrasol ist zu hoch, da hierdurch starkes Ausschwitzen von A. eintritt.

Seife zur Händedesinfektion (weiche Tubenseife). Man erwärmt 525 g Kokosöl und 325 g Isopropylalkohol unter gutem Mischen nach Schmelzen des Kokosöles und rührt in diese Mischung allmählich 262 g Natronlauge von 38 Bé, die vorher mit 75 g Wasser verdünnt und leicht angewärmt wurde, ein, bis Verband erfolgt.

Schwefelsandseife.

Schwefel .... 10 kg
Sand .... 20 „
Grundseife .... 70 „

Sommersprossenseife.

Schwefel .... 5 kg
Zinc. sulfocarbol. ...... 2,5 „
Lanol. anhydr. .... 2,5 „
Grundseife .... 90 „

Verschiedene medikamentöse Seifen werden hergestellt, indem man der Grundseife 10% Schwefel, 5% Campher, 10% Styrax, 5% Tannin, 10% Ichthyol, 3% Thymol, 2% Menthol (gegen Jucken, Insektenstiche), 8% Naphthalin gegen übelriechenden Schweiß zufügt.

Die *Pernatrolseife* (Natriumsuperoxydseife) ist eine reine Natronseife und wird in verschiedenen Stärken, $2^1/_2$, 5, 10 und 20%, angefertigt. Natriumsuperoxyd ist ein sehr stark reagierendes Oxydationsmittel, welches schnell und explosionsartig mit den meisten organischen Substanzen unter Flammenerscheinungen reagiert. Der Zusammenarbeit von P. G. UNNA und MIELCK gelang es, durch Verwendung absolut wasserfreien Seifenpulvers und Zusatz von unverseifbarem Fett (Paraffin) eine haltbare, ungefährliche Seife herzustellen, die eine ausgezeichnete Wirksamkeit mit bequemer Anwendung vereinigte. Neuerdings wird diese Seife auch in Form des Pernatrolsalbenstiftes, 10%, hergestellt. Indiziert ist die Pernatrolseife zur Bleichung, Desinfektion und Erweichung von Hornsubstanz. Diese drei Forderungen kommen am meisten bei der Akne des Gesichtes mit Komedonen- und Pustelbildung in Frage. Aber auch bei der Keratosis pilaris, bei allen Arten von Keratosen mit Hornschwärzung ist die Pernatrolseife am Platze, so z. B. auch bei der schwarzen Haarzunge, der Keratosis nigra linguae. Hier ist der Pernatrolstift ein ebenso schnelles und sicheres wie einfaches Mittel, um die schwarzbraunen, zottigen Papillenwucherungen zu beseitigen.

Sauerstoffseifen. Diese Seifen, die beim Gebrauch aktiven Sauerstoff in statu nascendi abspalten, sind in dauernd haltbarer Form schwer herzustellen. Stückseifen können nur unter Verwendung von Zinksuperoxyd, Magnesiumsuperoxyd, Calciumsuperoxyd, Zinkperborat, Natriumpersulfat oder Magnesiumperborat hergestellt werden, während das besonders wertvolle Natriumperborat und Natriumsuperoxyd nur in Form trockener Seifenpulver oder vaselinhaltiger Seifenpasten nutzbar gemacht werden können. — *Natriumsuperoxydseifen* (2,5—10%ig) (s. auch Pernatrolseife). In Form trockener Pulver durch Vermischen von Natriumsuperoxyd mit trockenem Seifenpulver oder als Seifenpasta durch Zusatz von 30% Vaselinöl herstellbar. Diese Seifenpräparate wirken durch Bildung von Ätznatron keratolytisch, durch Zusatz von Borsäure läßt sich diese keratolytische Nebenwirkung vermeiden. — *Natriumperboratseifen* (5%ig). Sind nur als Pulver oder Pasten herstellbar. Das beim Freiwerden des aktiven Sauerstoffs als Nebenprodukt entstehende Natriummetaborat unterstützt die antiseptische (pilztötende) Wirkung des Perborats erheblich. — *Zinksuperoxydseifen* sind auch als Stückseifen vorzüglich haltbar und besitzen kräftige Desinfektionswirkung, neben der die entzündungswidrige, adstringierende und keratoplastische Wirkung des sich bildenden Zinkoxyds simultan zur Geltung kommt. Man mischt 88 Teile frischer Grundseife mit 20 Teilen angefeuchtetem Zinksuperoxyd und knetet durch, bis die Mischung die Konsistenz des Brotteiges zeigt. Sie kann entsprechend geformt und zu Stücken ausgeprägt werden, wobei Stanzen oder Stempel aus Metall zu vermeiden sind. — *Natriumpersulfatseifen* (10%ig). Natriumpersulfat ist außerordentlich beständig, enthält aber nur zirka 6% aktiven Sauerstoff, auch muß man die sich als Nebenprodukt bildende Schwefelsäure mit in den Kauf nehmen. Natriumpersulfat kann jeder neutralen Grundseife zugesetzt werden; dieselbe wird durch Pilieren usw. in gewöhnlicher Weise zu Stückseifen verarbeitet. Sauerstoffseifen wirken desinfizierend und bleichend (s. auch Gesichtspackungen; Sauerstoffpackungen; Sauerstoffpasten).

Rasierseifen. Die früher auf umständliche Weise durch Sieden hergestellten Rasierseifen aus Rindstalg usw. sind heute fast vollständig verlassen und sind die bekanntesten Marken des Handels auf kaltem bzw. halbwarmem Wege bereitete Stearinkaliseifen bzw. gemischte Stearin-Kali-Natron-Seifen, die meist auch eine (nicht zu hohe) Menge Kokosseife enthalten.

Zwecks Erreichung stärkeren Schäumens kann man der Stearinseife sehr gut etwas kaltgerührte Kokosseife zugeben (einpilieren oder im Stearin vor der Verseifung lösen).

Diese Seifen werden als „Sticks" in den Handel gebracht und in der Strangpresse zu entsprechenden Stangen geformt.

Die oft schweren Schädigungen, die durch schlechte Rasierseife entstehen (hartnäckige Akne usw.), machen es nötig, jede Reizwirkung durch Hyperalkalität oder Ranzidität von vornherein möglichst auszuschließen. Auch wird es nötig, der Rasierseife besonders reizlindernde Zusätze zuzusetzen, die den unvermeidlichen Hautreiz des Messers lindern. Zu diesem Zwecke gibt man häufig Glyzerin zu der Rasierseife, besser wohl Vaselin, Cold Cream, Lanolin u. a., auch kühlende Mittel, wie Menthol, können in sehr kleinen Mengen öfters Anwendung finden. Praktisch ist es, auch infolge der hydrolytischen Spaltung der Seife, die durch den meist üppigen Schaum der Rasierseifen in Form einer intensiveren Alkaliwirkung auf das Barthaar und die Haut zur Geltung kommt, fast unmöglich, bei empfindlicher Haut Reizwirkungen auch der besten Rasierseife durch prophylaktisch wirkende Zusätze sicher auszuschließen. Wir müssen also hier unmittelbar nach dem Rasieren vorbeugend, bzw. lindernd eingreifen, indem wir durch neutralisierende (saure) Mittel (Essig usw.), durch kühlende Mittel (Mentholgelees usw.) und schließlich durch Einpudern unerfreulichen kosmetischen Komplikationen vorzubeugen suchen (s. auch Rasieren).

Rasierseife, flüssig, ist im wesentlichen eine wässerige Lösung von Kalirasierseife bzw. schäumender Rasiercreme, die meist noch Zusätze, wie Glyzerin o. dgl., enthält. Manchmal werden solche zum Rasieren bestimmte Seifenlösungen auch als „Rasierwasser" in den Handel gebracht (s. Rasierwässer). Die Verwendung solcher flüssiger Rasierseifen ist relativ selten.

Stearinseifen können aus Stearin durch kaustische oder kohlensaure Verseifung hergestellt werden. Die Stearin-Natron-Seifen haben nur wenig Bedeutung in der Kosmetik, dagegen kommt den Stearin-Kali-Seifen bzw. gemischten Stearin-Kali-Natron-Seifen, besonders als Rasierseifen, erhöhte Bedeutung zu (s. oben Rasierseifen). Die durch völlige Verseifung erhaltenen Stearinseifen sind nicht zu verwechseln mit den Stearaten (Stearatcremes), die Stearin nicht als fertig gebildete Seife, sondern nur in Form einer Emulsion enthalten.

Toiletteseifen sind neutrale, ausgesalzene Kernseifen, die entsprechend parfumiert und oft auch gefärbt, in Stücken gepreßt in den Handel kommen. Die frische Grundseife (etwa 64% Fettsäure) wird gehobelt und im Trockenapparat durch Trocknen von einem Teil des Wassers befreit, es wird jedoch nur soweit getrocknet, daß die Spähne noch genügend plastisch sind, um zu Seifenbändern und Seifensträngen bzw. Stücken geformt werden zu können. Die vorgetrockneten Späne werden nun nach Tunlichkeit gefärbt und parfumiert und in der Piliermaschine durchgewalzt, um diese schließlich in Form gefärbter und parfumierter Seifenbänder zu verlassen. Die Seifenbänder werden in der Strangpresse (Peloteuse) zu geeigneten Strängen geformt, diese nach Bedarf zugeschnitten und die Schnittstücke in der Stückpresse zu fertigen Seifenstücken ausgeprägt. Die Parfumierung der Toiletteseifen geschieht unter Heranziehung natürlicher und künstlicher Riechstoffe der verschiedensten Art und beträgt der Riechstoffzusatz im Mittel etwa 1—1,5%, nur in seltenen Fällen wird man größere Mengen Riechstoffe anwenden. Soweit es sich um gute, reine, von sachkundiger Hand ausgewählte und verwendete Riechstoffe handelt, kommt eine eventuelle Reizwirkung des Parfums unter normalen Verhältnissen kaum in Frage. Anderseits ist es vom kosmetischen Standpunkt absolut verwerflich, Toiletteseifen mit allerhand Rückständen zu parfumieren, die bei Herstellung künstlicher Riechstoffe als Verunreinigungen abfallen und sorgfältig entfernt werden, um eben reine, gut verwendbare Riechstoffe zu erhalten. Solche Zusätze können Reizzustände auslösen.

Überfettete Seifen, Sapones superadiposi. Die moderne kosmetische Therapie verwirft mit Recht die Präparate der alten Schule, die durch Überfetten von Seife mit korruptiblen Fetten, wie Olivenöl, Schweinefett usw., bereitet, bzw. die gar durch unzulängliche Verseifung erhalten wurden, weil diese Präparate rasch ranzig werden und so schwere Schädigungen hervorrufen können.

Wir haben uns vor Augen zu führen, daß der Begriff „neutrale" Seife stets besagt, daß die Seife, abgesehen von dem zulässigen Maximum an freiem Alkali, das nicht überschritten werden darf, auch ein gewisses *Minimum* freien Alkalis enthalten *muß*, das sie vor dem Ranzigwerden schützt, daß es also „absolut neutrale" Seifen im chemischen Sinne, die auf die Dauer haltbar sind, nicht gibt.

Müssen wir uns also aus diesem Grunde schon hüten, die Neutralisierung des freien Alkalis der Seife zu weit zu treiben, so ist es natürlich gänzlich unzulässig, etwa noch einen Überschuß korruptiblen Fettes in der Seife zu belassen bzw. absichtlich zuzufügen. Eine zu stark alkalische Seife (wesentlich über 0,06% NaOH auf frische Seife berechnet) muß mit geeigneten Mitteln bis zu diesem Gehalt bzw. bis zu dem absolut nötigen Mindestgehalt (eventuell bis 0,03% NaOH) neutralisiert werden. Zu diesem Zweck eignen sich z. B. Stearin, Rizinusölsäure und Türkischrotöl (Sulforizinat) ganz vorzüglich.

Wir führen eine Überfettung praktisch neutraler, bzw. vorher entsprechend neutralisierter Seife zweckmäßig durch solche Zusätze aus, die nicht neutralisierend wirken, sondern das nötige Minimum freien Alkalis der Seife intakt lassen (mechanische Überfettung). Von solchen Überfettungsmitteln sind zu nennen vor allem Lanolin wasserfrei (Adeps lanae), auch Vaselinpräparate geeigneter Zusammensetzung, Euzerin, Cold Cream usw. können hier gute Dienste leisten, ebenso Cetylalkohol, Stearinalkohol (Lanettewachs), Stearinester usw. Diese überfettenden Zusätze bewirken eine große Geschmeidigkeit der Seife und Auftreten eines besonders weichen, cremeartigen Schaumes, der eben die Wirkung derart überfetteter Seife charakterisiert und dem hydrolytischen Reiz der Seife, bzw. zu starker Entfettung der Haut entgegenwirkt, also milde, reizlose Anwendung der Seife gewährleistet. Hierin liegt aber eben das wesentlichste Moment der Wirkung überfetteter Seife.

Im Mittel kommen wir mit einem Zusatz von 3—5% Lanolin anhydr. aus. Von Vaselin, Cold Cream o. dgl. genügen 1,5—2%, um einen milden fetten Schaum zu erhalten.

Seifen, saure, s. Fettalkoholsulfonate; Sapamine.

Seifennuß, s. Sapindusnuß.

Seifenpflaster, s. Pflaster.

Seifensand.

Feiner, weißer Flußsand	400,0	Ammoniaksoda	2,0
Weiße Kaliseife	8,0	Bimssteinpulver	100,0

Seifenspiritus, s. Spiritus saponatus kalinus.

Seifenwurzel, Radix Saponariae alba, stammt von einer nicht sicher bestimmten Gypsophilaart. Die Droge besteht aus dicken Stücken oder Querscheiben. Sie enthalten im Mittel 6% Saponin. Der Saponingehalt ist sehr schwankend oft auch weniger, selten mehr. Wird als wässeriger oder wässerig-alkoholischer, aber nicht rein alkoholischer Auszug, als reinigendes und entfettendes Mittel zur Haarpflege sowie als Emulgens für Fette verwendet. Dekokt: 20 : 200 Wasser.

Sekretionsneurosen, s. Psyche.

Selbstverstümmelungen, s. Psyche.

Selvadin ist ein intramuskulär und intravenös injizierbares Calciumpräparat. Die Selvadinampullen enthalten eine sterile, isotonische neutrale (p_H = zirka 7), schwach weingelb gefärbte 9%ige Lösung dieses Komplexsalzes. 1 ccm der Lösung entspricht 9 mg Calcium. Selvadin ist indiziert bei allen Erkrankungen, die einer Erhöhung des Calciumgehaltes im Blute bedürfen. So bei Ekzem, Exanthem (Serumexanthem), bei Nesselsucht (Urticaria). (I. G. Farbenindustrie A. G., Leverkusen a. Rh.)

Sendai-Entfettungspillen enthalten nach Angabe Extractum Fuci vesiculosi compos. (Chem. Fabrik Haidle & Maier, Stuttgart.)

Sendlinger Beiß, s. Parasiten.

Senfsamen, Semen Sinapis, interessiert die Kosmetik nur in seltenen Fällen als Zusatz zu Bädern (s. Badezusätze).

Das aetherische Senföl, Oleum Sinapis, in analoger Weise auch das künstliche Senföl (Allylisorhodanid), werden in Form des

Senfspiritus, Spiritus Sinapis, Senföl 2,0, Alkohol 98,0, als Badezusatz benützt. Auch zur Bekämpfung von Pigmentanomalien als zunächst entzündungserregendes, später Pigmentationen abstoßendes Mittel verwendet. So z. B. gegen Sommersprossen. Bedenklich ist, daß an den entzündeten Stellen später sekundär Pigmentakkumulation hervorgerufen werden kann.

Alte Sommersprossenmittel.

Rp. Spir. Sinapis	25,0	S. Gegen Sommersprossen aufzutragen.
Aq. Coloniens.	25,0	
Aq. Rosar.	100,0	

Senile Angiome (Kapillarvarizen), s. Alterserscheinungen.

Senile Keratosen, s. Alterswarzen; Krebs; Radium.

Senile Warzen, s. Alterswarzen; Krebs.

Senium, s. Wechseljahre.

Senium praecox, s. Verjüngung.

Senkfuß, s. Plattfuß; Schwangerschaft; Wechseljahre.

Sennigra, s. Mundhöhle.

Sensibilisation, photodynamische, s. Lichtschäden.

Sensibilisierung, s. Schädigungen; Urticaria.

Sepia, Sepiabraun, ist ein natürlicher brauner Farbstoff in einer Blase des sogenannten Tintenfisches vorkommend. Sehr wertvolle Farbe in der Schminkeerzeugung.

Septacrol, ein Akridinderivat in Verbindung mit Silbernitrat, löslich in Wasser 0,5 : 100. Als Antisepticum in der Wundbehandlung. (Ges. für chem. Industrie, Basel.)

Septamid (Streupulver), angenehm riechendes, ungiftiges, reizloses, desinfizierendes Streupulver mit 5% Chloramin-Magnesium. Zur Behandlung übelriechender Schweiße (Fuß, Achselhöhle). (Chemische Fabrik v. Heyden A. G., Dresden-Radebeul.) (S. auch Chloramin.)

Septumverbiegung, s. Sprachstörungen.

Serres fines, s. Naht.

Serumeinspritzungen von normalem menschlichen Serum nach P. LINSER eignen sich für manche Fälle von Ekzemen, Urticaria, Pruritus, Furunkulose, Akne vulgaris u. dgl. Sie wirken häufig prompter als die Eigenbluteinspritzungen. Man entnimmt einem sicher gesunden Menschen zirka 50—200 ccm Blut, das durch 5 Minuten langes Schütteln mit Glasperlen defibriniert wird. Das Serum wird in einer elektrischen Zentrifuge ausgeschleudert und an 3—4 aufeinanderfolgenden Tagen in Mengen von 10—20 ccm eingespritzt. Grundlegende Voraussetzung ist, daß die Herstellung des Serums streng nach den Regeln der Asepsis durchgeführt wird und daß man sich über den Gesundheitszustand des Spenders (Wassermannreaktion!) auf das eingehendste unterrichtet hat. Man kann auch das Blut koagulieren und das Serum absetzen lassen und es in dieser Weise verwenden.

Von WEISSENBACH werden Einspritzungen von haemolysiertem Blut (0,3 ccm intrakutan) empfohlen, und zwar durch 10 Tage täglich und dann nach 3—4tägigen Pausen. Zum Zitratblut wird zur Erreichung der Haemolyse Aether hinzugesetzt, der dann durch Erhöhung der Temperatur zum Abdampfen gebracht wird.

Serumkrankheit, s. Urticaria.

Serumpasta Schleich, eine Pasta aus 1 Teil Zinkoxyd mit 2 Teilen frischem Rinderblutserum. Ist nicht identisch mit Pasta serosa Schleich (s. dort).

Servatolseife enthält nach Angabe 2 p. c. Quecksilberoxyzyanid und dient zur Händedesinfektion. Auch als Servatolmarmorseife im Handel mit Zugabe von 55 p. c. Marmorstaub. (Hausmann A. G., St. Gallen, Schweiz.)

Sesamöl, Oleum Sesami. Das durch kaltes Pressen aus den Sesamsamen gewonnene fette Öl ist ein hellgelbes nicht trocknendes Öl, fast geruchlos. Billiger Ersatz für Olivenöl.

Sevilanbonbons sollen Sulfur jodatum enthalten und zusammen mit Sevilancreme gegen unreinen Teint verwendet werden.

Sevilancreme soll nach Angabe Anisol, Eukalyptusöl, Guajaktinktur, Borsäure, essigsaure Tonerde und Serol enthalten und bei Furunkulose, unreinem Teint u. dgl. angewendet werden. (Merz & Co., Chem. Fabrik, Frankfurt a. M.)

Sexualcharakter, s. Behaarung; Busen; Verjüngung.

Sexualdrüsen, s. Alopezien; Seborrhoe.

Sexualhormonpräparate, s. Keimdrüsen.

Shampooniermittel sind, abgesehen von einigen Spezialpräparaten mit Saponingehalt, im wesentlichen Seifenpräparate, die zur gründlichen Reinigung des Haares und der Kopfhaut dienen. Im allgemeinen kommt diesen Mitteln, auch wenn sie kein oder nur wenig freies Alkali enthalten, stets eine energisch entfettende Wirkung zu, die ja auch neutrale Seife in wässeriger Lösung infolge Hydrolyse durch Alkaliwirkung und detersiv-emulgierende Wirkung des Seifenschaumes ausübt. Shampooniermittel mit höherem Alkaligehalt schädigen das Haar auf die Dauer ungemein, es ist vor vielen stark alkalihaltigen (sodahaltigen) Shampoonpräparaten des Handels zu warnen. Kleinere Zusätze mild wirkender Alkalien wie Natriumbikarbonat, Pottasche oder Borax sind oft angebracht und zu tolerieren.

Da von guten Shampooniermitteln ein besonders üppiger Schaum verlangt wird, ist hier meist die Mitverwendung von Kokosseife nötig. Bei vernünftiger Anwendung von Kokosseife ist die Möglichkeit einer Schädigung der Kopfhaut und des Haares eine relativ geringe, so daß, falls nicht zu häufig verwendet, selbst Shampoons mit viel Kokosseife meist recht gut vertragen werden; solche, die unter Benützung kleinerer Mengen von Kokosseife hergestellt sind, geben zu irgendwelchen Bedenken praktisch überhaupt keinen Anlaß.

Sehr zweckmäßig ist die Nachspülung des Haares unmittelbar nach der Waschung mit sauren Flüssigkeiten, wie Essig, Zitronensaft usw. Bewährt haben sich in dieser Hinsicht die sogenannten „Haarglanzpulver" (s. dort).

Die saponinhaltigen Shampooniermittel werden viel seltener benützt, wirken jedoch ebenfalls gut reinigend und entfettend. Bei ihrer Verwendung ist aber daran zu denken, daß Saponin toxische Wirkungen auslösen kann. In allerletzter Zeit spielen bei Shampooniermitteln auch Trinatriumphosphat und Natriummetaphosphat als reinigende bzw. reinigungsfördernde Zusätze eine wichtige Rolle (s. dort).

S. auch Eishampoon; Haarpflege der Dame; Hennashampoon; Kamillenshampoon; Ölshampoon; Onalkali; Seife; Teershampoon; Trockenshampoon.

Die Herstellung der Shampooniermittel ist sehr einfach.

Flüssiges Shampoon I.

Rp. Sapon. kalin.	60,0
Kal. carbon.	3,0
Aq. dest.	450,0
Spir. Vini	50,0
Ol. Naphae art.	1,0
Tinct. Sacch. tost.	q. s.

Shampoon flüssig II
(besonders stark schäumend).

Rp. Sapon. cocoin. kalin.	140,0
Sapon. kalin.	60,0
Kal. carbon.	5,0
Aq. dest.	660,0
Spir. Vini	85,0
Vanillini	0,5
Rumessenz	8,0

Shampoonpulver.

I. Seifenpulver	200 g
Natriumbikarbonat	50 „
Ammoniaksoda	50 „
Saponin	5 „

II. Stearinseifenpulver	30,0
Kokosseifenpulver	20,0
Kernseifenpulver	30,0
Borax	10,0
Natriumkarbonat	10,0

Shampoo-Water.

Rp. Aquae	5000,0
Kal. carbon.	60,0
Liq. Ammon. caust.	60,0
Boracis	20,0
Natr. bicarbon.	50,0
Saponini	15,0

Panamin (Quillaya-Shampoon).

Rp. Tinct. Quillajae	100,0
Aq. dest.	200,0
Aq. Colon.	100,0
Spir. Vini	50,0

Shampoonpulver, bleichendes.

I. Seifenpulver	70,0
Borax	25,0
Natriumperborat	5,0

II. Seifenpulver	70,0
Natriumbikarbonat	25,0
Natriumperborat	5,0

III. Natriumperborat	10,0
Seifenpulver	75,0
Borax	15,0

Für oberflächliche Bleichwirkung genügt es, zirka 5% Natriumperborat zuzusetzen. Für ausgesprochene Bleichwirkung aber werden gleiche Teile Seifenpulver und Natriumperborat gemischt.

Zum Reinigen der Haare wird dieses 50%ige Natriumperboratpulver so angewendet, daß man 50 g des Gemisches in $^1/_2$ Liter lauwarmen Wassers verteilt, damit wäscht und sofort nachspült. Wünscht man dagegen eine ausgesprochene Bleichwirkung, so löst man 50 g Pulver in $^1/_2$ Liter heißem Wasser und tränkt damit die Haare, die man alsdann an der Luft, möglichst an der Sonne, trocknen läßt.

Spezialshampoons unter Verwendung von Sapaminen und Fettalkoholsulfonaten. Sapamine können nicht mit Seife oder Alkalien zusammen verwendet werden, dagegen recht gut die Fettalkoholsulfonate. Zu Shampoonpulvern kommen also nur sehr geringe Mengen Fettalkoholsulfonat in Frage, als Zusatz zu größeren Mengen Seife. Ohne Seife können aus Fettalkoholsulfonaten keine pulverförmigen Shampoons hergestellt werden, es sei denn ganz minderwertige Präparate mit hohem Alkalikarbonatgehalt o. a. Sulfonat- und Sapaminshampoons können auch mit Säurezusatz als saure Shampoons verwendet werden.

Shampoonpulver mit Fettalkoholsulfonaten.

Seifenpulver	75,0
Natriumlaurylsulfonat	6,0
Natriumbikarbonat	15,0
Borax	4,0

Bleichendes Shampoon.

Sapaminacetat	18,0
Perhydrol	15,0
Zitronensäure	1,0
Alkohol	40,0
Wasser	26,0

Shampoonpasta.

Sapaminzitrat	20,0
Sapaminacetat	30,0
Wasser	50,0

Mit warmem Wasser zum Shampoonieren verwenden.

Flüssige und pastenförmige Shampoons.

Natriumlaurylsulfonat	75,0
Borax	10,0
Natriumbikarbonat	10,0
Trinatriumphosphat	5,0

Natriumlaurylsulfonat	75,0
Borsäure	3,0
Zitronensäure	2,0
Wasser	20,0

Zitronenshampoon.

Sapaminzitrat	18,0
Zitronensaft	22,0
Zitronenöl	2,0
Zitronensäure	3,0
Wasser	65,0

Das Zitronenöl in wenig Alkohol lösen und zusetzen.

S. auch Fettalkoholsulfonate; Sapamine.

Sheabutter, Galambutter, das aus den Samen von Bassia Parkii DC gewonnene Fett. Dient manchmal zur Herstellung von Seifen.

Sibaja-Entfettungstabletten sollen Extractum Fuci vesiculosi, Acidum acetylosalicylicum, Natr. bicarb. und Rad. Liquir. enthalten. (Pelikan-Apotheke, Berlin W 8.)

Siccosalbe soll 40 p. c. Zinksulfat, Calciumkarbonat, Glyzerin und Stärke enthalten und gegen Hyperhidrosis angewendet werden.

Sideration, s. Diathermie.

Siderosis cutis, s. Pigmentierung.

Siennaerde, s. Ocker.

Sifinon ist ein Terpineolseifenpräparat, das den Aethrolen ähnlich zusammengesetzt ist (s. Aethrole). Es enthält etwa 30—50% Terpineol und 50—70% Kaliseife.

Sigmatismus, s. Sprachstörungen.

Silargel, Chlorsilber-Kieselsäure-Gel mit 0,5% Silber. Es bildet ein weißes, geruchloses, völlig reizloses und fast geschmackloses ungiftiges Pulver. Mild desinfizierendes, geruchbeseitigendes Streupulver bei intertriginösen Erscheinungen und feuchten Hautflächen. (Chemische Fabrik v. Heyden A. G., Dresden-Radebeul.)

Silber, Argentum.

Kolloidales Silber, Argentum colloidale, Credésches Silber, Kollargol v. Heyden. Enthält 70% fein verteiltes Silber mit Eiweißstoffen als Schutzkolloiden. Blauschwarze, metallisch glänzende Blättchen in Wasser kolloidal löslich. Lösen durch Aufstreuen des Kolloidsilbers auf kaltes Wasser und Schütteln. Lichtempfindlich! Starkes Antisepticum äußerlich und innerlich bei septischen und infektiösen Prozessen, kann auch zu Ätzstiften (schmerzlose Ätzung) verwendet werden. Äußerlich meist als Salbe (Credésche Silbersalbe). Diese enthält etwa 15% Argentum colloidale, das in Wasser 5,0 kolloidal gelöst und in einen guten Salbenkörper 80,0 einverleibt wird. Innerlich 0,05—0,2 in Lösung, intravenös 10—20 ccm einer 0,5—1%igen Lösung (Lösung muß filtriert werden).

Rp. Argent. colloidal.	3,0
Sacch. lactis	
Cretae pulv.	
Tragacanth.	aa 1,0
Mucil. Gumm. arab. gtt. III.	
Aq. dest.	
Glycerini	q. s.

u. f. massa ad bacill.
S. Ätzstift.

Rp. Argent. colloidal.	1,0
Sacch. lactis	10,0
Glycerini	q. s.

u. f. pilul. Nr. C.
S. Zum innerlichen Gebrauch.

Silbernitrat, Argentum nitricum, Höllenstein, bildet farblose Tafeln, welche sich in 0,6 Teilen Wasser zu einer neutralen Flüssigkeit lösen. Ferner lösen sie sich in etwa 10 Teilen Alkohol und in einem Überschuß von Ammoniakflüssigkeit. Erhitzt man das Silbernitrat auf 200°, so kann es in Stangen ausgegossen werden. Zur Herstellung von Höllensteinlösungen darf nur destilliertes Wasser verwendet werden, da die Chloride des Leitungswassers mit dem Silbernitrat unlösliches und die Lösung trübendes Silberchlorid bildet. Silbernitrat wirkt in Substanz ätzend. Obgleich die Ätzung an und für sich kräftig ist, so geht sie doch nicht tief. Schwächere Höllensteinlösungen unter 0,25%ig wirken adstringierend, entzündungswidrig und sekretionsbeschränkend. Bei besonders langandauernder Verwendung von Silbernitrat zur örtlichen Behandlung kann mitunter eine örtliche Argyrie beobachtet werden, d. h. eine Ablagerung von reduziertem Silber, die der Haut oder der Schleimhaut eine schiefergraue bis schwärzliche Verfärbung gibt. Zur Beseitigung dieser Veränderungen ist die innerliche Verabreichung von Hexamethylentetramin empfohlen worden. Zu kräftigen Ätzungen, wie etwa zur Entfernung von Warzen, Naevi, kleinen Papillomen u. dgl., bedient man sich des Höllensteinstiftes. Will man eine gemilderte Wirkung haben, so nimmt man den Lapis mitigatus (Argentum nitricum cum Kalio nitrico). Dies ist ein Ätzstift, der durch Zusammenschmelzen von 1 Teil Silbernitrat mit 2 Teilen Kaliumnitrat hergestellt wird und der auch größere Festigkeit als der gewöhnliche Höllensteinstift hat. Zu milderen Ätzungen benützt man 2—5—10%ige Lösungen, besonders bei Rhagaden in den Mundwinkeln, an den Ohrläppchen usw. Auch zu Haarfarben wird Höllenstein benützt (s. Silberhaarfarben), desgleichen bei Frostbeulen.

Schwarzsalbe.

Rp. Argent. nitr.	1,5
Bals. peruv.	5,0
Vaselin. flav. (s. Adipis) ad	50,0

S. Salbe bei offenen Frostschäden.
Zur Epithelisierung.

S. auch Pharmakologie der Haut.

Silberhaarfarben. Als Ausgangsmaterial dient das Silbernitrat. Man bereitet aus diesem Silbersalz entsprechend konzentrierte Lösungen, und zwar ammoniakalische, indem man soviel Salmiakgeist zusetzt, bis der anfangs gebildete Niederschlag gerade wieder aufgelöst wird. Neutrale Lösungen des Silbernitrats, die praktisch ebensogut verwendbar sind, werden in vielen Ländern als gesundheitsschädlich beanstandet (z. B. in Österreich), auch übrigens zu stark konzentrierte Silberlösungen aller Art.

Blond.

Flakon Nr. 1.

Silbernitrat	50 g
Ammoniak 10%	200 ccm
bzw. soviel als nötig, um den entstandenen Niederschlag wieder aufzulösen.	
Wasser	1 l

Falls weniger als 200 ccm Ammoniak nötig sind, entsprechend mehr Wasser nehmen, damit das Gesamtvolumen dasselbe bleibt.

Flakon Nr. 2.

Pyrogallol	10 g
Wasser	1 l

Kastanienbraun.

Flakon Nr. 1.

Silbernitrat	40 g
Ammoniak 10%	ca. 200 ccm
Wasser	800 „

Ammoniak und Wasser zusammen nicht mehr als 1 l.

Flakon Nr. 2.

Pyrogallol	20 g
Wasser	1 l

Dunkelbraun.

Flakon Nr. 1.

Silbernitrat	80 g
Ammoniak 10%	ca. 300 ccm
Wasser	1500 „

Flakon Nr. 2.

Pyrogallol	30 g
Wasser	1 l

Schwarz.

Flakon Nr. 1.	
Silbernitrat	50 g
Ammoniak 10% .... ca.	450 ccm
Wasser	1 l

Flakon Nr. 2.	
Pyrogallol	50 g
Wasser	1 l
oder:	
Kaliumsulfid	80 g
Wasser	1 l
(oder 80% Alkohol)	

Silber-Hansaplast unterscheidet sich von gewöhnlichem Hansaplast dadurch, daß es an Stelle der antiseptischen Mullkompresse eine Platte aus metallischem Feinsilber hat. Die Silberfolie verklebt nicht mit der Wunde oder dem Wundsekret, so daß der Verbandwechsel einfach und schmerzlos auszuführen ist. Silber-Hansaplast soll verwendet werden bei Hautabschürfungen, Sportverletzungen, ferner bei Furunkeln, Karbunkeln, Brandwunden usw. (P. Beiersdorf & Co., A. G., Hamburg.) (S. auch Schnellverbände.)

Silicad, eine Salbengrundlage, die aus Acidum silicicum pultiforme (feuchter pulverförmiger Kieselsäure) besteht. Ist heute als überholt zu betrachten.

Silicol, eine von Eiweiß (Pseudonuklein) absorbierte Kieselsäure (20%) zur innerlichen Darreichung. Bei Hautveränderungen des Greisenalters, innerlich in Tabletten mit je 0,1, 3mal täglich 1—2 Tabletten. (Lecin-Werk Dr. Ernst Laves, Hannover.)

Silikate, s. Kieselsäure; Wasserglas.

Siliquid, eine durch Kochen sterilisierbare kolloide Lösung von Kieselsäure (0,25%) mit einem hohen Dispersitätsgrad. Die Lösung ist neutral, frei von Schutzkolloiden, geruch- und geschmacklos. Bei Hautveränderungen des Greisenalters. 5—10 Tropfen mehrmals täglich oder in die Vene alle 3 Tage von 1 ccm steigend auf 2—5 ccm. (C. F. Böhringer & Söhne G. m. b. H., Mannheim.)

Silistren, Orthokieselsäuretetraglykolester, bildet eine helle weingelbe, zähe, nicht unzersetzt destillierbare Flüssigkeit mit etwa 10% Alkohol. Sie riecht eigenartig angenehm, schmeckt süß und enthält 18—20% Kieselsäure. Bei Hautveränderungen des Greisenalters gibt man 15—30 Tropfen in Wasser 3mal täglich nach dem Essen. (I. G. Farbenindustrie A. G., Leverkusen a. Rh.)

Silvana-Wund- und Kinderpuder enthält nach Angabe Fettstoffe und Kieselsäure in kolloider Form. Er soll als Kinderpuder und bei Brandwunden angewendet werden. (Max Elb A. G., Dresden.)

Silvikrin (Weidner) wird durch Abbau des Keratins aus Menschenhaaren gewonnen. Es soll Cystin, Tyrosin und Tryptophan enthalten. Äußerliche Zufuhr dieser Aufbauelemente des Keratins in Haarwässern o. dgl. soll bei Bekämpfung der Alopezie gute Dienste leisten können. Erfolg ist aber unsicher, wie bei allen derartigen Methoden (s. auch Humagsolan).

Neosilvikrin, ein analoges, verbessertes Präparat, soll die Aminosäuren Cystin, Tyrosin und Tryptophan in konzentrierterer Form enthalten, ebenso auch Eisen, Phosphorsäure, Rhodansalze, Vitamine und Hormone.

S. auch Haarpflege.

Singultus (Schlucken, Schnackerl). Diese Erscheinung entsteht durch einen in kürzeren oder längeren Zeitabschnitten auftretenden klonischen Krampf des Zwerchfelles. Dieser Krampf ist eine Reizerscheinung, deren Ursprung entweder im Gehirn, im Halsmark, in den Zwerchfellnerven (Nervi phrenici) oder im Zwerchfell selbst gelegen ist. Das Zentrum für die Zwerchfellbewegung im Großhirn ist nicht mit Sicherheit bekannt. Die Zwerchfellnerven (Nervi phrenici) entspringen im Bereiche des Halsmarkes und ziehen von dort beiderseits am Hals in die Brust, wo sie zu beiden Seiten des Herzens zum Zwerchfell gelangen; in diesen hier angedeuteten Körperregionen müssen sich also jene Prozesse abspielen, die zu Singultus führen. Im Gehirn sind Gehirnschlag (Apoplexie), Enzephalitis, Kopfgrippe (Schnackerlgrippe), Vergiftungen des Gehirns durch Alkoholmißbrauch und durch gewisse Darmgifte die häufigsten Ursachen des Singultus. Die Zwerchfellnerven können durch Druck (Schwellung der Halslymphdrüsen, Herzbeutelentzündung, Entzündungen und Neubildungen im Mediastinum), ferner durch alle Entzündungen des Zwerchfelles selbst gereizt werden; auch Prozesse in der Nähe des Zwerchfelles, wie Rippenfell-, Gallenblasen- und Bauchfellentzündung, führen oft zu einer Zwerchfellentzündung und dadurch zu Singultus; der Singultus nach Bauchoperationen gehört hierher. Auch bei Hysterischen findet man ihn nicht so selten.

Durch die blitzartige Zusammenziehung des Zwerchfelles rückt dasselbe tiefer gegen die Bauchhöhle; dadurch entsteht ebenso plötzlich im Brustraum ein verminderter Druck, durch den Luft mit großer Gewalt durch den Mund in den Rachen, den Kehlkopf und die Luftröhre eingesaugt wird; das Geräusch des Singultus entsteht in diesem Moment, und zwar nicht nur im Kehlkopf, sondern auch im Rachen und der Luftröhre. Eine so harmlose Sache der Singultus oft ist, der zwar in Gesellschaft als „unartig“ gilt, aber doch bald vergeht, so quälend kann er bei längerer Dauer werden.

Für die leichteren Fälle genügen oft die Hausmittel: Anhalten des Atems, Verzehren eines Stückchens Zucker, ein Schluck kalten Wassers u. dgl. Eßlöffelweises Trinken von Chloroformwasser (Aqua chloroformiata) ist ebenfalls ein bewährtes Mittel. Recht unsicher wirken krampfstillende oder allgemein beruhigende Mittel. In schweren Fällen wird der Arzt zeitweise narkotische und krampfstillende Mittel verabreichen, ja die Reizleitung in den Zwerchfellnerven durch Injektionen von Novokain am Halse unterbrechen. Dieses Mittel hilft prompt, wenn die Injektionsflüssigkeit den Zwerchfellnerv erreicht hat; der Eingriff erfordert genaue Kenntnisse des Verlaufes der Nervi phrenici im Bereiche des Halses. Tritt der Singultus nach Aufhören der Novokainwirkung wieder auf, dann bleibt oft nichts anderes als die Durchschneidung der Zwerchfellnerven am Hals übrig, ein Eingriff, der die Atembewegungen des Zwerchfelles dauernd hemmt; aus diesem Grunde wird man sich nur in den schwersten Fällen von Singultus zu diesem Eingriff entschließen.

Sitzschädigung, s. Haltungsfehler.

Skarifikation besteht darin, die zu behandelnde Hautstelle mit feinen strichförmigen Einschnitten zu überziehen, die zueinander parallel verlaufen und möglichst dicht stehen sollen, wobei man die Tiefe darnach richtet, ob es sich um Krankheitsprozesse oder um eine kosmetische Störung handelt.

Man hat immer die schachbrettförmige Skarifikation empfohlen, aber die Erfahrung hat gelehrt, daß die sternförmige Skarifikation noch wirksamer ist, wobei man also jeweils zu den kreuzweise geführten Schnitten zwei weitere — möglichst noch mehr — hinzufügt.

Es entstehen so bei jeder Kreuzung feine Rhomben, mit bloßem Auge kaum sichtbar, wohl aber mit der Lupe.

Vorgehen: Die Haut wird mit 90%igem Alkohol gereinigt; die Instrumente liegen in absolutem Alkohol. Man benützt am besten nur den Skarifikator nach Vidal. Dieser besitzt eine Klinge von 20—35 mm Länge und 2—3 mm Breite, die in ein sehr spitzes, scharf geschliffenes Dreieck ausläuft.

Man läßt den Patienten sitzen oder besser liegen, was für die Skarifikation des ganzen Gesichts bequemer ist.

Mit der linken Hand spannt man die Haut des zu behandelnden Bezirkes, so daß sie völlig fixiert ist. Die rechte Hand hält den Skarifikator wie einen Federhalter, mit eng aneinanderliegenden Fingern, aber mit lockerem Handgelenk. Den kleinen Finger stützt man auf die Haut auf und beginnt mit raschen Bewegungen die Haut aufzuritzen, indem man eine Serie von Einschnitten wie bei einer schraffierten Zeichnung anbringt. Bei einer geschickt ausgeführten Skarifikation arbeitet der Arzt ähnlich einem Violinisten, der nur mit der Hand, ohne Beteiligung des Armes, spielt. Die Skarifikation ruft eine flächenhafte Blutung hervor, die sich durch Auflegen einer feinen Watteschicht leicht stillen läßt. Nach einer kurzen Weile wäscht man mit destilliertem Wasser nach, ohne zu trocknen und schickt den Patienten ohne Verband nach Hause, mit der Weisung, die austretende seröse Flüssigkeit mit steriler Kompresse abzusaugen. Für die folgenden Tage verordnet man 2mal täglich Waschungen mit Campherspiritus und starkes Einpudern mit Talcum.

Die Oberhaut ist schon nach 24 Stunden wieder geschlossen. Die feinen Krusten, die sich gebildet haben, fallen durchschnittlich am 4. Tag unter starker Schuppung ab; bei tiefer Skarifikation muß man 6—7 Tage rechnen, selten darüber. Es bleiben keinerlei Spuren zurück; die Haut bleibt weich, ohne Narbenbildung, das Kolorit unverändert.

Anwendungsgebiet: Die Skarifikation wird noch manchmal angewendet beim Lupus vulgaris, besonders bei Lokalisation an Mund- und Nasenöffnung, wobei Deformierung vermieden wird. Sie muß so tief wie möglich ausgeführt werden und verhindert oft das Fortschreiten des Lupus, sodaß sie zuweilen ein brauchbares Verfahren der Lupusbehandlung darstellt. Dasselbe gilt für die hyperaemischen Formen des Erythematodes. Sie ist zuweilen wirksam bei hartnäckigem umschriebenen Pruritus mit Lichenifikation, wobei sie den Juckreiz vermindert und zu starker Abschuppung führt, welche die Heilung begünstigt.

Das gleiche ist der Fall bei hartnäckigen Ekzemherden, bei chronischer Psoriasis, bei schlaffen Geschwüren, die sich nach Anfrischung der Ränder durch Skarifikation leichter überhäuten.

Auf kosmetischem Gebiet ist die Skarifikation ein ausgezeichnetes Hilfsmittel zur Behandlung der Rosacea, bei der man besonders die oberflächlichen Gefäße durchtrennen muß. Die feinen Narben, die aus den zahlreichen Schnittlinien hervorgehen, sind mit bloßem Auge nicht sichtbar. Einige Sitzungen mit einwöchigem Zwischenraum bringen schnelle Besserung. Wenn noch resistente Stellen zurückgeblieben sind, so kann man sie mit Elektrokaustik behandeln.

Keloide Narben reagieren manchmal auf dichte Skarifikation in kurz aufeinanderfolgenden Sitzungen. Ein Vorteil des Verfahrens besteht darin, daß die oft heftigen Schmerzen, welche im Bereiche der Keloide auftreten, gemildert werden.

Dicke Haut mit weiten Poren („*Orangenhaut*") erfährt unter der Behandlung mit Skarifikation, die sich über das ganze Gesicht erstrecken soll, eine völlige Umwandlung. Wenn man ein gut schneidendes Instrument hat und schnell vorgeht, erträgt der Patient zunächst die Behandlung der einen Wange ohne weiteres. Er wird aber nervös bei der Behandlung der Nase, die ziemlich schmerzhaft ist, und kann die Geduld für die Behandlung der anderen Wange verlieren. Man muß also diplomatisch und recht behutsam vorgehen, um zu erreichen, daß das ganze Gesicht in einer Sitzung behandelt wird, wie es unbedingt notwendig ist. Am nächsten Tag ist die Gesichtshaut mit einer feinen Krustenschicht bedeckt, ähnlich wie beim Sonnenbrand der Hochtouristen.

Waschungen mit Campherspiritus und die Puderung mit Talcum führen zum schnellen Eintrocknen der Kruste, die sich am 3. Tag abzuheben beginnt; am 4. Tag schält sich die Haut in großen dicken Schuppen. Am 5. Tag „klärt" sich das Gesicht im allgemeinen: es erscheint eine feine weiche Haut, die man am besten einige Tage in Ruhe läßt, nach welcher Zeit die Poren wieder hervortreten, aber schon deutlich vermindert. Eine glatte und zarte Haut erzielt man erst nach einer Reihe von Sitzungen, die man möglichst rasch aufeinander folgen lassen soll (in Abständen von 8—9 Tagen). In jedem Falle bestehe man auf der Skarifikation des ganzen Gesichtes, da die teilweise Behandlung, z. B. einer Wange oder der Nase allein, sehr lange Zeit erfordert, ohne die Beeinträchtigung des Äußeren zu beseitigen. In diesem Fall ist besonders einleuchtend, daß die sternförmige Skarifikation der schachbrettförmigen überlegen ist, da sie die Ränder der Poren besser zerteilt. Um sorgfältig arbeiten zu können, ist es zweckmäßig, sich einer Vergrößerungsbrille zu bedienen. Die Haut darf nur in halber Schicht durchtrennt werden; wenn man drei Viertel überschreitet, besteht die Gefahr sichtbarer Narben.

Auffällige Narben nach Blattern oder Akne, welche oft ein schönes Gesicht verunstalten, lassen sich in gleicher Weise behandeln, aber dazu braucht man viel mehr Sitzungen.

Wenn die Haut sich in dicker Schicht geschält hat, sind die Narben unsichtbar, da das neue, leicht ödematöse und gespannte Gewebe sie völlg verdeckt. Man muß die Patienten darauf hinweisen, daß dieser Erfolg nur vorübergehend ist und daß man 2 Wochen abwarten muß, um das Ergebnis und das noch Erforderliche beurteilen zu können. Immerhin ist die Besserung so deutlich, daß sie die Patienten ermutigt, die Behandlung bis zur Erzielung einer glatten weißen Haut fortzusetzen.

Man kann die Behandlung noch wirksamer machen, indem man jede Narbenvertiefung mit einem kleinen Ring punktförmiger Elektrokoagulationen umgibt, um die Narben weicher zu machen und ihre Abflachung zu begünstigen.

Flache Narben reagieren ebenso wie erhabene gut auf wiederholte Skarifikationen, welche das Gewebe wieder weich machen und eine auffallende Regeneration herbeiführen, so daß die Frauen sie dann durch Schminken völlig verdecken können, die auf glatten und spröden Narben nicht haften.

Die Spanierinnen schätzen besonders die Skarifikation des gesamten Gesichtes; sie lassen sie zum Zweck einer ausgedehnten Schälung vornehmen, um eine feine weiße Haut zu bekommen.

S. auch Narben; Rosacea; Tatauierungen.

Skin food. Die englische Bezeichnung für „Hautnahrung", wird auf beliebige fette Hautcremes angewendet, ohne daß hierunter ein enger umschriebener Begriff einer besonderen Cremeart festgelegt wäre.

Sklerodaktylie, s. Atrophie; Sklerodermie.

Sklerodermie ist eine zu Verlust der Elastizität, Faltbarkeit und Verschieblichkeit führende, in narbige Atrophie ausgehende Hautveränderung von meist sehr chronischem Verlauf; ihre Ursache liegt im Dunkel; sie wird in Störungen der Blutdrüsen, des vegetativen Nervensystems, in Organerkrankungen, vielleicht auch toxisch-infektiösen Einwirkungen gesucht. Die seltene Krankheit gewinnt kosmetisch allergrößte Bedeutung, wiewohl sie einer Behandlung nur in beschränktem Maße zugänglich ist. Ausdehnung und Sitz bestimmen und begrenzen die hier zu lösenden Aufgaben.

Anfangs als teigig derbe, bläulichweiße oder -rötliche Verdickung erscheinend, wandelt sich der Sklerodermieherd allmählich in ein starres, wächsern aussehendes, weißgelbliches Hautgebiet um, das schließlich in ein atrophisch straffes, von Pigmentbildung und Haarverlust begleitetes Endstadium übergeht und bei Sitz über dem Knochen mit der Unterlage wie verlötet erscheint. Das Leiden tritt bald umschrieben auf — in Form rundlicher scheibenartiger Herde, zuweilen mit mattlilafarbenem Randsaum (Sklerodermie en plaques, auch Morphaea genannt) oder in Band- und Streifenform (Sklerodermie en bande) —, bald in flächenhafter Ausbreitung. Von dieser diffusen Form gibt es mehrere Verlaufstypen: einmal die schnell über große Teile der Körperdecke fortschreitende universelle Sklerodermie, die akut einsetzt und gewöhnlich schnell zum Tode führt, aber zuweilen sich auch ziemlich rasch zurückbildet; dann die weit häufigere Form, die sich meist am Kopf und den Gliedmaßen entwickelt, gewöhnlich in symmetrischer Verteilung, um alsdann langsam, aber stetig weiterzuschreiten. Sind größere Teile des Gesichts ergriffen, so nimmt dieses einen merkwürdig starren, maskenartigen Ausdruck an, gesteigert durch die wachsartige Glätte und weißliche Farbe; die mimischen Bewegungen, wie Stirnrunzeln, Lachen, Pfeifen, werden zuletzt unmöglich. Bei flächenhaftem Befallensein des Rumpfes kann es zu panzerartiger Einschnürung des Brustkorbs mit zunehmender Atembehinderung kommen *(Sklerodermie en cuirasse)*. Sind die Gliedmaßen von diffuser Sklerodermie befallen, so wird die Beweglichkeit allmählich herabgemindert, zuletzt unmöglich; ihr Umfang verschmächtigt sich, Muskel- und Skelettsystem nehmen an der Atrophie teil. Geht der Prozeß auf Finger oder Zehen über, so erscheinen sie wie geschrumpft, verkrümmt, in halber Beuge- oder Klauenstellung fixiert, bei blaßbläulicher Färbung. In gewissen Fällen von diffuser Sklerodaktylie scheint sich der Krankheitsprozeß vorwiegend auf die Extremitätenenden zu beschränken, wobei Kontrakturen, Krallenstellung, Gelenkversteifung neben schweren Blutumlaufsstörungen, Verstümmelungen und Nagelveränderungen in wechselnder Hochgradigkeit zur Entwicklung kommen, während am übrigen Körper der Prozeß noch wenig vorgeschritten erscheint. Diesen als *Sklerodaktylie* bezeichneten Fällen wollen manche Autoren eine Sonderstellung im Rahmen der Sklerodermie einräumen. In den schwersten Fällen von diffuser Sklerodermie dehnt sich der Krankheitsprozeß auch nach der Tiefe zu aus: Faszien, Sehnen, Knochenhaut und Knochen werden einbezogen; sogar die Schleimhäute können analoge Umwandlungen erfahren (Lippen, Zunge, Mundhöhle, Kehlkopf, Genitalschleimhäute). Die zunehmende Unbeweglichkeit und Hilflosigkeit solcher Kranken führt auch zum seelischen Niedergang. Das sind die traurigsten Fälle, die qualvoll und hoffnungslos dem Tode entgegensiechen. Im allgemeinen gestaltet sich der Verlauf der Sklerodermie je nach Ausbreitung und Erscheinungsform sehr wechselnd. Die umschriebene Sklerodermie kann jahrelang unter geringem Fortschreiten bestehen und auf bestimmter Höhe der Entwicklung völlig haltmachen; selbst Rückbildungsvorgänge werden häufig beobachtet. Aber die Voraussage muß in jedem Falle mit Vorsicht gestellt werden. Das weibliche Geschlecht scheint häufiger befallen zu werden; kein Lebensalter wird verschont, das mittlere bevorzugt.

Die Schilderung läßt erkennen, welchen Schwierigkeiten der Kosmetiker gegenübersteht, gilt es auch nur kleinere umschriebene Sklerodermieherde zu beseitigen, z. B. streifen- oder bandförmige Herde, die am Gesicht (Stirn) zur Entstellung führen. Die umschriebene Sklerodermie ist mitunter therapeutisch noch angreifbar, doch auch dies nur in den Grenzen, die durch Größe, Sitz und Entwicklungsstadium gegeben sind. Die diffuse oder universelle Form hingegen ist vorerst kaum zu beeinflussen; die Erfolge der Behandlung sind ganz spärlich und unsicher. Vom kosmetischen Gesichtspunkt also kommen therapeutisch vor allem diejenigen Fälle in Betracht, in denen es sich um stabile, ganz abgegrenzte Herde an freier Körperstelle handelt, namentlich im Bereiche des Gesichtes. Natürlich wird die allgemeine ärztliche Versorgung der Kranken mit ihren Aufgaben der Ernährung, Kräftigung, organischen Beobachtung und eventuellen Behandlung nie außer acht bleiben dürfen. Insbesondere ist überall dort, wo Störungen in den Drüsen der inneren Sekretion vermutet werden, die Organtherapie mit Hormonpräparaten (Schilddrüsen-, Ovarial-, Pankreaspräparaten u. dgl.) neben der kosmetischen Lokalbehandlung heranzuziehen. Auch Azetylcholin wird zuweilen mit Vorteil angewendet.

Die *örtliche Behandlung* muß je nach dem Entwicklungsstadium des anzugreifenden Herds bestrebt sein, die Zirkulation im Krankheitsgebiete zu beleben, das harte Ödem zum Rückgang zu bringen, die Bindegewebswucherung zu lockern und zu beseitigen. Eine wichtige Rolle spielt hierbei die Massage. Schon von AUSPITZ (1877) ist der Wert einer mechanischen Behandlung der Sklerodermie erkannt worden; besonders bei der umschriebenen Form hat sie sich — von Internisten und Hautärzten angewandt — als nützlich bewährt. Mitunter ist es geglückt, Einzelherde der kartenblattähnlichen Form der Sklerodermie durch beharrliche Massage zu völliger Rückbildung zu bringen. Unangreifbar für die Massagebehandlung bleibt die schwere, nach der Tiefe entwickelte, mit der Unterlage verlötete, brettharte Form. Von weiteren örtlichen Verfahren nennen wir die Heißluftbehandlung sowie heiße Duschen und Bäder, bei Sklerodermie an Händen und Füßen auch Moorbäder, zur Besserung der Bewegungsbehinderung aktive und passive Bewegungsübungen. Freilich kann bei der schweren Form diffuser Sklerodermie an den Extremitätenenden mit ihren Kontrakturstellungen und Ankylosen weder von der Massagebehandlung noch der Bewegungstherapie mehr als höchstens eine vorübergehende Besserung erwartet werden; denn mit dem Aussetzen der mechanischen Maßnahmen tritt bald wieder eine erhöhte Bindegewebsverdichtung ein. Auch auf medikamentösem Wege versucht man die starren Bindegewebsmassen zu lockern: durch Einspritzungen von 10%iger wässeriger glyzerinhaltiger Thiosinaminlösung, besser noch von Fibrolysin (Ampullen von Merck-Darmstadt), wöchentlich 2—3 Einspritzungen in den Muskel gegeben, meist ohne sonderlich befriedigenden Erfolg; noch weniger wirksam ist Thiosinaminpflaster, ähnlich wie Quecksilberpflastermull für längere Zeit über den Herd geklebt, regelmäßig erneuert. Kosmetisch bessere Aussichten bietet, von geschickter und erfahrener Hand ausgeführt — zumal bei kleineren streifenförmigen Gesichtsherden —, die Elektrolyse, deren Technik bei Sklerodermie der französische Dermatologe BROCQ ausgearbeitet hat: die mit dem Minuspol verbundene Nadel wird in das sklerodermatische Gewebe für die Dauer von 10—15 Sekunden eingestochen, so lange, bis eine weiße ödematöse Reaktionszone von etwa 1/4 cm Durchmesser entsteht (Stromstärke 1—2 mA, auch mehr, bis zu 8 mA je nach der Toleranz des Kranken). Man legt die Stiche soweit auseinander an, daß die Reaktionszonen nicht ineinander überfließen. Nach der Behandlung legt BROCQ ein Quecksilberpflaster auf. Die Zahl der Sitzungen hängt von der Größe und Form des Herdes ab. Neuerdings wird die weniger mühsame Röntgenbehandlung bevorzugt, deren Erfolge freilich verschieden beurteilt werden; wirkliche Heilungen scheinen bisher selten erzielt zu sein. Außer der örtlichen Bestrahlung wird die Reizbestrahlung endokriner Drüsen (Schilddrüse, Thymusdrüse) empfohlen, entsprechend der Annahme von Störungen im Bereiche dieser Organe; die Ergebnisse sind zu spärlich, als daß man endgültig urteilen könnte. Noch genau zu erproben ist die örtliche Bestrahlung mit Radium; es liegt nahe, die bei der Narbengeschwulst des Keloids (s. dort) bewährte Heilkraft des Radiums auch gegenüber der Bindegewebswucherung der Sklerodermie auszunützen.

Auch bei jenem der Sklerodermie ähnlichen, meist vom Hals und Nacken sich rasch über Gesicht und Körper ausbreitenden eigenartigen Quellungszustand der Haut, den zuerst Buschke (1900) als Sklerödem der Erwachsenen beschrieben hat, leistet eine beharrlich durchgeführte Massagebehandlung in Verbindung mit Wärmezufuhr und Darreichung von Hormonpräparaten oft Vorzügliches. Diese gewöhnlich im Anschluß an Infektionskrankheiten entstehende Verhärtung erstreckt sich auf die tieferen Cutisschichten und die Subcutis, mitunter auch auf die Faszien und Muskulatur; sie ist völlig schmerzlos, behindert aber die Beweglichkeit, so daß sogar Sprech-, Kau- und Schluckbeschwerden sich einstellen können und das Gesicht einen starren, maskenartigen Ausdruck annimmt. Die Hautverhärtung gibt dem Fingerdruck nicht nach. Niemals kommt es im Gegensatz zur Sklerodermie zu Pigmentverfärbungen, nie zum Ausgang in Atrophie.

Sklerodermie der Lider. Schwere Entstellung durch Verlust der mimischen Bewegung und das Herabsinken des Oberlides. Wenig aussichtsreiche Behandlung mit Thiosinamin (Michel), Massage, Elektrisieren, allgemeine Behandlung.

S. auch Atrophie der Haut; Lippen; Massage; Mundhöhle; Nervenleiden.

Skleronychie, s. Nägel.

Sklerose, multiple, s. Nervenleiden.

Sklerose, tuberöse, s. Trophische Störungen.

Skoliose ist der orthopädische Zustand, der am häufigsten zur Beobachtung kommt und die Patienten in erster Linie aus kosmetischen Gründen zum Arzt führt; seltener sind es Schmerzen. Die Ursachen der Skoliose sind mannigfaltig. Der größte Prozentsatz entwickelt sich auf rachitischer Basis (Früh- und Spätrachitis). Schede vertritt die Ansicht, daß für viele Skoliosen der rachitische Sitzbuckel, der im Lendenteil lokalisiert ist, den „Keim" bildet, der durch die Wachstumsvorgänge aufgeht. Über die skoliosierenden Faktoren sind zahlreiche Theorien aufgestellt worden, von denen aber bis heute keine allgemeine Anerkennung oder gar praktische Bedeutung gefunden hat. Eine kleinere, wahrscheinlich aber nicht unbedeutende Zahl beruht auf angeborenen Mißbildungen der Wirbelsäule, wie Keil- oder Schaltwirbel, überzählige Rippen, Verwachsungen zwischen Rippen oder Wirbeln, *Lumbalisation und Sakralisation* u. a. Auf die letztgenannten Befunde in der Lumbosakralgegend, dem Fundamente der Wirbelsäule, hat man erst in den letzten Jahren das Augenmerk gerichtet. Diese Skoliosen könnte man als primäre bezeichnen, da bei ihnen die Ursache der Verkrümmung in der Wirbelsäule selbst zu suchen ist. Ihnen gegenüber stehen die Skoliosen, die sich sekundär aus asymmetrischer Beanspruchung der Wirbelsäule entwickeln: einseitiger Narbenzug nach Pleuritis, Empyem; Störung des Muskelgleichgewichtes zwischen beiden Beckenhälften infolge poliomyelitischer Lähmung. Hierher können auch die Zwangshaltungen infolge von Myalgien, Ischias, Hysterie gerechnet werden; da es sich hierbei aber um Zustände handelt, die durch entsprechende Behandlung der ursächlichen Momente zu beseitigen sind, reiht man sie besser den Fehlhaltungen ein.

Unter Skoliose im engeren Sinne verstehen wir eine seitliche Abbiegung der Wirbelsäule mit Torsion (Rippenbuckel), die weder aktiv noch passiv (durch Extension) restlos ausgleichbar ist, und der Knochenveränderungen zugrunde liegen. Von der Skoliose scharf zu trennen sind die Haltungsfehler (s. dort), die auf Muskelschwäche beruhen. Die Differentialdiagnose wird in zweifelhaften Fällen durch das im Liegen aufgenommene Röntgenbild gestellt. Die häufigste Form ist die S-förmige Krümmung, und zwar ist sie in etwa 80% der Fälle im Lumbalteil links, im Dorsalteil rechts konvex. Die Lumbalkrümmung ist als die primäre aufzufassen, während die Dorsalkrümmung eine Kompensation darstellt. Die Buckelbildung ist an der Konvexität zu finden, im Dorsalteil ist sie stets deutlicher; sie wird am besten sichtbar, wenn das Auge über den nach vorne geneigten Rücken streift, der Patient läßt dabei die Arme schlaff herunterhängen, wodurch die Schulterblätter nach der Seite und vorne kommen. Mit Hilfe des Schulthessschen Nivelliertrapezes kann die Niveaudifferenz zwischen beiden Rückenhälften zahlenmäßig bestimmt werden. Die Konkavseite ist abgeflacht, eingefallen; die Rippen sind einander genähert bis zur Berührung oder Übereinanderlagerung; auf der Konvexseite sind die Zwischenrippenräume erweitert. Entsprechend der Abflachung hinten ist vorne der Brustkorb mehr weniger gewölbt, dem Buckel entsprechend abgeflacht. Der eine schräge Durchmesser des Thorax ist also erheblich vergrößert, während der andere verkleinert ist. Der Kopf steht im allgemeinen lotrecht über der Beckenmitte, in schweren Fällen dagegen fällt das vom VII. Halswirbel gefällte Lot nicht in die Gesäßfurche, sondern seitlich von ihr. Wir haben eine überhängende Skoliose vor uns, die in besonderem Maße zur Verschlimmerung neigt. Durch die Krümmung der Wirbelsäule kommt es zu einer Verkürzung des Rumpfes, die sich im Lendenteil besonders deutlich auswirkt; der untere Rippenbogen berührt, bei der häufigsten Krümmungsform vor allem rechtsseitig, den Darmbeinkamm. Auf der Gegenseite findet man unterhalb des Schulterblattes eine tiefe Hautfurche. Das linke Taillendreieck ist vertieft, das rechte dagegen verstrichen. Zum Festhalten der Skoliosenform sind verschiedene Apparate konstruiert worden: Zeichenapparat nach Lange (Holzrahmen mit Glasscheibe, auf welche die verschiedenen Konturenumrisse des Körpers, der Schulterblätter, Dornfortsatzlinie unter Benützung einer einfachen Visiervorrichtung aufgezeichnet werden); Schulthessscher Meß- und Zeichenapparat, Konstruktionen von Biesalski, Schede u. a. Bei der Untersuchung ist weiter zu prüfen, ob die Skoliose fixiert oder durch Zug am Kopfe noch etwas auszugleichen ist. Fixierte Skoliosen neigen weniger zur Verschlechterung als mobile; Mobilisation ist dagegen Voraussetzung für eine Besserung des Zustandes. Schließlich ist zu prüfen, ob Reizzustände der Muskulatur vorhanden sind. Die Muskulatur kann, wie beim entzündlichen Plattfuß, spastisch sein. Sie ist dann stark klopf- und druckempfindlich.

Je nach der Schwere der Verkrümmung teilt man die Skoliose in solche I., II. und III. Grades ein. Wie bei den meisten orthopädischen Erkrankungen, ist auch hier die Früherkennung und Frühbehandlung anzustreben. Diese besteht einmal in einer Bekämpfung der Ursache (Rachitis, Chlorose, exsudative Diathese) sowie einer Übung der Muskelgruppen, die die Wirbelsäulenverkrümmung abzuflachen vermögen, also vor allem der Rückenstrecker; dazu kommen Übungen, welche verkürzte Muskeln und Bänder an der Konkavität dehnen und umgekehrt überdehnte Muskeln kräftigen. Neben Freiübungen sind hier auch Lagerungen, symmetrische (schiefe Ebene, symmetrisches Gipsbett) sowie asymmetrische (Liegebrett nach LANGE, asymmetrisches Gipsbett) anzuwenden. Jede Skoliose erfordert eine individuelle Auswahl der aktiven und passiven Übungen. Eine Totalskoliose ist anders zu behandeln als eine S-förmige Skoliose. Die Dosierung der Übungen, wie auch vor allem die Übungsdauer, richten sich nach dem Allgemeinzustand. Das Ziel ist die Schaffung eines Muskelkorsetts, das eine möglichst gerade Haltung der Wirbelsäule gestattet. Die Übungen sind, wenn irgend möglich, im Freien vorzunehmen; Luftbäder, Sonnenbestrahlung tragen wesentlich zur Kräftigung der Muskulatur bei. Für das Säuglingsalter haben sich Gipsbetten in Überkorrektur bewährt. Solange eine Rachitis noch florid ist, ist jede Belastung der Wirbelsäule zu vermeiden. Die rachitische Sitzkyphose wird durch Lagerung im Gipsbett oder Bauchlagerung oder in RAUCHFUSSscher Schwebe beseitigt.

Bei Skoliosen II. und III. Grades gilt es, eine Insuffizienz der Rückenmuskulatur, die zu Schmerzen und Verschlimmerung führt, zu vermeiden. Je nach dem Fall wird dies durch Schonung oder Übung und Massage der Rückenmuskulatur erreicht. Ist eine Wirbelsäulenverkrümmung noch sehr mobil (d. h. läßt sie sich aktiv oder passiv in stärkerem Maße ausgleichen) oder neigt sie infolge seitlichen Überhängens des Rumpfes über das Becken zu einer Progredienz, so kommt energische Behandlung in Frage. Es sind verschiedene Methoden zur Umformung der Skoliose angegeben worden. WULLSTEIN extendiert die Patienten in einem Rahmen, von dem aus korrigierende Pelotten an den Rumpf angelegt werden; ABBOT lagert den Patienten auf einem Gurt in Kyphosestellung, durch weitere Züge werden die Verdrehungen des Rumpfes aufgerollt, die eingesunkene konkave Seite entfaltet; neuerdings hat GALLEAZZI eine Methode angegeben, indem beim vorwärtsgeneigten stehenden Patienten ein Gipskorsett angelegt wird. Für alle diese Methoden ist eine besondere, zum Teil recht komplizierte Apparatur nötig. In die Gipskorsette werden auf der Konkavität hinten und vorne auf der Gegenseite große Fenster geschnitten. Atemübungen erhalten die Muskelkraft und sorgen für eine Erweiterung des verkleinerten schrägen Durchmessers, während der vergrößerte durch den enganliegenden Gipsverband, in den eventuell noch Filzstreifen eingezogen werden (ABBOT), komprimiert wird.

Andere Methoden streben die aktive Überkorrektur an (z. B. das SCHEDEsche Halbkorsett, welches das Becken fest umschließt und welches der konkavwärts geneigten konvexen Thoraxseite bis zur Buckelhöhe eng anliegt. Da der Körper das Bestreben hat, den Kopf über die Mitte der Unterstützungsfläche zu bringen, wird bei der Aufrichtung der Buckel gegen die umschließenden Korsetteile gepreßt, bzw. über dessen oberen Rand gehebelt). Zur Behandlung bzw. Nachbehandlung werden Korsette verschiedenster Konstruktion und Materials (Stoff, Leder, Zelluloid, Stahl) verwandt. Sie alle verfolgen das Ziel, die Wirbelsäule zu stützen und aufzurichten; eine ganze Reihe, wie z. B. das HESSINGsche Stoffkorsett und vor allem die fabrikmäßig hergestellten und durch Laien vertriebenen Korsette, wie Haaskorsett der Firma Menzel und der Ihle-Geradehalter, erfüllen diesen Zweck nicht; im günstigsten Falle wirken sie durch Polsterung auf der Konkavität kosmetisch, was aber billiger ebensogut zu erreichen ist. Andere Konstruktionen wirken redressierend (SCHEDEsche Halbkorsette, Modelle von v. BAEYER, BIESALSKI, PORT u. a.); gelegentlich wird am Kopf eine Extension angebracht (z. B. Jurymast mit GLISSONscher Schlinge).

Der Stand der Skoliosentherapie kann heute etwa wie folgt zusammengefaßt werden: Die Früherkennung und Frühbehandlung ist anzustreben: Entlastung, redressierende Lagerung, Bekämpfung der Ursache (Rachitis). Ausgebildete Skoliosen: Muskelkräftigung durch Massage und Gymnastik, aktive Redressionsübungen, passive Redression durch Lagerung; bei konstitutionell schwachen Patienten, bei Insuffizienzerscheinungen Schonung und allgemeine Kräftigung. Bei mobilen Skoliosen Jugendlicher kommt weitere Mobilisation durch Gymnastik (einzelne Kriechübungen eignen sich besonders) sowie Dauerextension (Rollgipsbett, Steillagerung) in Frage, der korrigierende Gipsverbände und schließlich Stützkorsett folgen. Dieselbe Behandlung ist bei den Fällen anzuwenden, die infolge seitlichen Überhängens zur Progredienz neigen. Spätrachitischen Formen ist Phosphorlebertran (auch Vigantol) zu verabreichen.

Skorbut, s. Blutungen aus dem Munde; Ernährung; Mundhöhle; Nasenbluten.

Skrofuloderm, s. Lippen; Narben; Radium; Tuberkulose der Haut.

Skrofulose, s. Heliotherapie; Kindesalter; Lippen; Nasenekzem; Röntgen; Tuberkulose.

Snellenaugen, s. Kunstauge.

Solarcalampe, s. Lichtbehandlung.

Solarson, eine Lösung des Monoammoniumsalzes der Heptinchlorarsinsäure in physiologischer Kochsalzlösung mit einem Gehalt von 1% Heptinchlorarsinsäure. 1 ccm der Lösung enthält 0,003 Arsen. Mildes Arsenpräparat bei Akne, seborrhoischen Zuständen und zur allgemeinen Verbesserung des Aussehens der Haut. Anwendung erfolgt subkutan. Es gibt Ampullen in zwei Stärken: I enthält solche zu 1,2 ccm, II solche zu 2,2 ccm. Man gibt täglich eine Ampulle unter die Haut oder in den Muskel; nach 12 Einspritzungen eine Woche Pause, worauf in gleicher Weise fortgefahren wird. (I. G. Farbenindustrie A. G., Leverkusen a. Rh.)

Solluxlampe, s. Lichtbehandlung.

Solveol. Ähnlich wie durch Seifen läßt sich Kresol auch durch Salze gewisser organischer Säuren wasserlöslich machen. Solveol ist ein Gemisch von Kresolen mit einer konzentrierten Lösung von kresotinsaurem Natrium. Der Gehalt an Kresolen beträgt etwa 25%. Klare braune Flüssigkeit, mit Wasser klar mischbar, neutral. Desinfektionsmittel; als 2%ige Lösung zu Umschlägen und Waschungen, zur Behandlung von Furunkeln und Trichophytie rein oder als 3—5%ige Salbe. (Chemische Fabrik von Heyden A. G., Dresden-Radebeul.)

Solvolith-Zahnpasta. Den Hauptbestandteil bildet Karlsbader Sprudelsalz. Nach LINCKERSDORFF (Pharm. Ztg. 1911, Nr. 25) liefert folgende Vorschrift eine ähnliche zahnsteinlösende Pasta:

Karlsbader Sprudelsalz oder Wiesbadener Quellsalz	25 g	Medizinische Seife	15 g
Präz. kohlensaurer Kalk	25 „	Zitronenöl	25 Tropfen
Veilchenwurzelpulver	10 „	Pfefferminzöl	25 „
		Glyzerin nach Bedarf.	

Sommerprurigo, s. Sonnenlichtschädigungen.

Sommersprossen *(Epheliden).* Die Epheliden, häufig vererbbar, sind rundliche bis ovale, braune Pigmentflecke, vor allem im Gesicht, seltener auf den Armen, am Hals, Nacken und am Rumpf vorkommend. Sie treten im Frühjahr und Sommer besonders deutlich in Erscheinung und bilden sich im Winter zurück.

Bevorzugt befallen sind rotblonde Personen. Die Basalzellen enthalten auffallend reichlich Pigment.

Behandlung: Prophylaktisch ist Schutz vor Sonnenstrahlen, besonders nach Abblassung im Winter, braunfarbige Schleier, Einreiben von Chinin-Aeskulin-Präparaten (aa 5%), Zeozon- und Ultrazeozonsalbe, gelbes Vaselin, Engadina, Gletschermattan zu empfehlen.

Die Entfernung der Epheliden selbst ist durch Bleichmittel zu versuchen. Von diesen ist als eines der ältesten das Quecksilber bekannt. Es wird in Salbenform schon seit langem gebraucht. Das verbreitetste und heute am besten empfohlene Mittel ist die weiße Praezipitatsalbe in schwacher (2—5%) oder stärkerer Konzentration (10—25%).

Das Hydrargyrum praecipitatum album wird auch in öliger Form („Merkuröl") allein oder mit Bismutum subnitricum, einem zweiten Bleichungsmittel, viel angewendet. Eine gute Formel dafür ist folgende:

Hydrarg. praecip. albi, Bismuti subnitr., Glycerini, Olei sesami aa 2,5. Man beginnt freilich besser statt mit 25% Hydrarg. anfangs mit 10 oder 15% und geht später bis 25% hinauf.

Die gut mit Seife und warmem Wasser gewaschene Haut wird erst an einer kleinen Stelle mit dem aufgeschüttelten Öl eingerieben. Das Öl bleibt am ersten Tag eine, am zweiten Tag drei Stunden aufgetragen. Dabei wird beobachtet, ob das „Merkuröl" keine Reizung der Haut hervorruft. Wenn dies nicht der Fall ist, so bleibt das Öl 10—12 Stunden auf der Haut und wird dann abgewaschen. Während der nächsten Tage wird die Haut ebenfalls damit eingerieben. Meistens genügen 8—10 Tage, um eine vollständige Bleichung hervorzubringen. Freilich für sehr ausgebildete Fälle ist diese Methode ungeeignet.

Das Einreiben mit „Merkuröl" muß sofort aufgegeben werden, wenn im Laufe der Behandlung die Gesichtshaut rot, entzündet wird.

Die früher vielmals geübte Behandlung mit Sublimatsalbe ist nicht zu empfehlen. Es wurden $^1/_2$ bis 2%ige Salben gebraucht; alle reizen jedoch die Haut, so daß damit eigentlich eine Schälung der obersten Epidermisschichten hervorgerufen wird. Auch wegen anderer mit dem Hg in Zusammenhang befindlichen Unannehmlichkeiten ist es ratsamer, an Stelle des Sublimats das Quecksilberpraezipitat anzuwenden. Auch in Spiritusform wird Sublimat seit altersher gebraucht ($^1/_4$—$^1/_2$%! Sublimatlösung). Ebenfalls Vorsicht notwendig.

Ein gutes Bleichungsmittel ist ferner das Hydrogen. peroxydat. Es wird als 3—5%iger Spiritus oder als 5—10%ige, auch 20%ige Salbe angewendet. Hyperoltabletten: 2 Stück à 1 g werden in einem Eßlöffel (15 g) Wasser gelöst und mit 5—6 Tropfen Liquor. ammon. caustic. vermischt. Diese Lösung wird täglich 1—2mal durch mehrere Tage eingepinselt. Früher wurde auch öfter Acidum carbolicum liquefactum empfohlen, es ruft jedoch eine größere Hautentzündung hervor, der eine länger dauernde Pigmentation folgt, und kann deshalb nicht angeraten werden.

Für sehr entwickelte Fälle kommen auch Schälbehandlungen mit Salizyl-Resorzin-Salben, eventuell mit Sapo viridis als Salbengrundlage, mit Lassarscher oder Unnascher Schälsalbe in Betracht (s. dort).

Quarzlicht mit dem Ziel, eine starke Irritation der Haut und dadurch eine Schälung hervorzurufen, wird auch herangezogen.

Die Kromayersche Methode des *Abraspelns* soll sich nach einigen Autoren ebenfalls gut bewähren. J. Sellei und J. Fenyö haben einen *Platinnadelbrenner* konstruiert (s. Mikrobrenner), mit dem die einzelnen Sommersprossen so behandelt werden können, daß ohne Hinterlassung einer Narbe die Sommersprossen endgültig entfernt werden. Der Sellei-Fenyösche Nadelbrenner ist ähnlich dem Unna- und Wirzschen Brenner konstruiert, doch nicht aus zu langem und zu dickem Platindraht mit gut handlichem Griff.

Es ist erforderlich, daß man den Nadelbrenner immer senkrecht, also niemals schräge hält. Es ist selbstverständlich von großer Wichtigkeit, daß man die Technik vollständig beherrscht. Man soll also erst auf ganz neutralem Gebiet einüben und erst dann auf den Armen die Methode versuchen, wenn man die richtige Übung schon erreicht hat. Im Gesicht soll aber nur zuletzt, bei sicherem Beherrschen der Technik, die übrigens gar nicht schwer ist, die Methode angewendet werden. Vor allem ist darauf zu achten, daß die Haut nur sanft, punktförmig berührt werden soll, man darf die Haut mit dem Nadelbrenner nicht stechen, dann entstehen keine Narben und keine Keloide. Einige Tage nach dem Berühren mit dem Nadelbrenner sieht man kleine Schorfe, die nach einigen Tagen abfallen und dann kleine bräunlich-bläuliche Flecken hinterlassen. Doch bald schwinden auch diese und nach zirka 3—4 Wochen sieht man gar nichts mehr an der operierten Stelle, weder Flecken noch Sommersprossen. Bleiben kleine Pigmentreste zurück, so müssen sie von neuem entfernt werden.

Zuweilen können nach längerem Gebrauche mit dem Brenner kleine Teleangiektasien entstehen oder man sieht hie und da pigmentlose Flecke. Letzteres kommt vor, wenn man die Ignipunktur zu intensiv ausführt. Die Teleangiektasien sind übrigens ganz belanglos, denn sie verschwinden gewöhnlich nach ganz kurzer Zeit.

Die Methode erfordert Geduld sowohl seitens des Arztes als auch des Patienten. Ängstliche Personen sind lieber ganz auszuschalten, wo es aber trotzdem angezeigt ist, die Ephelidenentfernung durchzuführen, kann vor der Operation die Haut mittels Kokainiontophorese unempfindlich gemacht werden. Personen mit sehr ausgebreiteten, dicht nebeneinander entwickelten Sommersprossen eignen sich für diese Behandlung nicht. Auch sehr braune, eher schwarzbraune Pigmentflecke, wahre Lentigines, sind für die Behandlung ungeeignet. Bei diesen liegt das Pigment auch im Bindegewebe und läßt sich mit dieser oberflächlichen Ignipunktur nicht entfernen. Hingegen ist es notwendig, daß vor oder während der Behandlung alle Sommersprossen hervortreten, was durch Bestrahlung des zu behandelnden Hautgebietes mit Quarzlicht oder Sonne provoziert werden kann. Ferner ist wichtig, daß die nach der ersten Operation zurückgebliebenen Pigmentreste entfernt werden. Demzufolge ist eine zweite, in einigen Wochen sogar eine dritte Revision notwendig; man darf sich mit einer einzigen Ignipunktur einer umschriebenen Hautstelle niemals begnügen. Die Revision, das heißt die Neubehandlung soll jedoch erst dann eingeleitet werden, wenn die Entzündung der Haut gänzlich verschwunden ist, wenn die Schorfe schon abgefallen und die bläulichen Flecke geschwunden sind.

Es kann auf einmal ein sehr großes Gebiet behandelt werden. Die Ignipunktur verursacht fast keine Schmerzen und geht sehr rasch vonstatten. Es ist also angezeigt, mit dem Brenner von unten hinauf zu gehen. Wenn aber auch größere Hautpartien auf einmal behandelt werden können, wie z. B. der halbe Oberarm usw., so nimmt die Behandlung wegen der unbedingt vorzunehmenden Neubehandlungen doch 3—4 Monate in Anspruch.

Nach der Operation kann 3%ige Borsalbe angewendet werden; ist die Entzündung heftiger, so sind vorerst kalte Umschläge zu machen. Wenn nach öfterer Behandlung noch immer kleine Pigmentreste zurückbleiben, so ist dies vom kosmetischen Standpunkte gar nicht so schlimm und bedeutet in solch hartnäckigen Fällen weiter nichts.

Auch die Diathermie wurde zur Entfernung von Epheliden empfohlen; da jedoch bei dieser Methode die Tiefenwirkung des Stromes in die einzelnen Hautschichten nicht entsprechend kontrolliert werden kann, so sei zur Vermeidung von Narben vom Gebrauch dieser Methode dringendst abgeraten. Kohlensäureschneebehandlung eventuell mit dem Kryoskop wurde ebenfalls herangezogen.

Sommersprossenmittel. Die Zahl der in der Literatur veröffentlichten Mittel ist Legion. Viele dieser Vorschriften sind nur mehr indifferente oder palliative Mittel ohne besondere Bedeutung, hierher gehören Boraxwaschungen, Zitronensaft, Essigpasten u. dgl.

I. Zinc. peroxydat. 20,0
oder
Zinc. perbor. 10,0
Vaselini alb. 70,0
Lanol. anhydr. 10,0
oder
II. Natr. perboric... 17,0—34,0
Acid. citr. .... 7,5—15,0
Ungt. Paraff. .... ad 100,0
S. Sommersprossensalbe. Täglich 2mal die befallenen Stellen einreiben, $^1/_2$—$^3/_4$ Stunden liegen lassen, dann trocken abwischen und nachpudern mit:

Magnes. peroxydat. 30,0
Talci 50,0
Zinc. oxydat. 20,0

—

Rp. Hydrargyr. praec. alb. .... 2,0—5,0
Bismut. subnitr. ...... 2,0—5,0
Ungt. Glycerini 20,0

—

Rp. Hydrogen. peroxydat. .... 20,0—40,0
Vaselini 10,0
Lanol. anhydr. 20,0
S. Unguentum Hydrogenii peroxydati (UNNA).

Eventuell auch Waschungen mit:

Natr. perboric. 17,0
Acid. boric. 7,0
oder
Natr. perboric. 17,0
Acid. citr. 7,7

S. Pulver, das in 100—150 ccm Wasser gelöst wird. Mit dieser Lösung Wattebausch befeuchten und das Gesicht abwaschen, eintrocknen lassen.

Sehr gute Resultate werden auch in hartnäckigen Fällen nach folgender Methode erzielt:

Rp. Natr. perboric.
Zinc. perboric. .... aa 5,0

Das Pulver wird mit frisch gepreßtem Zitronensaft oder starkem Essig zu einer dicken Pasta angemacht, diese aufgetragen und eintrocknen lassen. Dann abwaschen, Creme auflegen und schließlich nachpudern. Gut anwendbar.

Rp. Zinc. peroxyd.. 10,0—20,0
Past. Alumin. albumin. ad 100,0
Hydrogen. peroxydat...... q. s.
u. f. pasta moll.

Andere Präparate:

Rp. Zinc. peroxyd........ 20,0
Perhydroli............... 10,0
Lanolini................. 60,0
Vaselini 10,0

—

Rp. Natr. perbor. 30,0
Acid. phosphoric. sirupos. 10,0
tritur. misce et adde
Vasel. americ. 60,0

—

Rp. Acid. citr. 10,0
Natr. perbor. 10,0
Ol. Paraff. 10,0
Ceresini 5,0
Vaselini alb. 25,0
Lanol. anhydr. 5,0

—

Rp. Lanolini 1500,0
Ol. Amygdal. 530,0
Cer. alb. 110,0
Boracis 150,0
Perhydroli 150,0
Aq. Rosar. 700,0

Sommersprossenwasser.

Natriumperborat 170,0
Zitronensäure 100,0
Weingeist (95%ig) 150,0
Destilliertes Wasser 580,0

Bei sehr empfindlicher Haut ist das Präparat noch mit destilliertem Wasser zu verdünnen. Das Natriumperborat, das etwa 10,5% aktiven Sauerstoff enthält, ist in angesäuertem Wasser vollständig löslich.

Schönheitswasser gegen Sommersprossen:

Zincum sulfocarbolicum ... 2,0
Glyzerin 25,0
Rosenwasser 25,0
Alkohol 5,0

Das Mittel ist 2mal täglich anzuwenden. Man lasse es etwa 1 Stunde auf der Haut, dann wasche man es mit kaltem Wasser ab.

PASCHKIS hat schon vor längeren Jahren ein Präparat mit Ammoniumchlorid zur Sommersprossenbehandlung empfohlen, nämlich:

Rp. Ammon. chlorat. 5,0
Acid. hydrochlor. 5,0
Glycerini 40,0
Lact. recent. 80,0
S. Sommersprossenmilch (PASCHKIS), abends auftragen, morgens mit Boraxlösung abwaschen.

S. auch Diathermie; Kaustik; Kohlensäureschnee; Kosmetische Fertigpräparate; Lichtschäden; Lippen; Mode; Pigmentierung; Rotationsinstrumente; Sauerstoffcreme; Sauerstoffpackungen; Sauerstoffpulver; Schälkuren; Seife, Sauerstoffseifen; Sonnenlichtschädigungen.

Sommersprossencreme Apotheker Altmanns. Analyse SCHÜTZ: Salbengrundlage 85,3 p. c., Quecksilberpraezipitat 7,6 p. c., Wismutsubnitrat 7,1 p. c., Parfum Bergamottöl. (Kneiphof-Drogerie, Königsberg i. Pr.)

Sommersprossencreme Proneto soll nach Angabe 1 p. c. Acidum salicylicum, 2 p. c. Naphthol, 5 p. c. Borax und 10 p. c. Sulfur enthalten. (Waldheimer Parfumerie- und Toiletteseifen-Fabrik, A. H. A. Bergmann, Waldheim, Sa.)

Sommersprossenmittel, s. Sommersprossen.

Sommersprossensalbe Leschnitzer. Verschiedene Stärken. Für „verstärkt" Analyse SCHÜTZ: Salbengrundlage 85 p. c., Quecksilberpraezipitat 8,0 p. c., Wismutsubnitrat 2,7 p. c., Zinkoxyd 3,3 p. c. Im Handel ist auch Sommersprossenseife L. (Mohren-Apotheke, Breslau.)

Sonne. Die Sonne hat etwa eine Temperatur von 6000°. Durch die Erdatmosphäre erleidet die Sonnenstrahlung eine Schwächung. Es liegt das Maximum der Strahlung im sichtbaren Gebiet. Die Grenze der terrestrischen Sonnenstrahlung ist im Ultrarot bei etwa λ 2,3 μ durch die Absorption des Wasserstoffs und im Ultraviolett bei λ 295 mμ durch das Ozon gegeben. Die Einteilung des Sonnenspektrums in Wärmestrahlung, sichtbare und chemische, ist unphysikalisch. Man definiert besser die Spektralbereiche nach der Wellenlänge. Geht man vom sichtbaren Gebiet aus, das zwischen λ 725 mμ und 400 mμ liegt, so fällt ins langwellige Spektrum das Ultrarot und ins kurzwellige das Ultraviolett. Nach DORNO fallen auf das Ultrarot 60% der Gesamtstrahlung, auf das sichtbare Gebiet 39% und auf das Ultraviolett 1%. Strahlungsschwächend wirken in der Erdatmosphäre Wasserdampf, Kohlensäure und Staub.

Die *Himmelsstrahlung* kommt durch Beugungserscheinungen der Sonnenstrahlung zustande. Je geringer die Verunreinigungen in der Atmosphäre sind, desto blauer der Himmel und um so kurzwelliger ist die diffuse Himmelsstrahlung.

Die Gesamtstrahlung der Sonne wird nach Kalorien kalorimetrisch, thermoelektrisch oder bolometrisch gemessen. Durch Ausblenden einzelner Spektralbereiche läßt sich auch deren Intensität bestimmen. Für Sonnenmessungen kommen in Frage: für die Helligkeit das Relativphotometer, für Intensitätsmessungen Pyrheliometer, Pyrheliographen oder Aktinometer. Auf das sichtbare Gebiet und Ultraviolett sprechen hauptsächlich photochemische und photoelektrische Meßmethoden an. Durch Sensibilisierung gelingt es jedoch in fast allen Spektralbereichen, photochemische Reaktionen auszulösen.

Sonnenintensität. Sie schwankt und ändert sich im Jahres- und Tagesgang mit der Sonnenhöhe, der Meereshöhe und dem Wechsel der Durchlässigkeit der Luftmasse. In den Morgenstunden ist die Ultraviolettstrahlung relativ gering, sie wird bei Sonnenhöchststand am größten und sinkt wieder am Nachmittag. Je dicker die durchlaufene Luftmasse, desto stärker ist die Ultraviolettabsorption. Morgens und abends ist die Strahlung relativ langwellig, daher erscheint bei Sonnenauf- und -untergang die Sonne rötlich.

Jahreszeitliche Schwankungen. In den einzelnen Jahreszeiten verschiebt sich das Verhältnis in der Intensität einzelner Spektralbereiche zueinander. Der Winter ist relativ reich an langwelliger, arm an sichtbarer und kurzwelliger Strahlung. Das Frühjahr ist relativ reich an langwelliger, reich an sichtbarer und arm an kurzwelliger Strahlung. Der Sommer und Herbst ist relativ arm an langwelliger, reich an sichtbarer und kurzwelliger Strahlung.

Sonne im Hochgebirge. Infolge der geringeren Absorption durch Staub und Wasserdampf ist die Strahlung im ganzen Jahre gleichmäßiger und intensiver. Sie zeichnet sich durch relativen Reichtum an ultravioletter Strahlung im ganzen Jahr aus. Im Winter läßt die starke Einstrahlung im ultraroten und sichtbaren Gebiet auch bei niedriger Lufttemperatur weniger leicht Kältegefühle aufkommen. Im Frühjahr bei Schnee ist die biologische Strahlenwirkung im Hochgebirge meist ebenso stark oder gar noch stärker als während des Sommers im Tiefland.

Sonne im Mittelgebirge. Durch die höhere Feuchtigkeit und stärkere Trübung der Atmosphäre vermindert sich die Gesamtstrahlung. In den Sommermonaten beträgt die Einstrahlung seitens der Sonne im Ultraviolett im Mittelgebirge auf 180 m gegenüber dem Hochgebirge auf 1800 m etwa 50%, in den Wintermonaten kann sie bis auf 15 und 20% sinken.

Sonne an der See. Infolge geringerer Trübung der Atmosphäre und stärkerer Durchlüftung ist die ultraviolette Strahlung an der Nord- und Ostsee oft stärker als im Mittelgebirge. Infolge der stärkeren Bewölkung ist jedoch die Einstrahlung ungleichmäßiger. An der Mittelmeerküste ist infolge des höheren Dampfdruckes der Atmosphäre der Gehalt an Ultraviolett etwas gedämpft zugunsten der langwelligen Strahlung.

Reflexstrahlung. Wasser, Schnee, Eis und Sand reflektieren die Strahlung. Maßgebend für die Stärke der reflektierten Strahlung ist die Oberflächenbeschaffenheit dieser Körper und der Einstrahlungswinkel der Sonne. Frisch gefallener Schnee reflektiert etwa 10—15% der auffallenden ultravioletten Strahlung. Im allgemeinen wird die Wirkung der reflektierten ultravioletten Strahlung überschätzt. Bei längerem Verweilen über Gletscher, Schnee und Wasserflächen kann an den Körperstellen, die nicht von der direkten, sondern nur von der reflektierten Strahlung getroffen werden, Gletscher- oder Sonnenbrand auftreten.

Himmelsstrahlung. Sie entsteht durch Brechungs- und Beugungserscheinungen der direkten Sonnenstrahlung in der Atmosphäre. Je geringer die Trübung in der Atmosphäre ist, um so blauer erscheint der Himmel und um so reicher an Ultraviolett ist die Himmelsstrahlung. In der reinen Hochgebirgsluft hat nach Dorno die Himmelsstrahlung mehr Gehalt an Ultraviolett als die direkte Sonnenstrahlung. Die Himmelsstrahlung verstärkt daher den biologischen Effekt und ist von großer Bedeutung bei jeder Freiluftbehandlung.

Durchdringende Höhenstrahlung. Darunter versteht man eine sehr kurzwellige Strahlung mit großem Durchdringungsvermögen. Die Untersuchungen über ihren Ursprung, ihre physikalische Natur und biologische Bedeutung sind noch nicht abgeschlossen.

Ultraviolettdurchlässige Gläser bestehen aus solchen Glasarten, die im Gegensatz zum gewöhnlichen Glas in einem gewissen Prozentsatz ultraviolette Strahlung bis zum kurzwelligen Abbruch des Sonnenspektrums durchlassen. Außer im Ultraviolett sind sie auch meist im Ultrarot und sichtbaren Gebiet gut durchlässig. In Räumen, die mit derartigen Gläsern abgedeckt sind, kann es leicht zur Wärmestauung kommen. Die Durchlässigkeit im Ultraviolett wird durch dünne Staub- und Schmutzschichten beeinträchtigt. Die meisten ultraviolettdurchlässigen Gläser büßen an Ultraviolettdurchlässigkeit ein, sobald sie längere Zeit der Strahlung und Witterungseinflüssen ausgesetzt sind. Man ist daher heute von der Anwendung dieser Gläser bei der Anlage von Licht- und Sonnenbädern abgekommen, zumal auch der Preis dieser Gläser in keinem Verhältnis zum Nutzen steht.

Biologische Bedeutung der Sonnen- und Himmelsstrahlung.

Nur dort, wo Strahlung absorbiert wird, kommt es zur biologischen Reaktion. Ein großer Prozentsatz der die menschliche Haut treffenden Strahlung wird an der Oberfläche reflektiert. Rot und Orange reflektiert die Haut am stärksten, am geringsten Violett und Ultraviolett. Pigmentierte, dunkelhäutige und lichtgewöhnte Haut reflektiert durchwegs geringer als nichtpigmentierte, hellhäutige und lichtentwöhnte. Im Gelbgrün, Violett und Ultraviolett absorbiert die Haut am stärksten. Die biologische Bedeutung der einzelnen Spektralbereiche ist noch nicht in allen Einzelheiten erkannt.

Das *Ultrarot* löst an der Haut Brennen und starke Wärmeempfindung aus und an der Haut tritt eine Art Nachglühen auf. Bei Bestrahlungen mit vorwiegend ultraroter Strahlung kommt es häufig schon während der Bestrahlung zur kräftigen Durchblutung der Haut und Erweiterung der Kapillaren. Es entsteht das flüchtige *Wärmeerythem* und später kann eine Pigmentierung folgen, wobei das Pigment netzförmig angeordnet ist. Das langwellige Ultrarot wird an der Hautoberfläche stark absorbiert, während das kurzwellige Ultrarot und langwellige sichtbare Gebiet tiefer in die Haut eindringt und dort stark absorbiert wird. Es kann hier zur Erwärmung des Blutes mit Fieberreaktionen kommen, auch können sich Immunisationsvorgänge dabei abspielen.

Das sichtbare Gebiet des Sonnenspektrums erregt die Netzhaut. Die Zapfen haben ihre maximale Empfindlichkeit bei λ 550 mμ im Gelbgrün, die Stäbchen beim Dunkelsehen bei λ 510 mμ im Blaugrün. Die Farbenempfindung in den einzelnen Spektralbereichen ist im Durchschnitt folgende:

λ 750—650 mμ = rot,
λ 650—600 mμ = orange,
λ 600—550 mμ = gelb,
λ 550—530 mμ = grün,
λ 530—490 mμ = blau,
λ 490—450 mμ = indigo,
λ 450—400 mμ = violett.

Die Absorptionsmaxima im Gelbgrün und Violett sind größtenteils durch die starke Absorption des Blutfarbstoffes in diesen Spektralbereichen gegeben.

Ultraviolett: Die Haut besitzt eine maximale Empfindlichkeit für Strahlung von λ 303 mμ bis 297 mμ. Bestrahlung mit Ultraviolett, d. h. dem kurzwelligen Ultraviolett, das im Sonnenspektrum vorkommt, läßt es an der Haut im Durchschnitt nach 4—6 Stunden zum *Erythem, der Lichtentzündung,* kommen. Diese Reaktion fällt bei besserer Durchblutung der Haut oder hellblonden Menschen stärker aus als bei schlechterer Durchblutung und dunklen Menschentypen. Sobald die Lichtreaktion abklingt, kommt es zur *Pigmentbildung,* diese tritt bei Dunkelblonden auf den Lichtreiz hin stärker auf als bei Hellblonden. Pigmente im Anschluß an Sonnenbestrahlungen sind braunrot. Bestrahlungen mit Quecksilberdampflampen führen mehr zu Pigment mit grauem Farbton.

Im kurzwelligen Ultraviolett (λ 297 mμ bis λ 280 mμ) kommt es zur stärksten Aktivierung des Provitamins D. Die antirachitische Wirksamkeit ist in diesem Spektralbereich am größten. Im gleichen Gebiet werden Bakterien am raschesten abgetötet; vermutlich ist dies dadurch bedingt, daß das Zelleiweiß hier am stärksten absorbiert. Dabei kommt es zur Eiweißgerinnung. Das langwellige Ultraviolett beschleunigt wahrscheinlich das Zellwachstum. Vielleicht ist auch in dieser Tatsache der keratoplastische Reiz des Lichtes zu suchen. Der biologische Wirkungsgrad hängt ab von der spezifischen Empfindlichkeit der Zelle, der Intensität der Strahlung und ihrer Absorption im Organismus. Es kann also in einem Spektralbereich eine große biologische Wirkung liegen, sofern er von Zellen stark absorbiert wird, die auf dieses Spektralbereich selektiv ansprechen. Außer diesen selektiv an bestimmte Spektralbereiche gebundenen Reaktionen kann es nach Besonnung zu anderen indirekten Lichtwirkungen kommen, wovon nur die folgenden erwähnt seien. Der Blutdruck wird herabgesetzt, die Atemfrequenz verlangsamt und die Atemzüge verstärkt. Der Gaswechsel (Grundumsatz) wird erhöht. Der Eiweißstoffwechsel ist gesteigert und im Mineralstoffwechsel treten Verschiebungen ein, auch ändert sich die Blutzusammensetzung (s. auch Sonnenlichtschädigungen).

Strahlenempfindlichkeit. Sie richtet sich nach der Empfindlichkeit, der Intensität und der Dauer der einwirkenden Strahlung. Die Lichtempfindlichkeit ist regionär verschieden und hängt in erster Linie von der Dicke der Hornschicht und dem Grad der Durchblutung ab. Gesteigert kann die Lichtempfindlichkeit werden durch gewisse Medikamente und Stoffe, die teils von außen zugeführt oder im Körper selbst gebildet werden. Am bekanntesten sind Eosin, Akridin, Sulfonal, Arsen und Porphyrine (s. auch Heliotherapie; Sonnenlichtschädigungen).

Sonne und Körperpflege. Zur Körperpflege gehört die Sonne. Es ist unangebracht, einige Wochen im Jahr, vielleicht nur während des Urlaubes, den Licht- und Luftfanatiker zu spielen, sich in der Sonne braten und schmoren zu lassen und die übrige Zeit des Jahres nichts für die Haut- und Körperpflege zu tun. Licht-, Luft- und Sonnenbäder sollen das ganze Jahr hindurch abgestuft je nach Witterungsverhältnissen genommen werden. In Ermangelung der Sonne kann im Winter ein Lichtbad mit künstlichen Lichtquellen benützt werden. Dies ist für sonnenarme Zeiten angebracht, aber niemals ein vollwertiger Ersatz für das Sonnenbad, trotz der Reklamebezeichnung, die manche künstliche Lichtquellen tragen. So kann eine Quecksilberdampfquarzlampe, selbst wenn sie den Namen „künstliche Höhensonne" trägt, nie die Sonnen- und Himmelsstrahlung im Hochgebirge restlos ersetzen. Das Ziel einer rationellen Körperpflege soll eine natürlich beschaffene Haut sein, d. h. sie soll gut durchblutet, rotbraun pigmentiert sein und ihre physiologischen Aufgaben voll und ganz erfüllen können.

Sonne und Kleidung. Die Kleidung ist bis auf ganz dünnen Baumwollvoile für Strahlung, die an der Haut ein Erythem hervorruft, praktisch undurchlässig. Zur Heliotherapie gehört es daher, daß die Haut frei der Sonne ausgesetzt ist. Dauernd von Kleidern bedeckt gehalten, wird die Haut lichtentwöhnt, bekommt eine unnatürliche Beschaffenheit und arbeitet funktionell schlechter, als die Haut eines Menschen, der eine systematische Freiluftbehandlung vornimmt.

Sonnenbad. Sonnenbaden heißt, den unbekleideten Körper der Sonne aussetzen, wobei außer der direkten Sonnenstrahlung auch noch die Himmelsstrahlung mit einwirkt. Bei Vornahme eines Lichtbades wird der Körper einer Strahlung ausgesetzt, die nicht nur den sichtbaren Anteil des Spektrums umfaßt, sondern auch ins Ultrarot und Ultraviolett reicht. Ein Lichtbad im diffusen Tageslicht umfaßt gleichfalls diese Spektralbereiche, zumal wenn man die Himmelsstrahlung mit berücksichtigt, die oft reich an Ultraviolett ist.

Bei Lichtbädern mit künstlichen Strahlern ist die spektrale Energieverteilung je nach den Energiequellen recht verschieden. Auch fehlt es an den wertvollen Klimareizen, wie Änderungen der Temperatur, Feuchtigkeit, Luftbewegung u. a.

Der Raum und Ort für das Sonnenlichtbad ist das Sonnenbad. Es kann auf nach Südosten und Süd, zur Not auch auf nach Südwesten offenen, windgeschützten Liegeveranden oder Zimmern genommen werden, doch darf der Windschutz nicht so weit gehen, daß es zur Wärmestauung kommt. Meistens benützt man zn Sonnenbädern größere, oben offene Hallen oder am besten große Rasenflächen mit etwas Baumbestand, um auch den Schatten aufsuchen zu können; durch Hecken und Gebüsch wird das Bad am zweckmäßigsten begrenzt. Jedes Sonnenbad soll ein Planschbecken und Duschen besitzen oder noch besser mit Schwimm- und Badegelegenheit verbunden sein. Sonne, Luft und Wasser sind drei Faktoren, die es am ersten ermöglichen, einen wirklich schönen Körper mit einer gesunden Haut zu erzielen. Eine natürlich beschaffene Haut soll das Ziel jeder Körperpflege sein. Ob die Haut im Sonnenbad, was das Erstrebenswerte ist, ein warmes rotbraunes Pigment annimmt, gut durchblutet, glatt, weich und glänzend wird, hängt sehr von der richtigen Technik des Sonnenbades ab.

Die Haut ist vor dem Sonnenbad für die Aufnahme der Strahlung vorzubereiten. Sie nimmt mehr Strahlung auf, wenn die Haut gereinigt und gut durchblutet ist. Am zweckmäßigsten wird dies erreicht durch Massage und Abseifen mit SCHLEICHs Wachsmarmorseife. Die Massage bewirkt eine gute Durchblutung und dementsprechend wird auch die Strahlung besser aufgenommen. Nach dem Abspülen mit Wasser hinterläßt diese Seife auf der Haut eine feine Wachsschicht, die vor Austrocknung schützt und die Haut nicht spröde und rissig werden läßt. Das Abseifen mit gewöhnlicher Seife nimmt der Haut ihren natürlichen Fettgehalt. Vermieden wird dies, wenn die trockene Haut vor dem Einseifen oder vor dem Sonnenbad mit Fett einmassiert wird. Menschen, deren Haut genügenden Fettgehalt hat, können, ohne geschädigt zu werden, längere Bestrahlungszeiten und somit höhere Strahlungsintensitäten vertragen als solche mit trockener und empfindlicher Haut. Es ist ferner wichtig, daß die Bestrahlung zweckmäßig erfolgt. Durch langsames Umhergehen im Sonnenbad unter häufigem Wechsel der Richtungen kommt die Haut in allseitigen Lichtgenuß, auch ist die Wärmeabgabe für den Körper am leichtesten, denn niemals soll es im Sonnenbad zur Überwärmung und Wärmestauung kommen. Das stundenlange Liegen in der prallen Sonne in gleicher Körperlage, womöglich noch bekleidet, ist für den Gesunden und erst recht für den Kranken falsch und führt zur Schädigung. Wenn das Sonnenbad im Liegen genommen wird, so soll es auf einer Liegepritsche mit engem Lattenrost geschehen. Der Kopf liegt dabei etwas erhöht auf schrägem Kopfteil. Empfindliche Personen schützen den Kopf mit einem leichten, weichen, hellen Hut. Durch häufigen Lagewechsel wird die Haut gleichmäßig der Strahlung ausgesetzt, dabei ist zu beachten, daß die Sonne möglichst senkrecht zur Körperoberfläche einfällt. Die Wirksamkeit des Sonnenbades wird durch Massage erhöht, dabei soll es zur besseren Durchblutung der Haut kommen. Ob man zur Massage die „*Hautfunktionsöle*" benützt, für die heute lebhafte Reklame gemacht wird, ist Geschmackssache. Häufig sind sie teuer und nicht immer einwandfrei. Reines, nicht ranziges Olivenöl (helle und unverschlossen gehaltene Flaschen begünstigen das Ranzigwerden), gute Massagemittel, gründlichst eingerieben, verhindern das Trocken- und Sprödewerden der Haut. Sobald die Haut stärker pigmentiert, ist durch Mehrbildung von Hornfett eine Massage mit Öl oder Fett nicht mehr so notwendig. Bei rotbrauner Pigmentierung ist auch die Gefahr der Wärmestauung geringer. Sie tritt überhaupt weniger leicht auf, wenn das Sonnenbad im Sommer mehr auf die Morgenstunden verlegt wird, wenn die Lufttemperaturen noch niedriger sind als bei Sonnenhöchststand und am Nachmittag. Infolge stärkerer Trübung der Atmosphäre, die meist am Nachmittag auftritt, ist die kurzwellige Strahlung mehr geschwächt als die langwellige. Das Sonnenbad am Mittag oder Nachmittag ist daher biologisch betrachtet weniger wertvoll als am Vormittag. Im Hochsommer soll man, wenn bei Sonnenhöchststand, hoher Lufttemperatur, starkem Feuchtigkeitsgehalt und Stagnieren der Luft eine unangenehme Wärme herrscht, besser keine Sonnenbäder nehmen. Orte, die vorwiegend solche Klimaeigentümlichkeiten haben, eignen sich nicht zur Heliotherapie.

Nach dem hier Ausgeführten ist es nicht möglich, für alle Verhältnisse die Dauer eines Sonnenbades anzugeben. Die Bestrahlungszeiten haben sich nach den einzelnen Klimafaktoren, nach der Empfindlichkeit des einzelnen Menschen zu richten und auch je nach Bedürfnis zu ändern. Es sind leider Bestrahlungsschemata, die von erfahrenen Heliotherapeuten für Hochgebirge gegeben sind (ROLLIER), auch kritiklos für ganz andere klimatische Bedingungen übernommen worden. Bei der Anlage von allgemeinen Sonnenbädern werden zweckmäßig auch besondere Abteilungen für Kranke errichtet. Hier sollen sie womöglich unter ärztlicher Aufsicht oder geeignetem Pflegepersonal Heliotherapie treiben können. Hautkranker soll man sich in derartigen Anlagen besonders annehmen, damit auch sie in abgesonderten Abteilungen von der Heliotherapie wirklich Nutzen haben.

S. auch Akne; Heliotherapie; Klima; Lichtschäden; Sonnenlichtschädigungen.

Sonnenblumenöl, aus den Samen der Sonnenblume. Erstarrt erst bei —16°, hält sich also von allen bekannten fetten Ölen am längsten flüssig. Es ist, wie Erdnußöl, schwer trocknend. Es kann zu Haarölen verwendet werden. Zur Seifenfabrikation wenig geeignet, da Seife sehr zu Flecken neigt. Wird aber zu Schmierseifen verarbeitet.

Sonnenbrand, s. Lichtbehandlung; Sonnenlichtschädigungen.

Sonnenbrandpuder, s. Hautbräunungsmittel.

Sonnenbrandschutzsalbe Hofrat Dr. Kutschera besteht nach Angabe aus Vaselin, Lanolin, Zinkoxyd und Roßkastanienrindenextrakt. (Chem.-pharm. Werke des Landes Steiermark, Graz.)

Sonnenlichtschädigungen.

Sonnenerythem. Der leichteste Grad von Sonnenlichtschädigung ist jenes Erythem, das an der Grenze der physiologischen Lichtreaktion auftritt. Rotblonde, hellhäutige und strahlenentwöhnte Personen bekommen diese entzündliche Rötung am leichtesten. Die Zeit, nach der ein Sonnenerythem im Anschluß an eine Bestrahlung auftritt, schwankt zwischen 2—10 Stunden. Die menschliche Haut ist in den einzelnen Jahreszeiten verschieden empfindlich zur Strahlung. Auf eine starke Empfindlichkeit im Frühjahr folgt ein Abfall im Sommer und erneuter Anstieg im Herbst. In den Wintermonaten besteht eine gleichmäßig relativ hohe Empfindlichkeit. Diese Empfindlichkeitsänderung geht ziemlich parallel mit dem wechselnden Gehalt der Sonnen- und Himmelsstrahlung an Ultraviolett. So tritt im Frühjahr, wenn die menschliche Haut besonders strahlenentwöhnt und empfindlich ist, trotz relativ geringeren Ultraviolettgehaltes häufig nach kurzen Lichteinwirkungen schon ein Sonnenerythem auf. Je nach dem Grade der Empfindlichkeit und Reizung kommt es zur deutlichen Rötung, zur Schwellung, Exsudation und sogar zur Blasenbildung. Je nach Ausdehnung ist die *Lichtentzündung* mehr oder weniger schmerzhaft. Ein leichtes Erythem klingt in 1—2 Tagen ohne jegliche Behandlung ab unter Hinterlassung von Pigment (s. Erytheme; Lichtschäden).

Sonnenbrand. Hierunter versteht man eine nicht gewollte Hautentzündung, hervorgerufen durch kurzwellige ultraviolette Sonnen- und Himmelsstrahlung. Durch Reflexion von Sand, Wasser, Schnee und Eis kann die eintretende Lichtreaktion verstärkt werden. Sonnenbrand tritt nach einer Latenzzeit von 6 bis 8 Stunden scharf begrenzt nur an unbedeckt getragenen Körperstellen auf. Die Haut ist dabei zu allererst an den Follikeln, dann diffus gerötet, geschwollen und ödematös. Während 6—12 Stunden nach der Belichtung nimmt das Erythem zunächst schnell, dann langsam zu, bleibt etwa während einer gleichen Zeitperiode unverändert, um dann langsam abzuklingen mit Hinterlassung einer Pigmentierung. Bei starker Reaktion kommt es zur Bildung von Blasen, die auch zusammenfließen können. Die Lippen neigen besonders zur Blasenbildung. Auch die Bindehaut ist für Ultraviolett sehr empfindlich, bei starker Strahlung tritt Bindehautentzündung auf.

Lichterytheme bewirken je nach Grad und Ausdehnung mehr oder weniger ausgesprochene subjektive Beschwerden, die sich in erster Linie durch Juckreiz und Brennen kundgeben. Ferner sind die Patienten etwas unruhig und klagen über Kopfschmerzen und Appetitlosigkeit. Die Temperatur ist meist erhöht, der Schlaf gestört. Nur in seltenen Fällen, die sich durch die Heftigkeit der Hautrötung auszeichnen, können bedrohliche Allgemeinerscheinungen auftreten. Sie offenbaren sich durch Herzkollaps und Schocksymptome oder deuten auf nervöse Reizerscheinungen hin, wie sie in ihrem Verlauf an eine akute Meningitis erinnern. Solche schwere Lichtschäden führen mitunter zum Tode.

Obschon im Hochsommer die besten natürlichen Bedingungen gegeben sind, wonach die erythembewirkenden Strahlen eine möglichst starke und langdauernde Einwirkung ausüben können, weisen dennoch die Licht- bzw. Sonnenausschläge ihre größte Häufigkeit in den Monaten April und Mai auf wegen der während des Winters erfolgten Lichtentwöhnung.

Therapie: Die Prognose der Lichterytheme ist beinahe immer eine günstige, abgesehen von den seltenen Ausnahmen, bei denen die Zeichen eines bedrohlichen Herzkollapses oder einer schweren Allgemeinintoxikation im Krankheitsbilde vorherrschen. Solche Zustände erfordern natürlich die dem Fall angepaßte symptomatische Behandlung. Im Falle einer Herzschwäche sind Campher, Digalen, Koffein am Platze. Zur Bekämpfung der Reizerscheinungen tritt der Aderlaß mit anschließender Bluttransfusion in sein Recht. Ferner sind beruhigende Mittel, wie Skopolamin (0,0005 pro dosi), Pantopon (0,02 pro dosi) und Belladenal zu empfehlen. Luminal hingegen soll sorgfältig vermieden werden, da dieser Stoff gerade gelegentlich eine endogen bedingte Lichtempfindlichkeit bewirken kann.

Lokal sind Maßnahmen zu unterlassen, welche die Haut reizen, so z. B. Einreiben der akut entzündeten Haut mit Vaselin oder sonst einem Fette, das für die Haut nicht indifferent ist. Ebenso hat die Anwendung von Seife im Bereiche des Sonnenbrandes zu unterbleiben. Die Behandlung des Sonnenbrandes besteht bei schwächeren Graden der Entzündung in Einpudern (etwa mit Menthol 0,1, Talc. venet., Zinc. oxyd. aa 20,0), Abdecken mit Zinkschüttelmixtur mit Zusatz von 5% Anaesthesin oder bei blasigen Sonnendermatitiden in kühlen Umschlägen mit 2—3% Borwasser, Plumb. acetic., Alum. acetic. tartar. sol. 1—2 Teelöffel auf 1/4 Liter Wasser, 1% Thymolöl, Brandöl. Keine Verwendung von Glyzerin, da dies reizt. Bei sehr ausgedehntem Sonnenbrand besteht die Behandlung in Dauerbad oder Einlage in ein Puderbett. Erst wenn nach etwa 2 Tagen die akuten Entzündungserscheinungen abgeklungen sind, kann man die Haut mit einem reizlosen Fett bedecken, um die Spannung zu mildern oder mit einer Kühlsalbe:

Rp. Anaesthesini 2,0
Bismut. subnitr.
Lanolini .... aa 5,0
Ungt. lenient. boric. 5% ad 50,0

Dies ist besonders empfehlenswert, wenn das Stadium der Abschuppung eingetreten ist. Unzweckmäßig ist es, die Blasen sofort anzustechen oder die Blasendecke abzuziehen. Hierbei treten sehr leicht Sekundärinfektionen auf. Diese kann man vermeiden, wenn der Blaseninhalt langsam eintrocknet. Die beste Therapie für den Sonnenbrand ist die Prophylaxe.

Gletscherbrand. Er tritt auf bei längerem Verweilen über Schnee und Eisflächen. Die Wirkung der Sonnen- und Himmelsstrahlung wird durch Reflexion der Ultraviolettstrahlen von Schnee und Eis her verstärkt, so daß auch die Körperstellen gefährdet sind, die nicht der direkten Sonnenstrahlung ausgesetzt sind. Gletscherbrand kann im Hochgebirge auch bei hellem, lichtem Nebel auftreten, denn dabei herrscht oft eine starke diffuse Ultraviolettstrahlung. Die Haut ist im Frühjahr bei Skihochtouren besonders für Gletscherbrand gefährdet, wenn man sich bei der intensiven Strahlung, wobei es warm wird, dazu verleiten läßt, allzuviel strahlenentwöhnte Hautoberfläche preiszugeben. An Föhntagen und Tagen mit tief dunkelblauem Himmel und klarer Fernsicht ist, je weiter man in die Höhe kommt, um so mehr mit dem Auftreten von Gletscherbrand zu rechnen. Die Reizungen der Bindehaut, die auch beim Gletscherbrand auftreten, lassen sich durch weit übergreifende Schutzgläser vermeiden. Jede gewöhnliche Glasart schützt im Grunde genommen vor einem Sonnenbrand der Bindehaut. Um sich vor Blendung zu schützen, bewähren sich getönte Gläser am besten nach Art der Zeiß-Umbralgläser.

Lichtschutz, Lichtschutzmittel. Vollkommenen Schutz gegen Sonnenbrand gewähren dicht gewebte Stoffe. Kleider mit weiten Stickereimustern, die den Strahlen Durchtritt gewähren, geben ungenügenden Schutz. Schleier schwächen die Strahlung, geben aber keinen unbedingten Schutz, auch sind sie unbequem, da es unter ihnen zur Wärmestauung kommen kann. Ist die Strahlung nicht allzu intensiv und dauert die Exposition nur kurz, so genügt dünnes Einfetten der Haut, weil zum Teil dadurch die Strahlung reflektiert und somit für die Haut unschädlich gemacht wird. Pigmentierte Haut mit natürlichem Fettgehalt und dicker Hornschicht bietet von sich aus schon einen genügenden natürlichen Schutz auch gegen starke Strahlung. Es gibt bisher kein Lichtschutzmittel, das unbedingt vor Sonnenbrand schützt und doch eine Pigmentierung ermöglicht. Ein gutes Lichtschutzmittel ist zwar die Gerbsäure in 10% Zusatz, jedoch bekommt die Wäsche braune Flecke, die kaum zu entfernen sind. Die Menge der Lichtschutzmittel, die im Handel sind, deutet darauf hin, daß die einzelnen Mittel mehr oder weniger stark versagen, sobald mehrere Stunden lang eine intensive Ultraviolettstrahlung von empfindlichen Personen ferngehalten werden soll (s. SCHULTZE: Münch. med. Wchschr. 1933, S. 1184; HAHN: Strahlentherapie 1934, Bd. 34). Die folgenden alphabetisch aufgeführten Präparate sind zum Teil als ausgesprochene Sonnenbrandcremes, als Schutzmittel oder als Massageöle zum Schutze gegen ultraviolette Strahlen angegeben. Aeskulin, Alkimol, Antilux, Antisolan, Asmü-Gletscherbrandsalbe, Bibiana, Chininsalben, Corodenin (für die Augen), Delial, Desitin, Diaderma, Deyecreme, Dunzinger, Engadina, Euderma, Fissan, Gletschermattan, Heliovertin, Kundalini, Mokoto, Mouson-Sportcreme, Mattan, Mitin, Niveacreme, Orgo, Pharmatolin, Riedusal, Risally, Sonnentrotz, Sonnenbrandsalbe Dr. Kutschera, Tannocreme, Tannoderma, Uviolheilsalbe, Ultrazeozon und Zeozon.

Lichterkrankungen sind krankhafte Veränderungen der Haut, die durch Strahlung hervorgerufen werden. Sie können Personen betreffen mit angeborener Empfindlichkeit oder erworbener und gesteigerter Empfindlichkeit.

Hydroa vacciniformis. An den dem Licht ausgesetzten Hautpartien treten gedellte Bläschen auf, denen Quaddeln und Papeln vorausgehen. Die Abheilung erfolgt unter Narbenbildung. Manchmal lassen sich bei derartigen Kranken Porphyrine nachweisen.

Urtikarielle Lichtreaktionen können bei besonders empfindlichen Personen durch kurzwelliges sichtbares Licht und auch durch langwelliges Ultraviolett an den belichteten Stellen ausgelöst werden. *Sommerprurigo* tritt unter Papel- und Bläschenbildung hauptsächlich im Gesicht auf, später erscheint die Haut lichenifiziert.

Xeroderma pigmentosum ist dominant vererbbar. Die klinischen Erscheinungen bestehen in Erythem, Pigmentverschiebung, Atrophie, Hyperkeratosen, Gefäßerweiterungen und Geschwulstbildung. Das Krankheitsbild erinnert an Röntgenschädigung. Die Erkrankung tritt schon in jugendlichem Alter auf und gibt eine schlechte Prognose, wenn es auch Fälle mit langsamem Verlaufe gibt, Belichtung führt oft zu rascher Verschlechterung.

Herpes labialis kann im Anschluß an intensive Besonnung auftreten.

Erythematodes. Beginn oder Verschlechterung wird manchmal im Frühjahr gehäuft beobachtet. Es gibt Krankheitsfälle, die sich verschlimmern, wenn das Tageslicht nicht genügend ferngehalten oder eine Lichtbehandlung eingeleitet wird.

Lichtekzem. Ein nach VEIEL benanntes Ekzem, dessen Auftreten durch Strahlung ausgelöst wird. Ursache wohl langwelliges Ultraviolett.

Verrucae planae treten manchmal nach reichlichem Lichtgenuß an den Händen oder im Gesicht auf und verschwinden wieder im Winter.

Epheliden (Sommersprossen). Kosmetisch sind in erster Linie davon beeinträchtigt rotblonde Menschen, bei denen es während der Sommermonate an den frei getragenen Hautpartien zu gelblichbräunlicher Pigmentierung kommt. Im Winter verliert sich das Pigment wieder langsam. Die Prophylaxe besteht darin, daß man schon vom Spätwinter ab ein wenigstens die Strahlung dämpfendes Schutzmittel benützt.

Vitiligo. Es handelt sich dabei um kleinere und größere Hautbezirke, die nicht die Fähigkeit haben, Pigment zu bilden. Über einen Vitiligoherd kann es zur Lichtdermatitis kommen, ohne daß Pigmentierung folgt. Bei Bestrahlungen pigmentiert die normale Haut wie gewöhnlich und die Vitiligoherde, die pigmentlos sind, bilden hierzu einen scharfen Kontrast, der sich in der sonnenarmen Zeit abschwächt. Als Behandlung kommt nur in Frage, die normal pigmentierende Haut schon vom Frühjahr ab durch Strahlung absorbierende Mittel vor dem Lichtreiz zu schützen.

Berloque Dermatitis. Bei bestimmten Personen tritt bei Anwendung von Kölnischwasser, Alkohol und anderen Abwaschmitteln und gleichzeitiger Einwirkung von Sonne eine umschriebene Entzündung, gefolgt von streifen- oder fleckweiser Überpigmentierung auf.

Sonnenstich. Er entsteht dadurch, daß vorwiegend sichtbare und langwellige Strahlung Kopfhaut und Nackengegend trifft; durch Überwärmung des Gehirnes und der Hirnhäute, werden Reizungen verursacht, regulatorisch wichtige Zentren geschädigt. Kopfschmerz, Krämpfe, Delirien, Erbrechen sind die klinischen Erscheinungen, unter denen er auftritt. Schwere Fälle enden tödlich. Sonnenstich kommt hauptsächlich vor im Hochsommer bei hochstehender Sonne und in den Äquatorialgebieten. Erkrankte bringe man ins Kühle und gebe dem Herz anregende Mittel. Schutz gegen Sonnenstich gewähren Kopfbedeckungen oder dichter Haarwuchs (s. Klima).

Hitzschlag. Er ist bedingt durch eine Überwärmung und Wärmestauung im ganzen Körper und tritt meist bei schwülem, heißem Wetter auf, wenn durch enganliegende Kleidung die Haut an der freien Wärmeabgabe verhindert ist. Starke körperliche Anstrengung, z. B. Gepäckmärsche in dicker Kleidung und dichter Kolonne, begünstigen das Auftreten von Hitzschlag. Zur Prophylaxe ist entsprechend leichte und luftdurchlässige Kleidung zu tragen. Ist ein Kollaps eingetreten: das Herz stärkende Mittel geben, Flüssigkeit zuführen und in den Schatten legen (s. Klima).

Sonnenbrandmittel.

Rp. Ol. Olivar. 50,0
Ol. Arachid. 50,0
S. Sonnenbrandöl.

—

Rp. Tegini 5,0
Ol. Amygdal. 20,0
Ol. Paraffini 20,0

Vaselini alb. 10,0
Aq. dest. 45,0
Natrii benzoici 1,0
M. u. f. emulsio.
S. Emulsion gegen Sonnenbrand (Hautfunktionsöl).

S. auch Hautöle; Niveacreme; Niveaöl.

Von der Anwendung glyzerinhaltiger Mittel ist abzuraten, da dieselben reizen können.

Eine besonders energische prophylaktische Wirkung wird entweder durch sogenannte Hautbräunungsmittel von Schminkecharakter (s. Hautbräunungsmittel) oder durch Spezialpräparate unter Zusatz von typischen Lichtschutzmitteln erzielt. Als solche sind zu nennen:

Chininsalze, besonders Chininbisulfat. Nach einigen Autoren sollen neutrale bzw. basische Chininsalze gegen ultraviolette Strahlen nicht genügend schützen (wohl wegen mangelnder Fluoreszenz). Jedenfalls wird von Chininsalzen besonders Chinin. bisulfuric. in ausgedehntem Maße als Lichtschutzmittel benützt, doch ist es erwiesen, daß andere Chininsalze ebenfalls gute Resultate ergeben (3—6% Chinin. bisulfuric. zu Salben, Puder usw.). *Aesculin,* β-Methyl-Umbelliferon-Essigsäure und Methylumbelliferon zu Salben, Pudern usw., 4—5%. *Aesco-Chinin* soll eine Verbindung von Chinin und Aesculin sein, ist aber wahrscheinlich ein einfaches Gemisch beider. *Zeozon* soll ein Oxyderivat (?) des Aesculins sein, wahrscheinlich ist dieses Produkt aber ein Gemisch von Aesculin und Methylumbelliferonderivaten bzw. Methylumbelliferon. *Ultrazeozon* ist β-Methylumbelliferon-Essigsäure oder ein Gemisch von Methylumbelliferon und Aesculin (5—7%ige Salben). An anderen Lichtschutzmitteln sind noch zu nennen: β-naphtholdisulfosaures Natrium (vgl. auch weiter unten) und phosphoreszierendes Zinksulfid, das zu 10% in Salben nach A. Pat. 1779891 als Lichtschutzmittel benützt wird.

Die Lichtschutzwirkung zahlreicher Substanzen stützt sich in erster Linie auf die Fluoreszenz der Lösungen solcher Stoffe, soweit diese nicht schon in Substanz Fluoreszenz zeigen (s. auch NAVARRE, American Perfumer July 34, S. 229). Letzteres trifft z. B. für einige Fett-Vehikel wie gelbes Vaselin und Lanolin einigermaßen zu. Von den bereits erwähnten spezifisch wirkenden Zusätzen zeigen Aesculin und viele Chininsalze Fluorescenz, besonders Aesculin (bläulich), ebenso Methylumbelliferon, Chininbisulfat u. a. Als wirksame Zusätze dieser Art zu Sonnenbrandverhütungsmitteln sind unter anderen noch folgende zu nennen:

Chininoleat, etwa 5%ige Salben. *Anthranilate,* besonders Linalylanthranilat, Phenylaethylanthranilat, auch Methyl- und Benzylanthranilat (stark blaue Fluoreszenz). Vorzüglich wirksam. 0,75—1%ige Lösungen bzw. Salben. *Menthylsalizylat* wird als besonders wirksam empfohlen. 2—5% in Salben oder Ölen, eventuell in 10%iger Lösung (bläuliche Fluoreszenz). *β-Naphtholdisulfosäure, bzw. ihr Natronsalz.* Meist das Natronsalz der 6 : 8-Disulfosäure des β-Naphthols, oft auch die freie Säure, in Salben oder Ölen zu 2—5%, oft auch in verdünnter alkoholischer Lösung zum Einreiben. *Chinolin* (8-Oxychinolinsulfat), rote Fluoreszenz, etwa 2%, in wässeriger Lösung zum Einreiben der Haut 0,2—0,5%, gute Wirkung. *Benzylsalizylat,* sehr gut wirksam (blaue Fluoreszenz). *Phenylsalizylat* von analoger Wirkung. *Perubalsam,* speziell synthetischer Perubalsam, soll in Präparaten zu etwa 0,5% gut wirksam sein (NAVARRE). Es ist erforderlich, diese Substanzen in Form von Lösungen (meist wässerigen, eventuell verdünnten alkoholischen) in die Salben zu inkorporieren, eventuell genügt auch die Verwendung wasserhaltiger Salbengrundlagen (Ungt. leniens usw.).

Im allgemeinen sind also Lichtschutzmittel in flüssigen, wasserreichen Präparaten besonders wirksam (emulgierte Hautöle o. dgl.).

Rp. Chinini bisulfur. 50,0
Acid. citr. 50,0
Spir. Vini 200,0
Aq. dest. 600,0
Lanol. anhydr. 100,0
Tragacanthae pulv. 8,0

Man löst Chininsalz und Zitronensäure in dem mit Wasser verdünnten Alkohol. Anderseits schmilzt man das Lanolin und rührt zu diesem den Tragant. Schließlich wird die Chininsalzlösung mit der Lanolin-Tragant-Mischung zur Emulsion angerieben bzw. geschüttelt.

Rp. Aesculini (MERCK) 4,0
Amyli 10,0
Aq. dest. 100,0
M. u. f. mucilago (Erwärmen auf 100°) adde
Ungt. lenient. 100,0

—

Rp. Chinini bisulfurici 4,0
Lanol. anhydr. 10,0
Vaselini alb. 28,0
Ol. Paraffini alb. 10,0
Tegini 8,0
Aquae 40,0

—

Rp. Ultrazeozoni
Cer. albae
Cetacei .... aa 3,5
Lanol. anhydr.
Ungt. emoll.
Aquae .... aa 20,0

Rp. Methylumbelliferoni 2,0
Chinin. bisulfurici 2,0
Aq. dest. 15,0
Vaselini american.
Adip. lanae anhydr. .... aa ad 100,0

—

Rp. Chinini bisulfurici
Aesculini .... aa 1,5
Ungt. lenient. 30,0

S. auch Gletschermattan.

Lichtschutzfirnis (s. auch Hautfirnisse) ist Gelanth (UNNA), der früher nur mit färbenden Zusätzen (Ocker usw.) hergestellt wurde. Wird jetzt zweckmäßig auch unter Verwendung von Aesculin, Chinin.

bisulfuric. usw. bereitet (s. Lichtschutzmittel; Sonnenbrandmittel). Auch die UNNAsche Kaseinsalbe läßt sich als Grundlage für Lichtschutzfirnisse verwenden (s. Kasein). Praktisch haben solche Lichtschutzfirnisse keine große Bedeutung, sie sind auch nach modernen Begriffen als glyzerinhaltig nicht besonders geeignet.

Sonnenbrandheilung. Als kühlende schmerzlindernde Linimente und Salben (Linimentum Calcariae usw.), eventuell Anaesthesinsalben, Thymolsalben, Dijodthymol u. a. (s. auch Kühlpasten; Kühlsalben). Auch Streupuder. Keine Glyzerinpräparate.

Rp. Mentholi	8,0
Thymoli	7,0
Ol. Lini	400,0
Aq. Calcis	400,0
Tinct. Benzoes	8,0
Aq. carbolisat.	177,0

Rp. Cer. alb.	7,0
Cetacei	8,0
Ol. Paraffini	60,0
Liq. Alumin. acet.	5,0
Aq. dest.	20,0

S. Heilsalbe bei Sonnenbrand.

Rp. Talci	70,0
Bol. albae	20,0
Acid. boric.	5,0
Cycloformii	5,0

S. Streupuder.

Rp. Butyr. Cacao	35,0
Ad. Lanae anhydr.	175,0
Ol. Paraffini	35,0
Acid. boric.	10,0
Aq. dest.	100,0
Anaesthesini	2,0

S. Heilcreme bei Sonnenbrand.

Rp. Anaesthesini	3,0—5,0
Zinc. oxydat.	15,0
Amyli	40,0
Talci	34,0
Acid. borici	5,0
Tannini	1,0
Mentholi	0,1

S. Streupuder bei sehr starken Schmerzen.

Sonnenstich, s. Lichtschäden; Sonnenlichtschädigungen.

Soor, s. Epidermophytie; Mundhöhle.

Souttarscher Brenner, s. Kaustik.

Sozojodolsäure, Acidum sozojodolicum, ist Dijod-Paraphenolsulfosäure. Therapeutisch interessant in Form ihrer Salze.

Sozojodolkalium, schwer löslich in Wasser, fast unlöslich in Alkohol. Mit gleichen Mengen Talcum gemischt als austrocknendes, keimtötendes Streupulver bei Intertrigo, Ekzem usw.

Sozojodolnatrium, löslich in 12 Teilen Wasser, als 2—3%ige wässerige Lösung zu keimtötenden und adstringierenden Umschlägen.

Sozojodolzink, löslich in 25 Teilen Wasser. 2—10%iges Streupulver oder 1—6%ige Lösung zu keimtötenden adstringierenden Umschlägen. Höhere Konzentrationen ätzen! (H. Trommsdorff, Aachen.)

Spaltbildungen, s. Atrophie der Haut; Genitale, weibliches; Mißbildungen; Nägel; Nase; Ohrläppchen.

Spalthand. Angeborenes, dominant vererbbares Leiden, das auf totalem oder partiellem Fehlen eines, meist des dritten oder mehrerer Metakarpalknochen und der zugehörigen Phalangen beruht. Operative Behandlung kommt nur aus kosmetischen Erwägungen in Frage. Sie zielt auf Verschmälerung der Hand und Schluß des Spaltes ab (Schluß der Spalte durch Hautplastik nach eventuell vorhergegangener Resektion der unvollkommenen Metakarpalknochen).

Spaltwarze, s. Busen.

Spanische Fliegen, s. Alopezieformen; Kanthariden.

Spanischer Kragen, s. Genitale, männliches.

Spanisches Leder, s. Peau d'Espagne.

Spannraupenlappen, s. Augenbrauenersatz; Plastik.

Spasmus nutans, s. Kindesalter.

Spätekzematoid Rost, s. Ekzem.

Speckbauch, -hals, s. Lipome.

Speckstein, s. Talcum.

Speichelfluß (Salivation, Ptyalismus) ist keine Krankheit an sich, sondern ein Symptom, das bei vielen Krankheiten vorkommen kann. Die Speichelsekretion reagiert bereits auf feinste, auch seelische Reizungen: selbst die Vorstellung einer guten Speise ruft beim Hungernden vermehrten Speichelfluß hervor. Wutausbrüche und andere Erregungszustände sind von vermehrter Speichelbildung begleitet, Hysterische und Neurasthenische leiden oft an Anfällen von Salivation. Ptyalismus kann hervorgerufen werden dadurch, daß I. die Speichelsekretion abnorm gesteigert ist, II. bei normaler Speichelsekretion ein Hindernis für das Verschlucken desselben besteht. Zur ersten Gruppe gehören außer den oben angeführten seelischen Ursachen sämtliche Zahnfleischentzündungen, die Stomatitis ulcerosa, aphtosa, die Stomatitiden bei Quecksilber- und anderen Metallsalzvergiftungen. Zur Gruppe II, die eine viel größere Zahl umfaßt, gehören die Erkrankungen am Zungengrund, im Rachen und Kehlkopf, sofern sie mit Schluckschmerzen und mit mechanischer Behinderung des Schluckaktes einhergehen, z. B. Angina, Kehlkopfödem und viele andere. Auch Personen, deren Nasenatmung gestört ist (adenoide Vegetationen), fließt der Speichel besonders im Schlafe aus dem Munde: die Lippen werden nicht geschlossen und erschlaffen im Schlaf gänzlich. Dieses Symptom kann man oft bei kretinistischen Kindern und Imbezillen beobachten. Schließlich müssen wir jener Krankheiten Erwähnung tun, bei denen Lähmungen der Zunge, der Lippen, des Rachens und der Speiseröhre vorliegen. Die Lähmung der Lippen weisen jene Kranken auf, deren Gesichtsnerv (Nervus facialis) ganz oder teilweise gelähmt ist; die häufigste Ursache hierfür ist die rheumatische und die nach Hirnblutung auftretende Gesichtsnervlähmung. Die einseitige Lähmung hat eine schwere Entstellung, ein „schiefes Gesicht" zur Folge. Schlucklähmung und in deren Gefolge Speichelfluß finden wir ferner bei Tabes, bei der Schüttellähmung (Paralysis agitans), der Bulbärparalyse und anderen Erkrankungen des Gehirnes und des verlängerten Rückenmarkes. Auch hysterische und neurasthenische Personen leiden bisweilen an periodisch auftretendem Speichelfluß.

S. auch Fazialislähmung; Mundhöhle.

Speick-Parfum soll den Geruch von Valeriana Celtica wiedergeben. Krautiger Geruch für Seifen (Österreich).

Spiköl	50,0	Zimtaldehyd	5,0
Patschuliöl	10,0	Amylsalizylat	3,0
Rosmarinöl	10,0	Xylolmoschus	3,0

Spermaceti, s. Walrat.

Spieglersche Tumoren, s. Zylindrome.

Spiköl (Oleum Spicae) riecht ähnlich wie Lavendelöl, aber mit stark campherartiger Beinote. Als billiger Ersatz bzw. Verschnitt für echtes Lavendelöl zu verwenden, aber auch zu vielen Kompositionen.

Spina bifida occulta, s. Hypertrichosis; Trophische Störungen; Vasomotorisch-trophische Neurosen.

Spindelhaare, s. Monilethrix.

Spinnennaevi, s. Diathermie; Lippen; Naevi.

Spiralbrenner, s. Rosacea; Narben.

Spiritus aethereus (Hoffmannstropfen) ist ein Gemisch aus 1 Teil Aether und 3 Teilen Alkohol (D. A. V.). Der Codex français läßt den Spiritus aethereus aus gleichen Teilen Alkohol und Aether bereiten. Innerlich als belebendes Mittel, äußerlich als entfettendes Mittel (Seborrhoea oleosa usw.).

Spiritus aromaticus (compositus), zusammengesetzter aromatischer Spiritus:

Rp. Caryophyllor.	
Cort. Cinnamomi ceylanici	
Herb. Majoranae	
Sem. Myristicae	aa 25,0
Fruct. Coriandri	50,0
Spiritus Vini 90%	750,0
Aquae	850,0

läßt man 24 Stunden stehen und destilliert 1000,0 davon ab.

Dient als Zusatz zum Waschwasser, zu erfrischenden Abreibungen der Haut.

Spiritus capillorum, seu Spiritus pro capillis, sind spezifisch wirkende Medikamente gegen Haarausfall, die mit konzentriertem Alkohol bereitet sind und mit einem Wattebausch o. dgl. in die Kopfhaut gerieben werden (Unterschied von den Lotiones) (s. auch Haarwässer). Rezeptur der Spiritus capillorum, s. auch Haarausfall (Therapie).

Spiritus capillorum (UNNA):

Rp. Resorcini	5,0	Ol. Ricini	2,0
Spir. Vini	150,0	S. Gegen Alopecia areata.	
Aq. Colon.	50,0		

Modifizierte Vorschrift:

Rp. Resorcini	2,5	Ol. Bergam.	2,0
Spir. Vini	90,0	Ol. Citri	2,0
Aquae	10,0	Ol. Rosmar.	0,5
Ol. Ricini	2,5		

Spiritus capillaris (HOFFMANN), s. HOFFMANNS Haarspiritus.

Spiritus saponato-camphoratus, Campherseifenspiritus, flüssiger Opodeldok.

Campherspiritus	60,0	Rosmarinöl	2,0
Seifenspiritus	175,0	werden gemischt und nach	
Ammoniakflüssigkeit 10%	12,0	12 Stunden filtriert.	
Thymianöl	1,0		

S. auch Saponimente.

Spiritus saponatus, Seifenspiritus, wird meist durch Auflösen von Kaliseife in Alkohol hergestellt.

Spiritus saponatus Hebra.

I. (dünnflüssig).		II. (dickflüssig).	
Rp. Sapon. kalin.	25,0	*Rp.* Sapon. kalin.	200,0
Spir. Vini	25,0	Spir. Vini	100,0
Ol. Lavandul.	0,3	Ol. Lavandul.	1,0

Die Seifenspirituspräparate wirken stark keimtötend, kräftig entfettend und außerdem hornschichtlösend. Zu Waschungen des Kopfes oder anderer, stark Fett absondernder Hautstellen verdünnt man den Seifenspiritus erst mit der 3—4fachen Menge warmen Wassers, schäumt dann die Körperstelle ein und spült gut mit warmem Wasser nach. Bei parasitären Hauterscheinungen, Erythrasma und Pityriasis versicolor pinselt man ihn rein auf die Haut, bis Schälung eintritt. Zur Steigerung der Wirkung, besonders der schälenden, wird häufig ein Zusatz von Salizylsäure angegeben. Dieser ist unzweckmäßig, da das sich bildende Salizylsäurealkali-Salz nicht die hornschichtlösenden Eigenschaften der freien Salizylsäure hat. Bei einer empfindlichen Haut ist der Seifenspiritus, besonders der Kaliseifenspiritus, mitunter nicht frei von Reizwirkung.

S. auch Alopezien; Schälkuren.

Spitzbohrer, s. Rotationsinstrumente.

Spitzbrenner, s. Atherome; Furunkulose; Kaustik.

Spitzenhaare, s. Haarausfall.

Spitzfuß, kompensatorischer (s. auch Beinverkürzung). Der kompensatorische Spitzfuß soll eine Verkürzung des Beines ausgleichen und bezeichnet also eine Ausgleichhaltung des Fußes mit starker Plantarflexion (s. Fußdeformitäten) im oberen Sprunggelenk. Diese Haltung des Fußes vermag schon starke Verkürzungen zu kompensieren bis zu mehreren Zentimetern. Die Hauptbelastungspunkte sind dann nicht mehr die Sohle, sondern die Köpfchen der Mittelfußknochen. Die Zehen sind im Grundgelenk stark überstreckt.

Kosmetische Bedeutung. Erhebliche Spitzfußstellung des Fußes beim Stehen und Gehen wirkt ungemein unschön, normales Schuhwerk kann nur selten getragen werden, höchstens Halbschuhe. Der Gang ist dadurch ungünstig beeinflußt, daß der Hebelarm des Fußes verkürzt ist. Es tritt leichte Ermüdung ein, die Abwicklung ist ungenügend, die Schrittgröße dadurch herabgesetzt, der überlastete Vorfuß wird oft schmerzhaft und führt zur Schonung des Fußes beim Gehen.

Kosmetische Behandlung. Beim männlichen Geschlecht insofern einfach, als die lange Hose viel vom Fuß und Stiefel verdeckt. Mittelgradige kompensatorische Spitzfußstellungen gleicht man entweder direkt durch einen orthopädischen Stiefel mit Korkkeil aus oder man arbeitet einen kleinen schnürbaren Hülsenapparat für den Fuß, an dem die Korkerhöhung und eventuell auch Schienen angebracht sind. Hierüber wird erst der Strumpf gezogen und darüber erst der Stiefel oder Halbschuh. Diese Art der Versorgung bietet große kosmetische Vorteile. Hochgradige Beinverkürzungen werden nicht mehr durch stärkste Spitzfußstellung genügend ausgeglichen. Man muß dann einen Schienenapparat geben, an dessen unterem Ende ein ganzer künstlicher Fuß angefügt ist.

Spitzfußkontraktur. Dieselbe besteht in einer Dauereinstellung des Fußes in Plantarflexionsstellung. Die Ursache ist eine Verkürzung der Wadenmuskulatur und ihrer Sehne, der Achillessehne, die eine aktive und passive Dorsalflexion mechanisch unmöglich macht. Derartige Spitzfußkontrakturen kommen außerordentlich viel vor bei allen möglichen Lähmungen, Gelenkentzündungen, ja schon infolge lange dauernder falscher Lagerung in Spitzfußstellung, z. B. schon durch den Druck der Bettdecke. Sie dürfen nicht entstehen, und es ist sehr einfach dadurch vorzubeugen, daß man in all den erwähnten Fällen durch eine Schiene, z. B. aus Gips, Pappe, Draht usw., den Fuß rechtwinklig zum Unterschenkel einstellt. Die Behandlung eines solchen Spitzfußes ist dringend erforderlich aus kosmetischen und funktionellen Gründen. Fast immer gelingt es, durch unblutige Maßnahmen ohne Operation diese Fußdeformität zu beseitigen.

Lähmungsspitzfuß, s. Lähmung des Fußes.

Spitzohr, s. Ohr.

Splitterung der Haare, s. Trichoptilosis.

Sporen (Ekto-, Endo-, Chlamido-), s. Pilzerkrankungen.

Sporotrichose.

Erreger: Sporotrichon Beurmanni. Er wird in den Hauterscheinungen nicht mit Sicherheit gefunden, läßt sich aber aus dem, aus geschlossenen Gummen gewonnenen Eiter leicht kultivieren. Etwa 6—12 Tage nach Beimpfung der Nährböden zeigen sich kleine, weiße, matte Kolonien, die sich allmählich vergrößern und später eine fast schwarze Farbe annehmen. Diese schwarzen Kolonien sind von einem sehr charakteristischen weißen Saum umgeben. Überimpfungen auf Tiere, besonders auf Ratten, gelingen leicht. Die Pilze konnten auch aus dem Blute von Sporotrichosekranken gezüchtet werden. Mit Sporotrichosin erzielt man bei Kranken Kutanreaktionen.

Krankheitsbild: Die klinischen Formen der Sporotrichose sind sehr mannigfaltig und erinnern an die der Tuberkulose und der Lues. Die verbreitetste Form dürften wohl die disseminierten, subkutanen Gummen darstellen, es gibt aber auch eine nur auf die Haut beschränkte Form, ebenso wie die Erkrankung anderseits auch auf die inneren Organe übergehen kann. Die gummöse Sporotrichose entwickelt sich langsam, im Laufe von Wochen treten unter der Haut Knoten auf, die sich allmählich vergrößern, livide Färbung annehmen, erweichen und durchbrechen. Es ist für die sporotrichotischen Gummen charakteristisch, daß sie sehr häufig durch deutlich fühlbare Lymphstränge miteinander verbunden sind. Es können einzelne oder sehr viele derartige Knoten bestehen.

Auf die Sporotrichose der inneren Organe soll hier nicht eingegangen werden. Therapie: Die Methode der Wahl sind große Gaben von Jodkali, unter denen die Hauterscheinungen prompt abheilen, während die Erkrankungen der inneren Organe nicht immer so schnell darauf zu reagieren scheinen. Das Sporotrichon selbst wird durch das Jodkali nicht besonders affiziert, dafür spricht, daß man trotz Jodkali neue Herde hat auftreten sehen und daß ein 10%iger Zusatz von Jodkali zu den Nährböden dem Wachstum des Sporotrichons nur wenig schadet.

Sport, s. Atrophie der Haut; Bauchwand; Busen; Gymnastik und Sport; Haarpflege; Mode; Schwangerschaft; Schwielen.

Sportmassagepräparate sind hauptsächlich Emulsionen, besonders ammoniakalische Linimente nach Art des Opodeldok (s. Linimente; Saponimente) und zu stärkenden Einreibungen der Muskelpartien bestimmt. Abgesehen hiervon kommen zu sportlichen Massagezwecken die verschiedensten Massagepräparate, wie Salben, auch Hautöle, spirituöse Rizinusöllösungen mit Menthol- oder Campherzusatz usw., in Frage.

Rp. Ol. Ricini	5,0
Spir. Vini	95,0
Ol. Rosmarini	0,2
Ol. Lavandul.	0,2
Ol. Citri	0,3
Mentholi	0,5

Rp. Camphorae	5,0
solve in:	
Spir. Vini	50,0
et adde:	
Acid. oleinici	120,0
Liq. Ammon. caust. 10%	40,0

S. auch Hautöle; Massagecremes.

Sprachstörungen. Die Sprache, ein Mittel des Ausdrucks und der Mitteilung, ist ein Produkt der Persönlichkeit und der Gesellschaft. Sie ist mit den seelischen und den vegetativen Vorgängen eng verknüpft; ihre Organe sind einerseits das Gehirn, anderseits die Apparate der Atmung und der Stimme und das vor der Stimmritze liegende Ansatzrohr; die hochzusammengesetzten Bewegungen besorgen zahlreiche Muskelgruppen, die Lippen-, Zungen- und Kiefermuskeln, die Muskeln des Kehlkopfs und der Brust, des Gaumens und des Schlundes. Voraussetzung so innig zusammenhängender und abgestufter Bewegungen sind Empfindungen, für die Sprache kommt wesentlich das Gehör, dann die Empfindung für die Bewegungsveränderungen und das Gesicht in Betracht. Das unmittelbare Ergebnis jener Muskelbewegungen ist die Bildung der Stimme *(Phonation)* und der Laute *(Artikulation)*. An der Stimme kommt zunächst der Einsatz in Betracht; er ist nach der Art der Eröffnung der Stimmritze explosiv *(fester Einsatz)* oder erfolgt allmählich *(leiser Stimmeinsatz)* oder bei offener Stimmritze *(gehaucht)*. Die Laute werden nach ihrem Artikulationsgebiete, dem vornehmlich bewegten Teile des Ansatzrohres, als Lippenlaute (Artikulation zwischen den Lippen oder zwischen der Unterlippe und den oberen Schneidezähnen), Zahnlaute (Artikulation zwischen der Zungenspitze und den Schneidezähnen oder dem vorderen Teile des harten Gaumens) und als Gaumenlaute (Artikulation zwischen dem Zungenrücken und dem harten Gaumen) bezeichnet, jene Laute, denen bloß die Stimme in ihren durch die Form, Enge oder Weite des Ansatzrohres bewirkten Klangänderungen entspricht, als Vokale, die Laute mit Geräuschcharakter als Konsonanten. Die Konsonanten sind nach der Beteiligung der Stimme tönend oder stimmlos; nach dem Vorgang der Artikulation: Explosivlaute, wenn ein Verschluß gesprengt wird, Reibelaute, wenn bloß Annäherung und dadurch eine schwingende Bewegung der beweglichen Teile erfolgt; und wenn bei hängendem Zäpfchen die Nasenluft mitschwingt, Nasenlaute. Ein wesentliches Mittel der Sprache, das nur mit der Stimme zusammenhängt, sind die Akzente.

Das *Hirn* ist, abgesehen von mittelbaren Zusammenhängen, mit vielen seiner Teile für die Sprache von unmittelbarer Bedeutung. Das lebenswichtige verlängerte Mark entsendet aus seinen Nervenkernen die Nerven der Sprechmuskeln; die Nervenorgane zwischen dem verlängerten Mark und der Hirnrinde, die subkortikalen Ganglien, bewirken unter anderem die automatischen Koordinationen zwischen den zusammengehörenden Funktionen; die willkürliche Sprache und das Sprachverständnis sind an Stellen der Hirnrinde gebunden, bei Rechtshändern und bei entwickelter Sprachfunktion in der Regel an die linke Hirnhälfte, die erstere an die unterste Stirnwindung in ihrem hinteren Anteile, die letztere an die oberste Schläfenwindung in ihrem mittleren und hinteren Anteile. Die Sprache ist von Mitbewegungen begleitet, dem Mienen- und Gebärdenspiel, dem beredten Ausdruck der der Rede zugrunde liegenden oder sie begleitenden Gefühle.

Schwere Störungen der Sprache können im Rahmen schwerer *Hirnkrankheiten* vorkommen. Unterbleiben kann die Entwicklung der Sprache bei frühzeitigen ausgedehnten Hirnveränderungen, Idiotie, bedeutende Defekte kann sie aufweisen beim Schwachsinn; wenn die Ursache mangelhafte Tätigkeit der Schilddrüse ist, so ist wesentliche Besserung möglich (Kretinismus, auch andere Formen). Auch bei umschriebenen krankhaften Veränderungen der für die Sprachfunktion wesentlichen Hirnteile muß die Entwicklung der Sprache unterbleiben. Von besonderer Wichtigkeit ist der Mangel des Gehörs, wenn er frühzeitig oder vor der gefestigten Sprachentwicklung auftritt, er führt zur *Taubstummheit.* Hingewiesen sei hier und dort auf die große Bedeutung der Erblichkeit. Erworbene Krankheiten führen, wenn sie das verlängerte Mark betreffen, zu der das Leben bedrohenden Bulbärparalyse, die mit zunehmendem Verlust der Aussprache, *Dysarthrie,* einhergeht. Erkrankungen der subkortikalen Ganglien, wie sie besonders von der Kopfgrippe her bekannt sind, können zu einem ähnlichen Krankheitsbild und zu formenreichen Koordinationsstörungen Anlaß geben, auch im Bereiche der Sprache bzw. zwischen Atmung, Stimme und Sprache. Anders sind die Folgen der Erkrankung der Sprachzentren in der Großhirnrinde, auch sie häufig im Rahmen schwerer Krankheitsbilder: es sind die Formen der *Aphasie,* von der man spricht, wenn die feste Verbindung zwischen Bewußtseinsinhalt und Wortbewußtsein geschädigt ist. Die Schädigung kann, um nur die Grundbegriffe anzudeuten, in extremen Fällen derart sein, daß bei ziemlich gut erhaltenem Sprachverständnis die Fähigkeit des sprachlichen Ausdruckes fehlt, wobei die aktive Beweglichkeit der Sprechwerkzeuge im übrigen erhalten sein kann, und derart, daß bei nicht aufgehobenem Sprechvermögen die Fähigkeit des Wortverständnisses verlorengegangen ist, wobei das Gehör selber erhalten ist. Komplizierte Störungen der Sprache kommen bei manchen Geisteskrankheiten vor.

Gemeiniglich denkt man aber, wenn von Sprachstörungen die Rede ist, an solche Zustände, bei denen die *Störung der Sprache im Vordergrunde* steht und der Gesamtzustand wenig beachtet wird. Bei allen handelt es sich mehr oder weniger deutlich um Entwicklungsstörungen, solche anderer Art und Degenerationszeichen sind dabei häufig. Es ist zunächst zu bemerken, daß auch bei erhaltenem Gehör die Sprachentwicklung ausbleiben kann (Schwachsinn und Taubstummheit). Ob das Gehör erhalten ist, ist oft schwer zu erkennen; es ist aber klar, daß auch Schwerhörigkeit, wenn sie einen höheren Grad erreicht, besonders im Verein mit anderen Störungen hinderlich sein kann, nicht nur unmittelbar, sondern auch dadurch, daß die Aufmerksamkeit, das Interesse anders verteilt ist als beim gut hörenden Kinde. Ebenso muß klargestellt werden, ob nicht Schwachsinn vorliegt, namentlich auch, ob die häufige Unruhe auf Schwachsinn beruht; doch ist sowohl in Hinsicht auf die Auffassung als auch auf das ärztliche Handeln zu bedenken, daß ein Grad von geistiger Minderwertigkeit von demselben Anlagemangel herrühren kann. Daß angeborene oder früh erworbene Erkrankung der Sprachzentren (Mißbildung, Verletzung bei der Geburt, Hirnentzündung) im Sinne von Aphasie wirkt, ist klar, ebenso ist die hemmende Wirkung schwerer Mängel im Bereiche der Sprechwerkzeuge selbstverständlich. Wenn derlei Umstände nicht vorliegen, dann spricht man von *Hörstummheit* und hat an eine — nicht sicher zu erklärende — mangelhafte Aufnahmefähigkeit oder Geschicklichkeit als Grundlage für das Ausbleiben des sonst im Zuge der Entwicklung liegenden Sprachantriebes zu denken. In diesem Sinne kann man versuchen, Einfluß zu üben, und zwar mit gutem Erfolge, besonders in Gruppenbehandlung, so daß man auch nach mehrjähriger Verzögerung der Sprachentwicklung den Eltern sagen kann, daß sie die Hoffnung nicht aufzugeben haben. Eine Abwegigkeit bedeutet sie aber unter allen Umständen: man erfährt in der Vorgeschichte von Nervenkranken nicht selten von verzögerter Sprachentwicklung, auch im Verein mit verzögerten anderen Fähigkeiten, etwa spätem Gehenlernen.

Während das Kind die Lautbildung erlernt, fehlen ihm einzelne Laute oder es spricht sie unsicher aus, oder es ersetzt sie durch andere; wenn dieser Entwicklungszustand bestehen bleibt, so liegt das vor, was man *Stammeln* nennt; es ist die häufigste Sprachstörung. Von den ursächlichen Verhältnissen gilt dasselbe wie bei der Hörstummheit, nur daß den Mängeln der äußeren Sprechwerkzeuge mehr Bedeutung zukommt, ohne daß man sie aber überschätzen müßte; beim Gehör ist hier auch daran zu denken, daß den einzelnen Lauten verschiedene Eigentöne zukommen. Das Stammeln kann geringfügig sein und nur einen Laut oder wenige Laute betreffen; darauf beziehen sich Bezeichnungen wie ***Rhotazismus*** und ***Lambdazismus*** für fehlerhafte Aussprache des R bzw. L, ***Sigmatismus*** für die der Zischlaute S und Sch, ***Gammazismus*** und ***Kappazismus*** für die der Gaumenlaute G und K. Das Stammeln kann aber auch viele Laute umfassen, universelles Stammeln ***(Hottentottensprache)***, und ist dann verhältnismäßig häufig mit geistigen Mängeln verbunden. Es ist hier daran zu erinnern, daß auch schon den unmittelbaren Nervenzentren der Sprechmuskeln ein Einfluß auf die ganze Lautbildung, und daß insbesondere der richtigen Verwendung des Gaumensegels ein wesentlicher Anteil an der Schönheit der Aussprache zukommt. Am seltensten werden P und B gestammelt, Laute, die zu den frühesten Erwerben und zu den am leichtesten mit dem Auge zu verfolgenden gehören, am häufigsten die S-Laute, ein Teil des jüngsten Lautbestandes, das ist die formenreiche Gruppe des ***Sigmatismus***. Der jeweilige Fehler bei der Bildung des S kann darin bestehen, daß die Zungenspitze, die den oberen Schneidezähnen nahe sein soll, sie berührt oder daß sie zwischen den Zahnreihen liegt ***(Lispeln)***, daß die Längsrinne, die in der Mitte der oberen Zungenfläche gebildet wird, zu eng ist ***(Zischen)*** oder daß sie fehlt, so daß die Luft nach der Seite abfließt ***(Hölzeln)***, daß die Luft durch die Nase (s. unten) entweicht, endlich daß ein anderer Laut dafür eintritt. — Das *Näseln* kann darin bestehen, daß die Nasenluft zu stark oder zu wenig mitschwingt: offenes bzw. geschlossenes Näseln; ersteres bei beträchtlichen Öffnungen im harten oder weichen Gaumen, wie sie angeboren sein (Wolfsrachen) oder durch Geschwüre entstehen können; letzteres bei verstopften oder sonst verengten Nasengängen. Dieselbe Wirkung kann aber durch eine auf Schwäche oder Gewohnheit beruhende schwache Betätigung des weichen Gaumens und Zäpfchens, bzw. durch Hebung bei Nasenlauten zustande kommen. Nasales Stammeln verändert (s. oben) die ganze Sprache. — Die Behandlung des Stammelns hat allfällige seelische Mängel (Aufmerksamkeit, Wille, Auffassung, Geschicklichkeit) zu berücksichtigen, man sucht, richtige und falsche Laute erkennen zu lassen, die Lautbildung zu erklären, zu zeigen und fühlen zu lassen, läßt von gut gebildeten Lauten auf den gewünschten übergehen und kann auch nützliche Handgriffe und Vorrichtungen verwenden. Es ist gut, dem Stammler das ganze Artikulationsgebiet zum Bewußtsein zu bringen. Operationen und passend hergestellte Verschlüsse (Obturatoren) bedürfen in der Regel noch der Stärkung der Muskulatur und ergänzender Übungen.

Die folgenden zwei Sprachstörungen, das *Poltern* und das *Stottern*, betreffen den Ablauf der Rede, den Redefluß; sie lassen während des Sprechens Atemstörungen erkennen; gelegentlich sind sie miteinander und mit Stammeln verbunden. Es gibt Menschen, die auffallend rasch sprechen, aber im Denken wie in der sprachlichen Gestaltung ebenso wohlgeordnet sind wie andere; der Polterer denkt und spricht nicht nur rasch, sondern auch undiszipliniert, überhastet. Er denkt im drängenden Gedankenablauf das Aufeinanderfolgende nicht gleichmäßig zu Ende und dem entspricht eine Ungenauigkeit im Ausdruck, die sich ebenso in der Laut- wie in der Satzgebung erkennen läßt und seine Rede schwer verständlich macht. Im einzelnen merkt man: ungenaue Laute, Verstümmelung von Worten, Auslassungen, auch größerer Teile, etwa beim Erzählen oder Wiederholen, Silben oder Worte werden ausgesprochen, bevor sie an die Reihe kommen, fehlerhafte Wortverbindungen, Wiederholungen, auch Steckenbleiben, alles in weit höherem Ausmaß, als es auch sonst in freier Rede vorkommen mag. Die Sprachstörung des Polterers gibt sich auch beim lauten Lesen zu erkennen und verrät sich sogar beim Schreiben. Gelingt es, langsames Sprechen herbeizuführen, so verschwindet es, ebenso beim Singen. Die Polterer sind häufig nervöse Menschen und aus nervöser Familie. Die Behandlung ist, abgesehen von einer etwa nötig werdenden allgemein körperlichen, wesentlich erzieherischer Art, es gilt, seine mangelhafte Aufmerksamkeit im Hören und im eigenen Tun zu bessern; die Denkübungen finden in Atem- und Lautübungen eine brauchbare Unterstützung.

Das bekannteste Sprachgebrechen ist wohl das *Stottern*, ein Übel, das durch unmittelbare seelische und durch gesellschaftliche Wirkungen mächtig verstärkt werden kann. Allgemein bekannt sind die Störungen im Sprechen und die Nebenbewegungen, ebenso kennzeichnend aber sind die Unregelmäßigkeiten der Atmung. Am Sprechen fällt das Wiederholen und das Pressen auf; das Wiederholen, das im Anlaut und im Inlaut vorkommt, gilt als die ursprüngliche Abweichung; auch Dehnung von Silben ist zu beobachten. Die Störungen der Atmung sind mannigfaltig und betreffen die Sprechatmung, während in der Ruhe die Atmung nicht auffällig ist: die Einatmung ist häufig oberflächlich, sonst nicht gestört; die Ausatmung aber ist verkürzt, im Verlaufe sehr unregelmäßig und am Brustkorb und Bauch nicht gleichmäßig, von Einatmungen unterbrochen, und erfolgt zu einem beträchtlichen Teile wie die Ruheatmung durch die Nase. Das Wiederholen und Pressen betrifft auch die dem Sprechen vorangehende Eröffnung der Stimmritze, also die Stimmbildung; nachteilig für den Atemhaushalt im Sprechen ist es, daß der Stimmeinsatz oft nicht zugleich mit dem Beginn der Ausatmung erfolgt, sondern während des Ausatmens; oft fällt es den Stotterern schwer, den leisen Stimmeinsatz zu bilden; es kommt auch vor, daß sie während des Einatmens die Stimme bilden und sprechen: also Störungen in den zusammengehörigen Vorgängen der Respiration, Phonation und Artikulation. Die Nebenbewegungen, die den manchmal grotesken Eindruck des Stotterers bewirken, sind neben den Mitbewegungen, wie sie dem Reden auch sonst zukommen, Wirkung der Verlegenheit und Angst und manchmal bewußte oder zur Gewohnheit gewordene Hilfsmittel. In einer der Mitbewegungen, dem Nasenflügelatmen, das aus dem Krankheitsbild der Atemnot als eine Form der Hilfsatmung bekannt ist, ist ein Frühmerkmal des Stotterns erkannt worden (FRÖSCHELS). Häufig trifft man in der Rede des Stotterers die — auch sonst nicht unbekannten — Einschiebsel, die ursprünglich wohl Lücken im Gedankenablauf zu überbrücken haben. Das Stottern kann ganz ungewöhnliche Grade annehmen, bisweilen ist es nicht zu merken und tritt nur ganz selten auf. Im Flüstern wird nicht gestottert, häufig auch beim Singen nicht. Oft hört man die Angabe, daß manche Laute und Worte besonders schwierig seien; bei der Prüfung erweist sich das in der Regel als ein Irrtum, doch ist die Vorstellung mit besonderer Angst verbunden und veranlaßt die Stotterer, die gefährlichen Anlässe zu meiden, oft sehr geschickt, manchmal störend. Das Stottern kann in früher Kindheit beginnen (Entwicklungsstottern) und von selber schwinden; gewöhnlich beginnt es in der Schulzeit; Knaben sind häufiger betroffen. Als Ursachen werden dieselben Umstände angegeben wie bei anderen auffälligen Krankheiten. Wo es nach Unfall bzw. Affekt, Schreck (Arbeitsunfall, Kriegsverletzung, besonders Verschüttung) auftritt, häufig nach einem Zustand von Sprachlosigkeit, ist es gewöhnlich stärker ausgeprägt als sonst; häufig erfährt man dann, daß es, in schwächerem Grad, auch in der Kindheit bestanden habe. Es gibt Stottererfamilien; da in denselben Familien nicht selten auch andere Sprachstörungen vorkommen, muß es nicht auf Nachahmung zurückzuführen sein, dagegen wohl, ähnlich den Veitstanzepidemien, bei den Stotterepidemien. Auch andere Bewegungsanomalien, wie Schielen, Linkshändigkeit, scheinen bei Stotterern und in ihren Familien häufiger zu sein als sonst.

Über die Grundlage des Stotterns ist man verschiedener Auffassung, sie ist wesentlich körperlicher und seelischer Art angenommen worden. Um die führenden Auffassungen zu nennen: der geniale Arzt KUSSMAUL und einer der Begründer der Sprachbehandlung, GUTZMANN, dachten sie als Koordinationsneurose, heutzutage würde man von Störung der subkortikalen Koordination sprechen; in betontem Gegensatz dazu begründen HOEPFNER und FRÖSCHELS eine psychologische Auffassung, wonach das Stottern in seinem ganzen Verlaufe schon im Beginne psychische Elemente enthält; statt der alten beschreibenden Bezeichnung („Stottern" bedeutet nach der Wortwurzel ungefähr: wiederholt stoßen) führen sie die erklärende Bezeichnung „assoziative Aphasie" ein. Wesentliche Bedeutung für die Entstehung des Stotterns wird auf beiden Seiten dem Umstand zugeschrieben, daß der Denkinhalt dem Sprechvermögen vorauseilt. Die Behandlungen sind zahlreich und von der allerverschiedensten Art, viele führen oft zum Ziele, zu Heilung oder wesentlicher Besserung, doch muß man auf Rückfälle gefaßt sein. Am häufigsten verwendet sind, der Auffassung entsprechend, einleitende Übungen der Atmung, Stimm- und Lautbildung, anderseits seelische Beeinflussung. Von besonderer Bedeutung ist die Gruppenbehandlung und die Verbindung der Sprachbehandlung mit der Schule; manche Stotterer eignen sich besser zur Einzelbehandlung.

Zum Schlusse sei noch Selbstverständliches ausgesprochen, was nicht immer genügend beachtet wird. Auch für die gedeihliche Entwicklung der Sprache ist die sorgfältige Beachtung der körperlichen und seelischen Vorgänge von grundlegender Bedeutung; die harmonische Entwicklung des Kindes ist das Ziel, nicht der Stolz der Eltern; auch für die Sprache ist die Umgebung das richtunggebende Beispiel, sie soll sich dessen bewußt sein. Daß sich die Gesellschaft die Förderung der Sprachbehinderten zur Pflicht gemacht hat, ist ein wirklicher Kulturfortschritt.

Spray, s. Nasenreinigung; Übler Geruch aus der Nase.

Spraybehandlung, s. Aetherspray; Chloraethyl; Sauerstoffspraybehandlung.

Spreizfuß. Der Spreizfuß ist dadurch charakterisiert, daß das normale Gewölbe, das die Köpfchen der Mittelfußknochen miteinander bilden, eingesunken ist. Der Fuß ist im vorderen Abschnitt gelockert. Die Köpfchen des zweiten und dritten Mittelfußknochens treten nach abwärts und werden bei der Belastung übermäßig in Anspruch genommen. Unter ihnen entstehen gewöhnlich derbe Schwielen, Hühneraugen, die bei einem unbekleideten Fuß unschön wirken. Infolge der Schmerzhaftigkeit der vorderen Auftrittflächen, die durch eine Überlastung des zweiten und dritten Mittelfußköpfchens zustande kommt, wird die Abwicklung behindert. Oft tritt eine Hammerzehenstellung ein, die sich sogar häufig fixiert.

Die *Behandlung* besteht in der Wiederaufrichtung des eingesunkenen Quergewölbes, in einer Entlastung der Vorderfußköpfchen durch eine Einlage sowie in einer geeigneten Fuß- und Zehengymnastik. In schweren Fällen wird zweckmäßig eine Bandage verordnet, die den Vorfuß zusammenhält. Sie kann unter dem Strumpf getragen werden. Kosmetisch am besten wirkt ein nach Gipsabguß hergestellter Schuh, der eine besondere Verschnürung für den vorderen Abschnitt des Mittelfußes besitzt.

S. auch Hallux valgus; Hühneraugen; Mode.

Spritzwässer, s. Rasieressige, Rasierspritzwässer; Zerstäuberparfums.

Sprungbein, s. Fußdeformitäten.

Sprunggelenk, Versteifung, s. Gang.

Stachelschweinmensch, s. Ichthyosis vulgaris.

Stammeln, s. Sprachstörungen.

Stangenpomaden sind harte Pomaden in Stangenform.

Rp. Cerae alb.	20,0
Ceresini	20,0
Stearini	20,0
Ol. Paraff. alb.	40,0

Rp. Cerae alb.	20,0
Ol. Paraffin.	25,0
Ceresini	15,0
Paraffini	40,0

Rp. Ol. Ricini	10,0
Ol. Olivar.	20,0
Butyr. Cacao	10,0
Cerae flav.	40,0
Stearini	10,0
Vaselini	10,0

Rp. Butyr. Cacao	30,0
Cerae alb.	30,0
Ol. Paraffin.	10,0
Vaselin. alb.	30,0

S. auch Haarfixiermittel; Lippenpomaden; Salbenstifte.

Stannoxyl besteht aus bleifreiem Zinnoxyd und metallischem Zinn. Kommt in den Handel als graue Pastillen von leicht metallischem, aber nicht unangenehmem Geschmack. Bei follikulären Erkrankungen, wie Akne, Sykosis usw. Es erhalten Erwachsene pro Tag 5—8 Tabletten, Kinder 2—4 Stück. (Apotheker Bruno Salomon, Berlin.)

Stanzen, s. Akne vulgaris; Elektrolyse; Narben; Naevi; Rotationsinstrumente.

Staphar, Staphol, Staphygen, s. Vakzinebehandlung.

Staphylodermie, s. Bartflechte.

Staphylo-Immunoid, s. Vakzinebehandlung.

Staphylokokkenserum wird in den Muskel oder in die Vene mindestens 20 ccm täglich an mehreren aufeinander folgenden Tagen, in schweren Fällen bis zu 50 ccm täglich, bei Akne vulgaris, Furunkulose eingespritzt (Sächsisches Serumwerk, Dresden.)

Handelsform: In Ampullen und Gläsern zu 10, 20 und 50 ccm.

Staphylokokkenvakzine, s. Vakzinebehandlung.

Staphylom, s. Hornhautnarbe.

Staphyloma corneae, s. Kunstauge.

Staphylosan, Staphylo-Strepto-Misch-Immunoid, Staphylo-Yatren, s. Vakzinebehandlung.

Stärke, Amylum. Von den äußerst zahlreichen Stärkesorten des Handels werden in der Kosmetik besonders folgende verwendet: Weizenstärke, Amylum Tritici, Reisstärke, Amylum Oryzae, Maisstärke, Amylum Maidis, seltener Kartoffelstärke, Amylum Solani, und Bohnenstärke, Amylum Phaseoli. Von diesen Sorten ist Kartoffelstärke (Kartoffelmehl) als grobkörnige Sorte nur einigen bestimmten Verwendungszwecken vorbehalten, z. B. bei der Herstellung der Gleitpuder. Für Gesichtspuder usw. ist Kartoffelstärke weniger geeignet. Bohnenstärke dient eigentlich nur zur Bereitung von Gesichtspasten.

Mit Wasser quillt Stärke auf und bildet beim Erhitzen einen Schleim (Stärkekleister).

Lösliche Stärke, Amylum solubile, Amylogen, wird durch Behandeln von Stärke mit verdünnten Säuren usw. erhalten. Sie ist in Wasser zu einer trüben Flüssigkeit löslich.

Stärke wird in der Kosmetik als wichtiger Zusatz zu Gesichtspudern, Streupulvern, Pasten usw. benützt, auch als Badezusatz. Ihre Verwendung zu Streupulvern betreffend sei hervorgehoben, daß dieselbe nicht immer opportun ist. So soll bei Bestreuen stark feuchter Körperstellen (z. B. bei Hyperhidrosen) eine Verwendung von Stärke besser unterbleiben, weil diese mit dem Schweiß usw. einen sauren Kleister bildet, der stark reizen kann. Entsprechend verwendet, wirkt Stärke kühlend, austrocknend und entzündungswidrig.

S. auch Mehle.

Stärkezucker, Kartoffelzucker, ist identisch mit Traubenzucker (s. dort). Technischer Stärkezucker wird häufig in Form des sogenannten Kapillärsirups auch in der Kosmetik zur Herstellung von Pasten usw. benützt.

Staßfurter Badesalz ist ein unreines Natriumchlorid (Kochsalz), das in seiner Zusammensetzung dem Meersalz (Seesalz) ähnelt. Als Zusatz zu Salzbädern.

Status adiposogenitalis, s. Innere Krankheiten.

Status dysraphicus, s. Vasomotorisch-trophische Neurosen.

Stauung, s. Atrophie der Haut; Busen; Ernährung; Schwangerschaft; Wochenbett.

Steadine, s. Adeps saponaceus.

Stearatcremes (Stearate), Stearata, sind sehr wasserreiche Stearinemulsionen (oft 70—80% Wasser enthaltend), deren Basis entweder ganz oder zum größten Teil aus Stearin besteht. Wichtig sind folgende Punkte:

1. Niemals Stearin in blanken Eisengefäßen schmelzen, sonst werden die Präparate gelblich, auch die Creme nur in gut verzinnten Kupfergefäßen oder gut emaillierten Eisentöpfen bereiten (kein schadhafter Email!).

2. Zum Rühren nur emaillierte Rührer oder solche aus vorher mit Alkalilösung ausgekochtem Holz (am besten Hartholz) verwenden, keine Metallöffel u. dgl.

3. Nur bestes, hartes Stearin verwenden, keine weichen, schmierigen Sorten (s. Stearin).

Zur Emulgierung von 100 g Stearin sind erforderlich:

Pottasche	zirka 10 g	Wässeriger Ammoniak (0,96—0,97)	zirka 40 g
Ammoniaksoda	„ 10 „	Triaethanolamin	„ 3—5 „
Kristallsoda	„ 27 „	Triaethanolaminseife	„ 6—8 „
Wässeriger Ammoniak (0,925 spez. Gew.)	„ 15 „		

(Ausnahme für Wachs, s. Cerate.)

Am häufigsten werden kohlensaure Alkalien und verdünnter Ammoniak (0,96—0,97) zur Emulgierung des Stearins herangezogen. Von der Verwendung stärkerer Ammoniaklösungen ist abzuraten.

Stearatum simplex (ammoniacale) cum Vaselino.

Rp. Stearini albiss.	100,0	Aq. comm.	750,0
Ol. Paraffini alb.	60,0	Liq. Ammon. caust. (0,97)	40,0
Boracis	4,0		

Man löst den Borax heiß im Wasser, gibt Vaselinöl und Stearin hinzu und erhitzt unter Rühren bis zum Schmelzen des Stearins. Alsdann wird der Ammoniak unter Rühren allmählich zugesetzt und das Ganze etwa $^1/_2$ Stunde unter ständigem Rühren in leichtem Sieden erhalten. Nun wird vom Feuer genommen und unter Kühlung bis zum Dickwerden gerührt. Der Zusatz von Borax, eventuell auch von Natriumbenzoat ist bei wasserreichen Stearaten absolut obligatorisch, um Schimmelbildung zu vermeiden. (Dies trifft übrigens auch für alle Arten sehr wasserreicher Cremes zu, die Stearin, Kakaobutter, Wachse usw. enthalten.)

S. auch Konservierung der kosmetischen Präparate.

Stearatum simplex (ammoniacale) cum Glycerino.

Rp. Stearini albiss.	100,0	Aquae	700,0
Glycerini	100,0	Liq. Ammon. caust. (0,97)	40,0
Boracis	4,0		

Hier wird aus Glyzerin, Borax und Wasser zunächst eine Glyzerin-Borax-Lösung bereitet, in dieser das Stearin geschmolzen usw.

Die Ammoniakstearate sind körnchenfrei, blendend weiß und von prächtigem Aussehen. In gut geschlossenen Behältern sind sie unbegrenzt und ohne Veränderung haltbar, an der Luft bräunen sie sich zwar leicht, jedoch nur, wenn sie mutwillig längere Zeit der Luft ausgesetzt werden. Sie nehmen mehr Wasser auf als die Natron- oder Kalistearatcremes.

Stearatum simplex (carbonicum) cum Glycerino.

Rp. Stearini albiss.	100,0	Boracis	4,0
Glycerini	150,0	Aq. comm.	700,0
Kal. carbon.	10,0		

Bei der Karbonatemulgierung ist auf die reichliche Kohlensäureentwicklung Rücksicht zu nehmen (geräumige Gefäße, vorsichtiges Eintragen des Stearins in Portionen). Die Ammoniakemulgierung gibt im allgemeinen bessere Resultate.

Stearatum compositum.

Rp. Stearini albiss.	50,0	Liq. Ammon. caust. (0,97)	20,0
Cerae albiss. conservat.	12,0	Aq. comm.	350,0
Cetacei	12,0	Bereitung wie vorstehend angegeben.	
Ol. Paraff. alb.	30,0		
Boracis	3,0	Enthält 76% Wasser, Bereitung wie oben.	

Anm.: Weder die Ammoniakstearate noch die Natron- oder Kalistearate sind Seifen, sondern nur

Emulsionen, erhalten durch oberflächliche partielle Verseifung, d. h. Emulgierung. Die Bezeichnung „Stearate" ist hier also für Stearincremes, nicht als solche für ein stearinsaures Salz (echte Seife) gebraucht.

Auch Cetylalkohol, Lanettewachs, Tegin, Triaethanolamin, Triseifen und andere moderne Emulgatoren lassen sich zur Herstellung von Stearatcremes verwenden, z. B.:

Rp. Stearini albiss.	150,0	*Rp.* Stearini albiss.	150,0
Alcohol. cetyl.	11,0	Ol. Paraffini alb.	20,0
Triaethanolamini dest.	15,0	Cerae alb.	20,0
Ol. Paraffini alb.	15,0	Sapon. stearin. Tri	8,0
Aquae	1500,0	Aquae	1200,0

Stearin, Vaselinöl und Cetylalkohol zusammen heiß lösen (Wasserbad), anderseits Triaethanolamin im Wasser lösen, endlich die letztere Lösung heiß zu dem geschmolzenen Fettgemisch geben und kaltrühren.

Wie vor. Fette vereinigen und heiße Triseifenlösung einrühren usw.

Die Stearate sind durch chemische Emulgierung von Stearin bzw. Gemischen von Stearin und anderen verseifbaren bzw. chemisch emulgierbaren Fettkörpern oder Wachsen bereitet, sind also nicht als Vehikel für saure Medikamente geeignet. Die durch mechanische Emulgierung von Stearin oder Stearin-Vaselin-Mischungen usw., z. B. mit Cetylalkohol, erhaltenen Salbenkörper sind natürlich säurefest, sollen aber als nicht mehr unter den Begriff der eigentlichen Stearate fallende Spezialsalbenkörper angesehen werden.

Stearin, Stearinum. Das Stearin des Handels ist keine reine Stearinsäure, sondern stets ein Gemenge von Palmitinsäure und Stearinsäure in wechselndem Verhältnis. Die Beschaffenheit des Stearins wechselt sehr, je nach dem Ausgangsmaterial, auch die Bereitungsart hat einen Einfluß auf die Qualität. Auch das sorgfältige Abpressen der Ölsäure ist sehr wichtig für die gute Qualität des Stearins, das keine Ölsäure mehr enthalten darf.

Die Beschaffenheit des Stearins ist aber von größter Wichtigkeit bei der Herstellung kosmetischer Präparate verschiedener Art, wie Cremes, Rasierseifen usw. Es ist also stets darauf zu achten, nur hartes, kleinkristallinisches Stearin zu erwerben und stets die Gleichmäßigkeit der Qualität zu prüfen. Weiche oder gar schmierige (ölsäurehaltige) Sorten sind unverwendbar. Stearin ist löslich in Alkohol (kalt 1 : 50, warm bedeutend mehr), in Aether usw.

Stearin ist eine freie Fettsäure, die die Haut nicht angreift, sondern, zufolge ihrer nahen Verwandtschaft zum menschlichen Hautfett, der Haut Nährstoffe zuführt (Unna).

S. auch Seife, Rasierseifen, Stearinseifen; Stearatcremes (Emulgierungstabelle).

Stearinstärke, Amylum stearinatum (nach Winter, Handbuch der ges. Parfumerie und Kosmetik).

Herstellung: Man nimmt Stearin 100,0, Vaselinöl weiß 20,0 und schmilzt das Stearin mit dem Vaselinöl zusammen. Hierzu gibt man Ammoniak (0,97) 50 ccm und rührt in der Wärme gut durch. Schließlich gibt man zu dem warmen Gemisch Reis- oder Maisstärke 250,0 unter kräftigem Rühren. Nun wird die krümelige Masse im Mörser ganz fein zerrieben und schließlich durch ein Sieb Nr. 70—80 abgesiebt. Ein Zusatz von zirka 13—15% dieses Körpers zu einer stärkehaltigen Pudergrundmasse ist vollauf genügend, um dem Pulver eine vortreffliche Plastizität und weichen Griff zu verleihen.

Stearinalkohol (Oktodecylalkohol). Reiner Stearinalkohol, der auch im Lanettewachs mit Palmitinalkohol zusammen vorkommt (s. Lanettewachs). Er wird jetzt auch rein dargestellt und in isoliertem Zustand als vorzüglich wirkendes Fett für die Haut und als Emulgator benützt.

Stearinester werden als mechanisch wirkende Emulgatoren in der Kosmetik benützt. Der bekannteste Ester dieser Art ist Monoglykolstearat, das unter dem Namen Tegin bekannt ist (Goldschmidt A. G., Essen).

Auch Glykoldistearat und andere Stearinester dienen analogen Zwecken. Die Stearinester sind vorzügliche Emulgentien für fette Öle, Wachse, Fette, Vaseline, Kohlenwasserstoffe usw. und gestatten stark hydrophile Salbengrundlagen herzustellen, die große Mengen Wasser festgebunden aufnehmen können. Diese Salbengrundlagen sind aber nicht absolut indifferent gegen Säuren, können also zur Aufnahme saurer Medikamente nicht gut benützt werden. Auch Elektrolyte, wie Kochsalz usw., auch Borax in größeren Mengen, stören die Emulsion.

Stearinester sind auch substantive Emulgentien, d. h. sie haben körpergebende Eigenschaften und liefern durch einfaches Lösen in geeigneter Menge in Wasser fertige Emulsionen salbenartiger Konsistenz, die, abgesehen von Zusätzen schlüpfrigmachender Vehikel, wie Glyzerin, Vaselinöl usw., keine Zusätze körpergebender Substanzen (feste Fette, Stearin usw.) nötig machen. Z. B.:

Tegin	15,0
Glyzerin	10,0
Wasser	75,0

In den meisten Fällen werden Stearinester aber nur als emulgierender Zusatz zu geeigneten Fettgemischen verwendet. Stearinester sind leicht löslich in Fetten, Vaselin, Kohlenwasserstoffen usw. Es genügt also z. B. Tegin in einem Fettkörper warm zu lösen, um diesem eine ausgesprochene Hydrophylie zu verleihen.

Vaselinemulsion.

Stearinester	15 g	Stearin	2 g
Vaselin	20 „	Wasser	75 „
Vaselinöl	10 „		
Wasser	55 „	Stearinester	10 g
		Stearin	3 „
Stearinester	12 g	Lanol. anhydr.	1 „
Weißes Wachs	2 „	Glyzerin	2 „
Vaselinöl	5 „	Wasser	84 „
Vaselin	4 „		

Stearinseifen, s. Seife.

Stearovaselin, s. Vaselincremes.

Steatopygie, s. Bauchwand.

Stein der Weisen ist ein Nagelpolierstein. (Kopp & Joseph, Berlin W.)

Steinachsche Operation, s. Verjüngung.

Steinkohlenteer, s. Teer.

Stenosen, s. Atemstörungen.

Stentmasse, s. Transplantation.

Steralpasta nach Schleich ist eine Stearinpasta:

Stearin	100,0
Wasser	150,0
Ammoniak (0,91)	10,0

Stearin wird im Wasser geschmolzen, dann der Ammoniak eingerührt und das Ganze bis zum Dickwerden gerührt.

Sterilin ist ein Hautfirnis aus wasserunlöslichen Zelluloseestern in Azeton gelöst.

Sternanisöl (Oleum Anisi stellati) wird wie Anisöl zum Aromatisieren von Mundpflegemitteln verwendet.

Stichinzision, s. Akne vulgaris.

Stiernacken, s. Massage.

Stiftzähne, s. Zahnkrankheiten.

Stigmata, berufliche, s. Berufskrankheiten.

Stigmatisierung (Stigmatisation), s. Psyche; Vasomotorisch-trophische Neurosen.

Stimmbandlähmung, s. Atemstörungen.

Stimmstörungen. Die Stimme kann gestört sein dadurch, daß ihre Intensität herabgesetzt ist, und darin, daß ihre Qualität verändert ist.

Die Intensitätsabnahme der Stimme kann so weit gehen, daß überhaupt keine tönende Stimme mehr vorhanden ist *(Aphonie)*. Die Qualität der Stimme kann verändert sein in bezug auf die Stimmlage insofern, als diese abnorm hoch oder tief klingt. Die häufigste und wichtigste Qualitätsveränderung der Stimme betrifft deren Klangreinheit. Ist diese durch Nebengeräusche gestört, so sprechen wir, wenn es sich um geringe Grade handelt, von „Unreinheit", „Rauheit" oder „Belegtsein" der Stimme, wenn es sich um höhere Grade handelt, von „*Heiserkeit*".

Die Stärke der Stimme kann beeinträchtigt sein, wenn die Stimmlippen infolge mangelnder Stärke des Anblasestroms nicht in genügende Schwingungen versetzt werden können, z. B. bei allgemeiner Schwäche, ferner bei Erkrankungen der Lungen, bei denen die Atmung abgeschwächt bzw. verflacht ist. Bei Patienten mit Luftröhrenschnitt, bei denen die Ausatmungsluft durch die Kanüle entweicht, kommt natürlich überhaupt keine Stimme zustande, außer sie halten die Kanüle beim Sprechen zu.

Die Stimmintensität leidet ferner stets dann, wenn infolge ungenügenden Schlusses der Stimmlippen ein Teil der Ausatmungsluft ungenützt durch die Stimmritze entweicht (sogenannte „milde Luft"). Die zur Stimmbildung nötige Annäherung der Stimmlippen kann mechanisch verhindert werden durch Fremdkörper, eingedickte Sekretmassen, Geschwülste, die zwischen den Stimmlippen liegen. Die häufigste Ursache für das Offenbleiben der Stimmritze bilden Lähmungen. Das beste Beispiel hierfür bilden die doppelseitigen symmetrischen Lähmungen der den Kehlschluß besorgenden Muskelgruppe. Völlige Stimmlosigkeit infolge einer derartigen Lähmung betrifft gewöhnlich Frauen, die auch sonst als hysterisch gekennzeichnet sind *(Aphonie hysterica)*; außerdem kommt sie auch zustande bei Patienten, welche auf eine tatsächliche organische Störung aus Nervosität mit vollkommener Stimmlosigkeit reagieren (z. B. bei einem starken Kehlkopfkatarrh, der an sich bloß Heiserkeit bewirken würde). Der größte Teil der Aphonien ist nervöser Natur, höchstens auf eine an sich unzureichende Grundlage aufgepfropft. Deshalb beruhen alle Behandlungsmethoden der Aphonie auf Suggestion und Überrumpelung: gelingt es, dem Patienten zu beweisen, daß seine Stimme vorhanden ist, dann ist damit auch die Heilung gegeben.

An dieser Stelle wäre einzureihen die Stimmschwäche, das ist eine oft mit schmerzhaften und Ermüdungsempfindungen im Halse einhergehende funktionelle leichte Ermüdbarkeit der Stimme, die sich bei solchen Berufsrednern (Lehrer, Prediger) findet, die ihr Stimmorgan durch anhaltendes und lautes Sprechen übermäßig in Anspruch nehmen, wozu oft noch ein falscher Gebrauch der Stimmwerkzeuge kommt.

Mit der hysterischen und der beruflichen Stimmschwäche verwandt, aber doch von ihnen abzutrennen ist die als „habituelle Heiserkeit" beschriebene Stimmstörung. Sie ist — besonders häufig bei Kindern — im Anschluß an einen Katarrh vorhanden. Die Patienten sprechen infolge vielen Schreiens oder vielleicht aus Gewohnheit mit derselben Stimme, mit der sie während des Katarrhs gesprochen haben, obwohl von einem solchen bei der Untersuchung mit dem Kehlkopfspiegel nicht das geringste mehr zu entdecken ist.

Als Beispiel einer Veränderung im Sinne einer Abweichung von der individuellen Stimmlage sei der *Stimmwechsel (Mutation)* angeführt, bei dem die Stimme erhöht wird oder ein plötzliches „Überschnappen" aus der tiefen in die hohe Stimmlage erfolgt. Es kommt vor, daß dieser physiologische Vorgang einen krankhaften Charakter bekommt, indem er sich über Jahre hinzieht („verlängerte Mutation"). Hierher gehört es auch, wenn Männer statt mit Brustregister ständig mit Kopf- oder vielmehr mit Fistelregister sprechen (persistierende Fistel- oder Eunuchenstimme); ebenso können die Stimmen von Frauen infolge einer sogenannten perversen Mutation in eine ungewöhnlich tiefe Stimmlage geraten.

Aus dem oben Gesagten geht hervor, daß Stimmstörungen nicht nur Berufs-, sondern in ganz hervorragendem Maße soziale Erkrankungen darstellen, da mit dem Begriff der ständigen Heiserkeit z. B. beim Publikum mit Unrecht der Begriff von Krankheit, Ansteckungsgefahr verbunden ist; solche Menschen werden gemieden, ihr Fortkommen im Leben ist erschwert. Auch vom Standpunkte der Ästhetik und Kosmetik erscheinen solche Leute benachteiligt. Das Gebiet der Stimmstörungen, ihre Diagnostik und Therapie, in vielen Fragen noch ungeklärt, bedarf noch der Vertiefung und des Ausbaues.

Stinkfüße, s. Schweißabsonderung.

Stinknase, s. Ozaena; Übler Geruch aus der Nase.

Stirnhöhle, s. Nebenhöhlenerkrankungen.

Stirnring, brauner, s. Trophische Störungen.

Stoffelsche Operation, s. Lähmung des Fußes.

Stoffwechsel, s. Ernährung; Pruritus; Schwangerschaft; Seborrhoe; Wechseljahre.

Stomatitis, s. Blutungen aus dem Munde; Mundhöhle.

Stomatol-Mundwasser ist ein Mundwasser, das Terpineol und Seife enthält (nach Art der Fliederaethrole). Diese Terpineolseife erteilt dem Mundwasser eine kräftige antiseptische Wirkung bei sehr angenehmem Geschmack (s. auch Aethrole). Ein ähnliches Präparat:

Rp. Terpineoli 40,0
Sapon. medicat. 20,0
Glycerini 50,0
Ol. Menth. pip. 12,0
Mentholi 4,0
Ol. Caryophyll. 2,0
Tinct. Benzoes 50,0
Tinct. Vanillae 5,0
Spir. Vini 800,0
Aquae 200,0

Die Seife wird zuerst im Wasser gelöst, dann das Terpineol zugesetzt, dann der Alkohol und zuletzt die Tinkturen und die aetherischen Öle bzw. Menthol.

Stomatol-Zahnpasta ist eine Seifenpasta mit Terpineol. Ein ähnliches Produkt:

Rp. Sapon. medic. humid. 100,0
Aquae 200,0
Glycerini 28 Bé 250,0
Calc. carbon. praec. leve (53) 300,0
Terpineoli 10,0
Ol. Menth. pip. 7,5
Mentholi 1,0
Ol. Caryophyll. 1,0
Ol. Cinnam. Cassiae 0,5

Stormin, s. Reizbehandlung.

Störungen, trophische, s. Nervenleiden; Trophische Störungen.

Stottern, s. Sprachstörungen.

Strabismus, s. Schielen.

Strahlenbehandlung, s. Lichtbehandlung.

Strahlenempfindlichkeit, s. Sonne.

Strahlenpilze, s. Aktinomykose; Röntgen.

Streptokokkenserum, polyvalent, wird hergestellt durch Immunisierung von Pferden mit einer Anzahl ausgewählter Streptokokkenstämme. Es dient zur

Verhütung und Bekämpfung durch Streptokokken bedingter Pyodermien. Die Heilimpfung besteht in der intramuskulären Einspritzung von 20—30 ccm, die täglich wiederholt werden kann. (E. Merck, Darmstadt.)

Handelsform: OP mit 5 und 10 ccm.

Streptoplast ist nach Angabe ein quecksilber- und karbolsäurehaltiges Furunkelpflaster. (Vulnoplast-Lakemeyer A. G., Bonn a. Rh.)

Streupulver, Pulvis inspersorius, sind zum Austrocknen feuchter Körperstellen (z. B. bei Hyperhidrosis) bestimmt, sind also besser ohne Zusatz von Stärke zu bereiten. Sie bestehen im wesentlichen aus Talcum, eventuell Gemischen von Talcum mit Zinkoxyd, Bolus, Iriswurzelpulver, Lykopodium u. a.

Talcum Toilet Powder.

Talcum .... 1000 g
Rosenöl bulg. .... 0,5 „
Rosenöl künstl. .... 2 „

Salizylstreupulver (Fußstreupulver).

Talcum .... 97 g
Salizylsäure .... 3 „

Borsäurepulver.

Borsäure .... 100 g
Talcum .... 800 „
Zinkweiß .... 100 „

Rp. Talci 30,0
Natr. bicarbon. 1,0
S. Festhaftender Talkpuder. (PINKUS)

Baby Powder.

Talcum .... 1000 g
Cold Cream .... 6 „
Lanolin .... 1 „
Benzoetinktur .... 3 „

Man verreibt zunächst eine kleine Menge des Talkes mit den Fetten und siebt ab. Dann mischt man den Rest des Talcums und die Benzoetinktur hinzu. Nach Verdunsten des Alkohols der Tinktur wird nochmals abgesiebt.

Bortalcum.

Borsäure .... 200 g
Talcum .... 1800 „
Zitronenöl .... 2 „
Lavendelöl .... 1 „
Bittermandelöl .... 0,1 „

S. auch Gleitpuder; Puder; Schweißabsonderung.

Striae gravid. distensae, s. Elastisches Gewebe; Innere Krankheiten; Schwangerschaft.

Stridor, s. Atemstörungen.

Strontium. Seine Verbindungen haben entzündungswidrige und schmerzstillende Eigenschaften. Sie verhalten sich biologisch dem Kalk sehr ähnlich. Man verwendet sie bei angioneurotischen Störungen, Urticaria, juckenden Hautleiden und bei Neigungen zu Hautentzündungen (s. auch Ekzebrol; Neostrontiuran; Strontiuran).

Strontiumsulfid, Strontium sulfuratum, besitzt hornlösende Eigenschaften, wie z. B. Bariumsulfid, und ist heute neben Alkalisulfiden das am meisten verwendete Epilationsmittel an Stelle von Bariumsulfid, das es fast völlig verdrängt hat. Strontiumsulfid ist auch allgemein als harmloses Mittel zugelassen.

LÜTJE empfiehlt auch ein Depilatorium aus Strontiumsulfid und Stärkekleister zum täglichen Rasiermittel und als sicher wirkendes Spezificum bei Sykosis (s. auch Depilatorien; Sykosis).

Strontiuran, eine Verbindung von Harnstoff mit Strontiumchlorid, ein dem Afenil (s. dort) analoges Präparat. Intravenös bei Urticaria, juckenden Hautleiden, bei Neigungen zu Hautentzündungen usw. Man gibt jeden 3. Tag 5—10 ccm einer 10%igen Lösung, die in Ampullen im Handel sind. (Dr. R. und O. Weil, Frankfurt a. M.) (S. auch Neostrontiuran.)

Strophulus, s. Prurigo.

Struma, s. Innere Krankheiten; Schilddrüse.

Stuhlverstopfung, s. Abführmittel.

Stützapparate, -mieder, s. Hängebauch; Kleidung; Mammaplastik.

Styli dilubiles, s. Pastenstifte.

Styli resinosi, s. Harzstifte; Hypertrichosis.

Styli spirituosi, s. Alkoholstifte.

Styli unguinosi, s. Salbenstifte.

Styptica, s. Blutstillende Mittel.

Styptizin ist Cotarninchlorhydrat, ein Derivat eines Opiumalkaloids. Gelbe Kristalle, leicht löslich in Wasser und Alkohol. Vorzügliches Stypticum (Styptizinwatte).

Styrax, Styrax liquidus. Der rohe Styrax (Styrax crudus) interessiert in der Kosmetik nicht, sondern nur der gereinigte (filtrierte) Styrax:

Styrax depuratus. Hellbraune durchsichtige sirupöse Masse. Enthält als wesentliches Prinzip freie Zimtsäure und Zimtsäure-Zimtester (Cinnamylcinnamat), auch Styrazin genannt. Daneben kommen auch größere Mengen Vanillin und Styrol vor. Styrax ist leicht löslich in Alkohol und vermischt sich sehr gut mit Fettkörpern aller Art. Es ist aber nötig, daß man den Styrax mit den Fetten nicht zu stark erwärmt, sonst kann es zur Bildung lästiger Klumpen kommen.

Styrax besitzt eine besonders kräftige antiparasitäre Wirkung (Antiscabiosum), die ihn bei parasitären Hautaffektionen wertvoll macht (Salben usw. mindestens 20%ig). Im allgemeinen ist seine therapeutische Wirkung jener des Perubalsams ziemlich analog. Er besitzt aber auch große Bedeutung in der Parfumerie als Aromaticum bzw. Fixiermittel. In größerem Maßstabe wird Styrax besonders zu Räuchermitteln herangezogen. Bei der Destillation mit Wasserdampf liefert der Styrax ein aetherisches Öl, das *Styraxöl,* durch Extraktion mit Petrolaether das *Styraxresinoid,* die beide als wichtige Aromata in der Parfumerie verwendet werden.

Rp. Styracis depur. 30,0
Ol. Olivar. 50,0
Cerae flav. 15,0
Resin. Pini 5,0
S. Styraxsalbe.

Rp. Styracis 15,0
Adip. suilli 30,0
Sapon. kalin. 30,0
Sulfur. praec. 15,0
Cretae levig. 10,0
S. Styrax-Schwefel-Salbe.

Rp. Styracis 50,0
Ol. Olivar. 50,0
S. Styraxöl.

Rp. Styracis 70,0
Spir. Vini 20,0
Ol. Ricini 10,0
S. Styraxliniment.

Rp. Ol. Ricini 20,0
Styracis 10,0
S. Styraxbalsam.

Subeston soll ein $^1/_3$-Aluminiumacetat sein. Wie essigsaure Tonerde bzw. Eston zu verwenden. Wenig zuverlässiges Mittel.

Subkutanelektrolyse, s. Elektrolyse.

Subkutangewebslappen, s. Wangenplastik.

Subkutin (Anaesthesinum solubile) ist p-Phenolsulfosäure-p-Amidobenzoesäureaethylester. In 2%iger wässeriger Lösung als Ersatz des Kokains zur Infiltrationsanaesthesie empfohlen. Zu Spülungen (meist Mundspülungen) 1—2 Eßlöffel der 2%igen Lösung auf 1 Glas Wasser. Innerlich 2 Eßlöffel der 2%igen Lösung auf $^1/_2$ Glas Wasser. Auch als Subkutin-Mundwasser im Handel.

Sublamin besteht aus weißen, in Wasser sehr leicht löslichen Nadeln, die auch leicht löslich in Glyzerin sind, schwer löslich aber in Alkohol. Es enthält 44% Quecksilber. Es ist ein Desinfektionsmittel, das weniger reizend als das Sublimat wirkt. Es findet dieselbe Verwendung wie das eben genannte Quecksilberpräparat. Den wässerigen Lösungen darf kein Kochsalz zugesetzt werden. Man verwendet es zu desinfizierenden Waschungen, zu Umschlägen 1 : 2000—1000. Das Präparat kommt auch in den Handel als Sublaminpastillen mit je 1 g Sublamin, die mit Eosin rot gefärbt sind, und zwar in OP mit 10 und 20 Tabletten. (Schering-Kahlbaum A. G., Berlin.)

Sublimat, s. Alopezien; Atherom; Hagelkorn; Parasiten; Pharmakologie der Haut; Piedra; Quecksilber; Schädigungen; Sommersprossen.

Succinol ist nach Angabe ein konzentrierter alkoholischer Auszug aus Bernsteinteer als Pinselung gegen Juckreiz bei Psoriasis. (Dr. Fresenius, Frankfurt a. M., Hirsch-Apotheke.)

Succus liquiritiae, s. Lakritze.

Sucrol, ein Harnstoffderivat, besitzt stark süßen Geschmack, der indes weniger intensiv ist als der des Saccharins.

Sudan III ist ein roter Naphtholazofarbstoff. Unlöslich in Wasser, löslich in Alkohol und Fetten. Zum Rotfärben von fetten Ölen, Zahnpasten usw.

Sudan IV, s. Scharlach.

Sudoformin ist ein formaldehydhaltiges Präparat gegen Hyperhidrosis.

Sudol besteht aus 65% Wollfett, 15% Glyzerin, 15% Paraffinsalbe, 3% Formaldehyd und 2% Gaultheriaöl. Fußschweißmittel. (Max Ruoff, Höllstein, Amt Lörrach i. B.)

Sudoren besteht nach Angabe aus Alsol, Salizylsäure aa 5,0, Talcum, Zinkoxyd aa 45,0. Streupulver gegen Fußschweiß usw. (Apotheke zur Mariahilf, Wien VI.)

Sudoronopuder besteht laut Angabe aus Paraformaldehyd, Zinc. peroxyd., Natriumperborat und Talcum; Sudoronotinktur aus Borsäure, Phenylsalizylat, Ameisensäure, Glyzerin und Weingeist. Kosmetica gegen lästige Schweißabsonderungen. (Schwanen-Apotheke, Worms.)

Sufrogel-Heyden, s. Reizbehandlung.

Suggestionstherapie, s. Alopezien; Psyche; Warzen.

Sulfanthren, ein Präparat, das aus gereinigtem Steinkohlenteer und Schwefel besteht, kommt als Salbe in den Handel. Der Schwefel ist angeblich in gelöster Form in die Salbe gebracht. Soll reizlos sein. Wirkung und Anwendung s. Teere. (Alpine chemische A. G., Kufstein.)

Sulfidal ist die Handelsbezeichnung für einen kolloiden Schwefel der chemischen Fabrik von Heyden A. G., Dresden-Radebeul.

Sulfidalpasta Dr. Winkler besteht nach Angabe aus 51,355 p. c. Sulfidal, 34,23 p. c. Glyzerin, 2,995 p. c. Kaliumkarbonat und 11,41 p. c. Wasser.

Auch *Sulfidalseifen* im Handel.

Sulfidiumbad ist ein Schwefelbadezusatz, der Sulfide, Teerbestandteile, Zinkbenzoat, Kaliumjodid, Calcium- und Natriumsalze enthalten soll. (Li-il-Werke G. m. b. H., Dresden N.)

Sulfmutat ist nach Angabe ein „Schwefelumsetzungsbad", bei dem beim Lösen des Sulfmutatpulvers im Badewasser naszierender hochaktiver Kolloidschwefel entsteht. Die Indikationen für das Sulfmutatbad entsprechen denjenigen des natürlichen Schwefelbades. (Chemisch-Technische Gesellschaft m. b. H., München-Pasing.)

Sulfobad (Helfenberger) ist ein Badezusatz, der ein Schwefelbad liefern soll, in dem der Schwefel zuerst gelöst bleibt und sich dann kolloid ausscheidet. Gegen Akne, Impetigo, Pruritus, Psoriasis, Lichen, Furunkulose, Urticaria, Ekzeme, Ulcera cruris usw. (Chem. Fabrik Helfenberg A. G., Helfenberg b. Dresden.)

Sulfodermpuder ist ein bräunlich gefärbtes voluminöses Pulver von angenehmem Geruch. Die einzelnen Teilchen des Puders sind mit kolloidem Schwefel überzogen. Der Schwefel ist infolge fester Adsorption von der Pudersubstanz nicht zu trennen. Infolge der stark vergrößerten Oberfläche starke Schwefelwirkung trotz eines verhältnismäßig geringen Gehaltes an Schwefel. Bei Akne, Ekzema, Seborrhoe usw. Auch als *Teer-Sulfoderm-Puder* (nach Bruck) im Handel. (v. Heyden, Radebeul.) (S. auch Akne; Alopezien; Haarpflege; Rosacea.)

Sulfoform, Triphenylstibinsulfid, bildet weiße geruchlose Kristallnadeln, die in Wasser unlöslich, in Alkohol, Aether, Petrolaether wenig löslich, in Benzol, Chloroform, Eisessig und fetten Ölen leicht löslich sind. Das Präparat gibt leicht auf der Haut Schwefel ab, wobei eine Bindung der sich dabei bildenden Schwefelsäure erfolgt. Bei seborrhoischen Kopferkrankungen und Haarausfall. Als 2—10%ige Salben und Pasten, als Sulfoformöl (10%ige Lösung in Olivenöl), Sulfoformspiritus austrocknend (fettfreie Lösung in Alkohol), Sulfoformspiritus einfettend (Lösung in Alkohol mit Rizinusöl). (Dr. Ludwig Kaufmann, Berlin-Wilmersdorf.)

Rp. Sulfoformii	3,0	S. Schüttelmixtur bei Pityriasis
Tannoformii	3,0	capitis.
Spir. Vini dil.	100,0	

Sulfoformpuder, s. Rosacea; Haarpflege.

Sulfolan, s. Thiolan.

Sulfoliva, eine dem Unguentum leniens ähnliche, vollständig reizlose Creme mit 5% kolloidem Schwefel. Bei Akne, Rosacea, Seborrhoe und seborrhoischen Ekzemen. (Hochschulapotheke, Berlin NW 6.) (S. auch Bartflechte.)

Sulforicinate, s. Türkischrotöl.

Sulfur, s. Schwefel.

Sulikoll ist ein Präparat, das nach Angabe 85—88 p. c. kolloiden Schwefel enthält und in Form von Schüttelmixturen zu Schwefelpinselungen verwendet werden soll. (Oderberger Chem. Werke A. G., Oderberg.)

Sulpholine Lotion. Eine parfumierte Schwefel-Zinkoxyd-Schüttelmixtur, die als Hautpflegemittel verwendet werden soll. (John Pepper & Cie., London S. E.)

Sulpho Vaseline ist eine Vaselin-Teer-Schwefel-Salbe zur Hautpflege. (Cheseborough Manufact. Co., London E. C.)

Sulpraeciplast ist ein Pflaster, das 20 p. c. Sulfur. praec. und 4 p. c. Salizylsäure enthalten und als Flechten- und Schälpflaster Verwendung finden soll. (Vulnoplast-Lakemeier A. G., Bonn a. Rh.)

Sumach. Getrocknete Blätter von Rhus coriaria. Enthalten Gerbsäure und Gallussäure. Werden zu Haarfärbemitteln verwendet (Breiumschlagfärbung, Henna-Rastiks).

Suprarenin, s. Adrenalin.

Suspensor, s. Busen.

Suspensorium, s. Genitale, männliches.

Süßholzsaft, s. Lakritze.

Sutur Snellensche, s. Lidausstülpung.

Sutur Gaillardsche, s. Lideinstülpung.

Sycosol soll Schwefel und Naphthalan enthalten und gegen Bartflechte und andere Hautleiden verwendet werden. (Pharma, Fabrik chem.-pharm. Präparate, Münster, Westf.)

Sykosis (coccogenes, non parasitaria, simplex, vulgaris), s. Alopezien; Bartflechte; Filiforme Dusche; Radium; Röntgen; Trichophytie.

Symblepharon. Teilweiser oder gänzlicher Schwund des Bindehautsackes durch narbige Schrumpfung der Bindehaut oder durch Verwachsung der beiden Bindehautblätter miteinander. Kosmetisches Interesse kommt ihm nur zu, wenn es bei fehlendem oder geschrumpftem Augapfel das Einlegen eines Kunstauges verhindert (s. Kunstauge). Bei leichten Verätzungen kann man durch häufiges Abziehen des Lides und Vermeiden des Verbandes (!) der Bildung eines Symblepharons vorbeugen. Bei schweren Verätzungen leistet die Frühplastik ausgezeichnete Dienste, da die Bindehautplastik im Granulationsstadium viel bessere Aussichten bietet als bei schon bestehender Vernarbung. Zur Deckung wird entweder die übriggebliebene Bindehaut, z. B. ein etwa bestehendes Pterygium oder Bindehaut vom anderen Auge, Mundschleimhaut, THIERSCHsche Hautlappen oder äußere Haut mittels einer Knopflochmethode (s. Kunstauge) herangezogen. Durch Prothesen kann der Wiederverwachsung entgegengearbeitet werden.

S. auch Lidplastik.

Sympathicus, s. Alopecia areata; Enophthalmus; Fazialislähmung; Innere Krankheiten; Nervenleiden; Ptosis des Augenlides; Schweißabsonderung; Seborrhoe; Verjüngung.

Sympathicusdiaphorese, s. Verjüngung.

Sympathikektomie (DOPPLER), s. Nervenleiden; Trophische Störungen; Verjüngung.

Syndaktylie, angeborene Mißbildung der Finger, bei der zwei oder mehr Finger durch Hautbrücken miteinander verbunden sind; in schweren Fällen sind einzelne oder alle drei Phalangen miteinander verschmolzen, wobei auch Muskel- und Banddefekte vorhanden sind. Die leichten Formen ergeben ein kosmetisch und funktionell günstiges Behandlungsresultat. Die Schnittführung bei plastischen Operationen richtet sich nach der Größe der Hautbrücke. Wichtig ist eine narbenlose Deckung des Defektes in der Fingerzwischenfalte. Nach ZELLER wird aus der Haut des Handrückens ein dreieckiges Läppchen gebildet, dessen Spitze an der Hohlhandseite vernäht wird. SPITZY verwendet in geeigneten Fällen zwei Metallkeile, deren scharfe Kanten durch Schrauben allmählich einander genähert werden, so daß die Hautbrücke langsam durchquetscht wird.

Syphilis. Wenn auch die Bekämpfung der schweren Infektion im Vordergrund steht, so gibt es doch eine Reihe von Folgezuständen, die auch den Kosmetiker beschäftigen. Schon der Initialaffekt führt, wenn er an sichtbarer Stelle auftritt und ulzeriert (extragenitale Sklerose, Rasierschanker), zu unschönen Narben, als gangraeneszierende Sklerose kann er weitgehende Zerstörungen des Penis verursachen. Im sekundären Stadium sind es vor allem manche kleinpapulösen, akneiformen Syphilide, die auch zu Verwechslungen mit Akne varioliformis Anlaß geben können, ferner varizelli-, varioli-, herpetiforme Exantheme, vor allem aber die Syphilis maligna praecox, welche Pigmentierungen und Narben hinterlassen. Diese Formen sind um so unangenehmer, als sie der Behandlung größeren Widerstand entgegensetzen und leicht rezidivieren. Es ist übrigens bekannt, daß bei manchen Menschen syphilitische Papeln besonders leicht zu Pigmenthypertrophien Anlaß geben (Syphilides nigricantes Fournier), wie ja Pigmentverschiebungen bei Syphilis nichts Seltenes sind *(Leukomelanodermien)*. Eine für die Sekundärperiode sehr charakteristische Form ist das *Leukoderma syphiliticum,* welches öfter bei Frauen als bei Männern aufzufinden ist. Es hat die unangenehme Eigenschaft, daß es bei ersteren besonders gern am Nacken und an den seitlichen Halspartien auftritt, so daß die Trägerin für den Kenner dadurch stigmatisiert erscheint. Bei Männern findet es sich häufiger am Körper ausgebreitet, besonders wenn sich dieselben in ihrem Berufe dem offenen Feuer aussetzen müssen. Es handelt sich um eine kleinfleckige Pigmentatrophie, welche von der narbigen Atrophie nach Akne, Varizellen, Variola wohl zu unterscheiden ist. Es gibt aber seltene Fälle, bei denen eine solche Depigmentierung mit einer fleckförmigen Atrophie (Anetodermie) vergesellschaftet ist. Auch beachte man, daß andere Erkrankungen, z. B. Psoriasis, Parapsoriasis allerdings häufiger an Körper und Armen zu fleckförmigen Depigmentierungen Anlaß geben.

Das syphilitische Leukoderm verschwindet trotz Therapie mitunter recht langsam, oft erst nach Monaten; man kann das „Collier de Vénus" durch ein anderes Collier decken; wo es dazu nicht reicht, müssen Bänder und Schminken herhalten.

Im Gefolge der Syphilis sehen wir auch Haarausfall eintreten, entweder diffus, wie nach anderen schweren Infektionskrankheiten, oder aber in Form von mörtelspritzerartigen, areolären haarlosen Stellen *(Alopécie en clairières)*, welche in Analogie dem Leukoderma zu setzen sind und vielleicht auch auf latente spezifische Eruptionen zurückzuführen wären. Mitunter sind es nur haararme Stellen, welche vorzugsweise an den Schläfen und am Hinterkopf aufzufinden sind, manchmal aber ergreift der Haarausfall auch Augenbrauen, Bart und Zilien und kommt beim Manne häufiger zur Beobachtung als bei Frauen. Zum Glück wachsen aber die Haare immer nach, was durch $^1/_2$%igen Sublimatspiritus gefördert werden kann. Schon FOURNIER sagt: „La syphilis ne fait pas des chauves."

Schwerer sind die Entstellungen, welche durch tertiärsyphilitische Erscheinungen, durch zerfallende Gummen bewirkt werden. Letztere hinterlassen weiße, glatte, peripher pigmentierte Narben, oft gruppiert, polyzyklisch begrenzt, oder aber in mehr weniger charakteristischer Nierenform. Die tuberösen Spätsyphilide können wieder unregelmäßige, gestrickte, violette oder braune Narben zur Folge haben. Noch peinlicher ist es, wenn zerfallende Gummen den Knochen zerstören, so besonders am Schädel, der Nase (Sattelnase), am harten Gaumen mit Perforation oder auch an den Extremitäten. Allerdings begegnet man solchen Vorkommnissen in unseren Gegenden heute schon seltener und fast nur bei vernachlässigten Fällen. Oft rezidivierende Gummen geben auch Ursache elephantiastischer Verdickungen an den unteren Extremitäten, an den Lippen *(Makrocheilie)* und der Nase (syphilitische *Leontiasis*). Ähnliche und hochgradige Entstellungen sah und sieht man bei der kongenitalen Syphilis, daneben Wachstumsstörungen, Mißbildungen des Schädels, Spitzgaumen, säbelscheidenförmig gekrümmte Tibien, Keratitis parenchymatosa mit ihren Konsequenzen, die „HUTCHINSONschen" Schneidezähne, die tonnenförmig aussehen und an den Kauflächen halbmondförmig ausgehöhlt sind. Die *Parrotschen Streifen* finden wir an den Lippen, Mundwinkeln, seltener an der Nasenwurzel als sternförmig ausstrahlende, strichförmige Närbchen, daneben kommen aber stärkere Narben um den Mund vor, welche die Öffnung verbilden und verkleinern.

Die Erscheinungen der Sekundärperiode an den Lippen und in der Mundhöhle spielen für den Kosmetiker wohl keine große Rolle, auch die der Spätsyphilis nicht, sofern sie nicht zu Zerstörungen führen, und diese können durch eine energische, beizeiten einsetzende, kombinierte Behandlung wohl meist verhindert werden. An der Zunge treten manchmal recht früh, aber auch in einem späteren Stadium glatte, papillenlose, trockene, scharf begrenzte Flecken auf *(Plaques lisses)* oder aber, besonders an den Rändern und an der Spitze, grauweiß schimmernde Veränderungen (Plaques opalines), die leicht erodieren. In der tertiären Periode kennen wir eine oberflächliche, sklerosierende Glossitis: rote, glatte, derbe Herde, und eine tiefe Glossitis, welche neben ihrer derben Konsistenz durch tiefe Furchen und dadurch entstehende Lappen- und Warzenbildung auffällt.

Viel eher wird die Leukoplakie ein Eingreifen auch im Sinne der Beseitigung von Schönheitsfehlern erfordern, besonders da sie sich nicht gar so selten am Lippenrot oder auch an der vorderen Hälfte und an den Rändern der Zunge etabliert. Diese opaken, bläulichweißen bis reinweißen Flecke von verschiedener Größe und Form werden mit der Zeit stark hyperkeratotisch, bilden plattenförmige Erhebungen von Perlmutterglanz, glatter oder verruköser Oberfläche, oft von Schrunden und Rissen durchsetzt. Nicht so selten bildet die Leukoplakie den Anlaß zu karzinomatöser Entartung, anderseits kann sie auch nach längerer Zeit spontan abheilen und wieder erscheinen. Solche leukoplakische Erscheinungen sind auch am weiblichen, seltener am männlichen Genitale in verschiedener Ausdehnung beobachtet worden. Wenn auch andere Schädlichkeiten (Rauchen, schadhafte Zähne, irritierende Speisen usw.) im gleichen Sinne wirken, so ist doch eine vorausgegangene luetische Infektion häufig der Anlaß zu deren Auftreten. In jedem Falle, wo auch nur der Verdacht einer Lues besteht, ist eine spezifische Kur (Kalomel + Neosalvarsan) einzuleiten. Unter dieser sieht man die Leukoplakien sich zurückbilden oder auch ganz schwinden, mindestens verhindert sie eine weitere Ausbreitung. Um aber ein Wiederaufflackern hintanzuhalten, ist die Behandlung öfters zu wiederholen. Jedenfalls sind alle Irritationen zu vermeiden, Ätzmittel wirken eher schädlich, als daß sie von Nutzen wären. Mit Radiumbestrahlung sieht man manchmal Erfolge, doch ist auch diese unzuverlässig. Am besten wirkt noch Elektrokaustik, nur muß diese eine gründliche Zerstörung des Krankhaften erzielen.

An den Nägeln kommen verschiedenste syphilitische Erscheinungen vor, so sehen wir den Primäraffekt an der Nagelphalanx auftreten, es bilden sich langsam wenig schmerzhafte, schmierig belegte Geschwüre mit derb infiltriertem Grunde, gleichzeitig indolente Schwellung der Drüsen in Kubita und Axilla. Die Entfernung des Nagels ist heute wohl nur mehr selten notwendig, eine rasch einsetzende Therapie bringt die Sklerose zur Rückbildung. Im Verlaufe der Erkrankung kann Abfall der Nägel erfolgen oder es fehlt ein Teil der Nagelplatte, selten sind die Nägel gefurcht (HELLER) oder längsgestreift, wobei die Streifen häufig durch normale Stellen unterbrochen sind, oder es zeigen sich Sprünge *(Onyxis craquelé, Scabrities unguium syphilitica)*, die Nägelenden sind brüchig; bei der *Onychoschysis* löst sich der Nagel von vorne nach hinten los und fällt schließlich ohne stärkere Schmerzen ab. Infolge einer mächtigen Hypertrophie *(Pachonychie)* ist der Nagel verdickt, gestreift, schwärzlich verfärbt, doch in seiner Form nicht wesentlich verändert; bei der *Helkonychie* entwickeln sich rings um den Rand Geschwüre, so daß nach Abfall der Nagelplatte die Matrix von einem graurötlichen Geschwür bedeckt ist; auch durch periungual angeordnete papulöse Effloreszenzen *(Perionychia syphilitica)* kann bei längerer Dauer Ausfall auftreten. Oft sind mehrere Finger und auch Zehen befallen; auffallend ist fast stets die geringe Schmerzhaftigkeit, die langsame Entwicklung und die Neigung zu Rezidiven. Erholt sich die Matrix, so bildet sich auch der neue Nagel wieder normal, sonst bleiben Defekte und Verbildungen. Auch bei der *Dactylitis syphilitica* erleiden die Nägel oft Schaden, außerdem besteht noch die Gefahr, daß bei Verkennung der Erkrankung unnötige und verstümmelnde Operationen ausgeführt werden. Ähnliche Veränderungen ruft die kongenitale Syphilis hervor, bei der auch Hyperkeratosis subungualis beobachtet wird.

S. auch Alopecia symptomatica, areata; Atemstörungen; Geschlechtskrankheiten der Frau; Lippen; Mundhöhle; Nasenfluß.

Syringome (Schweißdrüsenfehlknötchen) sind vorzüglich an zwei Stellen zu finden, an der Vorderseite der Brust und des Halses und an den unteren Augenlidern. An der Vorderseite der Brust und des Halses sind sie seltener und treten im Alter von 10—20 Jahren gelegentlich noch verstreut über Arme und Bauch in Form zahlreicher, derber Erhebungen auf. Ausnahmsweise wurden sie auch an den großen Labien gesehen (RIEHL jun., Verwechslung mit Syphilis). Meist rund, gelegentlich oval, haben sie bei etwa Erbsengröße eine zart rosa bis blaßbläuliche Farbe und bekommen hierdurch eine gewisse Ähnlichkeit mit syphilitischen Papeln und bei größerer Ausbreitung mit einem papulösen syphilitischen Hautausschlag. Sie schuppen aber im Gegensatz zu diesen nicht und können unbegrenzt lange bestehen, auch von selbst einmal verschwinden. An ihrem zweiten Lieblingssitz, den unteren Augenlidern, haben sie mehr die Farbe der Haut oder einen weißlichen bis ins Weißgelbliche übergehenden Farbenton. Sie finden sich hier hauptsächlich bei Erwachsenen und älteren Frauen. Man darf sie hier nicht mit dem Xanthelasma verwechseln, jenen eigentümlich gelblich gefärbten, zu Knötchen oder beetartigen Einlagerungen, symmetrisch im inneren Winkel der oberen Augenlider liegenden Gebilden, die viel häufiger sind und deren Beseitigung aus kosmetischen Gründen im Gegensatz zu den kleineren weniger auffallenden Syringomen an den unteren Augenlidern gewünscht wird.

Die Syringome werden am besten durch Elektrolyse, Kaltkaustik oder das „KROMAYERsche Stanzverfahren" entfernt, ohne sichtbare Narben ist das aber nicht möglich. Deshalb muß darnach getrachtet werden, die gewebszerstörenden Eingriffe möglichst auf die Tumoren selbst zu beschränken. Man behandle in einer Sitzung stets räumlich voneinander getrennte und nicht dicht nebeneinander liegende Geschwülstchen mit feiner Nadel, größere wird man chirurgisch angehen.

S. auch Diathermie; Röntgen.

Syringomyelie, s. Nervenleiden; Trophische Störungen.

T

Tabakex, „Das große Wunder", ist nach PEYER eine 0,2%ige Lösung von Silbernitrat in Pfefferminzwasser. (Labora-Verlag, Berlin.)

Tabes, s. Alopecia areata; Trophische Störungen.

Taches bleues, s. Parasiten.

Tachicrin ist ein Haarwasser, das nach Angabe aus einem „alkoholischen Auszug aus Cort. Chinae, Acid. tann., Hamamelis virginica mit Zusatz von Natr. chloratum und Parfum" besteht. (Dr. Behre & Co., Bremen.)

Taky ist ein Depilatorium. Analyse GRIEBEL: Eukalyptol, Calciumsulfid und Talcum. (A. Bornstein & Co., Berlin W.)

Takywasser, ein Enthaarungsmittel der Firma Laboratoires Charles Roger, Boulogne-sur-Seine, Paris, besteht nach einer Analyse von FLOTOW aus einer parfumierten, 7 p. c. Zucker enthaltenden Lösung von 5 Teilen Natriumsulfid in 100 Teilen Flüssigkeit.

S. auch Depilatorien.

Talcum, Talk, Speckstein, Talcum, ein Magnesiumsilikat. Weißes, schweres Pulver von fettigem, schlüpfrigem Griff, beim Reiben glänzend werdend, beim Anfeuchten sollen feine Sorten nur eine ganz leichte graue Farbe annehmen, ordinäre Sorten werden kräftig grau. Austrocknendes, weniger aufsaugendes Pulver als viele andere, beim Aufstreuen eine matte Hautdecke liefernd, die beim Reiben glänzend wird. Wird zu Streupudern, Pudern, Schminken usw., ferner als Massierpuder verwendet und ist eines der wichtigsten pulverförmigen Materialien.

Talg, Sebum. Die Kosmetik versteht unter Talg stets besten Rindstalg, Sebum bovinum; sie verwirft ausdrücklich den bockig riechenden, rasch ranzig werdenden Hammeltalg, Sebum ovile. Zur Hautpflege ist Talg ungeeignet, es wird nur zu Haarpomaden, Schminkestangen (Theaterschminken) usw. herangezogen. Er ist aber zu jedem Gebrauch nur in konserviertem Zustande zulässig (Sebum benzoatum oder mit Nipagin konserviert). Talg wird auch besonders häufig zur Herstellung von Toiletteseifen gebraucht, deren wichtigstes Grundmaterial er ist.

Talgdrüsen, s. Akne; Atrophie der Haut; Ernährung; Lippen; Psyche; Schwangerschaft; Seborrhoe.

Talgdrüsencystchen. Sie sind stecknadelkopfgroß, gelblich gefärbt, leicht durchscheinend, liegen nicht ganz oberflächlich und finden sich besonders als Begleiterscheinung der Gesichtsakne. Man kann sie nicht ohne weiteres exprimieren, da der Ausführungsgang abgeknickt oder durch Hornmassen verstopft ist. Zunächst muß die Haut verdünnt werden, was durch Applikation von Emplastrum saponat.-salicyl. erzielt wird. Da aber das offizinelle österreichische Pflaster wegen des Gehaltes an Campheröl öfter Reizungen der Gesichtshaut macht, empfiehlt KREN die Herstellung eines solchen nach folgender Vorschrift:

Rp. Axung. porci
Ol. Sesam.
Plumb. oxyd. .... aa 25,0
Empl. Plumb. simpl. 75,0
Cerae alb. 15,0
Sapon. medic. 7,0
Acid. salicyl. 10,0
Colophon. 1,0
M. f. emplastr., extende supra pannum.

Damit es besser anhafte, werde es vor der Applikation leicht erwärmt, auch soll man nie gerade Streifen, sondern rund geschnittene Flecke verwenden, die am Rande selbstverständlich leicht eingeschnitten sind. Ein leichter Verband vermehrt die Haftfähigkeit. Diese Verbände müssen durch 2—3 Tage fortgesetzt werden, um sämtliche Cystchen zu eröffnen, worauf der Inhalt mit dem Komedonenquetscher ausgepreßt wird. Für einzelne Exemplare kann man auch graues Pflaster versuchen oder besser noch, man sticht sie mit einer feinen Lanzette an und drückt sie aus. Radikaler und doch schonend ist das Vorgehen mit dem Beutelrockbohrer.

Talgdrüsenadenome entwickeln sich in höherem Alter an Stirne, Schläfen, zuweilen auch an den Wangen. Sie sind leicht über das Hautniveau erhaben, gelblich bis gelbrötlich, haben Rosettenform und erreichen die Größe einer Linse. Nicht selten treten sie in der Mehrzahl auf. Sie werden durch Exkochleation mit dem scharfen Löffel, mittels Elektrokoagulation oder auch Elektrolyse beseitigt.

Tanagrapasta und -pulver sollen Fluorcalcium enthalten und zur Zahnpflege verwendet werden. (Karl Fr. Töllner, Bremen.)

Tannal ist basisches Aluminiumtannat. Braunes Pulver, unlöslich in Wasser, löslich in Säuren. Durch Zusatz von Weinsäure erhält man das *Tannal solubile* des Handels. Adstringens und Stypticum. (J. D. Riedel, Berlin.)

Tannin, Tanninum, Gerbsäure, Acidum tannicum. Braungelbes Pulver, löslich in 1 Teil Wasser, 2 Teilen Alkohol (90%) und 2 Teilen Glyzerin, unlöslich in Aether, Benzin, fetten und aetherischen Ölen. Es wirkt als Adstringens, Stypticum und leicht antiseptisches Mittel, es macht die Haut härter und widerstandsfähiger (z. B. bei Intertrigo). Tannin wirkt auch sekretionsbeschränkend (Hyperhidrosis, Seborrhoea oleosa usw.). Salben 2—5—10%ig, Lösungen 2—5% zu Umschlägen, 2%iger Zusatz zu Haarwässern, 2—5%, auch 10% und mehr zu Streupulvern o. dgl. Zu Bädern 50—100 g für 1 Vollbad bei Urticaria usw.

Rp. Tannini 5,0
Resorcini 2,5
Collod. elast. 50,0
S. Gegen Frostbeulen.

—

Rp. Tannini 1,0
Glycerini 25,0
Chloroformii 0,3
Ungt. cerei 6,0
S. Ekzemsalbe für die Kinderpraxis.

—

Rp. Tannini 5,0
Talci 40,0
Magnes. carbon. 5,0
S. Streupuder.

Rp. Tannini 20,0
Spir. Vini 5,0
Aetheris 25,0
Collodii 50,0
S. Styptisches Kollodium.

—

Rp. Tannini 1,0
Anaesthesini 0,5
Glycerini 10,0
S. Für Rhagaden und wunde Brüste.

—

Rp. Tannini 0,2
Cerat. Cetac. 10,0
S. Lippensalbe.

S. auch Bartflechte; Lichtschäden; Pharmakologie der Haut; Schälkuren; Tatauierungen.

Tannismut v. Heyden ist Wismutbitannat.

Tannobromin, die Formaldehydverbindung eines Bromtannins (alkohollösliches Bromokollpräparat) (s. dort); rötlich oder gelblichgraues Pulver, wenig löslich in Wasser, leicht löslich in alkalischen Flüssigkeiten, in Kollodium und Alkohol. Wirkt juckstillend, antiseptisch und schwach adstringierend. Als 10%iges Kollodium bei Frostbeulen (Frostinbalsam), als 2—5%ige alkoholische Lösung bei Haarausfall (nur bei brünetten Personen), als 2—10%ige Salbe. (I. G. Farbenindustrie A. G., Leverkusen a. Rh.) (S. auch Alopezien; Frostinbalsam.)

Tannochininhaarwasser.

Rp. Chinin. tann. (Tannochinini) 12,0
Tinct. Cantharid. 5,0
Bals. peruv. 2,0
Spir. Vini .... ad 200,0

Auch 5—10%ige Salbe.

Häufig werden auch Präparate, die Tannin und ein beliebiges Chininsalz enthalten, als Tannochininpräparate bezeichnet, z. B.:

Rp. Tannini 2,5
Chinin. bisulfuric. 1,5
Bals. peruv. 2,0
Butyr. Cacao 40,0
Ol. Amygdalar. 10,0

S. auch Chinin.

Tannochrom soll aus 0,25 Chromoxyd, 1,0 Tannin und 2,0 Resorzin hergestellt sein und als Wundantisepticum dienen. Im Handel in flüssiger und Pulverform. Schweißmittel, als chromhaltig bedenklich. (Chemosan-Hellco A. G., Troppau.)

Tannocreme (-derma), s. Sonnenlichtschädigungen.

Tannoform, Tanninum methylenatum, Methylenditannin. Leichtes, schwach rötlichbraunes, geruch- und geschmackloses Pulver, unlöslich in Wasser, leicht löslich in Alkohol. Ammoniakflüssigkeit, Natronlauge und Natriumkarbonatlösung lösen Tannoform mit gelber bis rotbrauner Farbe. Wirkt sekretionshemmend und austrocknend bei Balanitis, Intertrigo, Hyperhidrosis. Als Streupulver rein oder 33%ig (es färbt die Haut rotbraun). Als 5—10%ige Salbe oder Pasta. (E. Merck, Darmstadt.)

Tannosil, Meditannosin, Methylenditannin. Kondensationsprodukt aus Formaldehyd und Tannin (analog dem Tannoform). Rötlichbraunes, geruch- und geschmackloses, in Wasser unlösliches, in Alkohol und verdünnten Alkalien lösliches Pulver. Wirkt wie Tannoform (s. dort). (H. Wolfrum & Cie., Augsburg.)

Tannovitol soll Methylenditannin sein. (Byk-Guldenwerke A. G., Berlin.)

Tanz, s. Gymnastik und Sport.

Targesin, komplexe Diacetyltanninsilbereiweißverbindung (C. SIEBERT und HENRYK COHN), metallisch glänzende, blauschwarze, bis zu 50% und darüber wasserlösliche Lamellen. Die Lösungen reagieren schwach sauer und können mit gewöhnlichem Leitungswasser hergestellt werden. Sowohl Silber als auch Tannin ist gut maskiert, daher keine Fällung mit Eiweiß und Kochsalz. Völlig reizloses Präparat. Keimtötendes und entzündungswidriges Mittel bei intertriginösen Erscheinungen als 2—5%ige Pinselungen, 2%ige Targesin-Trockenpinselung, 5%ige Targesinpasta. 1 Teelöffel einer 5%igen Lösung auf $^1/_2$ Glas Wasser zu Spül- und Gurgelwassern bei Schleimhaut- und Zahnfleischerkrankungen. (Goedecke & Co. A. G., Berlin-Charlottenburg.)

Tarsorrhaphie, s. Exophthalmus; Lidausstülpung; Lidspaltenplastik.

Tarsusverkrümmung, s. Lidknorpelverkrümmung.

Tatauierungen (Tätowierung). *Hautbemalung, Narbenzeichnung* und Tatauieren sind uralte Völkergebräuche, deren Spuren bis auf den heutigen Tag sich erhalten haben. Nicht nur bei unkultivierten und unzivilisierten, primitiven Volksstämmen trifft man noch solche Körperverzierungen an — im wesentlichen dienen sie jedenfalls kosmetischen Zwecken —, sondern auch bei den Kulturvölkern der Gegenwart sieht man bald mehr, bald weniger in ihren Grundzügen diese oder jene der Gepflogenheiten erhalten. Sind auch heute Hautbemalung und Narbenzeichnung mindestens hinsichtlich des Ausmaßes ihrer Anwendung und der Wahl der Körpergegend von den primitiv geübten Künsten dieser Art verschieden, so darf man wohl sagen, daß das Tatauierungswesen am ursprünglichsten sich erhalten hat, wenn natürlich auch ein Wandel in dem Gegenständlichen der Hautpunkturen wenigstens bis zu einem gewissen Grade durch die kulturhistorischen und politischen Epochen bedingt ist.

Die uralte *Technik* der Hautpunktur ist geblieben, nur das Werkzeug hat sich geändert: waren es früher ein Dorn, eine Fischgräte, ein scharfer Muschelrand oder ähnliches, so sind es heute eine Nadel oder Nadelbündel, in neuester Zeit auch Nadelpunkturapparate, die dazu benützt werden. So lange man unbeschwert von bakteriologischen Kenntnissen war, bedurfte es keiner Vorbereitung zur Tatauierung; heute müssen Operationsfeld und Instrumente entsprechend gesäubert werden, ehe die Prozedur beginnt. Freilich darf dies vielfach noch immer als ideale Forderung gelten, denn in der Umwelt und in den Kreisen, in welchen Tatauierungen gesucht und gesetzt werden, pflegt man mit der Reinlichkeit und natürlich noch in weit höherem Maße mit der Asepsis auf gespanntem Fuße zu leben. Es ist immerhin seltsam, daß man nicht öfters, als es geschieht, Komplikationen infektiöser Natur infolge von unsauber ausgeführten Tatauierungen zu sehen bekommt. Denn bei der regelrecht vorgenommenen Hautpunktur werden Lymph- und Blutgefäße der oberen Cutisschicht (Stratum papillare) eröffnet. Aber nicht nur Gefahr pyogener und septischer Erkrankungen (Lymphangitis, Lymphadenitis, Pyämie) droht, es können auch Tuberkulose, Syphilis, Lepra u. a. dabei übertragen werden.

Die Deponierung der Farbstoffe in die subepithelialen Schichten, z. B. von Zinnober, Ocker, Baryumsulfat, Krapplack, Elfenbeinschwarz, Fischbeinschwarz, Lampenruß, schwarze chinesische Tusche, Pelikantusche, Kohle, Karmin- oder Ziegelrot, Henna u. a. m., erfolgt zwar unter einer meist bald darnach auftretenden akuten Hautentzündung mit starker Schwellung und Rötung, alsdann aber bleiben die Farbpartikelchen reaktionslos dauernd im Gewebe eingeschlossen. Solange den Tatauierungen religiöse, sexuelle, politische oder soziale Bedeutung zukam, wurden naturgemäß bei der Ausführung die freigetragenen Körperstellen bevorzugt. Erst als das Tatauieren an Ansehen nach jeder Richtung hin eingebüßt hatte und nicht mehr die Großen und die führenden Schichten der Volksstämme dem Brauche huldigten, erst als die Hautpunkturen als Volksgebrauch abgeschafft und mehr eine Angelegenheit der Deklassierten und Depossedierten geworden waren, begann man die eingestochenen Hautzeichnungen mehr an bedeckt getragene Hautgegenden zu verlegen. Dabei handelte es sich in späteren Zeiten nicht etwa um grundsätzlich andere Embleme wie ehedem. Das Gegenständliche der Hautpunkturen vertrug, natürlich mit Ausnahmen, und verträgt auch heute noch zumeist das Licht der Öffentlichkeit. Ornamentale Zeichnungen, gewerbliche Wappenabzeichen, patriotische, namentlich militärische Sinnbilder, Theater- und Varietéfiguren u. v. a. bieten keinen Anlaß zum schamvollen Verbergen; eher schon erotische oder gar pornographische Darstellungen. Wenn Seeleute in besonders reicher Zahl sich tatauieren lassen, so mag vielleicht im Unterbewußtsein der Gedanke eine Rolle spielen, daß solche Hautmarkierung einen Anhaltspunkt für die Agnoszierung Ertrunkener zu bieten vermöge, wie gerade umgekehrt der Verbrecherwelt aus gleichem Grunde der Identitätsfeststellung die Tatauierung unangenehm wird. Es ist interessant, daß mit der obrigkeitlichen Bestimmung, Tatauierungsembleme in die Militär- und Reisepässe und dergleichen Urkunden einzutragen, eine sichtliche Abnahme dieser Hautzeichnungen festzustellen war.

Sehr oft folgt der Tat die Reue auf dem Fuße, d. h., kaum ist die Tatauierung fertig, da möchte sie der Träger am liebsten gleich wieder entfernt wissen; aber meist findet er sich dann doch mit dem neuen Hautschmuck ab. Kritischer gestaltet sich die Situation, wenn die Lebensbedingungen der Tatauierten sich grundlegend ändern, wenn ein Aufstieg aus einer niederen in eine höhere, gebildetere Volksklasse statthat. Da wird erfahrungsgemäß das Bestehen solcher Farbimprägnation der Haut überaus peinlich empfunden und mit allen Mitteln eine Beseitigung angestrebt. Welches aber auch immer die Motive sein mögen, aus denen eine Auslöschung der so tief in der Haut verankerten Farbstoffspeicherung gewünscht wird, es gehört jedenfalls zur Kosmetik der Haut, die Methoden zu kennen und abschätzen zu lernen, die zum Zwecke der Beseitigung von Tatauierungen angegeben sind und mehr oder weniger zum Rüstzeug eines Praktikers der Kosmetik gehören.

Zunächst: Kann man auf ein *Spontanverschwinden* von Tatauierungen rechnen? Im allgemeinen nicht! Regelrechte und mit echten Farbstoffen (echte chinesische Tusche, Günther-Wagner-Tusche, schwarze Kohle, Henna, Zinnober) ausgeführte Hautpunkturen erhalten sich, die richtige Technik vorausgesetzt, unverändert und dauernd. Wenn Tatauierungen spontan schwinden, ist entweder intraepidermidal punktiert oder es kamen unechte Farbstoffe, die einer Zersetzung unterliegen, zur Anwendung. Die Annahme, daß roter Farbstoff weniger lange unverändert liegen bleibe als blauer, ist in dieser Form unrichtig; auch echte Zinnobertatauierung ist von unbegrenzter Dauerhaftigkeit. Manchmal scheint es allerdings, als ob hier ein gewisses Abblassen vorkommen kann; jedenfalls sieht man dies öfters als etwa ein Schwächerwerden einer Schwarztatauierung.

Sicherste Beseitigung einer Tatauierung erfolgt auf chirurgischem Wege durch *Exzision.* Dieses Verfahren ist bei einzelnen und kleineren Hautbildern leicht möglich; bei zahlreichen und weiter ausladenden Ornamenten erwachsen Schwierigkeiten. Schon eine verhältnismäßig ausgedehnte Hautfigur pflegt so breit zu sein, daß eine Naht kaum die Ränder vereinigen läßt; die einzelnen figürlichen Teile für sich zu exzidieren und zu nähen ist kosmetisch untunlich. So bleibt nur Exzision mit nachfolgender Transplantation oder Thierschung. Sicherlich ein gutes und empfehlenswertes Verfahren, das aber merkwürdigerweise wenig geübt zu werden scheint. Eventuell muß die Operation in mehreren Akten durchgeführt werden.

Die *chirurgische Diathermie* ist eine Methode, die zur Detatauierung außerordentlich aussichtsreich erscheint. Wenn auch ihrer Anwendung dimensionale Grenzen gesetzt sind, so ist sie doch mangels begleitender Blutungen gut und leicht durchführbar und führt nach einem glatten unkomplizierten Wundverlauf oft zu weichen, schönen Narben.

Rein chirurgisch ist auch das *Wederhakesche Verfahren,* darin bestehend, daß unter Anaesthesie durch Längsschnitt bis in die Subcutis allmählich der ganze imprägnierte Hautbezirk bis auf eine Seite abpräpariert, alsdann umgeklappt und auf einem sterilen Brett mit Nadeln fixiert wird; mittels einer feinen Schere werden nun die von Farbpartikeln durchsetzten Gewebsteile abgetragen oder ausharpuniert, alsdann erfolgt Zurückklappen des Hautlappens und Naht. Die Methode klingt sehr plausibel. Wer sie geübt hat, wird erfahren haben, daß sie oft nicht zum Ziele führt; denn es geht meistens die körnige Imprägnierung der Haut bis in die oberste Papillarschicht und bei der Dünne dieser Hautlage einschließlich der Epidermis gelingt es mit jenem grobmechanischen Verfahren eben nicht, den Farbstoff gänzlich zu beseitigen. Zudem läuft man Gefahr, die Epidermis mehrfach zu durchlöchern. Kurz, das Verfahren ist theoretisch einleuchtend, praktisch mindestens als unsicher zu bezeichnen.

Die *Dekortikation* ist ein Verfahren, das nur bei ganz oberflächlicher Hautpunktur von Erfolg begleitet sein könnte, es kann daher keine größere Bedeutung für sich in Anspruch nehmen. Durch harpunenartiges Ausgraben der Farbpartikelchen in der Cutis mittels entsprechender Stanzinstrumente (Kromayer) oder Nadeln kann an und für sich ein günstiges Ergebnis erzielt werden; indessen ist das Verfahren äußerst mühselig, zeitraubend und recht schmerzhaft.

Mittels *hochfrequenter Wechselströme* (Kaltkauter), wobei man Nadelelektroden (Forestsche Nadel) zum Nachstechen und Kugelelektroden für oberflächlichere Formen verwendet, wird man zwar die Tatauierung als solche auslöschen können, aber es bleibt eine entsprechend figurierte Narbe zurück, von der man nicht immer erwarten darf, daß sie flach, glatt, weiß und weich, d. h. also kosmetisch befriedigend hinterbleibt. Man erkennt die Zeichnung sozusagen als Negativ und somit ist den Trägern der Tatauierung dann wenig geholfen, weil oft gerade das Gegenständliche der Hautpunktur ihnen peinlich ist und sie bloßstellt.

Auch durch *einfache Elektrolyse* hat man Erweichung des Gewebes angestrebt und alsdann das lockere Farbstoffgemenge auszukratzen versucht. Oder man hat auch 5—8 mA durch die Tatauierung geleitet und eine schorfbedeckte Nekrose damit erzeugt, der eine glatte Narbenbildung folgt.

Mit *Röntgenbestrahlungen,* mit *Finsen-Reyn-Licht,* mit *Quarzlampenbelichtung* hat man ebenfalls zu detatauieren versucht: Erfolge bei ersterem Verfahren sind schon theoretisch nicht wahrscheinlich, bei den letzteren beiden Verfahren ebenfalls von vornherein nicht zu erwarten, selbst nicht, wenn man stärkere Entzündungen dabei erzeugt. Die Wirkung bleibt hier stets zu oberflächlich.

Kohlensäureschnee vermag dagegen eine Nekrotisierung der oberflächlichen Cutisteile und damit eine Beseitigung der Tatauierung herbeizuführen, indessen bedarf es hier immerhin einer so tiefgehenden Wirkung, daß es oft notwendig werden wird, mehrmals diese Behandlung vorzunehmen, um alle Reste der Farbstoffimprägnierung aus den tieferen Gewebsschichten der Haut zu entfernen. Man läßt entsprechend geformten Kohlensäureschnee unter Druck je nach Bedarf 20—60 Sekunden auf die Tatauierung einwirken und sorgt nach Möglichkeit dafür, daß die Ränder der verschiedenen zu behandelnden Partien sich unmittelbar berühren. Während bei einmaliger intensiver CO_2-Behandlung in der Regel mit weicher glatter Narbenbildung gerechnet werden kann, sind bei wiederholter und tiefgreifender CO_2-Applikation öfters unschöne wulstige Narben zu erwarten. Gegebenenfalls kann versucht werden, solche entstellenden Narben durch Radium zum Abflachen zu bringen.

Anderseits hat man angestrebt, durch *Heißluft* und *nachfolgender Curettage* in Narkose die Hautpunkturen zu beseitigen, wobei man Blutstillung und Ätzung ebenfalls mittels Heißluft vornahm. Es ist dies eine Methodik, die, angesichts ihres Aufwandes und der unvermeidlichen Eiterung mit Narbenbildung hinterher, keinen Anspruch auf allgemein praktische Verwertbarkeit machen kann.

In ähnlicher Weise stellt sich ein kombiniert *elektro-chemisches* Verfahren, die Anwendung des *Kaltkauters* mit nachfolgender Applikation von zirka 10—20%igen Pyrogallussalbenverbänden durch mehrere Tage hindurch, dar; nach erfolgter Nekrotisierung Abheilung unter indifferenten Salbenverbänden. Diese Behandlungsmethode gleicht etwa der der Lupustherapie mit Kalilauge und sich anschließenden Pyrogallussalbenverbänden: Das kosmetische Endresultat ist hier wie dort ungewiß, hypertrophische Narbenbildung kann nie mit Sicherheit ausgeschlossen werden, auch wenn die Überwachung der granulierenden Wunden und ihrer Vernarbung noch so sorgsam geschieht.

Auch der *Thermokauter* bzw. *Galvanokauter* hat nach entsprechender Lokalanaesthesie zur Zerstörung der farbstoffimprägnierten Gewebsteile Anwendung gefunden, wobei die Umrisse der Figuren durch verbindende nekrotisierende Streifen unkenntlich gemacht werden müssen. Hypertrophische Narben können dabei leicht entstehen, es ist daher diese Behandlungsweise nicht empfehlenswert.

Nun hat man auch getrachtet, ohne operativen Eingriff, lediglich durch Verwendung von *Chemikalien* zu detatauieren. Die Tannin-Argentum-Methode besteht in einem Bestreichen der Tatauierung mit einer konzentrierten Lösung von Acid. tannic. und Nachpunktur einer in diese Flüssigkeit getauchten Nadel, am Tage darauf bestreicht man die wunden Partien mit einem Höllensteinstift. Die entstehende schwarz gefärbte Silbertannatkruste fällt schließlich ab und es zeigt sich darunter eine mehr minder auffällige Narbe. Eine Modifikation des *Variotschen Verfahrens* soll narbenlose Resultate zeitigen: nach Alkoholreinigung Nachtatauierung mit 50% wässeriger Tanninlösung, nachdem ringsherum eine Schicht von Petrolatum aufgetragen ist, um das periphere Ablaufen der Tanninlösung zu verhindern. Darnach wird die sich heraushebende graue Tatauierung energisch mit Höllenstein in Substanz eingerieben. Trockener Verband bis zur völligen Epithelisierung.

Gute Narbenbildung soll dadurch erzielt werden, daß die Verzierungen der Haut dicht nebeneinander *skarifiziert* und dann mit fein zerriebenem Kalium hypermanganicum (ROUSSET, LACASSAGNE) bestreut oder mit Karbolsäure (DARIER) bestrichen werden. Das Verfahren sei einfach, schmerzlos, von kurzer Dauer. Von der Lupusbehandlung her ist aber eine erhebliche Schmerzhaftigkeit bei Anwendung konzentrierten Kali hyp. bekannt.

Als „*Antitaetan*" ist eine Salbe bekannt geworden, die im wesentlichen Alkali-Zink-Salbe enthält und zur Anwendung gelangt, nachdem mit einer 96%igen Essigsäure zuvor die betreffende Hautpartie oberflächlich nekrotisiert ist. Die frisch aus zwei Bestandteilen zusammengesetzte Salbe wirkt durch Ätzung mit gleichzeitigem Effekt von Sauerstoff in statu nascendi.

Ein anderes Mittel ist das „*Extaetol*". Das Extaetol I enthält 30% $CaCO_3$, 20% C_6H_5OK und 17% C_6H_5OH. Damit wird die Tatauierung genau nachgestochen, wodurch die Epidermis so erweicht, daß sie leicht abgeschabt werden kann. Nunmehr erfolgt Nachpinselung mit Extaetol II, das aus 30% $CaCO_3$, 20% $C_7H_6O_3$ und 17% C_6H_5OH besteht. Darnach wird Extaetolsalbe aufgelegt, welche die Tatauierung so heraushebt, daß sie mittels einer Pinzette als nekrotisierte Masse abgezogen werden kann. Wundheilung unter einfachen Salbenverbänden (z. B. Borsalbe). Die Narben sollen darnach zart sein; das individuelle Verhalten wird wohl hier eine maßgebliche Rolle für deren Beschaffenheit spielen.

In der BRUCKschen Abteilung werden nicht über handtellergroße (wegen Intoxikationsgefahr!) tatauierte Stellen mit einer der BOECKschen Pinselung ähnlichen Ätzsalbe, welche auf Billrothbattist gestrichen wird, nachdem die Umgebung mit Zinkpasta geschützt wurde, bedeckt:

Rp. Acid. pyrogall.	Glycerini
Acid. salicyl.	Spir. Vini dil. .... aa 5,0
Resorcini .... aa 7,0	Tragacanth. 1,0

Nach 24 Stunden Wechsel des Verbandes, abermalige Applikation. Das wird 2—3mal wiederholt, dann stößt sich die Hautpartie ab, unter indifferenter Lebertran-, Desitinsalbe kommt es zur Heilung mit gutem kosmetischen Resultat.

Von einem ganz anderen Gesichtspunkt aus sind Detatauierungen durch *chemische Verdauungsverfahren* angestrebt worden und haben sich ebenfalls nicht besonders bewährt. Nachdem mit „Glycerole of papoid" und dann mit einer Papainglyzerinmischung nicht gerade ermutigende Versuche angestellt waren, haben spätere Methoden im Sinne einer Pepsin-Salzsäure-Verdauung auch nicht zu erwünschten Ergebnissen geführt und verdienen keine Beachtung mehr. Es sollen durch dieses Verfahren das Kollagen langsam aufgelöst und in dem erweiterten Maschengewebe die Farbkörner gelockert werden, so daß sie leicht wieder herausbefördert werden könnten.

Einfache Ätzmittel in Gestalt von Höllenstein, von Acid. acetic., Acid. nitric., Acid. hydrochloric., Acid. sulfurat., von Calcium sulfuratum, Ammoniak sind unsicher in der Wirkung, hinsichtlich des kosmetischen Effektes sehr fragwürdig und auch wegen der Schmerzhaftigkeit wenig verwendet. Freilich ist hier wie bei allen örtlichen Verfahren zur Detatauierung, die mit Schmerzen verbunden sind, zu bedenken, daß durch Vollnarkose mit Chloroform, Aether, neuzeitlich namentlich durch Verwendung von Evipan und anderseits durch die lokalen Anaesthesiemethoden die Berücksichtigung des Schmerzes nicht mehr besonders ins Gewicht fällt.

Von Laien gerne geübt ist die Einreibung mit grobem Kochsalz, und LACASSAGNE lobt die wenig auffallende Narbenbildung; er wendet die Methode bei kleineren Flächen gerne an, die Hautpartie wird zunächst bis zur Blutung abgeraspelt oder abgeschmirgelt und hernach Kochsalz energisch eingerieben; das kann auch mehrmals wiederholt werden.

Blasenziehende Stoffe wirken viel zu oberflächlich, und daher ist ihre Verwendung überflüssig, es sei denn, daß Nachbehandlung mit hochkonzentriertem H_2O_2-Glyzerin oder ähnliches zur Nekrose führt.

Da somit die meisten der genannten Verfahren wenig befriedigende Ergebnisse zeitigen, ist seit langer Zeit ein Volksgebrauch üblich, darin bestehend, daß eine Übertatauierung erfolgt, die eine *Verdeckung des Farbstoffes* bezweckt. Man bedient sich in Laienkreisen der sauren Milch dazu, die in ganz gleicher Weise wie der ursprüngliche Farbstoff in die Haut mittels Nadeln eingeführt wird. Es ist in der Tat manchmal ein ganz leidlicher Erfolg damit zu erzielen, zumal jede Narbenbildung dabei vermieden wird. Rationeller ist die *Überschichtung* mit weißer Emaille; mit einer Mischung von Milch, 96% Alkohol, Kreide oder weißem Wachs und Zinkoxyd kann man solche Übertatauierung zweckmäßigerweise versuchen. Die Brauchbarkeit dieses Verfahrens wird aber auch gelegentlich stark bezweifelt. Es ist eben eine unsichere Methode, die manchmal glückt und manchmal versagt. Auch *Pferdemilch* soll sich zur Nachtatauierung empfehlen, indem mit darin eingetauchten Nadeln nachgestochen wird; freilich wurde ein guter Erfolg bei einer nur kurze Zeit bestehenden oberflächlichen Tatauierung erzielt.

Es werden in jedem Falle, in dem eine Detatauierung in Frage kommt, Sitz, Ausdehnung der Fläche und der Tiefe nach, zeitlicher Bestand zu berücksichtigen sein, um sich für die eine oder andere der geschilderten Methoden zu entscheiden. Immer aber ist zu bedenken, daß bei der Tatauierung in der Tiefe der Cutis weit über die subepidermoidale Schicht hinaus die Imprägnation mit den Farbstoffen Platz gegriffen hat und daher alle nicht radikal eliminierenden, d. h. nicht tief genug greifenden Verfahren ohne die gewünschte Wirkung bleiben.

Ferner ist zu erwägen, daß der mit jeder Detatauierung verbundene Gewebsverlust, sofern er nicht durch ein Transplantat gedeckt wird, folgerecht zur Narbenbildung Anlaß gibt. Kein Verfahren aber gewährleistet eine glatte und schöne Gestaltung solcher Narben an und für sich, sondern immer ist die individuelle Heiltendenz der maßgebliche Faktor für den Endeffekt einer detatauierten Hautwunde.

Wie die Tatauierung, so bildet auch die Detatauierung eine Domäne für die Künstler auf dem ersteren Gebiet, und es ist nur verwunderlich, daß nicht mehr Schäden dabei erwachsen oder bekannt werden. Eine großzügige Organisation bilden mancherorts, z. B. in Frankreich, diese Leute, und ihr kurpfuscherisches Treiben wird dadurch gestützt, daß die Jurisprudenz ebenso wie in der Tatauierung, so auch in deren Entfernungsverfahren keinen ärztlichen Eingriff erblicken zu sollen glaubt.

S. auch Berufskrankheiten; Diathermie; Elektrolyse; Extätol; Grauer Star; Hornhautfärbung; Kaustik; Kohlensäureschnee; Körperschönheit; Lidnarben; Narben; Naturvölker; Pigmentierung; Rotationsinstrumente.

Tatauierungsentfernung aus der Lidhaut gelingt manchmal durch Diathermie (Kaltkaustik).

Tätowieren, s. Tatauieren.

Taurin, s. Galle.

Taurocholsaures Natrium, s. Galle.

Taxilanpräparate. Taxilan liquidum (Taxilanmilch) und Unguentum Taxilan (Taxilancreme) sind aus Milch unter Verwendung von Milchsäure hergestellte

Hautpflegemittel, die zur Säuretherapie in der Dermatologie, z. B. bei Ekzemen, Psoriasis usw. Anwendung finden sollen. Medikamentöse Zusätze, wie Schwefel, Teer, Ichthyol u. a. m., können gemacht werden. (Chemische Fabrik Promonta G. m. b. H., Hamburg.)

Tee. Der als Getränk bekannte chinesische Tee wird in Form starker Infusionen in der Hauskosmetik zum Blondfärben der Haare benützt. Teeblüten dienen als Zusatz zu Räuchermitteln.

Teer, wasserlöslicher. Man erwärmt zusammen:

Holzteer	250 g
Natriumbikarbonat	15 „
Wasser	1000 „

etwa 3 Stunden lang auf 60° unter Umrühren. Filtrieren.

Löslichmachen des Teeres in Wasser durch Zusatz von Seife.

Fichtenteer .... 3 Teile
Kaliseife .... 1 Teil
Man erhitzt bis zur Verflüssigung und gibt dann hinzu:
Kalilauge 3 Bé .... 3 Teile

S. auch Teere; Pixol.

Teere, Pices.

Ihr wirksames Prinzip sind Phenole und Kresole. Auf diesen beiden Bestandteilen beruhen auch die bakterien- und pilztötenden Wirkungen der Teere. Die Kohlenwasserstoffe, die auch eine juckstillende Wirkung haben, wirken entzündungswidrig und hornschichtbildend. Die Pechbestandteile rufen dagegen zum Teil unangenehme Nebenerscheinungen hervor. So verschließen sie infolge ihrer festen Beschaffenheit und Klebrigkeit die Ausgänge der Follikel, erzeugen Reizung und Teerakne. In der Kosmetik werden die Teere besonders bei parasitären Affektionen aller Art benützt, bei juckenden Ekzemen, Seborrhoe usw. Eine kranke Haut ist häufig sehr empfindlich gegen Teer. Man muß sich daher oft möglichst vorsichtig, beginnend mit $^1/_4$—$^1/_2$—1%igen Pasten oder Salben, einschleichen. Bei erkannter Verträglichkeit kann man auch auf 5—10%ige Salben steigen und schließlich auch den Teer rein aufpinseln, was mit folgendem warmen Bade eine besondere Art des Teerbades ist (s. Badezusätze, Teerbäder).

Teere können verwendet werden als Tinkturen, Schüttelmixturen, Pasten, Salben, Seifen, Pflaster, Bäder. Einige Teerbestandteile werden von der Haut aufgesaugt, so besonders Phenole und andere aromatische Verbindungen. Bei einem Zustande der Haut, der die Aufsaugung fördert, wie bei Erosionen, Wunden und bei ausgedehnterer Anwendung können Vergiftungen auftreten.

Der Steinkohlenteer besitzt eine höhere Giftigkeit als der Holzteer. Bei Nierenleidenden ist Teeranwendung zu vermeiden oder höchst vorsichtig durchzuführen. Örtlich können Teere die schon erwähnten Reizerscheinungen hervorrufen, die meist von einem starken Jucken begleitet sind und in Rötungen, Blasen- und Pustelbildungen und Nässen bestehen. Mit Teer behandelte Hautstellen sind vor Sonnenlicht zu schützen, da durch diese eine Empfindlichkeit der Haut gegen Teer entsteht. Unangenehm beim Teer ist der Geruch, den zu beseitigen bis jetzt noch nicht vollständig gelungen ist, und die Verfärbung der Haut und der Wäsche. Teerflecke aus der Wäsche werden durch Behandlung mit frisch rektifiziertem Benzol, mit Chloroform oder auch mit starkem Seifenspiritus entfernt.

Die Schieferteere, wie Ichthyol u. a., unterscheiden sich von den Holz- und Steinkohlenteeren dadurch, daß sie schwefelhaltig sind und viel geringere Reizwirkung besitzen (s. Ichthyol).

Je nach Provenienz sind zu unterscheiden: Gewöhnlicher Holzteer (Fichtenholzteer, Pix liquida), Buchenteer (Oleum Fagi), Birkenteer (Oleum Rusci), Steinkohlenteer (Lithanthrax) und Wacholderteer (Pix Juniperi, Oleum cadinum).

Teer wird sehr häufig mit Schwefel kombiniert gebraucht, ganz besonders, weil dieser, wie auch Ichthyol, die Teerwirkung unterstützt und die Reizwirkung des Teers mildert. Auch Salizylsäure (3%) und Perubalsam (5%) verhindern die Reizwirkung des Teers.

Nadelholzteer, gewöhnlicher Teer, Pix liquida. Schwarzbraune Flüssigkeit von penetrantem Geruch. Mit Fetten geschmolzen ergibt Fichtenholzteer ein homogenes Gemenge (zum Unterschied von Buchenteer, der sich mit heißen Fetten nicht mischt). Ziemlich unlöslich in Wasser, löslich in Alkohol. Alkalizusatz macht ihn wasserlöslich, ebenso Seife (s. auch Pixol; Teer, wasserlöslicher). Er besteht hauptsächlich aus zweiwertigen Phenolen, wie Guajakol und seinen Derivaten, enthält aber nur wenig Karbolsäure. Es kann hier Karbolwirkung wegen der Unlöslichkeit des Teers (außer in alkoholischen Teerlösungen) nicht in Frage kommen, da der zur Löslichmachung des Teers nötige Alkalizusatz Karbolsäure unwirksam macht. Ausschlaggebend für die antiseptische und keratoplastische Wirkung des Teers sind Guajakol und seine Derivate. Fichtenteer enthält immer eine gewisse Menge Terpentinöl, weshalb ihm eine besonders irritierende Wirkung auf die Haut zukommt, die dem Buchen-, Birken- und Wacholderteer fehlt.

Birkenteer, Oleum Rusci, Oleum betulinum, Pix betulina. Dickflüssige, aber nicht sirupöse und nicht fadenziehende Masse von ziemlich heller, grünbrauner Farbe, mit eigenartig empyreumatischem Geruch. Unlöslich in Wasser, teilweise löslich in Alkohol, mit geschmolzenen Fetten mischbar, schwerer als Wasser. Birkenteer enthält ein Gemisch von Guajakol, Kreosol, Kresol, Xylenol und Spuren von Karbolsäure. Bei der Rektifizierung entsteht das sogenannte Birkenteeröl (Oleum Rusci aethereum), das aber kein besonderer Bestandteil des Birkenteers ist, sondern nur durch Rektifikation gereinigter Birkenteer.

Wasserlöslicher Birkenteer.

Birkenteer	100 g	Ätznatron	6 g
Kolophonium	50 „	Wasser	16 „

Man schmilzt das Kolophonium in dem Teer, gibt dann die Lösung des Ätznatrons in Wasser zu.

Buchenteer, Oleum Fagi empyreumaticum, Pix Fagi. Dunkelbraune, sirupöse Masse (weniger schwarz als Fichtenteer), von charakteristischem Kreosotgeruch, der von dem des Fichtenteers deutlich verschieden ist. Er besteht aus mehrwertigen Phenolen, wie Guajakol, Pyrogallol usw., ist aber ganz frei von Karbolsäure. Er ist unlöslich in Wasser, schwerer als dieses und mischt sich nicht mit geschmolzenen Fettkörpern wie Fichtenteer u. a. Der Pappelteer von Populus tremula besitzt analoge Eigenschaften.

Buchenteer ist nicht geeignet zur Herstellung von Teerseifen, weil er dieselben zu schmierig macht. In Form von Seifenlösung, nach Art des Kreolins verwendet, ist Buchenteer sehr wirksam. Man bereitet diese Lösung wie folgt:

Man verseift 250 g Terpentin mit zirka 70 g Natronlauge von 36 Bé. Man erhitzt im Wasserbad und gibt 775 g Buchenteer hinzu, dann erhitzt man weiter, bis sich an der Oberfläche eine Haut bildet.

(Um jede Verwechslung zu vermeiden, sollte das Bucheckernöl, das in der Kosmetik interessiert, als Oleum Fagi pingue bezeichnet werden.)

Das aus dem Buchenteer durch Destillation gewonnene *Kreosot (Creosotum)* ist ein Gemenge von Kresolen, 50—60% Guajakol und Kreosol; schwer in

Wasser löslich, ein der Karbolsäure ähnliches Antisepticum, das aber stärker wirkt als Karbolsäure, ungiftig und nicht ätzend ist, jedoch zuweilen auch Reizerscheinungen macht. Es wirkt adstringierend, desinfizierend und schmerzstillend. Äußerlich in Salben 10—20% mit Ungt. paraffini, häufig mit Pyrogallol, 10% Salizylsäure u. a. kombiniert. Innerlich als Darmdesinfiziens bei Urticaria u. a. In Kapseln oder Pillen. Größte Tagesgabe 1,5, größte Einzelgabe 0,5. — *Kreosotpillen, Pilulae Creosoti:*

Rp. Creosoti 5,0
Glycerini 0,5
Rad. Liquir. pulv. 9,5
M. u. f. pil. Nr. 100.
Jede Pille enthält 0,05 Kreosot.

Unguentum Creosoti salicylatum.

Rp. Creosoti 20,0
Acid. salicyl. 10,0
Cerae flav. 5,0
Adip. benzoati 65,0

Als geruch- und reizloser Ersatz des Kreosots wird Kreosotkarbonat (Kreosotal) verwendet.

Wacholderteer, Oleum cadinum, Pix Juniperi. Braune sirupöse Masse von empyreumatischem Geruch. Unlöslich in Wasser, teilweise löslich in Alkohol und Essigsäure. Ist leichter als Wasser, schwimmt also auf demselben (Unterschied von allen anderen Teerarten). Wacholderteer enthält ein Sesquiterpen, das Cadinen, Guajakol, Kreosol und andere Phenolderivate. Wacholderteer enthält nur relativ geringe Mengen Phenole, wirkt also nur schwächer desinfizierend wie andere Teerarten. Trotzdem gibt man ihm in vielen Fällen den Vorzug.

Steinkohlenteer, Pix Lithanthracis, Lithanthrax, Oleum Lithanthracis, wird bei der trockenen Destillation der Steinkohlen in Gasanstalten und Kokereien gewonnen. Braunschwarze bis schwarze, dickflüssige Masse von stark brenzlichem Geruch. An der Luft erhärtet er allmählich. In Alkohol, auch in Aether, Benzin und aetherischen Ölen ist er zum großen Teil löslich, fast völlig löslich in Benzol und Chloroform. Er besteht aus einem Gemenge einer sehr großen Zahl von Verbindungen, besonders der Benzolreihe. Wirkt wie andere Teere.

Teertinktur.

Rp. Ol. Lithanthracis 6,0
Spiritus (95%) 2,0
Aetheris 2,0
Kann von der Haut mit Öl abgewaschen werden.

Teer-Azeton-Lösung Sack.

Rp. Ol. Lithanthracis 10,0
Benzoli 20,0
Acetoni 70,0

Einfache Steinkohlenteerlösung.

Rp. Ol. Lithanthracis 10,0
Benzoli
Spiritus aa 20,0

Pasta Lithanthracis Jessner.

Rp. Sulfur. praec. 10,0
Sapon. kalin.
Pastae Mitini aa 20,0
Ol. Lithanthracis 10,0
In der angeführten Reihenfolge sind die Bestandteile zu mischen.

Energisch wirkendes Mittel bei parasitärem Intertrigo.

Steinkohlenteerextrakt, Extractum Lithanthracis, enthält die in Aether und Benzol löslichen Anteile des Steinkohlenteers.

Steinkohlenteerlösung, Liquor Carbonis detergens, ein Präparat, das früher aus England kam und daher mitunter noch mit dem Beiwort „anglicus" bezeichnet wird. Es werden in Deutschland jetzt Präparate gemacht, die den englischen fast gleichwertig sind. Hergestellt wird das Präparat, indem 1 Teil Steinkohlenteer mit 2 Teilen Quillajatinktur 8 Tage mazeriert und dann filtriert werden. Klare, braune, dünne Flüssigkeit.

Liquor Carbonis detergens Hippocastani ist ein Präparat, bei dem man statt der Quillajatinktur die reizlosere Tinctura Hippocastani (Roßkastanientinktur) verwendet (HERXHEIMER).

Liquor Carbonis detergens Hippocastani decoloratus. Das obige Präparat wird mit Bleiacetatlösung ausgefällt, wodurch ein Teil der Farb- und Riechstoffe mitgerissen wird. Es entsteht jetzt ein schwach hellgelbes Präparat, das allerdings am Licht etwas nachdunkelt, was aber durch gut verschlossene, dunkle Flaschen verzögert werden kann. Ein sehr mild wirkendes Teerpräparat, das entweder rein oder als Lösungen, Schüttelmixturen, Salben, Pasten usw. 2—20%ig verwendet werden kann. Auch 2—20%ig als Zusatz zu Kopfwässern.

Liquor-Carbonis-detergens-Trockenpinselung.

Rp. Liquor Carbon. deterg. 2,0—20,0
Zinc. oxyd.
Talci aa 25,0
Glycerin.
Spir. dil.
Aq. dest. aa ad 100,0

Psoriasissalbe, farblose (nach JADASSOHN).

Rp. Liquor Carbon. deterg. 2,0—20,0
Hydrarg. praec. alb. 5,0—10,0
Adip. Lanae 50,0
Ol. Olivar. 20,0
Aq. dest. ad 100,0

Teertinktur (nach VEIEL).

Rp. Liquor Carbon. deterg.
Glycerin. aa 5,0—10,0
Spir. Vini ad 100,0

Sapo Carbonis detergens liquidus besteht aus: Sapo kalinus 60,0, Glyzerin 40,0, Liquor Carbonis detergens 10,0. Man erwärmt im Wasserbade bis zur Verflüchtigung des Alkohols, gibt hinzu Oleum Melissae germanicae 2,5, Oleum Geranii 1,2 und filtriert im Dampftrichter. Milde Teerseife bei Akne, seborrhoischen Zuständen der Haut und des Kopfes, bei parasitären Leiden usw.

Liquor Anthracis simplex und *Liquor Anthracis compositus* (FISCHEL). Das erste Präparat ist eine Auflösung von Steinkohlenteer in Benzol und Spiritus. Der Liquor compositus enthält noch Zusätze von Schwefel, Resorzin und Salizylsäure. Nach LEDERMANN soll der Liquor compositus besonders zur Behandlung der Rosacea geeignet sein und im Sinne einer Schälbehandlung wirken. Sonst wie Teer. (M. Hellwig, Berlin.)

Anthrasol, s. dort.

Teerschwefel wird bereitet, indem man 2 Teile Schwefel mit 3 Teilen Steinkohlenteer erhitzt.

Teerseifensalbe.

Rp. Picis liq. 6,0
Sapon. virid. 2,0
Vaselini 30,0

Teerwasser, Aqua Picis.

Starkes Teerwasser.

Rp. Picis liq. 10,0
Natr. carbon. sicc. 1,0
Aq. ebull. 400,0

Die Soda im kochenden Wasser lösen und mit dem Teer unter Umrühren kurz erhitzen, dann filtrieren. Einfaches Teerwasser wird durch Verreiben von 1 Teil Teer mit 3 Teilen Bimsstein und Schütteln der Masse mit 10 Teilen heißem Wasser bereitet. Man läßt unter Schütteln 1/4 Stunde stehen und filtriert.

Teerameisenspiritus.

Rp. Acid. formic. 25% 10,0
Anthrasoli 3,0
Acid. salicyl. 0,5
Spir. Vini 150,0
Aq. dest. 50,0

Rp. Ol. Fagi 15,0
Sulfur. praec. 15,0
Vaselin. flav. 30,0
Sapon. domest. pulv. 30,0
Calc. carbon. 10,0
S. Unguentum fuscum Lassar.

Rp. Liq. carbon. deterg. 15,0
Acid. salicyl. 3,0
Resorcini 3,0
Mentholi 0,5
Spir. Vini ad 200,0
S. Haarspiritus gegen Alopecia areata Winter-Biedert.

Rp. Ol. Rusci 20,0
Acid. salicyl. 2,0
Bals. peruv. 5,0
Vaselini 30,0
Lanol. hydr. 43,0

Rp. Ol. Rusci 50,0
Aeth. sulfur.
Spir. Vini aa 75,0
S. Teerspiritus (nach HEBRA).

S. auch WILKINSONsche Salbe.

Teerseifen und Teer-Schwefel-Seifen, s. Seife.

Teerbäder, s. Badezusätze.

Teershampoon, s. Shampooniermittel.

Teerdermasan ist nach Angabe ein Ester-Salizyl-Seifenpräparat mit 5 p. c. Teer, das bei juckendem und schuppendem Ekzem, Psoriasis, Seborrhoe usw. als austrocknendes und juckreizstillendes Mittel angewendet werden soll. (Dr. Rudolf Reiß, Berlin.)

Teer-Formaldehyd-Seife, farblos, soll bei Hautjucken, gegen Mitesser, Pusteln, Hyperhidrosis angewendet werden. (J. D. Riedel-E. de Haen A. G., Berlin-Britz.)

Teerpräparat Hell soll aus Nadelholzteer durch Reinigung hergestellt sein und bei Psoriasis, Prurigo, Pruritus senilis, Seborrhoe in 5—10%igen Salben sowie zu Teerkopfwässern verwendet werden. (Chemosan-Hellco A. G., Troppau-Komorau.)

Teerseifen, s. Alopezien; Haarpflege; Seife.

Teershampoon stellt man in Pulverform oder meist als flüssiges Shampoon durch Zusatz von Teer oder besser Anthrasol o. dgl. zu einer geeigneten Shampoonmischung her.

I. Kaliseife weiß 15,0
Kokoskaliseife 15,0
Wasser dest. 70,0
Anthrasol 1,0
Benzaldehyd.............. 0,1

——

II. Kokoskaliseife 20,0
Kaliseife 20,0
Wasser dest. 60,0
Birkenteer................ 0,4
Pottasche 0,4

Man löst die Pottasche in Wasser, gibt den Teer hinzu und erwärmt bis zur Lösung. Dann Seife zusetzen und nach dem Erkalten (Absetzenlassen) filtrieren.

Tegin, s. Stearinester.

Tegmin, ein Deckmittel für die Haut, ist eine im Verhältnis von 1 : 2 : 3 bereitete Emulsion aus Wachs, Gummi und Wasser mit 5% Zinkoxyd und wenig Wollfett. Dient auch als reizlose Salbengrundlage.

Tegminverband, s. Pockenschutzimpfung.

Teint.

Teintmilch, s. Laits de Beauté. *Teintpapier,* s. Gesichtspflege. *Teintpflege,* s. Gesichtspflege; Hauskosmetik; Masken. *Teintwässer,* s. Gesichtswässer.

Teintwasser Dr. Beckmann soll nach Angabe aus einer alkoholischen Lösung von Methylenzitronensäurediamylester und Borsäure bestehen. (Max Schwarzlose, Teras-Haus, Berlin NW.)

Teleangiektasien, s. Rosacea; Bunzen; Geschwülste; Lippen; Nägel; Naevi; Radium; Röntgen.

Temperaturstrahlen, s. Lichtbehandlung.

Templinöl, s. Fichtennadelöle.

Tenotomie, s. Lähmung des Fußes; Nervenleiden; Schielen.

Terenol ist nach Angabe eine nichtfettende Formaldehydseifencreme gegen Hyperhidrosis sowie zur Händedesinfektion und zum Bestreichen von Insektenstichen. (Chem.-pharm. A. G., Bad Homburg.)

Tergol wird als Spiritus-Lithantracis-Destillat deklariert und als „ungiftiger Ersatz" für Jodtinktur gegen parasitäre Haut- und Haarerkrankungen angegeben. (Carmol-Fabrik, Rheinsberg, Mark.)

Terminalhaar, s. Behaarung.

Terpacid ist Fenchon und wird als Isomeres des Camphers und Camphersatzprodukt bezeichnet und zu Salben und Bädern (T.-Bad Dr. Rülke, T.-Vaselin Dr. Rülke) verwendet. (Simons-Apotheke und Chem. Fabrik, Berlin.)

Terpentin, Terebinthina, Balsamum Terebinthinae. Harzsaft der Koniferen, von sirupöser, klebriger Konsistenz. Enthält Terpentinöl (etwa 15%) und Harz (etwa 85%). Dient zur Herstellung von Pflastern und zu Frostbeulenmitteln. Löslich in Alkohol und Aether, hinterläßt beim Verdunsten auf der Haut einen durchsichtigen Firnis.

Rp. Terebinthin. 15,0
Camphorae 2,0
Ungt. cerei 13,0
S. Frostsalbe.

Terpentinöl, Oleum Terebinthinae, aetherisches Öl, durch Destillation des Terpentins gewonnen. Verdickt sich beim Stehen an der Luft unter Sauerstoffaufnahme (ozonisiertes Terpentinöl). Es wirkt hautreizend und aufsaugend (Frostbeulen). Zu hautreizenden Präparaten und Frostbeulenmitteln (relativ selten) verwendet.

Terpentinöl wird nach Klingmüller als unspezifisches Reizmittel eingespritzt bei tiefen Trichophytien, Pyodermien, Akne, Furunkulose, Pruritus usw. Es wird hierzu in Olivenöl gelöst.

Rp. Ol. Terebinth. 1,0
Ol. Olivar. pur. .... ad 10,0
0,5—1,0 ccm

Da die Einspritzungen nicht immer schmerzfrei sind und sich mit Fieber einhergehende Gewebsverdichtungen nicht immer vermeiden lassen, so hat man bald Terpentinölpräparate geschaffen, denen diese Nachteile nicht anhaften (s. auch Caseoterpol; Novoterpen; Olobinthin [Klingmüller]; Olyptol; Terpichin). Bei allen öligen Lösungen des Terpentinöls hat man beim Einspritzen dieselben Vorsichtsmaßregeln zu treffen wie bei unlöslichen Hg-Suspensionen. Aspirieren!

S. auch Individualgeruch; Pruritus; Schädigungen.

Terpichin, s. Reizbehandlung.

Terpineol. Bestandteil der künstlichen Fliederblütenöle, aber auch zu anderen Kompositionen mit bestem Erfolg verwendbar.

Terpineol wirkt, besonders in Verbindung mit Seife, kräftig keimtötend. Gleiche Teile Terpineol und Kaliseife geben eine trübe Mischung, die sich bald klärt. Mit wenig Wasser klare, mit viel Wasser trübe Lösungen. Vorzügliches Antisepticum für Mundpflegemittel.

S. auch Aethrole; Sifinon; Stomatol.

Terpinylacetat (Terpineolum aceticum). Dieser Essigester des Terpineols besitzt einen bergamottähnlichen Geruch; er findet daher zu billigen Nachbildungen des echten Bergamottöles Verwendung.

Tetrachlorkohlenstoff, Carboneum tetrachloratum. Schwere farblose Flüssigkeit, nicht brennbar. Mischbar mit Alkohol, Aether, aetherischen und fetten Ölen. Kräftiges Entfettungsmittel bei seborrhoischen Zuständen, auch zur Haarwäsche (Trockenshampoon) empfohlen und angewendet. **Hier ist seine häufige Anwendung höchst bedenklich (vereinzelt nur opportun bei Seborrhoe oder ausgesprochener seborrhoischer Tendenz der Haare und des Haarbodens).** Vergiftungen wurden bei zu häufigem Gebrauch beobachtet, er entzieht dem Haar auch wichtige Nährstoffe und schädigt das Wachstum. Cavete Einatmen der giftigen Dämpfe.

Teucrin ist ein flüssiger Auszug aus Teucrium mar. ver., der u. a. zu Mundwässern verwendet werden soll. (Dr. Madaus & Co., Radebeul b. Dresden.)

Teufels Klebrobinden (nach F. v. Heuss) werden angefertigt aus einem mit einer kautschukfreien und nicht reizenden Pflastermasse bestrichenen porösen Stoff. Bei allen komplizierten und nicht komplizierten Erscheinungen des varikösen Symptomenkomplexes. Als Kompressionsverbände bei kosmetisch störenden, durch die Weichteile bedingten Veränderungen des Beines. Die an den Unterschenkeln angelegten Binden können wochenlang liegen. Sie vertragen auch tägliches Baden. Die dabei naß gewordenen Binden werden durch Abtupfen sorgfältig getrocknet. Die Abnahme der Binden erfolgt durch Aufschneiden und rasches Ablösen, bei Wunden und offenen Stellen nach vorheriger Einweichung in warmem Wasser oder leichter Durchtränkung mit Benzin bzw. Tetrachlorkohlenstoff.

Texapon ist Natrium-Laurylsulfonat.

Texapon flüssig ist mit Triaethanolamin neutralisiertes Laurylsulfonat (s. auch Fettalkoholsulfonate). Mit etwa 40% Wasser verdünnt, liefert Texapon flüssig ein stark entfettendes Shampoon.

Thalliumacetat, Thallium aceticum (Thalliumdepilatorium Kahlbaum). Bei der innerlichen Verabreichung erfolgt nach einigen Tagen ein Ausfallen des Haarkleides (BUSCHKE). Es wird hauptsächlich bei Kindern, die an Pilzerkrankungen der Kopfhaut leiden, gegeben, wenn man die in diesen Fällen notwendige Enthaarung nicht durch Röntgenbestrahlungen vornehmen kann. Das Thalliumacetat ist giftig, daher ist seine Verwendung nur mit gewissen Vorsichtsmaßregeln durchzuführen. Das Thallium-Depilatorium soll nur bei Kindern bis zur Pubertät verwendet werden. Es ist am besten in Zuckerwasser gelöst auf leeren Magen zu geben. Die Dosierung muß außerordentlich sorgfältig vorgenommen werden, da Überdosierung Vergiftungserscheinungen, Unterdosierung unvollständige Enthaarung zur Folge hat. Man gibt pro Kilogramm Körpergewicht, nackt gewogen, 8 mg, bei Säuglingen 5—6 mg. Zu diesem Zweck stellt man sich die gewünschte Milligrammenge aus den Tabletten zusammen, die mit 100, 10 und 1 mg hergestellt werden. Am 7.—9. Tage beginnt die Epilation und ist am 16.—20. Tage beendet. Sobald der Haarausfall beginnt, kann man durch Ausziehen der Haare den Vorgang beschleunigen. Das Wiederwachsen des Haarkleides beginnt etwa 4 Wochen nach dem Ausfall. Eine Wiederholung der Thalliumbehandlung innerhalb eines Vierteljahres ist möglichst zu vermeiden, um Nebenerscheinungen zu verhindern. Die Kinder dürfen nicht untergewichtig und müssen nach jeder Richtung hin gesund sein. Frische Infektionskrankheiten bilden eine strikte Gegenanzeige, auch Anginen. Darm, Nieren, Nervensystem, Augen müssen völlig in Ordnung sein. (Schering-Kahlbaum A. G., Berlin.)

Äußerliche Anwendung findet das Thalliumacetat in dem sogenannten *progressiven Depilatorium* nach SABOURAND.

Rp. Thallii acetici	0,3	Lanolini	5,0
Zinci oxydat.	2,5	Aq. Rosae	5,0
Vaselini	20,0		

Diese Salbe wird auf zu enthaarende Stellen aufgetragen und längere Zeit belassen. Bei andauernder Verwendung soll es an den behandelten Stellen allmählich zu einer Schwächung des Haarwuchses kommen. Dieses Mittel ist recht problematisch und unzuverlässig. Es besitzt also keine praktische Bedeutung.

Thalliumalopezien, s. Alopezien.

Theaterschminken (Bühnenschminken). Diese Spezialpräparate fallen eigentlich nicht unter den Begriff kosmetischer Mittel im engeren Sinne.

Immerhin sind gewisse Präparate dieser Art in ähnlicher bzw. entsprechend modifizierter Form auch als Schminken im rein kosmetischen Sinne verwendbar, bzw. kann die Kenntnis ihrer Zusammensetzung in dieser Hinsicht gewisse Anregungen bringen.

Grundkörper für Bühnenschminken.

Gelbes Vaselinöl fein	110 g	Benzoetalg	235 g
Weißes Ceresin	60 „	Cumarin	1 „
Weißes Wachs	15 „		

Weiße Fettschminke (Weißbasis).

Grundkörper	420 g
Zinkweiß (blaustichig)	580 „

Alle folgenden Farbnuancen sind auf Zinkweiß mit leichtem Blaustich eingestellt, nicht auf reinweiße Ware. Hierauf muß also bei Nachbildungen geachtet werden, weil der Grundton des für die meisten Schminkesorten als Basis dienenden Weiß von großer Bedeutung für die Details der Nuance sind. Will man reinweißes Zinkweiß verwenden, so kommen gewisse Korrekturen in Frage, von denen die einfachste der Zusatz ganz kleiner Mengen Ultramarinblau ist. Nach Zusatz der geeigneten Farbstoffe werden aus dieser Grundmasse Stangen gegossen. Für die Hauptteints bedient man sich dicker, großer Stangen, für die Retouchierfarben dünnerer Stangen, für Augenbrauen, Adern usw. dünner Stangen (Stifte).

Hauptteints für die Bühne (dicke Stangen). Der Schauspieler bestreicht das ganze Gesicht, je nach Charakter der Rolle, mit einem Grundteint verschiedenen Kolorits, alsdann erst nimmt er die nötigen Retouchen (Augenlider, Augenränder, Nasenfalten, Schatten diverser Art, Adern, Runzeln usw.) vor.

Die Teints zerfallen zunächst in Frauen- und Männerteints, alsdann in Hautschattierungen (brünette Haut, gelbliche Haut usw.), hierzu kommen eventuell noch Rassentöne, wie Südländer, Neger, Mongole usw.

Teint Nr. 1 (Frauenteint).

Weißbasis	1000 g
Gebr. Ocker	16 „
Methylorange	0,1 „

Teint Nr. $1^1/_2$ (brünetter Frauenteint).

Weißbasis	1000 g
Gebr. Ocker	32 „
Methylorange	0,2 „

Teint Nr. $2^1/_2$ (junger Mann von 24—30 Jahren).

Weißbasis	1000 g
Geraniumrot B. Siegle	20 „
Ocker dunkel	20 „
Cadmiumgelb	17 „
Gebr. Ocker	9 „

Teint Nr. 6 (Greisenteint).

Fettkörper	500 g
Zinkweiß	500 „
Gebr. Ocker	150 „
Umbra	5 „
Gebr. Umbra	5 „
Ultramarin	10 „
Cadmiumgelb	5 „

Mongolische Rasse (Chinese, Japaner).

Fettkörper	1000 g
Zinkweiß	350 „
Ocker hell	350 „
Cadmiumgelb	150 „

Indianer.

Fettkörper	600 g
Ceresin weiß	150 „
Umbra	75 „
Umbra gebrannt	100 „
Gebr. Ocker	100 „

Für Kinoaufnahmen kommen häufig Spezialtöne, z. B. in Grün, Blau usw. in Betracht.

Hellblau.

Weißbasis	1000 g
Ultramarin	15 „

Hellgrün.

Weißbasis	250 g
Ultramarin	5 „
Cadmiumgelb	8 „
Ocker hell	3 „

Diverse Bühnenschminken. Unter diesen befinden sich viele, die auch als Toiletteschminken gebraucht werden können, besonders die Rouges.

Grau.

Weißbasis	1250 g
Lampenschwarz	1,5 „
Augenbrauenstift schwarz (MASSE)	10 „
Methylorange	1 „
Cadmiumgelb	7,5 „

Dunkelblau.

Fettkörper	400 g
Ceresin	100 „
Zinkweiß	150 „
Ultramarin	125 „
Lampenschwarz	4 „

Altrot.

Fettkörper	400 g
Ceresin	100 „
Alizarinlack	125 „
Ultramarin	75 „

Jugendliches Rot.

Fettkörper	400 g
Ceresin	100 „
Geraniumrot B. Siegle	150 „
Zinkweiß	150 „
Cadmiumgelb	35 „

Schwarz und Braun, s. Schminken, Augenbrauenstifte.

Karmin Nr. 1 (hell).		*Karmin Nr.* 2 (dunkel).	
Fettkörper	150 g	Fettkörper	150 g
Geraniumrot B. Siegle	75 „	Geraniumrot B. Siegle	70 „
Cadmiumgelb	4 „	Ultramarin	15 „
Ultramarin	1 „	Sudanstearat (Von Sudan III)	3 „

Aderblau.

Fettkörper	400 g	Zinkweiß	300 g
Ceresin	100 „	Ultramarin	125 „

Fettpuder für die Bühne (s. auch Puder, Fettpuder).

Talcum	1000 g
Corps de Fard I	30 „

Nasenkitt (Rhinoplast).

Weißes Wachs	30 g	Kaolin	50 g
Paraffin	5 „	Zinkweiß	15 „
Talg	50 „	Gebrannter Ocker	1 „
Harz	10 „		

Man erwärmt das Gemisch unter gutem Umrühren bis zur Zinkpflasterbildung. Es resultiert eine fleischrot gefärbte, beim Erkalten ziemlich harte Masse, die aber durch Handwärme geschmeidig und knetbar wird. Sie dient zum Formen falscher Nasen.

Abschminken (Défardeurs, Dégrimeurs) zum Entfernen der Theaterschminken.

I. Gelbes Vaselin	400 g	II. Gelbes Vaselinöl	300 g
Kakaobutter	400 „	Kakaobutter	150 „
Ceresin	200 „	Talg	100 „
		Schweinefett	50 „
III. Gelbes Wachs	350 g	Ceresin	350 „
Vaselinöl	700 „	Vaselin	100 „
Paraffin 55° C	200 „		

Bartklebemittel.		*Entferner für Bartklebemittel.*	
Mastix	40 g	Aether	200 g
Aether	80 „	Alkohol	100 „

S. auch Schädigungen; Schminken.

Thermokauter, s. Kaustik.

Thierschlappen, s. Mammaplastik; Narben; Transplantation; Verbandtechnik.

Thigenol, eine etwa 33%ige Lösung einer Sulfosäure eines synthetisch dargestellten Sulfoöls, welches nach Angabe 10% organisch gebundenen Schwefel enthält. Es ist eine braune, dicke, sirupartige, geruch- und fast geschmacklose, in Wasser, verdünntem Alkohol und Glyzerin völlig lösliche Flüssigkeit, welche rasch auf der Haut zu einer nicht klebenden Decke eintrocknet. Wie Ichthyol; antiseptische, antiparasitäre, juckstillende, aufsaugende, entzündungswidrige und hornschichtbildende Eigenschaften. Wird verwendet rein, in Glyzerinlösungen, als Trockenpinselungen, als Salben und Pasten 2—5—10%ig, als Seifen, Pflaster, Suppositorien usw. (F. Hoffmann-La Roche & Co. A. G., Berlin.)

Thigenolglyzerin.		*Thigenolkopfwasser.*	
Rp. Thigenoli	10,0	*Rp.* Thigenoli	
Glycerin.	85,0	Glycerin.	aa 15,0
Spir. Coloniens.	5,0	Spir. Lavandulae	20,0
		Aq. dest.	ad 200,0

Thigenol-Zink-Wismut-Salbe (nach NEISSER)		*Thigenolkollodium* (nach SAALFELD).	
Rp. Thigenoli	0,4	*Rp.* Thigenoli	10,0—33,0
Zinci oxydati		Collodii elastic.	ad 100,0
Bismuti subnitr.	aa 2,0	Gegen Pernionen.	
Unguenti lenientis			
Unguenti cerei	aa ad 20,0		

S. auch Akne vulgaris; Furunkulose.

Thilanin ist geschwefeltes Lanolin. Es wird in analoger Weise wie das geschwefelte Leinöl durch Erhitzen von 100 Teilen Schwefel mit 600 Teilen wasserfreiem Lanolin bereitet (130° C) (s. auch Schwefelbalsam; Thiolan; Thiosapol).

Thilaven ist eine Auflösung von Linalylacetatthiozonid und Alkalithiozonat. Der Gesamtschwefelgehalt beträgt 5%, von diesen sind 15% organischer aufsaugbarer Schwefel. Es wird zur Bereitung wohlriechender künstlicher Schwefelbäder verwendet, welche die Wanne und Metallgegenstände nicht angreifen. 60 ccm für ein Vollbad oder 3 Sitzbäder.

Thioderma ist nach Angabe Schwefel in anorganischer und organischer Bindung in Form einer Lösung, die bei Scabies, Hautausschlägen, Ekzema seborrhoicum, Pyodermien zu Pinselungen Anwendung finden soll. (Karola-Werk, Chem. Fabrik A. G., Eisenach.)

Thioform, basisches Wismutdithiosalizylat. Gelbbraunes, geruchloses, in Wasser unlösliches Pulver. Stark austrocknend, sekretionsbeschränkend. Als Streupulver, als 10%ige Salbe zur Heilung und Verhütung von intertriginösen Erscheinungen. (E. Schneider G. m. b. H., Franfurt a. M.)

Thiol ist ein sulfuriertes und sulfoniertes Erdöl. In den Handel kommt es in fester Form als Thiolum siccum in lamellis und pulveratum und in konzentrierter wässeriger Lösung als Thiolum liquidum.

Thiolum siccum, Thiol, ist ein dunkelbraunes Pulver von schwach asphaltartigem Geruch und etwas bitterlichem, zusammenziehendem Geschmack. Es löst sich in Wasser zu einer braunroten, neutralen Flüssigkeit. In Chloroform ist es löslich, in Alkohol und Benzol nur wenig löslich, in Petroleumbenzin, Aether und Aceton unlöslich.

Flüssiges Thiol, Thiolum liquidum, dunkelrotbraune, sirupdicke Flüssigkeit, mit Wasser in jedem Verhältnis mischbar. Wirkt wie Ichthyol, Thigenol und Tumenol. Es wird auch innerlich 3—15 Tropfen mehrmals täglich gegeben. Thiolum siccum kann auch rein als Streupulver verwendet werden. (J. D. Riedel A. G., Berlin.)

Thiol-Praezipitat-Salbe (nach SCHÄFFER).		*Thiol-Cold-Cream.*	
Rp. Thiol. liquid.		*Rp.* Thioli sicci	5,0
Hydrarg. praec. alb.	aa 0,4	Ol. Amygdal.	20,0
Ungt. Zinci	ad 20,0	Aq. Rosar.	20,0
		Adipis Lanae	30,0

Thiolpinselung.		*Thiolstreupulver.*	
Rp. Thiol. liquid.	30,0	*Rp.* Thiol. sicc. pulv.	5,0
Glycerini		Amyli	20,0
Aq. dest.	aa 10,0	Talci	5,0
		Intertrigo, akutes Ekzem.	

Thiolan, Unguentum sulfuratum mite, Sulfolan, wird angeblich dadurch hergestellt, daß Lanolin. anhydric. mit 3% Schwefel unter beständigem Umrühren mehrere Stunden auf 150° erhitzt und dann durch einen Heißwassertrichter filtriert wird. Diese Lösung wird dann mit flüssigem Paraffin oder mit Ölen auf Salbenbeschaffenheit gebracht. Wirkt wie Schwefelsalben. (Dr. Stich, Kreuzapotheke, Leipzig.) (S. auch Schwefelbalsam; Thilanin; Thiosapol.)

Thiolfrostsalbe besteht nach Angabe aus Thiol liq., Resorzin aa 3,0, Adeps Lanae ad 30,0 (J. D. Riedel-E. de Haen A. G., Berlin-Britz.)

Thiopetrol ist nach Angabe eine Emulsion von Schwefel, sulfuriertem Öl und Petroleum gegen Kopfschuppen und Haarausfall. (Wolo-A. G., Zürich.)

Thiopinol-Matzka-Schwefelbadeextrakt mit zirka 15% gebundenen Schwefel. Wird aus Nadelholzölterpenen und Alkalipolysulfiden hergestellt. Ersatz des Ichthyols bei Akne, Seborrhoe usw., also überall, wo Schwefeltherapie opportun erscheint. (Chemische Fabrik „Vechelde“, Braunschweig.)

Thiosalbad, nach Angabe eine durch Zusätze aromatisierte alkalische Lösung mit lipoidlöslichen, polyvalenten Schwefelverbindungen, Schwefelgehalt etwa 37 p. c. Anwendungsgebiete u. a. bei Hautleiden, wie Ekzem, Psoriasis, Ichthyosis, Prurigo usw. (Dr. Joachim Wiernik & Co. A. G., Berlin-Waidmannslust.)

Thiosapol wird durch Erhitzen von Lanolin oder fetten Ölen (z. B. Leinöl) mit Schwefel gewonnen. Durch Verseifen der geschwefelten Öle erhält man die Thiosapolseifen (s. auch Schwefelbalsam; Thilanin; Thiolan).

Thioseptpräparate. Thiosept ist ein Destillationsprodukt aus Tiroler Ölschiefer mit Schwefelverbindungen. Anwendungsgebiete: Akne, Ekzeme. Th.-Salbe: Thioseptöl 10,0, Zinkoxyd 10,0, Lanolin, Vaselin aa 40,0; Th.-Seife ist 4%ig, Th.-Emulsion 1%ig. (Tiroler Ölwerke G. m. b. H., Reutte, Tirol.)

Thiosinamin, Allylthioharnstoff. Farblose, schwach lauchartig riechende Kristalle, löslich in etwa 30 Teilen kaltem Wasser mit neutraler Reaktion. Leicht löslich in Alkohol und Aether. Schmelzpunkt 74°. Als subkutane Einspritzung zur Beseitigung von wuchernden, häßlichen Narben (Keloide, hypertrophische Narben). Zur subkutanen Einspritzung:

Rp. Thiosinamini 5,0
Glycerini 5,0
Aq. dest. .... ad 50,0

$^1/_4$—$^1/_2$—1 ccm jeden zweiten Tag unter die Haut oder in den Muskel. Die Einspritzungen sind nicht immer schmerzlos, doch meist ohne unangenehme Nebenwirkungen. Die Lösungen werden am besten vor jedem Gebrauch frisch sterilisiert.

Zur Behandlung von fibrösen Tumoren (Keloide, hypertrophische Narben) empfiehlt UNNA eine Thiosinaminsalbenseife:

Rp. Thiosinamini 0,5—1,0—2,0
Saponis unguinosi 10,0
oder:

Rp. Thiosinamini ... 5,0—10,0
Aq. dest. q. s. ad solut.
Sapon. kalin.
Adip. suilli ...... aa ad 100,0

ferner ein Thiosinamin-Guttaplast, das allerdings nicht immer ganz reizlos ist (s. Guttaplaste).

S. auch Dermatitis papillaris capillitii; Fibrolysin; Fibrome; Lippen; Narben; Skerodermie; Verbrennungen.

Thioterpen ist ein Schwefelbadezusatz. (Wolo-A. G., Zürich.)

Thorium-X-Degea (Deutsche Gasglühlicht-Auergesellschaft, Berlin O 17) ist ein direktes Zerfallsprodukt des Radiothors und eine verhältnismäßig kurzlebige radioaktive Substanz. Im Gegensatz zur Radiumemanation ist es ein fester Stoff, der leicht Salze bildet und mit Wasser und anderen Lösungsmitteln beständige Lösungen von jeder Stärke gibt. Thorium X läßt sich auch leicht an andere feste Stoffe binden. Die Menge des radioaktiven Stoffes, welche hier zur Anwendung kommt, ist so gering, daß eine Wägung unmöglich ist. Man bewertet daher die Präparate nach der Stärke ihrer radioaktiven Strahlung. Frisch hergestelltes Thorium-X-Degea ist noch nicht im radioaktiven Gleichgewicht mit seinen sämtlichen Zerfallsprodukten. Dieses entsteht erst nachträglich, und daher kommt es, daß zuerst eine Zunahme der Aktivität erfolgt und erst dann eine Abnahme einsetzt, und zwar in der Weise, daß noch nach 2 Tagen der Ursprungswert vorhanden ist, während alsdann das weitere Abklingen entsprechend einer Halbwertszeit von 3,64 Tagen vor sich geht.

In den Handel kommt Thorium-X-Degea (früher auch *Doramad* genannt) hauptsächlich in drei Formen, und zwar als Thorium-X-Degea-Salbe, Thorium-X-Degea-Alkohol und Thorium-X-Degea-Lack. Die verhältnismäßig bald abnehmende Aktivität der Präparate verlangt eine sofortige Verwendung nach dem Empfang. Das Präparat wird zweckmäßig dem Arzt unmittelbar von der Herstellerin mit der Briefpost übersandt. Auf jedem Präparat ist der Herstellungstag und die zu dieser Zeit vorhandene Aktivität angegeben. Als Grundlage für die Dosierung und Messung dient die Eigenschaft der Alpha-Strahlen, die Luft elektrisch leitfähig zu machen, sie zu ionisieren. Als Einheit wurde diejenige Menge Thorium X gewählt, welche in einem elektrischen Felde einen Sättigungsstrom von einer *elektrostatischen Einheit* (1 e. s. E.) = 1000 Mache-Einheiten (1000 M. E.) erzeugt. Wird bei mehr als zweitägiger Postzeit am Verwendungstage eine bestimmte Aktivität verlangt, so ist dieses bei der Bestellung anzugeben, damit eine entsprechende Überdosierung erfolge. Die normale Konzentration von Thorium-X-Degea ist je nach der Anwendungsform 1000 e. s. E. in 1 g Salbe oder in 1 ccm Alkohol bzw. 1500 e. s. E. in 1 ccm Lack. Diese Dosierungen können verringert oder auch gesteigert werden. Da bei äußerer Applikation eine Schädigung des Gesamtorganismus niemals zu befürchten ist, kann die Behandlung auch mit höheren Dosen erfolgen.

Für eine Hautfläche von Handtellergröße, also etwa 100 qcm, verwendet man 1 g Salbe oder 1 ccm Alkohol oder 1 ccm Lack. Vor der Anwendung muß die zu behandelnde Hautfläche gründlich gesäubert werden. Die Salbe wird am besten mittels eines Holz- oder Porzellanspatels aufgetragen und dann möglichst eingerieben. Um eine Pigmentierung der gesunden Haut zu vermeiden, ist darauf zu achten, daß nur die erkrankte Stelle bestrichen wird. Etwaige leichte Reizungen, die sich nach Anwendung als Rötungen bemerkbar machen, gehen bald zurück und können, falls erforderlich, durch Umschläge mit essigsaurer Tonerde gekühlt werden. Mitunter folgen Bräunungen für längere Zeit nach, doch pflegen sie schließlich abzublassen. Man kann das Verschwinden auch durch Anwendung von leicht schälenden oder bleichenden Salben beschleunigen. Durch exakten Abschluß der behandelten Hautpartie mittels Billrothbattist, Gummistoff usw. wird das Entweichen der gasförmigen Emanation verhindert und dadurch die Wirkung verstärkt. Der Verband soll 24—48 Stunden liegen bleiben. Mit dem Alkohol behandelt man in der gleichen Weise. Das Auftragen geschieht zweckmäßigerweise mit Hilfe eines Wattepinsels. Nach dem vollständigen Eintrocknen des Alkohols kann man auch durch vorsichtiges Überstreichen mit Mastisol oder Kollodium elasticum einen luftdichten Abschluß erzielen. Bei der Verwendung des Lackes erübrigt sich ein besonderes Überdecken, da nach dem Eintrocknen desselben bereits eine Schutzschicht verbleibt und diese schon die Emanation zurückhält. Weil aber der Lack auch einen Teil der Alpha-Strahlen absorbiert, muß er um 50% höher dosiert werden als der Alkohol und die Salbe.

Die Thorium-X-Degea-Präparate bilden eine sehr bequeme Behandlungsmethode bei: Psoriasis, Ekzemen, Lupus, Naevi, Lichen, Sklerodermie, Röntgenverbrennungen, Xanthelasmata, Dermatitis papillaris capillitii (KAPOSI), Folliculitis barbae, planen juvenilen Warzen, Pityriasis, Seborrhoe, Rosacea, Purpura annularis, Bromakne, Ichthyosis, Pruritus vulvae, Granulosis rubra nasi, Leukoplakie, Teleangiektasie, Parapsoriasis, Akrodermatitis chronica atrophicans, Keloiden, Nageltrichophytien, Nagelbetteiterungen und anderen Erkrankungen, bei denen eine Oberflächenbestrahlung angezeigt sein kann. In vielen Fällen genügt eine einmalige Behandlung, wo diese nicht ausreicht, wird die Behandlung in Abständen von etwa 14 Tagen noch 1- oder 2mal, gegebenenfalls auch öfter wiederholt.

Thorium-X-Degea-Stäbchen nach HALBERSTÄDTER. Während bei Thorium-X-Degea-Salbe, -Alkohol, -Lack die Heilwirkung in der Hauptsache bei den oberflächlich wirkenden Alpha-Strahlen steht, knüpft sich der Wert der Stäbchen an die geringe Menge der Beta- und Gamma-Strahlen, die das Thorium X zugleich mit den erst genannten Strahlen aussendet. Diese Strahlen haben die Eigenschaft, tiefer in das Gewebe einzudringen. Kosmetisches Interesse haben die Stäbchen zur Behandlung von Keloiden und anderen wuchernden Narben. Die Th.-Stäbchen sind elastische, darmseitenähnliche, sehr dünne Stäbchen, die teils nackt, teils vergoldet oder auch in feine Hohlnadeln eingebracht sind. Die Stäbchen werden entweder in frisch gesetzte Stichkanäle oder auch mittels eines troikartähnlichen Instrumentes in das zu zerstörende Gewebe eingebracht. Schon die bei der Herstellung der Stäbchen verwendete Bindemasse, weiter die Metallumhüllungen filtrieren die Alpha-Strahlen ab, so daß nur die beiden anderen Strahlenarten zur Wirkung kommen. Näheres über die praktische Anwendung der Th.-Stäbchen s. SIMONS, Zur Therapie der Keloide usw. Strahlentherapie 1930, Bd. 37, S. 89, und in den Prospekten der Deutschen Gasglühlicht-Auergesellschaft, Berlin O 17.

S. auch Doramad-Zahncreme; Ekzem; Lippen; Radium.

Thymol, Thymolum. Wenig löslich in Wasser (0,75 in 1000,0), leicht löslich in Alkohol usw. Mit Campher und Menthol, auch Salol bildet es flüssige Verbindungen. Kräftig keimtötendes und juckstillendes Mittel, frei von jeder Ätzwirkung, kann aber bei überempfindlichen Personen Reizung verursachen. Bei parasitären Affektionen (meist zur Nachbehandlung), besonders aber als Antipruriginosum bei juckenden chronischen Ekzemen, Prurigo usw. Auch zu Mundwässern, die kein Salol enthalten dürfen, sonst kommt es zu öligen Abscheidungen. Auch zu Kopfwässern und Einreibemitteln bei Seborrhoea capitis (0,25—0,5%) usw. In Salben bei parasitären Hautleiden 0,5—2%. Der unangenehme Geschmack des Thymols ist seiner Verwendung zu Mundpflegemitteln sehr hinderlich.

Rp. Thymoli 0,5
Mentholi 2,0
Glycerini 5,0
Spir. Vini .... ad 100,0
S. Gegen Jucken.

—

Rp. Thymoli 1,0
Acid. citr. 1,0
Spir. Vini .... ad 100,0
S. Gegen Jucken.

Rp. Thymoli 0,25
Tinct. Ratanhiae 2,0
Boracis 0,5
Mentholi 0,3
Spir. Vini dil. .... ad 100,0
S. Zum Spülen des Mundes bei üblem Mundgeruch. 1 Eßlöffel für 1 Glas Wasser.

S. auch Jod; Sonnenlichtschädigungen.

Thymophen, ein Antisepticum.

Rp. Thymoli 20,0
Acid. carbol. 20,0
Camphorae 10,0
Zusammenschmelzen.

Thymus. Aus dieser Drüse hergestellte Präparate finden hauptsächlich bei Psoriasis, besonders im Kindesalter, Verwendung. In neuerer Zeit werden Thymus und Thymusextrakte für Steigerung des Körperwachstums empfohlen.

Thymoglandol — Roche ist ein lipoid- und eiweißfreier Extrakt, der für Injektionen verwendet werden kann. Ebenso das Thymophorin — Schering.

Thymus sicc. — Sanabo: Tabletten, je 0,5 g frischem Kalbsthymus entsprechend, Pulver für Rezeptur.

Thymus und Th. forte — Richter: Tabletten und Injektionen, je 1 g bzw. 5 g des frischen Organs entsprechend.

Thymusextrakt — Choay: Tabletten zu 0,25 und 0,5 g. Injektionen 0,1 g des getrockneten Organs entsprechend.

Thymus Opton — Merck: Durch Verdauung mit Pepsin-Salzsäure hergestellt, in Lösungen für subkutane Injektionen mit je 0,06 g des Organs.

Thyraden, s. Schilddrüse.

Thyreoglandol, Thyreoiddispert, Thyreoidea, s. Schilddrüse.

Thyreoidin, s. Alopecia areata; Verjüngung.

Tibia en lame de sabre, s. Säbelscheidentibia.

Tic. Unter Tic verstanden die älteren Autoren regelmäßig auftretende Reflex-, Abwehr- und Ausdrucksbewegungen von kurzem, heftigem, gewaltsamem Charakter, die stetig oder häufig ohne äußeren Reiz sich wiederholten. Mit dieser Umgrenzung eng verknüpft war die Deutung des Leidens als eingeschliffener Reflex, als krankhafte Gewohnheit, als „Erinnerungskrämpfe". Da Tics sich vorwiegend in der mimischen Muskulatur abspielen, hat sich die Gewohnheit herausgebildet, alle Zuckungen der Gesichtsmuskeln Tics zu nennen *(Fazialistic)*, eine Bezeichnung, gegen die um so weniger etwas einzuwenden ist, als sich herausgestellt hat, daß auch die unter der ursprünglichen Bezeichnung zusammengefaßten Erscheinungen keine pathogenetisch einheitliche Gruppe darstellen. Zunächst sind hier die pathologischen Mitbewegungen abzugrenzen, die wir in der Gesichtsmuskulatur nach peripheren Fazialislähmungen sehen. Sie sind in der Regel vergesellschaftet mit einer mehr oder minder ausgeprägten Kontraktur der Gesichtsmuskeln, so daß eine strenge Scheidung von Tic und Spasmus nicht gezogen werden kann. Am häufigsten ruft der willkürliche Augenschluß Zuckungen im Mund hervor; aber umgekehrt strahlen auch Innervationen des Mundastes in die obere Gesichtshälfte aus und führen zu Blinzelbewegungen u. dgl. Es ist nicht ganz sicher, ob es sich nur bei den Tics nach Lähmungen um solche Mitbewegungen handelt oder ob auch gelegentlich spontane Zuckungen auftreten.

Die im Spätstadium der *Enzephalitis* beobachteten ticartigen Zuckungen haben die Aufmerksamkeit darauf gelenkt, daß ein Tic auch Ausdruck einer zentral hervorgerufenen Hyperkinese sein kann. In manchen Fällen ist er das Residuum einer infektiösen Chorea. Diese mehr oder minder deutlichen Störungen der Gesichtsmotilität bilden in der Folge gelegentlich den Angriffspunkt psychischer Mechanismen, bei denen die enge Zusammengehörigkeit von Sprache, Mimik und Ausdruck das Bild besonders verwickelt gestalten kann.

Schließlich gibt es rein *psychogene Ticformen*, von denen ein Teil sich so deuten läßt, wie oben erwähnt, als psychisch fixierte Abwehr- oder Ausdrucksbewegungen. Die psychogenetisch wichtigen Momente werden aber erst zutage kommen, wenn man die jeweilige Bedeutung jener ersten, später fixierten Bewegungen analysiert.

Die Behandlung der peripher bedingten Zuckungen fällt mit der Therapie der Lähmung, besser der Kontraktur, zusammen (s. Gesichtslähmung). Die zentral bedingten Reizerscheinungen sind schwer therapeutisch zu beeinflussen. Immerhin kann man mit systematischen Innervations- und Entspannungsübungen manches erreichen. Diese wird man auch bei jenen Ticformen anwenden, bei denen psychogene Faktoren mehr oder minder aktiv sind. Inwieweit eine „große Psychotherapie" indiziert ist, wird nur nach genauer Analyse der Genese des Einzelfalles entschieden werden können.

Ein partieller *Fazialiskrampf* ist bekannt als Beschäftigungsneurose bei Uhrmachern, die gezwungen sind, längere Zeit hindurch eine Lupe ins Auge zu kneifen.

Eine ganz andere Genese als die geschilderten Tics hat der sogenannte *Tic douloureux*. So werden jene Schmerzausdrucks- und Schonbewegungen genannt, die im Gefolge der Trigeminusneuralgie auftreten. Es sei daran erinnert, daß es neben der echten Quintusneuralgie sogenannte symptomatische Formen gibt, d. h. Zustände, bei denen neuralgische Schmerzen im Bereiche des Nerven durch andere Krankheitsprozesse (Knochenleiden, Tumoren, Lues usw.) hervorgerufen werden. In diesen Fällen richtet sich die Behandlung selbstverständlich nach dem Grundleiden. Die echte Neuralgie weicht häufig der zunächst einzuschlagenden konservativen Behandlung; die Eingriffe am peripheren Nerven (Alkoholinjektion, Exhairese) sind prognostisch zweifelhaft. In wirklich schweren Fällen ist ein neurochirurgisches Vorgehen angezeigt. Die Wahl des Verfahrens (Injektion des Ganglions, Exstirpation bzw. Elektrokoagulation, Durchschneidung der Trigeminuswurzel) wird dem Spezialisten überlassen bleiben müssen. Die Gefahr aller dieser Eingriffe, die bei der Indikationsstellung zu berücksichtigen ist, besteht in den dadurch hervorgerufenen Empfindungsstörungen im Gesicht, die auch zu kosmetischen Störungen führen können (s. Trophische Störungen).

S. auch Gesichtslähmung; Massage; Nervenleiden.

Tierfellnaevi, s. Diathermie; Hypertrichosis; Pigmentierung.

Tinktur, aromatische, Tinctura aromatica, Gewürztinktur.

Rp. Cort. Cinnamomi	10,0	Caryophyllor.	2,0
Rhiz. Zingiberis	4,0	Fruct. Cardamom.	2,0
Rhiz. Galangae	4,0	Spir. dil.	100,0

Unna verwendet die Tinktur zur Herstellung von aromatischen Haarpomaden.

Unguentum pomadinum aromaticum.		*Unguentum pomadinum aromaticum cum Gelantho.*	
Rp. Tinct. aromat.	20,0	*Rp.* Tinct. aromat.	
Ungt. cerei (Cera alba parat.)	80,0	Gelanth.	aa 20,0
		Ungt. cerei (Cere alba parat.)	80,0

Tiopix ist eine flüssige Teer-Schwefel-Seife zur Haarpflege.

Tinea flava (imbricata), s. Tropen.

Titanweiß, Titandioxyd. Weißes, mittelschweres Pulver von ganz außerordentlicher Deckkraft. Gute Ware enthält 98% (I. G. Farben), häufig sind auch minderwertige Sorten mit 50, ja nur 25%. Übertrifft das Zinkoxyd an Deckkraft ganz erheblich, auch seine entzündungswidrige, austrocknende Wirkung ist jener des Zinkoxyds überlegen. Zu Pudern, Streupulvern, Pasten, Schminken usw. wie Zinkoxyd.

Toiletteborax ist parfumierter gepulverter Borax.

Toilettecremes, s. Cremes.

Toiletteessig, s. Essige.

Toiletteseifen, s. Seife.

Toilettewasser, s. Eaux de Toilette.

Tolcinsalbe soll eine genau dosierte Staphylokokkenvakzine enthalten und gegen Furunkulose und andere lokale Hautkrankheiten angewendet werden. (Apotheker Wilhelm Böhmer, Duisburg.)

Tolubalsam, Balsamum tolutanum. In frischem Zustande sirupös, trocknet aber rasch ein und ist im Handel meist als feste dunkelbraune Masse zu finden. Enthält als wesentliches Prinzip Cinnamein, freie Zimtsäure und freie Benzoesäure. Außerdem Spuren von Vanillin usw. Er ist leicht löslich in Alkohol, aber so gut wie unlöslich in Fetten, denen er aber, beim Digerieren einen feinen Geruch erteilt und sie konservieren hilft (analog der Wirkung der Benzoe bei Herstellung des Adeps benzoatus). Seine therapeutische Wirkung ist in vieler Beziehung jener des Perubalsams analog, doch wird er praktisch in diesem Sinne nur selten verwendet. Sein Hauptanwendungsgebiet liegt in der Parfumerie als Aromaticum und Fixiermittel bei Extraits, Haarwässern, Mundwässern usw. Wichtig ist seine Verwendung zu Räuchermitteln, Bei der Destillation mit Wasserdampf liefert Tolubalsam ein aetherisches Öl, das

Tolubalsamöl von hyazinthenartigem Geruch, das in der Parfumerie Verwendung findet.

Tolutinktur wird durch Lösen von 200 g Tolubalsam in 1 Liter 96%igem Alkohol erhalten.

Tolubalsamresinoid wird durch Extraktion mit Petrolaether erhalten. Es dient zu Parfumeriezwecken.

S. auch Resinoide.

Toluol, Toluolum. Es findet sich im Steinkohlenteer und wird aus Produkten bei der Benzolherstellung gewonnen. Farblose, stark lichtbrechende, leichtbewegliche Flüssigkeit. Mit absolutem Alkohol, Aether, Schwefelkohlenstoff, Fetten und aetherischen Ölen mischt es sich in jedem Verhältnis. Leicht entzündlich. Als Lösungsmittel für Fette und Arzneimittel als Ersatz des Benzols.

Toluylendiamin-p, s. Anilinhaarfarben.

Tonacet ist Aluminiumsubacetat. Wie essigsaure Tonerde (Lenicet usw.) zu verwenden. (Hageda, Berlin.)

Tonerde, s. Aluminium.

Tonkabohnen, Fabae Tonka, sind bohnenartige Samen mit starkem Gehalt an Cumarin. Sie werden als Aromaticum in Form der Tinktur zu Parfumeriezwecken usw. häufig benützt (Heugeruch, Waldmeisteraroma).

Tonkabohnentinktur, Tinctura Toncae. 200 g zerhackte Bohnen werden mit 1 Liter Alkohol übergossen und unter öfterem Umschütteln 1—2 Monate ziehen gelassen.

Auch Petrolaetherextrakte aus der Tonkabohne sind im Handel.

Tonkinmoschus, s. Moschus.

Torf. Alkalische Auszüge aus Torf werden zum Haarfärben benützt. Die färbenden Stoffe sind die Huminsäuren (s. auch Braunkohle; Humussubstanzen; Kasseler Braun).

Tormentillwurzel, Rhizoma (Radix) Tormentillae, wird als adstringierender Zusatz zu Zahnpulvern und Zahnwässern verwendet in der gleichen Weise wie Ratanhiawurzel.

Torticollis, s. Schiefhals.

Tote Finger, s. Psyche; Raynaud.

Toxische Erytheme, s. Erytheme.

Traganth, Tragacantha. Transparente Konglomerate, die den eingetrockneten Saft verschiedener Astragalusarten darstellen (Astragalus verus, Astragalus gummifer usw.). Mit Wasser quillt der Traganth auf und gibt schöne, nicht klebrige Schleime. Traganth ist an Wirkung dem Gummi arabicum bedeutend überlegen, so erhält man mit zirka 1 Teil Traganth die gleiche Wirkung wie mit 12—15 Teilen Gummi arabicum (s. Schleime). Als Zusatz zu kosmetischen Mitteln, als Bindemittel, Emulgator usw. sehr häufig verwendet (Glyzerin-Traganth-Gelees).

Tränendrüse. Vergrößerung derselben kann durch eine Zyste (sogenannte Dacryops, Operation von der Bindehautseite aus), durch solide Geschwülste (Schnitt in der Augenbrauengegend) oder durch Entzündung bedingt sein.

S. auch Lidfalten; Lidwinkel, Abstehen des äußeren; Tränenträufeln.

Tränenröhrchen, zerrissenes. Zeigen nach einer queren traumatischen Zerreissung eines Tränenröhrchens seine beiden Teile ein noch durchgängiges Lumen, so kann man sie über einer feinen Sonde (REITSCH), einem Seidenfaden (RÖTTH) oder Katgutfaden (STARGARDT) oder mittels Haarnaht (SATTLER) vereinigen. S. auch Lidplastik; Tränenträufeln.

Tränensäcke, s. Faltenbildung; Hauskosmetik; Lidfalten; Massage; Wechseljahre.

Tränensacktuberkulose, s. Radium.

Tränenträufeln (Epiphora). Es entsteht 1. durch vermehrte Tränensekretion: bei Bindehauterkrankung, Trigeminuserkrankung (manchmal Druckpunkte in der Nase nach KILLIAN), ältere Fazialisparese (auch bei schon normalisierter Lidstellung) oder 2. durch verringerte Abflußmöglichkeit der Tränen: bei Eversion des Tränenpünktchens, Ektropium, Unwegsamkeit der Tränenwege. Wenn die ätiologische Behandlung, z. B. Ätzung (Trichloressigsäure) oder Kauterisieren etwaiger Druckpunkte, und Adstringentien, z. B. Zincum sulfuricum, versagen, kommt die Exstirpation der unteren Tränendrüse in Frage, wodurch das entstellende Tränenträufeln größtenteils oder zur Gänze beseitigt wird.

Bei Verengerung des Tränennasenganges kommt statt der früher allgemein üblichen Exstirpation des Tränensackes immer mehr die Schaffung einer neuen Kommunikation zwischen Tränensack und Nasenhöhle in den Vordergrund, Dakryozystorrhinostomie (von außen nach TOTI, von der Nase her nach WEST-POLYAK-KOFLER).

Ein kosmetischer Nachteil der Exstirpation besteht jedoch kaum, da bei sorgfältiger Ausführung, besonders der Naht, die Hautnarbe fast unsichtbar ist.

S. auch Augenglanz; Niesen.

Transannon sind mit Aluminiumpulver überzogene Tabletten in Bohnenform, die Calcium ichthyolicum, Salbeiöl und Aloeextrakt enthalten. Innerlich bei Akne rosacea, Akne vulgaris, Kongestionszuständen im Klimakterium usw. (Gehe & Co A. G., Dresden N.)

Transplantation. Im Gegensatz zur chirurgischen Plastik wird bei der Transplantation ein vollständig aus seiner Umgebung gelöstes Gewebsstück oder auch ein ganzes Organ überpflanzt. Man unterscheidet daher Gewebs- und Organtransplantation. Die Überpflanzung ganzer Organe hat bisher größere Bedeutung nicht gewinnen können, trotz zahlreicher Versuche und trotz weitgehender Hoffnung, die man auf diese Methode gesetzt hatte. Sie ist experimentell für viele Organe, besonders Drüsen, geprüft worden und auch rein technisch mit Hilfe der Gefäßnaht gelungen. Auch beim Menschen ist sie vielfach versucht worden, ohne daß jedoch Dauererfolge erzielt worden wären. Man hat daher auch bei der Organtransplantation beim Menschen auf die Überpflanzung ganzer Organe in der Praxis mehr und mehr verzichtet und sich mit der Überpflanzung einzelner Stücke begnügt und so wenigstens vorübergehende Erfolge erzielt.

Was die *Gewebstransplantation* betrifft, so kann man ganz allgemein sagen, daß die einfachen Gewebsarten sich eher mit Dauererfolg überpflanzen lassen als hochentwickelte. Je dünner die Gewebsschicht ist, desto eher findet sie auf dem neuen Mutterboden so weitgehenden Gefäßanschluß, daß auch kompliziertere Gewebe erhalten bleiben können. Transplantationen werden aus denselben Gründen ausgeführt wie plastische Operationen, d. h. erstens zur Deckung von Defekten, z. B. an der Oberfläche des Körpers, aber auch zur Wiederherstellung funktionell wichtiger Gewebe, wie z. B. zur Wiederherstellung der Stützfunktion des Knochens oder zur Wiederherstellung einer zerstörten Sehne; zweitens zum Ersatz fehlender oder in Verlust gegangener Gewebsarten. So wird z. B. Schilddrüsengewebe überpflanzt bei angeborenem Mangel der Schilddrüse oder nach totaler operativer Entfernung der Schilddrüse, oder Epithelkörperchen bei der Tetanie.

Wie schon oben gesagt, sind die Erfolge dieser Überpflanzungen von Organgewebe nur vorübergehend, sie können aber doch insofern erfolgreich sein, als das Transplantat unter gewissen Umständen, d. h. wenn das zu ersetzende Organ nur durch Schädigung funktionsuntüchtig geworden ist, für einige Zeit die Funktion übernahm, bis das geschädigte Organ sich wieder erholt und seine Funktion wieder übernommen hat.

Überpflanzung gelingt mit Epidermis, Haut, Faszien, Sehnen und Fettgewebe, auch dies nur dann mit Erfolg, wenn die Gewebe aus dem eigenen Körper stammen. Wenn auch zweifellos von den meisten überpflanzten Gewebsstücken Teile zugrunde gehen, so bleiben doch anderseits unter günstigen Umständen große Teile am Leben und werden in den Verband der Körperzellen aufgenommen. Bei einer gelungenen Transplantation müssen nach MARCHAND folgende Voraussetzungen erfüllt sein: Die überpflanzten Zellen müssen auf dem neuen Mutterboden „sich vermehren und neue Elemente liefern, die mit den gleichartigen der Umgebung in organische Verbindung treten".

Außer den genannten Geweben läßt sich auch die Knochentransplantation im wahren Sinne des Wortes durchführen, wenn gewisse Voraussetzungen erfüllt sind, d. h. wenn es gelingt, zugleich mit dem Knochen die deckende Knochenhaut zu überpflanzen. Der lange über die Frage tobende Streit, ob der Knochen als solcher teilweise erhalten bleibt oder vollkommen ab- und in derselben Form wieder neu aufgebaut wird, ist heute wohl dahin entschieden, daß dann, wenn die mitüberpflanzte Knochenhaut rasch Anschluß an den neuen Mutterboden findet, ein Teil des Knochens als wahres Transplantat erhalten bleibt, während der größere Teil zwar zunächst auch in seiner Form bestehen bleibt, dann aber unter lakunärer Resorption abgebaut und von dem Keimgewebe des Mutterbodens aufgebaut wird, oder es dringen unter Beteiligung der in die Spalten und Kanäle des Transplantates einwachsenden Gefäße des Mutterbodens Osteoblasten ein und liefern einen formal gleichen Ersatz, ohne daß eine Resorption nachweisbar wäre. Die erstere Ansicht ist hauptsächlich von AXHAUSEN, die letztere von BARTH und MARCHAND vertreten worden.

Je nachdem das überpflanzte Gewebe aus demselben Organismus stammt oder aus dem Körper eines artgleichen oder artfremden Wesens oder aus totem tierischen oder totem andersartigen Material, unterscheidet man *Auto-*, *Homoio-*, *Hetero-* und *Allo-Transplantation.* Wie schon oben betont, ist wohl heute einwandfrei festgestellt, daß nur aus demselben Organismus stammendes Gewebe die Grundbedingungen, die MARCHAND fordert, erfüllt, d. h. ein funktionierender Bestandteil des Organismus wird. Zwar gelingt es auch, homoio- oder heteroplastisches Material, ja sogar totes Material unter günstigen Umständen zur Einheilung in den Körper zu bringen. Doch wird dieses Material entweder von den Körperzellen abgebaut, durch körpereigenes Material ersetzt, oder es wird das tote Material von Bindegewebe eingeschlossen. Auch derartiges Material kann unter Umständen seine Pflicht insofern erfüllen, als es zeitweise einen Defekt deckt bzw. eine Funktion übernimmt. Gelingt der Ersatz durch körpereigenes Material nicht, so bleiben diese Transplantate Fremdkörper und werden häufig nachträglich ausgestoßen.

Die *Geschichte* der Transplantation ist fast ebenso alt wie die der Plastik. Allerdings sind alle Angaben über wiederangeheilte Nasen und Fingerglieder wenig glaubwürdig. Man kann aber nach unseren Erfahrungen an der Möglichkeit solcher Beobachtungen nicht zweifeln. Von JOHN HUNTER (1837) sind erfolgreiche Transplantationsversuche am Tier ausgeführt worden. BÜNGER hat 1823 über erfolgreiche Autotransplantation von Oberschenkelhaut auf einen Nasendefekt berichtet, und von PHILIPP VON WALTHER (1821) wurde das Erhaltenbleiben des größten Teiles einer auf Mensur abgehauenen, aber wieder angenähten Nase beschrieben. Auch experimentell wurde nach diesen erfolgreichen Transplantationen gearbeitet und Erfolg erzielt. Aber von den meisten Chirurgen wurde die Methode abgelehnt, so auch von DIEFFENBACH, der an ihren Erfolg nicht glaubte. Ein Umschwung trat erst ein durch die Beobachtungen, die JACQUES L. REVERDIN aus Genf 1869 der Akademie der Wissenschaften in Paris vorlegte. Er legte auf eine große granulierende Wundfläche mehrere kleinste Epidermisstückchen auf und befestigte sie mit Pflaster. Diese Läppchen heilten auf dem neuen Mutterboden ein, vergrößerten sich verhältnismäßig rasch, traten miteinander und auch mit den Wundrändern in Verbindung.

Die größten Verdienste in der Transplantationsfrage hat sich zweifellos THIERSCH erworben, der 1874 auch größere Epidermislappen zur Einheilung brachte und die Methode auch wissenschaftlich begründete.

Nachdem an der Möglichkeit der freien Gewebeüberpflanzung nicht mehr gezweifelt werden konnte, stellte es sich dann heraus, daß auch die ganze Cutis autoplastisch transplantiert werden konnte (OLLIER, WOLFE, F. KRAUSE). Auch Schleimhaut wurde bereits zu Anfang der Siebzigerjahre durch CZERNY erfolgreich überpflanzt. Näheres über die Transplantation von Haut, Sehnen, Faszien, Fett, Knochen und Knorpel (s. unter den betreffenden Stichworten). Gesammelte Literatur enthält MARCHAND: Der Prozeß der Wundheilung mit Einschluß der Transplantation, Stuttgart 1901 (Enke); KORSCHELT: Regeneration und Transplantationen, Jena 1907 (G. Fischer); HELLER: Über freie Transplantationen, Ergebnisse der Chirurgie und Orthopädie I, Berlin 1910 (Julius Springer), und LEXER: Die freien Transplantationen I und II, Stuttgart 1924 (Enke).

Besonders in dem letzteren Werk finden sich die Grundlagen der Anatomie und Physiologie, Regeneration und Erfolge der verschiedenen Transplantationsmöglichkeiten und eine Zusammenstellung der praktischen Erfahrungen.

S. auch Allo-Transplantationen; Lidplastik; Mammaplastik.

Epidermis-Transplantation. Die Epidermis wird in erster Linie zur Deckung größerer Hautdefekte verwendet. Zur Auskleidung tiefer Höhlen und Gänge, die in ihrer Form erhalten bleiben sollen, benützt man Epidermisläppchen. Auch in Schleimhautdefekten, z. B. an den Lippen und in der Harnröhre, kann sie Verwendung finden. Die gebräuchlichste Methode ist die THIERSCHsche, bei der auch große Defekte in einer Sitzung vollständig mit großen Lappen gedeckt werden können. Daneben wird das Verfahren von REVERDIN noch benützt, bei dem kleinste Läppchen in großer Zahl auf die Oberfläche überpflanzt werden können. Neuere Abänderungsmethoden stammen von W. BRAUN, von v. MANGOLD, PELS-LEUSDEN.

W. BRAUN hat 1921 empfohlen, kleine Epidermisstückchen von einigen Quadratmillimetern zu entnehmen und sie mit einem gabelartigen Instrument in die Tiefe des Granulationsgewebes zu versenken.

v. MANGOLD hat 1895 die sogenannte Epithelaussaat angegeben. Dabei werden nicht einzelne Läppchen abgeschnitten, sondern mit Hilfe eines Rasiermessers, das senkrecht auf die Oberfläche der Haut aufgesetzt wird, die oberflächliche Epidermislage abgeschabt. Die so gewonnene, leicht blutig gefärbte, breiige Masse wird dann möglichst gleichmäßig auf den Defekt aufgestrichen.

PELS-LEUSDEN hat den erfolgreichen Gedanken gehabt, den Epidermisbrei mit Hilfe einer Spritze in das Granulationsgewebe zu versenken.

Die Methoden von BRAUN und v. MANGOLD sollen den Vorteil haben, daß die kleinen Epidermisschuppen selbst bei stärkerer Wundsekretion nicht weggeschwemmt werden.

Die Technik der THIERSCHschen Methode ist außerordentlich einfach. Die Entnahmestelle für die Epidermislappen wird, wie zu jeder anderen Operation, vorbereitet, d. h. rasiert, mit Aether und Alkohol gewaschen, aber nicht jodiert. Dann unterspritzt man den Hautbezirk (gewöhnlich Oberschenkel) mit einem Lokalanaestheticum oder vereist mit Chloraethyl (auch Leitungsanaesthesie ist möglich) in der gewünschten Ausdehnung und nimmt darauf Rücksicht, daß nicht durch das künstliche Ödem Buckelbildungen entstehen. Man wartet am besten so lange, bis die Haut wieder vollständig glatt ist. Um größere Lappen entnehmen zu können, muß die Haut stark angespannt werden. Man verwendet zu diesem Zwecke am besten zwei Stieltupfer oder sonstige gerade Instrumente, die in der Mitte der Entnahmestelle aufgesetzt und unter Druck so weit auseinandergeführt werden, daß man mit dem Messer bequem dazwischen arbeiten kann. KIRSCHNER empfiehlt die Spannung der Haut in der Querrichtung. Zum Schneiden größerer Lappen gehört einige Geschicklichkeit. Am besten verwendet man ein größeres Messer, das auf der einen Seite plan-, auf der anderen Seite leicht hohlgeschliffen ist. Um das Gleiten des Messers zu erleichtern, wird die Haut oder das Messer während des Schneidens mit steriler Kochsalzlösung angefeuchtet. Dann wird das Messer mit der Planseite auf die Haut aufgesetzt und nun unter raschen sägeartigen Zügen, ohne stärkeren Druck auszuüben, die Epidermis abgetragen. Je gleichmäßiger der Druck des Messers während des Vorrückens durchgeführt wird, desto gleichmäßiger wird der Lappen. Er legt sich in Querfalten auf das Messer. Man kann auf diese Weise Lappen von 4 und mehr Zentimeter Breite und 10 und mehr Zentimeter Länge ohne Mühe abtragen. Das weitere Vorgehen wird verschieden geübt: Manche legen jeden einzelnen abgetragenen Lappen sofort auf den neuen Mutterboden auf, andere schneiden erst sämtliche Lappen der Größe des Defekts entsprechend, sammeln sie auf besonders dazu bereitgehaltenen breiten Spateln, um sie dann erst, wenn genügend Material vorhanden ist, auf den neuen Mutterboden zu bringen. Beide Verfahren führen zu gutem Erfolge, wenn die Bedingungen für die Anheilung günstig sind, d. h. wenn der neue Mutterboden entweder aus frischem, nicht mehr blutendem Wundgewebe besteht oder wenn es von gesundem, glattem Granulationsgewebe gebildet wird. Die einen empfehlen Granulationsgewebe nicht zu entfernen, da die Wundfläche sonst leicht blutet und die Transplantate abgehoben werden. Andere haben bessere Resultate (VOLK), wenn sie die Granulationen mit dem scharfen Löffel abkratzen, die Blutung durch Kompression stillen, was leicht gelingt. Die aufgelegten Lappen werden mit Hilfe von dicken Knopfsonden möglichst glattgestrichen, so daß sie vollkommen flächenhaft aufliegen. Luftblasen müssen vollständig entfernt werden. Damit sind günstige Bedingungen für die Anheilung gegeben. Die Lappen brauchen daher nicht besonders festgehalten zu werden, doch muß verhütet werden, daß sie in den ersten Stunden verschoben werden könnten. Daher muß man einen Verband anlegen, der den Defekt freiläßt, ihn aber seitlich um 2—3 Querfinger hoch überragt. Darüber kann ein Stück Kramerschiene oder ein weitmaschiges Drahtnetz gelegt werden. Das Ganze wird dann durch ein Stück einfachen Mull zugedeckt. Bei Kindern und sehr unruhigen Patienten hat sich ein Verfahren empfohlen, das PAYR angegeben hat. Man bedeckt die Transplantate und umgebende Haut mit ganz feiner weißer sterilisierter Gelatine, aus der man einzelne Löcher ausgestanzt hat. Die Gelatine wird in Kochsalzlösung von etwa 40° getaucht, bis sie eben weich ist. Sie läßt sich dann glatt über den Defekt ausbreiten. Mit Vorteil benützt man auch gelochtes Guttaperchapapier, das vorher eine Stunde in Sublimatlösung gelegen war und vor Auflegen mit steriler Kochsalzlösung abgespült wurde. Sollen Körperhöhlen in ihrer Form erhalten und zu diesem Zwecke epithelisiert werden, wie z. B. die Augenhöhlen beim Fehlen der Bindehaut oder die Nasenöffnung, so macht man sich zunächst ein Negativ dieser Höhle aus Stentsmasse, wie das ESSER empfohlen hat. Diese Masse wird dann mit einem Epidermislappen so bedeckt, daß die Oberfläche auf die Stentsmasse zu liegen kommt. Der Lappen wird am besten mit einigen feinen Nähten fixiert. Dann wird das Ganze vorsichtig in die Höhle hineingeschoben und hier durch Verband festgehalten. Nach einigen Tagen kann die Stentsmasse entfernt werden. Zur Auskleidung von Defekten in röhrenförmigen Schleimhautkanälen werden Gummischläuche bzw. Katheter mit Epidermisläppchen überzogen, wobei natürlich die Oberfläche auf den Katheter zu liegen kommt. Die Befestigung erfolgt durch Umschlingung der Läppchen mit feinsten Katgutfäden. Bei der Entfernung des Katheters muß natürlich mit großer Vorsicht vorgegangen werden, um die Läppchen nicht zu verschieben. Im allgemeinen kann man bei der Epidermis-Transplantation damit rechnen, daß nach 2—3 Tagen die Anheilung erfolgt ist. Man läßt jedoch gewöhnlich den Verband 4—6 Tage unberührt liegen, verabreicht dann ein warmes Bad, in dem sich Teile, die nicht zur Anheilung gekommen sind, abstoßen. Meist sind größere Teile zur Anheilung gekommen, die sich dann rasch vergrößern.

Traubenzucker, Saccharum Uvae, Stärkezucker, Dextrose, Glykose. Leicht gewinnt man reinen Traubenzucker aus Rohrzucker, indem man diesen in Invertzucker (Dextrose + Lävulose) überführt und die beiden Zuckerarten auf Grund ihrer verschiedenen Löslichkeit in Alkohol trennt. In den Handel kommt der Traubenzucker in sehr verschiedener Reinheit. Die als purum bezeichneten Sorten entsprechen wohl den arzneilichen Anforderungen. Eine als purissimum bezeichnete Sorte wird nur für wissenschaftliche Zwecke verwendet. Reiner, wasserfreier Traubenzucker bildet kleine, durchsichtige, zu Warzen vereinigte Kristalle oder ein weißes Pulver. Er ist geruchlos, schmeckt süß, aber lange nicht so stark wie Rohrzucker. Er ist bis zu $66^2/_3$% löslich in Wasser. Die stark konzentrierten Lösungen halten sich aber nur in Ampullen. In Flaschen erstarren sie sehr bald. Er ist auch in 50 Teilen Alkohol löslich. Die wässerige Lösung dreht rechts (Dextrose). Traubenzucker dient im allgemeinen als unspezifisches Reizmittel. Man kann ihn bei chronischen, hartnäckigen Akneformen, bei chronischem Pruritus, bei Ekzemneigung u. dgl. geben. Ein großes Anwendungsgebiet hat der Traubenzucker bei der Verödung von Krampfadern (s. dort) gefunden. Bei den erstgenannten Leiden gibt man 15—30 ccm, gegebenenfalls auch mehr von einer 10—25—50%igen Lösung, 4—8 Einspritzungen in 1—2 Wochen in die Vene. Zur Krampfaderverödung spritzt man 2—5—10 ccm 66%ige Lösung in die betreffenden Varizen. Er kommt in den Handel in Ampullen, 10-, 12,5-, 20-, 25-, 35-, 50-, 60- und 66%ig, zu 5, 10, 20, 25 ccm. Traubenzuckerlösungen in Ampullen, werden von verschiedensten Fabriken hergestellt, Merck Darmstadt, Hageda Berlin u. a. Die Lösungen werden auch vielfach mit wortgeschützten Namen, wie „Deutria-Ampullen", „Glukomed-Ampullen", „Glukotrombin-Ampullen" usw., bezeichnet, was überflüssig erscheint (s. auch Kalorose; Krampfadern).

Traumaticin ist eine Guttaperchalösung in Chloroform (etwa 10—15%ig).

Rp. Guttaperchae 15,0
Chloroformii 85,0

Vorsichtig im Wasserbade lösen, sehr leicht entzündlich. Für hellfarbiges Traumaticin gebleichte Guttapercha verwenden. Es läßt beim Verdunsten auf der Haut einen dichten elastischen Überzug, wird auch als Vehikel für Medikamente, z. B. Chrysarobin, verwendet. Als Ersatz des Traumaticins wird u. a. eine Lösung von Aluminiumoleat in Aether verwendet (s. auch Aluminium (Aluminiumoleat); Hautfirnisse).

Traumatische Verletzungen der Zähne, s. Zahnkrankheiten.

Tresavon ist eine pulverförmige Universalseife, die sowohl als Kopf- (Shampoon) als auch als Wasch- und Rasierseife gebraucht werden und aus 80%igem Seifensprühstaub, Mandelkleie und Borax bestehen soll. (Lichtenberg & Co., Berlin SW 61, Möckernstraße Nr. 111.)

Triaethanolamin (abgekürzt „Tri"). Das technische Produkt des Handels ist ein Gemisch von Monodi- und Triaethanolamin. Das rohe Produkt ist für die Kosmetik unverwendbar, weil unangenehm riechend und dunkelgefärbt. Verwendbar ist nur hellgelbe, geruchlose, destillierte Ware. Sirupöse, honiggelbe Flüssigkeit, ähnlich dem Rohglyzerin. Mischt sich in jedem Verhältnis mit Wasser, Alkohol, Glyzerin, Aceton usw., schwer löslich in Petrolaether. Ein vorzüglicher chemischer Emulgator für fette Öle, Wachse, Vaseline, aetherische Öle usw. Bildet unter Vollverseifung mit freien Fettsäuren Seifen (s. Triaethanolaminseifen). Für flüssige Fette genügt einfaches Zusammenrühren, feste Fettkörper, Wachse usw. müssen vorher geschmolzen werden und werden dann mit dem auf zirka 60° erwärmten Triaethanolamin bzw. einer wässerigen Lösung desselben zusammengerührt.

Die Triaethanolaminemulsionen geben stark hydrophile Emulsionsgrundlagen bzw. Salbenkörper.

Im Mittel beträgt die nötige Menge Triaethanolamin für Emulgierung fetter Öle usw. etwa 3—5% (eventuell 8%). Die mit Tri hergestellten Salbengrundlagen sind zur Aufnahme saurer Medikamente nicht geeignet.

Kosmetisch besonders wichtig ist die Eigenschaft des Triaethanolamins, bei gänzlicher Reizlosigkeit für die Haut ein vorzügliches Emolliens zu sein, das rasch und energisch wirkt (Comedones, Hyperkeratosen, Pigmentanomalien usw.). Bezüglich Herstellung der Triemulsionen ist noch folgendes einzuschalten:

Zur Emulgierung von Vaselin, Benzin, Petroleum usw. ist bei Verwendung von Tri stets gleichzeitige Anwesenheit einer freien Fettsäure (Stearin usw.) erforderlich. Emulsionen mit fetten Ölen oder festen Neutralfetten usw. gelingen auch ohne Fettsäurezusatz, sind aber weniger dicht als solche, bei denen gleichzeitig freie Fettsäure mitverwendet wird. Wichtig ist auch die Tatsache, daß Triemulsionen, auch sehr wasserreiche, absolut kältebeständig sind, also nicht einfrieren.

Triaethanolaminemulsionen.

Olivenöl	72 g	Tri	4 g
Fettsäure	24 „	Wasser	50 „

Für weniger dichte Emulsionen wird man mit viel weniger Fettsäure (etwa 10 g) auskommen.

Vaselinemulsion.

Vaselinöl weiß	88 g
Ölsäure	9 „
Tri	3 „
Wasser	100 „

Stearatemulsion (dünnflüssig).

Stearin	96 g
Tri	4 „
Wasser	300 „

Rp. Triaethanolamini	4,0
Boracis	2,0
Vaselini	4,0
Spir. Vini	25,0
Aq. dest	65,0

S. Erweichendes kosmetisches Wasser.

Rp. Triaethanolamini	2,0
Kal. carbon	1,0
Aq. Hamamelidis	65,0
Aq. Rosar	26,0

S. Mitesserwasser.

Rp. Triaethanolamini	10,0
Stearini	22,0
Vaselini americani albiss	3,0

M. l. art. u. f. sapo mollis.
S. Erweichende Seife zum Einschäumen des Gesichtes.

Rp. Triaethanolamini	10,0
Stearini	15,0
Ol. Paraffini albi	10,0
Aq. dest	65,0

M. u. f. emulsio.
S. Erweichende Emulsion zur Gesichtspflege.

Stearatcreme.

Tri	1 g	Vaselinöl weiß	6 g
Stearin	15 „	Benzoesaures Natron	0,3 „
Weißes Wachs	5 „	Wasser	100 „

Von Derivaten des Triaethanolamins sind hier noch zu nennen:

Triaethanolaminbenzoat, löslich in Wasser, fetten Ölen usw. Wird als Desinfektionsmittel empfohlen.

Triaethanolaminborat. Antisepticum und Emolliens.

Triaethanolaminphosphat. Wirkungsvolles Detersivum.

Triaethanolaminseifen, abgekürzt „Triseifen" genannt. Durch Vollverseifung freier Fettsäuren (nicht von Neutralfetten!) liefert Triaethanolamin wasserfreie Seifen, die sich vor allem als gute Emulgatoren bewährt haben, aber auch als substantive, erweichende Mittel in der modernen Kosmetik größte Beachtung verdienen. Zur Vollverseifung von 11 Teilen freier Fettsäure, die eine mittlere Verseifungszahl von etwa 198 besitzen, wie Ölsäure, Stearinsäure, Palmitinsäure usw., genügen 5 Teile techn. Triaethanolamin. Für Fettsäuren mit höherer Verseifungszahl muß das Verhältnis auf Grund dieser Konstante jeweils errechnet werden. Für Kokosfettsäure beträgt die für 11 Teile erforderliche Menge Triaethanolamin 6,7 Teile (Verseifungszahl 264). Die wasserfreien Triaethanolaminseifen sind leicht und klar löslich in destilliertem Wasser, Alkohol, fetten Ölen, Vaselin, Kohlenwasserstoffen (Benzin) usw.

Triaethanolaminoleat (Oleat Tri). Man mischt einfach ohne Erwärmen 220 g Ölsäure und 100 g Triaethanolamin und beginnt zu rühren. Der Verband tritt bald ein und äußert sich durch Dickwerden des Gemisches. Man setzt das Rühren solange fort, bis eine transparente, gelatinöse Seife gebildet ist.

Triaethanolaminstearat (Stearat Tri). Man schmilzt gleichzeitig 220 g Stearin, läßt hierzu 100 g auf etwa 70° vorgewärmtes Triaethanolamin fließen und beginnt zu rühren. Der Verband tritt rasch ein und äußert sich nach dem Abkühlen der Masse durch Festwerden der Seife. Ein Erhitzen der Masse ist zwecklos.

Triaethanolaminlinoleat, auch Glykopon genannt, ist eine bräunliche, schmierseifenartige Masse, die ganz vorzüglich als Emulgator verwendbar ist und z. B. das Ammoniumlinoleat an Wirkung übertrifft. Herstellung wie das Oleat (s. auch Glykopon).

Triaethanolaminkokosseife kombiniert.

Ölsäure	55,0	Tri dest.	50,0
Kokosölfettsäure	40.0	Alkohol	55,0

Wird als Zusatz zu Shampoons empfohlen.

Anwendung der Triaethanolaminseifen.

Diese werden als Emulgentien für fette Öle, Vaselin, Benzin u. a. verwendet, indem man eine entsprechende Menge der Seife in den zu emulgierenden Flüssigkeiten auflöst. Die wasserfreie Triaethanolaminseife wird warm in dem zu emulgierenden Gemisch von Wasser und Fettstoffen bzw. Kohlenwasserstoffen aufgelöst und dann kräftig gerührt bzw. geschüttelt, wobei die Emulgierung sehr rasch erfolgt.

Stearin	20 g
Triaethanolaminstearat	14 „
Vaselinöl	80 „
Walrat	30 „
Weißes Wachs	5 „
Wasser	90 „

Cleansing Cream.

Vaselinöl	80 g
Weißes Wachs	5 „
Walrat	25 „
Triaethanolaminstearat	20 „
Glyzerin	5 „
Wasser	90 „

Laits de Beauté.

Vaselinöl weiß	35 g	Vaselinöl	70 g
Weißes Wachs	20 „	Olivenöl	8 „
Stearat Tri	8 „	Stearat Tri	12 „
Wasser	50 „	Wasser	70 „

Bei längerer Aufbewahrung zeigen die Triseifen eine starke Tendenz zum Nachdunkeln, was speziell auch beim Stearat sehr unangenehm werden kann, wenn dieses, wie meist, zu rein weißen Emulsionen usw. Verwendung finden soll. Es empfiehlt sich also, speziell das Triaethanolaminstearat möglichst frisch zu bereiten, am besten verfährt man bei weißen Emulsionen wie folgt:

Man mischt zunächst die der nötigen Menge Triaethanolaminstearat entsprechenden Mengen von geschmolzenem Stearin und angewärmtem Triaethanolamin, rührt bis zum Eintreten des Verbandes und löst die Seife sofort in dem zur Emulsion zu verwendenden Wasserquantum auf (bei wasserfreier Emulsion [Benzin, Öl usw.] in dem betr. Vehikel).

Tribromphenol ist ein der Karbolsäure überlegenes Derivat derselben.

Trichiasis *(Einwärtsstehen der Wimpern)* ist ein krankhafter Mißwuchs der Wimpern nach hinten, so daß sie auf der Hornhaut schleifen und Tränen oder gar Augenentzündungen hervorrufen. Die Wimpern sind oft dick, borstenartig, oft äußerst fein und daher schwer sichtbar. Sie entsteht entweder durch ein Entropium oder ohne ein solches („echte" Trichiasis). Die Ursache der letzteren ist durch eine Verletzung, Verätzung usw., chronische Blepharitis und besonders das Trachom gegeben. Das Einwärtsstehen kann einzelne Zilien oder einen Großteil der Zilienreihe betreffen, eventuell zu einer Doppelreihung derselben führen. (Über Distichiasis, angeborene Doppelreihung der Zilien, s. dort; über in der Haut eingewachsene Zilien s. Wimper, eingewachsene.) Einzelne falsch stehende Zilien werden elektrolytisch behandelt (Plattenanode an die Schläfe, die mit Nadel bewaffnete Kathode in die Haarwurzelscheide, zirka 20 Sekunden lang, bis Wasserstoffbläschen aufschäumen; 1—2 mA) oder mit einem Trepan ausgestanzt oder am besten mit Diathermie entfernt: Eine Nadel wird zirka 1 mm tief in den Haarbalg eingeführt und am anderen Ende mit einer Nadelelektrode (Schwachstrom; zweipolig) ganz kurz berührt, wobei ein Funke zwischen den beiden Nadeln überspringt.

Bei einfacher Epilation wachsen die Wimpern nach 2—3 Wochen nach. Ausgedehnte Trichiasis läßt sich (außer durch Beseitigung eines eventuell verursachenden Entropiums) nur durch entsprechende

Operation beseitigen. Als wichtigste Verfahren seien erwähnt: bei partieller Trichiasis Verlagerung des Wimpernbodens durch Vertauschung zweier übereinanderliegender Dreiecke (SPENCER-WATSON), bei ausgedehnter Trichiasis Vertauschung eines doppeltgestielten Lappens, der den Haarzwiebelboden enthält, mit einem darübergelegenen Lappen oder keilförmige Einpflanzung von Mundschleimhaut in den Intermarginalsaum (kosmetisch wenig empfehlenswert). Über die Streckung des Tarsus nach HOTZ usw. s. Lideinstülpung.

Trichloressigsäure, Acidum trichloraceticum. Farblose, leicht zerfließliche Kristalle, Schmelzpunkt ungefähr 55°, Geruch schwach stechend, in Wasser, Alkohol und Aether löslich. Dient als Ätzmittel bei Warzen, Hühneraugen, Papillomen. Entweder wird die reine Substanz mit einem Glasstäbchen aufgetragen oder es wird eine 20—50%ige Lösung aufgepinselt (s. auch Acetokaustin; Lidgeschwülste; Schweißabsonderung; Warzen; Xanthelasma).

Trichoclasia idiopathica. Auf unveränderter Haut kommt es zum Abbrechen der Haare in gleicher Höhe über dem Hautniveau. Diese außerordentlich seltene Erkrankung tritt fleckförmig auf, kommt bei Frauen und Männern vor und befällt meist das Kopfhaar. Sie ist charakterisiert durch ein queres Abbrechen der Haare ohne vorausgehende Veränderung an der Bruchstelle und steht somit im Gegensatze zur eigentlichen Trichorrhexis und der Trichoptilosis. Ob hierher auch Fälle von Trichoklasie gehören, bei denen die Haut selber krankhafte Veränderungen zeigt, oder ob es sich bei diesen um Neurodermitis mit Trichoklasie handelt, ist noch nicht festzustellen. Die Unterscheidung von Abschneiden der Haare (wie es Kinder zuweilen tun) oder Abreiben wegen geringen Juckreizes (Abschubbern) ist oft schwer.

S. auch Schädigungen.

Trichoepithelioma, s. Zylindrome.

Trichomykosis palmellina ist eine Erkrankung der Haare in den Achselhöhlen. Die Haare werden von Hüllen umkleidet, die oft das ganze Haar begleiten. Dieser Überzug besteht aus zahllosen, in einer homogenen, schleimähnlichen Masse eingebetteten, verschieden großen, kokkenähnlichen Mikroorganismen. Die Haare fühlen sich trocken, rauh an, auch wenn sie, wie es oft der Fall ist, mit reichlichem Achselschweiß durchtränkt sind. Die Erkrankung bleicht entweder die Haare, so daß sie fuchsig rot aussehen, oder macht sie dunkler. Oft ist mit der Erkrankung eine Farbstoffbildung verbunden; die Haut wird gelblichrot und auch auf die Wäsche kann der gelbrote Farbton sich übertragen. Sauberkeit und Schweißbeseitigung läßt die Krankheit verschwinden oder erst gar nicht aufkommen; die moderne Frauenmode mit loser oder gar keiner Bekleidung der Achselhöhle, auch das Rasieren ist das beste Mittel gegen sie.

S. auch Lepothrix.

Trichon (Bruck) ist ein polyvalentes Vakzin aus den Kulturen einer größeren Anzahl von Trichophytonstämmen. Subkutan oder intramuskulär 0,1—0,2—0,5 ccm des Präparates je nach Höhe der eintretenden Reaktion alle 3—4 Tage. Man kann die beabsichtigte Trichondosis unverdünnt oder mit Wasser verdünnt einspritzen. In der Regel genügen drei Einspritzungen. Bei intrakutaner Einspritzung beginnt man mit 0,2 ccm einer Verdünnung 0,2 : 10 und steigt auf 0,1—0,2 ccm unverdünnt. (Schering-Kahlbaum A. G., Berlin.) (S. auch Trichophytien.)

Trichonodosis (Noduli laqueati, Verknotung der Haare). Diese von MICHELSON unter dem Namen *Noduli laqueati* beschriebene Haarabnormität ist nicht selten, befällt am öftesten die Haupthaare, vor allem die der Frau, manchmal die Schamhaare.

GALEWSKY fand bei einem seiner Patienten an Kopf- und Barthaaren, an den Schamhaaren und Haaren der Oberschenkel scheinbar zahlreiche kleine Knoten, die sich bei Lupenuntersuchung jedoch als einfache Schleifenbildung darstellten.

Es kommt an den befallenen Haaren zur Bildung von Schlingen, bzw. von Doppelschlingen und Knoten, in denen die Haare oft abbrechen. Es bleibt dann ein an seinem distalen Ende meist aufgefaserter Stumpf zurück, der an den Stumpf bei der Trichorrhexis nodosa erinnern kann. Mikroskopisch sieht man an den befallenen Haaren meist Defekte der Cuticula, Spaltbildungen bzw. Absplitterungen in der Haarrinde.

Von vielen wird die Erkrankung lediglich auf rein mechanische Momente zurückgeführt und Kämmen, Bürsten und Wühlen, besonders bei trockenem und krausem Haar, dafür verantwortlich gemacht. Dafür spricht auch der Umstand, daß die Affektion an juckenden Hautstellen häufiger zur Beobachtung kommt. Aber das gehäufte Vorkommen der Erkrankung an fast allen Stellen des Körpers spricht gegen die rein mechanische Ursache und läßt vielmehr GALEWSKYs Theorie als wahrscheinlich erscheinen, daß zu der Erkrankung eine gewisse Disposition der Haare gehört und vielleicht Ungleichmäßigkeit des Haarwachstums oder eine Strukturveränderung des Haares die Knotenbildung veranlaßt. Auch die vereinzelt beobachtete Heredität und die je nach der Rasse mehr oder weniger gehäufte Erkrankung spricht für letztere Annahme.

Therapeutisch wird man die Haare abschneiden oder alle mechanischen Schädigungen dem Haar fernzuhalten versuchen und eventuell bei ausgedehnter Erkrankung Pomaden oder Haaröle verordnen.

Trichonosis versicolor, s. Pili annulati.

Trichophytie. Die verschiedenen Formen der Trichophytien werden von den Trichophytiepilzen hervorgerufen. Diese Pilze gehören zur Gruppe des Trichophyton tonsurans (Hyphomyzeten). Die Pilzfäden der Trichophytongruppe sind gewöhnlich lang und dünn, sie können septiert oder nicht septiert sein und weisen manchmal Verzweigungen auf. Außer den Pilzfäden finden wir meistens eine Anzahl lichtbrechender Kügelchen, die wir als Sporen bezeichnen. Nach ihrem Auftreten inner- oder außerhalb der Haare bezeichnet man sie als *Endothrix, Ektothrix* oder *Endoektothrix.* Die unter dem Begriff der Trichophytie zusammengefaßten Krankheitsbilder teilt JESIONEK, die Herkunft der Krankheitserreger betonend, folgendermaßen ein:

I. Trichophytia hominis humana:
   1. Trichophytia superficialis capillitii humana;
   2. Trichophytia ungium humana.

II. Trichophytia hominis animalis:
   1. Trichophytia superficialis animalis:
      a) Trichophytia superficialis capillitii animalis,
      b) Herpes tonsurans,
      c) Trichophytia ekzematosa,
      d) Trichophytia ungium animalis;
   2. Trichophytia profunda:
      a) Sykosis parasitaria,
      b) Kerion,
      c) Granuloma trichophyticum,
      d) Trichophytia profunda corporis.

Trichophytia superficialis humana: Vorkommen hauptsächlich bei Kindern im Alter von 6—15 Jahren. Mit Vorliebe wird der Kopf in Form von kreisrunden kleinen, weißen bis gelblichen Herden befallen. Bei genauem Zusehen findet man, daß die Stellen nicht kahl, sondern mit abgebrochenen Haaren bedeckt sind. Diese Haarstümpfe sind weiß und enthalten massenhaft Sporen. Die Krankheit ist äußerst langwierig und heilt unter Umständen erst in der Pubertätszeit ab. Behandlung: wie beim Favus.

Trichophytia ungium humana: Die Nägel werden rauh und brüchig, getüpfelt, gedellt. Entzündungserscheinungen fehlen. Behandlung: Abfeilen mit der Nagelfeile, Pflasterverbände mit $^1/_4\%$ Chrysarobinzinkpasta, Jodtinktur.

Trichophytia animalis: Bei dieser Art der Trichophytie unterscheidet man eine nur an der Oberfläche haftende, wie auch eine in die Tiefe dringende Form. Beide können sowohl im Barte als auch an der unbehaarten Körperhaut vorkommen.

Die Trichophytia superficialis beginnt mit kleinen roten Herden, die sich bald vergrößern und sich im Zentrum mit feinen, weißen Schuppen bedecken. Bei etwas längerem Bestehen ist die äußere Begrenzung röter als der übrige Herd und mit Bläschen, Krusten und Pusteln bedeckt. Bei vielen Herden kommt es im Zentrum zu Rückbildungserscheinungen, so daß aus der Scheibe ein Ring geworden ist, der sich peripher vergrößert. Innerhalb dieses Ringes können nun an beliebiger Stelle Heilungserscheinungen auftreten, wodurch die Ringform unterbrochen wird, an ihre Stelle tritt dann Bogen- oder Guirlandenform *(Ringworm)*. Dasselbe kann auch dadurch entstehen, daß mehrere Ringe durch allmähliche Vergrößerung ineinander übergehen.

Bei dieser oberflächlichen Trichophytie macht sich noch ein anderes Phänomen bemerkbar. Das besteht darin, daß die Allergie, welche die zentrale Abheilung bedingt, allmählich aufhört. An dieser Stelle kann wieder ein neuer Herd auftreten. Da dieser wieder in seinem Zentrum abheilt, entsteht ein neuer Ring. Auf diese Art kommen die bekannten Kokardenformen zustande. Die verschiedenen Formen der Trichophytie haben nach ihrem Aussehen entsprechende Namen bekommen. So bezeichnet man sie als Trichophytia superficialis anularis, circinata oder gyrata. Bei der Trichophytie des behaarten Kopfes kommt es selten zu Ringbildungen. In den meisten Fällen bleibt hier die Scheibenform erhalten. Die erkrankten Haare fallen nicht aus, sondern brechen wenige Millimeter über der Oberfläche ab. Sie sind mit einer weißlichen, hauptsächlich Sporen enthaltenden Scheide umgeben, leicht zu entfernen und bröckelig. Tritt eine Trichophytie auf dem Handrücken auf und vergrößert sie sich so, daß auch die Finger mit befallen werden, so ist die Bogenform auf den Fingerrücken der zusammengelegten Finger gut zu erkennen. Das Merkwürdige an diesem Befunde ist, daß die Innenseiten der Finger ausgespart bleiben.

Die Therapie der oberflächlichen Trichophytie ist sehr einfach. Desinfizientien werden mit indifferenten Mitteln abgewechselt. So pinselt man einige Tage mit Jodtinktur, bei empfindlichen Patienten mit verdünnter Jodtinktur oder 10%igem Salizylspiritus, behandelt einige Tage mit 3%iger Borsalbe und wiederholt dann die Pinselungen. Verbände mit $^1/_4\%$iger Chrysarobinpasta, 1—2%iger Sublimatsalbe zeitigen unter Umständen auch recht guter Erfolge, Ferner seien angeführt Wilkinsonsalbe oder eine der folgenden:

Rp. Ichthyoli
Anthrasoli .... aa 5,0
Mentholi 1,0
Ac. salicyl. .... 3,0—5,0
Vaselini .... ad 100,0
Juckstillend.

Rp. Ac. salicyl 3,0
Ol. Rusci
Sapon. virid. .... aa 15,0
Adip. suill. 60,0
(EICHHOFF)

Kommt man mit diesen Methoden an behaarten Körperstellen nicht aus, so muß zur Epilation (am besten durch Röntgenbestrahlung) wie bei der tiefen Trichophytie geschritten werden. Um Rezidive zu vermeiden, ist es unbedingt notwendig, daß die Kleidungsstücke, die mit den erkrankten Stellen in Berührung gekommen sein könnten, chemisch gereinigt oder desinfiziert werden.

Trichophytia profunda: An denjenigen Stellen des Körpers, an denen eine stärkere Behaarung vorhanden ist, kann es durch das Eindringen der Trichophytonpilze zu stärkeren Reaktionen kommen. Von dieser als tiefe Trichophytie bezeichneten Reaktion bleiben beim Erwachsenen nur Achselhöhlen und behaarter Kopf meist verschont, während beim Kinde der behaarte Kopf öfter befallen wird. Es kommt hier zu dicken, derben Abszessen, die aus zahlreichen Öffnungen Eiter entleeren und daher den Namen *Kerion* = *Honigwabe* bekommen haben. Am übrigen Körper zeigt sich die tiefe Trichophytie durch Entzündung und Infiltration unter den oberflächlichen Scheiben an. Im weiteren Verlaufe machen sie sich durch stärkeres Hervortreten, durch Pustel- und Krustenbildung bemerkbar. Die Haare fehlen auf diesen Herden entweder ganz oder sie sind abgebrochen, die Stümpfe gequollen, weiß. Im Barte unterscheidet man die großknotige von der kleinknotigen Form der Trichophytia barbae. Beide Formen haben dieselbe Ätiologie. Sie sind ursprünglich hart und können später durch Abszedierung der Follikel in Erweichung übergehen. An allen von einer tiefen Trichophytie befallenen Stellen werden die Follikel zerstört, was in kosmetischer Hinsicht sehr wichtig ist, da oft eine narbige, haarlose Stelle resultiert. Legt man bei einer tiefen Trichophytie eine intrakutane Quaddel mit Trichophytin an, so sieht man eine deutliche lokale, oft auch eine Herdreaktion auftreten. Die Therapie der tiefen Trichophytie besteht in gründlicher Epilation der erkrankten Stelle, am besten durch Röntgenbestrahlung. Außerdem behandeln wir mit Hitze, die über Kompressen mit einem Gemisch von Liqu. alum. acet., Spiritus und Wasser im Verhältnis 1:1:4 angewandt wird. Diese Behandlung soll 2mal am Tage mindestens eine Stunde lang ausgeführt werden. In der Zwischenzeit sollen Verbände mit 10—30%iger Schwefelzinkpasta angelegt werden. Der Erfolg wird durch Anlegung intrakutaner Quaddeln mit Trichoyatren oder Trichophytin beschleunigt.

Trichophytia ungium: Diese unterscheidet sich von der Trichophytia ungium humana nur dadurch, daß sie fast immer mit Entzündungserscheinungen und sehr häufig mit einer *Paronychie* verbunden ist. Die Therapie dieser Affektion erfordert große Geduld. Die erkrankten Nägel müssen durch heiße Bäder erweicht werden, die erkrankten Stellen vorsichtig und allmählich mit Nagelfeile und Skalpell beseitigt und mit Jodtinktur oder $^1/_4\%$iger Chrysarobinzinkpasta verbunden werden.

Trichophytide: Sie seien hier nur kurz erwähnt, da sie schnell und spurlos verschwinden. Bei Kindern, die an einer tiefen Trichophytie leiden, aber auch manchmal bei Erwachsenen, treten durch in das Blut gelangte Pilze oder Toxine über den Körper verbreitete Ausschläge auf. Am verbreitetsten ist die lichenoide Form, der *Lichen trichophyticus*, es kommen aber auch pustulöse, ekzematöse, skarlatiniforme, an Erythema exsudativum erinnernde Formen vor. Gelenkschwellungen wurden ebenfalls beobachtet. Diese Erscheinungen rufen nur sehr selten Allgemeinstörungen hervor, so daß sie keiner besonderen Behandlung bedürfen.

S. auch Alopezieformen; Bartflechte; Pilzerkrankungen; Röntgen; Schwefel.

Trichophytin (SCHOLTZ) enthält die löslichen Stoffwechselprodukte und Leibessubstanzen einer größeren Anzahl verschiedener Trichophytonpilze. Bei der intrakutanen Anwendung beginnt man mit einer Verdünnung 1 : 50 (0,25%ige Phenollösung), steigt auf 1 : 30, 1 : 10, 1 : 5 und nimmt zum Schluß reines Trichophytin. Man spritzt an drei Stellen am Arm je 0,1 ccm oberflächlich in die Haut. Bei der kutanen Anwendung skarifiziert man die erkrankte Stelle und bestreicht sie mit 2—3 Tropfen reinem Trichophytin. Bei der subkutanen Anwendung beginnt man mit 0,05—0,1 ccm reinem Trichophytin, aufgefüllt auf 1 ccm mit steriler Kochsalzlösung. Alle 4—5 Tage. Hochfieberhafte Reaktionen sind zu vermeiden. Bei der Einspritzung in die Vene beginnt man mit 0,03, steigert bis höchstens 0,3 ccm in 1 ccm Kochsalzlösung. (I. G. Farbenindustrie A. G., Leverkusen a. Rh.) (S. auch Trichophytie.)

Trichophyton tonsurans, s. Trichophytie.

Trichoptilosis *(Längsspaltung der Haare).* Die Anomalie besteht in einer Auffaserung und Längsspaltung der Haare. Das Haar zerfällt in seiner Längsrichtung, so daß es am Ende oft wie gefiedert aussieht. Die Splitterung kann lediglich die Gegend der Spitze betreffen, kann aber auch den Schaft entlang nach der Haut zu verlaufen. Die Erkrankung findet sich hauptsächlich am Haar der Frau, aber auch in den Bart- und Schnurrbarthaaren des Mannes kann sich die Erkrankung abspielen.

Ohne irgendwelche sichtbare Gründe wird das Haar trocken und es kommt zu der beschriebenen Aufsplitterung. In anderen Fällen tritt die Trichoptilosis im Gefolge der Trichophytie des Kopfes oder eines Kopfekzems auf. Auch Chlorose und Anaemie, Kachexie, Fieber, Lungenleiden können sekundär eine Trichoptilosis zur Folge haben, die oft mit Brüchigkeit der Nägel kombiniert ist.

Über die Ursache der Erkrankung ist man sich noch nicht recht klar. Man führt sie auf zu große Trockenheit langer Haare zurück. Anwendung zu heißer Luft beim künstlichen Trocknen soll dieselbe begünstigen.

Die Erkrankung verschwindet meist wieder spontan, wie sie gekommen ist, wenn sie als Folgekrankheit und durch allgemeine Störungen hervorgerufen ist, sobald diese behoben sind und das Allgemeinbefinden sich gebessert hat. Es wird eine Behandlung nötig sein, die den Haarspitzen in erster Linie, aber auch in geringerem Maße dem ganzen Haare Fett zuführt. Ferner sind alle Schädlichkeiten zu vermeiden, die die Haare austrocknen und rissig machen. Die Haare sollen nur leicht, nicht stark durchgekämmt werden. Waschen mit Wasser und Seife ist zu verbieten. Allgemeine Behandlung mit innerlichen Mitteln (As, Fe usw.). Besonders Arsenkuren sind zuweilen von Erfolg, da dieses bei interner Verabfolgung in die Haarschäfte übergeht und die Haarpapille anregt. Von mancher Seite werden Arseninjektionen mit einer Humagsolankur kombiniert, durch welche die direkte Zufuhr dialysabler Hornsubstanzen ermöglicht werden soll (durch 2 Monate je 6 Pillen pro die); Erfolg sehr problematisch.

Trichorrhexis nodosa *(Haarbrechen).* Die Erkrankung ist viel häufiger als allgemein angenommen wird. Sie befällt vor allem das Haupthaar der Frau, seltener das des Mannes, ferner die Scham-, ausnahmsweise die Achselhaare und beim Manne vor allem den Bart. Man findet gewöhnlich in der Nähe der Spitze des Haares feine weiße oder graue Pünktchen, die man nur bei oberflächlicher Betrachtung mit Nissen verwechseln kann. Man kann an einem Haar ein oder mehrere Knötchen finden. Gewöhnlich sind die Haare in weiter Ausdehnung diffus von dieser Knötchenbildung ergriffen, die Erkrankung kann aber auch mehr fleckförmig die Haare befallen. Man findet dann eine Form, die ähnlich wie die Alopecia areata aus einzelnen runden Herden besteht oder aus einem ovalen zirkumskripten großen Fleck. An dunklem Haare sehen die Knötchen weiß und grau aus, an rotem oft schwärzlich. Zieht man an dem erkrankten Haare, so reißt es in den Knötchen auseinander. Die auseinandergerissenen Enden zeigen unter dem Mikroskop eine bürstenartige Aufsplitterung, die einem Rasierpinsel ähnelt. Zwischen den Knoten ist das Haar anscheinend normal. Die Patienten kommen meist erst dann in die Sprechstunde, wenn die Haare, die vor allem beim Bürsten an den Knötchen abbrechen, immer kürzer werden und sich die Frauen nicht mehr richtig frisieren können. Die Erkrankung findet sich in jedem Lebensalter. Ursächlich hat man Heredität, Ernährungsstörungen und Parasiten verantwortlich machen wollen. Viele Autoren geben mechanischen Insulten die Schuld an der Entstehung der Trichorrhexis nodosa; namentlich das übermäßige Bürsten (Metallbürsten) des weichen Frauenhaares neben dem zu häufigen Waschen mit stark austrocknenden Stoffen kann bei besonderer Disposition derartige Veränderungen auslösen. Ähnlich kann das Färben der Haare mit ungeeigneten Substanzen wirken sowie besonders das Haartrocknen mit rasch wirkenden Heißluftapparaten. Für eine rein mechanische Wirkung würde auch der Umstand sprechen, daß zur Zeit der Schnurrbartbinden diese Affektion im Barte viel häufiger war. Zu dieser Theorie paßt aber nicht das fleckförmige und zirkumskripte Vorkommen, wie es von Pohl-Pincus, Galewsky und Sabouraud beschrieben ist.

Die Behandlung erfordert monatelange Pflege unter Fernhaltung aller Schädlichkeiten. Häufiges Waschen der erkrankten Stellen mit Wasser und Seife ist verboten. Die Haare sollen nur leicht durchgekämmt werden. Günstig wirken Haaröle, wie Ol. amygdal. 27,0, Ol. Bergamott. 3,0; bei der fleckförmigen Form nützen oft lange Zeit hindurch fortgesetzte Höhensonnenbestrahlungen.

Trichosporon ovoideum, s. Piedra.

Trichosporosis tropica, s. Tropen.

Trichosykon „Kalle" ist hergestellt aus verschiedenen oberflächlich und tief wachsenden Trichophytonstämmen. Das Präparat wird möglichst intrakutan und unverdünnt, am besten mittels einer 0,25 ccm-Rekordspritze, in die Haut des Oberarms eingespritzt. Man beginnt mit 0,025 ccm und geht steigend um 0,025 allmählich bis auf 0,15, gegebenenfalls auch 0,2 ccm hinauf. Die Einspritzungen werden alle 4—5 Tage abwechselnd an beiden Armen ausgeführt. Zur Durchführung der Behandlung sind 8—12 Einspritzungen erforderlich. Bisweilen örtliche heftige Reaktionen; auch Allgemeinreaktionen, die aber immer ungefährlich sind, lassen sich manchmal nicht vermeiden. Anwendung wie bei Bartflechte. (Kalle & Co. A. G., Biebrich a. Rh.)

Trichotillomania *(Haarrupftic).* Die Erkrankung ist im wahrsten Sinne eine Manie. Aus unerklärlichen Ursachen reißen sich die Patienten meist kreis- oder fleckförmig, zuweilen auch diffus die Haare am behaarten Kopf, seltener in der Bartgegend und am Schamberg aus. Ähnlich wie beim Nagelabbeißen handelt es sich um einen anomalen Trieb, oft unter dem Eindruck eines Juckreizes, für den eine Erklärung fehlt. Zweifellos spielt bei dieser Erkrankung die psychische Komponente eine größere Rolle als die dermatologische. Die Trichotillomanie findet man relativ häufig bei Kindern, oft schon im Alter von 2—3 Jahren. Bei manchen Frauen tritt sie während der Schwangerschaft auf.

In seltenen Fällen wachsen die Haare weiß nach.

Therapeutisch wird man eine psychische Behandlung, Suggestion versuchen. Bei Kindern dürfte eine

Schutzkappe diese allmählich zur Entwöhnung von Ausziehen der Haare führen. Haare kurz schneiden! S. auch Psyche.

Trichoxerosis, s. Trichoptilosis.

Tricho-Yatren ist ein hochwertiges, aus stark virulenten tierischen Trichophytonstämmen hergestelltes Ekto-Endotoxin, welches zum Zwecke der Sterilisation und der Wirkungserhöhung mit Yatrenlösung versetzt ist. Das Präparat soll die Lokaltherapie der Bartflechte unterstützen. Man spritzt subkutan in den Herd oder unmittelbar in die Herdnähe alle 2—3 Tage 0,5 ccm. Bei stärkerer Reaktion längere Zwischenräume. Man nimmt Stärke 2 als Anfangsdosis. (Behringwerke A. G., Marburg a. Lahn.)

Trichterbrust. Unter Trichterbrust wird eine in der Medianlinie gelegene grubenförmige Eindellung der vorderen Brustwand verstanden; Form und Ausdehnung der Vertiefung sind verschieden. Es handelt sich um eine Anomalie des Sternums und der sternalen Rippenenden. Die Einziehung ist mitunter so stark, daß zwischen vorderer Brustwand und Wirbelsäule nur wenige Zentimeter Raum sind. Der transversale Durchmesser ist meist vergrößert. Das Leiden kommt angeboren vor; es kann sich um ein Vitium primae formationis handeln (familiäres Vorkommen) oder um die Folge abnormen intrauterinen Druckes (Kinn, Ellbogen, Fuß). SPITZY bildet in LANGEs Lehrbuch der Orthopädie einen Fall von Trichterbrust ab, der sich im Laufe eines Jahres infolge Narbenzuges nach ausgedehnter Laugenverätzung des Oesophagus entwickelte. Er sieht in dieser Beobachtung den Beweis dafür, daß jenseits des Säuglingsalters das Brustbein nachgiebiger ist als die nach außen federnden Rippen. Auf diese Weise erklärt sich auch die professionelle Trichterbrust des Schuhmachers (Anstemmen der Ahle gegen die Brust in gebückter Haltung; sogenannte Schusterbrust). Die Behandlung versucht einen Ausgleich der Grube dadurch zu erreichen, daß durch kräftige Exspirationen (Trompetenblasen, Ausatmen gegen Widerstand — Atemflasche) ein Druck von der Innenwand oder durch Aufsetzen einer Saugglocke (nach LANGE) ein Zug von außen her ausgeübt wird. Die vielfach nach außen konvex aufgebogenen, von den Rippen gebildeten Ränder können durch eine druckausübende Bandage etwas abgeflacht werden. Die kosmetischen Erfolge sind jedoch meist gering. Operative Behandlung ist gelegentlich versucht worden (SAUERBRUCH).
S. auch Trophische Störungen.

Tricolorosis *(Haarfarbeänderung)*. Veränderungen der Haarfarbe kommen durch äußere und innere Ursachen bedingt vor. Allgemeine Störungen der Gesundheit, Haarkrankheiten und äußere Einflüsse sind oft die Veranlassung. Physiologische Änderungen der Haarfarbe finden sich durch das Älterwerden des Menschen. Im allgemeinen dunkeln die blonden und hellbraunen Haare nach. Es hängt diese Nachdunklung von der Abstammung (Rasse) ab. Weißblondes Kinderhaar erhält sich selten über das 20. Jahr, es kommt vor, daß in der Kindheit weiße Haare mit 40 Jahren ziemlich dunkelbraun werden. Indessen hält die Blondheit sich doch oft bis zum Alterserarauen der Haare. Namentlich ist dies der Fall bei Haaren, die wenig rote Komponente haben (erkennbar, aber nicht ausnahmslos, am Mangel des Braunbrennens in der Sonne und namentlich am Fehlen von Sommersprossen). Auch durch schwere Infektionskrankheiten (z. B. Typhus) können Veränderungen der Haarfarbe bedingt sein. SCHRIDDE beobachtete bei schweren Krebskranken an dem Lichte ausgesetzten Haaren ein Nachdunkeln, wobei die Haarschäfte schwärzer, straffer und dicker wurden und der normale Glanz des Haares verschwand (abnormer Eiweißzerfall?). Bei Verlust von Haaren sind oft die wiederwachsenden anders gefärbt als die vorhergehenden, so besonders bei der Alopecia areata, nach deren Heilung einerseits die Haare lange oder dauernd weiß bleiben oder dunkler nachwachsen als sie früher waren. Von äußeren Ursachen sind es insbesondere Licht und Sonne (ausbleichen), auch Röntgenbestrahlungen (nachdunkeln), die die Haarfarbe ändern können. Sonst kommen von äußeren Mitteln eine ganze Reihe von Farbstoffen in Frage, welche die Haarfarbe verändern können, infolge der Eigenschaft des Haares, metallische und pflanzliche Farbstoffe längere Zeit festzuhalten, was ja auch für die Haarfärbung von Wichtigkeit ist. Solche Verfärbungen der Haare ins Grünliche kommen bei Kupferarbeitern, eine bläuliche bei Arbeitern in Kobaltminen und Indigowerken, ins Schwarze bei Kohlenarbeitern, ins Rotbraune bei mit rohem Anilin arbeitenden Männern vor. Auch Medikamente, insbesondere Chrysarobin (Cignolin), Pyrogallussäure verfärben die Haare. Naphthol gibt weißen Haaren eine strohgelbe Farbe; Chlorpräparate und Kamillen, letztere namentlich mit Wasserstoffsuperoxyd, entfärben. Durch Arsenkuren können Kopf- und Barthaare stärker pigmentiert werden.

Tricoplaste nach ARNING sind auf Trikot gestrichene Seifenpflaster. Die Klebekraft ist nur begrenzt, deshalb müssen sie manchmal vor dem Auflegen erwärmt und besonders an viel bewegten Stellen, wie am Hals und an den Gelenken mit Zinkleim oder Leukoplast befestigt werden. Die Tricoplaste unterscheiden sich von den Guttaplasten und Paraplasten dadurch, daß sie durchlässiger sind. Daher ist ihre Tiefenwirkung vielleicht eine etwas beschränktere, sie sind aber freier von Reizwirkungen. Sie enthalten keinen Kautschuk. Die Tricoplaste enthalten Salizylsäure, 2,5—20%. Die Tricoplaste werden von der Firma P. Beiersdorf & Co., A. G., Hamburg, 18 cm breit, auch mit anderen Zusätzen, wie Ol. Rusci (10%), Hydrargyrum (20%), Tumenol (10%) usw., hergestellt.

Neuerdings wird noch ein Zinktricoplast in verschiedenen Breiten in den Handel gebracht. Bei Schwielen, Hühneraugen, Warzen. Die Tricoplaste mit Tumenol, Liantral, Ol. Rusci bei eng begrenzten juckenden Hautleiden, wie chronisches Ekzem, Lichen ruber o. dgl.

Tricresol ist ein Gemisch von o-, m- und p-Kresol. Farblose Flüssigkeit, die sich bei Aufbewahrung am Licht allmählich gelb färbt. Geruch phenol- und kreosotähnlich. Es löst sich in etwa 50 Teilen Wasser klar auf, löslich auch in Alkohol, Aether und fetten Ölen. $^1/_2$—1%ig zu Desinfektionszwecken. Als 50%ige Lösung in Alkohol bei Alopecia areata. Die erkrankte Stelle wird zunächst mit Benzin gereinigt, dann mit der 50%igen Kresollösung eingerieben. Die behandelte Stelle wird zunächst weiß, dann hyperaemisch. Es kommt zu einer Borkenbildung. Nach Abstoßung derselben wird die Prozedur wiederholt. (Schering-Kahlbaum A. G., Berlin.)

Trigeminusneuralgien, s. Gesichtslähmung; Nervenleiden; Tic; Trophische Störungen.

Trilysin ist nach Angabe eine weingeistige, parfumierte Cholesterinlösung, die als Kopfwasser gegen seborrhoischen Haarausfall sowie bei Seborrhoea sicca und oleosa, Alopecia seborrhoica und praematura angewendet werden soll. (Chem. Fabrik Promonta G. m. b. H., Hamburg.) (S. auch Alopezien; Haarpflege.)

Trinkkuren. Bei jeder Trinkkur hängt die Wirkung nicht allein von der genauen, gerade auf eine bestimmte Krankheit abgestimmten Zusammensetzung der Mineralquellen ab, sondern es spielen hierbei das Klima, die allgemeine Lebensweise, eine besondere

Diät und sonstige physikalische Maßnahmen (Bestrahlungen, Kombination der Trinkkur mit Bädern) eine große Rolle. Die wichtigsten Quellen mit ihrem besonderen Indikationsbereich seien im folgenden angeführt:

1. *Einfache Säuerlinge* wirken durch ihren Gehalt an freier Kohlensäure. Sie fördern die Verdauung und regen die Verdauungssäfte zur Sekretion und Resorption an (zahlreiche Quellen in der Umgebung von Marienbad und Karlsbad, am Rhein, im Moseltal und in der Eifel).

2. *Erdige Säuerlinge* verdanken ihre Bedeutung zur Hauptsache dem Calciumion. Da dieses an Phosphor und Schwefelsäure gebunden ist, wird die Alkaleszenz des Blutes und Harnes vermehrt, was wieder die gute Wirkung bei Phosphatsteinen und Harnkonkrementen erklärt. Außerdem sind diese Quellen auch entzündungshemmend und adstringierend und bei Erythemen und Urticaria indiziert (Balatonfüred, Marienbad, Mergentheim, Wildungen).

3. *Alkalische Quellen* dienen zur Bindung der überschüssigen Salzsäure und bewirken in den Respirationsorganen eine Verflüssigung des Schleimes und fördern dadurch die Expektoration. Enthalten sie gleichzeitig Sulfationen, so wirken sie abführend und ableitend auf den Darm, daher ihre Bedeutung bei habitueller Obstipation, Aufstoßen, Blähungen, bei chronischen Magen- und Darmkatarrhen, Fettleibigkeit und den dadurch bewirkten kosmetischen Leiden (Preblau, Gleichenberg, Selters, Gießhübel, Franzensbad, Marienbad, Vichy).

4. *Kochsalzquellen*, die dann, wenn sie mehr als 15 g NaCl im Liter enthalten, als Solquellen bezeichnet werden, enthalten als Zusätze oft Brom, Jod und Lithium. Sie wirken diuretisch, sekretionsanregend und die Peristaltik vermehrend. Sind Sulfationen enthalten, so wirken sie abführend, Lithiumionen sind harnsäurelösend. Daher ihre Bedeutung bei Erkrankungen der Verdauungswege, bei asthenischen Ernährungszuständen und Gicht. Jod- und bromhaltige Quellen sind bei Skrophulose, Lues und Rachitis indiziert (Homburg vor der Höhe, Kissingen, Baden-Baden, Nauheim, Wiesbaden, Ischl, Bad Hall, Darkau).

5. *Bitterquellen*. Hierher gehören alle Quellen, welche größere Mengen von Sulfationen besitzen. Sie wirken abführend, besonders dann, wenn sie daneben auch Magnesium enthalten (Franz-Josef-Bitterwasser, Hunyadi-János-Bitterwasser, Friedrichshall).

6. *Eisenquellen* enthalten in einem Liter mehr als 0,01 g Ferro- oder Ferriionen. Bei Vorhandensein von Sulfationen spricht man von Vitriolquellen, bei Beimengung von Hydrokarbonationen von Stahlquellen. Sie erhöhen vor allem die Zahl der roten Blutkörperchen und den Haemoglobingehalt des Blutes, daher ist ihre hauptsächliche Indikation Anaemie und Chlorose (in Verbindung mit Stahlbädern) sowie allgemeine Schwächezustände (Franzensbad, Gleichenberg, Pyrawart, Pyrmont, Roncegno, St. Moritz, Levico, Passy).

7. *Arsenquellen* finden überall dort Verwendung, wo die innere Anwendung von Arsen angezeigt ist. Häufig in Form des Levico-Arsenwassers (Roncegno, Dürkheim, Labourboule, Levico, Srebenica, Val sinestra).

8. *Radiumquellen* kommen für Trinkkuren nur bei den stärksten Wässern (Oberschlema, Brambach, Joachimsthal, Gastein) in Betracht.

9. *Schwefelquellen* wirken leicht abführend, daher ihre Anwendung bei abdominellen Stauungserscheinungen, Haemorrhoiden. Ist Schwefelwasserstoff vorhanden, so erleichtern sie die Expektoration und die Gallenabsonderung (z. B. bei Cholangitiden), auch hier ist die Kombination einer Trink- und Badekur angezeigt, besonders bei Neuralgien und Anaemien (Aachen, Aix-les-Bains, Baden bei Wien, Herkulesbad, Trentschin-Teplitz, Baden-Zürich, Battaglia, Bentheim, Ilidze, Pistyan, Spa u. a.).

10. *Kuren mit destilliertem Wasser* (GLAESSNER), von dem täglich 1—2 Liter in abgeteilten Portionen von 200—300 g vor den Mahlzeiten genommen werden, bringen manchmal schon nach 1—3 Wochen gute Resultate bei Ikterus, Katarrh, Uraemie, Hypertonie (essentiell), bei Nieren- und Gallenbeschwerden.

S. auch Urticaria.

Tripel, Tripoli, Terra tripolitana, ist ein durch Ton, Eisenoxyd usw. verunreinigter Kieselgur schwererer Sorte. Spez. Gew. leichterer Sorten 55—62 (WINTER), schwererer Sorten 78—80 (WINTER). Vorzügliches Poliermittel (Nägel) (s. auch Kieselgur).

Triseifen, Abkürzung für die langatmige Wortbezeichnung Triaethanolaminseifen.

Trockenhaarwäsche, s. Shampooniermittel.

Trockenkopfwäsche, s. Haarpflege.

Trockenpinselungen sind Schüttelmixturen, die oft auch willkürlicherweise als „Linimente" bezeichnet werden (Linimentum Zinci), Suspensionen, die auf der Haut rasch eintrocknen und einen weißen Überzug zurücklassen. Durch Zusatz von Arzneistoffen erhält man Zinktrockenpinselungen mit entsprechender spezifischer Wirkung.

Einfache Zink-Trockenpinselungen.

Rp. I. Zinc. oxydat.
Talci
Glycerini
Aq. dest. .... aa 25,0

Rp. II. Zinc. oxydat. (oder Bol. alb.)
Talci .... aa 20,0—25,0
Glycerini 10,0
Spir. Vini dil.
Aq. dest.......... aa ad 100,0
S. Mit Alkohol bereitet, daher rascher trocknend.

Schwefeltrockenpinselung (nach HERXHEIMER).

Rp. Sulfur. praec. 10,0
Glycerini 10,0
Ol. Amygdalar. dulc. 10,0
Aq. Calcis 20,0

Zink-Schwefel-Trockenpinselung.

Rp. Zinc. oxydat......... 20,0
Talci 20,0
Sulfur. praec............ 10,0
Glycerini 16,0
Spir. Vini dil. 17,0
Aq. dest................. 17,0

Zink-Teer-Trockenpinselung.

Rp. Zinc. oxydat......... 25,0
Talci 25,0
Glycerini 16,0
Spir. Vini dil. 17,0
Liq. Carbon. deterg. 10,0
Aq. dest.................. 7,0

Anm.: Bei Zusätzen ist darauf zu achten, daß das Verhältnis zwischen festen und flüssigen Anteilen des Präparats möglichst dasselbe bleibt wie bei den einfachen Zinktrockenpinselungen.

S. auch Lotio Zinci; Schädigungen; ZEISSLsche Pasta.

Seifenpinselung (nach JOSEPH).

Rp. Sulfur. praec. 20,0
Glycerini 20,0
Spir. saponat. kal. 20,0
Wirkt stark keratolytisch.
Bei Akne, Seborrhoe usw.

Pinselungen (nach NEISSER).

Rp. I. Sulfur. praec. 30,0
Spir. Vini 30,0
Aq. dest................. 30,0
Mucil. Gumm. arab. 10,0
S. Bei Akne.

Rp. II. Sulfur. praec..... 25,0
Spir. Vini dil............ 10,0
Kal. carbon.............. 10,0
Aetheris................. 10,0
S. Abends auftragen, morgens mit warmem Wasser abwaschen. Bei klinischer Behandlung 2mal täglich, morgens und abends auftragen usw. Nachts Schutz der Augen gegen abfallenden Schwefel durch eine Binde auf der Stirn.

Solche Pinselungen wirken oft zu stark abschuppend und entzündungserregend. In solchen Fällen wird graduell wirkende Pinselung angewendet:

Rp. Acid. boric. 1,0
Zinc. oxydat. 4,0
Amyli 36,0
Aq. tepid. .... q. s.

um ein Präparat von Milchkonsistenz zu erhalten. Diese Milch wird mit allmählich ansteigenden Schwefeldosen (1—30%) bei empfindlichen Patienten angewendet (graduelle Gewöhnung an hohe Dosen).

Trockenshampoon, Dry-Shampoo (Trockenhaarwäsche). Unter dieser Bezeichnung versteht man ganz verschiedenartige Maßnahmen, die bezwecken, das Haar spontan gründlich zu reinigen und dann gleich zu trocknen. Einmal kommen hier Waschungen mit Benzin und Tetrachlorkohlenstoff in Frage, dann alkoholisch-ammoniakalische Zubereitungen, schließlich auch Anwendung trockener Pulver, die in das Haar gestäubt werden. Nach einiger Zeit kämmt und bürstet man dann die Haare aus.

1. *Ammoniakalisch-alkoholische Waschung. — Dry-Shampoo.* Dieses „Trockne"-Shampoon entfettet die Haare, die ohne Nachspülen mit Wasser rein werden und rasch trocknen (daher der Name).

Ammoniak (0,92)	25 g	Bergamottöl	2 g
Alkohol	1100 ccm	Zitronenöl	2 „
Destilliertes Wasser	1000 „	Neroliöl	1 „

2. *Benzin- und Tetrachlorkohlenstoffwaschung.* Bei dieser werden die Haare sehr stark entfettet und oft schwer geschädigt. Nachträgliches Einfetten ist stets angezeigt. Auf die große Gefahr (Feuergefährlichkeit usw.) der Benzinwaschung braucht nicht besonders aufmerksam gemacht zu werden. Auf die Schädlichkeit des Tetrachlorkohlenstoffs wurde bereits hingewiesen (s. dort). Besser als reines Benzin sind Benzinemulsionen, deren Verwendung allerdings nicht als trockenes Waschen aufgefaßt werden kann. Zweckmäßig werden solche Benzinemulsionen unter Verwendung von Triaethanolaminseifen hergestellt. So erhält man durch Lösen von zirka 20 Teilen Triaethanolaminseife (zweckmäßig unter Verwendung von Kokosfettsäure hergestellt) in 300 Teilen Benzin eine Lösung, die große Mengen Wasser aufzunehmen vermag und z. B. mit 500 Teilen Wasser eine vorzüglich schäumende Emulsion von großer Reinigungskraft ergibt. Die Anwendung solcher Benzinemulsionen ist ungefährlich, außerdem reinigen sie besser als reines Benzin, das nur Fettstoffe entzieht, aber viele Schmutzteilchen zurückläßt (s. auch Benzinemulsionen).

3. *Trockne Pulver.*

I. Borsäure pulv.	300 g	II. Magnesiumkarbonat plumosum	75 g
Stärkepulver	250 „	Calciumkarbonat Praec.	75 „
Talcum	150 „	Iriswurzelpulver	150 „

S. auch Haarpflege.

Trommelfell, s. Ohrenfluß; Ohrmuschel.

Trommelschlägelfinger, s. Innere Krankheiten; Nägel.

Tropen, Kosmetik und Krankheiten in den Tropen. Dem Tropenklima verleiht vor allem große Wärme und hohe Luftfeuchtigkeit sein bezeichnendes Gepräge. Diese zwei atmosphärischen Einflüsse erschweren die Wärmeabgabe. Denn durch hohe Lufttemperatur ist die Leitung und Strahlung sehr herabgesetzt, die Luftfeuchtigkeit behindert die Abkühlung durch Wasserverdunstung. Da in den Tropen die durchschnittliche Luftwärme 30—35° C beträgt, wird durch Schweißsekretion neben der Wasserabgabe durch die Lungen dem Bedürfnis des Körpers nach Wärmeabgabe Genüge geleistet, ja die Wasserverdunstung ist bei diesen hohen Temperaturen durch die Haut reichlicher als durch die Lungen. Während der ruhende Körper in unseren Breiten nur zirka den sechsten Teil der von ihm erzeugten Kalorien auf diese Weise abgibt, werden bei tropischen Durchschnittstemperaturen im ruhenden Zustande mehr Kalorien ausgeschieden als erzeugt. Viel höher ist die Wasserabgabe naturgemäß bei den arbeitenden Tropenbewohnern; sie beträgt zirka 1/4 Liter stündlich. Bei Behinderung der Wasserverdunstung durch hohe relative Feuchtigkeitsgrade der umgebenden Außenluft kann leicht Wärmestauung erfolgen.

Neben der aktinischen Einwirkung der kurzwelligen Strahlen (Erythema solare) ist auch die thermische Wirkung auf die Haut nicht zu vernachlässigen (Fälle tödlich endender Gangraen nach Bestrahlung in der Tropensonne); wahrscheinlich summiert sich in den Tropen der Effekt beider. Dagegen schützt das Pigment der farbigen Haut und der gebräunten weißen Haut, es hält die Sonnenstrahlen auf wie eine Rußschicht. So ist das am meisten in die Augen springende Kennzeichen, das den Tropenbewohner vom Europäer unterscheidet, seine dunkle Haut- und Haarfarbe. Es wird also eine Anlehnung an natürlich gesetzte Entwicklungsbedingungen bedeuten, wenn die Haut des Weißen zur Pigmentierung, dem natürlichen Schutz gegen die Sonne, neigt. Auch sonst ist sie in den Tropen bemüßigt, erhöhten Aufgaben gewachsen zu sein. Sie ist dauernd stark durchblutet, wodurch die größere Wasserabgabe ermöglicht wird, die Schweiß- und Talgdrüsen sind immer in erhöhter Tätigkeit, das Epithel ist feucht und gequollen, die Hauttemperatur etwas gegenüber den gemäßigten Zonen erhöht; auch das subkutane Bindegewebe wird durch die genannten Bedingungen weicher.

Reinlichkeit ist das wichtigste, Wasser das einfachste kosmetische Mittel. Diese Binsenwahrheit ist nicht allen Naturvölkern einleuchtend, Faulheit, Stumpfsinnigkeit, manchmal auch Aberglaube sind hinderlich, oft ist aber auch Wassermangel, Scheu vor der Kälte schuld an der Unreinlichkeit derselben.

Die ostafrikanischen Wapororos trocknen ihre Neugeborenen an einem schwachen Feuer, anstatt sie zu baden, die Nauruinsulaner reinigen sie mit einem Kokospinsel. Zur Entschuldigung dieser Naturvölker mag vielleicht dienen, daß eine gewisse medizinische Erfahrung sie gelehrt hat, daß das Wasser in den Salzsteppen Afrikas sowie auch auf manchen Phosphatlager bergenden Südseeinseln für die kindliche Haut zu scharf ist. Mense, dem wir diese Angaben verdanken, meint, daß der Grund, warum die Maori ihre Säuglinge nur mit Fellen abreiben, der sein kann, daß die Quellen in diesem vulkanischen Lande sehr schwefelreich sind. Interessant ist es, daß die Tuareg, trotz Vorhandensein von Wasser, nur Sand zur Reinigung nehmen. Aus Gründen des Aberglaubens läßt manche arabische Frau ihr Kind ungewaschen (böser Blick). Die indische, mohammedanische und christliche Askese verbietet ebenfalls das Waschen. Im Gegensatz hierzu muß festgestellt werden, daß im Sanskrit die Bezeichnung für Schmutz und Sünde identisch ist und daß alle Religionsstifter (Moses, Buddha, Christus, Mohammed) Bäder und Waschungen in ihre Rituale eingebaut haben.

Die Reinigung der in den Tropen lebenden Weißen durch Waschungen und Bäder muß viel öfter geschehen und ist viel dringender als in den gemäßigten Klimaten, da die aufgelockerte, gequollene Haut, Schweiß, das Hautfett usw. entfernt werden müssen. Überdies besteht das Bedürfnis nach Abkühlung; also mindestens zwei Bäder täglich oder Übergießungen mit kühlem Wasser, noch besser Duschen. Besonders zu empfehlen sind häufige Vollbäder, die die beste Abkühlung bringen. Warmes und heißes Wasser reinigt auch ohne Seife, Süßwasser besser als Salzwasser. Wo nur letzteres vorhanden, nachher womöglich Abspülung mit Süßwasser. Im Seebad Achtung auf Haifische, giftige Fische, Quallen, scharfe Korallen usw., im Süßwasser auf Krokodile, daselbst und in Teichen auf Blutegel usw.! Luftbad ist nur in mückensicheren, abgeschlossenen Räumen, in buschfreier Steppe oder Wüste (sonst Gefahr durch kriechende und fliegende Insekten usw.) ratsam; Ersatz durch Luftbäder in weiten Gewändern. Handtüchern, Badetüchern, Frottierhandschuhen muß besondere Aufmerksamkeit zugewendet werden, da sie gute Brutstätten für Eitererreger und Hautpilze sind. In Indien bezeichnet man die parasitären und trichophytieähnlichen Hauterkrankungen als Dhobieitch (Wäscherjucken). Desinfizierende Zusätze zum Waschwasser (Soda, Sublimat usw.) sind manchmal nötig, Seifen und andere Entfettungsmittel zur Reinigung der Haut dringend geboten. Die durch Hitze gequollene, durch Insektenstiche vielfach gereizte Haut des in den Tropen wohnenden Weißen wird am besten mit überfetteter Seife gereinigt. Auch Alkohol eignet sich in den verschiedensten Formen hervorragend zur Schönheits- und Gesundheitspflege der Haut. Noch besser wäre eine Verbindung von Aether und Alkohol, sie kommt aber wegen schneller Verdunstung nicht in Frage; hingegen ist es zweckmäßig, 10% Glyzerin dem Alkohol hinzuzufügen. Puder ist in den Tropen kaum zu verwenden, da er sich infolge starker Haut- und Schweißsekretion leicht zu Kleister umbildet.

Einfetten der Haut wird in den heißen Klimaten schon von den Ureinwohnern als wichtig angesehen; die Hottentotten führen eine Salbe aus Fett, Buschkraut, Ruß und Ocker in einem Hörnchen am Gürtel, die Hereros benützen Butter zum Einfetten ihres Körpers, die Inder und Melanesier Kokosnußöl. Wo dies geschieht, gibt es weniger Pilzerkrankungen (Tinea imbricata usw.), ferner bietet es einen gewissen Schutz gegen plötzliche Abkühlung, intensive Sonnenbestrahlung, blutsaugende Insekten usw. Europäer erkranken beim Einfetten weniger an „rotem Hund". Auch die Zersetzungsprodukte hautfremder Fette, wie Fettsäuren, Glyzerin usw., schädigen die Haut nicht nur nicht, sondern verhindern, in die Hautfalten und Gelenksbeugen eingerieben, Intertrigo, mykotische und seborrhoische Ekzeme. Man verwende zu diesem Zwecke Adeps lanae anhydricum, das erst bei 40° flüssig wird, Milkuderm oder Tropenmitin, das erst bei 46° erweicht, oder mit 3% Stearinsäureanilid versetztes Vaselin, das erst bei 65° schmilzt.

Die Pigmentbildung bei den Weißen in den Tropen ist gewöhnlich nicht groß, da Malariaanaemie und andere Tropenkrankheiten bewirken, daß die meisten Europäer daselbst ein eher gelblichweißes Aussehen haben.

Im gemäßigten Klima setzen die Kleider vor allem den Wärmeverlust herab, in den Tropen dienen sie in erster Linie zum Schutze des Körpers vor den chemischen und thermischen Einwirkungen der Sonnenstrahlen; sie dürfen keinesfalls der Wärmeabgabe, dem Luftwechsel und der Schweißverdunstung der Haut Hindernisse bereiten. Als Oberkleider sind also weiße, hellgraue oder gelbe poröse Stoffe zu empfehlen, denn sie absorbieren wenig Wärmestrahlen; als Unterkleider solche von roter, gelber oder schwarzer Farbe, welche die chemisch wirksamen ultravioletten Strahlen festhalten. Es werden auch Stoffe erzeugt, deren äußere Schicht aus gelben, die innere aus roten Fäden besteht (Solaro, Assolar). Auch mit Salben kann man chemische Lichtwirkungen aufheben oder mildern, und zwar ist hierfür das Chinin, Aeskulin u. a. geeignet, das dem Lichtmitin inkorporiert (5%ig) oder in Glyzerin 1 : 1000 gelöst wird.

Als Mittel gegen *Stechmücken* ist folgende Einreibung zu empfehlen:

Rp. Naphthalini 10,0
Camphorae 1,0
Ol. Caryophyll.
Acidi acetici aa gtt. XX.
Ol. Anisi gtt. XL.
Vaselini 100,0
(FERMO)

oder:

Rp. Aetheris
Spir. Vini .... aa 5,0
Aq. Coloniens.
Ol. Eucalypti .... aa 10,0
Tinct. Pyrethri 15,0
(MENSE)

In 5facher Verdünnung mit Wasser zum Waschen der Haut.

In Britisch-Indien ist eine ölige Mischung beliebt, die $1^1/_2$ Teile Zitronellaöl, 1 Teil Kerotin, 2 Teile Kokosnußöl mit einem 1%igen Zusatz von Karbolsäure enthält. Ferner werden empfohlen: Waschungen mit Quassiaholzauszug, Einreibungen mit Chrysanthemumpulver. Von internen Medikamenten wirkt ausgezeichnet das Kaliumtellurat in Dosen von 0,01—0,05; es macht aber eine so unangenehme Ausdünstung, daß man wochenlang dem betreffenden Individuum nicht in die Nähe gehen kann. Auch starke Curryesser sollen von Insekten verschont bleiben, und italienische Autoren empfehlen morgens nüchtern einen Eßlöffel eines Zitronendekoktes mit 10%igem Glyzerinzusatz, wodurch Moskitos vertrieben werden und die Hautausdünstung nicht so unerträglich sein soll.

Was den Haarwuchs bei den Tropenbewohnern und ihre Haartracht betrifft, wäre kurz folgendes zu sagen: Sehr kümmerlich ist er bei den südafrikanischen Buschmännern ausgebildet, der Schnurrbart nur angedeutet, Achsel- und Schamhaare sind nur mit einigen Büscheln vertreten, auch das Kopfhaar ist recht spärlich und zu pfefferkornähnlichen Knötchen zusammengerollt. Einen ähnlichen Haarwuchs zeigen die Hottentotten. Sehr verschieden ist er bei den Negern, neben kurzwelligen gibt es auch zottellockige. Die Philippiner und Australier zeigen flockiges, höchstens krauses Haar, das der Mongolen und Indianer ist straff und daher leicht zu pflegen. Das Abschneiden und Rasieren oder Epilieren an den Geschlechtsteilen und in der Achselhöhle wird von den Malaien, Annamiten, Guineanegern und manchen anderen Völkern aus Reinlichkeits- und religiösen Gründen geübt. So gebietet auch der mohammedanische Ritus den Türken, Persern und Arabern Haarlosigkeit der Pubes, was neben Rasieren auch durch chemische Enthaarungsmittel (vorwiegend Auripigment und Kalk) erreicht wird. Ausreißen des kümmerlichen Bartes und der Augenbrauen ist bei den Indianern gebräuchlich; anderseits gibt es unter den Völkern der Südsee solche, die durch Einflechten von fremdem Haar oder Pflanzenfasern vergrößerte Bärte tragen. Eine völlige Entfernung der Haare findet man nur auf den Admiralitätsinseln, den Salomonsinseln und bei gewissen Australnegern, schließlich ist sie auch bei muselmanischen und buddhistischen Asketen in Übung. Viel häufiger sind hohe Frisuren in Mode, die eingefettet, eingekalkt und z. B. rot gefärbt werden (Mennige), was wohl auch zum Schutz gegen Ungeziefer geschieht. Hygienisch sehr ungünstig, aber scheinbar ohne Schaden für die Beteiligten ist die Lehmkloßtracht der Wachinga, das Verkleben der Haare zu Klümpchen mit Fett, Ruß, Ocker und Öl bei einzelnen Kongostämmen. Glatzen sind bei Tropenbewohnern (Farbigen), z. B. Indianern und Negern, sehr selten, bei letzteren nur bei älteren Karawanenträgern (Druckwirkung?). Häufig findet man sie bei Arabern und Papuas, nicht selten bei Chinesen. Was die Haartracht bei Weißen in den Tropen betrifft, ist das Kurzschneiden und das Rasieren der Kopfhaare nicht zu empfehlen; das Haar bietet nicht nur einen natürlichen Schutz, sondern auch Kühlung. Geschieht es, so muß ständig Tropenhelm oder eine andere Kopfbedeckung getragen werden.

Lange oder krallenartig gekrümmte Nägel gelten bei den Naturvölkern vielfach als Zeichen von Vornehmheit oder hohem Stande (Könige, Häuptlinge). Bekannt ist die durch Henna hervorgerufene Orangefärbung der Nägel vieler Orientalen (bei den Marokkanern nur die Lieblingsfrauen im Harem); Haussa- und Togostämme färben ihre Nägel mit Rotholzsaft. Die Reinlichkeit der Nägel läßt bei den eingeborenen Tropenbewohnern viel zu wünschen übrig, wodurch

Infektionskrankheiten, wie Typhus, Ruhr, Cholera u. a., leicht übertragen werden (Essen aus gemeinsamem Napf, keine Reinigung nach der Defäkation). Daher Überwachung der eingeborenen Diener für den Weißen sehr wichtig!

Die Zähne werden im allgemeinen bei den Farbigen gut gepflegt, sie verwenden Kaustäbchen aus leicht sich auffaserndem Holze. Nichtsdestoweniger ist auch bei ihnen die Zahnkaries häufig, so z. B. bei den Bewohnern der Marschallinseln, vielen Negerstämmen und bei den Chinesen. Die stark abgeschliffenen Kauflächen sind auf die geringe Festigkeit der Zahnsubstanz zurückzuführen, die wohl durch die einseitige, nur aus Kohlehydraten bestehende Nahrung bedingt ist. Die häufig verstümmelten Schneidezähne (abgeschliffen) bringen eine stärkere Arbeitsleistung der Backenzähne mit sich. Vielfach beobachtet wird die Schwarzfärbung der Zähne durch Betelkauen oder einen Firnis, dem Zitronenholzasche zugesetzt wird, sowie Rotfärbung durch Rotholzsaft (Haussa- und Togoleute). Für Weiße in den Tropen ist der Zustand des Gebisses von großer Wichtigkeit, leidet doch durch schlechte Zähne die Tropenfähigkeit.

Als „*Roter Hund*“ *(Lichen tropicus, Dermatitis hydrotica* usw.) wird eine höchst unangenehme Hauterkrankung bezeichnet. Auf gerötetem Grunde treten zahllose, dicht gedrängte Knötchen von Stecknadelspitz- bis Stecknadelkopfgröße auf, welche sich zu Bläschen mit trübem, wässerigem Inhalt entwickeln; nach Platzen derselben bleibt eine wunde, heftig juckende Fläche zurück (Prädilektionsgegenden sind Gürtel, Beugeflächen der Vorderarme, besonders dem Ärmelrand gegenüber, Hals und Rücken), oft kommt es zu Furunkelbildungen und Pyodermien.

Das Sekret der Schweißdrüsen durchtränkt nämlich unter dem Einflusse der hohen Temperatur die ganze Epidermis. Die einzelnen Zellen quellen, die Ausführungsgänge der Schweiß- und Talgdrüsen werden häufig verstopft (Sekretretention, Miliariabläschen), infolge Abstoßung der Hornzellen liegen die tieferen Epidermenschichten frei, es tritt Rötung und unerträgliches Jucken auf. Unter dem Einflusse des Reibens der Kleider kommt es zur Zellproliferation, an manchen Stellen verdichten sich die Hornschichtlagen, und es entstehen blaßrote Lichenknötchen. Als Therapie ist prophylaktisch weiche, lose, weite Kleidung, häufiges Waschen (Bäder) zu empfehlen, ebenso Alkohol, Eau-de-Cologne-Betupfung, Verwendung von Desitin und Milkudermsalben usw. Bei bereits ausgebildetem Leiden wenig Flüssigkeitszufuhr, neben den bereits erwähnten Bädern Umschläge mit Alkohol, Abreibungen mit 10%iger Tanninlösung, Waschen mit 2%iger Karbol- oder Kreolinlösung, was wohl heftig brennt, aber das unerträgliche Jucken stillt.

Die Haut der farbigen Rassen zeigt gewisse physiologische Eigenarten; so läßt die farbige Haut nur $^1/_{20}$ der strahlenden Wärme durch, die weiße Haut $^1/_{10}$; die Schweißproduktion ist beim Farbigen größer als beim Weißen. Auch die Talgdrüsen sind größer und in größerer Menge vorhanden, worauf der eigenartige Geruch und der Fettglanz der Negerhaut zurückzuführen ist, ferner sind die Hautgefäße bei den Farbigen weiter. Europäer mit stärkerer Schweißproduktion sind viel tropenfähiger. Die Pigmentbildung in der Negerhaut läßt bei längerem Aufenthalt in der gemäßigten Zone nach. Pigmentnaevi sind bei Farbigen sehr häufig, Lentigines und Epheliden nicht festzustellen. Chloasma uterinum ist auf dunkler Haut schwer zu sehen, Chloasma caloricum bei Eingeborenen, die gewohnt sind, ihre Schenkel über Kohlenfeuer zu halten (nachts wegen Kälte), häufig, Chloasma bronzicum, dessen Ursache unbekannt ist, sieht man bei Europäern und Eingeborenen (Indien, Ceylon, Malaienstaaten, China) im Gesicht und auf dem Nacken; es tritt ein an schwarze Bronze erinnerndes Pigment auf, das auch von der schwarzen Haut sich abhebt.

Den *Mongolenfleck* findet man als bläulichen Fleck in der Kreuzbeingegend bei der mongolischen Rasse, bei den Negern gleich nach der Geburt, gelegentlich auch bei Weißen. Er ist bedingt durch ein braunes Pigment in der Cutis; im 3.—4. Lebensjahre verschwindet er meistens.

Albinismus partialis ist bei Farbigen nicht selten. Er tritt in Form von gelblichen oder rötlichweißen, an den Rändern blaßbraun gefärbten Flecken auf und findet sich vor allem an Armen und Beinen, kann aber auch ganze Gliedmaßen befallen. Es scheint die Anlage angeboren zu sein, da oft häufig auch die Väter der Betroffenen davon befallen sind. Universellen Albinismus beobachtet man öfter. Der Weltreisende Cook fand auf Haiti völlig weiße Eingeborene, wobei eine Mischung mit Weißen wohl ausgeschlossen ist. Ferner wurden in Kamerun Individuen angetroffen, deren Haut zwar nicht weiß, aber graugelblich war, das Haar zeigte eine hellgrau-rötliche Farbe und ganz ähnliche Färbung wies die Iris auf. Diese Individuen sind als wenig widerstandsfähig befunden worden und starben bald.

Vitiligo sieht man bei Farbigen nicht häufig. Im Jahre 1923 beschrieb ein englischer Forscher den Fall eines Sudannegers, bei dem im Verlaufe von drei Jahren die Depigmentierung von der Oberlippe ausgehend fleckweise den ganzen Körper befiel. Ebenso selten ist in den Tropen die Canities und die Hypertrichosis bei der autochthonen Bevölkerung. Ähnliches kann man von der Seborrhoe sagen, hingegen ist sie in den Subtropen nicht so selten. Die Akne vulgaris kommt bei Negern ziemlich häufig zur Beobachtung, ebenso in Indien und Algerien; sie scheint sich besonders bei fetter, straffer Haut zu entwickeln. Ganz vereinzelt trifft man auf Xanthelasmen bei älteren Negern, doch soll das Xanthoma planum et tuberosum in Indien und Ceylon häufiger auftreten. Ichthyosis ist in den Tropen bei Eingeborenen häufig und in allen Formen bekannt (Berggegenden Asiens und Afrikas, Indien und Karolinen), hingegen fehlt die Keratosis pilaris.

Die *Pityriasis versicolor* tritt in Form von blassen, rehfarbenen, schorfigen Flecken auf, die sich hell von der dunklen Umgebung abheben, da das Pigment der darunter liegenden Haut verdeckt erscheint. Die Differentialdiagnose gegen *Tinea flava* ist neben der besonderen Lokalisation im Gesicht und der helleren Farbe der Flecken durch die schlechte therapeutische Beeinflußbarkeit (Terpentineinreibungen, 2—5%ige Epikarin- und Naphtholsalben) gegeben. Diese Hautkrankheit tritt vorwiegend bei Eingeborenen (Südindien, Ceylon, Java, Indochina und Afrika) auf, selten bei Weißen, wo dann die Flecken auf weißer Haut rosa erscheinen (Tinea rosea). Ob der von Castellani als Erreger angesprochene Pilz *(Melassezia tropica)* vom Erreger der Pityriasis versicolor genügend verschieden ist, um die Aufstellung eines eigenen Krankheitsbegriffes zu rechtfertigen, wird noch vielfach bestritten. Der genannte Pilz soll mehr flaschenbazillenähnliche Formen und ganz kurze Myzelien zeigen. Das klinische Bild der Tinea flava (Pityriasis versicolor flava) gleicht, wie bereits erwähnt, bis auf die mehr gelbliche Farbe der perifollikulär angeordneten schuppenden Flecken völlig der Pityriasis versicolor.

Als letzte hierher gehörige Erkrankung kosmetischer Art soll der *Pityriasis nigra* Erwähnung getan werden; sie wird durch das Mikrosporon Mansoni hervorgerufen und findet sich meist am Nacken und auf der Brusthaut ebenfalls in Form scharf begrenzter schuppender Flecken, die sich nur durch ihre schwarze Farbe von der Pityriasis versicolor unterscheiden (China). Interessant ist es, daß das Erythrasma nur bei Europäern und Indoeuropäern auf Java beobachtet wird.

Keloide werden ohne irgendwelche erhebliche Reize bei Negern oft beobachtet, ja man nimmt geradezu eine fibroplastische Diathese der Negerrasse an. Oft aber ist ihre Voraussetzung, daß eine Verletzung (Impfung, Geschwüre, Pockenpusteln, Verbrennungen an Ohr und Nase, Durchbohrungen zu Schönheitszwecken, Operationswunden) unter Eiterung verheilt oder künstlich offen gehalten wird. Interessant ist, daß sich Keloide niemals am Praeputium und an den kleinen Labien finden, obwohl die in Afrika im größten Maßstab geübte Beschneidung fast immer per secundam heilt. Die einzige Therapie der Keloide besteht in flacher, operativer Entfernung und Nachbestrahlung mit Röntgen oder Radium; auch diese ist nicht selten erfolglos.

Bei der *Ohrengeschwulst* in Nepal (Nordindien), die Apfel- bis Kindskopfgröße erreicht und am äußeren Rand beider Ohrmuscheln auftritt, handelt es sich wohl kaum um Keloide, da sie aus zystischen Hohlräumen bestehen und eine dicke, weißliche Flüssigkeit enthalten. Nach Punktion bilden sich diese knolligen Anschwellungen zurück.

Symmetrisch tritt das Handrücken*lipom* der Togoneger auf, in der Mitte des Handrückens zwischen Handgelenk und der Mitte des dritten Mittelhandknochens erreicht es oft Halbpflaumengröße, bedeckt zuweilen auch noch den zweiten und vierten Mittelhandknochen. Durch Umwachsung der Sehnen und des Ligamentum transversum werden die Handbewegungen behindert. Therapie: Operative Entfernung.

Schulterlipome kommen besonders in Madagaskar zur Beobachtung, da die Eingeborenen die Last an einem Bambusstab aufhängen und ihn abwechselnd auf ihren Schultern stets auf derselben Stelle ruhen lassen. Es dürfte sich ein Schleimbeutel bilden, der von Fett umwachsen wird. Die oft faustgroßen Tumoren werden schwielig und ulzerieren leicht; chirurgische Therapie.

Für die Anlage zur Bindegewebsneubildung spricht auch die Tatsache, daß die farbigen Rassen häufiger als die Kaukasier örtliche Bindegewebshyperplasien in Form multipler Fibrome aufweisen, die oft beträchtliche Größe (Mannskopf) erreichen. Auch Lipome von besonderer Ausdehnung auf Brust und Rücken sind nicht selten; eines von 15 kg wird beschrieben. Ihre Entfernung wird nur verlangt, wenn der Träger durch sie in seiner gewohnten Tätigkeit sehr behindert ist.

Als *Dermatitis exsiccans palmaris* wird eine eigenartige Dermatose des volaren Anteiles der Endphalangen auf Formosa beschrieben. Es treten ziemlich scharf begrenzte schuppende Rötungen auf, die fast nicht jucken und infolge der Geringfügigkeit der Symptome keinen Einfluß auf das Allgemeinbefinden haben. Auffallend ist die stark herabgesetzte Schweißsekretion der befallenen Hautpartien. Die Ätiologie ist unbekannt, die Therapie ohne Erfolg.

Varizen sind bei Farbigen seltener als bei Europäern, sie finden sich stets nur bei älteren Leuten und fast nur bei Männern (Togo, Neuguinea, Südsee).

Eine Affektion der Lippen, besonders der Unterlippe wird im Sudan nicht so selten beobachtet; Ober- oder Unterlippe ist geschwollen, stark gerötet und mit flachen, schuppigen Auflagerungen von weißlichgrauer Farbe bedeckt. Diese Erkrankung wurde früher als Psoriasis labialis oder *Pityriasis des lèvres* bezeichnet, in jüngster Zeit wird sie als *Cheilitis exfoliativa* beschrieben; es scheint sich um eine proliferierende Entzündung der obersten Epidermis zu handeln, welche diese Bilder hervorruft. Die Ursache des Leidens ist unbekannt. Nach Betupfen mit Milchsäure tritt schnell Abschuppung und Heilung der Lippen ein. Eigentümlicherweise tritt gewöhnlich gleichzeitig eine eigenartige Pigmentierung der Zunge auf, die als *Melanosis lingualis* bezeichnet wird und ebenfalls unbekannter Ätiologie ist. Ebensowenig kennt man die Ursache der sogenannten „*Raw lip*"; sie besteht in einer geschwulstförmigen Schwellung, Rötung und oft Ulzeration der Unterlippe; nur ausnahmsweise Heilung.

Lepra. Inkubationszeit oft Jahre, Erscheinungsformen: Lepra maculo-anaesthetica und Lepra tuberosa (Facies leonina). Primäraffekt ist fraglich in Form eines kleinen, roten Fleckes auf der Haut, der später Sensibilitätsstörungen aufweist. Drei Hauptherde bestehen in der Neuzeit: Südchina, Indien und zum Teil Afrika, überdies in allen tropischen und subtropischen Ländern ständig vorkommend, nur mehr selten auch in Europa als kleine Epidemie und in Einzelfällen.

Die Hautfarbe leprakranker Weißer ist oft grauerdfarben, gelegentlich auch mehr bräunlich, und zwar nicht am ganzen Körper, sondern besonders an den Extremitäten, Gesäß, Rücken, Bauch oder Gesicht; als Endresultat tritt manchmal Gelbfärbung (wie altes Elfenbein) auf, bei Farbigen Hellerfärbung der Haut, xerotische, welke, gefältelte Beschaffenheit derselben, auch ichthyosiforme Erscheinungen und solche, die an Cutis marmorata erinnern, sind zu beobachten. Mutilationen (Verstümmelungen) treten im Anschluß an anaesthetische Formen, namentlich an der Fußsohle in Form einer bläulichen, fleckweisen Einschmelzung auf; ferner in Form trockener Gangrän an den Extremitätenenden, an den Hand- und Fußwurzelknochen. Sie schließen sich auch an ein malum perforans pedis an, ferner an Panaritien, gelegentlich kommt es auch durch Knochenresorption zunächst ohne Geschwürsbildung zur Mutilation. Die Nägel bleiben gewöhnlich lange erhalten.

Bei der Lepra kommen folgende Nasen vor: Platte Hackennasen bei tuberöser und gemischter Lepra; die Nase ist breit und flach, wie plattgedrückt, die Spitze verlängert, sie rückt der Oberlippe näher oder weicht nach einer Seite ab (ein Nasenloch manchmal sehr eng, das andere erweitert). Als zweite wäre die Neger- oder Lorgnettennase zu erwähnen, sie ist selten und entwickelt sich nur bei lange bestehendem Leiden. Die Schrumpfung geht von der Knochenknorpelgrenze aus. Ebenfalls selten ist die Rüsselnase; sie tritt dann auf, wenn lepröse Infiltrate, besonders am Nasenrücken und an der Nasenspitze, vorhanden sind.

Allgemeintherapie: Vor allem Chaulmoograöl mit Olivenöl zu gleichen Teilen gemischt bis 100 Tropfen täglich, intravenöse oder intramuskuläre Injektionen des Nastins (eines Aethylesters des Chaulmoograöls), Antileprolinjektionen nebst Lokalbehandlung.

Knoten und Infiltrate wird man auch örtlich behandeln, wenn sie besonders groß sind, sehr entstellend wirken, oder durch Druck schädigend auf die Umgebung sich äußern. Ein einfaches Mittel besitzen wir hier in Ätzungen mit Trichloressigsäure (1:3 oder 1:5), die alle 10 Tage wiederholt werden, bis sich die Infiltrate abstoßen. Auch Einspritzungen unter die Knoten werden empfohlen, so 30%iges Jodoformolivenöl (2—8 ccm monatelang). Eine eigenartige Lokalbehandlung besteht darin, daß man zwischen Knoten und ein warmes Bügeleisen einige Lagen Flanell gibt und solange die Hitze vertragen wird (meist einige Sekunden) unter mäßigem Druck die Knoten und spezifischen Infiltrate mit dem Bügeleisen bearbeitet; dies soll täglich an möglichst vielen einzelnen Stellen ausgeführt werden. Achtung auf gefühllose Stellen, da leicht Verbrennungen! Besonders mag auf die CO_2-Behandlung lepröser Tumoren hingewiesen werden. Sie soll nicht nur örtlich, sondern auch allgemein durch Selbstimmunisierung wirken. Es wurde ein eigener Apparat zu ihrer praktischen Durchführung von LAUTENSCHLÄGER (Berlin) angegeben, der „Lumi" heißt; der Schnee wird höchstens 3 Sekunden lang aufgedrückt, um zunächst Blasenbildung zu vermeiden, auch sollen nicht mehr als 10 Stellen gleichzeitig behandelt werden, nach entsprechender Pause Wiederholung, sodann halbjährige Pause. Bei großen Lepromen wird eine 30 Sekunden lange Anwendung empfohlen, bei erbsengroßen 2 Sekunden. Von verschiedenen französischen Autoren wurden die Knoten durch Radiumbehandlung beseitigt. Ebenso wurde Diathermie gelegentlich erfolgreich angewendet. Röntgenbehandlung kann Einzelknoten zum Schwinden bringen. Als besonders zweckmäßige Therapie werden Bäder in Kusatzu (Japan) empfohlen; sie werden in einem See genommen, dessen Temperatur 45—53° hat und der Salz- und Schwefelsäure in ziemlicher Konzentration enthält. Die chirurgisch plastische Behandlung der L. muß vielfach Anwendung finden; die Operationswunden heilen sehr rasch, auch ist die Empfänglichkeit gegen Infektion gering. Primäre Leprome sollen möglichst radikal entfernt werden (Messer, Schere, Diathermieschlinge, Karbolsäure), da dann vielfach keine Generalisierung der Erkrankung erfolgen und auch Rückfälle fehlen sollen. Die im Laufe der Erkrankung häufig auftretenden Nekrosen von Haut, Muskel und Knochen müssen chirurgisch behandelt werden. Amputationen sind möglichst zu vermeiden, denn auch Knochenstümpfe sind oft für den Gebrauch unentbehrlich; bei Verengerungen der Luftröhre kann Tracheotomie notwendig werden. Plastische Operationen bei Sattelnase werden häufig vorgenommen.

Frambösie. Inkubationszeit 2—3 Wochen, der Primäraffekt hat die Form einer kleinen Papel oder Pustel, welche leicht übersehen wird. Gewöhnlich entwickelt sich aus ihm ein Geschwür, das verkrustet und unter der Kruste eine granulierende Fläche oder eine papillomähnliche Bildung zeigt. Der Sitz desselben ist meist die untere oder obere Extremität bei Erwachsenen, bei Frauen die Brustwarze, bei Kindern das Gesicht oder das Gesäß; später entwickeln sich im Gesicht und am Körper vielgestaltete wuchernde Papeln, die oft konfluieren und Tumoren bilden; auch eine spezifische Roseola wird manchmal beobachtet, ebenfalls in der Frühperiode Ostitis und Periostitis; Spätformen sind besonders psoriasiforme Eruptionen der Handteller und Fußsohlen sowie die ossifizierende Periostitis (GUNDU), die vom Stirnfortsatz des Oberkiefers ausgeht. Therapie: 3 Neosalvarsaninjektionen à 0,6 mit achttägigem Intervall.

Kosmetisch kommt in Frage: Flache Narbenbildung um die Mundwinkel, Depigmentierungen der Handfläche nach Spätformen, Narbenkontrakturen, besonders der Hände und Füße, Schwellungen der Phalangen (spezifische Periostitis), Rhinopharyngitis mutilans und Nodositates juxtaarticulares in der Nähe der Gelenke (meist Knie, Ellenbogen, Knöchel usw.). Ferner kommen teigige Tumoren zur Beobachtung, die einzeln oder zu 2—3 Knoten auftreten, zirka Nußgröße erreichen und als derbe, fibröse Geschwülste bestehen bleiben.

Leishmaniose (Aleppobeule). Inkubationszeit vierzehn Tage bis mehrere Monate. Lieblingssitz an unbedeckten Körperstellen, hauptsächlich im Gesicht und den Extremitäten, die Zahl der Knoten ist sehr schwankend (1 bis über 200). Aus einem kleinen, roten Fleck entwickelt sich ein papulo-pustulöses Gebilde von Bohnen- bis Nußgröße. Es kommt zum Durchbruch, zur Ulzeration mit Krustenbildung; Konfluenz dieser Knoten ist besonders häufig und charakteristisch an der Nase. Verruköse Infiltrate und keloidähnliche Granulome werden beobachtet. Therapie: Exzision im Gesunden, Ätzungen mit Höllensteinstift oder konzentrierter Karbolsäure, Koagulation mit Diathermie, auch Röntgenstrahlen werden vielfach erfolgreich angewendet, besonders aber Kohlensäureapplikation bis zur Blasenbildung. Als internes Therapeuticum werden Antimoninjektionen (Kaliumantimonyltartrat 1%) in der Menge von 5—10 ccm 12mal und öfter verabreicht, ebenso Stibenyl intramuskulär. Gewöhnlich schwinden die Affektionen auch spontan innerhalb eines Jahres; Rückbildung soll durch 1%ige alkoholische Brillantgrünlösung oder Salbe unterstützt werden. Den Kosmetiker interessiert nur die Keloidbildung, das Keloid wird exstirpiert und mit Röntgen nachbestrahlt.

Filariasis. Sie wird durch Filaria Bancrofti, einen etwa fingerlangen (70—80 mm) und pferdehaardicken Wurm bedingt, dessen Weibchen nur halb so groß ist. Die Erkrankung tritt in den Tropen und Subtropen auf, vereinzelte Fälle auch im südlichen Nordamerika und im südlichen Europa. Die Filaria liebt besonders im geschlechtsreifen Zustand das Lymphgefäßsystem des Menschen und verursacht durch Verstopfung desselben Elephantiasis. Eine erfolgreiche Therapie des Leidens gibt es kaum, am ehesten sieht man noch Erfolge nach Streptokokken- und Staphylokokkenvakzine. Kosmetisch wichtig ist die ebengenannte Elephantiasis. Sie entsteht meist nach wiederholten lymphangitischen Anfällen, die durch Eitererreger (Strepto- und Staphylokokken) ausgelöst werden. Der Sitz der Elephantiasis ist in etwa 90% der Fälle das Bein, was durch die für den Abfluß von Blut und Lymphe ungünstige Lage und die Schädigungen, denen Fuß und Unterschenkel beim Eingeborenen ausgesetzt wird, zu erklären ist. Meist werden beide Beine ergriffen; die Verdickung beginnt an den Knöcheln und am Fußrücken. Das Lymphscrotum ist der Vorläufer der Elephantiasis des Hodensackes; es treten zunächst zahlreiche kleine Bläschen verschiedener Größe (lymphangitische Varizen) auf, diese platzen, und es sind oft in der gelben Lymphflüssigkeit Mikrofilarien nachweisbar. Der Skrotalsack kann 10—25 kg Gewicht haben. Seltener ist die Elephantiasis der Arme und der Mamma (Indien und Ceylon). Die Elephantiasis scroti kommt namentlich in Afrika und in der Südsee zur Beobachtung. Ob ätiologisch nur die Filaria für die genannten Fälle verantwortlich gemacht werden kann oder eine Mischinfektion mit den genannten Eitererregern vorliegt, ist noch unentschieden. Falls lokale Tartarus-stibiatus-Injektionen nicht helfen, muß zur operativen Entfernung der Geschwülste geschritten werden.

Madurafuß (Mycetoma pedis). Die Krankheit wird hauptsächlich in den Tropen, aber auch vereinzelt in den Subtropen beobachtet, besonders befallen ist Madura in Indien, daher der Name. Sie beginnt zuerst an der Fußsohle mit dem Auftreten beweglicher, harter, schmerzloser Knötchen im subkutanen Bindegewebe, die sich allmählich vergrößern, konfluieren, nach der Oberfläche durchbrechen und zur Bildung druckempfindlicher, höckeriger Geschwülste führen, die von vielfachen Fisteln durchsetzt sind. Aus letzteren entleert sich dünne, stinkende, mißfarbene Flüssigkeit, die zahlreiche Körnchen enthält; sie sind entweder weich, transparent und gelblich, oder braunschwarz, hart und höckerig. Im Laufe von 3—5 Jahren führt diese chronische Erkrankung zu einer unförmigen, in der Regel nach oben scharf abgesetzten Verdickung des Fußes und Schenkels. Die in die Fistelgänge eingeführte Sonde dringt bis tief in den Knochen ein, der ebenfalls zu einer breiigen Masse erweicht wird. Die Erreger dieser Hautaffektion sind verschiedene Pilze (Aktinomyces und Schimmelpilzarten). Prognose: Allgemeinbefinden lange ungestört, Exitus oft erst nach Jahren an Marasmus oder interkurrenten Erkrankungen. Kosmetisch kommt ebenso wie allgemeintherapeutisch nur die Exzision weit im Gesunden und die Röntgenbestrahlung in Betracht; nicht so selten sind bei höheren Graden Amputationen notwendig. Intravenöse Lugolinjektionen (1—10 ccm), im ganzen zirka 90 ccm, und 1%ige Mercurochrom- und Neoarsphenamininjektionen (0,6 bis 0,75) sollen sich in vereinzelten Fällen bewährt haben.

Mal de Pinto. Diese Hauterkrankung tritt in Form nicht symmetrisch angeordneter Flecken, welche nicht immer scharf begrenzt sind, insbesondere an unbedeckten Körperstellen auf. Sie haben eine hellgraue, schwarze, blaue, violette, rotgelbe oder weiße Farbe; am Rande findet sich oft vermehrte Pigmentbildung. Ätiologie: Verschiedene pigmentbildende Aspergilluspilze. Das Leiden tritt im tropischen Süd- und Zentralamerika, auf der malaiischen Halbinsel und auch in der Sahara und an der Goldküste auf. Therapie: Intern Hg, äußerlich Jodpinselungen und Chrysarobinsalben sowie 2%ige Kalomelsalbe. Kosmetisch fallen bei diesem Leiden die verschieden gefärbten Flecken auf, deren Entfernung durch die angeführten Salben und Pinselungen manchmal möglich ist.

Tinea imbricata. Eine exquisit tropische Erkrankung (Ostasien, Südsee, Brasilien) wird durch Endodermophyton concentricum, einen Pilz, bedingt; er findet sich nur in den oberflächlichen Epidermisschichten und in den Haarfollikeln, nicht in der Cutis des Menschen. Diese Hauterkrankung zeigt sich in Form von eigenartigen, rundlichen, dachziegelartigen Schuppenauflagerungen, die über den ganzen Körper verbreitet sein können. Kopf, Gesicht und Haare bleiben frei. Die Therapie ist die aller Pilzerkrankungen (Jodtinkturpinselungen, Wilkinsonsalbe). Die den Kosmetiker interessierenden Pigmentierungen, welche nach ihr zurückbleiben, sind einer Behandlung durch Wasserstoffsuperoxydsalben, 10%ige Praezipitatsalbe usw. zugänglich.

Die *Piedra (Trichosporosis tropica)* wurde zuerst in Kolumbien beobachtet, findet sich aber auch in Brasilien und im übrigen tropischen Amerika. Ungefähr 1 cm oberhalb des Haarfollikels spürt man, besser als man sieht, kleine, ziemlich harte Knötchen am Haar, die sich in einiger Entfernung wiederholen. Die Erkrankung führt nicht zum Haarausfall, da die Erreger der Veränderung, Pilze, nicht oder nur oberflächlich in den Haarschaft eindringen; das Haar ringelt und verwirrt sich. Die Ätiologie: Ein trichophytonähnlicher Pilz in Form feiner Mycelfragmente und durch Aneinanderreihung polyedrisch sich darstellender Gonidien. Derselbe wächst auf allen möglichen Pilznährböden sehr leicht als brauner Rasen. Durch Waschungen mit pilztötenden Lösungen (Sublimat usw.) ist das ziemlich harmlose Leiden leicht zu beseitigen.

Nicht geklärt ist noch die Ursache der „*Nodositates iuxtaarticulares*“, welche hauptsächlich in tropischen Gegenden (Ceylon, Indien, Indochina, Siam, im Kongo und Brasilien), vereinzelt auch in Europa zur Beobachtung kommen. Sie stellen derbe, erbsen- bis nußgroße, gelegentlich auch Faustgröße erreichende, erst teigige, dann fibrom- bis chondromharte Knoten dar, über welche normale Haut zieht. Hauptsächlich in der Gegend der Gelenke, meist Knie oder Ellenbogen, seltener in der Gegend des Hüftgelenkes usw. vorkommend, zeigen sie ein sehr langsames Wachstum und machen kaum Beschwerden. Vielfach werden diese Knoten in Zusammenhang mit Syphilis, Frambösie und sogar Lepra gebracht; für erstere beiden Leiden scheint es zu sprechen, daß die Knoten auf Salvarsan und Jodkalisalben manchmal verschwinden. Ebenfalls in diesem Sinne spricht das Gewebsbild, das ein unspezifisches Granulationsgewebe erkennen läßt, in welchem vielleicht als Ursache der entzündlichen Proliferation in einigen Fällen Spirochäten gefunden wurden.

Die *Dermatitis verrucosa (Chromoblastomykose)* ist eine seltene, hauptsächlich in Brasilien auftretende, blumenkohlähnliche Tumoren oder größere, glatte, an RECKLINGHAUSENsche Geschwülste erinnernde Erhebungen bildende Hauterkrankung der Füße, Beine, selten der Arme. Sie wird hier deswegen angeführt, weil die subjektiven Beschwerden gering sind (Schwere der befallenen Extremitäten, geringer Juckreiz), die kosmetische Störung aber sehr wesentlich erscheint. Der bisher noch nicht klassifizierte pilzartige Erreger dringt offenbar durch kleine Verletzungen in die Haut ein. Durch chirurgische Entfernung der Effloreszenzen wird wohl keine Heilung, aber doch eine Erleichterung für den Patienten erreicht. Eine ätiologische Behandlung ist infolge der Unsicherheit des vermuteten Erregers nicht möglich.

Verruga peruviana stellt eine in den Anden im Zusammenhange mit einem ihr vorausgehenden Fieber (Oroyafieber) vorkommende Allgemeinerkrankung dar, welche knotige Hauteffloreszenzen bildet. Das spanische Wort Verruga bedeutet Warze, doch entsprechen die bei diesem Leiden auftretenden Knötchen keineswegs dem medizinischen Begriff derselben. Die Hauterscheinungen bei dieser eigenartigen Infektionskrankheit, die durch Bartonella bacilliformis hervorgerufen wird, bestehen in scharf abgegrenzten, zahlreichen erbsen- bis apfelgroßen, an der Oberfläche oder in der Tiefe des Hautgewebes liegenden Knoten. Die oberflächlich gelegenen, die uns vom kosmetischen Standpunkt besonders interessieren, beginnen mit einem rötlichen Fleck, welcher sich über das Hautniveau erhebt, dunkler wird, verhärtet und schließlich eine Papel von dunkelroter Farbe mit glatter Oberfläche bildet. Von der miliaren, kleinknotigen Form sind meist das Gesicht, der Hals und die Extremitäten befallen; aber auch die großknotigen Formen treten besonders im Gesicht, ferner am Knie auf. Therapie: Die gutartigen Formen gehen von selbst zurück, kleine zurückbleibende Knoten werden mit dem Paquelin verschorft, größere auf chirurgischem Wege entfernt. Die bösartige Form hat eine sehr hohe Mortalität, Salvarsan (Dosierung II mehrmals) wird versucht.

Trophische Geschwüre, s. Trophische Störungen.

Trophische Störungen. Die bei Erkrankungen des Nervensystems häufig beobachteten Störungen des Wachstums und der Ernährung der Gewebe haben die Frage aufwerfen lassen, ob es besondere trophische Nerven gibt. Sie ist wiederholt bejaht worden, ohne daß je ein exakter Beweis gelungen wäre, freilich kann sie auch nicht mit Sicherheit verneint werden. Erklären lassen sich nervös bedingte trophische Störungen ohne Schwierigkeiten mit Hilfe unserer Kenntnis von der Funktionsweise des zerebrospinalen und des autonomen Nervensystems.

Trophische Störungen sind ein häufiges Vorkommnis bei den mit Sensibilitätsstörungen einhergehenden Erkrankungen *peripherer Nerven.* Ist eine Hautpartie für einige Zeit ihrer sensiblen Innervation beraubt, so ist stets die Gefahr vorhanden, daß unbemerkt kleine Verletzungen entstehen und nicht beachtet werden, so daß unversehens gröbere Defekte, „*trophische Geschwüre*“, vorhanden sind. Sie zeigen eine besonders schlechte Heilungstendenz, weil die auf der gleichen Läsion beruhende Vasomotorenstörung die Blutzirkulation beeinträchtigt. Diese macht sich gewöhnlich schon in einer Verfärbung der Haut — bald Rötung, bald Weißfärbung, bald Zyanose, bald Marmorierung — geltend. Gelegentlich sieht man auch Ödeme. Störungen der Schweißsekretion sind ein weiterer Beleg für die Beteiligung der vegetativen Fasern, besonders die Hypersekretion am Rand der ihrer nervösen Versorgung beraubten Hautgebilde mag gelegentlich als kosmetische Störung imponieren (s. Hyperhidrosis). Häufig zeigen sich die trophischen Störungen an den Hautanhangsgebilden. Die *Nägel* wachsen langsamer oder sie werden glanzlos, spröde und rissig. In anderen Fällen ist das Wachstum gesteigert bis zur Krallenbildung. Nach Nervenverletzungen sieht man bisweilen umschriebene *Hypertrichosen* und *Hyperpigmentation* in dem Bezirk der betreffenden Nerven. Es scheint, daß normalerweise das Nervensystem einen hemmenden Einfluß ausübt; dafür spricht vielleicht auch die nach Nervendurchtrennung so häufige Hyperkeratose, die sich kaum allein durch die mangelnde Abnützung erklären läßt. Allerdings ist auch *Hautatrophie* kein seltenes Symptom, das sich aber durch veränderte Durchblutung und mangelnde funktionelle Beanspruchung erklärt. Am häufigsten werden trophische Störungen nach solchen Schädigungen peripherer Nerven beobachtet, bei denen Ausfalls- und Reizerscheinungen miteinander vergesellschaftet sind.

Vom kosmetischen Standpunkt aus sind besonders bedeutsam Sensibilitätsstörungen im Gesicht, dem Versorgungsgebiet des Nervus trigeminus. Der Nerv kann bei Erkrankungen des Schädels von interkraniellen Prozessen in Mitleidenschaft gezogen werden, seine Affektion kann Teilerscheinung einer ausgedehnteren Erkrankung des Nervensystems sein (Lues, Polyneuritis). Am häufigsten und bedeutsamsten ist aber die *Trigeminusneuralgie* (s. auch Tic). Die zu seiner Behandlung vorgenommenen Durchschneidungen des Nerven verursachen nicht so selten ernste trophische Störungen. Am schwerstwiegenden sind die an der Hornhaut entstehenden Veränderungen, die *Keratitis neuroparalytica*, die oft zu schnell fortschreitender Einschmelzung der obersten Hornhautschichten führt. Bei völliger Trigeminusdurchschneidung ist der Ausgang unter Umständen deletär für das Auge. Prophylaktisch schützt man das Auge durch einen Uhrglasverband, die Hornhautentzündung kann durch Salbenverbände behandelt werden. Bei der schlechten Prognose des Leidens hat man alles mögliche versucht, um bei der therapeutischen Durchschneidung die Anaesthesie der Cornea zu vermeiden. Entweder durchschneidet man am Ganglion und versucht den oberen Ast zu schonen oder man nimmt die Durchschneidung retro-ganglionär am Austritt des Trigeminus in der hinteren Schädelgrube vor. Es bedarf kaum des Hinweises darauf, daß es sich dabei um sehr eingreifende Operationen handelt, deren Indikation wohl erwogen werden muß. Einige wenige Beobachtungen deuten darauf hin, daß Neuralgien — Reizerscheinungen im Bereich eines peripheren Nerven ohne anatomisches Substrat — mit Pigmentschwund einhergehen können.

Von den Erkrankungen des Rückenmarks führt die *Tabes* bekanntlich zu eindrucksvollen trophischen Störungen, insbesondere an Knochen und Gelenken. Das *mal perforant* in der üblichen Lokalisation am Fuß ist wohl erst in zweiter Linie zu den kosmetischen Störungen zu rechnen. Es ist aber auch schon an anderen Körperstellen, so an der Wangenschleimhaut beschrieben worden, mag also gelegentlich einmal unter diesen Gesichtspunkt fallen. Von Veränderungen der Haut bei Tabes sind Erytheme, Vitiligo und Elephantiasis erwähnenswert. Auch Störungen an den Nägeln kommen vor.

Die *Syringomyelie* ist eine Erkrankung des Rückenmarks, die mit besonderer Regelmäßigkeit die Leitungsbahnen der Schmerz- und Temperaturempfindung schädigt. So entstehen die kennzeichnenden dissoziierten Sensibilitätsstörungen. Solche Gebiete sind überaus häufig der Sitz trophischer Störungen: Besonders oft entstehen im Gefolge von kleinen Verletzungen und lokalen Infektionen Furunkel, Phlegmonen u. dgl. Man hat sogar einen besonderen Typ des Leidens, bei dem diese Erscheinungen im Vordergrund stehen, als „*Maladie de panaris*" (Morvan) abgegrenzt. Von anderen trophischen Störungen seien erwähnt: Hyperaemie und Zyanose, flüchtige Ödeme, Main succulente, Hautatrophie und -hypertrophie, umschriebenes Myxödem, lokale Hyperkeratosen. Die Nägel sind häufig schwer verändert. Schließlich ist vorzeitiges Ergrauen beschrieben worden sowie umschriebener Haarausfall, z. B. an den Augenbrauen.

Aus den kennzeichnenden Sensibilitätsstörungen im Verein mit Extremitätenlähmungen läßt sich das Leiden meist unschwer diagnostizieren. Eine Frühdiagnose ist um so wichtiger, als gegebenenfalls eine aktive Therapie durch Röntgen-Tiefenbestrahlung der erkrankten Segmente oder eine operative Eröffnung der Höhlen im Rückenmark in Frage kommt.

Als Behandlung speziell der trophischen Störungen ist die periarterielle Sympathektomie vorgeschlagen worden. Die Indikation zu diesem Eingriff muß aber beim Vorliegen ausgedehnter trophischer Störungen auf dem Boden eines aktiven Leidens mit großer Zurückhaltung gestellt werden. In der letzten Zeit wurden bei trophoneurotischen Störungen Kurzwellenbestrahlungen empfohlen, die sich jedoch nicht nur auf die krankhaft veränderten Extremitäten beschränken sollen, sondern auch die zugehörigen sympathischen Ganglien und das Zwischenhirn umfassen. Gerade beim M. Raynaud haben diese Bestrahlungen in kurzer Zeit Besserung herbeigeführt, Schädigungen sind bisher nicht beobachtet worden.

Erkrankungen des Gehirns.

Weniger die Erkrankungen des Großhirns als jene des Hirnstammes rufen mitunter vegetative Störungen und damit gelegentlich Entstellungen hervor. Am bedeutsamsten ist die *Encephalitis epidemica* in ihrem Spätstadium. Das *Salbengesicht* kann gelegentlich das einzige Restsymptom einer überstandenen Hirngrippe sein. In Verbindung mit den motorischen Symptomen ist diese Seborrhoe des Gesichtes sehr häufig. Gelegentlich fällt auch eine Gedunsenheit oder Schwellung der Gesichtshaut auf.

Auch eine Seborrhoe der Kopfhaut mit nachfolgendem Haarausfall ist beschrieben worden. Daneben scheint *Alopezie* auch ohne Seborrhoe auf rein nervösem Weg durch das Leiden hervorgerufen werden zu können. Schließlich seien Pigmentierungen im Gesicht, speziell ein „*brauner Stirnring*" als kosmetische Störungen erwähnt, die im Gefolge der Encephalitis beobachtet worden sind. An den Extremitäten finden sich Hautveränderungen, Blutungen, Geschwüre und Störungen des Nagelwachstums.

Großhirnerkrankungen rufen an den Extremitäten die im Kapitel „Organische Nervenleiden" erwähnten vasomotorischen Störungen an den Gliedern hervor. Schwellungen sind wie an den Extremitäten so im Gesicht beschrieben worden, ebenso Hyper- und Depigmentationen. Nach Hirntrauma ist eine neurotische Gesichtsgangrän beschrieben worden. Nicht ganz selten ist Alopezie nach Hirnverletzungen. Wenn sich auch zeigen ließ, daß bei manchen Fällen der Haarausfall eine Folge gehäufter Röntgenaufnahmen war, so gibt es doch unzweifelhafte Beobachtungen, wo sich der Haarausfall unmittelbar an ein Schädeltrauma anschloß, in einer unserer Beobachtungen nach einem Boxniederschlag.

Erwähnenswert ist schließlich, daß eine Reihe von entstellenden Hautkrankheiten oft mit Veränderungen am Zentralnervensystem vergesellschaftet sind, so der *Naevus sebaceus* mit der *tuberösen Sklerose*, die Pigmentationen und Hauttumoren der *Recklinghausenschen Krankheit* mit verschiedenartigen Veränderungen am Zentralorgan und Haemangiome der Haut, besonders der Kopf- und Gesichtshaut mit intrakraniellen Neubildungen gleicher Art. Die Kenntnis dieser Kombinationen erscheint deshalb besonders wichtig, weil die Mitbeteiligung des Nervensystems oft die Indikationsstellung für ein kosmetisches Vorgehen maßgeblich beeinflussen wird.

S. auch Nervenleiden; Psyche.

Trypaflavin, ein Akridinfarbstoff. Rotes kristallinisches Pulver, leicht in Wasser mit gelber Farbe löslich. Zur Lösung bringt man die fein verteilte Substanz in siedendes destilliertes Wasser. Die erkaltete Lösung wird durch ein gutes Papierfilter filtriert. Die Lösungen schmecken bitter. In Alkohol löst es sich ziemlich schnell mit gelbgrüner Fluoreszenz. Ist lichtempfindlich. Lösungen 1 : 100 sind in braunen Flaschen längere Zeit haltbar. Geruch- und reizloses Antisepticum bei Trichophytien und Pyodermien, als austrocknendes Mittel bei Ekzemen. Umschläge mit Lösungen von 1 : 1000—1 : 750, 0,1—1%ige Pinselungen in wässeriger oder 50%iger alkoholischer Lösung. 5—10%ige Salben. Intravenös spritzt man 0,2 g in 10 ccm destilliertem Wasser gelöst steigend bis 0,4—0,6 g bei chronischer Urticaria. Wird durch Urin und Sputum ausgeschieden. Nach einigen Einspritzungen färbt sich der Körper gelb. Trypaflavinflecken lassen sich von der Haut frisch durch Waschen mit Seife und warmem Wasser entfernen. Ist die Lösung auf der Haut eingetrocknet, so kann man den Farbstoff mit Benzin oder Benzol wegbringen oder auch mit Wasserstoffsuperoxydlösung unter Zusatz von etwas Soda, mit Chlorkalklösung oder mit einer Natriumnitritlösung (6 : 100), die mit einigen Tropfen Salzsäure oder verdünnter Schwefelsäure versetzt wird. Wäsche läßt sich mit einer Lösung von 30 g Natriumperborat auf 10 Liter Wasser reinigen. Die Stücke werden in die kalte Lösung gebracht und diese allmählich bis zum Kochen erhitzt. Nach einstündigem Kochen wird die Wäsche mit lauwarmem Wasser gespült.

Aflavol ist ein Mittel zur Entfernung von Trypaflavinflecken aus der Wäsche. (I. G. Farbenindustrie A. G., Leverkusen a. Rh.)

Tschamba-Fii, ein Mittel gegen Sonnenbrand, das angeblich aus tibetanischer Bergmyrrhe hergestellt ist. Dieses Präparat ist im wesentlichen ein wässeriger Auszug aus Gerbstoffdrogen, seine Wirkung beruht auf Tanningehalt. Ein ähnliches Präparat kann durch Abkochung von Eichenrinde, Tormentillwurzel o. dgl., auch in Form einer 5%igen Tanninlösung bereitet werden.

Tuberkulose der Haut. Unter dem Sammelbegriff Hauttuberkulose wird eine Reihe von Hautkrankheiten zusammengefaßt, die alle durch Infektion der Haut mit Tuberkelbazillen entstehen, die aber ihren Erscheinungsformen nach, auch in bezug auf die kosmetische Schädigung, die sie verursachen, recht verschieden sind.

Die häufigste und schwerste Hauttuberkulose ist der *Lupus vulgaris*, die „fressende Flechte". Ihr Grundelement ist das sogenannte Lupusknötchen, ursprünglich ein brauner Fleck, der sich bald zu einem Knötchen hervorwölbt und durch seine besondere Weichheit und Brüchigkeit, durch seine völlige Schmerzlosigkeit und durch die gelbbraune apfelgelee-ähnliche eigenartige transparente Farbe charakterisiert ist, die beim Aufdrücken einer Glasplatte nach Verdrängung des Blutes zurückbleibt. Dieses Knötchen, das aus tuberkulösem Gewebe besteht, vergrößert sich langsam, fließt dann meist mit anderen ähnlichen Knötchen zusammen, wodurch größere Herde entstehen, die ihrerseits wiederum nach der Peripherie weiterschreiten. Im Verlauf kommt es gelegentlich zum geschwürigen Zerfall der Knötchen oder sie bilden sich ohne sichtbare Geschwürsbildung zurück. Überall, wo Lupusknötchen zur Ausheilung kommen, bleiben Narben zurück, die allerdings unter Umständen so fein sein können, daß sie keine kosmetische Störung bedeuten. Die durch den Tuberkelbacillus bedingte Zerstörung beschränkt sich aber oft nicht auf die Haut, der tuberkulöse Prozeß greift auf die Gewebe, die unterhalb der Haut gelegen sind, über, auf das Unterhautzellgewebe, auf Knochen, Knorpel, Lymphdrüsen, Sehnen, Muskeln, Bänder, so daß ganze Teile des Gesichtes und des übrigen Körpers zugrunde gehen. Nase, Ohren, Finger usw. erscheinen zunächst wie „abgegriffen", dann verschwinden sie völlig unter Hinterlassung formloser Stümpfe. Im Endstadium des Gesichtslupus kann ein grauenhaft wirkendes Gebilde zurückbleiben, das kaum noch an ein menschliches Gesicht erinnert. Zum Glück sind wir heutzutage in der Lage, diese verhängnisvolle Ausbreitung des Lupus zu verhüten, wenn der Patient rechtzeitig in Behandlung kommt. So wie die Hauttuberkulose nach innen dringen kann, so sehen wir umgekehrt auch Fälle, bei denen von tiefer gelegenen Erkrankungen die Haut in Mitleidenschaft gezogen wird (s. auch Skrofuloderm).

In der überwiegenden Mehrzahl der Fälle sitzt der Lupus im Gesicht, und zwar nimmt er seinen Ausgang mit besonderer Vorliebe von der Nasenschleimhaut, um dann auf die äußere Nasenfläche überzugehen. Auch die mittleren Partien der Wangen, die Stirne, die Umgebung des Mundes, die Ohren sind häufige Ausgangspunkte des Lupus. Seltener beginnt er am Stamm und an den Extremitäten. An den Extremitäten wirkt der Lupus zunächst weniger durch die Zerstörung als durch die begleitende Lymphstauung entstellend. Die Unterarme und die Unterschenkel schwellen bei längerer Dauer und größerer Ausdehnung mächtig an, so daß sie das Mehrfache des ursprünglichen Umfanges ausmachen können.

Jeder Gesichtslupus wie auch der Lupus des Halses, der Hände usw. bedeutet eine schwere kosmetische Schädigung, selbst wenn noch keine weitgehenden Zerstörungen stattgefunden haben. Durch seine Farbe, seine Erhabenheit, durch die Schuppen- und Krustenauflagerungen, die sich bald nach Beginn einstellen, ist der Lupus sehr auffällig und wirkt zumindest unschön. Sobald er einen etwas größeren Umfang annimmt, handelt es sich gar nicht mehr um die Störung der Feinheiten im aesthetischen Gesamteindruck, sondern es kommt ein abstoßendes, ja für viele Menschen ekelerregendes Bild zustande. Dieser kosmetisch äußerst ungünstige Zustand wird für den Patienten verhängnisvoll. Bald findet er keine Arbeit mehr, da man ihn wegen seines Äußeren überall zurückweist, und wenn er vorübergehend doch angestellt wird, so ist es seine Umgebung in der Arbeitsstätte, die ihm meist in rücksichtsloser Weise andeutet, daß seine Anwesenheit im Betrieb nicht erwünscht ist. Schließlich kann er überhaupt nicht mehr unter Menschen gehen, ohne kränkenden Zurückweisungen oder zumindest einem peinlichen Beobachtetwerden ausgesetzt zu sein. Dieser Zustand ist um so tragischer, als die Arbeitsfähigkeit des Lupuspatienten auch in vorgeschrittenen Stadien nicht beeinträchtigt zu sein braucht. Er fühlt sich nicht krank, hat keine Schmerzen, er ist auch objektiv innerlich meist ganz gesund.

Im großen Publikum vergesellschaftet sich der ekelerregende Eindruck, bewußt oder unbewußt, mit der Furcht vor Ansteckung. Der Lupuskranke ist aber für seine Umgebung nicht gefährlich. Es bleibt also ausschließlich das kosmetische Moment für die schwere soziale und wirtschaftliche Schädigung des Patienten verantwortlich.

Dieses Moment muß bei der Auswahl unserer Behandlungsmethoden weitgehend berücksichtigt werden. Wir dürfen keine noch so wirksame Therapie an unbedeckten Körperstellen anwenden, die nicht den kosmetischen Endeffekt berücksichtigt. Die Narben, die nach den alten radikalen Ätzungen, Auskratzungen, Ausbrennen usw. zurückgeblieben sind, waren meist derart entstellend, daß man sich fragen mußte, ob es nicht besser gewesen wäre, dem Lupus freien Lauf zu lassen. Oft kam es außerdem durch Verschleppung in die Lymphwege zu verhängnisvollen Ausbreitungen.

Anders steht es mit der Entfernung kleinerer Herde auf rein chirurgischem Wege, wenn sie etwa auf Wangen, Stirn, Ohrläppchen, Extremitäten usw. so sitzen, daß sie durch Schnittführung weit außerhalb des erkrankten Gewebes ohne Verstümmelung herausgeschnitten werden können mit nachfolgender Vernähung der scharfen Schnittränder oder plastischer Deckung. Diese „*Radikalexzision*" des Lupus (LANG) (in neuerer Zeit wird dazu oft auch das Diathermiemesser oder die Schlinge benützt) führt sozusagen immer zur restlosen Ausheilung und der kosmetische Endeffekt ist bei richtiger Technik stets sehr zufriedenstellend. Man darf daher die günstige Gelegenheit zur radikalen Operation nicht versäumen, zumal die konservativen Behandlungsmethoden in ihrem Endeffekt unsicherer und jedenfalls sehr langwierig sind. Leider beginnt der Lupus häufig an Stellen, die zur Radikaloperation nicht geeignet sind, wie Nasenschleimhaut, Nasenspitze, Nasenflügel, Mundwinkel usw. Hier würde der chirurgische Eingriff eine unerwünschte Entstellung nach sich ziehen. Auch kommen die Patienten oft viel zu spät zum Arzt, als daß noch ein radikaler Eingriff möglich wäre.

Dann tritt die von FINSEN begründete *Lichtbehandlung* des Lupus (s. dort) in ihre Rechte. Sie ist sowohl der Wirksamkeit wie dem kosmetischen Effekt nach die weitaus beste konservative Behandlungsmethode des Lupus. Mit natürlichem Sonnenlicht, mit Kohlenbogenlicht, mit dem Licht der Quarzquecksilberlampe werden einerseits die Krankheitsherde mit starken, entzündungserregenden Lichtdosen bestrahlt (lokale Lichtbehandlung), anderseits wird auch die ganze Körperoberfläche dem Licht ausgesetzt (allgemeine Lichtbehandlung, Lichtbäder), wobei stärkere Entzündungen wegen der Gefahr unerwünschter Reaktionen im Körperinnern vermieden werden. Die Narben, die nach Lichtbehandlung des Lupus zurückbleiben, sind glatt, hautfarben, weich und geschmeidig, oft so wenig auffällig, daß man Mühe hat, sie wiederzufinden. Ein Nachteil der Lichtbehandlung ist, daß sie außerordentlich lange, monate- und jahrelang fortlaufend durchgeführt werden muß, bis ein Dauererfolg erzielt werden kann und infolgedessen die Behandlungskosten sich unverhältnismäßig hoch stellen. Man war daher von jeher bemüht, die Dauer der Lichtbehandlung durch Kombination mit anderen unterstützenden Behandlungsmethoden abzukürzen. Unter den allgemeinen Maßnahmen ist wohl am wirksamsten die vor einigen Jahren in die Lupustherapie eingeführte *Gerson-Sauerbruch-Herrmannsdorfersche salzarme Diät*, die auch allein zu einer restlosen Abheilung des Lupus führen kann, insbesondere aber in Kombination mit der Lichtbehandlung verhältnismäßig rasch vorzügliche Resultate ergibt (JESIONEK). Neben Licht und rationeller Ernährung sind allgemeine hygienische Maßnahmen, frische Luft, unbedingte Sauberkeit der Umgebung, zweckmäßige Abwechslung von Ruhe und Arbeit — wie bei jeder Tuberkulosebehandlung — auch bei der Behandlung des Lupus unerläßlich. Sehr wirksam wird die allgemeine Lichtbehandlung durch hydrotherapeutische Maßnahmen, Bäder, Duschen, feuchte Abreibungen, Massage und durch Luftbäder unterstützt. Unterstützend wirkt auch die *Tuberkulin-* bzw. *Goldbehandlung*, besonders in Fällen, die durch wiederholte Rückfälle im Narbengewebe der Lichtbehandlung erhebliche Schwierigkeiten bereiten. Die lokale Lichtbehandlung wird gefördert durch vorbereitende „Aufschließung" der Krankheitsherde mittels schonender Ätzmittel, die mehr oder weniger elektiv nur das lupöse Gewebe angreifen, indem sie die Oberfläche der Lupusknötchen anätzen, ohne das gesunde Gewebe zu schädigen. Solche Mittel sind die schwach konzentrierten *Pyrogallussalben* und *Kupfersalzpräparate*, wie Lekutyl, Kupferdermasan usw. Doch muß man mit diesen Mitteln vorsichtig vorgehen, um nicht den kosmetischen Endeffekt zu gefährden, d. h. nicht unebene, höckerige, strangförmige, schrumpfende und scheckige Narben zu erzeugen, wie es stets der Fall war, als man mit starken Ätzmethoden allein zum Ziele kommen wollte. Mit vorsichtigen Ätzmethoden kann man nach längerer Zeit auch allein einen lupösen Herd zu schöner Abheilung bringen.

Noch vor 10 Jahren spielten die Röntgenstrahlen in der Lupustherapie eine überragende Rolle. Heute werden sie fast ausschließlich in Fällen mit hochgradigem geschwürigen Zerfall, bzw. bei hypertrophischen Formen nach vorheriger Aufschließung und dann auch nur als Einleitung der Lichtbehandlung in kleinen Dosen angewendet. Es stellte sich heraus, daß die alleinige Röntgenbehandlung des Lupus gerade vom kosmetischen Standpunkt große Gefahren in sich birgt. Es bedarf großer Dosen, um das lupöse Gewebe durch Röntgenstrahlen restlos zu vernichten, und lange bevor noch dieses Ziel erreicht ist, tritt die Röntgenschädigung in Erscheinung, ein narbiger Gewebeschwund, der durch seine buntscheckige Oberfläche mit sommersprossenähnlichen braunen Flecken und lebhaft roten erweiterten Gefäßreiserchen, durch seine dünne, straff gespannte Beschaffenheit kosmetisch schlecht wirkt. Darüber hinaus wird durch die Röntgenatrophie jede weitere Behandlung erschwert, sie führt zur Entstehung hartnäckiger Geschwüre und birgt die Gefahr der Krebsentstehung in sich.

Es ist noch fraglich, ob die Grenzstrahlen von BUCKY (s. Röntgen) die an sie geknüpften Erwartungen in der Lupustherapie erfüllen werden, die Beobachtungszeit ist noch zu kurz. Dagegen bewähren sie sich in der Behandlung der Tuberkulide.

Nach vollständiger Abheilung ausgebreiteter Lupusfälle im Gesicht können die Zerstörungen bzw. Verstümmelungen durch die *chirurgisch-kosmetische Plastik* (s. Plastik) weitgehend korrigiert werden. Man sieht oft erstaunliche Erfolge der Nasen-, Ohren- und Augenliderplastik. Vor Durchführung der Operation muß aber die restlose Ausheilung durch längere Beobachtungszeit gesichert sein. Operiert man voreilig, so kommt es ausnahmslos zu einer raschen Ausbreitung der Lupusreste auf den frisch überpflanzten Lappen. Gerade wegen der langen Beobachtungszeit, die der geheilte oder fast geheilte Patient erklärlicherweise in Ungeduld kaum abwarten will, werden auch künstliche Prothesen, vornehmlich Nasenprothesen in Anspruch genommen. Es werden heutzutage fast ausschließlich die Prothesen aus gut knetbaren, plastischen und völlig hautfarbenen Massen angewendet, die vom Patienten selbst auf einem festen Abgußmodell täglich frisch geformt und aufgeklebt werden können (s. Prothesen im Gesicht).

Die kosmetisch zweitwichtigste Form der Hauttuberkulose ist das *Skrofuloderm* oder *Tuberculosis colliquativa*. In der Haut tuberkulöser Individuen entstehen schmerzlose, derbe, bis walnußgroße Knoten, die die Haut allmählich vorwölben. Die Oberfläche verfärbt sich rötlichblau, gleichzeitig beginnt in der Mitte infolge einer eigenartigen Verflüssigung die Erweichung des Knoteninhaltes. Dieser Verflüssigungsprozeß schreitet gegen die Oberfläche zu, und es kommt schließlich zum Durchbruch der verdünnten gespannten vorgewölbten Haut. So entstehen unregelmäßig gestaltete Geschwüre mit überhängenden zickzackartig eingerissenen Rändern. Die Geschwüre, die eine dicke fadenziehende Masse absondern, heilen nach einigen Wochen oder Monaten unter Hinterlassung tief eingezogener Narben. Meist entstehen gleichzeitig mehrere Knoten nahe beieinander, und es bleiben dann beim Durchbruch schmale gesunde Hautbrücken zwischen zwei benachbarten Knoten bestehen. Unter dieser vorgewölbten Hautbrücke heilen die zusammengeflossenen Geschwüre gewissermaßen wie in einem Tunnel. Auf diese Weise kommen bizarre Narbenbildungen zustande, deren Auffälligkeit durch kleine warzenähnliche Narbengeschwülstchen noch verschlimmert wird.

Der Lieblingssitz des Skrofuloderms ist der Hals, weil die Hauterkrankung recht häufig, wenn auch durchaus nicht immer, aus tuberkulösen Halslymphdrüsen hervorzugehen pflegt. Gerade wenn die Erkrankung der Lymphdrüse unmittelbar auf die Haut übergeift, so daß Lymphdrüse und Haut untereinander verlötet erscheinen und gemeinsam dem geschwürigen Prozeß anheimfallen, sind die restierenden Narben tief eingezogen und auffällig, während die reinen Hautnarben kosmetisch weniger störend wirken. Die Verunstaltung des Halses durch das Skrofuloderm kann je nach Ausbreitung des Prozesses in der Gesamtwirkung recht verschieden sein. Der Durchbruch von 1—2 kleineren Knoten an den seitlichen Halspartien verursacht kaum eine nennenswerte kosmetische Störung. In jenen unbehandelt gebliebenen Fällen aber, in denen sich der kolliquative Prozeß über die ganzen seitlichen und vorderen Halspartien ausgebreitet hat, wirkt die Schädigung äußerst unangenehm. Nicht nur, daß der Anblick eines solchen Halses tatsächlich unschön ist, sondern es verbindet sich dieser Anblick auch im großen Publikum sofort mit dem Begriff der „Skrofulose", der „Zehrkrankheit" usw., was für den Patienten gleichbedeutend ist mit einer schweren sozialen Schädigung.

Es muß also alles darangesetzt werden, die Ausbreitung des Skrofuloderms zu verhüten, nach Durchbruch eine möglichst schöne Narbenbildung zu erzielen. Zum Glück ist das keine besonders schwere Aufgabe, da das Skrofuloderm im Verhältnis zum Lupus eine gute Heilungstendenz hat. Meist heilt es in wenigen Wochen, wenn man den Kranken aus seiner unhygienischen Umgebung ins Krankenhaus überführt und ihn dort mit hygienisch-diätetischen Maßnahmen, mit guter Ernährung, mit Sonnen- und Luftbädern, Lebertrankur usw. in die Höhe bringt und ihm eine rationelle Behandlung (Röntgen), speziell auch Wundbehandlung zukommen läßt.

Kleinere Unebenheiten der Skrofulodermnarben können auf chirurgischem Wege korrigiert werden. Auch tiefe Einziehungen geben durch die chirurgische Plastik öfter recht befriedigende kosmetische Resultate.

Die *warzenähnliche (verruköse) Form der Hauttuberkulose,* zu der auch der *Leichentuberkel* gehört, kommt verhältnismäßig selten, meist an Händen und Fingern vor und ist kosmetisch, da sie sich nicht auf größeren Flächen auszubreiten pflegt und meist leicht beseitigt werden kann, verhältnismäßig harmlos. Es handelt sich um kirschkern- bis fünfmarkgroße flache Knoten, in deren Mitte vermehrte Hornmassen der Oberfläche eine gefurchte zottige Beschaffenheit verleihen, während randständig ein glatter bläulichroter erhabener Hof das warzenförmige Gebilde umsäumt. Außer der Radikaloperation, die manchmal wegen der Lokalisation an Fingergelenken kosmetisch und funktionell nicht ganz befriedigende Resultate gibt, kommt vornehmlich Strahlenbehandlung nach vorangehender schonender Ätzung in Betracht.

Weitere Erscheinungsformen der Hauttuberkulose, die vornehmlich im Gesicht kosmetisch sehr nachteilig wirken, sind der *Lupus pernio*, das *Boecksche Miliarlupoid* und der *Lupus miliaris disseminatus*. Der Lupus pernio, der aus bläulichroten, manchmal auch bräunlichen plattenartig erhabenen harten Hautverdickungen besteht, erinnert mit seinem bevorzugten Sitz an Nase und Ohren an schwere Frostbeulen und verunstaltet das Gesicht dementsprechend. Das ihm sehr nahestehende Miliarlupoid Boeck tritt in knotenförmigen, bis walnußgroßen Herden auf, die ähnlich auffällig verfärbt sind wie die Herde des Lupus pernio. Der Lupus miliaris disseminatus schließlich setzt sich aus zahlreichen hirsekorn- bis linsengroßen Knötchen zusammen, die den Lupusknötchen außerordentlich ähnlich sind, aber sich u. a. dadurch unterscheiden, daß sie sich nicht vergrößern und untereinander nicht zusammenfließen. Das Gesicht ist wie besät mit den braunfarbenen auffälligen Knötchen. Alle drei genannten Erscheinungsformen sind einerseits wenig progredient, ihre Behandlung erfordert oft lange Zeit, ist aber durchwegs aussichtsreich. Gutes sah LOMHOLT durch Injektion mit Antileprol.

Eine größere Gruppe gutartiger Hauttuberkulosen, die wir mit einem alten Namen als *Tuberkulide* bezeichnen, kommen als kosmetische Schädigung meistens nicht in Betracht, zumal sie ihren Sitz vorwiegend an bedeckten Körperstellen haben. Das papulonekrotische Tuberkulid kann allerdings an Handrücken und Unterarmen durch die kleinen grübchenförmigen Närbchen, die es nach der Heilung zurückläßt, bei Mädchen und Frauen unangenehm empfunden werden. Doch sind diese Narben meist kaum über linsengroß und können mit einiger Geschicklichkeit gut verdeckt werden. Die selteneren Tuberkulide im Gesicht wie auch der Lupus miliaris faciei sind oft der Akne (s. dort) oder der Rosacea (s. dort) ähnlich und werden gelegentlich mit diesen verwechselt. Aus solchen Verwechslungen erwächst oft ein großer Schaden für den Patienten, besonders daraus, daß die tuberkulöse Natur des Leidens unerkannt bleibt. Die Klarstellung bedarf oft eingehendster Untersuchung und Heranziehung aller Hilfsmittel.

Das *Erythema induratum Bazin* sowie das ihm ganz nahestehende, wahrscheinlich sogar identische *Sarkoid Darier-Roussy* gehören zur indurativen Hauttuberkulose und bilden sich zumeist an den Unterschenkeln, oft symmetrisch, am häufigsten in der Wadengegend, seltener an den Oberschenkeln, am Gesäß, an den Streckseiten der Arme, gelegentlich im Gesicht in Form derber, blauroter Knoten, die von den tieferen Partien der Cutis oder vom subkutanen Fettgewebe ausgehen. Oft sind diese für das Auge noch nicht erkennbar, während der palpierende Finger ein derbes Infiltrat, das zwischen Haselnuß und Pflaumengröße schwankt, wahrnimmt. Bald kommt es an der über dem Knoten liegenden Haut zu einer bläulichen, unscharf gegen die Umgebung abgegrenzten Verfärbung, Druck und Berührung werden zumeist nicht sehr schmerzhaft empfunden. Manchmal bleibt der Prozeß in dieser Art bestehen und bildet sich nach einigen Wochen spontan mit Hinterlassung einer etwas dunkleren Hautverfärbung zurück. Nicht so selten kommt es jedoch zu einer Verlötung mit der Haut, zu Erweichung und Nekrose mit nachfolgendem Durchbruch durch die Haut und der Ausbildung von Geschwüren. Es bestehen enge Beziehungen zu den papulonekrotischen Tuberkuliden, mit denen es auch oft vergesellschaftet vorkommt. Es entsteht wie diese meist schubweise durch haematogene Metastasierung. Die Krankheit ist häufiger bei Frauen als bei Männern zu beobachten, bevorzugt das jugendliche Alter zwischen 16 und 25 Jahren.

Differentialdiagnostisch unterscheidet sich das Erythema induratum vom Skrofuloderm durch die langsamere Erweichung, die Geschwüre sind meist steilrandig, beim Skrofuloderm unterminiert. Auch luetische Gummen und einfache Perniones sind bei der Stellung der Diagnose auszuschließen.

Therapeutisch sind Allgemein- und Lokalbestrahlungen mit natürlichem Sonnenlicht oder im Kohlenbogenlichtbad zu empfehlen, ferner die Einleitung einer Tuberkulinkur, eventuell kombiniert mit Goldinjektionen, lokal Röntgen- und Buckybestrahlungen. Auch Einreibungen mit Dermotubin oder Ektebin am Krankheitsherd selbst geben oft überraschend gute Resultate.

S. auch Akne; Busen; Ernährung, Erytheme; Heliotherapie; Lippen; Mundhöhle; Nasenfluß; Radium; Röntgen.

Tuberosenblütenöl, Oleum Tuberosae, Oleum Polyanthis, existiert in echtem Zustand und ist ein sehr kostbares Öl. Sehr häufig werden auch Kunstprodukte benützt.

Tulsa ist eine Lichtschutz- und Sommersprossensalbe, die nach Angabe aus wachsartigen Stoffen, Wollfett, Paraffinöl, Chininsulfat, Zinkoxyd und Borsäure bestehen soll. (Marylan-Vertrieb Wilh. Dette, Berlin.)

Tumenol, Tumenolum, ein ichthyolähnliches Präparat, das durch Sulfonierung eines aus bituminösem Schiefer gewonnenen Mineralöls erhalten wird. (I. G. Farbenindustrie A. G., Leverkusen a. Rh.) Unter Tumenol versteht die moderne Therapie ohne weitere Bezeichnung stets *Tumenolammonium, Ammonium tumenolicum.* Dunkelbraune sirupöse Flüssigkeit, in Wasser leicht löslich, Alkohol, Glyzerin usw. leicht mischbar mit Fetten zu Salben o. dgl. Es wird analog wie Ichthyol, Thigenol u. a. verwendet in Salben, Pasten, Lösungen, Trockenpinselungen usw. 1—20%ig.

Neissersche Tumenoltinktur.

Rp. Tumenoli	5,0
Aetheris	15,0
Spir. Vini	15,0
Aq. dest. (seu Glycerini)	15,0

Tumenol-Bromocoll-Pinselung (nach SCHÄFFER).

Rp. Tumenoli	5,0
Bromocoll. solub.	10,0
Mentholi	1,0
Zinci oxydat.	
Talci	aa 15,0
Glycerini	
Spiritus Vini 50%	aa ad 100,0

Für ein Tumenolvollbad nimmt man eine Lösung von Tumenol 33,0 in Alkohol 67,0.

Turbina, s. Massage.

Türkischrotöl. Unter diesem Namen findet man sulfonierte fette Öle, besonders Rizinusöl, im Handel. Die gereinigten Sorten dieses Sulfoderivates der Rizinolsäure haben auch in der Kosmetik ausgedehnte Anwendung gefunden als Emulgatoren und Lösungsmittel, auch zum Neutralisieren alkalischer Seifen usw. Die Handelssorten sind meist nur teilweise mit Natronlauge oder Ammoniak neutralisierte Öle. Türkischrotöl (Sulforizinat) ist eine ölige, leicht mit Wasser mischbare Substanz, die sich mit etwa 2 Teilen Wasser klar mischt, ohne ihre ölige Beschaffenheit einzubüßen. Aus seinen wässerigen Lösungen wird es durch Kochsalz ausgeschieden. Kosmetisch interessant ist es u. a. auch durch seine Verwendung zu Ölshampoons (s. dort), ferner auch als zahnsteinlösendes Mittel zu Zahnpasten usw.

Turmschädel, s. Kindesalter; Naturvölker.

Turtleöl (Schildkrötenöl). Dieses aus Schildkröten gewonnene Öl wird seit einigen Jahren speziell in Amerika zur Herstellung kosmetischer Mittel verwendet. Nach entsprechender Vorbereitung wird dieses Öl farb- und geruchlos erhalten. Es soll sich leicht konservieren lassen und Vitamine enthalten, aber keine sogenannten „hormonalen" Substanzen.

Tusche, chinesische, wird aus gebranntem Kienruß bereitet. 5 Teile Fischleim werden in 20 Teilen Wasser gelöst und die Kolatur mit 2 Teilen Lakritzensaft, gelöst in 4 Teilen Wasser und 15 Teilen gebranntem Kienruß, gemischt, im warmen Mörser höchst fein verrieben, dann zur Extraktdicke eingedampft und in Formen gebracht. Nach TRUTTWIN wird sie durch Verkohlen von Campher mit konz. Schwefelsäure gewonnen. Als Farbstoff für Schminken, Pomaden u. dgl.; Haarfärbemittel.

Tyloma, s. Röntgen.

Tylose (Kolloresin) ist Zellulose-Methylaether, eine grauweiße, faserige Masse, die in Platten gepreßt in den Handel kommt. Im Verhältnis 1 : 24 in kochendem Wasser eingeweicht, ergibt Tylose nach etwa 8 Stunden einen trüben Schleim (4%ig), der sich nicht zersetzt, also im Gegensatz zu den bekannten Pflanzenschleimen dauernd haltbar ist. (Bei längerer Aufbewahrung des Schleimes sei jedoch ein kleiner Zusatz von Borax, um jeder Schimmelbildung vorzubeugen, empfohlen.)

Der Tyloseschleim koaguliert zwischen 50—60° C und verliert seine typischen Eigenschaften. Ein Erhitzen bis zu dieser Temperatur ist also zu vermeiden. Er ist gegen Alkalien und Säuren indifferent und kann Tragantschleim, Gummiarabicumschleim, Karrageenschleim, Quittenschleim usw. gut ersetzen. Tyloseschleim fixiert, aber klebt nicht (ähnlich wie Quittenschleim), kann also z. B. vorteilhaft zu Haarfixiermitteln (Wasserwellfixative usw.) Verwendung finden. Er eignet sich auch vorzüglich als Emulgens für fette Öle, Fette aller Art, auch Vaselin. Man benötigt zirka 3—5% Tylose vom Gewicht des zu emulgierenden Fettkörpers.

Tylosis des Lides, s. Lidrandentzündung.

Tylositäten, s. Kohlensäureschnee; Schwielenbildung.

Typophorbraun, s. Lidfalten.

U

Überbein (Ganglion). Das *Ganglion* findet sich am häufigsten auf dem Dorsum des Handgelenkes, zwischen der Sehne des Ext. carpi rad. brev. und der Daumenstrecksehne, seltener auf der Beugeseite des Handgelenks, des Fußrückens und in der Gegend des Kniegelenks, es kommt aber auch an Sehnenscheiden und Sehnen selbst vor. Die Entstehung, die häufig mit einem Trauma in Zusammenhang gebracht wird, ist bis heute nicht sicher. Neuerdings wird das Ganglion weniger als Degenerationszyste des Kapsel- oder Sehnenscheidengewebes als vielmehr als echte, zystisch entartete Geschwulst dieser Gewebe betrachtet. Die kleine Geschwulst ist meist knorpelig hart. Wegen der Behandlung ist es wichtig, das differentialdiagnostisch in Betracht kommende, meist tuberkulöse Sehnenscheidenhygrom auszuschließen. Therapeutisch kann besonders bei noch nicht allzu lange bestehendem Ganglion das Zersprengen angewendet werden. Es schützt allerdings nicht vor Rezidiven. Man läßt dabei die Hand auf einen Sandsack legen, setzt am besten eine kleine Holzrolle mit glatter Schnittfläche, die etwa der Größe des Ganglions entspricht, auf die Geschwulst und führt mit einem Hammer einen kurzen, aber scharfen Schlag auf die Holzrolle. Sicherer, weil nur sehr selten von Rezidiv gefolgt, ist die operative Entfernung. Von einem Hautschnitt über die Höhe der Geschwulst wird die Haut zu beiden Seiten abpräpariert und die Geschwulst allmählich unter großer Vorsicht, um sie nicht versehentlich zu eröffnen, freigelegt bis an den zwischen den Sehnen in die Tiefe gehenden Stiel. Auch dieser wird bis an seinen Übergang in die Gelenkkapsel von der Umgebung abgelöst. Erst dann erfolgt Abbindung des Stieles und Abtragung der kleinen zystischen Geschwulst. Die Vorbereitung zu diesem kleinen Eingriff muß genau so sorgsam gemacht werden wie zu jeder großen Operation, da nicht selten durch den Stiel ein Zusammenhang der Zyste mit dem Gelenkinnern besteht und das Gelenk bzw., wenn es sich um ein Sehnenscheidenganglion handelt, die Sehnenscheide eröffnet werden kann.

Überempfindlichkeit, s. Ekzem; Ernährung; Organismuswaschung; Urticaria.

Überpflanzung, s. Daumenersatz; Transplantation.

Übler Geruch aus der Nase. Die häufigste Ursache bildet die *Ozaena* (Stinknase) (s. Nasenreinigung; Ozaena). Bei der Ozaena sind es die Krusten, die den üblen Geruch verbreiten. Während der Geruch der Stinknase ein widerlich süßlicher ist, der sich jedoch nur auf einige Meter Entfernung bemerkbar macht, liefert die Syphilis der Nasenscheidewand wohl den durchdringendsten und unangenehmsten Geruch, den eine Erkrankung überhaupt aufweisen kann (vielleicht mit Ausnahme der tropischen Syphilis). Der aashafte Geruch stammt vom Zerfall des knöchernen Anteiles der Nasenscheidewand; kommt der Prozeß zum Stillstand, dann verschwindet auch der Geruch. Hohe Dosen von Jodnatrium oder Jodkalium vermögen den Prozeß in verhältnismäßig kurzer Zeit zur Ausheilung zu bringen. Auch bösartige Neubildungen des Naseninneren können im Stadium des Zerfalles einen furchtbaren Geruch verbreiten; hier hilft nur fein zerriebene Tier- oder Pflanzenkohle, ohne daß diese auf das Fortschreiten des Prozesses einen Einfluß hätte. Die von einer vereiterten Zahnwurzel ausgehende *Kieferhöhleneiterung* kann einen dumpffauligen Geruch verbreiten, der auch vom Patienten selbst im Gegensatz zur Ozaena lästig wahrgenommen wird. Ursache des Geruches ist der Eiter in der Kieferhöhle, der entweder aus der Nase ausfließt oder, wenn der schuldtragende Zahn entfernt wurde, sich durch das leere Zahnfach entleert und meist die Heilung der Zahnwunde verzögert oder überhaupt verhindert. Manchmal helfen Spülungen der Kieferhöhle, in einem Teil der Fälle muß zur Radikaloperation der Kieferhöhle geschritten werden. Entfernung der erkrankten Schleimhaut und Schaffung einer breiten Verbindung mit der Nasenhöhle beseitigen mit Sicherheit das Übel. Die *Tuberkulose* der Nasenhöhle führt oft zu Krustenbildung, doch ist der Geruch dieser Krusten meist nicht stark. Längere Zeit in der Nase verweilende *Fremdkörper* (Knöpfe u. dgl.), eine Erkrankung besonders des Kindesalters, können starken, fauligen Ausfluß hervorrufen. Dieses Krankheitsbild hat mitunter Ähnlichkeit mit der Nasendiphtherie durch die Ausbildung weißlicher Membranen, doch ist der Geruch der letzteren, wenn überhaupt vorhanden, ganz anderer Art. Auch *Nasensteine* (Rhinolithen), die von selbst im Naseninnern entstehen und beträchtliche Größe erreichen können, geben zu starker Geruchsbildung Anlaß. Übler Geruch aus Nase und Mund (s. Mundgeruch, übler) stellen einen schweren ästhetischen und sozialen Schaden dar und sind daher besonderer Aufmerksamkeit wert.

Ebenso mannigfaltig wie die Ursache des Geruches ist auch die *Behandlung* desselben. Bei der Ozaena geben Injektionen von Vakzine und Spülungen die besten Resultate. Die Syphilis erfordert Allgemeinbehandlung (Jod-, Quecksilber-, Salvarsan- u. a.). Die Kieferhöhleneiterung wird durch Punktionen der Kieferhöhle mit nachfolgender Spülung oder durch operative Entfernung der erkrankten Schleimhaut beseitigt. Die Tuberkulose wird mit Radiumbestrahlungen, die man zweckmäßig mit galvanokaustischer Verschorfung kombiniert, behandelt. Der durch Fremdkörper oder Nasensteine hervorgerufene Geruch verschwindet nach Entfernung derselben. Gelingt die radikale Bekämpfung des Nasengeruches nicht sofort, so kann man zur Übertönung desselben Wattetampons mit 3—5% Menthol in die Nase einführen.

Ulcus cruris, s. Krampfadern.

Ulcus rodens, s. Kohlensäureschnee; Krebs der Haut.

Ulerythema sycosiforme. Die Erkrankung besteht in einer Entzündung der Haarfollikel mit nachfolgender Atrophie der Haut und infolgedessen mit fortschreitender Kahlheit. Sie beginnt mit flach erhabenen, scharf abgesetzten, rötlichen Flecken im Bart, vor allen Dingen an der Schläfenhaargrenze, in der Randzone sind die Follikel erkrankt, und zwar in mehr oder weniger ausgesprochener Weise, so daß man manchmal mehr an ein zur Vernarbung führendes Erythem, manchmal mehr an eine Sykosis (Bartflechte) denken muß. Wir unterscheiden nach Erich Hoffmann, der für die Erkrankung den Namen ***Folliculitis sycosiformis atrophicans*** vorschlägt, drei Formen, eine, die die Kopfhaut ergreift, eine zweite, die im Barte beginnend allmählich nach oben aufsteigt, und eine dritte, die am Körper auftritt ***(folliculite dépilante des parties glabres).*** Die Erkrankung ist charakterisiert durch den progredienten, konvexen Rand, die flächenförmige Atrophie und die sykotischen Anfangsentzündungen.

Die nicht sehr aussichtsvolle Therapie besteht in der Anwendung von Schwefel-Zinnober-Salben, Schwefelpasten, Seifenwaschungen, Lichtbehandlung, eventuell Versuch mit Röntgenbestrahlungen.

S. auch Atrophie der Haut.

Ulmenrinde, Cortex Ulmi, stammt von Ulmus campestris L. und Ulmus effusa. Als Schleim verwendet. Diesen erhält man, indem man 6 Teile der zerschnittenen Rinde mit 100 Teilen heißem Wasser behandelt. Dient zur Herstellung schleimhaltiger kosmetischer Präparate (wenig gebräuchlich).

Ultramarinblau ist ein schwefelhaltiges Aluminiumsilikat. Einer der wichtigsten Farbstoffe für die Schminkefabrikation.

Kobaltultramarin ist eine Kobalt-Aluminium-Verbindung, die auch ein schönes Blau liefert.

Ultrarot, s. Lichtbehandlung; Sonne.

Ultraviolettlicht, s. Akne vulgaris; Alopecia areata; Ernährung; Kromayerlampe; Lichtbehandlung; Mode; Pruritus; Sonne.

Ultrazeozon, s. Lichtschäden; Sonnenlichtschädigungen; Zeozon.

Ultrazinksalbe (Unguentum Ultrazinci) soll aus 60 p. c. Zinkoxyd und 40 p. c. ultraviolett bestrahltem Olivenöl hergestellt sein und zu Hautsalben Verwendung finden. (Dr. Madaus & Co., Radebeul-Dresden.)

Umbra ist ein Gemisch von Mangansilikat und Eisensilikat. Tiefbraune Farbe als ungebrannte Umbra. Nach dem Brennen nimmt die Umbra einen rötlichen Ton an. Wertvolle Schminkefarbe usw. Als Ersatz der echten Umbra wird die sogenannte

Kölnische Umbra angeboten (s. Kölnererde). Diese kommt jedoch an Schönheit der Farbe bei weitem nicht an die echte Umbra heran.

Umschläge, s. Pharmakologie der Haut.

Undezylsaure Salze. Das Zink- und Magnesiumsalz der Undezylsäure werden als Zusatz zu Pudern o. dgl. empfohlen als Ersatz des Zinkstearats. (I. G. Farben.)

Unguenta, Salbenkörper. Die fertigen Salben mit medikamentösen Zusätzen sind unter dem Namen des betreffenden Medikaments zu suchen.

Salbenzubereitungen spezieller Art siehe unter entsprechenden Schlagwörtern.

Unguentum adhaesivum (STEIN).

Cer. flav. 40,0
Adip. Lanae 40,0
Ol. Olivar. 20,0

Haftet auf der Haut wie ein Pflaster.

Unguentum americanum.

Adip. Lanae	35,0	Ceresini	7,0
Vaselini	53,0	Aquae	5,0

Unguentum ammoniacale.

Sebi bovin. 10,0
Adip. suill. 10,0
Liq. Ammon. caust. (25%). 20,0
Die Fette werden in einer weithalsigen Glasflasche geschmolzen. Die Fette abkühlen lassen (bis nahe dem Erstarrungspunkt), dann Ammoniaklösung zusetzen und kräftig bis zum Erkalten umschütteln.

Unguentum basilicum, Königssalbe, wird bereitet aus 9 Teilen Erdnußöl, 3 Teilen gelbem Wachs, 3 Teilen Kolophonium, 3 Teilen Hammeltalg, 2 Teilen Terpentin. Leicht hautreizende, die Durchblutung fördernde Salbe. Wird auch vielfach als Grundlage für Salben mit anderen hautreizenden Stoffen benützt.

Unguentum boroglycerini, Borglyzerinsalbe.

Rp. Lanolini	5,0	Glycerini	25,0
Acidi borici	10,0	Unguenti Paraffini	60,0

Mildes, keimtötendes Hautpflegemittel.

Unguentum Caseini, s. Kasein.

Unguentum cereum simplex, Wachssalbe, wird hergestellt aus 3 Teilen gelbem Wachs und 7 Teilen Erdnußöl, eine gelbe, milde, reizlose Salbe, die auch eine gewisse Menge von Flüssigkeit aufzunehmen vermag.

Unguentum cereum compositum.

Rp. Cerae alb. 15,0
Cetacei 15,0
Ol. Amygdalar. dulc. 70,0

Unguentum compositum.

Rp. Paraffin. liq.	22,0	Cerae alb.	2,0
Ceresini alb.	6,0	Butyr. Cacao	2,5
Lanolin. anhydr.	5,0		

Unguentum cristallisatum.

Rp. Stearini 20,0
Ol. Paraffin. 75,0

Unguentum Diachylon (Hebra), Diachylonsalbe, Bleipflastersalbe, Hebrasche Salbe. Die Originalvorschrift, wie sie von HEBRA gegeben wurde, war eine Mischung aus gleichen Teilen Leinöl und Bleipflaster, die aber nur kurze Zeit haltbar ist. Sie wird bald mißfarbig und bröcklig. Diese Salbe wird jetzt hergestellt, indem 2 Teile Bleipflaster und 3 Teile weißes Vaselin im Wasserbade geschmolzen und bis zum Erkalten gerührt werden. Eine hellgelbe Salbe, die sich verhältnismäßig lange Zeit unverändert hält. Erweichende, aufsaugende Salbe mit entzündungswidrigen Eigenschaften bei stark knotiger Akne. Auch Schälwirkung und Sekretionsbeschränkung kann man damit erzielen, worauf die HEBRAsche Behandlung des Schweißfußes mit Diachylonsalbe beruht. HEBRA ließ die Füße mehrere Tage lang fest mit dieser Salbe verbinden, bis Schälung der Haut eintrat. Mit Salizylsäure zum Erweichen von Hyperkeratosen, Schuppen und Borken.

Salizylsäure-Bleipflaster-Salbe (nach SIEBERT).

Rp. Acid. salicyl.	5,0—10,0	Emplastr. Lithargyri	50,0
Ol. Ricin.	20,0	Adip. suill.	ad 100,0

Zum Erweichen der Haut bei Lichen pilaris, Tylositas, Psoriasis u. dgl.

Unguentum domesticum Unna. Eine Salbengrundlage von UNNA, hauptsächlich für Teere und Balsame. Sie besteht aus 20 Teilen Eigelb und 30 Teilen Mandelöl. Es entsteht eine homogene, mit Fetten in jedem Verhältnis mischbare, aber auch viel Wasser aufnehmende Emulsion (Mayonnaise). Diese Eigelbsalben geben beim Verreiben auf der Haut eine nicht bloß glatte, geschmeidige, sondern auch bald eine trocknende Decke und bilden so einen Übergang von Salben zu Hautfirnissen. Die Salbe ist nur ex tempore zu bereiten.

Unguentum durum.

Rp. Cerae alb. 40,0
Lanol. anhydr. 10,0
Ol. Paraff. alb. 50,0

Unguentum emolliens.

Rp. Ol. Amygdal.	70,0	Cetacei	10,0
Butyr. Cacao	90,0	Lanol. anhydr.	20,0
Paraffini moll.	20,0	Vasel. albiss.	60,0
Cerae alb.	10,0	Aq. Rosar.	40,0

Unguentum Glycerini, Glyzerinsalbe, wird in folgender Weise hergestellt: 10 Teile Weizenstärke werden mit 15 Teilen Wasser angerührt und hierauf 100 Teile Glyzerin zugesetzt. 2 Teile Tragant werden mit 5 Teilen Weingeist angerieben und dem Gemisch hinzugefügt. Dann wird unter Umrühren solange erhitzt, bis der Weingeistgeruch verschwunden und eine durchscheinende Gallerte entstanden ist. Es ist eine zähe Salbe, die wegen ihres hohen Glyzeringehaltes nicht ganz reizlos ist. Bei Personen mit einer ausgesprochenen Überempfindlichkeit gegen Fette ist sie manchmal brauchbar.

Rp. Eucerin. anhydr. 20,0
Glycerini 80,0
Ungt. Glycerini Unna.

Diese Salbe soll weniger reizen als die obige Salbe.

Unguentum Hamamelidis.

Rp. Extract. Hamamelidis spiss. 10,0	Lanol. anhydr. 60,0
	Vaselini alb. 30,0

Besonders milde Salbe.

Unguentum lanovaselini soll ein Ersatz für Vasenol sein.

Rp. Vaselin. flav. 25,0	Cerae albae 2,5
Adip. Lanae 10,0	Aq. dest. 12,5

Mildes und reizloses Hautpflegemittel von dem Charakter einer Kühlsalbe, und Salbengrundlage.

Unguentum leniens (Cold Cream).

Rp. Cerae albiss. conservat. 70,0	Ol. Amygdalar. 600,0
Cetacei 80,0	Aquae 250,0

Die Bereitung erfordert viel Sorgfalt, um eine nicht wasserausscheidende Salbe zu erhalten. Man schmilzt Wachs und Walrat im Wasserbade mit dem Öl und rührt dann das heiße Wasser portionenweise ein, schließlich wird die Masse bis zum Erstarren gerührt. Zusätze von Glyzerin, Wollfett usw. sind durchaus nicht angebracht, ebenso soll Seife nicht zugesetzt werden. Boraxzusatz, eventuell auch Natriumbenzoat ist zur Verhinderung der Schimmelbildung bei Cold Creams mit hohem Wassergehalt zu empfehlen. Kühlende Salbe, die auch zum Reinigen des Gesichtes verwendet werden kann, wo Seife nicht vertragen wird.

Unbegrenzt haltbare Salben dieser Art können nur mit konserviertem Mandelöl (Nipaginzusatz) und sorgfältig konserviertem Wachs (Benzoesäurezusatz) bereitet werden, am besten ersetzt man das Mandelöl durch weißes Vaselinöl (s. auch Cold Creams).

Unguentum mellis gallicum (GASTOU).

Rp. Aq. Rosar. 15,0	Cetacei 25,0
Butyr. Cacao 10,0	Ol. Amygdalar. 25,0
Mellis depurat. 15,0	Glycerini 5,0

Unguentum mellis anglicum.

Rp. Mellis depurat. 20,0	Vaselini 15,0
Cerae flavae 32,0	Lanol. anhydr. 15,0
Paraffini liq. 88,0	Aq. Hamamelidis 10,0
Paraffini moll. 20,0	Arom. Mellis artif. 0,3

Unguentum molle (nach MIEHLE).

Rp. Vaselini flav.	*Rp.* Lanol. anhydr. 10,0
Lanolini aa	Ceresini alb. 22,0
seu:	Ol. Paraffin. alb. 68,0

Unguentum Paraffini (Paraffinsalbe). Die alte Paraffinsalbe der Pharmakopoe wurde durch Zusammenschmelzen von Paraffin. solid. (Ceresin) 20,0 und Paraffin. liq. 80,0 bereitet. Diese einfache Paraffinsalbe hat den Nachteil, nur sehr wenig Flüssigkeit aufzunehmen, weshalb man jetzt oft Lanol. anhydr., Wachs u. a. zusetzt.

Rp. Ceresini alb. 40,0	*Rp.* Cerae albiss. 30,0
Paraffini liq. 50,0	Ceresini 270,0
Lanol. anhydr. 10,0	Vaselini alb. 700,0

Durch Zusatz von Cetylalkohol, Lanettewachs usw. lassen sich stark hydrophile Paraffinsalben herstellen, die etwa 250% Wasser aufnehmen, z. B.

Rp. Ceresini 20,0	Lanol. anhydr. 5,0
Paraff. liq. 63,0	Alkohol. cetyl. 12,0

S. auch Eucerinum arteficiale; Euzerin; Unguenta, hydrophile Salbenkörper; Cetylalkohol.

Unguentum pomadinum, weiche Pomade. Salbenartige Produkte, die zur Pflege der Kopfhaut und zur Förderung des Haarwuchses gebraucht werden. Sie werden in der Weise benützt, daß die Kopfhaut damit eingerieben wird.

Unguentum pomadinum, weiche Pomadengrundlage.

Rp. Butyr. Cacao 10,0
Ol. Amygdalarum dulc. 20,0
Ol. Rosae gtt. I.

—

Unguentum pomadinum Hebra, Hebras Haarpomade.

Rp. Balsami peruviani 2,5
Butyr. Cacao 65,0
Ol. Olivarum 32,5

Unguentum pomadinum crystallinum, Eispomade.

Rp. Cetacei 26,0
Ol. Olivarum 150,0
Ol. Citri 3,5
Ol. Bergamottae 1,5
Ol. Aurantii flor.
Ol. Rosae aa gtts. V.

Man schmilzt und läßt in warmes Wasser gestellt langsam erkalten.

Unguentum resinosum.

Rp. Colophonii pulv. 20,0	Adip. suill. 15,0
Cerae flav. 20,0	Ol. Olivar. 20,0

Unguentum simplex.

Rp. Cerae alb. 20,0
Adip. suill. 80,0

Unguentum solubile.

Rp. Tragacanthae 3,0	deinde adde:
contere cum:	Glycerini 50,0
Spir. Vini 5,0	Aquae 42,0

Unguentum Stearini.

Rp. Stearini albiss. 20,0
Ceresini 30,0
Paraff. liq. 80,0

Unguentum Stearini compositum.

Rp. Paraffin. liq. 130,0	Stearini 30,0
Ceresini 40,0	Lanol. anhydr. 30,0

Unguentum Wilkinsonii, s. WILKINSONsche Salbe.

Unguentum Wilsonii, s. WILSONsche Salbe.

Hydrophile Salbenkörper (s. auch Emulsionen; Lanettewachs; Stearatcremes; Stearinester; Triaethanolamin; Triaethanolaminseifen; Vasolimente; Cetylalkohol).

Lanolin allein nimmt etwa 100% Wasser auf, Gemische von Lanolin und Vaselin bedeutend mehr, etwa 300%. Auch Gemische von Paraffin, Vaselinöl und Olein nehmen bedeutende Wassermengen auf, so bindet z. B. ein Gemisch von 6 Teilen Paraffin, 3 Teilen Vaselinöl und 2 Teilen Ölsäure etwa 400% Wasser. Zusatz moderner Emulgatoren wie Cetylalkohol zu Ungt. Paraffini ermöglicht es, stark wasserbindende Salbenkörper herzustellen, ebenso die Verwendung von Lanettewachs, Triaethanolamin, Stearinestern o. dgl. zu diversen Salbenkörpern.

Wiederholt sei hier, daß man durch Verwendung von Cetylalkohol, Lanettewachs u. a. absolut säurefeste Salbengrundlagen erhält, die saure Medikamente ohne Zersetzung aufnehmen können, nicht mit Stearinester (Tegin) oder Triaethanolamin:

Eucerinum arteficiale. Die besten Nachbildungen des Euzerins werden, analog seiner wirklichen Zusammensetzung, durch Lösen von 5% Oxycholesterinderivaten, die aus dem Wollfett abgeschieden wurden, in 95% Vaselin bzw. Ungt. Paraffini hergestellt.

Gute Nachbildungen des Euzerins:

Rp. Vaselin. alb. 30,0
Ungt. Paraff. 45,0
Cholesterini 4,0
Alkohol. cetyl. 6,0
Cerae alb. 5,0
Lanol. anhydr. 10,0

—

Rp. Vaselini alb. 80,0
Lanol. anhydr. 15,0
Cholesterini 2,0
Alkohol. cetyl. 3,0

—

Rp. Alkohol. cetyl. 5,0
Vaselini alb. 70,0
Lanol. anhydr. 15,0
Stearini 5,0
Cerae alb. 5,0

Andere, ähnliche hydrophile Salbenkörper.

Rp. Cerae alb. 10,0	*Rp.* Ceresini 30,0
Vaselini alb. 60,0	Ol. Paraff. 70,0
Lanol. anhydr. 20,0	Stearini 20,0
Cerae Lanette 10,0	Cer. alb. 10,0
	Alkohol. cetyl. 10,0
	Lanolini 10,0

S. auch Cetylalkohol.

Unguentum exsiccans (modifizierte Vorschrift).

Rp. Adip. benzoat.	100,0	misce tunc adde:	
Cerae flavae	25,0	Camphorae	2,0
Boli rubrae	15,0	sol. in	
Zinci oxydati	45,0	Ol. Arachid.	4,0

Mit 5—10% Ichthyol (Thiol, Thigenol, Tumenol usw.), 2% Salizylsäure, 5—10% Sulf. praec. o. a. bei Akne, Seborrhoe, Ekzemen usw.

Unguentum fuscum (LASSARI) ist eine Teer-Schwefel-Salbe ähnlich Ungt. Wilkinsonii (s. Teere).

Unguis incarnatus, s. Nägel.

Unnas Mikrobrenner, s. Hypertrichosis; Kaustik; Lippen.

Unratkosmetik, s. Aberglaube.

Unterkiefer, vorstehender, s. Progenie; Zähne.

Unterpolsterung mit Fettgewebe, s. Faltenbildung; Narben.

Unterschenkelgeschwür, s. Heliotherapie; Lichtbehandlung; Teufels Klebrobinden.

Unterschwefligsaures Natron, s. Natriumthiosulfat.

Uovina-Sommersprossensalbe enthält nach Angabe Bismutum subnitricum, Borax, Kal. chlor., Kal. carbon. (Merz & Co., Chem. Fabrik, Frankfurt a. M.)

Urandil ist nach Angabe eine ständig radioaktive Jod-Uran-Salbe mit je etwa 10 p. c. Jod und Uran. Das Mittel soll bei akutem, bei chronisch rezidivierendem Ekzem mit akuten Erscheinungen bei chronischen licheniformen Ekzemen, bei Sykosis non parasitica sowie zur lokalen Behandlung therapieresistenter, nässender Dermatitiden Anwendung finden. (Dr. Hans Truttwin, Dresden A.)

Uraneuxenpräparate sollen angeblich radiumhaltig sein. (Uraneuxen A. G., Berlin.)

Uraningelb (Fluoreszein-Natrium). Leicht löslich in Wasser und Alkohol. Färbt gelb mit stark grünlicher Fluoreszenz (wie Fluoreszein). Wird häufig an Stelle des Fluoreszeins zum Färben von Fichtennadelbadezusätzen verwendet. Vorzüglicher Farbstoff für Seifen (etwa 5 g für 100 kg Seife ausreichend).

Urethane sind die Ester der Karbaminsäure. Urethan schlechtweg ist der Aethylester. Farblose Kristalle. Schmelzpunkt 48—50°, löslich in 1 Teil Wasser, 0,6 Teilen Alkohol, 1 Teil Aether, 1 Teil Chloroform. Fördert die Löslichkeit der Chininsalze, weshalb sie zur Herstellung von Chininsalzlösungen zur Krampfaderverödung gebraucht werden.

Urgon soll eine aus Alkohol, Maisstärke und Zinkoxyd hergestellte Salbe sein, der Salizylsäuremethylester und Formaldehyd zugesetzt sind. Gegen Hyperhidrosis.

Urhidrosis, s. Schweißabsonderung.

Urinfußbäder, s. Harnstoff.

Urotropin, s. Hexamethylentetramin; Zoster.

Ursol ist Paraphenylendiamin und daher oft Ursache einer Dermatitis arteficialis besonders am Halse, an den Wangen und Händen, da es zum Färben des Pelzwerkes verwendet wird und bei Überempfindlichen nicht selten Reizerscheinungen hervorruft. Die Verwendung solcher Präparate in der Haarfärbetechnik ist gesetzlich verboten!

Urticaria ist die flüchtigste Form der Entzündung. Sie beginnt plötzlich mit einer Hyperaemie in Form eines roten Fleckes, dessen Mitte sich binnen einiger Sekunden zu einer scharf begrenzten, steil über das Hautniveau emporragenden, flachen Quaddel emporhebt und nach 1—2 Stunden wieder spurlos verschwindet. Sie wird von einem heftigen Jucken, Brennen begleitet. Die Quaddeln sind straff, linsen- bis handtellergroß; sie können konfluieren und guirlandartige Figuren bilden und an beliebigen Körperstellen entstehen. Auch die Schleimhaut kann ihren Sitz bilden.

Ist das Ödem in der obersten Lederhautschicht lokalisiert, was zumeist der Fall ist, so entstehen die typischen Urticariaquaddeln; breitet es sich dagegen tiefer aus, so bilden sich weniger scharf begrenzte, verschwommene, zumeist ziemlich große Anschwellungen (Riesenurticaria, *Quinckesches Ödem*). Beide Prozesse sind wesensgleich. Die Riesenurticaria besteht öfters tagelang, verschwindet aber ebenfalls spurlos.

Pathogenese: Eine Urticaria wird durch äußere oder innere Schädigungen der Hautgefäße hervorgerufen. Die auf äußerem (exogenem) Wege auftretende Urticaria (nach Einwirkung von Brennesseln, Insektenstichen usw.) ist verhältnismäßig seltener. Die meisten entstehen auf innerem (endogenem) Wege, und zwar in der Weise, daß die aus dem Magen- und Darmkanal resorbierten schädlichen Stoffe (Nahrungsmittel oder Bestandteile derselben, Arzneien, bei inneren krankhaften Zuständen im Organismus selbst entstandene quaddelerregende Substanzen) in die Blutbahn gelangen. Der Blutstrom trägt sie dann in die Hautkapillaren. Eine Quaddel entwickelt sich aber in der Regel nur dann, wenn die Schädigung *überempfindliche, allergische* Blutgefäße trifft. Eine Ausnahme bilden nur gewisse Pflanzen- und Insektenstiche, Stichelung mit einer Nadel usw. Die Quaddel ist demnach das Endresultat einer typischen Überempfindlichkeits- (Allergen-, Reagin-) Reaktion. Allergen ist die urtikariogene Einwirkung, Reagine sind die Reaktionskörper; wirken beide in den Zellen der Gefäßwand aufeinander, so entsteht die Entzündung in Form der Quaddelbildung. Die Überempfindlichkeit kann sich gegen eine Substanz (monovalente) oder gleichzeitig gegen mehrere Substanzen (polyvalente Überempfindlichkeit) richten; sie ist entweder angeboren oder während des Lebens erworben (*Sensibilisierung*). Manchmal wird die Neigung zu Urticaria in der Familie vererbt.

Die Urticaria kann von Fieber, Unwohlsein, Abgeschlagenheit, Kopfschmerzen, Schwindelgefühl, Brechreiz begleitet werden, welche gleichzeitig mit den Urticariaanfällen auftreten oder ihnen vorangehen. Diese Symptome werden als Allgemeinreaktion bezeichnet. Der Verlauf der Urticaria ist ein verschiedener: wird die pathogene Noxe rasch eliminiert, so vergeht auch die Urticaria in einigen Tagen, wirkt dagegen die schädliche Einwirkung öfters oder ständig, so haben wir es mit einer chronischen oder rezidivierenden Urticaria zu tun.

Ätiologie. Verschiedene von außen und von innen wirkende chemisch-physikalische Einwirkungen sind imstande, eine Urticaria hervorzurufen. Ihre Zahl ist schier unübersehbar. Es gibt kaum eine Substanz, kaum eine Einwirkung, die gelegentlich nicht quaddelerregend wirken könnte. Die wichtigsten sind:

I. *Äußere Ursachen:* a) Chemische: Pflanzengifte (Brennesseln, Primeln, Rhus toxicodendron), Pflanzenpollen, mit welchem die Haut gelegentlich in Berührung kommt, Insektengifte, manchmal auch Arzneistoffe, welche zur lokalen Behandlung äußerlich aufgetragen werden (Perubalsam, Formalin, Terpentin usw.).

b) Physikalische: 1. Mechanische Einwirkungen, namentlich Hinwegstreifen über die Haut mit einem harten, stumpfen Gegenstand (Urticaria factitia, *Dermographismus oedematosus* oder *elevatus*). 2. Kälteeinwirkung. Nicht nur Eis oder Kälte unter Null wirken quaddelerregend, sondern noch häufiger kaltes Wasser (10—15° C) und Wind. 3. Wärmeeinwirkung. Erzeugt seltener Quaddeln als die Kälte, wirkt nicht nur im Sommer, sondern auch im Winter im geheizten Zimmer, im heißen Bad usw. 4. Licht. Lichturticaria entsteht besonders auf die Wirkung von Ultraviolettstrahlen, aber auch Strahlen der verschiedensten Wellenlängen können gelegentlich Quaddeln erregen.

II. *Innere Ursachen:* a) Chemische: 1. Medikamente. Die häufigsten sind: Morphium, Chinin, Formalin, Antipyrin, Aspirin, Copaivabalsam, Arsen, Salvarsan. Diese wirken urtikariogen ganz unabhängig davon, auf welchem Wege, ob sie durch den Verdauungskanal oder durch Einspritzungen ins Körperinnere gelangen. Die zu Heilzwecken benützten Sera, Impfstoffe (Vakzinen) und Eiweißpräparate wirken oft quaddelerregend. Die Serumkrankheit, die infolge von Injektionen der Heilsera entsteht, wird regelmäßig von Quaddelausbrüchen begleitet. 2. Nahrungsmittel. Alle Nahrungsmittel bzw. Stoffe, welche bei der Zubereitung der Speisen und Getränke benützt werden, können an überempfindlichen Personen Urticaria hervorrufen, auch wenn sie nur in minimalsten Mengen vorhanden sind. Die häufigsten sind: Schweinefleisch, geräuchertes Fleisch, Würste, Konserven, Fischsorten, Krebse, Austern, Eier und Milch, dann Pilze, Spargel, Kraut, Kürbis, Erdbeeren, Himbeeren, Nüsse usw. Eier und Milch wirken besonders im frühen Kindesalter urtikariogen. Öfters ist nur eine im Körper entstandene Zwischenstufe, ein Abbauprodukt des Nahrungsmittels die Ursache. 3. Pathologische Produkte des Organismus. Bei Magen- und Darmkrankheiten, Leber- und Nierenleiden können abnorme Produkte entstehen, welche, im Wege des Blutstromes zu den Hautkapillaren gelangend, nicht selten zu Urticariaausbrüchen führen. Störungen der Drüsen mit innerer Sekretion, besonders Menstruationsstörungen rufen ebenfalls öfters eine Quaddeleruption hervor. Die Darmwürmer als Ursache von Quaddeln sind besonders hervorzuheben.

b) Physikalische Ursachen: Eine physikalische Einwirkung von *innen* kommt nur bei der Wärmeurticaria vor (Temperaturerhöhung). Die nach Anstrengungen auftretende Urticaria ist zum Teil auf Erhöhung der Körpertemperatur und anderseits auf die Bildung von abnormen toxischen Substanzen zurückzuführen. Die Existenz einer psychischen Urticaria ist unbewiesen. In Fällen, in welchen die Urticaria nach psychischen Erregungen erscheint, handelt es sich um indirekte Wirkungen, um schädliche Produkte, welche infolge der Erregung im Organismus entstehen. Manchmal entpuppt sich die psychische Urticaria als eine Wärmeurticaria.

Die ätiologische *Diagnose* ist zu stellen: 1. Durch gründliches Befragen der Kranken (Anamnese). 2. Durch Kutanproben: Man läßt die fragliche physikalische Ursache auf die unversehrte Haut, bei chemischen Substanzen auf die leicht skarifizierte Haut oder intrakutan einwirken. Im positiven Falle entsteht eine lokale quaddelartige Sofortreaktion und öfters eine papelartige entzündliche Spätreaktion, die oft von einer Herd- und Allgemeinreaktion begleitet werden. Die Herdreaktion besteht im Auftreten neuer Urticariaschübe. Die Allgemeinsymptome sind identisch mit denen, welche die Quaddeleruption im allgemeinen zu begleiten pflegen. 3. Die Eruption auf wiederholte Applikation der fraglichen, verdächtigen Substanz beweist die ätiologische Rolle derselben. Auch das Aufhören der Quaddelausbrüche nach Weglassen der betreffenden Substanz kann verwertet werden. 4. Desensibilisierung. Durch wiederholte Darreichung der urtikariogenen Körper, bzw. durch wiederholte Anwendung der quaddelerregenden Einwirkung kann eine Unterempfindlichkeit erreicht werden. 5. Durch Einwirkung des quaddelerregenden Agens lassen sich die Symptome einer haemoklasischen Krise (Blutkrise) hervorrufen. Solche Symptome sind: Senkung der Zahl der weißen Blutkörperchen, Änderung der Leukozytenformel, Refraktionsänderung im Blutserum, Pulsverminderung, Blutdrucksenkung, Temperaturänderung usw. 6. Passive Übertragung. Es gelingt, die Überempfindlichkeit, richtiger die Überempfindlichkeit bedingenden Reaktionskörper auf Menschen und Tiere zu übertragen.

Infolge ihrer Flüchtigkeit bedingt die Urticaria in kosmetischer Hinsicht nur leichte Deformationen, die allerdings manchmal sehr störend wirken. Dies bezieht sich besonders auf die Riesenurticaria, welche sich vornehmlich an Stellen mit lockerem Unterhautgewebe, wie z. B. an den Augenlidern, aber auch an den Lippen und Ohrläppchen, zu lokalisieren pflegen. Diese Hautstellen schwellen dann in enormer Weise an. Nur selten führen chronische urtikarielle Schwellungen an den Lippen, Ohren usw. zu elephantiastischen Vergrößerungen. Zumeist verschwinden sie restlos. Trotzdem sind sie auch in kosmetischer Beziehung wichtig. Besonders die physikalisch bedingte Urticaria ist es, welche in dieser Hinsicht als störend empfunden wird, weil sie mit Vorliebe unbedeckte Hautstellen, also Gesicht, Hals, Hände, befällt. Dies bezieht sich besonders auf Licht- und Kälteeinwirkungen. Es gibt Menschen, die nach Waschen mit kaltem Wasser an den benetzten Stellen Urticariaausbrüche bekommen, welche auch bei kühlem, windigem Wetter auftreten. Die Kältequaddeln vergehen in der Wärme rasch, die befallenen Personen fühlen sich im Sommer unvergleichlich besser. Andere vertragen keine Wärme.

Auch chemische Einwirkungen können an unbedeckten Hautstellen, im Gesicht, Hals usw., lokalisierte, also kosmetisch störende Quaddeleruptionen hervorrufen. Frauen, die nach Parfumgebrauch im Gesicht Quaddeln bekommen; Kaufleute, Beamte, die nach Tragen einer Hornbrille (Überempfindlichkeit gegen die Hornmasse) ständig von einem Urticariaerythem geplagt werden; Patienten mit Salvarsanüberempfindlichkeit, bei denen eine jede einzelne Salvarsaninjektion Quaddeln an der Stirn- und Schläfengegend hervorruft; an Kopfschmerzen leidende Idiosynkrasiker, die nach schmerzstillenden Medikamenten von Urticariaausbrüchen heimgesucht werden; Kranke mit Überempfindlichkeit gegen Weizenbrot, Eier usw., an denen fast nach jeder Mahlzeit eine Menge von Quaddeln hervorbricht usw. usw., wollen nicht nur wegen des lästigen Juckens, sondern auch wegen der kosmetisch störenden, berufshindernden Quaddelausbrüche im Gesicht von ihren Ausschlägen befreit werden.

Therapie: Die besten Erfolge sind zu verzeichnen, wenn die schädliche Noxe erkannt ist. Am einfachsten ist, wenn durchführbar, dieselbe zu vermeiden. Ist das nicht möglich, so wenden wir die spezifische Therapie an. Das Verfahren unterscheidet sich je nachdem, ob wir es mit einer Urticaria chemischen oder physikalischen Ursprunges zu tun haben. Bei der chemischen Urticaria wenden wir die schädliche Substanz selbst oder einen Extrakt derselben, vorerst — um gefährliche Allgemeinsymptome zu vermeiden — in äußerst vorsichtiger Dosierung an. Handelt es sich um Nahrungsmittel, so werden diese zuerst verdünnt, später konzentrierter oral verabreicht, oder wir wenden mit großer Vorsicht ihre Extrakte in intrakutanen Injektionen entsprechend verdünnt (1:50—100) an, und zwar stets in dieselbe Hautstelle (Depotbehandlung), in langsam steigenden Dosen (0,1—0,2—0,3—0,4 ccm). Stärkere Herd- und Allgemeinreaktionen sind dabei zu vermeiden. Bei den übrigen chemischen Mitteln kann der Stoff auch auf die skarifizierte Haut aufgetragen werden.

Bei physikalisch bedingter Urticaria (Kälte-, Wärmeurticaria, Urt. factitia) wird stets die entsprechende pathogene Einwirkung, also Kälte, Wärme oder Reibung, bei der Therapie angewendet. Hier kann in weniger vorsichtiger Weise vorgegangen werden, da gefährliche Allgemeinsymptome doch selten vorkommen, ausgenommen, wenn plötzlich die ganze Körperoberfläche der pathogenen Einwirkung ausgesetzt ist, so z. B. beim Ertrinkungstod als Folge der Kälteurticaria. Die einzelnen Einwirkungen (Kälte, Wärme, bei Urt. factitia Ziehen von kräftigen Streifen) müssen auf große Hautgebiete appliziert werden, am besten auch hier nach Prinzipien der Depotbehandlung, bei welcher die Einwirkungen auf ein und dieselbe Hautstelle verabfolgt werden. Bei den ersten Einwirkungen entstehen noch kräftige Quaddeln, nach weiterer Behandlung nehmen dieselben an Intensität allmählich ab und später bleiben sie auch nach kräftigerer Einwirkung aus, wobei sich auch die Allgemeinsymptome abschwächen bzw. aufhören können.

Die *Behandlung* alimentärer Urticaria, bei welcher die quaddelerregenden Nahrungsmittel in Form von spezifischen Peptonen (Propeptan) $^3/_4$ Stunden vor der Mahlzeit oral eingenommen werden, ist noch als spezifische Behandlungsmethode zu betrachten. Bei Überempfindlichkeit gegen mehrere Nahrungsmittel werden die entsprechenden artspezifischen Propeptane (z. B. also je 1—2 Milch + Ei + Rindfleisch-Propeptan) gegeben.

Ist die Ursache der Urticaria unbekannt, so können nur nichtspezifische Methoden angewendet werden, deren Zahl ziemlich groß ist. Hier werden nur diejenigen erwähnt, welche sich in der Praxis bewährt haben:

1. Eigenblut- bzw. Eigenserumbehandlung. Steigende Dosen (3—5—10—15 ccm) werden alle 2 bis 3 Tage intramuskulär, eventuell intrakutan (0,1 bis 1 ccm) injiziert. Die intrakutane Eigenserumbehandlung in Dosen von 0,1—0,2 ccm, ausgeführt nach Art der Depotmethode mit Serum, entnommen auf der Höhe der Urticariaeruption, scheint in manchen hartnäckigen Fällen gute Resultate zu liefern.

2. Proteinbehandlung. Verschiedene Eiweißpräparate werden angewendet (Pepton, Cibalbumin, Aolan, Detoxin usw.), auch pflanzlichen Ursprunges. Pepton wird zumeist oral, $^1/_2$—1 Stunde vor den Mahlzeiten verabreicht, die übrigen parenteral, zumeist intraglutaeal, in steigenden Dosen. Wir bevorzugen auch hier die intrakutane Depotmethode; bei jeder Behandlung werden an zwei Stellen der Rückenhaut je 0,1—0,2 ccm der verdünnten, später der konzentrierten Stammlösung eingespritzt.

3. Lichtbehandlung mit Ultraviolettstrahlen in Erythemdosen. Liefert gute Resultate. Die Bestrahlungen dürfen nicht ununterbrochen angewendet werden; nach 15—20—25 Bestrahlungen sollen, wenn weitere Behandlung nötig ist, Entwöhnungspausen eingeschoben werden. Bestrahlt wird die gesamte Hautoberfläche, zuerst vorne, dann hinten, nachher seitwärts, dann wieder von vorne usw., täglich oder zweitäglich. Das Erythem bildet sich in der Pause, welche vergeht, bis dieselbe Hautstelle wieder an die Reihe kommt, zurück. Die Ultraviolettbestrahlungen haben sich besonders in Kombination mit der Eigenbluttherapie bewährt, wobei nach unseren Erfahrungen das Blut stets eine halbe Stunde nach jeder Belichtung entnommen und in steigenden Dosen (4—6—8—10 bis 12 ccm) intraglutaeal oder intrakutan (0,1—0,5—1,0 ccm) zurückgespritzt werden soll. Über die Erfolge von Schwitzkuren (Glühlichtbad u. a.) nach dem Vorschlage Marchioninis ist die Diskussion noch nicht geschlossen.

4. Injektion von hypertonischen Salzlösungen (10% NaCl, 10% NaBr, Zuckerlösungen, Strontiumpräparate), welche umstimmend auf den Organismus wirken. Brompräparate (Ekzebrol, Ektobrom) wirken außerdem insbesondere juckstillend.

5. Natriumthiosulfat kann in 10%iger Lösung oral oder in Injektionen (intraglutaeal, noch besser intravenös in Dosen von 10 ccm) als allgemeines Entgiftungsmittel besonders bei der Arzneiurticaria angewendet werden. In der Kombination mit 10% NaBr ist die Wirkung zumeist noch günstiger.

6. Calciuminjektionen in 10%iger Lösung (zumeist intravenös, einige Präparate [Calcimusc, Calcium Sandoz usw.] auch intraglutaeal) sind wirksamer als die Einnahme von Ca-Pulver oder Tabletten. Calcium wirkt dadurch, daß es die Gefäßwände verdichtet, so daß keine Flüssigkeit durchtritt. Ähnlich wirken aller Wahrscheinlichkeit nach Extrakte der Nebenschilddrüse (Parathormone), welche den Ca-Spiegel des Blutes zu erhöhen imstande sind. Calcium und Natriumthiosulfat können zu Injektionszwecken zweckmäßig miteinander kombiniert werden (Dermosalvan).

7. Adrenalin und Präparate mit Adrenalinwirkung, wie Ephedrin und Ephetonin, welche wahrscheinlich eine Kontraktion der Blutgefäße hervorrufen. In Fällen, wie bei urtikariellen Anschwellungen der Luftröhre, welche eine Erstickungsgefahr verursachen, sind Adrenalin und Ephedrininjektionen lebensrettend, sonst genügt bei Ephedrin die Anwendung von Tabletten.

8. In manchen Fällen wirkt die Säure-Basen-Gleichgewichtsverschiebung des Hautgewebes nach der alkalischen Seite günstig, wie sie am einfachsten durch Natriumhydrocarbonatinjektionen durchgeführt werden kann.

Stammt die Urticaria von innen, so muß auch für eine gründliche Reinigung des Magen- und Darmkanals, bzw. für eine entsprechende Entgiftung gesorgt werden (Abführmittel, oft mit Sodabicarbona kombiniert, Bitterwässer, Karlsbader Salz, Tierkohle, letztere auch in Kombination mit einem Abführmittel, z. B. Eucarbon). Auch die reichliche Wasseraufnahme hat einen ähnlichen Zweck, nämlich die Durchwaschung des Organismus, welche noch besser mit physiologischer Kochsalzlösung oder Ringerlösung vermittels Infusion stattfinden kann (Organismuswaschung). Bei Nahrungsmittelurticaria ist eine entsprechende, im allgemeinen leichte Diät einzuführen, wobei — außer Meidung der für schädlich gehaltenen Nahrungsmittel — darauf geachtet werden soll, daß nicht immer die fleischlose, die vegetabilische Kost die richtige ist. Oft liegt die Ursache der Quaddelausbrüche in den Gemüsen und sogar im Brot. Die urtikariogene Substanz kann aber in solchen Fällen nur nach Durchführung der Allergenproben ermittelt werden, womit dann auch die genauere Einstellung der Diät ermöglicht wird.

Bei inneren Krankheiten, Leber- und Nierenleiden usw., soll an die Behebung der krankhaften Störungen gedacht werden. Medikamente, außer den unter der Therapie aufgezählten, sind besser zu vermeiden, da dieselben beim Unspezifischwerden der Überempfindlichkeit leicht ebenfalls Quaddeln erzeugen können. In hartnäckigen, durch nichts beeinflußbaren Fällen hilft öfters der Umgebungswechsel, Bäder- und Trinkkuren, ferner Schwitzkuren (mit Glühlichtbad, Temperatur nicht über 50° C, Dauer 20—30 Minuten) usw.

Lokale Behandlung: Neben der allgemeinen Behandlung kommt der lokalen Behandlung eine geringe Rolle zu. Eigentlich ist es nur das Jucken, das einer äußerlichen Milderung bedarf. Dazu sind entzündungswidrige Schüttelmixturen, Kühlsalben und Pasten, ferner Puder geeignet, besonders nach Zugabe von juckstillend wirkenden Präparaten (s. bei Pruritus). Manchmal wirken Waschungen mit Campher- und Mentholseifen, kühle Abwaschungen mit Essigwasser oder Bäder, auch mit Zusätzen von Kleie, Stärke, Fichtennadel, Sol. Vleminckx, Balnacid usw., in solchen Fällen juckstillend. Die das Gesicht einnehmenden, persistierenden Urticariaschübe reagieren im allgemeinen günstig auf Druckentlastung durch Massage.

S. auch Aderlaß; Atrophie der Haut; Eigenbluteinspritzung; Ekzebrol; Ernährung; Magnobrol; Mundhöhle; Organismuswaschung; Pilocarpinum hydrochloricum; Prurigo; Serumeinspritzungen; Sonnenlichtschädigungen; Strontium; Strontiuran; Suprarenin; Trypaflavin.

U. V.-Hautöl besteht im wesentlichen aus Mineralöl, das angeblich „durch Zusatz bestrahlter aetherischer Öle" (?) besonders wirksam sein soll. (Uvan G. m. b. H., Berlin.)

V

Vaccineurin, s. Reizbehandlung.

Vagabundenkrankheit, s. Parasiten; Pigmentierung.

Vaginalspülmittel, s. Irrigationsmittel.

Vakzine (Übertragung), s. Mundhöhle; Pockenschutzimpfung; Pruritus.

Vakzinebehandlung ist ein immunbiologisches Heilverfahren. In der Kosmetik kommt bei einer Anzahl von Erkrankungen, wie Akne, Folliculitis, Furunkulose, Schweißdrüsenabszessen, Pyodermien, Hordeolosis, Ekzemen u. dgl., in erster Linie aktive Immunisierung durch Impfstoffe, Strepto- und Staphylokokkenimpfstoffe, in Frage. In diesem Falle werden durch die eingespritzten Impfstoffe die Schutzstoffe und Abwehrmittel im Organismus selbst gebildet. Nach der Einspritzung der Vakzine entsteht zunächst eine negative Phase, die mit einem Sinken der Antikörper, Temperaturerhöhung und einem Gefühl der Abspannung verbunden ist. Hierauf folgt die positive Phase, die mit einer Vermehrung der Schutzkörper einhergeht. Die Zuführung neuer Vakzine soll möglichst in die positive Phase fallen, da sonst eine Verschlimmerung zu erwarten ist. Durch zu große Dosen kann Fieber erzeugt werden, das im allgemeinen für die Heilung nicht erwünscht ist. Man unterscheidet fertige Vakzine, die von den Fabriken geliefert werden und bei denen doch immer die Gefahr besteht, daß bei längerem Lagern die Keime durch Autolyse zerstört werden, und Autovakzine, die man auch als Frischvakzine bezeichnet, und die aus den Bakterien der Krankheitsprodukte des betreffenden Falles hergestellt werden. Diese Autovakzine wird in allen privaten und öffentlichen Laboratorien hergestellt. Man schickt entweder den Kranken hin oder etwas Eiter aus einem Krankheitsherd in steriler physiologischer Kochsalzlösung aufgeschwemmt. Die Institute geben dann meistens auch an, in welchen Dosen der Impfstoff zu verwenden ist. Die Anwendung der Vakzine kann subkutan, intramuskulär und intravenös erfolgen.

Von Präparaten wären zu nennen: Leukogen (polyvalentes Staphylokokkenvakzin, für subkutane und intramuskuläre Injektionen, mit 25 Millionen Keimen beginnend und 2mal wöchentlich um je 25 Millionen ansteigend. I. G. Farbenindustrie. Handelsformen: Ampullen zu 1 ccm Schachtel „A" = je 1 Ampulle mit 10, 25, 50, 100, je 2 Ampullen mit 200, 500, 1000 Mill. Keimen; Schachtel „B" = 10 Ampullen mit je 100 Mill. Keimen; Schachtel „C" = 10 Ampullen mit je 500 Mill. Keimen. Flaschen zu 50 ccm, I = 100 Mill. Keime in 1 ccm; II = 500 Mill. Keime in 1 ccm; III = 1000 Mill. Keime in 1 ccm). Vaccineurin (stark neurotropes Bakterienautolysat für intramuskuläre [auch intravenöse] Injektionen à 1,0 ccm, insgesamt 18 Injektionen. Sächsisches Serumwerk, Dresden. Handelsformen: Serie 1—3, zu je 6 Ampullen). Neuro-Yatren (Anschwemmung von Autolysaten spezifisch neurotroper Bakterien [Bakt. prodigiosus, pyoceaneus, Staph. aureus] in 4%iger Yatrenlösung; intramuskulär von 0,5—2,0 ccm steigend. Behring-Werke A. G., Marburg-Lahn. Handelsformen: 6 Ampullen zu 1 ccm).

Cuti-Leukogen, eine Staphylokokkenaufschwemmung von 10.000 Mill. Keimen in 1 ccm, mit der man nach der Ponndorfmethode die Haut impft.

Opsonogen, polyvalentes Staphylokokkenvakzin nach Wright-Strubbel. Man beginnt die Behandlung mit 50—70 und steigt bis zu 1000 Mill. Keimen. Einspritzung subkutan oder intramuskulär.

Handelsform: Schachteln mit 5 Ampullen zu 1 ccm, Stärke I, Ia, II, III, IV mit 100, 250, 500, 750, 1000 Mill. Keimen in 1 ccm. Es gibt auch kleine Sammelpackungen mit 5 Ampullen aller Stärken. Die gleichen Stärken 1—4 sind auch in Flaschen mit 5 ccm erhältlich. (Chemische Fabrik, Güstrow i. M.)

Pyopersin ein hochpolyvalentes Staphylo-Streptokokkenvakzin nach Galewski. Man gibt es intramuskulär und subkutan. (Sächsisches Serumwerk, Dresden.)

Staphar (Maststaphylokokken-Einheitsvakzine nach Strubbel), enthält die Partialantigene der Staphylokokken und die durch Züchtungsmast angereicherten Lipoide, dagegen nicht die wasserlöslichen giftigen Bestandteile. Man gibt intramuskulär 0,5—1 ccm. (I. G. Farbenindustrie A. G., Leverkusen a. Rh.)

Handelsform: OP mit 3, 5 und 10 Ampullen zu 1 ccm.

S. auch Akne vulgaris.

Staphol, Mischvakzine aus Staphylococcus albus, aureus und citreus. 50—500 Mill. Keime in 1 ccm. Man gibt es steigend von 0,25—1 ccm subkutan. (I. G. Farbenindustrie A. G., serologisch-bakteriologische Abteilung, Höchst am Main.)

Staphygen ist eine Aufschwemmung von Staphylokokken aus einer großen Zahl von Stämmen des Staphylococcus albus, aureus und citreus in physiologischer Kochsalzlösung mit 0,5% Phenol. Subkutan oder intramuskulär. (Behring-Werke, Marburg a. Lahn.)

Handelsform: In Ampullen zu 1 ccm mit 1 bis 100 Mill. Keimen und in Flaschen zu 5 ccm mit 100 und 500 Mill. Keimen in 1 ccm.

Staphylo-Immunoid (nach C. Neuberg und A. v. Wassermann), ein peroraler Impfstoff zur Behandlung und Prophylaxe von Furunkulose und anderen Staphylomykosen. (Labopharma, Berlin-Charlottenburg 5/7.)

Staphylokokkenvakzin, multivalentes, wird aus zahlreichen Staphylokokkenstämmen verschiedenster Herkunft hergestellt. Klare Flüssigkeit in braunen Fläschchen. Stärke 1 enthält 100 Mill. Keime in 1 ccm, Stärke 2 500 Mill. Keime in 1 ccm; es wird subkutan, intramuskulär oder intravenös in ansteigenden Dosen gegeben, beginnend mit etwa 20 Mill. Keimen. (Physiologisch-chemisches Laboratorium, Hugo Rosenberg, Freiburg i. Br.)

Staphylosan, ein polyvalentes Vakzin aus Kulturen einer größeren Anzahl von Staphylokokkenstämmen. (Sächsisches Serumwerk, Dresden.)

Handelsform: In Ampullen zu 1 ccm mit 10 bis 500 Mill. Keimen und in Flaschen zu 5 ccm mit 100 und 500 Mill. Keimen.

Staphylo-Strepto-Misch-Immunoid, ein peroraler Impfstoff bei Furunkulose, bei der Mischinfektion mit Streptokokken vorliegt, und bei anderen Staphylo-Strepto-Mischinfektionen. (Labopharma, Berlin-Charlottenburg 5/7.)

Staphylo-Yatren, Ekto-Endotoxin, welches zum Zwecke der Sterilisation und der Wirkungserhöhung mit Yatrenlösung versetzt ist. Zur Darstellung werden nur aus schweren Krankheitsbildern gezüchtete Arten verwandt. Man spritzt subkutan in den Herd oder unmittelbar in die Herdnähe alle 2 bis 3 Tage 0,5 ccm. Bei stärkerer Reaktion längere Zwischenräume. Man nimmt im allgemeinen Stärke 2 als Anfangsdosis. (Behring-Werke A. G., Marburg a. Lahn.)

Handelsform: OP mit 6 Ampullen zu 0,5 ccm Stärke 1—5.

Yatren-Vaccin, antipyogenes. Die Bakterien sind aufgeschwemmt in 3%iger Yatrenlösung, der außerdem Lipoide und Campher zugesetzt sind. Gegen Staphylo-, Streptokokken- und Coli-Infektion. Die Verwendung erfolgt intramuskulär, nur mit großer Vorsicht intravenös, weil dabei sehr starke Reaktionen auftreten können. Die Behandlung beginnt mit Ampulle 1 intramuskulär und steigt jeden zweiten Tag unter Berücksichtigung der eintretenden Reaktion bis zur Ampulle 6.

Handelsform: Ampullenpackung OP mit 6 Ampullen zu je 2,5 ccm, drei Stärken mit steigendem Keimgehalt. OP in Flaschen enthält in 1 ccm den gleichen Keimgehalt wie 1 ccm der Ampullen 3/4.

Valibo ist eine Zinkoxyd, Bismutsubnitrat und Borax enthaltende Sommersprossensalbe. (Merz & Co., Chem. Fabrik, Frankfurt a. M.)

Vallathen, ein polyhormonales Präparat mit „Succus intestinalis, Pankreas, Hepar, daneben Sulfur depur. und Magnesia ust." in Form von Dragees. Bei Hautkrankheiten mit vermutlichen Störungen der inneren Sekretion (Akne vulgaris, Rosacea, Erytheme u. dgl.). 3 Dragees täglich $^1/_2$ Stunde vor den Mahlzeiten. (Arzneimittelfabrik Johann Ch. Bellas, Berlin SW 29.)

Vanadinstreupulver soll aus Zinksuperoxyd und Vanadinpentoxyd bestehen und als Wundstreupulver verwendet werden. (Krewel & Co. G. m. b. H., Köln a. Rh.)

Vanille, Vanilla, die vergorenen, getrockneten Vanilleschoten. Als Tinktur zum Aromatisieren, auch in der eigentlichen Parfumerie. Das synthetische Vanillin hat die Vanille wohl in vielen Fällen ersetzt, sie jedoch niemals völlig verdrängen können. Das komplexe Aroma der Vanille ist von besonderer Feinheit, Vanillin gibt dasselbe nur annähernd wieder.

Tinctura Vanillae. Vanilleschoten fein zerhackt 300,0 und mit Milchzucker q. s. zu Pulver reiben. Aus diesem Pulver bereitet man durch Anreiben mit etwas Alkohol eine Pasta, die dann mit 1 Liter Alkohol übergossen wird. 2 Monate unter Umschütteln ziehen lassen.

Vanillin, Vanillinum. Vanillin dient in zahlreichen Fällen (nicht in allen!) als Ersatz der Vanille, sowohl in geschmacklicher wie geruchlicher Hinsicht. In der Parfumerie ist das Vanillin ausgedehntester Anwendung fähig und wird auch zu den mannigfachsten Parfums mitverwendet. Nur das aus Eugenol bzw. Gewürznelken hergestellte Vanillin kommt der echten Vanille geruchlich und geschmacklich nahe. Die anderen Sorten des Handels, besonders das Safrol-Vanillin, sind absolut minderwertig (s. auch Bourbonal).

Vanishing Cream ist die in England gebräuchliche Bezeichnung für nichtfettende Stearatcremes (s. dort).

Vaporator ist ein neuerer Apparat, der ähnlich dem Dermothermostaten von Saalfeld für lokale Dampfbäder des Gesichtes dient, er wird elektrisch geheizt, gleichzeitig soll eine Bestrahlung mit Blaulicht zur Anwendung kommen.

Varicocid ist nach Angabe eine 5- oder 10%ige wässerige Lösung der Natriumsalze bestimmter Fettsäuren des Lebertrans mit Zusatz eines Anaestheticums. Die Lösung ist sorgfältig sterilisiert. Die Eigenart des Präparates bedingt es, daß bei stärkerer Abkühlung eine Trübung erfolgt, die durch Eintauchen der Ampullen in lauwarmes Wasser ohne weiteres zu beseitigen ist. Das Mittel soll als Specificum zur Verödung von Varizen, Haemorrhoiden und Haemangiomen angewendet werden. (Gehe & Co. A. G., Chemische Fabriken, Dresden N 6.)

Varicophtin ist eine 20%ige Kochsalzlösung mit einem haltbaren Zusatz eines Anaestheticums, die zur Verödung von Krampfadern verwendet wird. Durch das Anaestheticum sollen die bei der Einspritzung von reinen Kochsalzlösungen häufig auftretenden Muskelkrämpfe beseitigt oder wenigstens gemildert werden. (Sächs. Serumwerk, Dresden.)

Varicosanbinden, gebrauchsfertige Zinkleimbinden, zu verwenden an den Unterschenkeln bei Erscheinungen des varikösen Symptomenkomplexes.

Varicosansalbe soll bei Geschwüren aller Art, Unterschenkelgeschwüren, Ekzemen usw. angewendet werden. (Max Kermes, Fabrik medizinischer Verbandstoffe, Hainichen i. Sa.)

Varikozele, s. Genitale, männliches.

Varimed, 20%ige Kochsalzlösung zur Varizenverödung mit Zusatz von gesättigtem tertiärem Trichlorbutylalkohol als Anaestheticum, um die bei der Einspritzung von Kochsalzlösungen eintretenden Wadenkrämpfe zu mildern. (A. G. für medizinische Produkte, Berlin N.)

Variola, s. Pocken.

Variolanarben, s. Narben; Pocken.

Varixsa soll „Anthrasol, Plumb., Hg und Menthol" in Salbenform, nach anderer Angabe Ichthynat, Menthol, Diachylonsalbe enthalten und gegen Krampfadern und offene Beinwunden angewendet werden. (Hädensa G. m. b. H., Berlin-Lichterfelde.)

Varizellen, s. Windpocken.

Varicen, s. Krampfadern; Schwangerschaft; Teufels Klebrobinden.

Vaselin, Vaselinum, wird aus den Rückständen der Erdöldestillation gewonnen. Das entsprechend gereinigte Produkt ist das *gelbe Vaselin, Vaselinum flavum* des Handels. Durch Bleichen mit Säuren erhält man hieraus das *weiße Vaselin, Vaselinum album.*

Kosmetisch wird besonders das weiße Vaselin zu unzähligen Präparaten verwendet, auch therapeutisch als gutes Salbenvehikel. Vaselin muß absolut säurefrei und völlig geruchlos sein, rohe Produkte riechen petroleumartig und reizen die Haut, ebenso säurehaltige. Vaselin ist wenig löslich in Alkohol, leicht löslich in Aether, Chloroform usw.

Vaselin wird in nativem Zustande fast gar nicht von der Haut resorbiert, ist aber nichtsdestoweniger eine vorzüglich verwendbare Salbengrundlage und ein kosmetisch wertvolles Fett, das sich durch gute Oberflächenwirkung auszeichnet und nach Zusatz gewisser Emulgatoren, wie Cholesterinderivate o. dgl., in Form von Emulsionen auch gut resorbiert wird. Praktisch ist Vaselin eine wertvolle Salbengrundlage für Medikamente aller Art, da es absolut haltbar und mit allen Medikamenten verträglich ist.

Vaselinöl, Paraffinöl, Oleum Vaselini, Oleum Paraffini, Vaselinum liquidum, Paraffinum liquidum. Aus den hochsiedenden Fraktionen des Erdöls gewonnen. Das rohe Öl ist braungelb, gereinigt goldgelb. Durch Bleichen mit Säuren erhält man das *weiße Vaselinöl,* das fast ausschließlich in der Kosmetik verwendet wird. Wiederholt sei die absolute Notwendigkeit völliger Geruchlosigkeit und absoluter Säurefreiheit des kosmetisch zu verwendenden Vaselins bzw. des Vaselinöles. Unreine Sorten können die Haut stark reizen. Besonders reines Vaselin ist das *Cheseborough-Vaselin.*

Vaselincremes. Die primitivste Vaselincreme ist das Ungt. Paraffini. Modifikation:

Rp. Ungt. Paraff.	65,0	Cerae alb.	5,0
Ungt. lenient. cosmet.	25,0	Lanol. anhydr.	5,0

S. auch Unguenta; Cetylalkohol.

Stearovaseline (Halbvaselines).

Rp. Stearini	100,0	Tegini	50,0
Vaselini alb.	250,0	Aquae	400,0
Ol. Paraff.	200,0	Man bereitet l. a. eine Stearat-	
Liq. Ammon. caust. (0,96)	40,0	emulsion.	

Vaselinum adustum. Ein reduzierendes, durch Erhitzen von Vaselin gewonnenes Produkt, welches P. G. UNNA gelegentlich seiner analytischen Untersuchung über die Natur des Naftalans gewann. Er glaubte, die günstige, entzündungswidrige Wirkung des Naftalans in einem schwarzen, brenzlichen Farbstoff dieses Körpers entdeckt zu haben. — Das durch trockene Erhitzung des Vaselins gewonnene Vaselinum adustum oder Vadust, welches äußerlich und pharmakologisch dem Naftalan sehr ähnlich ist, eignet sich vorzüglich als außerordentlich milde, reduzierende, sehr fette Salbe bei Erythrodermie und trockenen Ekzemen des Gesichtes. Trotz seiner dunklen Farbe färbt es die Hornschicht fast nicht an und ist deshalb auch im Gesicht brauchbar.

Vaselinum oxydatum. Unter dieser wenig korrekten Bezeichnung hat man ein Vasoliment *Vasogen* in den Handel eingeführt (s. Vasogen; Vasolimente).

Vaselinoderma, s. Schädigungen.

Vaselinölemulsionen (Purgans), s. Abführmittel.

Vasenol ist eine salbenartige Vaselinemulsion mit etwa 25% Wasser, die hydrophil ist und noch größere Mengen Wasser aufnimmt.

Vasenol flüssig ist eine Paraffinölemulsion mit etwa 33% Wasser. Wird als milder Salbenkörper, auch zur Herstellung von Fettpudern usw., empfohlen. Auch als Vasenolpuder im Handel. (Dr. Köpp, Leipzig W 33.)

Vasoformpuder ist ein 2,5 p. c. Salizylsäure und 4 p. c. Formaldehyd enthaltender Vasenolpuder zur Händedesinfektion für Chirurgen. (Vasenol-Werke Dr. Artur Köpp, Leipzig W 33.)

Vasogen ist aus Vaselinöl, Ölsäure und weingeistiger Ammoniakflüssigkeit hergestellt und kann als „flüssige Salbengrundlage" bezeichnet werden. Kommt auch mit zahlreichen medikamentösen Zusätzen in den Handel. (Pearson & Co., Hamburg.) (S. auch Vaselin [Vaselinum oxydatum]; Vasolimente.)

Vasoligatur, s. Verjüngung.

Vasolimente, Vasolimenta. Diese Präparate wurden, als sie aufkamen, unter dem Namen „Vasogen" als „oxydiertes Vaselin" bezeichnet. Es sind aber tatsächlich emulgierte Vaseline.

Flüssiges Vasoliment.

Ölsäure	50 g
Vaselinöl	100 „
Ammoniak 10%	25 „

Alkoholischer Ammoniak wäre vorzuziehen, weil dieser sofort eine klare Lösung durch einfaches Umschütteln ergibt. Man mischt die Ölsäure und das Vaselinöl und erhitzt das Gemisch im Wasserbad unter Umrühren. Es tritt zunächst eine Trübung ein, aber bald wird die Masse klar und homogen. Dieses klare Öl gibt mit Wasser sehr schöne, gleichmäßige Emulsionen. Ersetzt man das Vaselinöl durch ein Gemisch von Vaselinöl und Ceresin (Unguentum Paraffini), so erhält man eine salbenartige Masse von analogen Eigenschaften (festes Vasoliment). Diese Präparate sind dem „Vasogen" des Handels gleich.

Teervasoliment.

Vasolimentkörper	75 g
Holzteer	25 „

Mentholvasoliment.

Vasolimentkörper	75 g
Menthol	25 „

Salizylvasoliment.

Man löst 10 g Salizylsäure in:

Ölsäure	40 g
Vaselinöl	40 „
auf und gibt hinzu	
Ammoniak 10%	10 „

Schwefelvasoliment. Man löst 3 g Schwefel in 37 g Leinöl auf und fügt hinzu: Vasolimentkörper 60 g.

Vasomotorisch-trophische Neurosen. Unter dieser Bezeichnung werden eine Reihe von Krankheitsbildern zusammengefaßt, die sich vorwiegend an der Haut äußern. Mangels anderer Ursachen suchte man im Nervensystem den Grund für diese Leiden. Die positive Beweisführung ist im allgemeinen sehr lückenhaft — allgemeine Nervosität der Träger, erbliche Belastung, Ausbreitung der Störung, Abhängigkeit von seelischen Einflüssen —; früher erhobene pathologisch-anatomische Befunde halten meist der Kritik nicht stand. Liegen erhebliche morphologische Veränderungen am Nervensystem vor, so würden bei der heutigen Umschreibung des Begriffs Neurose die betreffenden Bilder aus dieser Gruppe herauszunehmen sein.

Unbestritten ist im allgemeinen die Tatsache, daß das *vegetative* Nervensystem pathogenetisch bei all den zu erwähnenden Bildern eine Rolle spielt. Offen ist aber meist, ob es wirklich den Sitz der Krankheit darstellt, oder ob nicht seine Funktionsstörungen nur Signale einer allgemeinen Veränderung sind, die das endokrine System, das vegetative System, die Tiefenperson umfaßt. Betrachtet man, wie gerade namhafte Hautärzte es tun, die Haut als spezifisches Aufnahmeorgan für dieses System, so könnten die vegetativ-nervösen Symptome, umgekehrt wie bisher, als Folge der Hauterscheinungen aufgefaßt werden — eine Betrachtungsweise, die aber bisher noch nicht durchgeführt worden ist. Gerade an Hand der Organneurosen hat sich in der Medizin die Meinung herausgebildet, daß die Auffassung, Klassifizierung und gegebenenfalls die Behandlung weitgehend von der Einstellung des Untersuchers und der Durchführbarkeit seiner Ansicht im Einzelfall abhängt. So spricht man nach SACK von psychogenen Dermatosen bei solchen „Hauterkrankungen, bei denen der psychologische Gesichtspunkt evidenter ist als der (ebenso mögliche) physische, bei denen also der psychologische Gesichtspunkt vorweg durchzuführen ist". — Manche von den vasomotorisch-trophischen Störungen lassen sich von dieser Seite her angehen; andere drängen dem Arzt mehr die physiotherapeutische Betrachtungsweise auf. Aber man wundert sich bei der Natur dieser Dinge nicht, wenn jeweils auch der entgegengesetzte Standpunkt vertreten und durchgesetzt werden kann. Die Abgrenzung bleibt im allgemeinen eine Frage der Praxis. Man wird aber z. B. die Wallungen der Klimakterischen zunächst als endokrine Störung, das Erröten (die Erythrophobie) als Psychoneurose und die lokale Synkope der Finger, die vasomotorische Gangraen (RAYNAUD) als peripher bedingte vasomotorisch-trophische Neurose auffassen. Daneben läuft noch ganz allgemein die konstitutionspathologische Betrachtungsweise.

Einer der Gründe, die Störungen der Zirkulation in den Extremitätenenden als nervöse aufzufassen, ist ihre symmetrische Anordnung. Denn eine solche findet sich immer wieder bei Läsionen des Rückenmarks. Durch klinisch-anatomische Untersuchungen hat sich zeigen lassen, daß die vulgäre Akrozyanose, häufig vergesellschaftet mit Trichterbrust, Behaarungsanomalien u. a. Ausdruck einer morphologischen Anomalie, eine Mißbildung des Rückenmarks sein kann. Da es sich um eine Störung der Schließungsmechanismen der Medullarrinne handelt, spricht man wie in der Anatomie auch in der Klinik von einem „*Status dysraphicus*". Es mag sein, daß eine derartige konstitutionelle Abweichung auch den eigentlichen vasomotorischen Neurosen, insbesondere der RAYNAUDschen Krankheit, der Erythromelalgie zugrunde liegt; bewiesen ist es nicht. Erwähnt sei hier, daß auch zwischen chronischen Trophödem und Status dysraphicus *(spina bifida occulta)* Beziehungen nachgewiesen worden sind.

Die abnorme Durchlässigkeit der Gefäße, wie sie sich in den verschiedenen Urticariaformen, in paroxysmalen Schwellungen und Gelenkergüssen, QUINCKEschen Ödem äußert, wird in der Tat häufig nicht nur bei Nervösen beobachtet, sondern sie fügt sich auch in die Struktur der Neurosen ein. Hierin, wie in der engen Beziehung zu allergischen Reaktionen besteht eine nahe Verwandtschaft zum Asthma. Die Neigung zu Hautblutungen bei Neuropathen äußert sich in leichten Graden in den „*Psychopathenflecken*", in schweren in der Bereitschaft zu suggestiv oder autosuggestiv erzeugten Suggillationen *(Stigmatisation)*. Besonders bei der Sklerodermie (s. dort) ist man heute geneigt, wie oben angedeutet, im vegetativen System insgesamt und nicht in einem bestimmten Abschnitt des Nervensystems die Ursache zu suchen. Die neuerdings beschriebenen Veränderungen an den parasympathischen Zellen des Rückenmarks und den betreffenden Fasern seiner Wurzeln (KURÉ) sprechen nicht unbedingt gegen diese Auffassung; sie könnten z. B. eine Folge der Grundstörung sein.

Beobachtungen bei der *Hemiatrophia faciei* zeigen, daß die Sachlage sicher sehr kompliziert ist. Das Leiden befällt meist jugendliche Individuen und besteht in einem fortschreitenden Schwund aller Gewebe (Haut, Subkutanfett, Knochen, mitunter auch Muskeln) einer Gesichtsseite. Gelegentlich handelt es sich nur um einen Fettschwund. Die Atrophie beginnt gewöhnlich an umschriebener Stelle und breitet sich dann aus. Die Haare werden weiß oder fallen aus, die Talgsekretion nimmt ab, ebenso die Vasomotorenerregbarkeit. Schmerzen sind nicht selten, aber nicht eigentlich auf das Trigeminusgebiet beschränkt. Es bestehen scheinbar nahe Beziehungen zur Sklerodermie, insbesondere in jenen Fällen, bei denen sich auch am übrigen Körper umschriebene atrophische Stellen finden. Gleichwohl läßt sich die Auffassung, daß es sich bei der Hemiatrophie um eine im Trigeminusgebiet lokalisierte Sklerodermie handelt, nicht halten: Die wohlbekannten Erkrankungen des Trigeminus haben keine Atrophie der Gesichtshaut, der Haare oder der tiefen Gewebe zur Folge, wie sie für die Hemiatrophie (und die Sklerodermie) charakteristisch sind. Dagegen sind Fälle bekannt, wo sich das Leiden im Anschluß an eine Schädigung des Halssympathikus entwickelte. Schon CASSIRER hat angenommen, daß ein abnormer Reizzustand im sympathischen Nervensystem seine Ursache sei. Damit stimmt es überein, daß die Exstirpation des Halssympathikus keine Gesichtsatrophie zur Folge hat. Dagegen legt eine Beobachtung von WARTENBERG den Gedanken nahe, daß auch zerebrale Herde einen solchen Reizzustand hervorrufen können. Das im allgemeinen chronisch fortschreitende Leiden soll gelegentlich durch periarterielle Sympathektomie der Carotis zum Stillstand gebracht worden sein; findet sich ein Reizzustand im Sympathikus, wie man ihn insbesondere durch Prüfung mit den vasomotorischen und sekretorischen Mitteln der bekannten Pharmaka nachweisen kann, so wird unter Umständen die Exstirpation der Zervikalganglien vorzuschlagen sein. Als symptomatische kosmetische Behandlung wurden Paraffininjektionen unter die Haut empfohlen (siehe Paraffininjektionen; Lipodystrophie).

Noch ungeklärter als die Atrophie ist die *Hemihypertrophie* des Gesichtes, oft Teilerscheinung einer Hypertrophie der ganzen Körperseite. Sie ist genetisch in Beziehung zur Zwillingsbildung gebracht worden (GESELL). Über die Therapie des Leidens ist nichts bekannt.

Eine symmetrische Gesichtsatrophie kann das erste Stadium einer fortschreitenden *Lipodystrophie* sein. Bei diesem Leiden geht jedoch der Fettschwund weiter, breitet sich über den gesamten Oberkörper aus, die weiblichen Brüste können bis auf das Drüsengewebe verschwinden, während die untere Körperhälfte verschont bleibt, gelegentlich sogar vermehrten Fettansatz zeigt. So kommt eine schwere Entstellung zustande. Gewöhnlich geht das Leiden mit nervösen, vorwiegend vegetativ-nervösen Symptomen einher. Das Leiden ist weder hereditär noch familiär oder rassenbedingt. Frauen werden doppelt so häufig befallen als Männer, bei denen sich die Erkrankung gewöhnlich auf das Gesicht beschränkt. Der Beginn läßt sich zumeist in die Jugend vor das 8. Lebensjahr verfolgen. Gravidität soll den Verlauf beschleunigen, doch sind auch Fälle beschrieben worden, die durch die Schwangerschaft unbeeinflußt blieben. In einem der letzten Fälle war die Störung des Fettstoffwechsels nicht nur auf die Subcutis beschränkt, sondern fand sich auch intraperitoneal und am Omentum majus. Die wenigen vorliegenden autoptischen Befunde machen es nach MENDEL wahrscheinlich, daß die Krankheit auf Veränderungen im Mittelhirn beruht, vielleicht spielen innervatorische Anomalien eine Rolle. Zur Behandlung sind alle Arten endokriner Präparate vorgeschlagen worden, ohne daß nachhaltige Erfolge zu verzeichnen wären. Empfohlen werden Implantationen oder Injektionen von eigenem Fett (aus dem fettreichen Gesäß) zur Ausfüllung der Orbita und der Fossa canina (SIMONS). Dieser Autor ließ seinen Patienten eine Mischung von Menschenfett und Hammeltalg einspritzen. Der Erfolg war kosmetisch befriedigend. Das Fett wurde aber in verhältnismäßig kurzer Zeit resorbiert, so daß die Injektion wiederholt werden mußte.

Vasoneurose, s. Kälteschädigungen; Rote Hände.

Vegetatives Nervensystem, s. Vasomotorisch-trophische Neurosen.

Veilchenblütenöl (Oleum Violarum flor.) wird als natürliches Blütenöl in Grasse gewonnen. Seines außerordentlich hohen Preises wegen wird das echte Öl in reiner (absoluter) Form nur selten verwendet. In verdünnter Form (Essence liquide) wird es häufiger gebraucht. Die meisten Sorten des Handels sind aber Kunstprodukte, die unter Verwendung von Jonon hergestellt sind.

Künstliches Veilchenblütenöl.

Jonon 100%	400 g	Anisaldehyd	100 g
Irisöl konkret	25 „	Methyl-Jonon	100 „
Heliotropin	30 „	Violette liq. (A)	50 „

Veilchenriechstoffe, künstliche, s. Jonon; Veilchenblütenöl.

Venenerweiterungen, s. Berufskrankheiten; Krampfadern; Mode; Schwangerschaft.

Veratrin, Veratrinum, ein Gemisch verschiedener Basen aus Sabadillasamen (s. dort). Weißes, geruchloses, amorphes Pulver, dessen Staub heftiges Niesen erregt. Es löst sich in 4 Teilen Weingeist, in 2 Teilen Chloroform, in 10 Teilen Aether. Auch Benzol und Amylalkohol lösen das Veratrin leicht, von Petroleumaether wird es so gut wie nicht gelöst. Sowohl in kaltem wie in siedendem Wasser lösen sich nur Spuren von Veratrin. Veratrin ist ein hautreizendes Mittel, das hauptsächlich als alkoholische Lösung, Tinctura Veratrini (Veratrin 1,0, Spiritus 85% 99,0) oder als Salbe als haarwuchsförderndes Mittel Verwendung findet. Man soll es seiner Giftigkeit wegen aber nicht stärker als 1—2%ig verwenden.

Veratrinpomade gegen Haarausfall.

Rp. Veratrini	1,0
Ungt. pomadin.	99,0

Verätzungen, s. Berufskrankheiten; Lippen; Mundhöhle; Narben; Schädigungen; Schälkuren; Symblepharon.

Verbandtechnik. Manche Chirurgen ziehen es vor, an Stelle der üblichen Verbände die Nahtlinie lediglich durch ein mit Gaze überzogenes Drahtgestell zu schützen oder nur einen desinfizierenden Puder (Kalomel, Dermatol u. ä.) auf die Naht zu streuen; sie gehen hierbei von dem Gedanken aus, daß der Luft- und Lichtzutritt das Trockenbleiben der Nahtlinie und dadurch eine möglichst feine Narbenbildung begünstigen (Esser). Insbesondere wird die *verbandlose Nachbehandlung* von Gesichtsplastiken empfohlen; am Körper dagegen und bei Gefahr von Nachblutung wird auch von den Verfechtern einer verbandlosen Nachbehandlung entweder ein Schutz- oder Kompressionsverband angelegt. Nicht zuletzt muß auch das Verhalten des Patienten berücksichtigt werden; vernünftige Kranke wird man eher wagen verbandlos nachzubehandeln als aufgeregte und wenig einsichtsvolle Patienten. Vorbedingung ist ein möglichst hermetischer Schluß der Nahtlinie durch entsprechend enges Nähen. Nach Beendigung der Naht wird die Wundlinie mit ganz geringen Mengen eines antiseptisch wirkenden Puders eingestäubt. Esser bevorzugt Kalomel; hiernach treten jedoch bei gegen Hg-Verbindungen überempfindlichen Kranken mitunter unangenehme Hautreizungen auf. Besser ist es, Dermatol oder Xeroform zu verwenden.

Bei richtiger Verbandtechnik bietet die verbandlose Nachbehandlung gegenüber der Versorgung der Nahtlinie durch Verbände keine Vorteile. Der Verband hat die Aufgabe, 1. die Nahtlinie vor Traumen und Infekten zu schützen und 2. gegebenenfalls die Umgebung der Nahtlinie zu entspannen oder ruhig-zustellen. Nach der Schlußnaht betupfen manche Chirurgen die Stichkanäle mit absolutem Alkohol, verdünntem Jodalkohol (1—2%ige alkoholische Jodlösung) oder bei auf Kompression nicht stehende Stichkanalblutungen mit Sol. Suprarenini 1:1000; andere wiederum verwerfen derartige Maßnahmen und bedecken ohne Vornahme von Reinigungsmaßnahmen der Umgebung die Nahtlinie mit einigen Lagen Mull. Lexer lobt als Nahtbedeckung sehr die Verwendung von *Blattsilber* nach Halsted, während Hunt und Mirizzi wegen der angeblich hiernach besonders einwandfreien Narbenbildung nach Wundschluß die Nahtlinie mit steriler Schildkrötengalle betupfen. Voraussetzung für eine möglichst reaktionslose Heilung und unauffällige Narbenbildung ist in jedem Falle strengste Asepsis und einwandfreie Nahttechnik. Die genannten Maßnahmen wirken nur unterstützend; Schäden einer fehlerhaften Nahttechnik oder sonstige Versäumnisse bei der Plastik vermögen sie nicht mehr wettzumachen. Der Schutzverband soll, sofern nicht besondere Bedingungen vorliegen, nicht unnötig dick angelegt werden; seine Fixation geschieht am besten mittels Mastix oder Mastisol; weniger gut ist, zumindest bei größeren Wunden, die Befestigung der die Wunde schützenden Mullagen mittels Leukoplaststreifen. Die deckende Mullage wird mit einem breiten Streifen von Mastix oder Mastisol umzogen und fest aufgedrückt, nach einigen Minuten werden die überhängenden, nicht angeklebten Teile des Gazeschleiers mit der Schere abgetragen. Ein auf diese Weise angelegter Verband wirkt auch ästhetisch besser als ein Wickel- und Pflasterverband. Ein unnötig und unsachgemäß gewechselter Verband bedeutet für eine in Heilung begriffene Wunde ein bedeutendes und die kosmetische Beschaffenheit der späteren Narbe ungünstig beeinflussendes Trauma. Aus diesem Grunde läßt man beim ersten Verbandwechsel die unterste Lage Mull liegen und entfernt sie erst, wenn dies zur Entfernung der Nähte notwendig ist. Über den Termin der Nahtentfernung siehe die einzelnen kosmetischen Operationen. Abgesehen von der rein technischen Seite und der Bedeutung für eine möglichst glatte Vernarbung der Nahtlinie empfindet der Patient auch subjektiv die dünne Schicht eines nach Nahtschluß aufgestäubten, antiseptischen Puders angenehm, weil hiernach der Verklebung zwischen Nahtlinie und Verbandmaterial entgegengearbeitet und der Verbandwechsel fast völlig schmerzfrei gestaltet wird. Im allgemeinen wird nach 3, oft erst nach 6—7 Tagen zum ersten Male ein Verbandwechsel vorgenommen.

In speziellen Fällen hat der Verband die Aufgabe, die durch Naht vereinigten Hautpartien im Sinne der Nahtrichtung zu entspannen. In der Regel bedient man sich hierfür des *Heftpflaster-Zugverbandes*. Einzelheiten hierüber siehe u. a. bei den Faltenoperationen des Gesichtes. Mitunter kann man auf größere Verbände verzichten und an ihrer Stelle für den Patienten bequemere, fertig käufliche Bandagen und Textilien verwenden (z. B. Ohrschützer bei Operationen an der Ohrmuschel, Trikotkappen, Büstenhalter bei Brustkorrekturen, Augenklappen bei Lidoperationen), doch tut man gut, dieselben vor Gebrauch zu sterilisieren. Einige spezielle Verbände bei den wichtigsten, kosmetischen Operationen:

1. *Faltenoperationen im Gesicht:* a) Straffung im Bereich der Temporal-, Praeaurikular- und Postaurikularregion: leicht komprimierender Wickelverband für die ersten 3 Tage; Entspannung durch Heftpflasterzüge, welche fingerartig auf der Wange haften und über dem Schädel vereinigt werden. Bei ovalären Hautexzisionen in der Temporalgegend genügen Mastisolklebverbände oder Befestigung der die Nahtlinie schützenden Mullrolle durch Darüberknüpfen der Fadenenden. b) Stirnfaltenoperation: komprimierender Zirkulärverband unter Einschluß der Augenbrauen (Verhüten des sich senkenden Haematoms) für 3—4 Tage. c) Falten im Bereich des unteren Lides: Verband für 24 Stunden: 2 Mulltupfer und vom Arcus zygomaticus zur Stirn ziehender Heftpflasterstreifen zur Entlastung; prophylaktische Einträufelung von einigen Tropfen einer 1%igen Protargollösung in den Konjunktivalsack. Ab zweiten Tag kein Verband erforderlich, eher schädlich (Benetzung der Nahtlinie mit Sekret des Konjunktivalsackes unter Vermittlung des saugenden Mulls).

2. *Nasenkorrekturen:* T-förmiger Mull-Heftpflasterverband auf die äußere Nase, um dem Kranken den möglicherweise beunruhigenden Anblick der postoperativen Schwellung zu ersparen. Bei endonasalen Eingriffen genügt das Einlegen loser oder komprimierender Xeroform-Gazestreifen. Um eine Verklebung zu verhüten, kann man die Streifen vorher schwach mit Borvaselin einfetten; hierdurch bereitet die Herausnahme des Streifens nach 12—48 Stunden dem Kranken keine Beschwerden und reißt die frischen Verklebungen der Nasenschleimhaut nicht wieder auf. Flaschenkork-Kompressions- oder Redressionsverband nach Lexer: bei Schief- und Breitnasenoperationen (s. Breitnase).

3. *Operationen an den Ohrmuscheln:* Für die ersten 24—48 Stunden schwach komprimierende, in Achtertouren geführte Wickelverbände; bei kleineren Eingriffen genügen Ohrenklappen, wie sie in jeder Bandagenhandlung käuflich sind (vorher sterilisieren!). Bei Korrekturen wegen abstehender Ohren ist für 4—6 Wochen nach der Operation das Tragen von Trikotkopfkappen über Nacht zu empfehlen.

4. *Operationen im Bereich der Lippen* (Hasenscharten-Nachoperationen, Doppellippe): Kein äußerer Verband bei Erwachsenen; für die ersten 12 Stunden Einlegen gefetteter Xeroformstreifen zwischen Zahnreihe und Lippe. Bei Eisbeutelanwendung mehrere dicke, sterile Mullagen zum Schutz auf die äußere Haut.

5. *Brustoperationen* (Hängebrust): Bei kleineren Eingriffen genügt ein vorher sterilisierter Büstenhalter; eine Entlastung der Mamilla und Submammärnaht gelingt durch Tieferlegen des Oberkörpers und breite über die Schultern vom unteren Brustpol her geführte Heftpflasterstreifen.

6. *Verbände bei gestielten Lappen:* a) Aus der Umgebung: müssen locker aufsitzen und dürfen auf keinen Fall eine Kompression ausüben; andernfalls kann es zu Nekrosen kommen. b) Vom Arm: Die Fixation des Armes am Gesicht muß so getroffen werden, daß eine Bewegung des Armes im Schultergelenk nicht möglich ist. An Stelle des schweren, gefensterten Gipsverbandes genügt häufig ein leichterer, mit Schusterspan verstärkter Stärkeverband oder Cellophanbinden. Lederbandagen, wie sie bei Wanderlappen von der Hand ins Gesicht (partielle Nasenplastiken) mitunter benützt werden, sind zwar für den Patienten meist viel bequemer, jedoch nur bei sachgemäßer Konstruktion empfehlenswert; sehr häufig ist entweder ein Verrutschen möglich oder die geschnürte Lederbandage komprimiert und beeinträchtigt den Wanderlappen in seiner Zirkulation.

Kompressionsverbände bei freier Hautlappenplastik haben die Aufgabe, das Transplantat leicht gegen seine Unterlage zu drücken, ohne daß es aber hierdurch zu einer Ernährungsstörung kommen darf. Sowohl bei der Verwendung von Thiersch- wie auch Krauselappen leistet eine etwa 2—3 cm dicke Lage von Schwammgummi gute Dienste. Das in seiner Größe dem Umfang des Transplantates entsprechende Stück Gummi wird über die das Transplantat direkt deckende Mullage gelegt und durch Zirkulärtouren fixiert. Komplizierter ist die Verwendung von kleinen aufblasbaren Luftkissen; diese werden unaufgeblasen genau so appliziert wie der Schwammgummi. Nach Fertigstellung des Wickelverbandes wird das Luftkissen unter Kontrolle eines Quecksilbermanometers bis zu einem Druck von etwa 30 mm Hg aufgeblasen.

Verband bei freien Lappenplastiken: Bei Verpflanzung von Thierschlappen und kleinen Krauselappen wird die Adaption des Hautlappens an seine Unterlage durch Verwendung eines durchlöcherten, mit 1%iger Oxyzyanatlösung sterilisierten Gummipapiers, das in seinen Randpartien mit Mastisol an der umgebenden Haut fixiert ist, gewährleistet. Bei kleinen Defekten bietet dieses genügend Schutz und erübrigt einen weiteren Verband. Diese Methode hat noch den Vorteil, daß das Transplantat dauernd unter Kontrolle des Auges ist. Bei größeren Defekten wird über das Gummipapier ein regelrechter Verband angelegt. Um ein Ankleben der untersten Mullage mit dem Gummipapier durch nachsickerndes Wundsekret zu verhüten, sei das Bestreichen der untersten Mullage mit einer dünnen Schicht Borvaselin (sterilisiert) empfohlen. Durch diesen kleinen Trick kann es bei einer aus irgendeinem Grunde notwendig gewordenen frühzeitigen Verbandabnahme nicht zu einem Loslösen der mit der Unterlage nur leicht verklebten Transplantate kommen. JOSEPH empfiehlt bei Krauselappen seinen „Schürzenverband"; Transplantat und 1—2 Mullagen werden mit gemeinsamer Naht am Wundrand befestigt.

Verbrennungen. Nicht die frischen Verbrennungen in ihrer verschiedengradigen Abstufung sind es, die in den Aufgabenkreis der praktischen Kosmetik fallen, sondern ihre Folgen, d. h. die nach Abheilung von Brandwunden hinterbleibenden Schädigungen der Körperdecke. Solche Dauerschäden schließen sich nur an Verbrennungen „dritten Grades" an; denn die erst- und zweitgradige Verbrennung heilt ohne Hinterlassung von dauernden Spuren. Ist es erst einmal über das Stadium der Rötung oder Blasenbildung hinaus zur Verschorfung oder Verkohlung tieferer Zell- und Gewebslagen gekommen, so kann sich der nach Abstoßung des Brandschorfs vorhandene Defekt nur durch Narbenbildung schließen. Für die Gestaltung des Heilungsvorgangs aber und die Beschaffenheit der Narben ist die Behandlung der frischen Hautverbrennung von nicht geringem Einfluß; alles muß darangesetzt werden, um Sekundärinfektionen auszuschalten und der Resorption von Eiweißabbaustoffen und bakteriellen Giftstoffen entgegenzuwirken. Somit kommt schon der Therapie der frischen Brandwunde in kosmetischer Richtung eine hohe prophylaktische Bedeutung zu. Größte Berücksichtigung verdient in dieser Hinsicht die jetzt vielfach empfohlene *Tanninbehandlung frischer Hautverbrennungen*, die — richtig angewandt — infolge ihrer gerbenden Wirkung alle Anforderungen zu erfüllen scheint: neben der Schmerzstillung eine hohe antibakterielle Wirksamkeit sowie die Verhütung eines allzu großen Wasserverlustes und der Aufsaugung toxischer Bestandteile. Man benützt eine frischbereitete 2,5%ige Tanninlösung, mit der nach Abtragung aller Blasen der steril angelegte Wundverband sofort benetzt und für 24 Stunden gut feucht gehalten wird (öfteres Aufgießen notwendig!); tags darauf kann der Verband abgenommen werden und bleiben; nur etwa neu aufschießende Blasen werden eröffnet und nochmals über Nacht gegerbt. Dann aber ist die ganze Brandstelle (2. wie 3. Grades) in eine trockene schwarze Kruste verwandelt und bleibt es bis zu deren Abstoßung, d. h. bis zum 8.—12. Tag (E. SEIFERT, Zbl. f. Chir. 1933, Nr. 18). Das so erzielte optimale Heilungsergebnis vermag in weitem Maße zu einer Abmilderung der Verbrennungsfolgen beizutragen. Gleichwohl kann natürlich das kosmetische Ergebnis je nach Sitz, Tiefe und Ausbreitung der Verbrennung betrüblich genug sein. Von mancher Seite wird auch eine 5%ige Gerbsäuresalbe angeraten, besonders bei Verätzungen.

Gerade die *Verbrennungsnarbe* bietet in kosmetischer Hinsicht besonders ungünstige Verhältnisse. Denn infolge der unregelmäßig in die Tiefe greifenden Gewebszerstörung entsteht eine meist ganz ungleichmäßige Wundfläche, die sich nur selten mit glatter Narbe überdeckt; im Gegenteil zeigt diese meist ein gewulstetes, unebenes, höckeriges, an den Rändern strahliges Aussehen. Dort, wo es zu tieferem Gewebsausfall gekommen ist, kann auch eine trichterartige narbige Einziehung mit verdünntem Randbezirk die Folge sein. Glatte, weiche, gleichmäßig verschiebliche Narben sind nach Verbrennungen recht selten. Als Hauptmerkmal der Verbrennungsnarbe gilt ihre Neigung zur Zusammenziehung, die sich in unschönen Verzerrungen, in Verengerungen der Mund- und Lidspalten, in der Festzwängung von Gliedmaßen in Beugestellung (*„Kontrakturstellung"*) unter Beeinträchtigung der Beweglichkeit auswirkt. Ausdehnung, Form und Stärke der Narbenbildung ergibt sich aus der Reichweite, Ursache und Intensität der Hitzeeinwirkung, je nachdem diese von einem festen, flüssigen, dampf- oder gasförmigen Stoff ausgegangen war: von Verbrühung mit kochendem Wasser oder Fett, vom heißen Dampfstrahl, vom offenen Feuer, vom elektrischen Strom oder von der streifenförmigen Strommarke des Blitzstrahls. Nicht einzugehen haben wir an dieser Stelle auf die ebenfalls als „Verbrennungen" bezeichneten Gewebszerstörungen durch „kalte" Strahlungen, durch ultraviolette Lichtstrahlen, Sonnenbrand, Röntgen- und Radiumstrahlen, Krankheitsprozesse, deren Heilungsverlauf und Narbenbildung besondere Eigenarten aufweist.

Nur der durch Verbrennung geschaffene Endzustand der Entstellung und Verunstaltung ist es, der im Rahmen der Kosmetik Berücksichtigung erheischt, ganz besonders dort, wo er an unbedeckter Körperstelle zutage tritt, an Kopf, Gesicht, Hals, Händen. In der Ruhe und Bewegung macht er sich gleich störend geltend. Abgesehen von der Einbuße an formgebendem Hautmaterial, die z. B. an Ohrmuscheln oder Nase verstümmelnd wirken kann, bietet schon das Bild der strahligen, teils weißlichen pigmentarmen, teils geröteten, von erweiterten Blutgefäßchen durchzogenen, hie und da verdickten, wenn nicht gar durch derbere Bindegewebswucherung „keloid" umgewandelten Narbe einen sehr auffallenden Anblick. Mangels ausreichender Talgdrüsenversorgung hat das Ersatzgewebe ein trockeneres, spiegelnderes Aussehen als gesunde Haut. Die Haare fehlen vollständig oder nehmen in den erhaltenen Resten eine veränderte Stellung zueinander ein; der Verlust von Wimpern, Augenbrauen, Barthaaren verunschönt das Bild. Besonders entstellend wirken solche kahlen Narbenbezirke im Haarkleide des Kopfes. Der ganze Gesichtsausdruck eines durch Brandschaden Gezeichneten kann ein verzogenes starres Aussehen gewinnen; die individuelle Prägung der Gesichtszüge geht verloren, zumal bei Gesichtsbewegung. Gerade beim Mienenspiel macht sich der verkürzende, einschnürende Narbenzug stark bemerkbar; das Stirnrunzeln, Mundöffnen, Pfeifen, Lachen wird erschwert, der Lidschluß beeinträchtigt oder aufgehoben; auch Schädigungen des Augapfels in Form von Verlötungen mit der Bindehaut, Hornhauttrübungen u. dgl. können die Entstellung steigern. Hat die Verbrennung die Gegend des Mundes, der Lippen oder gar den Eingang der Mundhöhle betroffen, so ergeben sich je nach dem Ausmaße der Gewebsschädigung ein- oder doppelseitige Verzerrungen und Verunstaltungen, Schiefstellung oder Verengerung der Mundspalte, Verziehung oder Verschmächtigung des Lippenrots, auch Verlötungen der Lippenschleimhaut mit dem Zahnfleisch. Waren die Hände Sitz der Verbrennung, so kommt es infolge von Narbenschrumpfung des Hohlhandgewebes leicht zur Hemmung der Fingerbewegung, zur Verkrümmung und Versteifung einzelner oder mehrerer Finger. Ähnlich und im größeren Ausmaße bietet sich die Verunstaltung und Funktionsbehinderung an Armen und Beinen dar. Doch diese Folgeerscheinungen gehören schon nicht mehr ins engere Bereich der Kosmetik, sondern in den Aufgabenkreis der klinischen Chirurgie.

So sind die Grenzen, die der praktischen Kosmetik gezogen sind, durchaus an das Moment der *Entstellung* gebunden. Von vornherein schalten Fälle aus, in denen es sich um ausgedehnte Flächenschädigungen der Körperdecke handelt, deren völlige Beseitigung überhaupt unmöglich ist. Hier kann sich die Kosmetik höchstens darin betätigen, daß sie besonders starke Verzerrungen oder Einschnürungen an sichtbarer Stelle zu bessern sucht. Die Verfahren, die hierbei in Anwendung kommen, erfordern vollkommene chirurgische Durchbildung: das Herausschneiden oder Durchtrennen straffer, zerrender Narbenzüge mit sorgfältiger Überwachung der Wundheilung, die Deckung größerer Wundflächen durch Hautüberpflanzung oder gestielte Lappen aus der Umgebung, die zweckmäßige Vereinigung der Wundränder usw. eröffnen der *chirurgischen Kosmetik* durchaus dankbare Aufgaben. Verziehungen und Ausstülpungen der Augenlider benötigen augenärztliches Eingreifen; die hochentwickelten Verfahren der Lidplastik in ihrer mannigfachen Gestaltung beseitigen selbst erhebliche Verunstaltungen und Beschwerden. Auch Defekte der Augenbindehäute können hierbei durch Überpflanzung von Lippenschleimhaut mit glatter Decke zur Heilung kommen. Nur selten wird es sich um so kleine Brandnarben handeln, daß die vollständige Auslösung des Narbengewebes möglich ist. In solchen leichteren Fällen vermag die Operation an Stelle der unebenen, unregelmäßig geformten Narbe eine lineare glatte Schnittnarbe zu erzielen. Weitgehende Besserungen mit Herstellung der Beweglichkeit kann die Chirurgie bei Fingerverkrümmungen durch Beseitigung der verkürzenden Narbenmassen erreichen.

Aber auch dort, wo ein chirurgischer Eingriff nicht angezeigt oder möglich ist, verbleibt der Kosmetik noch manches wirksame Verfahren, um störendes Aussehen, mangelnde Verschieblichkeit und Zugwirkungen des Narbengewebes zu bessern. Hierfür eröffnen sich mannigfache Wege: 1. Lockerung des Ersatzgewebes durch Massage, Kneten, Klopfen und Streichen. 2. Erweichung durch Pflaster, wie Quecksilberpflaster, Thiosinaminpflastermull. Vielfach versucht man die Auflockerung und Rückbildung gewucherten Narbengewebes auch durch Einspritzungen von „fibrolytischen" (= bindegewebslösenden) Stoffen zu erreichen, sei es durch Injektionen ins Narbengewebe selbst oder durch allgemeinwirkende Einspritzungen unter die Haut bzw. in den Muskel (Gesäßgegend). Man gebraucht dazu das Thiosinamin in 10%iger Glyzerinwasserlösung, jeden 2. Tag 1 ccm verabreicht oder das gebrauchsfertig in Ampullen käufliche Fibrolysin (Merck-Darmstadt), in gleicher Weise intramuskulär. Freilich enttäuscht das Ergebnis oft genug; die Resultate sind nicht gerade gute. Mit günstigem Erfolg verwandte P. G. UNNA zur Abflachung verdickter Narben Dunstumschläge mit Pepsin (= Pepsin-Witte, Acid. boric. aa 1,0, Aq. dest. ad 200,0—500,0) oder an Stelle der feuchten Verbände auch Pepsinpflastermull (Beiersdorfs Guttaplaste Nr. 178 und 244). Neuerdings empfiehlt VON PAYR direkte Einspritzungen von Pepsin-Pregl-Lösung ins narbige Gewebe, ein Verfahren, bei dem die in der isotonischen Jodlösung PREGLS (neben 0,035—0,04% freien Jods noch Hypojodit-, Jodat- und Jodidionen enthaltend) vollzogene Auflösung eines besonderen Pepsinum purissimum zur Geltung kommt (Zbl. ges. Chir., Bd. 49, Nr. 1, 1922 und Bd. 51, Nr. 21, 1924). Man bedient sich auch des von der Chem. Fabrik Wiernik & Co., Berlin-Waidmannslust hergestellten Präparats Presojod pepsinat., das zur Herstellung einer 1—2%igen Pepsin-Presojod-Lösung nach PAYR dient (24 Stunden vor Gebrauch frisch zuzubereiten). Endlich wird in jüngster Zeit Pankreasdispertsalbe und -pflaster (2%ig) zur Narbenauflockerung und Abflachung empfohlen (Krause-Medico-Ges., München). 3. Zerstörung und Glättung narbiger Bezirke mittels punktförmiger Elektrolyse, die auch für die Beseitigung schiefgestellter Haare in Betracht kommt. 4. Entfernung besonders augenfälliger Gefäßschlängelungen mittels Kaltkaustik oder Elektrokoagulation, letztere auch zur Haarentfernung gut geeignet. 5. Beseitigung umschriebener derber Narbengeschwülste (Keloide) im Bereich der Verbrennungsnarben durch Behandlung mit Radium, das kosmetische Ergebnis übertrifft die auch mit Röntgenstrahlen angestellten Heilversuche durch besondere Zartheit und Gleichmäßigkeit der abgeflachten Restnarbe.

Die heutige Kosmetik vermag bei Verbrennungsnarben, wenn sie nicht allzu ausgebreitet oder durch Sitz und Reichweite an sich unzugänglich sind, vielfach zu bessern, Entstellungen zu mildern, Verengerungen (Stenosierungen) und Kontrakturen zu beseitigen und so zur Hebung der körperlichen und seelischen Gesundheit beizutragen.

Verdauungsbehandlung (s. auch Pepsin). In dem widerstandsfähigen und chemisch fast unangreifbaren Horngerüst der Keratine gibt es wasserlösliche Hornalbumosen, welche durch Osmose leicht aus dem

Verbande der Hornhüllen gelöst werden können. Auf seinen Laboratoriumserfahrungen aufbauend, hat UNNA die Verdauungsmethode der Narben- und Bindegewebswucherungen der Haut mittels Pepsin-Salzsäure und Pepsin-Borsäure beschrieben. Es gelang ihm hiermit, hypertrophische Narben (Röntgen-, Lupus-, Variola-, Verbrennungsnarben) und sogar manche Keloide durch systematisch fortgesetzte Verdauungsbehandlung zum Schwinden zu bringen. Aber auch für die Kombination von Hyperkeratose und Bindegewebswucherungen, wie sie bei der Akne juvenilis vorkommt, eignete sich diese Methode sehr. Hierzu benützte er entweder Pepsinlösungen, welche in Form von feuchten, wasserdichten Umschlägen jede Nacht auf die erkrankten Hautpartien aufgelegt werden, oder Pepsinsalben.

Lotio Pepsini.		*Ungt. Pepsini.*	
Rp. Pepsini	10,0	*Rp.* Pepsini	10,0
Acid. hydrochlor. dilut.	1,0	Acid. carbol. liquef.	1,0
Acid. boric.	4,0	Acid. hydrochlor. dil.	1,0
Aq. dest.	85,0	Aq. dest.	10,0
		Eucerin anhydr.	78,0

Besonders auf die Mitesser, die sich immer und immer wieder neu bilden, hat die Pepsinverdauung eine zerstörende Wirkung. Die hyperkeratotischen Horndeckel oberhalb der Talgdrüsenausführungsgänge und die darin steckenden Hornpfröpfe werden erweicht, ihr Inhalt wird verdaut, die Mitesser liegen dann nur noch locker in den Drüsenmündungen und lassen sich leicht mit dem Komedonenquetscher entfernen oder gehen spontan ab. Früher begann die Aknebehandlung mit einer sehr mühseligen mechanischen Expression der Komedonen, die häufig genug mißglückt. Der Pepsindunstumschlag hat diesen Teil der Aknebehandlung bedeutend erleichtert und abgekürzt. Am Tage wird der Dunstumschlag in geeigneten Fällen durch Pepsinsalbe ersetzt. Bei erheblicher Eiterung ist es empfehlenswert, dieser Salbe noch Schwefel hinzuzusetzen:

Rp. Acid. hydrochlor. dilut.	0,4	Sulfur. praec.	10,0
Pepsini	2,0	Glycerini	20,0

Die Narbenverdauung wird in gleicher Weise durchgeführt. Handelt es sich um zirkumskripte Bindegewebswucherungen, so läßt sich die Verdauungslösung dadurch noch verstärken, daß man sie auf iontophoretischem Weg am positiven Pol in die Haut eindringen läßt. Auch die so schwer zu beseitigenden Keloide werden durch die bindegewebslösende Wirkung der Pepsinverdauung beseitigt oder mindestens bedeutend verkleinert. Für diesen Zweck hat UNNA die Verdauungslösung durch Zusatz von Solutio Adrenalini noch verbessert. Das Pepsin wirkt hierbei nicht nur als Verdauungsmittel des Bindegewebes, sondern es ist der Träger der Wirkung des Adrenalins, welches durch die Anwesenheit des Pepsins resorbierbarer gemacht wird. Jedenfalls läßt sich die auffällig starke Wirkung gar nicht auf eine andere Weise erklären. Das Adrenalin seinerseits erzeugt eine Anaemisierung des Gewebes. Die Formel lautet:

Rp. Sol. Adrenalini	5,0	Acid. carbol. liquef.	0,2
Acid. hydrochlor. dil.	0,4	Eucerini	20,0
Pepsini	2,0	Glycerini	20,0

Hierüber kommt ein gutsitzender Verband. — Ein recht brauchbarer und praktischer Ersatz für die Pepsinverdauung mittels Dunstumschlägen ist der Pepsin-Acidol-Guttaplast (Beiersdorf) mit

Pepsin	30,0
Acidol	0,5

auf die Rolle. Er eignet sich besonders für längeren Gebrauch bei Kranken, die fern wohnen und den Arzt nur selten aufsuchen können, oder solchen, die eine reguläre Kur infolge ihres Berufes nicht durchzuführen in der Lage sind.

Mit dieser Methode können nicht nur Keloide und Verbrennungsnarben mit Erfolg beeinflußt werden, sondern auch selbst ausgedehnte Feuermäler, welche bekanntlich zu den hartnäckigsten Hautveränderungen gehören. Sehr wichtig ist bei dieser Behandlung allerdings ein genauer, wasserdichter Abschluß der kranken Oberhaut. Man kann sich der Pepsinsalbengrundlage auch zur Beifügung von anderen Stoffen (Pyrogallol, Kupfer) mit Vorteil bedienen, um deren Wirkung zu erhöhen.

Verdoppelungen des Penis (der Vulva), s. Mißbildungen der Geschlechtsteile.

Vereisung, s. Alopezieformen; Kohlensäuretherapie; Warzen.

Verengerung der Vorhaut, s. Genitale, männliches.

Vererbung kosmetischer Leiden. Ihre Gesetze decken sich mit denen der Vererbung der Hautkrankheiten, es mag genügen, eine kurze Anführung bei einzelnen Krankheitsbildern zu erörtern.

So ist die *Pigmentierung* erblich, wobei bei der Mehrzahl der Menschen Haar, Haut und Irisfarbe übereinstimmen, so daß man annehmen muß, daß die hierbei wirksamen Erbfaktoren auf alle drei gleichmäßig einwirken. Die Erblichkeit der Hautfarbe zeigt sich am besten daran, daß bei Kreuzung zwischen zwei verschiedenen Hautfarben, z. B. Weißen und Negern, keine konstante Mittelfarbe auftritt und selbst bei Kreuzung der Mischlinge, in diesem Falle der Mulatten, eine Aufspaltung in hellere und dunklere Farbtöne einsetzt. Dasselbe ist bei der Haarfarbe zu konstatieren, bei welcher, trotzdem seit Hunderten von Jahren eine Vermischung dunkler und blonder Individuen stattfindet, doch keine gleichmäßige Mittelfarbe ausgebildet wurde. Eine besondere Rolle spielt hierbei die rote Haarfarbe, da sie häufig vergesellschaftet ist mit Epheliden und einer zarten empfindlichen Beschaffenheit der Haut. Ähnliche Gesetze wie bei der Pigmentierung gelten auch beim allgemeinen Pigmentmangel, dem *Albinismus*, und dem teilweisen, der *Scheckung*. Interessant ist der Bericht über die Vererbung einer angeborenen Weißscheckung in einem Negerstammbaum, die sich über vier Generationen erstreckt und in der Kreuzung einer Negerin mit einem Weißen dominant vererbt (KEELER). Bei der *Vitiligo*, die zur Hauptsache auf eine Störung des vegetativen Nervensystems auf endokriner Grundlage zurückgeführt wird, sind gleichfalls Beziehungen zur Erblichkeit festgestellt worden. Beim *Mongolenfleck*, welcher der Koriumpigmentierung beim Affen entspricht, sind Erbfaktoren wirksam, die der tierischen Vorfahrenreihe entstammen. Gerade beim *Naevus* hat die Erblichkeitsforschung wichtige Erfahrungen gesammelt, und seitdem MEIROWSKY ihn als keimplasmatisch bedingte Veränderung der gesamten Hautdecke oder verschiedener Stellen derselben definierte, haben viele nach ihm dieses Gebiet bearbeitet (SIEMENS), so daß die Muttermalbildung jetzt wohl unumstritten als ausgesprochen erblich zu bezeichnen ist. Der *Behaarung* und den *Haarerkrankungen* bringt die Erblichkeitslehre ein gesteigertes Interesse entgegen, seitdem KRETSCHMER darauf hingewiesen hat, daß wir gerade in der Behaarung eine besonders empfindliche Anzeige für konstitutionelle Anlagen zu erblicken haben; so soll nach ihm die Art der Glatzenbildung beim Zyklothymen, beim Schizothymen und beim Pykniker wesentliche Unterschiede aufweisen. Während beim letzteren die „Geheimratsecken" prävalieren, ist die Glatze des Zyklothymen scharf gegen die Umgebung abgegrenzt, wie poliert aussehend, beim Schizothymen ein Glatzentyp vorherrschend, der so wirkt,

„als wäre der Haarboden von Mäusen zerfressen". Von diesen schon ins psychische Gebiet hinüberspielenden Erwägungen abgesehen, sind die *Alopecia praematura* und die ihr zugrunde liegende *Seborrhoe* meist erbbedingt, finden sich familiär, besonders beim männlichen Geschlecht. Ebenso sind *Hypo-* und *Hypertrichosis* oft angeboren. Bei letzterer handelt es sich dort, wo sie allgemein auftritt, um eine Mißbildung des Haarkleides, die darin besteht, daß das fötale Wollkleid weiterwächst, während es bei normaler Anlage abgestoßen und durch stark markhaltiges Haar ersetzt wird. Bei der lokalen Hypertrichose ist dagegen eine übermäßige Entwicklung des sekundären Haarkleides anzunehmen, die gleichfalls entweder angeboren ist oder erst im späteren Leben, besonders zur Pubertätszeit auftritt. Vielfach findet sich bei ihr eine Kombination mit anderen Störungen, wie Spina bifida occulta, Klumpfuß, Enuresis, behaarten Pigmentnaevis. Nebenbei spielt die Einwirkung endokriner Drüsen eine große Rolle. Unter den Haarkrankheiten sind *Monolethrix* und *Pili annulati* familiär beobachtet worden, von den Nagelerkrankungen sind Entwicklungsstörungen zumeist familiär, so die totale *Anonychie* und *Leukonychie*. In hohem Grade erblich bedingt ist der *Lichen pilaris* und die *Ichthyosis*. In vielen Fällen von *Hyperhidrosis* sind Erbfaktoren maßgebend, mit Übergängen zur Keratosis palmo-plantaris, zur Epidermolysis bullosa und zur Granulosis rubra nasi. Auch bei der *Akne vulgaris* und bei der *Rosacea* haben zwillingspathologische Untersuchungen deutliche Erblichkeitsbeziehungen aufgedeckt, wobei bei ersterer der Zusammenhang mit endokrinen Drüsen — neben den Geschlechtsdrüsen kommen Thymus, Hypophyse, Thyreoidea und Nebennieren in Betracht — von Bedeutung ist. Bei der Rosacea spielen neben gastrointestinalen Störungen als paratypische Faktoren Alkohol, Wetter usw. eine ursächliche Rolle. SIEMENS bezeichnet mit Recht die echten *Atherome*, die als multiple Epidermoide auftreten, als erblich, ebenso kommen multiple *Lipome*, *Komedonen* und *Milien* sehr oft erblich vor, während bei der Neurofibromatosis Recklinghausen schon ihr Zusammenhang mit anderen Entwicklungsstörungen (Epispadie, Kryptorchismus usw.) die Erblichkeit unterstreicht. Ähnliches gilt für die *Xanthomatose* und das *Pseudoxanthoma elasticum*.

Bei der *Psoriasis* spielt der Erbfaktor eine große Rolle. Daneben ist die Rassendisposition von Bedeutung, so erkranken besonders häufig rotblonde oder blonde Individuen mit zarter Hautbeschaffenheit. Das gehäufte familiäre Auftreten der Psoriasis ist ja bekannt. Seitdem bei der Entstehung des *Ekzems* den allergischen Verhältnissen eine erhöhte Bedeutung beigemessen wird, hat auch bei ihm neben den rein äußerlich wirkenden Faktoren die Erbanlage dieser Allergie zu kritischen Betrachtungen Anlaß gegeben. Sehr oft handelt es sich dabei jedoch nicht um eine Überempfindlichkeit gegen eine bestimmte Schädlichkeit, sondern vielmehr um eine Ekzembereitschaft, die sich darin zeigt, daß solche Individuen auf Schädlichkeiten, die von außen an sie herantreten, leichter mit krankhaften Hautveränderungen antworten. Am deutlichsten tritt die ererbte Disposition bei den Säuglingsekzemen in Erscheinung, die dem sogenannten Status exsudativus beigezählt werden. Nur kurz erwähnt sei, daß auch bei *Varizen* und *Haemorrhoiden* neben den paratypischen Faktoren erbliche Dispositionen ihre Bedeutung haben.

Vergiftung, s. Nervenleiden; Speichelfluß.

Verjüngung. Das Wort Verjüngung ist ein Ausdruck, der viel mißdeutet und viel mißbraucht wurde. Nach unseren Erfahrungen ist eine Verjüngung des alternden Organismus im wahren Sinne des Wortes nicht zu erwarten. Wir können die durch frühzeitigen Verbrauch bedingten Alterserscheinungen bei manchen Fällen hemmen. Daß aber die verschiedenen Eingriffe und Behandlungen mit Erfolg eine Verlängerung des Lebens mit sich bringen, kann nicht behauptet werden. Es ist demnach das Wort Verjüngung auszuschalten und durch den Ausdruck Regeneration, Wiedererholung, zu ersetzen. Die Angriffspunkte aller diesen Zweck verfolgenden Methoden sind die Keimdrüsen. Gelingt es bei einem Organismus, die inkretorische Tätigkeit dieser Organe wie die der anderen Drüsen mit innerer Sekretion zu bessern, dann wertet sich dieser Erfolg in einer Besserung der anderen Organfunktion aus. Das ist das Ziel, das erreicht werden kann.

Das *vorzeitige Altern* wird durch einen frühzeitigen Verbrauch des Organismus bedingt. Für das Eintreten dieses Zustandes sind gewisse Minderwertigkeiten in der Anlage und schwere psychische und physische Inanspruchnahme des Individuums, weiter gefäßschädigende Genußmittel wie Alkohol und Nikotin veranlassend. Ein frühzeitiges Nachlassen der Funktion der Keimdrüsen, die sich in einem Zurückbilden der Sexuszeichen zeigt, veranlaßt mit die Erscheinungen des frühzeitigen Alterns. Gelingt es, die schädigenden Momente auszuschalten, und ist der Organismus noch regenerationsfähig, dann ist die Besserung der inkretorischen Funktion der Keimdrüsen das wichtigste Moment, das diesen Zustand hemmt und bessern kann. Das vorzeitige Altern ist Gegenstand verschiedener Behandlungsvorschläge, und die besten Erfolge, welche die sogenannten Verjüngungsoperationen aufzuweisen haben, geben diese Fälle. Eine harmlose, in ihrer Wirkung oft sehr günstige Behandlung ist die Diathermie, die elektrische Durchwärmung der Keimdrüsen. Sie verursacht eine Hyperaemie des Organes, die bei mangelhafter Funktion vor allem bei innersekretorischer Insuffizienz durch die energische Durchblutung eine bessere und ausreichendere Tätigkeit zur Folge hat. Die Anwendung ist auch bei unterentwickelten Organen Jugendlicher oft von günstigem Einfluß. Man beobachtet ein besseres Wachstum der zurückgebliebenen Organe. Die günstigen Erfolge aber sehen wir, wie schon erwähnt wurde, bei Potenzstörung frühzeitig gealterter Menschen. Mangelhafte Tätigkeit der Keimdrüsen im höheren Alter kann dort durch elektrische Durchwärmung gebessert werden, wo die Organe noch erholungsfähiges Gewebe besitzen.

Unter Verjüngungsoperationen verstehen wir Eingriffe, die eine Regeneration des Organismus bezwecken sollen und ihren Angriffspunkt an den Keimdrüsen haben. In erster Linie ist die *Unterbindung des Samenstranges* zu nennen, STEINACHsche Operation, dann die Transplantation jugendlichen Keimdrüsengewebes auf den alternden Organismus, die DOPPLERsche Operation, die Spaltung der Tunica albuginea des Hodens mit ihren verschiedenen Modifikationen. Die letztere Operation will eine Entlastung des in der Kapsel eingeengten Organes mit besserer Durchblutung herbeiführen. Die Tatsache, daß jede Verletzung der Hülle des Hodens narbige Veränderungen des benachbarten Hodengewebes zur Folge hat, durch die dieses geschädigt wird, ist zu bedenken, und es muß abgewartet werden, ob durch diese Eingriffe nicht das Organ mit der Zeit schwer geschädigt wird.

Die von DOPPLER *empfohlene Methode* ist eine chemische Schädigung der leicht vulnerablen Sympathikuselemente der Gefäße durch wässerige Phenollösung. Die Behandlung hat nach einer vorübergehenden Kontraktion der behandelten Gefäße eine andauernde Vasodilatation mit erhöhter arterieller Durchblutung zur Folge. Dieser Eingriff ist eine Modifizierung der von LÉRICHE empfohlenen instrumentellen Zerstörung der die Gefäße begleitenden Sympathikusfasern. Der Eingriff hat, an den Geschlechtsdrüsen ausgeführt, nach den Erfahrungen des Autors eine Vermehrung der Hormonproduktion zur Folge. Er sah bei Altersbeschwerden, beim Infantilismus und Eunuchoidismus, wie bei Potenzstörungen, sowohl durch inkretorisches Versagen, wie durch psychische Hemmungen bedingt, gute Erfolge. Der Eingriff wird in der Weise ausgeführt, daß die freigelegten Gefäße mit der Lösung bepinselt werden. Die Lösung selbst wird unter dem Namen *Isophenol* gebrauchsfertig hergestellt.

Schwere Entwicklungsstörungen körperlicher und geistiger Art sehen wir auftreten bei einer mangelhaften Anlage und mangelhafter Entwicklung der Keimdrüsen. Das Krankheitsbild ist unter dem Namen *Eunuchoidismus* bekannt. Es ist charakterisiert durch frühzeitiges Auftreten sklerotischer Veränderungen des Blutgefäßsystems, Abnahme des Körpergewichtes, rasche Ermüdbarkeit, Insuffizienz bei geistiger und körperlicher Arbeit, frühzeitiges Ergrauen und Ausfallen der Haare, endlich auffallendes Nachlassen der Libido und Potentia coeundi. Die *Eunuchoiden* besitzen sehr grazile Knochen, die Röhrenknochen sind auffallend lang, der Kopf klein, die Hände schmal und lang. Der Hochwuchs und das Überwiegen der Extremitätenanlage kommt durch das abnorm lange Offenbleiben gewisser Epiphysenfugen zustande. Die Dentition ist oft verlangsamt, man findet noch im 20. Lebensjahr Milchzähne. Der Kehlkopf bleibt knorpelig und behält die kindlichen Dimensionen, die Stimme ist hoch, meist schrill. Alle Fälle zeigen die typische Fettverteilung. Das Kopfhaar ist reich entwickelt, im Gesichte keine Barthaare, nur Lanugohaare, mangelhafte Behaarung der Achselhöhle, des Stammes und des Mons veneris. Die Haut zart, blaß, bei den älteren Individuen auffallend viele Falten und Runzeln. Die Muskulatur ist wenig entwickelt, das Genitale hypoplastisch, der Penis sehr klein, das Skrotum flach, haarlos, die Hoden klein, weich, die Prostata sehr klein. Der Eunuchoidismus findet sich häufiger beim männlichen Geschlecht als beim weiblichen; die Ursache des Eunuchoidismus ist, wie schon ausgeführt, in einer mangelhaften Entwicklung der Keimdrüsen zu sehen. Es ist möglich, daß bei manchen Fällen in früher Jugend traumatische und infektiöse Insulte diese Organe geschädigt und dadurch den Eunuchoidismus herbeigeführt hatten; es wäre da an Mumps, Scharlach und andere Infektionskrankheiten zu denken. Der Eunuchoidismus ist oft hereditär.

Differentialdiagnostisch kommen *Infantilismus* und hypophysäre *Dystrophie* in Betracht. Bei ersterem findet man Erhaltenbleiben der kindlichen Dimensionen — auch die Psyche bleibt infantil —, währenddem dies bei Eunuchoiden nicht der Fall ist. Die Abgrenzung des Eunuchoidismus gegenüber der hypophysären Dystrophie ist recht leicht. Beiden gemeinsam ist die Genitalstörung und die damit im Zusammenhang stehende Fettverteilung; bei der hypophysären Form findet sich, wenn sie im Kindesalter einsetzt, ausgesprochene Wachstumshemmung, bei der eunuchoiden Form Hochwuchs oder wenigstens keine Wachstumsstörung. Diesen körperlichen Defekten steht sehr oft eine hohe Intelligenz gegenüber, welche diese Menschen den Grund ihrer Minderwertigkeit bald erkennen läßt und die Ursache schwerer seelischer Depressionen wird. Dieser Umstand mag es vielleicht bedingen, daß Tücke und Rachsucht ihnen zugeschrieben werden. Wir finden auch häufig künstlerische Begabung, doch ohne die gewisse Vollkommenheit, wie wir sie beim normalen Manne beobachten können. Die Medizin hat sich mit einer Beeinflussung dieses Zustandes befaßt und versucht, gewisse äußere Merkmale, die solche von den anderen Menschen auffällig unterscheiden, zu beheben. Das waren vor allem die an einzelnen Stellen des Körpers entwickelten übermäßigen Fettanhäufungen, die durch internen Gebrauch von Thyreoidin zur Rückbildung gebracht werden sollten.

Überblickt man die angewendeten therapeutischen Versuche, so ergibt sich, daß eine erfolgreiche Behandlungsmethode für den Eunuchoidismus bisher noch nicht bestanden hatte. Da durch *Transplantation* die Kastrationsfolgen Erwachsener behoben werden konnten, wurde von LICHTENSTERN diese Operation auch beim Eunuchoidismus ausgeführt, und bei einer Anzahl von Fällen wurden durch *Hodenüberpflanzung*, besonders bei Patienten unter dem 20. Lebensjahr, gute Erfolge erzielt. Die sekundären Geschlechtscharaktere kamen zur Entwicklung.

Die Mehrzahl der Forscher neigt zu der Auffassung, daß die somatischen Unterschiede zwischen den Geschlechtern durch Einwirkung der sexuell differenten Keimdrüse entstehen, und deshalb wären die charakteristischen Geschlechtsmerkmale als *sekundäre* zu bezeichnen. Ihre innige Beziehung mit der Tätigkeit der Keimdrüsen ist wohl bekannt. Die Behaarung bildet einen Teil der sekundären Sexuszeichen. Wir beobachten bei mangelhafter Tätigkeit oder Verlust dieser Organe ein langsames Ausfallen der Haare, insbesondere an den Geschlechtsorganen, an der Brust, den Oberschenkeln und vor allem der Barthaare. Wird bei dem betreffenden Individuum durch Zufuhr hormonproduzierenden Gewebes eine Hemmung der Ausfallserscheinungen erzielt, dann sehen wir Sistieren des Haarausfalles und Wiederentwicklung der Behaarung. Die Beobachtungen haben gezeigt, daß es sich nicht um Neuentwicklung von Haaren handelt, sondern daß Lanugohaare sich in vollentwickelte Haare umwandeln. Wir beobachten auch bei krankhafter Tätigkeit der Keimdrüsen atypische Behaarungsformen, z. B. männlichen Behaarungstypus bei Frauen.

Die mangelhafte Funktion der Keimdrüsen beim alternden Organismus bedingt unter anderem mangelhafte Durchblutung der Haut, mangelhafte Tätigkeit der Hautdrüsen und dadurch Schwund der Elastizität und Durchfeuchtung der Hautdecke. Bei günstigen Ergebnissen von therapeutischer Beeinflussung der alternden Keimdrüsen hat es sich erwiesen, daß eine ganz besondere und sichtbare Einwirkung auf die Hautdecke festgestellt werden konnte. Die Haut verlor ihre Sprödigkeit, Trockenheit, wurde weich, elastisch und auch die Runzelung kam an manchen Stellen zum Schwinden. Diese Erscheinung ist am auffallendsten bei manchen Fällen an der Gesichtshaut zu sehen, als deren Folge das sogenannte verjüngte Aussehen auftritt.

Eine der wirksamsten und durch die langjährige Beobachtung auch am kritischesten zu beurteilende Behandlungsart des alternden Organismus ist die *Unterbindung des Samenstranges*, die am Tier zuerst von STEINACH studiert und von LICHTENSTERN am Menschen ausgeführt wurde.

Die Unterbindung des Samenstranges verhindert die exkretorische Tätigkeit der Keimdrüsen, sie bedingt eine Stauung in dem Organ, durch welche die spermatogenetische Funktion anfangs gehindert, dagegen die *inkretorische Tätigkeit* angeregt wird. Durch histologische Untersuchungen konnte der Beweis erbracht werden, daß durch die Unterbindung des Samenstranges beim alternden Hoden keinerlei durch die Stauung bedingte Schädigungen im Sinne atrophierender Prozesse auftreten müssen, im Gegenteil, oft konnte im Gewebe normale Struktur und das Wiederauftreten der Spermatogenese beobachtet werden. Bei dem intensiven Einfluß der Drüsen mit innerer Sekretion auf verschiedene Organfunktionen ist es verständlich, daß eine Anregung der Inkretion dieser Drüsen den Organismus günstig beeinflussen kann. Es wird daher auch beim alternden Organismus eine erhöhte inkretorische Tätigkeit der Keimdrüsen und dadurch auch der anderen Drüsen mit innerer Sekretion dort, wo schwere anatomische Organschädigungen nicht bestehen, im Sinne einer Regeneration sich auswirken können. Die Erscheinungen des Alters treten bei verschiedenen Menschen verschieden bald auf. Wo sie frühzeitig einsetzen, physische und psychische Störungen verursachen, die nicht bedingt sind durch entsprechende anatomische Organveränderungen, dort wird der Hauptangriffspunkt dieses Eingriffes sein. Aber auch im höheren Alter auftretende lästige Alterserscheinungen können manchmal einer Besserung zugänglich gemacht werden. Es muß aber betont werden, daß physiologisch bedingte und den Naturgesetzen unterworfene Veränderungen des alternden Organismus zwar beeinflußt, aber in der Endauswirkung nicht verhindert werden können. Es muß weiter hervorgehoben werden, daß die Annahme, diese Operation habe eine rein erotisierende, die Sexualität beim alternden Organismus steigernde Wirkung, nicht richtig ist, nur bei einer Gesamtregeneration bessert sich auch diese Funktion. Die wichtigsten Folgeerscheinungen nach der *Vasoligatur* sind eine Erhöhung der physischen und psychischen Arbeitsfähigkeit. Unter dem von LICHTENSTERN beobachteten Material ist in einem beträchtlichen Prozentsatz nach dem Eingriff eine sichtliche Besserung der körperlichen und geistigen Leistungen gesehen worden, die sich auf mehrere Jahre erstreckt hat und trotz gleichbleibender ungünstiger Ernährungs- und Arbeitsbedingungen nicht geschwunden ist. Weitere günstige Konsequenzen sind besserer Schlaf und bessere Verdauung, Zunahme des Körpergewichtes. Eine auffallende Veränderung bietet öfters die Hautdecke, die Sprödigkeit und Trockenheit verschwindet, lästige *Altersekzeme* gehen manchmal zurück, und man beobachtet öfters das Neusprießen von Haaren. In den ersten drei Wochen nach dem Eingriff steigert sich das Allgemeinbefinden oft außerordentlich, dann kommt es zu einem Stillstand, und erst ganz langsam und allmählich, oft auf einen Zeitraum von fünf bis sechs Monaten sich erstreckend, entwickelt sich die Regeneration. Die Anfangserfolge sind auf rasche Resorption der Hormone in der gestauten Keimdrüse zurückzuführen. Beim *Senium praecox* beobachten wir häufig unangenehme Erscheinungen seitens der Prostata, Pollakisurie, Dysurie ohne Harnretention. Diese Beschwerden werden häufig nach der Vasoligatur gebessert. Die günstigen Folgen der Vasoligatur sind dort festzustellen, wo ein regenerationsfähiger Organismus dem Eingriff unterzogen wurde, und diese Tatsache zeigt, daß das schwierigste Problem die *Indikationsstellung* für den Eingriff ist. Er ist nur dort zu empfehlen, wo die Vorbedingungen für einen Erfolg bestehen, d. i. Freisein schwerer Organschädigungen.

Eine Behandlungsform zur Besserung der Keimdrüsenfunktion ist die *Zufuhr von artfremder Keimdrüsensubstanz*, die den Zweck hat, die mangelhafte Hormontätigkeit zu ersetzen. Da es nicht angeht, menschliches Material zu diesem Zweck zu verwenden, so werden Präparate hauptsächlich aus Schweins-, Widder- und Stierhoden gewonnen. Viele der Präparate sind polyglandulär hergestellt, d. h. sie enthalten auch andere Drüsen mit innerer Sekretion, vor allem Hypophysensubstanz. Die Wirkung ist meistens dadurch bedingt, daß die Hormontätigkeit der körpereigenen Drüse angeregt wird. Wir besitzen aber bis jetzt noch wenige in ihrer Wirkung eindeutige Präparate, da das artfremde Gewebe auf den menschlichen Organismus begreiflicherweise in viel geringerem Maße einwirkt als auf artgleiche Individuen. Die klinisch erzielten Erfolge müssen als recht bescheiden bezeichnet werden.

Der Einfluß der endokrinen Funktion der Geschlechtsdrüsen auf somatische und psychische Eigenschaften des Organismus ist feststehend; durch den Wegfall dieser Organe treten *Ausfallerscheinungen* auf, die körperliche und psychische Veränderungen zur Folge haben, die sich am intensivsten beim erwachsenen vollentwickelten Individuum auswirken. Diese Erfahrungen wurden sowohl durch klinische Beobachtungen als auch durch das Tierexperiment gewonnen. Durch Tierversuche konnte festgestellt werden, daß die Folgeerscheinungen nach Entfernung der Keimdrüse beim jugendlichen wie beim erwachsenen Tier durch Wiedereinpflanzung dieser Organe zum Schwinden gebracht werden können und daß bei entsprechender Versuchsanordnung die Wirkung dieses Eingriffes längere Zeit sich erhält. Es war daher naheliegend, die Folgeerscheinungen der Kastration, die charakterisiert sind als Schwinden der sekundären Sexuszeichen, therapeutisch auch beim Menschen anzugeben. Während man schon längere Zeit sich mit dem Ersatz der weiblichen Keimdrüse durch Transplantation beschäftigt hatte, war man an den Ersatz der männlichen Keimdrüse erst relativ spät herangetreten, es ist wahrscheinlich, daß die Schwierigkeit, geeignetes Transplantationsmaterial zu finden, wie die Lösung der operativen Technik, die Gründe dafür waren. LICHTENSTERNS erste Beobachtung geht auf das Jahr 1915 zurück und betraf einen Fall von Transplantation eines Leistenhodens bei einem erwachsenen Manne, der beide Keimdrüsen im Krieg durch Verletzung verloren hatte und alle Erscheinungen des Eunuchoidismus aufwies. Diese Folgeerscheinungen konnten durch Operation restlos zum Schwinden gebracht werden. Diejenige Technik ist vorzuziehen, bei welcher das Implantat günstige Ernährungsbedingungen findet und vor mechanischen Insulten geschützt ist. Langjährige Beobachtungen zeigten weiter, daß nur frisch entnommenes menschliches Material, das von Mensch zu Mensch übertragen wird, Dauererfolge ergibt, dagegen jedes tierische Material in absehbarer Zeit resorbiert wird. Das Implantat entfaltet eine rein innersekretorische Wirkung, diese genügt, um die sekundären Sexuszeichen zur Wiederentwicklung zu bringen und zu erhalten. Bekanntlich genügt eine geringe Menge Keimdrüsensubstanz, um die inkretorische Funktion aufrechtzuerhalten. Der Nachweis, daß bei beiderseits kastrierten Menschen, bei welchen die sekundären Sexuszeichen sich zurückgebildet hatten und bei denen durch die Implantation diese wieder in Erscheinung getreten sind, Jahre sich erhalten haben, ist genügend für die Annahme der Weiterwirkung des Implantates. Die Ansicht, daß die Wirkung des Transplantates eine suggestive ist, ist nicht haltbar, da gerade die Folgen der Kastration so eindeutige sind, daß das Wiederauftreten der Sexuszeichen und deren langjähriges Erhaltenbleiben wohl nicht auf suggestive Wirkung zurückgeführt werden kann.

VORONOFF hat Keimdrüsen menschenähnlicher Affen verwendet, und zwar hat er das Transplantat auf den Hoden aufgepfropft, von der Ansicht ausgehend, daß dieser Nährboden der geeignetste für die Dauererhaltung sei. Verschiedentliche Nachuntersuchungen haben ergeben, daß das eingepflanzte Gewebe resorbiert wird. Die typische *Voronoffsche Operation* wird durchwegs an alternden Menschen ausgeführt, deren Allgemeinbefinden durch den aufgepfropften Affenhoden gebessert werden soll. Erfahrungen, die sich vor allem auf ein langjähriges Studium dieser Materie stützen, lassen die Annahme gerechtfertigt erscheinen, daß es durch den aufgepfropften Hoden zu einer Anregung der inkretorischen Tätigkeit der Keimdrüsen des betreffenden Individuums kommen kann, daß also diese Operation eine Ersatztherapie darstellt, die in ihrer Wirkung höher zu werten ist als unsere bisherigen Injektionsmethoden von Hormonpräparaten. Für die Beurteilung einer Dauerwirkung ist diese Methode nicht zu verwerten, da es sich bei dieser Operation nicht um beiderseitig kastrierte Menschen handelt, es ist aber der Affenhoden entschieden als Ersatzmaterial besser zu verwenden als die Hoden anderer Tiere. Wenn wir in Fällen, wo menschliches Material uns nicht zur Verfügung steht, anthropoide Affen heranziehen, so werden wir gewiß günstige Erfolge erzielen können, deren Wirkungsdauer aber eine beschränkte sein wird. Die Beschaffung *menschlichen Materials* ist schwierig und die Forderung, von Mensch auf Mensch körperwarm zu transplantieren, ist oft schwer zu erfüllen. LICHTENSTERNS Versuche, menschliches Material körperwarm oder durch Kälte eine Zeitlang konserviert zu verwenden, haben ergeben, daß auch dieses Material sich bald resorbiert. Es wurden kryptorche und normale Hoden verwendet. Der kryptorche Hoden ist nur dann verwertbar, wenn er genügend funktionelles Hodengewebe besitzt, ein atrophisches Organ ist vollkommen wertlos. Die Möglichkeit, solche Organe zu erhalten, ist nicht oft gegeben, nur dann, wenn ein solcher Hoden wegen heftiger Schmerzen den betreffenden Träger zur Operation zwingt. Ist der Anhängeapparat des Hodens so verkürzt, daß ein Herunterziehen in die normale Lage nicht möglich ist, ist das zweite Organ des Patienten vollkommen intakt, ist durch die genaue Untersuchung Freisein des Individuums von Lues und Tuberkulose festgestellt, dann darf ein solches Organ verwendet werden. Genaue tierexperimentelle und histologische Untersuchungen haben gezeigt, daß gut erhaltene kryptorche Hoden für die inkretorische Funktion verwertbar sind. Normale Hoden wurden nur dann verwendet, wenn sie von Verwandten des zu operierenden Kranken freiwillig zur Verfügung gestellt wurden. Die besten Erfolge mit der Transplantation wurden bei Kastrationsfolgen erzielt, aber auch bei Unterentwicklung der Keimdrüsen jugendlicher Individuen konnte durch die Transplantation ein mächtiger Impuls des Organismus gegeben werden, der sich in ausgezeichneter Weise bei der Weiterentwicklung ausgewirkt hat. Die Frage, inwieweit psychische Störungen, die auf eine Störung der Keimdrüsentätigkeit zurückgeführt werden, vor allem die *Dementia praecox*, durch eine Keimdrüsentransplantation beeinflußbar sind, ist noch zu wenig bearbeitet und durch zu geringes Beobachtungsmaterial gestützt, um eine endgültige Stellungnahme zu erlauben.

S. auch Alterserscheinungen.

Verknotung der Haare, s. Trichonodosis.

Verletzung peripherer Nerven, s. Trophische Störungen.

Vernix caseosa, s. Seborrhoe.

Verruca necrogenica, s. Röntgen.

Verrucae perionychiales, s. Nägel.

Verrucae planae, s. Psyche; Radium; Röntgen; Sonnenlichtschädigungen; Warzen.

Verrucae seniles (seborrhoicae), s. Alterswarzen; Atrophie; Lichtbehandlung; Radium; Warzen.

Verrucae vulgares, s. Kohlensäureschnee; Lippen; Psyche; Radium; Röntgen; Rotationsinstrumente; Warzen.

Verruga peruviana, s. Tropen.

Verwindung des Fußes, s. Fußdeformitäten.

Verwitterte Haut, s. Alterserscheinungen.

Vesolcreme soll nach Angabe wässeriges Fucus-vesiculosus-Extrakt in einer Salbengrundlage enthalten und als Massagesalbe zu Entfettungskuren dienen. (Leo-Werke G. m. b. H., Dresden N.)

Vetiveröl (Oleum Vetiver), ein wertvolles Öl von sehr anhaftendem, aber diskretem Geruch, das zu vielen Phantasiekompositionen Verwendung findet. Die feinste Sorte ist das aus Java stammende Öl. Auch ein Vetiverextrakt (Resinoid) kommt in den Handel.

Vibrationsmassage, s. Gesichtspflege; Massage.

Vibrissen, s. Atrophie; Bartflechte; Furunkel am Naseneingang; Nasenröte.

Vierziger, s. Kindesalter.

Vigantol, standardisiertes Vitamin D, kommt in 1%iger Lösung in Olivenöl als Vigantolöl in den Handel. Dosierung: Für Erwachsene täglich 5 bis 10 Tropfen oder 1—2 Dragees etwa 4—6 Wochen hindurch, dann Pause einschalten. (I. G. Farben und Merck, Darmstadt.) (S. auch Ernährung; Vitamine.)

Viljacreme, Unguentum comp. herbale Obermeyer besteht nach Angabe aus Oleum Tanaceti 3,5 p. c., Oleum Rutae 3,0 p. c., Oleum Capsellae Bursae pastor. 3,5 p. c., Adeps Lanae cps. 80 p. c., Extr. Verbenae 2,5 p. c., Extr. Saponariae 3 p. c., Extr. Betonicae 2,0 p. c. Analyse ZERNIK und KULM: Wasserhaltiges Lanolin mit Rosmarinöl. Soll gegen Pruritus und Ekzeme angewendet werden. (L. Obermeyer & Co., G. m. b. H., Hanau a. M.)

Vinaigre de Toilette, s. Essige.

Vioform, 7,5,8-Jodchloroxychinolin, Chinolinum chlorojodatum. Lockeres, graugelbes Pulver, fast geruch- und geschmacklos, an feuchter Luft sich zusammenballend. Fast unlöslich in Wasser, schwer löslich in Alkohol, Aether, Chloroform. 41,2% Jod. Läßt sich unzersetzt sterilisieren. Als keimtötendes und austrocknendes Mittel entweder rein oder mit Talcum aa oder auch als 5—10%ige Salbe, Pasta, Glyzerinsuspension bei intertriginösen Erscheinungen, Ekzemen usw. Wundstreupulver.

Vioformsalbe (nach ALEXANDER).

Rp. Vioform. ...... 1,0—1,5
Bismut. subnitric. 2,25
Lanolin. Vaselin. .. aa ad 25,0

(Gesellschaft für chemische Industrie, Basel.)

Virilismus, s. Innere Krankheiten.

Vitaluxlampe, s. Lichtbehandlung.

Vitamine, auch Ergänzungsnährstoffe genannte Substanzen, müssen in einer wenn auch sehr kleinen Quantität dem Organismus zugeführt werden, wenn Störungen der Gesundheit vermieden werden sollen. Die Vitamine sind vom kalorisch-energetischen Standpunkt bedeutungslos, d. h. sie kommen nicht als Wärmebildner in Betracht. Ihre chemische Natur ist noch unbekannt, ihr Nachweis geschieht vornehmlich im Tierversuch. Man benützt hierzu junge Ratten, die mit einer das oder die betreffenden Vitamine nicht enthaltenden, sonst aber zureichenden Kost gefüttert werden, und beobachtet die an solchen Tieren auftretenden Wirkungen. Durch Zufügen des betreffenden Vitamins können die betreffenden Krankheitserscheinungen zum Schwinden gebracht werden.

Daß die Vitamine auch für die Kosmetik nicht ohne Bedeutung sind, geht daraus hervor, daß *Vitaminmangel* manchmal ganz typische Hauterscheinungen hervorrufen kann. Es sei nur erinnert an die Veränderung der Widerstandsfähigkeit der Haut gegen Infektionen, an den Einfluß auf das Haarwachstum, auf die Beschaffenheit der Haut und Haare, auf die Hautfärbung durch Beeinflussung des Pigmentapparates und durch Ablagerung bestimmter Stoffe in der Haut (Haemosiderin beim Skorbut, Karotin bei Xanthosis). Man unterscheidet eine ganze Reihe von verschiedenen Vitaminen und ist bemüht, immer noch weitere Unterteilungen und Arten aufzustellen und zu isolieren. Zwischen Vitaminen und Hormonen bestehen trotz der ursprünglichen scharfen Trennung vielfache Wechselbeziehungen, so sind die Vitamine A und E verbunden mit dem Ovarialhormon, das Vitamin A außerdem mit der Thyreoidea, das Vitamin E mit dem Hypophysenvorderlappen, während das Vitamin D Beziehungen zur Parathyreoidea hat. Daraus geht hervor, daß die Krankheiten, die auf Vitaminmangel zurückgeführt werden müssen, nicht nur durch das Fehlen des betreffenden Vitamins bedingt sind, sondern zum Teil auch hormonalen Einflüssen unterliegen, wobei noch die Bindung der Vitamine an verschiedene andere Nahrungsmittel, wie Eiweißkörper und Mineralsalze, ihre Bedeutung hat. So sind sicherlich bestimmte Begleitsymptome der Avitaminosen auf diese wechselseitigen Beziehungen zwischen Vitaminen und Hormonen einerseits, Vitaminen und Nahrungszusammensetzung anderseits zurückzuführen, besonders dort, wo Beeinflussungen des Wachstums zutage treten.

Das sogenannte *Vitamin A* ist eine fett-, alkohol- und aetherlösliche Substanz, deren Fehlen in der Nahrung zu einer eigenartigen Veränderung der Augenbindehaut und Hornhaut führt, die man als *Xerophthalmie* bezeichnet. Es wird auch *antixerophthalmisches Vitamin* genannt und scheint durch sein Fehlen auch gewisse Fälle von Nachtblindheit hervorzurufen (Birnbacher). Mangelhafte Zufuhr von Vitamin A setzt die Widerstandsfähigkeit gegenüber verschiedenartigen Infektionen sehr herab. Es wirkt ansatz- und wachstumsfördernd. Anscheinend steht es dem Cholesterin nahe. Als Folge des Vitamin-A-Mangels sind pathologische Verhornungen an den Schleimhäuten des Larynx, der Trachea und an den Kanälen verschiedener Drüsen beobachtet worden, ferner Hyperpigmentation zum Teil der ganzen Haut, zum Teil lokalisiert an Narben und an der Konjunktiva, was wieder auf die Beziehungen zwischen Vitamin A und Nebenniere hinweist. Dem Vitamin A steht nahe das ebenfalls fettlösliche *antirachitische Vitamin D,* dessen Fehlen eine rachitisähnliche Skeletterkrankung bei jungen Ratten zur Folge hat. Diese fettlöslichen Vitamine sind in grünen Gemüsen, in Tomaten, Karotten, Kartoffeln und unter bestimmten Bedingungen im tierischen Fett reichlich vorhanden. Butter und Milch von besonnten Kühen oder von solchen, die besonntes Heu gefressen haben, Eigelb von Hühnern, die zur Zeit der Eireife im Freien gewesen sind, besonders aber der Lebertran des Dorsches sind Träger dieser Stoffe. Margarine enthält die fettlöslichen Vitamine A und D nicht. Das antirachitische Vitamin D entsteht, wie wir heute wissen, wenn das sogenannte *Ergosterin,* ein dem in allen pflanzlichen und tierischen Geweben vorkommenden Cholesterin nahe verwandter Stoff, von den kurzwelligen ultravioletten Strahlen des Sonnenlichtes getroffen wird. Auf diese Weise ist auch die künstliche Herstellung des Vitamins D gelungen, das bei Rachitis und ähnlichen Knochenerkrankungen mit bestem Erfolg verabreicht wird. Seine Wirksamkeit ist so groß, daß es bei Überdosierung schwere Störungen des Kalkstoffwechsels hervorrufen und Kalkablagerung in den Gefäßwänden, den Nieren und in anderen Organen verursachen, ja auf diese Weise sogar den Tod der Versuchstiere oder menschlicher Säuglinge herbeiführen kann. Das Vitamin D — es wird in deutschen Landen zumeist unter dem Fabriksnamen *Vigantol* verwendet — ist also ein ebenso wertvolles Heilmittel als unheilvolles Gift, je nachdem es in richtiger oder zu großer Dosis verabreicht wird. Feer beschrieb zuerst eine Braunfärbung des Gesichtes und der unbedeckten Hände bei sechs mit Vigantol behandelten rachitischen Säuglingen, die niemals dem Sonnenlicht ausgesetzt worden waren. Diese Erscheinungen wurden auch von anderen Autoren, und zwar immer nur bei dunkelhäutigen und dunkelhaarigen Kindern, nach überreichlicher Vigantolzufuhr festgestellt.

Das wasserlösliche *Vitamin B* findet sich in Milch und Käse, Fleisch (nicht in Konserven), Eiern, in den meisten Gemüsen und Früchten, in Getreide und Reis. Allerdings enthält es nur kleiehaltiges Mehl, in weißem, feinem Mehl fehlt es, ebenso fehlt es in geschältem Reis. Besonders viel Vitamin B ist in der Hefe vorhanden, so daß jedes mit Hefe zubereitete Brot genügende Mengen davon enthält. Ist dieses Vitamin aus der Nahrung ausgeschaltet, so kommt es beim Menschen und bei manchen Tieren zu einer Erkrankung der peripheren Nerven (Beriberi). Von dem *antineuritischen* Bestandteil des B-Vitamins scheint ein *wachstumsfördernder* zweiter Bestandteil verschieden zu sein (H. Evans); während der antineuritische Anteil thermolabil ist, verträgt der wachstumsfördernde auch längeres Kochen. Ob bei der Entstehung der Pellagra der Mangel des Vitamins B eine ursächliche Rolle spielt, wird vielfach angenommen, ist nach den bisherigen Erfahrungen wohl wahrscheinlich, aber noch nicht bewiesen. Dafür spricht, daß man in milden Pellagrafällen gute Heilerfolge mit Vitamin-B-haltigen Produkten, wie Hefe, Milch und Fleisch, feststellen konnte. Doch dürfte der Mangel dieses Bestandteiles nicht die ausschließliche Ursache der Pellagra darstellen.

Das *antiskorbutische Vitamin C* ist wasser- und alkohollöslich und am wenigsten beständig. Durch Kochen und längeres Aufbewahren der Nahrungsmittel wird es vernichtet. Es findet sich in grünen Gemüsen, im Salat, Obst, ferner besonders im Saft der Zitronen und Orangen, in Tomaten, Zwiebeln, Karotten und in der Milch. Es entsteht in der grünen Pflanze und wird von Tieren, die es mit der Nahrung genießen, im Fett gespeichert. Die Folge des Vitamin-C-Mangels ist der Skorbut, eine schwere, mit Blutungen in Haut und Schleimhäuten einhergehende Erkrankung, ferner eine besondere Anfälligkeit gegenüber Infektionen, die im Kindesalter unter der Einwirkung des Vitamin-C-Mangels zur sogenannten Barlowschen Krankheit führen können. Ein in Weizenkeimen und anderen Getreidesamen, ferner in grünen Pflanzen, Butter und Eigelb enthaltenes *Vitamin E* fördert die Fortpflanzungskraft, das Wachstum und die Vitalität der Versuchstiere. Vitamin-E-Mangel verursacht bei Weibchen Unterentwicklung der Plazenta und Unterbrechung der Schwangerschaft. Im allgemeinen kann man sagen, daß die Bedeutung der Vitamine für die Ernährung des gesunden Erwachsenen heutzutage überschätzt zu werden pflegt, da bei der üblichen gemischten Kost fast stets für eine genügende Vitaminzufuhr gesorgt ist. *Vitaminmangelkrankheiten* gehören bei uns jedenfalls zu den größten Seltenheiten. Wichtiger ist freilich die Beachtung der Vitamine in der Ernährung des Säuglings und wachsenden Kindes.

Vitellum ovi, s. Eigelb.

Vitiligo, s. Alopecia areata; Innere Krankheiten; Lichtbehandlung; Massage; Melarmanspiritus; Pigmentierung; Rotationsinstrumente; Sonnenlichtschädigungen.

Vleminckxsche Lösung ist Liquor Calcii sulfurati (s. Calcium).

Vorfall, s. Prolaps.

Vorhaut, s. Elephantiasis; Genitale, männliches.

Vorlegeauge, s. Kunstauge; Lidplastik.

Voronoffoperation, s. Verjüngung.

Vulnoplast ist ein Heftpflasterwundverband. (Vulnoplast-Lakemeier A. G., Bonn a. Rh.)

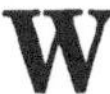

W 5 ist das früher Novipithel genannte Präparat, das als Schönheitsmittel in Form von Dragees und Injektionen in den Handel kommt und angeblich einer Regeneration der Haut dienen soll. (Dr. Ballowitz & Co., G. m. b. H., Berlin-Pankow.)

Wach auf ist eine Rasiercreme, die aus einer Ammoniakseife mit Glyzerin- und Parfumzusätzen besteht. (François Haby, Berlin W.) S. auch Rasiercremes.

Wacholderteer, s. Teer.

Wachs, Cera. Wir verstehen hierunter stets Bienenwachs, Cera apium. Das Naturbienenwachs ist gelb bis braungelb (Cera flava), durch Bleichen wird hieraus das weiße Bienenwachs, Cera alba, gewonnen. Gelbes Wachs dient zur Herstellung vieler Salben, ebenso das weiße Wachs, das aber in den meisten Fällen für kosmetische Präparate vorgezogen wird. Das gelbe Wachs ist nur in gut gereinigtem Zustande zu verwenden, das weiße Wachs nur nach geeigneter Dauerkonservierung, die leicht gelingt (s. Wachskonservierung). Nicht konserviertes weißes Wachs wird rasch ranzig und macht die damit hergestellten Präparate infolge eines auftretenden widerlichen Geruches unverwendbar. Bienenwachs ist ein kosmetisch sehr wertvoller Stoff zur Pflege der Haut. Es wird gut resorbiert und verleiht der Haut Geschmeidigkeit und Glätte. Hinweise für die Emulgierung des Wachses mit Alkalien s. Cerate (s. auch Wachspasta Schleich).

Wachs, chinesisches (Insektenwachs, Baumwachs), ist ein echtes Wachs (Cerotinsäure-Cetylester). Gelbliche, spröde, leicht pulverisierbare Masse, wenig löslich in Alkohol. Wird in seltenen Fällen als teilweiser Ersatz des Bienenwachses gebraucht.

Wachse, künstliche. Die sehr komplizierte und mannigfache Möglichkeit der Herstellung solcher Kunstwachse kann hier natürlich nur ganz oberflächlich gestreift werden. Kosmetisch wichtig sind solche Kunstwachse als stark wasserbindende Salbengrundlagen bzw. Emulgatoren. Die wichtigsten Kunstwachse werden u. a. durch Veresterung von Glykol mit Stearinsäure, Cerotinsäure, Montansäure und anderen Fett- bzw. Wachssäuren gewonnen (Gelowax, Glyzerinwachs, Glykowachs u. a.), eventuell auch durch Veresterung solcher Säuren mit Glyzerin und anderen mehrwertigen Alkoholen. Auch Tegin ist zu den Kunstwachsen zu rechnen, ebenso Lanettewachs (Stearinalkohol, Palmitinalkohol, Cetylalkohol u. a.). Auch Veresterung höherer Fettalkohole mit Fett- und Wachssäuren liefert wachsähnliche Produkte, ebenso ergibt Verseifung von Wachssäuren (Karnaubasäure, Cerotinsäure, Montansäure u. a.) mit Triaethanolamin o. dgl. wachsähnliche Produkte von kosmetisch wertvollen Eigenschaften. Auch der synthetische Walrat (Palmitinester des Lanettewachses) und Chlorparaffine sind hier zu erwähnen.

Wachskonservierung. Bekanntlich nimmt das weiße Bienenwachs nach kurzer Zeit einen widerlich-ranzigen Geruch an, der in den Wachspräparaten sehr störend zur Geltung kommt.

Das weiße Wachs läßt sich nun sehr leicht und absolut dauernd durch Zusatz von Benzoesäure konservieren, durch einfaches Lösen von 5—10 g Benzoesäure (im Mittel werden zirka 6 g genügend sein) in 1 kg im Wasserbade geschmolzenen Wachs. Sobald die Benzoesäure gelöst ist, gießt man in dünner Schicht zum Erstarren aus und hobelt die Wachsschicht zweckmäßig in dünne Späne aus, die in gut verschlossenem Gefäß aufbewahrt werden und so unbegrenzt haltbar sind. (Der Luft ausgesetzt, würde das konservierte Wachs leicht gelblich verfärbt.) Jedes Überhitzen des Wachses ist zu vermeiden, weil es sonst gelb wird und einen unangenehmen Geruch bekommt, es darf daher das Wachs natürlich nicht auf freiem Feuer geschmolzen werden.

Bereits ranzig gewordenes Wachs muß vor der Konservierung wie feste Fette „geläutert" (s. Fettkonservierung) und in diesem Falle vor der Konservierung auch entwässert werden. Dazu ist das Wachs in Salzwasser solange gut zu kochen bis der ranzige Geruch verschwunden ist, erst dann wird entwässert und konserviert.

Die Konservierung des weißen Bienenwachses ist eine absolute Notwendigkeit, um sich gegen unliebsame Zufälle zu schützen, sie muß also als obligatorisch vorgeschrieben werden.

Wachspasta, Pasta cerata, nach SCHLEICH.

Gelbes Bienenwachs	100 g
Ammoniak (0,91)	10 „
Wasser	150 „

Das Wachs wird im Wasser geschmolzen und dann der Ammoniak zugerührt, schließlich bis zum Dickwerden rühren. Dann wird im Wasserbad unter Rühren erwärmt, bis die Masse homogen geworden ist.

Dünne Wachspasta (nach SCHLEICH).

Gelbes Bienenwachs	1000 g
Ammoniak (0,91)	100 „
Wasser	4 l

Ceratcreme (nach SCHLEICH).

Rp. Past. cerat.	
Vaselin. flav.	aa 50,0
Zinc. oxydat.	10,0

Ceratvaselin (nach SCHLEICH).

Rp. Past. cerat.
Vaselini aa

Anm.: Die Angaben der Literatur betreffend die Stärke des hier verwendeten Ammoniaks sind recht verschieden. Man kann statt 10,0 Ammoniak (0,91) 15,0 Ammoniak (0,925) oder 40,0 Ammoniak (0,97) verwenden, die Mehrmenge ist von der Wassermenge abzuziehen.

Wachssalben (Wachscremes), s. Cerate.

Wachstrockensalbe.

Rp. Cerae alb.	2,0
Amyli	10,0
Zinc. oxydat.	5,0
Eucerini anhydr.	40,0
Aq. dest.	43,0

Rp. Pastae cerat. Schleich	45,0
Amyli	15,0
Zinc. oxydat.	5,0
Vaselini	15,0
Aq. dest.	20,0

Gibt beim Verreiben auf der Haut einen leichten firnisartigen Überzug. Kann eigentliche Hautfirnisse aber nicht ersetzen.

Wadenplastik. Bei manchen Frauen, meist mit schwach entwickelter Muskulatur, findet sich im Bereiche des Unterschenkels eine sehr starke Entwicklung von subkutanem Fettgewebe, so daß die Form des Unterschenkels, besonders in den unteren Abschnitten, unförmig erscheint. Nicht selten ist sogar eine Art Stufe zu beobachten, die sich oberhalb der Knöchel ringförmig um den Unterschenkel herumzieht. Gelegentlich erstreckt sich die starke Entwicklung des subkutanen Fettgewebes aber auch auf den ganzen Unterschenkel, so daß dann auch trotz gut entwickelter darunterliegender Muskulatur der ganze Unterschenkel zu dick erscheint. Da die heutige Mode aber alle derartigen Schönheitsfehler erkennen läßt, so wird dem Chirurgen gegenüber nicht selten der Wunsch geäußert, durch operativen Eingriff eine Besserung herbeizuführen. Am häufigsten werden derartige Wünsche aber von Bühnenkünstlerinnen geäußert. Man soll nur in solchen Fällen diesem Wunsche nachkommen, in denen eine wirkliche Verunstaltung vorliegt oder wo auch geringere Grade auffallend erscheinen, wie z. B. bei Bühnenkünstlerinnen.

Die Korrektur kann nur in der Entfernung von langen, möglichst gleichmäßigen und symmetrisch gebildeten Subkutangewebsstreifen bestehen. Bei nicht allzu hochgradigen Fällen geht man am besten nach Lexer vor, indem man aus der Haut beider Unterschenkel genau in der Mitte der Rückseite ein langes, spindelförmiges Hautstück umschneidet. Die Schnitte müssen senkrecht durch Haut und Subkutangewebe bis auf die Faszie gehen. Niemals dürfen sie vom Schnittrand schräg nach außen verlaufen, um etwa mehr von dem subkutanen Fett als von der Haut zu entfernen. Es darf auch niemals ein so großer Defekt entstehen, daß die Haut nicht ohne Spannung zusammengenäht werden könnte. Besteht oberhalb der Knöchelgegend die schon erwähnte Stufe, so muß bis zu dieser Höhe der ausgeschnittene Streifen breiter, darunter wesentlich schmäler sein. Eine Unterminierung der Wundränder sollte entweder ganz unterbleiben oder nur in mäßigen Grenzen mit Faszie und Subkutangewebe vorgenommen werden. Die Naht wird mit feinster Seide, Zwirn oder auch Pferdehaar durchgeführt, wobei darauf zu achten ist, daß keine Taschen in der Tiefe entstehen. Die erste Fadenschlinge der Knopfnähte darf nur eben gerade so fest angezogen werden, daß die Wundränder sich berühren, sonst gibt es sehr leicht Wundrandnekrosen, die das spätere Resultat stark beeinträchtigen können. Liegt eine sehr starke Verunstaltung vor, so genügt manchmal die Exzision in der Mitte der Rückseite nicht. Man entfernt dann einen zweiten spindelförmigen Hautstreifen, etwa dem Verlaufe der A. tibialis ant. entsprechend. Ein Teil der Nähte kann am 4.—5. Tage entfernt werden, der Rest erst nach 8 Tagen. Um der Gefahr des allmählichen Breiterwerdens der Narbe zu steuern, ist es zweckerforderlich, daß etwa 6—8 Wochen lang entweder eine elastische Binde oder ein elastischer Strumpf getragen wird.

A. Noël läßt sich von der Patientin ein paar gebrauchte weiße Strümpfe geben, sterilisiert sie vor der Operation und legt sie der Patientin an, um den Hautschnitt genau mit der Naht der Strümpfe in Übereinstimmung zu bringen. Sie unterschneidet außerdem im Bereiche des ganzen Hautschnittes den Fettpolster nach beiden Seiten, so zwei lange Lappen bildend, die sie von der Unterlage, wenig Fett auf den Muskeln zurücklassend, ablöst. Dann zieht sie die Wundränder mit Pinzetten, deren Enden mit Gummi überzogen sind, nach der Mitte zusammen, schneidet das überschüssige Gewebe weg und näht Schritt für Schritt zunächst mit Katgut das Fett, hierauf die Haut mit Seide oder Pferdehaar, am unteren Wundrand beginnend, die Wundränder möglichst exakt aneinanderlegend. Da immer mit einer stärkeren Sekretion zu rechnen ist, drainiert sie für 48 Stunden mit einem Büschel Pferdehaar und befestigt als Verband zwei lange gerollte Kompressen an beiden Wundrändern mit Heftpflaster.

Waldmeister, s. Asperula.

Walida-Hormondragees (Kapp, Berlin) sollen Hormonextrakte (Schilddrüse, Ovarien usw.) enthalten.

Wallungen, s. Psyche; Wechseljahre.

Walrat, Cetaceum, Spermaceti. Glänzende, schneeweiße, kristallinische Masse von lockerem Gefüge und fettigem Griff. Unlöslich in Wasser, sehr wenig in kaltem Alkohol, löslich in heißem Alkohol, kristallisiert aber beim Erkalten fast zur Gänze wieder aus. Leicht löslich in Aether usw., auch in Fetten. An der Luft nimmt er ranzigen Geruch an, gut verschlossen ist er fast unbegrenzt unverändert haltbar. Zwecks Pulverung vorher mit Alkohol zu besprengen, eventuell zu schmelzen und die Schmelze im Mörser kalt reiben. Man nahm früher an, daß Walrat kosmetisch indifferent sei, d. h., daß er keinen Einfluß auf die Haut habe. Jetzt wissen wir aber, daß er infolge seines Gehaltes an Cetylester (Cetin) kosmetisch sehr wertvolle Eigenschaften besitzt. Klassischer Zusatz zu Cold Cream und vielen anderen Salben, zu Lippenpomaden (Ceratum Cetacei) usw.

Walrat, synthetischer. Als solcher wird ein Kunstwachs, das aus dem Palmitinester des Lanettewachses (Gemisch von Palmitin- und Stearinalkohol) besteht, hergestellt. Auch gehärtetes Walratöl (Spermacetiöl) wird als künstlicher Walrat in den Handel gebracht.

Walratöl, Oleum Spermaceti, Oleum Cetacei. Das beim Abpressen des Walrats erhaltene Öl hat erst seit kurzer Zeit in der Kosmetik die Beachtung erfahren, die es verdient. Es wird niemals ranzig und ganz besonders leicht von der Haut resorbiert, eignet sich also vorzüglich zur Herstellung von Hautpflegemitteln. Da es Cetylalkohol enthält, fördert es die Wasseraufnahmefähigkeit von Fettgemischen, die Walratöl in geeigneter Menge enthalten. Auch ein gehärtetes Walratöl ist als feste weiße, walratähnliche Masse im Handel.

Wanderlappen, s. Plastik; Narben.

Wandern der Zähne, s. Zahnfleisch.

Wangenplastik. Plastische Operationen an den Wangen machen sich am häufigsten notwendig im Anschluß an Operationen von Geschwülsten der Wangen, die entweder in der Schleimhaut oder in der Haut ihren ursprünglichen Sitz hatten. Außerdem kommen Wangendefekte in Frage nach Noma oder auch nach Verletzungen, besonders Schußverletzungen mit ausgedehnter Gewebszerstörung (Granatschüsse). Die Wangenverletzung kann entweder nur die äußere Haut betreffen oder nur die Schleimhaut, sie kann aber auch, und das ist das Besondere der Wangendefekte, sich auf Haut und Schleimhaut erstrecken. Diese Besonderheit macht auch besondere Maßnahmen zur Deckung notwendig, insofern, als zwei mit Epithel bekleidete Gewebsabschnitte ersetzt werden müssen.

1. *Der Ersatz der Haut.* Die Haut der Wangen wird genau nach denselben Prinzipien ersetzt, wie Defekte an anderen Stellen, d. h. entweder durch Lappenverschiebung aus der nächsten Nähe oder auch aus größerer Entfernung. Zu bedenken ist dabei nur immer, daß bei Frauen haarlose Haut zur Deckung herangezogen werden muß, während bei Männern behaarte Haut, wenigstens da, wo Haare wachsen, wünschenswert ist. Die Haut zur Deckung von Wangendefekten kann sowohl aus der Wangenhaut

selbst, als auch aus der Schläfen- und Kopfhaut oder aus der Hals- oder Brusthaut stammen. Es lassen sich hier Lappen mit langen Stielen ohne Schwierigkeit bilden, wenn man nur den Hautgefäßverlauf berücksichtigt und dafür sorgt, daß der Lappenstiel nicht irgendwie geknickt oder sonst in seiner Ernährung ungünstig beeinflußt wird. Sehr gut können auch sogenannte Arterienlappen (Abb. 1 u. 2) (ESSER) oder Subkutangewebslappen (GERSUNY) verwendet werden, bei denen der Stiel, wie bei den ersteren, nur aus ernährenden Gefäßen (A. frontalis oder angularis) oder, wie bei letzteren, nur aus Subkutangewebe besteht und subkutan gelagert werden kann. So können alle Wunden gleich restlos geschlossen werden, da der Stiel erhalten bleibt (s. Plastik, chirurgische).

Sehr bewährt hat sich auch das Prinzip der ausgedehnten Lappenverschiebung. Es handelt sich um ein lange bekanntes Verfahren, das ESSER unter der Bezeichnung „Rotation der Wange" technisch vervollkommnet und erweitert hat. Bei der Rotation der Wange wird die Haut der gesamten Wange und eventuell noch größere Teile der Haut des Halses in einem großen Lappen vorsichtig, um den N. facialis nicht zu verletzen, von der Unterlage abpräpariert und nun über den Defekt verschoben. Der sekundär entstandene Defekt läßt sich meist durch Naht vollkommen schließen. Sehr zweckmäßig ist es, zur Verkleinerung des Defekts am Außenrand Burowdreiecke zu opfern, um dadurch den äußeren Bogen des Defektes zu verkleinern, so daß die Naht leichter gelingt.

Ein Verfahren sei noch kurz erwähnt, das eventuell bei gutartigen Geschwülsten zur Anwendung kommen könnte. KEETLEY hat bei einem Haemangiom des Gesichts einen gestielten Lappen, der das Haemangiom trug, gebildet, den Defekt mit einem gestielten Lappen aus dem Arm gedeckt und in diesen Defekt den Gesichtslappen mit dem Haemangiom eingepflanzt. Er hat also einen Austausch der Lappen zwischen Gesicht und Oberarm vorgenommen.

2. *Der Ersatz der Schleimhaut.* Der Ersatz der Schleimhaut allein kann aus der Schleimhaut selbst mehr Material gebraucht wird, muß äußere Haut als Schleimhautersatz herangezogen werden. Die verschiedensten Vorschläge wurden gemacht. Man soll möglichst darauf sehen, solche Haut zu verwenden, die keine Haare trägt, da das Wachstum

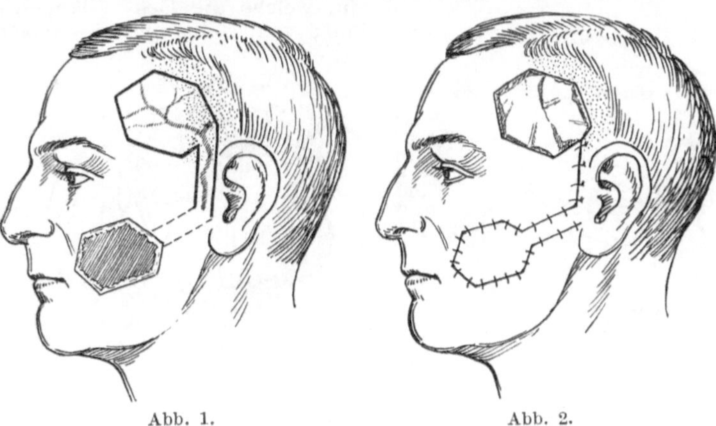

Abb. 1. Abb. 2.

der Haare im Munde zu Unzuträglichkeiten führt. Am besten werden Hals-, Unterkinn- oder Brusthautlappen verwendet, die nach dem Vorschlage von GERSUNY und später von v. HACKER auch lediglich mit Subkutangewebestielen verpflanzt werden können. Auch Arterienlappen kommen in Frage. SCHMIEDEN und DAVIS haben Hautlappen aus dem Oberarm gebildet.

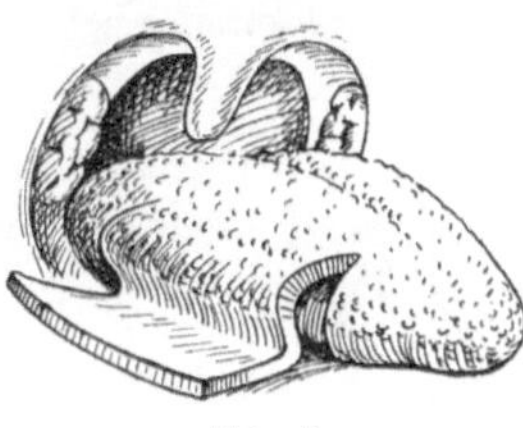

Abb. 3.

3. Am häufigsten wird der Chirurg vor die Aufgabe gestellt, die ganze Wange, d. h. Haut und Schleimhaut, zu ersetzen. Der erste Versuch, der in dieser Beziehung gemacht worden ist, stammt von JAESCHE, der seine erste Operation 1858 ausführte. Sein Verfahren war allerdings noch etwas unvollkommen. In neuester Zeit ist das Prinzip von MYŠ 1924 dahin abgeändert worden, daß er einen Hautlappen in den Defekt einpflanzte,

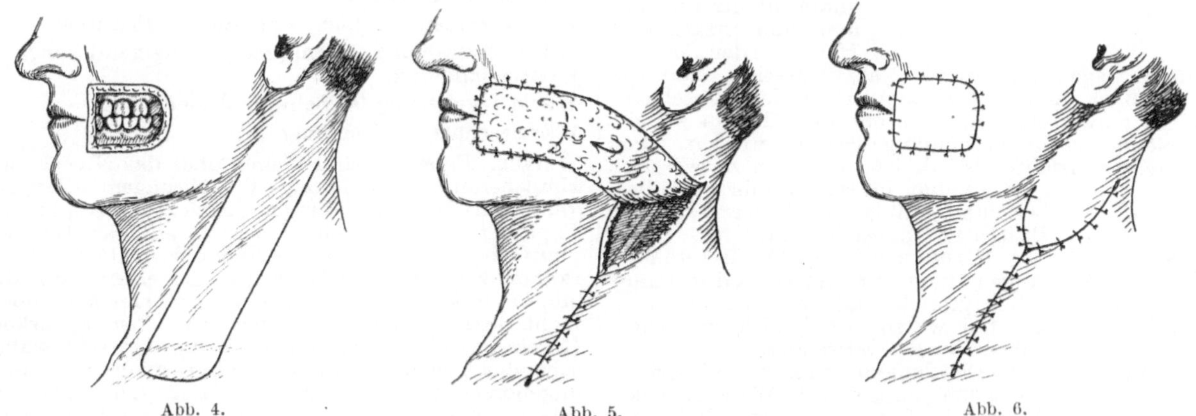

Abb. 4. Abb. 5. Abb. 6.

gestielt erfolgen. Aber es steht in den seltensten Fällen ein größerer Schleimhautlappen zur Verfügung. Versuche mit Schleimhaut sind gemacht worden (WITZEL, OBERST). Sie kann genommen werden vom harten Gaumen, aber auch vom Mundboden und von der Zunge (LEXER) (Abb. 3). Da meist

ohne die Schleimhaut zu ersetzen, d. h. er hat die Granulationsfläche nach der Mundhöhle zugewendet. Sie epithelisierte sich schnell von den Schleimhauträndern aus.

Der erste Ersatz eines Wangendefektes, sowohl Schleimhaut als Haut durch äußere Haut, wurde von

Gussenbauer vorgenommen (1877). Er bildete den Schleimhautersatz aus der Wangenhaut selbst durch Umschlagen nach innen und deckte die so entstandene Wundfläche durch einen Lappen aus der Unterkinnhaut. Diese Operation leitete eine Serie von Verfahren ein, welche die Deckung von Haut und

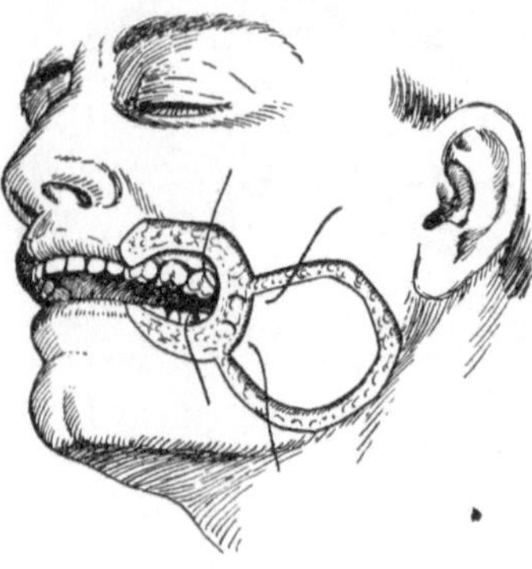

Abb. 7.

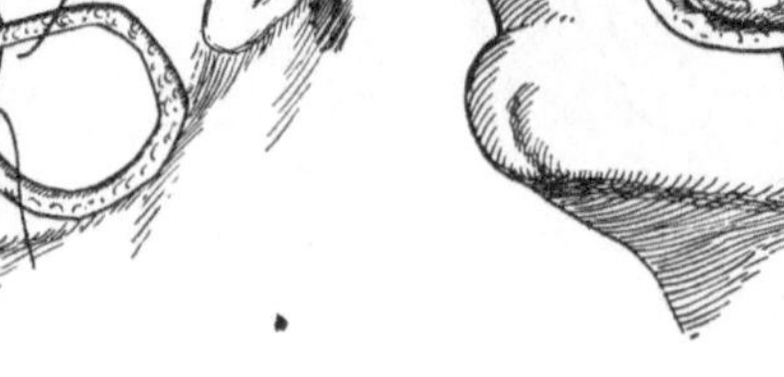

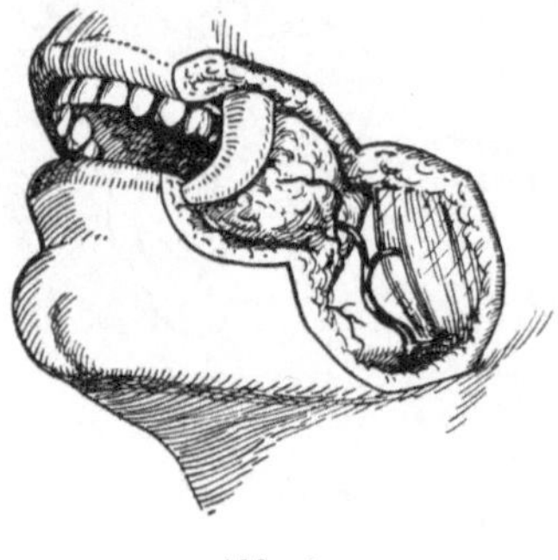

Abb. 8.

Schleimhaut gewissermaßen nacheinander bewerkstelligte, während im Gegensatze dazu andere Verfahren ausgearbeitet wurden, bei denen zu gleicher Zeit Haut und Schleimhaut durch einen sogenannten doppelhäutigen Lappen ersetzt werden konnten. Zur ersten Gruppe gehört zunächst die Operation von Israel; er verwendete (1887) Halshaut. Ein längerer gestielter Lappen in der Richtung des Kopfnickers wurde zunächst nach oben geschlagen und mit der Hautseite in den Schleimhautdefekt, so weit das ging, eingenäht (Abb. 4 u. 5). War dieser Lappen nach etwa 10—14 Tagen in feste Verbindung getreten, so wurde der Stiel weit unten durchtrennt und nun zum Ersatz der Haut in den Defekt eingeschlagen und durch Naht befestigt (Abb. 6). Schließlich mußte der Lappen an der Umschlagstelle durchtrennt und sowohl mit Haut als mit Schleimhaut in Verbindung gesetzt werden. Das Verfahren machte also drei Operationen notwendig.

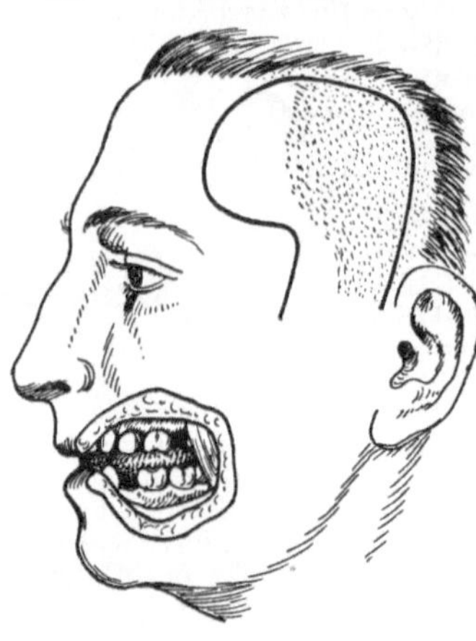

Abb. 9.

Hahn hat im selben Jahre darüber berichtet, daß er statt der Halshaut Brusthaut verwendet hat.

v. Hacker hat später Brusthautlappen, die in der Umgegend des Manubrium gestielt und nach der Schulter hin frei waren, erfolgreich zu demselben Zwecke verwendet.

v. Eiselsberg, Lexer und später Bartlett haben den Wangendefekt durch die Zunge gedeckt, d. h. es wurden in die seitliche Zungen- oder Unterzungengegend ein horizontaler Schnitt angelegt und der obere Schnittrand mit dem oberen Defektrand, der untere mit dem unteren vereinigt. Durch einen gestielten Lappen wurde dann die Haut ersetzt.

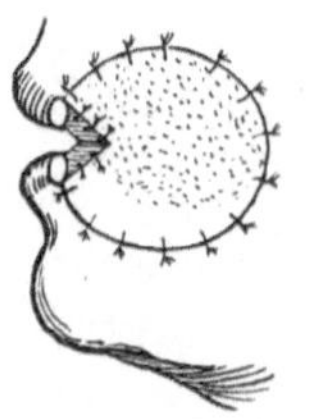

Abb. 10.

Gersuny und Kraske (Abb. 7 u. 8) bildeten zur Deckung des Schleimhautdefektes einen nur subkutan gestielten Lappen aus der nächsten Umgebung. Dieser wurde um den Subkutangewebsstiel in den Defekt hineingeklappt und die Außenfläche später gethierscht.

Wagner schloß den Schleimhautdefekt mit einem gestielten Hautlappen und legte darüber einen Krauselappen als Ersatz der äußeren Haut.

Welches der vielen genannten Verfahren zur Anwendung kommt, muß für den einzelnen Fall entschieden werden, da es ja häufig vorkommt, daß z. B. in der Umgebung des Defekts Narben bestehen, die die Entnahme eines Lappens aus dieser Gegend verbieten.

Die Methode der doppelhäutigen Lappen wurde durch das Verfahren von Thiersch eingeleitet, der bereits 1886 darüber berichtete, daß er einen gestielten Lappen zunächst auf der Wundfläche mit Epidermisläppchen bedeckte und den Lappen dann nach Epithelisierung zur Deckung eines Defektes im Bereiche der Mundhöhle verwendete. Nach der Methode von Thiersch wurde vielfach erfolgreich gearbeitet. Auch Arterienlappen wurden auf der Wundfläche gethierscht und dann verpflanzt (Kirschner, Ehrenfeld). Andere verwendeten zur Epithelisierung Krauselappen (Neugebauer).

Der doppelhäutige Lappen ließ sich auch in anderer Weise bilden, und zwar dadurch, daß lange Stiellappen abgetrennt, das Ende zunächst umgeschlagen und zur Bildung der zweiten Epithelfläche verwendet wurde. So hat Czerny bereits 1889 einen Gesicht-Hals-Lappen verwendet. In neuerer Zeit haben besonders Vöckler (1911) und Klapp (1918) doppelhäutige Lappen dadurch gebildet, daß sie zunächst zwei Lappen aus dem Arm bzw. der Brusthaut mit der Wundfläche gegeneinandernähten, dann zunächst den Bruststiel abtrennten und nun den am Arm gestielten doppelhäutigen Lappen zur Defektdeckung verwendeten (s. Abb. 1 „Kinnplastik"). Vöckler hat dann später am Brustbein gestielte, durch Umschlagen doppelhäutig gemachte Lappen vorgezogen, besonders zum Ersatz des Kinns und der Unterlippe.

Lexer hat seinen Pistolengrifflappen zur Verwendung als doppelhäutigen Lappen empfohlen (Abb. 9). Dabei bildet der Stirn- und Schläfenanteil die Schleimhautseite, während die behaarte Schläfenhaut die bärtige Haut der Wange ersetzt (Abb. 10).

Wanzen, s. Insektenstiche.

Wärmeerythem, s. Lichtbehandlung; Pruritus.

Wärmebestrahlung, -lichtquellen, -pigmentierung, s. Lichtbehandlung.

Wärmeregulierung, s. Schweißabsonderung.

Wärmeschutz, s. Kleidung.

Warzen, *Verrucae,* sind kleine, über das Niveau der Haut herausragende hornige Wucherungen — Hyperkeratosen — in Verbindung mit einer Hypertrophie des Papillarkörpers und einer Erweiterung der Gefäße; hautfarben oder dunkel getönt; teils glatt oder mit rauher, zerklüfteter Oberfläche; die einen hart, die andern weich. Die Entstehungsursachen sind noch nicht geklärt; die Möglichkeit der Übertragbarkeit (Infektion) einer bestimmten Gruppe ist sehr wahrscheinlich gemacht; anderseits gibt es auch sogenannte angeborene Warzen, deren Sitz sich gleichfalls vererben kann. Derartige Warzen — meist dunkler pigmentiert — müssen demnach zu den Naevi (Muttermälern) gerechnet werden.

Die Warzen an den unbekleideten Körperteilen gehören zu den ausgesprochenen Entstellungsleiden. Funktionsstörungen können allerdings damit verbunden sein, wenn sie ihren Sitz unter den Nägeln der Finger — Beschwerden z. B. beim Schreibmaschineschreiben, bei Musikern — oder an den Fußsohlen — Gangbehinderung infolge Schmerzhaftigkeit — haben. Warzen auf den seitlichen Wangenpartien des Mannes stören mitunter durch Blutungen beim Rasieren. Warzen auf dem behaarten Kopfe können beim Durchkämmen der Haare gleichfalls anfangen zu bluten und zu schmerzen, gelegentlich werden sie infiziert.

Wie alle Entstellungsleiden, so können auch die Warzen, besonders bei gehäuftem Auftreten, im Gesicht und an den Händen ein Hindernis im beruflichen Fortkommen bilden (Friseur, Verkäufer, Krankenpflegepersonen, Hausangestellte usw.).

Man unterscheidet drei Kategorien von Warzen: *Verrucae vulgares* (gewöhnliche Warzen), *Verrucae planae juveniles* (flache Warzen der Jugendlichen), *Verrucae seborrhoicae* oder *seniles* (Alterswarzen).

Die letztgenannte Gruppe, fast ausschließlich bei älteren Leuten vorkommend, bietet nur geringes kosmetisches Interesse; allgemein-medizinisches jedoch deshalb, weil sie ab und zu in bösartige Geschwülste übergehen können.

Die Warzen der Jugendlichen treten meist zur Zeit der Pubertät auf, gelegentlich auch früher oder später; hautfarbene, oft wachsartig glänzende, flache, rundliche, weiche Gebilde, gewöhnlich von glatter Oberfläche, einzelsitzend, mitunter wohl auch zusammenfließend; meist gehäuft. Bevorzugter Sitz sind Stirn, Wangen, Kinn und Handrücken.

Gerade bei den flachen Warzen der Jugendlichen, mehr noch vielleicht als bei den gewöhnlichen Warzen, kommt ein plötzliches (spontanes), spurloses Verschwinden vor, ohne daß ein äußerer Anlaß erkennbar ist. Kein Wunder, daß sich der Aberglaube der Warzen seit jeher bemächtigt hat; jedoch ein Aberglaube mit einem richtigen Kern. Wurde früher das sogenannte „Besprechen" der Warzen ungläubig abgelehnt, so steht man heute doch auf dem Standpunkt, daß es tatsächlich möglich ist, Warzen auf *suggestivem Wege* zu entfernen, zweckmäßigerweise unter Anwendung kleiner Hilfsmittel, wie Bepinseln mit Farblösungen, Allgemeinfaradisation, Einspritzungen von physiologischer Kochsalzlösung an von dem Sitz der Warzen entfernten Körperstellen u. dgl. m. Allerdings hängt wohl der Erfolg in erster Linie von der Suggestivkraft des Behandlers ab.

Abgesehen von der Spontan- und Suggestivheilung, stehen immer noch die zerstörenden Behandlungsmethoden an erster Stelle. Grundsätzlich spielt auch hier hinsichtlich der Auswahl der Methode die Hauptrolle der Gesichtspunkt, daß es auf ein gutes kosmetisches Resultat ankommt.

Hiervon ausgehend, hat man bei Verwendung von zerstörenden Chemikalien, zumal bei Warzen im Gesicht, besonders vorsichtig umzugehen. Denn gerade beim Gebrauch von rauchender Salpetersäure, aber auch von Trichloressigsäure und Karbolsäure, erlebt man nicht selten das Auftreten von Keloiden, die mitunter mehr entstellen als die vorher vorhanden gewesenen Warzen. Wenn man sich aber schon einer dieser ätzenden Säuren bedient, so ist auch deshalb schon besondere Vorsicht am Platz, um allzu tief greifende Zerstörungen („tiefe Löcher") zu verhüten. Es empfiehlt sich daher, das Geschwülstchen lieber in mehreren Sitzungen allmählich zu zerstören, wobei allerdings doch eine gewisse Tiefe erreicht werden muß, um ein Rezidiv der Warzen zu verhindern. Die Säure wird mit einem Holz- oder Glasstäbchen auf die Warze aufgetupft; am stärksten wirkt die rauchende Salpetersäure, weniger kräftig die beiden anderen genannten Ätzmittel. Empfehlenswert ist die Ätzung mit rauchender Salpetersäure und nachfolgender Betupfung mit reiner Karbolsäure, wobei die Tiefenätzung der Salpetersäure gehemmt wird (Schwarzfärbung). Abstoßung des Schorfs in etwa 14 Tagen, dann Wiederholung derselben Prozedur.

Hierher gehört auch der Kohlensäureschnee, mit dem besonders weichere Warzen mit vorzüglichem kosmetischem Effekt angegangen werden können.

Zu den warzenbeseitigenden Chemikalien zählen fernerhin die sogenannten Warzentinkturen, die vorwiegend — keratolytische und ätzende Mittel — Salizylsäure, Sublimat, Chromsäure u. dgl. in Verbindung mit Kollodium enthalten, sowie Salizylsäurepflastermulle, Quecksilberarsenpflastermulle u. dgl. m. Diese medikamentöse Behandlung ist weniger radikal und bringt auch die erhöhte Gefahr des Rezidivs mit sich.

Zu dem chirurgischen Verfahren leitet das im Volke sehr beliebte Abbinden über, das besonders bei den gestielten Warzen mit Erfolg angewendet wird. An der Basis wird der Faden eng zugeschnürt und je nach der Schrumpfung des Stiles erneuert und straffer angelegt, bis Warze und Stiel eintrocknen und abfallen. Schneller kommt man zum Ziele, wenn man in Lokalanaesthesie den Stiel mit einer Schere abschneidet und dann mit einer Säure (10—20% Chromsäure) nachätzt; wie ja überhaupt Schere und Messer zum Abschneiden bzw. Herausschneiden der Warzen wenigstens zu erwähnen sind.

Biberstein hat durch sterile Verreibung von Warzen und spitzen Kondylomen ein Präparat hergestellt, mit dem es ihm gelungen ist, sowohl plane als auch vulgäre Warzen sowie auch spitze Kondylome in einem hohen Prozentsatz der Fälle zum Schwinden zu bringen. Man injiziert intrakutan à 0,2 2mal wöchentlich, im ganzen sind 5—20 Einspritzungen nötig. Einige Male gelang dies auch mit Extrakten aus normaler Haut, und es war nun die Frage, ob dies nicht eine unspezifische Reaktion sei, wie dies Dietel mit Milchinjektionen, Grumach mit Kochsalz erzielt hat. Da sich aber auch bei der Papillomatosis des Rindes mittels Rinderwarzenvakzine prompte Wirkung einstellt, muß dies abgelehnt werden, ebenso wie die Ansicht einer Suggestivtherapie.

Zu den derzeit am häufigsten geübten Verfahren gehört das Herausnehmen der durch Chloraethylspray vereisten Warze mit dem scharfen Löffel und Stillen der Blutung durch Auftupfen von Eisenchloridlösung. Zur verstärkten Herabsetzung der Schmerzhaftigkeit empfiehlt es sich, nach dem Vereisen etwas zu warten, bis die Warze wieder aufgetaut ist, um dann erst nach nochmaligem Vereisen auszuschälen. Hier ist mit einer guten glatten Narbenbildung in den meisten Fällen zu rechnen. Ganz besonders bei Warzen an der Fußsohle ist dieses Verfahren zu empfehlen. Wenn man ganz ohne Schmerzen arbeiten muß, so ist eine Infiltrationsanaesthesie zu machen. Das nachherige Vereisen der Warzen erfolgt hier nicht zur Schmerzstillung, sondern deshalb, weil sich erfahrungsgemäß die zuvor gehärtete Warze meist leichter mit dem scharfen Löffel ausschälen läßt — sie „springt" geradezu heraus —, als wenn sie von weicherer Beschaffenheit ist. An den Füßen ist das Verfahren der Infiltrationsanaesthesie nicht anzuraten, da es bei der gewöhnlich harten, wenig elastischen Haut der Fußsohle überaus schmerzhaft ist.

Peinliche Sauberkeit (Asepsis) ist selbstverständlich hier wie bei allen chirurgischen Eingriffen unbedingt geboten.

Als weitere Warzenbeseitigungsmittel sind der Paquelin oder der Galvanokauter, bei gestielten Warzen die galvanokaustische Schlinge zu erwähnen; auch hier wird zweckmäßigerweise in Infiltrationsanaesthesie gearbeitet. Hierher gehört weiterhin die Elektrolyse, bei welcher die Nadel (negativer Pol) unter die Warze parallel der Hautoberfläche mehrmals eingestochen wird. Mit dieser Methode lassen sich auch die größten Warzen, namentlich diejenigen am Nagelrande, beseitigen. Abheilungsdauer 2—3 Wochen. Statt des galvanischen Stromes wird heutzutage auch vielfach der zweipolige Diathermiestrom zur Koagulation der Warze benützt.

Noch besser als die zweipolige Methode eignet sich für die meisten Warzen das sogenannte einpolige Verfahren mit den überspringenden Hochfrequenzfunken (Kaltkauter). Hierbei wird — wiederum am besten in Lokalanaesthesie — die Warze in kürzester Zeit verschorft, verkohlt. Der Vorzug dieses Verfahrens liegt in seiner Einfachheit, seiner Zuverlässigkeit — die kleinen billigen Hochfrequenzapparate arbeiten allerdings recht schwankend — und in seiner Sauberkeit. Außerdem kann man mit großer Genauigkeit die Tiefe des Vorgehens bestimmen, und die Narbenbildung ist im allgemeinen ausgezeichnet. Wichtig, ja ausschlaggebend ist für den kosmetischen Effekt, daß der Schorf möglichst lange erhalten bleibt und Feuchtigkeit unbedingt ferngehalten wird („Heilung unter dem trockenen Schorf").

Was die Röntgenstrahlen anbetrifft, so sind zwar damit auch bei den gewöhnlichen harten Warzen von manchen Seiten gute Erfolge beschrieben worden und noch bessere Resultate bei den flachen Warzen der Jugendlichen. Aber unbedingt zuverlässig ist das Verfahren nicht. Am ehesten dürfte es, was die harten Warzen angeht, bei den Verrucae vulgares durae an den Fußsohlen zu empfehlen sein. Ebenso kann auch wohl das Auflegen von Radiumkapseln zur Beseitigung von Warzen nur in ganz bestimmten Fällen — z. B. bei Warzen um den Nagelrand, unter dem Nagel oder an den Fußsohlen — in Betracht kommen. Wie weit die Grenzstrahlen bei Warzen wirksam sind, bleibt noch abzuwarten.

Bei multiplen (zahlreich auftretenden) Warzen genügt es übrigens nicht selten, wenn nur eine oder zwei Warzen zerstört werden, die anderen verschwinden dann von allein (Suggestivwirkung?). Das gilt von den gewöhnlichen als auch von den flachen Warzen der Jugendlichen; die letzteren gehen auch mitunter auf innerliche Verabreichung von Arsen oder von Hydrargyrum jodatum flavum (Pillen zu 0,01—0,03 2—3mal täglich) (White, Jadassohn) zurück. Überhaupt sollte man bei den flachen Warzen der Jugendlichen mit der Anwendung zerstörender Behandlung recht vorsichtig sein, da diese Kategorie von Warzen — wie oben schon gesagt — häufig von selbst narbenlos verschwindet, während die chirurgische, chemische oder elektrische Zerstörung recht oft Spuren hinterläßt.

S. auch Diathermie; Elektrolyse; Gesichtspflege; Heliotherapie; Kohlensäureschnee; Krebs der Haut; Lippen; Psyche; Radium; Röntgen; Rotationsinstrumente; Schwielen; Warzenmittel.

Warzenhof, s. Busen; Mammaplastik; Schwangerschaft.

Warzenmittel (s. auch Kollodium).

Rp. Cupr. sulfuric. 60,0
Alumin. 30,0
Schmelzen und Ätzstifte gießen.

Rp. Zinc. chlorat........ 200,0
Kal. chlorat. 100,0
Man schmilzt und gießt in Formen.

Auch Formalin wird unverdünnt empfohlen. Man taucht einen unten plattgedrückten Glasstab in Formalin ein und drückt ihn fest auf die Warze auf. Nach 3—4maliger Applikation beginnt die Warze zu schrumpfen und stirbt ab.

Unna hat zum Wegätzen der Warzen graue Salbe mit Zusatz von arseniger Säure empfohlen.

Rp. Acid. arsenicos. 5,0—10,0
Ungt. hydrarg. ciner. ad 100,0

Man bestreicht die Warze und bedeckt mit einem Pflaster. Arsenige Säure greift normale Haut nicht an.

Beim Ätzen der Warzen mit Säuren usw. tut man gut daran, die Warze mit einem Ringe von Kollodium oder Heftpflaster zu umgeben, um die umliegenden Hautpartien zu schützen.

Rp. Chloral. hydrat. 1,0
Acid. salicyl. 4,0
Acid. acet. glac. 1,0
Aether. sulfur. 4,0
Collod. elast. 15,0

Rp. Paraformaldehydi ... 3,0
Collod. elast. 27,0

Rp. Acid. lact. 3,0
Collodii 7,0

Rp. Acid. acet. glac. 15,0
Sulfur. praec.............. 20,0
Glycerini 65,0

Rp. Acid. salicyl. 12,0
Acid. lact. 8,0
Collod. elast. 80,0

Rp. Acid. acet. glac. 9,0
Acid. salicyl. 1,0

Saures, schwefelsaures Natron, Trichloressigsäure und Sublimat können zum Ätzen verwendet werden.

Rp. Hydrarg. bichlor.... 0,75
Collod. elast. .... ad 15,0
S. Warzenätzkollodium mit Pinsel auftragen.

Warzenzerstörer Noa besteht nach Angabe aus konzentrierter Milchsäure. (Max Noa A. G., Berlin-Niederschönhausen, Treskowstraße.)

Waschen des Haares, s. Alopezien; Mode; Trichorrhexis nodosa.

Wasser, s. Bäder; Hydrotherapie; Pharmakologie der Haut; Schädigungen.

Wasserdruckvibrationsmassage, s. Massage.

Wasserglas, Vitrum solutum. Unter dieser Bezeichnung versteht man Lösungen von *Kaliwasserglas, kieselsaures Kalium, Kalium silicicum* und *Natronwasserglas, kieselsaures Natrium, Natrium silicicum,* sirupöse Flüssigkeiten, die an der Luft zu einer harten Masse eintrocknen. Die Wasserglassorten sind interessant als Ausgangsmaterial für Kieselsäuregel, besonders aber jene Sorten gefällter Kieselsäure, die durch Zusatz von Fettsäure (Stearin usw.) erhalten worden sind (s. Kieselsäure). Wasserglas dient in der Therapie auch zur Herstellung von Verbänden als Härtemittel.

Natrium silicicum purissimum Merck ist sehr reines Wasserglas in trockener Form. Glasartige Masse, die in Wasser langsam löslich ist. Wird zur äußerlichen Kieselsäurebehandlung angewendet, zu Injektionen 0,5—1,0—2,0 einer sterilen 1%igen Lösung jeden 2. oder 3. Tag intravenös, im ganzen 6 Injektionen. Gegen senile Degenerationserscheinungen der Haut und Pruritus.

Doppelwasserglas, Vitrum solutum duplicatum.

Kaliwasserglas 60,0
Natronwasserglas.......... 40,0
Mischen.
Zu Verbänden.

Wasserglasfirnis nach Unna.

Kaliwasserglaslösung 80,0
Leinöl 20,0
Mischen.

Wasserpasta, s. Pasta aquosa.

Wasserspeicherung bei Fettsucht, s. Ernährung.

Wasserstoffionenkonzentration, s. Chemie der Haut.

Wasserstoffsuperoxyd, Hydrogenium peroxydatum (s. auch Perhydrol; Persalze). Das offizinelle Wasserstoffsuperoxyd enthält 3 Gew.-% oder 10 Vol.-% aktiven Sauerstoff. Kräftiges Oxydationsmittel, wirkt keimtötend, desodorisierend und bleichend. Im Kontakt mit katalytisch wirkenden Substanzen, wie z. B. Metallen bzw. Metallsalzen, Gewebsteilen, Blut, Eiter usw., tritt lebhafte Sauerstoffentwicklung ein, die die typische Wirkung des Wasserstoffsuperoxyds bedingt. Die Desinfektionswirkung desselben ist direkt an die Gasentwicklung gebunden, erlischt also, sobald die Gasentwicklung aufhört, analog liegt der Fall für die desodorisierende und die Bleichwirkung. Wärme (über 30°) setzt Sauerstoff in Freiheit, auch tierische Fette, Glyzerin und andere bewirken Abspaltung von aktivem Sauerstoff, Glykol dagegen nicht (Ersatz für Glyzerin bei Pasten). Alkalien, besonders Ammoniak, begünstigen die Sauerstoffentwicklung, Säuren verzögern sie. Um das Wasserstoffsuperoxyd beständiger zu machen, hat man verschiedene Zusätze gegeben, unter anderem auch 0,5 g Antifebrin per Liter. Jetzt konserviert man mit etwa 0,1% Nipagin gut und dauernd. Man verwendet Wasserstoffsuperoxyd zum Blondieren der Haare, zum Bleichen von Pigmentierungen (Sommersprossen, kleine Naevi usw.).

Perhydrol ist ein 30%iges Wasserstoffsuperoxyd (s. dort), das analoge Verwendung findet.

Festes Wasserstoffsuperoxyd. Hierunter versteht man entweder gewisse Persalze (Harnstoffsuperoxyd usw.), die in Wasser leicht löslich sind, oder molekulare Gemische von Persalzen (meist Natriumperborat) und Säuren, die als solche beim Lösen in Wasser Wasserstoffsuperoxydlösung ergeben. Um 1 Liter 3%iges Wasserstoffsuperoxyd zu erhalten, müssen z. B. 170,0 Natriumperborat mit einer entsprechenden Menge Säure gemischt in 1 Liter Wasser gelöst werden. An Säuren sind nötig für je 170,0 Natriumperborat:

Borsäure	68,4	Zitronensäure	77,0
Weinsäure	82,0	Eisessig	66,0
Phosphorsäure (sirupös)	58,0	usw.	

Zur Herstellung von Tabletten müssen die Säuren absolut wasserfrei sein. Zitronensäure eignet sich für Tabletten überhaupt weniger, am besten Borsäure. Ideale Tabletten liefert Harnstoff-Formaldehyd-Superoxyd (Hyperol mit Schutzlack, Richter, Budapest).

S. auch Haarfärben, ärztlicher Teil; Hypertrichosis; Nagelpflege; Pharmakologie der Haut; Sommersprossen.

Schädigungen beim Haarbleichen (s. auch Haarbleichmittel).

Wasserstoffsuperoxyd kommt stets in Form säurehaltiger Lösungen in den Handel. Der Säurezusatz bei der Handelsware hat den Zweck, die Haltbarkeit dieses Produktes zu erhöhen, denn schon der Alkaligehalt der Glasbehälter genügt, um aus nicht entsprechend durch Säure konserviertem Produkt Abspaltung von Sauerstoff zu bewirken. Aus diesem Grunde kommt auch das Perhydrol in innen paraffinierten Flaschen in den Handel.

Da Zusatz von Alkali, besonders Ammoniak, die Sauerstoffwirkung ganz besonders begünstigt, verwenden wir das Wasserstoffsuperoxyd, um seine Wirkung zu beschleunigen und zu intensivieren, nur in Form ammoniakalischer Lösung, wobei gleich zu bemerken ist, daß der Ammoniakgehalt nicht zu hoch sein darf, um die Bildung haarzerstörender Salze nach Möglichkeit zu vermeiden.

Wenn wir also ein mit Schwefelsäure konserviertes Wasserstoffsuperoxyd mit Ammoniak versetzt auf die Haare bringen, so bildet sich schwefelsaures Ammonium, das bei allzu langem Kontakt die Haare schwer schädigen kann, namentlich wenn die Wasserstoffsuperoxydlösung auf dem Haar gar eintrocknet. Daß aber praktisch die Schädigung des Haares durch solche Salze allein nicht in Frage kommt, sondern auch ein guter Teil dem Ammoniakmißbrauch bzw. zu heftiger Einwirkung des Sauerstoffes mit zuzuschreiben ist, versteht sich wohl von selbst. Tatsache ist lediglich die immer mögliche Schädigung des Haares durch zu lang andauernde oder zu häufige Behandlung mit Wasserstoffsuperoxydlösung; jede unerwünschte Nachwirkung wird durch reichliches Auswaschen und stets anzuwendende nachträgliche Säurespülung verhindert.

Ein ganz sträflicher Leichtsinn ist es aber, Wasserstoffsuperoxyd, sei es als Entwickler zum Nachdunkeln (Fixieren) der Nuance, sei es als Reduktionsmittel (Abzugsmittel) beim Entfernen alter Färbungen, zum Nachbehandeln gefärbten Haares anzuwenden, wenn dasselbe mit Metallfarben, insbesondere Eisenfarben, gefärbt wurde. In solchen Fällen kann durch heftige katalytische Wirkung der Metallsalze und die damit verbundene Wärmeentwicklung das Haar anfangen zu rauchen und völlig zu verbrennen. Auch durch direkte Applikation solcher Metallfarben auf mit Wasserstoffsuperoxyd getränktes Haar können analoge Schädigungen des Haares bewirkt werden, ebenso natürlich, wenn man z. B. dem Breiumschlag von Hennarastiks Wasserstoffsuperoxyd zufügen würde.

Speziell bei Vorbleichen mit Wasserstoffsuperoxyd empfiehlt sich unmittelbares Nachspülen mit säurehaltigem Wasser. Keinesfalls sollte direkt nachher eine Seifenwaschung vorgenommen werden, weil Seife die schädigende Wirkung der Ammonsalze nur unterstützen würde.

Wasserwellung der Haare (Mise en plis) und Präparate zur Wasserwellung.

Diese Art der Wellung der Haare ist nur eine solche von kurzer Dauer, zum Unterschied von der Dauerwellung (s. dort). Die durch die Operation der Wasserwellung erhaltene Ondulation widersteht auch Feuchtigkeitseinflüssen nicht. Während beim Dauerwellen der Haupteffekt der längeren Erwärmung des Haares auf der Spule besonders konstruierter Wärmeapparate zu danken ist, kommt beim Wasserwellen die eigentliche formgebende Wirkung geeigneten Präparaten zu, während entweder gar nicht erwärmt wird oder nur ganz schwach, um das Trocknen der Wellpräparate auf dem imprägnierten Haar zu beschleunigen. Das Wesen der Wasserwellung besteht also zunächst in einer Tränkung der Haare mit schleimigen, eventuell schleimig-harzigen Fixativ-Mischungen und dann geeignetes Wickeln des so imprägnierten feuchten Haares in einzelnen Strähnen auf Nadeln spezieller Form bzw. auf Wickelspulen geeigneter Art, die beim Trocknen des gewickelten Haares Wasserwellen ergeben. In vielen Fällen wird das mit dem Wasserwellenfixativ getränkte Haar auch mit der warmen Brennschere geformt, dies geschieht meist unter gleichzeitiger Anwendung von wenig fettem Öl (Ondulierbrillantine aus Rizinusöl o. dgl.).

Wasserwellpräparate bestehen im wesentlichen aus konservierten Schleimlösungen; z. B. bereitet man einen solchen dünnen Schleim aus 150 g Tragant in 4000 g Wasser oder man löst 20 g Gummi arabicum in 2000 g Wasser und setzt dann 1000 g frisch bereitetes Kalkwasser zu. Auch folgende Lösungen können in Betracht kommen: 10 g Gummi arabicum und 20 g Borax in 1 Liter Wasser lösen, oder 50 g Dextrin in einem Gemisch von 800 g Wasser und 200 g Alkohol. Diese einfachen Schleimlösungen müssen vor der Verwendung mit einem Fixativ gemischt werden. Als Fixative kommen Harzlösungen in Betracht, z. B.: Benzoe Siam 5 g in 100 g Alkohol gelöst, oder 5 g Benzoe, 0,5—1 g Terpentin in 100 g Alkohol, eventuell auch 1—2 g Fichtenharz in 100 g Alkohol gelöst. Besonders geeignet sind kombinierte Schleimfixative, die z. B. wie folgt bereitet werden können: Man stellt zunächst eine balsamische Emulsion wie folgt her:

Benzoetinktur	250 g	Triaethanolaminoleat	6 g
Wasser	750 „	Borax	4 „

Man löst das Oleat und den Borax im Wasser und gibt die Benzoetinktur allmählich unter gutem Rühren zu dieser Lösung. Es resultiert eine milchige Flüssigkeit, die zur Entfernung ausgeschiedener Harzteilchen dekantiert bzw. filtriert wird. Anderseits bereitet man eine Lösung von Gummi arabicum, indem man 8 g mit 100 g Wasser einweicht und den resultierenden Schleim allmählich mit der Benzoemilch verdünnt. Statt 8 g Gummi arabicum können auch 5—6 g Traganth genommen werden, eventuell beide kombiniert. Der so erhaltene dünne milchige Schleim ist sorgfältig zu konservieren (Zusatz von p-Oxybenzoesäuremethylester 1,5—2 g). Vor der Anwendung dieses Präparates setzt man häufig etwas fettes Öl hinzu. Eine tatsächliche Ölbehandlung des Haares bei der Wasserwellung ist aber relativ selten, die sogenannten Wasserwellöle sind gelb gefärbte dicke Schleime, die ganz unberechtigterweise als „Öle" bezeichnet werden.

S. auch Haarpflege.

Watte (Gossypium). Um Watte gut zu imprägnieren, muß man dieselbe entfetten, um die sogenannte „hydrophile Watte" zu gewinnen.

Blutstillende Watte.

Eisenchloridlösung (zirka 29%)	60 g
Alkohol	60 „
Hydroph. Watte	40 „

Tränken, auspressen und vor Licht geschützt trocknen.

Mentholwatte.

Menthol	60 g
Alkohol	2000 „
Wasser	650 „
Glyzerin	200 „

Für 1000 g Watte.

Diese Watte ist sehr stark mentholhaltig. Für schwächere Imprägnierung kann man mit Menthol bis auf 20 g für 1000 g Watte heruntergehen.

Irritierende Watte nach Art des „Thermogens".

Tinktur von Capsicum fructescens (200 : 1000)	1000 g
Destilliertes Wasser	1000 g
Eosinlösung 1 : 100	2 „

Mit dieser Lösung tränkt man 1000 g hydrophile Watte, drückt aber nicht aus (Achtung auf die Augen, nicht mit den mit der Capsicumtinktur behafteten Fingern in die Augen kommen!).

Wechselbäder, -duschen, s. Haarpflege; Hydro- und Balneotherapie; Kälteschädigungen; Rosacea.

Wechselkompressen, s. Gesichtspflege; Hauskosmetik; Nasenröte.

Wechseljahre. Die Klimax bedeutet für die Frau das Aufhören der Menstruation, was durchschnittlich zwischen dem 45. und 50. Lebensjahre der Frau eintritt. Es scheint fast, als ob in der jetzigen Zeit, wo durch Lebensgewohnheit, Mode und andere äußere Einflüsse die Frau das Bestreben hat, länger jung zu sein, auch der Zeitpunkt der Wechseljahre hinausgeschoben wird.

Die Wechselzeit tritt nicht immer plötzlich ein. Im Laufe von Monaten, zuweilen auch von Jahren, werden die Menstruationsblutungen unregelmäßig, seltener und schwächer und erst allmählich hört die Menstruationsblutung vollständig auf. Die Menopause hat begonnen.

Menopause. Der Übergang in die Menopause geht mit erheblichen Veränderungen bei der Frau einher. Die Ursache ist das Aufhören der Eierstocktätigkeit. Hierdurch kommt es zu Ausfallserscheinungen, die sich vor allem in Wallungen und allgemeinen nervösen Symptomen äußern.

Diese subjektiven Ausfallserscheinungen sind nicht bei allen Frauen gleichmäßig stark. War die Übergangszeit lang, so hat der Organismus Zeit gehabt, sich langsam auf den veränderten inneren Stoffwechsel umzustellen. Dieser wird stärker in Unordnung gebracht, wenn das innere Sekret der Eierstöcke zu schnell verschwindet. Es gewinnen dann Sekrete anderer endokriner Drüsen die Überhand. Hierdurch kommt es zu Stoffwechselstörungen, die sich besonders in erhöhtem Fettansatz, Verlust der Elastizität der Haut und stärkerem Wachstum der Haare im Gesicht und am Körper dokumentieren.

Die Erschlaffung der Haut führt zu stärkerer Entwicklung von Runzeln, zur Ausbildung schlaffer Tränensäcke und erheblicher Senkung der Bauchwand. In diesen gesenkten Organen lagert sich mit Vorliebe Fett ab. Auch bildet sich häufig eine Schwächung des Fußgewölbes heraus mit Senkfuß und eine stärkere Entwicklung von Krampfadern.

Stärkere Rückbildungsvorgänge setzen an den Genitalien selbst ein. Die äußeren Geschlechtsorgane verlieren ihre normale Fetteinlagerung, die inneren Geschlechtsorgane schrumpfen. Dadurch wird die Scheide erheblich verengert, der Scheidenteil des Uterus wird kurz, die Gebärmutter selbst klein und die Eierstöcke wandeln sich zu etwa bohnengroßen Gebilden um.

Durch diese Rückbildungsvorgänge kommt es leicht in den Geschlechtsorganen der Frau zu Sekretionsstörungen, die sich in Ausfluß oder auch in unregelmäßigen Blutungen äußern. Gerade die Blutungen sollten sorgfältig beachtet werden, weil sie das erste Symptom bösartiger Erkrankungen der Unterleibsorgane sein können, zu denen die Wechseljahre eine besondere Disposition geben. Nicht jede Blutung der Wechseljahre muß auf bösartiger Ursache beruhen. Wenn bei der Rückbildung der Eierstöcke unregelmäßige Eireifungen auftreten, können sich auch unregelmäßige Gebärmutterblutungen nach außen bemerkbar machen. Sehr häufig ist eine Blutungsquelle die geschrumpfte Scheidenschleimhaut, deren Oberflächenepithel zu dieser Zeit zu Blutungen neigt.

Dem Aufhören der Eierstocksfunktion geht häufig noch eine Erhöhung der Empfängnismöglichkeit vorher. Die Nachzügler in den Familien beweisen das. Um solche Überraschungen zu vermeiden, sollte deshalb die Frau der Wechselzeit beim Ausbleiben der Menstruation auch an eine Schwangerschaft denken. Nicht selten ist in der beginnenden Klimax der Komplex der eingebildeten Schwangerschaft zu finden — die *Grossesse nerveuse*.

Die Menopause ist für die Frau nur der Abschluß der Fortpflanzungsfähigkeit; keineswegs ist damit auch das Ende des sexuellen Lebens verbunden. Das sollte jede Frau wissen, damit sie den Wechseljahren mit größerer innerer Ruhe entgegensieht.

Alte Jungfer. Der Typ der „alten Jungfer" ist in der Neuzeit fast verschwunden. Das Mädchen wartet nicht mehr wie früher zu Hause auf den Mann. Schon frühzeitig gezwungen, außerhalb des Hauses Arbeit zu suchen, findet sie eine Selbständigkeit, die eine bessere Entwicklung ihrer körperlichen und seelischen Anlagen ermöglicht. Die unverheiratete Frau lebt heute wie ein unverheirateter Mann. Sie entwickelt sich deshalb in ähnlicher Weise wie eine Ehefrau, nur mit dem Unterschied, daß sie nach bürgerlichen Begriffen nicht Mutter werden darf. Deshalb sehen wir auch weniger diese vergrämten und vertrockneten alten Mädchen, die vorzeitig in ihrem Wesen und Äußern einer Frau der Wechselzeit glichen.

Senium. Erst im Verlaufe mehrerer Jahre geht das Matronenalter in das Greisenalter über. Die physiologische Ursache für diese Veränderung liegt in einem noch stärkeren Untergang der endokrinen Drüsen. Der Fettansatz der Wechseljahre geht allmählich verloren. Die Haut wird noch schlaffer, die Runzeln nehmen mehr zu. Gleichzeitig wird die Behaarung des Gesichtes noch stärker. An den Genitalorganen sind die Rückbildungsvorgänge so weit gediehen, daß Senkungen der Organe, Prolapse, durch die senile Schrumpfung vollständig ausgeglichen werden können. Durch die veränderte Hautdrüsensekretion werden Riechstoffe stärker abgesondert. Deshalb ist peinlichste Körperpflege gerade im Alter unendlich wichtig.

Die *Hygiene der Wechseljahre* unterscheidet sich bei normalem Eintritt nicht wesentlich von derjenigen der vorhergehenden Jahre. Eine größere Beachtung ist nur dann nötig, wenn das Klimakterium mit stärkeren Ausfallserscheinungen verbunden ist.

Die *Wallungen,* die viele Frauen abscheulich quälen, werden günstig beeinflußt durch eine Einschränkung der Fleischkost, durch Vermeiden von Gewürzen, starkem Kaffee und Alkohol. Sehr wichtig ist eine gute Hautpflege durch laue Bäder — auch mit Kohlensäurezusatz — und durch morgendliche kühle Abreibungen.

Durch gute Muskelarbeit in ihrem Beruf, durch eine Gymnastik, die den Jahren angepaßt ist, durch Spaziergänge und durch eine leichte Massage wird den Frauen eine Erleichterung ihrer Beschwerden geschaffen.

Viele Frauen vertragen in den kritischen Jahren den Aufenthalt an der See nicht. Sie fühlen sich besonders wohl im Hochgebirge.

Auf die erhöhte *Reizbarkeit des Nervensystems* wirken gut Nervina, unter denen Baldrian und Brom an erster Stelle stehen.

Als Ersatz für den Ausfall der Eierstocksfunktion bewährt sich die Zufuhr von Ovarialextrakten zusammen mit den neuartigen Ovarialhormonen. Durch diese Medikamente kann der Eintritt der Menopause erheblich verzögert werden. Das ist für Frauen in diesem Alter ein großer Gewinn, weil sie den Verlust der Regel als endgültiges Alterssymptom empfinden. Sie fühlen sich dann auch körperlich wieder wohler und leistungsfähiger.

Der Fortfall der Ovarialfunktion bewirkt nicht selten eine erhebliche *Hypertonie.* Für diese Frauen ist die vegetarische salzfreie Diät unerläßlich. Sie kann mit häufigen Aderlässen kombiniert werden. Von medikamentösen Mitteln hat sich bewährt: Pacyl, Sedicyl, Padutin usw.

Rechtzeitig muß der *klimakterische Fettansatz* bekämpft werden. Wenn eine Diät nicht ausreicht, kann man von endokrinen Organpräparaten Gebrauch machen. Dabei sei man vorsichtig mit Schilddrüsenpräparaten und bevorzuge Ovarialextrakte.

Diese medikamentöse Therapie kann unterstützt werden durch Diathermie der Unterleibsorgane sowie der Hypophyse. Mit den Röntgenreizbestrahlungen, die bekanntlich bei der juvenilen Hypofunktion der Ovarien gute Resultate erzielen, sei man in der Klimax zurückhaltend, weil trotz sorgfältigster Bestrahlungen doch leicht der letzte Rest von funktionsfähiger Eierstockssubstanz endgültig zerstört werden kann.

Bei *schweren Ausfallserscheinungen* ist die Transplantation frischen menschlichen Eierstocksgewebes von einem gewissen Nutzen.

Durch die ovarielle Dysfunktion ist vor allem der Säuretiter des Scheidensekretes hochgradig vermindert. Wird dieser durch Spülungen mit physiologischer Milchsäure oder durch das Einlegen von Milchsäuretabletten gebessert, so verschwindet auch der Ausfluß.

S. auch Alterserscheinungen; Behaarung; Hypertrichosis; Nervenleiden; Psyche; Rosacea; Schilddrüse; Seborrhoe.

Weiblicher Körper. Schon beim Neugeborenen lassen sich gewisse Geschlechtsdifferenzen erkennen, die sich nicht nur auf die primären Geschlechtsorgane erstrecken, sondern auch auf die Gesichtszüge und die Körperformen beziehen.

Die weiblichen Neugeborenen scheiden häufig in den ersten Tagen nach der Geburt blutiges Sekret aus den Geschlechtsorganen aus: eine Art Menstruationsblutung. Dies ist kein krankhaftes Symptom, wie ängstliche Mütter zuweilen glauben, sondern beruht auf dem Ausfall mütterlicher Geschlechtshormone. Aus gleichen Gründen tritt manchmal ein Anschwellen und eine Sekretion der Brüste (Hexenmilch) bei den Neugeborenen auf, das allerdings ebenso bei männlichen Kindern beobachtet wird.

In den ersten Lebensjahren eilen die Mädchen in ihrer Entwicklung voraus. Sie sind aktiver, laufen früher, reden früher, zahnen früher. Auch im neutralen Kindesalter, das bis zum 7. Lebensjahre reicht, machen sich bei den verschiedenen Geschlechtern schon differente Züge im körperlichen Aussehen wie im seelischen Verhalten bemerkbar. Immerhin sind die Differenzen der beiden Geschlechter in dieser Zeit des Spielkindes so gering, daß eine gesonderte Beachtung der Mädchen unnötig ist. Beide Geschlechter sollten in diesen Jahren gleichmäßig erzogen und ernährt werden.

Pubertät. Die deutliche Unterscheidung der Geschlechter setzt erst nach dem Beginn der Pubertät ein. Äußerlich dokumentiert sich diese Veränderung bei den jungen Mädchen am ganzen Körper. Dünne Fettschichten lagern sich unter der Haut ab; dadurch erhalten alle Teile des Körpers eine gewisse Fülle. Die Hüften werden runder, der Schamberg erhält seine weibliche Wölbung, die äußeren Genitalien werden voller, die großen Schamlippen springen mehr vor und überdecken die an der Fettablagerung unbeteiligten kleinen Schamlippen.

Gleichzeitig entwickelt sich die typische *Behaarung* an den äußeren Genitalien des jungen Mädchens. Zuerst sprießen die Schamhaare am Schamberg und an den großen Schamlippen. Sie ordnen sich allmählich in einer Behaarungsfigur an, die den Schamberg kopfwärts mit einer horizontalen Querlinie begrenzt und die äußeren Genitalien in einem schmalen Oval umrahmt.

Eine Behaarung, die bis zum After oder bis auf die Innenseite der Oberschenkel übergreift oder gar die horizontale Querlinie bis hinauf zum Nabel überschreitet, ist nicht mehr spezifisch weiblich. Auch ein Aufsprießen von Härchen um die Brustwarze herum ist beim weiblichen Geschlecht nicht gewöhnlich, ebensowenig wie ein vermehrter Haarwuchs im Gesicht auf der Oberlippe oder seitlich an den Wangen; doch finden sich Differenzen dieser Typen bei den einzelnen Rassen.

Zu den Pubertätsveränderungen, die am meisten in die Augen fallen, gehört die *Umwandlung der Brust.* Hier entwickelt sich aus der kindlichen, undifferenzierten Brustanlage über die juvenile Knospenbrust das weibliche Brustorgan. Die charakteristische Gestalt wird einmal durch das Hervorsprießen der Brustdrüsen-Acini aus den Brustdrüsenkanälchen bedingt, dann aber auch durch eine nicht unerhebliche Ablagerung von Fett in das Unterhautgewebe. Gerade diese Fettablagerung ruft an der weiblichen Brust die prägnanteste Veränderung hervor. Nicht die Entwicklung der Drüsenkörper allein ist maßgebend.

Das Schönheitsideal des weiblichen Körpers ist abhängig vom Geschmack der Zeiten und der verschiedenen Völker. Die ästhetische Kultur unserer Zeit verlangt als normalen Ansatz die Lage der Brust zwischen der dritten bis zur sechsten Rippe, gleichzeitig eine etwa halbkugelige Form, die der Körpergestalt entspricht, und eine nicht zu große Brustwarze mitten in einem mittelgroßen Warzenhof.

Diesen Schönheitskriterien entsprechen nur wenige Brüste. Immerhin hat es den Anschein, daß die moderne sportliche Betätigung unserer weiblichen Jugend eine beachtliche Besserung dieses Hauptattributes des weiblichen Körpers hervorgerufen hat.

Die Bevorzugung der *Fettablagerung am Beckengürtel* mit den benachbarten Oberschenkeln sowie am Schultergürtel zusammen mit der Brust ist wohl das auffälligste Merkmal der in der Pubertät sich herausdifferenzierenden weiblichen Gestalt.

Die Pubertätszeit ist besonders wichtig für die *äußere Form des Körpers*. Die Neigung zum Fettansatz, die sich im günstigsten Sinne in der Entwicklung der weiblichen Formen äußert, kann gerade in dieser Zeit zur übertriebenen Fettablagerung führen. Hierbei werden bevorzugt als Prädilektionsstellen der Beckengürtel und der Schultergürtel mitsamt der Brust. Hier lagern sich voluminöse Fettmassen ab, die so groß sein können, daß die Elastizität der Haut den Reichtum an Fett nicht halten kann. Deshalb gibt es an diesen Stellen dann Einrisse im Hautorgan und im Unterhautfettgewebe, die bleibende Narben nach Art der Schwangerschaftsstreifen zurücklassen können. Wenn dann bald das Gefühl weiblicher Eitelkeit das junge Mädchen zur Abmagerung veranlaßt, ist die Haut überdehnt. Diese regressive Veränderung stört vor allem die Form des Busens. Er hängt als schlaffer Sack am Körper und kann nie wieder seine schöne Gestalt erhalten.

Es sollte deshalb vermieden werden, daß in diesen Übergangsjahren ein schneller, starker Fettansatz erfolgt, und noch mehr, daß der Fettüberschuß zu schnell wieder verschwindet. Aber auch bei geringerer Fettablagerung besteht die Gefahr, daß eine Überdehnung mit sekundärer Erschlaffung den Körper des jungen Mädchens verunstaltet.

Für den Rumpf und die Gliedmaßen kann das vermieden werden durch eine den Fettansatz verhütende Ernährung und vor allem durch systematische Gymnastik und sportliche Betätigung. Schwieriger ist das bei der Brust. Hier können weder durch Gymnastik noch durch Massage Muskelgruppen gekräftigt werden, welche die Brust vor der Erschlaffung schützen. Auch die Fülle kosmetischer Essenzen, Salben, die zum Teil mit komplizierten Apparaturen zur Anwendung kommen, vermögen ebensowenig wie die nach dem Prinzip der Mastitisglocken gebauten Saugglocken eine Besserung der Brustform zu erreichen.

Weidenrinde, Cortex Salicis, stammt von verschiedenen Salixarten. Auszüge aus der Rinde werden zu Mundwässern verarbeitet (selten).

Weihrauch, Olibanum, ein aromatisches Gummiharz. In Alkohol nur teilweise löslich. Mit Wasser zu einer trüben Flüssigkeit zerfallend. Sein Geruch ist wenig ausgeprägt, tritt aber beim Verbrennen stark aromatisch hervor (Räuchermittel). Mit Wasserdampf destilliert, liefert Weihrauch ein aetherisches Öl, das

Weihrauchöl. Dieses findet in der Parfumerie Anwendung. Ebenso das durch Petrolaetherextraktion erhaltene

Weihrauchresinoid, das völlig in Alkohol löslich ist.

Der Weihrauch wird hin und wieder zur Herstellung von Pflastern verwendet, seine Hauptverwendung ist aber jene zu Räuchermitteln.

Weinessig, künstlich, s. Essige.

Weinsäure, Acidum tartaricum, weiße Kristalle, löslich in etwa 1 Teil Wasser und 4 Teilen Alkohol. Wirkt neutralisierend, adstringierend und sekundär sekretionsbeschränkend, d. h., sie fördert primär die Sekretion der Schweißdrüsen (FRÉDÉRICQ), wirkt aber bald erschlaffend auf deren Funktion, womit erhebliche Sekretionsverminderung einhergeht. Die so sekundär durch Weinsäure erzielte Verminderung der Schweißabsonderung hält sehr lange an. Verwendung in Form von Streupulvern oder Lösungen bei Fußschweiß, auch in Gemischen mit Salizylsäure, Borsäure u. a. (EICHHOFF) (s. Schweißabsonderung). Ferner wird sie noch als Zusatz zu brausenden Badezusätzen, als neutralisierendes Mittel nach alkalischen Waschungen (Haarglanzpulver) benützt; auch als Zusatz zu Haarwässern wurde Weinsäure empfohlen.

Natriumbitartrat, saures weinsaures Natron, Natrium bitartaricum. Weißes Kristallpulver, löslich in 9 Teilen kaltem und 1,8 Teilen siedendem Wasser. Dieses leichtlösliche Salz der Weinsäure wird unter anderem als Kohlensäureentwickler zu brausenden Badesalzen o. dgl. verwendet, auch als Lösungsmittel für Persalze (Pergenol) usw.

Weinstein, Tartarus depuratus, Cremor Tartari, ist saures, weinsaures Kalium, Kalium bitartaricum. (Der rohe Weinstein, der sich z. B. in den Weinfässern abscheidet, ist ein Gemisch von Kaliumbitartrat und Calciumtartrat.) Weißes Kristallpulver, nur schwer löslich in Wasser (1 Teil in 220 Teilen kaltem und 20 Teilen siedendem Wasser), unlöslich in Alkohol. Leicht löslich in alkalisiertem Wasser (Zusatz von Pottasche, Soda oder Borax), ebenso in angesäuertem Wasser. Kommt kosmetisch als Zusatz zu Zahnpulvern in Frage, auch zu Streupulvern bei Fußschweiß usw.

Borax-Weinstein, Tartarus boraxatus, löslicher Weinstein, Tartarus solubilis.

Weißbleichen der Haare, s. Haarbleichmittel.

Weißfleckenkrankheit, s. Atrophie; Pigmentierung.

Weißfleckigkeit der Nägel, s. Nägel.

Weißhaut, angeborene, s. Pigmentierung.

Weißpech, s. Fichtenharz.

Weizenstärke, s. Stärke.

Wella-Dauerwellenwasser (Wellin extra) besteht im wesentlichen aus Borax (etwa 5—6%), Ammoniumkarbonat (etwa 3—4%) und Natronseife (etwa 1—2%) in wässeriger Lösung. (Franz Ströher, Rothenkirchen i. V.)

White spot disease, s. Atrophie der Haut.

Whitmanoperation, s. Lähmung des Fußes.

Wiesendermatitis, s. Lichtschäden.

Wilburine ist Vaselin der Firma Scabury and Johnson, New York.

Wilkinsonsche Salbe, Unguentum Wilkinsonii, ist eine Teer-Schwefel-Salbe. Wird jetzt meist in der Modifikation von HEBRA als *Hebra-Wilkinsonsche Salbe* wie folgt bereitet:

Rp. Cretae albae	5,0	Sapon. kalin.
Sulfur. praec.	7,5	Adip. suill. ... aa 15,0
Ol. Rusci	7,5	

Salbe von sehr energischer antiparasitärer Wirkung. Bei Hautkrankheiten der verschiedensten Art anwendbar.

Rp. Cretae	8,0
Flor. Sulf.	12,0
Ol. Fagi	12,0
Sapon. kalin.	24,0
Adip. suill.	24,0

(Alte Vorschrift)

Vorschrift d. Ph. Aust.

Rp. Sapon. kalini	32,0
Adip. suilli	16,0
Sebi	16,0
Sulfur. praec.	16,0
Picis liq.	16,0
Calcii carbon.	4,0

Wilsonsche Salbe, Unguentum Wilsonii, ist eine Benzoe enthaltende Zinksalbe, die nach verschiedenen Vorschriften bereitet wird.

Nach Wilson-Unna.

Rp. Zinc. oxydat. 15,0
Adip. benzoat. (1 : 100) 85,0

—

Nach Ergzb. IV.

Rp. Zinc. oxydat. 10,0
Adip. benzoat. 40,0

Nach Joseph.

Rp. Tinct. Benzoes 15,0
evapora .... ad 7,5
adde:
Zinc. oxydat. 3,0
Ungt. lenient. 89,5

Wimpern, eingewachsene (Cilia incarnata) erscheinen als strichförmige Vorwölbung oberhalb der Zilienreihe des Oberlides, durch welche die Zilie als bläulicher Streifen, fast gefäßähnlich, durchschimmert.

Therapie: Vertikale Spaltung der Haut und Entfernung der oft auffällig langen Zilie.

S. auch Trichiasis.

Ersatz der Wimpern. Ein Haar, in dessen Mitte ein Knoten geschlungen ist, wird in eine Nadel gefädelt und durch den Lidrand geführt, und zwar so, daß der Knoten innerhalb der Haut liegenbleibt. Auf diese Weise sind zwei „Wimpern" gebildet. Nach KRUSIUS wird ein Haar mit Papille und Haarbalg mittels eines Trepans ausgestanzt und in eine KROMAYERsche Hohlnadel eingeführt. Diese wird 2 mm vom Lidrand eingestochen, am Lidrand ausgestochen; das Haar wird in gewünschter Lage vorgezogen. Es genügen 50 Haare (in etwa 3 Sitzungen). Auch Implantation eines schmalen Hautstreifens mit Haaren aus der Kopfhaut (1—2 cm oberhalb der Haargrenze) oder der Augenbrauengegend (KNAPP, LEXER) in einem schmalen Einschnitt am Intermarginalsaum (Befestigung durch darübergelegte Nähte) wurde mit Erfolg versucht. Ein gewisser kosmetischer Erfolg ist auch durch Aufkleben von Haaren oder durch Anbringung einer Reihe schwarzer Pünktchen am Lidrand mittels Tatauierung zu erzielen. Über den Wimpernersatz beim Auflassen einer Tarsorrhaphie, s. Lidplastik; Lidspaltenplastik.

Kümmerliche Wimpern sucht man dadurch zum Wachstum anzuregen, daß man an deren Ansatzlinie ganz dicht unterhalb derselben kleine zarte Inzisionen vornimmt, welche etwa bis zur Mitte der Epidermis geführt werden. Zur Ausführung in leichter Lokalanaesthesie (mit Syncain 1 : 200) bedienen wir uns eines gut schneidenden kleinen augenärztlichen Messers. Es kommt zu einer geringfügigen, leicht zu stillenden Blutung. Während der darauffolgenden Nacht läßt man auf jedes Auge eine Kompresse legen, die in physiologische Kochsalzlösung getaucht und dann ausgedrückt wird. Am Morgen hat sich eine feine Kruste gebildet. Nach 4 Tagen ist keine Spur mehr zu sehen, da am Augenlid fast nie sichtbare Narben entstehen. Das Ergebnis entspricht meist den Erwartungen. Es ist aber selbstverständlich, daß das Verfahren nur in Betracht kommt bei Personen, die noch Wimpern haben und nicht etwa eine völlige Alopezie aufweisen.

Weiße Wimpern treten einzeln oder in größerer Anzahl nebeneinander auf. Sie finden sich bei Albinismus, manchmal bei Trachom oder bei schwerer Iridocyclitis, besonders sympathischer Ophthalmie. Kosmetisch kommt nur Färbung der Wimpern in Frage.

Wimpern, Einwärtsstehen der, s. Trichiasis.

Wimpern- und Augenbrauenfärbung.

Die ärztliche Indikation für die Färbung der Zilien erstreckt sich hauptsächlich auf Fälle angeborenen Albinismus. Ganz selten kommt partieller Pigmentmangel bei Iridocyclitis, sympathischer Ophthalmie, Verletzungen vor. Wenn hier die kausale okulistische Therapie ohne Erfolg geblieben ist, soll Epilation der weißen Zilien und darauffolgende Behandlung mit leicht irritierenden Salben gelegentlich befriedigende Resultate ergeben. Als letzte Zuflucht bleibt die künstliche Färbung, die entweder eine physikalische (Auftragen eines fertigen Farbstoffes, z. B. Rimmel, Kohol u. dgl.) oder eine chemische (Farbstoff entsteht erst auf dem Haar) sein kann. Die vielverwendeten physikalischen Kosmetica bestehen meist aus chinesischer Tusche mit einem Zusatz von Gummi arabicum oder Wachs und Zeresin. Sind solche Präparate in Verwendung, so ist die abendliche Reinigung mit reinem Vaselin, Kakaobutter oder säurefreien Ölen unbedingt erforderlich. Für die chemische Beeinflussung kommen dieselben Stoffe wie für die Kopfhaarfärbung in Betracht. Henna und Reng (Indigo) stehen auch hier an führender Stelle, doch werden sie häufig durch Blei- und Silbersalze oder Anilinderivate (Paraphenylendiamin) ersetzt oder verfälscht und können dann zu Dermatitis, Ekzem der Umgebung, Jucken, Brennen, Fremdkörpergefühl, Blepharitis, Conjunctivitis führen, wobei die Bindehaut gelb verfärbt mit feinen Follikeln besetzt erscheint. Einige Tage nach Entfernung der Noxe oder Aussetzen der Applikation verschwinden die akuten Erscheinungen. Unbeabsichtigt ist die gelblich- bis braunrote Verfärbung der Zilien von Arbeitern, die in Messing- und Kupferbetrieben beschäftigt sind.

Während man bei den Augenlidern gewissermaßen von einem Hand-in-Hand-Gehen der Mode mit den Tendenzen der Hygiene in dem Sinne sprechen kann, daß die lange Wimper als Ideal der Schönheit, wie als erhöhter Schutz des Auges anzusehen ist und nach Möglichkeit betont wird, ist heutzutage bei den Augenbrauen eine vom hygienischen Standpunkte sehr zu bedauernde Diskrepanz zwischen bevorzugter Mode und hygienischen Bedürfnissen zu beobachten. Die Mode befiehlt — gleich wie zur Zeit der Renaissance — tunlichst zarte Augenbrauen und hilft sich, wo diese nicht von Natur gegeben sind, durch teilweise oder vollkommene Entfernung der Härchen mit Hilfe der Epilationspinzette oder gar des Rasiermessers nach. Die vollständig epilierte Stelle wird mit einem den Bogen der Augenbraue bloß andeutenden Farbstift nachgezogen, bei teilweise entfernten Superzilien wird der stehengebliebene Rest mit denselben Kosmetica vorübergehend oder dauernd gefärbt, die für die Wimpern in Verwendung stehen. Die vom hygienischen Standpunkt zu beobachtenden Mängel der in solcher Weise reduzierten oder entfernten Augenbrauen mögen sich aus deren Funktion ergeben: Verlust des natürlichen Schutzes vor Staub, Schmutz, Schweiß; hieraus folgend: Conjunctivitis, Blepharitis; dazu kommen die Reizwirkungen der angewandten Färbemittel und die sekundären Infektionen in Form von Pusteln und Abszessen, die auf der enthaarten Partie oft genug Platz greifen. Tritt der Fall ein, daß eine dauernde Epilation von einer der momentanen Mode gehorchenden Patientin verlangt wird, so empfiehlt es sich, einen solchen Eingriff abzulehnen.

Wimpernöl, s. Augenbrauenöl.

Wimperntuschen sind Tuschfarben (s. Haarfarben) in analogen Nuancen wie Augenbrauenstifte (s. auch Schminken, Augenbrauenstifte).

Wimpernstrecker, s. Gesichtspflege.

Wimpernwuchsmittel. Nach M. G. DE NAVARRE soll speziell dem Vaselin ein günstiger Einfluß auf das Wachstum der Wimpernhaare zukommen, besonders in geeigneten Mischungen mit anderen Fettstoffen. Folgende Vorschriften werden empfohlen:

Rp. Vaselini flav. 50,0
Ol. Tortucae 50,0

Rp. Vaselini flav. 50,0
Ol. Ricini 49,0
Paraffini 1,0

Oleum Tortucae ist Schildkrötenöl oder Turtleöl (s. dort).

S. auch Augenbrauenöl.

Windpocken, *Varizellen, Schafblattern.* Die Windpocken, eine im allgemeinen leichte, aber sehr ansteckende, am ganzen Körper ausgebreitete Eruption anfangs wasserheller Bläschen, befallen die Kinder meistens in den ersten Schuljahren. Sie heilen fast immer nach oberflächlicher Schorfbildung und Abblättern ohne alle Reste.

Doch ist die Abheilung eines oder des anderen Bläschens mit scharfgeschnitten linsengroßer runder Narbe nicht allzu selten und führt an sichtbaren Stellen, namentlich im Gesicht, zu geringer Entstellung. Ein Schutz vor diesem Auftreten von Narben ist wohl kaum möglich. Sie entstehen unvorhergesehen, nicht etwa durch Abkratzen der Schorfe.

Es könnte die von Finsen empfohlene Lichtabhaltung vielleicht wirksam sein (rotes Licht oder ganz verdunkeltes Zimmer). Auf Beziehungen zum Herpes zoster sei hingewiesen.

Wintergreenöl, Oleum Gaultheriae. Enthält Methylsalizylat. Bei Pruritus als Salbe oder es werden einige Tropfen auf die juckende Stelle eingerieben, und diese wird dann mit Gummipapier bedeckt. Auch als geruchverbesserndes Mittel; als Aromaticum bei Zahnpasten usw.

Wintersonne, s. Lichtbehandlung.

Wirzscher Spiralbrenner, s. Narben.

Wismut.

Wismutcitrat, Bismutum citricum. Unlöslich in Wasser, Alkohol und Glyzerin, leicht löslich in Ammoniak bzw. Ammoniakwasser und Lösungen der Alkalizitrate. Dient zur Herstellung von Haarfärbemitteln.

Neutrales (kristallisiertes) Wismutnitrat, Bismutum nitricum (cristallisatum) neutrale. Dieses Salz ist sehr gut zur Herstellung von Haarfärbemitteln geeignet, verlangt aber größte Sorgfalt beim Herstellen seiner Lösung. Es ist nur sehr wenig löslich in Wasser und fällt dieses, im Überschuß darauf einwirkend, unlösliches basisches Wismutnitrat. Es ist auch unlöslich in Alkohol, aber löslich in Glyzerin 1 : 5. Diese mit 5 Teilen Glyzerin für 1 Teil neutrales Wismutnitrat erhaltene Lösung kann mit Wasser verdünnt werden, ohne daß sich unlösliches basisches Nitrat ausscheidet, aber nur wenn der Wassergehalt gewisse Grenzen nicht überschreitet (s. Wismuthaarfarben.)

Basisches Wismutnitrat, Wismutsubnitrat, Bismutum subnitricum, Magisterium Bismuti. Weißes Pulver, unlöslich in Wasser, Alkohol und Glyzerin, löslich in Säuren. Es wirkt antiseptisch, adstringierend, austrocknend und ist ein mildes Schälmittel (Sommersprossenbehandlung). In Salben (5—25%) und Streupulvern (20%) in der Wundbehandlung, besonders bei jauchigen Wunden (Körperhöhlen) indiziert, gegen intertriginöse Anomalien, Sommersprossen usw., auch bei Brandwunden. Technisch wurde es früher analog dem Wismutoxychlorid oft unter dem Namen „Perlweiß, Blanc de Perles" zu Schminken verwendet, doch zeigt es wie alle Wismutverbindungen den Übelstand, im Kontakt mit der Haut (Bildung von Schwefelwismut) eine bräunliche Verfärbung anzunehmen. Außerdem scheint ein habitueller Gebrauch nicht ohne Bedenken. Seit wir viel bessere, gänzlich harmlose Weißgrundlagen für Schminken usw. besitzen (Titandioxyd, Zinkkarbonat, Zinkstearat usw.), sind die Wismutverbindungen zu diesem Zwecke fast völlig außer Gebrauch gekommen.

Sommersprossensalbe.

Rp. Hydrarg. praec. alb. . 5,0
Bismut. subnitr. 5,0
Ungt. simpl. 20,0

Rp. Bismut. subnitr. 3,0
Zinc. oxydat. 3,0
Ungt. cerei 24,0
S. Zink-Wismut-Salbe nach Neisser.

Wismutoxychlorid, Bismutum oxychloratum, eigentliches Perlweiß, Schminkweiß. Weißes feines Pulver, unlöslich in Wasser, Alkohol usw., löslich in Säuren. Bezüglich seiner Verwendung zu Schminken gilt das soeben bei Bismutum subnitricum Gesagte. Therapeutisch wirkt es als mildes Schälmittel, Antisepticum und Bleichmittel. Verwendung zur Bekämpfung der Mitesser und Sommersprossen (Unna), ebenso bei anderen Pigmentanomalien bzw. Hautunreinlichkeiten. Seine entzündungswidrige Wirkung macht es auch in der Wundbehandlung usw. wertvoll (Streupulver, Salben o. dgl.). Meist in Form von Salben oder Pasten verwendet, sehr zweckmäßig oft auch mit Unguentum Caseini Unna, Mattan usw. kombiniert.

Unguentum Bismuti oxychlorati (nach Unna).

Rp. Bismut. oxychlorat.
Lanol. anhydr. .... aa 10,0
Adip. benzoat. .... ad 100,0

Rp. Sapon. stearin. kal... 85,0
Ungt. lenient. 5,0
Bismut. oxychlorat. 10,0
S. Wismutoxychloridseife zum Einschäumen des Gesichtes nach Winter-Biedert.

Alaun-Eiweiß-Wismutoxychlorid-Pasta (Unna).

Rp. Pastae Alumin. albumin. Unna 20,0
Ungt. Bismut. oxychlorat. . 10,0

Rp. Bismut. oxychlorat. 0,5—1,0
Hydrarg. bichlorat... 0,03—0,05
Solut. Hydrog. peroxydat.. 20,0
Adip. Lanae 5,0
Vaselini 10,0
S. Sommersprossensalbe.

Wismutoxychlorid-Stearat-Pasta (Unna).

Rp. Cremor. stearin. ammon. 90,0
Bismut. oxychlorat. 10,0

Kasein-Wismutoxychlorid-Pasta (Unna).

Rp. Ungt. Casein. 80,0
Bismut. oxychlorat. 10,0
Vaselini 10,0

Wismutoxyjodid, Bismutum oxyjodatum. Ziegelrotes Pulver mit Jodgeruch, unlöslich in Wasser und Alkohol. Wird wie Jodoform als Streupulver (Wundantisepticum) benützt.

Derivate desselben: *Wismutoxyjodidgallat (Airol)* und *Wismutoxyjodidtannat (Ibit.)* als Wundstreupulver, auch in Pastenform gebraucht, die Pasten dürfen aber kein Wasser enthalten. Airol wird zunächst mit Glyzerin oder Öl angerieben.

Pasta Airoli.

Rp. Airoli 0,5
Mucil. Gumm. arab. 10,0
Glycerini 10,0
Boli alb. .... q. s.
u. f. pasta moll.

Basisches Wismutgallat, Bismutum subgallicum, Dermatol. Gelbes Pulver, unlöslich in Wasser und Alkohol. Wirkt adstringierend, austrocknend und schwach antiseptisch. Als Streupulver (20%) bei Intertrigo, auch Salben (5—10%).

Wismuttannat, Bismutum tannicum. Bräunlichgelbes Pulver, unlöslich in Wasser und Alkohol. Keimtötendes Adstringens. Wird als Streupulver (20%) bei Intertrigo, auch gegen ekzematöse Affektionen, manchmal auch bei Hyperhidrosis verwendet, auch in Salben zu 5—10%.

Wismutbitannat, Bismutum bitannicum, Tannismut, wie das Tannat, besitzt aber stärker adstringierende und keimtötende Eigenschaften.

Wismuttartrat, Bismutum tartaricum, wird wie das Zitrat zu Haarfärbemitteln verwendet.

S. auch Mundhöhle; Sommersprossen.

Wismuthaarfarben sind als ziemlich unschädlich anerkannt, werden aber meist als minderwertige Haarfarben nicht beachtet. Nun tut man in dieser Beziehung den Wismutfarben viel Unrecht. Es ist zutreffend, daß die Wismutsalze keine dunklen Nuancen ergeben können, auch nicht, wenn allein verwendet, für mittlere Nuancen brauchbar sind. Sie geben aber sehr schöne natürliche blonde Töne, die, wenn richtig gefärbt, bedeutend schöner und natürlicher sind als alle anderen blonden Tönungen auf Basis von Metallsalzlösungen. Dagegen liefert Wismut in Kombination mit wenig Silbernitrat sehr gute und haltbare Nuancen mittlerer Tönung.

Flakon Nr. 1.		*Flakon Nr. 2.*	
Zitronensaures Wismut	50 g	Natriumthiosulfat	120 g
Alkohol	33 „	Destilliertes Wasser	400 „
Rosenwasser	200 „		
Wasser	300 „		
Ammoniak q. s. bis zur Lösung.			

Blonde Haarfarbe.

Flakon Nr. 1.	*Flakon Nr. 2.*	
Konzentrierte Lösung von neutralem Wismutnitrat (vorsichtig hergestellt!)	Natriumthiosulfat	100 g
	Destilliertes Wasser	500 „

Sehr haltbare braune Nuancen erzielt man durch Kombination von Wismut und Silber (eventuell auch anderen Metallsalzen, wie Kupfer usw.). Z. B.:

Wismutnitrat neutral	100,0	Glyzerinwasser (1 : 9)	ad 1000,0
Silbernitrat	100,0	Herstellung wie vorstehend erläutert.	
Glyzerin 28 Bé	100 ccm		

Nimmt man diese Lösung als Inhalt eines Flakons Nr. 1, so können schöne braune, haltbare Nuancen erzielt werden, wenn man als Füllung für Flakon Nr. 2 eine der beiden Entwicklerlösungen gibt:

		oder:	
Kaliumsulfid	80,0	Pyrogallol	30,0
Alkohol	200 ccm	Alkohol	200 ccm
Wasser	800,0	Wasser	800,0

Auch zur Herstellung progressiver Haarfarben werden Wismutsalze oft herangezogen (s. auch Haarfarben, progressive).

Witch Hazel, s. Hamamelis.

Witterungsatrophie, s. Lichtschäden.

Witterungseinflüsse, s. Alterserscheinungen.

Wochenbett, Hygiene. Es ist die Aufgabe der Wochenbetthygiene, die normalen Rückbildungsvorgänge des weiblichen Körpers wirksam zu unterstützen. Wenn die Frau die Anstrengung der Geburt überwunden hat, muß dafür gesorgt werden, daß die erschlafften Organe bald ihre ursprüngliche Festigkeit wieder erlangen. Es ist deshalb begreiflich, daß die erschlafften Muskeln durch systematische Übungen wieder gekräftigt werden müssen. Gleichzeitig bezwecken solche frühzeitige Übungen eine Beschleunigung des Blutkreislaufes. Es werden dadurch Stauungen vermieden, die die Gefahr von Blutgerinnung (Thrombosen) mit nachfolgenden Embolien in sich schließen.

Vom zweiten Wochenbettag ab werden bestimmte Übungen ausgeführt. Die beste Rückbildung und Kräftigung der während der Schwangerschaft und Geburt überdehnten Muskelgruppen wird erreicht durch eine systematische Gymnastik im Frühwochenbett. Schon am zweiten Tage lasse man die Wöchnerin den Oberkörper — zuerst mit Unterstützung, später aus eigener Kraft — anheben und wieder zurücklegen. Dann muß die Wöchnerin das Gesäß aus der horizontalen Lage anheben, als ob eine Bettschüssel untergeschoben werden solle. Bei diesem Gesäßlüften muß der Schließmuskel des Darmes kontrahiert werden, als ob der Stuhlgang zurückgehalten werden solle. Beim Niederlassen wird der Schließmuskel wieder erschlafft. Dann werden die Beine einzeln und zusammen bei liegendem Oberkörper hochgehoben. Als vierte Übung folgt die Methode der Knieteilung, bei der mit Unterstützung durch eine Hilfe die aufgestellten Beine in den Knien auseinandergedrängt werden, während die Wöchnerin Widerstand leistet. Umgekehrt werden dann noch die Knie zusammengedrückt und die Wöchnerin sucht sie zu spreizen. Diese gymnastische Serie wird dreimal täglich geübt, anfangs jedesmal 5 Minuten, später 15 Minuten.

Es ist erwünscht, diese aktive *Gymnastik* durch tägliche leichte *Massage* zu unterstützen. Diese wird kombiniert mit Waschungen des ganzen Körpers mit Alkohollösungen, die gleichzeitig das Schwitzen der Wöchnerin eindämmen.

Damit die schlaffen Bauchdecken bald wieder ihre Festigkeit bekommen, müssen sie unmittelbar nach der Geburt gewickelt werden. Es sind eine Reihe von *Wochenbettbinden* für diesen Zweck angegeben. Von diesen ist recht gut ein festes Mieder nach Art der indischen „Gurita“, noch besser ist aber eine gewöhnliche 25 cm breite Idealbinde, die den ganzen Leib fest umschnürt. An den untersten Bindentouren kann die sterile Vorlage mit Sicherheitsnadeln vorn und hinten befestigt werden.

Den gleichen Zweck wie die frühe Gymnastik im Wochenbett hat auch das frühe Aufstehen. Am Tage nach dem ersten Stuhlgang — der am dritten Tag erfolgt — verläßt die Wöchnerin das Bett. Am ersten Tage sitzt sie eine Viertelstunde neben dem Bett, am zweiten Tage zweimal eine Viertelstunde; dann steigt die Zeit des Aufseins täglich um das Doppelte.

Auch nach Entbindungen, die operativ beendet oder bei denen ein Dammschnitt angelegt wurde, wird früh aufgestanden.

Langjährige Erfahrungen lehren, daß mit dieser Methodik die Wöchnerin besonders gut und schnell die Rückbildungsvorgänge ihres Körpers durchläuft. Es sollte deshalb immer mehr auf eine aktive Behandlung des Wochenbetts Wert gelegt werden.

Brustpflege. Obwohl erst frühestens vom dritten Tag ab die Milch einschießt, wird das Neugeborene schon nach Ablauf von 24 Stunden erstmalig angelegt. Die Brustwarzen werden vor und nach dem Anlegen jedesmal mit abgekochtem Wasser gereinigt und mit einem sauberen Mulltuch bedeckt. Nicht selten saugen die Kinder so kräftig, daß die Brustwarzenhaut kleine Risse bekommt. Diese können zur Eintrittspforte für schwere bakterielle Infekte werden. Deshalb sorge man rechtzeitig für die Heilung der Schrunden. Am besten bedeckt man die Warzen in solchem Falle mit Läppchen, die mit Perubalsam oder mit Euguformsalbe bestrichen sind.

Ist die Milchproduktion überreichlich, so schränke man die Flüssigkeitszufuhr ein und binde die Brust etwas hoch. Auch Abführen mit Karlsbader Salz oder die Verordnung von Schilddrüsentabletten (3mal täglich ·0,3 g) bewirken eine Hemmung der Milchabsonderung. Für die Vermehrung der Milchmenge sind eine große Reihe von Vorschlägen gemacht worden. Zuweilen erzielt man Erfolge durch die Bestrahlung der Brust mit künstlicher Höhensonne. Auch die Zufuhr eiweißhaltiger Nährmittel (Malztropon, Laktagol, Cenomilch usw.) ist vielleicht nicht ohne günstigen Einfluß. Ganz zwecklos ist es, die Wöchnerin zu überfüttern. Alle Suppen, Milch- und Mehlspeisen werden doch nur in Fett umgesetzt. Die Milchmenge bleibt dieselbe. Durch derartige Unklugheiten wird häufig der Grundstein für eine bleibende Fettsucht und Deformierung des Körpers gelegt.

Wenn das Kind zu schwach ist, um die Brust leerzutrinken, kann man einem völligen Versiegen gut Einhalt tun, indem ein fremdes kräftiges Kind vorübergehend mit angelegt oder die Brust nach dem jedesmaligen Nähren gut ausgedrückt wird.

Die Wöchnerin darf erst dann ein *Vollbad* nehmen, wenn die Scheide und die Gebärmutter wieder gut geschlossen sind. Deshalb sollte erst drei Wochen nach der Geburt mit Baden begonnen werden. Vorher kann die Wöchnerin sich regelmäßig in der Badewanne stehend waschen und abbrausen.

Vor Ablauf von sechs Wochen ist durchweg der Wochenfluß noch nicht beseitigt. Die Wiederaufnahme der sexuellen Beziehungen kann deshalb erst am Schlusse des Wochenbetts erfolgen.

S. auch Alopezien; Ernährung; Gymnastik und Sport.

Wolfsrachen, s. Sprachstörungen.

Wollflechte (-pilz), s. Pityriasis rosea.

Wollhaar, s. Behaarung.

Wonderstone, Bimssteinplatte zur Epilation.

Wunder-Sommersprossen-Creme. Analyse SCHÜTZ: Bei 100° flüchtige Stoffe (Wasser, aetherisches Öl) 43,2 p. c., Salbengrundlage 47,4 p. c., Quecksilberpraezipitat 2,9 p. c., Wismutsubnitrat 6,2 p. c. Nach neuerer Angabe des Fabrikanten ist das Präparat jetzt quecksilberfrei im Handel. (Teras-Haus, Max Schwarzlose, Berlin.)

Wundmale, s. Psyche.

Wundrose, s. Elephantiasis; Rotlauf.

Wurzelfärbung der Haare, s. Haarfärbemittel.

Wurzelhaut, s. Zähne.

Wurzelscheide, s. Behaarung.

X, Y

Xanthelasma. Gelbliche, wenig erhabene, oft multiple Geschwülste in der Nähe des inneren Augenwinkels an Ober- und Unterlidern. An den Unterlidern manchmal gleichzeitig Braunfärbung der übrigen Haut. Kleine Geschwülste werden meist exzidiert (Schnitt in der Spaltrichtung der Haut; manchmal Rezidive). Bei größeren werden die beim Angiom des Lides erwähnten Methoden (s. Lidgeschwülste) angewendet. Mit Trichloressigsäure werden auch bei tumorartig entwickeltem Xanthelasma Erfolge erzielt (manchmal Wiederholung notwendig).

Gute Erfolge gibt die ein- oder zweipolige Diathermie nach Anaesthesierung (auch Unterspritzung des Xanthelasmas, s. Xanthom). Die Narbe ist rosarot, kaum auffällig; nur bei sehr stark pigmentierten Patienten dürfte die Exzision mit nachfolgender Naht vorzuziehen sein.

S. auch Ernährung; Innere Krankheiten; Radium; Syringome.

Xantochromie, s. Pigmentierung.

Xanthom. Diese gutartigen Geschwülste, welche ihren Namen der hell- bis dunkelgelben Farbe verdanken, gehören nicht nur wegen ihres Auftretens am Körper in universeller Ausbreitung oder auch mehr lokalisiert in Form von flachen oder deutlich erhabenen Knoten (X. tuberosum), sondern vornehmlich wegen ihrer Lokalisation an den Lidern ein- oder doppelseitig, ja auch an allen vier Lidern *(Xanthoma palpebrarum* oder *Xanthelasma*; s. dort) zu den kosmetischen Hautleiden, auf deren Beseitigung die Patienten drängen. Sie sind, wie wir heute wissen, die Folge einer Störung des Fett- bzw. des Cholesterinstoffwechsels, meist besteht erhöhter Cholesteringehalt des Blutes. Neuestens wurde auf eine Verschiebung der einzelnen Cholesterinteile im Serum hingewiesen. Nach PICK und PINKUS handelt es sich um *Cholesterinfettsäureester*. Der *Cholesteringehalt im Serum* des Normalen schwankt zwischen 120 und 180 mg-%. Er steigt während der Schwangerschaft und im Wochenbett, ebenso während der Menses. Am höchsten ist er beim Stauungsikterus und der chronischen Nephritis (Morbus Brighti). Bei allen diesen Erkrankungen sowie beim Diabetes, bei Leberstörungen kann, gewöhnlich erst nach längerem Bestehen, ein Xanthom auftreten.

Histologisch findet man die Xanthomzellen meist im Korium um Gefäße gelagert, das sind große polygonale Zellen mit feinwabigem Protoplasma, mit einem oder mehreren Kernen (Xanthomriesenzellen). In und zwischen den Zellen kann man Lipoidsubstanz eingelagert nachweisen.

Die Therapie beim Xanthelasma palpebrarum besteht bei einzelnen größeren Herden in Exzision im Gesunden nach Fläche und Tiefe und Naht, welche in den Hautfalten verschwindet, natürlich muß man sich hüten, ein stärkeres Ektropium zu machen. Multiple kleinere Herde werden am besten mit Elektrokoagulation zerstört, wobei man sie multipel mit der Kaltkaustiknadel angeht, da die Narbenbildung schöner wird, wenn nicht in einer Sitzung eine größere Partie zerstört wird. Auch Elektrolyse kann mit Vorteil verwendet werden. Kohlensäureschnee kann bei oberflächlichem Sitz zum Ziele führen. Dagegen ist Sublimatkollodium, Trichloressigsäure nicht zu empfehlen, von Radium abzuraten, da die Affektion nicht sehr radiumempfindlich und der Endeffekt schlechter ist als das ursprüngliche Aussehen.

Die Diät wird trachten, den Cholesteringehalt des Blutes herabzusetzen, indem sie aus der Nahrung diejenigen Stoffe fortläßt, die cholesterinhaltig sind, also Eier, tierische Fette, Hirn usw. Das von CHAUFFARD angegebene *Régime hypo-cholestérinique* besteht aus gebratenem Fleisch, grünem Gemüse, abgerahmter Milch, Zucker und Obst, wenig tierischem Fette. Daß ein *Xanthoma diabeticum* eine antidiabetische Diät zu befolgen hat, liegt auf der Hand. Bei einem Teil der Xanthome scheint eine Leberstörung vorzuliegen, deren Beeinflussung bei der Behandlung der Xanthome nötig ist (Cholagoga, Karlsbader- oder Vichykur).

Ein Schema der fettfreien Kost nach GRÜTZ würde auch beim Xanthom zu versuchen sein: Es sind verboten alle fetthaltigen Suppen, Wurstwaren (wegen des hohen Fettgehaltes), alle fetten Fleischsorten, wie Schweinefleisch, Hammelfleisch, auch fettes Geflügel (Masthuhn, Gänse, Enten usw.), fetter Fisch (z. B. Aal, Hering, Lachs, Karpfen, alle Fischroggen und Eidotter). Alle Fette (Speck, Schmalz, Margarine, Öl, Sahne, Butter, Vollmilch und Buttermilch). Alle Käse außer Quark. Fleisch kann mit ganz wenig Butter, etwa 5 g, angebraten werden, aber die Sauce muß durch Erkalten und Fettabnehmen entfettet werden. Fettkonsum pro Tag 20 g, für Kinder 10 g.

Es sind erlaubt: Fettarme Suppen (deren Fettgehalt nach Erkalten abgeschöpft wird). Mageres Rindfleisch (Rostbeaf, gekochtes Rindfleisch). Mageres Kalbfleisch, mageres Wild (Hase, Reh). Magerer Schinken. Mageres Geflügel (Taube, Huhn, Rebhuhn). Mageres Fischfleisch (z. B. Hecht, Zander, Schellfisch). Zucker, Malz, Honig, Himbeersaft und sonstige Obst- und Beerensäfte. Alles Obst und Beeren. Mehl, Reis, Grieß, Grütze, Kartoffeln, Makkaroni, Nudeln. Alle Gemüse, aber fettlos zubereitet. Brot (Weizen, Roggen), Zwieback, Semmeln.

Unter *Xanthosis diabetica* versteht man eine gelegentlich bei Zuckerharnruhr vorkommende, durch

Einlagerung bestimmter gelbgefärbter Fettbestandteile (Lipochrom) in die Haut bedingte gelbe Färbung der Hände und Füße, ferner Stirn-, Nasen- und der Ohrengegend.

S. auch Diathermie; Elektrolyse; Ernährung; Insulin; Kaustik; Mundhöhle.

Xanthosis, s. Ernährung.

Xanthosis diabetica, s. Innere Krankheiten; Pigmentierung; Xanthom.

X-Beine, s. Genu valgum; Gymnastik und Sport; Massage.

Xerase, ein Hefepräparat, das aus 150 Teilen getrockneter Hefe, 125 Teilen weißem Bolus, 20 Teilen Traubenzucker und 3 Teilen Nährsalzen besteht. Graues Pulver. Zur Behandlung jauchiger Wunden, Geschwüre usw.

Xeroderma pigmentosum, s. Atrophie der Haut; Lichtschäden; Lippen; Sonnenlichtschädigungen.

Xeroform, Bismutum tribromphenylicum, richtiger Bismutum tribromphenolicum, Tribromphenolwismut. Feines, schweres, zitronengelbes bis schmutzigorangegelbes Pulver, fast geschmack- und geruchlos, unlöslich in Wasser, Alkohol und anderen organischen Lösungsmitteln. Lichtbeständig, sterilisierbar. Etwa 50% Wismut. Leicht adstringierend und antiseptisch zur Heilung und Verhütung von intertriginösen Erscheinungen, schlechten Geruch bekämpfend. Rein oder mit Talcum gemischt (50%) als Streupulver, als 5—10—20%ige Salben oder Pasten. (Chemische Fabrik von Heyden, Dresden-Radebeul.)

Xerophthalmie, s. Ernährung.

Xerosin ist eine abwaschbare Trockenpasta, die Ichthyol, Borsäure, Zinkoxyd, Talcum und Gelanthum enthält und gegen Hautausschlag, Gesichtsröte Anwendung finden soll. (E. Weigert, Aeskulap-Apotheke, Breslau.)

Xerosis, s. Hauskosmetik.

Xylenole (Dimethylphenole) sind kräftiger als Karbolsäure wirkende Antiseptica und Desinfizientien.

Xylolmoschus, s. Moschus, künstlich.

X-Zehe, s. Hallux valgus.

Yara-Yara, s. Neroline.

Yatren (Tyren), s. Reizbehandlung.

Yatrenvakzin, antipyogenes, s. Vakzinebehandlung.

Ylang-Ylangöl (Oleum Unonae oder Oleum Ylang-Ylang). Wird gleichzeitig mit dem Canangaöl gewonnen, ist aber viel feiner im Geruch als dieses. Von ausgedehnter Verwendungsmöglichkeit in Parfums.

Z

Siehe auch C und K

Zahn, Zähne. Das fertige *Gebiß des Menschen* weist 32 Zähne auf. 4 Schneidezähne, 2 Eckzähne, 4 Backenzähne und 6 Mahlzähne in jedem Kiefer. Das Milchgebiß besteht aus 20 Zähnen. Es sind 4 Schneidezähne, 2 Eckzähne und 4 Milchmahlzähne in jedem Kiefer vorhanden. An Stelle der Milchzähne treten im fertigen Gebiß die bleibenden Zähne bis und mit den Backenzähnen. Letztere treten an die Stelle der Milchmahlzähne. Die 6 Mahlzähne des bleibenden Gebisses haben keine Vorläufer im Milchzahngebiß.

Die *Durchbruchszeiten der Milchzähne* sind großen Schwankungen unterworfen. Die folgenden Angaben sind als Mittelwerte aufzufassen:

Schneidezähne:	Zentraler Incisivus	6.— 8. Monat
	Lateraler „	8.—12. „
Eckzähne:	Caninus	16.—20. „
Mahlzähne:	1. Molar	12.—16. „
	2. „	20.—30. „

Zuerst erfolgt der Durchbruch im Unterkiefer, dann im Oberkiefer. Bemerkenswert ist, daß der erste Milchmolar vor dem Milcheckzahn im Kiefer erscheint.

Durchbruchszeiten der bleibenden Zähne:

Schneidezähne:	Zentraler Incisivus	im 7. Jahre
	Lateraler „	„ 8. „
Eckzähne:	Caninus	„ 11. „
Backenzähne:	1. Praemolar	„ 9. „
	2. „	„ 10. „
Mahlzähne:	1. Molar	„ 6. „
	2. „	„ 12. „
	3. „	nach einem Stillstand von mindestens 4 Jahren nach Erscheinen des zweiten Molaren.

Zuerst treten die bleibenden Zähne im Unterkiefer, dann im Oberkiefer hervor. Eine Ausnahme macht der erste Praemolar, der zuerst im Ober-, dann im Unterkiefer erscheint. Auch hier ist bemerkenswert, daß die Praemolaren vor dem Caninus erscheinen.

Die Hauptmasse des Zahnes besteht aus dem Zahnbein, *Dentin* genannt. Dasselbe ist auf allen Seiten überdeckt, so daß es nirgends frei liegt. Der in die Mundhöhle ragende Teil wird vom Schmelz, der im Kiefer sich befindliche Teil vom Zement umfaßt. Der *Schmelz* ist das härteste Gewebe des menschlichen Körpers. Er besteht aus 96% anorganischer Substanz, in der Hauptsache Calciumsalzen. Er ist überdeckt vom sogenannten *Schmelzoberhäutchen,* einer hornartigen Substanz, die als umgewandeltes Epithel anzusprechen ist. Dieses geht am Zahnhalse kontinuierlich auf die Cuticula des Zahnfleischepithels über, womit die Epithelkontinuität hergestellt ist.

Der *Zement,* der die Wurzel überzieht, bildet das Bindeglied von Zahn und Kiefer. Er ist dann zu sehen, wenn sich das Zahnfleisch vom Zahne zurückzieht, bzw. wenn der Zahn im Alter aus dem Kiefer heraustritt. Der Zement ist eine viel weichere Substanz als der Schmelz und selbst als das Dentin.

Im Innern des Zahnes befindet sich die *Zahnpulpa* oder das Zahnmark, im Volksmunde Zahnnerv genannt. Ihre Hauptaufgabe ist die Bildung des Dentins, sie ist meist ohne dauernden Schaden für den Zahn auch durch künstliche Massen ersetzbar.

An der Spitze des Zahnes geht die Pulpa kontinuierlich über in die *Wurzelhaut, das Periodontium* des Zahnes. Dieses verbindet Zahn und Kiefer dadurch, daß seine Bindegewebsfaserbündel einerseits im Zement, andernteils im Alveolarknochen fest verankert sind. Der Zahn wird dadurch gleichsam elastisch aufgehängt, was für alle auf ihn wirkenden Kräfte, z. B. Kauakt, sehr wichtig ist.

Zahn- (und Kiefer-) Anomalien. Die Anomalien im Bereich der Zähne und Kiefer haben in bezug auf die Kosmetik eine große Bedeutung, indem selbst kleine Abweichungen große Wirkungen hervorrufen können. Das Fehlen eines Zahnes z. B. gibt dem ganzen Gesicht bereits einen veränderten Ausdruck.

In bezug auf die Kosmetik sind die Anomalien der Zahnform vorerst zu nennen. In Betracht kommen die Mißbildungen im Frontzahngebiet, wobei die Zähne an Stelle ihrer normalen Form, rund und spitzig erscheinen. Ein solcher Zahn führt die Bezeichnung *Zapfenzahn.* Er tritt am häufigsten an Stelle der seitlichen Schneidezähne auf. Er kann aber auch als überzähliger Zahn zwischen den zentralen Inzisiven erscheinen oder im Gaumen in der Gegend des Foramen incisivum. Es kann auch der Fall eintreten, daß der Zapfenzahn im Kiefer verbleibt und einem andern Zahn den Durchbruch erschwert oder unmöglich macht. In solchen Fällen ist die Beseitigung des Zapfenzahnes auf operativem Wege nötig.

Eine kosmetisch befriedigende normale Form kann nur durch künstlichen Ersatz der Zapfenzahnkrone erreicht werden. Dieselbe wird entweder abgetragen und durch eine anatomisch richtige künstliche *Krone aus Porzellan* ersetzt. Solche Kronen sind in allen Formen und Farben vorrätig unter den Namen Logan-, Davis-, Dowelkronen und anderen. Oder der Zapfenzahn kann als solcher überzogen werden von einer Porzellanhohlkrone nach dem System der *Jackettkronen.* Letzteres hat den Vorteil, daß die Pulpa des Zapfenzahnes erhalten bleibt. Die Jackettkrone wird für den einzelnen Fall jeweils besonders in Porzellan gebrannt. Ihre Herstellung ist ein besonderes Gebiet. Sie ist als der beste Ersatz in diesen speziellen Fällen anzusehen, da Form und Farbe genau angepaßt werden können.

Die Anomalien der Zahl der Zähne sind häufiger als allgemein angenommen wird. Die Unterzahl steht dabei im Vordergrund des Interesses. Sie kann aus drei Gründen entstehen:

1. Der Ersatzzahn ist als solcher nicht angelegt worden.

2. Der Ersatzzahn kann infolge Beharrens des Milchzahnes nicht durchbrechen.

3. Der Zahn ist wohl angelegt und gebildet worden, er ist aber gedreht und sein Wachstum ist in einer andern Richtung erfolgt. Er verbleibt im Kiefer.

Zu 1. Meistens sind es die seitlichen Schneidezähne, deren Anlage nicht gebildet wird. Sie fehlen vollständig schon im Milchgebiß. Die Zahnreihen weisen manchmal eine Lücke auf, die durch eine künstliche Maßnahme geschlossen werden muß. Es kommt aber auch vor, daß wir trotz dem Fehlen des lateralen Schneidezahnes eine lückenlose Zahnreihe haben, wobei die Eckzähne gleich an die zentralen Schneidezähne anstoßen. Eine Nichtanlage kommt auch für die Backenzähne, sehr oft auch für die dritten Molaren oder Weisheitszähne in Betracht, doch ist hier der kosmetische Fehler nicht so bedeutend. In diesen Fällen bleibt meistens der Milchzahn dann dauernd im Kiefer, und es muß für seine Erhaltung Sorge getragen werden. Sollte der Milchzahn zum Ausfall kommen, kann nur ein künstlicher Ersatz in Form einer sogenannten Brücke den Ausfall kompensieren.

Zu 2. Dieser Fall kommt sehr häufig vor und bildet das Hauptmoment beim *Zahnwechsel.* Meist ist durch Entfernung des Milchzahnes ohne weiteres der Platz für den nachrückenden Zahn geschaffen, insofern derselbe die Durchbruchsrichtung nicht geändert hat. Sehr oft tritt aber hier eine Verschiebung in der Weise ein, daß der bleibende Zahn viel zu hoch bzw. in der Gegend der Umschlagsfalte durchbricht, seine Richtung also verlegt hat. Hier kann nur eine künstliche Verlagerung in Form eines *Regulationsapparates* helfen, der den Zahn in die richtige Lage bringt.

Zu 3. In bezug auf die Kosmetik kommen in erster Linie die Frontzähne hier in Frage, und da spielt meistens der Eckzahn eine große Rolle. Derselbe ist oft nicht durchgebrochen und liegt mehr oder weniger quer zu den andern Zähnen im Kiefer. Man spricht in diesem Falle von einer Retention des Zahns. Dabei ist zugleich ein Verbleiben, eine Persistenz des Milcheckzahnes zu konstatieren. Dieselbe ist aber nicht die Norm, sondern der Eckzahn kann auch zum Ausfall kommen, so daß eine Lücke entsteht. Dieselbe schließt sich immer mehr, infolge der Tendenz der Zähne, nach der Mediane zu zu wandern, und dadurch wird der Platz immer enger. Die retinierten Eckzähne werden oft jahrelang im Kiefer behalten, ohne daß der Patient sich dessen bewußt wird. Erst wenn der Milcheckzahn ausfällt und der Nachfolger nicht kommt, wird man aufmerksam. Ein oft sichtbares äußeres Zeichen der Eckzahnretention ist die Schrägstellung des lateralen Schneidezahnes. Dieselbe kommt dadurch zustande, daß die Eckzahnkrone infolge des Wachstums des Zahnes an die Wurzel des Schneidezahnes stößt und eine Drehung des letzteren verursacht.

Der verlagerte und retinierte Eckzahn kann nach operativer Freilegung durch Regulationsapparate ebenfalls in die richtige Lage gezogen werden. Bedingung dafür ist, daß der Zahn nicht zu tief im Kiefer sitzt und daß, was noch wichtiger ist, der nötige Platz da ist oder geschaffen werden kann. Sehr oft kommt nur eine vollständige Entfernung in Frage.

Retinierte Praemolaren verhalten sich meistens reaktionslos im Kiefer. Dieselben können aber, wie übrigens auch der Eckzahn, bei später zu erfolgenden Extraktionen oder beim Ausfall der Zähne im Alter, noch sehr spät in der Mundhöhle erscheinen. Retinierte Zähne können auch die Ursache von ständigen Neuralgien im Gebiete des Trigeminus sein. Bei einem diesbezüglichen Verdacht sind sie sofort operativ zu entfernen.

Die Retention des Weisheitszahnes ist insofern von kosmetischer Bedeutung, als durch eine bestehende Verlagerung der zweite Molar geschädigt werden kann, wobei es zum Verluste beider Zähne kommt. Der Weisheitszahn kann aber auch mit einem Höcker durch die Schleimhaut stoßen, welchen Vorgang wir mit Halbretention bezeichnen. Halbretention des Weisheitszahnes kommt meistens infolge Platzmangels vor, was in das Gebiet der Durchbruchsanomalien zu zählen ist. Durch entzündliche Veränderung der überdeckenden Schleimhaut und nachheriges Weitergreifen auf die Muskulatur und die adnexen Organe kann es in solchen Fällen zu einer bedrohlichen Entzündung und *Kieferklemme* kommen. Retinierte, verlagerte Weisheitszähne sind deshalb immer auf operativem Wege zu entfernen.

In allen von 1 bis 3 genannten Fällen spielt bei der richtigen Diagnosestellung das Röntgenbild die größte Rolle. Meistens ist erst durch dieses überhaupt eine Diagnose möglich, die durch eine Aufnahme von zwei Seiten und durch die stereoskopische Aufnahme in weitestem Maße sichergestellt wird.

Eine Überzahl der Zähne konstatieren wir weniger häufig als die Unterzahl. Das Vorkommen des Zapfenzahnes ist bereits erwähnt worden. Außer den Zapfenzähnen gibt es die sogenannten Höckerzähne, deren Form schon der Name andeutet. Auch eine direkte doppelte Anlage von Zähnen kann vorkommen, z. B. im Frontzahngebiet. Hier kommt der laterale Schneidezahn in Betracht. Auch ist die Überzahl im Gebiete der Molaren zu erwähnen. Durch Extraktion und Schluß der Lücke durch Regulierungsapparate kann hier meist ein zufriedenstellender kosmetischer Effekt erzielt werden.

Ganz besonders wichtig sind für den zahnärztlichen Kosmetiker die *Anomalien der Kiefer.* Sie haben auch meist eine anormale Zahnstellung zur Folge, welche fast immer mit einem Engstand der Zähne verbunden ist. Es werden in dieser Beziehung ganz bestimmte Typen unterschieden, von denen die beiden extremen angeführt seien.

1. Der vorstehende Oberkiefer, seitlich zusammengedrückt und dadurch V-förmig geworden. Stets in Verbindung mit einem hohen Gaumen und weit über die unteren Zähne und oft auch Lippen vorstehenden oberen Frontzähnen.

2. Der vorstehende Unterkiefer mit über die oberen Frontzähne vorstehenden unteren Schneidezähnen, eingeschlossen der Lippe. Ein besonderer Zweig der Zahnheilkunde, die *Orthodontie,* befaßt sich speziell mit den Anomalien der Kiefer und Zahnstellungen und hat viele, genau beschriebene und gemessene Unterabteilungen festgesetzt, sowie auch die Ätiologie dieser Anomalien zu klären versucht und namentlich genaue Behandlungspläne aufgestellt. Die Hauptmaßnahme ist die Kieferregulierung, wonach in der Hauptsache die Zähne von selbst die richtige Stellung einnehmen. Auf die Regulierung der Kiefer ist das Hauptgewicht zu legen. Die heutzutage angewandte Apparatur hat sich so verbessert, daß dem Patienten bei geringster Belästigung ein Maximum der natürlichen Kiefer- und Zahnstellung garantiert werden kann. Eine möglichst früh einsetzende Behandlung der Kiefer ist von größtem Vorteil. Dieselbe soll je nach Fall schon im 5. und 6. Lebensjahre beginnen. Beim geringsten Verdacht auf eine Kiefer- oder Zahnstellungsanomalie muß daher der Spezialist aufgesucht werden. Die Maßnahme lohnt sich sehr. Es kann durch Frühbehandlung mit geringen Mitteln eine eventuell später nicht gut zu machende Anomalie beseitigt werden. Auf die Spezialfälle kann hier nicht näher eingegangen werden.

Zahnbeläge. Es gibt dunkelbraune, schwarze, grüne und ziegelrote Zahnbeläge. Die drei erstgenannten können sowohl einzeln als kombiniert vorkommen, während der rote Belag meist nur einzeln zu sehen ist. Grüne und ziegelrote Beläge kommen fast nur im Kindesalter vor, sie sind oft auf längere Zeit ständig vorhanden. Man kann sie leicht entfernen, aber sie erscheinen meist nach 2—3 Tagen wieder, um dann nach geraumer Zeit plötzlich ganz zu verschwinden. Sie haben keine pathologische Bedeutung.

Die Beläge bestehen aus Kalksalzen und hauptsächlich Mundpilzen, wobei die Leptothricheen vorherrschen. Meist wird die Leptothrix inomminata gefunden. Die Herkunft der Färbung ist noch nicht festgestellt.

Der Einfluß des Rauchens auf die Zähne ist bekannt, der Name *Raucherzähne* beweist dies. Es ist jedoch nicht so aufzufassen, daß das Rauchen den bekanntesten, den dunkelbraunen Belag unbedingt verursacht. Es gibt starke Raucher, die fast keinen Belag haben, und auch umgekehrt gibt es viele Menschen mit deutlichen und störenden Belägen, die Nichtraucher sind.

Die Entfernung der Zahnbeläge besorgt am besten der Zahnarzt. Die Lockerung derselben geschieht mit besonders dazu konstruierten Instrumenten und die definitive Wegschaffung mit rotierenden Gumminäpfchen, die mit einer ganz feinen Reinigungspasta belegt sind. Jedes gröbere Pulver ist zu vermeiden, da es das Schmelzoberhäutchen verletzen kann. Das folgende Aufpolieren der belegten Stellen beendet die Behandlung. Späteres peinliches Reinhalten verhindert die Neubildung. Es ist dringend abzuraten, selbst mit irgend welchen Metallinstrumenten zu kratzen oder einen der bekannten, meist scharfkantige Pulverkörner enthaltenden Zahnstifte zu benützen. Man kann mit ihnen zudem nur die leicht erreichbare Oberfläche der Zähne reinigen und den Interdentalraum nicht, und durch das meist zu starke und energische Reiben wird nicht nur der Belag behoben, sondern auch die darunter liegende Zahnsubstanz beschädigt. Der kariöse Defekt an einer dieser Stellen ist die unausbleibliche Folge.

Zahnbleichmittel. Zu diesem Zwecke werden Zahnpulver mit Persalzen (Natriumperborat) verwendet, eventuell Mundwässer mit Perhydrol usw. In manchen Fällen werden die Zähne auch mit käuflichem (3%igem) Wasserstoffsuperoxyd abzureiben sein. Eine erhebliche Wirkung, z. B. bei gelben (Raucher-) Zähnen soll sich durch Gebrauch eines Zahnpulvers aus gleichen Teilen Natriumbikarbonat und Schlämmkreide erzielen lassen (Apotheker-Ztg.). In anderen Fällen kommt man durch Gebrauch eines sauren Zahnpulvers aus Milchsäure 3,0, Talcum 30,0 und Ol. Menth. pip. gtt. III besser zum Ziel. Eventuell wird alternative Anwendung zuerst des sauren Pulvers, dann des alkalischen Bikarbonat-Schlämmkreide-Zahnpulvers empfohlen (s. auch Zahnsteinentfernungsmittel). Vorzüglich bleichend wirkt auch ein Gemisch molekularer Mengen Natriumperborat und Zitronensäure bzw. Milchsäure, in wenig Wasser gelöst. Bei Verwendung saurer Mittel ist Nachspülen mit Natriumbikarbonatlösung erforderlich. Auch Harnstoffsuperoxydlösung ex tempore, bereitet aus Tabletten (RICHTER), bleicht die Zähne vorzüglich. Analog lassen sich Pergenoltabletten u. a. verwenden. Alle sauren Zahnbleichmittel haben die Eigenschaft, das Schmelzoberhäutchen zu schädigen, wodurch der Zahn leichter als normal zu Karies neigt. Auch erhält er dadurch eine tote Farbe. Das Bleichen eines Zahnes darf nur vom Fachmann ausgeführt werden.

Zahnerkrankungen, s. Zahnkrankheiten.

Zahnersatz. Schon die Etrusker hatten die eigentümliche Sitte, ausgefallene Zähne durch Goldzähne zu ersetzen. Man hat auf etruskischem Boden über zwei Dutzend Schädel ausgegraben, die diesen goldenen Zahnersatz zeigten. Die Zahnarbeit setzt chirurgisches Können voraus. Goldzähne, etwas platt gearbeitet, sind mit Brückenarbeit an die restierenden Zähne befestigt und gut eingefügt. Die neugemachten Zähne konnten sich ihrer ganzen Konstruktion nach nicht am Kauakt beteiligen und haben offenbar nur kosmetischem Bedürfnis gedient.

Heute stehen uns eine Reihe ausgezeichneter prothetischer Methoden zur Verfügung in Form der *Brückenprothese* und der *Plattenprothese.* Zur Anfertigung einer Brücke sind brauchbare, gesunde oder geheilte Zähne und Wurzeln nötig, die als Träger der fehlenden Zähne, als sogenannte Brückenpfeiler dienen müssen. Ohne solche Brückenpfeiler ist die Anfertigung einer Brücke unmöglich.

Die Plattenprothese kann angewandt werden, wenn noch Zähne da sind, als sogenannte *partielle Prothese.* Es ist eine mit künstlichen Zähnen versehene Gaumenplatte, die ihren Halt am Gaumen, auf dem Alveolarfortsatz und zum Teil an den restierenden Zähnen durch verschiedene Klammersysteme hat. Die Platte kann aber auch da verwandt werden, wo überhaupt keine Zähne mehr vorhanden sind. Es ist in diesen Fällen der einzig mögliche Zahnersatz in Form der *Vollprothese,* des *künstlichen Gebisses.* Die Plattenprothese ist ein abnehmbarer Zahnersatz und sie darf aus hygienischen Gründen während der Nacht nicht getragen werden. Eine öftere Reinigung derselben und auch namentlich der restierenden Zähne ist dringend geboten.

Die *Brücke* kann *fest verankert* oder sie kann *abnehmbar* gemacht werden. Im letzteren Falle ist sie wie eine Plattenprothese zu behandeln. Die festsitzenden Brücken müssen hygienischen Forderungen voll entsprechen. Namentlich ist auf die Möglichkeit einer leichten Reinigung und auf Durchspülbarkeit bei den einzelnen Brückengliedern zu achten.

Bei der Anfertigung einer Plattenprothese spielt der gute Sitz und ihre Adhäsion am Gaumen eine ausschlaggebende Rolle. Der Abdruck, der vom

Gaumen und dem Kiefer gemacht werden muß, ist dabei das wichtigste Moment. Auf dessen Exaktheit kommt es allein an. In neuester Zeit wird der Abdruck bei in Funktion sich befindenden Kiefern genommen, in Form des sogenannten Kau- oder Funktionsabdrucks. Er allein verbürgt ein gutes Halten der Prothese in jeder Situation.

Vom kosmetischen Standpunkt aus ist derjenige Ersatz als der beste zu bezeichnen, der nach außen hin den natürlichsten Anblick gewährleistet. Es kann dies sowohl durch eine Brücke als durch eine Platte erreicht werden. Die festsitzende Brücke ist naturgemäß vorzuziehen, nur muß sie so angepaßt werden können, daß möglichst keine Metallteile, Gold oder Platin, sichtbar werden. Die Verwendung des Porzellans kommt hier weitgehend in Frage. In neuester Zeit werden ganze Brücken vollständig, inklusive der Brückenpfeiler, aus Porzellan gegossen und eingesetzt. Über ihre Haltbarkeit muß die Zeit entscheiden.

Im Gebiete der Backen- und Mahlzähne muß neben der kosmetischen Frage auch die funktionelle beachtet werden. Brücken aus Ganzmetall oder Kombinationen von Porzellan mit Metallaufbißflächen sind hier vorzuziehen.

Dem Zahnarzt stehen viele Systeme der Brückenarbeiten und Plattenprothesen zur Auswahl. Die Zahnersatzkunde ist ein großes Spezialgebiet geworden. Vom einfachsten Kautschukplattenersatz über die Stahlplatte bis zur feinsten Gold- oder Platinplatte, kombiniert mit Porzellan, gibt es eine Menge Methoden und Materialien. Mit allen läßt sich ein guter bis bester kosmetischer Effekt erzielen. Es kann oft mit einer einfachen Kautschukprothese ein besserer Erfolg erzielt werden als mit teuren Systemen. Dem praktischen Zahnarzt sind hier weite Möglichkeiten der Betätigung offen. Man wende sich vertrauensvoll an ihn.

Es bleibe hier die Kombination von Brücke und Platte in Form der Platten-Brücken-Prothese und die sogenannte gestützte Prothese nicht unerwähnt, ebenso die sogenannte gaumenlose Prothese, die an manchen Fällen gute Dienste leisten.

Die für die Brücken- und Plattenprothesen erforderlichen Zähne sind in den verschiedensten Farben und Formen im Handel erhältlich. Besonderheiten einzelner Zähne, wie abnorme Form, dunklere Stellen usw. können durch Porzellanbrand auf natürlichste Art und Weise angebracht werden, ebenso Rillen oder charakteristische Höckerformen. Bei der Auswahl der Zähne für eine ganze Prothese kommt auch die Schädelform in Frage, indem das längliche Gesicht andere Zahnformen hat als das breite. Inwieweit die verschiedenen Charaktere Einfluß haben auf die Form der Zähne und des Gebisses überhaupt, soll hier nicht entschieden werden. Immerhin sind die Zahnfabrikanten darauf bedacht, auch hierfür bestimmte Zahnsätze zusammenzustellen und für den Zahnarzt zur Verfügung zu halten.

Zahnfleisch, blutendes. Sehr empfindliches Zahnfleisch wird keratoplastisch behandelt.

Rp. Tinct. Pyrethri		*Rp.* Tinct. Myrrhae	20,0
Tinct. Gallar.		Tinct. Ratanh.	20,0
Tinct. Ratanh.	aa 33,0	Camphorae	1,0
Ol. Menth. pip.	1,0	Ol. Menth. pip.	0,5

Pinselungen bei empfindlichem Zahnfleisch.

Rp. Tinct. cort. Chinae	15,0	*Rp.* Tinct. Myrrhae	15,0
Tinct. Ratanh.	15,0	Tinct. Ratanh.	15,0
Ol. Caryophyll	0,1	Tinct. Benzoes	10,0
——		Mentholi	0,3
Rp. Tinct. Myrrhae	5,0	Ol. Caryophyll	0,2
Tinct. Benzoes	5,0	Tannini	0,3
Spir. Cochleariae	40,0		

Zahnfleischschwund und Lockerung der Zähne. Sobald der Durchbruch der Krone des Zahnes vollendet ist, schließt sich unmittelbar der Durchbruch der Wurzel an. Genau so wie das Zahnfleisch beim Durchbruch der Krone sich gleichsam von der Kronenspitze zur größten Zirkumferenz des Zahnes herunterschiebt, ebenso beginnt es, nachdem diese Stelle einmal erreicht ist, sich wurzelwärts zu schieben, unter Freilegung der Wurzel, bis zum vollständigen Ausfall des Zahnes. In analoger Weise verhält sich auch der Alveolarknochen. Sobald die Zahnkrone ganz durchgebrochen ist, beginnt die Kuppe des Alveolarknochens zu schwinden und das darüberliegende Zahnfleisch schwindet mit, bis allseitig die Wurzel umfassend, diese zum Ausfall kommt, worauf der Alveolarfortsatz zahnlos wird.

Die Krone ist ungefähr im 25. Altersjahre vollständig durchgebrochen, dann beginnt der Durchbruch der Wurzel.

Die Zeit nun, die verstreicht, bis auch die Wurzel vollständig zum Durchbruch gekommen, ist sehr verschieden. Auf alle Fälle nimmt er normalerweise viel mehr Zeit in Anspruch als der Durchbruch der Krone.

Der ganze Prozeß des Durchbruchs der Zähne ist überhaupt ein individueller. Es gibt Menschen, deren Zähne schon sehr früh ganz durchgebrochen sind, und solche, bei denen mit 35 Jahren noch ein gut Teil der Kronen im Kiefer stecken. Der Wurzeldurchbruch kann schon frühzeitig erfolgen und das Zahnfleisch kann sich schon im jugendlichen Alter zurückgezogen haben, während es Menschen gibt, die mit 50 und 60 Jahren noch die ganze Wurzel mit gesundem Zahnfleisch bedeckt haben. Die verschiedensten Einflüsse, wobei Ernährung und Klima nicht zu unterschätzen sind, kommen hier entscheidend in Betracht.

Dieser auf physiologischer Basis beruhende Zahnfleischschwund, der, wie gesagt, bei jedem Menschen anders ist, kann nicht verändert werden. Bis heute ist der Verlauf dieses Durchbruchs durch lokale Mittel nicht zu beeinflussen. Dies ist auch gar nicht nötig. Was wir aber anstreben müssen, ist, daß dieser Ablauf des natürlichen Geschehens in keiner Art und Weise gestört wird, d. h. daß die in Betracht kommenden, den Zahn umgebenden Gewebepartien gesund bleiben und nicht pathologisch verändert werden.

a) Die hauptsächlichste pathologische Veränderung ist die *Entzündung* des den Zahn umgebenden Zahnfleisches. Sie ist meistens dadurch bedingt, daß Speisereste in irgendeiner Form liegen bleiben und sich daselbst unter Mitwirkung der Mikroorganismen zersetzen. Das Epithel der Mundschleimhaut geht darunter zugrunde und es entsteht eine kleine Geschwürsfläche. Die Infektion kann nun von da ungehindert in die tiefer gelegenen Teile gehen und namentlich den Knochen abbauen helfen. Wenn am Zahnhals sich noch Zahnstein angesetzt hat, bildet derselbe eine um so bessere Retentionsstelle und ein um so größerer Krankheitsherd ist die Folge. Durch die an der Retentionsstelle ständig liegen bleibenden Speisereste, wozu auch noch abgestoßene Gewebepartikelchen kommen können, wird der entzündliche Prozeß unterhalten und es resultieren mit der Zeit tiefe Zerstörungen. Diese breiten sich namentlich interdental aus.

Infolge dieser Entzündungen erscheint das Zahnfleisch aufgelockert, geschwollen und bläulich verfärbt. Es läßt sich vom Zahne abheben und es besteht zwischen Zahn und Zahnfleisch ein abnormer Spalt, die sogenannte *Zahntasche.* Sie bildet wiederum eine Retentionsstelle, durch welche der entzündliche Prozeß weitere Nahrung erhalten kann.

Entzündung und Eiterung verursachen nun einen raschen Abbau von Zahnfleisch und Knochen, der Zahn wird locker und fällt schließlich aus, worauf es zu einer glatten Heilung der Wunde kommt.

Der Verlauf dieser Krankheit ist meistens ein schmerzloser, wenn nicht akute Entzündungen und Abszedierung eintreten. Es kann nämlich vorkommen, daß die in die Tiefe gegangene Entzündung und Eiterung daselbst Anlaß zu einem akuten Kieferabszeß gibt, wobei es unter Bildung eines starken Ödems und unter erheblichen Schmerzen zur Abszedierung kommt. Die Eiterentleerung führt jeweils schnell zum Abklingen des ganzen Prozesses. Dieser als *paradentaler Abszeß* bezeichnete Vorgang wird oft verwechselt mit dem richtigen Zahnabszeß, ausgehend von der durch den Wurzelkanal infizierten Wurzelhaut. Ein Röntgenbild klärt die Sache jedoch sofort auf. Dies ist sehr wichtig, da der zur Behandlung einzuschlagende Weg ein verschiedener ist.

Die oben geschilderte Erkrankung wird als *marginale Alveolarpyorrhoe* bezeichnet. Ihr Frühsymptom ist also die Zahnfleischentzündung mit Eiterung, wobei das geschwollene, dunkelrot bis bläulich verfärbte Zahnfleisch leicht blutet. *Blutendes Zahnfleisch*, z. B. bei der Reinigung der Zähne, ist als erstes Symptom dieser Erkrankung wohl zu beachten. Weiter macht sich durch die Eiterung bald ein unangenehmer Mundgeruch bemerkbar. Als späteres Symptom, nachdem der Knochenabbau und die Einwirkung der Eiterung fortgeschritten sind, wird dann die Lockerung der Zähne konstatiert.

Die *Behandlung* der marginalen Alveolarpyorrhoe hat darin zu bestehen, daß in erster Linie die Retentionsstellen weggeschafft werden. Durch die Herstellung hygienischer Verhältnisse, die vorgängig jeder Behandlung zu geschehen hat, wird dies meistens schon mitbesorgt. Es müssen hier auch diejenigen Retentionsstellen Erwähnung finden, die durch mangelhafte zahnärztliche Arbeit gesetzt werden. Es sind dies in der Hauptsache die interdental und gingival überstehenden Füllungen und der abstehende Kronenring. Auch diese Retentionsstellen müssen verschwinden. Durch Herstellung hygienischer Verhältnisse und Unterhalt derselben, durch peinlichste Reinigung der Zähne und der Retentionsstellen heilen diese leichteren Formen der Pyorrhoe ab.

Ist dies nicht der Fall, ist die Zerstörung von Zahnfleisch und Knochen so weit in die Tiefe gedrungen, daß die Entfernung der Ursache nicht genügt, müssen Zahnfleisch und Knochen chirurgisch angegangen werden. Dies hat so weit zu erfolgen, bis wieder gesundes Gewebe da ist, welches eine Ausheilung und eine Gesundung gewährleistet. Diese Methode ist unter dem Namen Auskratzung nach YOUNGER-SACHS bekannt. Sie hat peinlichst genau an jedem befallenen Zahn zu geschehen, unter Versorgung der restierenden Wundfläche. Eine weitere chirurgische Behandlung ist die radikal-chirurgische Behandlung nach NEUMANN-WIDMANN, wobei eine ganze Partie des Zahnfleisches, über mehrere Zähne gehend, losgelöst und herabgeklappt wird, worauf die ganze Ausbreitung der Erkrankung sichtbar wird. Nach Abtragung der affizierten Knochenpartien und entsprechender Präparation des heruntergeklappten Zahnfleischrandes wird der Zahnfleischlappen wieder an seine Stelle gebracht und interdental feinst vernäht. Die Anwendung der radikal-chirurgischen Methode ist naturgemäß eine beschränkte.

Durch Abdrängen der Taschengewebe vom Zahne mittelst Einbringens von flüssigem, später erhärtendem Paraffin kann auch oft eine Ausheilung erzielt werden. Durch das Paraffin wird die Tasche bis zum Grunde zugänglich gemacht, sie kann infolgedessen gut behandelt werden. Ständig weiteres Abdrängen reduziert die Tasche als solche immer mehr und die Entzündungserscheinungen nehmen ab, um beim endlichen Schwund der Tasche ganz abzuklingen. Es gelingt nur da, wo das Paraffin wirklich zum Halten gebracht werden kann. Die *Paraffinmethode* gehört zur sogenannten *Dunlopmethode der Pyorrhoebehandlung*, die wir bei der Behandlung der Paradentalpyorrhoe genau besprechen müssen.

b) Eine weitere pathologische Veränderung kann im Kieferknochen selbst entstehen. Wir können sie im Gegensatze zur äußeren Veränderung, der Entzündung, als innere Veränderung und Ursache bezeichnen. Eine Knochenveränderung kann durch lokale oder allgemeine Ursachen bedingt sein. Als lokale Ursache kommt fast nur die falsche Belastungsrichtung der Zähne bei anormaler Okklusion in Frage. Die horizontale, als pathologisch zu bezeichnende Druckrichtung bewirkt sowohl am Zahnhals als in der Gegend um die Zahnspitze im Knochen Druckmomente, die sich in Knochenatrophien äußern, welche an bestimmten Stellen auftreten. Hierdurch wird die Wurzelhaut des Zahnes erweitert, sein Aufhängeapparat gedehnt, der Zahn wird beweglich und beginnt nach dem Orte des geringsten Widerstandes auszuweichen. Es ist dies bei den überstehenden Zähnen des Oberkiefers, bei der *Prognathie* in erster Linie der Fall, wobei die Zähne nach vorn und oben weichen und auseinandertreten. Es kommt zur Lückenbildung, dem sogenannten *Diastema.* Bei normaler Zahnstellung sind diese Veränderungen nicht zu befürchten, man muß daher zu frühzeitiger Zahn- und Kieferregulation, auch wenn sie nicht gleich kosmetisch störend auffällt, dringend raten.

Die allgemeinen Ursachen der Veränderungen im Knochen sind nicht restlos bekannt. Ernährung und allgemeine Konstitution spielen hier eine große Rolle. Wir sehen in diesen Fällen, daß schon frühzeitig alle Zähne leicht beweglich werden und zu wandern beginnen. Die Backenzähne stellen sich schief ein, sie weichen dem Kaudruck aus. Auch die Frontzähne fangen an, ihre Lage zu verändern, und es entsteht schon bald ein Diastema. Es ist dies letztere Symptom meist das zuerst sichtbare und führt uns auf die Spur. Namentlich das im Laufe der Jahre sich vergrößernde Diastema gibt uns die richtige Diagnose. Die hier beschriebenen Veränderungen im Knochen sind histologisch festgelegt und unter dem Namen der *diffusen Atrophie* bekannt.

Durch die Knochenatrophie werden nun die dahinterliegenden Gewebe verändert im Sinne einer verminderten Widerstandsfähigkeit. Eine nur minimale Ursache kann nun bald zu einer tiefen Taschenbildung führen mit allen unter a) beschriebenen Konsequenzen. Eiterung und Knochenabbau schreiten hier naturgemäß rascher vorwärts, da bereits pathologisch verändertes, nicht mehr voll widerstandsfähiges Gewebe vorhanden ist.

Diffuse Atrophie, verbunden mit Eiterung, ergeben das Bild der *Paradentalpyorrhoe.* Ihr Frühsymptom ist also durch die Lockerung und Wanderung der Zähne gekennzeichnet, durch die Diastemabildung. Später erst tritt die Eiterung auf und beherrscht oft das Krankheitsbild.

Die Behandlung der Paradentalpyorrhoe hat darin zu bestehen, daß in erster Linie die lokalen Schädigungen und Veränderungen behoben werden, wie dies unter a) beschrieben ist. Dann hat man die Knochenveränderungen als solche anzugehen. Wenn möglich, muß eine normale Okklusion, eventuell Schleifen einer *Schlittenartikulation* angestrebt werden. Zu stark gelockerte Zähne sind zu entfernen, und es ist ein entsprechender Ersatz zu machen. Ein Zahn, der nicht nur auf horizontalen, sondern auch auf rein axialen Druck beweglich ist, der gleichsam in die Alveole hinein- und zurückfedert, ist immer verloren. Ein Röntgenbild zeigt uns in solchen Fällen, daß der Knochen um die ganze Wurzelspitze, ja um den ganzen Zahn herum geschwunden ist. Der geschwundene Knochen wird nicht mehr ersetzt und bei jeder Paradentalpyorrhoebehandlung ist auf diese Tatsache Rücksicht zu nehmen. Das will heißen, daß nur dann eine Behandlung einigermaßen erfolgreich wird, wenn wesentlich die Zahnwurzel von noch gesundem Knochen umgeben ist. In manchen Fällen genügt es, wenn die Wurzelspitze nur noch 2—3 mm in normalem Knochen steckt.

Der Knochen kann durch interne Medikamente beeinflußt werden. Diesbezügliche Tierexperimente haben ein positives Resultat ergeben. Als Medikamente kommen das Arsen und der Phosphor in Betracht. Das Arsen in Form der FOWLERschen Lösung nach GOTTLIEB und das natürliche Arsenwasser, wie Levico. Phosphor auch in der Form verschiedener Präparate, wie Phytin u. a. Es sind mit diesen Mitteln klinische Erfolge erzielt worden. Die Zähne wurden wieder fester.

Die erweiterte Behandlungsmethode nach DUNLOP besteht darin, daß nach Abheilung der lokalen Entzündung und Eiterung reiner Sauerstoff in die Taschen geblasen wird. Es geschieht dies mit einer besonderen Apparatur, wobei der Sauerstoff einer Stahlbombe entnommen wird. Dieser steigt sehr gut sichtbar in die Gewebe hinein und regt die ganze Zirkulation fördernd an. Er vermag auch tief in den Knochen zu dringen, und es ist möglich, daß er die hier durch die verlangsamte Zirkulation liegen gebliebenen Abfallstoffe verbrennt und resorbierbar macht. Es gelingt manchmal, die diffuse Atrophie dadurch zum Stillstand zu bringen. Auf alle Fälle ist die Methode nach DUNLOP mit Anwendung des Sauerstoffs als ein die Heilung fördernder Faktor zu betrachten.

Es soll auch die kausale Therapie der lokalen und internen Entzündungsbehandlung nach BACK nicht unerwähnt bleiben. Fixation der Zähne begünstigt die Heilung, weil durch die Ruhigstellung die umliegenden Gewebe sich besser regenerieren können. In manchen Fällen ist eine dauernde Ruhigstellung nötig, in Form der sogenannten *Fixationsschienen.* Dieselben sind entweder als Dauerschienen eingesetzt, ähnlich einer Brückenarbeit, oder sie sind abnehmbar. Letztere werden meist nur nachts getragen. Die Anfertigung einer Fixationsschiene wird je nach dem Fall vorgenommen, es gibt verschiedene Systeme.

Die beschriebenen Formen der Alveolarpyorrhoe kommen nun sehr oft auch kombiniert vor. Ebenso können sie in ihrer Ätiologie verschieden sein. Das Krankheitsbild ist dann naturgemäß verwischt, und es ist nicht von vornherein zu sagen, welche Form der Pyorrhoe vorherrscht. Es ist auch möglich, daß an einzelnen Zähnen die paradentale, an anderen die marginale Form vorkommt. In solchen Fällen ist natürlich auch die Therapie entsprechend einzurichten. Sie hat aber in allen Fällen mit der Lokalbehandlung einzusetzen, mit der Herstellung hygienischer Verhältnisse. Diese sind auch während der ganzen Behandlung und Nachbehandlung peinlichst zu erhalten und müssen nach Anweisung des behandelnden Arztes in der Hauptsache vom Patienten selbst besorgt werden. Ohne dauernde gesunde lokale Verhältnisse kann eine Pyorrhoe nie zum Stillstand kommen. Dies sei ausdrücklich betont, da viele, mit anfänglich schönem Erfolg begonnene Behandlungen durch die Nachlässigkeit des Patienten in dieser Beziehung ein negatives Resultat gezeitigt haben.

Zahnkrankheiten und ihre kosmetische Behandlung.

A. *Abrasion der Zähne* (Abkauung der Zähne). Unter Abrasion verstehen wir das normale oder anormale Abschleifen der Zähne, wobei zuerst der Schmelz, nachher das Dentin abgeschliffen wird. Die normale Abkauung der Zähne ist im allgemeinen gering, so daß pathologische Erscheinungen nicht aufzutreten pflegen. Gegen die natürliche Abkauung kann auch keine Gegenmaßnahme ergriffen werden.

Hier kommen hauptsächlich die anormalen Formen der Abrasion in Frage. Die Abrasion kann soweit gehen, daß Schmelz und Dentin bis zum Zahnfleischrande abgekaut werden.

Eine Abrasion kann zustande kommen, wenn zu wenig Zähne vorhanden sind, um das Kaugeschäft richtig zu besorgen. Insbesondere sehen wir die kosmetisch wichtige Abrasion im Frontzahngebiß auftreten, wenn mangels an Kauzähnen, Molaren und Praemolaren, die vorderen Zähne nicht nur zum Festhalten und Abbeißen, sondern auch zum Kauen der Nahrung benützt werden müssen. Es entstehen dann starke Abrasionen sowohl von der Schneidekante als auch von der lingualen Seite her.

Sie kann aber auch entstehen, wenn eine Kieferanomalie vorliegt in der Weise, daß die oberen Zähne, anstatt über die unteren, direkt auf die unteren Zähne beißen. Die Schneidekanten der oberen Frontzähne treffen dann direkt auf die Schneidekanten der unteren Zähne, wie das z. B. beim Abbeißen eines Fadens geschieht. Die Zähne einer solchen Stellungsanomalie sind naturgemäß der Abrasion sehr stark unterworfen. Alle Zähne werden gleichmäßig befallen.

Abrasionen verursacht auch das sogenannte *Knirschen mit den Zähnen,* das meistens nachts im Schlafe geschieht. Es braucht dies gar nicht immer mit Geräusch verbunden zu sein. Bereits das starke Geschlossenhalten des Mundes im Schlaf, wobei ein stärkerer Druck ausgeübt wird, genügt. Hierbei werden unwissentlich Mahlbewegungen ausgeführt, die zu Abrasionen führen. In erster Linie sind es die Eckzähne, die in stärkerer Weise in Mitleidenschaft gezogen sind. In der Mehrzahl dieser Fälle wird erst an der charakteristischen Schrägabrasion der unteren Eckzähne das nächtliche Knirschen festgestellt.

Meistens verläuft eine Abrasion, auch wenn sie bis auf das Niveau des Zahnfleisches geht, schmerzlos. Sobald nämlich das Dentin in Mitleidenschaft gezogen wird, so fängt die Pulpa des Zahnes, das sogenannte Zahnmark, der Zahnnerv an, eine neue Lage sogenannten sekundären Zahnbeins zu bilden, um zu verhindern, daß sie, die Pulpa, verletzt oder entzündet wird. Diese Neubildung von Ersatz oder Reizdentin kann so lange vor sich gehen, als überhaupt *Zahnmark* vorhanden ist. Sie ist als Schutzmaßnahme aufzufassen, weshalb diese Neubildung auch als *Schutzdentin* bezeichnet wird.

Es kommt aber auch vor, daß das Zahnmark aus irgendwelchen Gründen zu wenig vital ist, um diese Abwehrmaßnahme zu bewerkstelligen. Störungen der Allgemeingesundheit spielen hier eine große Rolle. In diesen Fällen kommt es zur Entzündung und Infektion des Zahnmarkes. Entfernung desselben und Wurzelfüllung können den Zahn retten.

Die kosmetische Behandlung der Abrasion ist sehr schwer. Durch Ersatz der verlorengegangenen Zähne allein kann nicht geholfen werden. Man muß eine künstliche Bißerhöhung machen, die es gestattet, die gefährdeten Zähne zu entlasten und zu schützen. Beim erwähnten sogenannten geraden Biß kann eine Kieferregulierung in Betracht kommen. Den Abrasionen, die beim nächtlichen Knirschen entstehen, kann durch das Tragen einer sogenannten

Aufbißschiene Einhalt geboten werden. Diese kleinen Prothesen werden für jeden einzelnen Fall konstruiert und nur des Nachts getragen.

Wir können auch traumatische Formen der Abrasion feststellen. Eine charakteristische Form ist die sogenannte *Pfeifenusur* der Zähne. Es sind Abrasionen, die durch das Pfeifenrauchen entstehen und die soweit gehen können, daß schließlich im Gebiß eine kreisrunde Öffnung zu sehen ist. Auch die Gewohnheit des Fadenabbeißens kann zu einer charakteristischen Abrasion führen, wie sie bei Schneidern manchmal zu sehen ist.

B. Die *Schmelzhypoplasie* ist ein Defekt des Schmelzes, der angeboren ist. Es ist ein Entwicklungsfehler in der Ernährung des Schmelzes während der Verkalkung und Bildung desselben. Am Zahne sehen wir die Schmelzhypoplasie als seichte Grübchen in der Ein- oder Mehrzahl auftreten, oder wir sehen sie als tiefe Furchen quer zur Achse des Zahnes. Es kann auch eine zirkuläre Furche kragenförmig um die oberste Schmelzpartie zustande kommen. Weiter ist es möglich, namentlich bei Backenzähnen, daß der Schmelz in seiner ganzen Dicke reduziert ist und anstatt einer glatten Oberfläche viele Höcker und Grübchen aufweist. Immer ist die Stelle der Hypoplasie eine schlecht verkalkte Partie im Schmelz.

Am meisten von der Hypoplasie befallen sind:

1. Die ersten Molaren; 2. die zentralen Incisivi im Oberkiefer; 3. die Eckzähne; 4. die zentralen Schneidezähne im Unterkiefer. Viel seltener sind der obere seitliche Schneidezahn und die Praemolaren befallen.

Folgende Tatsachen sind zu beachten:

1. Die Zähne derselben Bildungsperioden zeigen dieselben Defekte. 2. An homologen Zähnen sind die Defekte streng symmetrisch. 3. Die befallenen Zähne sind diejenigen, deren Kronen am frühesten verkalken.

Wir schließen hieraus auf eine Ernährungsstörung des ersten und zweiten Lebenssemesters. Damit stimmt auch die Behauptung überein, daß die Hypoplasie durch die Eklampsie der Kinder entstehe, denn hierbei ist stets eine intermittierende Ernährungsstörung verbunden.

Mit der Rachitis kann die Hypoplasie nur insofern in Verbindung gebracht werden, als damit eine allgemein schlechte Verkalkung ihre Störungen auch im Zahnsystem zeigt. Dies aber vorwiegend im Dentin, das als Zeichen schlechter Verkalkung eine Häufung der sogenannten Interglobularräume zeigt. Als exquisit chronische Erkrankung vermag aber die Rachitis diese intermittierenden, mitten im gesunden Schmelz auftretenden Defekte nicht zu erklären. Die Bezeichnung „*rachitische Zähne*", der man stets begegnet, ist daher fallen zu lassen, sie weckt eine falsche Vorstellung dieser so charakteristischen hypoplastischen Defekte.

Kosmetisch interessant ist die Hypoplasie, welche durch die folgende gesunde Schmelzbildung überbrückt wird. Sie bildet am bleibenden Zahn einen reinweißen Fleck, der weithin sichtbar ist und störend wirkt. Die offenen Hypoplasien sind dunkel und in ihrer Tiefe sammelt sich Detritus an.

Die kosmetische Behandlung hat darin zu bestehen, daß die Defekte herausgeschnitten werden und ein künstlicher Ersatz, eine Füllung eingesetzt wird, die in Form und Farbe dem gesunden Schmelz entspricht.

C. Unter *Karies der Zähne* verstehen wir das Defektwerden der Zahnkrone oder der Zahnwurzel. Es entsteht am Zahn ein Substanzverlust, ein Loch. Dieses kommt dadurch zustande, daß die ursprünglich durch die Verkalkung harte Zahnsubstanz aufgeweicht wird, worauf sie zur Auflösung kommt. Eine verkalkte Substanz kann nur durch eine Säure aufgelöst und erweicht werden. Woher kommt nun in die Mundhöhle die Säure, die diesen harten Schmelz auflösen kann und damit den kariösen Prozeß, das Hohlwerden der Zähne, einleitet?

Die Säure wird gebildet aus den Speiseresten, die an bestimmten Stellen der Zähne haften bleiben und hier unter der Mitwirkung der Bakterien der Mundhöhle zersetzt werden. Dabei wird unter anderem die *Milchsäure* gebildet, welche den Schmelz und im weiteren das Dentin entkalkt. Die erweichte Zahnsubstanz wird nun dadurch aufgelöst, daß wiederum die in der Mundhöhle ständig vorhandenen Bakterien in Tätigkeit treten und gewebsauflösende Substanzen, die sogenannten proteolytischen (eiweißauflösenden) Fermente bilden. Diese Fermente also lösen die erweichte Substanz auf, worauf die kariöse Höhle entsteht.

Die vorhin genannten bestimmten Stellen an den Zähnen, wo Speiseteile haften bleiben, nennt man *Retentionsstellen*.

Solche Stellen sind hauptsächlich: 1. Die Fissuren und Grübchen in Molaren und Praemolaren. 2. Die Berührungsstellen der Zähne. 3. Der Zahnhals, die Übergangsstelle von Zahn und Zahnfleisch. Nebenbei bemerkt, kann auch der hypoplastische Defekt eine Retentionsstelle bilden.

Beginn und Ausbreitung der Karies sind nun sehr verschieden, je nachdem die Karies an einer Berührungsfläche, am Zahnhals oder in einer Fissur ihren Anfang nimmt.

An der Berührungsfläche und am Zahnhals beginnt die Karies als kleiner, weißlicher, kreidiger Fleck, der die erste Entkalkung darstellt. Der Fleck ist bald mit bloßem Auge, namentlich am Zahnhalse, sichtbar und kann sich stark ausbreiten. Mit der Zeit vertieft er sich in der Mitte und wird braun; es ist die Stelle, wo die Auflösung der erweichten Substanz beginnt und wo der Defekt tiefer, zur kariösen Höhle wird. Am Zahnhalse sind diese Defekte, oft bereits der Kreidefleck, bei der Berührung durch Instrumente oder auch der Zahnbürste empfindlich.

Ganz anders verhält sich der Beginn der Karies in der Fissur. Wir sehen zuerst in der Tiefe einer Fissur, kaum wahrnehmbar, eine dunkle Verfärbung in Form einer Linie oder eines Pünktchens. Gegen das Dentin zu findet eine zunehmende Zerstörung in der Weise statt, daß der kariöse Prozeß unterminierend sich entwickelt, so daß an der Anfangsstelle nur der erwähnte dunkle Punkt zu sehen ist. Die darunterliegende Zerstörung des Dentin wird nur manchmal durch eine Verfärbung der Schmelzoberfläche sichtbar. Die Karies kann so im Innern des Zahnes schon große Zerstörungen gemacht haben, ohne daß äußerlich mehr als der Anfang zu bemerken oder zu konstatieren ist. Erst wenn durch den Kauakt dann die Decke der kariösen Höhle einstürzt, wird der ausgedehnte Defekt sichtbar. Meistenteils ist dann die Karies schon so weit vorgedrungen, daß die Pulpa in Mitleidenschaft gezogen ist und eine Wurzelbehandlung eingeleitet werden muß.

Die durch die Karies entstandenen Defekte können nicht auf natürlichem Wege zur Ausheilung kommen. Sie müssen durch künstliche Maßnahmen ersetzt werden, durch eine sogenannte Zahnfüllung, wenn der gesunde Rest des Zahnes dies erlaubt oder durch eine künstliche Zahnkrone, wenn nicht mehr genügende Festigkeit zum Halt einer Füllung vorhanden ist.

D. *Traumatische Verletzungen* äußern sich fast immer in Form eines Bruches des Zahnes. Wenn der Bruch durch die Krone geht, so ist der Zahn meist zu retten. Ein Bruch der Wurzel hat sehr oft die Extraktion zur Folge.

Die hauptsächlichste Bruchverletzung besteht darin, daß eine Ecke oder ein Teil der Schneidekante weggeschlagen wird. Unfälle aller Art sind hier die Ursache. Ich verweise auf das Aufschlagen des Mundes der Kinder auf die Lenkstangen ihrer Trottinettes und Holländerwagen, auf das Rollschuhfahren auf den Trottoirs, wobei der Anfänger oft im Anrennen an eine Mauer mit dem Gesichte aufschlägt. Im weiteren seien die Sportverletzungen genannt, wobei der Boxsport besonders zu Verletzungen solcher Art führt. Aber auch der Schnellauf und der Weitsprung haben schon Zahnbruch hervorgerufen, wie auch sofortiges hartes Bremsen im Automobil.

E. *Die kosmetische Behandlung der Defekte der Zahnsubstanzen.*

I. Die *Zahnfüllung.* Bevor eine Füllung gemacht werden kann, muß der betreffende Defekt in besonderer Art und Weise präpariert werden. Neben der Entfernung der kariösen Masse wird das Hauptaugenmerk auf die Erreichung einer ganz bestimmten Form und Ausdehnung der Kavität gelegt. Auf diese Kavitätenpräparation, die eine besondere Kunst ist, kann hier nicht näher eingegangen werden. Nur soviel sei erwähnt, daß nur äußerste Exaktheit und eine strenge Selbstkritik neben subtilem Arbeiten einen wirklichen Dauererfolg verbürgt und daß eine solche Arbeit Zeit beansprucht.

An eine Zahnfüllung stellen wir hauptsächlich zwei Forderungen:

1. Sie muß in Form und Farbe dem restierenden gesunden Schmelz entsprechen. 2. Sie muß in bezug auf ihre Funktion und Dauerhaftigkeit dem natürlichen Zahnschmelz gleichzukommen suchen.

Wir müssen hier in bezug auf diese zwei Forderungen und im Hinblick auf die Kosmetik einen Unterschied machen.

Bei den Frontzähnen, wie überhaupt bei den sichtbaren Zähnen können wir uns von der Forderung 1 in der Hauptsache leiten lassen. Bei den nichtsichtbaren Zähnen, zweiten Praemolaren und Molaren darf und muß Forderung 2 mehr berücksichtigt werden.

Unsere hauptsächlichsten Füllungsmaterialien sind: Zemente, Amalgame, Gold, Porzellan.

Der Forderung 1, Form und Farbe des Schmelzes, entsprechen die Zemente und das Porzellan. Der Forderung 2, Funktion und Dauerhaftigkeit, entsprechen die Zemente und das Gold. Einer Kombination der Forderungen 1 und 2 kann in weitgehendem Maße durch die Kombination Gold-Porzellan entsprochen werden.

a) *Die Füllung im Frontzahngebiet.* Als Füllungsmaterial kommt bei begrenzten Defekten und Defekten mit guter Ausbildung der Wände das Silikatzement in Frage. Dasselbe ist in verschiedenen Farben im Handel erhältlich und es können damit gute kosmetische Erfolge erzielt werden. Von allen Zementen sind die Silikatzemente die besten. Es muß aber gesagt werden, daß sie der Forderung 2 in bezug auf Funktion und Dauerhaftigkeit leider nicht voll entsprechen. Sie sind spröde. Zum Aufbau eines Höckers, einer Kante oder einer Ecke können sie deshalb nicht in Frage kommen. Auch dort sind sie nicht anzuwenden, wo irgendein Kaudruck oder Beißdruck ausgeübt werden muß. Sie eignen sich also am besten für kleine umschriebene Defekte im Frontzahngebiet.

Wo die Defekte größer sind, wo namentlich auch eine Ecke oder Kante oder ein Höcker zu ersetzen ist, kommt das Porzellan in Frage. Dasselbe wird in drei Formen verwendet: 1. Als kompaktes Porzellan für die Schliff-Füllung. 2. Als Porzellanpulver, das für die betreffende Füllung in einem besonderen Abdruck (Platin oder Goldfolie) gebrannt wird. 3. Als Porzellanperle zum Guß der Füllung nach einem besonderen Abdruck.

Die *Porzellanfüllungen* bilden eine besondere Spezialität in der Füllungstechnik des Zahnarztes. Sie haben den Vorteil des zahnähnlichsten Ersatzes neben dem der absoluten Dauerhaftigkeit in bezug auf das Material. Ihr Nachteil ist der, daß sie nicht im Munde selbst gemacht werden können, sondern nur nach einem Abdruck und daß sie in den Defekt als Ganzes eingesetzt werden müssen, wobei ihre Ränder, da ein starres Material verarbeitet wird, nicht anpoliert werden können. Es kann so zu kleinen Ungenauigkeiten in bezug auf den Randschluß einer Füllung kommen, die als eine Retentionsstelle und Beginn einer neuen Karies in Betracht fallen.

Das entschieden beste Material sowohl in bezug auf Funktion als Dauerhaftigkeit ist das Gold in seiner Form als stopfbares sogenanntes kohäsives Gold. Solche *Goldfüllungen* können ein Menschenalter überdauern. Sie sind leider infolge ihrer Farbe für die Frontzähne abzulehnen. Eine Kombination aber von Gold und Silikat oder Gold und Porzellan kommt gerade für den Ersatz von Kanten und Ecken und Höckern im Frontzahngebiet in Frage. Die Verankerung dieser Füllungen, eine Maßnahme, die fast stets zu geschehen hat, und die beanspruchten Teile derselben werden in Goldguß hergestellt, während der sichtbare Teil der Füllung im Golde ausgespart bleibt und später durch die Silikatfüllung oder durch eingebranntes Porzellan ersetzt wird. Auf diese Weise sind in vielen Fällen kosmetisch einwandfreie, dabei dauerhafte Füllungen herzustellen.

b) *Die Füllungen der Praemolaren und Molaren.* Als sichtbarer Zahn nimmt der erste Praemolar eine Sonderstellung ein. Er muß meistens nach den Regeln der Frontzähne in kosmetischer Hinsicht behandelt werden.

Die übrigen Zähne sollen äußerst dauerhafte und harte Füllungen erhalten, die dem Kaudruck Widerstand zu leisten vermögen und den Kauakt unterstützen. Hier kommt fast ausschließlich eine Metallfüllung in Frage. In kosmetischer Hinsicht muß hier dem gegossenen oder dem kohäsiven Golde der Vorzug gegeben werden. Das gegossene Gold wird in Form der *Goldeinlage, Inlay* genannt, angewandt. Der kariöse Defekt wird in ganz bestimmter Art und Weise präpariert, von der Kavität wird hierauf ein Abguß genommen, nach welchem ein Goldblock gegossen wird, der nun mit Zement in den Defekt eingesetzt werden muß. Bei den heutzutage ausgebildeten guten technischen Einrichtungen kann dieser Goldguß so genau hergestellt werden, daß er einen absolut sicheren Randschluß der Füllung verbürgt.

In bezug auf Dauerhaftigkeit sind *Amalgamfüllungen* der Zähne unbedingt auch anzuerkennen. In sozialer Hinsicht bilden sie für die Molaren das wichtigste Füllungsmaterial. Es kommen heute fast nur noch die Silber-Zinnamalgame in Betracht, mit einem eventuellen Zusatz von Gold oder Platin. Dieser beträgt aber höchstens 1%. Das früher oft angewandte Kupferamalgam, das im Munde vollständig schwarz wird, benützt man heute nicht mehr. In kosmetischer Hinsicht hat es nie befriedigt, es verfärbt die Zähne. Da das Amalgam plastisch eingeführt wird und erst im Munde erhärtet, ist es den Gesetzen der Expansion und Kontraktion unterworfen. Bei nicht vorschriftsgemäßer Verarbeitung wird deshalb im Laufe der Zeit eine Ungenauigkeit des Randschlusses resultieren. Sie ist dann zu erkennen, wenn die Füllung schwarz umrandet erscheint. Der Rand der Füllung muß in diesem Fall erneuert werden.

In den letzten Jahren wurde viel über die *Giftigkeit der Amalgamfüllungen* geschrieben, wobei Vergiftungen durch Quecksilberdämpfe, von den Amalgamen ausgehend, beobachtet worden sein sollen.

Einwandfreie Untersuchungen und die klinische Beobachtung eines ausgedehnten Patientenmaterials haben aber diese Angaben nicht bestätigt. Die Silber-Zinnamalgame geben weder Hg-Dämpfe ab, noch sind sie in irgendeiner Form gesundheitsschädlich.

II. *Der Ersatz einer defekten Zahnkrone.* In denjenigen Fällen, wo keine Füllung mehr gemacht werden kann, muß die ganze sichtbare und funktionelle Zahnkrone ersetzt werden.

a) Für das Frontzahngebiet und die ersten Praemolaren kommt nur der Ersatz durch Porzellan in Frage. Nur mit dem Porzellanersatzzahn ist ein kosmetisch einwandfreies Resultat zu erreichen. Die Metallkrone, meistens in Form der Goldkrone angewandt, wirkt häßlich. Die technische und medizinische Vervollkommnung der zahnärztlichen Methoden ermöglicht im Frontzahngebiet in jedem Falle den Porzellanersatz, wenigstens für den sichtbaren Kronenteil. Wir können hier drei Fälle unterscheiden:

1. Der defekte Zahn hat noch eine lebende Pulpa. Dies ist meist bei traumatischen Verletzungen, Stoß, Druck, Schlag und Auffallen auf den Mund der Fall, ein Stück der Krone wird abgeschlagen. Der Ersatz abgeschlagener Teile durch Porzellanstücke gelingt in den wenigsten Fällen. Hier kann die oben erwähnte Kombination Gold-Porzellan mit Verankerung des Goldes im Wurzelkanal in Betracht kommen, wobei man vorher die Pulpa herausnehmen und eine Wurzelfüllung machen muß. Der Ersatz der ganzen Zahnkrone in Form der sogenannten *Jacket-crown* gibt hier aber das bessere Resultat. Vom Kronenrest, der in bestimmter Form beschliffen werden muß, wird ein Abdruck genommen, nach welchem eine in Form und Farbe dem ursprünglichen Zahn entsprechende Porzellanhülle gebrannt wird. Dieselbe wird auf den präparierten Kronenrest mit Zement aufgesetzt. Der Abschluß am Zahnhals muß so erfolgen, daß der Übergang auf die Zahnwurzel nicht sichtbar ist. Die Jacket-crown wird heute in diesen Fällen als der beste Ersatz betrachtet. Ein definitives Urteil kann jedoch erst nach Jahren abgegeben werden.

2. Der defekte Zahn hat keine lebende Pulpa mehr. Dieselbe ist entweder früher entfernt worden und es ist eine Wurzelfüllung vorhanden, oder der Wurzelkanal ist infolge seiner Kommunikation mit der Mundhöhle infiziert und sein Inhalt faulig zerfallen. Ist das letztere der Fall, so muß der Wurzelkanal zuerst gereinigt, dann gründlich desinfiziert und zum Schlusse mit einer Wurzelfüllung versehen werden. Diese Vorbehandlung kann je nach der Schwere der Infektion, wobei auch die Wurzelhaut beteiligt sein kann, längere Zeit in Anspruch nehmen. Auf alle Fälle muß zuerst die peinlichst genaue ***Wurzelbehandlung und Füllung*** erfolgen, bevor an die Anbringung eines Kronenersatzes geschritten werden darf. Von der Zahnkrone ist in diesen Fällen meist nicht mehr viel vorhanden, die Wurzel ist aber noch da und ragt ein Stück weit aus dem Zahnfleisch heraus.

Hier kommt nun der sogenannte *Stiftzahnersatz* in Frage. Der restierende Zahnstumpf wird bis zum Zahnfleischrande abgetragen, nach besonderer Präparation des Wurzelstumpfes eine Porzellankrone genau aufgeschliffen. Der Wurzelkanal wird zur Aufnahme eines Edelmetallstiftes erweitert, wobei der unterste Teil der Wurzelfüllung zwangläufig herausgenommen werden muß. Stift- und Porzellanzahn werden zusammen in eine einzige Kombination, den Stiftzahn, verarbeitet, welcher mit Zement eingesetzt wird. Die zur Verarbeitung kommenden künstlichen Zahnkronen sind in vielen Farben und Formen im Handel erhältlich, ebenso in manchen Fällen die Edelmetallstifte, die je nach ihrer Verankerung in der Porzellankrone verschiedene Formen haben. Es kann auf diese Weise stets ein einwandfreier Ersatz gemacht werden. Diese Art der Stiftzähne sind unter den Namen *Logankrone, Daviskrone und Dowelkrone* bekannt.

3. Der Defekt hat nicht nur die ganze Zahnkrone, sondern auch einen Teil der Wurzel ergriffen. Die Wurzel ist in diesem Falle meist von innen heraus kariös. Sie muß gründlich vorbereitet werden, wobei zuerst alles kariöse Wurzeldentin zu entfernen ist. Wurzelbehandlung und Füllung müssen einwandfrei ausgeführt werden. Dies ist Vorbedingung. Am Zahnfleischrand sind die Wurzelränder in diesen Fällen nicht stark genug, um die Belastung eines ganzen Zahnes tragen zu können, oft muß die Wurzel infolge der Defekte auch bereits schon unter dem Zahnfleischrand abgetragen werden.

Hier wird nun diese Zahnwurzel unter dem Zahnfleisch mit einem schmalen Edelmetallring, Gold oder Platin, versehen, gleichsam eingefaßt. Die Wurzel selbst wird mit einer kleinen Platte aus demselben Metall bedeckt und Ring und Platte miteinander verlötet und auf den Wurzelstumpf aufgesetzt, der dadurch nun geschützt ist. Diese Wurzelkappe wird an der dem Wurzelkanal entsprechenden Stelle durchbohrt, der Wurzelkanal erweitert und mit einem Edelmetallstift versehen. Hierauf verlötet man Wurzelkappe und Edelmetallstift zu einem Ganzen, und auf diese verarbeitete Einheit wird ein entsprechender Porzellanzahn aufgeschliffen und kombiniert. Das Ganze wird wiederum mit Zement eingesetzt. Dieser Ersatz ist ebenfalls ein Stiftzahnersatz, kombiniert mit Wurzelkappe. Er ist unter dem Namen *Richmondkrone* bekannt. Sie gelingt kosmetisch nur nach langer Übung und peinlichster Exaktheit zufriedenstellend. Sehr oft ist der Metallrand zwischen Porzellanzahn und Zahnfleisch störend zu sehen. Es muß allerdings darauf aufmerksam gemacht werden, daß in manchen Fällen der Ring infolge der tiefen Zerstörung durch die Karies nicht unsichtbar gemacht werden kann.

Außer diesen drei genannten Fällen gibt es natürlich viele Kombinationen, je nach der Art des Defektes, nach der Form des Mundes, ob gut oder weniger gut sichtbar, und je nach der Art der Infektion des Wurzelkanals. Es kann in bestimmten Fällen ein provisorischer, mit Guttapercha eingesetzter Ersatz in Frage kommen. Ebenso gibt es viele verschiedene Arten des Stiftzahnersatzes. Es muß dies dem behandelnden Arzt oder Zahnarzt überlassen werden.

b) Für die Mahlzähne kommt als Ersatz für die defekte Krone ein Aufbau derselben in Metall in Frage. In vielen Fällen kann durch Amalgam eine Krone aufgebaut werden, wenn dasselbe gut im Wurzelteil zu verankern ist. Als Verankerung kommt die Stift- oder Schraubenverankerung in Frage. Vorausgehende Wurzelbehandlung und Füllung ist auch hier Bedingung. Edelmetallring und Amalgam kann auch einmal kombiniert werden.

Der Hauptersatz wird in diesen Fällen aber die Metallkrone sein in Form der Goldkrone. Nach spezieller Präparation des Zahnstumpfes, wobei es auch zu einem vorher zu machenden Aufbau in Amalgam kommen kann, wird ein genau passender Ring angefertigt und einprobiert. Auf diesen Ring wird unter Berücksichtigung des genauen Gegenbisses eine Goldaufbißfläche gegossen und mit dem Ring kombiniert. Die ganze Arbeit mit Zement eingesetzt: sie ist als die sogenannte *Ringkrone* bekannt. Es gibt viele Arten der Anfertigung der Ringkronen, die nicht alle besprochen werden können. Das Haupterfordernis ist das genaue Anpassen des Ringes, der oft unter den Zahnfleischrand gebracht werden muß. Der Ring darf nie auch nur eine Spur abstehen, er muß anpoliert werden, und es darf mit der Sonde kein Übergang vom Ring auf die Wurzel gefühlt werden. Eine Zahnfleischentzündung ist sonst die Folge.

S. auch Alopecia areata; Mundgeruch, übler.

Zahnpasten, Pastae dentifriciae, werden durch Kneten geeigneter pulverförmiger Materialien, wie praezipitiertes Calciumkarbonat, Schlämmkreide, Magnesium carbonicum, Kaolin, Talcum, Calciumphosphat, Kieselgur usw. mit schleimig-schlüpfrigen Vehikeln bereitet. Als schlüpfriges Vehikel ist das Glyzerin zu nennen, als eigentliche Bindemittel kommen Tragant, Karrageenschleim, Seife u. a. in Frage. In selteneren Fällen werden auch Zuckersirup, Honig u. a. als Vehikel statt Glyzerin gebraucht. Die nichtschäumenden Zahnpasten sind ohne Seife, die schäumenden Zahnpasten unter Verwendung geeigneter Seife hergestellt. Da sich der typische Seifengeschmack durch Aromata niemals ganz überdecken läßt, auch der Schaum im Munde nicht überall angenehm empfunden wird, werden die schäumenden Zahnpasten von vielen Verbrauchern abgelehnt, von anderen aber vorgezogen. Zusätze von Bimsstein sind absolut zu vermeiden, Kieselgur kann mitverwendet werden, erschwert aber die Pastenbildung und beeinflußt auch die Farbe ungünstig. (Daher nur bei rot gefärbten Pasten zu gebrauchen.) Sehr empfohlen wird in letzter Zeit Mitverwendung von Titandioxyd. Zum Rotfärben der Zahnpasten können rote Teerfarbstoffe, z. B. Rhodamin u. a., Verwendung finden, die schönsten Färbungen erhält man aber mit echtem Karmin bzw. Karminlacken, auch mit Alizarinlack u. a. Nur Tuben aus reinem Zinn sind einwandfrei, weniger gut bewähren sich verzinnte Bleituben. Ganz unverwendbar, namentlich für Seifenpasten, sind Aluminiumtuben, auch innen auslackierte Aluminiumtuben sind nicht zu empfehlen.

Steife Zahnpasta von Brotteigkonsistenz für Töpfe. Man bereitet zunächst aus Tragacanthae pulv. 1,8, Glycerini 28 Bé 66,0 lege artis einen homogenen Schleim, dem allmählich Sol. Carmini ammon. 12,0 zugerührt wird. Zu diesem dunkelroten Schleim gibt man Cretae laevig. 240,0 und folgende Aromata:

Rp. Ol. Menth. pip.	2,0	Ol. Rosae ver.	0,05
Ol. Anisi	1,5	Vanillini	0,05
Mentholi	0,5	Ol. Caryophyll	0,2

Nach genügendem Durchkneten kann die Pasta, nach dem Passieren durch ein Sieb, abgefüllt werden. Zweckmäßig läßt sich das Passieren auch vermeiden, wenn vorher der Tragantschleim passiert und die Kreide vor dem Zusatz gesiebt wurde.

Durch entsprechende Erhöhung der Menge des Glyzerinschleimes lassen sich weiche Tubenpasten (Zahncremes) herstellen, durch Verwendung von Seifenschleim schäumende Zahnpasten usw.

Sauerstoffhaltige Zahnpasten können in dauernd haltbarer Form überhaupt nicht bereitet werden.

Antiseptische Zusätze zu Zahnpasten. (Säuren nicht für Seifenpasten geeignet!) — *Salol* 0,3—0,5%, Salizylsäure 0,5%. Salol kann heftige Stomatitis hervorrufen, auch Salizylsäure kann bedenkliche Nebenwirkungen auslösen. — *Thymol* 0,5% (Vorsicht betreffend unangenehmen Geschmack!). — *Campher* 1%, Chinolin und Chinosol 0,5—1% (Achtung auf unangenehmen Geschmack!). — *Formalin* 0,5%, eventuell mehr (0,8% maximal). — *Chlorsaures Kali* 3—5%, manchmal 10% empfohlen, ist aber zu hoch (vgl. weiter unten). — *Benzoesäure* 1% (absolut harmlos und kräftig wirkend). — *Karbolsäure* 0,5% (nicht mehr!). — *Terpineol* 1,5%, besonders in Verbindung mit Seife gutes Antisepticum, aber auch ohne Seifenzusatz gut wirkend. — *Ester der Para-oxy-benzoesäure:* Methylester 0,75—1%, Gemisch von Methyl- und Propylester aa 1,5—2%, Benzylester mit besonders starker Wirkung 0,5% im Mittel, eventuell 1—2% (in diesen Mengen ganz außerordentlich kräftig wirkend). Diese Ester sind ohne jede Reizwirkung und geradezu ideale Antiseptica für die Mundpflege. Daß viele Aromata, wie Eukalyptusöl, Menthol, Nelkenöl, Zimtöl, Vanillin, Cumarin, Heliotropin u. a. ebenfalls antiseptische Wirkung aufweisen können, sei hier nur kurz erwähnt.

Zahnpasten mit chlorsaurem Kali (s. auch Chlorodont) werden mit einem mittleren Gehalt von etwa 3—5% Kal. chloric. hergestellt. Es empfiehlt sich, ganz abgesehen von der stets bestehenden Intoxikationsgefahr (besonders bei Kindern) durch Verschlucken, auch zur Vermeidung eines widerlichen Geschmackes nicht wesentlich über 5% hinauszugehen. Das chlorsaure Kali ist mit dem Glyzerinschleim zu verreiben, keinesfalls dürfen die trockenen Pulver mit Kal. chloric. verrieben werden (Explosionsgefahr!).

Aromatisierungsvorschriften s. Mundwässer.

S. auch Bénédictins; Botot; Cherry Tooth; Chlorodont; Dentol; Docteur Pierre; Kalodont; Kolynos; Mundpflege; Odol; Stomatol.

Zahnpflege, s. Mundhygiene.

Zahnpulver, Pulvis dentifricius, besteht aus Schlämmkreide oder Gemischen von solcher mit Magnesiumkarbonat (volumvergrößernd!), praezipitiertem Calciumkarbonat, Calciumphosphat, Talcum, Iriswurzelpulver, Kaolin, Titandioxyd u. a. Zur Verstärkung der mechanischen Reinigungswirkung kann man Kieselgur, Tripel o. dgl. zusetzen, dagegen ist von einem Zusatz von Bimsstein abzuraten, da dieser den Zahnschmelz empfindlich schädigt. In besonderen Fällen kommt auch Zusatz von Milchzucker, Chinarindenpulver u. a. in Frage. Die Verwendung von pulverisierter Kohle in Gestalt des bekannten Kohlezahnpulvers kann zu kosmetisch ungemein störenden, dauernden Tätowierungen des Zahnfleisches mit Kohlepartikelchen führen.

Zahnpulverkörper (I—III):

Rp. I. Calc. carbon praec.	100,0
Magnes. carbon. leviss.	50,0
Cretae laevig.	50,0

Rp. II. Cretae	100,0
Terr. silic.	20,0
Magnes. carbon.	30,0

Rp. III. Calc. carbon. praec.	60,0
Magnes. carbon.	30,0
Sapon. pulv.	10,0

Rp. Corporis pulv. dent.	100,0
Ol. Menth. pip.	0,8
Mentholi	0,1
Anetholi	0,1
Ol. Rosae ver.	0,01

S. Pfefferminzzahnpulver.

Rp. Corpor. pulv. dent.	100,0
Mentholi	0,4
Eucalyptoli	0,05
Tinct. Vanillae	0,2
Tinct. Benzoes	0,3

S. Mentholzahnpulver.

Rp. Corporis pulv. dent.	100,0
Natr. perboric.	10,0
Ol. Anisi	1,0
Ol. Eucalypt.	0,3

S. Sauerstoffabgebendes (bleichendes) Zahnpulver.

Rp. Corpor. pulv. dent.	100,0
Camphorae	0,8
Ol. Menth. pip.	0,5
Mentholi	0,2
Vanillini	0,1

S. Campherzahnpulver (Camphorated Chalk).

Rp. Corporis pulv. dent.	72,0
Cort. Chin. pulv.	15,0
Sacchar. Lact.	10,0
Terr. siliceae	3,0
Saccharini	0,02
Ol. Menth. pip.	1,0
Ol. Aurant. amar.	0,25
Ol. Caryophyll.	0,25

S. Chinazahnpulver.

Rp. Corporis pulv. dent.	100,0
Boracis	15,0
Myrrhae pulv.	10,0
Sacchar. Lact.	5,0
Mentholi	0,3
Ol. Menth. pip.	0,4

S. Myrrh and Borax.

Rp. Carbon. Tiliae pulv.	200,0
Corpor. pulv. dent.	100,0
Ol. Menth. pip.	2,0
Mentholi	0,3
Ol. Anisi	0,5

S. Kohlezahnpulver.

Rp. Natr. bicarbon.
Cretae laevig. .... aa
S. Alkalisches Zahnpulver bei saurem Speichel. Bleicht auch gelbe Zähne bei längerem Gebrauch.

Rp. Calcii phosphor. 25,0
Calcii carbon. praec. 60,0
Magnes. carbon. leviss. 15,0
Magnes. peroxydat. 5,0
S. Körper für Sauerstoffzahnpulver schwächerer Wirkung.

S. auch Mundhygiene.

Zahnstein setzt sich aus einem organischen und einem anorganischen Bestandteil zusammen. Der organische Teil besteht hauptsächlich aus abgestoßenen Epithelien, aus Speiseresten und Bakterien. Als anorganischer Anteil kommen Kalksalze des Speichels in Betracht. Auf den Chemismus dieser Salze kann hier nicht näher eingegangen werden.

Die Entstehung des Zahnsteins ist so zu verstehen, daß sich zuerst der organische Teil ablagert, worauf er durch die Kalksalze des Speichels inkrustiert, verkalkt wird.

Diese Erklärung der Entstehung gibt zugleich Aufschluß über die Bekämpfung des Zahnsteins; denn sobald die Ablagerung des organischen Teils verhindert werden kann, wird auch die Zahnsteinbildung nicht eintreten.

Der Zahnstein bildet sich meistens am Zahnhals gegenüber den Speicheldrüsenausgängen. Er kann aber auch die Zahnkrone überziehen. Letzteres ist dann der Fall, wenn z. B. eine Seite des Gebisses infolge Krankheit gebrauchsunfähig wurde oder eine Möglichkeit der Reinigung nicht besteht.

Der Zahnstein ist auch bei allen Zahnfleischentzündungen ein ständiges Vorkommnis. Er kann hier sekundär entstanden sein oder auch als direkte Ursache einer Zahnfleischentzündung.

Der einmal gebildete Zahnstein kann vollständig nur vom Zahnarzt entfernt werden. Hierfür sind eine große Zahl Instrumente vorhanden, entsprechend der verschiedenen Lokalisation des Zahnsteins. Hauptsächlich ist auf den zwischen den Zähnen, den sogenannten *interdentalen Zahnstein* zu achten, der vom Laien gewöhnlich übersehen wird, der aber am leichtesten zu Zahnfleisch- und Knochenschädigungen führt.

Die Entfernung hat peinlich genau zu geschehen. Der kleinste zurückgebliebene Rest bildet eine Retentionsstelle, von wo aus die Anbildung, Apposition genannt, von neuem Zahnstein mit Sicherheit in kurzer Zeit erfolgt. Die Stelle am Zahne, wo Zahnstein aufgelagert war, muß nach Entfernung desselben wiederum mit feinen Instrumenten finiert und aufpoliert werden, so daß die Zahnoberfläche ganz glatt wird. Nur damit können wir mit Sicherheit eine Neuanlagerung vermeiden.

Zahnsteinentfernungsmittel. Als zahnsteinlösende Zusätze zu Zahnpasten, Zahnpulvern o. dgl., eventuell auch in konzentrierterer Form in Gestalt von Sonderpräparaten, kommen in Betracht: Türkischrotöl (Sulforizinate), Natriumbenzoat, Benzylalkohol (Verwendung patentlich geschützt, D. R. P. 556.490, 1927), Milchsäure und Pankreatin. Auch das Karlsbader Sprudelsalz soll zahnsteinlösende Eigenschaften besitzen, ebenso auch die Fettalkoholsulfonate, Magnesiumsalze u. a.

Natriumsulfat 2,2
Kaliumsulfat 0,1
Kochsalz 0,9
Borsäure 1,5
Glyzerin 10,0
Wasser 80,0
Thymol 0,05
Eukalyptusöl 0,02
Alkohol 5,0
S. Zahnsteinlösendes Mundwasser mit Karlsbader Sprudelsalz.

Schlämmkreide 25,0
Medizinalseife 2,5
Pankreatin 0,5
Pfefferminzöl 0,5
Glyzerin .... q. s.
S. Löst nur allmählich die organische Substanz (Kitt) des Zahnsteins, der sich dann leichter mechanisch entfernen läßt.

Benzylalkohol 10,0
Schlämmkreide 70,0
Glyzerin 20,0
S. Pasta zum Lösen des Zahnsteins.
Der Geschmack ist widerlich bitter und kratzend.

Milchsäure .... 3 g
Talcum .... 30 „
Pfefferminzöl .... 3 Tr.
S. Löst den Zahnstein und bleicht die Zähne.
Nach Gebrauch mit einer Lösung von Natriumbikarbonat spülen.

Auch Natriumbenzoat in karbonat- oder seifenfreien und überhaupt alkalifreien Pasten oder Pulvern (etwa 5%) wird als zahnsteinlösendes Mittel empfohlen.

Rp. Natr. benzoic. 50,0
Terr. siliceae 950,0
Erythrosini 1,0
Ol. Cinnamom. (Cassiae) .. 4,0
Ol. Caryophyll. 8,0
Ol. Menth. pip. 8,0

S. auch Zahnoldyhin.

Zahnstifte, s. Zahnbeläge.

Zahntasche, s. Zahnfleischschwund.

Zahntinkturen, Tincturae gingivales, zur Stärkung lockeren Zahnfleisches.

Rp. Tannini 8,0
Tinct. Jodi 4,0
Tinct. Myrrhae 5,0
Kal. jodat. 1,0
Aq. Rosar. 200,0
S. 1 Teelöffel auf 1 Glas Wasser zum Mundspülen.

Rp. Tinct. Benzoes 10,0
Tinct. Myrrhae 15,0
Tinct. Pyrethri 10,0
Tinct. Ratanhiae 15,0
Tinct. Vanillae 5,0
Mentholi 3,0
Ol. Menth. pip. 2,0
S. Zum Spülen mit Wasser.

Rp. Thymoli 0,3
Tinct. Myrrhae 10,0
Tinct. Benzoes 10,0
Acid. benzoic. 2,0
Ol. Eucalypti 1,0
Mentholi 3,0
Ol. Caryophyll. 0,5
Spir. Vini 65,0
S. Zum Spülen mit Wasser.

Rp. Tinct. Jodi 2,0
Tinct. Myrrhae 10,0
Tinct. Ratanhiae 10,0
Tinct. Catechu 10,0
S. Zum Bepinseln des Zahnfleisches.

Rp. Tinct. Pyrethri 33,0
Tinct. Gallar. 33,0
Tinct. Ratanhiae 33,0
Ol. Menth. pip. 1,0
S. Zum Bepinseln des Zahnfleisches.

Rp. Spir. Cochlear. 35,0
Tinct. Benzoes 15,0
Tinct. Myrrhae 10,0
Ol. Caryophyll. 2,0
Mentholi 2,0
S. Zum Spülen mit Wasser.

Rp. Tinct. Cort. Chin. 20,0
Tinct. Ratanhiae 20,0
Tinct. Myrrhae 10,0
Tannini 2,0
S. Zum Spülen in Wasser oder unverdünnt zum Pinseln.

Zahnverfärbungen. Die normalen Grundfarben der Zähne sind weiß, hellgelb und hellgrau. Manchmal kann auch eine ins Grünliche gehende Farbe auftreten. Es kommen alle möglichen Kombinationen vor, selten sind die Farben ganz rein vorhanden und auch selten sehr intensiv gelb oder grau. Sehr oft bemerken wir an einem Zahn zwei Farben, z. B. kann der Zahnhals gelblich sein und die Partie gegen die Schneidekante zu grau oder weißlich. In ein und derselben Mundhöhle sind die Zähne des Oberkiefers anders gefärbt als die im Unterkiefer, auch ist eine verschiedene Farbe der einzelnen Zähne im selben Kiefer möglich. Es ist daher nicht leicht, bei Ersatzmaßnahmen z. B. die richtige Farbe ohne weiteres zu treffen. Die künstlichen Zahnersatzmuster weisen bis 35 verschiedene Farben auf (der DE TREYsche Farbenring).

Die in der Mundhöhle vorhandenen Zähne verändern normalerweise ihre Farbe nicht. Es ist auch nicht möglich, die Zahnfarbe durch interne Mittel beim Menschen zu beeinflussen. Im Tierversuch ist es gelungen, durch Verfütterung eines Farbstoffes, z. B. Krapprot, rötliche Zähne zu erhalten.

Verfärbungen, die in kosmetischer Beziehung störend wirken, beruhen auf pathologischen Veränderungen. Sie treten am einzelnen Zahne auf und sind sofort sichtbar. Es ist fast stets eine ins Dunkle gehende Verfärbung, die sehr intensiv sein kann.

In der Hauptsache ist das Zahnbein, das Dentin, verfärbt, das sodann durch den Schmelz hindurchschimmert.

Wir können unterscheiden: 1. Verfärbungen am noch lebenden, vitalen Zahn; 2. Verfärbungen am pulpalosen, toten Zahn.

Zu 1. Verfärbungen am noch lebenden Zahn können durch die Art des Füllungsmaterials bedingt sein. Es kommt vor, daß eine Amalgamfüllung nicht nur selbst eine dunkle Färbung annimmt, also von ihrer Metallfarbe abweicht, sondern daß sie auch das Dentin verfärbt. Dies ist namentlich dann der Fall, wenn nicht gut amalgamiert und kondensiert wurde und in der Folge freies Silber oder Zinn zutage tritt. Durch Sulfidbildung entsteht eine dunkle Oberfläche und die Sulfide dringen auch in das Dentin ein. Eine gut amalgamierte und kondensierte Amalgamfüllung behält Metallfarbe bei und verfärbt die Zähne nicht.

Starke Verfärbung trat jeweils bei den Kupferamalgamfüllungen auf, da hier das freie Kupfer in der Mundflüssigkeit zur Bildung von schwarzem Kupfersulfid Veranlassung gab.

Eine Verfärbung kann auch durch medikamentöse Einlagen entstehen, namentlich dann, wenn dieselben zur besseren Sichtbarkeit einen Farbstoff beigemischt erhielten, z. B. Eosin. Die Antiseptica Trypaflavin und Rivanol als Teerfarbstoffe können auch zu Verfärbungen führen.

Zu 2. Die hauptsächlichsten Verfärbungen entstehen jedoch am pulpalosen Zahne. Daß dieser an und für sich stets nachdunkelt, ist nicht einwandfrei erwiesen. Keinesfalls kann gesagt werden, daß jeder pulpalose Zahn sich dunkel verfärbe. Dies ist meistens auf das Konto der Wurzelkanalbehandlung zu setzen und auf das vom Zahnarzt oft nicht kontrollierbare Verhalten der gelegten definitiven Wurzelfüllung.

a) Bei der Verfärbung des Zahnes durch die in die Pulpakammer gedrungene kariöse Zerstörung kommt es zur Entzündung und in ihrem weiteren Verlauf zum Zerfall der Pulpa in eitrigem Sinne. Durch Fäulnisbakterien wird die Pulpa in eine gangraenöse, übelriechende Masse verwandelt, die den Zahn charakteristisch dunkelgrün verfärbt. Dies tritt fast überall da auf, wo die Pulpa gangraenös zerfallen ist, hingegen braucht die Karies nicht immer bis zur Pulpa vorgedrungen zu sein. Es kann durch einen Spalt oder Sprung im Schmelz eine Öffnung entstehen, groß genug, daß Bakterien aller Art eindringen und zur Bildung einer Gangraen Veranlassung geben. Solche Schmelzsprünge sind oft mikroskopisch klein, und es resultiert dann eine Verfärbung am äußerlich intakt scheinenden Zahn. Da durch die Gangraen die Wurzelhaut mitinfiziert wird, klärt oft ein Röntgenbild die Situation auf.

b) Bei der Devitalisation der Pulpa sind wir in vielen Fällen gezwungen, zur Rettung des Zahnes die Pulpa abzutöten und zu entfernen. Bei diesem Abtöten der Pulpa können Verfärbungen entstehen, einmal durch das eingelegte Medikament selbst, wenn es gefärbt ist, weiters durch die stets entstehende starke Hyperaemie der Pulpa, verursacht durch die meist Arsen oder Arsenik enthaltenden Medikamente, wobei es zur Zerreißung von Blutgefäßen kommen kann. Der zersetzte Blutfarbstoff dringt infolge des Druckes der Hyperaemie in das Dentin ein und kann eine dunkelrötliche, sehr schwer wieder entfernbare Verfärbung herbeiführen. Sie tritt im Verlauf von 1—3 Tagen ein und wird oft erst in der folgenden Sitzung beim behandelnden Zahnarzt bemerkt. Sie ist in dieser Art selten, kann aber mit Sicherheit nicht immer vermieden werden.

c) Im Verlaufe der Wurzelkanalbehandlung und Füllung sieht man zuweilen eine medikamentöse Verfärbung, oder es ist zurückgebliebenes Gewebe der Pulpa in der Zahnkrone die Ursache. Jede Pulpakammer muß bei der Wurzelbehandlung von allen Pulparesten geräumt werden. Zurückgebliebenes Gewebe trocknet ein, zersetzt sich und eine Verfärbung der Krone ist die Folge.

Von Medikamenten, die die Zähne verfärben, sind zu nennen: das Sublimat, das Kreosot, das Eugenol, das Jodoform und die Teerfarbstoffe, um nur die wichtigsten anzuführen. Sie sind bei der Wurzelkanalbehandlung auf längere Dauer zu vermeiden.

Die Behandlung der Verfärbung hat sich vorerst nur nach deren Ursachen zu richten. Das verfärbende Agens muß entfernt werden. In den unter 1 angeführten Fällen führt meistens der Ersatz der Füllung und die Wegnahme des verfärbten Dentins zum Ziele. Oft ist nur die der Füllung oder der Einlage zunächst gelegene Dentinpartie verfärbt. Diese kann ohne Schaden für den übrigen Zahn weggenommen und durch ein entsprechendes Zement ersetzt werden.

Bei den unter 2 angeführten Fällen genügt es nicht, nur das die Verfärbung verursachende Moment zu entfernen. Hier ist das Dentin meist in toto verfärbt und muß entfärbt werden. Ebenso ist bei der durch Gangraen verursachten Verfärbung, eine Entfärbung, sogenannte Bleichung des Zahnes, das Gegebene und auch mit etwelcher Erfolgssicherheit auszuführen. Es geschieht durch sauerstoffabgebende Medikamente, einzeln oder in Kombination angewandt, und mit Hilfe von Bestrahlungen konzentriertesten Lichts. Die Bleichung mit der Quecksilberdampflampe nach KROMAYER hat sich hier auch erfolgreich erwiesen. Auch die Kombination von Perhydrol und Antiformin, in Verbindung mit Bestrahlungen einer elektrischen Bogenlampe, geben gute Resultate. Es kann so auch die Verfärbung, entstanden bei der Devitalisation der Zähne, günstig beeinflußt werden.

Ist die Verfärbung älteren Datums und ist sie namentlich durch die Einwirkung der oben genannten Medikamente entstanden, dann ist eine Bleichung meistens nicht erfolgreich. Das Ziel scheint zwar sehr oft erreicht, aber diese Zähne dunkeln stets wieder nach. Hier muß die Zahnkrone in vielen Fällen geopfert und zum Kronenersatz geschritten werden.

Da die Verfärbungen so schwer wieder gutzumachen sind, muß alles vermieden werden, was ihre Entstehung begünstigen kann. Im Frontzahngebiet ist, wenn tunlich, die Wegnahme der Pulpa unter Infiltrationsanaesthesie vorzunehmen oder es ist eine breite Eröffnung der Pulpa vor der Einlage zu machen, damit kein Hyperaemiedruck entstehen kann. Erwähnenswert ist, daß das Paraformaldehyd, das als Arsenersatz zur Devitalisation der Pulpa in Betracht kommen kann, bis heute eine Verfärbung nicht verursacht hat.

S. auch Lichtbehandlung; Zahnbleichmittel.

Zahnwechsel, s. Zahnanomalien.

Zapfenzahn, s. Zahnanomalien.

Zaponlack. Zerschnittenes Zelluloid 40,0, Aceton 250,0, Essigaether 25,0. Durch öfteres Umschütteln lösen (Dauer etwa 2—3 Tage), zu dieser Lösung Amylacetat 725,0 hinzusetzen (s. auch Nagellacke).

Zehe, Hammer-, Klauen-, Krallen-, s. Hohlfuß.

Zehendeformitäten, s. Fußdeformitäten; Schwielen.

Zeißlsche Pasta, fällt eigentlich unter den Begriff der Schüttelmixturen bzw. Trockenpinselungen (s. dort), da das Präparat keine homogene Pasta darstellt. Sie wird unmittelbar vor Anwendung durch Schütteln bzw. Anreiben homogenisiert und als dünne, hochprozentige Pasta (mit etwa 33% Schwefel) aufgetragen. Meist wird wohl die saure Pasta benützt.

Saure Pasta.

Rp. Sulfur. praec.	5,0
Glycerini	5,0
Spir. Vini	5,0
Acid. acet. glac.	1,0

Alkalische Pasta.

Gleiche Zusammensetzung, nur statt Acid. acet.

Kal. carbon.	1,0

Wird als Schwefelpräparat bei Seborrhoe, Akne, Ekzemen usw. verwendet. Sie zeigt spezifische Schwefelwirkung und wirkt auch gut schälend, wenn sie entsprechend aufgetragen und lange genug liegen gelassen wird (s. Schälpasten).

Zellstoff, s. Zellulose.

Zelluloid, Zellhorn, ist ein leicht an offenem Licht entzündbares Gemisch von Nitrozellulose und Campher. In reinem Zustand farblos und transparent, elastisch, beim Erwärmen erweichend. Unlöslich in Wasser, nimmt aber etwa 7% Feuchtigkeit auf. Löslich in vielen organischen Verbindungen (Alkoholen, Estern usw.), unlöslich in Aether, aber löslich in Aetheralkohol. Als technische Lösungsmittel für Zelluloid sind zu nennen: Aceton, Alkohol, Essigaether, Amylacetat u. a., bzw. Gemische dieser Lösungsmittel. Die Lösungen sind sehr viskos und liefern nach dem Verdunsten der Lösungsmittel einen glänzenden Überzug auf der Applikationsstelle (Lacke). Zelluloid wird zu Nagellacken verwendet (s. dort).

Zellulose, Zellstoff, ist ein Polysaccharid, mit den Kohlehydraten verwandt. In der Natur als reine Zellulose im Hollundermark, den Baumwollblüten, den Leinfasern usw. Auch Verbandwatte und Filtrierpapier bestehen aus reiner (chemisch veränderter) Zellulose. Unlöslich in allen gebräuchlichen Lösungsmitteln, löslich in Kupferoxydammoniak. Beim Nitrieren liefert Zellulose Nitrozellulose (Schießbaumwolle), diese das Kollodium.

Wichtig sind auch verschiedene Ester der Zellulose, kosmetisch von Bedeutung besonders die wasserlöslichen Ester, wie Tylose, die zu Schleimen und Hautfirnissen verwendet werden können (s. auch Ernährung; Kollodium; Tylose; Kollosin [Filmogen]).

Zeozon, angeblich ein o-Oxyderivat des Aesculins (?). Vermutlich aber einfach Aesculin oder ein Umbelliferonderivat bzw. Gemische beider (s. Ultrazeozon).

Ultrazeozon-Schutzcreme. Der wirksame Bestandteil soll β-Methyl-Umbelliferonessigsäure sein. Nach anderen Angaben soll dieser Aesculin bzw. ein Gemisch von Aesculin und Methyl-Umbelliferon sein, bzw. etwa 7% Zeozon enthalten. (Kopp & Joseph, Berlin.)

Zeozonwasser, Aqua Zeozoni, ist eine 0,3 bzw. 0,5%ige, mit Borsäure versetzte Lösung von Zeozon (s. dort). Gelblichbräunliche Flüssigkeit, die ultraviolette Strahlen absorbiert. Zeozonpräparate werden als Lichtschutzmittel gegen ultraviolette Strahlen (Sonnenbrand, Gletscherbrand) verwendet.

S. auch Lichtschäden; Sonnenlichtschädigungen.

Zerstäuberparfums dienen, fein zerstäubt, zur Parfumierung der Wohnräume.

Tannenduft.

Alkohol	1000,0
Wasser	200,0
Edeltannenöl	40,0
Neroliöl	2,0
Cumarin	4,0
Lavendelöl	3,0
Bergamottöl	3,0
Bornylacetat	1,5

Eau de Cologne.

Bergamottöl	2,0
Neroliöl	1,0
Zitronenöl	1,5
Portugalöl	0,5
Lavendelöl	0,5
Rosmarinöl	0,5
Alkohol	600,0
Wasser	400,0

Koniferengeist.

Öl von Pinus sylvestris	25,0
Öl von Pinus Pumilio	25,0
Eukalyptusöl	10,0
Wacholderbeeröl	10,0
Zitronenöl	20,0
Essigaether	5,0
Bornylacetat	2,0
Cumarin	3,0
Alkohol	900,0
Wasser	100,0

Zerstäuberessig.

Eisessig	18,0
Wasser	980,0
Vanillin	2,0
Essigaether	1,0
Cumarin	0,3

S. auch Rasieressig; Rasierspritzwässer.

Zibet, Zibethum. Salbenartiges Sekret der Zibetkatze von widerlich-urinösem Geruch (Katzenurin). Erst in starker Verdünnung wird dieser Geruch eigenartig angenehm. Zibet wird in der Parfumerie nur in Form von Tinktur benützt, mit Ausnahme der Herstellung von spanischem Leder (Peau d'Espagne), wo Zibet hin und wieder in Substanz Verwendung finden kann.

Zibettinktur (Tinctura Zibethi). 30 g Zibet werden mit 1 Liter warmem Alkohol, 96%, übergossen und mehrere Monate ausgezogen. Der Zibet löst sich fast gänzlich.

Zimt, Cinnamomum. Meist Ceylon-Zimt, C. Ceylanicum, seltener chinesischer Zimt, C. Cassia als gepulverte Rinde in Form von Tinktur zu Riech- und Räuchermitteln, auch als Aromaticum für Zahntinkturen usw. Viel häufiger werden die aetherischen Zimtöle verwendet, auch der synthetisch hergestellte Zimtaldehyd, die als Aromatica ausgedehnte Verwendung finden.

Zimtöle. Das Ceylon-Zimtöl (Oleum Cinnamomi Ceylanici) und das chinesische Zimtöl (Oleum Cinnamomi Cassiae oder Oleum Cassiae) werden zu Mundpflegemitteln verwendet, hin und wieder auch zu Parfumkompositionen.

Zimtblätteröl (Oleum Cinnamomi fol.) hat vielmehr Nelkencharakter (enthält Eugenol) und dient zu verschiedenen Kompositionen, besonders bei Bayrum.

S. auch Schädigungen.

Zimtaldehyd ist der wesentlichste Bestandteil des Cassia-Zimtöles und auch des Ceylon-Zimtöles. Er wird synthetisch hergestellt oder aus dem Zimtöl isoliert und findet entsprechende Verwendung.

Zimtsäure, Acidum cinnamylicum, b-Phenylakrylsäure. In kaltem Wasser schwer löslich (**1 : 3500**), leicht löslich in Alkohol und in fetten Ölen. Dient als Konservierungsmittel für kosmetisch zu verwendende Fette und Öle wie Benzoesäure. Zimtsäure wirkt kräftig keimtötend auch in Form ihrer Ester (s. Benzoe Sumatra; Perubalsam; Styrax).

Zimtsäureaethyl- und -methylester (Aethylium, Methylium cinnamylicum) besitzen aromatischen, fruchtartigen Geruch, der sie zu gewissen Kompositionen geeignet macht. Besitzen auch kräftig keimtötende Wirkung. Auch viele andere Zimtsäureester werden verwendet.

Zincum serosum (SCHLEICH) ist eine Mischung von Zinkoxyd mit eingetrocknetem Blutserum. Man mischt 2 Teile Rinderblutserum mit 1 Teil Zinkoxyd und streicht diese Mischung auf Glasplatten aus, wo sie bei gelinder Wärme getrocknet wird. Die erhaltenen Lamellen werden pulverisiert und zur Sterilisation 12 Stunden lang auf 75° C erhitzt. Zu Pasten.

Zink, Zincum.

Metallisches Zink wurde in Form von Zinkblecheinlagen in die Fußbekleidung, in direktem Kontakt mit der Fußsohle bei Fußschweiß empfohlen (KREN). Zinkverbindungen wirken im allgemeinen adstringierend, keimtötend und entzündungswidrig, manche in konzentriertem Zustand ätzend.

Zinkacetat, essigsaures Zink, Zincum aceticum. Weiße Blättchen, löslich in Wasser und Alkohol. Wirkt adstringierend und bleichend. 2—5%ige Salben oder Lösungen gegen Sommersprossen, in 3—4%iger Lösung (maximal 5%) zu Vaginalspülungen usw. (1 Eßlöffel auf 1/4 Liter Wasser).

Zinkborat, Zincum boricum. Sehr gutes Antisepticum und Adstringens. Zu Streupulvern und Salben bei Hyperhidrosis, als Zusatz zu Gesichtswässern usw.

Zinkkarbonat, basisches. Feines weißes Pulver von großer Deckkraft. Wird als Ersatz des Wismutoxychlorids als „Blanc de Perles" (s. dort) in der Herstellung von Schminken, Pudern usw. benützt.

Zinkchlorid, Chlorzink, Zincum chloratum. Stark hygroskopische Masse, leicht löslich in Wasser und Alkohol. In verdünntem Zustande adstringierend und entzündungswidrig, in konzentrierter Form ätzend wirkend. Als Ätzmittel (Stifte) und leichtes Schälmittel, in verdünnten Lösungen u. a. auch gegen Gesichtsröte.

Rp. Zinc. chlorat. 60,0
Kal. chloric. 10,0
Kal. nitrici 30,0
Gut verreiben und kneten, bis die Masse plastisch ist, dann Stifte formen.
S. Ätzstiftmasse.

Rp. Zinc. chlorat. 0,3
Aquae 90,0
Aq. Coloniens 10,0
S. Gesichtswasser gegen Rötungen.

Rp. Zinc. chlorati 8,0
Aq. dest. 1,0

Zinc. oxydat. 2,0
Farinae Tritici 6,0
Ätzpasta von CANQUOIN, Pasta escharotica Canquoin.

oder:

Rp. Liquor. Stibii chlorat.
Zinc. chlorat. aa 10,0
Farinae Tritici 15,0
Zusammengesetzte Ätzpasta nach CANQUOIN. — Pasta escharotica composita Canquoin.

Rp. Zinc. chlorati 10,0
Amyli Tritici 20,0
Glycerini 4,0
Pasta Zinci chlorati.

Zinkhydroxyd, Zincum hydroxydatum, wird zur Herstellung von Salben und Pasten empfohlen.

Zinklaktat, Zincum lacticum, milchsaures Zink. Weiße, glänzende, nadelförmige Kristalle, meistens zu Krusten vereinigt oder ein weißes Pulver von säuerlich zusammenziehendem Geschmack. Löslich in 60 Teilen kaltem und in 6 Teilen heißem Wasser, unlöslich in Alkohol. Zu adstringierenden Umschlägen bei akuten Hautentzündungen, bei intertriginösen Erscheinungen, zu Vaginalspülungen.

Zinkoxyd, Zinkweiß, Zincum oxydatum, wirkt als Pulver kühlend und austrocknend, adstringierend, entzündungswidrig und keratoplastisch. Therapeutisch als Streupuder (25—50%) mit Amylum oder Talcum, zur Herstellung von Salben (10—15%), zu Pasten, Zinkleimen usw., häufig mit anderen Medikamenten kombiniert.

Rp. Zinc. oxydati 9,0
Acid. salicyl. 1,0
Amyli Tritic. 20,0
Talci 20,0
S. Salizyl-Zinkstreupuder.

Unguentum Wilsonii, s. WILSONsche Salbe.

Rp. Zinc. oxydat.
Talci
Glycerini
Aq. dest. aa 25,0
S. NEISSERsche Schüttelmischung.

Rp. Zinc. oxydat. 10,0
Acid. salicyl. 1,0
Resorcini 1,0
Ichthyoli 2,5
Sulfur. praec. 8,0
Balsam. peruvian. 2,5
Mentholi 0,3
Ungt. Paraffini 75,0
S. Salbe gegen parasitäre Ekzeme.

Rp. Zinc. oxydat. 25,0
Amyli 25,0
Ungt. mollis 50,0
S. Unguentum molle Zinci.

Rp. Zinc. oxydat. 15,0
Tinct. Benzoes 5,0
Vaselini alb. 50,0
Ungt. lenient. 30,0
S. Benzoe-Zinksalbe.

Rp. Bol. rubr. 0,3
Glycerini 4,0
Ungt. Zinci 94,0
Unguentum Zinci cuticolor (RAUSCH-EHRLICH).

Pastae Zinci, s. Zinkpasten. — *Gelatinae Zinci,* s. Zinkleime. — *Oleum Zinci,* s. Zinköl. — *Lotio Zinci,* s. dort.

Kosmetisch wird Zinkoxyd in ausgedehntem Maße bei der Herstellung von Pudern, Schminken, Hautcremes usw. herangezogen.

Zinkperborat ist unlöslich in Wasser und Alkohol. Enthält aktiven Sauerstoff und ist ein vorzügliches desinfizierendes und bleichendes Mittel. Zu Salben (10—15%) mit Vaselin (keine tierischen Fette, kein Glyzerin) als Bleichmittel bei Pigmentanomalien, besonders Ephelides, Lentigines u. a. Als Borsäurederivat wirkt Zinkperborat auch besonders kräftig antiseptisch.

Zinksalizylat, Zincum salicylicum, salizylsaures Zink. Löslich in 25 Teilen Wasser, in 4 Teilen Alkohol, in 36 Teilen Aether. Gutes keimtötendes und adstringierendes Mittel bei frischen Hautentzündungen, bei intertriginösen Erscheinungen, bei Hyperhidrosis als Streupulver, Salben, Zusatz zu Zinkleim u. dgl.

Zincum serosum Schleich, eine Mischung von Zinkoxyd mit Rinderserum, die auf Glasplatten getrocknet wird (s. dort).

Zinkstearat, Zincum stearinicum, stearinsaures Zink. Feines, weißes, geschmackloses Pulver von schwach eigenartigem Geruch. Unlöslich in Wasser, Weingeist und Aether. Dient zur Herstellung von Pudern und Schminken. Wird auch zur Behandlung von Brandwunden zu 20% mit Acetanilid gemischt empfohlen.

Zinksulfat, Zincum sulfuricum. Leicht löslich in Wasser. In verdünnter Lösung gutes Adstringens und keimtötendes Mittel. In konzentriertem Zustand Ätzmittel, die Ätzungen mit Zinksulfat sind weniger schmerzhaft als jene, die mit Chlorzink durchgeführt werden. Als Ätzmittel bei Warzen, Schwielen usw. In verdünnter Lösung (0,5%) zu Waschungen und Umschlägen, in Lösungen (2—4%) gegen Perniones, als blutstillendes Mittel usw. Zu Vaginalspülungen 0,5—1%, vor Gebrauch entsprechend zu verdünnen.

Rp. Aluminis 4,0
Zinc. sulfuric. 4,0
Aq. Rosar. 92,0
S. Aqua styptica.

Rp. Zinc. sulfuric. 2,0
Tannini 2,0
Ungt. lenient. 30,0
S. Salbe gegen Frostbeulen (PASCHKIS).

Rp. Zinc. sulfuric. 2,0
Spir. Vini
Aquae aa ad 100,0
S. Gegen Frostbeulen.

Rp. Aluminis 3,0
Zinc. sulfuric. 1,0
Thymoli 0,2
Aq. fervent. 96,0
Ol. Patchuli 0,02
S. Zu Vaginalspülungen. 1 Eßlöffel für 1/4 Liter Wasser.

Rp. Aluminis 0,7
Zinc. sulfuric. 0,4
Glycerini 5,0
Aquae ad 500,0
S. Adstringierendes Gesichtswasser.

Zinksulfid, Schwefelzink, Zincum sulfuratum, soll als phosphoreszierendes Zinksulfid als 10%iger Zusatz für Hautcreme gegen Sonnenbrand verwendet werden. Zinksulfid vereinigt Zink- und Schwefelwirkung. Zu Salben und Pasten (10—15%) gegen Hautaffektionen der verschiedensten Art.

Sulfokarbolsaures Zink, Zincum sulfocarbolicum. Rötliche Kristalle von schwachem Phenolgeruch, löslich in Wasser und Alkohol. Antisepticum und Adstringens in 0,25—1%iger Lösung zu Waschungen bei intertriginösen Affektionen, gegen Sommersprossen, Perniones usw.

Rp. Zinc. sulfocarbol. 2,0
Glycerini 20,0
Aq. Rosar. 30,0
Aq. Coloniens. 5,0
S. Gegen Sommersprossen (PASCHKIS)

Rp. Zinc. sulfocarbol. 1,3
Extract. Hamamelid. 18,0
Glycerini 8,0
Aq. Rosar. ad 500,0
S. Gesichtswasser.

Zinksuperoxyd, Zincum peroxydatum, Zinkperhydrol, ist ein Gemisch von gleichen Teilen Zinksuperoxyd, und Zinkoxyd. Weißes, schwach gelbstichiges, amorphes Pulver, unlöslich in Wasser, löslich in verdünnten Säuren unter Bildung von Wasserstoffsuperoxyd. Reizloses, durch Sauerstoffabgabe keimtötendes, bleichendes und adstringierendes Mittel. Es ist sehr beliebt als Zusatz bei Hautcreme und wird viel als Sommersprossenmittel verwendet. Man gebraucht es als Streupulver mit 25% Zinkperhydrol unter Zusatz von etwas Weinsäure, die Wasserstoffsuperoxyd allmählich freimacht. Zu Salben darf es nur mit Vaselin 1:10 verarbeitet werden und nicht mit Schweineschmalz oder anderen tierischen oder pflanzlichen Fetten, auch nicht Glyzerin, da diese aktiven Sauerstoff abspalten (s. auch Ektogan).

Zinktannat, Zincum tannicum, gerbsaures Zink. Eine Verbindung von Zinkoxyd mit Gerbsäure in wechselnder Zusammensetzung. Feines, gelbes Pulver, geruchlos, kaum zusammenziehend schmeckend. In Wasser und Weingeist unlöslich. Klar löslich mit gelber Farbe in verdünnter Essigsäure. In Ammoniaklösung löst es sich unvollständig. Als adstringierender Puder bei intertriginösen Erscheinungen, bei Hyperhidrosis usw.

Zinköl, Oleum Zinci, besteht aus gleichen Teilen Zinkoxyd und Olivenöl. Will man die Beschaffenheit weicher oder härter haben, so verringert oder erhöht man den Gehalt an Zinkoxyd, z. B. Zincum oxydat. 40,0 oder 60,0 unter entsprechender Anpassung des Ölgehaltes oder Zincum oxydat. und Talcum aa 25,0 und Ol. Olivar. 50,0. Reizloses, mildes Mittel zur Beseitigung leichter entzündlicher Erscheinungen der Haut und zum Schutz und Abhärtung derselben nach überstandenen Hautleiden.

Zink-Mattan ist eine mit Zinkoxydzusatz bereitete Mattanpasta, z. B.:

Rp. Pulv. fluent. art.	40,0	Ungt. lenient.	35,0
Zinc. oxydat.	10,0	Aquae	15,0

S. Mattan.

Zinkleim, Gelatina Zinci oxydati, ist eine Zink-Glyzerin-Gelatine. In geschmolzenem Zustande kann dieser Zinkleim als Schutz auf empfindliche, rekonvaleszente Haut aufgetragen werden. Ebenso dient er mit und ohne Zusatz von Medikamenten, wie Ichthyol, Thigenol, Schwefel u. a., zur Behandlung leichterer, oberflächlicher, juckender Hautleiden. Die Zinkleime haben die Eigenschaft, die Haut von der Luft abzuschließen, die Feuchtigkeit aber doch durchzulassen. Es gibt für Zinkleim eine ganze Anzahl von Vorschriften. Am beliebtesten sind die von UNNA angegebenen Formeln. Dieser Autor verwendet für den Sommer einen härteren und für den Winter einen weicheren Zinkleim (s. unten).

Zinkleim D. A. B. 6.

Rp. Zinc. oxydat.	10,0	Gelatinae alb.	15,0
Glycerini	40,0	Aquae	ad 100,0

Durch geeignete Modifikation lassen sich Zinkleime verschiedener Konsistenz herstellen.

Die Angaben der Literatur sind oft sehr abweichend.

Zinkleim (nach UNNA).

	Weicher	Fester	Harter
Rp. Zinc. oxydat.	15,0	15,0	15,0
Glycerini	25,0	25,0	30,0
Gelatinae alb.	15,0	20,0	30,0
Aq. dest.	ad 100,0	ad 100,0	ad 100,0

KLEMPERER-ROST empfehlen folgende mittlere Zusammensetzung:

Rp. Zinc. oxydat.
Gelatin. alb.
Glycerini .... aa 20,0
Aquae .... ad 100,0

S. auch Salbenleim.

Medikamente, welche auf Gelatine gerinnungshemmend wirken, wie z. B. Salizylsäure, Karbolsäure, Resorzin, Kreosot, Naphthol, oder erweichend wirken, wie Fette, Ichthyol, Teer, Balsame, werden am besten mit hartem Zinkleim verschrieben. Mittel, welche Gelatine unlöslich machen, wie Pyrogallol, Quecksilberoxyd oder Tannin, sind als Zusatz nicht brauchbar. Die Domäne des Zinkleimverbandes ist bekanntlich das Gebiet der Stauungsdermatosen des Unterschenkels, ganz besonders der varikösen Beingeschwüre. Aber auch in kosmetischer Beziehung wird der Zinkleim viel benützt: Als Fixierungsmittel für Bindenverbände, als Isolierungsmittel stark wirkender Medikamente und als sanftes Druck- und Beruhigungsmittel bei entzündlichen Hauterkrankungen hat er sich in der Kosmetik durchaus bewährt. Er spielt ferner noch eine große Rolle als Nachbehandlung und Abheilung bei der Gesichtsschälkur, bei Erythemen 1. und 2. Grades sowie als Deckmittel bei schmerzender oder überempfindlicher Haut.

Fertige Zinkleime werden geliefert von den Firmen: W. Mielck, Schwanen-Apotheke, Hamburg; P. Beiersdorf & Co., Hamburg u. a.

Zinkpasten, Pastae Zinci. Die allgemein gebräuchliche Grundformel lautet:

Rp. Zinc. oxydat.
Talci (oder Amyl. Tritic.) aa 12,5
Vaselini (oder Ungt. simpl.) 25,0

Natürlich können verschiedene Medikamente zugesetzt werden. Für kosmetische Zwecke nimmt man statt dem Vaselin allein oft auch Vaselin und Lanolin zu gleichen Teilen oder verwendet als Fett Adeps suillus benzoatus, Mitin, Eucerin o. dgl.

Zinkpasta, Pasta Zinci Unna.

Rp. Zinc. oxydat.	25,0	Olei benzoat.	10,0
Terr. siliceae	5,0	Adip. benzoat.	60,0

Durch Zugabe von 10% Sulf. praec. erhalten wir die UNNAsche Schwefel-Zinkpasta, von 1% Cinnabaris die Zinnober-Schwefel-Zinkpasta.

Pasta Zinci mollis (UNNA).

Rp. Aq. Calcis
Ol. Lini .... aa 27,0
m. f. linimentum, adde
Calc. carbon. praec.
Zinc. oxydat. pulv. subt. aa 18,0

Pasta Zinci composita (UNNA).

Rp. Pastae Zinci Unna
Pastae Zinci moll. Unna aa 50,0

Zink-Wismutsalbe (nach NEISSER)

Rp. Bism. subnitr.	3,0
Zinc. oxydat.	3,0
Ungt. cerei	24,0

Zink-Kreidepasta (UNNA).

Rp. Calc. carbon. praec.	40,0
Zinc. oxydat.	20,0
Mucil. Gummi arab.	20,0
Glycerini	10,0
Aq. Calcis	10,0
Thymoli	0,1
Mentholi	0,5

oder (abgekürzte Vorschrift):

Rp. Gelanthi	40,0
Calc. carbon. praec.	40,0
Zinc. oxydat.	20,0
Thymoli	0,1
Mentholi	0,5

Pasta Zinci sulfurata (Ph. Germ.).

Rp. Zinc. oxydat.
Sulfur. praec.
Terr. siliceae
Lanol. anhydr. .... aa 5,0
Ol. Rapae 10,0
Aq. dest. 20,0

Zink-Öl (LASSAR).

Rp. Zinc. oxydat.	60,0
Ol. Olivar.	40,0

Pasta Zinci mollis II (UNNA).

Rp. Adip. Lanae 6,0
Ol. Lini 20,0
Aq. Calcis 24,0
Zinci oxydat.
Cretae alb. praep. ......aa 25,0

Zink-Salizylpasta (LASSAR).

Rp. Acid. salicyl. 1,0
Zinc. oxydat.
Amyli .... aa 12,0
Vaselini flav. 25,0

Kühlpasta.

Rp. Bol. alb.	30,0
Ol. Lini	30,0
Zinc. oxydat.	30,0
Liq. Alumin. acet.	20,0

Pasta Zinci cum amylo (UNNA) (glycerinata).

Rp. Zinc. oxydat.	20,0
Amyl. Tritic.	20,0
Glycerini	20,0
Mucil. Gummi arab.	20,0

Pasta Zinci boro-salicylata composita.

Rp. Zinc. oxydat.	5,0
Amyl. Trit.	5,0
Acid. boric.	1,0
Acid. salicyl.	1,0
Jodoformii	0,2
Emplastr. Diachylon	14,0
Sebi benzoat.	14,0
Vaselini	60,0
Bals. peruvian.	0,2

Pasta Zinci cuticolor (UNNA).

Rp. Boli rubrae	0,6
Glycerini	3,0
Pastae Zinci Unna	97,0
Sol. Eosini (1:500)	gtt. XX.

S. auch Bartflechte; Lidrandentzündung.

Zink-Wismutpasta.

Rp. Bism. subnitr.	10,0	Vaselini	8,0
Pastae Zinci	80,0	Aquae	2,0

Zinn, Stannum. Mischungen von fein verteiltem Zinn mit Zinnoxydverbindungen werden bei Staphylokokkeninfektionen der Haut, bei Furunkulose, Akne, Sycosis usw. verwendet (s. auch Lerastan; Stannosan; Stannoxyl).

Zinnchlorid, Stannum chloratum (fumans), ist zu Haarfärbemitteln empfohlen worden, aber nur für blonde (Flachstöne, Goldgelb) geeignet. Die Nuancen sind wenig natürlich, praktische Bedeutung hat die Verwendung von Zinnhaarfarben auch nie erlangt.

Zinnoxyd, Stannum oxydatum, wird wie Antimonoxyd (s. dort) als Poliermittel für die Fingernägel verwendet. In analoger Weise kann auch

Ölsaures Zinn, Stannum oleinicum, oder

Zinnstearat, Stannum stearinicum, verwendet werden.

Zinnober, Cinnabaris. Echter Zinnober ist rotes Quecksilbersulfid. Seine Verwendung als kosmetische Farbe kommt nicht mehr in Frage, da dieselbe verboten ist. Als Zinnoberersatz werden Farblacke aus Teerfarbstoffen verschiedener Art (Eosin-Metalllacke usw.) angeboten. Vereinzelt aber in der Literatur als Färbemittel für hautfarbene Puder und Pasten empfohlen (s. Pulvis cuticolor), wird aber auch hier besser durch rotes Eisenoxyd, Eosin o. dgl. zu ersetzen sein.

Zinnober-Trockenpinselung nach NEISSER.

Rp. Cinnabaris	1,0
Sulfur. praec.	5,0—10,0
Zinc. oxydat.	20,0
Talci	20,0
Glycerini	25,0
Aquae	ad 100,0

Unguentum rubrum sulfuratum (LASSAR).

Rp. Cinnabaris	1,0
Sulfur. depur.	25,0
Vaselini flav.	ad 100,0

Diese Präparate werden bei Bartflechte, Dermatitis papillaris capillitii und Akne vulgaris empfohlen.

Zinnoberrote Flecke, s. Rote Hände.

Zirbeldrüse, Epiphysis. Ihr Sekret hat besondere Beziehung zu den Sexualfunktionen in antagonistischem Sinne zur Funktion der Keimdrüsen und der Hypophyse, d. h. sie setzt den Sexualtrieb herab.

S. auch Hypertrichosis.

Zirkumzision, s. Genitale, männliches; Phimose.

Zitrone, Fructus Citri. Der Saft der Frucht enthält etwa 7% Zitronensäure (s. dort), daneben geringe Mengen von Zucker. Der frische Saft der ausgedrückten Früchte, Zitronensaft, findet in der Kosmetik die mannigfaltigste Verwendung. Er dient zum Abreiben der Fingernägel, um sie sauber und glänzend zu machen. Verdünnter Zitronensaft wird zu Haarwaschungen benützt, auch in der Hautpflege, besonders der Hände. Um Hautpigmentationen zu beseitigen, werden dieselben mit frischem Zitronensaft gepinselt oder es werden frische Zitronenscheiben aufgelegt. In der gleichen Weise versucht man auch, Sommersprossen zu entfernen. Außerdem wirkt Abreiben mit einer durchgeschnittenen Zitrone juckstillend und schweißbeschränkend.

Zitronensaft, künstlicher, Succus Citri factitius.

Zitronensäure	75,0	Wasser	900,0
Zucker	75,0	Alkohol	100,0

Zitronencremes werden in der modernen Kosmetik häufig zur Hautpflege verwendet, besonders bei Sommersprossenmitteln, eventuell auch zu Sonnenbrandmitteln usw. Ihre Herstellung stieß früher auf beträchtliche Schwierigkeiten, weil hier eine säurefeste, hydrophile Salbengrundlage nötig ist, die den Succus Citri dauernd festhält. Es haben sich Vaselin-Lanolin-Emulsionen mit Cetylalkohol oder Lanettewachs sehr gut bewährt.

Rp. Vaselini alb.	20,0
Ol. Paraff. alb.	12,0
Butyr. Cacao	3,0
Alcoh. cetyl.	8,0
Succ. Citri recent. filtr.	57,0
Ol. Citri	0,6
Zwecks Konservierung noch zusetzen:	
Nipagini	0,6
gelöst in wenig Alkohol.	

Der Cetylalkohol wird in den Fetten heiß gelöst und bei beginnendem Erstarren der leicht vorgewärmte Succus untergerührt, worauf Ol. Citri zugesetzt und das Ganze bis zum Dickwerden gerührt wird. Nach dem Erkalten ist die Creme nochmals kräftig durchzuarbeiten. Falls nicht genügend homogen, nochmals anwärmen und erneut bis zum Erkalten rühren.

Rp. Vaselini alb.	130,0
Lanol. anhydr.	100,0
Butyr. Cacao	30,0
Cerae alb.	30,0
Cerae Lanette	30,0
Succ. Citri recent.	180,0
Ol. Citri	2,5
Ol. Naphae	0,5
Nipagini	1,5
Spir. Vini	q. s.

Zitronen-Cold-Cream.

Ungt. lenient. cosmetici	80,0
Succ. Citri recent.	20,0
Ol. Citri	0,5
Nipagini	0,5
sol. in:	
Spir. Vini	q. s.

Zitronenhaut, s. Atrophie; Elastisches Gewebe.

Zitronenkur für die Haut, s. Hauskosmetik.

Zitronenöl Messina (Ol. Citri). Dieses außerordentlich wichtige ätherische Öl wird häufig verwendet. So ist es mit Bergamottöl ein Bestandteil der Eaux de Cologne.

Zitronensäure, Acidum citricum. Farblose Kristalle oder weißes kristallinisches Pulver von saurem Geschmack. Sie löst sich in 0,75 Teilen kaltem und 0,5 Teilen heißem Wasser sowie in 1 Teil Alkohol. Zitronensäure ist in den Früchten ganz außerordentlich verbreitet. Etwa 4 g Zitronensäure entsprechen dem Saft einer großen Zitrone. Beim Erhitzen auf 152° verliert die Zitronensäure ihr Kristallwasser und geht in wasserfreie Zitronensäure über. Auch aus heiß gesättigter wässeriger Lösung kristallisiert sie wasserfrei. Für manche Zwecke ist die Verwendung der wasserfreien Säure obligatorisch (brausende Badesalze usw.), für viele andere vorzuziehen. Zitronensäure wirkt schwach antiseptisch, neutralisierend, adstringierend, juckreizmildernd, bleichend und sekretionsbeschränkend (z. B. bei Hyperhidrosis). Zitronensäure wird zur Bekämpfung profuser Schweiße aller Art in Form von Lösungen oder auch in Gestalt natürlichen Zitronensaftes verwendet, sehr häufig auch zur Pflege der Haut, besonders der Hände, ferner der Haare (s. Zitronenkur; Hauskosmetik) usw.

Rp. Acid. citr.	8,0
Acid. boric.	0,4
Thymoli	0,1
Aquae	200,0
S. Zu Waschungen bei Fußschweiß.	

Rp. Acid. citr.	1,5
Mentholi	0,05
Aquae	100,0
Menthol in Alkohol q. s. lösen und zusetzen.	
S. Gegen Pruritus.	

In prophylaktischer Hinsicht, bzw. im Anfangsstadium von Hyperhidrosis pedum kann man durch regelmäßige Waschungen mit Zitronensäurelösung ganz überraschende Besserung erzielen.

Man verwendet Zitronensäure auch noch, wie andere Säuren, als Neutralisationsmittel nach Anwendung alkalischer Waschungen usw., z. B. als „Haarglanzpulver" nach dem Shampoonieren.

Zoster (Gürtelrose) ist im Gegensatz zum Herpes simplex (s. dort), dem er im übrigen in Form und Größe der Bläschen gleichen kann, an der Haut ein im allgemeinen streng halbseitig auftretender Bläschenausschlag. Er entspricht in seinem Verlauf am Stamme dem Verteilungsbezirk eines oder mehrerer Spinalganglien, am Kopf deren Homologen. Seine Bläschen machen dieselben Rückbildungserscheinungen wie die Herpesbläschen durch, doch kommt es beim Zoster meist zu einer stärkeren Eiterung und tieferem Gewebszerfall. Daher hinterläßt er oft Narben, die sich wieder keloidartig verdicken können. An ihrer Anordnung ist ein überstandener Zoster noch nach Jahren zu erkennen.

Als Vorläufer, Begleit- und Folgeerscheinungen sind in stark ausgeprägten Fällen Drüsenschwellungen, langdauernde Neuralgien (Schmerzanfälle), Störungen der Gefühlsempfindungen, Lähmungen bestimmter Nerven, Störungen von seiten des Sympathicus (Schweißausbruch, Verkleinerung der Lidspalte) zu erwähnen. Sie klingen meist nach längerer oder kürzerer Zeit wieder ab.

Der Zoster befällt im Gegensatz zum Herpes simplex häufiger ältere Leute und hinterläßt eine Immunität nach überstandener Ansteckung. Daher erkrankt ein Mensch kaum zum zweiten Male an einem Zoster. Er ist ebenso wie der Herpes simplex nach unseren heutigen Anschauungen als eine Infektionskrankheit mit noch unbekannten Erregern aufzufassen, deren Eintrittsstelle im Gegensatz zu dem Herpeserreger nicht in der Haut, sondern im Zentralnervensystem zu suchen ist (neurotropes Virus), manche nehmen sie aber auch an der Haut an. Neuestens wird von mancher Seite der Zoster mit den Windpocken in Beziehung gebracht. Fraglos sind einwandfreie Fälle beobachtet worden, bei denen zuerst ein Zoster da war und 14 Tage später in seiner Umgebung Windpocken auftraten oder umgekehrt. Man spricht deshalb von der „varizellogenen" Ursache eines Teiles der Zosterfälle. Es erscheint uns aber trotz solcher epidemiologischen und auch gewisser experimenteller Stützen der Gleichheit des Zoster- und Windpockenvirus oder auch nur der Gleichheit des Virus bestimmter Zosterformen und der Windpocken, solange nicht die Erreger der einen oder beider Krankheiten entdeckt sind, noch nicht erwiesen.

Als kosmetische Störung spielt er bei seinem Sitz im Gesicht eine Rolle, besonders wenn er hier zur Narben- bzw. Keloidbildung führt. Er bevorzugt den Verlauf des ersten Astes des 5. Hirnnerven (Trigeminus) und wird wegen seiner Ausbreitung in und um das Auge als Zoster ophthalmicus (Augenzoster) bezeichnet. Wer das Entstehen und den Ablauf dieses klinischen Bildes einmal gesehen hat, dem prägt es sich für immer ein. Einsetzend mit einer halbseitigen, schmerzhaften Schwellung der Umgebung des Auges, kommt es zu einer Rötung dieser Bezirke. Die Haut fühlt sich heiß an, die Veränderungen ähneln einer Verbrennung oder einer Wundrose mit dem Unterschied, daß man eine Verbrennung von dem Kranken erfahren und bei einer Wundrose das Fieber meist nicht vermissen würde. Dieses fehlt in der Regel beim Zoster. Auf dem roten Untergrund schießen bald wasserklare Bläschen auf, ihr Inhalt wird eitrig oder blutig, der Blasengrund kann gangraenös werden, die sich bildenden Schorfe dunkelbraun bis schwarz. Nach einiger Zeit fallen sie unter Narbenbildung ab. Beteiligung des Auges in Form von Augenmuskellähmungen sind beobachtet, Schmerzen sind immer vorhanden. Die übrigen Gesichtsbezirke (Ohr, Mundschleimhaut) treten als Zostergebiete kosmetisch ganz zurück.

Die Behandlung hat vom kosmetischen Standpunkt in erster Linie die tiefergehende Vereiterung der Bläschen und dadurch entstehende Narbenbildungen zu verhüten. Daher muß man hier für ihr schnelles Eintrocknen sorgen. Erreicht wird dieses am besten durch Einpudern mit reizlosen Pudern (Dermatol), bei starken Schmerzen Anaesthesin oder eine 2%-Pantocainsalbe. Feuchte Umschläge sind zu vermeiden, gegen eine Kühlsalbe oder gegen das bekannte Brandliniment ist nichts einzuwenden. Weiterhin kann man durch Rotlichtbestrahlungen die Gefahr einer Narbenbildung vermindern. Ebenso reagieren nicht besonders stark ausgesprochene Neuralgien auf Rotlicht, für die auch Bestrahlungen mit der Kromayer-Quarzlampe und mit der Höhensonne sich eignen. Die äußere Behandlung kann durch innerliche Salizyl- oder Urotropingaben (3mal täglich 0,5) während der Ausbildung der Hauterscheinungen unterstützt werden. Intravenöse Injektionen von 8—10 ccm einer 2%igen Trypaflavinlösung sollen die Hauteruptionen zum rascheren Abklingen bringen, Neuralgien verhindern.

S. auch Mundhöhle.

Zucker, Saccharum album, Rohrzucker, Rübenzucker. Wird als geschmacksverbesserndes Mittel bei Zahn- und Mundwässern, bei Mundpastillen u. dgl. verwendet. Als Zuckersirup auch zu Zahnpasten. Wird aus der Zuckerrübe gewonnen. Zucker bildet farblose harte Kristalle oder kristallinische Massen oder ein kristallinisches Pulver. Er ist leicht löslich in Wasser, in absolutem Weingeist aber so gut wie unlöslich, in verdünntem Weingeist je nach dessen Gehalt an Wasser leichter löslich.

Zuckercouleur, Karamel, Liquor (Tinctura) Sacchari tosti. Man stellt sich diese gebrannte Zuckerlösung am besten aus Rohrzucker her, Kartoffelsirup gibt schlecht löslichen Karamel, der beim Färben alkoholischer Lösungen oft ausfällt.

Feiner weißer Stückzucker 2000 g
Wasser .... 1000 „

Man erhitzt auf freiem Feuer bis zum dicken Sirup und bis die Masse dunkelbraun geworden ist, unter Ausstoßung empyreumatischer Dämpfe. Man hüte sich, hier zu weit zu gehen, der Zucker darf keinesfalls verkohlen. Während der ganzen Operation ist gut zu rühren. Wenn eine Probe dieser dunkelbraunen Masse beim Herausnehmen erstarrt, gibt man 1,6 Liter heißes Wasser hinzu und erhitzt bis zur Lösung. Man kann das oft lästige Aufblähen der Zuckermasse vermeiden, wenn man per Kilo Zucker 1 g Bienenwachs zusetzt.

Zuckerkrankheit, s. Alopecia symptomatica; Ernährung; Innere Krankheiten; Seborrhoe.

Zuckungen, s. Gesichtslähmung; Nervenleiden.

Zunge, s. Mundhöhle.

Zungenatrophie, s. Fazialislähmung.

Zwergwuchs, s. Kindesalter.

Zwicker, s. Augenglas.

Zwiebelsaft wird gegen Hühneraugen verwendet.

Zwiebelschalen als Zusatz zu Haarfärbemitteln. Dieser Zusatz soll besonders bei Hennafärbungen (Henna, Reng, Nußblätter usw.) die erzielte Haarfarbe gleichmäßiger und natürlicher machen (s. auch Henna als Haarfärbemittel).

Zwitter. Ein *echter* Zwitter muß gleichzeitig sowohl weibliche wie männliche Geschlechtsdrüsen besitzen. Ein weiblicher Zwitter würde also ein Individuum sein, das äußerlich als echte Frau erscheint, bei dem aber außer den Eierstöcken noch Hoden vorhanden sind, und diese müssen zudem noch gut funktionieren, sowohl endokrin wie exokrin. Die Ausbildung der Bisexualität müßte soweit gehen, daß das gleiche Individuum die männliche Funktion des Schwängerns mit der weiblichen Funktion des Geschwängertwerdens vereinigt. Solche echte Zwitter gibt es beim Menschen nicht. Nie fand man gleichzeitig befruchtungsfähige Eichen zusammen mit befruchtungsfähigen Samenzellen als Beweis für eine volle Funktion der bisexuellen Generationsdrüsen.

Weniger selten sind jene Mißbildungen, bei denen bei einem Individuum gleichzeitig die äußeren Zeichen des entgegengesetzten Geschlechts vermischt zur Anlage gelangt sind. Natürlich spielen praktisch hierbei keine Rolle jene Fälle, bei denen bei voll ausgebildeten Geschlechtsorganen sekundäre heterosexuelle Symptome ausgebildet sind. Man kann nicht von Mißbildung oder gar von Zwitter sprechen, wenn eine Frau mit völlig normalen weiblichen Genitalorganen einen virilen Körperbau des Skeletts, der Muskulatur oder der Behaarung hat *(intersexuelle Zwischenstufen)*.

Dagegen gibt es eine Reihe von Beobachtungen, wo bei anscheinend eingeschlechtlichen Individuen noch heterosexuelle Keimdrüsen gefunden werden, also wo Frauen mit normalem weiblichem Äußeren und entsprechend rein weiblichen Sexualorganen noch die Anlagen von männlichem Hodengewebe in sich tragen. Diese „Mißbildungen" haben eine große praktische Bedeutung dadurch gewonnen, daß aus diesen in den weiblichen Körper eingelagerten Hoden sehr bösartige Geschwülste zur Entwicklung gelangen können. Auch haben diese Hodengeschwülste bei der Frau eigentümliche Veränderungen des übrigen Körpers zur Folge. Die Trägerinnen dieser Geschwülste erleiden äußerlich eine Umbildung im heterosexuellen Sinne. Ihr weiblicher Habitus schwindet, und es tritt eine Vermännlichung des ganzen Körpers ein. Das äußert sich vor allem in einem rein männlichen Sprießen des Haarkleides mit Bevorzugung des Bartes im Gesicht, in einer Schrumpfung der Brustdrüsen und des weiblichen Fettpolsters. Ganz besonders interessant aber sind die jüngsten Beobachtungen von SELLHEIM und E. STRASSMANN, daß diese heterosexuellen Symptome sich prompt mit der operativen Entfernung der Geschwülste zurückbilden. Es kommt nach der Operation mit dem Schwinden der heterosexuellen, von den Tumoren gelieferten Inkrete zu einer schnellen Wiederverweiblichung. Trotzdem sogar zuweilen die weiblichen Keimdrüsen hierbei mitentfernt wurden, also keinerlei inkretspendendes Material im Körper zurückbleibt, schlägt die primäre weibliche Anlage wieder durch.

Praktisch von größter Wichtigkeit sind jene Fälle, die schon bei der Geburt Schwierigkeiten bei der Klassifizierung machen, wo Hebamme und Arzt nicht entscheiden können, welchem Geschlecht das Neugeborene zugerechnet werden darf *(Pseudohermaphroditen)*. Da die standesamtlichen Register keine Rubrik für ein drittes, unsicheres Geschlecht, das Sexus anceps, besitzen, muß schon gleich beim Neugeborenen die Geschlechtszugehörigkeit entschieden werden. Diese „Erreurs de sexe" sind die wirklich unglücklichen Wesen, die schon vom ersten Lebenstag an von dem Makel der Entstellung durchs ganze Leben begleitet werden! Da nun die standesamtliche Eintragung gemacht werden muß, wird nach dem ersten Eindruck entschieden und dieser ist häufig anders als die wirkliche Geschlechtszugehörigkeit. Erst später wird dann das wirkliche Geschlecht dieser Mißbildeten erkannt.

Wegen des äußeren Eindrucks hält man diese Kinder fälschlicherweise oft für weiblichen Geschlechts, obwohl es in der Mehrzahl kleine Jungen sind, bei denen der Penis verkümmert ist, und die infolge einer Hypospadie, die auch das ganze Skrotum einbezieht, eine Vulva vortäuschen. Seltener handelt es sich um weibliche Neugeborene mit Hypertrophie der Clitoris und der großen Labien, deren äußerer Eindruck einem männlichen Genitale ähnelt. Eine sichere Entscheidung ist selbst für den erfahrenen Arzt nicht leicht bei dem Neugeborenen zu treffen. Sie gelingt häufig erst gelegentlich einer Operation und mikroskopischen Untersuchung der Keimdrüsen. Sonst kommt man mit der Diagnose erst nach der Pubertät weiter, wenn beim männlichen Zwitter mit der Ejakulation Spermazellen produziert werden oder wenn beim weiblichen Zwitter die erste Menstruation einsetzt. Häufig kann die Diagnose schon vorher in dem psychischen Verhalten der heranwachsenden Kinder eine gute Unterstützung finden. Wie bei Achill trotz seiner weiblichen Erziehung die Neigung zu männlichen Spielen durchbrach, findet man bei Zwittern häufig die charakteristische Einstellung zu Spielen, Beschäftigungen sowie im Denken und später in ihren Beziehungen zum anderen Geschlecht.

Diese unglücklichen Wesen sind eigentlich keine Zwitter, sie sind eingeschlechtlich, aber mit so mißbildeten Geschlechtsteilen, daß sie nicht erkannt werden. Es ist nun unsere Aufgabe, zuerst das Geschlecht zu bestimmen und dann die Geschlechtsteile dieser Eingeschlechtlichkeit anzupassen.

Bei weiblichen Zwittern mit männlichen äußeren Geschlechtssymptomen kann schon viel erreicht werden durch eine operative Verkürzung der hypertrophischen Clitoris und einer besseren Gestaltung der Vagina. Von MENGE ist eine gute Methode für die Verkürzung der penisähnlichen Clitoris angegeben. Er empfiehlt eine Resektion der Basis der Clitoris unter Erhaltung ihrer Spitze. Bei rudimentärer oder bei fehlender Scheide kommt, wenn die instrumentelle Dehnung nicht genügt, die operative Bildung einer künstlichen Scheide aus dem Dünndarm oder Mastdarm in Betracht.

Schwieriger ist für den Arzt die prinzipielle Frage nach der zuweilen gewünschten Umwandlung eines männlichen Zwitters in ein äußerlich weibliches Individuum. Solche Wünsche sind nicht selten und sind darin begründet, daß durch eine bei der Geburt falsch gestellte Diagnose der männliche Zwitter weiblich erzogen und durch diese Erziehung in eine ausschließlich weibliche Einstellung hineingedrängt wurde. Sie haben viele Jahre oder gar Jahrzehnte wie ein weibliches Wesen gelebt, haben sexuelle Beziehungen zu Männern gehabt und gar einen Mann geheiratet, ohne zu ahnen, daß sie mißbildete Männer sind. Sie sind eben Männer, obwohl ihre äußeren Geschlechtsorgane vollständig weiblichen Charakter tragen, nur weil ihre Keimdrüsen Hodenzellen enthalten und Spermatozoen produzieren. Diese wissenschaftliche Differenzierung entspricht aber keineswegs dem Empfinden des Nichtbiologen. Für den Laien ist ausschließlich der äußere Habitus und außerdem das psychische Verhalten des Individuums maßgebend. Ein Wesen, das in seinen Körperformen einer Frau gleicht und auch so fühlt, ist eben eine Frau und hat den Anspruch darauf, als solche gewertet zu werden.

Wir Ärzte können deshalb an der ethischen Berechtigung dieser von uns verlangten Verweiblichung der männlichen Zwitter nicht vorübergehen. Man würde mit der Ablehnung der ärztlichen Hilfe dem Einzelindividuum nur schaden, ohne dem Ethos der Allgemeinheit einen Vorteil zu bringen. Gewiß sind solche Fälle selten, aber wir würden mit der Verkennung der Indikation zum Eingriff jeder individualmedizinischen Behandlung von Mißbildungen widersprechen!

Man muß deshalb auch bei männlichen Zwittern einem Wunsche der Anpassung ihrer Genitalorgane an ihr pseudo-weibliches Außen- und Innenleben entsprechen. Bei einer operativen Umformung wird es meist nötig sein, das klitorisähnliche Membrum noch mehr zu verkleinern, die gespaltenen Skrotalhälften auf die Größe der Labia majora zu reduzieren und eine künstliche Scheide nach den bereits besprochenen Methoden zu schaffen. Auch kann noch die Entfernung der männlichen Keimdrüsen erwogen werden, besonders wenn diese durch die angeborene Verlagerung in den Leistenkanal oder in die Bauchhöhle Beschwerden verursachen oder wenn die Gefahr der Bösartigkeit droht. An ihrer Stelle können durch Homoio-Transplantation die Ovarien einer gesunden Frau eingepflanzt werden, um den weiblichen Charakter noch mehr zu bekräftigen. GUGGISBERG (Schweiz. med. Woch. **1934**) hält es übrigens für berechtigt, daß der Arzt unter Umständen sogar gegen den anatomischen Habitus eine Zuteilung des Geschlechtes vornimmt.

Zyanose, s. Atemstörungen; Innere Krankheiten; Kälteschädigungen; Mammaplastik; Mundhöhle; Seborrhoe.

Zylindermesser, s. Rotationsinstrumente.

Zylindrome. Zylindrome, auch wegen der ersten eingehenderen Beschreibung von SPIEGLER (1899) als „SPIEGLERsche Geschwülste" bezeichnet, finden sich von der Größe eines Stecknadelkopfes bis zur Größe einer Tomate als braunrote, derbe, elastische Knötchen bzw. Knoten, oft multipel. An ihrer Oberfläche sind diese von zahlreichen Gefäßerweiterungen überzogen. Größere lassen an ihrer Furchung ihre Entwicklung aus mehreren kleineren erkennen. Sie sitzen der Haut ziemlich breitstielig auf und bevorzugen, abgesehen von ihrem Lieblingssitz auf dem behaarten Kopfe, Gesicht, Nasenflügel, Ohrgegend, Stirnhaargrenze, hier an Hautfinnen erinnernd. Ausnahmsweise ist der Stamm befallen. Bis auf vereinzelte Ausnahmen sind sie gutartig und zerfallen selten geschwürig. Bei der Geburt noch nicht vorhanden, wohl aber schon angelegt, beobachtet man sie im späteren Leben, gelegentlich familiär. Es sind schon mehrere Familien in vier Generationen mit „SPIEGLERschen Geschwülsten" bekannt.

Übergänge bzw. Zusammenhänge mit den *Trichoepitheliomen* (Epithelioma adenoides cysticum oder Haarbalgfehlknötchen) sind vorhanden. Auch sie bevorzugen das Gesicht, aber mehr in Form kleinerer bis Erbsengröße, graugelber, gefärbter Erhabenheiten, die bei reichlicher Ausbildung sogar schon eine Lepra vorgetäuscht haben. Eine Lepra kommt jedoch in Deutschland nicht mehr vor, höchstens wenn sie aus dem Ausland eingeschleppt ist.

Sie gehören ebenso wie das Adenoma sebaceum zu den naevusartigen Erkrankungen und werden wie alle diese gutartigen oder bedingt gutartigen Fehlbildungen der Deckzellen der Haut trotz ihrer Seltenheit einmal die Anzeige für einen kosmetischen Eingriff abgeben.

Die *Behandlung* der größeren SPIEGLERschen Tumoren ist eine chirurgische. Kleinere können mit dem KROMAYERschen Stanzverfahren ausgestanzt werden. Auch Zerstörung durch Kaltkaustik, Elektrolyse, Auskratzen mit dem scharfen Löffel, Kohlensäureschneevereisung mit nachfolgender Röntgenbehandlung ist angebracht. Welches Verfahren man wählt, hängt von der Größe der Geschwülstchen ab, keines ist so überlegen, daß man es vor dem anderen empfehlen müßte.

Zynin, sterile Azetondauerhefe. Ein weißes, staubtrockenes Pulver, das lange Zeit haltbar ist. Bei Akne vulgaris, Rosacea, innerlich in Tabletten zu 1 g, 3 und mehr Stück täglich. (Hofapotheke Dresden A.)

Zypressenöl (Ol. Cupressi sempervirentis). Wird therapeutisch bei Keuchhusten, auch als Aromaticum verwendet. Es besitzt keimtötende Wirkung.

Haarkrankheiten und kosmetische Hautleiden. Mit besonderer Berücksichtigung der Therapie. Von Professor Dr. **R. O. Stein.** Mit 6 Abbildungen. VI, 218 Seiten. 1935. RM 12.60; gebunden RM 13.80

Das neue Buch STEINs über Haarkrankheiten und kosmetische Hautleiden wird wohl von der gesamten sich für dieses Spezialgebiet interessierenden Ärztewelt freudig begrüßt werden. Die über 200 Seiten umfassende Neuerscheinung orientiert den Leser rasch in ausgezeichneter Weise über das während des Medizinstudiums aus begreiflichen Gründen weniger berücksichtigte Teilgebiet der Dermatologie. In klarer und leicht verständlicher Form werden die für jeden kosmetisch interessierten Fachkollegen wichtigen Gebiete über Haarkrankheiten und kosmetische Hautleiden erörtert. Begrüßenswert erscheinen die besonders für den Praktiker bestimmten, in reichlichem Ausmaße der Schilderung beigegebenen bewährten therapeutischen Ratschläge. Im Abschnitt „Operative Heilmethoden" zeigen einige recht instruktive Abbildungen den Vorgang der Operation. Das vom Verlag Springer schön ausgestattete, in seinem Preis mäßig gehaltene Buch STEINS kann nur wärmstens empfohlen werden.

„Zentralblatt für Haut- und Geschlechtskrankheiten", Bd. 52, Heft 8.

Ein gutes Buch (vielleicht das beste) für den Dermatologen, der Kosmetik treibt. Es steht in wohltuendem Gegensatz zu manchen älteren Abhandlungen, die vielfach nur Rezeptsammlungen sind. Man merkt überall den Praktiker, der die Therapie besonders eingehend bespricht und die Einzelheiten klar und sachlich darstellt. Bei den Haarkrankheiten, die ganz besprochen werden, ist des Verfassers Ansicht bemerkenswert über die Entstehung der Glatzenbildung, die er als Minusvariante des männlichen Haarkleides ansieht. Die mit der Glatze häufig vergesellschaftete Seborrhoe betrachtet er nicht als Ursache derselben. Letztere sieht er in anatomischen und biologischen Wachstumsvorgängen am Schädel und dadurch bedingten Spannungsveränderungen der Kopfschwarte ... Neben den gesamten Haarkrankheiten werden auch manche Hautkrankheiten besprochen, die nur bedingt zur Kosmetik gehören, wie die mykotische Dyshidrosis und die Hautkarzinome. Überall merkt man die reiche Erfahrung des Autors, überall findet man wertvolle therapeutische Hinweise. Die operativen Heilmethoden zur Beseitigung der Runzeln werden auch kurz besprochen. Alles in allem: Das Buch wird seinen Weg machen. *„Dermatologische Wochenschrift", Bd. 102, Heft 1.*

Kosmetische Operationen. Ein kurzer Leitfaden für den Praktiker. Von **E. Eitner.** Mit 129 Textabbildungen. V, 131 Seiten. 1932. RM 18.—; gebunden RM 19.60

An größeren und kleineren Werken über kosmetische Chirurgie besteht zurzeit kein Mangel. Wenn aber ein so erfahrener Praktiker wie der Verf. sich dazu zusammenfassend äußert, so wird man das nur begrüßen können. Das Buch umfaßt nur die korrektive Plastik, während die Ersatzplastik, wie Verf. in seinem Vorwort ankündigt, einer späteren Veröffentlichung vorbehalten bleiben soll. Gerade in der kosmetischen Chirurgie sind oft kleine Abänderungen des Vorgehens, besondere Instrumente und Schnittführung, wie sie von besonders erfahrenen Fachärzten angewendet werden, im Einzelfall für den Erfolg entscheidend. Wir erhalten einen klaren Überblick über die Operationsmethoden des Verf. bei der korrektiven Nasenplastik, bei kosmetischen Kieferoperationen, Korrektur der Mißformen der Ohrmuscheln, der Fazialislähmung, der Gesichts- und Halsfalten, der Lippenplastik, der Narbenkontraktur, der Korrektur der weiblichen Brust und der Fettentnahme an Armen, Hüften und Bauch. Zwei Abschnitte über orthopädische Kosmetik und operative Regenerationsmethoden sind von HARTWICH bzw. HORNER dem Hauptteil angefügt. Das Buch, das durch gute schematische Zeichnungen die operativen Eingriffe erläutert und durch zahlreiche Lichtbilder die Erfolge erkennen läßt, enthält auch ausführliche Literaturangaben zu jedem Abschnitt. Ein eingehendes Studium des Buches verlohnt sich bestens für jeden, der sich mit der kosmetischen Chirurgie befaßt, da es neben dem gut dargestellten Herkömmlichen viele sinnreiche und zweckmäßige Hinweise auf das besondere Vorgehen eines berufenen und erfahrenen Facharztes enthält. Die Ausstattung ist mustergültig.

„Klinische Wochenschrift", 1932, Nr. 41.

Unter den in letzter Zeit erschienenen Leitfäden der operativen Kosmetik darf die EITNERsche Arbeit eine besondere Beachtung beanspruchen, zumal es sich hierbei um den Niederschlag einer eigenen, 20jährigen Erfahrung auf dem Gebiete kosmetisch-plastischer Operationen handelt. In knapper, dem Sinn eines Leitfadens entsprechender Form werden die korrektiven Nasenplastiken, die Korrekturen der Mißformen des äußeren Ohres, die Faltenkorrekturen, Lippenplastiken, Narbenkorrekturen, die Brustkorrekturen und einige weniger bedeutungsvolle Formanomalien besprochen; 129 ausgezeichnet wiedergegebene klinische und schematische Abbildungen erläutern den klar geschriebenen Text. In zwei Anhangskapiteln gibt HARTWICH einen kurzen Überblick über die aus vorwiegend ästhetischer Indikation heraus durchgeführten orthopädischen Operationen, und HORNER bespricht das umstrittene Gebiet der operativen Altersbekämpfung. Den Schluß eines jeden Kapitels bildet ein kurzes, gut ausgewähltes Literaturverzeichnis, welches dem Leser eine weitere Orientierung in speziellen Fragen erleichtert. Von dem Studium dieses Leitfadens wird nicht nur der auf dem Gebiete der operativen Kosmetik eine Orientierung suchende Arzt, sondern ebenso der mit der Materie näher vertraute Facharzt Gewinn haben.

„Zentralblatt für Haut- und Geschlechtskrankheiten", Bd. 43, Heft 1—2.

Das Buch gibt eine gute Übersicht über die kosmetischen Operationen. Es werden die Nasenplastiken, die Kieferkorrekturen, die Korrekturen der Mißformen des äußeren Ohres, Lippenplastiken und Mammaoperationen in der Hauptsache besprochen.
Die Ausführungen sind klar, so daß das Buch nicht nur für den Praktiker wichtig ist, sondern für jeden Arzt, der sich darüber informieren will, was die moderne Chirurgie in der Plastik leistet.

„Medizinische Klinik", Jahrg. 28, Heft 44.

Kosmetische Winke. Von Professor Dr. **Otto Kren.** („Bücher der ärztlichen Praxis", Bd. 21.) 127 Seiten. 1930. RM 4.80

Die kosmetischen Winke bestehen aus einem allgemeinen und einem speziellen Teil. Im allgemeinen Teil sind medizinische, physikalische und chirurgische Mittel besprochen, mit Hilfe deren es möglich ist, kosmetisch gute Resultate bei Hautveränderungen zu erzielen. Der spezielle Teil umfaßt alle für den Dermatologen wichtigen Verordnungen, die kosmetisch eine Rolle spielen. Der Arzt, der sich über diese Fragen unterrichten will, findet in dem KRENschen Buch eine überraschend große Zahl von Verordnungen und Methoden, die es ihm ermöglichen, kosmetisch gute Resultate in Fällen zu erzielen, in denen mit anderen gröberen Methoden auffallende Narben entstehen würden. Auf Einzelheiten kann hier nicht eingegangen werden. Soviel muß jedoch gesagt werden, daß es für jeden Dermatologen wichtig ist, nicht nur die alten Schulmethoden zu kennen, sondern auch andere, die man in den meisten Büchern nicht findet. O. KREN gibt eine große Zahl von praktisch wichtigen kosmetischen Maßnahmen, die kennenzulernen lohnend ist. Die Lektüre des KRENschen Buches ist deshalb bestens zu empfehlen. *„Dermatologische Wochenschrift", Bd. 90, Heft 20.*

In dem vorliegenden Werkchen hat Verf. in prägnanter Form jene Behandlungsmethoden dargestellt, die wir mit Vorteil bei kosmetisch störenden Hautaffektionen verwenden. Dabei hat er in erster Linie nur wohlbewährte und von ihm selbst in langjähriger Erfahrung erprobte Verfahren erörtert. Nachdem in einem kurzen allgemeinen Teil medikamentöse, physikalische und chirurgische Mittel sowie die Anästhesie behandelt wurden, ist er im speziellen auf die Beeinflussung der einzelnen kosmetischen Hautleiden in, trotz der gebotenen Kürze, außerordentlich übersichtlicher und faßlicher Weise eingegangen. So stellt das Büchlein eine von vielen seiner ehemaligen Kurshörer schon lange gewünschte Zusammenfassung und Ergänzung seiner ausgezeichneten Vorträge über Kosmetik dar. Den „kosmetischen Winken" die nicht nur für den allgemein praktizierenden Arzt eine vorzügliche Nachschlage- und Orientierungsmöglichkeit, sondern auch für den Dermatologen manch Neues und Anregendes bieten, kann aus diesen Gründen nur weiteste Verbreitung gewünscht werden. Möge nur noch in einer kommenden Auflage der derzeit vielleicht etwas zu pessimistisch und stiefmütterlich behandelten Strahlentherapie ein etwas breiterer Raum gewidmet werden.

„Wiener Klinische Wochenschrift", 1930, Heft 15.